U0279150

王季午教授

严谨求真，传染病学奠基人
一代宗师，我国医学界楷模

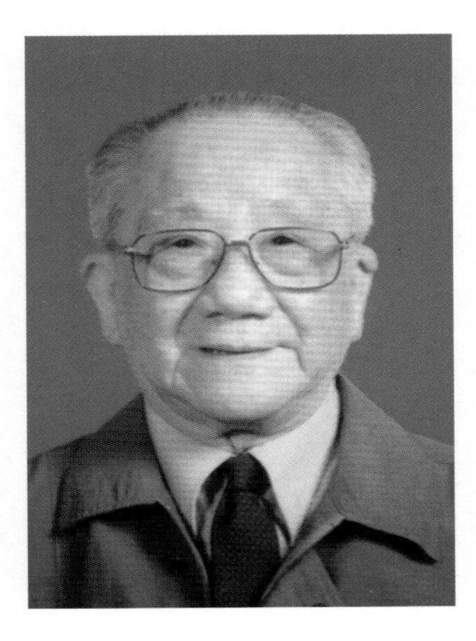

王季午（Wang Jiwu）教授是我国著名的内科学家、传染病学和医学教育家。他于1908年6月9日出生于江苏省苏州市。1930年毕业于苏州东吴大学医预科，获理学士学位。1934年毕业于协和医学院，获医学博士学位，留校任教，从此他把毕生的精力献身于祖国医学教育事业。1940年他在美国吐兰大学进修热带病学，以优异成绩荣获该校“名誉讲师”称号，并成为美国热带病学会会员。在抗日战争处于艰难的时期，王教授毅然决定回国，并放弃在北京母校协和医学院优越的工作条件，历尽艰辛来到抗日后方贵州省贵阳市，在贵阳医学院担任学院领导职务（1941～1947年）。当时的贵阳医学院条件艰苦，设备简陋，王教授却以严谨治校著称，学院办得很有特色，享有“小协和”声誉。抗日战胜利后，浙江大学校长竺可桢慧眼独具，于杏林群彦中邀请他来浙江筹办浙江大学医学院，聘任为医学院院长兼附属医院院长，是年（1947）他才38岁。他十分重视教学质量的提高，录取新生严格挑选，宁缺勿滥，学生入学后即加强数、理化、生物、英文等基础课的教学，实行学分制，提倡自学，独立钻研，学生还可跨系选课。王教授深知师资质量的重要性，聘请了一批国内知名的教授授课。因此，浙江大学医学院在全国享有很高学术声望，所培养的学生以思路宽广、基础扎实、学风严谨著称。他历任浙江医学院（1960年改名为浙江医科大学，现为浙江大学医学院）副院长、副校长、校长，内科学、传染病学一级教授，卫生部医学科学委员会委员，卫生部血吸虫病研究委员会委员，中华医学会内科学会副主任委员、中华医学会传染病寄生虫病学会主任委员、名誉委员，中华医学会浙江分会会长、名誉会长，国际传染病学会委员，第一届国际传染病会议执行委员；创办了《中华传染病杂志》并兼任总编辑等职务。王季午教授在领导学校教学、医疗、科研工作以及社会工作中，兢兢业业，一丝不苟，为培养祖国的医学人才呕心沥血。他经常亲自担任学生传染病学的讲授，讲课内容丰富、重点突出，对中、青

年一代和博士、硕士研究生的培养以及毕业论文书写严格要求。他说："工作马虎，是科学工作者的大忌！"

王季午教授素以勤奋、严谨、锲而不舍著称。他博览群书，在内科领域中学识广博，造诣很深，特别在研究传染病与寄生虫病中，成绩卓著，作出了杰出贡献。他在学术上最突出的成就之一是总结了国内外传染病研究最新成就，主编了适合于我国国情的高等医学院校传染病教材和高级参考书，是我国编著传染病教材和高级参考书的奠基者。他在中外杂志发表了百余篇学术论文，所著论文和著作都有很高的学术水平，在医学教育界和科技界具有重大的影响。如20世纪30年代对黑热病的研究，论证了新斯锑波霜等为当时最有效的抗黑热病的药物，深得国内外学者的赞扬和重视，其代表作有《新斯锑波霜和实验性中国地鼠黑热病》(Pro Soc Exp Biol & Med，1938，38:670，674)，《液斯锑波霜和脲斯锑波明治疗中国地鼠黑热病》(ibid，1938，39:418)，《近期治愈的杜氏利什曼原虫感染的地鼠对犬利什曼原虫的免疫性》(Chinese Med J，1939，56:519)，《新斯锑波霜治疗中国地鼠黑热病的进一步研究，特别关于治愈地鼠免疫性的发生》(ibid，1940，58:601)等。此外，王季午教授对疟疾、斑疹伤寒、白喉也进行了很深入的研究。虽然教学、医疗、社会工作十分繁忙，但他经常深入现场进行调查和研究，如1952年首次证实钩端螺旋体病在浙江流行的存在（微生物学报，1956，4：155和中华病理学杂志，1958，4：115），推动了全国对该病的研究，获1978年全国科学大会奖；1954年对肺吸虫病进行了大量临床和治疗研究，奠定了氯喹与依米丁（吐根碱）合并疗法——为当时最有效的治疗方法（庆祝建国十周年医学科学成就论文集，人民卫生出版社，1959，下卷：60)，被全国各地和朝鲜推广应用。王季午教授指导和参加的《抗血吸虫新药——吡喹酮的临床研究》(获1980年卫生部科技进步二等奖)，《乙型肝炎病毒宫内传播》(获1983年浙江省科技进步二等奖，1986年国家教委科技进步二等奖)，《流行性出血热发病机理的研究》(获1990年浙江省科技进步二等奖）等研究均取得了显著成绩。由他主编的高等医药院校教材《传染病学》，1988年卫生部评为优秀教材，并列为中国优秀科技图书（何祚庥，周林主编·中国优秀科技图书要览.沈阳：辽宁科学技术出版社，1990，432)。在美国华盛顿国会图书馆的电脑检索中可以查到由他主编的这部教材及其他著作。1979年王教授又主编了新中国成立后我国第一部传染病学巨著《传染病学》(上海科学技术出版社，第一版，1979；第二版，1988；第三版，1998)，为我国高级医药卫生人才进修学习提供了一部高级参考书。该书获1989年浙江省科协优秀论著一等奖及1996年卫生部医药卫生科技进步二等奖。王教授不仅是全国著名的医学家和教育家，而且是传染病学的奠基人和开拓者。

王季午教授忠于人民的教育和卫生事业，全心全意为人民服务。1956年被评为全国、省、市先进工作者。1985年他以77岁高龄光荣加入了中国共产党。他为祖国的医学教育事业和防治传染病的研究奋斗了七十个春秋，给我们留下了极为宝贵的精神财富。王教授说："生命不息，战斗不止，我就要同危害人类的传染病斗争到底！"多么感人肺腑，策人奋进的豪言壮语。当2004年筹划医师文库《传染病学》第四版时，他虽已是耄耋老人，仍作为名誉主编亲临编委会指导，激励各位编委以严谨求实的学术作风编好本书第四版。王教授因病于2005年6月5日18时50分在杭州逝世，享年98岁。他以自己的全部精力和才华，为我国高等医学教育和卫生事业作出了杰出的贡献。

主编·马亦林教授

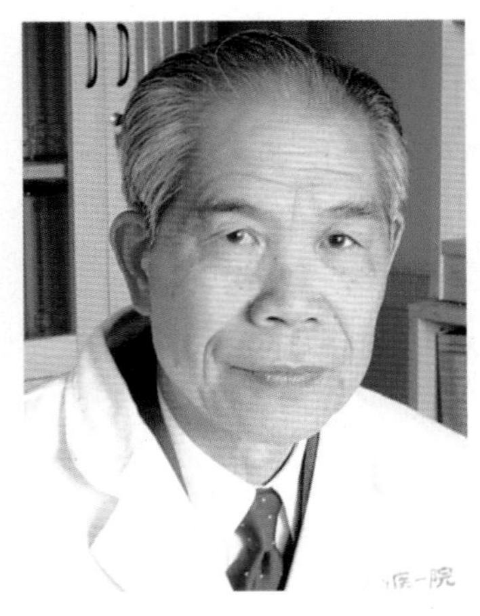

马亦林（Ma Yilin）教授，1928年9月出生，1951年毕业于浙江医学院（后改名为浙江医科大学，现为浙江大学医学院），毕业后参加抗美援朝，在志后二分部第26兵站医院担任内科医师。回国后，1953年7月开始在浙江医学院担任助教、讲师、副教授、教授、博士生导师；同时在附属第一医院兼任住院医师、主治医师、副主任医师、主任医师等。至今从事教学、科研及医疗临床工作59年，在感染性疾病及传染病防治方面积累了丰富的临床经验，曾先后指导硕士研究生多名、博士研究生12名。负责或参加国家自然科学基金、部级及省级等科研项目，开展对病毒性肝炎、血吸虫病、感染性腹泻及流行性出血热等传染病的防治及抗感染药物的耐药机制等方面的研究，获卫生部科技进步二等奖（1980）、浙江省科技进步一等奖两项（1999、2003）及二等、三等奖多项。1992年开始享受国务院颁发的政府特殊津贴。曾兼任多届中华医学会传染病与寄生虫病学会全国常务委员、浙江省主任委员多届，浙江省血吸虫防治研究委员会副主任委员，国家自然科学基金会生命学科专业组评委等多届。主编《传染病学》（第四版）（上海科学技术出版社，2005年出版），参加了《传染病学》教材、《中国医学百科全书——传染病分册》、《汉英医学大词典》、《中华内科——感染性疾病》、《抗菌药物的临床应用》、《实用肝脏病手册》及《慢性病毒性肝炎》等书籍的编写。曾任《中华传染病杂志》等6本杂志编委。

主编·李兰娟院士

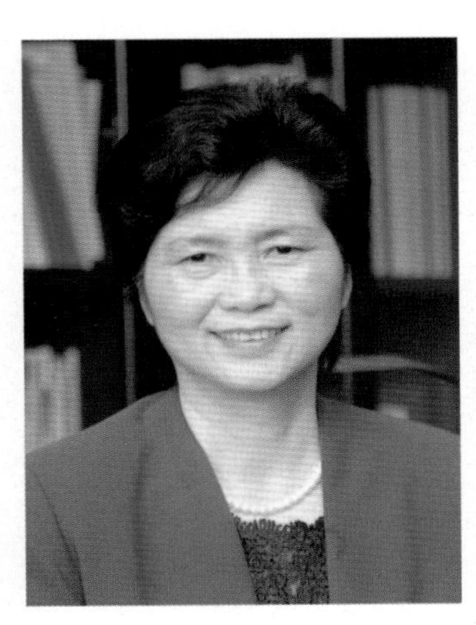

李兰娟（Li Lanjuan）院士，1947年出生，1973年6月毕业于浙江医科大学医学系。浙江大学医学院传染病学教授、主任医师、博士生导师，国家级有突出贡献的中青年专家，2005年被评为中国工程院院士。现任传染病诊治国家重点实验室主任，浙江大学医学院附属第一医院感染病中心主任，国家传染病重点学科带头人。一直以来从事感染病医疗、教学和科研工作，对病毒性肝炎尤其是人工肝支持系统治疗重型肝炎、肠道微生态学研究等方面有深入的研究。获国家级科技进步二等奖2项，省部级一、二等奖共6项，主持国家“863”、“973”、“十五”攻关等重大项目及国家自然科学基金等课题多项，发表论文300多篇，其中SCI收录论文60余篇；主编高等教育出版社《传染病学》教材、《人工肝脏》等专著15本。2003年被卫生部授予“巾帼建功模范医师”称号。兼任中华医学会副会长，教育部生物与医学学部主任，中国卫生信息协会副会长，中国生物医学工程学会副理事长，中华医学会感染病学分会主任委员，肝衰竭与人工肝学组组长，全国人工肝培训基地主任，中国医师协会感染病专科医师分会会长，中华预防医学会微生态学分会主任委员，国际血液净化学会（ISFA）理事；《中华临床感染病杂志》、《中国微生态学杂志》、《浙江医学》主编及《中华传染病杂志》、《国际流行病学传染病学杂志》副主编等学术职务

副主编 · 高志良教授

高志良(Gao Zhiliang)教授，1962年出生，1982年毕业于湖南衡阳医学院，1990获中山医科大学传染病学硕士学位，1996获中山医科大学传染病学博士学位。1999～2000年在美国加州大学三藩市医学院（University of California, San Francisco）VAMC从事博士后研究工作。现为中山大学附属第三医院传染病学教授、主任医师、博士生导师；又任中山大学肝病医院副院长，传染病学教研室主任，感染性疾病科主任。2009年成为国家级精品课程及国家级双语课程的带头人。兼任中国医师协会感染科分会副会长，广东省病毒性肝炎研究中心主任等职，并在多个学术委员会及核心期刊任职。

从事教学、科研及临床医疗工作29年，主编五年制统编教材《传染病学》第七版配套教材及配套光盘、《丙型病毒性肝炎》，副主编五年制统编教材《传染病学》第七版，参编《传染病学》、《传染病学临床专论》等多部专著；在国内外期刊发表论文100余篇；近年获省级以上科研课题10余项（包括“973”分题、国家“十一五”项目分题、国家自然科学基金等）；获省部级科技进步奖5项。先后培养博士9名，硕士13名。被评为“中山医科大学跨世纪人才”及中山三院“优秀中青年教师”，享受国务院批准的“政府特殊津贴”。

副主编 · 施光峰教授

施光峰（Shi Guangfeng）教授，1964年出生，1988年毕业于上海医科大学（现复旦大学上海医学院），长期从事感染性疾病的临床与基础研究，1999~2001年在美国从事博士后研究。现任传染病学国家重点学科——复旦大学附属华山医院感染科主任，教授，博士生导师；中华医学会内科学分会副主任委员，中华医学会感染病学分会常委兼感染学组组长，上海市医学会感染病学分会副主任委员，上海市肝病研究中心中青年专家委员会主任委员，《中华传染病杂志》、《中国感染与化疗杂志》、《中国实用内科杂志》、《中国新药与临床杂志》等10余本核心期刊编委，主编或副主编国家十一五规划教材、教育部高等学校八年制教材《传染病学》、《新发传染病学》以及《Essential Internal Medicine》等专业书籍。主持和完成了多项国家级科研课题，作为第一作者或通讯作者已在国内外学术期刊上发表论著80余篇，已列入“上海市卫生系统百名跨世纪优秀学科带头人”、“上海市公共卫生优秀学科带头人”，并获得了中华医学会感染专业“吴阶平医学研究奖”。

传染病学

（第五版）

主　编　马亦林　李兰娟
副主编　高志良　施光峰

上海科学技术出版社

图书在版编目(CIP)数据

传染病学/马亦林，李兰娟主编．—5版．—上海：上海科学技术出版社，2011.5
ISBN 978－7－5478－0594－7

Ⅰ．①传...　Ⅱ．①马...②李...　Ⅲ．①传染病
Ⅳ．①R51

中国版本图书馆CIP数据核字(2010)第228541号

上海世纪出版股份有限公司
上海科学技术出版社　出版、发行
(上海钦州南路71号　邮政编码200235)
新华书店上海发行所经销
苏州望电印刷有限公司印刷
开本 889×1194　1/16　印张 60.5　插页 8
字数：1800千字
1979年8月第1版
2011年5月第5版　2011年5月第7次印刷
ISBN 978－7－5478－0594－7/R·196
定价：268.00元

内容提要

本书分总论、病毒性传染病、衣原体病、立克次体病、支原体病、细菌性疾病、螺旋体病、深部真菌感染、寄生虫病、全身感染综合征10章；以及临床微生物学，医院感染，感染与微生态，人工肝与肝移植，传染病与生物恐怖，传染病的潜伏期、隔离期与观察期，预防接种，常见传染病的消毒方法，常见的杀虫和灭鼠方法，中华人民共和国传染病防治法10个附录，共200万余字。特别在本版中增加了甲型 H_1N_1 流感病毒感染、人偏肺病毒感染、拟菌病毒感染及人类猪链球菌感染等15种新发现疾病。全书内容几乎涉及传染病和感染性疾病领域的所有问题，对各种传染病和寄生虫病包括病原学、流行病学、发病机制和病理、临床特点、诊断、治疗和预防及其与形态、生理、生化、微生物等各交叉学科相关重要内容，以及分子生物学、分子免疫学相关的新技术作了详细介绍和深入讨论，既有理论又有实践，反映了国内外当前最新研究成就和研究动向，是一部资料新颖、内容丰富、论据充实的感染性疾病医师文库。

全书条理分明、言简意明、深入浅出，很适合于高等医学院校学生以及从事传染病、内科、卫生防疫工作者阅读，并为医学教学、医疗和科研工作中必备的参考书，对从事多年临床工作的医务人员及科研人员亦具有参考价值。书末附有中、英文索引，便于读者查阅。

编委会名单

主　　编　马亦林　李兰娟

副 主 编　高志良　施光峰

编　　委　马亦林　李兰娟　刘克洲　浙江大学医学院附属第一医院

翁心华　施光峰　张文宏　复旦大学附属华山医院

高志良　赵志新　中山大学附属第三医院

王勤环　王贵强　北京大学第一医院

罗端德　贺永文　华中科技大学同济医学院附属协和医院

唐　红　吕晓菊　冯　萍　四川大学附属华西医院

任　红　黄文祥　张大志　重庆医科大学附属第一、第二医院

学术秘书　盛国平

编写人员名单

（以姓氏笔画为序）

于岩岩	北京大学第一医院	教授
马伟杭	浙江大学医学院附属第一医院	教授
马亦林	浙江大学医学院附属第一医院	教授
王　艳	北京大学第一医院	副教授
王贵强	北京大学第一医院	教授
王勤环	北京大学第一医院	教授
邓　友	中山大学附属第三医院	教授
卢洪洲	复旦大学附属华山医院	教授
田庚善	北京大学第一医院	教授
冯　萍	四川大学附属华西医院	教授
吕晓菊	四川大学附属华西医院	教授
朱利平	复旦大学附属华山医院	教授
朱启镕	复旦大学附属儿童医院	教授
朱德妹	复旦大学附属华山医院	教授
任　红	重庆医科大学附属第二医院	教授
刘自贵	四川大学附属华西医院	教授
刘约翰	重庆医科大学附属第一医院	教授
刘克洲	浙江大学医学院附属第一医院	教授
汤灵玲	浙江大学医学院附属第一医院	副教授
阮　冰	浙江大学医学院附属第一医院	教授
杨　芊	浙江大学医学院附属第一医院	副教授
杨绍基	中山大学附属第三医院	教授
李　刚	中山大学附属第三医院	教授
李　俊	北京大学第一医院	副教授
李文桂	重庆医科大学附属第一医院	教授
李兰娟	浙江大学医学院附属第一医院	工程院院士
李光辉	复旦大学附属华山医院	教授
李幸彬	北京大学第一医院	教授
吴仲文	浙江大学医学院附属第一医院	副教授
吴南屏	浙江大学医学院附属第一医院	教授
吴菊芳	复旦大学附属华山医院	教授

何生松	华中科技大学同济医学院附属协和医院	教授
何权瀛	北京大学第一医院	教授
张大志	重庆医科大学附属第二医院	教授
张文宏	复旦大学附属华山医院	教授
张婴元	复旦大学附属华山医院	教授
陈　智	浙江大学医学院附属第一医院	教授
陈　澍	复旦大学附属华山医院	副教授
陈亚岗	浙江大学医学院附属第一医院	教授
陈建忠	浙江大学医学院附属第一医院	副教授
陈雅棠	重庆医科大学附属第一医院	教授
范　骏	浙江大学医学院附属第一医院	教授
易建华	华中科技大学同济医学院附属协和医院	副教授
罗端德	华中科技大学同济医学院附属协和医院	教授
周　智	重庆医科大学附属第二医院	教授
郑　敏	浙江大学医学院附属第一医院	副教授
柯伟民	中山大学附属第三医院	教授
赵志新	中山大学附属第三医院	教授
侯凤琴	北京大学第一医院	副教授
俞　蕙	复旦大学附属儿童医院	副教授
俞云松	浙江大学医学院附属邵逸夫医院	教授
施光峰	复旦大学附属华山医院	教授
贺永文	华中科技大学同济医学院附属协和医院	教授
袁　喆	重庆医科大学附属第二医院	教授
贾　蓓	重庆医科大学附属第一医院	教授
倪　勤	浙江大学医学院附属第一医院	副教授
徐肇玥	复旦大学附属华山医院	教授
翁心华	复旦大学附属华山医院	教授
高志良	中山大学附属第三医院	教授
唐　红	四川大学附属华西医院	教授
梅浙川	重庆医科大学附属第一医院	教授
黄文祥	重庆医科大学附属第一医院	教授
黄建荣	浙江大学医学院附属第一医院	教授
盛吉芳	浙江大学医学院附属第一医院	教授
傅希贤	北京大学第一医院	教授
谢奇峰	中山大学附属第三医院	教授
雷学忠	四川大学附属华西医院	副教授
蔡卫民	浙江大学医学院附属第一医院	教授
蔡淑清	华中科技大学同济医学院附属协和医院	教授
熊莉娟	华中科技大学同济医学院附属协和医院	副教授
潘孝彰	复旦大学附属华山医院	教授

前　言

《传染病学》首版在20世纪70年代由原浙江医科大学王季午教授担任主编。当时王教授策划邀请全国高等医学院校最著名的传染病学专家:戴自英教授(原上海医科大学)、杨超前教授(原武汉同济医科大学)、田庚善教授(原北京医科大学)、曹钟樑教授(原四川医科大学)及钱惠教授(重庆医科大学)为编委,共同编写了这部《传染病学》巨著,由上海科学技术出版社出版发行。1979年8月本书第一版问世后,又邀请了原中山医科大学参加修编,分别于1988年和1998年出版了第二版、第三版,由王季午教授担任主编,戴自英教授、彭文伟教授担任副主编。这部由七所高等医学院校共同编写的专著,内容相当丰富,具有科学性、先进性及实用性,是国内最早发行的经典传染病学高级参考书,深受我国广大医务、卫生防疫、医学院校师生及研究生的欢迎,并在1996年获卫生部医药卫生科技进步二等奖。

2004年本书筹备第四版编写工作,由浙江大学医学院附属第一医院马亦林教授担任主编,当时王季午教授虽已界耄耋之年(96岁),仍担任名誉主编并给予热情的指导。由复旦大学附属华山医院翁心华教授、中山大学附属第三医院姚集鲁教授及浙江大学医学院附属第一医院李兰娟教授担任副主编,于2005年出版本书第四版。该版内容增加了新病种,囊括了国内外几乎涉及感染性疾病领域的所有问题,包括病原微生物学、流行病学及临床学,对分子生物学、分子免疫学相关的新技术都作了较深入的介绍与讨论(全书共200万字),成为当时从事感染性疾病防治工作人员的一部重要参考书。

本书第五版在第四版的基础上,仍由七所大学附属医院(浙江大学医学院附属第一医院、复旦大学附属华山医院、中山大学附属第三医院、北京大学第一医院、华中科技大学附属协和医院、四川大学附属华西医院及重庆医科大学附属第一、第二医院)具有高级职称的传染病学专家共同编写。收集了国内外2005年以来的研究成就和新发传染病出现与流行的新动向,增加了15个新病原体感染或新病种,包括甲型 H_1N_1 流感、人偏肺病毒感染、手足口病、亨得拉病毒感染、金迪普拉病毒脑炎、水疱性口炎病毒感染、人类博卡病毒感染、拟菌病毒感染、博尔纳病、奥罗普切热、人类猪链球菌感染、创伤弧菌感染、人心杆菌感染、无绿藻感染及超鞭毛虫感染等,使本书内容更为新颖、丰富和实用。全书条理分明、深入浅出,很适合于高等医学院校毕业3年以上从事传染病科、内科、卫生防疫工作者阅读,为教学、医疗和科研工作中必备的参考书,对从事多年临床工作的医务人员及科研人员亦具有参考价值。

由于本书第五版涉及学术面较广,各校参加编写人员较多,且都是在百忙中抽出时间来编写,因此,错误与不妥之处在所难免,敬请读者批评指正。

马亦林　李兰娟

2011年1月于杭州

目　录

第三章　衣原体病

第四章　立克次体病

第五章　支原体病

第六章　细菌性疾病

第七章　螺旋体病

第八章　深部真菌感染

第九章　寄生虫病

第十章　全身感染综合征

附　录

中文索引

英文索引

第一章

总　论

第一节　概　述

马亦林

传染病学是研究传染病(communicable disease)或感染病(infectious disease)在人体内发生、发展与转归的原因与规律,以及研究对感染性疾病的诊断和治疗措施,促使患者恢复健康,进而控制传染病在人群中传播的科学。传染病是指能在正常人群中引起流行的感染性疾病,由各种有致病性的病原生物(病原体)所引起。对人类有致病性的病原生物约在 1 415 种之多,其中病毒(包括朊粒)有 217 种,细菌(包括衣原体、支原体、立克次体和螺旋体)有 534 种,真菌有 307 种,寄生虫中如原虫有 66 种及蠕虫有 287 种等。因此,传染病学实际上是研究由微生物直至寄生虫作为病原体所引起人类疾病的科学。

自从有人类以来,人们就受到各种传染病的困扰,可以说人类发展史也是人类与传染病作斗争的历史。传染病具有发病急、传播快、病死率高的特点,曾夺去数以十亿计的生命,使人类创造的财富与文明不断遭到浩劫。历史上辉煌一时的古罗马文明、玛雅文明、印加文明、海上的波利尼西亚文明等都毁于瘟疫或与瘟疫直接有关。人类的变迁、国家与民族的兴衰、战争的胜败、社会的荣枯、文化的起落、宗教的盛灭,乃至政体的变革、产业的转型和科技的发展也都往往与传染病相关联。因此,人们对传染病的病原、流行规律、致病机制等不断进行探索,从无知到有知;在诊断和防治传染病技术方面,从经验时期、实验时期到现代分子生物学时期,积累了极为丰富的经验和教训。古人在当时落后的条件下,只能凭感性认识进行估计或推断传染病的病因及其流行规律,我国古代称传染病为疫、疫疠、疫疾、天行、时气、时行、温疫、温病、伤寒等名。东汉末伟大的医学家张仲景(150—219)在《内经》的基础上总结了汉代以前的典籍,结合自己对多种急性传染病诊断、治疗的经验,写成了《伤寒杂病论》,后来被整理成《伤寒论》及《金匮要略》,在当时世界范围内均有重大影响。随后,晋代葛洪(279—339)所著《肘后方》、隋代巢元方(610)所著《诸病源候论》中进一步阐明了中医学对传染病的认识。至金元时,刘完素(1120—1200)根据当时热性病流行的特点,提出了伤寒与温病不同的见解,后来清末叶天士(1667—1746)在总结前人的基础上提出了完整的温病学说,成为清代中医学学术上的重大成就。在我国中医学文库中对多种传染病如天花、麻疹、鼠疫、霍乱等均早有详细的描述,早已认识到呼吸道传染病如疹、痘、斑毒等是由于吸入时行之气和疠气所致;多种肠道传染病是由于食用不洁食物、水或病死兽肉所致;皮肤传染病是由于虫、风所致,并有较完整的理论和辨证施治法则,至今仍然行之有效。中医学对预防接种的贡献也很突出,据记载明朝隆庆年间(1567—1572)就已采用人痘接种来预防天花,该方法先后转授到朝鲜、日本、俄国和欧洲,比英国人琴纳(Jenner)在 1798 年发明用牛痘预防天花早 200 年。明代杰出的医学家李时珍于 1595 年出版的《本草纲目》巨著,是医疗实践中积累起来的伟大宝库,应该进一步发掘研究。从中药中提取的盐酸小檗碱(黄连素)临床应用30 余年而经久不衰,近年对青蒿素、五味子及苦参碱等研究和应用已取得重大成果,并获得较高的评价。直至 17～18 世纪,随着物理学、化学及生物学等基础科学的发展,尤其法国科学家巴斯德(Louis Pasteur, 1822—1895)及德国医生郭霍(Robert Koch, 1843—1910)等对细菌学的重大贡献,并证实了许多传染病的病原体,这才使得传染病学沿着现代医学的轨道迅猛发展。近 200 年我国逐渐沦为半殖民地半封建社会,科学技术长期得不到发展,医药卫生事业得不到重视,广大人民缺医少药,以致不少烈性传染病如鼠疫、天花、霍乱的流行十分猖獗,一些急性传染病和寄生虫病如伤寒、痢疾、血吸虫病等在我国城乡广泛流行,使广大人民群众长期挣扎在贫病交加与连年战火的死亡线上。

中华人民共和国成立以来,于 1954 年制定了《急性传染病的管理办法》，数年间就消灭了天花，控制了鼠疫、霍乱、性病、麻风、斑疹伤寒和回归热的流行，疟疾、血吸虫病、丝虫病、钩虫病及黑热病五大寄生虫病的发病数大幅度下降。免疫预防接种的覆盖率由20世纪50年代的30%提高到目前以县为单位的90%以上，麻疹、脊髓灰质炎、白喉、百日咳等得到有效的控制，拯救了数千万儿童的生命。1989年《传染病防治法》颁布以来，传染病的防治和监督工作都得到了加强。随着我国广大人民群众的物质生活条件不断改善、文化素质不断提高和卫生知识的普及，传染病发病率大幅度下降。我国农村的环境卫生面貌也发生了显著的变化，2004年婴儿死亡率由2000年的32.2‰下降至21.5‰，5岁以下儿童死亡率由39.7‰下降到25.0‰，人口平均期望寿命从2000年的69.5岁上升到72岁。我国传染病0～10岁年龄组发病率呈逐年下降趋势，主要是由于我国围生期保健工作的加强，实施免疫接种，使得计划免疫针对的传染病发病率显著下降。从不同传播途径来分析传染病发病率的变化趋势，发现呼吸道传染病发病率逐年下降，而血源及性传播传染病的发病率有逐年上升趋势，应引起高度重视。按传染病的发病率、病死率的病种排位变化，2000年以前病毒性肝炎、细菌性痢疾发病率始终居前两位；肺结核的发病率在2000年上升到第二位，2006年又上升到第一位，死亡数(3 339例)也跃居第一位，狂犬病的死亡数(3 215例)居第二位，艾滋病的死亡数(1 331例)居第三位，乙型病毒性肝炎的死亡数(995例)居第四位。这表明目前严重威胁我国人群健康的传染病以肺结核、病毒性肝炎为主。

由于人类自身的不断努力和卫生条件的迅速改善，某些致病性的病原生物被有效地控制或消灭了，传染病的发病率显著降低。在这一背景下，20世纪60～70年代国外有少数学者曾提出“现在是应该关上《传染病学》这门教科书的时候了”，国内也有一些学者建议将研究重点转移到心脏病、癌症及精神病等，此观点明确表现在科研基金和药物开发的优先领域重点上有所转移。这一论调低估了致病性病原生物对人类的危害性，忽视了具有潜在增加趋势的病原体，包括由新病原、变异病原、动物源性病原、再发病原、机会感染性病原及抗菌药物耐药性病原等引起的感染或传染病。自1972年以来已鉴定出新发现的感染性疾病病原体达44种以上(表1-1-1)，由这些病原体所致的传染病，称为新发传染病(emerging infectious diseases，EIDs)，它们的相继流行使人们付出了惨痛的代价。据2002年WHO统计，全球平均每年有1 400多万人死于各类传染病，占全球死亡人数的25.9%，与1963年(32.2%)相比有所下降(表1-1-2)，但由于新发传染病不断出现，旧传染病死灰复燃，情势仍然严峻。自1981年在美国发现首例艾滋病以来，据联合国艾滋病规划署公布，截至2008年8月全球共有3 300多万人感染了HIV(人类免疫缺陷病毒)，2007年就新增270万人，平均每日新增HIV感染者约7 500人。另外2007年约有200万艾滋病患者死亡，尤以非洲(撒哈拉沙漠以南国家)和亚洲地区最严重。据卫生部通报截至2008年9月底，我国HIV感染者大概在26万例，艾滋病患者已达7.7万余人。一些高度毒性病毒所致的疾病暴发，引起了公众的恐慌，例如1976年和1995年非洲分别发生了埃博拉出血热；1993年美国西南地区发生了汉坦病毒肺综合征；1997年禽流感病毒 H_5N_1 在香港人群中发生感染；1999年马来西亚出现的Nipah病毒脑炎及美国纽约发生西尼罗脑炎等暴发流行。这些新现传染病病死率除了西尼罗脑炎在3%～15%以外，其他均在40%～78%之间。特别值得提出的是传染性非典型肺炎(严重急性呼吸综合征，SARS)，它犹如一场突如其来的风暴，该病自2002年11月中旬开始在中国广东发现，其后，在短短的几个月内波及中国25个省市自治区。至2003年8月16日据卫生部报告，我国内地共发病5 327例，死亡349例(病死率为6.55%)，并且在中国香港、中国台湾、越南、加拿大、新加坡、美国及欧洲等32个国家或地区相继出现病例或流行，当时已演变成为一场席卷全球的风暴。截至2003年8月7日据WHO报告共发病8 422例，死亡916例，病死率在10.9%。由于对SARS的病原、传播途径、发病机制及流行规律等尚未认识，又发现这种新的传染病具有传染性极强、医务人员感染人数多、病死率高、缺乏特效防治手段，因此，在当时造成世界各国对该病的过度恐慌，扰乱了人们的正常生活和国际间的交往，对一些流行较严重的国家造成了巨大经济损失。我国已将SARS列入《中华人民共和国传染病防治法》中管理，为此，国务院于2003年5月9日颁发了《突发公共卫生事件应急条例》376号令，卫生部也于5月12日发布了《传染性非典型肺炎防治管理办法》35号令。经全国动员、军民联合，我国掀起了一场声势浩大的抗SARS群众性防治措施运动。在这场严峻考验面前，中国传染病科(感染科)、呼吸科及ICU等学术界更是承担着难以想象的责任，连续奋战3个月才将SARS在我国若干省市暴发的疫情控制住。消灭传染病确实是相当困难的，虽然人类作了不懈的努力，但已经消灭或可能消灭的传染病仍然极少数。由于种种原因诸如农村人口流向城市、环境恶化、性生活紊乱、滥用毒品及抗菌药物等，致使一部分已被控制的古老传染病或感染性疾病又重新抬头，发病率又明显上升，将此类疾病称为再发传染病(re-emerging infectious diseases)，如结核病、性病、霍乱、登革热、疟疾、流感及耐药细菌医院感染等。其中结核病是目前对人类威胁最大的再发传染病，已成为当今世界成年人的主要杀手之一，据WHO估计，全球总人数的1/3感染结核分枝杆菌，每年死于结核病的成人多于艾滋病、疟疾和其他热带病的死亡总数。因此，WHO 将每年 3 月 24 日作为“世界防治结核病日”。

表 1-1-1　1972 年以来鉴定的主要感染性疾病病原微生物

年份	病原微生物	首次鉴定或报道者	人类疾病名称
1972	杯状病毒(calicivirus)	Kapikian	病毒性胃肠炎
1972	弯曲菌(campylobacter)	Dekeyser，Butzler	感染性腹泻
1973	轮状病毒(rotavirus)	Bishop	婴儿腹泻
1975	星状病毒(astrovirus)	Madeley，Cosgrove	小儿腹泻
1975	人类细小病毒 B_{19}(human parvovirus B_{19}，$HPVB_{19}$)	Cossart	红细胞再生障碍性贫血、危象、血管性紫癜
1976	隐孢子虫(cryptosporidium)	Nime，Meisel	急性肠炎
1976	创伤弧菌(*V. vulnificus*)	Hollis	急性坏死性筋膜炎、败血症、胃肠炎
1977	埃波拉病毒(Ebolavirus)	Bowen 等	埃波拉出血热
1977	嗜肺军团菌(*L. pneumophila*)	CD C	军团病
1977	汉坦病毒(hantavirus)	李镐汪	流行性出血热(肾综合征出血热)
1980	人类嗜 T 淋巴细胞病毒 1(HTLV-1)	Doiesz，Himuma 等	成人 T 细胞白血病(淋巴瘤)
1982	人类嗜 T 淋巴细胞病毒 2(HTLV-2)		T 多毛细胞/巨粒细胞性白血病
1982	伯氏疏螺旋体(*B. burgdorferi*)	Burgdorferi	莱姆病
1983	人类免疫缺陷病毒(HIV-1)	Barre-Sinoussi 等	艾滋病
1983	大肠埃希菌 O_{157}:H_7(*E. coli* O_{157}:H_7)		出血性肠炎、溶血尿毒综合征
1983	幽门螺杆菌(*helicobacter pylori*)	Warren，Marshall	胃炎、胃溃疡、胃癌
1983	戊型肝炎病毒(hepatitis E virus)	Balayan	戊型病毒性肝炎
1988	人类疱疹病毒 6(HHV-6)	Salahuddin 等	幼儿急疹(86.7%)
1989	埃立克体(*Ehrlichia*)	Anderson	人类埃立克体病
1989	丙型肝炎病毒(hepatitis C virus)	Choo 等	丙型病毒性肝炎
1990	人类疱疹病毒 7(HHV-7)	Frenkel 等	幼儿急疹(47.1%)
1990	钙化性纳米颗粒(CNP)	Kajauder 等	艾滋病机会性感染因子等
1991	己型肝炎病毒(hepatitis F virus)	Deka 等	己型病毒性肝炎
1992	霍乱弧菌 O_{139} 群(*V. cholerae* O_{139})	Albert	霍乱
1992	汉赛巴通体(*Bartonella henselae*)	Regenery 等	猫抓病、杆菌性血管瘤
1993	辛诺柏病毒(Sin nombre virus)	Nerurkar 等	汉坦病毒肺综合征
1994	Sabia 病毒(Sabia virus)		巴西出血热
1994	人类疱疹病毒 8(HHV-8)		卡波西肉瘤、体腔淋巴瘤
1994	亨得拉病毒(Hendra virus)		间质性肺炎、脑炎
1995	庚型肝炎病毒(GBV-C/HGV)	Kim，Brudley	庚型病毒性肝炎
1996	朊粒(prion)	Prusiner	新型变异克-雅病
1997	甲型流感病毒 H_5N_1		人感染高致病性禽流感
1997	输血传播病毒(TTV)	Nishizawa 等	TT 病毒性肝炎
1997	肠道病毒 71(EV71)		脑炎
1997	西尼罗病毒(west Nile virus)	Ceausu，Erscoiu 等	西尼罗热
1998	尼帕病毒(Nipah virus)		脑膜炎、脑炎
1999	甲型流感病毒 H_9N_2		流感
2001	人类偏肺病毒(human metapneumovirus)	Vanden，Hoogen 等	肺炎
2001	曼那角病毒(Menangle virus，Tioman virus)	Chua 等	曼那角病毒病
2003	SARS 冠状病毒(SARS coronavirus)	Peiris，Lai 等	严重急性呼吸综合征(SARS)
2003	拟菌病毒(Mimivirus)(Acanthamoeba polyphaga mimivirus)	La Scola B，Audic S 等	呼吸机相关性肺炎
2005	人类博卡病毒(human bocavirus)	Allander 等	小儿下呼吸道感染
2007	Wu 多瘤病毒(Wu polyomavirus)	Gaynor 等	小儿急性呼吸道感染
2009	甲型流感病毒 H_1N_1		新型流感

表 1-1-2 2002 年 WHO 统计全球因传染病死亡的人数、百分比及与 1993 年的比较

2002 年排列序号	死亡疾病	2002 年因各种传染病死亡数		1993 年因各种传染病死亡数		1993 年排列序号
		总人数(万人)	占全球疾病死亡百分比(%)	总人数(万人)	占全球疾病死亡百分比(%)	
1	下呼吸道感染	390	6.9	410		1
2	艾滋病	280	4.9	70		7
3	感染性腹泻	180	3.2	300		2
4	结核病	160	2.7	270		3
5	疟疾	130	2.2	200		4
6	麻疹	60	1.1	110		5
7	百日咳	29	0.5	36		7
8	破伤风	21	0.4	15		12
9	脑膜炎	17	0.3	25		8
10	梅毒	16	0.3	19		11
11	乙型肝炎	10	0.2	93		6
12～17	热带性疾病	13	0.2	53		9，10，16～18
总数	各种传染病	1 470	25.9	1 640	32.2	

注:其他原因死亡包括母亲分娩(或围生期)死亡占 5.2%;营养不良占 0.9%;非传染病占 58.8%;外伤占 9.1%。

人类与微生物、植物及其他动物共同居住在地球上,存在着不稳定性,主要取决于 2 种因素,即生态与进化。人类已成功地延长了寿命及减少了病死率,这同时也造成了人类本身的生态改变。寿命延长、经济增长及其他因素,使全球人口从 1900 年的 16 亿增长到现在的 60 亿。这势必造成新问题,如居住拥挤、远距离的旅行及森林毁坏等,前两者可使人—人传染机会增多,后者则使人类与带菌动物更加接近,更易发生动物—人的传染,引起人兽共患病(zoonosis),如莱姆病、亨尼帕病毒(Henipavirus)脑炎、猫抓病、禽流感及 SARS 等都可能与动物密切接触相关连。多数新发现的病原体存在于野生动物、家养动物及人群之间的宿主-寄生物(包括病毒和其他病原体)的连续统一体中,大多数疾病都不是孤立存在而是相互紧密联系,相互重叠(图 1-1-1),如犬温热病毒所致的犬温热病(家犬传播给野犬);莱姆病(野生动物传播给人);猫抓病(家养动物传播给人);亨尼帕病毒脑炎(从果蝠传给马再传播给人)及狂犬病(包括以上 3 种传播途径)等。人兽共患病为生物源性传染病,以多种生物为病原。现已认识到,只有极少数传染病的病原仅以人为唯一的自然宿主,而过去认为只局限于动物的很多传染病,现知其病原体或经过变异的病原体能传播,就以流感病毒为例,流感病毒可分为甲型、乙型和丙型,乙型和丙型一般只在人群中传播,很少有传染到其他动物的;但甲型则不同,其宿主广泛,主要在禽(鸟)类中间传播,现在发现它越来越多地传染给其他动物及人类。1997 年我国香港发生由 H_5N_1 亚型引起的禽流感时,有 18 人感染此病毒而发病,其中 6 人死亡,并从患者体内分离出 H_5N_1 亚型禽流感病毒。WHO 于 2008 年 6 月 19 日发布,自 2003 年以来已有 15 个国家报道由 H_5N_1 亚型引起的人禽流感,共 385 例患者,243 例死亡,病死率为 63.1%,其中我国为 30 例,20 例死亡。通常禽流感病毒只能在禽类中传播,因为该病毒只能与禽类肠道、生殖道靶位唾液酸 α2,3-半乳糖(SAα2,3-gal)相连的受体结合,而人流感病毒是与人呼吸道上皮细胞表面唾液酸 α2,6-半乳糖(SAα2,6-gal)相连受体结合,所以前者很少感染人类,但最近报道陆续有人感染引起严重肺炎而死亡。上述情况提示动物病毒(鸟类、哺乳类)跨越宿主界限侵袭人体,使人感染发病。特别要引起重视的是猪在引起大流行流感病毒株的产生中起着

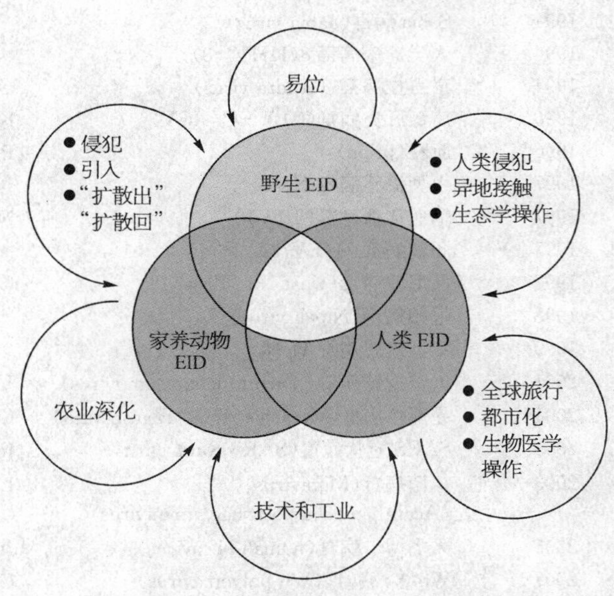

图 1-1-1 宿主-寄生物生态连续体示意图

1. 寄生物包括病毒及其他病原生物; 2. EID(emerging infectious diseases):新发传染病; 3. 箭头表示引发疾病发生的关键因素
(仿 Daszak 等. Science, 2000,287:443)

“基因混合容器(gene mixing vessel)”的作用，因为猪的气管具有唾液酸 α2,6-半乳糖和 α2,3-半乳糖-β1,4-葡萄糖两种受体，容易感染人流感病毒和各种禽流感病毒，这就有可能发生两种病毒基因重配或禽流感病毒在猪群中适应成为具有人流感病毒受体特性的病毒株，从而通过猪再传给人。2009 年 3 月下旬全世界正在为应对经济危机一筹莫展时，人们突然接触到了一个新词——猪流感，其首先在墨西哥登场，随后在全球迅速蔓延，引起人们极大的震惊。2009 年 4 月底 WHO 发布声明，引发这次新型流感的病毒，不是既往经典的猪流感病毒，而是一个新变种的病毒，准确名称为 A/California/04/2009/(H_1N_1)，因而 WHO 称其为甲型 H_1N_1 流感，警告级别从 4 级提高到 6 级，直至 2010 年 8 月 10 日 WHO 宣布大流行已经结束。据统计，这次甲型 H_1N_1 流感流行，全球有 214 个国家和地区报告了确诊病例，出现至少 18 449 个死亡病例。这种新型流感病毒包含了猪流感病毒、禽流感病毒及人流感病毒 3 种病毒基因片段，属于“三合一”的流感病毒。

人类的生存在不断的斗争中超脱，包括与疾病、与环境、与灾难的斗争。1917～1919 年举世瞩目的一次流感大流行——西班牙流感大流行，人们至今仍心有余悸。这次大流行首发于美国，数月内传遍全世界，2 年内共出现了 3 次流行高潮，导致 2 000 万人死亡。这是由一株 8 个基因节段均来自于鸟流感病毒的 H_1N_1 亚型病毒引起的，该病毒全基因先传给猪，与人流感病毒发生基因重组后再传给人(图 1-1-2)。由于人类对新亚型病毒完全缺乏免疫力，从而有可能会造成疾病大规模的流行。所以人兽共患病是最常见的也是最危险的一类传染病。

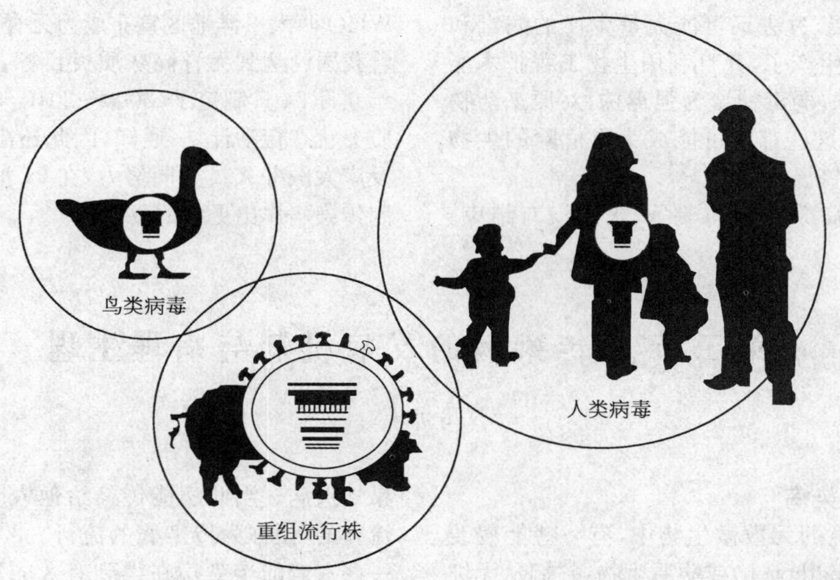

图 1-1-2　流感病毒的基因重组示意图

近年来生物恐怖活动与传染病的发生已广泛受人关注。生物恐怖就是指使用生物为武器或手段进行战争或伤害人群或破坏植物的活动。早在 14 世纪鞑靼人在围攻乌克兰费奥多西亚时，就把瘟疫受害者的尸体抛入城中，引起一场传染病流行，最终突破防守。1763 年英国人把带有天花病毒的毯子和手帕送给北美印第安人，结果引起天花的流行，这两起是人类最为原始的生物战手段。真正使用生物武器始于第一次世界大战，德军曾以炭疽和马鼻疽病菌袭击协约国军队和马匹，此举引起各国人民的强烈反应，于是 1925 年在日内瓦签订了禁止使用细菌武器的协议。但帝国主义从不遵守协议，日本从 1935 年开始在我国东北生产鼠疫杆菌、炭疽杆菌、霍乱弧菌、伤寒和副伤寒沙门菌及痢疾杆菌，1940 年就使用这些病菌在我国浙江宁波散布，1941 年到湖南常德投掷染有鼠疫杆菌的跳蚤，1943 年又在我国华中地区散布炭疽杆菌和染菌跳蚤。美国从 1941 开始制造生物武器，1950 侵朝美军在朝鲜投掷染有霍乱弧菌的蛤蜊，1952 年又在朝鲜北部和我国东北使用过细菌武器。1972 年国际 BWC (biological and toxic weapons convention)上有 143 个国家签署协议，承诺结束并不再研发生物武器，但超级大国、某些小国或犯罪集团并未遵守此种协议，还在继续研制和生产。据调查在 1960～1995 年期间，以生物因子进行犯罪活动 8 起，造成 29 人死亡，31 人受伤。1984 年利用伤寒沙门菌通过污染一家饭馆的沙拉中毒事件，造成 751 人中毒。最引起人们关注的是美国 2001 年发生的炭疽邮件，造成 22 人受到感染，5 人死亡的生物恐怖活动。根据美国疾病控制中心(CDC)按生物战剂的伤害程度，将其分为 3 级，即 A 级(最大危害)、B 级(中等危害)和 C 级(最低危害)。A 级生物战剂主要有：①炭疽芽胞杆菌。②鼠疫耶尔森菌。③出血热病毒，如埃波拉和马尔堡病毒、久宁

(Junin)病毒；马秋博(Machupo)病毒、布尼亚(Bunya)病毒等。④天花病毒，美国亚特兰大的CDC及俄罗斯的Koltsovo实验室两处保留着天花毒株。⑤土拉热杆菌，即兔热病的病原菌，A型致病力强。⑥T_2毒枝菌素，简称T_2毒素等。

上述A级生物战剂中，天花病毒是最危险的，人与人间可以传播，在潜伏期就能传播到更广大的地域，而且不受寒冷或干燥的影响。炭疽芽胞杆菌容易取得，并能大量制造，且抵抗力强，炭疽芽胞在土壤中可存活20余年，煮沸10 min内不死，杀伤力大。鼠疫耶尔森菌也是曾被广泛使用的生物战剂。T_2毒素为真菌中镰刀菌属产生的毒素，主要为三线镰刀菌(*Trichothecene mycotoxin*)的毒素毒性最强，为黄色雾状细小液滴，故又称“黄雨”，其毒性比芥子气强百倍，可直接侵袭皮肤，也可从呼吸道、消化道吸收，常在24 h内致人死亡。随着生物技术的发展，过去不可能大量生产的病毒和毒素，现在可以大量生产了，并且利用生物工程技术能使亚毒株变为有毒株，弱毒株变为强毒株，对原来药物的敏感变为耐药性，这些都将可能成为更危险的生物战剂，必须特别提高警惕。

人类与致病性病原生物的斗争，永远没有结束。近年来人类对病原微生物基因组的研究已取得了重要成果，截至2001年5月已有近600株病毒完成了全基因测序，其中与人类有关的病毒占76株。新型疫苗的研究工作发展很快，从过去的全菌死疫苗、减毒活疫苗已发展到亚单位疫苗、基因工程疫苗及核酸疫苗(即DNA疫苗)，传统疫苗不能有效诱导体内细胞免疫，而核酸疫苗既能在体内诱导体液免疫，又能诱导细胞免疫，为防治结核病、艾滋病等传染病提供了有效途径。随着医学的迅速发展，通过从细胞水平、整体水平及分子水平全面分析和揭示致病的机制；建立标准化的致病微生物诊断方法及技术(包括PCR、核酸杂交及基因芯片等)；建立跨国的致病性病原生物及其感染耐药监测网，发挥早期预警系统的作用，我们相信大部分传染病将被控制在较低的发病率，少数传染病将被消灭。天花已在1980年5月宣布全球消灭，2000年10月，WHO西太平洋地区宣布成为无脊髓灰质炎区域，标志着我国已达到无脊髓灰质炎目标，为此卫生部于2003年6月24日制定了《2003～2010年全国保持无脊髓灰质炎状态行动计划》通知，因此还需要医学科研工作者及广大医务人员共同努力，在21世纪继续为消灭或控制传染病作出更大的贡献。

第二节　传染病的发病机制与病理生理

马亦林

(一) 感染与传染病

在人类外界环境的无数微生物中，有一些能侵袭人体的称为病原体(pathogen)或病原生物，它们从无细胞结构的病毒一直到多细胞的寄生虫。人体同病原体相互作用、相互斗争的过程，称为感染(infection)，引起感染的病原生物可来自宿主体外，也可来自宿主体内。来自宿主体外病原生物引起的感染称为传染，传染主要指有致病性的病毒、细菌或其他病原体通过一定方式从一个宿主个体到另一个宿主的感染。

病原生物与人类及动物等宿主机体之间，在漫长的进化历史中从来没有停止过斗争，并已形成了相互适应、相互依存及相互斗争的关系，宿主机体的免疫防御机制就是在同病原生物的斗争中逐步形成的。传染或感染是病原生物同宿主相互斗争的一种生命现象，其发生、发展与结局主要取决于宿主的免疫防御功能。构成传染或感染过程必须具备3个因素，即病原体、人体和它们所处的环境。当人体具有强大的防御能力时，病原体即被消灭或排除，不致危害人体；在人体防御能力降低时，病原体就在人体内生长、繁殖和适应，对人体造成损害，出现临床各种症状与体征，即成为感染性疾病。当此病能传染给他人时，或传播开来造成流行的，便称为传染病的流行。20世纪70年代以来，一些古老的传染病在得到有效的治疗和控制，已不构成公共卫生问题的同时，由于种种原因而又重新出现并且流行，即所谓“再现传染病”，如性病、登革热、口蹄疫、结核病等。一些能够被青霉素等β内酰胺类抗菌药物杀灭或抑制的病原菌如葡萄球菌、肺炎链球菌等，出现染色体介导靶位改变或产生各种灭活酶而失效，成为难治性耐药菌株感染。值得注意的是有些病原菌往往来自宿主体内的正常菌群，以前认为不致病的或毒力弱的细菌，现在逐渐形成常见的致病菌，其感染具有条件依赖性，因而称为条件致病菌(conditioned pathogen)，常在特定的条件下，如在寄居部位的改变、宿主免疫功能低下(如应用大剂量皮质激素或抗肿瘤药物、放射治疗及艾滋病等)及大量应用抗菌药物后所致的菌群失调(dysbacteriosis)等患者中引起感染，称为机会性感染(opportunistic infection)。患者在住院期间发生感染，称为医院获得性感染(hospital acquired infection)，即医院感染(nosocomial infection)，这类感染可根据其传染来源不同，有医院内患者或医务人员直接或间接传播引起的交叉感染(cross infection);患者自己体内正常菌群引发的内源性感染(endogenous infection),即自身感染;诊疗过程中或因医疗器械消毒不严而造成的医源性感染(iatrogenic infection)等。

(二) 传染过程的表现

在传染或感染过程中,人体与病原体在一定环境条件影响下,不断相互作用和相互斗争,根据人体防御能力的强弱和病原体数量及毒力的强弱,可以出现5种表现,亦可移行或转化,呈现动态变化。

1. 病原体被消灭或排出体外 由于人体外部和内部防御能力的作用,当病原体侵入人体后,处于不利于它生长、繁殖与存在的环境条件下,在侵袭部位或体内即被消灭,或被鼻、咽、气管黏膜甚至肠道、肾脏排出体外。这种防御能力有皮肤、黏膜的屏障作用,胃酸的杀菌作用,正常体液的溶菌作用,组织内细胞的吞噬作用等。这些综合性的力量就是所谓人体的非特异性抵抗力,或称非特异性免疫,是人类在长期进化过程中,不断与病原生物斗争而逐渐形成的,并可遗传给后代。当这种力量处于优势时,人体即不出现任何疾病状态,也就是人体受到感染而不发病。这种表现也可发生在已获得对侵入的病原体有特异性免疫的人体中。

2. 隐性感染 隐性感染(covert infection)亦称亚临床感染(subclinical infection),是指人体被病原体侵袭后,人体的损害较轻,不出现或仅出现不明显的临床表现,但通过免疫学的检测,可发现对入侵病原体产生了特异性免疫。这种隐性感染在传染病流行期间,对防止流行的扩散有其积极的意义,隐性感染增多,人群对某一种传染病的易感性可以降低,而每当传染病流行时,发病率可以降低。在另一方面,隐性感染者也可能处于病原携带状态,而在传染病流行期间成为传染源,从而带来了消极影响。在大多数病毒性传染病中隐性感染是常见的表现,其数量远远超过显性感染10倍以上,如脊髓灰质炎、流行性乙型脑炎等。在传染过程中,隐性感染与带病原状态还可以在一个人体中同时出现或交替出现,或相互转化,白喉、猩红热、流行性脑脊髓膜炎等均有这种现象。

3. 显性感染 显性感染(overt infection)亦称临床感染(clinical infection)。侵入人体的病原体在与人体相互作用的过程中,若人体的防御能力遭到严重破坏,有些病原体就在体内不断成长、繁殖并产生毒素,引起一系列的病理生理性和组织破坏性变化,在临床上出现某一种传染病所特有的症状与体征,称为显性感染。在大多数传染病中,显性感染只占全部受感染者的一小部分,如海上冰山露出水面的一个小尖峰,但在少数传染病中(如麻疹、天花),绝大多数感染者表现为显性感染。由于病原体致病力与人体抗病能力的差异,显性感染又可呈现轻、重与急、慢等各种类型,彼此间也可移行转化。其结果可能是痊愈,也可能是慢性化或死亡。

4. 潜伏性感染 潜伏性感染(latent infection)亦称潜在性感染,病原体感染人体后,寄生在人体中某些部位,由于机体免疫功能足以将病原体局限化而不引起显性感染,但又不足以将病原体清除时,病原体便可长期潜伏起来,等待机体免疫功能下降时,才引起显性感染。常见的潜伏性感染有单纯疱疹、带状疱疹、疟疾、结核等。潜伏性感染期间,病原体一般不排出体外,这是与病原携带状态不同之点。潜伏性感染并不是在每个传染病中都存在。

5. 病原携带状态 病原携带状态(carrier state)是指病原体侵入人体后,可以停留在入侵部位,或在离侵入较远的脏器,继续生长、繁殖,而人体不出现任何的疾病状态,但能携带并排出病原体成为传染病流行的传染源。这是在传染过程中人体防御能力与病原体处于相持状态的表现。按病原体的种类不同,可分为带病毒状态、带菌状态或带虫状态;按其发生于显性或隐性感染之后而称为恢复期携带者或健康携带者(无症状携带者)。所谓健康携带者,他们虽无明显临床表现,但病原体在其停留部位或远处脏器内都可有不同程度的组织损害,可能是目前尚不能查出的极轻型患者。恢复期携带者按其带病原体持续时间在3个月以下或以上而分为暂时携带者或慢性携带者;前者在不少急性传染病的恢复期时常出现,而后者仅在少数传染病中有此现象,并且极其顽固,例如乙型肝炎、丙型肝炎。此外,在少数急性传染病中,在潜伏期的最末几天,病原体即可向外排出,成为传染源,例如白喉、麻疹、百日咳、流行性乙型脑炎、甲型肝炎等,这种现象称为潜伏期携带者。

传染过程中所出现的以上5种表现,并非代表不同的阶段,而仅指出在一定条件下及在一定的时间内所出现的一种表现。这5种表现是不断变化,不断发展的。传染过程导致传染病或感染性疾病发作是事物矛盾由量变到质变的过程。对传染过程中各种表现的识别,在临床工作及防疫措施中都有极为重要的意义。

(三) 病原生物在传染过程中的作用

传染或感染首先必须有病原生物(病原体),它们对人体可以是寄生性的,引起疾病,也可以与人体是互利或共生的。有些病原生物适应于人,有些则适应于动物,有些则对两者都能适应。病原生物侵入人体后,能否引起疾病,除人体的防御能力外,同病原生物的致病性、侵入的数量及是否侵入人体的适当部位有关。

1. 病原体的致病性及其致病机制 致病性(pathogenicity)通常指病原体能引起疾病的能力。不同种类的病原体,其致病性及致病机制不同,现将病毒、细菌及寄生虫分别叙述如下。

(1) 病毒感染对机体及宿主细胞的致病作用 病毒侵入人体后,首先进入易感细胞并在细胞中增殖,进而对宿主产生致病作用。病毒能否感染机体以及能否

引起疾病，取决于病毒致病性和宿主免疫力 2 方面的因素。病毒侵入机体感染组织细胞具有一定的选择性，即病毒对机体某些种类组织器官的细胞易感，并在一定种类组织细胞内寄生，称为病毒对组织的亲嗜性。病毒亲嗜性的基础主要是该组织器官的细胞有病毒受体，并具有病毒增殖的条件，例如流感病毒和鼻病毒对呼吸道黏膜有亲嗜性，脑炎病毒和脊髓灰质炎病毒对神经组织有亲嗜性，肝炎病毒对肝脏组织有亲嗜性等。

病毒增殖的第一步是病毒表面成分（包膜、衣壳蛋白或纤突的某一部分）特异地吸附于细胞表面的受体，即细胞受体（cell receptors），可以是蛋白质、脂类或多糖。现已了解，病毒与受体的结合不仅是吸附，还包括病毒通过 pH 非依赖性的细胞膜融合、pH 依赖性的酸性吞噬体（acidic endosomes）融合及无包膜病毒的胞饮作用（endocytosis）等机制进入易感细胞的过程。因而，机体的组织和细胞对病毒有特异性受体与病毒侵入的部位、在机体内组织器官的分布及发病机制等有密切相关。近来研究所发现的各种病毒受体，有些虽未被公认，但已有证据证明这些受体是细胞表面具有功能的蛋白质（表 1-2-1）。

表 1-2-1　各种病毒的宿主细胞受体

病　毒	受体（名称或种类）
鼻病毒	ICAM-1▲
脊髓灰质炎病毒	免疫球蛋白超家族的新成员
艾柯病毒 1 型	连接素 VLA-2
柯萨奇 A 组病毒	连接素超家族中一员
麻疹病毒	CD46
甲型流感病毒	唾液酸 α2，6-半乳糖-β1，4-葡萄糖
乙型肝炎病毒	多聚人血清蛋白（PHSA）等▲
EB 病毒	CR_2（CD21）
单纯疱疹病毒	硫酸类肝素及成纤维细胞生长因子受体
人巨细胞病毒	MHC1 类抗原的 $β_2$ m，即轻链
人类免疫缺陷病毒	$CD4^+$ 趋化因子和 CCR_5 或 $CXCR_4$ 辅助受体
狂犬病病毒	乙酰胆碱受体△
水疱性口炎病毒	磷酰丝氨酸△
痘苗病毒	上皮细胞生长因子受体△
Semliki 森林病毒	H_2 抗原△
呼肠病毒	β 肾上腺素受体

注：△表示尚有不同意见；▲表示可能不止一种受体。

病毒具有严格的细胞内寄生特性，其致病的基础是病毒在细胞中增殖而导致宿主细胞结构受损和功能障碍。病毒对细胞的致病作用又包含来自病毒的直接损伤和机体免疫病理反应 2 个方面的因素。细胞被病毒感染后，由于病毒和宿主细胞相互作用的结果不同，表现形式多种多样。其中包括：①溶细胞性感染：病毒在宿主细胞内增殖成熟后，短时间大量释放子代病毒，造成细胞破坏而死亡，这种作用称为病毒杀细胞效应（cytocidal effect），见于无包膜、杀伤性强的病毒，如脊髓灰质炎病毒、腺病毒等，多数表现为急性感染。②稳定状态感染：有些病毒在宿主细胞内增殖过程中，以出芽方式释放病毒，其过程缓慢，病变较轻，细胞暂时也不会出现溶解和死亡。这种稳定状态的感染会造成细胞膜成分改变和细胞膜受体的破坏，多见于有包膜病毒，如麻疹病毒、副流感病毒等。感染细胞的膜成分发生改变，导致与邻近细胞融合，利于病毒扩散。经长期多次增殖释放后，细胞最终仍要死亡。③诱发细胞凋亡：有些病毒感染细胞后，病毒可直接或由病毒编码蛋白间接作为诱导因子诱发细胞凋亡，如腺病毒、人乳头瘤病毒（HPV）及人类免疫缺陷病毒（HIV）等。④其他：有些 DNA 病毒基因组或部分片段整合到宿主细胞染色体 DNA 中，造成宿主细胞基因组的损伤，见于 HIV 及乙型肝炎病毒。也有少数病毒感染细胞后反而促进细胞 DNA 的合成，使细胞形态发生变化，失去细胞间接性抑制而成堆增长，这种细胞生物行为的改变，称为细胞转化（cell transformation），如单纯疱疹病毒（HSV）、巨细胞病毒（CMV）、EB 病毒（EBV）、HPV 和腺病毒中某些型，这类病毒与致人类肿瘤密切相关。细胞被病毒感染后，在细胞质或细胞核内出现光镜下可见的斑块状结构，称为包涵体（inclusion body），这种包涵体也能破坏细胞的正常结构和功能，有时会引起细胞死亡。

病毒具有很强的抗原性，会诱发机体的免疫应答。机体的免疫应答所产生的变态反应和炎症反应，就是主要的免疫病理损伤。其中包括体液和细胞免疫病理作用。①体液免疫病理作用：多种病毒（特别是有包膜病毒）能诱发细胞表面出现新抗原，当特异抗体与这些抗原结合后，在补体参与下引起细胞破坏，例如登革病毒感染后出现的出血和休克综合征（登革出血热）就是这种机制。有些病毒抗原与相应抗体结合形成免疫复合物，可沉积在某些器官组织的膜表面时，激活补体引起第Ⅲ型变态反应而造成局部组织损伤和炎症。②细胞免疫病理作用：细胞免疫在其发挥抗病毒感染同时，特异性细胞毒性 T 细胞（CTL）也对病毒感染细胞造成损伤。另外，病毒蛋白质因与宿主细胞蛋白质之间存在着共同抗原性而导致自身免疫应答。乙型肝炎病毒引起的慢性肝炎就是这 2 方面的免疫病理作用。

病毒可以通过某种方式来逃避机体免疫系统的监视，称为病毒免疫逃逸现象。主要方式是以潜伏形式长期存在于宿主细胞内或整合于细胞 DNA 中，对抗免疫清除。一旦机体免疫功能低下，则又活化，复制成感染性病毒而致病，如 HSV、带状疱疹病毒、CMV、EBV 和 HIV。自从 2004 年 Pfeffer 等首次从 EBV 中发现病毒基因组编码的 miRNA（virus-encoded microRNA）开始，短短几年就已明确了 100 多种病毒编码的 miRNAs。miRNAs 是一类长度为 20～23 个核苷酸的非编码小 RNAs，通过与靶 mRNA 的互补配对而在转录后水平上对基因表达进行负调控，导致 mRNA 的降解或翻译抑制。最近在若干病毒中如疱疹病毒家族[HSV－1、HSV－2、EBV、KSHV(卡波西肉瘤相关疱疹病毒)、MHV(小鼠肝炎病毒)、HCMV]、多瘤病毒家族、逆转录病毒家族等均发现它的存在。很多研究认为病毒编码的 miRNAs 为一类重要的参与基因表达调控的分子，代表了一种新型基因调控网络，它是一类快速有效的分子开关。分析发现 miRNA 调节基因的功能主要是干扰遗传信息传递，它通过与其靶 mRNA 分子的 3′端非编码区(3′－UTR)互补结合，使靶 mRNA 分子的翻译受到抑制而导致基因沉默。miRNAs 的存在可能在病毒潜伏性感染或病毒与宿主免疫系统相互作用中发挥功能。

(2) 细菌对机体的致病性及致病作用　细菌能引起感染的能力称为致病性(pathogenicity)。细菌的致病性相对宿主而存在，只有在感染或致病时才表现出来，且具有种的特征性。因而，具有这种致病性即能感染或引起人体疾病的细菌称为致病菌(pathogenic bacterium, pathogen)。不同种的致病菌对宿主可引起不同的病理过程，例如伤寒沙门菌对人类可引起伤寒，结核分枝杆菌则引起结核病。不同种类的、同种或不同型、不同株的致病菌其致病性可有差异，这种致病性强弱程度称为毒力(virulence)，是细菌致病性量的概念。毒力常用半数致死量(LD_{50})或半数感染量(ID_{50})来表示。

细菌的致病物质统称为毒力因子(toxic factor)，包括侵袭性毒力因子和毒素，均受遗传控制，表达或不表达这些毒力因子与细菌宿主体内的微生境(microbial niche)密切相关。多种微生境参数通过细菌细胞膜中感应蛋白的信号传递，控制毒力基因是否表达。细菌的毒力基因可存在于染色体、质粒、转座子或前噬菌体中，并且可自行相互间、同种菌不同株间、不同菌种间发生转移。在调控基因和结构基因的两端，具有插入活性但不编码蛋白质的重复序列，即调控序列，这种可移动的决定细菌毒力的完整 DNA 序列称为毒力岛，又称致病岛(pathogenicity island)。毒力岛主要见于决定侵袭力和外毒素的基因，例如伤寒沙门菌染色体就有一个 4 kb 的 DNA 序列决定该菌能否侵入肠上皮细胞和巨噬细胞，而大肠埃希菌则不存在。毒力岛可完整地通过转化、转录、接合和溶原性转换等转移至无毒的菌株中，使其成为毒力菌株，不同的菌株、菌型、菌种之间可存在相同的毒力岛。当无毒力岛的细菌获得毒力岛后，此菌即可通过基因复制和菌体的繁殖成为一个新的有毒力的克隆，感染就会发生。至今已有 30 多个毒力岛被发现，其中有常见致病菌的毒力岛被描述和研究(表 1－2－2)。典型的毒力岛往往位于细菌染色体的 tRNA 位点附近，与噬菌体整合有关，因此认为噬菌体在毒力岛的转移和产生新的病原菌方面发挥着重要作用。毒力岛的基因水平转移可使遗传信息通过基因组大片段获得(gain)或丢失(lose)的方式快速产生新的致病株，而较基因点突变所引起的缓慢进化形式具有量的飞跃。毒力岛的水平转移在细菌进化过程中扮演着重要角色，它可能与新发现的病原菌及细菌的毒力进化有关，应当更深入地研究。致病菌的致病机制包括毒力物质(侵袭力和毒素)、细菌的内化和信号转录及生物膜形成等。

表 1－2－2　部分致病菌的毒力岛

细　菌	毒力岛	功　能
尿路致病型大肠埃希菌		
(UPEC) 536	PaiⅠ、PaiⅡ	分别编码 α 溶血素Ⅰ、Ⅱ，菌毛
(UPEC) J90	PaiⅣ、PaiⅤ	分别编码 α 溶血素Ⅰ、Ⅱ，菌毛及Ⅰ型细胞坏死因子
(UPEC) CF073	PaiⅥ	编码 α 溶血素和菌毛
肠致病型大肠埃希菌(EPEC)	PaiⅢ(LEE)	编码Ⅲ型分泌系统，介导 AE 损伤
肠出血型大肠埃希菌(EHEC)		
O157:H7	PaiⅢ(LEE)	编码Ⅲ型分泌系统，介导 AE 损伤
产志贺毒素大肠埃希菌(STEC)	HPⅠ	
肠聚集型大肠埃希菌(EAEC)	HPⅠ	
沙门菌属	SP11, SP12, SP13	编码Ⅲ型分泌系统，介导对肠道上皮
	SP14, SP15	细胞的侵袭；编码Ⅰ型分泌系统，与在巨噬细胞内存活有关；编码毒力相关基因，与液体分泌及炎症反应有关
霍乱弧菌	OtnA－OtnB, Tcp－Acf	编码荚膜和 O 抗原；编码霍乱毒素，调节因子、定居因子、毒素噬菌体受体
福氏志贺菌	She	编码 IgA 蛋白酶样家族产物，与致病性有关
鼠疫耶尔森菌	Yps HPⅠ	编码耶尔森菌素的合成、运输及调节所需蛋白质，介导铁摄取
假结核耶尔森菌	Yps HPⅠ	编码耶尔森菌素的合成、运输及调节所需蛋白质，介导铁摄取
小肠结肠炎耶尔森菌	Yps HPⅠ	编码耶尔森菌素的合成、运输及调节所需蛋白质，介导铁摄取

续 表

细 菌	毒力岛	功 能
葡萄球菌	Tst	编码中毒性休克综合征毒素
流感嗜血杆菌	HPⅠ	编码色氨酸酶操纵子
幽门螺杆菌	Cag	编码 CagA 等蛋白质，介导 IL－8(白介素－8)的分泌

革兰阴性菌有许多分泌性蛋白和外露蛋白，通过多种机制被运送到菌体细胞外，直接与宿主细胞发生相互作用而发挥其毒性，分泌系统是其中非常重要的一种运送机制。革兰阴性菌拥有许多蛋白分泌系统(protein secretion system)，目前已知的有 6 型，即Ⅰ～Ⅵ型(T1SS～T6SS)，由一些具有特殊功能的蛋白质、多肽组成。Ⅰ～Ⅴ型已公认(彩图 1)，Ⅵ型缺乏 N 端信号序列，可能是不进入分泌通路。其中Ⅲ型和Ⅳ型分泌系统因广泛存在于革兰阴性菌中，并且与细菌的致病性密切相关，本节作些介绍。①Ⅲ型分泌系统：该系统广泛存在于动、植物致病菌中。在动物致病菌中，胞外菌利用Ⅲ型分泌系统黏附在宿主细胞表面，然后跨胞质膜将特异蛋白质注入宿主细胞内。现已发现Ⅲ型分泌系统主要存在于耶尔森菌、沙门菌、志贺菌、肠致病性大肠埃希菌、肠出血性大肠埃希菌、假单胞菌、衣原体和伯氏螺旋体等菌属中。大多数细菌只有 1 套Ⅲ型分泌系统，少数细菌如鼠伤寒沙门菌则有 2 套完全分离的分泌系统，在感染的不同阶段发挥作用，一套系统分泌的蛋白参与对真核细胞的侵入，另一套则用于细菌一旦侵入真核细胞后的生存。已知耶尔森菌、沙门菌、志贺菌等菌属编码Ⅲ型分泌系统的基因位于毒力质粒或染色体的致病岛中。Ⅲ型分泌系统跨胞质膜或空泡膜释放效应蛋白具有 5 种酶的活性，即磷酸酪氨酸磷酸酶、丝氨酸-苏氨酸激酶、肌醇磷酸盐磷酸酶、ADP－核糖基转移酶和腺苷酸环化酶。②Ⅳ型分泌系统：细菌利用该系统某些质粒 DNA 在细菌之间相互传递，如大肠埃希菌 F 质粒的接合转移。一些毒力因子也可以从人类或植物致病菌中转运至真核生物细胞中。该系统可分为两类：一类是针对两细菌细胞间的Ⅳ型分泌系统，如细菌的接合；另一类是针对细菌和真核生物细胞之间的Ⅳ型分泌系统，如百日咳杆菌介导百日咳毒素分泌的 Ptl 输出装置、幽门螺杆菌介导 IL－8诱导因子分泌 Cag 转运系统和嗜肺军团菌的 Icm/Dot系统等都属于这一类。Ⅳ型分泌系统是接触依赖性分泌系统，被该系统转运的都是一些大分子物质，如核蛋白颗粒、含多个亚单位的毒素等。该系统涉及到多种病理生理作用、细菌间质粒的接合导致细胞生存能力和毒力增强的细胞生物学改变。

1) 致病菌的毒力物质：包括侵袭力和毒素。

侵袭力指致病菌能突破宿主的免疫防御机制，并在其体内定居、繁殖和扩散的能力，包括荚膜、黏附素(adhesin)和侵袭物质等。荚膜具有抗吞噬，阻挠杀菌物质作用。细菌引起感染首先需黏附在宿主的呼吸道、消化道或泌尿生殖道等黏膜上皮细胞，这种黏附作用由黏附素或称黏附因子(adhesive factor)完成。黏附素是细菌细胞表面的蛋白质，由菌毛分泌(如大肠埃希菌、志贺菌、霍乱弧菌、淋病奈瑟菌等)或非菌毛产生(如金黄色葡萄球菌)受体才能结合，黏附素受体一般是靶细胞表面的糖类或糖蛋白(如 *D*－甘露糖、GM－神经节苷脂、P 血型糖脂、纤维粘连蛋白、*N*－乙酰氨基葡糖、唾液酸等)(表 1－2－3)。某些黏附因子与受体又可触发细胞凋亡信号途径，引发细胞凋亡(apoptosis)。侵袭物质由致病菌(A 群或 B 群链球菌、苍白密螺旋体、衣原体及支原体)产生，不同黏附素与相配的靶细胞质粒上基因所编码的侵袭素(invasin)、侵袭性蛋白(如福氏志贺菌 *virG* 基因所编码的 IPa、IPb、IPc 等)或各种侵袭酶类(如血浆凝固酶、透明质酸酶、链激酶及神经氨酸酶)等，有协助致病菌抗吞噬或向邻近细胞扩散的作用。

表 1－2－3 若干致病菌的黏附因子与受体

致病菌	黏附素	受 体
金黄色葡萄球菌	脂磷壁酸	未知
表皮葡萄球菌	胞外多糖	未知
A 群链球菌	ATA－M 蛋白复合物	纤维粘连蛋白
肺炎链球菌	表面蛋白	*N*－乙酰氨基己糖半乳糖
大肠埃希菌	1 型菌毛，定居因子抗原Ⅰ	*D*－甘露糖
	P 菌毛	P 血型糖脂类
淋病奈瑟菌	菌毛	GD1 神经节苷脂
霍乱弧菌	Ⅳ型菌毛	岩藻糖和甘露糖
沙门菌、志贺菌、克雷伯菌	Ⅰ型菌毛	*D*－甘露糖
肺炎支原体	蛋白 P1	唾液酸
衣原体	表面凝集素	*N*－乙酰氨基葡糖
梅毒螺旋体	P1、P2、P3	纤维粘连蛋白

致病菌定居并生长繁殖过程中可合成或释放各种毒性物质，即毒素。一种细菌可以释放多种毒素，一般以一种或少数几种毒素为主。按其来源、性质和作用的不同，可分为外毒素(exotoxin)和内毒素(endotoxin) 2 种：①外毒素目前已知有 300 多种，主要由革兰阳性

菌(如破伤风梭菌、肉毒梭菌、白喉棒状杆菌、产气荚膜梭菌、A群链球菌、金黄色葡萄球菌等)和部分革兰阴性菌(如痢疾志贺菌、鼠疫耶尔森菌、霍乱弧菌、肠产毒型大肠埃希菌、铜绿假单胞菌等)产生,传统上将外毒素分为神经毒素(neurotoxins)、细胞毒素(cytotoxins)和肠毒素(enterotoxins)3种。大多数外毒素是在致病菌细胞内合成后分泌至胞外,对宿主致病;也有存在于菌体内,待菌体溶溃后才释放出来致病的,如痢疾志贺菌和肠产毒型大肠埃希菌。外毒素毒性强,对机体的组织器官具有选择作用,例如肉毒梭菌毒素1 mg纯品能杀死2亿只小鼠,其毒性比氰化钾大1万倍,对人体能阻断胆碱能神经末梢释放乙酰胆碱,使眼和咽肌等麻痹,严重者可因呼吸麻痹而死亡,又如白喉杆菌毒素对外周神经末梢、心肌等有亲和性,而导致外周神经麻痹和心肌损害等。外毒素不耐热,但具有良好的抗原性,用人工方法(在0.3%~0.4%甲醛液作用下)脱去毒素,仍保持其免疫原性,即为类毒素(toxoid),可制成无毒的外毒素生物制品。多数外毒素的分子结构为A—B模式,即由A、B两个亚单位通过二硫键连接组成,A亚单位为毒性部分,决定毒素的致病作用;B亚单位无毒性,能与宿主靶细胞表面的特殊受体结合,介导A亚单位进入靶细胞。近来有人将B亚单位提纯制成疫苗,可以用来预防与外毒素相关的疾病。值得注意的是细菌外毒素中,有一类具有超抗原(superantigen)作用,主要是葡萄球菌肠毒素A~E、中毒性休克综合征毒素-1、链球菌致热外毒素A及C等具有强烈的有丝分裂原,能活化一大群T细胞,释放出大量IL-1、IL-2、TNF-α(肿瘤坏死因子-α)和IFN-γ(干扰素-γ)等细胞因子,可引起中毒性休克综合征、风湿热、肾小球肾炎、牛皮癣、多发性硬化症、川崎综合征等疾病。②内毒素是革兰阴性菌细胞壁外膜层中的脂多糖(lipopolysaccharide, LPS),由O-特异多糖、核心多糖和类脂A 3部分以共价键连接组成,在致病菌细胞破裂后才释放出来。螺旋体、衣原体及立克次体也有相似的LPS,但革兰阳性菌不存在此毒素。内毒素对理化因素稳定,可耐热100℃ 1 h仍不失其活性。其致病作用包括致热反应(pyogenicity)、白细胞反应、内毒素血症与内毒素休克、Shwartzman现象与DIC等。极微量(1 ng/kg)内毒素就能引起健康成年人的发热反应,其机制主要是LPS激活单核巨噬细胞,使其释放IL-1、IL-6和TNF-α等具有内源性致热原的细胞因子,通过下丘脑体温调节中枢引起发热。LPS能诱生中性粒细胞释放因子(neutrophil releasing factor)刺激骨髓释放中性粒细胞进入血流,使其数量显著增加,并有核左移现象。内毒素血症(endotoxemia)是败血症或菌血症中最突出表现的病理生理现象,它可以激活巨噬细胞、中性粒细胞、内皮细胞、血小板及补体系统等释放出多种生物活性物质,使全身小血管舒缩功能紊乱而出现微循环衰竭和低血压,称为内毒素休克。由内毒素引起的感染性休克、Shwartzman现象与DIC是革兰阴性菌感染的最严重表现,如不及时抢救,可造成死亡。

2) 细菌的内化和信号传导:致病菌黏附于宿主细胞后主要通过信号传导的方式,将其毒力物质作为胞外的刺激信号与宿主细胞膜表面受体结合,形成胞内的第二信使,通过级联传递,诱导宿主细胞发生病变。当肠道病原菌(如志贺菌等)选择地黏附到淋巴上皮中的捕捉细胞——M细胞,并被摄入胞内,然后分泌酶类物质,如IcsA和IcsB。后者裂解吞噬胞膜,让细菌释放到胞质中而扩散与增殖;IcsA却能使宿主细胞形成伪足状的突起,伸向另一个邻近的宿主细胞而使细菌扩散到其他上皮细胞。

通过细菌本身及分泌的毒素作用,诱导宿主细胞内的信息传递系统。包括受体激活后的跨膜信息传递及胞内二级信号传递系统的激活和对核转录因子(nuclear factor kappa B, NF-κB)的调控等。首先宿主细胞表面受体如TLR(toll-like receptors)等识别、刺激信号传递给胞内靶标激酶,如第二信使(如cAMP、cGMP及蛋白磷酸化)、磷脂和Ca^{2+}、有丝分裂原激活蛋白激酶(MAPK)等,通过级联放大信号传导通路,包括NF-κB和JNK(Jun N-terminal kinase)等途径,启动基因的转录而诱导细胞病变。

3) 细菌生物膜的致病机制:当致病菌黏附到宿主细胞表面后,分泌大量胞外多糖(exoplysaccharide, EPS),黏结单个细菌形成细菌团块(微菌落),大量微菌落形成细菌生物膜(bacterial biofilm, BF),并逐渐增厚。从生物膜中脱落下来的裸菌可以直接感染机体,导致慢性感染急性发作。目前对BF形成的研究发现一些重要基因,如铜绿假单胞菌形成的胞外多糖藻酸盐(alginate),其相关基因为*algC*、*algD*、*algU*/*algZ*。近来发现与BF形成相关的危重患者的感染绝大多数与生物医学材料有关,其中95%的尿路感染与导尿管相关,87%的血液感染源于使用大静脉导管,86%的肺炎与机械通气相关。由BF引起临床常见感染的致病菌见表1-2-4。

表1-2-4 细菌生物膜引起的相关感染

细菌BF相关感染	致病菌
一般感染	
胆道感染	肠道致病菌,如大肠埃希菌
骨髓炎	各种细菌感染,常为混合性
细菌性前列腺炎	大肠埃希菌和G^-细菌
细菌性心内膜炎	草绿色链球菌
囊性纤维化肺炎	铜绿假单胞菌
龋齿	成酸性G^+球菌
牙周炎	口腔G^-厌氧菌
中耳炎	不典型流感嗜血杆菌
肌肉骨骼感染	G^+球菌(如葡萄球菌)
坏死性筋膜炎	A群链球菌

续 表

细菌 BF 相关感染	致病菌
医源性感染	
ICU 肺炎	G^+ 细菌
开颅术后感染	金黄色葡萄球菌或表皮葡萄球菌
动静脉瘘	金黄色葡萄球菌或表皮葡萄球菌
导尿管性膀胱炎	大肠埃希菌或其他 G^- 细菌
腹膜透析性腹膜炎	各种细菌或真菌
支气管内套管感染	各种细菌或真菌
中央静脉导管感染	表皮葡萄球菌
机械性心脏瓣膜感染	金黄色葡萄球菌或表皮葡萄球菌
人造血管感染	G^- 细菌
接触性镜片感染	铜绿假单胞菌或 G^- 细菌

(3) 寄生虫感染的致病作用　寄生虫感染造成的损害可以局限在寄居部位，也可扩展到宿主的其他部位。损伤的方式包括机械损伤、夺取营养、毒素作用、宿主组织对寄生虫刺激的反应和变态反应等。①机械损伤：如钩蚴钻入皮肤可引起钩蚴性皮炎，蛔虫及钩虫的幼虫在人体内所经过的器官，会穿破肺的毛细血管引起血管炎，毛细血管栓塞、破裂，产生局部细胞浸润和点状出血。寄生于腔道的寄生虫，有些个体较大，数量较多时可引起管腔梗阻，如胆道蛔虫症，多条蛔虫扭结成团引起肠梗阻等。②夺取营养与发育障碍：如肠道寄生的钩虫及蓝氏贾第鞭毛虫等不但摄取宿主营养，而且损伤肠黏膜，造成食物消化和吸收障碍，导致宿主营养不良。③毒素作用：许多种类的寄生虫可产生有毒物质，主要为一些酶类，如溶组织内阿米巴原虫可分泌溶组织酶，破坏或溶解组织和细胞，引起宿主肠壁溃疡和肝脓肿等。又如冈比亚锥虫产生一种神经毒，可发生弥漫性软脑膜炎、神经元变性、胶质细胞增生等，引起患者长期昏睡。马来和斑氏丝虫成虫子宫分泌物及死后裂解产生大量有毒物质，刺激淋巴组织产生淋巴管炎，随后增生和阻塞，出现象皮腿等。④炎症与变态反应：寄生虫的排泄物、分泌物或脱落物具有抗原性，可使机体发生免疫状态，当机体受同一抗原物质再次刺激后，产生一种异常或病理性免疫反应，称超敏反应或变态反应。如禽类或畜类血吸虫(毛毕属或东毕属)尾蚴钻入人体皮肤，出现速发型变态反应而发生的尾蚴性皮炎。血吸虫病的肉芽肿形成，就是 T 细胞介导的迟发型变态反应等。经常见到的多数蠕虫感染者常伴有嗜酸粒细胞增多，这是宿主对寄生虫刺激反应，与致敏 T 淋巴细胞介导的细胞免疫密切相关，蠕虫的抗原作用致敏 T 淋巴细胞，使其分泌嗜酸粒细胞生成素(eosinophilopoictin)等淋巴因子，作用于骨髓中的嗜酸粒细胞前体，加速其分裂和分化为嗜酸粒细胞，从而进入血循环使嗜酸粒细胞增多；同时致敏 T 淋巴细胞又能分泌各种嗜酸粒细胞趋化因子(ECF)，吸引嗜酸粒细胞从血管内游离出来，聚集到寄生虫寄居的周围组织中。嗜酸粒细胞在寄生虫感染中既有保护性免疫，已证实有杀伤蠕虫作用，又有免疫病理机制中产生炎症介质(如白三烯等)，引起毛细血管通透性增加及支气管平滑肌痉挛等。

2. 病原体侵入机体的数量　感染的发生，除病原体必须具有一定的毒力物质外，还需要有足够的数量。数量的多少同病原体的种类、传播途径及人体免疫状况等各种因素有关。病毒使宿主感染必须要有一定的病毒量，病毒量的滴定常用表达方式为 $TCID_{50}$ (50% tissue culture infective dose)，即能在半数细胞培养板孔或试管内引起细胞病变(cytopathic effect, CPE)的病毒量。鼻病毒引起人发病的数量如经鼻腔则 1 个 $TCID_{50}$ 即可，如经眼结膜需 16 个 $TCID_{50}$，如经后咽壁则需 200 个 $TCID_{50}$。从鸭乙型肝炎病毒的实验提示，4.5×10^2 病毒颗粒足以引起 50%一日龄雏鸭感染，但 26 日龄鸭 ID_{50} 需大 1 000 倍。乙型肝炎患者血清稀释至 $10^{-7}\sim10^{-5}$，仍可含 1 CID_{50}(猩猩半数感染剂量)，因此认为极微量的血液污染就可使易感者感染乙型肝炎病毒，如手术、注射、针刺、文身及化验采血等。

一般而言，细菌毒力愈强，引起感染所需菌量愈小，反之则菌量愈大。例如毒力强大的鼠疫耶尔森菌，在无特异性免疫力的机体中，只需数个菌侵入即可发生感染，而毒力弱的沙门菌，常需摄入数亿个菌才能引发急性胃肠炎。单以数量而言，其致病量经口途径，伤寒沙门菌需 10^5 个菌体；志贺痢疾杆菌则需 10 个菌体即可，霍乱弧菌需 10^8 个菌体，若先服碱性药物，霍乱弧菌 10^4 个菌体即足以致病。经呼吸道途径只需吸入 1～10 个结核杆菌就可使人感染。从流行病学资料分析显示，病原体的数量愈大引发传染的可能性也较大，当大量病原体侵袭人体时，潜伏期一般较短，病情也较严重，反之，则潜伏期长而病情较轻或不发病。

3. 病原体的变异性　病原微生物的变异是生物遗传进化的基本因素之一，其中病毒的变异是最强的。病毒在复制过程中，子代病毒较亲代病毒发生了某些生物学性状的改变，即称为变异(variation)。一般而言，基因组大，复制酶完备，能在宿主细胞内进行基因组复制的病毒，其遗传性稳定，如痘病毒科病毒、某些虫媒病毒等均不易变异；而基因组小或分节段，必须依赖宿主细胞的部分复制酶，并在细胞核内进行基因组复制的病毒，如流感病毒、HIV、乙型肝炎病毒及丙型肝炎病毒等遗传性均不稳定，极易发生变异。大多数病毒介于上述两者之间，属于遗传中等稳定性病毒。所谓突变株(mutant)指的是因基因改变而发生某些生物特性改变的毒株，当该毒株能较稳定地存在，并可在相应的宿主或细胞中传代与存活，则称为变异株(variant)。若病毒在复制过程中反复地错配，累积形成了一个有着相似的基因序列，但又存在着遗传学差异而未构成新的基因型或亚型时，这类病毒种群称为"准种(quasispecies)"。

病毒的生物学性状变异实质上是基因组的核苷酸序列发生了改变，通常是在被感染机体的免疫压力和外界环境中各种物理、化学因素及生物性因子，即诱变因子(inducing factor)作用下引起了病毒基因突变，称为诱发突变。基因突变(genetic mutation)是指病毒在复制过程中，其基因组核苷酸序列和组成发生差错，包括碱基的置换、插入、丢失及倒位等。核酸碱基的置换可分为转换(transition)和颠换(transversion)2 种类型，前者是指不同嘌呤碱(A 与 G)之间或不同嘧啶碱(U 或 T 与 C)之间的替代，后者是指嘌呤碱与嘧啶碱之间的相互交换。病毒基因组核酸链上发生 1 个碱基置换，称为点突变(point mutation)；发生多个碱基置换，称为多点突变(multi-mutation)。点突变不一定会造成所表达氨基酸的改变，而发生多点突变或移码突变(transhift mutation)往往会造成所编码病毒蛋白质的氨基酸构成改变，而导致病毒的基因型、抗原性及血清型的改变。另一种变异的类型是基因重组(genetic recombination)，是指两种不同但相关的病毒感染了同一宿主细胞，在病毒复制过程中发生两种病毒的核酸片段互换，出现了分子内基因重组或分子间基因重排，并导致病毒的变异，例如人类甲型流感病毒与禽流感病毒发生基因重排，可产生人类甲型流感病毒新亚型。基因整合(genetic integration)是值得重视的一种病毒变异类型，是指某些可能诱发肿瘤的 DNA 型病毒如乙型肝炎病毒、人乳头瘤病毒等及逆转录病毒如 HIV 等，在宿主细胞内复制时，可将部分或全部保留的病毒 DNA 基因或 cDNA 基因插入宿主细胞的染色体中。整合的病毒基因随着宿主细胞的生长、分化、再生而复制，并可表达相应的病毒蛋白质，例如乙型肝炎病毒的 *S* 基因整合入人体肝细胞的染色体后，并不断表达其表面抗原(HBsAg)，致使该感染者成为 HBsAg 终身携带者。病毒的变异可表现为宿主范围突变(host range mutation)，即该病毒对宿主的依赖性发生了改变及对物理、化学因素抵抗力的变异，出现温度敏感性变异株(ts 株)，往往是减毒株，利用这种变异已制备出脊髓灰质炎、麻疹等减毒活疫苗。抗药性突变(drug-resistant mutation)指某些病毒对某类抗病毒化学药物可产生抗药性，例如 HIV 的抗齐多夫定(AZT)突变株、乙型肝炎病毒抗拉米夫定(3TC)的 YMDD 突变株、疱疹病毒抗阿昔洛韦(ACV)突变株及呼吸道病毒抗金刚烷胺突变株等。值得注意的是抗原性变异(antigenic variation)可引起病毒致病性及机体对病毒的免疫力发生改变，例如亚甲型(A1)流感病毒(H_1N_1)的血凝素(HA)与神经氨酸酶(NA)两种糖蛋白刺突发生抗原转变(antigenic shift)可形成新的亚甲型(A2)病毒(H_2N_2)，引发大流行。乙型肝炎病毒、丙型肝炎病毒和戊型肝炎病毒均发现抗原变异株或免疫逃避(immune evasion)株，而出现肝炎病毒的所有血清学标志物均阴性，而血清中 HBV DNA 或 HCV RNA 或 HEV RNA 阳性的肝炎患者。

细菌的变异有遗传型变异和非遗传型变异，前者指细菌遗传物质结构发生改变，新获得的性状可稳定地传给后代，又称基因型变异(genotypic variation)；后者是由于外界环境条件的作用引起的变异，遗传物质的结构未改变，又称为表型变异(phenotypic variation)，表型变异不能遗传。基因变异在细菌生长繁殖过程中经常自发发生，但自然突变率极低，大概细菌每分裂 10^6～10^9 次可发生一次突变，如果用理化因素去诱导，可使细菌突变率提高 10～1 000 倍，抗菌药物的应用也可加速致病菌耐药性的突变。一旦细菌发生变异，将失去其形态、结构、染色性、生化反应及抗原性等方面的典型特征，因此，在临床检查的标本中，常出现不典型细菌，所以要求进行细菌鉴定时，必须了解其变异的规律，才能作出正确的判断。如金黄色葡萄球菌随着耐药菌株的增多，绝大多数菌株产生灰白色色素，仍呈典型的金黄色菌落的菌株已很少，因此不宜以产生金黄色色素作为致病性的指标，而改用血浆凝固酶及耐热核酸酶的产生来区分其致病性。常用大剂量抗生素或食品中使用防腐剂，使细菌失去细胞壁，成为 L 型菌，这类菌不能在普通培养基上生长，必须应用 L 型菌的专用培养基才能提高检出率。细菌耐药性的遗传机制有多种，其中染色体突变(chromosomal mutation)可造成细菌的耐药性，虽然突变的频率可能与抗菌药物无关，但药物的存在，形成选择性的压力，有利于耐药突变株的存活，并最后成为优势群体。例如链霉素的作用靶位是细菌核糖体 30S 亚基上的 P12 蛋白，当细菌染色体上的 *str* 基因突变后，P12 蛋白构型发生改变，使药物不能与其结合产生耐药性；同样红霉素作用靶位是 50S 亚基的 L4 和 L12 蛋白，当细菌染色体上的 *ery* 基因突变，使该蛋白质改变而出现耐药；又如喹诺酮类作用靶位是 DNA 旋转酶，即Ⅱ型拓扑异构酶，由 2 个 A 亚基和 2 个 B 亚基组成四聚体，分别由 *gyrA* 和 *gyrB* 基因编码，当大肠埃希菌 *gyrA* 基因发生突变引起酶结构的改变，阻止喹诺酮类药物进入靶位，可以造成同类药物的交叉耐药。

细菌遗传性变异可能出现毒力的增强，也可能出现毒力的减弱。多年来人们以细菌变异毒力减弱而保留免疫原性的菌株，制成减毒疫苗，已成功地用于某些传染病的预防，如炭疽减毒活疫苗、卡介苗、布鲁菌和鼠疫耶尔森菌的减毒活疫苗等。近年来基因工程生产的各种生物制品，也是根据细菌遗传变异中因基因转移和重组而获得新性状的原理设计的，如通过基因工程菌大量生产的胰岛素、干扰素、多种生长激素及乙肝疫苗等。

（四）人体在传染过程中的免疫防御机制

在传染过程中，病原体能损害人体的细胞、组织甚至器官。而人体在病原体的影响下，主动积极地发挥种种对抗性免疫防御反应，消灭病原体，破坏和排出其毒性产物，这种现象称为抗感染免疫。人体免疫系统由免疫器官（骨髓、胸腺、脾等）、免疫细胞（淋巴细胞、单核巨噬细胞、中性粒细胞等）和免疫分子（免疫球蛋白、补体和细胞因子、细胞表面CD分子等）组成。人体的抗感染免疫包括非特异性的固有免疫（innate immunity）和特异性的适应性免疫（adaptive immunity）两大类，前者又称天然免疫，是机体在种系发育和进化过程中逐渐建立起来的一系列固有防御功能；后者又称获得性免疫（acquired immunity），是个体出生后与病原生物及其有毒产物等抗原物质接触后产生的免疫力。在抗感染免疫过程中，免疫防御机制是复杂的，存在整体、细胞和分子水平的多层次、多方面的交叉网络性相互作用、协调和制约。固有免疫发生在前，适应性免疫发生在后，两者也是在不同层次上的相互密切配合，不是单方面孤立起作用。免疫防御机制的抗感染作用，并非绝对是保护性的，相反，在一定条件下可参与或起致病作用，即免疫病理。

1. 固有免疫 在抗感染过程中，首先发挥作用的是非特异性的固有免疫，它是人体对多种抗原物质或某种病原体的免疫反应。这种免疫功能人人都有，在出生时就具备，比较稳定，并可遗传给下一代，所以也称为先天免疫。这种免疫有种的差别，即人对某些病原体可不受感染而动物会得病；相反，有些能感染人的病原体对动物却无感染性，例如人不得鸡霍乱，而动物不得伤寒。固有免疫主要靠免疫屏障、吞噬细胞及体液中的抗微生物物质3方面的功能来体现。

（1）屏障作用 外部有皮肤与黏膜屏障，内部有血脑屏障与胎盘屏障。

1）皮肤、黏膜屏障：健康完整的皮肤与黏膜（呼吸道、消化道、泌尿生殖道等）可通过机械阻挡、分泌化学物质和表面正常菌群的生物拮抗等机制构成第一道非特异性屏障。①机械阻挡：皮肤由多层致密的扁平上皮细胞组成，可有效地阻挡菌细胞的穿透。黏膜由单层上皮细胞和固有层组成，其机械阻挡作用不如皮肤，但有分泌液体及运动作用的生理防御功能，例如呼吸道黏膜上皮的纤毛能有规则地波浪形运动，肠道的蠕动外排作用，可排除细菌及毒素物质。②分泌化学物质：皮肤和黏膜经常分泌各种杀菌物质，皮肤的汗腺所排出的乳酸及皮脂腺所分泌的脂肪酸都有一定的杀菌作用。黏膜能分泌多种杀菌物质，例如溶菌酶（lysozyme）、乳铁蛋白、黏多糖、胃酸及白细胞蛋白酶抑制因子（SLPI）等。③生物拮抗：皮肤和黏膜是正常微生物群定植的部位，这些正常菌群与人体保持互相依赖、互相制约的平衡状态，即微生态关系，对抵御病原菌的入侵有一定的拮抗作用。例如口腔中的唾液链球菌可产生 H_2O_2 等能抑制白喉杆菌和脑膜炎奈瑟菌；肠道中的双歧杆菌（bifidobacterium）对多种致病菌有抑制作用，称为生理性细菌；大肠埃希菌可产生大肠菌素（colicin），能抑制志贺菌、金黄色葡萄球菌及白念珠菌等。

2）内屏障：包括血脑、胎盘屏障。①血脑屏障：是一种特殊解剖生理结构，由软脑膜、脉络丛、脑血管及星状胶质细胞等组成。主要通过脑毛细血管内皮细胞层的紧密连接和微弱的吞噬作用阻挡病原体及其毒性产物，从血流进入脑组织或脑脊液，保护中枢神经系统。但血脑屏障尚未发育完善的新生儿和婴幼儿，中枢神经系统的感染仍容易发生，如幼儿易得大肠埃希菌和B群链球菌脑膜炎。②胎盘屏障：人类胎盘属于血液/绒毛膜型胎盘，胎盘组织屏障完全由胎儿侧的3层组织组成，分别为绒毛的滋养层细胞、结缔组织及胎儿血管内皮细胞。因此，母体与胎儿血液中的有形物质和大分子物质不能相互流通，使胎儿免受母体的感染，但这种屏障作用同妊娠的时期有关。在妊娠3个月内，胎盘屏障功能尚未发育完善，如母体感染风疹病毒、疱疹病毒（CMV、VZV、HSV）、螺旋体及弓形体后，可以引起胎儿早产、流产、死胎及先天性畸形。母体携带HIV、乙型肝炎病毒、丙型肝类病毒及人类细小病毒 B_{19} 等，也可通过胎盘途径使新生儿感染，这种感染称为宫内感染，属垂直传播范围。

（2）吞噬细胞作用 吞噬细胞在人体防御功能中是一股强大的力量。当病原体突破皮肤或黏膜屏障进入组织、体液或血流中，就会遇到吞噬细胞的吞噬作用（phagocytosis）。人类吞噬细胞有大、小两类，均来自于骨髓。小吞噬细胞是外周血中的中性粒细胞；大吞噬细胞指血液中的单核细胞（monocyte）和各种组织或器官中的巨噬细胞（macrophage）。巨噬细胞在不同组织、脏器中有不同的名称，在肝脏称肝巨噬细胞，即枯否细胞，在肺脏称尘细胞（dust cell），在结缔组织中称组织细胞等。血液中的单核细胞和各种组织、器官中巨噬细胞统称为单核巨噬细胞系统（mononuclear phagocyte system），这一系统不仅对固有免疫是重要部分，并且也是适应性免疫必不可少的因素。

吞噬细胞可直接接触捕获致病菌，也可通过抗体等免疫分子间接介导作用，使吞噬效力增强。吞噬细胞在捕获细菌后，细胞膜内陷，同时伸出伪足包围细菌，并向胞质方向移行，部分胞膜分离后形成包围细菌的吞噬体（phagosome），此为吞入或摄入（ingestin）。对于病毒等较小物体，只在其附着处的细胞膜向细胞质内陷形成吞饮体（pinosome），将病毒等包裹在内，此为吞饮（pinocytosis）。此时胞质中的杀菌物质和溶酶体与吞噬体融合形成吞噬溶酶体（phagolysome），在其中借助氧化和非氧化两大杀菌系统，将感染菌杀死、降解，最后不能消化的残渣排出吞噬细胞外。整个吞噬作用是一个复杂的过程，尚有中性粒细胞和单核细胞表面的IgG1和IgG3的FC受体和补体C3b受体，借此产生免疫调理和免疫粘连，促进吞噬作用。

（3）体液作用 正常体液及组织中含有多种抗微生物物质，其中最重要的是补体（complement）、溶菌酶（lysozyme）、防御素（defensin）和干扰素（interferon）。

1）补体：存在于人的血清和体液中的一组具有酶活性的糖蛋白，分子量为25～390 kDa。正常情况下，补体在人血液中含量相对稳定，约为4 g/L，其中C3含量最高。由于补体旁路途径的活化在特异性抗体形成之前就发挥防御作用，故是一种重要的抗某些致病菌感染的天然免疫机制。补体激活在抗细菌感染中起的重要作用如下。①直接溶菌作用：补体膜攻击复合物（membrane attack complex）C5b～9的形成并嵌进细菌外膜使其失去完整性，导致细菌溶解，尤以革兰阴性菌有更高的敏感性。②调理作用：补体激活后的C3b、iC3b等均有调理作用，促进吞噬细胞对细菌的摄入和杀灭。③趋化作用：补体激活后产生的C3a、C5a、C567有趋化因子活性，能吸引中性粒细胞和单核巨噬细胞向炎症部位聚集，发挥吞噬作用。补体还可以联合抗体发挥抗病毒作用。

2）溶菌酶：是一种不耐热的碱性蛋白质，主要来源于吞噬细胞，广泛存在于血清、唾液、泪液、鼻涕中。主要作用于革兰阳性菌的细胞壁肽聚糖，而使菌细胞溶解。革兰阴性菌细胞壁外面有一层脂多糖和脂蛋白，因而不易受溶菌酶的影响。对病毒亦不起作用。

3）防御素：哺乳动物的防御素为带正电荷，含较多精氨酸、无糖基的肽类，其分子量为3.5～4.5 kDa，含有6个半胱氨酸而组成特征性的3个二硫键桥，属哺乳动物的抗微生物肽（antimicrobial peptides，AMPs，又名抗菌肽）家族，即防御素类抗菌肽。有3类：α防御素、β防御素及θ防御素。人α防御素已鉴定出6条，存在于中性粒细胞的嗜苯胺蓝颗粒中的人中性肽1～4（hNP 1～4），能依赖有氧机制杀死已吞噬的细菌；人小肠的Paneth细胞中有α防御素5～6（hNP5～6），是一类富含精氨酸的小分子多肽。主要杀伤胞外菌，但hNP1～3对非结核分枝杆菌等胞内菌也有一定的杀伤作用。

4）干扰素：干扰素（IFN）是病毒或其他干扰素诱生剂刺激细胞，由细胞编码产生的具有广谱抗病毒、抗肿瘤和免疫调节作用的糖蛋白。是机体抗病毒感染的重要防御系统。干扰素的抗病毒作用主要通过和人体细胞表面的干扰素受体结合后，诱导细胞合成几种抗病毒蛋白（anti-virus protein，AVP）：①2′，5′-寡腺苷酸合成酶（2′，5′-AS）。②MxA蛋白。③蛋白激酶（protein kinase R，PKR）。④磷酸二酯酶。这些酶能促进病毒mRNA，抑制病毒蛋白质的合成，并可影响病毒的组装和释放。

在非特异性免疫抗病毒中，尚有自然杀伤细胞（natural killer cell，NK细胞），此细胞是来源于骨髓，存在于人外周血液及淋巴组织中的一种淋巴细胞亚群。在病毒特异性抗原诱导特异性免疫应答之前，NK细胞对早期感染细胞的杀伤起重要作用。

（4）固有免疫模式分子 近年来发现宿主体内广泛存在的巨噬细胞、树突细胞（DC）、上皮细胞等能识别来自微生物多种成分的受体，称为模式分子识别受体（pattern recognition receptor，PRRs），这些受体为蛋白质结构，镶嵌在膜上。病原体共有的保守结构物质，称为病原体相关模式分子（pathogen-associated molecular patterns，PAMPs），如革兰阳性菌的肽聚糖、革兰阴性菌的脂多糖、分枝杆菌的脂肽、支原体和螺旋体的膜脂蛋白、酵母菌的甘露聚糖和病毒双链RNA等。当此受体遇及PAMPs时，通过信号传导途经，激活NF-κB转录因子和MAP激酶家族成员，继而开启IL-1、IL-6、IL-8、TNF-α等炎症因子的基因表达，从而启动固有免疫应答。PRRs的功能类似“警钟”，故称为Toll样受体（Toll-like receptors，TLRs），目前已发现有15种TLRs家族成员，其中主要是TLR2和TLR4，它们可促进或放大吞噬细胞的杀菌机制，在诱导固有免疫和炎症反应中起重要作用。

2. 适应性免疫 适应性免疫是个体出生后在生活过程中与病原微生物等抗原物质接触后所产生的系列免疫防御功能，又称为获得性免疫（acquired immunity）。其特点是：①针对性强，只对引发免疫力的相同病原体或抗原有作用，对其他种类病原体或抗原无效。②不能遗传给后代，须个体自身接触抗原后形成，因此，所产生的适应性免疫需一定时间，一般是10～14 d。③再次接触相同抗原，其免疫强度可增加。适应性免疫包括细胞免疫（cell-mediated immunity）和体液免疫（humoral immunity）两大类。本节就抗细菌感染及抗病毒感染所获得的适应性免疫简要地分述如下。

（1）抗细菌感染所获得的适应性免疫 适应性体液免疫是指由特异抗体起主要作用的免疫应答，当机体B细胞受某些致病菌和（或）其毒性产物刺激后，一般在巨噬细胞、CD4Th2细胞辅助下，分化、增殖为浆细胞，随抗原性质、进入途径、应答过程等不同，浆细胞可合成和分泌IgG、IgM、IgA、IgD和IgE 5类免疫球蛋白抗体。根据它们在抗菌免疫中的作用，可分为抗菌抗体（调理素）和抗外毒素抗体（抗毒素）。适应性细胞免疫是以T细胞为主的免疫应答，当T细胞与某些致病菌接触后，分化增殖为致敏或免疫T细胞，其中主要是CD4Th1细胞和细胞毒性T细胞（cytotoxic T cell，CTL，Tc）。CD4Th1细胞产生系列细胞因子，能活化巨噬细胞，引发速发型超敏反应和激活 CTL 等。从致病菌与宿主细胞感染的关系，可将抗细菌感染免疫分为胞外菌感染的免疫与胞内菌感染的免疫两类。

1）胞外菌感染的免疫：人类多数致病菌在侵入人体内时寄生在细胞外的组织间隙、血液、淋巴液或组织液等体液中，称为胞外菌（extracellular bacteria），主要有葡萄球菌、链球菌、脑膜炎奈瑟菌、淋病奈瑟菌、志贺菌、霍乱弧菌、白喉棒状杆菌、破伤风梭菌等致病菌，以及常引起感染的铜绿假单胞菌、流感嗜血杆菌和肠道中的厌氧性无芽胞菌等条件致病菌。其致病机制有二，即产生外毒素、内毒素等毒性物质及引起感染部位的组织病理，包括引起炎症反应和全身系统性损伤。胞外菌感染的主要获得性免疫机制是特异性体液免疫，胞外菌的胞壁和荚膜等多糖是 T 细胞非依赖抗原（TI－Ag），能直接激发相应 B 细胞产生 IgM 抗体应答。胞外菌大多蛋白抗原是 T 细胞依赖抗原（TD－Ag），需抗原递呈细胞（APC）和 CD4Th2 细胞通过产生 IL－4 和 IL－5 起辅助作用。产生的抗体先为 IgM，后转换为 IgG 为主，并有 IgA 或 IgE。黏膜免疫系统产生的抗体主要是分泌型 IgA（SIgA）。

有些胞外菌的毒素是一类高活性的蛋白分子，能激发过量 T 细胞的激活、增殖和释放各种细胞因子，如肿瘤坏死因子－α（TNF－α）、γ 干扰素（IFN－γ）、IL－6、IL－2、IL－12、IL－13、IL－4 和 IL－8 等为特征的免疫反应，主要表现为致病作用，此种毒素蛋白称为超抗原（superantigen，SAg）（表 1－2－5）。超抗原主要分两类，一类来自宿主之外，称为外源性超抗原，几乎所有细菌外毒素均属于此类，又称细菌性超抗原；另一类为病毒（主要是逆转录病毒）感染后，病毒 DNA 整合到宿主细胞 DNA 中，会产生内源性超抗原。此处仅对外源性超抗原略加阐述，超抗原具有 3 个特征：①激活具有特异性 T 细胞受体 β 链可变区（TCR－Vβ）的 T 细胞。②不需要抗原递呈细胞的胞内加工。③一个超抗原分子可以不同的部位同时与 TCR 和 MHC－Ⅱ类分子的外侧结合（图 1－2－1）。因此，超抗原的特征不同于常规抗原，它激活的 T 细胞数量为常规抗原激活的数千倍。金黄色葡萄球菌产生的肠毒素（enterotoxin）A、B、C1～3、D、E 以及中毒性休克综合征毒素－1（TSST－1），A 群链球菌产生的致热外毒素（SPE A、SPE C）都具有超抗原活性，在感染早期形成少量时，就可激活相应的 T 淋巴细胞受体的 CD4 T 细胞产生足量细胞因子。超抗原虽然有利于对病菌的清除，但若菌量大、超抗原性毒素多，则过量的细胞因子可对机体造成严重危害，甚至死亡。超抗原性外毒素和细菌内毒素若激活淋巴细胞中有针对自身抗原的克隆，则导致自身免疫病。

表 1－2－5　已确定可引起超抗原的细菌外毒素

产生细菌	毒素蛋白质		$Mr(\times 10^3)$
金黄色葡萄球菌	肠毒素	A	27.8
		B	28.3
		C_1，C_2	26.0
		C_3	28.9
		D	27.3
		E	29.6
		TSST－1	22.0
	剥脱毒素（exofoliatin）	A	26.9
		B	27.3
化脓性链球菌	SPE	A	29.2
		C	24.3
关节炎支原体	可溶性丝裂原（MAM）		26.0

注：SPE：streptococcal pyrogenic exotoxin，又名红疹毒素（erythrogenic toxin）；MAM：mycoplasma arthritids mitogen。

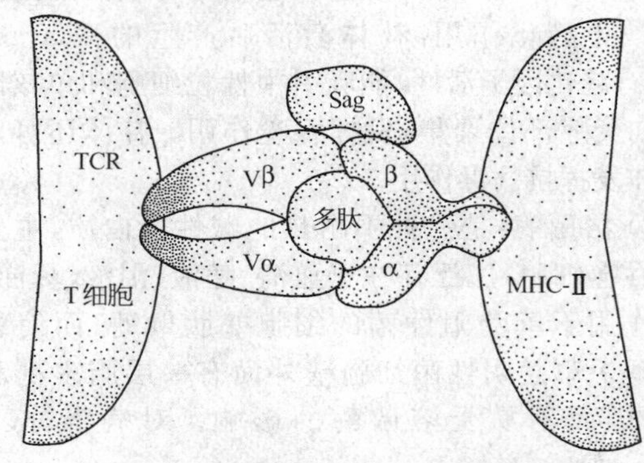

图 1－2－1　超抗原与 TCR 及 MHC－Ⅱ类分子结合示意图

2）胞内菌感染免疫：某些致病菌主要寄居于细胞内生长、繁殖，称为胞内菌（intracellular bacteria）。胞内菌又可分为专性（obligate）和兼性（facultative）两类，前者只能在活细胞内生长，而后者同时还可在体外无活细胞的适宜环境中生存和繁殖。在医学微生物中兼性胞内菌有结核分枝杆菌、麻风分枝杆菌、伤寒沙门菌、布鲁菌、嗜肺军团菌及产单核细胞李斯特菌等；立克次体、柯克斯体、衣原体等属于专业胞内菌。胞内菌感染的特点除细胞内寄生外，尚有低细胞毒性，呈慢性疾病过程，往往有肉芽肿形成并伴有迟发型超敏反应。由于特异性抗体难以进入胞内菌寄居的宿主细胞内与之作用，因而，胞内菌感染免疫主要依靠获得性细胞免疫功能，即 T 细胞介导的特异性细胞免疫应答，其有 2 种类型：一为 CD4Th1 细胞通过分泌 IFN－γ、TNF－β 等多种细胞因子活化巨噬细胞（MΦ），包括感染和未感染的单核巨噬细胞和 CTL，使之发挥杀伤效应；二为 CD8CTL，主要为 CD8αβT 细胞能直接将穿孔素和粒酶介入胞内菌感染细胞，破坏其完整性，使病菌散出，再经抗体或补体的调理后由吞噬细胞消灭。

近年来对胞内菌感染的基因控制有了新的研究，遗传因素对结核和麻风分枝杆菌慢性感染至关重要。其严重性和类型也受到基因控制，如 MHC－Ⅱ类基因分子能影响麻风的结核样型向瘤型转变过程的进展，并且与 Th1/Th2 平衡失调相关。其中 *Nrampl*(nature resistance associated macrophage protein Ⅰ)基因对结核病的易感性相关，而李斯特菌与军团菌感染常与补体成分 C5 的缺陷有关，后者的易感性又与 13 对染色体上的 *Lgnl* 基因相关。

（2）*抗病毒感染所获得的适应性免疫*　病毒感染过程中，病毒的各种结构蛋白包括衣壳蛋白、基质蛋白或包膜上的各种糖蛋白及少数 DNA 多聚酶，可经抗原的加工与递呈，活化 B 细胞及 T 细胞，分别在体内诱生体液免疫与细胞免疫。特异性病毒抗体、CTL 以及 IFN－γ 和 TNF 等细胞因子在获得的适应性免疫机制中起主要作用。清除体内的病毒，使感染的机体康复主要依靠特异性 CTL；预防机体再次感染及阻止病毒在体内的扩散主要依靠中和抗体。

1）病毒抗原的加工和递呈：不同来源的病毒抗原，对其加工与递呈方式不同。一般分为受 MHC－Ⅰ类分子限制与 MHC－Ⅱ类分子限制的 2 种抗原递呈方式。病毒感染细胞后，由病毒核酸指令在宿主细胞内合成病毒蛋白质，合成的蛋白质除装配病毒外，还经细胞器中的蛋白酶体降解成短肽，再被转运至内质网上，被 MHC－Ⅰ类分子所选择，结合成复合物后，经分泌泡传递至细胞膜表面，这种与 MHC－Ⅰ类分子结合的由感染细胞表达病毒抗原表位的方式，称为内源性抗原递呈。经此方式递呈的抗原主要作用于 $CD8^+$ T 细胞，使之活化成为 CTL，CTL 被认为是清除病毒感染的主要机制。细胞外的游离病毒或抗原抗体复合物经吞噬细胞吞饮，病毒蛋白质被吞噬体内酶水解为小片段肽，由 MHC－Ⅱ类分子选择结合后，并传递至细胞表面，与 $CD4^+$ T 细胞相互作用，诱生 T 细胞释放 IFN－γ、TNF－α、IL－2 等细胞因子，并可辅助 B 细胞成熟为浆细胞而合成抗体，这种与 MHC－Ⅱ类分子结合的抗原递呈方式，称为外原性抗原递呈。现已发现在抗病毒免疫中，这两种类型的抗原递呈随病毒种类不同而分别或同时存在，或不同时间存在不同方式，也可形成交叉互补。在流行性感冒病毒、乙型肝炎病毒感染中，这两种类型可以并存。

2）抗病毒的体液免疫：抗病毒体液免疫主要依赖于抗体的作用。抗病毒特异抗体在体内主要为中和抗体，也有非中和抗体。

具有使病毒感染性丧失的抗体一般称为中和抗体(neutralizing antibody)，主要是针对病毒表面抗原的抗体，其作用机制是改变病毒表面构型或封闭病毒受体的配体，阻止病毒对易感细胞的吸附，因而中和抗体的作用主要针对具有溶细胞性感染的无包膜病毒。中和抗体的类型有 IgM、IgG 和 IgA。病毒感染后最先出现的是 IgM 类特异抗体，一般在感染后 2～3 d 血清中开始出现。IgM 分子量大，从淋巴液进入血液中，不能透过毛细血管壁，只能在血液循环中阻止病毒扩散和清除病毒。IgM 不能通过胎盘，故新生儿检测到 IgM 类病毒抗体可诊断为宫内感染。以后出现 IgG 类特异抗体，这类抗体可随病毒种类不同而持续时间长短不等。IgG 分子量小，可通过毛细血管进入细胞外体液中，是体内分布最广的免疫球蛋白。IgG 可通过胎盘，使新生儿获得来自母体的抗体，一般在 6 个月内可维持有效保护作用。经黏膜感染并在黏膜上皮细胞中复制的病毒，可使黏膜固有层的浆细胞诱生分泌型 IgA(SIgA)抗体释放至分泌液中，分布于黏膜表面，在局部抗感染免疫中起重要作用，包括免疫屏障作用，并能中和病毒，抑制病毒的复制。SIgA 不能通过胎盘，但婴儿可从初乳中获得高浓度的 SIgA。IgA 在出生 4～6 个月开始合成，至青少年达成人水平。易患呼吸道或消化道感染的幼儿及老年人，均可能与这些黏膜上皮细胞合成 SIgA 功能低下有关。

有些抗体是针对有包膜病毒的基质或其中的核蛋白；还有些抗体是针对病毒表面具有细胞融合功能的酶或复制酶等，这类抗体与病毒入侵易感细胞无关，故称为非中和抗体，但有时具有诊断价值。其次，抗体也能介导对靶细胞的作用，当有包膜病毒感染细胞后，细胞膜可出现病毒编码的蛋白质，能与相应抗体结合，在补体参与下裂解细胞；也可通过抗体依赖性细胞介导的细胞毒作用(ADCC)裂解与破坏病毒感染细胞。

3）抗病毒的细胞免疫：特异性抗体只能在细胞外对游离的病毒或抗原起作用，对感染细胞内病毒的清除，主要依赖特异性杀伤性 T 细胞(CTL)及辅助性 T 细胞(TH)释放的细胞因子发挥抗病毒作用。CTL 的杀伤作用具有病毒特异性，一般发生于病毒感染后 7 d 左右。早期 NK 细胞先发挥杀伤感染细胞的作用，当 CTL 活性开始表现时则 NK 细胞活性逐步降低。多数 CTL 的杀伤作用受 MHC－Ⅰ类分子的限制，也有少数受 MHC－Ⅱ类分子限制。病毒抗原与 MHC－Ⅰ类分子表达，CD8 T 细胞通过不同受体同时识别病毒抗原 MHC－Ⅰ类分子、CD3 及 CD2 分子的表位，被活化成为特异性 CTL，并释放穿孔素(perforin)和细胞毒素。穿孔素可使靶细胞出现许多跨膜小孔，致使细胞外水分进入细胞内，造成靶细胞坏死；细胞毒素可激活靶细胞分泌颗粒酶(granzyme)，使感染细胞 DNA 降解，或通过 CTL 表达的 Fas 配体(FasL，CD95L)与感染细胞表面的 Fas(CD95)结合，引发细胞凋亡，然后在抗体的配合下消除病毒。CTL杀伤靶细胞后本身不受损伤，可以连续杀伤多个靶细胞，具有高效性，CTL的作用被认为是机体感染病毒后恢复的主要机制。但是，在一些神经系统的病毒感染和乙型肝炎病毒的持续性感染中，CTL有抗病毒作用，但并非都发生靶细胞死亡现象，这种非溶细胞性T细胞抗病毒作用的机制，已证实是通过释放IFN－γ、TNF等细胞因子所致，这些细胞因子又能进一步激活CTL、TH、MΦ或NK细胞，使之发挥抗病毒作用。

TH可以促进B细胞生长与分化，并活化CTL及巨噬细胞。在小鼠中发现不同的TH分泌不同的细胞因子，1型分泌IL－2、IFN－γ，2型分泌IL－4、IL－5、IL－10。在人类亦有类似的现象，但不如小鼠中明确。TH细胞功能低下则可影响机体的抗体产生及CTL的作用。

4）病毒感染的免疫病理：正常情况病毒感染所致的免疫应答，应该是起保护作用。但由于病毒与细胞关系相当密切，许多情况下由病毒引起的免疫损伤较其他致病微生物引起的多见，且较复杂。其中与超敏反应（Ⅲ型）的免疫复合物、CTL的双刃性及隐蔽抗原表位的暴露等作用有关。①抗体因素：某些病毒循环抗体，因亲和力低或与抗原的比例不当，可在体内形成循环免疫复合物，沉积于血管壁、肾小球基底膜、关节滑膜等，激活补体系统，导致血管、肾脏、关节等免疫损伤，即所谓第Ⅲ型超敏反应，如乙型肝炎病毒所致的肾小球肾炎及关节炎；依赖抗体的促进病毒感染作用（antibody-dependent enhancement，ADE），又称免疫促进作用（immue enhancement）也是抗体引起的免疫损伤，如登革病毒2型再次感染的登革出血热。②CTL因素：如果CTL对感染的靶细胞杀伤过强，可导致细胞组织或器官的病理损伤而引起疾病。③自身免疫因素：病毒感染细胞后，改变了宿主细胞膜的抗原性，成为修饰的自身抗原，或者将所谓"隐蔽抗原"（又名隔绝抗原）的自身抗原释放出来，引起自身免疫性疾病。例如慢性肝炎中就有部分患者存在针对肝细胞蛋白的自身抗原（如LSP、LMA等），发生免疫反应导致肝细胞损伤。麻疹病毒、腮腺炎病毒在病毒感染后期发生的脑炎，脑组织中分离不到病毒，因而其脑组织损伤的机制可能与病毒改变了脑组织抗原或共同抗原引起的交叉免疫有关。④免疫细胞感染因素：如人类免疫缺陷病毒主要损伤CD4 TH引起的免疫功能缺陷；风疹病毒、疱疹病毒等均可感染免疫细胞，使免疫功能受到不同程度的损伤。

3. 抗感染免疫因素的协作与调节 各种免疫因素在致病微生物感染过程中的不同阶段，对不同病原体的感染和不同的感染类型发挥各自的抗感染作用。但是机体作为有机的整体，在抗感染免疫过程中，各种抗感染因素既有其自身的特点，又有着多方面的协作与制约关系。在感染初起时，主要以固有免疫因素发挥第一道防线作用，随着感染的发展，适应性免疫成为防御的主要机制。在这过程中适应性免疫的完成需要有许多固有免疫因素的参与，而适应性免疫的一些产物又可以增强某些固有免疫因素的作用。免疫防御的这种既有分工，又有协作的整体效应机制存在于感染的发生、发展到最后结局的始终，使机体能够阻止、抑制和杀灭病原体，清除其毒力因子或成分，终止感染并恢复机体生理结构及功能。

众所周知，细胞因子是由多种免疫细胞和非免疫细胞活化后合成和分泌，具有多种功能的小分子多肽或糖蛋白。现已知的细胞因子有100多种，被分为7大类，即白细胞介素、干扰素、肿瘤坏死因子、集落刺激因子、转化生长因子、趋化生长因子和其他细胞因子。这些细胞因子形成一个非常复杂的反应网络，参与或调节固有免疫和适应性免疫，在不同时间顺序和空间位置调节特定基因的表达，影响各类感染的发生和发展进程。近年来对$CD4^+CD25^+$调节性T细胞（regulator T cells，Treg）的研究获得了进展，发现叉状头/翅膀状螺旋转录因子（forkhead/winged helix transcription factor，Foxp3）在$CD4^+CD25^+$ T细胞发育和功能中发挥作用。Treg对免疫反应具有抑制效应，在免疫病理、移植物耐受、阻止自身免疫反应和维持机体免疫平衡方面等都有一定作用。各类抗感染因素及其主要功能归纳如表1－2－6。

表1－2－6 各类抗感染免疫因素及其主要功能

感染类型	主要病原体	免疫因素及其功能
胞外菌感染	葡萄球菌、链球菌、脑膜炎奈瑟菌、淋球菌、致病性大肠埃希菌、志贺菌、霍乱弧菌、铜绿假单胞菌、白喉杆菌、破伤风梭菌	吞噬细胞的吞噬作用，补体的溶菌和调理作用，SIgA干扰细菌的黏附，IgG和IgM调理吞噬，抗体中和毒素
胞内菌和真菌感染	结核杆菌、麻风杆菌、伤寒杆菌、布鲁菌、嗜肺军团菌、产单核细胞李斯特菌、立克次体、衣原体、念珠菌、新生隐球菌	$CD4^+$ TH细胞活化后产生多种细胞因子，诱导吞噬细胞的早期浸润，肉芽肿病变的形成，激活巨噬细胞增强吞噬、清除病原菌
无包膜病毒感染	腺病毒、鼻病毒、脊髓灰质炎病毒、甲型肝炎病毒、轮状病毒	IFN抑制病毒增殖；巨噬细胞清除病毒及其免疫复合物，中和抗体限制病毒感染和扩散
有包膜病毒感染	流感病毒、麻疹病毒、疱疹病毒、乙型脑炎病毒、汉坦病毒	IFN抑制病毒增殖；TCL和NK细胞杀伤病毒感染细胞；Th1细胞产生细胞因子抑制病毒扩散；巨噬细胞清除病毒及其免疫复合物，中和抗体中和病毒，限制病毒扩散

（五）传染与感染的扩散过程

1. 病原体的扩散途径 当病原体进入上皮层后，几乎不可避免地会进入淋巴组织，从局部淋巴结到区域淋巴结，最后到达血液。通过淋巴液或血液很快播散至远处的脏器或组织。其扩散方式有以下几种途径。

（1）*直接扩散* 病原体在局部的邻近组织散布，因受到胶质样结缔组织基质的限制，病毒颗粒不容易扩散，但细菌能产生扩散因子，如A群链球菌的透明质酸酶可分解细胞间质透明质酸，有利于细菌扩散。若上皮层覆有液体，病原体较易在上皮层各处扩散，如呼吸道、消化道、泌尿生殖道等感染，病原体均可借助其上皮表面的液体扩散其感染面，常见肺炎引起的胸膜炎、阑尾炎引起的腹膜炎等，都是从原发病灶经浆膜蔓延，直接扩散所致。

（2）*通过淋巴管扩散* 淋巴结具有过滤功能，阻止病原体从一处淋巴结扩散到其他处淋巴结、胸导管及血流。因此，淋巴结是宿主与病原体作战的场所，当病原体的毒性强或侵入的数量多，淋巴结的过滤效能会逐渐减弱，或淋巴结被破坏，以致将病原体释放到输出淋巴管中而扩散。如结核杆菌常在原发病灶处进入淋巴管而扩散引起播散性结核病。

（3）*通过血流扩散* 血流是扩散病原体到全身各处最有效的途径，常在病原体进入血流后1～2 min内，散布到全身具有血管床的部位。许多病毒可通过淋巴管或淋巴结很快到达血流，开始时病毒量是微不足道的，称为初发病毒血症（primary viremia），这常见且并无任何表现，直至远处的靶器官，如肝、脑、肾、肌肉等被侵袭，病毒在这些靶器官内生长繁殖后，再扩散到血流，出现继发病毒血症（secondary viremia），才出现明显的临床表现。如麻疹病毒首先在呼吸道感染灶仅少量地进行繁殖，然后经淋巴管进入血液播散到全身，才出现发热、皮疹及黏膜疹等。细菌也会出现类似情况而发生菌血症（bacteremia）与败血症（septicemia）。某些病原体则在血液中白细胞特别是淋巴细胞和单核细胞内，或可吸附在血细胞表面而携带到全身各处，如单纯疱疹病毒、巨细胞病毒、流感病毒及细胞内感染的一些细菌。

血行播散可在身体各部位出现损害，在葡萄球菌等化脓性细菌败血症时，常可出现脏器或皮肤肌肉多发性迁徙性损害或脓肿。结核杆菌可从原发病灶中破溃进入血流，形成血行播散型肺结核病（急性粟粒型肺结核病或慢性血行播散型肺结核病）或其他脏器结核病。

（4）*通过其他途径扩散* 血流中的病原体可以越过脑膜或脉络膜的血-脑脊液的交接处到达脑脊液，如脊髓灰质炎、艾柯、柯萨奇、腮腺炎等病毒可以通过渗漏或越过交接处生长繁殖后，而进入脑脊液引起病毒性脑膜脑炎。很多致病菌如脑膜炎球菌、结核杆菌、流感杆菌等也都是通过这种方式引起脑膜炎的。还有某些病毒或毒素通过周围神经扩散到中枢神经系统，如成人单纯疱疹脑炎可能是病毒沿嗅神经进入脑组织，狂犬病病毒、破伤风外毒素都是沿着周围神经传入中枢神经系统的。

2. 炎症的扩散机制 感染引起的炎症，其本质是活体组织对损伤的反应。全身炎症反应综合征（systemic inflammatory response syndrome，SIRS），其含义类似败血症或病毒血症。一般来说，来自体外及体内的病原体，包括肠道屏障功能降低后肠道转位的细菌，均能活化炎症细胞。被活化的炎症细胞及介质有：①活化的单核巨噬细胞，其产生促炎症介质主要有TNF、IFN、IL－1、IL－6、IL－8、PAF、LTB4、TXA2、溶酶体酶、活性氧和组织因子等。②活化的中性粒细胞，其产生促炎症介质主要有活性氧、溶酶体酶、LTB4、LTC4、LTD4、LTE4、TNF、PAF，表达黏附分子如β2整合素（integrins）即CD11/CD18和L选择素。③活化内皮细胞，主要表达TNF、NO、PAF、组织因子及ICAM－1、P选择素、E选择素等。④活化血小板，主要释放PF3、PF4、ADP、TxA2和P选择素。⑤活化核转录因子（nuclear factor kappa B，NF－κB）。⑥IL－17家族等。

NF－κB广泛存在于多种细胞内，在炎症部位高度表达，提示其在炎症反应及免疫反应中起关键作用。NF－κB是由p50/52和p65组成的杂合二聚体，多种因素如促炎症细胞因子（TNF－α、IL－1β、LPS等）、病毒及其代谢产物、蛋白激酶C等均可使其激活。NF－κB迁移到细胞核内与DNA链上特异位点结合，从而启动基因转录。因此，它是多种促炎症基因高度转录的必需因子，常与活化蛋白-1（activator protein－1，AP－1）共同起着中心调节作用，两者活化后可导致多种炎症因子的大量表达。抑制蛋白κB（inhibitor－κB，I－κB）家族成员能抑制NF－κB向细胞核内的迁移，使其失去活化（图1－2－2）。但活化的I－κB激酶（I－κB kinase，

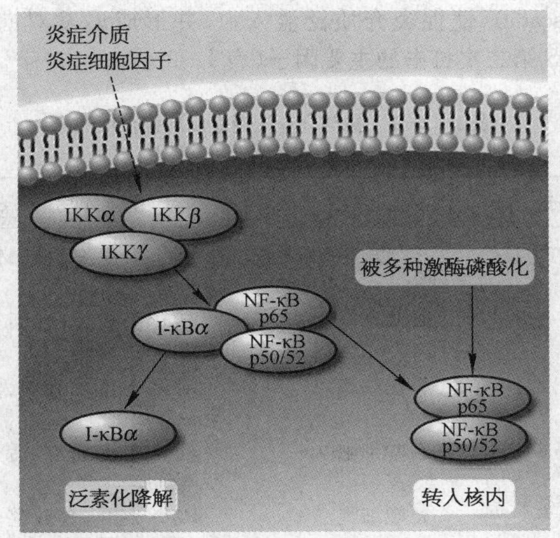

图1－2－2 NF－κB在炎症反应及免疫系统中信号传导通路

IKK)复合物(IKKα、β、γ组成)又可使I-κB不发挥作用。因此,各种促炎症因素对NF-κB的活化,都是由IKK触发的,其激活途径有经典途径(IKKβ/NF-κB)与旁路途径(IKKα/NF-κB)2种。经20年研究证实NF-κB调节着400多种靶基因的表达,这些靶基因编码的蛋白质包括细胞因子、化学趋化因子、生长因子、黏附分子、某些急性期反应蛋白、免疫识别的受体和抗原递呈的蛋白质等,因而它与多种感染性疾病相关,如全身炎症反应综合征、幽门螺杆菌胃炎、艾滋病、病毒感染和脓毒血症等。

IL-17家族是近年来发现的一种促炎症性因子,主要是由活化的记忆性$CD4^+$ T淋巴细胞分泌,含有一个N-末端信号肽155个氨基酸的糖蛋白。其家族至少存在6个成员(IL-17A~F),目前对IL-17E和IL-17F的功能研究比较清楚。IL-17A、E具有强大的致炎性,它们能促进机体局部产生趋化因子,如IL-8、MCP-1(单核细胞趋化蛋白-1)、Gro-α(生长调节因子-α)等,有助于单核细胞和中性粒细胞的迅速增多,刺激产生IL-6和PGE-2而增强局部炎症。也能刺激NF-κB的活化,使其促进某些重要的致炎分子包括TNF、IL-1β信号转导的转录因子。已证明IL-17家族与多种疾病相关,如呼吸道炎症、慢性关节炎症、结缔组织病及一些肿瘤等。值得注意的是,最近在人类外周血和淋巴组织中发现了一类表达趋化因子受体6(CCR-6)的$CD4^+Foxp3^+$调节性T细胞(Treg),它们可以产生IL-17并表达转录因子Foxp3和RORγt,因此被称为"表达IL-17的调节性Treg"。这类细胞具有双向免疫反应,既可以抑制反应性$CD4^+$ T细胞的增殖,同时还参与抗感染免疫。尤其是人类黏膜组织(如扁桃体)中发现"表达IL-17的Treg"具有重要意义。

炎症细胞大量活化后,也可播散到远处的靶器官,如肺、肝等形成炎症或脓肿,促炎介质又可以进一步活化炎症细胞,引起炎症自我持续放大的级联反应(cascade),使促炎介质泛滥入血,并形成迟发双向型SIRS第二次打击的主要因子(表1-2-7)。

表1-2-7 参与全身性炎症反应综合征的主要促炎介质及其作用

促炎介质	来源	主要作用
TNF	巨噬细胞、淋巴细胞	活化内皮细胞、PMN及巨噬细胞、发热
IL-1	巨噬细胞	活化内皮细胞、活化巨噬细胞、发热
IL-2	淋巴细胞	活化T淋巴细胞、活化巨噬细胞
IL-6	巨噬细胞	活化内皮细胞、活化巨噬细胞
IL-8	巨噬细胞	PMN趋化、释放整合素(CD11/CD18)
IL-17	记忆性$CD4^+$淋巴细胞	活化T淋巴细胞与单核细胞
IFN	巨噬细胞、淋巴细胞	活化巨噬细胞、抗病原微生物
LTB4	中性粒细胞	PMN趋化
LTC4D4E4	中性粒细胞	平滑肌收缩
PAF	白细胞、血小板、巨噬细胞、内皮细胞	活化血小板、PMN、巨噬细胞、内皮细胞
AM	白细胞、内皮细胞、血小板	促进白细胞、血小板与内皮细胞黏附
活性氧	内皮细胞、PMN、吞噬细胞	损伤血管内皮细胞、杀灭病原微生物
溶酶体酶	PMN、巨噬细胞	损伤弹性纤维、胶原纤维
组织因子	内皮细胞、单核细胞、吞噬细胞	促进凝血
TXA2	血小板、巨噬细胞	血小板聚集和活化、血管收缩
血浆源介质	Ⅻ活化血浆前体物质	促进凝血、纤溶、激肽、补体活化

(六)传染过程中的重要病理生理变化

1. 发热 大多数传染病在发病阶段都出现发热,此乃由于某些外源性或内源性的物质即发热激活物(pyrogenic activator)刺激机体产生致热性细胞因子所致。发热激活物在传染病主要为病原微生物及其产物,它并不直接作用于体温中枢,而通过激活免疫系统的一些细胞,使其合成、分泌某些致热性细胞因子,即称为内源性致热原(endogenous pyrogen, EP)。具有致热性的细胞因子种类繁多,但截至目前,仅有4种细胞因子被确认为是与人类发热相关的内生性致热原,即TNF-α、TNF-β、IL-1、IL-6及IFN。这些内生性致热原信号为大分子蛋白质,不易通过血脑屏障,因而可能通过无专有屏障功能的下丘脑终板血管器(OVLT),即位于第三脑室壁视上隐窝处的室周器官(CVO),此器官紧邻视前区-下丘脑前部(preoptic anterior hypothalamus, POAH)的体温调节中枢,OVLT的神经元与POAH的神经元有纤维联系。POAH有较集中的温度敏感神经元,当其接受信号后,使"调定点(set point)"上移,然后发放神经信号,使产热增加、散热减少。体温升高至新"调定点"水平的一段时间为体温上升期(fervescence period),此期短者数分钟,长者数天。当体温上升到新的调定点水平相适应的高度后,就波动于该高度附近,是为高温持续期(persistent febrile period),该期短者数小时,长者可达2周以上。当发热激活物、内生致热原得到控制和清除,或依靠药物使"调定点"恢复到正常水平后,机体出现明显的散热反应,是为体温下降期(defervescence period)，散热反应除血管扩张将深部的体温带到表层发散外，常伴有较明显的发汗反应，通过汗液的蒸发可散发掉大量的体热，使体温下降。

2. 代谢变化

(1) 蛋白质代谢　感染过程能使体温升高，每升高1℃可使基础代谢率升高约13%。这主要致热细胞因子的直接作用，特别是TNF-α和IL-1，它们可直接刺激外周组织使蛋白质、糖原、脂肪分解，引起明显的分解代谢旺盛，造成组织明显消耗。又由于感染过程中，患者食欲下降，摄入量减少，造成血浆蛋白下降，肌肉消瘦，出现负氮平衡。另外，由于被病原体激活后的各种吞噬细胞，可释放递质合成新的蛋白质，如亲血色蛋白、α抗胰蛋白酶、C反应蛋白、铜蓝蛋白、凝血因子、补体等，这些新合成的蛋白质在化脓性感染中浓度最高。

(2) 糖代谢　在全身感染的早期，葡萄糖生成加速，出现血糖升高，糖耐量暂时下降。随着感染的发展，尤以发热使代谢率升高，可引起明显的耗氧量增加和糖原分解。由于糖原大量分解，血糖升高，代谢率的明显增大，使部分组织相对缺氧、血乳酸升高。在新生儿、营养不良及肝衰竭等感染患者，可呈现糖生成下降，导致低血糖。

(3) 水、电解质代谢　水、钠代谢紊乱是传染病临床中最常见的水及电解质平衡紊乱，常导致体液的容量和渗透压改变。在急性感染时，由于出汗、呕吐、腹泻等，使氯和钠丢失，加上血管升压素(ADH)分泌增加，引起尿量减少，水分潴留而导致低钠血症(血钠低于130 mmol/L)。严重的呕吐、腹泻，尤其婴幼儿慢性腹泻排出大量钠浓度低的水样便，亦可引起高钠血症，渴感是高钠血症最主要的症状。在传染病发病阶段，常有钾摄入减少和排出增加，常出现低钾血症(血钾低于3.5 mmol/L)。小儿患者低血钾常见原因是由于频繁呕吐、严重腹泻，经胃肠道丢失钾。缺钾(potassium depletion)指的是细胞内钾的丢失，体内钾的总量减少，而低血钾患者体内钾的总量并不一定减少。

(4) 酸碱平衡　在急性感染性疾病过程中，往往会出现酸碱平衡紊乱。常见的为由于严重腹泻，使HCO_3^-的碱性肠液大量丢失；或由于缺氧，使细胞内糖的无氧酵解增强而引起乳酸增加；或因长期高热使体内糖原消耗后，大量动用脂肪供能；或因肾功能衰竭，体内固定酸(硫酸、磷酸)不能由尿中排泄，而出现代谢性酸中毒，常见于霍乱、伤寒、败血症、流行性出血热等。由于呼吸中枢抑制或呼吸肌麻痹，或因急性广泛性肺部炎症等原因，也出现呼吸性酸中毒，常见于病毒性脑炎、细菌性脑膜炎、急性脊髓灰质炎、败血型肺炎等。在传染病的临床上也见于剧烈呕吐，含HCl胃液大量丢失，使血浆中HCO_3^-浓度升高而出现代谢性碱中毒；在一些急性呼吸窘迫综合征、间质性肺炎，出现低氧血症而引起呼吸性碱中毒。值得注意的是，临床上常常遇到不只存在单一的原发酸碱失衡，也存在着两种以上的混合性酸碱失衡。血气分析等诊疗技术判断酸碱平衡紊乱已成为临床日常诊断的基本手段。

3. 内分泌改变　急性感染的病原体及其产物，可以成为应激源，使机体出现神经-内分泌反应。近来研究证明，神经-内分泌系统的主要变化为蓝斑-交感-肾上腺髓质系统及下丘脑-垂体-肾上腺皮质轴的兴奋，并伴有多种内分泌激素的改变。脑桥蓝斑是中枢神经系统对应激最敏感的部位，其中的去甲肾上腺素能神经元具有广泛的上、下行纤维联系，尤其与下丘脑的室旁核(PVN)有直接纤维联系。在急性感染的应激源刺激后，使PVN分泌促皮质释放激素(CRH)，致使垂体的促肾上腺皮质激素(ACTH)释放增加，使血中肾上腺糖皮质激素(GC)随之升高，有时可达正常的2～5倍。GC的抗炎作用早被公认，但对其分子机制的认识则直至近年才有进展。GC可抑制多种促炎介质及抗炎介质基因表达的调控作用(表1-2-8)，主要是通过糖皮质激素受体(GR)而实现的，这种受体广泛存在于多种组织细胞中，由777个氨基酸残基组成，属细胞胞内受体-核受体家族成员之一。

表1-2-8　受GC调控的炎症介质

分类	受GC抑制的炎症介质	受GC诱导的炎症介质
细胞因子	IL-1，IL-2，IL-3，IL-4，IL-5，IL-11，IL-12，IL-13，TNF-α，GH-CSF，干细胞因子	IL-10，IL-1受体拮抗剂，IL-2受体2(诱饵受体)
趋化因子	IL-8，MIP-1α，MCP-1，MCP-3，MCP-4	
蛋白酶	iNOS，PLA2，胶原酶，COX-2，溶基质素	
细胞黏附分子	ICAM-1，E-选择素	
其他	缓激肽，5-羟色胺，纤溶酶，原激活物，前列腺素，白三烯，血栓素A2	巨皮质素，I-κBα

注：MIP：巨噬细胞炎性蛋白；MCP：巨噬细胞趋化蛋白；COX：环氧合酶；PLA2：磷酯酶A2；iNOS：诱导型氮氧化物合酶；ICAM-1：细胞间黏附分子-1；I-κBα：抑制性-κBα激酶。

急性感染的应激反应也会导致其他神经内分泌的变化，主要有：①腺垂体合成的β内啡肽(β-endorphin)在血浆中升高。②儿茶酚胺作用于胰岛A细胞上的β受体而使胰高血糖素分泌增加，又通过作用于胰岛B细胞上的α受体而抑制胰岛素的分泌，致使血糖水平升高。③可引起血管升压素的分泌增加，应激时的交感-肾上腺髓质系统兴奋可使肾血管收缩而激活肾素-血管紧张素-醛固酮系统，使血浆醛固酮水平升高。上述变化均可导致肾小管对钠、水重吸收增多，尿量减少，有利于感染应激时血容量的维持。

参考文献

[1] 《中国卫生年鉴》编委会.中国卫生年鉴—2007(重要会议报告、疾病预防控制)[M].北京:人民卫生出版社,2008:28-29,185-187.

[2] 马亦林.总论:第一节概述,第二节传染病的发病机制与病理生理[M]//马亦林.传染病学.第4版.上海:上海科学技术出版社,2005:1-26.

[3] 李兰娟.我国感染病的现状及防治战略思考[J].中华临床感染病杂志,2008,1(1):1-6.

[4] 王子军.我国1990～2000年传染病流行态势[J].中国流行病学杂志,2002,23(4):312-313.

[5] 徐建国,张晶波,任志鸿,等.从新病原菌发生的可能机制分析传染病控制的长期性[J].中华流行病学杂志,2003,24(2):86-88.

[6] 于恩庶,刘岱伟,黄丰.生物恐怖主义与人兽共患病[J].中国人兽共患病杂志,2003,19(1):1-3.

[7] 闻玉梅.病毒的增殖[M]//闻玉梅.精编现代医学微生物学.上海:复旦大学出版社,2002:184-187.

[8] 余仲霖,熊思东,徐微.第一篇:总论[M]//严杰,钱利生,余仲霖.临床医学分子细菌学.北京:人民卫生出版社,2005:3-68.

[9] 王宇明,胡仕骑.感染病学科的现状和未来[M]//王宇明.感染病学精粹.北京:科学技术文献出版社,2008:1-8.

[10] 区德明,廖贵清."纳米细菌"与疾病的研究进展[J].微生物与感染,2008,3(3):182-184.

[11] Nair V, Zavolan M. Virus encoded microRNAs: novel regulators of gene expression [J]. Trends in Microbiology, 2006,14(4):169-175.

[12] Fontenot JD, Gavin MA, Rudensky AY. Foxp3 programs the development and function of $CD4^+CD25^+$ regulatory T cell [J]. Nat Immunol, 2003,4(4):330-336.

[13] Gaynor AM, Nissen MD, Whiley DM, et al. Identification of a novel polyomavirus from patients with acute respiratory tract infection [J]. Plos Pathog, 2007,3:e64.

[14] Kahn JS. Epidemiology of human metapneumovirus [J]. Clin Microbiol Rev, 2006,19(3):546-557.

[15] Ostroff SM, Ledue JW. Global epidemiology of infectious diseases [M]// Mandell, Douglas, Bennett. Principles and practice of infectious diseases. 5th ed. Harcourt Asia: Churchill Livingstone (printed in China), 2001:167-175.

[16] Hacker J, Kaper JB. Pathogenicity islands and the evoluation of microbes [J]. Ann Rev Microbiol, 2000,54:641-679.

[17] Daszak P, Cunningham AA, Hyatt A D. Emerging infectious diseases of wildlife-threats to biodiversity and human health [J]. Science, 2000,287:443-449.

[18] Aggarwal S, GurneyAL. IL-17: prototype member of an emerging cytokine family [J]. Leukoc Biol, 2002,71(1):1-8.

[19] Willey JM, Sherwood LM, Woolverton CJ. Prescott's principles of microbiology[M]. New York: Mc Graw-Hill comp, Inc., 2009:272-276.

第三节 传染病的流行病学

李兰娟

传染病在人群中发生、传播和终止的过程,就是传染病的流行过程,即病原体从已受感染者排出,经过一定的传播途径,侵入易感者而形成新的传染,并不断发生、发展直至终止的过程。传染病的流行过程表现为群体发病的特点,传染病在人群中的传播必须具备3个基本条件即流行过程的3个基本环节:传染源、传播途径和易感人群。这3个基本环节必须同时存在,相互依赖,缺少其中任何一个环节,传染病的流行就不会发生,流行也不会形成。传染病流行各环节之间的相互作用受到人类在生产和生活中所处的条件,包括自然因素和社会因素的影响,这些因素相互联系、不断变化,使流行过程表现错综复杂。当流行过程形成后,若切断任何一个环节,流行即告终止,通过切断传染病流行过程的3个基本环节或改变影响流行过程的自然因素和社会因素是预防和控制传染病传播的流行病学基础。

(一) 流行过程的3个基本环节

1. 传染源 传染源是指体内有病原体生长、繁殖并能排出病原体的人或动物,主要包括传染病患者、病原携带者或受感染的动物。三者作为传染源的意义和重要性因各个传染病不同特点而不同;有时患者作为传染源意义重大,有时带菌者作为传染源意义重大,有时受感染的动物是重要传染源。

(1) *患者作为传染源* 传染病患者体内存在大量病原体,而且患者的某些症状如咳嗽、腹泻等使易感者增加了受感染的机会,所以患者是大多数传染病重要的传染源。另有一些传染病如麻疹、天花、水痘等没有病原携带者,患者是唯一的传染源。但对于传染病的不同病期如潜伏期、临床症状期、恢复期等,作为传染源的意义可以不同,主要取决于是否排出病原体以及排出病原体的量和频度等因素。一般情况下,在临床症状期的传染性最大,因这时排出病原体的数量最大,从而感染周围人群的机会也较大。

1) 潜伏期:病原体侵入机体到出现症状这段时间称为潜伏期,潜伏期的长短主要与病原体在机体内繁殖时间、病原体的数量、定位部位等因素有关。有些传染病在潜伏期末即可排出病原体,如麻疹、水痘、霍乱、伤寒、甲型肝炎和痢疾等。潜伏期患者作为传染源具有重要流行病学意义：根据潜伏期判断患者受感染时间来追踪传染源；根据潜伏期长短可确定接触者医学观察、留验或检疫期限；可确定免疫接种时间，并可评价免疫接种等预防措施效果；根据潜伏期评价疫源地是否被消灭。

2）临床症状期：出现传染病特异性症状和体征的这段时间称为临床症状期。许多传染病对他人的危害性通常随病程的发展而加重，重症患者所排出的病原体量较多，使易感者受感染的机会增加。如麻疹、严重急性呼吸窘迫综合征、百日咳。临床症状期患者的传染源作用还有赖于患者的行为特点，有些行为可以限制传染病的传播，有些行为可以促进传染病的传播。如重症患者由于病情较重，活动受到限制或重症患者在隔离条件下，其向外传播的可能性大大减少；轻型患者往往不加隔离，活动较自由，故作为流行病学的意义较大。

3）恢复期：在经过了症状明显期后，患者的临床症状逐渐减轻、消失，进入恢复期。在此期，患者的主要症状疾病消失，开始出现免疫力，病原体已被清除，一般不再起传染源的作用，如麻疹、天花等。但有些传染病如乙型肝炎、痢疾等在恢复期仍能排出病原体；也有些传染病可终身作为传染源，如少数伤寒病例等。

（2）*病原携带者*　病原携带者是指没有任何临床症状但能排出病原体的人。有些传染病的病原携带者是重要传染源，例如伤寒、痢疾等。病原携带者因其传染病流行的重要性不可忽视。病原携带者包括以下3种情况。

1）潜伏期病原携带者：在潜伏期内携带病原体并可向体外排出病原体的人称为潜伏期病原携带者。有些传染病在潜伏期末排出病原体，如白喉、水痘、麻疹、霍乱、甲型肝炎、伤寒、痢疾等。

2）恢复期病原携带者：进入恢复期后仍能持续排出病原体的患者称为恢复期病原携带者，如部分伤寒、乙型肝炎等患者。多数在恢复期携带病原体持续时间较短，但少数患者可持续较长时间，个别甚至持续终身。

3）健康病原携带者：无症状但可排出病原体的人称为健康病原携带者。这种携带者通常通过实验室检查才发现。如白喉、猩红热、霍乱、乙型肝炎等均为健康病原携带者。“伤寒玛丽”这位爱尔兰人即是一个典型的例子，20世纪初，她在纽约多个家庭做厨师，她本人很健康，但她服务的家庭成员中共有53人患上了伤寒，后来从她的粪便中培养出了伤寒沙门菌。

（3）*隐性感染者*　在某些传染病中，如流行性脑脊髓膜炎、脊髓灰质炎等传染病，隐性感染者也是重要的传染源。

（4）*受感染的动物*　一些传染病的病原体在动物和人之间传播或在动物间传播，在一定的条件下可以传染给人类。如鼠疫、人感染高致病性禽流感、炭疽、狂犬病、森林脑炎等。以病原体在动物和人之间传播的，并由共同的病原体引起的传染病称为人畜共患病；而以野生动物为传染源的传染病，称为自然疫源性传染病，如鼠疫、流行性出血热、森林脑炎等。这类疾病的动物传染源的分布和活动受地理、气候等自然因素的影响较大，且存在于一定地区，并具有严格的季节性。在作为传染源的动物中，以啮齿类动物最为重要，其次是家畜、家禽。有些动物本身发病，如鼠疫、狂犬病、布鲁菌病等；有些动物本身不发病，表现为病原携带者，如啮齿动物感染森林脑炎后往往没有任何症状，而人被这种病毒感染后可出现严重的脑炎症状。有些传染病，如H5N1亚型流感病毒引起的人感染高致病性禽流感，目前尚无充足证据证明该病毒可在人与人之间有效传播，病例的主要感染来源仍是感染的禽鸟类，但随着病毒的不断变异，可实现人与人之间的有效传播，其传染源的性质将会发生改变。

2. 传播途径　病原体从传染源排出后，经过一定的方式再侵入新的易感宿主前，在外环境中所经历的全部过程称为传播途径，对病原体起传播作用的一切因素称为传播因素。各种传染病的传播途径可概括为3个阶段：病原体从宿主体内排出，病原体停留在外界环境中，病原体再侵入新的易感宿主体内。传染病可通过一种或多种途径传播，每一种传染病的传播途径不一定相同，同一种传染病在各具体病例中的传播途径也可不同。传播途径可分为经空气传播、经水传播、经食物传播、经接触传播、经媒介传播、经土壤传播、垂直传播、医源性传播等。

（1）*经空气传播*　其传播方式包括经飞沫、飞沫核、尘埃传播。

1）经飞沫传播的范围仅局限于与患者或病原携带者的密切接触者。如流行性脑脊髓膜炎、流感、SARS等。通过与患者近距离接触，吸入患者咳出的含SARS冠状病毒的飞沫是2003年SARS最重要的传播方式。这种传播在一些拥挤的临时工棚、看守所或监狱、旅客众多的船舱、车站候车厅等较易发生。对环境抵抗力较弱的流感病毒、百日咳杆菌和脑膜炎奈瑟菌等常经此方式传播。

2）经飞沫核传播是指飞沫在空气中悬浮过程中由于水分蒸发后而剩下的蛋白质和病原体组成的核引起的传播。飞沫核可通过气溶胶形式漂流至远处。结核杆菌等耐干燥的病原体可经飞沫核传播。

3）经尘埃传播是指含有病原体的飞沫或分泌物落在地面，干燥后形成尘埃后被易感者吸入引起的感染。凡耐干燥的病原体，皆可经此方式传播，如结核分枝杆菌、炭疽芽胞杆菌等。

经空气传播的传染病流行特征为：传播途径易于实现，发病率高，病例常可连续发生，患者多为传染源周围的人群；一般在冬春季高发；儿童和青少年多见；人口密度、居住条件以及易感者所占比例是影响空气传播的重要因素。

(2) 经水传播 经水传播包括经饮用水污染和疫水接触而传播。经饮用水污染传播流行的规模与水源类型、污染程度、饮水量的多少、病原体在水中存活时间的长短等因素有关。许多肠道传染病，如霍乱、伤寒、痢疾、甲型肝炎等，都可以经水传播。水源被污染可因自来水管网破损导致污水渗入，也可由于粪便、污物或地面污物污染水源所致，生物恐怖主义通过污染水源的方式制造恐怖事件也值得警惕。有些传染病是通过与疫水接触而传播，如血吸虫病、钩端螺旋体病等，这类传播主要由于在生产劳动或生活活动时与含有病原体的疫水接触，病原体侵入皮肤或黏膜而造成感染。

经饮用水传播的传染病流行特征为：常引起暴发流行；病例分布与供水范围一致，有饮用同一水源史；暴饮生水者发病率较高；除哺乳婴儿外，发病与年龄、性别、职业等因素无关；停用污染水源或采取消毒措施后，暴发或流行即可平息。经疫水接触传播的传染病流行特征为：人有疫水接触史；与季节、职业等因素有关，具有地区差异；加强疫水处理和个人防护可以控制疾病的发生。

(3) 经食物传播 所有肠道传染病以及个别呼吸道传染病(如白喉、结核等)，可以通过污染食物而造成传播。食物作为传播途径的意义是同病原体特性、食物性质、污染程度、食用方式和人们卫生习惯等因素有密切关系。经食物传播主要有 2 种情况：一种是食物本身含有病原体，如有些病原体如沙门菌污染了肉类、蛋类等食物，还可在适宜温度下大量繁殖，食用后可造成突然发生的集体感染；另一种是食物仅被病原体污染，如蔬菜被粪便污染后，可传播肠道传染病和寄生虫病，如伤寒、痢疾、蛔虫病等。1988 年 1～3 月上海市发生甲型肝炎流行，就是人们生吃或半生吃受甲型肝炎病毒污染的毛蚶引起的。

经食物传播的传染病的主要流行特征为：发病者食用过污染的食物，未食用者不发病；一次大量污染可引起暴发流行；停止供应污染的食物后，暴发可平息；一般潜伏期较短，临床症状较重。

(4) 经接触传播 经接触传播有直接接触和间接接触 2 种。直接接触是指传染源与易感者在没有任何外界因素的参与下直接接触所造成的传播，如性传播疾病、狂犬病、天花、带状疱疹等。间接接触传播又称日常生活接触传播，是指易感者接触了被传染源排出物或分泌物污染的日常生活用品所造成的传播，这种传播在肠道传染病中尤为多见，肠道传染病患者及病原携带者之手污染的各种物品、用具经易感者接触后造成传播。

经间接接触传播的传染病的流行特征为：病例呈散发性，也可呈现家庭聚集性，但很少造成流行；无明显的季节性；传播速度缓慢；个人卫生习惯不良或卫生条件差的地区高发，但改善公共卫生条件及个人卫生习惯后可减少和控制发病。

(5) 经媒介传播 是指经媒介昆虫机械携带或叮咬吸血所造成的传播。一类是经媒介动物的机械携带而传播，如携带某些肠道传染病病原体的苍蝇、蟑螂等，这类媒介昆虫觅食接触食物时，通过反吐或随粪便将病原体排出体外，使食物或餐具受到污染，易感者吃了被污染的食物或使用这些餐具时可被感染。另一类是经媒介动物生物性传播，其主要借助节肢动物，其中包括昆虫纲的蚊、蚤、蝇、虱等，蛛形纲的蜱、螨(恙虫)等。这些节肢动物媒介可通过叮咬吸血传播某些传染病，如疟疾、流行性乙型脑炎、恙虫病、黑热病、森林脑炎等。若人与人之间无这类节肢动物存在，这些疾病不会互相传染。

经媒介传播的传染病的流行特征为：具有显著的地方性；具有一定的季节性；有些节肢动物传播的传染病具有明显的职业性和年龄差异，如森林脑炎等。

(6) 土壤传播 有些传染病可通过被污染的土壤传播。如钩虫卵、类圆线虫卵等一些肠道寄生虫卵，必须在土壤中发育至一定阶段成为感染期蚴，再经口或幼虫钻入皮肤引起感染。有些能形成芽胞的病原体(如破伤风杆菌、炭疽杆菌等)可长期保存在土壤中，接触了这些土壤可以引起这类传染病的传播。

经土壤传播的传染病的流行特征取决于病原体在土壤中的存活力、人与土壤的接触机会以及个人的卫生习惯等因素。

(7) 医源性传播 指在医疗、预防工作中，由于未能严格执行规章制度或操作规程，人为地造成某些传染病的传播。医源性传播有 2 种类型：一类是指易感者在接受治疗、预防或检验措施时，由于所用器械(如采血器、导尿管、内镜等)受医护人员或其他工作人员手的污染或消毒不严而引起的传播，如丙型肝炎、乙型肝炎、艾滋病等；另一类是指由于输血、药品或生物制品受到污染而引起的传播，我国也曾报道过血友病患者因使用进口第Ⅷ因子而感染 HIV 的事件。这种传播方式与第一类相比虽然比较少见，但一旦发生往往波及的人数多、危害大。

(8) 母婴传播 是指在产前期内或分娩过程中孕妇将病原体传给后代，其传播也被称为垂直传播或围生期传播。主要包括以下几种方式。

1) 经胎盘传播：是指受感染的孕妇经胎盘血液使胎儿受到感染。常见的如风疹、梅毒、艾滋病和乙型肝炎等。孕妇在妊娠早期的 3 个月内感染风疹病毒，均可引起胎儿感染并导致先天性缺陷。

2) 经上行性传播：病原体从孕妇阴道到达绒毛膜

或胎盘引起的胎儿宫内感染。常见的病原体有单纯疱疹病毒、白念珠菌、葡萄球菌等。

3）分娩引起的传播：是指分娩过程中胎儿暴露于孕妇产道，产道内若存在淋病奈瑟菌、疱疹病毒等病原体时，即可经胎儿的皮肤、呼吸道、胃肠道等途径感染胎儿。

（9）多途径传播　传染病与寄生虫病可以通过各种不同传播途径传播，有些传染病可以通过多种途径和因素而传播（肠道传染病和呼吸道传染病最为多见）。肠道传染病可经水传播及食物传播，也可经媒介传播或接触传播。兔热病也是一个典型的经多途径传播的例子，它可通过蜱或鹿蝇叮咬而传播，也可在狩猎时接触携带病原体的野兔或吸入带有病原体的飞沫而传播。

3. 人群易感性　人群易感性是指人群作为一个整体对某种传染病缺乏免疫而容易感受程度。对某种传染病具有易感的人称为该病的易感者，人群的易感性取决于人群中每个人的免疫状态，人群易感性的高低取决于该人群中易感个体所占的比例，人群易感性高可为传染病暴发或流行提供条件。与人群易感性相对应，免疫人口占全部人口的比例为人群免疫性。

人群易感性的高低受许多因素的影响。影响人群易感性升高的主要因素有：新生儿的增加，出生后 6 个月以上的婴儿，其源自母体的抗体逐渐消失，而获得性免疫尚未形成，对许多传染病易感；易感人口的迁入，大量缺乏相应免疫力的外来人口的迁入，则会使该地的人群易感性增加；免疫人口免疫力的降低，病后免疫或人工免疫其免疫水平都会随着时间的推移而逐渐消退，易感性也会逐渐升高；免疫人口的迁出和死亡，免疫人口的迁出或死亡都会造成已有的免疫屏障破坏，人群的易感性升高；病原体的变异或病原体种型组成的变动等也会造成人群易感性的增加，其典型的例子就是流感。影响人群易感性降低的主要原因有：传染病流行后的病后免疫和隐性感染免疫增多，例如在一次麻疹流行后，大部分儿童都得过麻疹，若麻疹再流行时，只在小部分儿童中传播；人群中计划免疫策略的推广，对易感人群按免疫程序实施计划免疫和强化免疫接种是降低人群易感性的重要措施；此外，免疫人群的移入、人群一般抵抗力的提高，也会使得人群易感性降低。

（二）影响流行过程的因素

传染病的流行既是生物现象，也是社会现象。传染病流行过程的 3 个基本环节的存在为传染病的流行创造了条件，但并不等于流行已经形成，只有在自然因素和社会因素等外界因素的共同作用下，流行过程才能够发生和蔓延。自然和社会因素对流行过程有重大意义，这两类因素通过作用于传染源、传播途径及易感人群而影响流行过程；同样，传染病的预防、控制和消灭也离不开这两类因素的作用。

1. 自然因素对流行过程的影响　影响传染病流行过程的自然因素有很多，包括地理、气候、土壤、动植物因素。在地理因素中，主要有地貌、植被、海拔和纬度等因素对传染病产生影响。例如，某些自然生态环境为传染病在野生动物之间的传播创造良好的条件，如鼠疫、钩端螺旋体病、恙虫病等，人类进入这些地区时也可受感染，此称为自然疫源性传染病或人兽共患病（zoonosis）。气候因素不仅对人类活动、动物宿主以及媒介昆虫的孳生、繁殖具有明显的影响，而且与环境中的病原体存活也密切相关。具有流行病学意义的气候因素包括气温、气湿、降雨量、风速方向等。例如，长江流域特别是长江以南某些湖沼及水网地区，气候温和、雨量充沛、杂草丛生，适宜钉螺孳生，这成为血吸虫病流行地区分布特点。以节肢动物作为媒介以及啮齿类动物作为储存宿主的某些传染病，如疟疾、丝虫病及一些自然疫源性传染病，都同蚊和鼠类等繁殖季节、活动能力、病原体在其体内生存繁殖的消长等因素密切相关。

2. 社会因素对流行过程的影响　社会因素对于传染病的发生与流行也产生重要影响。社会因素包括经济、文化、宗教信仰、风俗习惯、人口密度、人口迁移、社会动荡、社会制度、医疗卫生状况以及人们的生产与生活条件、生活方式、职业等。

自然灾害、经济贫困、战争或内乱、人口过剩或人口大规模迁移、城市衰败等均可导致各类传染病的流行。农民下水田插秧、收割、捕鱼和摸虾时容易感染血吸虫病。居住拥挤、室内换气设施不佳等可导致呼吸道传染病的传播和流行。喜欢生吃或半生吃水产品（如鱼、蟹、毛蚶等）的习惯，也容易发生华支睾吸虫病、绦虫病、甲型肝炎等。医疗卫生条件的恶化，计划免疫工作推行较差的地区，麻疹、结核病、百日咳、白喉及破伤风等传染病发病率较高。中华人民共和国成立后，贯彻“预防为主”的方针，开展爱国卫生运动，使多数传染病得到有效控制。

（三）传染病的传播方式

1. 共同来源传播　一组易感者同时暴露于共同的传染源，并经相同的传播途径而引起传染病的传播称为共同来源传播。暴露于共同传染源的方式可分为同源一次暴露、重复暴露和多次暴露。

（1）同源一次暴露　易感者在相同的时间内暴露，发病时间也集中于同一个潜伏期内，发病数骤然升高并迅速达到高峰，随后很快下降。发病曲线呈窄的单峰形，潜伏期的长短不同其发病曲线波形也有所差异，持续时间一般在最短潜伏期与最长潜伏期之间。这种类型的暴露传播多见于由水或食物的一次性污染所致的疾病暴发，暴露日期可根据发病的高峰时间向前推 1 个平均潜伏期算得。

（2）重复暴露　同一暴露因素间隔一定时间再次

发生,发病曲线呈双峰形或多峰形,每暴露1次出现1个高峰。如1次强降雨可能会导致1次钩端螺旋体病的暴发,2次或多次的强降雨会导致多次的暴发,每次暴发的高峰向前推1个平均潜伏期后与每次的强降雨时间相吻合。

(3) 同源持续暴露　同一暴露因素在一段时间内持续存在,发病时间持续较长,发病曲线呈多峰形或呈较宽的单峰形,病例数骤然升高并持续较长时间后逐渐下降。

2. 连续传播　连续传播是指致病性病原体从一个易感者体内传至另一个易感者体内,并不断形成新的感染者的过程。连续传播时,最初发生的病例称为原发病例,在原发病例发病后一个最短潜伏期内发病者叫做同发病例,在经过一个最短潜伏期之后发生的病例称为续发病例。与原发病例接触的接触者中发生续发病例的频率称为续发率,可通过计算续发率来比较传染病传染性的强弱。在连续传播中常有"代"的现象,表现为在原发病例的易感接触者发病后作为新的传染源实现新的传播过程。

在连续传播中,流行曲线随潜伏期长短不同差异较大。潜伏期较短的传染病发生连续传播时,流行曲线可呈波浪形,"波"代表连续传播的"代",两个波峰之间的间隔为平均潜伏期,肠道传染病、呼吸道传染病及人作为宿主的虫媒传播传染病中可见到这种流行曲线。潜伏期较长的传染病,病例数缓慢增多,整个流行过程持续时间较长,流行曲线呈现较宽的高峰波形或不规则形。

3. 混合传播　混合传播是指共同来源传播与连续传播的结合型,即在一次共同来源的传播发生之后,患者作为传染源,引起连续传播。其特点为开始表现为一个同源暴发,而后可通过人与人的接触而继续流行。在发生混合型传播时,流行曲线表现为初期发病数骤然升高,随后持续较长时间,发病数缓慢下降。如一次水型的伤寒暴发后,常常继续发生以日常生活接触为主要传播途径的连续传播,这种情况常见于卫生条件较差的地区。

参考文献

Peris JM, Chu CM, Cheng VC, et al. Clinical progression and viral load in a community outbreak of coronavirus - associated SARS pneumonia: a prospective study [J]. The Lancet, 2003, 361: 1767 - 1772.

第四节　传染病的特征

李兰娟

传染病的致病因素是有生命的病原体,它在人体内发生发展的过程与其他致病因素所造成的疾病有本质上的区别。传染病所具有的基本特征和临床特点是其他疾病所不具备的。

(一) 基本特征

基本特征是指传染病所特有的征象,可以用作鉴定传染病的先决条件。

1. 有病原体　各种传染病都有特异的病原体(pathogen),如微生物中的病毒、衣原体、立克次体、支原体、细菌、螺旋体和真菌,寄生虫中的原虫和蠕虫。除这些病原生物外,还证实一种不同于微生物和寄生虫、缺乏核酸结构的具有感染性的变异蛋白质,称为朊粒(prion),是人类几种中枢神经系统退行性疾病——克-雅病(CJD)、库鲁病及变异型克-雅病(vCJD)即人类疯牛病等的病原。在历史上,许多传染病(如霍乱、伤寒)都是先认识其临床和流行病学特征,然后认识其病原体的。目前并非所有传染病的病原体都已被分离出来。特定病原体的检出在确定传染病的发生和流行中有着重大意义。新技术的应用有可能发现新的传染病病原体。

2. 有传染性　有传染性(infectivity)是传染病与其他感染性疾病的主要区别。例如耳源性脑膜炎和流行性脑脊髓膜炎,在临床上都表现为化脓性脑膜炎,但前者无传染性,无须隔离,后者则有传染性,必须隔离。传染性意味着能通过某种特定途径感染他人。传染病患者有传染性的时期称为传染期,它在每一种传染病中相对恒定,可作为隔离患者的依据之一。

3. 有流行病学特征　在一定环境条件的影响下,传染病有以下几个流行病学特征(epidemiologic feature)。

(1) 流行性　按传染病流行过程的强度和广度,可分为散发、暴发、流行和大流行。

1) 散发:在人群中散在发生,简称散发(sporadic)。传染病在某地的常年发病情况或常年一般发病率水平称"散发发病率"。散发可能是由于人群对某病的免疫水平较高,或某病的隐性感染率较高(如脊髓灰质炎),或某病不易传播等。

2) 暴发:暴发(outbreak)是指在某一个局部地区或集体单位中,短期内突然出现很多同类疾病的患者。

这些患者大多是同一传染源或同一传播途径，如食物中毒、流行性感冒等。

3）流行：当一个地区某传染病的发病率显著超过该病常年发病率水平或为散发发病率的数倍时称流行（epidemic）。但还应根据各病种在不同地区、不同历史条件下的具体情况来区分“散发”与“流行”。

4）大流行：当某病在一定时间内迅速传播，波及全国各地，甚至超出国界和洲境，称为大流行（pandemic）或称世界性流行。如1900年的霍乱大流行，1957年的流行性感冒大流行，2003年的SARS大流行，2009年的甲型 H_1N_1 流感大流行。

（2）季节性 不少传染病的发病率每年有一定的季节性升高，称为季节性。季节性的原因主要为气温的高低和昆虫媒介的有无。呼吸道传染病多发生于寒冷的冬春季节，肠道传染病多发生于炎热的夏秋季。夏秋季节的温度与湿度又有利于蚊虫的生长繁殖和活动以及病原体在其体内的生长繁殖，因此虫媒传染病在此季节容易形成流行，如疟疾、丝虫病、流行性乙型脑炎等。

（3）地方性 有些传染病或寄生虫病由于中间宿主的存在、地理条件、气温条件、人民生活习惯等原因，常局限于一定地理范围内发生，称为地方性传染病，如恙虫病、疟疾、丝虫病、血吸虫病、黑热病、肺吸虫病等。主要以野生动物为传染源的自然疫源性病也属地方性传染病。有些自然疫源性病，其动物传染源由野生动物转入家畜、家禽等，如流行性乙型脑炎。

（4）外来性 通过外来人口或物品从流行区带入。

目前有些非传染性疾病，由于大量发生在某些局限的地区，亦有称之为地方性或流行性的，如地方性甲状腺肿、地方性或流行性克山病和大骨节病。某些恶性肿瘤，如肝癌、食管癌、鼻咽癌、膀胱癌等亦有地方性分布的现象。但“地方性”这名称最常联系的还是传染病。

4. 有感染后免疫力 感染后免疫（postinfection immunity）是指人体感染病原体后，无论是显性或隐性感染，都能产生针对病原体及其产物（如毒素）的特异性免疫。保护性免疫可通过特异性抗体（抗毒素、中和抗体等）检测而获知。感染后获得的免疫力和疫苗接种一样属于主动免疫，通过注射或从母体获得抗体的免疫力属于被动免疫。人体的免疫状态在不同的传染病中有所不同。除少数传染病如麻疹、天花、水痘等，一次得病后几乎不再感染，通常称为持续免疫外，临床上可出现下列现象。

（1）再感染 再感染（reinfection）指同一传染病在痊愈后，经过长短不等间隙再度感染，如感冒、细菌性痢疾、肺炎等。

（2）重复感染 重复感染（repeat infection）指疾病尚在进行过程中，同一种病原体再度侵袭而又感染，此在血吸虫病、肺吸虫病、丝虫病最为常见，为发展成重症的主要原因。晚期血吸虫病或丝虫病的象皮肿都是重复感染或反复感染的结果。

（3）复发 复发（relapse）指初发疾病已转入恢复期或痊愈初期，体温复常已有一段时间，由于体内残存的病原体再度繁殖，体温复升，临床症状再度出现，见于疟疾、伤寒、细菌性痢疾等传染病。

（4）再燃 再燃（recrudescence）指初发疾病已进入缓解后期，体温尚未降到正常，又复上升，再度发病，但一般为期较短，如伤寒。

（二）临床特点

1. 病程发展的规律性 传染病的发展过程具有一定的规律性。即从一个阶段进展到另一个阶段，每一个传染病的发生、发展和转归，大致可分成几个时期。

（1）潜伏期 从病原体侵入人体起，至开始出现临床症状为止，这一段时期称为潜伏期。其长短不一，随病原体的种类、数量、毒力与人体免疫力的强弱而定，短的仅数小时（如细菌性食物中毒），大多数在数日内（如白喉、猩红热、细菌性痢疾、SARS、人感染高致病性禽流感），有的可延至数月（如狂犬病），甚或数年以上（如麻风、艾滋病）。潜伏期的长短通常与病原体的感染量成反比；如果主要由毒素引起病理生理改变，则与毒素产生和播散所需时间有关。如细菌性食物中毒，毒素在食物中已预先存在，则潜伏期可短至数十分钟。狂犬病的潜伏期取决于狂犬病病毒进入人体的部位，离中枢神经系统越近则潜伏期越短。在蠕虫病，由于幼虫的移行，在潜伏期即可出现症状，因此潜伏期的计算应自病原体入侵人体至虫卵或幼虫出现为止这一阶段，通常较细菌性疾病的潜伏期要长得多，大多数在数月以上，如血吸虫病、丝虫病、肺吸虫病等。潜伏期在多数传染病较为恒定，这有助于诊断，也是确定传染病检疫期的重要依据。潜伏期短的传染病，流行时往往呈暴发。有些传染病在本期末已具传染性。

（2）前驱期 从起病至症状开始明显为止的时期称为前驱期。在前驱期，病原体繁殖产生毒性物质，使患者出现头痛、发热、乏力等轻度全身反应，为许多起病缓慢的传染病所共有，无特异性，一般持续1～3 d。这一时期已具有传染性。如起病急骤，可无前驱期。

（3）症状明显期 急性传染病患者度过前驱期后，某些传染病（如麻疹、水痘）绝大多数转入症状明显期。在此期间该传染病所特有的症状和体征通常都获得充分表现，如具有特征性的皮疹、肝肿大、脾肿大、黄疸和脑膜刺激征等。然而，在另一些传染病（如脊髓灰质炎、乙型脑炎），大部分患者随即转入恢复期，临床上称顿挫型，仅少部分进入症状明显期。

（4）恢复期 当机体的免疫力增长至一定程度，体内病理生理过程基本终止，临床症状及体征基本消失，称为恢复期。在此期间可能还有残余病理改变（如伤寒）或生化改变（如病毒性肝炎），病原体还未完全清除（如霍乱、痢疾），传染性可能还要持续一段时间，但食欲和体力均逐渐恢复，血清中的保护性抗体效价亦逐渐上升至最高水平。

应当指出，在症状明显的缓解期，甚至在恢复期，病情有时突然转变，由好转迅速转入恶化，出现复发与再燃，且可发生并发症。如伤寒并发肠出血或肠穿孔，或由于继发感染并发支气管肺炎。有些传染病在恢复期结束后，某些器官的功能长期未能恢复，留下后遗症（sequela），如脊髓灰质炎、乙型脑炎、流行性脑脊髓膜炎等中枢神经系统疾病。另一些传染病则由于变态反应的作用出现免疫性疾病，如猩红热后的急性肾小球肾炎。

2. 发热 发热是传染病的突出症状，也是很多传染病的共同症状，但亦可在百日咳、破伤风早期不发热。发热通常是体内发生炎症的一种表现，是人体与致病因素相互作用时产生的一种反应，有的传染病还保留有"热"的病名，如猩红热、回归热、登革热等。

(1) 发热程度 于口腔舌下探测体温，发热程度可分为如下几种。①低热：体温为37.5～37.9℃。②中度发热：体温为38～38.9℃。③高热：体温为39～40.9℃。④超高热：体温在41℃以上。

(2) 发热持续时间 不同传染病的发热持续时间长短不一。通常由病毒、立克次体、某些细菌引起的急性传染病，如流行性感冒、斑疹伤寒、猩红热等，其发热时间较短，一般不超过2周；有些细菌性疾病和寄生虫病，如布鲁菌病、急性血吸虫病等，发热时间一般较长。

(3) 传染病的发热过程 可分为3个阶段。

1) 体温上升期：体温可骤然上升至39℃以上，通常伴有寒战，见于疟疾、登革热等；亦可缓慢上升，呈梯形曲线，常出现畏寒，见于伤寒、细菌性痢疾等。

2) 极期：体温上升至一定高度，然后持续数天或数周。

3) 体温下降期：有在数小时内自高热降至正常，称为骤降，此时多伴大量出汗，见于间日疟、回归热等；亦有缓慢下降，几天后降至正常，称为渐降，见于伤寒、流行性感冒等。

(4) 热型及其意义 热型是传染病的重要特征之一，具有鉴别诊断意义。

1) 稽留热：多为高热，常持续在40℃上下，一日间体温之差仅在1℃以内，见于伤寒、斑疹伤寒的极期，由于目前治疗得当，此型已较少见。

2) 弛张热：一日间体温之差在1℃以上，但低温未到正常。此型较多见，是传染病中常见的热型，见于伤寒的缓解期、副伤寒、败血症及各种化脓性疾病。

3) 间歇热：一日间体温之差在正常与高热之间，或高热期与无热期交替出现，一般不超出2 d，最典型的例子是疟疾。

4) 回归热：高热骤起，持续数日后骤退，间歇无热数日，高热重复出现，反复多次。此型比较少见，最典型的例子是回归热。

5) 波状热：热度逐渐上升，达高峰后，逐渐下降至低热或常温，此后又重复上升，达高峰后，又逐渐下降至低热或常温，此后又重复上升，再下降，有似波浪，可持续数月之久，见于布鲁菌病。

6) 消耗热：一日间热度波动幅度更大（可达4～5℃），自高热降至常温以下，此种热型常提示毒血症严重，病情险恶，见于败血症等。

7) 双峰热：一日间热度上升、下降，上升又下降，每次升降相差在1℃左右，见于革兰阴性杆菌败血症、黑热病等。

8) 不规则热：每日体温高低不等，呈不规则波动，见于流行性感冒、阿米巴肝脓肿、败血症等。

3. 发疹 是指皮疹及黏膜疹，为很多传染病的特征之一，对诊断传染病有很大价值。有些传染病即以疹为病名，如麻疹、斑疹伤寒、风疹、幼儿急疹等。皮疹亦称外疹，黏膜疹亦称内疹。有些皮疹突出的传染病亦称发疹性传染病。皮疹种类甚多，形态与大小不一，其分布部位、出现顺序与出现日期在各种传染病都有其特殊性，在鉴别诊断上有重要意义。

(1) 种类 可按皮疹的形态进行分类。

1) 斑丘疹：斑疹为红色充血性疹，不凸出皮肤，消退时转成褐色或棕黄色，可见于斑疹伤寒，也见于其他出疹性传染病的发病初期，随着病情的进展再转为其他皮疹，因此斑疹最为常见。猩红热属于红斑疹，呈较为广泛的成片性红斑，其中分布密集而形似突出的为点状充血性红疹。丘疹呈红色，凸出皮肤，可见于麻疹、恙虫病、传染性单核细胞增多症等。斑丘疹是指斑疹与丘疹同时存在，可见于麻疹、风疹、伤寒、猩红热、柯萨奇及艾柯病毒感染、EB病毒感染等传染病。伤寒患者出现的玫瑰疹为淡红色的小斑丘疹，帽针头大小，按之褪色，散在分布于胸、腹及背部，四肢罕见，偶可变成压之不褪色的小出血点，有重要的临床诊断价值，并能从疹内培养出病原体。

2) 出血疹：即瘀点、瘀斑，为散在性点状或片状出血，有时稍隆起，压之不褪色，如由斑疹演变而来，提示病情加剧，有出血现象。见于脑膜炎奈瑟菌脑膜炎、麻疹、斑疹伤寒、流行性出血热、败血症等。

3) 疱疹：表面隆起，水晶样，含有浆液，常见于水痘、单纯疱疹，亦可见于立克次体病及金黄色葡萄球菌败血症，如有继发感染即成脓疱疹。

4) 荨麻疹：不规则成片块形瘙痒性丘疹，见于急性血吸虫病、蛔虫病以及其他有变态反应的疾病，如药物皮疹、血清病、金黄色葡萄球菌败血症等。

有些传染病（如登革热、流行性脑脊髓膜炎）可同时出现斑丘疹和出血疹。恙虫病的焦痂发生于传播媒介昆虫叮咬处，呈圆形或椭圆形，边缘突起，周围有红晕，中央继红色丘疹消退之后，相继出现水疱、坏死、出血、结痂等变化，最后痂皮脱落形成溃疡，露出淡红色的肉芽组织。麻疹早期常有黏膜疹，出现在双侧第二磨牙对面的颊黏膜上，称科氏斑(Koplik spot)，为针尖大小的白色小点，周围有红晕，可迅速增多、融合，扩散至整个颊黏膜，然后很快消失。

(2) 分布　皮疹通常见于躯干及四肢，但躯干与四肢间的分布情况随各病而异。例如水痘的皮疹多集中于躯干，所谓向心分布；天花的皮疹则多见于四肢及头脸部，所谓离心分布。

(3) 顺序　皮疹出现的顺序，各病不一。在麻疹，皮疹自耳后及颈部开始，渐及前额与颊部，然后自上而下，急速蔓延全身，最后到四肢。伤寒时出现的玫瑰疹先见于下胸部及上腹部，在病重时波及上胸部及肩部。种痘后所见的出疹相继为：斑疹→丘疹→疱疹→脓疱疹→结痂→脱痂→瘢痕，与天花出疹表现相同，有助于了解病情发展的阶段。

(4) 时间　出疹日期在多种传染病有一定规律性。一般说来，水痘、风疹于发病后的第 1 日出疹，猩红热约第 2 日，天花约第 3 日，麻疹约第 4 日，斑疹伤寒约第 5 日，伤寒约第 6 日等，但都有例外。出疹日期的规律性对传染病的诊断有很大的参考价值。

4. 传染病的分类及分型

(1) 分类　传染病或感染性疾病可以从多种角度分类。按病原体分：细菌性、病毒性、衣原体性、立克次体性、支原体性、螺旋体性、真菌性、原虫性、蠕虫性等；按传播途径分：消化道、呼吸道、虫媒、动物源性、性传播等；按病变部位分：局部性感染(如疖、痈等)，全身性感染(如败血症、血行播散型结核等)，神经系统感染，泌尿系统感染，肝炎、肺炎、脑炎等；按流行特点分：流行性、地方性、自然疫源性、人兽共患性、儿童性、季节性、烈性等；按传染病防治法分：法定传染病分为甲类、乙类、丙类。

(2) 分型　传染病还常按临床特点分型。

1) 按临床症状分：首先可分为无症状(隐性、亚临床性)感染及有症状(显性、临床性)感染 2 类。不同传染病两者比例不同，如人狂犬病病毒感染若不及时接种狂犬疫苗及抗狂犬病血清，一旦出现症状，病死率几乎 100%。麻疹 95%以上出现症状；乙型肝炎 5%～50%有症状；脊髓灰质炎仅 0.1%有症状。无症状感染又分为已愈者及病原携带者。前者体内已无病原体，但血清学试验阳性表明曾患某种传染病；后者体内有病原体存在并间歇排出而能传播该病，又可分为潜伏期、恢复期及健康带菌(病毒、虫)3 种情况，有症状感染即通常所指的传染病，又可分为典型及非典型。典型即常见的普通型，具有该病常见的症状和常见的病情经过；非典型者缺乏该病的一种或几种主要症状，并缺乏常见的病情经过。在非典型中还有几种特殊情况，如顿挫型，病程极短，但仍伴有比较明显的症状，可见于大叶性肺炎、肺炎支原体肺炎等；逍遥型，早期症状不明显，甚至不自觉有病，但在病情发作时，病理过程已在后期，或甚至在并发症出现之后，如伤寒可以肠出血或肠穿孔为最早的症状出现。非典型类型不仅在诊断上有困难，而且对传染源的管理造成困难。传染病有时也可以根据突出症状临床分型，如钩端螺旋体病分流感伤寒型、黄疸出血型、肺出血型、脑膜脑炎型等。

2) 按病程分：一般分为急性和慢性，有的病还分亚急性。乙型肝炎可分别表现上述 3 种病程。麻疹通常急性发病；单纯疱疹、带状疱疹、疟疾、结核、麻风等亦可长期潜伏后再发病，这类病原体长期潜伏宿主体内，既不引起明显症状及病变，又不排出病原体引起传播，称为潜在性感染。某些病毒感染要经过很长潜伏期后才发病，称慢病毒感染，如库鲁病及克-雅病，潜伏期长达 4～30 年。此外，一过性感染指病原体迅速被宿主清除、很快终止的感染，如拔牙后极短暂的无症状菌血症。迁延性感染指急性感染病程较长者，如伤寒热程超过 4 周；或指慢性感染病情较轻者，如慢性乙型肝炎。

3) 按病情分：常分轻、中、重和极重型。发病急骤而病情严重者称暴发型，如暴发型流行性脑脊髓膜炎、暴发型细菌性痢疾等，这些患者在主要症状尚未出现时，病情已经十分严重，必须积极抢救。轻型、重型、暴发型实际上亦属非典型类型，中型则为典型。

应当指出，传染病的分型是相对的，有的可以相互转变。临床类型的识别与划分对诊断确立、预后判断、治疗措施制定以及流行病学调查都有重大意义。

5. 全身性扩散　传染病发展过程中可以出现病原体蔓延和扩散以及其毒素由炎症区域经血管或淋巴管进入血循环，甚至病原体在血液内繁殖，引起全身性扩散的下列现象。

(1) 毒血症　毒血症(toxemia)指病原体在体内生长、繁殖或死亡时，所产生的毒素(内毒素或外毒素)、代谢产物或分解产物不断进入血流，引起全身功能紊乱及中毒性病理变化。毒血症在所有传染病中都可以见到其不同程度的表现，如发热、头痛、全身酸痛等一般现象，或表现为脑膜刺激征症状、麻痹性鼓肠、周围循环衰竭等，并在有外毒素的病原体(如白喉杆菌)引起中毒性心肌炎、咽喉神经麻痹等严重表现。

(2) 菌血症　菌血症(bacteremia)指细菌或其他病原体侵入血流后作短暂停留，但不繁殖，不久即由于人体的免疫作用而自血内消失。但亦可较长时期存在血循环中，出现所谓慢性菌血症，如布鲁菌病、脑膜炎奈瑟菌菌血症。不少传染病都有菌血症现象，某些传染病复发时可再度出现菌血症，如伤寒。菌血症时，毒血症症状可能加剧，也可能是未引起毒血症的一过性菌血症。皮疹的出现是菌血症的直接结果，如伤寒的玫瑰疹、脑膜炎奈瑟菌脑膜炎的瘀点和瘀斑。在菌血症期间，血培养、皮疹直接涂片或培养都可能找到病原体，往往用作实验室诊断方法。由细菌引起的称菌血症，由其他病原体引起者分别称病毒血症、立克次体血症、真菌血症与寄生虫血症。

(3) 败血症　败血症(septicemia)指病原体在全身防御功能大为减弱的情况下，不断侵入血液并在血液内繁殖，产生毒素，引起严重中毒症状。可以是原发病灶伴发败血症；也可以是原发病灶不显著，以全身严重败血症症状独立成为一组综合征，表现为波动很大的弛张热，伴大量出汗，烦躁不安，脉搏增快，皮肤有瘀点、瘀斑等，重者可发生中毒性休克、DIC或迁徙性病灶，甚至多器官功能衰竭。血培养可获阳性结果。常见的致病菌有金黄色葡萄球菌、大肠埃希菌以及其他革兰阴性杆菌。败血症与菌血症在国际文献中常常通用，意指两者均有毒血症。

(4) 脓毒血症　脓毒血症(pyemia)在败血症中，由于人体抵抗力的高度减弱以及具有化脓性质的革兰阳性菌数量多、毒力强，病原菌在各组织和脏器中引起转移性病灶，形成多发性脓肿，如在肝、肾、皮下形成脓肿。

第五节　传染病的诊断

陈　智

传染病的诊断主要依据以下3点：①特征性的临床表现。②流行病学资料。③特异病原体的检测。

(一) 临床资料

许多传染病都具有特征性的临床表现，如发热、皮疹、肝脾肿大或某些特征性体征。

1. 发热　发热是急性传染病的共同表现。有些传染病以热命名，如出血热、登革热、鹦鹉热、Q热、猩红热、回归热、鼠咬热等。许多传染病有其特殊的热型，对诊断具有重要的提示作用，常见的热型有：稽留热、弛张热、间歇热、双峰热、波状热、消耗热、再发热、双相热、不规则热等。

发热通常是人体对某种致病因子的一种病理生理反应。一般认为口温高于37.3℃，肛温高于37.6℃或一日体温变动超过1.2℃时称为发热。但个体间存在一定差异，如小儿代谢率较高，体温较成人稍高；年老者代谢率较低，体温可比青壮年稍低；妇女月经前较平时低，但排卵期与妊娠期则稍高。

体温是机体产热与散热两个过程的动态平衡结果，体温调节中枢位于下丘脑，神经、体液因素对体温均有调节作用。当机体感染各种病原体，如病毒、衣原体、支原体、立克次体、螺旋体、细菌及其毒素、真菌、原虫、抗原抗体复合物等外源性致热原，与内源性致热原如IL-1、IL-2、IL-6、TNF、IFN、PGE等，共同作用于体温调节中枢时，产热大于散热时即可导致发热。

根据发热的高低与热程可将发热分为长期发热和长期低热，一般将少于2周的发热称为急性发热，绝大多数由感染引起，病原体以病毒最为多见。发热超过2周，体温高于38.5℃以上称长期发热；其中长期低热为发热持续4周以上，体温37.5～38.4℃者。

2. 皮疹　皮疹是感染性疾病的一个重要特点，不同疾病可出现不同的皮疹。皮疹可以分成3大类：充血疹、出血疹和疱疹。

(1) 充血疹　包括丘疹、斑疹、猩红热样疹、荨麻疹等。主要病理为毛细血管扩张充血，细胞浸润与水肿。

(2) 出血疹　包括出血点、瘀斑、紫癜。多见于出血性疾病、败血症和血液病。病理为毛细血管通透性及脆性增强、栓塞或破裂致皮肤及黏膜出血，始为鲜红，后为暗红或紫色，小出血点吸收后不留痕迹，可有色素沉着。大量瘀斑能引起表皮坏死或结痂脱皮。

(3) 疱疹　包括水疱和脓疱。水疱表皮中层细胞退变，胞质(核)水肿、水肿细胞液化形成水疱。水疱初期透明，后因白细胞浸润而浑浊。如有大量白细胞浸润则形成脓疱。因累及真皮细胞常留瘢痕。

3. 肝脾肿大　病原体感染后一般均可引起肝脾肿大，但肿大的程度和质地在急性和慢性传染病中却各有区别。急性者轻中度肝肿大，常伴有隐痛，质地柔软，脾肿大常轻度、无压痛。慢性者肝肿大呈中度，脾肿大可为中度或重度，质地中度或偏硬。

4. 其他一些有诊断意义的特殊症状和体征　有些体征表现特殊，往往代表一种传染病的临床现象，如霍乱的无痛性腹泻，无里急后重，米泔水样大便，无粪臭；破伤风时严重肌强直，张口困难，牙关紧闭，角弓反张和苦笑面容等等，这些特殊表现为临床诊断提供了重要的依据。

(二) 流行病学资料

传染病在人群中发生、传播、蔓延及终止的过程形成了传染病的流行过程。这是传染病特有的现象。每种传染病的流行过程都有一定的特征，而且它还受到外界自然因素和社会因素的影响。了解传染病的流行病学特征有助于临床诊断。

1. 传染病的地区分布　传染病具有普遍性，在全世界范围广泛分布，但是分布不一定均匀，许多传染病局限于一定的地区范围，如黑热病、血吸虫病等；有些传染病可以由一些特定的动物为传染源和传播媒介，在一定条件下能传给人或家畜。到过疫区或接触过疫区来的人或动物对于早期诊断具有重要意义。

2. 传染病的时间分布 部分传染病具有严格的季节性和周期性。

3. 传染病的人群分布 与年龄、性别和职业有密切的关系。如百日咳和猩红热多发于1～5岁儿童，林业工人易被蜱叮咬而感染蜱传媒传染病，如森林脑炎、莱姆病等。

（三）实验室检查

机体受病原体感染后将产生一系列的改变，可通过有关技术进行检测，这对于诊断、治疗及流行病学调查均有重要意义。

1. 血液常规检查 白细胞的总数和分类在传染病的诊断中具有重要的参考价值。白细胞总数减少常见于流行性感冒、伤寒、黑热病、SARS等，而猩红热、流行性脑脊髓膜炎、败血症等常引起白细胞总数增加。中性粒细胞百分比常随白细胞总数的增减而增减。但是，在某些传染病中有所不同。如流行性出血热出现白细胞总数增高时，可见淋巴细胞的百分比增高，并有异常淋巴细胞出现。如出现中性粒细胞百分比增高，甚至有幼稚细胞出现而白细胞总数不高时，常提示感染严重。蠕虫感染如急性血吸虫病、肺吸虫病、旋毛虫病等常引起嗜酸粒细胞增多，尤其是寄生虫入侵组织的急性期较为明显。传染性单核细胞增多症时淋巴细胞增多并伴有异常淋巴细胞出现。

2. 病原体的检查

（1）*直接检查* 许多传染病可通过光学显微镜检出病原体而确诊，例如疟原虫、微丝蚴、杜氏利什曼原虫、溶组织阿米巴原虫及包囊、脑膜炎奈瑟菌、新型隐球菌、血吸虫卵、肺吸虫卵及其他寄生虫卵等。检查疟原虫和微丝蚴时，还可做湿标本用暗视野或相差显微镜观察其活动状态。有报道在产气荚膜杆菌败血症患者的外周血中，发现革兰阳性杆菌而作出败血症的诊断。急性痢疾杆菌患者的粪便用荧光染色法检查，只需1 h即可检出痢疾杆菌。

在病毒性疾病的诊断方面，在皮肤病灶中检查到多核巨细胞及核内包涵体时，可作为水痘-带状疱疹病毒或单纯疱疹病毒感染的辅助诊断；在患者鼻咽分泌物涂片中发现多核巨细胞可作为麻疹早期诊断的依据。

（2）*病原体分离* 依不同疾病取血液、尿、粪、脑脊液、骨髓、鼻咽分泌物、渗出液，活检组织等进行培养分离和动物接种。

1）培养分离：可分为人工培养基分离，组织或细胞培养。

人工培养基分离：一般细菌能在普通培养基或特殊培养基内生长，如伤寒杆菌、霍乱弧菌、钩端螺旋体、隐球菌等。在接种前宜先做涂片检查，在给予抗菌药物前宜多次抽血培养，采取血块或薄膜采集细菌可提高感染性心内膜炎、败血症等病原体的检出率。败血症或菌血症的各种皮疹特别是瘀点的涂片或培养也可检出病原体。分离和鉴定病原菌的标本必须做细菌对药物的敏感性实验，并保留其血清或脑脊液（CSF）进行杀菌试验，其结果有助于判断其疗效与预后。病毒及立克次体等必须在活细胞内复制、增殖。培养时应根据不同的病原体而选择不同的易感动物、组织或细胞进行培养分离。供培养的材料可有血液、鼻咽洗液、尿粪、脑脊液、痰、骨髓，也可取胆汁和活检组织等，标本采集须无菌操作并在用药前采集，有时外周血特别是白细胞，也可分离到病毒，如麻疹病毒、巨细胞病毒及EB病毒等。

组织或细胞培养：许多病毒会引起细胞病变（cytopathogenic effect，CPE），各组病毒有其特异的CPE，借以初步分类。有些病毒不引起CPE，可用干扰现象来检出风疹病毒与鼻病毒等。呼吸道合胞病毒及副流感病毒等能在HepG2等细胞中形成合体细胞。各个细胞系统对病毒的敏感性不同，从而可作出初步判断，然后用特异的血清学试验确定其型别。在分离病毒时，还需注意在原代细胞培养物中可能有内源性病毒，如SV40的污染及在传代细胞中可能有支原体或L型细菌的污染。

2）动物接种：如恙虫病立克次体接种于小鼠或棉鼠。鉴定某种带菌者例如白喉带菌者所带的白喉杆菌有无毒力也可用幼动物接种。在病毒分离中，虽然动物和鸡胚接种已可由细胞培养所取代，而在分离某几型柯萨奇A组病毒及大多数虫媒病毒时，则首选新生乳鼠。对于狂犬病的确诊，则可通过将死者脑组织接种3～4周龄小鼠并在其脑组织找特异的Negri包涵体。

3. 免疫学检查 由于免疫学诊断技术具有特异性强、灵敏度高、重复性好、操作简便等优点，已经成为临床上实验室诊断的一个重要组成部分，在传染病的实验室诊断和研究工作中占有非常重要的地位。不但可以诊断现症感染，还可以评价个体及群体的免疫状态。其中体液免疫的血清学检查可发现患者的血清或其他体液中的特异性抗体，以证明现症或既往的感染。反之，也可用已知抗体检查抗原，明确感染的病原体。临床所用的免疫学检查应具有灵敏、特异、操作简便、结果可靠等特点。

（1）**酶免疫测定** 酶免疫测定（enzyme immunoassay，EIA）是各种疾病的病原学诊断中最为常用的免疫学诊断方法之一。其基本原理是特异性抗原与抗体在一定的条件下可以牢固地结合，形成抗原抗体复合物，因此可将过氧化物酶、碱性磷酸酶等标记已知的抗体或抗原，用以识别样品中的抗体或抗原，然后用合适的底物溶液产生显色反应，借助于光学仪器或用肉眼判断结果。酶免疫测定的优点是灵敏度高、特异性强、重复性好、操作简便、结果可靠、标记试剂比较稳定，且无放射性危害。根据显色反应强弱，还可用于抗原或抗体的定量检测。

1）间接ELISA法检测特异性抗体：将已知的抗原包被到微量滴定板孔中，封闭后，加入待检抗体样品，洗涤后，加入酶标记的第二抗体，再次洗涤后加入底物，并观测颜色的变化，通过测定吸光度值，来定量待检抗体。

2）直接竞争ELISA法检测可溶性抗原：当同时有特异性抗体和有毫克量纯化或半纯化抗原可供使用时，本法最适用。首先在微量滴定板中包被抗原，封闭后，加入酶联抗体和待检的可溶性抗原，孵育，洗涤后加入底物并测定溶液吸光度值来反应抑制效应。竞争性抗原可以与酶联抗体结合，在后来的洗涤过程中被洗脱，这样就减少了酶联抗体与包被在滴定板上抗原的结合量，使最后的显色反应受到抑制。通过抑制效应的强弱来定量被检的抗原。

3）间接细胞ELISA法检测针对细胞表面抗原的特异性抗体：细胞表面的抗原或受体可以用现有的抗体或特异性的配体来检测，也可以应用已知细胞表面的抗原或受体检测相应的抗体和配体。

4）酶联免疫斑点法：酶联免疫斑点法（enzyme-linked immunospot，ELISPOT）是一种既可检测细胞又可以检测抗体分泌量的方法。其原理是用抗原包被固相载体，再加入抗体产生细胞，即可诱导抗体的分泌。分泌的抗体与包被抗原结合，在抗体分泌细胞周围形成抗原-抗体复合物，然后加入相应的酶标二抗，即可通过与底物显色反应的深浅，测定出抗体量，并可在光镜下观察。其主要优点是：①抗原用量少。②可同时检测不同抗原诱导的不同抗体分泌，并可定量。③可检测组织切片中分泌抗体的单个细胞。

5）免疫印迹：常称之为Western印迹，可用于检测单克隆或多克隆抗体识别的抗原。其原理是将大分子物质通过抽滤法或电转移的方法转移到固相载体上的过程。转移后的载体与相应的探针杂交，漂洗后置于含底物或探针的溶液中孵育，即可显出条带。

6）磁性抗体免疫技术：磁性抗体免疫技术（MAIA）以一种磁性微粒标记抗体结合待测物质，通过固定磁架上的磁铁吸附磁性微粒沉淀，从而达到分离的目的，反应过程均在液相中进行，接触面积大，不仅反应速度较快，而且充分，时间明显少于固相分离。该方法有绘制出的标准曲线相关性良好，线性范围宽，显色结果稳定，重复性较好，准确度高，无放射性污染等优点。

（2）免疫荧光检测技术　免疫荧光检测技术（immunofluorescence assay technique，IFAT）是根据抗原-抗体反应的原理，先将已知的抗原或抗体标记上荧光素制成荧光标记物，再用这种荧光抗体（或抗原）作为分子探针检查细胞或组织内的相应抗原（或抗体）。是一项将免疫学方法与荧光标记技术结合起来用于检测标本中特异性抗原或抗体的技术。该技术通过观察荧光强度大致反应所检测的抗原或抗体的数量。目前该技术已广泛地用于检测各种组织细胞、体液、排泄物或分泌物中特异性抗原或抗体。

免疫荧光检测技术可分为荧光抗体技术（fluorescence antibody technique，FAT；或称荧光抗体试验，fluorescence antibody test，FAT）、时间分辨荧光免疫测定（time-resolved fluorometry，TRFM或time-resolved fluoroimmunoassay，TRFIA）、荧光偏振免疫分析技术（fluorescence polarization immunoassay，FPIA）、均相荧光免疫测定（homogeneous fluorescence immunoassay，HFIA）和荧光激活流式细胞术（fluorescence activation cell sortery，FACS）5大类。

1）荧光抗体技术：某些物质，如异硫氰基荧光黄（fluorescein isothiocynate，FITC）、四乙基罗丹明（tetraethyl rhodamine B200，RB200）等可在紫外线的照射下发出荧光。这些物质被称为荧光素。在细胞或组织中形成的抗原-抗体复合物上含有荧光素，利用荧光显微镜观察标本，荧光素受激发光的照射而发出明亮的荧光（黄绿色或橘红色），可以看见荧光所在的细胞或组织，从而确定抗原或抗体的性质、定位以及利用定量技术测定含量。由于荧光抗体具有安全、灵敏的特点，因此已广泛应用在免疫荧光检测领域。根据荧光素标记的方式不同，可分为直标荧光抗体和间标荧光抗体。①直接荧光法：将荧光素标记在相应的抗体上，直接与相应抗原反应。其优点是方法简便，特异性高，非特异性荧光染色少；缺点是敏感性偏低，而且每检查一种抗原就需要制备一种荧光抗体。②间接荧光法：用一抗与标本中抗原结合，再用荧光素标记的二抗染色。该法优点是敏感度比直接法高，制备一种荧光素标记的二抗即可用于多种抗原的检查，但非特异性反应亦增加。

2）时间分辨荧光免疫分析：该技术是利用镧系元素为标记物，标记特异性抗原或抗体，用时间分辨技术测量荧光的新技术。1983年，Pettersson等首先报告用该方法测定人绒毛膜促性腺激素。经不断改进，TRFM已有动态分析范围广、标记物制备简单、稳定性好、有效使用时间长、测量速度快、易自动化、特异性强、灵敏度高等优点。具体有解离增强镧系元素荧光免疫分析、双标记时间分辨荧光免疫分析、酶放大时间分辨荧光免疫分析、时间分辨荧光免疫分析等。

3）荧光偏振免疫分析技术：该技术利用荧光素经单一波长的紫外偏振光照射时，能吸收光能并发射出相应的偏振荧光，其强弱程度与荧光分子的量呈正相关的原理，将荧光素标记在待检的药物、抗原或抗体上，通过特异性竞争结合，测定荧光偏振强度。据荧光偏振强度与待检物的浓度成反比关系，可精确地算出标本中的药物浓度。目前较常应用于血液中免疫复合物的定量检测、半抗原药物浓度的检测等。该技术有操作简便、出结果快、精确度高等优点，但仪器设备相对较为昂贵。

4）均相荧光免疫测定：该法无需对游离的标记物和已结合的标记物进行分离，仅需将各种有关试剂混合在一起，反应达到平衡后即可直接测定结果。该技术是利用荧光的激发、吸收、猝灭等理化特性，当标记抗原与特异性抗体结合后发生改变的原理而建立起来的检测方法。常用的是荧光猝灭免疫测定法（fluorescence quenching immunoassay，FQIA）和荧光保护免疫测定法（fluorescence protection immunoassay，FPIA）。荧光猝灭免疫测定法是将异硫氰酸荧光黄（FITC）标记在待检物上，如皮质醇，它可和标本中存在的皮质醇竞争地与特异性抗体结合，而用FITC标记的皮质醇与抗体结合时发生猝灭作用使FITC荧光减弱。当标本中皮质醇含量高时，与抗体竞争结合量较大，使游离的FITC标记皮质醇增多，经紫外线激发后荧光增强，两者呈正相关。据此可定量检测标本中皮质醇浓度。荧光保护免疫测定法是利用荧光素标记某种抗原，并用两种不同的抗体进行某种抗原的定量检测。一种抗体是某抗原的特异性抗体，另一种抗体是抗荧光素抗体。当这些试剂混合孵育时，抗荧光素抗体的猝灭作用可减少游离的FITC标记抗原的荧光发射量，而对已和特异性抗体结合的FITC标记抗原的荧光发射则无影响。当标本中含某种抗原较多时，竞争与特异性抗体结合，使游离的FITC标记抗原增多。由于受到抗荧光素抗体的猝灭作用，受激发后荧光的发射量反而减少，两者呈负相关。据此可定量地检测标本中某种抗原物质的浓度。

5）荧光激活流式细胞术：利用荧光标记抗体通过细胞抗原与细胞结合，用流式细胞仪作细胞分离、分析的新技术。请参阅本节第六部分。

（3）固相放射免疫测定　固相放射免疫测定（radioimmunoassay，RIA）具有特异性强、敏感性高、重复性好、所需标本量小等优点，因此是目前常用的免疫学检测方法之一。由于需用放射性核素，处理不当可造成环境污染、损害人体健康，所以应用时需格外谨慎。用于RIA的放射性核素有^{3}H、^{125}I、^{131}I、^{14}C和^{32}P等。临床上最常用的是^{125}I，其半衰期为59.7 d。

固相放射免疫测定是指将在RIA反应中形成具放射性的免疫复合物固定于某种固相材料表面，测定其放射性强度的方法。可用于RIA的固相材料有聚苯乙烯、聚氯乙烯、琼脂糖、脂质体、纤维素、尼龙等，最常用的是用聚苯乙烯制成的小珠或小试管。固相放射免疫测定可分为竞争法与非竞争法2大类，非竞争法又可分为直接法、夹心法、双夹心法等。

可用于放射性核素标记的物质有抗原、抗体或亲合素。因^{125}I的放射性较强、标记操作相对简便、半衰期适中，故在目前临床使用中最为常用。放射性核素的标记方法可分为直接氧化标记法和间接氧化标记法2大类。目前多采用直接氧化标记法。直接氧化标记法主要有氯胺-T法、氯甘脲法、乳过氧化物酶法、电解法等。目前，各种临床上常用的放射性核素标记的试剂合已有经过有关主管部门批准的商品供应，基本上可满足肝脏病临床检验和科研工作的需求。

固相放射免疫测定的影响因素较多，故对实验操作要求较高，需进行严格的检测质量监控。包括系统误差的评估、随机误差的评估、准确度评估、精确度评估、阴性对照评估和阳性对照评估等，以确保检测结果的可靠性。

（4）免疫胶体金技术　免疫胶体金技术（immune colloidal gold technique）是一项利用氯金酸（chloroauric acid，$HAuCl_4$）的水溶胶具有高电子密度、能和多种生物大分子结合的特性，作为非放射性免疫示踪剂的免疫学检测技术。经过多年发展，现已将该项技术用于免疫测定、免疫转印、流式细胞术等各种免疫学检测。

氯金酸在枸橼酸钠、鞣酸等还原剂的作用下，可聚合成一定大小的金颗粒，并由于静电作用而成为一种稳定的胶体状态。由于它在碱性环境下带负电荷，可与蛋白质分子的正电荷基团通过静电吸引而形成牢固的结合。根据胶体金的物理与化学特性，如高电子密度、大小、形状、颜色等，可用于免疫电镜检查、免疫组织化学检查、细胞分类等免疫学检查。

胶体金标记的基本原理是表面带负电荷的胶体金颗粒与带正电荷的蛋白质分子通过静电相吸作用而形成牢固的结合。溶液的pH应为该蛋白质的等电点或弱碱性。形成结合物中的蛋白质分子仍保持其生物活性。

胶体金标记技术主要用于电镜和普通光镜的免疫组织化学检查，亦可用于液相免疫测定、固相免疫测定、免疫转印、流式细胞术等。

1）胶体金液相免疫测定：用胶体金标记的特异性抗体检测标本溶液中的特异性抗原，经孵育后出现沉淀则提示检测结果阳性。可用肉眼判断或仪器测量检查结果。

2）胶体金固相免疫测定：常用的有斑点金银染色免疫测定（Dot-IGS/IGSS）、斑点金染色免疫测定（Dot-IGS）以及斑点金免疫渗滤测定法（dot immuno-gold filtration assay，DIGFA）。此方法已成功地应用于人类免疫缺陷病毒（HIV）的检查和人血清中甲胎蛋白的检测。

3) 胶体金流式细胞术：目前较常用于流式细胞术的是荧光素标记抗体与胶体金标记抗体。胶体金标记的细胞在波长为 632.8 nm 时，90°散射角可放大 10 倍以上，与荧光素标记的细胞无相互干扰作用，而且不影响细胞活性。因此，胶体金标记可用作流式细胞术的多因素细胞分选与分析。

(5) 化学发光免疫分析技术　化学发光免疫分析(chemiluminescence immunoassay, CLIA)是将具有高灵敏度的化学发光测定技术与高特异性的免疫反应相结合，用于各种抗原、半抗原和药物等的检测分析技术。是继放免分析、酶免分析、荧光免疫分析和时间分辨荧光免疫分析之后发展起来的一项新的免疫测定技术。

化学发光免疫分析技术是将发光物质标记在特异性抗原或抗体上，利用免疫反应和化学反应中释放的大量能量产生激发态中间体，当激发态中间体回复到稳定基态时，可发射出光子，利用发光信号测定仪测量其光子的发生量。其产生的光子量与免疫反应的强度成正比，故可用作定量检测。具有标本用量少、灵敏度高、快速、简便、无放射性等优点，因此非常适用于临床检验。

标记是将可发光的化学物质直接标记在抗体或抗原上，通过免疫反应，检测反应物中的发光强度。常用的化学发光物质有吖啶酯(acridinium ester)，在激发剂($NaOH+H_2O_2$)的作用下发出快速闪烁的光。目前应用的吖啶酯主要有 3 种衍生物，即吖啶酯Ⅰ、吖啶酯Ⅱ和吖啶酯Ⅲ。吖啶酯Ⅰ和吖啶酯Ⅱ分子中都有 *N*-羟基琥珀酰亚胺酯活化基团，与抗原或抗体末端的氨基于缓和条件下呈共价结合，具有化学发光活性和免疫反应特异性。吖啶酯Ⅲ则要在发生免疫反应时适量加入 *N*-羟基琥珀酰亚胺及缩合剂。在 3 种吖啶酯中，吖啶酯Ⅰ制备的标记物稳定性较差；而用吖啶酯Ⅱ制备标记物的稳定性较好，保存期常可达 1 年以上；用吖啶酯Ⅲ制备标记物的稳定性更好，故易于在临床实验室中推广应用。常用的吖啶酯Ⅲ衍生物为β丙氨酸吖啶。

酶标记化学发光免疫分析法是用酶标记抗体或抗原，发生免疫反应时免疫复合物上的酶作用于发光底物，在信号试剂作用下发光，因而可用发光信号测定仪进行发光强度测量。其发光强度与免疫反应的强度成正比。

常用作反应底物的发光剂有：①氨基邻苯二甲酰肼类：其中较常用的是鲁米诺(3-氨基邻苯二甲酰肼)和异鲁米诺(4-氨基邻苯二甲酰肼)。在有过氧化物酶和活性氧存在的情况下，生成激发态中间体，当其回复到基态时则发光，其波长为 425 nm。若在酶标记化学发光免疫分析系统中加入发光增强剂，如对-碘苯酚，可明显提高检测的灵敏度和缩短检测所需时间。②环 1，2-二氧乙烷衍生物：常用的是 AMPPD[3-(2′-spiroadamantane)-4-methoxy-4-(3′-phosphoryoxy)-phenyl-1，2-dioxetane]。在碱性磷酸酶作用下，磷酸酯基发生水解，脱去一个磷酸基而裂解为金刚烷酮和处于激发状态的间氧苯甲酸甲酯阴离子，当其回到基态时发光，波长为 470 nm。

(6) 免疫组织化学技术　免疫组织化学技术(immunohistochemistry technique)是通过将某种示踪技术已知的抗体识别组织细胞的某种特异性抗原并通过免疫反应与其结合，然后采用示踪技术直接或间接地获得显色，从而达到对该抗原进行识别、定位、定性或定量测定的目的。该技术的特点是将免疫反应的特异性与组织化学的直观性紧密地结合起来，用具有放大功能的普通光学显微镜、荧光显微镜或电子显微镜观察、判断检验结果。在免疫组织化学技术中所应用的示踪物主要有荧光物质、过氧化物酶、生物素、胶体金、胶体银和胶体铁等。目前，该项技术已被广泛地应用于传染病及其他领域的临床与科研工作。

免疫组织化学技术主要包括免疫荧光组织化学技术、免疫酶组织化学技术、亲和组织化学技术和免疫金属标记组织化学技术。

1) 免疫荧光组织化学技术：免疫荧光组织化学技术是采用荧光素标记抗体(或抗原)，通过免疫反应，使待检组织或细胞标本中的特异性抗原(或抗体)与其形成带有荧光素的抗原-抗体免疫复合物，紫外线激发后用荧光显微镜观察，根据其发出的荧光，判断有无某种特异性抗原(或抗体)存在及其所处的位置、范围和强弱。如果检查结果完全无荧光，则提示该标本中不存在某种靶抗原。免疫荧光组织化学技术可分为直接法、间接法、补体结合法和双重免疫荧光染色法 4 类。①直接法：是指直接用荧光素标记某种特异性抗体或抗原，通过免疫反应与组织、细胞中的特异性抗原或抗体形成带荧光素的免疫复合物，在荧光显微镜下显出明亮的荧光。该法的优点是操作简便、快速、干扰因素少和特异性强。缺点是用荧光素标记物只能用于检测一种抗原或抗体，且灵敏度偏低。②间接法：是指加入抗某种抗原的 IgG 抗体作为第一抗体，通过免疫反应与组织细胞中的相应抗原结合，再用荧光素标记的另一种动物抗该 IgG 抗体的抗体(第二抗体)形成免疫复合物，然后在荧光显微镜下观察。间接法的优点是可用一种荧光素标记的抗体与不同的第一抗体配合检测多种靶抗原，而且检测灵敏度比直接法高。间接法不但可用于检测抗原，而且可用于检测抗体。③补体结合法：是用荧光素标记抗补体 C3 的抗体，若检查标本中存在某种抗原，则可形成抗原-抗体-补体-荧光素标记抗体的大分子免疫复合物，在荧光显微镜下可见明亮的荧光。④双重免疫荧光染色法：是指在一次操作中同时检测标本中可能存在的两种抗原。如用在紫外线照射下呈橘红色的罗丹明(RB200)标记第一种特异性抗体，用呈黄绿色的异硫氰基荧光黄标记第二种特异性抗体，因其在紫外线照射下发出不同颜色的荧光，故可同时检测两种抗原。

2）免疫酶组织化学技术：免疫酶组织化学技术又可分为2大类：酶标记免疫酶组织化学技术与非酶标记免疫酶组织化学技术。①酶标记免疫酶组织化学技术的原理是用过氧化物酶，如辣根过氧化物酶（horseradish peroxidase，HRP）标记某种抗体（或抗原），让其在一定条件下与组织细胞中的相应抗原（或抗体）发生免疫反应而产生带过氧化物酶的免疫复合物，加入无色底物后可催化其发生显色反应，因而可通过观察是否显色和显色的强弱判断标本中是否存在某种抗原、其分布的位置及数量多少。免疫酶组织化学技术中常用的酶是辣根过氧化物酶，常用的底物是3,3-二氨基联苯胺盐酸盐（diaminobenzidine，DAB）。②非酶标记免疫酶组织化学技术的原理是用过氧化物酶作为抗原，制备出特异性抗体，当免疫复合物中含有该抗体时，加入过氧化物酶与反应底物后即发生显色反应。

3）亲和组织化学技术：亲和组织化学技术不同于其他免疫组织化学技术之处是除了免疫反应外，部分反应是利用两种物质之间的高度亲和力而结合，常用的有亲和素与生物素、植物凝集素和糖类、葡萄球菌A蛋白与IgG、激素与受体等。亲和组织化学技术具有特异性强、灵敏度高、操作简便等优点。

4）免疫金属标记组织化学技术：有4种。①免疫胶体金法：是用胶体金标记抗体或抗原检测相应的抗原或抗体，其检测结果既可用免疫电镜观察，亦可用普通光学显微镜观察。用普通光学显微镜观察检验结果时金属颗粒直径应在20 μm以上。②免疫胶体金银法：其原理是利用胶体金颗粒催化显影液中的银离子在还原剂（对苯二酚）存在的情况下被还原为银原子，在金颗粒周围形成一个银圈，使结果更明显，从而提高检测灵敏度和敏感性。③彩色免疫金银法：其原理是在抗原处形成的银颗粒经铁氰化钾与溴化钾作用被氧化为溴化银，后者与彩色显影剂接触时被还原为金属银，而彩色显影剂则被氧化而由无色变为有色，沉积于银颗粒部位，使金属银变为银离子。④免疫胶体铁法：是采用胶体铁标记抗体，通过与普鲁蓝反应而显色，可用普通光学显微镜或免疫电镜观察检测结果。

4. 分子生物学检查 分子生物学诊断是通过直接探查基因的存在状态或缺陷对疾病作出判断的一种诊断方法。其探测目的物可以是DNA或RNA，前者反映基因的存在状态，而后者反映了基因的表达状态。探查的基因又分为内源基因（即机体自身的基因）和外源基因（如病毒、细菌等）2种，前者用于诊断基因有无病变，而后者用于诊断有无病原体感染。

由于分子生物学诊断技术具有高度敏感性和特异性，操作简便、迅速，因此广泛应用于病毒、细菌、支原体、衣原体、立克次体、螺旋体以及寄生虫感染的诊断，具有代表性的分子生物学诊断技术主要有三大类：核酸分子杂交、聚合酶链反应（polymerase chain reaction，PCR）和DNA芯片（DNA chip）技术。

（1）核酸分子杂交 具有一定互补序列的核苷酸单链在液相或固相中按碱基互补配对原则缔合成异质双链的过程叫核酸分子杂交。应用该技术可对特定的病原体DNA或RNA序列进行定性或定量检测。目前，核酸分子杂交技术在分子生物学诊断技术中仍占重要地位，按反应支持物可分为固相杂交和液相杂交两种，前者应用较广，有Southern印迹杂交、Northern印迹杂交、斑点杂交、夹心杂交（三明治杂交）、原位杂交和寡核苷酸探针技术等。核酸分子杂交主要涉及2个方面：待测的DNA或RNA，以及用于检测的DNA或RNA探针。探针标记的好坏决定检测的敏感性。

（2）聚合酶链反应 1985年PCR技术问世，具有简便、灵敏的特点。PCR应用于分子生物学诊断，使之发生了革命性变化。PCR技术可使待测样品中的目的基因片段在几小时内扩增百万倍。如果标本中原来的目的基因达到fg级水平，就可以通过简单电泳和溴化乙啶（EB）显示扩增后的核酸片段区带。从检测区带的电泳位置看它是否符合引物设计的扩增长度，就可省略探针杂交的复杂操作过程而得出确切的检测结果。如果样品中模板量低于fg级水平，则在EB显示时就不能看到明亮的区带（出现明显EB检测带的量是ng级）。由于操作简便、迅速，因此广泛应用于病毒感染的诊断。可以引起人类感染性疾病的病毒种类很多，均可造成相应的病毒血症并侵入特定脏器，因此，通过PCR检测血中及受累脏器中病毒感染具有十分重要的意义。

荧光定量PCR在反应管封闭条件下进行，不需电泳和紫外线或染色观察。杜绝扩增产物污染，简化了操作步骤，克服了操作误差，比常规PCR的定性更准确，适用于现有各种PCR检测项目。

病原体的定量检测在传染病治疗过程的监测病情和评价药效等方面具有重要价值。荧光定量PCR可以准确定量出高至10^{10}，低至0个拷贝数的病原体，定量范围极宽，具有重要的临床诊断价值。以乙肝为例，表面抗原强阳性的患者血清中可测得高达每微升10^5～10^8的病毒颗粒，随着治疗的进程，病毒拷贝数逐步降低直至阴性，病情好转，而此时患者血中可能仍能检出病毒抗原。另有部分患者血清中病毒抗原转阴后，采用定量PCR仍能检出病毒核酸。据此，可建立考核抗乙型肝炎病毒治疗疗效的分子诊断标准。

（3）DNA芯片技术 所谓DNA芯片，是指利用大规模集成电路的手段控制固相合成成千上万个寡核苷酸探针，并把它们有规律地排列在指甲大小的芯片上，然后将要研究的材料如DNA、RNA或cDNA用荧光标记后在芯片上与探针杂交，再通过激光共聚焦显微镜对芯片进行扫描，并配合计算机系统对每一个探针上的荧光信号作出比较和检测，从而迅速得出所需的信息。DNA 芯片具有高通量、高灵敏度、高特异性的优点，可用于疾病的分子生物学诊断、表达谱分析、突变检测、基因筛选等领域。

近年来 DNA 芯片领域有一个重大进展，以人类 cDNA 文库的一条已知 cDNA 而不是寡核苷酸作为列阵单元，这样它可与不知序列的相应的 DNA 或 RNA 杂交，每一个单链 DNA，它的姓名和在列阵中的位置是精确已知的，这种 DNA 微列阵是对传统 DNA 芯片的重要补充。随着科学的进展，除了寡核苷酸，蛋白质、抗体和特异于某金属的螯合物及其他相应化学物质都已被用来作为列阵单元，即生物芯片技术。

参考文献

[1] Southern EM. Detection of specific sequences among DNA fragments separated by gel electrophresis [J]. J Mol Biol, 1975, 98: 503.

[2] Rebhan M, Chalifa-Caspi V, Prilusky J, et al. Genecards, a novel functional genomics compendium with automated data mining and query reformulation support [J]. Bioinformatics, 1998, 14(8): 656-664.

第六节 传染病的治疗

马亦林

传染病治疗的目的除了治愈患者外，尚有消除病原体、防止疾病传播及流行的作用。传染病的合理治疗源于正确的诊断，不同疾病有不同的治疗方法，包括一般治疗、对症治疗、病原治疗、合并症与后遗症治疗等。

(一) 一般治疗

一般治疗是指用于保护与支持患者的各种生理功能的治疗，其重要意义不次于病原治疗。在恢复期和慢性期，病原体在疾病过程中已不再占重要地位时，一般治疗往往成为主要治疗方法。一般治疗包括以下几方面。

1. 隔离 具有多种意义，包括：①控制传染源。②防止病原体向外播散，便于管理与消毒。③防止患者间交叉感染及继发感染。具体方法见附录六。

2. 护理 良好的护理对传染病的治疗具有重要意义。病室应安静、清洁，空气新鲜、流通，光线充沛（破伤风、狂犬病患者例外），温度适宜。昏迷患者应采用各种口腔消毒剂，以减少口腔感染。高热或出汗较多患者应采用温水擦浴，以减少皮肤感染。神志不清者应经常翻身、改换体位，以防止发生压疮。

3. 饮食 保证一定热量的供应。根据病情给予易消化吸收、富有营养、合口味的食物，以维持人体正常代谢，补偿组织损害，提高机体的防御力量。必要时喂食、鼻饲或静脉补给营养品或血制品。

4. 补液及纠正电解质紊乱 由于传染病多数有发热，因此适量补充液体及盐类的损失借以改善循环，纠正酸中毒及促进毒素的排泄甚为重要。尤其对有呕吐、腹泻等症状患者，轻者应口服补液，重者应从静脉补充。

5. 给氧 危重患者有循环衰竭或呼吸困难出现发绀时，应及时给氧，经鼻吸入 2～4 L/min，经口吸入 6～8 L/min。

(二) 对症治疗

对症治疗在传染病的治疗中是不可缺少的组成部分，可以缓解患者症状，减少患者痛苦。同时，传染病有些症状可以造成人体组织的严重损伤和病变，甚至发生死亡。

1. 降温 高热可引起严重脑缺氧，导致脑组织损伤，可发生脑水肿、惊厥等表现。降温可先用物理方法退热，如头枕冰袋、乙醇或温水擦浴、温水灌肠等。如物理降温不满意者可用药物降温，但应从小剂量开始，以免用药后大量出汗引起虚脱。常用复方对乙酰氨基酚或对乙酰氨基酚（泰诺林）等，小儿可用 20%安乃近滴鼻。

2. 止痉 惊厥是传染病常见的症状，尤其在中枢神经系统感染及小儿感染性疾病多见。惊厥可加重缺氧，尤其是脑缺氧，使病情恶化或出现后遗症。可应用地西泮（安定）、苯巴比妥等予以镇静、止痉。亦可用水合氯醛口服或灌肠。

3. 减轻毒血症 严重感染性疾病或传染病常出现明显毒血症，如伤寒、败血症等。毒血症可表现高热、烦躁不安、神志障碍和一些中毒性并发症，如中毒性休克、中毒性脑病及中毒性心肌炎等。因此对毒血症的治疗除控制感染外，可同时应用肾上腺皮质激素，如氢化可的松（200～300 mg/d）、地塞米松（10～20 mg/d）或甲泼尼龙（10～200 mg/d）静脉滴注。一般宜应用

2～5 d，待中毒症状缓解后停用。

4. 脱水治疗 中枢神经系统传染病，如流行性脑脊髓膜炎、流行性乙型脑炎、病毒性脑膜脑炎、隐球菌脑膜炎及其他严重感染所致的中毒性脑病，均可并发脑水肿。严重脑水肿可发展为脑疝而引起呼吸衰竭。因此，在此类传染病病程中，密切观察和防止脑水肿的发生甚为重要。一般应用高渗性脱水剂治疗，常用有 20%甘露醇 250 ml 快速静脉给药（要求 15 min 内），每 4～6 h 1 次，或间断加用呋塞米（速尿）20 mg/次。

（三）病原治疗

病原治疗又称特异性治疗，是传染病治疗中的关键。早期应用可以达到早期消灭病原体，使病情好转和控制疾病的传播。

1. 抗病毒治疗 目前有效抗病毒药物尚不多，主要是作用于病毒复制过程的不同靶位和特异性酶，而对宿主细胞毒性相对较低的一些药物。如金刚烷胺（amantadine）、扎那米韦（zanamivir）、奥司他韦（oseltamivir，达菲）对甲型流感病毒感染有效，尤其奥司他韦包括对甲流 H5N1 及 H1N1 病毒均有效。阿糖腺苷单磷酸（arabinosyl adenine - AMP）、阿昔洛韦（acyclovir）、伐昔洛韦（valaciclovir）、索立夫定（sorivudine）等对水痘-疱疹病毒、EB 病毒、巨细胞病毒等感染有效。更昔洛韦（ganciclovir）对巨细胞病毒有显著抑制作用。拉米夫定（lamivudine）、恩替卡韦（entecavir）、替比夫定（telbivudine）、阿德福韦酯（adefovir dipivoxil）及替诺福韦酯（tenofovir disoproxil fumarate）抑制乙型肝炎病毒逆转录酶作用强，是目前常用的抗乙型肝炎病毒药物，后两种对拉米夫定耐药乙肝病毒仍有作用。利巴韦林（病毒唑，三氮唑核苷，ribavirin）为广谱抗病毒药，主要用于病毒性呼吸道感染、疱疹性角膜炎、流行性出血热及慢性丙型肝炎等，有一定疗效。抗人类免疫缺陷病毒（HIV）的药物目前多主张联合疗法，即高效抗逆转录病毒治疗（HAART），根据卫生部艾滋病诊疗指南（一线方案）采用核苷类中的齐多夫定（zidovudine，AZT）、拉米夫定（3TC）等加非核苷类中的依非韦伦（efavirenz，EFV）或奈韦拉平（nevirapine，NVP）等，或加蛋白酶抑制剂中的印地那韦（indinavir，IDV）等，可使血浆中 HIV - 1 RNA 降低到常规方法无法检出的水平。天然型与基因重组型干扰素临床上用作抗乙型肝炎病毒的治疗已有多年，有一定疗效，近来又研制出聚乙二醇干扰素（peginterferon），每周注射 1 次即可，由于其免疫原性小，产生抗干扰素中和抗体少，毒性也较低，可提高临床疗效。

2. 抗菌治疗 临床上应用抗菌药物包括抗生素和化学合成药物。20 世纪 90 年代以来，许多传统使用的抗生素对常见感染不再有效，新上市的广谱、高效抗生素在应用几年后即诱生出耐药菌株，耐药性的传播及耐药率的上升非常迅速。据 2008 年 1～12 月 12 所教学医院临床分离菌用 Kirby - Bauer 法进行药敏试验结果：耐甲氧西林金黄色葡萄球菌（MRSA）和耐甲氧西林凝固酶阴性葡萄球菌（MRCNS）分别占金黄色葡萄球菌和凝固酶阴性葡萄球菌的 55.9%与 75.9%；大肠埃希菌中产超广谱 β 内酰胺酶（ESBLs）株平均为 56.23%，克雷伯菌属中产 ESBLs 平均为 43.6%；肠球菌属中均出现少数耐万古霉素和替考拉宁菌株（VRE）。又据国内报道：肺炎链球菌耐青霉素株（PISP）为 14%～30%，小儿分离株中耐药率较成人为高；肠杆菌属、枸橼酸杆菌属、克雷伯菌属和普鲁威登菌属对头孢噻肟、头孢曲松和头孢他啶的耐药率分别达 34%～47%、34%～56%和 21%～41%。近年又在南亚发现新的产碳青霉烯酶——新德里金属β内酰胺酶- 1（NDM - 1）的肠杆菌科细菌感染，对目前常用的抗菌药物均耐药，只对替加环素与多黏菌素 E 敏感，媒体将其称为“超级细菌（superbug）”，已引起医学界高度重视。综上所述，细菌耐药性仍是目前临床上的严重问题，因此，科学合理地应用抗菌药物，减缓细菌耐药性的上升是当前每位医师的神圣使命。

近年来，针对耐药菌感染的增多的现状，一些抗菌活性更强的新药研究获得进展，并逐渐推向市场。如β内酰胺类广谱半合成青霉素（阿洛西林、美洛西林等）及与β内酰胺酶抑制剂复合的抗生素（他唑西林、头孢哌酮/舒巴坦等）；第四代头孢菌素（头孢匹罗、头孢吡肟）；碳青霉烯类（美罗培南、ertapenem 等）及青霉烯类的法罗培南酯（faropenem daloxate）；氨基糖苷类的阿司米星（astyomicin）、异帕米星（isepamicin）及阿贝卡星（arbakacin）等；大环内酯类亚组的酮内酯类（如 telithromycin）；糖肽类的替考拉宁（teicoplanin）及 oritavancin（LY333328）；四环素类的米诺环素及其衍生物甘氨酰环素类如替加环素（tigilcycline）。其他尚有对 MRSA、MRCNS 及 VRE 等耐药菌均有效的新品种，如链阳性菌素（streptogramins）的奎奴普丁/达福普丁（quinupristin/dalfopristin）复合物（即 synercid）、晚霉素（evernimicins）及肽内酯类（peptolides）的达托霉素（daptomycin）等。化学合成抗菌药物的发展也很迅速，尤其在喹诺酮类推出的新品种，对革兰阳性球菌的抗菌活性增强，对革兰阴性杆菌仍保留良好作用，同时对厌氧菌、支原体、衣原体及结核分枝杆菌也有作用的新品种，如加替沙星（gatifloxacin）、莫昔沙星（moxifloxacin）、吉米沙星（gemifloxacin）及西他沙星（sitafloxacin）等，前两者已获准上市，后两者正在临床试验中。其他新型化学合成抗菌药物尚有恶唑烷酮类（oxazolidinones）如利奈唑胺（linezolid）已于 2000 年 4 月获美国 FDA 批准注册上市，该药对 MRSA、VRE 及 PRSP 均具有良好抗菌活性。抗真菌药物中除了两性霉素 B 及其含脂类制剂如两性霉素B脂质体(ambisome)、两性霉素B脂质复合体(abelcet)及两性霉素B胆固醇复合体(amphotec)外,主要为第二代三唑类药物如伏立康唑(voriconazole)、posaconazole及ravuconazole等是目前最强的抗真菌新产品,并且对耐氟康唑菌株也敏感。新一代抗真菌药棘白菌素类(echinocandins)为一组脂肽类化合物,破坏真菌的细胞壁,对人类毒性低,具有广谱抗真菌作用,并且对氟康唑耐药株也有效,其品种有米卡芬净(micafungin)、卡泊芬净(caspofungin)及anidulafungin等进行临床试验。

3. 抗寄生虫治疗 自从发现抗氯喹恶性疟原虫以来,国内外开发出了多种新的抗疟药,国外推出的有甲氟喹(mefloquine)、氯氟菲醇(halofantrine)、阿托泛醌(atovaquone);国内推出新药有哌喹、咯萘啶、青蒿素及其衍生物本芴醇(benflumetol)等,其中青蒿素类如青蒿琥酯(artesunate)、蒿甲醚(artemether)及双氢青蒿素(dihydroartemisinin)等口服制剂或注射剂应用较多。近来国际上正兴起以青蒿素类药为主体的复方制剂,如国内研制的双氢青蒿素哌喹(artekin),经中国、越南、泰国及柬埔寨的临床研究证明,只需2 d服药4次就可达到高治愈率;瑞士生产的复方蒿甲醚(coartem)只需3 d分服6次也有同样较好的疗效。阿苯达唑(albendazole,即丙硫咪唑)及甲苯达唑(mebendazole)是目前治疗肠道线虫病最有效的药物。治疗丝虫病除乙胺嗪及呋喃嘧酮外,近来推出伊维菌素(ivermectin)对淋巴丝虫及盘尾丝虫感染均有效。抗吸虫药物主要为吡喹酮,对血吸虫病疗效明显,并且对华支睾吸虫及并殖吸虫感染也有相当疗效;三氯苯达唑(triclabendazole)对肝片吸虫及并殖吸虫均有明显的杀虫作用。

(四)免疫治疗

免疫治疗可以提高人体的免疫功能,尤其是特异性免疫功能能清除病原体及其毒素,增强抗病能力,因此也是传染病治疗中的重要治疗措施。

1. 抗毒素 一些以毒素作为主要病因的传染病,如白喉、破伤风、肉毒中毒等均必须应用抗毒素治疗。由于这些抗毒素都是动物的血清,对人体可出现异性蛋白的变态反应,因此治疗前必须作皮肤试验。

2. 干扰素 干扰素有抗病毒、抗肿瘤及提高机体免疫功能的作用。其免疫调节作用主要是增强细胞毒性T细胞、NK细胞、K细胞及巨噬细胞功能,具有对病毒感染细胞的免疫杀伤和清除病毒的作用。可用于慢性乙型肝炎和丙型肝炎的抗病毒治疗。

3. 胸腺素 胸腺素在我国临床应用已二十余年,国内主要是由猪或小牛胸腺中提取的胸腺肽,能促进T细胞分化、成熟,并增强其细胞免疫功能。本品主要活性成分是由28个氨基酸组成的多肽称为胸腺肽α_1(thymosin α_1),现已可化学合成,动物试验证明能明显抑制嗜肝DNA病毒的复制。

4. 自体LAK细胞 近年来认为自体LAK(lymphokine activated killer)细胞是淋巴因子活化的杀伤细胞,受IL-2激活后,可以明显增强免疫杀伤细胞对乙型肝炎病毒感染细胞的细胞毒活性,有利于乙型肝炎病毒的免疫清除。因此,国内有人采用自体LAK细胞回输疗法治疗慢性乙型和丙型肝炎。

其他免疫调节剂尚有免疫核糖核酸、转移因子、猪苓多糖及香菇多糖等。

(五)合并症与后遗症治疗

有些传染病常出现多种合并症,如伤寒可出现肠出血、肠穿孔及胆囊炎等;败血症可出现中毒性休克、中毒性脑病及中毒性心肌炎等合并症。因此必须及时发现,有针对性地采取有效措施予以治疗。

有些传染病会出现后遗症,尤其是中枢神经系统传染病,如流行性乙型脑炎、脊髓灰质炎、流行性脑脊髓膜炎等,均可出现脑神经麻痹和(或)肢体瘫痪等。除在急性期应积极治疗,减轻组织的损伤外,在恢复期出现后遗症时,应早期进行功能锻炼、理疗、针灸及高压氧等康复治疗(rehabilitative therapy),使功能得以恢复,减少及减轻后遗症的发生。

(六)基因治疗

近年来随着分子生物学的理论和技术有了飞速的发展,基因治疗成为了医学研究的热点。对于一些传染病,尤其是难治性的病毒性疾病,如艾滋病、乙型肝炎等进行了基因治疗的研究。基因治疗主要有反义寡核苷酸(antisense oligonucleotides, ASONs)、核酶(ribozyme)或脱氧核酶(deoxyribozyme)及治疗性核酸疫苗(therapeutic nucleic acid)等。虽然在体外有些基因治疗技术提示对HIV和乙型肝炎病毒有明显抑制作用,但还需要进一步进行动物实验研究和临床试验以证明其有效性和安全性。

(七)中医中药治疗

中医中药(traditional Chinese medicine)治疗传染病的理论基础是建立在“正邪分争”的认识基础上,所以治疗原则是“扶正祛邪”。“扶正”就是根据临床病象的变化来调节人体的病理生理功能;“祛邪”就是通过人体本身的生理功能来排除或消灭侵入人体的“毒气”或“邪气”和使用一些“解毒”药物,达到“解毒祛邪”的效果。尤其中医学历代医学家对发热性疾病的治疗积累了极为丰富的经验,留有许多专著如《伤寒论》《温疫论》及《温病条辨》等。治法应采用辨证施治,结合透表、清热、解毒、除湿、凉血、化瘀、熄风、滋阴、益气及温中等,以对症疗法或支持疗法的作用调整患者各系统的功能,促进患者的康复。某些中药如黄连、鱼腥草、板蓝根、苦参碱等还有一定的抗微生物作用,青蒿素及其衍生物具有明显的抗疟原虫及血吸虫童虫作用。但也要注意,一些草药如含野百合碱(如农吉利、千里光、土三七、猫尾草)、含延胡索乙素(如元胡、金不换)、含皂苷和黄酮苷(如黄药子、缬草、番泻叶、槲寄生)、含萜和内酯类(如苦楝、决明、贯众、艾叶)等植物类及动物类如鱼胆、蟾酥、红娘子和矿物类如雄黄、密陀僧等,已发现连续服用后可诱发肝损害的报道。

参考文献

[1] 汪复,张婴元.实用抗感染治疗学[M].北京:人民卫生出版社,2005:161-320.

[2] 马亦林.若干耐药致病菌感染近况及抗菌药物治疗的选择[M]//厉有名.内科学新进展.杭州:浙江大学出版社,2009:390-400.

[3] 汪复,朱德妹,胡付品,等.2008年中国CHINET细菌耐药性监测[J].中国抗感染与化疗杂志,2009,9(5):321-329.

[4] 陈耀凯.抗病毒治疗[M]//王宇明,胡仕琦.新发感染病.北京:科学技术文献出版社,2006:61-77.

[5] 马亦林."超级细菌"——产NDM-1肠杆菌科细菌感染及对策[J].中华临床感染病杂志,2010,3(5):257-258.

[6] Robert C, Moellering JR. Principles of anti-infective therapy [M]// Mandell, Donglas, Bennett. Principles and practice of infectious diseases [M]. 5th ed. Harcourt Asia: Churchill Livingstone, 2000:223-235.

[7] Waites KB, Duffy LB, Dowzicky MJ. Antimicrobial susceptibility among pathogens collected from hospital patients in the United States and in vitro activity of tigecycline, a new glycycline antimicrobial [J]. Antimicrobial Agents Chemother, 2006,50(10):3479-3484.

第七节　传染病的预防

马亦林

传染病的预防工作是一项长期艰巨的任务,应将经常性的预防措施和在传染病发生后所采取的防疫措施相结合,也就是经常与突击相结合的原则。在经常性的预防措施中,应把搞好爱国卫生运动放在首位,在农村要认真搞好两管(管水、管粪)、五改(改良水井、厕所、畜圈、炉灶、环境),并把它纳入发展农业生产和建设社会主义新农村的规划。在城市要加强粪便、污水、垃圾的处理,城乡都要搞好饮食卫生等。所有一切措施都是针对构成传染病流行的3个环节,对这3个环节必须同时采取综合措施,以达到取长补短,相辅相成的目的。但又要根据不同病种的特点和具体情况,在3个环节中抓住主要环节,加紧预防,达到综合措施与重点措施相结合的目的。对一些新出现的传播快、病死率高的急性传染病,应根据我国国务院于2003年5月7日公布的《突发公共卫生事件应急条例》要求,加强监测,全面掌握疫情动态,千方百计地控制疫情扩散蔓延。预防工作还必须坚持反复斗争,并对一些已经消灭的传染病,也不能放松警惕,防止重新出现。因此必须采取疫区检疫和交通检疫的措施,尤其当今在改革开放大好形势下,外来人员不断增多,加强检疫,防止传染病的输入,极为必要。

(一) 控制传染源

1. 早期发现传染病并及时向有关防疫部门报告 对传染病患者必须早期发现和早期诊断,早期发现传染源是预防传染病传播的重要措施。医务人员在必要的实验室检查配合下早期作出正确诊断对患者和人群都是十分重要的。在作出诊断时必须参考流行病学资料,如接触史、居住地区、职业、季节等,它们对作出诊断颇有启发。

当传染病已经作出诊断后,必须及时向有关防疫部门报告,报告人除医务人员等法定报告人外,患者家属等义务报告人都应及时报告,使防疫部门能及时掌握疫情进行登记,并作必要的流行病学调查和防疫措施。我国于1989年2月21日公布,并于1989年9月1日起施行的《中华人民共和国传染病防治法》,又于2004年8月28日第十届全国人民代表大会常务委员会第十一次会议修订,将法定传染病分为3类37种。

(1) 甲类传染病　是指鼠疫、霍乱。

(2) 乙类传染病　是指甲型H_1N_1流感、传染性非典型肺炎、艾滋病、病毒性肝炎、脊髓灰质炎、人感染高致病性禽流感、麻疹、流行性出血热、狂犬病、流行性乙型脑炎、登革热、炭疽、细菌性和阿米巴性痢疾、肺结核、伤寒和副伤寒、流行性脑脊髓膜炎、百日咳、白喉、新生儿破伤风、猩红热、布鲁菌病、淋病、梅毒、钩端螺旋体病、血吸虫病、疟疾。

(3) 丙类传染病　是指流行性感冒、流行性腮腺炎、风疹、急性出血性结膜炎、麻风病、流行性和地方性斑疹伤寒、黑热病、包虫病、丝虫病,除霍乱、细菌性和阿米巴性痢疾、伤寒和副伤寒以外的感染性腹泻病,手足口病。

根据《中华人民共和国传染病防治法实施办法》疫情报告规定:①对甲类传染病、乙类传染病中传染性非典型肺炎和艾滋病、肺炭疽、脊髓灰质炎的患者、病原携带者或疑似患者,城镇应于2 h内、农村应于6 h内通过传染病疫情监测信息系统进行报告。②对其他乙类传染病患者、疑似患者和伤寒、副伤寒、痢疾、梅毒、淋病、乙型肝炎、白喉、疟疾的病原携带者，城镇应于6 h内、农村应于12 h内通过传染病疫情监测信息系统进行报告；对丙类传染病和其他传染病，应当在24 h内通过传染病疫情监测信息系统进行报告。③对食物中毒等突发公共卫生事件必须在被发现后2 h内，报到所在地县级人民政府卫生行政部门。接到报告的卫生行政部门应当在2 h内向本级人民政府报告，并同时通过突发公共卫生事件信息报告管理系统向卫生部报告。对可能造成重大社会影响的突发公共卫生事件，卫生部应立即向国务院报告。

2. 对接触者和病原携带者的处理 根据具体情况，进行医学观察、检疫或隔离，以免遗漏正处在潜伏期的患者和病原携带者。观察和检疫的期限依病种不同而异，亦可进行预防接种与药物预防。

3. 对动物源性传染病的处理 对动物有的可采用消灭的方法，但如家畜等则可施行隔离和治疗，并妥善处理其排泄物。

(二) 切断传播途径

根据各种传染病的不同传播途径，制订切断不同传播途径的措施。①肠道传染病：着重在管理饮食、管理粪便、保护水源、除四害、用具消毒、个人卫生等措施。②呼吸道传染病：在公共场所必须保持空气流通，必要与可能时进行空气消毒，通常则以戴口罩为简便易行的预防措施。③虫媒传染病：采用药物或其他措施以防虫、杀虫、驱虫，大力开展爱国卫生运动。④寄生虫病：如血吸虫病，其传播因素较为复杂，应采取多种措施，包括灭螺、治病、管水、管粪、个人防护等措施。⑤阻断母婴传播：对妊娠期或围生期母亲患传染病，如感染乙型肝炎病毒、HIV、巨细胞病毒、风疹病毒等，有可能将病原体传给胎儿或婴儿，故应加强对母体的各种标志物检测，如发现阳性，应采取必要的措施，包括终止妊娠、密切观察、定期复查或治疗。⑥防止医源性感染：对医疗操作如静脉输液、输血或血制品，各种注射穿刺，插管，气管切开，手术及内镜检查等，都必须严格消毒，保证无菌。推广一次性注射器械。从事实验室操作与病原体接触者，必须严格规范操作，防止病原体泄漏。参考附录八、九。

(三) 保护易感人群

可以从非特异性措施和特异性措施2方面并进。参加体育活动以增强体质，是提高人群非特异性抵抗力的重要措施之一，平时亦应注意生活制度、卫生习惯、合理营养、改善居住条件等。在传染病流行期间，应保护易感人群避免同患者接触。如有可能可进行预防性服药。对职业性感染可能的高危人群，及时给予预防性措施，一旦发生职业性接触时，就立即进行有效的预防接种或服药。

在特异性措施方面，采用人工免疫法，其中包括人工自动免疫和人工被动免疫2类。但目前不是所有的传染病都能利用免疫接种的方法进行预防。人工自动免疫是根据病原生物及其产物可激发特异性免疫的原理，用病原生物或其毒素制成生物制品，给人接种，使人体主动地产生免疫力。预防接种后，人体免疫力可在1～4周内出现，维持数月至数年，免疫次数1～3次，主要用于预防。生物制品有活菌(疫)苗、死菌(疫)苗、基因工程疫苗、类毒素等。人工被动免疫是用特异抗体的免疫血清给人注射，以提高人体免疫力。注入人体后免疫立即出现，但持续时间仅2～3周，免疫次数多为1次，主要用于治疗某些外毒素引起的疾病，或与某些传染病患者接触后的应急措施。生物制品有抗毒血清、人类丙种球蛋白等。

1. 生物制品的种类

(1) 人工自动免疫用的生物制品

1) 活菌(疫)苗：由细菌、螺旋体制成的称为菌苗，由病毒、立克次体制成的称为疫苗。由毒力减弱的活的病原体制成，亦称减毒活菌(疫)苗。病原体经人工方法减毒，使其失去致病力但仍保存其抗原性，少数从自然界选择的低毒病原体，活菌苗或活疫苗接种人体后，能在体内生长繁殖，所以只要少量接种1次，即可获得较长时间的免疫效果。缺点是活菌(疫)苗比较难以保存。目前常用的活菌(疫)苗有卡介苗、鼠疫菌苗、牛痘苗、麻疹疫苗、脊髓灰质炎疫苗、甲型肝炎疫苗、炭疽疫苗及黄热病疫苗等。

2) 死菌(疫)苗：亦称灭活菌(疫)苗，选择抗原性强的菌种，经人工培养用物理(加热)或化学(如甲醛或β丙内酯等)的方法，将其杀死，去除其致病性，做成死菌(疫)苗。经接种后，人体产生的免疫力不如活菌(疫)苗强而持久，因之接种剂量大，反应亦大，常需分次注射。其优点是容易保存。目前常用的有伤寒、副伤寒联合菌苗、甲型(H1N1)流感裂解疫苗、流脑多糖菌苗、百日咳菌苗、钩端螺旋体菌苗、流行性乙型脑炎疫苗及汉坦病毒疫苗等。

3) 基因工程疫苗：对一些难于分离培养的病毒，在了解病毒基因结构和功能的基础上，对能诱导机体产生保护性免疫的编码基因进行克隆和表达，应用其基因表达产物来制备成基因工程疫苗。如基因重组的乙型肝炎病毒表面抗原(HBsAg)疫苗，它既克服了血源性HBsAg疫苗存在传播其他疾病可能性的缺点，也弥补了血源性HBsAg疫苗来源的困难。其他尚有以痘苗病毒或腺病毒为载体，构建能表达狂犬病病毒G蛋白的基因重组疫苗，已开始分别在志愿者人体及动物中试用，其免疫效果与安全性尚在观察中。

近来又发展DNA疫苗(基因疫苗)，即将编码具有免疫原性蛋白质或多肽基因，插入真核细胞表达载体中，构建成能在真核细胞内表达的重组载体(质粒载体)，纯化该质粒DNA，制成DNA疫苗。这种疫苗免疫力强，易构建成多价疫苗，并具有型交叉免疫反应，适用于基因变异较大的病毒感染的预防，且有制备简单、副反应小、成本较低等优点。目前已有基因重组HIV表面蛋白疫苗及乙型肝炎病毒的DNA疫苗临床试验的报告。

4) 类毒素：细菌所产生的外毒素经甲醛处理后，变成无毒性而保留其抗原性即为类毒素。在类毒素中加入磷酸铝等吸附剂制成精制类毒素。此种类毒素注入人体后，吸收慢，刺激人体产生抗毒素时间长，可减少注射次数和剂量，免疫效果好。常用的有白喉类毒素、破伤风类毒素等。

人用狂犬病疫苗的毒种为狂犬病固定毒适应于细胞培养的3aG株或其他经批准的毒株，如PM1503-3M(法国)、鸡胚细胞繁殖的Flury HEP株(日本)及Flury LEP-25株(德国)，我国用地鼠肾细胞或Vero传代细胞培养毒种，经甲醛或β丙内酯灭活及提纯后备用。

(2) 人工被动免疫用的生物制品

1) 抗毒素：亦称抗毒血清，多用马血清制成。用类毒素免疫马，待其产生抗体后，收集其血清浓缩而成，注入人体后可立即获得免疫效果。目前常用的为白喉抗毒素、破伤风抗毒素、肉毒抗毒素及抗狂犬病血清等，可作治疗及预防用。用马血清制备的抗毒素注射人体无疑地易产生变态反应，包括局部变态反应、过敏性休克及血清病等。因此使用时应仔细阅读使用说明书，要询问过敏史及做过敏试验等。

2) 丙种球蛋白：是从健康人的血清或胎盘中提取制成的丙种球蛋白，其中含有抗体，常用于预防麻疹、甲型肝炎、脊髓灰质炎等。成人血清中大多含有受到这类疾病的显性感染或隐性感染后的抗体，可起被动免疫作用。最近制成的特异高价免疫球蛋白可预防狂犬病、破伤风、乙型肝炎、坏死性水痘。但应用后要警惕可引起某些病毒感染。

自从化学药品和抗生素应用以来，目前很少采用抗菌血清，如抗流脑、抗肺炎等血清。但在有些耐药菌，如铜绿假单胞菌感染时，偶亦使用该菌免疫动物所制备的含有抗体的抗菌血清用作治疗。

2. 生物制品的应用

(1) 预防接种的对象　一般根据传染病的流行病学特征，如地区分布、年龄分布、免疫学特点确定对象，例如乙型肝炎病毒常以母婴传播为主；卡介菌应接种未受到结核杆菌感染的人群，因而乙肝疫苗及卡介苗规划在新生儿中接种。又如麻疹、白喉、百日咳等以婴幼儿发病为主，接种对象应以婴幼儿为主；伤寒、副伤寒不同年龄都可发病，成人、儿童皆可接种伤寒、副伤寒联合菌苗。

(2) 接种途径　由于接种途径可以直接影响免疫效果及反应，因此不同的生物制品有不同的接种途径。死菌(疫)苗及类毒素，因接种量大，常用皮下注射；活菌(疫)苗大多采用皮下划痕、皮内注射、口服及喷雾法。丙种球蛋白、动物血清制品如抗毒素，则用肌内或静脉注射。

(3) 接种的剂量、次数与再接种　免疫力的形成必须有足够的抗原刺激，剂量过大或不够都能影响免疫效果，所以每种制品都有一定的接种量，按规定量接种。死菌(疫)苗接种量大，常分2～3次注射，每次间隔时间根据免疫力形成的快慢而定。伤寒菌苗、乙型脑炎疫苗等产生免疫较快，每次间隔7～10 d。类毒素吸收慢，免疫产生也慢，所以每次间隔3～4周。预防接种后，免疫持续时间因菌(疫)苗种类不同而有差异。为了使免疫效果持续下去应定期进行再接种，一般在1～2年后进行，只要注射1次即可。

(4) 接种的反应、处理和禁忌　生物制品接种后，少数人可出现局部或全身反应。局部反应一般在接种后24 h出现，一般为注射部位红肿疼痛，严重时附近淋巴结可以肿大有压痛。全身反应主要表现为发热、头痛、恶心、呕吐等，1～2 d即消失。用抗毒血清治疗，有时会发生过敏性休克，所以必须先做皮肤试验；在出现变态反应时，立即使患者平卧，保持安静，并皮下注射1∶1 000肾上腺素0.5～1.0 ml。患以下疾病时不宜接种：发热及急性传染病、心血管系统(包括高血压)、活动性肺结核、糖尿病和肝、肾疾病；孕妇(孕期3个月内或6个月以上者)、经期不宜接种；有湿疹、化脓性皮肤病者禁忌种牛痘。

有关急性传染病的隔离期、检疫期、预防接种和消毒方法可参考本书附录六、七、八。

参考文献

[1] 李河民.生物制品在预防医学中的应用[M]//王秀茹.预防医学微生物学及检验技术.北京：人民卫生出版社，2002：164-179.

[2] 陈静，裴红生，凌汉栋，等.医疗机构传染病防治的探讨[J].中华医院感染学杂志，2004，14(12)：1385-1389.

[3] 陈仕学.医疗机构在传染病防治中的法律地位和权益保护[J].中国卫生事业管理，2005，10：610-612.

[4] Wolfe MS. Protection of traveler's [M]// Mendel, Douglas, Bennett. Principles and practice of infectious diseases. 5th ed. Harcourt Asia: Churchill Living stone, 2000: 3246-3252.

[5] Infectious disease [J/OL]. http://: en. wikipedia. org〈Health Science〉. Medicine -, 2009, 16. December.

第二章

病毒性传染病

第一节　概　述

刘克洲　陈建忠

病毒(virus)是一类特殊的微生物,体积很小,直径仅为18～350 nm。病毒不具有细胞结构,自身不能进行代谢。其基本结构是由蛋白衣壳和核酸2部分组成。每种病毒含有1种核酸,即RNA或DNA。病毒的核酸所携带的遗传信息,是决定病毒的遗传特征(包括传染性、致病性)与增殖性的物质,并能将遗传信息传给后代。病毒核酸编码的蛋白质分为结构蛋白和非结构蛋白,前者构成病毒的包膜、衣壳以及基质蛋白,后者包括病毒的酶及调控蛋白等。研究各种病毒颗粒的结构和组成,对阐明病毒的生命活动规律,预防和治疗病毒性疾病具有十分重要的意义。

病毒分类是病毒学中的一个基础研究领域。动物病毒学家率先采用了林奈命名系统,使用科、属、种的分类法。科(family)的名字后缀为viridae,亚科(subfamily)的后缀为virinae,属(genus)和种(species)的后缀均为virus。近年来病毒性疾病的研究发展很快,根据2005年国际病毒分类委员会(International Committee on Taxonomy of Virus, ICTV)公布的分类报告,将目前所承认的5 450多个病毒归属为3个目、73个科,11个亚科、289个属、1 950多个种。在亚病毒感染因子下设类病毒、卫星病毒和朊粒,其中类病毒有2个科、7个属;卫星病毒有2个亚组,卫星核酸有3个亚组;朊粒分为哺乳动物朊粒和真菌朊粒。为便于临床医师查考,现将人类和其他脊椎动物有关的病毒分类列表如下(表2-1-1)。

表2-1-1　人类和其他脊椎动物有关病毒分类

目/Order	科/Family	亚科/Subfamily	属/Genus	代表种/Type species
DNA病毒 (the DNA viruses)				
双链DNA病毒(the dsDNA viruses)				
—	痘病毒科 Poxviridae	脊椎动物痘病毒亚科 Chordopoxvirinae	正痘病毒属 *Orthopoxvirus*	痘苗病毒 vaccinia virus
			副痘病毒属 *Parapoxvirus*	口疮病毒 orf virus
			禽痘病毒属 *Avipoxvirus*	鸡痘病毒 fowlpox virus
			山羊痘病毒属 *Capripoxvirus*	绵羊痘病毒 sheeppox virus
			野兔痘病毒属 *Leporipoxvirus*	黏液瘤病毒 myxoma virus
			猪痘病毒属 *Suipoxvirus*	猪痘病毒 swinepox virus
			软疣痘病毒属 *Molluscipoxvirus*	人传染性软疣病毒 molluscum contagiosum virus
			亚塔痘病毒属 *Yatapoxvirus*	亚巴猴肿瘤病毒 Yaba monkey tumor virus
—	非洲猪瘟病毒科 Asfarviridae		非洲猪瘟病毒属 *Asfivirus*	非洲猪瘟病毒 African swine fever virus

续 表

目/Order	科/Family	亚科/Subfamily	属/Genus	代表种/Type species
—	虹彩病毒科 Iridoviridae		蛙病毒属 *Ranavirus*	蛙病毒3型 frog virus 3
			淋巴囊肿病毒属 *Lymphocystivirus*	淋巴囊肿病病毒1型 lymphocystis disease virus 1
			细胞肥大病毒属 *Megalocytivirus*	传染性脾肾坏死病毒 infectious spleen and kidney necrosis virus
—	疱疹病毒科 Herpesviridae	α疱疹病毒亚科 Alphaherpesvirinae	单纯疱疹病毒属 *Simplexvirus*	人疱疹病毒1型 human herpesvirus 1
			水痘病毒属 *Varicellovirus*	人疱疹病毒3型 human herpesvirus 3
			马立克氏病病毒属 *Mardivirus*	禽疱疹病毒2型 gallid herpesvirus 2
			传染性喉气管炎病毒属 *Iltovirus*	禽疱疹病毒1型 gallid herpesvirus 1
		β疱疹病毒亚科 Betaherpesvirinae	巨细胞病毒属 *Cytomegalovirus*	人疱疹病毒5型 human herpesvirus 5
			鼠巨细胞病毒属 *Muromegalovirus*	鼠巨细胞病毒1型 murid herpesvirus 1
			玫瑰疹病毒属 *Roseolovirus*	人疱疹病毒6型 human herpesvirus 6
		γ疱疹病毒亚科 Gammaherpesvirinae	淋巴隐潜病毒属 *Lymphocryptovirus*	人疱疹病毒4型 human herpesvirus 4
			弱病毒属 *Rhadinovirus*	松鼠猴疱疹病毒2型 saimiriine herpesvirus 2
			鮰鱼疱疹病毒属 *Ictalurivirus*	鮰鱼疱疹病毒1型 ictalurid herpesvirus 1
—	腺病毒科 Adenoviridae		哺乳动物腺病毒属 *Mastadenovirus*	人腺病毒C型 human adenovirus C
			禽腺病毒属 *Aviadenovirus*	禽腺病毒A型 fowl adenovirus A
			富AT腺病毒属 *Atadenovirus*	绵羊腺病毒D型 ovine adenovirus D
			唾液酸酶腺病毒 *Siadennovirus*	蛙腺病毒 frog adenovirus
—	多瘤病毒科 Polyomaviridae		多瘤病毒属 *Polyomavirus*	猴病毒40 simian virus 40
—	乳头瘤病毒科 Papillomaviridae		α乳头瘤病毒属 *Alphapapillomavirus*	人乳头瘤病毒32型 human papillomavirus 32
			β乳头瘤病毒属 *Betapapillomavirus*	人乳头瘤病毒5型 human papillomavirus 5
			γ乳头瘤病毒属 *Gammapapillomavirus*	人乳头瘤病毒4型 human papillomavirus 4
			δ乳头瘤病毒属 *Deltapapillomavirus*	欧洲驼鹿乳头瘤病毒 European elk papillomavirus
			ε乳头瘤病毒属 *Epsilonpapillomavirus*	牛乳头瘤病毒5型 bovine papillomavirus 5
			ζ乳头瘤病毒属 *Zetapapillomavirus*	马乳头瘤病毒1型 equine papillomavirus 1
			η乳头瘤病毒属 *Etapapillomavirus*	苍头燕雀乳头瘤病毒 fringilla coelebs papillomavirus
			θ乳头瘤病毒属 *Thetapapillomavirus*	提姆那灰鹦鹉乳头瘤病毒 Psittacus erithacus timneh papillomavirus

续 表

目/Order	科/Family	亚科/Subfamily	属/Genus	代表种/Type species
—	乳头瘤病毒科 Papillomaviridae		ι乳头瘤病毒属 *Iotapapillomavirus*	多乳房大鼠乳头瘤病毒 mastomys natalensis papillomavirus
			κ乳头瘤病毒属 *Kappapapillomavirus*	棉尾兔乳头瘤病毒 cottontail rabbit papillomavirus
			λ乳头瘤病毒属 *Lambdapapillomavirus*	犬口腔乳头瘤病毒 canine oral papillomavirus
			μ乳头瘤病毒属 *Mupapillomavirus*	人乳头瘤病毒1型 human papillomavirus 1
			ν乳头瘤病毒属 *Nupapillomavirus*	人乳头瘤病毒41型 human papillomavirus 41
			ξ乳头瘤病毒属 *Xipapillomavirus*	牛乳头瘤病毒3型 bovine papillomavirus 3
			ο乳头瘤病毒属 *Omikronpapillomavirus*	棘鳍鼠海豚乳头瘤病毒 phocoena spinipinnis papillomavirus
			π乳头瘤病毒属 *Pipapillomavirus*	仓鼠口腔乳头瘤病毒 hamster oral papillomavirus
—	—		拟菌病毒属 *Mimivirus*	多噬棘阿米巴病毒 acanthamoeba polyphaga mimivirus
单链DNA病毒(the ssDNA viruses)				
—	圆环病毒科 Circoviridae		圆环病毒属 *Circovirus*	猪圆环病毒1型 porcine circovirus 1
			鸡贫血病毒属 *Gyrovirus*	鸡贫血病毒 chicken anemia virus
—	—		细项圈病毒属 *Anellovirus*	细项圈病毒 torque teno virus
—	细小病毒科 Parvoviridae	细小病毒亚科 Parvovirinae	细小病毒属 *Parvovirus*	小鼠细小病毒 minute virus of mice
			红细胞病毒属 *Erythrovirus*	人细小病毒B_{19} human parvovirus B_{19}
			依赖病毒属 *Dependovirus*	腺联病毒2型 adeno-associated virus 2
			阿留申水貂病毒属 *Amdovirus*	阿留申水貂病毒 Aleutian mink disease virus
			牛犬细小病毒属 *Bocavirus*	牛细小病毒 bovine parvovirus
DNA和RNA逆转录病毒 (the DNA and RNA reverse transcribing viruses)				
—	嗜肝DNA病毒科 Hepadnaviridae		正嗜肝DNA病毒属 *Orthohepadnavirus*	乙型肝炎病毒 hepatitis B virus
			禽嗜肝DNA病毒属 *Avihepadnavirus*	鸭乙型肝炎病毒 duck hepatitis B virus
—	逆转录病毒科 Retroviridae	正逆转录病毒亚科 Orthoretrovirinae	α逆转录病毒属 *Alpharetrovirus*	禽白血病病毒 avian leukosis virus
			β逆转录病毒属 *Betaretrovirus*	小鼠乳腺瘤病毒 mouse mammary tumor virus
			γ逆转录病毒属 *Gammaretrovirus*	鼠白血病病毒 murine leukemia virus
			δ逆转录病毒属 *Deltaretrovirus*	猿猴嗜T淋巴细病毒 simian T-lymphotropic virus
				人类嗜T淋巴细胞病毒1型 human T-lymphotropic virus 1
			ε逆转录病毒属 *Epsilonretrovirus*	大眼鰤鲈皮肤肉瘤病毒 walleye dermal sarcoma virus

续 表

目/Order	科/Family	亚科/Subfamily	属/Genus	代表种/Type species
—	逆转录病毒科 Retroviridae	正逆转录病毒亚科 Orthoretrovirinae	慢病毒属 *Lentivirus*	人免疫缺陷病毒1型 human immunodeficiency virus 1
		泡沫病毒亚科 Spumaretrovirinae	泡沫病毒属 *Spumavirus*	猴泡沫病毒 simian foamy virus
RNA 病毒 (the RNA viruses)				
双链 RNA 病毒(the dsRNA viruses)				
—	呼肠孤病毒科 Reoviridae		正呼肠孤病毒属 *Orthoreovirus*	哺乳动物正呼肠孤病毒 mammalian orthoreovirus
			环状病毒属 *Orbivirus*	蓝舌病毒 bluetongue virus
			轮状病毒属 *Rotavirus*	轮状病毒A型 rotavirus A
			科罗拉多蜱传热症病毒属 *Coltivirus*	科罗拉多蜱传热症病毒 Colorado tick fever virus
			东南亚十二 RNA 病毒属 *Seadornavirus*	班纳病毒 Banna virus
			水生动物呼肠孤病毒属 *Aquareovirus*	水生动物呼肠孤病毒A型 aquareovirus A
—	双 RNA 病毒科 Birnaviridae		水生动物双 RNA 病毒属 *Aquabirnavirus*	传染性胰脏坏死病毒 infectious pancreatic necrosis virus
			禽双 RNA 病毒属 *Avibirnavirus*	传染性法氏囊病病毒 infectious bursal disease virus
单负链 RNA 病毒(the negative-stranded ssRNA viruses)				
	博尔纳病毒科 Bornaviridae		博尔纳病毒属 *Bornavirus*	博尔纳病毒 Borna disease virus
	弹状病毒科 Rhabdoviridae		水泡性病毒属 *Vesiculovirus*	水泡性口炎印第安纳病毒 vesicular stomatitis Indiana virus
			狂犬病病毒属 *Lyssavirus*	狂犬病病毒 rabies virus
			短暂热病毒属 *Ephemerovirus*	牛短暂热病毒 bovine ephemeral fever virus
			非毒粒蛋白弹状病毒属 *Novirhabdovirus*	传染性造血器官坏死病毒 infectious hematopoietic necrosis virus
	丝状病毒科 Filoviridae		马尔堡病毒属 *Marburgvirus*	莱克维多利亚马尔堡病毒 Lake Victoria marburgvirus
			埃博拉病毒属 *Ebolavirus*	扎伊尔埃博拉病毒 Zaire ebolavirus
单分子负链 RNA 病毒目 Mononegavirales	副黏病毒科 Paramyxoviridae	副黏病毒亚科 Paramyxovirinae	腮腺炎病毒属 *Rubulavirus*	腮腺炎病毒 mumps virus
			禽腮腺炎病毒属 *Avulavirus*	新城疫病毒 newcastle disease virus
			呼吸道病毒属 *Respirovirus*	仙台病毒 Sendai virus
			亨尼帕病毒属 *Henipavirus*	亨得拉病毒 Hendra virus
				尼帕病毒 Nipah virus
			麻疹病毒属 *Morbillivirus*	麻疹病毒 measles virus
		肺病毒亚科 Pneumovirinae	肺病毒属 *Pneumovirus*	呼吸道合胞病毒 rrespiratory syncytial virus

续　表

目/Order	科/Family	亚科/Subfamily	属/Genus	代表种/Type species
单分子负链 RNA 病毒目 Mononegavirales	副黏病毒科 Paramyxoviridae	肺病毒亚科 Pneumovirinae	偏肺病毒属 *Metapneumovirus*	禽偏肺病毒 avian metapneumovirus
				人偏肺病毒 human metapneumovirus
—	正黏病毒科 Orthomyxoviridae		甲型流感病毒属 *Influenzavirus A*	甲型流感病毒 influenza A virus
			乙型流感病毒属 *Influenzavirus B*	乙型流感病毒 influenza B virus
			丙型流感病毒属 *Influenzavirus C*	丙型流感病毒 influenza C virus
			索戈托病毒属 *Thogotovirus*	索戈托病毒 Thogoto virus
			传染性鲑鱼贫血症病毒属 *Isavirus*	传染性鲑鱼贫血症病毒 infectionus salmon anemia virus
—	布尼亚病毒科 Bunyaviridae		正布尼亚病毒属 *Orthobunyavirus*	布尼亚维拉病毒(过去称 Garissa 病毒) Bunyamwera virus
			汉坦病毒属 *Hantavirus*	汉滩病毒 Hantaan virus
			内罗毕病毒属 *Nairovirus*	杜贝病毒 Dugbe virus
			白蛉热病毒属 *Phlebovirus*	裂谷热病毒 Rift Valley fever virus
—	沙粒病毒科 Arenaviridae		沙粒病毒属 *Arenavirus*	淋巴细胞性脉络丛脑膜炎病毒 lymphocytic choriomeningitis virus
—	—		δ病毒属 *Deltavirus*	丁型肝炎病毒 hepatitis delta virus
单正链 RNA 病毒(the positive-stranded ssRNA viruses)				
—	小 RNA 病毒科 Picornaviridae		肠道病毒属 *Enterovirus*	脊髓灰质炎病毒 poliovirus
			鼻病毒属 *Rhinovirus*	人鼻病毒 A 型 human rhinovirus A
			心脏病毒属 *Cardiovirus*	脑心肌炎病毒 encephalomyocarditis virus
			口蹄疫病毒属 *Aphthovirus*	口蹄疫病毒 foot-and-mouth disease virus
			肝炎病毒属 *Hepatovirus*	甲型肝炎病毒 hepatitis A virus
			双埃可病毒属 *Parechovirus*	人双埃可病毒 human parechovirus
			马鼻炎 B 病毒属 *Erbovirus*	马鼻炎 B 病毒 equine rhinitis B virus
			关节样病毒属 *Kobuvirus*	爱知病毒 Aichi virus
			特斯泰病病毒属 *Teschovirus*	猪特斯泰病病毒 porcine teschovirus
—	杯状病毒科 Caliciviridae		兔出血症病毒属 *Lagovirus*	兔出血症病毒 rabbit hemorrhagic disease virus
			诺如病毒属 *Norovirus*	诺瓦克病毒 Norwalk virus
			札幌病毒属 *Sapovirus*	札幌病毒 Sapporo virus
			水疱病毒属 *Vesivirus*	猪水疱疹病毒 vesicular exanthema of swine virus

续 表

目/Order	科/Family	亚科/Subfamily	属/Genus	代表种/Type species
—	—		戊型肝炎病毒属 *Hepevirus*	戊型肝炎病毒 hepatitis E virus
—	星状病毒科 Astroviridae		鸟类星状病毒属 *Avastrovirus*	火鸡星状病毒 turkey astrovirus
			哺乳类星状病毒属 *Mamastrovirus*	人星状病毒 human astrovirus
	野田村病毒科 Nodaviridae		β野田村病毒属 *Betanodavirus*	条纹鲹神经坏死病毒 striped jack nervous necrosis virus
套病毒目 Nidovirales	冠状病毒科 Coronaviridae		冠状病毒属 *Coronavirus*	传染性支气管炎病毒 infectious bronchitis virus
			环曲病毒属 *Torovirus*	马环曲病毒 equine torovirus
	动脉炎病毒科 Arteriviridae		动脉炎病毒属 *Arterivirus*	马动脉炎病毒 equine arteritis virus
—	黄病毒科 Flaviviridae		黄病毒属 *Flavivirus*	黄热病病毒 yellow fever virus
			瘟病毒属 *Pestivirus*	牛病毒性腹泻病毒1型 bovine viral diarrhea virus 1
			丙型肝炎病毒属 *Hepacivirus*	丙型肝炎病毒 hepatitis C virus
—	披膜病毒科 Togaviridae		甲病毒属 *Alphavirus*	辛德华斯病毒 Sindbis virus
			风疹病毒属 *Rubivirus*	风疹病毒 rubella virus
亚病毒传染因子				
类病毒(主要感染植物) viroids				
卫星病毒(感染植物和无脊椎动物) satellites				
朊粒 prions	哺乳动物朊粒 mammalian prions			羊搔痒因子 scrapie prion

注:—表示未定目、科。

目前承认的人类和其他脊椎动物有关的病毒绝大部分归属已清楚,但有些重要致病性的病毒迄今其科的分类尚不明确,如丁型肝炎病毒(hepatitis D virus, HDV)、戊型肝炎病毒(hepatitis E virus, HEV)以及近年发现的输血传播病毒(transfusion transmissible virus, TTV)等。据报道超过400种不同病毒可感染人类。近40年中,已发现新的病毒性病原体和相关的传染病有20余种。鉴于现代交通的发达,旅游事业发展和国际交往日益频繁,一些所谓"国外才有的地域性新现及再现病毒性传染病(emerging and re-emerging viral infectious diseases)"很可能突破洲际界限,向自然条件相似或相近的地域远距离传播;加之人类不良行为,性乱、静脉注射毒品可导致性病、艾滋病、病毒性肝炎的传播;医源性感染,如输血和血制品广泛应用,使经血传播的病毒性传染病增多。在动物中流行的病毒性传染病,随着全球气候改变,战争、自然开发、旅游、宠物热、猎食野生动物等因素,也可能转向人类传播。病毒具有很强的演化、适应和产生抗药性的能力,病毒通过基因复制错误、基因重排、插入等发生变异,使原来不致病或致病性不强的某些病毒,可转而致病,甚至引起暴发流行。

20世纪以来,探索研制了许多抗病毒制剂,尤其是病毒疫苗的研究成功和应用,使一些病毒性疾病流行得以控制。WHO于1980年宣布在全球彻底消灭了天花,而且预期于本世纪初根除脊髓灰质炎,但人类仍面临着病毒性传染病的严重威胁。1995年统计世界最猖獗的十大传染病中,急性呼吸道病毒感染、病毒性腹泻、乙型肝炎、艾滋病、麻疹的致死人数都在100万以上。而且发现临床各科许多疾病,包括某些肿瘤与病毒感染之间的关系十分密切。近年生物恐怖相关的病毒性疾病(如天花、黄热病等)已成为威胁全人类的现实问题。此外,医院病毒感染(如HIV、HBV、HCV、CMV等)在免疫功能低下的患者中不断有所发生,并严重影响患者的预后。其他如流行性出血热、病毒性肺炎、病毒性脑炎、病毒性腹泻、狂犬病等病毒性疾病也时有流行。特别是近二十多年来，在许多老的病毒性传染病发病时有起伏的同时，新的病毒，特别是致死性强的新病毒不断被发现，有的甚至已形成暴发流行，如艾滋病自1981年发现以来，全球HIV感染者急剧增加，目前已有190余个国家发现本病。据联合国艾滋病规划署和世界卫生组织联合报告，2007年全球共有3 320万HIV感染者，亚洲近年感染人数直线上升。我国目前处于HIV感染增长期，2009年，卫生部和联合国艾滋病规划署、世界卫生组织联合评估结果表明：截至2009年底，估计中国现存活艾滋病病毒感染者和患者约74万人，其中患者约10.5万人；2009年新发感染者约4.8万人，因艾滋病相关死亡约2.6万人。2010年11月29日，卫生部通报了中国艾滋病疫情及防治工作情况。通报显示，截至2010年10月底，累计报告艾滋病病毒感染者和患者370 393例，其中患者132 440例，死亡68 315例，艾滋病已成为影响人类可持续发展的突出问题。高致病性禽流感(high pathogenic avian influenza，HPAI)对人类的危害已引起世界的深切关注，H_5N_1禽流感病毒随着候鸟在全球的几条迁徙路线逐渐向世界蔓延，人间禽流感病例不断出现。自2003年有病例报告以来至2009年5月22日为止已有15个国家和地区报道人禽流感病例，累计426例，病死率高达60%以上。由于流感病毒的高变异性以及不同亚型之间基因片段的整合，流感病毒可以感染不同物种宿主，造成流感世界范围流行。目前，国内外禽流感疫情尚未得到较好的控制，甲型流感(H_1N_1亚型)又在墨西哥、美国等40多个国家和地区暴发，并有形成大流行的潜在危险。朊粒病的病原体为朊粒(prion)，与传统的病毒概念不同，不具有核酸，但具有高度传染性，可通过异常的方式和医源性传播途径感染人类，由朊粒引起的疾病均为致病性很强疾病，目前无特效治疗。埃博拉出血热、汉坦病毒肺综合征等都是致死性很强的疾病。2002年11月以来波及全球33个国家和地区的严重急性呼吸综合征(severe acute respiratory syndrome，SARS)，截至2003年5月23日，全世界发病总人数在8 459例，其中我国大陆地区5 326例，全球死亡总数805人，WHO 2003年4月16日正式确认该病病原为冠状病毒的一个变种。奥罗普切病毒(Oropouche virus)，近年在南美洲引起奥罗普切热流行，总发病人数达11万人次。其他如亨得拉病毒(Hendra virus)是近年新发现的致死性很高、严重危害人类的人畜共患病病原体；人博卡病毒(human bocavirus)的发现，对人类细小病毒感染有了新的认识；金迪普拉病毒(Chandipura virus)感染可引起急性脑炎暴发流行等，都是应引起高度重视的问题。

全球出现的一些新现病毒感染多数有以下特点：①可致人、畜共患病，可能由动物传染人。②可能由昆虫或节肢动物做媒介。③随国际交往、交通旅行频繁、生活及工作习性变化而致感染。④所致感染需做病原学检查方可诊断。人类病毒性传染病越来越受到人们的关注和重视，并被认为是21世纪人类健康的主要杀手之一。因此，加强人类病毒性传染病的研究，控制乃至消除病毒性传染病对人类的危害是本世纪的重要任务。

病毒感染就其本质而言实际上是一种分子感染，其感染包括了病毒在宿主细胞的复制和增殖过程，也包括了病毒致病和宿主产生免疫的分子机制。研究表明，病毒是利用细胞表面的自然受体系统进入细胞的，病毒受体决定了病毒的宿主谱，是影响病毒的组织亲嗜性和病毒致病性的主要决定因素之一。病毒感染涉及病毒吸附蛋白(viral attachment protein，VAP)与宿主细胞受体蛋白的相互识别和作用，病毒基因表达及病毒基因表达的调控。

病毒基因表达调控是病毒复制过程中的中心环节，病毒能否感染宿主细胞，病毒复制与宿主细胞代谢的相互作用，病毒在细胞内增殖的特性以及病毒感染引起细胞转化等都与病毒基因组的转录调控有着密切关系。病毒基因表达调控涉及三方面内容：①转录水平的调控。②翻译水平的调控。③复制水平的调控。整个调控过程既受病毒自身编码的调节蛋白的影响，也受宿主细胞的酶或蛋白分子的控制，从而使病毒能够完成复制周期。

病毒性传染病临床表现多种多样，有些病毒感染后可表现为显性临床病征，有些可无明显症状或呈亚临床感染；有些呈急性和自限性临床经过，病后能产生持久性免疫，如甲型病毒性肝炎；而有些则可呈潜伏或静止状态，一旦受到某些因素的刺激或免疫力下降，可被激活转变成活动状态引起发病，如水痘-带状疱疹病毒感染；有的病毒仅引起急性感染，而有的不仅可引起急性感染，还可转为持续性感染，引起严重后果，如逆转录病毒感染；有些病毒具有泛嗜性，即可引起多器官病损，如乙型肝炎病毒除引起肝脏损害外，还可累及全身各系统、组织引起肝外疾病。许多病毒都可引起同一种临床表现，如轮状病毒、腺病毒、冠状病毒、诺如病毒、星状病毒及其他肠道病毒均可引起腹泻；而腺病毒、流感病毒、副流感病毒、呼吸道合胞病毒、鼻病毒、冠状病毒等则可引起呼吸道病征；有些病毒，如虫媒病毒(如某些甲病毒属病毒、流行性乙型脑炎病毒等)、肠道病毒(如脊髓灰质炎病毒、柯萨奇病毒、艾柯病毒)、狂犬病病毒等均能引起中枢神经系统病损；风疹病毒、巨细胞病毒、乙型肝炎病毒、人类免疫缺陷病毒等可引起宫内和围生期感染，导致胎儿流产、早产甚至先天性畸形。认识病毒性传染病临床特点对早期诊治十分重要。

病毒性传染病的病原学诊断常采用病毒分离、电镜检查、免疫检测技术或基因检测技术，可分别了解病毒形态、病毒蛋白质、病毒核酸水平以及病毒诱导人体产生的特异性免疫反应。酶联免疫吸附试验(ELISA)

敏感性高、特异性强，既可检测抗体，又可检测抗原，是诊断病毒性疾病常用方法。基因检测技术不仅可以了解病毒感染是否存在，而且还能测出其是否发生了变异及变异程度。尤其是近年来发展的聚合酶链反应(PCR)、巢式聚合酶链反应(nest－PCR)和逆转录聚合酶链反应(RT－PCR)技术，可检出标本中极其微量的病毒基因，灵敏度比免疫学检测方法大为提高。近年来，还发展了生物芯片(biological chip)技术，将免疫学方法与分子生物学技术(基因检测技术)结合起来的酶标聚合酶链反应(enzyme label－PCR)技术，使病毒性传染病的诊断又提高到一个崭新水平。

随着分子生物学技术的发展，现已对病毒组成、复制周期有了更深入的了解，通过影响病毒吸附、穿入、脱壳，病毒 mRNA 转录，病毒核酸和蛋白质的合成，病毒装配和释放等某一环节，达到阻断病毒复制增殖的目的，是当今指导研究抗病毒药物的原则。理想的抗病毒药物是能够穿入细胞内只选择性抑制杀伤病毒，而又不损伤宿主细胞。目前临床常用抗病毒药物包括 α 干扰素(包括普通干扰素和聚乙二醇干扰素即 Peg－IFN)、核苷(酸)类似物(如利巴韦林、拉米夫定、齐多夫定、阿德福韦酯、恩替卡韦、替比夫定及替诺福韦等)，对治疗病毒性乙型及丙型肝炎、艾滋病等取得一定疗效，但疗效尚不够理想，且存在一定局限性和不足之处，尚需进一步开发安全性好、特异性高、疗效明显的抗病毒制剂。近年开展的分子模拟技术，即设计病毒吸附蛋白模拟分子，封闭病毒受体，阻断病毒吸附及进入细胞内引起的感染。抗病毒基因治疗技术，如反义核酸、核酶及 RNA 干扰素(RNA interference，RNAi)在体外和动物实验都证明有较好的抑制某些病毒复制或基因表达作用，但应用于临床尚需时日。

疫苗接种是预防病毒性传染病的最有效手段，免疫预防工作应进一步科学化、规范化、标准化，保障人人享有高质量的免疫预防。理想的疫苗应该具有很好的安全性、稳定性以及可以诱导机体产生特异性体液免疫、细胞免疫和局部免疫应答，并且可不受不同个体间主要组织相容性复合体(MHC)抗原分子的限制影响，能诱导记忆细胞产生高水平、免疫效价保持持久的免疫效果。因此新型病毒疫苗的分子设计关键是选择理想的疫苗靶抗原，并经过合理构建，制备成疫苗。近几年发展了基因工程疫苗、合成多肽疫苗、DNA 疫苗等，已在实验研究或在临床试用中，显示出了新型病毒疫苗在防治病毒性感染中的重要地位。

在新世纪，老的传染病还有起伏，新的病毒性传染病不断出现，因此，病毒性传染病仍然是威胁人类健康的重要问题，需要积极加强研究，必须建立长期、有效的监测体系，做好各种病毒性传染病的预警和防治工作，并继续寻找新的防治对策，保护自然环境，同时要紧密开展国际合作，控制和消灭洲际流行的病毒性传染病。

参考文献

[1] 刘克洲，陈智. 人类病毒性疾病[M]. 第 2 版. 北京：人民卫生出版社，2009：1.

[2] 曾光，毛江森. 传染病的生态预防[J]. 国际流行病学传染病学，2008，35(1)：1－3.

[3] 李兰娟. 我国感染病的现状和防治策略[J]. 中华临床感染病杂志，2008，1(1)：1－6.

[4] 马亦林. 若干与动物相关的病毒性传染病研究近况[J]. 中华传染病杂志，2008，26(8)：505－508.

[5] 洪健，周雪平. ICTV 第八次报告的最新病毒分类系统[J]. 中国病毒学，2006，21：84－96.

[6] 闻玉梅. 现代医学微生物学[M]. 上海：上海医科大学出版社，1999：749－762.

[7] 徐耀先，周晓峰，刘立德. 分子病毒学[M]. 武汉：湖北科学技术出版社，2000：11－63.

[8] Dermody TS，Tyler KL. Introduction to virues and viral diseases [M]// Mandell GL. Principles and practice of infections diseases. 5th ed. New York：Churchill Livingstone，Inc.，2000：1536－1552.

[9] WHO. Update 31－coronavirus never before seen in humans is the cause of SARS [EB/OL]. [2003－04－16] http://www.who.int/csr/sarsarchive/2003－04－16/en/.

[10] Goldman L，Ausiello D. Cecil medicine [M]. 23rd ed. Philadelphia：Saunders，2008：2451－2611.

[11] Pringle CR. Virus Taxonomy－San Diego 1998 [J]. Arch Virol，1998，143：1451－1459.

[12] Fauquet CM，Mayo MA，Maniloff J，et al. Virus taxonomy，eighth report of the International Committee on taxonomy of virus [C]. San Diego：Elsevier Academic Press，2005.

第二节 流行性感冒病毒感染

一、流行性感冒

雷学忠

流行性感冒(influenza)简称流感，是由流行性感冒病毒引起的急性呼吸道传染病，主要经飞沫传播。临床典型表现为突起寒战、高热、头痛、全身酸痛、疲弱乏力等全身中毒症状，而呼吸道症状较轻。该病潜伏期短，传染性强，传播迅速。流感病毒分甲、乙、丙 3 型，甲型流感威胁最大。由于流感病毒致病力强，易发生变异，若人群对变异株缺乏免疫力，易引起暴发流行，迄今世界已发生过5次大的流行和若干次小流行，造成数十亿人发病，数千万人死亡，严重影响了人们的社会生活和生产建设。

【病原学】 流行性感冒病毒（influenza virus）简称流感病毒，属正黏病毒科，是一种有包膜的RNA病毒，外观形态呈直径80～120 nm的球状或长达数千纳米的丝状。病毒由包膜和核壳体构成。包膜的成分包括膜蛋白（M1，M2）、双层类脂膜和糖蛋白突起（图2-2-1）。该类糖蛋白突起包含血凝素（hemagglutinin，HA）和神经氨酸酶（neuraminidase，NA）。HA能引起红细胞凝集，是病毒吸附于敏感细胞表面的工具，NA则能水解黏液蛋白，水解细胞表面受体特异性糖蛋白末端的N-乙酰神经氨酸，是病毒复制完成后脱离细胞表面的工具。H和N均具有抗原性，并有亚型特异性。核壳体为薄螺旋丝状，呈螺旋对称，直径9～15 nm，含核蛋白（NP）、3种聚合酶蛋白（PB1、PB2、PA）和病毒RNA（基因组为单股负链RNA）。NS蛋白是NS基因编码的两种蛋白，目前NS2蛋白已经被发现在病毒粒子中存在，因此NS1蛋白为甲型流感病毒唯一的非结构蛋白。

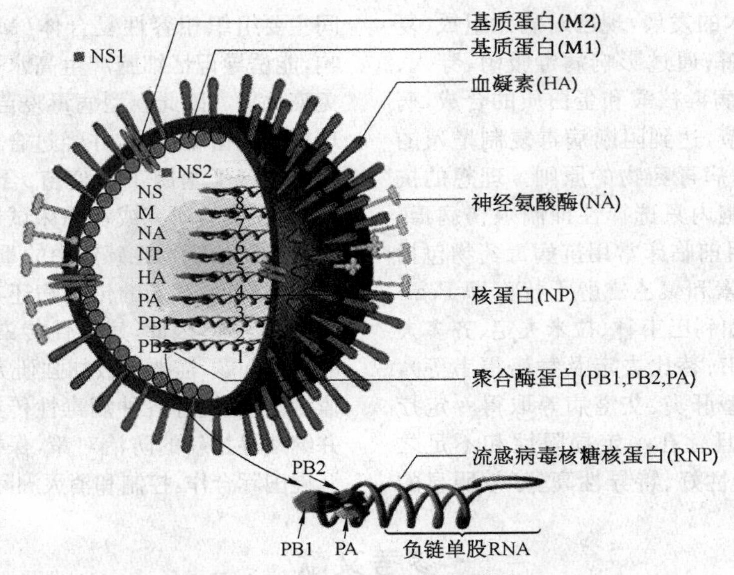

图2-2-1 流感病毒结构模式图

1. 流感病毒的分型及命名 根据核蛋白（NP）和膜蛋白（MP）抗原性不同，将流感病毒分为甲、乙、丙3型；按H和N抗原不同，同型病毒又分若干亚型，亚型划分是根据基因分析和琼脂免疫双扩散的结果。根据世界卫生组织1980年通过的流感病毒毒株命名法修正案，流感毒株的命名包含6个要素：型别/宿主/分离地区/毒株序号/分离年份（HA亚型和NA亚型），其中对于人类流感病毒省略宿主信息，对于乙型和丙型流感病毒省略亚型信息。例如A/Taiwan/1/86（H_1N_1）的病毒，表示它是1986年在台湾分离出的具有H_1N_1亚型的甲型流感病毒，其病毒株编号为1。甲型流感病毒可见于人类、多种禽类、猪、马及其哺乳动物，乙型和丙型流感病毒通常只见于人类。对人类威胁最大的是甲型流感病毒，根据表面抗原HA和NA的不同，可分为若干亚型，目前已发现16种HA（H_1～H_{16}）、9种NA（N_1～N_9）抗原。

2. 病毒的稳定性 流感病毒在pH 6.5～7.9间最稳定。对高温抵抗力弱，加热至56℃数分钟后即丧失致病性，100℃ 1 min即被灭活；在低温环境下病毒较为稳定，4℃能存活1个多月，−70℃可存活5个月以上。流感病毒对干燥、紫外线及乙醚、甲醛、乙醇等常用消毒剂均很敏感。

3. 流感病毒的基因产物

（1）*血凝素* HA是流感病毒包膜的糖蛋白突起之一，HA在病毒吸附及穿膜过程中起关键作用。HA1具有与宿主细胞受体结合的特性，HA2是参与和细胞膜融合的重要亚单位。①宿主细胞（包括红细胞）的表面有HA受体，流感病毒通过HA与其结合，使病毒得以吸附于宿主细胞膜。由于流感病毒对红细胞的吸附表现为红细胞凝集现象，血凝素故此得名。流感病毒吸附于宿主细胞表面后，启动了病毒包膜与细胞膜的融合过程，病毒穿入宿主细胞膜，然后经胞饮作用，以囊泡形式进入宿主细胞质内。②在囊泡内的低pH值环境中，HA裂解为HA1和HA2亚单位，发生构象改变，存在于HA2的氨基酸末端上的融合序列裸露，激活溶解多肽，使已经以囊泡形式进入宿主细胞质内的病毒核壳体得以破囊释出。流感病毒毒株毒力强弱主要体现在HA裂解位点的变化，因此裂解位点的研究一直是个热点。

（2）*神经氨酸酶* NA是流感病毒包膜的另一类糖蛋白突起。它是一种糖苷外切酶，可以从α糖苷键上除去唾液酸残基。这一功能对病毒粒子脱离细胞以及防止病毒粒子聚集是非常重要的。此外，NA还与病毒的宿主特异性以及病毒致病力有关。在病毒感染宿主细胞时，主要起着识别细胞表面的流感病毒受体，促进病毒进入靶细胞内的作用。此外，NA可为将要出芽的病毒粒子清理通道，有助于病毒粒子的成熟与释放。一旦病毒进入体内，其表面的HA结合于呼吸道上皮细胞的唾液酸，结合过程诱导宿主细胞将病毒卷入，开始复制。病毒RNA和蛋白通过宿主细胞复制，合成新颗粒。新病毒颗粒移向细胞表面，仍通过血凝素-唾液酸键进行结合。①NA的主要作用是催化裂解存在于唾液酸末端、N-乙酰基神经氨酸及相邻糖基间的酮苷连接桥，从而促进病毒在呼吸道的传播，因为该键的断裂使病毒从感染的细胞中释出，并阻止病毒从宿主细胞释出后的聚集。②NA还可通过裂解呼吸道黏膜中的唾液酸，灭活呼吸道黏液的黏液素，使呼吸道黏液的活性减除，阻止病毒灭活，有助于病毒颗粒移向靶细胞，防止游离的病毒颗粒凝集在一起，促进病毒渗入呼吸道上皮细胞及其在呼吸系统的扩散。通过这种方式，感染在体内扩散。③NA对流感病毒致病性也有作用，它能改变另一种表面糖蛋白血凝素的糖基部分，从而增强一些菌株的毒力；流感病毒NA也能直接活化潜在的转化生长因子β。这种活化细胞因子水平的增高能引起细胞凋亡。纯化的NA能刺激致炎细胞因子的产生，这些细胞因子能增强流感期间症状和气道炎症发展。另外，有研究表明NA的病毒蛋白质还与唾液酸识别相关，它与流感病毒对宿主范围变异的相关性也已引起重视。

由于NA在病毒复制过程中所发挥的重要作用，而且其活性位点在甲、乙型流感病毒具有高度保守性，因此，有许多新型抗流感病毒药物以NA作为药物效应的靶点。

(3) 核壳体蛋白(RNP)　即与病毒RNA共同构成核壳体的病毒结构蛋白，包括核蛋白(NP)及三种聚合酶蛋白(PB1、PB2、PA)。三种聚合酶蛋白均在宿主细胞质内合成，然后再转移到细胞核内，它们主要负责病毒基因组RNA复制以及病毒mRNA转录。在甲、乙型流感病毒所有的结构蛋白中，PB1是同源性最高的一种蛋白质，其功能为负责病毒mRNA合成启动后延伸。PB2是依赖于病毒RNA的RNA聚合酶，其功能为识别和结合由宿主细胞聚合酶Ⅱ转录的帽状结构，可从宿主细胞上切下帽状结构并连接到病毒特异性的mRNA的5′端上。帽状结构是病毒mRNA转录的引物，起始RNA的转录，在转录后的加工过程中，PB2可能参与切除mRNA 5′端帽状结构。PA亚基不但参与病毒复制过程，而且还参与病毒RNA转录、内切核酸酶活性以及病毒粒子组装等多种病毒活动过程。近期研究发现禽流感病毒H_5N_1毒株RNA聚合酶复合体PA亚基的羧基端(PAC)与PB1氨基端短肽(PB1N)复合体的2.9Å晶体结构，该结构清晰显示了PA与PB1多肽相互作用模式；且该作用位点的氨基酸残基在流感病毒中高度保守，这为进一步开展流感病毒聚合酶功能机制研究提供了结构生物学基础，并为开展广谱抗流感(包括人流感和禽流感)药物设计工作提供了一个理想的靶蛋白模型，对进一步的理论研究以及药物开发工作都具有深远的影响。

(4) 膜蛋白　是流感病毒包膜的结构成分之一，包括M1、M2。M1含有252个氨基酸，是病毒体中含量最丰富的一种多肽，具有型特异性，是流感病毒分型的主要依据之一。M1可能在子代病毒装配中起重要作用，同时对核糖核蛋白起保护作用。M2是一种完整的膜蛋白，含有97个氨基酸，仅见于甲型流感病毒。M2以四聚体形式大量存在于受染宿主细胞表面，而在病毒体中含量很少，其功能为质子通道作用，用以控制HA合成过程中高尔基体腔内的pH值，以及病毒脱囊过程中囊泡内部的酸化。

4. 流感病毒的变异　快速的变异是流感病毒的一大特点。变异主要是由于HA和NA抗原结构改变，尤其是HA。这是因为机体针对HA产生的抗体是中和性抗体，故流感病毒通过改变HA的抗原特性可有效地实现免疫逃逸。由于其基因组由多个节段所组成，故病毒易于发生变异，可分两类：一类称之为抗原漂移(antigenic drift)，主要是通过编码HA和NA的基因点突变的持续不断积累，导致其蛋白质分子上的抗原位点发生改变，从而影响病毒的抗原性，这也是导致每年小规模流行的原因。另一类称为抗原转变或变异(antigenic shift)，是指病毒的一个基因片段发生了改变(基因重配)而导致了新的血清亚型的出现。显著的变异主要发生于甲型流感病毒，每隔十几年会发生一次大变异；乙型流感病毒则少见得多；丙型流感病毒尚未发现抗原变异。

【流行病学】

1. 传染源　流感病毒的传染源主要是患者和隐性感染者。病后1～7 d均有传染性，以病初2～3 d传染性最强。病毒存在于患者的鼻涕、唾液和痰液中，随咳嗽、喷嚏排出体外。

2. 传播途径　流感主要通过空气和飞沫传播。存在于患者和隐性感染者呼吸道分泌物中的病毒，经咳嗽、喷嚏或说话等方式散播至空气中，可至少保持活性30 min，易感者吸入后即受感染。人群拥挤、空气不流通的地方传播最快。接触污染的玩具或用具也可受染。

3. 人群易感性　人群对流感病毒普遍易感，病后可获得同型同株的免疫力。但三型流感病毒之间和甲型流感病毒的不同亚型之间无交叉免疫，同一亚型不同毒株之间有一定交叉免疫力。

4. 流行特征 突然发生、迅速蔓延、流行广泛、发病率高和流行过程短是流感的流行特征。流感流行有一定的周期性，这主要是由于流感病毒的变异和人体内免疫力降低造成的。一般来说，甲型流感病毒每2～3年发生一次小变异，流感出现一次小规模流行；病毒10～15年发生一次大变异，形成一个新的亚型，流感就发生一次世界性大流行。发生全球流感大流行应具备4个条件：①病毒变异产生新的亚型，或者流行过的病毒亚型对人类的威胁重新出现。②人类普遍易感。③疾病能在人群中快速传播。④对人类有强大的杀伤力，造成大量死亡。虽然现在还没有一种流感病毒的亚型可以同时满足上述4个条件，但这种可能性在不断增加。丙型流感病毒主要以散发形式出现，多见于婴幼儿，一般不引起流行。乙型流感病毒常引起中等程度流行或局部地区和群体的小流行。甲型流感病毒危害较大，常常造成暴发流行或大流行。甲型流感大流行是因为出现了甲型流感的某种新病毒株，人群对其普遍缺乏免疫力，从而使其在短期内逐渐扩展至世界各地。20世纪以来已发生了5次世界性大流行，均是甲型流感病毒感染引起。

【发病原理与病理变化】 流感病毒可感染呼吸道的各类细胞，并在细胞内进行复制。其致病的主要机制是病毒复制引起的细胞损伤及死亡。流感病毒一旦进入和定植于呼吸道上皮，经胞饮作用，黏附和穿入呼吸道上皮细胞，并在细胞内进行复制，持续4～6 h新增殖的病毒颗粒从细胞膜上芽生，借NA的作用而释放出来，再侵入其他上皮细胞，短期内致大量呼吸道上皮受染。受病毒感染的上皮细胞发生变性、坏死与脱落，露出基底细胞层，突出表现为局部炎症，同时引起全身中毒反应，如发热、全身酸痛和白细胞减少等。病毒复制致细胞病变是流感发病的主要原理，循环中过量的干扰素可能与全身症状有关，但不发生病毒血症。

单纯流感的病理改变主要表现在呼吸道中上部损害，气管受累明显，纤毛上皮细胞变性、坏死和脱落，胞质内可见包涵体。黏膜充血水肿及单核细胞浸润，但基底细胞层无损害。起病4～5 d后基底层细胞开始增生，形成未分化的上皮细胞，2周后纤毛上皮细胞形成而恢复。

流感病毒性肺炎的病理特征为肺内广泛出血，全肺暗红色伴水肿。气管与支气管内有血性液体，黏膜充血，纤毛上皮细胞脱落，黏膜下有灶性出血、水肿和轻度白细胞浸润。肺泡内有纤维蛋白与水肿液，其中混有中性粒细胞和单核细胞。

【临床表现】 潜伏期1～3 d，最短数小时，最长4 d。各型流感病毒所致症状虽有轻重不同，但基本表现一致。

1. 典型流感 急起高热，全身症状较重，呼吸道症状较轻。显著头痛、身痛、乏力、咽干及食欲减退等。部分患者有鼻塞、流涕、干咳等。查体可见急性热病容，面颊潮红，眼结膜及咽部充血。肺部可闻及干啰音。发热多于1～2 d内达高峰，3～4 d内退热，其他症状随之缓解，但上呼吸道症状常持续1～2周后才逐渐消失，体力恢复亦较慢。部分轻症者，类似其他病毒性上呼吸道感染，1～2 d即愈，易被忽视。

2. 流感病毒性肺炎(肺炎型流感) 流感病毒感染可以由单纯型转为肺炎型，或直接表现为肺炎型，肺炎型系因流感病毒感染自上呼吸道感染继续向下呼吸道蔓延引起。原发性流感病毒性肺炎容易发生于有潜在肺部感染及心脏疾病患者(特别是风湿性心脏病、左房室瓣狭窄患者)、孕妇或处于免疫缺陷状态的人群，但也有多达一半的病例报道尚未确认有潜在疾病。典型的肺炎型流感发病后，高热持续不退，迅速出现呼吸困难、发绀、剧咳、痰中带血等症状；双肺听诊呼吸音低，满布湿鸣、哮鸣音，但无肺实变体征。X线胸片显示双肺散在絮状阴影，近肺门处较多，周围较少；其表现与ARDS一致，患者可因心力衰竭或外周循环衰竭而死亡。病程可长达3～4周。血气分析示明显的低氧血症。痰涂片可见到许多嗜中性多核粒细胞，但痰培养无致病菌生长，痰易分离出流感病毒。抗菌治疗无效。病死率可超过50%。婴幼儿及老年患者流感常波及下呼吸道，尤以导致肺炎时病情严重，在因下呼吸道感染住院的小儿病例中约1/4为病毒感染引起。老年人流感肺炎和支气管炎的发生率随年龄增加而有增长，往往缺乏初期症状，易被忽略，发现时常已伴明显脱水、酸中毒或意识障碍等危重情况。

3. 其他类型 较少见。流感流行期间，患者除具流感的各种症状、体征外，伴有呕吐、腹泻、腹痛者称胃肠型；伴有高热、昏迷，成人常有谵妄，儿童可出现抽搐，并出现脑膜刺激征，称脑炎型；患者出现高热、循环功能障碍、血压下降、休克及DIC等，称为中毒型。此外，偶有报告流感病毒亦可致急性肌炎、出血性膀胱炎、肾炎和腮腺炎等。

【实验室检查】

1. 病毒分离 病毒分离是流感诊断最常用和最可靠的方法之一。近来随着分子生物学技术的发展，发现通过鸡胚所分离到的流感病毒，其抗原性与原始标本的有所不同，而通过MDCK(犬肾细胞)分离出的，其抗原性与原始标本的相似。因此，MDCK等一些细胞已成为流感病毒分离不可缺少的一种宿主系统。MDCK分离的病毒在很多国家尚未批准用于疫苗生产，因此目前在病毒分离时同时采用鸡胚和MDCK细胞两套系统。

2. 血清学检查 取起病3 d内和2～4周双份血清作血凝抑制(HI)试验或补体结合试验，恢复期血清抗体效价(滴度)高于急性期血清抗体效价4倍以上确诊可成立。HI试验不适用于流感的早期诊断，一般用在不能分离病毒或病毒分离阴性时。

3. 早期快速特异性检查 用免疫荧光染色或ELISA法检测抗原或抗体。取患者鼻洗液中的黏膜上皮细胞涂片，用IFA或ELISA法检测抗原，具有迅速、灵敏度高的优点，有助于早期诊断。

4. PCR检测流感病毒基因 由于所有流感病毒基因组的各个RNA节段的5′和3′端均具有保守性，故可据此设计合成引物，进行PCR检测。此法具有高度的敏感性和特异性，且可以大大缩短检出时间。近年发展起来的一步法复合RT-PCR(反转录-聚合酶链式反应)和多重RT-PCR技术，实现了在一次反应中对样本里的病毒进行快速定型，大大提高了检测效率。

5. 依赖核酸序列的扩增技术 依赖核酸序列的扩增技术(NASBA)是一项以RNA为模板的快速等温核酸扩增技术，主要用于病毒RNA的扩增、检测及测序。它是一种连续扩增技术，并不像PCR需要实时退火，所以在同一时间内，NASBA拥有比PCR更高的扩增效率，即使在有DNA污染或存在的情况下，同样具有较高的特异性和灵敏度。

6. 异源双链体迁移率测定法 异源双链体迁移率测定法(HMA)是基于异源双链体在聚丙烯酰胺凝胶电泳中迁移率滞后于同源双链体(homoduplex)，从而检测核苷酸变异的一项试验技术。应用HMA检测分别来源于人、猪和禽的甲型流感毒株，通过对比具有种间特异性基质蛋白核酸片段，发现从人体分离到的毒株与禽源毒株的基因序列同源性达98.9%，因而推测前者极有可能是由禽源流感病毒突破种间屏障而传染给人的。该试验是一种灵敏的筛选新的或不寻常的流感毒株的方法。

7. 核酸探针技术 核酸分子杂交技术是定性和定量检测特异性DNA或RNA的有力工具。已经通过扩增HA基因证实了致病毒株与非致病毒株氨基酸的差异。现有的核蛋白基因片段(NPC)的地高辛标记cDNA探针具有较好的特异性和敏感性，为从分子水平探讨流感的发病机制和临床早期快速诊断提供了新的研究手段。

【诊断】 流感流行期间，根据典型临床表现，诊断一般不难。首发病例、轻型病例及非流行期发病病例则不易诊断。如短期内出现较多的呼吸道感染患者则应考虑流感流行的可能。除注意与相关疾病鉴别外，应进一步做实验室检查明确。

【鉴别诊断】

1. 其他病毒性呼吸道感染 可由鼻病毒、腺病毒、呼吸道合胞病毒、副流感病毒、冠状病毒等引起。可根据临床特点与流行病学资料进行初步鉴别，确诊有赖实验室检测。

2. 肺炎支原体肺炎 支原体肺炎和流感病毒性肺炎的X线表现相似。支原体肺炎病情较轻，预后好。冷凝集试验和MG型链球菌凝集试验可呈阳性，支原体培养及血清补体结合试验可确诊。

3. 钩端螺旋体病 有一定地区性，多发生于收割水稻季节，农民多见，有腓肠肌疼痛、压痛或腹股沟淋巴结肿大、压痛等鉴别要点。

4. 急性细菌性扁桃体炎 扁桃体红肿并有渗出，培养可能分离出致病菌。

5. 流行性脑脊髓膜炎 有明显季节性，儿童多见，有剧烈头痛、脑膜刺激征及皮肤瘀点、白细胞增高等，均可与流感相鉴别。脑脊液检查及细菌培养可确诊。

【并发症】

1. 继发性细菌性上呼吸道感染 如急性鼻旁窦炎或急性化脓性扁桃体炎。

2. 继发性细菌性肺炎 流感患者可能发生如下3种肺炎，除原发性病毒性肺炎外，尚可出现继发性细菌性肺炎或病毒与细菌混合性肺炎。

流感病毒感染导致呼吸道上皮细胞坏死、纤毛脱落和黏液分泌功能障碍，局部防御功能降低，易继发细菌感染，表现为急性支气管炎和肺炎。普通型流感继发细菌性肺炎较流感病毒肺炎更为常见，多由肺炎链球菌、金黄色葡萄球菌、流感嗜血杆菌等引起，继发细菌性肺炎与原发性病毒性肺炎常可由临床特点区分。继发细菌性肺炎多在流感病情已经好转之后发生，随后体温复升，并伴有细菌性肺炎的症状和体征；多为老年人及有慢性心肺疾病、代谢疾病或其他疾病患者；常以单纯型流感起病，2～4 d后病情加重，体温增高并有寒战，全身中毒症状明显，咳嗽加剧，咳脓痰，伴有胸痛。体检可见患者呼吸困难、发绀，肺部满布啰音，胸片有实变或局灶性肺炎征。白细胞和中性粒细胞显著增高，痰涂片及培养可显示相关的致病菌。细菌性肺炎亦可与流感病毒肺炎并存，起病急，高热持续不退，病情较重，可呈支气管肺炎或大叶性肺炎，除流感抗体上升外，也可找到病原菌。

3. Reye综合征 Reye综合征(脑病-肝脂肪变综合征)是甲型和乙型流感的肝脏、神经系统并发症，也可见于带状疱疹病毒感染。本病限于2～16岁的儿童，与流感有关，可呈暴发流行。临床上在急性呼吸道感染热退数日后出现恶心、呕吐，继而出现嗜睡、昏迷、惊厥等神经系统症状，有肝肿大，但无黄疸，脑脊液检查正常，无脑炎症，血氨增高，肝功能轻度损害，病理变化脑部仅有脑水肿和缺氧性神经细胞退行性变，心、肝、肾有脂肪变性。病因不明，近年来认为与服用阿司匹林有关。

4. 其他并发症 少数患者可能出现肌炎，儿童比成人多见，表现为腓肠肌和比目鱼肌的疼痛和压痛，可发生下肢抽搐，严重者不能行走。乙型流感病毒较甲型更易发生这一并发症。血清肌酸磷酸激酶含量短暂升高，患者3～4 d后完全康复。有报道极少数患者可出现肌红蛋白尿和肾功能衰竭;也有出现心肌损害者,表现为心电图的异常、心律失常、心肌酶含量增高等;心包炎少有报道。

【治疗】

1. 一般治疗 呼吸道隔离1周或至主要症状消失。宜卧床休息,多饮水,给予易消化的流质或半流质饮食,保持鼻咽及口腔清洁,补充维生素C、维生素B_1等,预防并发症。

2. 对症治疗 对发热、头痛者应予对症治疗,但不宜使用含有阿司匹林的退热药,尤其是16岁以下的患者,因为该药可能与Reye综合征有关。对鼻窦压痛、黏膜充血者给予伪麻黄碱、萘甲唑啉缓解症状。对流涕、流泪、咳嗽者给予抗组胺药处理。高热、纳差、呕吐者予以静脉补液。

3. 在起病早期 1~2 d内应用抗流感病毒药物治疗。

(1) M2离子通道阻滞剂 金刚烷胺(amantidine)和金刚乙胺(rimantidine)通过阻断M2蛋白阻止病毒脱壳及其RNA的释放,干扰病毒进入细胞,使病毒早期复制被中断,也可以改变HA的构型而抑制病毒装配,从而发挥抗流感病毒作用。由于M2蛋白为甲型流感病毒所特有,所以金刚烷胺和金刚乙胺仅对甲型流感(包括敏感H_5N_1)病毒有预防和治疗作用,而对乙型流感无效。对无并发症患者,口服金刚烷胺200 mg/d,连续5~7 d后排毒量减少,症状减轻,病程缩短。金刚烷胺有中枢神经系统副作用,有肾功能障碍时排泄受阻,故需慎用或减少剂量。金刚乙胺疗效弱于金刚烷胺,不良反应也较小。近来发现,在北美流感病毒M2蛋白氨基酸位点31突变,使大多数甲型流感病毒亚型对这两种药物开始耐药。同时,病毒M2蛋白氨基酸位点26、27、30、31、34发生突变也导致这两种药产生交叉耐药。因此,2005~2006年流感流行季节,美国疾病预防控制中心不再推荐使用金刚烷胺和金刚乙胺预防和治疗。目前未见中国有对金刚烷胺和金刚乙胺的遗传学耐药特性报道。

(2) NA抑制剂 鉴于流感病毒的NA对唾液酸的降解作用具有重要的病毒生物学意义,例如可使其穿入宿主细胞膜,从感染细胞中释放、减少病毒被呼吸道黏液灭活等。故设计唾液酸类似物竞争性抑制NA活性,可望达到抗流感病毒效果,此即神经氨酸酶抑制剂。代表药物有奥司他韦(oseltamivir, tamiflu,商品名:达菲)和扎那米韦(zanamivir, relenza, diskhaler),均为唾液酸类似物,化学结构为环戊烷,1999年被美国FDA批准用于流感。奥司他韦与扎那米韦极少产生耐药性,且两者作用于NA的位点不同,不易产生交叉耐药性。两药均能特异性地抑制甲、乙型流感病毒的NA活性,其中活性最强的是扎那米韦,早期治疗能缩短病程,并减轻症状。剂量及用法:呼吸道局部给药,可使用专用吸入器,经口吸入,成人和12岁以上儿童每次2吸,每吸约5 mg(10 mg/次),2次/d。由于其为吸入剂,故易引起上呼吸道反应,抑制哮喘及慢性阻塞性肺疾病患者的呼吸功能。奥司他韦成人常用剂量75 mg 2次/d,连续5 d可使症状减轻,病程缩短,对禽流感病毒H_5N_1也能减轻症状、降低病死率,但也有个例人感染H_5N_1病毒对其耐药的报道。

新型NA抑制剂如peramivir、BCX21812、BCX22798、BCX21827和BCX21923均为环戊烷衍生物,是新型NA抑制剂。口服peramivir 400~800 mg/d可以显著减少甲型及乙型流感病毒A、B的排出,但并不能显著抑制病毒脱颗粒,其作用还有待进一步研究。BCX22798在流感病毒感染小鼠肺组织培养时能抑制NA活性,阻断病毒黏附细胞,抑制病毒复制。peramivir、BCX21827、BCX21923和BCX22798鼻内滴0.01 mg/(kg·d)时,对感染H_6N_2小鼠的有效率可达100%,与奥司他韦与扎那米韦的作用相当甚至更强。近年有研究通过X射线衍射在Ⅰ型NA活性部位附近发现了一个新的药物结合靶点。

(3) 其他抗病毒药 利巴韦林为广谱抗病毒药物,但仅大剂量对甲、乙型流感有效,其致畸、致突变和骨髓抑制作用限制了它的应用。盐酸阿比朵尔通过抑制流感病毒脂膜与宿主细胞融合而阻断病毒进入细胞。成人0.2 g/次,3次/d,服用5 d,对甲、乙型流感病毒抑制率分别为80%和60%,并具有干扰素诱导和免疫调节作用,可以防止感染后并发症,降低原慢性病的恶化率。干扰素为广谱抗病毒药,干扰素不能直接中和病毒,主要通过与靶细胞表面受体结合,激活细胞内抗病毒蛋白质基因,抑制病毒蛋白质合成,从而抑制病毒繁殖;还能抑制病毒脱壳、核酸复制及mRNA转录,但鼻内局部给药毒性明显限制了其应用。氯喹为4-氨基喹啉衍生物,体外可显著抑制甲型流感病毒,低pH时活性更好。克拉霉素可以增加呼吸道免疫力,通过增加IgA水平及IL-12水平而发挥抗流感作用。

(4) 继发性细菌感染的治疗 根据送检标本培养结果及药敏试验,选择有效的抗菌药物。

【预防】

1. 疫情监测 由于流感病毒不断变异,世界各地不断有流感的散发流行和暴发。一旦有新毒株出现流行可能迅速波及全球。因此,必须对全世界的流感流行情况进行监测,经常掌握世界流感流行动态及毒株变异情况,以便及时采取有效预防措施。世界卫生组织的全球流感监测网络覆盖了85个国家,有114个合作实验室和4个WHO协作中心。我国与许多国家也都成立了各自的流感研究中心。

各国的流感中心应将国内流感疫情和分离鉴定的流感病毒新变异株报送国际流感研究中心作进一步鉴

定。世界卫生组织总部每周在疫情周报上公布流感的部分疫情。并于每年2月提出下一年度流感疫苗毒株选择的建议。

各国国内要加强疫情报告、疫情观察和病毒的分离鉴定。各基层卫生单位发现门诊上呼吸道感染患者连续上升3 d或1户发现多例患者时，应立即报告防疫站，及时进行调查和病毒分离。

2. 患者的隔离与治疗 及时隔离治疗流感患者是减少发病和传播的有效措施。可根据具体条件设立临时流感诊断室，采取家庭隔离、临床隔离室隔离，甚至减少或停止大型集会和文娱活动。

3. 消毒 患者的餐具、用具及口罩等可煮沸；衣物可暴晒2 h；病房用1%含氯石灰(漂白粉)澄清液喷洒。流行期公共场所应加强通风，用乳酸熏蒸或含氯石灰液喷洒。

4. 疫苗预防 流感疫苗可以减少流感的发病率。但由于流感病毒不断发生变异而影响疫苗效果。当流感病毒仅在同一亚型内发生小的变异(抗原漂移)时，旧毒株疫苗还有一定交叉免疫作用，如出现亚型的大变异(抗原转变)时，旧毒株疫苗无保护力。出现新亚型引起的大流行时，则可采用新毒株赶制疫苗以预防大流行的第二、第三波和用于尚未发生流行的地区。当前有灭活疫苗和减毒活疫苗可供使用。

(1) *三价流感灭活疫苗* 有3种三价流感灭活疫苗(TIV)，分别为全病毒疫苗、裂解病毒疫苗、亚单位疫苗。皮下注射可预防70%～90%的健康成人免于成为实验室确诊病例；对于未居住在护理机构的老年人，接种疫苗可在流感流行季节减少25%～39%的住院人数和39%～75%的总病死率。TIV副作用小，仅1%～2%的接种者会出现发热和全身反应；25%的人会有局部反应发生；个别报道TIVs与老年人发生吉兰-巴雷(格林-巴利)综合征风险的轻微增加有关。在多数国家，全病毒疫苗已被反应性较弱的裂解病毒疫苗和亚单位疫苗所代替。为了增强免疫原性，目前一些TIVs的配方构成中加入了佐剂，如免疫刺激复合物、MF59佐剂或病毒颗粒。

1) 接种对象：主要是老年人、婴幼儿、孕妇、慢性心肺疾病及肿瘤患者、HIV感染者、使用免疫抑制剂或长期服用水杨酸制剂者。因为这些人患流感后病情较重，病死率高，还可能并发Reye综合征。

2) 接种方法：TIVs的注射部位是三角肌(受接种者年龄≥1岁)或大腿前外侧(受接种者年龄为6～11月龄)。不应给年龄<6月龄的儿童接种该疫苗；6～36月龄儿童的注射剂量应是成年人的一半。对之前未接种过的年龄<9岁儿童应接种2剂，间隔至少1个月。对年龄≥9岁学龄儿童和成人接种1次即可。以后可每年皮下注射1 ml加强1次。如换用新亚型疫苗，应重新进行基础免疫。

(2) *流感减毒活疫苗* 是选用流感病毒减毒株制备的活疫苗。将其接种在健康人的鼻腔引起轻度上呼吸道感染而产生免疫力。接种后2～3 d即可发生轻度上呼吸道感染症状和发热，1～2 d后消失。这种对温度敏感的疫苗病毒能在相对较冷的鼻咽部小环境里进行很好的复制，但在下呼吸道复制不佳，故使用安全。成人和年龄>3岁的儿童使用1剂次后能够发挥较好的保护效果。

1) 接种对象：当病毒出现新亚型时，人群缺乏免疫力，在尚未流行的地区或人群，除有禁忌者外，应进行全面接种。当病毒仅在同一亚型内发生小变异时，接种对象主要为医务人员、保育员、炊事员、服务行业人员及海港和交通运输人员等与传播本病有密切关系的重点人群。对7～15岁儿童或大面积接种前应先试种50～100人，观察4 d无严重反应后，再扩大接种。

2) 接种时间：根据流行季节而定。一般在流行季节前1～3个月内接种。

3) 接种方法：鼻腔喷雾法每侧0.25 ml。

4) 禁忌证：老年人、孕妇、婴幼儿及患有严重糖尿病或慢性心、肺、肾疾病者；有过敏体质及发热者。

(3) *DNA疫苗* DNA疫苗是注射或局部应用1种以上流感病毒蛋白质的编码质粒DNA。用DNA免疫能使免疫系统对少数特异性抗原(包括在传统灭活疫苗中不作为目标的流感病毒M2和NP蛋白)产生特异性应答。在动物模型中，表达HA的DNA疫苗能有效诱导体液免疫应答，且很好抵抗同源病毒的攻击，而M或NP疫苗似能防御各种抗原型病毒，机体产生的CD4和CD8 T细胞应答在抵抗流感病毒的攻击中都有重要作用。新近报道了一种新的疫苗，对H_5N_1病毒有高效细胞免疫作用，但仍处于实验室研究中。

(4) *人单克隆抗体* 美国研究人员近期发现了能中和多种流感病毒毒株的人单克隆抗体，抗体由单个B淋巴细胞分泌合成，可中和的流感病毒包括H_5N_1型高致病性禽流感病毒和季节性流感病毒，还包括造成1918年西班牙大流感的H_1N_1型流感病毒。这种抗体能有效结合的区域位于HA蛋白的颈干部位上，从而阻止流感病毒的变异，使其丧失感染人体细胞的能力。这项研究表明在流感暴发而疫苗尚未生产出来之前，人单克隆抗体将是重要的抗病毒补充药物，且将来可在此研究基础上开发出高效流感疫苗。此外，NA特异性抗体、M2特异性抗体、黏膜抗体IgA都有可能发展为新一代疫苗。

5. 药物预防 一些用于治疗流感的药物也可用于预防流感，用作疫苗免疫计划的补充方式。未接种流感疫苗的高危人群个体在流感暴发时或在整个流感流行季节时应采取药物预防措施。如果可以获得疫苗，那么亦需同时进行免疫接种，药物可在接种14 d后停止服用；如果未能接种，则应在整个暴发流行期间连续服用。给予患者和医务人员服用这些药物有助于控制医源性感染，对家庭中的暴露后预防亦属有效。

由于一些国家已经发现了甲型流感病毒对金刚烷胺和金刚乙胺的耐药，故不再推荐用于预防或治疗。但在我国尚未发现甲型流感对这两种药物的遗传学耐药特性报道。在流行期间，预防性地给予健康成人或儿童金刚烷胺和金刚乙胺，对于预防甲型流感病毒具有70%～90%的有效率。NA抑制剂可用于甲型和乙型流感病毒的预防，健康成人口服奥司他韦75 mg/d，连续10 d可预防流感。

二、人感染高致病性禽流感　阮　冰

人感染高致病性禽流感(highly pathogenic avian influenza)(简称人禽流感)是人接触甲型禽流感病毒(*avian influenza virus*, AIV)感染的病(死)禽或暴露在被甲型禽流感病毒污染的环境后发生的感染。病情轻重不一，轻者似普通感冒，严重者可致败血症、休克、多脏器功能衰竭、Reye综合征及肺出血等多种并发症而致人死亡。截至2009年9月24日，世界卫生组织(WHO)报道全球确诊人禽流感病例442例，其中262例患者死亡，病死率高达59.3%，中国38例，死亡25例。我国2004年12月1日开始实施的新《中华人民共和国传染病防治法》已将人禽流感列入乙类传染病进行管理，并规定按甲类传染病的预防措施处理。

【病原学】　1878年禽流感首次发生于意大利，当时称之为鸡瘟。1900年首次发现其病原体，认为是一种滤过性病毒，称为真性鸡瘟病毒，直到1955年才经血清学证实为禽流感病毒。

1. 禽流感病毒的形状、结构和基因组　禽流感病毒属正黏病毒(Orthomyxovirus)科甲(A)型流感病毒属，常见形状为球形，直径80～120 nm，平均为100 nm，有包膜。新分离的或传代不多的病毒多为丝状体，长短不一，长可达4 000 nm。以甲型流感病毒H_5N_1亚型为代表，其基因组含有8个节段负链单股RNA，至少编码11种蛋白质。每个RNA节段均与核蛋白(NP)及3种RNA多聚酶(PA、PB1和PB2)相连接形成RNP复合物。核糖核蛋白(ribonucleoproteins, RNPs)被一层基质蛋白(M1)所环绕，是含有病毒主要抗原的膜结构。禽流感的主要抗原有两种，一种抗原呈棒状，能凝集一些动物的红细胞，称为血凝素(hemagglu-tininin, HA或H)。HA为病毒表面最大的囊膜糖蛋白，在感染细胞中以单多肽链(HA蛋白前体，HAo)形式合成，合成后裂解成重链(HA1)和轻链(HA2)，两者又通过二硫键以共价键形式相连。HAo经裂解后，病毒囊膜才能与宿主细胞膜发生融合，此时病毒颗粒方具有感染性，并刺激机体产生中和抗体；另一种抗原呈蘑菇样，称为神经氨酸酶(neuraminidase, NA或N)。NA的主要功能是促进新合成的病毒颗粒从感染细胞表面游离下来，从而使病毒再感染新的细胞。除此以外，还有少量M2突起。M2蛋白为甲型流感病毒囊膜中的第三种膜蛋白，含量较少，是具有离子通道活性的四聚体。M2蛋白可通过调节病毒颗粒内的pH来减弱病毒RNPs与病毒核心M1蛋白之间的相互作用，从而在病毒的复制过程中发挥作用。HA与NA的数量比是5∶1，其抗原性易变异，是划分流感病毒亚型的依据。

2. 禽流感病毒的分型及毒力　禽流感病毒根据其表面结构蛋白HA及NA的不同，可以分为不同的亚型，它们之间又可相互构成若干个血清亚型，亚型之间没有交叉保护作用。禽流感病毒可根据毒力不同，分为高致病性、低致病性和非致病性三大类。非致病性禽流感病毒不会引起明显症状，仅使受感染的禽类产生抗体。低致病性禽流感病毒可使禽类出现轻度呼吸道症状、食量减少、产蛋量下降，出现零星死亡。高致病性禽流感病毒主要为H_5和H_7亚型中一些毒株，其次为H_9和H_4亚型，对禽类具有高度的致病力，可引起禽类重症流感的暴发流行，常常使感染的鸡群全部死亡。一直以来，均认为高致病性禽流感病毒对人类无致病力，因为人流感的每次大流行均与H_1～H_3和N_1、N_2相关，而禽流感历史上的多次暴发，包括1983年美国和1995年墨西哥的两次大暴发，均未见有关禽流感病毒感染人类的报道，但1997年5月中国香港有1例3岁男童死于不明原因多脏器功能衰竭，从其体内分离出1株甲型流感病毒，于同年8月经荷兰国家流感中心以及美国疾病预防和控制中心(CDC)先后鉴定为禽流感病毒H_5N_1亚型，这是世界上首次证实甲型禽流感病毒H_5N_1亚型感染人类并致人死亡的病例。禽流感病毒H_5N_1亚型感染者的病情重，病死率高。2003年2月，中国香港又一家庭确诊2例感染禽流感病毒H_5N_1亚型，其中1例死亡。2003年2月，荷兰鸡群中暴发H_7N_7亚型引起的禽流感，500余个鸡场饲养的600余万只鸡全部死亡，至少有50个鸡场的83名接触者感染了禽流感病毒H_7N_7亚型，表现为结膜炎和轻型流感症状。2003年12月，越南发生首例人感染高致病性禽流感病毒H_5N_1亚型，以后疫情逐渐蔓延至中亚、欧洲、非洲和中东地区。我国于2004年1月首次报告家禽暴发禽流感病毒H_5N_1亚型疫情，2005年在湖南湘潭县确诊首例人感染禽流感病毒H_5N_1亚型病例，是一位9岁男孩。自1878年以来，全球共报道20多起高致病性禽流感暴发疫情，主要病毒亚型为H_5N_1、H_5N_2、H_5N_8、H_5N_9、H_7N_1、H_7N_3、H_7N_4、H_7N_7及H_9N_2，以突然死亡为共同特征，常导致感染禽类的大量死亡，并可感染人类。业已证实，能感染人的禽流感病毒主要有3种亚型，按临床表现严重性依次为H_5N_1、H_7N_7和H_9N_2亚型。

3. 禽流感病毒的特异性和变异性　禽流感病毒血清亚型多，传染性强，分布广，具有一定的宿主特异性，而且抗原性不稳定。抗原变异主要指病毒外膜上的HA和NA抗原的变异，尤其是HA。与其他甲型流感病毒一样，禽流感病毒的变异方式主要有两种，即抗原性漂移(antigen drift)和抗原性转换(antigen shift)。抗原性漂移属于亚型内变异，由编码HA和(或)NA两种表面蛋白的基因发生的一系列点突变引起，是病毒一种小幅度、逐渐的变异，可引起致病性更强毒株的出现。抗原性转换是甲型流感病毒特有的变异，病毒的HA和(或)NA基因突然发生大的改变，使新毒株的HA和(或)NA抗原结构与以往的流行毒株失去联系，形成甲型流感病毒新的亚型毒株，从而导致流感大流行。通过分析中国香港1997年分离的18株H_5N_1禽流感病毒以及1999年分离的H_9N_2禽流感病毒，发现其中均不含有人类及猪等哺乳动物的基因片断，说明其未进行基因重组，即禽流感病毒是通过禽类直接传给人类。若禽流感病毒感染人类后，在人体细胞中与人流感病毒发生基因重组，获得人流感病毒的部分基因片断，就有可能具备对人类细胞的亲嗜性，那此种病毒将可能引起全球流感大流行。

4. 禽流感病毒的稳定性 禽流感病毒对乙醚、甲醛、过氧乙酸、氯仿、丙酮等有机溶剂均敏感。常用消毒剂如氧化剂、稀酸、十二烷基硫酸钠、卤素化合物(如漂白粉和碘剂)等也容易将其灭活。禽流感病毒对热比较敏感，56℃加热30 min、60℃加热10 min、煮沸(100℃)2 min可被灭活，对低温抵抗力较强，在22℃或在水中可存活较长时间，4℃下能保存数月，－20℃或真空干燥下可长期存活。在有甘油保护的情况下，禽流感病毒可保持活性1年以上。阳光直射40～48 h或用紫外线直接照射，可迅速破坏禽流感病毒的感染性。在自然条件下，存在于口腔、鼻腔和粪便中的禽流感病毒由于受到有机物的保护，抵抗力大大提高，如病毒在粪便中可存活1周，在水中可存活1个月，在中性和弱酸性环境中能保持致病性，在$pH<4.1$的条件下也能存活相当长的时间。

【流行病学】

1. 传染源 主要为患禽流感或携带禽流感病毒特别是感染了H_5N_1、H_7N_7、H_9N_2禽流感病毒的家禽及迁徙的候鸟，其中最重要的是鸡。病毒存在于病禽的组织、体液、分泌物和排泄物中，人类通过直接或间接接触这些带病毒的家禽而感染。因禽流感病毒分布广泛，可以隐性感染多种动物，故有可能存在多种传染源。至今已分离到H_5N_1流感病毒的宿主有：①禽类，包括鸭(野鸭)、鸡、火鸡、鹌鹑、鹅、鸽、黑头雁、斑头雁、鱼鹰、黑头鸥、麻雀等。②哺乳类，如虎、豹、猫、猪和人等。

禽流感病毒是否存在人与人之间的传播目前尚无确切证据，但这种可能性不能除外。1997年中国香港人禽流感暴发时，虽然大部分患者有鸡、鸭等动物接触史或可能接触史，但有1例3岁患儿，其2岁表弟和5岁表姐先后发病，均无鸡、鸭接触史，而患儿相互之间有接触史。2004年越南报道的疑似病例中也有2例来自同一家庭。2005年泰国报道了一家三口(女儿、母亲和姨母)相继感染H_5N_1禽流感病毒，其中女儿和母亲先后死亡，母亲发病前无明确禽类接触史，但曾在无任何个人防护情况下在床边护理患病的女儿达16～18 h，提示母亲有可能被女儿传染。越南也有1名护士在护理人禽流感患者后不久感染H_5N_1禽流感病毒。上述报道均提示，人禽流感存在家庭聚集现象，不能排除禽流感病毒存在人与人之间传播的可能性。因此，与人禽流感患者或不明原因肺炎死亡患者有密切接触史者，应视为高危人群。

2. 传播途径 人禽流感可通过呼吸道、消化道和直接接触等多种途径传播，主要经呼吸道吸入具有传染性的飞沫或飞沫核而感染，接触受感染的禽类及其分泌物、排泄物以及受污染的水也可被感染。H_7N_7和H_7N_3亚型毒株可通过眼结膜传播，也可通过胃肠道感染。尚无人与人之间直接传播的确切证据，虽然有报道认为，随着禽流感病毒变异程度的加大，不能排除将来人与人直接传播的可能性。不同传播途径的相对传播效率尚未确定。1997年中国香港共确诊人禽流感患者18例，死亡6例，均为香港居民，散在分布于全香港，无明显地区聚集性，但与检出禽流感病毒H_5N_1亚型阳性鸡场的地点大致相符，故认为从事家禽业或在发病前1周内去过家禽饲养场所(或市场)是最大的危险因素。2003年荷兰感染H_7N_7亚型的89例患者中，绝大多数是农场工作人员和参与鸡类屠宰的工作人员、兽医。2004年初越南等国出现的人禽流感病例均有鸡接触史。

3. 易感人群 人群普遍易感。WHO分析了1997年中国香港流行期间的首例患儿、曾与患儿接触过的、有家禽接触史的人群以及419名对照者的血清样本，发现除了少数与家禽有接触史的工人外，均未测出H_5N_1禽流感病毒抗体，说明人群普遍对H_5N_1禽流感没有免疫力。流感病毒在增殖过程中，易发生基因重组而改变抗原性，从而产生新的病毒毒株。从进化的角度看，人类饲养猪、鸡等动物的历史悠久，容易接触到动物体内某些变异了的猪流感病毒株和禽流感病毒株，使之成为对人类致病的人流感病毒株。对于新型流感病毒株，人群一般缺乏免疫力。

本病全年均可发生，但多流行于冬、春季节。1997年中国香港除首例患儿为5月发病外，其余17例患者均为11～12月发病；2004年越南和泰国均为1月发病；2003年荷兰的89例患者则为4～5月发病。本病无明显性别差异，任何年龄均可发病，但儿童的发病率较高，如1997年中国香港的人禽流感病例的平均年龄为17.2岁(1～60岁)。

人禽流感的高危人群包括家禽养殖业者，在发病前1周去过家禽饲养、销售及宰杀场所者，接触禽流感病毒感染材料的实验室工作人员，与病、死禽密切接触者，如饲养、贩卖、屠宰、加工病（死）禽人员，在捕杀、处理病（死）禽过程中未按规定防范的人员，直接接触病（死）禽及其排泄物、分泌物的人员，人禽流感患者的密切接触者，包括与出现症状后的患者或疑似患者共同生活，护理患者或直接接触过患者分泌物、排泄物、体液的人员等。

【发病机制和病理】 现有研究提示，人禽流感的发病机制与病毒的分子结构变化以及所引发的免疫病理损伤相关。人禽流感主要是由甲型流感病毒的 H_5 和 H_7 亚型引起，两者常以低致病性的形式稳定存在于自然宿主体内，病毒传入易感宿主体内后，通过人—人间的传播，突变为致病形式。病毒 HA 蛋白在病毒吸附和穿膜过程中起关键作用，首先在细胞内质网合成 HAo，随后到达并嵌入细胞膜的脂质双层，在病毒出芽时被带到病毒囊膜上，在宿主蛋白酶的作用下裂解为 HA1 和 HA2，HA2 亚基的N末端有一个融合肽，在病毒包膜与溶酶体膜的融合过程中发挥重要作用。因此，HA 蛋白裂解为 HA1 和 HA2 是病毒感染宿主细胞的先决条件。而宿主细胞中有两类蛋白酶与流感病毒的裂解活性有关，其一为胰蛋白酶类，能同时裂解低致病力毒株和高致病力毒株的 HA 蛋白，这类酶只存在于有限的细胞和组织内，故使病毒的感染局限化。其二为枯草杆菌蛋白酶类，只能裂解高致病力毒株的 HA 蛋白，这类酶在体内广泛存在。因此，高致病力毒株的流感病毒能在大部分组织和细胞内复制，从而引起广泛的组织和器官损伤。当然，病毒的组织嗜性在不同种类的动物中也存在差异，如荧光标记的 H_5N_1 与人的肺泡上皮细胞的结合能力要强于气管上皮细胞，但在小鼠中则与后者的结合能力更强。

同其他病毒一样，人感染 H_5N_1 禽流感病毒后，呼吸道黏膜上皮细胞和免疫细胞迅速产生各种细胞因子，包括巨噬细胞趋化因子 CXCL10、CXCL9、CCL-2，以及 IL-6、IL-8、IL-10、TNF-α、IFN-α、IFN-β和 IFN-γ 等，进而激活免疫细胞，大量产生各种细胞因子，造成所谓的“细胞因子风暴”，导致局部和全身炎症反应。细胞因子水平的显著升高可能是病毒致病的诱因，而非患者发病的结果。总之，致病机制可能涉及多种因素，包括病毒的组织嗜性、复制水平和在不同细胞中病毒基因的表达以及传播能力等。

高致病性禽流感病毒通过呼吸道感染患者后，引起以肺脏为主的多系统损伤，除表现为弥漫性肺损伤外，同时伴有心脏、肝脏、肾脏等器官组织损伤。病毒核酸和病毒蛋白存在于肺泡Ⅱ型上皮细胞、巨噬细胞、单核细胞、气管上皮细胞、小肠黏膜上皮细胞和大脑中枢神经元细胞中。此外，病毒还存在于胎盘的巨噬细胞和细胞滋养层细胞中，可穿过胎盘屏障感染胎儿。人禽流感患者肺中被感染的靶细胞主要是肺泡Ⅱ型上皮细胞，病毒能够在这些细胞中复制，直接导致细胞的死亡。肺出现广泛的炎症及渗出，随着病程的延长出现肺纤维化。病毒能以血液中的免疫细胞为载体，扩散到肺外的多个脏器。患者淋巴细胞和中性粒细胞的大量减少可能也与病毒的直接感染和细胞凋亡有关。病毒感染肠道上皮细胞后，可能引起腹泻等胃肠道症状。病毒在神经元中的复制，可能与患者的神经系统症状有关。

人禽流感患者可出现以下病理改变。

（1）呼吸系统　肺肉眼上可有不同程度的充血和水肿，切面暗红色、坚硬，呈囊性、灶性和出血性实变。光学显微镜下，最初病变主要为急性肺间质浆液、单个核细胞渗出和肺泡腔内的少量浆液渗出，很快病变呈现弥漫性肺泡损伤（diffuse alveolar damage，DAD）。DAD 根据疾病进展可分为急性渗出期、增生期和纤维化期，在疾病早期为急性渗出期，主要表现为大部分气管上皮、支气管上皮及肺泡上皮变性、坏死及脱落，肺泡腔内有脱落的上皮细胞及单核细胞，偶见红细胞，并可见大量粉染渗出液（浆液）及少许纤维素渗出；肺泡壁及小气道表面广泛透明膜形成，部分肺泡塌陷，少数肺泡腔代偿性扩张；肺泡间隔内毛细血管扩张充盈（肺充血）。肺间质少量淋巴细胞、单核细胞浸润。中晚期主要以增生和纤维化改变为主，表现为支气管、细支气管上皮和肺泡上皮增生及扁平上皮组织转化。大部分肺泡腔含气减少，充满渗出液，包括浆液、纤维素、红细胞及巨噬细胞，渗出物可有不同程度的机化。肺泡间隔可有不同程度增宽伴间质纤维化。合并细菌感染者，部分区域细支气管及其周围肺泡结构破坏，中性粒细胞浸润，严重者可有小脓肿形成。重症病例可有广泛微血栓及小血管内血栓形成。肺组织用免疫组化方法很难找到流感病毒抗原。

（2）淋巴造血系统　重症患者全身淋巴组织萎缩伴活跃的嗜血现象，表现为脾脏白髓内淋巴细胞显著减少，伴灶状组织细胞增生，部分细胞胞质内见吞噬的红细胞。血液和淋巴组织系统以反应性噬血细胞综合征为主要特征，大量铁颗粒在组织细胞中沉积，体内多处淋巴结可见髓腔扩大、灶性坏死伴噬红细胞现象，红髓有出血。淋巴结内淋巴滤泡萎缩，乃至消失，免疫组化标记提示 B 淋巴细胞和 T 淋巴细胞均明显减少。淋巴窦扩张，窦组织细胞增生，细胞质内可见吞噬的淋巴细胞、红细胞和细胞碎片。扁桃体、肠管等处淋巴组织萎缩。

（3）其他系统　重症患者可有心肌间质浆液性渗出及淋巴细胞浸润，心肌细胞坏死不明显，可有不同程度的心肌细胞变性，表现为间质性心肌炎改变。肝细胞广泛小泡状脂肪变性，部分肝细胞胞质疏松化。肾脏可有急性肾小管坏死。中枢神经系统有脑水肿和脑充血改变，神经细胞以嗜酸性变为主，表现为胞质嗜酸性增强，结构不清，部分细胞轴突肿胀，以根部为著，粗细不均，有扭曲。少数细胞的胞质呈嗜碱性变。妊娠患者胎盘绒毛滋养叶见灶状变性坏死、间质炎性细胞浸润。

【临床表现】

1. 潜伏期 潜伏期以患者的末次暴露时间与发病时间的间隔来估算，通常为 2～4 d，也可以为 1～7 d，个别病例长达 2 周。患者在潜伏期末即有传染性，病初 2～3 d 传染性最强。

2. 临床症状 H_5N_1 禽流感病毒感染者多呈急性起病，早期表现类似普通型流感，主要为发热，体温大多在 39℃以上，热程一般为 3～4 d，但可以为 1～7 d，常伴有流涕、鼻塞、咳嗽、咳痰、呼吸困难、咽痛、头痛、肌肉酸痛和全身不适，部分患者可有恶心、腹痛、腹泻、稀水样便等消化道症状，个别患者在病程中出现精神症状，如烦躁、谵妄。多数轻症病例预后良好。重症患者病情发展迅速，几乎所有患者都有肺炎表现，可出现急性呼吸窘迫综合征(ARDS)、肺出血、胸腔积液、全血细胞减少、肾功能衰竭、败血症、休克、Reye 综合征等多种并发症，严重者可致死亡，病死率高达 50%以上。治疗中若体温持续超过 39℃，需警惕重症倾向。

H_7N_7 禽流感病毒感染者症状较轻，多数患者出现眼结膜炎，仅部分患者有轻度的流感样症状。H_9N_2 禽流感病毒感染者仅出现一过性的流感样症状，尚无死亡病例报道。

3. 体征 体格检查可发现受累肺叶段有实变体征，包括叩浊、语颤、语音传导增强、吸气末细湿啰音及支气管呼吸音等。在病程初期常见于一侧肺的局部，但随病情进展可扩展至两肺的多个部位。合并心力衰竭时，部分患者心尖部可闻舒张期奔马律。

【实验室检查】

1. 一般检查 外周血白细胞总数一般不高、降低或略升高，重症患者多有白细胞总数及淋巴细胞下降。血小板轻到中度下降，发生 DIC 时，血小板可重度下降。值得注意的是，病情恶化时，这些指标表现为转折性的下降，与 ARDS 的发生及死亡密切相关。骨髓细胞学检查显示细胞增生活跃，反应性组织细胞增生伴出血性吞噬现象。生化检查显示多种肝酶升高，包括丙氨酸转氨酶(ALT)、天冬氨酸转氨酶(AST)、肌酸磷酸激酶、乳酸脱氢酶等，有些患者出现血糖(可能与糖皮质激素使用相关)、血肌酐升高。我国人禽流感患者中有相当比例(近 40%)患者出现蛋白尿。

2. 病毒抗原及基因检测 取患者呼吸道标本，采用免疫学检测技术，如免疫荧光技术(IFT)、酶联免疫吸附试验(ELISA)检测甲型流感病毒核蛋白抗原(NP)及禽流感病毒 H 亚型抗原。

目前基于核酸检测的分子生物学方法，如逆转录聚合酶链反应(RT－PCR)、实时定量 PCR、核酸探针、原位杂交技术、基因芯片技术等有着灵敏、特异、快速、准确、易于操作等优点，成为禽流感病毒检测的主要发展方向。实时 RT－PCR 是早期检测 H_5N_1 禽流感病毒的最佳手段，4～6 h 可获结果，但需根据当地病毒基因组学变化适时更新引物和探针。咽拭子比鼻腔拭子病毒载量大，阳性率高。一次阴性结果不能排除 H_5N_1 禽流感病毒感染，需反复检测。应当注意，抗病毒治疗有可能降低阳性率。我国秦智锋等设计了 H_5、H_7、H_9 亚型禽流感病毒的特异性引物，分别用 3 个荧光基团标记 Taqman MGB 核酸探针，建立了能够同时检测 H_5、H_7、H_9 亚型禽流感病毒的实时定量 RT－PCR 方法。最近 Lau 等采用一种依赖核酸序列扩增技术(NASBA)，对 H_5 及 H_7 进行快速检测，具有很高的敏感性和特异性，并能在一定程度上区分致病和非致病性禽流感病毒。

3. 病毒分离 从患者呼吸道标本(如鼻咽分泌物、口腔含漱液、气管吸出物或呼吸道上皮细胞)中分离禽流感病毒，是人禽流感经典的诊断方法。咽拭比鼻拭更易培养出病毒。为了提高检测的阳性率，应注意标本的留取时间。上呼吸道标本(如鼻咽分泌物、口腔含漱液)最好在发病 3 d 内留取，一般不超过 7 d。下呼吸道标本(如痰液、气管吸出物等)可随时留取。急性期血清标本应在发病 7 d 内留取，恢复期血清标本可在发病后 2～4 周或更长时间留取。

4. 血清学检查 采集发病初期和恢复期双份血清，采用血凝抑制试验、补体结合试验、酶联免疫吸附试验、乳胶凝集试验等方法，检测禽流感病毒抗体(主要是血凝素 H_5 抗体)，用于流行病学研究及回顾性诊断。通常感染 2～3 周后血清抗体转阳，与疾病初期比较，抗体滴度增高 4 倍或单次检测抗体滴度>1∶80 具有诊断意义。

5. 影像学检查 人禽流感的胸部影像学表现具有肺炎的基本特点。疾病早期(发病 3 d 左右)肺内出现局限性片状高密度影，多为一个肺段或肺叶内的病灶。随着疾病的进展(发病 3～7 d)，肺部出现大片状或融合的斑片状影，病变可累及多个肺叶或肺段，但肺部影像多不以肺叶或肺段的解剖形态划分界限。片状影内可见“空气支气管”征。重症病例的肺部影像学变化较快，1～2 d 内即可从小片到大片、从局限到广泛、从单侧到双侧，同时病变密度也发生变化。一些病例在初次影像学检查时病变已经进展为较大的范围或已累及多个叶段。病变最为严重时(多为发病 7～10 d)，患者常合并 ARDS，出现两肺弥漫性实变影像。少数重症病例可合并单侧或双侧胸腔积液。病灶吸收大约从 2 周开始，大部分病例的炎症影像吸收较快，有些病例在疾病后期出现肺间质增生，X 线胸片显示条索状影及局部肺体积缩小，CT 检查显示支气管血管束增粗、小叶间隔增厚、出现条索和网状影像；少数病例的肺部影像学变化可持续数月以上。接受辅助通气治疗的患者可发生气胸、纵隔气肿和皮下气肿等并发症。

【诊断与鉴别诊断】

1. 诊断 诊断参照卫生部人禽流感诊疗方案(2008版)。在流行季节,根据流行病学史、临床表现及实验室检查结果,排除其他疾病后,可以作出人禽流感的诊断。但对散发病例而言,在临床上诊断较为困难。临床上早发现、早诊断是治疗的关键,其诊断流程见图2-2-2。

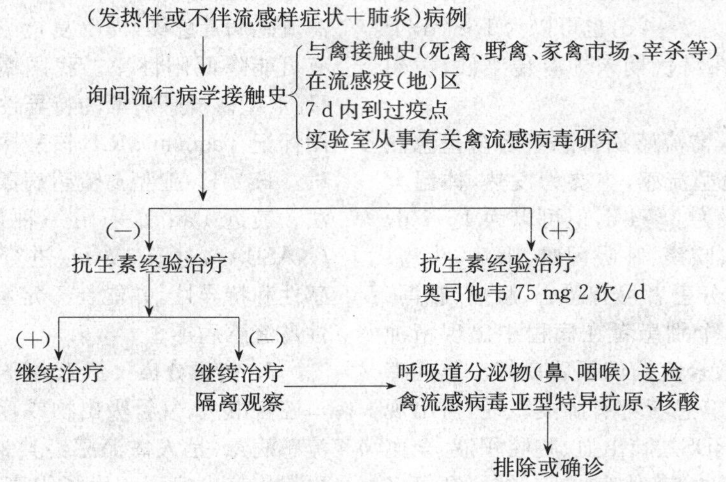

图2-2-2 人感染禽流感(H_5N_1)病毒诊断流程图

①发热伴或不伴流感样症状的患者合并肺炎时,如临床发现有相关流行病学史,必须及时向有关部门报告,启动程序并采取相应措施;②对上述患者如未发现流行病学史,在正规治疗48~72 h后临床仍未见好转,应隔离观察治疗,并及时向有关部门报告,启动程序并采取相应措施

(1) 流行病学史定义

1) 发病前7 d内,接触过病、死禽(包括家禽、野生禽鸟),或其排泄物、分泌物,或暴露于其排泄物、分泌物污染的环境。

2) 发病前14 d内,曾经到过有活禽交易、宰杀的市场。

3) 发病前14 d内,与人禽流感疑似、临床诊断或实验室确诊病例有过密切接触,包括与其共同生活、居住,或护理过病例等。

4) 发病前14 d内,在出现异常病、死禽的地区居住、生活、工作过。

5) 高危职业史:从事饲养、贩卖、屠宰、加工、诊治家禽工作的职业人员;可能暴露于动物和人禽流感病毒或潜在感染性材料的实验室职业人员;未采取严格的个人防护措施,处置动物高致病性禽流感疫情的人员;未采取严格的个人防护措施,诊治或护理人禽流感疑似、临床诊断或实验室确诊病例的医护人员。

(2) 人禽流感的诊断标准

1) 医学观察病例:有流行病学接触史,7 d内出现流感样临床表现者。对于被诊断为医学观察病例者,医疗机构应当及时报告当地疾病预防控制机构,并对其进行7 d医学观察。

2) 疑似病例:有流行病学史和临床表现,患者呼吸道分泌物标本采用甲型流感病毒和H亚型单克隆抗体抗原检测阳性者。具备流行病学史中任何一项,且无其他明确诊断的肺炎病例。

3) 临床诊断疑似病例有两种情形:①诊断为人禽流感疑似病例,但无法进一步取得临床检验标本或实验室检查证据,而与其有共同接触史的人被诊断为确诊病例,并且没有其他疾病确定诊断依据者。②具备流行病学史中任何一项,伴有关临床表现,实验室病原检测患者恢复期血清红细胞凝集抑制(hemagglutination inhibition, HI)试验或微量中和(microneutralization, MN)试验A(H_5N_1)抗体阳性(HI抗体或中和抗体效价≥40)。

4) 确诊病例:有流行病学接触史和临床表现,从患者呼吸道分泌物标本或相关组织标本中分离出特定病毒,或采用其他方法,禽流感病毒亚型特异抗原或核酸检查阳性,或发病初期和恢复期双份血清禽流感病毒亚型毒株抗体滴度升高4倍或以上者。

另外,在流行病学史不详的情况下,根据临床表现、辅助检查和实验室检查结果,特别是从患者呼吸道分泌物或相关组织标本中分离出特定病毒,或采用其他方法,禽流感病毒亚型特异抗原或核酸检查阳性,或发病初期和恢复期双份血清禽流感病毒亚型毒株抗体滴度升高4倍或以上者,也可以确定诊断。

(3) 重症人禽流感的诊断标准 由于人禽流感患者有相当比例发展为重症肺炎,在短期内出现ARDS,如何及时甄别重症人禽流感患者,对控制病情至关重要。但鉴于目前病例数有限,具备以下三项之中的任何一项,即可诊断为重症人禽流感。

1) 呼吸困难,成人休息状态下的呼吸频率≥30次/min,且伴有下列情况之一:①胸片显示多叶病变或在正位胸片上病灶总面积占两肺总面积的1/3以上。

②病情进展,24～48 h 内病灶面积增大超过 50%,且在正位胸片上占两肺总面积的 1/4 以上。

2）出现明显低氧血症,氧合指数低于 300 mmHg (1 mmHg=0.133 kPa)。

3）出现休克或多器官功能障碍综合征(MODS)。

2. 鉴别诊断 临床上应注意与流感、普通感冒、细菌性肺炎、衣原体肺炎、支原体肺炎、军团菌病、传染性非典型肺炎(SARS)、肠道病毒感染、巨细胞病毒感染、钩端螺旋体病、传染性单核细胞增多症等疾病进行鉴别诊断。

【并发症和后遗症】 多数轻症病例预后良好,且不留后遗症。某些病例(特别是 H_5N_1 禽流感病毒感染者)病情发展迅速,出现重症肺炎、ARDS、肺出血、胸腔积液、全血细胞减少、多器官功能衰竭、败血症、休克及 Reye 综合征等多种并发症,可导致死亡。

【预后】 禽流感病毒感染的预后与感染的病毒亚型相关。其中感染 H_5N_1 亚型者预后相对较差,截至 2009 年 9 月 24 日,由 WHO 报道的全球 H_5N_1 人禽流感确诊病例共 442 例,其中 262 例患者死亡,病死率高达 59.3%。感染 H_9N_2、H_7N_7 亚型者预后大多良好。1999 年中国内地和香港共发现了 7 例 H_9N_2 人禽流感病例,均为急性呼吸道感染,无一例死亡。2003 年在荷兰暴发的一次 H_7N_7 人禽流感中,已确认有 89 例感染者,其中 78 例发生了结膜炎,7 例出现流感样症状,仅 1 例 57 岁到过感染鸡场的男性兽医患者死于 ARDS。

本病预后还与患者年龄相关。中国香港的首例死亡病例为 1 例 3 岁儿童,越南人禽流感流行中死亡的 13 例患者也绝大多数是儿童。

影响预后的因素还与患者是否有基础性疾病相关。如 1997 年中国香港死亡的 6 例中有 2 例同时患有恶性肿瘤及系统性红斑狼疮。入院治疗较晚者和有并发症者预后凶险。体温越高,热程越长,病情就越重。此外,白细胞降低及淋巴细胞减少也与预后相关。

【治疗】 治疗原则同流感。

1. 隔离防护 对疑似和确诊患者应进行隔离治疗,防止病情恶化及疾病播散。在人禽流感患者的治疗和护理过程中,医务人员要加强个人保护意识,进行有效防护,包括穿隔离衣,戴手套、N9 口罩、眼罩、面罩等,在隔离病区建立污染区、半污染区和洁净区等工作区域,创建良好的通风环境(理想的条件为在负压病房内进行治疗,每小时室内空气更换 12 次以上)。

2. 对症支持治疗 卧床休息,密切观察病情变化,多饮水,进清淡饮食,早期给予鼻导管吸氧,维持氧饱和度在 93%以上。有发热、咳嗽等临床症状者给予对症治疗,可应用解热镇痛药、缓解鼻黏膜充血药、止咳祛痰药等。儿童避免使用阿司匹林等水杨酸类药物退热,以免引起 Reye 综合征。有肝肾功能损伤者采取相应治疗。维持水、电解质平衡,加强营养支持。注意保护消化道黏膜,防止消化道出血。预防下肢深静脉血栓形成,必要时给予适当抗凝治疗。

3. 抗流感病毒治疗 应在发病 48 h 内应用抗流感病毒药物。

(1) *离子通道 M2 阻滞剂* 有金刚烷胺和金刚乙胺。该类药物主要通过干扰病毒 M2 离子通道活性来抑制流感病毒株的复制,药敏试验表明对禽流感病毒有效。早期应用可缓解症状、加快疾病的恢复、改善预后。使用该类药物易诱发流感病毒产生耐药株。也有报道认为,这两种抗病毒药对人体内禽流感病毒的疗效可能不确切。

金刚烷胺:成人剂量每日 100～200 mg,儿童每日 5 mg/kg,分 2 次口服,疗程 5 d。治疗过程中的不良反应发生率 14%,应注意中枢神经系统和胃肠道不良反应,前者包括焦虑、注意力不集中、眩晕、嗜睡、神经过敏、癫痫发作等,后者包括恶心、呕吐、食欲不振、腹痛等;另有个案报道致畸。老年及有血管硬化者谨慎使用,肝肾功能受损者酌减剂量,孕妇及癫痫者禁用。

金刚乙胺:每次用量与金刚烷胺相同,口服后吸收较慢,血浆浓度低,半衰期为 24～36 h,每日仅需服 1 次,神经系统不良反应比金刚烷胺少见。本品的实际作用尚需证实,因其广泛应用于普通感冒,可能已使流感病毒产生了一定的耐药性。通常不主张联合应用离子通道 M2 阻滞剂。

(2) *NA 抑制剂* 通过抑制流感病毒的神经氨酸酶来抑制病毒复制,同时减弱病毒的致病力。

奥司他韦(oseltamivir)商品名达菲,是一种口服的特异性流感病毒 NA 抑制剂,也是目前治疗 H_5N_1 禽流感病毒感染主要的抗病毒药物。奥司他韦对禽流感病毒 H_5N_1 和 H_9N_2 亚型均有抑制作用,且耐受性好。对耐金刚烷胺和金刚乙胺的流感病毒仍有效。成人的标准治疗方案为 75 mg,每日 2 次,疗程 5 d。儿童患者根据体重给药,体重不足 15 kg 时,给予 30 mg;体重15～23 kg 时,给予 45 mg;体重 23～40 kg 时,给予60 mg;体重大于 40 kg 时,给予 75 mg;均每日 2 次。有资料表明,早期应用奥司他韦可降低病死率,故对临床可疑病例,在明确诊断之前应尽早给予奥司他韦治疗。对于诊断较晚的患者,仍应给予抗病毒治疗,因部分患者体内可能存在较长时间的病毒复制。如果在应用奥司他韦后,患者仍有发热且临床症状加重,可延长抗病毒疗程到 10 d,因为此时仍有可能存在病毒复制(如能排除合并细菌感染)。个别患者在应用奥司他韦治疗后,病情继续恶化,WHO 建议可采用大剂量个体化治疗,成人可加量至 150 mg,每日 2 次,疗程延长至 10 d,但对青少年应慎用,因其神经系统不良反应尚不清楚。奥司他韦主要在胃和小肠吸收,对胃肠功能紊乱者,其生物利用度会不同程度受到影响,必要时可考虑经鼻-空肠管给药。

扎那米韦(zanamivir)与奥司他韦同属NA抑制剂，尚未获准上市，但已在体外和动物模型中证实对H_5N_1禽流感病毒有效，包括对奥司他韦耐药的H_5N_1毒株。其给药方法为经鼻吸入10 mg，每日2次，疗程5 d；预防剂量为经鼻吸入10 mg，每日1次，疗程7～10 d。

(3) 其他　利巴韦林等药物体外试验提示有抗流感病毒作用，尚需作进一步的动物试验及临床研究来证实。

4. 免疫调节治疗　糖皮质激素具有抑制全身炎症反应综合征、减轻肺组织炎性损伤、防止肺纤维化等作用，其疗效正在临床观察过程中。由于治疗的病例数有限，目前尚未肯定能否改善人禽流感患者的预后。应用指征：①短期内肺病变进展迅速，出现氧合指数＜300 mmHg，并有迅速下降趋势。②合并脓毒血症伴肾上腺皮质功能不全。糖皮质激素的用量不宜过大，以免诱发感染。

抗H_5N_1毒株特异性中和抗体或多效价免疫血浆在动物模型研究中具有明显疗效，对发病2周内的重症人禽流感患者，及时给予人禽流感恢复期患者血浆有可能提高救治的成功率。我国已有1例患者应用恢复期血浆治疗后康复，但尚需进一步证实其疗效。其他免疫调节药物包括胸腺肽、干扰素、静脉用丙种球蛋白(IVIG)等，但不推荐常规使用。

5. 中医中药治疗　参照中华中医药学会中医药防治人禽流感专家意见(2007年1月)。

(1) 毒邪犯肺　主症：发热，恶寒，头痛，咽痛，肌肉关节酸痛，咳嗽，少痰，苔白，脉浮滑数。治法：清热解毒，宣肺透邪。基本方：柴胡、黄芩、炙麻黄、炒杏仁、银花、连翘、牛蒡子、羌活、茅根、芦根、生甘草。加减：咳嗽甚者加炙枇杷叶、浙贝母，发热重者加生石膏。常用中成药：连花清瘟胶囊、柴银类、银黄类等清热解毒、宣肺透邪口服制剂。

(2) 毒犯肺胃　主症：发热，恶寒，头痛，肌肉关节酸痛，咳嗽；恶心，呕吐，腹泻，腹痛，舌苔白腻，脉浮滑。治法：清热解毒，化湿和胃。基本方：葛根、黄芩、黄连、鱼腥草、苍术、藿香、姜半夏、厚朴、连翘、苏叶、白茅根。加减：腹痛甚者加炒白芍、炙甘草；咳嗽重者加炒杏仁、蝉蜕。常用中成药：双黄连、藿香正气等清热解毒化湿类制剂。

(3) 毒邪壅肺　主症：高热，咳嗽少痰，胸闷憋气，气短喘促；或心悸，躁扰不安，甚则神昏谵语，口唇紫暗，舌暗红，苔黄腻或灰腻，脉滑数。治法：清热泻肺，解毒散瘀。基本方：炙麻黄、生石膏、炒杏仁、黄芩、知母、金荞麦、葶苈子、桑白皮、蒲公英、鱼腥草、赤芍、丹皮、白茅根。加减：持续高热，神昏谵语者加服安宫牛黄丸；肢体抽搐者加羚羊角、僵蚕、广地龙等；腹胀便结者加生大黄、枳实或元明粉。常用中成药：清开灵注射液、双黄连注射液、血必净注射液等。

(4) 热入营血　主症：高热，神昏，皮肤斑疹，甚者吐血、便血、尿血，舌质红绛，脉数。治法：清营解毒，凉血活血。基本方：水牛角、生地、赤芍、丹皮、银花、连翘、丹参、竹叶、紫草。常用中成药：血必净注射液、丹参注射液等。

(5) 脱证　主症：神志淡漠甚至昏蒙，面色苍白或潮红，冷汗自出或皮肤干燥，四肢不温或逆冷，口燥咽干，舌暗淡，苔白，舌红绛少津，脉微细数，或脉微弱。治法：扶正固脱。基本方：偏于气虚阳脱者选用人参、制附子、干姜、炙甘草、山萸肉、煅龙骨、段牡蛎等；偏于气虚阴脱者可选用红人参、麦冬、五味子、山萸肉、生地等。常用中成药：参附注射液、生脉注射液、参麦注射液等。中医药预防针对易感人群和高危人群，提高人群的非特异性的抗病能力，改善易感体质；临床用药应因时、因地、因人制宜，主要用一些益气、化湿、解毒药品；也可采用传统药物熏法等。

6. 重症患者的治疗　重症人禽流感患者在以上治疗的基础上，需加强支持治疗并防治各种并发症。

(1) 加强营养支持治疗　根据患者的一般状况、尿量，以及血糖、血电解质、血浆蛋白水平，补充适当的液体、人血白蛋白、氨基酸，或进行静脉高营养治疗。重症患者应每日记录出入量，监测中心静脉压，保护心、肝、肾等重要脏器功能。对血清转氨酶升高的患者，可应用氧自由基拮抗剂和甘草酸类药物保肝治疗，对老年人或并发心肌炎的儿童，应注意防止心衰的发生。

(2) 加强血氧监测和呼吸支持治疗　住院重症患者应加强血氧饱和度和血氧分压的监测，有呼吸困难者应给予氧疗。对出现呼吸衰竭的重症人禽流感患者，应及时给予呼吸支持治疗，包括经鼻管或面罩吸氧、无创和有创正压通气治疗。在鼻导管或面罩吸氧过程中，若在吸氧流量≥5 L/min(或吸氧浓度≥40%)的条件下，呼吸频率仍≥30次/min，或SpO_2＜93%，应及时给予无创正压通气(NIPPV)治疗，但在使用过程中，要求患者神志清醒，依从性好，以增强人-机配合性。若使用2 h后临床状况并无改善，应及时改用有创通气治疗。由于人禽流感是一种呼吸道传染性疾病，在使用无创通气过程中，要求将患者单独隔离在通风条件良好的病室，可采取能单向吸氧和单向呼气的改良面罩，并在呼气口附加高效微粒捕获滤器(highefficiency particulate arrestance filter, HEPAF)，防止呼出气体污染环境，同时严格个人保护。对于意识障碍、依从性差或正确应用NIPPV治疗2 h后仍未达到预期效果的患者，应及时实施有创呼吸机辅助治疗，在使用封闭式吸痰系统吸取气道内分泌物的同时，在呼吸机出气口附加高效微粒捕获滤器，尽可能避免在护理操作和给患者机械通气过程中发生交叉感染。

(3) 防治细菌感染　虽然目前尚无禽流感病毒感染者并发细菌感染的明确证据，但在流感病毒感染后期会并发细菌感染，故对重症人禽流感患者，可应用广谱抗菌药物防治可能发生的败血症和细菌性肺炎。对于社区获得性肺炎，可先采取经验性抗菌治疗，根据当地社区获得性肺炎常见的病原菌及其耐药状况，给予β内酰胺类抗生素联合大环内酯类或喹诺酮类抗菌药物，随后根据血培养和（或）痰培养结果以及临床病情变化，调整治疗方案。

（4）防治其他并发症　对中毒症状较重、并发ARDS、休克、脑水肿等患者，可采用肾上腺皮质激素短期冲击治疗。此外，积极防治噬血细胞综合征和Reye综合征等并发症。

7. 出院标准　13岁（含13岁）以上患者的出院，原则上需同时具备下列条件且持续7 d以上：①体温正常。②临床症状消失。③胸部X线影像检查显示病灶明显吸收。12岁（含12岁）以下儿童的出院，不仅应同时具备上述条件，而且要求病程满21 d。

【预防】

1. 监测及控制传染源　卫生部门与农业部门合作，同时开展人间和禽类 H_5N_1 疫情监测，互通情报。加强检疫，防止禽流感病毒特别是高致病性禽流感病毒传入我国。特别应注意加强对来自动物疫情流行国家或地区的运输工具的防疫消毒，禁止旅客携带或邮寄相关动物及其产品入境。坚持禽类全进全出的饲养方式，平时加强消毒，做好一般疫病的免疫，提高禽类的抵抗力。尽可能减少人，特别是儿童与禽、鸟类不必要的接触，尤其是与病、死禽类的接触；因职业关系必须接触者，工作期间应戴口罩、穿工作服。

加强禽类疾病的监测。一旦发现禽流感疫情，必须按照《动物检疫法》有关规定进行处理。早期进行快速诊断，若发现和确诊为高致病性毒株（如 H_5、H_7 亚型），对病鸡群进行严格隔离、封锁、扑杀、销毁，对鸡场进行全面清扫、清洗、彻底消毒。目前采取的措施是扑杀疫源地3 km范围内所有鸡场的鸡群，并对5 km范围内的鸡群进行强制免疫。

养殖人员和所有相关人员做好防护工作并加强监测。与家禽或人禽流感患者有密切接触史者，一旦出现流感样症状，立即将其隔离并报告疫情，同时进行流行病学调查，防止病情恶化和疫情蔓延。在隔离治疗患者的同时，采集患者的鼻咽部分泌物、漱口液、痰或气管吸出物和血清送至指定实验室，进行病毒分离和抗体检测，尽快明确诊断，同时应采取相应的防治措施。有条件者可在48 h以内口服抗病毒药物。

2. 切断传播途径　一旦发生人禽流感疫情，对禽类养殖场、市售禽类摊档、屠宰场及患者所在单位、家庭进行彻底消毒，对死禽及禽类废弃物应销毁或深埋；医院收治患者的门诊和病房要做好隔离消毒，防止患者排泄物及血液污染院内环境及医疗用品；医护人员要做好个人防护，接触人禽流感患者应戴口罩、戴手套、戴防护镜、穿隔离衣，接触后应洗手。

加强检测标本和实验室禽流感病毒毒株的管理，进行禽流感病毒分离的实验室应达到P3级标准。严格执行操作规范，防止医院感染和实验室的感染及传播。

3. 保护易感人群　平时加强体质锻炼，避免过度劳累，不吸烟。注意饮食卫生和营养，不喝生水，勤洗手，养成良好的个人卫生习惯。对鸡肉等食物应彻底煮熟，不吃生的或半熟的动物食品。保持居室空气流通。

对于密切接触者或高危人群，可以试用口服抗流感病毒药物如金刚烷胺、奥司他韦等进行预防。也可采用中医药方法辨证施防，其基本原则是益气解毒，宣肺化湿。

有效的疫苗是防控人禽流感流行的关键手段。由于禽流感病毒极易发生基因重组而变异，传统的甲型流感病毒三联疫苗对 H_5N_1 禽流感病毒感染不起预防作用，需要研究特异的人禽流感疫苗，包括全病毒灭活疫苗（inactivated influenza virus vaccines）、基因工程亚单位疫苗（subunit vaccines）、重组活载体疫苗（recombine live influenza virus vaccines）、核酸疫苗（DNA疫苗，DNA vaccines）。

禽用禽流感疫苗已经成功研制，包括 H_5N_1、H_7N_3、H_5N_1 和 H_9N_2 亚型油乳剂灭活疫苗，用于紧急免疫接种，对疫点周围3～5 km区域内的所有家禽进行强制性免疫。人用禽流感疫苗的研究正在进行。自2004年起，WHO与各方合作加快人用禽流感疫苗的研发。2006年，我国成功研制人用流感全病毒灭活疫苗，又称大流行流感疫苗，Ⅰ期临床试验证明对人体安全有效，2007年4月进入Ⅱ期临床试验，2008年4月2日国家食品药品监督管理局正式签发了大流行流感疫苗的批准文件，使我国成为继美国之后第二个具备人用禽流感疫苗制备技术和生产能力的国家。2009年5月，中国农科院哈尔滨兽医研究所国家禽流感参考实验室研制成功一种 H_5N_1 人禽流感冷适应致弱活疫苗，猕猴实验证明该疫苗免疫后可诱导产生较强的抗体反应，对不同 H_5N_1 禽流感病毒株的攻击能提供完全的免疫保护，效果优于现有的各种 H_5 亚型人禽流感疫苗，是预防 H_5N_1 人禽流感大流行理想的候选疫苗之一。

三、甲型 H_1N_1 流感

李兰娟

甲型 H_1N_1 流行性感冒（简称甲型 H_1N_1 流感）是由变异后的新型甲型 H_1N_1 流感病毒所引起的急性呼吸道传染病。主要通过呼吸道飞沫、气溶胶、直接或间接接触传播，临床主要表现为发热、咳嗽、流涕等流感样症状，少数病例病情重，进展迅速，可出现病毒性肺炎，合并呼吸衰竭、多脏器功能衰竭，严重者可以导致死亡。

【病原学】　甲型 H_1N_1 流感病毒属于正黏病毒科（Orthomyxoviridae），甲型流感病毒属（influenza A virus）。其病毒结构与其他甲型流感病毒相似，HA序列与人流感病毒 H_3N_2 及高致病性禽流感病毒 H_5N_1

的HA氨基酸序列之间的同源性分别为42.6%和62.6%。2009年4月开始在全球大流行的病毒株为猪来源的甲型H_1N_1流感病毒,它不是既往经典的猪流感病毒,而是一个新变种的病毒。该病毒的核蛋白为A型,2009年在美国加利福尼亚分离的以人类为宿主的H_1N_1亚型流感病毒毒株,其序号为04,因而,其准确名称为A/California/04/2009(H_1N_1)。

近来研究已对甲型H_1N_1流感病毒的遗传特征和抗原特性进行了系统的描述,新毒株为8个流感基因片段(PB2、PB1、PA、H1、NP、N1、M、NS),起源于猪、禽和人流感病毒的"三重重组",即包括3个片段(H1、NP、NS)来自经典猪流感病毒,2个片段(PB2、PA)来自北美禽流感病毒及1个片段(PB1)来自人H_3N_2流感病毒,另有2个片段(N1、M)来自欧亚-类猪流感病毒(图2-2-3)。曾有研究(雪貂模型)报道,甲型H_1N_1流感病毒比季节性流感病毒更具有致病性,并且能在小肠中存活,而后者缺乏这种能力。

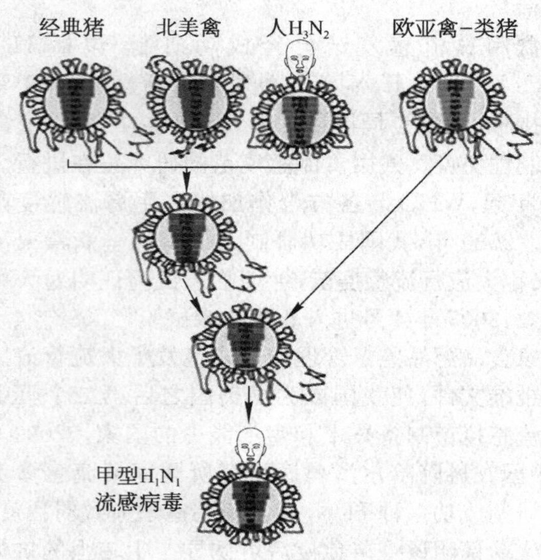

图2-2-3 甲型H_1N_1流感病毒基因重组图

(引自Neumann G et al. Nature, 2009,459:931-939)

甲型H_1N_1流感病毒对乙醇、聚维酮碘(碘伏)、碘酊等常用消毒剂敏感,氧化剂、稀酸、十二烷硫酸钠、卤素化合物、漂白粉等也容易将其灭活。该病毒对热敏感,56℃条件下30 min可灭活。阳光直射40~48 h或紫外线照射,可迅速破坏其传染性。

【流行病学】

1. 流行特征 2009年3~4月,墨西哥和美国出现了由新的"猪源性流感"病毒,即甲型H_1N_1流感病毒(2009)(以下简称甲流)引起的暴发流行。此病毒在过去的人类社会中从未出现过,全球大多数人对此新病毒没有抵抗力。随后疫情很快在欧洲和亚洲相关国家和地区蔓延,2009年5月11日我国也发现首例病例,截至2010年3月31日,全国31个省累计报告确诊病例12.7余万例,其中死亡800例。世界卫生组织(WHO)于2009年4月29日将流感大流行警告级别宣布升高至5级,随着疫情的迅速蔓延,2009年6月11日,WHO又进一步将流感大流行的警告级别宣布为最高级6级,即正式宣告新的流感大流行已经在全球开始。截至2010年8月10日WHO宣布甲型H_1N_1流感大流行已经结束,全球有214个国家或地区有确诊病例,死亡18 449例(表2-2-1)。我国卫生部通报2009年11月23~29日1周内,境内31个省份报告甲型H_1N_1流感确诊病例12 500例,住院治疗3 765例,死亡74人。

表2-2-1 WHO报告甲型H_1N_1流感死亡数*
(截至2010年8月6日统计)

地　　区	死亡数
WHO非洲地区办公室(AFRO)	168
WHO美洲地区办公室(AMRO)	至少8 533
WHO东地中海地区办公室(EMRO)	1 019
WHO欧洲地区办公室(EURO)	至少4 871
WHO东南亚地区办公室(SEARO)	1 992
WHO西太平洋地区办公室(WPRO)	1 858
合计	至少18 449

注:*鉴于各国不再要求检测和报告发病数,所以报告发病数没有显示。

2. 传染源 甲型H_1N_1流感患者为主要传染源,无症状感染者也具有传染性。目前尚无动物传染人类的证据。

3. 传播途径 主要通过飞沫经呼吸道传播,也可通过口腔、鼻腔、眼睛等处黏膜直接或间接接触传播。接触患者的呼吸道分泌物、体液和被病毒污染的物品亦可能引起感染。通过气溶胶经呼吸道传播有待进一步确证。

4. 易感人群 人群普遍易感。

5. 重症甲型H_1N_1流感高危因素 早期报道重症患者中,年龄在19~49岁的患者占35%,提示新型甲型H_1N_1流感在青壮年较易发生重症。多数专家还认为孕妇特别是在怀孕前3个月的孕妇、年龄小于2岁的儿童以及具有慢性肺部疾病患者是甲型H_1N_1流感重症化的高危人群。美国疾病控制中心(CDC)报道34名确诊为甲型H_1N_1流感的孕妇中有11例住院治疗,6例发生死亡,这6名孕妇既往均健康。这些孕妇发病后均很快发展成病毒性肺炎和ARDS,分析数据提示孕妇的重症化和死亡概率明显较高。Smith AG等分析发现甲型H_1N_1流感住院患者中,有30%~35%为肥胖者[BMI(体重指数)≥30]或病态肥胖(BMI>40),提示肥胖症也是一个高危因素。另外,据报道在179例住院病例中有117例患有慢性疾病或应用免疫抑制剂等，提示患有慢性疾病或应用免疫抑制剂等发生重症化的风险也增高。我国卫生部办公厅颁发的《甲型 H_1N_1 流感诊疗方案(2009 年第三版)》中首次提出了 5 类人群出现流感样症状后，较易成为重症病例的高危人群，即：①妊娠期妇女。②伴有以下疾病或状况者：慢性呼吸系统疾病、心血管系统疾病(高血压除外)、肾病、肝病、血液系统疾病、神经系统及神经肌肉疾病、代谢及内分泌系统疾病、免疫功能抑制(包括应用免疫抑制剂或 HIV 感染等致免疫功能低下)、19 岁以下长期服用阿司匹林者。③肥胖者(BMI≥40 危险度高，BMI 为 30～39 可能是高危因素)。④年龄<5 岁的儿童(年龄<2 岁更易发生严重并发症)。⑤年龄≥65 岁的老年人。对于这 5 类人群一旦出现流感样症状后，应当给予高度重视，尽早进行甲型 H_1N_1 流感病毒核酸检测及其他必要检查。

【临床表现】

1. 潜伏期 甲型 H_1N_1 流感潜伏期一般为 1～7 d，多为 1～3 d。

2. 临床表现 人感染甲型 H_1N_1 流感后的症状与普通人流感相似。通常表现为流感样症状，包括：发热、咳嗽、喉咙痛、身体疼痛、头痛、发冷和疲劳等，有些还会出现腹泻和呕吐、肌肉痛或疲倦、眼睛发红等。少数病例仅有轻微的上呼吸道症状，无发热。体征主要包括咽部充血和扁桃体肿大。部分患者病情可迅速进展，来势凶猛，突然高热、体温超过 39℃，甚至继发严重肺炎、ARDS、肺出血、胸腔积液、全血细胞减少、肾功能衰竭、败血症、休克、Reye 综合征、呼吸衰竭及多器官功能衰竭。可诱发原有基础疾病的加重，呈现相应的临床表现。病情严重者可以导致死亡。

【实验室检查】

1. 外周血象 白细胞总数一般不高或降低。重症患者多有白细胞总数及淋巴细胞减少，并有血小板降低。合并细菌感染时可出现白细胞或中性粒细胞升高。

2. 血生化检查 部分病例出现低钾血症，少数病例肌酸激酶、天冬氨酸转氨酶、丙氨酸转氨酶、乳酸脱氢酶升高。

3. 病原学检查 ①病毒核酸检测：以 RT－PCR(最好采用 real-time RT－PCR)法检测呼吸道标本(咽拭子、鼻拭子、鼻咽或气管抽取物、痰)中的甲型 H_1N_1 流感病毒核酸，结果可呈阳性。②病毒分离：呼吸道标本中可分离出甲型 H_1N_1 流感病毒。③血清抗体检查：动态检测双份血清甲型 H_1N_1 流感病毒特异性抗体水平呈 4 倍或 4 倍以上升高。

4. 胸部影像学检查 合并肺炎时肺内可见片状阴影。

【诊断及分类】

1. 诊断标准 诊断主要结合流行病学史、临床表现和病原学检查，早发现、早诊断是防控与有效治疗的关键。

(1) *疑似病例* 符合下列情况之一即可诊断为疑似病例：①发病前 7 d 内与传染期甲型 H_1N_1 流感确诊病例有密切接触，并出现流感样临床表现。密切接触是指在未采取有效防护的情况下，诊治、照看传染期甲型 H_1N_1 流感患者；与患者共同生活；接触过患者的呼吸道分泌物、体液等。②发病前 7 d 内曾到过甲型 H_1N_1 流感流行(出现病毒的持续人间传播和基于社区水平的流行和暴发)的地区，出现流感样临床表现。③出现流感样临床表现，甲型流感病毒检测阳性，尚未进一步检测病毒亚型。对上述三种情况，在条件允许的情况下，可安排甲型 H_1N_1 流感病原学检查。

(2) *临床诊断病例* 仅限于以下情况作出临床诊断：同一起甲型 H_1N_1 流感暴发疫情中，未经实验室确诊的流感样症状病例，在排除其他致流感样症状疾病时，可诊断为临床诊断病例。甲型 H_1N_1 流感暴发是指一个地区或单位短时间出现异常增多的流感样病例，经实验室检测确认为甲型 H_1N_1 流感疫情。

在条件允许的情况下，临床诊断病例可安排病原学检查。

(3) *确诊病例* 出现流感样临床表现，同时有以下一种或几种实验室检测结果：①甲型 H_1N_1 流感病毒核酸检测阳性(可采用 real-time RT－PCR 和 RT－PCR 方法)。②分离到甲型 H_1N_1 流感病毒。③双份血清甲型 H_1N_1 流感病毒的特异性抗体水平呈 4 倍或 4 倍以上升高。

2. 危重症甲型 H_1N_1 流感诊断

(1) *出现以下情况之一者为重症病例* ①持续高热>3 d。②剧烈咳嗽，咳脓痰、血痰，或胸痛。③呼吸频率快，呼吸困难，口唇发绀。④神志改变：反应迟钝、嗜睡、躁动、惊厥等。⑤严重呕吐、腹泻，出现脱水表现。⑥影像学检查有肺炎征象。⑦肌酸激酶(CK)、肌酸激酶同工酶(CK－MB)等心肌酶水平迅速增高。⑧原有基础疾病明显加重。

(2) *出现以下情况之一者为危重病例* ①呼吸衰竭。②感染中毒性休克。③多脏器功能不全。④出现其他需进行监护治疗的严重临床情况。

【并发症】 可并发严重肺炎、ARDS、肺出血、胸腔积液、全血细胞减少、肾功能衰竭、败血症、休克、Reye 综合征、呼吸衰竭及多器官损伤，导致死亡。患者原有的基础疾病亦可加重。

【治疗】

1. 隔离 对疑似和确诊患者应进行隔离治疗，强调早期治疗，防止病情恶化和疾病扩散。

2. 对症支持 注意休息，多饮水，注意营养，密切观察病情变化；对高热病例可给予退热治疗。发病初48 h 是最佳治疗期，对临床症状明显者，应拍胸片，查血气。

3. 抗病毒治疗 研究显示，此种甲型 H_1N_1 流感病毒目前对 NA 抑制剂奥司他韦(oseltamivir)、扎那米韦(zanamivir)敏感,对金刚烷胺和金刚乙胺耐药。

对于临床症状较轻且无合并症、病情趋于自限的甲型 H_1N_1 流感病例,无需积极应用 NA 抑制剂。

对于发病时即病情严重、发病后病情呈动态恶化的病例,感染甲型 H_1N_1 流感的高危人群应及时给予 NA 抑制剂进行抗病毒治疗。开始给药时间应尽可能在发病 48 h 以内(以 36 h 内为最佳)。对于较易成为重症病例的高危人群,一旦出现流感样症状,不一定须等待病毒核酸检测结果,即可开始抗病毒治疗。孕妇在出现流感样症状之后,宜尽早给予 NA 抑制剂治疗。

奥司他韦:用法用量同人感染高致病性禽流感的治疗。对于吞咽胶囊有困难的儿童,可选用奥司他韦混悬液。

扎那米韦:用于成人及 7 岁以上儿童。用量均为 10 mg 吸入,2 次/d,疗程为 5 d。

4. 其他治疗 ①如出现低氧血症或呼吸衰竭,应及时给予相应的治疗措施,包括氧疗或机械通气等。②合并休克时给予相应抗休克治疗。③出现其他脏器功能损害时,给予相应支持治疗。④合并细菌和(或)真菌感染时,给予相应抗菌和(或)抗真菌药物治疗。⑤对于重症和危重病例,也可以考虑使用甲型 H_1N_1 流感近期康复者恢复期血浆或疫苗接种者免疫血浆进行治疗。对发病 1 周内的重症和危重病例,在保证医疗安全的前提下,宜早期使用。推荐用法:一般成人 100～200 ml,儿童 50 ml(或者根据血浆特异性抗体滴度调整用量),静脉输入,必要时可重复使用。使用过程中,注意观察有无变态反应。

5. 中医辨证治疗

(1) *轻症辨证治疗方案* ①风热犯卫:常用中成药有疏风清热类中成药如疏风解毒胶囊、香菊胶囊、银翘解毒类、桑菊感冒类、双黄连类口服制剂;藿香正气、葛根芩连类制剂等。②热毒袭肺:常用中成药有清肺解毒类中成药如连花清瘟胶囊、银黄类制剂、莲花清热类制剂等。

(2) *重症与危重症辨证治疗方案* ①热毒壅肺者应清热泻肺,解毒散瘀。常用中成药有喜炎平、痰热清、清开灵注射液。②气营两燔者应清气凉营。常用中成药有安宫牛黄丸、血必净、醒脑静注射液等。

6. 出院标准 ①体温正常 3 d,其他流感样症状基本消失,临床情况稳定,可以出院。②因基础疾病或合并症较重,需较长时间住院治疗的甲型 H_1N_1 流感病例,在咽拭子甲型 H_1N_1 流感病毒核酸检测转为阴性后,可从隔离病房转至相应病房作进一步治疗。

【预防】

1. 监测与控制传染源 对于疑似病例和临床诊断病例,应在通风条件良好的房间单独隔离;对于确诊病例,应在通风条件良好的房间进行隔离,住院病例可多人同室。病例居家休息和隔离治疗期间,应密切监控陪护及其他家庭成员的健康状况,一旦家庭成员出现继发的发热和急性呼吸道感染等异常症状,应及时向当地疾病预防控制机构报告。

2. 切断传播途径 病例使用过的毛巾、手绢和纸巾等要妥善处理。病例居家休息和隔离治疗期间,建议定期使用消毒液擦拭家具、日用品和玩具等物体表面。家庭成员可共用清洗后的餐具。使用肥皂清洗脏衣物,并及时晾干,有条件的家庭可以加热烘干。接触病例脏衣物后必须用肥皂洗手。

3. 注意个人卫生习惯和提倡健康的生活方式 ①维持健康行为,保证充足的睡眠,保持好的精神心理状态,饮用足够的液体和食用有营养的食物等。②尽量避免接触流感样病例,必须接触时做好个人防护措施(如戴口罩)。③注意个人卫生,经常使用肥皂和清水洗手,尤其在咳嗽或打喷嚏后要洗手。乙醇类洗手液同样有效。④尽量避免外出尤其是前往人群密集的场所。疾病流行地区的居民必须外出时尽可能戴口罩,且应尽可能缩短在人群聚集场所停留的时间。⑤咳嗽或打喷嚏时用纸巾、毛巾等遮住口鼻。⑥尽量避免触摸眼睛、鼻或口。⑦保持家庭和工作场所的良好通风状态。⑧如出现流感样症状,尽量减少外出或与其他人接触。同时,告知家人与其接触时戴口罩,并尽快电话咨询当地疾病预防控制机构和医生,包括是否需要就诊、在何处就诊、如何就诊等。

4. 疫苗接种 我国率先在全球成功研制甲型 H_1N_1 流感疫苗,全球首先获得生产批号。接种甲型 H_1N_1 流感疫苗可有效预防和降低甲型 H_1N_1 流感流行,降低发病率和病死率,降低流感大流行的危害。卫生部正积极稳妥地组织开展疫苗接种工作,在确保安全的前提下,按照知情同意、自愿接种、免费接种的原则,积极稳妥有序地开展应急接种。我国现在生产疫苗的能力还是有限的,因此流感疫苗接种工作是在重点地区、重点人群中开展,现阶段我国免疫重点人群为关键岗位的公共服务人员、学生及教师、慢性疾病患者。

参考文献

[1] Hannoun C, Megas F, Piercy J. Immunogenicity and protective efficacy of influenza vaccination [J]. VirusRes, 2004,103(1-2):133-138.

[2] Fouchier RA, Munster V, Wallensten A, et al. Characterization of a novel influenza A virus hemagglutinin subtype (H16) obtained from black-headed gulls [J]. J Virol, 2005,79(5):2814-2822.

[3] Laddy DJ, Yan J, Corbitt N, et al. Immunogenicity of novel consensus-based DNA vaccines against avian influenza [J]. Vaccine, 2007,25(16):2984～2989.

[4] Alymova IV, Taylor G, Portner A. Neuraminidase inhibitors as antiviral agents [J]. Curr Drug Targets Infect Disord, 2005,5(4):401-409.
[5] Ford SM, Grabenstein JD. Pandemics, avian influenza A (H_5N_1), and a strategy for pharmacists [J]. Pharmacotherapy, 2006,26(3):312-322.
[6] Chand P, Bantia S, Kotian PL, et al. Comparison of the anti-influenza virus activity of cyclopentane derivatives with oseltamivir and zanamivir in vivo [J]. Bioorg Med Chem, 2005,13(12):4071-4077.
[7] Di Trani L, Savarino A, Campitelli L, et al. Different pH requirements are associated with divergent inhibitory effects of chloroquine on human and avian influenza A viruses. Virol J, 2007,4:39.
[8] Miki K, Nagai T, Suzuki K, et al. Anti-influenza virus activity of biflavonoids [J]. Bioorg Med Chem Lett, 2007, 17(3):772-775.
[9] 中华人民共和国卫生部,中华人民共和国国家中医药管理局.人禽流感诊疗方案[M/OL].2008. http://www.yxcdc.com.cn/文件中心/人禽流感诊疗方案卫办医发[2008]100号.
[10] 余宏杰,陈裕旭,舒跃龙,等.中国大陆首例人感染禽流感病毒(H_5N_1)的调查和确认[J].中华流行病学杂志,2006,27:281-287.
[11] 秦智锋.禽流感 H_5、H_7、H_9 亚型多重实时荧光 RT-PCR 检测方法的建立[J].病毒学报,2006,22(2):131-136.
[12] 赵殿江,马大庆.人禽流行性感冒肺炎的影像学表现[J].中华放射学杂志,2006,40(3):319-320.
[13] World Health Organization. Cumulative number of confirmed human cases of avian influenza A/(H5N1) reported to WHO [EB/OL]. http://www.who.int/csr/disease/avian_influenza.
[14] Ungchusak K, Auewarakul P, Dowell SF, et al. Probable person-to-person transmission of avian influenza A (H_5N_1) [J]. N Engl J Med, 2005,352(4):333-340.
[15] Gu J, Xie Z, Gao Z, et al. H_5N_1 infection of the respiratory tract and beyond: a molecular pathology study [J]. Lancet, 2007,29,370(9593):1137-1145.
[16] Writing Committee of the Second World Health Organization. Consultation on clinical aspects of human infection with avian influenza A (H_5N_1) virus. Update on avian influenza A (H_5N_1) virus infection in humans [J]. N Engl J Med, 2008, 358:261-273.
[17] Treanor JJ, Campbell JD, Zangwill KM, et a1. Safety and immunogenicity of an inactivated subvirion influenza A (H_5N_1) vaccine [J]. N Engl J Med, 2006,354(13):1343-1351.
[18] 中华人民共和国卫生部.甲型 H_1N_1 流感诊疗方案[M].第3版.北京:2009.
[19] 李兰娟.感染微生态学[M].北京:人民卫生出版社,2002:3-13.
[20] Centers for Disease Control and Prevention. Outbreak of swineorigin influenza A (H_1N_1) virus infection — Mexico, March-April 2009 [J]. MMWR Morb Mortal Wkly Rep, 2009,58:467-470.
[21] Pandemic (H_1N_1) 2009-update 77. http://www.who.int/csr/don/2009_12_04/en/index.html.
[22] Chowell G, Bertozzi SM, Colchero MA, et al. Severe respiratory disease concurrent with the circulation of H_1N_1 influenza [J]. N Engl J Med, 2009,361(7):674-679.
[23] Novel Swine-Origin Influenza A (H_1N_1 Virus Investigation Team). Emergence of a novel swine-origin influenza A (H_1N_1) virus in humans [J]. N Engl J Med, 2009,360:2667-2668.
[24] Neumann G, Noda T, Kawaoka Y. Emergence and pandemic potential of swine-origin H_1N_1 influenza virus [J]. Nature, 2009,459(7249):931-939.
[25] Jamieson DJ, Honein MA, Rasmussen SA, et al. H_1N_1 2009 influenza virus infection during pregnancy in the USA [J]. Lancet, 2009,374:451-458.
[26] Fiore AE, Shay DK, Broder K, et al. Prevention and control of influenza: recommendations of the Advisory Committee on Immunization Practices (ACIP) [J]. MMWR Recomm Rep, 2008:57(RR-7):1-60.

第三节 副流感病毒感染

雷学忠

副流感病毒(parainfluenza virus, PIV)是一种常见的呼吸道感染的病原,可引起咽炎、喉炎、气管炎、支气管炎和肺炎。

副流感病毒属于副黏病毒科(Paramyxoviridae)的副黏病毒亚科(Paramyxovirinae)。人副流感病毒(human parainfluenza virus, HPIV)在1953年由Kuroyo首先从日本仙台一名死于肺炎儿童的肺组织中分离得到,故以前也称之为仙台病毒(Sendal virus)。该病毒与流感病毒相似之处在于能在鸡胚上繁殖,且具有与红细胞凝集的现象,副流感病毒虽然与流感病毒的核酸类型都是RNA(核糖核酸),而且两种病毒的结构相似,都由遗传物质RNA和蛋白质外壳组成,但由于副流感病毒RNA中的某些基因与流感病毒不同,其翻译的蛋白质外壳和抗原不同,在之后的研究中发现其诸多特性与流感病毒不同,加之又陆续分离到其他毒株,在1959年这一类病毒被命名为副流感病毒。目前副流感病毒根据血清学和遗传学特点主要分5型,其中Ⅳ型又分a和b 2个亚型,仙台病毒就属于副流感病毒Ⅰ型。Ⅰ～Ⅳ型的副流感病毒都是人呼吸道感染的主要病原,虽然主要的结构和生物学特征相似,但其各自的流行病学和所引发疾病的临床特征有所差异。目前的研究显示副流感病毒Ⅴ型主要感染灵长类,对人可引起潜伏持续感染,是否致病目前尚不明确。

【病原学】 副流感病毒是有包膜的RNA病毒,基因组由非节段的负单链RNA组成,长约15 500个碱基,编码至少6种常见的结构蛋白(3′-NP-P-M-F-HN-L-5′)。其直径125～250 nm,近似球形,具有2

层蛋白质膜。内层膜为基质或称膜蛋白，外层膜为磷脂蛋白。在外层膜的棘突样突出为两种糖蛋白，嵌合在磷脂层中：一种具有红细胞凝集活性和神经氨酸酶活性，称为HN糖蛋白；另一种为融合蛋白(F蛋白)，有两种亚型F1和F2，具有促进细胞融合作用和溶血特性。包膜内层由维持结构完整性的非糖基化蛋白组成，即基质蛋白(M蛋白)。HPIV结构中也包含细胞肌动蛋白，但在病毒结构和复制过程中功能不十分明确。

病毒基因组为负单链RNA，由核衣壳蛋白(NP)紧密包绕，无感染性。核衣壳呈双股螺旋对称，是由一种单一结构的蛋白质以人字形围绕着RNA排列而成。病毒的核心内亦含有RNA依赖的RNA聚合酶，即以RNA为模板转录cRNA。另外核衣壳还有2种蛋白：P蛋白和L蛋白，它们是不连续的，P和L也是RNA聚合酶复合体的组成成分，与转录有关。见图2-3-1，图2-3-2。

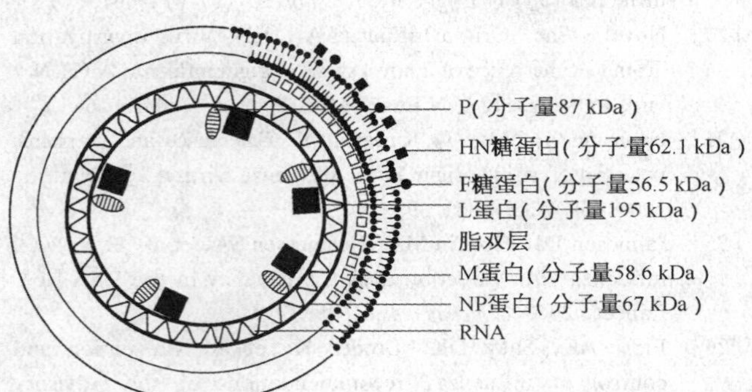

图2-3-1 副流感病毒分子结构示意图

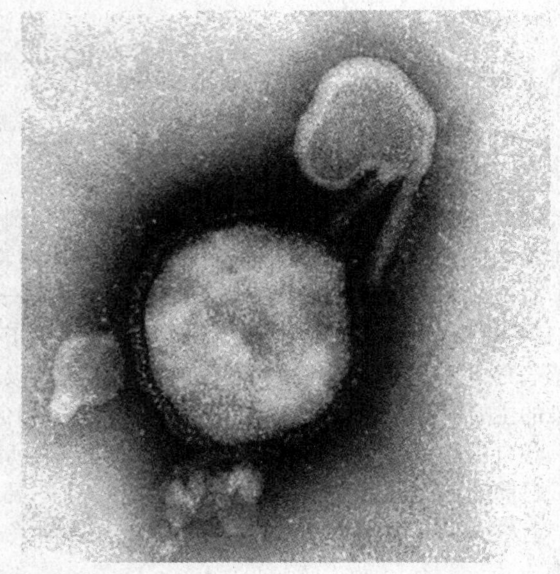

图2-3-2 电镜下HPIV-3型显示，可观察到其表面糖蛋白(×275 000)

[引自Clin Microbiol Rev. 2003,16(2):242-264]

病毒首先通过其表面的HN糖蛋白与细胞膜受体结合并与之融合，而F蛋白促使它易于进入细胞。一旦病毒进入细胞质，就可以利用特异性RNA依赖的RNA聚合酶(L蛋白)开始原发转录。其全长的病毒基因组首先合成正链RNA，再互补合成负链RNA，然后以cRNA为模板，合成子代病毒RNA。RNA通过继发转录为mRNA，再翻译合成病毒蛋白。在转录过程中F蛋白由宿主细胞的酶裂解转换为F1和F2，使病毒具有感染性，有引起细胞融合的效应，融合使病毒在细胞与细胞间扩散。如果宿主细胞缺乏相应的蛋白水解酶，就会导致产生非感染型病毒，也不能维持复制增殖周期。最后合成的核衣壳蛋白(NP)与RNA在细胞质基质部位装配，并定向转移到胞膜部位，核衣壳披上囊膜而芽生释放出子代病毒，至此完成了病毒的复制。

副流感病毒抵抗力弱，在外环境下很不稳定，在物体表面存活几个小时，因其包膜由脂蛋白组成，对有机溶剂如乙醚、氯仿敏感。其不耐酸碱也不耐热，在pH 3～3.4会迅速失去传染性，50℃几乎所有病毒15 min内灭活，但副流感病毒在寒冷、干燥的环境中相对活跃。HPIV在4℃或冻结时(如-70℃)有最大的稳定性，甚至认为冻结导致的病毒破坏超过90%时，其剩余的少量的感染力也足够导致病毒复苏。

抗原性：流感病毒的每一型均有其主要抗原成分。有2种表面抗原，一种是HN(血凝素/神经氨酸酶)，一种是F(溶血素/细胞融合)。免疫学研究发现，HN糖蛋白和F蛋白是HPIV-3的主要保护性抗原，针对这两种蛋白的抗体对病毒具有中和作用。在内部为核衣壳抗原NP。副流感病毒的抗原性较稳定，不像流感病毒那样容易发生变异。虽然副流感病毒的抗原都有型的特异性，但各型之间有一定的交叉反应，与腮腺炎病毒和动物副流感病毒也有交叉反应。

【流行病学】 副流感病毒感染分布广泛，成全球性分布，是呼吸道感染性疾病的常见病源，最易引起婴幼儿呼吸道疾病，据统计30%～40%的婴幼儿急性呼吸道感染都是由人副流感病毒引起的。营养不良、维生素A缺乏、居住条件拥挤、非母乳喂养、吸烟和环境污染等是其易感因素。主要通过人与人直接接触或飞沫传播。

副流感病毒感染主要在温带及热带地区，我国主要以Ⅲ型为主。其感染一年四季均可发生。不同类型季节流行各有不同，Ⅰ型主要在秋季流行，Ⅱ型主要在秋末冬初流行。Ⅲ型主要流行于春夏季，且常年均有散发，一般是呈地方性流行，很少发生大流行。一般每隔1年发生一次较大的交替流行是Ⅰ、Ⅱ型的特点。Ⅳ型季节特点不明。

副流感病毒Ⅰ、Ⅱ型感染，4个月以前婴儿很少引起严重下呼吸道感染，4个月以后可引起哮喘，严重下呼吸道感染明显增加，其中国外研究显示Ⅰ型主要感染人群年龄为7～36个月，高峰为2～3岁并维持较高发病率一直至5岁，Ⅱ型高峰年龄为1～2岁。Ⅲ型主要感染1岁以内的婴儿，新生儿和小婴儿（<6个月）的感染率仅次于呼吸道合胞病毒（RSV），3岁以后发病率逐渐减少。Ⅳ型发病率低，病情亦轻，其流行病学报道研究也较少，其研究数据在小于1岁、学龄前儿童、小学适龄儿童和成年人各组的分布较分散。

总的来说，成人的感染率明显低于儿童，副流感病毒约与10%的成人急性呼吸道感染有关。而据国内流行病学调查显示，4岁儿童血清副流感病毒阳性率已达85%～90%，5岁儿童高达90%～100%。此外，副流感病毒产生局部免疫反应是不牢固的，可重复感染，免疫功能低下者可再感染。

【发病机制和病理】 副流感病毒外层包膜的2种糖蛋白HN糖蛋白与F蛋白在病毒感染中起着重要作用。其中HN糖蛋白与靶细胞表面的神经氨酸残基受体结合，吸附于细胞。裂解的F蛋白（F1和F2）对病毒感染靶细胞以及病毒在细胞与细胞间传导是必不可少的。当病毒吸附到能裂解F蛋白的细胞时，F蛋白被活化才能产生传染性。如果宿主细胞缺乏相应的丝氨酸蛋白酶，F蛋白不能裂解，就会导致产生非感染性病毒，也不能维持复制增殖周期。

HPIV大多侵犯呼吸道黏膜的表层组织，在上皮细胞内增殖，引起的病变轻，在成人一般表现为轻度上呼吸道感染。<5岁婴幼儿，病毒可侵犯气管、支气管黏膜上皮细胞、引起细胞变性、坏死、增生或黏膜糜烂。如果侵犯到肺泡上皮及间质细胞则引起间质性肺炎，导致中性粒细胞、单核细胞、淋巴细胞等在肺泡壁和肺泡间隙浸润，可表现为急性阻塞性喉-气管-支气管炎和肺炎。

副流感病毒感染后可产生血清抗体和局部抗体，但一次感染后产生抗体滴度低，不能产生持久免疫性，多次重复感染产生的抗体才能减轻临床症状。抗NH糖蛋白及抗F蛋白对预防疾病很重要。相对于成人，婴幼儿的免疫系统发育不完善，是副流感病毒反复感染的原因之一。对于具有免疫活性的个体，再次感染的症状一般较轻。

【临床表现】 潜伏期3～6 d，临床表现差别很大，轻者症状不明显，重者可发生严重下呼吸道感染，甚至威胁生命。疾病严重程度与病毒型别、年龄、发病季节、初次或再次感染等因素有关。

HPIV引起上呼吸道感染是最常见的，可表现为流涕、打喷嚏、咽炎、喉炎和咳嗽。若有发热、痉挛性犬吠样咳嗽、喘鸣、呼吸困难等症状则提示已经发展为下呼吸道感染。

Ⅰ、Ⅱ型很少感染4月龄以下的小婴儿，大于6岁的儿童及成人感染后主要表现为鼻炎、咽炎等感冒症状，也可伴有声嘶及咳嗽。在7个月至3岁患儿，Ⅰ、Ⅱ型副流感病毒是引起急性喉炎、气管炎、支气管炎的主要病原，表现为哮喘，痉挛性咳嗽，吐大量浓稠黏液痰，并可引起程度不等的气道阻塞和呼吸困难，有2%～3%的严重病例有发绀。Ⅱ型副流感病毒感染症状较Ⅰ型轻。

Ⅲ型副流感病毒是引起6月龄以下婴儿毛细支气管炎和肺炎的重要病原，仅次于呼吸道合胞病毒感染而居第二位。Ⅲ型副流感病毒最易传播，也可引起地方性流行。约3/4初次感染副流感病毒者有发热，体温可高达39～40℃。据多个研究显示，Ⅲ型副流感病毒在喘息性支气管炎患儿的检出率较Ⅰ、Ⅱ型高，说明Ⅲ型感染引起的病情较重。年长儿童及成人均可发生Ⅰ、Ⅱ、Ⅲ型的再感染，但一般病情较轻。老年人、免疫功能低下的成人可引起严重下呼吸道感染甚至致死性肺炎。

Ⅳ型副流感病毒感染不常见，多数无症状或仅有轻微症状，但也有引起人群的感染甚至暴发的报道。

有研究表明HPIV病毒株在某些宿主可能有神经亲和力，其在神经系统疾病中可能起着重要作用。另有研究显示HPIV还可导致急性中耳炎。

【诊断与鉴别诊断】 副流感病毒引起的呼吸道感染的临床表现无特异性，同时要结合流行病学特点，但确诊必须依靠特异性病原学检查。

常用的病原学检测方法包括如下几种。①病毒分离：它是诊断的金标准。一般采用患者的鼻咽冲洗液或鼻咽拭子标本接种在敏感细胞株上，其敏感细胞株包括原代人胚肾细胞、猴肾细胞、传代细胞如MEK、LCC-MK细胞，目前广泛采用的是LCC-MK细胞培养分离HPIV。②通过特异性抗体抑制红细胞吸附可鉴定HPIV的血清型。③直接免疫荧光检测呼吸道分泌物HPIV抗原，但是其结果往往是不稳定的，而且有些HPIV病毒株不容易被特异性单克隆抗体检测到。④放射免疫测定法和酶免疫测定法检测HPIV抗体，恢复期抗体效价较疾病期升高4倍以上有诊断价值。⑤PCR法：典型的诊断方法，如病毒分离和血清学，要在病毒感染后好几周才能获得诊断结果，因此这些诊断方法很少在治疗上发挥作用。近年来利用PCR技术检测鼻咽分泌物标本中的病毒DNA，方法灵敏性高，可早期诊断，但假阳性较多。

其鉴别诊断主要是与流感病毒和呼吸道合胞病毒鉴别。前者特点是急起高热，体温可达39～40℃，一般3～4 d热退，其全身症状较重，呼吸道症状相对较轻，流行病学特征为突然发病、传播迅速、流传广泛、发病率高、流行过程短。而后者的发病年龄、临床表现与副流感病毒Ⅲ型类似，需要通过血清学或病毒学检查区分。

【治疗】

1. 抗病毒药物的应用 目前在体外研究中发现有

抗副流感病毒的药物包括 NA 抑制剂(如扎那米韦)、蛋白质合成抑制剂(嘌呤霉素)、核酸合成酶抑制剂、抗坏血酸等但并未应用于临床。金刚烷胺以及其衍生物已经证实对副流感病毒感染无效。在免疫功能低下或使用免疫抑制剂患者的感染中,虽然有个案关于雾化或口服利巴韦林导致病毒数下降和病情改善的报道,但最近在 Fred Hutchinson 癌症研究中心的调查中表明其对 HPIV-3 导致的肺部感染缺乏反应。总之,目前尚无肯定有效的针对副流感病毒的感染的抗病毒药物。

也有研究发现非特异性免疫激活剂可以抵御副黏病毒感染(如 dihydro heptaprenol,咪喹莫特,polyriboinosinic 和多核糖胞啶酸),其中部分的机制是由于刺激内源性细胞因子,包括干扰素(α 和 γ),人粒细胞集落刺激因子和 IL-1β。另外蛋白酶抑制剂和高剂量的免疫球蛋白可能有一定疗效。同时上述抗病毒方案也只宜在病情早期试用。

2. 对症及支持治疗 是治疗的关键,可改善病情,缩短病程,降低病死率。尤其是副流感病毒感染所引起的哮喘、毛细管支气管炎或肺炎在处理上都以对症治疗和支持疗法为主。很多研究包括最近的一些 Meta 分析已经表明,治疗开始 6 h 后口服或系统性短期使用糖皮质激素可以有效改善哮喘症状。哮喘宜发展成急性呼吸道梗阻及呼吸衰竭,必要时应进行气管切开和机械性辅助呼吸。另外冷湿空气可减轻呼吸道黏膜水肿,促进分泌物排出,缓解临床症状。

同时根据具体情况预防和治疗继发细菌感染治疗。

【预防】 从 20 世纪 60 年代人们就试图利用灭活的 HPIV-3 疫苗保护儿童免遭感染,但其仅是一个免疫原,缺乏保护作用。目前研制主要有利用通过反向遗传学技术将重组病毒转化为安全而有效的减毒活疫苗以及亚单位疫苗、基因工程疫苗,但由于这些疫苗接种后产生的免疫力不完全,在人体的实际应用尚未取得理想效果。

参考文献

[1] 陆子檬,袁明.副流感病毒感染[M]//彭文伟.现代感染病学与传染病学.北京:科学出版社,2000:721-727.

[2] 顾长海.副流感病毒感染[M]//刘克洲.人类病毒性疾病.北京:人民卫生出版社,2006:659-661.

[3] Kelly J Henrickson. Parainfluenza viruses [J]. Clin Microbiol Reviews, 2003,2:242-264.

[4] Anne Moscona. Entry of parainfluenza virus into cells as a target for interrupting childhood respiratory disease [J]. The Journal ClinicalInvestigation, 2005,115(7):1688-1698.

[5] 黄志英,董琳.温州地区儿童副流感病毒感染的流行病学特点[J].实用儿科临床学杂志,2006,8(16):1066-1067.

[6] 曹淑彦,陈小芳.急性呼吸道感染住院患儿副流感病毒的检测及分析[J].临床儿科杂志,2007,25(10):842-843.

[7] Susanna KP, Lau WT, Philomena WT, et al. Human parainfluenza virus 4 outbreak and the role of diagnostic tests [J]. J Clin Microbiol, 2005,43(9):4515-4521.

[8] Jose C, Aguilar MP. Perez B, et al. Detection and identification of human parainfluenza viruses 1, 2 and 3 in clinical samples of pediatric patients by multiplex reverse transcription PCR [J]. J Clin Microbiol, 2000,38(3):1191-1195.

[9] Greenberg DP, Walker RE, Lee MS, et al. A bovine parainfluenza virus type 3 vaccine is safe and immunogenic in early Infancy [J]. Infect Dis, 2005,191(7):1116-1122.

[10] Malur AG, Hoffman MA, Banerjee AK. The human parainfluenza virus type 3 (HPIV3) C protein inhibits viral t ranscription [J]. Virus Res, 2004,99(2):199-204.

第四节 流行性腮腺炎

朱启镕

流行性腮腺炎(epedemic parotitis, mumps)是由腮腺炎病毒(mumps virus, MuV)引起的好发于儿童及青少年中常见的急性呼吸道传染病。该病毒可侵犯各种腺组织,最突出的临床表现为唾液腺的非化脓性肿胀和触痛,尤见腮腺,可累及一侧或双侧。除腮腺炎外儿童常可引起脑膜脑炎,青春期后患本病易引起睾丸炎、附睾炎、卵巢炎和胰腺炎等。流行性腮腺炎多数呈良性自限过程。

【病原学】 腮腺炎病毒是副黏病毒属,系 RNA 型,1934 年自患者唾液中分离出并成功感染猴和志愿者。腮腺炎病毒呈不规则圆形颗粒状,直径 90~300 nm,平均 200 nm。核壳体有壳膜,可分 3 层,外层表面规则地密布糖蛋白,具有血凝素、神经氨酸酶、血溶素,此层有病毒抗原(V 抗原);中间层为双层脂质;内层为糖基化膜蛋白,起维持病毒外部结构的作用。病毒基因组由单链 RNA 连续的线状分子周围绕以对称重复的蛋白质亚单位所组成,约 15.5 kb,编码 7 种蛋白质。最重要的核壳蛋白具有可溶性,起抗原作用称 S 抗原。现按 S 抗原基因的变异度可将流行性腮腺炎病毒分为 A~L 12 种基因型,型内变异度在 2%~4%,型间变异为 8%~18%。西方国家多为 C、D、E、G 和 H 型,亚洲多为 B、F 和 I 型,同一地区可流行 1 种以上基因型，基因型对流行病学调查有重要意义。国家CDC针对中国2007～2008年分离到的MuV毒株序列与WHO MuV基因型参比株测序比对研究属F基因型，但序列相互存在着差异，与1995年MuV比，虽同属F基因型，但前后毒株差异较大，说明我国目前流行的MuV发生了一定程度的变异。

S抗原和V抗原各有其相应的抗体。S抗体于起病后7 d即出现，并于2周内达高峰，此后逐渐下降，可持续存在6～12个月，可用补体结合方法测得，S抗体无保护作用。V抗体出现较晚，起病2～3周时才能测得，再1～2周后达高峰，且存在时间长久，V抗体具有保护作用，可用补体结合、血凝抑制、中和试验等检测，是检测免疫反应的较佳指标。人类是已知腮腺炎病毒的自然宿主，于病程早期可自患者的唾液、尿液、血液、并发脑膜炎者的脑脊液等处分离到病毒。感染后发病或不发病都能产生免疫反应，病毒很少发生变异，各株间抗原性近似，迄今只有1个血清型，再次感染发病者少见。猴对该病毒也易感，可在猴、鸡胚、羊膜和人及猴的各种组织培养中增殖。腮腺炎病毒对物理和化学因素均很敏感，1%甲酚、0.2%甲醛、75%乙醇可于2～5 min内将其灭活，紫外线下迅速死亡，4℃时其活力可保持2个月，加热至56℃ 20 min即可灭活，－70℃可存活数年。

【流行病学】 流行性腮腺炎属于全球性流行的疾病。由于人们对流行性腮腺炎病毒普遍易感，在19世纪60年代前疫苗未广泛应用，流行性腮腺炎在1岁以上儿童中广泛流行和暴发，甚至在成人中也会流行。一般每2～5年1次，美国1964年报告发病率达250/10万。1967研制成功减毒疫苗并开始广泛使用后流行性腮腺炎的发病率明显下降，1968年为7.6/10万(152 209例)，1978年为1.2/10万，1993年全美国仅1 692例，共下降了99%。在没有应用疫苗的国家中仍保持高发病率，1999年不丹、越南分别报告了25 554例和18 008例；2004年肯尼亚报告30 468例；2002年波兰报告发病率为104.6/10万，2003年报告87 536例，发病率为228.7/10万，处于高流行水平；日本疫苗接种只有30%～40%，2004年报告84 672例。那些保持疫苗高接种率的国家流行性腮腺炎发病率都有明显下降，尤其长期保持2剂疫苗覆盖率如芬兰、冰岛和挪威已接近达到清除流行性腮腺炎的目标。

流行性腮腺炎在我国列为丙类传染病，在2004年全国实行传染病网络直报以前，没有要求卡报，而缺乏流行性腮腺炎的完整资料。2004年实现网报后，全国流行性腮腺炎报告数迅速上升，流行和暴发的报道也很常见。上海复旦大学儿科医院传染科门诊2005年确诊流行性腮腺炎890例，2006年960例，是非肠道传染病中仅次于水痘、猩红热的第3位常见传染病。天津市疾病预防控制中心2005年接到全部报告流行性腮腺炎4 971例，发病率为49.015/10万，发病数比2004年(2 592例)上升91.8%，该市近10年来2002年发病率最高达59.4/10万，2003、2004年发病率下降，2005年又升高。2006年全国报告27.14万例，发病率为20.76/10万，较2004年上升了18.97%，较2005年下降了7.32%。但2008年全国报告310 826例，2009年报告299 329例，仅下降4.19%。

1. 传染源 流行性腮腺炎患者是主要传染源，自发病前6 d至腮腺肿胀后9 d内均有传染性，而起病前后传染性最大。根据血清免疫学试验如中和试验、补体结合试验等证明30%～50%是隐性感染者，症状不明显，故隐性感染者亦为传染源。是否存在病毒携带状态目前尚不清楚。

2. 传播途径 本病毒通过飞沫和密切接触由飞沫经呼吸道传播，由于其传染性强，易感人群在集体机构如幼儿园和小学生中流行常呈集体发病。

3. 易感人群 人群对该病毒普遍易感。1岁以内婴儿由于体内具有经胎获得的母传特异性抗体而发病者极少。主要发病年龄为5～14岁，尤其是5～9岁儿童。我国上海复旦大学附属儿科医院分析2005年890例，年龄1～17岁，其中年龄<3岁3.4%，3～6岁28.0%，6～9岁35.2%，年龄>9岁33.5%。天津市2005年病例中年龄最小为2月龄，最大78岁。1～6岁发病率逐渐升高，6岁发病率最高，为511.5/10万，其后随年龄增高发病率随之下降。近年来成人病例趋于增多，发病后可获得持久免疫力，再发病者极少见。男性略多于女性。美国CDC数据显示2006年腮腺炎流行情况至10月共5 783例，年龄1～96岁，平均22岁，3 644例为女性(占63%)。成年人无腮腺炎史也可测到体内有中和抗体，说明隐性感染已有免疫力。

4. 流行特征 流行性腮腺炎全年均可发病，温带地区以冬春季最多，以4～7月份为高峰。流行或散发于小学、幼儿园和其他学校、部队等集体机构，在未开展普遍接种前平均7～8年有1次大流行，疫苗普遍接种后这种周期性大流行已不存在。天津市2001～2005年中，12月和1月是腮腺炎发病的小高峰，4～7月为大高峰，各年份季节分布基本一致。发病集中在学生、幼托儿童和散居儿童，此3个人群占2005年发病总数92.5%(4 597例)，其中学生病例最多(3 478例)，占70.0%。工人、农民、干部、医务人员等均有散在病例分布。

【发病机制和病理】

1. 发病机制 本病由含腮腺炎病毒的飞沫或污染物经鼻或口吸入后侵袭口腔黏膜、鼻黏膜和上呼吸道黏膜，在上皮组织中大量增殖后进入血循环(第一次病毒血症)，经血流累及腮腺和一些组织，并在其中增殖，再次进入血循环(第二次病毒血症)并侵犯上次未被涉及的一些脏器。病程早期，从口腔、呼吸道分泌物，血、尿、乳汁、脑脊液及其他组织中可分离到腮腺炎病毒。

曾有从胎盘和胎儿体内分离到该病毒。腮腺炎病毒亦可侵犯各种腺组织如睾丸、卵巢、胰腺、肠浆液造酶腺、胸腺、甲状腺，甚至非腺体如心肌、肝脏、脑和脑膜等均可累及。从部分患者无腮腺肿大而表现为脑膜脑炎或其他器官受累症状，可间接说明腮腺炎病毒存在通过两次病毒血症发病的机制。有人认为该病毒对腮腺有特殊的亲和性，因此进入口腔后可经腮腺管而侵入腮腺或颌下腺，在腺体内增殖后，再进入血循环形成病毒血症，累及其他组织，因此流行性腮腺炎的临床表现变化多样。

由于腮腺炎症时导管部分阻塞，排出唾液受阻，唾液中淀粉酶经淋巴系统进入血循环，致使血淀粉酶增高及由尿中排出。胰腺或肠浆液造酶腺受累时，其所分泌的淀粉酶也可影响血与尿淀粉酶含量。

2. 病理

(1) 腮腺和(或)颌下腺　呈弥漫性间质水肿和浆液纤维蛋白渗出性炎症，单核细胞浸润，腮腺上皮细胞水肿、坏死、脱落，管腔内充塞中性粒细胞及坏死细胞残余，腺泡间血管充血。由于分泌液溢流等使腺体细胞受损加重。

(2) 腮腺炎脑部病变　为脑膜脑炎和脑炎，受感染后脑部血管周围神经元细胞溶解和单核细胞性血管套管病变；广泛小神经胶质细胞增多，神经元相对减少。

(3) 胰腺和睾丸受累时　胰腺呈充血、水肿，胰岛有轻度退化及脂肪性坏死。幼年患者很少发生睾丸炎，病变时睾丸精曲小管的上皮显著充血，有出血点及淋巴细胞浸润，在间质中出现水肿及浆液纤维蛋白渗出物。

【临床表现】　潜伏期为8～30 d，平均16 d。起病前数小时至2 d内可有非特异性前驱期症状，包括低热、食欲不振、乏力、头痛、肌肉酸痛、咽炎或结膜炎等。多数患者无前驱症状，而以腮腺炎肿痛起病。起病大多较急，可有发热，体温自38～40℃不等，伴畏寒、头痛和全身不适。症状轻重很不一致，成人发病一般较重。腮腺肿胀最具特征，一侧先肿胀，但也有两侧同时肿胀者。多因耳下部疼痛而发现腮腺肿大，肿大特点以耳垂为中心，向前、后、下发展，边界不清，触之有疼痛，张口咀嚼或食用酸味食品时胀痛加重。局部皮肤紧张，有时有表面灼热感，但多不红。腮腺四周的蜂窝组织也可呈水肿，可上达颧骨弓下至颌部，若伴颌下腺累及则颈部明显肿胀，胸锁乳突肌也可被波及，而使面部变形。通常一侧腮腺肿胀后1～4 d(偶尔1周后)累及对侧，双侧肿胀者约占75%。腮腺管口(位于上颌第二磨牙处的颊黏膜上)在早期常有红肿，唾液初见分泌增加，继因肿胀而减少，但口干不明显。腮腺肿大多于1～3 d到高峰，持续4～5 d逐渐消退自限恢复正常。整个病程为10～14 d。不典型病例可无腮腺肿胀，而单纯表现为脑膜脑炎或睾丸炎。也可只有颌下腺或舌下腺肿胀者。

【实验室检查】

1. 外周血象　白细胞计数总数正常或者稍增高，分类淋巴细胞相对增多，有并发症时白细胞计数可增高，偶有类白血病反应。

2. 血清和尿淀粉酶测定　90%患者的血清淀粉酶轻至中度增高，尿中淀粉酶也增高。淀粉酶增高程度往往与腮腺炎肿胀程度成正比。此酶增高也可能与胰腺和小肠浆液造酶腺病变有关。

3. 血清学检测

(1) 中和抗体试验　低效价1∶2即提示现症感染。

(2) 补体结合试验　病程早期及第2、3周双份血清效价有4倍以上的增高或一次血清效价达1∶64即有诊断意义。

(3) 血凝抑制试验　用鸡胚受病毒感染，其羊水及尿囊液可使鸡的红细胞凝集，腮腺炎患者恢复期血清有很强的抑制凝集作用，而早期血清的抑制作用较弱，如两次测定效价相差4倍以上，即为阳性。

4. 病原学检测

(1) 检测特异性抗体　血清特异性IgM抗体效价增高是近期感染的诊断依据。常用ELISA法，此法敏感、特异、简便，对腮腺炎病毒感染后不表现腮腺炎，但呈脑膜脑炎或脑炎的病例，可用来检测脑脊液中特异性IgM抗体以明确诊断。测定S抗体和V抗体，S抗体增高表明新近感染，S抗体不增高而V抗体增高表明既往感染。

(2) 分子生物学检测腮腺炎病毒RNA　RT-PCR和巢式PCR检测病毒RNA的敏感度高。此外基于TaqMan探针的一步法实时定量PCR可测定从$10～10^8$拷贝/ml的病毒载量，具有高敏感度和高特异度的优点。

(3) 病毒分离　腮腺肿大前6 d至肿大后9 d可从唾液中分离到病毒，并发脑膜脑炎或脑炎患者的脑脊液也常可分离到病毒。起病2周内尿液可检测到病毒，而血中只在病初2 d内可能测到，因病毒血症很短暂。

【诊断与鉴别诊断】

1. 诊断　根据流行情况、接触史及腮腺肿大的特征可作出诊断。不典型病例或可疑病例应依赖上述实验室检查方法，结合流行病学资料明确诊断。

2. 鉴别诊断

(1) 化脓性腮腺炎　常为单侧性，局部红、肿、痛、热明显，拒按，后期有波动感，挤压腮腺可见脓性分泌物自腮腺导管口流出。外周血白细胞总数和中性粒细胞增高。

(2) 颈部或耳前淋巴结炎　肿大不以耳垂为中心，局限于颈部或耳前区，为核状体、质坚硬、边缘清楚、压痛明显，表浅者可活动，伴有咽颊炎、耳部疮疖等。血象白细胞总数和中性粒细胞增高。

(3) 其他病毒感染所致腮腺炎　副流感病毒Ⅰ型和Ⅲ型、柯萨奇病毒、甲型流感病毒和单纯疱疹病毒，均可引起腮腺肿大和中枢神经系统症状，可进一步作病原学检查。

(4) 症状性腮腺肿大　在糖尿病、营养不良、慢性肝病、慢性肾病或应用某些药物如碘化物、激素类等可引起腮腺肿大，为对称性，无肿痛，触之质软，组织病理检查主要为脂肪变性。

(5) 其他原因所致的腮腺肿大　过敏性腮腺炎、腮腺导管阻塞，均有反复发作史，常肿大突然，消肿迅速。单纯性腮腺肿大多见于青春期男性，因功能性分泌增多，代偿性腮腺肿大，无其他症状。

(6) 其他病毒所致脑膜脑炎　腮腺炎病毒感染所致脑膜脑炎可发生在腮腺肿大之前或可始终无腮腺肿大，难以与其他病毒所致者相鉴别。可借助病原学检测和结合流行病学资料来确认。

【并发症】　流行性腮腺炎病毒常累及中枢神经系统或其他腺体或器官而产生相应的症状，某些并发症不仅常见，而且可不伴有腮腺肿大而单独出现。

1. 神经系统并发症

(1) 无菌性脑膜炎、脑膜脑炎、脑炎　尤其多见于儿童病例，男孩多见，为最常见的并发症。腮腺炎脑炎的发病率为 0.3%～8.2%。上海复旦大学儿科医院 2005 年确诊 800 例，其中 234 例伴并发症住院，205 例为中枢神经系统感染(脑膜脑炎 91 例，脑炎 29 例，脑膜炎 85 例)，占总病例数的 23.4%，在伴并发症住院例数中占 87.6%，男女比例 3∶1。中枢神经系统感染症状可发生于腮腺肿大前 6 d 至肿胀后 2 周内，一般多在肿后 1 周内出现。脑脊液检查所见和症状与其他病毒性脑炎相仿，头痛、呕吐等急性脑水肿表现较明显，脑电图可有改变但不似其他病毒性脑炎明显，以脑膜受累为主。预后多数良好。已证实存在腮腺炎脑炎病例无腮腺肿大。

(2) 耳聋　因听神经损害，可发生短暂性高频耳聋和永久性非对称性耳聋，后者较少(约 1/15 000)且多为单侧性。耳聋可逐渐或突然发生，通常伴有眩晕，但前庭功能正常。

(3) 其他神经系统并发症　包括小脑共济失调、面瘫、横贯性脊髓炎、吉兰-巴雷综合征(多发性神经根炎)及急性神经根脊髓炎等，预后多良好。

2. 生殖系统并发症　腮腺炎病毒好侵犯发育成熟的生殖腺，故多见于青春发育期及以后的患者，小儿少见。

(1) 睾丸-附睾炎　是除唾液腺外最易被波及的腺体。13～14 岁后发病明显增多，占成人男性腮腺炎患者的 14%～35%，大多发生于腮腺炎病程 1 周左右，也可发生在腮腺肿大之前或无腮腺肿大。起病突然，体温可再度升高至 39～41℃，寒战、局部疼痛明显。生殖器检查见睾丸肿大、压痛，阴囊皮肤水肿、筋膜腔积液。1/3～1/2 患者数月后，发生不同程度的睾丸萎缩，病变常为单侧性，即使双侧也仅部分曲精管受累，故较少引起不育症。有睾丸炎症患者，约 85%同时合并附睾炎。

(2) 卵巢炎　占成人女性腮腺炎患者的 5%～7%，症状相对较轻，有发热、下腹部疼痛、月经不调，严重的可扪及肿大的卵巢，伴触痛，极少影响生育。

(3) 胰腺炎　儿童少见，成人胰腺炎患者中约占 5%，常发生于腮腺肿大后 3～7 d，上腹剧痛，伴呕吐、发热、腹胀、腹泻和便秘。若同时腮腺肿大，则测血清淀粉酶不宜作为诊断依据。血清脂肪酶常在起病 72 h 时升高，超过正常值 2 倍提示最近患胰腺炎。

(4) 肾炎　病毒可直接损害肾脏，轻者尿中有少量蛋白质，重者临床表现及尿常规改变与肾炎相仿，个别可致急性肾功能衰竭。大多数预后良好。

(5) 心肌炎　多见于病程第 5～10 日，可于腮腺肿大同时或恢复期发生。表现为面色苍白、心率增快或减慢、心音低钝、心律不齐、暂时性心脏扩大，有收缩期杂音，心电图可见窦性停搏、房室传导阻滞、ST 段下降、T 波低平或倒置、期前收缩等。大多数仅有心电图改变(3%～12%)，而无明显临床症状。偶有心包炎。

(6) 其他　乳腺炎见于 15 岁以上女性患者(31%)。骨髓炎、肝炎、前列腺炎、前庭大腺炎、甲状腺炎、胸腺炎、血小板减少、荨麻疹、急性滤泡性眼结膜炎等均属偶见。关节炎发生率约 0.44%，主要累及大关节，多发生于腮腺肿大后 1～2 周内，可持续 2 d 至 3 个月不等，能完全恢复。

【预后】　多数良好，个别伴有严重并发症如重型脑炎、心肌炎、肾炎等必须慎重处理，积极抢救。听力损害需引起重视，少数可留下耳聋和听力减退等永久性后遗症。

【治疗】

1. 一般治疗　对症支持治疗。患者需卧床休息直至腮腺肿胀完全消退，注意口腔溃疡。饮食以软食为宜，并忌酸性食物，否则会加重腮腺疼痛。保证每天液体摄入量。可应用解热镇痛剂如对乙酰氨基酚以减轻局部疼痛和降温。氦氖激光局部照射对止痛、水肿有一定效果，高热、头痛、呕吐等可给予对症处理，包括应用脱水剂。

2. 抗病毒治疗　早期应用利巴韦林有一定疗效。使用干扰素尚无可靠的循证学依据。

3. 并发症治疗　腮腺炎脑膜炎、脑炎患者治疗同其他病毒性中枢神经系统感染。并发睾丸炎者需卧床休息，用睾丸托带将睾丸位置抬高，局部冷敷，可考虑短期应用肾上腺皮质激素。胰腺炎大多较轻，可暂禁食，补液，必要时应用阿托品或东莨菪碱。

【预防】　及早隔离患者，至腮腺肿大完全消退为止，避免对易感者传播。由于腮腺炎病毒在腮腺肿大前已存在于唾液中，而且隐性感染者也可排病毒，仅靠隔离无法预防本病流行。

国外自1996年开始使用鸡胚细胞培养减毒活疫苗，大量使用预防腮腺炎病毒感染，效果在小儿成功率可达97%，成人可达93%，腮腺炎病毒减毒活疫苗与麻疹、风疹疫苗联合使用(MMR)，结果满意，三者之间互不干扰。免疫后腮腺炎病毒的中和抗体可持续9.5年。自1973年起，腮腺炎已经成为匈牙利的法定传染病，1973～1990年每年都有20 000～50 000例腮腺炎患者；自从1991年全世界接种疫苗计划引入匈牙利以后，这种传染病的发病率慢慢减低，1994年报道了2 000个病例，1995年为500个病例，1996～2001年间每年报道例数在180～240之间，而2002～2005年，每年报道的病例数约在100例。目前全世界常用的疫苗株至少有10种以上，分别在鸡胚成纤维细胞、人二倍体细胞、鹌鹑胚成纤维细胞中培养传代所得。我国研制并在国内已广泛应用的毒株是上海生物制品研究所的S79，北京生物制品研究所的ME、M56－1，武汉生物制品研究所的WM84。某地1～3岁抗体阴性的易感健康儿童双盲、分组国产苗免疫后抗体阳转率平均为88%，进口MMR中腮腺炎抗体的阳转率为93.6%；抗体GMT为1∶3.88～1∶6.79，与进口MMR的抗体水平基本一致。国内已逐步推广预防腮腺炎疫苗的接种，常规皮下注射，也可用于肌内注射，必须按当地推荐的免疫程序接种。

腮腺炎减毒活疫苗不能用于孕妇，不能用于先天性或获得性免疫功能低下者，也不能用于对鸡蛋蛋白过敏者。

人体免疫球蛋白、成人血液和胎盘球蛋白均无预防该病的作用。

参考文献

[1] 周巍.美国2006年腮腺炎流行情况[J].公共卫生信息，2007，3(2)：46－47.

[2] 刘晓茜，张友祥.匈牙利和乌克兰的腮腺炎疫情[J].公共卫生信息，2007，3(6)：159.

[3] 崔爱利，朱贞，王常银，等.中国2006～2008年流行性腮腺炎病毒的基因特征分析[J].中国疫苗和免疫，2009，15(1)：8－13.

[4] 李月芳，曾枚，朱启镕.2005年上海地区儿童流行性腮腺炎890例临床流行病学特征[J].微生物与感染，2007，2(2)：95－98.

[5] 骆晓艳，朱向军，高志刚，等.天津市2005年流行性腮腺炎流行病学特征调查[J].中国疫苗与免疫，2008，14(5)：444－447.

[6] Clauda HK, Pamela JM, Darrel OH, et al. Comparison of mumps-IgM ELISAs in acute infection [J]. Journal of Clinical Virology, 2007，38(2)：153－156.

[7] Clauda HK, Kirstine E, Marie MO. Real-time PCR for mumps diagnosis on clinical specimens-comparison with result of conventional methods of virus detection and nested PCR [J]. Journal of Clinical Virology, 2006，37(2)：184－189.

[8] 程周祥.流行性腮腺炎减毒活疫苗接种的现状及其免疫效应[J].公共卫生信息，2007，3(3)：62－66.

第五节 麻　疹

朱启镕

麻疹(measles, rubeola)是由麻疹病毒引起，经呼吸道传播的急性呼吸道传染病。主要临床特征为发热、流涕、咳嗽、眼结膜充血、颊黏膜可见麻疹黏膜斑和皮肤斑丘疹。由于传染性强，易感者接触极易发病，20世纪60年代起普遍接种麻疹减毒活疫苗以来，大规模流行的发病率和病死率已明显下降。近几年由于内地接种覆盖率不高及人口流动频繁，仍不断出现局部地区小流行和散在发病，未达初种年龄及青少年、成人发病有所增加。

麻疹病毒属副黏病毒科(Paramyxoviridae)麻疹病毒属(*Morbillivirus*)。

【病原学】

1. 病毒的形态与结构　病毒形态多形性，呈球形或丝状，直径150～300 nm。病毒外层是脂类的双层外膜，表面有许多短杆状突起，呈放射状排列，含有HA，与其他副黏病毒不同的是不含NA。病毒内部为核衣壳，呈对称螺旋，盘绕成线杆状。核衣壳内为单股负链RNA病毒，基因全长为16 000个核苷酸，可分为编码6个主要蛋白的基因区，分别是：N为核衣壳蛋白基因、F为融合蛋白基因、P为编码磷酸化蛋白基因、M为基质蛋白基因、H为血凝蛋白基因和L为聚合酶蛋白基因，各基因区编码相应蛋白。N蛋白又称核蛋白，为病毒结构主要蛋白，与病毒RNA结合形成核衣壳，起到基因稳定作用。M蛋白是病毒外层膜蛋白，与病毒复制装配出芽有关。H蛋白具有血凝活性，又称血凝素蛋白，能使病毒颗粒吸附到宿主细胞表面受体。F蛋白即融合蛋白，对病毒穿入宿主细胞感染过程起作用。L蛋白为RNA多聚酶。P蛋白为RNA聚合酶结合蛋白。

2. 病毒分型 麻疹病毒仅有一个抗原血清型。麻疹野毒株 *H*、*N*、*P* 基因存在异质性，而 *F*、*M*、*L* 基因较为保守，其中 N 蛋白基因和 H 蛋白基因是麻疹病毒基因组中最易变异的基因，至今共发现 8 个麻疹基因组（A～H），23 个基因型（A，$B_{1\sim3}$，$C_{1\sim2}$，$D_{1\sim9}$，E，F，$G_{1\sim3}$，$H_{1\sim2}$，H_{39}），曾在世界各地人群中流行。麻疹病毒的基因型具有地理分布特征，不同地区有不同的本土流行株或优势流行株。如 D_7 基因型是欧洲的本土流行株，而德国 1999～2003 年共发现 8 种基因型：B_3、C_2、$D_{4\sim7}$、G_1 和 H_1，只有 D_6、D_7 和 C_2 基因型是本土流行株。非洲国家主要流行 B_1、B_2 基因型。日本随年代差异有不同，1985 年前流行 C_1 基因型，此后为 D_5 和 D_3 型，2000 年来又监测为 H_1 基因型。我国 1993～2004 年麻疹野病毒以 H_1 占绝对优势基因型，H_1 优势流行株测序分析又可分为 3 个 H_1 基因型亚型，即 H_{1a}、H_{1b} 及 H_{1c}，其中 H_{1a} 亚型病毒是我国流行的主要亚型，H_{1b} 次之，H_{1c} 亚型已转为弱势；2006 年从 13 个省分离到 196 株麻疹病毒，经鉴定均为麻疹野病毒 H_1 基因型中的 H_{1a} 基因亚型，仅有单一基因 H_{1a} 基因亚型在中国循环，已成为近年来麻疹流行的绝对优势基因型。

3. 生存能力 麻疹病毒对外界抵抗力不强，加热、紫外线照射、氯仿、乙醚等脂溶剂及一般消毒剂均可使其灭活。耐寒而不耐热，室温中可存活 3 周。加热 56℃ 30 min 可使病毒灭活；4℃能存活数周，冰冻干燥和低温下可保存较久。过酸（pH＜4.5）和过碱（pH＞10.5）均可使其灭活。用人胚肾、人胚肺、人羊膜、人二倍体细胞或猴肾细胞可用于病毒培养和传代分离。

【流行病学】

1. 传染源 急性患者是唯一传染源，且潜伏期末 1～2 d 至出疹后 5 d 内都有传染性，以前驱期最强，出疹后明显减弱。传染期患者鼻、口、咽、眼结膜分泌物、痰液、尿和血液，尤其白细胞内都存在病原体。如有肺炎等并发症，则传染性可延至出疹后 10 d。

2. 传播途径 主要经呼吸道直接吸入传播，患者咳嗽、打喷嚏、哭吵及讲话时借助飞沫播散。经密切接触污染病毒的手也可传播，通过污染衣服、食具、玩具或用具等间接传播的机会极少。

3. 人群易感性 麻疹的传染性极强，未患过麻疹和未接种过麻疹疫苗者均易感，接触后 90%以上可得病。病后可获得持久的免疫力。原 6～8 月龄以下婴儿极少患病，此与具有母体抗体有关；但现今小于 8 月龄婴儿发病趋于增多，这与母亲未患过麻疹、幼年也靠麻疹疫苗保护、生育时胎传抗体不足有关。

4. 麻疹流行特征的现状 随着麻疹疫苗的广泛使用，我国麻疹的发病率已显著减少，自 1987 年后全国麻疹发病率已控制在 10/10 万左右，2004 年麻疹发病率已降至 5/10 万左右。而 2005 年有大幅回升，达 9.5/10 万，2006、2007 年有所下降，但仍处于较高水平，分别为 7.7/10 万和 8.3/10 万，而 2008 年升达 9.95/10 万。2006 年卫生部下发《2006～2012 年全国消除麻疹行动计划》，全国要加强麻疹监测和控制措施。2009 年全国报告 52 461 例，较 2008 年 131 441 例下降了 60.29%，为了加强消除麻疹工作，卫生部联合四部委公布《2010～2012 年全国消除麻疹行动方案》，并于 2010 年 9 月 11 日至 9 月 20 日在全国范围内统一开展一次以 8 月龄至 4 岁儿童为主要接种对象的强化免疫活动。

（1）发病时间 麻疹发病高峰为 3～6 月。2006 年及 2007 年的 3～6 月报告发病数分别占全年总数的 50.2%、41.8%。2007 年 1～3 月麻疹发病数明显高于 2006 年同期，7～9 月发病数也高于 2006 年同期。

（2）地区分布 2006 年报告麻疹发病率居前 5 位的省（自治区、直辖市）依次为西藏（38.0/10 万）、北京（24.4/10 万）、吉林（17.4/10 万）、广东（15.1/10 万）和云南（14.5/10 万）。2007 年报告发病率居前 5 位依次为广东（21.2/10 万）、四川（19.6/10 万）、重庆（16.6/10 万）、云南（15.0/10 万）和北京（14.3/10 万）。东部地区部分省市流动人口发病较多，2005 年全国麻疹病例中流动人口占 37%，2006 年占 28.2%，2007 年占 30.6%，比例高的前 5 位分别是广东（65.1%）、北京（62.2%）、上海（56.2%）、浙江（51.4%）和福建（43.3%）。

（3）年龄分布 发病以年龄＜15 岁儿童为主，2006、2007 年年龄＜15 岁儿童麻疹发病数分别占总病例数的 69.9%、73.7%，与 2003、2004 年的 84.6%、83.9%相比有大幅下降。年龄＜1 岁婴儿和年龄≥15 岁成人病例比例上升，8 月龄至 14 岁儿童仍占 60%左右。2006～2007 年年龄＜8 月龄婴儿占 10%，较 2003～2004 年上升 5～9 个百分点。

【发病机制和病理】

1. 发病机制 麻疹病毒由飞沫细滴侵入易感人体，在鼻咽部、上呼吸道和眼结膜上皮细胞内繁殖，引起感染，1～2 d 内病毒从上皮细胞侵入局部淋巴组织。由淋巴细胞及巨噬细胞携带入血，引起第 1 次病毒血症（第 2～3 日）。麻疹病毒经血液循环到达全身淋巴组织、网状内皮系统和肺，并继续繁殖，破坏受袭细胞，引起第 2 次病毒血症（第 5～7 日），病毒播散至全身组织和脏器，产生炎症和免疫应答，感染后通常第 11 日或第 12 日（第 7～14 日）出现全身和局部症状。

2. 免疫反应 麻疹感染易感健康人体产生正常免疫反应，机体呈全身性迟发型超敏性细胞免疫反应。病毒刺激宿主 T 淋巴细胞，使之大量分化繁殖，形成致敏淋巴细胞，与麻疹病毒抗原发生免疫反应，释放淋巴因子，引起感染处单核细胞浸润、炎症反应和组织坏死。同时 B 淋巴细胞受刺激分化，体内逐渐形成体液免疫，病程第 2 周即可出现血凝抑制抗体和中和抗体，其中麻疹特异性 IgM 抗体出现最早，发热 2～3 d 即可查到，出疹 1～2 周时达高峰，随之迅速下降，病后 1～2 个月下降至检测不到。麻疹 IgM 抗体检测阳性是近期感染的重要依据。麻疹 IgG 抗体与 IgM 抗体同期出现 1 个月后升达高峰，半年内逐渐下降，此后维持在一定水平，至少 10 年以上。既往患过麻疹的孕妇生育婴儿，婴儿可有胎传麻疹 IgG 抗体，并可存在 6～12 个月。在麻疹恢复过程中细胞免疫比体液免疫显得更为重要，免疫活性细胞主要靠细胞毒 T 淋巴细胞可直接杀伤被病毒感染的靶细胞，自然杀伤细胞(NK)也可以依赖抗体的细胞毒作用(ADCC)杀伤靶细胞，在抗体的协同下清除病毒，使机体逐渐康复。麻疹感染时对机体的免疫系统有暂时抑制，可出现结核菌素试验的假阴性，或原有稳定的结核病灶恶化。此外，原有湿疹、哮喘、肾病综合征等疾病，因患有麻疹而可能暂时缓解。

3. 病理变化 呼吸道黏膜充血、水肿，毛细血管周围单核细胞浸润，炎症渗出，黏膜坏死，上皮细胞脱落，出现呼吸道症状。颊黏膜下层分泌腺炎症，浆液渗出，上皮细胞增生和坏死，形成口腔黏膜斑，又称科氏斑(Koplik spot)。气管、支气管炎症反应，肺间质炎症，单核细胞浸润。由于麻疹病毒在淋巴细胞和巨噬细胞中繁殖，出现有核内包涵体的多核巨细胞，称华佛(Warthin-Finkeldey)巨细胞，内含数十个细胞核，核内外均有嗜酸性包涵体，尤多见于胞质中。此外尚有上皮巨细胞，也具核内外包涵体，在呼吸道及其他上皮表层可见，由于表层脱落，可在分泌物中找到，多核巨细胞是麻疹特征性病理变化，广泛存在于全身网状内皮组织。肺部间质炎症常有多核巨细胞浸润，形成麻疹间质性肺炎。皮肤因局限性血管扩张，血管内皮细胞肿胀，单核细胞浸润，浆细胞渗出，形成局部高出皮面的斑丘疹。皮疹处毛细血管内血液淤滞，血红蛋白渗出，使皮疹消退后留下棕褐色色素沉着，随后覆盖于皮疹上的表皮细胞变性，角化不全，退行性变，形成糠麸状脱屑。消化道胃、肠黏膜也有卡他样改变，重症病例心、肝、肾可见浑浊肿胀、脂肪变性和灶性坏死。并发麻疹脑炎患者可有脑、脊髓充血及肿胀、散在出血灶，血管周围出血、淋巴细胞浸润，甚至有脱髓鞘改变。

【临床表现】

1. 典型麻疹 潜伏期 10～14 d(6～18 d)，接受过被动免疫者可延至 3～4 周，临床过程可分 3 期。

(1) 前驱期 从发热至出疹，一般 3～4 d。急性起病，有发热，逐日上升，婴幼儿可有高热、惊厥、发热，同时伴有打喷嚏、流涕、咳嗽、流泪、眼结膜充血、眼垢增多、声音沙哑和全身不适等上呼吸道及全身中毒症状。起病后 2～3 d 可见颊黏膜充血、粗糙，在第一磨牙面的颊黏膜上出现呈 0.5～1 mm 细小灰白色小点，周围有红晕，可逐渐增多或部分融合，延至口唇内侧，形成麻疹黏膜斑，即柯氏斑，为本病早期诊断的依据。该疹于 2～3 d 内即渐消失，同时可有食欲不振、恶心、呕吐或腹泻等症状。

(2) 出疹期 经发热 3～4 d 后开始出现皮疹，也常在黏膜斑出现后 1～2 d，出疹持续 3～5 d。体温升高可达 40℃，全身症状加重，咳嗽频繁，眼垢增多，畏光流泪，不思饮食，嗜睡或烦躁不安。皮疹自耳后颈部发际开始，逐渐波及头面部、颈项部，自上而下顺序蔓延到胸、背、腹、臂和四肢，最后至手掌和足底。皮疹为浅红色斑丘疹，大小不等，直径 2～5 mm，略高出皮面，压之褪色，疹间皮肤正常，初时皮疹稀疏，其后逐渐融合，呈鲜红色。此时全身浅表淋巴结、肝、脾均可轻度肿大。呼吸稍促，肺部可闻及干、湿啰音，并可出现各种并发症。

(3) 恢复期 于出疹 3～5 d 后，皮疹按出疹顺序消退，体温逐渐下降，全身情况好转，呼吸道症状也渐消失。皮疹消退后留下棕褐色色素沉着及糠麸状脱屑，在恢复期也有诊断作用，若无并发症，整个病程为 10～14 d。

2. 非典型麻疹

(1) 轻型麻疹 常见于有一定免疫力者，如 6 月龄以下婴儿，曾接种过麻疹疫苗者或近期注射过丙种球蛋白者。潜伏期延长达 3～4 周，前驱期短，仅 1～2 d，且症状轻微，发热不高，眼、鼻卡他症状和咳嗽等可不明显，常无口腔黏膜斑，皮疹稀疏且色淡，出疹期短，不留色素沉着，可无脱屑。无并发症，病程短，约 1 周。

(2) 重型麻疹 见于体质虚弱，免疫力低下，原有营养不良或急、慢性基础疾病者。起病即高热，持续在 40～41℃，全身中毒症状重，病程长。面色苍白，四肢厥冷，皮疹暗淡、稀疏，出疹未齐全突然隐退。也有皮疹呈出血性，融合成大片紫斑，且可有消化道及内脏出血，称出血性麻疹。常并发肺炎，呼吸窘迫致呼吸衰竭，心血管功能不全，或有惊厥、神志改变、嗜睡、昏迷等脑炎表现。此型预后差，病死率高。

(3) 成人麻疹 由于广泛接种麻疹疫苗，麻疹发病年龄明显上移，致使成人患麻疹者日渐增多，成人麻疹与儿童相比，疾病过程仍较典型，但症状较重。起病急，很快高热，热型呈稽留或不规则，头痛、乏力，精神萎靡，眼、鼻部和上呼吸道卡他症状相对稍轻，但咳嗽较重，持续 3～4 d 后发疹，斑丘状疹型粗大、融合，消退较晚。口腔黏膜斑常见，但不典型。此外消化道症状如水样便及轻度肝功能异常如血清转氨酶升高等较常见，但恢复良好。妊娠早、中、晚期患麻疹可致流产或死胎，分娩前 2 周内患麻疹，新生儿出生时即可患先天性麻疹。

(4) 异型麻疹 见于接种麻疹疫苗后数月至数年，当再接触麻疹患者或再接种麻疹疫苗时出现，机制不明，认为是一种迟发型变态反应，也有可能由于缺乏对免疫球蛋白的 Fa、Fb、Fc 受体中某一片段。此型前驱期短，高热、咳嗽、全身症状重、头痛、肌痛、精神萎靡、乏力，发热持续时间长，常无麻疹口腔黏膜斑。出疹顺序从四肢远端开始向心性扩展，后往躯干发展，面部较少。皮疹呈多形性，黄红色斑丘疹，偶见瘀点、瘀斑或荨麻疹样。常伴四肢、手、足背部水肿。易并发肺炎，少数有胸膜渗出而积液，肝、脾肿大，转氨酶升高。不易分离到病毒，但恢复期麻疹特异性抗体显著升高。

【实验室检查】

1. 血象 白细胞总数降低，淋巴细胞增高。

2. 辅助诊断 于出疹前 2 d 至疹后 1 d，取患者鼻咽部、口腔、眼的分泌物作涂片，用 Wright 染色，镜下找到多核巨细胞，可作早期诊断。

3. 血清学检测 在病程早期及恢复期做双份血清血凝抑制试验或补体结合试验，当抗体效价有 4 倍以上增高，则有诊断意义。常用 ELISA 测定麻疹特异性 IgM 抗体，以诊断急性期感染。

4. 病原学检测 发热期取血、尿或鼻咽分泌物，用原代人胚肾、人羊膜、人胚肺、猴肾细胞或人二倍体细胞培养后分离病毒。免疫荧光法（IFA）检测患者发病早期鼻、咽、上呼吸道脱落细胞中麻疹病毒抗原或采用 PCR 法检测人麻疹病毒 RNA，是早期快速、灵敏、特异的诊断方法，但技术要求高，难度大，难以在临床普及开展。

【诊断与鉴别诊断】

1. 诊断 典型麻疹的诊断根据流行病学资料、麻疹各期的临床表现，如早期的口腔黏膜斑、皮疹出疹的顺序和形态特征、皮疹消退后留下的色素沉着和糠麸样脱屑等。非典型麻疹的诊断，常需靠实验室血清学和病原学检测以助诊断。

2. 鉴别诊断

(1) 风疹　由风疹病毒引起，前驱期短，全身症状轻，无麻疹黏膜斑。发热 1～2 d 后出疹，迅速遍及全身，为斑丘疹，色较淡，出疹 12 d 后即消退，无色素沉着及脱屑。可扪及耳后，枕后淋巴结肿大。通常无并发症。

(2) 幼儿急疹　由人疱疹病毒 6 型（HHV－6）引起，多见于 1 岁以内婴幼儿发病。起病急，高热骤起，持续 3～4 d，有轻微的上呼吸道炎症症状，其他全身情况良好，热度骤降时或热退后出疹，全身皮肤可见红色斑丘疹，以躯干、臀部尤多，皮疹退后无色素沉着，无脱屑。

(3) 猩红热　由 A 群 β 型溶血性链球菌引起，多见于学龄前期或学龄期儿童，急起发热，咽痛，扁桃体红肿，有时见脓性渗出物。于病后 1～2 d 出疹，全身见猩红色皮疹，针尖大小，高出皮面，疹间无正常皮肤。由于口周无皮疹而面颊部充血明显而呈环口苍白圈。舌蕾肿大而呈杨梅舌。疹退后皮肤和指、趾端可见大片脱皮。

(4) 川崎病　至今病因不明，可能与感染有关，患者发热持续，眼结膜充血，口唇干裂，口腔黏膜充血，指、趾端有硬性肿胀和脱皮，皮肤可见红色斑丘疹，颈部可扪及淋巴结肿大。外周血白细胞及中性粒细胞增高和血小板计数增高。

(5) 肠道病毒感染　肠道病毒中柯萨奇病毒、艾柯病毒组的某些型感染，于发热时出皮疹。常伴有流涕、咳嗽等症状。皮疹无特征性，斑丘疹、疱疹或荨麻疹等均可发生。部分患儿有暂时性肢体麻痹，检测脑脊液呈病毒性脑膜炎样改变，可通过检测特异性抗原或抗体与麻疹鉴别。

(6) 药物疹　有相关药物使用史，皮疹呈多样性，有斑疹、斑丘疹、猩红热样皮疹、荨麻疹或疱疹等。有发热，但无卡他症状和口腔麻疹黏膜斑，停药后皮疹逐渐消退。

【并发症】

1. 肺炎 是最为常见的并发症，也是麻疹患者引起死亡的主要原因。麻疹病毒本身可致整个呼吸道炎症，肺部为间质性病变，称麻疹原发肺炎，病情常不严重，随疹出齐消退而恢复。继发金黄色葡萄球菌、溶血性链球菌、肺炎球菌、流感嗜血杆菌或腺病毒、呼吸道合胞病毒等感染。大多发生在出疹期，以 5 岁以下儿童多见，尤以 2 岁以下幼儿得病为主。在出疹过程中全身症状加重，体温该降而反升，皮疹突然色淡或隐退，咳嗽加剧，气促、鼻翼扇动、发绀，肺部细湿啰音增多。当继发金黄色葡萄球菌或其他化脓菌感染除肺炎外还可并发脓胸、脓气胸、心包炎等，病情更重，病死率极高。

2. 喉炎 多见于 2～3 岁以下婴幼儿，由于该年龄段喉腔相对狭小，黏膜血管丰富，结缔组织松弛，故感染后喉部组织水肿，分泌物增多，排除不畅，极易产生喉部梗阻。表现为轻者声音嘶哑、犬吠样咳嗽，及时处理不再进展，预后尚好；若进展为吸气性呼吸困难、发绀、胸部吸气性三凹征等严重缺氧状态，不及时作气管切开则可窒息致死。

3. 心肌炎、心功能不全 多见于 2 岁以下并发肺炎或营养不良的婴幼儿，由于高热、全身中毒症状、缺氧等影响到心肌功能。表现为高热、气急、烦躁、面色苍白、心率增快、心音低钝、脉搏细速、四肢发绀、肝脏进行性肿大。心电图显示 T 波、ST 段改变、传导异常和低电压。

4. 脑炎

(1) 麻疹并发脑炎　可见于麻疹病程各期，以出疹后 2～7 d 较多见，发病率约 0.1%。表现高热、头痛、抽搐、嗜睡、昏迷，进而呼吸衰竭而死亡。病死率为 10%～20%，多见于 2 岁以上儿童，存活者近半数致痉挛性瘫痪、癫痫、智力减退、失明等后遗症。

(2) 亚急性硬化性全脑炎　亚急性硬化性全脑炎

(subacute sclerosing panencephalitis, SSPE)是由麻疹病毒引起的渐进性中枢神经系统炎症,是麻疹后2～10年远期发生的并发症,甚为罕见,发生率约为1/10万。病理见大脑、丘脑及脑干等弥漫性、不同程度的脱髓鞘,神经细胞及神经胶质细胞的胞核和胞质内可见嗜酸性包涵体。血管周围淋巴细胞和浆细胞浸润。本病起病隐匿,初现行为异常和智能减退,逐渐呈共济失调、语言不清、肌痉挛、失明,最终因昏迷、去大脑强直而死亡。脑脊液除蛋白质升高外,压力、细胞数均正常。麻疹抗体水平升高,脑组织可分离到麻疹病毒。

5. 其他 患儿可因护理不当、忌嘴或腹泻等致营养不良及多种维生素缺乏症,常有口腔炎、厌食、角膜软化,严重致失明、中耳炎等。原有结核感染者或因麻疹而致结核恶化或播散,如粟粒性结核和结核性脑膜炎。

【预后】 单纯典型麻疹或轻型麻疹预后良好。但与患者年龄大小、体质强弱、有无继发细菌或其他病毒感染有关。婴幼儿营养不良、佝偻病、患有慢性病或免疫缺陷者常有并发症,病情严重,预后较差。WHO估计全球患麻疹儿童病死数每年仍超过50万(2001年为61万),而发展中国家麻疹病死率明显高于发达国家。我国卫生部2008年报告麻疹死亡率仅为0.01/10万,病死率为0.08%。

【治疗】 主要为对症治疗,预防并发症,关键在于精心护理。

1. 一般治疗和护理 患者应隔离至出疹后5 d,若有并发症者,隔离需延长至出疹后10 d。患者应卧床休息,居室应经常通风,保持空气新鲜,保持室内温度和湿度恒定,避免直接吹风受寒和强光刺激,衣服不宜穿得过少或过多,以免过凉或过热。保持口腔、鼻、眼、耳的清洁,用生理盐水每日清除分泌物和外耳淌入物。供给充足的水分和富有营养的易消化食物,供给适量维生素,如维生素A、B、C、D和Ca剂等。常换尿布,保持皮肤干爽清洁。尽管对麻疹无特异的治疗方法,维生素A补充疗法可以显著减少发展中国家的麻疹相关病死率,对于那些普遍存在维生素A缺乏的地区,尤为必要。

2. 对症治疗 高热患者给予物理降温或小剂量退热剂,以免骤然热退而致虚脱及皮疹隐退出现险象。烦躁不安者可适当应用些镇静剂,咳嗽剧烈时给予祛痰镇咳或超声雾化。体弱者可早期给予丙种球蛋白0.2～0.5 ml/(kg·d),肌注。也可输少量血浆或全血。

3. 中医中药治疗 中医辨证施治,早期予以辛凉透表;出疹期按清热解毒透疹,若口服中药有困难时,可将透疹散(生麻黄、西湖柳、芫荽子、紫浮萍各15 g)装入布袋,置于锅内加水煮沸,让患者在旁熏20～30 min,待药汁凉温后用纱布外擦躯干和四肢以助透渗,但须注意保暖;恢复期宜养阴清热等中药方剂施治。

4. 并发症治疗 麻疹并发肺炎或喉炎者可选用适宜的抗生素循证用药或超声雾化以湿润呼吸道,并发喉炎者应加用激素以缓解喉水肿。若病情进展,患者烦躁不安,予吸氧,适当用些镇静剂。出现吸气性呼吸困难或发绀时,则应予气管插管,乃至气管切开供氧以防窒息。并发脑炎者应予以给氧、止痉、降低颅内压、防止脑疝及中枢性呼吸衰竭、保护脑细胞等措施。并发心肌炎或心功能不全者应用能量合剂保护心肌,予以强心剂和利尿剂,注意出入液量,维持电解质平衡等。

【预防】 由于至今仍无针对麻疹病毒感染特异性的治疗措施,且其传染性极强,防止麻疹流行和消灭麻疹的关键是提高人群的免疫力,对易感人群实施计划免疫并定期强化。

1. 控制传染源 建立有效的监测系统,早期发现传染源,及早治疗,早隔离患者,按呼吸道隔离至隔离期满和治愈。

2. 阻断传播途径 本病经呼吸道传播,因传染性强,患者住过的房间应开窗通风30 min,或用紫外线灯照射30 min后通风,才让易感者进入,接触过患者的人员应洗手,要换外衣或在室外停留20 min以上才能接触易感者,避免交叉感染。对易感人群尤其易感染婴幼儿,注意流行期间避免到公共场所及探亲、访友。幼托、幼儿园及小学等集体机构做好清洁卫生工作。教室及室内活动场所保持空气新鲜及流通,多开展户外活动、体育锻炼提高健康体质。医疗单位做好各项消毒隔离,严防院内感染并加强科普性预防宣教。

3. 易感人群处理

(1) 主动免疫 自20世纪60年代以来,具有良好免疫效果的麻疹减毒活疫苗(MV)广泛使用,现在全球70%左右的儿童通过国家儿童免疫规划能获得MV接种。目前在发达国家麻疹已得到很好控制,有些国家甚至已经实现了消除麻疹。我国为实现世界卫生组织(WHO)西太平洋区(WPRO)提出2012年消除麻疹的目标,2006年卫生部下发了《2006～2012年全国消除麻疹行动计划》,按照卫生部于2007年12月印发的《扩大国家免疫计划实施方案》对麻疹疫苗的接种方案是8月龄接种1剂次,0.5 ml,上臂外侧三角肌下缘附着处皮下注射;于18～24月龄接种1剂次麻疹、风疹、腮腺炎疫苗(MMR),MMR不足部分使用麻疹、腮腺炎疫苗(MM),MM不足部分继续使用MV,MMR(MM、MV)为0.5 ml,注射部位及方法同前。为实现消除麻疹的目标,还应考虑MV初始强化免疫后3～4年开展后续免疫。推行入托、入学查验预防接种制度和提高麻疹监测及实验室诊断能力的控制麻疹综合措施。

为了提高接种率,对所有儿童都应接种2剂次麻疹疫苗，在已制定消灭麻疹目标的国家，通常针对9月龄至14岁的儿童，除了开展一次全国性的强化免疫外，青年人中的特殊人群包括大学生、新兵、到麻疹流行地区的旅行者和医务工作者，也是目标免疫对象。

如有高热或其他严重疾病的症状，应该避免接种麻疹疫苗。妊娠期妇女，患有艾滋病(AIDS)、白血病、淋巴瘤、严重恶性疾病的人，或在使用类固醇、抗代谢药物及接受放射治疗的人也应禁忌使用，对新霉素、明胶及疫苗中其他组分如鸡胚、蛋白质等有过敏史的人不应接种。

疫苗的冷链运送甚为重要，每1剂次疫苗中病毒的最少数量通常应含1 000个病毒感染单位。重新溶解的麻疹疫苗20℃放置1 h后，其效价减少约50%，而37℃放置1 h后，其效价全部丧失，所以溶解中的疫苗必须于2～8℃避光保存，并在6 h内使用。

(2)易感者接触麻疹的处理 未接种过麻疹疫苗又与麻疹患者接触的儿童应检疫3周，若近期接受过输血及血制品者要检疫4周。注意体温及呼吸道症状。接触3 d内应急接种麻疹疫苗可以防止发病。对体弱、免疫功能差的易感儿及接种麻疹疫苗禁忌者，当接触麻疹患者后可立即给予被动免疫，用人血丙种球蛋白0.2～0.6 ml/kg，可防止发病。接触5 d后注射只能起到减轻症状作用。被动免疫有效期仅能维持3周左右。

WHO提出2012年消除麻疹计划，应该采取有效的监测方法，加强麻疹个案监测，定期进行计划免疫，使免疫覆盖率保持90%以上，具有高水平麻疹人群免疫力，健全麻疹认可实验室网络和保障免疫策略实施的合作机制。尽管全球消灭麻疹在技术上是可行的，但也需要政府的高度支持和经济上的大量投入。

参考文献

[1] 刘晓茜，丁天然，张友祥．意大利、尼日利亚麻疹流行[J]．公共卫生信息，2008，4(3)：84．

[2] Yan Zhang, Zhu Zhen, Pau A Rota, et al. Molecular epidemiology of measles viruses in China, 1995～2003 [J]. Virology, 2007, 176(4): 14.

[3] 许松涛，吴宏伟，朱贞，等．13株中国麻疹野病毒血溶素蛋白基因特征分析[J]．中国疫苗和免疫，2009，15(1)：1-7．

[4] 马超，罗会明，安志杰，等．中国2006～2007年麻疹流行病学特征及消除麻疹措施分析[J]．中国疫苗和免疫，2008，14(3)：208-213．

[5] 丁晓艳，陆培善，还锡平，等．江苏省2007年麻疹野毒株基因特征分析[J]．中国疫苗与免疫，2008，14(6)：507-511．

[6] Muscat M, Vinner L, Christiansen AH, et al. The benefit of molecular characterization during a measles upsurge in Denmark [J]. Vaccine, 2007, 25(33): 6232-6236.

[7] 杨智宏，王晓红，朱启镕．上海地区2005年儿童麻疹临床流行病学特征分析[J]．中华传染病杂志，2007，25(1)：25-28．

[8] 徐闻青，杨忠东，陈蕾，等．麻疹病毒分离及现行疫苗免疫效果分析[J]．中国疫苗与免疫，2008，14(3)：198-202．

[9] 刘青恋，王进，杜飞，等．四川省4个市2007年麻疹减毒活疫苗强化免疫试点分析[J]．中国疫苗与免疫，2008，14(5)：395-397．

[10] 卫生部．[2007] 305号文件，扩大国家免疫规划实施方案[S]．卫生部以卫疾控发，2007．

第六节 肺病毒感染

李兰娟 汤灵玲

一、呼吸道合胞病毒感染

呼吸道合胞病毒(respiratory syncytial virus, RSV)简称合胞病毒，是婴幼儿下呼吸道感染重要的病原，能引起支气管炎、毛细支气管炎和间质性肺炎等，临床表现为发热、咳嗽、呼吸困难和喘憋等。患儿男多于女，新生儿发病少见。年长儿及成人常表现为上呼吸道感染，症状较轻。呼吸道合胞病毒的传染性很强。人体感染后产生的抗体不能完全防止感染，出生不久的婴儿即可发病，再感染也极为常见。本病主要根据病毒学及血清学检查明确诊断。

【病原学】 RSV于1995年由Morris从上呼吸道感染黑猩猩的鼻分泌物中分离得到。为有15 kb的不分节段的单链负股RNA病毒，属副黏病毒科(Parapmyxoviridae)肺病毒亚科(Pneumovirinae)肺病毒属(*Pneumovirus*)。RSV基因组至少编码10种蛋白质，包括7种结构蛋白(G、F、M、M2、P、L、N)和3种非结构蛋白(NS1、NS2、SH)；相应的基因序列为3′ NS1-NS2-N-P-M-SH-G-F-M2-L 5′。RSV与副黏病毒科中的其他病毒有所不同，缺乏红细胞凝集、红细胞吸附、溶血和NA的活性。

该病毒为球型或丝状颗粒，直径300～500 nm，由包膜、核衣壳和核心3部分组成。包膜表面有F蛋白和G蛋白2种糖蛋白刺突。F蛋白分子量为68×10^3，能引起病毒与宿主细胞膜融合，诱导机体产生中和性抗体，并在感染的免疫病理中发挥主要作用；G蛋白分子量为90×10^3，与病毒对细胞表面的吸附有关。RSV只有1个血清型，根据F、G蛋白抗原性的不同而分为

A、B 2个亚型。其中G蛋白的抗原变异较大，在同亚型的不同毒株间也可存在差异。包膜内面是非糖基化的基质蛋白（M蛋白），对病毒的形态具有调节作用。M蛋白的基因序列相对保守，在A、B亚型之间可有较大差异，但在各亚型内差异较少，常作为分子生物学检测的靶基因。

RSV在人的皮肤表面能存活半小时，在物体表面能存活数小时。对理化因素抵抗力较低。对温度和酸碱度的变化较为敏感，最适宜生存的pH为7.5。对热不稳定，55℃ 5 min的存活率为10%，在冰冻后解冻可丧失感染力。能被脂溶性溶剂如乙醚、氯仿以及去垢剂快速灭活。

【流行病学】 RSV感染在世界范围内广泛流行，是婴幼儿下呼吸道感染的主要病原体。首次感染多发生在1岁以内，重症病例多见于2～6个月的婴幼儿，新生儿发病少见。RSV感染也是儿童支气管哮喘发生的重要危险因素之一。3岁以内的婴幼儿感染后常表现为下呼吸道的感染，成人或年长儿多表现为上呼吸道感染，但在免疫功能缺陷、有心肺疾病者和老年人等特殊人群中也可引起严重甚至致死性的下呼吸道感染。有血清学资料显示95%的儿童在2岁前就感染过RSV，成年人RSV的感染率达100%。RSV还可与偏肺病毒、腺病毒、冠状病毒等合并感染引发呼吸道疾病。

患者及病毒携带者均可由呼吸道分泌物排出病毒，通过飞沫或接触传播，眼、鼻为主要入侵途径。患者在潜伏期及病后1～3周内均有传染性。该病毒的传染性很强，家庭成员可相继发生感染。在流行季节，医务人员感染率可达60%，并携带和传播病毒。儿科病房和婴儿室的患者可通过医护人员携带病毒而感染。幼儿园和家庭内也容易发生RSV的暴发流行。

人群普遍易感，婴幼儿最为易感。感染后可产生针对F、G蛋白的中和性抗体，但抗体的免疫保护作用不强，反复感染者常见。尽管6月龄以下的婴儿体内具有母传抗体，但首次感染后易发生下呼吸道感染，病情较重，甚至引起婴幼儿猝死。

RSV感染一年四季均可发病，北方多见于冬春季，南方则多见于春夏季。有时可呈周期性流行。病死率为2%～6%。

【发病机制和病理】 病毒直接损伤和免疫损伤机制参与了RSV的发病过程。RSV侵入呼吸道表面的纤毛上皮细胞后，在细胞内复制和扩散并直接引起受染细胞损伤。与其他的呼吸道病毒相比，RSV的直接细胞损伤作用较轻。病毒还可以通过直接损伤作用引起肺间质炎症。尽管婴幼儿具有母传抗体，但是尚不足以防御第一次RSV的感染，兼之呼吸道发育尚未完善，局部缺乏IgA抗体，因而感染的机会增加，病情偏重，常表现为细支气管炎和肺炎。研究显示接种RSV灭活疫苗的婴儿感染RSV时较未免疫者病情更重，提示RSV的抗体和细胞免疫不但没有保护作用，甚至参与了致病过程。成人RSV感染后病情较轻，发生下呼吸道感染较少，这可能与成人在儿童期已经获得一定的免疫性有关。老年人、各种原因引起的免疫功能低下者由于机体的免疫功能缺陷，亦可发生致死性的严重下呼吸道感染。

RSV感染后的临床转归还可能与宿主对RSV的易感性有关。目前有关RSV感染宿主易感基因的研究主要集中在与机体天然免疫有关的的肺表面活性蛋白A和D以及Toll样受体4和CD14复合体、细胞因子IL-8、IL-10、IL-4及其受体、IL-9及IL-13等的基因位点多态性的研究上。现有的条件还不能对所有的RSV易感候选基因的位点进行深入研究，应加强国际间的合作，对优化候选基因进行优先研究。

RSV侵入下呼吸道后，主要引起小支气管和细支气管黏膜水肿和上皮细胞的坏死和脱落，细支气管壁可见淋巴细胞和组织细胞的浸润，肺泡和肺间质也有炎症浸润，部分肺泡内充满脱落的上皮细胞和水肿液，严重者可出现肺不张、肺气肿以及肺泡实质性坏死、萎陷等。疾病恢复期细支气管上皮可再生修复。

已经证实婴儿期RSV急性感染不仅可引起喘息发作，而且还与日后哮喘的发生关系密切。RSV感染破坏了气道黏膜上皮，削弱了对变应原的防御能力，导致气道产生高反应性，同时还诱导机体免疫状态发生改变，诱发或加重了哮喘的产生。RSV感染还可以直接诱发或加重哮喘。

【临床表现】 RSV感染可引起支气管炎、毛细支气管炎和间质性肺炎，或仅表现为较轻的"感冒"症状。临床表现差异很大，与年龄、是否曾经感染RSV和有无基础疾病（尤其是呼吸道疾病）有关。婴幼儿首次感染的RSV肺炎发生率高达40%，明显高于再次感染者，多数再次感染者表现为上呼吸道感染或气管支气管炎。

RSV肺炎的潜伏期为3～5 d。儿童患者的症状较明显，病程为7～21 d。有鼻塞、咳嗽（干咳为主），多有发热，并可伴发轻度结膜炎、咽炎等。轻症患者呼吸困难及神经症状不显著，中、重症可出现明显的呼吸困难、喘憋、口唇青紫、鼻扇及三凹征，多出现在有上呼吸道体征后数日之内，婴儿可在其他症状和体征以前出现气急，病程中常伴有一定程度的低氧血症，其程度可与体征不符。婴幼儿常伴发热，多数表现为高热，甚至达41℃，反复发生数日，较易由解热药缓解。少数重症患者可发生心力衰竭。皮肤偶见红色斑疹，以面部及躯干多见。肺部叩诊呈浊音，部分呈过清音。听诊可闻及中小水泡音和哮鸣音，多为双侧性。严重病例可出现肺实变体征。

在成人和年长儿RSV感染后症状可不明显或仅

表现为不伴发热的上呼吸道感染(普通感冒),或出现类似流感的临床表现。慢性支气管炎患者可因 RSV 感染而导致病情急性恶化。年老、体弱者可发生支气管炎、肺炎。少数并发心力衰竭。

【实验室检查】 肺部 X 线检查可见间质性肺炎改变,多数病例表现为多发的小点片状阴影,常可见于 2～3 个肺大叶。部分患儿出现肺气肿或含气过多,少数患儿出现多见于右上肺的肺实变和(或)肺不张。复查胸片,肺实变的吸收迟于症状和体征的改善。

外周血白细胞计数变化不一,多数患儿白细胞计数正常或降低,少数轻度增高,达 15×10^9/L 左右,以中性粒细胞为主。

【诊断和鉴别诊断】 RSV 肺炎及毛细支气管炎占我国婴幼儿病毒性肺炎第一位。流行季节婴幼儿毛细支气管炎发病剧增时,要考虑到 RSV 感染的可能。难以根据临床症状与副流感病毒、流感病毒及腺病毒感染进行鉴别,相对而言,重症副流感及腺病毒感染通常持续高热,中毒症状及呼吸道症状更重,流感的下呼吸道炎症少见。

病毒分离是确诊的可靠依据,但耗时较长,不能及时诊断。现多采用临床快速病毒学及血清学诊断法。采取患儿鼻咽部脱落细胞,用直接或间接免疫荧光法检测 RSV 感染的阳性细胞,阳性符合率可达 90%以上。将标本先接种于敏感细胞可提高阳性检出率。此外用 ELISA 法测定血清中特异性 IgM 抗体有助早期诊断。由于母传抗体的存在,检测 IgM 抗体对 6 月龄以下婴儿感染的诊断意义不大。病初及恢复期双份血清补体结合抗体及中和抗体效价 4 倍以上升高者有助于回顾性诊断。

【治疗】 患者应卧床休息及对症支持治疗,努力防止继发感染,避免滥用抗生素。轻症和隐性感染者可能相当多,往往未加注意而自行痊愈。婴幼儿重症感染者需要住院和密切观察。低氧血症十分常见,要保证呼吸道通畅和必要的氧疗,动脉血气监测能指导正确给氧。部分危重患儿需要辅助机械通气治疗。由于患儿呼吸道阻塞的主要原因是病毒感染引起的炎症而非支气管平滑肌的痉挛,因此对是否常规应用支气管扩张剂尚无定论,雾化吸入支气管扩张剂能改善部分患儿的喘憋症状。

对于下呼吸道感染者,早期应用抗病毒治疗可以缩短排毒时间,缓解病情,包括利巴韦林(病毒唑)、干扰素和丙种球蛋白等。早期应用利巴韦林(病毒唑)能抑制病毒的复制,可静脉滴注或超声雾化吸入。危重患儿经早期雾化吸入治疗后可明显改善症状,但孕妇应避免使用。早期应用干扰素滴鼻亦能缩短病程,缓解病情。肌注含 RSV 中和抗体的丙种球蛋白也有一定疗效。此外,还有 RSV 免疫核糖核酸、单克隆抗体等免疫调节剂治疗有效的报道,但各有利弊,尚需进行更规范的研究和探讨。中药辅助治疗 RSV 下呼吸道感染也有一定疗效。

【预防】 一般性的预防措施与其他呼吸道病毒相似。医护人员在接触患儿及其污染物品时戴口罩、手套和穿隔离衣可减少医源性的传播。流行季节避免去空气流通不好的公共场所,集体单位要注意早期患者的隔离治疗。

尚未有特异性的预防性疫苗。高危人群注射 RSV 免疫球蛋白具有一定的免疫保护作用,可在流行季节到来之前注射 500～700 mg/kg RSV 免疫球蛋白,每月一次。灭活疫苗能诱导机体产生良好的血清抗体反应,但不能防止发病,甚至使病情更重。目前已经放弃对灭活疫苗的研究,目前候选疫苗的研制主要基于 RSV 的分子病毒学研究,包括亚单位疫苗、减毒活疫苗和 DNA 疫苗等的研制,其中前两者已经进入临床试验。

二、人类偏肺病毒感染

人类偏肺病毒(human metapneumovirus, hMPV)是 2001 年荷兰学者首先分离发现的一种呼吸道感染病原体。hMPV 在世界范围内广泛存在,与 RSV 在病原学、流行病学、发病机制、临床表现等许多方面存在极大相似。

【病原学】 2001 年,Hoogen 等在以往保存的因呼吸道感染住院儿童患者的鼻咽部分泌物标本中分离到一种新的病毒,根据基因分析,其与副黏病毒科肺病毒亚科偏肺病毒属的核苷酸序列同源性达 66%,因此将该病毒定为偏肺病毒属的新成员,命名为 hMPV,这也是偏肺病毒属中第一个被确定能够引起人类致病的病原体。hMPV 能够在第三代猴肾细胞(LLC - MK2)中缓慢复制。hMPV 是单股负链 RNA 病毒,基因组全长约 13 kb,含 8 个基因 9 个开放读码框,相应基因排列 3′N - P - M - F - M2 - SH - G - L 5′,分别编码 9 种不同的蛋白质:核蛋白(N)、磷蛋白(P)、基质蛋白(M)、融合蛋白(F)、转录延伸因子(M2.1)、RNA 合成调节因子(M2.2)、小疏水表面蛋白(SH)、黏附蛋白(G)、主要多聚酶亚单位(L)。其中 F、G 和 SH 为跨膜表面蛋白,N、P、L 为核衣壳蛋白。与呼吸道合胞病毒不同,hMPV 没有编码非结构蛋白的 NS1 和 NS2。根据 F、G、P 的不同,hMPV 分成至少 A、B 2 型和 4 个亚型(A1、A2、B1、B2);A、B 两型的核苷酸与氨基酸同源性高达 80%和 90%,各亚型的 *SH* 基因和 *G* 基因之间存在差别。A、B 型感染后没有交叉免疫力。A 型感染多见(约为 69%)。

近来的研究结果表明 hMPV 在自然界中早已存在,只是以前一直不为人所知,既往一些原因不明的呼吸道感染现被证实是由 hMPV 感染所引起的。hMPV 病毒颗粒呈多形性、球状形或丝状形,其中球状颗粒平均直径 209 nm，丝状颗粒 282 nm×62 nm。病毒还具有融合基因蛋白、核蛋白和粘连蛋白，其中融合蛋白具有抗原决定簇，是疫苗研制的候选靶位。hMPV 通过融合基因蛋白调节的膜融合方式进入呼吸道上皮细胞。

【流行病学】 自从 2001 年分离出 hMPV 病毒以来，研究发现其在世界范围内普遍存在，各年龄层人群普遍易感，尤以 2 岁以下儿童为甚。世界各地报导的感染率不尽相同。荷兰 2000 年冬季 hMPV 的人群感染率约为 10%。hMPV 的发病似乎存在性别差异，男童多于女童。hMPV 还是免疫功能不全、接受移植的患者以及患有慢性肺部疾病患者肺部感染的重要病原体。

hMPV 的传播途径还未完全明确，有可能与其他呼吸道病毒类似，主要通过飞沫、污染的手及物品传播。

人群普遍易感，人感染 hMPV 后，无持久免疫力，易在短期内再次受感染，且可再次感染不同亚型，两种基因型可同时在一个地域内发生流行。hMPV 也是人类社区获得性急性呼吸道感染的重要致病原之一。由于婴幼儿呼吸道发育不够完善，1 岁以内的婴幼儿首次感染病毒时症状相对较重，常表现为下呼吸道感染，研究表明 hMPV 感染也是婴幼儿下呼吸道感染的重要病原体，在世界范围内均有发生。老年人、免疫缺陷患者以及存在肺部慢性基础疾病者皆为高危人群。

有研究表明 hMPV 的流行同样具有与 RSV 类似的季节性和地区性特点，不同亚型可在同一年出现流行。hMPV 感染的发病高峰主要在冬春季，目前还没有夏季 hMPV 流行的资料。在对流行季节呼吸道感染者鼻咽分泌物病毒进行分离鉴定，发现 RSV、hMPV、流感病毒和副流感病毒等多种病毒，并可合并感染。多数研究显示 hMPV 感染主要见于每年 12 月至次年 4 月，与 RSV 感染相似。因此，在冬春季出现呼吸道感染时应该考虑到该病毒的可能。

【发病机制】 hMPV 感染的发病机制尚未完全明确，病毒直接损伤作用和免疫损伤机制可能同时发挥致病作用。

【临床表现】 hMPV 感染的潜伏期尚未明确。常见症状主要表现为咳嗽、咳痰、喘息、气促、流涕以及发热、肌痛、头痛、乏力等全身症状，部分可出现低氧血症，类似 RSV 感染。症状严重程度不一，可从轻微的上呼吸道感染到严重的细支气管炎和肺炎。hMPV 下呼吸道感染者还可并发中耳炎、咽喉炎等。hMPV 感染者的症状相对略轻于 RSV，但两者合并感染时症状偏重。与其他呼吸道病毒类似，hMPV 感染还可诱发成人哮喘急性发作、COPD 急性加重，使免疫缺陷患者发生重症肺炎导致死亡等。Ji W 等收集了苏州 2005 年 11 月至 2006 年 10 月间 1 932 例因呼吸道感染住院的患儿，研究发现 hMPV 检出率为 6.6%，临床诊断分别包括上呼吸道感染、咽炎、支气管炎、肺炎和哮喘等。

hMPV 可与流感病毒、RSV、冠状病毒合并感染，但尚不明确合并感染是否会加重病情。hMPV 和 RSV 同是婴幼儿下呼吸道感染的重要病原体，从临床症状上很难鉴别 hMPV 与 RSV 的感染。

【实验室检查】 肺部 X 线检查和外周血白细胞改变与 RSV 感染相似。

【诊断和鉴别诊断】 hMPV 的临床症状、体征缺乏特异性表现，难以与 RSV、腺病毒、流感和副流感病毒等进行鉴别。明确诊断有赖于病原学检测。尽管病毒分离的结果可靠，但对实验室要求较高，耗时较长。目前主要运用 RT-PCR 检测病毒的核壳体蛋白基因、基质基因、融合基因、多聚合酶基因等，较传统的病原学检测方法有更高的敏感性。通过免疫学检测早期诊断的方法还在进一步研究中。

【治疗】 以一般支持和对症治疗为主，要注意保持呼吸道通畅，及时纠正低氧血症，预防并发症的发生。

目前尚缺乏特效的治疗药物，临床可试用利巴韦林、静脉输注免疫球蛋白或 hMPV 特异性抗血清以缓解病情。

【预防】 一般性的预防措施与其他呼吸道病毒相似。hMPV 与 RSV 有类似的传播途径，要注意防止发生新生儿病房的 hMPV 院内感染。hMPV 疫苗尚在研制之中，还未得到广泛应用。

参考文献

[1] 顾长海. 呼吸道合胞病毒感染[M]//刘克洲，陈智. 人类病毒性疾病. 北京：人民卫生出版社，2002：680-685.

[2] 雷学忠. 其他呼吸道病毒感染[M]//马亦林. 传染病学. 第 4 版. 上海：上海科学技术出版社，2005：70-76.

[3] Jeffrey S, Kahn. Epidemiology of human metapneumovirus [J]. Clin Micrbiol Rev, 2006, 19(3): 546-557.

[4] 白华，王刚，刘恩梅，等. 呼吸道合胞病毒感染的药物治疗进展[J]. 儿科药学杂志，2008，14(3)：57-60.

[5] 过依，万欢英. 人偏肺病毒研究进展[N]. 上海交通大学学报(医学版)，2007，27(2)：238-240.

[6] 刘恩梅. 新发现呼吸道病毒感染的流行病学及其临床特征[J]. 临床儿科杂志，2008，26(7)：559-561.

[7] Ji W, Wang Z, Chen Z, et al. Human metapneumovirus in children with acute respiratory tract infections in Suzhou, China 2005-2006 [J]. Scans J Infect Dis, 2009, 14: 1-10.

第七节　风　疹

俞　蕙　朱启镕

风疹(rubella，German measles)是由风疹病毒引起的急性出疹性传染病，临床上以前驱期短、低热、皮疹、耳后和枕部淋巴结肿大为特征。一般病情较轻，病程短，预后良好。但孕妇感染风疹，将会导致胎儿严重损害，引起胎儿风疹综合征(congential rubella syndrome，CRS)。

【病原学】 风疹病毒(rubella virus，RV)是单股正链RNA病毒，为披膜病毒科风疹病毒属中的唯一成员，与其他披膜病毒科成员不同，RV的唯一自然宿主是人。风疹病毒外形呈球形，直径为(58±7)nm。主要有外层囊膜和内层的核衣壳2部分构成，包含3种结构蛋白即E1、E2和C。E1和E2为包膜糖蛋白，以异二聚物的形式分布在外层囊膜上，核衣壳直径为(33±1)nm，由病毒的RNA和C蛋白组成。在E1蛋白上具有与RV的血凝活性(HA)、溶血活性(HL)和诱导中和抗体反应有关的抗原决定簇，并在RV免疫中起主要作用。

1962年，Parkman等利用猴肾细胞分离出RV。RV的抗原结构相当稳定，只有一种血清型。RV可在兔肾、乳田鼠肾、绿猴肾、兔角膜等细胞培养中生长，能凝集鸡、鸽、鹅和人“O”型红细胞。RV可在胎盘或胎儿体内以及出生后数月甚至数年生存增殖，产生长期、多系统的慢性进行性感染。病毒在体外生活力较弱，对紫外线、乙醚、氯仿、甲醛敏感，pH<6.8和pH>8.1均不易生长，pH<3可将其灭活。RV不耐热，56℃ 30 min、37℃ 90 min均可将其杀灭。在－60～－70℃可保持活力3个月，干燥冰冻下可保存9个月。

【流行病学】

1. 传染源　患者是唯一的传染源，包括亚临床型和隐性感染者。在发病前5～7 d和病后3～5 d均有传染性，起病前一日和当日传染性最强。患者口、鼻、咽部分泌物以及血液、大小便等均可分离出病毒。

2. 传播途径　主要通过空气飞沫经呼吸道传播，人与人之间密切接触也可经接触传染。胎内被感染的新生儿，咽部可排病毒数周、数月甚至1年以上，因此通过污染的奶瓶、奶头、衣被、尿布及直接接触等感染家庭成员、医务人员或者引起婴儿室中传播。风疹病毒亦可通过胎盘传给胎儿，引起流产、死产、早产或有多种先天畸形的CRS。

3. 人群易感性　人群普遍易感，高发年龄在发达国家为5～9岁，在发展中国家为1～5岁，可在集体机构中流行。四季均可发病，冬春季高发。

在疫苗问世前，风疹呈世界性分布，周期性流行，一般间隔5～7年。这与人群的流动、免疫水平的升降和易感人群的增加有关。

英国在1978～1979年流行高峰时，孕妇流产最多，对此次流行中分娩婴儿追踪随访，发现可于生后2～3年才出现某些症状。日本1986～1988年风疹大流行之后发生CRS及致聋5例。

我国的发病情况尚缺乏全面的资料分析，但从目前所掌握的情况来看，风疹在我国的发病情况非常严重，不仅呈周期性流行，有时局部地区甚至发生大规模的暴发。风疹在中国列入丙类传染病，2004年全国报告风疹病例24 015例，死亡1例；2005年25 446例，死亡1例；2006年37 019例。1993～1994年北京和沈阳市都发生了风疹流行，流行年份发病率达100/10万～200/10万。1990～2006年上海市共报告风疹病例60 673例，报告发病率最低为0.15/10万，最高为451.57/10万。1993年上海市发生了风疹暴发，是风疹报告发病最高的年份，共报告风疹病例58 104例，较1992年同期增加143倍，平均发病率451.57/10万，风疹发病率最高年龄组是10～14岁组，为2 753.94/10万。在1995～2006年，风疹发病率最高的年龄组是0～4岁组，为4.56/10万，平均发病率0.64/10万，但是25～29、30～34岁年龄组1.12/10万和0.56/10万，均高于1990～1994年(除1993年)相同年龄组的发病率。这些数据进一步提示自开展疫苗接种后，近年来风疹发病成年人增加，年龄有后移趋势。

孕妇在孕早期感染RV，可引起CRS，胎儿致畸的危险与感染风疹的妊娠月份密切相关，即在怀孕的前3个月内感染风疹病毒，胎儿发生畸形的危险性最大。怀孕第1个月的发生率为80%～100%，第2个月的发生率为60%～80%，第3个月的发生率为40%～60%。我国1984年报道了我国首例CRS，1990年的研究报告：在北京、辽宁、陕西、河南、江苏以及内蒙古6省(市)的10 412份妊娠早期妇女血清中检出风疹IgM阳性48份，总阳性率为0.461%，其中9 126名门诊孕妇中29人阳性，阳性率为0.318%。20世纪90年代我国每年的新生儿出生数为2 500万左右，按怀孕早期风疹原发感染率为0.318%计算，每年有8万孕妇发生原发感染，按原发感染后50%胎儿发生畸形计算，每年将出生4万多名因风疹病毒宫内感染引起先天畸形的婴儿。

【发病机制和病理】 患者感染风疹后，RV首先在上呼吸道黏膜及颈淋巴结生长增殖，然后进入血循环，播散至全身淋巴组织引起淋巴结肿大。病毒侵犯皮肤等组织后病毒血症很快消退，而鼻咽部在出疹后可持续排毒6 d。孕妇原发感染RV后，无论有无症状，病毒都会在病毒血症期感染胎盘，进而侵及胎儿。先天性风疹的发病机制还不太清楚，可能是病毒：①直接导致特异性细胞坏死、凋亡。②抑制细胞有丝分裂并使染色体断裂致器官组织分化发育障碍。③引起血管内皮受损导致胎儿供血不足。④特异性免疫复合物和自身抗体形成导致自身免疫性损伤。⑤持续性感染引起迟发性疾病。

本病病情较轻，病理发现不多。淋巴结可见水肿、滤泡细胞增生和结构特征消失；呼吸道见轻度炎症；皮疹处真皮上层毛细血管充血和轻微炎性渗出；并发脑炎时，可见弥漫性肿胀、非特异性变性、血管周围和脑膜单核细胞性渗出；并发关节炎时，滑膜可见散在脓性纤维蛋白渗出、滑膜细胞增生、淋巴细胞浸润和血管增生。先天性风疹患儿可发生脑、心血管、眼、耳、肺、肾、肝、脾、骨骼等脏器病理改变。

【临床表现】 风疹临床上可分为获得性风疹和CRS，前者最为常见。

1. 获得性风疹 潜伏期平均18 d(14～21 d)。

(1) 前驱期 1～2 d，婴幼儿患者前驱期症状常较轻微，或无前驱期症状；在青少年和成人患者则较显著，可持续5～6 d。表现有低热或中度发热、头痛、食欲减退、疲倦、乏力及咳嗽、打喷嚏、流涕、咽痛、结膜充血等轻微上呼吸道症状，偶有呕吐、腹泻、鼻出血、齿龈肿胀等。部分患者咽部及软腭可见玫瑰色或出血性斑疹，但无颊黏膜粗糙、充血及黏膜斑。

(2) 出疹期 通常于发热1～2 d后出现皮疹，皮疹初见于面部，且迅速扩展至躯干四肢，1 d内布满全身，但手掌、足底大都无疹。皮疹为细点状淡红色斑疹、斑丘疹或丘疹，直径2～3 mm。四肢远端皮疹较稀疏，部分融合类似麻疹，躯干尤其背部皮疹密集，融合成片，又类似猩红热皮疹。皮疹一般持续3 d(1～4 d)消退，亦有人称为“三日麻疹”。面部有疹为风疹的特征。个别患者呈出血性皮疹，伴全身出血，主要由于血小板减少和毛细血管通透性增高所致。出疹期常有低热、轻度上呼吸道炎、脾肿大及全身浅表淋巴结肿大，尤以耳后、枕部、颈后淋巴结肿大最为明显。肿大淋巴结有轻度压痛，不融合，不化脓。有时风疹患者脾脏及淋巴结可在出疹前4～10 d已发生肿大，消退较慢，常持续3～4周。疹退不留色素，无脱屑。仅少数重症患者可有细小糠麸样脱屑，大块脱皮则极少见。疹退时体温下降，上呼吸道症状消退，肿大的淋巴结亦逐渐恢复，但完全恢复正常需数周以后。

2. CRS 母体在孕期前3个月感染RV可导致胎儿发生多系统的出生缺陷，即CRS，感染发生越早，对胎儿损伤越严重。胎儿被感染后，重者可导致死胎、流产、早产；轻者可导致胎儿发育迟缓，甚至累及全身各系统，出现多种畸形。新生儿先天畸形中15%由先天性风疹所致。多数先天性风疹患者于出生时即具有临床症状，也可于生后数月至数年才出现进行性症状和新的畸形(表2-7-1)。

表2-7-1 CRS临床表现

组织器官	临床表现
眼	白内障，色素沉着，视网膜病变，小眼睛，青光眼，眼角膜浑浊，黄斑变性，虹膜发育不良，斜视
心血管	动脉导管未闭，肺动脉瓣狭窄，房(室)间隔缺损
耳	神经性耳聋
中枢神经系统	小脑畸形，脑膜脑炎，神经运动性障碍，肌张力减退
内脏	肝脾肿大，肝炎，黄疸
血液系统	紫癜，贫血
肺	间质性肺炎
免疫系统	慢性风疹皮疹，胸腺发育不全，丙种球蛋白异常血症，免疫复合物病
骨骼	长骨疏松，骨畸形
迟发性损害	糖尿病，类似亚急性硬化性全脑炎

(1) 出生低体重 出生时体格小和营养不良，身材、头围、胸围等均比正常新生儿低，此差距至1岁时往往还没能纠正。

(2) 耳聋 常见双侧感觉神经耳聋或伴有传导继发性语言障碍，听力可在出生后第1年进行性变慢，也有突然发展为听力丧失，听觉脑干反应(ABR)、调节性定向反射(COR)听力检查异常。耳聋是耳蜗和corti器变性引起发育不良所致。

(3) 眼损害 白内障发生率高达54.5%～66%，多为双侧，常与小眼球并发，晶体可呈球形，中心具有核样坏死。视网膜有灶性病变而影响视力。而先天性青光眼发生率较白内障少，表现为角膜增大和浑浊，前房增深，眼压增高，晚期可出现圆锥形角膜，角膜水肿。也有视网膜病，虹膜睫状体炎等。

(4) 心血管畸形 在妊娠2个月患CRS的儿童中至少半数发生心脏损害，最常见为动脉导管未闭、房间隔缺损、肺动脉狭窄、法洛四联症等，也有高血压引起肾动脉和主动脉狭窄的晚期表现。

(5) 中枢神经系统病变 CRS患儿和儿童可出现精神发育迟缓或孤僻症。严重的运动损害和典型的痉挛性双侧瘫痪均可见。风疹病毒于脑组织内持续存在达12年，常在10～30岁发病而引起进行性风疹全脑炎。

(6) 代谢和内分泌疾病 晚期CRS最常见是糖尿病，发病多在10～30岁，患者都有耳聋和其他缺损。

其发病机制为可能由风疹病毒在胰腺细胞中降低其生长速度和缩短B细胞寿命所致。此外晚期CRS也有表现甲状腺功能减退或亢进和甲状腺炎,这可能与畸形或慢性甲状腺炎或自身免疫有关。偶见生长激素缺乏症,可能因慢性和进行性下丘脑功能紊乱所致。

(7) 其他　中耳炎、间质性肺炎、巨细胞肝炎、肝肿大、脾肿大、肾小球硬化、淋巴结肿大,血小板减少性紫癜、溶血性贫血、再生障碍性贫血、脑炎、脑膜炎、小头畸形、智力障碍、骨损害等。

【实验室检查】

1. 外周血象　白细胞总数减少,淋巴细胞增多,并出现异型淋巴细胞和浆细胞。

2. 病毒分离　取患者鼻咽分泌物,胎儿风疹患者取尿、血液、骨髓等培养于RK－13、Vero或SIRC等传代细胞,可分离出风疹病毒,再用免疫荧光法或酶标法鉴定。

3. 血清抗体测定　如红细胞凝集试验、中和试验、补体结合试验和免疫荧光、双份血清抗体效价增高≥4倍为阳性。血凝抑制试验最为适用,具有快速、简便、可靠的优点。可广泛应用,此抗体在出疹时即出现,1～2周后迅速上升,4～12个月后降至开始时水平,并可维持终身。双份血清(间隔1～2周采血)特异性IgG≥4倍升高有诊断意义。也可采用ELISA法检测血清及唾液的风疹特异性IgM抗体,于出疹后5～14 d阳性率可达100%,阳性者示近期感染,新生儿血清特异性IgM阳性,可诊断CRS。

4. 斑点杂交法检测风疹病毒RNA　检测RV－RNA,灵敏度达1～2 pg水平。但有少量假阳性。

5. 风疹病毒抗原检查　采用直接免疫荧光法查咽拭涂片剥脱细胞中风疹病毒抗原。但诊断价值尚待观察。

【诊断和鉴别诊断】

1. 诊断　典型风疹根据接触史、前驱期短、皮疹特点、枕后和耳后淋巴结肿大等表现易作出临床诊断,不典型病例常需借助病原学诊断手段。对CRS,若已知孕母妊娠期有明确风疹病史时诊断并不困难,根据国家技术监督局、卫生部颁布的风疹诊断标准及处理原则,诊断CRS的标准如下。

(1) 临床表现　①新生儿白内障(青光眼),先天性心脏病,听力缺损,色素性视网膜病,唇裂、腭裂,小头畸形,X线骨质异常。②紫癜,脾肿大,黄疸,精神性弛缓,脑膜脑炎。实验室确诊患儿母亲在妊娠早期有风疹病毒感染史。

(2) 实验室诊断　①婴儿血清风疹IgM抗体阳性。②婴儿风疹IgG抗体水平持续存在,并超过母体被动获得的抗体水平(≥4倍)。③婴儿咽拭子,血、尿、脑脊液或脏器活检标本分离到风疹病毒或检测到风疹病毒RNA。

病例分类:疑似病例具备临床表现①或②中任一条;临床诊断病例具备临床表现①中任一条或伴②任一条,同时伴实验室确诊患儿母亲在妊娠早期有风疹病毒感染史;确诊病例具备临床诊断病例加实验室诊断中任一条。

2. 鉴别诊断　风疹患者的皮疹形态介于麻疹与猩红热之间,因此,应着重对此三种常见发热出疹性疾病进行鉴别诊断。此外,应与幼儿急疹、药物疹、传染性单核细胞增多症、肠道病毒感染相鉴别。先天性风疹综合征还需与宫内感染的弓形虫病、巨细胞病毒感染、单纯疱疹病毒感染相鉴别,此三种宫内感染与CRS有相似的症状。

【并发症】　风疹一般症状多轻,并发症少。仅少数患者可并发中耳炎、咽炎、支气管炎、肺炎、胰腺炎、肝炎、消化道出血、血小板减少性紫癜、溶血性贫血、肾病综合征、急慢性肾炎等。较重者有下述几种。

1. 脑炎　少见,发病率为1/6 000,主要见于小儿,学龄期儿童发病者症状重,可能与大龄儿童感染风疹时毒力高有关。发病常在出疹后1～7 d,有头痛、嗜睡、呕吐、复视、颈项强直、昏迷、惊厥、共济失调、肢体瘫痪等。脑脊液的改变与其他病毒性脑炎相似。病程较短,多于3～7 d后自愈,少数留有后遗症。也可有慢性进行性全脑炎。

2. 心肌炎　患者诉胸闷、心悸、头晕、萎软,心电图及心肌酶谱均有改变,多于1周或2周内恢复,可与脑炎等其他并发症同时存在。

3. 关节炎　多见于成人,尤为妇女患者,在儿童患者中也可发生。关节炎的发生机制尚未完全明确。多系病毒直接侵袭关节腔或免疫反应所致。

4. 出血倾向　少见。因血小板减少和毛细血管通透性增高所致。常在出疹3～4 d后突然出血,皮肤黏膜出现瘀点、瘀斑,呕血、便血、血尿。多数在1～2周内自行缓解,少数患者颅内出血可引起死亡。有严重症状者给予相应处理:①有明显出血者可考虑静脉用免疫球蛋白,必要时输血。②肺炎、呼吸窘迫、黄疸、心脏畸形、视网膜病等处理原则同其他新生儿。③充血性心衰和青光眼者需积极处理,白内障治疗最好延至1岁以后。④早期和定期进行听觉脑干诱发电位检查,以早期诊断耳聋而及时干预。

【预后】　风疹预后良好。并发脑膜脑炎、血小板减少所致颅内出血可引起死亡,但仅属偶见。妊娠3个月内的孕妇患风疹,其胎儿可发生胎儿风疹,引起流产、死产、早产及各种先天畸形,预后严重,故必须重视孕妇的预防措施。

【治疗】

1. 一般对症治疗　风疹患者一般症状轻微,不需要特殊治疗,主要为对症治疗。症状较显著者,应卧床休息,流质或半流质饮食。对高热、头痛、咳嗽、结膜炎者给予对症处理。

2. 并发症治疗 有严重关节炎时,阿斯匹林治疗可缓解症状。风疹脑炎治疗同其他病毒性脑炎。血小板减少性紫癜若有出血可静脉用丙种球蛋白。

3. 胎儿风疹 无症状感染者无需特别处理,但应随访观察,以期及时发现迟发性缺陷。有严重症状者给予相应处理。

【预防】 预防重点是妊娠期妇女。

1. 隔离检疫 患者应隔离至出疹后 5 d。但本病症状轻微,隐性感染者多,故易被忽略,不易做到全部隔离。一般接触者可不进行检疫,但妊娠期,特别妊娠早期的孕妇在风疹流行期间应尽量避免接触风疹患者。

2. 主动免疫 接种风疹减毒活疫苗是目前预防风疹和 CRS 最有效的手段。风疹减毒活疫苗有单价和风疹-麻疹-腮腺炎三联疫苗 2 种。据 WHO 掌握的最新情况,截止 2000 年 4 月,214 个 WHO 国家或地区中已有 111 个(52%)将风疹疫苗纳入常规免疫,但不同地区使用风疹疫苗的国家所占比例不同:非洲区 2%,东南亚 20%,东地中海区 50%,西太平洋区 57%,欧洲区 68%,美洲区 89%。美国甚至将完成 2 剂风疹疫苗作为入学条件。在一些重视风疹免疫预防,疫苗覆盖率高的国家,风疹及 CRS 的流行已得到有效控制。美国从 1969 年开始使用风疹疫苗,20 年后风疹及 CRS 的发生数分别减少了 99%和 97.4%。1992～1996 年平均每年只有 183 例风疹病例,而 CRS 从 1985～1996 年总共只有 122 例。疫苗接种后血清抗体阳转率一般在 95%以上,已被不同的研究所证实。一般认为,初次免疫后所产生的抗体至少可持续 10 年以上。追踪一批国产疫苗初免成功者,10～11 年后抗体阳性率为 95.92%,几何平均滴度倒数为 82.35±4,在一次风疹的流行中,初免成功但抗体已转阴的个体没有 1 例发生风疹,疫苗的保护率为 100%。

我国已开始重视风疹免疫预防,但尚无统一接种方案。在免疫目标人群的选择上曾有两种方案:一种是针对女性的选择性免疫方案,如 20 世纪 70 年代英国采取的是对学龄期女孩免疫,澳大利亚采用的是学龄女孩和产后易感妇女接种方法。该方案直接保护风疹预防的重点人群,节约可行,但不能完全阻断风疹在全人群中的传播和流行。另一种是全人群的免疫方案,如美国对全部儿童和育龄妇女实行全面免疫。这种方案虽然花费较高,但如长期坚持,则有助于达到完全消灭风疹及 CRS 的目标。现越来越多的国家采用了后一种方案。不同的国家和地区处于风疹预防控制的不同阶段,可以根据具体情况采取不同方案,但为迅速减少 CRS 的发生,无论何种策略都应包括易感的育龄妇女。

欧美一些发达国家通过开展风疹疫苗接种,有效地控制了风疹及 CRS 的流行,这一成功的实践让我们看到了人类通过免疫预防最终消灭风疹的前景和希望。所以我们有理由相信风疹的免疫预防是人类消灭风疹的最有效手段。

参考文献

[1] 可美毓,高雪军,朱莉萍.风疹病毒分子生物学研究进展[J].微生物学免疫学进展,2006,34(2):48-53.

[2] 胡家瑜,陶黎纳,沈洁,等.上海市 1990—2006 年风疹流行病学特征分析[J].中华流行病学杂志,2007,28(7):645-648.

[3] 李沪,胡家瑜,陶黎纳,等.先天性风疹综合征流行病学特征与免疫预防策略[J].上海预防医学杂志,2005,17(2):72-74.

[4] 段恕诚.风疹[M]//陈灏珠.实用内科学.第 12 版.北京:人民卫生出版社,2005:370-374.

[5] 方峰.风疹[M]//朱启镕,方峰.小儿传染病学.第 3 版.北京:人民卫生出版社,2009:9-11.

[6] Timo Vesikari, Catherine SD, Bernard Rentier, et al. Increasing coverage and efficiency of measles, mumps, and rubella vaccine and introducing universal varicella vaccination in Europe a role for the combined vaccine [J]. Pediatric Infect Dis J, 2007,26(7):632-638.

[7] Anne A. Gershon, Peter J. Hotez, Krugman. Infectious diseases of children [M]. 11th ed. Philadelphia: Mosby, 2004:531-543.

第八节 幼儿急疹

俞 蕙 朱启镕

幼儿急疹(exanthem subitum, ES)又称婴儿玫瑰疹(roseola infantum)或第六种病,是婴幼儿常见的急性出疹性疾病。临床以急性发热起病,持续 3～5 d,热退疹出,皮疹 1～2 d 即退为特征。由于出疹前高热不退,又缺乏阳性的症状和体征,早期不易诊断。

【病原学】 1988 年由 Yamanishi K 等首次证实人疱疹病毒 6(human herpesvirus 6, HHV-6)是 ES 最主要的病因。此外,人疱疹病毒 7(human herpesvirus

7，HHV-7)原发感染也偶尔引起ES。

HHV-6属于疱疹病毒科β疱疹病毒亚科玫瑰疹病毒属，病毒形态多为球形，直径120～200 nm，由包膜、内膜、核衣壳、胞核4部分组成。被覆核衣壳的包膜表面凸起，含有糖蛋白和脂蛋白。核衣壳由162个壳微粒组成二十面体对称结构，内含病毒DNA。HHV-6基因组为线性双链DNA，由160～170 kb组成。HHV-6基因转录模式符合疱疹病毒科的特征，即：即刻早期蛋白(IE)-早期蛋白(E)-晚期蛋白(L)的表达模式。根据病毒DNA的限制性核酸内切酶分析、核苷酸序列分析、对单克隆抗体的反应性以及在不同T淋巴细胞株培养中的生长情况等，可将HHV-6分为A、B两个亚型，其核酸序列的差异大约为5%。HHV-6B是幼儿急疹的病原体。HHV-6可以在T细胞、单核细胞(吞噬细胞)、NK细胞为首的细胞中增殖，还可在神经胶质细胞、星型细胞、血管内皮细胞及人肺纤维母细胞等上皮细胞内增殖。一般加热至56℃ 1 h可将病毒灭活。

HHV-7属于β疱疹病毒亚科，与HHV-6有75%左右的同源性。基因组长约145 kb，编码蛋白超过70种，包括2种主要的衣壳蛋白，HHV-7在分子生物学上近似于HHV-6。

【流行病学】

1. 传染源 无症状成人的唾液排病毒者以及急性期婴儿血清和呼吸道分泌物为主要传染源。

2. 传播途径 ES的确切传播途径尚未完全澄清。HHV-6B的感染主要由父母亲通过唾液、气管分泌物及尿液排出，幼儿通过与父母密切接触获得感染。而经母乳、输血或器官移植传播在儿童HHV-6感染中不占主要地位。

3. 人群易感性 发病常在6个月至2岁，尤以6～18个月的小儿患病最多，其中7～12个月为高峰，可能与母体的保护性抗体消失有关。一生感染2次以上者绝少，年长儿及成人极少发病，提示感染后可能获得永久性免疫。

4. 发病率和流行特征 血清流行病学研究显示，HHV-6B感染遍及世界各地，四季均有发病，以冬春二季最多。人在幼年早期即已获得原发感染，成人被普遍感染。6个月至1岁幼儿抗体阳性达80%以上，2岁时，抗体检出率达90%或更高。

【发病机制和病理】 HHV-6可在单核细胞、淋巴细胞中长期潜伏，也可长期存在于脑、肝、扁桃体、涎腺及内皮组织等，可以通过多种途径改变机体免疫以逃避机体免疫，并为其复制或者长期潜伏提供适宜内部环境。

HHV-6有嗜T细胞特性，尤其是$CD4^+$ T细胞。HHV-6的糖蛋白通过与宿主细胞表面CD46分子作用，识别和穿入宿主细胞。HHV-6与CD46分子结合后，不但使感染细胞发生病变和溶解，而且改变受染细胞表面与T细胞信号传递有关蛋白质表达并影响其细胞因子的表达，抑制T细胞分泌IL-2，但增加促炎症因子如IFN-α、TNF-α、IL-1β、IL-8等的表达，进而影响免疫系统功能。

在疱疹病毒属中，病毒往往编码数种糖蛋白并分泌于病毒外膜上，其在病毒侵染过程(如吸附、穿入、细胞间传播和病毒的增殖成熟)中均发挥着重要作用。在人类疱疹病毒属中，外膜糖蛋白H(GPH)和糖蛋白L(GPL)形成二聚体复合物，其在病毒融合入细胞过程中起关键作用。GPH对病毒融入细胞有关键作用，而GPL则作为其伴随蛋白，对GPH的折叠和转运发挥积极作用。作为人疱疹病毒属的一种，HHV-7也可在宿主细胞内产生GPH和GPL复合物。此外，在HHV-7的U47基因片段上有一段与HHV-6糖蛋白O(GPO)的编码基因位置相同的等位基因，也能编码GPO。该糖蛋白在宿主细胞内亦可与GPH形成复合物，并在HHV-7侵染宿主细胞的过程中发挥某些辅助作用。

HHV-6特异性IgM抗体在病后5～7 d出现，特异性IgG抗体出现稍晚，但长期存在。HHV-6与HHV-7的特异性免疫无交叉保护作用。

【临床表现】 潜伏期一般7～17 d，平均10 d。

前驱期通常无症状。起病急骤，表现为体温突然升高，多为39～41℃，一般发热持续3～5 d后体温骤降，少数患儿体温渐降，皮疹多出现于体温下降至正常时，少数于热度将退时发生。皮疹为斑疹或斑丘疹，直径2～3 mm，周围有浅红色红晕，压之褪色，皮疹全身散在分布，亦可融合成片，最初出现于颈部与躯干，很快波及全身，皮疹于1～3 d内全部消退，无色素沉着和脱屑。在不典型ES病例，斑丘疹可发生在发热前，发热早期或热退后并不出疹。大多数患儿一般情况良好，体温虽高，精神仍好，并能逗笑，仅部分患儿有轻度烦躁与睡眠失常。

呼吸道症状以咽炎为最多见，多数患儿咽部呈轻至中等度充血，咽部及软腭可见少量斑丘疹，少数可见轻度扁桃体炎。常有鼓膜充血、睑结膜充血和轻度水肿。

消化道紊乱较常见，发热时食欲较差，并可出现腹泻与呕吐，部分患儿有便秘或腹痛，但多随体温下降而好转。

中枢神经系统症状较为常见，多为热性惊厥，半数发生在发热第1日体温骤升时。PCR技术检测发现脑脊液中的HHV-6 DNA，显示在ES急性期HHV-6可侵入大脑，与热性惊厥有关。

发病早期颈后、枕骨下淋巴结轻度肿大，无压痛，持续数周才会逐渐消退，脾脏偶有轻度肿大。

原发性HHV-7感染引起的幼儿急疹与HHV-6感染相比稍有差别，发病年龄要大一些，平均热度稍低，热程稍短，与小儿热性惊厥、脑炎和迟缓性瘫痪亦有相关性。

【实验室检查】

1. 常规检查 发病最初 24～36 h 外周血白细胞总数可升高至(16～20)×10^9/L,伴中性粒细胞升高,发热第 3～4 日则白细胞降至正常,中性粒细胞减少,淋巴细胞升高,占 70%～80%。伴惊厥和其他神经系统体征的婴儿,脑脊液检查一般均在正常范围,偶有压力增高和蛋白质轻度增加。

2. 病毒分离 发热期从外周血单核细胞中进行病毒分离,90%以上为阳性,出疹期减少为 40%左右阳性,疹退后很难分离到病毒。病毒分离需要 8～10 d。技术要求高,一般不用于临床诊断。

3. 血清学检测

(1) 抗体检测 间接免疫荧光法和酶联免疫吸附检测 HHV-6 特异性 IgM 和 IgG 抗体。IgM 抗体在发病后 5～7 d 内即可检出,并维持 3 周,绝大多数起病 1 个月后消失;IgG 抗体最早可在起病后 7 d 测出,3 周内逐渐升高,至少持续存在 2 个月。10 d 内双份血清特异性 IgG 抗体 4 倍升高提示活动性感染。由于 5%成人 HHV-6 IgM 始终阳性,加之试剂准确性差异较大,一般不单依靠 HHV-6 IgM 诊断原发性 HHV-6 感染。间接免疫荧光法检测 HHV-7 是目前应用最广的方法,现已有商业化生产的试剂供检验之用。而免疫印迹法和酶免疫分析法也在不断改进。但间接免疫荧光法在测定 HHV-7 原发感染的儿童血清时发现,HHV-6 和 HHV-7 有抗体交叉反应。在唾液、血清和脑脊液中,都可用间接免疫荧光法通过比较所测得的 HHV-6 和 HHV-7 的 IgG 抗体滴度来测定两者抗体交叉反应的强弱。将测定结果进行比较后认为,HHV-6 和 HHV-7 的抗体交叉反应有限,当其抗体滴度>1∶32 时,可认为是阳性。有研究显示机体产生的抗 HHV-6 和抗 HHV-7 的中和抗体同样具有特异性,不会产生交叉反应。

(2) 抗原检测 用单克隆抗体检测外周血单核细胞中 HHV-6 和 HHV-7 特异性早期抗原,因其和病毒分离结果符合率达 90%以上,当日可出结果,能为临床作出快速诊断。

4. 病毒 DNA 检测 包括实时定量 PCR、实时 PCR、套式 PCR 等,可取患者血液、脑脊液、唾液等进行检查。可区分 HHV-6A 与 HHV-6B。但由于多数健康人体内也有 HHV-6 潜伏,PCR 检测易出现假阳性,实时定量 PCR 可有效区分潜伏感染和再激活。当有 HHV-6 活动性感染时,用定量 PCR 方法检测外周血单核细胞,10^5 细胞中 HHV-6 DNA 量可达 10^5 以上拷贝数,进入恢复期逐渐减少为 10^5 细胞中可检出 10 拷贝的病毒 DNA。

【诊断和鉴别诊断】

1. 诊断 2 岁以下儿童突然高热,持续 3～5 d 后体温下降,随即出现红色斑疹或斑丘疹,1～3 d 后消退,患儿一般情况良好,应考虑本病。但在皮疹未出现前,诊断较困难,可借助特异性病毒抗体或病毒 DNA 检测以明确。

2. 鉴别诊断 出疹前需注意观察,尤其要与中耳炎、败血症、肺炎、脑膜炎的早期作鉴别,如一般情况良好,肺部无阳性体征,即使有高热惊厥而无神经系统体征,应疑及本病。当某些患儿发热和皮疹同时出现时,需与麻疹、风疹、肠道病毒感染、药物疹等出疹性疾病相鉴别。此外,传染性单核细胞增多症亦可伴发皮疹,但其热程较长,淋巴结肿大,外周血象白细胞总数及淋巴细胞增加,并可见异常淋巴细胞。

【并发症】 ES 的症状一般较轻,除个别病例外,大多数日后即能恢复而无任何并发症。常见并发症有热性惊厥、间质性肺炎、中耳炎、心功能不全、肝功能损害、血小板减少性紫癜。少见并发症有暴发性肝炎、脑炎、脑膜炎和迟缓性瘫痪。

【预后】 除伴严重并发症外,一般预后好。但并发脑炎及肝炎者可留下后遗症,尤其在免疫力低下的患儿预后差。

【治疗】 免疫正常而且无并发症的感染,临床主要采用对症治疗。免疫功能低下或有并发症的患儿可以使用抗病毒治疗。

1. 对症治疗 多休息,多饮水,饮食以流质或半流质为主。高热时可用退热剂降温治疗,烦躁不安时给镇静剂,惊厥者应及时给足量止惊剂。

2. 抗病毒治疗 由于ES患儿大多预后良好,临床大多不使用抗病毒药物。对有严重并发症者,可用抗病毒药物治疗。更昔洛韦和膦甲酸钠对 HHV-6 和 HHV-7 感染具有疗效,特别对 HHV-6B 感染效果较好;齐多夫定、阿昔洛韦则无效。

【预防】 目前尚无疫苗。应注意个人卫生习惯,勤洗手,避免与其他幼儿急疹患者接触。患者的分泌物和排泄物应予消毒处理。在托幼集体机构,与 ES 患者接触过的婴幼儿应密切观察 10 d,如有发热,即予以暂时隔离,以免发生疾病的流行。

参考文献

[1] 陈军,卢洪州. 人疱疹病毒 6 型感染[M]//潘孝彰. 新发传染病. 第 2 版. 北京:人民卫生出版社,2008:111-114.

[2] 李彬,郭永健. 人疱疹病毒 6 型的研究进展[J]. 国外医学,流行病学传染病学分册,2004,31(6):365-367,370.

[3] 孙建军,卢洪州. 人疱疹病毒 7 型感染的研究进展[J]. 诊断学理论与实践,2008,7(2):236-238.

[4] Anne A. Gershon, Peter J. Hotez, Krugman. Infectious diseases of children [M]. 11st ed. Philadelphia: Mosby, 2004:277-284.

第九节 天花与猴痘

冯 萍

一、天花

天花(smallpox)系由天花病毒所致的一种烈性传染病,传染性强,以皮疹及病死率高为临床特征。临床表现为广泛的皮疹成批出现,依序发展成斑疹、丘疹、疱疹、脓疱疹,伴以严重的病毒血症;脓疱疹结痂、脱痂后,终身留下凹陷性瘢痕。1980 年 WHO 已宣布该病绝迹,但由于 2001 年炭疽生物恐怖事件后,天花再次引起全球的高度关注。

【病原学】 痘病毒科(Poxviridae)是一群体形较大、结构较为复杂的 DNA 病毒。呈砖形或椭圆形,大小(200～390)nm×(100～260)nm,是体积最大的病毒之一,甚至在光学显微镜下也勉强可见。痘病毒在细胞的胞质内进行复制,形成嗜酸性包涵体。受染者发病后皮肤出现丘疹,然后转化为水疱及脓疱。病毒多数能在鸡胚绒毛尿囊膜上生长,产生肉眼可见的痘疱样病损。根据其抗原性及病毒生物学特征,痘病毒科可分为 5 组。可寄生于人类的有 3 组:第 1 组为天花组病毒,包括天花、类天花、牛痘苗、牛痘及猴痘;第 2 组为副牛痘组病毒,包括羊痘及副牛痘;第 3 组为传染性软疣病毒。

天花、类天花、牛痘及猴痘病毒均归属于正痘病毒属(*Orthopoxvirus*),由于共同抗原的存在,故可通过接种牛痘疫苗来预防天花、类天花及猴痘。它们在形态学上几乎一致,病毒颗粒均呈砖形,核心致密,由双链 DNA 分子和 2 个侧体组成,呈哑铃状,外层为双层的脂蛋白包膜。正痘病毒属内的病毒在形态、大小、结构、对外界抵抗力、免疫学特性等方面均十分相似。天花与类天花病毒所产生的痘疱较小,边缘完整而突起。痘苗病毒所产生的痘疱则较大,边缘不整齐。天花病毒致病力较强,但所致细胞病变较痘苗病毒稍慢。天花、类天花、痘苗病毒能在多种细胞组织培养中增殖。

天花病毒引起典型天花;而类天花病毒(alastrim virus)毒力较低,引起类天花,临床病情较轻。

天花病毒在体外生活力较强,耐干燥及低温,但不耐湿热。在 4℃时对 20%乙醚及 1%苯酚有耐受力,可存活数周以上;但在 37℃仅能存活 24 h。0.2%甲醛于室温需经 24 h 才能使天花病毒丧失传染性。存在于患者的痂皮、尘土及衣被物品上的天花病毒可长期存活;在室温中存活数月或更久,在－10～15℃可存活 4～5 年,而在热带气温下,病毒感染性在 3 周内即逐渐消失。天花病毒对 75%乙醇、1∶10 000 高锰酸钾及酸性环境甚为敏感。在 pH 为 3 的环境中 1 h 即被灭活。亦易于被蒸汽消毒法或紫外线照射杀死。

【流行病学】

1. 传染源 患者是唯一的传染源。人与人的传播非常容易,从前驱期至结痂期均有传染性。出疹期的皮疹、渗出液、黏膜疹与痂皮内均含有病毒;不过,呼吸道黏膜疹小溃疡所释放的病毒随飞沫传染更易导致流行,为最重要的传染来源。重症患者胃肠道及泌尿道也可发生病变,使其大小便内亦可带有病毒。

2. 传播途径 主要为患者咳嗽喷嚏的飞沫形成气溶胶,经空气传播;亦可通过污染的尘埃,破裂后的皮疹渗出液,被污染的衣物、食品、用具等传播。在条件适当情况下,气溶胶中病毒可存活长达 24 h,不适当的条件下,病毒也可在气溶胶中存活 4～6 h,在床单及环境中可存在 1 周。天花可发生垂直传播,即孕妇患者经胎盘使胎儿受染。近年的研究表明,天花可由性接触引起传播。

3. 人群易感性 人群对天花普遍易感。种痘成功者可获得对天花病毒感染的免疫力,能保持 6 年左右。患天花后痊愈者具有终身的免疫力,再患者罕见。目前天花的危险因素包括实验室从事天花疫苗的研究工作者,由于生物恐怖将病毒播散到环境中引起传播。

4. 流行情况 天花耐低温及干燥,且经呼吸道传播,故感染流行多见于春冬季。天花流行已有数千年历史。1796 年詹纳(Janner)研制牛痘苗用于预防天花,经逐步推广接种以后,天花在全球的流行得到控制。1966 年世界卫生组织推动大规模消灭天花运动,广泛进行针对天花的卫生防疫宣传和强制性预防接种,很快收到显著成效,天花的发病率大幅度下降。由于人类是天花的唯一宿主,自 1977 年发生最后一例患者后,即不再有新的病例发生。所以,1979 年,在全球消灭天花证实委员会第二次会议上,作出了全球已经消灭天花的结论。1980 年 5 月 8 日,第 33 届世界卫生大会正式宣布天花从世界上消灭,并建议各国停止牛痘普种。

5. 天花流行再燃的风险问题 为了人类医学研究的战略需要,WHO 决定,对天花病毒株进行有控制的保存,以便对天花病毒进行分子生物学的深入研究。目前全世界只有两处获准合法保存和研究天花病毒株,即美国的疾病控制中心(CDC)和俄罗斯的柯索夫分子生物学研究所(IMB)。迄今为止，他们已经完成了天花病毒基因组绝大多数碱基对的序列分析。目前，考虑到国际政治的复杂性，以及防范生物恐怖活动在安全性方面的现实困难，是否应当立即销毁这些天花病毒保存株，以杜绝天花流行再燃的风险的问题已引起了国际间的强烈关注。

【发病机制和病理】 通过呼吸道吸入是天花的主要传播途径。天花病毒吸附于易感者上呼吸道的上皮细胞表面并入侵，迅速到达局部淋巴结及扁桃体等淋巴组织，大量复制后入血，形成第一次短暂的病毒血症。通过血流，感染全身单核-巨噬细胞，并在其内继续复制及释放入血，导致第二次病毒血症。通过血循环，病毒更广泛地播散到全身皮肤、黏膜及内脏器官组织内增殖。此时患者发生高热、全身不适。经过2～3 d的前驱症状后，出现天花痘疹。由于天花病毒不耐热，故患者发热后，病毒血症仅维持短暂的时期。发热的次日，患者血中一般难以再检出病毒，病毒主要在皮肤等温度较低的组织中增殖。

天花病毒入侵皮肤组织细胞后，先在真皮层增殖，使真皮层毛细血管扩张，胞质出现空泡，核浓缩、消失，临床上出现斑疹；随后，病毒侵入表皮层细胞大量增殖，使局部肿胀，皮层增厚，出现丘疹。此后细胞变性、坏死。细胞间有液体渗出，形成疱疹。破坏不全的细胞在疱疹中成为分隔，形成许多小房；由于深层细胞壁的牵引，使天花的疱疹中央部凹下成脐状。显微镜下观察，疱疹周围上皮细胞的胞质内，可见周界清晰的包涵体，呈圆形，直径为1～4 μm。

当大量炎症细胞渗入水疱内，即成脓疱疹。脓疱疹内的液体吸收后，则形成硬痂。因破溃及搔抓，脓疱疹易发生继发性细菌感染，使局部皮肤深层病损恶化，亦使全身的中毒性症状加重。脓疱疹期，肝脾可肿大。若口腔、鼻咽部发生继发感染，可导致颈淋巴结肿大。若脓疱只侵及表皮层，脱痂后的瘢痕不甚明显；倘若累及真皮层或有继发感染，则形成遗留终身的凹陷性瘢痕。

由于缺乏角质层，黏膜病损的破裂比皮肤破损更快，黏膜的病变很易形成深浅不同的溃疡，而不形成疱疹。病毒易于从溃疡处大量排出；所以，在患者早期的传染性上，黏膜病损起着重要作用。呼吸道、消化道、泌尿道、阴道等处黏膜均可受累。由于溃疡周围显著的炎症反应，可以导致严重的症状，倘若波及角膜，可引起角膜浑浊、溃疡，或继发细菌性感染，致使患者失明。

【临床表现】 潜伏期为10～14 d，一般为8～12 d。临床表现为发热、乏力、严重头痛、肌痛、背痛等全身症状和皮肤、黏膜的发疹。

典型天花的病程，可分为前驱期、发疹期及结痂期3个阶段。

1. 前驱期 持续3～4 d，起病急，出现寒战、高热、乏力、畏光、头痛、腰背部及四肢酸痛，腹痛；某些患者可有轻度上呼吸道炎症症状。儿童患者可有呕吐。高热可持续2～5 d。患者呈重病容，表情痛苦，结膜充血，有时流泪，肝脾轻度肿大等。发热第1～2日，在下腹部、腹股沟、大腿内侧、腰腹部两侧及腋窝，可出现一过性“前驱疹”，呈麻疹样、猩红热疹样、荨麻疹样或出血疹，由于数目不多，数小时后即隐退，故易被忽视。

2. 出疹期 天花出疹的时间、部位及顺序，均有一定的规律。在发病的第3～4日，体温稍降，此时皮疹出现。自颜面部开始，迅速蔓延至颈部、前臂、上臂、手、胸、腹，最后为下肢及脚底，于1～2 d内遍及全身。皮疹呈离心性分布，以头部、四肢等暴露部位为多，身体上部较下部为多，腋下及腰部皮疹稀少或无疹。

最初，皮疹为红色斑疹，但很快变成直径为2～4 mm、质地较坚实的丘疹，深藏皮内。在角质层较厚的手掌及足底，则形成坚硬的淡红斑。在病期第6～7日，丘疹变成疱疹，绕以发硬的红晕，疱疹周围隆起，中心凹陷，称为“痘脐”。疱疹呈多房性，硬如豌豆，大小均匀，疱液浑浊，此时体温又逐渐上升，病情再度加重(图2-9-1)。

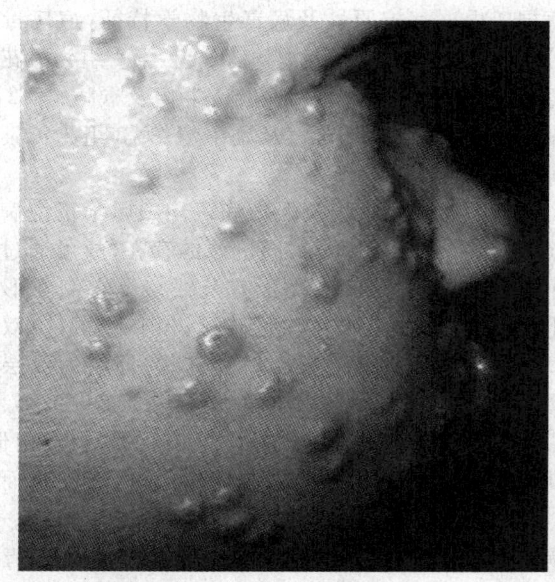

图2-9-1 普通型天花疱疹

皮肤出疹的同时，口咽部、上呼吸道黏膜、结膜等处也有黏膜疹出现，气管、食管、泌尿道、阴道等处黏膜亦可受累。由于黏膜为无角化的鳞状上皮，在向疱疹转化的过程中，黏膜疹的上皮层很快就破裂，往往看不到疱疹形成。黏膜病损破裂不仅形成炎症小溃疡，而且由于溃疡周围显著的炎症反应，可以导致严重的症状，产生流涎、声音嘶哑、畏光、鼻塞、流泪、咽痛、吞咽困难及大小便激惹等临床表现。

病期第8～9日，疱疹继续充盈，疱液浑浊；约在24 h

内，疱液转为黄色脓性，疱疹变成脓疱疹，疱疹周围红晕更显著，皮肤发红微肿。皮下组织疏松部如眼睑等处出现水肿。在皮肤与皮下组织紧密的部位，如头额、手掌等处水肿可引起局部明显疼痛。此时体温进一步上升，中毒症状继续加重。若合并细菌感染，症状更重，可并发肺炎或休克而死亡。

3. 结痂期 在病程 10～12 d，脓疱开始皱缩干枯，周围红晕消失，疱疹逐渐干燥，结成黄绿色厚痂，局部常出现难以忍受的瘙痒。此时体温逐渐回降至正常，开始脱痂，全身情况好转。于病期第 2～4 周后，痂壳脱落；若皮肤损害较深，则留下终身存在的凹陷瘢痕。

天花皮疹自头面部出现后，依序发展为斑疹、丘疹、疱疹、脓疱与结痂。自出疹至结痂，通常大约为 8 d。同一时期、同一部位皮疹常为同一形态的改变，但皮疹有时可在某一阶段停止进展，不一定转成脓疱及结痂。

4. 临床类型 由于患者机体免疫状态、天花病毒毒力及数量的不同，天花的临床表现轻重不同，可划分为普通型、轻型、重型。

(1) 普通型 普通型(ordinary smallpox)即呈现上述的典型症状。未种过痘的患者约 90%表现为此型。

(2) 轻型 轻型(variola minor)包括以下类型。

1) 无疹天花：无疹天花(variola sine eruption)又称咽型天花或一过性天花。常见于已对天花存在有部分免疫力的患者，例如曾经种过牛痘，但未按计划复种者。表现为有短暂的发热、头痛、肌痛、腰痛及前驱疹，但无典型天花皮疹。无疹型天花患者具有传染性，临床诊断困难，主要依据血清学检查才能确诊。

2) 变型天花：变型天花(modified smallpox)病情轻，体温不高，皮疹少；一般不形成脓疱，无瘢痕形成。病程短，约 10 d 结痂。

3) 类天花：类天花(alastrim)为类天花病毒感染所致，由于毒力较弱，潜伏期可长达 20 d 左右。病情轻，病程短，病死率不到 1%。皮疹少，不留瘢痕，此型疱疹质软易破，有时可呈单房，极易误诊为水痘。

(3) 重型 重型(variola major)病死率高，可达 20%～50%。可分融合性和出血性两类。

1) 融合性天花：融合性天花(confluent smallpox)皮疹多，分布广泛，发展迅速，脓疱互相融合，脓疱周围组织的炎症反应使皮肤显著肿胀，以面部、手背及足背为重。黏膜溃疡，红肿亦明显，患者痛苦异常。伴严重的毒血症症状，高热、衰竭等(图 2-9-2)。

2) 出血性天花：出血性天花(hemorrhagic smallpox)又称黑天花，多为凝血功能障碍所致。皮肤黏膜可有瘀点、瘀斑，内脏严重出血，易被误诊为出血性疾病。由于高热、烦躁及虚脱等严重的感染中毒症状，多数患者皮疹未及发展至疱疹，即可能已经死亡。

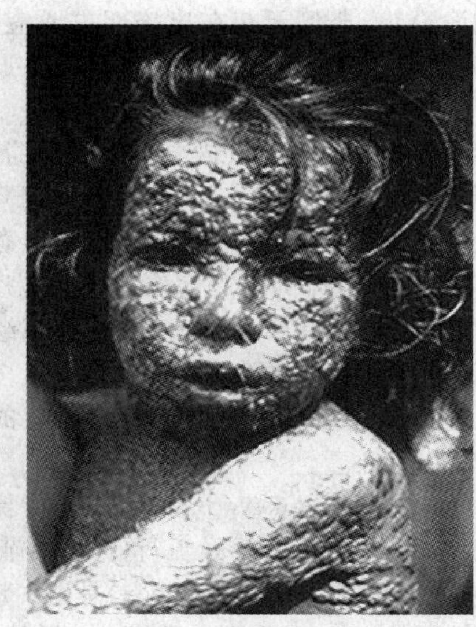

图 2-9-2 融合性天花疱疹

【实验室检查】

1. 血象 前驱期白细胞总数略低，淋巴细胞相对增多。脓疱期白细胞总数及中性粒细胞增多。

2. 病原体检查

(1) 直接涂片检查天花病毒包涵体 取疱疹液或疱疹溃疡底部拭子涂于玻片上，干燥后用苏木精-伊红(HE)染色，在光学显微镜下观察上皮细胞的胞质。若系天花患者，可在其中查见天花病毒嗜酸性包涵体。但是，涂片阴性不能排除天花。

(2) 电镜检查 自病变部取材，用电镜观察，天花病毒呈砖形，数小时内可确诊。

(3) 鸡胚接种或细胞培养 取疱疹液、痂皮悬液、血或鼻咽部分泌物，接种于鸡胚绒毛尿囊膜分离病毒；或接种猴肾细胞或羊膜细胞作培养，12 h 后即可见到多数微小包涵体，48 h 后包涵体显著增大，有时可见核内包涵体。

3. 血清学检查 可用补体结合试验、红细胞凝集抑制试验、中和试验检测患者血清是否存在有特异性抗体，以帮助诊断。天花患者早在病程第 4 日，血清中即可出现天花病毒抗体；于病后第 7 日，绝大部分患者补体结合试验呈阳性反应；第 10～11 日效价可达 1∶640。而有种痘史的非天花患者，效价很少超过 1∶40；但是，倘若有种痘史的可疑患者在病程后期血清抗体效价比早期增长 4 倍，则具诊断价值。

【诊断】 根据临床表现，各病期的特征，前驱症状，出疹期皮疹部位的顺序、性质、转化和消退的特点；体温呈双峰曲线；有脓毒血症；结合流行病学、牛痘接种等情况进行诊断。但由于天花业已从世界上消失多年，牛痘预防接种也早已不再推行，而天花又是一种被列为甲类管理的烈性传染病，故首发病例的确诊必须积极而又十分慎重，要赖于病毒及血清免疫学的检查。

【鉴别诊断】 典型天花在出疹期主要应与水痘、猴痘及牛痘与副牛痘相鉴别，此外，亦应与皮肤脓疱病相区别。

1. 水痘 发热后1～2 d内分批出现全身性皮疹，其分布呈向心性。皮疹在1～2 d内经历由斑疹、丘疹、疱疹，继以枯干结痂的阶段。各阶段不同形态的皮疹可同时并存于患者身体的同一部位。典型疱疹呈卵圆形，壁薄易破，疱疹中央部无脐凹；只要没有继发性感染，疱疹不化脓，则愈后不留瘢痕。水痘患者多为婴幼儿，除罹患进行性播散型水痘或内脏型水痘的患者之外，全身症状一般不重。

2. 猴痘 猴痘(monkeypox)是在猴子中流行的一种疾病，现在人类中发生传播及流行(详见本节后)。

3. 牛痘与副牛痘 牛痘(cowpox)是由牛痘病毒所致的一种传染性疾病，在牛群中流行，亦可传染给人，多发生于与牛相关的饲养场、屠宰场工人。牛痘病毒的生物学特征在很多方面与痘苗病毒相似。

牛痘潜伏期5～7 d，皮疹多发生于手指、面部、前臂等处，初起为丘疹，很快变成水疱和脓疱，脓疱有脐凹，周围绕有红晕及水肿。病损表皮坏死较慢，有较多的出血；在表皮下细胞可见胞质内包涵体，但较天花病损的类似包涵体要大。疱疹可为多发性，但数量并不多；可有发热、局部淋巴结炎及淋巴管炎，但病情轻，一般经3～4周即愈。

根据与牛的接触史，数量不多的皮肤疱疹、脐凹性脓疱、全身症状轻等特点，即可作出临床诊断。确诊有赖于进行病毒培养。

副牛痘(paravaccinia)又称挤奶人结节，是由副牛痘病毒(又称假牛痘病毒，pseudo-cowpox virus)所致的传染性疾病，在牛群中流行，挤奶工人不免用手接触病牛，往往受染；屠宰场工人亦可因此而被感染。

接触病牛后，潜伏期5～14 d，在手及前臂等部位发生单个或数个皮肤损害。出现暗红色丘疹，后变成结节，无脓疱期，不痛，皮疹一般仅见于手及前臂等接触患病奶牛身体的部位，局部淋巴结可肿大，但全身症状轻微。

皮肤损害可经过6期，每期约持续2周，即：①红色斑丘疹期。②靶标期，皮疹中心呈红色，外有一白色环，再外围绕以红晕，故其外观有如环形靶标。③急性渗出期，皮疹明显充血水肿，周围有炎性红晕。④结节期，皮疹转为质硬无压痛的半球状结节。有些患者皮肤出现结节后，在手、前臂上肢、下腿及颈部等处出现多形性红疹，系一种变态反应的表现，可在1～2周内消退。⑤乳头状期，结节表面不平，成为乳头瘤状淡红色赘生物，类似化脓性肉芽肿。⑥消退期，损害自然消退，不留瘢痕。

根据副牛痘的上述特点，不难与牛痘鉴别。副牛痘病毒能在牛的组织细胞培养中生长，但不能在猴或人的组织细胞中培养，此亦与牛痘病毒不同。

牛痘与副牛痘均无特效疗法，处理原则为对症治疗及防治继发感染。

【并发症和后遗症】 天花并发症多发生于重型患者。一般为继发性细菌感染，常为金黄色葡萄球菌、溶血性链球菌及肺炎球菌等。可发生蜂窝织炎、软组织脓肿、结膜炎、角膜溃疡、全眼球炎、中耳炎、喉炎、支气管肺炎、胸膜炎等。个别可并发脑脊髓炎、肾炎、睾丸炎、流产、压疮等。

典型天花患者往往留下终身存在的凹陷瘢痕，尤其以面部较明显，导致毁容，俗称“麻面”，往往对患者造成严重的心理打击。角膜溃疡、全眼球炎则可能导致患眼失明。

【预后】 取决于患者的年龄、体质和免疫状况，病毒株的毒力、临床类型及治疗措施是否及时得当等。重型天花病死率可达20%～50%，而类天花的病死率低于1%。

【治疗】

1. 严密隔离 一旦发现天花患者或疑似病例，应立即送传染病院严密隔离，同时紧急电话报告当地疾病控制中心。隔离期应延续至病后40 d、患者痂壳脱落痊愈为止。

2. 对症支持 治疗天花无特效药物。治疗原则是加强对症支持，维持水、电解质平衡，防治继发性感染，以帮助患者度过极期。

患者应保证充分的营养。高热、头身痛可采取物理降温或给予解热镇痛药；烦躁者用小剂量镇静剂。注意维护口腔、鼻咽部、眼睛等部位的清洁卫生，预防及治疗各种继发感染。皮疹可用1∶4 000高锰酸钾液、2%硼酸溶液或2%碳酸氢钠溶液清洗或湿敷，以止痒消毒。

3. 被动免疫疗法 重型患者可肌注抗天花丙种球蛋白6～12 ml，亦可考虑肌内注射丙种球蛋白或胎盘球蛋白。

【预防】 由于存在着天花病毒被作为生物恐怖武器的危险，虽然1980年业已宣布消灭天花，但医务工作者不应因此而放松警惕，尤其是在全世界已停止牛痘普种的情况下更是如此。万一出现早期典型或非典型天花患者，应能及时认识并正确处理。

1. 控制传染源 发现患者或可疑病例，必须立即严密隔离治疗患者，严格消毒患者接触过的一切衣物用具等，低值物品甚至可考虑焚烧处理。与此同时，采用电话向当地疾病控制中心紧急报告疫情，进行快速诊断和疫源地调查。

2. 接触者的处理 迅速搜索全部接触者进行登记，一律单独隔离检疫16 d，并立即种痘。对于不能种痘者，给予高价抗天花免疫球蛋白肌注。若接触者离开疫区到他处，应立即通知该地区对其实施种痘。

3. 疫苗接种 是最为有效的预防措施，在暴露后4 d内接种疫苗可阻止发病。有效的抗体水平持续3～5年。目前美国在实验室研究人员、特种军队人员及卫生防疫人员中尚进行接种，一般民众已未再进行接种。

4. 实行交通检疫 医学检疫时间为7 d。在交通要道实行交通检疫，设立临时检查站、留验所，以防止天花沿交通线传播。

二、猴痘

猴痘(monkeypox)是由猴痘病毒所引起的一种自然疫源性疾病，发生于非洲中西部雨林中的猴类，也可感染其他动物，偶可使人类受染，临床表现类似天花样，但病情较轻。

【病原学】 猴痘病毒最早(1958年)从丹麦哥本哈根的一个实验室的猴子体内分离出，当时被称为哥本哈根猴痘病毒；其后，发现非洲的其他动物，例如松鼠、大鼠、小鼠、兔类、豪猪和穿山甲等也可能是这种病毒的宿主。

猴痘病毒与天花病毒同属正痘病毒属(*Orthopoxvirus*)。猴及人类的猴痘病毒感染与天花在临床症状和组织病理上难区别。猴痘病毒与天花病毒有共同抗原，两者之间有很强的血清交叉反应和交叉免疫，故猴痘流行的时候可采用接种牛痘预防。猴痘病毒呈长方形，大小为200 nm×250 nm，可在非洲绿猴肾细胞中培养生长，导致细胞病变，在鸡胚纤维母细胞单层培养中能产生空斑，在鸡胚绒毛尿囊膜上产生类似天花病毒引起的细小痘疱病变。兔接种猴痘病毒仅产生皮肤病变及角膜炎，而小鼠脑内接种猴痘病毒可产生脑炎。

【流行病学】 1970年，在非洲中西部第一次报道了人类感染猴痘的病例，后来发现，猴痘在当地是一种散在发生的地方病，其实并非罕见。传染源与接触受染的动物有关，但人间传播极少。2003年美国中西部的几个州暴发猴痘流行，发现猴痘疑似或确诊患者近百名。此次疾病暴发的起源被认为是从非洲运到美国得克萨斯州的冈比亚大鼠，宠物商将冈比亚大鼠和草原土拨鼠放在一起饲养时，冈比亚大鼠将猴痘传染给了草原土拨鼠，然后通过宠物销售链在人群中传播开来。

1. 传播途径 人类感染猴痘，主要通过被已感染的动物咬伤，或直接接触被感染动物的血液、体液、猴痘病损而受染；通常由动物传给人，偶也可以发生人到人的猴痘传播。一般认为，猴痘是在直接的、长时间面对面的接触中，通过含毒的大量呼吸飞沫而传播。另外，猴痘还可以通过直接接触感染者的体液或病毒污染的物品，如衣服和被褥传播。不过，猴痘的传染性远远小于天花，故人间传播并不常见。

2. 易感人群 未接种过牛痘的人群对猴痘普遍易感。宠物商店、宠物爱好者、动物饲养的工作人员等直接接触者可能成为高危人群。

【临床表现】 皮疹多少不等，均同时发生，经过斑疹、丘疹、疱疹、脓疱、结痂后留有瘢痕，此外，猴痘可造成局部淋巴结肿大。

潜伏期为7～14 d，前驱期为2～5 d，表现为发热、全身不适、疲乏、头痛、肌痛、背痛，有时有咽喉疼痛等。发热1～3 d后出现皮疹，开始为斑丘疹，以卵圆形至环状的红色肿块为特征；很快发展为疱疹，形成小脓疱，伴局部淋巴结肿大；部分皮损有出血倾向；最后结痂、脱落。皮疹通常从面部开始出现，然后向肢体部位扩散，口腔、生殖器等处亦可出现皮疹；但也可从身体其他部位首先开始出疹。皮疹历时2～4周。

【实验室检查】 通过PCR技术，可从猴痘患者皮损标本中检测出猴痘基因组DNA片段，有利于为临床快速提供实验室诊断的依据；也可通过电镜或培养，从皮损标本中分离出猴痘病毒。

此外，荧光抗体法和放射免疫法可从感染者血清中检出猴痘病毒抗体，但一般仅用于流行病学调查。

【诊断与鉴别诊断】 在人类中，猴痘是一种散发性偶见疾病，其体征和症状类似天花，病情通常较轻。而大多数医务人员对猴痘及天花均感陌生。猴痘感染者有动物接触史，最初表现类似“流感”的症状，随后皮肤出现疱疹、经历脓疱、结痂后留有瘢痕。

【预后】 猴痘为自限性疾病，大部分患者在2～6周内自行痊愈。某些患者病情严重，发生虚脱衰竭而死亡。死亡率估计在1%～10%，其致命性低于天花(天花死亡率为30%)。

【治疗】 目前尚无特效疗法。处理原则是隔离患者，防治皮肤病损继发感染。

【预防】 对进口动物实施检疫，对宠物加强卫生防疫管理；发现患病动物立即捕杀并焚烧其尸体。

使用天花疫苗预防人类猴痘，大约具有85%的有效率。接触或有可能接触患有猴痘的人或动物都要接种天花疫苗。但由于天花疫苗接种具有的潜在风险，故不应盲目扩大接种范围。

[附] 种痘

种痘是通过接种牛痘苗获得对天花免疫力的方法。牛痘苗即痘苗病毒(vaccinia virus)，是经过长期和复杂的传代选育所获得的一种人工变异减毒株，接种后只引起局部痘疹而不会导致天花发病。种痘是预防天花的根本措施。世界各国曾经实行牛痘普种制度，婴儿于6～8月龄时给予初种。以后每隔5～6年复种1次。此外，对出入境机场、海港、边关工作人员、跨境交通工具的司乘人员、出国人员、传染病及防疫工作人员亦应安排复种，并且每2～3年复种1次。牛痘的全球普种制度使人类社会终于能在1980年宣布消灭天花，此后，按照WHO的建议，各国已陆续停止实施牛痘普种。

但是，由于国际形势的变化及生物恐怖活动的现实威胁，对天花的再度出现与流行仍应保持警惕。应注意加强疫情监测，倘若发现天花患者或疑似患者，防疫主管部门仍有可能根据疫情形势，临时决定在一定范围内对高危人群实施牛痘接种。此外，由于近年来猴痘的发生时有零星报道，而种痘亦能在一定程度上获得对猴痘的免疫力，因此，对种痘的相关问题必须有所了解。

（一）种痘的技术常规

1. 种痘的部位 无论初种、复种都以左上臂外侧中部为宜。上臂种痘发生严重反应者少于身体其他部位接种者。选择左臂的原因是因为大多数人是右利，左臂接种后，即使局部出现明显反应，亦不致对被接种者的生活造成严重的不便。某些情况下，亦可在大腿外侧中部或小腿内侧中部皮肤接种。

2. 种痘局部的皮肤准备 接种部位的皮肤应洁净，接种前用75%乙醇(不可用碘酒)消毒，待乙醇自然风干后，才能开始种痘操作。

3. 种痘的操作 将痘苗滴在预定部位的皮肤上，消毒针与滴有痘苗的皮肤形成30°角，用一针或多针的针尖在直径0.3 cm的范围内反复压刺20次，至皮肤转红但不出血为度，此即压种法。本法痛苦少，接种成功率高，局部形成瘢痕较小。

4. 种痘后的局部处理 接种后5～10 min，皮肤上痘苗自然变干，多余痘苗可用消毒棉球轻轻拭去，但不能通过晒太阳或用火烤干。局部保持清洁干燥，不要洗擦，以防止抓伤引起继发性感染或在接种局部周围形成卫星种植痘，但亦不宜实施包扎。

（二）种痘后的反应

1. 一般反应 种痘后，局部皮肤依序发生出痘、结痂、脱痂愈合等过程，一般历时2～3周，并遗留种痘瘢痕，说明接种成功。个别人，尤其是婴幼儿初种牛痘后，可能会在第2～3日出现发热等全身反应，但症状轻微，往往自行消失。若多年前曾经有种痘史，出痘反应加快，整个过程可缩短，称为“加速反应”，提示被接种者尚有部分免疫力。

2. 种痘后的严重反应 包括发生湿疹痘、坏疽痘、种痘后脑炎、全身播散痘等，据最近美国猴痘流行区报道，种痘后尚有发生心肌炎或心内膜炎者。虽然这些严重反应仅仅发生于极少数人，但有的甚至可能致死，故一旦出现均应及时救治。

(1) *湿疹痘* 见于湿疹患者种痘后，或虽并未种痘但与种痘者密切接触。患者在其湿疹部位或邻近正常皮肤出现多数痘疱，可融合成片，易发生感染；同时伴有高热、全身中毒症状，普遍性淋巴结肿大及肝脾肿大等，病情类似天花，有的可能致死。所以，有活动性皮损的湿疹患者常推迟或禁忌种痘。湿疹痘的治疗措施与全身痘相同。

(2) *坏疽痘* 亦称进行性痘疹。若被接种者的细胞免疫功能由于某种原因业已受损，例如罹患白血病、恶性肿瘤或发生化学性或辐射性免疫抑制。此类患者种痘后，痘苗病毒可大量增殖，不仅使接种部位发生坏疽，而且痘疱病变亦可蔓延至黏膜，甚至内脏器官组织，伴有严重的全身毒血症状。坏疽痘的病死率很高，治疗同全身痘。

(3) *种痘后脑炎* 由于个体的特异质，接种后对痘苗病毒发生强烈的变态反应，导致中枢神经系统的损伤。轻者表现为肌力减弱、麻痹、运动失调；重者出现嗜睡、昏迷、惊厥，脑膜刺激征阳性。种痘后脑炎的发生率约为1/50 000，而病死率高达25%～50%，幸存者亦往往伴有永久性的神经系统后遗症。

(4) *全身痘* 种痘后，痘苗病毒从接种部位经血行播散，导致全身痘。临床表现为种痘后4～6 d，全身出现痘疹；并经历丘疹、疱疹、脓疱、结痂等4个时期，病程发展较快，可伴有全身症状。全身痘仅偶见于某些年幼体弱者。痘疹的数量稀疏，皮损瘢痕不深，此为与天花皮损的重要区别。婴儿出现全身痘则反应较重，病情类似于天花。

全身痘的治疗原则为对症与支持疗法，局部创面清洁消毒。也可肌注高效价牛痘免疫球蛋白1次/d，至病情好转；或输入近期种痘成功者的全血或血浆。肌注丙种球蛋白也有效果，但使用血制品应注意避免因此而感染其他的输血传播性疾病。

参考文献

[1] Muzny CA, King H, Byers P, et al. Vulvar vaccinia infection after sexual contact with a smallpox vaccinee [J]. Am J Med Sci, 2009,337(4):289-91.

[2] Hochman G. Priority, invisibility and eradication: the history of smallpox and the Brazilian public health agenda [J]. Med Hist, 2009,53(2):229-52.

[3] Huggins J, Goff A, Hensley L, et al. Non-human primates are protected from smallpox virus or monkeypox virus challenges by the antiviral drug ST-246 [J]. Antimicrob Agents Chemother, 2009,53(6):2620-2625.

[4] Bastos C. Borrowing, adapting, and learning the practices of smallpox: notes from colonial Goa [J]. Bull Hist Med, 2009,83(1):141-163.

[5] Bennett MJ. Smallpox and cowpox under the southern cross: the smallpox epidemic of 1789 and the advent of vaccination in colonial Australia [J]. Bull Hist Med, 2009, 83(1): 37-62.

[6] Bossi P, Gay F, Fouzai I, et al. Demographic and clinical factors associated with response to smallpox vaccine in preimmunized volunteers [J]. PLoS ONE, 2008, 3(12): e4087.

[7] Hildreth CJ. Smallpox [J]. JAMA, 2009,301(10):1086.

[8] Shinoda K, Wyatt LS, Irvine KR, et al. Engineering the vaccinia virus L1 protein for increased neutralizing antibody response after DNA immunization [J]. Virol J, 2009, 3(6):28.

第十节 单纯疱疹病毒感染

冯 萍

一、单纯疱疹

单纯疱疹是一种传染性皮肤病，由单纯疱疹病毒(herpes simplex virus，HSV)感染所致。单纯疱疹的临床特征为皮肤黏膜成簇出现单房性的小水疱，主要发生于面部口唇及其周围或生殖器等局部，易于复发，常于免疫功能下降或感冒时发生；全身症状一般轻微；但若发生疱疹性脑炎或全身播散性疱疹，病情可相当严重，甚至危及生命。HSV可导致宫内感染，胎儿出生时可呈各种形式的先天畸形或发育障碍，是所谓的TORCH综合征的常见病因之一。

【病原学】 疱疹是一类常见，而且历史悠久的传染性皮肤病，有关的记载甚至早见于古希腊。18世纪时，临床上已注意生殖器疱疹的存在。19世纪以后，由于工业革命促使人口居住密集和人口大规模流动，通过一般接触及性接触传播疱疹感染的机会增加，导致疱疹类疾病的发病率上升；医生逐渐认识到它的传染性和性传播途径，此后发现疱疹病毒具有潜伏性感染的特点。

疱疹病毒科分为α、β、γ 3个亚科，包括114个成员，具有一定的宿主特异性，分别感染人或动物。目前，人疱疹病毒至少包括8个成员(表2-10-1)。

表2-10-1 人疱疹病毒的分类

常用名	正式命名	所属亚科	生物学特征
单纯疱疹病毒1型(HSV-1)	人疱疹病毒1型	α	繁殖快，溶解细胞在感觉神经节中潜伏
单纯疱疹病毒2型(HSV-2)	人疱疹病毒2型	α	同单纯疱疹病毒1型
水痘-带状疱疹病毒(VZV)	人疱疹病毒3型	α	同单纯疱疹病毒1型
EB病毒(EBV)	人疱疹病毒4型	γ	在淋巴细胞中繁殖与潜伏
巨细胞病毒(CMV)	人疱疹病毒5型	β	繁殖慢，出现巨细胞，在淋巴细胞及分泌腺体中潜伏
人疱疹病毒6型	人疱疹病毒6型	β	同巨细胞病毒
人疱疹病毒7型	人疱疹病毒7型	β	同巨细胞病毒
人疱疹病毒8型	人疱疹病毒8型	γ	同EB病毒

单纯疱疹的病原体为人单纯疱疹病毒，在病毒分类学上归于人疱疹病毒科α亚科，单纯疱疹病毒属，分为HSV-1、HSV-2两个亚型。HSV-1亚型主要侵犯腰以上部位，尤其是面部、脑组织等；而HSV-2亚型主要侵犯腰以下部位，尤其是生殖器等，故有生殖器疱疹之称，但这种区分并非严格。一项调查显示，HSV-1与HSV-2的感染率分别为72%及10.2%。

单纯疱疹病毒呈球形，由核壳体及病毒外包膜组成。核壳体呈二十面体形状，由162个壳微粒构成；其核心内含有病毒基因组，为线性双链DNA分子，长度为152.26 kb，HSV-1、HSV-2两个亚型基因组之间的同源性仅为47%～50%。单纯疱疹病毒基因组至少编码70种不同的蛋白质。成熟的病毒核壳体至少含有7种蛋白质。核壳体表面有一层物理结构尚不完全明确的内膜，含有4种蛋白质成分，与病毒基因的转录复制有关。单纯疱疹病毒的外包膜系双层含脂糖蛋白。糖蛋白成分复杂，至少包括6种；其中，糖蛋白gG的抗原特异性是鉴别HSV-1型或HSV-2型的血清学依据。

单纯疱疹病毒侵入宿主细胞后，病毒DNA进入细胞核内复制，与此同时，病毒DNA转录物进入细胞质，指导病毒结构蛋白在细胞质内的合成；随后，子代病毒DNA回到细胞质内装配为具有感染性的成熟病毒颗粒。在单纯疱疹病毒的复制过程中，成熟的病毒颗粒只占少数，其余因未能被及时加工、包装，而被迅速降解，或成为非感染性的不成熟病毒颗粒。

人单纯疱疹病毒对外界抵抗力不强，56℃加热30 min、紫外线照射5 min、乙醚等脂溶剂均可使之灭活；但可在-70℃环境长期保存其生物学活性。

在体外培养环境中，单纯疱疹病毒几乎可以感染各种胚胎和新生动物来源的成纤维细胞及上皮细胞，并很快产生肉眼可见的病变；故在某些疑难病例，体外培养分离病毒的方法可被用于帮助临床确诊。

【流行病学】

1. 传染源 人是单纯疱疹病毒唯一的自然宿主，急性期患者及慢性带毒者均为传染源。一般人群中，5%成年人为无症状携带者；单纯疱疹病毒存在于感染者的疱疹液、病损部位分泌物、唾液及粪便中；也可从外生殖器并无明显病损的患者精液中检出。

2. 传播途径 单纯疱疹病毒对外界抵抗力弱，主要通过患者病损部位直接接触健康人黏膜或皮肤微小破损处而传播；通过空气飞沫传播则是HSV-1型感染的另一重要途径。性交、接吻是传播本病的重要方式之一，导致生殖器疱疹的发病。因此，生殖器疱疹被列入性传播疾病范畴。患病孕妇也可导致胎儿宫内感染。此外，单纯疱疹病毒感染还可经消化道途径传播。

3. 易感人群 人群普遍易感，成年人群中有很高的HSV抗体检出率，Tischendorf JJ报道，80%～90%欧洲居民曾遭受HSV-1亚型的感染。据估计，全球人口中约1/3罹患过单纯疱疹，大多获自隐性感染；但HSV抗体的存在尚不能完全保护机体免受疱疹病毒的重复感染，患者也可先后遭受2个亚型的单纯疱疹病毒感染；不过，曾遭受HSV-1亚型感染者，倘再罹患HSV-2亚型感染时，病情可相对较轻。

本病的发生多为散发或原有潜伏病毒感染的反复发作。研究表明，单纯疱疹病毒感染率在经济水平低下、居住条件拥挤地区的人群较高；儿童营养不良或其他原因所致的免疫功能低下者，较易于罹患单纯疱疹病毒感染；有时可在儿童集中的区域内，如幼托机构出现暴发流行。多性伴侣性行为者是生殖器疱疹的高危人群之一，因其接触传染源的概率多，故易于遭受HSV感染。近年来，我国生殖器疱疹的发病率已明显增高。

【发病机制和病理】 单纯疱疹病毒入侵后，可在入侵局部造成感染；一般情况下，病毒沿该局部的神经末梢上行，传入至神经节内，经2～3 d短暂时间的复制后，病毒进入潜伏感染状态。上述短暂复制期间并不产生完整的感染性病毒颗粒。在适当条件下，单纯疱疹病毒可被激活而大量复制，再沿该神经节的神经分支下行播散到外周支配区域组织的细胞内，导致疱疹发作。局部感染较重时，病毒可沿淋巴管上行扩散导致淋巴结炎；在机体免疫功能低下时，可形成病毒血症，发生全身播散性感染。

单纯疱疹病毒感染的重要特点是，病毒可长期潜伏于体内，其间可因受激惹而反复发作。其机制系因病毒入侵后可长期潜伏在病损部位神经支配区域的神经节内，如三叉神经节、迷走神经节、骶神经节等。潜伏的病毒基因组游离存在于神经细胞内，甚至可整合于宿主细胞染色体上；当其受某种因素激惹后即可活化，病毒沿神经干下行扩散到所支配区域，表现为疱疹复发。

单纯疱疹病毒在皮肤黏膜上皮细胞的基底层及中层增殖，受染细胞发生退行性变，核染色质固缩，产生特征性的细胞核内嗜酸性包涵体(Cowdry A包涵体)；相邻受染细胞的胞膜融合，形成多核巨细胞；细胞坏死崩解后形成单房性薄壁水疱，四周可绕以红晕，局部呈炎症反应。在初发性疱疹患者，围绕水疱周围出现的深层炎症反应较重，复发性疱疹则较轻。水疱溃破后表层脱皮，数小时内产生浅表性溃疡。皮肤黏膜部位的疱疹损害多局限，但新生儿及免疫力低下者，则可能形成病毒血症，甚至全身性感染，累及重要脏器。对于疱疹性脑炎或新生儿播散性疱疹患者，其实质器官病灶处的充血反应乃至出血性坏死现象比皮肤损害处更为显著，故病情较严重。病毒感染人体后，细胞因子导致的炎症损伤起了重要作用。

最近的研究发现，单纯疱疹病毒的*Us5*基因可编码一种糖蛋白gJ，它能够抑制细胞凋亡，通过多种功能蛋白调节作用。除抑制细胞凋亡外，它还能调节其他细胞内过程。在单纯疱疹病毒感染后4 h，首先检测到*Us5*的表达，6 h可检测到gJ的表达，*Us5*作为gJ的调节基因。

【临床表现】 单纯疱疹分为初发性和复发性。

初发性疱疹潜伏期为2～12 d，平均6 d。初发性疱疹经治疗或自行缓解后，病毒仍能长期蛰伏于体内，可因发热、紫外线照晒、风吹、月经、创伤、情绪激动、紧张、胃肠功能失调等激惹因素而活化，表现为复发性疱疹，并常反复发作。许多复发性疱疹患者在发病前可有前驱症状，如局部感觉异常等。

除少数全身播散性感染或疱疹性脑炎患者病情严重外，单纯疱疹大多呈局部皮肤黏膜的疱疹糜烂性损害，全身症状一般较轻。不过，相对而言，初发性疱疹患者的全身症状往往比复发性疱疹明显，初发性疱疹皮肤黏膜损害常需2～3周愈合，而复发性疱疹患者病损大多于1周内即可消失。按照疱疹病损部位的分布解剖特点，单纯疱疹可有如下不同的临床分类命名。

1. 皮肤疱疹 皮肤疱疹(cutaneous herpes)多见于复发性疱疹或成人初发性疱疹。可发生于身体任何部位，尤好发于皮肤黏膜交界处，以唇缘、口角、鼻孔周围多见，故也称为“唇疱疹”。皮肤疱疹起病时，局部发痒，继而灼热或刺痛、充血发红，出现米粒大的水疱，数个或十数个成簇；水疱彼此并不融合，但可同时出现多簇水疱群。水疱壁薄、疱液清亮，短期内自行溃破、糜烂。初发性疱疹患者，尤其病毒在皮肤明显外伤处侵入而发生的外伤性皮肤疱疹(traumatic herpes)，发病期间常伴发局部淋巴结炎及发热，有的可达39～40℃，但大多病情不重；2～10 d后病损皮肤干燥结痂，整个病程2～3周。皮损部位一般不会遗留瘢痕，可能存在局部色素沉着，但短时期内即可逐渐消退。

2. 口腔疱疹 口腔疱疹(oral herpes)疱疹和溃疡出现在口腔黏膜、舌部、齿龈、咽部，甚至可延伸至食道。患者局部疼痛、拒食、流涎，可伴发热及颌下淋巴结或颈淋巴结肿大。口腔疱疹多见于5岁以下幼儿，但成人亦可罹患，尤好发于从事口—生殖器性交行为者。近年来，由于性观念的变化，此类口腔疱疹的罹患者临床上常能见到。

3. 生殖器疱疹 生殖器疱疹(genital herpes)主要为 HSV-2 亚型感染所致，生殖器、会阴及外阴部周围的大腿和臀部皮肤均可受累，出现疱疹、溃疡及点状或片状糜烂。男性患者多发生在龟头、包皮、阴茎等处，亦可累及阴囊。患者可感局部疼痛不适。疱疹病毒感染所致前列腺炎、膀胱炎少见；但患者精液内仍可能检出病毒，HSV-2 型隐性感染可能导致男性不育。

女性患者则多见于大小阴唇、阴蒂、阴道、宫颈，亦可波及尿道。一般而言，倘损害仅局限于宫颈，患者症状可不明显，疱疹性宫颈炎可仅表现白带增多，甚至无症状；但外阴部疱疹损害常常导致局部及全身症状，如局部疼痛、感觉异常、尿路刺激征症状、腹股沟淋巴结肿大、发热等。

生殖器疱疹患者的肛门直肠也可受累，尤见于有肛交史者，又称疱疹性直肠炎。由于部位特殊，容易加杂化脓性继发性感染，故疱疹性直肠炎的症状多较重，患者有肛门直肠痛，排便时尤为加重，常伴里急后重、发热、腹股沟淋巴结炎、反射性尿潴留、便秘等；或患者因疼痛而畏惧排便，导致便秘及排尿困难。查体可见肛周溃疡，有的患者虽肛门外观未见异常，但直肠镜检可发现直肠近端黏膜疱疹、脓疱疹或弥漫性糜烂损害。严重的生殖器疱疹患者可并发无菌性脑膜炎或骶神经根脊髓炎，后者可导致神经痛。

由于外阴部的解剖特点，与其他部位皮肤黏膜疱疹相比，生殖器疱疹的病程较长，初发患者可达 3～6 周，且生殖器疱疹的复发更为常见。部分患者溃疡面愈合后可能导致阴唇粘连、尿道狭窄等后遗症。孕妇罹患生殖器疱疹时还可能导致流产、早产或新生儿疱疹感染。有研究认为，在宫颈癌等癌症的发生机制中，虽然人乳头状瘤病毒的感染更为重要，但仍可能与单纯疱疹病毒的感染存在某种相关关系。

需要强调的是，无论男女，许多生殖器疱疹患者病情很轻，可能无明显症状，未能及时就医，从而进一步传播给其性伴侣。

4. 眼疱疹 眼疱疹(ocular herpes)表现为疱疹性角膜炎或伴发结膜炎；大多为单侧性，常伴患侧眼睑疱疹或水肿、耳前淋巴结肿大。受损角膜有树枝状溃疡，可导致角膜穿孔、虹膜睫状体炎或前房积脓，严重者可致盲。

5. 湿疹样疱疹 湿疹样疱疹(eczema herpeticum)系原有慢性湿疹、皮炎等慢性皮肤病的患者，合并单纯疱疹病毒感染并发病后所致，易误诊为原有湿疹的加重。湿疹样疱疹是一种水痘样疹(varicelliform eruption)，初期表现为皮肤小水疱，但以后可融合、出血或转为脓疱，有的疱中央可呈脐凹样；伴局部淋巴结肿大及发热，可因继发细菌感染，或因发生病毒血行播散，累及脑组织或其他重要脏器而致病情进一步恶化，病死率可达 10%～50%。

6. 疱疹性甲沟炎 疱疹性甲沟炎(herpetic panonychia)疱疹病变发生于末端指节，并深入至甲床形成蜂房样坏死；故局部疼痛剧烈，呈跳痛样，可伴腋下淋巴结肿大，病程 7～10 d。经常裸手接触疱疹患者的医务工作者易有罹患本病的危险。

7. 疱疹性脑炎 无论初发性或是复发性疱疹感染，均可能导致疱疹性脑炎(herpetic encephalitis)。疱疹性脑炎主要累及颞叶和脑干，常形成出血性坏死灶，以颞叶症状为重；可先损及一侧，随后延及对侧，并波及脑膜。本病可以是病毒血症的后果，但往往系疱疹病毒经鼻咽部沿嗅神经直接侵入脑部所致；故患者可并无病毒血症过程，脑脊液中亦难以检出病毒，且仅约 1/4 的疱疹性脑炎患者伴有唇疱疹出现，临床诊断有时颇感困难。

患者起病急、畏寒、发热、头痛、恶心、呕吐、谵妄、惊厥、昏迷；查体可见脑膜刺激征、锥体束征、感觉缺失、视神经乳头水肿；脑脊液检查压力升高、外观清亮、蛋白质中度增高、糖量正常或偏低、白细胞数中度增高(多在 0.4×10^9/L 以下，以淋巴细胞为主，早期也可为中性粒细胞)；脑电图及脑扫描提示颞叶等脑局限性损害或呈脑组织弥慢性病变。疱疹性脑炎患者约有 2/3 死于起病后的 2 周内，幸存者亦常留有不同程度的后遗症。

8. 新生儿疱疹感染 新生儿疱疹感染(neonatal HSV infection)一般源于患生殖器疱疹的母亲，故新生儿疱疹感染主要为 HSV-2 亚型感染所致。新生儿疱疹感染主要发生于围生期，大多系在患母阴道娩出过程中受染；或在母亲妊娠期感染疱疹后，病毒经宫颈进入宫腔，导致胎儿宫内感染。宫内感染的胎儿可早产，或出生时呈各种形式的先天畸形，或出生后身体、智力发育障碍，即所谓 TORCH 综合征。其得名于弓形虫病(toxoplasmosis，即“T”)、其他病原体(others，即“O”)、风疹病毒(rubella virus，即“R”)、巨细胞病毒(cytomegalovirus，即“C”)、单纯疱疹病毒(herpes simplex virus，即“H”)，均可经宫内感染导致类似的危害，将其英文名称的首字母缩写在一起，即为“TORCH”。TORCH 综合征是生殖保健医学目前所面临的重要课题之一，详见“巨细胞病毒感染”。

新生儿感染疱疹病毒后，可呈无症状隐性感染，也可引起不同形式或不同程度的临床表现。轻者仅为口腔、皮肤、眼部疱疹，重者则呈中枢神经系统感染甚至全身播散性感染。

新生儿全身性疱疹感染的临床表现可为发热、黄疸、呼吸困难、肝脾肿大、出血倾向、抽搐、昏迷。在此类患儿中，有 1/3 并无皮肤疱疹损害，故可能因而被误诊为新生儿败血症或其他疾病，病死率可高达 95%，幸存者亦常留有不同程度的后遗症。

9. 全身播散性疱疹感染 全身播散性疱疹感染(disseminated HSV infections)患者多为新生儿，但亦可发生于原发性或继发性免疫功能抑制者(例如艾滋病患者或器官移植患者)，临床表现严重，病死率可达70%，或呈慢性化过程。

10. HSV感染和HIV感染 在生殖器单纯疱疹患者人群中的流行病学调查表明，此类患者合并感染其他性传播疾病(包括 HIV 感染)的概率较高，其部分原因在于 HSV 感染造成的生殖器皮肤黏膜糜烂损害，增加了其他性传播疾病病原体的入侵机会。基于明显的原因，HIV 感染者中的 HSV 感染率也高于一般人群。由于艾滋病患者免疫功能低下，不仅导致疱疹复发率较高，而且疱疹病情也较重，常表现为面部与外阴部皮肤黏膜的持久性、破坏性损害，甚至毁形。

近年有报道 HSV 引起尿潴留的临床改变，膀胱壁表现为红肿，血清及脑脊液均采取 PCR 方法查见 HSV 基因，经过抗 HSV 治疗病情好转。

【实验室检查】 利用 PCR 技术进行 HSV 基因检测，可提供单纯疱疹病毒在患者体内存在的直接证据；其灵敏度很高，可在数小时内做出检测报告，已成为临床诊断 HSV 感染或带毒状态的重要手段；但需在经过技术认证合格的实验医学实验室内进行，并在操作过程中注意避免污染。鉴于 HSV-2 隐性感染可能是男性不育的一个原因，对不育不孕门诊的就诊者，应将 PCR 技术检测 HSV 作为精液、宫颈液标本筛查的常规。

疑及新生儿患有宫内 HSV 感染者，血清(可采脐血或足跟血标本)IgM 型 HSV 抗体检测阳性即可确诊。由于成年人群中有很高的 HSV 抗体检出率，大多获自隐性感染，且抗体的存在尚不能完全保护机体免受疱疹病毒的重复感染。故对于成人疑难病例，HSV 抗体检测阳性对临床诊断帮助不大，然而 HSV 抗体检测阴性则有助于排除单纯疱疹(倘若受检者存在免疫应答功能缺陷，则不在此例)。

单纯疱疹病毒易于进行体外细胞培养，并能产生可见的细胞病变，故可用棉拭子在病损处采样或采集脑脊液等体液标本接种细胞，培养分离病毒作出诊断；并可采用细胞免疫组化、免疫荧光技术检测单纯疱疹病毒抗原蛋白，或原位杂交技术检测其基因成分，进一步进行 HSV-1、HSV-2 的分型。病毒细胞培养鉴定是 HSV 诊断的金标准，然而其技术条件要求较高，故难以在临床普遍推广。

【诊断和鉴别诊断】 凡体表部位具有典型疱疹损害者诊断不难；对损害仅存在于腔道深处，如生殖道、呼吸道、直肠的患者，倘疏于全面仔细的体检，则有可能误诊；对仅系内脏疱疹损害，而身体浅表等易暴露部位未出现疱疹的病例如疱疹性脑炎，临床正确诊断殊属不易。因此，注意搜集流行病学资料如疱疹患者接触史、高危人群(如多性伴性行为者)以及既往疱疹病史，对提示诊断线索有重要帮助。但是，流行病学资料有时并不一定能询出。例如，在部分新生儿 HSV 感染者的生母中，可以并无单纯疱疹发病史或明确的接触史，从而给临床诊断造成很大困难。此类疑难病例的确诊有赖于采集临床标本进行实验室检测，以搜索单纯疱疹病毒感染存在的病原学证据。

【并发症和后遗症】 疱疹病损继发细菌性感染后，可加重临床症状。疱疹性角膜炎是导致失明的常见病因之一，生殖器疱疹则可能导致患者发生心因性及器质性的性功能障碍。胎儿宫内感染则可致早产或先天畸形等。

【预后】 单纯疱疹病损有自限性，患者的全身症状大多较为轻微，一般预后良好；但发生于特殊部位的疱疹损害则有可能导致严重后果，值得警惕。此外，新生儿及各种原因造成的免疫力低下者感染单纯疱疹病毒后，则可能播散累及重要脏器，预后严重。

【治疗】

1. 一般治疗 小范围浅表处皮肤黏膜的单纯疱疹病损可仅采用局部用药抗感染治疗。对症状较重，尤其重要脏器受累的患者则应给予全身性抗感染用药及相应的对症支持治疗。肠溶阿斯匹林口服可用于皮肤黏膜疱疹部位疼痛显著者。生殖器疱疹患病期间应禁止性生活。对某些患者，应与易感人群实行必要的隔离。

2. 抗感染治疗 浅表处的疱疹病损可以局部用药。例如用3%阿昔洛韦(无环鸟苷，aciclovir)软膏或0.5%碘苷(疱疹净，idoxuridine)软膏涂搽患部。疑有细菌性感染者，可外用金霉素或新霉素软膏。中药藤黄系藤黄科植物分泌的一种干燥胶质树脂，具有抗疱疹病毒、抗菌消炎、止痛收敛等作用。据报告，以30%藤黄酊剂每日1～2次外搽患部，对于生殖器疱疹的浅表处病损有较好的疗效。由于眼部疱疹可能造成严重后果，故应积极治疗；采用0.1%疱疹净眼药水滴眼，每小时1次，病情缓解后可延长给药间歇。病损面积较大者也可外用3%硼酸溶液湿敷局部。

对病情较重者或局部用药难于奏效者，应采用口服或注射途径进行抗病毒药物的全身性用药：反复发作的生殖器疱疹患者可口服阿昔洛韦 200 mg/次，每日5次，共7 d。个别病例可能对阿昔洛韦过敏，应予注意。也可口服盐酸伐昔洛韦(万乃洛韦)300 mg/次，每日2次，共7 d。伐昔洛韦口服后能迅速被吸收，在体内转变为阿昔洛韦。其生物利用度是阿昔洛韦的3～4倍；因此，同等疗效下可降低药物用量，减少其不良反应。重症患者应静脉滴注阿昔洛韦 5 mg/kg，每 8 h 1

次,共5～7 d。用药期间应多饮水,或在必要时予以静脉补液,以避免阿昔洛韦在肾小管内析出结晶,导致肾损害。亦可用更昔洛韦(ganciclovir)5 mg/kg,静脉缓慢滴注,每12 h 1次,共1～2周。更昔洛韦的不良反应相对较大,可能导致白细胞、血小板数量减少,故用药期间,应监测血象变化。由于伐昔洛韦是阿昔洛韦的L-缬氨酰酯,更昔洛韦是阿昔洛韦的衍生物,对阿昔洛韦过敏者,禁用此两种药物。此外,也可试用膦甲酸(foscarnet)。对于较重的患者,尚可联合使用IFN-α。

上述药物的作用靶点是病毒的DNA多聚酶,临床上已发现一些毒株表现出不同程度的耐药性,因此,目前正在开发针对不同靶点的抗病毒新药。

对单纯疱疹反复发作的患者,可使用增强免疫功能的药物,如左旋咪唑50 mg/次,3次/d,每2周内连服3 d为1个疗程,常需连服数月;也可使用转移因子、胸腺肽等。复发性生殖器疱疹的特点是每次复发多在同一部位。对固定在阴茎包皮处反复发作疱疹的患者,可以试行包皮环切术控制或减少其复发。

【预防】 托幼机构出现单纯疱疹患者后,应嘱其在家隔离,治疗痊愈后始能返回。患生殖器疱疹的孕妇应采用剖宫产分娩。近期曾有生殖器疱疹病史的孕妇应抽取羊水标本检测IgM型HSV抗体,阳性者即提示胎儿已罹患宫内感染,可与患者夫妇讨论是否考虑选择人工中止妊娠,检测结果阴性者亦以采用剖宫产分娩为宜。此类胎儿娩出后,须立即用0.1%碘苷滴眼,并与患母隔离,避免由患母哺育,直至患母痊愈;待产期及产后在院观察期间,患母及其新生儿均应与其他产妇及新生儿隔离。

坚持婚前体检制度,避免多性伴性行为,提倡安全的性生活,必要的情况下,性交时使用避孕套,有助于控制或减少生殖器疱疹的感染流行。器官移植(包括骨髓移植)术后立即使用阿昔洛韦。对疱疹频繁复发的患者,应尽量去除或避免诱发因素。以上措施均有助于预防单纯疱疹感染的发生或原有隐伏性感染的发作。目前,预防单纯疱疹的疫苗已进入临床试验阶段。

二、单纯疱疹病毒脑炎

单纯疱疹病毒脑炎(herpes simplex virus encephalitis)又称单纯疱疹脑炎,既可见于初发性单纯疱疹病毒感染,也可见于复发性患者。本病呈散发性,在非流行性病毒脑炎中系最常见的一种,据统计占病毒性脑炎的10%～20%,病情严重、预后较差。

【发病机制】 在儿童和青年,原发性HSV感染可导致脑炎,可以是病毒血症的后果,但也可能系疱疹病毒经鼻咽部沿嗅神经直接侵入脑部所致。动物实验研究表明,HSV-2比HSV-1对神经系统更具毒力。鉴于HSV-1主要与口唇感染有关,而HSV-2主要是致生殖器感染,显然HSV-1更容易接近和侵入脑部,故疱疹病毒性脑炎95%以上为HSV-1感染所致;而在新生儿患者则以HSV-2常见。HSV-2感染更易引起神经并发症。

成人单纯疱疹病毒所致脑炎的特征是损害以颞叶最严重,患者多数曾有单纯疱疹病史或血清HSV-1抗体阳性。脑炎的发生主要来自于体内HSV-1潜伏性感染的再激活。在机体免疫功能低下时,潜伏于三叉神经节(半月节)或脊神经节的HSV沿神经轴突侵入中枢神经系统,导致脑组织损害;或病毒长期潜伏于中枢神经系统内,在某些条件下激活而发生脑炎。此类患者可并无病毒血症过程。

单纯疱疹病毒脑炎的发病机制比较复杂,近年研究证明,在病毒感染所致脑组织损害的机制中,部分是免疫病理反应损害的结果。

【病理学】 单纯疱疹病毒所致的脑炎系急性坏死性脑炎,表现为非对称的弥漫性全脑损害,形成大小不一的出血性坏死灶。损害以颞叶、额叶及边缘叶最重,也波及脑膜。病变可先损及一侧大脑半球,随后延及对侧。半数病例坏死仅限于一侧,大约1/3的病例仅仅限于颞叶;即使患者双侧大脑半球受损,也常以一侧为重。出血性坏死灶周围弥漫性肿胀、软化;病灶中心神经细胞变性、坏死、缺失,外周神经元和胶质细胞的核内出现A型嗜酸性包涵体,伴淋巴细胞、浆细胞浸润。电镜下可观察到脑组织标本的神经细胞核内存在病毒颗粒。

【临床表现】 本病可发生于任何年龄。常急性起病,但亦有亚急性、慢性和复发病例。

1. 前驱期 表现为头晕、头痛、全身痛等,随后可有上呼吸道感染症状,发热可达38～40℃,仅部分病例出现皮肤疱疹。此期一般不超过2周。在AIDS患者发现HSV脑炎时,起病急,在短期内突发高热、头痛、呕吐。

2. 神经精神症状期 其表现多种多样。早期常以精神症状为突出表现,包括人格改变、行为异常、答非所问、定向力障碍、幻觉、妄想、失忆、失语等,可能是病毒经三叉神经及嗅球早期侵犯颞叶、额叶、边缘系统所致。

3. 昏迷期 随疾病进展,脑组织坏死灶出现,患者表现意识障碍,例如嗜睡、昏睡、谵妄、昏迷等;产生惊厥、抽搐、偏瘫及脑神经功能障碍,例如眼球偏斜、瞳孔不等大、偏盲等,伴颅内高压表现。患者颈项强直、肌张力增高、有病理反射。部分病例在早期即呈去大脑强直状态。病情严重者可发生脑疝。

急性脑脊髓炎主要见于1岁以下婴儿,系因出生时经由HSV感染的产道而受染。宫内感染者可造成弥漫性大脑损害或畸形。

脑电图在本病的早期即可出现异常。典型改变为，弥漫性高波幅慢波背景上的局灶性周期性尖波；颞叶、额叶常呈周期性棘波和慢波。脑 CT 及 MRI 检查可显示颞叶、额叶低密度病灶，伴点状出血灶及脑水肿，可见脑室受压、移位。放射性核素脑扫描显示颞叶、额叶摄取增加。

病程长短不一。一般情况下，从起病到出现昏迷平均 1 周，从昏迷到死亡亦为 1 周，但也有长达 3～4 个月者。未经治疗的病例，病死率高达 70%以上，幸存者半数以上存在后遗症。

【实验室检查】

1. 脑脊液检查 压力升高、外观清亮、白细胞数中度增高(多在 0.4×10^9/L 以下，以淋巴细胞为主，但早期也可为中性粒细胞)；由于脑组织病变的出血坏死性质，部分病例脑脊液含有较多的红细胞，可达($50\sim500)\times10^6$/L，甚至更多；蛋白质轻至中度增高，糖含量正常或偏低。

2. 血清学诊断 免疫学检查可见血清中和抗体或补体结合抗体滴度逐渐增加到 4 倍以上；脑脊液的单纯疱疹病毒抗体滴度>1∶80，早晚期双份标本抗体滴度增加 4 倍以上。

3. 病毒学检测 是诊断本病的金标准。不过，在脑炎发病时，多数患者体表并不出现疱疹病损，脑脊液中亦往往难以检出病毒。虽然电镜下可在脑活检组织标本查见神经细胞核内包涵体及病毒颗粒，还可应用免疫组织化学技术检测出病毒抗原，但临床推行脑活检的难度较大；可应用 PCR 技术对脑脊液标本进行 HSV DNA 的检测，有助于早期诊断，但应注意其特异性问题。

【诊断】 主要依据临床表现及实验室检查结果进行综合分析。诊断依据如下。

1. 临床表现 以下各点提示疱疹性脑炎的可能：患者急性或亚急性起病，先有全身不适或上呼吸道感染的前驱表现，往往起病数日之后才有发热；继而出现意识障碍、精神异常及脑实质受损征象。

2. 辅助检查

(1) 脑电图、CT、MRI 脑电图异常，两侧可不对称，以一侧大脑半球明显；CT 及 MRI 显示颞叶、额叶出血性坏死灶，或呈脑组织弥慢性病变。

(2) 脑脊液 压力增高，蛋白质及白细胞轻至中度增加，以淋巴细胞为主；脑脊液发现多量红细胞具有诊断价值(但须排除穿刺损伤或蛛网膜下腔出血等疾病)，是与其他病毒性脑炎相鉴别的最重要特点。

(3) 病原学检查 脑脊液标本 HSV 抗体滴度明显升高，PCR 技术检出 HSV DNA。部分患者有疱疹病史，尤其是面部疱疹。

疱疹性脑炎的临床表现没有特异性，仅约 1/4 的患者同时伴有皮肤疱疹(唇疱疹)出现，倘若脑炎产生于初发性疱疹感染患者，则更无既往病史踪迹可循，尽管新生儿患者以 HSV－2 常见，但并不一定能查见其生母存在生殖器疱疹的体征，故疱疹性病毒脑炎的临床诊断有时颇感困难。脑活检发现细胞核内嗜酸性包涵体，电镜见到病毒颗粒，培养出 HSV 病毒有确诊意义。

【鉴别诊断】

1. 其他病毒性脑炎 病毒性脑炎的病原体多样，主要包括疱疹病毒、虫媒病毒和肠道病毒等。但除乙型脑炎等少数几种流行性脑炎之外，其他散发性病毒性脑炎的临床表现相对较轻，少有以颞叶及额叶显著损害为主的征象；血清及脑脊液检查出相应病毒的特异抗体有助于鉴别。

乙型脑炎病情重，进展快，常以突发高热而起病，迅速出现意识障碍、惊厥、抽搐等脑实质损害表现；而且发病集中在夏秋季多蚊季节，患者未接种乙脑疫苗，均可帮助诊断。

此外，尚应该与乙型疱疹病毒感染相鉴别，其临床表现与单纯疱疹病毒有相似之处，但传染源为灵长类动物，血清学检查及 PCR 检查与单纯疱疹病毒区别。

2. 化脓性脑膜脑炎 化脓性脑膜脑炎以伴有严重的全身感染中毒症状为特点，周围血白细胞明显增高，脑脊液呈化脓性改变，细菌涂片或培养阳性。

3. 急性播散性脑脊髓炎 此病已日益受到重视，见于急性发疹性病毒传染病(如麻疹、风疹、天花、水痘等)的病程中；也可见于其他急性病毒感染(如传染性单核细胞增多症、流感等)的恢复期，称为病毒感染后脑炎；若发生于百日咳、狂犬病等疫苗接种后 2～3 周内者，则被称为疫苗接种后脑炎；甚至可因驱虫治疗而发生，如左旋咪唑性脑炎，可能与免疫反应有关。

病理特点为播散性分布的脑和脊髓的脱髓鞘性变及分布于小静脉周围的炎症细胞浸润。临床表现随病变部位和严重程度而异，可有高热、头痛、呕吐、抽搐、精神错乱、昏迷、脑膜刺激征及局灶性损害体征等。脑脊液检测蛋白质及细胞数量增多。注意查明患者神经症状发生的时间，常有提示临床诊断的意义。

4. 感染中毒性脑病 常在急性细菌感染的早期或极期，多见于败血症、肺炎、细菌性痢疾、伤寒、白喉、百日咳等。罹患者以 2～10 岁儿童为主，系因机体对感染毒素产生变态反应，导致脑充血水肿所致；临床表现为高热、头痛、呕吐、谵妄、惊厥、昏迷、脑膜刺激征等；脑脊液压力增高，蛋白质可轻度增高，细胞一般不增多，糖和氯化物正常。原发疾病好转后，脑症状则随之逐步消失，一般无后遗症。

【治疗】

1. 一般治疗 应加强护理，预防压疮及肺部感染等并发症；同时根据病情采取降温、抗痉、脱水等处理。颅内高压危象经药物治疗无效者，必要时可作脑室引流、去骨瓣术等以紧急减压。

2. 抗病毒治疗 由于病损发生在中枢神经系统，故抗病毒治疗越早越好；但由于病毒仅在细胞内复制的末期才导致典型症状的出现，故抗病毒治疗的时机往往偏晚，影响到疗效和预后。理想的抗病毒药物能选择性地抑制病毒核酸和蛋白质的代谢，而完全不影响宿主细胞，但目前的抗病毒药物尚未能做到这一点，大多存在一定的毒副作用。临床上较多选用下列几种。

(1) 阿昔洛韦 仅对感染病毒的细胞起作用，而不影响未感染细胞，已成为首选药物。剂量每次 5～10 mg/kg，每 8 h 静脉滴注 1 次，14～21 d 为 1 个疗程，少于 10 d 常有复发。不良反应有震颤、皮疹、血尿、短暂肾功能不全、转氨酶升高等。近来发现抗阿昔洛韦毒株已有所增多，尤其见于 HSV-1 型。

(2) 阿糖腺苷 剂量为每日 15 mg/kg，共 10 d。用时须经稀释，缓慢静滴，使其浓度不超过 700 mg/L，滴注时间不少于 12 h。不良反应有恶心、呕吐、造血功能障碍等。

(3) 利巴韦林 静脉滴注，剂量为 0.5～1 g/d，儿童 20～30 mg/kg，连用 7～10 d。

(4) 膦甲酸钠 主要用于对阿昔洛韦耐药者，尤其是 HIV 感染者，120～200 mg/(kg·d)，分 2～3 次静脉滴注。

3. 肾上腺皮质激素 尽管存在某些争论，鉴于免疫损害参与本病的发病机制，多数学者仍然主张应用激素治疗本病。皮质激素可减轻炎症反应，解毒和稳定溶酶体系统，降低毛细血管通透性，保护血脑屏障，消除脑水肿，克服脱水剂所致的反跳作用。一旦确诊本病，可早期、大量、短程使用激素。以地塞米松为首选，一般用 15～20 mg 稀释后静脉滴注，每日 1 次，10～14 d 后渐减量。

4. 干扰素及其诱生剂 干扰素对多种病毒具有抑制作用。临床上常用 300 万～500 万 U，每日肌内注射 1 次，约 4 周为 1 个疗程。

干扰素诱生剂如聚肌苷酸-聚胞苷酸(聚肌胞)等，促使人体产生内源性干扰素，用于治疗本病的疗效尚不肯定。

5. 中医中药 中医治疗病毒性脑炎以清热解毒为主，采用芳香化浊、活血通络原则。方剂有犀角地黄汤、白虎汤、清瘟败毒饮、银翘散等加减；成药有紫雪丹、安宫牛黄丸等。

【预后】 单纯疱疹病毒脑炎病死率可高达 70%，大多死于起病后 2 周内。凡出现深昏迷、颅内高压严重、CT 发现有明显的神经病灶、抗病毒治疗过晚者，往往预后较差。幸存者的半数留有不同程度的神经系统后遗症，如记忆力减退或失忆、语言障碍、精神异常、劳动力丧失，甚至呈植物人。

参考文献

[1] Wuest TR, Carr DJ. The role of chemokines during herpes simplex virus-1 infection [J]. Front Biosci, 2008, 13: 4862-4872.

[2] Hjalmarsson A, Granath F, Forsgren M, et al. Prognostic value of intrathecal antibody production and DNA viral load in cerebrospinal fluid of patients with herpes simplex encephalitis [J]. J Neurol, 2009, 256: 1243-1251.

[3] Vilela MC, Mansur DS, Lacerda-Queiroz N, et al. The chemokine CCL5 is essential for leukocyte recruitment in a model of severe herpes simplex encephalitis [J]. Ann N Y Acad Sci, 2009, 1153: 256-63.

[4] Papadogeorgakis H, Caroni C, Katsambas A, et al. Herpes simplex virus seroprevalence among children, adolescents and adults in Greece [J]. Int J STD AIDS, 2008, 19(4): 272-278.

[5] Berger JR, Houff S. Neurological complications of herpes simplex virus type 2 infection [J]. Arch Neurol, 2008, 65(5): 596-600.

[6] Aubert M, Chen Z, Lang R, et al. The antiapoptotic herpes simplex virus glycoprotein J localizes to multiple cellular organelles and induces reactive oxygen species formation [J]. J Virol, 2008, 82(2): 617-629.

[7] Khadija I Yahya-Malima, B Evjen-Olsen, Mecky I Matee, et al. HIV-1, HSV-2 and syphilis among pregnant women in a rural area of Tanzania: Prevalence and risk factors [J]. BMC Infectious Diseases, 2008, 75(10): 1186.

[8] Abu-Raddad LJ, Magaret AS, Celum C, et al. Genital herpes has played a more important role than any other sexually transmitted infection in driving HIV prevalence in Africa [J]. PLoS ONE, 2008, 3(5): 2230.

[9] Westerberg BD, Atashband S, Kozak FK. A systematic review of the incidence of sensorineural hearing loss in neonates exposed to Herpes simplex virus (HSV) [J]. Int J Pediatr Otorhinolaryngol, 2008, 72: 1281-1285.

[10] Witt MN, Braun GS, Ihrler S, et al. Occurrence of HSV-1-induced pneumonitis in patients under standard immunosuppressive therapy for rheumatic, vasculitic, and connective tissue disease [J]. BMC Pulm Med, 2009, 9(1): 22.

[11] Mancino P, Dalessandro M, Falasca K, et al. Acute urinary retention due to HSV-1: a case report [J]. Infez Med, 17(1): 38-40.

第十一节　水痘-带状疱疹病毒感染

冯　萍

水痘与带状疱疹均系由水痘-带状疱疹病毒(varicella-zoster virus, VZV)感染所引起的疱疹性损害。水痘(varicella, chickenpox)多见于儿童,疱疹往往呈现全身性分布;而带状疱疹(herpes zoster)多见于成人,损害仅限于局部,但常有显著的疼痛。鉴于水痘与带状疱疹具有共同的病原体,流行病学上亦关系密切,故本节将它们安排在一起讨论,阐述其临床表现的共同之处、各自的特点及两者之间的内在联系。

一、水痘

【病原学】 VZV与HSV同属α疱疹病毒亚科(Herpesvirus)。病毒在宿主体内长期潜伏,发病时表现为全身或局部皮肤黏膜的疱疹性损害,易于复发为其共同特征。水痘-带状疱疹病毒为直径150～200 nm的球形病毒颗粒,外有双层类脂蛋白包膜。

VZV只有一种血清型,人类是唯一的自然宿主。VZV对体外环境的抵抗力较弱,在干燥的疱疹痂壳内很快就失去活性;但在疱疹液中,可贮于－65℃长期存活。病毒可用人胚纤维细胞进行体外培养,但不能在鸡胚等一般动物组织中生长。

【流行病学】

1. 传染源与易感人群　水痘是一种高度传染性疾病,现症患者是唯一的传染源。人类对VZV普遍易感。易感者在室内环境持续暴露于水痘后,几乎均可受染。故水痘往往在托幼机构、小学或儿童的其他集中场所内形成流行,也是儿科诊室发生医院内感染的重要疾病之一。发病者在接触水痘后10～20 d出现症状。

由于大多数水痘患者发生在儿童时期,20岁以后发病者不到2%;故就流行病学上的意义而言,易感者主要指未感染过VZV的儿童。

水痘患者病愈后,病毒仍有可能在宿主神经节内长期潜伏,使有的患者在10年后出现复发,复发时多表现为带状疱疹。

2. 传播途径　VZV主要存在于患者的病变黏膜、皮肤组织、疱疹液及血液中。感染经由直接接触患者疱疹液而传播,也可能通过水痘患者的口鼻飞沫及气溶胶经空气传播,故传染性很强。处于潜伏期的供血者,亦可能通过输血传播本病。

无论是水痘,抑或是带状疱疹患者,一般于出疹5 d后,传染性即消失。但是由于在水痘患者疱疹液内的病毒拷贝数较高,且可由水痘患者呼吸道排出病毒,在疱疹出现而被患者或他人发现以前,水痘患者就已通过鼻咽分泌物排出病毒,从而具有传染性。故水痘患者构成了VZV感染流行的主要传染源,易于在儿童聚集的公共场所广泛传播,导致感染流行。与水痘患者相比,成人带状疱疹患者作为传染源的意义在流行病学上则不重要,这是因为病毒在带状疱疹患者疱疹液内的拷贝数较低,且只经过直接接触患者病损处形成传播。

3. 流行季节　水痘的好发季节是冬末和春初,流行高峰在3月份,但散发病例也可发生在初夏和深秋。

【发病机制和病理】　病毒侵入上呼吸道的上皮细胞内复制,然后进入血流,到达白细胞内复制后大量进入血流形成病毒血症,病毒散布于全身各器官组织,引起全身病变。皮肤病变主要为棘状细胞层的细胞水肿变性,胞核分裂成多核巨细胞,核内有嗜酸性包涵体形成,随后细胞液化,单房性薄壁水疱形成。早期疱疹液标本于电镜下观察可见内含大量病毒。由于炎症细胞增多及混入脱落的组织细胞残屑,疱疹液可逐渐变得浑浊,亦可呈脓疱样外观。疱疹周围及其下部真皮组织充血,形成环绕疱疹基底部的线状红晕。晚期疱疹液中的病毒含量减少。由于病变表浅,愈合后一般不遗留瘢痕。眼、鼻、口、咽等部位的黏膜亦可有疱疹形成,且易破溃形成溃疡,但易于愈合。

与此同时,水痘患者的多种组织中可发生变态反应性炎症,包括肺、肝、脾、肾上腺、胃肠道、心肌、胰腺、血管内皮及大脑组织等。水痘性肺炎患者的肺部组织呈广泛的间质性炎症,有散在灶性坏死炎变区;肺泡可出血,肺泡与细支气管内含纤维蛋白性渗出物、红细胞及有包涵体的多核巨细胞。肺间质与细支气管周围有单核细胞浸润。在水痘性脑炎患者,可见脑组织有变性坏死、点状出血、间质血管周围脱髓鞘性改变及脑血管周围淋巴细胞浸润现象。

【临床表现】

1. 水痘的临床经过　潜伏期为12～21 d,平均14 d。发病较急,前驱期有低热或中度发热、头痛、肌痛、关节痛、全身不适、食欲不振、咳嗽等症状;起病后数小时,或在1～2 d内,即出现皮疹。整个病程短则周余,长则数周。

2. 水痘皮疹的特点　水痘皮疹数量较多,数百至数千个不等。一般首先出现于面部、头皮和躯干,其分布呈向心性,以发际、胸背较多,四肢面部较少,手掌足底偶见。鼻、咽、口腔、外阴等部位的黏膜亦可发疹。

皮疹出现时仍伴有不同程度的全身症状，但往往较出疹前减轻。发热一般随着出疹的停止逐渐下降至正常。皮疹有痒感，有时因剧痒使患者烦躁不安。黏膜处皮疹易破溃成溃疡，常伴有疼痛。皮疹数量多者全身症状较重。

水痘发疹经历斑疹、丘疹、疱疹及结痂 4 个阶段。初为红斑疹，数小时后变为深红色丘疹，再经数小时后变为疱疹。典型疱疹呈卵圆形，壁薄易破，周围绕以红晕，疱疹之间有正常皮肤。疱液初透明后渐转浑浊，甚至于呈脓疱样外观；也可因患者搔抓致继发化脓性感染而形成典型的脓疱，并因此导致全身症状加重。

若未发生化脓性感染，自疱疹形成后 1～2 d，就开始从疱疹中心部位枯干结痂；再经数日，痂壳即行脱落，约 2 周脱尽。由于疱疹损害表浅，故愈后大都不留瘢痕，即使局部遗有暂时性色素沉着，也能逐步消退。

水痘皮疹分批发生，在前一批皮疹损害逐步演变愈合的过程中，新的一批疱疹又次第出现，导致红斑、丘疹、疱疹和结痂等各阶段损害可在同一时间内并存于同一患者。尤其是在发疹后 2～3 d，同一部位常常可见到各阶段的皮疹，此为水痘皮疹的另一重要特征。随着患者体内免疫力的逐渐增强，皮疹逐渐减少。最后一批出现的皮疹可在斑丘疹期即停止发展，并就此消退，患者痊愈。

3. 水痘的临床分型 根据患者的临床特点，可将水痘划分为如下类型。

（1）普通型 占水痘患者的绝大多数，预后良好。一般而言，水痘患者的全身症状相对较轻微。病程经历 1 周左右，即可自愈。成人及婴儿患者出疹往往较多，病情也较重，病程可迁延数周。

（2）进行性播散型水痘 可见于各种原因导致抵抗力削弱者，例如罹患白血病、淋巴瘤等恶性肿瘤，或长期应用各种免疫抑制剂、肾上腺皮质激素的患者。此类患者受染后易于发展为进行性播散型水痘，病情严重；表现为病毒血症持续时间较长，有高热及全身中毒症状，全身皮疹多而密集，且新的皮疹不断出现。疱疹较大，可相互融合形成大疱，或呈出血性疱疹不易结痂，甚至皮疹局部皮肤及皮下组织发生大片坏死。在正常皮肤上有时亦可见到瘀点和瘀斑。进行性播散型水痘患者的病死率约 7%。

（3）原发性水痘肺炎 原发性水痘肺炎（primary varicella pneumonia）罹患者多系成人及年长患儿，原发性水痘肺炎出现于发病第 1～6 日，但病情轻重不一。轻者无明显症状；重症可有高热、咳嗽、胸痛、咯血、呼吸困难及发绀。胸部体征不明显，或有少量干、湿啰音及哮鸣；X 线胸片可见双肺弥漫性结节状阴影，肺门及肺底处较显著。水痘肺炎的病理过程大体上与皮疹同步，常随皮疹消退而好转；但少数重症水痘肺炎患者临床症状消失后，X 线阴影仍可持续存在 2～3 个月方能消散。

（4）水痘脑炎 水痘脑炎（varicella encephalitis）较少见（占 1/50 000），罹患者在出疹后 3～8 d 发生脑炎的临床表现，亦有少数见于出疹前 2 周至出疹后 3 周。一般为 5～7 岁幼儿，男多于女。临床特征和脑脊液检查特点与其他病毒性脑炎相似。起病缓急不一，早期可无发热及脑膜刺激征，常见头痛、呕吐及感觉异常，或伴有共济失调、眼球震颤、眩晕及语言障碍等小脑症状；严重者可有惊厥、瘫痪、昏睡或昏迷。病后可有精神异常、智力迟钝及癫痫发作等后遗症。水痘脑炎病程 1～3 周，病死率 5%～25%。凡属以昏迷、惊厥起病者预后严重。

急性小脑共济失调（acute cerebellar ataxia）也是水痘的神经系统并发症，其发生率约占 1/4 000 例，高于脑炎。表现为渐进性步态失调、眼球震颤及语言含糊等，发病时间不长，多在 24～72 h 后迅速恢复。

（5）其他 重症水痘感染患者可导致肝组织灶性坏死，肝细胞及胆管上皮细胞内有典型的核内包涵体，临床表现为水痘肝炎，患者出现肝脏肿大、肝功能异常，可伴有黄疸。

水痘并发肾炎、间质性心肌炎等亦有报告，严重的心律失常可致患者猝然死亡。此外，妊娠早期感染水痘，可能引起胎儿畸形；妊娠后期感染水痘，可能引起胎儿先天性水痘综合征。

【实验室检查】 对于非典型的水痘疑似患者，可考虑在皮损部位取材，以下述方法确诊。

1. 疱疹刮片检查 新形成的水痘，刮取基底组织碎屑涂片，以 Giemsa 或 Wright 染色后，镜下可查见多核巨细胞及核内包涵体。

2. 免疫学检查 可用直接免疫荧光法检查疱疹基底刮片或疱疹液中的疱疹病毒抗原；亦可检测患者血清中的带状疱疹抗体，若病程中抗体效价升高 4 倍以上，则有诊断意义。

3. 病毒分离或电镜检查 对缺乏皮疹而疑为水痘脑炎、水痘肺炎或其他严重的非典型病例，可采集脑脊液、痰液或其他相应标本，接种人胚肺成纤维细胞等适当的培养细胞，以分离疱疹病毒；也可用电镜直接检查患者疱疹液中的疱疹病毒。但这些检测技术复杂，耗时较长，一般很少在临床上应用。近年来，已开展 PCR 技术，从上述标本中快速检测病毒的基因，有助于早期诊断。

【诊断和鉴别诊断】 典型水痘具有如下特点：①患者多为婴幼儿，发热后 1～2 d 内分批出现全身性皮疹，其分布呈向心性。②皮疹在 1～2 d 内经历由斑疹、丘疹、疱疹，继以枯干结痂的阶段。各阶段不同的形态皮疹可同时并存于患者身体的同一部位。③典型疱疹呈卵圆形，壁薄易破，疱疹中央部无脐凹；只要没有继发性感染，疱疹不化脓，愈后不留瘢痕。④除内脏型水痘及进行性播散型水痘的罹患者之外，患者全身症状一般不重。⑤流行病学史可询及所接触的人群中有类似患者。

重症水痘与轻型天花相似，其鉴别要点见“天花”章节。

水痘脑炎若发生于出疹的病程中或病程后，诊断不难。倘脑炎的临床表现见于出疹前，由于其临床特征和脑脊液检查特点与其他病毒性脑炎相似，则诊断殊为困难，临床上往往只能在见到典型疱疹后，才能作出水痘脑炎的诊断。

水痘肺炎需与患水痘后肺部继发性细菌感染相鉴别，后者痰培养有病原菌生长，血象检查白细胞总数及中性粒细胞分类比例显著增高。

【并发症】 主要为皮损的继发性细菌感染，表现为局部脓疱疹，甚至于败血症的表现。

【预后】 只要未继发严重细菌感染，普通型水痘预后良好，愈后局部亦不会留下瘢痕。但是，免疫功能低下，继发严重细菌感染的水痘患者，新生儿水痘或播散性水痘肺炎、水痘脑炎等严重病例，病死率可高达5%～25%。水痘脑炎的幸存者还可能会留下精神异常、智力迟钝、癫痫发作等后遗症。

【治疗】 水痘是一种自限性疾病。治疗原则主要是防止继发性细菌感染，对重症水痘患者则采取抗病毒治疗及对症支持。

1. 避免皮损或呼吸道遭受继发性细菌感染 保持患者皮肤、双手及口腔清洁。指甲应注意修剪；睡前可将患儿两手用布分别包扎，以免睡梦中无意抓破疱疹。同时，采取止痒措施以避免或减少对皮疹的搔抓；可局部应用含0.25%的碳酸氢钠液湿敷或涂洗以止痒；口服阿司咪唑(息斯敏)类抗过敏药物亦可有止痒效果。疱疹破溃后，可在局部涂以抗生素软膏。若疱疹局部感染严重，尤其是有全身症状时，可全身应用抗生素，一般可选用针对革兰阳性球菌的抗生素，有条件时最好做细菌培养，根据药敏试验结果，选用敏感的抗生素。

2. 抗病毒治疗 对于病情严重，例如免疫功能低下的水痘患者、新生儿水痘、播散性水痘、水痘肺炎、水痘脑炎等，应当进行抗病毒治疗。可使用阿昔洛韦，每次5～10 mg/kg缓慢静滴，1次/8 h，共7～10 d；亦可用单磷酸阿糖腺苷，每日5～10 mg/kg静注或肌注；还可加用IFN-α每日100万～300万U肌注，以尽快控制皮疹发展，加速病情恢复。

泛昔洛韦(famciclovir) 500 mg，一日3次，治疗视网膜坏死，特别是阿昔洛韦耐药者效果更好。

3. 皮质激素的禁用与慎用问题 由于皮质激素对水痘病程有不利影响，故一般情况下，水痘患者应禁用皮质激素。倘若在应用皮质激素治疗其他疾病的过程中患者发生水痘，应谨慎处理。如果皮质激素应用的时间不长，应即停用；但若用药时间已较长而不能骤然停药时，则应逐渐减量；并对其中水痘病情严重的患者加用抗病毒药物。不过，对于水痘所致的重症喉炎、水痘肺炎、水痘脑炎等危重型患者，仍可考虑在应用抗病毒药物的同时，短程加用皮质激素治疗。

【预防】

1. 隔离水痘患者 VZV感染发病后临床表现为水痘或带状疱疹，但两者的主要传染源均是水痘患者，隔离水痘患者是预防VZV感染的关键。

水痘患者对儿童传染性很大，对水痘患者的传染源管理应包括呼吸道隔离和接触隔离。患者的隔离期应自出疹开始到出疹后6 d，或隔离至全部水痘疱疹干燥结痂为止。无并发症者可在家隔离，此前不得入托或入学，亦不应出门与其他儿童玩耍接触，并防止其与易感孕妇接触。患者的呼吸道分泌物及被污染的用品应消毒。易感者接触后应检疫3周(可自接触后第11日起观察)。

2. 切断VZV感染的传播途径 应加强公共场所的通风换气，或紫外线照射室内进行空气消毒。接触患者后彻底洗手，是预防VZV在医院内感染流行的简便有效措施。

3. 易感者的免疫保护措施 对于未感染过VZV的孕妇、儿童与免疫功能低下者，应根据不同情况采取适当的免疫保护措施，避免发生胎儿畸形或重症水痘感染。

(1) *被动免疫* 在接触后72 h内用高效价VZV免疫球蛋白5 ml肌内注射，对水痘有预防效果。由于血制品固有的安全性问题，故VZV免疫球蛋白的应用范围仅限于暴露于水痘患者的以下情况：细胞免疫缺陷者，免疫抑制剂长期治疗者，患有严重疾病如白血病、淋巴瘤及其他恶性肿瘤者。其理由是，这类患者一旦感染VZV后可能表现为重症水痘，其病情的严重性将超过输用血制品可能带来的某些风险问题。

(2) *自动免疫* 近年来在试用VZV灭活疫苗或减毒活疫苗，主要用于水痘高危易感者，有一定的预防效果，据称保护力可持续10年以上。

二、带状疱疹

带状疱疹(zoster)系由VZV长期潜伏感染后，在一定条件下被激活引起发病，以成簇的水疱疹沿周围神经排列成带状，伴剧烈的神经痛为临床最突出的特点。

【流行病学】 带状疱疹可见于任何年龄，但多见于成人，90%见于50岁以上的人，早年有水痘接触史，但不一定有水痘发病史。易感者接触带状疱疹患者后，一般只能引起水痘，而不会发生带状疱疹。

【发病机制和病理】 VZV感染2～5 d后，体内开始产生IgM、IgG和IgA抗体，2～3周达高峰。可能由于抗体的存在以及 VZV 的病毒生物学特性，受染宿主细胞的细胞表面抗原标志消失，从而逃逸了致敏 T 细胞的免疫识别，表现为无临床症状的潜隐性感染状态。有的受染者则表现为水痘发病，但即使临床痊愈后，病毒感染仍可持续存在于患者体内。

在上述两种情况下，VZV 的病毒基因组潜伏于脊髓后根神经节或脑神经的感觉神经节内。当机体受到某些刺激后，潜伏的病毒就会被激活，并沿感觉神经轴索下行，到达该神经所支配的皮肤细胞内增殖而发疹。病毒经由该神经干下行的过程中，沿途不断增殖，使所产生的疱疹形成沿神经走向呈条索状分布的特征，故此称作带状疱疹。带状疱疹的出现之处多在过去水痘发疹较多的部位。

VZV 可侵入脊髓后角，少数亦延及前角，在带状疱疹患者皮肤病变相应的脊髓后根神经节及星状细胞中，能查见核内包涵体。且可在脑脊液中查见病毒。病变部位皮下的神经纤维可有部分变性，传入纤维的功能亦可能受损。

【临床表现】 潜伏期可长达数年至数十年，水痘病史可有可无。带状疱疹发病前常有诱因，如受寒、发热、疲劳、精神紧张、创伤、X 线照射、使用免疫抑制剂、器官移植、患恶性肿瘤、病后虚弱或机体免疫力下降等情况。

发病初期，患者常先有局部皮肤感觉异常、痛觉过敏、针刺感、烧灼感、蚁走感等，局部淋巴结亦可肿痛。部分患者同时伴有轻微发热、乏力、头痛等全身症状。2～4 d 内开始发疹，发疹的部位往往在局部皮肤感觉异常处。最初表现为红斑，数小时内转为丘疹，继而变成水疱。水疱约绿豆大小、表面光滑，疱壁透明、厚而紧张，周围绕以红晕。数个或更多的水痘组成簇状，数簇可汇聚成小片，簇间皮肤正常。水疱成批发生，甚至可彼此相联类似绞股珍珠串，沿周围神经的走向分布成带状。

带状疱疹的发疹以胸腰部位为多见。皮疹多数局限于身体一侧，不超越身体正中线，偶尔有双侧分布者。如为艾滋病患者发生带状疱疹，则范围常很广泛，达 2～3 个皮区以上，超过体中线。5～8 d 后水疱内容物稍显浑浊或部分破溃，局部糜烂渗液，最后干燥结痂。第 2 周痂皮脱落，一般不留瘢痕，或暂时留存淡红的色斑或色素沉着，日久亦可消退。以皮肤损害计算，病程为 2～4 周。黏膜带状疱疹可累及眼、口腔、阴道及膀胱黏膜，导致相应的症状。

神经痛为带状疱疹的一大特点，疼痛性质呈持续性烧灼痛或针刺样，年龄越大疼痛越重，多数患者诉称疼痛达到难以忍受的程度。出血坏死型疼痛往往更是严重。与此相反，儿童患者则疼痛轻微。

根据受累神经的不同，带状疱疹有不同的临床表现。由于肋间神经受累的频率较多，约占 60%，故胸部皮肤带状疱疹临床上最为多见。皮肤损害从胸背部后上方向前下方延伸，通常位于第一胸椎下方，前接胸骨，后临脊椎，最低者可近腰椎，止于正中线；一般占 2～3 个或以上肋间神经的分布区，偶有对称性或同时侵犯多个神经分布区者。此外，臂部及腹部皮肤等亦可发生带状疱疹。

面神经及三叉神经受累则表现为面部带状疱疹、眼部带状疱疹、头部带状疱疹。

面部带状疱疹多发生于一侧，包括面颊、鼻唇及颏部。若膝状神经节被侵犯，面神经的运动和感觉纤维受累，可出现面瘫、耳痛和疱疹三联症状，称为 Ramsay-Hunt 综合征。

眼部带状疱疹系由三叉神经第一支受累而引起，常与面部带状疱疹并发。眼部带状疱疹表现为结膜炎、角膜炎、巩膜炎、虹膜睫状体炎。角膜疱疹溃破形成溃疡可引起失明，或引起第 3、4、6 对脑神经麻痹，引起眼外肌瘫痪及虹膜麻痹；若继发细菌感染则可致全眼球炎、脑膜炎，甚至死亡。

罕见疱疹病毒引起出血性心包炎，老年人可引起动脉炎，尚可诱发溶血尿毒综合征等。

【实验室检查】 与水痘患者的血象一样，带状疱疹患者白细胞总数及中性粒细胞分类比例正常。采用单克隆抗体进行血清学诊断正在研究中，并且取得了较高的诊断阳性率。

【诊断和鉴别诊断】 根据成簇的水疱疹沿周围神经排列成带状，发疹前后发疹部位有明显的神经痛，带状疱疹的临床诊断并不困难。但若局部尚未出疹，患者以一侧神经痛症状就诊，而疼痛症状仅始于数日前，此时医师应想到带状疱疹的可能性，并需注意与胸膜炎、胆囊炎、肋软骨炎、流行性肌痛病等相鉴别。黏膜带状疱疹累及眼、口腔、阴道及膀胱黏膜时，应与相应的疾病鉴别。例如，发生于阴道黏膜的带状疱疹必须与单纯疱疹病毒 2 型（HSV-2）所致的生殖器疱疹慎重鉴别，避免让患者陷入不必要的心理困扰。

【并发症和后遗症】 疱疹局部破损后可能并发细菌感染。若带状疱疹病损发生于特殊部位，例如眼部，则可能导致严重后果。倘若继发细菌性感染后，可引起全眼球炎，甚至脑膜炎；病后出现视力下降、失明、面瘫等后遗症。头部带状疱疹多在头前部即三叉神经第一支分布区，可造成脱发及永久性瘢痕。

带状疱疹皮肤损害愈合后，疼痛仍可持续一段时间。部分老年患者神经痛可持续数月或年余，可严重影响睡眠和情绪；疼痛程度较重，持续时间较长者可导致精神焦虑、抑郁等表现。

【预后】 皮肤带状疱疹呈自限性，预后一般良好；愈后一般可获得终身免疫，仅偶有复发。不过，若疱疹病损发生于某些特殊部位（例如角膜），则可能导致严重后果。

【治疗】 处理措施包括镇痛，避免摩擦病损部位，防止继发感染，重症患者应卧床休息。带状疱疹患者不必隔离，但易感儿童或孕妇接触患者病损部位后，可受染而发生水痘，故带状疱疹患者应避免与其直接接触。

局部可用5%疱疹净溶于50%二甲基亚砜制成溶液外涂，或阿昔洛韦溶液外敷，每日数次；同时口服镇痛剂及镇静剂等以止痛。有报导采用物理疗法，例如音频电疗法或氦-氖激光照射与皮肤损害相关的脊髓后根、神经支配区或疼痛区，对消炎止痛，缓解症状效果较好，可缩短病程。对于疼痛严重影响睡眠及情绪者，可给予镇痛药如曲马多、三环类抗抑郁药、卡马西平、利多卡因贴片等。

重症患者，特别是发生于眼部的带状疱疹，必须采用积极的全身及局部抗病毒治疗。可用阿昔洛韦作全身性应用，每次 5～10 mg/kg 静滴，8 h 1 次，共 7～10 d；亦可用单磷酸阿糖腺苷，每日 5～10 mg/kg，静注或肌注；泛昔洛韦 500 mg，每日 3 次，或伐昔洛韦1 g 每日 3 次。病情极严重者，可加用 IFN-α 每日 100 万～300 万 U 肌注。对于阿昔洛韦耐药者，尚可给予膦甲酸钠 120～200 mg/(kg·d)，分 3 次静脉滴注。局部可用碘苷或阿昔洛韦滴眼液每日数次；同时，应进行相应的眼科治疗，例如，发生虹膜睫状体炎时应防止虹膜粘连，出现角膜炎时应防止视力障碍或失明等后遗症的发生。

与处理单纯疱疹性角膜炎有所不同的是，带状疱疹性角膜炎和虹膜睫状体炎可以局部应用皮质激素，即用 0.1%地塞米松眼药水滴眼。开始时每 2 h 1 次，有效后逐渐减少滴眼次数。

【预防】 带状疱疹的发病源于多年之前的对 VZV 的感染，因此，儿童期及时试用 VZV 疫苗可望降低带状疱疹的发病率；但高效价 VZV 免疫球蛋白对预防带状疱疹一般无效。有报道对于在多发性骨髓瘤治疗期的患者用低剂量阿昔洛韦可预防带状疱疹的作用。

在器官移植患者使用泛昔洛韦或伐昔洛韦可以预防 VZV 感染。

目前有些研究在使用麻疹、风疹、水痘-带状疱疹三联疫苗预防胆道闭锁接受肝移植的儿童，但效果不如一般儿童明显。

参考文献

[1] Hart J, Miller C, Tang X, et al. Stability of varicella-zoster virus and herpes simplex virus IgG monoclonal antibody [J]. J Immunoassay Immunochem, 2009,30(2):180-185.

[2] Nandeesh BN, Mahadexan A, Yasha TC, et al. Hemorrhagic pericarditis in a child with primary varicella infectiong (chickenpox) [J]. Indian J. Pathol Microbial, 2009,52(2): 237-239.

[3] Pour L, Adam Z, Buresova L, et al. Varicella-zoster varicella prophylaxis with low-dose acyclovir in patients with multiple myeloma treated bortezomib [J]. Clin. Lymphoma Myeloma, 2009,9(2):151-153.

[4] 张可.艾滋病临床诊断和治疗[M].北京:人民卫生出版社, 2007:112.

[5] Kosa SC, Younge BR, Kumar N. Headaches due to giant cell arteritis following herpes zoster ophthalmicus in an elderly patient [J]. Cephalalgia, 2009,29:906-908.

[6] Huttunen P, Lappalainen M, Salo E, et al. Differential diagnosis of acute central nervous system infections in children using modern microbiological methods [J]. Acta Paediatr, 2009,98(8):1300-1306.

[7] Kwon T, Belot A, Ranchin B, et al. Varicella as a trigger of atypical haemolytic uraemic syndrome associated with complement dysfunction: two cases [J]. Nephrol Dial Transplant, 2009,24:2752-2754.

[8] Chong DY, Johnson MW, Huynh TH, et al. Vitreous penetration of orally administered famciclovir [J]. Am J Ophthalmol, 2009,148:38-42.

[9] Wu JF, Ni YH, Chen HL, et al. Humoral immunogenicity to measles, rubella, and varicella-zoster vaccines in biliary atresia children [J]. Vaccine, 2009,27(21):2812-2815.

[10] Partridge DG, Mc Kendrick MW. The treatment of varicella-zoster virus infection and its complications [J]. Expert Opin Pharmacother, 2009,10(5):797-812.

第十二节 巨细胞病毒感染

冯 萍

巨细胞病毒(cytomegalovirus, CMV)感染目前已日益受到重视，因受染细胞呈巨细胞化，胞质、胞核内可见包涵体，故又名巨细胞包涵体病(cytomegalic inclusion disease, CID)。受染后病毒可局限于唾液腺，有的则导致全身性感染。CMV 感染大多呈亚临床型，显性感染者则有多样化的临床表现，严重者可致死。近十多年来，因为器官移植及艾滋病患者增多，CMV 感染问题越来越突出。除全身性感染、肝脏损害等临床征象外，在艾滋病患者常引起眼部感染、颅内感染、消化道感染等。同时由于 CMV 可经宫内感染造成死胎、流产、早产，也可导致先天畸形，故本病的防治工作影响到优生优育和人口质量。

【病原学】

1. 形态特征 CMV归属于人疱疹病毒科β亚科，具有明显的宿主种属特异性，是人疱疹病毒科中最大、结构也最复杂的病毒；CMV呈球形，直径约为300 nm，病毒壳体为二十面对称体，含有162个壳粒。由双层含脂糖蛋白外膜所包被；其基因组为230 kb的线性双链DNA分子，含有约200种蛋白的编码基因。

2. 抵抗力及生长特征 CMV对外界抵抗力差，65℃加热30 min、紫外线照射5 min、乙醚等均可使之灭活，亦不耐酸。CMV只有一个血清型，可分为3个以上亚型。它在体外生长缓慢，复制周期为36～48 h。常用AD169作为代表株进行血清学检测试验。

【流行病学】

1. 传染源 为患者及无症状感染者。CMV存在于无症状带毒者或患者的血液、唾液、尿液、宫颈分泌物、乳汁、精液、泪液及粪便等排泌物中，可间歇性或长期排毒达数月或数年之久，成为本病的传染源。

2. 传播途径 母婴垂直传播是CMV感染的重要途径。如果孕妇在性生活时染上病毒，则可引起胎儿感染和围生期感染。病毒也可以通过带毒孕妇产道、哺乳、飞沫或密切接触的方式在围生期传播给新生儿，也可直接通过胎盘导致宫内传播，感染率大约为10%。

CMV感染的水平传播主要通过与患者的密切接触而发生，也可能经性交传播，因此被WHO列入性传播疾病范畴。病毒可存在于患者器官上皮细胞、血管内皮细胞以及白细胞内，故接受器官移植、输入污染血制品也是感染的途径之一。

3. 易感人群 人群普遍易感。年龄越小，易感性越高，临床表现也越重。年长儿及成人则大多数为隐性感染。人群中血清CMV抗体的检出率随年龄增加而增高，育龄妇女中20%～50%为阳性，60岁以上成人大多为阳性。生活在低收入水平，居住拥挤地区的儿童，CMV抗体阳性检出率几乎可达100%。近年研究发现ICU的住院患者中，即使未使用免疫抑制剂者，其呼吸道CMV感染也明显增加。

CMV感染后多数人可产生抗体，并持续存在，但其仅有不完全的免疫保护作用，因此，血清抗体阳性者仍可能存在有潜伏感染，呈长期带毒状态，并可在一定情况下被激活，甚或遭受二次感染。长期接受免疫抑制剂治疗的肾移植者中，有90%在尿中可查到病毒，或抗体明显增高。艾滋病患者比正常人更易遭受病毒感染，或使原潜伏在体内的病毒复活。近年来，由于骨髓、髓肺移植的临床应用，移植术后CMV感染也成为主要病死原因。

【发病机制和病理】 CMV可广泛存在于受染患者全身各器官组织内，感染可直接导致受染宿主细胞损伤；此外，还可能通过免疫病理机制产生致病效应。

CMV主要侵犯上皮细胞。全身各主要脏器（肺、肝、脑、肾、脾、心、肠）、腺体（唾液腺、性腺）及神经系统等均可受累。受染细胞变性，体积增大呈巨细胞化，然后崩解，导致局部坏死和炎症。脑组织坏死后可以发生肉芽肿和钙化。受染细胞发生巨细胞样变后具有以下特点：细胞体积显著肿大，达10～40 μm；细胞核也变大，细胞质则显得相对较少，胞质及胞核内均可出现包涵体。胞核内可见嗜酸性包涵体，呈红色，周围绕以透亮晕环，与核膜分开，使其整个外观状似猫头鹰眼。

【临床表现】 临床表现多样化，依感染程度不同、感染时间不同、感染对象不同而异。

1. 后天感染 多呈隐性感染或症状轻微，但少数患者临床表现较为严重。

(1) *新生儿患者* 围生期感染的新生儿患者（其中部分可能系在宫内受染）可呈迁延性肺炎。

(2) *儿童及成人患者* 可发生巨细胞病毒性肝炎（症状体征类似于一般病毒性肝炎）。有的患者可表现为畏寒、发热、咽痛、头痛、身痛、血中出现变异淋巴细胞，可高达10%～20%，其临床表现颇类似于EB病毒感染所致的传染性单核细胞增多症，但嗜异性凝集试验呈阴性，可资鉴别。据统计，在传染性单核细胞增多症患者中，大约8%系因CMV感染所致。

(3) *器官移植术后及使用免疫抑制的患者* 感染可导致严重的临床表现。由于器官移植术受者常需接受免疫抑制处理，故CMV感染是器官移植术后严重并发症的主要病因之一，如肝炎、溃疡性胃肠道炎、肺炎，甚至病毒性脑炎等，有的可导致术后死亡或被迫摘除已移植的器官。此类患者的CMV感染途径有两种：主要来源于供者（供体器官及移植手术所需的大量输血中均可能潜伏有CMV感染），亦可能系因患者既往有CMV潜伏感染，在使用免疫抑制剂后导致免疫功能下降而激活CMV，不过后者的病情可能较前者为轻。肾移植患者在术后2个月内几乎都会发生CMV感染，50%～60%无症状，40%～50%的患者表现为自限性非特异性综合征。

(4) *HIV感染者* HIV感染发病成为艾滋病患者后，则易形成全身播散性CMV感染，是艾滋病患者的一个重要死因。常发生于$CD4^+$细胞低于200/mm^3，尤其是低于50/mm^{3}的艾滋病患者。临床表现为病毒血症、肝功能异常、巨细胞病毒肺炎、食管炎、肠炎，最为严重者为巨细胞病毒脑炎及脉络膜视网膜炎引起死亡及失明。

(5) *因输血所致的巨细胞病毒单核细胞增多症患者* 多发生于输血后3～4周，症状与一般的巨细胞单核细胞增多症相同，偶尔可发生间质性肺炎、肝炎、脑膜炎、心肌炎、溶血性贫血及血小板减少症(ITP)等。

近年尚发现CMV感染与心血管系统疾病如高血压有一定相关性。

2. 宫内感染 系孕妇体内的CMV通过胎盘使胎

儿在宫内受染，是人 CMV 感染的重要途径之一。美国近 20 年的新出生的孩子就有 80 万在宫内感染了 CMV，其中发生死亡、智力障碍、听力障碍、视力障碍等的孩子为 50 多万，还有 12 万新生儿出生后正常，但随着生长也发生了许多问题，如智力、听力、视力下降等。中国医科大学、原上海医科大学（现复旦大学上海医学院）等单位共同研究了 10 年，对武汉、沈阳、上海 3 个城市的妇女进行调查，有 80%以上的人在怀孕前感染过 CMV，如果控制不好就会发展为宫内感染。

受染胎儿 90%为隐性感染，仅 10%表现为临床感染，但有时后果较为严重，尤其当感染发生在妊娠头 4 个月内时，更易造成胎儿损害。例如，部分受染胎儿呈现发育迟缓，出生时体重不足，或呈各种形式的先天畸形，如小头畸形、肢体畸形、先天性心脏病、斜眼、失明及听力障碍等，或在出生后短期内出现黄疸、肝脾肿大、溶血性贫血、脑积水、肺炎、心肌炎、出血倾向、嗜睡、昏迷、抽搐等多系统器官损害，可于数周内死亡。

CMV 宫内感染也可造成死胎、流产、早产。在一组 3 810 例的新生儿流行病学调查中，脐血标本的抗-CMV IgM 的阳性检出率为 1.5%；而在该组 40 例死产、死胎的脐血标本中，抗-CMV IgM 的阳性检出率则高达 32.5%。

【实验室检查】

1. 血常规 较重患者可有白细胞数增高，血中出现变异淋巴细胞；婴幼儿患者常伴贫血、血小板数减少；累及肝脏导致 CMV 肝炎的患者出现肝功能异常。

2. 组织学检查 被巨细胞病毒感染的细胞在光学显微镜下检查可见到细胞核变大，有包涵体形成。核内包涵体周围与核膜间有一轮"晕"，因而称为"猫头鹰眼细胞"，这种细胞具有形态学诊断意义。查见特征性的巨细胞样变细胞及胞核内嗜酸性包涵体，有助于本病的诊断，但其检出率并不高，且不能仅以此作为确诊的依据。

3. 血清学检查 血清中查到 CMV 的 IgM 型抗体，可考虑现症 CMV 感染。

4. 利用 PCR 技术进行 CMV 基因检测 可提供病毒在患者体内存在的直接证据，其灵敏度很高，可在数小时内作出检测报告，已成为临床诊断 CMV 感染或带毒状态的重要手段，但须在经过技术认证合格的医学实验室内进行，并在操作过程中应注意避免污染，严格控制反应条件，以排除 PCR 技术所可能导致的假阳性反应。

5. 采集患者尿液、唾液、血液或活检组织标本接种人二倍体成纤维细胞进行体外培养、分离病毒 可确诊本病。不过，CMV 生长缓慢，接种后 4～6 周始能观察到培养细胞病变，不能用于早期诊断；虽可采用核酸分子杂交技术缩短从培养细胞中检出病毒的时间，但因细胞培养需要复杂的设备条件，故临床上仍难以普遍推行应用。

6. 免疫组化检查 采用细胞免疫组织化学技术进行 CMV 抗原的检测，可以提高阳性检出率，而且能据此确诊。

【诊断与鉴别诊断】

1. 诊断要点的临床考虑 ①凡新生儿、婴幼儿患间质性肺炎或患肝炎伴单核细胞增多，出现变异淋巴细胞，尤其伴有先天畸形的新生儿，应考虑本病。②成人接受输血、器官移植或免疫抑制治疗后出现单核细胞增多、变异淋巴细胞，发热、皮疹、肝脾肿大者，亦应考虑本病。本病患者嗜异性凝集试验呈阴性，可与 EB 病毒所致的传染性单核细胞增多症相鉴别。③艾滋病患者出现发热、肝功能异常、视力减退或视物模糊、肝脾肿大者，应考虑本病。

2. 鉴别诊断时应注意与病毒性肝炎以及其他病因所致的肝肿大、黄疸等相区别 对于先天性畸形或死胎、流产、早产等 TORCH 综合征的患者，则应与导致此类疾患的其他病因即弓形虫病、风疹病毒感染、单纯疱疹病毒感染及其他可能的病原体感染（如梅毒螺旋体等）一一鉴别。

3. 确定诊断依据

（1）检测外周血抗-CMV IgM 阳性表明新近存在 CMV 感染，对于婴幼儿患者可诊断本病。由于孕妇外周血 IgM 型抗体不能通过胎盘屏障，所以若新生儿脐血抗-CMV IgM 检测阳性则可诊断 CMV 宫内感染（采集脐血标本时应注意避免母血污染）。婴幼儿外周血仅单一抗-CMV IgG 检测阳性者，应连续随访 6～12 个月，观察其滴度是否有显著意义的升高。由于成人人群中 CMV 抗体检出率很高，故检测 CMV 抗体用于成人患者诊断本病的意义有限。

（2）PCR 技术检测患者标本中的 C 基因 有助于确诊本病；可早在出生后头 3 周，就能从新生儿的尿液或唾液标本中检测出 CMV 的存在，为 CMV 的宫内感染提供依据。

（3）血清 CMV 抗原滴度检测 近年有报道，对于肾移植手术的阳性供者和受者，利用高灵敏度的试剂盒定量检测其血清 CMV 抗原滴度，可有助于决定是否进行抗病毒治疗。

（4）组织病理学检查及免疫组化检查 查见特征性病毒包涵体细胞，免疫组织化学染色阳性可确定诊断。

临床上应用最为广泛的确定诊断方法为抗-CMV IgM 抗体阳性，加 CMV DNA 阳性。

【并发症和后遗症】 CMV 宫内感染是导致流产及先天性残障儿的一个重要病因。在出生时外观状似正常的宫内受染新生儿中，5%～10%于生后数年内将不同程度地出现聋哑、智力愚钝、行为异常、运动失调等躯体或精神发育障碍。鉴于弓形虫病、其他病原体、风疹病毒、巨细胞病毒、单纯疱疹病毒均可经宫内感染导致类似的危害，因而一起被统称为 TORCH 综合征，这是生殖保健医学目前所面临的重要课题之一。

此外，已有研究表明，CMV 感染可能有致癌作用，还可能是发生冠状动脉狭窄症的病因之一。

【预后】 一般成人或儿童患者发生 CMV 临床感染后大多预后良好。对机体处于免疫抑制状态的患者，例如器官移植术受者、艾滋病患者、接受化疗或放疗的晚期癌症患者，CMV 感染可导致严重的临床表现，或加速其死亡。CMV 宫内感染可导致流产或死产。

【治疗】

1. 对症支持治疗 发热者以物理降温为主，药物降温最好使用非甾体类药物，慎用糖皮质激素类药物降温，以避免引起患者抵抗下降。肺炎严重引起呼吸衰竭者，应给予人工通气治疗。脑炎患者有颅内高压者，应给予脱水剂治疗。

2. 抗病毒治疗 本病迄今尚无满意的抗病毒治疗药物。阿昔洛韦对本病无效。可以选择更昔洛韦(ganciclovir、羟甲基无环鸟苷)和膦甲酸(foscarnet)这两种药物治疗 CMV 感染，对于艾滋病患者、器官移植术后合并 CMV 感染患者的治疗，或器官移植术后的预防性用药，有一定效果，应早期使用，同时当免疫功能尚未恢复时，尚需要较长时间预防性使用。

(1) *更昔洛韦* 是阿昔洛韦的衍生物，实验室观察可抑制 CMV 病毒 DNA 的合成。临床用于 CMV 感染患者的剂量为：静脉缓慢滴注更昔洛韦 5 mg/kg，每 8 h 1 次；或 5 mg/kg，每 12 h 1 次，共 2～3 周。经初步观察，此药有一定近期疗效，但停药后病毒又可重新复制活跃，故需维持用药数月，甚至数年；由于此药有一定毒性，例如使白细胞、血小板数减少等，故而往往难以坚持长期使用。对阿昔洛韦过敏者亦禁用此药。此外，临床上已发现一些 CMV 毒株对更昔洛韦表现出不同程度的耐药性，而且，此药对巨细胞病毒性肺炎无效。

(2) *膦甲酸* 对巨细胞病毒 DNA 聚合酶和 HIV 病毒逆转录酶均有抑制作用，故临床适用于治疗 CMV 和 HIV 合并感染的患者。

【预防】 对 CMV 抗体阳性的孕妇须加强围生期医学保健；必要时，应抽取羊水进行 CMV 抗体的检测，阳性者(尤其抗- CMV IgM 阳性)则提示已发生 CMV 宫内感染。据调查表明，此类妇女再度妊娠后发生胎儿 CMV 宫内感染的概率则减少，故可与患者夫妇讨论本次妊娠是否考虑人工流产，尤其对本次宫内感染发生的时间可能系在妊娠头 4 个月内，且本次妊娠又属该例妇女首次受孕者，具有 CMV 宫内感染的较高风险。人工流产可能有利于优生优育。但若患者夫妇因某种缘故不易受孕，本次妊娠属珍贵儿，则不能贸然作出决断，可辅以 B 超检查胎儿协助决策。

加强对器官移植(包括骨髓移植)供者的 CMV 感染筛选措施，包括对用于器官移植手术过程中所需血源的 CMV 感染筛选，均有助于预防 CMV 感染或潜伏性感染的发作，提高器官移植术的成功率。

器官移植术后 CMV 感染的药物预防及药物联合免疫球蛋白预防的作用已有相关人员进行了研究，在肺移植患者使用阿昔洛韦及先用更昔洛韦加 CMV 免疫球蛋白治疗 1 个月，以后使用阿昔洛韦预防治疗 24 个月，联合预防有明显的效果。同样，在肾移植术且患者采用更昔洛韦和泛更昔洛韦[gancyclovir and (or) valgancyclovir (VGCV)]也有较好的预防作用，无明显的副作用。一项脐血干细胞移植患者 CMV 感染的预防研究表明，采用泛更昔洛韦口服与更昔洛韦静脉滴注的预防效果及安全性相似，且可以缩短平均住院日。

但是在全身性炎症性疾病使用糖皮质激素、环磷酰胺及甲氨蝶呤的患者发生 CMV 感染相对较少，不推荐使用更昔洛韦方案进行预防。

预防 CMV 感染的疫苗业已研制出来，尚在观察试用中。

参考文献

[1] Manuel O, Pang XL, Humar A, et al. An assessment of donor-to-recipient transmission patterns of human cytomegalovirus by analysis of viral genomic variants [J]. J Infect Dis, 2009.

[2] Chiche L, Forel JM, Roch A, et al. Active cytomegalovirus infection is common in mechanically ventilated medical intensive care unit patients [J]. Crit Care Med, 2009.

[3] Tuthill M, Chen F, Paston S, et al. The prevention and treatment of cytomegalovirus infection in haematopoietic stem cell transplantation [J]. Cancer Immunol Immunother, 2009.

[4] Danziger-Isakov LA, Worley S, Michaels MG, et al. The risk, prevention, and outcome of cytomegalovirus after pediatric lung transplantation [J]. Transplantation, 2009,87(10):1541 - 1548.

[5] Solidoro P, Delsedime L, Bergallo M, et al. Combined prophylaxis decreases incidence of CMV-associated pneumonia after lung transplantation [J]. Transplant Proc, 2009,41(4):1347 - 1348.

[6] Paudice N, Mehmetaj A, Zanazzi M, et al. Preemptive therapy for the prevention of cytomegalovirus disease in renal transplant recipients: our preliminary experience [J]. Transplant Proc, 2009,41(4):1204 - 1206.

[7] Montesinos P, Sanz J, Cantero S, et al. Incidence, risk factors, and outcome of cytomegalovirus infection and disease in patients receiving prophylaxis with oral valganciclovir or intravenous ganciclovir after umbilical cord blood transplantation [J]. Biol Blood Marrow Transplant,

2009,15(6):730-740.

[8] Pusztai R. Cytomegalovirus infection in pregnancy [J]. Orv Hetil, 2009,150(21):963-968.

[9] Osawa R, Singh N. Cytomegalovirus infection in critically ill patients: a systematic review [J]. Crit Care, 2009, 13 (3):R68.

[10] Dimaggio D, Anderson A, Bussel JB. Cytomegalovirus can make immune thrombocytopenic purpura refractory [J]. Br J Haematol, 2009.

[11] Kalil AC, Freifeld AG, Lyden ER, et al. Valganciclovir for cytomegalovirus prevention in solid organ transplant patients: an evidence-based reassessment of safety and efficacy [J]. PLoS ONE, 2009,4(5):e5512.

[12] Cheng J, Ke Q, Jin Z, et al. Cytomegalovirus infection causes an increase of arterial blood pressure [J]. PLoS Pathog, 2009,5(5):e1000427.

第十三节 EB 病毒感染

翁心华 陈 澍

一、传染性单核细胞增多症

EB病毒(Epstein-Barr virus, EBV)是Epstein和Barr于1964年首次在Burkitt淋巴瘤(非洲儿童淋巴瘤)细胞体外培养株中用电镜观察到疱疹病毒颗粒,故以此命名。

在青年与成年发生的EBV原发性感染者,约有半数表现为传染性单核细胞增多症(infectious mononucleosis),本病是一种的单核-巨噬细胞系统增生性疾病,多为急性、自限性病程,以不规则发热、淋巴结肿大、咽痛、外周血单核细胞增多、出现异常淋巴细胞为主要表现,预后良好。个别情况下症状持续不退或退而复现,并伴严重的血液系统疾病或间质性肺炎、视网膜炎等严重并发症,称为慢性活动性EBV感染(chronic active Epstein-Barr virus infection, CAEBV)。

【病原学】 EBV属疱疹科病毒,是一种特异性嗜人类淋巴细胞性疱疹病毒,属γ疱疹病毒亚科;病毒的形态与其他疱疹病毒相似,圆形、直径180 nm,基本结构含核样物(nucleoid)、衣壳(capsid)和囊膜(envelope)3部分(图2-13-1)。核样物为直径45 nm的致密物,主要含双股线性DNA,其长度随不同毒株而异,平均为17.5×10^4 bp,分子量108。衣壳为二十面体立体对称,由162个壳微粒(capsomere)组成。囊膜由感染细胞的核膜组成,其上有病毒编码的膜糖蛋白,有识别淋巴细胞上的EBV受体,及与细胞融合等功能。此外在囊膜与衣壳之间还有一层蛋白被膜。

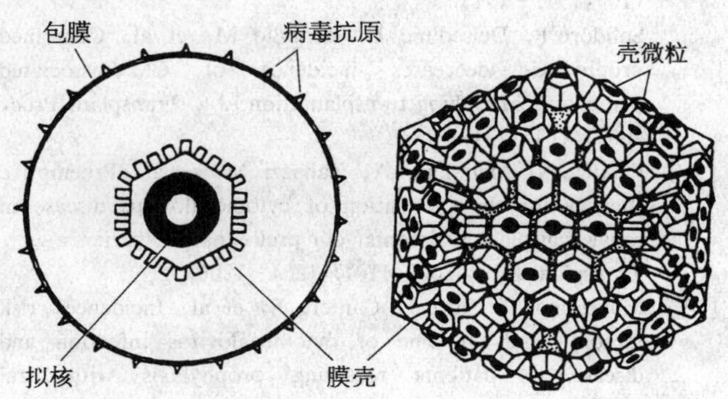

图2-13-1 EBV结构示意图

EBV对生长要求极为特殊,仅在非洲淋巴瘤细胞、传染性单核细胞增多症患者血液、白血病细胞和健康人脑细胞等培养中繁殖,因此病毒分离困难。

根据潜伏状态,EBV抗原性可分成两大类。

1. 病毒增殖感染相关的抗原

(1) *EBV早期抗原* EBV早期抗原(EBV early antigen, EA)在病毒增殖开始时产生,是病毒增殖早期诱导的非结构蛋白,分为EAPR、EAPD,后者具有EBV特异的DNA多酶活性。EA出现是EBV活跃增殖的标志。

(2) *EBV壳抗原* EBV壳抗原(EB viral capsid antigen, VCA)是病毒增殖后期合成的结构蛋白,存在于胞质和核内。VCA与病毒DNA组成核衣壳,最后在核出芽时获得包膜装配完成完整的病毒体。

(3) *EBV膜抗原* EBV膜抗原(EB membrane antigen, MA)位于病毒感染的细胞膜上,病毒的囊膜上也有这种抗原,是EBV的中和抗原,其中的糖蛋白gp340能诱导出中和抗体。VCA和MA属于EBV的结构抗原。

2. EBV潜伏感染时表达的抗原

(1) *EBV核抗原* 所有EBV感染和转化的B细胞核内都可检出EBV核抗原(EBV nuclear antigen, EBNA),包括EBNA1, EBNA2, EBNA3A, EBNA3B, EBNA3C和主导蛋白(leader protein)。EBNA1的功能与EBV基因组复制和稳定性有关,是细胞转化所必需,也是EBV游离体DNA复制的必需蛋白,通过与病毒DNA直接作用而发挥其功能,在潜伏感染中其表达受细胞周期调控。EBNA2是B细胞转化的必需蛋白,它可反式调控*LMP1*和*cmyc*,并刺激CD23、CD21等产生。EBNA3包括EB2NA3A、3B、3C;EBNA3C可诱导CD21表达,可能参与EBV感染细胞的转化过程;EBNA3A也与B细胞转化有关,而EBNA3B则不是细胞转化所必需的。EBNA4又称主导蛋白(LP),已发现

LP能激发B细胞永生化，能与EBNA2协同诱导周期素D2和推动细胞周期进程，通过与EBNA2酸性反式激活结构域相作用，LP可大大增加EBNA2反式激活LMP1表达的作用。

(2) *EBV潜伏膜蛋白* EBV潜伏膜蛋白(latent membrane protein, LMP)是病毒潜伏感染增殖转化B细胞时出现的膜抗原，包括LMP1、LMP2A、LMP2B；LMP1是诱导B细胞转化的主要因子，是目前唯一证实的EBV恶性转化基因，能调控某些基因的表达如上调表皮生长因子受体(EGFR)、干扰素调节因子2和7、CD23、CD40、CD54等，下调CD10等表达，激活细胞黏附分子LFA1等的表达。LMP2是细胞罗氨酸激酶的底物，其蛋白质功能与LMP1介导的激活作用有关，可能是LMP1功能的一个辅助成分，在潜伏感染及细胞恶变中的作用尚不清楚。

3. 其他抗原

(1) *EBV编码的早期核糖核酸* EBV编码的早期核糖核酸(EBV encoded RNAs, EBERs)存在于所有非复制时期的感染细胞，可能在DNA复制转录水平和病毒mRNA分子切割过程中发挥作用。

(2) *终末蛋白* 终末蛋白(TP)包括终末蛋白1和终末蛋白2，目前对终末蛋白的生物功能了解甚少。

EBV在口咽部上皮细胞内增殖，然后感染B细胞，这些细胞大量进入血液循环而造成全身性感染。并可长期潜伏在人体淋巴组织中，当机体免疫功能低下时，潜伏的EBV活化，形成复发感染。人体感染EBV后能诱生抗-EBNA抗体，抗-EA抗体，抗-VCA抗体及抗-MA抗体。已证明抗-MA抗体能中和EBV。上述体液免疫系统能阻止外源性病毒感染，却不能消灭病毒的潜伏感染。一般认为细胞免疫(如T淋巴细胞的细胞毒反应)对病毒活化的“监视”和清除转化的B淋巴细胞起关键作用。

【流行病学】 EBV在人群中广泛感染，根据血清学调查，我国3～5岁儿童EBV vca-lgg抗体阳性率达90%以上，幼儿感染后多数无明显症状，或引起轻症咽炎和上呼吸道感染。青年期发生原发感染，约有50%出现传染性单核细胞增多症。本病分布广泛，多呈散发性，亦可引起流行。病毒携带者和患者是本病的传染源。经口密切接触为主要传播途径，飞沫传播虽有可能，但并不重要。发病以15～30岁的年龄组为多，6岁以下多呈不显性感染。全年均有发病，似以晚秋初冬为多。一次得病后可获较持久的免疫力。

【发病机制和病理】 其发病原理尚未完全阐明。病毒主要通过其包膜糖蛋白gp350/220结合B淋巴细胞上表达的CD21分子(补体受体CR2)，感染B淋巴细胞，受感染的B淋巴细胞可以被转化为类淋巴母细胞系(lymphoblastoid cell lines, LCLs)。上皮细胞不表达CD21，EBV是通过另外的3种包膜糖蛋白形成复合体(即gH、gL和gp42)，继而感染上皮细胞的。此外，EBV还能感染T细胞。在初次感染后，EBV一般并不会对感染细胞造成危害，而长期潜伏于宿主细胞内，但是在一定的情况下，EBV可以使细胞发生恶性转化，导致肿瘤的发生。EBV感染细胞后，其线性DNA发生环化，以游离基因的形式存在于感染细胞的胞核内，形成潜伏感染状态。此外，病毒还可以引发溶菌周期，在这种情况下，病毒在细胞内大量复制，最终使感染细胞裂解死亡，释放病毒再感染其他细胞。

感染人时，病毒进入口腔先在咽部、唾液腺的上皮细胞内进行复制，继而侵入血循环而致病毒血症，并进一步累及淋巴系统的各组织和脏器。因B细胞表面具EBV的受体(CD21)，故先受累，急性期每100个淋巴细胞就有1个感染病毒。B细胞可长期携带病毒，此时病毒基因不再自主复制，VCA和EA也不再表达，以逃避机体免疫系统的识别和清除，导致病毒的潜伏感染。病毒侵入B细胞后导致其抗原性改变，继而引起T细胞的强烈反应，后者可直接对抗被EBV感染的B细胞。外周血中的异常淋巴细胞主要是T细胞，$CD4^+$ T细胞减少，$CD8^+$ T细胞增加。

在感染的控制中，细胞免疫可能较体液免疫发挥更重要的作用。在疾病早期，NK细胞、非特异的细胞毒T细胞(CTL)对控制EBV感染的B细胞的增生扩散十分重要；在疾病后期，HLA限制的CTL可特异性地破坏病毒感染的细胞。

最近的研究认为EBV感染T细胞、NK细胞，且感染细胞克隆增生是CAEBV发病的关键，被染T细胞可出现活化异常及细胞因子紊乱，可导致噬血综合征等严重血液系统疾病，其机制尚不清楚。

对本病的病理变化尚了解不多。其基本的病理特征是淋巴组织的良性增生。淋巴结肿大但并不化脓，肝、脾、心肌、肾、肾上腺、肺、中枢神经系统均可受累，主要为异常的多形性淋巴细胞浸润。

【临床表现】 本病的病程自数日至6个月不等，但多数为1～3周。偶有复发，复发时病程较短，病情也轻。

1. 典型表现 潜伏期5～15 d不等，多数为10 d。起病急缓不一，近半数有前驱症状，其主要症状有以下几种。

(1) *发热* 除极轻型的病例外，均有发热，体温自38.5～40℃不等，可呈弛张、不规则或稽留型，热程自数日至数周。病程早期可有相对缓脉。

(2) *淋巴结肿大* 60%的患者有浅表淋巴结肿大。全身淋巴结皆可被累及，以颈淋巴结最为常见，腋下、腹股沟次之，胸廓、纵隔、肠系膜淋巴结偶亦可累及。直径1～4 cm，呈中等硬度，分散而不粘连，无明显压痛，不化脓，两侧不对称。肿大淋巴结消退徐缓，通常在3周之内，偶可持续较长的时间。

(3) *咽峡炎* 约半数患者有咽、腭垂、扁桃体等充血、水肿或肿大，少数有溃疡或假膜形成。患者每有咽痛，腭部可见小出血点，牙龈也可肿胀，并有溃疡。喉及气管阻塞罕见。

(4) *肝脾肿大* 约10%病例有肝肿大，肝功能异常者可达2/3，5%～15%出现黄疸。几乎所有病例均有脾肿大，大多仅在肋缘下2～3 cm，偶可发生脾破裂。

(5) *皮疹* 约10%的病例出现皮疹，呈多形性，偶呈出血性。多见于躯干部，常在起病后1～2周内出现，3～7 d消退，不留痕迹，未见脱屑。比较典型者为黏膜疹，表现为多发性针尖样瘀点，见于软、硬腭的交界处。

(6) *神经系统症状* 神经系统极少被累及，表现为急性无菌性脑膜炎、脑膜脑炎、脑干脑炎、周围神经炎等。预后大多良好，病情重危者痊愈后也多不留后遗症。

2. CAEBV 在以日本为首的亚洲国家多见，西方国家少见。CAEBV多发生在非免疫缺陷个体，本病不是一种独立的疾病，可发生在任何年龄。由于EBV可使不同部位各种类型淋巴细胞感染及克隆增生，临床表现多种多样，其病理改变几乎可涉及到各个器官。T细胞类型的CAEBV主要表现为发烧、VCA－IgG及EA－IgG抗体滴度升高；NK细胞类型的CAEBV主要表现为蚊虫过敏及相应的皮肤损害，骨髓或外周血中大颗粒细胞增多及IgE滴度升高。

本病病程持续超过6个月，主要表现为：①发热(92.7%)，可呈现低热、中等度热及高热，合并HLH(噬血细胞性淋巴组织细胞增多症)时常常出现高热不退。发热原因主要与CAEBV时IFN－γ、TNF－α及IL等细胞因子的异常分泌有关，也可能和继发感染有关。②肝脏肿大(79.3%)以及脾脏肿大(73.2%)。③肝功能异常，约有67%的CAEBV患者出现肝功能损害，主要表现为转氨酶升高，部分患者可出现严重黄疸。④血液系统改变：包括血小板减少症(45.1%)，贫血(43.9%)，淋巴结病(40.2%)。⑤蚊虫过敏，表现为蚊虫叮咬后局部皮肤的红斑、水疱及溃疡形成，并且伴有高热。⑥皮疹，皮肤牛痘样水疱。⑦腹泻及视网膜炎。

其他少见表现包括EBV引起的中枢神经系统淋巴组织增殖性疾病导致肌无力、感觉异常等；其他表现还有结肠炎、皮肤肌炎、T细胞型多肌炎、肾脏损害等。另有报道8岁男孩因眼内直肌NK细胞浸润造成双侧眼球突出。

【实验室检查】

1. 血象 白细胞总数高低不一。病初起时可以正常，发病后10～12 d白细胞总数常有升高，高者可达60×10^9/L，第3周恢复正常。

在发病的第1～21日可出现异常淋巴细胞，其占外周血有核细胞数的比例可达10%～30%，在10%以上或绝对值大于1×10^9/L时具有重要意义。异常淋巴细胞依其细胞形态可分为泡沫型、不规则型、幼稚型等三型(图2－13－2)，尤以前两者多见。这种异常细胞可能起源于T细胞，亦可见于其他病毒性疾病，如病毒性肝炎、流行性出血热、水痘、腮腺炎等，但其百分率一般低于10%。

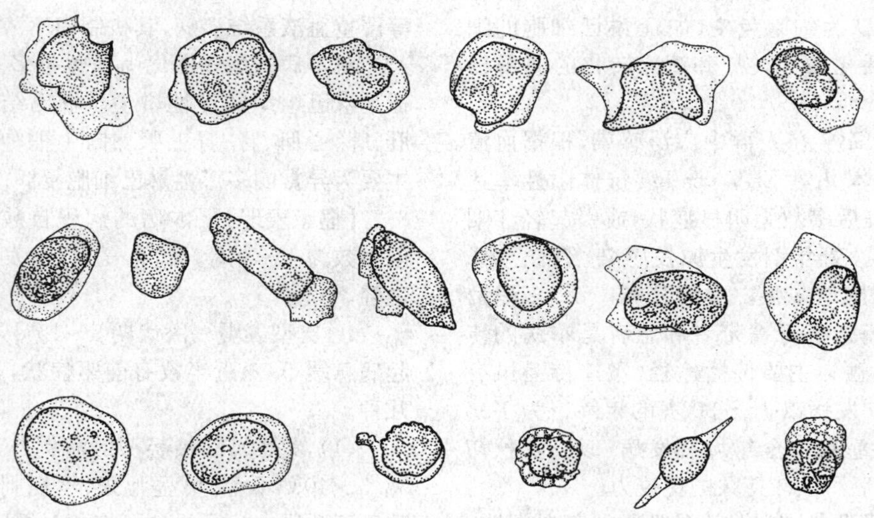

图2－13－2 外周血象中的各型异常淋巴细胞

近来的研究显示，急性传染性单核细胞增多症的患者外周血涂片可出现凋亡的淋巴细胞，采用流式细胞仪对一组27名传染性单核细胞增多症患者的外周血的检测发现其中24人出现淋巴细胞凋亡(88.9%)，而对照组这一比例仅为3.75%。因此，外周血中出现凋亡的淋巴细胞可能是诊断传染性单核细胞增多症的有力证据。

血小板计数可减少，约半数患者的血小板计数在 140×10^9/L 以下，但罕有引起紫癜者。极个别患者尚有粒细胞缺乏或淋巴细胞减少，大多见于病程的第 1 个月内。可能与异常免疫反应有关。嗜酸粒细胞在整个病程中并不消失，在恢复期常见增多。

2. 骨髓象 缺乏诊断意义，但可除外其他疾病如血液病等。可有异常淋巴细胞出现（有认为可能为外周血稀释所致）。中性粒细胞核左移，网状细胞可能增生。CAEBV 有时尚可见噬血现象。

3. 嗜异性凝集试验 由 Paul-Bunnell 嗜异性凝集试验的阳性率达 80%～90%，其原理是患者血清中常含有属于 IgM 的嗜异性抗体（heterophilic antibody），可和绵羊红细胞或马红细胞凝集。抗体在体内持续的时间平均为 2～5 个月。较晚出现嗜异性抗体者常常恢复较慢。约 10%病例嗜异性凝集试验始终阴性，大多属轻型，尤以儿童患者为多，但 EBV 抗体测定均呈阳性。

正常人、血清病患者以及少数患淋巴网状细胞瘤、单核细胞白血病、结核病等患者，其嗜异性凝集试验也可呈阳性结果（除血清病外，抗体效价均较低），但可用豚鼠肾和牛红细胞吸收试验加以鉴别。正常人和上述各种患者（血清病患者除外）血中嗜异性抗体可被豚鼠肾完全吸收或被牛红细胞部分吸收，而本病患者血中嗜异性抗体可被豚鼠肾部分吸收和牛红细胞完全吸收，而血清病患者血中抗体可被两者完全吸收（表 2－13－1）。

表 2－13－1 嗜异性抗体的鉴别吸收试验

各种嗜异性抗体	吸收前	吸收后	
		豚鼠肾	牛红细胞
传染性单核细胞增多症血清	＋＋＋＋	＋＋＋	0
正常人或其他疾病患者	＋	0	＋
血清病患者血清	＋＋＋	0	0

嗜异性凝集试验方法简便，适用于临床常规检查。其效价从 1∶50～1∶224 均具有临床价值，一般认为其效价在 1∶80 以上具诊断价值。若每周测定嗜异性抗体，其效价上升 4 倍以上，则意义更大。采用马红细胞代替绵羊红细胞，或用番木瓜蛋白酶处理的绵羊红细胞代替豚鼠肾来吸收血清，可以提高本试验的敏感性和特异性。近年来采用玻片凝集法，用马红细胞代替绵羊红细胞，出结果较试管法快，也较灵敏。

4. EBV 血清学检查 EBV 抗体有抗壳抗原抗体（抗－VCA）、抗早期抗原抗体（抗－EA）、抗核心抗原抗体（抗－EBNA）和抗膜抗原抗体（抗－MA），检测 EBV 抗体的方法有荧光抗体方法，而间接免疫荧光法（indirect IF）比 ELISA 法更敏感，故目前普遍使用间接 IF 法，但测定抗膜抗原抗体（anti EBMA，抗－MA）需要更敏感的抗补体免疫荧光法测定。各种抗体出现的时间与意义详见表 2－13－2。

表 2－13－2 各种 EBV 抗体的出现时间及其意义

抗　体	出现时间	阳性率(%)	持续时间	评　价
壳体抗体(VCA)				
IgM 型	出现临床症状时	100	4～8 周	灵敏性和特异性高，但操作困难
IgG 型	出现临床症状时	100	终身	滴度高且终身存在，宜作流行病学调查
早期抗体(EA)				
EA－D	发病后 3～4 周	70	3～6 个月	与病情严重程度有关，在鼻咽癌患者中也可测到
EA－R	发病后 2 周至数月	低	2 月至 3 年	见于 Burkitt 淋巴瘤
EB 核抗体(EBNA)	发病后 3～4 周	100	终身	较迟出现，有助于嗜异性抗体阴性病例的诊断
补体结合抗体(CF/S)	发病后 3～4 周	100	终身	较迟出现，有助于嗜异性抗体阴性病例的诊断
中和抗体(S)	发病后 3～4 周	100	终身	技术难度高

注：IgG 型 VCA 在病程早期即见升高，且长期存在，而滴度亦无显著变化，故此指标虽有利于流行病学调查，但临床诊断价值不大。一般而言，滴度在 1∶160 以上提示可能存在新近感染。这一抗体和嗜异性抗体间无平行关系，其效价和病情及血象间也无明确联系。如能测定特异性 IgM 则更有利于诊断，此抗体出现早，仅存在 4～8 周，对现症感染以及嗜异性抗体阴性的患者的诊断颇具价值。

5. 直接检测 EBV 基因组或其表达产物 可采用 Southen印迹（Southern blotting）、多聚酶链反应（PCR）、免疫组织化学（IHC）和原位杂交（ISH）技术。由于前两种方法是非定位性的，主要用在病毒的普查、筛选和分型；后两种方法具有定位作用，能够确定病毒与组织和细胞的关系，在确定 EBV 与疾病的关系时，LMP1 免疫组织化学和 EBER 原位杂交已成为公认的标准方法。

最好的方法是用分子学的方法检测生物标本（血清、骨髓、淋巴结等）中的 EBV DNA，在大部分的 EBV HLH 病例中，都起源一个 EBV 感染细胞，可以用 EBV 终末探针检测特异的 EBV 基因。

【诊断和鉴别诊断】 散发病例易被忽视，诊断以临床症状、典型血象以及阳性嗜异性凝集试验为主要依据，尤以后两者较为重要，当出现流行时，流行病学资料有重大参考价值。有条件的实验室可作 EBV 抗体检查，有助诊断（表 2－13－3）。

表 2-13-3　EBV 感染相关疾病的血清学检查

抗体	急性期	恢复期	既往感染	免疫下降时再发	Burkitt 淋巴瘤	鼻咽癌
VCA-IgM	+	−	−	−	−	−
VCA-IgC	++	+	+	++	+++	+++
EA-D	+	−	−	+	+(−)	++
EA-R	−	−	−	+	++	+(−)
EBNA	−	+	+	+(−)	+	+
嗜异性抗体	+	+(−)	−	−	−	−

在开展血清学检查有困难时，根据血象结合临床也可作出诊断。临床表现虽以高热、咽峡炎、颈淋巴结肿大等比较常见，但并非必有。血清 ALT 在病程中大多升高，即使无黄疸者亦然，值得重视。典型血象及嗜异性凝集试验在病程的第 2 日即有改变或呈阳性，但显著变化一般见于第 1～2 周，嗜异性凝集试验甚或在数月后始升达有意义的水平，故必须强调多次重复检查的重要性，1～2 次阴性结果不能否定诊断。

巨细胞病毒病、甲型病毒性肝炎和链球菌所致的渗出性扁桃体炎的临床表现酷似本病，应注意鉴别（表 2-13-4）。巨细胞病毒病的肝、脾肿大是由于病毒对靶器官细胞的作用所致，传染性单核细胞增多症则与淋巴细胞增生有关，前者咽痛和颈淋巴结肿大较少见，血清中无嗜异性凝集素及 EB 病毒抗体，确诊有赖于病毒分离及特异性抗体测定。

表 2-13-4　传染性单核细胞增多症与其他疾病的鉴别

特点	传染性单核细胞增多症	巨细胞病毒单核细胞增多症	甲型病毒性肝炎	链球菌所致的渗出性扁桃体炎
好发年龄	15～25 岁	多数＞25 岁	15～25 岁	5～20 岁
发热	显著，有时可持续 1～2 周或更长	2～3 周	限于黄疸前期	中等热或高热，一般在 5 d 以内，青霉素效果好
咽痛	显著，白或绿色渗出物，恶臭	一般无	无	常很严重，咽部有白色渗出物
淋巴结肿大	颈后，腋下	一般无	小，限于颈部	颌下与颈前淋巴结
脾肿大	50%		＜10%	无
肝肿大	约 10%	约 30%	＞80%	无
血象				
白细胞增多	第 2 周出现	第 2 周出现	无	病初即有，轻度左移
淋巴细胞增多	常见单核细胞＞50%，异常淋巴细胞＞10%	与传染性单核细胞增多症相似	如增多，见于黄疸前期或早期	无
肝功能异常（ALT 升高）	亚临床 95%，临床 5%	亚临床 90%	恒有	无
血清嗜异性抗体马红细胞吸附试验	＞90%	无	无	无

本病也需与急性淋巴细胞性白血病相鉴别，骨髓细胞学检查有确诊价值。儿童中本病尚需与急性感染性淋巴细胞增多症鉴别，后者多见于幼儿，大多有上呼吸道症状，淋巴结肿大少见，无脾肿大；白细胞总数增多，主要为成熟淋巴细胞，异常血象可维持 4～5 周；嗜异性凝集试验阴性，血清中无 EBV 抗体出现。此外，本病还需要与风疹、流行性感冒、伤寒、布鲁菌病、斑疹伤寒、淋巴结结核、猩红热、病毒性脑膜脑炎、白喉、大叶性肺炎等鉴别，依据咽拭、血培养、病毒分离、血常规、骨髓检查、X 线胸部摄片、各种血清免疫试验等，一般不难作出诊断。

慢性活动性 EBV 感染的诊断标准并不统一，目前美国 NIH 采用的诊断标准如下表 2-13-5。

表 2-13-5　慢性活动性 EBV 感染的诊断标准

持续 6 个月以上的相关临床及血清学表现	从 EBV 原发感染开始症状一直持续；EBV 抗体滴度异常（VCA-IgG≥1∶5 120，EA 抗体≥1∶640 或 EBNA＜1∶2）
主要脏器受损的组织学标志	淋巴结炎；噬血现象；脑膜脑炎；持续性肝炎；脾大；间质性肺炎；骨髓增生不良；视网膜炎
EBV 检测阳性	受损组织中 EBV 的 DNA、RNA 或抗原检测阳性；外周血中 EBV DNA 检测阳性

注：满足上述每一项中至少 1 条并排除任何免疫缺陷包括 HIV 感染即可诊断。

【并发症】

1. 脾脏破裂和脾包膜下出血 脾出血和脾脏破裂是传染性单核细胞增多症中少见的并发症，发生在少于0.5%的成人身上。发生在儿童的概率还不清楚。

脾脏破裂被认为是传染性单核细胞增多症中最危险的一个并发症，但其病死率并不高。若发生脾脏破裂的情形时，会出现突然或渐进性的左上腹疼痛，疼痛向左肩辐射，若伴随有休克症状更要怀疑脾脏破裂的可能。处理脾脏破裂的方式是进行脾脏切除，但是最近的一些研究发现，符合以下条件：①血液动力学稳定；②意识状态清楚；③年纪小于50岁；④需要输血的数量小于800 ml，使用非手术的保守性治疗也会有不错的预后。

2. 呼吸道阻塞 严重的上呼吸道阻塞(airway obstruction)是由于上颚和扁桃体肿胀肥大(hypertrophy)以及周围软组织炎症水肿所造成的。呼吸道阻塞伴有渐进性症状的比例占所有患者的5%左右。儿童由于本身呼吸道较为狭窄，更易产生呼吸道阻塞。

3. 氨苄西林皮疹 相当比例的传染性单核细胞增多症患者在使用氨苄西林或阿莫西林后，会出现斑丘疹，称为氨苄西林皮疹(ampicillin rash)。血管性红疹的产生是因为药物和抗体所形成的免疫复合物沉积在血管内所致。因此传染性单核细胞增多症应慎用此类药物。

4. 神经系统并发症 约50%的患者有头痛的症状，而其他较为严重的神经学并发症占1%～5%。脑膜脑炎是其中最严重的并发症，其临床表现为意识状态的改变以及癫痫的发作。脑膜脑炎可能会造成永久的后遗症，不过大部分的神经系统症状会在1周至3个月之内缓解。

5. 血液系统并发症

(1) 贫血 自身免疫性溶血发生在约3%的患者身上，最典型的是发生在疾病前2周，一般持续的时间不超过1个月。

(2) 血小板减少 25%～50%的患者出现轻度血小板减少，时间通常在疾病的2～3周。脾功能亢进和体内所产生的抗血小板抗体都是可能造成血小板减少的原因。然而，因血小板减少所造成的出血却并不常见。

(3) 白细胞减少 轻微且一过性白细胞减少(2×10^9～3×10^9/L)发生在50%～80%传染性单核细胞增多症患者中。可能原因是EBV活化了B淋巴细胞，致使其产生了抗白细胞抗体。

6. 肝功能损害 肝脏转氨酶(AST, ALT)的上升通常在疾病2～4周出现，有50%～80%的患者会出现此并发症，但是，这些患者临床上除了肝指数升高之外，甚少有其他肝炎的症状。肝脏肿大和肝脏压痛出现在10%～15%的患者之中，而出现黄疸的比例约为5%。大部分肝功能损害的患者，只需给予支持治疗就可以在日后完全地复原。

7. 暴发型EBV感染 暴发型EBV感染(fulminant primary Epstein-Barr virus infection)在免疫功能正常的人群中十分罕见，大部分是由于EBV感染后，体内产生不受控制的淋巴增生反应所造成的。本病早期出现发热、淋巴结病变、肝脾肿大，后可进展至肺脏浸润、三系下降以及肝功能异常；病情进展迅速，病死率很高。糖皮质激素对病情的改善可能会有帮助。

8. 其他 急性肾炎发生率可高达13%，临床表现似一般肾炎。约6%的患者并发心肌炎。

大约24%的CAEBV患者在病程中可合并出现HLH，表现为高热、肝脾淋巴结肿大、黄疸、肝功能异常、全血细胞减少及凝血病，骨髓和淋巴结中可见吞噬红细胞和有核血细胞的现象。部分患者可在病程中发展为恶性淋巴瘤或白血病。此类患者预后凶险，可出现神经系统症状、肝衰竭、消化道溃疡或穿孔，另有主要表现为激素依赖炎症性肠病的报道。

值得重视的是EBV感染后可引起的CAEBV、HLH、淋巴瘤等淋巴细胞增生性疾病间可相互转化或互为因果或并列存在。因此对尚未合并CAEBV的患者长期随访很重要。

【预后】 典型病例预后大多良好。病程一般为1～2周，但可有复发。部分患者低热、淋巴结肿大、乏力、病后软弱可持续数周或数月。本病病死率为1%～2%，死因为脾破裂、脑膜炎、心肌炎等。有先天性免疫缺陷者感染本病后，病情迅速恶化而死亡。

无论成人或儿童，CAEBV的预后均不好，发病年龄在8岁以上且合并严重并发症者预后更差，半数以上在5年内因严重并发症死亡。

【治疗】 本病的治疗为对症性，疾病大多能自愈。急性期特别是并发肝炎时应卧床休息。抗生素对本病无效，仅在咽部、扁桃体继发细菌感染时可加选用，一般以采用青霉素为妥，疗程7～10 d。由于氨苄西林可引起皮疹，故氨苄西林在本病中不宜使用。有认为甲硝唑及克林霉素(氯林霉素)对本病咽峡炎症可能有助，提示合并厌氧菌感染的可能，但克林霉素亦可导致皮疹。肾上腺皮质激素对咽部及喉头有严重病变或水肿者有应用指征，可使炎症迅速消退，及时应用尚可避免气管切开。激素也可应用于有中枢神经系统并发症、血小板减少性紫癜、溶血性贫血、心肌炎、心包炎等。

应随时警惕脾破裂发生的可能，及时确诊，迅速补充血容量、输血和进行脾切除，常可使患者获救。

阿昔洛韦(aciclovir)及其衍生物在体外试验中有拮抗EBV的作用，但此类药物不必常规地应用于一般的传染性单核细胞增多症患者，唯有伴口腔毛白斑病的艾滋病者以及有充分证据说明是慢性进行性EBV感染者可考虑应用此类制剂。干扰素的疗效不明了。

目前缺乏规范而有效的治疗慢性活动性EBV感

染方案，治疗有效的病例多局限在个别临床报告，且多为暂时缓解，很少有彻底根治的病例。阿昔洛韦、干扰素等抗病毒治疗，虽可使病毒载量下降，但作用短暂，停药后病毒载量多复升。合并 HLH 者可按 HLH-94 方案化疗，合并恶性淋巴瘤或白血病者可按常规方案化疗；严重病例尤其合并 HLH 者可应用包括足叶乙苷、激素、环孢素在内的免疫化学治疗。

慢性活动性 EBV 感染治疗根本应为重建机体对 EBV 的有效免疫，彻底消除被 EBV 感染或克隆增殖的淋巴细胞。因此，输注自体或供体 EBV 特异性 T 细胞或造血干细胞移植应为有前景的治疗。但因 CAEBV 患者常有多器官损害，干细胞移植后发生并发症的风险较大。

【预防】 本病尚无有效的预防措施。有主张急性期应呼吸道隔离，其呼吸道分泌物宜用含氯石灰（漂白粉）、氯胺或煮沸消毒，但也有认为隔离患者并无必要。患者恢复后病毒血症可能长达数月，故如为献血员，其献血期限至少必须延至发病后 6 个月。本病免疫预防尚在探索中。

二、EB 病毒感染相关性疾病

随着对 EBV 认识的深入，业已证实它不仅是传染性单核细胞增多症的病因，更重要的是它与越来越多的恶性肿瘤以及其他疾病有关。根据国际癌症研究署（IARC）对致癌因子的分类标准，EBV 应被列在第一组中，即对人类致癌的一组因子中。与 EBV 相关的疾病大致有以下几种。

1. 非肿瘤性疾病

（1）*口腔毛状黏膜白斑病* 口腔毛状黏膜白斑病（OHL）多发生在免疫功能缺陷患者，占艾滋病患者的 24%～36%，临床表现为双侧舌缘细小皱褶或光滑扁平的白色斑块，呈肋骨弧形排列，常发生于舌面，与鹅口疮并存。OHL 患者一般无明显症状，偶尔主诉有舌痛或有声音改变，免疫组化、原位杂交试验表明其与 EBV 感染有关。用阿昔洛韦、更昔洛韦治疗有效，也可局部 0.1%维 A 酸涂抹。OHL 易与不明原因的溃疡相混淆，区别是：不明原因的口腔溃疡局部或全身应用激素有效，其临床虽类似于多种病毒性溃疡，但却发生于非角化的黏膜部位，在活检排除肿瘤和机会性感染后可予以诊断；患川崎综合征（KS）的患者口腔任何部位均可累及，典型者表现为腭部高出的紫红色病变。EBV 的原发感染可能还会引起某些血液病，诸如血小板减少、溶血及贫血等。本病毒还被认为可能与眼口干燥症、组织细胞坏死性淋巴结炎、类风湿关节炎等有病因联系。

（2）*X 染色体相关淋巴增生综合征* X 染色体相关淋巴增生综合征（XLP）是一种罕见的与 X 染色体相关的免疫缺陷性疾病，仅见于男孩。

2. EB 病毒相关淋巴瘤 Burkitt 淋巴瘤多见于 5～12 岁儿童，在新几内亚和美洲温热带地区呈地方性流行，本病在非洲乌干达儿童的恶性肿瘤中几乎占一半。病变特点为肿瘤常发生于颌骨、颅面骨、腹腔器官和中枢神经系统等，也可波及其他脏器包括胃、肠、腹膜、肝、脾，肺、长骨及脑受累少见，约 20%侵犯淋巴结。一般不累及外周淋巴结和脾，也很少发生白血病。颌骨和眼眶的肿瘤在局部生长，侵蚀破坏附近组织，造成面部畸形。肿瘤发生于腹腔，常形成巨大肿块，并可累及腹膜后淋巴结、卵巢、肾、肝、肠等。累及中枢神经系统的肿瘤可侵犯脑膜或压迫脊髓。

肿瘤由小无核裂滤泡中心细胞恶性增生而来。镜下见大量肿瘤细胞弥漫增生，细胞大小相似，形态单一，胞质少，呈嗜碱性及明显的嗜派若宁性。胞质内有一些脂肪小空泡。细胞核较大，圆或椭圆形，染色质细，常有 2～3 个明显的核仁，核分裂象多见。肿瘤细胞常变性、坏死。肿瘤细胞表面有单克隆性免疫球蛋白，多数为 IgM 伴 κ 轻链，证实肿瘤细胞来自 B 细胞。肿瘤细胞间散在多数吞噬各种碎屑的巨噬细胞，形成所谓满天星图像。

所有患者血清含 EBV 抗体，其中 80%以上滴度高于正常人。在肿瘤组织中发现 EBV 基因组，故认为 EBV 与此病关系密切。

随着 Burkitt 淋巴瘤被认为是 EBV 相关淋巴瘤后，近来又发现了许多 EBV 相关淋巴瘤的新亚型。

（1）*免疫抑制相关 B 细胞淋巴瘤* 器官移植后淋巴增殖症（PTLD）包括一组淋巴瘤，它们的发生与器官移植后使用免疫抑制剂有关。这组淋巴瘤几乎全是 B 细胞来源，形态大多为免疫母细胞。95%以上的 PTLD 与 EBV 有关，病毒基因表达为潜伏Ⅲ型。

（2）*艾滋病相关淋巴瘤* 该瘤常发生于艾滋病晚期，多发生在淋巴结以外的部位，以免疫母细胞或大细胞为常见。大约 90%的淋巴瘤与 EBV 有关。病毒基因表达为潜伏Ⅲ型。

（3）*霍奇金病* 传统上将霍奇金病（HD）分为四型：淋巴细胞为主型、混合细胞型、结节硬化型和淋巴细胞消减型。其中混合细胞型与 EBV 关系密切，病毒检出率可达 90%以上。发展中国家的 HD 和儿童 HD 与 EBV 的关系较发达国家和成人 HD 更为密切。据报道在中国 90%以上的儿童 HD 与 EBV 有关，特别是 10 岁以下的儿童病例 95%检测到了 EBV，且与组织亚型无关。

（4）*T 细胞淋巴瘤* 鼻 T/NK 细胞淋巴瘤发生在鼻腔，瘤体表面常坏死形成溃疡。瘤细胞呈多形性。80%～90%的病例可检测到 EBV。肠病型 T 细胞淋巴瘤 EBV 的关系有地方性差异，在欧洲不到 10%的病例能查到 EBV；根据亚洲和南美国家的报道，EBV 检出率高达 70%。皮肤 T 细胞淋巴瘤与 EBV 的关系相似于肠病型 T 细胞淋巴瘤，在欧美发达国家 EBV 检出率低，在亚洲发展中国家 EBV 检出率高。

EBV相关淋巴瘤的发生机制有两个假设。第一，EBV潜伏感染基因产物可致宿主细胞永生化，这种机制主要发生在常见的淋巴瘤。第二，继发性基因异常，染色体转位可引起*cmyc*表达亢进，Burkitt淋巴瘤和合并免疫不全的淋巴瘤多由此机制发生，但其他类型淋巴瘤中，基因异常是多种多样的。在中老年患者中，多处染色体异常的病例很多，多阶段的异常形成集聚产生的后果有待研究。

3. EBV相关的其他肿瘤性疾病

(1) EBV与鼻咽癌　鼻咽癌(NPC)在世界各地发生率差别悬殊，在西方发达国家极为少见，年发生率<0.5/10万；而东南亚部分地区及我国的台湾、香港、广东、广西、湖南等地，则属常见肿瘤(15/10万～50/10万)。WHO把鼻咽癌分成三种类型：Ⅰ型为鳞状细胞癌，Ⅱ型为非角化癌，Ⅲ型为未分化癌，后两者均可归为未分化癌。非角化癌通常伴有淋巴细胞、组织细胞、嗜酸性细胞和其他反应细胞成分，也被称为淋巴上皮癌或淋巴上皮瘤，临床表现如下。

1) 鼻部症状：鼻咽癌早期有鼻或血涕(占73.3%)，多为回吸涕带血或经口咯血或从鼻孔流出；鼻塞(占48%)，开始多为单侧鼻塞，肿瘤增大浸润对侧时可出现双侧鼻塞，且日渐加重。

2) 头痛：占68.6%，早期头痛较轻，多为间断性，晚期重，常呈持续性，多固定在颞、顶、枕部，此乃神经血管反射、脑神经受压迫或颅底破坏所致。

3) 耳鸣及耳聋：也是鼻咽癌的常见症状，耳鸣占62.6%，耳聋占49.9%，多因耳咽管被压迫或受侵、感染，引起耳咽管口阻塞，使中耳腔气压平衡失调导致传导性耳聋。

4) 颈部肿块：鼻咽癌患者约有40%以颈部肿块为首发症状，此属晚期淋巴结转移，颈部淋巴结转移率占80%～90%，其中1/2为双侧，以下颌角和乳突下之间的淋巴结转移为多。常互相融合呈串珠状，橡胶样硬度，初期光滑活动，以后常粘连而固定。

5) 脑神经压迫症状；临床上有30%～50%的患者出现神经压迫症状，多由颅内扩散或咽后淋巴结转移引起。最易受累的是外展神经，其次是三叉神经、动眼神经、滑车神经、舌咽神经、迷走神经、舌下神经、副神经。病变累及翼腭窝时，出现张口困难，三叉神经上颌支症状，上颌窦后壁骨质破坏。颈静脉孔受累时产生第Ⅸ～Ⅻ对脑神经、颈交感神经症状，出现软腭下陷、吞咽困难、声带麻痹、斜方肌和胸锁乳突肌萎缩、伸舌偏向病侧(同侧舌肌萎缩)及颈交感神经麻痹综合征(Horner综合征，表现为病侧瞳孔缩小、眼球内陷、眼睑下垂、病侧面部无汗)。病变侵及颅中凹之岩蝶部岩蝶骨区时，损伤第Ⅱ～Ⅵ对脑神经，出现岩蝶综合征(海绵窦综合征)。病变侵犯蝶骨、蝶窦、后筛窦气泡及垂体窝时，损害视神经、海绵窦等，产生垂体-蝶骨综合征，表现为双目失明、视神经乳头原发性萎缩及第Ⅲ～Ⅵ对脑神经麻痹。

鼻咽癌高发区和低发区在血清中的EBV检出率都较高。利用原位杂交技术研究发现，EBV编码RNA可以在几乎所有的鼻咽癌肿瘤细胞中表达，但在临近的正常组织中不表达(除少数淋巴细胞外)。在癌前期的鼻咽上皮组织中也可检测出EBV，这预示EBV感染在鼻咽癌的早期阶段起一定作用。

如检出单体病毒DNA意味着肿瘤是被EBV感染的单个细胞的同源细胞增殖所形成。特殊的EBV潜伏基因在鼻咽癌及早期异常组织中持续表达。相应的病毒潜伏蛋白(潜伏蛋白1、2)对细胞基因表达和细胞生长有很大影响，可导致肿瘤的高侵袭性和恶性生长。

虽然EBV与NPC的发生关系密切，但尚无动物实验证明单独EBV可引起上皮性癌。亦还须证明EBV是否是NPC的唯一病因。

(2) EBV与胃癌　近20年来，已有许多研究证实部分胃癌(包括未分化胃癌、胃腺癌)存在EBV DNA，同时在淋巴结、肺或肝的转移灶中也存在EBV DNA；应用ISH法对EBV进行定位，也发现阳性检测中的癌细胞核内及核仁中几乎都有EBERs表达。

EBV相关胃癌在北美发病率为16%，日本为7%～11%，中国(沈阳市)为3.4%。与普通胃癌相比发病年龄无差异，男女比例3∶1。病理学上，EBV相关胃癌在胃上部特别是贲门部癌的阳性率为最高。

(3) 其他疾病　除了以上介绍的与EBV关系比较密切的疾病外，还在一些疾病中也查到EBV感染，如：与免疫功能受损有关的平滑肌肉瘤、大细胞间变性淋巴瘤、恶性组织细胞增生症、类风湿关节炎等。

EBV感染的诊断在传染性单核细胞增多症中已详细描述。对EBV感染相关肿瘤的实验室诊断主要通过以下两种手段：直接寻找病毒基因组或其表达产物(RNA、蛋白质)的存在；血清学检查。前者包括用疑有EBV感染的标本通过B细胞转化试验来分离病毒，以及用原位杂交、蛋白质印迹法和PCR的方法来寻找病毒基因组及其表达产物的存在。

肿瘤性疾病预后较差，治疗以相应的化放疗为主，尚无资料证实抗病毒治疗作用。

参考文献

[1] Queiroga EM, Gualco G, Chioato L, et al. Viral studies in burkitt lymphoma: association with Epstein-Barr virus but not HHV-8 [J]. Am J Clin Pathol, 2008, 130(2): 186-92.

[2] Wagner HJ, Scott RS, Buchwald D, et al. Peripheral blood

lymphocytes express recombination activating genes 1 and 2 during Epste - Barr virus induced infectious mononucleosis [J]. J Infect Dis, 2004,190(5):979.

[3] Bhaduri - McIntosh S, Landry ML, Nikiforow S, et al. Serum IgA antibodies to Epstein-Barr virus (EBV) early lytic antigens are present in primary EBV infection [J]. J Infect Dis, 2007,195(4):483 - 492.

[4] Kusano M, Toyota M, Suzuki H, et al. Genetic, epigenetic, and clinicopathologic features of gastric carcinomas with the CpG island methylator phenotype and an association with Epstein-Barr virus [J]. Cancer, 2006,106(7):1467 - 1479.

[5] DeLorenze GN, Munger KL, Lennette ET, et al. Epstein - Barr virus and multiple sclerosis: evidence of association from a prospective study with long - term follow - up [J]. Arch Neurol, 2006,63(6):839 - 844.

[6] Crum NF. Epstein Barr virus hepatitis: case series and review [J]. South Med J, 2006,99(5):544 - 547.

第十四节 人乳头瘤病毒感染

卢洪洲 潘孝彰

人乳头瘤病毒(human papillomavirus, HPV)属于乳头瘤病毒科的乳头瘤病毒属,多种型别 HPV 在人类广泛传播,能引起皮肤和黏膜上皮的多种良性乳头状瘤,某些型别的 HPV 感染和宫颈上皮内瘤变及宫颈癌等癌前病变或恶性肿瘤密切相关,并可能是导致病变的主要原因。

【病原学】 HPV 为球形无包膜的小型双链环状 DNA 病毒,直径为 52～55 nm(图 2 - 14 - 1)。病毒颗粒由单拷贝的 DNA 和蛋白质组成,病毒衣壳分主要衣壳蛋白(L1)和次要衣壳蛋白(L2)。本病毒不能在体外培养,目前已发现 120 余种型别,各型间 DNA 的同源性低于 50%。2003 年一项流行病学分类研究定义了 15 种高危型 HPV(包括 HPV - 16、HPV - 18)和 12 种低危型 HPV(包括 HPV - 6、HPV - 11)。

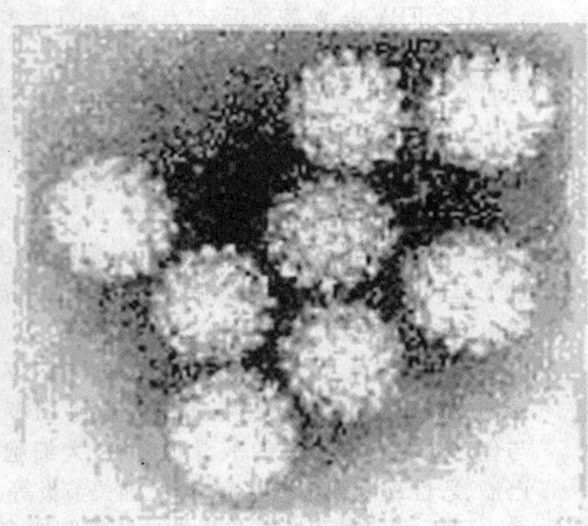

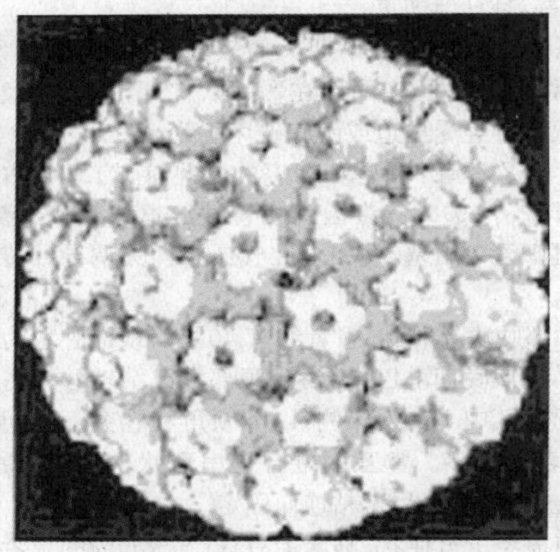

图 2 - 14 - 1 人乳头瘤病毒

HPV 对皮肤和黏膜上皮细胞有高度亲嗜性,感染常为局部的,不经血流扩散,在颗粒层常出现嗜碱性核内包涵体。HPV 感染后仅少数患者出现较严重的临床并发症,大多数感染者短时间内自然清除。不同型别 HPV 的感染部位及病变情况不同,约 60 种 HPV 可感染生殖道,其中 13 种为高危致癌性,低危型 HPV 通常引起生殖器疣和轻微的宫颈发育不良,而高危型 HPV 和宫颈癌及某些非生殖器癌密切相关。疣一般是良性的,HPV DNA 是游离的;与生殖道癌前病变及恶性肿瘤相关的 HPV DNA 多整合到宿主细胞的基因组中。研究报道,大部分癌前病变患者 DNA 整合了特异性的病毒附着体基因,62%的癌症患者 DNA 整合了病毒基因。

【流行病学】

1. 流行特点 由于大多数 HPV 感染不引起症状且为自限性,所以对其流行病学难以全面了解。根据目前的流行病学资料,人类对多型别 HPV 普遍易感,50%以上的性活跃成年人有 HPV 感染史,且年轻女性是 HPV 感染及出现临床并发症的高发人群。大部分 HPV 可感染皮肤上皮组织并引起良性疣,几乎有 40 种 HPV 和黏膜感染及生殖系统感染有关。美国 2006 年调查显示全国有 2 000 万 HPV 感染者,每年有 62 万新发感染者。

2. 传染源 临床型和亚临床型感染者为主要传染源，潜伏感染（带毒者）亦可为传染源。

3. 传播途径 ①直接接触是主要传播途径，如性接触；②间接接触；③母婴传播。

4. 易感者 普遍易感。普遍认为年轻的性活跃人群患 HPV 感染的危险性最高，流行病学调查估计，每年新发的 HPV 感染中 74%患者的年龄为 14～24 岁。妊娠妇女 HPV 感染危险性增加。免疫功能抑制者和 HIV 感染者感染 HPV 及诱导 HPV 相关病变的危险性增加。

【发病机制和病理】

1. 发病机制 HPV 经直接或间接接触感染宿主皮肤和黏膜上皮细胞。在感染部位的上皮细胞核内自我复制或整合到宿主细胞 DNA 中随宿主细胞同步复制并转录，不进入血液循环，不产生病毒血症。病毒复制诱导上皮增殖，表皮变厚，伴棘层增生和某些程度表皮角化，上皮增殖形成乳头状瘤，称为疣。HPV 感染者很少产生特异性的免疫反应，病灶出现后 1～2 个月可出现抗体，其阳性率为 50%～90%，病灶消退后抗体可存在数月，但无保护性。某些型别的病毒具有诱导细胞转化的能力，可使皮肤，特别是黏膜上皮细胞变为永生化细胞，从而诱发癌前病变或恶性肿瘤。

2. 病理改变 病毒感染宿主上皮细胞后，在核内继续增殖引起上皮细胞过度增生，并产生局部病变。但组织病理损伤特征不一，这与 HPV 型别、数量、感染部位和机体免疫状态有关。如：HPV－16 和 HPV－18 比 HPV－6 和 HPV－11 易致宫颈侵入性肿瘤，即 HPV 感染具有明显的组织特异性；子宫颈细胞移行区的鳞状上皮对 HPV 的致瘤作用特别敏感。有些细胞出现典型的乳头状瘤细胞的结构变化，有些细胞感染后转化成特征性的棘状细胞空泡化，粒状层、透明层细胞角质化。

HPV 的致癌机制还不十分明确。先前研究认为 HPV 的致癌性与病毒基因整合、*E2* 基因丢失、*E6* 和 *E7* 过度表达及染色体不稳定密切相关，近来 HPV 导致的宿主细胞永生化已不能仅被 *E2* 缺失、*E6* 和 *E7* 过度表达和宿主基因组不稳定所解释，并非全部的 HPV 相关的恶性病变都能检测出整合病毒基因，即使检测出整合基因但多数 HPV 相关的严重异常含有具有完整 *E2* 开放阅读框架的 HPV 附着体。研究报道，病毒基因的整合不是其基因组不稳定的原因而是宿主基因组的不稳定导致了病毒基因的整合，所以，病毒基因的整合不是 HPV 的致癌必备的条件。目前国内外正在深入研究各型 HPV 转化活性分子机制及致癌机制。

【临床表现】 HPV 感染大体上分为黏膜表面感染和皮肤感染，但这种差别不是绝对的。临床表现多种多样，感染可以无症状，或产生良性疣，或产生反复发作的不易治疗的病理损伤，有的可转为浸润性肿瘤。孕妇和免疫力低下的人群感染后病情更为严重。常见的临床表现如下。

1. 皮肤疣 病程呈慢性过程，有的可自然消退。主要有以下 3 种。

（1）*跖疣* 跖疣（verruca plantaris）好发于足跟、跖骨头或趾间受压处，多侵犯青年和成人。外伤和摩擦为其诱因。为淡黄色或黄褐色圆形胼底斑块，表面角化粗糙，边缘绕以稍高的角质环；刮削其表面角质层，可见角层与疣的环状交界线，中心可见点状出血；可有明显触压痛。

（2）*寻常疣* 寻常疣（verruca vulgaris）好发于手背、手指、足、甲缘等处，很少发生于黏膜。表面高度角化粗糙，质地硬固，呈灰褐色或正常肤色，豌豆大小的乳头样增生，周围无炎症。多为单个，亦有因自身接种而增多至数个或数十个，一般无自觉症状，偶有压痛，摩擦或撞击时易出血。

（3）*扁平疣* 扁平疣（verruca plana）好发于颜面、颈部、前臂和手背等处，主要侵犯青少年。大多骤然出现，呈圆形、椭圆形或多角形，为扁平轻度突起的丘疹；表面光滑，质硬，浅褐色或正常肤色，多数密集，偶可沿抓痕排列成条状。一般无自觉症状，偶有微痒、压痛、出血，极少癌变。

2. 生殖器疣 又称尖锐湿疣（condyloma accuminatum）、性病湿疣（venereal wart），是 HPV 感染引起鳞状上皮疣状增生病变的性传播疾病，主要与低危型 HPV－11、HPV－6 感染有关。多发于年青人，男女均易感，常伴发多种性传播疾病。好发部位：男性为龟头、冠状沟、包皮内侧、包皮系带、尿道口及阴茎部，同性恋者为肛周及直肠部，女性多发于大小阴唇、阴道、会阴、宫颈、肛周、肛门直肠、尿道甚至腹股沟等生殖器以外的部位。可自然消退，但可复发。近年发现有些病例可恶变或发展成宫颈癌，因而引起普遍重视。

潜伏期长短不一，估计为 1～8 个月。有显性感染、亚临床感染和潜伏感染。

（1）*显性感染* 可见明显的疣状赘生物，呈肉色至灰色，高度角化，常附着于软而宽的蒂上，形如乳头状、蕈状、菜花状及鸡冠状；质地柔软，触之易出血；可融合成大的团块而易发生糜烂、渗液并带有恶臭等；表面常因摩擦破裂糜烂并继发感染。初起常无症状，继之可出现患处瘙痒、疼痛、烧灼感，女性患者白带增多，甚至血性白带，乳汁样恶臭分泌物。妊娠期病损数量或大小会增加，以致影响分娩，后常减轻或消失。同性恋肛门周围病损远较异性恋患病率高。

（2）*亚临床感染* 疣多无蒂、扁平状、体积较小。症状不明显，患处出现瘙痒，女性白带增多。

（3）*潜伏感染* 无症状也无肉眼可见的病变，用核酸杂交或 PCR 技术检测 HPV DNA 可以确诊。

3. 呼吸道乳头状瘤 呼吸道乳头状瘤是一种良性肿瘤，多由低危型 HPV－6 和 HPV－11 引起。儿童和成人均可发生，生长在喉部。生长迅速、病变发展快，严重影响通气，出现声音嘶哑及哮吼，可呈周期性发病。病变可蔓延达气管或肺部，引起呼吸道阻塞，肺部有继发性感染时易发生呼吸窘迫。在成人可转变成癌。

4. 子宫颈上皮内瘤变或宫颈癌 子宫颈上皮内瘤变或宫颈癌与多种型别 HPV 感染密切相关，分子生物学研究显示 90%以上的上皮内瘤变和 99.7%的宫颈癌伴 HPV 感染，且高危型致癌性 HPV 感染是诱发宫颈癌的主要原因，尤其 HPV－16 和 HPV－18。目前普遍认为几乎所有的宫颈癌和大多数的其他生殖道癌是 13 种高危型 HPV 持续感染的结果，且这些 HPV 和 HPV－16 或 HPV－18 具有明显的种系相似性。近来研究证明，某些低危型 HPV 感染亦可引起宫颈癌或宫颈上皮内瘤变进展为侵入性肿瘤。宫颈上皮内瘤变无特殊特征，偶有阴道排液增多，伴或不伴臭味，也可有接触性出血；无明显病灶，宫颈光滑或仅见局部红斑、白色上皮，或宫颈糜烂表现。不同阶段的宫颈癌其临床表现不同，早期常无症状，也无明显体征，常见症状为阴道出血，出血量可多可少，根据病灶大小、侵及间质内血管的情况而定；阴道排液增多，白色或血性，稀薄如水样或米泔样，有腥臭；晚期根据病灶侵犯范围出现相应的继发症状。早期局部无明显病灶，宫颈光滑或轻度糜烂，随着宫颈浸润癌的生长发展，类型不同，相应的局部体征亦不同。外生型见宫颈赘生物向外生长，呈乳头状或息肉状突起，内生型见宫颈肥大，质硬，宫颈管膨大如桶状，宫颈表面光滑或有浅表溃疡，晚期形成凹陷性溃疡并覆有灰褐色坏死组织，恶臭。

5. HPV 感染相关病变 疣状表皮发育不良症（epidermodysplasia verruciformis，EV）、间变性丘疹病（bowenoid papulosis，BP）与鲍温病（Bowen disease）可能也与 HPV 感染有关。

【实验室检查】

1. PCR 技术 此法可检测 HPV DNA，还可进行基因分型。灵敏度可达 1 fg，操作简便省时，标本来源不受限制，如病变组织或脱落细胞、分泌物或黏液等标本均可。与宫颈鳞状细胞学检查相比 HPV DNA 检测更客观、更准确、更易接受，且根据持续存在的 HPV 型别可判断患者病变的危险度，有利于早期诊断和治疗，因此可用于宫颈病变的筛检。

2. 核酸分子杂交技术 核酸分子杂交技术不仅可确诊 HPV 感染，而且可进行 HPV 分型。研究表明 HPV 感染后诱发不同程度宫颈上皮内瘤变或宫颈癌与 HPV 的型别具有强烈的相关性。因此，HPV DNA 检测对于巴帕尼科拉乌试验异常的女性，尤其对巴帕尼科拉乌试验结果不明确的女性的治疗策略具有重要的意义。利用放射性核素或生物标记的 HPV DNA 探针来检测患者标本中是否存在互补的核酸链。最常用的方法为斑点杂交法，其次为 Southern 印迹及原位杂交。

3. 内镜检查 要发现阴道、肛门及直肠等部位的生殖器疣则分别需借助阴道镜、肠镜等内镜检查，凭外观特征进行诊断。

4. 巴帕尼科拉乌试验 巴帕尼科拉乌试验（Pap 试验）是生殖道表皮脱落细胞染色检查，对于女性生殖道恶性和恶性前病变的检查和诊断具有重要的意义。

5. 宫颈刮片细胞学检查 必须在宫颈移行带区刮片检查。

6. 宫颈和宫颈管活组织检查 为确诊宫颈上皮内瘤变和宫颈癌的最可靠方法，任何肉眼可见病灶均应作单点或多点活检，所取组织应包含上皮及间质。

【诊断和鉴别诊断】

1. 诊断

（1）*流行病学资料* 有直接或间接接触 HPV 感染者或 HPV 污染物品史。

（2）*临床表现* 根据临床表现，通过肉眼观察即可诊断各种皮肤疣和生殖器疣。然而，肉眼观察的生殖道病损与组织学检查结果并不完全相等，需进一步检查确诊。具有明显临床表现和体征的宫颈上皮内瘤变或宫颈癌肉眼观察可基本诊断，但仍需根据病理活检确诊。早期轻度宫颈上皮内瘤变及宫颈癌临床表现不明显，需根据病史和相关的实验室检查确诊。

（3）*辅助检查*

1）核酸分子杂交或 PCR 技术：检测 HPV DNA 及进行基因分型。

2）组织病理学检查：可取好发部位刮片、分泌物涂片、病变部位活检，根据特征性的组织学和组织病理损伤作出诊断。

2. 鉴别诊断 应与下列疾病相鉴别。疣状皮肤结核需与寻常疣鉴别；鸡眼需与跖疣鉴别；乳头状瘤较尖锐湿疣大，常无症状，多发生在老年妇女，需送病理检查确诊；二期梅毒扁平疣，梅毒血清反应可作为诊断依据；生殖器鳞状细胞癌，组织病理检查可以确诊；宫颈糜烂、宫颈息肉、宫颈结核和子宫内膜异位症的临床表现和宫颈癌相似，需与宫颈癌相鉴别，取病变组织做病理活检可以确诊。

【治疗】

1. 皮肤疣和生殖器疣的治疗 皮肤疣及生殖器疣的治疗仍以传统治疗方法为主。多数疣患者在感染后 1～2 年内能自行消退，但易复发，即使采用深度破坏性治疗仍有 1/3 疣会复发。因此，对各种疣的治疗应综合考虑各种治疗方法的疗效，选用较合适的治疗方法。常用的方法如下。

（1）*局部药物治疗* 常局部外用细胞毒剂，如 5－

氟尿嘧啶、争光霉素、普鲁卡因、维A酸乙醇溶液。此外,碘苷、福尔马林及补骨脂酊等也可外用治疗不同的皮肤疣。

(2) 全身治疗　目前全身治疗方法很多,但疗效皆难以肯定。主要有:抗病毒及免疫调节治疗,常用IFN-α、阿昔洛韦、氧化镁等治疗;中医中药治疗的相关报道亦甚多。

(3) 物理治疗　冷冻疗法、电灼疗法以及激光治疗常用于治疗各种数目少的疣。

(4) 外科手术切除　可用于寻常疣及尖锐湿疣,但术后易复发。

2. 呼吸道乳头瘤的治疗　呼吸道乳头瘤虽是良性,但可因阻塞呼吸道而危及生命,因此应尽快予以外科手术切除。手术的目的必须保证充足通畅的呼吸道及提高和保持较好的发音,对幼儿周期性乳头瘤多种激光治疗(如CO_2、KTP等)可能是更好的方法。反复发生呼吸道乳头瘤应手术切除和辅助治疗相结合,对广泛病变的患者气管切开术可能是必需的辅助治疗,除套管术应该在术后尽早进行,以免病毒感染扩散,提高患者生活质量。

3. 宫颈病变的治疗　由于HPV感染是导致女性宫颈上皮内瘤变及宫颈癌的主要原因,而宫颈癌又是女性死亡的重要原因,所以有效地治疗HPV感染具有重要的临床意义。临床治疗仍以传统治疗为主,但易复发,目前针对宫颈恶性病变的治疗性疫苗已成为研究的热点。宫颈上皮内瘤变根据细胞学、阴道镜及宫颈活组织检查结果决定治疗方案,可采用手术切除、冷冻治疗或激光治疗;宫颈癌根据临床分期、患者年龄、全身情况等情况可采用手术切除、放射治疗或化学治疗等综合治疗方法。治疗性疫苗的靶目标是癌细胞表面的抗原,HPV相关恶性病变多高表达E6和E7抗原,两者都是癌蛋白,能使上皮细胞永生化,所以在HPV相关癌变中最有吸引力的靶抗原是E6和E7蛋白。最近15年以来正在研制针对E6或E7蛋白的治疗性疫苗,这些疫苗能够激活患者的细胞免疫,杀伤表达抗原的癌细胞,从而控制HPV相关的恶性肿瘤。目前有关治疗性疫苗等免疫疗法正在研制、动物或临床试验中,有很多的障碍且疗效并不明确,但逐渐完善的免疫治疗和现行的治疗方法相结合很有可能降低复发率并使患者产生长时间的免疫力。尽管预防HPV感染已得到了很大发展,但继续发展研制更有效的治疗方案仍是十分重要的。

4. 妊娠期尖锐湿疣的治疗　及早治疗,多以局部物理治疗或三氯醋酸外涂,避免使用细胞毒性药物,较大的尖锐湿疣患者应终止妊娠。为避免胎儿经产道感染,应采取剖宫产术。

【预防】　目前尚无普遍有效的预防方法,预防性疫苗可能是预防HPV感染最有效的方法。目前的预防措施主要有如下几种。

1. 切断传播途径　不接触本病病损处,防止带有HPV的渗出物污染公共环境,做好浴盆、浴巾、马桶的清洁、消毒。

2. 加强全民卫生知识宣传和性教育　重点对性紊乱者加强性道德教育,洁身自好。调查显示,男性感染HPV的最重要因素是性伴侣数,而包皮环切术和HPV甚至致癌性HPV的清除具有显著的关系,并且性伴侣数在清除HPV中也起着重要的作用。

3. 疫苗　目前宫颈癌在女性恶性肿瘤中居第二位,是女性死亡的主要原因之一,有效地预防HPV感染对预防宫颈病变、生殖器疣具有重要作用。目前HPV特异性疫苗正在研制、临床试验中,预防性疫苗和治疗性疫苗均取得了很大进展。HPV的蛋白质有免疫抗原性,衣壳蛋白L1和L2可被机体免疫系统识别,因此*L1*、*L2*基因及其编码的蛋白产物是最合适的预防性疫苗。2006年美国食品及药物管理局批准了类似高度纯化的HPV-6、HPV-11、HPV-16及HPV-18衣壳蛋白颗粒的四价HPV疫苗上市,9～26岁的女性接种该疫苗可预防HPV-6、HPV-11、HPV-16及HPV-18感染导致的宫颈癌、生殖道癌前病变、生殖器疣和低度的宫颈损伤;最近,食品药物管理局又批准接种四价疫苗以预防生殖道癌。一项关于四价HPV疫苗有效性的随机双盲试验显示,20 000名16～26岁女性接种三剂疫苗后96%有效地预防了HPV-6、HPV-11、HPV-16及HPV-18的持续性感染。此外,二价疫苗在Ⅱ和Ⅲ期临床试验中显示了抗HPV-16及HPV-18的效果。研究调查显示,HPV型别特异性的HPV预防性疫苗能够有效地预防相应型别HPV感染和宫颈癌前病变,尤其对于15～25岁无HPV感染史和性伴侣较少的女性。HPV特异性疫苗对血清学阴性的女性预防HPV感染显示了较好的效果,但有关疫苗的常规接种和广泛接受尚存在很多具有争议的问题。

参考文献

[1] Dunne EF, Markowitz LE. Genital human papillomavirus infection [J]. Clin Inf Dis, 2006,43(5):624-629.

[2] Trottier H, Franco EL. Human papillomavirus and cervical cancer: burden of illness and basis for prevention [J]. Amm J Manag Care, 2006, 12(17):S462-S472.

[3] AultKA. Epidemiology and natural history of human papillomavirus infections in the female genital tract [J]. Inf Dis Obst Gynecol, 2006(1):40470.

[4] Doorbar J. Molecular biology of human papillomavirus infection and cervical cancer [J]. Clin Seience, 2006, 110

(5):525-541.

[5] Vinokurova S, Wentzensen N, Kraus L, et al. Type-dependent integration frequency of human papillomavirus genomes in cervical lesions [J]. Can Res J, 2008, 68(1): 307-313.

[6] Goon P, Sonnex C, Jani P, et al. Recurrent respiratory papillomatosis: an overview of current thinking and treatment [J]. Europ Arch Oto-Rhino-Laryngol, 2008, 265 (2):147-151.

[7] Rambout L, Hopkins L, Hutton B, et al. Prophylactic vaccination against human papillomavirus infection and disease in women: a systematic review of randomized controlled trials [J]. Canad Med Asso J, 2007, 177(5):469-479.

[8] Villa LL, Costa RL, Petta CA, et al. High sustained efficacy of a prophylactic quadrivalent human papillomavirus types 6/11/16/18 L1 virus-like particle vaccine through 5 years of follow-up [J]. Briti J Cancer, 2006, 95(11):1459-1466.

[9] HPV PATRICIA study group. Effi cacy of a prophylactic adjuvanted bivalent L1 virus-like-particle vaccine against infection with human papillomavirus types 16 and 18 in young women: an interim analysis of a phase Ⅲ double-blind, randomised controlled trial [J]. Lancet, 2007, 370 (9596):1414.

[10] Lu B, Wu Y, Nielson CM, et al. Factors associated with acquisition and clearance of human papillomavirus infection in a cohort of US men: a prospective study [J]. J Infect Dis, 2009, 199(3):362-371.

第十五节 肠道病毒感染

一、概述

高志良

肠道病毒属(Genus *Enteroviruses*)是 RNA 病毒中体积最小的小 RNA 病毒科(Family Picornaviridae)中一员。按照抗原结构与宿主范围可将肠道病毒分为脊髓灰质炎病毒(poliovirus)、柯萨奇病毒 A 及 B (Coxsackieviruses A、B)、艾柯病毒(ECHO virus)4 种,67 个血清型,以及第 68～72 血清型的其他肠道病毒。

【病毒学】 肠道病毒颗粒为二十面体对称,直径 20～30 nm,无包膜。核壳体由 4 个多肽所合成的 60 个结构亚单位组成,分子量为 80 000～140 000。核壳内含一条线状单股 RNA,由 7.5 kb 碱基对组成,分子量为 2.6×10^6。整个病毒的分子量为 $(6.8\sim8.4)\times10^6$。肠道病毒基因组可分为 3 个区:5′端区由 743 个核苷酸组成;连续编码区由 6 625 个核苷酸组成;3′端由长短不定的多聚(A)末端区组成。5′端为保守区,编码 VPg 蛋白和 RNA 聚合酶。结构区编码结构蛋白 VP1、VP2、VP3 和 VP4,其基因较易变异,尤其是编码中和抗体的 *VP1* 基因。肠道病毒在消化道复制过程中突变的发生率颇高。幼儿口服减毒脊髓灰质炎疫苗数日后,其中减毒的 Sabin3 型毒株可恢复其神经毒性。在肠道内各血清型之间的基因重组可在数月至数年之内发生。

自从 1948 年 Dalldorf 与 Sickles 从美国纽约州柯萨奇(Coxsackie)村的一次脊髓灰质炎流行的患者中分离出第一株柯萨奇 A 组病毒,次年又分离出柯萨奇 B 组病毒,以及在 20 世纪 50 年代中从无菌性脑膜炎患者分离出多株所谓人肠道致细胞病变孤儿(ECHO)病毒,或称艾柯病毒之后,在 1957 年将脊髓灰质炎病毒、柯萨奇病毒和艾柯病毒共同命名为肠道病毒,1963 年又将其归入小 RNA 病毒科。

【免疫学】 肠道病毒的感染后免疫具有型特异性,抗体介导的免疫可在消化道中防止病毒的植入,在血循环中则可防止血行播散至靶器官。血循环中的中和抗体对防止感染和发病起着最重要的作用。注射微量型特异性中和抗体于实验感染脊髓灰质炎病毒的灵长类动物中可防止病毒血症和瘫痪的发生。人类暴露于有神经毒性的脊髓灰质炎病毒后注射免疫球蛋白可防止发病,但当中枢神经系统症状出现后则无效。

口服减毒脊髓灰质炎活疫苗后 2～4 周可于鼻腔分泌物中检出 IgA 抗体,并可持续 15 年以上。消化道内的 IgA 抗体主要来源于小肠远端的有免疫力的组织,可防止肠道病毒植入肠黏膜,但仍容许少量病毒的短暂排出,因而免疫力是相对的。有免疫力母亲的乳中所含的抗体可干扰母乳喂养婴儿所接种的减毒脊髓灰质炎活疫苗病毒的复制,从而影响预防接种效果。在另一方面,母乳中所含抗肠道病毒抗体则对母乳喂养婴儿可提供保护,使婴儿不受感染,或仅发生隐性感染而产生免疫。

人类感染肠道病毒后 1～3 d 血中即可检出 IgM 型和 IgG 型抗体。IgM 型抗体在第一个月中占主要地位,但于 2～3 个月后消失。IgG 型抗体则保持终身,主要为 IgG1 和 IgG3 亚型。IgA 型血清抗体出现于第 2～6 周,但浓度极低,不易检出。

虽然体液免疫在终止肠道病毒感染过程中起主要作用,但单靠体液免疫却不足以限制肠道病毒在靶器官内复制。有证据显示巨噬细胞在免疫应答中起关键作用。

越来越多的证据表明 T 细胞在肠道病毒感染后的

免疫发病机制中起介导作用。在小鼠实验感染柯萨奇B3病毒引起心肌炎的模型中,后期炎症反应可能继发于细胞毒性T细胞对大单核细胞的破坏。

【发病机制和病理】 肠道病毒通过与细胞膜上特异性受体相结合而引起感染,不同病毒的受体各异(图2-15-1)。

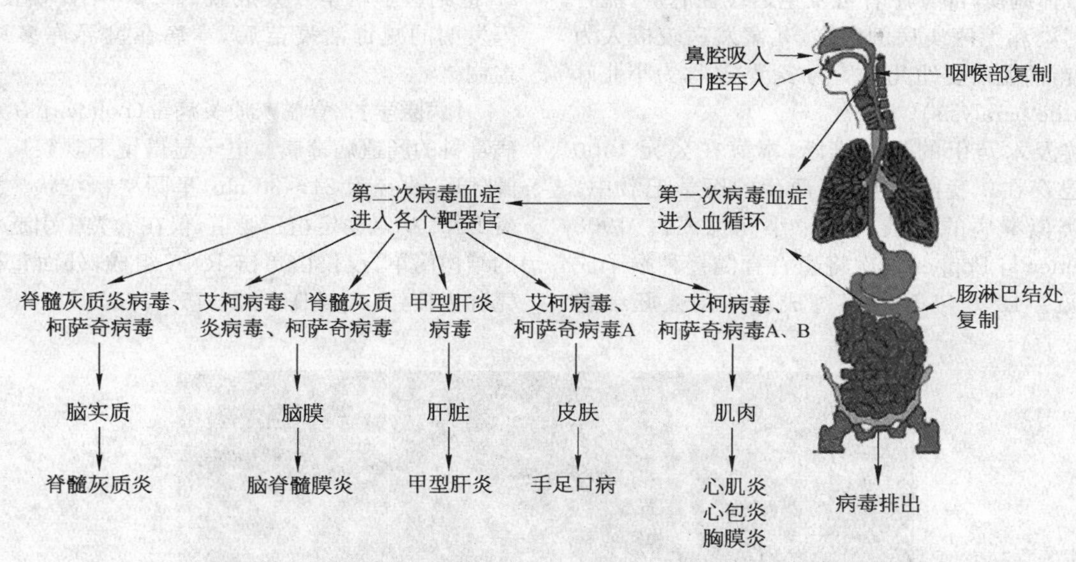

图2-15-1 肠道病毒感染发病机制示意图

肠道病毒经口进入体内,首先在咽部和肠道的淋巴组织中,特别在扁桃体和回肠集合淋巴结中复制。感染后1～3 d可从上述组织中检出,在扁桃体上的检出时间持续3～4周,在粪便中检出时间为5～6周或更长。复制效率以小肠远段为最高。

肠道病毒复制至一定程度后,即通过局部淋巴结进入血循环,引起短暂而低浓度的"次要病毒血症(minor viremia)",一般不易检出。病毒可通过血行播散至肝、脾、骨髓和深部淋巴结中的单核-巨噬细胞系统。在隐性感染者,病毒复制到此为止。但在少数感染者,病毒在单核-巨噬细胞系统中大量复制并持续进入血循环引起"主要病毒血症(major viremia)"。此阶段相当于脊髓灰质炎的瘫痪前期或其他肠道病毒感染的发热期。主要病毒血症导致病毒播散至各靶器官,如脑膜、心脏和皮肤等引起炎症和坏死。在病毒复制早期,肠道和单核-巨噬细胞系统中还未能检出病理组织学改变。在靶器官中炎症和坏死程度与组织中有感染性病毒的滴度相平行。在实验动物中,感染可因劳累、寒冷、营养不良、妊娠与皮质激素或放射引起的免疫抑制而加重。

【流行病学】

1. 传染源 患者和隐性感染者是肠道病毒的主要传染源。隐性感染者数量远多于患者,在脊髓灰质炎感染中高于95%,其他肠道病毒感染中为50%～80%,他们是无症状带病毒者。肠道病毒可从消化道和呼吸道排出,但从消化道排出时间远长于从呼吸道排出,因而是最主要的排出途径。

2. 传播途径 粪—口传播是肠道病毒的主要传播途径,其次为空气飞沫传播。但有例外,如柯萨奇A21病毒主要通过空气飞沫传播而引起呼吸道感染,肠道病毒70则主要通过用具、手指或水而传播。集体机构和家庭内传播则以日常生活接触为主。

3. 人群易感性 从未感染过或未接受过预防接种的人普遍易感。在地方性流行区,由于大多数成年人都经过隐性感染而获得免疫,故发病者多为儿童。

4. 年龄分布 肠道病毒感染率的年龄分布随着地区和社会经济条件的不同而变动,如在美国南方城市儿童每年抽查结果,粪便中肠道病毒排出率为7%～10%,而在北方可比的人群中则年排毒率低于5%。又如在美国纽约州婴儿中肛拭肠道病毒检出率为12.8%,而在巴基斯坦卡拉奇市的检出率则为80%。

5. 季节分布 肠道病毒感染全年均可发生,但在温带地区则有明显的夏秋(6～10月)季节高峰。这种季节高峰的原因还不十分明了,但在美国北方每年均可观察到,而在热带地区则季节高峰完全消失。

6. 血清型分布 肠道病毒各血清型的流行率各地差异很大。一般来说,在发达国家所分离出的脊髓灰质炎病毒几乎都是疫苗株,而在发展中国家分离出的大多数为有毒力的野毒株。有时单一血清型可引起全球大流行,如1969年肠道病毒70型曾引起急性出血性眼结合膜炎的世界大流行。

二、脊髓灰质炎

高志良

脊髓灰质炎(poliomyelitis)是由脊髓灰质炎病毒所

引起的消化道急性传染病，好发于儿童，通过粪便和咽部分泌物传播。感染后绝大多数无症状。有症状者大部分表现为发热、上呼吸道炎、肢体疼痛、头痛等症状，随之出现肢体瘫痪，部分患者可发生迟缓性麻痹，流行时以隐匿感染和无瘫痪病例为多，儿童发病较成人为高，普种疫苗前尤以婴幼儿患病为多，故又称为小儿麻痹症(infantile paralysis)。

根据埃及木乃伊的尸骨推断，本病在公元1400年以前即已存在。我国在明、清两代的医学记载中，可以看到类似本病的记载，称为"小儿惊瘫"。1908年Landsteiner与Popper首次将患者脊髓接种猴子成功获得感染。1949年Enders等成功地用人胚细胞培养脊髓灰质炎病毒并加以传代。1953年Salk发现接种甲醛(福尔马林)灭活疫苗可预防本病，并在1955年获得推广，使本病发病率显著下降，被誉为20世纪医学科学一大成就。1960年开始使用Sabin等发明的减毒活疫苗后，本病在世界许多地区受到控制。

【病原学】 脊髓灰质炎病毒(poliovirus)为小RNA病毒科的肠道病毒属。电子显微镜下观察病毒呈小的圆球形，直径为24～30 nm，呈圆型颗粒状。脊髓灰质炎RNA病毒易定植于肠道，仅在人类中引起疾病。它的结构简单，仅仅由单链RNA组成，外面包被的蛋白壳称为核壳(capsid)(图2-15-2)。

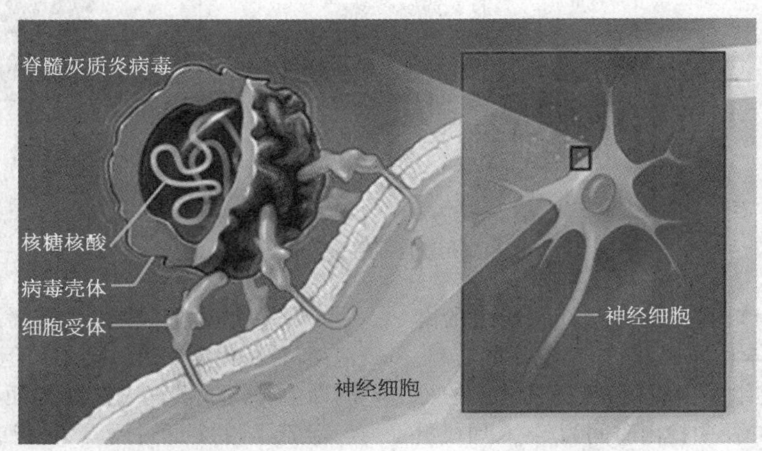

图2-15-2　脊髓灰质炎病毒形态及侵入宿主细胞模式图

(引自americanhistory. si. ed/poliol/vir... w_01. jpg)

1. 抵抗力　脊髓灰质炎病毒对一切已知抗生素和化学治疗药物不敏感，能耐受一般浓度的化学消毒剂，如70%乙醇及5%煤酚皂液。0.3%甲醛、0.1 mol/L盐酸及(0.3～0.5)×10^{-6}余氯可迅速使之灭活，但在有机物存在时可受保护。加热至56℃ 30 min可使之完全灭活，但在冰冻环境下可保存数年，在4℃冰箱中可保存6个月以上，在室温中可生存数日。对紫外线、干燥、热均敏感。在水、粪便和牛奶中可生存数月。氯化镁可增强该病毒对温度的抵抗力，故广泛用于保存减毒活疫苗。

2. 抗原性质　利用血清中和试验可分为Ⅰ、Ⅱ、Ⅲ三个血清型。利用血清中和试验可分为PV1、PV2、PV3三个血清型，每一型的病毒核壳蛋白轻度不同。三型的毒性都相当大，产生相同的临床表现。PV1是最常见的类型，且最易引起瘫痪。通过沉淀反应和补体结合试验可检出天然的D抗原与加热后的C抗原。含有D抗原的病毒颗粒具有充分的传染性和抗原性。后者由4个多肽链VPⅠ、Ⅱ、Ⅲ、Ⅳ所组成，加热灭活后病毒即失去VPⅣ和RNA而成为含有C抗原的病毒颗粒。

3. 宿主范围和毒力　人类是脊髓灰质炎病毒的天然宿主和储存宿主，猴及猩猩均为易感动物。病毒与细胞表面特异受体相结合并被摄入细胞内，在细胞质内复制，同时释出抑制物抑制宿主细胞RNA和蛋白质的合成。

天然的脊髓灰质炎病毒称为野毒株，在实验室内经过减毒处理的病毒株称为疫苗株。疫苗株在直接注射到猴中枢神经系统时才能引起瘫痪，而对人神经细胞无毒性。疫苗株病毒，特别是Ⅲ型病毒，在人群中传播时可突变为具有毒性的中间株。对野毒株和疫苗株的最可靠鉴别方法是进行核酸序列分析。

原先存在于肠道内的其他肠道病毒(柯萨奇和艾柯病毒等)，可对口服疫苗株病毒产生干扰现象，使之不能定居于肠黏膜上及进入血循环，从而降低其刺激免疫系统产生抗体的能力。

【流行病学】

1. 传染源　人是脊髓灰质炎唯一的传染源，由于隐性感染者可以比有症状者多60～6 000倍，因而无症状的带病毒者是最重要的传染源。在流行季节，从2%～3%儿童的粪便中可分离出脊髓灰质炎病毒。在发病前 3～5 d 患者鼻咽分泌物及粪便内已可排出病毒。咽部主要在病初 1 周内排出病毒，故通过飞沫传播的时间亦短，而粪便中排出病毒不仅时间早（病前 10 d）、量多、且可持续 2～6 周，甚至长达 3～4 个月，因此粪便污染饮食，经口摄入为本病主要传播途径。患者的传染性以发病后 7～10 d 为最高。

2. 传播途径 本病主要通过粪—口途径传播，而日常生活接触是主要传播方式，直接或间接污染病毒的双手、用品、玩具、衣服等皆可成为传播媒介。在家庭内、托儿所、学校内很容易传播本病，流行时幼托机构中感染率可高达 100%。虽然在苍蝇和污水中都曾分离出病毒，但消灭苍蝇并不影响本病发病率。水型和食物型暴发流行亦罕见。本病亦可通过空气飞沫而传播。

3. 人群易感性和免疫力 体液免疫在本病中起重要作用。机体感染脊髓灰质炎病毒后在肠内可产生局部 IgA 抗体，在血清中出现有保护性的中和抗体，并可维持终身。当患者出现神经系统症状时，由于病毒已在网状内皮系统中复制，刺激免疫器官，产生免疫反应，故在血中即可检出中和抗体，在病程 2～3 周达高峰，1～2 年后下降 4 倍，然后保持终身。无症状感染者亦可获得同等水平的中和抗体。隐性感染（最主要的传染源）在无免疫力的人群中常见，而明显发病者少见；即使在流行时，隐性感染与临床病例的比例仍然超过 100∶1。一般认为，瘫痪性病变在发展中国家（主要是热带）少见，瘫痪病例中，90%以上发生于 5 岁以前。

在发展中国家本病地方性流行区，大多数婴儿自母体获得中和抗体，至 1 周岁时下降至最低点。这些地区环境卫生和个人卫生不理想，病毒传播广泛，由于显性或隐性感染，5 岁左右的儿童绝大多数都在生后几年内就获得感染和免疫，而不发生大流行。因此，在本病流行最严重的国家或地区中，发病年龄较低。相比之下，在卫生条件好，预防接种推行彻底的国家和地区，感染的年龄往往推迟，许多年长儿和青年人仍然是易感者，夏季流行在年长小儿中越来越多。

4. 季节分布 在热带和亚热带，本病的发病率在各季节无显著差别。而在温带多见本病，终年散发，夏秋季发病率显著高于冬春季，可呈小流行或酿成大流行。

5. 流行模式 温带世界各国都有发病，但在普种疫苗地区发病率大大减少，几乎无发病（如北欧芬兰、瑞士、荷兰等国）。我国 1976～1980 年平均发病率也已降至 0.7/10 万；尤以大中城市婴幼儿服疫苗率已达 80%以上地区发病率下降为快，如江苏省已从 1956 年的 10.51/10 万降至 1982 年的 0.2/10 万。未用疫苗地区则仍有流行。在许多国家和地区中可观察到，随着卫生条件的改善，儿童感染本病的机会越来越少，隐性感染和轻型病例亦随之减少。由于年长儿和成人瘫痪病例较多见，可出现显性病例增多的趋势。

随着预防接种的推广，人群免疫力迅速增长，发病率显著下降，本病仅见于未接种过疫苗者和与脊髓灰质炎减毒活疫苗糖丸（OPV）接种者所接触的人当中，即所谓“疫苗相关病例”。目前在美国，由野毒株所引起的病例已基本消失，所有脊髓灰质炎都是由疫苗株病毒所引起。疫苗相关病例见于两种人：接种疫苗者和他们的接触者。接种疫苗病例绝大多数发生于 4 岁以下儿童，其中约 15%存在某种免疫缺陷，大多于口服疫苗后 7～21 d 发病。接触者病例则多见于青年，大多数于接种者口服疫苗后 20～29 d。疫苗相关病例发生率约为 1/260 万剂，病死率约为 10%。

【发病机制和病理】 脊髓灰质炎的发病机制可分为两个阶段，第一阶段与其他肠道病毒的发病机制相似，病毒首先在咽部和肠道的淋巴组织，包括扁桃体、回肠集合淋巴结、咽部深层淋巴结和肠系膜淋巴结中繁殖至一定程度，然后进入血循环引起第一次病毒血症。病毒通过血流到达全身单核-巨噬细胞系统再度繁殖，然后再引起第二次病毒血症。在轻型或顿挫型中，感染到此为止。在病毒血症时，病毒也可到达脑膜引起无菌性脑膜炎。

在动物实验感染中，病毒可于第 2 天在血中检出并持续至症状出现和血中检出中和抗体为止。人口服 OPV 后，第 2～5 日血中存在游离病毒，其后数日可在血中检出病毒免疫复合物。

在典型病例，进入发病机制第二阶段，病毒可随血流到达中枢神经系统引起脑和脊髓灰质广泛坏死。在猴的实验感染中证明，脊髓灰质炎病毒可沿着外周神经的轴突到达中枢神经系统。但在患者和猩猩实验感染中都是病毒血症发生在瘫痪之前。病毒株的毒力也是发生瘫痪的重要因素。

在切除扁桃体的儿童中，脊髓灰质炎病毒可沿着因手术而暴露出的神经纤维传播至脑，从而引起球麻痹。

在本病流行期间，引起机体抵抗力下降的因素如着凉、劳累、局部损伤、手术、各种预防接种和妊娠等都可促进瘫痪发生。预防接种时注入刺激性物质可促进病毒沿神经散播。

脊髓灰质炎病毒选择性地侵犯某些神经细胞，以脊髓前角细胞为最显著。病毒在细胞内的复制过程直接导致细胞的损害或完全破坏，从而引起下运动神经元性瘫痪。病毒不直接侵犯肌肉。周围神经与肌肉的改变继发于神经细胞的破坏。

病理变化包括神经细胞损害与炎症反应两方面。神经细胞损害表现为胞质的尼氏小体和染色质的溶解，直至细胞完全坏死消失。炎症反应继发于神经细胞的破坏，包括局灶性和血管周围的炎症细胞浸润。炎症细胞以淋巴细胞为主，伴有分叶核粒细胞、浆细胞和小神经胶质细胞。炎症和水肿可压迫邻近神经细胞,导致功能的暂时丧失。在恢复期,炎症消退,大量神经细胞坏死区域形成空洞和神经胶质纤维增生。受损神经所支配的肌纤维萎缩,在正常肌纤维中呈岛形分布(图 2-15-3)。

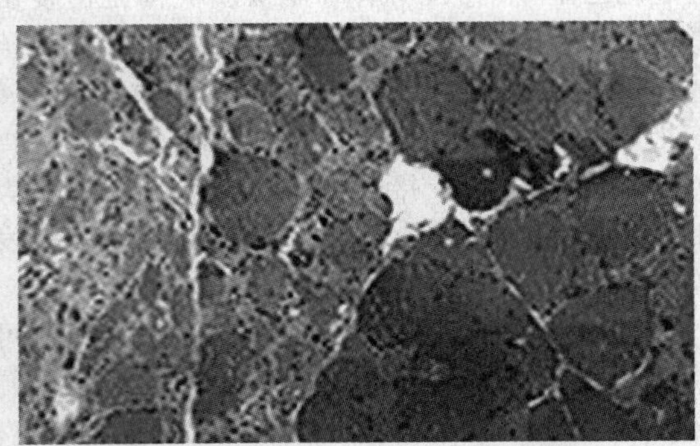

图 2-15-3 骨骼肌的继发性变化

中枢神经系统病变除脊髓前角最显著外,尚可波及脊髓整个灰质、后角和背根神经节。病变呈多灶性和散在性。脊髓病变以颈段和腰段受损较剧,尤其是腰段受损导致下肢瘫痪。软脑膜上可见散在的炎症病灶。

脑部病变可累及大脑、中脑、延髓、小脑及脑干。其中以网状结构、前庭核、小脑蚓突和小脑核最常累及。除前中央回的运动区外,大脑皮质一般不受影响。

除神经系统外,尚有淋巴结和肠道淋巴组织的增生和炎症病变。心肌间质可有白细胞浸润,但心肌坏死罕见。

【临床表现】 潜伏期为 3～35 d,一般为 7～14 d。临床上可分为无症状型、顿挫型、无瘫痪型及瘫痪型等四型。

1. 无症状型(即隐性感染) 占全部感染者的 90%～95%。感染后无症状出现,但从咽部和粪便中可分离出病毒,相隔 2～4 周的双份血清中可检出特异性中和抗体的 4 倍增长。

2. 顿挫型 占全部感染者的 4%～8%。临床上表现为发热、疲乏、头痛、嗜睡、咽痛、恶心、呕吐、便秘等症状,而无中枢神经系统受累的症状。此型临床表现缺乏特异性,曾观察到下列 3 种综合征:①上呼吸道炎,有不同程度发热、咽部不适,可有感冒症状,咽部淋巴组织充血、水肿。②胃肠功能紊乱,有恶心、呕吐、腹泻或便秘,腹部不适,可有中度发热。③流感样症状,有发热及类似流感的症状。上述症状持续 1～3 d,即行恢复。在早期可从咽部、粪便和血液中分离出脊髓灰质炎病毒,在恢复期可从血清中检出特异性的中和抗体和补体结合抗体。

3. 无瘫痪型 本型特征为具有前驱期症状、脑膜刺激征和脑脊液改变。前驱期症状与顿挫型相似,几天后出现脑膜刺激征。患者有头痛、颈痛、背痛、呕吐、颈部和背部强直,Kernig 和 Brudzinski 征阳性。三脚架征(患者在床上起坐时两臂向后伸直支撑身体)和 Hoyne 征(患者在仰卧位时,将其肩部提高可见头向后倾)亦可为阳性。脑脊液检查符合无菌性脑膜炎的改变(白细胞数及蛋白质含量轻度升高,糖和氯化物正常,培养无菌生长)。在整个病程中无神经和肌肉功能的改变。本型在临床上与其他病毒所引起的无菌性脑膜炎难以区别,需经病毒学或血清学检查才能确诊。患者通常在 3～5 d 内退热,但脑膜刺激征可持续 2 周之久。

4. 瘫痪型 本型只占全部感染者的 1%～2%。其特征为在无瘫痪型临床表现的基础上,再加上累及脊髓前角灰质、脑或脑神经的病变。按病变部位可分为脊髓型、延髓型、脑型、混合型四型,以脊髓型为最常见,该型分为以下五期(图 2-15-4)。

(1) 前驱期 本期症状与顿挫型相似,在儿童中以上呼吸道炎为主,在成人则为全身肌肉、骨骼酸痛及皮肤感觉过敏。经 1～2 d 发热,再经 4～7 d 的无热期,然后再度发热,进入瘫痪前期。双相热型主要见于儿童中的 10%～30%病例。本期相当于第二次病毒血症阶段,脑脊髓液仍为正常。大多数病例,包括成年病例皆缺乏前驱期而进入瘫痪前期。

(2) 瘫痪前期 本期特征为发热、头痛、呕吐和肌肉疼痛、痉挛。发热贯穿于整个阶段,但体温并不很高。头痛波及颈部和背部,并可放射到两大腿。由于肌肉疼痛以致运动受限制和肌肉痉挛,往往造成瘫痪的错觉。偶有皮肤感觉异常、过敏或肌肉不自主痉挛。此时除出现上述的三角架征和 Hoyne 征外,Lasegue 征(膝关节伸直时,屈曲髋关节引起的疼痛)亦常阳性。约半数患者有颈部强直和 Kernig 征阳性,并出现脑脊液改变,表明病毒已进入中枢神经系统,并引起脑膜炎。患者可有短暂的意识丧失或嗜睡,可有腹痛、便秘、鼓肠和尿潴留。本期通常持续 3～4 d,偶可短至 36 h 或长至 14 d。罕见病例可缺乏此阶段而直接进入瘫痪期。

(3) 瘫痪期 在发热和肌痛处于高峰时,突然发生瘫痪,或从轻瘫开始,逐渐加重。与此同时,脑膜刺激征逐渐消退。疼痛呈不对称性,可累及任何一组肌群,瘫痪属下运动神经元性质,腱反射消失,肌张力减退,出现血管舒缩功能紊乱,肌肉萎缩,肌电图有符合脊髓前角病变的证据。瘫痪通常在 48 h 内达到高峰,轻者不再发展,重者在 5～10 d 内继续加重。可表现为单瘫、双瘫、截瘫或四肢瘫。在儿童中单侧下肢瘫最为常见,其次为双侧下肢瘫痪。在成人则四肢瘫痪、截瘫、膀胱功能失常及呼吸肌瘫痪较常见,而且男性比女性严重。此期持续 2～3 d,通常在体温下降至正常后即停止发展。

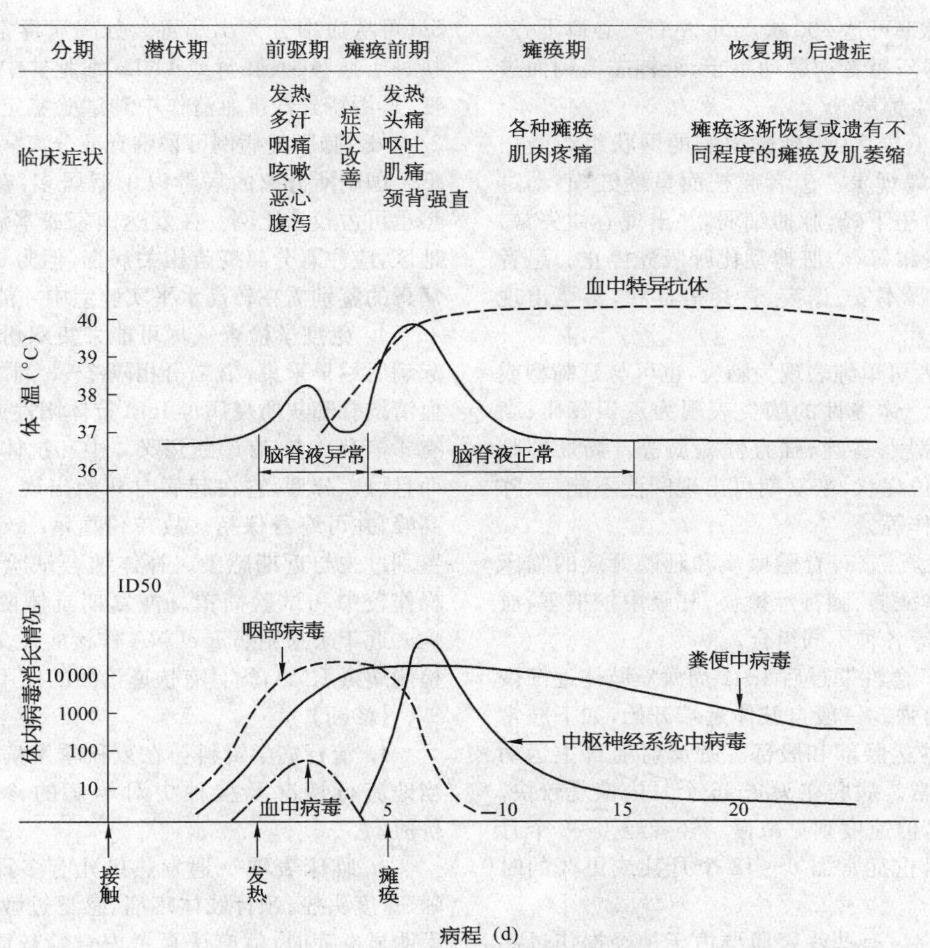

图 2-15-4 髓瘫痪型脊髓灰质炎的临床表现(呈双向热型)、分期及体内病毒消长情况

1) 脊髓型瘫痪:当脊髓的颈膨大受损时,可出现颈肌、肩部肌肉、上肢及膈肌瘫痪。当脊髓的胸段受累时,可出现颈部肌肉、肋间肌、上腹部肌肉及脊椎肌肉瘫痪。两种情况下皆可出现呼吸困难。当脊髓的腰膨大受累时,可出现下肢、下腹部及下背部肌肉瘫痪。在瘫痪发生后开始 2 周,局部常有疼痛感,进入恢复期疼痛逐渐消失。

在瘫痪的早期,腹壁和提睾反射可有短时间(或在整个病程中)消失,通常不出现锥体系受累的病理反射。早期常有皮肤感觉过敏,但感觉并不消失。重症者有自主神经功能失调现象,如心动过速、高血压、出汗及受累肢体发绀变冷等。躯干肌群瘫痪时出现头不能竖直、不能坐起及翻身等。膈肌和肋间肌瘫痪表现为呼吸困难、呼吸浅表、咳嗽无力、说话断续等。体检可发现胸廓扩张受限(肋间肌瘫痪)和吸气时腹部不外凸而反内凹。X线透视可见吸气时横膈上抬的反常现象(膈肌瘫痪)。膀胱肌瘫痪时发生尿潴留或尿失禁,肠肌和腹肌瘫痪时由于患者不能自动排便可出现顽固性便秘,腹肌瘫痪时并可见腹壁局部突出和腹壁反射消失。

在瘫痪的第 5～6 日,随着体温的逐渐消退,瘫痪即停止发展,但在大约 10%的病例,退热后瘫痪仍可继续进行至 1 周之久。

2) 延髓型瘫痪:延髓型瘫痪在瘫痪型中占 5%～35%,约 85%的病例在起病前 1 个月内有扁桃体摘除史。单纯延髓型的发生率不超过瘫痪病例的 10%,而且多见于儿童,在成人则延髓型常伴有脊髓症状。由于病变在脑干所处的部位不同,可产生以下不同症状。

脑神经瘫痪:常见者为第 10 和第 7 脑神经的损害,但其他脑神经如第 9、11、12、3、4、6 等也可波及。脑神经瘫痪多为单侧性。第 10 脑神经发生瘫痪时出现鼻音,流质饮食由鼻返流、口咽分泌物和饮食积聚咽头、呼吸困难、发音困难等。第 7 脑神经受累时出现面瘫。第 9 脑神经瘫痪时吞咽困难、进食呛咳。第 11 脑神经瘫痪时除吞咽困难外,尚有颈无力、肩下垂、头向前后倾倒等症状。第 12 脑神经被侵时也可出现吞咽困难,此外尚有舌外伸偏向患侧,以及咀嚼、发音等障碍。第 3 和第 6 脑神经受累时可引起眼肌瘫痪、眼睑下垂等。

呼吸中枢损害:当延髓腹面外侧的网状组织受损时可出现呼吸障碍,如呼吸浅弱而不规则、双吸气、呼吸间歇加长、呼吸暂停等。缺氧现象最显著时脉搏细速(儿童病例的脉率可达200次/min左右)、心律不齐、血压升高继以渐降;患者初躁动不宁,继神志模糊而进入昏迷。偶可发生惊厥。

血管运动中枢损害:当延髓内侧的网状组织受损时可出现循环衰竭现象。患者起初面呈潮红,心动过速或过缓,继而血压下降,脉搏细弱,并出现心律失常、四肢厥冷、皮肤发绀等,心脏搏动比呼吸先停止。患者常因缺氧而有烦躁不安、谵妄、昏迷等症状,甚至出现惊厥。

3)脑型:患者可单纯表现为脑炎,也可与延髓型或脊髓型同时存在。弥漫性的脑炎表现为意识障碍、高热、谵妄、震颤、惊厥、昏迷、强直性瘫痪等。局灶性脑炎表现为大脑定位症状,恢复期可出现阅读不能症、阵挛或癫痫样大发作等。

4)混合型瘫痪:兼有脊髓瘫痪和延髓瘫痪的临床表现,可出现肢体瘫痪、脑神经瘫痪、呼吸中枢损害、血管运动中枢损害等各种不同组合。

(4) 恢复期　急性期过后1～2周瘫痪肢体逐渐恢复,肌力也逐步增强。一般自肢体远端开始,如下肢常以足趾为起点,继达胫部和股部。腱反射随自主运动的恢复而渐趋正常。病肢在头3～6个月内恢复较快,此后虽仍有进步,但速度则见减慢。轻者经1～3个月即已恢复得很好,重症常需6～18个月甚或更久的时间才能恢复。

(5) 后遗症期　有些受害肌群由于神经损伤过甚而致功能不易恢复,出现持久性瘫痪和肌肉挛缩,并可导致肢体或躯干(由于肌群失去平衡)畸形,如脊柱前凸或侧凹、马蹄足内翻或外翻等。骨骼发育也受到阻碍,因而严重影响小儿的生长与发育。

【实验室检查】

1. 血常规　白细胞总数及中性粒细胞百分比大多正常,少数患者的白细胞数轻度增多,为$(10\sim15)\times10^9/L$,中性粒细胞百分比也略见增高。1/3～1/2患者的血沉增速。

2. 脑脊液检查　在前驱期脑脊液一般正常,至瘫痪前期细胞数常增多,通常为$(50\sim500)\times10^6/L$,偶可有中性粒细胞百分比增高,但以后即以淋巴细胞为主。蛋白质在早期可以正常,以后逐渐增多,氯化物正常,糖正常或轻度增高。至瘫痪出现后第2周,细胞数迅速降低,瘫痪后第3周时多已恢复正常;但蛋白质量常继续增高,可达1～4 g/L,4～10周后才恢复正常。这种蛋白细胞分离现象对诊断本病可能有一定帮助。极少数瘫痪患者的脑脊液可始终正常。

3. 病毒分离　从粪便分离病毒,于起病后数周内仍可取得阳性结果。可用肛门拭子采集标本并保存于含有抗生素之Hanks液内,多次送检可增加阳性率。在病程1周内可采咽拭子,用同法保存。血液标本可用无菌法分离血清,或用肝素抗凝。在瘫痪发生前2～5 d可从血中分离出病毒。分离病毒常用组织培养法接种于猴肾、人胚肾或HeLa细胞株中,先观察细胞病变,再用特异性抗血清作中和试验鉴定,整个过程需时2～4 d。脑膜炎病例可采脑脊液分离病毒,但阳性率较低。国内所分离的病毒以Ⅰ型居多,在个别流行中Ⅱ型也可占较高比例。在发达国家或本病发病率很低的地区,应注意分离疫苗相关病毒,但野毒株和疫苗相关病毒的鉴别需在较高水平实验室中才能作出。

4. 免疫学检查　尽可能采集双份血清,第一份在起病后尽早采集,第二份相隔2～3周之后。脑脊液或血清抗脊髓灰质炎病毒IgM抗体阳性或IgG抗体效价有4倍升高者,有诊断意义。中和抗体最有诊断意义,而且可以分型,它在起病时开始出现,病程2～3周达高峰,并可终身保持。故单份血清IgG抗体阳性不能鉴别过去与近期感染。补体结合试验特异性较低,但操作较中和试验简单。恢复期抗体阴性者可排除本病。近年来采用病毒cDNA作核酸杂交及用RT-PCR检测病毒RNA,均具有快速诊断的作用。

【诊断】

1. 流行病学资料　在夏秋季发病尤应提高警惕。当地流行情况及接种史对本病的诊断有重要参考价值。

2. 临床表现　遇发热患儿有多汗、烦躁不安、嗜睡、重度头痛、颈背肢体疼痛、感觉过敏或异常、咽痛而无明显炎症时,就应认真考虑脊髓灰质炎的诊断。若患儿出现颈背强直和腓肠肌明显疼痛,腱反射由正常或亢进而转为减弱或消失,肌力减弱,患儿不能起坐翻身等,则脊髓灰质炎的诊断更属可能。当分布不规则的弛缓性瘫痪或延髓性瘫痪出现时,则临床诊断基本成立。

3. 实验室检查资料　大便或咽拭子检出病毒、血清中抗体滴度升高均可诊断,脑脊液的阳性发现,如淋巴细胞增多而糖及氯化物正常、细胞蛋白分离现象等,有助于诊断。但顿挫型和无瘫痪型不能单纯依靠临床表现来下诊断,只能依靠实验室检查加以确诊。

如果从发生了急性迟缓性瘫痪患者的标本中分离出脊髓灰质炎病毒,可进一步通过寡核苷酸图谱分析(基因指纹分析)或PCR扩增来检测,鉴定是野生型还是疫苗型。鉴定病毒类型非常重要,每报道一个由野生型病毒株引起的瘫痪型病例,就有疫苗相关的200～3 000个无症状传染性病例存在。

【鉴别诊断】

1. 顿挫型　应与流行性感冒和其他病毒所引起的上呼吸道感染相鉴别。可根据流行病学资料结合实验室检查,特别是从咽部分离病毒的结果来进行鉴别。

2. 无瘫痪型　应与其他病毒(柯萨奇病毒、艾柯病毒、EB病毒、流行性腮腺炎病毒、淋巴细胞脉络丛脑膜炎病毒、流行性乙型脑炎病毒)感染所致的脑膜炎、化脓性脑膜炎、结核性脑膜炎、真菌性脑膜炎以及脑膜炎型钩端螺旋体病等相鉴别。与其他病毒性脑膜炎的鉴别有赖于病毒分离和血清学检查。与其他病原所引起脑膜炎可参考各自的临床特征、脑脊液检查、特效治疗的效果和病原学检查加以鉴别。

(1) 柯萨奇病毒和艾柯病毒所致的脑膜炎　这些肠道病毒感染,除可引起脑膜炎外,还可同时引起皮疹、胸痛、疱疹性咽峡炎、心肌炎等症状。若仅表现为脑膜炎,则根据临床症状和脑脊液检查难以鉴别。

(2) 流行性乙型脑炎　轻型的流行性乙型脑炎可表现为无菌性脑膜炎,易与无瘫痪型脊髓灰质炎相混淆。乙型脑炎起病较急,神志障碍较著,外周血及早期脑脊液中细胞大多以中性粒细胞为主,以及血清学检查等可供鉴别诊断时的参考。

(3) 流行性腮腺炎并发脑膜脑炎　流行性腮腺炎并发脑膜脑炎时,有与无瘫痪型脊髓灰质炎非常相似的表现,但可依据与腮腺炎患者接触史、腮腺肿大、血清淀粉酶增高、补体结合试验等而与脊髓灰质炎相鉴别。

(4) 其他　轻型流行性脑膜炎和不典型化脓性脑膜炎的脑脊液改变有时类似无菌性脑膜炎的改变,不易鉴别。可有皮疹和原发化脓性病灶,外周血白细胞数多明显增多等都有助于区别,通过治疗观察不难获得诊断。结核性脑膜炎和真菌性脑膜炎的早期也会酷似无菌性脑膜炎,而通过病原检查和治疗观察,也不难确诊。传染性单核细胞增多症和淋巴细胞脉络丛脑膜炎有相同的脑脊液变化,前者依赖血中异常淋巴细胞显著增多、嗜异性凝集试验阳性等,后者必须根据血清中特异抗体的发现而与脊髓灰质炎区别。

3. 瘫痪型　应与吉兰-巴雷综合征、急性上行性脊髓麻痹(Landry 瘫痪)、白喉后瘫痪、脑干脑炎、家族性周围性瘫痪和假性瘫痪等相鉴别。

(1) 吉兰-巴雷综合征　本病好发于20～40岁,患者可以无发热或在上呼吸道感染症状以后迅速出现周围神经炎的临床表现。瘫痪虽也属弛缓性,但出现缓慢,从下肢逐渐上升至腹、胸及面肌。其突出特点为瘫痪呈对称性,感觉障碍尤为特殊,呈对称的袜子或手套型分布。恢复迅速而完全,少有后遗症。脑脊液中蛋白质量特别高(0.8～8 g/L),而细胞数一般无明显增加。肌电图有鉴别意义。

(2) 白喉后瘫痪　少见,一般于白喉后第2个月发生。眼肌、软腭肌和咽肌常先发生软化或瘫痪而后波及四肢。瘫痪进展缓慢,多呈对称性。脑脊液中蛋白质偶有增加,但细胞数则无增多。

(3) 家族性周围性瘫痪　常有家族史和周期性复发,以成年男性为多。肢体瘫痪常突然发生,并迅速到达高峰,两侧对称,近端重于远端。患者无发热,发作时血钾降低,补钾后迅速恢复。此外,脊髓灰质炎也需与低钾血症相鉴别。

(4) 假性瘫痪　骨折、骨髓炎、骨膜下血肿、维生素C缺乏症(坏血病)等也可影响肢体的活动,由于不是真正神经损害而引起的瘫痪,因而称为"假性瘫痪"。通过详细病史询问、体格检查、X线检查等,必要时作脑脊液检查,即可查知原因。

(5) 其他　急性上行性脊髓麻痹时脑脊液一般无改变。但应注意,少数脊髓灰质炎病例也可出现上行性瘫痪现象。多发性神经炎一般无发热,而且有明显的感觉障碍,脑脊液无改变,都是与脊髓灰质炎鉴别的要点。

4. 脑型　需与其他病毒性脑炎(流行性乙型脑炎、其他肠道病毒引起的脑炎、散发性病毒性脑炎)相鉴别。除根据各种病毒性脑炎的临床特征和流行病学资料进行鉴别之外,脑炎型脊髓灰质炎常伴有脊髓型瘫痪症状也是鉴别要点之一。

【并发症】

1. 常见并发症

(1) 水、电解质紊乱　呼吸肌瘫痪患者长期使用人工呼吸机时易导致水和电解质紊乱。高热、出汗、呕吐、腹泻、不能进食及血气改变皆可引起严重生化紊乱。补液过多可引起水肿和低钠血症。

(2) 心肌炎　病毒可直接侵犯心肌,引起心电图T波、ST段和P-R间期改变,见于10%～20%病例。

(3) 高血压　可由下列因素引起:①缺氧;②由于下视丘受累导致持续性高血压,进而引起视网膜病、惊厥和神志改变。

(4) 肺水肿与休克　发病机制未明,常见于死亡病例的末期。

(5) 消化道穿孔与出血　曾观察到胃和十二指肠的急性扩张,盲肠穿孔,十二指肠、胃和食管的急性溃疡,整个胃肠道的多发性糜烂伴有大出血和肠麻痹等。

(6) 肺不张与肺炎　常见于严重球麻痹(第9、10脑神经受累)或球脊髓麻痹导致呼吸肌瘫痪或吞咽肌瘫痪,可因气管切开而加重。常见致病菌为金黄色葡萄球菌或革兰阴性菌,对常用抗生素往往耐药,化学预防亦无效。

(7) 泌尿道感染　常与留置导尿管有关,化疗与潮式引流通常无效。由于长期卧床与钙的动员常导致肾结石并发感染。多饮水,限制含钙食物,酸化小便,使用水杨酸制剂及早期活动可减低结石发生率。

(8) 关节病　在瘫痪病例的恢复期,可发生类似于风湿关节炎的综合征,表现为大关节的红、肿、疼痛和压痛。

2. 发病与发生并发症的高危因素

(1) 年龄、性别与妊娠　男女儿童本病的发病率相等,但男孩瘫痪发生率高于女孩。成年人本病发病率以女性为高,但瘫痪发生率则相等。妊娠期本病发病率较高，病情亦较严重，可能与妊娠期免疫受抑制有关。

(2) *免疫缺损状态*　在美国，约14%瘫痪型脊髓灰质炎病例发生于接种OPV者及其接触者。大多数属于单纯B细胞免疫缺损或严重混合型免疫缺损综合征。OPV血清型多为Ⅱ型。在先天性免疫缺损患者中，OPV相关瘫痪病例为正常儿童的10 000倍。这种病例的潜伏期较长(口服OPV后30～120 d)，病程较长，瘫痪期可达数周，可有慢性脑膜炎，并伴有上、下运动神经元混合性瘫痪，出现基底核病变。从粪便中排出病毒持续很长时间。

(3) *剧烈运动*　在瘫痪前期，剧烈运动与疲劳均可增加瘫痪的发生率与严重程度。

(4) *注射与创伤*　曾经接受过注射或骨折、手术及其他原因所引起创伤的肢体容易发生瘫痪。这种相关已被动物实验性感染所证实。其原因与沿神经播散无关，而与脊髓相应部位血管反射性扩张导致血行性播散有关。

(5) *扁桃体切除*　曾在近期或远期切除扁桃体的人，患延髓型脊髓灰质炎的危险性比具有扁桃体的人高8倍。近期切除者，由于病毒可沿损伤的第9、10脑神经末梢向延髓播散；远期切除者则可能与失去扁桃体的免疫屏障而导致病毒迅速播散有关。

(6) *遗传因素*　瘫痪型脊髓灰质炎好发于某些家庭，其成员在相隔多年后相继发生本病。其原因不能用家庭内传播来解释，而提示遗传因素的作用。在细胞水平，对脊髓灰质炎病毒的易感性是由人第19对染色体的基因所支配的。此外，有证据认为支配遗传的白细胞抗原(HLA)影响瘫痪的发生。

【预后】　如果诊断及时，各型脊髓灰质炎的总病死率为1%～10%。年龄是影响病死率的重要因素，4岁以下的病死率为4.8%，40岁以上为30.1%。但近年来发现有年龄越小病死率越高的趋势。休克、肺水肿和并发感染都是预后不良的因素。

一般来说，越是接近生命中枢的病变，越是恢复得完全。例如呼吸中枢受累的病例，如能存活下来则症状可完全消失。同样，舌咽或迷走神经受累时，大多数亦能完全恢复。瘫痪的肢体在3个月内可能恢复60%的肌力，6个月可能恢复80%，恢复的过程最长可达2年。顿挫型的患者可以完全康复。无菌性脑膜炎的患者，症状可持续2～10年，之后也可完全康复。

脊髓受累型，若感染的神经细胞完全被破坏，造成永久性瘫痪；若神经细胞没有破坏，只是短时间失去功能，在发病4～6周也可恢复。永久性和急性瘫痪的严重程度均与病毒血症成正比，与机体免疫状况成反比。此型患者中约半数可以完全康复，1/4轻度肢体活动受限，1/4严重瘫痪，很少引起死亡。延髓受累型，无呼吸机支持，病死率25%～75%不等，与患者年龄有关，若有正压通气，病死率可降至15%。

大多数呼吸肌瘫痪病例能完全恢复，只有极少数需要依赖人工呼吸机维持。若无呼吸机支持，呼吸肌受累的患者常会发生窒息或吸入性肺炎，占瘫痪型患者死亡的5%～10%。

【治疗】　脊髓灰质炎无法治愈，现代的治疗方法主要是缓解症状、促进恢复、减少并发症的发生。本病的治疗因不同病期而异，合理和细致的护理在早期治疗中起着重要的作用。在前驱期和瘫痪期患者应卧床休息，并保持安静，避免疲劳，给予充分营养及水分。

1. 前驱期和瘫痪前期　可适量应用镇静剂，以解除肢体疼痛；或局部作温湿敷，以增进血液循环，减轻疼痛和减少肌痉挛。静脉注射50%葡萄糖及维生素C 1～2 g，每日1次，连续数日，对减少神经系统水肿可能有一定作用。对发热较高、病情进展迅速者，可采用丙种球蛋白肌注，以中和血液内可能存在的病毒，初次量为9～12 ml或更大，以后2～3 d每日1次，每次3～6 ml。肾上腺皮质激素如泼尼松(强的松)、地塞米松等有退热、减轻炎症和水肿等作用。可应用于严重病例，疗程为3～5 d。要注意水、电解质平衡，但补液要适量，避免发生肺水肿。

2. 瘫痪期　患者应躺在有床垫的硬板床上，瘫痪肢体应保持在功能位置上，以避免产生垂腕垂足等现象。有便秘和尿潴留时，要适当给予灌肠和导尿。

下列药物有促进神经传导的作用，可考虑选用：①地巴唑，每日口服1次，成人为10 mg，儿童为0.1～0.2 mg/kg，疗程10 d。②新斯的明，每日皮下或肌内注射1次，每次成人为0.5～1 mg，儿童为0.02～0.04 mg/kg，疗程7～10 d。③加兰他敏，每日肌注1次，成人为2.5～5 mg，儿童为0.05～0.1 mg/kg，从小剂量开始，逐渐增加，20～30 d为1个疗程。维生素B_1、维生素B_{12}等可促进神经细胞的代谢，可适当使用。

咽肌瘫痪致分泌物积聚咽部时，应予体位引流，并用吸引器吸出咽部积液，必要时施行气管切开术。因呼吸肌瘫痪而不能进行有效呼吸时，可采用人工呼吸器治疗。呼吸肌瘫痪和吞咽困难同时存在时，须及早进行气管切开，并采用气管内加压。人工呼吸宜采用带套囊的气管导管，以堵塞周围空隙，使肺部能获得充分通气，并防止咽部积液进入气管内。选用适宜的抗菌药物以防治肺部感染。视具体情况于静脉内输入液体，或于鼻饲管内注入流质饮食。患儿能完全自主呼吸后即可停用人工呼吸，但必须等到患者的咳嗽及吞咽反射完全恢复正常、肺部感染已获得控制，才能拔除气管导管。

循环衰竭的治疗：在休克未发生前，要注意维持水、电解质平衡和治疗并发细菌感染以防患于未然。休克发生后应按感染性休克处理。发生肺水肿时，应限制补液，使用强心和利尿药物。急性期和恢复早期发生轻度高血压时，可不必处理，若反复发生阵发性高血压时，应使用降压药物。

3. 恢复期 当体温恢复正常、肌痛消失、瘫痪停止进行后，即可采用体育疗法、针刺疗法、推拿疗法、穴位刺激结扎疗法、拔罐疗法等以促进瘫痪肌肉的恢复。

(1) *体育疗法* 当体温降至正常后3～4 d起，就应积极进行体育治疗。这包括患者的主动和被动运动，在不引起疲劳和疼痛的前提下，有步骤地对受累的肌群进行锻炼，以恢复其功能。

(2) *针刺疗法* 适用于年龄小、病程短和肢体萎缩畸形不显著的病例。早期(瘫痪停止发展后)开始和长期坚持治疗为获得成功的关键。瘫痪1年以上开始治疗者，则效果较差。这一疗法对瘫痪肌群的恢复，确有相当的促进作用。可根据瘫痪部位取穴。

(3) *推拿疗法* 每日或隔日1次，可教会家属在家进行。

(4) *穴位刺激结扎疗法* 对提高瘫痪肢体肌力和纠正畸形有一定疗效。按瘫痪部位及畸形情况选择有效穴位。

(5) *拔罐疗法* 火罐、水罐、气罐等均可使用，以促进患肢加快恢复。

(6) *其他疗法* 在恢复期也可选用上述促进神经传导功能的药物，及中药熏洗、外敷等。必要时用木板或石膏固定，以及用手术治疗畸形。

目前在国外许多呼吸肌永久瘫痪的幸存者使用穿在胸部或腹部的"夹克式负压通气机"治疗。

治疗脊髓灰质炎需要长期的康复治疗，包括物理训练、使用背带、矫正鞋等也是有效的方法，但使用硬质背带时由于限制了患者的活动，需注意肌肉萎缩。有的病例尚需行整形外科手术治疗，如肌腱延长、神经移植。

【预防】 自从1960年生产首批口服减毒疫苗，1962年生产糖丸疫苗并大量推广后，我国脊髓灰质炎发病率即显著降低。全国年发病率在1965年为3.5/10万；1980年已降至0.7/10万；1990年，我国共发生5 056例本病，发病率为0.5/10万，根据WHO西太平洋地区于2000年10月宣布成为无脊髓灰质炎区域，标志着我国已达到无脊髓灰质炎目标。1988年，WHO提出到2000年底全球消灭脊髓灰质炎的目标。目前，世界上已有3个地区消灭或接近消灭脊髓灰质炎，包括：美洲自1991年起已消灭脊髓灰质炎；西太平洋地区从1997年3月起未检出脊髓灰质炎病毒，于2010年10月宣布成为无脊髓灰质炎区域；欧洲脊髓灰质炎病毒仅限于土耳其东南部。以后工作的重点在南亚地区和非洲。我国根据卫生部2003年6月24日制定的《2003～2010年全国保持无脊髓灰质炎状态行动计划》通知要求，继续努力。

1. 传染源的管理 早期发现患者，加强疫情报告，并进行详细的流行病学调查。

(1) *隔离患者* 自发病日起隔离40 d，最初1周应同时强调呼吸道和胃肠道隔离，1周后单独采用消化道隔离即可。患者粪便、便盆、食具、用具和居住环境按附录八的方法消毒。

(2) *接触者的检疫* 患者的接触者和患儿所在的托幼机构，应接受医学观察20 d；每日测体温，并注意其健康状况，如有发热、呼吸道或消化道症状发生，即予卧床休息，隔离观察至症状消失后7 d。同时采咽部分泌物和粪便分离病毒。如一旦确诊则应作为患者，按规定的要求进行隔离。接触者的手需用2%煤酚皂溶液浸泡2 min，或用0.1%苯扎溴铵(新洁尔灭)浸泡洗涤5 min，然后用清水肥皂洗干净。

(3) *带病毒者的检出* 脊髓灰质炎流行期间，健康儿童的带病毒率可达1.5%，1岁儿童中约为1%。这些带病毒者被检出之后，应按患者的要求加以隔离。

2. 切断传播途径 患者的粪便及呼吸道分泌物及其污染物品，须用氧化消毒剂进行彻底消毒，搞好环境卫生和个人卫生，加强水、粪便和食品卫生管理。

3. 预防接种 自从1955年采用疫苗预防脊髓灰质炎之后，发病率即非常显著地下降。

(1) *主动免疫*

1) 口服减毒活疫苗(OPV)：具有下列优点。①可以口服。②可在细胞培养中繁殖制备，成本较低。③无需冰冻保存，易于推广。④可同时诱生血清内和肠道中的保护性抗体。⑤抗体产生较迅速。⑥疫苗株病毒可在肠道内繁殖而抑制野生病毒的生长。⑦疫苗株病毒排出体外可使接触者受感染而产生免疫，降低人群易感性。

其缺点为：①在极少数情况下，疫苗株病毒可突变而恢复其对神经系统的毒性，引起受接种者或接触者发生疫苗相关性麻痹性脊髓灰质炎(vaccine associated paralytic poliomyelitis, VAPP)。其发生率在美国约为1/250万，在我国约为1/125万。②在先天性免疫缺损或接受免疫抑制治疗的患者中亦可引起VAPP。③在其他肠道病毒广泛存在的发展中国家人群中，疫苗株病毒在肠道内可受干扰，不能定居繁殖产生抗体。但总的来说，口服疫苗的优点还是远远超过它的缺点。所以在我国的实践过程中，尽管健康儿童中其他肠道病毒的感染率可高达20%，口服疫苗的效果仍然是满意的。

我国现行的口服疫苗为3个血清型混合疫苗，我国的脊髓灰质炎免疫程序为：初免月龄为出生满2个月、3个月、4个月各服1次；强化免疫年龄为4周岁。所谓强化免疫是指经过周密计划和广泛发动，在一定范围内，一般在冬春季节对一定年龄组儿童，无论既往史如何，在统一时间内，一律服两剂脊髓灰质炎疫苗，两次免疫间隔1个月。我国从1993年开始已连续3年成功地进行了全国范围内的强化免疫日活动，取得了显著成绩。

服疫苗后2周，体内即有特异性中和抗体产生，1～2个月内可达有效水平，服完两剂后抗体产生率为90%。服完3剂后所产生的免疫力可维持5年，加强免疫1次后免疫力可维持终身。

2）灭活疫苗(IPV)：用甲醛处理脊髓灰质炎病毒，可使它失去传染性而保持免疫原性。此疫苗含有全部3个血清型，用于肌内注射，于3～6个月内注射3次。首次注射后1个月，血清中和抗体达到高峰，2年后下降20%，因此应于2～3年后加强注射1次。

灭活疫苗的优点为：①可与白喉、百日咳、破伤风等疫苗混合注射。②排除活病毒突变恢复毒力的可能性。③先天性免疫缺陷者和免疫受抑制者及其家属皆可使用，不引起疫苗相关性麻痹性脊髓灰质炎(VAPP)。④不受肠道内其他病毒的干扰。⑤接种后保护率可达70%～90%，发病率亦显著下降。如美国接种前1950～1955年，年发病率为18.5/10万～37.2/10万，接种后1956年为9.1/10万，1958年为3.3/10万，1960年为1.8/10万。

灭活疫苗的缺点为：①价格昂贵。②抗体产生缓慢，免疫期较短，需反复加强注射。③肠道内无抗体产生，接种后不能防止感染及携带病毒，只能防止发病。④灭活不完全时，可引起受接种者发病。

近年来在美国生产的增效IPV(EIPV)，含有Ⅰ、Ⅱ、Ⅲ型的D抗原单位分别为40、8、32，具有下列优点：①免疫原性比OPV强，接种2次后99%对3个型产生抗体，加强接种1次后免疫力显著提高。②血清中和抗体至少维持5年。推荐用法为：在2月、4月和12～18月龄时各注射1剂。

1997年美国儿科学会建议广泛推广IPV，以减少VAPP发生，接种方法是先应用两剂IPV后，再服用1剂OPV。欧洲大多数国家已全部应用改进型IPV取代OPV。

(2) 被动免疫　丙种球蛋白适用于未接受疫苗接种或先天性免疫缺陷儿童及接触者。剂量为0.3～0.5 ml/kg，注射后1周内发病者可减轻症状，2～5周后不发病者可认为已获得保护。免疫效果可维持2个月。

［附］　卫生部脊髓灰质炎诊断标准(试行稿，1994年)

1. 疑似病例　不能立即确定为其他病因的任何急性弛缓性瘫痪性麻痹。

2. 确诊病例

2.1　与确诊的脊髓灰质炎病人有接触史，经过2～3.5 d(一般为7～14 d)的潜伏期或接触史不明显，临床上出现：

2.1.1　发热、烦躁不安、多汗、颈背强直、恶心及腓肠肌触痛等症状；

2.1.2　发热后出现躯体或肢体肌张力减弱，肢体(或/和腹肌)不对称性(或双侧)弛缓性麻痹，深部腱反射减弱或消失，但无明显感觉障碍；

2.2　麻痹后60 d，未发现其他病因仍残留弛缓性瘫痪者，后期可呈现肌萎缩；

2.3　发病后从粪便、咽部、脑脊液、脑或脊髓组织中分离到病毒，并鉴定为脊髓灰质炎野毒株者；

2.4　发病前6周内未服过脊髓灰质炎活疫苗，发病后1个月内从脑脊液或血液中查到抗脊髓灰质炎病毒IgM抗体；

2.5　发病后未再服用脊髓灰质炎疫苗或接触疫苗病毒，而恢复期病人血清中和抗体或特异性IgG抗体滴度比急性期有4倍升高者或脑脊液中特异性IgG抗体滴度明显升高、血液与脑脊液IgG抗体滴度比例失常或倒置(正常值在血脑屏障无损伤时，血：脑脊液为200～400：1)；

2.6　疑似病人死亡，不能提供否定脊髓灰质炎诊断依据者；

2.7　疑似病人60 d后失访者。

判断：

临床诊断病例：疑似病例加2.1或2.2或2.6或2.7者。

实验诊断病例：疑似病例加2.3或2.4或2.5。

3. 排除病例

3.1　疑似病人经明确诊断为非脊髓灰质炎的病例：

3.1.1　格林-巴利综合征(经临床或/与脑脊液蛋白与细胞检测明确诊断)；

3.1.2　有病毒分离或血清学依据确诊为其他肠道病毒感染；

3.1.3　横断性脊髓炎；

3.1.4　创伤性脊髓炎；

3.1.5　其他疾病(请注明诊断的病名和依据)。

3.2　麻痹后60 d随访无残留麻痹，粪便标本未分离到脊髓灰质炎病毒或麻痹后2周内血清或脑脊液IgM抗体阴性；

3.3　麻痹后60 d虽残留麻痹，但经两个合格实验室，对病例起病2周内，间隔24～48 h，收集的2份粪便标本经RD和Hep-2两种细胞盲目传2代，均未分离到脊髓灰质炎野病毒者；

3.4　麻痹后60 d虽残留麻痹，但发病2周内脑脊液或血液特异性IgM抗体或特异性IgG抗体比急性期无4倍以上升高者；

判断：凡符合3.1或3.2或3.3或3.4作为排除病例。

3.5　疫苗相关病例

3.5.1　服苗者疫苗相关病例

服用活疫苗(尤其是首剂服苗)后4～35 d内发热，6～40 d出现急性弛缓性麻痹，无明显感觉丧失，临床诊断符合脊髓灰质炎，麻痹后未再服用活疫苗，从粪便标本只分离到脊髓灰质炎疫苗株病毒，血清学检测脊髓灰质炎IgM抗体或中和抗体或IgG抗体的4倍升高均与分离的疫苗株病毒型别相一致者；

3.5.2　服苗接触者的疫苗相关病例

与服活疫苗者在服苗后35 d内有密切接触史，接触后6～60 d出现急性弛缓性麻痹，符合脊髓灰质炎的临床诊断，麻痹后未再服脊髓灰质炎活疫苗，粪便中只分离到脊髓灰质炎疫苗株病毒，血清学特异性IgM抗体阳性或IgG抗体或中和抗体的4倍以上升高与分离疫苗株病毒型别相一致。

说明：

1. 本诊断标准系根据我国当前消灭脊髓灰质炎的实际需要，兼顾科学性与可行性两个方面而制定，主要作为疫情报告的依据。

2. 凡急性弛缓性麻痹(AFP)病例均应立即作疑似病例

的传染病报告，包括15岁以下临床初步诊断为格林-巴利综合征者，以后确诊或排除为脊髓灰质炎者应及时作更正报告。

3. 本标准将确诊病例中分为临床诊断和实验确诊两类，严格说来，临床诊断并不能确诊脊髓灰质炎，要消灭脊髓灰质炎必须加强实验室确诊工作，但目前只有临床诊断的病例，仍作为确诊病例，列入疫情统计。

4. 确诊病例依据2.2(60 d残留麻痹)特别是2.6(疑似病例死亡)和2.7(疑似病例失访)，从科学性论不尽合理，临床医生也难于接受，但从全国消灭脊髓灰质炎的需要出发不致发生漏诊的可能，目前暂作确诊对待，希望在实践中少出现或不出现仅依靠这几条作出诊断的病例。

5. 可疑病例加上恢复期血清中和抗体或IgG抗体4倍以上升高用于脊髓灰质炎确诊的依据，由于我国是服活疫苗的国家，脊髓灰质炎又是粪—口途径感染，非脊髓灰质炎的麻痹者同时受疫苗株感染的机会甚多，中和抗体和IgG抗体目前又不能区别为疫苗株或野毒株所激发，故使用本条例作确诊时应慎重，必需除外直接或间接活疫苗影响的可能才可使用。

三、柯萨奇病毒感染

高志良

柯萨奇病毒(Coxsackievirus)是一种肠道病毒(*Enteroviruses*)，分为A和B两型，是一类常见的经消化道和呼吸道感染人体的病毒，感染后人会出现发热、打喷嚏、咳嗽等感冒症状。柯萨奇病毒是由Dalldorf及Sickles在1948年首先于纽约柯萨奇镇(Coxsachie)从临床诊断为脊髓灰质炎的患儿粪便中分离出来的一组病毒。Melnick应用该病毒接种小鼠引起运动失调、肢体软瘫。在人类则引起疱疹性咽峡炎，妊娠期感染可引起非麻痹性脊髓灰质炎性病变，并致胎儿宫内感染和致畸。从1975～1985年，世界卫生组织发表的一份全球的病毒感染与心血管疾病关系的流行病学调查资料显示，柯萨奇B组病毒(Coxsackievirus group B, CoxB)在21个不同病毒中位居第一。同样柯萨奇A组病毒(CoxA)也对人类造成很大的危害，特别是Cox A24常引起暴发流行，造成大量人群的出血性结膜炎。

【病原学】 柯萨奇病毒属于小RNA病毒科(Picornaviridae)的肠道病毒属(*Enterovirus*)。病毒颗粒为二十面体，立体对称，为球形或卵圆形，直径为22～30 nm。病毒由核酸和蛋白质组成，有裸露的核衣壳，无包膜，无突起。病毒基因组为单股线装RNA，全长6 000～8 500 bp，呈球形状，构成病毒核心。

乳鼠对柯萨奇病毒易感性很高，根据乳鼠感染后产生的病灶不同可分为A、B两组。A组有23个血清型，A1～22及A24(A23型归入艾柯9型)，可引起1日龄新生乳鼠松弛性麻痹，包括肢体性麻痹毛松及全身麻痹，继后发生呼吸变慢、变弱、变浅，12～14 h内死亡。病理组织学显示骨骼肌广泛受损，呈水肿，淀粉样变性，局部坏死细胞浸润，当鼠龄超过24 h后，小鼠对柯萨奇病毒感染的敏感性下降。B组有1～6型，可引起乳鼠全身虚弱、震颤、肌肉痉挛性麻痹，死亡前有呼吸困难、青紫等症状，一般在48 h内死亡，存活的小鼠可显示发育障碍和一般的共济失调。脑内注射后导致脑软化，伴有囊肿，肉眼可见肩胛间脂肪肿胀、灰白的局部透明区，有的还可以发生胰腺炎。组织学显示，随意肌局灶性坏死，炎症细胞浸润，脂肪组织变性坏死等。A组病毒不引起此类病变，当鼠龄超过48 h，则对病毒感染性大大降低。柯萨奇B组病毒可在多种细胞上生长，并引起细胞病理改变，导致细胞死亡，病毒释放。

【流行病学】 柯萨奇病毒感染(Coxsackievirus infection)传播极广，世界各地均有发生，易发生于温、热季节，在亚热带和热带全年都可发病。同一地区每年流行的病毒型常有改变。

1. 传染源 人是柯萨奇病毒的唯一天然宿主，患者及病毒的携带者(或隐性感染者)均为传染源。显性及隐性感染比例达1∶50～1∶100，因而隐性感染者和健康带病毒者是最重要的传染源。病毒主要从粪便中排出，也可从咽喉部排出，而以前者持续时间较长，可达1个月以上。患者脑脊液、血液、胸腔积液、骨髓、唾液、尿中均可分离出病毒。

2. 传播途径 粪—口途径为主要的传播方式，亦可通过飞沫和呼吸道分泌物传播。孕妇感染后可通过胎盘传播给胎儿，引起胎儿畸形甚至死胎。拥挤的居住条件和密切的接触可促进病毒的传播，在多子女和生活条件较低的家庭中，柯萨奇病毒在儿童之间的水平传播较艾柯病毒为严重。病毒也可通过污染的手、食品、衣服、用具等传播，在婴儿室内，患儿、医护人员以及哺乳的产妇传播造成本病散发或流行。

3. 易感性与免疫力 柯萨奇B组病毒感染大多在婴幼儿和学龄儿。一般年龄越小，易感性越高，免疫力随年龄而增长。型特异性中和抗体和补体结合抗体可经胎盘和母乳由母体被动转移至婴儿。肠道内的局部抗体亦有保护作用。

【发病机制和病理】 病毒自口腔及鼻咽人侵至消化道、呼吸道局部黏膜，在黏膜上皮及咽部或肠壁淋巴组织居留和增殖，引起口、咽、呼吸道、肠道等部位的局部表浅炎症。病毒复制达一定程度后侵入血循环中，形成第一次(次要)病毒血症，到达全身器官，直接侵犯器官，诱导产生对组织器官的免疫损害，引起各种病变，此时患者可出现轻度不适或全无症状。病毒随血流进入各种靶组织，并在其中继续繁殖，导致组织细胞发生损害；同时再次侵入血循环(第二次或主要病毒血症)，使各种靶组织器官又一次遭到病毒的侵袭。临床症状一般发生于第二次病毒血症及组织细胞损害出现后。部分柯萨奇病毒经呼吸道进入人体后仅引起上呼吸道感染而无病毒血症。病毒局限于呼吸道黏膜表面，并随呼吸道分泌物而排出。

柯萨奇病毒所引起的中枢神经系统病变与脊髓灰质炎病毒所引起的病变相似，但柯萨奇B组病毒同时可引起灰质和白质的病变，在婴儿中，常累及脑干。心肌炎表现为间质的单核细胞浸润，伴有一定程度的水肿和心肌纤维坏死，左心室扩张及肥厚。部分病例有心包炎，偶可引起心内膜炎。心包炎通常为纤维素性，但也有渗出性的。心内膜肉眼可见心瓣膜游离，边缘有疣状突出，镜下为致密纤维组织及慢性炎症细胞浸润。此外，尚可观察到肝炎（局灶性细胞浸润）及胰腺炎等。

【临床表现】 柯萨奇病毒感染的临床表现多样，50%～80%无症状，有症状者以发热和上呼吸道感染症状多见。同型病毒可引起不同的临床症候群，而不同型的病毒亦可引起相似的临床表现。①柯萨奇病毒A组感染以上呼吸道感染最常见，潜伏期1～3 d，起病急，流涕、咳嗽、咽痛、发热，全身不适。典型症状为疱疹性咽峡炎。据调查（Robinson，1958）伴有口咽部疱疹和皮疹的急性热病中，79%为柯萨奇A型病毒所致。皮疹可为疱疹和斑丘疹，尤以面部、手指、足趾、背部皮疹多见，即手足口病。以儿童多见，成人感染仅占21.7%。部分出现脑膜脑炎伴有吉兰-巴雷综合征和急性病毒性心肌病。②柯萨奇病毒B组感染可引起特征性流行性胸痛，可合并脑膜脑炎、心肌炎、发热、吉兰-巴雷综合征、肝炎、溶血性贫血和肺炎。

1. 疱疹性咽峡炎 疱疹性咽峡炎（herpangina）主要由柯萨奇A组病毒（A1～6、A8、A10、A22）所引起，其他A组病毒、B1～5病毒较少见。本病遍及世界各地，呈散发或流行，传染性强。常见于1～7岁儿童，好发于夏秋季。潜伏期3～6 d，平均约4 d。常以突然高热（可达40℃以上）开始，伴严重咽痛、吞咽困难、唾液分泌增多、胃纳减退、乏力等，约1/4患儿有呕吐及腹痛。初起时咽部充血，可见到分散而比较典型的口腔病变，表现为灰白色丘疹或斑疹，直径1～2 mm，四周绕以红晕。此种黏膜疹多见于咽门前柱、软腭边缘、腭垂、扁桃体等处，但不出现于牙龈、颊黏膜及舌面。疹数多少不等，1～20个，平均为5个左右。2～3 d后周围红晕扩大，颜色加深，水疱变大并溃破，成为直径不超过5 mm的灰色或黄色溃疡。部分病例疱疹分批出现，故可同时看到疱疹及溃疡。颈部淋巴结不肿大或轻度肿大。个别女性患儿在阴道黏膜处出现同样疱疹。并发症少见，偶有发生腮腺炎、脑膜炎等。患者大多于4～6 d后完全恢复，偶或迁延至2周之久。

2. 脑膜脑炎 一般认为两组病毒均可引起无菌性脑膜炎及脑炎。从临床表现及病理改变而言，两种病变不易区别，且多有并存，故可称为脑膜脑炎。已知柯萨奇病毒A组中12个型、B组中6个型，均可引起脑膜脑炎。各型的潜伏期不同，如A9为2～12 d，B5为3～5 d，但各型的临床表现无差异。一般发病急，均有发热，轻重不等，以轻型为多。轻者可无脑膜脑炎的临床表现及体征，脑脊液检查异常才被发现。常见症状和体征有恶心、呕吐、头痛、脑膜刺激征症状等，同时伴有咽痛、腹痛、腹泻等非特异性表现。患者的一般情况良好，神志大多清晰。锥体束征、Kernig征、Brudzinski征等很少呈强阳性，深浅反射正常或稍活跃。部分患者有暂时性肌力减退，但发生瘫痪者甚少，恢复较快。少数患者有意识障碍，与乙脑相似。

3. 心脏疾病 有报道在柯萨奇病毒流行时，约33%患者有各种类型的心脏病。B2～5是最常见的病原体。病毒可累及心脏引起心肌-心包炎，可发生于各年龄组，包括新生儿和成人，前者多发心包炎表现，后者多发心肌炎表现。侵犯心内膜者少。新生儿患病可为胎内感染，病情重，预后差，可发生猝死或慢性充血性心力衰竭。心肌-心包炎的轻重程度悬殊，轻者仅有心电图改变，重者出现面色苍白、发绀、咳嗽、呼吸困难，心率增快，各种心律异常，心脏扩大，心音低钝，可闻杂音（心尖部收缩期），肺部啰音，肝脏增大。临床根据心包摩擦音，卧位透视心腰部增宽，B超心包腔有积液而诊断心包炎。心肌缺血和梗死是导致猝死的主要原因。部分病例可发展为慢性心肌炎、心肌病、缩窄性心包炎和心内膜弹力纤维增生症。

4. 新生儿严重感染 常见病原体为柯萨奇B2～5，少数情况下也可由A3、A9、A12所引起。大多数感染来自母亲，少数是医源性。病情严重程度取决于病毒血清型或毒株。大多数严重的新生儿柯萨奇病毒感染发生于出生后3～7 d，以男性和早产儿占多数。早期症状一般较轻和缺乏特异性，包括厌食、短暂呼吸窘迫和意识模糊。新生儿全身性肠道病毒感染的临床表现可出现脑-心肌炎综合征：以心肌炎为主要表现，常同时伴有脑炎，多由B1～5所引起。

5. 流行性胸痛 流行性胸痛（epidemic pleurodynia）又名流行性肌痛，即所谓Bornholm病。主要由柯萨奇B1～5型病毒所引起。本病好发于夏秋季，呈散发性发病，多见于青少年和年长儿童。潜伏期为2～5 d。起病大多突然，主要表现为发热和阵发性肌痛。发热自38～40℃不等，持续1～14 d，一般为3～4 d。肌痛可累及全身各肌肉，而以胸部为最多见，其中膈肌尤易受累，其次为腹部。痛呈刀割样、刺痛样、紧压样、胀痛样或烧灼样，轻重不一，阵发性，可放射至肩部、颈部、肩胛区等处。发作时可有疼痛位置的转移，但大多数仍集中于下胸部，并随呼吸、咳嗽、肌肉活动等而加剧，肋间肌和膈肌受波及时呼吸浅速，受累肌肉的压痛一般不显著。胸部X线摄片一般无异常发现。大多数病例的病程为4～6 d（12 h至3周）。

6. 发疹性疾病 柯萨奇A9、A16、A20、A2、A4、A5、A10血清型亦可引起出疹性发热。皮疹的形态、数量和分布变化多。可为斑疹、斑丘疹、水疱疹、荨麻疹，偶见瘀点，部位不定。口腔黏膜也可见到，且可形成溃疡。一般2～4 d消退，不留痕迹。临床称为手足口病（hand foot mouth disease），主要由柯萨奇病毒

A16、A5、A10 引起。多见于 4 岁以内年幼儿，四季均可发病，以 5～6 月为多。其特点为口腔内散在的小疱疹，位于颊黏膜、硬腭、齿龈、舌、咽部等处，以颊黏膜、硬腭等处的病变为多见，此点与疱疹性咽峡炎不同。局部淋巴结一般不肿大。皮疹可呈斑丘疹，迅速形成疱疹。疱疹椭圆形，大小 4～5 mm，周围绕以红晕，大多见于手指背面及足跟边缘，尤以甲周为著，偶也出现于手掌、足底、臂、腿和臀部。疱疹一般仅几个，但也可多至几十个。疱疹迅速溃破成浅而微带白色的溃疡，周围有红晕，出现后 2～3 d 即迅速吸收，不留痂。整个病程较短(4～8 d)而轻，可伴发热，以低热为多，但可复发。

7. 其他 柯萨奇 A10 病毒有时可引起淋巴结性咽峡炎，本病主要累及小儿及青年，伴发热(38～40℃)、轻度头痛、肌痛、咽痛和胃纳减退。

此外，柯萨奇 B3、B5 和 A4、A9 病毒感染可表现为肝炎。B4、B5 病毒在儿童中可引起溶血性尿毒症综合征，表现为呼吸道与胃肠道症状、急性肾功能衰竭、血小板减少和微血管性溶血性贫血。B1～5 病毒可引起睾丸炎。A5、A6、A9、B5 病毒可引起淋巴结炎。B3～5 病毒与急性胰腺炎有一定关系，B4、B3 则与依赖胰岛素型糖尿病有一定关系。柯萨奇 A9 和 B2～5 病毒可引起小儿急性胃肠炎，A24 病毒可引起急性出血性结合膜炎。

【实验室检查】

1. 外周血血象 白细胞总数正常或稍增多，分类无明显变化。

2. 脑脊液检查 脑膜炎、脑炎患者的脑脊液可呈非化脓性改变。压力轻度增高，白细胞数轻度增多，多为$(0.1～0.3)×10^9/L$，很少超过 $0.5×10^9/L$，初期以多核为主，2 d 后则单个核细胞可占 90%左右。糖和氯化物无变化，蛋白质轻度增加。

3. 病毒分离 是确诊的主要方法，具有节省、快速和准确的优点，避免了血清学方法所遇到的血清型繁多的困难。

从粪便中分离病毒的阳性率最高，起病后 10 d 内仍可阳性。在起病前 36 h 及发热期间可从血中分离出病毒。呼吸道感染者可从咽拭或含嗽液中分离病毒。脑脊液中分离病毒阳性率较低，但确诊意义较大。其他标本包括胸腔积液、心包积液、尿液、肌肉活检组织和尸检神经组织均可送检。

从粪便及呼吸道中分离出病毒仅具有参考意义，因为可能是合并感染。而从血液、脑脊液和心包积液中分离出病毒则具有确诊意义。所以应尽可能从多个来源采集标本，以增加结果的可靠性。

4. 血清学检查 血清学检查方法中，中和试验是鉴定已分离病毒血清型最特异的方法。患者在病程第 2 周开始出现中和抗体，2～3 周后达高峰，并保持 3～6 年。补体结合试验的特异性较低，异型抗体出现率较高。但补体结合抗体与中和抗体同时出现，而仅保持 2～3 个月，可作为近期感染的依据。可用 ELISA 抗体捕捉法检测 B 组病毒 IgM，阳性率为 67%。亲和素-生物素系统和免疫组化法可检测患者血清及脑脊液中的柯萨奇 B 组 IgM 抗体，有早期诊断价值。

【诊断和鉴别诊断】

1. 流行病学资料 夏秋季流行，小儿居多，家族聚集现象等有参考意义。有近期内本地区流行的资料在诊断上尤有价值。

2. 临床特征 一些有特征性的临床表现，如口腔内疱疹、胸痛或肌痛、心肌炎、脑膜炎、特殊皮疹等对协助诊断均有价值。白细胞总数正常双峰热等也有一定参考意义。当新生儿有任何流行性的严重疾病，或突然发生心肺功能严重障碍时均应考虑柯萨奇病毒感染的可能。在夏秋季遇原因不明的发热和(或)皮疹，特别当患者为婴幼儿时，也应怀疑柯萨奇病毒感染。

3. 实验室检查 除根据临床表现外，可采取脑脊液、心包液、胸腔积液、疱疹液、血液作病毒分离，亦可做活检标本、咽拭子、直肠拭子、粪便等进行细胞培养，但消化道培养分离的病毒只可作为诊断参考。亦可以乳鼠接种分离鉴定病毒。由于血清型较多，存在一定困难，早期和恢复期分别进行血清中和试验或补体结合试验，效价在 4 倍以上或疾病早期检测到特异性 IgM 抗体，则有诊断意义。因健康人群的肠道内常有此类病毒，如仅在患者的粪便或肛拭中分离出柯萨奇病毒时不能凭此而即下结论，宜以下列几点为确诊依据。

1) 从患者的各种体液或分泌物如脑脊液、血液、疱浆液、胸腔积液等，或尸检脏器如心、脑、肝脾等中分离出病毒。

2) 用双份血清作中和试验(或其他血清学检查)抗体效价上升 4 倍以上。

3) 在群发人群中，病毒分离率远高于未接触患者的正常对照组。

4) 无其他已知病原体能引起此类综合征，而从患者的咽洗液、咽拭、粪便、肛拭等之中却能重复分离到同一病毒，并从周围接触者中也检出相同的病毒。

4. 鉴别诊断 无菌性脑膜炎及脑炎主要应与其他病毒引起的脑膜脑炎相鉴别，如流行性腮腺炎、脊髓灰质炎病毒引起的脑膜脑炎、乙型脑炎、流行性脑脊髓膜炎及其他化脓性脑膜炎、结核性脑膜炎、隐球菌脑膜炎、婴儿脑型脚气病(维生素 B_1 缺乏症)、中毒性脑炎等。

流行性胸肌痛应与胸膜炎、心绞痛、心肌梗死、阑尾炎、胰腺炎、胆囊炎、胆石症、溃疡病穿孔等鉴别。

新生儿心肌炎常不易与其他急性感染、败血症、肺炎等鉴别。年长儿及青年期发生心肌炎、心包炎等，应首先除外风湿热。

疱疹性咽峡炎、手足口病需与单纯疱疹引起的口腔炎鉴别。

【预后】 一般预后良好。约5%的脑膜炎病例可有肌紧张和智力低下的后遗症。婴幼儿的全身性感染、心肌炎、肺炎等的预后较差,病死率也较高。

【治疗】 目前尚缺乏特效治疗,应强调一般及支持疗法,可试用利巴韦林或干扰素。新生儿心肌炎的进展迅速,应给氧及保持安静,出现心力衰竭时及早采用快速洋地黄疗法。给予适当的抗菌药物以防止继发细菌感染。

有惊厥及严重肌痛者给予镇静剂或普鲁卡因局部封闭,麻醉剂如吗啡、哌替啶(度冷丁)等不宜轻易采用。

肾上腺皮质激素(地塞米松,成人10～20 mg/d,继改为泼尼松,20～40 mg/d,疗程1个月以上)可考虑用于心肌炎伴心力衰竭、心源性休克、严重心律失常(如高度房室传导阻滞、病态窦房结综合征等)、心包炎患者,可望取得一定效果。鉴于激素可抑制机体免疫功能,有利于病毒的复制,因此一般病例不宜采用。

【预防】 预防主要包括以下几方面。

1. 管理传染源 患者应予隔离2周,管理传染源的重点应放在托幼机构和产房;怀孕妇女患有肠道病毒性疾病者,对新生儿有很大威胁,应注意隔离。

2. 切断传播途径 加强饮食管理和个人卫生,不吃脏水污染过或苍蝇爬过的食物,避免在污水中游泳。自来水宜煮沸后饮用。因患者口咽部可能排出病毒,接触这些患者时应带口罩。流行期间,减少集体活动。患者粪便需加20%生石灰和含氯石灰(漂白粉)混悬液等量,混合后作用2 h,才可排入下水道。

3. 保护易感者 接触患者的婴幼儿可注射丙种球蛋白3～6 ml,以预防感染,对年长儿及青年人不必采用。口服脊髓灰质炎疫苗也可试用。应用柯萨奇B组病毒制成的疫苗于高危人群,有可能预防婴儿心肌炎的流行。

四、艾柯病毒感染

高志良

人肠道致细胞病变孤儿病毒(enteric cytopathogenic human orphan virus, ECHO virus),简称艾柯病毒,最早是在20世纪50年代初,应用组织培养从健康人肠道内分离出来,对实验动物多无致病性,仅在组织培养中产生细胞病变。

【病原学】 艾柯病毒(ECHO virus)属于小RNA病毒科肠道病毒属的一个亚类,形态结构和理化特性与脊髓灰质炎和柯萨奇病毒相似。因为1和8型抗原性相同,10型已归入呼肠孤病毒(*Reovirus*),28型已归入鼻病毒,34型是柯萨奇A24病毒的变种,艾柯病毒从原34个血清型重新分为30个血清型。近年不断报道新的血清型的发现,如2009年12月日本报道98型和107型。各型之间存在着交叉免疫反应。有14个型的艾柯病毒可凝集人O型红细胞,故可用红细胞凝集抑制试验加以区分。现已证实并非所有艾柯病毒都对动物无致病性,如有些艾柯病毒能引起猴子的脊髓灰质炎,9型病毒对新生小白鼠可引起感染。

虽然大多数艾柯病毒可在猴肾细胞中生长,但相当一部分血清型的病毒在人组织细胞培养中生长更佳。

【流行病学】

1. 传染源 隐性感染者和带病毒者是主要传染源,轻型患者比典型患者更多见。在儿童中,病毒分离率尤高。但某些血清型在年长儿(5～14岁)及成人中的分离率较高,如艾柯4、6、9、30病毒在年长儿中分离率为40%～60%,在成人中为22%～34%。

2. 传播途径 主要通过粪—口途径传播,也可通过空气飞沫传播,在家庭或单位造成流行,亦有游泳池水污染引起暴发流行的报道。

3. 人群易感性 易感者以儿童为主,在发展中国家,5岁以下儿童受感染者超过90%。但随着卫生条件的改善,感染发病年龄亦可推迟。

4. 流行特征 常呈散发性发病,全年均可发病,夏秋季为发病高峰季节。感染后可获得同型病毒较持久的免疫力。较常见血清型为6、9、11与30型。英国1978年报道了449例艾柯11型病毒感染,51%为中枢神经系统感染(主要为无菌性脑膜炎),33%为发热或呼吸道疾患,10%为胃肠道疾患,以及13例流行性胸痛。共死亡10例,皆5岁以下儿童,包括5例新生儿。

【发病机制和病理】 艾柯病毒感染(ECHO virus infection)基本与柯萨奇病毒感染相同,但其侵犯器官则有所侧重,其中以中枢神经系统感染最常见,呼吸道感染也较多见。在世界卫生组织1967～1974年8年综合报告中,56%的艾柯病毒感染侵犯中枢神经系统(脑膜炎为主),4、6、9、30型尤为常见。在1、11、13和22型病毒感染中,25%与呼吸道感染有关。艾柯病毒是引起出疹性发热主要的病原。皮疹的发病原理还未明了,尚未有报告从斑丘疹和瘀斑中分离出病毒。因此还不清楚是病毒本身所引起或由免疫机制所致。目前诊断主要依靠从疱液、血液、粪便或咽部分泌物中分离病毒。

【临床表现】

潜伏期为2～7 d,临床表现多样。

1. 中枢系统感染 可呈暴发或散发状态,其中无菌性脑膜炎最常见。

(1) 无菌性脑膜炎 除艾柯病毒24、26、29和32型外均可引起无菌性脑膜炎(aseptic meningitis),病程一般为7～10 d。成人可表现为乏力、脑膜刺激征,数周或数月可恢复。其中2～7、11、14～19、25、30、31和33型曾从脑脊液或其他肠道外来源标本被分离出。

(2) 脑炎 艾柯病毒2～4、6、7、9、11、14、16、18、19和30型均可引起,其症状类似于乙型脑炎,以

6、9两型为最常见，30型近年亦较常见。其中2、6、9、17、19型和30型曾从脑脊液或其他肠道外来源标本分离。

(3) *瘫痪性疾患* 艾柯病毒1～4、6、7、9、11、14、16、18、19、30型可引起，症状类似于脊髓灰质炎，但肌肉瘫痪程度较轻，恢复快而完全。其中4、6、9、11、16、19、30型曾从脑脊液或其他肠道外来源标本分离。

2. 出疹性发热 多在发热时或热退后出疹，出疹与发热天数无相应关系，皮疹呈散在斑疹或斑丘疹，很少融合，1～3 d消退不脱屑。皮疹以斑丘疹多见，多由面部扩展至颈部、胸部和四肢，数目不多，1～3 mm，粉红色，无瘙痒疼痛，无脱屑，热退时出皮疹。此外，皮疹亦可表现为风疹、麻疹、疱疹、瘀点、瘀斑、荨麻疹样。临床上可伴有头痛、呕吐、咽痛、流涕、结膜炎、腹泻，全身颈枕后淋巴结肿大。成人皮疹较少，但全身症状较重。

3. 急性胃肠炎 许多艾柯病毒，特别是11、18、22以及1、3、6、9、14、19型，可引起小儿急性胃肠炎。表现为疲乏与腹泻，24 h后有寒战、呕吐、腹痛和肌痛，48 h内可有发热。大便稀薄带水，呈黄色或黄绿色，混有小量黏液，偶尔带血，每日排便数次至十余次，临床上一般不出现脱水症状，多于48 h内迅速恢复，仅个别患儿的病情较严重，出现脱水、酸中毒等症状。在咽洗液、血及粪内可分离出病毒，但排毒时间大多短暂(不超过36 h)。

4. 呼吸道感染 艾柯病毒4、7、20和25型可引起流感样疾病的流行，19、20型在儿童中可引起肺炎，9型在成人中可引起支气管肺炎。

5. 其他 少数患者可出现心肌炎、心包炎、流行性胸痛、流行性肌痛、非特异性发热、肝炎、手足口病、睾丸炎或淋巴结炎等。此外，在无丙种球蛋白血症患者中，肠道病毒可引起中枢神经系统、消化道和骨骼肌的迁延性病变，甚至致命的感染。

【实验室检查】

1. 病原学检查

(1) *病毒的分离* 大多数艾柯病毒可用猴肾细胞培养分离，如加用人胚肺细胞株W1～38则效果更好，近期有文献报道，胚肺细胞株(MRC－5)培养分离的成功率明显高于Hep－2细胞、Vero细胞。为提高检出率，建议多次送检及留取不同的标本，其中血和脑脊液意义较大。近年联合流式细胞技术，可更有效地从血及脑脊液中发现被艾柯病毒感染的细胞。

(2) *分子生物学检测* 聚合酶链反应(PCR)或逆转录PCR(reverse transcription-PCR，RT－PCR)可以特异性地检测出病毒RNA，特别是后者具有很高的敏感性。近年实时定量逆转录PCR(real-time reverse transcription-PCR)及多重定量PCR(multiplex RT－PCR，mRT－PCR)等新的技术也已应用于临床，可有助于疾病的早期诊断。

2. 血清学检查 恢复期血清抗体效价比急性期升高4倍有诊断价值，脑脊液中检测出艾柯病毒IgM抗体阳性可协助诊断。中和实验是最常使用的病毒鉴定方法，部分血清型如3、6、7、11～15、19～21、24、29型可用血凝抑制试验进行诊断。

3. 脑脊液检查 脑脊液常规及生化检查和柯萨奇病毒感染表现相同。

【诊断和鉴别诊断】

1. 诊断要点

(1) *流行病学资料* 夏秋季流行，以小儿居多，家庭中多人发病等有参考意义。有近期内在本地流行的资料在诊断上尤有价值。

(2) *临床特征* 一些有特征性的临床表现，如无菌性脑膜炎、出疹性发热等对协助诊断有价值。

(3) *病毒学和血清学检查* 病毒分离可采用血液、脑脊液、疱疹液等接种于猴肾或人胚肺细胞。仅在患者的粪便或咽部中分离出艾柯病毒时，需结合血清学检查进行判定，因健康人群的咽部和肠道内也常有此类病毒。近年来PCR等分子生物学技术的应用，大大提高了诊断的敏感性。

2. 鉴别诊断

(1) *风疹* 主要发生于婴儿，其特征为耳、枕骨下淋巴结肿大，有压痛。而艾柯病毒感染为夏季发病，无瘙痒，无颈后和耳后淋巴结肿大。

(2) *轮状病毒和致病性大肠埃希菌引起的腹泻* 轮状病毒性腹泻好发于秋、冬季，它与大肠埃希菌引起的腹泻脱水症状均较明显。艾柯病毒感染多见于婴儿，腹泻为主要症状，一般不出现脱水症状，确诊要依赖病原学和血清学检查。

【预后】 侵犯中枢神经系统者，特别是婴幼儿，可遗留语言障碍等。其余无侵犯中枢神经系统者，一般预后良好，恢复完全而罕见后遗症。

【治疗】 目前尚未有特效治疗，近期研究发现9－arylpurines可抑制肠道病毒，其中对艾柯病毒9型有抑制作用，但未广泛应用于临床。目前主要采用对症和支持疗法，可结合中药疗法。静脉注射丙种球蛋白对新生儿严重感染可能有效，婴幼儿腹泻也有导致脱水及酸中毒的可能，须酌情给予输液治疗。

五、手足口病

李兰娟 范 骏

手足口病(hand foot mouth disease，HFMD)是由肠道病毒引起的一种急性传染病，主要通过密切接触或消化道传播，人群普遍易感，以10岁以下的婴幼儿多见。机体感染病毒后，多呈隐性感染或病毒携带状态，少数发病；发病的症状一般轻微，临床表现为发热、咽痛、口腔内疼痛和皮疹，在手、足、臀、膝部出现丘疹、疱疹，可自愈，不留痂，一般仅需对症治疗，预后良好。极少数患者可引起心肌炎、肺水肿和无菌性脑膜脑炎等并发症。手足口病并不是一种新发传染病，该病自1957年新西兰首次报道以来，曾多次流行。在2006年，WHO公布该病在须申报疾病（法定传染病）的发病率中位居第四（每100 000人口中有19.3人发病）。该病常年皆可发病，我国以夏秋季多发。由于该病近几年在我国多个省市散在流行，已经对学龄前儿童的健康和生命造成严重的危害，中华人民共和国卫生部于2008年5月2日起，将之列为丙类传染病管理。

【病原学】 手足口病病原体并非单一，病原体均为单股正链RNA病毒，属小RNA病毒科、肠道病毒属，其中有肠道病毒71型（enterovirus 71，简称EV71）、柯萨奇病毒A组（Coxsackie virus A，简称CoxA）或B组（如CoxA16、A4、A5、A9、A10、B2、B5、B13型）和艾柯（ECHO）病毒的某些血清型（如11型）。

引起手足口病的各型肠道病毒均无包膜，其病毒颗粒均为二十面体立体对称的球形结构，由蛋白衣壳和核酸构成。核酸为RNA，携带遗传信息，决定病毒遗传性状与增殖特性。RNA编码的蛋白包括结构蛋白和非结构蛋白，前者主要包括病毒的衣壳和基质蛋白；后者包括病毒相关的酶和调控蛋白等。病毒的蛋白衣壳由20种常见的氨基酸构成（图2-15-5）。构成衣壳的32个壳微粒中，每个壳微粒都含有4种壳蛋白，即VP1～VP4。其中VP1、VP2和VP3 3个多肽暴露在病毒外壳的表面，而VP4包埋在病毒外壳的内侧与病毒核心紧密连接，因而抗原决定簇基本上位于VP1～VP3上。由于这些肠道病毒没有包膜，因此衣壳蛋白除了保护病毒基因组免遭各种理化因子及各种不利因素的破坏外，也作为抗原决定簇与宿主细胞表面的受体蛋白识别、结合，是病毒的吸附蛋白。肠道病毒均为单股正链RNA病毒，基因长度7.4～7.5 kb，RNA中碱基（G+C）含量约为47%。其中柯萨奇病毒分子量为$(2\sim2.8)\times10^6$。目前在引起手足口病的肠道病毒中没有发现其他小RNA病毒具有的5′端富嘧啶区和多聚C区。

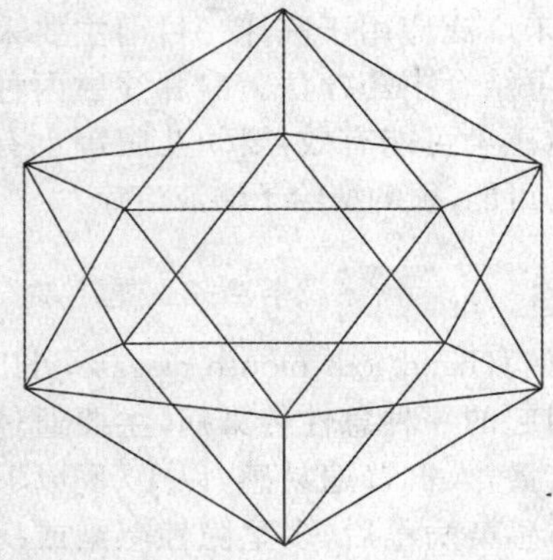

图2-15-5 肠道病毒（手足口病）结构示意图

二十面体：20个等边三角形面、12个顶角、30条边

病毒对乙醚、脱氧胆酸盐、去污剂、弱酸等有抵抗力，且还能抵抗70%乙醇和5%甲酚皂溶液。但对紫外线及干燥敏感，对多种氧化剂（1%高锰酸钾、1%双氧水、含氯消毒剂等）、甲醛和碘酒等也都比较敏感，病毒很快被灭活。病毒在50℃时可被迅速灭活，但1 mol/L浓度二价阳离子环境可提高病毒对热灭活的抵抗力，病毒在4℃可存活1年，-20℃可长期保存。

【流行病学】

1. 传染源 人类肠道病毒在自然界广泛存在，人是其已知的唯一宿主。手足口病的传染源为手足口病患者和隐性感染者。流行期间，患者为主要传染源，散发期间，隐性感染者为主要传染源。该病潜伏期一般为2～10 d，常见在3～7 d。发病前数天，感染者咽部与粪便就可检出病毒，即具有传染性。发病1～2周内咽部有病毒排出，从粪便中排出病毒一般可持续3～5周。患者疱疹液中含大量病毒，破溃时即溢出病毒，本病以发病后1周内传染性最强，其传染性可持续至症状和体征消失后数周。

2. 传播途径 手足口病的传播方式主要是通过密切接触，急性期患者的粪便、口腔分泌物、皮肤疱疹液中含有大量病毒，接触这些排泄物、分泌物或由其污染的手、毛巾、手绢、牙刷、水杯、玩具、食具、奶具、床上用品、内衣以及医疗器具等均可传播本病。一般通过消化道粪—口途径和呼吸道飞沫途径进入体内。其中污染的手是接触传播中的关键媒介。尚不能明确是否可经水或食物传播。

3. 易感性 人群对引起手足口病的肠道病毒普遍易感，但病毒隐性感染与显性感染之比大约为100∶1，成人大多已通过隐性感染获得相应的抗体，但因肠道病毒各型之间无交叉免疫。感染后产生的某一型特异性免疫，不能阻止其他血清型或亚组的肠道病毒感染。因此，机体可先后或同时感染各种不同血清型或亚组病毒。婴儿出生后6个月内由母亲获得的抗体有保护力，此后随着月龄增长，母传抗体逐渐消退，极大多数婴儿在6个月时已成为易感者。因此，手足口病发病一般以6个月以上至5岁以内的婴幼儿为主，其中又以3岁以下年龄组发病率最高。艾柯病毒（4、6、9、30、33型）和柯萨奇病毒B组在成人和较大儿童仍有较多感染。如果不考虑感染的肠道病毒血清型别，引起中枢神经系统疾病的病例以15岁以下儿童为主，引起呼吸道疾病的以5岁以下儿童居多。显性感染和隐性感染后均可获得特异性免疫力，产生的中和抗体可在体内存留较长时间，对同血清型病毒产生比较牢固的免疫力，但不同血清型间鲜有交叉免疫。

4. 流行特征 手足口病流行形式多样，无明显的地区性，世界各地广泛分布，热带和亚热带地区肠道病毒感染一年四季均可发生，一般5～7月为发病高峰，温带地区在冬季感染较少，夏秋季可有一个明显的感染高峰。肠道病毒传染性强、隐性感染比例大、传播途径复杂、传播速度快，控制难度大，容易出现暴发和短时间内较大范围流行；气候在肠道病毒循环和流行中是一重要因素。在本病流行期间，常可发生幼儿园和托儿所集体感染和家庭聚集发病，有时可在短时间内造成较大范围的流行。

总之，该病流行表现形式多样，与流行有关的病毒血清型别、流行地区的地理区域、气候因素、社会经济卫生状况、暴露的机会、人群免疫水平、宿主的反应性等许多因素相关。

【发病机制和病理】 肠道病毒引起手足口病的病理机制基本相似。通过呼吸道或消化道进入体内，侵入局部黏膜，在该处上皮细胞及周围淋巴细胞中停留和增殖。当增殖到一定程度，病毒侵入局部淋巴结，进入血循环形成第一次病毒血症。此时患者无明显临床症状，但可从各种体液中分离到病毒，具有传染性；病毒经血液循环侵入不同脏器，如网状内皮组织、深层淋巴结、肝、脾、骨髓等处大量繁殖，并再次进入血循环导致第二次病毒血症，此时机体可出现典型的临床症状和体征。一般情况下柯萨奇病毒A组不引起细胞病变，故症状多较轻；而柯萨奇病毒B组、EV71、艾柯病毒引起细胞病变，可表现为严重病例。如尸体解剖及动物实验的组织病理学研究显示EV71具有嗜神经性，应用抗病毒的单克隆抗体做免疫组织化学染色，脑、脊髓神经细胞及其突起与单核炎症细胞内可见EV71阳性抗原，而其他内脏内皆为阴性。

手足口病大多数患者症状轻微，以手、足、口腔等部位的皮疹或疱疹为主要特征，组织病理学显示皮肤棘细胞间及细胞内水肿，细胞肿胀，体积增大，胞质苍白，称为气球样变性，并逐步发展导致细胞膜破裂，形成网状变性即表皮内水疱，当表皮内疱达到相当压力，可使基底破裂，真表皮分离，表皮下水疱形成，疱内可含有嗜酸粒细胞和少量的中性粒细胞，并导致表皮细胞坏死，也可能有真皮乳头水肿，真皮浅层淋巴组织细胞浸润，但上皮内无胞内病毒包涵体，亦无多核上皮巨细胞（图2-15-6）。超微结构显示上皮细胞肿胀核膜溶解，部分胞质内可找到病毒颗粒。

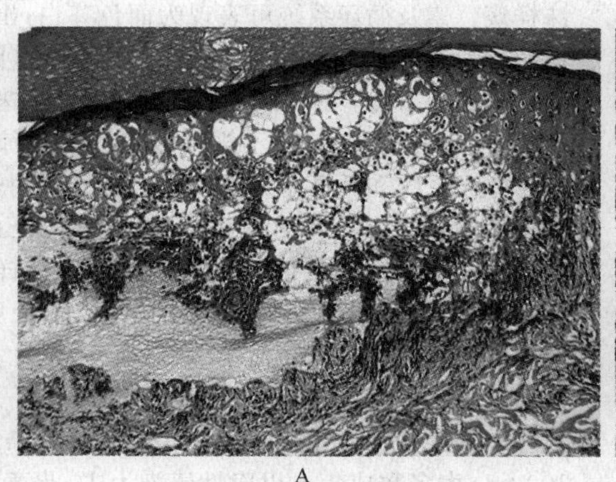

A

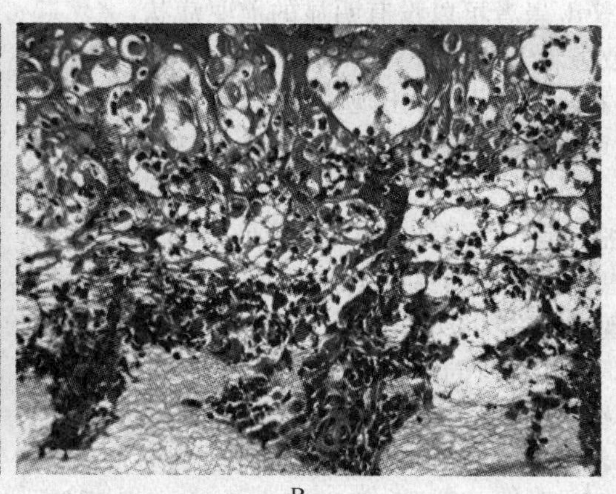

B

图2-15-6 手足口病表皮组织病理学特征

A. 低倍显微镜示表皮网状变性及表皮内水疱，真皮与表皮分离；B. 高倍显微镜示上皮气球样变性、上皮坏死、角质不良及炎细胞浸润

少数危重症EV71死亡病例尸检标本病理检查显示：肉眼观察患者脑水肿，个别可出现脑疝，双肺弥漫性淤血水肿，局部肺出血，全身淋巴结可轻度肿大，心室可肥大，其他肝肾胰等脏器常无明显改变。组织学观察以中枢神经系统的炎症为主，常累及额顶叶大脑皮质、下丘脑、小脑齿状核以及脑干和脊髓等，其中以脑干及脊髓灰质炎症最为明显；神经元有变性、坏死或消失；中性粒细胞浸润，局部形成微脓肿；小胶质细胞增生，并侵入神经细胞内，形成嗜神经细胞现象；脑及脊髓内小血管内皮细胞变性、坏死、血栓形成，血管周围可见单核淋巴细胞呈套袖样浸润；无病毒包涵体；软脑膜早期有中性粒细胞，继后为淋巴细胞浸润。肺主要显示伴有多灶性出血的肺淤血水肿，局部可见少量透明膜样结构，一般无明显炎细胞浸润及弥漫性肺泡损害，或仅见轻中度炎细胞浸润、局部肺不张及少量肺泡上皮脱落与增生，无病毒包涵体（图2-15-7A）。心脏基本正常，或表现为心肌肥大，心室肌内少量淋巴浆细胞浸润，个别可见局部心肌坏死，无病毒包涵体（图2-15-7B）。其他脏器如肝可见脂肪变性、淤血等非特异性改变。淋巴结可肿大，各种淋巴细胞增生，见较多免疫母细胞，淋巴窦闭合，小血管增生，内皮细胞肿胀。应用抗病毒的单克隆抗体作免疫组织化学染色，脑、脊髓神经细胞及其突起与单核炎症细胞内可见EV71阳性抗原，而其他内脏内均为阴性。超微结构显示脑干及脊髓神经细胞变性，空泡化及线粒体内膜性小泡形成，部分神经元内见小RNA病毒颗粒。尸检和组织病理学表明EV71具有嗜神经性。其重症病例在病理上主要为病毒性脑膜脑脊髓炎，由于病毒侵犯脑干的血管调节及呼吸中枢，脑干及脊髓网状结构广泛受损，导致神经性肺水肿的发生。

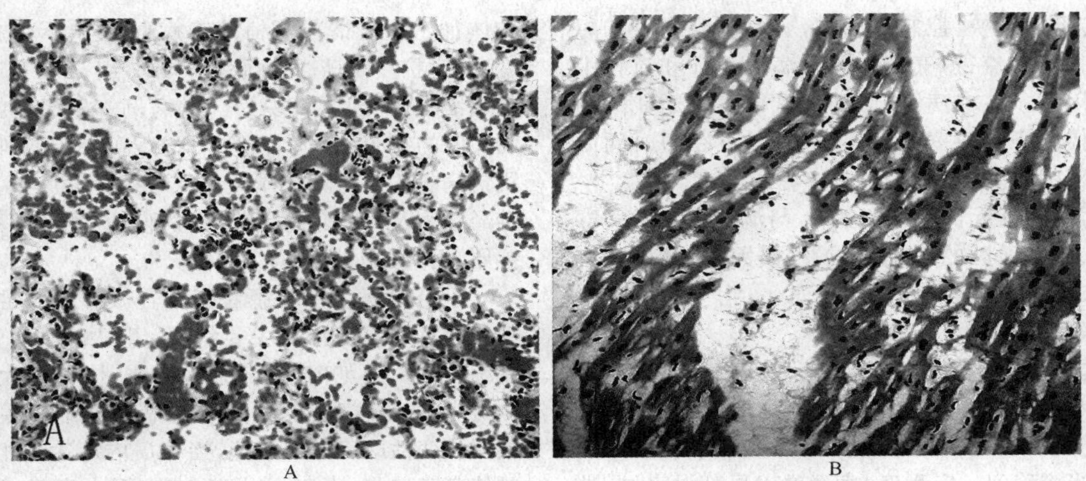

图 2-15-7 死于 EV71 感染女婴(14 个月)肺病变及心肌病变(HE 染色,200×)

A. 肺泡壁水肿,肺泡内出血及间质淋巴细胞浸润; B. 心肌水肿,淋巴细胞浸润,少量心肌坏死

【临床表现】 手足口病病原体为肠道病毒多型(主要 EV71、CoxA16),其临床表现也不一致。轻症者可无任何临床表现,重症者可引起死亡。病毒潜伏期一般为 3~7 d,患者可以没有明显的前驱症状,突然起病。约半数患者于发病前 1~2 d 或发病的同时有中低热(38℃左右),伴乏力,可出现喷嚏、咳嗽、流涕等感冒样症状,也可出现食欲减退、恶心、呕吐、腹痛等胃肠道症状。

1. 轻症病例 发病期主要以手、足、臀皮疹及口痛为特征。患者最常见的主诉是咽痛或口痛,影响进食,婴儿可表现为拒食。多数出现口腔溃疡后出现皮疹,也可口腔溃疡和皮疹同时出现。口腔检查可见粟米样斑丘疹、薄壁疱疹、黄灰色溃疡或已经接合的溃疡,周围有红晕;溃疡可发生在口腔的任何地方,多见于硬腭、舌面、颊黏膜或口唇。口痛一般在 5~7 d 内缓解。斑丘疹或疱疹多出现于手、足等远端部位的皮肤,也可能出现在臀部、躯干和四肢,常集簇出现,多无疼感或痒感,斑丘疹在 5 d 左右由红变暗,然后消退;疱疹呈圆形或椭圆形扁平凸起,内有浑浊液体,如黄豆,大小不等,一般在 5~10 d 内结硬皮并逐渐消失,不留瘢痕。病程第 7 日后,血清特异性抗体水平显著增加,病毒消失,如无严重并发症,则不留痕迹而恢复。绝大多数患者病情温和、病程自限。

2. 重症病例 病毒累及不同系统表现为不同症状。病毒可累及神经系统,主要表现为急性无菌性脑膜炎、脑炎、脑干脑炎、脑脊髓炎、脊髓灰质炎样麻痹、吉兰-巴雷综合征、合并脑疝的坏死性脑炎。中枢神经受累往往出现在皮疹后 2~4 d。表现为头痛、呕吐、精神差、易激惹、嗜睡、肢体无力、肌阵挛、抽搐、中枢性瘫痪或急性迟缓性瘫痪,或大小便功能障碍,再严重者持续抽搐、昏迷、深度昏迷甚至去皮质状态。颅内高压或脑疝者出现剧烈头痛,脉搏缓慢,血压升高,前囟隆起,呼吸节律不规则或停止,球结膜水肿、瞳孔大小不等,对光反射迟钝或消失。累及呼吸系统,可表现为咳嗽,呼吸浅促、困难,口唇发绀,口吐白色、粉红色或血性泡沫样痰。累及循环系统可表现为面色苍白,出冷汗,咯白色或粉红色血性泡沫样痰,四肢发凉,指(趾)发绀,血压升高或下降,心率增快或缓慢,脉搏浅速、减弱甚至消失,心音低钝,心率不规则或出现奔马律,肝脏增大。呼吸系统和循环系统功能障碍往往同时出现。在原发病的基础上突然出现呼吸急促、面色苍白、发绀、出冷汗、心率快、咯白色或粉红色血性泡沫样痰、肺部啰音增多、血压明显异常、频繁的肌阵挛、惊厥和(或)意识障碍加重等以及高血糖、低氧血症、胸片异常明显加重或肺水肿表现。

3. 隐性感染 患者隐性感染与显性感染之比约为 100∶1,大多数成年人以隐性感染为主,儿童则多表现为显性感染。从现在掌握的数据看,多数患儿在 5 岁以下,而重症病例则在 7~12 个月患儿中多见。非典型体征(包括心动过速、呼吸急促、低血压、高血压、胃肠道出血及神经系统异常)、呕吐、白细胞增高、无口腔溃疡均为死亡病例的预测因素。年龄较小,尤其是年龄在 7~12 个月的患儿要给予高度关注。结合近两年来我国手足口病疫情,下列情况应视为小儿危重患者的早期表现:年龄<3 岁;持续高热不退;末梢循环不良;呼吸、心率明显增快;精神差、呕吐、抽搐、肢体抖动或无力;外周血白细胞计数明显增高;高血糖;高血压或低血压。

【实验室和影像学检查】

1. 血常规 轻症病例的血常规一般无明显改变。白细胞计数与分类可在正常范围内,或白细胞计数轻度增高,并以淋巴细胞增多为主。重症病例白细胞计数可明显升高(>15×10^9/L)或显著降低(<2×10^9/L),恢复期逐渐恢复至正常。

2. 血生化检查 部分病例可有轻度 ALT、AST 以及其他心肌酶水平的升高，其升高的程度与疾病严重程度成正比，与预后密切相关；恢复期逐渐降至正常，若此时仍有升高可能与免疫损伤有关。并发多器官功能损害者还可表现为 ALT 甚至可升至 1 000 U/L，血氨明显升高，出现神经、精神障碍，血肌酐、尿素氮也可呈现不同程度升高，表现出肾功能损害；发生脑炎等并发症时还可有高血糖等表现，严重时血糖可＞9 mmol/L，CRP(C 反应蛋白)一般不升高。

3. 脑脊液检查 脑脊液外观清亮，压力增高，白细胞增多(危重病例多核细胞可多于单核细胞)，蛋白质正常或轻度增多，糖和氯化物正常。当急性期脑脊液病毒中和抗体的滴度与恢复期相比增高呈 4 倍或以上，或滴度≥1∶256 时有诊断意义。Pyeron 等认为在排除心、肺原发疾病，无误吸，排除输液过快、输液过多等因素时，若发现呼吸频率进行性增快，氧合指数(PaO_2/FiO_2)呈进行性下降时，临床虽没有神经源性肺水肿的典型表现，也应警惕神经源性肺水肿的发生。此外还有研究发现，高血糖、白细胞增高和急性松弛性瘫痪与神经源性肺水肿密切相关，但其机制尚不完全明确。

4. 病原学检查 包括病毒分离培养、RT－PCR 与荧光定量 PCR、血清学试验(中和试验、酶联免疫吸附试验以及补体结合试验)。用组织培养分离肠道病毒是目前诊断的金标准，包括 EV71 型、CoxA16 型在内的肠道病毒特异性核酸检测是手足口病病原确认的主要检测方法，因为其不仅具有快速、简便的优点，而且还有很高的灵敏度和特异性，比细胞培养更敏感；作为肠道病毒感染的诊断方法之一，可以测定血清中肠道病毒中和抗体的滴度，通常用急性期血清与恢复期血清滴度进行比较，抗体滴度 4 倍或 4 倍以上增高证明病毒感染。在中和实验中，一般要用人肠道病毒参考毒株(即原型株，EV71 原型株为 BrCr 株，CVA16 原型株为 G－10 株)或流行株，有时同时(或单独)使用临床分离株会有助于得到更准确的检测结果。

5. 标本采集和保存 在手足口病的实验室诊断中，从疱疹液或脑脊液中分离病毒具有很高的诊断价值。用于采集咽拭子的无菌拭子要置于适量生理盐水的试管中，以防干燥。用于分子生物学检测的标本采集与病毒分离标本的采集方法一样。为了保证检测结果的准确性和有效性，应及时、规范留取标本，并尽快送检。不能立即检测的标本应冷冻保存。采用血清学诊断时，急性期血清应该在发病后尽早采集，恢复期血清在发病 2 周后采集。临床标本在运输和储存过程中要避免反复冻融。

6. 影像学 疾病早期患者胸部 X 线检查可无异常发现或仅有双肺纹理增粗模糊，中晚期出现双肺大片浸润影及单侧或双侧胸腔积液，进一步发展为双侧对称性非心源性肺水肿。随着病情进展，并发神经源性肺水肿时，患者肺部 CT 表现为弥漫而无规律的斑片状、团絮状或片状边界模糊的密度增高影(图 2－15－8)。当累及神经系统时可表现相应部位 MRI 的改变(图 2－15－9)，受累及部位多表现为 T_1WI(T_1 加权像)增强扫描显示强化，而 T_2WI 序列可无明显强化信号。

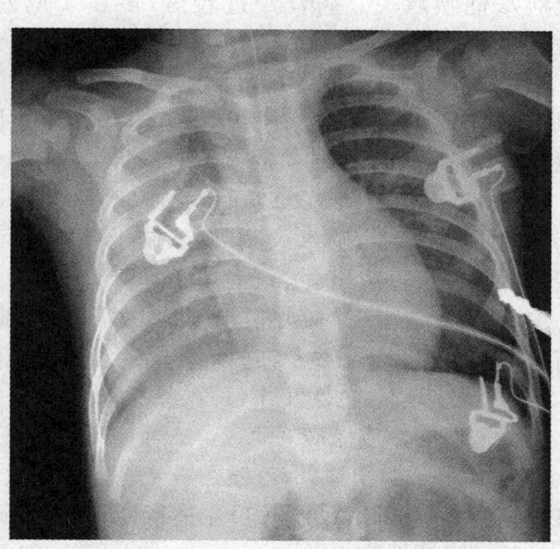

图 2－15－8 死亡患儿(EV71)两肺弥漫性分布片状模糊影，右肺大片实变影，伴左侧肺气肿

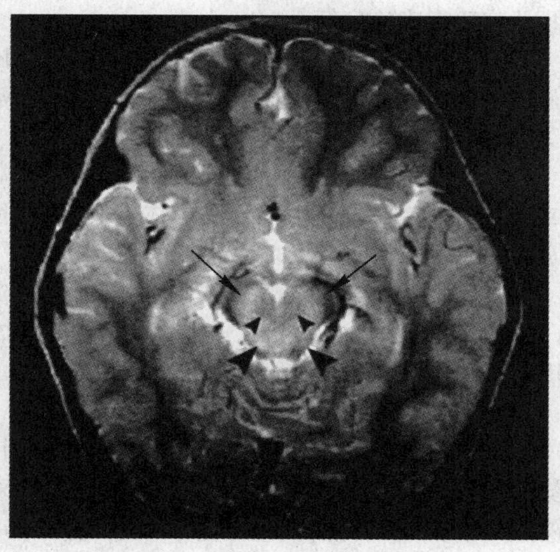

图 2－15－9 感染性脑干脑炎Ⅱ级(EV71)，SE 轴位 T_2WI：中脑层面的大脑脚(箭头)、红核(小箭头)、被盖(大箭头)信号增高

【诊断与鉴别诊断】 手足口病的诊断包括临床诊断和实验室确诊，其临床诊断包括病史、症状、体征和常规实验室检查。

1. 临床诊断

(1) 流行病学资料 ①手足口病好发于 4～7 月。②常见于学龄前儿童，婴幼儿多见。③常在婴幼儿集聚的场所发生，发病前患者有直接或间接接触史。

(2) 临床表现　临床典型病例表现为口痛、厌食、低热或不发热，口腔、手、足皮肤斑丘疹及疱疹样损害，脐周黏膜也可出现类似表现，疱疹周围有炎性红晕，疱内液体较少，皮疹不痛、不痒、不结痂、不结疤。在同一患者，手、足、口腔病损不一定全部出现，可仅表现为皮疹或疱疹性咽峡炎。病程经过较短，多在 1 周左右痊愈。

手足口病或疱疹性咽峡炎表现加上下列并发症 1 项以上者为重症病例，多为 EV71 肠道病毒所致。主要有以下并发症。

1) 脑炎：有意识障碍，如嗜睡、昏迷，严重病例可表现为频繁抽搐、昏迷、脑水肿及脑疝，脑干脑炎者可因呼吸、心搏骤停，迅速死亡。

2) 无菌性脑膜炎：有头痛、脑膜刺激征阳性，脑脊液有核细胞 $>10\times10^6$/L 及细菌培养阴性。

3) 迟缓性瘫痪：急性发作，1 个或多个肢体的一群或多群骨骼肌麻痹或瘫痪。

4) 肺水肿或肺出血：有呼吸困难、气急、心动过速、粉红色泡沫痰，胸部 X 线摄片可见进行性肺实变、肺充血。常为神经源性肺水肿。

5) 心肌炎：心律失常、心肌收缩力下降、心脏增大、心肌损伤指标增高。

(3) 病原学诊断　临床诊断病例符合下列条件之一，即为实验室确诊病例。

1) 病毒分离：自咽拭子或咽喉洗液、粪便或肛拭子、脑脊液、疱疹液或血清以及脑、肺、脾、淋巴结等组织标本中分离到肠道病毒。

2) 血清学检测：患者血清中特异性 IgM 抗体阳性，或急性期与恢复期血清 IgG 抗体有 4 倍以上的升高。

3) 核酸检测：自患者咽拭子或咽喉洗液、粪便或肛拭子、脑脊液、疱疹液或血清以及脑、肺、脾、淋巴结等组织标本中检测到病毒核酸。

2. 鉴别诊断

1) 普通病例：需要与其他儿童发疹性疾病鉴别，如疱疹性荨麻疹、水痘、不典型麻疹、幼儿急疹以及风疹等鉴别。流行病学特点、皮疹形态、部位、出疹时间以及有无淋巴结肿大等可资鉴别，以皮疹形态及部位最为重要。

2) 重症病例：①与其他中枢神经系统感染鉴别：其他病毒所致中枢神经系统感染的表现可与重症手足口病相似，皮疹不典型者，应该尽快留取标本进行肠道病毒，尤其是 EV71 的病毒学检查，结合病原学或血清学检查作出诊断，同时参照手足口病重症病例的处置流程进行诊治、处理。以迟缓性麻痹为主要症状者应该与脊髓灰质炎鉴别。②重症手足口病可发生神经源性肺水肿，应与重症肺炎鉴别。前者咳嗽症状相对较轻，病情变化迅速，早期呼吸浅促，晚期呼吸困难，可出现白色、粉红色或血性泡沫痰，胸片为肺水肿表现。③循环障碍为主要表现者应与暴发性心肌炎、感染性休克等鉴别。

重症病例早期识别见“临床表现”部分。重症病例常表现为高热、惊厥、昏迷、迟缓性麻痹及心肺衰竭，可无手足口病的典型表现，需与中毒型菌痢、乙型脑炎、化脓性脑膜炎、结核性脑膜炎、Reye 综合征、急性呼吸窘迫综合征等疾病鉴别。

3) 散发或不典型病例的鉴别：本病在大规模流行时，诊断常不困难，散在发生或不典型时，须与下列疾病鉴别。①口蹄疫：由口蹄疫病毒引起，属于人畜共患病原体；主要侵犯牛、羊、猪等偶蹄动物，也可累及人类，但是所引起的人类疾病症状较轻，预后较好；一般发生于畜牧区，主要通过接触病畜，经皮肤黏膜感染，成人牧民多见，四季均有；人口蹄疫的特征是口、咽、掌等部位出现大而清亮的水疱，疱疹易溃破，继发感染成脓疱，然后结痂、脱落，手足口病的手足疱疹不易溃破。一般情况下只有先出现兽疫，才有可能使人患病，常散在发生。②疱疹性口炎：由单纯疱疹病毒感染引起，多发于 3 岁以下，四季均可发病，以散发为主。典型临床表现为口腔黏膜任何部位可见数目较多成簇的、针头大小、壁薄透明的小水疱，常累及齿龈，一般无皮疹，常伴颏下或颌下淋巴结肿痛。③水痘：由疱疹病毒引起，多发于 5～9 岁，冬春季发病。典型表现为皮疹向心性分布，多见于躯干和头部，四肢较少；同时可见斑疹、丘疹、疱疹及痂疹等（“四代同堂现象”）多形性皮疹；皮疹痒，皮薄易破。④脓疱疮：多发生于夏秋季节，儿童多见。其传染性强，常在托儿所、幼儿园中引起流行；皮疹好发部位为颜面部、颈、四肢等暴露部位；形态初起时为红斑、丘疹或水疱，迅速变成脓疱，疱壁薄易破，瘙痒；重症患者可伴有高热、淋巴结肿大或引起败血症；实验室检查示白细胞总数及中性粒细胞增高，脓液细菌培养为金黄色葡萄球菌或溶血性链球菌。

【并发症和后遗症】　手足口病患者并发症主要根据病毒累及不同脏器表现不一，常见的并发症包括呼吸系统、循环系统和神经系统。三系统并发症的表现详见“临床表现”部分。其中神经系统受累程度可分为三种神经综合征：无菌性脑膜炎、急性肌肉麻痹、脑干脑炎，其中以脑干脑炎最多见。脑干脑炎又分为三级：Ⅰ级表现为肌震颤、无力或两者均有；Ⅱ级表现为肌震颤及脑神经受累，导致 20%的儿童留下后遗症；Ⅲ级迅速出现心肺功能衰竭，80%的儿童死亡，成活者都留下严重后遗症。

【预后】　患儿手足疱疹为自限性，一般发病 3～4 d 后会自然消退，口腔溃疡发病后数周逐渐愈合，不会留下后遗症。病后可获得对同型病毒手足口病的免疫力，但非终身。危重病例大部分经积极抢救后心肺脑功能恢复正常，完全治愈，但少部分可能会留下后遗症，尤其是神经系统严重受累患者，还有部分患儿因心肺功能衰竭、重症脑炎、肺出血或出现其他并发症而死亡。

【治疗】

1. 一般治疗

(1) 注意消毒隔离避免交叉感染　首先应将患儿与健康儿隔离。轻症患儿应留在家中，直到体温正常、皮疹消退及水疱结痂。一般需隔离2周。符合留观指征患者，应立即将其转至县级以上医疗机构。符合住院指征患者，应立即将其转至指定医疗机构。患儿用过的玩具、餐具或其他用品应彻底消毒。一般常用含氯的消毒液浸泡及煮沸消毒，不宜蒸煮或浸泡的物品可置于日光下暴晒。患儿的粪便需经含氯的消毒剂消毒2 h后倾倒。

(2) 休息及饮食　适当休息，患儿1周内应卧床休息，多饮温开水。患儿因发热、口腔疱疹，胃口较差，不愿进食，故饮食宜清淡、可口、易消化、含丰富维生素，口腔有糜烂时可以吃一些流质食物。食物温度不宜过高，食用过热的食物可以刺激破溃处引起疼痛，不利于溃疡愈合，禁食冰冷、辛辣、咸等刺激性食物。

(3) 口咽部疱疹治疗　应保持口腔清洁，预防细菌继发感染。每次餐后应用温水漱口，口腔有糜烂时可涂金霉素、鱼肝油，以减轻疼痛，促使糜烂早日愈合。取西瓜霜、冰硼散、珠黄散等，选用一种吹敷口腔患处，2～3次/d。

(4) 手足皮肤疱疹治疗　患儿衣服、被褥要清洁，衣着应宽大、柔软，经常更换。床铺应平整干燥。同时注意看护患者，剪短患儿指甲，必要时包裹患儿双手，防止抓破皮疹，破溃而感染。冰硼散、金黄散、青黛散等，选用一种用蒸馏水稀释溶化后用消毒棉签蘸取涂患处，3～4次/d。臀部有皮疹的婴儿，应随时清理患儿的大小便，保持臀部清洁干燥。疱疹破裂者，局部可涂擦1%龙胆紫或抗生素软膏。

2. 对症治疗

(1) 发热患者　小儿手足口病一般为低热或中度发热，无需特殊处理，可让患儿多饮水，如体温超过38.5℃，可使用解热镇痛药。高热者给予头部冷敷和温水擦浴等物理降温。

(2) 有咳嗽、咳痰者　给予镇咳、祛痰药。

(3) 出现胃肠道症状者　如呕吐、腹泻，常伴有水、电解质的丢失，注意补液，纠正水电解质平衡、酸碱平衡的紊乱。

(4) 预防与保护　注意对心、肝、肺、脑重要脏器的保护。

3. 抗病毒药物治疗　手足口病有自愈倾向，且愈后不留痕迹，预后较好，治疗主要以对症治疗为主。临床上目前缺乏特异、高效的抗病毒药物，可酌情选用以下抗病毒药治疗。

(1) 利巴韦林　广谱抗病毒药，小儿每日按体重10～15 mg/kg，分4次服用，疗程5～7 d。静脉滴注：小儿每日按体重10～15 mg/kg，分2次给药，每次静滴20 min以上，疗程为3～7 d。

(2) IFN－α　Aryya等曾试用IFN－α治疗，早期应用可逆转病毒对神经系统的损伤。

(3) 普拉康纳利　普拉康纳利(pleconaril)主要通过与病毒的蛋白衣壳结合而干扰病毒对宿主细胞的吸附和脱壳，能对90%以上的肠道病毒血清型起作用。临床显示有减轻症状、缩短病程等效果。不良反应轻微，主要为恶心及腹痛，多可以耐受。该药是一种有应用前景的候选药，在美国已进入Ⅲ期临床。

4. 重症病例的治疗　除上述治疗外，应根据重症病例脏器受累情况采取相应的对症治疗。

(1) 神经系统受累治疗　①控制颅内高压，限制入量，给予甘露醇0.5～1.0 g/(kg・次)，每4～8 h 1次，20～30 min静脉滴注，根据病情调整给药间隔时间及剂量，必要时加用呋塞米(速尿)。②静脉注射免疫球蛋白，总量2 g/kg，分2～5 d给予。③酌情应用糖皮质激素治疗，参考剂量：甲泼尼龙(methylprednisolone)每日1～2 mg/kg；氢化可的松每日3～5 mg/kg；地塞米松每日0.2～0.5 mg/kg，病情稳定后，尽早减量或停用。个别病例进展快、病情凶险，可考虑加大剂量，如在2～3 d内给予甲泼尼龙每日10～20 mg/kg(单次最大剂量≤1 g)或地塞米松每日0.5～1.0 mg/kg。④其他对症治疗如降温、镇静、止惊，必要时可应用促进脑细胞恢复的药物，如单唾液酸四己糖神经节苷脂(monosialotetrahexosyl ganglioside)20 mg/d，静滴。并严密观察病情变化。

(2) 呼吸、循环衰竭的治疗　①保持呼吸道通畅，吸氧。②确保2条静脉通道通畅，监测呼吸、心率、血压和血氧饱和度。呼吸功能障碍时，及时气管插管，使用正压机械通气，建议呼吸机初调参数：吸入氧浓度80%～100%，PIP(吸气峰压)20～30 cmH_2O，PEEP(呼气末正压)4～8 cmH_2O，频率20～40次/min，潮气量6～8 ml/kg，根据血气分析、X线胸片结果随时调整呼吸机参数。③在维持血压稳定的情况下，限制液体入量(有条件者根据中心静脉压测定调整液量)。④头肩抬高15°～30°，保持中立位；留置胃管、导尿管。⑤药物应用：根据血压、循环的变化可选用米力农、多巴胺、多巴酚丁胺等药物；酌情应用利尿药物治疗。⑥保护重要脏器功能，维持内环境的稳定。⑦监测血糖变化，严重高血糖时可应用胰岛素。⑧抑制胃酸分泌：可应用西咪替丁、奥美拉唑等。⑨有效抗生素防治继发肺部细菌感染。

【预防】　手足口病传播途径多，婴幼儿和儿童普遍易感。做好儿童个人、家庭和托幼机构的卫生是预防本病感染的关键。同时，根据儿童生活环境中是否有手足口病发生，以及与手足口病发病患儿接触的密切程度，采取不同的预防措施。

无手足口病发生的区域个人预防包括勤洗手、喝开水、吃熟食；儿童避免到人群聚集、空气流通差的公共场所；注意孩子营养的合理搭配，让孩子休息好，适当晒晒太阳，增强自身的免疫力。家庭和托幼机构等环境要求居室保持良好的通风；儿童的衣被物品要勤洗晒；对公共玩具、餐具等物品进行清洗消毒。学校老师和家长平时要多注意观察孩子身体状况的变化，一旦发现孩子有发热、出疹等表现，应尽早带孩子到医院就诊，并积极配合医生的治疗。

六、新型肠道病毒其他感染

高志良

新型肠道病毒是指在1969年以后鉴定的除脊髓灰质炎病毒、柯萨奇病毒、艾柯病毒以外的几种小RNA病毒，因其符合肠道病毒的理化特性而命名，目前主要有肠道病毒68、69、70、71 4种。68型的原型分离自下呼吸道感染(肺炎与微气管炎)患者的咽拭子，69型的原型分离自健康人的肛拭，70型的原型分离自急性结合膜炎的结合膜拭子，71型的原型分离自脑膜炎患者的粪便和脑炎患者的脑组织。4个新型肠道病毒都可在猴肾细胞培养中生长，除69型外，其余(68、70、71、72型)均与人类疾病有关。其中68型可引起儿童毛细支气管炎及肺炎，70型可引起急性出血性结膜炎，71型可引起中枢神经系统感染，目前最引起关注的是70和71型。

(一) 急性出血性结膜炎

急性出血性结膜炎(acute hemorrhagic conjunctivitis, AHC)又称流行性出血性结膜炎，俗称红眼病，是由肠道病毒70型或柯萨奇病毒A24型(CA24)引起的急性传染病，多有结膜下出血，常并发角膜炎，可有神经系统并发症。此处仅讲解肠道病毒70型。

【病原学】 肠道病毒70型(enterovirus 70, EV70)属于小RNA病毒科。病毒呈球形，直径27～30 nm，浮力密度1.34 g/ml，包含简单的衣壳和单股正链RNA；病毒衣壳呈二十面立体对称，由60个重复的壳粒排列组成。该病毒无包膜，对热、紫外线敏感，50℃能迅速破坏病毒，干燥常使之灭活；对低温稳定。常用消毒剂例如75%乙醇、5%皂酚等均不能使病毒灭活，对酸和乙醚稳定，但0.3%甲醛0.1 mol/L盐酸或0.3～0.5 pmol/L的游离氯等可迅速灭活病毒。该病毒可长期存活于外环境中。

肠道病毒RNA基因组呈线状，长约7.4 kb，其5′端和3′端为非编码区，中间部分约长6.6 kb，为一连续ORF。病毒编码区分为P1、P2和P3三部分。P1在5′端，编码的结构蛋白包括VP1、VP2、VP3和VP4。VP1～VP4组成衣壳亚单位，VP1、VP2和VP3暴露在病毒表面，能与中和抗体相结合。主要中和决定簇位于VP1蛋白上，VP2和VP3上也含有中和位点，VP4不暴露于表面，无中和位点。VP4相对保守，与RNA核心紧密相连，将RNA锚定在核衣壳上。核酸及氨基酸同源性很低，因此VP1有更少的功能限制区域。因VP1变化最大，其序列可以代表肠道病毒的血清型。

【流行病学】 AHC为世界范围内的流行性传染性疾病，可呈散发性，也可呈暴发流行。其流行具有季节性，多发于夏秋季节。1969年西非的加纳首次报道AHC暴发流行，然后迅速蔓延至非洲、亚洲、欧洲其他国家。1969～1971年和1980～1981年曾发生两次世界性大流行。1970年新加坡发生AHC流行时，首次分离出CA24的变异株CA24V，随后世界各地不断发生由CA24V引起的AHC流行。1971年我国上海、北京等地区发生AHC大流行，分离出小RNA病毒，但当时未能定型；1984年北京发生AHC流行时首次证明由EV70引起；1986年福州市AHC流行，1988年北京、湖北省武汉及沙市等地暴发AHC，1997年青岛市暴发流行，鉴定均为CA24V引起。

1. 传染源 患者的传染性很强，发病后2周内传染性最强，是主要传染源。在人口密集和卫生条件较差的地区可迅速传播，家庭内续发病例常见。在发达国家中，常以眼科诊所为中心，引起局部地区性暴发流行，提示有诊所内感染的可能。温暖、潮湿的沿海气候更能促进其传播。

2. 传播途径 主要是通过接触被患者眼部分泌物污染的手、物品或水等而发病，污染的眼科器械或游泳池的水也是重要的传染源。EV70于病程早期(1～3 d)在患者眼分泌物中分离率高达90%以上，而从鼻咽分泌物分离率低于5%。从病例之间的连续传播速度为24 h来看，也支持从手到眼的传播而不支持粪—口传播。因为在后一种情况下，潜伏期至少需要数日之久。

3. 易感人群 人群普遍易感，各年龄组均可感染发病。患者可以由不同型别病毒单独感染发病，也可发生两种病毒的混合感染。

4. 免疫力与血清流行病学 在加纳和印尼，流行过后近50%人群血清中可检出抗体，但在日本则流行过后仅6%人群可检出抗体。在发达国家10岁以下儿童血清抗体阳性率最高，而患者多见于青少年，提示在儿童中隐性感染常见。病后免疫持久性差，感染后对相应病毒的免疫力会在7年内大幅度下降。患者病愈后可以被不同病毒感染而再次发病，亦可能在间隔数年后被同一种病毒再次感染而发病。

【临床表现】 潜伏期一般为24 h，最长可达6 d。起病急骤，迅速出现眼睑水肿、结膜充血、流泪和眼球痛。通常先发生于一眼，几小时后波及另一眼。约20%病例出现全身症状如发热、头痛、全身不适等。70%～90%病例在起病2～3 d后出现特征性的表现——眼球结膜下出血，从细小的出血点至整个球结膜下出血，程度不等，可见短暂而无后遗症的上皮性角膜炎。初期常发生角膜上皮点状剥脱，约1周后痊愈，耳前淋巴结肿大常见。儿童病例2～3 d即可痊愈，成人1～2周内完全恢复。偶有病例角膜上皮剥脱反复发生，持续数年。老年病例结膜水肿常见，而年轻病例则出血量较大。起病后3～5 d约90%病例在睑结膜上出现细小滤泡。在裂隙灯下用荧光素染色大多数病例可见角膜糜烂或点状上皮性角膜炎。前24 h眼分泌物为浆液性或浆黏液性，并含大量多形核白细胞。

【实验室检查】 在本病起病3 d内，可从患者结膜拭子或刮取物中检出EV70。应用RD、HeLa、Hep-2、BGM和HEK等细胞可分离AHC病毒，其中RD是能同时分离EV70和CA24最敏感的细胞系。电子显微镜、免疫荧光法均可用于鉴定该病毒。用多聚酶链反应和实时荧光定量PCR检测病毒RNA是较为简便、快速、敏感的方法。DNA序列测定与基因芯片新技术也可用作实验室病毒鉴定与分型的方法。

VP1蛋白序列能代表肠道病毒的血清型用于病毒的分型和鉴定。从患者双份血清中可检出相应抗体效价的升高，可有助于临床诊断。

【诊断】 在暴发流行时，可根据流行病学和临床表现作出诊断，确诊有赖于病毒分离。

【鉴别诊断】

1. 流行性角膜结膜炎 小规模的AHC流行或散发性病例应与腺病毒引起的流行性角膜结膜炎(EKC)相鉴别。①EKC的潜伏期较长，通常为5～7 d，而AHC则为1 d。②AHC起病后数小时结膜炎即达高峰，病程不超过1周。EKC在起病后数日病情才达高峰，并维持2～3周。③在AHC早期结膜下出血是特征性表现，而在EKC则少见。④EKC常见结膜上滤泡样沉着，结膜炎消退后常遗留角膜上皮下翳斑。而AHC可出现一过性角膜炎，无后遗症。

2. 急性卡他性结膜炎 急性卡他性结膜炎特征为明显的结膜充血，以穹窿部和睑结膜为重。结膜分泌物多，早期为浆液性，随之变为黏液脓性，常使上下眼睑睫毛粘集成束，涂片或培养可检出细菌。抗菌治疗有效。

3. 游泳池性结膜炎 即包涵体性结膜炎，由沙眼衣原体的一株所引起。患者有在公共游泳池游泳史，结膜高度充血，有显著乳头肥大和滤泡增生，滤泡以下穹窿部尤为显著，早期有较多分泌物，可有全身症状、发热、疲乏和上呼吸道炎。结膜刮片检查可见有包涵体。

【并发症】 眼部并发症主要是细菌感染，可伴角膜炎，但极少累及巩膜和虹膜。极少数出现神经系统并发症，主要为类似于脊髓灰质炎的瘫痪，多发生于起病后5 d至6周。临床表现为先有1～3 d的发热和全身症状，然后出现神经根痛和急性软瘫，呈不对称性、1个或多个肢体的瘫痪。第2～3周出现肌萎缩，可造成后遗症。半数病例可出现球麻痹，偶可出现呼吸衰竭。

【预后】 预后一般良好，不引起角膜后遗症。仅极少数病例并发瘫痪性疾患，导致长期性瘫痪与肌萎缩等后遗症。

【治疗】 主要是对症治疗，局部应用抗RNA病毒或广谱抗病毒药物，如干扰素、利巴韦林等可有效，如合并细菌感染，可合用抗生素眼水滴眼。

【预防】 患者应隔离至症状消失为止。患者用过的毛巾、手帕要进行煮沸消毒，接触过患者的手要用肥皂和流水洗干净。加强眼科器械消毒，防止医源性传播。流行期间应避免到公共浴室和游泳池。

(二) 肠道病毒71型感染

肠道病毒71型(eenterovirus 71, EV71)首先于1969～1970年在美国加州的一次中枢神经系统感染的暴发流行中分离出来，1970年以后向世界各地传播；1972年在澳大利亚引起以脑膜炎为主的流行；1973年在日本引起以手足口病和(或)无菌性脑膜炎(aseptic meningitis)为主的流行，在瑞典引起以无菌性脑膜炎为主，伴有少数手足口病的流行；1975年在保加利亚的流行严重，临床上表现为脑脊髓膜炎及脑膜炎，也有少数脑炎，700例中21%有瘫痪，44例死亡。1992年确定其血清型，其重要性在于它是首次发现的能引起流行性瘫痪的非脊髓灰质炎病毒。近年来亚太地区出现了较为严重的EV71流行，2008年3～4月我国安徽省阜阳市就出现了EV71引起的手足口病严重疫情，国家卫生部于当年5月2日决定将手足口病列入传染病防治法规定的丙类传染病进行管理。

【病原学】 EV71病毒颗粒直径大约30 nm，为二十面体立体对称的小球形结构，无包膜和突起。病毒由外层的衣壳和RNA核心构成。衣壳首先由VP1、VP2、VP3和VP4 4种衣壳蛋白构成原聚体，再由5个原聚体拼装成具有五聚体样结构的亚单位，60个亚单位通过各自的结构域相互连接，形成病毒的衣壳。其中VP1、VP2和VP3裸露于病毒颗粒的表面，而VP4则包埋在病毒颗粒衣壳内侧与RNA核心紧密连接。因而病毒的抗原决定簇基本上位于VP1～VP3上。

EV71基因组由大约7 408个核苷酸的线形单股正链不分节段的RNA分子组成，分子量约为2.6×10^6 Da，腺嘌呤核苷酸和尿嘌呤核苷酸丰富(A+U=52.4%)。从基因组3′端有一个长度可变的多聚腺苷酸尾，5′端共价结合有一个小分子量的蛋白质，编码区仅有一个开放阅读框(ORF)，编码约2 200个氨基酸的多聚蛋白(polyprotein)。该多聚蛋白可进一步被水解成P1、P2、P3 3个前体蛋白，P1前体蛋白最终形成IA(VP4)、IB(VP2)、IC(VP3)、ID(VP1)4个衣壳蛋白；P2前体蛋白产生2A(特异性蛋白酶)、2B、2C；P3前体蛋白经自身切割生成 3A、VPg(5′末端结合蛋白)、3C(特异性蛋白酶)、3D(RNA 多聚酶组分)。由于主要中和抗原决定簇主要集中于 VP1 上,所以 VP1 是 EV71 外壳蛋白研究的重点。EV71 可分为 A、B、C 3 个基因型,其中 B、C 又可分为 B1～B5、C1～C5 几种亚型。

EV71 耐热、耐酸,对乳鼠有致病力,引起类似柯萨奇 A 组病毒所引起的肌炎。在恒河猴中经口或注射感染能产生类似脊髓灰质炎的疾病。在猴子中的神经毒力似与该病毒在高温中的复制能力有关,但双维寡核苷酸电泳和凝胶电泳分离病毒蛋白后却未能区分无神经毒力株。从各地分离的毒株已由交叉中和试验证实有一定的抗原相关性。

【流行病学】 EV71 的流行与季节转换、环境变异有着极大的关联性,EV71 多数在夏季及初秋流行,每年 6～9 月为高峰期,气温过低的地区并不利于 EV71 生存。自 EV71 发现以来,世界不同国家和地区先后报道了 EV71 的流行情况。EV71 流行呈周期性,1971～2000 年间,全球共报道 17 次 EV71 流行,在时间分布上呈现 3 个明显的"波",间隔约为 10 年。

1. 传染源 人是 EV71 病毒唯一的自然宿主。

2. 传播途径 主要为粪—口传染,EV71 由粪便排出。含有高浓度 EV71 的粪便会污染环境甚至地下水源,在公共卫生条件不佳的地区,极易经由污染的水源而散播该病毒。EV71 除了在肠道外亦可在扁桃体增殖,患者的唾液或口鼻分泌物也会带有高浓度的病毒,所以也可经由飞沫或密切接触等途径传播,飞沫传播可能是引起流行的重要传播方式之一。

3. 易感人群 主要侵犯 5 岁以下儿童。托幼机构是 EV71 流行、暴发的主要场所。

4. 免疫力与血清流行病学 人群对 EV71 普遍易感,感染后可获得免疫力。由于不同病原型别感染后抗体缺乏交叉保护力,因此,人群可反复感染发病。成人大多已通过隐性感染获得相应抗体,因此,EV71 感染疾病的患者主要为学龄前儿童,尤以 3 岁以下年龄组发病率最高。

【发病机制和病理】 除所侵袭的主要靶器官不同外,EV71 感染与其他肠道病毒感染的发病机制基本相似。EV71 不仅可引起手足口病、疱疹性咽峡炎等轻症,也可引起中枢神经系统疾病,不同临床表现可能和病毒的生物学特性有关。病毒通过粪—口途径侵入人体后,主要在咽部或小肠黏膜等上皮组织和局部淋巴组织繁殖。大部分为隐性感染,并产生特异性抗体;少数因机体免疫力低下,病毒可进入血流产生病毒血症,进而播散至不同靶器官造成感染。EV71 可能通过两条途径侵入中枢神经系统:①通过周围神经的轴突由逆轴浆运输的形式进入。②通过血脑屏障进入。最近的研究表明,通过周围运动神经元的逆向轴浆运输可能是 EV71 侵入中枢神经系统的主要途径。

【临床表现】 EV71 型可引起多种临床表现,具体如下。

1. 手足口病 1973 年日本和瑞典的 EV71 流行中发现 EV71 能引起手足口病。患儿感染 EV71 后,没有明显的前驱症状或仅有轻度不适,多数突然起病,开始即有发热,一般为 38℃左右。发热同时或 1～2 d 后出现皮疹及口腔疱疹,皮疹通常出现在手掌和足底,也可在臀部。有的患儿不发热,只表现为手、足、臀部皮疹或疱疹性咽峡炎,病情较轻。大多数患儿 1 周内即可恢复。然而少数低龄患儿可能只表现出中枢神经系统感染症状,增加了早期诊断的难度,导致治疗延误,造成预后不良。具体见本节"手足口病"。

2. 中枢神经系统感染 主要表现为无菌性脑膜炎、脑干脑炎、脊髓灰质炎样麻痹等,多发生于 3 岁以下幼儿,病变可累及中枢系统的所有区域,但脑干和脊髓是主要损伤部位。其中脑干脑炎是引起患儿死亡的主要原因。1975 年在保加利亚发生的 EV71 流行中,以无菌性脑膜炎为主,21%病例表现为类似于脊髓灰质炎的急性瘫痪。病情发展迅速,起病后 10～30 h 即出现瘫痪。约半数病例表现为脑炎或脑神经损害(球麻痹)。确诊病例的总病死率为 6.2%,其中 29.5%为瘫痪性疾病,65%为球麻痹。

3. 神经源性肺水肿 EV71 感染引起的神经源性肺水肿最早发现于 1995 年美国,大量的病例来源于亚太地区的 EV71 流行。这也是我国安徽阜阳地区 EV71 疫情中部分重症患儿的主要死因。患儿起病后 1～3 d 内突然发生心动过速、呼吸困难、发绀和休克,胸片显示双侧对称性非心源性肺水肿。患儿常在短期内死亡,即使存活,也常留有严重后遗症。

其他较少见的临床表现包括:全身性斑丘疹、心肌炎、传染性多神经炎和上呼吸道炎。

【实验室检查】 目前 EV71 感染的诊断方法主要包括病毒分离培养、血清免疫学方法和逆转录聚合酶链式反应(RT-PCR)。

1. 病毒分离培养 EV71 可从多种临床标本中分离出来,包括疱疹液、粪便、口咽分泌物、尿和脑脊液。其中以疱疹液的分离率最高,脑脊液的分离率最低。常用猴肾细胞系、人胚肺细胞系、人横纹肌肉瘤细胞(RD)、非洲绿猴肾细胞(Vero)等分离培养 EV71。单从咽拭子或粪便中分离到该病毒尚不能确诊。从有上述临床症状群患者的咽拭子或粪便中重复分离到同一型病毒,且从周围患同样疾病者中也检出相同病毒,且病毒分离率远高于正常人群,则有诊断的参考价值。

2. 中和抗体滴度检测 是最常用的血清学诊断方法,精确且具有型特异性。通常用急性期血清与恢复期血清滴度进行比较,抗体滴度呈 4 倍或 4 倍以上增高证明为病毒感染。

3. RT-PCR技术 现已成为EV71快速诊断的重要手段。不管是采用杂交探针还是TaqMan探针，实时RT-PCR技术都可以快速、敏感地定量检测EV71。

4. 其他检查 一般病例白细胞计数正常，重症病例白细胞计数可明显升高。部分病例可有轻度ALT、AST、CK-MB升高，重症病例血糖可升高。脑脊液外观清亮，压力增高，白细胞增多(危重病例多核细胞可多于单核细胞)，蛋白质正常或轻度增多，糖和氯化物正常。胸片可表现为双肺纹理增多，网格状、点片状、大片状阴影，部分病例以单侧为著，快速进展为双侧大片阴影。磁共振以脑干、脊髓灰质损害为主。部分病例可表现为脑电图弥漫性慢波，少数可出现棘(尖)慢波。心电图无特异性改变，可见窦性心动过速或过缓，ST-T改变。

【诊断】 在暴发流行时，可根据流行病学和临床表现作出诊断，确诊有赖于病毒的分离。

【鉴别诊断】 手足口病的皮疹主要需与其他病毒性皮疹鉴别。中枢神经系统感染需要与乙型脑炎、流行性脑膜炎、虚性脑炎、脊髓灰质炎等鉴别。神经源性肺水肿主要需与心源性肺水肿、病毒性肺炎(尤其是非典型性肺炎)鉴别。鉴别方式分别参考相关疾病章节。

【预后】 大多数手足口病患儿1周内即可恢复。然而少数低龄患儿可能出现中枢神经系统感染，是引起患儿死亡的主要原因。少数流行情况下病例容易出现脑炎或脑神经损害(球麻痹)，病死率高。神经源性肺水肿预后不良。

【治疗】 目前无对EV71非常有效的抗病毒药物，临床上主要是采取对症支持治疗。体外实验证明吡啶基咪唑啉二酮衍生物(pyridyl imidazolidinone derivatives)可有效抑制EV71复制，pleconaril对EV71感染引起的脑膜炎、急性弛缓性麻痹等有较好的临床疗效，均为目前较有前景的候选药物。

手足口病的治疗可参照卫生部《手足口病诊疗指南(2010年版)》。有报道认为牛乳铁蛋白有保护作用，米力农和免疫球蛋白可以治疗EV71感染并发的神经源性肺水肿。有研究还表明，静脉注射免疫球蛋白(IVIG)可以挽救EV71重症感染患儿的生命。

【预防】 曾有灭活EV71疫苗的报道，但未进行临床试验。目前除了继续尝试研究灭活EV71疫苗外，分子生物技术也应用到其中，一种希望通过表达VP1抗原的基因疫苗也在探索中。

目前的防治技术尚无法很好地保护易感者，EV71型感染预防控制策略的重心应主要着眼于传染源的控制和切断传播途径：首先应建立高度敏感的监测系统；其次，加强健康教育宣传，养成良好的卫生习惯；再次，疫情发生后或出现疫情流行苗头时，加强对托幼机构、重点人群的监控，避免与患者及可疑人群的接触。

参考文献

[1] 欧阳颖.脊髓灰质炎病毒感染/脊髓灰质炎[M]//彭文伟.现代感染性疾病与传染病学.北京：科学出版社，2000：858-863,2511-2519.

[2] 王磊.全球儿种主要传染病流行及研究动态[M].《国外医学》流行病学传染病学分册，2002,2,27(1)：5-9.

[3] 汤云珍，丁艳洁.脊髓灰质炎[M]//宫道华.小儿感染病学.北京：人民卫生出版社，2002：496-508.

[4] 美国儿科学会传染病委员会.脊髓灰质炎灭活疫苗和口服脊髓灰质炎疫苗的使用建议[M].《国外医学》预防、诊断、治疗用生物制品分册，1998,21(1)：11-13.

[5] Shulman LM, Handsher R, Yang CF, et al. Resolution of the pathways of poliovirus type I transmission during an outbreak [J]. J Clin Microbiol, 2000,38(3):945-952.

[6] Hoekstra EJ, Chai F, Wang XJ, et al. Excluding polio in areas of inadequate surveillance in the final stages of eradication in China [J]. BullWorld Health Organ, 2000,78(3):315-320.

[7] Modlin JF. Coxsackieviruses, echoviruses and newer enteroviruses [M]//Mandell GL, Douglas RG, Bennett JE. Principles and practice of infectious diseases. 5th ed. New York: Churchill Livingstone, 2000:1904-1915.

[8] Rotbart HA. Enteroviral infections of the central nervous system [J]. Clin Infect Dis, 1995,20(4):971-981.

[9] Yerly S, Gervax A, Simonet V, et al. Rapid and sensitive detection of enteroviruses in specimens from patients with aseptic meningitis [J]. J Clin Microbial, 1996, 34(1): 199-201.

[10] Dietz V, Andrus J, Olive JM, et al, Epidemiology and clinical characteristics of acute flaccid paralysis associated with nonpolio enterovirus isolation: the experience in the Americas [J]. Bull WHO, 1995,73(5):597-603.

[11] 阮仙利，朱坚胜，卢洪萍，等.病毒性脑炎414例[J].中华传染病杂志，2005,23(5)：359-360.

[12] Williams SH, Speers DJ. Meningitis and a febrile vomiting illness caused by ECHOvirus type 4, northern territory, Australia [J]. Emerg Infect Dis, 2010,16(1):63-68.

[13] Fujimoto T, Izumi H, Okabe N, et al. Usefulness of real-time reverse transcription-polymerase chain reaction for the diagnosis of echovirus aseptic meningitis using cerebrospinal fluid [J]. Jpn J Infect Dis, 2009,62(6):455-457.

[14] 李兰娟.手足口病[M].杭州：浙江科学技术出版社，2008.

[15] 许文波.手足口病的流行病学特征及控制策略[EB/OL].维普专家论坛，2007.

[16] 卫生部.手足口病诊疗指南(2010年版)[M].2010.

[17] 左启华.小儿神经系统疾病[M].北京：人民卫生出版社，2005：588-590.

[18] Wong KT, Munisamy B, Ong KC, et al. The distribution of inflammation and virus in human enterovirus 71 encephalomyelitis suggests possible viral spread by neural pathways [J]. J Neuropathol Exo Neurol, 2008, 67: 162-169.

[19] Perez-Velez CN, Anderson MS, Robinson CC, et al. Outbreak of neurologic enterovirus type 71 disease: a diagnostic challenge [J]. Clin Infect Dis, 2007, 45: 950-

957.

[20] Chen CY, Chang YC, Huang CC, et al. Acute flaccid paralysis in infants and young children with enterovirus 71 infection: MR imaging findings and clinical correlates [J]. American Journal of Neuroradiology, 2001,22:200 - 205.

[21] World Health Organization. WHO guidelines on hand hygiene in health care (advanced draft) [S]. 2005,10:23 - 26.

[22] Chan KP, Goh KT, Chong CY, et al. Epidemic hand, foot and mouth disease caused by human enterovirus 71, Singapore [J]. Emerg Infect Dis, 2003,9:78 - 85.

[23] Anon. Hand, foot & mouth disease: a threat to the world [J]. Future Virology, 2009,4:521 - 521.

[24] Lee TC, Guo HR, Su HJJ, et al. Diseases caused by enterovirus 71 infection [J]. Pediatric Infectious Disease Journal, 2009,28:904 - 910.

[25] Osterback R, Vuorinen T, Linna M, et al. Coxsackievirus A6 and hand, foot, and mouth disease, Finland [J]. Emerging Infectious Diseases, 2009,15:1485 - 1488.

[26] Hamaguchi T, Fujisawa H, Sakai K, et al. Acute encephalitis caused by intrafamilial transmission of enterovirus 71 in adult [J]. Emerging Infectious Diseases, 2008,14:828 - 830.

[27] O oi MH, Solomon T, Podin Y, et al. Evaluation of different clinical sample types in diagnosis of human enterovirus 71 - associated hand-foot-and-mouth disease [J]. Journal of Clinical Microbiology, 2007,45:1858 - 1866.

[28] Pérez-Vélez CM, Anderson MS, Robinson CC, et al. Outbreak of neurologic enterovirus type 71 disease: a diagnostic challenge [J]. Clin Infect Dis, 2007,45(8): 950 - 957.

[29] 张树淋.新型肠道病毒感染[M]//彭文伟.传染病学.第5版.北京:人民卫生出版社,2001:100 - 101.

[30] 陈伟,王明丽.肠道病毒71型感染研究进展[J].中国热带医学,2009,9(2):370 - 373.

[31] Uchio E, Yamazaki K, Aoki K, et al. Detection of enterovirus 70 by polymerase chain reaction in acute hemorrhagic comjunctivitis [J]. Am J Ophthaimol, 1996, 122(2):273 - 275.

[32] Ortner B, Huang CW, Schmid D, et al. Epidemiology of enterovirus types causing neurological disease in Austria 1999—2007: detection of clusters of echovirus 30 and enterovirus 71 and analysis of prevalent genotypes [J]. J Med Virol, 2009,81(2):317 - 324.

[33] Wang SM, Liu CC. Enterovirus 71: epidemiology, pathogenesis and management [J]. Expert Rev Anti Infect Ther, 2009, 7(6):735 - 742.

第十六节　淋巴细胞脉络丛脑膜炎

李　刚

淋巴细胞脉络丛脑膜炎(lymphocytic choriomeningitis,LCM)是由淋巴细胞脉络丛脑膜炎病毒(lymphocytic choriomeningitis virus, LCMV)感染人类所致的急性传染病。人类感染LCMV后可表现为隐性感染,亦可有流行性感冒样症状至脑膜炎、脑炎等程度不等的表现。病程呈自限性,预后良好。LCMV感染为人兽共患的传染病,在鼠类及其他啮齿类动物以引起慢性感染为主。

【病原学】 LCMV属沙粒病毒科(Arenaviridae)沙粒病毒属(*Arenavirus*)。呈圆形或多形性,直径60～280 nm,有囊膜,囊膜表面有长约10 nm的棒状突起(图2-16-1)。其基因组由单股大小不同的两条负链RNA组成(L RNA和S RNA),L RNA编码分子量为200 kDa的大蛋白,主要是RNA依赖性RNA多聚酶,还编码与病毒复制有关的Z蛋白,S RNA可编码结构蛋白中分子量为63 kDa的核衣壳蛋白(NP)和43 kDa包膜糖蛋白gp1、36 kDa包膜糖蛋白gp2。病毒内的颗粒为核糖体,在复制过程中能产生一种病毒干扰颗粒(IP)。

LCMV抵抗力较弱,在室温下只能存活1～2 d,在20℃放置3 h即丧失传染性;56℃ 1 h可被灭活。用乙醚、甲醛或紫外线处理及pH<7时均易被灭活。在4℃ 50%甘油中可存活6个月以上,-70℃可长期保存。该病毒能在11～12日龄鸡胚绒毛尿囊膜或卵黄囊及猴肾、鼠胚纤维母细胞组织培养中生长,对小鼠、白鼠、豚鼠、田鼠、兔、犬、猫、灵长类动物猴等均具致病力。病毒在豚鼠、小鼠脑内、鼻内、皮下或腹腔接种,可引起发病、死亡,并可在其血液、脑、脾、肺及尿中分离出LCMV。

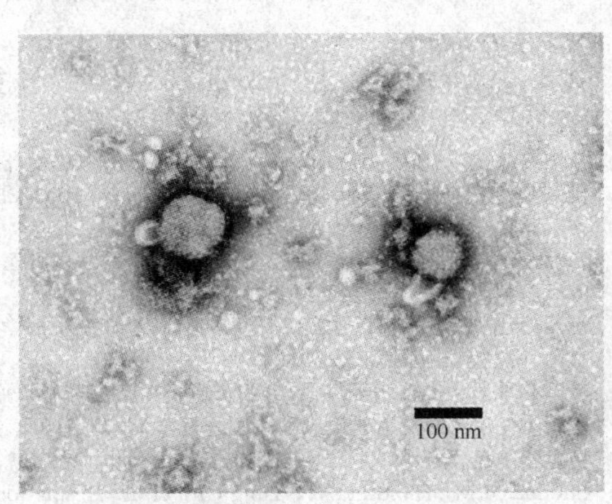

图2-16-1　从小鼠脾匀浆分离出的沙粒病毒科的电镜图

病毒外膜有突起,包涵物呈沙质样,免疫荧光实验证实是淋巴细胞脉络丛脑膜炎病毒

【流行病学】 鼠类是本病主要传染源,尤其是家

鼠。田鼠、野生啮齿动物(豚鼠)、猴、狗等也可作为传染源。被感染鼠的分泌物及排泄物等均含有病毒,可污染尘土、物品及食物。呼吸道与消化道传播是主要传播方式,也有可能通过病鼠及其排泄物接触经皮肤伤口感染。实验室工作人员可因接触感染本病毒的动物而患病。人—人传播未见报道,但患病母亲经胎盘将本病毒传给胎儿及接收器官移植而感染 LCMV 已有报道。一次感染后(包括隐性感染)均可获得持久的免疫力。

本病呈世界性分布,散发为主(我国也有散发,报道很少)。主要发生在秋冬季,各年龄组均可受感染,但青壮年最常见。实验室感染可造成本病暴发流行。历史上,这种疾病通常报告不全,因此决定发病率和评估地域流行性是非常困难的。

【发病机制和病理】 动物和人感染本病毒后,大多不发病,而表现为隐形感染或慢性携带状态。显性感染者病毒首先侵入呼吸道,可在上皮细胞内大量繁殖,故不少患者表现为上呼吸道感染或"流感样"症状。接着病毒入血后导致病毒血症,通过血脑屏障而引起脑膜炎或脑膜脑炎,脑膜及脉络膜呈炎症变化,主要由淋巴细胞和巨噬细胞浸润,而中性粒细胞较少。死亡病例脑实质血管周围有淋巴细胞浸润,胶质变性,脱髓鞘及出血坏死等改变。但也曾有报告中枢神经系统并无病理改变,而病变仅见于肺、肝、肾与肾上腺等脏器。LCMV 无细胞毒性,它主要是宿主对感染细胞的免疫应答产生疾病的不同表现。

【临床表现】 本病的潜伏期为 6 d 至数周,通常为 8～13 d,而一些人感染 LCMV 后仅为亚临床隐性感染(无临床症状和体征,大多数人可获得特异性免疫力,血清中可检测出特异性抗体)。典型的发病过程为:初期阶段(可能持续 1 周),患者可出现发热、浑身不适、食欲不振、肌肉疼痛、头痛、恶心、呕吐等症状。出现较少的其他症状包括:咽喉痛、咳嗽、关节痛、胸痛、睾丸痛、腮腺的疼痛。这些症状几天后开始减轻,而后进入疾病的后期,包括脑脊髓膜炎症状,如嗜睡、意识错乱、感觉障碍和(或)神经传导障碍如瘫痪等。

以上不同阶段的症状可能单独出现或连续出现,因而临床表现多样。主要有以下 3 种临床类型。

1. 流感样型 起病急,有发热,可达 39.5℃以上,伴有背痛、头痛、全身肌肉酸痛。部分患者诉恶心、呕吐、畏光、腹泻等,以后出现咽痛、鼻塞流涕、咳嗽等其他上呼吸道感染症状,少数可有皮疹、淋巴结肿大和压痛。病程 2 周左右,偶有复发。病后乏力感可持续 2～4 周。除非在较大的暴发中,大部分容易被漏诊或误诊。

2. 脑膜炎型 可出现于流感样症状后(常在流感样症状短暂缓解期),或直接以脑膜炎症状开始。起病急,表现为发热、头痛、呕吐、脑膜刺激征等,除幼儿外,惊厥少见。神志一般无改变。通常病情较轻,病程约 2 周,但也有可能病情较重,病程持续 2 周以上。

3. 其他 脑膜脑炎型、脑脊髓炎型等罕见,表现为剧烈头痛、感觉异常、谵妄、昏迷、惊厥、瘫痪、精神失常等。病程通常较长,病死率较高。部分病例有神经系统后遗症,如头痛、个性改变、失语、失聪、蛛网膜炎、不同程度的瘫痪、共济失调、复视、斜视等。

LCMV 也可引起急性脑积水,常需要外科引流来减缓颅内压。在一些少见的病例,感染侵犯脊索可以导致脊髓炎,表现为肌肉无力、麻痹、感觉异常。个别患者也会有轻度脱发。此外妊娠期相关的感染也与婴儿先天性脑积水、脉络膜视网膜炎、智力发育迟缓有关。

本病偶可并发睾丸炎、腮腺炎、肺炎、关节炎、心肌炎、孕妇流产等。

【实验室检查】

1. 外周血及脑脊液检查 外周血血象示白细胞总数正常或减少,淋巴细胞相对增多,可发现异常淋巴细胞;血沉正常。脑膜炎型患者的脑脊液细胞数可增至 (100～3 000)×10^6/L,其中 90%以上为淋巴细胞;蛋白质增多,但一般不超过 1 000 mg/L;糖正常或稍减低,氯化物正常。压力正常或稍增高。

2. 免疫学检查 早期通过酶联免疫吸附试验(ELISA)检测血清或脑脊液中的特异性 IgM 抗体。血清免疫荧光抗体试验是目前最有用的方法,在病程第 1 周即可阳性,在 1 个月内滴度升至 1∶64～1∶256,至少 1 年内都可测出,有利于早期诊断。补体结合试验于病程 10～14 d 呈阳性,滴度很快上升至 1∶64～1∶256,于 5～8 周达高峰,4～6 个月内消失。中和试验仅用于流行病学调查。

3. 病原学检查 LCMV 在早期阶段可从血液中分离,而在后期可从脑脊液中分离。常将脑脊液接种于小白鼠脑或腹腔,其后用免疫荧光抗体试验检查动物脑膜浸润病灶荧光复合物,可确立病毒的存在。另外,采用组织(细胞)培养的方法可分离 LCMV,应用鸡胚或鼠胚纤维母细胞、猴肾细胞等进行组织培养和病毒分离,并利用荧光抗体进行确认。

4. 其他 RT-PCR 方法具有较高的敏感性和特异性,已用于该病毒感染的检测。

【诊断和鉴别诊断】 根据接触史、临床表现及实验室检查作出诊断。起病前有鼠类接触史,病后有发热伴流感样症状,继而发展为脑膜炎者应疑为本病,脑脊液淋巴细胞增多有辅助诊断意义。确诊有赖于病毒分离和血清特异性抗体测定。早期可测定血液及脑脊液中特异性 IgM 抗体和(或)血清免疫荧光试验。补体结合抗体在双份血清抗体 4 倍增长时可确立诊断。RT-PCR 方法也可辅助诊断。病毒分离是最可靠的方法,但阳性率低。

本病临床表现多样,病情轻重不一,除非血清学证实,否则难以与其他病毒所致的全身感染和脑膜炎区别，临床误诊率很高。早期有流感样症状者应与病毒性呼吸道感染鉴别。有脑膜炎或脑膜脑炎表现时应与腮腺炎病毒、肠道病毒及其他病毒引起的病毒性脑膜炎、脑膜脑炎鉴别。常因外周血中可出现少量的异常淋巴细胞，故易与传染性单核细胞增多症合并脑膜炎的患者相混淆，但后者的异常淋巴细胞总数可达10%以上，且嗜异性凝集试验呈强阳性，EB病毒抗体（IgM型膜壳抗体）亦多为阳性。

【治疗】 本病尚无特殊治疗手段，主要采取综合治疗措施。

1. 一般治疗 急性期应卧床休息，保证足够的营养和热量供给，维持水电解质平衡。加强对脑膜脑炎型和脑脊髓炎型患者的护理，密切观察患者意识、呼吸、脉搏、血压和瞳孔等变化。

2. 对症治疗 高热者给予物理及药物降温等处理；头痛较剧时给予止痛药物，颅内压增高者则可采用甘露醇等脱水剂。脑膜脑炎型和脑脊髓炎型患者应积极防治呼吸衰竭。

3. 其他治疗 没有用于治疗LCMV感染的抗病毒药物做过临床验证。尽管利巴韦林在体外有抗LCMV感染的活性，并且有在合并严重疾病的接受肾移植的患者中成功使用的报道，但是在多数患者身上，没有确定的证据来支持抗病毒药物的常规使用。糖皮质激素在综合考虑其副作用的情况下，可酌情用于一些特殊情况，如颅内高压明显，脑脊液细胞数明显增多，甚至出现红细胞者，但不作为常规治疗手段推荐。

【预后】 LCM通常是不致命的，病死率＜1%。人类感染患者中尚没有慢性感染的报道。少数严重病例可有神经系统后遗症。

【预防】 本病无人—人传播，故无需隔离患者。但考虑到患者可排出本病毒，因此采取适当的隔离措施是必要的。消灭传染源的主要措施是灭鼠，避免进食可能被鼠类污染的食品和饮用水。对污染地区空气及排泄物进行净化和消毒，以防飞沫、气溶胶、尘埃传播的可能性。与本病有关的实验室工作人员及动物饲养员应注意防范，以避免引起实验室暴发流行。

目前无预防性疫苗，也没有方法预防器官移植导致的传播。

参考文献

[1] 李梦东，王宇明. 实用传染病学[M]. 第3版. 北京：人民卫生出版社，2005：491-493.

[2] 陈为民，唐利军，高中明. 人兽共患病[M]. 武汉：湖北科学技术出版社，2006：379-381.

[3] Fischer SA, Graham MB, Kuehnert MJ, et al. Transmission of lymphocytic choriomeningitis virus by organ transplantation [J]. N Engl J Med, 2006,354(21):2235-2249.

[4] McKee KT Jr. Hemorrhagic fever virus [M]// Infectious Diseases. 2nd ed. Philadelphia: WB Saunders Co, 1998: 2249-2265.

[5] Peters CJ. Lymphocytic choriomeningitis virus, lassa virus, and the South American hemorrhagic fevers [M]// Mandell, Douglas, Bennett. Principles and practice of infectious diseases. 6th ed. New York: Churchill Livingstone, 2005: 2090-2096.

[6] Peters CJ. Lymphocytic choriomeningitis virus — an old enemy up to new tricks [J]. N Engl J Med, 2006,354(21): 2208-2211.

[7] Barton LL. LCMV transmission by organ transplantation [J]. N Engl J Med, 2006,355(16):1737-1738.

第十七节 病毒性胃肠炎

赵志新

病毒性胃肠炎（viral gastroenteritis）是常见的急性腹泻，呈世界性分布。主要的病原是轮状病毒（rotavirus）、诺如病毒（norovirus）及肠腺病毒（enteral adenovirus）。本病主要感染小儿，但亦可见成人感染。病程短，病死率低，散发病例全年均可发生，可呈暴发流行。临床特征为起病急、恶心、呕吐、腹痛、腹泻，也可有发热、周身不适等全身症状。尚缺乏特效的抗病毒治疗药物，处理仍以支持治疗为主。

一、轮状病毒性胃肠炎

轮状病毒性胃肠炎（rotavirus gastroenteritis）是由轮状病毒（rotavirus）所致的急性消化道传染病。病原体主要通过消化道传播，是食物或水源播散型胃肠炎、腹泻最常见的原因之一，可发生流行或大流行。主要临床表现为急性发热、呕吐及腹泻。病程大多较短。目前轮状病毒疫苗已上市，将可明显降低病死率。

【病原学】 轮状病毒属呼肠病毒科，为球型，有宽壳盖、短幅和薄边的双股RNA病毒。平均直径70 nm左右，核心含病毒核酸。核心基因编码蛋白VP1～VP7及6个非结构蛋白（NSP1～NSP6）。外有双层多肽衣壳，呈轮缘状，围绕内层。内层衣壳子粒在边缘部呈放射状排列，形似车轮幅条，故称为轮状病毒。中央部子粒排列不规则，呈蜂窝状。电镜下轮状病毒有两种形态，即双壳颗粒与单壳颗粒。前者为一种成熟的或完整的病毒颗粒，具有外层多肽衣壳，又称 L 毒粒（light virion），具有传染性；后者因在自然条件下失去其外壳，形成粗糙单壳颗粒，又称 D 毒粒（dense virion），无传染性。

轮状病毒基因组由 11 个片段组成，其中编码病毒主要抗原的基因片段有 3 个，分别为基因片段 6、8（或 9）、4，编码产物为 VP6、VP7、VP4。

1. 血清学分型　VP6 为病毒核心蛋白，能将轮状病毒分为 A、B、C、D、E 5 组，7 个血清型（A～G），人类感染的仅为 A、B、C 组。各型之间无交叉免疫保护作用，人轮状病毒的内衣壳可与小牛、小鼠、小猪、羔羊、兔及猴的轮状病毒发生交叉反应。儿童感染多为 A 型所致，B 和 C 型则主要感染成年人，其他为动物感染的病原体。非 A 组轮状病毒亦称为不典型轮状病毒或副轮状病毒，感染可见于人、猪、牛、羊、鸡等。

VP7 为外膜糖蛋白，为轮状病毒抗原血清分型的依据，一般以 1、2、3、4 型最常见。近年世界各国对轮状病毒血清型监测的结果均一致，显示 1、2、3、4 型为主，这对疫苗的研制十分重要。

VP4 为另一种外膜蛋白，亦可根据其抗原性进行独立的血清分型，VP4 用于对 A 组轮状病毒分型，亦可分为 1A、1B、2、3、4 等血清型。

2. 基因分型　根据 RNA 电泳图型，目前将人和动物轮状病毒分为 A～D 4 个群。A 群为普通人轮状病毒（主要引起婴幼儿腹泻）；B 群为猪轮状病毒和成人腹泻轮状病毒，后者为我国学者从 1984 年流行于我国各地的成人流行性腹泻患者分离出的一种新轮状病毒，目前将此种病毒与世界其他地区发现的副轮状病毒、类轮状病毒统称为抗原特异性轮状病毒；C 群为人和猪轮状病毒；D 群为鸡和鸟类轮状病毒。成人腹泻轮状病毒与普通人轮状病毒在病毒抗原性、核酸图型及临床表现等方面均有差异。

轮状病毒对外界有较强的抵抗力，耐乙醚和弱酸，在 −20℃ 可以长期保存，在室温中可存活 7 个月，在粪便中可存活数日或数周。56℃ 1 h 或甲醛可使其灭活。

【流行病学】

1. 传染源　为人和动物。人类感染者中，患者与无症状带毒者是主要的传染源。患者急性期粪便中有大量病毒颗粒，从潜伏期至腹泻停止均有传染性，病后可持续排毒 4～8 d，极少数可长达 18～42 d。患病婴儿的母亲带病毒率可高达 70%，因此，带病毒者是更为重要的传染源。多种动物可感染轮状病毒，是人类感染潜在的传染源。

2. 传播途径　主要通过粪—口途径传播。可暴发流行或散发流行。A 组轮状病毒感染引起的婴幼儿腹泻传染性强，易感者只需 10 个病毒即可感染，可在家庭内和医院迅速传播。B 组轮状病毒引起的暴发流行常与水源污染有关，也可污染食物，发生局部暴发流行或散发流行。生活的密切接触可导致散发感染。此外，本病也有经呼吸道传播的可能。

3. 易感人群　普遍易感。A 组轮状病毒主要感染婴幼儿引起婴幼儿腹泻，多见于 2 岁以下婴幼儿，以 6 个月至 1 岁幼儿为最多，成人感染后多无症状或呈轻症表现。B 组轮状病毒主要感染成人引起成人腹泻，可发生在各年龄组，但发病以青壮年最高。

感染后均可产生抗体，特异性 IgG 抗体可长时间存在，但有无保护性尚未能肯定。不同血清型之间无交叉免疫反应。已有再次感染发病的报道。

4. 流行情况　人轮状病毒胃肠炎发病率甚高，几乎每个人都感染过轮状病毒，是幼儿病毒性急性胃肠炎最常见的病因，全世界每年约有 100 万儿童死于轮状病毒性腹泻。

A 组轮状病毒引起婴幼儿腹泻流行遍及世界各地，其中以发展中国家为主。是发展中国家婴幼儿秋冬季腹泻的主要原因，也是发达国家住院婴幼儿急性感染性腹泻的主要原因。成人轮状病毒感染可见于多个国家，但至今只在我国发现流行。

亚热带地区 A 组轮状病毒发病有明显的季节性，发病高峰在秋冬寒冷季节（12 月至次年 2 月），但热带地区季节性不明显。成人轮状病毒感染全年均可发生，但流行和暴发在我国多发生于夏季 4～7 月中。

【发病机制和病理】　轮状病毒进入体内后能否致病取决于感染病毒的数量、机体免疫状态及机体的生理特征。入侵病毒量多及免疫功能低下时，有助于病毒侵入。机体肠上皮刷状缘的乳糖酶（为轮状病毒受体）含量较多时，如在婴儿时期，则容易感染轮状病毒。随年龄增长，此酶量减少，易感性下降。

轮状病毒进入体内后通过两个途径引起腹泻：一是轮状病毒直接损害小肠绒毛上皮细胞，引发病理改变；二是轮状病毒在复制过程中的代谢产物作用于小肠内皮细胞，破坏了肠内细胞的正常生理功能引起腹泻。

轮状病毒主要侵犯小肠绒毛上皮细胞，使上皮细胞脱落，代之以缺乏消化酶的鳞形或方形上皮细胞。侵入人体到达小肠后，轮状病毒通过其外壳蛋白 VP4（吸附蛋白）与肠黏膜绒毛上皮细胞上的乳糖酶结合而进入上皮细胞，在细胞质内增殖并使其受到破坏、脱落，使绒毛酶如麦芽糖酶、蔗糖酶、乳糖酶均减少，导致吸收功能障碍。由于乳糖及其他双糖不能被消化吸收而滞留在肠内，造成肠黏膜与肠腔渗透压的改变，使液体进入肠腔而造成渗透性腹泻。随后，来自隐窝底部的立方上皮细胞上移，替代已脱落的绒毛上皮细胞，由于其细胞功能未成熟，仍处于高分泌、低吸收状态，结果导致肠液潴留，使腹泻时间延长。

轮状病毒复制过程中合成的非结构蛋白 NSP4，在致病过程中起肠毒素的作用，可引起细胞内 Ca^{2+} 水平升高，促使小肠黏膜 cAMP 水平上升也参与腹泻的形成。如腹泻及呕吐严重，可导致水、电解质紊乱和酸中毒的发生。

病变部位主要位于十二指肠及空肠。病理改变多为可逆性，活检可见小肠绒毛缩短而钝，固有层单核细胞浸润，上皮细胞不规则，呈立方形、有空泡或坏死，内质网中有多量轮状病毒颗粒。但多数肠黏膜细胞尚正常。

【临床表现】 潜伏期通常为 2～3 d，最短数小时，最长可达 1 周。起病急，临床类型多样，从亚临床感染、轻型腹泻至严重的脱水、死亡。主要临床表现为腹泻，排黄色水样便，无黏液及脓血，量多，一般每日 5～10 次，重者超过 20 次。儿童多伴有发热及呼吸道症状，体温在 37.9～39.5℃，30%～50%患儿早期出现呼吸道症状。成人感染可有全身乏力、酸痛、头晕、头痛等症状。其他伴发症状有腹胀、腹鸣、腹痛和恶心、呕吐等。腹泻重者可发生等渗性脱水、代谢性酸中毒和电解质紊乱。本病为自限性疾病，病程多在 1 周内。

1. 普通轮状病毒胃肠炎 病情差别较大，6～24 月龄小儿症状重，而较大儿童或成年人多为轻型或亚临床感染。多先吐后泻，部分病例有上呼吸道感染症状前期表现。伴轻、中度发热。腹泻每日十到数十次不等，大便多为水样，或呈黄绿色稀便，常伴轻或中度脱水及代谢性中毒。病程约 1 周，但少数患儿短期内仍有双糖尤其是乳糖吸收不良，腹泻可持续数周，个别可长达数月。

2. 成人腹泻轮状病毒胃肠炎 以腹泻、腹痛、腹胀为主要症状，多无发热或仅有低热。腹泻每日 3～10 次不等，为黄水样或米汤样便，无脓血。部分病例伴恶心、呕吐等症状。少数患者可并发肠套叠、直肠出血、溶血尿毒综合征、脑炎及 Reye 综合征等。病程 3～6 d，偶可长达 10 d 以上，免疫缺陷患者可发生慢性症状性腹泻。

【诊断】 主要依据流行病学资料及临床表现进行诊断。

1. 流行病学资料 在秋冬季发生的水样腹泻，尤其有较多病例同时发生，应考虑有本病可能。

2. 临床表现 急性水样腹泻，中毒症状较轻，部分患儿可伴呼吸道症状。

3. 实验室检查

(1) 常规检查　血常规：外周血白细胞总数及分类大多正常，少数偏高，分类淋巴细胞增加。粪便检查：外观为黄色水样稀便，无黏液脓血，镜检多无异常。

(2) 病原学检测技术

1) 电镜技术和病毒分离培养技术：为轮状病毒的经典病原检测方法。电镜技术具有快捷、简便等优点，相对于单纯依赖形态学观察的普通负染电镜技术，免疫电镜技术（immunoelectromicroscopy，IEM）通过在电镜下检测特异的凝集反应或利用特异性抗体标记物检测抗原物质，具有更高的灵敏度和特异性。然而，由于病毒颗粒容易降解，经常影响诊断的正确性，并且电镜设备比较昂贵，一般基层无法普及，因此，电镜技术的应用大大受到限制。病毒分离培养技术检测为轮状病毒的灵敏度及阳性率均较低，需要特殊的培养条件，而且只有 A 组轮状病毒可以培养，因此，对于为轮状病毒的基础研究和临床诊断价值有限。

2) 病毒特异性抗原的检测：目前，轮状病毒的检测技术中，比较可靠和实用的仍然是 WHO 推荐的免疫学技术。大部分免疫学技术的检测对象是患者粪便等标本中的轮状病毒抗原。可用许多免疫学方法检测，如酶免疫测定（ELA）、补体结合试验（CF）、免疫荧光（IF）方法等。其中 ELA 法特异性、敏感性最高，且操作简便。目前，广泛应用于轮状病毒检测的是双抗体夹心 ELISA 法。

3) 轮状病毒的血清抗体检测：采用 ELA 等免疫学方法检测患者血清中的特异性抗体。感染后 5 d，血中可检测出特异性 IgM 抗体。如发病急性期与恢复期双份血清的抗体效价呈 4 倍增高，则具有诊断意义。

4) 粪便中病毒核酸的检测：可应用聚丙烯酰胺凝胶电泳法、核酸杂交法及 PCR 法。其中核酸杂交法特异性较高，PCR 法敏感性较高，多用于分子流行病学的研究。PCR 技术具有快速、灵敏和特异性强等特点，且不需要复杂昂贵的仪器设备，能够减少操作过程中的污染，使其应用更为广泛。PCR 技术可检测储存时间较长的样本，其扩增产物无论在数量上还是纯度上，均可用于克隆、测序等研究。近年来，以传统 PCR 为基础衍生出了一些新的 PCR 检测技术，如 RT - PCR 等已被广泛应用于轮状病毒的检测。多重 PCR 技术实现了一管扩增多组病毒或同组不同血清型的轮状病毒检测，减少了操作步骤及体系污染和出现假阳性的概率。

基于核酸序列的扩增（nucleic acid sequencebasedamplification，NASBA）技术不仅省时，而且由于扩增温度始终恒定在 41℃左右，并且 RNA 以 10 的指数级扩增，远高于以 2n 扩增的 DNA PCR，因此具有更高的灵敏度。用于轮状病毒的快速检测。

5) 基因芯片技术：基因芯片技术是建立在寡核苷酸微阵列杂交技术基础上的，其将 PCR 的高敏感性与核酸杂交的高选择性结合，能够更有效地检测病原体。目前研发的轮状病毒基因芯片多用于病毒株的分组、分型及新毒株的鉴定等病原学研究，一些用于临床检测的基因芯片多数用来检测包括轮状病毒在内的多种病原体。

【鉴别诊断】 本病与细菌、寄生虫性腹泻的鉴别不难，与其他病毒性胃肠炎的鉴别则有赖于特异性诊断检查。

【预后】 本病为自限性疾病，多数预后良好。婴幼儿、老年人、体弱及接受免疫抑制剂治疗患者的症状较重，病死率高。近年口服补液盐(ORS, oral rehydration salts)的使用显著降低了因腹泻所致的死亡。

【治疗】 目前无特效药物治疗，以饮食疗法和液体疗法等对症治疗为主。暂停乳类及双糖类食物。吐泻较重时用止吐剂及镇静剂。口服或静脉补液以纠正水和电解质紊乱。抗菌治疗无效。多数病情较轻，可在门诊接受治疗。

【预防】 预防接种及切断传播途径是本病预防的重点。

1. 管理传染源 应早期发现患者及隔离患者。对密切接触者及疑似患者实行严密的观察。

2. 切断传播途径 加强饮食、饮水及个人卫生，做好患者粪便的消毒工作，防止饮用水源和食物被污染。医院要严格做好婴儿区及新生儿室的消毒工作。如大便不能自控的小儿，应限制其进入日托或学校。

3. 接种免疫 轮状病毒的疫苗已可在临床应用，对6～24月龄幼儿口服含各型轮状病毒的减毒疫苗，可刺激局部产生IgA抗体，为目前最为有效的预防措施。在流行期间，对高危人群和易感人群采用被动免疫的方法也具有一定的预防作用。已有两种疫苗广泛用于临床。一种是牛轮状病毒NCDV株，称RIT4237；另一种是非洲绿猴轮状病毒株RRV-1，称MMY-18006，经培养减毒制成口服疫苗，有一定效果，且观察到母乳喂养不干扰口服疫苗的作用，但受保护的情况可能与型别有关，故各地报道的预防效果不一致，发达国家效果较好，而发展中国家效果欠佳。日本提出疫苗中必须有A组轮状病毒的4种血清才能起保护作用，预防A组轮状病毒感染。

人乳在一定程度上可以有保护作用。提倡母乳喂养，以减少幼儿患病的严重性。经牛轮状病毒免疫后的牝牛的牛奶中含有IgA及IgG抗体，用此种牛奶喂养婴儿也有保护作用。

二、诺如病毒性胃肠炎

诺如病毒性胃肠炎(gastroenteritis caused by norovirus)曾称诺沃克病毒性胃肠炎(Norwalk viral gastroenteritis)，是由诺如病毒属病毒引起的腹泻，具有发病急、传播速度快、涉及范围广等特点，是引起非细菌性腹泻暴发的主要病因。诺如病毒貌似温和，但传染性强，极易引起暴发，以肠道传播为主，可通过污染的水源、食物、物品、空气等传播，常在社区、学校、餐馆、医院、托儿所、孤老院及军队等处引起集体暴发。多见于大龄儿童及成人。临床特点为急性起病，出现呕吐及腹泻。

本病曾称冬季呕吐疾病、急性非细菌性胃肠炎、胃型流感等。

【病原学】 1968年，美国俄亥俄州诺沃克镇一所小学校曾暴发急性胃肠炎。1972年Kapikian等用免疫电镜从粪便标本中找到致病病毒，称为诺沃克病毒(Norwalk virus)，但由于该病毒的组织培养一直未获成功，限制了对该病毒的研究。直至1990年，Jiang等人克隆了诺沃克病毒的全基因组并表达了其结构蛋白，才获得了形态结构和生物学特征。其后各地又发生几起类似流行，发现的病毒与诺沃克病毒形态接近、核苷酸同源性较高，但抗原性有一定差异，先是称为小圆结构病毒(small round structural virus, SRSV)，后统称为诺沃克样病毒(Norwalk-like viruses, NLVs)。这些病毒多依发病地点命名，直至2002年8月第八届国际病毒命名委员会批准名称为诺如病毒(norovirus, NV)。诺如病毒与在日本发现的札幌样病毒(Sapporo-like virus, SLV)，现正式名为札幌病毒(Sapovirus, SV)，均归属杯状病毒科(Caliciviridae)。

诺如病毒为一组属于微小病毒的病原体。无包膜，是最小的病毒之一，直径仅为27～38 nm，电镜下缺乏显著的形态学特征。负染色电镜照片显示，诺如病毒是具有典型的羽状外缘，表面有凹痕的小圆状结构病毒，可呈球形，二十面体对称。其基因组由单股正链RNA分子组成，基因组全长约7.5 knt，编码一个为58～60 kDa的主要结构蛋白(VP1)及微壳蛋白(VP2)。

诺如病毒种类繁多，易变异。根据基因组同源性，可以将它分成5个基因群，其中感染人类的病毒分布在基因群Ⅰ、Ⅱ、Ⅳ中，基因群Ⅰ中除了有感染人的毒株，还有感染猪的毒株。基因群Ⅲ和Ⅴ中的病毒分别感染牛和啮齿动物。每个基因群又可以分成若干基因型，基因群Ⅰ、Ⅱ、Ⅲ分别有8、19两个基因型。不同病毒株间重组频繁，甚至有不同基因型，乃至不同基因群毒株间发生重组。大量的毒株和频繁的重组，导致患者可以被重复感染，同时不同型病毒之间缺乏交叉保护，造成预防该病毒感染的疫苗研制困难。引起家畜和人类感染的不同群病毒间可以发生重组，则增加了人畜共患诺如病毒的可能性。

诺如病毒的研究一直受到缺乏体外复制系统的限制，进展缓慢。最近，在体外培养方面取得了突破，有人用三维培养技术培养小肠上皮细胞，证实可以让诺如病毒成功复制，并检测到病毒RNA和细胞病理效应。这可能大大推动诺如病毒复制机制、发病机制以及预防和治疗新方法的研究。

诺如病毒因不含脂质包膜，故对乙醚及常用消毒剂抵抗力较强，耐热，60℃ 30 min不能完全灭活。冷冻数年仍具有活性，在pH2.7的环境中可存活3 h。在含氯10 mg/L，30 min才能灭活。

【发病机制和病理】 诺如病毒主要引起十二指肠及空肠黏膜的可逆性病变，绒毛上皮变性，绒毛增宽变短，腺窝增生，固有层单核细胞浸润，病变通常在2周内恢复。

本组病毒引起腹泻和呕吐的确切机制尚不清楚。可能由于小肠黏膜上皮细胞刷状缘多种酶的活力受抑，如刷状缘碱性磷酸酶和海藻糖酶（trehalase）的水平明显下降，引起糖类及脂类吸收障碍，导致肠腔内渗透压上升，进入肠道液体增多、胃排空时间延长，引起腹泻和呕吐。但与肠黏膜腺苷酸环化酶水平无关。

人对诺如病毒的敏感性呈现遗传决定的特征，研究发现这种敏感性主要是由诺如病毒的受体决定的。病毒的受体是组织血型抗原，参与该糖类抗原合成的α1，2海藻糖酶基因 *FUT2* 对此有重要作用，该基因缺失者对一些常见基因型的诺如病毒具有高度耐受性。

【流行病学】

1. 传染源 为病毒感染者和患者，主要是患者，隐性感染者及健康携带者均可为传染源。急性期患者排毒量大，但排毒时间短暂，一般不超过72 h，部分患者或感染者病毒的排泄可延续2周左右。

2. 传播途径 粪—口途径是诺如病毒的主要传播方式，也可以通过污染的水源、食物、物品、空气等传播。由于患者的呕吐物和粪便可形成气溶胶，与患者接触也可传染。生食海贝类及牡蛎等水生动物是该病毒的主要传播途径。食物和饮料很容易被诺如病毒污染，因为病毒很小，而且摄入不到100个就能使人发病。食物和水源污染可引起暴发流行，暴发流行时常有共同的传染源，散发病例多为人传人感染。

3. 人群易感性 人群普遍易感。有报道感染有个体差异性及O型血人较其他血型人易感。感染后患者血清抗体水平很快上升，于第3周达高峰，可维持到6周左右下降。成人血清抗体的阳性率可达50%～90%，但儿童特异性抗体水平不高。

诺如病毒遗传高度变异，在同一时期和同一社区内可能存在遗传特性不同的毒株流行。诺如病毒抗体没有显著的保护作用，尤其是没有长期免疫保护作用，感染后免疫短暂，极易造成反复感染。

4. 流行病学特征 本病流行地区广泛，在全世界范围内均有流行，全年均可发生感染，感染对象主要是成人和学龄儿童，寒冷季节呈现高发，主要集中在每年的10～12月，常出现暴发流行。美国每年在所有的非细菌性腹泻暴发中，60%～90%是由诺如病毒引起。荷兰、英国、日本、澳大利亚等发达国家也都有类似结果。在发展中国家，诺如病毒感染性腹泻普遍存在，也常引起暴发流行。在我国5岁以下腹泻儿童中，诺如病毒检出率为15%左右，血清抗体水平调查表明我国人群中诺如病毒的感染亦十分普遍。1995年，我国报道了首例诺如病毒感染，之后北京、福州、武汉、广州等地先后发生多起诺如病毒感染性腹泻暴发疫情。

【临床表现】 潜伏期24～48 h，最短12 h，最长72 h。病程较短，多为1～4 d。起病多较急，首发症状多数为腹痛。主要表现为恶心、呕吐、痉挛性腹痛及腹泻，可单独出现腹泻或呕吐，或同时兼有。成人腹泻较突出，儿童则较多有呕吐。大便排便量中等，次数为4～8次/d，常为稀烂便、水样便，黏液脓血性便罕见，大便常规镜检白细胞＜15/HP，未见红细胞。部分患者可伴有低热、头痛与肌痛或咽痛、流涕、咳嗽等呼吸道症状。体弱及老年患者病情较重。

本病多为自限性，症状可持续1～3 d，多无后遗症，预后较好，死亡罕见，但如发生在年幼、年老、免疫缺陷患者，并出现明显脱水者，可危及生命。

【诊断】

1. 流行病学资料 主要了解接触史，发病季节，所在地区有无类似疾病流行，有无进食生或半生海鲜史等。

2. 临床表现 病程短暂的水样腹泻及呕吐，突起腹痛、呕吐、腹泻等临床表现。无其他可以确定病原学诊断的腹泻时应注意本病的诊断。

3. 实验室检查

（1）*常规检查* 血象白细胞正常或轻度增高，伴相对单核白细胞及淋巴细胞增高。大便镜检粪便多无异常，无白细胞及红细胞，有助于排除肠道侵袭性疾病如细菌性痢疾的诊断。

（2）*病原学检查* 在胃肠炎暴发流行时，病原学诊断是非常重要的，但对于一般的临床诊断用途不大，因其需时长，花费大，且对临床治疗无指导意义。

1）电镜或免疫电镜检测病毒：取发病后24～48 h大便做免疫电镜检查，可见病毒颗粒。在发现诺如病毒后很长时间内一直是检测的主要手段，具有直接、可靠的优点。但因病毒量低于10^6/ml时检出率低，需要早期大量排病毒时阳性率才较高，且这种方法设备昂贵，缺乏灵敏度并且不适于大规模流行病学调查。

2）免疫学方法病毒抗原检测：可用免疫荧光法、放射免疫试验、酶联免疫吸附试验法，检测急性期粪便滤液中的病毒抗原。特异性强，灵敏度高，不足之处在于诺如病毒人工培养尚未成功并且免疫反应的株型特异性太强，所以应用范围还比较窄。以抗重组衣壳超免抗血清为基础的捕获ELISA技术已经问世多年，现在已经应用于商业。尽管与RT－PCR和电镜方法相比这种方法要简单，但它们对于某些基因型的诺如病毒的灵敏度要低。

3）粪便病毒RNA检测：应用分子生物学检测技术，如斑点杂交法或RT－PCR法可特异地检测粪便中病毒RNA。可以在几个小时内得到结果，并具有很高的敏感性，可以检测到低至10个病毒颗粒。此外，通过PCR产物核苷酸序列比较对病毒准确地分型，利于从流行病学角度来分析病毒的变化规律，有针对性地监测、控制病毒。避免了ELISA中可能存在的抗原交叉反应，增强了特异性。

4）病毒核酸检测：RT－PCR 成为诺如病毒诊断的金标准，多重 RT－PCR 能同时诊断诺如病毒、星状病毒和轮状病毒。

最近开发出来的 NASBA 直接扩增 RNA 来检测诺如病毒，样品中病原 RNA 得到指数级扩增，产物通过琼脂糖凝胶电泳或斑点印迹杂交鉴定结果。该方法的灵敏度略低于 RT－PCR 法；整个过程只有一步 RNA 扩增，避免了 RT－PCR 存在的 RNA 交叉污染；缩短了操作时间；假阳性率低，在食物和环境样本中检测诺如病毒显示出很高的特异性和灵敏性。

（3）血清抗体的检测　可用放射免疫等方法。通常感染后 10～14 d 可出现阳性，相隔 1 周双份血清抗体效价显著上升者则有助诊断。酶联免疫法特异性强，灵敏度高，诊断迅速，且较经济，是目前可广泛应用的检测方法。由于诺如病毒培养还未成功，原来用作试剂的病毒抗原数量受到限制，现在，用分子生物学技术已经可以人工重组诺如病毒的衣壳蛋白，从而解决了上述问题。

【鉴别诊断】 本病与细菌性、寄生虫性腹泻不难鉴别；与其他病毒性胃肠炎的鉴别主要根据病原学检查。

【治疗和预防】 目前尚无特效的抗病毒药物，以对症或支持治疗为主，本病多为自限性疾病，一般不需使用抗生素，预后良好。脱水是诺如病毒感染性腹泻的主要死因，对严重病例尤其是幼儿及体弱者应及时输液或口服补液，给予等渗液或补液盐 ORS（oral rehydration salts），以纠正脱水、酸中毒及电解质紊乱。

疫苗仍在研制中，口服亚单位疫苗具有一定的保护能力，据报道，多效价的诺如病毒疫苗要比单疫苗具有更好的免疫保护作用，将成为今后疫苗研究领域的重点。

预防措施为对患者积极治疗，隔离传染源。最重要而有效的预防措施是加强水源和食物的管理，减少水源或食物的污染。流行季节避免生食海鲜贝壳类。

三、其他病毒性胃肠炎

多种病毒均可引起急性胃肠炎。可暴发流行或散发。主要表现为腹泻、排水样便，可伴有发热及呕吐。

【病原学】 引起病毒性胃肠炎除了轮状病毒、诺如病毒为最常见病原体外，尚有腺病毒（40、41）、星状病毒、杯状病毒、小圆病毒（SRV）、冠状病毒（包括新型冠状病毒）及瘟病毒（pestivirus）等。其中腺病毒 40 及 41 型可侵犯小肠引起腹泻，故称为肠腺病毒（enteric adenovirus），也是引起腹泻较常见病原体。肠腺病毒的形态与普通腺病毒并无差别，均为二十面体对称的 DNA 病毒，直径为 70～80 nm。无脂性包膜。肠腺病毒对酸、碱及低温的耐受性较强，但加热 56℃ 2～5 min 可灭活，对紫外线亦敏感。

【流行病学】 肠腺病毒腹泻传染源为患者及无症状携带者。病后 10～14 d 内有传染性。以粪—口传播和人—人的接触传播为主，也可通过呼吸道传播。多见于 3 岁以下儿童，尤其是 6～12 月龄幼儿。感染后可获得一定的免疫力，但持续时间尚不清楚。流行广泛，呈世界性分布，全年均可发病，但以秋冬季发病率较高。多为散发和地方性流行。我国肠腺病毒是儿童病毒性腹泻第二常见病因，仅次于轮状病毒性感染。是院内病毒性腹泻的第二大致病原。

其他病毒引起病毒性胃肠炎占病毒性腹泻患者比例很少。杯状病毒可引起成人及儿童腹泻，暴发流行与食物尤其是贝壳类食物、饮料受污染有关。星状病毒主要感染 7 岁以下儿童或老年人，可散发或暴发流行。肠病毒性腹泻，病情多较轻。瘟病毒可引起 2 岁以内患儿腹泻。小圆病毒引起的急性胃肠炎可能与水产品及贝壳类食物污染有关。冠状病毒及新型冠状病毒可引起动物及人类腹泻。

【发病机制和病理学】 肠腺病毒主要感染空肠和回肠。肠黏膜上皮细胞绒毛变小、变短，细胞变性、溶解，肠固有层有单核细胞浸润。导致小肠吸收功能障碍，引起渗透性腹泻。

其他病毒引起病毒性胃肠炎发病机制与病理学改变与肠腺病毒所致相似。

【临床表现】

1. 肠腺病毒性腹泻　潜伏期为 3～10 d，平均 7 d。腹泻每天 10 多次，为稀水便，伴发热、呕吐。少数患者伴咽痛、咳嗽等呼吸道感染症状。重者可导致水、电解质紊乱。发热持续时间短，仅 2～3 d，腹泻可持续 1～2 周，少数迁延至 3～4 周，或转为慢性腹泻。

2. 其他病毒性腹泻　临床表现与肠腺病毒性腹泻相类似。

【诊断】 各种病毒性胃肠炎均需依靠病原学检查为主要诊断手段，可用电镜或免疫电镜检查病毒。亦用 ELISA 法及间接免疫荧光法检查粪便中的抗原。此外，ELISA 法或 RIA 法可检查患者血中特异性抗体。

【治疗和预防】 各种病毒性胃肠炎的治疗与轮状病毒胃肠炎基本相同，以补充液体对症治疗为主。尚无特殊的预防措施。

参考文献

［1］ 赵志新．病毒性胃肠炎［M］//马亦林．传染病学（医师文库）．第 4 版．上海：上海科学技术出版社，2005：1185－190．

［2］ 刘沛．病毒感染性腹泻［M］//杨绍基．传染病学（全国高校医学教材）．北京：人民卫生出版社，2002：41－48．

[3] 陈冬梅,钱渊.诺瓦克样病毒[M]//王秀茹.预防医学微生物学及检验技术.北京:人民卫生出版社,2002:394-398.
[4] 王兆荃.病毒性胃肠炎[M]//刘克洲,陈智.人类病毒性疾病.北京:人民卫生出版社,2002,964-976.
[5] 郭卜乐.病毒性胃肠炎[J/OL].CPO生理健康网.[2009-10-24] http://www.zgxl.net, http://www.zgxl.net/sljk/crb/bdxwcy.htm.
[6] 雷秉钧.病毒性腹泻诊断与治疗[J].世界华人消化杂志,2001,9(8):938-940.
[7] 中华人民共和国卫生部.诺如病毒感染性腹泻防治方案(试行)[S].2007.
[8] 钟江.诺如病毒研究进展[J].微生物与感染,2007,2(3):191.
[9] 胡学锋,刁越红,漆少庭.诺如病毒研究进展[J].口岸卫生控制,2007,12(6):44-46.
[10] 王晓欢,于恩庶.诺如病毒胃肠炎的研究进展[J].中国人兽共患病学报,2007,23(6):621.
[11] CDC. Norovirus: technical factsheet. [2010-02-23] http://www.edc.gov/ncidod/gastro/norovirus-fastsheet.htm.
[12] Wikipedia. Norovirus. [2010-11-22] http://en.Wikipedia.org/wiki/Norovirus.

第十八节 流行性乙型脑炎

蔡淑清

流行性乙型脑炎(epidemic encephalitis B)即日本乙型脑炎(Japanese type B encephalitis),简称乙脑。是由乙脑病毒引起的自然疫源性疾病,经蚊媒传播,流行于夏秋季。人被带毒蚊叮咬后,大多呈隐性感染,只有少数人发病得脑炎,发病率一般在2/10万~10/10万,病死率比较高,为10%左右。本病主要侵犯儿童,特别是学龄儿童,而且后遗症严重,约30%的患者病后残留不同程度的后遗症。因此,乙脑是严重威胁人体健康的一种急性传染病。主要分布于亚洲和东南亚地区,临床上急起发热,出现不同程度的中枢神经系统症状,重症者病后常留有后遗症。我国是乙脑流行的重要地区,发病人数占全世界的1/2以上,每年报告病例仍有1万~2万,乙脑在我国仍然是一个严重的公共卫生问题。

【病原学】 乙脑病毒(encephalitis B virus)属于黄病毒科(Flaviviridae),病毒直径40 nm,核心30 nm,二十面体结构,呈球形,电镜下见此病毒含有正链单股RNA,全长10 976个核苷酸,仅含一个开放读码框(ORF),开放读码框含10 296个核苷酸,编码一个由3 432个氨基酸组成的聚蛋白前体。RNA包装于单股多肽的衣壳C中,包膜中有糖基化蛋白E和非糖基化蛋白M,E蛋白是主要抗原成分,它具有特异性的中和及血凝抑制抗原决定簇,M和C蛋白虽然也有抗原性,但在致病机制方面不起重要作用,病毒分子量为4.2×10^6 Da。用聚丙酰胺电泳分析乙脑病毒颗粒,发现至少有3种结构蛋白V1、V2、V3,其分子量分别为9.6×10^3、10.6×10^3、58×10^3,V3为主要结构蛋白,至少含有6个抗原决定簇。对不同乙型脑炎病毒株的翻译蛋白M的前体(prM)区240个核苷酸分析表明,乙型脑炎病毒至少有4个基因型,各基因型地区分布不同。我国的JEV流行株主要是基因Ⅰ型和基因Ⅲ型,基因Ⅲ型为主要基因型病毒,同一基因型的毒株有明显的地域性,在同一地区分离的毒株即使年代相差很远也属于同一基因型。乙脑病毒为嗜神经病毒,在细胞质内繁殖,对温度、乙醚、氯仿、蛋白酶、胆汁及酸类均敏感,高温100℃ 2 min或56℃ 30 min即可灭活,对低温和干燥的抵抗力大,用冰冻干燥法在4℃冰箱中可保存数年,病毒可在小白鼠脑内传代,在鸡胚、猴肾及HeLa细胞中生长及繁殖,在蚊体内繁殖的适宜温度是25~30℃,已知自然界中存在着不同毒力的乙脑病毒,而且毒力受到外界多种因素的影响可发生变化。

乙脑病毒的抗原性比较稳定,除株特异性抗原外,还具有一个以上的交叉抗原,在补体结合试验或血凝抑制试验中与其他B组虫媒病毒出现交叉反应。中和试验具有较高的特异性,常用于组内各病毒以及乙脑病毒各株的鉴别。

【流行病学】

1. 传染源 乙脑是一种人畜共患的自然疫源性疾病,人类与自然界中许多动物可作为本病的传染源。

人被感染后,不论隐性感染或显性感染仅发生短暂病毒血症(一般5 d以内),且血中病毒数量较少,病毒血症很快消失,故隐性感染者或患者虽然可以作为传染源,但在流行病学上意义不大。

自然界中有60多种动物可感染乙脑病毒,尤其是猪感染数量多,每年大批新生或幼猪被蚊虫叮后发生病毒血症,因此猪为主要传染源,马、驴、牛、狗以及鸭、鹅和各种鸟类均可感染,并成为传染源,猪在流行期间感染率高,病毒血症期长,又属单年生长动物,更新率快,感染高峰期比人类流行高峰期早1~2个月,故目前以观察猪自然感染的动态作为预测乙脑流行的一项重要根据。

近年来国内外多次报告鸟类在乙脑病毒自然循环中也具有一定流行病学意义,如苍鹭、白鹭等水鸟乙脑抗体阳性率有时高达40%以上,并有高滴度的病毒血症,此外,从蝙蝠、家燕、树麻雀和距趾沙百灵鸟类中也分离到乙脑病毒。蝙蝠带毒越冬,能感染蚊虫且病毒血症期长达 6 d,因此认为蝙蝠可作为本病传染源和带毒越冬的长期储存宿主。

2. 传播途径 蚊虫是乙脑的主要传播媒介,通过叮咬将病毒感染人及动物。三带喙库蚊是同种蚊科中传播乙脑病毒最强的蚊种,国外研究自 26 种蚊体中分离出乙脑病毒,其中 90%自三带喙库蚊中分离出。蚊受感染后 10～12 d 即能传播乙脑病毒,已证实乙脑病毒经蚊卵传代,并可自羽化幼蚊中分离出来。蚊虫是乙脑病毒的长期储存宿主,亦可带病毒越冬。

此外,我国福建、台湾从蠛蠓及库蠓中亦分离出乙脑病毒,说明自然界传播乙脑病毒的昆虫不只限于蚊类。

3. 人群易感性 人普遍易感,但感染后仅少数发病,多数为隐性感染,显性和隐性感染之比为 1∶2 000 左右,故多散在发生,由于机体对本病具有稳定的感染后免疫力,再次患病者甚少。

4. 流行特征

(1) 流行地区　本病流行地区广泛,最南从北纬 8°～50°,东经 65°～135°的广大地区均有乙型脑炎流行。我国为温带及亚热带地区,除新疆、西藏、青海省外,其他各省、自治区均有乙型脑炎的发病与流行。但发病农村高于城市,山区高于沿海地区。

(2) 流行季节　在热带地区,蚊虫一年四季繁殖,故全年有散发病例。亚热带和温带地区有严格季节性,绝大多数病例集中在 7、8、9 月,占全年发病数的 80%～90%,而在冬春季节几无病例发生,其原因主要是蚊虫繁殖,病毒在蚊体内发育以及蚊虫吸血活动强度受气温、雨量等自然条件的影响。温度在 25℃以上,雨量适宜,始有流行。

(3) 发病年龄结构变化　以往发病以 10 岁以下儿童为主,占患者总数 80%以上,这是由于成人大多为隐性感染已获稳固免疫力之故,近年来发病的年龄结构有从儿童转向成年到老年的趋势,成年人或老年人的发病相对有所增加,且病情重、病死率也高。这可能与儿童普遍接受预防接种有关,但全国总的发病率有较大幅度的下降,改变了过去流行的发病模式。

(4) 发病形式　因隐性感染多,临床发病者少,故呈高度散发性,同一家庭同时有两个患者少见。显性感染与隐性感染之比为 1∶300～1∶2 000。

(5) 传播环节复杂　自然界本病的传染源普遍存在,传播媒介众多,动物间传播流行较普遍,使本病持续在人间流行。

(6) 流行规律及预测　乙脑病毒在自然界传播基本环节已经明确,但流行规律还未充分认识,有的认为本病的流行有周期性,每隔若干年出现一次大的或较大的流行,但也未能观察到类似的规律性,我国有人对 1945～1956 年自然界分离到的 66 株乙脑病毒进行抗原性比较,没有发现较大的变异。因此,初步看来乙脑的流行不是由于抗原变异引起,目前看来,引起大流行的因素是多方面的,但归纳起来有 3 个因素是比较重要的。①易感人群的增加。②气象因素、降雨量、气温对传播媒介的繁殖和活动有着直接的影响,而且对蚊体内病毒的感染力也有较大的影响,当温度在 18～20℃时蚊子的感染实验 21 次只有 3 次成功,当温度上升至 26～30℃时 20 次感染实验就有 17 次成功。③猪自然感染时间的早晚和感染率的高低与乙脑流行有密切关系。

【发病机制和病理】

1. 发病机制 当人体被带乙脑病毒的蚊虫叮咬后,病毒经皮肤毛细血管或淋巴管至单核-巨噬细胞系统进行繁殖,达到一定程度后即侵入血循环,造成病毒血症,并侵入血管内膜及各靶器官,如中枢神经系统、肝、心、肺、肾等引起全身性病变。发病与否主要取决于人体的免疫力及其他防御功能,如血脑屏障是否健全等,若脑部患有囊虫病时可以促进脑炎的发生,病毒的数量及毒力对发病也能起一定作用,且对易感者临床症状的轻重有密切关系,机体免疫力强时,只形成短暂的病毒血症,病毒很快被中和及消灭,不进入中枢神经系统,表现为隐性感染或轻型病例,但可获得终身免疫力,如受感染者免疫力低,感染的病毒量大及毒力强,则病毒可经血循环通过血脑屏障侵入中枢神经系统,利用神经细胞中的营养物质和酶在神经细胞内繁殖,引起脑实质变化,若中枢神经受损不重,则表现为一过性发热;若受损严重,神经系统症状突出,病情亦重。

免疫反应参与发病机制的问题,有人认为在临床上尽管脑炎患者有神经细胞破坏,但大多数能很快地几乎完全恢复,以及在病理上表现具有特征性的血管淋巴套等,提出产生免疫病理是本病主要发病机制之一,有人在动物实验上已证明这种血管周围细胞浸润是一种迟发性变态反应。亦有人报道,乙脑急性期循环免疫复合物(CIC)阳性率为 64.64%, IgG 含量升高,恢复期 CIC 为 42.62%, IgG 下降,CIC 阳性患者并伴有 C3 消耗,说明乙脑的发病机制有免疫复合物参与,有尸解报道可在脑组织内检出 IgM、C3、C4,同时在血管套及脑实质炎性病灶中可见 CD3、CD4、CD9 标记细胞,提出可能有细胞免疫和部分体液免疫参与发病机制。

2. 病理解剖 本病为全身性感染,但主要病变在中枢神经系统,脑组织的病理改变是由于免疫损伤所致,临床表现类型与病理改变程度密切相关。

本病病变范围较广,从大脑到脊髓均可出现病理改变,其中以大脑、中脑、丘脑的病变最重,小脑、延脑、脑桥次之,大脑顶叶、额叶、海马回受侵显著,脊髓的病变最轻。

(1) 肉眼观察　肉眼可见软脑膜充血水肿,脑沟变浅，脑回变粗，可见粟粒大小半透明的软化灶，或单个散在，或聚集成群，甚至可融合成较大的软化灶，以顶叶和丘脑最为显著。

(2) 显微镜观察　①细胞浸润和胶质细胞增生：脑实质中有淋巴细胞及大单核细胞浸润，这些细胞常聚集在血管周围，形成血管套，胶质细胞呈弥漫性增生，在炎症的脑实质中游走，起到吞噬及修复作用，有时聚集在坏死的神经细胞周围形成结节。②血管病变：脑实质及脑膜血管扩张、充血，有大量浆液性渗出至血管周围的脑组织中，形成脑水肿，血管内皮细胞肿胀、坏死、脱落，可形成栓塞，血循环受阻，局部有瘀血和出血，微动脉痉挛，使脑组织微动脉供血障碍，引起神经细胞死亡。③神经细胞病变：神经细胞变性、肿胀及坏死，尼氏体消失，核可溶解，胞质内出现空泡，严重者在脑实质形成大小不等的坏死软化灶，逐渐形成空腔或有钙质沉着，坏死软化灶可散在脑实质各部位，少数融合成块状，神经细胞病变严重者常不能修复而引起后遗症。

本病严重病例常累及其他组织及器官，如肝、肾、肺间质及心肌，病变的轻重程度不一。

【临床表现】　潜伏期一般为 10～15 d，可短至 4 d，长至 21 d。感染乙脑病毒后，症状相差悬殊，大多无症状或症状较轻，仅少数患者出现中枢神经系统症状，表现为高热、意识变化、惊厥等。

1. 病程　典型的病程可分为下列四期。

(1) 初期　病初 3 d 即病毒血症期，起病急，一般无明显前驱症状，可有发热、神萎、纳差、轻度嗜睡，大儿童可诉有头痛，婴幼儿可出现腹泻，体温一般在 39℃左右，持续不退，此时神经系统症状及体征常不明显而误为上感，少数患者出现神志淡漠，激惹或颈项轻度抵抗感。

(2) 极期　病程 3～10 d，此期患者除全身毒血症状加重外，突出表现为脑损害症状明显。

1) 高热：体温持续升高达 40℃以上并持续不退直至极期结束，高热持续 7～10 d，轻者短至 3～5 d，重者可 3～4 周或以上，一般发热越高，热程越长，临床症状越重。

2) 意识障碍：患者全身症状加重，且出现明显的神经系统症状和体征，意识障碍加重，由嗜睡转入昏迷，发生率 50%～94%，昏迷愈早、愈深、愈长，病情愈重，持续时间大多 1 周左右，重症者可达 1 个月以上。

3) 惊厥：发生率 40%～60%，是病情严重的表现，重者惊厥反复发作，甚至肢体强直性痉挛，昏迷程度加深，也可出现锥体束症状及四肢不自主运动。

4) 神经系统症状和体征：乙脑的神经系统症状多在病程 10 d 内出现，第 2 周后就少出现新的神经症状，常有浅反射消失或减弱，深反射先亢进后消失，病理性锥体束征如 Babinski 征等可呈阳性。由于病毒毒素侵袭脑血管内皮、脉络丛上皮细胞、蛛网膜和神经束膜的上皮细胞，产生炎症和变性，出现不同程度的脑膜刺激征，如颈强、Kernig 征与 Brudzinski 征阳性，重症者有角弓反张。婴幼儿多无脑膜刺激征，但常有前囟隆起。深昏迷者可有膀胱和直肠麻痹(大小便失禁或尿潴留)与自主神经受累有关，昏迷时，除浅反射消失外，尚可有肢体强直性瘫痪，偏瘫较单瘫多见，或全瘫，伴肌张力增高，膝、跟腱反射先亢进，后消失。

5) 脑水肿及颅内压增高：重症患者可有不同程度的脑水肿，引起颅内压增高，发生率 25%～63%，轻度颅内压增高的表现为面色苍白，剧烈头痛，频繁呕吐，惊厥，血压升高，脉搏先加速后减慢，早期神志清楚但表情淡漠，并迅速转入嗜睡、恍惚、烦躁或谵妄，呼吸轻度加深加快。重度脑水肿的表现为面色苍白，反复或持续惊厥，肌张力增高，脉搏转慢，体温升高，意识障碍迅速加深，呈浅昏迷或深昏迷，瞳孔忽大忽小，对光反应迟钝，眼球可下沉，出现各种异常呼吸，可进展至中枢性呼吸衰竭，甚至发生脑疝，包括小脑幕裂孔疝(又称颞叶钩回疝)及枕骨大孔疝(又称小脑扁桃体疝)。前者表现为意识障碍，逐渐发展至深昏迷，病侧瞳孔散大，上眼睑下垂，对侧肢体瘫痪和锥体束征阳性；枕骨大孔疝表现为极度躁动，眼球固定，瞳孔散大或对光反射消失，脉搏缓慢，呼吸微弱或不规则，但患者常突然发生呼吸停止。

6) 呼吸衰竭：发生在极重型病例，发生率 15%～40%，极重型乙脑因脑实质炎症、缺氧、脑水肿、脑疝、低血钠脑病等引起中枢性呼吸衰竭，其中以脑实质病变为主要原因。延脑呼吸中枢发生病变时，可迅速出现中枢性呼吸衰竭，表现为呼吸节律不规则、双吸气，叹息样呼吸、中枢性换气过度、呼吸暂停、潮氏呼吸及下颌呼吸等，最后呼吸停止，当发生中枢性呼吸衰竭呼吸停止后，再出现自主呼吸的可能性极小。此外，又可因并发肺炎或在脊髓受侵犯后，引起呼吸肌瘫痪而发生周围性呼吸衰竭。

高热、惊厥、呼吸衰竭是乙脑极期的严重症状，三者相互影响，尤为呼吸衰竭常为致死的主要原因。

7) 循环衰竭：少数乙脑患者可发生循环衰竭，表现血压下降，脉搏细速，肢端冰凉并伴有呕吐咖啡色液体。其产生原因多为内脏淤血，使有效循环血容量减少；胃肠道渗血、出血；乙脑极期因代谢紊乱，毒素吸收产生血管麻痹；心肌病变产生心功能不全；延脑血管舒缩中枢的损害等所致。消化道出血的患者常可危及生命，应予重视。

大多数患者经 3～10 d 极期病程后，体温开始下降，病情逐渐好转，进入恢复期。

(3) 恢复期　此时患者体温可在 2～5 d 逐渐下降及恢复正常，意识障碍开始好转，昏迷患者经过短期的精神呆滞或淡漠而渐转清醒，神经系统病理体征逐渐改善而消失。部分患者恢复较慢，需达1～3个月或以上。重症患者因脑组织病变重，恢复期症状可表现为持续低热、多汗、失眠、神志呆滞、反应迟钝、精神及行为异常、失语或者特别多话、吞咽困难、肢体强直性瘫痪或不自主运动出现、癫痫样发作等，经过积极治疗大多在半年后能恢复。

(4) 后遗症期　后遗症与乙脑病变轻重有密切关系。后遗症主要有意识障碍、痴呆、失语及肢体瘫痪等，如予积极治疗也可有不同程度的恢复。昏迷后遗症患者长期卧床，可并发肺炎、压疮、尿道感染。癫痫样发作后遗症有时可持续终身。

2. 婴儿乙脑临床特点　发病时可表现为轻泻、流涕、轻咳、喘息、嗜睡、易惊或哭闹，且惊厥发生率高。无脑膜刺激征者比例高，但常有前囟隆起，脑脊液检查正常者较多，并发症少。

3. 老年人乙脑临床特点　60岁以上患者，发病急，均有高热，病情严重，重型及极重型占86.1%、91.7%。出现昏迷时间早，且持续时间长，部分伴循环衰竭及脑疝，病死率高达66.6%。多并发肺内感染、尿路感染、消化道出血、心肌损害等。

4. 临床分型　临床上根据病情轻重的不同，可分为以下四种类型。

(1) 轻型　患者神志始终清醒，但有不同程度的嗜睡，一般无惊厥，体温为38～39℃，头痛及呕吐不严重，可有轻度脑膜刺激征症状。多数在1周左右恢复，一般无后遗症。轻型中枢神经系统症状不明显者临床上常易漏诊。

(2) 普通型　体温常为39～40℃，有意识障碍如昏睡或昏迷、头痛、呕吐，脑膜刺激征症状明显，腹壁反射和提睾反射消失，深反射亢进或消失，可有1次或数次短暂惊厥，伴轻度脑水肿症状，病程7～14 d，无或有轻度恢复期神经精神症状，无后遗症。

(3) 重型　体温持续在40℃或更高，神志呈浅昏迷或昏迷，烦躁不安，常有反复或持续惊厥，瞳孔缩小，对光反射存在，可有定位症状或体征，如肢体瘫痪等。偶有吞咽反射减弱，可出现重度脑水肿症状。病程常在2周以上，昏迷时间长者脑组织病变恢复慢，部分患者留有不同程度后遗症。

(4) 极重型　此型患者于初热期开始体温迅速上升，可达40.5～41℃或更高，伴反复发作难以控制的持续惊厥，于1～2 d内进展至深昏迷，常有肢体强直性瘫痪，临床上有重度脑水肿的各种表现，进一步发展呈循环衰竭、呼吸衰竭甚至发生脑疝，病死率高，存活者常有严重后遗症。

重症乙脑根据其临床表现、神经系统体征及脑部病变所在的部位不同，脑部病变定位可分为以下几种。

1) 脑干上位：病变累及大脑及间脑，未侵犯脑干，临床上有昏睡或昏迷，压眼眶时出现假自主运动，或去皮质强直，如颞叶损害可致听觉障碍；若枕叶损害可有视力障碍、视物变形等。眼球运动存在，早期瞳孔偏小或正常，颈皮肤刺激试验时瞳孔可散大，呼吸始终正常。若丘脑下部病变，该部位是自主神经的较高级中枢，又是体温调节中枢，可出现出汗、面红、心悸及心律不齐等自主神经功能紊乱，还可出现超高热等体温调节障碍。

2) 上脑干部位：病变在中脑水平，同时有第3～8对脑神经中的部分神经受影响，患者处于深昏迷，肌张力增高，眼球活动迟钝，瞳孔略大。对光反射差或消失，呼吸异常。呈中枢性换气过度，引起呼吸性碱中毒，颈皮肤刺激试验可见瞳孔有反应性扩大现象，但反应迟钝。若中枢双侧受损，致锥体束下行通路受损，可引起四肢瘫痪，称去大脑强直，若单侧中脑受损，则呈对侧偏瘫。

3) 下脑干部位：病变相当于脑桥与延脑水平，伴第9～12对脑神经受影响，有深昏迷，压眼眶无反应，角膜反射及瞳孔反应消失，颈皮肤刺激试验无反应，瞳孔不扩大，吞咽困难，喉部分泌物积聚，迅速发生中枢性呼吸衰竭。

【实验室检查】

1. 血象　白细胞总数增高，一般为(10～20)×10^9/L，个别可达40×10^9/L，这与大多数病毒感染不同。白细胞分类中可见中性粒细胞高达80%以上，并有核左移，2～5 d后淋巴细胞可占优势，部分患者血象始终正常。

2. 血清学检查

(1) 特异性IgM抗体测定　该抗体在病后4 d即可出现，2周时达高峰，故有助于早期诊断。

1) 免疫荧光技术：用间接免疫荧光法测乙脑特异性IgM抗体，阳性率高，可达97%，有快速敏感的特点。

2) 捕获法ELISA：近年采用捕获法ELISA(MAC-ELISA)法检测乙脑特异性IgM具有较强的敏感性与特异性，阳性率为74.4%，其中在病程第4日出现阳性者为93%，可用于早期诊断。

3) ABC-ELISA：检测乙脑特异性IgM抗体敏感，阳性率高，可达到75.3%，用于早期诊断。

(2) 血凝抑制试验　血凝抑制抗体于第5病日出现，第2周达高峰，可维持1年以上，血凝抑制试验的阳性率可达81.1%，高于补体结合试验，但有时出现假阳性，是由于乙脑病毒的血凝素抗原与同属病毒如登革热及黄热病病毒等有弱的交叉反应，故双份血清效价呈4倍以上升高或单份效价达1∶80以上可作诊断依据，此法操作简便，可应用于临床诊断及流行病学检查。

(3) 补体结合试验　敏感性和特异性较高，抗体出现时间较晚,病后2~3周才开始出现,5~6周达高峰,故不能作早期诊断,一般多用于回顾性诊断或流行病学调查。抗体维持时间1~2年,抗体效价以双份血清4倍以上增高为阳性,单份血清1∶2为可疑,1∶4或以上为阳性。

(4) 中和试验 中和抗体于发病后第2周出现,持续2~10年,特异性高,但方法很复杂,仅用于人群免疫水平的流行病学调查,不作临床诊断用,近年来,中和试验已为其他测定乙脑病毒抗体的方法所替代,很少采用。

(5) 其他血清学方法 如特异性白细胞黏附抑制试验(LAI)、蚀斑减少中和试验(PRNT)检查急性患者血清,其阳性率都比较高。

(6) 乙脑病毒抗原测定 用McAb的反向被动血凝法测急性期血清中乙脑病毒抗原阳性率71.5%,是目前较好的快速诊断方法。

3. 脑脊液检查

(1) 脑脊液常规检查 除压力增高外,外观无色透明,偶呈轻微浑浊,白细胞计数多数轻度增加,多为(50~500)×10^6/L(约占80%),少数可达1 000×10^6/L以上,也有极少为正常者。白细胞计数的高低与预后无关,病初2~5 d以中性粒细胞为主,以后则以淋巴细胞为主。蛋白质轻度增高,糖正常或偏高,偶有降低,氯化物正常。有2%~4%的乙脑患者脑脊液常规和生化检查正常。此外,在起病1~2周内脑脊液天冬氨酸转氨酶(AST)活性常增高,对于判断本病预后、脑组织损害有参考意义。脑脊液有变化者需10~14 d才恢复正常,个别病例需1个月。

(2) 乙脑抗原测定 采用反向间接血凝法(RPHA)测早期脑脊液中的抗原,阳性率为66.7%,本方法灵敏、简便、快速,不需特殊设备。

(3) 特异性抗体测定 用MAC-ELISA法测定患者脑脊液中乙脑病毒IgM及IgG抗体,并与血清中上述两种抗体出现情况作比较,发现脑脊液中IgM抗体先于血清中出现,第2病日就可测出,且持续时间较血清中抗体为久,可用于早期诊断。

4. 病毒分离 乙脑病毒主要存在于脑组织中,疾病的初期取血液及脑脊液分离病毒,其阳性率很低,在病初早期死亡者的脑组织中可分离出乙脑病毒。

5. 病毒核酸检测 采用RT-PCR扩增乙脑病毒RNA可在IgM抗体尚未出现时有助于早期诊断。而TagManPCR是一种实时荧光检测分析方法,比普通PCR更加简便、快捷、灵敏、特异,具有广泛的应用前景。

6. 血气分析 对重患者可作血气分析,以便及早发现呼吸功能衰竭及酸碱代谢平衡紊乱等病理生理变化。近年来,国内对部分乙脑呼吸衰竭患者进行测定,发现多以呼吸性酸中毒为主,其次为呼吸性碱中毒。

7. 影像学检查 最近报道可用CT(computed tomography)和磁共振(magnetic resonance image, MRI)进行检查,并与组织病理学报告相应分析。MRI在发现异常方面的敏感性更高,能发现CT所不能发现的异常。

【诊断和鉴别诊断】

1. 诊断依据

(1) 流行病学资料 可作为诊断参考,本病在温带流行有严格的季节性,大多数集中在7、8、9月,患者大多为青少年,以往10岁以下儿童多见,近年来有从儿童转向成年到老年化的趋势。

(2) 临床表现特点 突然起病、高热、头痛、呕吐、意识障碍(嗜睡至昏迷)、抽搐等脑症状为主,而脑膜刺激征较轻,并有其他神经系统体征。

(3) 实验室检查 早期有血象变化,白细胞总数及中性粒细胞增多,脑脊液细胞数轻度增加,压力和蛋白质测定往往增高,结合血清和脑脊液中特异性IgM和抗原测定可作出诊断,也可根据病毒核酸检测进行诊断,还可采用血凝抑制试验或补体结合试验作回顾性诊断。

2. 鉴别诊断

(1) 中毒性菌痢 因乙脑发生在夏秋季,且多见于10岁以下儿童,故需与该季节发病较多的中毒性菌痢鉴别。后者起病急骤,发展迅速,于发病24 h内出现高热、惊厥、昏迷、休克甚至呼吸衰竭,此时临床上尚未出现腹泻及脓血便等肠道症状,易与乙脑相混淆。但乙脑患者一般无上述迅猛发生的凶险症状,而中毒性菌痢一般不出现脑膜刺激征。必要时可用生理盐水灌肠,如获得脓血样便可作镜检和细菌培养以确诊,特殊情况下可进行脑脊液检查,中毒性菌痢脑脊液多无变化。

(2) 化脓性脑膜炎 其中枢神经系统症状和体征与乙脑相似,但化脓性脑膜炎中的流行性脑脊髓膜炎患者多见于冬春季,大多有皮肤黏膜瘀点,脑脊液浑浊,其中白细胞明显增多,中性粒细胞多在90%以上,糖量减低,蛋白质含量明显增高,脑脊液涂片及培养可获得致病菌。乙脑有时尚需与其他早期化脓性脑膜炎及不彻底治疗的化脓性脑膜炎鉴别,需参考发病季节、年龄、原发感染部位,并根据病情发展多次复查脑脊液,进行血及脑脊液的培养,并结合临床进行鉴别诊断。

(3) 结核性脑膜炎 无季节性,多有结核病史或结核病接触史,婴幼儿多无卡介苗接种史。起病缓慢,病程较长,脑膜刺激征较显著,而脑症状如意识障碍等较轻,且出现较晚。脑脊液外观毛玻璃样,白细胞分类以淋巴细胞为主,糖及氯化物含量减低,蛋白质含量增加,薄膜涂片时常可找到结核杆菌,必要时作X线胸片检查、眼底检查及结核菌素试验以鉴别之。

(4) 其他病毒所致脑炎

1) 肠道病毒所致脑膜脑炎:目前发病率有增多之势,夏秋乙脑流行季节中有20%～30%为其他病毒引起的脑炎。主要病原为柯萨奇及艾柯病毒,这两种肠道病毒引起的脑膜脑炎起病不如乙脑急,临床表现较乙脑轻,中枢神经系统症状不明显,不发生明显脑水肿及呼吸衰竭,预后良好,恢复后大多无后遗症。

2) 脑型脊髓灰质炎:为脊髓灰质炎中罕见的临床类型,其临床表现酷似乙脑。起病急,高热、昏迷、惊厥、瞳孔缩小、反射迟钝、四肢肌张力增高,并可出现四肢痉挛性或强直性抽搐,病程进展迅速,病死率很高,流行季节亦在夏秋季。因此,需作血清学或病毒学检查进行鉴别。

3) 腮腺炎脑炎:在病毒性脑炎中较常见,多发生于冬春季,大多数有腮腺炎接触史,脑炎往往在腮腺肿大后3～10 d发生,少数在腮腺肿大前发生,亦可不发生腮腺肿大,血清淀粉酶测定及血清抗体检测有助于鉴别诊断。

4) 单纯疱疹病毒脑炎:病情重,发展迅速,常有额叶及颞叶受损的定位症状,脑电图显示局限性慢波,单纯疱疹病毒性脑炎至今病死率仍在30%以上,存活者大多有不同程度后遗症,脑脊液测定抗体有助于诊断。

(5) 脑型疟疾　不规则发热,肝脾多肿大,血中可找到恶性疟原虫,脑脊液检查基本正常。

(6) 其他　乙脑患者还应与其他发热及有中枢神经系统症状的疾病相鉴别,包括蛛网膜下腔出血、脑出血、脑血管栓塞、脑血管畸形等。

【并发症和后遗症】

1. 并发症

(1) 支气管肺炎　多见于重型患者,在咳嗽及吞咽反射减弱或消失、昏迷患者,易发生肺炎。呼吸道分泌物不能顺利排出时可引起肺不张。

(2) 口腔感染　不注意口腔卫生及不进行口腔护理的患者可发生口腔溃疡。

(3) 其他感染　金黄色葡萄球菌所致败血症和肠炎,大肠埃希菌所致泌尿系统感染等。

(4) 压疮　较长时间卧床的患者,如不注意经常变换体位,易在枕骨后及腰骶椎部位发生压疮。

2. 后遗症　发生率为5%～20%,重型及极重型患者在恢复期末发生后遗症,但婴幼儿的重型可在恢复期近期不发生后遗症,而经过一段时间发生远期后遗症,如癫痫、视神经萎缩等。

(1) 神经系统后遗症　不同程度意识障碍、失语、言语迟钝、肢体扭转、挛缩畸形、瘫痪、吞咽困难、视神经萎缩、听神经损害(耳聋)、癫痫等。部分乙脑患者损害可主要位于黑质,到恢复期后可能发生典型的帕金森病的特点,在数月至年余后可恢复正常。

(2) 精神方面后遗症　记忆力及理解力减退、性格改变、精神状态异常、痴呆。

(3) 自主神经系统后遗症　多汗、流涎、中枢性发热、高血压、营养障碍等。

以上后遗症多数可于数月或数年内恢复,亦有少数难恢复而遗留终身者,占2%～3%。

【预后】　极重型患者及婴幼儿和老年重型患者病死率较高,存活者易发生后遗症。一般流行早期重症较多,病死率较高,晚期重症较少,病死率较低;早期治疗病死率低,有并发症及严重后遗症病死率高。除此外,15岁以上发病率低,但病死率高,老年患者病死率亦高。

【治疗】　乙脑的治疗没有特殊方法,支持疗法和对症处理是必不少的,特别是目前γ球蛋白、干扰素或皮质类固醇激素的治疗是起决定性作用的,治疗和适当的护理相结合,认真把好三关(高热、惊厥、呼吸衰竭)并及时抢救,可使病死率下降。乙脑患者病情发展迅速,应严密观察病情发展,及时进行处理,尤其要抓好极期的抢救,坚持中西医结合治疗,加强护理工作,以提高治愈率和降低病死率。

1. 急性期治疗

(1) 一般治疗和护理　乙脑患者起病急,病情短期内迅速加重,所以应严密观察病情,及时护理。

1) 病室隔离:患者应隔离于有防蚊设备的病室内,病室环境宜安静、阴凉、通风,设法降低室内气温至30℃以下。室内应准备好急救药品及抢救设备,如氧气、气管切开包、吸痰器、呼吸器等。

2) 饮食与营养:注意给患者足够的营养及水量,根据各地条件给予清凉饮料和流质饮食,如西瓜汁、绿豆汤、牛奶、豆浆、菜汤等,昏迷者可用鼻饲,防止呕吐物阻塞呼吸道。

3) 补液:高热、惊厥患者易脱水,应注意补充液体,尽可能以口服为主。重症患者除鼻饲外,需由静脉输入,同时注意调节电解质及酸碱平衡,静脉补液不宜太多,以防脑水肿加重及脑疝的发生。成人每日1 000～2 000 ml,小儿每日50～80 ml/kg,但需根据高热、出汗、呕吐及进食情况而异,输入液体以5%～10%葡萄糖与生理盐水(3∶1～5∶1)为主。

4) 生命体征监测:注意测量体温、呼吸、脉搏、血压,并观察患者精神、意识、瞳孔及四肢肌张力等变化。

5) 口腔护理:患者大多存在意识障碍,故口腔护理防止继发感染极为重要,一般每日进行口腔护理2次,有口腔炎者可用2%甲紫(龙胆紫)涂擦或用冰硼散、青黛散,患真菌性口腔炎者可用弱碱性含嗽液如3%～5%碳酸氢钠溶液或2%硼砂溶液漱口,也可用制霉菌素10万U/ml涂擦。

6) 皮肤护理:患者经常多汗,应注意擦洗,保持皮肤干燥,对骶尾部及其他骨隆起处用热毛巾或30%乙醇涂擦及按摩,以促进局部血循环,并经常翻身防止压疮形成，对重症患者应定时定向翻身、拍背，一般隔 2 h 1次，以防发生肺炎。

(2) 对症治疗　高热、惊厥及呼吸衰竭是危及患者生命的三种主要症状，且可互为因果，形成恶性循环。高热增加耗氧量，加重脑水肿和神经细胞坏死，从而使惊厥加重，而惊厥又加重缺氧，致呼吸衰竭和加重脑部病变，体温升高。必须及时进行处理。

1) 高热的处理：乙脑患者的高热呈稽留热型，而且不易为一般药物所降低或降后很快又回升，所以宜用综合降温措施，使体温保持在 38℃(小儿肛温 38.5℃)左右，室温降至 25℃以下，降温方法有如下几种。①物理降温：为主要的降温措施，高热患者可用 30%～50%的乙醇擦浴，躯干体表可用冰袋，头部用冰帽连续降温，可用冷盐水灌肠。高热而又四肢冰凉者，禁用冰水擦浴和醇浴等急剧降温，以免引起寒战反应及虚脱，可用温水(比体温低 2℃)擦浴 10 min，然后用毛巾擦干。②药物降温：配合物理降温可用小量阿司匹林或肌注安乃近，每 4～6 h 1 次，小儿可用安乃近滴鼻。亦可用吲哚美辛 1～2 mg/kg，口服或鼻饲，每 6 h 1 次。③亚冬眠疗法：主要适用于持续性高热反复抽搐患者。优点：冬眠药物有降温、镇静、止痉作用。减少人体代谢消耗的需要，特别是降低脑组织的新陈代谢和氧的需要量，从而提高神经细胞对缺氧的耐受性，减少脑细胞的损害。缺点：较大剂量的冬眠药物能抑制呼吸中枢及咳嗽反射，呼吸道的分泌物排除困难，使支气管分泌物积聚，导致气管阻塞，加重缺氧，故在临床应用时应权衡利弊或短期应用。方法：用氯丙嗪成人每次 25～50 mg，儿童每次 0.5～1 mg/kg 加等量异丙嗪，每隔 4～6 h 肌注，将体温控制在 36～38℃。若降温不理想，可采用静脉滴注，剂量同上。一般可连续用 3～5 d。用药之前应注意补充血容量，用药过程应注意观察体温、脉搏、血压、呼吸，避免搬动。④针对降温：可选用曲池、合谷穴或加大椎、风府穴。

2) 惊厥的处理：选用适当镇静解痉剂，如地西泮(安定)成人 10～20 mg/次，小儿每次 0.1～0.3 mg/kg(每次不超过 10 mg)肌注或静滴；苯巴比妥钠成人 0.1～0.2 g/次，小儿每次 5～8 mg/kg 肌注；水合氯醛成人 1.5～2.0 g/次，小儿每次 60～80 mg/kg(不超过 1 g)鼻饲或保留灌肠给药。同时要分析惊厥的原因，如有脑水肿表现者应加脱水药物，同时可用肾上腺皮质激素。高热所致惊厥，则迅速降温。因呼吸道分泌物堵塞有缺氧者，宜吸痰、插管，必要时气管切开供氧，以改善脑细胞缺氧。

3) 颅内压增高的处理：冰帽连续降温，脱水疗法一般应早期足量使用，对轻度颅内高压患者，每日 1～2 次；对颅内压明显增高患者应每隔 4～6 h 定时脱水。对突然并发脑疝患者应立即使用，剂量加大。常用 20%甘露醇或 25%山梨醇，剂量每次 1～2 g/kg，重者每次 2～4 g/kg 或更大量。反复使用脱水剂者应注意补充液量及电解质平衡。还可应用呋塞米(速尿)、肾上腺皮质激素等。

4) 呼吸衰竭：呼吸衰竭是本病死亡的主要原因，应分析呼吸衰竭的原因及时进行处理。呼吸衰竭分为中枢型和外周型两种，中枢型包括干上型、脑干型、脑疝型、脑性低钠型；外周型包括呼吸道痰液阻塞、喉痉挛、肺炎、肺不张及脊髓受损所致呼吸肌瘫痪等。

呼吸衰竭处理的原则是改善肺泡通气，促进气体交换，解除缺氧及二氧化碳潴留的病理状态，去除脑水肿、脑疝等危急症状。

呼吸衰竭的处理措施如下。①保证呼吸道通畅：可定时翻身、拍背、行体位引流，增加空气湿度，可用超声雾化，如分泌物黏稠者可用乙酰半胱氨酸、α 糜蛋白酶、氢化可的松等喷入咽喉，伴有支气管痉挛者，可用 0.25%～0.5%异丙肾上腺素雾化吸入，并适当用抗生素防止细菌感染等；由脑水肿所致者用脱水剂。如经上述处理无效时，应及早进行气管插管或气管切开，以利排痰，改善呼吸道通气功能。②预防缺氧：可吸氧，雾化吸氧或高压氧舱治疗，单人舱全舱给氧，压力 2～2.4 atm abs(绝对大气压)，每日 1 次，每次 90 min，治疗 3～10 次。③使用人工呼吸器：及早使用人工呼吸器是维持有效的呼吸功能，保证呼吸衰竭抢救存活，减少后遗症的重要措施之一。④中枢性呼吸衰竭：因延髓麻痹而自主呼吸停止者或自主呼吸微弱者，除应用人工呼吸器外，可联合使用呼吸中枢兴奋剂，如洛贝林(山梗菜碱)成人每次 3～9 mg，小儿每次 0.15～0.2 mg/kg，肌注或静滴；尼可刹米(可拉明)成人 0.375～0.75 g/次，小儿每次 5～10 mg/kg，肌注或静滴；哌醋甲酯(利他林)成人 10～20 mg/次，严重抑制时可用 30～50 mg/次，静注、肌注或静滴。小儿予洛贝林 12 mg、二甲弗林(回苏灵)16 mg、哌醋甲酯 20 mg 加入 10%葡萄糖 500 ml 静滴，称之为呼吸三联针。戊四氮成人 0.05～0.1 g/次，儿童每次 2～3 mg/kg 肌注或静注，二甲弗林成人 8～16 mg/次，小儿每次 0.15～0.3 mg/kg 静滴，交替使用。

改善微循环，减轻脑水肿可用血管扩张剂东莨菪碱、山莨菪碱(654-2)或阿托品，有活跃微循环、解痉及兴奋呼吸中枢作用，对抢救乙脑中枢性呼吸衰竭有效。用法：氢溴酸东莨菪碱成人 0.3～0.5 mg/次，小儿每次 0.02～0.03 mg/kg 或山莨菪碱成人 20 mg/次，小儿 0.5～1 mg/kg 加入葡萄糖液静注，隔 20～30 min 1 次；阿托品首量 0.5～1 mg，以后 0.5 mg 静注，每 15～30 min 1 次，以上各药可与洛贝林交替使用。

5) 循环衰竭的处理：重型乙脑患者后期循环衰竭常与呼吸衰竭同时出现，可根据病情用强心剂如毛花苷 C(西地兰)或毒毛花苷 K，补充血容量，使用升压药，注意酸碱及电解质平衡，如同时有脑水肿则宜脱水，如有高热、失水宜补液。

(3) *抗病毒治疗* 对乙脑目前尚缺乏有效的抗病毒药物,近来有报道干扰素、利巴韦林具有抗乙脑病毒的作用,其确切疗效有待进一步证实。最近有报道使用单克隆抗体 JEV-MCAb 治疗乙脑,取得较好疗效,可为本病开辟一条新的治疗途径。

(4) *肾上腺皮质激素治疗* 国内认为皮质激素类有减轻炎症反应,降低毛细血管通透性,降低颅内压及退热等作用,但它可抑制细胞免疫,降低机体防御能力,增加继发感染机会,因此主张早期短程用于重症患者,达到抗炎退热、减少脑水肿、保护脑血管屏障的作用。一般用地塞米松,成人每日 10~20 mg,儿童 3 岁以内为成人量的 1/4,4~7 岁用 1/3,8~12 岁用 1/2,分次静脉滴注或肌注,至体温下降达 38℃以下即减量停药,疗程以不超过 5 d 为宜。有认为疗效不显著,又有降低免疫力的作用,故不主张用。

(5) *有其他继发感染时* 可按病情选用抗菌药物。

(6) *中医中药治疗* 急性期以清热解毒为主,国内有报道用乙脑合剂(生石膏、知母、生地、赤芍、丹皮、钩藤、僵蚕、全蝎、菖蒲和大黄等)采用直肠点滴,对控制高热、降温止痉和镇静均优于单用西药。

针刺止痉可选用人中、合谷、百会、足三里、涌泉等穴位,对呼吸衰竭患者可用针刺辅助治疗,选云门、中府、膻中、涌泉及耳针交感、肺等穴位。此外强刺会阴穴并留针可增加对呼吸中枢的兴奋。

2. 恢复期及后遗症的治疗 恢复期需要加强营养,精心护理,防止压疮,避免继发感染。根据患者症状作智力、语言、吞咽、肢体功能的锻炼,可采用针刺、理疗、按摩、推拿、体疗等,佐以中药口服。恢复期以养阴清热为主,佐以益气养阴、通经活络的方法,除一般针刺穴位外,用耳针、头皮针、埋线及穴位注射等均有辅助作用。震颤、多汗、肢体强直可用苯海索(安坦),成人每次 2~4 mg,小儿每次 1~3 mg,每日 2~3 次口服,或用其他镇静剂,发生癫痫者治疗与原发性癫痫相同,如有并发症应积极治疗。

【预防】 预防乙脑的关键是抓好灭蚊、人群免疫及动物宿主的管理。

1. 灭蚊 是预防乙脑和控制本病流行的一项根本措施。要消灭蚊虫的孳生地,冬春季以灭越冬蚊为主,春季以清除孳生地与消灭早代幼虫为主,夏秋季以灭成蚊为主,同时注意消灭幼虫,灭蚊应贯彻"灭早、灭小、灭了"的原则,喷药灭蚊能起到有效作用,可灭成蚊、孑孓及虫卵。此外,应搽用防蚊剂、使用蚊帐及蚊香、灭蚊器等防蚊措施。

2. 人群免疫 预防接种是保护易感人群的有效措施。目前大规模生产和使用的疫苗有三种:鼠脑灭活疫苗,细胞培养灭活疫苗和细胞培养减毒活疫苗。

鼠脑灭活疫苗采用的是中山株或北京-1株,由于北京-1株可诱生较广的中和抗体应答,而且接种北京株后鼠脑中抗原产量较高,目前北京株已取代了中山株。鼠脑灭活疫苗接种方法,国际上推荐儿童期初免为注射 2 针,间隔 1~2 周,初免的防病效率为 95%以上;亚洲许多国家采用的方法是初免 2 针,间隔约 4 周,1 年后加强,嗣后每隔 3 年加强 1 次的程序。但是连续加强后免疫力的持续时间尚未确定。由于此种疫苗价格较高,且有疫苗相关不良反应发生,很难大规模使用。

目前我国使用的细胞培养灭活疫苗是地鼠肾细胞组织培养的乙脑灭活疫苗,用北京 P-3 株制备的效果较好,保护率为 60%~90%。初次免疫采用皮下注射 2 次,间隔 7~10 d,第二年加强 1 次,连续 3 次加强后不必再注射,可获得持久免疫力。免疫所用剂量因年龄不同而异,1~6 岁 0.5 ml/次,7~12 岁 1 ml/次,成人 2 ml/次,皮下注射后可有局部肿痛及淋巴结肿大,偶可发生发热、皮疹等全身反应。预防接种后获得的免疫力通常在最后一次注射后的 2~3 周发生,一般能维持 4~6 个月,故预防注射应在流行季节前 1 个月完成。重点对象是 10 岁以下儿童和从非流行区进入流行区的人员,接种时应注意不能与伤寒三联菌苗同时注射,有中枢神经系统疾患和慢性酒精中毒者禁用。但是灭活疫苗仍有一定的不足之处,如抗体阳转率低,抗体持续时间较短以及安全性等,促使人们不断进行新型疫苗的研究。

近年来,采用原代地鼠肾细胞培养制备的 SA-14-14-2 减毒活疫苗进行免疫,作 1∶3 和 1∶5 稀释后皮下接种 0.5 ml,次年加强 1 次 0.5 ml,血清中和抗体阳转率为 100%,若 1∶50 稀释则中和抗体阳转率为 83.3%,通过对人体扩大观察结果进一步证明减毒活疫苗接种是安全的,免疫反应也是满意的,中和抗体阳转率高,效果好,与日本乙脑减毒活疫苗 S^- 株试验结果相似。减毒活疫苗中,免疫原性 14-2 株最好,5-3 株次之,灭活疫苗则较差。由于减毒活疫苗的应用费用较昂贵,急需要发展表达包膜蛋白的基因重组疫苗。

最近 Konish 报道,在猪身上试验两种乙脑 DNA 疫苗,以评价它们的免疫原性,两种疫苗质粒均包括乙脑病毒的前膜蛋白(prM)的信号肽、前膜蛋白以及外壳的编码区域,仅载体质粒有所不同,分别命名为 PCJEME 和 PNJEME,结果发现两者免疫原性无显著差别。猪应用 100~450 mgDNA 疫苗两剂(相隔 3 周),1 周后中和抗体和血凝抑制抗体达 1∶40~1∶160。并且能维持 245 d 以上,这说明,这两种 DNA 疫苗能诱导病毒特异性记忆 B 细胞较长时间产生抗体存在。

最近 Monath 报道一种新的减毒活疫苗 ChimeriVax-JE,它是黄热病毒 17D 的包膜蛋白基因为乙脑病毒包膜蛋白基因所取代,即将乙脑病毒 SA-14-14-2

疫苗株的 *prm-e* 基因插入黄热病毒 17D 的 cDNA 中,已用于早期临床实验,单剂使用即能产生较好的免疫原性。Pan 等将含有编码乙脑病毒包膜蛋白序列的重组质粒疫苗应用于小鼠,可诱导包膜蛋白特异性抗体的产生,从而产生保护性免疫。其他的疫苗研究,包括裸 DNA 疫苗、口服疫苗及重组亚单位疫苗尚在实验阶段。

3. 动物宿主的管理 猪是乙脑传播的主要中间宿主,在乡村及饲养场要做好猪的环境卫生工作,管好家禽,蚊季可用中草药如青蒿、苦艾、辣蓼等在家禽居住场地烟熏驱蚊,每半月喷灭蚊药 1 次,对母猪及家禽有条件者进行疫苗注射,能控制猪感染乙脑病毒,可有效地降低地区乙脑发病率。

参考文献

[1] 王怀宇,梁国栋. 我国虫媒病毒研究 10 年回顾[J]. 中国公共卫生,2003,19:473-476.

[2] 梁国栋. 我国流行性乙型脑炎病毒基因型研究[J]. 中华实验和临床病毒学杂志,2008,22(2):81-82.

[3] 王怀宇,付士红,李晓宇,等. 我国首次分离到基因Ⅰ型乙型脑炎病毒[J]. 中华微生物学和免疫学杂志,2004,24(11):843-849.

[4] 张定琳,马芦保,付士红,等. 2006 年山西省运城市成人流行性乙型脑炎临床特征与实验室检验[J]. 中华实验和临床病毒学杂志,2008,22(2):95-97.

[5] 刘卫滨,付士红,宋宏,等. 乙型脑炎病毒 Tag Man PCR 检测方法的建立及初步运用[J]. 中华微生物学和免疫学杂志,2005,25(8):656-662.

[6] 李玉华,李海玲,吴永林,等. 流行性乙型脑炎病毒活疫苗株 SA14-14-2 基因稳定型研究[J]. 中华微生物学和免疫学杂志,2003,23(11):858-861.

[7] 白登云,陈伯权. 流行性乙型脑炎[M]//白登云,陈伯权,俞永新. 虫媒病毒与虫媒病毒病. 昆明:云南科学技术出版社,1995:151-163.

[8] Nga PT, del Carmen Parquet M, Cuong VD, et al. Shift in Japanese encephalitis virus (JEV) genotype circulating in northern Vietnam: implications for frequent introductions of JEV from Southeast Asia to East Asia [J]. J Gen Virol, 2004,85:1625-1631.

[9] Solomon T, Ni H, Beasley DW, et al. Origin and evolution of Japanese encephalitis virus in Southeast Asia [J]. J Virol, 2003,77(5):3091-3098.

[10] Tiroumourougane SV, Raghava P, Srinivasan S. Japanese viral encephalitis [J]. Postgrad Med J, 2002,78(918):205-15.

[11] Ma SP, Yoshida Y, Makino Y, et al. Short report: a major genotype of Japanese encephalitis virus currently circulating in Japan [J]. Am J Trop Med Hyg, 2003,69(2):151-154.

[12] Shi PY, Kauffman EB, Ren P, et al. High-throughput detection of West Nile virus RNA [J]. J Clin Microbiol, 2001,39(4):1264-1271.

[13] Konishi E, Yamaoka M, Kurane I, et al. Japanese encephalitis DNA vaccine candidates expressing premembrane and envelope genes induce virus-specific memory B cells and long-lasting antibodies in swine [J]. Virology, 2000,268(1):49-55.

[14] Wang LH, Fu SH, Wang HY, et al. Japanese encephalitis outbreak, Yuncheng, China, 2006 [J]. Emerg Infect Dis, 2007, 13(7):1123-1125.

[15] Wang HY, Takasaki T, Fu SH, et al. Molecular epidemiological analysis of Japanese encephalitis virus in China [J]. J Gen Virol, 2007,88(3):885-894.

第十九节 甲型脑炎

易建华

甲型脑炎(encephalitis A)为一古老的致死性中枢神经系统疾病,其病因未明。1917 年 4 月由 Constantin von Economo 医生提出并命名为昏睡性脑炎(encephalitis lethargica),在此之前 Hippocrates 和 Sydenham 都有关于本病的描述。其临床特征在急性期表现为嗜睡性眼肌麻痹、运动亢进与肌震颤性运动不能,慢性期则表现为脑炎后帕金森病。

【病原学】 甲型脑炎虽然是一古老疾病,但其病因一直未明。由于 1918 年全球流感大流行的同时出现昏睡性脑炎流行,曾认为流感病毒感染为昏睡性脑炎的病因。但后来的研究证明,无论是急性昏睡性脑炎病例还是脑炎后帕金森病病例,其脑组织中均未检出流感病毒 RNA。

有学者提出昏睡性脑炎的病原必须满足两个标准:①能引起典型的昏睡性脑炎症状。②必须满足流行的标准:在冬末春初引起小暴发流行,没有直接传播的证据,所有年龄人群易感,病死率达 20%～50%,经常引起脑炎后帕金森病。但所有的努力均付诸东流,昏睡性脑炎的病原仍然神秘不清。

【流行病学】 昏睡性脑炎是一致死性、神秘的流行性疾病,从 1917～1940 年共导致 50 万人死亡。自 1940 年后,昏睡性脑炎仅有散在发病而未再以流行形式重现。

Constantin von Economo 所描述的病例出现于 1916～1917 年冬天的维也纳,在此之前的几年保加利亚就已出现过相似病例,而且在医学史上也有类似于昏睡性脑炎病例暴发的描述。1580 年欧洲流感流行期间的病例被称为"睡眠病(schlafkrankheit, sleeping sickness)”,1726 年 Sydenham 将 1673～1675 年流行于伦敦的病例称为“睡眠热(febris comatosa, sleeping fever)”。自 1918 年至 20 世纪 20 年代,昏睡性脑炎在欧洲和北美地区广泛流行,先后波及英国、法国、意大利、德国、瑞士以及美国等。英国的流行在 1923 年达到高峰,当年病例数超过 1 000 例;1918～1924 年,英国报告的昏睡性脑炎病例约 5 500 例,急性期死亡 2 200 例,病死率达 40%。1923 年,美国的流行也达高峰并导致近 2 000 例昏睡性脑炎患者死亡;1919～1925 年,美国共计有 8 542 例昏睡性脑炎病例死亡,急性期病死率也达 40%。1925 年后,昏睡性脑炎的流行快速减弱,也少有急性病例报告。许多罹患急性昏睡性脑炎而恢复的患者,绝大多数都在急性期后 6 个月至 1 年进展为脑炎后帕金森病(postencephalitic parkinsonism, PEP),其临床表现与特发性帕金森病(idiopathic Parkinson disease, IP)相似。在 20 世纪 20～30 年代,脑炎后帕金森病约占帕金森病的半数,尤其是在 20 年代,几乎 50%的脑炎后帕金森病都有急性昏睡性脑炎病史。

迄今,昏睡性脑炎的病因未明,因而其传染源与传播途径也不清楚。虽然昏睡性脑炎有传染病的特征,但并不是急性传染病,大量的病例更是证明没有人—人传播的证据。昏睡性脑炎的流行通常在冬末春初,所有年龄人群均易感,但最多见于 10～40 岁人群。

【发病机制和病理】 昏睡性脑炎的发病机制尚不清楚。推测嗜神经性、传染性病原体的直接损害可能是昏睡性脑炎的发病机制。

昏睡性脑炎的病理改变包括脑膜表面血管充血、大脑和脊髓充血与点状出血,偶有脑膜出血。最为突出的病理特征是血管周围 Virchow-Robin 间隙淋巴质浆细胞浸润,这种炎性浸润也见于基底节、中脑、脑桥、其他脑干核、Sylvius 水管及第四脑室底血管周围,而大脑皮质、大脑白质及小脑则未见炎性浸润病灶。神经细胞可见细胞器溶解、核固缩及坏死,但不及脊髓灰质炎明显。胶质结节的噬神经细胞现象并不明显。

脑炎后帕金森病则表现为广泛而严重的对称性退行性变与脑黑质和蓝斑神经胶质增生、Lewy 小体缺乏以及广泛的球形神经原纤维紊乱,而 Lewy 小体缺乏部位的神经原纤维紊乱是脑炎后帕金森病的特征性病理变化。尽管神经原纤维紊乱也可能存在于大脑皮质与皮质下部位,但老年斑少见或缺乏,这是与阿尔茨海默病的区别。

【临床表现】 根据 Constantin von Economo 对昏睡性脑炎病例的研究,将急性期昏睡性脑炎的临床表现分为 3 种模式,并指出其临床症状经常交叉重叠,即使在同一患者的不同疾病阶段也各有其特征性临床症状。

1. 嗜睡性眼肌麻痹 多有短暂、非特异性前驱症状,包括轻度发热、头痛与全身不适,继而出现进展性嗜睡。嗜睡能轻易唤醒,但当刺激停止时则立即回复嗜睡状态。嗜睡通常持续 1～2 周,之后或者病情恶化进入昏迷状态直至死亡,或者逐渐减轻直到完全康复。疾病初期即会出现眼肌麻痹,尤其是眼外和眼内肌肉麻痹导致上睑下垂和复视;疾病末期则极度衰弱或肌张力减退,但偶尔会出现肌肉僵硬而表现为缺乏表情的面具脸。这种类型的昏睡性脑炎病死率大约 50%,但慢性衰弱与神经后遗症少见。

2. 运动亢进 坐卧不安或多动是这种类型昏睡性脑炎的特征性症状,表现为抽搐或痉挛,或者焦虑,甚至疯狂的精神状态。患者往往从嗜睡状态突然发作,出现背部和颈部疼痛、虚脱和衰弱,继而出现进行性精神和运动紊乱、失眠或睡眠倒错。复视与上睑下垂少见,但眼内肌肉运动失调常见。随着疾病进展,无意识的运动增加并干扰自主运动,使得本病与舞蹈病难于区别。这种类型的昏睡性脑炎在初期阶段病死率更高,且死亡可随时突然发生,平均病死率可达 40%。

3. 肌震颤性运动不能 肌震颤性运动不能是急性昏睡性脑炎最为少见的临床症候群,但衰弱和僵硬常见,且慢性后遗症的发生率高。临床表现为震颤麻痹、睡眠倒错以及眼肌麻痹而出现复视、上睑下垂和全眼肌衰弱,但病死率较低。

4. 脑炎后帕金森病 为急性期昏睡性脑炎的慢性期表现。急性昏睡性脑炎后 6 个月至 1 年,患者的身体与精神均精疲力竭而出现肢体僵硬、身体弯曲与步态不稳,临床表现类似于特发性帕金森病,但两者的主要区别是发病年龄。特发性帕金森病多发于 50 岁以后,而脑炎后帕金森病可出现于包括儿童在内的任何年龄人群,且进展更为快速和突然。

儿童昏睡性脑炎主要表现为易激惹、嗜睡和嗜睡性麻痹以及心理异常。易激惹以多动、兴奋和不停的哭闹为特征;嗜睡则以昏睡、缺乏表情的面具脸、面肌阵挛和颈部僵硬为特征;嗜睡性麻痹可有昏睡、频繁抽搐,进一步发展则有运动失调和脑神经麻痹;心理异常则表现为富于攻击性,兴奋、尖叫或失眠,任性,性幼稚或性早熟,自残性抽搐,破坏行为,故作亲密的恶意残酷行为以及偷窃等。

【诊断】 由于昏睡性脑炎的病原一直未明,因而缺乏特异性的诊断;临床上主要根据其急性期临床症状和继发的脑炎后帕金森病表现来诊断。

【治疗】 本病缺乏特异性治疗,急性期以对症处理为主,如退热、镇静及降低颅内压等;慢性期可应用左旋多巴、苯海索等药物,以改善脑炎后帕金森病的症状和体征。对于儿童昏睡性脑炎患者,心理干预和情感疗法尤为重要。

20 世纪初期,由于推测草绿色链球菌以及单纯疱疹病毒可能是引起昏睡性脑炎的病原体,因而在 1929～1940 年间曾经尝试应用草绿色链球菌的 Rosenow 疫苗以及单纯疱疹病毒的 Levaditi C 疫苗来治疗本病。1 000 例昏睡性脑炎患者在纽约神经科学研究所(Neurological Institute of New York)接受了疫苗治疗，但治疗效果难以确定。

参考文献

［1］ McCall S, Henry JM, Reid AH, et al. Influenza RNA not detected in archival brain tissues from acute encephalitis lethargica cases or in postencephalitis Parkinson cases［J］. J Clin Neuropathol Exp Neurol, 2001,60:696-704.

［2］ Dickman MS. von Economo encephalitis［J］. Arch Neurol, 2001,58:1696-1698.

［3］ Reid AH, McCall S, Henry JM, et al. Experimenting on the past: the enigma of von Economo's encephalitis lethargica［J］. J Clin Neuropathol Exp Neurol, 2001,60:663-670.

［4］ Vilensky JA, Foley P, Gilman S. Children and encephalitis lethargica: a historical review［J］. Pediatr Neurol, 2007, 37:79-84.

［5］ Louis ED. Vaccines to treat encephalitis lethargica: human experiments at the Neurological Institute of New York, 1929-1940［J］. Arch Neurol, 2002,59:1486-1490.

第二十节 森林脑炎

罗端德

森林脑炎(forest encephalitis)是由黄病毒属中蜱传脑炎病毒所致的中枢神经系统急性传染病，蜱为其传播媒介。临床上以突起高热、头痛、意识障碍、脑膜刺激征、瘫痪为主要特征，常有后遗症，病死率较高。本病是森林地区自然疫源性疾病，流行于欧洲和亚洲，包括我国东北、俄罗斯的远东地区及朝鲜北部林区，多发生于春夏季。又称蜱传脑炎(tickborne encephalitis, TBE)，俄国春夏季脑炎(Russian spring-summer encephalitis)，东方蜱传脑炎(encephalitis acarinaorientalis)和西方蜱传脑炎(encephalitis acarinaoccidentalis)等。

【病原学】 森林脑炎病原体属披膜病毒科(Togaviridae)，黄病毒属(*Flavivirus*)蜱传脑炎病毒。蜱传脑炎病毒是一种嗜神经性病毒，直径为 30～40 nm 的正二十面体，外周为类网状脂蛋白包膜，其上有突起不明显的由包膜糖蛋白(E)组成的刺突，外观呈绒毛球状，包膜内侧为膜蛋白(M)，内有核衣壳含蛋白(C)及单股正链 RNA，分子量约为 4 000 kDa，其沉降系数为 218 S。以上 E、M、C 蛋白为结构蛋白，其中包膜糖蛋白 E 含有血凝抗原和中和抗原，它与病毒吸附于宿主细胞表面和进入细胞以及刺激机体产生中和抗体密切相关。E 蛋白氨基酸的改变能导致病毒的组织嗜性、病毒毒力、血凝活性和融合活性的改变。有实验表明 E 蛋白 384 位氨基酸残基 Tyr 变为 His 能使病毒致病性明显减弱，若 392 位的 His 变为 Tys 则成为强毒力株。森林脑炎病毒基因组有单个开放阅读框架，5′编码病毒结构蛋白，3′编码非结构蛋白，除以上 3 种结构蛋白外，还有 7 个非结构蛋白，即 NS1、NS2a、NS2b、NS3、NS4a、NS4b、NS5。根据 E 蛋白 206 位氨基酸的不同蜱传脑炎病毒可分为欧洲、远东和西伯利亚 3 个亚型。其 206 位各自为缬氨酸、丝氨酸和亮氨酸。我国流行的是远东亚型，毒力最强。

本病毒耐低温，在－20℃时能存活数月，在 50%的甘油中 0℃时存活 1 年，对高温及消毒剂敏感，加热至 60℃，10 min 灭活，煮沸(100℃)时立即死亡。3%甲酚皂(来苏)溶液 20 min，0.5%甲醛液 48 h，可杀死病毒。此外对乙醚、氯仿、丙酮及胆盐能破坏病毒颗粒而灭活病毒。但在 50%甘油中，2～4℃至少可保存 5～12 个月，在真空干燥下能保存数年。

本病毒可以从患者脑组织中分离，用酚与乙醚处理后提取的 RNA，有传染性，可使小白鼠感染。病毒接种恒河猴、绵羊、山羊、野鼠脑内可引起脑炎，但家兔、大白鼠、豚鼠对本病毒不敏感，该病毒能够在鸡胚中繁殖，卵黄囊接种或绒毛尿囊膜接种病毒能繁殖，也能在人胚肾细胞、鼠胚细胞、猪肾细胞、羊胚细胞、HeLa 细胞及 BHK-21 细胞中繁殖。故常作分离病毒之用。

感染病毒后，在患者血清中可有血凝抑制抗体、补体结合抗体与中和抗体，其血凝抑制抗体起病后 5～7 d 出现，2～4 周达高峰，短期持续后下降；补体结合抗体在感染后 10～14 d 出现，1～2 个月达高峰，以后逐渐下降；中和抗体在急性期迅速上升，2 个月达高峰，以后逐渐下降至一定水平，可持续多年。

【流行病学】

1. 传染源 本病为自然疫源性疾病，森林中许多野生啮齿类动物，如缟纹鼠、松鼠、小田鼠、田鼠、棕背鼠、刺猥，及鸟类如松鸡、蓝莺、交吻鸟、啄木鸟、麻雀等，林区的黑熊、野猪、马、鹿、羊、犬，及幼兽如狍、灰旱獭、獾、狐等，均为本病毒储存宿主，故成为本病传染源。

2. 传播途径 森林脑炎感染途径，主要是通过蜱的叮咬而感染。传播媒介为(硬)蜱，主要是全沟蜱

(*Ixodes persulcatus*)，其次为森林革蜱(*Dermacentor silvarum*)、嗜群血蜱(*Haemaphysalis concinna*)及日本血蜱(*Haemaphysalis Japonica*)等，西方蜱传脑炎传播媒介主要为蓖子硬蜱(*Ixodes ricinus*)，其次为网状革蜱(*Dermacentor reticalatus*)、刻点血蜱(*Haemaphysalis punctuta*)等，幼蜱、稚蜱寄生在啮齿类小动物和鸟身上，而成蜱则好寄生于牛、马、鹿、羊等大哺乳动物身上并吸其血。当蜱叮咬含病毒血症期的动物时，病毒进入蜱体内繁殖，可增殖千倍。在唾液中病毒浓度最高，再吸血时，蜱唾液中的病毒，可使健康动物感染，蜱能携带病毒越冬和经卵传代，因此感染的蜱可以同时起作传播媒介和传染源作用(图 2-20-1)。

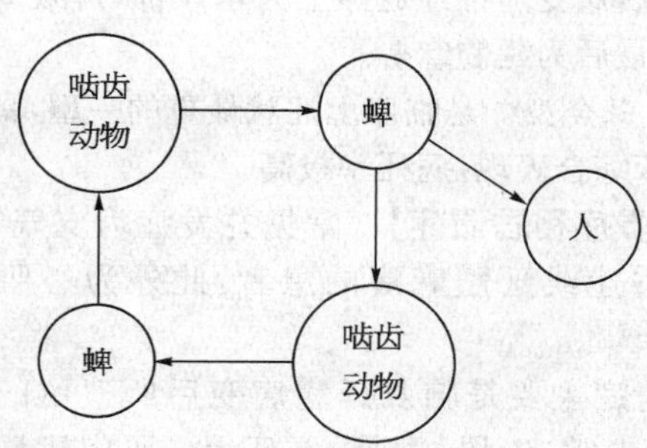

图 2-20-1 森林脑炎的传播方式

成虫蜱每年于 4 月间春雪初融时开始活动，停留在森林区内杂草、树林或矮树尖端，借其灵敏的嗅觉，待机攀附过路动物及人，到达动物和人体后爬行并选择身体柔软松弛部位进行叮咬而传播病毒。

近年来发现受感染的牛、羊与患者均可能从乳汁排出病毒，若大量饮用未经煮沸含有病毒的奶可以感染本病。曾有报道，在原捷克斯洛伐克有 600 余人饮用未经消毒的奶而暴发发病，俄罗斯学者 Лотоцина 也报道一次有 28 个家庭成员暴发森林脑炎，其中有 8 个家庭成员是饮用生乳而感染的，另外也有实验室工作人员因经口吸入或黏膜被病毒污染而感染此病致死报告。

3. 人群易感性 人群普遍易感，但感染后少数人出现症状，大多数人为隐性感染，患病后可获持久免疫力。

4. 流行特征 本病的流行有严格地区性、季节性与职业性。

(1) 地区性 我国主要见于东北及西北原始森林地区，云南、新疆也有流行报告。

(2) 季节性 流行于春、夏季。一般 4 月末、5 月初开始发生病例，6 月达高峰，7 月明显下降，8、9 月仅有少数散发患者，这与当地传播媒介蜱的活动时间有关。

(3) 职业性 感染者多与森林作业有关，如林区采伐工人、调查队员、筑路工人等，一般以 20～39 岁青壮年男性为主，尤以非疫区新来工人较多。近年来因旅游事业发展，旅游者感染及儿童感染也有不少报告。

【发病机制和病理】 通过蜱的叮咬森林脑炎病毒进入人体，病毒在接触局部淋巴结或单核巨噬细胞后，病毒包膜 E 蛋白与细胞表面受体相结合，然后融合而穿入细胞内，病毒在淋巴结和单核巨噬细胞系统内进行复制。复制的病毒不断释放而感染肝、脾等脏器。感染后 3～7 d，复制的病毒大量释放至血液中形成病毒血症，可表现病毒血症症状，病毒随血流进入脑毛细血管，最后侵入神经细胞，亦可通过淋巴及神经途径抵达中枢神经系统，产生广泛性炎症改变，而临床上则出现明显的脑炎症状。

蜱传脑炎病毒侵入人体后是否发病，决定于侵入人体病毒数量及人体免疫功能状态，若侵入人体的病毒量少，在病毒进入单核巨噬细胞系统复制过程中或复制后经血流进入中枢神经系统的行程中，被机体细胞介导免疫、补体、抗体等人体免疫功能所灭活，则不发病。若仅少数病毒侵入中枢神经系统，且毒力弱，不足以造成严重病理损伤，此时，则不引起发病或症状很轻。若人体细胞免疫功能低下或缺陷，大量病毒侵入人体，且病毒毒力强，侵入中枢神经系统后可引起大量神经细胞破坏或凋亡。此外，人体免疫功能在对抗病毒抗原反应中也可引起神经髓鞘的脱失和周围血管及血管组织的破坏。新近 Rozck 等证实 $CD8^+$ T 细胞参与 TBE 的发病过程，可以造成免疫损伤。由于血管破坏引起循环障碍，又进一步引起相应神经组织的受损，这样，临床上出现明显症状和典型病程经过。

本病病理改变广泛，大脑半球灰质、白质及脑膜均可累及，脊髓颈段、脑桥、中脑及基底神经节病变常较为严重，这是因为血管分布特别多的网状结构中病毒特别多之故。与乙型脑炎不同，本病脊髓亦有明显损害，颈段比胸、腰段重，灰质比白质重，前角比后角重。

脑及脊髓病变主要为炎性渗出性病变，表现为出血、充血、血管周围淋巴细胞套状浸润，神经细胞变性、坏死、凋亡及神经胶质细胞增生，神经细胞内浆网膜的增殖。亦可出现退行性病变。体内脏器肝、肾、心、肺均可出现渗出性和退行性病变。

【临床表现】 流行于我国的森林脑炎症状较重，病死率较高，流行于欧洲的西方蜱传脑炎症状较轻，后遗症较少。

1. 潜伏期 一般为 10～15 d，最短 2 d，长者可达 35 d。

2. 前驱期 一般数小时至 3 d，部分患者和重型患者前驱期不明显。前驱期主要表现为低热、头昏、乏力、全身不适、四肢酸痛。大多数患者为急性发病，呈急性型经过。

3. 急性期 病程一般为 2～3 周。

(1) 发热 一般起病 2～3 d 发热达高峰(39.5～41℃)，大多数患者持续 5～10 d，然后阶梯状下降，经

2～3 d下降至正常。热型多为弛张热，部分患者可出现稽留热或不规则热。

(2) 全身中毒症状　高热时伴头痛、全身肌肉痛、无力、食欲不振、恶心、呕吐等，并由于血管运动中枢的损害，患者还可出现面部、颈部潮红，结膜充血，脉搏缓慢。部分重症患者有心肌炎表现，常有心音低钝，心率增快，心电图检查有T波改变。严重患者可以突然出现心功能不全、急性肺水肿等。

(3) 意识障碍和精神损害　约半数以上患者有不同程度神志、意识变化，如昏睡、表情淡漠、意识模糊、昏迷，亦可出现谵妄和精神错乱。

(4) 脑膜受累的表现　最常见的症状是剧烈头痛，以颞部及后枕部持续钝痛多见，有时为爆炸性和搏动性，呈撕裂样全头痛，伴恶心、呕吐、颈项强直、脑膜刺激征。一般持续5～10 d，可和昏迷同时存在，当意识清醒后，还可持续存在1周左右。

(5) 肌肉瘫痪　以颈肌及肩胛肌与上肢联合瘫痪最多见，下肢肌肉和颜面肌瘫痪较少，瘫痪多呈弛缓型，此与乙型脑炎不同。一般出现在病程第2～5日，大多数患者经2～3周后逐渐恢复，少数留有后遗症而出现肌肉萎缩，成为残废。由于颈肌和肩胛肌瘫痪而出现本病特有头部下垂表现，肩胛肌瘫痪时，手臂摇摆无依状态。

(6) 神经系统损害的其他表现　部分患者出现锥体外系统受损征，如震颤、不自主运动等。偶尔可见语言障碍、吞咽困难等延髓麻痹症状，或中枢性面神经和舌下神经的轻瘫。

4. 恢复期　此期持续平均10～14 d，体温下降，肢体瘫痪逐步恢复，神志转清，各种症状消失。

森林脑炎一般病程14～28 d，但有少数患者可留有后遗症，如失语、痴呆、吞咽困难、不自主运动，还有少数病情迁延可达数月或1～2年之久，患者表现为弛缓性瘫痪、癫痫及精神障碍。

近年来国内报告，急性期患者的临床症状较过去有所减轻，病死率也明显降低，可能与采取了免疫注射，加强对症治疗有关。

5. 临床分型　按病情轻重分为下列四型。

(1) 重型　突发高热、头痛、昏迷，迅速出现脑膜刺激征及颈肌和肢体肌肉瘫痪，或在发病短期出现上行性麻痹。危重患者如抢救不及时，可于1～2 d内死亡，少数5～10 d内或迁延数月因呼吸衰竭等而死亡。

(2) 普通型(中型)　出现高热、头痛、呕吐及脑膜刺激征，伴有不同程度肌肉瘫痪，多在7～10 d体温降至正常。

(3) 轻型　多有发热、头痛、头昏、食欲不振和全身酸痛等全身感染症及脑膜刺激征，脑症状不明显。多在5～7 d体温开始下降，逐步降至正常，无后遗症。

(4) 顿挫型　仅有轻度头痛，可有恶心、呕吐、体温38℃左右，维持1～3 d即迅速下降。

6. 按临床神经系统表现与病理特点的分型

(1) 脑膜炎型　主要是头痛、恶心、呕吐及颈项强直等脑膜受累的临床表现，而无瘫痪或意识障碍。

(2) 脑膜脑炎型　除脑膜炎型症状外尚可出现不同程度的意识障碍，可伴有惊厥、锥体束征或锥体外系统体征。

(3) 脑干型　除脑膜脑炎症状，还有脑干运动神经核损害表现。如面神经和舌下神经瘫痪，语言障碍和吞咽困难等表现。

(4) 脊髓灰质炎型　主要表现为肌肉弛缓性瘫痪。

(5) 上升型(Landry型)　开始症状轻，下肢出现瘫痪，此后病变随神经通路上升至颈部，可致周围性呼吸麻痹，最后为延髓麻痹。

(6) 混合型　是临床上症状最重的一型，具有上述几型临床综合表现，病死率极高。

【并发症和后遗症】　常见并发症为支气管肺炎，多见于昏迷或延髓麻痹的患者，此外为心肌炎及唇疱疹。

后遗症主要是脑及延髓病变后所遗留的肌肉瘫痪、精神失常、失语、痴呆、癫痫等。肌肉瘫痪最为多见，多为一侧上肢瘫痪或双上肢瘫痪。

【实验室检查】

1. 血象　多数患者白细胞总数升高，多为$(10～20)\times10^9$/L，分类中性粒细胞显著增高，可高达90%以上。

2. 脑脊液检查　色清、透明，脑脊液压力增高，细胞数增多，为$(50～500)\times10^6$/L，以淋巴细胞为主，糖与氯化物无变化，蛋白质正常或增高。

3. 病毒分离　有条件单位可取脑脊液作病毒分离，但病初阳性率较低，死后可取脑组织分离病毒。

4. 血清学试验　补体结合试验(CFT)及血凝抑制试验(HIT)，双份血清效价增加4倍以上有诊断意义，或CFT单份血清效价＞1∶16；HIT单份血清效价＞1∶320可诊断。中和试验由于操作较困难，一般只作流行病调查用，目前尚有用ELISA检测森林脑炎病毒IgM和IgG抗体方法，较CFI和HIT分别敏感50～200倍及10～80倍，特异性与重复性均好，未发现与乙脑免疫血清存在交叉反应。还有应用间接免疫荧光法检测血清和脑脊液中特异性IgM抗体，可作早期诊断。

5. PCR检查　应用RT-PCR技术检测早期患者血清或CSF中的病毒RNA，敏感性和特异性均高。

6. 脑电图检查　多数呈弥漫性慢波或散在慢波。

【诊断和鉴别诊断】

1. 诊断　诊断依据：流行季节(春秋季5～7月)在疫区曾有蜱叮咬病史，或饮生奶史。临床表现有高热、头痛、恶心、呕吐、颈肌瘫痪；白细胞升高，脑脊液压力增高，细胞数及蛋白质轻度增加；血清学检测补体结合、血凝抑制、ELISA试验阳性，或RT-PCR检查阳性。

2. 鉴别诊断

(1) 流行性乙型脑炎　流行季节为夏季，发病年龄主要是10岁以下儿童，发病地区主要在温带及亚热带，临床表现急性期以肌张力升高、强直性痉挛多见，一般不出现弛缓型瘫痪和肌肉萎缩。

(2) 脊髓灰质炎　多见于幼儿，一般是肢体弛缓性瘫痪，而颈肌、肩胛肌瘫痪使头下垂者少见，鲜有意识障碍。

(3) 感染性多发性神经炎　亦可出现肌肉弛缓性瘫痪，但一般呈对称性，且常伴有感觉障碍。

【预后】 如早期未经治疗的病例病死率可高达20%左右，重症患者发生后遗症亦较多。

【治疗】 患者应早期隔离休息。补充液体及营养，加强护理等方法与乙型脑炎相同。

1. 对症治疗　高热、昏迷、抽搐、呼吸衰竭等处理，可参阅乙型脑炎的治疗，其中高热的处理可采用空调室内降温的方法，或输入低温液体的方法降温。对于上升型森林脑炎，出现周围性呼吸麻痹，如能及时施行气管切开和使用呼吸器，部分患者治后呼吸肌功能可能恢复，患者能获得生存。而对混合型患者，尤以脑膜脑炎型加脑干型所致的中枢性呼吸衰竭，气管切开后虽能延长患者生命，但严重的病灶性延髓损害难以恢复，预后很差。有报告早期短程使用肾上腺皮质激素，配合脱水剂，及时降低颅内压，对脑膜炎型所致反复惊厥、脑水肿、呼吸衰竭有着明显疗效，可使病死率降低。但肾上腺皮质激素对病毒无抑制作用而对机体免疫功能有影响，使用时应权衡利弊。

2. 病原治疗　国外有报告干扰素及干扰素诱导剂聚肌胞(poly I:C)在动物实验中获得满意疗效，但临床上还待进一步观察。

国外试用核酸酶制剂，包括核糖核酸酶和去氧核糖核酸酶，据称能对病毒的核酸合成起选择性破坏作用，干扰病毒的复制而不损害机体细胞。用法：先作皮肤过敏试验，阴性者用0.05%普鲁卡因溶解核酸酶制剂，成人每次30 mg肌注，每4～5 h 1次，4～6 d为1个疗程。

近年来国内报告早期应用利巴韦林(ribavirin，病毒唑)，0.6 g每日2次静脉滴注，疗程3～4周，疗效较好。应用中药大青叶等组成方剂用于临床，在退热、缩短病程、恢复病情上治疗组均明显优于对照组。

3. 免疫疗法　曾发现森林脑炎患者细胞免疫功能显著低于正常人，其细胞免疫功能的高低与临床表现和转归有一定相关性，可选用免疫促进剂，如免疫核糖核酸、胸腺肽、转移因子等治疗。

病初3 d内可用恢复期患者或林区居住多年工作人员血清治疗，一般每日20～40 ml肌内注射，用至体温降至38℃以下停用，有一定疗效。

特异性高价免疫球蛋白，每日6～9 ml，肌内注射，据报道疗效甚好。

4. 并发症及后遗症处理　并发支气管肺炎者应用抗生素治疗。有瘫痪后遗症者可用针灸、按摩、推拿、热疗、电疗、体疗等综合治疗措施。

【预防】 凡进入森林地区工作人员，包括采伐工人、部队、调查人员等，必须做好预防工作，首先做好流行病学侦察，同时采取集体和个人防护措施，防蜱叮咬，必要时组织预防接种。

1. 防蜱及个人防护　在森林区野外活动时，应穿长袖、长裤、长布袜及穿高筒套鞋，防护衣服应能扎紧领口、袖口、裤脚的五紧防护服，头戴防虫罩，领、袖口可撒喷杀虫剂，如0.2%美曲膦酯(敌百虫)溶液或0.5%除虫菊乙醇溶液。衣帽可浸透邻苯二甲酸二甲酯(dimethyl phthalate)，每套200 g，有效期为10 d。身体外露部分如手、颈、耳后等处，可涂驱避剂，如硫化钾，每隔2～3 h涂擦1次，可维持6 h，制备简单，成本低廉，亦可涂二乙基甲苯酰胺二甲酸二甲酯(避蚊胺，diethyltoluamide)。

2. 灭蜱及灭鼠　森林地区住地及工作所在地周围环境，做好环境卫生，清除杂草，打扫枯草朽叶，加强灭鼠灭蜱工作。

3. 避免饮用生奶　由于森林脑炎可通过饮羊、鹿奶而感染，因而对奶及奶制品必须煮沸后饮用。

4. 预防接种　预防注射对象为准备进入疫源地所有人员，接种疫苗应在每年3月份以前完成，因为疫苗产生免疫力需1～2个月。过去用鼠脑甲醛灭活疫苗，使用者除局部有反应外，个别患者出现变态反应，有报告致死者，现已很少用。目前我国应用地鼠肾细胞培养的灭活疫苗，成人初次注射2 ml，7～10 d后再注射3 ml，其免疫力可维持1年，以后每年加种1次即可，儿童用量酌减。临床使用有一定效果，但不十分理想，有效率约61.2%，有待改进。采用组织培养疫苗，经中和试验及间接免疫荧光法检测疫苗使用效果，在2次接种后约1/3人群检出阳性抗体，3次接种后约1/2检出阳性，而国外有报道应用灭活的TBE疫苗(encepurcr adults)接种222例成人，并追踪3年和5年整个观察过程。99%的实验者和抗体滴度均1∶10，97%ELISA试验阳性。

Blaskovic等认为对家畜，如山羊、绵羊、马、鹿等接种疫苗，使家畜体内产生特异性抗体，获得保护，不受森林脑炎病毒感染，能减少病毒在自然界中传播，也使人类减少感染机会，经小范围应用，确有效果。

未免疫者被蜱叮咬后，可肌注特异性高价免疫球蛋白6～8 ml，以防发病。

参考文献

[1] Rozek D, Salat J, Palus M, et al. CD8+ T cells mediate immunopathology in tick-borne encephalitis [J]. Virology, 2009,384:1-6.

[2] Razek D, Vancova M, Tesaoova M, et al. Morphological changes in human neural cells following tick-borne encephalitis virus infection [J]. J Gen virol, 2009.

[3] Venturi G, Martelli P, Mazzolini E, et al. Humoral immunity in natural infection by tick-brone encephalitis virus [J]. J Med Virol, 2009,81:665-671.

[4] Plentz A, Jiig W, Schwarz TE, et al. Long-term persistaence of tick-borne encephalitis antibodies in adults 6 years after booster vaccination with encepur (R) adults [J]. Vaccine, 2009,27:853-856.

[5] Demicheli V, Debalini MG, Rivetti A. Vaccines for preventing tick-borne encephalitis [J]. Cochrane Database, Syst Rev, 2009,1: CD000977.

第二十一节　亨得拉病毒感染

马亦林

1994 年澳大利亚布里斯班(Brisbane)郊区亨得拉(Hendra)镇的 23 匹赛马出现感染性疾病,其中 13 匹死亡,同时驯马师与养马员也遭感染,1 人死亡。经研究证实为一种 RNA 病毒,即亨得拉病毒(Hendra virus)感染所致。此后不久,又发现该地区及东南亚相继出现这种致死性的人畜共患病流行。

【病原学】 亨尼帕病毒(Henipavirus)属副黏病毒科,包括两种病毒,即亨得拉病毒与尼帕病毒(Nipah virus),两者亲缘关系十分密切,是近年来新发现的烈性人畜共患病的病原。亨得拉病毒为单股负链具有包膜的 RNA 病毒,电镜下呈球形,病毒中心为 RNA 和呈螺旋形排列的衣壳体,有双层脂蛋白包膜,表面有 15～18 nm 长度的刺突。本病毒已获得整个基因序列(含 18 234 个核苷酸),其连接蛋白(G 蛋白)缺乏血凝素和神经氨酸酶活性,据cDNA 推测其 mDNA 含 2 565 个核苷酸,有 1 个开放读码框,编码 604 个氨基酸;*P*/*V*/*C* 基因有 4 个开放读码框,位于 C 蛋白和 V 蛋白之间,编码 1 个小型基本蛋白。核蛋白(N 蛋白)由 532 个氨基酸组成,分子量为 58.5 kDa;*L* 基因有 1 个绝对保守的基因三核苷酸序列 3′-GAA-5′和高度保守的转录起始、终止序列。

亨得拉病毒有亲血管性和亲神经性的特点,适应于多种哺乳动物的原代细胞和传代细胞系生长,其中以 Vero 细胞培养应用最广。它在细胞培养中能产生明显的 CPE 为特征的合胞体。本病毒对理化因素的抵抗力不强,离开动物体后不久即死亡,一般消毒剂和高温容易将其灭活。

【流行病学】 马是亨得拉病毒唯一能被自然感染的家畜。

1. 流行概况 1994 年在澳大利亚昆士兰州首府布里斯班郊区首次发现本病后,同年 8 月在布里斯班北 1 000 km 的麦凯(Mackay)又发现本病流行,造成 2 匹赛马及 1 名协助做马尸解的饲养员死亡。以后又陆续发现马及人患病,但主要局限在澳大利亚。

2. 传染源与传播途径 经调查,当地存在的一种翼足果蝠(pteropid fruid bats)为亨得拉病毒的自然保存宿主,也是本病的主要传染源。当地 4 种果蝠,即黑果蝠(*P. preropus alecto*)、灰头果蝠(*P. poliocephalus*)、圈眼果蝠(*P. conspicillatus*)及小红果蝠(*P. scapulatus*),其血清抗体阳性率分别为 53%、47%、41%和 12%,因此,有人认为亨得拉病毒为一种"果蝠病毒",但是在澳大利亚东部的狐蝠也有 20%血清抗体阳性。这些血清抗体阳性的果蝠或狐蝠均不显示有症状。经证实果蝠的尿液中有高滴度的病毒,马的感染可能是由于摄食了被这些尿液污染的饲料或采食了被带病毒的果蝠、狐蝠胎儿组织或胎水污染的牧草所致。人的感染是由于与病马或病马的分泌物和排泄物接触而感染,尚未发现人传人的途径,也未发现节肢动物为生物媒介的证据。

3. 人群易感性 凡是与马有密切接触的人是高危人群。

【发病机制和病理】 对亨得拉病毒感染的发病机制尚不十分明确。由于本病毒有亲血管性和亲神经性的特点,因此,感染后病变主要表现为间质性肺炎或病毒性脑炎。前者可有肺组织充血、肺泡水肿、淤血等,可出现一系列呼吸系统症状和体征。当累及中枢神经系统小血管内皮细胞,导致广泛的血管内皮损伤而形成脑血管炎、血栓形成、缺血和微梗死等。

【临床表现】 潜伏期为 7～14 d,主要临床表现有两方面。

1. 呼吸系统症状 先出现流感样症状,如发热、头痛等,继则出现咳嗽、气急、呼吸困难等症状,严重者出现肺水肿或呼吸窘迫综合征等致死性呼吸系统表现。X 线胸片可显示间质性肺炎阴影。常死于呼吸衰竭和肾功能衰竭。

2. 中枢神经系统症状 流感样症状后出现头痛加剧、嗜睡、步态不稳等脑水肿症状,最后昏迷而死亡。

【诊断】 诊断本病应从以下三方面入手。

1. 流行病学史 在流行区,发病前曾密切接触病马或果蝠史,应考虑本病可能。

2. 临床表现 主要表现有间质性肺炎及脑炎各种症状。

3. 实验室检查

(1) 血常规及生化检查 白细胞总数及中性粒细胞多正常,但分类中淋巴细胞比例较低,血小板减少,低血钠,肝功能异常改变,丙氨酸及天冬氨酸转氨酶增高。

(2) 免疫学检查 应用 IFA、ELISA 等方法可在血清或脑脊液中查获亨得拉病毒的特异性 IgM、IgG 抗体,RT-PCR 法能检出脑脊液、血清、血浆和脑组织中的病毒 RNA。

(3) 影像检查 X 线胸片可显示间质性阴影。脑部 MRI 检查可见不连续的微灶性损伤,病灶直径 2～7 mm,散布于整个脑组织,主要以皮质下部和白质深部多见,脑质周围、胼胝体和丘脑也可见病灶,但未见大块脑组织损伤或脑积水。

【治疗】 患者应及早卧床休息和住院治疗。目前尚未发现有特异的抗病毒药物,以对症治疗和防止并发症为主。实验提示,利巴韦林在体外对本病毒有一定作用,可以考虑试用。

【预防】 控制传染源。发现受亨得拉病毒感染的家畜,应立即封锁牧场,宰杀发病或疑似感染的家畜,并作深埋处理。烧毁家畜舍,并对其牧区场地进行彻底消毒处理,禁止家畜向外转运。尽可能捕杀感染果蝠,并作焚化处理。对马等易感动物及养马等从业人员或与发病家畜有密切接触人员进行隔离观察。处理病畜或可疑感染病毒人员,要加强个人防护,如戴口罩、手套,穿防疫服等,接触后应彻底清洗或消毒等。

参考文献

[1] 马亦林.若干与动物相关的病毒性传染病研究近况[J].中华传染病杂志,2008,26(8):505-508.

[2] 汤勃.亨得拉病毒感染[M]//王宇明,胡仕琦.新发感染病.北京:科学技术文献出版社,2006:151-155.

[3] Wikipedia. Henipavirus[DB/OL].[2008-06-06]http://en.wikipedia.org/wiki/Henipavirus.

[4] Murray K, Selleck P. Amorbillivirus that caused fatal disease in horses and humans[J]. Science, 1995,268:94-97.

第二十二节 尼帕病毒脑炎

熊莉娟

1998 年 9 月下旬至 1999 年 6 月中旬在马来西亚暴发了一种病毒性脑炎,发病例数高达 265 例,其中 105 例死亡,绝大多数患者是养猪场或屠宰场的工人,直接与猪接触。1999 年 3 月 10 日至 19 日在新加坡一个屠宰场的 11 名工人出现脑炎或不典型肺炎的临床表现,其中 1 例死亡。引起这种病毒性脑炎暴发的病原体是一种新的副黏病毒,开始曾称为亨得拉病毒(Hendra virus),后被命名为尼帕病毒(Nipah virus),由尼帕病毒引起的病毒性脑炎称为尼帕病毒脑炎(Nipah virus encephalitis),又称为发热性病毒性脑炎(febrile viral encephalitis)。

【病原学】 现已了解尼帕病毒属副黏病毒科(Paramyxovirus),是非节段性单一负链 RNA 病毒。电镜下呈球形,病毒中心为 RNA 和呈螺旋形排列的核壳体,核壳体直径 18 nm,外包双层含脂蛋白囊膜,表面有小突起,长 15 nm。病毒在 Vero 细胞中培养可引起细胞融合。目前尚无尼帕病毒存在亚型的报道。

在病程早期,可自患者的上呼吸道分泌物、尿液、血液和脑脊液中分离出病毒。尼帕病毒和亨得拉病毒的抗原有交叉反应。Chua 研究认为脑脊液病毒分离阳性率与标本采集的早晚、预后不良的临床表现和高病死率密切相关,与年龄有明显的线性相关,与性别、种族无关,血中特异性 IgM 抗体的出现可使病毒分离阳性率下降,脑脊液病毒分离阳性率与脑脊液性状异常无关,脑脊液中特异性抗体的出现不影响病毒的分离阳性率。尼帕病毒抗体的出现与病毒血症有关,后者引起病毒感染的播散,中枢神经是否感染病毒在影响发病率和病死率方面有更重要的作用。在另一研究中发现从患者的尿液和咽部分泌物中分离病毒的阳性率与年龄和临床表现无关。

尼帕病毒基因组全长为 18 246 个核苷酸,基因组的 3′、5′末端高度保守,各基因间序列(intergenic sequence, IGS)均为 GAA,尼帕病毒的基因转录起始与终止信号也是高度保守,分别为 3′UCCUUGGUUCU5′和 3′AAUUCUUUUU5′。基因组含 *N*、*P*、*C*、*M*、*F* 和 *G* 基因,其中 *N* 基因高度保守并高效表达,因此其编码产物核蛋白(nucleoprotein, N)可广泛用于尼帕病毒感染的诊断和流行病学调查;*P* 基因可通过调节不同转录起始位点和编辑 RNA,分别编码磷蛋白(phosphoprotein, P 蛋白)和两种非结构蛋白:V 蛋白和C蛋白，后两种蛋白的功能尚不清楚，P蛋白可保护病毒基因组RNA免受破坏，参与病毒RNA的转录和复制；*M*基因编码基质蛋白(matrix protein, M蛋白)，与G蛋白和F蛋白共同形成病毒的外膜，M蛋白本身形成病毒外膜的内层，以维持病毒颗粒的完整性；*F*基因编码融合蛋白(fusion protein, F)；*G*基因编码糖蛋白(glycoprotein, G蛋白)，G蛋白与细胞表面的受体结合，并与F蛋白共同作用，诱导病毒囊膜和细胞膜发生融合，与许多其他副黏病毒不同，尼帕病毒的G蛋白无血凝素及神经氨酸酶活性；*L*基因编码大蛋白(large protein, L蛋白)，具有RNA聚合酶活性，在病毒的转录复制中发挥重要作用。

尼帕病毒的*V*和*C*基因与其他的副黏病毒核苷酸同源性不超过49%。尼帕病毒的基因间区与亨得拉病毒相同，其起始基因和终止序列与亨得拉病毒几乎一致。尼帕病毒的*N*、*P*、*C*、*M*、*F*和*G*基因的开放读码框与亨得拉病毒的相比，核苷酸同源性为70%～88%，推测出的氨基酸同源性为67%～92%。电镜、血清学和基因学研究表明尼帕病毒属于副黏病毒科，且与1994年发现的亨得拉病毒亲缘关系较近。

种系分析表明亨得拉病毒与尼帕病毒亲缘关系很近，但它们与副黏病毒科其他病毒明显不同，两者感染后均可引起许多物种包括人类的致死性疾病，应被认为是副黏病毒科的一个新种类，现将其称为亨尼帕病毒(Henipavirus)。

【流行病学】 果蝠(fruitbats, flying foxes of Pteropid species)是尼帕病毒的自然保存宿主。多重的复杂原因使得病毒从其自然保存宿主转移到猪并感染猪。在近20年的时间内，由于滥砍滥伐森林、工业征地、森林火灾等原因，使得东南亚果蝠赖以生存的环境受到明显破坏，在1997～1998年本病首次暴发流行中，此种情况显得尤为突出，果蝠前所未有地侵入果园和人类居住地，同时由于猪圈的地理位置、结构设计等情况促成了尼帕病毒从果蝠转移并感染猪，进而感染人和其他动物如狗、猫、羊、牛等。因而猪是主要的传染源，人类感染主要是通过呼吸道和密切接触传播，发病者均有与猪的密切接触史，传播途径主要是猪—人传播。目前的研究资料尚无证据显示此病由吃烹调过的猪肉引起传染，尽管病毒可以从患者唾液、尿液、鼻咽部分泌物中检测到，但是极少有资料显示人—人接触传播。养猪场或屠宰场的工人是高危人群。

马来西亚暴发的尼帕病毒引起的病毒性脑炎研究资料显示，患者年龄13～68岁，平均37岁，男女比例为4.5∶1，93%的患者与猪有密切接触史，最后一次与猪接触到发病从几日至2个月不等，通常在发病前2周，提示从猪到人存在直接病毒传播和一个短的潜伏期，有7%的患者明确无与猪接触史，其中2位患者(2%)在发病前与不明原因死亡的狗接触过，故不能排除与感染的猫或狗的接触传播，另有5%的患者居住地离疫区很近，74%患者曾接种过日本脑炎病毒疫苗。

【发病机制和病理】 尼帕病毒脑炎的发病机制尚不明确。尼帕病毒感染可引起全身系统性感染，尸检发现脑组织是病变最严重的器官，肺、心、脾、肾也均有改变。基本病理学改变是多器官血管炎和内皮细胞的炎症。病变主要累及中枢神经系统小血管内皮细胞，这导致广泛的内皮损伤、合胞体的形成、血管炎、血栓形成、缺血、出血和微梗死，其中血管炎是中心环节。对比病理学表现发现两种病毒均可导致血管组织的细胞融合作用，有亲血管性和(或)亲神经性，从而产生间质性肺炎或脑炎。尼帕病毒还对猪的呼吸道上皮细胞有亲和性，免疫组化示病毒感染广泛累及猪的呼吸系统，肺部有特征性的多核合胞细胞形成的肺炎肺融合细胞，上呼吸道的上皮细胞可检测到病毒特异性抗原，这可以解释人与猪之间可通过呼吸道传播此病。

【临床表现】 本病潜伏期4 d至2个月，90%以上的患者为2周，亚临床感染率为8%～15%。尼帕病毒感染可引起严重的迅速进展的脑炎，病死率很高，临床表现与脑干损伤有关，新加坡流行的患者中相当一部分有呼吸道症状。感染尼帕病毒后主要表现为发热、头痛、眩晕、呕吐、不同程度的意识模糊和明显的脑干功能失调。脑膜炎症状通常较轻微。神经学表现多样，包括无菌性脑炎、弥散性脑炎和脑干症状。具有鉴别意义的临床症状包括：节段性肌阵挛、无反射和肌张力低下，低血压，心动过速，提示脑干和上段颈脊髓索受损；异常的Doll眼反射和心动过速与预后不良明显相关，另外，年龄大、节段性肌阵挛、无反射、入院时较高水平的血清转氨酶和低水平的血小板计数亦与预后不良有关。死亡可能与严重的脑干损伤有关。Goh等报道94例尼帕病毒性脑炎中55%患者有不同程度的意识模糊；30例(32%)患者逐渐恶化导致不可逆性低血压和死亡，其中28例患者死于病毒性脑炎，1例在昏迷好转后又在病程的第29日出现颅内大出血而死亡，另1例死于严重的败血症，发病至死亡的间期为5～29 d，平均为10.3 d；50例(53%)患者完全恢复，意识清楚的所有患者在经历6～24 d，平均14.1 d的病程后均完全恢复，而出现不同程度意识模糊的患者中仅8例(15%)完全恢复；14例(15%)患者留有持续性神经后遗症，其中5例留有自主神经功能紊乱，5例有不同程度的认知功能障碍，2例有轻度小脑功能紊乱；另有3例患者发病起始症状轻微，但在恢复期又再次出现神经方面的异常。

尼帕病毒感染存在复发和迟发病例，复发距第一次发病的平均间隔时间为8.5个月，可能与病毒长期持续存在于中枢神经系统有关。

【实验室检查】

1. 血液常规及生化检查 50%患者可有血淋巴细胞减少，血小板数目下降，低血钠，天冬氨酸及丙氨酸转氨酶浓度轻度升高。

2. 免疫学检查 应用IFA、ELISA等方法可在血清或脑脊液中检出病毒的特异性IgM、IgG抗体，急性期血清和脑脊液阳性率分别为70%和33%。RT-PCR能检出脑脊液、血清、血浆和脑组织中的病毒RNA。

3. 脑脊液检查 75%患者发病初期即有脑脊液异常，表现为蛋白质升高，大于4.45 g/L，白细胞总数增加，淋巴细胞大于6个/mm^3，脑脊液压力轻度增加。脑脊液检查结果与疾病严重程度无相关性，然而若脑脊液中分离到病毒则与高病死率有关。

4. X线胸片检查 轻度间质性阴影。

5. 脑电图表现 脑电图（electroencephalogram，EEG）显示弥漫的慢波伴局部尖波和持续弥散的不规则慢波。EEG结果与疾病严重和预后有关。

6. 脑部MRI表现 MRI表现与神经体征、昏迷深度和预后无关联性，病变广泛呈多灶性，损伤主要是脑部小血管炎和广泛的微梗死灶。急性期及急性后期病毒性脑炎的MRI表现相似，主要特点是广泛的不连续的高密度微灶性损伤，病灶直径2～7 mm，散布于整个脑组织，主要在皮质下和白质深部，脑室周围、胼胝体和丘脑也可见病灶，但未见大块脑组织损伤或脑积水；与急性不同，复发性和迟发性病毒性脑炎表现为连续的皮质受损。这些特征性MRI表现有利于该疾病的鉴别诊断。

【诊断】 尼帕病毒性脑炎的诊断主要根据患者来自疫区，在发病前2周与猪有密切接触史，临床表现有发热、头痛、眩晕、呕吐、不同程度的意识模糊和明显的脑干功能失调，免疫学检查发现尼帕病毒的特异性IgM及IgG抗体、RNA、脑部特征性MRI表现。

【并发症】 重症病例可有败血症、胃肠道出血、肾损害等并发症，还可出现肺栓塞、房颤，但十分少见。

【治疗】 患者应及早卧床休息和住院治疗，目前尚未发现特异的抗病毒药，故治疗重点在加强护理、对症处理和防治并发症。由于组织病理研究提示血管炎引起血栓形成，故据经验使用阿司匹林和己酮可可碱治疗，78%患者接受了利巴韦林治疗，但结果显示利巴韦林治疗没有显著疗效。Lee曾对9例尼帕病毒性脑炎患者静脉使用阿昔洛韦的经验性治疗，其中8例治愈。目前尚无疫苗。

【预防】 直接与活的可能感染尼帕病毒的猪接触是人类感染尼帕病毒的最重要的危险因素，应采取措施防止这种致死性疾病从猪到人的传播。停止猪的进口，严格禁止流行疫区的猪流向屠宰场或其他的农场，宰杀和埋葬感染地区的猪，关闭屠宰场，疏散疫区居民，对受染区进行清洁消毒，对屠宰场的不正常死亡的猪进行持续性监测，及早发现并采取积极的措施防止该病的播散。

参考文献

[1] Looi LM, Chua KB. Lessons from the Nipah virus outbreak in Malaysia [J]. Malays J Pathol, 2007,29(2):63-67.

[2] Lo MK, Rota PA. The emergence of Nipah virus, a highly pathogenic paramyxovirus [J]. J Clin Virol, 2008,43(4):396-400.

[3] Lee B. Envelope-receptor interactions in Nipah virus pathobiology [J]. Ann N Y Acad Sci, 2007,1102:51-65.

[4] Eaton BT, Broder CC, Wang LF. Hendra and Nipah viruses: pathogenesis and therapeutics [J]. Curr Mol Med, 2005,5(8):805-816.

[5] Bellini WJ, Harcourt BH, Bowden N, et al. Nipah virus: an emergent paramyxovirus causing severe encephalitis in humans [J]. J Neurovirol, 2005,11(5):481-487.

[6] 杨文斌，吕茂民，章金钢. 尼帕病毒基因结构及其产物[J]. 国外医学病毒学分册，2003,10(1):31-33.

[7] Chew-MH, Arguin-PM, Shay-DK, et al. Risk factors for Nipah virus infection among abattoir workers in Singapore [J]. J Infec Dis, 2000, 181(5):1760-1763.

[8] Kaw Bing Chua. Nipah virus outbreak in Malaysia [J]. J Clinical Virology, 2003,26:265-275

第二十三节 金迪普拉病毒脑炎

冯 萍

金迪普拉病毒（Changdipura virus，CHPV）最初被认为是一种孤儿病毒，后来报道它可引起少数患者发热、关节痛、Reye综合征，在印度、斯里兰卡、尼日利亚和塞内加尔，CHPV普遍存在，能够感染许多哺乳动物，而感染人类并导致发病的情况却仅在印度发现。1965年在印度马哈拉施特邦的一个名为金迪普拉的村庄，首次从2例发热患者血液中分离到了CHPV，并以该项村庄名称命名了这一病毒，此后在印度中部，马哈拉施特邦附近地区逐渐出现该病毒的报道。2003年，马哈拉施特邦和安得拉邦出现金迪普拉脑炎疫情，329例儿童发病，死亡183例。2004年，马哈拉施特邦和安得拉邦，再次出现了金迪普拉脑炎暴发流行，而古吉拉特邦也有疫情报道。2005年，古吉拉特邦出现了金迪普拉脑炎暴发流行，发病儿童病死率高达78.3%。该病被认为是一种重要的新发传染病，而CHPV则被认为是一种重要的新发传染病的病原体。目前认为CHPV感染已成为印度的一个公共卫生问题。我国目前尚未见相关的研究报道。

【病原学】 CHPV是弹状病毒家族的弹状病毒科(Rhabdoviradae)、囊状(泡状)病毒属(*Vesiculovirus*)，病毒颗粒呈子弹状，长150～165 nm，宽50～60 nm。表面具有刺状突起，由跨膜糖蛋白(glycoprotein, G蛋白)组成。病毒颗粒由两部分组成：一个是核衣壳，位于病毒颗粒中央，由基因组RNA和其外面包裹的核衣壳蛋白(nucleocapsid protein, N)组成，呈螺旋对称结构，在核衣壳表面是大蛋白(large protein, L)和磷蛋白(phosphoprotein, P)；另一个是包裹在核衣壳外面的双层包膜，由基质蛋白(matrix protein, M)的脂质(lipid)组成。CHPV基因组为不分节段的单股负链RNA，病毒RNA长约11 kb，是病毒复制和转录的模板，其转录和复制均需要病毒自身所携带的RNA聚合酶。

【流行病学】

1. 传染源 CHPV在自然界中具有广泛宿主，包括人类、脊椎动物和昆虫。CHPV可以从白蛉、人类和脊椎动物体内分离到。在印度，可以在多种动物体内检测到该病毒的中和抗体，包括：马、牛、羊、恒河猴等，在印度的许多非流行地区和斯里兰卡及非洲人群中也已检测到了CHPV的特异抗体。Joshi等报道，在印度安得拉邦的卡因纳加尔和瓦朗加尔地区进行动物血清学监测发现，猪占30.6%，水牛占17.9%，其他牛占14.3%，山羊占9.3%，绵羊占7.7%。小鸡胚胎可以感染CHPV，可能作为一种中间宿主。

2. 传播途径及传播机制 CHPV的传播机制尚不完全清楚，目前认为是通过携带CHPV的双翅目昆虫的白蛉叮咬人类，从而将CHPV传播给人。雌性吸血白蛉可能为CHPV的传播媒介。65%的银足白蛉(*Phlebotomu argentipes*)通过口腔途径易感染CHPV，并且在潜伏24 h后能有效地传播给小鼠。估计在白蛉中的最大传播率为32%。在小鼠及白蛉中均采用荧光抗体法及RT-PCR检查到CHPV。白蛉通过叮咬传播CHPV的潜能具有重要的流行病学意义。同时在巴浦白蛉(*Phlebotmus papatasi*)研究中发现，雄白蛉可通过性交方式将CHPV传播给雌白蛉(female sandfly)，感染率为12.5%。性交传播这种病毒在CHPV的自然循环中具有重要的流行病意义。蚊虫是否能够传播此病毒，目前尚不完全清楚。但实验研究表明，在感染CHPV的雌性埃及伊蚊(*Aedes aegypti*)中，其子代的最低感染率为1.2%，而子代中雄蚊和雌蚊感染率分别为0.9%和1.4%。在施予人工受精的雌蚊中，CHPV性交感染率为32.7%。蚊子可以导致CHPV在鼠间的传播。金迪普拉脑炎的发病地区主要为贫穷的农村，它的流行具有季节性，主要发生于炎热的夏季。

3. 易感人群 通常金迪普拉脑炎的发病年龄在9月龄至14岁，这可能是由于年幼患者的营养状况较差，免疫力较为低下。Babasaheb对于2005～2006年住院52例患者进行检测发现，年龄均在15岁以内，以0～14岁为主，占67.3%。Ran等研究表明，此病在男童中的发病率高于女童(1.15∶1)，病死率低于女童，分别为51.16%和59.33%。Kumar等报道，于2003和2004年印度的流行过程中，病死率达55%～75%。未成熟神经元及其他生物变数包括未成熟的免疫系统都被认为是某些疾病年龄相关的易感因素。

【发病机制】 发病机制尚未完全明了，可能与口炎疱疹病毒感染相似。研究发现可见Toll-like受体表达，TNF-α、IL-1、IL-2和IL-6信号表达增强。病毒进入体内外，迅速侵袭脊髓及脑干引起损害，导致呼吸及循环衰竭，引起死亡。动物实验结果显示，循环的病毒有效地被病毒特异性IgM型抗体清除，在中枢神经系统中则继续复制。感染后24 h前炎症因子增加，CD4、CD8、CD19阳性免疫细胞减少使感染期间免疫受抑制，血脑屏障的通透性增加，病毒易进入到中枢神经系统，在中枢神经系统中复制引起神经症状及死亡。

【临床表现】 金迪普拉病毒感染后临床表现类似Reye综合征，根据感染的轻重及时间关系，分为亚临床感染、轻度病毒血症引起的发热、重者表现为金迪普拉脑炎。轻型病例多为自限性，预后较好；如为脑炎，则通常在发病后48 h内死亡，如果能存活的患者则可完全恢复，几乎不留后遗症。

1983年，Jeanette等第一次报道了CHPV可能与急性致命性疾病相关，他们在1例11岁的急性脑病综合征的患者血液中分离到了CHPV。患者既往体健，发病初期表现为低热、呕吐，不伴有寒战，呕吐物为胃内容物，发病第3日入院。表现为呕吐的阵挛，每次持续2～5 min，共抽搐8～10次，间隔15～20 min抽搐1次，于最后一次抽搐后发生意识障碍，入院后1 h死亡。2003～2005年在印度发生金迪普拉脑炎报道病例的临床表现与其相似。

金迪普拉病毒性脑炎临床特征：起病急，病情发展迅猛，可于发病后数小时内出现病情恶化。其临床表现如下。

(1) *病毒血症症状* 急起高热，体温达40～41℃及以上，持续时间短，常伴畏寒、寒战、头昏、头痛乏力及全身不适等。

(2) *皮肤损害* 表现为水疱伴渗出液。恢复期留下色素沉着过多。

(3) *消化道症状* 如呕吐、腹泻等，但一般为轻泻，无明显脱水及电解质紊乱等。在死亡病例常发生腹痛，腹泻比例高。

(4) *神经精神症状* 嗜睡，感觉异常，惊厥或抽搐、四肢不对称性瘫痪或偏瘫，脑膜刺激征不明显；部分患者可有失语、面瘫。深反射减退甚至不能激发，足底反射消失。

(5) 视力障碍　表现为单侧瞳孔散大或对光反射消失，同侧上像限盲，眼底检查示视神经乳头水肿，眼底无渗出物。

(6) 锥体外系症状　常常在入院后数小时至 48 h 内发生短暂的肌张力异常、舞蹈样动力等锥体外系损害的临床表现，最后为去皮质状态，很快进入深昏迷而引起中枢性呼吸循环衰竭而死亡。

(7) 其他　可出现双肺捻发音，肝脏胀大，丙氨酸及门冬氨酸转氨酶增高。

【实验室诊断】

1. 一般检查

(1) 血常规　外周血白细胞增多，中性多核白细胞范围为 54%～80%(正常范围 54%～62%)，淋巴细胞 20%～46%(正常范围 25%～35%)，血小板正常，无贫血。

(2) 脑脊液检查　压力增高，CSF 外观正常，细胞计数正常，微量蛋白、糖和氯化物正常。

(3) 其他　血沉增快，C 反应蛋白升高。

2. 血清学检查　对于 CHPV 感染的实验室诊断主要检测患者血清中 CHPV 的 IgM、IgG 及中和抗体。

3. 病毒分离　采用细胞培养技术从疑似 CHPV 感染的标本中分离到 CHPV 为确定诊断的依据。RD 细胞、白蛉细胞、婴鼠以及胚胎卵细胞分离培养的检测灵敏度为 1.2×10^2 pfu/ml。Vero－E6、PS cell lines 的检测灵敏度为 1.2×10^3 pfu/ml。

4. PCR 检测　采用 TaqMan 技术，进行实时一步法逆转录酶 PCR(real-time one step RT－PCR)对 CHPV 进行定量检测。同槽式 PCR(nested RT－PCR)及不同的病毒分离系统[体内(小鼠)，卵内(鸡卵)，体外(白蛉和 Vero－E6、PS、RD cell line)]比较，一步法 RT－PCR 具有更好的敏感特异性，最低检测限可达 1.2 pfu/ml，对 IVTRNA 检测的标准曲线显示线性关系范围为 10^2～10^{10} pfu/ml($r^2=0.99$)，最大变异系数(CV)＝5.91%，检测的特异性为 100%。

【鉴别诊断】　需要与其他病毒性脑炎进行鉴别，如登革热、日本脑炎或森林脑炎等进行鉴别，主要依靠病毒学检查予以区别。

【治疗】　与其他病毒性脑炎一样，目前尚缺乏特异性的治疗手段，主要以对症治疗为主。由于该病主要侵犯脊髓及脑干，呼吸抑制明显，因此人工呼吸机的应用是否有帮助尚无更多的治疗经验。

【预后】　金迪普拉脑炎的病死率高。如果患者不死亡，病情恢复较快，一般在 1 周内恢复，很少发生神经系统后遗症。

【预防】　防蚊子及白蛉叮咬是主要预防措施；保持环境清洁，防止蚊子及白蛉滋生；夏季应经常对动物生活环境喷撒杀虫剂，以减少蚊子及白蛉的数量。

参考文献

[1] Narasimha Rao, Wairagkar NS, Murali Mohan V, et al. BrainStem encephalitis associated with chandipura in Andhra Pradesh outbreak [J]. J Trop Pediatr, 2008,54(1):25－30.

[2] Tripathy A, Balaji S, Rao N, et al. Cytokine levels in Chandipura virus associated encephalopathy in children [J]. Scand J Infect dis, 2005,37(8):590－593.

[3] Geevarghese G, Arankalle VA, Jadi R, et al. Detection of chandipura virus from sand flies in the genus Sergentomyia (Diptera: Phlebotomidae) at Karimnagar District, Andhra Pradesh, India [J]. J Med Entomol, 2005,42(3):495－496.

[4] Balakrishnan A, Mishra AC. Immune response during acute Chandipura viral infection in experimentally infected susceptible mice [J]. Virol J, 2008,20,5:121.

[5] Babasaheb V, Tandale, Sanjaykumar S, et al. Chandipura virus: a major cause of acute encephalitis in children in North Telangana, Andhra Pradesh, India [J]. J Med Virol, 2008,80:118－124.

[6] Satyendra Kumar, Ramesh S Jadi, Sudeep B Anakkathil, et al. Development and evaluation of a real-time one step reverse-transcriptase PCR for quantitation of Chandipura Virus [J]. BMC Infectious Diseases, 2008,8:168.

[7] Mavale MS, Fulmali PV, Ghodke YS, et al. Experimental transmission of chandipura virus by Phlebotomus argentipes (Diptera: Psychodidae) [J]. Am J Trop Med Hyg, 2007, 76(2):307－309.

[8] Mavale MS, Fulmali PV, Geevarghese G, et al. Venereal transmission of chandipura virus by Phlebotomus papatasi (Scopoli) [J]. Am J Trop Med Hyg, 2006,75(6):1151－1152.

[9] Mavale MS, Geevarghese G, Ghodke YS, et al. Vertical and venereal transmission of chandipura virus (Rhabdoviridae) by Aedes aegypti (Diptera: Culicidae) [J]. J Med Entomol, 2005,42(5):909－911.

第二十四节　其他病毒性脑炎

贺永文

病毒性脑炎(viral encephalitis)是由病毒感染引起脑实质炎症的严重疾病，临床表现有发热、头痛、脑膜刺激征、不同程度意识障碍、抽搐及局灶性病损。引起病毒性脑炎的病毒种类很多，某些病毒性脑炎有很高的病死率如疱疹病毒性脑炎、虫媒病毒性脑炎,幸存者常有精神神经系统后遗症。其中,肠道病毒脑膜脑炎、疱疹病毒脑炎、淋巴细胞脉络丛脑膜脑炎、巨细胞病毒感染以及流行性乙型脑炎、森林脑炎、其他继发性脑炎等已在有关章节详述,本节主要介绍虫媒病毒性脑炎。

【病原学】 迄今为止发现的500余种虫媒病毒中,只有100余种可引起人类疾病,其中仅小部分能引起病毒性脑炎。引起虫媒病毒性脑炎的病毒分为蚊媒性和蜱媒性两类。

1. 蚊媒性病毒性脑炎病毒 种类较多,常见的包括披膜病毒科、黄病毒科和布尼亚病毒科等十余种。

(1) *披膜病毒科* 东部马脑炎病毒,西部马脑炎病毒及委内瑞拉马脑炎病毒。

(2) *黄病毒科* 圣路易脑炎病毒,日本乙型脑炎病毒,罗西欧脑炎病毒,墨莱河谷脑炎病毒和西尼罗病毒。

(3) *布尼亚病毒科* 加利福尼亚脑炎病毒,拉格罗斯病毒,詹姆士城峡谷病毒及雪鞋野兔病毒。

2. 蜱媒性病毒性脑炎病毒 主要包括黄病毒科的数种病毒,如森林脑炎或俄罗斯春夏季脑炎病毒、蜱媒脑炎病毒、苏格兰脑炎病毒、波瓦生脑炎病毒及根岸病毒。

蜱媒脑炎(tickbone encephalitis)根据其临床表现,又分为远东型和欧洲型。远东型主要在俄罗斯的远东部分和我国东北森林地区流行,故称为俄罗斯春夏季脑炎(Russian spring-summer encephalitis)或森林脑炎,发病率约为20/10万,隐性感染多见,病情较重,病死率为20%~25%(详见"森林脑炎"章节)。欧洲型的流行范围广,包括东欧、中欧、南斯堪的纳维亚等地区,又称中欧脑炎,其传播媒介是蓖蜱(lxodes ricinus),通过进食羊奶亦可传播,流行于春夏季,其病情远较远东型为轻,病死率为1%~2%,很少出现麻痹,典型病情呈双期经过(biphasic course)。

这些病毒抵抗力均不强,都对有机溶剂及去污剂敏感。

病毒存在于受染脊椎动物宿主的血循环中,通过吸血的节肢动物(蚊或蜱)在家养的或野生的动物之间传播。蚊或蜱叮咬受染动物约1周,病毒即可在其唾液腺中大量复制。此时通过叮咬敏感的脊椎动物而传播疾病,所以,虫媒病毒性脑炎大多是自然疫源性疾病。这些病毒必须能在敏感的节肢动物体内繁殖甚至经卵传代,而不是机械地传播,因此,节肢动物不仅是传播脑炎的媒介,而且也维持着虫媒病毒在自然界中的循环。自然界中很多动物都是这些疾病的主要传染源,而人只是因为进入疫区而偶然被感染。虫媒病毒性脑炎广泛流行于全世界,它们在临床表现上是极为相似的,但各种病毒的血清学反应及流行病学又迥然不同。

我国自1950年以来,对乙型脑炎、森林脑炎进行了较多研究,但对其他虫媒病毒性脑炎的研究则开展较少。迄今分离证实的虫媒病毒仅10种左右。实际上,在我国各地每年都有不少临床诊断病毒性脑炎但病因不明的病例,如能开展此类虫媒病毒的检测,则能更深入地了解这类病毒性脑炎在我国的流行状况。

【发病机制和病理】 被受染节肢动物叮咬之后,病毒在局部组织及局部淋巴结复制。病毒血症的发生与持续取决于神经系统外局部组织内病毒复制的程度、网状内皮系统清除病毒的速度以及特异性抗体的出现等。不同病毒侵犯神经系统的部位不同。许多披膜病毒及黄病毒累及横纹肌及血管内皮,而委内瑞拉脑炎病毒常侵及髓样组织及淋巴组织。在病毒血症期,神经系统实质细胞可被侵犯,但病毒穿过血-脑屏障的方式尚不完全清楚,可能与病毒被动地穿过血管膜以及病毒在脑毛细血管内皮细胞内复制有关,引起血管通透性增加的因素可能促进神经系统受累。动物实验表明,某些黄病毒是通过嗅神经上皮的途径进入中枢神经系统。

虫媒病毒性脑炎具有两个共同的病理学变化:①细胞内病毒感染引起的神经细胞和神经胶质损害。②免疫活性细胞进入周围血管腔和脑实质。在某些虫媒病毒性脑炎可有内皮细胞肿胀及增生,深部白质区内髓鞘的破坏及脉管炎。

【临床表现、诊断和预防】 不同病毒性脑炎的流行状况、临床表现及预后有较大差异,有的已多年不见发病或流行,有的近年呈局部地区暴发流行。本节对主要的病毒性脑炎分别介绍。

1. 东部马脑炎 东部马脑炎(eastern equine encephalitis,简称EEE)是一种严重的急性动物性传染病,病原是EEE病毒,1933年由Ten Broeck和Merrill首先从美国东部马场的病马脑组织中分离出病毒而得名。1938年从患者脑组织中也分离出同样病毒。EEE病毒属披膜病毒科,病毒呈球形颗粒,表面有包膜和突起,直径50~60 nm,核衣壳直径35~39 nm,为单股正链RNA病毒。本病毒实验感染的宿主范围广泛,且对实验动物有较强的侵袭力和毒力。脑内接种可使许多鸟类和啮齿动物发病、死亡或产生病毒血症。一些家畜、家禽如马、驴、绵羊、猫和雉鸡等,也有不同程度的易感性。病毒在鸡胚及组织细胞中生长良好。EEE病毒的地理分布仅限于美洲,即沿佛罗里达州北部到加拿大的海滨,主要传播媒介是黑尾赛库蚊(*Culex melanura*)。EEE病毒动物宿主是鸟类,特别是为数众多的小野鸟,故鸟是主要的传染源。由于病毒血症滴度低,所以患者不作为传染源。流行季节是夏秋季,以8月份发病率最高。

本病毒可使很多动物受染,马匹比人类更易感染,主要通过蚊虫传播,大部分出现在美国东部。马感染后,大多有明显的脑炎表现,且病死率高达90%,这种严重兽疫流行与西部马脑炎有明显不同。

人类仅偶然受到EEE病毒的感染，多数为隐性感染，发病率约30%。1938年，在马萨诸塞州和罗德岛发生马群的脑炎流行期间，才首次报告人类的EEE病例，并从死亡的儿童病例脑组织中分离到EEE病毒。EEE是美洲大陆上几种流行性脑炎中病情最严重的一种，病情凶险，病死率可达50%～70%，发病率及病死率以15岁以下儿童及55岁以上老人最高。自1964年以来，美国已经有200例确认的人类感染EEE病例。由于重视不够，经费缺乏，我国对该病研究起步较晚，1990年代初才开始在我国不同地区人群血清中检获EEE病毒抗体，以后陆续有所发现。该病毒目前被国际社会列为防生物恐怖的主要病原体之一。

人类患EEE时，病情严重，特别是成人。潜伏期一般7～10 d，然后突然高热、头痛、结膜充血、恶心、呕吐，呼吸困难及发绀亦很常见。成年患者病情进展迅速，常在24～48 h内很快由嗜睡变为谵妄或昏迷。常伴有脑膜刺激征，反射亢进或消失，四肢不对称性痉挛，流涎常见且普遍。死亡病例多在起病后1周内。如病情好转，意识可逐渐转清，但常遗留永久性的神经系统后遗症。儿童常有双相热，随着第二次高热，出现明显的脑炎症状。

实验室检查外周血白细胞计数可高达50×10^9/L，病程初期脑脊液检查压力可升高，细胞计数1×10^9/L，蛋白质轻度升高，如病情继续进展，脑脊液中白细胞数可达$(50\sim200)\times10^6$/L，分类以单核细胞为主。诊断以往主要依靠双份血清的中和试验和血凝抑制试验。从血液及脑脊液中分离病毒很困难。近年研究开展的ELISA检测，灵敏度和特异性均较好，可用于诊断和疾病监测。RT-PCR检测病毒RNA，敏感度高，特异性强，可快速、早期诊断本病。灭活疫苗已用于马群，恢复期血清可用于实验室工作人员的预防，尚无供人类预防的EEE疫苗。预防EEE病毒感染的最有效方法是使用驱蚊剂防止蚊虫的叮咬，在室外戴长的手套，穿长的马靴和袜子，并避免去蚊虫滋生的地方，如沼泽地等。

2. 西部马脑炎 西部马脑炎（western equine encephalitis，简称WEE）是WEE病毒所引起的急性动物性传染病。1930年由Meger从患脑炎的马中分离到病毒。WEE病毒属披膜病毒科，病毒为球形颗粒，表明有包膜和突起，直径60～65 nm，核衣壳直径35～39 nm，为单股正链RNA病毒。WEE病毒动物宿主是鸟类，但感染马后可引起病毒血症，故鸟和马都是传染源。传播媒介主要是环跗库蚊（*Culex tarsalis*）。流行限于西半球。

WEE病毒可引起马和人类的隐性感染。自从1955年以来，美国每年报告的WEE病例数从0～200不等。近年受影响的地区主要集中在密西西比河以西到洛基山一带。常可见到圣路易脑炎和WEE的混合暴发。夏季的早、中期及洪水等适于蚊虫繁殖的条件下可发生流行。马的脑炎病例常先于人类病例出现，本病主要影响农村居民，发病率约30%，男性高于女性。婴幼儿患WEE病情最严重，病死率在3%～5%。亚临床感染与临床病例之比依年龄而不同，1岁以内婴儿约1∶1，1～4岁幼儿约58∶1，14岁以上者约1 000∶1。

本病潜伏期为5～10 d。初始表现常类似感冒，包括发热、头痛、全身不适和肌痛，持续1～4 d，随后出现嗜睡、昏睡、畏光、呕吐及颈强直。累及神经系统时可迅速进展至木僵、昏迷和抽搐。可有轻瘫，脑神经反应消失，出现震颤和异常神经反射。在死亡病例，患者常在发生昏迷后1～2 d死亡。存活者一般可突然而迅速康复。然而，大约1/3的存活婴儿遗留下神经系统后遗症，如迟钝、小脑损害、舞蹈病样手足徐动症和痉挛性麻痹。急性期发生抽搐的儿童更可能遗留长期的神经系统损害表现。成人可有长期的、以轻度神经系统损害表现为特征的恢复期综合征。先天性感染可导致严重的、进行性神经功能衰退。

实验室检查常见白细胞增多及核左移。脑脊液内白细胞数低于50×10^6/L（开始为多形核，然后是单核细胞），蛋白质含量可升高（900～1 100 mg/L）。尚不能从血液或脑脊液分离病毒。诊断主要依靠双份血清的血凝抑制试验、补体结合试验、ELISA或中和抗体滴度等，用ELISA法检测血清或脑脊液中IgM抗体有助早期诊断，近年开展的RT-PCR检测病毒RNA，敏感度高、特异性强，可快速、早期诊断本病。

实验性灭活疫苗已用于保护实验室工作人员，但未普遍推广。预防主要依靠灭蚊及避免蚊虫叮咬。

3. 委内瑞拉马脑炎 委内瑞拉马脑炎（Venezuelan equine encephalitis，简称VEE）由VEE病毒引起，为1938年在委内瑞拉马脑炎的流行中，由Kubes和Rios从患病死亡的马脑组织中分离到病毒。VEE病毒呈球形，直径为60～70 nm，核衣壳直径30～35 nm，呈六角形。VEE病毒属于披膜病毒科，甲病毒属，病毒基因组为单股正链RNA，长约12 kb，有6个血清亚型（Ⅰ～Ⅵ），其中Ⅰ和Ⅲ亚型又有多个抗原变异株。只有亚型IAB和IC引起人和马感染。

1973年以前，本病主要在美国、厄瓜多尔、哥伦比亚、委内瑞拉、哥斯达黎加、尼加拉瓜、洪都拉斯、萨尔瓦多、危地马拉等中南美洲国家及地区流行，每隔5～10年发生一次大的马流行，数以千计的马患病，病死率高达40%。有关的人类发病率也较高，每年可达3万以上。但一般没有暴发流行。

委内瑞拉马脑炎是人畜共患的自然疫源性疾病，马、蝙蝠、鸟类、啮齿类动物等携带VEE病毒，是主要的传染源，患者也可作为传染源（因为急性期患者的鼻咽部带有病毒）。库蚊是主要的传播媒介，人受带有

VEE 病毒的蚊虫叮咬而感染。此外,VEE 病毒可通过气溶胶传播,故本病也可通过呼吸道吸入病毒而感染。

在人类本病主要表现为自限性的流感样综合征,亚临床感染少见。潜伏期 2～4 d,然后突发高热(40℃)、全身不适、恶心、呕吐、结膜充血、咽喉痛、剧烈肌痛,轻度嗜睡,偶尔可有腹泻,3～5 d 后体温恢复正常,完全康复需 1～2 周。只有 4%的受染者(主要是 15 岁以下儿童)发生脑炎,病情常较重,恢复后常有神经系统后遗症。成人发病率低(约 1.4%)。有时可见到双期病程,即在发病后 1 周内,病情短暂缓解后急性期症状又出现。本病病死率约 10%。孕妇在妊娠第 1～6 个月获得的感染可能发生致命的脑炎及死亡。有中枢神经系统体征的患者,脑脊液细胞数可达 0.5×10^9/L,以淋巴细胞为主。末梢血液中白细胞总数正常或轻度降低。

确诊主要依靠病毒分离,从患者早期(发病 3～4 d 内)的血液及咽拭子标本中均易分离到病毒,动物接种(乳鼠、幼豚鼠脑、鸡胚卵黄囊)和细胞培养(Vero 和 BHK21 等细胞)是常用的病毒分离方法;或作双份血清抗体试验。近年亦有用 RT-PCR 技术检测病毒核酸,有助于早期诊断。本病临床上易与流感、急性感染性胃肠炎、钩体病相混淆,主要依靠病原学检查。

已有疫苗用于马群和实验室工作人员的预防,包括 TC83、C84 减毒疫苗和灭活的甲病毒疫苗等,但其安全性有待提高。近年来,VEE 基因重组疫苗和 DNA 疫苗研制取得进展,具有很高的安全性和较强的免疫性。灭蚊、防止蚊虫叮咬仍是有效的预防及控制本病流行的措施。由于患者也可作为传染源,故应隔离治疗。

4. 圣路易脑炎 圣路易脑炎(St. Louis encephalitis,简称 SLE)病毒属黄病毒科黄病毒属。病毒直径 37～50 nm,有包膜、突起和核衣壳,为单股正链 RNA 病毒,长约 11 kb。抗原性与乙脑病毒、西尼罗脑炎病毒、墨莱河谷脑炎病毒很相近。1933 年 SLE 在圣路易市流行时,从致死的脑炎患者中分离到病毒,并由此得名。流行限于美洲,主要在美国,限于夏秋季,传播媒介是库蚊。动物宿主是鸟类,为唯一传染源。SLE 与 EEE、WEE 不同,其病毒虽然能感染马,但不引起马的脑炎。人类大多为隐性感染,发病率约 10%。一般病程经过良好,病死率平均约 9%,病死率随年龄增高,65 岁以上老年人可达 30%。

临床表现包括三个主要的临床综合征:发热性头痛,无菌性脑膜炎和脑炎。潜伏期 4～21 d,发病时发热(38～41℃)、头痛、全身不适、肌痛、咽痛、恶心、呕吐、畏光、嗜睡等,25%左右的患者可有神经系统受损的表现如舌、面部及肢体震颤,部分患者可有共济失调、抽搐、神志意识改变,提示预后严重。死亡患者多为合并严重并发症者,如支气管肺炎、细菌性败血症等。

在无并发症的 SLE 病例,可有中等程度的外周血中性粒细胞升高及核左移。脑脊液压力升高,蛋白质轻度升高,糖正常。细胞数可达 500×10^6/L,早期以多形核细胞为主,数天内转变成淋巴细胞为主。

从血液或脑脊液中不易分离到病毒。诊断主要依靠抗体检测,急性期和恢复期双份血清试验,抗体滴度超过 4 倍以上有诊断价值。发病后第 1 周内可通过 ELISA 等方法检测出抗体,第 2 周时抗体滴度可升高。用 ELISA 法在血清及脑脊液中检出 IgM 抗体,可作出早期快速诊断。

目前尚无疫苗可用于预防。灭蚊、防止蚊虫叮咬仍是唯一有效的预防及控制本病流行的措施。

5. 墨莱河谷脑炎 墨莱河谷脑炎(Murray Valley encephalitis, MVE)1917 年首次在澳大利亚墨莱河谷地区被发现,1925 年以发现地命名。MVE 病毒属黄病毒科黄病毒属,病毒直径 35～45 nm,为单股正链 RNA 病毒,约长 11 kb。本病以小规模流行于澳大利亚的维多利亚及新南威尔士州的墨莱河谷及巴布亚新几内亚。本病在澳大利亚消失 26 年后,于 2000 年 3～4 月又有 5 例患者在澳大利亚中部被确诊。

本病的地方性流行是通过鸟—家禽—库蚊循环,在澳洲北部及巴布亚新几内亚得以维持。水鸟、家禽为传染源,库蚊为传播媒介,叮咬人类引起疾病的流行。流行时有大量隐性感染,发病率约 40%,流行较常见于儿童。其发病机制类似于流行性乙型脑类。

其临床表现亦类似于流行性乙型脑炎。通常有发热、头晕、头痛、恶心和呕吐等前驱期症状。随着病情进展,5 d 内可出现言语障碍、记忆障碍、意识模糊、震颤,严重病例可出现昏迷、肌肉麻痹、呼吸衰竭、死亡。儿童患病常有癫痫发作。病死率高达 20%,有 50%左右的病例有神经系统后遗症,包括截瘫、步态不稳、运动失调、智力障碍等。

脑脊液压力升高,细胞数轻中度升高,早期以多形核细胞为主,后以单核细胞为主。从血液或脑脊液中不易分离到病毒。诊断主要依靠抗体检测,急性期和恢复期双份血清试验,抗体滴度超过 4 倍以上有诊断价值。50%～60%的病例 CT 检查无异常。部分病例可有轻度脑积水、脑水肿、脑萎缩,从丘脑到脑干呈弥漫性信号衰减。血清及脑脊液中特异性 IgM 抗体有助早期诊断,特异性诊断有赖于从死亡患者脑组织分离到病毒。

目前尚无疫苗可用于预防。灭蚊、防止蚊虫叮咬仍是有效预防及控制本病流行的措施。

6. 罗西欧脑炎 罗西欧脑炎(Rocio encephalitis, MVE)较少见,1975 年曾在巴西南海岸发生流行,从死亡者分离出病毒而命名。MVE 病毒属黄病毒科黄病毒属,直径 30～45 nm,为单链 RNA 病毒。接种在 Vero、BHK 细胞内可大量繁殖并形成空斑。发病机制类似于其他病毒性脑类。本病主要流行在巴西南海岸，夏季为主要流行季节。推测野鸟是病毒储存宿主，黑斑蚊和黄热蚊是传播媒介。患者以在野外从事体力劳动的青壮年男性为主。本病潜伏期1～2周。以发热、肌痛、恶心、呕吐、严重头痛起病，数日后部分患者症状可以缓解。少数患者进行性发展，其表现类似于乙型脑炎。病死率约5%，约20%的病例有神经系统后遗症。病毒分离可确诊，血清及脑脊液中IgM抗体有助早期诊断。

7. 西尼罗脑炎 西尼罗脑炎（west nile encephalitis, WNE）是由西尼罗病毒（west nile virus, WNV）引起，该病毒于1937年在乌干达西尼罗河地区的患者血中首次分离到而得名。此后，先后在埃及、以色列、法国、南俄罗斯、地中海西部、南非、乌克兰、阿尔及利亚、摩洛哥、罗马尼亚、捷克共和国、刚果和意大利等温带和热带国家和地区的人和动物中流行，但并未引起人们重视。1999～2001年，美国许多地区相继发生人和动物的WNV感染流行，期间发生WNV感染的地区和患者逐渐增加，死亡病例不断增多，并有大量鸟类感染WNV而死亡。直至2002年，美国暴发了大规模的WNV感染，波及地区广，患病人数多。据美国CDC报告，在哥伦比亚特区和31个州发现了1 641例病例，72例死亡，从而引起人们的普遍关注。2003年，美国已有45个州报告WNV发病者或感染者9 300余例，其中240例死亡；2006年43个州报告4 261例WNV发病者或感染者，其中WNE 1 491例，死亡161例。

WNV属黄病毒科黄病毒属，直径为30～35 nm，为单链RNA病毒。可分为两型，只有1型病毒与人类脑炎有关，2型病毒仅在非洲引起地方性动物病，与人类脑炎无关。WNV主要感染鸟类，如乌鸦、火烈鸟、杜鹃、家雀、知更鸟、海鸥、鸬鹚、秃鹫和鸽子等，该病毒还可感染哺乳动物，如马、狗、骆驼、猫、蝙蝠、鼠和家兔等。这些动物可成为病毒的宿主和传染源。病毒在宿主体内可存活20～100 d。库蚊是主要传播媒介，蚊吸血后，病毒在蚊体内的血中仍然可以复制。其传播环节为鸟—蚊—人。随着全球商务及旅游活动的增加，交流日益频繁，本病有向新的地区扩散的可能。此外，近年亦发现蚊媒以外的传播途径，包括经胎盘、输血、器官移植、母乳喂养等，值得注意。WNE好发于温暖、潮湿的温带地区，因这类地区蚊子较多，夏秋季节多见。

人群对WNV普遍易感，多以隐性感染为主，显性感染仅占1%。患者多为年老体弱者，儿童极少患病。

潜伏期一般为3～15 d，大多数感染者无症状或症状轻微。部分患者会出现发热、头痛，偶有皮疹、淋巴结肿大等症状。近年来人和马的发病率迅速增高，重型病例增多，脑炎、脑膜炎和脑膜脑炎等病例增多。严重者会出现头痛、高热、颈项强直、肌肉震颤、痉挛、肌无力、意识障碍、昏迷等症状，甚至死亡。重症病例病死率可达3%～15%，以老年人病死率最高。感染后有较持久的免疫力。

WNV感染的确诊主要靠实验室诊断，常用ELISA测定血清和脑脊液中的IgM抗体，发病第1周即可阳性，阳性率可达81.4%，但与其他黄病毒有抗原交叉反应。另外可用RT-PCR检测病毒的核酸，敏感性和特异性较好。

本病目前尚无特效疗法，主要是支持、止痉和对症治疗。已确诊者可试用利巴韦林（ribavirin）或阿昔洛韦（aciclovir）。

目前尚无疫苗预防本病。近年美国已将WNV DNA疫苗试用于临床观察，效果仍有待评估。预防本病最有效的方法是防蚊、灭蚊，应早期对幼蚊进行杀灭，消灭孳生地。注意个人防护。

8. 加利福尼亚脑炎 加利福尼亚脑炎（California encephalitis）为急性中枢神经系统疾病，流行于夏季，由各种抗原性相关的加利福尼亚脑炎病毒群引起。加利福尼亚脑炎病毒群属于布尼亚病毒属，其中至少4个成员：拉格罗斯病毒（La Crosse virus）、加利福尼亚脑炎病毒（California encephalitis virus）、詹姆士城峡谷病毒（Jamestown Canyon virus）和雪鞋野兔病毒（snowshoe hare virus）可引起脑炎。病毒呈球形，直径80～120 nm，外有脂蛋白包膜，核心为单股负链RNA，内含12 300～12 450个核苷酸。

加利福尼亚脑炎病毒感染主要发生在美国西部，迄今只报道了3例人类患者。而拉格罗斯病毒感染则广泛分布于美国东半部及加拿大南部，是引起本病的主要致病原。近年在美国中部和北部及加拿大可见到詹姆士城峡谷病毒及雪鞋野兔病毒感染引起的散发的人类脑炎病例。本组病毒引起的人类脑炎已波及我国及俄罗斯等国。传播媒介主要是伊蚊。动物宿主是小哺乳动物。

本病亚临床感染居多。每年报道约80个病例，多发生于6～9月间，高峰在8月。常呈散发或小流行，15岁以下儿童易感，尤以居住在农村或市郊的儿童多见。本病大多数为自限性，病情多较轻，病死率不到1%。

临床表现以发热性头痛、无菌性脑膜炎及脑膜脑炎三大综合征为主。潜伏期5～10 d，起病急，有几日的轻度发热、头痛，惊厥前常有谵妄，且为入院时唯一的中枢神经系统症状，继后亦可出现昏迷，很少见到脑膜刺激征及瘫痪。体温通常缓慢下降，病程不超过2周。一般不遗留神经精神系统后遗症。

急性期末梢血象白细胞计数中等度升高，有时可达30×10^9/L。诊断依靠双份血清抗体测定。ELISA方法检查血清或脑脊液中的特异性IgM抗体，有助早期诊断。用透射电镜和负染色法可能找到病毒。尚不能从血液、脑脊液、分泌物中分离到病毒。

应注意与其他病毒性脑炎、外伤后硬膜下血肿相鉴别。治疗主要是对症治疗，特别是降温和呼吸衰竭的处理。目前尚无疫苗可用于预防，主要依靠防蚊虫叮咬，如蚊帐、蚊香等。

9. 苏格兰脑炎 苏格兰脑炎又称羊跳跃病(louping ill)，因羊患病时出现一种奇特跳跃步态而得名。苏格兰脑炎病毒属黄病毒科黄病毒属B组，直径15～20 nm。本病于1807年在苏格兰被发现，主要流行于英国诸岛，法国和俄罗斯部分地区也有发生。以春夏季为主要流行季节。该病毒主要侵犯中枢神经系统，可引起羊的脑炎，偶而也引起牛、马及猪的脑炎。发病机制和病理改变类似于其他病毒性脑炎。小白鼠对本病毒易感性较高，常用于病毒分离。蓖子硬蜱是重要的病毒贮存宿主和传播媒介。人类可通过蜱的叮咬或摄入生羊奶而感染，也可通过接触与呼吸道途径而感染。人群普遍易感，患者尤以牧羊人、兽医或屠宰场工人为多。人感染该病毒后多为隐性感染。

脑脊液检测色清、透明，脑脊液压力高，细胞数增多，以淋巴细胞为主，蛋白质正常或增高。恢复期血清与初期血清检测抗体效价呈4倍以上增长具有诊断意义。RT-PCR检测病毒核酸，有助早期诊断。从血液和脑脊液中可分离到病毒。

潜伏期4～7 d。典型临床表现可有双相病期。开始出现高热(体温可达41～42℃)、头痛、全身不适等类似感冒样症状。约数天至1周，体温可下降，症状缓解。约1周后，又再度高热，并出现中枢神经系统症状和体征，如头痛、颈项强直、肌肉痉挛、震颤、麻痹等，严重者可昏迷、死亡。治疗主要是对症治疗。本病患者大多能完全恢复，死亡病例极少。防蜱、灭蜱、搞好防护工作仍然是主要的预防措施。已有灭活疫苗、核酸疫苗与基因重组疫苗，有一定的保护作用。

10. 波瓦生脑炎 波瓦生脑炎(Powassan encephalitis)病毒于1958年首先从加拿大一例脑炎患儿的脑组织中分离到，属蜱媒脑炎病毒组成员之一，病毒抗原性与苏联春夏脑炎病毒非常相近。本病多为散发，分布于加拿大和美国北部。自1958年至今，已报告约20例患者，病死率达50%。临床表现为发热、头痛，神经系统症状如眼球水平向震颤、阵发性抽搐、深浅反射活跃、昏睡，进而出现共济失调、昏迷、左侧偏瘫等，脑膜刺激征较轻，脑脊液为病毒性脑炎特点。

11. 根岸病毒脑炎 根岸病毒脑炎(Negishi viral encephalitis)十分罕见，1948年在日本东京地区乙型脑炎流行期间的死亡病例脑脊液中分离出本病毒。本病毒属于黄病毒科黄病毒属B组。病毒颗粒呈球型，直径约45 nm，为单股RNA病毒。人类及鼠等动物易感，可为传染源。硬蜱是重要病毒贮存宿主和传播媒介。脑脊液压力高，细胞数增多，以淋巴细胞为主，蛋白质正常或增高。恢复期血清与初期血清检测抗体效价呈4倍以上增长具有诊断意义。RT-PCR检测病毒核酸，有助早期诊断。从血液和脑脊液中可分离到病毒。

本病潜伏期1～2周，临床表现类似乙脑。本病患者大多能完全恢复，病情严重者可致死亡。

防蜱、灭蜱、搞好防护工作仍然是主要的预防措施。已有灭活疫苗与基因重组疫苗接种，有一定的保护作用。

【治疗】 感染上述病毒性脑炎患者多数为隐性或亚临床感染，发病者多数病情较轻，呈自限性经过。但少数病情重者可发展为严重的脑炎，甚至死亡，病死率甚高。由于目前均无特效治疗，所以一般均施以支持疗法和对症治疗，并积极预防并发症的发生。可酌情考虑应用阿昔洛韦、泛昔洛韦、更昔洛韦、膦甲酸钠、干扰素等抗病毒药物，对减轻病情、缩短病程可能有帮助。

参考文献

[1] Shoji H, Azuma K, Nishimura Y, et al. Acute viral encephalitis: the recent progress [J]. Intern Med, 2002,41(6):420-428.

[2] Reimann CA, Hayes EB, DiGuiseppi C, et al. Epidemiology of neuroinvasive arboviral disease in the United States, 1999-2007 [J]. Am J Trop Med Hyg, 2008,79(6):974-979.

[3] Lambert AJ, Martin DA, Lanciotti RS, et al. Detection of North American eastern and western equine encephalitis viruses by nucleic acid amplification assays [J]. J Clin Microbiol, 2003,41(1):379-385.

[4] 潘亮，潘敏楠，严延生，等. 福建首次从临床病例中发现东部马脑炎病毒感染者[J]. 海峡预防医学杂志，2003,9(4):13,23.

[5] 宋宏，王环宇，王鹏富，等. 虫媒病毒性脑炎 M2RT2PCR 诊断方法的建立及应用[J]. 中华微生物学和免疫学杂志，2004,24(4):317-323.

[6] Solomon T, Ooi MH, Beasley DW, et al. West Nile encephalitis [J]. BMJ. 2003,326(7394):865-869.

[7] Ljungberg K, Whitmore AC, Fluet ME, et al. Increased immunogenicity of a DNA-launched Venezuelan equine encephalitis virus-based replicon DNA vaccine [J]. J ViroL, 2007,81(24):13412-13423.

[8] Steiner I, Budka H, Chaudhuri A, et al. Viral encephalitis: a review of diagnostic methods and guidelines for management [J]. Eur J Neurol, 2005, 12:331-343.

[9] Johnson RT, Irani DN. West Nile virus encephalitis in the United States [J]. Curr Neurol Neurosci Rep, 2002, 2(6): 496-500.

[10] Avindra Nath, Joseph R, Berger. Acute viral encephalitis (Chapter 439) [M]//Lee Goldman, Dennis Ausiello (eds). Cecil Textbook of Medicine. 23th ed. Philadelphia: W.B. Saunders Company, 2007:2777-2780.

[11] Reed DS, Lind CM, Lackemeyer MG, et al. Genetically engineered, live, attenuated vaccines protect nonhuman primates against aerosol challenge with a virulent IE strain of Venezuelan equine encephalitis virus [J]. Vaccine, 2005,23(24):3139-3147.

第二十五节　口　蹄　疫

吴南屏

口蹄疫(foot and mouth disease)是一种人兽共患病，是由口蹄疫病毒引起的急性传染病。易感动物包括牛、水牛、绵羊、山羊、猪、刺猬、大象、骆驼等20个科的70多种偶蹄家养与野生哺乳动物。人亦可感染，主要通过与动物接触而发病，临床主要表现为唇、牙龈、颊部、舌的边缘、手足颜面等处的黏膜、皮肤先出现红点、继生水疱，水疱破裂后成溃疡、结痂后痊愈，时伴有发热、头痛、四肢痛、眩晕、呕吐、腹泻等。一般预后较好。

【病原学】　口蹄疫病毒(foot and mouth disease virus, FMDV)属于小RNA病毒科口疮病毒属(*Aphthovirus*)，外形呈球形，正二十面体对称，直径30 nm，无囊膜，分子量为6.9×10^{6} Da，病毒颗粒由单股正链RNA和衣壳蛋白构成，全基因长度为8.5 kb，基因组的基本结构是：VPg—5′UTR(S-poly(C)-IRES)—L—P1(VP4-VP2-VP3-VP1)—P2(2A-2B-2C)-P3(3A-3B1-3B2-3B3-3C-3D)—3′UTR—poly(A)。衣壳蛋白由VP1、VP2、VP3和VP4 4种结构多肽各60个分子构成。其中VP1大部分露在病毒粒子表面，VP1的G-H环是细胞吸附位点的主要成分，也是重要的抗体中和位点。病毒结构见图2-25-1。

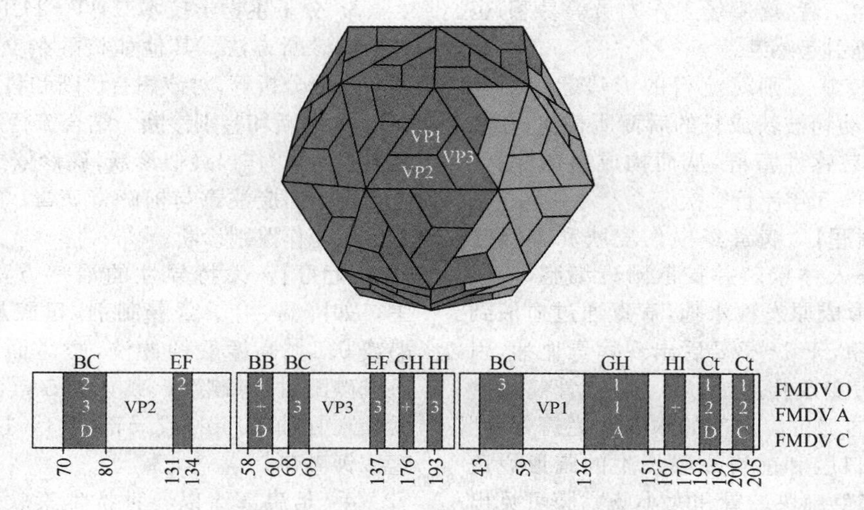

图2-25-1　口蹄疫病毒粒子结构与抗原位点

口蹄疫病毒极易变异。目前为止发现的7个血清型，包括O、A、C(称欧洲型)，SAT1、SAT2、SAT3(南非1、2、3型称非洲型)和Asia1(亚洲1型，称亚洲型)。7个血清型病毒可用核酸杂交分成两群，O、A、C和亚洲1型为一群，南非的3个型为第二群，群内各型核酸同源性达60%～70%，群间仅为25%～40%。血清型中，A型又分为32个亚型，O型11个亚型，C型5个亚型，南非2型3个亚型，亚洲1型3个亚型，最近报道口蹄疫亚型已增加到70个以上，血清型间无血清学交叉反应和交叉免疫现象。

病毒对外界环境抵抗力很强，自然条件下，含毒组织和受污染的废料可保持传染性达数月，高温和阳光对病毒有杀灭作用，酸、碱对病毒有较强的杀灭作用，1%～2%氢氧化钠、30%草木灰水、1%～2%甲醛消毒有效，盐、酚、乙醇、氯仿无效。该病毒对热敏感，60～65℃条件下病毒可存活30 min，80～100℃立即灭活。

【流行病学】

1. 流行特征　口蹄疫病毒可通过消化道、呼吸道、皮肤和黏膜等途径传播。流行特点是传播媒介多、速度快、易扩散。口蹄疫经呼吸道感染是最主要的传播途径，数个感染性病毒颗粒即可引起动物发病。口蹄疫的空气播散是多次流行的重要原因，猪在各种畜牧动物中向空气溶胶释放的病毒量最大。由于病牛水疱液、涎滴在地上，污染土壤，随汽车轮子携带的口蹄疫病毒一日可以扩散到1 000 km以外的地区。病毒的乳制品、畜产品、乳油、毛皮等如通过空运则一日之内可传播至万里以外。故本病有极强的传染性，老疫区发病率为50%，新疫区牲畜发病率可达100%。2001年在英国暴发流行，共发生1 603例，屠宰130万头牲畜。

我国自20世纪80年代初于浙江、广州、北京、福建、吉林长春、河北承德等报道过少数病例。2005年起，在山东、江苏、河北、新疆、甘肃、青海等地均有病例报道。

2. 传染源 主要为病畜。发病初期的病畜是最危险的传染源。症状出现后头几天，排毒量最多，毒力最强。病毒在病畜的水疱、皮内及其淋巴液中含毒量最高。在发热期，血液内含病毒量最高，退热后，在奶、尿、口涎、泪、粪便等都含有一定量的病毒。

3. 传播途径 传播方式分为接触传播和气源传播。直接接触传播是病畜与健畜群牧等之间的感染或饲养员、畜医、挤奶员等接触病畜的分泌物、排泄物而感染。间接接触传播是通过媒介物机械性带毒所造成的感染，畜产品是最具流行病学意义的媒介体。空气中的病毒主要是通过病畜呼出的气体、圈舍粪尿溅洒、含毒污物尘屑风吹等形成的含毒气溶胶方式传播，对远距离传播意义明显。

4. 易感性 与人的职业有密切关系，多见牧区饲养员、畜医、乳制品加工者、屠宰场工作人员等易感，也可食用病畜乳产品等引起感染。

易感动物的免疫状态则对流行的形势起重要作用，由于曾经患病的动物被新成长的后裔所替代，在数率上又形成一个有易感性畜群，从而构成新的流行。流行周期性为每隔3～5年流行1次。

【发病机制和病理】 病毒经损伤皮肤和上呼吸道、消化道黏膜感染人体繁殖并扩散附近细胞，入侵处增殖十几小时后形成原发性水疱，病毒通过血液到达亲合组织大量增殖，于1～2 d后出现病毒血症，引起皮肤、器官组织病变及相应症状。肌肉、骨髓和淋巴结亦是病毒增殖的部位。足部的水疱和烂斑处，咽喉、气管、支气管除口腔和前胃黏膜发生的圆形烂斑和溃疡，上盖有黑棕色痂块。胃和大小肠黏膜可见出血性炎症。另外，具有诊断意义的是部分严重病例有心肌病变，心包膜有弥散性及点状出血，心室肌肉和室中隔切面有灰白色或淡黄色斑点或条纹，称为“虎斑心”。

【临床表现】

1. 潜伏期 各种动物感染本病的潜伏期都不完全一样。牛潜伏期平均2～4 d，最长达1周；猪潜伏期平均1～2 d；羊潜伏期平均7 d左右。人的潜伏期一般为2～6 d，人体发病过程和易感动物十分相似，表现为体温升高、口腔发热、口干、口腔黏膜潮红，出现水疱。手足部位的皮肤亦出现水疱。

2. 前驱期 病状不明显，常表现为全身不适、疲乏，伴有口腔、舌咽局部充血和颈淋巴结肿大。常为轻微头痛、不适发热。

3. 发疹期 病毒侵入处出现原发疱疹体温可达39℃，伴头痛、恶心、呕吐、腹泻，少数可有低血压、心肌炎等。在指端皮褶和指掌面有蜇刺感和烧灼感，发生水疱的先兆为指掌部。有时口腔黏膜也可发生水疱，口腔内形成的水疱则凸出而饱满，周围有充血区，初发时水疱液澄清而呈微黄色，原发性水疱消退后5 d内还会出现继发性水疱。足部、掌跖部，因皮肤较厚、发生的水疱平坦。口腔水疱为易影响饮食吞咽。

4. 恢复期 高热数天后进入此期，多数患者如能及时对症治疗，常可2周内完全康复，无后遗症，婴幼儿、体弱儿童和老年患者，可有严重的呕吐、腹泻、心肌炎、循环紊乱和继发感染。如不及时治疗可遭致严重的后果。

【实验室检查】

1. 血象 白细胞总数和中性粒细胞大多正常。

2. 血清学试验 ELISA是目前检测口蹄疫病毒感染较为常用的诊断方法。与补体试验、中和试验及间接血凝抑制、免疫扩散沉淀试验相比较，具有灵敏、快速、价廉等优点。

3. 分子生物学技术 RT-PCR是最常用的特异性核酸诊断方法。其他如核酸杂交、DNA重组技术、核酸序列分析等，对该病有诊断和科研价值。

4. 诊断和鉴别诊断 结合流行病史和接触史及患者发病特征，作出疑似诊断，确诊依据病毒分离和血清学证据。但应注意与柯萨奇病毒、单纯疱疹病毒等引起的水疱作鉴别诊断。

【治疗】 无特异性的治疗方法，以对症治疗为主。如降温、给予营养制剂，口腔局部可用清水、食醋或0.1%高锰酸钾冲洗，糜烂面可涂1%～2%明矾或碘酊甘油（碘7 g、碘化钾5 g、乙醇100 ml，溶合后加入甘油10 ml）或局部用3%过氧化氢或1%高锰酸钾漱口。

手、足患部涂以各种抗生素软膏如青霉素、氯霉素、链霉素等治疗水疱烂斑效果较好，可以防止继发性细菌感染。

【预防】

1. 加强管理和检疫 此病是人、畜共患疾病，当有疑似口蹄疫发生时及时上报，同时严格实施局部封锁、隔离、消毒和治疗综合措施，凡与病畜有密切接触的工作人员注意个人防护、防止病毒的感染和散播。非疫区不要从疫区购进动物及相关产品（包括肉、奶、毛皮等动物产品）。

2. 隔离患者 对患者和疑似患者实行隔离直至局部和全身症状消失后出院。对患者的鼻咽分泌物、粪便、污物及用品进行消毒，可用5%甲酚皂消毒。来苏儿、施康或10%石灰乳可消毒地面和污物。

3. 疫苗的使用 主要针对家畜，紧急疫苗接种，应注意采用当地流行的同种病毒型亚型减毒活疫苗或灭活疫苗。接种应对疫区和受威胁地区内的健康家畜进行紧急接种。

参考文献

[1] 刘群.口蹄疫[J].医学动物防制,2001,17(8):446-448.

[2] 缪延雄.为什么口蹄疫备受人科关注[J].中国人兽患病杂志,2001,17(4):5.

[3] 邵俊斌,章明太.口蹄疫[M]//刘克洲,陈智.人类病毒性疾病.北京:人民卫生出版社,2002:840-844.

[4] Belsham FJ, Mclnerney GM, Ross-smith N. Foot-and-mouth Disease Virus 3C protease induce cleavage of translation initiation factors eIF4A and eIF4G within infected cells [J]. J Virol, 2000,24(1):272-280.

[5] Davies G. Foot and mouth disease [J]. Res Vet Sci, 2002, 73(3):195-199.

[6] Domingo E, Baranowski E, Escarmís C, et al. Foot and mouth disease virus [J]. Comp Immunol Microbiol Infect Dis, 2002,25(5-6):297-308.

[7] Grubman MJ, Baxt B. Foot and mouth disease [J]. Clin Microbiol Rev, 2004,17(2):465-493.

第二十六节 黄热病

吴南屏

黄热病(yellow fever)是由黄热病毒引起的急性传染病,主要流行于热带、亚热带地区,蚊子是主要传播媒介。人对该病毒普遍易感,但80%～90%为隐性感染,并可获持久免疫力。10%～20%感染者可有临床表现,如急起高热,明显头痛、恶心、呕吐、黄疸、蛋白尿等严重者可有全身中毒症状,伴多脏器出血、肝肾功能损害等。

【病原体】 黄热病毒(yellow fever virus)属黄病毒科黄病毒属,电镜下病毒呈圆球形,有包膜,外有突起的颗粒状形态。是单股正链的RNA,其基因组大约由11.2 kb组成,分3个结构区和7个非结构区。病毒基因组3个结构区分别为C、M、E区。C区编码病毒的衣壳蛋白是形成核蛋白的主要成分。M区编码病毒膜蛋白,可增强病毒的感染性;E区编码病毒的包膜糖蛋白,内含有病毒血凝素和其他抗原决定簇以及与细胞融合相关的融合蛋白。病毒基因编码的7个非结构区,作用尚不清楚,可能与病毒的增殖调节有关。

黄热病毒对热、乙醚等敏感,一般100℃ 15 min可灭活,乙醚、氯仿常用消毒剂等可灭活该病毒。在50%甘油中,可存活数月,冷冻、干燥情况下能存活数年。

病毒可以从蚊、节肢动物、脊椎动物组织培养物中分离,亦可通过乳鼠、猴活体接种而得。蚊子为中间宿主,通过吸动物或人的血液后,在蚊体内经过9～13 d增殖后,有感染性,并持续带毒,经叮咬人体后而感染人类。

【流行病学】

1. 流行形式 黄热病的感染有丛林黄热病、媒介型黄热病和城市黄热病3种类型。丛林黄热病见于热带雨林,疫源形式是通过猴—蚊—猴传播循环。媒介型黄热病多见于非洲湿润性与半湿润性草原的小范围内流行,城市黄热病是通过埃及伊蚊在人之间传播。非洲可见3种形式的传播循环,南美洲只有丛林及城市型2种形式。每年估计有20万例感染病例,3万病例死亡。

2. 传染源 丛林型为热带森林中的猴,城市型为各型患者,病毒血症一般在发病后持续3 d,此期传染性最强。

3. 传播途径 丛林型为吸血病蚊,以猴—蚊—猴的方式循环,人因偶然被叮咬而感染。城市型为埃及伊蚊,以人—伊蚊—人的方式循环。蚊子吸入带病毒血后,在蚊体内经过一段时间感染和增殖后即有传染性(9～30 d)。一般当地温度越高,蚊体内发育越成熟,潜伏期就越短,感染概率就越高。

4. 易感人群 人对黄热病普遍易感,不分年龄、性别和种族,黄热病多有明显的季节性,一般春季和秋季为高发期,但在有些地区则无季节性散发。如媒介蚊虫的大量繁殖感染,可以在人群中引起暴发流行。人感染后如产生中和抗体,可持续存在并有持久免疫力。

【发病机制和病理】 发病机制目前尚不清楚,一般病毒侵入人体后经淋巴结→血→病毒血症→累及肝、脾、肾、淋巴结等。各脏器组织在本病的特征是无炎症细胞浸润、肝脏病变,主要表现为肝细胞点状凝固性坏死及嗜酸性透明变性,形成特征性的康氏小体(Councilman bodies)。

肾脏病变可见近曲小管上皮浊肿、脱落或坏死,管腔内充塞颗粒样碎屑。心肌病变,可见有广泛退行性变和脂肪浸润。

【临床表现】 多数感染者为隐性感染,一般潜伏期3～6 d,临床表现差异很大,病情可从轻度自限性到致死性感染。仅5%～20%感染者可有显性临床表现。典型临床过程可分为病毒血症期、缓解期、肝肾损伤期和恢复期等4期。

常见的症状主要为突然发作的发热、寒战、头痛、背痛、全身肌肉酸痛,并伴有恶心、呕吐、虚脱等症状。

病程持续发展，脉搏可逐渐减慢且无力，可出现蛋白尿、少尿甚至无尿。如病情加重可出现黄疸、肾衰、休克和全身出血等。一般根据临床症状可分为轻、中、重。

1. 轻型 突起发热、头痛伴恶心，有时有牙龈出血、鼻出血、心动过缓、蛋白尿等。一般患者 2～3 d 内恢复。

2. 中型 上述症状更明显，有出血、发热、恶心、呕吐、黄疸和蛋白尿，也可出现严重的出血，如呕血、便血等，可持续 1 周或更长时间。此后部分逐渐恢复，部分进入重型。

3. 重型 可表现为急起高热 40℃，寒战伴剧烈头痛，高热伴相对缓脉为其临床特征，以后，一部分人病情加重，进入中毒期，出现频繁呕吐、上腹痛、黄疸、肾衰及牙龈出血，呕血或黑色呕吐物是病情危重的特征，此期约 50%重症者可出现谵妄、昏迷、出血加重、少尿、变质血症等而死亡；一部分人可以过渡到恢复期。一般在地方流行区的本地人口病死率为 5%以下，但外来人员感染时病死率可高达 40%。

【实验室检查】

1. 一般常规及生化检查 白细胞不高，有的一开始就下降，在病程 5 d 尤为明显，以中性粒细胞减少为主，早期可有蛋白尿、大便隐血阳性。一部分人肝功能表现为胆红素和转氨酶升高。

2. 血清学检查 用 RT－PCR 方法可检出黄病毒的 RNA，有利于特异、早期、快速诊断。ELISA 法可以测病毒的抗原或抗体，简便易行。急性期与恢复期血清效价增高 4 倍以上可诊断本病。但注意该抗体与圣路易脑炎、登革热有交叉反应，特异性诊断需靠中和试验。

3. 病毒分离 此法不常用，采用急性期血和死亡病例的肝组织悬液作小鼠脑内接种，或 Vero 细胞培养分离病毒，并以特异免疫血清进行鉴定。

【诊断和鉴别诊断】 一般来自黄热病疫区的任何人于 3～15 d 内出现发热、黄疸等症状可怀疑本病，应及时作血清学检查，必要时作病毒分离。

1. 诊断依据 ①流行病学资料：生活在流行地区或 1 周内有疫区旅行史、蚊虫叮咬史。②临床表现：重症者有颜面充血、相对缓脉、出血、蛋白尿、黄疸等，均有重要参考价值；轻度患者症状不典型。③实验室检查：病毒抗原检测阳性；血清特异性 IgM 抗体阳性；恢复期血清特异性 IgG 抗体滴度比急性期有 4 倍以上增高；从患者标本中检出黄热病毒 RNA；从患者标本中分离到黄热病毒。

2. 诊断 凡来自疫区的任何人出现发热、黄疸等症状均应考虑黄热病的可能，及时进行实验室检查。①疑似病例：具有流行病学史和临床表现。②确诊病例：疑似病例基础上具备诊断依据中实验室检查任一项检查阳性者。

3. 鉴别诊断 早期或轻型病例应与流行性感冒、伤寒、斑疹伤寒和拉沙热等鉴别；发热伴有黄疸者应与各种原因引起的肝损害、钩端螺旋体病等鉴别；发热伴出血应和流行性出血热、登革出血热、蜱传回归热、恶性疟疾、黑尿热及其他病毒性出血热鉴别。

【预后】 本病预后尚可，以轻症和隐性感染较多，有明显临床表现的病死率为 2%～20%，死亡的常见原因为中型、重型黄疸明显增高或出现严重的出血现象和 DIC，或因肾小管坏死而引起肾功能减退。

【治疗】 本病无特效药物治疗，主要为对症支持治疗。

1. 一般治疗 急性期患者应卧床休息，就地治疗，防止感染扩散。对患者应进行精心护理和对症治疗。

2. 对症治疗 营养支持；补液，维持水、电解质和酸碱平衡；预防和治疗出血、低血压休克；预防和治疗肝、肾功能衰竭和继发感染等各种并发症。

【预防】 预防的关键是防蚊、灭蚊和接种疫苗。从 1945 年开始就有了黄热病疫苗，疫苗接种有效率达 95%，其保护性抗体于接种后 7～10 d 出现，一般经接种后 10 年内不再感染。孕妇暂不宜接种，本病主要发生在热带地区、非洲等，因此加强国际出入境检疫，须让疫区人员出示有关预防接种证，此外来自疫区的疑似患者应注意医学观察，必要时给予蚊帐隔离。加强健康教育和防蚊、灭蚊等简便易行、有效的预防方法。

参考文献

[1] 吴永生，马宏伟，高云龙. 全国黄热病近况[J]. 中国人兽共患病杂志，2002，18(2)：130－133.

[2] 蒋犁. 黄热病[M]//宫道华，吴升华. 小儿感染病学. 北京：人民卫生出版社，2002：553－556.

[3] 魏屏. 黄热病[M]//刘克洲，陈智. 人类病毒性疾病. 北京：人民卫生出版社，2002：566－569.

[4] 卫生部. 黄热病诊断和治疗方案[J]. 疑难病杂志，2008，7(09)：530.

[5] Barrett AD，Higgs S. Yellow fever：a disease that has yet to be conquered[J]. Annu Rev Entomol，2007，52：209－229.

[6] Barnett ED. Yellow fever：epidemiology and prevention[J]. Clin Infect Dis，2007，44(6)：850－856.

第二十七节 西尼罗热

何生松

西尼罗热(West Nile fever)是由西尼罗病毒经蚊子传播的急性发热性疾病,可侵犯中枢神经系统,引起脑炎。在非洲、南欧、中东、中亚和西亚、大洋洲等地呈地方性流行,临床表现主要有发热、皮疹和淋巴结肿大,侵犯中枢神经系统,可产生脑炎症状。

【病原学】 1937年首次在非洲乌干达西尼罗河地区从一位发热的成年妇女血中分离出该病毒,由于在西尼罗地区,故命名为西尼罗病毒(West Nile virus)。目前已知西尼罗病毒70余种同属病毒,其中约有半数可导致节肢动物传播的人类疾病。在传统病毒分类学中,此属病毒被归类于披膜病毒科(Togaviridae),但是,分子病毒学研究表明,此属病毒在基因组、病毒结构、病毒复制机制等方面与披膜病毒都不相同,故于1985年被重新划分列入黄病毒科。病毒颗粒直径40～60 nm,有宿主来源的脂蛋白包膜,包膜内的病毒核衣壳为对称多面体状,直径约30 nm。病毒包膜对维持病毒体结构的稳定性和保护病毒基因组有重要作用。病毒颗粒中包括3种结构蛋白:C(capsid)蛋白、E(envelope)蛋白和M(membrane)蛋白。包膜蛋白和膜蛋白镶嵌在包膜中,是主要的病毒抗原型结构蛋白,具有血凝素活性,能够诱导机体产生中和抗体。西尼罗病毒的基因组为一条线形单股正链RNA,长度约11 kb。病毒基因组RNA在5′端有一个Ⅰ型帽状结构(m7GpppAmp),3′端缺少聚腺苷酸序列,CU—OH结尾。病毒基因组RNA可以直接作为mRNA,从一个开放阅读框内翻译出一条长链前体蛋白,在宿主细胞蛋白酶和一种病毒基因编码的丝蛋白酶作用下,长链前体蛋白被切割成至少10种成熟的蛋白质,其中包括3种结构蛋白(C、prM和E蛋白)与7种非结构蛋白,这些蛋白在病毒基因组上的编码顺序为:C—prM—E—NS1—NS2A—NS2B—NS3—NS4A—NS4B—NS5。西尼罗热病毒在基因学上可分为两型,只有1型病毒与人类脑炎有关。1型病毒已经在非洲、欧洲、亚洲和北美洲分离到;2型病毒在非洲引起地方性动物病,与人类脑炎无关。

西尼罗病毒能在乳鼠脑内繁殖,并培养传代。病毒可在鸡胚中复制,并在绒毛尿囊膜上形成痘斑。对乙醚和去氧胆酸钠敏感。最适宜pH为6.6,最适宜温度为37℃。对低温和干燥的抵抗力强,用冰冻干燥法在4℃可保存数年。

【流行病学】 鸟类如乌鸦、家雀、知更鸟、海鸥等是西尼罗病毒的贮存宿主和传染源。已从43种蚊子中分离到病毒,其中主要是库蚊属(*Culex*),也有少数从伊蚊和按蚊分离到。库蚊是主要的传播媒介,在非洲和中东主要是*Cx. univittatus*、*Cx. poicdipes*;在欧洲主要是*Cx. Pipiens*、*Cx. modestus*;在亚洲主要是*Cx. quinquefasciatus*、*Cx.* tritaeniorhynchus。当蚊子叮咬带有病毒血症的鸟时,病毒进入蚊体内繁殖,并贮存涎腺中,当再次叮咬人或者动物时可导致感染。西尼罗病毒在蚊和鸟类中循环,哺乳动物,包括人类为其终末宿主。器官移植或输血也有感染西尼罗热的危险,已证实西尼罗热可以通过哺乳途径和垂直途径传播。2002年,在美国发现4例接受器官移植后感染病例,该4例均接受同一病例的器官。美国还发现西尼罗病毒感染的孕妇通过胎盘传染给婴儿的病例。但人和人的接触不会引起传播。

在20世纪50年代主要在埃及尼罗河三角洲流行,40%的人血清抗体阳性。60年代主要在法国南部、俄罗斯南部、西班牙、罗马尼亚南部流行,首次被认识到可引起马患病。70～80年代在乌克兰西部和南部、捷克斯洛伐克发生流行,有3 000多人患病,大多为一过性发热。1999年以前,西尼罗病毒感染只出现在东半球,包括非洲、亚洲、中东和欧洲,以及澳洲的西尼罗病毒亚型感染,暴发流行初期,临床仅表现为轻度的发热性疾病;90年代中末期,以色列、罗马尼亚和俄罗斯的几次大暴发发病人数增多,并表现出严重的脑膜脑炎,特别是1996～1997年罗马尼亚布加勒斯特及其附近暴发,共发生500例西尼罗病毒脑炎,病死率为10%,其中一半为66岁以上老人。1999年7～10月在俄罗斯南部大约1 000例西尼罗病毒引起的脑炎和脑膜炎,至少40例死亡。同年北美暴发西尼罗病毒感染,也是西尼罗病毒首次出现在西半球,其发生之突然、感染患者之多、散播速度之快、波及范围之广、持续时间之长和疾病之严重都是前所未有的。1999年8～10月美国纽约州发生流行,患病人数62例,死亡7例。2002年美国暴发大规模的西尼罗热,据美国CDC报告,截止同年9月18日已有纽约市、哥伦比亚特区和42个州监测到西尼罗病毒活动,其中31个州发现了1 641例病例,72例死亡。至2005年,美国除夏威夷和阿拉斯加州外,各州均报道有西尼罗病例。目前,西尼罗病毒感染已成为欧洲、北美洲最严重的虫媒病毒病事件。

人群对西尼罗病毒普遍易感,隐性感染和轻型患者更常见,流行地区60%以上青壮年体内抗体呈阳性,男女性别无差异。感染后有持久的免疫力。初次进入流行区的人易感性强。流行季节在温带以夏季蚊子多的季节为主,热带终年可发病。

【发病机制】 当蚊叮咬被西尼罗病毒感染的鸟时受感染,经10～14 d发育成熟,病毒位于蚊的涎腺,在叮咬过程中将病毒传给人或动物,引起疾病或隐性感染。病毒通过血脑屏障进入脑实质,从而引起发热或脑炎症状。

【临床表现】 本病潜伏期1～6 d,部分长达20 d。临床表现有发热型和脑炎型,两型均起病突然,体温骤升至40℃,部分患者伴有寒战。

1. 发热型 突然发热,多表现为双波热,头痛、眼痛、全身肌肉酸痛,可伴咽炎及恶心、呕吐、腹痛、腹泻、食欲不振等胃肠症状。高热可致颜面潮红、结膜充血。腋下及腹股沟淋巴结肿大,无明显压痛。约有半数患者出疹,出疹时间在发热期或发热期末,颈背部、躯干及四肢出现淡红色玫瑰疹或斑丘疹,持续时间约为1周,自行消退。轻型病例仅有类似感冒过程,全身反应轻,表现为自限性,80%患者经3～6 d自愈。

2. 脑炎型 少数患者尤其是老年人及部分儿童、青少年感染后可引起脑炎、脑膜炎。此时病情较重,体温骤升,持续不降,剧烈头痛,恶心、呕吐,嗜睡,继而神志不清,颈项强直,出现异常神经反射,四肢发抖、痉挛,惊厥,昏迷,呼吸困难直至呼吸循环衰竭。

偶有皮肤水疱、急性脊髓灰质炎、心肌炎、胰腺炎、肝炎等发生。淋巴结消肿时间常需数月。

【实验室检查】 一般实验室检查白细胞减少。脑炎型者脑脊液中淋巴细胞增多,蛋白质增高。

1. 免疫学检查 利用血清学抗体检测方法,常用ELISA法,采用患者急性期和恢复期双份血清,两份血清同时进行检测,以恢复期血清较急性期特异性IgG抗体滴度升高4倍以上为阳性。有助于本病的诊断。

2. 病原学检查 自潜伏末期至发病后第5日,从患者血液或脑脊液中分离出病毒阳性率较高,对新分离病毒的鉴定一般采用已知血清进行中和实验。

3. 分子生物学检查 RT-PCR法检测,通过设计西尼罗热病毒特异引物对血清或脑脊液标本进行RT-PCR试验,阳性率高,具有特异性诊断价值。

【诊断和鉴别诊断】 依靠流行病学资料,在流行地区、流行季节出现发热、皮疹和淋巴结肿大的患者,尤其是伴脑炎症状者,要考虑该病的可能。应进行双份血清特异性血凝抗体测定,病毒分离或RT-PCR法检测也有助于本病的诊断。该病需与流行性乙型脑炎等相鉴别。

【治疗】 西尼罗热的治疗目前还没有特效的药物和方法,主要采取支持疗法和对症治疗。发热型患者采用退热镇痛、维持水盐电解质平衡。

脑炎患者应采取积极有效的对症措施,包括降温、脱水、镇静,保持呼吸道通畅、给氧、吸痰,必要时行气管切开、使用呼吸兴奋剂等。

【预后】 本病发热型预后良好,脑炎型重症者预后不佳。有报道病死率在中老年脑炎型患者中达3%～15%。

【预防】 预防西尼罗热疫苗正在研制中。①灭活、减毒疫苗:目前已批准有效的灭活西尼罗热疫苗在马群中使用。但灭活疫苗只产生低水平的体液免疫应答,而且还存在其他黄病毒引起灭活病毒激活的风险,因此应用于人体的安全性不十分可靠。②亚单位疫苗:重组包膜蛋白可望成为人和马的候选疫苗。③重组疫苗:对恒河猴的动物试验表明该疫苗能起到有效的保护作用。④基因疫苗:目前也在研究中,免疫效应有待证实。目前预防最有效的方法是灭蚊为主和减少人群暴露。鸟类的死亡监测资料可作为预测本病暴发流行的指标之一。

参考文献

[1] 徐颖,贝绍国.西尼罗病毒病[J].口岸卫生控制,2007,13(1):51-54.

[2] 俞永新.近年来西尼罗热的流行现状及其流行毒株的表型和基因型特性[J].《国外医学》流行病学传染病学分册,2005,32(3):129-134.

[3] 徐卫民.西尼罗热研究进展[J].浙江预防医学,2005,17(1):54-55.

[4] Fengwei B, Tian W, Utpal P, et al. Use of RNA interference toprevent lethal murine West Nile virus infection [J]. J Infect Dis, 2005,191:1148-1154.

[5] Yamshchikov G, Borisevich V, Kwok CW, et al. The suitability of yellow fever and Japanese encephalitis vaccines for immunization against West Nile virus [J]. Vaccine, 2005,23 (39):4785-4792.

[6] Ledizet M, Kar k, Foelimer HG, et al. A recombinant envelope protein vaccine against West Nile virus [J]. Vaccine, 2005,23(301):3915-3924.

[7] Karaca K, Brown R, Austgen LE, et ol. Recombinant canarypoxvectored West Nile virus (WNV) vaccine protects dogs and cats agajnst a mosque to WNV challenge [J]. Vaccine, 2005,23:3808-3813.

第二十八节 肾综合征出血热

罗端德

肾综合征出血热(hemorrhagic fever with renal syndrome, HFRS)是一种自然疫源性疾病,鼠为主要传染源。临床上以发热、休克、充血出血和急性肾功能衰竭为主要表现,在我国又称为流行性出血热(epidemic hemorrhagic fever, EHF)。本病广泛流行于亚、欧等许多国家,我国为重疫区。

【病原学】 HFRS的病原是布尼亚病毒科(Bunyaviridae)的汉坦病毒属(*Hantavirus*, HV)病毒,能引起肾综合征出血热的病原包括汉坦病毒属的汉滩病毒(Hantaan virus, HTNV)、汉城病毒(Seoul virus, SEOV)、普马拉病毒(Puumala virus, PUUV)、贝尔格莱德-多布拉伐病毒(Belgrade-Dobrava virus, DOBV)和Saare maa病毒(SAAV)等型。我国的肾综合征出血热主要是汉滩病毒和汉城病毒所引起。PUUV主要在欧洲引起流行性肾病(nephropathia epidemica, NE),近年来韩国也发现PUUV感染的患者。DOBV在东南欧引起较重型HFRS。SAAV在欧洲引起轻型HFRS。

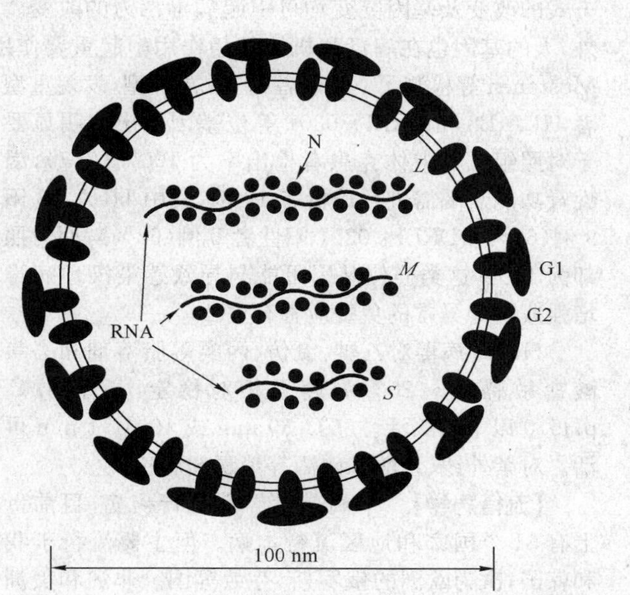

图 2-28-1 汉坦病毒的结构模式图

L、*M*、*S*为基因片段;G1、G2为包膜糖蛋白;N为核蛋白

汉坦病毒为单股负链RNA病毒,形态呈圆形或卵圆形,有双层包膜,外膜上有纤突。平均直径为120 nm,其基因RNA可分为大、中、小三个片段,即*L*、*M*和*S*,分子量分别为2 700 kDa、1 200 kDa及600 kDa。指纹图谱分析表明病毒RNA的3个片段都是独特的,不同病毒株有差异,其中*S*基因含1 696个核苷酸,编码核衣壳蛋白(含核蛋白NP)。*M*基因含3 616个核苷酸,编码包膜糖蛋白,可分为G1和G2。*L*基因编码聚合酶,含6 533个核苷酸。核衣壳蛋白是病毒的主要结构蛋白之一,它包裹着病毒的各基因片段。G1和G2糖蛋白构成病毒的包膜(图2-28-1)。对汉滩病毒的结构蛋白进行定性分析表明,核蛋白分子量为50~54 kDa,G1为65~74 kDa,G2为55~65 kDa。

我国分离的汉滩病毒A9株的*M*和*S*基因片段核苷酸序列与代表株76-118株的核苷酸同源性为84.57%,氨基酸的同源性为96.83%。汉城病毒R22、HB55株与代表株Seoul 80-39株的核苷酸同源性分别为95.3%和95.6%,氨基酸的同源性分别为98.9%和99.4%。近年来我国发现汉滩病毒至少有8个亚型,汉城病毒有6个亚型。甚至还发现新的基因型病毒,这可能与汉坦病毒间基因重排有关。实验已证实汉滩病毒与汉城病毒间可以发生基因重排。

汉坦病毒的核蛋白有较强的免疫原性和稳定的抗原决定簇,一般认为核蛋白中含补体结合抗原,而不含中和抗原。宿主感染后核蛋白抗体出现最早,病程第2~3日即能检出,有利于早期诊断。膜蛋白中含中和抗原和血凝抗原,但组特异性中和抗原和血凝抗原主要存在于G2蛋白上。由于膜蛋白中具有血凝活性,可产生低pH依赖性细胞融合,这种功能可能对病毒颗粒黏附于受感染宿主的细胞表面及随后病毒脱衣壳进入胞质起重要作用。

不同宿主携带的病毒致病力相差极大,这与宿主动物的类别有关。近年来越来越多的资料表明,每种已知的汉坦病毒都主要与一种单一鼠种相联系,有的称之为"原始宿主"。各种汉坦病毒与其特有的原始宿主间存在着一个长期共演化的关系。Jeor等曾反复捕捉和释放接种汉坦病毒的同一啮齿动物,观察其体内的自然带毒情况,结果发现同一株病毒在同一类啮齿类动物中,在整个捕捉和释放2次或以上过程中,分离到的病毒基因不论是*M*片段、*S*片段或非编码区片段均完全一致,但在不同种的啮齿动物接种同一株病毒,以上基因片段的序列则有改变。Kariwa等也发现不同年代从捕获褐家鼠中分离的汉城病毒株,其G1和G2氨基酸同源性>99.7%,证明汉坦病毒有其特殊的宿主动物依赖性。其次,汉坦病毒的毒力也与病毒本身的基因有关,主要是*M*片段编码的产物,G1和G2。不同血清型的汉坦病毒,G1编码区同源性低于G2,抗G1

的McAb与各血清型病毒间的交叉反应明显少于G2，表明G1区是编码型特异性的抗原决定簇，而G2为组特异性抗原决定簇。在布尼亚病毒G1是决定病毒毒力和感染性的主要因素，同型病毒间基因片段经过重排(reassortment)形成的病毒变异，病毒蛋白质糖基化方式的改变及基因突变均可引起病毒毒力的改变。此外，人的基因也在病毒和机体互相作用中起重要作用。Mustonen等检测了NE患者的HLA分型，发现重型患者HLA B8和DRBI＊0301等位基因检出率明显要高于对照组。其中休克患者检出率为100%(7/7)，因急性肾功能衰竭需进行透析者13例，其中HLA B8阳性9例(69%)，DRBI＊0301阳性者8例(62%)，而对照组却为15%，这类等位基因可能与导致感染汉坦病毒者增强或引起异常的免疫应答有关。

HFRS病毒对乙醚、氯仿、丙酮等脂溶剂和去氧胆酸盐敏感，4～20℃温度下相对稳定，高于37℃及pH5.0以下易灭活。56℃ 30 min或100℃ 1 min可灭活。对紫外线、乙醇和碘酒等消毒剂敏感。

【流行病学】 本病是世界性流行疾病，目前世界上有31个国家和地区流行本病。但主要流行于我国和韩国，次为欧洲的俄罗斯、芬兰等国。非洲和美洲的病例较少，在世界各国中我国是重疫区，20世纪50年代报告病例为数以百计，60年代数以千计，70年代则数以万计，80年代高达十万计。通过灭鼠等防治措施，以及改善农民住房条件，90年代以来发病人数有所下降。目前除青海和新疆尚未发现病例外，其余省市、自治区均有病例报告，包括台湾。

1. 宿主动物与传染源 根据国内外不完全统计有170多种脊椎动物自然感染汉坦病毒属病毒。我国发现53种动物携带汉坦病毒。主要宿主动物是啮齿类，其他动物包括狗、猫、家兔、野兔等，一般认为这类动物多为继发感染。不同地区主要宿主动物和传染源不尽相同，我国主要以黑线姬鼠、褐家鼠为主要宿主动物和传染源；其次为大林姬鼠、小家鼠和实验用的大白鼠；近年来东北地区的棕背䶄证实存在PUUV感染，是否有人间感染尚需进一步证实。我国的山西、河南和城市疫区以褐家鼠为主要传染源；林区以大林姬鼠，农村以黑线姬鼠为主要传染源。北欧及俄罗斯欧洲部分以棕背䶄，东欧以黄喉姬鼠，朝鲜以黑线姬鼠和褐家鼠，日本以褐家鼠和大白鼠为主要传染源。

由于HFRS患者早期的血和尿液中携带病毒，虽然有个别病例接触后感染本病的报道，但人不是主要传染源。

2. 传播途径

(1) *呼吸道传播* 鼠类携带病毒的排泄物如尿、粪、唾液等污染尘埃后形成的气溶胶，能通过呼吸道传播而引起人体感染。国内有多例实验人员经呼吸道传播而感染的事例。此外亦有报道从HFRS实验动物房的空气中分离出汉坦病毒。

(2) *消化道传播* 进食被鼠类排泄物所污染的食物，可经口腔或胃肠道黏膜而感染。

(3) *接触传播* 被鼠咬伤和破损伤口接触带病毒的鼠类排泄物或血液后亦可导致感染。

(4) *垂直传播* 孕妇感染本病后，病毒可以经胎盘感染胎儿。曾从感染HFRS孕妇的流产胎儿脏器中，分离到汉滩病毒。

(5) *虫媒传播* 尽管我国从恙螨中分离到汉滩病毒，但尚有待进一步证实其传播作用。

3. 人群易感性和免疫力 人群普遍易感，在流行区隐性感染率可达3.5%～4.3%。汉滩病毒感染患者特异性IgG抗体可维持1～30年，汉城病毒感染者IgG抗体多数在2年内消失。汉滩病毒感染后对汉城病毒有一定交叉免疫力，汉城病毒感染者对汉滩病毒的免疫力不强。

4. 流行的季节性和周期性 本病虽然四季均能发病，但有明显高峰季节，其中姬鼠传播者以11月至次年1月份为高峰，5～7月为小高峰。家鼠传播者以3～5月为高峰，林区姬鼠传播者以夏季为流行高峰。

本病发病率有一定周期性波动，以姬鼠和棕背䶄为主要传染源的疫区，一般相隔数年有一次较大流行；家鼠为传染源的疫区，周期尚不明显。国内外研究证明，流行高峰之前，主要传染源密度增高，带病毒率也增高。

【发病机制】 本病的发病机制至今仍未完全清楚，多数研究提示汉坦病毒是本病发病的始动因子。一方面病毒感染能导致感染细胞功能和结构的损害；另一方面病毒感染诱发人体的免疫应答和各种细胞因子的释放，既有清除感染病毒，保护机体的作用，又能引起机体组织损伤的不利作用。

一般认为汉坦病毒进入人体后随血流到达全身，病毒首先与血小板、血管、内皮细胞和单核细胞表面表达的受体β_3整合素相结合，在其他协同受体介导下，通过细胞内吞噬等过程，进入细胞内以及肝、脾、肺、肾等组织，进一步复制后再释放进入血流，引起病毒血症，由于病毒感染和感染后诱发的免疫反应，以及多种细胞因子的释放，导致细胞变性、坏死或凋亡，因而器官功能受损。由于汉坦病毒对人体呈泛嗜性感染，因而能引起多器官损害。细胞和器官损害的机制如下。

1. 病毒直接作用 主要依据是：①临床上患者有病毒血症期，且有相应的中毒症状。②不同血清型的病毒，所引起的临床症状轻重也不同。它对乳鼠的致病力也不同。说明HFRS患者发病后临床症状的轻重与病毒抗原的差异和毒力强弱密切相关。③同样是汉坦病毒，有的能致病，有些则不引起人类致病，如希望山病毒(PHS)。④HFRS患者几乎所有脏器组织中均能检出汉坦病毒抗原，尤其是HFRS基本病变部位血管内皮细胞中。而且有抗原分布的细胞，往往发生病变。⑤重症患者较轻症患者有较高的病毒载量。⑥体外培养的正常人骨髓细胞和血管内皮细胞，在排除细胞免疫和体液免疫作用的情况下，感染HFRS病毒后，出现细胞膜和细胞器的损害，说明细胞损害是汉坦病毒直接作用的结果。

2. 免疫作用

(1) 免疫复合物引起的损伤(Ⅲ型变态反应) 本病患者早期血清补体下降，血循环中存在特异性免疫复合物。近年来还发现患者皮肤小血管壁、肾小球基底膜、肾小管和肾间质血管有免疫复合物沉积，免疫组化方法证明抗原是汉坦病毒抗原，同时存在补体裂解片段，故认为免疫复合物是本病血管和肾脏损害的原因。

(2) 其他免疫反应 汉坦病毒侵入人体后，可引起机体一系列免疫应答，目前发现：①本病早期特异性IgE抗体升高，其上升水平与肥大细胞脱颗粒阳性率呈正相关，提示存在着Ⅰ型变态反应。②HFRS患者血小板中存在免疫复合物，电镜观察肾组织除颗粒状IgG沉着外，肾小管基底膜存在线状IgG沉积，提示临床上血小板的减少和肾小管的损害与Ⅱ型变态反应有关。③电镜观察发现淋巴细胞攻击肾小管上皮细胞，认为病毒可以通过细胞毒T细胞(CTL)的介导损伤机体细胞，提示存在Ⅳ型变态反应。至于以上存在的Ⅰ、Ⅱ、Ⅳ型变态反应在本病发病机制中的地位，尚有待进一步研究。

(3) 细胞免疫 多数报道HFRS急性期外周血$CD8^+$细胞明显升高，其中主要是CTL升高，他们在清除病毒和导致小血管和毛细血管损伤中起重要作用。

3. 各种细胞因子和介质的作用 汉坦病毒能诱发机体的巨噬细胞和淋巴细胞等释放各种细胞因子和介质，如IL-1、Th1类细胞因子IFN-γ、IL-2、TNF-α，Th2类细胞因子IL-10等，引起临床症状和组织损害。IL-1和TNF能引起发热。一定量的TNF能引起休克和器官功能衰竭。此外，血浆内皮素、血栓素B_2、血管紧张素Ⅱ等的升高能显著减少肾血流量和肾小球滤过率，促进肾功能衰竭的发生。

【病理生理】

1. 休克 本病病程第3～7日常出现低血压休克称为原发性休克。少尿期以后发生的休克称为继发性休克。原发性休克的原因主要由于全身小血管广泛受损，血管通透性增加，血浆大量外渗于疏松组织中，如腹膜后及脏器软组织中，使血容量下降。此外由于血浆外渗使血液浓缩，血液黏稠度升高能促进弥散性血管内凝血(DIC)的发生，导致血液循环淤滞，血流受阻，因而进一步降低有效血容量。继发性休克的原因主要是大出血、继发感染和多尿期水与电解质补充不足，导致有效血容量不足。

2. 出血 HFRS患者出血的因素较为复杂，有时是多种因素参与。一般认为发热期皮肤、黏膜的小出血点是毛细血管损伤，血小板减少和血小板功能异常所致。低血压休克期至多尿前期，主要是DIC导致凝血机制异常，此外血小板减少和功能障碍、肝素类物质增加和尿毒症等亦能导致出血。

(1) 小血管损伤 HFRS患者小血管的病变主要表现为内皮细胞肿胀和退行性变，严重者出现纤维蛋白样坏死，甚至血管壁崩解，可导致大量血液渗出和出血。目前认为小血管受损的原因有三：①汉坦病毒直接作用于血管内皮细胞，使之受损。②CTL的损伤作用。③TNF-α的作用。④汉坦病毒抗原与抗体复合物沉着于小血管，在补体参与下吸引中性粒细胞吞噬抗原抗体复合物，并释放溶酶体中的蛋白水解酶，从而损伤内皮细胞。⑤由于休克及其他原因所致的微循环障碍，使血管内皮细胞缺氧而导致变性坏死。

(2) 血小板减少和功能障碍 正常情况下血小板沿着血管壁排列成行，具有保持毛细血管完整性，减低毛细血管脆性和通透性的作用。血小板的减少导致毛细血管脆性和通透性的增加，此外由于血小板的黏附、凝聚及释放功能的障碍，从而影响血液凝固。HFRS患者血小板减少与骨髓巨核细胞成熟障碍、血小板消耗增加和破坏增多有关。

(3) 凝血机制的异常 由于DIC消耗了大量凝血因子，此外DIC引起继发性纤溶亢进，使纤维蛋白原降解产物增多，以及肝素类物质增加等均能引起凝血异常。①DIC原因：HFRS患者DIC发生率可达35%～70%，除恢复期外其余各期均可发生，尤以低血压休克期和少尿期多见。这是汉坦病毒或免疫复合物损伤了毛细血管或小血管内皮细胞，导致血管基底膜胶原的暴露，从而激活Ⅻ凝血因子，导致连锁反应引起内源性凝血。此外HFRS患者血浆外渗，血液浓缩和黏滞性增加，以及休克和少尿期的酸中毒，均有促进DIC的作用。②肝素类物质增加：80%左右HFRS患者从发热期开始血中肝素类物质增高。除体内肥大细胞等释放增加外，因肝脏受损对肝素灭活减少、肾功能衰竭使肝素排泄减少以及血浆蛋白大量外渗与肝素结合减少，均促使游离肝素增加。

3. 急性肾功能衰竭 其原因如下。

(1) 肾血流障碍 由于血浆外渗，血容量减少和血液浓缩，血流量不足，以致肾小球滤过率急剧下降。

(2) 肾脏的免疫损伤 已证实肾小球基底膜和肾小管基底膜存在免疫复合物的沉积，经激活补体后可使肾小球基底膜和肾小管上皮细胞受损。细胞毒T细胞亦能引起肾小管受损。

(3) 间质水肿和出血 血浆外渗引起的肾间质水肿，以及肾髓质充血、出血压迫肾小管，可使尿量减少。

(4) 肾缺血性坏死 低血压休克和DIC导致肾血

管微血栓形成，均能使肾实质细胞产生缺血性坏死。

(5) 肾素、血管紧张素Ⅱ的激活　使肾动脉收缩，因而肾皮质血流减少，肾小球滤过率下降。

(6) 肾小管管腔阻塞　肾小管管腔可被蛋白质、管型等阻塞，尿液排出受阻。

【病理】　本病病理变化以小血管和肾脏病变最明显，其次为心、肝、脑等脏器。HFRS基本病变是小血管(包括小动脉、小静脉和毛细血管)内皮细胞肿胀、变性和坏死。管壁呈不规则收缩和扩张，最后呈纤维素样坏死和崩解。管腔内可有微血栓形成，由于广泛性小血管病变和血浆外渗，使周围组织水肿和出血。肾脏肉眼可见肾脂肪囊水肿、出血。肾皮质缺血而苍白、肾髓质极度充血并有出血和水肿。镜检可见肾小球充血、基底膜增厚，肾近曲小管变性和肾小管受压而变窄或闭塞，肾间质有细胞浸润。电镜观察，肾小球毛细血管内皮细胞有不同程度的肿胀，少尿期病例的个别肾小球见毛细血管内皮细胞坏死，管腔内有中性粒细胞及血小板，内皮细胞与基底膜间充以低电子密度的物质。心脏病变主要是右心房内膜下广泛出血，心肌纤维有不同程度的变性、坏死，部分可断裂。腺垂体显著充血、出血和凝固性坏死，神经垂体无明显变化。

【临床表现】　在肾综合征出血热中以汉滩病毒和DOBV引起者症状较重，而汉城病毒引起者次之，PUUV和SAAV引起者症状较轻。

本病潜伏期4～46 d，一般为7～14 d，以2周多见。典型病例病程中有发热期、低血压休克期、少尿期、多尿期和恢复期的五期经过。非典型和轻型病例可出现越期现象，而重症患者则出现发热期、休克期和少尿期之间的重叠。

1. 发热期　除发热外主要表现有全身中毒症，毛细血管和肾损害征。

(1) 发热　少数患者起病时以低热、胃肠不适和呼吸道感染样前驱症状开始。多数患者突然起病有畏冷、发热，体温39～40℃，以稽留热和弛张热多见，热程多数为3～7 d，少数达10 d以上。一般体温越高、热程越长，则病情越重。轻型患者热退后症状缓解，重症患者热退后病情反而加重。

(2) 全身中毒症　多数患者出现全身酸痛、头痛和腰痛。少数患者出现眼眶疼痛并以眼球转动时为甚。头痛、腰痛、眼眶痛一般称为"三痛"。头痛为脑血管扩张充血所致；腰痛与肾周围组织充血、水肿以及腹膜后水肿有关；眼眶痛是眼球周围组织水肿所致，重者可伴有眼压升高和视力模糊。

多数患者可以出现胃肠道中毒症状，如食欲减退、恶心、呕吐、呃逆，亦可有腹痛、腹泻。腹痛剧烈者，腹部有压痛、反跳痛，易误诊为急腹症而进行手术。此类患者多系肠系膜局部极度充血和水肿所致。腹泻可带黏液和血，易误诊为肠炎或痢疾。

部分患者可出现嗜睡、烦躁、谵妄或抽搐等神经精神症状，此类患者多数发展为重型。

(3) 毛细血管损害征　主要表现为充血、出血和渗出水肿。皮肤充血主要表现为颜面、颈、胸等部位潮红，重者呈酒醉貌；黏膜充血见于眼结膜、口腔的软腭和咽部。皮肤出血多见于腋下及胸背部，常呈搔抓样，条索点状瘀点；黏膜出血常见于软腭，呈针尖样出血点，眼结膜呈片状出血。少数患者有鼻出血、咯血、黑便或血尿。如在病程第4～6日，腰、臀部或注射部位出现大片瘀斑，可能DIC所致，是重症表现。渗出水肿征主要表现为球结膜水肿，轻者眼球转动时球结膜似涟漪波，重者球结膜呈水泡样，甚至突出眼裂。部分患者出现眼睑和脸部水肿，亦可出现腹水。一般渗出水肿征越重，病情越重。

(4) 肾损害　主要表现尿蛋白阳性，镜检可发现管型等。

2. 低血压休克期　一般发生于第4～6病日，迟者可于第8～9病日出现。多数患者在发热末期或热退同时出现血压下降。少数在热退后发生休克，这是与细菌性感染不同之处。

低血压或休克持续时间，短者数小时，长者可达6 d以上，一般为1～3 d。其持续时间的长短与病情轻重、治疗措施是否及时和正确有关。多数患者开始出现血容量不足时，能通过神经体液调节，使皮肤、内脏血管收缩，而维持正常血压，此时由于儿茶酚胺分泌增加，可使心跳增快。当血容量继续下降，则出现低血压，甚至休克。此时出现脸色苍白，四肢厥冷，脉搏细弱或不能触及，尿量减少等。当大脑供血不足时，可出现烦躁、谵妄、神志恍惚。轻型患者可不发生低血压或休克。少数顽固性休克患者(这是指通过正规的抗休克治疗，患者休克未能逆转，脉压差持续＜2.66 kPa)，由于长期组织血流灌注不良，而出现发绀，并促使DIC、脑水肿、呼吸窘迫综合征和急性肾功能衰竭的发生，若抢救不及时则发展为不可逆性休克。此时患者血压持续检测不到，出现呼吸急促、昏迷、抽搐和广泛出血。

3. 少尿期　少尿期继低血压休克期而出现，部分患者临床上没有明显低血压休克期，由发热期直接进入少尿期。亦有少尿期与低血压休克期重叠者，此时应和肾前性少尿相鉴别。一般认为24 h尿量少于500 ml为少尿，少于50 ml为无尿。少数患者无明显少尿而存在氮质血症，称为无少尿型肾功能不全，这是肾小球受损而肾小管受损不严重，只影响肾小球对肌酐和尿素氮的排泄。

少尿期一般发生于第5～8病日，持续时间短者1 d，长者10余日，一般为2～5 d。尿中有膜状物排出者为重症。少尿期的临床表现为尿毒症、酸中毒和水、电解质紊乱。严重患者可出现高血容量综合征和肺水肿。

(1) *尿毒症* 由于尿素氮和氨类刺激作用可出现厌食、恶心、呕吐、腹胀、腹泻和口腔溃疡等胃肠症状。常有顽固性呃逆，可出现头昏、头痛、烦躁、嗜睡、谵妄，甚至昏迷、抽搐等神经症状。多数患者此期由于血小板减少和功能障碍，肝素类物质增加或 DIC 等而使出血现象加重，表现在皮肤瘀斑增加、鼻出血、便血、呕血、咯血、血尿和阴道出血。少数患者尚可出现颅内出血或其他内脏出血。

(2) *酸中毒* 由于酸性代谢物质的蓄积而出现代谢性酸中毒，表现为呼吸增快或 Kussmaul 大呼吸。

(3) *水和电解质紊乱* 由于水钠潴留，使组织水肿加重，患者可出现颜面、四肢水肿，甚至出现腹水。此期电解质紊乱主要是高血钾、稀释性低血钠和低血钙，少数患者亦可发生低血钾和高血镁。由于低血钾和高血钾均能引起心律失常，因此宜定期检测血清钾和心电图鉴别。低血钠主要表现为头昏、倦怠，严重者出现视力模糊和脑水肿症状。低血钙可引起手足抽搐。

(4) *高血容量综合征* 表现为体表静脉充盈、收缩压增高、脉压差增大因而脉搏洪大，脸部胀满和心率增快。

本期病情轻重与少尿持续时间和氮质血症的高低相平行。若尿素氮(BUN)每日上升 21 mmol/L 以上，为高分解型肾功能衰竭，预后较差。

4. 多尿期 此期新生的肾小管重吸收功能尚未完善，加以尿素氮等潴留物质引起高渗性利尿作用，使尿量明显增加。多数患者少尿期后进入此期，少数患者可由发热期或低血压休克期转入此期。多尿期一般出现在病程第 9～14 日，持续时间短者 1 d，长者可达数月之久。根据尿量和氮质血症情况可分以下三期。①移行期：每日尿量由 500 ml 增至 2 000 ml，此期虽尿量增加但尿素氮和肌酐(Cr)等反而升高，症状加重，不少患者因并发症而死于此期，宜特别注意观察病情。②多尿早期：每日尿量超过 2 000 ml，氮质血症未见改善，症状仍重。③多尿后期：尿量每日超过 3 000 ml，并逐日增加，氮质血症逐步下降，精神食欲逐日好转。此期每日尿量可达 4 000～8 000 ml，少数可达 15 000 ml 以上。

此期若水和电解质补充不足或继发感染，可发生继发性休克，亦可发生低血钠、低血钾等症状。

5. 恢复期 经多尿期后，尿量恢复为 2 000 ml 左右，精神、食欲基本恢复。一般尚需 1～3 个月体力才能完全恢复。少数患者可遗留高血压、肾功能障碍、心肌劳损和垂体功能减退等症状。根据发热高低、中毒症状轻重和出血、休克、肾功能损害严重程度的不同，临床上可分为五型。

(1) *轻型* 体温 39℃以下，中毒症状轻，除出血点外无其他出血现象。肾损害轻，无休克和少尿。

(2) *中型* 体温 39～40℃，中毒症状较重，有明显球结膜水肿，病程中收缩压＜12 kPa(90 mmHg)或脉压差＜3.46 kPa(26 mmHg)。有明显出血及少尿期，尿蛋白(＋＋＋)。

(3) *重型* 体温≥40℃，中毒症及渗出征严重，可出现中毒性精神症状，并出现休克，有皮肤瘀斑和腔道出血。少尿持续 5 d 以内，无尿持续 2 d 以内。

(4) *危重型* 在重型基础上并出现以下情况之一者：①难治性休克。②有重要脏器出血。③少尿超出 5 d 或无尿 2 d 以上，尿素氮＞42.84 mmol/L(120 mg/dl)。④出现心衰、肺水肿。⑤出现脑水肿、脑出血或脑疝等中枢神经并发症。⑥严重继发感染。

(5) *非典型* 发热 38℃以下，皮肤黏膜可有散在出血点，尿蛋白(±)，血、尿特异性抗原或抗体阳性者。

【实验室检查】

1. 血常规

(1) *白细胞计数* 病程 1～2 d 多属正常，第 3 病日后逐渐升高，可达(15～30)×10^9/L。少数重症患者可达(50～100)×10^9/L。

(2) *白细胞分类* 发病早期中性粒细胞增多，核左移，有中毒颗粒。重症患者可见幼稚细胞呈类白血病反应。第 4～5 病日后，淋巴细胞增多，并出现较多的异型淋巴细胞。由于异型淋巴细胞在其他病毒性疾病时亦可出现，因此不能作为疾病诊断的主要依据。

(3) *血红蛋白和红细胞* 由于血浆外渗，导致血液浓缩，所以从发热后期开始至低血压休克期，血红蛋白和红细胞数升高，可达 150 g/L 和 5.0×10^{12}/L 以上。

(4) *血小板* 从第 2 病日起开始减少，一般在(50～80)×10^9/L。并可见异型血小板。

2. 尿常规

(1) *尿蛋白* 第 2 病日即可出现，第 4～6 病日尿蛋白常达(＋＋＋)～(＋＋＋＋)。突然出现大量尿蛋白，对诊断很有帮助。部分病例尿中出现膜状物，这是大量尿蛋白与红细胞和脱落上皮细胞相混合的凝聚物。

(2) *显微镜检* 可见红细胞、白细胞和管型。此外尿沉渣中可发现巨大的融合细胞，这是汉坦病毒的包膜糖蛋白在酸性条件下引起泌尿系脱落细胞的融合。这些融合细胞中能检出汉坦病毒抗原。

3. 血液生化检查

(1) *血尿素氮及肌酐* 多数患者在低血压休克期，少数患者在发热后期，尿素氮和肌酐开始升高，移行期末达高峰，多尿后期开始下降。

(2) *血酸碱度* 发热期血气分析以呼吸性碱中毒多见，这与发热及换气过度有关。休克期和少尿期以代谢性酸中毒为主。

(3) *电解质* 血钠、氯、钙在本病各期中多数降低，而磷、镁等则增高，血钾在发热期、休克期处于低水平，少尿期升高，多尿期又降低，但亦有少数患者少尿期仍出现低血钾。

(4) 凝血功能　发热期开始血小板减少，其黏附、凝聚和释放功能降低。若出现 DIC，血小板常减少至 50×10^9/L 以下。DIC 的高凝期出现凝血时间缩短。消耗性低凝血期则纤维蛋白原降低，凝血酶原和凝血酶时间延长。进入纤溶亢进期则出现纤维蛋白降解物(FDP)升高。

4. 其他检查

(1) 肝功能　血清丙氨酸转氨酶(ALT)约 50%患者升高，少数患者血清胆红素升高。

(2) 心电图　可出现窦性心动过缓、传导阻滞等心律紊乱和心肌受损表现。此外高血钾时出现 T 波高尖，低血钾时出现 U 波等。

(3) 眼压和眼底　部分患者眼压增高，眼压明显增高者常预示为重症。脑水肿患者可见视神经乳头水肿和静脉充血、扩张。

(4) 胸部 X 线　约 30%患者有肺水肿、淤血表现，约 20%患者出现胸腔积液和胸膜反应。

【特殊检查】

(1) 病毒分离　发热期患者的血清、血细胞和尿液等标本接种 Vero-E6 细胞或 A549 细胞中，可分离出汉坦病毒。

(2) 抗原检查　早期患者的血清，外周血的中性粒细胞、淋巴细胞和单核细胞，以及尿和尿沉渣细胞，应用汉坦病毒的多克隆或单克隆抗体，可检出汉坦病毒抗原。常用免疫荧光或 ELISA 法，胶体金法则更为敏感。

(3) 特异性抗体检测　包括血清中检测特异性 IgM 或 IgG 抗体。IgM 抗体 1∶20 为阳性，发病第 2 日即能检出。IgG 1∶40 为阳性，1 周后滴度上升 4 倍有诊断价值。目前认为核蛋白抗体的检测有利于早期诊断，而 G2 抗体的检测则有利于预后判断。新近国外研究免疫色谱快速试验以重组核蛋白(NP)为抗原来检测患者的 IgM 抗体 5 min 能出结果，敏感性和特异性均为 100%。

(4) PCR 技术　应用 RT-PCR 方法检测汉坦病毒 RNA，敏感性高，其检出的时间早于 IgM。可作早期诊断。

【并发症】

1. 腔道出血　呕血、便血最为常见，可引起继发性休克。腹腔、鼻腔和阴道出血等均较常见。

2. 中枢神经系统并发症　包括发病早期因病毒侵犯中枢神经而引起脑炎和脑膜炎，休克期和少尿期因休克、凝血功能障碍、电解质紊乱和高血容量综合征等引起脑水肿、高血压脑病和颅内出血等，可出现头痛、呕吐、神志意识障碍、抽搐、呼吸节律改变或偏瘫等。CT 检查有助于以上诊断。

3. 肺水肿　这是很常见的并发症，临床上有两种情况。

(1) 急性呼吸窘迫综合征　这是肺毛细血管损伤、通透性增高使肺间质大量渗液，此外肺内微小血管的血栓形成和肺泡表面活性物质生成减少均能促成急性呼吸窘迫综合征(ARDS)。临床表现为呼吸急促，30～40 次/min。早期没有明显发绀和肺部啰音，中期可出现发绀，肺部可闻及支气管呼吸音和干湿啰音。X 线胸片，可见双侧斑点状或片状阴影，肺野外带阴影浓，而边缘薄，呈毛玻璃样。血气分析动脉氧分压(PaO_2)降低至 8 kPa(60 mmHg)以下，并进行性降低。肺泡动脉分压明显增高，达 4 kPa(30 mmHg)以上。常见于休克期和少尿期。美国报告发生在新墨西哥州等地的汉坦病毒肺综合征，以 ARDS 为主要表现。常于第 2～6 病日内因呼吸窘迫导致急性呼吸衰竭而死亡。

(2) 心衰肺水肿　可以由肺毛细血管受损，肺泡内大量渗液所致，亦可由高容量或心肌受损所引起，主要表现为呼吸增快、咳泡沫样粉红色痰、发绀和满肺啰音。

4. 胸腔积液和肺不张　PUUV 引起的 HFRS 多见，Kanerva 对 125 例 PUUV 引起的 HFRS 患者进行检查，发现 28%的患者存在胸腔积液或肺不张，而肺水肿罕见。这些患者均有较明显的低蛋白血症。因而认为毛细血管漏出及炎症可能是肺部异常的原因。

5. 继发感染　多见于少尿期和多尿早期，以肺部和泌尿系统感染以及败血症多见。是免疫功能下降和导尿等操作所致，易引起继发性休克而使病情加重。

6. 自发性肾破裂　多发生于少尿期，由于严重肾髓质出血所致。常因恶心、呕吐或咳嗽等，使腹腔或胸腔压力突然升高，引起肾血管内压力升高而促进出血。突然坐起或翻身，使腰大肌急剧收缩，肾脏受挤压亦易引起肾破裂。临床表现为患者突感腰部或腹部剧痛、局部明显肿胀、腹部能触及包块、腰肌紧张、活动受限，严重出血者血压下降、冷汗淋漓。若血液渗入腹腔，可出现腹膜刺激征，腹穿有鲜血。B 超检查能发现肾周围及腹腔包块中有液平段。及时手术能降低病死率。

7. 心脏损害和心力衰竭　汉坦病毒能侵犯心肌，而引起心肌损害，临床上常见为心动过缓和心律失常。Makela 等发现 57%的 PUUV 感染患者有心电图异常。由于高血容量综合征、肺水肿等使心肌负担过重，因而可出现心衰。

8. 肝损害　4%～60%患者 ALT 升高，少数患者出现黄疸或明显肝功能损害，肝损害以汉城病毒感染多见。是病毒损害肝脏所致。

9. 高渗性非酮症昏迷　极少数 HFRS 患者在少尿期或多尿期出现表情淡漠、反应迟钝、嗜睡甚至昏迷。检查血糖明显升高，常 22.6～33.3 mmol/L(480～600 mg/dl)或以上，血钠＞145 mmol/L，尿酮阴性，血浆渗透压＞350 mmol/L。这是 HFRS 患者胰岛 B 细胞受病毒侵犯使胰岛素分泌减少，或过量使用糖皮质激素、静脉补糖或补钠过多和过度利尿导致脱水所致。

【诊断】 依靠临床特征性症状和体征，结合实验室检查，参考流行病学史进行诊断。

1. 流行病学资料 包括发病季节，病前两月内进入疫区并有与鼠类或其他宿主动物接触史。

2. 临床表现 包括早期三种主要表现和病程的五期经过。前者为发热中毒症，充血、出血、外渗征和肾损害。典型病例有发热期、低血压休克期、少尿期、多尿期和恢复期的五期经过。不典型者可以越期或前三期重叠。

3. 实验室检查 包括血液浓缩，血红蛋白和红细胞计数增高，白细胞计数增高，血小板减少。尿蛋白大量出现和尿中排出膜状物等有助于诊断。血清、血细胞和尿液中检出汉坦病毒抗原和血清中检出特异性IgM抗体，可以确诊。特异性lgG抗体需双份血清效价升高4倍以上者有诊断意义。PCR检测汉坦病毒的RNA，和血清中循环抗原的检测，有助于早期和非典型患者的诊断。

【鉴别诊断】 发热期应与上呼吸道感染、败血症、急性胃肠炎和菌痢等鉴别。休克期应与其他感染性休克鉴别。少尿期则与急性肾炎及其他原因引起的急性肾功能衰竭相鉴别。出血明显者需与消化性溃疡出血、血小板减少性紫癜和其他原因所致DIC鉴别。以ARDS为主要表现者应注意与其他病因引起者区别。腹痛为主要体征者应与外科急腹症鉴别。

【预后】 本病病死率与病型轻重、治疗迟早及措施是否正确有关。近年来通过早期诊断和治疗措施的改进，目前病死率由10%下降为3%～5%。在我国一般认为汉滩病毒感染病死率高于汉城病毒感染。

【治疗】 本病以综合疗法为主，早期应用抗病毒治疗，中晚期则针对病理生理进行对症治疗。“三早一就地”仍然是本病治疗原则，即早期发现、早期休息、早期治疗和就近治疗。治疗中要注意防治休克、肾功能衰竭和出血。

1. 发热期 治疗原则为抗病毒，减轻外渗，改善中毒症状和预防DIC。

(1) *抗病毒* 发病4 d以内患者，可应用利巴韦林(病毒唑，ribavirin)1 g/d加入10%葡萄糖液中静滴，持续3～5 d进行抗病毒治疗。关于IFN治疗问题，国内外多数报告认为无明显效果，新近Stortz等研究表明汉坦病毒能干扰患者激活天然的抗病毒免疫应答，同时抑制所有IFN的抗病毒效果，包括IFN-α、IFN-β、IFN-γ和Lambda(Ⅲ型)IFN。

(2) *减轻外渗* 应早期卧床休息，为降低血管通透性可给予维生素P、维生素C等。每日输注平衡盐液1 000 ml左右，高热、大汗或呕吐、腹泻者可适当增加。发热后期给予20%甘露醇125～250 ml，以提高血浆渗透压，减轻外渗和组织水肿。

(3) *改善中毒症状* 高热以物理降温为主。忌用强烈发汗退热药，以防大汗而进一步丧失血容量。中毒症状重者可给予地塞米松5～10 mg静滴。呕吐频繁者给予甲氧氯普胺(灭吐灵)10 mg肌注。

(4) *预防DIC* 给予500 ml右旋糖酐40或丹参注射液40～60 g/d静滴，以降低血液黏滞性。高热、中毒症状和渗出征严重者，应定期检测凝血时间。试管法3 min以内或激活的部分凝血活酶时间(APTT)25 s以内为高凝状态，可给予小剂量肝素抗凝，一般用量0.5～1 mg/kg体重，6～12 h 1次缓慢静注。再次用药前宜作凝血时，若试管法凝血时＞25 min或APTT较正常延长10 s以上(正常为31.5～43.5 s)，应暂停1次。疗程1～3 d。

2. 低血压休克期 治疗原则：积极补容，注意纠酸。

(1) *补充血容量* 宜早期、快速和适量。即出现低血压倾向时就应早期补充血容量，出现休克时要快速补容，争取4 h内血压稳定。此外补充血容量要适量，避免补液过多引起肺水肿、心衰。液体应晶胶结合，以平衡盐为主，切忌单纯输入葡萄糖液，因为输入的葡萄糖在体内氧化后即为低渗水溶液，很快透过受损的血管渗入周围组织，不能达到补容目的。平衡盐液所含电解质、酸碱度和渗透压与人体细胞外液相似，有利于体内电解质和酸碱平衡。常用的复方醋酸钠液，每升含氯化钠5.85 g、氯化钙0.33 g、醋酸钠6.12 g、氯化钾0.3 g，即含钠145 mmol/L、钾4 mmol/L、氯108.5 mmol/L、钙2.25 mmol/L。

根据经验，对休克较重患者，应用双渗平衡盐液(即每升各种电解质含量加1倍)，能达到快速补容目的。这是由于输入高渗液体后，使外渗于组织的体液回流血管内，从而达到快速扩容。胶体溶液常用右旋醣酐40、甘露醇、血浆和白蛋白。10%右旋醣酐40渗透压为血浆1.5倍，除扩容作用外尚有防止红细胞和血小板在血管壁凝聚，达到改善微循环作用，每日输入量不宜超过1 000 ml，否则易引起出血。20%甘露醇为高渗溶液，能起明显扩容作用。对于严重或顽固性休克，由于血浆大量外渗，宜补充血浆或白蛋白。但本期存在血液浓缩，因而不宜应用全血。

补容方法：出现低血压时可输注等渗平衡盐液。若出现明显休克时，宜快速滴注或推注双渗平衡盐液或20%甘露醇，血压上升后应用右旋醣酐40或等渗平衡盐溶液维持。严重休克者适量补充血制品，补容期间应密切观察血压变化，血压正常后输液仍需维持24 h以上。

(2) *纠正酸中毒* 休克引起组织脏器血液灌注不足，氧化过程障碍，乳酸形成增多，导致代谢性酸中毒，若不进行纠酸，易诱发DIC，且能降低心肌收缩力和血管对血管活性物质的反应性,不利于休克的纠正。纠酸主要用5%碳酸氢钠溶液,可根据二氧化碳结合力CO_2CP结果分次补充,或每次60~80 ml,根据病情每日给予1~4次。由于5%碳酸氢钠溶液渗透压为血浆的4倍,不但能纠酸尚有扩容作用。

(3) 血管活性药和肾皮质激素的应用　经补液、纠酸后血红蛋白已恢复正常,但血压仍不稳定者,可应用血管活性药物如多巴胺100~200 mg/L静滴,具有扩张内脏血管和增强心肌收缩作用。山莨菪碱(654-2)具有扩张微血管,解除血管痉挛作用,可应用0.3~0.5 mg/kg静脉滴注。肾上腺皮质激素具有保持血管完整性,减少外渗,减低外周血管阻力,改善微循环作用,此外能稳定细胞膜及溶酶体膜,减轻休克对脏器实质细胞损害作用,常用地塞米松10~20 mg静脉滴注。

3. 少尿期　治疗原则为"稳、促、导、透",即稳定机体内环境、促进利尿、导泻和透析治疗。

(1) 稳定机体内环境　①维持水和电解质平衡:由于部分患者少尿期与休克期重叠,因此少尿早期需与休克所致的肾前性少尿相鉴别。若尿比重>1.20,尿钠<40 mmol/L,尿中尿素氮与血中尿素氮之比>10∶1,应考虑肾前性少尿。可输注电解质溶液500~1 000 ml,并观察尿量是否增加。亦可用20%甘露醇100~125 ml,推注,观察3 h若尿量不超出100 ml,则为肾实质损害所致少尿,宜严格控制输入量。每日补液量为前一日尿量和呕吐量再加500~700 ml。少尿期电解质紊乱主要是高血钾,因此不宜补充钾盐,但少数患者可出现低血钾,故应根据血钾和心电图的结果,适量补充。②减少蛋白质分解,控制氮质血症:给予高糖类、高维生素和低蛋白饮食,不能进食者每日静脉滴注葡萄糖200~300 g,可加入适量胰岛素。由于需控制输液量,因此葡萄糖宜用20%~25%高渗溶液。③维持酸碱平衡:本期常伴代谢性酸中毒,因此需根据CO_2CP结果,应用5%碳酸氢钠溶液纠正酸中毒。不能作CO_2CP检测时,可给予5%碳酸氢钠50~80 ml静滴,纠酸后仍有呼吸深大和增快的Kussmaul大呼吸,则需继续纠酸。

(2) 促进利尿　本病少尿的原因之一是肾间质水肿压迫肾小管,因此少尿初期可应用20%甘露醇125 ml静注,以减轻肾间质水肿。用后若利尿效果明显者可重复应用1次,但不宜长期大量应用。常用利尿药物为呋塞米(速尿),可以小量开始,逐步加大剂量至100~300 mg/次,直接静注,效果不明显时尚可适当加大剂量,4~6 h重复1次或改用托拉塞米(torsemide) 20~40 mg静脉注射。亦可应用血管扩张剂如酚妥拉明10 mg或山莨菪碱10~20 mg静滴,每日2~3次。少尿早期可应用普奈洛尔(心得安)口服。

(3) 导泻和放血疗法　为预防高血容量综合征和高血钾,可以进行导泻,以通过肠道排出体内多余的水分和钾离子,但必须是无消化道出血者。常用甘露醇25 g,每日2~3次口服,亦可用50%硫酸镁40 ml或大黄10~30 g煎水,每日2~3次口服。放血疗法目前已少用,对少尿伴高血容量综合征所致肺水肿、心衰患者,可以放血300~400 ml。

(4) 透析疗法　目前常用腹膜透析和血液透析。前者由于透析管的改进,目前应用带环的硅胶透析管,可以防止因透析管固定不牢而引起腹膜感染,因简而易行适用于基层单位。后者需人工肾的专门设备。

1) 透析疗法的适应证:少尿持续4 d以上或无尿24 h以上,并存在以下情况之一者。①尿素氮>28.56 mmol/L。②高分解状态,每日尿素氮升高>7.14 mmol/L。③血钾>6 mmol/L,EKG有高耸T波的高钾表现。④高血容量综合征或伴肺水肿者。⑤极度烦躁不安或伴脑水肿者。

2) 腹膜透析:这是利用腹膜是半透膜,具有扩散、渗透等功能,可以清除体内氮质及其他废物的原理。①切口:采取脐下3~5 cm切口,插管。②调整透析液成分:常用透析液每升含氯化钠5.6 g、氯化钙0.26 g、氯化镁0.15 g、乳酸钠5 g、葡萄糖15 g,渗透压为364 mmol/L。为预防感染每升透析液可加庆大霉素4万U。高血容量综合征、肺水肿或脑水肿患者为脱水每升透析液可加5%葡萄糖液40~45 ml。③透析液灌注:冬春季透析液需加温至37.5~38℃,每次灌注1 000 ml,40 min后放出,每天灌注7~8次。④观察:注意观察体温、腹部有无压痛、透析液颜色和血尿素氮情况。如腹腔放出的透析液呈浑浊状,含蛋白质量较高,为防止纤维蛋白阻塞导管,每升透析液可加入肝素50 mg。

3) 血液透析:根据血液中肌酐尿素氮情况每2~3 d透析1次,每次5~6 h。

4) 透析终止时间:尿量达2 000 ml以上,肌酐和尿素氮下降,高血容量综合征或脑水肿好转后可以停止透析。

4. 多尿期　治疗原则:移行期和多尿早期的治疗同少尿期,多尿后期主要是维持水和电解质平衡,防治继发感染。

(1) 维持水与电解质平衡　给予半流质和含钾食物。水分补充以口服为主,不能进食者可以静脉注射。

(2) 防治继发感染　由于免疫功能下降,本期易发生呼吸道和泌尿系统感染,因此需注意口腔卫生,必要时作室内空气消毒。发生感染后应及时诊断和治疗,忌用对肾脏有毒性作用的抗生素。

5. 恢复期　治疗原则为补充营养,逐步恢复工作。出院后应休息1~2个月。定期复查肾功能、血压和垂体功能。如有异常应及时治疗。

6. 并发症治疗

(1) 消化道出血　应注意病因治疗,如为DIC消耗性低凝血期，宜补充凝血因子和血小板，可给予含凝血因子的冷沉淀和血小板悬液。如为DIC纤溶亢进期，可应用六氨基己酸1 g或对羧基苄氨400～600 mg静滴，每日2～3次。若是肝素类物质增高所致出血，则用鱼精蛋白50～100 mg/次，加入5%葡萄糖液中缓慢注射1～2次/d，亦可用甲苯胺蓝每日3～5 mg/kg，口服或静脉注射。局部治疗可应用凝血素酶4 000 U生理盐水100 ml稀释后口服，每日2～3次。

(2) 中枢神经系统并发症　出现抽搐时应用地西泮(安定)10～20 mg/次静脉注射，或异戊巴比妥钠0.2～0.4 g生理盐水稀释为20 ml后静脉注射。脑水肿或颅内出血所致颅内高压，应用甘露醇1～2 g/kg静脉推注，4～6 h 1次。少尿期不宜应用甘露醇，可用10%甘油盐水0.5～1 g/kg，静脉缓注，降颅内压作用可维持3～4 h。切忌太大剂量或输入速度过快，以免发生溶血或肾损害。必要时做透析治疗，应用高渗透析液脱水。

(3) ARDS　肾皮质激素能减轻血管渗透性，减少肺部渗出，促进肺泡表面物质合成和分泌，抑制组胺、5-羟色胺和慢反应物质的合成和释放，缓解支气管平滑肌痉挛，一般应用泼尼松100～250 mg/d口服或地塞米松20～30 mg每8 h 1次静注。此外应限制入水量和进行高频通气或应用呼吸机进行人工终末正压呼吸(PEEP)。呼吸机要与氧疗密切配合，可以减轻心脏负担。呼吸机的应用仅为缓解呼吸衰竭，延长生命，为ARDS治疗赢得时间。有报告应用体外膜氧合作用(extracorporeal membrane oxygenation, ECMO)来治疗ARDS，并获得较好疗效。

(4) 心衰肺水肿　应停止或控制输液，应用毛花苷C(西地兰)强心，地西泮镇静，以及使用扩张血管和利尿药物。若为少尿或无尿，应进行导泻或透析治疗。

(5) 自发性肾破裂　进行手术缝合。对并发肾周围血肿患者亦可进行肾动脉栓塞治疗。

(6) 高渗性非酮症昏迷　低血压休克期应补充0.45%低渗盐水和补充白蛋白或血浆，以维持血容量，此外应用胰岛素降低血糖，待血浆渗透压下降至330 mmol/L后再按常规补容。多尿期除应用低渗溶液和胰岛素外，应注意补钾。

【后遗症】 患者恢复期后可以出现慢性肾功能损害、高血压或腺垂体功能减退。Elisaf等报道，对23例健康出院的出血热患者进行追踪，其中12例出院后1～5年做肾功能检查，有33%出现慢性肾功能损害。

【预防】

1. 疫情监测　由于新疫区不断扩大，因此应做好鼠密度、鼠带病毒率、易感人群监测工作。

2. 防鼠灭鼠　应用药物、机械等方法灭鼠，一般认为灭鼠后汉城病毒所致HFRS的发病率能被较好地控制和下降。

3. 做好食品卫生和个人卫生　防止鼠类排泄物污染食品，不用手接触鼠类及其排泄物。动物实验时要防止被大、小白鼠咬伤。

4. 疫苗注射　目前我国研制的沙鼠肾细胞灭活疫苗(汉滩型)、地鼠肾细胞灭活疫苗(汉城型)和乳鼠脑纯化汉滩病毒灭活疫苗，均已在临床试用。经0、7、28 d或0、1、2个月，3次各注射疫苗1 ml后，80%～100%能产生中和抗体。但持续3～6个月后明显下降，1年后需加强注射。关于基因重组疫苗，国外研究应用重组PUUV核衣壳蛋白疫苗在动物试验中能获得完全保护，应用汉滩病毒及汉城病毒*M*基因的G1和G2 DNA疫苗在动物中能产生高水平的中和抗体。Meclain等应用汉滩病毒*M*和*S*片段克隆的重组疫苗进行Ⅰ、Ⅱ期临床试验表明重组疫苗是安全的，健康志愿者经两次注射后能产生较高的中和抗体。在我国重组疫苗亦在研究中。

［附］ 汉坦病毒肺综合征

罗瑞德

自从1993年5月美国西南部新墨西哥、科罗拉多、犹他和亚利桑那四个州交界的四角地区暴发以急性呼吸衰竭为主要表现的汉坦病毒肺综合征(Hantavirus pulmonary syndrome, HPS)以来，目前美国30个州均有病例发现。除美国外，美洲的加拿大、巴西、巴拉圭、阿根廷、智利、玻利维亚以及欧洲的德国、瑞典、比利时等国均报告了发生HPS的病例。随着HPS病例的增加，各国对这种病死率极高的疾病进行了一些研究。鉴于本病除肺水肿外可以出现心力衰竭，所以北美等国又称本病为汉坦病毒心肺综合征(Hantavirus cardipulmonary syndrome, HCPS)。我国是汉坦病毒感染的高发区，是否存在此病值得警惕。现将近年来国外研究情况作一简述。

【病原学】 美国CDC等单位的科研人员应用IFA和ELISA方法从患者血清中检出可以和汉坦病毒抗原起反应的IgM和IgG抗体，后应用PUUV和汉坦病毒的核苷酸序列设计的引物，应用RT-PCR法，从患者的肺及其他器官组织中扩增出汉坦病毒的核苷酸序列，证实本病病原是一种新的汉坦病毒。以后又应用Vero-E6细胞从患者尸检标本中分离出病毒。根据最早发现该病毒的地区而将病毒命名为四角病毒(four corners virus)，后来又重新命名为辛诺柏病毒(Sin Nombre virus, SNV)，亦有称为无名病毒。SNV电镜检查是一种粗糙的圆球形，平均直径112 nm，有致密的包膜及细的表面突起，7 nm长的丝状核衣壳存在于病毒颗粒内。病毒包涵体存在于感染细胞质中。

对SNV的进一步研究发现基因重排在SNV中亦常见，因此SNV存在着不同的亚型。应用定量PCR的方法测定SNV的*L*、*M*、*S*片段mRNA的转录，发现3个片段mRNA转录开始的时间不同，达到峰值和持续时间均不同。根据病毒核苷酸序列的测定，目前认为引起汉坦病毒肺综合征的病原至少有6型汉坦病毒属相关病毒，除SNV外，还包括纽约病毒(New York virus, NYV)、纽约Ⅰ型病毒(NYV-1)、长沼病毒(Bayou virus, BAYV)、黑港渠病毒(Black Creek Canal virus，BCCV）以及安第斯病毒（Andes virus）等。近年来巴西、玻利维亚和巴拿马等国亦发现有新型病毒。

以上6种HPS相关病毒的免疫源性与引起肾综合征出血热的PUUV和希望山病毒有弱的中和反应，但与汉滩病毒和汉城病毒却很少有交叉中和反应。

【流行病学】 本病宿主动物和传染源是啮齿类。目前已证实鹿鼠是SNV的宿主动物，白足鼠主要携带NYV和NYV-1。稻田大鼠携带BAVY，棉鼠携带BCCV。

主要通过鼠类带病毒的排泄物如尿、粪和分泌物如唾液等，以气溶胶的方式传播。此外，接触携带病毒的动物亦可感染。阿根廷报告存在人与人之间的传播。

Hutchison等从佛罗里达州南部捕获的棉鼠（cotton rat）脾脏中分离出引起HPS的BCCV，用健康的雄棉鼠在实验条件下感染BCCV获得成功，他们发现这些感染BCCV的棉鼠其唾液、尿和粪中持久排出病毒，进一步的实验发现接种BCCV的棉鼠能够传播感染没有接种过BCCV的关在另一只笼子中的棉鼠。以上实验说明BCCV感染动物携带病毒的情况和传播途径类似于汉坦病毒引起的另一类疾病——HFRS。

与HFRS不同的是，HPS未发现母婴垂直传播。Howard等报告5例妊娠期妇女感染SNV引起HPS。此5例妇女年龄20～34岁，妊娠13～29周时发病，其中1例死亡，有2例流产。对流产的2例胎儿和3个胎盘作免疫组化检查，均没有发现汉坦病毒抗原。他们对另外3例存活的婴儿作血清学检查，没有发现存在抗体。因而认为没有证据表明SNV能引起垂直传播。

自从1993年确认HPS在美国西南的四角地区流行以来，目前已证实本病在美洲和欧洲许多国家流行。在美国作为回顾性诊断，发现1959年1例符合HPS临床表现，经治疗而痊愈的患者，1994年随访时检出SNV IgG抗体。Zaki等对1993年以前死于非心源性肺水肿的82例患者的尸检组织进行免疫组化检查，发现21例均存在汉坦病毒抗原，证明是HPS，最早1例是1978年发病，汉坦病毒抗原广泛沉着于内皮细胞内，与新近发生的HPS相同。说明HPS在20世纪50年代已经存在，但当时未形成流行，是人们并不认识本病而已。因而流行地区除美洲和欧洲外，很可能其他洲亦存在，尤其是我国作为HFRS的高发区，存在的可能性更大，需医务工作者注意观察和发现。

人群对HPS普遍易感。根据1995年美国122例HPS病例报告，发病年龄11～69岁，平均35岁，男女比为55∶45。大部分患者居住在农村，此外动物学家和现场生物工作者亦易感本病。

关于发病季节美国报告为春夏季，4～7月为主，秋季亦有病例报告。

【发病机制和病理】

1. 发病机制 目前认为肺是本病的原发靶器官，而肺毛细血管内皮细胞是HPS相关病毒感染的主要靶细胞，这些内皮细胞被严重感染，在病毒的直接作用及细胞毒T细胞（CTL）和其他免疫细胞对感染病毒的靶细胞的杀伤作用，以及感染后引起的各种细胞因子的作用下导致肺毛细血管通透性增加，引起大量血浆外渗，进入肺间质和肺泡内，引起非心源性肺水肿，临床上出现呼吸窘迫综合征。组化检查发现病毒抗原广泛分布于肺毛细血管内皮细胞及心、肾、胰、肾上腺和骨骼肌等细胞内，因此一般认为其发病机制是病毒对细胞的直接损害作用或病毒介导的免疫反应导致细胞受损。此外，多种细胞因子及化学因子在HPS发生中亦起重要作用。

关于汉坦病毒如何进入人体相关细胞，Gavrilovskaya等进行了实验，他们应用人的脐静脉上皮细胞和Vero-E6细胞作靶细胞，在体外培养并感染汉坦病毒。他们发现若培养液中加入β_3整合素的抗体则病毒不能感染和进入细胞内，他们应用鼠-人杂交β_3整合素特异Fab片段，既能抑制汉滩病毒、汉城病毒和PUUV对细胞的感染，也能抑制引起HPS的SNV和NYV-1对细胞的感染。因而认为汉坦病毒进入细胞内是通过存在于血小板、内皮细胞及巨噬细胞表面的β_3整合素。Mackow等亦认为β_3整合素存在于血小板和内皮细胞等组织表面，起调节血小板功能和维持毛细血管完整性作用，同时也是黏附受体。汉坦病毒通过与这些受体的结合，然后才进入细胞内。新近的实验证明细胞表面的糖基磷酸酰基醇（GPI）亦为病毒进入宿主细胞的共同因子。

至于HPS相关病毒在HPS发病中的作用，研究很少，新近Terajima等为了解病毒载量在HPS发病中的作用，应用定量RT-PCR法检测26例HPS患者外周血中SNV的量。所用引物为*S*片段，RT-PCR产物经Southern blot验证。结果26例中有20例病毒RNA阳性，其中9例垂危，而最后死亡患者中有7例阳性；17例最后存活患者中13例阳性。垂危患者的病毒定量为$10^{6.7\pm1.4}$拷贝/ml，存活患者为$10^{5.8\pm1.3}$拷贝/ml，垂危而最后死亡者的病毒定量高于存活者1 $\log_{10}$拷贝。所以认为病毒血症的水平与肺细胞感染的病毒抗原水平相关，这种高水平的病毒血症亦能触发免疫病理发病。研究结果提示死亡患者比存活者有较高的病毒RNA拷贝水平，而且他们还发现病毒RNA的拷贝量与患者血小板减少和血液浓缩的程度相关。

关于免疫发病机制，Koster等注意到HPS患者发生肺水肿前，血循环中已存在抗SNV的IgM和IgG。为此他们对11个病例进行血循环免疫复合物的检查，但全部阴性，仅1例检出抗血小板糖蛋白的IgG，血浆中C3a、C4a和C5a等补体成分是正常或稍高。而在不同病期外周血进行涂片作淋巴细胞计数，表明多数是CD3、CD8和CD4淋巴细胞。说明患者的病变是T细胞介导的免疫反应，并非B细胞介导的。Ennis等从HPS患者外周血中分离单个核细胞，用IL-2或能表达SNV蛋白的重组痘苗病毒进行刺激后再培养。结果发现这些患者CD8和CD4T淋巴细胞克隆株，能识别不同分离株中汉坦病毒的高保守区域，有些则能识别由靶细胞表达、其遗传距离较远的病毒株序列，因而认为HPS发病机制中，T细胞表位的交叉反应可能是很重要的。Van Epps等认为HPS的发病机制，像其他许多病毒感染性疾病一样，CTL的反应既有清除病毒的作用，又能诱导免疫病理作用。HPS患者外周血T细胞群分析表明$CD8^+$细胞明显增高。HPS患者肺血管内皮细胞附近亦发现$CD8^+$ CTL淋巴细胞浸润，Ennis等从HPS患者血液中克隆$CD8^+$细胞发现它能杀伤表达SNV N蛋白的靶细胞。此外Koster等检测了HPS患者的HLA分型，发现$HLAB_{35}$的组织分型与SNV引起的重型HPS相关，提示T淋巴细胞在加重疾病中的作用，同时支持细胞免疫反应在HPS发病中的作用。

Mori等为了解细胞因子在HPS发病机制中的作用，应用免疫组化染色法从尸检组织中观察和计算细胞因子产生细胞，包括单核因子 IL-1α、IL-1β、IL-6 及 TNF-α 和淋巴因子 IFN-γ、IL-1、IL-4 及 TNF-β。结果发现 HPS 患者肺和脾脏组织中存在大量产生细胞因子的细胞，而肝脏和肾脏却是少量。死于非 HPS 的 ARDS 患者，肺部产生细胞因子的细胞仅中度增加，而死于非 ARDS 患者的肺部却很少或没有检出这些细胞。因而认为局部细胞因子产物可能在 HPS 发病机制中起重要作用。

关于体液免疫反应是否介导病毒的清除和促进机体恢复，Bharadwa 等对 26 例 SNV 感染者的系列标本进行重组病毒核衣壳蛋白及糖蛋白 G 抗原的 IgG、IgA 和 IgM 检测，同时也测定 SNV 的中和抗体。结果发现进院时重型患者较轻型患者 IgG 和中和抗体均明显降低，因而认为中和抗体是一种有效清除 SNV 的抗体。同时预示可以应用 SNV 的中和抗体进行被动免疫治疗 HPS。

2. 病理 不同病毒引起的 HPS，其病理变化有所差异。SNV 引起的 HPS 有严重的肺水肿和胸膜渗液，但没有腹膜渗出；显微镜检可见肺泡内水肿，有少至中等量的透明膜，肺间质有水肿并可见少到中等量的淋巴细胞浸润；少数患者脾脏轻度肿大，脾小动脉及红髓区可见异型淋巴细胞，多数患者在肺、骨髓、淋巴腺、肝、脾能发现大量免疫母细胞型细胞；肾脏、心脏和脑部肉眼观正常，显微镜检无明显异常；少数患者有胃肠出血。而由长沼病毒引起 HPS 病理检查除肺水肿和肺不张外，可见严重胸膜渗液、腹膜和心包渗液、脑水肿；显微镜检可见间质性肺炎、肺泡内外有单核细胞和中性粒细胞浸润，肺泡内可见大量水肿液和纤维素，并可观察到肺泡Ⅱ型细胞增生。肾脏病变与早期肾小管坏死相一致。

【临床表现】 至于本病的潜伏期。Young 等对自然感染 HPS 的病例进行潜伏期的测定，包括对接触的啮齿类动物进行病毒分离等。最后认为 HPS 的潜伏期是 9～33 d，平均 14～17 d。本病病程分为 3 期，即前驱期、呼吸衰竭期和恢复期。患者发病多急骤，发病之初有前驱症状，如畏冷、发热、肌痛、头痛、乏力等中毒症状，亦可伴有恶心、呕吐、腹泻、腹痛等胃肠症状，发热一般为 38～40℃。以上症状持续短者 12 h，长者数日，多数 2～3 d 后迅速出现咳嗽、气促和呼吸窘迫而进入呼吸衰竭期，此期为非心源性肺水肿。体检可见呼吸增快，常达 20～28 次/min 或以上，心率增快，达 120 次/min，肺部可闻及粗大或细小湿啰音，少数患者出现胸腔积液或心包积液。重症患者可出现低血压、休克、心力衰竭以及窦性心动过缓或窦性心动过速等心律紊乱。仅少数患者发现睑结膜充血，球结膜水肿，皮肤黏膜出血点或出血斑。

由 SNV、NYV 和 NYV-1 所引起者一般没有肾损害。而由 BAYV 和 BCCV 所引起者则伴有肾损害，因而可以出现少尿。一般呼吸衰竭持续 1 周左右，能渡过呼吸衰竭期的患者逐渐进入恢复期，此时呼吸平稳，缺氧纠正，唯少数患者仍可见持续低热，体力尚有段时间恢复。但亦有部分患者无肺综合征表现。Kitsutani 等报道 5 例急性 SNV 感染者，有特征性前驱症状，但没有严重的肺部表现。因而认为需要扩大此类患者的监视。

【实验室和特殊检查】 本病多数患者白细胞计数升高，最高可达(30～65)×10⁹/L，中性粒细胞明显升高，核左移，可以出现免疫母细胞型淋巴细胞、晚幼粒细胞和(或)髓细胞，异型淋巴细胞亦常见，血小板明显减少，部分患者出现血液浓缩，红细胞和血红蛋白升高，血细胞比容增大。

有肾损害的患者，可出现尿蛋白和显微镜血尿，尿蛋白一般为(++)。血液生化检查 ALT 和 AST 升高和低蛋白血症，此外 LDH 和 CK(肌酸激酶)常明显升高，有肾损害者 BUN 和 Cr 升高，少数患者有代谢性酸中毒。Hallin 等发现患者血气分析 PaO_2 常低于 7.98 kPa，肺泡 PaO_2 为 3.19 kPa 以上。动脉导管检查肺动脉楔压偏低，心排血指数明显减低，提示非心源性肺水肿。X 线检查可见双肺间质出现浸润影或间质和肺泡均出现浸润影，部分患者可见胸腔积液和心包积液。

特异性抗体检测，急性期第一次血标本即能检出特异性 IgM，IgG 一般出现在发病后 1 周。应用 RT-PCR 能从血清、血浆和单个核细胞中检出病毒 RNA。

Bustamanta 等对 HPS 患者的胸腔积液进行检查发现早期为漏出液，后期为渗出液，胸腔积液蛋白/血清蛋白>0.5。显微镜检，有核细胞<170/mm³，主要是单核细胞。培养无细菌生长。胸腔积液蛋白质增高与毛细血管受损、蛋白质漏出有关。

Khan 等对进院 12 d 的 HPS 患者进行支气管镜检查发现气道正常，没有发现支气管黏膜损害，少数患者气道可见红斑。气管内吸出物总蛋白、白蛋白和乳酸脱氢酶测定，均明显增高，甚至达到或超过血清水平。

凝血功能检查可以出现全血活性部分凝血活酶时间(WBPTT)和凝血酶原时间延长，少数患者纤维蛋白降解物升高，但纤维蛋白原正常。

【诊断和鉴别诊断】

1. 临床诊断 主要根据有发热、肌痛、头痛、乏力等中毒症状和迅速出现咳嗽、气促、呼吸频率和心率明显增快、缺氧等呼吸窘迫体征，亦可存在血压偏低或休克。实验室检查白细胞计数升高，核左移，并可见异型淋巴细胞。血红蛋白和红细胞升高，血细胞比容增高，血气分析 PaO_2 降低，X 线胸片示间质性肺水肿。

2. 特异性诊断 目前常应用 HPS 相关病毒感染 Vero-E6 细胞的病毒抗原来检测患者特异性 IgM 和 IgG。为了解各种抗体出现的情况，Bostik 对 22 例急性期 HPS 患者的血清标本进行 SNV 抗体检测，SNV 特异性 IgM 是 100%阳性，而特异性 IgA 阳性率为 67%，至于恢复期特异性 IgG 出现最高的是 IgG3(97%)，继之为 IgG1(70%)，IgG2 为 30%而 IgG4 为 3%。特异性 IgA 抗体也在急性 HPS 患者的唾液中检出。

病毒 RNA 检查：RT-PCR 法能检出急性期患者血清、血浆和单个核细胞中的病毒 RNA。恢复期患者一般血液中 RNA 不能再检出。但亦有报告病程 23 d 仍在患者血液中检出病毒 RNA 者。

3. 鉴别诊断 疾病早期需与流感、败血症、钩端螺旋体病等相鉴别。出现呼吸窘迫征时，需与心源性肺水肿、原发性急性呼吸窘迫综合征、细菌和病毒性肺炎、SARS 及钩端螺旋体出血性肺炎等相鉴别。

Moolenaart 等对 24 例 HPS 患者和 33 例流感患者进行对比，发现咽痛和咳嗽是流感患者最常见的症状，非常显著地高于 HPS，而 HPS 则白细胞计数升高，核左移可以鉴别于流感。败血症和钩端螺旋体病均可以出现发热、头痛、肌痛和白细胞计数升高,但常规检查 HPS 常出现血液浓缩、血细胞比容增高和血小板减少可以区别。

本病与心源性肺水肿的区别在于前者是血管渗透性增高所致的肺水肿,因此肺动脉楔压是低的,早期 X 线胸片检查是肺间质渗出为主。后者是肺静脉充血所致,因此肺动脉楔压增高,胸片上可见肺上部肺野血管纹理增加和肺门阴影扩大。本病实验室检查,出现血液浓缩、血小板减少、白细胞增高、核左移,出现晚幼粒细胞和异型淋巴细胞,其中特别是血小板减少是心源性肺水肿和原发性呼吸窘迫综合征所没有的。

与细菌性或病毒性肺炎的鉴别在于后者为小叶渗出,因此 X 线检查是肺叶段病变,而本病为肺部弥漫性病变。

【预后】 本病预后较差,病死率高达 50%～78%。肺水肿和休克的病理生理变化是威胁生命的重要因素。经多因素统计分析认为血细胞比容及乳酸脱氢酶水平越高,病死率越高;血细胞比容越高和全血部分凝血活酶时间越长,预后越差;此外白细胞计数越高和全血部分凝血活酶时间越长,病死率也越高。亦有报告认为有严重的低血压、低血氧和大量支气管渗液,则预后差。

Crowleg 等复习了以往 HPS 患者根据常规治疗结果,出现以下情况者很难存活:①心排血指数＜2.5 L/(min·m^2)[正常 2.6～4.0 L/(min·m^2)]。②血清乳酸盐浓度大于 4.0 mmol/L(正常 0～2.2 mmol/L)。③较小的脉搏电位或出现室性心动过速、心室纤颤者。④难治性休克,经输液补充血容量和应用血管活性药物治疗,休克仍不能纠正者。

关于 HPS 的后遗症,新近美国 Perqum 等报道对 30 例 HPS 愈后患者进行追踪,包括尿蛋白和肌酐清除率等检查,发现 53%患者确定为慢性肾炎,他们还发现应用体外膜氧合(extracorporeal membrane oxygenation, ECMO)治疗者,很少出现肾的后遗症。

【治疗】 鉴于本病起病后病情进展迅速,病死率极高,因此对临床拟诊病例,应仔细监护,认真观察呼吸、心率和血压等情况。由于本病在阿根廷暴发流行时,流行病学研究曾提示存在着人与人之间传播,因此患者应严密隔离。

发病后应早期卧床休息,适当补充水分,可静脉滴注平衡盐溶液和葡萄糖盐水,高热患者以物理降温为主,亦可给予糖皮质激素静脉滴注。

鉴于汉滩病毒和汉城病毒感染的 HFRS 早期应用利巴韦林抗感染治疗有效,因此美国 CDC 批准本病早期亦可以试用利巴韦林。新近美国利巴韦林研究组总结了 1993 年 6 月至 1994 年 9 月利巴韦林治疗 HPS 效果,30 例确诊 HPS 患者病死率为 47%(14/30),与同期未进入研究的 34 例 HPS 患者相对比,不能提示利巴韦林有明显效果。因而认为需要一种随机、安慰剂作对照的试验来评价利巴韦林治疗 HPS 的效果。但新近未见进一步应用利巴韦林治疗 HPS 的报告。

其次是对症治疗。临床上出现呼吸困难或低血氧时,应及时给氧,可用鼻管或面罩吸氧。患者烦躁时给予镇静药。若病情加重或吸氧无效,PaO_2 持续低于 8 kPa,应及时改用机械通气。应用人工呼吸机进行呼气末正压呼吸,直到临床症状好转。此外主张应用大剂量糖皮质激素,以降低肺毛细血管通透性,缓解支气管痉挛,刺激Ⅱ型肺泡细胞合成和分泌肺表面活性物质,减轻肺泡萎缩。可应用地塞米松 30～60 mg/d,静脉滴注。新近 Seitsonen 等应用甲泼尼龙 20 mg/d 静脉注射,症状好转后改为减量口服,同时适当限制水分输入,达到液体负平衡,治疗 2 例 PUUV 感染的 HPS 患者均获治愈。

出现低血压休克时,应及时补充血容量,可应用平衡盐液、右旋醣酐 40、甘露醇或白蛋白。扩容期间应密切观察血压变化,调整输液速度,若经补容后血压仍不能维持者,应注意纠正酸中毒,必要时应用血管活性药如多巴胺等静脉滴注。血压正常后仍需维持输液 24 h 以上。

Crowleg 等报告,对 3 例伴有严重心肺功能衰竭的患者,进行 ECMO 治疗。此 3 例患者至少符合很难存活标准中的 2 项,同时是应用最佳常规治疗失败的患者。第一例是在心跳停止时应用 ECMO 治疗,结果死亡。另 2 例接受 ECMO 治疗后存活,没有并发症发生。故认为 ECMO 是对 HPS 极期患者的一种有效治疗手段。有条件的单位,可以试用。

出现少尿和肾功能衰竭者,应限制入水量,每日进水量为前一日的出量(尿量＋呕吐量)＋700 ml。除应用 5%碳酸氢钠纠正酸中毒外,主要输注高渗葡萄糖液,以补充能量、降低体内分解代谢、控制氮质血症的升高。此外可应用呋塞米(速尿)静脉注射以促进利尿,若少尿持续 4 d 或无尿 24 h 以上,且尿素氮 28.56 mmol/L 以上者可以考虑进行血液透析治疗。

【预防】

1. 防鼠灭鼠 应用药物或机械等方法灭鼠,家庭内建立防鼠设施。

2. 注意个人卫生 动物学家和现场生物工作者尽量不用手接触鼠类及其排泄物。医务人员接触患者时,应注意隔离。

3. 疫苗 目前研制的汉坦病毒汉滩型和汉城型疫苗对 HPS 的各型病毒之间,没有互相交叉免疫作用。近来国外研究应用含有 ANDA *M* 基因的 DNA 疫苗免疫动物,获得中和抗体后再进行动物保护试验,获得成功。其他疫苗仍在研究中。

参考文献

[1] Song KJ, Beak LJ, Moon S, et al. A novel Hantavirus harboured by the arvicolid rodent myodes regulds in Korea [J]. Gen Virol, 2007,88:3121-3129.

[2] Song JW, Song KE, Back LJ, et al. Invivo characterization of the integrin β_3 as a receptor for Hantaan virus cellular entry [J]. Exp Med, 2005,37:121-127.

[3] Krantkrmer E, Zeier M. Hantavirus causeing hemorrhagic fever with renal syndrome enters from the apical surface and requires decay-accelerating [J]. Factor (DAE/CD55) J virol, 2008,82:4257-4264.

[4] Estonin Golovljova I, Vasilenko V, Mittzenkov V, et al. Characterization of hemorrhagic fever with renal syndrome caused hantaviruses [J]. Emerg Infect Dis, 2007, 13: 1773-1776.

[5] Wing Cy, Zhang HH, Ya SL, et al. Detection of circulating: antigen with a mab based sandwich-ELISA and its comparison with specific IgM detection in sera of patients with hemorrhagic fever with renal syndrome [J]. Hybridoma, 2007,26:42-45.

[6] Saksida A, Duh D, Korva M, et al. Dobrava virus RNA load in patients who have hemorrhagic fever with renal syndrome [J]. J Infect Dis, 2008,197:681-685.

[7] Makela S, Kokkonen L, Ala-Houhala I, et al. More than half of the patients with acute puumala hantavirus infection have abnormal cardiac findings [J]. Scand J Infect Dis, 2009,41:57-62.

[8] Rusnak JM, Byrne WR, Chung KN, et al. Experience with intreavenous ribavirin in the treatment of hemorrhagic fever with renal sydrome in Korea [J]. Antiviral Res, 2009,81:68-76.

[9] Stoltz M, Ablm C, Landkvist A, et al. Lambda interfern (IFN-Lambda) is decreased in Hantavirus infected patients and in vitro established infected is in sensitive to treatment with all IFNs and inhibits IFN-gamma induced nitric oxide production [J]. J Virol, 2007,81:8685-8691.

[10] Song JW, Song KE, Back LJ, et al. Invivo characterization of the integrin β_3 as a receptor for Hantaan virus cellular entry [J]. Exp Mol Med, 2005,37:121-127.

[11] Krautkrmer E, Zeier M. Hantavirus causing hemorrhagic fever with renal syndrome enters form the apical suface and requires decay-acceterating factor (DAE/CD55) [J]. J Virol, 2008,82:5797-5806.

[12] Terajima M, Hayasaka D, Maeda K, et al. Immunopathogensis of Hantavirus pulmonary syndrome and hemorrhagic fever with renal syndrome, do $CD8^+$ T cells trigger capillary leakage in viral hemorrhagic fevers? [J]. Immuno Lett, 2007,113:117-120.

[13] Garrilovskaya IN, Gorbunova EE, Mackow NA, et al. Hantaviruses direct endothelial cell permeability by sensitizing cells to the vascular permeability factor VEGF, while angiopoietin I and shimgosine I-phosphate inhibit hantavirus directed permeability [J]. J Virol, 2008,5797-5806.

[14] Hayasaka D, Maeda K, Ennis FA, et al. Increased permeability of human endothelial cell line EA hy926 induced by Hantavirus-speafic cytotoxic T lymphocytes [J]. Virus Res, 2007,123:120-127.

[15] Jonsson CB, Hooper J, Mertz G. Treatment of Hantavirus pulmonary syndrome [J]. Antiviral Res, 2008,78:162-169.

[16] Seitsonen E, Hynuinen M, Kocho E, et al. Corticosteroids combined with continous veno-venoes hemodiafiltration for treatment of Hantavirus pulmonary syndrome caused by puumala virus infection [J]. Eur J Clin Microbilol Infect Dis, 2006, 25:261-266.

[17] Hooper JW, Ferro AM, Wahl-Jensen V. Immune serum produced by DNA vaccination protects hamsters against lethal respiratory challenge with Andes virus [J]. J Virol, 2008,82:1332-1338.

[18] Perqam SA, Schmidt DW, Nofchissav RA, et al. Petential renal sequelar in survivors of Hantavirus cardiopulmonary syndrome [J]. Am J Trop Med Hyq, 2009,80:279-285.

第二十九节　其他病毒性出血热

熊莉娟

一、克里米亚-新疆出血热

克里米亚-新疆出血热(Crimean-Xinjiang hemorrhagic fever, CXHF)国际上又称为克里米亚-刚果出血热(Crimean-Congo hemorrhagic fever, CCHF),是由克里米亚-新疆出血热病毒引起,硬蜱传播的一种病死率很高的自然疫源性疾病,临床上主要表现为发热、头痛、出血和低血压休克。

我国1965年在新疆从急性期患者血液、尸检脏器和亚洲璃眼蜂(*Hyalomma asiaticum*)中分离到病毒,证实该病毒与CCHF病毒是一致的。

【病原学】　CXHF病毒属布尼亚病毒科(Bunyaviridae)内罗毕病毒属(*Nairovirus*),该病毒呈圆形或长圆形,直径90～120 nm,有双层膜脂,表面有10 nm长的突起,中心成空管样。为单股负链RNA病毒。病毒对乙醚、氯仿、去氧胆酸钠及去垢剂均敏感,能被低浓度的甲醛所灭活。加热56℃ 5～10 min和紫外线照射3 min能使感染性完全丧失。2%甲酚皂溶液(来苏)及75%乙醇亦能很快灭活。病毒能在Vero-E6和LLC-MK2细胞中复制,后两者可作为分离病毒的细胞系。病毒在LLC-MK2细胞中复制较快,种毒后6 d 80%以上的细胞可感染该病毒。病毒可在乳鼠脑内稳定传代,也可在原代幼鼠肾细胞内传代,无致细胞病变作用(CPE),但在胞质中出现大小、形态很不规则的嗜碱性包涵体,电镜下可见由异常增殖的核糖体样致密颗粒聚集而成。

人或动物感染后,可产生特异性IgM和IgG抗体。IgM抗体在病后第5日达很高效价,IgG抗体在病后2～5个月达高峰,在第6个月开始下降,病后十多年仍能检测到。中和抗体最早在病后第6日可检测到,2周达高峰,病后1个月开始下降,至少可维持6年。

从不同地区、不同年份以及不同临床类型的患者和野生啮齿动物中分离到的病毒株,经检测均未发现毒株间的抗原性差异。

【流行病学】

1. 宿主动物与传染源　本病的宿主动物与传染源可分为两大类,一类为家畜,包括绵羊、山羊、马、牛和骆驼等。另一类为野生动物,包括野鼠、野兔和鸟类。

2. 传播途径　主要传播途径是蜱叮咬,在CXHF的疫源地中亚洲璃眼蜱为绝对优势种,分布范围广,对人和牲畜的侵袭力强。此外急性期患者的血液或带病毒的家畜血液或脏器可通过破损的皮肤接触而感染，剪羊毛或骆驼毛时将带病毒的蜱剪碎后污染伤口亦能引起感染。医院内暴发感染常见，症状严重，病死率高。

3. 易感人群 人群普遍易感，中青年男性患者居多，患者主要是进入荒漠牧场的牧民、兽医、剪毛或屠宰工人、樵夫、采药人，不同人群发病率与接触传染源的机会多少有关。目前尚未观察到有第二次感染的病例。

4. 流行特征

(1) 地区性 本病流行于俄罗斯的克里米亚、我国的新疆以及刚果、保加利亚、前南斯拉夫、伊朗等国。我国除新疆外，云南、青海和四川均已证实绵羊等动物可感染本病毒。

(2) 发病季节 本病的发生有明显的季节性，我国新疆为3月下旬至6月初，俄罗斯为6月至8月，与蜱活动季节高峰基本一致。

【发病机制和病理】 目前认为病毒的直接损害作用是主要的。病毒进人体后，经复制增殖产生病毒血症，引起全身毛细血管内皮细胞的损伤，使血管通透性和脆性增加，引起出血、水肿和休克等一系列的临床表现。病毒血症亦可引起各个脏器实质细胞的变性与坏死，并导致功能障碍。主要病理变化是全身各重要脏器的毛细血管扩张、充血、出血、管腔内纤维蛋白或血小板血栓形成。实质器官细胞出现变性和坏死，肝小叶中心坏死，亦可见灶状或点状坏死。肺泡壁毛细血管扩张和充血，肺泡内有蛋白质渗出液，肺毛细血管可有纤维蛋白血栓。肾脏体积增大，镜检可见肾小球血管壁及肾小囊基底增厚，近端肾小管上皮细胞除自溶现象外，尚可见浊肿和管内少量红细胞。肾髓质内间质水肿，血管扩张，因而挤压周围肾小管，使管腔变狭窄甚至闭塞。肾小管上皮有节段性变性坏死。此外心肌、肾上腺、胰腺等均有不同程度的变性、坏死。坏死区炎性细胞浸润不明显。脑膜呈非化脓性脑膜炎变化，脑实质水肿，毛细血管扩张充血，周围出血及淋巴细胞浸润。皮质及脑干有不同程度的神经细胞变性，噬神经现象和小胶质细胞增生。

【临床表现】 本病潜伏期2～10 d，病程可分为发热期、极期和恢复期。

1. 发热中毒征 绝大多数患者突起畏寒、发热，体温一般为38～41℃，常呈稽留热，但也有呈弛张热或双峰热型者，发热持续7～12 d，约有10%的患者出现双峰热，低谷在发病后的3～5 d，持续1～2 d后又进入第二个高峰。发热时常伴有全身中毒症状，如表情淡漠、极度乏力、恶心、呕吐、食欲不振、剧烈头痛、四肢肌肉疼痛、腰背酸痛、上腹疼痛和肾区叩击痛。

2. 充血出血征 颜面、颈和胸部皮肤潮红，眼结膜和咽部充血。出血征早期主要表现为鼻出血，牙龈和口腔黏膜出血，两侧腋下、前胸、软肋和两颊出血点，随着病情发展可出现血尿、呕血、便血、子宫出血，注射部位血肿或全身皮肤出血性紫斑。重型患者常因大量的呕血、便血而死亡。

3. 低血压休克征 低血压最早出现于病程第2日，平均第5日，多数为低血压，重症患者可出现休克。

4. 中枢神经系统征 重症患者可出现嗜睡或昏迷状态，此类患者多预后不良。部分患者可发生心功能衰竭、肾功能衰竭、肝功能衰竭或肺水肿、脑水肿。

根据临床病情可分为暴发型、重型和轻型。暴发型起病急骤，病情危重，一般在病程7～9 d死亡。轻型中毒症状和出血较轻，病程2周左右恢复。重型患者中毒症状和出血较重，死亡原因主要是出血和休克。

【实验室检查】 ①白细胞和血小板减少，外周血中可以出现幼稚细胞。②部分患者出、凝血时间稍有延长。③早期患者即可出现不同程度的蛋白尿，常在(+)～(+++)，个别可见管型，血尿素氮和肌酐升高。④发病早期即可出现轻度的肝功能异常，血清丙氨酸转氨酶(ALT)和门冬氨酸转氨酶(AST)升高，部分患者血清胆红素升高。⑤特异性抗原抗体检测：应用ELISA双抗体夹心法，反向血凝试验可检测血清中的循环抗原，亦可用抗体捕捉ELISA法检测特异性IgM抗体作早期诊断。对可疑结果或新疫区患者尚需进一步应用补体结合试验或中和试验来确诊。

【并发症】 病程中可并发休克、肾功能衰竭，肝、肾、脑垂体组织有不同程度的出血坏死。

【预后】 重型患者多预后不良，死亡原因主要是出血和休克。病死率达30%～50%。预后不留后遗症。

【治疗】

1. 一般治疗 早期应卧床休息，减少搬动，给足量热量及维生素。在疾病的早期，中毒症状重者可应用地塞米松5～10 mg，以减轻全身中毒症状，改善机体的应激能力和补充肾上腺及脑垂体出血造成的肾上腺皮质激素分泌减少，但晚期患者不宜应用。高热患者可采用物理降温，如温水擦身、冰敷等可减轻症状，但忌用发汗退热剂。注意水、电解质平衡，高热及呕吐不能进食者给予葡萄糖液及平衡盐液静脉点滴。

2. 抗病毒治疗 早期可应用利巴韦林1 g/d，静脉滴注3～5 d或应用高价免疫血清(羊)肌注，注射前需做过敏试验(即0.1 ml免疫血清加0.9 ml生理盐水，前臂掌侧皮下注射0.05 ml，观察30 min无反应者为阴性)，常用剂量为3 200～6 400补体结合单位(5～10 ml)，必要时12～24 h后再注射1次。鉴于皮试阴性者少数亦可发生过敏性休克，因此可先小量皮下注射，观察30 min无反应后再全量注射。亦可用脱敏注射法：用生理盐水将抗毒血清稀释10倍，分数次作皮下注射，每次注射后观察30 min。第1次可注射10倍稀释的抗毒血清0.2 ml，观察无发绀气喘或显著呼吸急促、脉搏加速时，即可注射第2次0.4 ml，如仍无反应则可注射第3次0.8 ml，如仍无反应即可将安瓿中未稀释的抗毒血清全量作皮下或肌内注射。有过敏史或过敏试验阳性者，即应将第1次注射量和以后的递增量适当减少，分多次注射，以免发生剧烈反应。目前国外已应用人的特异性免疫球蛋白注射获得显著疗效，亦有认为与利巴韦林联合应用疗效更佳。

3. 并发症的治疗 休克的治疗主要是补液和扩容治疗，可应用平衡盐液、右旋糖酐40、20%甘露醇和5%碳酸氢钠溶液。出血的患者早期可小量多次输血，有助于控制出血，恢复循环血量。要注意监测凝血现象，预防DIC的发生。

【预防】 定期灭鼠，对家畜定期进行体外灭蜱，降低蜱密度。进人荒漠、牧场或林区作业人员要做好个人防护，防蜱叮咬，接触病畜或患者的血液、排泄物时应戴手套，不喝生奶。疫苗接种是预防本病的主要措施，可用国产灭活的乳鼠脑精制疫苗，人群中初步试验三针注射后抗体阳转率可达70%以上。

二、基孔肯雅出血热

【病原学】 基孔肯雅出血热(Chikungunya hemorrhagic fever, CHIK)是由披膜病毒科A组病毒属病毒引起的一种急性出血性传染病。病毒直径约为42 nm，具有二十面壳体，包膜上含有两种糖蛋白，为RNA病毒，对脂溶剂敏感。本病主要流行于非洲和亚洲的热带、亚热带地区，分布在非洲的刚果、莫桑比克、南非、坦桑尼亚等国及亚洲的泰国、印度、马来西亚、缅甸、老挝、越南等地。最近我国已从云南的蚊子和患者体内分离出该病毒。

【流行病学】 本病的自然疫源地分为丛林型和城市型。前者是蚊在野生动物宿主间传播，人偶尔受染；后者是蚊在人与人之间传播。宿主动物主要有蝙蝠、非洲绿猴、黑猩猩、狒狒以及猪、牛、马、羊等家畜。传播媒介为埃及伊蚊、非洲伊蚊和白蚊伊蚊等。受感染的人和动物为传染源。人群普遍易感，发病季节亚洲以7～11月为高峰。

【临床表现】 本病潜伏期3～12 d，主要临床症状是发热、关节疼痛和皮疹。多数突起发病，典型病例呈双峰热，发热1～6 d后体温下降至正常，1～3 d后再度发热。发热时伴头痛、全身肌肉和关节疼痛，可有恶心、呕吐、腹痛和腹泻。发病3～10 d后转入恢复期，部分病例关节疼痛可延续数月方愈。

【诊断、治疗和预防】 本病诊断主要依靠血清学免疫检查，血凝抑制试验1∶20以上为阳性。治疗主要是对症和支持疗法。预防为灭蚊和疫苗接种。

三、裂谷热

【病原和流行病学】 裂谷热(riftvalley fever, RVF)是由裂谷热病毒引起的发热性疾病。裂谷热病毒属于布尼亚病毒科(Bunyaviridae)白蛉病毒属(*Phlebovirus*)，为单股负链RNA病毒，表面有包膜，呈球型，直径90～100 nm，对脂溶剂和热敏感。病毒RNA基因组全长为11 400～14 700核苷酸，由*L*、*M*、*S*三个亚单位组成，长度分别为6 500～8 500 nt、3 200～4 300 nt、1 700～1 900 nt，分别编码病毒聚合酶、胞膜糖蛋白(G1、G2)、非结构蛋白、病毒核心蛋白。RVF病毒可以从被感染动物的血清、肝脏、脾脏和脑组织中分离，RVF病毒易于在非洲绿猴肾细胞、幼年仓鼠肾细胞等常用的培养细胞中繁殖，引起细胞病变，形成噬斑。历史上本病流行于非洲的肯尼亚、乌干达和埃及等国，2000年在也门和沙特阿拉伯暴发的裂谷热是首次在本病传统流行区以外发生的病例。然而在沙特阿拉伯暴发的病例中分离到的裂谷热病毒株基因序列与1998年中非暴发的病毒分离株相同，流行资料表明暴发前上述地区就存在裂谷热流行，可能是沿海平原地区独特的生态环境促成了此次裂谷热大规模的暴发。本病主要在家畜(包括黄牛、水牛、山羊和绵羊)中流行，引起动物流行性肝炎，病死率高。牛羊等家畜和鼠类为传染源，主要通过被感染的蚊子叮咬进行传播，如埃及赤家蚊、南非库蚊、东非伊蚊是主要的传播媒介，在暴雨潮湿的季节最为常见。在兽疫流行期间，病毒首先在动物中流行然后波及人类，人类感染主要通过接触感染动物的血液和组织及气溶胶感染。人类对此疾病普遍易感，在流行病地区露宿者，牧民、屠宰工作人员、兽医以及其他与被感染动物组织有接触者及在流行区旅游的外国游客是高危人群。夏秋季为流行的高峰。

【发病机制】 裂谷热的发病机制尚不完全清楚。病毒首先在入侵部位大量繁殖后进入血循环形成病毒血症，病毒随血流侵犯大多数内脏，引起局灶性感染和炎症，最常见有肝炎、脑炎和视网膜炎，其中肝组织受感染最为严重。病理改变为皮肤、皮下组织和内脏器官广泛出血。

【临床表现】 本病潜伏期3～4 d，临床上以发热、出血、脑炎和肝炎为特征。多数急起发热，伴头痛、肌肉和关节疼痛，皮肤和黏膜有充血和出血点。轻型患者发热2～3 d后体温下降，症状逐渐消退。重症患者热退1～2 d，体温再次上升且伴出血倾向，可发生呕血、黑便及颅内出血，甚至出血性休克。部分患者可有肝炎、脑炎、视网膜病变等并发症，临床上出现黄疸、肝功能受损、剧烈头痛、意识障碍、抽搐和颅内高压症、视力丧失等。该病的病死率低于1%，但重症或出现严重并发症的患者病死率超过50%。

【诊断】 诊断主要依靠流行病学资料，典型的临床表现和特异性IgM阳性或RT-PCR检出病毒RNA。

【治疗】 ①病原治疗：早期应用利巴韦林有一定的疗效。②对症治疗：退热以物理降温为主，辅以药物降温；出血可输血小板和新鲜冰冻血浆，并发脑炎、脑水肿时，可使用20%的甘露醇脱水。

【预防】 预防除灭蚊防蚊外，重点是疫苗注射和个人防护。

四、鄂木斯克出血热

【病原和流行病学】 鄂木斯克出血热（Omsk hemorrhagic fever，OHF）是由黄病毒科（Flaviviridae）黄病毒属（*Flavivirus*）蜱媒病毒引起，该病毒为单链RNA病毒，病毒在体外可致培养的细胞产生病变或空斑，病毒抗原与中欧蜱传性脑炎、春夏脑炎及亚洲脑炎密切相关。主要流行于西伯利亚森林、草原和湖泊地区。20世纪40年代曾报告600多例，近年来本病逐渐消失。流行季节以春夏为主，发病高峰在每年的5月和8～9月。牛、羊等家畜和啮齿动物为主要传染源，革蜱为传播媒介，曾有研究报道许多属蚊亦可感染，但其意义尚不清楚。人类主要是通过蜱叮咬，其次是饮用污染的水而感染，另外也有可能经呼吸道或直接接触传播。发病以农、牧民为主。病毒主要侵犯血管和神经系统。

【临床表现】 潜伏期2～9 d，突起发病，发热，体温可高达40℃以上，伴头痛、背部及四肢肌肉疼痛，可有结膜充血、软腭出血、齿龈出血、鼻出血、血尿、呕血、便血等，重症患者有胃肠道、肺、子宫、鼻腔等腔道出血。由于全身小血管渗透性增加导致血浆外渗可引起休克。患者面部皮肤、躯干上部充血，常有全身淋巴结及脾肿大。部分患者发热呈双期性，即热退后再次发热，第二期症状比第一期严重，表现为发热、剧烈头痛、神志不清和震颤。病死率为0.4%～2.5%。

急性期患者白细胞及血小板减少，较重患者可出现血液浓缩、蛋白尿和管型尿。脑膜受累者脑脊液的细胞数和蛋白质增高。在病程前10 d可从血中分离出病毒，特异性IgM抗体检测可作诊断。

【治疗和预防】 目前尚无特效治疗，以支持和对症治疗为主，主要是维持水、电解质平衡，纠正休克，采用阿司匹林以外的镇痛药止痛，出血严重者可以进行输血治疗。恢复时间较长，预后不留后遗症。

预防主要是灭蜱和个人保护。目前已有高效的减毒活疫苗，但其副作用明显，未能推广使用。

五、基萨那森林热

【病原和流行病学】 基萨那森林热（Kyasanur forest fever）是由黄热病毒科（Flaviviridae）黄热病毒属（*Flavlvirus*）中的蜱媒病毒所引起，该病毒为单链RNA病毒，与鄂木斯克出血热病毒相似。本病主要流行于印度。储存宿主和传染源为猴和啮齿类动物。蜱为主要传播媒介，大约有15种蜱能传播此病，尤其是巨刺血蜱，传播途径主要为经蜱叮咬或通过气溶胶传播。人群普遍易感，从事森林和农业方面工作的青壮年患病较多，病后可获免疫力。流行季节为2～6月，以4～5月为高峰。病毒主要侵犯全身小血管和神经系统。

【临床表现】 本病潜伏期为3～8 d，临床表现与鄂木斯克出血热相似。多为急性起病，有发热、头痛、较严重的全身肌肉酸痛、关节痛，可伴有恶心、呕吐和腹泻等胃肠道症状，皮肤黏膜出现瘀点、瘀斑，咽部及软腭充血、出血，结膜充血、出血，部分患者出现角膜炎和虹膜炎。重者出现腔道和脏器出血，如鼻出血、牙龈出血、呕血、便血、血尿、子宫出血等。可伴肝肾功能损害。病程持续1～2周，轻症患者1周左右恢复。少数患者热退后1～2周因脑炎或脑膜脑炎而再次发热，伴剧烈头痛、烦躁、谵妄、神志不清和脑膜刺激征，病情较第一次严重。由于病毒直接作用和免疫反应可以引起全身小血管受损，导致血浆外渗，部分患者发热初期即可发生休克及伴有中枢神经系统症状的第二次发热。

本病早期白细胞减少，血小板减少，淋巴细胞增多。尿液可出现尿蛋白、红细胞和颗粒管型。脑脊液中蛋白质增高，细胞数轻度增加。部分患者肝功能异常，ALT、AST增高。

【诊断、治疗和预防】 补体结合试验、血凝抑制试验及中和试验等有助于诊断。本病治疗以对症支持为主。预防主要为药物灭蜱，个人防护和灭活疫苗接种。

六、埃博拉出血热

埃博拉出血热（Ebola hemorrhagic fever，EHF）是由丝状病毒科（Filoviridae）的埃博拉病毒（Ebola virus，EBOV）所引起的一种急性出血性传染病。主要通过患者的血液和排泄物传播，临床主要表现为急性起病、发热、肌痛、出血、皮疹和肝肾功能损害。

【病原学】 病毒呈长短不一的线状体，直径70～90 nm，长0.5～1 400 nm，内含直径40 nm的内螺旋衣壳，大多呈分支形。病毒基因组为单股负链RNA，约长19 kb，能编码核蛋白及VP35、VP40、VP30、VP24、糖蛋白（gp）和RNA聚合酶等7个结构蛋白，其中*gp*基因对EBOV复制有独特的编码和转录功能。病毒在感染细胞的胞质中复制、装配，以芽生方式释放。然而该病毒如何复制的具体机制尚不清楚。病毒外膜由脂蛋白组成，膜上有10 nm长的呈刷状排列的突起，为病毒的糖蛋白。病毒可实验感染多种哺乳动物培养细胞，在Vero－E6细胞中生长良好，且能出现致细胞病变作用。EBOV主要分为4个亚型：扎伊尔型（EBOV－Z）、苏丹型（EBOV－S）、科特迪瓦型（EBOV－C）及雷斯顿型（EBOV－R）。不同亚型的特性不同，其中扎伊尔型毒力最强，苏丹型次之，两者对人类和非人灵长类的致死率很高。雷斯顿型和科特迪瓦型对人的毒力较低，表现为亚临床感染，但对非人灵长类具有致命性。

【流行病学】 据WHO最新公布的数字表明，自首次发现EBOV以来，全世界已有1 100人感染这一病毒，其中793人死于EHF。本病主要流行于刚果和苏丹，宿主动物仍然未明，大多数认为是蝙蝠。传播途径主要通过接触患者的体液和排泄物直接和间接传播，使用未经消毒的注射器也是一个重要的传播途径，另外，也可通过气溶胶和性接触传播。发病无明显的季节性，人群普遍易感，无性别差异。

【发病机制和病理】 EBOV是一种泛嗜性的病毒，可侵犯各系统器官，尤以肝脾损害为重。本病的发生主要与机体的免疫应答水平有关。患者血清中IL-2、IL-10、TNF-α、IFN-γ和IFN-α水平明显升高。单核吞噬细胞系统尤其是吞噬细胞是首先被病毒攻击的靶细胞，随后成纤维细胞和内皮细胞均被感染，血管通透性增加，纤维蛋白沉着。感染后2 d病毒首先在肺中检出，4 d后在肝脾等组织中检出，6 d后全身组织均可检出。

本病主要病理改变是单核巨噬细胞系统受累，血栓形成和出血。全身器官广泛性坏死，尤以肝、脾、肾、淋巴组织为甚。

【临床表现】 本病是一种多器官损害的疾病，主要影响肝、脾和肾。潜伏期3～18 d，临床主要表现为突起发病，有发热、剧烈头痛、肌肉关节酸痛，时而有腹痛，发病2～3 d可出现恶心、呕吐、腹痛、腹泻黏液便或血便，腹泻可持续数日。病程4～5 d进入极期，发热持续，出现神志意识变化，如谵妄、嗜睡，此期出血常见，可有呕血、黑便、注射部位出血、鼻出血、咯血等，孕妇出现流产和产后大出血。发病6～7 d，可在躯干出现麻疹样斑丘疹并扩散至全身各部，数日后脱屑，以肩部、手心、脚掌多见。重症患者常因出血、肝肾功能衰竭或严重的并发症死于发病后8～9 d。非重症患者，发病后2周逐渐恢复，大多数患者出现非对称性关节痛，可呈游走性，以累及大关节为主，部分患者出现肌痛、乏力、化脓性腮腺炎、听力丧失或耳鸣、眼结膜炎、单眼失明、葡萄膜炎等迟发损害。另外还可因病毒持续存在于精液中，引起睾丸炎、睾丸萎缩等。急性期并发症有心肌炎、肺炎等。

EHF暴发流行中，有部分无症状感染者，血清存在EBOV IgG，无症状感染者在流行病学上的意义不大，其病毒水平低，感染后在短期内被机体有效的免疫应答清除，炎症反应可于2～3 d内迅速消失，从而避免了发热和组织脏器的损伤。

【实验室检查】 可见白细胞减少、血小板减少、凝血酶原时间延长和肝功能异常、血清淀粉酶常升高，可出现蛋白尿。一些病例曾证实存在DIC。诊断主要依靠病毒分离和免疫学检查。发病第1周取血接种于豚鼠或Vero细胞用于分离EBOV。血清特异性IgM、IgG抗体最早可于病程10 d左右出现，IgM抗体可持续存在3个月，是近期感染的标志，IgG抗体可持续存在很长时间，主要用于血清流行病学调查。另外也有用双抗夹心法检测病毒抗原和PCR技术检测病毒核酸，但这些检查必须在P4级实验室中进行，以防止感染扩散。

【诊断】 本病诊断主要依据流行病学资料、临床表现和实验室检查。

【治疗】 目前对EHF尚无特效治疗方法，一些抗病毒药如干扰素和利巴韦林无效，主要是支持和对症治疗，包括注意水电解质平衡、控制出血、肾衰时进行透析治疗等。用恢复期患者的血浆治疗EHF患者尚存在争议。本病病死率很高，可达50%～90%。

【预防】 目前对EBOV是否能诱导感染的个体产生保护性的中和抗体尚存在争议。预防主要是隔离患者，对患者的分泌物、排泄物和使用过的物品要彻底消毒，医务人员需严格执行防护措施。EBOV由于自然选择的原因可能会出现新的、毒力更强的变种，并可能通过气溶胶传播引起全球大流行，故尽早确定病毒的自然宿主，建立快速诊断方法及研制开发疫苗对预防和控制本病具有重要的意义。

为了获得高滴度抗病毒免疫血清，已发展了对EBOV不敏感的动物如绵羊、山羊用活病毒制剂免疫方法获得，在动物实验已证实有保护作用。

七、马尔堡病

【病原和流行病学】 马尔堡病(Marburg virus disease)是由丝状病毒科(Filoviridae)的马尔堡病毒(Marburg virus)引起的急性出血性传染病。马尔堡病毒直径75～80 nm，与EBOV同属，两者形态极为相似，仅存在抗原性质的不同，可以做鉴别。1967年马尔堡和前南斯拉夫首先报告本病，原发感染者均通过接触由乌干达运入两国的非洲长尾绿猴而感染，继发患者都是曾与原发患者有直接接触的工作人员。传播途径主要是密切接触猿类血液、脏器，自然宿主尚未明确。其发病机制和病理改变与EHF也十分相似。

【临床表现】 本病潜伏期为3～9 d，临床表现与EHF十分相似，马尔堡病相对轻一些。患者常常突然发病，有畏冷、高热、头痛、恶心、腹痛、腹泻等症状，皮肤出现红色斑丘疹，球结膜出血。重者出现腔道出血或心律紊乱。病程中可发生休克、心功能衰竭、肾功能衰竭和肝功能衰竭。病死率有时可达90%。实验室检查有白细胞和血小板减少，转氨酶升高。

【诊断、治疗和预防】 诊断在早期依靠病毒分离，发病1周后可应用免疫荧光法检测抗体。目前尚无特效疗法，主要是对症治疗。早期应用恢复期血清有一定疗效。应严格隔离患者，医务人员应严格执行防护措施。

八、拉萨热

【病原和流行病学】 拉萨热(Lassa fever)是由沙粒病毒属(*Arenaviridae*)拉萨病毒(Lassa virus)所引起的一种急性病毒性出血热。病毒直径为70～150 nm,外层有双节段包膜,包膜上有刺状突起,病毒内有20～25 nm浓密的核糖体颗粒,呈沙粒状。拉萨病毒是RNA病毒,基因组由两个负性单链RNA(L RNA,S RNA)组成,可在Vero细胞中生长繁殖,组织培养4～7 d后可分离到病毒。病毒有两种抗原,即表面抗原和内部抗原,前者能诱发机体产生中和抗体,后者则产生补体结合抗体,它与其他沙粒病毒之间有交叉反应。

拉萨热主要流行于利比里亚、尼日利亚、马里和塞拉利昂等西非和中非国家,有较高的致聋率和发病率,因其医源性传播较多见和高病死率而引起医学界的注意。尼日利亚部分人群调查,拉萨热抗体阳性率为21.3%(357/1 677)。宿主动物和传染源为受感染的鼠类,主要为*Mastomys natalensis*鼠,其可长期携带病毒,从粪、尿、唾液、鼻咽部分泌物中排出病毒。这种鼠生活在西非的无草平原及森林地带,但亦可活动在居民生活环境中、住宅周围、建筑物内,甚至于居室内。另外患者也是重要的传染源,其病毒血症可持续长达20多天,尿中排病毒可达32 d,唾液及咽峡部分泌物中亦可分离到病毒。经呼吸道吸入含病毒的气溶胶或食入被鼠的排泄物污染的食品以及经破损皮肤、黏膜接触带病毒的物质均可感染。人群普遍易感,患者以青壮年居多,病后可获特异性抗体,有较持久的免疫力,但亦有报道再次感染者,可能是由于原来的抗体保护力不强,也可能再次感染的病毒抗原性与前次感染不同,再次感染后其抗体滴度较原先明显升高,研究证实从塞拉利昂、利比里亚和尼日利亚之间分离到的病毒有所不同。本病多发生于1～5月的干燥季节,暴发流行主要发生在医院。在西非流行地区,每年5%～20%的易感人群被感染而产生抗体,尤其在那些居住环境拥挤脏乱的采矿地区发生率最高,医务人员亦是高危人群。拉萨热可通过人员来往,特别是通过旅游向其他地区传播。欧洲、加拿大、以色列、日本和美国已有这样的病例报道。

【临床表现和诊断】 病毒进入人体后,在单核巨噬细胞系统和内皮细胞内大量繁殖,引起免疫功能受抑制,导致较长时间和高滴度的病毒血症,病毒血症可持续20 d左右,病毒呈泛嗜性,随血流侵犯各个脏器,引起多器官损害,常见肝细胞坏死、肾小管坏死和间质性肺炎。局部组织炎症较轻。

本病潜伏期3～18 d,以4～7 d多见。起病缓慢,初期有畏冷、乏力、发热,常达40℃左右,多呈稽留型,以后出现全身肌肉疼痛、头痛、眼后疼痛,伴恶心、呕吐、厌食、腹泻,出现皮肤瘀点、瘀斑、腹痛、颈部淋巴结肿大、间质性肺炎。经呼吸道或进食而感染者,常有剧烈咽痛,患者往往出现唾液外流而不愿下咽,伴有干咳、胸骨后或腹部疼痛。重症患者可出现低血压休克、急性肾衰和严重出血。部分病情严重者于病程第6～12日病情发生急剧恶化,咽部高度水肿而出现呼吸困难,可以发生急性呼吸窘迫综合征(ARDS)、脑病、出血和休克。死亡多发生在病程1～2周,病死率为30%～50%,死亡原因多为低血容量休克和急性肾衰。若出现稽留型高热、剧烈的咽痛、呕吐伴有黏膜出血等症状多提示预后不良。病程第2～4周进入恢复期,少数患者在疾病后期出现单侧或双侧第Ⅷ对脑神经损害。孕妇感染拉萨热后易发生流产和阴道出血。

实验室检查外周血白细胞正常或稍减低,如有脱水则血液浓缩,血小板正常或稍高,尿蛋白阳性,血尿素氮升高,ALT升高,PT延长。病程第5日可检出血中病毒抗原,病程第8日用ELISA法可检出IgM抗体,第16日可检出IgG抗体。RT-PCR法可用于该病的早期诊断。确诊依赖特异性IgM的检测或RT-PCR的结果。鉴于患者的血液、尿液和分泌物均具有传染性,因此应特别注意消毒和隔离。

【并发症】 常见有听力障碍,好发于恢复期且在抗体产生之前,在高发区,拉萨热已成为致聋的常见原因。

【治疗】

1. 抗病毒治疗 利巴韦林已被证实有抗拉萨热病毒的作用,在病程的任一时期应用都有一定的疗效,病程6 d以内早期应用效果更好,可明显降低病死率。国外推荐用量为病初4 d 1 g/d,每日3次,静滴,以后6 d,0.5 g/d,对于AST≥150 U/L的患者连续用药6 d后病死率可由55%降至5%。目前认为免疫血浆治疗无效。

2. 支持对症治疗 卧床休息,维持水、电解质和酸碱平衡。重症者可输少量新鲜血或血浆、白蛋白等。密切监测血压、肾功能和肺功能,及时对症处理。

【预后】 若持续高水平病毒血症和ALT升高者,常提示预后不良。

【预防】 主要是防鼠、灭鼠,做好个人防护,目前基因工程疫苗正在研制过程中,主要含有拉萨热病毒的糖蛋白,可以抑制病毒复制,在灵长类动物实验中可降低病死率,临床试验正在进行。最近,MHC依赖性疫苗依靠T细胞免疫介导和针对不同毒株的交叉保护性成为研究重点。

九、阿根廷出血热

【病原和流行病学】 阿根廷出血热(Argentinian hemorrhagic fever, AHF)是由沙粒病毒属的久宁病毒(Junin virus)引起的一种急性传染病。病毒直径110～130 nm,包膜由糖蛋白组成,病毒基因组由大(L)、小

(S)两条负性单链 RNA 组成,分别长 7 kb 和 3.5 kb。病毒对脂溶剂和紫外线敏感。目前分离到的几种病株致病力、临床表现不完全相同,可能存在不同的亚型。本病流行于阿根廷,传染源和宿主动物是 *Calomys musculinus* 和 *Calomys laucha* 田鼠。田鼠的尿、唾液等排泄物和分泌物中含有病毒,可经呼吸道、消化道和破损皮肤的接触而感染。患者的病毒血症可持续 7～8 d,但未见人一人传播的报道。人群普遍易感,感染者多为收割谷物的农业工人,流行主要发生于秋季谷物收获期。感染后可获一定的免疫力。

病毒侵入人体后在单核巨噬细胞系统大量繁殖,释放入血引起病毒血症,引起小血管损伤,导致体液外渗、出血、血容量减少、肾损害和神经系统功能障碍等。有学者认为病毒感染后可抑制机体免疫系统,导致病毒不能被清除,炎症反应并不明显,但可导致死亡。病理检查发现各脏器的血管均有变化,伴有出血,骨髓和淋巴组织坏死明显。脑组织亦可见血管变化,但脑脊液无炎症表现。

【临床表现和诊断】 本病潜伏期 7～14 d。缓慢起病,体温逐渐升高,伴头痛、头晕、腰痛和全身肌肉疼痛,食欲减退,可有恶心、呕吐、腹痛、腹泻或便秘。常见皮肤和黏膜充血、出血、瘀点、瘀斑。普通型患者于病程第 2 周开始恢复。重症患者出现低血压休克、急性肾衰、腔道出血和烦躁不安、嗜睡、癫痫样抽搐、反射减低等神经系统症状。重症者预后较差。急性患者内源性干扰素水平可达 4 000～16 000 U/ml,,有人认为患者发热、畏冷和肌肉酸痛与干扰素升高有关。本病恢复期较长。

患者常有白细胞和血小板明显减少,可有蛋白尿和血尿,血尿素氮升高,凝血酶原时间延长。采用 ELISA 法检测病毒抗原和 IgM 抗体,RT－PCR 方法检测病毒核酸有早期快速诊断价值。Vero－E6 细胞和地鼠肾细胞 BHK 对本病毒均敏感,可用于病毒的分离培养。

【治疗】 包括支持和对症治疗,在发病 8 d 内应用免疫血浆治疗能使病死率下降到 1%左右,迅速改善症状,剂量不少于 3 000 U/kg。接受这种治疗的一些患者在急性期后约 3 周,可以发生神经系统症状和体征,但能完全痊愈。在无特效治疗的情况下,病死率可达 15%～30%。目前尚无临床抗病毒药物治疗的报道。

【预防】 主要是灭鼠、防鼠,减毒活久宁病毒疫苗已证实对阿根廷出血热有较好的预防效果。

十、玻利维亚出血热

【病原和流行病学】 玻利维亚出血热(Bolivian hemorrhagic fever,BHF)是由沙粒病毒属的马秋博病毒(Machupa virus)所引起。病毒形态和特征与久宁病毒相似。1959 年首次在 Beni 地区马秋博小河附近的农林乡村被发现,1962 年分离出了致病病毒。本病流行于玻利维亚,主要传染源为野鼠,流行地区捕捉到的野鼠,马秋博病毒感染率为 50%。传播途径与阿根廷出血热相似,通过摄入被鼠尿污染的食物、水或经过有损伤皮肤进入人体而感染。也有报道存在人一人的传播。流行季节多在收获谷物的 4～9 月。成年男性占患者的多数。

【临床表现】 本病潜伏期 10～14 d,起病缓慢,体温逐渐升高,持续至少 5 d,伴头痛、眼眶痛和全身疼痛,可有恶心、呕吐和腹泻,皮肤、黏膜有充血和出血点。发病 4～5 d 可出现低血压休克,重症患者可有急性肾衰、胃肠道和子宫出血及神经系统症状,包括舌和手的震颤,其中 25%的患者可进展为严重脑病,出现谵妄和惊厥,但嗜睡和昏迷少见。病程 2～3 周,病死率 5%～30%。

【诊断、治疗和预防】 实验室检查发现血中白细胞和血小板减少,确诊主要依据血清免疫学检查和病毒分离。治疗主要是对症治疗。预防重点是灭鼠,尚无疫苗。

十一、白蛉热

【病原学】 白蛉热(phlebotomus fever)又称三日热(three-day fever)、沙蚊热(sandfly fever),是由布尼亚病毒科白蛉热病毒属(*Phlebovirus*)的白蛉热病毒引起的一种急性自限性疾病。白蛉热病毒为单股负链 RNA 病毒,病毒呈球型,直径为 90～100 nm,外有包膜,内含 3 个环形片段的负性单链 RNA *L*、*M* 和 *S*,分别长 6 500～8 500 nt、3 200～4 300 nt、1 700～1 900 nt,片段之间通过氢链连接,基因组全长为 11 400～14 700 nt,末端序列出现碱基互补现象,5′端的重复序列为…CAGAAACACA－5′,3′端的序列为 3′－UGUGUUUC…。由于末端出现碱基互补,因此在基因组的末端形成锅柄状。

白蛉热病毒在血清学上包括 51 个血清型,引起白蛉热主要的病毒血清型有 3 种:SFS(sandfly fever Sicilian)、SFN(sandfly fever Naples)和 TOS(Toscana)。白蛉热病毒能在 Vero 细胞中培养、复制,并产生细胞病变。

【流行病学】 本病主要在潮湿的东半球流行,特别是地中海国家、中东国家和印度的一部分地区。患者和鼠类是本病的传染源,主要传播媒介为白蛉,经卵传播可能是病毒长期存在的一种特殊方式。人群普遍易感,在流行区儿童感染多见,成人普遍有较高的免疫力。流行季节是夏季,每年的 6～10 月多见,高峰在 8 月份。

【临床表现】 本病潜伏期 2～6 d,突然起病,体温上升达 38～40℃,伴乏力、头晕,剧烈头痛,眼眶痛,眼球运动时疼痛，肌肉疼痛，关节痛，可有呕吐、畏光、味觉异常或丧失，眼结膜充血，轻度视神经乳头水肿，荨麻疹等。多数患者发热持续 2～4 d 后体温逐渐恢复正常，15%的患者在第一次发作后 2～12 周出现第二次发作。恢复期可持续数天至数周，预后良好，尚无死亡病例报道。TOS 白蛉热病毒可引起脑膜炎和脑膜脑炎。

【诊断、治疗和预防】 实验室检查有白细胞减少，早期淋巴细胞减少，以后淋巴细胞分类增多达 40%～60%。脑脊液中单核细胞和中性粒细胞轻度增加，蛋白质轻度增高，糖和氯化物正常。确诊依靠病毒分离和血清免疫学检测特异性的 IgG 和 IgM。本病为一自限型疾病，预后良好，尚无死亡病例的报道。主要是对症治疗。实验研究发现利巴韦林、6－氮尿苷（6－azauridine）和 IFN－α 对抑制白蛉热病毒可能有效。预防重点在于防蚊灭蚊，目前尚无疫苗。

十二、科罗拉多蜱热

科罗拉多蜱热（Colorado tick fever，CTF）是由 Coltivirus 病毒科呼肠孤病毒属的科罗拉多蜱热病毒引起的，经蜱咬传播的一种急性病毒性疾病，过去又称为 American mountain fever、mountain fever、mountain tick fever。

【病原学】 1944 年科罗拉多蜱热病毒首次从患者血中分离。科罗拉多蜱热病毒颗粒直径 80 nm，有双层衣壳，基因组包含 12 个双链 RNA（dsRNA）片段，其基因序列已被测定出来，基因组全长 29 174 个核苷酸，所有片段在 5′末端（SACUUUUGY）和 3′末端（WUGCAGUS）高度保守。科罗拉多蜱热病毒有多个基因型，序列测定表明 12 个基因片段中大部分是高度保守的，仅第四和第六片段变异常见，可能存在不同毒株间的基因重排（reassortment）。

【流行病学】 本病发生于美国西部，50%以上的病例发生于科罗拉多州（Colorado）和爱达荷州（Idaho）。流行季节为 2～10 月，其中 4～7 月为发病的高峰季节，与成虫蜱的活动高峰时期一致，90%的病例在此期发病。流行区的地理特征是在洛基山海拔 4 000～10 000 ft（1 219～3 048 m）的高山森林环境。洛基山森林蜱（Rocky Mountain wood tick）又称安德逊革蜱（Dermacentor andersoni），是美国 CTF 主要的储存宿主和传染源，传播途径主要是被病毒感染的成虫蜱叮咬，有些病例与实验室中暴露于病毒有关，一例患者是在输血后 4 个月内发病，而献血者证实为感染了 CTF。近期有户外活动和蜱咬史是发病的高危因素，流行病学调查显示 15%的露营者血清病毒特异性抗体为阳性，高危人群包括露营者、护林员、打猎者、电话查线员等。目前尚未发现无症状感染者。病后有持久免疫力，但也有试验感染致两次发病的报告。

【临床表现】 本病潜伏期 1～19 d，平均 4 d。早期症状是非特异性的，与许多其他的感染性疾病和非感染性疾病相似。最初症状包括骤然发热，畏冷，头痛，眼后痛，对光敏感，肌肉疼痛和全身不适。可有腹痛、恶心、呕吐，5%～12%的患者出现皮疹。病程持续 5～10 d。半数患者有双相热，即在发热 2～3 d 后体温正常 1～3 d，随即又出现发热，症状加重，持续 2 d。有的患者可进展成重症，尤其是 10 岁以下的儿童和老年患者。

【诊断】 实验室发现外周血白细胞明显减少，血小板轻中度减少，肝功能转氨酶轻度异常，血磷酸激酶水平轻度升高。确诊依靠补体结合试验或免疫荧光试验检测病毒特异性抗体或病毒分离。由于各种抗体出现时间较晚，故血清免疫学检查难以提供早期诊断的依据，而 RT－PCR 可在症状出现的第 1 日即可有阳性结果，可持续至病程的第 8 日，是早期诊断本病的首选方法。病程第 1 周即可从血液、红细胞、网状细胞和骨髓中分离出病毒，病程第 2～3 周阳性率最高。

【并发症和预后】 本病可能并发无菌性脑膜炎、脑炎、出血，但十分少见。本病预后良好，大多为自限性，死亡病例少见，有并发症及年长的患者恢复期延长。

【治疗和预防】 治疗主要是从皮肤上彻底清除蜱，必要时应用止痛退热药（儿童禁用阿司匹林，避免发生 Reye 综合征），若有并发症，治疗重点应放在对症治疗上。本病目前尚无特异性治疗方法。

防止暴露于蜱，及时检查和清除皮肤、头发上黏附的蜱是预防本病的重要方法，目前尚无疫苗广泛应用。

参考文献

［1］ Papa A，Ma B，Kouidou S，et al. Genetic characterization of the M RNA segment of Crimean Congo hemorrhagic fever virus strains，China［J］. Emerg Infect Dis，2002，8（1）：50－53.

［2］ Grard G，Moureau G，Charrel RN，et al. Genetic characterization of tick-borne flaviviruses：new insights into evolution，pathogenetic determinants and taxonomy［J］. Virology，2007，361（1）：80－92.

［3］ Kolesnikova L，Bugany H，Klenk HD，et al. VP40，the matrix protein of Marburg virus，is associated with membranes of the late endosomal compartment［J］. J Virol，2002，76（4）：1825－1838.

［4］ Simon F，Savini H，Parola P. Chikungunya：a paradigm of emergence and globalization of vector-borne diseases［J］. Med Clin North Am，2008，92（6）：1323－1343.

［5］ Gritsun TS，Nuttall PA，Gould EA. Tick-borne flaviviruses［J］. Adv Virus Res，2003，61：317－371.

［6］ Snowden FM. Emerging and reemerging diseases：a historical perspective［J］. Immunol Rev，2008，225：9－26.

[7] Jeffs B. A clinical guide to viral haemorrhagic fevers: Ebola, Marburg and Lassa [J]. Trop Doct, 2006,36(1):1-4.
[8] Enria DA, Briggiler AM, Sánchez Z. Treatment of Argentine hemorrhagic fever [J]. Antiviral Res, 2008,78(1):132-139.
[9] Romero JR, Simonsen KA. Powassan encephalitis and Colorado tick fever [J]. Infect Dis Clin North Am, 2008,22(3):545-559.
[10] Chepurnov AA, Dadaeva AA, Kolesnikov SI. Study of the pathogenesis of Ebola fever in laboratory animals with different sensitivity to this virus [J]. Bull Exp Biol Med, 2001,132(6):1182-1186.
[11] Klasco R. Colorado tick fever [J]. Med Clin North Am, 2002,86(2):435-440.
[12] 刘克洲,陈智.人类病毒性疾病[M].北京:人民卫生出版社,2002:11.

第三十节 登 革 热

杨绍基

登革热(dengue)是由伊蚊传播登革病毒(dengue virus)引起的急性传染病。其特点为急性起病,发热,全身肌肉、骨、关节痛,极度疲乏,皮疹,淋巴结肿大及血液白细胞、血小板减少。

登革热主要在热带和亚热带地区流行,在世界各地曾多次发生大流行。我国的广东、广西、海南和台湾省是登革热流行区,已知的4个血清型登革病毒均已在我国发现。

【病原学】 登革病毒属于黄病毒科(Flaviviridae)中的黄病毒属(*Flavivirus*)。病毒颗粒呈哑铃状、棒状或球形,直径为40～50 nm。基因组为单股正链RNA,长约11 kb,编码3个结构蛋白和7个非结构蛋白,基因组与核蛋白一起装配成二十面对称的病毒颗粒。其外部有一层由脂蛋白组成的包膜。包膜含有型和群特异性的抗原。

根据抗原性的差异,登革病毒可分为4个血清型,各型之间以及与乙型脑炎病毒之间都有部分交叉免疫反应性。近年来,由于分子生物学技术水平的提高,可在各种登革病毒血清型中再分出不同的基因型。

初次感染者,于病程的第4～5日即可在血清中检出特异性抗体,2～4周达高峰,可呈低滴度维持数年以上。

登革病毒在伊蚊胸肌细胞、猴肾细胞及新生小鼠脑中生长良好,病毒在细胞中的复制可导致细胞病变。目前最常用于分离登革病毒的细胞株是来自白纹伊蚊胸肌的C6/36细胞株。

登革病毒耐低温,在人血清中保存于－20℃可存活5年,－70℃可存活8年以上。然而,登革病毒不耐热,于60℃ 30 min或100℃ 2 min即可被灭活,对酸、洗涤剂、乙醚、紫外线、福尔马林等亦敏感,较易被灭活。

登革病毒感染可使艾滋病患者体内的1型人类免疫缺陷病毒(human immunodeficiency virus type 1, HIV-1)复制出现暂时性抑制。

【流行病学】

1. 传染源 患者和隐性感染者是主要的传染源。患者在潜伏期末及发热期内有传染性,主要局限于发病前6～18 h至发病后第3日,少数患者于病程的第5日仍可在血液中分离出登革病毒。在流行期间,轻型患者和隐性感染者占大多数,可能是更重要的传染源。本病尚未发现有慢性病毒携带者。在野外捕获的猴子、蝙蝠等动物体内曾分离出登革病毒,它们可成为本病的传染源。

2. 传播途径 埃及伊蚊(*Aedes aegypti*)和白纹伊蚊(*A. albopictus*)是本病的主要传播媒介。在东南亚和我国海南省,以埃及伊蚊为主;在太平洋岛屿和我国广东省、广西壮族自治区,则以白纹伊蚊为主。雌性伊蚊习惯于白天叮咬吸血。伊蚊吸入带登革病毒的血液后,病毒在其唾液腺和神经细胞内复制,吸血后10 d伊蚊即有传播能力,传染期可长达174 d。伊蚊既是登革热的传播媒介,亦是登革病毒的储存宿主,因为雌性伊蚊可经卵将登革病毒传给后代。曾经在个别致乏库蚊和三带喙库蚊中分离出登革病毒,但其密度高峰与登革热流行高峰不一致。因此,它们不是登革热的重要传播媒介。已有母婴传播登革热的报告。

3. 易感人群 在新流行区,人群普遍易感,但发病以成人为主。在地方性流行区,当地成年居民的血清中几乎都可检出抗登革病毒的特异性抗体,故发病以儿童为主。

人被登革病毒感染后,可对同型登革病毒感染产生免疫力,并可维持数年,对异型登革病毒也有1年以上的免疫力。对其他黄病毒属成员,如乙型脑炎病毒和圣路易脑炎病毒,亦有一定的交叉免疫力。

4. 流行特征

(1) 地理分布 登革热主要在北纬25°到南纬25°的热带和亚热带地区流行,尤其是在东南亚、太平洋岛屿和加勒比海地区。在我国主要发生于海南、台湾、广东、福建省和广西壮族自治区。

登革病毒常先流行于市镇,后向农村蔓延。由于现代交通工具的便利,在城市与城市之间的登革热远距离传播已逐渐引起重视。

(2) 季节性　登革热的流行与伊蚊的孳生、繁殖有关，主要发生于气温高、多雨的夏秋季。在广东省为5～11月，海南省为3～12月。

(3) 周期性　在地方性流行区有隔数年发病率升高的趋势。这与当地居民血液中特异性抗体的升降有关。

【发病机制和病理】　登革病毒经伊蚊叮咬进入人体后在毛细血管内皮细胞和单核巨噬细胞系统内复制，然后进入血液循环，形成第一次病毒血症。定位于单核巨噬细胞系统和淋巴组织中的登革病毒继续进行复制，再次释入血流形成第二次病毒血症，并引起临床症状与体征。机体产生的登革病毒抗体与登革病毒形成免疫复合物，激活补体系统，导致血管的通透性增加，亦可导致血管水肿和破裂。登革病毒的复制可抑制骨髓中白细胞和血小板的再生，导致白细胞、血小板减少和出血倾向。

病理改变表现为肝、肾、心和脑等器官的退行性变，出现心内膜、心包、胸膜、腹膜、胃肠黏膜、肌肉、皮肤及中枢神经系统不同程度的水肿和出血。皮疹活检可见小血管内皮细胞肿胀、血管周围水肿及单核细胞浸润，瘀斑中有广泛性血管外溢血。脑膜脑炎型患者可见蛛网膜下隙和脑实质灶性出血、脑水肿及脑软化。重型患者可有肝小叶中央灶性坏死及淤胆、小叶性肺炎和间质性肺炎等。

【临床表现】　潜伏期为3～15 d，通常为5～8 d。

WHO将登革病毒感染性疾病分为登革热和登革出血热。临床上将登革热分为典型、轻型与重型；登革出血热分为无休克的登革出血热(dengue hemorrhagic fever, DHF)和登革休克综合征(dengue shock syndrome, DSS)。

1. 典型(普通型)登革热

(1) 发热　通常起病急骤，畏寒或寒战、高热，24～36 h内体温升高达39～40℃，多数患者表现为稽留热或弛张热。大部分患者经治疗5～7 d后，体温逐渐恢复至正常水平。少数患者于发热3～5 d后体温降至正常，1 d后再度上升，称为双峰热或马鞍热(saddle fever)。发热时常伴较剧烈头痛，眼眶痛，肌肉、骨及关节疼痛，极度乏力，可有恶心、呕吐、腹痛、腹泻或便秘等胃肠道症状。患者于发热期的呼吸、脉搏加快。早期体征有颜面、颈、胸皮肤潮红，眼结膜充血及浅表淋巴结肿大。恢复期常因显著衰弱而需数周后才能完全恢复正常。儿童病例起病可较缓慢，毒血症状较轻，恢复常较快。

(2) 皮疹　常于病程的第3～6日出现，多为斑丘疹，可呈麻疹样皮疹，也有猩红热样皮疹、红斑疹及出血性皮疹(瘀点)等。在同一患者身上可同时出现两种或多种皮疹。皮疹多先见于躯干，然后逐渐向四肢、头面部蔓延，最后分布于全身皮肤。皮疹多有痒感，大部分不脱屑，持续3～5 d后逐渐消退。

(3) 出血　出血多发生于病程的第5～8日。25%～50%的典型病例有不同程度的出血现象，如皮下出血、牙龈出血、鼻出血等。皮肤、黏膜下出血等出血范围的大小与疾病的严重程度成正相关关系。皮肤或黏膜下出血范围的直径不超过2 mm者称为出血点，直径为3～5 mm者称为紫癜，直径为5 mm以上者称为瘀斑。当出血灶的皮肤明显隆起时称为血肿，可见于严重出血的病例。

束臂试验亦称毛细血管脆性试验，可用于疑似本病病例检查。检查方法是在前臂屈侧面肘弯下4 cm处画一个直径为5 cm的圆圈，仔细观察圆圈皮肤有无出血点，如果发现出血点则用墨水笔标出。然后用血压计的袖带束于该侧上臂，先测定血压，再使其保持于收缩压与舒张压之间维持8 min后解除压力。待皮肤颜色恢复正常(约2 min)后，计算圆圈内皮肤出血点的数目，减去原有出血点的数目，若两者之差＞10则为阳性。登革热患者的束臂试验常呈阳性。由于束臂试验有可能使存在严重出血倾向患者的试验前臂出现瘀斑的可能性，因此，本试验不宜过多施行。

(4) 其他　约1/4病例有轻度肝肿大，个别病例可有黄疸，但脾肿大少见。

2. 轻型登革热　症状和体征较典型登革热轻，表现为发热较低，全身疼痛较轻，皮疹稀少或不出疹，无出血倾向，但浅表淋巴结亦常肿大，病程常短于5 d。流行期间轻型病例较多，由于其临床表现类似流行性感冒与急性上呼吸道炎，症状较轻，故较易被忽视而漏诊。

3. 重型登革热　早期临床表现类似典型登革热，但发热3～5 d后病情突然加重，表现为脑膜脑炎，出现剧烈头痛、呕吐、谵妄、狂躁、昏迷、抽搐、大量出汗、血压骤降、颈强直、瞳孔缩小等。此型病情凶险，进展迅速，可于24 h内死于中枢性呼吸衰竭。

【并发症】

1. 急性血管内溶血　最为常见，发生率约为1%，多发生于红细胞内6-磷酸葡萄糖脱氢酶(glucose-6-phosphate dehydrogenase, G-6PD)缺乏症的患者。主要表现为排酱油样小便，贫血，气促，心率加快，尿标本检查无或仅有少量红细胞而隐血试验呈强阳性。值得注意的是当发生急性血管内溶血时，血液中G-6PD含量可在正常范围，而于1个月后才出现含量缺陷。这是因为发生急性血管内溶血时，血液中G-6PD缺陷的成熟、衰老红细胞已裂解，剩下的G-6PD含量相对较多的年幼红细胞发育成熟、衰老时才逐渐出现G-6PD缺陷。

2. 精神异常　个别患者可并发感染性精神异常，尤其多见于有精神病家族史的患者。

3. 心肌炎　严重病例可发生心肌炎，主要表现为心跳、气促、心率增快，可出现心律失常。

4. 肝功能损害 轻度肝功能损害常见，主要表现为肝轻度肿大，边缘锐利，质软，肝功能检查出现 ALT、AST 和 γ-谷氨酰转肽酶（γ-GT）等升高。严重病例可发生总胆红素（TBIL）升高，甚至出现肝肾综合征。

5. 尿毒症 多见于登革出血热患者，大量出血或急性血管内溶血可促进尿毒症的发生。

6. 急性呼吸窘迫综合征 急性呼吸窘迫综合征（acute respiratory distress syndrome，ARDS）可见于重型及登革出血热患者。表现为呼吸急促、窘迫，烦躁，发绀，双肺可闻干、湿性啰音。动脉血气分析，$PaO_2<$ 60 mmHg，早期 $PaCO_2<35$ mmHg，晚期 $PaCO_2>$ 45 mmHg。

7. 其他 其他可能发生的并发症包括颅内高压征、急性播散性脑脊髓炎（acute disseminated encephalomyelitis，ADEM）、吉兰-巴雷综合征和眼葡萄膜炎等。

【诊断】

1. 流行病学资料 生活在登革热流行区或发病前 15 d 内去过登革热流行区，发病于本病流行季节，发病前 3～15 d 曾有被伊虫叮咬史，特别是当某地于短期间内出现大量发高热的病例时，更应想到本病的可能性。

2. 临床特征 突然起病，畏寒、发热，伴全身疼痛、明显乏力、恶心、呕吐，出皮疹、皮下出血，浅表淋巴结肿大，束臂试验阳性。

3. 实验室检查

（1）*常规检查* 外周血白细胞总数减少，发病第 2 日开始下降，第 4～5 日降至最低点，可低至 2×10^9/L，分类显示中性粒细胞减少，淋巴细胞和单核细胞相对增多。绝大多数病例出现血小板减少，低于 100×10^9/L。血液红细胞比积增加 20%以上，可达 60%～70%。部分病例有蛋白尿，尿中出现红细胞和白细胞。约半数病例有轻度 ALT、AST 升高。脑型病例脑脊液压力升高，白细胞和蛋白质正常或稍增加，糖和氯化物正常。

（2）*血清学检查* 单份血清补体结合试验滴度超过 1/32，红细胞凝集抑制试验滴度超过 1/1 280 有诊断意义。双份血清，恢复期特异性 IgG 抗体滴度比急性期有 4 倍或更高增长者，可作为明确诊断依据。用 ELISA 检测患者血清中特异性 IgM 抗体，阳性有助于登革热的早期明确诊断。若在患者的血清中检出登革病毒抗原，亦可作为明确诊断依据。

（3）*病毒分离* 将急性发热期患者的血清接种于乳鼠脑内或培养的 C6/36 细胞系，经饲养或培养后可分离出登革病毒。目前，较常应用 C6/36 细胞系作登革病毒分离，其分离阳性率随病程的延长而降低。发病 3 d 内多可分离出登革病毒，但第 1 日的分离阳性率最高，可达 70%～85%，第 2 日为 40%～65%，第 3 日为 20%～35%。少数患者于病程的第 5 日仍可分离出登革病毒。

（4）RT-PCR 检测患者血清中登革病毒 RNA，其敏感性高于病毒分离，可用于早期快速诊断及血清型鉴定，但技术要求较高，其特异性和可重复性有待进一步提高。

若患者只有符合登革热诊断的流行病学资料和临床表现，而无实验室病原特异性检查的依据，则只可作为疑似病例。

若患者在符合疑似病例的基础上，再有血清中抗登革病毒 IgG 抗体阳性，则可作为临床诊断病例。

若患者有符合登革热诊断的流行病学资料和临床表现，再加上血清中抗登革病毒 IgM 抗体阳性；或双份血清，恢复期特异性 IgG 抗体滴度比急性期有 4 倍或更高增长；或在血清中分离出登革病毒，则可明确诊断，成为确诊病例。

【鉴别诊断】 本病应与下列疾病相鉴别。

1. 流行性感冒 鼻塞、流涕、咽痛、咳嗽等上呼吸道炎的症状较明显，皮疹少见，无皮肤瘀点、瘀斑。

2. 麻疹 咳嗽、流涕、流泪，眼结膜充血、畏光，咽痛，全身乏力常见。在病程的第 2～3 日，90%以上患者的口腔出现麻疹黏膜斑。皮疹为斑丘疹，首先见于耳后发际，渐及前额、面、颈，自上而下至胸、腹、背及四肢，2～3 d 内遍及全身，最后见于手掌与足底。

3. 猩红热 急性咽喉炎较明显，表现为咽痛、吞咽痛，局部充血并可有脓性分泌物，颌下及颈淋巴结肿大、触痛。发热 24 h 后开始出疹，始于耳后、颈部及上胸部，然后迅速蔓及全身。皮疹为弥漫充血性针尖大小的丘疹，压之褪色，伴有痒感。面部充血而口鼻周围充血不明显，形成口周苍白圈。咽拭子培养可有 A 组 β 型溶血性链球菌生长。

4. 流行性出血热 亦称肾综合征出血热，患者主要表现为发热、中毒症状、充血、出血、休克、少尿、高血容量综合征，发热、出血、休克与少尿依次出现很常见，休克常于退热时发生。血液白细胞计数增高，异型淋巴细胞常超过 10%，血小板减少。尿中出现大量蛋白质和膜状物。血清中可检出抗流行性出血热病毒的 IgG、IgM 抗体。

5. 钩端螺旋体病 病前有疫水接触史。表现为急性发热、眼结膜充血、结膜下出血、腓肠肌疼痛、腹股沟淋巴结肿大，患者走路时腓肠肌疼痛更为显著。体检时腓肠肌压痛较明显。血清中可检出抗钩端螺旋体的 IgG、IgM 抗体。

6. 恙虫病 发病前曾在灌木草丛中工作或坐卧。可于肿大、压痛的淋巴结附近发现特征性焦痂或溃疡。血清变形杆菌凝集试验（外-斐反应）检查，OX_K 凝集抗体效价达 1∶160 或以上有诊断意义。血液接种于小鼠腹腔，经饲养 7～10 d 后可分离出恙虫病立克次体。

7. 败血症 常有原发性感染灶，如外伤化脓性病灶、肺炎、肠炎等。可出现迁徙性感染病灶，如肺脓肿、肝脓肿、脑脓肿等。血液白细胞及中性粒细胞明显增高。血液培养或感染病灶抽吸物培养可有病原菌生长，若血液培养与感染病灶抽吸物培养有相同的细菌生长则更具明确诊断意义。

8. 伤寒 持续发热1周以上，伴全身中毒症状，如表情淡漠、食欲不振、腹胀、便秘、相对缓脉，肝脾肿大，右下腹压痛等。病程的第2周可于胸腹部皮肤发现颜色淡红、直径为2～5 mm、压之褪色、数目常在10个以下的玫瑰疹。外周血白细胞数减少，淋巴细胞比例相对增多，嗜酸粒细胞减少或消失。肥达反应（伤寒杆菌血清凝集反应）中“O”抗体效价可在1∶80以上，“H”抗体效价可在1∶160以上。血液和骨髓培养可有伤寒杆菌生长。

9. 疟疾 间歇发作性寒战、高热、大量出汗，贫血和脾肿大。每次发作过程持续4～8 h。间歇发作的周期有一定规律性，间日疟、卵形疟为隔日发作1次，三日疟为每隔2 d发作1次。血液的厚、薄涂片经Giemsa染色后用显微镜油镜检查，发现疟原虫有明确诊断意义。

10. 流行性乙型脑炎 表现为高热、头痛、呕吐、意识障碍、抽搐、病理反射征与脑膜刺激征阳性。血液白细胞及中性粒细胞明显增高。脑脊液细胞数轻度增加，压力和蛋白质增高，糖与氯化物正常。血清免疫学检查，特异性IgM抗体阳性有明确诊断意义。

【预后】 登革热是一种具自限性倾向的传染病，无并发症患者的病程约为10 d。本病通常预后良好，病死率约为3/10 000。死亡病例多为重型患者，主要致死原因为中枢性呼吸衰竭。

【治疗】 应尽可能做到及早发现、早隔离、早就地治疗。目前对本病尚无确切有效的病原治疗药物，主要采取支持及对症治疗措施。

1. 一般及支持治疗 急性期应卧床休息，给予清淡的流质或半流质饮食，防蚊隔离至病程的第7日。对典型和重型病例应加强护理，注意口腔和皮肤清洁，保持每日有1 500 ml以上的尿量和大便通畅。

2. 对症治疗

(1) 降低体温 对高热患者宜先用物理降温，如冰敷、乙醇拭浴，慎用止痛退热药物，以免在G－6PD缺陷患者中诱发急性血管内溶血或因大量出汗而引起虚脱。对高热不退及毒血症状严重者，可短期应用小剂量肾上腺皮质激素，如口服泼尼松（prednisone）5 mg，每日3次。

(2) 补液 对出汗多、腹泻者，先作口服补液，注意水、电解质与酸碱平衡。必要时应采用静脉补液，纠正脱水、低血钾和代谢性酸中毒，但应时刻警惕诱发脑水肿、颅内高压征、脑疝的可能性。

(3) 降低颅内压 对剧烈头痛、出现颅内高压征的病例应及时应用20%甘露醇250 ml快速静脉滴注，必要时于6～8 h后重复应用。同时静脉滴注地塞米松（dexamethasone），每日10～40 mg，有助于减轻脑水肿、降低颅内压。对呼吸中枢受抑制的患者，应及时应用人工呼吸机治疗，并作心电图、血压、血氧饱和度和血液酸碱度监测。

【预防】

1. 控制传染源 在地方性流行区或可能流行地区要做好登革热疫情监测预报工作，早发现、早诊断、及时隔离与治疗患者。同时，对可疑病例应尽快进行特异性实验室检查，识别轻型患者。加强国境卫生检疫。

2. 切断传播途径 防蚊、灭蚊是预防本病的根本措施。改善卫生环境，消灭伊蚊孳生地，清理积水。喷洒杀蚊剂消灭成蚊。

3. 保护易感人群 注意饮食，均衡营养，劳逸结合，适当锻炼，增强体质。登革疫苗仍处于研制、试验阶段，已研制出登革病毒1型和2型的蛋白质和DNA基因疫苗，正在进行动物试验，但尚未能在人群中推广应用。由于低滴度的登革病毒1型抗体有可能成为促进型抗体，诱发登革出血热的发生，因而增加了疫苗研制、应用的难度。

[附] 登革出血热

登革出血热（dengue hemorrhagic fever）是登革热的一种严重临床类型。起病类似典型登革热，发热2～5 d后病情突然加重，发生多器官较大量的出血和休克，出现血液浓缩，血小板减少，白细胞增多，肝肿大。多见于青少年患者，病死率较高。

1950年在泰国首先发现登革出血热，以后在东南亚、太平洋岛屿及加勒比海地区相继发生本病流行。

【发病机制和病理】 四型登革病毒均可引起登革出血热，但以第二型最为常见。1985年在我国海南省出现的登革出血热也是由第二型登革病毒所引起的。

在东南亚各国，登革出血热多见于1～4岁的儿童。在我国的海南省，则以15～30岁患者占多数。

本病的发病机制尚未完全阐明，目前的发病机制只是一种假说。人被登革病毒感染后可产生特异性抗体，婴儿则可通过胎盘从母体中获得抗体。这些低滴度的抗体具有较弱的中和作用和较强的促进登革病毒复制作用，故称为促进性抗体（enhancing antibody）。它可促进登革病毒与单核细胞或巨噬细胞表面的Fc受体结合，并可促进登革病毒复制，使被激活的$CD4^+$ T淋巴细胞和单核细胞释放一些血管活性因子，如TNF－α、IL－2、IL－6、IL－8、IL－10、IL－12和IFN－γ等，导致血管通透性增加，血浆蛋白从微血管中渗出，引起血液浓缩和休克。凝血系统被激活则可引起弥散性血管内凝血（disseminated intravascular coagulation，DIC），加重休克，并与血小板减少一起导致各系统的出血。有人发现由第二型登革病毒引起的儿童登革热，若发病3 d内其血浆中游离的登革病毒非结构蛋白NS1水平＞600 ng/ml则很可能发展为登革出血热。

然而，有人用定量竞争逆转录-聚合酶链反应（QC-RT-PCR）技术检测患者血浆中登革病毒RNA，结果发现登革热和登革出血热患者的血浆病毒量无明显差异。提示登革出血热的发病机制较复杂，不仅仅是由于登革病毒复制率较高所致。

另外，有人发现G-6PD缺陷的男性登革热患者较易发生登革出血热。

病理变化主要是全身毛细血管内皮损伤，通透性增加，导致血浆蛋白外渗，微血管周围出血、水肿及淋巴细胞浸润，单核巨噬细胞系统增生。

【临床表现】 潜伏期同登革热，临床上可分为单纯的登革出血热及较重的登革休克综合征两型。

1. 登革出血热 早期具有典型登革热的临床表现，常于病程的第2～5日出现病情突然加重，表现为皮肤变冷、脉速，昏睡或烦躁，出汗，肝肿大，皮肤瘀点或瘀斑，束臂试验阳性，牙龈出血、鼻出血、消化道出血、咯血、血尿、阴道出血或胸腔、腹腔出血。

2. 登革休克综合征 登革休克综合征（dengue shock syndrome）是患者在发生出血的基础上，其血压和脉压差呈进行性下降，随即进入休克状态。早期患者的神智仍可清醒。若不及时治疗，患者可逐渐表现为恐惧、烦躁、谵妄和昏迷，可于4～24 h内死亡。

【并发症】 与登革热相同，但发生率较高、病情较严重。

【诊断】

1. 流行病学资料 与登革热相同。

2. 临床表现 有典型登革热的临床表现，有出血倾向，如皮肤有瘀点、瘀斑，腔道出血如牙龈出血、鼻出血、消化道出血、咯血、血尿、阴道出血或胸腔、腹腔出血等。登革休克综合征患者出现血压和脉压差的进行性下降，当收缩血压＜12 kPa（90 mmHg），脉压差＜2.7 kPa（20 mmHg）时，患者即进入休克状态。

3. 实验室检查 可发现血液白细胞总数从减少到轻度增加，中性粒细胞稍增多。血小板减少，可低至30×10^9/L以下。血液浓缩，血液红细胞比积增加20%以上。凝血因子减少，补体水平下降，纤维蛋白降解物升高。血浆白蛋白降低，血清转氨酶升高，出血时间和凝血酶原时间延长，纤维蛋白原下降。血清学检查和病毒分离同登革热。

若患者有符合登革热诊断的流行病学资料和典型的临床表现，血清中登革病毒IgM抗体阳性；或双份血清，恢复期特异性IgG抗体滴度比急性期有4倍或更高增长；或在血清中分离出登革病毒，再加上发生多器官较大量出血、肝肿大，血细胞比容增加20%以上者，诊断为登革出血热。

若患者在登革出血热的基础上同时伴有休克者，则诊断为登革休克综合征。

【鉴别诊断】 登革出血热和登革休克综合征应与下列疾病作鉴别诊断。

1. 钩端螺旋体病 皮疹、皮肤瘀点较少见，较常出现腓肠肌痛、眼结膜下出血，早期即有肾损害，尿中出现蛋白质、细胞和管型，外周血白细胞增多。若延误诊治，重型病例后期常出现出血和多器官损害。血清钩端螺旋体凝集溶解试验阳性。

2. 败血症 多有原发性感染病灶，外周血白细胞增多、核左移，休克常见。若延误诊治，重型病例后期可出现出血和多器官损害、迁陡化脓性病灶。血液培养有细菌生长。

3. 流行性出血热 病程中疼痛、高血容量综合征、肾损害更显著，外周血白细胞增多，常达20×10^9/L以上，异型淋巴细胞占10%以上。多于退热时出现休克，病情加重，随后出现少尿或无尿。若延误诊治，重型病例后期则出现严重出血和多器官损害。血清流行性出血热病毒抗体阳性。

4. 流行性脑脊髓膜炎 多于冬春季发病，头痛、呕吐、脑膜刺激征阳性，脑脊液呈化脓性改变，瘀点、脑脊液离心沉淀涂片经革兰染色后镜检可在中性粒细胞的胞质内发现紫红色球菌。血液、脑脊液培养可有脑膜炎球菌生长。

5. 恙虫病 重型病例后期亦可导致出血和多器官损害。可在绝大多数病例的皮肤发现焦痂或溃疡。血清变形杆菌凝集试验（外-斐反应）检查，OX_K凝集抗体阳性，效价达1∶160或以上。血液接种于小鼠腹腔可分离出恙虫病立克次体。

6. 伤寒 缓慢起病，体温逐渐升高，表情淡漠、玫瑰疹常见。外周血白细胞减少，嗜酸粒细胞减少或消失。若延误诊治，重型病例后期亦可出现出血和多器官损害。血清肥达试验可阳性，血液培养可有伤寒杆菌生长。

7. 重型药物变态反应 有应用致敏药物史，皮疹可为多形性，如斑丘疹、荨麻疹、瘀点、瘀斑等，严重病例可发生剥脱性皮炎。广泛性皮肤充血、水肿、瘙痒常见。若延误诊治，重型病例后期亦可出现休克、出血和多器官损害。血液白细胞总数常升高，嗜酸粒细胞增多。

8. 急性中毒 有误食毒物史，如毒蘑菇、河豚、鱼胆、杀虫剂、毒鼠药、甲醇等，起病急，突然出现头痛、腹痛、呕吐、视力障碍、肢体乏力或麻痹、昏迷。若延误诊治，重型病例后期亦可出现休克、出血和多器官损害。进食后的残余物、血液与尿液分析有助于明确诊断。

9. 急性白血病 起病较缓慢，主要表现为发热、贫血、出血，易发生感染。体格检查可发现胸骨压痛，肝脾肿大。若延误诊治，后期亦可出现休克、出血和多器官损害。外周血出现幼稚的白细胞。骨髓检查有助于明确诊断。

【预后】 登革出血热的病死率为1%～5%。登革休克综合征的预后不良，病死率可高达10%～22%。主要致死原因是中枢性呼吸衰竭和多器官功能衰竭。

【治疗】 除实施登革热的支持及对症治疗外，尚需采取下列治疗措施。

1. 一般治疗及支持治疗 与登革热相同。要特别注意观察患者的尿量和大便情况。每日应保持2 000 ml左右的尿量，每日排大便1～2次。并且，应注意观察患者的尿液是否出现呈浓茶样或酱油样改变，大便是否呈柏油样改变。

2. 对症治疗

(1) 纠正失水状态　对因大量出汗、呕吐、腹泻而导致脱水者，应及时补液。首先可选用口服补液，必要时才作静脉补液。于补液的过程中，应注意观察患者的皮肤弹性、尿量和血液血细胞比容。不宜大量补液，以免因诱发脑水肿而加重病情。

(2) 纠正酸中毒　休克患者较常发生代谢性酸中毒。纠正酸中毒可增强心肌收缩力，恢复血管对血管活性药物的反应性，并防止DIC的发生。可纠正代谢性酸中毒的药物有多种，一般宜首选5%碳酸氢钠（sodium bicarbonate），其次为11.2%乳酸钠（sodium lactate），但肝功能损害者不宜选用乳酸钠。三羟甲基氨基甲烷(trishydroxymethylaminomethane,THAM)适用于需限钠的患者,因其易透入细胞内,有利于细胞内酸中毒的纠正;其缺点为静脉滴注时,万一溢出静脉外则可致局部组织坏死,静脉滴注过快可抑制呼吸,甚至呼吸停止。这些药物的剂量可参照 CO_2CP 测定结果计算:5%碳酸氢钠 0.5 ml/kg,或 11.2%乳酸钠 0.3 ml/kg,或 3.63% THAM 0.6 ml/kg,可提高 1vol%(0.449 mmol/L)的 CO_2CP。值得注意的是这些碱性药物只能起纠正代谢性酸中毒的作用,而且当血容量不足时,其疗效常欠佳。

(3) 防治出血　有出血倾向者,可选用安络血(adrenosem)、酚磺乙胺(dicynone)、维生素 C 及维生素 K 等一般止血药物。上消化道出血者,宜暂时禁食,可口服凝血素酶(thrombin),用冷牛奶溶解成 10～100 U/ml,每次口服 500～4 000 U,每 2～4 h 口服 1 次。亦可缓慢地静脉注射奥美拉唑[omeprazole(洛赛克,losec)],成人每日 40 mg。严重病例可插胃镜诊治。大量出血、严重贫血时,可输新鲜全血或血小板,但应注意避免血液浓缩。

(4) 抗休克治疗　对休克患者应及时给予补充血容量、纠正酸中毒、调整血管收缩功能,消除血细胞聚集以防止微循环淤滞,以维持重要脏器的血液供应、保持正常功能等。

1) 补充血容量:扩充血容量治疗是抗休克治疗的基本手段。所用的液体可分为晶体液与胶体液,临床应用时需合理组合。

胶体液:①右旋糖酐 40(分子量 2 万～4 万)能覆盖红细胞、血小板和血管内壁,增加互斥性,从而防止红细胞凝集,抑制血栓形成,改善血流。输注后可提高血浆渗透压,拮抗血浆外渗,从而补充血容量,稀释血液,降低血黏度,疏通微循环,防止 DIC。滴速宜较快(4 h 内),每日用量以不超过 1 000 ml 为宜。然而,有严重肾功能减退、充血性心力衰竭和严重出血倾向者应慎用。偶可引起变态反应。②血浆、白蛋白适用于低蛋白血症患者,血细胞比容以维持于 35%～40%为宜。③其他如羟乙基淀粉(706 代血浆)亦可提高胶体渗透压,而且不良反应较小。

晶体液:常用的晶体液有 5%、10%、25%与 50%葡萄糖注射液,5%葡萄糖生理盐水注射液等。静脉滴注的速度宜先快后慢,用量宜先多后少,尽快改善微循环、逆转休克状态。补液量应视患者具体情况和心肾功能状况而定。补液过程中应注意患者有无肺水肿、颅内高压征出现,必要时可在中心静脉压监护下输液,或同时监测血浆胶体渗透压和肺动脉楔压的梯度。5%～10%葡萄糖液主要供给水分和热量,减少蛋白质和脂肪的分解。25%～50%的葡萄糖注射液尚有短暂扩容和渗透性利尿作用,休克早期不宜用。

扩容治疗要求达到:①组织灌注良好,患者神情安宁,口唇红润,肢体温暖,发绀消失。②收缩压>12 kPa(90 mmHg),脉压差>2.7 kPa(20 mmHg)。③脉率<100 次/min。④尿量>30 ml/h。⑤血红蛋白回复基础水平,血液浓缩现象消失。

2) 应用血管活性药物:在扩充血容量的同时,酌情静脉滴注血管活性药物有助于纠正休克。常用的血管活性药物有两类。

扩张血管的药物:适用于低排高阻型休克(冷休克),应在充分扩容的基础上使用。常用者如下。①α 受体阻滞剂,可解除内源性去甲肾上腺素所引起的微血管痉挛和微循环淤滞。可使肺循环内的血液流向体循环而防治肺水肿。较常用的是酚妥拉明[phentolamine(立其丁,regitine),其作用快而短,易于控制。剂量为 5～10 mg/次(儿童 0.1～0.2 mg/kg),用 5%或 10%葡萄糖注射液 250～500 ml 稀释后静脉滴注,开始时宜慢,以后根据反应,调整滴速。情况紧急时,可先以小剂量加入葡萄糖液或生理盐水 10～20 ml 中缓慢静脉注射,继以静滴 0.1～0.3 mg/min。②β 受体兴奋剂,以异丙肾上腺素(isoprenaline)为代表,有增强心肌收缩、加快心律、加速传导和中等度扩张血管的作用。但在增强心肌收缩的同时,显著增加心肌的耗氧量和心室的应激性,易引起心律失常。有冠心病患者忌用。剂量为每 100 ml 0.1～0.2 mg,静脉滴注速度为成人 2～4 μg/min,儿童 0.05～0.2 μg/kg。心率以成人不超过 120 次/min,儿童不超过 140 次/min 为宜。③多巴胺(dopamine),具有兴奋 α、β 和多巴胺受体的作用,视剂量大小而异。当剂量为 2～5 μg/(kg·min)时,主要兴奋多巴胺受体,使内脏血管扩张,尤其使肾脏血流量增加,尿量增加;剂量为 6～15 μg/kg 时,主要兴奋 β 受体,使心肌收缩增强,心排血量增加,而对心率的影响较小,较少引起心律失常。当剂量>20 μg/(kg·min)时,则主要起兴奋 α 受体的作用,也可使肾血管收缩,应予注意。常用剂量为每 100 ml 10～20 mg,静脉滴注速度为 2～5 μg/(kg·min)。这是目前较常应用的抗休克药物,对伴有心肌收缩减弱、尿量减少而血容量已补足的休克患者疗效较好。④抗胆碱能药,有阿托品(atropine)、山莨菪碱(anisodamine,654-2)、东莨菪碱[scopolamine(海俄辛,hyoscine)]等。本组药物具有解除小血管痉挛,改善微循环,阻断 M 受体,维持细胞内 cAMP/cGMP 的比值态势,兴奋呼吸中枢,解除支气管痉挛,抑制腺体分泌,保持通气良好,调节迷走神经,加快心率,抑制血小板和中性粒细胞凝聚等作用,较大剂量时可解除迷走神经对心脏的抑制作用。大剂量阿托品可引起烦躁不安,皮肤潮红,灼热,兴奋,散瞳,心率加快,口干,便秘,小便困难等。东莨菪碱对中枢神经作用以抑制为主,有明显镇静作用,剂量过大时可引起谵妄、激动不安等。山莨菪碱在解痉方面有选择性较高,而副作用相对较小的优点,临床用于感染性休克,常取代阿托品或东莨菪碱。有青光眼者忌用本组药物。山莨菪碱成人每次 0.3～0.5 mg/kg(儿童剂量可酌增),阿托品每次 0.03～0.05 mg/kg,东莨菪碱每次 0.01～0.03 mg/kg。静脉注射,每 10～30 min 注射 1 次,病情好转后逐渐延长给药间隔时间直至停药。如用药 10 次以上仍无效,或出现明显中毒症状,应立即停用,并改用其他药物。

收缩血管的药物:只有提高血液灌注压的作用,而血管管径却缩小。在下列情况下可考虑应用。①血压骤降,血容量一时未能补足,可短期内应用小剂量以提高血压,加强心肌收缩,保证心、脑血氧供应。②与 α 受体阻滞剂或其他扩血管药物联合应用以消除其 α 受体兴奋作用而保留其 β 受体兴奋作用,并可对抗 α 受体阻滞剂的降压作用,尤适用于伴有心功能不全的休克病例。常用的缩血管药物有间羟胺[metaraminol(阿拉明,aramine)]和去甲肾上腺素(noradrenaline)。间羟胺剂量为每 100 ml 10～20 mg,静脉滴注速度为 20～40 滴/min。去甲肾上腺素的剂量为每 100 ml 0.5～1.0 mg,滴速为 4～8 μg/min。以间羟胺较为多用。静脉滴注时,应根据患者的血压改变情况而调节滴速。

(5) 抗 DIC 治疗　休克时血液黏滞度增高，初期呈高凝状态，其后纤溶亢进而转为低凝状态。发生 DIC 时，血小板计数进行性降低，凝血酶原时间及凝血活酶时间延长，纤维蛋白原减少，纤维蛋白降解产物增多。凝血酶时间延长，血浆鱼精蛋白副凝试验(3P 试验)阳性。对 DIC 患者宜采用中等剂量肝素治疗，每 4～6 h 静脉滴注或静脉注射 1.0 mg/kg(一般为 50 mg，相当于 6 250 U)，使凝血时间控制在正常的 2 倍以内。DIC 情况改善后可停药。

(6) 维护重要脏器的功能

1) 强心药物的应用：休克后期的患者常并发心功能不全，老年人和幼儿尤易发生。出现心功能不全征象时，应严格控制静脉输液量和滴注速度，并给予快速起作用的强心药物，如去乙酰毛花苷 C(deslanoside，西地兰，cedilanid D)或毒毛花苷 K(strophanthin K)，以增强心肌收缩力，提高心脏排血功能。

2) 维护呼吸功能：经鼻导管或面罩间歇加压吸氧，保持呼吸道通畅，必要时考虑做气管插管或切开并行间歇正压辅助呼吸，清除呼吸道分泌物，防治继发感染。如仍不能使 PaO_2 达到 60 mmHg，应及早给予呼气末正压呼吸。除纠正低氧血症外，应及早给予血管解痉剂以降低肺循环阻力，控制入液量，尽量少用晶体液。为了减轻肺间质水肿，可静脉滴注 25%人血清白蛋白并酌情应用呋塞米(速尿)，以防治 ARDS。

3) 维护肾功能：当登革休克综合征患者出现少尿、无尿、氮质血症等时，应鉴别其为肾前性或急性肾功能不全所致。在心脏有效搏出血量和血压回复之后，如患者仍持续少尿，可行液体负荷与利尿试验，即快速静滴甘露醇 100～300 ml，或静注呋塞米 40 mg，如排尿无明显增加，而心功能良好，则可再重复 1 次，若仍无尿，提示可能已发生了急性肾功能不全，应给予相应处理。若出现氮质血症，可做血液透析治疗。

4) 防治脑水肿：当患者出现烦躁、神志改变、一过性抽搐或颅内压增高征象时，应及早给予血管解痉剂、渗透性脱水剂如甘露醇、较大剂量的糖皮质激素如静脉滴注地塞米松。

(7) 糖皮质激素的使用　肾上腺糖皮质激素能降低外周血管阻力，改善微循环；增强心肌收缩，增加心排血量；维护血管壁、胞膜和溶酶体膜的完整性与稳定性，减轻和抑制毛细血管渗漏；稳定补体系统，抑制中性粒细胞等的活化；维护肝脏线粒体的正常氧化磷酸化过程和肝酶系统的功能；抑制花生四烯酸代谢；抑制脑垂体 β 内啡肽的分泌；拮抗内毒素，减轻毒血症，并有非特异性抗炎作用，能抑制炎症介质和细胞因子的分泌。此外，尚有解除支气管痉挛，抑制支气管腺体分泌，促进炎症吸收，降低颅内压和减轻脑水肿等作用。采用大剂量的泼尼松 30 mg/kg 或地塞米松 2 mg/kg 作动物实验和早期临床应用，取得相当好的疗效。虽然近年多中心临床试验未能证实糖皮质激素对纠正休克有确切疗效，但是一般认为对中毒症状严重及休克的病例，仍可酌情静脉滴注肾上腺糖皮质激素，如地塞米松，每日 10～20 mg，疗程为 2～5 d。

【预防】 同登革热。

参考文献

[1] 李刚. 登革热[M]//杨绍基. 传染病学. 第 7 版. 北京：人民卫生出版社，2008：98 - 103.

[2] 张复春，卢业成，陈燕清，等. 2002 至 2003 年广州及周边地区 1032 例登革热的临床特征[J]. 中华传染病杂志，2005，23(2)：121 - 124.

[3] 韩万柏，杨学颖. 我国登革热研究概况[J]. 临床军医杂志，2003，31(3)：103 - 104.

[4] Dejnirattisai W，Duangchinda T，Lin CL，et al. A complex interplay among virus，dendritic cells，T cells，and cytokines in dengue virus infections [J]. J Immunol，2008，181(9)：5865 - 5874.

[5] Wu SJ，Pal S，Ekanayake S，et al. A dry-format field-deployable quantitative reverse transcriptase-polymerase chain reaction assay for diagnosis of dengue infections [J]. Am J Trop Med Hyg，2008，79(4)：505 - 510.

[6] Da Silva-Nunes M，De Souza VA，Pannuti CS，et al. Risk factors for dengue virus infection in rural Amazonia：population-based cross-sectional surveys [J]. Am J Trop Med Hyg，2008，79(4)：485 - 494.

[7] Giri S，Agarwal MP，Sharma V，et al. Acute hepatic failure due to dengue：a case report [J]. Cases J，2008，1(1)：204.

[8] King CC，Chao DY，Chien LJ，et al. Comparative analysis of full genomic sequences among different genotypes of dengue virus type 3 [J]. Virol J，2008，5：63.

[9] Kyle JL，Harris E. Global spread and persistence of dengue [J]. Annu Rev Microbiol，2008，62：71 - 92.

[10] Kanakaratne N，Wahala WM，Messer WB，et al. Severe dengue epidemics in Sri Lanka，2003 - 2006 [J]. Emerg Infect Dis，2009，15(2)：192 - 199.

第三十一节　艾　滋　病

贺永文

艾滋病即获得性免疫缺陷综合征(acquired immunodeficiency syndrome，AIDS)，是由人类免疫缺陷病毒(human immunodeficiency virus，HIV)引起的一种严重传染病。病毒特异性地侵犯并毁损 $CD4^+$ T 淋巴细胞(辅助性 T 淋巴细胞)，造成机体细胞免疫功能受损。感染初期可出现类感冒样或血清病样症状，继之进入较长的无症状感染期，最后发生各种严重机会性感染和恶性肿瘤，成为艾滋病。

【病原学】 1984年证实引起艾滋病的病原是逆转录病毒(retrovirus),1986年7月被国际病毒分类委员会(International Committee on the Taxonomy of Viruses, ICTV)统一命名为人类免疫缺陷病毒(HIV),又称艾滋病病毒。HIV是RNA病毒,可在体外淋巴细胞系中培养,属逆转录病毒科(Retroviridae)慢病毒属(*Lentiviridae*)。迄今已发现HIV有两型:HIV-1和HIV-2。

1. HIV-1 起源于中非,后扩散到海地、欧洲、北美及全世界,它选择性地侵犯$CD4^+$ T淋巴细胞,也能感染B细胞、小神经胶质细胞及骨髓干细胞,是引起艾滋病的主要毒株。

(1) HIV-1的形态及结构 电镜下观察HIV-1呈圆形颗粒,直径约110 nm。病毒外膜由两层类脂组成,它是新形成的病毒从人的细胞芽生至细胞外时形成,既有病毒蛋白质成分,也含有宿主细胞膜的蛋白质。锚定在外膜上的外膜糖蛋白(Env)由三分子的球状物gp120和三分子的主干gp41组成,gp120呈球形突出于病毒包膜之外,gp41与gp120相连,另一端贯穿病毒包膜。包膜内是呈钝头圆锥形的核,位于中央,核心外面为核衣壳蛋白(P24, P17)。核内含两条完全相同的单链病毒RNA链、Mg^{2+}依赖性逆转录酶(RT, P51/P66)、整合酶(INT, P31)和蛋白酶(PI, P15)等成分(图2-31-1)。

(2) HIV-1的基因组及其功能 HIV-1病毒基因组长约10 kb,两端各有一个称为长末端重复(long terminal repeat, LTR)的RNA序列,长约634 bp。LTR含调控HIV基因表达的DNA序列,可控制新病毒产生,能被宿主细胞或HIV的蛋白质所触发。HIV-1病毒基因组还含有9个基因,包括3个结构基因、6个调节基因和辅助功能基因(图2-31-2)。

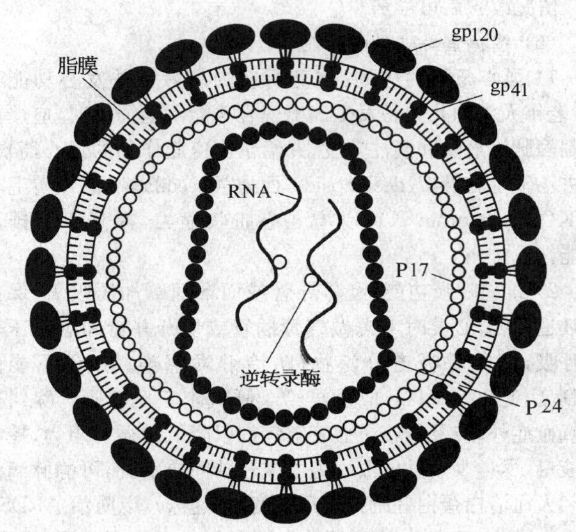

图2-31-1 HIV-1的模拟结构

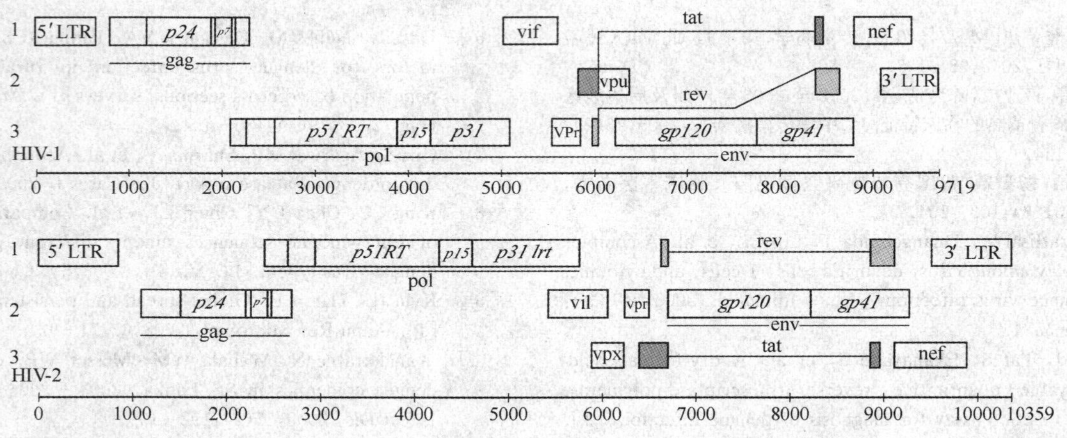

图2-31-2 HIV-1/HIV-2基因结构图

3个结构基因是*gag*、*pol*和*env*。*gag*(310～1 869 bp)编码病毒核心的结构蛋白,产生一个55 kDa的前体蛋白(P55),裂解后成为4个较小的蛋白质成分:P17、P24、P6和P7,它们共同构成病毒的核心蛋白结构。*pol*(1 629～4 673 bp)编码一个较大的前体多肽,它包括3个蛋白产物:蛋白酶P15、逆转录酶P66/P51和整合酶P31。*env*(5 781～8 369 bp)编码一个含糖多肽前体gp160,它由外膜糖蛋白gp120和跨膜糖蛋白gp41组成。

6个调节基因和辅助功能基因分别是*tat*、*rev*、*nef*、*vif*、*vpr*和*vpu*。*tat*(5 358～5 635 bp)编码一个14 kDa(P14)蛋白质(反式激活因子),它在转录和转录后水平上调HIV-1的表达。*rev*(4 493～4 542 bp)编码的蛋白质(P19,毒粒蛋白表达调节子)是HIV-1复制所必需的,它可促进未拼接的病毒mRNA从细胞核转移到细胞质,对结构蛋白有正调控作用,对调节蛋白有负调控作用,缺乏时,gag和env蛋白不能合成。*vif*(4 588～5 196 bp)编码一个23 kDa(P23)的蛋白质

（毒粒感染性因子），有了它才能产生具有感染性的病毒体。*vpr*(5 592～5 828 bp)编码一个 15 kDa(P15)的蛋白质（病毒 R 蛋白），它有助于转运病毒整合前复合物到细胞核，具有较弱的反转录激活作用，可促进病毒蛋白质产生，抑制细胞分裂。*vpu* 编码一个 16 kDa 的蛋白质(P16，病毒 U 蛋白)，它可能影响着新病毒颗粒的装配和释放。*nef*(4 970～5 043 bp)基因编码一个 27 kDa(P27)的蛋白质（负调控因子），可下调 LTR 表达，降低 HIV-1 感染细胞的 $CD4^+$ 表达，对 HIV 复制起负调节作用。

(3) *HIV-1 感染细胞及复制*　游离的 HIV-1 遇到 $CD4^+$ 细胞时，选择性地吸附于靶细胞的 CD4 受体上，一个以上的 HIV-1 的包膜糖蛋白(gp120)与靶细胞表面的 CD4 分子紧紧结合，导致 gp120 分子内部的构相发生变化，使 gp120 同时与靶细胞表面的辅助受体(CCR2、CCR5 或 CXCR4)结合。通常，gp120 与 CD4 和 CCR5 结合感染巨噬细胞，与 CD4 和 CXCR4 结合感染 T 淋巴细胞。继之，在 gp41 的参与下，HIV 的外膜与靶细胞膜发生膜的融合。随后，病毒即脱去外膜将其核心部分注入细胞质内。尽管 $CD4^+$ T 淋巴细胞是 HIV 感染的主要靶细胞，但免疫系统的其他带有或不带有 CD4 分子的细胞也可被 HIV 感染，其中单核巨噬细胞能隐藏大量的病毒，成为 HIV 的贮存仓库。部分 $CD4^+$ T 淋巴细胞也是一个重要的 HIV 贮藏库，这些细胞呈一种稳定的、不活跃的形式藏匿 HIV。HIV 还可借助 CD4 分子的介导，造成感染细胞和未感染细胞间的融合，而发生细胞间的扩散。

研究发现，HIV-1 感染 $CD4^+$ 和 CCR5 及巨噬细胞如果没有树突细胞(DC)特异的 HIV-1 结合蛋白(DC-SIGN)的辅助，是不可能的。DC-SIGN 是一种 44 kDa 的树突细胞的表面蛋白。HIV-1 侵入人体后，首先感染 DC。这一过程是借助于 gp120 与 DC-SIGN 的特异性结合来完成的。随后病毒被 DC 吞噬进入细胞内。DC 将外来的病毒抗原加工处理，并将抗原信息提呈给 T 淋巴细胞，激发抗病毒免疫反应。同时，在抗原提呈过程中，DC 与 T 淋巴细胞直接接触，也将病毒传递给了 T 淋巴细胞，造成 T 淋巴细胞的感染。

在细胞质，HIV RNA 在逆转录酶的作用下形成 cDNA，在 DNA 聚合酶的作用下形成双链 DNA。这个双链 DNA 既可以游离形式留在细胞质内，并转录成 HIV RNA；又能移动至细胞核内，借助于 HIV 整合酶整合进宿主细胞的基因组，形成前病毒。前病毒通过转录产生 HIV RNA 和 mRNA，它们被转移至细胞质。HIV mRNA 翻译产生新的 HIV 逆转录酶、基因组 RNA、结构蛋白、调节蛋白、包膜糖蛋白等，并在内质网核糖体进行糖化和加工，在蛋白酶作用下裂解，产生子代病毒的蛋白质和酶类。gag 蛋白与病毒 RNA 结合装配成核壳体，以芽生的方式萌出细胞外的过程中从胞质膜获得病毒体的包膜，产生新的成熟的病毒颗粒。

整合在宿主细胞基因组内的 HIV-1 前病毒已成为宿主基因组的一部分，它与宿主细胞 DNA 一起复制，并遗传至子代细胞。因此，整合的前病毒被永远合成到宿主细胞基因组，或隐匿转录，或高水平表达其基因，而产生大量的子代病毒。

2. HIV-2　是 20 世纪 80 年代中期从西非患者中分离出的另一种能引起艾滋病的逆转录病毒。主要限于西非，但在美国、欧洲、南非、印度等国家和地区已发现有 HIV-2 感染病例。1999 年起在中国部分地区发现并证实有少数 HIV-2 感染者。HIV-2 的超微结构及细胞嗜性与 HIV-1 相似。在分子学特性方面，HIV-2 与猴免疫缺陷病毒(SIV)相近，与 HIV-1 的结构蛋白差异较大，尤其是外膜蛋白。其核苷酸和氨基酸序列与 HIV-1 相比明显不同，仅 40%～60%与 HIV-1 相似，而 75%与某些 SIV 相似。HIV-2 基因组既有 *gag*、*env* 和 *pol* 3 个结构基因，也有调节基因和辅助功能基因 *tat*、*rev*、*nef*、*vif* 和 *vpr*（图 2-31-2）。所不同的是 HIV-2 没有 *vpu* 基因，而是在其中央区有一个 *vpx* 基因，编码一个 12 kDa 的蛋白质(P12～P16，病毒蛋白 X)，这是 HIV-1 所没有的，其功能尚不清楚，可能与病毒的致病性有关。HIV-2 的抗原特性与 HIV-1 不同，两者的结构蛋白交叉反应最强，而外膜蛋白交叉反应最弱。与 HIV-1 一样，HIV-2 也选择性地侵犯 $CD4^+$ T 淋巴细胞，但它的毒力不如 HIV-1 强，传染性较低，引起的艾滋病临床进展较慢，症状较轻。

HIV-1 和 HIV-2 两型间氨基酸序列的同源性为 40%～60%。目前已确定 HIV-1 有 3 组 13 个亚型，即 M 组的 A、B、C、D、E、F、G、H、I、J、K 11 个亚型，O 组的 O 亚型，N 组的 N 亚型；HIV-2 至少有 7 个亚型，即 A、B、C、D、E、F、G 亚型。HIV-1 的 M 组病毒呈全球性流行，O 组病毒和 HIV-2 则多限于非洲的某些局部地区流行。

中国流行的主要为 HIV-1 型的 A、B(欧美 B)、B′(泰国 B)、C、D、E、F 和 G 8 个亚型。及时发现并鉴定 HIV 各种亚型对于流行病学调查、开发新的诊断试剂及疫苗均具有重要意义。

HIV 在外界环境中的生存能力较弱，一般消毒剂如 70%乙醇、0.2%次氯酸钠、5%～8%甲醛及 $(5\sim10)\times10^{-3}$ 的有机氯溶液等均能灭活病毒。但紫外线或 γ 射线不能灭活 HIV。HIV 对热很敏感，对低温耐受性强。56℃处理 30 min 可使 HIV 在体外对人的 T 淋巴细胞失去感染性，100℃处理 20 min 可将 HIV 完全灭活。

【流行病学】

1. 流行状况　自 1981 年在美国报道首例艾滋病患者后，至今全球已有 199 个国家和地区报告 HIV 感染者或艾滋病患者。估计全球累计已有 6 500 万人以上感染了 HIV，已有约 2 500 万人死于艾滋病，男女比例已接近1∶1。回顾性调查发现，在保存的非洲中部国家1959年的血清中检测到HIV抗体，20世纪70年代末已有本病发生。

截至2007年底，全球艾滋病患者约有3 320万人，新增感染者约250万，死亡210万。目前全球艾滋病的流行仍以非洲为主，特别是撒哈拉沙漠以南的非洲国家最为严重，尤以乌干达、尼日利亚和肯尼压为甚。欧美等发达国家的HIV感染率已明显下降，而亚洲地区的感染率和发病率近年迅速增加。多数HIV感染者集中在少数几个国家，流行较严重。

截至2010年11月29日，卫生部通报中国累计报告艾滋病病毒感染者和患者370 393例，其中患者132 440例，死亡68 315例。估计中国现存艾滋病病毒感染者和患者约74万人。云南、河南、广西、新疆、广东和四川六省累计报告的HIV感染者和艾滋病患者数占全国累计报告数的80.5%。河南、云南、广西、安徽、广东和湖北六省累计报告艾滋病患者数占全国累计报告的83.0%。河南、云南、广西、湖北、安徽、广东和四川七省累计报告死亡人数占全国累计报告数的80.5%。

2. 传染源 HIV感染者及艾滋病患者是本病的传染源。已从艾滋病患者的血液、精液、阴道分泌物、宫颈黏液、唾液、眼泪、脑脊液、乳汁、羊水和尿液中分离出HIV，但流行病学研究证明主要是血液和精液具有传播作用，乳汁也可使婴儿受感染。

3. 传播途径 本病的传播途径多种多样，但一般日常生活接触不会感染HIV，如握手、拥抱、礼节性亲吻、同吃同饮、共用厕所和浴室、共用办公室、共用公共交通工具及娱乐设施等。已证实的传播途径主要有下述4种。

(1) 性接触传播 是本病的主要传播途径，据估计占全世界感染者的70%以上。无论是同性还是异性之间的性接触都可能导致艾滋病的传播。HIV感染者的精液或阴道分泌物中有大量的病毒，在性活动(包括阴道性交、肛门性交和口交)时，由于性交部位的摩擦，很容易造成生殖器黏膜的细微破损，这时病毒就会乘虚而入，进入未感染者的血液中。由于直肠的肠壁较阴道壁更容易破损，所以肛门性交传染的危险性比阴道性交的危险性更大。由于目前卖淫、嫖娼等现象在世界各地均存在，在我国大陆呈隐蔽或半隐蔽的状况，缺乏监管，导致各种性病的发病率高。通过性接触途径感染HIV已成为主要的传播途径。

(2) 注射传播 静脉注射吸毒者之间共用针头或注射器；医院消毒隔离措施不严或使用非一次性注射器，造成医源性传播；医护或科研人员意外地被HIV污染的针头、手术刀或其他物品刺伤等均可造成传播。在我国HIV感染者中，通过共用注射器注射毒品而感染HIV是仅次于性接触传播的重要传播途径。

(3) 血源传播 输入被HIV污染的鲜血、血浆或其他血制品，如血友病患者经常输入第Ⅷ因子、再生障碍性贫血患者经常输血等；或因不规范和非法采供血活动，亦可造成艾滋病的传播。经过世界各国采取措施加强管理，目前HIV经血源传播的机会已大大减少。

(4) 母婴传播 感染本病的孕妇可在妊娠期间通过胎盘将HIV传播给胎儿。在分娩期，由于胎盘血及阴道分泌物均含有病毒，可使新生儿受染。约1/3的儿童是在出生后通过与受染母亲的密切接触而被感染。据报道HIV-1的母婴传播感染率为30%～50%，而HIV-2的母婴传播感染率较低，不到10%。可能与感染者血中HIV-2的滴度低于HIV-1有关。

其他少见传播途径还有经破损皮肤、牙刷、刮脸刀片、口腔科操作以及应用HIV感染者的器官移植或人工授精等。吸血昆虫能否传播本病尚无定论。

在我国，艾滋病的传播方式已演变成以性接触传播为主要的传播途径(其中以异性性接触传播为主，占40.6%，男男性传播只占11.0%)，其次是静脉注射吸毒感染占38.1%(主要分布在云南、新疆、广西、广东、贵州、四川、湖南七省、自治区)，既往采供血、输血或使用血制品传播占9.3%(主要在河南、安徽、湖北、山西四省)，母婴传播占1.0%。

目前，我国的艾滋病疫情处于总体低流行、特定人群和局部地区高流行的态势。其主要流行特点为疫情上升速度有所减缓；疫情地区分布差异大；流行因素广泛存在；性传播逐渐成为主要传播途径。

4. 易感人群 人群普遍易感，但与个人的生活方式、卫生习惯及社会因素的影响等有关。成人高危人群包括：静脉注射吸毒者，性滥交或卖淫嫖娼者，血友病、再生障碍性贫血等经常接受输血、血制品患者，器官移植者，接受非法采供血者。感染者中男女性别差异已趋接近。发病年龄主要为20～50岁的青壮年。中国女性HIV的感染率正在逐渐增加，估计目前可能达到30%左右。目前在中国，易感人群已呈由上述高危人群向一般人群转移的趋势。

【发病机制和病理】

1. 发病机制 仍不甚清楚，许多仍属实验结果或推测。

(1) HIV感染引起的免疫反应 机体感染HIV的初期(2～10周)，HIV致敏淋巴细胞(主要是$CD4^+$ T淋巴细胞)后，通过分泌各种细胞因子，促进抗HIV的特异性细胞毒性T淋巴细胞(CTL)产生和成熟，并活化巨噬细胞和NK细胞，使表达HIV抗原成分的细胞被破坏，HIV被抑制或清除。同时，CTL还通过分泌各种细胞因子(如肿瘤坏死因子、干扰素等)，抑制病毒复制。$CD4^+$ T淋巴细胞还诱导B细胞产生特异性抗HIV抗体，可中和游离的病毒及病毒成分。这样免疫反应就可清除血循环中或部分感染细胞的HIV，并限制HIV感染新的细胞，使HIV感染者长期处于无症状状态。

(2) HIV 感染引起的免疫功能异常　HIV 感染后，致 $CD4^+$ T 辅助细胞 1(Th1)数量减少，$CD4^+$ T 辅助细胞 2(Th2)增多，并代替 Th1 细胞，使 T 辅助细胞的功能异常或缺乏、抗原递呈细胞功能受损、IL－2 产生减少、对抗原反应性减低以及对 B 细胞的辅助功能减低等，从而易发生机会性感染或肿瘤。

(3) HIV 感染致 $CD4^+$ T 淋巴细胞减少　由于 HIV 感染的主要是 $CD4^+$ T 淋巴细胞，故机体感染 HIV 后以 $CD4^+$ T 淋巴细胞数量不断减少为显著特征。急性感染期以 $CD4^+$ T 淋巴细胞一过性迅速减少为特点，随后可自行恢复至正常水平或接近正常水平；无症状感染期以 $CD4^+$ T 淋巴细胞数量持续缓慢减少为特点，$CD4^+$ T 淋巴细胞数多为(0.35～0.8)×10^9/L (350～800/mm^3)，此期可持续数月至十余年不等；至艾滋病期则 $CD4^+$ T 淋巴细胞快速减少，多数感染者在 0.35×10^9/L 以下，部分晚期患者可降至 0.2×10^9/L 以下。导致 $CD4^+$ T 淋巴细胞减少的机制可能有以下几种。

1) 免疫反应性损伤：当 HIV 感染引起的免疫反应(包括 CTL、ADCC、中和抗体等)持续存在或过强时，即可导致 $CD4^+$ T 淋巴细胞破坏增加。

2) 细胞凋亡：近年的大量研究证实，HIV 及其产物均可诱导产生细胞凋亡。细胞凋亡可能是 $CD4^+$ T 淋巴细胞死亡的主要机制之一。gp120/gp41 可增加活化的 $CD4^+$ T 淋巴细胞的凋亡率。包膜蛋白通过 CD4 受体的信号传递诱导 T 淋巴细胞凋亡。通过辅助受体 CXCR4 的信号传递也可诱导其凋亡，这可能是通过 P38 依赖的信号传递而触发的。某些带有 MHC－Ⅱ类抗原的 HIV－1 颗粒能够向 T 淋巴细胞呈递 MHC－Ⅱ类抗原信号，诱导细胞凋亡。HIV 感染者 T 淋巴细胞表达 Fas 增加，已受到活化刺激的 $CD4^+$ 或 $CD8^+$ T 淋巴细胞容易接受 Fas 的凋亡信息。tat 蛋白也可上调 T 淋巴细胞表面 Fas 配体而使其对凋亡信息敏感。

3) 自身免疫反应：由于 HIV 感染扰乱了免疫系统细胞的功能，特别是导致 B 细胞功能异常，T 辅助细胞功能的缺损也可导致持续的 B 细胞激活。因而，在感染过程中就可能产生对 HIV－1 的交叉反应抗体或细胞免疫反应，而杀伤未感染的 $CD4^+$ T 淋巴细胞。

4) HIV 直接致细胞病变作用：HIV 感染可通过其直接致细胞病变作用(CPE)，导致细胞死亡。当受染的 $CD4^+$ T 淋巴细胞的 HIV－*env* 基因呈高表达时，通过包膜糖蛋白(gp120 和 gp41)的介导，与邻近未受染的 $CD4^+$ T 淋巴细胞融合，形成多核巨细胞即合胞体细胞。合胞体细胞一般在形成后 48 h 内死亡和溶解。胸腺及外周血 T 细胞前体也可由于 HIV 感染而不能增殖及补充成熟 T 细胞群。

5) 产生减少：HIV 感染造血干细胞或 HIV 感染致胸腺功能耗损，而引起 $CD4^+$ T 淋巴细胞产量减少。

(4) HIV 抗原变异及毒力变异的影响　由于整合在宿主细胞染色体内的前病毒需借助于宿主细胞的转录和翻译体系进行转录和翻译，因而子代病毒极易发生变异。尤其是病毒的外膜区域，变异更易发生。由于 HIV－1 的复制速度非常快，每日有 10^{10}～10^{12} 个病毒释放入血。由于 HIV 逆转录酶缺乏校正功能，据估计每 10 000 次转录中有 1 次错配，则每日约产生 1 000 万个变异的病毒颗粒。此外，不同病毒 DNA 之间、病毒 DNA 与宿主 DNA 之间的重组也导致病毒变异，由此产生大量病毒变种，这些变种以及与耐药有关的突变，构成了一个被感染个体体内的“病毒准种”。此外，在感染过程中变异株的毒力也在变，毒力不同可能影响疾病的进程及严重性。

HIV 变异的结果，可能导致宿主发病机制和临床表现的改变，容易对抗病毒治疗产生耐药株；也能使 HIV 逃避特异的体液及细胞免疫的攻击；还使 HIV 对疫苗预防产生免疫逃逸，使疫苗无效。这也是至今 HIV 疫苗研制难以成功的重要原因。

(5) 异常免疫激活　HIV 感染后可致免疫系统异常激活，表现为 $CD4^+$、$CD8^+$ T 淋巴细胞表达 CD25、CD69、CD38、Fas 和 HLA－DR 等免疫激活标志物水平异常升高。血浆病毒载量越高，免疫激活标志物水平也越高，且与疾病进展呈正比。根据异常免疫激活状况可大致判断血浆病毒载量的变化，还可预测 $CD4^+$ T 淋巴细胞减少的速度。

(6) 其他因素的影响　HIV 感染者可因某些因素的刺激而促进病情进展，如毒品、CMV、EBV 或其他病毒感染等，淋巴细胞及单核巨噬细胞被激活，其内的前病毒开始转录和复制，造成 $CD4^+$ T 淋巴细胞死亡。HIV 感染诱导的细胞因子如白细胞介素(IL－1、IL－4、IL－6 和 IL－10 等)、TNF－α、TNF－β 和 $β_2$ 微球蛋白等，能协同增强 HIV 的复制，并提高细胞间黏附分子的表达，从而促进病毒在细胞间的转移。此外，某些 MHC 单倍型可能较早发生艾滋病，这些 MHC 连锁的基因簇可能是艾滋病发病机制中的一个重要影响因素。

因此，HIV 感染后疾病的进程可能是：当某一个体被 HIV 感染后，在感染初期，机体对 HIV 产生了极好的免疫反应，高毒力、高表达 HIV 克隆被抑制或清除；随着凋亡的发生，宿主细胞 DNA 降解，整合的 HIV 前病毒也随之破坏，从而有效地终止病毒基因的复制和表达。$CD4^+$ T 淋巴细胞数量仅有一过性减少。随后进入 HIV 感染无症状期。隐藏在淋巴细胞、单核巨噬细胞内的 HIV 变异株和整合的前病毒未受到免疫攻击而存活下来并不断复制。随着感染状态的延长 HIV 复制越来越多，且由于某些因素的刺激导致整合的前病毒开始大量复制，在上述致 $CD4^+$ T 淋巴细胞减少的机制参与下，使 $CD4^+$ T 淋巴细胞迅速减少及耗竭，导致整个免疫系统崩溃，感染者发生各种机会性感染或肿瘤而成为艾滋病患者。

2. 病理解剖　HIV感染累及机体多器官系统病变，除了上述免疫系统病变外，艾滋病的病理变化呈多样性、非特异性。主要表现有机会性感染引起的病变、恶性肿瘤、淋巴结病变及中枢神经系统病变。

(1) 机会性感染和肿瘤

1) 肺孢子虫肺炎：其主要病理变化为双肺内弥漫性、肺泡性水肿，肺泡内充满泡沫状、无细胞性渗出液，其中见大量肺孢子虫包囊。肺泡壁变性坏死，肺间质内有大量淋巴细胞和浆细胞浸润。两肺实变、重量增加、含气减少。肺切面呈粗海绵状。肺泡上皮细胞增生为立方状。印片用革兰或Giemsa染色可见滋养体，Giemsa染色可显示肺孢子虫包囊。

2) 弓形体脑病：脑病变可呈局限性或弥漫性，多在大脑基底节和小脑皮质形成脓肿，并可进入蛛网膜下隙。局部脑组织可见凝固性出血性坏死，坏死区内可见弓形体。坏死区周围有炎症浸润，并含有多量的弓形体分散的速殖子和含有缓殖子的假包囊。脑组织内的速殖子与其他组织内的不同，呈圆形或椭圆形，而不是呈新月形。在其他组织切片中，HE染色即可清楚观察到2～3 μm半月形速殖子和50 μm包囊或假包囊。

3) 白念珠菌病：口腔白念珠菌病表现为舌表面呈弥漫白色斑块或厚厚的黑棕色覆盖物。白念珠菌累及食管可见黏膜表面有灰色假膜或不规则形溃疡。假膜由纤维素和坏死组织构成，其内可见网状的假菌丝。播散性白念珠菌病可在受累的器官内形成多发性脓肿。组织学检查见白念珠菌呈现出似酵母样孢子或芽生孢子。

4) 分枝杆菌病：包括结核病和鸟分枝杆菌感染。本病患者肺结核病的结核肉芽肿常不典型，干酪样坏死显著。常为渗出性病变，气腔实变内有纤维素、中性粒细胞和组织细胞，常可见广泛坏死和结核杆菌。

鸟分枝杆菌感染在脾、肝、淋巴结、心脏和肾的切面上有时可见粟粒性肉芽肿。镜下见局部结构都被组织细胞团所取代，组织细胞高度肿胀，条纹状或泡沫样，胞质黄染或蓝染，核染色深，极少形成巨细胞，无钙化和纤维化。抗酸染色可见大量的鸟分枝杆菌。

5) 病毒感染：艾滋病患者可发生巨细胞病毒(CMV)、水痘-带状疱疹病毒(VZV)、EB病毒(EBV)、1型单纯疱疹病毒(HSV-1)、2型单纯疱疹病毒(HSV-2)等病毒感染，其中以CMV感染多见。多数正常人都曾感染CMV，绝大多数感染者没有症状或仅有轻微症状。但初次感染后，CMV可在感染者细胞内长期潜伏。一旦宿主免疫状态因感染HIV、应用免疫抑制剂等致免疫功能低下时，潜伏的CMV复活。CMV可引起肾上腺病变、胃肠道溃疡、间质性肺炎、视网膜炎等几乎所有器官病变，但以肾上腺、呼吸系统和消化系统最常受累。镜下可见大细胞，感染细胞的核内与胞质里可见包涵体，胞核内呈双染性、胞质呈双染性或嗜酸性包涵体，上皮细胞、内皮细胞、巨噬细胞和平滑肌细胞内均可见到包涵体。CMV也可感染脑与脊髓的各个部位，包括脊神经根和脑神经。

6) 卡波西肉瘤：卡波西肉瘤细胞具有内皮细胞和平滑肌细胞的特点，由梭形细胞构成，可形成血管裂隙，内可见红细胞。皮肤卡波西肉瘤呈红色或紫红色，早期呈斑点状，继之发展为隆起的斑块，最后形成结节，可发生溃烂。人疱疹病毒8型与卡波西肉瘤的发生有关。

(2) 淋巴结病变　包括反应性病变和肿瘤性病变。①反应性病变：早期多为滤泡增生性淋巴结肿大，主要是淋巴结生发中心发生淋巴滤泡增生、增大、融合，伴弥漫性淋巴细胞增生，可见大量淋巴细胞。然后肿大的淋巴结回缩，滤泡生发中心模糊不清，淋巴滤泡减少，可见免疫母细胞和浆细胞，成为混有淋巴细胞的免疫母细胞巢。继之为淋巴结纤维性变，正常结构消失，淋巴结萎缩，含有较多浆细胞、免疫母细胞，少见淋巴细胞。患者发生持续性全身淋巴结病，肿大的淋巴结一般不超过3 cm。②肿瘤性病变：淋巴结滤泡退化或耗竭，可发生卡波西肉瘤或淋巴瘤，意味着病情已发展至艾滋病阶段。

(3) 中枢神经系统病变　HIV常侵犯中枢神经系统，据尸解资料，50%～80%的艾滋病患者有不同程度的中枢神经系统病变，包括：HIV感染的巨噬细胞形成的多核巨细胞及神经胶质细胞增生、灶状坏死、脱髓鞘病变、空泡变性等。可有HIV性脑炎、无菌性脑膜炎、空泡性脊髓炎、白质脑病等。

(4) 脾的病理变化　脾肿大是艾滋病患者常见的体征。在HIV急性感染期，脾脏多肿大，脾重多超过400 g，偶可见巨脾(多与脾内机会性感染和恶性肿瘤有关)。艾滋病脾的显著病变是无生发中心，淋巴细胞高度耗竭，仅有少量白髓，甚至白髓完全消失，可见较多浆细胞。儿童艾滋病脾的改变为显著的淋巴细胞耗竭和吞噬红细胞现象，约50%病例出现卡波西肉瘤样病变。

(5) 胸腺病理变化　由于成人胸腺多退化萎缩，因而成人艾滋病患者的胸腺无明显病理变化，可以出现B细胞滤泡增生。儿童艾滋病患者发生胸腺过早退化，胸腺体积明显缩小。HIV损伤胸腺上皮，胸腺上皮严重萎缩，引起淋巴组织萎缩，皮质淋巴细胞减少甚至消失，可见浆细胞和多核巨细胞浸润。胸腺小体减少或消失，可有囊肿形成。

(6) 骨髓的病理变化　早期，约3/4的病例可出现造血异常增生综合征，以粒细胞系和巨核细胞增生为主。红系造血紊乱或增生不良。晚期，骨髓细胞减少，可见不成熟的及发育不良的前体髓细胞、不典型淋巴细胞聚集，可见轻度血管增生和组织细胞增生，较多浆细胞和巨核细胞。

(7) HIV相关肾病　肾功能损害是HIV感染的一种重要并发症，约30% HIV感染者可出现肾功能异常。其主要病理变化为局灶性或弥漫性系膜增殖性肾小球肾炎、急性肾小管坏死、局灶性间质性肾炎、局灶性肾小球硬化，特征性变化有肾小球血管丛塌陷，肾小球脏层上皮细胞显著肿胀与肥大，间质水肿、纤维化及炎性细胞浸润，肾小管微囊泡形成。电镜下可见肾小球内皮细胞小管网状包涵体等。

【临床表现】　本病病程长短不一，短则几年，长则十余年，临床表现复杂多样，多与机会性感染或肿瘤有关。通常感染HIV之初，可有一个急性感染的临床表现。然后，在相当长的一段时间内可无任何症状，或仅有全身淋巴结肿大。尔后发生机会性病原体感染及肿瘤而成为艾滋病。依据2001年制定的《HIV/AIDS诊断标准及处理原则》中华人民共和国国家标准(试行)，将艾滋病的全过程分为急性期、无症状期和艾滋病期。

1. 急性期　感染HIV后2～4周，HIV刺激机体引起免疫反应，部分患者出现一过性HIV病毒血症和免疫系统急性损伤所产生的临床症状。起病急骤，以发热最为常见，可伴有头痛、咽痛、恶心、厌食、全身不适、关节肌肉疼痛、红斑样皮疹、呕吐、腹泻、全身淋巴结肿大或血小板减少等。多数症状轻微，1～3周后可自行缓解。重者可有无菌性脑膜炎表现，出现神经系统症状。

此期在血液中可检出HIV-RNA和P24抗原，在感染2～6周后，血清HIV抗体可呈阳性反应。$CD4^+$ T淋巴细胞计数可一过性减少，CD4/CD8比率亦可倒置。一般白细胞总数正常，部分患者可有轻度白细胞和血小板减少或肝功能异常。由于此期症状无特征性，且较轻微，常易误诊为感冒而被漏诊。

2. 无症状感染期　此期感染者除血清HIV标志物阳性外，可无任何症状。但随着HIV在感染者体内不断复制、增多，免疫系统受损，$CD4^+$ T淋巴细胞计数逐渐下降，且感染者已具有传染性。此期的长短个体差异很大，一般6～8年。这对早期发现患者及预防都造成很大困难。

3. 艾滋病期　此期患者血浆HIV病毒载量明显升高，$CD4^+$ T淋巴细胞计数下降至0.2×10^9/L以下。此期临床表现包括艾滋病相关症状、各种机会性感染(表2-31-1)及肿瘤。

表2-31-1　艾滋病常见机会性感染的病原体

蠕虫	原虫	病毒	真菌	细菌
类圆线虫	耶氏肺孢子菌	带状疱疹	白念珠菌	鸟分枝杆菌
	弓形虫	单纯疱疹	组织胞浆菌	军团菌
	隐孢子虫	巨细胞病毒	曲霉	放线菌
	小孢子虫		隐球菌	

(1) 艾滋病相关症状　持续1～3个月的发热(T>38℃)、盗汗及腹泻，并伴有疲乏、体重减轻(>10%)。部分患者可有记忆力减退、淡漠、性格改变、头痛、癫痫及痴呆等表现。还可出现持续性全身性淋巴结肿大，表现为除腹股沟以外2处或2处以上淋巴结肿大，直径≥1 cm，无压痛，无粘连。

(2) 主要机会性感染及肿瘤　临床表现如下。

1) 呼吸系统：主要是机会性感染引起的肺炎及肺结核等。①耶氏肺孢子菌肺炎(pneumocystosis jiroveci)：原称卡氏肺孢子虫肺炎(pneumocystois carinii pneumonia, PCP)，最为常见，约占艾滋病肺部感染的80%，是艾滋病主要的致死原因。本病是由肺孢子菌引起的间质性浆细胞性肺炎。临床表现为发热、干咳、呼吸增快、发绀、通气功能障碍。症状进行性加重，严重者发生呼吸窘迫，可由于呼吸衰竭而很快死亡。成人艾滋病合并本病者占59%，儿童占81%。肺部阳性体征少，部分患者可闻及少量散在的干湿啰音。体征与症状的程度不成正比。胸部X线检查可见双肺从肺门开始的弥漫性网状结节样间质浸润，有时呈毛玻璃状阴影。血气分析显示低氧血症，重者PaO_2常低于8 kPa(60 mmHg)。血乳酸脱氢酶常升高。在痰、胸腔积液、气管灌洗液或气管内膜活检中找到肺孢子虫的包囊或滋养体可确诊本病。此外弓形虫、真菌、类圆线虫、巨细胞病毒及军团菌等亦可引起肺炎。②肺结核：艾滋病发生的结核最常见于肺部，除具有咳嗽、咳痰、呼吸困难及胸痛等症状外，还有结核病的常见表现，如发热、盗汗、厌食及体重减轻等。肺外结核亦常见，易发生全身扩散。艾滋病病程的晚期($CD4^+$ T淋巴细胞计数常少于100/mm^3)可发生鸟分枝杆菌感染，易播散累及脾、肝、淋巴结、心脏和肾。确诊依靠血、痰、支气管冲洗物培养，涂片抗酸染色或支气管肺组织活检等检出结核杆菌或鸟分枝杆菌。

2) 中枢神经系统：除HIV可引起进行性亚急性脑炎外，比较多见的是弓形体性脑炎或脑脓肿(播散性弓形体病也可累及眼、肺、心和胃肠道)。此外还可有隐球菌性脑膜炎、类圆线虫感染、鸟分枝杆菌感染、脑淋巴瘤及卡波西肉瘤等。主要临床表现有头晕、头痛、低热、痴呆、幻觉、癫痫、肢体瘫痪、痉挛性共济失调等。诊断主要依靠头颅MRI，典型表现为颅内多发长T1和长T2信号。弓形体脑脓肿在CT增强检查时，病变呈单发或多发、位于灰质、呈环状包绕的囊状结构等特征性改变。此外脑脊液检查、血清抗体滴度升高也有助诊断，确诊依靠脑活检。

3) 消化系统：约3/4以上的艾滋病患者可出现消化系统病变，白念珠菌病是消化系统最常见的机会性真菌感染，可波及从口腔至胃肠道的各个部分。复发性口腔白念珠菌病常提示疾病已进入艾滋病期。白念珠菌病最常累及食管，临床表现为吞咽痛、吞咽困难及胸骨后烧灼感。纤维食管镜检可确诊。胃受累相对较少,偶尔可有白念珠菌引起的蜂窝织炎性胃炎。播散性白念珠菌病还可累及肾、脑和心,并可在受累的器官内形成多发性脓肿。

此外,CMV 和疱疹病毒等可侵犯口咽部及食管,CMV 可引起胃炎或胃溃疡。隐孢子虫、CMV、鸟分枝杆菌、结核杆菌等可引起肉芽肿性肝炎,急、慢性肝炎,脂肪肝及肝硬化等。隐孢子虫及 CMV 可引起硬化性胆管炎样综合征。各种感染及肿瘤亦可侵犯胰腺,但诊断较难。隐孢子虫、CMV、鸟分枝杆菌及卡波西肉瘤等侵犯肠道,引起腹泻及吸收不良综合征。CMV 感染引起溃疡性结肠炎,可出现腹泻、脓血便等。肠道隐孢子虫感染较为常见,表现为慢性持续性腹泻,水样便可达数月之久,易致患者死亡。诊断依靠粪检、X 线、肠道纤维镜检或肠黏膜活检等。直肠肛门癌在男性同性恋者的艾滋病患者中较为常见,可能由慢性肛周疱疹发展而来,或在性接触时传染乳头状瘤病毒所致。

4) 泌尿系统:HIV、机会性感染及恶性肿瘤等均可引起肾损害,发生率为 20%~50%。HIV 本身亦可能引起肾损害,导致 HIV 相关肾病。CMV 及 EB 病毒可引起免疫复合物肾炎。艾滋病患者中静脉药物依赖者较多见,海洛因及其污染物作为抗原,可引起免疫反应性肾损害,导致海洛因相关肾病。临床上可有蛋白尿、氮质血症,或表现为急性肾功能衰竭或尿毒症等。

5) 皮肤黏膜病变:多数艾滋病患者均有皮肤黏膜病变。常见皮肤感染有复发性单纯疱疹性口炎、慢性单纯疱疹性肛周溃疡、带状疱疹、水痘、皮肤真菌感染及甲癣等。同性恋者还可发生肛周尖锐湿疣和传染性软疣。脂溢性皮炎样病变常发生在患者的生殖器,头皮、面、耳及胸等处也可见到,表现为红斑样、角化过度的鳞屑斑。在面部常呈蝶形分布。卡波西肉瘤亦常侵犯皮肤和口腔黏膜,出现红色浸润斑和结节。

6) 血液系统:血液系统异常主要包括粒细胞及血小板减少、贫血以及非霍奇金淋巴瘤等。

7) 其他:艾滋病患者眼部受累亦较常见,但易被忽视。常见有 CMV 及弓形虫感染引起的视网膜炎,眼部卡波西肉瘤等。HIV 本身以及机会性感染或肿瘤亦可累及心血管及内分泌系统等,但临床表现常不明显或轻微,可能与发生率较低或不等这些系统病变的临床表现出现患者即已死亡有关。

卡波西肉瘤(Kaposi sarcoma)是艾滋病患者最常见的肿瘤,不仅累及皮肤,而且累及肺、淋巴结、胃肠道、肝、泌尿生殖系统,甚至肾上腺、心和脾。皮肤卡波西肉瘤呈红色或紫红色,初期为斑点状,继之呈隆起斑块状,最后形成结节,可发生溃烂。在有广泛皮损的艾滋病患者中,临床上诊断的肺部卡波西肉瘤约为 20%,尸检的发现率为 50%。但在不伴有皮肤黏膜损害的艾滋病患者中,肺部卡波西肉瘤较少见。大多数肺部卡波西肉瘤患者有发热、干咳、呼吸困难,但约 40%的患者可无任何这类表现。大面积支气管内膜损害时可有喘息,喉部受累时可发生喘鸣。这些损害导致出血时,可有咯血。支气管镜检查或气管内膜活检可诊断本病。胸部 X 线检查亦有助诊断。

【实验室检查】

1. 血常规 常有红细胞、血红蛋白降低,呈轻度正色素、正细胞性贫血。白细胞常降至 4×10^9/L 以下。分类中性粒细胞增加,有核左移现象,少数表现为粒细胞减少。淋巴细胞明显减少,多低于 1×10^9/L。有浆细胞样淋巴细胞和含空泡的单核细胞出现。血小板一般无变化,一旦有变化,血小板可明显减少。

2. 淋巴细胞亚群检查 $CD4^+$ T 淋巴细胞是 HIV 感染最主要的靶细胞,HIV 感染人体后,出现 $CD4^+$ T 淋巴细胞进行性减少,$CD4^+/CD8^+$ 比值倒置现象。正常人 CD4/CD8 之比为 1.75~2.1,而艾滋病患者常小于 1.0。目前常用的 $CD4^+$ T 淋巴细胞检测方法为流式细胞术,可以直接获得 $CD4^+$ T 淋巴细胞数绝对值,或通过白细胞分类计数后换算为 $CD4^+$ T 淋巴细胞绝对数。如无条件用流式细胞仪测定 $CD4^+$ T 淋巴细胞者,可用淋巴细胞绝对数作为参考。通过 $CD4^+$ T 淋巴细胞计数,可了解机体的免疫状态、病程进展,确定疾病分期和治疗时机,判断治疗效果。

一般建议对于 $CD4^+$ T 淋巴细胞数 $>0.35\times10^9$/L 的 HIV 无症状感染者,每年应检测 1 次;对于 $CD4^+$ T 淋巴细胞数为 200~350/mm^3 且尚未开始抗 HIV 治疗的 HIV/AIDS 患者,应每半年检测 1 次;对于已接受抗 HIV 治疗者在治疗的第 1 年内应每 3 个月进行 1 次 $CD4^+$ T 淋巴细胞数检测,治疗 1 年以上且病情稳定的患者可改为每半年检测 1 次。

3. β_2 微球蛋白和新蝶呤 用放射免疫法(RIA)测定血清 β_2 微球蛋白和新蝶呤(neopterin)。它们是被激活的巨噬细胞的产物,其血清水平的升高意味着免疫激活,具有与 $CD4^+$ T 淋巴细胞绝对计数、淋巴细胞百分率、CD4/CD8 比值下降同样的临床意义。

4. 淋巴结活检 在艾滋病的高发地区及高危人群中,对腹股沟以外部位的淋巴结肿大,特别是持续性颈部淋巴结肿大的人普遍进行淋巴结活检是重要的措施,可见到淋巴结的反应性病变和肿瘤性病变等非特异的、但具有一定诊断价值的病理表现。有的艾滋病患者,表浅淋巴结消失,不易做活检。

5. 病原学检查

(1) HIV-1/2 抗体检测 大多数 HIV 感染者在 3 个月内血清抗体阳转。因而,测定血清抗体是目前确定有无 HIV 感染的最简便、快速而有效的方法。HIV-1/2 抗体检测方法包括 ELISA、免疫荧光检测(IFA)、明胶颗粒凝集试验、放射免疫试验(RIA)等。一般常用 ELISA 法作初查,其灵敏性高达 99.5%。筛查试验呈阴性反应可出具 HIV-1/2 抗体阴性报告。筛查试验呈阳性反应，须经确认试验证实 HIV-1(或 HIV-2)抗体阳性者，方能确诊 HIV 感染。

HIV 抗体确认试验常用的方法是免疫印迹法(WB)。WB 试验特异性强，假阳性率极低。其诊断标准是：如 ELISA 连续 2 次阳性，且 WB 检测出现 P24、gp41、gp120 或 gp160 条带中任何 2 条条带阳性者，则可确认为 HIV 感染。如没有 2 条条带阳性者，可用 RT-PCR 技术检测 HIV RNA 或加测病毒 P24 抗原；或继续密切观察，反复作上述检测，以明确诊断。18 月龄以内婴儿体内有来自母体抗 HIV 抗体，可用 PCR 法检测 HIV RNA，两次检测阳性也可诊断 HIV 感染。

(2) 检测病毒抗原　由于抗体出现晚于抗原(HIV 抗体最早也要在 HIV 感染后数周才出现)，因而在 HIV 感染的急性期，HIV-1/2 抗体检测常常为阴性，不能早期诊断。如果在抗 HIV-1 阳转之前的窗口期筛选献血员，就会出现假阴性，后果非常严重。因此，筛选献血员最好加测病毒 P24 抗原，其灵敏性及特异性均较高。既有助于早期诊断和献血员筛选，也可用于药物疗效考核等。

(3) 检测病毒核酸　病毒核酸(HIV RNA)可用 RT-PCR 技术、核酸序列依赖性扩增(NASBA NucliSens)技术、分枝 DNA 信号放大系统(bDNA)等检测，可用于检测全血、血浆、PBMC、精液、组织等病毒载量，一般用血浆中每毫升 HIV RNA 的拷贝数来表示。这些方法灵敏度很高，检测周期短，有助于预测疾病进程、提供开始抗病毒治疗依据、药物疗效考核，也可作为 HIV 感染早期诊断的参考指标。

(4) 病毒分离和培养　从患者的淋巴细胞、血液、精液及其他体液中均可分离出病毒，阳性率较高，反复多次分离阳性率可达 100%。分离的病毒可用 $CD4^+$ T 淋巴细胞培养。但方法复杂，成本较高，一般只用于实验室研究。分离或培养到 HIV 均为确诊的依据。

【诊断与鉴别诊断】

1. 诊断　HIV 感染(艾滋病)的诊断应结合流行病学史(如不安全性生活史、静脉注射毒品史、输入未经 HIV 抗体检测的血液或血制品、HIV 抗体阳性者所生子女或职业暴露史等)、临床表现和实验室检查等综合分析，慎重诊断。凡有上述流行病学史者出现长期不明原因发热、全身不适、腹泻、关节肌肉疼痛等症状，红斑样皮疹、全身淋巴结肿大等体征，或出现常人不易患的疾病或肿瘤，及淋巴细胞亚群检查显示 $CD4^+$ T 淋巴细胞减少，CD4/CD8 比值倒置，应想到本病可能，及时做病原学检查。实验室检查必须是 HIV 抗体阳性并经确认试验证实可确诊。HIV RNA 和 P24 抗原的检测可缩短抗体“窗口期”，有助于 HIV 感染(艾滋病)的早期诊断。

我国卫生部为防治艾滋病的需要，借鉴 WHO 和美国 CDC 的有关 HIV 感染分类和艾滋病诊断标准，根据我国具体情况，制定并颁发了《艾滋病诊疗指南》，其诊断标准如下。

(1) 急性期　有流行病学史和临床表现，HIV 抗体由阴性转为阳性即可诊断，或仅实验室检查 HIV 抗体由阴性转为阳性即可诊断。

(2) 无症状期　有流行病学史，HIV 抗体阳性即可诊断，或仅 HIV 抗体阳性即可诊断。

(3) 艾滋病期　有流行病学史，HIV 抗体阳性，加下列 16 项中的任何一项，即可诊为艾滋病。或者 HIV 抗体阳性，而 $CD4^+$ T 淋巴细胞数 $<200/mm^3$，也可诊断为艾滋病。

1) 原因不明的持续不规则发热 38℃以上，多于 1 个月。

2) 慢性腹泻次数多于 3 次/d，多于 1 个月。

3) 6 个月之内体重下降 10%以上。

4) 反复发作的口腔白念珠菌感染。

5) 反复发作的单纯疱疹病毒感染或带状疱疹病毒感染。

6) 肺孢子菌肺炎(PCP)。

7) 反复发生的细菌性肺炎。

8) 活动性结核或非结核分枝杆菌病。

9) 深部真菌感染。

10) 中枢神经系统占位性病变。

11) 中青年人出现痴呆。

12) 活动性巨细胞病毒感染。

13) 弓形虫脑病。

14) 青霉感染。

15) 反复发生的败血症。

16) 皮肤黏膜或内脏的卡波西肉瘤、淋巴瘤。

2. 鉴别诊断　本病临床表现复杂多样，易与许多疾病相混淆。

(1) 传染性单核细胞增多症　HIV 急性感染期与传染性单核细胞增多症临床表现极其相似，如：发热、淋巴结肿大、外周血淋巴细胞增多并出现异常淋巴细胞、嗜异性凝集试验阳性、EBV 抗体阳性等，应予注意。HIV 急性感染期还应注意与其他急性感染性疾病如结核、结缔组织疾病等相鉴别。

(2) 血液系统疾病　本病无症状期特别是淋巴结肿大时要注意与霍奇金病、淋巴瘤、血液病等相鉴别。

(3) 免疫缺陷病　本病免疫缺陷改变需与先天性或继发性免疫缺陷病相鉴别。

详细询问病史，根据流行病学史，出现一般人不易患的疾病，本病鉴别诊断一般不难。病原学检查是主要的鉴别手段。

【预后】　自 20 世纪 80 年代初艾滋病被确认，HIV 被确定为艾滋病的病原，迄今已近 30 年。各国政府和卫生部门投入了巨大的人力物力，对艾滋病进行了全面深入的研究，不断取得新的进展。随着越来越多的抗逆转录病毒(ARV)药物进入临床应用和高效抗逆转录病毒联合疗法(highly active anti-retroviral therapy, HAART)的出现，艾滋病的治疗已取得巨大的进步，显著改善了艾滋病患者的生活质量和预后。只要能够早期诊断，及时治疗，HIV感染(艾滋病)已由当年的不治之症变为可治的慢性病。当然，HIV感染者病情一旦进展至艾滋病期，预后仍然凶险。如不能早期诊断，及时治疗，病死率仍然很高。

【治疗】 由于迄今尚无针对HIV的特效药，因此本病的治疗强调综合治疗，包括：一般治疗、抗病毒治疗、改善或重建免疫功能的治疗及机会性感染(恶性肿瘤)的治疗。

1. 一般治疗 由于一般的接触是不会传染艾滋病的，因此对HIV感染者或艾滋病患者均无需隔离。对无症状HIV感染者，可保持正常的工作和生活。但应密切监测病情的变化，必要时进行病原治疗。对艾滋病患者，应根据病情适当卧床休息，给予高热量、多维生素饮食。不能进食者，应静脉输液补充营养。加强支持疗法，包括输血及营养支持疗法，维持水及电解质平衡。

2. 抗逆转录病毒治疗(ART) 抗病毒治疗是艾滋病治疗的关键。

(1) *治疗目标* 最大限度地长期抑制病毒的复制，保存和恢复免疫功能，预防和减少HIV相关性疾病的发生，提高患者的生活质量，减少艾滋病的传播，降低病死率。

(2) *开始抗病毒治疗的指征和时机* 随着HIV逆转录酶抑制剂、蛋白酶抑制剂的增多及融合抑制剂的问世，特别是HAART的应用，抗HIV治疗取得了令人瞩目的进步。一度认为现有的治疗可完全抑制病毒的复制，甚至可彻底清除患者体内的病毒。但是随着应用时间的延长，人们发现尽管联合治疗能够使血液中的病毒长期检测不到，但是肠淋巴结中、巨噬细胞和神经组织内仍然存在HIV。且服药期间药物引起的毒副作用，如：代谢异常导致脂肪的异常分布、糖尿病、酸中毒、骨质疏松、心脏病等，以及HIV的变异和耐药，抗药性毒株的传播越来越严重等，常使抗病毒治疗难以坚持而不得不推迟或停止。因而必须考虑抗病毒治疗的指征和时机。

有研究表明，延迟治疗与早期的治疗效果可能完全一样。不同病程发展阶段的患者联合抗病毒治疗的长期效果可能完全相同。

有建议进行间断治疗。认为利用服药间歇期反弹的病毒刺激机体的免疫反应，使之保持高水平的应答，可发挥抗病毒药和免疫反应两方面抗病毒作用；同时，可减少用药量、降低治疗费用和抗药性。但也有不同意见。此外，如何将治疗简单化，包括延长服药间隔时间、减少药物剂量和种类等，以提高患者的依从性和对药物的耐受性等仍在进一步研究探索中。

在参照国际指南的基础上，结合我国的经验，国内《艾滋病诊疗指南》推荐的治疗时机如下。

1) 青少年及成人：①急性感染期，无论$CD4^+$ T淋巴细胞计数多少，须考虑抗病毒治疗。②无症状感染期，$CD4^+$ T淋巴细胞计数＞350/mm^3，无论血浆病毒载量为多少，宜定期复查，暂不治疗。$CD4^+$ T淋巴细胞计数为200～350/mm^3，应定期复查，出现以下情况之一即进行治疗：$CD4^+$ T淋巴细胞计数1年内下降＞30%；血浆病毒载量＞100 000/ml；患者迫切要求治疗，且保证依从性良好者。$CD4^+$ T淋巴细胞＞250/mm^{3}的女性患者不推荐使用奈韦拉平(NVP)。③艾滋病期，无论$CD4^+$ T淋巴细胞计数多少，须考虑抗病毒治疗。

如无法检测$CD4^+$ T淋巴细胞数且出现临床症状时，淋巴细胞总数≤1 200/mm^{3}时可以开始ART。在开始进行ART治疗前，如果患者存在严重的机会性感染，应控制感染后，再开始治疗。

2) 婴幼儿和儿童：小于12月龄的婴幼儿，由于其病情进展较大龄儿童和成人快，因而可不考虑病毒学、免疫学指标及是否伴有临床表现，建议抗病毒治疗。

1岁以上的儿童，艾滋病期或$CD4^+$ T淋巴细胞的百分数＜15%建议治疗；介于15%～20%，推荐治疗；介于21%～25%，延迟治疗，密切监测$CD4^+$ T淋巴细胞百分数的变化。无临床症状，$CD4^+$ T淋巴细胞的百分数＞25%，暂不治疗，定期监测临床表现、免疫学及病毒学指标的变化。

(3) *抗逆转录病毒药物* 目前国际上有4类药物，共20余种，分为核苷类逆转录酶抑制剂、非核苷类逆转录酶抑制剂、蛋白酶抑制剂及融合抑制剂。我国国内有3类12种抗逆转录病毒药物，包括：核苷类逆转录酶抑制剂、非核苷类逆转录酶抑制剂和蛋白酶抑制剂。

1) 核苷类逆转录酶抑制剂：核苷类逆转录酶抑制剂(nucleoside reverse transcriptase inhibitors, NRTIs)主要通过在细胞内磷酸化形成5′-三磷酸的活性代谢产物，与5′-三磷酸核苷竞争，与HIV逆转录酶结合，并整合入病毒DNA，使HIV RNA链终止，从而抑制HIV的复制。①齐多夫定(zidovudin, ZDV, AZT)，成人300 mg/次，2次/d；新生儿(婴幼儿)2 mg/kg，4次/d；儿童：160 mg/平方米体表面积，3次/d。主要不良反应是骨髓抑制、贫血或粒细胞减少，恶心、呕吐、腹泻等胃肠道不适，肌酸磷酸激酶(CPK)、ALT升高，乳酸酸中毒和(或)肝脂肪变性等。本药不能与d4T合用。本药已有国产。②拉米夫定(1amivudine, 3TC)，成人300 mg/d；新生儿4 mg/(kg·d)；儿童8 mg/(kg·d)。该药耐受性好，不良反应少且轻，偶有头痛、恶心、腹泻等。本药已有国产。③阿巴卡韦(abacavir, ABC)，成人 600 mg/d；儿童 16 mg/(kg·d)，最大剂量 300 mg，2 次/d。新生儿（婴幼儿）不建议用本药。偶有高敏反应，一旦出现应终身停用本药；还可有恶心、呕吐、腹泻等消化道不适。④去羟肌苷（片或散）(didanosine, ddI)，体重＞60 kg 者，200 mg/次，2 次/d。体重＜60 kg 者，125 mg/次，2 次/d。主要副作用有胰腺炎、外周神经炎、恶心及腹泻等消化道症状、乳酸酸中毒和（或）肝脂肪变性等。与 IDV、RTV 合用应间隔 2 h；与 d4T 合用两者的毒副作用会相加。本药已有国产。⑤双汰芝（combivir），为 AZT 与 3TC 的混合制剂，成人 1 片/次，2 次/d。毒副作用与注意事项同 AZT 和 3TC。⑥三协维（trizivir），为 AZT、3TC 与 ABC 的混合制剂，成人 1 片/次，2 次/d。毒副作用与注意事项同 AZT、3TC 和 ABC。⑦司坦夫啶（stavudine, d4T），体重≥60 kg 成人 80 mg/d；体重＜60 kg 成人 60 mg/d；儿童 2 mg/(kg·d)。不良反应较少，部分患者可有周围神经炎、胰腺炎、乳酸酸中毒和（或）肝脂肪变性等。不能与 AZT 合用；与 ddI 合用两者的毒副作用会相加。本药已有国产。⑧替诺福韦酯（tenofovir, TDF），成人 300 mg，1 次/d。副反应极少，偶有 ALT 升高、白细胞减少、肾功能不全、乳酸酸中毒、肝脂肪变、腹泻、恶心等。⑨恩曲他滨（emtricitabin, FTC），宜从 25 mg/次，1 次/d 开始，逐渐加大剂量至 200 mg/d。对儿童的安全性尚不确定，故暂不推荐给儿童使用。副作用可有头痛、恶心、腹胀等。⑩扎西他滨（zalcitabine, ddc），0.75 mg，3 次/d。主要副作用有周围神经炎、口腔溃疡、恶心、呕吐、皮疹等，偶可致胰腺炎、肝炎等。

2) 非核苷类逆转录酶抑制剂（nonucleoside reverse transcriptase inhibitors, NNRTIs）：是一类强力 HIV 逆转录酶非竞争性抑制剂，能选择性作用于 HIV-1 逆转录酶的某个位点，使其失去活性或活性下降，从而抑制 HIV-1 复制，但对 HIV-2 或其他逆转录酶病毒无效。①奈韦拉平（nevirapine, NVP），成人 200 mg/次，1 次/d，连用 14 d（导入期）；以后 200 mg/次，2 次/d；新生儿（婴幼儿）5 mg/kg，2 次/d；8 岁以内儿童 4 mg/kg，2 次/d；8 岁以上儿童 7 mg/kg，2 次/d。不良反应可见皮疹、肝功能损害等。皮疹严重者或出现重型肝炎者，应终身停用本药。与 IDV 合用时，IDV 剂量应减少至 1 000 mg/次，3 次/d。本药已有国产。②依非韦伦（efavirenz, EFV），成人及体重＞40 kg 的儿童 600 mg/次，1 次/d；体重＜40 kg 儿童 300 mg/次，1 次/d，睡前服用。副作用有中枢神经系统毒性如头晕、头痛、失眠、非正常思维等，皮疹，肝损害，高脂血症，恶心，呕吐等。与 IDV 合用时，IDV 剂量应减少至 1 000 mg/次，3 次/d。③地拉韦定（delavirdine, DLV），成人及 13 岁以上儿童 400 mg/次，3 次/d。副作用可见皮疹、头痛、恶心、ALT 升高等。

3) 蛋白酶抑制剂（proteinase inhibitors, PIs）：HIV-1 蛋白酶是一个对称的二聚体，是由 HIV 基因编码的天冬氨酰基蛋白酶，此酶是 HIV-1 基因组复制的关键酶之一，对于 gag 和 pol 多聚蛋白的翻译，形成病毒核心的结构蛋白及其他酶类都是必需的，所以此酶对病毒的复制非常重要。蛋白酶抑制剂能通过抑制蛋白酶活性，阻断 HIV 复制和成熟过程中所必须的蛋白质合成，使病毒不能正常装配，从而抑制 HIV 的复制。①沙奎那韦（saquinavir, SQV），1 200mg/次，3 次/d，餐后服用。副作用可有恶心、呕吐、腹泻等消化道症状，亦可见头痛，ALT/γ-GT 升高等。②印地那韦（indinavir, IDV），成人 800 mg/次，3 次/d；3 岁以上儿童 500 mg/次，3 次/d。本药宜空腹服用。不良反应有恶心、呕吐、头痛、乏力、眩晕、皮疹等，高并可导致肾结石、溶血性贫血、高胆红素血症、脂血症、糖耐量异常等。血友病患者服用此药有可能加重出血倾向，应予注意。与 NVP、EFV 合用时，本药剂量应增至 1 000 mg/次，3 次/d。本药已有国产。③奈非那韦（nelfinavir, NFV），成人 750 mg/次，3 次/d；2～13 岁儿童 20～30 mg/kg，3 次/d，可与食物同用。副作用有腹泻、腹胀、恶心、高血糖等。④利托那韦（ritonavir, RTV），多作为激动剂与其他 PIs 合用。成人 600 mg/次，2 次/d。不良反应较轻，可有恶心、呕吐、腹泻、乏力、感觉异常等，偶有肝功能不良、三酰甘油升高、尿酸增加、血糖升高等。⑤安普那韦（amprenavir, APV），成人 1 200 mg/次，2 次/d；4～16 岁儿童 22.5 mg/kg，2 次/d。不良反应可有恶心、呕吐、腹泻、皮疹等。⑥阿扎那韦（atazanavir, AZV），成人 400 mg/d，进食时服用；3 个月以下婴幼儿不宜使用本品。毒副作用可有恶心、呕吐、腹泻、头痛等，并可导致黄疸。⑦克力芝（kaletra），为洛匹那韦（lopinavir）和利托那韦的复方制剂。成人 3 粒/次，2 次/d；儿童 7～15 kg 的为 LPV 12 mg/kg 和 RTV 3 mg/kg，2 次/d，15～40 kg 的为 LPV 10 mg/kg 和 RTV 2.5 mg/kg，2 次/d。与食物同用，可增加本品的吸收。本品耐受性较好，不良反应可有恶心、呕吐、头痛、腹泻、腹痛、皮疹等，可致 ALT、三酰甘油、胆固醇、血糖增高，偶有胰腺炎和增加血友病患者出血的报道。⑧替那那韦（tipranavir, TPV），非肽类蛋白酶抑制剂。500 mg/次，2 次/d。副作用可引起高脂血症、高血糖等，可能增加血友病患者出血的危险。⑨地瑞那韦（darunavir, DRV），600 mg/次，2 次/d，进食时服用。毒副作用包括：恶心、呕吐、头痛；致 ALT、三酰甘油、胆固醇、血糖增高，可能增加血友病患者出血的危险。

4) 融合抑制剂（fusion inhibitors, FIs）：通过抑制 HIV 与 $MCD4^+$ 细胞膜的融合，干扰 HIV 进入到细胞当中，使其不能进行正常的复制过程而达到抗 HIV 的目的。

目前融合抑制剂只有恩夫韦地（enfuritide, T20）一种，T20 是 gp41 的 HR2 片段缩氨酸的类似物，T20 结合到 HIV 的糖蛋白 gp41 的 HR1 片段，阻止其正常的变构变化，使得 HIV 和细胞膜不能融合。成人 90 mg/次，皮下注射，2 次/d；6～16 岁儿童 2 mg/kg，皮下注射，2 次/d，最大剂量 90 mg/次，2 次/d。使用本品可能导致细菌性肺炎，偶有高敏反应。

近来国外研究发现一种病毒抑制肽，能阻止 HIV 入侵人体免疫细胞。该肽也是一种融合抑制剂，被德国汉诺威的 VIRO 制药公司开发为新药，称为 VIR-576，可中断 HIV 感染早期阶段。据 Kirchhoff 等对 18 名 HIV 感染者做临床试验，按 3 个剂量(0.5 g/d、1.5 g/d 和 5.0 g/d)，连续 10 d 静脉注射，可使感染者血液中病毒总量减少 95%，副作用较小，由于该药为一种肽类，价格昂贵，应用临床尚待进一步研究。

5) 新的抗病毒药物：除上述 4 类药物以外，目前有些针对新的作用靶点的药物正在研究中。①整合酶抑制剂，默克公司研制的首个口服 HIV-1 整合酶抑制剂 raltegravir(商品名 isentress)已获得 FDA 批准，用于对多种药物产生耐药性的 HIV-1 病毒株。raltegravir 可抑制整合酶，阻断 HIV-1 病毒 DNA 整合到人体 DNA 中，从而限制病毒复制和侵染宿主细胞的能力。临床研究显示，raltegravir 组比安慰剂组更有效地减少 HIV-1 病毒 RNA 水平，并增加 CD4 淋巴细胞的数量。实验组和对照组中分别有 63%和 33%的患者 HIV 病毒 RNA 的载量<50 拷贝/ml。该药有轻至中度不良反应，且实验中 raltegravir 组恶性肿瘤的发生例数较多。因而其安全性仍在监控中。②辅助受体阻断剂，数个小分子的 CCR5 拮抗剂如 schering D、UK427-857、GW873140 和 TAK220，临床试验中均显示出良好的应用前景。PR0140 单克隆抗体可与 CCR5 结合以阻断 HIV 感染，目前正在进行临床试验。进入临床试验的还有 CXCR4 抑制剂如 AMD070 与 KRH-2731。③成熟抑制剂，病毒蛋白酶可将 HIV-1 Pr55 gag 蛋白裂解成数个结构蛋白以利于 HIV 组装成完整的病毒颗粒。桦木酸(betulinic acid)衍生物三萜 PA-457 可抑制此裂解反应，阻碍病毒成熟。首个成熟抑制剂也在临床试验中。

(4) 抗逆转录病毒治疗方案　目前国内外均推荐使用 HAART。HAART 能将患者体内的 HIV 载量控制在现有方法无法检测到的水平(≤50 拷贝/ml)，延缓疾病的进程，改善生活质量，提高存活率，显著降低母婴传播的危险性，使艾滋病从不治之症转变为可治的慢性疾病。因而 HAART 的出现是 HIV 感染(艾滋病)治疗史上一个重要的里程碑。HAART 的具体的方案有多种，如 2 NRTI+1 NNRTI，或者 2 NRTI+1 PI，或 3 NRTI 等等。药物选择要考虑每个患者的情况以及药物的毒性、耐药性、实用性和可行性等，方案应个体化，注意避免交叉耐药。

2006 年美国抗逆转录病毒治疗指南推荐的方案如下。①一线方案：一线方案目前有 2 组，即 2NRTI+1NNRTI 或 2NRTI+1PI。其中 NNRTI 首选依非韦伦 600 mg/次，1 次/d。增强型 PI 可选择阿扎那韦 300 mg+利托那韦 100 mg，1 次/d；安普那韦 1 200 mg+利托那韦 100 mg，2 次/d；洛匹那韦 400 mg+利托那韦 100 mg，2 次/d。NRTI 组合推荐替诺福韦 300 mg+恩曲他滨 200 mg，1 次/d。②二线方案：组合方式为 2NRTI+1NNRTI 或 2NRTI+1PI。NNRTI：奈韦拉平 200 mg/次，2 次/d；PI：阿扎那韦(非增强的)400 mg/次，1 次/d；安普那韦 1 200 mg/次，2 次/d；安普那韦 1 200 mg+利托那韦 300 mg，1 次/d；洛匹那韦 800 mg+利托那韦 200 mg，1 次/d。NRTI 组合：齐多夫定 300 mg 2 次/d+拉米夫定 300 mg 1 次/d，或 150 mg 2 次/d；阿巴卡韦 300 mg 2 次/d+拉米夫定 300 mg 1 次/d；ddI 200 mg 或 125 mg(根据体重) 2 次/d+拉米夫定 300 mg 1 次/d。

我国 2004 年制定的艾滋病诊疗指南以我国已有药物为基础推荐以下几种组合方案。一线推荐方案：2NRTI+1NNRTI：齐多夫定(AZT)或司坦夫定(d4T)+拉米夫定(3TC)+依非韦伦(EFV)或奈韦拉平(NVP)。替代方案：①2NRTI+1PI：齐多夫定(AZT)或司坦夫定(d4T)+拉米夫定(3TC)+印第那韦(IDV)；②去羟肌苷(ddI)+司坦夫定(d4T)+依非韦伦(EFV)或奈韦拉平(NVP)；③齐多夫定(AZT)+去羟肌苷(ddI)+依非韦伦(EFV)或奈韦拉平(NVP)。

(5) 特殊人群的抗病毒治疗

1) 婴幼儿和儿童：上述用于成人的方案根据儿童体重和体表面积计算药物剂量后也可以用于儿童。不能吞服胶囊或片剂的婴幼儿可改用口服制剂。

2) 孕妇：孕妇开始抗病毒治疗的时机与一般 HIV 感染者相同。如尚未开始抗病毒治疗，则怀孕的前 3 个月不推荐治疗。孕前已应用 HAART 的，最好不停止治疗；如原方案中无 AZT，在可能的情况下，应加入 AZT。此外须注意以下几点：①选择的药物应具有能同时降低母婴传播的效果以及药物对孕妇、胎儿和新生儿的影响。②由于 d4T 引起乳酸性酸中毒或肝脂肪变性的概率大于其他核苷类药物(在孕妇尤其明显)，故对于 HIV 感染的孕妇，尽可能不用 d4T。③由于 EFV 有致畸性，应尽量避免在怀孕的前 3 个月使用 EFV。④由于孕妇服用 PI 类的药物有发生妊娠糖尿病的危险，故不推荐使用 PI 类药物。

3) 结核/HIV 合并感染者：同时使用抗结核药物和 ARV 会加重肝毒性，故对尚未接受 ARV 治疗的结核/HIV 合并感染者，建议先完成抗结核治疗，再开始 ARV 治疗。但对于 AIDS 晚期患者，如 $CD4^+$ T 淋巴细胞计数<50/mm^3，且抗结核治疗有效，病情有好转即可开始 ARV 治疗。如不得不同时进行抗结核和 ARV 治疗，首选 AZT/3TC 或 d4T/3TC+EFV 或 ABC，因其肝毒性较小，但 EFV 剂量要增加至 800 mg/d；

不推荐使用蛋白酶抑制剂，因其和利福平具有拮抗作用。

4) 静脉药物依赖/HIV感染者：此类患者开始ARV治疗的时机与普通HIV感染者相同，提高其依从性是治疗成功的关键。应选择肝毒性和神经系统毒性较小的药物，并注意药物与美沙酮的相互作用。美沙酮可使AZT血浓度上升，使AZT毒性增加；可降低DDI的血浓度而使其抗病毒效能减弱。而EFV或NVP则会降低美沙酮的浓度，使某些患者出现阿片戒断症状。对此类患者推荐使用d4T＋3TC＋NVP方案。

(6) *ARV治疗的注意事项* HAART使用的药物多数都有毒副作用，且易产生耐药。因此，开始治疗时一方面要严密监控药物的毒副反应，如有条件也应进行耐药监测。有条件最好在开始ARV治疗前进行基因型耐药检测。对于病毒学应答不明显或无应答者应行耐药性检测，包括基因型耐药检测和表型耐药检测。

提高患者的依从性也是提高疗效、降低耐药性的重要措施。因此，开始ARV治疗之前，与患者充分沟通，让其认识到治疗的必要性、坚持规律用药和定期检测的重要性；了解治疗过程中可能出现的副作用和不适，以及在发生不适时应及时咨询主治医师。同时要得到其家属或朋友的支持，以提高患者的依从性。

(7) *抗病毒治疗后的免疫重建* HAART抗病毒治疗彻底改变了HIV感染的进程，并可能重建艾滋病患者的免疫功能已是不争的事实，尽管对免疫系统恢复的程度还有争议，这也是近年来艾滋病防治领域的重大进展之一。所谓免疫重建是指经HAART治疗后，HIV/AIDS患者的免疫功能可以不同程度地恢复，并能够对抗机会性感染。其具体表现为：①$CD4^+$ T淋巴细胞数量和功能的恢复；②异常的免疫激活好转或恢复正常；③与艾滋病相关的各种机会性感染和肿瘤的发生率下降，艾滋病患者的死亡率和发病率减少。但实践表明，目前的HAART治疗即使应答良好，HIV/AIDS患者的免疫功能重建也是有限的，首先目前的HAART治疗仅能使半数左右的HIV/AIDS患者的免疫功能重建；其次不能完全恢复$CD4^+$和$CD8^+$ T淋巴细胞特异性抗HIV的免疫反应，这意味着患者需长期维持用药，而长期用药导致的药物毒副作用以及病毒的变异和耐药又是必须面对的难题。因而在HAART治疗的基础上仍需探索免疫重建的新策略和新方法。

3. 机会性感染及肿瘤的治疗 及时诊断机会性感染及肿瘤，尽早给予有效的治疗，可明显改善预后，延长患者的生命。

(1) *肺孢子菌肺炎* 除对症治疗外，可口服泼尼松40 mg/次，2次/d，连用5 d后改20 mg/次，2次/d，再用5 d，改为20 mg/d，口服至抗PCP结束。病原治疗首选复方磺胺甲噁唑(新诺明)9～12片/d[TMP 15 mg/(kg・d)，SMZ 100 mg/(kg・d)]，分次口服，疗程2～3周；或静滴复方磺胺甲噁唑(剂量同上)，每6～8 h 1次。因TMP－SMZ的不良反应或治疗无效的患者，可改用喷他脒(戊烷咪)，4 mg/(kg・d)，静脉滴注或肌内注射，2周一疗程；或口服氨苯砜100 mg/d，联合应用甲氧苄氨嘧啶200～400 mg/次，2～3次/d，疗程2～3周；或静注或口服克林霉素600～900 mg，4次/d，联合应用伯氨喹15～30 mg/d，口服，疗程2～3周。

(2) *结核病* HIV感染者并发结核病的治疗与常规抗结核治疗的药物和方法相同，但疗程应适当延长。并注意抗结核药物与抗HIV药物之间的相互作用及配伍禁忌。

(3) *巨细胞病毒感染* 静滴更昔洛韦5 mg/kg，2次/d，2～3周后改为5 mg/(kg・d)，终身维持。维持亦可口服更昔洛韦1 g/次，3次/d。病情危重或效果不佳时可联合静滴膦甲酸钠90 mg/kg，2次/d。若为视网膜炎亦可球后注射更昔洛韦。其次可静滴膦甲酸钠(剂量同上)，2～3周后改为长期静滴90 mg/(kg・d)。

(4) *念珠菌感染* 口腔念珠菌感染可用制霉菌素局部涂抹加碳酸氢钠漱口水漱口，如无效可口服氟康唑50～100 mg/d，疗程1～2周。食管念珠菌感染口服氟康唑首剂200 mg/d，后改为100 mg/d，疗程1～2周；重症患者可增加剂量和延长疗程。复发性念珠菌感染可长期口服氟康唑100 mg/d。

(5) *新型隐球菌脑膜炎* 除对症治疗外，抗真菌治疗首选两性霉素B。由于该药毒副反应较大，需严密观察，宜从小剂量开始。第1～4日分别为1 mg、2 mg、5 mg、10 mg，加入500 ml的葡萄糖液中滴注，若无反应，以后按5 mg/d增加，可达30～40 mg/d(最高剂量50 mg/d)，加入1 000 ml的葡萄糖液中滴注，疗程3个月以上，两性霉素B的总剂量为2～4 g。两性霉素B也可与5－氟胞嘧啶[100 mg/(kg・d)]或氟康唑(200 mg/d)联合应用，具有协同作用，疗程8～12周。必要时可由脑室引流管注射两性霉素B 0.5～1 mg/次，隔日1次。病情稳定后可改用氟康唑，200 mg/d，长期维持，以预防复发。5－氟胞嘧啶不宜单用，因易产生耐药性。

(6) *鸟分枝杆菌感染* 鸟分枝杆菌对多数传统抗结核药物耐药，目前尚无特效治疗，因此治疗困难，预后欠佳。首选克拉霉素500 mg/次，2次/d或阿奇霉素600 mg/d＋乙胺丁醇15 mg/(kg・d)，重症患者可同时联用利福布汀(300～600 mg/d)或阿米卡星[10 mg/(kg・d)，肌内注射]，疗程6个月。次选利福布汀(剂量同上)＋阿米卡星(剂量同上)＋环丙沙星(750 mg/次，2次/d)，疗程6个月。

(7) *弓形虫脑病* 首选乙胺嘧啶，第1日口服100 mg/次，2次/d，以后50～75 mg/d维持；同时口服磺胺嘧啶1～1.5 g/次，4次/d，3周一疗程，重症或疗效欠佳患者疗程可延长至6周以上。不能耐受或磺胺过敏者可静滴克林霉素600 mg/次，每日4次，联用乙胺嘧啶(剂量同上)。

(8) *单纯疱疹及带状疱疹*　首选阿昔洛韦，30 mg/(kg·d)，最大量1.5 g/d，溶于500 ml复方乳酸钠溶液中，于4 h内静脉滴注，8周一疗程；或口服800 mg/次，5次/d。无效可静滴膦甲酸钠40 mg/kg，2次/d，2～3周一疗程。

(9) *卡波西肉瘤*　少数患者经有效的ARV治疗后卡波西肉瘤不再扩大，可观察一段时间再考虑是否抗肿瘤治疗。皮肤黏膜的卡波西肉瘤可采用局部治疗，如激光、冷冻疗法及局部放疗，也可向皮损部位注射长春新碱、博来霉素或干扰素。局部单个肿瘤可手术切除。广泛的卡波西肉瘤可考虑全身化疗，如干扰素500万U，隔日1次，8周一疗程。其他化疗药物包括阿霉素、长春碱、长春新碱、鬼臼霉素、柔红霉素、多柔比星、依托扑沙、博来霉素和紫杉醇等。常用方案如：脂质体阿霉素20 mg/m^2 静滴，每3周1次；脂质体柔红霉素40 mg/m^2 静滴，每2周1次；博莱霉素15 U/m^2 静滴＋长春新碱2 mg静滴，每3周1次；或阿霉素20 mg/m^2＋博莱霉素15 U/m^2＋长春新碱2 mg静滴，每3周1次。由于此类药物具有免疫抑制作用，有增加艾滋病患者感染的机会，因此化疗药物品种及剂量的选择应慎重。

【预防】　HIV感染主要通过性接触、注射途径、血或血制品及围生期传播，尤以注射吸毒和性传播为甚，因此，预防措施主要是针对阻断传播途径和卫生宣教。

1. 避免性接触感染HIV　商业性性行为是社会上传播HIV的最重要方式，卖淫和嫖娼人群成为此方式的主要群体。肛门或阴道性交均可造成直肠或阴道黏膜破损，精液及阴道分泌物中的HIV可通过破损的黏膜进入血循环而传染给对方。加强与HIV(艾滋病)有关的知识和安全性行为的健康教育，洁身自好，不与HIV感染者发生性接触或使用安全套。

2. 防止注射途径的传播　不共用针头、注射器及药物，使用一次性注射器及针灸针等。防止被HIV污染的针头或器械刺伤。严禁吸毒，强化毒品危害教育；加强缉毒、戒毒工作，严厉打击贩卖毒品，消除毒患。

3. 加强血制品管理　加强血制品市场的管理，所有血液、血浆等血制品应由具有相关资质的血站统一采血、检测、供血，严禁非法采、供血。国家有关执法部门应坚决取缔地下血站，严厉打击地下血头、血霸。对供血者进行严格的体检，包括进行HIV抗体检测。高危人群应禁止捐献全血、血浆、器官、组织或精液。对从国外进口的各类血制品，包括全血、血浆、人体白蛋白、丙种球蛋白、各类血液成分等应加强监测。

4. 阻断母婴传播　对于未孕且需要接受ARV的育龄妇女，建议其避免妊娠。因为在妊娠的前3个月应用ARV易导致胎儿畸形、流产或早产；同时妊娠期间生理变化可影响药物的吸收、分布、代谢和排泄，难以达到有效的血药浓度，从而影响疗效。如孕前已接受HAART，建议妊娠前3个月视病情暂停ARV治疗，继续治疗时应调换对胎儿不安全的ARV药物。如病情不允许在妊娠前3个月暂停ARV治疗，建议其终止妊娠。由于HIV可通过哺乳传播给婴儿，且许多ARV药物可在母乳中检测到，因此HIV感染的哺乳期妇女不论是否在进行ARV治疗均不应母乳喂养，而代之以人工喂养。

5. 职业暴露的预防　加强对医院所有工作人员的职业防护教育。医院所有工作人员在从事医疗、护理、保洁等活动时，应视所有患者的血液、体液以及被血液、体液污染的物品为具有传染性的病原物质，接触这些物质时，必须采取防护措施。对开展HIV检测的实验室应严格执行《艾滋病检测工作规范》的规定。应严格贯彻执行《中华人民共和国传染病防治法》《全国艾滋病检测工作规范》《医院感染管理规范(试行)》等法律法规，认真执行消毒隔离制度，加强医护人员的保护。万一发生职业暴露，应立即处理伤口或暴露部位。如皮肤有伤口，应反复轻轻挤压，尽可能挤出损伤处的血液；用肥皂和清水冲洗伤口或污染的皮肤或黏膜；再用0.5%聚维酮碘(碘伏)、75%乙醇、0.2%次氯酸钠、0.2%～0.5%过氧乙酸、3%过氧化氢等消毒并包扎伤口。如血液、体液等溅洒于皮肤黏膜表面、口腔、眼睛等部位，用清水、自来水或生理盐水彻底冲洗。在正确评估暴露源的基础上，可进行暴露后预防性用药。根据免疫缺陷病毒(SIV)感染灵长类动物的研究结果，SIV病毒经黏膜感染后24 h内，可发现暴露部位周围的树突细胞被感染，48 h内这些受感染的DC会迁移至局部淋巴结，5 d内在外周血中就可检测到病毒标志物。因而暴露后局部处理后，应尽早使用抗逆转录病毒药物，可抑制病毒在最初感染的细胞或淋巴结中复制，从而防止全身性感染出现。预防用药主要有3种基本组合，可根据情况选其中一种：AZT＋3TC(或双汰芝)；3TC＋d4T；ddI＋d4T。暴露情况严重时，可在基本方案基础上再加一个蛋白酶抑制剂或逆转录酶抑制剂。

6. 加强消毒隔离措施　对于被血液或体液污染的物品或器械，可用有效的消毒药物，如新鲜配制的$(0.5\sim5)\times10^{-3}$(1∶10～1∶100稀释)浓度的次氯酸钠液或1∶10稀释的漂白粉液擦拭或浸泡。患者用过的废弃物品应消毒后再作其他处理或焚烧。避免直接接触患者的血液或体液，应戴手套、穿隔离衣。不慎被血液或体液污染时，应立即彻底清洗和消毒。

7. 加强宣教工作　制定社区健康教育和行为干预计划，通过传播和教育手段向社会、家庭和个人传授预防保健知识，提高自我保护能力，培养健康行为，改变不良习惯，使广大群众对艾滋病有正确的认识，掌握正确的防护知识和防护措施。

8. 加强业务培训 对防疫和医疗机构人员应进行相关业务知识的培训，提高业务水平，规范诊断和治疗。

9. 艾滋病疫苗 研究制成有效的艾滋病疫苗，可能是根除艾滋病的希望所在。但由于HIV基因变异率高、病毒基因整合入宿主细胞、病毒直接侵犯宿主的免疫系统等特点，使艾滋病疫苗的研制难度大大增加。虽然国内外投入大量的人力物力，进行了长期的研究，如灭活疫苗、减毒活疫苗、DNA疫苗、重组病毒载体疫苗、重组亚单位疫苗以及治疗性疫苗等，有的在动物实验中已取得肯定的效果，有的已在志愿者中试验，但仍无成功的疫苗问世。一个理想的疫苗应该是价格便宜、容易运输、接种方便、绝对安全有效，但是目前还没有一种艾滋病疫苗能够满足这些标准。艾滋病疫苗的研制虽然充满希望，仍然任重道远。

10. 加强HIV感染的监控 由于我国地域辽阔，各地经济、文化发展极不平衡；多数人，包括部分医务人员对艾滋病防治知识缺乏了解或了解不够；人们的性观念改变，婚外性行为及多个性伴；商业性性行为的泛滥和缺乏监管；吸毒贩毒的蔓延；基层医疗条件的极其薄弱；以及各级医疗、卫生、防疫机构的监控工作很不平衡等，使我国HIV感染(艾滋病)的监控面临严峻的局面。因而加强我国HIV感染(艾滋病)的监测，完善监测网，以便国家准确掌握疫情变化，对于国家制定相应的法律、法规，采取及时有效的防治措施十分重要。

(1) *落实和加强疫情报告制度* 特别是基层医疗卫生机构的疫情报告，应落到实处。

(2) *加强对高危人群的监测* 特别是卖淫嫖娼及吸毒人员，以及与HIV感染者及艾滋病患者有过密切接触的人。

参考文献

[1] 国务院防治艾滋病工作委员会办公室暨联合国艾滋病中国专题组.中国艾滋病防治联合评估报告[R].2007.

[2] Theoretical Biology and Biophysics Group T-10, Mail Stop K710, Los Alamos National Laboratory. HIV Sequence Compendium 2008 [M]. New Mexico: Los Alamos.

[3] Section XXIV - human immunodeficiency virus and the acquired immunodeficiency syndrome [M]// Lee Goldman, Dennis Ausiello (eds). Cecil textbook of medicine. 23th ed. Philadelphia: W. B. Saunders Company, 2007:2553-2611.

[4] E. Scherer, D. Douek, A. McMichael. 25 years of HIV research on virology, virus restriction, immunopathogenesis, genes and vaccines [J]. Clinical and Experimental Immunology, 2008,154:6-14.

[5] Geijtenbeek TB, Kown DS, Torensma R, et al. DC-SIGN, a dendritic cell-specific HIV-1-binding protein that enhances trans-infection of T cells [J]. Cell, 2000,100:587-597.

[6] Gisselquist D, Rothenberg R, Potterat J, et al. HIV infections in sub-Saharan Africa not explained by sexual or vertical transmission [J]. Int J STD AIDS, 2002,13(10):657-666.

[7] Orenstein R. Presenting syndromes of human immunodeficiency virus [J]. Mayo Clin Proc, 2002,77(10):1093-1102.

[8] Kazmierski WM, Boone L, Lawrence W, et al. CCR5 chemokine receptors: gatekeepers of HIV-1 infection [J]. Curr Drug Targets Infect Disord, 2002,2(3):265-278.

[9] Moore JP, Parren PW, Burton DR. Genetic subtypes, humoral immunity and human immunodeficiency virus type 1 vaccine development [J]. J Virol, 2001,5721-5729.

第三十二节 病毒性肝炎

王贵强 田庚善

病毒性肝炎(viral hepatitis)是由多种肝炎病毒引起的以肝炎为主的全身性疾病，可分为甲型、乙型、丙型、丁型及戊型，其病原不同，但临床表现基本相似。除肝炎病毒外，很多其他已知病毒，如巨细胞病毒、EB病毒、黄热病毒、风疹病毒、单纯疱疹病毒、柯萨奇病毒、艾柯(ECHO)病毒等，也可引起肝脏炎症，但主要引起肝以外的临床表现，且各有特点，故不包括在本病之内。

人类对于病毒性肝炎的认识经历了一个漫长的过程。早在二千多年前《内经》即已记载“湿热相交，民病疸”。西方也是一样，很早以前即认识黄疸，但当时认为黄疸是由胆管的卡他炎症引起，故称为卡他性黄疸。以后发现其为全身性疾病，称为包特金病。继而发现其有传染性，称为传染性肝炎。以后又发现，根据其传播途径的不同可分为两种，一种经胃肠道传播能够引起暴发流行的，仍称为传染性肝炎，亦称流行性肝炎或MS-1型肝炎、短潜伏期肝炎；另一种经胃肠外(主要经血和血制品)传播主要呈散发的，称为血清性肝炎，亦称同种血清性黄疸、MS-2型肝炎、长潜伏期肝炎。

1963年Blumberg发现了澳大利亚抗原(简称澳抗)，以后发现这种抗原主要见于血清性肝炎，遂称之为肝炎相关抗原(HAA)或澳抗，而将HAA阳性的血清性肝炎称为乙型病毒性肝炎(viral hepatitis B,简称乙肝),将HAA阴性的传染性肝炎称为甲型病毒性肝炎(viral hepatitis A,简称甲肝)。

随着甲型、乙型肝炎特异性诊断方法的建立,人们发现还有另外一些病毒性肝炎。其中一种是1974年Goldfield报道的输血后非甲非乙型肝炎;另一种是1980年Wong等报道的经肠道传播的非甲非乙型肝炎,该肝炎1955年暴发流行于印度德里,当时误认为是甲型肝炎,1980年经血清学证明并非甲型肝炎,亦非乙型肝炎。

1977年Rizzetto发现了δ因子,随后又命名为丁型肝炎病毒。至此,人们对病毒性肝炎种类的认识如下:①甲型肝炎;②乙型肝炎;③非甲非乙型肝炎(可分为经肠道传播和肠道外传播两类);④丁型肝炎。

1982年Balagan在粪便中发现了经肠道传播的非甲非乙型肝炎病毒的病毒颗粒;1989年Reyes等应用分子克隆技术获得本病毒的基因克隆,并命名为戊型肝炎病毒;1989年Choo等应用分子克隆技术获得肠道外传播的非甲非乙型肝炎的基因克隆,并命名其为丙型肝炎病毒。1989年9月在日本召开的国际非甲非乙型肝炎国际会议上将上述两种非甲非乙型肝炎正式命名为丙型肝炎和戊型肝炎。

因此,目前认为病毒性肝炎至少有五型,即甲型、乙型、丙型(原肠道外传播的非甲非乙型)、丁型(原δ型)和戊型(原肠道传播的非甲非乙型)。五型病毒性肝炎的特点见表2-32-1。

表2-32-1 五型病毒性肝炎的特点

特点	甲型	乙型	丙型	丁型	戊型
病毒(直径、核酸)	27 nm, RNA	42 nm, DNA	30~60 nm, RNA	36 nm, RNA	27~38 nm, RNA
主要传播途径	粪—口	血液,母婴	血液	血液	粪—口
高发年龄	儿童	成人,儿童	成人	成人	青壮年
流行性	散发或流行	散发	散发	散发	散发或流行
季节性	秋冬	无	无	无	雨季或洪水后
潜伏期	30(15~45)d	70~80(28~160)d	52(30~83)d	4~20周	36(15~75)d
发病	急性较多	多缓慢	多缓慢	多缓慢	急性较多
黄疸	有黄疸者较多	多无黄疸	多无黄疸	多无黄疸	黄疸常较重
慢性病毒携带者	无	有	有	有	无
慢性化	无	有	有	有	无
预防重点	水、粪管理,饮食卫生,个人卫生,疫苗,丙种球蛋白	乙肝疫苗为主,控制母婴及医源性传播,HBIG(乙肝免疫球蛋白)	控制医源性(主要血液)传播	控制医源性(主要血液)传播	水、粪管理,饮食卫生,个人卫生

从病原学来看,五型肝炎病毒中除乙肝病毒为DNA病毒外,其余四型均为RNA病毒,而此四型又各分属于不同的属。因此,五型肝炎应各自成为不同的疾病。

从流行病学和临床来看,五型肝炎基本上可分为两类:一类包括甲型和戊型。其共同的特点是,经粪—口传播、有季节性、可引起暴发流行、不转变为慢性。但两者也有不同:①高发年龄不同。甲型肝炎一般儿童高发,戊型肝炎一般主要发生于青壮年。产生这种差别的原因,一方面可能是由于儿童罹患戊型肝炎时多为亚临床型,临床上不易被发现;另一方面可能是由于戊型肝炎免疫力持续较短,幼年罹患后,青壮年期再次受染仍可发病。②孕妇罹患后的预后不同。孕妇罹患甲型肝炎后,其预后和非孕妇类似,均较良好;而孕妇罹患戊型肝炎后则较易发展为重型肝炎,病死率可达10%以上,其原因尚不清楚。

另一类包括乙型、丙型和丁型。其共同点是,主要经血传播,无季节性,多为散发,可转变为慢性。其不同点是:①血液中的病毒量不同,乙型肝炎病毒在血液中含量很高,而丙型肝炎病毒在血液中的含量很低。②母婴传播的意义不同,母婴传播在乙型肝炎传播中起重要作用,而在丙型肝炎传播中的意义很小,性传播也一样。其原因可能主要与两种病毒在血液中的含量不同有关。③慢性化方面不同,乙型肝炎慢性化主要发生于围生期及婴幼儿感染,成人初次罹患乙型肝炎时一般不慢性化;而丙型肝炎的慢性化似与年龄无关,无论小儿和成人罹患后均有50%以上变为慢性肝炎,其原因尚不清楚。④对干扰素治疗应答不同,慢性丙型肝炎干扰素治疗应答率高达50%,部分患者可以治愈,而慢性乙型肝炎对干扰素应答率较低,约30%。

一、甲型病毒性肝炎

【病原学】

1. 归属 甲型病毒性肝炎(viral hepatitis A)由甲型肝炎病毒(hepatitis A virus, HAV)引起,该病毒是一种独特的小RNA病毒。原分类为肠道病毒72型。近年来发现它与肠道病毒有许多重要的不同:①嗜肝性。②对温度稳定,耐热。③生长缓慢,组织培养时不引起细胞病变。④在 5′非编码区(5′NTR)有独特结构。⑤将聚合大蛋白切割成各种功能蛋白的部位可能与一般肠道病毒不同。故目前认为,应在小 RNA 病毒科下设一新属,即嗜肝病毒属。

至于 HAV 为何生长缓慢,为何组织培养时不引起细胞病变而呈持续感染状态,有人认为可能与其翻译控制因子(translational control element)的功能非常低下有关,这种因子位于 5′NTR,因此如果该区发生变异,变异株就有可能在细胞培养中快速生长并引起细胞病变。

2. 结构 HAV 是直径 27~28 nm 的正二十面体立体对称的球状颗粒,有蛋白衣壳和核酸,无包膜,表面有 32 个亚单位结构,称壳粒(图 2-32-1)。电镜下 HAV 呈空心和实心两种,空心颗粒缺乏核酸。在氯化铯区带离心中,实心颗粒的浮密度为 1.33~1.34 g/ml,空心颗粒为 1.29 g/ml。

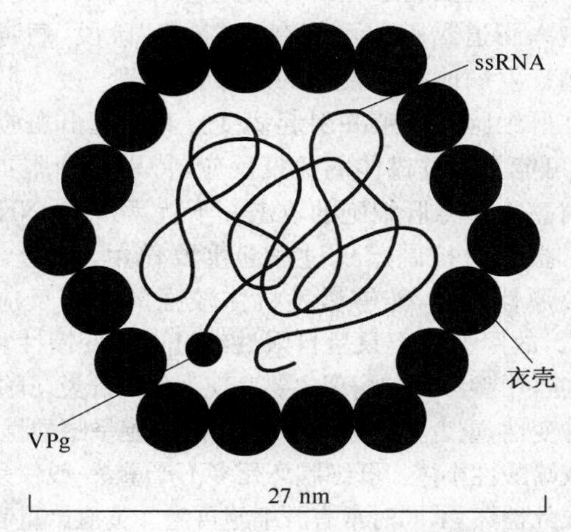

图 2-32-1 HAV 结构示意图

3. 稳定性 HAV 无脂蛋白包膜,故对有机溶剂有抵抗力。耐酸、耐碱、耐乙醚,在 pH 3~10 之间,20%乙醚 24 h,病毒皆稳定。60℃ 6 h 才能完全灭活,100℃ 5 min 可全部灭活。HAV 在−20~−70℃可存活多年并保持其感染力,但不能耐受冷冻干燥。HAV 对紫外线敏感,一般照射 1~5 min 可灭活。1.5 mg/L 余氯 1 h 仍存活,5%~8%甲醛和 70%乙醇能迅速灭活,1∶4 000 的甲醛 72 h 可使其失去感染性而保留免疫原性。HAV 能抵抗 2%~5%甲酚皂溶液(来苏)和 2×10^{-4} 的有效氯达 1 h 以上,10×10^{-4} 含氯消毒剂处理 20 min 可以灭活。

HAV 在外界的生存力很强,将含 HAV 粪便涂于塑料表面,25℃ 30 d 仍有 0.4%存活,故极易通过日常生活接触传播。贝类(牡蛎、蛤蜊等)中的 HAV 在水中能存活数天至数月,置于 4℃冰箱中,24~48 h 仍保持稳定;某些水产品如毛蚶、牡蛎等有浓缩水中 HAV 的能力,故可通过此类食物引起暴发流行。

4. 易感动物及组织培养 狨猴和黑猩猩对 HAV 易感。其他猴类,如残尾猴、恒河猴等以及树鼩也可受染,受染后可引起血清转氨酶的升高和肝组织病理改变。HAV 可在多种细胞中生长繁殖,包括原代狨猴肝细胞、猴胚肾细胞(FRhK-6、FRhK-4)、人胚二倍体成纤维细胞(HEF)、人肝癌细胞(PLC/PRF/5)、人羊膜细胞(FL)、Vero 细胞和非洲绿猴肾细胞(AGMK)等,HAV 在大多数细胞中生长繁殖缓慢,一般需 2~4 周才达最大值。HAV 的复制部位是细胞质,病毒颗粒与内质网相连。HAV 一般不产生细胞病变,但如发生变异则有可能产生。

5. HAV 的基因结构与复制 HAV 的基因组为线状单链 RNA。野毒株(HM-175)由 7 478 个核苷酸组成,后接一个聚合腺苷酸[poly(A)]尾部。其基因结构及所编码的蛋白质见图 2-32-2。

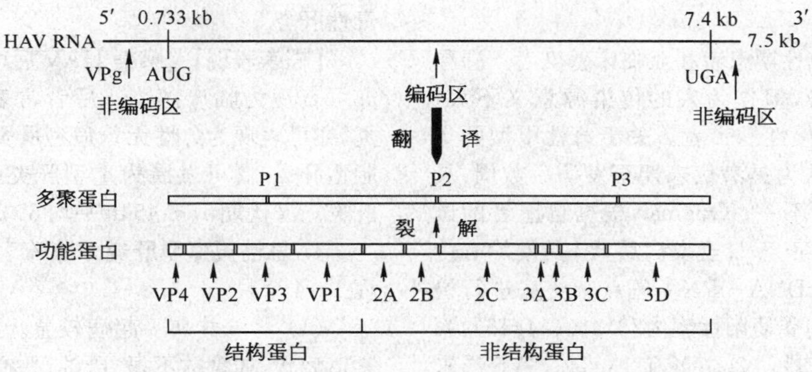

图 2-32-2 HAV 基因结构及其编码蛋白示意图

由图 2-32-2 可以看出,HAV 的基本结构包括:①在 5′端有一 733 个核苷酸的非编码区,该区与 HAV 复制的引物糖蛋白(VPg)共价连接。②中央有一个大的编码区,共 6 681 个核苷酸,能编码一个 2 227 个氨基酸的多聚蛋白,其中包括结构蛋白(衣壳蛋白,P1 区蛋白)及两个非结构蛋白(P2 区蛋白和 P3 区蛋白,转录和调控蛋白)。③3′端有一短的 64 个核苷酸的非编码区。

衣壳蛋白包括 VP1~VP4。VP1 最大,它与 VP3

的B－C襻(loops)是人体对HAV免疫反应中起主导作用的结构，可以诱生中和抗体，因此是否可应用此区的某些抗原决定簇制备甲型肝炎疫苗正在研究中。但有人认为，这种多肽抗原可能需要一定的三维结构(构型)才能有效。非结构蛋白P2区包括2A、2B、2C蛋白，其中2C蛋白可能和HAV转录有关。非结构蛋白P3区包括3A、3B、3C、3D蛋白，其中3B蛋白即是引物VPg，可启动HAV RNA的合成。

HAV在肝细胞内复制，HAV RNA是正链RNA，且有一poly(A)尾部，故在复制中起双重作用。一方面它可作为mRNA，与宿主核糖体结合。经翻译产生多聚蛋白，多聚蛋白再裂解为衣壳蛋白(组装病毒)和非结构蛋白(调控)。另一方面它可作为模板，在病毒RNA聚合酶作用下复制负链RNA，再以负链RNA为模板复制新的正链RNA，再与衣壳蛋白组装成新的HAV颗粒。组装在肝细胞的囊泡中进行，囊泡可从肝细胞释放至毛细胆管，与胆酸接触后囊泡破裂，HAV被释放至胆道中，随粪便排出体外。由囊泡中释放的HAV亦可感染邻近的肝细胞。

6. HAV的变异与分型 相对而言，HAV的变异较小。世界各地的HAV毒株之间，核苷酸的同源性达80%以上，差异仅为1%～20%。其中5′非编码区最为保守，P1区和P2区变异较大。根据核苷酸序列，HAV分为7个基因型(9个亚型)。其中人HAV可分Ⅰ、Ⅱ、Ⅲ和Ⅶ型，多数为Ⅰ和Ⅱ型；猴HAV可分Ⅳ、Ⅴ、Ⅵ型。虽然人HAV可分4个基因型，但其血清型却只有1个，这是因为各株之间氨基酸的同源性很高，故抗原性基本一样，因此世界各地甲型肝炎的诊断试剂和甲型肝炎疫苗可以通用。HAV不仅在自然界中可发生变异，也可人工诱导变异的发生。如甲型肝炎减毒活疫苗HM－175/7MK－5株、H2株、LA－1株、MBB株等都是经细胞培养低温连续传代后毒力减弱，病毒滴度上升而获得的。

【流行病学】

1. 传染源 为急性期患者和亚临床感染者。猩猩和狨猴虽可自然感染，但作为人的传染源意义不大。目前尚未发现HAV慢性携带者。关于急性甲型肝炎患者的传染期，一般认为是潜伏末期至发病后数周，具体时间则各学者报告不一，Krugman根据自愿者的试验结果认为自感染后第25日至发病后8 d粪便均有传染性；上海学者应用cDNA－RNA斑点杂交法进行检测，发现发病后第1周粪便阳性率为73.3%(11/15)，第2、3、4周分别为53.3%、26.7%和13.3%，第5周未再检出。上述结果的差异可能与检测方法的灵敏性不同有关。

2. 传播途径 虽然患者的血液、唾液也有传染性，但以粪便的排毒量最大，排毒时间最长，故粪—口传播是甲型肝炎的主要传播途径。粪便污染水源、蔬菜、食品、手、用具等均可引起散发或暴发流行，一般日常生活接触为主要的传播方式。1988年上海甲型肝炎大流行即因食用未煮熟的毛蚶而引起。

3. 人群易感性 未受染者均易感，感染后可获持久免疫力，故再次发病者少见。

4. 流行特征 本病广泛存在于世界各地，主要流行于发展中国家，流行区常呈秋、冬和春季高峰。如水源、食物被污染可呈暴发流行。高发年龄与社会卫生条件密切相关，卫生条件越差，低年龄组的受染率及发病率越高。

【发病机制和病理】 人感染HAV，其主要在肝细胞的胞质内复制。往往发病前有短暂的病毒血症，病毒通过胆汁从粪便中排出。排毒早于血清ALT值升高，其高峰出现在潜伏期末或急性早期，一般发病后1周内有45%患者排毒，发病2周排毒仅占10%～15%，发病后3周很少在粪便中检出，传染期是从潜伏期末至发病早期。

甲型肝炎发病原理研究较少，很多问题尚未阐明。病毒侵入肠道黏膜后可能有一"肠相"阶段，病毒在肠道繁殖。发病前有一较短的病毒血症期。侵入肝细胞后即在肝细胞内繁殖并引起病变。其引起肝脏损伤的机制，可能是通过机体的免疫反应，特别是细胞毒性T细胞对感染病毒肝细胞的攻击。干扰素系统、NK细胞及中和抗体对控制感染过程起重要作用。由于HAV的免疫原性较强，能够激发机体较强的免疫反应以清除病毒，故甲型肝炎只呈自限性经过而不变慢性。

急性甲型肝炎的病理主要表现为急性肝炎，肝细胞普遍水肿变性，重者呈气球样变，部分肝细胞呈嗜酸性变，并常形成嗜酸性小体。肝细胞坏死多不严重，一般仅呈单个细胞或灶性坏死，同时常有肝细胞再生。黄疸严重者常可见毛细胆管内有胆栓形成，汇管区炎症则轻重不一。

黄疸型与无黄疸型病变基本相同，但后者常较轻。

甲型肝炎也可表现为重型肝炎，其病变见"乙型病毒性肝炎"，也可表现为淤胆型肝炎，其病变见"戊型病毒性肝炎"。

【临床表现】 感染HAV后可表现为亚临床感染，亦可表现为临床感染。后者常表现为急性黄疸型肝炎，亦可表现为急性无黄疸型肝炎，部分表现为急性淤胆型肝炎，偶可发展为重型肝炎。一般不发展为慢性肝炎。潜伏期15～45 d(平均30 d)。

1. 急性黄疸型肝炎 临床表现可分为三期，总病程1～4个月。

(1) 黄疸前期 起病较急。主要表现为乏力及消化道症状，如食欲不振、厌油、恶心、呕吐以及尿色加深等。也可有发热，一般不超过1周。也可有类似上呼吸道感染的症状。此期血清转氨酶，尤其ALT已明显升高，有助于早期诊断。本期一般持续1周左右。

(2) 黄疸期 自觉症状常好转，发热消退，而尿色加深，巩膜、皮肤出现黄疸，约于2周内达高峰。多为肝细胞性，有时也可出现大便颜色变浅、皮肤瘙痒等梗阻性黄疸表现，但一般常不严重也常不超过1周。肝常轻度肿大，有压痛，也可有轻度脾肿大。本期持续2～6周。

(3) 恢复期　症状、体征、实验室检查均逐渐恢复正常。本期约持续1个月。

2. 急性无黄疸型肝炎　其临床表现除不出现黄疸外，基本与黄疸型相同。

3. 重型肝炎　参见“乙型病毒性肝炎”。

4. 淤胆型肝炎　参见“戊型病毒性肝炎”。

【实验室检查】　急性甲型肝炎时血白细胞常较低，偶可见异型淋巴细胞。S-ALT及S-AST常极高，可达正常最高值10～20倍以上。黄疸型时除血胆红素增高外，尿胆红素也阳性。

1. 血清学检测　采用ELISA检测血清抗-HAV IgM阳性，可确诊HAV感染，临床广泛应用。人体感染后在出现症状时即可从血液中检出抗-HAV IgM，发病后3周其滴度可达高峰，随即下降，可维持6个月左右。抗-HAV IgM阳性须注意以下情况：①接种甲肝疫苗后2～3周，8%～20%接种者可产生抗-HAV IgM。②排除类风湿因子及其他原因所致假阳性结果。抗-HAV IgG比IgM出现晚，其滴度高峰见于起病后3～12个月内，可维持多年。

2. RT-PCR检测HAV RNA　粪便中HAV RNA阳性表明患者仍具有排毒性，在血液中检测到HAV RNA表明患者具有病毒血症，为HAV感染的依据。

【诊断和鉴别诊断】

1. 诊断

(1) 甲型肝炎的病原学诊断　抗-HAV IgM阳性即可诊断。此外，如急性期和恢复期双份血清抗-HAV(主要是IgG抗体)有4倍以上的升高，或者肝组织中或粪便中发现HAV颗粒、HAV Ag或HAV RNA亦可诊断为本病。

(2) 甲型肝炎的临床诊断　急性黄疸性肝炎在黄疸出现后诊断多无困难，在黄疸前期则极易误诊为“胃肠炎”“上呼吸道感染”等，故应特别注意近期出现的持续数天以上的无其他原因可解释的乏力和胃肠道症状，并立即检查血清ALT，常可作出早期诊断。急性无黄疸性肝炎的诊断与黄疸前期的诊断基本一样。

(3) 甲型重型肝炎的诊断　见“乙型病毒性肝炎”。甲型淤胆型肝炎的诊断见“戊型病毒性肝炎”。

2. 鉴别诊断　①乙型、丙型、丁型和戊型病毒性肝炎，EB病毒、巨细胞病毒和肠道病毒等引起的急性肝炎。②药物和毒物所致肝损伤：详细询问用药和接触毒物史非常重要，必要时可行肝脏穿刺病理检查。③酒精性肝病。④非酒精性脂肪肝。⑤自身免疫引起的肝胆疾病：如自身免疫性肝炎、原发性胆汁性肝硬化、原发性硬化性胆管炎等。⑥全身疾病的肝脏表现：如感染中毒性肝炎、系统性红斑狼疮等自身免疫性疾病所致肝损伤、甲状腺疾病所致肝损伤等。⑦肝外梗阻性黄疸、先天性高胆红素血症等。

【并发症和后遗症】　急性肝炎的并发症较少，其中比较常见的是胆囊炎(主要为超声波改变)及心电图的异常改变。各型急性肝炎中，心电图所见基本一致，主要是节律、T波等的改变，多不伴有临床症状，均为一过性，随肝炎的恢复而恢复。偶见心包炎、结节性多动脉炎。比较严重的是再生障碍性贫血，常发生于恢复期，虽不常见，但预后极为恶劣。此外尚可见血小板减少性紫癜、溶血性贫血、粒细胞缺乏症等，偶可见肾小管性酸中毒、急性感染性多神经炎、视神经炎、脑膜炎、脊髓炎、吉兰-巴雷综合征、胰腺炎、关节炎、干燥综合征等。

后遗症少见。极少数急性黄疸型肝炎患者痊愈后可遗留有“残余黄疸”，称为肝炎后高胆红素血症，亦称肝炎后血胆红素增高症，乃由于肝脏胆红素代谢障碍，有可能是葡萄糖醛酸转换酶发生某些缺陷所致。其特点是：①血胆红素常不太高，一般17～34 μmol/L，很少超过86 μmol/L，且常以间接胆红素升高为主。②血胆红素常有小幅度、短暂的波动，常于劳累、感冒后轻度升高，一经休息或感冒痊愈后即迅速降至原来水平。③肝炎已达临床治愈标准，本病与先天性非溶血性黄疸、间接胆红素增高型(Gilbert病)非常类似，但后者无肝炎史而有家族史，且可进行基因诊断而确诊。另外亦应与先天性溶血性黄疸相鉴别，后者常有网状红细胞增多、红细胞脆性增加。

少数患者可由于恢复期休息过分、进食太多而发生脂肪肝，B超可以诊断，此时也会出现轻度至中度的血清转氨酶升高，必须与肝炎未愈相鉴别。因为两者的处理上原则不同，肝活检有助于鉴别，但有时难以进行，只好进行动态观察，如患者体重减轻(饮食控制)后转氨酶也随之下降则支持脂肪肝的诊断，反之，则提示肝炎未愈。少数患者亦可继发糖尿病，多为Ⅱ型。

【预后】　甲型肝炎预后良好，1988年上海大流行时仅47/31万(15/10万)病死，其中25例(8.1/10万)死于重型甲型肝炎，15例死于慢性乙型肝炎或肝硬化合并甲型肝炎，另7例死于其他合并症或并发症。43例甲型肝炎孕妇，无1例发生重型肝炎，亦无病死者。新生儿除死胎外均健在，未发生围生期感染。随访1 212例，83.2%于3个月内基本痊愈，一般不超过6个月，偶有超过6个月者，亦均于1年内基本痊愈，无变慢性者。

【治疗】　由于急性甲型肝炎是自愈性疾病，预后良好，不转慢性，发生重型肝炎者亦较少，一般均能顺利恢复，故治疗主要是对症及支持治疗。充分休息防止发生重型肝炎，清淡饮食、补充足够热量和维生素，抗炎、保肝、抗氧化药物治疗。对有黄疸和明显消化道症状者，可给予甘草酸制剂及10%葡萄糖液，静脉点滴以控制肝脏炎症、减少肝细胞坏死。另外，应禁酒、禁用可能损伤肝脏的药物。

甲型重型肝炎的治疗见“乙型病毒性肝炎”，甲型淤胆型肝炎的治疗见"戊型病毒性肝炎"。

【预防】 采取以切断传播途径和为易感者接种甲肝疫苗为主的综合预防措施。

1. 切断传播途径 是最根本的措施，一旦这一措施得以实现，则不仅甲肝，其他肠道传播的传染病也均可基本控制。措施如下：①保护水源，应用清洁水、保证供水安全。②粪便、污水无害化，以免污染水源和食物。③做好饮食卫生，加强食品卫生管理，不进食未煮熟的水产品。④做好个人卫生，做到饭前便后洗手，培养良好个人卫生习惯。⑤加强托幼机构和学校等的卫生管理。⑥加强卫生宣教，提高全民卫生素质，消灭苍蝇、蟑螂。

2. 特异性预防接种 包括主动和被动免疫。

(1) *主动免疫* 1岁以上的儿童和青少年是疫苗接种的主要对象，其他还包括：去甲型肝炎流行区的旅行者、甲型肝炎患者的家庭成员、医务工作者、慢性乙型和(或)丙型肝炎患者、拟行肝移植术者、抗 HIV 抗体阳性者、男同性恋者、药物依赖者、血友病患者。目前国内应用的疫苗包括减毒活疫苗和灭活疫苗两种。减毒活疫苗只在我国使用，接种后抗-HAV 阳转率为84.1%～100%，抗体水平较低，保护期4年左右，价格便宜，且必须冷链保存运输；已报道的不良反应包括变态反应(如皮疹、过敏性休克、过敏性紫癜、坏死性筋膜炎、变态反应性关节炎等)、癔症、类似肝炎样表现等，但较少见。国内现有的灭活疫苗包括甲型肝炎单价疫苗、甲乙型肝炎联合疫苗两类，接种灭活疫苗后诱生的抗-HAV 水平较高，保护期长，保存条件简单，但价格较贵。国外曾有接种甲型肝炎灭活疫苗后发生关节炎、脑病、胃肠道反应等的报道。

(2) *被动免疫* 可用丙种球蛋白，注射越早越好。学龄前儿童 1 ml、学龄儿童 2 ml、成人 3 ml，一次肌注；保护效果可持续 3 周。

3. 其他 做好疫情报告及疫源地消毒。隔离患者至发病后 3 周。儿童接触者应进行被动免疫并进行观察 45 d。

二、乙型病毒性肝炎

【病原学】

1. 归属 乙型肝炎病毒(hepatitis B virus, HBV)是一种 DNA 病毒，后分别在北京鸭、美洲旱獭(土拨鼠)和地松鼠体内，发现鸭肝炎病毒(DHBV)、土拨鼠肝炎病毒(WHBV)和地松鼠肝炎病毒(GSHV)，从病毒形态、结构、生物学特性和感染后的表现等与 HBV 极为相似，因此，把上述病毒和 HBV，归类为嗜肝 DNA 病毒科(Hepadnaviridae)，该科又分两个属：正嗜肝 DNA 病毒属(HBV、WHV)及禽类嗜肝 DNA 病毒属(DHBV)。由于 HBV 迄今仍缺乏价廉易得的动物模型，组织培养也未成功，难以进行人体外实验，人们就应用这些动物肝炎病毒进行各种研究，如应用鸭乙肝模型进行抗-HBV 的药物筛选，应用美洲旱獭肝炎模型进行发病机制及原发性肝癌的研究等，另外，也常用 HBV 转基因小鼠进行研究。

2. 基因结构 见图 2-32-3。

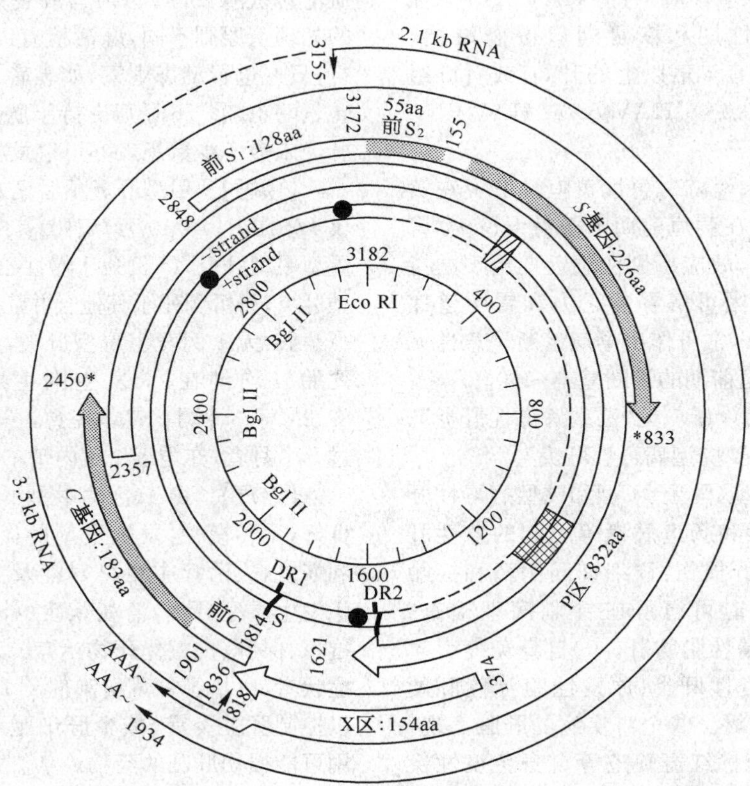

图 2-32-3 HBV 的 DNA 示意图

HBV DNA 是一种双链环状 DNA。其长链(负链)长度固定，约 3 200 个核苷酸(不同亚型略有不同)。短链(正链)长短不一，为长链的 50%～80%。长链及短链的 5′端位置固定，分别位于 1 826 位和 1 601 位核苷酸，其间有 223 对碱基互补，借以维持 HBV DNA 的环状结构，此互补区称为长黏性末端。在此末端的两侧各有 11 个核苷酸序列完全一样，即 5′- TTCACCTCTGC - 3′，称为直接重复序列(DR1 及 DR2)，为 HBV DNA 复制的起始部位。短链 5′端共价结合一个 17 核苷酸 RNA 引物，为前基因组(3.5 kb·RNA)合成时的引物。

HBV 含 4 个部分重叠的开放读码框(ORF)，即前 S/S 区、前 C/C 区、P 区和 X 区。前 S/S 区编码大(前 S_1、前 S_2 及 S)、中(前 S_2 及 S)、小(S)3 种包膜蛋白；前 C/C 区编码 HBeAg 及 HBcAg；P 区编码聚合酶；X 区编码 X 蛋白。

(1) *编码外壳蛋白的编码区*　分为 *S* 基因、前 S_2 基因和前 S_1 基因。*S* 基因有 678 个核苷酸，编码 226 个氨基酸的多肽(主要蛋白)；前 S_2 基因编码前 S_2 多肽(55 个氨基酸)；*S* 基因与前 S_2 基因共同编码中分子外壳蛋白；前 S_1 基因编码前 S_1 多肽(128 个氨基酸)；*S*、前 S_1 及前 S_2 基因共同编码大分子外壳蛋白。

HBV 亚型决定簇位于 S 编码区：122 位的赖氨酸或精氨酸分别为"d"或"y"亚型的决定簇；160 位的赖氨酸或精氨酸分别为"w"或"r"亚型的决定簇。编码赖氨酸和精氨酸的密码分别为 AAA 和 AGA，因此仅一个碱基的改变即可引起亚型的改变。

(2) *编码 HBcAg 及 HBeAg 的编码区*　包括 *C* 基因及前 *C* 基因。如前所述，前 *C* 及 *C* 基因共同编码 P25e 多肽，经酶切后形成 HBeAg，释放至血液中。HBcAg 则由 *C* 基因单独编码，形成 P21c(HBcAg)后与 HBsAg、HBV DNA 等共同组装成 HBV。有人认为前 *C* 基因编码的前 C 多肽可使 HBcAg 附着于外壳，使 HBcAg 与 HBV DNA 结合共同形成新的病毒体。

(3) *编码 DNA 聚合酶(DNAP)的编码区*　*P* 基因编码 DNAP，此编码区很长，约占长链的 3/4，故与其他编码区均有重叠。DNAP 约含 816 个氨基酸，其氨基端为末端蛋白(terminal protein)，共价结合于 3.5 kb mRNA 的 DR1，作为逆转录负链 HBV DNA 时的引物；其后为一无功能的间隔区，再后为逆转录酶/DNA 聚合酶，具有逆转录酶和聚合酶活性；最后为 RNA 酶 H。

(4) *编码 X 蛋白的编码区*　*X* 基因编码 X 蛋白。X 蛋白的作用尚不十分清楚。目前认为它具有反式激活(transactivation)作用，很可能与人类原发性肝细胞癌的发生有关。有人认为在 X 编码区及其附近还有两个编码区(ORF_5 和 ORF_6)，其性质尚不清楚。

3. 形态结构　电镜下 HBV 呈现 3 种颗粒，第一种是大圆形颗粒，又称丹氏颗粒(Dane particle)，即 HBV 颗粒；第二种是小圆形颗粒(直径 22 nm)；第三种是管状颗粒[20 nm×(50～230)nm]，后两者均由 HBV 的外膜蛋白组成。

HBV 颗粒直径为 42 nm，分为外膜和核心两部分。外膜由外膜蛋白组成。核心主要由核心蛋白组成，其中央为 HBV DNA 及 DNA 聚合酶(P 蛋白)(图 2-32-4)。

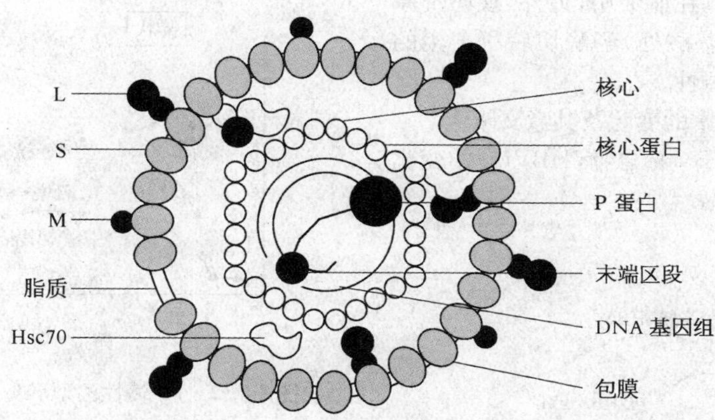

图 2-32-4　HBV 颗粒模式图

L：大蛋白；S：主蛋白；M：中蛋白；Hsc70：细胞的热休克蛋白(cellular heat shock protein)

外膜蛋白为脂质双层结构，含蛋白质、糖类及脂质，主要由以下 3 种蛋白组成。①主要蛋白：是 *S* 基因编码的 226 个氨基酸多肽，分子量 24 000 或 27 000(糖基化形式)。HBV 的表面抗原是两个主要蛋白以二硫键联结的构形性抗原，为二聚体，具有完整的 HBsAg 抗原性，如二聚体解离，抗原性即明显降低。这种表面抗原又称小分子 HBsAg。②中分子蛋白：由 *S* 基因和前 S_2 基因共同编码的多肽，含主要蛋白(S 蛋白)和前 S_2 蛋白两种成分，亦称中分子 HBsAg。前 S_2 蛋白含 55 个氨基酸，其 C 末端直接与小 HBsAg 的 N 末端相连。前 S_2 蛋白抗原性较强，可诱生前 S_2 抗体。前 S_2 蛋白含有 PHSA（人聚合血清白蛋白）的受体。③大分子蛋白：由 S、前 S_2 和前 S_1 基因共同编码而成，亦称大分子 HBsAg。分子量为 39 000 或 42 000（糖基化形式），含 S 多肽、前 S_2 多肽和前 S_1 多肽。前 S_1 多肽由 108（ay 亚型）或 110（ad 亚型）个氨基酸组成，与病毒黏附肝细胞有关，有很强的免疫原性，可诱生前 S_1 抗体。

核心蛋白（HBcAg）由 C 基因编码而成。分子量 22 000，具有很强的免疫原性，极易诱生核心抗体（抗-HBc）。

e 抗原（HBeAg）不是 HBV 颗粒的组成部分，是在 HBV 复制过程中产生的（图 2-32-5）。

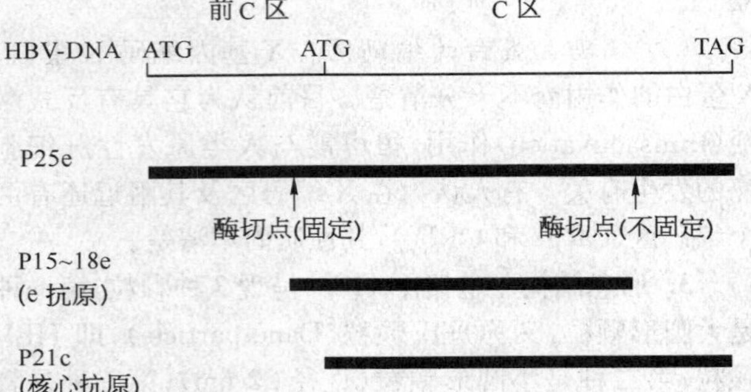

图 2-32-5 HBeAg 及 HBcAg 形成过程示意图

首先由前 C 及 C 基因共同编码一个分子量为 25 000 的多肽（P25e），然后在氨基端及羧基端均进行酶切（前者切点固定），从而产生分子量 15 000～18 000 的 HBeAg（P15～18e），释放在血液中，另外，核心抗原的 C 末端（距末端 33 个氨基酸处）经酶切后所产生的多肽，也具有 HBeAg 的抗原性。

4. HBV 标志物在病程中的变化及其意义

（1）急性乙型肝炎　HBV 标志物（HBVM）的变化其意义见图 2-32-6。

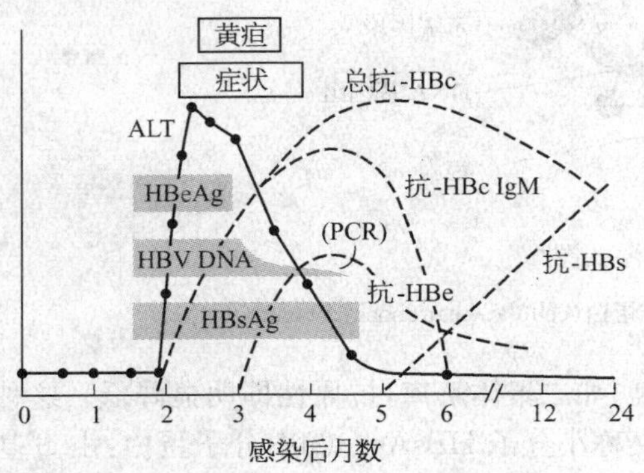

图 2-32-6 急性乙型肝炎时血清标志物的动态变化

如果人体的干扰素及免疫系统功能正常，则受染 HBV 后常呈急性乙型肝炎而顺利痊愈。其 HBVM 的变化：HBsAg 及 HBeAg 在潜伏末期即在血中出现，至恢复期消失。抗-HBc IgM 及抗-HBc 出现较早，前者持续时间较短，后者则持续时间很长。抗-HBe 也出现较早，持续时间也不太长，抗-HBs 则出现较晚，常于恢复期才出现。HBV DNA 在潜伏末期即可阳性，于感染后第 8 周达高峰，至血清转氨酶升高时，90%以上已被清除。因此急性乙肝时 HBVM 的消长规律是：病程早期 HBsAg、HBeAg 及 HBV DNA 均阳性，恢复期均阴转而出现各种抗体，但抗-HBs 出现较晚，在各种抗原和 HBV DNA 消失后抗-HBs 出现前（窗期），抗-HBc IgM 阳性常有助于诊断。

（2）慢性乙型肝炎及慢性 HBsAg 携带者 HBVM 的变化　情况比较复杂（图 2-32-7）。一般在病程早期常表现为 HBsAg、HBeAg 及抗-HBc 阳性，但也可表现为其他形式。值得注意的是个别患者 HBsAg 和抗-HBs 可同时阳性，这可能由于不同亚型的先后感染，也可能由于 HBV 的变异。另外也可表现为 HBsAg 阴性而 HBV 其他标志物阳性。在这种情况下，如果患者的慢性肝炎仍在活动，而又除外其他慢性肝炎，则仍应考虑有乙型慢性肝炎的可能，应检查血清 HBV DNA 或（和）肝组织中的 HBVM，如阳性则可确诊，亦称隐匿性慢性乙型肝炎。至于 HBsAg 阴性的原因可能有：①HBV 发生变异。②HBsAg 表达量较低或（和）检测试剂不灵敏。③形成免疫复合物。有人发现血中免疫复合物的存在可影响血中 HBsAg 的检出。如果单独 HBeAg 阳性，还应检测类风湿因子，因为后者可导致 HBeAg 检测的假阳性。

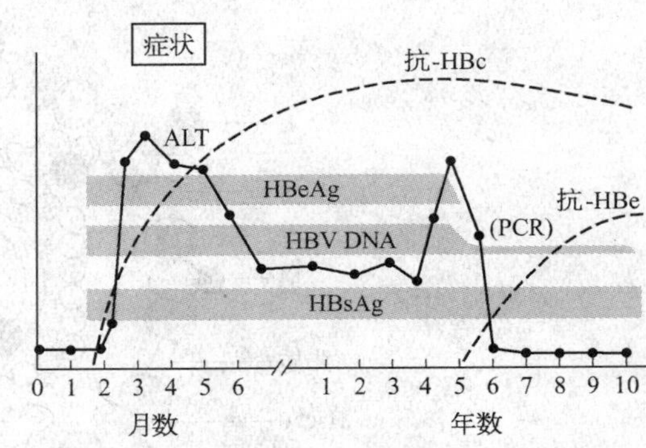

图 2-32-7 慢性乙型肝炎时血清标志物的动态变化

（3）急性重型乙型肝炎时 HBVM 的变化　目前认为急性重型乙型肝炎主要由 HBV 免疫复合物引起的超敏反应所致，故急性期 HBsAg 及抗-HBs 常均阴性，或仅抗-HBs 阳性，至恢复期则可出现 HBsAg 或抗-HBs 阳性。

5. 各种 HBVM 的临床意义　其临床意义一定要结合患者的具体情况考虑。例如，单独抗-HBc 阳性，而患者无慢性肝炎的任何迹象，则可能是既往感染，但如患者仍有活动性慢性肝炎的临床表现而除外其他病因时，则仍应考虑有慢性乙型肝炎的可能，需进行更灵敏的检测，如血清 HBV DNA、肝组织中的 HBVM 等。

(1) HBsAg(表面抗原)阳性　表示体内有 HBV 或整合的 HBV DNA 片段存在。体内有 HBV 当然可以产生 HBsAg，但即使体内已无完整的 HBV，只要有 HBV DNA 片断整合到肝细胞 DNA 中，就有可能产生 HBsAg。此种患者虽然血中 HBsAg 阳性，但体内无完整的 HBV，故并无传染性。因此，HBsAg 阳性本身不能判断患者有无传染性，而应结合其他标志物综合分析。

(2) 抗- HBs(表面抗体)阳性　抗- HBs 是中和抗体，抗- HBs 阳性常说明已对 HBV 感染有了免疫力，不会再感染 HBV。但这也要看被检测者的具体情况：如果被检测者是健康人，毫无肝病症状，则抗- HBs 阳性说明曾感染过乙型肝炎，HBV 已被清除，已对 HBV 有免疫力；但如果被检测者为慢性肝炎患者，肝炎仍在活动，并排除了其他病因，则抗- HBs 阳性并不能完全排除慢性乙肝的可能。此时如检测肝内 HBVM 或血中 HBV DNA(PCR 法)仍可能阳性。产生这种现象的原因，很可能是 HBV 在诱生抗- HBs 后发生了变异。

(3) 前 S 抗原阳性　前 S_1 第 21～47 位氨基酸为肝细胞膜的受体，HBV 可通过这一受体黏附到肝细胞膜上从而进入肝细胞。前 S_2 N 端 109～133 位氨基酸为聚合人血清白蛋白受体(PHSA - R)，可与 PHSA 结合；人肝细胞膜上也有 PHSA - R，也可与 PHSA 结合，故 HBV 可通过病毒受体- PHSA -肝膜受体的方式黏附到肝细胞膜上从而进入肝细胞。因此，两种前 S 抗原以及 PHSA - R 均与 HBV 进入肝细胞有关，即与传染性大小有关。两种抗原的抗原性均较强，较易诱生相应抗体。

(4) 前 S 抗体阳性　两种前 S 抗体均为中和抗体，均有清除 HBV 的作用。急性乙型肝炎时前 S 抗体的出现常表示 HBV 正在或已经被清除。慢性乙肝时前 S 抗体的阳性率较低，其阳性的意义需结合病情判定，如病情明显好转，则它的出现可能预示病毒将被清除，但如病情恶化，特别当血清 HBV DNA 滴度仍很高时，则应考虑有无前 *S* 基因的变异。

(5) HBcAg(核心抗原)阳性　外周血中无游离的 HBcAg，故一般实验室不检测 HBcAg，但如将乙肝病毒颗粒沉淀下来，用去垢剂进行开壳，将 HBcAg 释放出来，亦可进行测定。阳性表示有乙肝病毒颗粒，表示有传染性，而且传染性较强，但目前试剂尚不很稳定。

(6) 抗- HBc(核心抗体)阳性　核心抗体不是中和抗体，临床上抗- HBc IgM、抗- HBc IgG 及抗- HBc(总抗体，主要是 IgG 抗体)均可检测。抗- HBc IgM 阳性常表示体内有 HBV 存在，急性乙型肝炎时滴度常很高，慢性乙型肝炎时则较低。抗- HBc IgG 在急性乙型肝炎时常出现较晚，滴度较低，慢性乙型肝炎及慢性 HBsAg 携带者则滴度常很高，故临床上可平行检测抗- HBc IgM 及抗- HBc IgG，以鉴别是真正的急性乙型肝炎还是慢性 HBV 感染的急性发作。抗- HBc 的意义和抗- HBc IgG 相同，一旦阳性可在体内长期存在，故其本身不能区别是现症感染或既往感染。近年来应用 PCR 技术检测单独抗- HBc 阳性者血中的 HBV DNA，发现一部分也可阳性，输注单独抗- HBc 阳性血液也可引起 HBV 感染，提示部分单独抗- HBc 阳性者体内仍可能有 HBV 存在。

(7) HBeAg(e 抗原)阳性　如前所述，HBeAg 是在 HBV 复制过程中产生的，因此 HBeAg 阳性常表示体内有 HBV 复制，表示有传染性。但是，单独 HBeAg 阳性时还必须除外类风湿因子所致假阳性。HBeAg 阴转有两种可能性：一是 HBV 复制减少或停止，一是 HBV 前 *C* 基因发生变异(参见“HBV 变异”)。发生变异后，前 *C* 及 *C* 基因不编码 P25e，也就不产生 HBeAg。

(8) 抗- HBe(e 抗体)阳性　也有两种可能性：一是 HBV 复制减少或停止，一是 HBV 前 *C* 基因或核心区启动子发生变异。

(9) HBV DNA 及 DNA 聚合酶阳性 HBV DNA 可用斑点杂交及实时定量 PCR 进行检测。阳性说明有 HBV 的复制，传染性大。HBV DNA 聚合酶在 HBV 复制过程中起逆转录酶(由前基因组逆转录成长链 HBV DNA)及聚合酶(由长链 HBV DNA 复制短链 HBV DNA)的作用。因此它的活性高低直接反映 HBV DNA 复制的高低，故临床上曾用以作为抗病毒药物疗效的早期、灵敏指标。但由于检测方法比较复杂，测定结果波动很大，故近年来临床上已较少应用。

6. HBV 的复制　见图 2 - 32 - 8。

从图 2 - 32 - 8 可以看出，HBV 复制主要经过以下步骤：①HBV 侵入人体后，与肝细胞膜上的受体结合，脱去包膜，穿入肝细胞质内，然后脱去衣壳，部分双链环状 HBV DNA 进入肝细胞核内，在宿主酶的作用下，以负链 DNA 为模板延长正链，修补正链中的裂隙区，形成共价闭合环状 DNA(cccDNA)。②以 ccc DNA 的长链(负链)为模板链，以正链为编码链，在宿主 RNA 聚合酶Ⅱ的作用下，转录形成 2.1 kb、3.5 kb、2.4 kb、0.8 kb 的 mRNA，其中 3.5 kb 的 mRNA 含有 HBV DNA 序列上全部遗传信息，称为前基因组 RNA，它有两个作用，一个是起模板作用，逆转录产生子代长链 DNA，再以此长链 DNA 为模板复制产生子代短链 DNA，从而形成子代双链 HBV DNA；另一个是作为 mRNA，翻译产生核心蛋白及 DNA 聚合酶。两者组成需有衣壳(核心蛋白)的双链 DNA，此种带衣壳的双链 DNA，一小部分可再进入细胞核内形成 cccDNA，大部分与前基因组所翻译形成的 HBsAg 前 S_1、前 S_2 组装成完整的病毒颗粒释放至肝细胞外。cccDNA 半寿(衰)

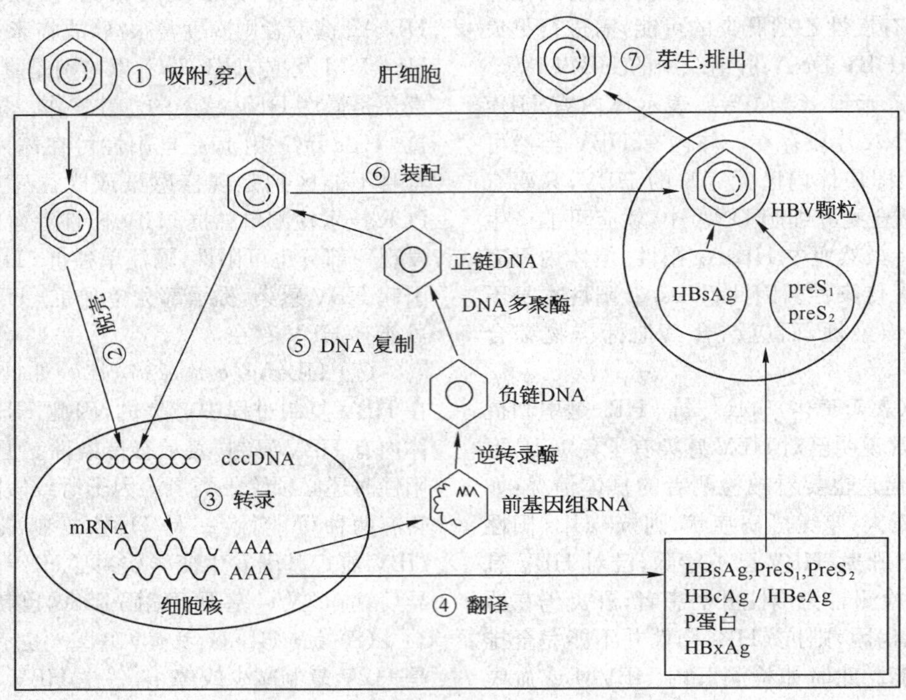

图 2-32-8 乙肝病毒在肝细胞内复制示意图

期长,很难从体内彻底清除。

了解和研究 HBV 复制过程及其调控因素,对于理解抗 HBV 药物的作用靶位从而更好地应用这些药物,以及从不同靶位和不同调控因子的水平来研制和开发新的抗 HBV 药物具有重要意义。

7. HBV 的变异 HBV DNA 在复制过程中有一个逆转录过程,故较易发生变异,其变异发生率比一般 DNA 病毒约大 10 000 倍,比逆转录病毒约小 100 倍。慢性 HBV 感染者体内每日可产生 $10^{11}\sim10^{13}$ 个病毒体,复制过程中 DNA 聚合酶可发生错误导致病毒 DNA 中出现核苷错误配对。HBV DNA 每个复制循环中每 10 000 个碱基对可发生 1 个核苷错误,因而形成 HBV 变异株。各种类型的变异(点突变、缺失、插入、移位、同义突变、错义突变等)均可发生。各个编码区亦均可发生变异,但不同区段发生变异的频率不同。其中启动子、增强子及重要的调控序列常比较保守,*C* 基因与 *P* 基因的重叠区最为保守。在 HBV 感染者体内,常形成以一个优势株为主的相关突变株病毒群,称为准种(quasispecies),其确切的临床意义有待进一步证实。

(1) 前 S 区变异 前 S 区变异率比 S 区高 2 倍。变异可产生以下后果。

1) 导致前 S_2 及前 S_2 抗体阴性:Mariyama 等曾报告 1 例,由于前 S_2 区有缺失和错义突变,导致前 S_2 的第 9～22 位氨基酸消失、第 3 和第 8 位氨基酸改变,而使前 S_2 和前 S_2 抗体均阴性,影响病毒的清除。

2) 导致 T、B 细胞识别位点的丧失:Gerken 等曾报道 1 例,由于前 S_1 区 3′末端和前 S_2 区 5′末端表位缺失,导致前 S_2 启动子区和 T 细胞与 B 细胞识别位点丧失,而前 S_1 结合肝细胞的区域保存。故这种变异能影响宿主对病毒的清除,却不影响病毒进入肝细胞的能力。

3) 对 HBV 复制周期发生影响:应用点突变替换前 S_1 和前 S_2 的起始密码或导入终止密码使之不能合成大蛋白和中蛋白,结果导致乙肝病毒颗粒装配和分泌障碍,细胞核内 HBV 核壳积聚,cccDNA 也高度积聚。其临床意义尚不很清楚。

综上所述,前 *S* 基因变异有可能影响宿主对病毒的清除能力,形成免疫逃避株。

(2) S 区变异 可产生以下结果。

1) HBsAg 与抗- HBs 共存:出现这种现象的原因可能有以下几种。①"a"决定簇变异:"a"决定簇位于 HBsAg 第 124～147 位氨基酸,此区高度保守,含 5 个半胱氨酸,分别位于第 124、第 137、第 138、第 139 和第 147 位;由第 124 和第 137 以及第 139 和第 147 位间的二硫键桥连而形成两个环状结构,称为一环和二环。"a"为各亚型共有的决定簇,HBV 感染后产生的抗- HBs 中 90%为抗"a"决定簇的抗体,一旦"a"发生变异,变异株即可逃避原来未变异株所诱生的抗- HBs 的中和作用,而与抗- HBs 共存。我们曾发现一例 4 年来持续高滴度 HBsAg 和高滴度抗- HBs 并存的患者,序列分析证明,其血清中 HBV DNA 的第 532 位核苷酸发生 A→G 变异,导致第 126 位苏氨酸被丙氨酸替代,提示该株"a"决定簇的一环疏水性增加,结构抗原性发生改变，从而形成免疫逃避株而表现为 HBsAg 及抗-HBs 共存。文献中也有类似的报道，但文献中报道更多的是二环发生变异，即第 145 位甘氨酸被精氨酸替代而出现 HBsAg 和抗-HBs 共存的现象。也有第 137 位半胱氨酸、第 129 位谷氨酰胺变为组氨酸从而出现免疫逃避株的报告。②亚型的转换：S 区第 122 位如果是赖氨酸则为 d 亚型，如为精氨酸则为 y 亚型；第 160 位如果是赖氨酸则为 w 亚型，如为精氨酸则为 r 亚型。而编码赖氨酸和精氨酸的密码子分别为 AAA 和 AGA，因此仅一个碱基的改变即可引起亚型的改变，从而使 HBsAg 和抗-HBs 共存。③如果患者先后感染了不同亚型，当然也可出现 HBsAg 与抗-HBs 共存的现象。

2) 出现乙肝疫苗免疫失败：Carman 等调查了 1 590 例经 HBsAg 疫苗和 HBIG 主、被动免疫后的感染情况，结果 44 例(2.8%)HBsAg 转阳，其中 1 例体内存在高滴度抗-HBs 仍发生了急性乙型肝炎，该例体内 HBV DNA 序列与其母亲体内的 HBV DNA 比较，第 587 位碱基发生了 G→A 突变，致使第 145 位甘氨酸变为精氨酸，"a"决定簇第二环疏水性增加，抗原性下降。

3) 导致抗-HBs 未能预防肝移植后 HBV 再感染：Mc Mahan 等对 6 例 HBV 携带者肝移植后给予单克隆抗-HBs 治疗，治疗后 HBsAg 曾阴转，但有 3 例于 147～252 d 后又转阳。治疗前后"a"决定簇序列分析发现 1 例第 564 位碱基发生 G→A 突变，另外 2 例则于第 587 位碱基发生 G→A 突变。

4) 导致隐匿性 HBV 感染(occult HBV infection)：表现为血清 HBsAg 阴性，但仍可有 HBV 低水平复制(血清 HBV DNA 常<10^4 拷贝/ml)。这是因为 S 区发生变异后，HBsAg 的表达可能较低或其抗原性改变较大，用现有的试剂检测不出。例如，Wonds 等发现 1 只抗-HBs 阳性的黑猩猩接种 1 例 HBsAg 阴性 HBV DNA 阳性患者血清后，发生了乙型肝炎，提示又感染了 S 区变异株。我们也曾有 1 例长期抗-HBs 阳性的肝硬化患者，其肝组织中仍有较多的 HBsAg 和少量的 HBcAg。

(3) 前 C/C 区变异　前 C 区和基本核心启动子(BCP)的变异可产生 HBeAg 阴性变异株。此区许多位点均可发生变异。其中报告最多的是第1 896位核苷酸 G→A 变异。这一变异使色氨酸(TGG)变成了终止密码(TAG)，这样就形成不了 P25e 蛋白。如前所述，HBeAg 是由 P25e 蛋白经酶切而产生的，变异株既然形成不了 P25e，当然也就形成不了 HBeAg。因此这种变异株在临床上就表现为 HBeAg 阴性、抗-HBe 阳性的肝炎。至于为什么抗-HBe 会阳性，目前还不十分清楚。一种可能是，在变异发生前患者体内已产生抗-HBe，但与 HBeAg 形成免疫复合物，HBeAg 消失后抗-HBe 自然会被检出。另一种可能是，HBcAg 的裂解产物可具有 HBeAg 的抗原性，其量虽很少(检测不出)，但仍可刺激机体产生抗-HBe。

发生这种变异可能与基因型有关：B、C、D、E 基因型的 G1896 与 T1858 配对的干襻结构不稳定，当 1896 发生 G→A 变异后干襻结构即趋于稳定。故 B、C、D、E 基因型者易发生 1896 的 G→A 变异。我国主要是 B、C 基因型，故我国的 1896 G→A 变异比较多见，也就是说，HBeAg 阴性的乙型肝炎患者比较多见。

BCP 区最常见的变异是 A1762T/G1764A 联合点突变，选择性地抑制前 C mRNA 的转录，降低 HBeAg 合成。

前 C/C 区还可发生其他变异：例如，残基 100～140(T 细胞对 HBcAg 的识别位点)或残基 73～87、14～35(两者均为 B 细胞识别位点)发生变异，就会影响人体对 HBV 的清除，前 C 区第二密码子(GAA)发生变异也可形成中止密码(TAA)而使 HBeAg 消失。P25e 酶切位点发生变异也不能形成 HBeAg 等。

(4) X 区变异　有人发现有的病例在 DR2 5′端发生点突变(T→C)，同时在第 1 825～1 832 位缺失 8 个核苷酸，出现终止密码子，从而抑制了 X 蛋白的转录和增强子Ⅱ的作用，使 HBV DNA 复制下降，从而使血清中 HBV 标志物全部阴性，而以 X 区引物作 PCR 仍阳性。由于 HBVM 全部阴性，故极易误诊为其他类型的肝炎。

(5) *P* 基因变异　主要见于 POL/RT 基因片段(第 349～692 位氨基酸，即 rt1～rt344)。目前所有口服核苷(酸)类似物(包括拉米夫定、阿德福韦酯、恩替卡韦和替比夫定)的抗病毒作用靶位点均位于 *P* 基因的逆转录酶区，从而有效抑制病毒复制，但并不杀灭病毒，也不能清除 cccDNA，所以需要长期用药，但长期应用抗病毒药物会将耐药变异株筛选出来，且受药物选择耐药变异株会逐渐成为优势株，影响了药物的长期有效性，是目前乙型肝炎治疗中的主要问题。

另外，近年有研究表明由于 *P* 基因与 *S* 基因部分重叠，因此，*P* 基因的某些变异会引起 *S* 基因的变异，降低 HBsAg 与中和抗体的特异性结合，造成诊断困难，并可能与疫苗免疫逃逸有关。

(6) 关于 HBV 2 型　一些 HBV 感染者抗-HBc 始终阴性，恢复期抗-HBs 也阴性；有些患者血中 HBVM 均阴性，仅 HBV DNA 阳性，肝细胞内和肝细胞膜上可检测到 HBsAg 和 HBcAg。将这类患者血清接种黑猩猩后可引起典型病毒性肝炎的临床表现，有人称之为 HBV 2 型。事实上这也是 HBV 的变异所致。序列分析表明，这种 HBV 的 S 区、C 区和 X 区均有多个点突变。

(7) 发生变异的原因

1) 自然发生：如前所述，HBV 复制过程中有一逆转录过程，故比一般 DNA 病毒更易发生变异。

2) 免疫压力：无论是接种乙肝疫苗或是注射乙肝

免疫球蛋白均有可能诱导HBV变异。

3) 治疗压力：Santantonio等报告2例在干扰素治疗后发生前S2起始密码缺失变异，导致前S2表达缺失。国内外也均有报道干扰素治疗后导致1 896位G→A变异从而使HBeAg阴转、抗-HBe阳转者。认识到这一点很重要，因为长期以来临床上常以HBeAg阴转作为药物疗效考核的指标，事实上，治疗后HBeAg阴转、抗-HBe阳转有两个可能性，一个是治疗抑制HBV的复制，一个是治疗引起了HBV的变异。如何鉴别，必须结合临床表现和血清中HBV DNA的情况来判定：如果随着HBeAg的阴转，临床上也好转，血中HBV DNA也减少或阴转，则可能是HBV复制受到了抑制；如果HBeAg阴转后，病情不见好转，甚而恶化，血中HBV DNA也未减少，则可能是HBV发生了变异。

4) HBV的基因型：不同基因型也可影响HBV的变异。

8. HBV的分型

(1) 血清学分型　HBsAg有一个共同抗原决定簇"a"，另外还根据S区第122位氨基酸不同分为d型和y亚型；又根据S区第160位氨基酸不同分为w和r亚型。这样，根据HBsAg抗原决定簇不同就可以分为adr、adw、ayr、ayw 4个亚型。然后又可根据w的不同及q的有无细分为9个亚型(ayw1、ayw2、ayw3、ayw4、adw2、adw4、ayr、adrq^{+}、adrq^{-})，各亚型的地理分布不同。在我国，长江以北以adr占优势，长江以南adr、adw混存，在新疆、西藏自治区本地民族中ayw占优势。"a"抗原决定簇为中和抗原决定簇，对各个亚型有交叉保护作用。

(2) 基因型　根据HBV全基因序列差异≥8%或S区基因序列差异≥4%，目前HBV分为A～H 8个基因型。A型主要见于美国及北欧，B、C型主要在亚洲及远东地区(包括我国)，D型世界各地均有，主要在地中海地区，E型仅限于非洲，G、H型尚不明。各基因型又可分为不同基因亚型，如A基因型可进一步分为A1(Aa)、A2(Ae)、A3(Ac)亚型；B基因型分为B1(Bj)、B2(Ba)、B3、B4和B5亚型；C基因型分为C1(Cs)、C2(Ce)、C3、C4和C5亚型；D基因型分为D1、D2、D3和D4亚型；F基因型分为F1和F2亚型等。

乙型肝炎患者感染不同基因型HBV时发生的免疫应答不一致。不同基因型的HBV对干扰素的应答不一致。A基因型慢性乙型肝炎患者对干扰素治疗的应答率高于D基因型，B基因型高于C基因型，A和D基因型又高于B和C基因型。基因型是否影响核苷(酸)类似物的疗效尚未确定。感染不同基因型HBV患者的疾病进展不同。大量的研究资料表明，C基因型HBV感染者的HBV DNA滴度和HBeAg阳性率均显著高于B基因型，并可引起更为严重的肝脏疾病，与炎症坏死及肝纤维化的关系更为密切，更易引起肝细胞癌。但基因型和临床的关系还需要进一步研究明确。

9. HBV的抵抗力　HBV的抵抗力较强，能耐受60℃ 4 h及一般浓度的消毒剂，但65℃ 10 h、煮沸10 min或高压蒸汽均可灭活HBV。环氧乙烷、戊二醛、过氧乙酸和聚维酮碘也有较好的灭活效果。某些含氯的洗消剂也有一定的效果。

10. 易感动物　只有黑猩猩。树鼩亦可受染，但较难饲养。组织培养尚未成功。因此HBV的实验研究非常困难，为了解决这一难题，目前常采取以下方法。

(1) 应用动物肝炎病毒进行实验　如应用鸭肝炎模型进行抗乙肝病毒药物筛选，应用美洲旱獭肝炎模型进行乙肝发病机制及乙肝病毒与原发性肝细胞癌关系的研究等。

(2) 应用转染的传代细胞进行研究　如应用2.2.15细胞系(HBV DNA转染的HepG2传代细胞，能分泌HBsAg、HBeAg、HBV DNA至培养液中)进行抗乙肝病毒药物筛选等。

(3) 应用转基因小鼠进行研究　向受精小鼠卵内注射数百个分子HBV DNA基因片段(含*S*、前*S*及*X*基因)及质粒PAG1或质粒PMT-PSX，再使该卵继续在小鼠子宫内发育，分娩后，部分小鼠即成为转基因小鼠，这种小鼠的组织中含有整合的HBV DNA，其中10%～30%有HBsAg的表达。一般雄性小鼠产生HBsAg的能力比雌性小鼠强5～10倍。这种小鼠对HBV呈免疫耐受状态，对HBsAg不发生免疫反应。而未转基因的这种小鼠对乙肝疫苗的免疫应答是正常的，将免疫应答正常小鼠的淋巴细胞输给转基因小鼠则可清除其血中的HBsAg，并可出现抗-HBs及生化和组织学上的肝损害。另外，单独输入抗-HBs血清也可清除血清中的HBsAg并引起肝损害，提示HBsAg在肝细胞表面的表达也是一种靶抗原。

【流行病学】

1. 传染源　主要是急、慢性乙型肝炎患者，慢性HBV携带者以及其他HBsAg阳性的患者，如血中HBsAg阳性的肝硬化、肝癌患者等。HBV DNA水平是评估传染性强弱的主要指标。近年发现，某些单纯抗-HBc阳性者应用PCR仍能从其血液中检出HBV DNA，值得重视。

2. 传播途径　HBsAg可通过各种体液排出体外，如血液、精液、阴道分泌物、唾液、乳汁、月经、泪液、尿、汗等。但乙肝病毒颗粒则在不同的体液中出现的频度不同，因此，各种体液的传染性相差很大，其中以血液、精液、月经和阴道分泌物传染性较大，唾液也有一定的传染性，但意义较小。传播途径主要有以下三种。

(1) 围生期母婴传播　主要在分娩过程中受染。其根据是：① HBsAg阳性母亲的新生儿，出生时HBsAg阴性者，以后有60%左右转阳，其转阳时间为生后3～4个月，恰恰符合乙型肝炎的潜伏期。②HBsAg阳性母亲的新生儿，出生后立即应用乙肝免疫球蛋白(HBIG)及乙肝疫苗等进行预防，可有90%～95%的保护率也提示为分娩时受染。因为如果胎儿已在宫内受染，出生时HBsAg即已阳性，则HBIG及乙肝疫苗等不可能再使其阴转。③新生儿在分娩过程中必然会接触大量的母血和羊水，新生儿胃液中绝大多数HBsAg阳性也说明这一点。

关于子宫内受染的频度各学者报道不一。最初，学者们根据对HBsAg阳性母亲新生儿应用HBIG加乙肝疫苗预防效果推算，子宫内感染率为5%左右。但以后根据胎儿肝中HBV DNA检测发现远远超过此数。我们曾应用分子杂交在26例HBsAg阳性母亲引产的26名胎儿肝脏中发现7例(26.7%)HBV DNA阳性，国内易氏应用同样方法发现宫内感染率也达26.7%，说明宫内感染率是很高的。那么，又如何解释新生儿经过免疫接种可有90%～95%的预防效果？这可能与HBsAg是否表达有关。因为如果胎儿肝中的HBV DNA是非复制型或整合型的就有可能不表达HBsAg。至于这部分血中HBsAg阴性而肝组织中仍有HBV DNA小儿的长期预后如何，值得进一步研究。此外，HBV是否可能通过卵子和精子传播也值得研究。鸭肝炎的研究表明，母鸭DHBV阴性、公鸭DHBV阳性，部分子鸭也可DHBV阳性，提示DHBV可通过精子传播。我们也曾应用分子杂交对37例慢性乙型肝炎患者的精子进行了研究，发现6例HBV DNA阳性，其中游离型3例，整合型3例。因此HBV是否存在父—婴传播值得进一步研究。分娩后母乳喂养及水平传播一般意义不大。有人曾对母亲HBsAg阳性者的新生儿进行过母乳喂养及非母乳喂养的对比观察，发现母乳喂养并不增加新生儿的HBsAg阳性率。

影响围生期传播的主要因素：①母亲血中HBV DNA的浓度越高危险性越大。HBV DNA>10^9拷贝/ml，即使应用HBIG及乙肝疫苗也有部分新生儿感染。②母亲HBsAg滴度越高则危险性越大。③母亲血中HBeAg阳性者危险性很大(85%的新生儿可成为HBsAg携带者)，阴性者较小，抗-HBe阳性者更小(1%～3%新生儿受染)。④剖宫产分娩者受染机会较小。

(2) 医源性传播

1) 经血传播：输入HBsAg阳性血液可使50%受血者发生肝炎，对供血员进行HBsAg及ALT的筛查可大大减少输血后肝炎的发生，但筛查的方法必须灵敏。输入被HBV污染的Ⅷ因子、Ⅸ因子、凝血酶原复合物及其他血制品也会传染HBV。血液透析患者及工作人员的HBsAg携带率和HBV感染率也均高于一般人群。

2) 经被污染的医疗器械传播：这是医源性传播中最主要的。实验证明，注射10^{-7} ml含HBV血浆即可发生HBV感染。因此在采血、注射、预防接种、针刺时如消毒不严或共用针头或针筒，均可引起乙型肝炎传播。河北省某农村采取注射器严格消毒之后，HBsAg阳性母亲1岁儿的HBsAg阳性率由未严格消毒前的15.4%(11/74)下降到3.3%(6/165)，2岁儿由11.5%下降到2.1%，可充分说明这一点。此外，也有针刺引起乙型肝炎传播的报道。其他医疗器械、物品以及肝炎门诊、化验室及口腔科等诊室环境亦均可有严重污染，不仅从未消毒的器械上可检出HBsAg，而且从消毒过的器械，甚至消毒液中也可检出HBsAg，因此加强医院中的消毒隔离管理非常重要。

3) 医务人员与患者之间的传播：医务人员常通过意外针刺和医疗损伤而受染，也可经口吸入污染的血液或其他体液受染，国内外均有报道。医务人员，特别是经常接触血液者，HBV感染率均明显高于一般人群。也偶有HBV阳性医务人员感染患者的报告，但很罕见。

(3) 性传播　精液及阴道分泌物中均含有HBV，因此性传播也是乙型肝炎重要传播途径之一，也有人将乙型肝炎列为性传播性疾病。北京地区人群HBsAg阳性率平均为5.4%，而20～29年龄组达7.71%，是否与性传播有关值得研究。

3. 人群易感性　凡未感染过乙型肝炎也未进行过乙型肝炎免疫者对HBV均易感。

4. 流行特征　我国是乙型肝炎高发区之一。根据2006年全国血清流行病学调查显示，我国HBsAg阳性率为7.18%。地区分布为农村高于城市，南方高于北方。性别为男性多于女性。

【自然史】　机体感染HBV后在生命的不同时期根据机体免疫系统和病毒的相互作用，可分为不同阶段。一般成人感染HBV后绝大多数可自然清除，但新生儿感染常呈慢性感染，其表达如下。

1. 免疫耐受期　免疫耐受期(immune tolerance stage)为10～30年。表现为无临床症状，血清ALT水平正常，高水平血清HBV DNA及HBsAg高滴度，HBeAg阳性，肝活检组织中HBcAg仅存在于肝细胞核内。此期HBsAg自然清除率为2%～3%，每年发生肝癌的危险性为0.5%。对干扰素治疗一般无应答。临床诊断为“慢性HBV携带者”。

2. 免疫清除期　免疫清除期(immune clearance stage)为20～30年。可有临床症状，血清ALT水平波动升高，血清HBV DNA及HBsAg、HBeAg阳性。肝活检组织中HBcAg不仅存在于肝细胞核内，而且大量分布于细胞质中，伴炎症反应和肝细胞坏死。有较高的HBeAg向抗-HBe的血清转换，干扰素和核苷类似物治疗反应良好。此期HBeAg年自然清除率为10%～20%，每年有2%发生肝硬化，如果不进行治疗最终15%～25%死于肝硬化或肝癌。此期为“HBeAg阳性慢性乙型肝炎”。

3. 免疫控制期 免疫控制期(immune control stage)血清ALT持续正常,低水平HBV DNA或检测不到,HBeAg阴性,抗-HBe常阳性。肝组织病理无核心抗原表达,无炎症反应及肝细胞坏死。多无明显肝纤维化,但少数可能已经进展为肝硬化,此期为“非活动性HBsAg携带者”。

4. 再活动期 也称免疫逃逸期(immune escape stage)是指经过病毒前C区或核心区启动子变异,导致HBeAg不表达或低表达,血清中HBeAg阴性,抗-HBe阳性,但仍然有病毒复制,HBV DNA阳性,ALT可反复或持续升高,肝组织学炎症坏死,即“HBeAg阴性慢性乙型肝炎”。

【发病机制】 自美国学者Chisari等提出免疫介导病毒性肝炎发病机制的观点以来,随着分子生物学、分子免疫学以及相关学科的飞速发展,对病毒性肝炎发病机制的认识也有了较大的变化。认为不仅存在特异性细胞毒T淋巴细胞(CTL)介导的肝细胞死亡和病毒清除机制,同时存在非细胞溶解的清除病毒的机制。HBV感染持续与机体对病毒的免疫耐受有关。此外,肝脏作为独特的免疫器官,其局部的免疫微环境在HBV感染发病机制中的作用受到了重视。

1. 免疫细胞和HBV感染后的免疫应答 机体对病毒感染的免疫应答有赖于一系列免疫活性细胞的相互作用,包括:①非特异性免疫反应细胞,如NK细胞、NKT细胞和单核巨噬细胞。②树突细胞,特异性免疫应答的关键细胞,启动和介导病毒特异性T淋巴细胞应答。③T淋巴细胞,抗病毒应答的主要效应细胞,通过介导病毒感染靶细胞凋亡,以及通过细胞因子介导的病毒清除。

(1) *非特异性免疫应答* 机体感染HBV后首先是一系列非特异性早期应答,包括干扰素、自然杀伤细胞(NK)以及肝巨噬细胞(Kupffer cells)的活化。HBV感染后机体特异性免疫应答在病毒的清除中具有更重要的作用,主要为特异性细胞免疫反应。

(2) *树突细胞* 树突细胞作为连接病原和T淋巴细胞的桥梁,在启动特异性免疫应答中具有关键作用。T淋巴细胞表面拥有T淋巴细胞受体(TCR)和黏附分子配体,能够识别由树突细胞处理并递呈的MHC分子限制的病毒抗原。包括MHC Ⅱ类分子限制的$CD4^+$和Ⅰ类分子限制的$CD8^+$ T淋巴细胞。

(3) *细胞因子作用* 细胞因子决定抗感染免疫应答的类型,即Ⅰ类细胞因子介导抗病毒的细胞免疫应答,而Ⅱ类细胞因子介导B细胞产生抗体,并可能是免疫耐受的始动因素。趋化因子(chemokine)为具有免疫调节活性的另一类因子。趋化因子之间以及和相应配体的相互作用,吸引免疫活性细胞如T细胞进入效应部位,是启动免疫应答不可缺少的环节。但目前HBV感染肝细胞与非病毒感染的肝细胞间趋化因子的状态尚不清楚。

(4) *病毒特异性$CD4^+$ T淋巴细胞应答* 在急性自限性HBV感染者体内,可发现强烈的针对HBV核衣壳抗原的多克隆HLA-Ⅱ类分子限制的$CD4^+$ T淋巴细胞反应;而针对病毒表面抗原的HLA-Ⅰ类分子限制的应答相比并不活跃。可能的解释为,在急性肝炎中,病毒清除的机制主要是$CD4^+$ T淋巴细胞活化而释放大量的细胞因子,介导非细胞溶解的清除病毒的机制。最近Webster GJM应用HLA四聚体技术对一起5例急性乙型肝炎流行患者动态检测HBV特异性CTL状态和HBV DNA水平,发现4例患者在ALT明显升高时,HBV DNA水平已经开始下降,在肝损害高峰时HBV DNA已经降至几乎检测不到的水平。HBcAg特异性$CD4^+$ T淋巴细胞在临床症状出现前4周即已为高应答状态(900 core-specific $CD4^+$ T cells/ml),而在肝损害最严重时尽管仍然可测出,但明显减少,至疾病恢复期时进一步减少(50～100 core-specific $CD4^+$ T cells/ml),认为病毒特异性$CD4^+$ T淋巴细胞免疫应答是急性自限性HBV感染的主要效应细胞。$CD4^+$ T淋巴细胞的应答更重要的作用是通过释放细胞因子调节$CD8^+$ T淋巴细胞活化成为病毒特异性的CTL而达到清除病毒的目的。$CD4^+$ T淋巴细胞活化后分化为Th1和Th2亚型。Th1分泌IL-2、IFN-γ等,促进CTL的活化和增殖;而Th2分泌IL-4、IL-5和IL-10等,支持B细胞的激活和增殖。Th1-Th2平衡决定了HBV感染的清除和疾病的严重程度,Th1细胞优势时病毒清除,而Th2优势与HBV持续感染有关。在急性自限性HBV感染时,机体主要表现为Th1应答,产生大量的Th1细胞因子;在慢性肝炎和慢性无症状携带者,Th2应答为主,病毒感染持续。Th1和Th2应答调节机制尚不清除,但受IL-12水平影响较大。IL-12主要由抗原递呈细胞尤其是树突细胞分泌,IL-12能够诱导T淋巴细胞向HBV特异性Th1分化,促进T淋巴细胞和NK细胞产生IFN-γ。因此,树突细胞和IL-12是免疫治疗的热点研究领域。

(5) *病毒特异性$CD8^+$ T淋巴细胞应答* 在急性自限性HBV感染,多克隆病毒特异性HLA-Ⅱ类分子限制的$CD8^+$ CTL应答并持续存在是决定疾病预后的关键。相反,在慢性HBV感染患者中,HBV特异性CTL检测水平明显低于急性患者。同时发现,应用干扰素治疗或自然清除病毒的人群中,CTL水平与急性肝炎类似,提示在慢性乙型肝炎中,病毒的清除需要强有力的病毒特异性CTL的有效应答。此外,在慢性肝炎患者肝脏组织中,可检测低水平CTL应答,提示CTL同时是介导肝细胞损害的因素。最近,HLA四聚体方法的建立,能够定量研究HBV感染者病毒特异性$CD8^+$ CTL在外周血中的数量。英国Bertoletti A实验室的 Maini MK 等研究显示，HBcAg 第 18～27 肽特异性 $CD8^+$ CTL 在急性肝炎中病例明显增高，而在 HBeAg 阳性的慢性肝炎中很难检测出。而且，高水平检出率与血清 ALT 水平呈平行关系。无明显肝损害但最终清除 HBV 的慢性感染者外周血和肝脏内，可测得活化的病毒特异性 $CD8^+$ T 淋巴细胞。但在有活动性病变的患者中，$CD8^+$ T 淋巴细胞的比例明显低于前者，提示 $CD8^+$ 的数量和病毒的清除密切相关。在高病毒载量，ALT 升高的患者中，外周血分离的淋巴细胞体外在抗原刺激下的增殖能力和细胞因子产生能力均明显低于低病毒载量。采用四聚体技术研究患者外周血和肝内浸润的 CTL，结果显示，高频率 CTL 出现在无肝脏病理损害组，而在肝脏炎症反应和高水平 HBV DNA 组，CTL 检出比例明显低，但肝内浸润的淋巴细胞的绝对数两组之间无差别。同时发现，在病毒复制受到抑制的患者，外周血 $CD8^+$ T 淋巴细胞在体外抗原刺激下能够分化成熟，而高病毒血症和肝脏损害病例中无这种现象。提示病毒特异性 CTL 可以抑制病毒复制但不伴肝脏损害，当 CTL 应答不能控制病毒复制时，CTL 本身以及通过间接募集非病毒特异性的 T 细胞介导肝脏炎症反应，而导致肝脏持续病变。

(6) 调节因子　CTL 的杀伤作用受很多因素调节。首先是抑制性 T 淋巴细胞及辅助性 T 淋巴细胞。其次是多种细胞因子（白介素、干扰素、肿瘤坏死因子等）、血清因子（E 玫瑰花结形成抑制因子、血清免疫抑制因子等）。另外，肝细胞破坏后产生的某些物质也可影响细胞免疫功能。

2. 病毒清除的机制

(1) CTL 介导的病毒清除机制　HBV 特异性 CTL 在抗病毒免疫和肝细胞损害中具有重要作用。一方面，CTL 通过穿孔素（perforin）和颗粒酶 B（granzyme B）途径导致病毒感染肝细胞凋亡或坏死；另一方面，通过 Fas/FasL 途径诱导靶细胞凋亡。凋亡的肝细胞被周围吞噬细胞（单核巨噬细胞、肝细胞或肝巨噬细胞）消化清除。

(2) 非细胞溶解机制清除病毒　CTL 识别 HBV 感染肝细胞表面的抗原后，除通过上述方式介导肝细胞死亡而清除病毒外，同时分泌大量的细胞因子如 IFN－γ、TNF－α 和 IL－2 等，清除细胞内病毒而不损害肝细胞。此外，肝脏内有丰富的 NK 和 NKT 细胞，Chisari 实验室研究发现，NK 和 NKT 细胞在清除 HBV 感染免疫中有重要作用。此外单核巨噬细胞系统的非特异性炎性细胞因子如 TNF－α、IL－1、IL－6 等也参与肝细胞损害。黑猩猩急性 HBV 感染模型研究结果显示，急性感染 HBV 的猩猩外周血 HBV 特异性 $CD4^+$ 和 $CD8^+$ T 淋巴细胞在感染后 2 周出现，而肝内 T 淋巴细胞浸润则出现在数周之后。其中一只猩猩当肝内出现 T 细胞浸润时，炎症发生，肝内诱生的 IFN－γ 阳性，同时 HBV 被清除；另一只早期出现 IFN－γ，病毒消失，数周后肝内出现 HBV 特异性 T 淋巴细胞并发病。认为 HBV 特异性 T 淋巴细胞系肝外致敏，急性感染 HBV 的清除主要靠 NK 和 NKT 细胞的非特异性细胞因子的释放。人类急性 HBV 感染清除的研究结果类似。5 例急性乙型肝炎患者动态检测 HBV 特异性 CTL 状态和 HBV DNA 水平，发现 4 例患者在 ALT 明显升高时，病毒血症已经开始减少，HBV DNA 水平下降，在肝损害高峰时 HBV DNA 已经降至几乎检测不到的水平，而 HBV 特异性 $CD4^+$ 和 $CD8^+$ T 淋巴细胞在临床症状出现前 4 周即已出现。认为病毒特异性免疫在疾病的潜伏期即启动对病毒的抑制作用，而且发现，多克隆 T 细胞与 HBV 的最终清除有关。

(3) 肝细胞在清除病毒中的作用　肝脏实质细胞也可能参与病毒的清除，其机制为：①通过干扰素受体、信号传递系统，激发干扰素反应基因，启动多种抗病毒蛋白质合成，抑制肝细胞内病毒的复制而最终清除病毒。②肝细胞凋亡和再生过程中，肝细胞内病毒复制受到影响。研究发现，凋亡肝细胞内的病毒复制受到抑制和消失，再生的肝细胞有一定的抵抗病毒感染的能力。③影响肝细胞内连接蛋白合成。病毒装配过程中需要肝细胞合成的连接蛋白的参与，由此，连接蛋白的变化可以直接影响病毒的复制过程，达到抑制和清除病毒的目的。

3. HBV 持续感染的机制——免疫耐受　免疫耐受（immune tolerance）是指免疫系统在接触某种抗原后产生的，只针对该抗原呈特异性免疫无应答状态。需要与免疫抑制相区别，免疫抑制是指免疫系统处于普遍的抑制状态，对各种抗原均无反应。免疫耐受分为中枢性免疫耐受（central immune tolerance）和外周性免疫耐受（peripheral immune tolerance），又称绝对免疫耐受和相对免疫耐受。近来研究发现，新生儿期免疫耐受除与特异性淋巴细胞株消失有关外，还与抗原递呈细胞（antigen presenting cells, APC）的免疫状态及接触的抗原量密切相关。如果 APC 功能低下，特别是其表达的共刺激信号（CD80、CD86）减少或缺乏，以及黏附分子功能低下，常导致免疫耐受的发生。此外，抗原剂量高时，可诱发 Th0 向 Th2 转化，分泌大量的 IL－4 及 IL－10，形成免疫耐受；抗原剂量低时，则诱发 Th0 向 Th1 的转化，分泌大量的 IFN－γ 及 IL－12，产生强烈的细胞免疫反应。HBeAg 作为耐受原在感染的不同阶段诱导机体的免疫耐受。对转基因鼠的研究发现，慢性 HBV 感染者免疫耐受的形成主要与围生期及幼龄期感染有关，母婴传播为主要的传播途径，可通过宫内感染、产时传播及产后哺乳、密切接触等途径传播。由于胚胎期和新生儿期机体的免疫功能不健全，特别是 APC 功能低下，加之通过垂直传播途径感染了大量的病毒，故极易形成免疫耐受。

新生儿和婴幼儿免疫耐受机制：①宫内感染。②树突细胞功能低下，包括树突细胞的分化成熟以及细胞因子产生，黏附分子表达等低下。③T淋巴细胞尤其是Th1应答低下。④过量抗原表达，HBeAg作为耐受原在胚胎期通过进入胎儿体内，引起T淋巴细胞阴性选择（negative selection）而致针对HBV的T淋巴细胞克隆缺失（deletion）。

成人感染HBV后持续感染少见，其机制可能为：①病毒特异性CTL数量不足（耗竭）。②病毒在免疫豁免器官复制。③抗原递呈细胞功能低下。④病毒基因表达能力下降。⑤病毒变异。⑥T细胞在肝脏内死亡。

树突细胞（dendritic cell，DC）是体内最强的抗原递呈细胞（APC），也是唯一可直接活化静止或处女（naïve）T淋巴细胞的APC。自20世纪70年代，Steinman首次报道了DC，并于1992年成功地使用人重组粒细胞-巨噬细胞集落刺激因子（rhGM－CSF）、IL－4，从外周血分离培养出DC以来，DC以其卓越的APC能力而在肿瘤及感染性疾病的研究中受到越来越多的关注。研究表明，GM－CSF、IL－4及TNF－α等促进DC的分化、成熟及抗原递呈能力，在体内和体外的实验都证实了DC在免疫激发中的显著作用。成熟的DC高度表达MHC－Ⅰ、Ⅱ分子，提供充分的共刺激信号及黏附分子，在与T淋巴细胞结合后而强烈激活杀伤性T淋巴细胞，同时$CD4^+$ T淋巴细胞的CD40L与DC膜上的CD40结合，使其进一步上调黏附分子，高水平地分泌IL－12及IFN－γ，主导Th1型应答，引起强烈的细胞免疫，来清除病毒或肿瘤细胞。

调节T细胞（regulatory T lymphocyte，Treg）是近年发现的一种具有抑制性作用的T淋巴细胞，其表型特点为表达$CD4^+$、$CD25^+$、*Foxp3*基因。Treg通过抑制自反应T淋巴细胞的活化和增殖而介导机体的周围免疫耐受，初步研究发现Treg在免疫耐受的发生和维持中具有重要作用。荷兰Stoop等观察3组人群外周血中Treg水平及Foxp3 Mrna表达，包括50例慢性乙型肝炎患者，23例健康人作对照，19例急性感染恢复患者，结果发现，慢性乙型肝炎患者Foxp3 mRNA水平明显高于健康人对照组；应用HBcAg体外作用于T淋巴细胞可看到增殖效应，但如果在体系中去除$CD25^+$细胞，则HBV特异性反应和IFN－γ产生均明显降低，而加入Treg可见剂量相关的增殖效应。英国Franzese等进行了类似研究，发现Treg能够在体外抑制经抗原刺激后$CD8^+$细胞的功能和增殖能力，但在慢性乙肝患者和急性感染恢复者间没有显著性差别。因此，Treg在HBV感染慢性化和免疫耐受中的作用尚待深入研究。

程序性细胞死亡分子1（programmed cell death－1，PD－1）是CD28家族中的成员之一，该分子只见于活化的免疫细胞，提示它在调节免疫应答中可能起作用。最近的研究也证实它不仅仅是一个活化标志物，它像CD28家族中的另外一个成员——CTLA－4一样，传递抑制性信号，调节免疫反应的稳态。这一作用在一些自身免疫性疾病、肿瘤疾病中均得到了支持。而最近一些在淋巴细胞脉络丛脑膜炎病毒（LCMV）、HIV、HCV中的研究提示该分子是慢性病毒感染时T淋巴细胞功能耗竭的重要原因。Iwai等发现在小鼠腺病毒感染时，PD－1缺陷小鼠肝内效应T淋巴细胞的增殖增加，病毒清除更为迅速，感染时间短，但同时肝脏炎症也更为严重。Barber等注意到急性LCMV感染时功能T淋巴细胞大量表达PD－1，感染恢复后，静止的记忆性细胞表面PD－1的表达即消失了。而在LCMV慢性感染时，无论是在急性期还是慢性期，T淋巴细胞表面PD－1的表达始终保持较高水平。Barber等随后对PD－1与其配体相互作用进行了干预，他们发现当给小鼠注射PD－1抗体后，效应T淋巴细胞的数量和功能均有所恢复，细胞重新增殖、获得杀伤活性、分泌细胞因子的水平提高，同时病毒载量迅速降低。Day等发现HIV感染者外周血中识别HIV－1抗原的杀伤性T淋巴细胞高表达PD－1。无论是表达PD－1的细胞比例还是细胞表面PD－1的表达水平都与血浆中的病毒载量有很强的相关性，当进行抗逆转录病毒治疗，病毒载量得到控制后，上述两个指标下降。同时他们还发现在体外阻断PD－1与其配体的相互作用后，CTK的一些效应功能，特别是增殖能力和分泌抗病毒细胞因子的能力得到恢复。Trautmann等研究发现，HIV－1感染时，功能耗竭是对病毒产生应答的特异性T淋巴细胞的一大特点；同时还表明随着对复制病毒暴露的增加，T淋巴细胞功能的削弱进一步被放大。PD－1分子可能是HIV感染时特异性T淋巴细胞功能耗竭的关键因素，阻断它与配体的相互作用可使特异性CTL的功能得到恢复。HBV感染时病毒特异性CTL也处于功能耗竭状态，抑制PD－1的配体作用可使特异性T淋巴细胞的耗竭状态逆转。初步研究发现，HBV特异性CTL高表达PD－1，阻断PD－1的作用能恢复T淋巴细胞的增殖能力和细胞因子释放能力，提示PD－1与慢性乙型肝炎时特异性CTL的功能耗竭有关，针对PD－1与PDL的治疗或许有助于慢性乙型肝炎的免疫治疗。

4. 慢性化机制 HBV不能从人体内清除就形成HBV感染慢性化。慢性化可表现为HBV慢性携带者，亦可表现为慢性肝炎。慢性化的发生有病毒和机体免疫应答两方面因素。

（1）病毒因素 ①病毒存在复制模板cccDNA。②HBV发生变异，产生免疫逃避株。③HBV DNA与肝细胞DNA发生整合，机体无法将其清除；合并其他易致慢性化的病毒感染，如HDV、HCV等。④肝外病毒复制。

(2) 机体因素　①免疫系统尚未成熟,胎儿免疫系统尚在发育阶段,此时如感染 HBV,胸腺内通过阴性选择,缺乏对 HBV 应答的 T 淋巴细胞,即可产生中枢性免疫耐受,这种耐受常很难消失。新生儿期免疫系统仍未完全成熟,此时感染 HBV 则可发生周围 T 淋巴细胞(离开胸腺的 T 淋巴细胞)耐受。以后随着年龄的增长,发生耐受的机会越来越少。至成人时免疫系统业已成熟,此时如无免疫缺损,感染 HBV 后多呈急性肝炎而自愈。②免疫系统功能低下,主要是抗原提呈细胞(如 DC)功能低下,不能有效摄取、处理和递呈抗原给 T 淋巴细胞,而抗原直接和 T 淋巴细胞作用则诱导免疫无反应性或免疫耐受。

近年研究发现,慢性乙型肝炎患者体内 Treg 增加,而 Treg 可以抑制效应 T 细胞的功能表达,可能和免疫耐受或免疫功能低下有关。PD-1 是活化 T 淋巴细胞表达的一种抑制性因子,其高表达可以导致效应细胞功能耗竭,表现为细胞分化能力下降,INF-γ 产生减少等,而研究发现,在慢性乙型肝炎患者体内 PD-1 表达增加,是否是慢性乙型肝炎免疫耐受或免疫功能低下的原因值得深入研究。

总之,慢性 HBV 感染发病有 3 个环节:①对病毒的免疫耐受消失。②病毒特异性细胞免疫介导的肝细胞损害。③非特异性炎症反应引起的肝细胞损害。慢性 HBV 感染所致的免疫耐受在一定条件下是可以打破的。与免疫耐受有关的细胞包括 DC、Treg 和 T 淋巴细胞上的 PD-1 表达等。

5. 不同临床表现的发病机制

(1) 急性肝炎　常发生于免疫功能正常者,HBV 感染引起正常的细胞和体液免疫反应,在清除病毒的过程中破坏一定数量的肝细胞(重者出现黄疸),清除病毒后痊愈。

(2) 慢性肝炎　主要与免疫耐受、特异性免疫功能低下、病毒变异等有关。

(3) 重型肝炎　HBV 诱发的重型肝炎,特别是急性重型肝炎的机制研究较多,但尚无定论,目前认为以两次损伤学说的可能性最大,即原发性损伤加上继发性损伤。原发性损伤是由过强的免疫病理所引起的损伤,免疫病理一方面由过强的细胞免疫所引起,即杀伤性 T 淋巴细胞杀伤了较多的表达 HBV 抗原的肝细胞,另一方面,由过强的体液免疫所引起,即患者的体液免疫反应过强,因此脾脏产生的抗-HBs 早而且量大,进入肝血窦后,遇至肝细胞释出(肝细胞被致敏 T 淋巴细胞攻击而溶解)的 HBsAg,遂形成免疫复合物,激发肝内Ⅲ型超敏反应(Arthus 反应):免疫复合物沉积于肝血窦内皮表面,结合并固定、激活补体,吸引中性粒细胞和血小板凝聚,导致大量肝细胞发生局部缺血坏死。临床上所见到的急性乙型肝炎入院时常常 HBsAg、抗-HBs 均阴性,以后则出现抗-HBs 阳性,也有时入院时即出现抗-HBs 阳性,似支持这一观点。

至于为什么会发生过强的免疫病理,则还不太清楚,其中病毒也可能起一定作用,例如双重或多种的病毒感染似较易引起重型肝炎,某些变异株也可能有一定关系。例如 Hasegawa 等(Hepatology,1995,22:26)将暴发性肝炎患者的全长 HBV DNA(与野毒株相比,在包膜区有 4 个氨基酸被置换)转染转基因小鼠,能使 C3H 小鼠产生高滴度的抗-HBs,而转染野毒株,则基本不产生抗-HBs,如上所述抗-HBs 产生过早过多则有可能引起肝脏的 Arthus 反应。

继发性损伤主要由肿瘤坏死因子 α(TNF-α)所引起,TNF-α 本身并不引起肝坏死,但是在肝脏受损的基础上 TNF-α 则可引起大量肝细胞坏死,动物实验证明,单给正常动物注射 TNF-α 并不引起肝细胞坏死,但如先给正常动物注射 DHBV,然后再注射 TNF-α 则可引起大量肝细胞坏死。至于 TNF-α 则主要是来自内毒素刺激肝内外单核巨噬细胞而产生的。在原发性肝损伤的基础上,由于肝脏屏障功能受损,特别是肝巨噬细胞功能低下,使肠道来的细菌内毒素得不到清除,而形成肠源性内毒素血症,从而诱生 TNF-α。内毒素还可诱生大量的其他细胞因子,如 IL-1、IL-6、IL-8、血栓素、血小板激活因子、白细胞三烯、转化生长因子 β1、内皮素、反应氧中间物等,这些因子也能对 TNF-α 起协同、辅助和强化作用。TNF-α 引起肝细胞坏死的机制可分直接作用和间接作用,直接作用主要是通过复杂的生化过程破坏肝细胞脂质膜结构和 DNA;间接作用主要是通过损伤肝窦内皮细胞,促使肝窦内纤维蛋白沉积、微血栓形成和微循环障碍,从而导致大量肝细胞缺血缺氧性坏死。

【病理】

1. 急性肝炎的病理　见"甲型病毒性肝炎"。

2. 淤胆型肝炎的病理　见"戊型病毒性肝炎"。

3. 慢性肝炎的病理　1968 年以来,国内外一直将慢性肝炎区分为慢性迁延性肝炎(CPH)和慢性活动性肝炎(CAH)。近年来发现,这种诊断方法易于使人误以为 CPH 和 CAH 是两种不同的疾病状态,甚至是两种不同的疾病。事实上两者并无本质不同,仅为轻重差别且可互相转换。为了避免误解,国外一些专家建议废除 CPH 和 CAH 名称,而根据肝脏的炎症程度和纤维化程度分别记分。国内学者同意这种意见,根据这种意见 1995 年及 2000 年两次全国学术会议上制定了新的病理分型标准。其原则是:根据肝脏病变严重程度分为轻、中、重 3 度,再根据炎症程度分为 0～4 级(G),根据纤维化程度分为 0～4 期(S)。如轻度慢性肝炎,G1、S2;重度慢性肝炎,G4、S3。

(1) 分度标准

1) 轻度慢性肝炎:相当于原 CPH 及轻型 CAH。①肝细胞变性,点、灶状坏死,嗜酸小体。②汇管区有

(无)炎性细胞浸润、扩大,可见轻度碎屑坏死。③小叶结构完整。

2) 中度慢性肝炎:相当于原中型 CAH。①汇管区炎症明显,伴中度碎屑坏死。②小叶内炎症重,伴桥接坏死。③纤维间隔形成,小叶结构大部分保存。

3) 重度慢性肝炎:相当于原重型 CAH。①汇管区炎症重或伴重度碎屑样坏死。②桥接坏死范围广泛,累及多数小叶。③多数纤维间隔致小叶结构紊乱,或形成早期肝硬化。

(2) 分级分期标准　见表 2-32-2。

表 2-32-2　慢性肝炎分级分期标准

炎症活动度(G)	汇管区及周围	小叶内	纤维化程度(S)	纤维化程度
0	无炎症	无炎症	0	无
1	汇管区炎症(CPH)	变性及少数点、灶状坏死	1	汇管区纤维化扩大局限,窦周及小叶内纤维化
2	轻度 PN(轻型 CAH)	变性,点、灶状坏死或嗜酸小体	2	汇管区周围纤维化,纤维间隔形成,小叶结构保留
3	中度 PN(中型 CAH)	变性,融合坏死或见 BN	3	纤维间隔形成伴小叶结构紊乱(distortion),无肝硬化
4	重度 PN(重型 CAH)	BN 范围广,累及多个小叶(多小叶坏死)	4	早期肝硬化

注:PN 为碎屑坏死;BN 为桥接坏死。

4. 重型肝炎的病理

(1) 急性重型肝炎　根据病变可分为以下两型。

1) 急性水肿型:表现为严重的弥漫性肝细胞肿胀、肝细胞互相挤压成多边形。小叶结构紊乱。其中有散在的多少及大小不等的坏死灶。

2) 急性坏死型:以广泛肝细胞坏死为特征。全小叶或多小叶坏死。肝窦极度扩张,伴有广泛出血。汇管区淋巴细胞和组织细胞浸润轻重不一。网状支架不塌陷。

(2) 亚急性重型肝炎　肝组织呈新旧不一的亚大块坏死(坏死面积<50%),坏死区网状支架塌陷,有明显的汇管区集中现象。小叶周边出现团块状肝细胞增生、汇管区周围小胆管增生,伴胆汁淤积。

(3) 慢性重型肝炎　临床表现为慢性重型肝炎者,病理上尚缺乏统一改变,可为重度慢性肝炎,也可在其他慢性肝炎或肝硬化背景上出现大块性(全小叶)或亚大块性新鲜的肝实质坏死。

5. 肝炎肝硬化的病理　肝脏有假小叶形成。然后再根据有无明显炎症区分为活动性肝硬化和静止性肝硬化。

【临床表现】　HBV 可引起隐性感染和显性感染,显性感染中各种临床类型的肝炎(急性、慢性、重型、淤胆型、肝炎后肝硬化)均可发生。围生期感染多形成慢性 HBV 携带者,至长大时可有急性发作而形成慢性肝炎。成人初次感染常引起急性肝炎而痊愈。

急性乙型肝炎的临床表现基本上与急性甲型肝炎同,但无黄疸型较多(参见"甲型病毒性肝炎")。淤胆型肝炎的临床表现见"戊型病毒性肝炎"。

1. 慢性乙型肝炎的临床表现　比较复杂,轻重差别很大。轻者可毫无症状和体征,仅表现为血清转氨酶的轻度升高。重者则可类似慢性重型肝炎:肝病面容,肝掌,蜘蛛痣,脾大;血清白蛋白降低,球蛋白升高,凝血酶原活动度下降,血胆红素升高。同时患者常有轻重不等的症状:乏力,食欲不振,腹胀,便溏,肝区痛等。

2. 重型肝炎的临床表现

(1) 急性重型肝炎　又称暴发性肝炎、急性黄色肝萎缩、急性坏死型肝炎。发病初期常类似急性黄疸型肝炎,但病情发展迅猛,短期(发病 14 d 内)出现精神神经症状(肝性脑病,如烦躁不安、神志不清、嗜睡、昏迷等),凝血酶原活动度 40%以下。同时常有肝浊音界迅速缩小,黄疸急剧加深。随后可迅速出现脑水肿,甚至脑疝,明显的出血倾向以及水肿、腹水、肝肾综合征等。

(2) 亚急性重型肝炎　又称亚急性肝坏死、亚急性肝萎缩。发病初期亦类似急性黄疸型肝炎,但症状常更严重,常表现为高度乏力,高度食欲不振、恶心、呕吐,高度腹胀,黄疸迅猛上升(数日内血清胆红素即达 171 μmol/L 以上),明显出血倾向,明显腹水,凝血酶原活动度低于 40%。肝性脑病常出现较晚(病期 15 d 至 24 周),晚期可出现肝肾综合征。首先出现Ⅱ度以上肝性脑病者,称脑病型(包括脑水肿,脑疝等);首先出现腹水者,称腹水型。

(3) 慢性重型肝炎　为在慢性肝炎或肝硬化基础上发生的亚急性重型肝炎,故其临床表现基本同亚急性重型肝炎,但常有慢性肝炎或肝硬化病史或(和)临床表现,如脾明显增大、门静脉高压等。

3. 肝炎肝硬化　早期可毫无症状及体征。静止期代偿期肝硬化也可无症状而仅有慢性肝病的体征:肝病面容、肝掌、蜘蛛痣、脾大等。活动期肝硬化则可有慢性肝炎的症状,失代偿性肝硬化时则可有明显的食管静脉曲张或呕血、腹水、明显脾大及脾功能亢进等。

【实验室检查】 慢性肝炎时血清转氨酶可常升高,常有血清白蛋白降低,球蛋白升高,血清胆红素也常异常,血白细胞常轻度降低,凝血酶原活动度常降低。重型肝炎时血白细胞可正常或轻度升高,最主要的是凝血酶原活动度低于40%。肝炎肝硬化时常有血白细胞和血小板明显减少,白球蛋白比值倒置等。

【诊断】

1. 急性乙型肝炎 临床诊断与甲型肝炎基本一样,唯无黄疸型更多一些。病原学诊断主要根据HBsAg阳性,但HBsAg阳性的急性肝炎不一定是真正的急性乙型肝炎,也可能是慢性HBV感染(HBsAg携带者或无症状的轻型慢性乙型肝炎)患者的急性发作或并发其他急性肝炎(丁型肝炎、戊型肝炎、药物性肝炎等)。特别是慢性HBV感染的急性发作在临床上很难与急性乙型肝炎鉴别,而两者的预后及治疗原则很不相同。为了鉴别,可同时检测抗-HBc IgM和抗-HBc IgG。如IgG强阳性、IgM阴性或滴度很低则为慢性HBV感染的急性发作,如IgM强阳性、IgG阴性或滴度很低则为急性乙型肝炎。肝活检有时也有助于鉴别。另外,如急性期HBsAg阳性,恢复期HBsAg转阴、抗-HBs转阳也可诊断为急性乙型肝炎。此外,如果急性肝炎患者入院时HBV DNA已阴转或在病程中HBV DNA滴度迅速下降或出现e系统转换均提示为急性乙型肝炎。

2. 慢性乙型肝炎的诊断 慢性乙肝的诊断应包括3个部分:病原学诊断,病理诊断和临床诊断。

(1) 病原学诊断 慢性乙型肝炎主要依靠HBsAg阳性。少见的情况下,亦可出现HBsAg阴性慢性乙型肝炎,此可能由于HBV的变异或HBsAg表达量太低所致。这种HBsAg阴性的慢性乙型肝炎,其他血清指标(如e系统或抗-HBc)可以阳性,也可以阴性,也可以全部阴性,但HBV DNA一般都阳性,罕见的情况下,乙肝全部标志物均阴性,甚至抗-HBs阳性,而肝活检组织中HBsAg或(和)HBcAg仍可阳性。

(2) 病理诊断 见本节“病理”。

(3) 临床诊断 凡急性肝炎病程超过6个月仍未痊愈者,或发病日期不明,诊断时患者已有慢性肝炎的体征(肝病面容、肝掌、蜘蛛痣,脾大)或(和)实验室检查(A/G倒置,γ球蛋白很高),或(和)影像学检查阳性,均可诊断为慢性肝炎,再根据分度标准进行轻中重分度,或根据各项化验指标初步判定其炎症活动程度、肝功损害程度和纤维化程度[可进行透明质酸(HA)、前Ⅲ型胶原肽(PCⅢ)、Ⅳ型胶原等检测]。

从理论上,慢性肝炎的临床诊断应包括3个部分:①炎症的活动程度。②肝功能损伤程度。③纤维化的程度及进展速度。这些指标对于判定预后和指导治疗均有重要意义。

但由于目前判断肝纤维化的指标还很不成熟,无法采用这种诊断方法,故1995年及2000年两次全国性学术会议制定的慢性肝炎诊断标准中只分轻、中、重3度:①轻度(相当于原CPH或轻型CAH)病情较轻,症状不明显或虽有症状,但生化指标仅1～2项轻度异常者。②中度(相当于原中型CAH)病情轻重介于轻度、重度之间者。③重度(相当于原重型CAH)有较明显的或持续的肝炎症状,可伴肝病面容、肝掌、蜘蛛痣或肝脾肿大而排除其他原因者。实验室检查除血清转氨酶反复或持续升高外,同时有白蛋白明显减低(≤32 g/L)或(和)胆红质明显升高(>85.5 μmol/L),或(和)凝血酶原活动度明显减低(40%～60%),或(和)胆碱酯酶<2 500 U/L者,B超检查也有助于慢性肝炎的诊断。

但是这种分度方法很不令人满意,例如重度是表示炎症重,还是表示肝功能损害重,还是表示纤维化重都很不清楚。

我国《慢性乙型肝炎防治指南》中结合国内外研究进展,根据HBeAg状态分为:①HBeAg阳性慢性乙型肝炎,血清HBsAg、HBV DNA和HBeAg阳性,抗-HBe阴性,ALT持续或反复异常,或肝组织学检查有肝炎病变。②HBeAg阴性慢性乙型肝炎,血清HBsAg和HBV DNA阳性,HBeAg阴性,抗-HBe阳性或阴性,ALT持续或反复异常,或肝组织学检查有肝炎病变。根据生化学试验及其他临床和辅助检查结果,上述两型慢性乙型肝炎也可进一步分为轻度、中度和重度。

3. 重型肝炎的诊断 包括临床诊断及病原学诊断。

(1) 临床诊断 主要根据临床表现,凡既往无肝炎史,而临床又出现急性或亚急性重型肝炎的表现,凝血酶原活动度<40%者可以诊断。急性或亚急性的区别主要是各种症状发生的顺序,凡早期(14 d内)出现精神和神经症状(肝性脑病),以后才出现明显的黄疸、出血倾向、高度腹胀等应考虑为急性重型肝炎;凡先出现高度乏力、高度胃肠症状、高度腹胀、高度出血倾向、腹水,然后(14 d以上)才出现肝性脑病者,应考虑为亚急性重型肝炎。另外,由于维生素K缺乏,可使凝血酶原活动度下降,故应先注射3 d维生素K,再测活动度才为可靠。

既往有慢型肝炎或肝硬化史又表现为亚急性重型肝炎者应考虑为慢性重型肝炎。

(2) 病原学诊断 基本与急性肝炎同,但必须注意以下几点。

1) 急性和亚急性重型肝炎时,如果患者入院病期较早,有时抗体尚未形成至可检出水平,故抗体阴性不能除外诊断,应于恢复期再测。

2) 急性乙型重型肝炎时入院,HBsAg也可阴性,至恢复期可重新阳性或出现抗-HBs,这是因为急性期

HBsAg可能与抗-HBs形成免疫复合物，故测不出来。至恢复期，如病毒已被清除则可出现抗-HBs阳性，如未被清除则可出现HBsAg阳性(少见)。

4. 急性乙型淤胆型肝炎的诊断 临床诊断见“戊型病毒性肝炎”，病原学诊断见“急性乙型肝炎”。

5. 肝炎肝硬化的诊断 早期肝硬化单凭临床资料很难确诊而必须依靠病理诊断，影像学(B超、CT及fibroscan)及腹腔镜检查也有助于诊断。晚期肝硬化，或称临床肝硬化则根据临床即可诊断。凡慢性肝炎患者具有肯定门静脉高压证据(腹壁、食管或胃底静脉曲张或呕血，明显腹水，除外其他病因)可诊断为肝炎肝硬化，再根据炎症活动与否，区分为活动性或静止型；根据代偿程度，区分为代偿性或失代偿性。

肝脏瞬时弹性探测仪(fibroscan)是一种新型的肝纤维检测仪器，是建立在超声诊断基础上的快速便捷、非侵袭性新技术，通过测定肝脏瞬时弹性图谱来反映肝实质硬度，也可评估肝脏纤维化的程度，并进行定量分级。

关于病原学诊断，主要根据HBsAg阳性。少数情况下，抗-HBs阳性的静止型肝硬化，如能除外其他病因，也可诊断。这是因为早期可能是HBsAg阳性，但到肝硬化时病毒已被清除而转为抗-HBs阳性。

【鉴别诊断】 急性乙型肝炎及急性淤胆型乙型肝炎的鉴别诊断见“甲型病毒性肝炎”及“戊型病毒性肝炎”。慢性肝炎应与丙型慢性肝炎以及其他病因(酒、药物、寄生虫、脂肪肝、自身免疫、代谢异常等)引起的慢性肝病进行鉴别。重型肝炎则应与其他肝炎病毒、药物、中毒等引起的重型肝炎以及妊娠脂肪肝等进行鉴别。

【并发症和后遗症】 急性乙型肝炎基本和甲型肝炎相同，但可并发婴儿丘疹性皮炎，慢性肝炎还会发展为肝硬化及肝细胞性肝癌。最初，从流行病学调查发现HBV感染与原发性肝细胞癌(HCC)的发病有关，HCC与HBV感染在世界地理上的分布是一致的；HBsAg阳性者的肝癌发生率明显高于HBsAg阴性者。近年来又从分子生物学水平上证实HBV感染与HCC有关。其中HBV *X*基因最受到重视，其根据是：①带有*X*基因的转基因小鼠比不带*X*基因的转基因小鼠发生肝细胞癌者明显增多。②将含有*X*基因的质粒转染NIH 3T3细胞可使其高密度增殖，失去其接触抑制，最后可在裸鼠中形成实体瘤；其成瘤数与X蛋白表达量相关。③某些有HBV整合的肝细胞癌能表达X蛋白，而这种蛋白具有转录反式激活作用(transcriptional transactivative activity)。④*X*基因能反式激活细胞癌基因*C-myc*及*C-jun*。此外，切断的(truncated)前*S*及*S*片断也有反式激活作用。当然，原发性肝细胞癌的发生可能与多种因素有关。例如有人发现抑癌基因*P53*的点突变、黄曲霉素、肝硬化时肝细胞的异常增生以及其他环境因素、遗传因素等也均可能与HCC的发生、发展有关。

【预后】 慢性乙型肝炎预后较差。少数患者可以彻底痊愈，大多数患者常迁延不愈，治疗后病情可得到缓解和稳定，但HBsAg仍常阳性，有时仍可复发。少数患者可发展为肝硬化，更少数可发展为肝细胞癌。

【治疗】

1. 急性乙型肝炎的治疗 真正急性乙型肝炎的预后大都良好，95%的患者均可顺利痊愈，不变慢性，故治疗基本与甲型肝炎同。但对于慢性HBV感染急性发作者则必须在病情稳定时进行抗病毒治疗。

2. 慢性乙型肝炎的治疗 包括支持对症治疗，抗病毒，抗炎保肝治疗，抗纤维化治疗等。其中抗病毒治疗是关键，只要有适应证且条件允许，就应该进行规范的抗病毒治疗。

(1) 支持对症治疗 应强调高蛋白质饮食，包括动物蛋白及植物蛋白；新鲜蔬菜、水果也很重要。热量以能维持标准体重为度，勿过胖以防发生脂肪肝，勿食糖太多以防诱发糖尿病。适当休息、生活规律，肝炎明显活动时应卧床休息，相对稳定时可适当活动和轻微锻炼。保持精神愉快。忌酒、忌用损害肝脏的药物和疗法。

(2) 减轻肝脏炎症、保护肝细胞、防止肝纤维化

1) 甘草甜素：具有较明确的抗炎作用，无诱发继发感染的副作用。临床上有缓解症状、降酶、退黄的作用。应用半年对肝脏炎症有减轻作用(可先静滴，后改口服)。

2) 水飞蓟制剂：具有较明确的抗氧化作用。

3) 双环醇：具有抗氧化、保肝等作用。

4) 多种中药复方制剂：具有抗炎保肝等作用，但需要进一步临床试验证实其安全性和有效性。

(3) 抗纤维化治疗 通过抑制炎症和抗氧化治疗，可以抑制肝纤维化发生发展。目前直接抗纤维化药物尚缺乏大样本随机对照研究资料。国内复方中药制剂扶正化瘀胶囊、复方鳖甲软肝片和安络化纤丸等，初步研究证据表明具有一定的抗纤维化作用，可以试用。

(4) 抗病毒药物的治疗 慢性乙型肝炎抗病毒治疗的一般适应证：①HBV DNA≥10^4拷贝/ml。②ALT≥2×ULN；如用干扰素治疗，ALT应<10×ULN，血总胆红素水平应<2×ULN。③如ALT<2×ULN，但肝组织学显示Knodell HAI≥4，或≥G2炎症坏死或≥S2纤维化。具有①并有②或③的患者应进行抗病毒治疗；对达不到上述治疗标准者，应监测病情变化，如持续HBV DNA阳性，且ALT大于正常上限，也应考虑抗病毒治疗。此外，对年龄较大(>40岁)而ALT持续正常的慢性乙型肝炎患者，应该更加密切随访，必要时肝活检明确炎症和纤维化，积极给予抗病毒治疗。

开始治疗前应排除由药物、酒和其他因素所致的ALT升高，也应排除因应用降酶药物后ALT暂时性正

常。特别注意，高 HBV DNA 水平（常$>10^9$ 拷贝/ml）是免疫耐受期患者的的特点。在一些特殊病例如肝硬化，其 AST 水平可高于 ALT，对此种患者可参考 AST 水平。此外，对个体而言，若随访过程中有 ALT 水平较前增加，或疾病进展的提示如脾脏增大等，建议行肝组织学检查，必要时给予抗病毒治疗。

1）干扰素：具有抗病毒和免疫增强双重作用。目前在我国批准用于慢性乙型肝炎治疗的有普通 IFN－α（2a，2b 和 1b）和聚乙二醇化 IFN－α（Peg IFN－α）（2a 和 2b）。荟萃分析表明，HBeAg 阳性患者经普通 IFN－α治疗 4～6 个月后，治疗组和未治疗组 HBV DNA 转阴率（杂交法）分别为 37％和 17％，HBeAg 转阴率分别为 33％和 12％，HBsAg 转阴率分别为 7.8％和 1.8％，其疗效与基线血清 ALT 水平和肝组织学病变程度呈正相关。有关 HBeAg 阴性患者的 4 次随机对照试验表明，治疗结束时应答率为 38％～90％，但持久应答率仅为 10％～47％（平均 24％）。有报道，普通 IFN－α疗程至少 1 年才能获得较好的疗效。最近，中国台湾对 233 例普通 IFN 治疗的慢性乙型肝炎患者平均随访 6.8 年，和 233 例没有应用 IFN 治疗的对照组比较，HBeAg 血清转换发生率分别为 74.6％和 51.7％（$P=0.031$），HBsAg 清除率分别为 3％和 0.4％（$P=0.03$），肝硬化发生率分别为 17.8％和 33.7％（$P=0.041$），肝细胞癌发生率分别为 2.7％和 12.5％（$P=0.011$），HBeAg 血清转换和基因 B 型是长期预后的独立预测因素。

国际多中心随机对照临床试验显示，Peg IFN－α2a（聚乙二醇分子量 40 kDa）治疗 HBeAg 阳性慢性乙型肝炎（87％为亚洲人）48 周并停药随访 24 周，HBeAg 血清学转换率为 32％，到停药随访 48 周，83％保持 HBeAg 血清学转换，总的 HBeAg 血清学转换率 43％。HBeAg 阴性患者（60％为亚洲人）治疗 48 周后随访 24 周，HBV DNA$<2\times10^4$ 拷贝/ml 的患者为 43％，随访 48 周时为 42％，HBsAg 消失率在随访 24 周时为 3％，停药随访至 3 年时增加至 8％。亚太地区一项Ⅱ期临床研究显示，Peg IFN－α2a 每周 1 次皮下注射治疗 24 周，随访 24 周时的 HBeAg 血清学转换率高于普通 IFN－α（32％∶25％，$P<0.05$）。应用 Peg IFN－α2b（聚乙二醇分子量 12 kDa）联合拉米夫定治疗 HBeAg 阳性慢性乙型肝炎 52 周，停药后随访 24 周，HBeAg 血清转换率为 36％，优于单用拉米夫定组（14％）。一项欧洲的研究显示，应用 Peg IFN－α2b 治疗 HBeAg 阳性慢性乙型肝炎 52 周，停药后随访 26 周，HBeAg 消失率为 36％，HBeAg 血清转换率为 29％，HBsAg 消失率为 7％。随访 3 年后有 81％的患者持续 HBeAg 阴性，HBsAg 消失率上升到 11％。

对普通 IFN－α治疗后复发的患者，再用普通 IFN－α治疗仍可获得疗效，亦可换用其他普通 IFN 亚型、Peg IFN－α或核苷（酸）类似物治疗。

IFN 抗病毒疗效的预测因素：①治疗前高 ALT 水平。②HBV DNA$<2\times10^8$ 拷贝/ml（4×10^7 U/ml）。③女性。④病程短。⑤非母婴传播。⑥肝组织炎症坏死较重，肝脏纤维化程度轻。⑦对治疗的依从性好。⑧无 HCV、HDV 或 HIV 合并感染者。⑨HBV 基因 A 型和 B 型。⑩治疗 12 或 24 周时，血清 HBV DNA 不能检出。其中治疗前 ALT、HBV DNA 水平和 HBV 基因型，是预测疗效的重要因素。

IFN 治疗前应检查：①生化学指标，包括 ALT、AST、胆红素、白蛋白及肾功能。②血常规、甲状腺功能、血糖及尿常规。③病毒学标志，包括 HBsAg、HBeAg、抗－HBe 和 HBV DNA 的基线状态或水平。④对于中年以上患者，应作心电图检查和测血压。⑤排除自身免疫性疾病。⑥尿人绒毛膜促性腺激素（HCG）检测以排除妊娠。

IFN 治疗过程中应检查：①开始治疗后的第 1 个月，应每 1～2 周检查 1 次血常规，以后每月检查 1 次，直至治疗结束。②生化学指标，包括 ALT、AST 等，治疗开始后每月 1 次，连续 3 次，以后随病情改善可每 3 个月 1 次。③病毒学标志，治疗开始后每 3 个月检测 1 次 HBsAg、HBeAg、抗－HBe 和 HBV DNA。④每 3 个月检测 1 次甲状腺功能、血糖和尿常规等指标；如治疗前就已存在甲状腺功能异常或已患糖尿病者，应先用药物控制甲状腺功能异常及糖尿病，然后再开始 IFN 治疗，同时应每月检查甲状腺功能和血糖水平。⑤定期评估精神状态，尤其是对出现明显抑郁症和有自杀倾向的患者，应立即停药并密切监护。

IFN 的不良反应及其处理：①流感样症候群，表现为发热、寒战、头痛、肌肉酸痛和乏力等，可在睡前注射 IFN－α，或在注射 IFN 同时服用解热镇痛药，以减轻流感样症状。随疗程进展，此类症状可逐渐减轻或消失。②一过性骨髓抑制，主要表现为外周血白细胞（中性粒细胞）和血小板减少。如中性粒细胞绝对计数$\leqslant1.0\times10^9$/L，血小板$<50\times10^9$/L，应降低 IFN－α剂量；1～2 周后复查，如恢复，则逐渐增加至原量。如中性粒细胞绝对计数$\leqslant0.75\times10^9$/L，血小板$<30\times10^9$/L，则应停药。对中性粒细胞明显降低者，可试用粒细胞集落刺激因子（G－CSF）或粒细胞巨噬细胞集落刺激因子（GM－CSF）治疗。血小板下降者可试用 IL－11 治疗。③精神异常，可表现为抑郁、妄想、重度焦虑等精神症状。因此，使用 IFN 前应评估患者的精神状况，治疗过程中也应密切观察。抗抑郁药可缓解此类不良反应，但对症状严重者，应及时停用 IFN－α，必要时会同神经精神科医师进一步诊治。④IFN 可诱导产生自身抗体和自身免疫性疾病，包括抗甲状腺抗体、抗核抗体和抗胰岛素抗体。多数情况下无明显临床表现，部分患者可出现甲状腺疾病（甲状腺功能减退或亢进）、糖尿病、

血小板减少、银屑病、白斑、类风湿关节炎和系统性红斑狼疮样综合征等，应请相关科室医师会诊共同诊治，严重者应停药。⑤其他少见的不良反应包括肾脏损害（间质性肾炎、肾病综合征和急性肾衰竭等）、心血管并发症（心律失常、缺血性心脏病和心肌病等）、视网膜病变、听力下降和间质性肺炎等，发生上述反应时，应停止 IFN 治疗。

IFN 治疗的禁忌证：①绝对禁忌证包括妊娠、精神病史（如严重抑郁症）、未能控制的癫痫、未戒断的酗酒（吸毒）者、未经控制的自身免疫性疾病、失代偿期肝硬化、有症状的心脏病、治疗前中性粒细胞计数$<1.0\times10^9$/L 和治疗前血小板计数$<50\times10^9$/L。②相对禁忌证包括甲状腺疾病、视网膜病、银屑病、既往抑郁症史、未控制的糖尿病、未控制的高血压、总胆红素>51 μmol/L 特别是以间接胆红素为主者。

初步研究提示 IFN 与其他抗病毒药物或免疫调节药物（如胸腺肽）合用可提高疗效。

2）核苷（酸）类药物：目前已经批准临床应用或进入临床研究的核苷（酸）类药物分为 3 类：①L-核苷类：拉米夫定（lamivudine，LAM）、替比夫定（telbivudine，LdT）、克拉夫定（clevudine）、恩曲他滨（emtricitabine，FTC）等，属于胞嘧啶核苷类似物。②无环磷酸盐类：阿德福韦酯（adefovir dipivoxil，ADV）、替诺福韦酯（Tenofovir disoproxil fumarate，TDF）。③环戊烷类：恩替卡韦（entecavir，ETV），属于鸟嘌呤核苷类似物。其他尚有复合制剂如 Truvada（FTC/TDF）等。目前拉米夫定、阿德福韦酯、恩替卡韦和替比夫定已经在我国上市。

拉米夫定：国内外随机对照临床试验结果表明，每日 1 次口服 100 mg 拉米夫定可明显抑制 HBV DNA 水平，HBeAg 血清学转换率随治疗时间延长而提高，治疗 1 年、2 年、3 年、4 年和 5 年时分别为 16%、17%、23%、28% 和 35%；治疗前 ALT 水平较高者，一般 HBeAg 血清学转换率也较高。长期治疗患者可以减轻肝脏炎症，降低肝纤维化和肝硬化发生率。随机双盲对照临床试验结果表明，慢性乙型肝炎患者经拉米夫定治疗 3 年可降低肝功能失代偿和肝癌发生率。失代偿期肝硬化患者经拉米夫定治疗后也能改善肝功能，延长生存期。国外研究结果显示，拉米夫定治疗儿童慢性乙型肝炎的疗效与成人相似，安全性良好。我国姚光弼等研究结果也相似。拉米夫定不良反应发生率低，安全性类似安慰剂。对于肝衰竭或肝功能失代偿患者也是安全的。随治疗时间延长发生病毒耐药突变的比例增高（第 1、2、3、4 年分别为 14%、38%、49% 和 66%）。耐药突变后可能出现肝炎发作，病情加重，少数可能发生肝功能失代偿。

阿德福韦酯：是阿德福韦的前体，是 5′-单磷酸脱氧阿糖腺苷的无环类似物，体内水解为阿德福韦发挥抗病毒作用。国内外随机双盲临床试验表明，HBeAg 阳性慢性乙型肝炎患者口服阿德福韦酯可明显抑制 HBV DNA 复制，提高 ALT 复常率。治疗 48 周肝组织学明显改善，HBeAg 阳性患者炎症和纤维化好转者分别为 71%（107/150）和 41%（62/150）；HBeAg 阴性患者炎症和纤维化好转者分别为 80%（90/112）和 48%（54/112）。5 年阿德福韦酯长期治疗有效、安全，耐药低。HBeAg 阳性患者 1、2、3 年时 HBV DNA$<$1 000 拷贝/ml 者分别为 28%、45%和 56%，HBeAg 血清学转换率分别为 12%、29% 和 43%；耐药率分别为 0、1.6%和 3.1%；HBeAg 阴性患者治疗 5 年 HBV DNA$<$1 000 拷贝/ml 者 67%、ALT 复常率 69%；治疗 4 年或 5 年时肝脏炎症坏死和纤维化程度改善者分别为 83% 和 73%；治疗 5 年时患者的累积基因突变发生率 29%、病毒学耐药发生率 20%、临床耐药发生率 11%；轻度肌酐升高者 4 例（3%）。

阿德福韦酯单用或联合拉米夫定治疗拉米夫定耐药的慢性乙型肝炎有效、安全，能有效抑制 HBV DNA、提高 ALT 复常率，阿德福韦酯联合拉米夫定长期治疗患者发生阿德福韦酯耐药率更低。意大利学者报道，145 例（73%肝硬化、86% HBeAg 阴性）拉米夫定耐药患者接受阿德福韦酯联合拉米夫定为期 42 个月（中位数，12～74 个月）的治疗，116 例（80%）患者 HBV DNA 下降至检测水平以下、67 例（84%）ALT 复常、无病毒学和临床突破。1 年、2 年、3 年、4 年的 rt181T 突变累积发生率分别为 1%、2%、4%、4%。提示拉米夫定耐药患者长期阿德福韦酯联合拉米夫定治疗很少出现阿德福韦酯相关基因耐药，并能预防发生病毒学和临床突破。包括这项研究在内的多项研究结果也提示，阿德福韦酯联合拉米夫定治疗拉米夫定耐药的代偿期和失代偿期肝硬化患者均有效。因乙型肝炎相关疾病肝移植患者发生拉米夫定耐药时，在肝移植前后联合阿德福韦酯治疗能预防肝移植后乙型肝炎复发或抑制 HBV DNA、改善肝功能。

阿德福韦酯每日 10 mg 的不良反应和安慰剂相似。肝功能代偿患者长期使用达 4～5 年肾毒性发生率约 3%，主要表现为血清肌酐升高和血磷下降。肝功能失代偿患者或肝移植后患者的肾毒性发生率较高。

恩替卡韦：是环戊酰鸟苷类似物。国内外临床研究结果显示，HBeAg 阳性和 HBeAg 阴性患者每日恩替卡韦 0.5 mg 治疗后能有效抑制 HBV DNA、提高 ALT 复常率、改善肝组织学病变。一项随机双盲对照临床试验中，恩替卡韦治疗 48 周患者 HBV DNA 下降至 PCR 检测水平以下 67%、ALT 复常率 68%、肝组织学改善 72%，优于拉米夫定治疗患者；两组 HBeAg 血清转换率相似。这项研究中达到病毒学应答患者继续治疗到 96 周，恩替卡韦组和拉米夫定组患者中，HBV

DNA<300 拷贝/ml者分别为74%和37%、ALT复常率分别为79%和68%、HBeAg血清转换率分别为11%和12%。另一项HBeAg阴性患者的临床试验中，恩替卡韦治疗48周患者HBV DNA下降至PCR检测水平以下90%、ALT复常率78%、肝组织学改善70%，优于拉米夫定组的72%、71%、61%。研究结果还提示，拉米夫定治疗失败患者使用恩替卡韦每日1.0 mg能抑制HBV DNA，改善生化指标。治疗48周患者HBV DNA下降至PCR检测水平以下为21%、ALT复常率75%、肝组织学改善55%。国内姚光弼等研究恩替卡韦治疗初治和拉米夫定治疗失败的慢性乙型肝炎患者的研究结果与以上结果基本相似。恩替卡韦治疗48周HBV DNA下降5.9 log拷贝/ml(拉米夫定组4.3 log拷贝/ml)、<300拷贝/ml者为76%(拉米夫定组43%)、ALT复常率90%(拉米夫定组78%)；HBeAg血清转换率15%(拉米夫定组18%)。核苷(酸)类似物初治患者经恩替卡韦治疗后较少发生病毒学突破，但拉米夫定治疗失败患者经恩替卡韦治疗后病毒学突破发生率明显增高，48周和96周分别为7%和16%。

替比夫定：是L-脱氧胸腺嘧啶核苷。多项临床研究结果证实，HBeAg阳性和HBeAg阴性的慢性乙型肝炎患者每日口服替比夫定600 mg能明显抑制HBV DNA、改善生化指标和肝脏组织学病变。一项为期2年的全球多中心临床试验中，921例HBeAg阳性和446例HBeAg阴性患者分别接受替比夫定或拉米夫定治疗。HBeAg阳性患者治疗52周时，替比夫定和拉米夫定治疗患者HBV DNA下降至PCR法检测水平以下者60.0%和40.4%、ALT复常率77.2%和74.9%、HBeAg血清转换率22.5%和21.5%、病毒学突破发生率5.9%和15.3%、耐药发生率5.9%和11.0%、肝组织学应答率64.7%和56.3%。HBeAg阴性患者治疗52周时，替比夫定和拉米夫定治疗患者HBV DNA下降至PCR法检测水平以下者88.3%和71.4%、ALT复常率74.4%和79.3%、病毒学突破发生率2.3%和12.5%、耐药发生率2.2%和10.7%。我国一项多中心临床试验中，332例患者经替比夫定或拉米夫定治疗52周时，290例HBeAg阳性患者HBV DNA下降至PCR法检测水平以下分别为67%和38%、ALT复常率分别为87%和75%、HBeAg消失31%和20%、HBeAg血清转换25%和18%、病毒学突破发生率7.5%和17.5%、耐药发生率7.5%和14.7%，42例HBeAg阴性患者HBV DNA下降至PCR法检测水平以下分别为85%和77%、ALT复常率分别为100%和78%。研究结果还提示，经替比夫定治疗24周获得早期病毒学应答(<300拷贝/ml)的患者治疗1年时有更好的疗效和较低的耐药发生率。

全球临床试验中，替比夫定治疗1年和2年的基因耐药发生率HBeAg阳性患者4.4%和21.6%、HBeAg阴性患者2.7%和8.6%。替比夫定和拉米夫定安全性相似。替比夫定治疗52周时3～4级肌酸激酶(creatine kinase, CK)升高者7.5%(51/680)。

3）中药制剂：苦参素(氧化苦参碱)由我国学者从中药苦豆子中提取，已制成静脉内和肌肉内注射剂及口服制剂。我国的临床研究表明，该药具有改善肝脏生化学指标及一定的抗HBV作用。但其抗HBV的确切疗效尚需进一步扩大病例数，进行严格的多中心随机对照临床试验加以验证。

中医中药治疗慢性乙型肝炎在我国应用广泛，但多数药物缺乏严格随机对照研究，其抗病毒疗效尚需进一步验证。

4）免疫调节药物的治疗：免疫调节治疗是慢性乙型肝炎治疗的重要手段之一，但目前尚缺乏乙型肝炎特异性免疫治疗方法。胸腺肽α_1增强非特异性免疫功能，不良反应小，使用安全，对于有抗病毒适应证，但不能耐受或不愿接受干扰素和核苷(酸)类似物治疗的患者，有条件可用胸腺肽α_1 1.6 mg，每周2次，皮下注射，疗程6个月。胸腺肽α_1联合核苷(酸)类似物治疗慢性乙型肝炎的疗效需要进一步研究验证。

3. 重型肝炎的治疗

(1) *急性重型肝炎的治疗*　目前尚缺乏特效疗法，应采取综合治疗。原则是减少肝细胞坏死，促进肝细胞再生，人工肝支持治疗，预防和治疗各种并发症，有条件及时行肝移植。

1）支持疗法：①饮食与营养，入量应予限制，以防水钠潴留及脑水肿，可在前一日尿量的基础上加300～600 ml(一般每日1 500～2 000 ml)。每日热量5 020～6 276 J(1 200～1 500 cal)，为此需给一些高渗液体，故最好采用锁骨下静脉插管。除了补给液体、电解质及热量之外，还应补充足量的蛋白质，可输注新鲜血浆或(和)白蛋白。但禁止口服蛋白质，特别是动物蛋白。如有鼻饲，可多次少量给予糖水、水果汁、米汤等。②维持电解质及酸碱平衡，应密切观察，及时发现，及时治疗。肾功正常时，患者常易发生血钾降低，故每日应静脉补以氯化钾3 g左右。③加强监护，密切观察病情，及时采取相应措施，常是治疗成功的关键，故患者应进行24 h监护，同时应加强护理，防止压疮及继发感染。

2）减少肝细胞坏死，促进肝细胞再生：可采取以下药物。①肝细胞生长刺激因子，可静滴促肝细胞生长素(PHGF)100～200 mg/d，直至患者明显好转。其分子量较小，仅10 000左右，故虽来自乳猪或乳牛，亦无变态反应及毒副作用。体外试验证明PHGF有明显促进肝细胞DNA合成、改善肝巨噬细胞功能、减少肿瘤坏死因子产生、降低实验性肝衰竭动物死亡率的作用。临床上也有一定疗效。②前列腺素E1(PGE1)，有扩张肝脏血管、增加肝血流量、促进肝细胞再生、稳定溶酶体膜、减少肿瘤坏死因子产生、减轻肝损伤的作用。据报道有一定疗效。但本品副反应(发热、头痛及消化道症状等)较大,并且在体内代谢较快,每次通过肺循环约有80%被灭活,难以持久发挥作用。近来有人试用脂质体包裹PGE1,(商品名为凯时),静脉滴注,具有明显地降低肺内灭活,并易在病变部位处集聚,发挥其靶向效果,提高疗效。一般用量为20~40 μg/d,缓慢静滴,7~10 d为1个疗程,不良反应不大。并有扩张肾血管从而引起利尿的作用,是否可以预防或减少肝肾综合征的发生,值得研究。③胰高血糖素-胰岛素(G-I)疗法,动物实验有促进肝细胞生长作用,临床上则意见不一。一般可用胰高血糖素1 mg、胰岛素10 U加入10%葡萄液500 ml内,缓慢静滴,每日1次。由于不良反应(恶心、呕吐、心悸等)较大,目前较少应用。④甘草酸(glycyrrhizin)制剂,有18β-GL及18α-GL两种,目前多采用复方甘草单胺(甘氨酸及半胱氨酸)或18α-甘草酸二胺(甘利欣)治疗,经基础研究及大量临床观察,有保护肝细胞膜、抗炎作用及抗变态反应。最近上市的异甘草酸镁具有副作用轻、抗炎作用强的特点,值得临床试用。

3) 免疫调节药物:可有以下几种药物。①肾上腺皮质激素,急性重型肝炎时是否应用肾上腺皮质激素一直有不同意见。这可能与各学者所应用的剂量、疗程,特别是病期早晚不同有关。如果在病程早期(出现精神症状之前或刚出现时),短期3~5 d,最长不超过10 d,应用中等量(相当于泼尼松40 mg/d)可能有一定好处。至病程晚期则禁用。为减少继发感染,可同时应用胸腺肽类制剂。②胸腺素,可肌注或静滴胸腺肽(国产)10~20 mg/d或更大剂量。亦可用胸腺肽α_1 1.6 mg/d,开始隔日1次,以后每周2次,皮下注射。后者为人工合成的28个氨基酸的多肽,具有较强的免疫调节作用。③新鲜血浆(血液)疗法,新鲜血浆(血液)中含有各种人体必需物质,包括补体、调理素等免疫活性物质,各种凝血因子及蛋白质等,输注后可使肝细胞恢复及防治出血。可每日或隔日输入少量(血浆50~100 ml,血液100~300 ml)。④抗病毒治疗,可考虑选用拉米夫定,因对HBV DNA聚合酶有极强的抑制作用而无副作用,故对仍有病毒复制者应当应用。其他核苷类似物也可以用于重型肝炎的治疗,但缺乏安全性资料。

4) 并发症的防治:肝性脑病:①减少氨和其他毒性物质从肠道吸收。禁食或严格限制饮食中的蛋白质,可鼻饲少量糖水、果汁、米汤等,严禁牛奶、鸡蛋等高蛋白质饮食,以防经肠道细菌分解后产生氨及其他毒性物质。鼻饲1、4,β-半乳糖苷果糖(简称乳果糖,lactulose),开始可用50%乳果糖30~50 ml,每日3次,以后根据大便次数及大便pH调整剂量,以能每日2次糊状便,pH低于6为度。不能鼻饲者亦可灌肠。必要时亦可合用口服新霉素(2~4 g/d)或卡那霉素或巴龙霉素。保持大便通畅,至少每日通便1~2次。②应用人工肝(见后)。③调整血浆氨基酸谱,可每日输以支链氨基酸或以支链氨基酸为主的氨基酸液500 ml。④预防和治疗脑水肿、消化道出血、感染、低血钾及碱中毒对预防和治疗肝性脑病均有重要作用。关于谷氨酸盐及精氨酸,有人认为不但无效还可能有害,有人认为如果两药合用,可克服单用谷氨酸钠易诱发碱中毒的缺点,而有一定的降氨效果,尚需进一步研究。

脑水肿:脑水肿是急性重型肝炎常见、重要的并发症,是致死的主要原因之一,必须密切观察,及时发现,及时治疗。治疗主要应用脱水疗法:20%甘露醇或50%山梨醇,每次1~2 g/kg,每4~6 h 1次,静脉快速推注,剂量及间隔时间应根据患者的具体情况而定。停止治疗时应逐渐减量,逐渐延长间隔时间,以防反跳。同时应仔细寻找有无导致或加重脑水肿的诱因,如缺氧、低钠、低钾、输液量过多、酸碱平衡失调、低蛋白血症等,如有发生应及时纠正。

大出血:可采取以下措施。①补充凝血物质:可输以凝血酶原复合物,每次1瓶,每日2~3次,至凝血酶原活动度恢复或接近正常后,逐渐减量,亦可同时输以新鲜血浆或新鲜血液。同时注射维生素K及其他止血药物。②预防胃肠道大出血:可用H_2受体拮抗剂,如西咪替丁、雷尼替丁、奥美拉唑(洛赛克)等。③预防和治疗DIC:从治疗开始即应给以右旋糖酐40、川芎嗪、丹参注射液等以预防DIC的发生,同时应密切观察患者,如已发生DIC,则应根据凝血状态采取相应治疗措施。

肾功能不全:消化道大出血、过量利尿、大量放腹水、严重感染、DIC、休克、应用损害肾的药物等易诱发肾功能不全,应注意避免和及时处理。应避免应用吲哚美辛(消炎痛)、保泰松、乙酰水杨酸等抑制前列腺素合成的药物。有人认为早期应用改善微循环的药物山莨菪碱(躁狂患者改用东莨菪碱)静滴或分次静注有预防和治疗作用,值得试用。亦可试用PGE1脂质体,一旦出现少尿和无尿,应鉴别是血容量不足还是肾功能不全,如为后者则应鉴别是肾小管坏死还是肝肾综合征。目前对肝肾综合征尚无有效疗法。可试用:①山莨菪碱。②PGE1或其脂微球制剂。③大量呋塞米(速尿)或腹腔内注射大量呋塞米(240 mg)及多巴胺(60 mg)。④特利加压素(terlipressin)每4 h 0.5~2 mg与白蛋白联合静脉应用,据国外Gines报道应用9例,有7例好转。⑤透析,如有条件可试用人工肝支持系统。也有人报告,肝移植后肾功能也可自然恢复。

预防和治疗继发感染:应加强护理,防止肺炎、泌尿系感染、压疮等。一旦出现感染及时选用相应抗生素。

5）人工肝支持治疗：其基本原理是通过体外机械、理化或生物装置，清除体内的有毒物质，补充肝脏产生的重要成分如凝血因子，调整内环境的平衡和稳定，促进肝细胞再生，暂时替代衰竭肝脏部分功能的治疗方法，为肝细胞再生及肝功能恢复创造条件或等待机会进行肝移植。人工肝支持系统分为非生物型、生物型和组合型三种。非生物型人工肝已在临床广泛应用并被证明确有一定疗效。目前应用的非生物型人工肝方法包括血浆置换(plasma exchange，PE)、血液灌流(hemoperfusion，HP)、血浆胆红素吸附(plasma bilirubin absorption，PBA)、血液滤过(hemofiltration，HF)、血液透析(hemodialysis，HD)、白蛋白透析(albumin dialysis，AD)、血浆滤过透析(plasmadiafiltration，PDF)和持续性血液净化疗法(continuous blood purification，CBP)等。由于各种人工肝的原理不同，因此应根据患者的具体情况选择不同方法单独或联合使用：伴有脑水肿或肾衰竭时，可选用 PE 联合 CBP、HF 或 PDF；伴有高胆红素血症时，可选用 PBA 或 PE；伴有水电解质紊乱时，可选用 HD 或 AD(Ⅲ)。应注意人工肝治疗操作的规范化。相对禁忌证：①严重活动性出血或 DIC 者。②对治疗过程中所用血制品或药品如血浆、肝素和鱼精蛋白等高度过敏者。③循环功能衰竭者。④心脑梗死非稳定期者。⑤妊娠晚期。人工肝治疗的并发症有变态反应、低血压、继发感染、出血、溶血、空气栓塞、水电解质紊乱及酸碱平衡失调等。随着人工肝技术的发展，并发症发生率逐渐下降，一旦出现，可根据患者的具体情况给予相应的治疗。

6）肝移植：自 1988 年以来应用肝移植治疗急性重型肝炎者在西方日益增多。有报道成活率可达 60%～80%或以上，有条件单位应积极开展以挽救患者的生命。

(2) 亚急性和慢性重型肝炎的治疗　基本上与急性重型肝炎同。但有以下特点。

1）因胰高血糖素有增加食管静脉曲张出血之可能，慢性重型肝炎应慎用或不用胰高血糖素-胰岛素疗法。

2）肾上腺皮质激素在亚急性重型肝炎时可试用 3～5 d，如无明显好转，马上停用。慢性重型肝炎时原则上不用。

3）亚急性和慢性重型肝炎时发生脑水肿者很少，而血浆白蛋白减低常更明显，腹水也更常发生，常需补充更大量的血浆和(或)白蛋白，并更应警惕腹腔感染的发生。利尿时一定要保钾利尿剂与排钾利尿剂合用，并适量补钾，以防低血钾发生。

4）慢重肝时应用人工肝支持系统只能得到暂时缓解，而不能解决根本问题，主要是通过支持治疗为肝移植做准备。

4. 急性淤胆型肝炎的治疗　见“戊型病毒性肝炎”。HBV 阳性者可加用抗病毒治疗。

【预防】　应采取以乙型肝炎疫苗接种为主的综合性预防措施。

1. 接种乙型肝炎疫苗　是预防 HBV 感染的最有效方法。

1）乙型肝炎疫苗的接种对象主要是新生儿，其次为婴幼儿和高危人群(如医务人员、经常接触血液的人员、托幼机构工作人员、器官移植患者、经常接受输血或血液制品者、免疫功能低下者、易发生外伤者、HBsAg 阳性者的家庭成员、男性同性恋或有多个性伴侣和静脉内注射毒品者等)。

乙型肝炎疫苗全程接种共 3 针，按照 0、1、6 个月程序，即接种第 1 针疫苗后，间隔 1 个及 6 个月注射第 2 及第 3 针疫苗。新生儿接种乙型肝炎疫苗越早越好，要求在出生后 24 h 内接种。

2）对 HBsAg 阳性母亲的新生儿，应在出生后 24 h 内尽早注射乙型肝炎免疫球蛋白(HBIG)，最好在出生后 12 h 内(越早越好)，剂量应≥100 U，同时在不同部位接种 10 μg 重组酵母或 20 μg 中国仓鼠卵母细胞(CHO)乙型肝炎疫苗，可显著提高阻断母婴传播的效果。也可在出生后立即注射 1 针 HBIG，1 个月后再注射第 2 针 HBIG，并同时在不同部位接种 1 针 10 μg 重组酵母或 20 μg CHO 乙型肝炎疫苗，间隔 1 个和 6 个月分别接种第 2 和第 3 针乙型肝炎疫苗(各 10 μg 重组酵母或20 μg CHO 乙型肝炎疫苗)。

对高病毒载量孕妇，目前常规方法仍有部分新生儿感染 HBV，因此，对 HBV 感染孕妇若 HBV DNA＞10^9 拷贝/ml，应权衡利弊并在充分和患者沟通，获得知情同意的前提下，可自妊娠 28～32 周开始应用拉米夫定抗病毒治疗至分娩后 3 个月，以减少母婴传播的风险。

3）对 HBsAg 阴性母亲的新生儿可用 5 μg 重组酵母或 10 μg CHO 乙型肝炎疫苗免疫；对新生儿时期未接种乙型肝炎疫苗的儿童应进行补种，剂量为 5 μg 重组酵母或 10 μg CHO 乙型肝炎疫苗。

4）对成人建议接种 20 μg 重组酵母或 20 μg CHO 乙型肝炎疫苗。

5）对疫苗接种无应答者，可以增加疫苗的接种剂量，若仍无应答则可试用重组粒细胞-巨噬细胞集落刺激因子(GM - CSF)增加疫苗应答，其方法为：GM - CSF 150 μg，皮下注射，次日在同一部位皮下注射 10～20 μg 乙型肝炎疫苗，1 个月后查抗- HBs，若仍无应答可再重复进行 1 次。

接种乙型肝炎疫苗后有抗体应答者的保护效果一般至少可持续 12 年，因此，一般人群不需要进行抗- HBs 监测或加强免疫。但对高危人群可进行抗- HBs 监测，如抗- HBs＜10 mU/ml，可给予加强免疫。

2. 传播途径预防　大力推广安全注射(包括针刺的针具)，对牙科器械、内镜等医疗器具应严格消毒。

注意个人卫生，不共用剃须刀和牙具等用品。

三、丙型病毒性肝炎

【病原学】

1. 病毒的一般性状 丙型肝炎病毒(hepatitis C virus，HCV)为RNA病毒，属于黄病毒属。感染后血中HCV浓度很低，为10^2～10^3 CID/ml，电镜下很难看到。在蔗糖中的浮密度为1.09～1.11 g/ml，对有机溶剂敏感。在肝细胞中复制，可引起肝细胞形成管状结构。1∶1 000甲醛(福尔马林)37℃ 96 h、100℃ 5 min或60℃ 10 h可灭活。但对HCV RNA的灭活与标本的状态有关；对液态血清56℃ 10 h即可灭活，但对冻干血清60℃ 20 h仍不能使HCV RNA灭活。氯仿等有机溶剂对HCV有较强的灭活作用。Beach等报道，将蔗糖梯度离心半纯化的血浆接种几种传代细胞，传代30多次后仍可检测到10^4～10^5拷贝/ml的HCV基因组。美国CDC也报告，用PK－15细胞系培养HCV成功。易感动物主要为黑猩猩，亦有报告某些猴类(Aotus猴、Owl猴)接种HCV后肝脏内可见50～55 nm及50～60 nm有包膜病毒样颗粒。

近年来的研究证实，HCV颗粒呈球形，直径30～62 nm，由包膜、衣壳和核心三部分组成。包膜来源于宿主细胞膜，其中镶嵌有病毒蛋白E1和E2。衣壳主要由核心蛋白(C蛋白)构成，核心为一单正链RNA(图2－32－9)。该病毒在体内存在的形式有：①完整的HCV颗粒；②不完整的HCV颗粒(如核心颗粒)；③与免疫球蛋白或脂蛋白结合的颗粒；④由感染细胞释放的含HCV成分的小泡。

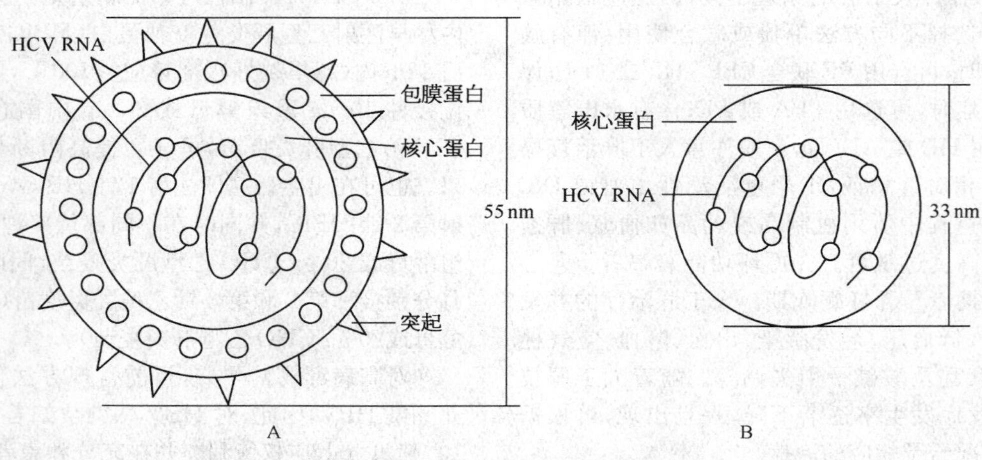

图2－32－9 丙型肝炎病毒形态示意图

A. 完整病毒颗粒；B. 裸病毒颗粒

2. HCV的基因结构与分型 HCV的基因结构见图2－32－10。HCV全基因组只有一个开放读码框(ORF)，编码长3 008～3 037个氨基酸的病毒前体多聚蛋白。

图2－32－10中，5′末端非编码区最为保守，故对HCV RNA作PCR检测的引物一般多采用此区。编码区中以C区最为保守，故检测抗－HCV试剂中的抗原多采用此区。NS 3、4区也较保守，故第2代检测抗－HCV试剂中多包括此区，第3代试剂则又加上NS 5区。编码区中最易发生变异的是E区(包膜区)，因此丙肝疫苗的制备比较困难。

HCV最易发生变异，是5型肝炎病毒中最易发生变异的，在同一患者血中相隔数月即可出现变异。由于较易发生变异，因此世界上的HCV可区分为10个以上的基因型。基因型的确定一方面根据各型之间核苷酸同源性的差异(同源性<72%即可定为新型)，另一方面则根据同型之间共有一些特殊的核苷酸序列。目前关于HCV基因分型的命名尚未统一，一般多采用Simmonds分型，即1a、1b、1c、2a等，我国主要是1b型，其次为2a型和混合型，也有报道其他型者。

HCV基因分型的方法有测序分型、多引物扩增分型、探针杂交分型、酶切分型等。

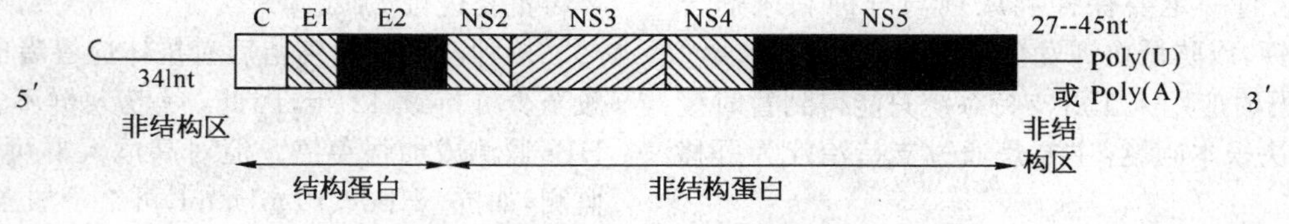

图2－32－10 HCV的基因结构示意图

【流行病学】

1. 传染源 为丙型病毒性肝炎(viral hepatitis C,简称丙肝或丙型肝炎)患者及HCV携带者。其中尤以献血员,特别是献血浆者的HCV携带者危害性最大。

2. 传播途径 主要是通过血液及血制品传播。对献血员及血液进行抗-HCV筛查可大大减少丙型肝炎的发病率。其次是注射毒品者及不洁的注射。关于性传播,精液中确实查到了HCV RNA,精子中也存在,因此性传播的可能性是存在的,但文献中的材料分歧很大,有人认为这种分歧可能是由于HCV只有在较高滴度时才能引起性传播。关于围生期传播,文献中也存在分歧意见。总的看来,围生期传播是可能的,但其发生的频率很低,文献中确实发现抗-HCV阳性母亲的新生儿中偶可发现出生时HCV RNA即阳性,而且在以后随防的2年中持续阳性,也发现抗-HCV阳性孕妇的流产胎儿肝脏中偶可检出HCV RNA,从而证实肯定存在着围生期传播。但通过流行病学调查,700个抗-HCV阳性母亲的1周岁儿中仅1例抗-HCV阳性,从而说明围生期传播发生的频率是很低的。其他医源性传播,如医疗器械、文身等均有可能传播丙型肝炎。

3. 人群易感性 凡未感染过HCV者均易感。已感染者仍可感染其他亚型和变异株。

4. 流行情况 HCV感染呈世界分布,但不均匀。南欧、中东、南美和部分亚洲国家较高,为1%~1.5%;西欧、北美和澳大利亚较低,为0.3%~0.6%;我国1992年全国流行病学调查为3.2%,但自1992年起我国开始对献血员HCV抗体筛查以来,急性丙型肝炎感染大幅度下降,但尚未有官方的流行病学调查结果报告。

【发病机制和病理】 发病机制研究得还不很多,初步有以下看法。

1. 肝细胞损伤的机制 急性丙型肝炎时,HCV的直接致病作用可能是肝细胞损伤的主要原因,其根据是:①血清ALT的升高和肝脏炎症常与HCV复制状态相一致。②肝脏病理较局限,不像是免疫损伤。但目前尚缺乏直接证据。

慢性丙型肝炎时,免疫损伤可能是肝细胞损伤的主要因素,其根据是:①自身细胞毒试验发现患者自身的T淋巴细胞对自身的肝细胞有杀伤作用。②患者肝细胞Ⅱ类HLA表达增加,坏死区$CD8^+$ T淋巴细胞占优势。③HCV血症者的肝细胞可无损伤。④肝损伤在免疫正常者较重,免疫低下者较轻。

2. 慢性化的机制 ①可能由于HCV变异较多,从而逃脱机体免疫。②HCV在血中的水平很低,从而容易诱生免疫耐受。③HCV具有泛嗜性,故不易被清除。④免疫细胞可被HCV感染从而产生免疫紊乱。另外有人提出1b型HCV感染更易慢性化,其原因尚待研究。

3. 产生自身免疫的原因 最近有人报道,慢性丙型肝炎患者周围单个核细胞体外培养时,除分泌抗-HCV外,尚能分泌抗-GOR抗体,GOR是来自感染HCV黑猩猩的宿主抗原,此似可说明为什么HCV感染时较易产生自身免疫。

丙型肝炎的病理基本上与乙型肝炎相同,但脂肪变较多。

【临床表现和诊断】 HCV可引起各种临床类型的肝炎,丙型肝炎的临床表现酷似乙型肝炎,但似更轻,更易转为慢性,不少患者仅表现为单项血清转氨酶反复升高,亦可表现为亚临床型,约为临床型的3倍。临床型中黄疸型约占1/3,无黄疸型约占2/3,重型约为1.5%,半数以上发展为慢性肝炎。

慢性丙型肝炎较易发生自身免疫性损害,如原发性混合性冷球蛋白血症、膜增殖性肾小球肾炎、关节炎、血管炎、迟发性皮肤卟啉病(porphyria cutanea tarda)、干燥综合征等。血中自身抗体常低滴度阳性。

诊断主要根据HCV RNA及抗-HCV检测。HCV RNA检测主要应用逆转录巢式(RT-nest)PCR法及实时定量PCR技术。引物多采用5′末端非编码区。此法灵敏性、特异性均较高,而且病程早期即出现,对早期诊断及判定疗效均有很大价值。但费用较高,且较易出现假阳性,应用时必须注意。定量可采用荧光定量PCR,抗-HCV检测一般多应用ELISA法。根据所用抗原不同可分为第1代(抗原为C1003)、第2代(抗原包括核心抗原及NS3NS4区抗原)、第3代(第2代基础上又加上NS5抗原)。随着代数的增加,特异性、灵敏性也逐渐增加,而且可以在病程早期即出现阳性反应。但由于各生产单位所用的具体抗原不同,生产的工艺也不同,其灵敏性及特异性也有所不同。另外应注意,单项抗-HCV阳性而血清转氨酶正常,不能诊断为丙型肝炎患者,因为丙型肝炎痊愈后抗-HCV可持续数年之久。

此外,也可用免疫组织化学法检测肝组织中的HCV抗原,应用原位PCR检测肝组织中的HCV RNA,也均有诊断意义。

【预后】 丙型肝炎临床表现常较轻,除偶可引发暴发性肝炎外,一般多不影响患者生命,但较易发生肝硬化及肝癌。一次回顾性调查发现,人感染HCV到发展到肝硬化约需20年,发展到肝癌约需30年。HCV感染与肝癌的关系各国情况不尽相同。日本学者认为HCV感染是日本肝癌的主要原因;我国材料表明,HBV感染仍是我国肝癌的主要原因,HCV感染则为第2位,HBV与HCV双重感染则发生肝癌的机会最大。

【治疗】 目前国内外公认的治疗是应用IFN联合利巴韦林抗病毒治疗,有条件使用Peg IFN治疗效果更佳。此外,可以应用抗炎保肝药物辅助治疗。

1. 急性丙型肝炎的治疗 由于急性丙型肝炎很易变为慢性，而一旦变为慢性治疗就比较困难，故急性期即应用 IFN 治疗，能显著降低急性丙型肝炎的慢性化率。只要检测到 HCV RNA 阳性，即应开始抗病毒治疗。目前对急性丙型肝炎治疗尚无统一方案，建议给予普通 IFN－α3 MU，隔日 1 次皮下注射；或 Peg IFN，每周 1 次，皮下注射，疗程为 24 周，应同时服用利巴韦林 800～1 000 mg/d。

2. 慢性丙型肝炎的治疗

1) ALT 或 AST 持续或反复升高，或肝组织学有明显炎症坏死(G≥2)或中度以上纤维化(S≥2)者，易进展为肝硬化，应给予积极治疗。

2) ALT 持续正常者大多数肝脏病变较轻，应根据肝活检病理学结果决定是否治疗。对已有明显纤维化(S2、S3)者，无论炎症坏死程度如何，均应给予抗病毒治疗；对轻微炎症坏死且无明显纤维化(S0、S1)者，可暂不治疗，但每隔 3～6 个月应检测肝功能。

3) ALT 水平并不是预测患者对 IFN－α 应答的重要指标。既往曾报道，用普通 IFN－α 治疗 ALT 正常的丙型肝炎患者无明显效果，因而不主张应用 IFN－α 治疗。但最近有研究发现，用 Peg IFN－α2a 与利巴韦林联合治疗 ALT 正常的丙型肝炎患者，其病毒学应答率与 ALT 升高的丙型肝炎患者相似。因此，对于 ALT 正常或轻度升高的丙型肝炎患者，只要 HCV RNA 阳性，也需进行治疗。

3. 丙型肝炎肝硬化的治疗 ①代偿期肝硬化(Child－Pugh A 级)患者，尽管对治疗的耐受性和效果有所降低，但为使病情稳定、延缓或阻止肝衰竭和 HCC 等并发症的发生，建议在严密观察下给予抗病毒治疗。②和乙型肝炎肝硬化不同，丙型肝炎肝硬化失代偿并非是 IFN 应用的禁忌证，但需要严密病情监测下使用，并需要从小剂量开始。对部分肝硬化脾功能亢进不能耐受 IFN 治疗者，可以考虑进行脾栓塞或脾切除，创造条件应用 IFN 抗病毒治疗。也可以试用小剂量 IFN 长期治疗的策略。

丙型肝炎抗病毒治疗前应进行 HCV RNA 基因分型(1 型和非 1 型)和血中 HCV RNA 定量，以决定抗病毒治疗的疗程和利巴韦林的剂量。①HCV RNA 基因为 1 型或(和)HCV RNA 定量≥2×10^6 拷贝/ml 者，应用 Peg IFN－α2a 180 μg 或 Peg IFN－α2b 1～1.5 μg/kg，每周 1 次皮下注射；或普通 IFN 300～500 MU，隔日 1 次或每周 3 次，皮下注射。均需要联合口服利巴韦林 800～1 200 mg/d，疗程 12 个月，若出现病毒学应答较晚则继续巩固治疗 6 个月。②HCV RNA 基因为非 1 型或(和)HCV RNA 定量<2×10^6 拷贝/ml 者，则应用 Peg IFN－α2a 180 μg 或 Peg IFN－α2b 1～1.5 μg/kg，每周 1 次皮下注射；或普通 IFN 300～500 MU，隔日 1 次或每周 3 次，皮下注射；均需要联合口服利巴韦林 800～1 200 mg/d，疗程 6 个月，若出现病毒学应答较晚则继续巩固治疗 6 个月。

IFN 副作用及其处理参见“慢性乙型肝炎治疗”部分。

利巴韦林副作用及其处理：利巴韦林的主要不良反应为溶血和致畸作用。治疗过程中要定期监测血常规，必要时减量或停药。对有心功能不全者尤其要密切注意病情变化。可试用抗氧化剂如维生素 C 和维生素 E 治疗，预防溶血反应。男女患者在治疗期间及停药后 6 个月内均应采取避孕措施。此外，部分患者可出现恶心、皮肤干燥、瘙痒、咳嗽和高尿酸血症等。

【预防】 目前尚无有效的疫苗预防丙型肝炎病毒感染，最主要的是严格对献血员进行筛查，严格管理血液制品的制备和使用，防止不洁注射以及医源性感染传播。

四、丁型病毒性肝炎

【病原学】 丁型肝炎病毒(hepatitis D virus，HDV)亦称 δ 肝炎病毒，为一种缺陷病毒，其外壳、装配、传播均需嗜肝 DNA 病毒(HBV、WHV、DHBV)协助，由它们提供外壳才能装配成有传染性的完整病毒；但其 HDV RNA 的复制及 HDAg 的表达则可独立完成，故少数 HBsAg 已经阴转的患者血中仍可查到 HDV RNA 及 HDAg。HDV 与一般动物病毒不同，而类似高级植物的卫星 RNA(satellites RNAs)和类病毒，直径 35～37 nm，其外壳为 HBsAg，核心为 HDAg 和 HDV RNA(图 2－32－11)。HDAg 有两种：P24 和 P27，其作用互不相同。P24 可促进高水平的 HDV 复制，P27 则可抑制 HDV 复制并与 HDV 装配有关，P24 和 P27 之间的平衡对病毒和宿主均有意义。这种平衡是由基因组调节的，如果这种平衡失调不但对病毒不利，对宿主也可由于 HDAg 及 HDV RNA 在肝细胞内蓄积从而引起肝细胞的损伤。

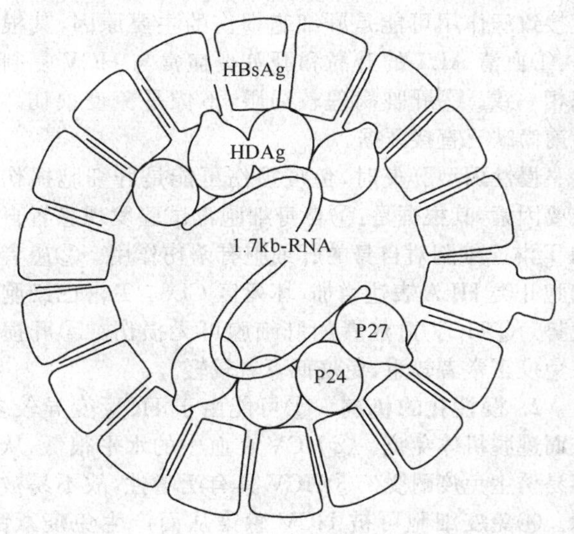

图 2－32－11 丁型肝炎病毒结构模式图

HDV基因组是一个单链环状RNA，具有1 683个核苷酸。在感染的细胞中除HDV基因组外还有一种与其互补的RNA，称为抗基因组(antigenome)。HDV基因组和抗基因组上有多个开放读码框(ORF)，但只有抗基因组上的ORF5编码HDAg。在ORF5的1012位有一终止密码，如编码到此为止即产生P24 HDAg；但调节(editing)机制可使终止密码发生一个核苷酸改变(TAG→TGG)而形成色氨酸，这种就可以多编码19个氨基酸而产生P27 HDAg。

HDV较易发生变异。虽然其血清型只有1个，但基因型却至少有3个：Ⅰ型呈全球分布，Ⅱ型见于日本、亚洲北部和中国台湾地区，Ⅲ型仅见于南美。Ⅰ型较易发生暴发型肝炎。

HDV感染可明显抑制HBV DNA合成，在HDAg表达处于高峰时HBV DNA常可阴转，以后随着HDAg阴转和抗-HDV阳转，HBV DNA又可恢复至原来水平。

感染嗜肝DNA病毒的黑猩猩、美洲旱獭(土拨鼠)、鸭均可做为HDV的动物模型。

【临床表现和诊断】 根据HDV与HBV感染的时间关系，丁型病毒性肝炎(viral hepatitis D，简称丁肝或丁型肝炎)临床表现可分4种类型。

1. 同时感染 HDV与HBV同时侵入人体。潜伏期4～20周(常见6～12周)。多呈自限性急性乙型肝炎经过。肝损害常不太严重，在临床上与单纯急性乙型肝炎较难区别。唯有时血清ALT可呈两次升高(分别由两种病毒引起)。诊断只有依靠病原学和血清学检测，常表现为HDV RNA或(和)HDAg阳性，同时HBsAg、HBV DNA阳性。重型较少见，预后良好，仅约2%变为慢性。

2. 重叠感染 在慢性HBV感染的基础上又发生了HDV感染。可表现为慢性HBsAg携带者的急性发作或慢性乙型肝炎的恶化，也可发生重型肝炎，特别是慢性重型肝炎。因而其预后显著不同于同时感染，两者区别见表2-32-3。确诊主要依靠病原学和血清学检测，亦常表现为HDV RNA或(和)HDAg阳性。本型70%～90%发展成慢性HDV及HBV混合感染，仅小部分HDV阴转而剩下慢性HBV感染。

3. 慢性HDV感染 几乎全部由重叠感染发展而来。由于HDV感染能促使慢性乙型肝炎恶化和发展，故较易发展为较重的慢性肝炎和肝硬化，如Arico报告，肝活检发现，抗-HDV阳性者61%为慢性活动性肝炎或(和)肝硬化，而抗-HDV阴性者仅19%。也有发现HDV感染的阳性率慢性活动性肝炎(7.63%)、肝硬化(5.41%)、重型肝炎(9.02%)均明显地高于慢性迁延性肝炎(2.63%)及慢性HBsAg携带者(0)。但也有人报道，HDAg阳性肝细胞周围的炎症细胞浸润不一定明显；也有人报道，抗-HDV阳性的HBsAg慢性

表2-32-3 HDV与HBV同时感染与重叠感染的区别

要点	同时感染	重叠感染
潜伏期	6～12周	3～4周
临床特点	急性肝炎，可在病程中先后两次ALT升高或黄疸出现，预后良好	急性肝炎样发病，易发生重型肝炎，预后较差
慢性化	较少形成慢性HDV、HBV携带者及慢性肝炎	易慢性化，可形成慢性活动性肝炎及肝硬化
抗HDV-IgM	阳性	阳性，慢性感染时持续存在
抗HDV-IgG	反应较弱，也可持久	阳性，水平高而持久

携带者可长期不发展为肝炎。这种矛盾现象是否与基因型不同有关，是否与HDAg在肝细胞内存在的形式不同有关(核型HDAg可不引起恶化，弥漫型可引起恶化)均尚需进一步研究。

4. 流行性暴发型肝炎 这仅见于特定地区，如亚马逊河流域等。临床上常呈暴发性肝衰竭的表现，病死率可达10%～20%。

HDV的特异性诊断方法：①检测血清或肝组织中的HDAg和(或)HDV RNA，阳性有确诊意义。②检测血清中抗-HDV和抗-HDV IgM，抗-HDV IgM出现较早，急性期即可阳性，且为19S型；慢性期也常阳性，但以7S型为主，慢性期病情活动明显时也可出现19S型，但同时也有7S型，故7S型抗-HDV IgM是慢性期的标志。抗-HDV急性期出现较晚，且效价较低；慢性期则大多阳性，效价亦高。低效价的抗-HDV也可见于既往感染。

目前丁型肝炎检测试剂尚存在较大问题，应用时应注意。

【治疗】

1. 同时感染 一般预后良好，多呈一过性感染而痊愈，故可按急性甲型肝炎的原则进行治疗。

2. 重叠感染和慢性HDV感染 主要治疗慢性乙型肝炎，一旦HBsAg阴转，HDV就很难复制成完整病毒。关于抗病毒药物治疗目前初步资料显示，IFN-α大剂量长疗程治疗可获得一定疗效。但总体效果不佳，停药后复发率高。核苷类似物目前尚无有效治疗HDV的报道。

3. 流行性暴发型肝炎 基本上与重型肝炎同。抗病毒药物则可应用膦甲酸钠。

【流行病学和预防】 传染源是丁型肝炎患者和HDV携带者。传播途径主要是输血和应用血制品，日常生活接触也有可能，围生期传播少见。易感者为HBsAg阳性者，从未感染乙型肝炎者不会单独感染HDV。

HDV感染遍及全球，但各地区的感染率明显不同。多数情况下HDV感染率与HBV感染率的高低相

一致。但在远东、南非等地，虽然 HBV 感染率很高，而 HDV 感染率却不太高。而且在同一地区同一国家内各地的感染率也并不一致。我国初步调查似也呈地方性发病倾向，以少数民族地区和四川发病率较高。但也有人报道，肝组织中 HDAg 的阳性率在我国中南、西南、西北、华东、华北、东北六大区无明显差异，平均血或肝组织 HBsAg 阳性者中 HDAg 的阳性率为 9.47%(162/1 764)。

预防的重点是预防 HBV 感染，乙型肝炎疫苗的推广应用是最主要的。其次是防止 HBsAg 阳性者再感染 HDV。尽量少输血，少用血制品，献血员应进行乙型肝炎筛查。

丁型肝炎疫苗正在研制中，初步认为不但有一定的保护作用而且对慢性 HDV 感染的病情可能有一定的缓解作用，尚需进一步证实。

五、戊型病毒性肝炎

【病原学】 戊型肝炎病毒(hepatitis E virus, HEV)为 RNA 病毒，呈圆球状颗粒，直径 27～38 nm，平均 33～34 nm，无包膜，表面有突起和刻缺。本病毒不稳定，4℃保存易裂解，在镁和锰离子存在情况下可保存其完整性，在碱性环境中较稳定。蔗糖中沉降系数为 183S。根据本病毒的形态和理化特性，有人将其归属于杯状病毒，但也有许多与杯状病毒不同之处，故其归属尚待研究。

猕猴(*Cynomolgus macaques*)对 HEV 最易感，狨猴、恒河猴、非洲绿猴、短尾猴和黑猩猩也易感。动物接种后血清 ALT 升高，肝活检可见肝脏炎症和肝细胞坏死，胆汁及粪便中可查到病毒颗粒，血清抗-HEV 转阳，但滴度较低，持续时间较短。1992 年俄罗斯的 Kazachkov 应用新鲜的恒河猴胎肾细胞培养 HEV 获得成功。

1990 年，Balayan 等首次用 HEV 感染猪获得成功，揭示了猪在 HEV 自然循环中的作用；1997 年 Meng 等在家猪分离到猪 HEV，与美国的 2 株人 HEV 同属基因 3 型，在 ORF_1 和 ORF_2 编码区有 97%的氨基酸序列相同。我国王娜等应用逆转录-巢式 PCR 方法，在 8.57%猪肝中检测到 HEV RNA，属基因 4 型。

HEV 基因组为一正链单股 RNA，约 8.5 kb。HEV 基因组有 3 个编码区，其组成及功能见表 2-32-4。

表 2-32-4 HEV 基因组 ORF 组成和功能

ORF	长度(bp)	分子量	编码氨基酸(个)	区段	编码产物
1	5 079	185 190	1 693	NS	螺旋酶、RNA 依赖的 RNA 酶
2	1 980	70 977	660	S	结构蛋白 S、信号多肽
3	369	12 676	123	S	结构蛋白

HEV 可能只有一个血清型，用免疫电镜及免疫荧光阻断证明，从世界不同地区分离的 HEV 均有强烈的交叉反应。免疫印迹法(WB)则证明，缅甸株及墨西哥株有些表位(epitopes)不同，提示可能存在变异。我国 HEV 序列分析表明更接近缅甸株，与其散发株和流行株核苷酸序列的同源性分别为 93.3%和 92.5%。

HEV 有 8 个基因型(1～8)。1 型又可分 A、B、C、D 4 个亚型。1 型分布于我国及东南亚和非洲，2 型见于墨西哥，3 型见于美国，4 型见于我国和越南，6～8 型分别见于意大利、希腊和阿根廷。我国 1 型(主要是 1B)的检出率高于 4 型。目前，我国抗-HEV 的检测试剂能检测出 1 和 2 型，对 4 型不能完全检出。故检测试剂中应加入 4 型的有关抗原。

【流行病学】

1. 传染源 主要是患者及隐性感染者。患者在潜伏末期及发病初期传染性较强，但持续时间不长，发病 2～3 周后一般即无传染性。从野外捕获的食蟹猴和猕猴血清中偶可检到抗-HEV，但作为传染源的意义不大。

近年来发现 HEV 可能是人畜共患病，国内外研究曾在生猪样本中检测到 HEV RNA，与人 HEV 有高度同源性。除猪以外，尚有鹿、牛、羊、马、狗、猫、鼠、鼬等也对 HEV 易感，可以作为 HEV 的自然宿主，也可能成为传染源。

2. 传播途径 主要是粪—口传播，其中水型传播最为重要。在卫生条件不好的地区常发生暴发流行，如 1986～1988 年我国新疆的大流行，发病人数高达 12 万人。食物型传播也很重要，我国已有多次食物源性暴发流行，并已发现食用未煮透的猪肉或鹿肉而感染戊型肝炎的报道。日常生活接触也较重要，新疆调查表明，家庭接触者的续发率为 0.8%～14.3%，明显高于对照组。但不如甲型肝炎明显，可能与 HEV 在外界环境下的抵抗力不如 HAV 有关。有报道在印度有 23.3%～50% HEV 感染的母亲会发生 HEV 垂直传播。

除暴发流行外，也常散发。我国各省市均有发生，约占当地急性散发性肝炎的 10%，估计也都是通过粪—口传播。

3. 人群易感性 普遍易感。感染后能产生一定的免疫力，但似不太持久，故幼年感染戊型肝炎后至成人仍可再感染。

4. 流行特征 本病主要流行于亚非一些发展中国家。我国各省市自治区均有本病存在，散发或流行。

发病主要发生在青壮年，70%以上为 15～49 岁年龄组。儿童较少，可能与亚临床型感染较多有关。老年和妇女较少，可能与暴露机会较少有关。

【发病机制和病理】 HEV 可引起急性肝炎、重型肝炎和淤胆型肝炎。前两者的发病机制见“甲型病毒性肝炎”和“乙型病毒性肝炎”。

淤胆型肝炎的发病机制主要是由于胆汁的排泄障碍，也就是说由于毛细胆管中的胆汁不能主动排泄和分泌到胆小管中而引起。引起排泄障碍的主要原因是：①毛细胆管中的胆汁酸含量减少，胆汁酸能使胆汁的黏稠性减少，胆汁酸减少了，胆汁不易排出。胆汁酸减少一方面是由于肝细胞受损后合成减少，另一方面是由于将胆汁酸运至毛细胆管中的转运系统（光面内质网等）受损，使胆汁酸不能转运到这些毛细胆管中。②微丝、微管功能障碍，从而使毛细胆管不能正常舒缩，胆汁就排不出去。③微粒体功能失常，不能合成正常胆汁酸而仅合成单羟胆酸，后者一方面可能引起肝细胞坏死，另一方面可引起胆汁淤积。

病理类似急性黄疸型肝炎，但淤胆常更严重。

【临床表现】 戊型病毒性肝炎（viral hepatitis E，简称戊肝或戊型肝炎），潜伏期 16～75 d，平均 36 d。

1. 成人感染 HEV 多表现为临床型，儿童则多为亚临床型，因此戊肝的发病率常表现为青壮年高、儿童低。

2. 急性戊型肝炎 临床表现与甲型肝炎基本相同，但黄疸的程度常更重，淤胆型的发生更多，病程亦较长。有时可超过 6 个月，但均于 1 年内痊愈，一般不变慢性。病死率亦较甲型肝炎为高。

3. 急性戊型重型肝炎 临床表现与一般乙型重型肝炎相同。

4. 急性戊型淤胆型肝炎 亦称胆汁淤积性肝炎、毛细胆管性肝炎。主要表现为较长期（超过 3 周）的肝内梗阻性黄疸。黄疸常较深，血清胆红素常大于 171 μmol/L，而自觉症状常相对较轻。血清转氨酶常轻度至中度增高。常需与其他肝内、外梗阻性黄疸相鉴别。

5. 慢性戊型肝炎 极少，近来发现在特殊人群如免疫抑制剂患者，HEV 可以呈慢性感染，如 Haagsma 等发现 1 例肝移植患者患戊型肝炎 7 年之久。

【诊断】 诊断戊型肝炎的方法很多，目前国内常用的方法有以下几种。

1. 特异性抗体检测 抗 HEV，即戊型肝炎抗体，包括抗 HEV IgM 和 IgG。在急性期血清中可测出高滴度的抗 HEV IgM，恢复期抗 HEV IgM 滴度下降或消失，血清抗 HEV IgG 升高。

2. 免疫荧光法 检测肝组织中戊型肝炎病毒抗原。此方法须进行肝穿活检。

3. 免疫电子显微镜 用患者恢复期血清作抗体，检测急性期患者的粪便及胆汁中病毒抗原，或用已知病毒检测患者血清中相应的抗体。

4. RT-PCR 检测胆汁、血清和粪便中戊型肝炎病毒核糖核酸（HEV RNA）。

【治疗】 急性戊型肝炎的治疗基本与甲型肝炎相同。但需注意，妊娠期妇女（特别是妊娠晚期）罹患戊型肝炎时易发生重型肝炎，病死率可达 10%～20%，治疗时应特别注意，必要时可按重型肝炎处理。

1. 急性戊型重型肝炎 按一般重型肝炎处理。

2. 急性戊型淤胆型肝炎的治疗 由于预后良好，虽然黄疸持续时间较长，可达 3～6 个月，但最终多能自愈，仅个别患者可能发展为胆汁性肝硬化。故治疗不必过于积极，按一般急性黄疸型肝炎的治疗即可。对于黄疸较重，持续时间较长者可采取以下疗法。

(1) 熊去氧胆酸（UDCA） 该药除具有溶石作用外，有较强的亲水性，能中和疏水性胆汁酸，防止其对肝细胞膜的破坏，促进有害胆汁酸的分泌和排泄，促进胆汁酸的代谢；还具有能收缩胆囊，松弛括约肌，促进胆汁的分泌和排出，能增加肝脏谷胱甘肽和过氧化氢酶活性，起到抗氧化、抗自由基作用，从而提高肝脏的抗毒、解毒能力，增加胆汁酸向胆小管的排泌，并能竞争性抑制胆汁酸在回肠的重吸收，降低内源性胆汁酸的浓度，减轻毒性。

(2) *S*-腺苷蛋氨酸 *S*-腺苷蛋氨酸（*S*-adenosyl-*L*-metionine，简称 SAMe）是存在于各种生物体内的天然物质，主要作为甲基供体参与各种酶促转甲基过程，并通过转巯基通路，作为合成牛磺酸、半胱氨酸及谷胱甘肽的前体。研究报道用于淤胆型肝炎有一定疗效。

(3) 肾上腺皮质激素 开始可用泼尼松 30～40 mg/d，黄疸明显减退后可逐渐减量。一般可每 5～7 d 减 5 mg，至每日 10～15 mg 时可再慢减，以防反跳。用药 1 周黄疸无下降趋势或反而上升时应马上停药。肾上腺皮质激素的疗效仅 60%左右，且有较大的副作用，故不应作为首选药物，只有在其他疗法无效时应用。

(4) 苯巴比妥钠 是肝酶的诱导剂，不但能促使间接胆红素转换为直接胆红素，而且也能增加胆汁的排泌，故也有一定疗效。用量为 30～60 mg，每日 2～3 次，一般用药后 5～7 d 黄疸可开始下降，2 周左右可下降 40%～60%。服药后可有嗜睡等副作用。

(5) 血浆置换 对于非常严重的淤胆型肝炎，其他疗法无效时可以应用，可用血浆置换器，每次置换血浆 800 ml，每日或隔日置换 1 次，共 4～8 次。

(6) 中医中药 可试用“凉血活血，重用赤芍”方剂，有一定疗效。

【预后】 HEV 感染为自限性疾病，一般不发展为慢性，但在免疫抑制的特殊人群中也可呈慢性感染。病死率较甲型肝炎为高，特别是合并妊娠时，另外老年人及免疫功能低下患者发生淤胆型肝炎时，病死率也较高，应当注意。

【预防】 戊型病毒性肝炎的预防基本同甲型肝炎，重点是切断传播途径，特别是水粪管理、饮食卫生和个人卫生。对从事动物养殖和屠宰职业者，更应重视预防措施。戊肝疫苗已通过 2 期临床试验，安全性好，保护率可达 95.5%。

参考文献

[1] 中华医学会肝脏病学分会,感染病学分会.慢性乙型肝炎防治指南[J].中华肝脏病学杂志,2005,13:881-891.

[2] 中华医学会肝病学分会,感染病学分会.丙型肝炎防治指南[J].中华肝脏病杂志,2004,12:194-198.

[3] 中华医学会感染病学分会肝衰竭与人工肝学组,中华医学会肝病学分会重型肝病与人工肝学组.肝衰竭诊疗指南[J].中华肝脏病杂志,2006,14(9).

[4] 中华医学会传染病与寄生虫病学分会,肝病学会.病毒性肝炎防治方案[J].中华内科杂志,2001,40:62-68.

[5] 王英杰,董家鸿,王宇明,等.人工肝联合肝移植治疗重型肝炎的初步研究[J].中华肝脏病杂志,2001,9(4):212.

[6] 田庚善.病毒性肝炎[M]//斯崇文,王勤环.传染病学.北京:北京医科大学出版社,2002:20-44.

[7] 王贵强,斯崇文.应重视对隐匿性乙型肝炎的诊断[J].中华内科杂志,2002,41(10):649.

[8] 庄辉.新发现和未发现的肝炎相关病毒[J].中华实验和临床病毒学杂志,2002,16(1):88.

[9] 何忠平,庄辉,宋淑静,等.临床诊断为非甲-戊型肝炎的病原学研究[J].中华实验和临床病毒学杂志,2002,16(1):7.

[10] 魏来.肝炎病毒的基因型及其临床意义[C]//第十一次全国病毒性肝炎及肝病学术会议论文汇编.南京,2002:20-27.

[11] 曾国兵,侯全林.戊型病毒性肝炎流行病学、诊断和防治进展[J].中华肝脏病杂志,2004,12(1):49.

[12] 骆抗先.乙型肝炎基础和临床[M].第2版.北京:人民卫生出版社,2001.

[13] Guidotti LG, Rochfold R, Chung J, et al. Viral clearance without destruction of infected cells during acute HBV infection[J]. Science, 1999,284:825-829.

[14] Malik AH, Lee WM. Chronic hepatitis B virus infection: treatment strategies for the next millennium. Ann Int Med, 2000,132(9):723-731.

[15] George JMW, Stephenie R, Mala KM, et al. Incubation phase of acute hepatitis B in man dynamic of celluler immune mechanisms [J]. Hepatology, 2000,32(5):1117-1124.

[16] Michel ML, Pol S, Brechat C, et al. Immunotherapy of chronic hepatitis B by anti-HBV vaccine: from present to future [J]. Vaccine, 2001,19:2395-2399.

[17] Yuen MF, Lai CL. Treatment of chronic hepatitis B [J]. The Lancet Infectious Diseases, 2001,1:232-241.

第三十三节 狂 犬 病

任 红

狂犬病(rabies)是由狂犬病病毒引起的一种人畜共患的中枢神经系统急性传染病。因狂犬病患者有害怕喝水的突出临床表现,本病亦曾叫做恐水病(hydrophobia),但患病动物没有这种特点。主要临床表现为特有的狂躁、恐惧不安、怕风恐水、流涎和咽肌痉挛,终至发生瘫痪而危及生命。

狂犬病是一种古老的疾病。公元前566年,我国《左传》上有"国人逐瘈狗"。晋代葛洪《肘后方》及孙思邈《千金要方》中均有本病的记载。1885年法国科学家巴斯德首次将利用兔脑脊髓制备的减毒狂犬病疫苗应用于人体治疗获得成功,这是人类历史上首次征服狂犬病,从而为疫苗预防狂犬病开了先河。

【病原学】 狂犬病病毒(rabies virus)属于弹状病毒科(Rhabdoviridae),狂犬病病毒属(*Lyssavirus*)。根据抗原和遗传分型,狂犬病病毒属可分为7个基因型,即1型:经典狂犬病病毒(rabies virus, RABV);2型:拉哥斯蝙蝠病病毒(Lagos bat virus);3型:莫科拉病病毒(Mokola virus);4型:Duvenhage病毒(Duvenhage virus);5型:欧洲蝙蝠狂犬病病毒1型(European bat lyssavirus 1, EBLV-1);6型:欧洲蝙蝠狂犬病病毒2型(European bat lyssavirus 2, EBLV-2);7型:澳大利亚蝙蝠狂犬病病毒(Australian bat lyssavirus, ABLV),能致人和其他陆栖脊椎动物感染发病的主要是经典狂犬病病毒型。

狂犬病病毒形态似子弹,直径75~80 nm,长175~200 nm。内层为核衣壳,含40 nm核心,外层为致密的包膜,表面有许多丝状突起,突起物远端为槌状(图2-33-1)。整个病毒表面呈蜂窝状的六角形结构。病毒的基因组为负链单股RNA,分子量为4.6×10^6。病毒基因组长11 932个核苷酸,其中约91%的核苷酸参与编码5种已知的结构蛋白,即糖蛋白(GP)、包膜基质蛋白(M2P)、衣壳基质蛋白(M1P)、核蛋白(NP)和转录酶蛋白(LP)。基因组RNA与180个NP分子结合成核糖核蛋白(ribonucleoprotein, RNP),使RNA受到良好的保护而不被降解,同时也为基因组的复制和转录提供了一个适宜的结构基础。M2P是狂犬病病毒最小的结构蛋白(分子量仅为25 kDa),它可连接病毒外膜及膜上GP和核衣壳。GP是一种典型的跨膜糖蛋白,能与乙酰胆碱受体结合使病毒具有神经毒性,同时可诱发宿主体内产生中和抗体和刺激细胞免疫,对狂犬病病毒的攻击有保护作用。NP为狂犬病病毒的群特异性抗原,可使机体产生补体结合抗体。NP诱生的抗狂犬病病毒保护力是由各种细胞因子(如抗体、单核因子和淋巴细胞等)参与的相互作用产生的,还能对中和抗体有促进作用。狂犬病病毒GP和NP还可能诱导机体产生干扰素。

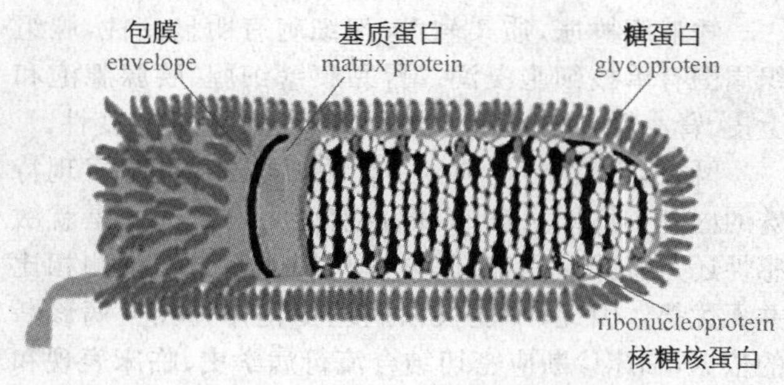

图 2-33-1 狂犬病病毒模式图

(引自 www.biocrawler.com/w/images/b/b4-inal.jpg)

用抗狂犬病病毒核衣壳蛋白单克隆抗体可以将狂犬病病毒及其相关病毒分为 5 个血清型：1 型——典型的狂犬病病毒标准攻击毒株(challenge virus standard, CVS)；2 型——拉哥斯蝙蝠狂犬病病毒(Logos bat virus)；3 型——莫可拉原型株(Mokola virus)；4 型——杜文海原型株(Duvenhage virus)；5 型——包括欧洲蝙蝠狂犬病病毒 EB1 和 EB2。基因分型可分 6 型：即基因 1、2、3、4 型分别与血清 1、2、3、4 型相对应，基因 5 和 6 型即为血清 5 型的 EB1 和 EB2。血清 2、3、4、5 型和基因 2、3、4、5、6 型又称为狂犬病相关病毒，其中野外分布主要为 2、3、4 型。

病毒可接种于鸡胚、鼠脑，也可在地鼠肾细胞及二倍体细胞中培养生长。从人与动物分离的病毒是存在于自然界中的野毒株，亦是人或动物发病的病原体，称为街毒(street virus)，其特点是毒力强、潜伏期长(脑内接种 15～30 d 或以上)、能在唾液腺中繁殖，各种途径感染后均可使动物发病。街毒连续在动物脑内传代(50 代以上)后，毒力减低，潜伏期缩短，并固定在 3～6 d，对人和犬失去致病力，不侵犯唾液，不形成内基体，称为固定毒(fixed virus)。固定毒虽有减毒变异，但仍保留其主要抗原性，可用于制备狂犬病减毒活疫苗，供预防接种用。

狂犬病病毒易被紫外线、甲醛、50%～70%乙醇、氯化汞(升汞)和季胺类化合物如苯扎溴铵(新洁尔灭)等灭活。其悬液经 56℃ 30～60 min 或 100℃ 2 min 即失去活力，但不易被苯酚(石炭酸)和甲酚皂(来苏)溶液杀灭。在冰冻干燥下可保存数年。被感染的组织可保存在 50%的甘油内送检。

【流行病学】 除南极洲外，世界上 100 个国家均有狂犬病发生，夺走过数千万人的生命，本病主要流行于亚洲及拉丁美洲地区。发达国家由于对人和狗进行预防接种而使本病的传播得到控制，主要流行于野生动物中，人群患病较少。国内很多大城市本病也已基本消灭，但中小城市、农村及边远山区仍有病例发生。由于大力推行各种预防措施，包括捕杀野犬，对家犬进行预防接种等，狂犬病发病率在我国已大幅度下降。但近年来又有回升趋势，每年有超过 3 000 人死于本病，疫情形势依然严峻。

1. 传染源 人狂犬病由病犬传播者占 80%～90%。其次，病猫和病狼作为传染源也占一定地位。发展中国家的主要传染源为病犬。而发达国家由于狗的狂犬病已被控制，本病主要由野生动物如狐狸、食血蝙蝠、臭鼬、浣熊等传播。

在美国，吸血蝙蝠的唾液中携带有狂犬病病毒，是引起狂犬病最重要的动物。在欧洲的前南斯拉夫、俄罗斯等国家也有类似的报道。在拉丁美洲许多国家，由于这种蝙蝠叮咬造成每年达 50 万只牛患狂犬病死亡。

动物感染狂犬病病毒后可成为长久的传染源，如臭鼬、狼、猫等；或成为短期狂犬病病毒携带者如蝙蝠、浣熊、狐类等；可成为狂犬病病毒的贮存宿主者有臭鼬、个别种属的蝙蝠。

一般说来，狂犬病患者不是传染源，不形成人—人传播，这是因为人唾液中病毒数量相当少。但这并不等于绝对不引起传染，我国 1982 年曾报道过 1 例经口对口呼吸引起感染狂犬病死亡的报告。欧美国家也有人—人传播的类似报告。

近年来有多起报道“健康”带毒动物，如猫甚至犬抓咬人后，引起人发病致死，而伤人动物仍健康存在，应予高度重视。

2. 传播途径 狂犬、病猫、病狼等动物的唾液中含病毒量较大，于发病前 3～5 d 即具有传染性。人主要被患病动物直接咬伤、抓伤，唾液中的病毒自皮肤破损处侵入体内。黏膜也是病毒的重要侵入门户，如人的眼结膜被病兽唾液沾污、肛门黏膜被狗触舔等，均可引起发病。

经呼吸道传播亦偶有报道。经荧光抗体法检查，吸入蝙蝠群居穴中的气溶胶而发病的人体肺上皮细胞、肺气管细胞、肾细胞中，发现有狂犬病病毒的抗原。国外亦有因角膜移植将供体的狂犬病传给受体而引起发病的报道。

3. 人群易感性 人对狂犬病病毒普遍易感，兽医、野生动物捕捉与饲养者尤易遭受感染。患者男多于女，发病以青少年较多。本病可发生于任何季节，但冬季病例较少。

人被狂犬咬伤后并不一定发病。在未使用狂犬病疫苗以前，咬伤后发病率为 10%～70%，一般为 20%～30%。人发病与否和下列因素有关。①咬伤部位：头、面、颈、手等咬伤后的发病机会较多。未作预防接种的头、面部伤口深者发病率为 80%左右，头、面部伤口浅者发病率为 30%～40%，躯干及肢体浅表伤者的发病率为 15%左右。②咬伤程度：创口大而深者，受染发病机会多。③咬伤先后：被同一狂犬先咬伤者较后咬伤的发病机会为多。④衣着厚薄：厚者发病机会少。

⑤咬伤后局部处理情况：按要求、及时严格处理伤口者的发病率低。⑥疫苗质量与应用情况：及时、全程、足量注射人用狂犬病疫苗者，发病率低。

【发病机制和病理】 狂犬病病毒对神经组织有强大的亲和力，主要通过神经逆行，向心性向中枢传播，一般不入血。狂犬病发病过程可分为下列3个阶段。

1. 神经外小量繁殖期 病毒自咬伤部位皮肤或黏膜侵入后，首先在局部伤口的横纹肌细胞内小量繁殖，通过和神经肌肉接头的乙酰胆碱受体结合，侵入附近的末梢神经。从局部伤口至侵入周围神经不短于72 h。

2. 从周围神经侵入中枢神经期 病毒沿周围神经的轴索向心性扩散，其速度约每日5 cm。在到达背根神经节后，开始大量繁殖，然后侵入脊髓，再波及整个中枢神经系统。主要侵犯脑干和小脑等部位的神经元。但亦可在扩散过程中终止于某部位，形成特殊的临床表现。

3. 从中枢神经向各器官扩散期 即病毒自中枢神经系统向周围神经离心性扩散，侵入各组织与器官，尤以唾液腺、舌部味蕾、嗅神经上皮等处病毒最多。由于迷走神经核、吞咽神经核及舌下神经核的受损，可发生呼吸肌和吞咽肌痉挛，临床上患者出现恐水、呼吸困难、吞咽困难等症状；交感神经受刺激，使唾液分泌和出汗增多；迷走神经节、交感神经节和心脏神经节受损，可引起患者心血管系统功能紊乱，甚至突然死亡。

目前认为，病毒的局部存在并非导致临床表现差异的唯一因素，体液免疫及细胞免疫早期有保护作用，但当病毒进入神经细胞大量增殖后，则免疫介导的损害和发病也有一定关系，免疫抑制小鼠接种狂犬病病毒后死亡延迟，被动输入免疫血清或免疫细胞后，则死亡加速。在人类狂犬病，其淋巴细胞对狂犬病病毒细胞增殖反应为阳性者多为狂躁型，死亡较快。对髓磷脂基础蛋白(MBP)有自身免疫反应者也为狂躁型，病情进展迅速，脑组织中可见由抗体、补体及细胞毒性T细胞介导的免疫性损害。

病理变化主要为急性弥漫性脑脊髓炎，脑膜通常正常。脑部有充血、水肿及微小出血。脊髓病变分布以下段较为明显，这是因为病毒沿受伤部位转入神经，经背根节、脊髓入脑，故咬伤部位相应的背根节、脊髓段病变往往特别严重。延髓、海马、脑桥、小脑等处受损也较显著。

狂犬病病理改变的特异性病变为神经细胞中的嗜酸性包涵体，即内基小体(Negri's body)，其直径为0.25～27 μm，呈圆形或卵圆形，多存在于肿胀或变性的神经细胞胞质中。一个神经细胞中可有1～2个或数个大小不等的包涵体，在海马角及小脑的浦肯野组织的神经细胞中最为多见，大脑皮质的锥体细胞层、脊髓神经细胞、后角神经节、视网膜神经层、交感神经节等部位亦可发现。内基小体现已证实为病毒的集落，电子显微镜检查可见小体内含有杆状的病毒颗粒。

唾液腺肿胀，质柔软，腺泡细胞有明显变性，腺组织周围有单核细胞浸润。胃黏膜壁细胞、胰腺腺泡和上皮、肾小管上皮、肾上腺髓质细胞等可呈急性变性。

既往认为在中枢神经系统的神经细胞中如发现特殊的内基小体即可确诊，但目前认为由于无论是就敏感性还是特异性而言，此方法与其他实验室检测相比并无优势。因此，不能仅以病理变化作为狂犬病诊断的依据，临床诊断应密切结合流行病学史、临床表现和其他实验室检测。

【临床表现】 潜伏期长短不一为本病的特点之一。大多数在1～3个月以内发病，超过半年者占4%～10%，超过1年者约1%，文献记载最长1例达19年(1960年国外报道)。影响潜伏期长短的因素为年龄(儿童较短)、伤口部位(头、面部发病较早)、伤口深浅(深者发病早)、病毒入侵数量及毒株的毒力、受伤后是否进行了正规的扩创处理和接种狂犬病疫苗预防等。其他如外伤、受寒、过度劳累等均可能促使提前发病。

临床表现可分为狂躁型(脑炎型)及麻痹型(静型)两型，分为下列三期。

1. 前驱期 两型的前驱期相似。在兴奋状态出现前大多数患者有低热、嗜睡、食欲不振，少数有恶心、呕吐、头痛(多在枕部)、背腰痛、周身不适等；对痛、声、光、风等刺激开始敏感，并有咽喉紧缩感。具有重大诊断意义的早期症候，是已愈合的伤口部位及神经通路上，有麻木、发痒、刺痛或虫爬、蚁走等感觉异常，约发生于80%的病例。这是由于病毒繁殖刺激神经元，特别是感觉神经元而引起，此症状可维持数小时至数天。本期持续1～2 d，很少超过4 d。

2. 兴奋期或痉挛期 可分两型，两型的表现不同。

(1) 躁狂型狂犬病 躁狂型狂犬病(furious rabies)国内最多见，国外约占2/3。患者逐渐进入高度兴奋状态，其突出表现为极度恐怖，有大难临头的预兆感，并对水声、光、风等刺激非常敏感，引起发作性咽肌痉挛、呼吸困难等。

恐水是本病的特殊症状，但不一定每例均有，更不一定在早期出现。典型者饮水、见水、闻流水声，或仅提及饮水时，均可引起严重咽喉肌痉挛。因此，患者渴极而不敢饮，即使饮也无法下咽，满口流涎，沾污床褥或向四周胡乱喷吐。由于声带痉挛，故吐字不清，声音嘶哑，甚至失音。

怕风亦是本病特有的症状，微风、吹风、穿堂风等都可导致咽肌痉挛。其他如音响、光亮、触动等，也可引起同样发作。

咽肌痉挛发作使患者极度痛苦，不仅无法饮水和进食，而且常伴有辅助呼吸肌痉挛，导致呼吸困难和缺氧，甚或全身进入疼痛性抽搐状态，每次发作后患者仍烦躁不安，并有大量出汗及脱水现象。

此外，由于自主神经功能亢进，患者出现大汗、流涎、体温升高达38～40℃或以上，心率加快，血压升高，瞳孔扩大。患者表情痛苦、焦急，但神志大多清楚，极少有侵人行为。随着兴奋状态的增长，部分患者可出现精神失常、谵妄、幻视幻听、冲撞号叫等症状。病程进展很快，多在发作中死于呼吸衰竭或循环衰竭。本期持续1～3 d。

（2）麻痹型狂犬病　麻痹型狂犬病（paralytic rabies）又称早瘫性狂犬病（dumb rabies），印度及泰国较常见，约占总数1/3，国内报道较少。临床上无兴奋期，无恐水症状和吞咽困难，而以高热、头痛、呕吐、咬伤处疼痛开始，继则出现肢体软弱、腹胀、共济失调、部分或全部肌肉瘫痪、尿潴留或大小便失禁等，呈现横断性脊髓炎或上升性脊髓麻痹表现。早期用叩诊锤叩击胸肌，可见被叩肌隆起，数秒后平复。早期仅在叩诊处出现肌水肿与毛发竖立。病程持续4～5 d。

3. 昏迷期或麻痹期　在此期两型狂犬病不易区别。痉挛停止，患者暂趋安静，有时尚可勉强饮水吞食，反应减弱或消失，转为弛缓性瘫痪，其中以肢体软瘫最为多见。眼肌、颜面部及咀嚼肌瘫痪，表现为斜视、眼球运动失调、下颌下坠、口不能闭合和面部缺少表情。此外，尚有失音、感觉减退、反射消失、瞳孔散大等。

在本期中患者的呼吸逐渐变为微弱或不规则，并可出现潮式呼吸、脉搏细速、血压下降、心音低钝、四肢厥冷，可迅速因呼吸和循环衰竭而死亡。临终前患者多进入昏迷状态。本期持续6～18 h。

狂犬病的整个病程，包括前驱期在内，狂躁型平均8 d，麻痹型为13 d。

狂躁型狂犬病的病变主要在脑干、颈神经或更高部位中枢神经系统，麻痹型狂犬病的病变则局限于脊髓和延髓，因而造成临床症状的差异。

由吸血蝙蝠啮咬而引起的狂犬病，绝大多数病例不出现兴奋期，也无咽肌痉挛和恐水现象，而以上行性瘫痪为主要临床表现。

【实验室检查】

1. 血、尿常规及脑脊液　白细胞总数为(12～30)×10^9/L不等，中性粒细胞百分比大多在80%以上，大单核细胞百分比亦可增加。尿常规检查常可发现轻度蛋白尿，偶有透明管型。脑脊液的压力在正常范围或稍有增高，蛋白质轻度增高，细胞数稍增多，很少超过200×10^6/L，主要为淋巴细胞。

2. 免疫学试验

（1）血清中和抗体或荧光抗体测定　对未注射过疫苗、抗狂犬病血清或免疫球蛋白者有诊断价值。缺点是在病程第8日前不易测出。接种过疫苗的患者，如中和抗体效价超过1∶5 000时，对诊断狂犬病仍有价值，因仅注射疫苗者其抗体效价较低。近来亦有采用ELISA进行抗体检测。

（2）狂犬病病毒抗原检测　应用荧光抗体检查脑组织涂片、角膜印片、冷冻皮肤切片中的病毒抗原，发病前即可获得阳性结果。方法简便，数小时内可完成，且与小鼠脑内接种检查内基小体方法有较高的符合率，因此是实际应用价值较大的一种试验。在有经验的实验室中，免疫荧光试验的可靠性可达95%以上。

最近采用快速狂犬病酶联免疫吸附诊断法（rapid rabies enzyme immuno diagnosis，RREID）可用于检测脑组织中狂犬病病毒抗原，只需肉眼观察或酶标仪测定结果即可，如阳性反应显示橘黄色，阴性反应则无色，甚为快速简便。

3. 病毒分离　从患者脑组织、脊髓、唾液腺、泪腺、肌肉、肺、肾、肾上腺、胰腺等脏器和组织虽可分离到病毒，但机会均不多，自脑脊液和唾液中则更不易分离出病毒；患者的存活时间越长，病毒的分离也越困难。分离病毒可采用组织培养或动物接种，分离出病毒后可用中和试验加以鉴定。

4. 脑组织动物接种与检查　均于死后进行，动物接种为将死者脑组织制成10%混悬液接种于小鼠脑内（2～3周龄的乳鼠较成年鼠为敏感），阳性者小鼠于6～8 d内出现震颤、竖毛、尾强直、麻痹等现象，10～15 d内因衰竭而死亡。死亡小鼠脑组织切片中可发现内基小体。

5. RT-PCR检测狂犬病病毒核酸　为了能检测大多数狂犬病病毒和狂犬相关病毒，可选择狂犬病病毒核蛋白基因（N）中最保守区域设计引物：N1（＋）（587）5′-TTTGAGACTGCTCCTTTTG-3′（605），N2（－）（1029）5′-CCCATATAGCATCCTAC-3′（1013）。取脑组织或病毒感染细胞，先获得病毒RNA。N1引物用于合成cDNA，然后进行PCR反应，琼脂糖凝胶电泳检测结果。

以死者脑组织或咬人动物死亡后的脑组织作病理切片或压片，用Seller染色及直接免疫荧光法检查内基小体，阳性率可达70%。

【诊断和鉴别诊断】　已属发作阶段的病例，根据患者过去有被狂犬或可疑狂犬或猫、狼、狐等动物咬伤史，诊断即可初步成立，如能了解被咬伤情况及该动物的健康状况，则对诊断本病更有价值。如不能确定咬人的犬或猫是否患狂犬病，应将动物关在笼内饲养，如动物在7～10 d内不发病，则一般可排除动物有狂犬病。患者出现典型的临床症状如兴奋、狂躁、恐水、怕风、咽喉肌痉挛、大量流涎、瘫痪等，即可作出狂犬病的临床诊断。对症状不明显者特别注意有无“三怕”（怕水声、光、风）现象，必要时用扇风、倒水和亮灯试验，狂躁症状不明显应注意咽肌水肿和毛发竖立现象。如生前免疫学抗原、抗体的检测阳性，死后脑组织动物接种及神经元胞质中发现内基小体则可确诊。

某些病例由于咬伤史不明确，早期常被误诊为神经官能症。发病后症状不典型者，有时易误诊为精神病、破伤风、病毒性脑膜炎及脑型钩端螺旋体病。安静型肢体瘫痪病例可误诊为脊髓灰质炎或吉兰-巴雷综合征。破伤风患者潜伏期较短，多为6～14 d，常见症状为牙关紧闭，苦笑面容，全身性肌肉痉挛持续较久，常伴有角弓反张。而狂犬病肌肉痉挛呈间歇性发作，主要发生在咽肌。破伤风患者无高度兴奋及恐水现象，积极治疗多可治愈。

严重的神志改变(昏迷等)、脑膜刺激征、脑脊液改变及临床转归等有助于本病与病毒性脑膜炎等神经系统疾病鉴别，免疫学抗原及抗体检测、病毒分离可作出肯定诊断。

狂犬病尚应与类狂犬病性癔症(假性狂犬病)相鉴别。这类患者有被犬且多确定为狂犬咬伤史或与患病动物接触的历史，经数小时或数天即发生类似狂犬病的症状，如咽喉部有紧缩感、能饮水、精神兴奋等症状，但不发热，不流涎，不怕风，或示以饮水，可不引起咽喉肌痉挛。这类患者经暗示、说服、对症治疗，可很快恢复健康。

此外，采用脑组织疫苗(Semple疫苗)接种后，可发生累及中枢神经系统的并发症，应与狂犬病相鉴别。仅并发脊髓炎者潜伏期为注射开始后1～3周，从注射第1针算起，最短6 d，最长者52 d。临床表现为接种过程中突然发热伴上升性麻痹或不全性横贯性脊髓病变，有截瘫与括约肌失调。如并发弥漫性脑脊膜炎则发病较迟，潜伏期5～8周。临床症状为头痛、发热、病毒性感染意识障碍与脊髓炎表现。以上两种并发症均易与麻痹型狂犬病相混淆。脑脊液中和抗体的存在有利于狂犬病的诊断，病程中动态观察以及对肾上腺皮质激素疗效的判断，均有助于临床鉴别。死亡病例则必须依赖动物接种，以内基小体及病毒抗原存在与否作出诊断。

【治疗】 狂犬病是所有传染病中最凶险的病毒性疾病，一旦发病，预后极差。迄今尚无特效治疗，临床上曾应用多种新药如IFN-α、阿糖腺苷、转移因子和大剂量人抗狂犬病球蛋白治疗，均告失败。故强调在咬伤后及时预防性治疗，对发病后患者以对症综合治疗为主。

1) 严格隔离患者，防止唾液等污染。

2) 监护治疗应由经过免疫接种的医护人员完成。病室要阴暗、避光，周围不要有噪声、流水声。护理人员不要穿硬底鞋，不要摇动病床，取东西要轻拿轻放。不要给患者吃有刺激性的食物。对狂躁、痉挛患者可用镇静剂，如苯巴比妥钠或地西泮(安定)，使其保持安静。注意维持营养及水、电解质平衡，宜静脉内滴注葡萄糖盐水、右旋糖酐40、血浆及补充钾和纠正酸碱平衡失调。

3) 采取一切措施，维护患者心血管系统及呼吸系统功能。有心动过速、心律失常、血压升高等可用β受体阻滞剂治疗。呼吸衰竭是狂犬病患者死亡的主要原因，因此必要时，可采用气管切开、人工呼吸器等措施维持呼吸，纠正呼吸衰竭。

必须指出，狂犬病一旦发病，虽病死率极高，但通过监护治疗，仍有存活的希望，故应积极抢救。

【预防】 当前，狂犬病还缺乏有效的治疗方法，病死率接近100%，因此必须大力加强预防工作，迅速控制狂犬病的蔓延和流行。广泛开展防治狂犬病基本知识的宣传。

1. 做好动物管理，控制传染源 目前，在我国要完全禁止养犬是不现实的。欧美国家的实践说明，加强管理胜过单纯禁止。饲养者应进行登记，做好犬只的预防接种。发现野犬、狂犬，要立即捕杀。对疑似狂犬者，应设法捕获，并隔离观察10 d。如不死亡，则非狂犬(不能排除病毒携带者)；如出现症状或死亡，应取脑组织检查，并做好终末消毒，深埋或焚毁，切勿剥皮。

2. 人被咬伤后局部伤口的处理 通过理化方法及时(指2 h内)清除伤口中的病毒，是预防狂犬病的最有效手段。处理程序如下。

1) 立即针刺伤口周围的皮肤，尽力挤压出血或用火罐拔毒。切忌用嘴吮吸伤口，以防口腔黏膜感染。

2) 冲洗伤口：用20%肥皂水或0.1%苯扎溴铵(新洁尔灭)冲洗后再用大量清水冲洗。如果是穿通伤口，可用插管插入伤口内，用注射器灌水冲洗。

3) 消毒伤口：冲洗后，用5%碘酊反复烧灼伤口。除伤及大血管需紧急止血外，即使伤口深、大亦不应缝合和包扎。

4) 对于伤口深大及伤口靠近头部的患者，用抗狂犬病免疫血清在伤口内滴注或其周围作浸润注射。

5) 按需要给予破伤风抗毒素和适宜的抗菌药物。

3. 预防接种 目前主张凡被犬、猫、狼等动物咬、抓伤或舔后，为保证安全，都应注射狂犬病疫苗。从注射第1针疫苗算起，约3周产生抗体，1个月左右达高峰，故要求咬伤后2 d内即开始注射。

(1) 狂犬病疫苗的种类与特点 传统疫苗有脑组织疫苗及鸭胚疫苗。我国自1949年起一直使用由羊脑制备的Semple疫苗，因该疫苗含有脑组织和髓磷脂，可使少数接种者出现脑脊髓炎等神经系统并发症，因而于1980年后我国已陆续停止使用。1955年由Peck建议制备的鸭胚疫苗(DEV)以减少神经系统并发症的发生，该疫苗在美国和其他国家用作狂犬病暴露后处理，并广泛使用了27年。但自人二倍体细胞疫苗问世后经比较显示DEV效力有限，因而美国等国家于1982也已停止使用这种疫苗。随着组织培养技术的建立和发展，目前已能生产出高度纯化、抗原含量高、稳定性好的疫苗。主要有以下几种。

1) 人二倍体细胞疫苗(HDCV)：系采用正常人胚肺的成纤维细胞WI-38、MRC-5，接种Pitman-

Moore 病毒株，经超速离心浓缩、灭活、冻干燥后制成。每支 1 ml，肌内注射。小鼠肌注后 7～14 d 血内中和抗体水平可高达 8 万～39 万 U/L，持续时间可达 2 年。人二倍体细胞（HDC）为正常核型细胞，无致癌性，HDCV 不含任何神经毒因子和任何外源动物杂质。由于 HDCV 所具有的高免疫原性和良好的耐受性，目前在美国、加拿大、大多数欧洲国家和几个亚洲国家使用，这使其成为评价任何一种人用新疫苗的标准疫苗。HDCV 的缺点在于 HDC 不太容易培养，疫苗的价格非常昂贵。从而限制了该疫苗在发展中国家的使用。

2）地鼠肾细胞疫苗（PHKCV）：用地鼠肾细胞组织培养狂犬病病毒发展灭活疫苗首先由 Kissling 提出，并由 Fenje 进一步发展。将 SAD 狂犬病病毒固定毒适应到地鼠肾细胞上生产灭活的疫苗。我国的 PHKCV 于 1980 年获得国家卫生部批准的生产文号，已取代 Semple 疫苗。在过去的十多年里，PHKCV 在中国是世界上累计生产量最大的狂犬病疫苗。目前，我国各生产单位正逐步采用改进的浓缩-精制 PHKCV。轻度咬伤者于 0、7、14 d 各肌内注射 2 ml，重度咬伤者于 0、3、7、14 d 和 30 d 各肌内注射 2 ml。该疫苗安全有效，副作用少。

3）Vero 细胞疫苗：1984 年首先由法国 Merieun 研究所研制成功。我国从 1995 年开始进行色谱纯化的人用 Vero 细胞疫苗的研制。制备过程中使用的病毒株是适应于 Vero 细胞的狂犬病病毒（CTN－1）。该疫苗无论用作暴露前人体免疫或暴露后处理，Vero 疫苗均获得很好的免疫效果且稳定性极好（中和抗体阳性率达 100%），其价格亦较 HDCV 便宜。目前使用 Vero 细胞已累积生产 1 亿剂脊髓灰质炎疫苗、2 000 万剂狂犬病疫苗和 100 万剂口服脊髓灰质炎疫苗，证实该细胞疫苗的安全性。目前已有国内的多家单位研制成功，并获得生产文号，以逐步取代我国现行的 PHKCV。

（2）暴露前预防　对动物管理人员、兽医、岩洞工作人员（潜在与患狂犬病蝙蝠接触）和野外工作者及可能接触狂犬病病毒医学科技人员等应作暴露前预防。可采用 0、7、28 d 各肌注一剂量疫苗（HDCV 1 ml 或地鼠肾疫苗 2 ml）；为节省费用或疫苗，也可采用 0、7、28 d 各皮内注射 0.1 ml，其免疫效果与肌注相似。以后每 2 年皮内注射 0.1 ml 作为增强免疫。

（3）暴露后预防　根据 WHO 建议，按 0、3、7、14、30、90 d 各注射 1 个剂量（HDCV 1 ml，PHKCV 2 ml）的狂犬病疫苗方案，全程 6 针，最后一次为非强制性。成人必须注射于三角肌，切勿注射臀部（因其抗原性作用差）；小儿注射于大腿肌肉前外侧区。严重咬伤者（咬伤部位在头、颈等处或伤口大而深）可于 0～6 d 每天注射疫苗 1 针，以后分别于 10、14、30、90 d 各注射 1 针，全程 10 针。

4. 免疫血清的应用　为一种被动免疫方法。常用的制品有抗狂犬病马血清与人抗狂犬病免疫球蛋白两种。应用于咬伤创面深广或发生在头、面、手、颈等处，且咬人动物确有狂犬病存在者，尽早立即注射高效免疫血清 1 剂。

（1）抗狂犬病马血清　我国生物制品研究所有生产，每支 10 ml，每毫升 100 U，成人剂量 20 ml，儿童剂量为 40 U/kg。抗狂犬病马血清经皮试阴性后方可应用，1/2 剂量作局部伤口处注射，另 1/2 剂量肌注。使用时，并应作好抢救过敏性休克措施的准备。

（2）人抗狂犬病免疫球蛋白　一次剂量为 20 U/kg。

免疫血清应与疫苗联合应用，有可能防止狂犬病发病。此外，免疫血清可干扰宿主的主动免疫，影响抗体生成，因此，对严重咬伤者，如按我国 5 针注射狂犬病疫苗者应在完成末次接种后的 10、20 和 29 d 再给予激发量疫苗，触发回忆反应，产生大量抗体。

［附］ 犬狂犬病

动物狂犬病的潜伏期，可因动物的种类和年龄而异。犬狂犬病的潜伏期为 10 d 至 6 个月，小犬可短到 5～7 d，平均为 20～60 d，亦有超过 1 年者。在出现症状前 1 周，犬的唾液中已含有狂犬病病毒，即已具有传染性。其临床表现与狂犬病患者基本相似，也有前驱期、兴奋期和麻痹期，但各期症状多重叠，不易截然分开。

1. 前驱期　表现多样，大致可分为两种行为类型。一类表现沉静不活泼，不愿与人接触，不认主人。另一类表现神经型，两眼直视，双耳竖起，对外界刺激表现高度惊慌，稍加刺激就咬人。有时病犬表现呼吸困难、膈痉挛和瞳孔大小不等或呆立凝视、食欲反常等。此期持续 2 d 左右。

2. 兴奋期　1～3 d 后进入兴奋期，病犬起卧奔逐，咬叫无常，多在野外遁荡。不能辨认主人，有攻击与咬人的凶恶欲望。此期 2～3 d。

3. 麻痹期　因脑干部神经核发生损伤而逐渐出现下颌、咽喉部及尾部的肌肉麻痹现象，病犬下颌下垂，伸舌，声音嘶哑，唾液外流，夹尾或垂尾，行走蹒跚。不久躯干及肢体麻痹，卧地不起，最后因呼吸中枢麻痹或衰竭死亡。此期约 2 d。整个病程 6～8 d，少数可延至 10 d。

亦有少数狂犬病犬兴奋期不著而短，即呈“静型”而迅速麻痹死亡。

参考文献

［1］ 方元，唐青．狂犬病［M］//唐家琪．自然疫源性疾病．北京：人民卫生出版社，2005：358－392．

［2］ 任红．狂犬病［M］//马亦林．传染病学．第 4 版．上海：上海科学技术出版社，2005：333－341．

[3] 唐青.狂犬病毒[M]//王秀茹.预防医学微生物学及检验技术.北京:人民卫生出版社,2002:539-543.

[4] 唐青.狂犬病病毒致病机制研究概况[J].中华流行病学杂志,2007,28(8):814-817.

[5] 顾春英,曹广文,王群.狂犬病病毒时空进化研究进展[J].中华流行病学杂志,2007,28(8):818-820.

[6] 王继麟,严家新.人用狂犬病疫苗的过去、现在和未来[J].中华流行病学杂志,2001,22(1):23-25.

[7] 胡方远.法定传染病及其免疫预防[M].上海:上海科学技术出版社,2009:76-82.

[8] Merlin MA, Pryor II PW, Bertolin IJ, et al. Rabies (overview)[J/OL]. Medicine, 2009, 11. www.medscape.com/cdc-commentary.

[9] Alan C Jackson. Rabies: new insights into pathogenesis and treatment [J]. Neurology, 2006, 19:267-270.

[10] WHO. WHO recommendations on rabies post-exposure treatment and the correct technique of intradermal immunization against rabies [R]. Bangkok: WHO, 2000.

[11] WHO. 4th international symposium on rabies control in Asia, 5～9 March 2001. Conclusions of the International Symposium [R]. WHO.

[12] WHO. Strategies for the control and elimination of rabies in Asia (Report of a WHO Interregional Consultation) [R]. Switzerland: Geneva, 2001.

[13] Rupprecht CE, Hanlon CA, Hemachudha T. Rabies re-examined [J]. Lancet Infect Dis, 2002, 2(6):327-343.

[14] Jackson AC. Rabies virus infection: an update [J]. J Neurovirol, 2003, 9(2):253-258.

第三十四节　水疱性口炎病毒感染

马亦林

水疱性口炎(vesicular stomatitis, VS)是由水疱性口炎病毒所致的高传染性的人兽共患病。本病自然感染主要发生于家畜(如牛、马、猪等)中,病畜可表现为发热,口腔黏膜、舌上皮、蹄冠带和趾间皮肤形成水疱及口腔流出泡沫样口涎等。在本病地方性流行区,与感染动物密切接触的人自然感染率很高,但多为不显性感染或临床表现为温和的流感样症状,其中约1/4患者出现口、舌、咽、唇或鼻部形成疱疹样水疱。近年来其中金迪普拉病毒(CHPV)种在印度儿童中暴发急性脑炎,病死率极高,已引起医学界重视,并认为该病毒基因结构发生了部分突变,增强了致病性与毒力所致。本病应与口蹄疫、手足口病等相鉴别。

【病原学】 水疱性口炎病毒(vesicular stomatitis virus, VSV)属弹状病毒科的一组病毒属,已公认有9个种,可使哺乳动物感染的有8个种(包括1个暂定种),见表2-34-1。VSV为RNA病毒,呈子弹状或圆柱状,一端圆另一端平,长约180 nm,宽约65 nm。表面囊膜上均匀密布长9～10 nm的纤突,存在着型特异抗原成分(G蛋白)。核衣壳由排列成螺旋状的串珠样壳粒(直径4.5 nm)组成。

表2-34-1 VSV属相关的种及其分离宿主

病毒种	分离地点	首次分离年份	分离宿主
公认的种			
卡拉加斯(Carajas)病毒,CJSV	巴西	1983	白蛉
金迪普拉(Chandipura)病毒,CHPV	印度	1965, 1991	哺乳动物,白蛉
科卡(Cocal)病毒,COCV	特立尼达	1964, 1975	哺乳动物,蚊,螨
伊斯法罕(Isfaham)病毒,ISFV	伊朗	1975	巴氏白蛉,蜱
马拉巴(Maraba)病毒,MARAV	巴西	1983	白蛉
皮累(Piry)病毒,PIRYV	巴西	1960, 1975	哺乳动物
阿拉哥斯(Alagoas)病毒,VS-AV	巴西	1964	哺乳动物,白蛉
印地安纳(Indiana)病毒,VS-IV	美国	1925	哺乳动物,蛉,蚊,蚋,蠓
新泽西(New Jersey)病毒,VS-NJV	美国	1926	哺乳动物,蚊,蚋
暂定的种			
卡尔查奎(Calchaqui)病毒,CQIV	阿根廷	1987	哺乳动物,蚊
朱罗那(Jurona)病毒,JURV	巴西		蚊
拉-乔耶(La Joya)病毒,LJV	巴拿马		蚊
寇拉利巴(Keuraliba)病毒,KEUV	塞内加尔		哺乳动物
帕里内特(Perinet)病毒,PERV	马达加斯加	1982	白蛉,蚊
波顿(Porton-s)病毒,PORV	沙捞越		蚊
尤戈-波戈丹诺瓦(Yug Bogdanovac)病毒,Y-BV	前南斯拉夫	1983	白蛉

注:本表引自参考文献[1]。

VSV 有神经氨酸而无神经氨酸酶，基因组结构含有线状单股负链 RNA，3′～5′端依次排列着 *N*、*P*、*M*、*G* 和 *L* 5 个不重叠的基因。*N* 基因有 1 333 个核苷酸，编码核蛋白(N 蛋白)；*P* 基因有 822 个核苷酸，编码磷酸蛋白(P 蛋白)；*M* 基因有 838 个核苷酸，编码基质蛋白(M 蛋白)；*G* 基因有 1 672 个核苷酸，编码糖蛋白(G 蛋白)；*L* 基因有 6 380 个核苷酸，编码 RNA 聚合酶(*L* 蛋白)。N/P、P/M、M/G 和 G/L 之间的间隔序列分别为 GA、CA、GA、GA，在每一基因间隔区前有共同的 3′- AUACUUUUUUU 序列，又在每一基因起始处和基因间隔序列后有 UUGUCNNUAG 序列(NN 分别为 UA、UA、UC、GU)，5′端非编码区有约 60 个核苷酸(图 2-34-1)。其中 G 蛋白是病毒的主要表面蛋白，决定病毒的感染力，也是血清型特异的保护抗原。本病毒在土壤中于 4～6℃可存活若干日，对 0.5%石炭酸能抵抗 23 d，1%福尔马林、0.5%乙醇-碘复合物等均在 15 min 内杀灭。对氯仿、乙醚敏感，58℃、可见光和紫外线 30 min 均可使之灭活，0.05%结晶紫可使其丧失感染性。

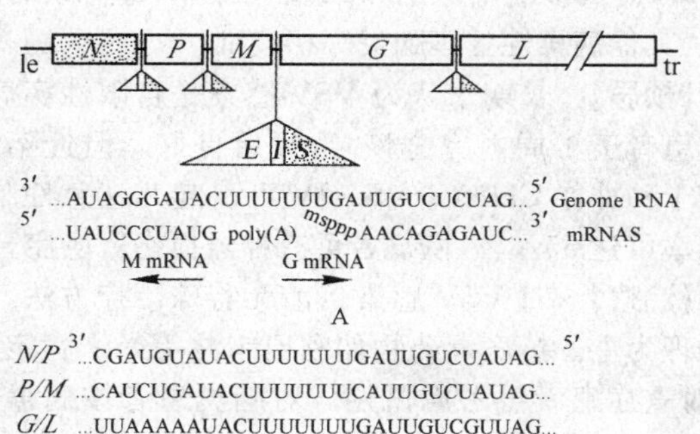

图 2-34-1 VSV 基因模式图

A. 水疱性口炎病毒基因间隔区的位置及 M/G 基因间隔区序列详图；B. 水疱性口炎病毒其他 3 个基因间隔区的序列

'le'(leader)序列，'tr'(trailer)序列。每个基因间隔区含有 E(end)、I(intergenic)及 S(start)区段

［本图引自参考文献 3(Strauss，2002)］

【流行病学】 在自然条件下，VSV 毒株可以感染多种野生和家养的哺乳动物(包括人)、某些鸟类和节肢动物等。因其在哺乳动物体内病毒血症时间短、水平低，动物间的直接传播较罕见。因而认为哺乳动物是本病毒的终末宿主，而不是重要的贮存宿主或扩散宿主。

1. 流行概况 水疱性口炎常发生于美国中部和西南部、加拿大和墨西哥等地的动物间，以散发流行为主，亦可以暴发形式发生于马和牛(VS-NJV 曾暴发于 1944、1949、1957、1982、1985、1995 及 1997 年；VS-IV 曾暴发于 1942、1956、1964、1965 和 1997 年)。动物流行有季节性，常始于晚春直至重霜季节才消失。人类在动物流行期间也出现 VSV 感染的高发。中美、南美及美国佐治亚州 Ossabaw 岛存在着动物地方性流行暴发，当地居民也时有 VSV 感染的病例。VSV 属中 CHPV 首次在 1965 年印度马哈拉施特拉邦中部流行时，患者的病情较轻，仅见发热性流感样症状。但在 2003 年 6～9 月间该病毒又在印度 Andhra Pradesh 地区感染儿童(9 个月至 14 岁)，出现高病死率的急性脑炎暴发流行，研究提示 CHPV 基因发生了部分突变，使其对中枢神经系统具有更强的致病性及毒力。

我国对 VSV 感染尚未开展全面调查和研究，但据程绍迥报道，我国陕西省凤县地区早在 1920 年就已发现 VSV 动物感染散发或地方性流行，每次发生只见于牛发病，猪很少感染。直至 1978 年以来，每年都出现少数病例，从流行病学、临床、病原学都证实了 VSV 感染在我国存在。

2. 传染源与传播途径

(1) 传染源　VSV 感染的自然宿主，经调查在家畜中是马、牛、猪，野生动物中是鹿、浣熊、猴(蜘蛛猴和懒猴)及野猪，啮齿类动物中是兔、有袋动物、蝙蝠等抗体阳性率高，也可能存在人类感染的传染源。

(2) 传播途径　本病毒的传播途径尚未清楚，可能有以下几种。

1) 接触传播：感染动物的水疱液和唾液可以排出病毒，水疱形成前 96 h 就可从唾液中排出病毒，因而直接接触是重要传播途径。人类感染与职业有关，如兽医、饲养员、研究人员和执法人员等，可因手、面部的皮肤和眼、鼻黏膜有轻微损伤而被病畜唾液、水疱液等污染而感染。

2) 节肢动物传播：已证实多种昆虫，如蚊、白蛉、螨、蚋、库蠓、虻、果蝇及叶蝉等均可自然或实验感染 VSV。动物地方性流行可能主要来源于这些昆虫，尤其是白蛉，可能是本病毒的贮存宿主和主要媒介，通过实验室感染的白蛉，病毒可以经卵传递。因此，人类感染也可以因暴露于这些节肢动物而被感染。

3) 气溶胶传播：实验室工作人员可通过气溶胶而被感染。

(3) 人的易感性　已知 VSV 中有 8 个种(VS-NJV、VS-IV、VS-AV、COCV、CHPV、ISFV、PIRYV 和 CQIV)对马、牛、猪等家畜或人有致病性。人感染与职业有关，多发生于密切接触病畜或在实验室中接触该种病毒人员。

【临床表现】 潜伏期为 30 h 至 8 d。临床表现与感染种株、感染途径及人群相关。

人感染 VSV 的临床表现一般较温和，多数为无症状的亚临床型，不易被识别加以诊断。有症状者起病为发热、寒战、头痛、眼眶后痛、肌肉痛及消化道症状，如恶心、呕吐和腹泻等。约 1/4 患者的口、舌、齿龈和颊黏膜、咽、唇和鼻部出现疱疹样水疱。少数患者呈现双相热型，两峰热型间隔 4～5 d。多数患者为自限性，多在 1 周内完全恢复。曾报道 2 例儿童感染 VS-IV，表现为脑膜脑炎，同时出现全身强直-阵挛性癫痫样发作，1 例病愈后有神经损伤后遗症，另 1 例死亡，提示临床表现与感染病毒种株有关。研究 VSV 的实验室人员感染率可高达 74%，其中有 57%出现临床表现。

VSV 属中 CHPV 首次在 1965 年印度马哈拉施特拉邦中部流行时，患者的病情较轻，仅见发热性流感样症状。但在 2003 年 6～9 月间该病毒又在印度 Andhra Pradesh 地区感染儿童(9 个月至 14 岁)，出现高病死率的急性脑炎暴发流行。据 Bao 等报道有 329 例主要来自农村的患儿，183 例死亡(病死率为 55.6%)。2004 年在印度又发生暴发流行，有 262 例死亡。这些急性脑炎患儿的临床表现有高热、寒战、腹痛、腹泻，并同时或随后出现嗜睡、惊厥、瘫痪、失语及昏迷等，病情发展相当迅速，重者常在入院后数小时至 48 h 内死亡。研究提示 CHPV 基因发生了部分突变，使其对中枢神经系统具有更强的致病性及毒力，尤其在儿童中感染，已成为危害相当严重的新发传染病的病原体，必须引起高度的重视(详见本章第二十三节)。

【实验室检查】 主要有以下几项。

1. 病原学检查 采集未破溃的水疱液、水疱皮，以 50%甘油生理盐水(pH7.6)保存，也可采集咽拭子或咽喉洗涤物，有脑炎者可采集脑脊液送检，作病原学检查。①电镜或免疫电镜检查：可发现 VSV 病毒粒子的特征性形态。②病毒分离：有条件者，可将标本接种细胞培养物(Vero、BHK-21、HeLa 细胞和牛、猪、豚鼠的胚胎肾细胞)分离病毒。

2. 血清学检查 ①检测抗原：取定型的诊断血清以 CF 法加以检测，是目前最常应用的诊断试验，又可用来鉴定分离病毒的血清型。荧光抗体技术对被检材料一般在 24～72 h 即可在病毒感染细胞中检出特异荧光。②检测抗体：人、畜于感染后 1 周即出现 VSV 抗体(CF 抗体)，2 周达高峰，后逐渐下降，2～4 个月降至不能检出的水平。应用制备已知抗原用 CF 法检测血清特异抗体阳性，可明确在 2～4 个月内曾感染 VSV 的证据，双份血清滴度上升 4 倍或更高者为现症感染。采用抗体捕捉 ELISA 法检测血清特异性 IgM 抗体，可用于早期快速诊断试验。

3. PCR 已建立的 VSV 核酸半巢式 PCR 检测所采集标本，其敏感性和特异性均较高，比 ELISA 约高 1 000 倍。

4. 动物接种试验 选用无免疫力的易感动物，如马、牛、猪、豚鼠、鸡胚等，对鉴别口蹄疫及其他类似疾病有帮助。

【诊断和鉴别诊断】

1. 诊断

(1) *流行病学史* 在动物水疱性口炎流行区有病畜接触史，或从事 VSV 实验室人员，出现发热、中枢神经症状等应特别注意本病的可能。

(2) *临床表现* 发热、三痛(头痛、眼眶后痛及肌肉痛)、口腔内及周围疱疹等。

(3) *实验室诊断* 对 VSV 感染有确诊价值。应用 CF 法检测抗原是目前最常应用的诊断试验；抗体捕捉 ELISA 法检测血清特异性 IgM 抗体，有助于早期快速诊断意义。

2. 鉴别诊断 应与口蹄疫、肠道病毒所致的手足口病、其他病毒性脑膜脑炎等相鉴别。

【预后】 长期来认为 VSV 感染是自限性疾病，大多数患者于 1 周内完全恢复，预后良好。但近年来发现若干种株如 CHPV、VS-Ⅳ 可引起儿童急性脑炎，病死率可达 55.6%，恢复者可有神经损伤后遗症。

【治疗】 对 VSV 感染目前无特殊治疗方法，以对症处理为主。抗病毒药物如利巴韦林等尚未肯定其疗效，对重症患者可考虑试用。对脑炎患者按病毒性脑炎处理。

【预防】 主要是预防动物发病，如作动物预防接种，隔离病畜和封锁疫区或疫点。在动物流行时，兽医、饲养员及实验室工作者应注意个人防护，如穿工作服、戴口罩及防护眼镜和手套等。对疫区进行彻底消毒处理，当地居民应避免与感染动物接触。防止白蛉等节肢动物叮咬。

参考文献

[1] 方元.水疱性口炎[M]//唐家琪.自然疫源性疾病.北京：科学出版社，2005：393-408.

[2] 程绍迥，阿·阿·斯维里夫，陈家庆，等.口蹄疫与水泡性口膜炎的鉴别诊断[J].中国兽医学杂志，1959，6：175-176.

[3] Strauss JH, Strauss EG. Virus and human diseases [M]. 北京：科学出版社，2006：128-129.

[4] Bhatt PN, Rodrigues FM. Chandipura: a new arbovirus isolated in India from patients with febril illness [J]. Indian J Med Res, 1967, 55(12): 1295-1305.

[5] Rao BL, Basu A, Wairagkar NS, et al. A large outbreak of acute encephalitis with high fatality rate in children in Andhra Pmdesh, India, in 2003, associated with Chandipura virus [J]. Lancet, 2004, 364(9437): 869-874.

[6] Fine SM. Vesicular stomatitis and related viruses [M]// Mandell GL, Bennett JE, Dolin R. Principles and practice of infectious diseases. 5th ed. Harcourt Asia: Churchill Livingstone, 2000: 1809-1811.

第三十五节 细小病毒感染

细小病毒科(Parvoviridae)属于DNA病毒,可分为浓核病毒亚科(Densovirinae)与细小病毒亚科(Parvoririnae),其中的细小病毒亚科可进一步分为5个种属,大多数细小病毒属主要感染家畜或小的哺乳动物并致病。一直来研究人员认为人类细小病毒B_{19}(human parvovirus B_{19}, HPV B_{19})是唯一对人致病的细小病毒。2005年以后随着分子生物学技术的应用,又发现儿童急性呼吸道感染样本中检出一种新的细小病毒,称为人博卡病毒(human bocavirus, HBoV)。本节就这两种病毒感染分述如下。

一、人类细小病毒B_{19}感染

傅希贤

人类细小病毒B_{19}(HPV B_{19})感染是近年逐渐认识的一组疾病。临床表现可有病毒血症的一般感染症状,以及有特殊表现的传染性红斑、血管性紫癜、关节病、指趾麻木刺痛症,孕妇感染后可引起宫内感染,导致胎儿贫血、水肿和死亡,对已患溶血性贫血的患者可发生再生障碍性贫血危象等。本组疾病多呈急性自限性过程,预后良好,但免疫缺损者则可呈慢性迁延过程,近年来有数起因暴发型心肌炎、暴发型肝炎等而死亡的报道。

【病原学】 1975年Cossart首先在供血员血中发现了直径为20～25 nm的圆形病毒颗粒,经形态、生化、遗传学特点分析属于细小病毒亚科,命名为HPV B_{19}。不久在2名发热士兵血中找到这种病毒,始明确本病毒对人的致病性。本病毒具有裸露的核衣壳,内含单股DNA,其大小为5.45 kb,有自主复制能力。1981年从患镰状细胞贫血出现再生障碍性贫血危象的患儿血中检出了B_{19}抗原,其后几年先后从加拿大、日本、英国、瑞典及美国等地的再生障碍性贫血危象、传染性红斑、紫癜等患者血中检出B_{19}抗原,初步认为B_{19}抗原与这些疾病有关。1985年Anderson等报道用B_{19}抗原对7名志愿者进行了感染试验的结果,进一步肯定HPV B_{19}为引起这几种病的病原。此病毒尚无组织培养,仅可在人骨髓细胞中生长复制。耐热,60℃ 12 h不能灭活,对福尔马林敏感。

【流行病学】 传染源为患者和病毒携带者,主要经呼吸道传播。孕妇急性感染时可传播给胎儿,有人已从死胎组织中检出HPV B_{19}病毒颗粒或其DNA。输入含本病毒的血及血制品亦可传染。小儿易感,5～10岁为感染高峰时期。全年均可发病,但多见于晚冬和早春。30%～60%成年人已有HPV B_{19} IgG抗体。

【发病机制和病理】 Anderson对志愿者进行了实验,7名志愿者鼻腔接种HPV B_{19}后6～7 d,原血中无抗体的5名受试者血中测到了HPV B_{19} DNA,第8、第9日病毒量达高峰,可测到10^{11}基因组拷贝/ml,其中3例的鼻、咽漱液中也检出了病毒DNA。在第2周时出现了IgM抗体,第2周末及第3周初出现了IgG抗体。病毒血症持续1周左右,此时受试者出现发热、全身不适,2～3 d后出现皮疹,继之关节痛。同时血红蛋白下降,每日可减少13～18 g/L,网状红细胞计数明显减少,白细胞和血小板也有轻度下降,血象变化1周后即可恢复。原来血中已有抗HPV B_{19} IgG抗体的2名受试者,既无症状,血中亦未检出HPV B_{19} DNA。病毒血症期患者的血清在体外有抑制红细胞集落形成作用,将血清加热56℃ 30 min不能灭活这种作用。对再生障碍性贫血危象患者进行骨髓检查,发现红细胞系显著减少,其他细胞系无大变化。故认为本病毒主要侵犯骨髓造血系统中的红细胞系,原始阶段的成红细胞如红母细胞,可能为主要的靶细胞。红细胞上的糖苷酯(globoside)为病毒受体,病毒感染后可使红细胞裂解,因而导致红细胞减少。这种对骨髓造血功能的抑制作用持续1周。对造血功能正常者可有轻度影响,而对红细胞寿命缩短的溶血性贫血患者有引起再生障碍性贫血危象的可能。除此而外,病毒可侵犯全身各种脏器和组织,已从死于HPV B_{19}严重感染者的心、脑、肝、肾、肺、脾等组织中检出了HPV B_{19} DNA;电镜看到了心肌炎死者心肌中有结晶状排列的病毒;从皮疹处取材检查发现血管内皮细胞、汗腺及导管上皮细胞中均有病毒存在,故病毒可能具有直接的致病作用。另外HPV B_{19}感染可引起细胞因子如IFN-γ等的产生、IgM和IgG特异性抗体的出现,可引起免疫介导的病理变化,关节病即可能为免疫复合物引起。许多研究已证明HPV B_{19}感染后部分患者可呈慢性病和(或)长期携带病毒,免疫功能低下为主要原因,而免疫功能正常者亦有长期带毒者,其原因尚不清楚。有人从健康供骨髓者的骨髓中检出HPV B_{19} DNA,故有可能骨髓为HPV B_{19}长期存活的地方。

【临床表现】 在流行中可有20%无症状感染者,潜伏期1～2周。患者出现咽痛、轻咳、鼻炎等上感症状,伴有全身不适、肌肉疼痛、低热等全身症状,有的患者仅持续2～3 d即好。此类患者多于流行区经病原学或免疫学检查才能确诊。此外,本病毒可引起以下几种有不同临床表现的疾病。

1. 红细胞再生障碍性贫血危象 红细胞再生障碍性贫血危象(erythrocyte aplastic crisis)为HPV B_{19}感染已有溶血性贫血的患者发生的疾病,多见于小儿。患者先有发热(多为低到中度程度)、全身不适、倦怠、肌痛、头痛、轻咳等症状,2～3 d后,网状红细胞数开始

减少，血红蛋白下降，部分患者白细胞及血小板亦有轻度减少。血红蛋白可减少 20～50 g/L，致使患者贫血症状更加明显：心悸、苍白、无力，严重者需输血。随着病毒血症的消失、特异性抗体的产生，骨髓造血功能受到的抑制作用缓解，患者血象可于 1 周后恢复到原来的水平，免疫功能缺损者可引起慢性骨髓功能低下而造成长期贫血。有一名 27 岁男性黑种人，贫血已持续了 13 年。另一名 27 个月的婴儿，在 1 年之中反复急性发作了 3 次，红细胞再生障碍性贫血危象经增强免疫功能治疗后均可缓解。这种危象可以发生于镰状细胞病、珠蛋白生成障碍性贫血、遗传性球形红细胞增多症、自身免疫性溶血性贫血、丙酮酸激酶缺乏症以及遗传性多核幼细胞症等。

2. 皮肤、血管受损性疾病

(1) 血管性紫癜　血管性紫癜(vascular purpura)患者有小儿，也有成人。首先出现发热、咽痛、流涕等，48 h 后出现皮疹，其特征为血管性紫癜。先出现于四肢，后向躯干、颈部甚至面部扩展。紫癜持续数日即退，同时可伴有短期白细胞和血小板减少。部分患者伴有腹痛或大关节痛。组织学检查有坏死性血管炎亦有非坏死性血管炎表现。

(2) 传染性红斑　传染性红斑(erythema infectiosum)亦称第五疾病。1889 年 Tschamer 对此病已做过详细描述。在世界各地曾有多次流行，直到 1981 年才明确 HPV B_{19} 为其病原。

小儿患传染性红斑的临床表现，先有发热、全身不适、咽痛、鼻流涕等症状。2～3 d 后出现皮疹，多始于面部，很快融合成片并伴有轻度水肿，形成“巴掌脸”特殊表现。皮疹很快扩展到躯干及四肢。先为斑丘疹，后中间先褪色形成网状或花边样。皮疹可因日晒、运动、洗澡而加重，伴有瘙痒感。持续 2～4 d 皮疹消退，留有色素沉着可于数日后消退，全病程为 5～9 d。

成人感染 HPV B_{19} 亦有少数表现为传染性红斑者，但很少出现“巴掌脸”，皮疹亦较少。但在病后数日至数周，80%的人出现关节痛。

(3) 肢端瘀斑综合征　1990 年 Harms 等首次报道 5 例出现手套袜套样分布的瘀斑并伴有口咽部溃疡的病例，病原未明。1992 年美国相继出现同样患者，Halasz 等明确为 HPV B_{19} 引起。1998 年 Smith 等分析了各处报道的 25 例患者的临床表现，称之为丘疹-紫癜性手套袜套综合征(papular-purpuric gloves and sock's syndrome)。2002 年 Harel 等根据他们自己的 3 例患者的表现，将这类临床症候称之为肢端瘀斑综合征(acropetechial syndrome)。临床表现多先有或同时出现轻中度发热、全身不适、关节痛、肌痛、食欲欠佳等全身症状，手背和足背出现瘀点瘀斑性皮疹，很快向掌面发展，可融合成片。手腕和踝部有明显的界线。同时可出现口唇水肿、口周糜烂、口周及下颏部亦出现皮疹，咽部、腭部可有黏膜瘀点，组成手、足、口病样的综合征。疾病多于 1～2 周恢复。患者血清中首先出现 HPV B_{19} IgM 抗体，IgG 抗体出现稍晚。皮疹组织学检查可见真皮血管周围有浸润，有红细胞外渗。患者多为青少年。

(4) 雷诺现象　Harel 等 2000 年报道了姐妹两人(13、14 岁)先后患了手指和足趾变白、发凉，后变青紫的疾病，1 例伴有全身关节疼痛的雷诺现象(Raynaud phenomenon)，血清中 HPV B_{19} IgM 强阳性外未能找到其他原因。

3. 关节病　HPV B_{19} 感染后出现各种临床表现中，均有部分患者出现关节痛；部分患者除有发热、全身不适外，只有关节痛；还有些患者关节痛为唯一的症状。关节病(arthropathy)小儿少，成人多，且女性多见。多表现为突发性四肢关节对称性疼痛，可伴有不同程度的关节滑囊肿胀。最多累及的有手(指关节、掌指关节)、腕、踝、膝关节，还可累及肘、肩、颈椎、腰椎等处。多数可于 2 周左右好转，少数患者迁延数周不愈，有病程已长达 4 年的报道。曾检查一患者关节积液有白细胞 3.4×10^9/L，多核细胞 42%，单核细胞 58%。追踪观察无后遗症及运动障碍。诊断依据患者血清中 HPV B_{19} IgM 阳性，未能查出 HPV B_{19} DNA 及抗原，故推测本病为由病毒抗原抗体复合物引起。但 Soderlund 等报道在一些少年慢性关节炎患者滑膜组织中检出了 HPV B_{19} DNA，不能除外病毒的直接损害作用。

4. 肢端麻木、刺痛症　有人报道，美国某儿童医院传染性红斑流行时，11 例护理人员亦受染，其中 5 例出现手指和(或)足趾麻木，刺痛症状，另 2 例无其他不适，仅有手指麻木刺痛，血中均有抗 HPV B_{19} IgM 抗体。部分患者于 2 个月时恢复，部分拖延至 1 年。症状明显者肌力减弱，神经传导速度减慢，提示周围神经受损。有 1 例免疫功能正常的护士，典型发病后 HPV B_{19} 病毒血症持续了 4 年(HPV B_{19} DNA 阳性)，先后有 6 次发作：发热、皮疹、关节痛、四肢远端麻木、刺痛，在缓解期间肢端仍有游走性麻木。此患者显然表现为慢性迁延型 B_{19} 病毒感染，其原因尚不清楚。

5. 宫内感染　孕妇感染 HPV B_{19} 后可以传播给胎儿，容易引起流产和死胎。已从死胎的心、肝、脾、肾、肺等细胞中检测出了 HPV B_{19} DNA，有的查到了病毒颗粒。胎儿明显贫血、高度水肿，可有心包、胸腔、腹腔积液。发生率各家报道不一，有一组为 38%(14/37)，英国报道为 9.8%，美国 CDC 报道为 4%。HPV B_{19} 感染动物可致畸胎，人类是否致畸尚不能肯定，现仅有个例报道(胎儿眼晶体缺如)，需做更多研究。

6. 其他疾病　HPV B_{19} 可侵犯全身多种脏器和组织，故可引起多种疾病。近 5 年来有病例报道如下。①心肌炎：多为婴幼儿和儿童，急性暴发型表现，很快死于心衰，有做心脏移植成活者，亦有呈慢性心肌炎表现者。心肌呈淋巴细胞浸润性炎症。②急性肝炎：肝功能可有程度不等的受损表现。肝移植后 HPV B_{19} 感染可引起急性暴发型肝炎和再生障碍性贫血危象。③脑膜炎：已有数例临床报告，表现为无菌性脑膜炎，从 CSF 中检出 HPV B_{19} DNA。④尚有呼吸窘迫症、Still 病、慢性疲劳综合征等不同临床表现的病例报道，除 HPV B_{19} DNA 或特异性 IgM 抗体阳性外，未找到其他病原。

【实验室检查】

1. 血象检查 外周血白细胞可轻度减低或正常，有再生障碍性贫血危象者血红蛋白和血小板可减低。

2. HPV B_{19} DNA 检查 PCR 法可从患者血清、脑脊液及病变组织检测到 DNA，为确诊手段。

3. 免疫学检查 可用放射免疫法或 ELISA 法检测血清中的 HPV B_{19} 抗原，用的更多的为检测 HPV B_{19} 的 IgM 抗体，病期 1 周时即可达高峰，持续 2 个月后下降，故有现症感染的诊断价值。IgG 抗体出现稍晚，可持续很长时间，有保护作用。

【诊断】 传染性红斑、血管性紫癜等疾病在局部地区流行，并与患者有接触历史者，可作为诊断的参考。临床上有发热，特别是出现皮疹的患者应考虑到本病毒感染的可能。溶血性贫血的患者出现再生障碍性贫血危象时应考虑本病的可能。确诊必须进行病原学及免疫学检查。可用斑点杂交或 PCR 检查血中 HPV B_{19} DNA，用 RIA 法查 HPV B_{19} 抗原。起病 1 周时可查特异性 IgM 抗体，IgG 抗体从阴性转为阳性亦有意义。

【治疗及预防】 尚无抗病毒治疗的报道。本病多呈自限过程，预后良好。病情较重者需予以对症处理，再生障碍性贫血危象患者可以输血治疗。关节痛及指趾麻木刺痛者，可予以止痛药及营养周围神经的药物。因免疫功能低下易使感染慢性化，可应用免疫增强剂，病毒血症期可应用大剂量免疫球蛋白（IVIG），小儿每日 400 mg/kg，连用 3～5 d，如为慢性患者则每半月至 1 个月重复 1 次，可取得清除病毒的效果。已有研制的疫苗进行动物试验，有望今后可用于预防。

二、人博卡病毒感染

马亦林

人博卡病毒（human bocavirus，HBoV）是一种新的呼吸道致病病毒，它主要引起儿童呼吸道感染，并且也可与其他病原体合并感染。世界上已有多个国家证实报道，临床上以哮喘性支气管炎为特征，目前对此病原体感染情况尚需进一步累积资料。

【病原学】 HBoV 为一单链线状 DNA 病毒，属于细小病毒科，细小病毒亚科。本病毒于 2005 年 9 月瑞典 Allander 等首先采用随机 PCR 并结合生物信息学方法，从儿童急性呼吸道感染者样本中发现一种细小病毒样核苷酸序列，所推导的氨基酸序列与牛（bovine）细小病毒序列有 42％同源性，和犬（canine）细小病毒序列有 43％同源性，因此，取其两者中的 bo 和 ca 字母组合，命为人博卡病毒。本病毒含有 2 个开放式读码框，分别编码非结构蛋白（NS1）和 2 个衣壳蛋白（VP1、VP2）。从世界各地向 GeneBank 提交的 100 余条的 HBoV 核酸序中，国内罗迪贤等从 5 条全基因测序对比分析，可以分为两个群，即 CRD2、st2 与 CZ643、st1 组成第一群，WLL－1 为第二群，它们间差异不大。

【流行病学】 2005 年 Allander 等首先报道在 17 例婴幼儿下呼吸道感染中发现 HBoV，并有 2 种明显不同基因型流行，近年来在澳大利亚、加拿大、法国、美国、日本等都相继报道本病毒感染存在。从各地报道认为高发年龄为 6 个月至 3 岁的儿童，感染率各地报道不一，大概在 4.4％～5.7％。

HBoV 感染高发季节，在澳大利亚整个冬季均能检出本病毒，但在美国以 1～3 月和 10～12 月检出率最高（5.2％）。本病毒可以单独感染，也可与呼吸道合胞病毒或腺病毒混合感染。

我国赵林清等于 2003 年 11 月至 2004 年 2 月收集的标本以 HBoV 的 NP1 基因作 PCR 基因片段检测 HBoV，阳性检出率为 4.1％，以毛细支气管炎患者中最高（10.9％），而支气管炎患者中为 6.3％。年龄分布为 5 个月至 5 岁，尤其是 1 岁以下的患儿发病最高。国内其他报道 7 例婴幼儿患者均在冬春季发病。

【临床表现与实验室诊断】 潜伏期未明。临床症状主要为发热、干咳、呼吸窘迫、咽喉疼痛及轻微哮喘等。在呼吸道感染患儿中，如出现喘鸣性支气管炎者以本病毒感染可能性最大。血象中的白细胞总数大多正常，C 反应蛋白无异常。X 线胸片改变不明显，仅显双侧肺间质浸润或无异常。

实验室诊断本病毒感染，PCR 技术具有快速、敏感的优点，荧光实时定量技术可提高检出率，但仅用于研究。近来陈汝光等报道用 PCR 扩增病毒的核衣壳蛋白的部分基因，将其克隆至载体，并诱导蛋白的产生，用重组蛋白作包被抗原建立间接酶联免疫检测的方法来筛查阳性的标本。建立间接酶联免疫检测方法已用于筛选阳性标本。

【治疗与预防】 本病毒感染主要以对症治疗为主。处理方法同其他呼吸道病毒感染。

参考文献

［1］ Smith PT，Landry ML，Carey H，et al. Papular-purpuric gloves and socks syndrome associated with acute parvovirus B_{19} infection case report and review [J]. Clin Infect Dis，1998，27：164－168.

[2] Hillingse JG, Jensen IP, Tom-Peterson L, et al. Parvoviurs B_{19} and acute hepatitis in adults [J]. Lancet, 1998, 351: 955-956.

[3] Nigro G., Bastianon V., Colloridiv., et al. Human parvovirus B_{19} infection in infancy associated with acute and chronic lymphocytic myocarditis and high cytokine levels: report of 3 cases and review [J]. Clin Infect Dis, 2000, 31: 65-69.

[4] Tolfvenstam T, Papadogiannakis N, Norbeck O, et al. Frequency of human parvovirus B_{19} infection in intrauterine fetal death [J]. Lancet, 2001, 357: 1494-1497.

[5] Papadogiannakis N., Tofvenstam T., Fischler B., et al. Active, fulminant lethal myocarditis associated with parvovirus B_{19} infection in an infant [J]. Clin Infect Dis, 2002, 35(9): 1027-1031.

[6] Harel L., Straussberg H., Zeharia A., et al. Papular purpuric rash due to parvovirus B_{19} with distribution on the distal extremities and the face [J]. Clin Infect Dis, 2002, 35(12): 1558-1561.

[7] 马亦林.若干与动物相关的病毒性传染病研究近况[J].中华传染病杂志,2008,26(8):505-507.

[8] 周建林,伍严安.人博卡病毒的研究进展[J].医学综述,2009,1(12):1762-1763.

[9] 罗迪贤,刘巧奕,林应标,等.人类博卡病毒基因组序列与进化分析[J].实用预防医学,2006,13(6):1430-1432.

[10] 赵林清,钱渊,朱汝南,等.北京地区婴幼儿急性呼吸道感染与新近报道的人细小病毒相关作的初步研究[J].中华微生物学和免疫学杂志,2006,26(5):385-388.

[11] Allander T, Tammi MT, Eriksson M, et al. Cloning of human parvovirus by molecular screening of respiratory tract samples [J]. Proc Natl Acad Sci USA, 2005, 102(36): 12891-12896.

[12] Lowther SA, Shay DK, Holman RC, et al. Bronchiolitis-associated hospitalization among American Indian and Alaska native children [J]. Pediatr Infect Dis J, 2000, 19(1): 11-17.

第三十六节 慢病毒感染

陈 智

慢病毒感染(slow virus infection)是指病毒显性或隐性感染机体后,经过数年或数十年的潜伏期后发病,病情多为亚急性进行性加重,最终导致死亡。慢病毒感染可分为慢性病毒复制性感染和潜伏性感染,前者是感染性病毒并可用常规方法分离;后者有病毒基因组的持续存在,感染性病毒仅在周期性重新被激活时致病。这类病毒和亚细胞致病因子攻击的主要器官是中枢神经系统,临床上以缓慢进行性表现为主。已知可引起这类慢性进行性神经系统退化性疾病的病毒近20种,其主要病原与疾病见表2-36-1。

表2-36-1 引起中枢神经系统慢病毒感染主要病原与疾病

病原体	疾病名称
副黏病毒科(Paramyxoviridae):麻疹缺损病毒	亚急性硬化性全脑炎/亚急性麻疹后脑白质病
披膜病毒科(Togaviridae):风疹缺损病毒	进行性风疹全脑炎
多瘤病毒科(Polymaviridae)*:JC病毒、BK病毒等	进行性多灶性脑白质病
逆转录病毒科(Retroviridae):人类免疫缺陷病毒	AIDS痴呆综合征

注:*原称为乳多空病毒科(Papovaviridae),1999年国际病毒分类委员会已取消此科,同时设立乳头瘤病毒科(Papillomaviridae)及多瘤病毒科(包括JCV、BKV及SV40)。

慢病毒感染的特征为:①潜伏期长,可达数月至数年。②亚急性或慢性起病,进行性加重,预后不良。③病毒或其他可能的致病因子在体内广泛存在,但病理变化主要在中枢神经系统内,病变较弥散,常为多灶性。④常伴有细胞免疫缺陷,无发热。

一、亚急性硬化性全脑炎

1933年,Dawson报道了世界上首例亚急性硬化性全脑炎(subacute sclerosing panencephalitis, SSPE),患者男性,16岁,临床特征性表现为中枢神经系统进行性损伤、记忆力减退伴有肌阵挛。次年该作者又报道1例确诊为亚急性包涵体脑炎的5岁女孩。在该2例患者脑组织中发现神经元细胞的胞质和核内具有嗜酸性包涵体。以后发现该病可同时累及脑白质和脑灰质。1966年,电镜观察发现患者标本中含有副黏病毒样颗粒,提示可能为麻疹病毒(MV)。此后又在这类患者的血清和脑脊液中测到高滴度的MV抗体。用MV抗体可成功地检测到包涵体内的MV抗原,并可在SSPE患者脑组织中培养出MV。

SSPE是由MV自然感染后接种麻疹活疫苗后引起的,是麻疹的远期并发症。病理表现为亚急性进行性脑组织退行性变化。SSPE发病率约占麻疹患者的1/10万,十分罕见,但预后却极差。

SSPE的好发年龄为5~14岁,男性发病率高于女性。潜伏期从麻疹发病至SSPE发病,短至1个月,长达27年,平均为12.1年;接种活MVa后至SSPE发病,其潜伏期为1个月至9年,平均为7.7年。

【病原学】 麻疹病毒(measles virus, MV)属副黏病毒科,麻疹病毒属,病毒的分子量约为5×10^6,有包膜,表面有突起,长9~15 nm,麻疹病毒的基因组由不分节段的负链RNA组成,长度为16.5 kb。病毒基因组首先转录核衣壳(N)蛋白,其分子量为60 kDa,由细胞的蛋白质水解酶水解成45 kDa和41 kDa两部分。N蛋白可自身装配成核衣壳，包绕病毒基因组和有前导序列的RNA。P蛋白是磷酸化蛋白，分子量为72 kDa，和N蛋白及RNA结合成为复合物，包膜蛋白由M、F和H组成。M蛋白可与跨膜的F和H蛋白的细胞质内部分相互作用，有利于病毒出芽释放。当M蛋白与病毒的RNA蛋白复合物结合后，可抑制病毒核酸转录。在持续感染的麻疹病毒，M蛋白常失去这一抑制转录的功能。F蛋白分子量约为60 kDa，位于病毒的表面，有利于病毒吸附及穿透靶细胞，起感染细胞的作用；H蛋白是与细胞受体结合并有血凝功能的蛋白质，在持续感染的麻疹病毒株中，H蛋白可发生变异而影响其糖基化、聚合及在细胞内的转运。L蛋白与其他负链RNA病毒的聚合酶同源性较高，分子量为248 kDa，与核衣壳有关，参与完成病毒RNA的转录。

麻疹病毒感染机体细胞后，在其表面表达H和F蛋白，使细胞相互融合产生多核细胞或巨细胞。神经系统内通常不形成巨细胞。麻疹病毒感染及感染后的特征是细胞核内有A型Cowdry嗜酸性包涵体。细胞核内包涵体有两种类型，大多是从核仁衍变而来的核体复合物，少数由N蛋白的核聚集物形成。若N蛋白可从细胞质移到细胞核内，可被组装成异常的细胞核衣壳，因缺少病毒RNA、P蛋白和M蛋白，故电镜下仅可见到呈"光滑结构"的物质。

【发病机制和病理】

1. 发病机制 目前认为可能有两方面机制。

(1) *分子生物学机制* 引起SSPE的麻疹毒株有明显的基因特征，以M蛋白和F蛋白较为明显。SSPE毒株的*M*基因发生超突变(hypermutation)，并有起始密码(ATG)和中止密码(TGA)位置的改变，从而使M蛋白的氨基酸数目发生变化。与Edmoston株相比，Yamagata株的M蛋白N末端缺少50个氨基酸，而C末端多出15个氨基酸。SSPE毒株的F蛋白由于C末端碱基发生变异，翻译过程提前终止，使C末端缺少15个氨基酸。1993年Hirano报道3种急性感染麻疹病毒株(Nagahata, Edmoston, Yn)与4种引起SSPE的麻疹病毒株(Biken, Ip-3, Niigate, Yamagata)的M蛋白(matrix蛋白，也称基质蛋白)有所不同，前者均与病毒核衣壳紧密结合，而后者则无此结合。进一步研究发现，Biken株产生变异的M蛋白序列，编码两种抗原性差别较大的M蛋白，其中一种是由丝氨酸变为亮氨酸而引起的抗原变异；Ip-3株也存在产生变异的M蛋白序列，部分可编码一种能产生感染回复体(infectious revertant)的M蛋白，对这些M蛋白的核苷酸进行序列分析，发现在氨基和羧基末端区域存在突变，从而导致M蛋白与核衣壳结合的能力丧失。Baczko等采用分子生物学技术对1例SSPE脑部5个区域(双额、双枕、小脑)的脑组织进行分析，认为变异型毒株至少经历5次偏倚性超突变(biased hypermutation)，即病毒核酸的正股发生由U到C、A到G的突变，并测出变异型M蛋白基因的开放读码框架。Schmid等则采用PCR扩增、体外表达及测序等技术进行研究，发现部分病毒克隆突变从而导致了病毒的F蛋白发生截短、加长、非保守性氨基酸替代等变异，提出F蛋白功能区的改变可能在SSPE中起重要作用。

引起SSPE的麻疹病毒与细胞有较强的结合能力。较少产生游离的病毒，因此也被称为非产生性(nonproductive)或缺陷型(defecive)麻疹病毒。Billeter等的研究结果表明，引起SSPE的麻疹病毒特征是病毒无芽生，病毒膜蛋白表达减弱，尽管机体感染该病毒后可产生较强的免疫反应，但仍不能阻止其在中枢神经系统扩散。经过对5种引起SSPE的麻疹病毒进行测序，并对H蛋白和F蛋白的功能进行分析后，提出麻疹病毒基因突变的发生不仅是麻疹病毒聚合酶错误所导致的个别情况，而且是群体的突变，推测是由于RNA复制或修饰过程中偶然改变形成了双股RNA区域，使两个编码跨膜蛋白的基因区发生功能改变。F和H蛋白相互配合发挥细胞融合功能，因此上述改变可导致局部细胞融合以及使麻疹病毒的核糖核蛋白扩散。Norrby等的研究结果也表明SSPE的分子发病机制是由于M蛋白、F蛋白或血凝素蛋白均存在缺陷表达，使机体免疫系统无法正确识别，导致病毒在脑细胞内持续存在。

有研究证实，SSPE患者脑内含有基因变异的麻疹病毒，Sidhu等在5例SSPE患者剖检脑中采用分子生物学技术对含有变异麻疹病毒的基因组copy-back(回抄)序列进行特异性扩增，获得大量分泌性cDNA，代表了各种缺陷性RNA种类。然后克隆出其中2种缺陷基因，对最常见的一种做了序列分析，确定其来源并证实具有的copy-back性质。

(2) *免疫发病机制* Mehta等采用ELISA配对检测25例SSPE患者、30例多发性硬化症患者及26例其他神经疾病患者的脑脊液和血清中的促炎性细胞因子(proinflammatory cytokines)，包括IL-1β、TNF-α、IL-6、可溶性细胞内黏附分子-1(SICAM-1)等，结果SSPE患者脑脊液中IL-1β的水平明显高于其他两组；脑脊液/血清的IL-1β比例及脑脊液中SICAM-1的水平也高于其他两组。由于目前尚未证实IL-1β能够透过血脑屏障，故上述结果提示IL-1β和SICAM-1可能是在中枢神经系统内合成并在SSPE发病机制中起重要作用。Visudtibhan等用ELISA法对23例SSPE、15例多发性硬化症、15例其他中枢神经系统感染性疾病的脑脊液和血清进行配对检测麻疹特异性IgA，结果与其他两组相比，SSPE组脑脊液中麻疹特异性IgA抗体与血清中的相同抗体的比例增加，认为SSPE患者的中枢神经系统可产生麻疹特异性IgA

抗体。

2. 病理 SSPE的早期组织病理学改变主要来自脑组织活检，以炎症性病变为主，可见脑膜炎和脑炎，累及皮质和皮质下灰、白质，伴胶质细胞增生，血管周围可见浆细胞和淋巴细胞浸润。晚期病例死亡后尸检：大体解剖见脑回变宽变扁，脑沟变窄，皮质变薄，白质扩大，脑萎缩；镜下病理改变主要为神经元坏死和胶质增生，难以见到典型的炎症性改变。核内包涵体是本病的特征性改变之一，可分两型：①cowdry A型，包涵体较大，几乎充满细胞核，包涵体周晕清晰可见。②cowdry B型，与核仁大小相近，无晕，一个细胞核内可见一个至数个包涵体。电镜检查可见包涵体中含有麻疹病毒核壳的典型管状结构。

Nagano等在3例SSPE患者的冰冻脑标本中发现广泛的细胞浸润、脱髓鞘、胶质增生，他们采用双标记免疫细胞化学技术以及细胞特异性标记分析了IL-1β、IL-2、IL-3、TNF、LT(淋巴毒素)和IFN-γ，结果显示这些阳性免疫反应的促炎性细胞因子存在于浸润细胞和剩余细胞中，而在正常脑组织中则未见到任何促炎性细胞因子的反应。

最近，McQuaid等从3例SSPE患者脑组织切片中用DNA原位终末标记法检测细胞凋亡，发现这3例的脑部各区域的神经元、少突胶质细胞、淋巴细胞和大胶质细胞都有不同程度的凋亡，病毒阴性细胞也有凋亡。而在1例非中枢神经系统疾病的脑标本中却未发现明显的细胞凋亡。用免疫组化检测到bcl-2在SSPE脑中表达，其免疫反应活性限于炎性浸润的细胞。提示细胞凋亡和促炎性细胞因子介导的反应可能都是SSPE的重要发病机制。

【临床表现】 SSPE起病隐袭，呈亚急性或慢性进行，病情从智力减退开始，缓慢发展为精神错乱，痉挛性麻痹，昏迷直至死亡。患者往往在2岁前第一次感染麻疹病毒，在2～20岁出现典型的神经系统症状，也有报道32岁以后才发病者。病程可分四期。

第一期(精神及行为障碍期)：病初患儿学习成绩下降，行为轻度异常，以后情感不稳及智能低下，有健忘、淡漠、注意力不集中、言语障碍，逐渐发展为痴呆。早期可出现眼部症状，有时产生视神经乳头水肿，易误诊为脑瘤；还可存在视力障碍，约30%患者单眼或双眼黄斑炎性水肿，继而产生脉络膜视网膜瘢痕，部分病例视网膜黄斑区有色素改变。

第二期(运动障碍期)：可在发病后2个月内出现。以锥体外系症状为主要表现，呈多种形式的手足运动，舞蹈样动作，典型的肌阵挛性抽搐，每分钟4～12次，如癫痫样发作。肌阵挛先发生于头部，后为躯干及四肢；典型的形式是突然坠落以致跌倒，较轻者是伸出的上肢突然下落，也有些患儿的肌阵挛具有明显跳跃性特征，每隔5～10 s重复出现。其他的包括动作性震颤等运动失调，可出现发音及吞咽困难、步行困难，历时1～3个月。

第三期(昏迷、角弓反张期)：去大脑皮质状态或去大脑强直，昏迷，伴自主神经功能紊乱，如体温失调、呼吸不规则、面色苍白、潮红、出汗等。持续1～3个月。

第四期(大脑皮质功能丧失期)：大脑皮质功能几乎完全丧失。眼球浮动、病理性哭笑、肌张力减低、四肢屈曲、头转向一侧、尖叫等，肌阵挛频度有所减少。

早期多不发热或有低热，晚期可有高热。本病预后不良，多数患儿于发病后3～24个月内死亡。常因继发感染、循环衰竭、恶病质等死于疾病第3、第4期。也有经积极治疗患者生存时间得以延长或出现缓解的报道，缓解期可长达数年，总的临床病程可达10～16年。

【诊断】 本病诊断较为困难，1972年Jabbour提出的SSPE诊断标准是：①典型的临床病程；②特殊的脑电图改变；③脑脊液中γ球蛋白升高；④脑脊液中出现高水平的麻疹抗体；⑤脑组织活检或尸检发现全脑炎的病理改变；⑥脑组织中分离培养出麻疹病毒。具备上述6项诊断标准中的4项即可确诊。病理检查结果是确诊最重要的依据。SSPE时特征性神经系统表现、脑脊液中MV抗体升高、脑脊液常规(压力、蛋白质、糖和细胞数)正常，但免疫球蛋白增加、电泳中出现寡克隆带、PCR测得脑组织中麻疹病毒核酸，CT显示脑实质、脑干和小脑萎缩、脑皮质增厚和脑室扩大等，均有助于诊断。

SSPE时脑电图的改变为：背景低平，间隔4～8 s出现2～3 Hz高波幅慢波，持续0.5～2 s，双侧大致对称，顶枕部最明显。此种特征性脑电图又称SSPE波、R波。病程第2期时脑电图改变最为显著，第4期基本消失。

SSPE的影像学：早期CT和MRI可无阳性发现。有人提出疾病初期MRI检查可发现双侧皮质和皮质下白质不对称，以大脑半球后部损害较为明显，其后可见深部白质有高信号改变以及重度脑萎缩，脑实质损害与病期明显相关。另有学者提出，T_2加权时出现高信号改变，累及脑室周围或皮层下白质，后期呈进行性广泛性脑萎缩，见于大脑半球、小脑、脑干。疾病早、中期可见基底节改变，以豆状核损害为多见。

【治疗】 目前缺乏肯定有效的治疗药物，临床上主要以对症治疗和支持疗法为主。曾经试用金刚胺、肾上腺皮质激素、5-溴-2-脱氧嘧啶治疗，均未取得满意效果。Anlar等报道应用IFN-α脑室注射合并口服异丙肌苷(inosiplex)治疗22例SSPE，随访56～108个月，有50%的病例症状缓解，22%的病例病情稳定，与未注射干扰素的患者比较，生存率较高。Tomoda、Hosya等作者采用大剂量利巴韦林加上IFN-α治疗取得较好效果。此外，目前用于治疗病毒感染的各种免疫增强剂如胸腺素、IL-2等，从理论推测也可能有一定的疗效。

【预防】 麻疹疫苗注射是预防本病最有效的方法，自从减毒活疫苗应用后，SSPE的发病率呈明显降低趋势。目前尚无麻疹疫苗引起SSPE的报道。

二、进行性风疹性全脑炎

进行性风疹性全脑炎（progressive rubella panencephalitis, PRP）是由风疹病毒引起的中枢神经系统疾病。

【病原学】 风疹病毒为RNA病毒，属披膜病毒科（Togaviridae），不规则球形，直径约60 nm，呈二十面体，有一层包膜，表面有一直径5～6 nm的突起，含有血凝素。病毒颗粒的分子量为$(2.6 \sim 4) \times 10^7$，其基因组为正链RNA，长度为9 757个核苷酸。风疹病毒在复制过程中首先转录一条24S的次级RNA，编码一条111×10^3的多聚蛋白前体，经蛋白酶切割后裂解为风疹病毒的3种结构蛋白，即衣壳蛋白C、外膜蛋白E1和E2。C蛋白的分子量为3.3～3.8 kDa，由299个氨基酸组成，与风疹病毒40S RNA结合构成核衣壳。由于蛋白质位于病毒的核心部位，其抗体对病毒无中和作用。E1的分子量在风疹病毒结构蛋白中最大，为51.5 kDa，该蛋白从前体蛋白上切割后经过复杂的糖基化过程，分子量增加到60 kDa，位于病毒包膜表面，具有凝集动物和人“O”型红细胞的作用，能刺激机体产生中和抗体和H1抗体。不同风疹病毒株的E1区的氨基酸序列存在差异，但是在抗原表位区，其氨基酸序列均相同。E1共有6个抗原决定簇表位，分别有血凝作用或与产生中和抗体有关。E2也是糖蛋白，具有两种分子量不同的形式，E2a的分子量为47 kDa，E2b为42 kDa。这两种蛋白质氨基酸组成都一样，但后期加工有所区别，不同毒株的糖基化程度有一定差异，从而使其抗原性有所区别。E2只有一个抗原决定簇，可刺激机体产生中和抗体，但其抗原性不如E1强。

【发病机制和病理】 本病的发病机制目前尚不十分明确，由于在部分患者脑组织中未能检出病毒，而在血清及脑脊液中则可检出IgA和IgG型风疹病毒抗体，并可在脑脊液中检出抗原抗体复合物，因此多数学者认为免疫损伤可能是本病的主要原因。

病理改变与SSPE相似，脑膜和血管周围间隙有炎症表现。小脑严重萎缩，脑室扩大，但无包涵体形成。在大脑、小脑的实质内和小血管的壁上有广泛的无定形的嗜碱性沉积物，部分病例见有钙化。

【临床表现】 本病起病隐袭，发病年龄为8～21岁，均为男性。起病表现为行为异常，学习成绩下降，智力进行性减退，动作笨拙。主要表现有步态、躯体和四肢共济失调，常伴有癫痫发作、面肌无力和（或）眼球运动障碍、视神经萎缩等。病情呈进行性加重，持续数月至数年后可发展为完全性痴呆和痉挛性四肢瘫痪，最后死亡。

【实验室检查和辅助检查】 脑脊液检查可见单核细胞及蛋白质增多，IgG明显升高，可出现寡克隆IgG带。血清及脑脊液中抗风疹病毒抗体效价明显增高。脑电图示背景活动常为慢节律，无局灶性表现。CT和MRI检查可发现脑室扩大，特别是第四脑室，并有小脑皮质萎缩。

【诊断和鉴别诊断】 病史中患者母亲孕期有风疹接触或感染史，或患者有明确的风疹感染史，结合临床表现和实验室检查，可作出诊断。该病主要与SSPE相鉴别，但PRP起病年龄较SSPE为大，临床过程相对更为温和，常出现小脑共济失调。血清和脑脊液中可测到IgG风疹抗体，CT和MRI检查可发现脑室扩大及小脑皮质萎缩。

【治疗】 目前尚无具有特效的治疗方法。临床上以支持疗法和对症治疗为主，并应加强护理，防止并发症。有肌阵挛和癫痫发作的患者，可试用氯硝西泮等。目前临床上使用的抗病毒药物和免疫增强剂，如IFN、胸腺肽及转移因子等均可试用，但疗效尚不肯定。Wolinsky JS曾报告使用异丙肌苷治疗取得一定疗效，但由于病例较少，未能得到进一步研究证实。

【预防】 孕妇及婴儿接种风疹疫苗是预防本病的有效方法。

三、进行性多灶性白质脑病

进行性多灶性白质脑病（progressive multifocal leukoencepalopathy, PML）是一种少见的由多瘤病毒科（Polyomaviridae）中的JC病毒（JC为1例患霍奇金病的男性患者的姓名缩写，曾从该患者体内分离出papova-like virus）、BK病毒等持续感染引起免疫功能低下患者的中枢神经系统感染。本病常见于慢性淋巴细胞白血病、淋巴网状细胞肉瘤、恶性组织细胞病、霍奇金病，亦可见于肺癌、乳腺癌或器官移植后使用激素或其他免疫抑制剂的患者，但亦有无原发病的患者。近年有较多报道JC病毒与HIV相互作用，使PML的发病率增高。

【病原学】 本病病原体为多瘤病毒科中JC病毒、BK病毒和SV40等。JC病毒为DNA病毒，病毒颗粒呈球形，平均直径为42.5 nm，呈二十面体立体对称，衣壳有72个壳微粒，无包膜。病毒在细胞核内复制，有潜在致癌性。JC病毒可表达3种结构蛋白（VP1、VP2、VP3抗原）位于病毒颗粒表面。其非结构抗原有T抗原和t抗原，并已证明与多瘤病毒属其他成员BK病毒和SV40存在特异性和共同抗原成分。从大量PML患者的脑、肾组织和正常人尿液中分离到的JC病毒，其抗原变异性主要位于调节区域，编码区域相对较稳定。目前只发现一个血清型。

【流行病学】 JC病毒感染是世界范围分布，在人群中传播相当广泛，原发感染常发生在儿童。据统计成人的JC病毒感染率是50%～90%。原发感染后病毒可在肾组织潜伏下来(即隐匿性感染)，待机体免疫下降或妊娠期间，病毒可重新激活并复制，通过尿排出体外，污染周围环境，以气溶胶方式通过呼吸道传播。

PML在世界少见，发病年龄多在40岁以上，个别报道发生于5～15岁儿童。近年来随着艾滋病的流行，PML的发病率逐渐增多。据估计有2%～5%的艾滋病患者患有本病。艾滋患者PML发生率在某些地区明显高于其他原因导致的免疫抑制患者的发生率(可达80～100倍)。据统计并发PML的艾滋病患者平均生存期为4个月(0.3～18个月)，仅8%患者可超过1年。

【发病机制和病理】

1. 发病机制 可分为3个阶段。

(1) *原发感染* 原发感染多数在儿童和少年，JC病毒抗体从阴性转为阳性的最高发生率年龄组是11～17岁。主要通过呼吸道感染，通常无明显临床症状。

(2) *潜伏感染和再激活* JC病毒原发感染后，经病毒血症到达肾脏，当免疫功能正常，可不出现临床症状，但病毒未被完全消灭，可潜伏在肾组织中或经尿排出体外。当T细胞功能不全时，就失去对病毒的控制，形成持续感染，在肾脏内复制。此时尿中可检出JC病毒，血清效价也升高，见于脏器移植患者、妊娠妇女、老年人、癌症和艾滋病等免疫功能不全者。

(3) *进行性多灶性白质脑病* 当机体免疫功能受损时，机体对病毒感染的敏感性增加，首次感染的病毒或原潜伏在体内(持续感染)被激活复制的JC病毒可通过血脑屏障，选择性地破坏脑组织，造成进行性中枢神经系统多发性脱髓鞘病变。

2. 病理 基本病理表现为JC病毒(或BK病毒)选择性破坏神经细胞，引起脱髓鞘改变。PML的病理损害由感染的显微中心逐渐向外扩散，中心区域寡突神经胶质细胞丢失，核肿大，核旁可有包涵体。由于寡突神经胶质细胞所产生的髓磷质是组成髓鞘的主要成分，当寡突神经胶质细胞受感染时可发生增殖溶解作用，导致特征性的脱髓鞘现象。轻度病理损害主要表现为轴索相对减少，较重的病理损害处可见由多个病灶融合形成的小空洞。所以大体观察便可见到多个灶性肿大的脱髓鞘斑块。星形细胞也发生显著的改变，核呈奇异状，很像转化细胞。神经元普遍减少，炎症反应一般较轻微。

【临床表现】 本病以成年男性为多见，起病隐匿，临床表现具有多样性。常以四肢无力为首发症状，早期可出现进行性精神衰退、性格改变、智力下降、认知障碍、视力丧失、步态不稳、肢体运动不协调、言语障碍和头痛等表现。其特征性临床表现为灶性神经功能障碍，可累及大脑半球。根据其病变部位可出现同侧视野障碍、偏瘫、半侧感觉障碍、失语等，根据其脱髓鞘的范围而导致其他皮质功能障碍。约10%患者有头痛或癫痫的表现。疾病晚期可出现意识障碍，多数病例于起病后6～12个月内死亡。

【诊断】 患者在原有基础疾病(如艾滋病等)的基础上出现灶性神经系统异常的临床表现，应考虑PML的可能。脑脊液检查细胞计数可正常，蛋白质浓度正常或轻度增加。血清学试验常可测出抗JC病毒抗体，但由于JC病毒感染较为普遍，故其诊断价值不高，从脑脊液或血液中分离培养病毒较为困难。PCR可测到PML患者脑脊液中的JC病毒，敏感性和特异性都很高，有助于诊断。大脑活组织检查，常规切片染色后镜检具有确诊价值，组织病理诊断有3个主要特征：脱髓鞘、多形性大星形胶质细胞和细胞核高色素。其他尚可发现神经胶质细胞内含有巨大的细胞核并有结构不清楚的包涵体，细胞核苏木素染色呈高密度。结合免疫组化和核酸杂交检测JC病毒抗原或核酸，具有较高的诊断价值。CT扫描和MRI在探测多发性病损以及区别病变性质、定位方面均有诊断价值，本病白质病变常见于大脑皮质的浅在区域。MRI在艾滋病性痴呆时可以显示白质区有多灶性异常，容易与PML混淆，但前者常无局灶性神经症状及体征。

【治疗】 本病尚无肯定有效的治疗手段。治疗的关键是早期诊断，支持宿主的免疫功能和应用抗病毒药物可能有一定作用。有报道采用阿糖胞苷(cytarabine)，每日1～2 mg/kg静脉滴注或推注，连用5 d，每4周重复1次，见效常在数月之后，该药副作用为胃肠道反应及骨髓造血机制被抑制。其他尚有鞘内注射IFN-β能稳定症状、延长存活期，但因治疗病例过少而难以确定其疗效。

四、艾滋病性痴呆综合征

艾滋病性痴呆综合征(HIV-associated dementia complex，HIV DC)曾有许多名称，包括亚急性脑炎、AIDS痴呆综合征、AIDS性脑病、HIV脑病、HIV脑炎和多核巨细胞脑炎，近来称为HIV相关性主要感知(运动)异常。本病精确的发生率尚不清楚。美国CDC报告有HIV DC者占7.3%。2.8%的成人和5.3%的儿童以HIV DC的表现起病，成人以HIV DC为首发症状者的发生率各家报道不一，为0.8%～2.2%，确诊为AIDS时有4.0%的患者表现有HIV DC。HIV DC在AIDS患者中每年的发生率为7%～14%，AIDS死亡时有1/3表现为痴呆。有研究表明由于应用了齐多夫定，HIV DC的发生率已明显下降，而另一些研究却认为HIV DC的发生率仍保持不变。尸检病理改变与HIV DC的临床一致性各家的报道差别较大，但一致认为有脑病病理改变者的比例明显高于临床表现。

围绕HIV感染者是否早期就有较轻程度的认知障

碍问题，目前仍有不同观点。运用神经生理和电生理的方法对部分早期患者进行研究，发现认知障碍的发生率高于对照组，但大样本前瞻性纵向研究显示其发生率并不高于对照组。有轻微认知障碍者是否就预示着会发展为 HIV DC 仍然有待于进一步研究。

【病理】 HIV DC 者的病理改变是以脑沟增宽、脑室扩大为特征的脑萎缩，也可出现脑膜纤维化。组织病理标志是病毒导致的细胞融合为多核巨细胞，此种特征性细胞仅在 50%的患者中出现。组织学上最常见而且具有鉴别诊断意义的是白质变灰白，伴有星状细胞增生性反应，主要见于周围血管分布区域。在脑室周围和白质中央也可见髓磷脂改变。白质苍白现象常见于脱髓鞘病变，但也可由血-脑屏障受损后血浆蛋白外渗所致。其他显微镜下改变有小神经角质细胞结节、弥漫性星状角质细胞增生和血管周围炎性单核细胞浸润等。大脑部分区域新皮质变薄和神经细胞数量减少也有报道。

【临床表现】 典型的 HIV DC 发生于 AIDS 晚期，与全身系统性疾病同时出现。但极少数情况下是 AIDS 的早期表现，甚至是唯一的表现。HIV DC 的临床特征为隐袭性智力减退，此外还有乏力、懒惰、头痛、孤独和性功能减退。有时这些异常突然发生并可快速进展，并且有遗忘、注意力不集中、工作能力下降。阅读能力下降常是最早的主诉，患者也常被诊断为抑郁症。患者无典型的烦躁不安，睡眠障碍也不多见，但常有局灶性或全身性抽搐。

这些临床症状在早期 HIV DC 与情绪压抑很难区别，需要神经心理学检测以排除那些潜在的可治疗的情感疾病。一般而言，人格和行为的异常是常见的，也是可变的。当 HIV DC 发展至一定程度，可表现间断性或一时性的精神病，通常症状在几个月内不断演变。

HIV DC 和恶病质、脱发、脂溢性皮炎、全身淋巴结病等都是 AIDS 的晚期表现。智力检查所见与皮质下痴呆相一致。两眼迅速扫视运动和随物运动等眼球运动异常也常见。面部表情丧失、声音变低呈单音调。精细运动缓慢、不准确。患者智力减退、姿态不稳、缓慢而笨拙的步态、发声改变等都证明 HIV DC 是皮质下痴呆。

HIV DC 临床分期：

(1) 早期 认知觉——短期记忆丧失，注意力分散、综合理解力低、反应迟缓、大脑额叶功能轻度受损；行为——感情淡漠、易激动、社会行为退缩；运动——步态不稳、行动迟缓、书写困难、语言障碍、反射亢进、虚弱表现；感情——压抑、精神病症状、轻度躁狂。

(2) 后期 认知觉——严重记忆受损、严重注意力分散、大脑额叶重度损伤；行为——行为失控、社会活动严重退缩；运动——迟缓、痉挛状态、大小便失禁、共济失调；感情——压抑、精神病症状、躁狂。

(3) 末期 失语症、缄默症、大小便失禁、肌肉痉挛、癫痫。

【诊断】 脑脊液检查对本病无确诊价值，1/5 的患者有单核细胞数增加，一般在 50×10^6/L 以下。2/3 的患者蛋白质增加，一般在 2.0 g/L(200 mg/dl)以下。HIV 特异性抗体在鞘内合成及寡克隆带的出现并不预示着疾病在中枢神经系统的发展，HIV DC 的其他特征性脑脊液实验室检查有：HIV 的 P24 抗原、β_2 微球蛋白、neoptrin 和 TNF 等。但脑脊液分离出 HIV 并非中枢神经系统有病变的标志。

运用影像学最重要的意义是与其他神经疾病鉴别。HIV DC 常见的 CT 表现为脑萎缩，MRI 为白质异常，主要是弥散性、相对对称性 T_2 加权密度增高。当这些损害呈斑片状或点状时易与 PML 相混淆。EEC 或其他电生理检查对 HIV DC 无诊断意义。详细的神经精神检查对确定患者是否有精神抑制状态、病变的范围及治疗的效果都具有一定的价值。

【治疗】 目前，对于 HIV DC 尚无特效治疗手段。经一系列的对照实验证实，无论成人或儿童 AIDS 患者，应用齐多夫定后会造成 HIV DC 加重，剂量越大损害越严重(>100 mg/d)。若出现血液系统毒性则有必要应用促红素或粒细胞集落刺激因子。若患者不能耐受齐多夫定或应用本药无效，常换用二脱氧肌苷(dideoxyinosine)、扎西他滨(zalcitabine)、司他夫定(stavudine)。若蛋白酶抑制剂能很好地通过血-脑屏障则对本病治疗效果良好。

有学者提出多种抗逆转录病毒制剂治疗，如钙通道阻滞剂、*N*-甲基-*D*-天冬氨酸(NMDA)受体拮抗剂等，但都无对照组实验。目前治疗仍以 HAART 为主，研究认为 HAART 能降低 HIV DC 的病死率但并不能将其治愈。

参考文献

[1] 傅希贤. 慢病毒感染[M]//斯崇文，田庚善. 现代传染病治疗学. 合肥：安徽科学技术出版社，1998：247-251.

[2] 姚堃. 副粘病毒科[M]//闻玉梅. 现代医学微生物学. 上海：上海医科大学出版社，1999：1021-1035.

[3] 貌盼勇，何红霞，朱关福. 披膜病毒科[M]//闻玉梅. 现代医学微生物学. 上海：上海医科大学出版社，1999：1181-1192.

[4] 谢玉桃. 乳头瘤病毒科与多瘤病毒种病毒性疾病[M]//刘克洲，陈智. 人类病毒性疾病. 北京：人民卫生出版社，2002：480-485.

[5] Tomoda A, Shiraishi S, Hosoya M, et al. Combined treatment with interferon-alpha and ribavirin for subacute sclerosing panencephalitis [J]. Pediatr Neurol, 2001, 24(1): 54-59.

[6] Hosoya M, Shigeta S, Mori S, et al. High-dose intravenous ribavirin therapy for subacute sclerosing panencephalitis [J]. Antimicrob Agents Chemother, 2001, 45(3): 943-945.

第三十七节　人类嗜T淋巴细胞病毒Ⅰ型和Ⅱ型感染

马亦林

人类嗜T淋巴细胞病毒(human T-lymphotropic virus, HTLV)在分类学上已将其归入第6组(group Ⅵ),即单链RNA逆转录病毒(ssRNA-RT),逆转录病毒科(Retroviridae),正逆转录病毒亚科(Orthoretrovirinae),δ逆转录病毒属(*Deltaretrovirus*),猿猴嗜T淋巴细胞病毒种(Simian T-lymphotropic virus)及人类嗜T淋巴细胞病毒血清型,可分两个亚型:HTLV-Ⅰ型及HTLV-Ⅱ型。近来又在非洲喀麦隆居民中发现HTLV-Ⅳ型及HTLV-Ⅴ型(与猴类中STLV-3传播相关性),尚待病毒分子学进一步充实。本节仅将HTLV-Ⅰ型及HTLV-Ⅱ型感染加以阐述。HTLV在人类中可引起多种疾病:HTLV-Ⅰ可引起成人T淋巴细胞白血病(淋巴瘤)[adult T-cell leukemia (lymphoma), ATL]、热带痉挛性下肢轻瘫(HTLV相关性脊髓病)[tropical spastic paraparesis (HTLV-associated myelopathy)]等;HTLV-Ⅱ也可引起HTLV相关性脊髓病,也曾认为与T毛细胞(巨粒细胞)白血病[T-hairy cell (large granulocytic) leukemia]相关。

【病原学】 HTLV属逆转录病毒,含有RNA和逆转录酶,是致瘤性RNA病毒。在电镜下病毒颗粒呈球形,直径为100 nm,其内部核心由结构蛋白组成核壳体、衣壳与基质(亦称为P15、P24和P19 gag蛋白)围绕着病毒RNA及多聚酶,外层为病毒包膜糖蛋白(表面和跨膜糖蛋白——分别称为gp46和gp21)镶嵌在双层脂质膜中。病毒基因组为30～35S正股单链RNA,长度约为10 kb,具有逆转录酶活性。基因组按照从5′→3′端次序排列为*gag-pol-env* 3个结构基因和*tax*、*rex* 2个调节基因,两端为LTR(长末端重复序列:R、U5、U3)。HTLV-Ⅰ和HTLV-Ⅱ总序列中有65%核苷酸同源性,但在LTR序列中同源性最低(30%),而在3′*tax*/*rex*调节基因中是最高(75%～80%)。

HTLV基因编码:①*gag*基因编码产生P19、P24、P15抗原。②*pol*基因编码产生逆转录酶(P95)、RnaseH和整合酶。③*env*基因编码产物为糖蛋白(gp61、gp69)可与CD4分子结合,并进一步裂解分别为gp46和gp21,前者分布在细胞表面,后者为跨膜蛋白。④此类病毒在基因3′末端有独特部位,称为PX,包括有4个小开放读码框(small ORFs)即X-Ⅰ、X-Ⅱ、X-Ⅲ和X-Ⅳ。其中X-Ⅲ和X-Ⅳ分别在HTLV-Ⅰ和HTLV-Ⅱ中编码调节基因*rex*(P27rex、P26rex)和*tax*(P40tax、P37tax)(图2-37-1)。

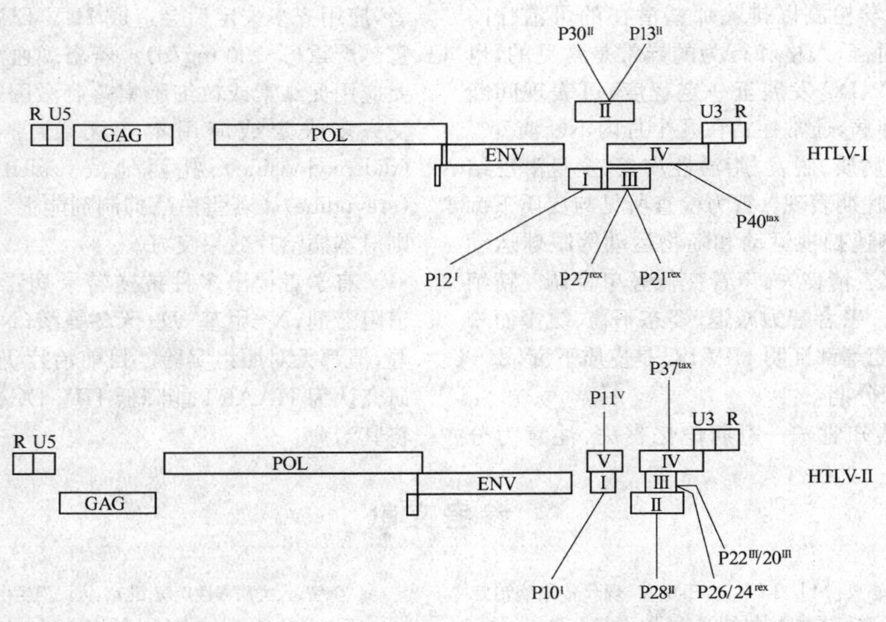

图2-37-1　HTLV-Ⅰ和HTLV-Ⅱ基因结构图

(引自 Ifthikharuddin JJ)

HTLV抵抗力不强,在外环境中易受热、干燥、阳光、脂溶剂等灭活,但在低温下稳定,于20%胎牛血清中置-70℃冰箱可长期保存其感染力。

【流行病学】 经调查发现与HTLV相关的疾病已

在世界各地散发，主要在日本西南部、美洲的加勒比海地区、非洲的尼日利亚北部、美国南部及南美部分地区呈地方性流行。国内曾毅等对 29 个省、市、自治区人群的调查发现，中国大陆正常成人 HTLV-Ⅰ抗体阴性，少数阳性者均与跟日本人接触有关。我国东南沿海地区的地理位置和气候与日本西南部相似，且人员交往密切，可能在人群中有本病毒感染存在。吕联煌等已在福建沿海发现了小流行区。

HTLV-Ⅰ(Ⅱ)主要经血液传播，其途径可能有 4 条：①输血传播，如接受 HTLV 阳性血液者，其发生感染的概率约为 50%。②静脉吸毒传播。③性接触传播，男性的精液和女性阴道分泌物中含有 HTLV。④母婴传播，HTLV-Ⅰ阳性的母亲，其乳汁中单核细胞的 HTLV-Ⅰ阳性率高达 30%。也可能存在母胎传播。

2008 年 Matsumoto 等调查意外发现，受 HTLV-Ⅰ感染者可降低胃癌的发病率，作者从 5 686 例 40 岁以上受试者发现 HTLV-Ⅰ抗体阳性者中发生胃癌为 2.8%，而阴性者中有 7.0%(OR：0.38，P：0.002 8)，提示 HTLV 感染可降低胃癌发病的危险性。Blaster 等认为与 HTLV-Ⅰ可抑制幽门螺杆菌的感染有关。

【发病机制】 HTLV 进入人体后，通过包膜糖蛋白分子与血液及组织中 $CD4^+$ T 淋巴细胞上 CD4 分子结合而侵入细胞，其基因组在逆转录酶作用下形成前病毒 DNA，并在宿主细胞染色体的许多位点整合，使受染 T 淋巴细胞增生转化，最后发展为 T 淋巴细胞白血病。

HTLV-Ⅰ型病毒诱发成人 T 淋巴细胞白血病(淋巴瘤)的具体机制尚未完全明确。近年来认为与 *tax* 基因相应编码的 $P40^{XI}$ 和 $P37^{XII}$，具有反式作用的激活蛋白有关。$P40^{XI}$ 作为一种反式激活转录因子(trans-acting factor)可活化长末端重复序列(LTR)中的启动子和增强子及远隔的某些细胞基因等，诱导细胞产生 IL-2 和 IL-2R，刺激感染细胞 $CD4^+$ T 淋巴细胞，使其不断增生和分裂，达到不可控制的程度，进而发生白血病。

HTLV-Ⅰ(Ⅱ)型病毒感染者血清中可出现针对各种病毒多肽的特异性抗体，大部分抗体无保护性，对 env 抗原的抗体虽有一定中和作用，但保护性较弱。体外实验提示，细胞免疫可能对抗肿瘤和杀伤 HTLV-Ⅰ有重要作用。

【临床表现】 本病潜伏期不定，长者可于感染 HTLV 后数年至数十年才出现临床症状。近来发现与 HTLV 相关性疾病较多，具体见表 2-37-1。

表 2-37-1 HTLV 相关性疾病

诊 断	综合征状态	相关性强度
HTLV-Ⅰ相关性疾病		
ATL	成熟 T 淋巴细胞侵袭性淋巴组织增生性恶变	强
热带痉挛性下肢轻瘫(TSP)[HTLV 相关性脊髓病(HAM)]	脊髓长运动轴慢性进行性脱髓鞘综合征	强
多发性肌炎	骨骼肌变性炎症综合征	很可能
散发性包涵体性体部肌炎	近来发现 HTLV 相关炎症性肌病	可能
感染性皮炎	儿童慢性普遍性皮肤湿疹，潜在的脊髓发育不良综合征和免疫缺陷	强
干燥性角结膜炎(葡萄膜炎)	眼部恶性浸润及眼色素层炎症浸润	强
HTLV 相关关节炎	大关节多关节病：类风湿因子阳性伴有与 HTLV-Ⅰ阳性细胞浸润滑液者	可能
免疫缺损	亚临床(如 PPD 反应低下者和在西非的临床结核病)或临床(如症状性类圆线虫病治疗反应差者)	可能
其他临床杂症	Sjogren 综合征、间质性肺炎、伴有单克隆 HTLV-Ⅰ整合的小细胞肺癌和侵袭性颈部癌等病例报告	未确定
HTLV-Ⅱ相关疾病		
HTLV 相关脊髓病	与 HTLV-Ⅱ相关的 TSP(HAM)病例报告增加，神经系统累及的若干共济失调型病例报告等	确定(甚少)
T 毛细胞(巨粒细胞)白血病	伴单克隆或多克隆整合的 T 细胞(NK 细胞)恶性变病例报告	可能

1. 健康带病毒状态 在 ATL 高发区人群中可测出 HTLV-Ⅰ抗体，从 HTLV-Ⅰ抗体阳性的淋巴细胞培养中分离出 HTLV 可达 95%～98%，因而抗体阳性均为 HTLV 携带者。每年从这些携带者发展为 ALT 约 1.5/1 000(男)和 0.5/1 000(女)。

2. ATL 主要由 HTLV-Ⅰ所引起。根据临床表现，Shimoyama 将其分为 4 个亚型。

(1) 隐袭型 ATL 隐袭型(smoldering)ATL 特征为异常 T 淋巴细胞占外周血中正常淋巴细胞总数的 3%～5%，并伴有皮肤损害，偶可累及肺部。但无高钙血症、淋巴结病或内脏损害。血清 LDH 水平可有升高。此型进展较慢，常可延续数年。

(2) 慢性型 ATL 其特征为淋巴细胞绝对数增多(4×10^9/L 以上)，并伴 T 淋巴细胞增多症(超过 3.5×

10^9/L)，血清 LDH 升高达正常值 2 倍。且有淋巴结病、肝脾肿大、皮肤及肺部受损等表现。无高钙血症、腹水及胸腔积液，或中枢神经系统、骨或胃肠道受损的存在。本型患者平均存活时间是 24 个月。

(3) 淋巴瘤型 ATL　无淋巴细胞增多的淋巴结病。必须有组织病理学证实为淋巴瘤。此型平均存活约 10 个月。

(4) 急性型 ATL　包括一些留下来的及有白血病或伴血液中有白血病细胞的高度非霍奇金淋巴瘤表现的患者中发生(55%～75%从各类 ATL 病例中发生)。常见有高钙血症、溶解性骨损伤和内脏损害。可以从隐袭性或慢性期病程中任何阶段转变为急性型。本型预后差，平均存活期只有 6.2 个月。

3. 中枢神经系统损害　多见于 40～50 岁 HTLV-Ⅰ感染者，可表现有软脑膜病变症状，如脑膜刺激征症状、神智改变等；脊髓病变症状，如下肢无力、趾端麻木或感觉丧失及下肢痉挛性轻瘫(TSP)。HTLV-Ⅱ相关脊髓病在供血者中发现的病例有所增加。

4. T 毛细胞(巨粒细胞)白血病　一直认为本病与 HTLV-Ⅱ相关，近来发现相关性可能性不大。常见有发热、贫血及脾肿大为其特征，同时伴有脾功能亢进、门静脉高压及腹水等。外周血及骨髓可找到多毛细胞，并有高水平的 TNF-α 等。

【实验室检查】　实验室检查是诊断 HTLV 感染的重要依据，主要有以下几方面。

1. 细胞学检查　可作外周血或骨髓细胞学检查。ATL 的诊断依据是发现其异常的白血病细胞，即中等大小的异常淋巴细胞，胞质较少，无颗粒，有时含空泡。急性型 ATL 可见细胞核不规则，呈多形状改变，扭曲畸形或分叶状，称为花瓣细胞(flower cell)；慢性型可见较小而有切迹的核裂细胞(cleaved cell)；隐袭型也可见有特征性的细胞形态(图 2-37-2)。细胞化学染色：糖原染色呈阳性，酸性磷酸酶呈弱阳性或阴性。

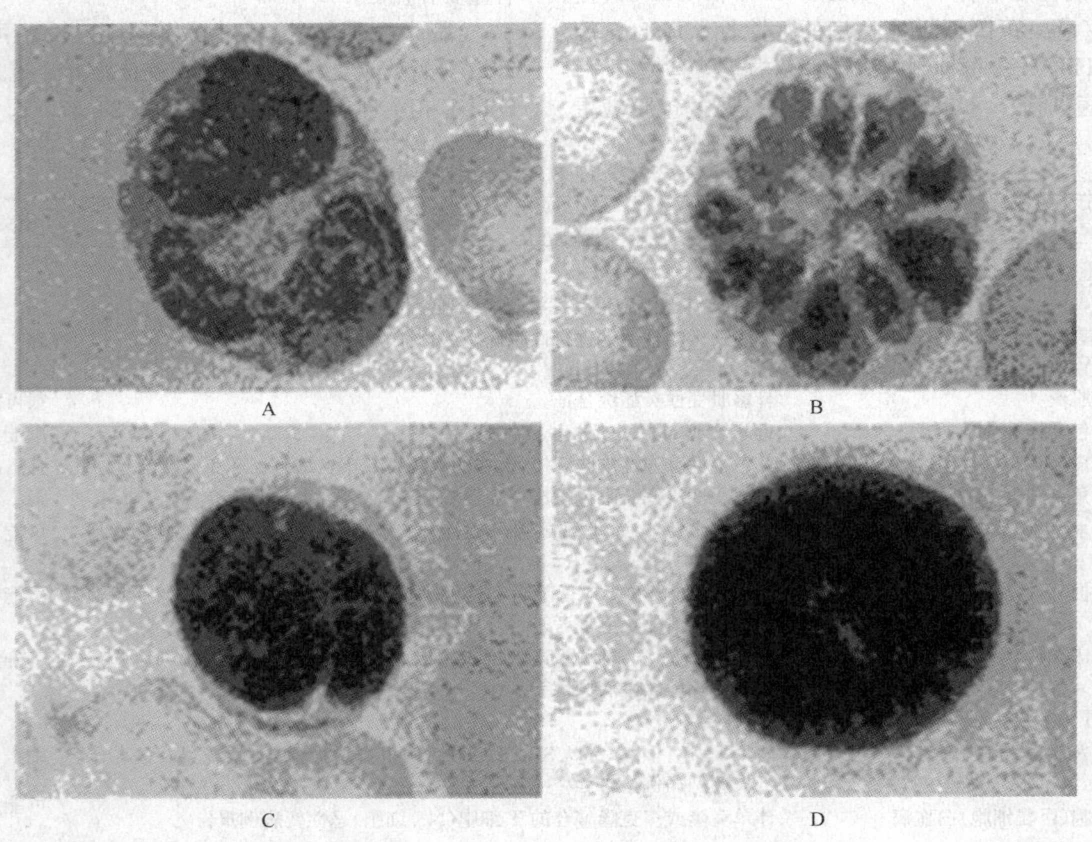

图 2-37-2　成人 ATL 不同亚型的白血病细胞形态图

(引自 Blanner WA)

A 与 B. 急性型的多叶形态，B 可见花瓣细胞；C. 慢性型，可见典型的核裂细胞；D. 隐袭型 ATL 典型的细胞形态

2. 血清 HTLV-Ⅰ(Ⅱ)抗体检测　目前多采用 IFA、明胶颗粒凝集反应(GPA)、放射免疫测定(RIA)、ELISA 及蛋白印迹试验(WB)。抗原常用 HTLV 感染细胞系裂解物、纯化的病毒体或多肽、合成多肽或重组多肽等。其中 ELISA 是目前最常用的检测方法。

3. HTLV 病毒颗粒及其抗原检测　取 ATL 患者或 HTLV 携带者新鲜血液分离的外周淋巴细胞，经处理后置 37℃ 5% CO_2 孵箱中培养 3～6 周，用电镜观察

细胞的病毒颗粒或用免疫荧光法检查细胞表面的病毒抗原。

4. HTLV 的 PCR 法检测 选择 HTLV 的 *gag*、*pol*、*env* 基因中保守区设计 HTLV－Ⅰ和 HTLV－Ⅱ的公共引物和探针，进行 PCR 反应。

5. 脑脊液检查 对有中枢神经系统症状患者，可取其脑脊液检查。一般蛋白质含量较高，可达 210 g/L，γ 球蛋白水平高。有高滴度 HTLV 抗体，并有淋巴细胞和 ATL 样细胞。

【预后】 据日本报道患 ATL 各亚型经多种药物联合化疗后，其 5 年存活率隐袭型为 70%，慢性型为 20%，淋巴瘤型仅 5%。

【治疗和预防】 至今尚无有效治疗方法及抗病毒药物，ATL 预后极差，甚少自行缓解，慢性型多在诊断明确后几年内死亡。在急性期 ATL 患者可接受化学治疗，如 CHOP(环磷酰胺、多柔比星、长春新碱和泼尼松)，但常规治疗收效有限。据 Taguchi 等报道在粒细胞集落刺激因子支持下(recombinant human G－CSF，商品名：惠尔血、吉粒芬)由依托泊苷(etoposide)、长春地辛(vindesine)、雷莫司汀(ranimustine)和米托蒽醌(mitoxantrone)联合的 CHOP 治疗可有 35.8%获得完全缓解。提高化疗剂量、自体或异体骨髓移植或干细胞移植治疗 ATL 的作用尚缺乏资料。核苷类似物 deoxycoformycin 对有些病例有效。TFN 对 HTLV－Ⅰ在体外有抑制作用，但在体内仅 10%病例有应答，如加用抗病毒药齐多夫定(AZT)可增加至 26%病例应答。有报告应用单克隆抗体(钇^{90}结合的 Tac 抗体)正对 ATL 细胞基本表达 IL－2 受体 α 链靶位，16 例中有 2 例完全缓解，有 7 例部分缓解，包括血清钙水平正常化及肝功能改善等。

HTLV 传染性较低，其预防原则如下：供血员应接受 HTLV 检测，阳性者应剔除；HTLV 阳性的母亲应避免哺乳；正确使用安全套。HTLV 疫苗正在研制中。

参考文献

[1] 冯铁建. 人类嗜 T 细胞病毒Ⅰ型/Ⅱ型[M]//王秀茹. 预防医学微生物学及检验技术. 北京：人民卫生出版社，2002：529－532.

[2] 蒋峰，蔡季平，陈锦昌，等. HTLV－Ⅰ感染者的眼部临床表现[J]. 国际眼科杂志，2006，6(2)：456－459.

[3] Blattner WA. Retroviruses other than HIV [M]// Goldman L，Ausiello D. Cecil medicine. 23rd ed. Boston：Saunders，2008：2510－2514.

[4] Ifthikharuddin JJ，Rosenblatt JD. Human T－cell lymphotropic virus types Ⅰ and Ⅱ [M]. 15th ed. Harcourt Asia：Churchill Livingstone，2000：1862－1869.

[5] Mahieux R，Gessain A. The human HTLV－Ⅲ and HTLV－Ⅳ retroviruses：new members of the HTLV family [J]. Pathol Biol (Paris)，2009，57(2)：161－166.

第三十八节 传染性非典型肺炎

谢奇峰

传染性非典型肺炎(infectious atypical pneumonia)是由一种新的冠状病毒引起的急性呼吸系统传染病，WHO 称为严重急性呼吸综合征(severe acute respiratory syndrome，SARS)。主要通过短距离飞沫、接触患者呼吸道分泌物及密切接触传播。临床上以起病急、发热、头痛、肌肉酸痛、乏力、干咳少痰、腹泻、白细胞减少等为特征，严重者出现气促或呼吸窘迫。

非典型肺炎(atypical pneumonia)于 1938 年首先由 Hobart Reiman 描述并命名。被报道的患者以轻度呼吸道不适起病表现为干咳少痰、呼吸困难，而肺部无明显体征，这与当时的典型肺炎，也即肺炎球菌等引起的肺炎不一致，所以称为非典型肺炎。随后陆续发现非典型肺炎的主要病原体是肺炎支原体、肺炎衣原体和军团菌，其他少见的病原体包括鹦鹉热衣原体、沙眼衣原体、Q 热立克次体和呼吸道病毒等。与主要由肺炎球菌、流感嗜血杆菌、卡他莫拉菌、葡萄球菌和肺炎克雷伯菌等细菌引起的典型肺炎相比较，非典型肺炎的症状、肺部体征和外周血象改变并不十分明显和突出，除军团菌非典型肺炎外一般较轻，其病原体以常规培养基常不能检出，并且除病毒外多对大环内酯类及四环素类抗生素敏感。传染性非典型肺炎是一种新的呼吸道疾病，其临床表现和实验室改变等部分与典型肺炎或其他非典型肺炎相类似，但又具有像传染性强等一些自身的特点和规律，故我国医务工作者将其命名为传染性非典型肺炎。

传染性非典型肺炎于 2002 年 11 月中旬首先在广东被我国医学工作者所发现，其后约在半年的时间内，很快流行于中国的大陆、香港、台湾，并迅速蔓延至越南、加拿大、新加坡、美国以及欧洲等。各国的专业工作者在本病的病原学、流行病学、临床特点等方面的研究取得了瞩目的进展，尤其是我国的医学工作者们，在付出艰苦的努力和牺牲后，在本病的传播途径、潜伏期、临床诊断与治疗、预防和控制等诸多方面的调查或研究取得了举世公认的成绩。但整体而言，本病大部分领域还有许多问题有待阐明，部分内容如病理解剖和发病机制、病原治疗等知之甚少，需要进一步广泛、深入的研究和资料积累。

【病原学】 2003 年 3 月香港大学专家采用 Vero 细胞培养方法，首先从传染性非典型肺炎患者鼻咽标本中分离培养出一种冠状病毒，并证实是引起传染性非典型肺炎的病原体，命名为 SARS 冠状病毒（SARS coronavirus，SARS－CoV）。2003 年 4 月加拿大专家完成该病毒的全基因组序列测定，发现 SARS－CoV 核苷酸和氨基酸序列与已知人类和动物冠状病毒序列的同源性差异较大，是一种新的冠状病毒，属于巢状病毒目，冠状病毒科，冠状病毒属。SARS－CoV 是一种单股正链 RNA 病毒，基因组全长 29 206～29 736 个核苷酸。其基因组两侧 5′和 3′末端分别具有一个甲基化的帽子结构及聚（A）尾，中间为开放读码框，编码突起蛋白（S）、包膜蛋白（E）、基质膜蛋白（M）、核衣壳蛋白（N）等结构蛋白和 RNA 依赖 RNA 聚合酶等一些非结构蛋白（图 2－38－1），这些蛋白的顺序和大小都和其他冠状病毒差不多。S 蛋白是膜蛋白，其构成病毒的包膜子粒，是病毒感染宿主细胞的主要成分。M 蛋白是冠状病毒外膜最主要的成分，尽管不同病毒的 M 蛋白在序列上变化很大，但在蛋白质整体的化学性质上则存在很大的保守性，其一般特征是 3 个疏水域以及伴随交叉出现的亲水域，M 蛋白在病毒的装配中起着重要作用。E 蛋白跨膜结构定位于第 12～34 残基，为疏水区。N 末端的 11 个氨基酸残基位于病毒颗粒内部，而亲水尾暴露于胞质侧。E 蛋白目前研究得不多，但其对病毒粒子的形成起着相当重要的作用，由于 E 蛋白很小，因此可以利用核磁等方式测其结构，以研究其功能。N 蛋白具有所有其他冠状病毒 N 蛋白类似的特征，而且此蛋白与人类自身的核内蛋白十分相似，有报道其具有定位到核内的特性，而且此性质可能存在非常重要的意义，比如抑制宿主核酸的复制，导致细胞周期延迟等。

SARS－CoV 能在 Vero 细胞、狗肾细胞、人胚肾细胞、人胚肺细胞、人横纹肌肿瘤细胞等细胞系中培养繁殖，目前实验显示 Vero E6 是最为敏感的细胞系。在 Vero 细胞中培养 5 d 便可出现细胞病变，在细胞的粗面内质网和囊泡内质膜表面及细胞外均可见病毒颗粒。电镜下病毒颗粒直径 80～140 nm，周围有鼓锤状冠状突起，突起之间的间歇较宽，病毒外形呈日冕状（图 2－38－2）。将 SARS－CoV 接种于猿猴，可出现与人类相同的临床表现和病理改变，一些小型哺乳动物如白鼬和家猫对 SARS－CoV 亦易感。虽然在果子狸和貉等动物体内发现与 SARS－CoV 同源性在 99%以上的 SARS 样冠状病毒，它们并无人类传染性非典型肺炎相似的临床表现，能否作为传染性非典型肺炎理想的动物模型有待探讨。

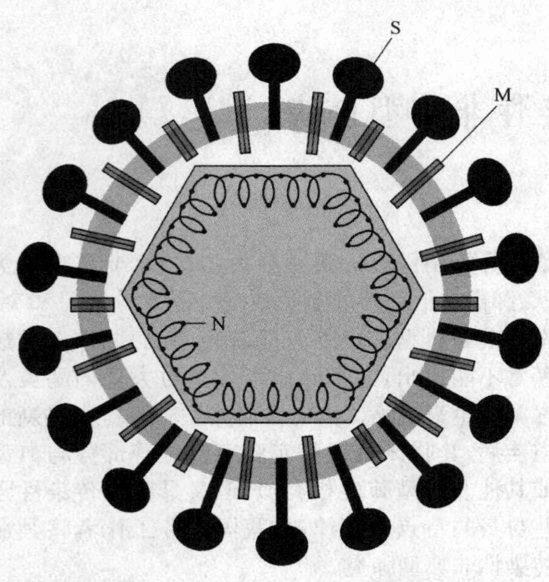

图 2－38－1　冠状病毒结构模式图
S：突起蛋白；M：基质膜蛋白；N：核衣壳蛋白

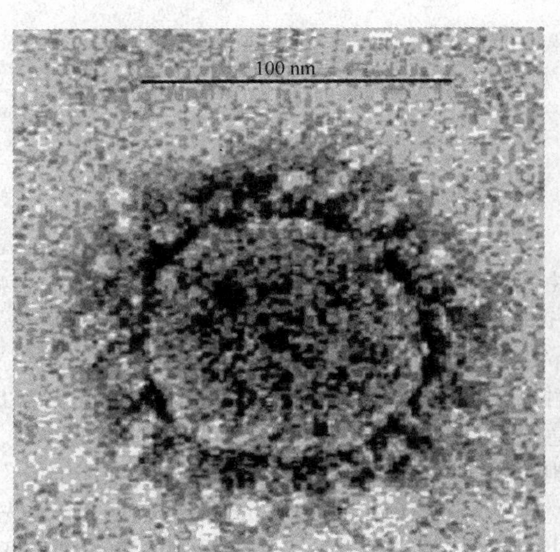

图 2－38－2　SARS 冠状病毒在电镜下的特征

SARS－CoV 对外界的抵抗力和稳定性要强于其他人类冠状病毒。在干燥塑料表面最长可活 4 d，尿液中至少 1 d，腹泻患者粪便中至少 4 d 以上。病毒可在 4℃温度培养存活 21 d，－80℃保存稳定性佳。表明该病毒在这些条件下比人类已知的其他冠状病毒稳定。但当暴露于常用的消毒剂或固定剂后即失去感染性。加热到 56℃ 90 min 或 75℃ 30 min 可灭活病毒。

SARS－CoV 特异性 IgM 和 IgG 抗体在起病后

10～14 d出现。IgM抗体在急性期或恢复早期达高峰,约3个月后消失。IgG抗体在病程第3周即可达高滴度,3个月后持续高效价。实验证明IgG抗体可能是保护性抗体,可以中和体外分离到的病毒颗粒。

【流行病学】

1. 传染源 患者是传染性非典型肺炎的主要传染源。急性期患者体内病毒含量高,且症状明显,如打喷嚏、咳嗽等,容易经呼吸道分泌物排出病毒。少数患者有腹泻,排泄物含有病毒。重型患者因为频繁咳嗽或需要气管插管、呼吸机辅助呼吸等,呼吸道分泌物多,成为重要的传染源。尤其值得注意的是,个别患者在本病流行期间可造成数十甚至成百与其接触过的易感者染病,故称之为"超级传播者(super-spreader)"。

依据目前的观察,潜伏期患者和病愈出院的康复者不引起本病的传播。至于隐性感染者是否存在及其作为传染源的意义,迄今尚无足够的资料佐证,由于少数患者发病前并无与传染性非典型肺炎患者的接触史,所以这些人群作为传染源的可能性还是存在的。

有研究表明从果子狸、貉等野生动物体内可分离出与人SARS－CoV基因序列高度同源的冠状病毒,提示这些动物有可能是SARS－CoV的寄生宿主和本病的传染源,但有待证实。

2. 传播途径

(1) 飞沫传播　短距离的飞沫传播,是本病的主要传播途径。SARS冠状病毒存在于呼吸道黏液或纤毛上皮脱落细胞里,当患者咳嗽、打喷嚏或大声讲话时,形成气溶胶颗粒,喷出后被易感者吸入而感染。飞沫在空气中停留的时间短,移动的距离约1 m,故主要感染近距离的易感者。

(2) 接触传播　易感者通过密切接触患者的呼吸道分泌物、消化道排泄物或其他体液,或者间接接触被患者污染的物品,亦可导致感染。

在某些特定的环境因素影响下,患者腹泻物中的病毒可经住宅建筑中的污水排放系统和排气系统造成环境污染,导致较大量的易感者感染。

3. 易感性和免疫力 人群普遍易感。发病者以青壮年居多,儿童和老人较少见。患者家庭成员和收治患者的医务人员属高危人群。患者康复后无再次发病的报告,患病后可能获得一定程度免疫。

4. 流行特征 传染性非典型肺炎于2002年11月中旬最早在广东佛山市被发现,随后在广东河源、中山、顺德等市出现。2003年1月底开始在广州市流行,2月底3月初达高峰。随后蔓延到山西、北京、内蒙古、天津及河北等地,直至5月底6月初为流行末期。2003年2月下旬本病开始在中国香港流行,迅速波及加拿大、新加坡、中国台湾等地。2003年8月16日卫生部公布传染性非典型肺炎在我国24个省、直辖市、自治区,266个县、市流行,共有5 327例患者,死亡349例。按照WHO公布的材料,截至2003年8月,全球约33个国家和地区出现疫情,以中国的大陆、香港和台湾,加拿大及新加坡最为严重,全球累计8 422例,共死亡916例,其中医务人员发病1 725例,约占20%。

本病流行主要发生于冬末春初,有明显的家庭和医院聚集发病现象。社区发病以散发为主,偶见点状暴发流行。主要流行于人口密度集中的大都市,农村地区甚少发病。曾有研究人员在收有SARS－CoV标本的实验室染病的报告。

【发病机制】 目前传染性非典型肺炎的发病机制尚不清楚。重症病例存在较明显的免疫器官损害改变,对主要免疫器官淋巴亚群的定量分析显示,患者疾病后期免疫器官存在淋巴细胞亚群的不同程度减少及比例失衡,且呈距病变肺组织愈近,淋巴结内主要淋巴细胞亚群减少愈甚之势。尽管传染性非典型肺炎的主要靶器官为肺脏,但免疫应答的失衡,乃至紊乱可能贯穿于传染性非典型肺炎发生、发展的疾病过程中。另外,从体外病毒培养分离过程中可观察到对细胞的致病性,推测在人体的SARS－CoV可能对肺组织细胞有直接的损害作用,或(和)通过淋巴细胞、巨噬细胞等效应细胞及其释放的淋巴因子及炎症介质等因素间接引起急性肺损伤。SARS－CoV直接或间接引起肺泡上皮细胞和毛细血管内皮细胞损伤,广泛的肺泡-毛细血管膜的损伤及炎症介质的作用使肺毛细血管通透性增高,引起渗透性肺水肿,及随后透明膜形成及肺不张等。同时血浆蛋白成分渗出到肺间质、肺泡中,使肺组织内渗透压升高,加速血管内容物的渗出,可进一步加重肺水肿和肺泡腔透明膜形成。肺水肿和肺泡透明膜一旦产生,便可通过多个方面影响肺的通气、换气功能,最终导致呼吸衰竭。

【病理解剖】 关于传染性非典型肺炎的病理学研究,国内外研究报道限于死亡病例尸检或穿刺材料研究,鲜见动物实验报道。现阶段的病理研究报道基本限于病变描述。SARS主要累及肺脏,可出现肺泡壁毛细血管高度扩张、充血,通透性明显增加,肺泡间隔内血浆成分及红细胞漏出,以少至中等量淋巴细胞及巨噬细胞为主的炎细胞浸润;肺泡腔内见区域性急性水肿液,可伴肺透明膜的形成,但无明显炎细胞渗出;弥漫性肺泡上皮细胞损伤,表现为肺泡上皮细胞核染色质呈块状,沿核膜边集,部分核呈空泡状,可见肺泡上皮细胞凋亡及脱失,但肺组织内坏死不明显;光镜下肺泡上皮内偶见病毒包涵体样结构。组织化学染色及免疫组织化学染色观察,大约30%以上的肺泡上皮细胞、部分间隔内皮细胞及巨噬细胞内可见红色或紫红色病毒包涵体样颗粒,主要位于细胞胞质内,呈包涵体型或不规则颗粒状。

另外,少数病例可以累及肺外器官,如累及肝脏时,可见肝小叶内轻至中等程度肝细胞大、小泡混合性

脂肪变性及水样变性，累及肾脏时出现肾小管上皮细胞肿胀等。

【临床表现】 潜伏期 1～16 d，常见为 3～5 d。

起病急，以发热为首发症状，可有畏寒，体温常超过 38℃，呈不规则热或弛张热、稽留热等，热程为 1～2 周；伴有头痛、肌肉酸痛、全身乏力，部分患者有腹泻。常无鼻塞、流涕等上呼吸道卡他症状。起病 3～7 d 后出现干咳、少痰，偶有血丝痰，肺部体征不明显，部分患者可闻少许湿啰音。病情于 10～14 d 达到高峰，发热、乏力等感染中毒症状加重，并出现频繁咳嗽、气促和呼吸困难，略有活动则气喘、心悸，被迫卧床休息。这个时期易发生呼吸道的继发感染。病程进入 2～3 周后，发热渐退，其他症状与体征减轻乃至消失。肺部炎症改变的吸收和恢复则较为缓慢，体温正常后仍需 2 周左右才能完全吸收恢复正常。

轻型患者临床症状轻，病程短。重症患者病情重，进展快，易出现呼吸窘迫综合征。儿童患者的病情似较成人轻。有少数患者不以发热为首发症状，尤其是有近期手术史或有基础疾病的患者。

【实验室检查】

1. 血常规 病程初期到中期白细胞计数正常或下降，淋巴细胞计数绝对值常减少，部分病例血小板减少。T 淋巴细胞亚群中 $CD3^+$、$CD4^+$ 及 $CD8^+$ T 淋巴细胞均减少，尤以 $CD4^+$ T 淋巴细胞亚群减低明显。疾病后期多能恢复正常。

2. 血液生化检查 ALT、乳酸脱氢酶(LDH)及其同功酶等均有不同程度升高。血气分析可发现血氧饱和度降低。

3. 血清学检测 国内已建立 IFA 和 ELISA 来检测血清中 SARS－CoV 特异性抗体。初步应用结果表明，两法对 IgG 型抗体检测的敏感性约为 91%，特异性约为 97%。IgG 型抗体在起病后第 1 周检出率低或检不出，第 2 周末检出率 80%以上，第 3 周末 95%以上，且效价持续升高，在病后第 6 个月仍保持高滴度。IgM 型抗体起病后第 1 周出现，在恢复早期达高峰，3 个月后消失。

4. 分子生物学检测 以 RT－PCR 法检查患者血液、呼吸道分泌物、大便等标本中 SARS－CoV 的 RNA。

5. 细胞培养分离病毒 将患者标本接种到 Vero 细胞中进行培养，分离到病毒后，还应以 RT－PCR 法来鉴定是否为 SARS－CoV。

6. 影像学检查 绝大部分患者在起病早期即有胸部 X 线检查异常，多呈斑片状或网状改变。起病初期常呈单灶病变，短期内病灶迅速增多，常累及双肺或单肺多叶。部分患者进展迅速，呈大片状阴影。重症患者 X 线胸片显示双肺野密度普遍增高，心影轮廓消失，称为“白肺”。双肺周边区域累及较为常见，而胸腔积液、空洞形成以及肺门淋巴结增大等表现则较少见。对于胸片无病变而临床又怀疑为本病的患者，1～2 d 内要复查胸部 X 线检查。胸部 CT 检查以玻璃样改变最多见。肺部阴影吸收、消散较慢；阴影改变与临床症状体征有时可不一致。

【诊断】 由于病原学检测方法及其诊断价值尚在发展和验证阶段，目前缺乏特异性、敏感性俱佳且有早期诊断意义的较为成熟的实验室诊断方法。传染性非典型肺炎须在综合流行病学史、临床表现、初步的实验室检查以及诊断性治疗等的基础上建立临床诊断。

1. 诊断依据

(1) 流行病学资料

1) 与发病者有密切接触史或属受传染的群体发病者之一，或有明确传染他人的证据。

2) 发病前 2 周内曾到过或居住于报告有传染性非典型肺炎患者并出现继发感染疫情的区域。

(2) 症状与体征 起病急，以发热为首发症状，体温一般>38℃，偶有畏寒；可伴有头痛、关节酸痛、肌肉酸痛、乏力、腹泻；常无上呼吸道卡他症状；可有咳嗽，多为干咳、少痰，偶有血丝痰；可有胸闷，严重者出现呼吸加速、气促，或明显呼吸窘迫。肺部体征不明显，部分患者可闻及少许湿啰音，或有肺实变体征。有少数患者不以发热为首发症状。

(3) 实验室检查 外周血白细胞计数一般不升高或降低；常有淋巴细胞计数减少。

(4) 胸部 X 线检查 肺部有不同程度的片状、斑片状浸润性阴影或呈网状改变，部分患者进展迅速，呈大片状阴影；常为多叶或双侧改变，阴影吸收消散较慢；肺部阴影与症状体征可不一致。若检查结果阴性，1～2 d 后应予复查。

(5) 抗菌药物治疗 无明显效果。

2. 诊断标准

(1) 临床诊断病例 对于有传染性非典型肺炎流行病学依据，有症状，有肺部 X 线影像改变，并能排除其他疾病诊断者，可以作出传染性非典型肺炎临床诊断。

在临床诊断的基础上，若分泌物 SARS－CoV RNA 检测阳性，或血清 SARS－CoV 抗体阳转，或抗体滴度 4 倍及以上增高，则可作出确定诊断。

(2) 疑似病例 对于缺乏明确流行病学依据，但具备其他传染性非典型肺炎支持证据者，可以作为疑似病例，需进一步进行流行病学追访，并安排病原学检查以求印证。

对于有流行病学依据，有临床症状，但尚无肺部 X 线影像学变化者，也应作为疑似病例。对此类病例，需动态复查 X 线胸片或胸部 CT，一旦肺部病变出现，在排除其他疾病的前提下，可以作出临床诊断。

(3) 医学隔离观察病例 对于近 2 周内有与传染

性非典型肺炎患者或疑似患者接触史，但无临床表现者，应进行医学隔离观察2周。

(4) *重症传染性非典型肺炎* 符合下述标准中的1条即可诊断：①呼吸困难，呼吸频率＞30次/min。②低氧血症，在吸氧3～5 L/min条件下，动脉血氧分压(PaO_2)＜9.3 kPa(70 mmHg)，或动脉血氧饱和度(SpO_2)＜93%；或已可诊断为急性肺损伤(ALI)或急性呼吸窘迫综合征(ARDS)。③多叶病变且病变范围超过1/3或X线胸片显示48 h内病灶进展＞50%。④休克或多器官功能障碍综合征(MODS)。

3. 实验室特异性病原学检测的诊断意义

(1) *细胞培养法* 通过细胞培养方法从患者临床标本中分离到SARS-CoV，是感染的可靠证据，结合临床表现，可作出患病或病毒携带的诊断。但该法费时，无法用于快速诊断，一般情况下，病毒分离出来的机会不高，阴性结果不能排除本病的诊断，加上对技术条件和设备的要求又高，故不适宜于临床广泛应用。

(2) RT-PCR 以RT-PCR法检测患者SARS-CoV核酸，其敏感性尚需提高。如操作不当，易引起核酸污染，造成假阳性。当对患者同一标本重复检测均为阳性，或不同标本均检验为阳性时，可明确诊断为本病或病毒感染者。而检测结果阴性时，不能作为排除疑似或临床诊断病例的依据。

(3) IFA和ELISA 用IFA和ELISA法检测传染性非典型肺炎患者血清特异性抗体，急性期阴性而恢复期阳性，或者恢复期抗体滴度比急性期升高4倍或以上时，可以作为确定诊断的依据。检测阴性的结果，不能作为排除本病诊断的依据。

【鉴别诊断】 因为缺乏成熟、可靠的实验室诊断方法，传染性非典型肺炎的诊断必须排除其他可以解释患者流行病学史和临床经过的疾病。

临床上要注意排除上呼吸道感染、流行性感冒、细菌性或真菌性肺炎、AIDS合并肺部感染、军团菌病、肺结核、流行性出血热、肺部肿瘤、非感染性间质性肺疾病、肺水肿、肺不张、肺栓塞症、肺嗜酸粒细胞浸润症、肺血管炎等临床表现类似的呼吸系统疾患。

要特别注意与流行性感冒(流感)的鉴别诊断，流感主要根据当时、当地流感疫情及周围人群发病情况，无传染性非典型肺炎流行病学依据，卡他症状较突出，外周血淋巴细胞常增加，发病早期投以奥司他韦有助于减轻发病和症状，必要时辅以流感和传染性非典型肺炎的病原学检查，可以帮助作出鉴别。

【治疗】 目前尚缺少特异性治疗手段。临床上以对症支持治疗为主。在目前疗效尚不明确的情况下，应尽量避免多种药物(如抗生素、抗病毒药、免疫调节剂、糖皮质激素等)长期、大剂量的联合应用。

1. 按呼吸道传染病隔离和护理 疑似病例与临床诊断病例分开收治。密切观察病情变化，监测症状、体温、呼吸频率、SpO_2或动脉血气分析、血象、胸片(早期复查间隔时间不超过2～3 d)，以及心、肝、肾功能等。提供足够的维生素和热量，保持水、电解质平衡。

患者在隔离初期，往往有沮丧、绝望或孤立无援的感觉，影响病情的恢复，故关心安慰患者，给予心理辅导尤为重要。

2. 一般治疗

1) 卧床休息。

2) 避免剧烈咳嗽，咳嗽剧烈者给予镇咳，咳痰者给予祛痰药。

3) 发热超过38.5℃者，可使用解热镇痛药，儿童忌用阿司匹林，因可能引起Reye综合征；或给予冰敷、乙醇擦浴等物理降温。

4) 有心、肝、肾等器官功能损害，应该作相应的处理。

5) 腹泻患者应注意补液及纠正水、电解质失衡。

6) 早期可给予持续鼻导管吸氧(吸氧浓度一般为1～3 L/min)。

3. 糖皮质激素的应用 目的在于抑制异常的免疫病理反应，减轻全身炎症反应状态，从而改善机体的一般状况，减轻肺的渗出、损伤，防止或减轻后期的肺纤维化。有以下指征之一即可应用：①有严重的中毒症状，持续高热不退，经对症治疗3 d以上最高体温仍超过39℃。②X线胸片显示多发或大片阴影，进展迅速，48 h之内病灶面积增大＞50%且占双肺总面积的1/4以上。③达到急性肺损伤或ARDS的诊断标准。

一般成人剂量相当于甲泼尼龙80～320 mg/d，必要时可适当增加剂量，大剂量应用时间不宜过长。具体剂量及疗程应根据病情调整，待病情缓解或胸片阴影有所吸收后逐渐减量停用。一般每3～5 d减量1/3，通常静脉给药1～2周后可改为口服泼尼松或泼尼松龙，一般不超过4周。不宜过大剂量或过长疗程，应同时应用制酸剂和胃黏膜保护剂，还应警惕继发感染，包括细菌或(和)真菌感染，也要注意潜在的结核病灶感染扩散。警惕血糖升高。建议采用半衰期短的糖皮质激素。有报道用较大剂量激素完全康复的患者，出院后数月内出现股骨坏死的并发症，值得警惕。儿童慎用激素。

4. 抗菌药物的应用 根据临床具体情况，选用适当的抗感染药物，如大环内酯类、喹诺酮类、去甲万古霉素等。

5. 抗病毒治疗 目前推荐使用利巴韦林，其疗效仍不明确。

6. 免疫治疗 重症患者可试用增强免疫功能的药物，丙种球蛋白对继发感染者有一定功效。胸腺素和IFN等药，其疗效与风险需进一步评估。恢复期患者血清疗法只在个别患者使用过，其疗效和风险尚无文献评估。

7. 可选用中药辅助治疗 其改善临床症状的功用较明显。

8. 重症病例的处理 必须严密动态观察，加强监护，及时给予呼吸支持，合理使用糖皮质激素，加强营养支持和器官功能保护，注意水、电解质和酸碱平衡，预防和治疗继发感染，及时处理并发症。

(1) *加强对患者的动态监护* 有条件的医院，尽可能收入重症监护病房。

(2) *使用无创伤正压机械通气(NPPV)* 模式通常使用持续气道正压通气(CPAP)，压力水平一般为0.4～1.0 kPa(4～10 cm H_2O)，或压力支持通气＋呼气末正压(PSV＋PEEP)，PEEP水平一般0.4～1.0 kPa，吸气气压水平一般1.0～2.0 kPa(10～20 cm H_2O)，调节吸氧流量和氧浓度，维持血氧饱和度＞93%。NPPV应持续应用(包括睡眠时间)，减少暂停时间，直到病情缓解。

(3) *有创正压机械通气* NPPV治疗后，若氧饱和度改善不满意，PaO_2＜60 mmHg，或对NPPV不能耐受者，应及时进行有创正压机械通气治疗。对出现ARDS病例，宜直接应用有创正压机械通气治疗。

(4) *出现休克或MODS，应予相应支持治疗* 在MODS中，肺及肾衰竭、消化道出血和DIC发生率较高。脏器损害愈多，病死率越高，2个或2个以上脏器衰竭的病死率约为69%。早期防治中断恶性循环，是提高治愈率的重要环节。

使用呼吸机通气，极易引起医务人员被SARS-CoV感染，故务必注意医护人员的防护。气管插管宜采用快速诱导(咪达唑仑等)，谨慎处理呼吸机废气，在气管护理过程中吸痰、冲洗导管等均应小心对待。

【预后】 本病是自限性疾病。大部分患者经综合性治疗后痊愈。少数患者可进展至ARDS甚至死亡。根据我国卫生部公布的材料，我国患者的病死率约7%；根据WHO公布的材料，全球平均病死率约11%。重症患者、患有其他基础疾病以及年龄大的患者死亡率明显升高。少数重症病例出院后随访发现肺部有不同程度的纤维化，亦有股骨、关节坏死和积液的报道。

【预防】 重点在于控制传染源和切断传播途径。

1. 控制传染源

(1) *疫情报告* 我国已将传染性非典型肺炎列入《中华人民共和国传染病防治法》法定传染病范畴，按甲类传染病进行隔离治疗和管理。发现或怀疑本病时，应尽快向卫生防疫机构报告。做到早发现、早隔离、早治疗。

(2) *隔离治疗患者* 对临床诊断病例和疑似诊断病例应在指定的医院按呼吸道传染病分别进行隔离观察和治疗。符合下列条件时可考虑出院：①体温正常7 d以上。②呼吸系统症状明显改善。③X线胸片显示有明显吸收。

(3) *隔离观察密切接触者* 对医学观察病例和密切接触者，如条件许可应在指定地点接受隔离观察，为期14 d。在家中接受隔离观察时应注意通风，避免与家人密切接触，并由卫生防疫部门进行医学观察，每天测量体温。如发现符合疑似或临床诊断标准时，立即以专门的交通工具转往指定医院。

2. 切断传播途径

(1) *社区综合性预防* 开展本病的科普宣传；流行期间减少大型群众性集会或活动，保持公共场所通风换气、空气流通；排除住宅建筑污水排放系统淤阻隐患；对患者的物品、住所及逗留过的公共场所进行充分的消毒处理。如果出现本病暴发或流行，并有进一步扩散趋势时，可以实施国境卫生检疫、国内交通检疫。

(2) *保持良好的个人卫生习惯* 不随地吐痰，避免在人前打喷嚏、咳嗽、清洁鼻子，且事后应洗手；确保住所或活动场所通风；勤洗手；避免去人多或相对密闭的地方。有咳嗽、咽痛等呼吸道症状或须外出到医院以及其他人多的场所时，应注意戴口罩；避免与人近距离接触。

(3) *医院应设立发热门诊，建立本病的专门通道* 收治传染性非典型肺炎的病区应设有无交叉的清洁区、半污染区和污染区；病房、办公室等均应通风良好。疑似患者与临床诊断患者应分开病房收治。住院患者应戴口罩，不得任意离开病房。患者不设陪护，不得探视。病区中病房办公室等各种建筑空间、地面及物体表面，患者用过的物品、诊疗用品，以及患者的排泄物、分泌物均须严格按照要求分别进行充分有效的清毒。医护人员及其他工作人员进入病区时，要切实做好个人防护工作。须戴12层棉纱口罩或N95口罩，戴帽子和眼防护罩以及手套、鞋套等，穿好隔离衣，以期无体表暴露于空气中。接触过患者或其他被污染物品后，应洗手、淋浴。

3. 保护易感人群 保持乐观稳定的心态，均衡饮食，多喝汤饮水，注意保暖，避免疲劳，保证足够的睡眠以及在空旷场所做适量运动等，这些良好的生活习惯有助于提高人体对传染性非典型肺炎的抵抗能力。

尚无效果肯定的预防药物可供选择。恢复期患者的血清对本病的被动预防作用未见有报道。针对SARS-CoV感染的灭活疫苗正处于临床验证阶段。

参考文献

[1] 张复春，尹炽标，唐小平，等.广州市传染性非典型肺炎260例临床分析[J].中华传染病杂志，2003，21(2)：84-88.

[2] 赵春惠,郭雁宾,吴昊,等.北京地区108例SARS患者临床特征、治疗效果及转归分析[J].中华医学杂志,2003,83(11):897-901.
[3] 卫生部办公厅.传染性非典型肺炎实验室特异性检测方法及结果应用注意事项[J].2003.
[4] 聂青和.严重急性呼吸综合征基础与临床[M].北京:高等教育出版社,2004.
[5] 中华医学会呼吸病学分会.传染性非典型肺炎临床诊治标准专家共识[J].中华结核和呼吸杂志,2003,26(6):323-324.
[6] Ksiazek T G, Erdman D, Goldsmith C S, et al. A novel coronavirus associated with severe acute respiratory syndrome[J]. N Engl J Med, 2003,348:1953-1966.
[7] Drosten C, Gunther S, Preiser, W, et al. Identification of a novel coronavirus in patients with severe acute respiratory syndrome[J]. N Engl J Med, 2003,348:1967-1976.
[8] Gang Li, Xuejuan Chen, Anlong Xu. Profile of specific antibodies to the SARA-associated coronavirus[J]. N Engl J Med, 2003,349:508-509.

第三十九节 博尔纳病

马亦林

博尔纳病(Borna disease)是由博尔纳病病毒感染所致的神经精神性疾病。本病于1766年首次在德国兽医手册上描述,当时其特征为散发性马脑病,称为"悲马病(sad horse disease)",直至18世纪末,这一种神秘的疾病突然暴发,使德国Saxony州博尔纳镇骑兵团的马匹几乎全部死亡而命名。1926年才确定其病原为一种新型病毒——博尔纳病病毒,该病毒宿主相当广泛,几乎包括所有温血脊椎动物,人类感染主要表现为神经精神疾病。

【病原学】 博尔纳病病毒(Borna disease virus, BDV)或称博尔纳病毒(Boravirus),为球形,直径为100～130 nm,有包膜,为非节段、单股负链的RNA病毒。其基因组为8.9 kb长,有6个开放读码框:即N——核蛋白(P14)、P——磷蛋白(P24)、M——基质蛋白(gp18)、G——包膜蛋白(gp94)、L——RNA依赖的RNA聚合酶(P190)及X——功能未明(P10)。博尔纳病病毒有严格的嗜神经性,非溶细胞低产量复制,引起细胞病变也不明显。抵抗力不强,对醚、氯仿等脂溶剂及紫外线照射十分敏感;加热56℃ 30 min即能失去活性。

【流行病学】

1. 流行概况 BDV动物感染主要流行于欧洲各国,如德国、瑞士、英国等,以色列、美国、伊朗、土耳其、日本及我国台湾等也有报道。近年研究表明BDV能感染人类,据Kinnunen等应用BDV/He-80C6细胞作IFA法检测499份人标本BDV抗体,结果3份阳性(0.6%)。国内重庆、哈尔滨及宁夏等地从2003年开始已初步开展对动物进行流行病学调查,并对脑炎或精神分裂症患者的外周血、脑脊液及外周血单个核细胞(PBMCs)作BDV P24的检测,已证实国内博尔纳病存在。徐平等首次报道(2003)采用套式RT-PCR结合荧光定量技术,检测重庆地区31例精神分裂症患者外周血单个核细胞(PBMCs),结果有3例BDV P24基因阳性(9.7%);此后,赵立波等(2007)又用此技术对60例抑郁症患者的PBMCs检测,结果也有3例阳性(5%)。因此,国内有待深入研究的必要。

2. 传染源 BDV宿主相当广泛,几乎包括所有温血脊椎动物,如马、羊、牛、兔、猴及鸡等。感染动物可出现急性致死性脑炎或慢性较轻的神经与精神异常,也可以无症状长期带病毒,均可能成为传染源。

3. 传播途径 ①通过病畜的唾液或鼻腔分泌物直接接触传播,也可接触被这些分泌物污染的水或食物而被感染。这是动物间的主要传播途径,也可能是病畜传给人类的途径。②已发现外周血单个核细胞中存在病毒核酸及蛋白质,提示可能存在血源性途径传播。并已证实母马可传给其胎马的垂直传播,也可通过吮吸乳汁传给小马,但人类感染尚未见有此途径报道。③本病易发生在春季和早夏,这种季节相关性曾使人们设想节肢动物可能作为传播的潜在载体,但从未在昆虫体内分离出病毒。

4. 易感性 动物普遍易感。目前认为人类能够被BDV感染,并且表现为不同程度的神经精神症状,据调查,美国285例情感障碍患者中,血清反应阳性者12例(4.3%);德国694例精神异常患者中有4例(<1%),均高于健康对照组。

【发病机制和病理】

1. 发病机制 BDV是一种高度嗜神经性病毒,可先感染分布于嗅觉上皮或咽部或肠黏膜的神经末梢,然后通过轴突内运输至中枢神经系统。此后,病毒又可经轴突内运输至外周神经,感染存在于不同器官中的神经组织。

博尔纳病是一种免疫介导性疾病,根据宿主状态不同,动物感染后可以患严重免疫介导疾病,即博尔纳脑炎;亦可以症状轻微,或成为健康病毒携带造成持续感染者。前者的机制,主要由$CD8^+$ T淋巴细胞介导针对病毒核蛋白P40强烈的细胞免疫反应,造成了神经元的溶解,发生了脑细胞损伤而引发脑炎。体液免疫也发挥了次要作用,病毒的可溶性抗原P40和P24是激活体液免疫反应的主要成分,两者产生的抗体无中和作用，只有对诊断有价值。后者的机制，可能是由于BDV抑制了机体细胞免疫功能；或病毒在宿主细胞内处于低复制状态，有利于病毒的持续性感染。

2. 病理 目前主要见于动物博尔纳病的病理变化。BDV主要以侵犯大脑皮质、脊髓、视网膜为主，表现为非化脓性脑脊髓炎。光镜下，脑组织可见不同程度炎症改变，淋巴细胞浸润，在海马锥细胞的胞核中常见1个或多个大小不等的嗜酸性包涵体，即Joest－Degen小体（Joest－Degen bodies）（图2－39－1），电镜下，可见神经细胞部分神经丝断裂、线粒体肿胀与断裂、细胞表面脂膜叶片增多等，脑血管周围有大量淋巴细胞、浆细胞和单核细胞浸润，星状细胞增生等。

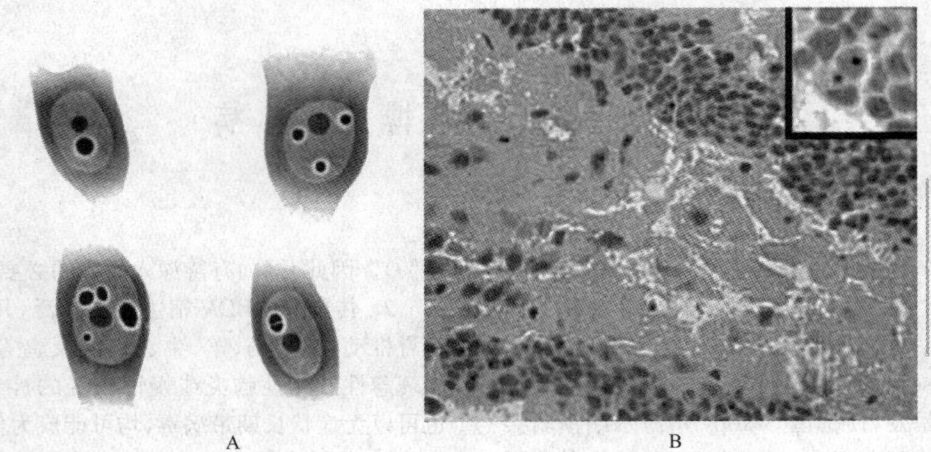

图2－39－1 Joest－Degen小体形态图

A. Joest－Degen小体（1911年Ernst Joest从患博尔纳病马的神经节细胞中发现）；
B. 病理切片中Joest－Degen小体（红色），从患博尔纳病鼩鼱多发神经元中发现
（引自Hilbe et al. 2006）

【临床表现】 动物（马、羊）博尔纳病潜伏期最短为4周，人类感染尚无资料。

人类感染主要表现为神经精神疾病，如精神分裂症、慢性疲劳综合征及迟发型运动障碍等。根据动物和人感染后的病理变化和临床表现，可将本病分为两型：①脑炎型博尔纳病（EBD），主要为脑膜非特异性炎症，脑功能有不同程度的损害。这一类型仅见动物博尔纳病，尚未有人类感染报道。②行为型博尔纳病（BBD），主要为慢性持续性感染，长期精神行为的改变。已有多篇报道从精神病患者血清中测到特异性抗体，或从患者血液单个核细胞、脑组织标本中检测出病毒核酸或分离到病毒。从目前所知，人类感染可能以此型表现为主。

【实验室检查】

1. 检测病毒特异性抗体 常用IFA检测患者或动物血清中抗－BDV抗体，由于患者血清中BDV抗体滴度较低（1∶10～1∶80），因而敏感性较差。免疫印迹（IB）试验较IFA可靠，但操作耗时，价格高，不适用于快速、经济、大规模的血清学筛查试验。ELISA法检测实验大鼠抗体，证明其敏感性与特异性均较高，但在患者体内抗体反应能力较差。

2. 检测BDV核酸或组织中的抗原 RT－PCR可检出PBMCs或脑组织中病毒核酸，一般以P40和（或）P24核苷酸序列分别设计内、外引物，尤其P24应用更为广泛，是目前最常用检测BDV的手段。对尸解脑组织标本采用免疫组织化学技术检出抗原也有助诊断。

3. 病毒分离 分离到BDV是确诊的依据。BDV主要存在于感染细胞内，因而培养方法多采用人少突胶质细胞系或鼠等动物的神经细胞。

【诊断和鉴别诊断】 对本病诊断较为困难，对马等动物接触频繁的神经精神病患者应怀疑本病。实验室检查获特异性抗体或BDV核酸，可作诊断重要依据。分离到BDV是诊断的“金标准”。由于BDV检测技术上的困难，1998年在德国举行的BDV学术会议上，专家们一致同意死后诊断应包括1种以上实验室检测方法，如免疫组化、血清学及RT－PCR，以避免假阳性的发生。

应与其他中枢神经系统感染性疾病或精神病患者相鉴别。

【治疗】 已有细胞感染实验证明，金刚烷胺及利巴韦林有抗BDV的活性。但由于金刚烷胺为谷氨酸受体拮抗剂，同样存在致精神紊乱的副作用。曾有研究金刚烷胺对既有狂躁又有抑郁发作的患者有抗抑郁作用，但未能证明其有抑制BDV复制的迹象。据报道核苷类似物阿糖胞苷C（ARA－C）在体外及体内均有抑制病毒复制及扩散作用，但由于其毒性较大，难以长期应用。在此基础上，近年来又研究出了2′－Fdc（2′－

fluoro－2′－deoxycytidine)，其抗病毒活性高，并无细胞毒性，可能有前途。

【预防】 避免与病畜接触。处理病畜应注意个人防护，对疫区应进行彻底消毒处理。

参考文献

［1］ 马亦林.若干与动物相关的病毒性传染病研究近展[J].中华传染病杂志，2008，26(8)：505－508.

［2］ 刘庆军，谢鹏.博尔纳病病毒持续感染的原因及意义[N].中国人兽共患病学报，2006，22(10)：992－994.

［3］ 姚能云，徐平.博尔纳病毒感染致病机制的研究进展[J].国际病毒学杂志，2008，15(6)：168－172.

［4］ 徐平，谢鹏，邹德智，等.中国精神病人外周血博尔纳病病毒RNA的检测[J].中国神经精神疾病杂志，2003，29(4)：303.

［5］ Zhao I，Xie P，Mu J，et al. Molecular biological research on Borna disease virus infection in depressive patients of Chonqing [J]. Chin J Ner Ment Dis，2007，33(1)：18－22.

［6］ Microbiology Bytes. Bornavirus [DB/OL]. [2007－09－11] http://www. microbiologybytes. com/virology/bornavirus.html.

［7］ Carbone KM. Borna disease virus and human disease [J]. Clin Microbiol Rev，2001，14(3)：513－527.

［8］ Kinnunen PM，Billich C，EK－Kommonen C，et al. Serological evidence for Borna disease virus infection in humans，wild rodents and other vertebrates in Finland [J]. J Clin Virol，2007，38(1)：64－69.

［9］ Bajramovic JJ，Volmer R，Syan S，et al. 2′－fluoro 2′－deoxycytidine inhibits Borna disease virus replication and spread [J]. Antimicrob Agent Chemoth，2004，48(1)：1422－1425.

第四十节 奥罗普切热

马亦林

奥罗普切热(Oropouche fever)是由一种虫媒病毒所致的自然疫源性疾病。其病原已命名为奥罗普切病毒(Oropouche virus，OROV)，该病毒是通过库蠓或蚊虫叮咬从南美洲一种哺乳动物——树懒传播给人类的疾病，主要流行于南美洲的亚马孙河地区城市居民中，临床表现有发热、寒战、头痛、肌肉和骨骼疼痛等。

【病原学】 OROV是单股负链RNA病毒，属布尼亚病毒科(Bunyaviridae)，正布尼亚病毒属(*Orthobunyavirus*)，西姆波(Simbu)血清组。该病毒基因含有3部分，即小(S)、中(M)及大(L)RNAs，分别编码核壳体、糖蛋白与RNA聚合酶。从中、南美洲获得病毒株的核壳体种系发生图分析有3个不同基因型，即Ⅰ、Ⅱ、Ⅲ型，巴西利亚亚马孙地区已检出Ⅰ、Ⅱ基因型，近来又从狨(*Callithrix* sp.)分离的毒株为Ⅲ基因型。从2003～2004年在巴西东北部及西部2次暴发的病例中分离4株病毒分析，S RNA全长为754核苷酸，编码2个重叠的开放读码框、核壳体(693nt和231aa)与非编码蛋白(273nt和91aa)，并发现在其3′与5′末端尚有2个小非编码区，分别为1～4与741～754。

OROV于1955年从特立尼达(Trinidad)奥罗普切河森林工作的发热患者中首次分离出病毒，并加以命名。1960年又从树懒(*Bradypus tridactylus*)血液中分离到该病毒。

【流行病学】 1960年从巴西高速公路建设在热带雨林段中捕获一只树懒的血液中分离出OROV后，才对该病有了新的认识并进一步作了流行病学调查。认为该病为自然疫源性疾病，南美洲的一种哺乳类动物——树懒是主要传染源，库蠓(特别是拍拉库蠓，*Culicoides paraensis*)及蚊虫(特别是*Ochlerotatus serratus*)可能是主要传播媒介，因从其体内血液中也分离到病毒。

本病常在中美洲及南美洲一些国家暴发流行，也波及墨西哥、美国东部等，尤其在亚马孙地区的若干城市出现大面积的流行，最早的较大流行发生在巴西西部的贝伦(Belem)市，有11 000病例报道。在该地本病仅次于登革热成为第二种最常见的传染病。若干年流行的发病数大约为263 000例，其中约130 000就发生在1978～1980年。2003～2004年在巴西东北部及西部(包括秘鲁)又发生2次暴发流行，约3 000名居民受到感染。近年来仅在巴西估计超过50万病例发生，就在2009年6～8月间巴西Amapa州Mazagao市又报道了657例，其中28例确诊。

本病为自然疫源性疾病，其病毒存在自然界中有两种循环方式：一为密林型循环，病毒在丛林灵长目动物如树懒、野鸟宿主中贮存并相互传播；二为城市型循环：即疾病在人间传播，吸血昆虫如蠓、蚊虫(*Culux quinquefasciatus*)等媒介以机械性或生物性传播方式使病毒扩散。本病流行季节以每年4～5月及7～8月为主，流行地区人群普遍易感，以5～14岁发病率最高(占30.4%)，1～4岁最低(4.8%)。一般男女发病率无差异，但也有个别报道女性患者出现症状占59%～71.9%。

【临床表现】 潜伏期尚未肯定，从自然感染观察为4～8 d。

本病临床表现颇似登革热，突然出现发热寒战(100%)、头痛(79.3%)、肌肉疼痛(30%)及关节疼痛(68.7%)等，常伴有头昏、畏光、结膜充血、皮疹、厌食、恶心、呕吐等，也可出现脑膜炎样症状。热度可达39～40℃，约有70%患者会出现1次以上的回归热型。疼痛以颈部、背柱骨及骶椎等部位为主。皮疹一般在起病后3～6 d出现，多见于躯干及手臂，大腿少见。本病死亡病例罕见，但也有多例出现严重症状，如昏厥等。上述症状一般持续2～3周。本病为自限性疾病，并发症较少，无脑膜炎者预后良好。

【诊断和鉴别诊断】

1. 诊断

(1) 根据流行病学资料　临床特征可以作出初步判定，确诊尚需实验室检测病毒特异抗体阳性。

(2) 实验室检查　外周血血象中白细胞总数低，中性粒细胞也较低，血小板正常。尿常规正常。出现脑膜炎症状者脑脊液细胞数可轻度增加，蛋白质轻度升高，但糖正常。肝功能一般无异常。血清作血凝抑制(HI)试验(滴度≥0.2)及ELISA法检测IgM抗体(OD值≥0.200)阳性可作确诊。病毒分离(取血清标本磷酸缓冲盐水悬液pH7.4，按1∶1注入新生鼠颅内)在发病后第3日取材有72%、第4日有44%、第5日有23%可检出。

2. 鉴别诊断　应与登革热、疟疾及其他发热性疾病相鉴别。

【治疗与预防】　目前尚无特殊药物治疗，仅以对症治疗为主。口服一些止痛剂和抗感染药物，但必须凭医师处方给药。阿司匹林对本病具有一定危险性，因其能降低血液凝固活性而加重出血作用。

目前尚无疫苗，预防主要为消灭传播媒介，野外作业防止蠓或蚊虫叮咬。

参考文献

[1] Oropouche fever [J/OL]. Wikipedia, the free encyclopedia. 2009.

[2] Anderson CR, Spence L, Down WG, et al. Oropouche virus: a new human disease agent from Trinidad, West Indies [J]. Am J Trop Med Hyg, 1961,10:574-578.

[3] Azevedo RSS, Nunes MRT, Chiang JO, et al. Reemergence of Oropouche fever, Northern Brazil [J]. EID Journal Home, 2007,13(6):2007.

[4] Pinheiro FP, Travassos da Rosa AP, Travassos da Rosa JF, et al. Oropouche virus 1: a review of clinical, epidemiological and ecological findings [J]. Am J Trop Med Hyg, 1981,30:149-160.

[5] Pinheiro FP, Travassos da Rosa AP, Vasconcelos PF. Oropouche fever [M]// Feigin RD. Textbook of pediatric infectious diseases. 5th ed. Philadelphia: Saunders, 2004: 2418-2423.

第四十一节　朊粒病

柯伟民

朊粒病(prion diseases)是羊瘙痒症朊粒蛋白(scrapie prion proteins, Prp^{sc})引起脑组织呈海绵状改变为病理特点的一组神经系统退行性变疾病。人类的朊粒病主要包括散发性克-雅病(Creutzfeldt Jakob disease, CJD)、家族性克-雅病(familial CJD, FCJD)、致死性散发性失眠症(fatal sporadic insomnia, FSI)、致命性家族性失眠症(fatal familial insomnia, FFI)、库鲁病(Kuru disease)、杰茨曼-斯脱司勒-史茵克综合征(Gerstmann Straussler Scheinker syndrome, GSS)和新变异型克-雅病(new variant CJD, nvCJD)等。动物的朊粒病主要包括绵羊痒病(scrapie)、牛海绵状脑病(bovine spongiform encephalopathy, BSE)、传染性水貂脑病(transmissible mink encephalopathy, TME)、麋鹿慢性消耗性疾病(wapiti chronic wasting disease, WCWD)和猫海绵状脑病(feline spongiform encephalopathy, FSE)等。

美国科学家Prusiner教授于1982年提出这组疾病的病原体是一种蛋白质感染性颗粒(proteinaceous infectious particle)，认为这是一种不同于病毒、细菌、立克次体、真菌和寄生虫等病原微生物的病原体，称为朊粒(prion)。其因朊粒蛋白的研究成就，获得1997年的诺贝尔医学奖。

人类朊粒病的基本临床特征为：①潜伏期长，数年至数十年。②主要病理变化集中在中枢神经系统，相同的神经病理变化为反应性胶质细胞增生、缺少炎症反应和神经细胞内出现海绵状(空泡)改变。③神经病理变化是由于异常代谢造成羊瘙痒症朊粒蛋白积累的结果。④疾病呈进行性发展，最后为致命性。

【病原学】　朊粒病的病原体为Prp^{sc}，是一种与细菌、病毒、立克次体、真菌和寄生虫等病原体不同的缺乏核酸的蛋白质感染颗粒。朊粒蛋白(prion protein, Prp)由253个氨基酸组成，分子量27～30 kDa。含量最多的为甘氨酸、天冬氨酸/天冬酰胺和谷氨酸/谷胺酰胺。提纯的 Prp 具有典型的蛋白质紫外吸收光谱，A280/260 比值为 1.41，根据这一比值计算，最多只含有 0.75%的核酸。Prp 有两种异构体，分别为细胞朊粒蛋白（cellular prion proteins，Prp^{c}）和 Prp^{sc}，Prp^{sc} 为 Prp^{c} 在蛋白酶作用下切去 67 个氨基酸的产物，这种构象的差异导致了化学性质和生物学作用的明显不同。两种 Prp 异构体的特性见表 2-41-1 及图 2-41-1。

人 *Prp* 基因由人 20 号染色体短臂上的一个单拷贝基因编码，小鼠 *Prp* 基因则位于 2 号染色体上，人和大鼠、小鼠的 *Prp* 基因同源性高达 90%。人 *Prp* 基因的突变常出现在第 32、第 48、第 56 或第 72 位密码，可为重复片段插入或点突变，突变结果使 Prp^{c} 转变为 Prp^{sc}，出现遗传性朊粒病。Prp 的增殖是一个指数增长的过程，Prp^{sc} 首先与 Prp^{c} 结合形成 Prp^{sc}-Prp^{c} 复合物，随后转变成 2 个分子的 Prp^{sc}；在下一周期 2 分子 Prp^{sc} 与 Prp^{c} 结合，随后形成 4 分子 Prp^{sc}；依此复制出更多的 Prp^{sc} 分子。

表 2-41-1 Prp^{c} 和 Prp^{sc} 的特性

特　性	Prp^{c}（正常异构体）	Prp^{sc}（羊瘙痒症异构体）
蛋白酶 K 消化	敏感	抵抗
去垢剂抽提物	可溶性	棒状或纤丝状
次级结构	α 螺旋(42%)	α 螺旋(30%)
	β 折叠片(3%)	β 折叠片(45%)
细胞内主要定位	细胞表面	小泡(酸性间格)
正常脑组织分布	有	无
羊瘙痒症脑组织	+	+++
合成率($T_{1/2}$)	快(<0.1 h)	慢(1～3 h)
降解率($T_{1/2}$)	快(5 h)	慢(>24 h)

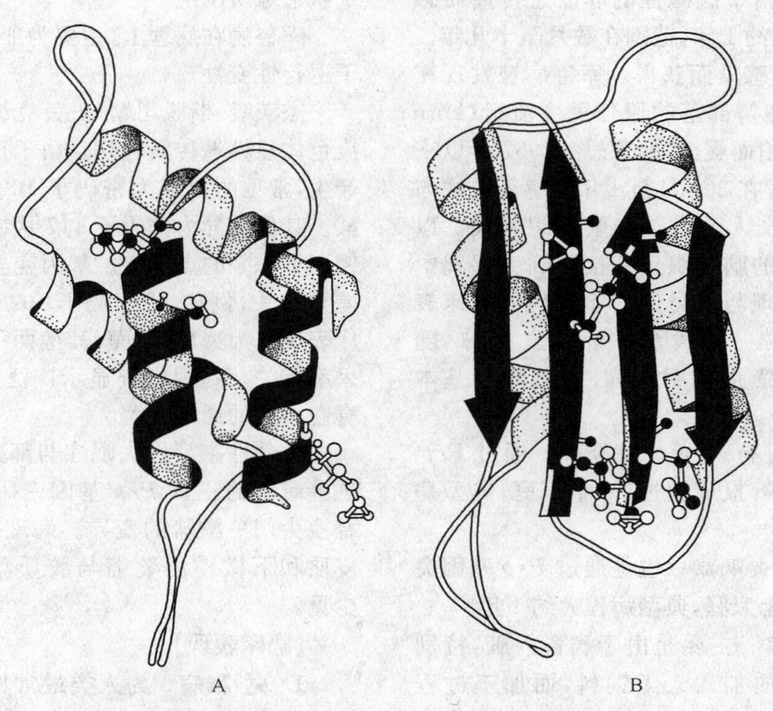

图 2-41-1 Prp 三维结构示意图

A. Prp(蛋白酶敏感蛋白质，正常)三维结构；B. Prp(蛋白酶耐受蛋白质，致病)三维结构

Prp 有不同的株型，形成不同的疾病，人类和动物的各种朊粒病见前文。

由于 Prp 缺乏核酸，故此，它能耐受灭活核酸的物理和化学方法，如煮沸、紫外线照射或电离辐射；核酸酶、羟胺（核酸修饰剂）或锌离子等。但是，蛋白酶 K 和胰蛋白酶可降低其感染性；蛋白质变性剂，如尿酸、苯酚和胍胺等能使 Prp 灭活。

【流行病学】 1920 年 Creutzfeldt 和 Jakob 描述 6 例有进行性精神神经症状的患者，称克-雅病，1966 年证实克-雅病可通过动物接种传染给黑猩猩。在 1934 年证实接种患羊瘙痒症的病羊脑提取物到健康羊和小鼠，可引起羊瘙痒症的传播。

1. 传染源 感染或由于 *Prp*^{c} 基因发生变异产生 Prp^{sc} 的人和动物可成为朊粒病的传染源。

2. 传播途径

（1）消化道传播　人和动物均可通过进食含有 Prp^{sc} 的宿主组织或加工物而感染。例如，健康牛吃了含 Prp^{sc} 的病畜内脏饲料感染牛海绵状脑病；人通过进食病牛肉感染新变异型克-雅病；人通过进食库鲁病患者的内脏和脑组织感染库鲁病。

（2）医源性传播　神经外科患者可由于使用受克-雅病患者污染的手术器械感染克-雅病。器官移植患者可由于接受克-雅病患者的器官而感染克-雅病。还可由于使用受 Prp^{sc} 污染的垂体激素、人促性腺激素和生长激素而感染克-雅病。

另外，朊粒病既是传染病，又是遗传病，人可由于 Prp^{c} 基因发生突变，合成 Prp^{sc} 而发病。

3. 易感人群　普遍易感，感染 Prp^{sc} 后，不能产生保护性抗体。

4. 流行特征

（1）克-雅病　通常很难知道获得的途径，是一种散发性疾病。世界范围内发病率仅 0.1/10 万。有 10%～15%患者是由于 Prp^{c} 基因的突变而遗传，报道超过 100 个家庭。1920 年 Creutzfeldt，次年 Jakob 描述了这类患者，为了纪念他们两人最早发现此病，把该病称为克-雅病。少数是由于医源性的非故意传播而感染。典型的患者病程大约 1 年，范围在数月至十几年。

（2）库鲁病　通过感染而获得。库鲁病被发现在巴布亚新几内亚高原偏僻部落的原住民中流行（kuru 在当地语言中是“因害怕而震颤”的意思），1957 年以来报道 2 600 例患者，病程在 3 个月至 1 年。感染方式与当地原住民食用已故亲人的内脏和脑组织有关。以后，有人用库鲁病患者的脑组织悬液接种到大猩猩中枢神经系统，大猩猩出现与人类似的库鲁病的临床表现，证实本病是由于感染一种病原体所引起。后来，随着新几内亚通过法规禁止食用人脑，库鲁病已基本消失。

（3）杰茨曼-斯脱司勒-史茵克综合征　通过 Prp^{c} 基因突变的遗传而获得，报道超过 50 个家庭，典型病程 2～6 年。

（4）致命性家族性失眠症　也是通过 *Prp* 基因突变而获得，报道超过 9 个家庭，典型病程大约 1 年。

（5）牛海绵状脑病　主要是由于病畜内脏，特别是脑和脊髓作为蛋白质加入人工饲料，而加工过程不能灭活具有高抵抗力的 Prp^{sc} 所致。至 2004 年 7 月在欧洲已有超过 18 万头牛发病，超过 3 000 万头牛被宰杀来控制牛海绵状脑病以及人类新变异型克-雅病。

【发病机制和病理改变】　通过消化道或医源性途径感染 Prp^{sc}，一旦 Prp^{sc} 进入中枢神经系统，经神经细胞的轴突，在脑组织内传播。Prp^{sc} 抵抗蛋白质分解酶的消化，并且聚集成棒状和（或）纤丝状颗粒。其复制能呈现指数增长过程，其首先与正常 Prp^{c} 结合形成一个 Prp^{sc}——正常 Prp^{c} 复合物，然后转变为 2 个分子的 Prp^{sc}；在下一个复制周期，2 个分子的 Prp^{sc} 和 2 个分子的正常 Prp^{c} 结合形成 4 个分子的 Prp^{sc}。Prp^{sc} 与正常 Prp^{c} 相互作用，连锁复制出越来越多致病性的 Prp^{sc} 分子。在发生中枢神经病理改变之前，Prp^{sc} 已蓄积于神经细胞内，而且，只有 Prp^{sc} 的区域才发生神经细胞的变性改变，Prp^{sc} 蓄积量较高的部位，其海绵状改变更为明显。然而，病变部位没有炎症反应和免疫学应答的病理组织学改变，即病变区域无淋巴细胞和炎症细胞浸润，表明 Prp^{sc} 感染不激发宿主的体液和细胞免疫应答。

Prp^{sc} 主要引起神经细胞的凋亡（apoptosis），造成大脑组织的蛋白质淀粉样变性（amyloidosis），从而导致神经元的退化变性、胶质细胞增生、脑组织海绵体化和细胞内 Prp^{sc} 的自身累积。人朊粒病大体的病理改变是非特异性的，主要为脑皮质和小脑的萎缩，克-雅病死亡患者的病理解剖，大脑重量可减少至 850 g，比正常重量 1 200～1 500 g 明显减轻。

新变异型克-雅病在病理上，大脑和小脑均有广泛的斑块形成，中间有致密的嗜酸中心，周围由苍白的海绵状边缘所围绕。

库鲁病在病理上，主要为亚急性、进行性小脑和脑干退行性变性。

杰茨曼-斯脱司勒-史茵克综合征是一种罕见的常染色体显性遗传朊粒病。由于正常 *Prp* 基因的突变所产生，常见的突变为密码子 102 从亮氨酸替换为脯氨酸。其他变异为密码子 117 从缬氨酸替换为丙氨酸或密码子 198 的点突变。基因变异的不同与临床表现的差异有关，例如，当密码子 102 变异时，共济失调的临床表现尤为突出；然而，其他两种突变与共济失调和痴呆都有关。病理检查显示广泛的淀粉质样空斑形成，脊髓小脑的通道萎缩。

致命性家族性失眠症与部分家族性克-雅病相似，这些患者的正常 Prp^{c} 基因密码子 178 出现天冬酰胺替换为门冬酰盐的变异。病理变化包括视丘核、小脑皮质和下橄榄的萎缩与胶质增生，大脑海绵状改变少见。

【临床表现】

1. 克-雅病　为人类最常见的朊粒病，男、女性之比为 1∶1.2，高发年龄在 50～75 岁，潜伏期在 15 个月至 10 年，最长可达 40 年。克-雅病的临床表现变化多样，起病初期常被误诊。病程大致分为 3 期。

（1）前驱期　大约 25%患者有几周的前驱期，症状包括食欲减退、体重下降、抱怨记忆减退或注意力不能集中、睡眠习惯改变等。

（2）进展期　出现感情不稳、幻觉和定向障碍。典型患者出现伴肌肉痉挛进行性发展的痴呆，肌肉痉挛的发生率在 90%左右，视觉或触觉刺激可诱发或加重肌肉痉挛。其他较特异的表现还有抽搐、自主运动功能异常、侧束硬化引起肌萎缩产生运动功能减少。10%～15%患者可出现突然卒中。还可出现大范围的视觉异常，表现为认知不能、上核瘫痪、眼球震颤、视觉麻痹（Balint 征）、视觉变形和皮质盲。约 1/3 患者可见小脑运动失调。疾病后期常出现运动减少和木僵等帕金森征，可见反射亢进、痉挛和足底反射。

(3) 终末期　50%～66%患者在临终前可见锥体束和锥体外束征。患者进行性全身衰竭，通常因严重自主神经紊乱或严重肺部感染而不治。发病后1年大约有90%患者死亡。

2. 新变异型克-雅病　该病的流行病学、临床特点和病理特征与经典克-雅病不同。患者发病与进食牛海绵状脑病牛肉有密切关系。发病年龄较轻，平均年龄29岁，范围16～48岁。周围感觉障碍、行为异常和运动失调尤为突出。病程稍长，平均14个月。缺乏克-雅病特征性脑电图改变。至2004年7月，英国已报道147例新变异型克-雅病患者，其中，142例已经死亡。

3. 库鲁病　1957年Gadjusek和Gibbs描述在巴布亚新几内亚东高地居住人群中局部流行的一种进行性发狂疾病，称库鲁病。当地兽医发现该病的传播、病理特点和临床特征和羊瘙痒症非常类似，通过接种患者脑组织可把库鲁病传染给灵长类动物。潜伏期为4～30年或更长，通常较少累及大脑皮质。疾病的初期，以头痛和关节疼痛为特征。临床经过可分为3期。

(1) 能走动期　起初为躯体颤抖，随之发展为共济失调、姿势不稳、构音障碍和间歇性意向震颤。

(2) 静坐期　患者表现为震颤和共济失调的加重、肌阵挛、舞蹈动作、痴呆和感情不稳。

(3) 终末期　患者由于严重的构音障碍、共济失调和痴呆而卧床不起，出现严重的营养不良。最终出现大小便失禁、吞咽困难、聋哑、对刺激无反应、压疮或坠积性肺炎而死亡。

4. 杰茨曼-斯脱司勒-史茵克综合征　进行性发展的小脑功能异常为突出临床特点，多数患者在中年发病，起初临床表现为步态不稳、笨拙、不配合和眼球震颤。在疾病后期经常出现痴呆。其他特征包括凝视、耳聋、失明、腱反射和伸肌脚底反射丧失。患者存活时间相差较大，从2个月至12年不等。

5. 致命性家族性失眠症　1992年Medori和同行报道致命性家族性失眠症是一种常染色体显性遗传病。临床表现为难治性失眠，失眠可长达数周至数月，在睡眠快速动眼期可出现幻觉和全身异常运动。随之出现进行性脑神经功能紊乱和运动障碍。交感神经极度活跃的表现包括高血压、过高热、多汗和心动过速。还可见内分泌紊乱表现，包括褪黑激素、泌乳素和生长激素分泌的正常生理节律丧失。尽管肾上腺激素的释放增加，但促肾上腺皮质激素的分泌降低。构音障碍和运动系统异常包括肌阵挛、震颤、共济失调、反射亢进和强直状态等表现。大多数患者可有轻微记忆损害或注意力不集中，而心理状态正常。疾病呈快速进行性发展，从发病至死亡通常为1～2年。

6. 牛海绵状脑病　牛海绵状脑病俗称"疯牛病"，潜伏期4～5年，病牛表现为步态不稳、体重下降、神经质，甚至狂乱。病牛脑组织的病理改变为典型的海绵状变性，在脑髓质部形成神经纤维空泡，脑组织内沉积Prp^{sc}。患牛海绵状脑病的牛脑组织提取物通过颅内接种，可传染给小鼠、牛、绵羊、猪或灵长类动物如狨和猕猴，这提示牛海绵状脑病的病原体Prp^{sc}可传染给人。

7. 羊瘙痒症　该病早在18世纪时就已被人们所认识，发生于许多国家。病羊习惯于在围栏上摩擦身体以减轻瘙痒，同时出现体重下降，步态不稳。脑组织出现典型朊粒病的病理改变，如细胞空泡、神经细胞丧失、胶质细胞增生。

【实验室检查】

1. 常规和生化检查　虽然常规实验室检查对朊粒病的诊断帮助不大，但有助于排除其他诊断的可能性。白细胞计数及分类和血沉均正常。少数患者肝功能轻度异常。在一些患者中，血清S100蛋白水平升高。

2. 脑脊液检查　脑脊液的细胞数正常，蛋白质水平轻微升高，葡萄糖水平正常。如果脑脊液细胞数增加或葡萄糖水平下降应考虑其他诊断的可能性。

用特异性免疫印迹试验检测脑蛋白14-3-3，脑蛋白14-3-3是一种神经原蛋白质，能维持其他蛋白质构型的稳定性，正常脑组织中含量丰富，而正常脑脊液中不存在。当感染Prp后，大量脑组织被破坏，可使脑蛋白泄漏于脑脊液中，其含量与脑组织破坏成正比。在95%确诊散发性克-雅病的病例中水平升高；但在家族性克-雅病的病例中敏感性较差，仅有50%(5/10)患者水平升高。此外，疱疹性脑炎、代谢性脑病、颅内转移癌和低氧性脑病也可出现脑蛋白14-3-3水平升高。

另外，在脑脊液中包括神经元烯醇酶、S100胶质蛋白和肌酐激酶等蛋白质也可见水平升高。有报道如果神经元烯醇酶>35 ng/ml，或S100胶质蛋白>8 ng/ml加上脑蛋白14-3-3阳性能提高脑蛋白14-3-3试验诊断克-雅病的特异性和敏感性。有报道单项脑脊液S100蛋白测定>8ng/ml在诊断散发性克-雅病有84%特异性和91%敏感性。最近，可在人脑脊液中检测Prp^{sc}。

3. 影像学　在克-雅病CT和MRI检查可出现脑皮质萎缩等异常表现。然而，这些异常是非特异性的。虽然诊断意义不大，但有助于排除卒中、颅内血肿或出血、原发性和转移性脑肿瘤等颅内疾患，以及某些炎症性和代谢性疾病。

4. 脑电图　克-雅病患者在脑电图检查通常有特征性的不正常，脑电图对克-雅病的诊断是一种很有用的辅助工具。在67%～95%克-雅病患者中,疾病后期可出现典型的脑电图改变,这种特征性的脑电图改变为在慢波背景上出现双面同步双相或三相的周期性尖锐复合波(periodic sharp wave complexes, PSWCs),周期性尖锐复合波的出现间期为0.5～2.5 s,出现时间为100～600 ms。在疾病早期可能缺乏周期尖锐复合波,在疾病终末期、睡眠或服用苯巴比妥类、苯二氮䓬类或甲基芬尼定等药物时也可消失。根据严格的标准用盲法阅读脑电图周期性尖锐复合波的存在对克-雅病诊断有67%敏感性和86%特异性。在睡眠中,许多患者完全缺乏快速动眼期。这种典型周期性尖锐复合波在家族性克-雅病可不出现,而在杰茨曼-斯脱司勒-史茵克综合征、致命性家族性失眠症和变异型克-雅病患者中不能见到。

5. Prp^{sc}的检查

(1) 免疫组化　可直接显示脑、淋巴网状组织等处Prp^{sc}的存在,具有高的确诊价值。但由于Prp^{sc}在体内蓄积的速度非常缓慢,早期的免疫组化对它的检出率较低。新近的研究表明,应用免疫组化技术,可以在阑尾和扁桃体活检标本中检测到Prp^{sc},能够生前诊断新变异型克-雅病。

(2) 免疫印迹　该方法简便、快速,不受组织自溶的影响,能在病理学结果阴性或含糊的情况下检出Prp^{sc},还能显示其电泳分离图谱,具有早期诊断价值。鉴于该方法的可靠性,自2000年1月起联合国已将它作为诊断可疑牛海绵状脑病和羊瘙痒症的法定方法。

(3) ELISA　用单克隆抗体检测组织或体液中是否存在Prp^{sc},该方法简便,快速;根据报道特异性和灵敏性可分别达到了100%和97.9%。

(4) Prp^{sc}错误折叠的循环扩增法(PMCA)　新近建立的一种检测微量Prp^{sc}的技术,在概念上类似多聚酶链反应扩增。即在体外将组织匀浆或生物体液与过量的Prp^{c}孵育,如有Prp^{sc}存在,则会以之为模板,诱导Prp^{c}变构为Prp^{sc}并形成不溶性凝聚物。凝聚物经超声作用后可产生多个小的结构单位,这些小单位可继续作为形成新Prp^{sc}的模板,最终形成大量的Prp^{sc}。对组织和体液中用其他方法无法检测到的Prp^{sc},可用这种循环扩增的方法检测。

6. 病理组织学　对散发性患者的确诊,脑组织学检查仍然为金标准。神经病理学特征为神经元丢失、反应性胶质细胞增生、神经组织空泡形成(海绵状改变)和炎症反应缺乏。有时,阿尔茨海默病(Alzheimer disease)或其他形式病因引起的痴呆病也可合并克-雅病。

【诊断】　脑脊液正常而又出现相对快速进行性发展痴呆的青少年和成人患者中,应考虑朊粒病诊断的可能性。肌肉阵挛和特征性脑电图改变是强有力的支持证据。但是,在疾病早期可能仅出现其中之一或不出现,故此,朊粒病患者生前诊断较为困难,许多患者是死后通过病理检查才被确诊。

1. 流行病学资料　是否有牛海绵状脑病牛肉食用史、使用过神经生物制品、神经外科手术史、器官移植术或者家族有朊粒病患者等流行病学资料,对朊粒病的诊断有参考价值。

2. 临床表现　不明原因的精神和行为异常,可能提示朊粒病的起病;几周至数个月不能缓解的进行性痴呆,伴共济失调、肌阵挛、阳性锥体束和锥体外束征等体征;病情呈进行性恶化是朊粒病的特征性临床表现。

3. 实验室检查　外周血液常规检查正常,脑脊液检查仅有轻度蛋白质水平升高,特征性的脑电图改变有重要的辅助诊断意义。结合特征性临床表现,病理活检脑组织呈海绵状改变,可作出朊粒病的临床诊断。加上免疫或分子生物学技术证实患者脑组织中Prp^{sc}的存在,可确诊为朊粒病。

【鉴别诊断】　朊粒病应与其他神经系统疾病相鉴别,如阿尔茨海默病、多发性硬化等。其鉴别的关键在于脑组织是否存在海绵状改变和Prp^{sc}。

【预后】　尚无特效治疗,疾病均为致命性。

【治疗】　目前为止,克-雅病、库鲁病、杰茨曼-斯脱司勒-史茵克综合征和致命性家族性失眠症仍然是一类没有希望恢复的致命性疾病。在没有任何已知有效治疗的情况下,主要措施为对症、支持治疗。曾尝试使用碘苷、阿昔洛韦、IFN、多聚阴离子或两性霉素B等药物进行治疗均证明不成功。声称使用金刚烷胺或阿糖腺苷等药物治疗能使病情稳定和改善的报道也不能被临床对照研究所证实。体外实验发现,阿的平和氯丙嗪可抑制Prp^{sc}的形成,并且可通过血-脑屏障,有可能成为朊粒病治疗的候选药物。

已建立朊粒病动物模型和神经母细胞瘤细胞培养系统可用于抗Prp药物的筛选。例如,阴离子刚果红显示能延迟啮齿动物模型朊粒病的发作和减少被感染神经母细胞瘤细胞Prp^{sc}的积累;在叙利亚仓鼠中,蒽环类抗生素IDX可抑制朊粒病。在细胞培养中,包括甘油和二甲基亚砜等能干扰Prp^{sc}的形成。

由于朊粒病发病机制在分子水平被逐渐阐明,将有机会寻找治疗干预的新措施,可能的干预目标包括阻止Prp^{c}向Prp^{sc}转换。

【预防】　鉴于朊粒病目前尚无有效治疗,预防显得更为重要。

1. 管理传染源　朊粒病患者和有朊粒病家族史者器官、组织和体液的供体不能用于移植或制造生物制品,不能成为献血员,应严格器官捐献的标准。对有遗传性朊粒病家族进行随访,给予遗传咨询和产前筛查。朊粒病患者不需要隔离。

2. 切断传播途径 医务工作者和研究人员在处理朊粒病患者的组织、血液或脑脊液时，应戴手套。实验室标本应明确标记，使用过的注射器和医疗器械应正确保管运送。被污染的物品表面可用1∶10稀释的漂白粉处理1 h灭活 Prp^{sc}。外科和病理器械应在132℃下高压蒸汽消毒。

禁止用牛羊等反刍动物内脏，包括脑、脊髓、骨或肉等作为饲料喂养牛等动物。对从有牛海绵状脑病流行国家进口的活牛、牛肉或其制品，必须进行严格和特殊的检疫。

3. 保护易感人群 目前疫苗的研制还没有成功，也没有可供被动免疫的免疫球蛋白。

参考文献

[1] Atarashi R. Recent advances in cell-free Prp^{sc} amplification technique [J]. Protein Pept Lett, 2009,16(3):256-259.

[2] Nitta K, Sakudo A, Masuyama J, et al. Role of cellular prion proteins in the function of macrophages and dendritic cells [J]. Protein Pept Lett, 2009,16(3):239-246.

[3] Sakudo A, Ikuta K. Fundamentals of prion diseases and their involvement in the loss of function of cellular prion protein [J]. Protein Pept Lett, 2009,16(3):217-229.

[4] Cobb NJ, Surewicz WK. Prion diseases and their biochemical mechanisms [J]. Biochemistry, 2009,48(12):2574-2585.

[5] 潘永惠，赵节绪. 朊蛋白病研究进展[J]. 中华人畜共患病学报，2007,23(9):945-947.

[6] 何炜，李向臣. 疯牛病与朊蛋白病的研究进展[J]. 安徽农业科学，2007,35(25):7853-7854.

第四十二节　抗病毒感染药物的临床应用

倪　勤　刘克洲

抗病毒疗法是病毒感染性疾病的根本治疗，即使急性自限性感染无需抗病毒治疗可自行恢复，但使用抗病毒药物仍有助于减轻症状和缩短病程；慢性持续性感染，诸如艾滋病、乙型肝炎和丙型肝炎等，由于病毒自身的特性以及感染机体存在的某些因素导致病毒不易被清除而持续存在，抗病毒更是治疗的关键所在。为此，半个世纪以来医学界努力寻找开发各种抗病毒药物，涉及到细胞因子、化学合成药物、中药、核酸类药物等，特别是近20年来基因工程和化学合成抗病毒药物的飞速发展，为临床控制病毒感染提供了更多的选择和机会，但是仍难以达到根治慢性病毒感染的目的。正在研究当中的各种基因治疗手段为抗病毒治疗又开辟了新的途径，并已显示出良好的临床应用前景，但要用于人体还有相当一段距离。相信随着医学生物科学和技术的发展，会使存在的问题得到逐步合理的解决，人类也终将战胜病毒感染这一顽症。

一、抗病毒感染药物分类及其作用机制

(一) 干扰素

干扰素(interferon, IFN)是由机体对异种核酸(包括病毒)产生的一种能干扰病毒复制的低分子糖蛋白，分子量20～90 kDa，具有抗病毒、免疫调节等多种生物学活性，无抗原性，具种属特异性，不会被免疫血清中和，也不会被核酸酶破坏。

1. IFN分型 根据IFN氨基酸序列和特异性受体识别的不同，可分为Ⅰ型、Ⅱ型和新发现的Ⅲ型。Ⅰ型IFN包括IFN-α、IFN-β、IFN-ω、IFN-κ、IFN-δ、IFN-τ等至少13种。IFN-α是多基因产物，有20多个亚型如α1、α2、α3等，同一亚型又可因个别氨基酸的差异而细分，如α2有3种：α2a、α2b和α2c。IFN-β只有1种亚型。Ⅱ型IFN只有1种类型：IFN-γ。Ⅲ型IFN即IFN-λs是一种新型IFN，包括IFN-λ1、IFN-λ2和IFN-λ3，也可分别叫做白介素29(IL-29)、IL-28A和IL-28B。目前用于临床抗病毒治疗的主要是重组IFN-α，疗效与天然IFN-α相仿。

2. IFN-α抗病毒作用机制 各种细胞表面都存在IFN受体。IFN与同种细胞受体结合后，经细胞内途径激活干扰素刺激基因(ISG)，诱导合成几种抗病毒蛋白质，如2′，5′-寡腺苷酸合成酶(2′，5′-OAS)，最终使病毒RNA降解；蛋白激酶和磷酸二酯酶，最终抑制病毒蛋白质翻译，从而使细胞在数分钟内形成抗病毒状态(图2-42-1)。此外，IFN-α可通过增强Th1细胞功能，诱导产生Th1型细胞因子，如IFN-γ、IL-12以及TNF-α，增强复制病毒的清除，协同抗病毒效应。但是，IFN-α对病毒复制仅仅是抑制作用，对处于非复制期的细胞内整合型病毒无效，停止使用IFN-α后病毒将重新复制，因而必须足量长期应用。

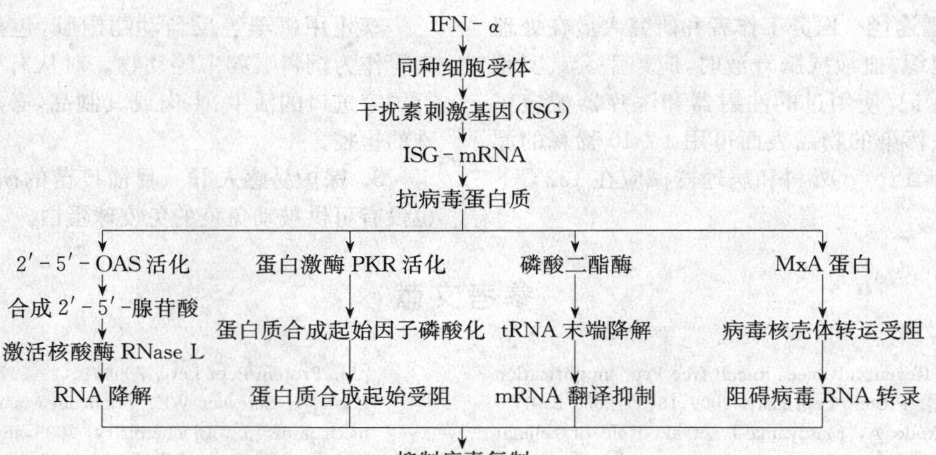

图 2－42－1 IFN－α 抑制病毒复制的机制

3. 常用的重组 IFN

(1) 单一亚型 IFN－α　临床使用较广泛，包括 IFN－α2a、IFN－α2b、IFN－α1b 等。

(2) IFN－ω 和 IFN－β　尚在临床试用阶段，为 2003 年应对 SARS 时国内外急批用于临床试验的新型 IFN。

(3) 复合干扰素　复合干扰素(consensus interferon, CIFN)是一种以基因工程技术合成的新型 IFN，由 11 种亚型 IFN－α 最常出现的氨基酸多肽组合而成，与等量成分的天然 IFN－α2a 和 IFN－α2b 相比，体外抗病毒活性、抗增殖作用以及基因诱导活性均有明显增高，可能与 CIFN 和Ⅰ型 IFN 受体的亲和力较强有关。目前仅个别国家用于丙型肝炎的抗病毒治疗。

(4) 聚乙二醇干扰素　聚乙二醇干扰素(Peg IFN)是第二代 IFN，由 IFN 与惰性分子聚乙烯二醇(Peg)结合，使其分子量增大，血清半衰期延长，可在体内较长期维持有效的血药浓度，每周只需注射 1 次就可满足治疗需要。现有 Peg IFN－α2a 和 Peg IFN－α2b 两种制剂，前者有罗氏公司的派罗欣(pegasys)，后者为默沙东公司的佩乐能(pegintron)。其中派罗欣是应用新的聚乙二醇化技术使大分子 40 kD 分枝状 Peg 通过酰胺键与 IFN－α2a 连接而成，佩乐能是小分子线性聚乙二醇化 IFN，分子量 12 kD，两药已先后批准用于乙型肝炎、丙型肝炎的治疗，疗效优于普通 IFN。

(5) 白蛋白 IFN　与 Peg IFN 相比，它具有更长的半衰期。包括白蛋白 IFN－α2b、缓释白蛋白 IFN(IFN－ω)以及口服白蛋白 IFN(belerofon)，均尚在临床试验研究阶段。

(6) 缓释干扰素　使用 LEX 系统控释技术和 polyactive 输送技术研发的 locteron(BLX－883)，是一种重组 IFN－α2b 缓释剂。注射 1 剂 locteron 后，有效血药浓度可维持 2 周或更长的时间。其不良反应较 Peg IFN 可能更小，安全性可能更高。

(二) 核苷类逆转录酶抑制剂

核苷类逆转录酶抑制剂(nucleoside reverse transcriptase inhibitors, NRTI)是人工合成的一系列核苷酸类似物，由碱基(嘌呤或嘧啶)与核糖基两部分组成，对核苷类抗病毒药物的设计合成主要是对这两部分进行修饰或改变。该类药物主要是通过抑制病毒复制的酶，竞争性掺入病毒复制的 DNA 链中，终止 DNA 链延长而发挥抗病毒作用。

1962 年，第一个核苷类抗病毒药物碘苷产生，目前已有不少核苷酸类似物获得生产应用，近年来又不断设计合成了一些新的抗病毒核苷酸类似物及其衍生物(表 2－42－1)。新近报道聚合酶抑制剂如 R1626、R7128 及第二代核苷类抑制剂如 IDX102、IDX184、PSI－7851，都是通过阻止 RNA 依赖的 RNA 聚合酶 NS5B 干扰 HCV 复制治疗丙型肝炎，联合 IFN、利巴韦林，可提高疗效，缩短疗程。

表 2－42－1　核苷类抗病毒药物

结构类型	药物名称	抗病毒谱
嘌呤类	阿昔洛韦(acyclovir, ACV)	HSV－1, HSV－2, EBV, CMV
	更昔洛韦(gancyclovir, GCV)	HSV－1, HSV－2, HIV, CMV
	泛昔洛韦(famcyclovir, FCV)	HSV
	喷昔洛韦(pencyclovir, PCV)	HSV－1, HSV－2, EBV, VZV
	伐昔洛韦(valacyclovir, VCV)	HSV

续 表

结构类型	药物名称	抗病毒谱
嘌呤类	缬更昔洛韦(valganciclovir, valcyte)*	CMV
	阿糖腺苷(vidarabin, Ara - A)	HBV, HSV
	阿糖腺苷单磷酸(Ara - AMP)	HBV, HSV
	地丹诺辛(didanosine, DDI)	HBV, HIV
	阿德福韦(adefovir, ADV)*	HBV
	前阿德福韦(pradefovir, PDV)*	HBV
	恩替卡韦(Entecavir, ECV)*	HBV
	洛布卡韦(lobucavir, LBV)*	HSV, HBV, CMV
	替诺福韦(tenofovir, TDF)*	HIV, HBV
	阿巴卡韦(abacavir, ABC)	HIV
	利巴韦林(ribavirin, RBV)	广谱抗病毒
	他巴韦林(taribavirin, TBV; Viramidine)*	HCV
嘧啶类	碘苷(idoxuridine, IDU)	HSV
	三氟胸苷(trifluridine, TFT)	HSV - 1
	环胞苷(cyclotidine, CC)	HSV
	扎西他宾(zalcitabine, ddC)	HIV
	恩曲他滨(emtricitabine, FTC)	HIV
	法洛他宾(valopicitabine, NM - 283)*	HCV
	法托他宾(valtorcitabine, L - dC)*	HBV
	司他夫定(stavudine, d4T)	HIV
	齐多夫定(zidovudine, AZT)	HIV
	拉米夫定(lamivudine, 3TC)	HBV, HIV
	替比夫定(telbivudine, L - dT)	HBV
	索利夫定(sorivudine, SRV)*	HBV, HSV - 1
	溴呋定(brivudin, BVDU)	HSV, VSV
	R7128*	HCV
	R1626*	HCV
	MK - 0608	HCV
	PSI - 7851*	HCV
	IDX - 102*	HCV
	IDX - 184*	HCV

注：* 为近年来设计合成的新核苷类药物。

(三) 非核苷类逆转录酶抑制剂

非核苷类逆转录酶抑制剂(non-nucleoside reverse transcriptase inhibitors, NNRTI)是一类强力抗逆转录病毒药物,目前主要用于抗 HIV 治疗,能在毫微克分子浓度下抑制 HIV 的复制。这类药物作用于 HIV P66 逆转录酶亚单位的聚合酶位点内的疏水部分,从而导致酶活性下降,病毒复制减少,但与核苷类药物相比,病毒对这类药物的耐药性出现很快,因此多与其他核苷类逆转录酶抑制剂和蛋白酶抑制剂合用。代表药物有奈韦拉平(nevirapine, NVP,商品名 viramune)、地拉韦定(delavirdine, DLV,商品名 rescriptor)、埃法韦伦(efavirenz, EFZ,商品名 sustiva)、洛韦胺(loviride)等。新一代 NNRTI 有埃法韦伦衍生物 DPC083、依曲韦林(etravirine, TMC - 125,商品名 intelence)、rilpivirine(TMC - 278)和 capravirine,显示出很好的抗 HIV 活性,特别是对于耐药变异的 HIV。曲韦定(trovirdine)、埃米韦林(emivirine, MKC - 442)等对 HIV 和 HCV 聚合酶均显示出很强的抑制作用。此外,新近研发的 GS - 9190、ANA - 598、IDX - 375、VCH - 222、VCH - 759、XTL - 2125(BC - 2125)等小分子化合物是特别针对 HCV 的 NS5B 聚合酶抑制剂,主要用于抗 HCV 治疗。

膦甲酸钠(foscarnet sodium)为焦磷酸盐衍生物,也是非核苷类 DNA 聚合酶抑制剂,它与病毒的 RNA 和 DNA 聚合酶的焦磷酸结合位点相结合,形成了一种不稳定的核苷单磷酸盐中介物,阻止引物和底物之间形成 3′- 5′磷酸二酯键,从而抑制 DNA 复制链的延长。该药可以抑制 HSV、VZV、EBV、CMV、HBV 等 DNA 病毒的 DNA 聚合酶的活性。临床上主要用于或试用于:①免疫缺陷者,如艾滋病或器官移植患者 CMV 视网膜炎或肺炎,其疗效与更昔洛韦相似,但对骨髓的毒性较小。②上述患者发生耐阿昔洛韦的 HSV 和 VZV 株的感染,此时本品疗效比阿糖腺苷为好而不良反应则较少。③慢性乙型肝炎。应用后不良反应有肾功能损害、电解质紊乱、龟头溃疡等。

基于联合抗病毒治疗的需求，又不断研发应用了一些抗逆转录酶的复合制剂(表 2-42-2)。

表 2-42-2 抗逆转录酶药物复合剂型

名　称	药物组成	抗病毒谱
双汰芝(combivir)	齐多夫定/拉米夫定	HIV
epzicom	阿巴卡韦/拉米夫定	HIV
三协唯(trizivir)	阿巴卡韦/拉米夫定/齐多夫定	HIV
triomune	司他夫定/拉米夫定/奈韦拉平	HIV
特鲁瓦达(truvada)	恩曲他滨/替诺福韦	HIV, HBV
atripla	恩曲他滨/替诺福韦/埃法韦伦	HIV
kaletra	洛匹那韦/利托那韦	HIV

(四) 蛋白酶抑制剂

蛋白酶抑制剂(protease inhibitor，PI)是一类竞争性抑制逆转录病毒蛋白酶活性的化合物，其作用机制与逆转录酶抑制剂完全不同，上述两类逆转录酶抑制剂均作用于未感染细胞的初期感染阶段，而 PI 则阻断病毒复制的后期步骤，不仅抵抗病毒的初期感染，而且抑制病毒在慢性感染细胞内的复制。在这些 PI 作用下，宿主细胞产生不成熟的病毒颗粒，因此不能感染新的细胞。目前用于抗 HIV 治疗的 PI 有：阿扎那韦(atazanavir，ATV，商品名 reyataz)、替拉那韦(tipranavir，TPV，商品名 aptivus)、安普那韦(amprenavir，APV，商品名 agenerase)、福沙那韦(fosamprenavir，F-APV，商品名 lexiva)、沙奎那韦(saquinavir，SQV，商品名 invirase)、茚地那韦(indinavir，IDV，商品名 crixivan)、利托那韦(ritonavir，RTV，商品名 norvir)、奈非那韦(nelfinavir，NFV，商品名 viracept)、洛匹那韦(lopinavir，LPV)和复合制剂 kaletra(洛匹那韦＋利托那韦)。这些药物在单用时常在第 12 周产生耐药，因而也主张联合用药。darunavir(TMC-114，商品名 prezista)作为 PI 疗效增强剂，常与利托那韦联合用于抗 HIV 治疗。PL-100 是针对 HIV-1 蛋白酶耐药性的肺肽类竞争性抑制剂，能有效抑制 HIV-1 蛋白酶的活性和病毒的复制，对多药耐药的突变株有很高的活性，同时不与已上市的 PI 产生交叉耐药。除了 AIDS 治疗外，近年针对难治性丙型肝炎也研发了许多治疗药物，如 telaprevir(TVR，VX-950)、boceprevir、TMC-435、ITMN-191、MK-7009、BI-122021、BI-201335、PF-868554、ACH-806(GS-9132)、IDX-316、XCH-900518等，具有阻止 HCV 特异性的 NS3/4A 丝氨酸蛋白酶作用，与 IFN、利巴韦林联用，可提高持久的病毒学应答率，而且耐药性明显降低。

(五) 作用于其他靶点的抗病毒药物

除了上述抗病毒药物外，还研发应用了一些针对其他作用靶点的药物。①融合抑制剂：能封闭 HIV 病毒蛋白 gp120 或 gp41，阻断 HIV 与靶细胞的结合和病毒包膜与靶细胞膜融合，代表药有：恩夫韦地(enfuvirtide，T-20，商品名 fuzeon)和 T-1249。②整合酶抑制剂：如拉替拉韦(raltegravir)(商品名艾生特，isentress)、elvitegravir 等，能够抑制 HIV 基因整合入宿主淋巴细胞染色体，从而抑制病毒复制和感染新的细胞。③辅助受体抑制剂：CCR-5 抑制剂 maraviroc(商品名 selzentry)和 vicriviroc、CXCR4 协同受体抑制剂 AMD-3100，阻止 HIV 进入和感染免疫细胞。④穿入抑制剂：抗 CD4 单克隆抗体 TNX355，阻断 HIV-1 进入靶细胞，与融合抑制剂有协同作用。⑤成熟抑制剂：贝韦立马(bevirimat，PA-457)是第 1 种通过阻止 HIV 循环的最后一个前体蛋白形成壳体的步骤来抑制 HIV 病毒颗粒增殖，而产生无感染的病毒颗粒。⑥装配与释放抑制剂：celgosivir(MX-3253)，具有强效抑制病毒装配与释放所需的宿主 α 糖苷酶-1 的作用，现已获批作为抗 HCV 的辅助治疗药物。⑦亲环素抑制剂：能抑制支持 HCV 复制的环孢素的作用，具有较强的抗 HCV 活性，如 Debio-025、NIM-811、SCY-635 等都已经进入Ⅰ期或Ⅱ期临床。⑧RNA 翻译抑制剂：硝唑尼特(nitazoxanide)原是一种驱虫药，现发现它可增加双链 RNA 依赖蛋白(PKR)的磷酸化，继而诱导启动免疫反应的重要因子真核细胞启动因子 2α(eIF-2α)的磷酸化，后者磷酸化后可完全阻断病毒 RNA 的翻译，从而产生抗 HBV 和 HCV 作用。⑨M2 离子通道抑制剂：包括金刚烷胺(amantadine)及其衍生物金刚乙胺(rimantadine)(也称为雷曼他定)。可与宿主细胞膜作用，通过改变膜表面电荷，阻止病毒向细胞内穿入或脱壳，不仅阻止病毒颗粒进入细胞，同时还能阻止病毒在细胞间的转移，从而兼具预防和治疗作用。主要用于甲型流感病毒的预防和早期治疗。⑩神经氨酸酶抑制剂：奥司他韦(oseltamivir，商品名为达菲，tamiflu)、扎那米韦(zanamivir，商品名为乐感清，relenza)，通过抑制神经氨酸酶活性发挥抗流感病毒的作用，其中前者为口服制剂，后者为吸入剂。注射用帕拉米韦(peramivir)，为长效神经氨酸酶抑制剂，体外实验表明其对流感甲、乙型病毒神经氨酸酶的半数抑制浓度 IC50 值是达菲的 1 600 倍，对多数流感病毒株具有很好的抑制作用，有望成为第 3 种治疗流感的药物。

(六) 其他抗病毒制剂

1. 双环醇　双环醇(百赛诺)是中国医学科学院药物研究所开发研制的国家一类治疗肝炎药物，临床上主要用于护肝治疗，体外实验研究提示也有一定的抗 HBV 作用。

2. 多糖类　多糖类是一类多聚阴离子，带有负电荷，因而能与病毒外膜上带正电荷的氨基酸残基相互作用，它们在结构上与细胞表面糖胺聚糖相类似，可以以竞争抑制方式阻止病毒与细胞结合；同时它们又是许多细胞表面分子的模拟配体，能够直接与细胞结合，阻碍病毒的吸附，并抑制病毒诱导的合胞体形成，从而发挥抗病毒作用。目前抗病毒多糖中研究最多的是硫酸多糖，包括从植物中提取的各种硫酸多糖、肝素、天然中性多糖的硫酸衍生物及人工合成的各种硫酸多糖，如硫酸葡聚糖、硫酸木聚糖、硫酸香菇多糖、岩藻依聚糖和卡拉胶等，实验研究中显示有一定的抑制病毒作用，但临床应用效果并不尽如人意。

3. 中药类 许多中草药据记载也具有抑制病毒作用，如穿心莲、板蓝根、大青叶、金银花、柴胡、地丁、黄芩、紫草、贯众、大黄、茵陈、虎仗、叶下珠等，可用于某些病毒性疾病的防治。近年来开发的一些中成药制剂，如苦参素、双黄连、安络化纤丸等也有一定疗效。但还需要更多临床多中心随机对照的循证医学证据。

但所有这些抗病毒药物都只对活跃复制的病毒有效，而不能清除潜伏状态和非复制期的病毒，所以目前的抗病毒治疗目的是将病毒封闭在非复制期，以控制其危害。要彻底清除细胞内病毒基因，还有赖于机体自身免疫系统的参与。

4. 非核苷类抗 HBV 小分子化合物 正在研发的一批高效低毒、结构简单的小分子非核苷类活性化合物，其中海洋天然产物来源 W28 系列和中药、咖啡来源多酚化合物显示出较强的抗 HBV 活性。

二、抗病毒感染药物的临床应用

（一）病毒性肝炎

由 HAV 和 HEV 引起的病毒性肝炎属于急性自限性，不会转为慢性，故无须抗病毒治疗。而 HBV 和 HCV 可呈慢性持续性感染，应进行有效的抗病毒治疗。

1. 慢性乙型肝炎 ①IFN：IFN－α 是国内外公认的用于治疗慢性 HBV 感染的有效药物，通过抗病毒与免疫调节的双重作用，可实现较高的 HBeAg 血清学转换和 HBsAg 消失率。普通 IFN 每周 3 次，皮下或肌内注射；长效 IFN 派罗欣和佩乐能均为每周 1 次皮下注射。IFN 治疗疗程在 HBeAg 阳性和 HBeAg 阴性患者均为 1 年，根据病情及患者耐受性还可再延长至 72 周，肝功能失代偿期患者禁用。不良反应有流感样综合征、暂时骨髓抑制、脱发、体重下降、心动过速、转氨酶增高、甲状腺功能异常、精神忧抑等，大剂量可导致脑病、癫痫和低钙血症、高钾血症等，故用药期间要密切观察随访。②口服核苷类药物：目前国际上批准用于乙型肝炎抗病毒治疗的药物有拉米夫定、替比夫定、阿德福韦、恩替卡韦、替诺福韦及复合制剂特鲁瓦达（truvada），均有显著抑制 HBV 复制作用，且副作用小，因此可用于失代偿期肝病和使用免疫抑制剂的乙型肝炎患者。疗程视个体疗效而定，至少 2 年以上，肝硬化患者需长期甚或终身服用。但是该类药物长期应用要注意耐药问题。

2. 丙型肝炎 IFN－α 是目前治疗丙型肝炎唯一有肯定疗效的药物，并应根据患者体重、基因型调整应用，急性丙型肝炎应尽早进行 IFN－α 抗病毒治疗，以防止慢性化。慢性丙型肝炎用普通 IFN 疗程 12 个月，根据病情需要，可延长至 18 个月，疗程结束后应随访 6～12 个月。复合 IFN（干复津，CIFN）疗效优于 IFN－α 2a，对于感染 HCV 基因Ⅰ型患者的效果更为突出，但 IFN 不良反应明显，用法：初次治疗用 9 μg，普通 IFN 治疗复发或无效用 15 μg，每周 3 次。聚乙二醇化长效 IFN 佩乐能和派罗欣，都是目前有效的抗 HCV IFN 制剂，无论是单独用药还是联合其他药物，其不良反应都明显较其他种类 IFN 少，适用范围广。非基因Ⅰ型疗程 24 周，对基因Ⅰ型和伴有肝硬化的慢性丙型肝炎疗程视治疗期间的应答情况可延长至 48～72 周。抗 HCV 治疗主张干扰素联合利巴韦林，可以提高抗病毒疗效，但肾功能衰竭者禁用。对于难治性丙型肝炎，增加用药剂量或延长疗程可提高疗效。FDA 新批准增加慢性丙型肝炎治疗适应证的 alinia（硝唑尼特，nitazoxanide），单药治疗显示出对 HCV 感染的良好疗效，且耐受性好，无明显不良反应。用法：口服 500 mg，每日 2 次。即将上市的 HCV 蛋白酶抑制剂 boceprevir 和 telaprevir，与 IFN 联用对难治性丙型肝炎有良好的作用。用法：boceprevir 口服 800 mg，每日 3 次；telaprevir 口服 750 mg，每日 3 次。

（二）艾滋病

原则上艾滋病的抗逆转录病毒治疗应为终身治疗，目前主要推行的高效抗逆转录病毒疗法（HAART），不仅改变了 HIV 感染进程，改善了患者的生活质量和预后，在很大程度上还促进了机体的免疫重建。

HAART 疗法为 3 种或 3 种以上不同作用机制的抗逆转录病毒药物的联合应用，美国和欧洲提供了 3 类共 11 种药物供选择应用，包括 8 种抑制逆转录酶的核苷酸类似物及其复合物、5 种非核苷酸逆转录酶抑制剂及 10 种蛋白酶抑制剂类药物，并将这些药物分为 4 类（表 2－42－3），二联治疗由 A＋B 类药物组成，三联治疗由 A＋B＋C 或 A＋B＋D 类组成，四联治疗由 A＋B＋C＋D 或 A＋B＋2×C 类组成。近年尝试进行的有计划 HAART 间歇疗法，其目的是提供给患者一个药物假期，使 HIV 病毒负荷反跳，从而再次刺激免疫系统，使其恢复对 HIV 的特异性和非特异性免疫反应的协同作用来进一步控制 HIV。

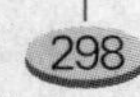

表 2-42-3　根据作用机制有效抗逆转录病毒药物的联合应用

A 核苷类逆转录酶抑制剂	B 核苷类逆转录酶抑制剂	C 蛋白酶抑制剂	D 非核苷类逆转录酶抑制剂
AZT 齐多夫定	ddC 扎西他宾	indinavir 茚地那韦	delavirdine 地拉韦定
d4T 司他夫定	ddl 地丹诺辛	nelfinavir 奈非那韦	nevirapine 奈韦拉平
ABC 阿巴卡韦	3TC 拉米夫定	ritonavir 利托那韦	efavirenz 埃法韦伦
	TDF 替诺福韦	saquinavir 沙奎那韦	etravirine 依曲韦林
	FTC 恩曲他滨	atazanavir 阿扎那韦	loviride 洛韦胺
		tipranavir 替拉那韦	
		amprenavir 安普那韦	
		fosamprenavir 福沙那韦	
		kaletra 洛匹那韦＋利托那韦	
		darunavir 地瑞那韦	

注：由于外周神经病的危险增加，d4T 和 ddC 不能联用。

（三）疱疹病毒感染

1. 单纯疱疹病毒　治疗药物主要有 ACV、VCV、FCV、PCV，以及膦甲酸钠和西多福韦（Cidofovir）。前 4 种药物均为核苷类似物，抗病毒作用相似，其中 VCV 和 FCV 具有口服吸收生物利用度高的特点。对单纯疱疹病毒引起的脑炎、脑膜炎、肺炎及原发性感染伴发热者可用 ACV 静滴，连续 10～14 d，病情好转后改为口服。对生殖器疱疹及其他病情不严重者，口服治疗即可，也可用 IFN，连续 10～14 d。局部可用 ACV、碘苷、膦甲酸钠药液及药膏涂擦。

2. 水痘、带状疱疹病毒　有效药物有 ACV、VCV 和 FCV 等核苷酸类似物，其中 VCV 可显著减轻病毒引起的疼痛症状，并明显缩短疱疹后神经痛的持续时间。

3. 巨细胞病毒　治疗药物有 3 种，更昔洛韦、膦甲酸钠和西多福韦，均可抑制 CMV DNA 多聚酶。长期维持疗法只延迟而不能防止 CMV 视网膜炎的复发，联合治疗是控制 CMV 视网膜炎的最佳方案。

（四）呼吸道病毒感染

金刚烷胺、金刚乙胺和利巴韦林是治疗呼吸道病毒感染的 3 种药物。金刚烷胺可防止 50%～90%的甲型流感接触者发病。用作治疗则需于发病 24～48 h 内服药，可望缩短病程；对防止或缓解并发症的效果则不明显。预防用药成人每日 100 mg，流行期间宜持续 4～8 周，老年人及免疫缺陷者尤有指征。该药不良反应发生率为 6%～11%，主要有焦虑、头晕、失眠、纳差等，但大多数能耐受。婴儿、患有中枢神经系统疾病或老年脑动脉硬化者、肾功能减退者慎用，癫痫患者、孕妇及哺乳期妇女禁用。金刚乙胺对甲型流感病毒的活性较金刚烷胺强 2～4 倍，不良反应较少。但金刚烷胺和金刚乙胺对乙型流感都无效。利巴韦林可用于治疗呼吸道合胞病毒引起的严重呼吸道感染，但治疗效果并不令人满意。

新型抗流感病毒药物神经氨酸酶抑制剂对甲型和乙型流感病毒均有效，是目前治疗 H_5N_1 禽流感和甲型 H_1N_1 流感的特效药物。其中已上市批准使用的有磷酸奥司他韦，即罗氏公司的达菲和上海医药的奥尔菲。用法：在流感症状开始的第 1 日或第 2 日开始治疗，成年人口服剂量是每次 75 mg，每日 2 次，共 5 d；用于流感季节时预防流感的推荐剂量为 75 mg，每日 1 次。与流感患者密切接触后的流感预防时口服推荐剂量为 75 mg，每日 1 次，至少 7 d。局部使用的神经氨酸酶抑制剂扎那米韦吸入剂，目前只有葛兰素史克生产的乐感清，治疗甲型、乙型流感的推荐剂量为鼻吸入10 mg，每日 2 次，连续 5 d。应及早用药，不得迟于发病后 48 h。该药在 12 岁以下儿童，孕妇及哺乳期妇女禁用。此外，尚未批准使用的注射用帕拉米韦，为长效神经氨酸酶抑制剂，对多数流感病毒株具有很好的抑制作用。由于是注射制剂，尤为适用于病情重、昏迷的不便口服和吸入治疗的患者。

（五）流行性出血热

主要药物为利巴韦林，越早使用疗效越好，特别是在发病 4 d 内应用，可缩短病毒血症时间，减轻肾损害。与 IFN 联合使用具有协同作用。

三、病毒变异与抗病毒药物的联合应用

对一些慢性病毒感染性疾病，如 AIDS、乙型病毒性肝炎等，感染细胞内病毒半衰期长，需要长时间的抗病毒治疗才可能彻底清除感染细胞内的病毒。但长期单一的抑制病毒复制药物治疗，可加剧病毒变异，产生耐药株。而将作用于病毒复制周期中不同环节的药物联合应用，可起到协同或相加的作用，从而提高疗效，缩短疗程，防止或延缓耐药病毒株的产生。另外，由于许多抗病毒药物对机体都有较大的毒副作用，限制了临床应用，而联合用药可减少各单一药物的用量，从而减轻药物的毒副作用。

抗病毒药物的联合应用最早始于对 HIV 感染者的 HAART，其疗效明显优于单一抗病毒药物治疗，因此

已成为抗 HIV 的标准疗法，并且在此基础上将联合治疗运用到其他持续性病毒感染性疾病，如丙型病毒性肝炎中，也取得了较好的疗效。

联合用药的策略如下。

(一) 核苷类药物之间的联合

核苷类药物的联合原则上是尽量不选择具有交叉或部分交叉耐药的药物。像拉米夫定、替比夫定和恩替卡韦都属于核苷类药物，三者间存在一定程度的交叉耐药；而阿德福韦属于核苷酸类似物，与前三种药物不存在交叉耐药，可联合应用。另外，还强调早期联合应用，单药治疗者一旦出现耐药，对其他核苷酸类似物耐药性也会增加。

(二) 核苷类药物与免疫调节剂之间的联合

对病毒有免疫耐受或免疫功能低下的患者，将核苷类药物与免疫调节剂合用，有可能通过调节机体的免疫功能，在抑制病毒复制的同时，提高抗病毒能力，缩短治疗时间并减少耐药病毒株的产生。

IFN 联合利巴韦林治疗慢性 HCV 感染可提高疗效，即使对单用 IFN 治疗后复发及无反应病例，再予联合治疗，仍可获得良好的效果。研究表明 HCV 病毒血症的良好控制依赖于 HCV 特异性淋巴细胞反应，包括 IFN-γ 水平升高及 IL-10 水平下降，联合用药与单用 IFN 相比，能明显降低 IL-10 的产生。

IFN 联合 3TC 等核苷酸类似物治疗慢性 HBV 感染也可起到一定协同作用，治疗期间血清 HBeAg 和 HBsAg 水平下降的程度要比单用 IFN 治疗高，且有助于减少 3TC 等耐药变异的发生。

(三) 蛋白酶抑制剂之间的联合

主要用于治疗慢性 HIV 感染。病毒对不同蛋白酶抑制剂的耐药机制并不完全相同，较少出现交叉耐药及同时耐受 2 种以上蛋白酶抑制剂的病毒株，即使出现了这种病毒株，其本身的复制、表达和成熟也将受到很大影响。

临床试验表明，两种蛋白酶抑制剂联合应用是安全的，不仅可以增强每种药物的抗病毒作用，还可以减少每种药物的用药剂量。如利托那韦与沙奎那韦联合治疗 HIV 感染，可使沙奎那韦药量减少 40%，而抗病毒活性明显增加。

(四) 多种不同药物之间的联合

这种疗法多用于 HIV 感染的治疗，可增加抗病毒的效果且减少并发症的产生。未治疗患者中可存在对 1 种药物耐药的变异株，但从理论上讲不会存在同时对 3 种或更多种药物耐药的病毒株。对大多数经 HAART 疗法治疗的 HIV 感染者，血清 HIV RNA 水平可持续低于检测水平以下(<50 拷贝/ml)可达 2 年以上。与单药相比，对病毒的复制具有明显的优越性，疗效持久，CD4 细胞明显增多，有助于患者的免疫重建。

(五) 其他

除上述几种联合方法外，还可将其他各种不同的抗病毒药物，根据作用机制不同相互组合，以求达到最佳的抗病毒效果。此外，也可将抗病毒中药及西药联合应用于抗病毒治疗中，可能也会获得较好的疗效。

四、抗病毒基因治疗

(一) DNA 疫苗

DNA 疫苗又称为核酸疫苗或基因疫苗，是指含有编码抗原序列及上游表达所需的调控元件的质粒 DNA，将其直接注射至机体局部组织(肌肉、脾脏、黏膜等)并表达相应抗原蛋白，以类似自然感染的方式提呈抗原，从而全面诱生特异性体液和细胞免疫应答，并可打破免疫耐受，有望用于临床作为慢性病毒感染的治疗性疫苗。主要研究应用对象为 HIV-1、HBV、HCV 感染等，部分 HIV DNA 疫苗近年已陆续获准进行临床试验。

(二) 细胞内抗体

属于蛋白质水平的基因治疗技术。该技术是将病毒关键抗原的特异性抗体基因片段，如单链可变区抗体基因(single-chain variable fragment, scFv)，导入细胞内，通过其表达的抗体片段与病毒抗原结合，抑制或阻断病毒蛋白质的功能，从而发挥细胞内免疫(intracellular immunization)的作用。目前正运用该技术对 HIV-1、HBV、HCV、HPV、CMV 等进行抗病毒研究，显示了显著的抗病毒复制的功能，其中一些 HIV-1 的有关研究已获准进入临床Ⅰ期试验。

(三) 反义寡核苷酸

反义寡核苷酸(antisense oligonucleotide, ASON)是一段能够与 mRNA 或 DNA 特异性结合并阻断其基因表达的人工合成 DNA 分子。能通过封闭或抑制病毒的关键编码基因来特异性抑制病毒的复制和表达。包括反义 RNA 和反义 DNA，反义 RNA 容易被核酸酶降解，因此目前用于基因治疗的主要是反义 DNA，即反义脱氧寡核苷酸(antisense oligodeoxynucleotide, ASODN)。

ASON 作为基因治疗技术，其作用机制涉及多个环节：①阻止 DNA 的转录和复制：在细胞核内，ASON 可作用在 DNA 结合蛋白的识别位点处，通过与靶基因结合形成三螺旋，以位点专一方式干扰 DNA 和蛋白质的结合、激活子的转录起始和转录延伸等，进而阻止基因转录和复制。②阻断 RNA 转运及转录后加工：进入细胞核的 ASON 与 RNA 前体分子结合，使 RNA 不能被有效地转运到细胞质，同时还影响转录后 RNA 的剪切加工和成熟过程，最终影响蛋白质的翻译。③翻译抑制：ASON 与蛋白质翻译模板 mRNA 结合，影响翻译复合体形成(即 mRNA 与核糖体 RNA 结合)，从而阻断蛋白质的翻译。④破坏 RNA：ASON 与 RNA 互补配对结合后，形成DNA－RNA或RNA－RNA双链杂交分子，进而特异性激活内源性RNA酶H，后者可识别、降解DNA－RNA分子中的RNA链，并可将RNA－RNA分子消化。

尽管反义基因治疗技术在病毒控制的研究当中已显示出诱人的前景，但其自身的稳定性、给药途径及与其他DNA或mRNA非特异性杂交结合而出现对机体毒副作用等问题尚未得到最终解决，故其研究尚处于试验阶段。目前利用该技术抗流感病毒正在进行动物体内评价；用反义核酸药物治疗丙型肝炎已进入Ⅱ期临床试验。

(四) 核酶

核酶(ribozyme, RZ)是一类具有催化功能的RNA分子，广泛存在于从低等到高等多种生物中，参与细胞内RNA及其前体的剪切加工和成熟过程。用于基因治疗的是小RNA核酶，有锤头状、发夹状和斧头状核酶等基本结构，均由一个保守的催化活性中心和两端的靶RNA识别序列组成。核酶是在RNA水平发挥作用，通过两侧的识别序列与目标RNA发生特异性结合，由催化中心通过催化靶位点RNA链中磷酸二酯键的断裂破坏mRNA，通过封闭和切割的双重作用，从而阻断该基因的表达，也因此被誉为"分子剪刀"。目前已有不少研究显示核酶可以成功控制细胞内病毒复制和表达，但正如反义技术存在类似的一些尚未得到合理解决的问题，抗病毒基因治疗临床应用为时尚早。

继核酶发现以来，近年研究者利用分子进化技术，又从随机DNA序列库中筛选出具有切割RNA作用的DNA分子，这种具有酶活性的DNA分子被称为脱氧核酶(DNAzyme, DZ)，又称酶性DNA。以目前常用的10～23型脱氧核酶为例，其活性中心是由5′－GGCTAGCTACAACGA－3′共15个脱氧核糖核苷酸的保守序列组成的一个环状结构，两侧臂各有7～8个脱氧核糖核苷酸构成酶分子的底物识别部位，与相应RNA底物发生特异性结合。脱氧核酶的切割位点位于RNA分子上的A·U之间，理论上可切割任何mRNA的翻译起始密码AUG，这就意味着几乎找到了可调控所有蛋白质表达的万能钥匙，同时也为抑制病毒的复制和治疗病毒感染性疾病开辟了一条新途径。与核酶相比，脱氧核酶具有在细胞内环境中更稳定、催化效率更高、结构简单易于设计并大规模体外合成等优点，目前已为国内外学者成功用于阻断细胞内HPV、HIV－1、HBV、HCV基因表达和复制的实验研究中。

(五) RNA干扰

RNA干扰(RNA interference, RNAi)是生物体抵御转座子、复制性元件、RNA病毒等外来遗传物质的一种古老而保守的防卫机制，这些外来遗传物质的复制中间体形式多为双链RNA(double-stranded RNA, dsRNA)，在细胞内被一种RNA酶切割成20～25 nt的短RNA，即小干扰RNA(small interference RNA, siRNA)。这些siRNA与多种蛋白复合体(包括解旋酶和核酸酶)形成RNA诱导沉默复合物(RNA-induced silencing complex, RISC)，随后siRNA解开成单链，由反义siRNA引导RISC的核酸酶特异切割同源性RNA分子，最终导致相应基因的表达沉默。因此RNA干扰被看成是一种细胞内的免疫防御机制，同时在内源性基因表达的调控中也发挥着重要作用。目前在哺乳动物细胞内尚未发现天然存在的RNA干扰现象，然而将外源性20～25bp的短dsRNA作为siRNA导入细胞，也可以成功启动RNA干扰机制。与长片段dsRNA诱导抗病毒机制不同，siRNA不会激活宿主细胞非特异性的抗病毒反应及其他细胞应答，具有专一性强、不良反应少的特点；而与反义技术相比，又具有抑制效果强、作用持久等优点，因而迅速成为当今最强有力的快速基因阻断技术，在病毒感染性疾病及肿瘤的基因治疗中显示出良好的前景和巨大的应用潜力。目前研究者们正利用该项技术对HIV－1、脊髓灰质炎病毒、登革病毒、流感病毒、HBV以及新发现的SARS病毒等人类致病病毒开展广泛的抗病毒治疗研究，在体外细胞水平取得了可喜的研究成果，在小鼠体内的初步研究中也同样获得良好的抗病毒效果。虽然RNA干扰技术用于人体还有许多技术问题需要解决，但毕竟为人类最终攻克这些病毒性传染病带来了新的曙光。

参考文献

[1] 刘克洲. 终末期肝病的病因治疗问题[J]. 中华肝脏病杂志, 2007, 15(6): 456.

[2] Hou W, Ni Q, Wo J, et al. Inhibition of hepatitis B virus X gene expression by 10－23 DNAzymes [J]. Antiviral Res, 2006, 72(3): 190－196.

[3] Ni Q, Chen Z, Yao HP, et al. Inhibition of human La protein by RNA interference downregulates hepatitis B virus mRNA in 2.2.15 cells [J]. World J Gastroenterol, 2004, 10(14): 2050－2054.

[4] Samuel CE. Antiviral actions of interferons [J]. Clin Microbiol Rev, 2001, 14(4): 778－809.

[5] Ank N, Paludan SR. Type Ⅲ IFNs: new layers of complexity in innate antiviral immunity [J]. Biofactors, 2009, 35(1): 82－87.

[6] Clark V, Nelson DR. Novel interferons for treatment of hepatitis C virus [J]. Clin Liver Dis, 2009, 13(3): 351－363.

[7] Sakamoto N, Watanabe M. New therapeutic approaches to hepatitis C virus [J]. J Gastroenterol, 2009, 44(7): 643－649.

[8] European Association For The Study Of The Liver. EASL clinical practice guidelines: management of chronic hepatitis B [J]. J Hepatol, 2009, 50(2): 227－242.

[9] Stein LL, Loomba R. Drug targets in hepatitis B virus infection [J]. Infect Disord Drug Targets, 2009,9(2):105-116.
[10] Burton JR Jr, Everson GT. HCV NS5B polymerase inhibitors [J]. Clin Liver Dis, 2009,13(3):453-465.
[11] Gallay PA. Cyclophilin inhibitors [J]. Clin Liver Dis, 2009, 13(3):403-417.
[12] Sayana S, Khanlou H. Maraviroc: a new CCR5 antagonist [J]. Expert Rev Anti Infect Ther, 2009,7(1):9-19.
[13] Nikolopoulos G, Bonovas S, Tsantes A, et al. HIV/AIDS: recent advances in antiretroviral agents [J]. Mini Rev Med Chem, 2009,9(8):900-110.
[14] Hammer SM, Eron JJ Jr, Reiss P, et al. International AIDS Society-USA. Antiretroviral treatment of adult HIV infection: 2008 recommendations of the International AIDS Society-USA panel [J]. JAMA, 2008,300(5):555-570.
[15] Hoffmann C, Rockstroh JK, Kamps BS. HIV medicine 2007 [M]. 15th ed. Paris: Flying Publisher, 2007.
[16] Beigel J, Bray M. Current and future antiviral therapy of severe seasonal and avian influenza [J]. Antiviral Res, 2008,78(1):91-102.
[17] von Laer D, Baum C, Protzer U. Antiviral gene therapy [J]. Handb Exp Pharmacol, 2009,189:265-297.

第三章

衣原体病

王勤环

第一节 概　述

衣原体感染(chlamydia infection)是由各种衣原体引起的一组感染性疾病，主要引起人与禽类感染。近年来发现人类此病增加，且有的危害极大而被重视。

【病原学】

1. 概述　衣原体是一类介于病毒、细菌与立克次体之间的微生物，更近似于细菌，在微生物学分类上旧属于细菌门、立克次体纲、衣原体目及衣原体属。能通过滤器，本身无能量系统，缺乏ATP酶，能量必须由宿主细胞提供而严格细胞内寄生，故有“能量寄生物”之称，是有独特生活周期的原核细胞型微生物。其与细菌、病毒在性状和生物学特性上的异同见表3-1-1。

表3-1-1　衣原体、病毒及细菌间的异同点

项目	病毒	衣原体	细菌
大小(nm)	15～350	200～1 500	300～3 000
形态	对称	球形	多形性
细胞内寄生	＋	＋	－
核酸种类	RNA(DNA)	RNA＋DNA	RNA＋DNA
增殖模式	复制	周期性二分裂	二分裂
核糖体	－	＋	＋
代谢酶	－	＋	＋
对磺胺类抗生素敏感性	－	＋	＋
在宿主细胞空泡内形成包涵体	＋	＋	－

其与立克次体的不同点是：不须媒介传播；在宿主细胞空泡内形成特异性包涵体；代谢情况不同，立克次体可主动进入宿主细胞在细胞质内繁殖，衣原体则须通过宿主细胞的吞噬作用进入并在吞噬细胞内存活。两者的相同点是：均为细胞内寄生，普通培养基上不能生长；核酸类型为RNA及DNA；对抗生素敏感。

2. 形态与染色特点　为无动力的球形微生物，直径介于病毒与细菌之间(200～1 500 nm)，专性细胞内寄生，在胞质空泡内繁殖。按其不同发育阶段分为3种颗粒，其大小、形态、电子密度及染色不同：①原体(elementary body, EB)为直径200～400 nm的小球形颗粒，电子密度高，Giemsa染色呈紫色，Macchiarello染色为红色，是衣原体有感染性的颗粒。②始体(initial body)又称网状小体(reticular body, RB)，直径800～1 000 nm的电子密度低的大颗粒，Macchiarello染色呈紫色，为无感染性的繁殖型颗粒。③中间型为上两者的过渡阶段。

3. 生活周期　有其独特的生活周期，分为2个阶段：代谢不活跃的细胞外期和增殖性的细胞内期。①原体感染后吸附于宿主细胞表面，经细胞吞饮作用进入细胞内，在原体外形成空泡，感染12 h后在胞质内形成圆形包涵体(内含大量成熟的原体，即衣原体菌落)，与周围胞质有明显界限。②细胞被感染后15～20 h，原体体积逐渐增大而成为网状小体，是衣原体在细胞内生活周期的繁殖型，进行二分裂繁殖，感染细胞20 h后，宿主细胞内充满此两种颗粒。网状小体经过中间体阶段成为新的原体，感染后24～48 h，充满原体包涵体的细胞破裂，释放出大量新的原体再感染细胞，开始新的生活周期，每一周期为48～72 h。

4. 培养　多数衣原体可在6～8日龄的鸡胚或鸭胚卵黄囊中生长繁殖，在其囊膜中可查出包涵体、原体、始体颗粒及其属特异性抗原。亦可在一些原代或传代细胞株如HeLa和McCOy等细胞中生长繁殖进行分离培养。还可经动物如小白鼠接种进行分离。鹦鹉热衣原体用细胞培养法检测较易检出，而肺炎衣原体则检测困难。沙眼衣原体细胞组织培养检测认为是金标准，但费时费力及需要一定设备技术条件。

5. 抵抗力　衣原体在外界抵抗力弱，对常用消毒剂如0.1%甲醛、2%甲酚皂、1∶2 000升汞及70%乙醇

等均敏感，数分钟即可杀灭。对热亦敏感，56～60℃ 5～10 min即可灭活。但耐低温干燥，−70℃可保存数年，冰冻干燥可保存数十年。

6. 分类及主要特征 衣原体属有共同的属抗原，根据其抗原性质、原体包涵体形态及胞质含糖原碘染色等的不同，目前分沙眼衣原体、鹦鹉热衣原体及肺炎衣原体3种。沙眼衣原体为Ⅰ属或A亚型，包涵体大而坚硬，周围间隙小，含致密糖原，碘染色阳性，对磺胺敏感。鹦鹉热衣原体为Ⅱ属或B亚型，包涵体亦大，周围间隙小，不含糖原，碘染色阴性，对磺胺耐药。肺炎衣原体包涵体小，周围间隙宽，不含糖原，碘染色阴性，目前所知仅一个血清型，其代表株为TWAR。其共同特点是具有RNA及DNA两种核酸，有细胞壁，以二分裂方式繁殖，含核糖体及复杂的酶系统，多种抗生素及磺胺均能抑制其生长繁殖。但其间亦有不同点（表3-1-2）。

表3-1-2 衣原体分类及其主要特征

种	生物变种及亚种	血清型	包涵体	原体	宿主及传染源	主要致病
肺炎衣原体	TWAR	1	密度高，排列紧密，不含糖原，碘染色阴性	梨形，核质周围原浆区宽，无质粒DNA	人，人→人	急性呼吸道感染，肺炎常见
沙眼衣原体	① 沙眼生物变种	A～K、Ba、Da、Ia共14个型，又加L1、L2、L2a、L3	密度低，松弛有空泡，含糖原，碘染色阳性	圆形，原浆区狭窄，有质粒DNA	人，人→人	沙眼，泌尿生殖系疾病
	② 淋巴肉芽肿生物变种（LGV）				人，人→人	淋巴肉芽肿，婴幼儿肺炎
	③ 鼠生物变种				鼠，鼠→鼠	
鹦鹉热衣原体	① 鹦鹉热（鸟热）衣原体 ② 豚鼠结膜炎衣原体 ③ 羊、牛流产衣原体 ④ 猫肺炎衣原体	至少8型	密度高，排列紧密，不含糖原，碘染色阴性	圆形，原浆区狭窄，有质粒DNA	鸟类，动物→动物，偶尔动物→人	主要引起动物感染，偶引起人类呼吸道疾病

【实验室检查】 由于各种衣原体感染的临床表现缺少特异性，且有大量无症状感染者及轻症患者，所以实验室检查对诊断非常重要。

1. 抗原及包涵体检测 有如下方法。

（1）*直接涂片染色法* 结膜刮片或宫颈拭子涂片，Giemsa或碘染色后，显微镜下检查上皮细胞胞质内的包涵体，是检测衣原体常用的筛选方法，特异性强，结果可靠，但敏感性差。

（2）*细胞培养法* 常用经放线菌酮处理的单层McCOy细胞，患者标本接种及孵育后，用荧光标记抗体、酶结合单克隆抗体或Giemsa染色，检测胞质中的特异性包涵体，此法敏感特异，但费时费力，且须具备一定的技术设备条件，故不能作为常规诊断方法。

（3）*ELISA法* 此法特异性及敏感性均较好，如检测1 529例生殖系标本，并与培养法结果比较，敏感性为88%～91%，特异性99%，且简便快速，适用于大量样本的检测，但与某些细菌感染可有交叉反应。

（4）*直接免疫荧光法* 此法优点同ELISA法，可用于检测结膜炎、泌尿生殖系感染标本或直肠标本，用单克隆荧光抗体检测可定型，认为可代替细胞培养法。

（5）*斑点免疫结合法* 用微孔薄膜做固相载体，吸附抗原后进行抗原抗体反应，膜上出现着色斑点为阳性，敏感性100%，特异性92%，与细胞培养法比较，符合率为96.7%，适用于大批量标本的检测。

2. 衣原体核酸检测 用DNA杂交技术及同位素标记探针检测，检测的敏感性和特异性分别为91%和80%，可用于检测沙眼性病淋巴肉芽肿及沙眼衣原体15个血清型的核酸。用原位DNA杂交法检测宫颈刮片和直肠活体组织标本。可用于临床诊断及分子流行病学调查。用PCR法检测，使核酸分子呈几何级数扩增，使其灵敏度达10^{-17} pgDNA，方法敏感、特异、简便及快速，并可直接鉴定衣原体的种和型别，但须注意假阳性。

3. 特异性抗体的检测 由于其抗体产生效价较低，有的在急性期甚至不产生抗体，故用于诊断的价值较小，因方法简便，临床已用于检测特异性IgM抗体。可用补体结合试验或微量间接免疫荧光试验，前者可用于检测性病淋巴肉芽肿、鹦鹉热及肺炎衣原体，双份血清效价4倍以上增高者有诊断意义，但敏感性差，且难以鉴别其种类。微量间接免疫荧光试验是诊断肺炎衣原体感染最敏感方法之一。

本章介绍以下3种衣原体感染的疾病。

第二节 肺炎衣原体感染

肺炎衣原体感染(chlamydia pneumonia infection)是由肺炎衣原体引起的感染性疾病,主要引起成人及青少年的非典型肺炎,亦可引起支气管炎、咽炎及扁桃体炎等急性呼吸道感染,据统计在引起肺炎的病因中,是继肺炎双球菌、流感嗜血杆菌之后引起社区获得性肺炎的第3位主要病原体,亦是老年人社区获得性肺炎的重要病原及死亡的原因之一。美国报告每年发病约30万例,而鹦鹉热衣原体引起的肺炎仅约150例。我国香港亦有类似报告,在呼吸系统感染的患者中,检测血清肺炎衣原体抗体阳性率为54.8%,严重感染者为24.8%,抗体效价多≥1∶256;而鹦鹉热衣原体抗体之阳性率仅为0.9%,且多为非近期感染。此外亦发现肺炎衣原体感染与冠心病、心肌梗死及扩张型心肌病等心血管疾病及脑血管疾病等的发生明显相关。

【病原学】 本病之病原体为肺炎衣原体。1965年Grayston首次在中国台湾一儿童之结膜分泌物中,分离出一株与其他衣原体不同的衣原体,当时命名为TW(Taiwan)-183。1983年又在美国西雅图一名急性呼吸道感染的大学生咽部分泌物中分离出另一株衣原体而命名为AR-39(acute respiratory-39),后经研究鉴定,发现此二株实为同一种衣原体,其包涵体形态与鹦鹉热衣原体类似,但其网状体超微结构、单克隆抗体反应及DNA同源性均有别于沙眼及鹦鹉热衣原体,1989年正式命名为TWAR,又称肺炎衣原体,为衣原体属中第3种衣原体。

肺炎衣原体的形态与另两种衣原体有不同,但近似鹦鹉热衣原体,包涵体为致密卵圆形,不含糖原,碘染色阴性。电镜下原体典型为梨形,亦可呈多形性,平均直径380 nm,周围原浆区较大;始体为球形,平均直径510 nm。

肺炎衣原体的主要外膜蛋白(MOMP)为主要结构蛋白,其最重要的是热休克蛋白(HSP),是其重要的致病物质,尤其与血管内膜损伤及动脉粥样硬化的形成密切相关。目前所知有2个血清型。

组织培养较其他衣原体困难,可用HeLa-229细胞、Hep-2(人喉癌)细胞、McCOy细胞及HTED(人气管上皮)细胞培养,其中Hep-2细胞最敏感。

【流行病学】

1. 传染源 为患者及无症状病原携带者,后者数量多且不易察觉,故在本病传播上更重要。

2. 传播途径 经呼吸道传播。

3. 人群易感性及免疫力 人群普遍易感,隐性感染率高,儿童血清抗肺炎衣原体IgG抗体阳性率较低,大约为10%,10岁以后迅速上升,且持续多年,许多国家统计成人半数以上血清中可检出肺炎衣原体IgG抗体,其阳性率男性高于女性,亦可有健康病原携带者。但感染后免疫力差,抗体滴度可迅速下降,以后再次感染又出现高滴度抗体,故认为本病不仅感染十分普遍,且再感染及反复发作相当常见。

4. 流行特征 本病的发生及流行,热带国家地区高于北部发达国家,有的地区5～14岁年龄组发病率高于成年人。发病可有散发和流行交替出现的周期性,散发发病3～4年后,可有2～3年的流行期,此间可发生短期暴发。本病可在家庭、学校或军队中流行,在美国、英国、芬兰、挪威、丹麦及瑞典等国家均有本病流行或暴发流行的报道。我国1963年即有此病原体感染。本病感染的广泛性及致病多样性引起了人们的极大关注。

【发病机制】 本病病原体发现时间不长,发病机制尚不清。肺炎衣原体侵入人体后,主要引起单核巨噬细胞反应,肺泡巨噬细胞作为病原体贮存和传播的载体,造成其在宿主体内的持续感染。在非人哺乳动物如小鼠及猴的实验动物研究中发现,感染后多无症状,大部分在2个月后出现肺部病变,主要表现为间质性肺炎,早期局部有多核细胞浸润,以后则为巨噬细胞和淋巴细胞浸润。可从肺部及脾脏分离出肺炎衣原体。其感染易慢性,故与许多慢性感染有关,如冠心病、动脉粥样硬化、慢性阻塞性肺疾病、支气管哮喘、结节病及反应性关节炎等。

【临床表现】 本病潜伏期10～65 d。缺乏特异性临床表现,无症状感染和轻症患者常见。

1. 急性呼吸系统感染 是其主要表现,如咽炎、喉炎、鼻窦炎、中耳炎、支气管炎及肺炎,以肺炎最常见,占50%以上,支气管炎次之。老年人以肺炎多见,20岁以下的青少年,则多为支气管炎及上呼吸道感染。常以发热、全身不适、咽痛及声音嘶哑起病,数日后出现咳嗽,此时体温多已正常。亦可引起支气管炎、支气管哮喘,原有支气管哮喘的患者感染肺炎衣原体后,可加重病情。还可引起咽炎、鼻窦炎及中耳炎,此多与肺炎及支气管炎同时存在。病变一般均较轻,但即使应用抗生素治疗,病情恢复仍较慢,咳嗽及全身不适等症状可持续数周至数月。病情严重者可因原基础疾病加重或因发生并发症如细菌感染而死亡。

2. 伤寒型 少数患者表现为高热、头痛、相对缓脉及肝脾肿大,易并发心肌炎、心内膜炎和脑膜炎,重症患者出现昏迷及急性肾功能衰竭,表现类似重型伤寒。

3. 肺炎衣原体感染与动脉硬化、冠心病及急性心肌梗死之发病的相关性 近二十多年的体内外研究证实,肺炎衣原体感染与动脉硬化、冠心病等有相关性,据统计50%的慢性冠心病及68%急性心肌梗死患者血清中,可检出抗肺炎衣原体抗体[IgG和(或)IgA],对照组仅17%。用肺炎衣原体单克隆抗体免疫组化染色或用PCR法,在冠状动脉或主动脉的硬化斑中,可检出肺炎衣原体抗原或其DNA,证实在病灶内存在病原体,而在正常动脉组织中未检出。在电镜下观察亦发现在硬化的冠状动脉壁上,可见大小和形态与肺炎衣原体相似的梨状物。Gloria等报告用单克隆抗体免疫荧光法,分别在主动脉和冠状动脉硬化的标本中检出肺炎衣原体抗原,阳性率分别为13%和79%,正常主动脉为4%。故认为肺炎衣原体感染与动脉硬化的发生相关,是发生冠心病的危险因素,对冠心病患者应注意除外肺炎衣原体感染;并认为防治肺炎衣原体感染有可能减少冠心病的发生。据报告,动脉粥样硬化、冠心病及外周动脉栓塞等心血管病患者,常合并肺炎衣原体感染,用罗红霉素等大环内酯类抗生素治疗,并经过2~7年的随访,可明显降低心血管病的进展。同时发现有肾功能衰竭的冠心病患者,其肺炎衣原体的感染率更高,且更易促进心血管病的进展。

4. 其他 可引起虹膜炎、肝炎、心内膜炎、脑膜炎及结节性红斑等。是艾滋病、恶性肿瘤或白血病等疾病发生继发感染的重要病原体之一。另发现在一些疾病如恶性肿瘤、脑血管病、肾功能不全、帕金森综合征、肝硬化及糖尿病患者中,均可检出较高阳性率的肺炎衣原体抗体,两者间的确切关系尚不明确。近年来发现,肺炎衣原体感染在慢性阻塞性肺疾病(COPD)中常见(65%),重症患者更高;且发现COPD患者肺炎衣原体特异性抗体阳性率明显高于健康人群。尤其是50岁以上的COPD患者,4%以上的急性发作与肺炎衣原体感染有关。

【实验室及其他检查】

1. 血象 血白细胞计数多正常,重症患者可升高。血沉多增快。

2. 病原学检查 是确诊本病的可靠方法。临床诊断不常用。

(1) *直接涂片* 涂片后用Giemsa或免疫荧光单克隆抗体染色,检测肺炎衣原体包涵体及原体,方法简便,但阳性率低。

(2) *组织培养法* 鸡胚卵黄囊接种因检出阳性率低已少用。可用细胞培养法,取咽拭子或采集下呼吸道标本,用Hep-2细胞或HeLa-229细胞培养24 h,再用肺炎衣原体特异性单克隆抗体染色,检测特异性包涵体。方法较繁杂,且较其他衣原体检出率低。

3. 免疫学检查 是常用的诊断方法。

(1) *直接免疫荧光法* 用肺炎衣原体单克隆抗体染色,直接免疫荧光法检测肺炎衣原体抗原,方法特异敏感且快速简便。

(2) *微量免疫荧光(MIF)法* 检测肺炎衣原体抗体,特异性IgM滴度≥1∶16和(或)IgG≥1∶512或双份血清滴度4倍以上升高者,均可诊断急性感染。如IgM≤1∶16或IgG≤1∶512,则为既往感染。本方法特异性敏感性均较高,且可用于区分原发感染和再感染,是目前最常用且最敏感的血清学方法。但要排除血循环中类风湿因子的影响。

(3) *补体结合抗体检测* 滴度≥1∶64和(或)双份血清滴度4倍以上升高者,均可诊断急性感染,但不能用于早期诊断,亦不能区分为哪种衣原体感染。

4. PCR法 检测肺炎衣原体DNA,敏感性更高,且可和其他种衣原体区分,其特异性敏感性高于其他方法。据统计,PCR法检出率为50%~55%,而直接免疫荧光法及涂片法分别为24%~27%和6%~10%。用连接聚合酶链反应(LCR)检测,可进一步提高灵敏性及检出率,但尚未在临床应用。据报告,PCR-EIA法是一种快速、简便的酶免疫测定法,能提高PCR对肺炎衣原体DNA的扩增检测效率,优于PCR法,更优于培养法。

5. 肺部X线检查 呈非典型肺炎表现,常为单侧阶段性肺炎表现,严重者病变广泛甚至波及双肺,可伴有胸膜炎或胸腔积液。

【诊断及鉴别诊断】 由于本病缺乏特异性临床表现,故对有肺炎或上述临床表现的患者,如疑及本病,可做病原学或免疫学检测确诊。本病须与其他病原引起的肺炎如支原体肺炎、病毒性肺炎、传染性非典型肺炎(SARS)、军团病及其他细菌性肺炎鉴别。其中传染性非典型肺炎的特点是:①流行病学特点是与发病者有密切接触史,或属受传染的群体发病者之一,或有明确传染他人的证据,或发病前2周内曾到过或居住于报告有此病患者并出现继发感染疫情的区域。②临床表现是发病急,以发热为首发症状,体温多大于38℃,可伴有头痛、关节及肌肉酸痛、咳嗽少痰、胸闷,严重者出现呼吸困难或呼吸窘迫,肺部体征不明显,可有少许湿啰音或肺实变。③外周血白细胞及淋巴细胞可降低。④肺部有片状、斑片状或呈网状改变。其他则主要是通过各自的病原学和(或)血清免疫学检查确定。

【治疗】 病原治疗同另两种衣原体感染,对四环素、红霉素及喹诺酮类药物均极敏感,对磺胺耐药,故常用四环素或红霉素,每日2 g分4次口服。亦可用多西环素0.1 g,2次/d,疗程>3周。孕妇、哺乳期妇女及儿童禁用四环素和喹诺酮类药物。儿童(包括婴幼儿)可用克拉霉素(clarithromycin),有较好的疗效。部分病例停药后可复发,尤其是用红霉素治疗者,再用四环素或多西环素治疗仍有效。新型大环内酯类抗生素的阿奇霉素(azithromycin),在体外药敏试验对肺炎衣原体呈高敏反应,易进入细胞内,细胞内浓度是血浓度的200%,半衰期长,每日1次顿服1 g,具有高效和低胃肠道反应的优点，有报告认为阿奇霉素联合利福平是本病最佳治疗方法。另经多中心临床试验证实，对3～12岁儿童用克林霉素每日15 mg/kg、红霉素每日50 mg/kg或阿奇霉素10～14 d均有效。

第三节　沙眼衣原体感染

沙眼衣原体感染(chlamydia trachomatics infection)可引起沙眼(trachoma)及包涵体结膜炎(inclusion conjunctivitis)，本病由来已久，呈世界流行，是最常见的失明原因。发病率自20世纪40年代以后，世界许多国家尤其在发达国家大大下降甚至消失，但中东、北非、东南亚及印度等发展中国家仍很常见，据估计全世界沙眼患者约4亿，有7 060万人引起终末期眼病，有700万～900万人因沙眼而失明，占致盲病因的第2位(总数为13 000 000人)，世界卫生组织提出至2020年全球消灭沙眼。我国沙眼感染率7%～30%，为致盲病因第3位。更重要的是引起泌尿生殖系感染，如尿道炎、子宫内膜炎、输卵管炎、前列腺炎、睾丸炎、副睾炎及性病淋巴肉芽肿等，是西方国家最流行的性传播疾病病原体，其感染发病率及危害性已远远超过淋球菌感染而居首位，危害面广，波及男女及婴幼儿，女性感染后果更严重。如美国每年发生400万病例；英国5%的性活跃女性感染沙眼衣原体；在我国的性病患者中，沙眼衣原体抗体阳性率为27.6%～55.8%。此外还可引起新生儿肺炎及包涵体结膜炎。沙眼衣原体男女老幼均可受染，但女性感染更严重且危害更大，多数无明显症状，使感染长期存在并不断传播蔓延，造成宫颈炎、子宫内膜炎及输卵管炎，育龄妇女可因输卵管粘连扭曲引起不孕、异位妊娠、流产、早产、死胎或低体重儿，其不孕率明显高于非感染者，分别为25.4%及12.8%。研究还发现沙眼衣原体与某些妇科肿瘤的发生有关，近年来原发性输卵管癌发病有增加，认为其发生与沙眼衣原体感染和人乳头状瘤病毒感染有关。沙眼衣原体还可引起围生期感染，引起新生儿结膜炎及肺炎，新生儿感染后，50%～70%成为慢性病原携带者及本病传染源，因而预防妊娠期沙眼衣原体感染是优生优育的重要措施。既往更关注女性的感染，后发现男性感染有相似的发病率及危害，发现在前列腺炎的病原中，沙眼衣原体感染占39.5%，亦可引起睾丸炎、附睾炎，在精液中可检出沙眼衣原体，可直接损伤精子引起不育。经常与其他病原体感染同时存在，男性40%的非淋病尿道炎和淋病尿道炎是由沙眼衣原体感染所致。

【病原学】　病原为沙眼衣原体，为我国学者汤飞凡于1955年首次分离培养成功。病原体Giemsa染色为红色，始体为深蓝色，在宿主细胞胞质内形成的包涵体呈深紫色。基质中含糖原，碘染色呈棕褐色包块状，核质周围原浆区狭窄。接种鸡胚卵黄囊或McCOy细胞或HeLa-229细胞用来培养分离病原体。

有沙眼生物变种、淋巴肉芽肿(lymphogranuloma venereeum, LGV)生物变种及鼠生物变种3种，前2种对人类致病，分A～K(包括Ba及Da)及L1～L3(包括La及L2a)共18个血清型。其中A、B、Ba及C引起沙眼，故又称眼型沙眼衣原体，但B、Ba及C型亦有时可从泌尿生殖系标本中检出。D～K型主要引起泌尿生殖系感染，如尿道炎、宫颈炎、输卵管炎、子宫内膜炎及副睾炎，亦可引起直肠炎，其中又以D、E、F及G型多见，且可引起包涵体结膜炎，H、I、J及K型可引起婴儿肺炎。L1～L3型侵袭力最强，侵犯扁平上皮组织引起性病淋巴肉芽肿及结肠直肠炎。

【流行病学】

1. 传染源　患者及无症状病原携带者。

2. 传播途径　通过眼→手→眼传播，可通过共用毛巾、洗澡用品或游泳池水污染等接触传播。孕妇可能有宫内传播，产妇可经产道及产褥期传给新生儿，以产道传播最多见。成人可通过性行为传播。

3. 易感性及免疫性　人群普遍易感，孕妇感染率高，据11 544例孕妇调查，其中21%可检出抗沙眼衣原体抗体，尤以小于20岁和初产孕妇感染率最高。

4. 地区分布　本病广泛分布于全世界，亚洲、非洲及中南美洲为高发地区。美国调查材料显示，孕妇沙眼衣原体抗体阳性率为2%～44%，每年有300万～400万新感染者，试行对性活动期妇女进行常规沙眼衣原体的检测及防治，可降低沙眼衣原体的感染发病率。日本对1 993例孕妇调查，沙眼衣原体抗体阳性率为5.6%～11.8%，2%～20%的子宫内膜上可检出沙眼衣原体包涵体。前南斯拉夫材料认为沙眼衣原体是对人类致病的重要病原体，引起沙眼，亦是性传播疾病的常见病原，1990～1995年对4 299例妇女进行沙眼衣原体感染的调查，用直接免疫荧光法检测子宫内膜上的沙眼衣原体抗原，阳性率为19.83%，而认为子宫是性传播及围生期传播的主要场所。我国及东南亚地区为地方性流行区，我国性病高危人群中沙眼衣原体感染率是20%～50%，某医院妇科门诊调查662例早孕妇女中沙眼衣原体抗体阳性率为26.3%，与宫颈糜烂程度相关。发病年龄以18～30岁性活跃期多发，且易和人型支原体及溶脲脲原体同时感染。

沙眼衣原体抗体感染的危险因素及高危人群是：

①15～24 岁感染率高，年轻人沙眼衣原体检出率高于年长者，随着年龄的增长感染率下降。②性伴侣数多者感染的危险性增加。③有性病史或现患性病者。④社会经济地位及受教育程度低者。⑤有宫颈糜烂者。⑥避孕方式：不避孕者增加感染机会，口服避孕药者可增加宫颈上皮细胞的易感性，其他避孕方式未发现增加感染机会。

性病淋巴肉芽肿分布于全世界，在热带呈地方性流行，非洲、印度和东南亚发病率较高，近年来在欧洲、美国有暴发流行，通过性接触直接传播，故青壮年多发，男性患者多于女性，大多由 L2 血清型引起，多发生在抗 HIV 阳性的男性同性恋人群。我国仅有少数疑似病例报道。

【发病机制和病理】 沙眼衣原体易侵犯柱状上皮细胞如尿道、子宫颈内膜、子宫内膜、输卵管皱襞上皮、眼、鼻咽及直肠黏膜并引起病变，不侵犯阴道扁平上皮，故感染后仅寄生于阴道但不引起阴道炎。一般急性感染时机体反应轻微常无症状而临床无急性期。除衣原体本身引起病变外，机体免疫反应亦参与发病，衣原体膜上的 LPS 可诱发机体免疫反应，其代谢产物亦可引起机体的变态反应，病原体寄生于细胞内可逃避免疫防卫作用。病原体在细胞内持续感染及繁殖，并不断感染新的细胞，造成人体内反复持续感染。急性感染时局部主要是中性多核细胞反应，慢性或再感染则引起单核细胞反应。长期反复的炎症病变，加之机体的免疫反应，可导致瘢痕形成。

【临床表现】 沙眼衣原体多感染表层细胞，故鼻咽、眼、宫颈、尿道及直肠黏膜易受染致病，局部症状明显并易反复感染加重病变。多无明显全身症状。

1. 成人 最常见的是泌尿生殖系感染。

(1) *男性患者* 50%～60%的非淋菌性尿道炎是由沙眼衣原体感染引起，约 20%无明显症状，大多症状轻微，可有尿频、尿急、排尿不畅、尿道黏膜充血及分泌物增加，如不及时彻底治疗则易转为慢性。沙眼衣原体与淋球菌感染关系密切，淋球菌对沙眼衣原体感染起激活和促进作用，故两者常共同感染为混合性尿道炎，更易转为慢性。可合并副睾炎而有单侧阴囊肿痛，亦可有结肠直肠炎而有腹痛、腹泻及血便。此外可有前列腺炎而表现为尿频、排尿困难及会阴部疼痛。亦可为 Reiter 综合征，表现为非对称性反应性多关节炎、滑膜炎、葡萄膜炎及尿道炎。

(2) *女性患者* 感染后果及危害更严重。约 75%患者早期无明显症状。可有尿道炎而有尿频、尿急及尿痛。最常见的是子宫颈炎及宫颈糜烂，多与沙眼衣原体感染有关，表现为阴道黏液脓性分泌物及性交后出血，如不及时治疗，感染可上行发展为子宫内膜炎和输卵管炎，可有发热、腹痛及阴道出血，可致不孕或宫外孕。妊娠期感染可损伤胚胎导致流产、早产、死胎及产后盆腔炎，并经产道传给新生儿引起感染，其感染率高达 50%～70%。

2. 性病淋巴肉芽肿 又称第四性病，是 L2 型沙眼衣原体感染引起的急性或慢性性传播疾病，主要病变累及外生殖器、腹股沟、直肠和肛门引流部位的淋巴系统，引起局部坏死和溃疡、感染性腹股沟淋巴结炎及直肠炎、直肠结肠炎，晚期可有象皮肿或直肠狭窄。本病潜伏期多为 10～14 d，临床表现可分 3 期。

(1) *初期* 即原发感染期或外生殖器早期损害期，生殖器部位如男性的包皮及冠状沟，或女性的子宫颈、阴道或阴唇，出现小丘疹或水疱（初疮），很快破溃形成溃疡，直径 2～3 mm，周围有红晕，单个或多个，病情自限，1 周后消退不留瘢痕，故患者尤其女患者多无症状而不被察觉。

(2) *中期* 即腹股沟横痃期，起病 3～4 周后，表现为淋巴结病变或直肠炎，腹股沟淋巴结肿大，并可融合形成与周围组织粘连的大团块，其中间有凹陷呈沟状，将其分为上下两部分，称为“沟槽征”，为本病的特征性表现，其表面皮肤发红并有压痛。病变多为单侧，约 1/3 为双侧。肿大的淋巴结继而可破溃流脓，皮肤表面形成多个瘘管，似喷水壶样亦为本病特征。经数月愈合留下凹陷性瘢痕。亦可有一侧横痃化脓穿孔，而另一侧后出现的横痃不化脓，此称为顿挫型性病淋巴肉芽肿横痃。女性外生殖器初疮部位多在阴道，其淋巴结引流至肛门直肠淋巴结和髂淋巴结，而出现直肠下段周围淋巴结炎，并可导致直肠壁脓肿及形成生殖器肛门直肠综合征，出现腹痛、腹泻、脓血便及腰背痛等症状，并可因瘢痕形成致直肠狭窄、排便困难或肛周瘘管。病变较轻者可无全身症状，重者可有发热、全身不适、头痛及关节疼痛，可有肝脾肿大，并可出现多形性或结节性红斑样皮肤损害。

(3) *晚期* 即外生殖器象皮肿和直肠狭窄期，出现在起病 1～2 年后，由于外生殖器周围淋巴结炎症及淋巴管阻塞，而出现外生殖器象皮肿，男性多在阴茎和阴囊，女性则常在大、小阴唇和阴蒂，且女性多更严重。此外，直肠及其周围的炎症、溃疡及瘘管愈合后留下的瘢痕收缩，可致直肠狭窄，肛门指诊检查可发现肠壁增厚及肠腔狭窄，此更多见于男性同性恋者。

3. 沙眼和包涵体结膜炎 初期可无症状或仅感眼部干燥、发痒或异物感，待出现并发症后才有疼痛、畏光、流泪或视力下降。有如下表现。

1) 乳头增生及滤泡形成：眼结膜由于炎症刺激，引起结膜毛细血管扩张充盈、浆细胞及淋巴细胞浸润、结膜上皮细胞增生及结缔组织形成，结膜下由于淋巴细胞、肥大细胞、浆细胞及嗜酸粒细胞的聚集而形成滤泡。临床表现为睑结膜充血，乳头增生、肿胀、增厚和表面粗糙不平，其上可有大小不一的圆形、椭圆形或不规则形的滤泡，此为沙眼活动期病变，和一般结膜炎病变相似而非沙眼特异。

2）瘢痕形成：此时病变进入修复阶段，炎症逐渐消失，在上述病变的睑结膜上，有粗细不等、走行不一的灰白色或黄白色细线，多数细线联结成网状，甚至形成黄白色片状瘢痕，残余的乳头及滤泡变扁变小或全部纤维化。睑结膜连同睑板由于纤维化瘢痕形成及收缩，而致睑板变形、缩短、睑内翻及倒睫，引起角膜病变、视力下降，此为沙眼重要且典型的病变。穹窿部因瘢痕收缩而变浅，形成眼球后粘连。

3）角膜血管翳：是沙眼衣原体侵犯角膜的原发损害，是具有诊断价值的特异性表现之一。沙眼衣原体感染早期，除结膜病变外角膜亦受侵犯并出现病变，角膜上缘出现上皮下细胞浸润，结膜毛细血管终端出现新生血管，越过角膜缘并向角膜内生长形成血管翳，血管之间有细胞浸润，使角膜失去透明度。血管翳按其程度不同可分成：①稀薄血管翳，角膜上的血管翳充血轻及浸润少，需借助放大镜及裂隙灯才能看见。②血管性血管翳，角膜上血管翳侵入较多，血管扩张充血明显，肉眼即可看到。③肉样血管翳，血管翳充血扩张及浸润渗出重，呈暗红色厚膜，多伸入角膜瞳孔处，有明显刺激症状及视力下降，是于活动期且病变广泛的沙眼病变。④全角膜血管翳，膜血管翳占据整个角膜，使角膜浸润及浑浊，视力影响最大，常致失明。重症血管翳不仅在角膜上皮层与前弹力层之间，可破坏前弹力层并侵入实质浅层，沙眼治愈后，留有永久性血管支及瘢痕。血管之间的散在滤泡，常因瞬目动作被粗糙的上睑结膜摩擦破溃形成角膜溃疡。

4）沙眼的并发症及后遗症：①上睑下垂，因瘢痕形成损伤苗勒肌丧失收缩能力所致。②睑内翻倒睫是沙眼最常见的并发症，由于眼睑瘢痕挛缩牵拉使睫毛改变了正常方向而发生倒睫，可引起角膜溃疡及浑浊，是沙眼致盲的主要原因。③角膜溃疡，可为角膜血管翳前端的新月形溃疡，患者可有明显刺激症状，亦可为角膜血管翳之间的小圆形溃疡，可单发或多发，常有局部充血或更明显的刺激症状，愈合后可留下小圆形凹陷，亦可为发生在角膜中央部的浅层溃疡，局部刺激症状较轻，但病变顽固，愈合较慢，多因睑内翻倒睫损伤所致。④慢性泪囊炎，由于沙眼病变如瘢疤侵犯泪道系统导致泪道阻塞所致。⑤眼球后粘连，由于穹窿部瘢痕挛缩，局部结膜缩短失去弹性所致。有化脓性结膜炎，如不治疗症状可自行缓解或持续数月，一般不留有后遗症，但可成为局部病原体携带者，可长达1～2年。

4. 孕妇 感染后50%～70%新生儿被感染，其中10%可无症状。可有包涵体结膜炎，多在出生后5～14 d出现。亦可有肺炎，发生率约30%，多发生在生后4至12周，少数在2周出现，多数为沙眼衣原体引起，表现为咳、喘和肺部啰音，严重者可有呼吸困难及发绀，可伴心动过速，大多不发热；少数可因沙眼衣原体L1或L2型引起，有高热、咳嗽、淋巴结和脾肿大，易误诊为淋巴瘤。约1/2患儿有结膜炎史或与结膜炎同时存在。日本材料显示，对2岁以下小儿下呼吸道感染的病原学调查结果细菌占43%、病毒占37%、支原体占4%、沙眼衣原体占3%。亦可有中耳炎或心肌炎。

5. 其他 亦有报告沙眼衣原体引起直肠炎者，1995年报告一例匈牙利的直肠炎患者，病程已10年，抗生素及激素治疗均无效，后血清学检出沙眼衣原体特异性抗体，肠活检用直接免疫荧光法检出沙眼衣原体抗原而确诊为沙眼衣原体直肠炎，用红霉素及多西环素治愈。国内报告151例成人肺部疾患（包括感染、结核及肿瘤），纤维支气管镜下取标本分离沙眼衣原体，结果11例（7.3%）阳性而诊断为沙眼衣原体肺炎和支气管炎，有的与假单胞菌、绿色链球菌或真菌同时存在。

6. 复发与再感染 临床可出现，如两次发病病原体为同一血清型，则多为复发，如相隔时间长亦不能除外为再感染。如两次发病为不同血清型则为再感染。

【实验室检查】

1. 病原学检测

（1）*涂片检测衣原体包涵体* 如前述。近年有报告用Papanicolaon染色法检测沙眼衣原体包涵体，敏感性83%，方法简便，是最常用的筛选方法，可用于高危人群的筛选。

（2）*细胞培养法* 如前述。认为是检测沙眼衣原体的金标准，但费时，且要求一定的设备技术条件，难作为临床常规检测手段。

2. 免疫学检测 如前述。

3. 分子生物学方法 原位杂交法检测宫颈或直肠活检标本中沙眼衣原体DNA。亦可用PCR法检测，可明显提高检测敏感性，且可用于鉴定其种及血清型，可用于诊断、疗效判断及流行病学调研，此方法检出率高于其他方法（表3-3-1）。亦有报告用热启动聚合酶链反应（hot start PCR，HSPCR），可明显降低非特异性扩增，减少假阳性反应。美国应用核酸扩增试验（nucleic acid amplification test，NAAT）在急诊科、军队及学校，对大数量男性患者尿液进行沙眼衣原体感染的筛查，敏感性90%～97%，特异性99%，被认为是非侵入性、简便的检查方法，有助于降低沙眼衣原体感染率。

表3-3-1 沙眼衣原体实验室检测方法的比较

标本来源	检测例数	直接涂片法阳性数(%)	直接免疫荧光法阳性数(%)	PCR法阳性数(%)
宫颈炎	50	4(8%)	12(24%)	25(50%)
尿道炎	30	2(6.6%)	8(27%)	16(53.3%)
沙眼	20	2(10%)	5(25%)	11(55%)
正常人	50	0		

PCR法可用于本病的诊断，亦可用于治疗后疗效的

评价，但须注意在停药后疗效随访时，发现有的用直接免疫荧光法查抗原已为阴性，但PCR法仍为阳性，可能为残留部分病原DNA于体内，不表示有病原体存在。

【诊断及鉴别诊断】

1. 诊断 除具有上述沙眼、包涵体结膜炎、尿道炎、宫颈炎、子宫内膜炎及性病淋巴肉芽肿等临床表现外，确诊则须进行病原学和(或)免疫学检查。目前认为以病原体的分离培养为最可靠的诊断方法。

2. 鉴别诊断 需与其他病原引起的泌尿生殖系感染、结膜炎及肺炎鉴别，主要鉴别依据是做相应的病原学及免疫学检查。此外沙眼衣原体感染为重要的性传播疾病之一，故多发生在性病高危人群或其新生儿中。性病淋巴肉芽肿应与硬下疳或软下疳的横痃鉴别，梅毒螺旋体引起的硬下疳横痃，质硬、不痛且很少破溃，可检出梅毒螺旋体。杜克雷嗜血杆菌引起的软下疳横痃，明显疼痛，为单个瘘管。

【治疗】 沙眼衣原体对四环素、大环内酯类及抗菌药物敏感。

1. 泌尿生殖系统感染 可选用四环素或红霉素2 g/d，分4次口服，疗程2～3周。亦可用多西环素0.4 g/d，分2次口服，或阿奇霉素(azithromycin)、克林霉素(clarithromycin)、氧氟沙星(ofloxacin)或利福平等药，上述药物疗效及副作用相近似，价格多西环素及四环素低而阿奇霉素较高。孕妇、哺乳期妇女及儿童不用四环素及喹诺酮类。

2. 性病淋巴肉芽肿 早期治疗对防止慢性化，预防直肠狭窄、肠梗阻、肠穿孔及降低病死率均非常重要。常用多西环素0.1 g 12 h 1次，或红霉素0.5 g，或磺胺甲噁唑(SMZ)0.5 g 6 h 1次，连用21 d，随访至症状、体征恢复正常，通常需3～6周。慢性感染可导致广泛瘢痕、脓肿或窦道形成，有时需要手术引流或手术重建。

3. 喹诺酮类药物治疗 喹诺酮类具有高效低毒特点，可以使用，且又可同时治疗淋病。孕妇、哺乳期妇女及儿童禁用，孕妇推荐用红霉素治疗，如不能耐受可用阿莫西林。国外临床试验证实，对比阿奇霉素和阿莫西林治疗孕妇的沙眼衣原体感染的疗效和耐受性，结果两者疗效均好，对阿莫西林的耐受性优于阿奇霉素。

由于本病易合并淋球菌及厌氧菌感染，需兼顾治疗。且由于本病原体繁殖周期长，抗菌治疗时细菌可被暂时抑制，故应在抗菌治疗结束后3～4周再进行病原体培养，以判断其是否被清除。

4. 沙眼及包涵体结膜炎 局部可滴用0.1%利福平或15%磺胺醋酰钠滴眼液，晚上用四环素或红霉素软膏。儿童包涵体结膜炎用红霉素每日50 mg/kg，分4次口服，疗程10～14 d，肺炎亦用红霉素，疗程14～21 d。

5. 手术治疗 用于眼部并发症如严重的内翻倒睫，性病淋巴肉芽肿引起的化脓性淋巴结炎、象皮肿、严重的直肠狭窄或尿道狭窄及某些女性不孕的合并症等。

【预防】 泌尿生殖系感染的预防方法同其他性病。沙眼的预防是注意个人卫生，不共用毛巾及面盆等生活用具。患者个人卫生生活用具定期煮沸消毒以防再感染。高危人群可定期服药如多西环素。受染孕妇应及时治疗以防传给新生儿，并可减少围生期并发症。动物实验和人体研究发现，免疫球蛋白A诱生的疫苗对沙眼衣原体感染可能有保护作用。

第四节 鹦鹉热

鹦鹉热(psittacosis)又称鸟热(ornithosis)，是由鹦鹉热衣原体(*Chlamydia psittaci*)感染引起的急性传染病。病原体常寄生于鹦鹉或其他禽类如鸡、鸭、火鸡、鸽或孔雀等血、粪便或组织中，为鸟类和家禽的常见疾病。19世纪时发现人因接触鹦鹉而出现急性发热，此后发现人观赏其他鸟类亦可受染，并曾发生暴发流行，范围波及前苏联、美、英、捷克、丹麦及欧洲其他12个国家，当时病原未明确。主要在鹦鹉及其他鸟类中传播，其感染后多无症状。亦可传播给人，人感染后主要表现为非典型肺炎，临床表现肺部病变较重，但肺部体征少，可反复发作及成慢性，病程较长。目前本病感染发病率不高，一般人群感染率为0.9%，有的为非近期感染。美国统计每年发生鹦鹉热肺炎150例(而肺炎衣原体肺炎为30万例)。但在某些有观赏鸟类习惯的国家或地区，10%以上的肺炎可由鹦鹉热衣原体引起。

【病原学】 病原为鹦鹉热衣原体(*C. psittaci*)。此衣原体首先从鹦鹉体内分离出，原体圆形，核质周围原浆区狭窄，包涵体不含糖原，碘染色阴性。在许多细胞培养系统中均能良好地生长发育，常用HeLa细胞、猴肾细胞、L细胞及McCOy细胞；亦可在鸡胚卵黄囊中生长；易感动物较多，常用小白鼠接种。与沙眼衣原体有共同属抗原，用补体结合试验不能区分。鹦鹉热衣原体至少有8个血清型，但目前尚未用于临床分型。在外界抵抗力弱，37℃ 48 h或60℃ 10 min即可灭活，0.1%甲醛、0.5%苯酚(石炭酸)24 h、乙醚30 min及紫外线照射均可灭活。但耐低温，−70℃贮存多年仍保持感染性。

【流行病学】 本病分布于世界各地，亦曾发生暴发流行，但近年来患者不多，如美国加利福尼亚州每年有20多例。我国某养鸭场亦曾有本病发生及流行，认为是养禽类的一种职业病。

1. 传染源 是病鸟和病原携带鸟。目前已发现140多种鸟类可发生感染并可携带病原体，如鹦鹉、鸡、鸭、火鸡、鸽、雀等及野禽类如鸥、白鹭及海燕等，主要传染源是观赏的鹦鹉，尤其是南美、澳大利亚、远东及美国的鹦鹉。多在其排泄物、分泌物及羽毛上携带病原体，鸟类感染后多无症状或轻症，但可排病原体长达数月，少数重症亦可死亡。患者亦可从痰中排出病原体而成为传染源，但非主要，只有重危患者排出大量病原体传播。

2. 传播途径 主要是呼吸道传播，可通过飞沫直接传播，亦可通过排泄物污染尘埃而间接传播。禽类间可经消化道传播，饲料严重污染可引起暴发流行。被鸟类咬伤而受染者极少见，人间传播极罕见。

3. 易感性及免疫性 人群普遍易感，感染机会与禽类接触机会多少有关，饲养鸡、鸭、鸽者及禽类标本制作者易感染本病。隐性感染、亚临床型感染及轻症患者相当多见，养鸭场工作人员血清可检出高滴度抗体，但感染后免疫力不持久，易复发及再感染。

【发病机制和病理】 尚不清楚，鹦鹉热衣原体多由呼吸道侵入，进入血循环后，主要侵入单核巨噬细胞系统并在其内增殖。可侵犯肺部，病变常始于肺门，向周围播散，引起小叶肺炎及间质性肺炎，显微镜检查见肺泡壁及间质有单核、淋巴细胞浸润，肺泡内有脱落的上皮细胞、淋巴细胞、少量中性粒细胞及纤维蛋白，严重者有肺组织坏死，肺泡渗出液的巨噬细胞胞质内可检出鹦鹉热衣原体包涵体或原体。病原体亦可侵犯肝、脾、肾、脑膜、心肌、心内膜及消化道等肺外器官，引起肝局部坏死、脾肿大等相应病变，但病变均较轻。

【临床表现】 潜伏期1～2周(3～45 d)，症状轻重不等，轻症无明显症状或轻微流感样表现，严重病例可致死亡。多数表现为非典型肺炎，缺少特异性临床表现。按临床表现不同，分以下各型。

1. 肺炎型

(1) *发热及流感样症状* 起病急，体温于1～2 d内可上升至40℃，伴发冷寒战、乏力、头痛及全身关节肌肉疼痛，可有结膜炎、皮疹或鼻出血。高热持续1～2周后逐渐下降，热程3～4周，少数可达数月。

(2) *肺炎表现* 发热同时或数日后出现咳嗽，多为干咳，可有少量黏液痰或血痰，胸闷、胸痛，严重者有呼吸困难及发绀，并可有心动过速、谵妄甚至昏迷。但肺部体征常较症状轻，可有肺实变征、湿性啰音，少数可有胸膜摩擦音或胸腔积液。

(3) *其他* 可有食欲减退、恶心呕吐、腹痛腹泻等消化道症状；可有肝、脾肿大甚至出现黄疸；可有心肌炎、心内膜炎及心包炎，严重病例可有循环衰竭及肺水肿；亦可有头痛、失眠、反应迟钝或易激动，重者有嗜睡、定向力障碍、谵妄及昏迷，此种情况示病情严重预后不良。亦有报告眼腺淋巴瘤(ocular adnexal lymphomas, OALS)特别是黏膜相关的淋巴样的眼腺淋巴瘤可能和鹦鹉热衣原体感染相关。

上述表现中缺乏特异性表现，肺炎表现及脾肿大对诊断本病最重要。

2. 伤寒样或中毒败血症型 高热、头痛、全身痛、相对缓脉及肝脾肿大等，易发生心肌炎、心内膜炎及脑膜炎等并发症，严重者有昏迷及急性肾功能衰竭，可迅速死亡。

本病病程长，如不治疗热程可3～4周甚至长达数月。肺部阴影消失慢，如治疗不彻底，可反复发作或转慢性，复发率为20%。

【实验室及其他检查】

1. 血象 白细胞计数急性期可正常或稍升高。尿检查可有一过性蛋白尿。

2. 病原学检查 急性期取血、痰或咽拭子做衣原体分离。可用涂片Giemsa染色、组织培养或动物接种。

3. 血清学检查 为常用的诊断方法。

(1) *微量免疫荧光法* 检测特异性IgM及IgG抗体，IgM抗体可作早期诊断，阳性率80%～95%。酶免疫法检测阳性率67%～97%。

(2) *补体结合或血凝抑制试验* 检测特异性抗体，滴度＞1∶64或双份血清效价4倍以上增高时有诊断价值。补体结合试验可检测各种衣原体的群抗原，多用于鹦鹉热肺炎及性病淋巴肉芽肿的诊断。鹦鹉热患者的抗体多于病程12～14 d开始上升，1个月达高峰可维持数月甚至数年，四环素治疗可延缓抗体的产生。军团病、布鲁菌病及Q热患者可出现假阳性。

4. 肺部X线检查 呈多样性变化，片状、云絮状、结节状或粟粒状阴影，由肺门部向外呈楔形或扇形扩大，小叶病变为主，亦可呈大叶炎症、弥漫性支气管肺炎或间质性肺炎，亦可有肺实变。肺部X线检查表现明显，但体征较少亦是本病的特征。

【诊断及鉴别诊断】

1. 诊断 流行病学资料当地有本病发生及流行，有观赏鸟类嗜好或有鸟类接触史，但据统计约20%患者无此历史。上述临床表现，其中肺炎表现伴脾肿大为重要表现。肺部X线检查有肺炎表现。确诊本病则有赖于血清学检出本病特异体抗体和(或)特异性包涵体。亦可对患者接触过的可疑鸟类进行病原学检测，有助于患者的诊断。

2. 鉴别诊断 由于本病缺乏特异性临床表现，故应与其他病原引起的肺炎鉴别，包括军团病、支原体肺炎、肺炎衣原体肺炎、病毒性肺炎、传染性非典型肺炎及肺结核等。全身症状严重者还须与伤寒、败血症及粟粒性结核鉴别。

【预后】 如不经治疗,病死率为20%,抗生素治疗后可下降至10%以下。

【治疗】

1. 病原治疗 同沙眼衣原体,可首选四环素或红霉素,用药24~48 h后,发热及症状均缓解,继续用药7~14 d。儿童则用红霉素治疗。亦可用利福平、磺胺、螺旋霉素或氯霉素等,磺胺耐药。

2. 对症治疗 针对高热及咳嗽等症状,予以解热镇痛及止咳药,全身症状严重者可予以肾上腺皮质激素治疗。

【预防】 应采用综合预防措施。严格执行养禽场、鸟类贸易市场及运输过程的检疫制度,进口的鸟类尤其对南美、澳大利亚、远东及美国的鹦鹉,应严格检查及加强海关检疫。发生感染的场所进行严格消毒、检疫和监督。家禽饲料中定期加入四环素,可有效地预防本病的发生及流行。

参考文献

[1] Hoymans VY, Bosman JM, Leven MM, et al. Chlamia pneumoniae-based atherasclerosis: a smoking gun [J]. Acta Cardiol, 2007,62(5):565-571.

[2] Gulierrez F, Masia M. Lmproving outcome of elderly patients with community acquired pneumonia [J]. Drugs Aging, 2008,25(7):585-610.

[3] Riska A, Leminen A. Determinants of incidence of primary fallopian tube carcinoma [J]. Methods Mol Biol, 2009,472: 387-396.

[4] Wright HR, Turner A, Taylor HR. Trachoma [J]. Lancet, 2008,371(9628):1945-1954.

[5] Cunningham KA, Beagley KW. Male genital tract chlamydial ijfections: implications for pathology and infertility [J]. Biol Reprod, 2008,79(2):180-189.

[6] Pellati D, Mylomaris I, Bertoloni G, et al. Genital tract infections and infertility [J]. Eur. J Obstet Gynecol Reprod Biol, 2008,140(1):3-11.

[7] Gaydos CA, Ferrero DU, Papp J. Laboratory aspects of screening men for chlamydia trochoma in the new millennium [J]. Sex Transm Dis, 2008,35(11):45-50.

[8] Kapoor S. Re-emergence of lymphogranuloma venereum [J]. J Eur Acad Dermatol Venered, 2008,22(4):409-416.

[9] Hafner LM, Mcneilly C. Vaccines for chlamydia infections of the female genital tract [J]. Future Microbiol, 2008,3(1):67-77.

[10] Richardson D, Goldmeier D. Lymphogranuloma venereum: an emerging cause of proctitis in men who have sex with men [J]. Int J STD AIDS, 2007,18(1):11-14.

[11] Currie MJ, Bowden FJ. The importance of chlamydial jnfections in obstetrics and gynaecology: an update [J]. Aust N Z J Obstet Gynaecol, 2007,47(1):2-8.

[12] Fung M, Scott KC, Kent CK, et al. Chlamydial and gonococcal reinfections among men: a systematic review of data to evaluate the need for retesting [J]. Sex Transm Infect, 2007,83(4):304-309.

[13] Decaudin D, Dolcetti R, de Cremoux P, et al. Vaniable association between chlamydial psittaci infections and ocular adnexal lymphomas: methodological biases or true geographical variations? [J]. Anticancer Drugs, 2008,19(8):761-765.

[14] Decandin D, Dendale R, Lumbroso-Le Ronic L. Treatment of mucosa-associate lymphoid tissue type ocular adnexal lmyphoma [J]. Anticancer Drugs, 2008,19(7):673-680.

第四章

立克次体病

第一节 概 述

杨绍基

立克次体病(rickettsioses, rickettsial disease)是一组由立克次体(*Rickettsia*)引起的急性传染病。立克次体的生物学特性介于细菌与病毒之间,三者间的主要生物学特性比较见表 4-1-1。

表 4-1-1 立克次体、细菌和病毒的主要生物学特性比较

特 性	立克次体	细菌	病毒
细胞型	原核细胞	原核细胞	非细胞
繁殖方式	二分裂	二分裂	复制
在无生命培养基中生长	—	+	—
细胞内寄生	专性	兼性	专性
含胞壁酸	+	+	—
内毒素脂多糖	+	+	—
核酸类型	DNA 和 RNA	DNA 和 RNA	DNA 或 RNA
对抗生素的敏感性	+	+	—

如上表所示,立克次体在生物学特性上较类似于细菌,故在微生物学分类上将其列入细菌门。然而,其亦有特性不同于细菌而类似于病毒,如专性细胞内寄生,可导致被寄生细胞发生病变和凋亡。

立克次体的特点为:①有明显的多形性,如球形、卵圆形、棒状、哑铃状等,但以球杆状为主,大小为(0.3～0.6)μm×(1.2～2.0)μm,革兰染色阴性,吉姆萨染色(Giemsa stain)呈紫红色,两端浓染,在细胞质内繁殖而形成呈团束状分布。②在细胞内寄生与繁殖,均不能在普通无生命的培养基中生长。常用的培养方法是动物接种、鸡胚卵黄囊接种或组织细胞培养。③立克次体均含有属于内毒素性质的毒素,是其致病的主要因素。④除贝纳柯克斯体外,其他立克次体对外界理化因素的抵抗力均较弱,56℃ 30 min 均能灭活,对紫外线及常用消毒剂,如苯酚(石炭酸)、0.1%甲醛、70%乙醇等均敏感而易被灭活。但耐低温、干燥,如普氏立克次体在虱类的干粪便中可保持活力达数月。⑤多种较易进入细胞内的抗菌药物都对其生长、繁殖有明显的抑制作用,如四环素类、大环内酯类、喹诺酮类及氯霉素等,但较难进入细胞内的抗菌药物如青霉素类、头孢菌素类、碳青霉烯类、其他β内酰胺类和氨基糖苷类等则对其无抑制作用;目前,已有某些立克次体对四环素、氯霉素等产生耐药性的报告。⑥多数立克次体需借助传播媒介进行传播。⑦某些立克次体细胞壁上的多糖类抗原与某些变形杆菌菌株(OX_2、OX_{19}及OX_K)的多糖类抗原有部分交叉免疫原性,故可用某些变形杆菌的抗原与患者的血清作凝集反应,如外-斐反应(Weil Felix reaction),若阳性则有助于诊断。各种立克次体病的外-斐反应的结果见表 4-1-2。

表 4-1-2 外-斐反应的结果及其临床意义

立克次体病	普通变形杆菌菌株抗原		
	OX_2	OX_{19}	OX_k
流行性斑疹伤寒	+	+++	—
地方性斑疹伤寒	+	+++	—
恙虫病	—	—	+++
Q 热	—	—	—

迄今为止,已知寄生在节肢动物物体内的立克次体有 40 余种,其中 10 余种对人类有致病性。在立克次体目(Rickettsiales)中可引起人类疾病的有 2 个科:①立克次体科(Rickettsiaceae),下属有立克次体属(*Rickettsia*)、东方体属(*Orientia*)。②无形体科(Anaplasmataceae),下属有无形体属(*Anaplasma*)、埃立克体属(*Ehrlichia*)、新立克次体属(*Neorickettsia*)及沃尔巴体属(*Wolbachia*)。其他属立克次体科的尚有柯克斯体属(*Coxiella*)。近来已将巴通体从立克次体目中移出,并与罗沙利马体属(*Rochalimaea*)合并成立巴通体科(Bartonellaceae)、巴通体属(*Bartonella*),归入细菌类。不同属、群及种的立克次体,其所致疾病及流行病学特点有所不同(表 4-1-3)。

表 4-1-3 立克次体科的分类、所致疾病及流行病学特点

属	群	种	所致疾病	传播媒介	宿主动物	流行地区
立克次体属	斑疹伤寒群	普氏立克次体 (*R. prowazeki*)	流行性斑疹伤寒	人虱	人	世界各地
		莫氏立克次体 (*R. mooseri*)	地方性斑疹伤寒	鼠蚤	鼠	世界各地
		加拿大立克次体 (*R. canada*)	加拿大斑疹伤寒	蜱	啮齿类	加拿大
	斑点热群	立氏立克次体 (*R. rickettsii*)	洛矶山斑点热	蜱	啮齿类	北美、中南美
		西伯利亚立克次体 (*R. sibirica*)	北亚蜱传斑点热	蜱	啮齿类、畜	西伯利亚、中国
		康氏立克次体 (*R. conorii*)	纽扣热	蜱	狗、啮齿类	地中海沿岸、非洲、东南亚
		澳大利亚立克次体 (*R. australia*)	昆士兰斑点热	蜱	啮齿类	澳大利亚
		小株立克次体 (*R. akari*)	立克次体痘	革螨	啮齿类	北美、非洲、欧洲
		非洲立克次体 (*R. africa*)	非洲立克次体病	蜱	牛、啮齿类	非洲
		猫立克次体 (*R. felis*)	猫立克次体病	蚤	猫、狗	欧洲
		瑞士立克次体 (*R. helvetica*)	瑞士立克次体病	蜱	牛、羊	欧洲
		日本立克次体 (*R. japonica*)	日本斑点热	蜱	不明	日本、中国
		阿斯特拉罕立克次体 (*R. astrakhan*)	阿斯特拉罕热	蜱		俄罗斯、里海地区
东方体属		恙虫病立克次体 (*O. tsutsugamushi*)	恙虫病	恙螨	啮齿类	亚洲、大洋洲
无形体属		嗜吞噬细胞无形体 (*A. phagocytophilum*)	人吞噬细胞无形体病	蜱	人、家畜	美国、欧洲
埃立克体属		查菲埃立克体 (*E. chaffeensis*)	嗜单核细胞埃立克体病	蜱	人	美国、南美洲
新立克次体属		腺热埃立克体 (*E. sennetsu*)	腺热新立克次体病	食人生鱼	人	日本、马来西亚
柯克斯体属		贝纳柯克斯体 (*C. burnelii*)	Q 热	蜱	家畜、啮齿类	世界各地

立克次体病的共同特点是：①病原体的主要贮存宿主是啮齿动物鼠类。吸血节肢动物叮咬是主要的传播途径，主要传播媒介是虱、蚤、蜱和螨。②病理变化主要是全身小血管炎及血管周围炎，立克次体毒素是致病的主要因素。③临床上呈急性发病，主要临床表现是发热、头痛、皮疹（Q 热除外）与多器官损害。④外-斐反应是常用的实验室诊断方法。⑤较易进入细胞内的抗菌药物有较好的疗效。⑥治愈后可获得免疫力，各种立克次体病之间有部分交叉免疫性。

在我国，从病原学上证实的立克次体病有流行性斑疹伤寒、地方性斑疹伤寒、恙虫病、Q 热和北亚蜱传斑点热。近年来，我国新发现了黑龙江斑点热、内蒙古斑点热和五日热 3 种立克次体病，它们的病原体分别为黑龙江立克次体（*R. heilongjiangii*）、内蒙古立克次体（*R. mongolotimonae*）和虎林立克次体（*R. hulinii*）。

专门研究立克次体生物特性、流行病学和所致疾病临床特点的学科为立克次体学（rickettsiology）。

参考文献

［1］ Hechemy KE, Oteo JA, Raoult, D, et al. A century of rickettsiology: emerging, reemerging rickettsioses, clinical, epidemiologic, and molecular diagnostic aspects and emerging veterinary rickettsioses: an overview [J]. Ann N Y

Acad Sci, 2006,1078:1-14.

[2] Lai CH, Huang CK, Weng HC, et al. Clinical characteristics of acute Q fever, scrub typhus, and murine typhus with delayed defervescence despite doxycycline treatment [J]. Am J Trop Med Hyg, 2008,79(3):441-446.

[3] Sarih, M, Socolovschi C, Boudebouch N, et al. Spotted fever group rickettsiae in ticks, Morocco [J]. Emerg Infect Dis, 2008,14(7):1067-1073.

[4] Perez-Osorio CE, Zavala-Velazquez JE, Arias-Leon JJ, et al. Rickettsia felis as emergent global threat for humans [M]. Emerg Infect Dis, 2008,14(7):1019-1023.

[5] Greene CE. Infectious diseases of the dog and cat [M]. 3rd ed. Canada: Saunders, Elsevier Inc., 2006:203-232,510-523.

第二节　斑疹伤寒

王勤环

一、流行性斑疹伤寒

流行性斑疹伤寒(epidemic typhus)又称虱传斑疹伤寒(louse-borne typhus)或典型斑疹伤寒，是由普氏立克次体(*Richettsia prowazekii*)引起，以人虱为传播媒介所致的急性传染病，其主要临床表现是稽留高热、头痛、瘀点样皮疹及中枢神经系统症状，自然病程2～3周。

本病呈世界性分布，曾在欧洲、亚洲、美洲及南美洲广泛流行，其发生与战争及灾荒有关。第一次世界大战期间，在仅有300万居民的塞尔维亚共和国，发病约150万人，死亡约15万人。前苏联十月革命前后，有约3 000万人发病，死亡300多万人。在第二次世界大战中，1942年埃及发病23 000人，死亡5 000多人；同年北非发病77 000人；欧洲的德国、罗马尼亚、波兰及亚洲的伊朗、朝鲜、日本等国，亦有数千至数万例。近年来发病人数明显减少，但在非洲、南美洲、亚洲及东欧地区仍有流行，1967～1970年全世界报告64 222人，死亡429人；1979年报告18 364人。我国1949年前本病多见且有流行，1850～1934年80多年间，共发生15次暴发流行；1940～1946年7年中发病124 552人，死亡5 642人，病死率4.52%。1949年至今，年发病数超过1万例的流行有3次，第1次是在1950～1952年，发病近3万人，涉及到10多个省、市、自治区，流行性斑疹伤寒与地方性斑疹伤寒伴随发生；第2次暴发流行是在1960～1962年，发病13万多人，遍及全国29个省、市、自治区，以流行性斑疹伤寒为主；第3次是在1980～1982年，发病8万多人，主要以地方性斑疹伤寒为主。此后未再发生流行，且发病人数明显减少，多为散发的地方性斑疹伤寒。

【病原学】 病原为普氏立克次体。1910年美国病理学家Howard Taylor Ricktts首次在斑疹伤寒患者的血液中发现，其与细菌、病毒均不同而称之为立克次体；1916年捷克学者Von Prowazek等，对此病原体感染人虱后在其体内进行详细研究，1922年正式确定为本病的病原体，命名为普氏立克次体，以纪念为研究本病而献身的两位学者，我国亦于1933年成功地分离出本病原体。该病原体为大小(0.3～1.0) μm×(0.3～0.4)μm的微小球杆菌，亦可为丝状，在人虱肠壁细胞内为链状。革兰染色阴性，Giemsa染色为淡紫红色，Macchiavello染色为红色。与其他立克次体在形态学上相似。在人虱肠壁细胞内呈多形性。在细胞内寄生但具有独立代谢能力，必须在活细胞培养基上生长，故分离常需用组织培养或动物接种，可用孵育6～7 d的鸡胚卵黄囊做组织培养，生长旺盛。亦可接种雄性豚鼠腹腔，引起发热及血管病变，但不引起明显的阴囊红肿，借此可与地方性斑疹伤寒的病原莫氏立克次体鉴别。由于其与变形杆菌OX_{19}有部分共同抗原，可与患者血清发生凝集反应(即外-斐反应)而用于诊断。在外界抵抗力不强，对热紫外线及一般消毒剂均很敏感，56℃ 30 min或37℃ 5～7 h可灭活，耐低温及干燥，－20℃以下可长期保存，在干燥虱粪中可存活数月。

【流行病学】

1. 传染源　患者是本病唯一的传染源。潜伏期末即有传染性，可持续3周，以第1周内传染性最强，此时寄生虱感染率最高，可达46%～80%，所以早期隔离患者对防止本病传播非常重要。此外发现东方鼯鼠、美国丛飞松鼠及牛、羊、猪等家畜，亦可为该病原体的贮存宿主，但尚未证实为本病的传染源。

2. 传播途径　人虱是本病的传播媒介，体虱为主，其次是头虱，阴虱一般不传播。立克次体在虱肠壁上皮细胞内繁殖，4～5 d后致细胞破裂，大量立克次体进入虱肠腔内，虱可因肠道阻塞死亡，亦可随粪便排出。其唾液内无立克次体，故虱叮咬人时不传播，而是通过搔抓或虱被压碎逸出的立克次体通过抓痕侵入人皮肤而感染。有用牙咬虱的坏习惯者，可通过口腔黏膜感染。干燥虱粪内的立克次体可污染空气形成气溶胶，从而可通过呼吸道吸入感染，亦可经眼结膜感染。虱喜生活于29℃左右的环境，故常易离开高热或死亡患者而趋向新宿主，致本病在人群中以人—虱—人方式传播。

3. 人群易感性和免疫性 人群普遍易感，病后可获较持久的免疫力。除复发型外，本病极少有复发。

4. 流行特征 本病多发生在寒冷地区和贫困人群，故冬春季发病多，因天冷如洗澡更衣少，有利于虱的寄生和繁殖。战争、饥荒、贫困及不良的卫生条件及习惯，均易引起本病的发生及流行，我国曾发生15次大流行，波及全国大部分地区。近年来本病在我国及世界许多国家均基本控制，但仍有些国家和地区如俄罗斯、埃塞俄比亚、布隆迪及非洲热带地区等，有本病发生及流行。近年来在中非有暴发，在欧洲、美国等国家有散发病例。

【发病机制和病理】

1. 发病机制 本病发生主要是由于病原体引起的血管病变(小血管炎)、毒素引起的毒血症及变态反应所致。病原体侵入人体后，首先在小血管及毛细血管内皮细胞内繁殖，引起血管病变。并进入血流引起立克次体血症，在血循环中繁殖并释放内毒素样的毒性物质，引起发热及全身毒血症症状。并可侵入多个脏器的血管内皮细胞及脏器引起病变。病程第2周出现的免疫变态反应可加重病变。应用感染的BABL/c小鼠模型发现，普氏立克次体感染后可诱发体液免疫及细胞免疫，可检出特异性IgG及IFN-γ等细胞因子，可参与发病，亦有助于控制病变。

2. 病理变化 本病的基本病变是小血管炎，典型病变是增生性血栓性坏死性血管炎及其周围的炎性细胞如浆细胞、单核细胞和淋巴细胞浸润而形成的立克次体肉芽肿，称为斑疹伤寒结节。此病变可遍及全身，引起多系统损害，尤以皮肤真皮、心、肺、脑及脑膜、肾、肾上腺及睾丸等部位明显。有心肌细胞水肿，灶性或弥漫性心肌炎症，间质有淋巴细胞、浆细胞或巨噬细胞浸润。可有间质性肺炎，肺泡壁充血、水肿及单核细胞浸润。中枢神经系统病变广泛，可有从大脑皮质至脊髓的病变，因病变严重、广泛，致使患者的精神神经症状在体温下降后仍可持续一段时间。可有间质性肾炎，并可并发肾小球肾炎。肾上腺可有出血及水肿。此外，脾可因单核巨噬细胞、淋巴母细胞及浆细胞增生而呈急性肿大。

【临床表现】 潜伏期10～14 d(5～24 d)。分以下各型。

1. 典型斑疹伤寒

(1) 发热 起病急骤，体温于1～2 d内迅速上升至39℃以上，多为稽留热。可有发冷，高热持续2周左右后，于3～4 d体温迅速下降至正常。伴乏力、剧烈头痛、全身不适和疼痛、面部及眼结膜充血等全身毒血症症状。

(2) 皮疹 为本病的重要体征，约90%以上病例有皮疹。皮疹多于第4～5病日开始出现，于1～2 d内由躯干遍及全身，但面部多无疹。开始为2～4 mm的充血性斑丘疹，以后转为暗红色，亦可为出血性皮疹。多于1周左右消退，轻者1～2 d即消失，常遗留色素沉着。

(3) 中枢神经系统表现 剧烈头痛、头晕、耳鸣及听力减退，严重者有反应迟钝、谵妄、狂躁、震颤、木僵、昏迷或脑膜刺激征。中枢神经系统表现多较明显，且出现早持续时间长。

(4) 脾肿大 约90%患者脾肿大，多为轻度肿大。

(5) 其他 可有食欲减退、恶心、呕吐、腹胀或便秘等消化道症状。合并中毒性心肌炎者有心率快、心律失常、心音低钝、奔马律、低血压甚至循环衰竭。严重病例可发生多器官紊乱、严重肺炎和肢端坏疽。

2. 轻型 近年来所见之散发病例多为此型，可能与人群营养状态改善、免疫水平升高有关。其表现是发热程度较低，多在39℃以下，发热时间短，热程8～9 d。全身毒血症症状轻微，除有头痛及全身疼痛不适外，很少有意识障碍及其他神经系统表现。无皮疹或仅有少量充血性皮疹，持续时间短，1～2 d即消退。脾肿大亦少见。

3. 复发型 又称布-津病(Brill-Zinsser disease)，先后由Nathan Brill和Hans Zinsser提出而得名。其特点是既往有流行性斑疹伤寒史，第一次感染或发病后，立克次体未完全清除，在人体内长期存在可长达数年以上，最长可达40年，一旦机体免疫力下降，可再繁殖引起复发。认为本病是传统斑疹伤寒再发作的一种重要形式。实验证明，从Brill-Zinsser病患者体内可分离出普氏立克次体，这些患者可感染虱。除流行性斑疹伤寒外，其他立克次体感染如恙虫病、落矶山斑点热等发病后数年，亦可发生Brill-Zinsser病。本病病情常较轻，发热低、热程短，仅7～10 d，除头痛外无其他神经系统症状，无皮疹或仅少量皮疹。并发症少、病死率低。外-斐反应常阴性，但普氏立克次体补体结合试验常阳性而确诊。多发生于成年人，散发，无季节性。既往多有流行性斑疹伤寒或其他立克次体病史或感染史。四环素或氯霉素治疗有效。法国报道3例Brill-Zinsser病，有发热、头痛及皮疹，用间接免疫荧光检出高滴度普氏立克次体IgG抗体，而其IgM抗体阴性，30多年前患过流行性斑疹伤寒或曾在贫困地区居住，有被虱叮咬史。确诊为Brill-Zinsser病，用多西环素治愈。本病在临床上非常少见，东欧国家有少数病例，法国报道3例，西欧及美国第二次世界大战后仅报道不足10例。

【实验室检查】

1. 血象 血白细胞计数多在正常范围，中性粒细胞常增高，嗜酸粒细胞可减少或消失。血小板亦可减少。

2. 脑脊液检查 有脑膜刺激征者作腰穿可见压

力、蛋白质及白细胞轻度增高。

3. 血清免疫学检查

(1) 外-斐反应　即变形杆菌 OX_{19} 凝集试验，第 1 周出现阳性，第 2～3 周达高峰，持续数周至数月，滴度＞1∶160 或病程中呈 4 倍以上增高者有诊断意义。阳性率为 70％～85％，且操作简便，故一直为本病常用的诊断方法。但特异性差，与地方性斑疹伤寒难以鉴别，且可与回归热、布鲁菌病及结核病等病原体发生凝集反应而出现假阳性，应用价值较小，但目前仍为我国的主要血清学诊断方法。

(2) 补体结合试验　用普氏立克次体与患者血清做补体结合试验，特异性强，可与地方性斑疹伤寒鉴别，故可用于诊断；病程第 2 周才开始出现阳性反应，但阳性反应持续时间长，可达 10 年或更长，故多用于流行病学调查。

(3) 立克次体凝集试验　用普氏立克次体与患者血清做凝集反应，阳性率高、特异性强，且阳性反应出现时间早，病程第 5 日阳性率约为 85％，第 2～3 周可达 100％，第 4 周后逐渐下降，消失亦较早。地方性斑疹伤寒患者可出现低效价凝集反应。因抗原制备困难，故未广泛用于临床检测。

(4) PCR 检测病原体核酸　可用于检测及鉴定血清或皮肤活检的病原体，敏感、快速；可用巢式 PCR 或 Real-time PCR，Suicide PCR 可提高检测的敏感性。

(5) 其他　微量间接血凝试验检测特异性抗体，敏感度高、特异性强，与其他立克次体感染无交叉反应，目前国内尚无检测试剂，未广泛应用。亦可用此种可溶性抗原免疫动物，制备抗血清进行间接血凝抑制试验检测特异性抗原，用于早期诊断。用微量间接免疫荧光试验检测可将从患者身上捕获的体虱，作成悬液注入豚鼠腹腔分离病原体。

4. 其他检查　少数病例有血清 ALT、AST、LDH 及 ALP 异常，严重病例可有尿素氮及肌酐升高。

【诊断和鉴别诊断】

1. 诊断　根据流行病学史及临床表现作出临床诊断。在本病疫区居住或 1 个月内去过疫区，有被虱叮咬史更重要。临床表现高热，第 4～5 病日出现皮疹，皮疹多且多为出血性。明显的中枢神经系统症状如剧烈头痛及意识障碍。确诊依赖于实验室检查，目前仍多采用外-斐反应，变形杆菌 OX_{19} 滴度＞1∶160，尤其滴度逐渐升高者有诊断意义。有条件可做立克次体凝集试验、补体结合试验、间接血凝或间接免疫荧光试验检测特异性抗体。

2. 鉴别诊断　常需与下列疾病鉴别。

(1) 其他立克次体病

1) 与地方性斑疹伤寒鉴别：鉴别要点见表 4-2-1。

表 4-2-1　流行性斑疹伤寒与地方性斑疹伤寒的鉴别

鉴别要点	流行性斑疹伤寒	地方性斑疹伤寒
病原	普氏立克次体	莫氏立克次体
流行性	可流行	地方性，多散发
传染源	患者	鼠
传播媒介	体虱	鼠蚤
发病季节	多发于冬春季	无明显季节性
病情	多较重	轻
皮疹	多且多为出血性	皮疹较少，出血性皮疹极少见
神经系统症状	明显	轻
豚鼠阴囊反应	阴性	阳性
外-斐反应滴度	＞1∶320	1∶160～1∶320

2) 恙虫病：除高热、头痛及皮疹外，恙螨叮咬处皮肤有焦痂、溃疡及邻近淋巴结肿大。外-斐反应变形杆菌 OX_k 凝集试验阳性。

3) Q 热：临床表现亦有发热及头痛。其主要表现为间质性肺炎，无皮疹。外-斐反应阴性，其病原体贝纳柯克斯体凝集试验、补体结合试验及荧光抗体检测均阳性。

(2) 伤寒　多于夏秋季发病。起病缓慢，持续发热，伴食欲不振、腹胀及相对缓脉等毒血症症状。第 6 病日出皮疹，为稀少色淡充血性斑丘疹，无明显头痛。血培养有伤寒杆菌和(或)肥达反应阳性。

(3) 流行性出血热　亦有发热、头痛及出血点。但本病有发热、出血充血及肾损害三大主征，有发热期、低血压休克期、少尿期、多尿期及恢复期五期经过。血清学检测特异性抗体而确诊。

(4) 回归热　亦由虱传播，有急起骤退的发热、全身痛、头痛及肝脾大。但发热间断数日可再次发热是其特征。凡诊断斑疹伤寒用广谱抗生素治疗无效者应怀疑本病。血及骨髓涂片检出回归热螺旋体而确诊。

【并发症】　可并发支气管肺炎，其他可有中耳炎、腮腺炎及脑膜脑炎等，偶见指、趾、耳垂、鼻尖等坏死及走马疳。近年美国新墨西哥州报道一例流行性斑疹伤寒并发脑膜炎患者，PCR 法检出普氏立克次体核酸而确诊。严重病例可并发肾功能衰竭或呼吸衰竭。

【预后】　预后与病情轻重、年龄大小、有否并发症及治疗早晚有关，儿童患者病情多较轻。未经特效治疗者病死率高，儿童为 5％～17％，50 岁以上者可高达 40％～50％。早期诊断并及时应用有效抗菌药物治疗，多可治愈，病死率为 1％～2％。

【治疗】

1. 一般治疗　保证足够水分及热量，不能进食者须输液补充。做好护理工作及病情监护。

2. 病原治疗 四环素及氯霉素对本病均有特效。多首选四环素，剂量成人 2 g/d 分 4 次口服，一般用药后 1～2 d 开始退热，症状亦明显好转。3～4 d 体温正常，后继续用药 3 d。亦可用多西环素，可用于各种立克次体病及任何年龄的患者，剂量成人 0.2～0.4 g/d 顿服，小儿用量酌减。可合用甲氧苄啶(TMP)，剂量成人 0.2～0.4 g/d 分 1～2 次服用。氯霉素亦有效，因毒副作用大而不首选。喹诺酮类药物亦有较好的疗效，但小儿、孕妇及哺乳期妇女禁用。

3. 对症治疗 毒血症严重者可短期应用肾上腺皮质激素治疗。剧烈头痛用止痛镇静剂。慎用退热剂，以防大汗虚脱。

【预防】 采用以灭虱为中心的综合措施，灭虱是预防本病发生及控制流行的关键。

1. 管理传染源 尽早隔离患者，患者理发剃下的头发烧掉或用 10%百布、666 粉、敌敌畏或敌百虫等灭虱。衣服亦要消毒灭虱。密切接触者医学观察 21 d 并消毒灭虱。

2. 切断传播途径 用干热、湿热、煮沸或药物等方法灭虱，如 85℃以上 30 min 蒸、煮或用上述药物等。注意个人卫生，勤洗澡、更衣。

3. 提高人群免疫力 对疫区居民及新入疫区人员注射疫苗，常用的是鸡胚或鼠肺灭活疫苗，第 1 年皮下注射 3 次，每次间隔 5～7 d。15 岁以上者，第 1 次 0.5 ml，第 2、第 3 次各 1 ml。14 岁以下者减量。以后每年加强 1 次。经过 6 次以上即可获得持久的免疫。亦可用减毒 E 活疫苗，注射 1 次即可，免疫效果维持 5 年，但只可减轻病情而不能降低发病率。

二、地方性斑疹伤寒

地方性斑疹伤寒(endemic typhus)又称鼠型斑疹伤寒(murine typhus)，是由莫氏立克次体(*Richettsia mooseri*)引起，由鼠蚤为传播媒介的急性传染病。其发病机制、病理、临床表现及治疗等，均与流行性斑疹伤寒相似，但其病情轻、病程短、皮疹少且少呈出血性及预后好。本病在世界一些国家如美国、亚洲的日本、新加坡及印尼等地有发生、流行及暴发流行。近年来我国本病发病率亦明显降低，但在一些地区如河北及西安等地，仍有本病发生及流行。

【病原学】 为莫氏立克次体。1928 年 Mooseri 等人将一墨西哥斑疹伤寒患者的血，接种雄性豚鼠腹腔，引起阴囊肿胀及睾丸、鞘膜炎症，此点不同于普氏立克次体，1931 年命名为莫氏立克次体，1943 年又称之为斑疹伤寒立克次体(*R. typhi*)。其形态、特点及对热及消毒剂的抵抗力，与普氏立克次体相似。两者有共同的耐热可溶性抗原而有交叉反应，而不耐热的颗粒抗原有所不同，可借补体结合试验及立克次体凝集试验来鉴别。此外，其不同点还有：①莫氏立克次体接种雄性豚鼠腹腔，除引起发热、腹膜炎及血管病变外，还可引起阴囊明显肿胀，称为“豚鼠阴囊现象”，亦是与普氏立克次体的重要鉴别点。②对大鼠、小鼠均有明显致病性，立克次体接种小鼠腹腔后，可引起立克次体血症及腹膜炎，在其内可检出立克次体。故可用之保存立克次体、传代及分离病原体。而普氏立克次体对大、小鼠均无致病性。

【流行病学】

1. 传染源 本病的主要传染源是褐家鼠及黄胸鼠等，以鼠—鼠蚤—鼠的形式在鼠间传播。鼠蚤在鼠死亡后叮咬人而使人受染。因在体虱内亦可分离出莫氏立克次体，故患者亦可是传染源。此外，亦有资料认为有些家畜如牛、羊、猪、马及骡等，亦可能是传染源。

2. 传播途径 主要是通过鼠蚤为传播媒介。鼠蚤吸吮病鼠血时，立克次体随血进入蚤肠道内并大量繁殖，叮咬人时并不能将病原体注入人体内，但可排出含有病原体的蚤粪和呕吐物于皮肤上，当搔抓时蚤被压碎，其内的病原体通过抓痕进入人体内。干蚤粪内的病原体偶可通过呼吸道及眼结膜感染人。如有人虱寄生本病患者，亦可作为传播媒介进行传播，此时，患者为传染源。螨和蜱等亦可携带此病原体而成为传播媒介。

3. 人群易感性 人群普遍易感。隐性感染率高，在流行区的健康人群中，50%～80%可测得特异性抗体，感染后及病后均可产生强而持久的免疫力，且对普氏立克次体感染亦有相当的免疫力。据报告，小学生及青壮年发病者居多。据新加坡报道，近年来本病发病率有所增加，20～40 岁者多见，男性高于女性，种族是印尼人>马来人>中国人。

【发病机制和病理】 与流行性斑疹伤寒基本相似，但血管病变较轻，小血管中血栓形成少见，其他脏器亦很少受累。

【临床表现】 潜伏期 1～2 周。临床表现和流行性斑疹伤寒相似，但病情轻、病程短。

(1) *发热* 起病多急骤，少数患者有 1～2 d 的乏力、纳差及头痛等前驱期症状。体温逐渐上升，第 1 周末达高峰，多在 39℃左右，稽留热或弛张热。热程多为 9～14 d，体温多逐渐恢复正常。伴发冷、头痛、全身痛及结膜充血。

(2) *中枢神经系统症状* 头痛、头晕及失眠等，症状常较轻。烦躁不安、谵妄及昏睡等意识障碍少见。

(3) *皮疹* 50%～80%有皮疹，近年来国内报道出现皮疹者不足 10%。皮疹出现时间及特点与流行性斑疹伤寒相似，但皮疹数量少，多为充血性斑丘疹，出血性皮疹极少见。

(4) *其他* 1/3～1/2 患者有轻度脾肿大。心肌很少受累，故循环系统症状少见。并发症亦很少发生，少数病例可发生脑膜炎及肺炎。日本曾报道一起某地中学生地方性斑疹伤寒的暴发，30多人先后发病，临床表现为发热、发冷及咽痛。莫氏立克次体IgM及IgG阳性可确诊。大多预后良好，用米诺霉素治愈。少数病例病情严重，发生多器官功能衰竭而死亡。美国报道儿童地方性斑疹伤寒的特点，有49%的患者有发热、头痛及皮疹，有食欲不振、恶心、呕吐及腹泻等消化系统症状者为77%。病程12 d(5～29 d)。实验室检查可出现多个器官、系统(如肝、肾、血液和中枢神经系统)的轻度异常，但严重并发症极少见。我国儿童此病发病率仍较高，且临床表现不典型，皮疹、神经系统病变及肾损害较轻，亦表现为多器官损害，预后好。

【实验室检查】

1. 血象 白细胞总数及分类多正常，血小板可中度减少，严重病例可低至5×10^8/L。

2. C反应蛋白升高 部分病例转氨酶及胆红素升高；尿蛋白可阳性(±～+++)，个别病例可有明显肾功能异常，血清肌酐及尿素氮明显升高。

3. 血清学检查

(1) 目前临床常用的诊断方法 是外-斐反应变形杆菌OX_{19}凝集试验，滴度>1∶160有诊断意义。但其效价较流行性斑疹伤寒低，两者难以区分。且与病毒感染、结核病等有交叉反应，而极易出现假阳性反应。须依赖立克次体凝集试验鉴别。应用间接免疫荧光法检测血清特异性IgM、IgG抗体。

(2) 其他血清学检测 同流行性斑疹伤寒。

4. 定量PCR检测病原体特异性核酸 敏感、特异。

5. 病原体分离 患者血注入雄性豚鼠腹腔，5～6 d后出现发热及睾丸鞘膜炎而引起阴囊肿胀，渗出液中可检出大量立克次体。

【诊断及鉴别诊断】

1. 诊断 居住区有本病发生，或近1个月内去过疫区，居住区有鼠及有被鼠蚤叮咬史更有助诊断。临床表现与流行性斑疹伤寒相似，全身毒血症状轻、皮疹数量少，出血性皮疹少见，病程短。外-斐反应变形杆菌OX_{19}凝集试验阳性有助诊断，有条件可做补体结合试验与流行性斑疹伤寒鉴别。

2. 鉴别诊断 本病临床表现不典型，极易误诊。见“流行性斑疹伤寒”。尤应注意与流行性出血热鉴别，两者传染源、流行特点及临床表现有许多相似之处，国内有两者混合感染之报道。

【预后】 大多预后良好，经有效抗菌药物治疗后痊愈。近年来发生暴发流行，仅极少数严重病例发生多器官功能衰竭死亡。

【治疗】 与流行性斑疹伤寒基本相同。可服用多西环素或四环素治疗，疗程5～7 d，两者疗效相同。

【预防】 主要是灭鼠、灭蚤，对患者及早隔离治疗。本病多散发，故多不用预防注射疫苗。如有暴发流行，对高危人群应进行疫苗接种，可用普氏立克次体株灭活疫苗。

参考文献

[1] 王红榕. 儿童斑疹伤寒137例临床分析[J]. 华北煤炭医学院学报，2003(6)：907.

[2] 聂昭华，张敏，祝彬，等. 鼠型斑疹伤寒342例[J]. 中华传染病杂志，2003(21)：151-152.

[3] 周贵忠，何晶，周云. 成人斑疹伤寒94例误诊分析[J]. 中国热带医学，2006(6)：1464-1465.

[4] 徐洪丽，毕树云. 3例地方性斑疹伤寒[J]. 中国自然医学杂志，2008(10)：871.

[5] Letaief A. Omezzine，Kaabia N，Chakroun M，et al. Clinical and laboratory features of murine typhus in central tunisia：a report of seven cases [J]. International Journal of Infectious Diseases，2005(9)：331-334.

[6] Parola philiple，Raoult Didier. Tropical rickettsioses [J]. Clinics in Dermatology，2006，24：191-200.

[7] Katherine M. Henry，Ju Jiang，Patrick J. Rozmajzl，et al. Development of quantitative real-time PCR assays to deyect *Rickettasia typhi* and *Rickettasia felis*，the causative agents of murine typhus and flea-borne spotted fever [J]. Molecular and Cellular Probes，2007，21：17-23.

[8] Yassina Bechah，Christian Capo，Georges E. Grau，et al. A murine model of infection with *Rickettsia prowazekii*：implications for pathogenesis of epidemic tuphus [J]. Microbes and Infection，2007，9：898-906.

[9] Tsiachris Dimitris，Deutsch Melanie，Vasilopoulos Dimitris，et al. Sensorineural hearing loss complicating severe rjckettsial diseases：report of two cases [J]. Journal of Infection，2008，56：74-76.

[10] Bechah passina，Capo christian，Mege jean-louis，et al. Epidemic typhus [J]. Lancet Infection Dis，2008，8：717-726.

第三节 恙虫病

杨绍基

恙虫病(tsutsugamushi disease)又名丛林斑疹伤寒(scrub typhus)，是由恙虫病东方体(*Orientia tsutsuga-*

mushi)引起的一种急性人兽共患病(zoonosis, zoonotic disease)。鼠类是主要的传染源,以恙螨幼虫(chigger)为媒介将本病传播给人。其临床特点为急性起病、发热、皮疹、淋巴结肿大、肝脾肿大和被恙螨幼虫叮咬处出现焦痂(eschar)等。

1927年日本学者取患者的血液注射入家兔的睾丸内,数天后见睾丸红肿,组织涂片经染色后镜检发现在细胞内有多形性小体。这种多形性小体可传代感染,使被感染动物发生相同的疾病。这种多形性小体曾被命名为恙虫病立克次体(*Rickettsia tsutsugamushi*),现称恙虫病东方体。

1948年在我国的广东省广州市首次成功地从患者的血液中分离出恙虫病东方体,证明我国是恙虫病流行区。随后,东南部的沿海地区陆续有发现本病的报告。中华人民共和国成立后,我国医学工作者对本病的诊断、治疗和预防进行了大量研究,取得了很大成绩,使发病率和病死率都已明显降低。

【病原学】 恙虫病东方体呈圆形、椭圆形或短杆状,大小为(0.3～0.6)μm×(0.5～1.5)μm,革兰染色呈阴性,Giemsa染色呈紫红色,为专性细胞内寄生的微生物。在涂片染色镜检中,于细胞质内,尤其是单核细胞和巨噬细胞的细胞质内,常于细胞核的一侧可见呈团丛状分布的恙虫病东方体。

恙虫病东方体呈二分裂方式进行繁殖,繁殖一代所需时间约为8 h。在多种实验动物中,小鼠最为易感,多于腹腔接种后7～9 d发病,第10～15日死亡。当小鼠发病或死亡后,可于腹水、肠系膜、腹膜、肝脏、脾脏和肾脏等组织器官涂片或印片中发现恙虫病东方体。其中,以腹膜和肠系膜印片的检出率较高。此外,还可用鸡胚卵黄囊接种后孵育的方法分离本病病原体。恙虫病东方体还能寄生于多种培养的细胞中,如原代鼠肾细胞、原代鸡胚细胞、HeLa细胞等。

恙虫病东方体是对人具致病力的立克次体中抵抗力最弱的一种,有自然失活、裂解倾向,不易在常温下保存。它对各种消毒方法都很敏感,如在0.5%石炭酸溶液中或加热至56℃,10 min即死亡。于37℃,放置2 h后,其感染细胞的能力即明显下降。在感染的鸡胚中,4℃可保存活力17 d,−20℃可保存6周。在感染的细胞悬液中,用液氮可保存其活力1年以上。

寄生于细胞内的恙虫病东方体对氯霉素、四环素类和红霉素类均极敏感,但对青霉素类、头孢菌素类、碳青霉烯类、氨基糖苷类和磺胺类有抵抗力。

恙虫病东方体与变形杆菌OX_K株有交叉免疫原性,故在临床上可用患者的血清经稀释后作变形杆菌OX_K凝集反应,协助本病诊断。

恙虫病东方体较易出现遗传基因突变,因此,较常出现株间抗原性与致病力的差异。人被恙虫病东方体感染后可产生特异性免疫力,不同血清型之间亦有一定的交叉免疫作用。根据抗原性的不同,可将恙虫病东方体分为10个血清型,即Karp、Gilliam、Kato、TA678、TA686、TA716、TA763、TH1817、Kawasaki和Kuroki。由于恙虫病东方体较易发生基因突变,因此仍有可能陆续发现新的血清型。因为不同血清型、不同株间的抗原性与致病力可出现较大的差异,所以病情的严重程度和病死率也可有较大的差异。

现有资料显示,我国大陆以Gilliam血清型为主,约占50%,其余为Kato、Kawasaki和未定型;台湾省以Karp为主,其次为TA716、TA763和未定型。

【流行病学】 本病分布很广,多发生于亚洲的太平洋地区,其中以东南亚为主要流行区。日本、朝鲜、缅甸、斯里兰卡、越南、泰国、柬埔寨、菲律宾、马来西亚、印度、澳大利亚及新西兰等在南太平洋沿岸、岛屿以及西太平洋和印度洋各岛屿的地区和国家是本病的流行区。俄罗斯东南部也有本病发生。在我国,本病多见于广东、福建、广西、江西、湖南、云南、四川、贵州、西藏、安徽、陕西、江苏、浙江、山东、台湾和海南等省、自治区。我国沿海地区和岛屿居民的发病率较高。

1. 传染源 鼠类是本病的主要传染源,如褐家鼠、黑家鼠、黄胸鼠、鼷鼠、小家鼠、黑线姬鼠、赤家鼠、环腕鼠、黄毛鼠、针毛鼠、社鼠、包氏鼠、板齿鼠和东方田鼠等。我国广东省的市镇以家鼠为主,而农村则以社鼠、黄毛鼠为主,福建以黄毛鼠和褐家鼠为主,四川以黑线姬鼠为主,云南、浙江以黄胸鼠为主,台湾以赤家鼠为主,海南以黄胸鼠和黑家鼠为主。此外,野兔、家兔、猪、猫和鸡等也能被恙虫病东方体感染,有可能成为传染源。恙螨(mite)被恙虫病东方体感染后,可经卵将它传给后代,故亦能起到传染源的作用。人患本病后,虽然血液中也有恙虫病东方体,但被恙螨幼虫叮咬的可能性极小,故患者作为传染源的重要性不大。

2. 传播途径 恙螨是本病的传播媒介。现已知恙螨有3 000多种,主要分布在东南亚地区。我国已知有350多种,能传播本病者仅数十种,如红纤恙螨(*Leptotrombidium akamushi*)、地里纤恙螨(*L. deliense*)、苍白纤恙螨(*L. pallidum*)、须纤恙螨、小板纤恙螨、巴氏纤恙螨、高湖纤恙螨、中华纤恙螨、江苏纤恙螨、印度真棒恙螨、中华背展恙螨和巨多齿恙螨等。在我国,最主要的是地里纤恙螨和红纤恙螨。我国大陆以地里纤恙螨为主要传播媒介;台湾省则以红纤恙螨为主要传播媒介;有些省市和地区,可同时发现多种恙螨传播媒介。

恙螨的生活周期可分为卵、幼虫、蛹、稚虫和成虫5期,其中只有幼虫是寄生性的,需吸吮动物或人体的组织液。稚虫和成虫皆为自营生活,在泥地及杂草丛中生长。雌、雄成虫不直接交配,而由雄虫排出精胞,雌虫与精胞接触一段时间后产卵。卵在泥土中经1～3周孵化成幼虫,体形很小,长0.3～0.7 mm,呈椭圆形,橙红色、淡黄色或乳白色。当鼠类爬行于地上及出入于杂草丛中时，幼虫即可附着于鼠体，经3～5 d吸饱鼠的组织液后，跌落于地上，继续发育为成虫。若被叮咬的鼠带有恙虫病东方体，则幼虫受感染，此后发育到成虫，到产卵，再到孵出第二代幼虫，均带有该病原体。此类幼虫叮咬鼠类时，又可将病原体传染给鼠。如此，鼠和恙螨互相传染，循环不已。值得提出的是，恙螨幼虫在一次叮咬中若能吸饱组织液则以后不再叮咬，因此恙虫病的传播乃是上一代(第一代)幼虫被感染，经过稚虫、成虫、卵直到孵出下一代(第二代)幼虫才具有传染性。人患本病是由于在疫区的草地上工作、活动或坐卧时，被带有该病原体的恙螨幼虫叮咬所致。

3. 人群易感性 人对恙虫病普遍易感，但患者以青壮年居多。职业以农民、从事野外劳动者居多，因上述人群活动范围较广，受恙螨幼虫叮咬的机会较多。病后只能获得对同一血清型的病原体有较持久的免疫力。对不同血清型的免疫力较弱，而且仅能维持数月，故可再次获得感染而发病。大部分患者于病愈后1～2年即对其他血清型的恙虫病东方体易感。

4. 流行特征 由于鼠类及恙螨的孳生繁殖受气候和地理因素影响较大，故恙虫病的发病具有明显的季节性和地区性。一般5～11月为本病的好发季节，6～8月达高峰。有些地区可于9～10月形成第二发病高峰，11月尚有少数患者。广东与福建交界的地方以小板纤恙螨为媒介者则多发生于冬季。海南、广东和台湾省终年均有病例报告，但仍以夏、秋季为发病高峰。流行季节和气温、雨量变化有明显关系。雨季开始后，病例陆续出现。一般气温为23～28℃是地里纤恙螨适宜的发育温度；雨量较大，降水量集中的季节，尤其是暴雨期，能够引起地面恙螨的扩散，恙螨幼虫出现数量多，病例发现也较多。雨季结束后，流行渐趋停止。本病多分布于热带及亚热带的河溪两岸，且多见于灌木、杂草丛生的平坦地带。其中以海岛、沿海地区较多，山区较少。近年来有人报道，在寒带、高海拔(2 500 m以上)地区，也可从恙螨及啮齿动物中分离出恙虫病东方体。

【发病机制和病理】 人被受感染的恙螨幼虫叮咬后，恙虫病东方体先在局部繁殖，然后进入血流，产生立克次体血症，再到达身体各器官组织，出现毒血症临床表现。恙虫病东方体死亡后所释放的毒素为致病的主要因素。在局部可引起丘疹、焦痂和溃疡。在全身可引起淋巴结肿大，焦痂附近的淋巴结肿大尤为显著，淋巴结中央可呈坏死。浆膜腔，如胸腔、腹腔、心包腔中可见黄绿色渗出液。内脏普遍充血，脾常充血、可肿大2～5倍，肝亦肿大，心肌可呈局灶性或弥漫性心肌炎症，可有局灶性出血或变性病变。肺可有出血性肺炎或继发性支气管肺炎。脑可出现脑膜脑炎。肾脏可呈广泛性急性炎症性病变。胃肠道常广泛充血。

本病的组织病理变化主要在血管系统，可见局灶性或广泛性血管炎和血管周围炎，以肺、脑、心、肾最为显著。血管周围可见单核细胞、淋巴细胞、浆细胞浸润。重型患者可见血管内皮细胞水肿及血管壁坏死、破裂。曾在患者多种器官的血管内皮细胞、巨噬细胞和心肌细胞中检出恙虫病东方体。

【临床表现】 潜伏期为4～20 d，常为10～14 d。

本病一般无前驱症状，多突然起病，体温迅速上升，达39～41℃，呈持续热型、弛张热型或不规则热型，持续1～3周，个别病例可超过1个月。于发热的同时，多伴有畏寒或寒战、剧烈头痛、全身酸痛、疲乏、嗜睡、食欲下降、恶心、呕吐、颜面潮红、眼结膜充血、畏光、失眠和咳嗽等，个别病例还可有眼眶疼痛。严重者可出现烦躁、谵妄、听力减退、强直性痉挛、嗜睡和昏迷等，可出现脑膜刺激征及病理神经反射。

1. 焦痂与溃疡 为本病之特征，可见于70%～100%患者。焦痂(eschar)是恙螨幼虫叮咬的部位、恙虫病东方体入侵人体的地方，因此，从理论上讲，每个恙虫病患者都应有焦痂。人被受恙虫病东方体感染的恙螨幼虫叮咬后，局部随后出现红色丘疹，不痛不痒，继成水疱，然后发生坏死和出血，随后结成黑色痂皮，称为焦痂。其边缘突起，周围有红晕，呈圆形或椭圆形，大小不等，直径可为2～15 mm，多为4～10 mm；痂皮脱落后即成溃疡，其基底部为淡红色肉芽组织，起初常有血清样渗出液，随后逐渐减少，形成一个光洁的凹陷面，偶有继发性化脓现象。多数患者仅有1个，偶见2～3个焦痂或溃疡，亦有多至11个的报道。由于恙螨幼虫好侵袭人体的潮湿、气味较浓以及被压迫部位，故焦痂多见于腋窝、阴囊、外生殖器、腹股沟、会阴、肛门周围和腰带压迫等处，但头、颈、胸、背、腹、乳房和四肢等部位亦有发现。约有30%的患者于洗澡、更衣时，可发现不痛不痒或稍带痒感的焦痂，而且常于发病前1～2周已发现。

2. 淋巴结肿大 焦痂附近的淋巴结常明显肿大，并常伴疼痛和压痛。全身浅表淋巴结肿大者也相当常见。一般大者如鸽蛋，小者如蚕豆，可移动，多见于腹股沟、腋下、耳后等处，消肿较慢，常于疾病的恢复期仍可扪及。

3. 皮疹 出现于病程的第2～8日，较多见于第4～6日，少数病例可于发病时即出现皮疹，或迟至第14日才出现皮疹。发生率各地报告差别较大(35%～100%)，可能与就诊时病期不同有关。皮疹多呈暗红色充血性斑丘疹，也有呈出血性者，无痒感，大小不一，直径为2～5 mm，多散布于躯干部，向四肢发展，面部很少，手掌和脚底部更少，极少数可融合呈麻疹样皮疹，多经3～7 d后逐渐消退，不脱屑，但有色素沉着。有时，于病程第7～10日可在口腔软、硬腭及颊部黏膜上发现黏膜疹或出血点。

有些流行区出现一些轻型患者，其临床表现为发热、头痛、皮疹和淋巴结肿大。这些患者可能是过去曾被不同血清型恙虫病东方体感染过的人，有一定交叉免疫力。

4. 肝脾肿大 肝肿大占10%～30%，脾肿大占30%～50%，质软，表面平滑，无触压痛。

5. 其他 舌尖、边常红色，伴白色或黄色厚苔。眼结膜充血为常见体征之一，同时约5%患者可有结膜下出血。眼底可见静脉曲张，视盘边缘模糊、水肿，也可见眼底出血。部分患者皮肤充血，故有颜面及全身皮肤潮红现象。心肌炎较常见，心率可达120次/min以上，心音、脉搏皆弱，心电图可呈T波低平或倒置或发生传导阻滞现象。重型患者可发生心力衰竭与循环衰竭。肺部体征依病情轻重而异，轻者可无明显体征，重型患者可发生间质性肺炎，以呼吸困难为主，可出现发绀现象。若有继发性细菌感染，则可闻干、湿性啰音。此外，亦可发生全身性感觉过敏、睾丸肿痛、阴囊肿大压痛、腰痛和腹胀等现象。

危重病例呈严重的多器官损害，出现心及肾功能衰竭、循环衰竭与出血现象，如鼻出血、胃肠道出血等，还可发生弥散性血管内凝血(disseminated intravascular coagulation, DIC)。若患者的病程达15 d以上，则病情常较严重，表现为明显的多器官损害，心、肝、肾功能衰竭，出现休克、氮质血症、出血倾向和昏迷。

【并发症】 较常见的并发症是中毒性肝炎，支气管肺炎，心肌炎，脑膜脑炎和急性肾功能衰竭等。

【诊断】

1. 流行病学资料 应注意发病前4～20 d内是否去过恙虫病流行区，是否曾在户外工作、露天野营或在灌木草丛中坐、卧等。同时，还应注意流行季节，当地本病的流行情况等。

2. 临床表现 突然发病、畏寒或寒战、高热、食欲不振、颜面潮红、浅表淋巴结肿大、肝脾肿大、斑丘疹，并可发现特征性焦痂或溃疡。对怀疑患本病的患者应十分注意寻找焦痂或溃疡。它多位于肿大、压痛的淋巴结附近。

3. 实验室检查

(1) 血象 外周血白细胞数多减少或正常，重型患者可稍增高，分类常有核左移现象。

(2) 血清学检查

1) 外-斐反应：亦称变形杆菌凝集试验，患者血清中抗恙虫病东方体的抗体能与变形杆菌OX_K抗原起凝集反应，为诊断提供依据。病程第1周末仅少数(30%左右)呈阳性；第2周末为75%左右；第3周可达90%左右，效价可达1∶160～1∶1 280；第4周即开始下降；至第8～9周多转为阴性。

2) 补体结合试验：阳性率较高，特异性较强，且持续阳性时间较长，可达5年左右。需选用当地多见株作抗原，也可采用多价抗原，因不同株的恙虫病东方体的抗原性可有较大差异。

3) 免疫荧光抗体试验：用间接免疫荧光抗体试验(indirect immunofluorescent antibody test, IFAT)检测患者血清中特异性抗体，在病程的第1周末开始出现阳性，第2～3周末达高峰，60 d后逐渐下降，但可持续数年。有病后10年检测仍呈阳性的报告。

4) 斑点酶免疫测定：用各种血清型的恙虫病东方体或部分蛋白质作为抗原，吸附在硝酸纤维膜上作斑点酶免疫测定(dot enzyme immunoassay, dot-EIA)，检测患者血清中各血清型的特异性IgG和IgM抗体。该法敏感度高，特异性强，可区分各种血清型。

5) ELISA与EIA：以基因重组技术表达的恙虫病东方体56 kDa蛋白质作为抗原，用ELISA与EIA检测患者血清中抗恙虫病东方体的IgG和IgM抗体，其敏感度为86%～88%，特异性为84%～90%。

(3) 病原学检查

1) 间接免疫荧光抗体试验：用间接免疫荧光抗体试验检测患者皮疹活检标本中恙虫病东方体抗原，检出率为65%，特异性为100%；检测患者焦痂活检标本中恙虫病东方体抗原，检出率和特异性均可达100%。而且，于用特效病原治疗药物4 d内，对该检测的敏感度和特异性影响不大。

2) 病原体分离：常用小鼠作恙虫病东方体分离。可取患者的血液接种小鼠腹腔，每只接种0.5 ml。多在接种后第7～9日发病，解剖濒死的小鼠可发现双肺充血、水肿，肝、脾、淋巴结充血肿胀，出现胸腔积液和腹水。取腹水涂片，腹膜、肠系膜、肝、脾或肾印片，干后用Giemsa染色镜检(放大1 000～1 600倍)，可于单核细胞和巨噬细胞的胞质中发现紫红色、呈团丛状分布的恙虫病东方体。当一个恙虫病东方体侵入细胞后，在适宜的条件下可在局部胞质中繁殖为一团，故常呈团丛状分布。若用抗恙虫病东方体抗体作免疫荧光试验，在荧光显微镜下可见细胞内有黄绿色的荧光。

3) 分子生物学检查：根据恙虫病东方体编码其56 kDa主要表膜蛋白抗原的基因核苷酸序列，有人设计了各血清型间共同和不同的引物，用套式多聚酶链反应(nested polymerase chain reaction, nested-PCR)检测Gilliam、Karp、Kato、Kawasaki和Kuroki 5个血清型的相应基因，具敏感度高、特异性强的特点，认为可用于本病的诊断并鉴定血清型。

【鉴别诊断】

1. 钩端螺旋体病 恙虫病流行区亦常有钩端螺旋体病存在。而且，两者均多见于夏秋季节，均有发热、眼结膜充血、淋巴结肿大等，故应注意鉴别。钩端螺旋体病常有腓肠肌痛，眼结膜下出血，早期出现肾损害，而无皮疹、焦痂或溃疡。必要时可作血清学与病原学检查，血清钩端螺旋体凝集溶解试验阳性。

2. 斑疹伤寒 多见于冬春季节及寒冷地区，有虱寄生史或被鼠蚤叮咬史，有发热、斑丘疹，但无焦痂、无淋巴结肿大。血清变形杆菌凝集反应时 OX_{19} 为阳性，而 OX_K 则为阴性。

3. 伤寒　发病前常有不洁食物进食史。起病缓慢，体温逐渐升高，相对缓脉、表情淡漠、腹胀、便秘、右下腹压痛、玫瑰疹常见。血液白细胞总数下降，嗜酸粒细胞减少或消失。肥达反应可阳性，血液、骨髓培养可有伤寒杆菌生长。

4. 败血症　常有原发性感染病灶。弛张热型、不规则热型常见。由革兰阳性细菌所致者皮肤较常出现皮疹或花纹样改变，由革兰阴性细菌所致者则较常发生休克。血液白细胞总数升高，中性粒细胞增多，有核左移现象。外-斐反应阴性，血液、骨髓培养可有致病菌生长。

5. 登革热　发病前曾在登革热流行区居住或逗留，有日间被伊蚊叮咬史，多于夏秋季发病。头痛、全身疼痛较显著。较常同时出现斑丘疹和皮下出血点。血液白细胞总数和血小板常减少。可从病程短于 3 d 患者的血清中分离出登革病毒。血清中抗登革病毒抗体阳性。

6. 流行性出血热　高热时头痛、腰痛和眼眶痛较明显，体温下降时较常出现休克，皮下出血点、瘀斑常见，少尿或无尿常见。血液白细胞总数升高，异型淋巴细胞常超过 10%，血小板明显减少。血液尿素氮和肌酐水平随着少尿或无尿时间的延长而逐渐升高。血清中抗流行性出血热病毒的特异性抗体阳性。

7. 其他　应注意与流行性感冒、疟疾、急性上呼吸道炎、恶性组织细胞病、淋巴瘤等作鉴别诊断。

【预后】　若能及时诊断与治疗，绝大部分患者预后良好。若有并发症则预后较差。病死率各地报告不一，为 1%～50%。病死率除与恙虫病东方体的株间毒力强弱差异有关外，还与病程的长短有关。进入病程的第 3 周和第 4 周后，患者常出现明显的多器官功能损害，患者可因多器官功能衰竭或发生肺、消化道大出血而死亡。

【治疗】

1. 一般治疗　患者应卧床休息，进食流质或半流质易被消化吸收的食物。补充 B 族维生素和维生素 C。保持大便畅通，每日尿量为 2 000 ml 左右。

2. 病原治疗　可酌情选用下列抗菌药物治疗。

(1) 大环内酯类　包括红霉素(erythromycin)、罗红霉素(roxithromycin)、阿奇霉素(azithromycin)、克拉霉素(clarithromycin)等，对恙虫病有良好疗效。红霉素的常用剂量为成人 1.2 g/d，儿童每日 25～30 mg/kg，分 3～4 次服用，或分 2～3 次静脉滴注。罗红霉素的常用剂量为成人 300 mg/d；儿童体重 12～23 kg 者，每日 100 mg，24～40 kg 者，每日 200 mg，分 2 次口服，首次剂量可加倍。阿奇霉素，成人剂量为 0.25 g，每日口服 1 次，首次剂量可加倍。克拉霉素的常用剂量为成人 500 mg，每日口服 2 次，退热后可改为每次口服 250 mg。患者多于用药后 24 h 之内快速退热，疗程均为 8～10 d。有明显肝功能损害的患者不宜应用大环内酯类。

(2) 四环素类　包括四环素(tetracycline)、多西环素(doxycycline)、米诺环素(minocycline)等，对恙虫病亦有良好疗效。四环素的常用剂量为成人 2 g/d，儿童每天 25～40 mg/kg，分 4 次口服。多西环素的常用剂量为成人 0.2 g/d，儿童每日 4 mg/kg，每日服药 1 次或分 2 次服用，首次剂量可加倍。米诺环素的常用剂量为成人 0.2 g/d，儿童每日 4 mg/kg，每日服药 1 次或分 2 次服用，首次剂量可加倍。疗程均为 8～10 d。有明显肝功能损害的患者，8 岁以下的儿童、孕妇和哺乳期妇女不宜应用四环素类。

(3) 氯霉素　氯霉素(chloramphenicol)对恙虫病有良好疗效。常用剂量为成人 2 g/d，儿童每日 25～40 mg/kg。每日剂量可作静脉滴注或分 4 次口服，患者多于用药后 24 h 之内快速退热，退热后剂量减半，继续用 7～10 d，以免复发。因氯霉素有诱发再生障碍性贫血的可能性，故不宜作为本病的首选治疗药物。幼儿、孕妇和哺乳期妇女不宜应用氯霉素。

(4) 喹诺酮类　包括氧氟沙星(ofloxacin)、环丙沙星(ciprofloxacin)、培氟沙星(pefloxacin)、氟罗沙星(fleroxacin)、洛美沙星(lomefloxacin)、依诺沙星(enoxacin)、司氟沙星(sparfloxacin)等。目前较常用的是氧氟沙星和环丙沙星。氧氟沙星成人剂量为 0.2 g，每日口服 2 次，首日可加服 1 次。环丙沙星成人剂量为 0.25 g，每日口服 2 次，首日可加服 1 次。必要时可作静脉滴注，疗程均为 8～10 d。8 岁以下的儿童、孕妇和哺乳期妇女不宜应用喹诺酮类。

在上述的 4 类抗菌药物中，以大环内酯类、四环素类和氯霉素对恙虫病东方体的抑杀作用较强，患者多于用药 24 h 后体温退至正常。应用喹诺酮类治疗亦多可使患者的体温于 24～48 h 内降至正常。通常只需选用一种抗菌药物，无需联合应用治疗。有资料显示利福平(rifampicin)对本病亦有疗效。

对恙虫病患者越早诊治，疗效越好。当恙虫病患者的病程进入第 2 周后，临床表现则显著加重，出现多器官功能损害和明显的出血倾向。当病程进入第 3 周后，除病情明显加重外，抗菌药物治疗的疗效亦较差，患者的体温常需 3～5 d 才能逐渐降至正常。

对儿童患者和妊娠患者，宜选用大环内酯类作病原治疗，如阿奇霉素、罗红霉素等。

值得指出的是，青霉素类如氨苄西林(ampicillin)等，头孢菌素类如头孢他啶(ceftazidime)等，头霉素类如头孢西丁(cefoxitin)等，碳青霉烯类如亚胺培南(imipenem)等，单环 β 内酰胺类如氨曲南(aztreonam)等和氨基糖苷类如阿米卡星(amikacin)等抗生素对恙虫病无治疗作用,因为恙虫病东方体是专性细胞内寄生的微生物,而这些抗生素很难进入细胞内发挥其作用。

少数患者可出现复发。复发时不再出现焦痂,应用与首次发病相同的抗菌药物治疗同样有效。值得注意的是已有发现恙虫病东方体对氯霉素、四环素耐药的报告。

3. 对症治疗 典型和重型患者可出现多种并发症和合并症,应及时采取适当的对症治疗措施,以提高治疗效果。

【预防】

1. 控制传染源 主要是灭鼠。应发动群众,采取综合措施,用各种捕鼠器与药物灭鼠相结合。常用的灭鼠药物有磷化锌、安妥和敌鼠等。

2. 切断传播途径 防止被恙螨幼虫叮咬,于发病季节应避免在草地上坐卧、晒衣服。在流行区野外工作活动时,必须扎紧衣袖口和裤脚口,并可涂上防虫剂,如邻苯二甲酸二苯酯或苯甲酸苄酯等。

3. 保护易感人群 目前尚无可供人群应用的恙虫病疫苗。初步研究显示,恙虫病东方体中分子量为56 kDa的表膜蛋白质抗原有较强的免疫原性。编码该蛋白质的基因已在大肠埃希菌表达成功,能否用其制成疫苗,有待作进一步研究。

参考文献

[1] 曾传生,曾明明.恙虫病长期发热7例[J].疑难病杂志,2004,3(5):276-277.

[2] 曾传生,杨荣强,瞿章书,等.恙虫病立克次体肺炎52例[J].中国现代医学杂志,2004,14(1):113-114.

[3] Kim DM, Park CJ, Lim SC, et al. Diagnosis of scrub typhus by immunohistochemical staining of *Orientia tsutsugamushi* in cutaneous lesions [J]. Am J Clin Pathol, 2008,130(4):543-551.

[4] Lai CH, Huang CK, Weng HC, et al. Clinical characteristics of acute Q fever, scrub typhus, and murine typhus with delayed defervescence despite doxycycline treatment [J]. Am J Trop Med Hyg, 2008, 79(3):441-446.

[5] Kim DM, Byun JN. Effects of antibiotic treatment on the results of nested PCRs for scrub typhus [J]. J Clin Microbiol, 2008, 46(10):3465-3466.

[6] Paris DH, Blacksell SD, Newton PN, et al. Simple, rapid and sensitive detection of *Orientia tsutsugamushi* by loop-isothermal DNA amplification [J]. Trans R Soc Trop Med Hyg, 2008,102(12):1239-1246.

[7] Yang LP, Zhao ZT, Li Z, et al. Comparative analysis of nucleotide sequences of *Orientia tsutsugamushi* in different epidemic areas of scrub typhus in Shandong, China [J]. Am J Trop Med Hyg, 2008, 78(6):968-972.

[8] Sittiwangkul R, Pongprot Y, Silviliarat S, et al. Acute fulminant myocarditis in scrub typhus [J]. Ann Trop Paediatr, 2008,28(2):149-154.

[9] Hsu YH, Chen HI. Pulmonary pathology in patients associated with scrub typhus [J]. Pathology, 2008,40(3):268-271.

[10] Hendershot EF, Sexton DJ. Scrub typhus and rickettsial diseases in international travelers: a review [J]. Curr Infect Dis Rep, 2009,11(1):66-72.

第四节 斑点热

杨绍基

斑点热(spotted fever)是由一群病原体为斑点热群立克次体(spotted fever group rickettsiae)引起的一组具有自然疫源性特征的人兽共患病的总称,主要包括由立氏立克次体引起的洛矶山斑点热、西伯利亚立克次体引起的北亚蜱传斑点热(north-Asia tick-borne spotted fever)、康氏立克次体引起的纽扣热、澳大利亚立克次体引起的昆士兰蜱传斑疹伤寒、小株立克次体引起的立克次体痘、非洲立克次体引起的非洲立克次体病、菲里立克次体引起的菲里立克次体病、晓域立克次体引起的晓域立克次体病和日本立克次体引起的东方斑点热等。

近年来,国外许多国家都有新的立克次体病被发现,如巴西斑点热(Brazilian spotted fever)、以色列斑点热(Israeli spotted fever)和俄国羔皮斑点热(Astrakhan spotted fever)等。近年来,我国除了已证明存在的北亚蜱传斑点热外,还新发现了由黑龙江立克次体引起的黑龙江斑点热、内蒙古立克次体引起的内蒙古斑点热和虎林立克次体引起的五日热。

一、北亚蜱传斑点热

北亚蜱传斑点热,又称北亚蜱媒立克次体病(north-Asia tick-borne rickettsiosis)、西伯利亚蜱媒斑疹伤寒(Siberian tick-borne typhus),传播媒介为硬蜱或软蜱,病原体为西伯利亚立克次体(*Rickettsia sibirica*)。

北亚蜱传斑点热最早发现于前苏联的远东西伯利亚地区,尔后见于中东及东欧一些地区,国内早在1958年通过血清流行病学调查在内蒙古阿巴嘎族人中就发现斑点热立克次体感染的证据,1962年首次在黑龙江虎饶地区从东方田鼠及嗜群血蜱中分离到西伯利亚立克次体,证实了我国存在蜱传斑点热自然疫源地。此后，国内十余省份相继有相关病原学及血清学的报告。

【病原学】 西伯利亚立克次体与其他斑点热群立克次体一样，为专性细胞内寄生，呈二分裂繁殖，形态多变，呈球杆状、杆状或球形，大小约为 600 nm×33 nm，革兰染色阴性，但着色较浅，常用 Giemsa 染色，染色后呈紫蓝色。具有与革兰阴性细菌相似的细胞壁和细胞膜。细胞壁外表是由多糖组成的黏多糖层，在黏多糖层和细胞壁之间有脂多糖或多糖组成的微荚膜。上述结构与西伯利亚立克次体黏附宿主细胞及抗吞噬有关。细胞壁包括糖胺聚糖、肽聚糖和蛋白脂类多糖。其脂类含量高于一般细菌。细胞膜为类脂双分子层，含大量磷脂。细胞质内有核糖体(由 30 S 和 50 S 两个亚单位组成)，核质内有 RNA 和双链 DNA，但无核仁和核膜。

常用于西伯利亚立克次体繁殖的方法有动物接种、鸡胚接种和细胞培养。小鼠、豚鼠腹腔接种是最常用的分离病原体的方法。鸡胚卵黄囊接种常用于西伯利亚立克次体的传代。目前常用的组织培养细胞有鸡胚胎成纤维细胞，L929 细胞和 Vero 细胞，在被感染宿主细胞的细胞质内呈不规则排列，其适宜生长温度为 32～35℃。

西伯利亚立克次体和其他斑点热群立克次体一样，有共同的群特异性抗原及不同的种特异性抗原。群特异性抗原为耐热的可溶性抗原，与细胞壁表层的脂多糖成分有关，与斑疹伤寒群立克次体存在微弱的交叉反应；种特异性抗原与外膜蛋白有关，不耐热，在某些种间有一定的交叉。此外，西伯利亚立克次体还与变形杆菌属中某些菌株，如 OX_{19} 及 OX_2 有部分共同抗原。

西伯利亚立克次体耐低温、干燥，对热和一般消毒剂敏感。对氯霉素、四环素类和大环内酯类抗生素敏感。

西伯利亚立克次体的致病物质已证实的有 2 种，一种为内毒素，由脂多糖组成，具有与肠杆菌科杆菌内毒素相似的多种生物学活性。另一种为磷脂酶 A，可分解脂膜而溶解细胞，导致宿主细胞中毒、凋亡。人体感染后产生的群和种特异性抗体有中和其毒性物质、抑制其繁殖的作用。特异性细胞因子有增强巨噬细胞吞噬、杀灭细胞内立克次体的作用。病后可获得较强的免疫力。

【流行病学】 北亚蜱传斑点热具有自然疫源性特征，在自然界，西伯利亚立克次体在蜱及哺乳动物之间维持着持久的感染循环。人主要因涉人自然疫源地受疫蜱叮咬而被感染。

1. 传染源 在我国，西伯利亚立克次体的宿主动物以野生啮齿动物为主，如东方田鼠、长尾黄鼠、黑线姬鼠、棕背鼠、黄毛鼠、黄胸鼠、海南屋顶鼠、小家鼠等。在我国北方以东方田鼠、棕背鼠、黑线姬鼠、长尾黄鼠和小家鼠为主，而在南方则以黄毛鼠、黄胸鼠和海南屋顶鼠为主。

鸟类既是蜱的寄生宿主，又可把染疫蜱带到更远的地方，因此作为西伯利亚立克次体宿主，其作用不可忽视。

另外，家畜是成蜱的主要宿主和供血者，在新疆、黑龙江、内蒙古、广东和海南等省、自治区的牛、羊和猪等家畜的血清中都可检测出西伯利亚立克次体的特异性抗体。这些家畜是否为西伯利亚立克次体的保存宿主或传染源尚有待进一步研究。

2. 传播途径 西伯利亚立克次体是蜱天然的寄生物，能在蜱体内长期繁殖，而且可经卵传给下一代，因而起传播媒介及贮存宿主的双重作用。

目前在我国分布的蜱中，有 2 科 5 属 16 种。国内用病原分离和 PCR 方法已在下列蜱中发现了西伯利亚立克次体及其核酸的存在，它们是草原革蜱、边缘革蜱、森林革蜱、银盾革蜱、中华革蜱、金泽革蜱、嗜群血蜱、日本血蜱、长角血蜱、越原血蜱、微小血蜱、亚洲璃眼蜱、粒形硬蜱和微小牛蜱。在北方以草原革蜱、边缘革蜱、森林革蜱、中华革蜱、嗜群血蜱、日本血蜱、长角血蜱、亚洲璃眼蜱为主，而在南方则以银盾革蜱、金泽革蜱、微小血蜱、越原血蜱、粒形硬蜱和微小牛蜱为主。另外，某些螨类亦可作为传播媒介，其作用应受到重视。

西伯利亚立克次体存在于疫蜱的消化道分泌物和粪便中，人因被蜱叮咬或被蜱粪便污染受损的皮肤而受感染。

3. 易感人群 人对西伯利亚立克次体普遍易感。感染与流行主要取决于以下 2 个因素：①当地人群特异性抗体水平的高低与年龄因素有关，成人高，儿童低，外来人员和儿童是高危人群，易受感染。②感染与蜱接触频率的高低成正比，无性别差异。野外作业人员是高发人群，初次接触者更易感。

4. 流行特征

(1) 地理分布　北亚蜱传斑点热主要分布在北亚广大地区及西南亚的部分地区。现有疫源地都分布在北纬 30°～60°，东经 30°～150°的范围内，尤以北纬 40°～50°，东经 70°～120°的范围内为主，如俄罗斯、哈萨克斯坦、吉尔吉斯斯坦、土库曼斯坦、阿塞拜疆、捷克、斯洛伐克、德国、印度、尼泊尔、巴基斯坦、中国和泰国等。

北亚蜱传斑点热在我国的分布较广，现已查明，我国北方的覆盖面为北纬 40°～50°、东经 80°～135°的地区，南方的分布为北纬 17°～28°、东经 95°～120°。迄今为止，我国已证实有黑龙江、吉林、辽宁、内蒙古、北京、新疆、山东、福建、西藏、海南、广东、湖南、河南、云南等十余省、市、自治区存在北亚蜱传斑点热。疫区主要分布在山区、农耕地区、草原牧区和林业地区。

(2) 季节分布　病例的季节分布依媒介蜱的季节

消长和人的活动而定。每年的3～10月是北亚广大地区蜱的活动吸血期，也是北亚蜱传斑点热流行期。春季是蜱活动的高峰季节，人们在野外作业繁忙，也是该病的高发季节。

（3）人群分布　北亚蜱传斑点热病例的人群分布取决于与蜱接触的频率高低。成人及野外作业人员发病率较高。

【发病机制和病理】　西伯利亚立克次体通过蜱的叮咬直接进入人体，首先侵入局部淋巴组织或小血管内皮细胞。随后分裂繁殖，导致细胞肿胀、中毒，出现血管炎症，管腔堵塞而形成血栓、组织坏死。立克次体进入血流而扩散到肝、脾、肾等处而出现毒血症的临床表现。立克次体还能直接破坏血管内皮细胞，使透性增加、血容量下降和水肿。另外，血管活性物质的激活可加剧血管扩张，导致血压降低、休克、DIC等。发病后期，免疫复合物的参与可加重病理变化和临床表现。

【临床表现】　潜伏期为4～10 d，平均为7 d左右。

临床表现主要为畏寒或寒战、发热、皮疹、头痛、肌肉疼痛、全身不适及食欲不振，有的出现恶心、呕吐、腹泻和失眠。体温常高达38～41℃，多呈弛张热型，偶呈稽留热型。高热可持续8～10 d。约半数患者于发病2～4 d后出皮疹，皮疹多出现于颈、胸、背及四肢，呈向心性发展，多为粟米大小的红色椭圆形斑丘疹，边缘清楚，压之褪色，个别呈出血疹。患者多有被蜱叮咬史，有的可在患者身上找到蜱。在蜱叮咬处可出现棕黑色焦痂，多见于头、颈、肩或腹部，常伴有局部淋巴结肿大。

【并发症】　本病的病情常较轻，部分患者可出现中毒性肝炎，其他并发症较少发生。

【诊断】

1. 流行病学资料　应注意发病前2周内是否到过本病的自然疫源地区，有无被蜱叮咬史。

2. 临床表现　突然发病，主要为畏寒或寒战、发热、皮疹、头痛、肌肉疼痛、全身不适及食欲不振，注意寻找焦痂和局部肿大的淋巴结。

3. 实验室检查

（1）血象　周围血液白细胞数多在正常范围，血小板可下降。

（2）血清学检查

1）外-斐反应：血清OX_2和OX_{19}抗体效价＞1∶160或恢复期血清效价高于早期效价4倍以上也有诊断价值。但应注意外-斐反应不能区别斑疹伤寒群和斑点热群，而且对群内各种立克次体也无鉴别作用。此外，变形杆菌所致的尿路感染、严重肝病和妊娠等均有可能造成假阳性反应。

2）ELISA：采用ELISA等免疫学检测方法检查患者血清中抗西伯利亚立克次体的IgG和IgM抗体，阳性有诊断意义。

（3）病原学检查

1）间接免疫荧光抗体试验：用小鼠抗西伯利亚立克次体的单克隆抗体作间接免疫荧光抗体试验，检测西伯利亚立克次体，阳性有明确诊断意义。

2）分离培养：在应用抗生素前取急性发热期患者血液，接种雄性豚鼠腹腔，如体温＞40℃，有阴囊红肿，表示有立克次体感染，应进一步将分离株接种鸡胚或细胞培养，并用免疫荧光试验等加以鉴定。

3）分子生物学检测：应用PCR、聚合酶链反应-限制性片段长度多态性分析技术（PCR - restriction fragment length polymorphism analysis，PCR-RFLP）等方法检测西伯利亚立克次体DNA，有助于明确诊断。

【鉴别诊断】

1. 钩端螺旋体病　病前有疫水接触史，急性起病，高热，结膜充血或结膜下出血，腓肠肌痛，血液白细胞数明显升高，肾损害，血清检测抗钩端螺旋体抗体阳性，用青霉素类、头孢菌素类治疗有效。

2. 恙虫病　病前有草地坐卧史，高热，头痛，皮肤斑丘疹，焦痂，浅表淋巴结肿大，血清检测抗变形杆菌OX_K抗体阳性，滴度＞1∶160，血液接种小鼠腹腔可分离出恙虫病东方体。

3. 败血症　病前多有外伤或体内感染病灶，寒战，高热，多器官损害，血液白细胞数明显升高，中性粒细胞增多、核左移，血培养可有细菌生长。

4. 流行性出血热　病前多有与鼠类或其排泄物接触，畏寒、高热、休克、出血，早期就出现明显肾损害，多器官损害，少尿，血液白细胞数明显升高，中性粒细胞增多、核左移，异形淋巴细胞常超过10%，血清检测抗汉坦病毒抗体阳性。

【预后】　北亚蜱传斑点热的病情常较轻，病程较短，若能及时诊断与治疗则预后良好，很少导致死亡。

【治疗】

1. 一般治疗　患者应卧床休息，注意水、电解质、维生素和能量的补充，保持酸碱平衡。

2. 病原治疗　可酌情选用四环素类、大环内酯类、氯霉素等抗生素和喹诺酮类药物治疗。临床上及早应用这些病原治疗药物可使病程明显缩短，减少并发症的发生。

（1）罗红霉素　可作为首选药物，常用剂量为成人300 mg/d；儿童体重12～23 kg者，每日100 mg，24～40 kg者，每日200 mg，分2次口服，首次剂量可加倍。或选用阿奇霉素，成人剂量为0.25 g，每日口服1次，首次剂量可加倍。患者多于用药后24 h之内退热，疗程均为7 d。

（2）多西环素　成人推荐剂量100 mg，每日口服2次，必要时首剂可加倍。儿童按2.2 mg/kg体重，每日口服2次或静脉给药。一般疗程为7 d。对8岁以下小儿及孕妇、哺乳妇女则禁用。

(3) 氯霉素　常用剂量为成人 2 g/d，儿童每日 25～40 mg/kg。每日剂量可作静脉滴注或分 4 次口服，患者多于用药后 24 h 之内快速退热，退热后剂量减半，疗程 7 d，以免复发。因氯霉素有诱发再生障碍性贫血的可能性，故不宜作为本病的首选治疗药物。幼儿、孕妇和哺乳期妇女不宜应用氯霉素。

(4) 喹诺酮类　目前较常用的是氧氟沙星和环丙沙星。氧氟沙星成人剂量为 0.2 g，每日口服 2 次，首日可加服 1 次。或选用环丙沙星成人剂量为 0.25 g，每日口服 2 次，首日可加服 1 次。必要时可作静脉滴注，疗程均为 7 d。8 岁以下的儿童、孕妇和哺乳期妇女不宜应用喹诺酮类。

3. 对症治疗　对高热患者应及时采取物理或药物降温措施，以控制体温，减轻痛苦。若出现其他异常情况，亦应作适当的对症治疗。

【预防】

1. 控制传染源　主要是控制和消灭传播媒介蜱类与宿主鼠类，在疫源地活动或工作时，事先尽可能杀灭啮齿类动物，清除杂草以破坏蜱的栖息场所。必要时用化学药物如 3%的马拉硫磷（malathion）、5%滴滴涕（dichloro-diphenyl-trichloroethane，DDT）等喷洒灭蜱。

2. 切断传播途径　加强个人防护，野外活动时，应穿好防护服并将衣袖或裤管口扎紧，以防蜱侵入。

3. 保护易感者　目前尚无可供人体应用的北亚蜱传斑点热疫苗，必要时可口服四环素类或大环内酯类抗生素作预防。

二、立克次体痘

立克次体痘（rickettsial pox）是由小株立克次体（*Rickettsia akari*）引起的一种急性水痘样传染病，主要传染源为鼠类，主要传播媒介为革螨（*Gamasid mites*）中的血异皮螨（*Allodermanyssus sanguineus*），临床上以发热、头痛、腰背痛和全身性丘疹、水疱为特征。

【病原学】　1946 年 Huebner 等首次发现并分离出小株立克次体。小株立克次体属于斑点热立克次体群，其形态与其他斑点热立克次体相同，培养特性亦颇相似。此种病原体能使雄豚鼠产生睾丸鞘膜炎致阴囊红肿。小株立克次体有其特异性抗原。

【流行病学】

1. 传染源　主要传染源为鼠类。

2. 传播途径　主要传播媒介为革螨中的血异皮螨。其体长 0.5～3.0 mm，虫体分颚体和躯体两部分。其生活史分为卵、幼虫、第一若虫、第二若虫和成虫 5 期。雌性第一若虫吸血 2 次，雄性吸血 1 次，经 2～6 d 化为第二若虫。第二若虫经 1～2 d 后蜕皮发育为成虫。一般情况下 1～2 周内完成生活史。小株立克次体可经螨卵传给下一代。

3. 人群易感性　人对小株立克次体普遍易感，病后可有一定免疫力。

4. 流行特征　立克次体痘首先见于美国纽约，后亦见于美国其他城市、俄罗斯、朝鲜、中东和非洲等地区和国家，我国也有报道。

【发病机制和病理】　小株立克次体通过革蜱叮咬进入人体，首先侵入局部淋巴组织或小血管内皮细胞，引起小血管炎症，管腔堵塞而形成血栓、组织坏死，并出现病理变化和毒血症的临床表现。

【临床表现】　潜伏期为 7～21 d。

人被叮咬后，叮咬部位无痛也不被注意，1 周至 10 d 后患处出现炎症反应，由于局部细胞水肿、增大、变硬而形成 1.0～1.5 cm 的红斑，随后局部皮肤逐步分离形成水疱，最后坏死变成焦痂、溃疡。溃疡基底部通常为黑色，边缘绕以红斑。再经 3～7 d，患者突然起病，发热伴有畏寒、寒战、大汗淋漓、头痛、食欲减退和畏光。体温 38～40℃，通常持续 1 周。患者在发热期间有头痛、倦怠、肌肉疼痛，然后体温渐退。热程第 2～4 日，躯干、四肢以至黏膜有稀疏及散在的皮疹，主要分布于躯干和腹部，罕见于手掌和足底。由斑丘疹而逐渐变成疱疹。水疱比较硬实，周围有红晕，干枯后形成棕色痂皮，脱落后不留瘢痕。皮疹约持续 1 周，较少侵犯内脏，一般病情较轻，多在 2 周内痊愈。

【并发症】　偶见的并发症是中毒性肝炎。患者的 ALT 和 AST 升高，但很少出现黄疸。

【诊断】

1. 流行病学资料　应注意患者于病前 3 周内是否曾在本病流行区被革螨叮咬。

2. 临床表现　突然发病，高热伴有畏寒、寒战、头痛、食欲减退、皮疹由斑丘疹逐渐变成疱疹和存在焦痂。

3. 实验室检查

(1) 血象　外周血白细胞数常减少。

(2) 血清学检查　外-斐反应阴性。可用补体结合试验、ELISA 等检测血清中特异性抗体。

(3) 病原学检查　可用间接免疫荧光抗体试验检测患者焦痂活检标本中小株立克次体抗原，也可用小鼠腹腔接种分离病原体。

【鉴别诊断】

1. 水痘　多见于无水痘疫苗接种史的婴幼儿，以发热及成批出现全身性红色斑丘疹、疱疹、痂疹为特征，无焦痂。血清中抗水痘病毒抗体阳性，而抗小株立克次体抗体阴性。

2. 恙虫病　患者的临床表现与本病很相似，但病情常较重，外-斐反应 OX_K 抗体效价可达 1∶160 以上，用间接免疫荧光抗体试验可检测出血清中抗恙虫病东方体抗体。

3. 流行性出血热　高热时头痛、腰痛和眼眶痛较明显，体温下降时较常出现休克，皮下有出血点、瘀斑，少尿或无尿。血液白细胞总数升高，异型淋巴细胞常超过10%，血小板明显减少。血清中抗流行性出血热病毒抗体阳性。

【预后】 本病的病情较轻，无死亡病例报道。

【治疗】

1. 一般治疗 患者应注意适当休息，清淡饮食。

2. 病原治疗 本病可呈自限性，即使不用药物，预后也好。然而，早期酌情选用四环素类、红霉素类抗生素治疗，可减轻症状、缩短病程。

【预防】

1. 控制传染源 主要是做好灭鼠和杀螨工作。

2. 切断传播途径 防止被革螨叮咬。

3. 保护易感者 目前尚无可供人体应用的疫苗，必要时可口服四环素类或大环内酯类抗生素作预防。

三、洛矶山斑点热

洛矶山斑点热(Rocky Mountain spotted fever)是一种经蜱叮咬传播由立氏立克次体(*Rickettsia rickettsii*)引起的急性传染病。本病的临床表现轻重悬殊，大多起病突然，伴寒战、高热、剧烈头痛和关节疼痛，明显毒血症状，也可有表情淡漠、烦躁、谵妄、昏迷、偏瘫等中枢神经系统症状。大多于起病后的第3～5日出现皮疹，很快形成瘀斑。病情严重者应用抗生素后仍有较高的病死率，主要死因为休克和心、肾功能衰竭。外-斐反应可与流行性斑疹伤寒、地方性斑疹伤寒和恙虫病等区别。氯霉素、四环素类和红霉素类等对本病有良好疗效，严重患者可加用激素治疗。疫苗接种、个人保护等为重要预防措施。

【病原学】 立氏立克次体属于斑点热立克次体群，其形态与其他斑点热立克次体相似，培养特性亦相同，对热和消毒剂敏感。耐低温，在受感染细胞内置−70℃以下可长期存活。动物接种能使家兔、小鼠、豚鼠和猴子发病。可用鸡胚和Vero细胞来分离立氏立克次体。

【流行病学】

1. 传染源 鼠类和其他脊椎动物是本病的主要传染源。革蜱既是传播媒介又是贮存宿主。

2. 传播途径 美洲大革蜱及洛矶山革蜱的若虫吸血被立氏立克次体感染后可通过交配传染对方，并可经卵传代。下一代若虫吸人血时，就可使人被立氏立克次体感染。

3. 人群易感性 人对立氏立克次体普遍易感。

4. 流行特征

(1) 发病季节 超过90%的患者是在4～8月发病，这个期间正是革蜱成虫及若虫的生长、繁殖季节，吸血机会较多。

(2) 发病年龄 在儿童病例中，5～9岁儿童的发病率最高。这与他们经常和狗、猫接触，或到草地、森林活动较多有关。

(3) 流行地区 本病从1930年开始，已不限于洛矶山地区，而传播至美国的其他地区。目前，已在美洲的其他地区，包括加拿大南部、中美洲及部分南美洲的居民中发生本病。

【发病机制和病理】 立氏立克次体通过革蜱叮咬进入人体，在小血管内皮细胞中生长、繁殖，引起小血管炎症，血管壁有节段性或圆形坏死，管腔狭窄、堵塞而形成血栓、组织缺血、坏死。在立克次体病中，洛矶山斑点热的小血管病变较著。血管内皮细胞大量增生，形成血栓。引起了临床上各种相应症状，如皮疹、心血管功能紊乱、神志改变、脑膜刺激征、肝功能损害、肺炎、休克等临床表现。

【临床表现】 潜伏期为2～14 d，平均7 d左右。立氏立克次体感染量越大，潜伏期越短，病情也越严重。

潜伏期后，部分患者可有1～3 d的前驱期，表现为食欲减退、疲倦、四肢无力和畏寒等症状。临床表现轻重悬殊。典型患者突然起病，体温急剧上升到39～40℃，严重患者可出现41℃以上的超高热，伴有寒战、剧烈头痛、全身肌肉和关节疼痛、皮疹、畏光、眼球后痛、表情淡漠、烦躁谵妄、偏瘫和昏迷等，毒血症状明显。皮疹多为斑丘疹，呈离心性分布，腹部皮疹很少，且皮疹最先出现在足踝和手腕部，有些皮疹可发展为瘀斑。被革蜱叮咬处无焦痂形成。肝、脾可出现肿大。未经病原治疗者，发热持续不退，病程可达3周以上。

【并发症】 较常见的并发症有如下几种。

1. 中毒性肝炎 患者的ALT和AST升高，部分病例可出现黄疸。

2. 坏疽 严重血管炎症、堵塞导致组织发生缺血性坏死，有时必须切除手指、脚趾、上肢或下肢。

3. 神经系统功能障碍 重型病例较易发生神经系统功能障碍，包括下肢局部麻痹、听力衰退、失去控制膀胱能力、运动及语言障碍等。

【诊断】

1. 流行病学资料 应注意发病前是否曾到过本病流行区，有无被革蜱叮咬史。

2. 临床表现 突然发病，高热、伴寒战、剧烈头痛、全身肌肉和关节疼痛、皮疹、畏光、眼球后痛、表情淡漠、烦躁谵妄、偏瘫和昏迷等临床表现。

3. 实验室检查

(1) 血象 外周血中白细胞、红细胞和血小板数常减少。

(2) 血清学检查 外-斐反应阴性。可用补体结合试验、ELISA等检测血清中抗立氏立克次体的抗体。

(3) 病原学检查 可用患者的血液接种小鼠腹腔分离病原体，再用间接免疫荧光抗体试验检测立氏立克次体抗原。

【鉴别诊断】

1. 恙虫病 患者的临床表现与本病很相似，但有焦痂，外-斐反应 OX_K 抗体效价可达 1∶160 以上，用间接免疫荧光抗体试验可检测出血清中抗恙虫病东方体抗体。

2. 流行性出血热 体温下降时病情常加重，出现休克，出血、少尿或无尿。血液白细胞总数升高，异型淋巴细胞常超过 10%。血清中抗流行性出血热病毒抗体阳性。

3. 其他立克次体病 主要依据患者血清中特异性抗原、抗体检测和病原体分离结果作鉴别。

【预后】 目前，洛矶山斑点热仍然是严重危害生命的疾病，其病死率仍为 3%～5%，主要死因为休克和心、肾功能衰竭等。及早诊治是降低患者病死率的关键。

【治疗】

1. 一般治疗 患者应注意卧床休息，清淡饮食。

2. 病原治疗 若患者能于发病的首 4～5 d 内接受四环素类或大环内酯类抗生素治疗，多可使体温于 24～72 h 内恢复正常。

(1) 四环素 成人剂量为 0.5 g，每 6 h 口服 1 次。8 岁以上小儿常用量为每次 12.5 mg/kg，每 6 h 口服 1 次。体温正常后 3 d 剂量可减半，全疗程为 6～10 d。危重成人病例可用 1.0 g/d，静脉滴注。或用多西环素，成人为 100 mg，每 12 h 口服 1 次。

(2) 罗红霉素 成人剂量为 300 mg/d；儿童体重 12～23 kg 者，每日 100 mg，24～40 kg 者，每日 200 mg，分 2 次口服，首次剂量可加倍。或选用阿奇霉素，成人剂量为 0.25 g，每日口服 1 次，首次剂量可加倍，疗程为 6～10 d。

(3) 氯霉素 成人剂量为 500 mg，每日口服 4 次；或者 1～2 g/d，静脉滴注。体温正常后 3 d 剂量可减半，全疗程为 6～10 d。

尚未有对四环素、罗红霉素和氯霉素耐药的报告，复发罕见。

3. 对症治疗 对高热患者应及时采取物理或药物降温措施，以控制体温，减轻痛苦。若出现其他异常情况，亦应作适当的对症治疗。严重患者可加用激素。

【预防】

1. 控制传染源 主要是灭鼠和灭蜱。

2. 切断传播途径 在牧场、灌木、草地和住宅有蜱隐蔽的地方可使用 2%马拉硫磷溶液喷洒灭蜱，防止被蜱叮咬。

3. 保护易感者 目前尚无可供临床应用的洛矶山斑点热疫苗。临时需要进入疫区，可口服多西环素预防。

四、纽扣热

纽扣热（bountonnuse fever），又称地中海斑点热，是一种经硬蜱叮咬传播由康氏立克次体（*Rickettsia conorii*）引起的急性传染病。以起病急骤，持续高热，剧烈头痛和肌痛，被硬蜱叮咬部位出现原发病灶或焦痂，全身皮肤出现斑丘疹为主要临床特征。

纽扣热的别名较多，如康氏立克次体斑点热（rickettsia conorii spotted fever）、马赛热（Marseilles fever）、地中海斑点热（Mediterranean spotted fever）、肯尼亚蜱传斑疹伤寒、南非蜱咬热、以色列蜱传斑疹伤寒、印度蜱传斑疹伤寒等。

【病原学】 康氏立克次体可在宿主细胞中寄生、增殖，形态特征、理化特性、培养和染色方法等都与其他斑点热立氏立克次体相似。

【流行病学】

1. 传染源 犬类和其他脊椎动物是本病的主要传染源。硬蜱既是传播媒介又是贮存宿主。

2. 传播途径 硬蜱的若虫吸血被康氏立克次体感染后可通过交配传染对方，并可经卵传代。下一代若虫吸人血时，就可使人被康氏立克次体感染。

3. 人群易感性 人对康氏立克次体普遍易感。

4. 流行特征 本病于 1909 年由 Conor 和 Bruch 在突尼斯最先描述。此后在非洲、欧洲和印度次大陆国家，如印度、巴基斯坦、以色列、埃塞俄比亚、肯尼亚、南非、摩洛哥等均有本病流行的报道。我国曾有本病血清学调查阳性的报告。

【发病机制和病理】 康氏立克次体通过硬蜱叮咬进入人体，在小血管内皮细胞中生长、繁殖，引起小血管炎症，管腔狭窄而形成组织缺血、缺氧。

【临床表现】 潜伏期为 1 周左右。

本病起病急骤，恶寒或寒战，体温很快升至 40℃，伴有剧烈头痛和肌痛。若不能及时诊治，则持续发热可达 2 周以上。被硬蜱叮咬处 1 周内呈现初发病灶，见有大头针至豌豆粒大小的焦痂，局部淋巴结肿大、疼痛。在病程第 3～4 日出现浅红色斑丘疹，最先见于前臂，逐渐扩展至全身，包括手掌和足底。后期部分皮疹可变为出血性。

【并发症】 较常见的并发症是中毒性肝炎，一般较轻。

【诊断】

1. 流行病学资料 应注意发病前是否曾到过本病流行区，有无被硬蜱叮咬史。

2. 临床表现 突然发病，高热、伴寒战、剧烈头痛、皮疹、焦痂等临床表现。

3. 实验室检查

(1) 血象 外周血白细胞正常或减少。

(2) 血清学检查 外-斐反应阴性。可用补体结合试验、ELISA 等检测血清中抗康氏立克次体的抗体。

(3) 病原学检查 可用患者的血液接种小鼠腹腔分离病原体，再用间接免疫荧光抗体试验检测康氏立克次体抗原。

【鉴别诊断】

1. 恙虫病 患者的临床表现与本病很相似，亦有焦痂，外-斐反应 OX_K 抗体效价可达 1∶160 以上，用间接免疫荧光抗体试验可检测出血清中抗恙虫病东方体抗体。

2. 其他立克次体病 主要依据患者血清中特异性抗原、抗体检测和病原体分离结果作鉴别。

【预后】 若能及早诊断与治疗，预后良好。延误诊治可导致死亡。

【治疗】

1. 一般治疗 患者应注意卧床休息，清淡饮食。

2. 病原治疗 若患者能于发病的首 5 d 内接受四环素类或大环内酯类抗生素治疗，多可使体温于 24～48 h 内恢复正常。请参阅“洛矶山斑点热”的病原治疗。

【预防】

1. 控制传染源 主要是消灭寄生于家犬、耕牛体外的蜱类，清理犬舍、牛舍及周围环境，消除蜱类孳生地。

2. 切断传播途径 做好个人防护，防止被硬蜱叮咬。

3. 保护易感者 目前尚无疫苗。

参考文献

[1] 李凌. 北亚蜱传斑点热一例[J]. 传染病信息，2002，15(1)：2.

[2] 范明远. 内蒙古蜱传斑点热的发现[J]. 实用预防医学，2004，11(6)：1310－1311.

[3] Tarasevich IV, Mediannikov OY. Rickettsial diseases in Russia [J]. Ann NY Acad Sci, 2006, 78: 48－59.

[4] Cao WC, Zhan L, De Vlas SJ, et al. Molecular detection of spotted fever group Rickettsia in Dermacentor silvarum from a forest area of northeastern China [J]. J Med Entomol, 2008, 45(4): 741－744.

[5] Tsai KH, Wang HC, Chen CH, et al. Isolation and identification of a novel spotted fever group rickettsia, strain IG－1, from Ixodes granulatus ticks collected on Orchid Island (Lanyu), Taiwan [J]. Am J Trop Mrd Hyg, 2008, 79(2): 256－261.

[6] Aguirrebengoa L, Portillo A, Santibanez S, et al. Human *Rickettsia sibirica* mongolitimonae infection, Spain [J]. Emerg Infec Dis, 2008, 14(3): 528－529.

[7] Caron J, Rolain JM, Mura F, et al. *Rickettsia sibirica* subsp. mongolitimonae infection and retinal vasculitis [J]. Emerg Infec Dis, 2008, 14(4): 683－684.

[8] De Sousa R, Duque L, Anes M, et al. Lymphangitis in a Portuguese patient infected with *Rickettsia sibirica* [J]. Emerg Infec Dis, 2008, 14(3): 529－530.

[9] Colomba C, Saporito L, Colletti P, et al. Atrial fibrillation in Mediterranean spotted fever [J]. J Med Microbiol, 2008, 57(11): 1424－1426.

[10] Cazorla C, Socolovschi C, Jensenius M, et al. Tick-borne diseases: tick-borne spotted fever rickettsioses in Africa [J]. Infect Dis Clin North Am, 2008, 22(3): 531－544.

[11] Rovery C, Raoult D. Mediterranean spotted fever [J]. Infect Dis Clin North Am, 2008, 22(3): 515－530.

[12] Madison G, Kim-Schluger L, Braverman S, et al. Hepatitis in association with rickettsialpox [J]. Vector Borne Zoonotic Dis, 2008, 8(1): 111－115.

[13] Hidalgo M, Orejuela L, Fuya P, et al. Rocky Mountain spotted fever, Colombia [J]. Emerg Infect Dis, 2007, 13(7): 1058－1060.

[14] Chen LF, Sexton DJ. What's new in Rocky Mountain spotted fever? [J]. Infect Dis Clin North Am, 2008, 22(3): 415－432.

[15] Paddock CD, Fernandez S, Echenique GA, et al. Rocky Mountain spotted fever in Argentina [J]. Am J Trop Med Hyg, 2008, 78(4): 687－692.

[16] Cunha BA. Clinical features of Rocky Mountain spotted fever [J]. Lancet Infect Dis, 2008, 8(3): 143－144.

[17] Woods ME, Olano JP. Host defenses to *Rickettsia rickettsii* infection contribute to increased microvascular permeability in human cerebral endothelial cells [J]. J Clin Immunol, 2008, 28(2): 174－185.

[18] Harrus S, Lior Y, Ephros M, et al. *Rickettsia conorii* in humans and dogs: a seroepidemiologic survey of two rural villages in Israel [J]. Am J Trop Med Hyg, 2007, 77(1): 133－135.

[19] Sousa R, Franca A, Doria NS, et al. Host－and microbe-related risk factors for and pathophysiology of fatal *Rickettsia conorii* infection in Portuguese patients [J]. J Infect Dis, 2008, 198(4): 576－585.

[20] Weinberger M, Keysary A, Sandbank J, et al. Fatal *Rickettsia conorii* subsp. israelensis infection, Israel [J]. Emerg Infect Dis, 2008, 14(5): 821－824.

[21] Leone S, De Marco M, Ghirga P, et al. Retinopathy in *Rickettsia conorii* infection: case report in an immunocompetent host [J]. Infection, 2008, 36(4): 384－386.

[22] Damas JK, Davi G, Jensenius M, et al. Relative chemokine and adhesion molecule expression in Mediterranean spotted fever and African tick bite fever [J]. J Infect, 2009, 58(1): 68－75.

第五节 Q 热

杨绍基

Q 热(Q fever)又称柯克斯体病(coxiellosis)，是由贝氏柯克斯体(*Coxiella burnetii*)引起的一种自然疫源性传染病。本病可出现急性与慢性临床表现。主要表现为有畏寒、发热、剧烈头痛、肌肉疼痛，可发生肺炎、胸膜炎、肝炎、心内膜炎、心肌炎、血栓性脉管炎、关节炎和震颤性麻痹等并发症。四环素类、大环内酯类和氯霉素对本病有良好疗效。

【病原学】 贝氏柯克斯体归属于立克次体科柯克斯体属，其基本特征与其他立克次体相同，但有如下特点：①无与变形杆菌起交叉反应的抗原。②对实验室动物一般不显急性中毒反应。③对理化因素抵抗力较强。在干燥沙土中4～6℃可存活7～9个月，－56℃能活数年，加热60～70℃需30～60 min才能灭活。

抗原分为两相，初次从动物或壁虱分离的立克次体具Ⅰ相抗原(表面抗原，毒力抗原)；经鸡胚卵黄囊多次传代后成为Ⅱ相抗原(毒力减低)，但经动物或蜱传代后又可逆转为Ⅰ相抗原。两相抗原在补体结合试验、凝集试验、吞噬试验、间接血凝试验及免疫荧光试验的反应性均有差别。

【流行病学】

1. 传染源 家畜是主要传染源，如牛、羊、马、骡、驴、骆驼、犬和猪等，次为野生啮齿动物(兔、田鼠等)、飞禽(鸽、鹅、火鸡等)及爬虫类动物。有些地区家畜感染率为20%～80%，受染动物外观健康，而分泌物、排泄物以及胎盘、羊水中均含有贝氏柯克斯体。患者通常并非传染源，但患者血、痰中均可分离出贝氏柯克斯体，曾有住院患者引起院内感染的报道。

2. 传播途径 常通过蜱、螨叮咬传播，包括铃头血蜱、亚洲璃眼蜱、亚东璃眼蜱和毒刺厉螨等。人通过下列途径受染：①呼吸道传播，是最主要的传播途径，贝氏柯克斯体随动物尿粪、羊水等排泄物以及蜱粪便污染尘埃或形成气溶胶进入呼吸道致病。②接触传播，与病畜、蜱粪接触，病原体可通过受损的皮肤、黏膜侵入人体。③消化道传播，饮用被污染的水和奶类也可受染。

3. 易感人群 人对贝氏柯克斯体普遍易感。特别是屠宰场肉品加工厂、牛奶厂、各种畜牧业、制革皮毛工作者受染概率较高，受染后不一定发病，血清学调查证明隐性感染率可达0.5%～3.5%。病后免疫力持久。

4. 流行特征

(1) 地理分布 本病分布于全世界。多见于男性青壮年。我国北京、河北、吉林、辽宁、黑龙江、四川、重庆、云南、新疆、内蒙古、甘肃、青海、西藏、广西、广东、海南、福建、山东、江苏、安徽和贵州21个省、市、自治区有本病在家畜或人群中流行的报告。

(2) 季节分布 在我国，Q热一年四季均有发病者，但以夏、秋季发病居多。

【发病机制和病理】 贝氏柯克斯体由呼吸道黏膜进入人体，先在局部网状内皮细胞内繁殖，然后入血形成柯克斯体血症，波及全身各组织、器官，造成小血管、肺、肝等组织病变。血管病变主要有内皮细胞肿胀，可有血栓形成。肺部病变与病毒或支原体肺炎相似。小支气管及肺泡中有纤维蛋白、淋巴细胞及大单核细胞组成的渗出液，严重者可类似大叶性肺炎。国外有贝氏柯克斯体引起肺炎症性假瘤的报道。可发生心肌炎、心内膜炎、心包炎及肝炎，并有可能使脾、肾、睾丸等器官发生病变。

【临床表现】 潜伏期为12～39 d，平均18 d左右。起病大多急骤，少数较缓。主要临床表现如下。

1. 发热 初起时伴畏寒或寒战、头痛、肌痛、乏力，体温在2～4 d内升至39～40℃，多呈弛张热型，可持续达14 d以上。

2. 头痛 常见剧烈头痛，多见于前额、眼眶后和枕部，也常伴肌痛，尤其以腰肌、腓肠肌痛为著，亦可伴关节痛。

3. 消化道症状 患者常有食欲下降、恶心、呕吐和腹痛等症状。

4. 呼吸道症状 患者常有咳嗽、胸痛、气促，少数有黏液痰或血性痰。

【并发症】

1. 中毒性肝炎 较为常见，患者有纳差、恶心、呕吐、右上腹痛和尿色变黄等症状。肝脏肿大，但程度不一，少数可达肋缘下10 cm，压痛不显著。部分患者有脾大。肝功能检查转氨酶及胆红素常增高。

2. 肺炎 30%～80%患者有肺部病变。于病程第5～6日开始出现干咳、胸痛，少数有黏液痰或血性痰，体征不明显，有时可闻及细小湿啰音。X线检查常发现肺下叶周围呈节段性或大叶性模糊阴影，肺部或支气管周围可呈现纹理增粗及浸润性病灶，类似支气管肺炎、间质性非典型肺炎。肺部病变于病程第10～14日最显著，2～4周后逐渐消失。偶可并发胸膜炎和胸腔积液。

3. 心内膜炎 急性Q热患者极少发生。急性Q热后病程持续达6个月以上者为慢性Q热，表现为多系统器官损害，如心包炎、心肌炎、心肌梗死、肺梗死、脑膜脑炎、脊髓炎和间质性肾炎等。约2%慢性Q热患者有心内膜炎，表现为长期不规则发热、疲乏、贫血、杵状指、心脏杂音和呼吸困难等。继发的心瓣膜病变多见于主动脉瓣，二尖瓣也可发生。

【诊断】

1. 流行病学资料 发热患者病前若有与牛、羊等家畜接触史，当地有本病存在时，应考虑Q热的可能性。

2. 临床表现 发病2～4 d内出现高热，呈弛张热型，伴有剧烈头痛、肌痛、咳嗽和尿色变黄等。

3. 实验室检查

(1) 血象 外周血白细胞数多在正常范围，中性粒细胞轻度增多、核左移,血小板可减少,血沉呈中等程度增快。

(2) 血清学检查

1) 外-斐反应:血清外-斐反应阴性。

2) 补体结合试验:急性Q热患者血清贝氏柯克斯体Ⅰ相抗体呈低水平,Ⅱ相抗体增高。若单份血清Ⅱ相抗体效价在1∶64以上有诊断价值,病后2~4周,双份血清效价升高4倍以上,可以明确诊断。慢性Q热患者血清Ⅰ相抗体相当或超过Ⅱ相抗体水平。用间接免疫荧光抗体试验及ELISA检测血清抗贝氏柯克斯体Ⅱ相抗原的IgM抗体,阳性作早期诊断。

(3) 病原学检查　取血、痰、尿或脑脊液材料,注入豚鼠腹腔,在2~5周内测定其血清补体结合抗体,可见效价上升;同时动物有发热及脾肿大,剖检取脾组织及脾表面印片、Giemsa染色镜检病原体;也可用鸡胚卵黄囊或组织培养方法分离贝氏柯克斯体,阳性可明确诊断。

【鉴别诊断】　急性Q热应与流感、布鲁菌病、钩端螺旋体病、伤寒、病毒性肝炎、支原体肺炎、鹦鹉热等相鉴别。

慢性Q热心内膜炎应与细菌性心内膜炎、风湿性心内膜炎相鉴别。

【预后】　急性Q热大多预后较好,未经治疗,约有1%的病死率。慢性Q热,未经治疗,常因心内膜炎、心衰而死亡,病死率可达30%~65%。

【治疗】

1. 一般治疗　病重患者应卧床休息,注意水、电解质、维生素和能量的补充,保持酸碱平衡。

2. 病原治疗　可酌情选用四环素类、大环内酯类或氯霉素治疗。具体应用方法可参考"北亚蜱传斑点热"的病原治疗措施。对慢性Q热心内膜炎患者,疗效较差,疗程需长达4周,必要时可间隔2周后重复治疗。

3. 对症治疗　对高热患者应及时采取物理或药物降温措施,以控制体温。对慢性Q热心内膜炎者,必要时可行人工瓣膜置换术。

【预防】

1. 控制传染源　患者应隔离,痰及大小便应消毒处理。注意家畜、家禽的管理,灭鼠、灭蜱、灭螨。

2. 切断传播途径　加强个人防护,野外活动时,应穿好防护服并将衣袖或裤管口扎紧,以防被蜱叮咬。

3. 保护易感者　对接触家畜机会较多的工作人员可予疫苗接种,以防感染。牲畜也可接种,以减少发病率。减毒活疫苗用于皮上划痕或糖丸口服,不良反应少,效果较好。

参考文献

[1] 程仕虎,刘又宁,李朝霞,等.44例被误诊为普通性肺炎的Q热柯克斯体肺炎病人的回顾性分析[J].科学技术与工程,2007,7(10):2235-2239.

[2] Lin PH, Lo YC, Chiang JL, et al. Acute Q fever presenting as fever of unknown origin with rapidly progressive hepatic failure in a patient with alcoholism [J]. J Formos Med Assoc, 2008,107(11):896-901.

[3] Vogiatzis I, Dimoglou G, Sachpekidis V, et al. Q Fever myocarditis [J]. Hippokratia, 2008,12(1):46-49.

[4] Siciliano RF, Ribeiro HB, Furtado RH, et al. Endocarditis due to *Coxiella burnetii* (Q fever): a rare or underdiagnosed disease? Case report [J]. Rev Soc Bras Med Trop, 2008,41(4):409-412.

[5] Moodie CE, Thompson HA, Meltzer MI, et al. Prophylaxis after exposure to *Coxiella burnetii* [J]. QJM, 2008,14(10):1558-1566.

[6] Tissot-Dupont H, Raoult D. Q fever [J]. Infect Dis Clin North Am, 2008,22(3):505-514.

[7] Hernychova Ł, Toman R, Ciampor F, et al. Detection and identification of *Coxiella burnetii* based on the mass spectrometric analyses of the extracted proteins [J]. Anal Chem, 2008,80(18):7097-7104.

[8] Waag DM, England MJ, Boit CR, et al. Low-dose priming before vaccination with the phase I chloroform-methanol residue vaccine against Q fever enhances humoral and cellular immune responses to *Coxiella burnetii* [J]. Clin Vaccine Immunol, 2008,15(10):1505-1512.

[9] Balakrishnan N, Menon T, Fournier PE, et al. Bartonella quintana and *Coxiella burnetii* as causes of endocarditis, India [J]. Emerg Infect Dis, 2008,14(7):1168-1169.

[10] Raoult D. Reemergence of Q fever after 11 September 2001 [J]. Clin Infect Dis, 2009,48(5):558-559.

第六节　人无形体病与人埃立克体病

马亦林

人无形体病(human anaplasmosis)与人埃立克体病(human ehrlichiosis)是一种人兽共患的自然疫源性疾病,由立克次体目、无形体科中无形体属与埃立克体属等病原体对人感染所致的疾病。硬蜱是主要传播媒介,通常侵犯宿主的靶细胞主要为血细胞,包括单核(巨噬)细胞、中性粒细胞及血小板,也有些病原体可侵犯宿主的肠上皮细胞、内皮细胞及肥大细胞等。其对人所致临床表现有发热、寒战、肌痛、皮疹、咳嗽、淋巴结肿大、白细胞及血小板减少、肝肾功能损害及意识障碍等。

根据2001年细菌16S rRNA和groESL基因序列再分类的结果,立克次体目(Rickettsiales)下的各科、属、种作了重新组合。将其分为立克次体科(Rickettsiaceae)与无形体科(Anaplasmataceae)2个科,前者只留立克次体属(*Rickettsia*)与东方体属(*Orientia*)。后者又分为4个属,①无形体属(*Anaplasma*):包括嗜吞噬细胞无形体(*A. phagocytophilium*)、扁平无形体(*A. platys*)、牛无形体(*A. bovis*)、马无形体(*A. equi*)、边缘无形体(*A. marginale*)及中央无形体(*A. centrale*)等。②埃立克体属(*Ehrlichia*):包括查菲埃立克体(*E. chaffeensis*)、犬埃立克体(*E. canis*)、尤因螨埃立克体(*E. ewingii*)、鼠埃立克体(*E. muris*)及*E. ruminantium*等。③新立克次体属(*Neorickettsia*):包括波托马热新立克次体(*N. risticii*)、腺热新立克次体(*N. sennetsu*)及蠕虫样新立克次体(*N. helminthoeca*)等。④沃尔巴体属(*Wolbachia*):仅*W. pipientis*一种。其主要致病属种有关感染宿主、靶细胞、传播媒介、地理分布等见表4-6-1。

表4-6-1 无形体科中主要种名、感染宿主、靶细胞及流行环节

属 名	种 名	感染宿主	主要靶细胞	传播媒介	地理分布
无形体属	嗜吞噬细胞无形体(*A. phagocytophilum*)	人(人嗜吞噬细胞无形体感染),犬,猫,马,羊,牛	中性粒细胞,嗜酸粒细胞	肩突硬蜱,蓖子硬蜱,全沟硬蜱	美国,欧洲(包括英国)
	扁平无形体(*A. platys*)	犬	血小板	血红扇头蜱	美国南部,澳洲
	牛无形体(*A. bovis*)	牛	单核巨噬细胞,红细胞	璃眼蜱,牛蜱及扇头蜱属	中东,非洲
埃立克体属	查菲埃立克体(*E. chaffeensis*)	人(人嗜单核细胞埃立克体病),犬,山羊,狐猴,鹿,狼	单核巨噬细胞,淋巴细胞	美洲钝眼蜱,变异革蜱,血蜱属,全沟硬蜱(亚洲)	美国(南部),亚洲
	犬埃立克体(*E. canis*)	犬类,人	单核巨噬细胞	血红扇头蜱,变异革蜱	世界各地(热带地区)
	尤因螨埃立克体(*E. ewingii*)	犬,鹿,人	中性粒细胞,嗜酸粒细胞	美洲钝眼蜱,变异革蜱	美国南部
	E. ruminantium	牛,羊,犬(heartwater)	内皮细胞,单核细胞,中性粒细胞	希伯来钝眼蜱	撒哈拉沙漠,非洲
新立克次体属	腺热新立克次体(*N. sennetsu*)	人(Sennetsu热)	单核巨噬细胞	食入生鱼	日本西部,马来西亚
	波托马热新立克次体(*N. risticii*)	马	单核细胞,肠上皮细胞	吸虫幼虫	美国,加拿大
	蠕虫样新立克次体(*N. helminthoeca*)	犬(鲑鱼肉中毒)	单核巨噬细胞	鲑隐孔吸虫*(后囊蚴)	美国西北部沿海
沃尔巴体属	*W. pipientis*	犬,猫(犬热病,heartwater)		昆虫共生体	法国,美国

注:*鲑隐孔吸虫(*Nanophyetus salmincola*)。

【病原学】 无形体与埃立克体是一种革兰阴性专性活细胞内寄生的病原体,体外培养要求非常特异的生长条件。以下分别阐述对人致病的3种病原体。

1. 查菲埃立克体 该病原体于1986年从美国阿肯色州查菲城堡(Fort Chaffee)一名51岁重症患者中分离到而命名。该病原体多形态,有卵圆形、梭镖状、钻石形,其细胞壁内膜层与外膜层厚度一致,大小为0.2~0.8 μm,Giemsa染色为紫红色,Gimanez染色为鲜红色。有20多种抗原,与犬埃立克体抗原相近。该病原体主要在单核巨噬细胞胞质中形成包涵体,靠近细胞膜,由空泡膜包裹,集合成簇如桑葚状,每个包涵体有数个至40个菌体。

2. 嗜吞噬细胞无形体 该病原体于1992年在美国明尼苏达州12名重症患者中发现,并观察到中性粒细胞胞质中的包涵体,不同于查菲埃立克体的靶细胞为单核巨噬细胞,当时称为人粒细胞埃立克体(human granulocytropic ehrlichiosis, HGE)。经16S rRNA基因序列分析,与嗜吞噬细胞无形体、马埃立克体的序列几乎完全相同,近来已将其统一称为嗜吞噬细胞无形体。该病原体有4种分子量为25、42、44、100 kDa的抗原。在中性粒细胞的胞质中形成桑葚状包涵体。

3. 腺热新立克次体 该病原体于1953年首次在

日本西海岸伴有非典型淋巴细胞增多的类似流感发热患者血液、骨髓及淋巴结中发现，当时称为腺热埃立克体。后证实该病原体与波托马热新立克次体、蠕虫样新立克次体密切相关，将其统一归于新立克次体属。由于其发病率低，病情轻，因而对其研究不多。

【流行病学】

1. 传染源 查非埃立克体的动物宿主是白尾鹿、犬及人。嗜吞噬细胞无形体的动物宿主是啮齿类动物、鹿、犬、马、羊、牛及人。腺热新立克次体的动物宿主是人。

2. 传播途径 传播媒介为蜱，通过吸食患病动物的血将无形体、埃立克体保存在体内，当蜱再次叮咬人时传播给人。美洲钝眼蜱(*Amblyomma americanum*)及变异革蜱(*Dermacentor variabilis*)等是查非埃立克体的主要传播媒介。肩突硬蜱(*Ixodes scapularis*)、全沟硬蜱(*I. persulcatus*)及蓖籽硬蜱(*I. ricinus*)等是嗜吞噬细胞无形体的传播媒介。腺热新立克次体可能是感染鱼类的寄生物，曾从日本的鲻鱼寄生物(*Stellantchasmus falcatus*)体内分离到病原体，因而其传播途径可能与摄食生鱼有关。

3. 易感人群 人群普遍易感，发病率随年龄上升而增加。约2/3患者为男性，与其暴露于蜱叮咬的机会大于女性有关。腺热新立克次体病常在爱吃生鱼的人群中发生。

4. 流行特征 本病全年均可发病。在美国人嗜单核细胞埃立克体病(HME，查非埃立克体感染)主要流行于南部和东南部；人嗜吞噬细胞无形体感染(曾称人嗜粒细胞埃立克体病，HGE)主要流行于北部和东北部。发病高峰在5～7月份，可能与蜱的活动季节有关。美国已在30个州确诊了400例以上的病例，在英国、比利时、瑞士、德国、瑞典、葡萄牙、马里及非洲北部等国家也有本病报道。在越南战争期间，犬埃立克体感染曾导致美军军犬大量死亡。我国云南调查军犬和人群抗埃立克体抗体阳性率分别为5.6%及6.3%。2001年调查报道，我国大兴安岭地区林场工人中有6例患人埃立克体病，其中2例同时感染查非埃立克体与嗜吞噬细胞无形体。

腺热新立克次体病主要在日本西海岸流行，当地称为腺热(sennetsu fever, glandular fever)。曾对马来西亚和东南亚地区发热不明原因的患者作血清学调查，有1/3患者腺热新立克次体抗体阳性，提示这些地区也有腺热新立克次体病流行。

【发病机制和病理】 无形体(埃立克体)是通过蜱的叮咬进入人体内，经微血管或淋巴管进入有关脏器。经免疫组化分析，发现查非埃立克体主要存在脾、肝、骨髓和淋巴结等网状内皮系统的器官和组织。查非埃立克体主要侵犯单核巨噬细胞，偶有淋巴细胞，但不侵入多核白细胞。该病原体在单核巨噬细胞内生长繁殖，直接引起宿主细胞损坏，或诱导机体免疫系统应答，使免疫细胞释放出各种细胞因子和其他炎症介质，导致组织损伤、灶性坏死及肉芽肿形成等。在骨髓中，可见骨髓肉芽肿形成，骨髓增生及巨核细胞增生；在肝脏，形成环状肉芽肿及局灶性肝坏死；在肺脏，可见广泛性肺泡损害、间质性肺炎及肺出血。在肾、脾、心、肝、脑、脑膜、肺等脏器的血管周围可见淋巴细胞浸润，但外周血淋巴细胞减少。

嗜吞噬细胞无形体主要侵犯骨髓前体细胞，在成熟的中性粒细胞中生长繁殖，使中性粒细胞的黏附、游走、吞噬及杀菌能力降低，并影响淋巴细胞，使淋巴细胞有丝分裂及增殖减少，抗体产生减少。致使患者易发生机会性细菌、病毒或真菌感染。由于单核巨噬细胞相对增加，外周血细胞在脾、肝、淋巴结中破坏也会增多，致使患者外周血白细胞及血小板减少。

腺热新立克次体主要侵犯单核巨噬细胞，有全身淋巴结肿大及正常和非典型淋巴细胞增加等感染性单核细胞增多症的主要病理特征，动物感染发现有明显脾肿大。

【临床表现】 人无形体病与人埃立克体病常累及全身多个系统，有多种多样的临床表现。潜伏期为7～21 d。

1. 人嗜单核细胞埃立克体病 人嗜单核细胞埃立克体病(human monocytotropic ehrlichiosis, HME)由查非埃立克体感染人体所致，多数患者起病有突然发热、寒战、头痛、肌痛及关节痛等类似流感症状，不少患者同时出现恶心、呕吐、腹痛、腹泻、厌食等消化道感染症状。1/4～1/3患者出现咳嗽、气急、淋巴结肿大及肝脾肿大。约1/3患者在起病后5 d出现皮疹，呈斑疹、丘疹或瘀点，常位于胸、腿及手臂，儿童多见。严重者有中枢神经系统损害表现，可出现剧烈头痛、神志不清、嗜睡、视力模糊、脑神经麻痹、癫痫样发作、颈项强直及共济失调等不同症状。大部分患者经治疗后可以康复，死亡者多见于老年或有继发感染患者，病死率在2%左右。

2. 人嗜吞噬细胞无形体感染 人嗜吞噬细胞无形体感染(human phagocytophilum infection)又称人嗜粒细胞无形体病(human granulocytotropic anaplasmosis, HGA)，其临床表现与HME相似但比较严重。主要为发热、寒战、头痛、肌痛、乏力、厌食、恶心、呕吐等，但皮疹较少见。免疫功能低下、老年患者常并发机会性感染，如细菌性或真菌性肺炎。严重者因血小板减少并发DIC而导致肺部及消化道出血、急性肾功能衰竭或呼吸衰竭而死亡，病死率为8%左右。

3. 腺热新立克次体病 腺热新立克次体病(sennetsu neorickettsiosis)临床上称为sennetsu热或腺热，传播途径未明，可能与食人生鱼有关。临床表现一般比 HME 和 HGA 为轻，患者仅有轻度或中度发热，多为弛张热型，并伴有头痛、背痛、肌痛和关节痛等，皮疹少见，起病 7 d 后出现耳后和颈后淋巴结肿大。严重者有寒战、眩晕、肝脾肿大及非化脓性脑膜炎等。无死亡和慢性感染病例报告。

【实验室检查】

1. 血常规 白细胞总数轻度或中度减少，常为$(1.3\sim4.0)\times10^9$/L，多在起病后 5～7 d 为最低，并有中性粒细胞或淋巴细胞减少。血小板减少明显，常为$(50\sim140)\times10^9$/L，尤以 HGA 白细胞及血小板更低，半数患者有贫血。有 20%～80% HGA 外周血片中性粒细胞中可见到桑葚状包涵体（图 4-6-1），但 HME 外周血单核细胞中较难见到，此特征性发现，对诊断有重要价值。

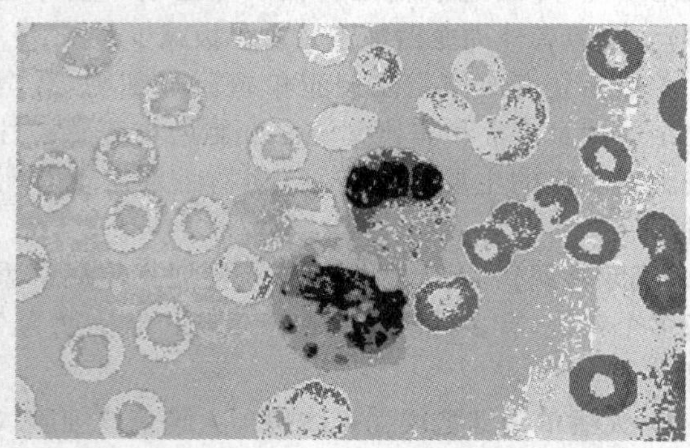

图 4-6-1 HME 外周血片单核细胞胞质中可见不同大小桑葚状的嗜碱性包涵体（每个桑葚物由含有空泡状一簇查非埃立克体组成，Wright's 染色，×1 000）

（引自 Paddock，2003）

2. 血液生化检查 起病 1 周时，可有肝功能中 ALT、AST 升高，有肾脏损害者可见血尿素氮、肌酐升高。

3. 血清学反应 最常用的是间接免疫荧光试验（IFA）。在 HME 可用查非埃立克体感染的犬巨噬细胞（DH82）或人单核细胞（THp1）为抗原，作 IFA 检测。在 HGA 可用人粒细胞埃立克体或人吞噬细胞无形体感染的中性粒细胞为抗原，作 IFA 检测。抗体效价＞1∶80 或呈 4 倍上升者可诊断。第 1 周抗体效价＞1∶80 者占 22%，第 2 周为 68%，第 6 周达高峰；85%患者抗体效价为 1∶1 280。抗体效价在病后 6～12 周开始下降，到 17～31 周平均＜1∶80。

4. 免疫组化检查 用埃立克体抗体作免疫组化染色，检查患者组织标本中单核巨噬细胞或白细胞的桑葚状包涵体，有较高的特异性，但敏感性低。

5. 分子生物学检查 根据无形体（埃立克体）16SrRNA 基因序列设计引物，用 PCR 方法扩增血中埃立克体的 DNA，诊断本病的特异性与敏感性均较高。国内进行半巢式 PCR 及基因序列分析技术，发现我国大兴安岭地区林场工人中有 6 例人无形体病，其中人嗜吞噬细胞无形体的 16S rRNA 基因序列与美国的一株人无形体基因仅差 1 个碱基。

6. 病原体分离培养 有细胞培养及动物接种。

（1）*细胞培养* 体外细胞培养分离到无形体（埃立克体）是确诊本病最可靠的方法。目前查非埃立克体多采用 DH82，人嗜吞噬细胞无形体多采用人粒细胞白血病细胞（HL60）作为培养细胞。埃立克体在细胞内生长缓慢，多在 1 周后才能见到少数细胞内少量小包涵体，以后逐渐增多增大，约需 1 个月，因而无助于早期诊断价值。

（2）*动物接种* 取患者血样本腹腔接种小鼠，1 周后取鼠血或脾脏匀浆接种 DH82 细胞单层，分离培养 HME 病原体。同时用 PCR 法特异地扩增鼠血或脾脏匀浆中的查非埃立克体基因片段，或用抗原片作 IFA 测定感染小鼠血清中相应抗体的滴度，以证实小鼠埃立克体感染的存在。

【诊断和鉴别诊断】 诊断主要根据流行病学资料、临床表现及血清学检测或 PCR 检查结果。如血涂片中见到白细胞中的桑葚状包涵体，IFA 或 PCR 检查阳性，则可确诊。

本病应与落矶山斑点热、莱姆病等相鉴别。

【治疗】

1. 病原治疗 四环素类是治疗人无形体病与人埃立克体病的首选药物，用药 24 h 后，大部分患者症状明显改善。可选用四环素（0.5 g，4 次/d）或多西环素（成人首次 0.2 g，以后 0.1 g，2 次/d；儿童首剂 4 mg/kg，以后每日 2～4 mg/kg，分 1～2 次服用）或米诺环素（剂量同多西环素）。疗程根据病情而定，一般不少于 7 d 或热退后再继续用药 3 d。利福平在体外试验对无形体或埃立克体作用敏感，但未曾在临床上应用评价。

2. 对症治疗 对热度较高者可用物理降温，对肌痛、头痛者可适当应用解热镇痛剂。出现机会性感染者，可应用相应敏感的抗菌药物。血小板明显减少者，可应用浓缩血小板悬液输入。

【预后】 多数患者预后良好。少数出现并发症者预后较差。HME 病死率为 2%～5%，HGA 病死率在 7%～10%，腺热新立克次体病无死亡和慢性病例报道。

【预防】

1. 个人防护 流行地区的野外工作人员及露宿者应穿防护服装，扎紧领口、袖口及裤脚，防止蜱叮咬。也可用 0.5%二氯苯醚菊酯（permethrin）喷洒处理外衣或鞋袜，可杀灭附着的蜱。如发现蜱叮咬后，立即将其除去，切忌用手捏碎，叮咬部用碘酒消毒，并预防性服四环素 3 d。

2. 灭蜱 旅游风景区、宿营地周围、林间作业区可用氨基甲酸类杀虫剂，如 5%西维因（sevin，胺甲萘）粉剂（2 g/m）、0.5%林丹、2%马拉硫磷等喷洒等。

参考文献

[1] 马亦林.人埃立克体病[M]//马亦林.传染病学.第4版.上海:上海科学技术出版社,2005:424-428.

[2] 高东旗,曹务春,张习坦,等.大兴安岭地区人群埃立克体感染的调查[J].中华流行病学杂志,2001,22(2):137-141.

[3] 曹务春,张泮河.埃立克体病[M]//唐家琪.自然疫源性疾病.北京:科学出版社,2005:660-672.

[4] Neer TM, Greig B, Lappin MR, et al. *Ehrlichiosis*, *Neorickettsiosis*, *Anaplasmosis* and *Wolbachia* infection [M]// Greene CE. Infectious diseases of the dog and cat. 3rd ed. Canada: Saunders, Elsevier Inc., 2006:203-232.

[5] Walker DH, Dumler JS. *Ehrlichia chaffeensis* (human monocytotropic ehrlichiosis), *Ehrlichia phagocytophila* (human granulocytotropic ehrlichiosis), and other *Ehrlichiae* [M]// Mandell, Douglas, Bennett. Principles and practice of infectious diseases. 5th ed. Harcourt Publishers Limited, 2000:2057-2063.

[6] Massung RF, Slater KG. Comparison of PCR assays for detection of the agent of human granulocytic ehrlichiosis, *Anaplasma phagocytophilum* [J]. J Clin Microbiol, 2003,41(2):717-722.

[7] Paddock CD, Childs JE. Ehrlichia chaffeensis: a prototypical emerging pathogen [J]. Clin Microbiol Rev, 2003,16(1):37-64.

第七节 巴通体病

马亦林

巴通体病(bartonellosis)是由多种巴通体感染引起的疾病,主要是通过吸血昆虫的叮咬或被猫等动物抓伤方式传播,临床表现复杂。原来巴通体病是指由杆菌样巴通体所致的疾病,1993年以来通过16SrRNA序列分析和DNA杂交研究结果,发现属于立克次体科中罗卡利马属(*Rochalimaea*)的4个种,即五日热、汉赛、伊丽莎白、万森与杆菌样巴通体为同一个属。由于巴通体命名早于罗卡利马体,因而Brenner等建议保留巴通体属名以取代罗卡利马属。至今已有20余种巴通体被发现,其中对人具有致病性的有杆菌样巴通体(*Bartonella bacilliformis*)、五日热巴通体(*B. quintana*)、汉赛巴通体(*B. henselae*)、万森巴通体(*B. vinsonni*)berkhoffi亚种和arupensis亚种、伊丽莎白巴通体(*B. elizabethae*)、克氏巴通体(*B. clarridgeiae*)、罗沙利马巴通体(*B. rochalimae*)、泰米巴通体(*B. tamiae*)、柯氏巴通体(*B. koeblerae*)、*B. grahamii*及*B. washoensis*等。其中8种主要巴通体所致的疾病、传播方式及地理分布等见表4-7-1。

表4-7-1 8种主要对人致病性巴通体及其相关概况

种 名	所致主要疾病	自然宿主	传播方式	地理分布
杆菌样巴通体	卡里翁病(奥罗亚热、秘鲁疣)	人	白蛉(罗蛉属)叮咬	安第斯山脉(秘鲁、厄瓜多尔)
五日热巴通体	战壕热、杆菌性血管瘤、心内膜炎、慢性菌血症	人	人虱粪擦入或猫蚤叮咬,损伤皮肤	可能世界性
汉赛巴通体	猫抓病、杆菌性血管瘤、视神经视网膜炎	猫,狗	猫、狗抓或咬伤,猫蚤叮咬	世界性
伊丽莎白巴通体	心内膜炎,慢性菌血症	大鼠	鼠蚤(印度客蚤)叮咬	美国
万森巴通体				
berkhoffii亚种	心内膜炎、淋巴结肿大	北美草原郊狼	血红扇头蜱叮咬	北美
arupensis亚种	慢性菌血症,神经系统症状	啮齿类	肩突硬蜱叮咬	未明
柯氏巴通体	心内膜炎	猫	猫蚤叮咬	未明
B. grahamii	视神经视网膜炎	啮齿类	未明	亚洲,北美及欧洲
B. washoensis	心脏疾病,心内膜炎	鼠,松鼠	蜱叮咬	未明

一、杆菌样巴通体感染

由杆菌样巴通体所致的感染,一般称为人巴通体病。因1855年秘鲁Daniel Carrion首先报道了此病的症状体征,故又称为卡里翁病(Carrion disease)。白蛉为其传播媒介,临床表现有2个明显不同的阶段,即以急性发热与溶血性贫血为主的奥罗亚热(Oroya fever)及以皮肤病变为主的秘鲁疣(Verruga peruana)。

【病原学】 1905年秘鲁医生Alberto Barton首先发现奥罗亚热患者红细胞内存活的杆菌微生物,后来又被多数学者所证实,因而称此病原体为杆菌样巴通体(*Bartonella bacilliformis*)。1920年培养出此病原体，并感染猴子成功。杆菌样巴通体为一种细小的革兰阴性球杆菌，大小为(0.2～0.5) μm×(1～2) μm，能运动，多形性，可表现为球形、环形、卵圆形或颗粒状。有1～10根单端鞭毛，长3～10 μm。在急性早期患者体内的病原体，形态更具球形，常在红细胞及内皮细胞的胞质内，Giemsa染色呈紫红色。该菌要求高营养的培养基(含动物或人血的琼脂)，最佳温度为28℃，5% CO_2 环境条件下生长缓慢，42℃不生长。生化反应极不活泼，不产生溶血素，对多种抗生素敏感。

杆菌样巴通体细胞脂肪酸组成比其他巴通体有较多的C16：1ω7C(占18%)，并检出C12：0和C14：0分别达4%。O'Connor用凝胶电泳分析本病原体16S rRNA序列表明，其片段为1 431个碱基，与五日热巴通体同源性达91.7%。其 *ialA* 和 *ialB* 两个基因与侵袭力有关，已经被克隆与表达。鞭毛为杆菌样巴通体侵入宿主细胞的重要毒力因子，有人观察到运动的巴通体如钻孔器，同时结合其他因素而使红细胞膜改变，导致巴通体侵入红细胞内。

【流行病学】 本病流行于南美洲安第斯山脉的一些乡村，包括秘鲁、厄瓜多尔和哥伦比亚海拔800～2 500 m地区。

本病传染源主要为患者及无症状病原体携带者。患者症状消失后，血中仍有少量带菌可持续数年。在流行区，无症状带病原体者可高达10%～15%，因而本病的贮存宿主是人。本病是通过节肢动物——白蛉中罗蛉属(*Lutzomyia*)叮咬而传播，尤其是疣肿罗蛉(*Lutzomyia verrucarum*)为主要传播媒介，但在哥伦比亚已发现可由其他种白蛉传播。

【发病机制和病理】 当杆菌样巴通体进入人体血流后，首先在血管上皮增殖，随后侵入红细胞内繁殖。严重患者几乎所有周围血液中的红细胞均被感染，一个红细胞可多达20个病原体，致使大量红细胞破坏，导致严重溶血性贫血。由于红细胞系的增生，致使外周血出现有核红细胞、巨红细胞及大量网织红细胞(可达50%)，白细胞变化不大，而血小板常有减少。并可见肝、脾和淋巴结的网状内皮细胞大量吞噬病原体、红细胞及含铁血黄素。肝肿大，有时可见小叶中心性细胞坏死；脾肿大并伴有感染。由于毛细血管内皮细胞损害和肿胀，可导致管腔阻塞和组织缺血坏死。脑脊液检查可有细胞数增加，能找到病原体。临床表现与宿主的免疫状态密切相关，无免疫力者可出现奥罗亚热。

【临床表现】 潜伏期约3周或更长些。起病前常有前驱症状，如低热、骨关节及肌肉酸痛等，此后出现所谓"卡里翁病"。该病发展分两个阶段中的某一型。

1. 奥罗亚热 为急性血液疾病阶段。患者突然出现寒战、高热、大汗、极度乏力、脸色苍白，并有严重肌肉、关节疼痛和头痛。严重者可出现谵妄、昏迷及周围循环衰竭等表现。血液检查可见红细胞急速下降，常在4 d或5 d内由正常值降至 1.0×10^{12}/L。为正常色素巨细胞型贫血，可见有核红细胞、Howell-Jolly小体、Cabot环和嗜碱性点彩，白细胞可有轻度增加并伴核左移。血液中含有大量病原体，涂片染色可显示90%红细胞被侵犯。在此阶段极易发生并发症，以沙门菌感染最为常见，其次为疟疾、布鲁菌病、细菌性肺炎和阿米巴痢疾等并发症，可成为该病死亡的主要原因。此型未经治疗的病死率常超过50%，多发生于起病后10 d至4周内。经过抗菌药物治疗者，发热消退，血液中细菌减少乃至消灭，体力逐渐获得恢复。有些较轻病例也可自行恢复，但比较缓慢，常数月至半年。

2. 秘鲁疣 本型为皮肤损害阶段。其特点是贫血或无前驱症状，皮肤出现许多无痛性血管瘤性皮损——疣状皮疹，可呈粟粒状、结节状或大块腐肉状，其大小从2～10 mm至3～4 cm。上述3种疣状皮疹可在同一患者身上见到，以四肢伸侧及颜面部较多，其次为生殖器、头皮和口咽部黏膜。疣状皮疹色泽各异，由红色至紫色，可持续存在1个月至2年。病原体可从病灶中检出。

【诊断】 流行区患者有白蛉叮咬史，出现典型临床表现，如发热、进行性溶血性贫血、淋巴结肿大、疣状皮疹等就应疑及本病，血液涂片找到病原体或培养阳性就可确诊。无症状带菌者应做血液培养才能明确。培养基应加5%脱纤维蛋白人血或10%新鲜兔血清和0.5%兔血红蛋白，最适温度为28℃，培养7～10 d后可见小菌落加以鉴定。对秘鲁疣可取组织标本作Giemsa染色，发现病原体即可诊断。

近来采用血清免疫学检查，荧光抗体、间接血凝及ELISA等对流行病学调查及诊断也有帮助。

【治疗】 多种抗生素如氯霉素、四环素类、青霉素及链霉素等对杆菌样巴通体均有抗菌作用。对急性杆菌样巴通体感染，氯霉素为首选药物，因其对常见并发症——沙门菌感染也有效，氯霉素剂量为2 g/d，分4次服，共7 d。一般在服药2 d后发热即可消退，病情也随着迅速好转。严重贫血者可输血。秘鲁疣期可使用利福平，剂量为600 mg，每日1次，共服6 d，可促进病变消退。

【预防】 预防措施主要是杀灭白蛉。居室内外喷洒杀虫剂，控制白蛉夜间叮咬甚为有效。个人防护可用驱虫剂或挂蚊帐。

二、五日热巴通体感染

五日热巴通体所致疾病有战壕热、杆菌性血管瘤、心内膜炎及慢性巴通体血症等。人虱为其传播媒介，其中战壕热于第一次、第二次世界大战期间曾发生流行。1995年以来，欧洲及北美若干城市发现五日热巴通体感染在无家可归及酗酒的人群中再次发生流行，即所谓"城市战壕热"，主要为慢性巴通体血症的表现。此病已引起学术界的重视，并开展了对其进一步的研究。

【病原学】 五日热巴通体(*Bartonella quintana*)早期归立克次体科，罗卡利马属(*Rochalimaea*)，曾称为五日热罗卡利马体(*R. quintana*)，后因发现其与立克次体属内成员为专性细胞内寄生菌不同，又根据16S rRNA序列分析和DNA杂交结果，于1993年将罗卡利马体属并入巴通体属，才将其命名为五日热巴通体。五日热巴通体为多形性，呈弯曲的杆状小体，大小为(0.25～0.75)μm×(1～3)μm，革兰染色阴性。电镜下可见细胞壁，无鞭毛和荚膜。接种于含新鲜动物血或人血的琼脂或其他富营养培养基，于35～37℃、5% CO_2 环境下培养，12～14 d后在琼脂表面长出白色、圆形、半透明的黏稠菌落，有时呈菜花状，传代后培养3～5 d即可形成菌落。在液体培养基中生长常出现凝聚现象，也能在鸡胚和细胞培养中生长，多聚集于细胞空泡内，不出现空斑。生化反应五日热巴通体缺少糖酵解酶，糖发酵和V-P试验阴性，可水解七叶苷，能产生肽酶，分解各种氨基酸，可能液化明胶，不产生靛基质和 H_2S，不分解尿素。

脂肪酸的测定有助于巴通体属内种的鉴别。五日热巴通体细胞壁脂肪酸大量是C18：1ω7C、C16：0和C18：0，分别占总脂肪酸量的57%～59%、18%～23%和16%～21%，另有C13：1和C17：0各占1%，仅含微量C14：0和C18：1ω9C(<1%)，与属内汉赛巴通体脂肪酸组成相近，但与伊丽莎白、万森巴通体不同。五日热巴通体基因组大小为 100×10^7[(1.5～1.7)×10^6 bp]，以16S rRNA和23S rRNA基因间隔区(intergenic space region, ITS)设计引物作PCR，可测得其产物大小为1.331 kb。ITS含编码异亮氨酸-tRNA($tRNA^{Ile}$)和丙氨酸-tRNA($tRNA^{Ala}$)基因，五日热、汉赛、万森、伊丽莎白巴通体的 $tRNA^{Ala}$ 基因序列相同，而五日热巴通体的 $tRNA^{Ile}$ 基因序列在16位上有一个碱基突变。免疫印迹显示五日热巴通体的10～65 kDa抗原带，与汉赛巴通体间有明显血清学交叉反应。

【流行病学】 由五日热巴通体所致的战壕热于第一次世界大战期间在欧洲、中东和非洲作战部队中流行，因其多发生在战壕中的士兵而得名。第二次世界大战中，战壕热又有发生，二次大战之间病原体可能在人体和体虱中广泛存在。近年来国外报道，在法国马赛、美国西雅图及巴尔的摩市郊一些无家可归及酗酒的人群中，存在慢性五日热巴通体血症地方性流行，已从这些患者的血液及其寄生的体虱中分离到病原体，血清学反应阳性。因此，我国应对此病引起重视，开展流行病学调查研究，以搞清本病在国内的情况。本节主要介绍战壕热相关流行病学。

1. 传染源 患者是战壕热唯一已知的传染源。发病51 d内血液具有传染性。临床上痊愈后3个月或更长的时间，血液中仍可有周期性五日热巴通体。

2. 传播途径 寄生在人身上的人虱(*Pediculus humanis*)与猫栉头蚤(*Ctenocephalides felis*)是战壕热的传播媒介。人虱吸入患者血液后，病原体在其消化道中生长繁殖，随虱粪排出体外，或因搔抓时虱被压碎逸出病原体，通过破损的皮肤接触而被感染。五日热巴通体对体虱无致病性，但被感染后人虱可终身带病原体。病原体在干燥的虱粪中可保持感染力达数月之久，人偶可通过呼吸道吸入而被感染。

现代五日热巴通体感染，如杆菌性血管瘤、心内膜炎等患者并无发现人虱寄生，其传播方式尚不清楚。

3. 易感人群 人对本病原体普遍易感。有些人感染五日热巴通体后可成为慢性菌血症而无明显临床表现。

4. 流行特征 战壕热呈世界性分布。在战争环境或在居住拥挤、卫生条件极差、无家可归的贫民窟，人体多虱的环境中局部流行。在冬、春二季发病较多，可能与较少洗澡、换衣有关。由五日热巴通体所致杆菌性血管瘤病也多见于在贫穷、居住环境差、常合并患有疥疮的人群中局部流行。但由汉赛巴通体引起的杆菌性血管瘤患者常有与猫接触史。

【发病机制和临床表现】 五日热巴通体侵入人体血流后，形成巴通体血症，引起皮肤损害、血管周围炎症反应及增生、心瓣膜病变。主要临床表现有以下几种类型。

1. 战壕热 战壕热(trench fever)潜伏期10～30 d，最长60 d。起病常急骤，发热、畏寒，体温迅速上升至39～40℃，并伴剧烈头痛，常在眼球后部，有时胫骨痛特别剧烈为本病的特征。体征有肝、脾肿大，肌肉压痛，眼结膜充血。部分患者在早期出现少量红色斑丘疹，以胸腹部为主，偶有蔓延至躯干和四肢，1～3 d皮疹即消退。

初期发热4～5 d(五日热)，经4～5 d的无症状间歇期后又发热，如此反复发作多次，最多者可达8次。有些患者发热可延续2～3周，类似伤寒。其热型可分为短期发热型、周期发热型、持续发热型及无发热型4种。无论是初发、复发和间歇期，均存在着持续菌血症。临床症状消失后菌血症仍能持续数周至数月，甚至超过1年以上。

2. 杆菌性血管瘤 杆菌性血管瘤(bacillary angiomatosis)是由五日热巴通体引发的一种血管增生性疾病，也可由汉赛巴通体所致。因巴通体组分中有一种对胰蛋白酶敏感的血管生成因子，可以刺激血管内皮细胞增生，这可能是引起血管瘤病变的重要因素。主要表现为皮肤损害，开始表皮出现单个或多个红丘疹，逐渐增大，有集聚成簇，大小也不均一，直径可从1 mm至数厘米，偶有溃疡，也可出现皮下肉色结节。全身症状有发热、头痛、出汗等。这种血管增生性病变也可发生于任何实质性器官。新近报道约 90%的杆菌性血管瘤发生于有免疫缺陷(HIV 感染)、肿瘤、器官移植等患者身上。

3. 巴通体性心内膜炎 据报道在法国约有 3%心内膜炎的病原为巴通体。其中经 Houpikian 等应用蛋白质免疫印迹法检测结果,由五日热巴通体引起约 75%病例,由汉赛巴通体引起约 25%病例,其他由如万森巴通体伯格霍夫亚种、伊丽莎白巴通体等所致。临床表现与细菌性心内膜炎相类似,即有发热、盗汗、体重减轻、心脏杂音、肝脾肿大及杵状指等。超声心动图显示有二尖瓣或主动脉瓣回流,并可见赘生物。约 80%病例需要做瓣膜置换,预后一般尚好,病死率在 7%。

4. 慢性巴通体血症 多见于流浪者或 HIV 感染者。据 Foucault 等(法国)从城市无家可归者收集的血液及其体虱标本做五日热巴通体培养及血清学检查,结果有 14%血培养阳性,30%有高滴度抗体阳性,7%有持续巴通体血症,最长可达 78 周。这些患者仅有头痛和较重的腿痛,无其他临床症状,提示慢性巴通体血症可能存在地方性。

【实验室检查】

1. 直接检查 杆菌性血管瘤患者可直接采集病变皮肤或淋巴结组织作活检,标本用 Warthin-Starry 或 Gimenez 染色查杆状细菌,或用免疫荧光直接检查,并切片镜检其组织病理学特征。

2. 病原体分离与鉴定 取患者血液或研磨的组织悬液,接种于脑、心浸液双相琼脂或血琼脂、巧克力琼脂等培养基,经培养长出菌落后作生化反应,分析其细胞脂肪酸和 16S rRNA 基因序列等加以鉴别。

3. PCR 检测 根据 16S rRNA 基因或 *gltA* 基因序列设计寡核苷酸引物,对五日热巴通体感染患者的临床标本或其分离物进行 PCR 检测,其扩增产物经序列测定或限制性片段长度多态性(RFLP)分析,可直接作出诊断或鉴定。

4. 血清学诊断 用五日热巴通体抗原与患者血清做 IFA 检测,若恢复期血清效价比急性期血清增长 4 倍以上为阳性,单份血清效价至少 1∶64 以上方可考虑现症感染。

【治疗和预防】 治疗本病以大环内酯类抗生素与四环素类抗生素最有效,常选用克拉霉素(250～500 mg,每日 2 次口服)、阿奇霉素(250～500 mg/d,顿服)、多西环素或米诺环素(100～200 mg/d,口服)治疗。急性感染疗程一般 10～14 d;慢性巴通体血症疗程一般 4～6 周;心内膜炎疗程延至 4～6 个月。据药敏试验 Foucault 等认为对慢性巴通体血症者的治疗,以庆大霉素及多西环素最为有效。

预防本病以治疗患者及带病原体者、灭虱、改善卫生条件、加强城市管理等,着重对城市中无家可归人群进行长期医学监测,如发现有慢性巴通体血症者,必须及时彻底治疗,消灭传染源。

三、猫抓病

猫抓病(cat scratch disease)是由汉赛巴通体及克氏巴通体感染所致。其病原体主要通过猫等家畜的接触或抓、咬破皮肤所引起。典型临床特征为原发性皮肤损害、淋巴结肿大,一般为良性自限性。但少数患者可出现严重全身性损害,如肉芽肿性肝炎、肝脾肿大、神经炎及脑膜脑炎等,整个病程 1～4 个月。

【病原学】 本病病原体于 1983 年由 Wear 等证明为多型性杆菌,革兰染色阴性,曾称为猫抓病杆菌,后经 Brenner 等(1991)鉴定将其命名为猫埃菲比体(*Afipia felis*)。以后多项研究均不能证明本病的病原体为埃菲比体,直至 Regenery 等(1992)从典型猫抓病患者的淋巴结中分离出 2 株病原体,经鉴定属于罗卡利马体中的一个种,称为汉赛罗卡利马体(*R. henselae*)。随着 1993 年 Brenner 等建议将罗卡利马体属并入巴通体属后,本病原体才正式称为汉赛巴通体。1997 年 Kordick 等首次报道了一例由克氏巴通体所致的猫抓热患者,以后又陆续有病例发现,并从猫体中检测到此巴通体,因而也明确了克氏巴通体是猫抓热的另一病原体。

汉赛巴通体的生物性状中,其形态和培养、生化反应及细胞壁脂肪酸组成等基本与五日热巴通体相同,丙氨酸- tRNA($tRNA^{Ala}$)基因序列也相同。汉赛巴通体柠檬酸合成酶基因(*gltA*)序列与普氏立克次体、贝氏柯克斯体和大肠埃希菌 *gltA* 基因分别有 65%、63%和 66%的一致性。免疫印迹显示汉赛巴通体与五日热巴通体间有明显血清学交叉反应,其中一种 48.5 kDa 显性抗原蛋白为五日热、汉赛、万森巴通体所共有。

【流行病学】 本病呈全球性分布,多散发,常见于秋、冬季节。据部分地区调查,其发病率为 1/10 万～9.3/10 万。据美国估计每年发病人数为 22 000 例,全球每年发病人数超过 4 万例。近年似有增加趋势,可能与人们养猫增多或诊断方法提高有关。中国大陆 1979～2007 年共发表有关猫抓热报道 207 篇,共计 1 631 病例,除宁夏、青海、内蒙古无报道外,其他省市中病例以江苏、浙江、安徽、湖北、福建、广东、湖南等中国东南部省市最多。

1. 传染源 主要为携带病原体的家畜或病畜,其中幼猫(通常在 1 岁以下)为最常见的带病原体者,在健康猫的口咽部,也可有病原体,带菌期可超过 12 个月。据日本报道,约 7.2%宠物猫被分离出汉赛巴通体和克氏巴通体。

2. 传播途径 据统计约 94%患者由于与猫接触,或被猫抓、咬、舌舐所引起,少数可由狗、兔、猴、鼠、鸡等抓、咬所致。尚有 5%可因各种非生命物体损伤导致感染。其中有25%的病例无明显皮肤损伤史。从人到人的传播未见报道。虽然有人研究发现猫蚤是猫—猫间传播汉赛巴通体的关键,但从流行病学数据不能证实猫蚤是从猫传播到人的途径。

3. 人群易感性 普遍易感。约80%以上病例为2～21岁(多数在2～14岁儿童),男多于女。约5%病例有家庭聚集感染现象。隐性感染率较高,一次感染后终身免疫,重复感染者罕见。

【发病机制和病理】 病原体进入人体后,可通过淋巴系统或血源播散,引起全身多器官损害。其致病机制尚不清楚,可能与汉赛巴通体的某些成分使机体产生迟发性变态反应有关。当人体免疫功能正常时,病理反应是肉芽肿样和化脓;而在人体免疫功能低下时,病理反应则是血管增生。

感染早期电镜检查,可见血管壁及巨噬细胞内有多形性革兰阴性的病原体,呈单个小体或成链状排列或聚集成簇,提示病原体具有亲和血管内皮细胞。曾有研究报道本病原体可在猫红细胞内发现,提示对红细胞也具有亲和性。通过患者淋巴结活检,在病变的淋巴结内可见副皮质区及滤泡间出现星状坏死性肉芽肿。后期形成多灶性小脓肿,然后通过化脓融合成较大脓肿,脓肿边缘可见上皮样细胞,偶见多核巨细胞。淋巴结被膜增厚,经数周至数月后,病变淋巴结内有成纤维细胞增生,逐渐形成瘢痕。在病程1～4周内取病变组织应用Warthin-Starry银染色可检出病原体。

【临床表现】 一般自抓伤至出现皮疹为3～10 d,至局部淋巴结肿大约2周。猫抓病的整个病程多在4个月以内,但也有少数长达1～64年,提示慢性猫抓病的存在。猫抓病的临床表现多种多样,其严重程度主要取决于宿主免疫状态。

1. 原发性皮肤损害 典型病例自抓伤后3～10 d有64%～96%的患者会出现原发性皮肤损害,可见斑丘疹、结节性红斑、疱疹、瘀斑、荨麻疹、环形红斑及脓疱疹等,多见于手足、前臂、小腿及颜面等处,一般持续1～3周,个别可在1～2个月后才愈合。皮肤留有短暂色素沉着或结痂,但不留瘢痕。在1～2个月中陆续会发生血管瘤病变,表现为0.5～2 cm大小的皮肤小结节,可持续数月。

2. 局部淋巴结肿大 抓伤感染后10～15 d在引流区淋巴结出现肿大,多见于头、颈部淋巴结,其次为腋下和腹股沟淋巴结,耳前、耳后、颌下、锁骨上淋巴结亦可受累,大小1～8 cm,多有疼痛,中等硬度,有10%～25%化脓。常自限性,但可持续2个月,个别病例直至半年以上才消肿。

3. 全身表现 有50%病例出现发热,多数较轻,常在39℃以下,约9%病例可出现高热。同时患者常有乏力、纳差、呕吐、咳嗽、头痛、体重减轻及咽喉痛等流感样症状。当淋巴结化脓时全身中毒症状明显,穿破流脓后症状消失。部分患者出现肝脾肿大。

4. 中枢性或周围性神经系统症状 约2%病例出现中枢神经系统受累症状,表现为脑炎、脑膜炎、脊神经根炎、视神经网膜炎、多发性神经炎或截瘫性脊髓炎等,有人将其称为脑病型。多发生在淋巴结肿大后4～6周,脑脊液淋巴细胞增多,蛋白质增高。多数病例脑电图异常,完全恢复需数月不等。有免疫缺陷基础病者,病情往往较重。

5. 其他较少见表现 如骨髓炎(0.2%～0.3%)、肉芽肿性肝炎等。近年来报道有些综合征与猫抓病相关,称为不典型猫抓病临床表现,多见于儿童患者。

(1) 帕里诺眼-淋巴结综合征 在猫抓病中,少数儿童病例(约6%)出现帕里诺眼-淋巴结综合征(Parinaud's oculoglandular syndrome, POGS),即眼肉芽肿或耳前淋巴结病引起腮腺区域肿胀伴结合膜炎。Carithers(1978)报道了14例不典型猫抓病伴此综合征患儿,并强调其肉芽肿损伤的特点,在眼睑结合膜处可见到2～3 mm,甚至大于1 cm的红色至黄色结节。眼部症状的出现可能由于汉赛巴通体直接或间接进入眼睑所致。此综合征是自限性感染病,预后较好。

帕里诺综合征也可能为结核病、兔热病、腹股沟淋巴肉芽肿和梅毒等引起,但近来通过血清学检测和PCR技术测定汉赛巴通体特异性DNA,已证实此综合征是不典型猫抓病的最常见形式。

(2) 勒伯尔星状视网膜病 1916年勒伯尔(Leber)报道了一种独特的视网膜炎疾病,称为特发性勒伯尔星状视网膜病(Leber's stellate retinopathy)(特发性勒伯尔星状视神经炎、特发性勒伯尔星状视斑病),当时未明确其病因,直至1970～1977年才将其认为与猫抓病有关。本病常见于儿童和青年,多为不对称性,无痛性视力减退,视盘肿胀,星状斑形成,最后自发性溶解,1～3个月内完全恢复视力。

【实验室检查】

1. 血常规 病程早期白细胞总数减少,淋巴结化脓时轻度升高,中性粒细胞增多,血沉加快。

2. 病原体检测和培养 采集可疑患者有病变的皮肤、淋巴结或结膜活检标本,制成涂片,用Warthin-Starry银染色方法进行染色,在显微镜下可见巴通体。从患者血液、淋巴结脓液和原发皮肤损害处可分离培养出汉赛巴通体,则诊断肯定。但该病原体大多呈细胞壁缺陷型,培养条件要求较高,只有在含鲜血或巧克力培养基中,在35℃、CO_2孵箱中培养6周才可生长,再用Warthin-Starry银浸染色法可见多形性革兰阴性杆菌。因而不能作为早期诊断方法,在临床应用上受到限制。

3. 免疫学检查

(1) 皮肤试验 猫抓病抗原目前尚未商品化,因此采用从淋巴结穿刺液经加热杀菌后作抗原对诊断有较肯定的价值。皮试方法:取抗原 0.1 ml 在前臂掌侧皮内注射,48 h 出现直径≥5 mm 的硬结者为阳性,周围有 30～40 mm 浮肿红晕,此红晕一般存在 48 h,硬结可持续 5～6 d 或 4 周。皮肤试验为迟发型变态反应,较灵敏与特异,其假阳性约在 5%。间隔 4 周反复 2 次尚阴性可除外猫抓病诊断。感染后皮肤试验阳性反应可保持 10 年以上。

(2) IFA　用荧光素标记的抗原测定患者血清中的汉赛巴通体特异性抗体,其效价≥1∶64 为阳性。据报道其阳性率为 88%,特异性为 94%。病程早期及 4～6 周两份血清效价有 4 倍以上增长,对诊断也有意义。该试验是一种简便、快速、灵敏及特异确诊本病最易推广应用的方法。

(3) ELISA　检测抗汉赛巴通体 IgM 抗体,敏感性强,特异性较好,有临床诊断价值。ELISA - IgG 抗体敏感性较低,不能作为实验室诊断标准。

上述 IFA 和 ELISA - IgM 抗体作为猫抓病血清学诊断标准,两者在血清型上很少有不同,并与五日热巴通体有交叉反应。若需分型应作细菌培养,以进一步明确。

4. 分子生物学检测　近年来采用 PCR、巢式 PCR 或 PCR 原位杂交技术,从淋巴结活检标本、脓液中检出汉赛巴通体 DNA,阳性率可达 96%。但这种特异性及敏感性高的方法实验条件要求较高,难以作为临床常规检查。汉赛和五日热巴通体 DNA 的 PCR 检测,其 CAT1、CAT2 为一对特异性引物,其核苷酸序列(5′→3′)为 GATTCAATTGGTTTGAA(G 和 A)GAGGCT 和 TCACATCACCAGG(A 和 G)CGTATTC,可扩增出 414 bp 片段产物。

5. 病理组织学检查　对活检组织作 Warthin-Starry 和 Brown-Hopp's 组织染色或组织电镜检查,有助诊断。但组织染色不能区别巴通体的不同菌型或其他病原体。

【诊断和鉴别诊断】

1. 诊断　①流行病学史有与猫、狗、猴及野兔等动物密切接触史,并存在被抓、舔或被咬破皮肤史。②猫抓病抗原皮肤试验阳性。③排除其他原因引起的淋巴结肿大。④淋巴结组织活检符合典型的猫抓病组织病理特点,即坏死性肉芽肿及小脓肿。用 Warthin-Starry 银染色,发现有汉赛巴通体。

凡具备上述中 3 项指标时,便可临床诊断为猫抓病,再应用血清学试验(IFA 和 ELISA - IgM 方法)加以确诊。

2. 鉴别诊断　本病应与淋巴瘤、结核病、兔热病、性病性淋巴肉芽肿及艾滋病等相鉴别。

【预后】　本病为自限性疾病,一般经 2～3 个月可自愈。除严重脑病者外,应用抗菌药物治疗及局部处理多能治愈,但淋巴结肿大>5 cm 时可持续 1～2 年。本病病死率在 1%以下。

【治疗】

1. 抗病原治疗　多种抗菌药物对本病有效,首选为庆大霉素及复方磺胺甲噁唑(SMZco),庆大霉素剂量为每日 5 mg/kg,分次肌注或静滴,疗程 5 d。SMZco 中 SMZ 每次 30～60 mg/kg、TMP 每次 6～12 mg/kg,每日口服 2 次,疗程 7～14 d。其他氨基糖苷类如丁胺卡那、妥布霉素、奈替米星,β 内酰胺类如氨苄西林、头孢西丁、头孢噻肟、头孢他啶,及其他类药物如环丙沙星、利福平、红霉素、多西环素、阿奇霉素等均对汉赛巴通体敏感,可以选用。并发有脑炎等重症患者或有免疫缺陷基础患者,应联合两种抗菌作用较强的药物治疗。

2. 对症及局部治疗　根据不同的病情,可适当进行对症治疗,如应用退热、止痛等药物;清洁原发皮肤损害处,局部可以湿敷等。如淋巴结化脓时可采用多次抽吸脓液,一般不作切开引流。

【预防】　不饲养或玩弄猫、犬等宠物。被猫等动物抓伤后立即用碘酒或莫匹罗星(mupirocin)软膏(百多邦)外用消毒处理,并定期观察局部淋巴结。患者一般无需隔离。

参考文献

[1] 俞树荣.巴通体(罗沙利马体)和巴通体感染[M]//俞树荣,陈香蕊.立克次体与立克次体病.北京:军事医学科学出版社出版,1999:157 - 176.

[2] 俞树荣.五日热巴通体[M]//王秀茹.预防医学微生物学及检验技术.北京:人民卫生出版社,2002:432 - 435.

[3] 栗冬梅,刘起勇,俞东征,等.巴尔通体的宿主动物及传播媒介研究进展[J].中国媒介生物学及控制杂志,2005,16(2):510 - 513.

[4] 丁洪基.猫抓病研究进展[J].中华病理学杂志,2004,33(5):475 - 477.

[5] 栗冬梅,张建中,刘起勇.中国巴尔通体与相关疾病的研究进展[J].中国人兽共患病学报,2008,24(8):762 - 765.

[6] Benner DJ, O'Connor SP, Winkler HH, et al. Proposals to unify the Genera *Bartonella* and *Rochalimaea*, with descriptions of *Bartonella quintana* comb. nov., *Bartonella vinsonii* comb. nov., *Bartonella henselae* comb. nov., and *Bartonella elizabethae* comb. nov., and to remove the Family Bartonellaceae from the order Rickettsiales [J]. Int J Syst Bacteriol, 1993, 43:777 - 780.

[7] Tompkins LS. Bartonella infections including cat-scratch disease [M]// Braunwald E, FauciAS, Kasper DL, et al. Harrison's priciples of internal medicine. 15th ed. New York: Mc Graw-Hill companies, 2001:1001 - 1004.

[8] Ohl ME, Spach DH. *Bartonella quintana* and urban trench fever, in Strausbaugh LJ (edtor), Special section: emerging infection [J]. Clin Infect Dis, 2000, 31:131 - 135.

[9] Foucault C, Barrau K, Brouqui P, et al, Bartonella quintana bacteremia among homeless people [J]. Clin Infect Dis,

2002,35:684-689.

[10] Ridder GJ, Boedeker CC, Katja TI, et al. Role of cat-scratch disease in lymphadenopathy in the head and neck [J]. Clin Inf Dis, 2002,35:643-649.

[11] Greene CE. Infectious diseases of the dog and cat [M]. 3rd ed. Canada: Elsevier Inc, 2006:510-524.

[12] Houpikian P, Raoult D. Western immunoblotting for Bartonella endocarditis [J]. Clin Diagn Lab Immunol, 2003,10(1):95-102.

[13] Hammoud KA, Hinthorn D. Bartonellosis [J/OL]. [2008-10-13] http://www.emedicine.medscape.com/article/213169.

第五章

支原体病

第一节 概 述

雷学忠

支原体感染(mycoplasma infection, mycoplasmosis)是由支原体引起的一种传染病。支原体是一类没有细胞壁只有细胞膜的原核细胞微生物,为目前发现的最小最简单的细胞,也是唯一一种没有细胞壁的原核细胞。支原体细胞中唯一可见的细胞器是核糖体。

支原体广泛寄居于自然界,种类繁多,由于各种属支原体在生物学特性上的不同,对各种有机体的致病性也各有不同。即便是同一种属的支原体,因结构上的细微差异,生物学特性即会有所不同,而其致病性亦会有所差异。

在微生物学上支原体归属于硬壁菌门(Firmicutes),柔膜体纲(Mollicutes),支原体目(Mycoplasmatales),其下分 4 个科。①支原体科(Mycoplasmataceae):它们生长时需固醇类。该科有 2 个属,一是支原体属(*Mycoplasma*),包括 100 种,近来根据 DNA 测序、PCR 扩增和 16SrRNA 分析将附红细胞体属(*Eperythrozoon*)也归入此属;二是脲原体属(*Ureaplasma*),包括 5 个种。②无胆甾原体科(Acholeplasmataceae):它们生长时无需固醇类。③螺原体科(Spiroplasmataceae):它们生长时需固醇类,被认为是植物和昆虫的支原体。④厌氧原体科(Anaeroplasmataceae)。

迄今发现支原体属有 70 个种,其中 14 个种可对人致病。主要有肺炎支原体(*Mycoplasma pneumonia*)、人型支原体(*M. hominis*)、生殖支原体(*M. genitalium*)、发酵支原体(*M. fementens*)和溶脲脲原体(*Ureaplasma urealyticum*),在临床上可引起呼吸道及泌尿生殖系感染。此外,支原体感染和其他疾病的发生可能有关,如可从类风湿关节炎患者的关节滑膜液中分离出发酵支原体。英国圣乔治(St. George)医院检测几种关节炎患者的关节液,结果发现有 90%风湿性和非风湿性关节炎中发酵支原体阳性,且发现支原体感染对内分泌系统的某些功能亦有直接作用和介导作用。近年来从艾滋病患者的尿、淋巴细胞培养液及血清中分离出 3 种支原体,即发酵支原体无名株(*M. incognitus*)、穿透支原体(*M. penetrans*)及梨支原体(*M. pimm*),国外学者认为这 3 种支原体能促使无症状的 HIV 阳性者进展为有症状的艾滋病。

支原体感染在人群中广泛存在及传播,尤其在性病中是极其重要的病原体。据报道,在西方国家人群感染率为 10%~70%,尤其在性乱者、同性恋、妓女、淋病及其他性病患者中发病率高。我国亦有本病发生。

临床上可有 2 种支原体混合感染,如人型支原体和溶脲脲原体混合感染引起人泌尿系感染。支原体亦可和其他病原体如病毒或细菌混合感染,如肺炎支原体与呼吸道病毒的混合感染,远远超过单独支原体感染;在艾滋病患者中支原体的检出率亦高于健康人群。在混合感染时,一种病原体对另一种病原体有活化作用,如对 HIV 及其他致肿瘤病毒的复制有促进作用,故混合感染时病情更严重。

支原体的病原学特点:①支原体是介于细菌与病毒间的一种最小的原核细胞微生物,拥有高(A-T)含量(67%~76%)小基因组(580~2 200 kb),为一环状双链 DNA,使用通用的终止密码子 UGA。同时它也具有 RNA。以二分裂法进行繁殖。大小为 0.2~0.3 μm,形态呈多形性,可为球形、杆状及丝状等。革兰染色阴性,Giemsa(吉姆萨)染色呈淡紫色。②菌体仅有细胞膜,共 3 层,内外层为蛋白质和多糖的复合物,中层为脂质(图 5-1-1)。细胞膜中胆固醇含量较多,约占 36%,对保持细胞膜的完整性具有一定作用。凡能作用于胆固醇的物质(如两性霉素 B、皂素等)均可引起支原体膜的破坏而使支原体死亡。无一般细菌具有的细胞壁。故对影响细胞壁合成的抗生素均耐药,而对膜蛋白和胞质蛋白合成的抑制剂敏感。③可在人工培养基上生长,有氧或无氧均可生长,但生长缓慢,需 1~2 周或以上。而且营养要求高,如必须在含有 20%马血清和酵母浸出液的琼脂培养基上生长。对数生长期细胞数可达 10^7 CFU/ml。反复传代后生长快。除无胆甾原体外其生长一般需要胆固醇,对 pH 的适应

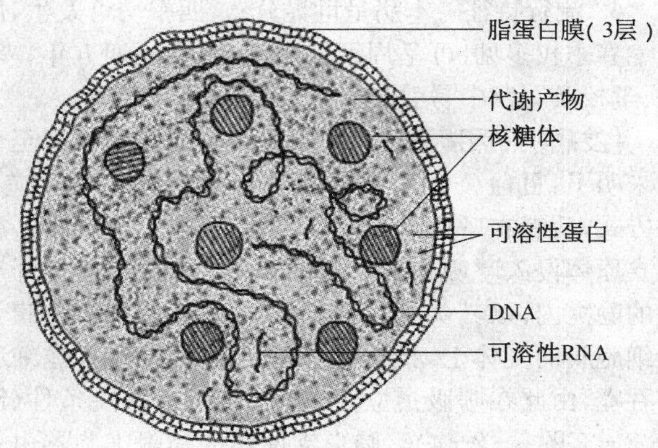

图5-1-1 支原体结构图

(引自 http://www.tm/contenutorvista.co...eria.php)

较宽,最适 pH 为 7.6～8。而解脲脲原体则需 pH 6～6.5,且生长后可分解尿素产生 NH,使 pH 上升而迅速死亡,故不易传代。平皿上菌落圆形、隆起、呈颗粒状,直径 10～100 μm。菌落能吸收豚鼠红细胞,产生过氧化氢溶血素,可迅速而完全地溶解哺乳动物红细胞。半固体培养基中呈砂粒状菌落。④亦可在鸡胚绒毛尿囊膜上或细胞培养中生长。⑤不同种类支原体的生化反应可利用葡萄糖或精氨酸,但一般来说能分解葡萄糖的支原体则不能利用精氨酸,能利用精氨酸的则不能分解葡萄糖,如肺炎支原体可利用葡萄糖,人型支原体可利用精氨酸。而穿透支原体及梨支原体等少数两者均可利用。解脲脲原体不能利用葡萄糖或精氨酸,但可利用尿素作能源。⑥对热抵抗力差,45℃ 30 min或55℃ 5～15 min可灭活,对常用酸性消毒剂如苯酚、甲酚皂溶液及脂溶性消毒剂敏感,冷冻干燥可长期保存。对青霉素、醋酸铊有抵抗力,生长受四环素、红霉素等抑制。对美蓝有耐受性,能还原美蓝。

支原体致病性与免疫力特点:它不侵入机体组织与血液,而是在呼吸道或泌尿生殖道上皮细胞黏附并定居后,通过不同机制引起细胞损伤,如获取细胞膜上的脂质与胆固醇造成膜的损伤,释放神经(外)毒素、磷酸酶及过氧化氢等。还可通过免疫反应引起全身各部位病理损伤。巨噬细胞、IgG及IgM对支原体均有一定的杀伤作用。呼吸道黏膜产生的SIgA抗体已证明有阻止支原体吸附的作用。在儿童中,致敏淋巴细胞可增强机体对肺炎支原体的抵抗力。

肺炎支原体可引起非典型肺炎,人型支原体、生殖道支原体和溶脲脲原体可引起泌尿生殖系感染。溶脲脲原体感染与男性不育、女性不孕及尿路结石形成有关。

参考文献

[1] 李子华. 支原体[M]//王秀茹. 预防医学微生物学及检验技术. 北京:人民卫生出版社,2002:109-110.

[2] 杨瑞馥. 支原体的分类与鉴定[M]//曹玉璞,叶元康. 支原体与支原体病. 北京:人民卫生出版社,2000:6-25.

[3] Neimark H, Kocan K M. The cell wall — less rickettsia *Eperythrozoon wenyonii* is a *Mycoplasma*. FEMS Microbiology Letters, 1997,156:287-291.

[4] 吴移谋,叶元康. 支原体学[M]. 北京:人民卫生出版社,2008:1-90.

第二节 支原体肺炎

雷学忠

支原体肺炎(mycoplasma pneumonia)是由肺炎支原体引起的一种肺炎,既往因其细菌学检查阴性而称之为原发性非典型肺炎。肺炎支原体是人呼吸道感染的主要致病原之一,目前所知其只有1个血清型,主要引起急性呼吸道感染性疾病。临床表现多种多样,主要表现为起病缓慢,发热,阵发性刺激性咳嗽;肺部体征多不明显,病情大多较轻,预后良好。有的表现为气管炎及鼻咽炎。

少数患者可并发呼吸系统外病变,如神经系统、血液系统、心血管系统病变及胃肠道炎症等。支原体肺炎临床并不少见,据国外统计占成人肺炎的15%～18%,国内统计约20%,仅次于链球菌肺炎。儿童及成人均易感染,大于45岁的成人可发生再感染。约25%可为隐性感染而无症状。本病可散发亦可流行。

【病原学】 肺炎支原体(*Mycoplasma pneumoniae*, MP)直径为125～150 nm,在特殊培养基中生长,初分离时生长缓慢,需要观察较长时间。在固体培养基上需5～10 d才形成细小菌落,直径10～100 μm,需在低倍镜下观察。初代分离的菌落呈圆形凸起,表面有均匀细小颗粒,没有亮的边缘区(图5-2-1,图5-2-2)。经几次传代才出现亮的边缘区而似"煎蛋"样。能发酵葡萄糖,产酸不产气,不分解精氨酸。膜蛋白和糖脂是其主要抗原决定簇,膜蛋白是相对分子量为170 kDa的P1蛋白,又称黏附因子,也是重要的免疫原,可刺激机

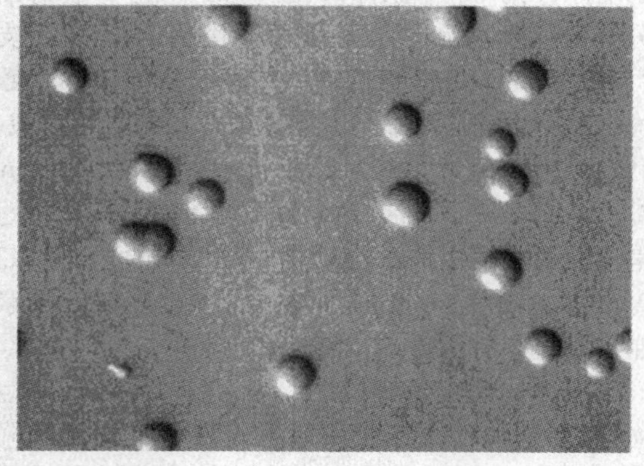

图 5-2-1 琼脂培养基培养出的肺炎支原体球形菌落(×95)

[引自 Clin Microbiol Rev. 2004, 17(4):697-728]

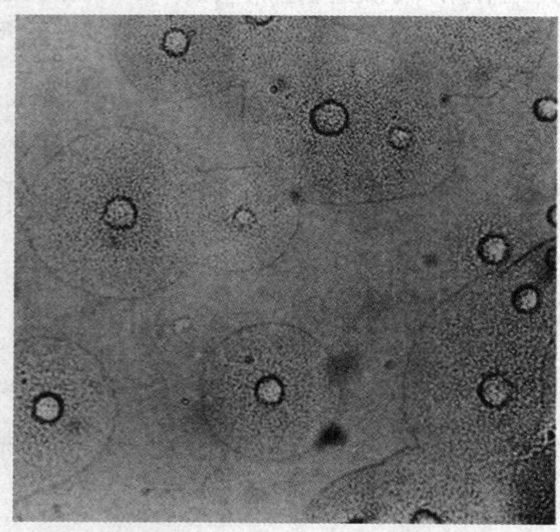

图 5-2-2 亮视野下从女性生殖道分离出人型支原体菌落的显微照片(×275)

[引自 Embree, Embil. Can Med Assoc J. 1980,19,123(2):105-111]

体产生强烈的免疫应答。在 MP 感染的急性期、恢复期及感染后 5 个月时血清中均能测出 P1 抗体。肺炎支原体对热和干燥非常敏感,56℃即灭活,4℃仅存活 1 d,冻干时能长期保存。对苯酚(石炭酸)、甲醛等常用消毒剂敏感。

【流行病学】

1. 传染源 患者及肺炎支原体携带者为主要传染源,潜伏末期即有传染性。病初 4～6 d 传染性最强,3～5 周后消失。

2. 传播途径 肺炎支原体由感染者的鼻、咽、喉、气管分泌排出,病菌借直接接触或经口、鼻分泌物与痰的飞沫而传播。

3. 人群易感性 普遍易感,5～20 岁发病较多,免疫力低下者较易受染,病后免疫力不充分,还可再次感染,50 岁以上人群大多有抗体。

4. 流行特征 本病呈世界分布,四季均可发生,但以冬春季较多见,可呈周期性小流行,间隔四五年。家庭、学校及军营中易引起流行。

【发病机制和病理】 支原体感染的发病机制至今尚未明了,目前公认的主要是直接损害和免疫反应 2 种方式,后者在呼吸道以及肺外致病中尤为突出。肺炎支原体侵入呼吸道后,首先借滑行运动定位于纤毛毡的隐窝内,以其尖端特殊结构牢固地黏附于黏膜上皮细胞膜的受体上,抵抗黏膜纤毛的清除和吞噬细胞的吞噬,由此在呼吸道立足,这是致病的先决条件(图 5-2-3,图 5-2-4)。肺炎支原体的黏附细胞器由一个交互式的黏附素网状系统和黏附辅助蛋白组成,黏附因子主要包括 P1 蛋白(170 kDa)与 P30 蛋白(32 kDa),一般认为它们是黏附的关键。然后在此基础上,支原体通过其产生的过氧化氢与膜的内酯成分产生毒性效

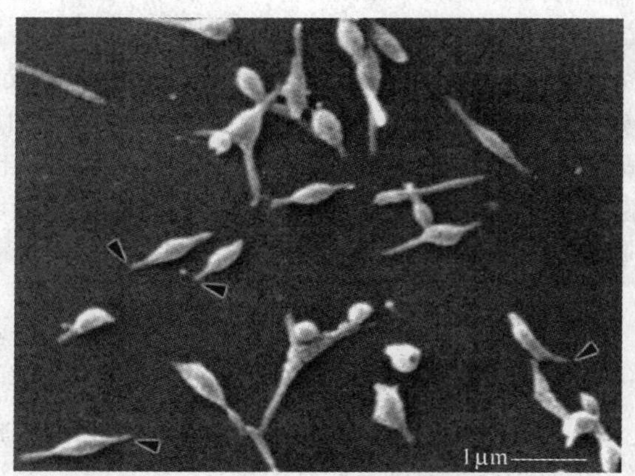

图 5-2-3 扫描电镜下整个支原体显示

图中所指出的箭头即终端附件结构

[引自 Clin Microbiol Rev. 2004,17(4):697-728]

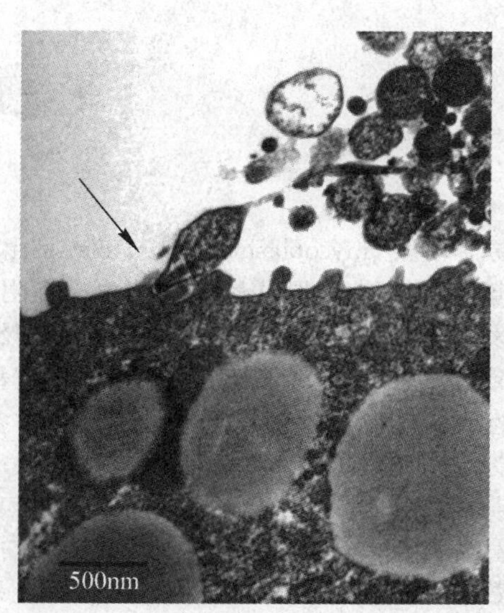

图 5-2-4 透射电镜肺炎支原体感染仓鼠气管环

箭头显示了密切相联附件结构的上皮细胞

[引自 Clin Microbiol Rev. 2004,17(4):697-728]

应引起宿主细胞膜损伤。肺炎支原体抗原与人体心、肺、肝、脑、肾和平滑肌等组织存在部分共同抗原，感染后可产生相应组织的自身抗体，并形成免疫复合物，可引起肺内或肺外多种病变，如肺炎、皮疹、心肌炎、肾小球肾炎、溶血性贫血等。同时细胞免疫在抗肺炎支原体感染中、恢复期中和抗再感染中也起着重要作用，此外肺炎支原体还可刺激淋巴细胞、单核细胞等产生多种细胞因子，如白细胞介素（IL）、干扰素（IFN）、肿瘤坏死因子（TNF）、生长因子、趋化因子、集落刺激因子等介导对细胞组织的炎症反应和免疫损伤。

主要病理变化为气管、支气管、毛细支气管黏膜充血，镜检可见支气管、细支气管周围、肺泡间隔水肿及以单核细胞为主包括肺泡巨噬细胞、淋巴细胞、中性粒细胞、浆细胞和纤维蛋白的浸润。支气管细支气管纤毛失去，上皮细胞脱落，部分可见溃疡，肺泡腔内一般无渗出。肺部有片状融合性支气管肺炎、间质性肺炎或大叶性肺炎，下叶常见。部分病例可见胸膜炎合并少量胸腔积液。严重病理有弥漫性肺泡损害表现。需注意的是，长期使用免疫抑制剂的患者肺部感染可能缺乏肺浸润，进一步证明宿主免疫反应在病情发展中的重要性。

【临床表现】 潜伏期2～3周。临床表现可多种多样，典型表现如下。

1）起病缓慢，畏寒发热、乏力、头痛、全身不适及咳嗽等上感症状，2～3 d后症状加重，可有高热、寒战及肌肉疼痛。

2）剧烈顽固性干咳为本病的重要特征，无痰或有少量黏痰或血痰，一般情况良好，很少出现呼吸急促及发绀。肺部体征多不明显，肺实变征少见，可有哮鸣音、湿性啰音及偶有胸膜摩擦音。症状重而肺部体征少亦是本病的特征。

3）年幼者可有鼻咽炎或耳鼓膜炎，伴局部疱疹而引起咽痛及淋巴结肿大。少数患者可有皮疹或红斑。

4）病程长短不一，一般在2周之内，亦长达4～6周。可于数周后复发。

5）少数患者可有肺外病变：①中枢神经系统病变有脑膜脑炎、脑炎、多发性神经炎、横贯性脊髓炎及吉兰-巴雷综合征等，多在呼吸系统症状出现后2周开始，常持续数月。②心血管系统可有心包炎、心肌炎及传导阻滞等。③有溶血性贫血、阵发性血红蛋白尿、弥散性血管内凝血及血小板减少性紫癜等。④可有急性胰腺炎及肝功能异常等。⑤可导致肾小球肾炎。⑥其他可有非特异性关节炎及皮疹等。

【实验室和其他检查】

1. 血液检查 血白细胞总数多正常，偶有升高，中性粒细胞及嗜酸粒细胞可轻度升高，血沉可增快。

2. 病原培养 确诊需做肺炎支原体培养，采集痰、鼻咽洗液及气管分泌物培养，10 d左右可得阳性结果，有菌生长后需做红细胞溶解试验或特异性抗体抑制生长试验确定。这至今仍是支原体鉴定的金标准。但其缺点是费时耗力，而且由于肺炎支原体对培养条件要求苛刻，生长缓慢，尤其是当标本中肺炎支原体数量极少、培养基营养标准不够或操作方法不当时，均会出现假阴性。基于此，不宜用作临床常规诊断方法。

3. 血清学检查 为常用的诊断方法。

（1）*冷凝集试验* 支原体肺炎患者血清中含有非特异性冷凝集素，属IgM，于病程的第1周末第2周初产生，能在0～4℃时凝集人红细胞，50%～70%患者呈阳性，其阳性率及效价与病情严重程度成正比。

（2）*肺炎支原体特异性抗体的检测* ①特异性IgM抗体于感染后1周开始上升，4～5周达高峰，故可用于早期诊断，但此抗体可能持续时间较长，且重症感染及再感染者可能无此抗体产生，故此抗体不能作为唯一的诊断手段。常用检测方法有IFA（间接免疫荧光法），效价≥1∶16或双份血清抗体4倍以上增高者均有诊断意义，此法较灵敏。ELISA（酶联免疫吸附试验）检测IgM抗体，灵敏性及特异性均较高，发病后1周即可检出，10～30 d达高峰，12～26周消失。间接血凝试验检测IgM抗体，灵敏性及特异性分别为89%和93%，亦为较好的方法。②特异性IgG抗体检测：除上述方法外，亦可用补体结合试验，急性期单份血清抗体滴度≥1∶32为阳性，双份血清抗体滴度4倍以上增高则提示有近期感染，其灵敏性及特异性分别为90%和94%，因可与其他支原体和军团菌有交叉反应，且操作繁琐，故临床上并不常用。

（3）*肺炎支原体抗原的检测* 此法快速简便，是确诊本病的较好方法。呼吸道标本肺炎支原体直接抗原快速检测方法包括：直接免疫荧光、特异性单克隆抗体间接免疫荧光法、对流免疫电泳、免疫印迹和抗原捕获EIA。但由于这些方法敏感性较低，与呼吸道存在的其他支原体存在交叉反应，并且须制备有高度特异的单克隆抗体，使其应用也受到限制。

4. 肺炎支原体特异性核酸的检测 ①核酸杂交技术：用CDNA制备放射性同位素或放射性核素探针，检测特异性核酸，具有快速、特异和灵敏的特点，但由于检测用探针为放射性同位素标记，其已被更加敏感、安全的PCR（聚合酶链反应）试验所代替。②PCR：将检测标本中的DNA，经PCR法扩增后，再用探针进行杂交，则可大大提高其检测之灵敏性，故为一种快速而特异的诊断方法。但PCR的实验条件要求非常严格，必须具备一定的设备及技术条件，费用较昂贵，且极微量的污染都会造成非特异性扩增。

5. 肺部X线检查 肺部可有小点片状或不规则云雾状阴影，肺门部致密，向外逐渐变浅而呈扇形分布。多数为一叶受累，下叶尤以左下叶最多见，少数可呈多叶病变。可见少量胸腔积液。小儿可伴肺门淋巴结肿大。其肺部X线表现较体征变化明显，但亦缺乏特异性变化。有上述临床表现及肺部X线变化又除外其他病原的感染，即可作临床诊断，确诊则有赖于病原学及血清免疫学检查。

【诊断和鉴别诊断】

1. 诊断

(1) 流行病学　接触史，在家庭或集体中出现呼吸道感染伴肺炎流行时，应考虑本病的可能性。

(2) 临床特征　发病缓慢，有发热、乏力、阵发性刺激性咳嗽，无痰或有少量黏液痰，肺部体征不明显，但偶有啰音，而X线所见病变显著，宜先考虑为支原体肺炎。在上述表现基础上出现出血性疱疹性耳鼓膜炎，临床可诊断为支原性肺炎。

(3) 实验室检查　白细胞计数大多正常或轻度升高，血沉多增快；血清冷凝集试验阳性，对诊断本病有较大的参考意义。病程10 d后血清补体结合试验阳性或其他血清学试验阳性，为诊断本病的较重要依据，PCR检测肺炎支原体核酸或鼻咽洗液和痰培养分离出肺炎支原体则可确诊。

(4) 治疗　常规经验性抗感染治疗。青霉素、头孢菌素、氨基糖苷类以及磺胺类无效。

2. 鉴别诊断　本病应与流感、病毒性肺炎、细菌性肺炎、鹦鹉热、Q热、百日咳、传染性单核细胞增多症、肺结核、肺真菌病等鉴别。

【并发症】

1. 皮肤黏膜　约25%的病例发生多发性皮肤黏膜损害，最多见的有斑疹、出血点、麻疹样和丘疹样皮疹、结节性红斑和荨麻疹，亦可出现疱疹性皮炎、溃疡性口腔炎和结膜炎，眼角膜受损可致失明。约5%患者指、趾远端对冷刺激发生苍白、疼痛，甚至坏疽，高滴度冷凝集素对远端微循环中微血栓可能起一定作用。

2. 中枢神经系统　约7%的肺炎支原体感染病例伴有中枢神经系统并发症，如无菌性脑膜炎、脑膜脑炎、周围神经炎、脑神经麻痹、视神经萎缩等病变。上述神经系统症状常开始于呼吸系统症状出现14 d以后，疾病恢复缓慢，常持续数月。

3. 血液系统　病程2～3周约5%患者可发生暂时性冷凝集素溶血性贫血、血小板减少等。

4. 心血管系统　约4.5%患者心脏受累，可发生心肌炎、心包炎、心包积液及完全性房室传导阻滞等。

5. 骨关节系统　常见关节炎、游走性关节痛，累及大关节为主。

6. 泌尿系统　可出现蛋白尿、血尿、少尿等表现。发病机制可能与链球菌感染后的肾小球肾炎类似。

【治疗】

1. 病原治疗　由于支原体对所有作用于细胞壁的药物均耐药，故对青霉素、磺胺类、头孢菌素以及万古霉素均耐药。红霉素、四环素、链霉素及氯霉素等抗生素作用于核蛋白体，而喹诺酮类阻止DNA复制，可抑制或影响蛋白质合成，有杀灭支原体的作用，用于临床常规治疗。氨基糖苷类抗生素一般不作为一线用药，喹诺酮类因对骨骼的发育可能产生不良影响，在小于18岁的未成年人及孕妇中应慎用。常选用四环素口服，0.5 g/次，4次/d，孕妇及8岁以下儿童不宜用四环素。大环内酯类药物中的红霉素是治疗肺炎支原体感染的首选药物，0.5 g/次，3次/d；小儿30～50 mg/(kg·d)，每日分3次或4次，疗程7～10 d。多数患者治疗后24 h内体温下降，临床症状亦同时好转，X线表现需1～2周后才恢复。

近年来国内外相当多的研究指出以红霉素为主的大环内酯类抗生素的广泛使用带来了日趋严重的耐药性，国内尤甚。目前新一代大环内酯类和新型喹诺酮类药物的使用在支原体肺炎的治疗中占据了主导地位。常用方案为：阿奇霉素，0.5 g/d，顿服，连服3 d或首日0.5 g/d，后4 d 0.25 g/d；克拉霉素，0.5 g/次，每日2次，疗程10～14 d；左氧氟沙星，0.3～0.5 g/d。

同时，临床医师应加强对支原体耐药知识方面的了解，提高治疗的针对性和成功率，尽量减少经验抗生素用药，避免盲目用药，才能提高疗效，减少支原体耐药现象的发生。

应注意，呼吸道分泌物中的支原体可较长期存在。

2. 一般及对症治疗　一般处理包括呼吸道隔离，保持室内空气新鲜流通，进食易消化食物加强营养。咳嗽无痰患者可用各种止咳药，剧咳者可口服小剂量可待因治疗。病情严重者，如急性期病情发展迅速且严重的支原体肺炎或肺部病变迁延而出现肺不张、肺间质纤维化、支气管扩张或肺外并发症者可酌情短期用肾上腺皮质激素治疗，可以明显降低细胞因子和趋化因子，从而减轻肺组织的炎症。目前比较倾向于对症状较严重的病例采取早期、短疗程(3～5 d)、大剂量糖皮质激素治疗并联合大环内酯类抗生素抗病原。

当病情迁延不愈或加剧时应考虑肺外并发症的可能，如出现肺外并发症需要积极针对性处理。

【预防】　对密集易感人群，用土霉素预防有效，国外有学者在肺炎支原体疫苗的保护效果及不良反应系统评价和Meta分析中表明：肺炎支原体灭活疫苗可减少其肺炎和相关呼吸道总感染率的40%。疫苗没有显著的不良反应，但目前尚未普遍应用。

参考文献

[1] Principi N, Esposito S. Emerging role of *Mycoplasma pneumoniae* and *Chlamydia pneumoniae* in paediatric respiratory—tract infections [J]. Lancet Infect Dis, 2001,1(5):334-344.

[2] Principi N, Esposito S. *Mycoplasma pneumoniae* and *Chlamydia pneumoniae* cause lower respiratory tract disease in paediatric patients [J]. Curr Opin Infect Dis, 2002,15(3): 295-300.

[3] Linchevski I, Klmenet E, Nir-Paz R. *Mycoplasma pneumoniae* vaccine protective efficacy and adverse reactions—systematic review and meta-analysis [J]. Vaccine, 2009, 27 (18): 2437-2446.

[4] Yavlovich A, Tarshis M, Rottem S. Intemalization and intracellular survival of *Mycoplasma pneumoniae* by non-phagocytic cells [J]. FEMS Microbiol Lett, 2004, 233 (2): 241-246.

[5] Martinez T. M. A., Pino P. Y., Salazar B. T., et al. Diagnostic utilityof the polymerase chain reaction for the diagnosis of *Mycoplasma pneumoniae* in elderly patients with community-acquired pneumonia [J]. Rev Chilena Infectol, 2005,22(3):251-256.

[6] Vervloet LA, Marguet C, Augusto P, et al. Infection by *Mycoplasma pneumoniae* and its importance as an etiological agent in childhood community-acquired pneumonias [J]. The Brazilian Journal of Infectious Diseases, 2007, 11(5): 511-514.

[7] Tagliabue C, Salvatore CM, etc. The impact of steroids given with macrolide therapy on experimental *Mycoplasma pneumoniae* [J]. J Infect Dis, 2008,198(8):1180-1188.

[8] Waites KB, Talkington DF. *Mycoplasma pneumoniae* and its role as a human pathogen [J]. Clin Microbiol Rev, 2004,17 (4):697-728.

[9] 董宗祈.肺炎支原体感染的致病机制与治疗的关系[J].实用儿科临床杂志,2007,22(4):243-245.

第三节 泌尿生殖系支原体感染

雷学忠

泌尿生殖系支原体感染(uro-genital mycoplasma infection)是由人型支原体、生殖道支原体及解脲脲原体引起。其中人型支原体和生殖道支原体可引起盆腔炎、宫颈炎、子宫内膜炎、阴道炎、前列腺炎、尿道炎、阴茎包皮病变,还可引起胎儿宫内感染。脲原体主要引起非淋菌性尿道炎。本感染可引起男性不育及女性不孕。

支原体虽可存在于正常人群中,但作为泌尿生殖系感染的常见病原愈来愈受到人们的重视。自 1954 年 Shepard 首先从非淋病性尿道炎分泌物中分离解脲脲原体以来,相继得到许多学者的证实。据统计其在非淋病性尿道炎中占 30%~47%,而且有逐年增高的趋势。在不孕症中也占有相当比例。

【流行病学】 多见于性生活混乱者,亦可发现在应用口服避孕药物的育龄妇女中,月经期支原体分离率高,提示体内激素变化时,易发生支原体感染。

高危人群:年龄<20 岁;首次性交年龄较小者;有频繁性生活者,尤其是多个性伴侣者;查有其他性传播疾病感染者;性伴侣查出泌尿系统支原体感染者;性工作者;居住经济卫生状况较差人群;不洁性交 1~4 周后出现临床症状或体征者。

【临床表现】 潜伏期 1~4 周,平均 2 周左右,可为隐匿型感染而可成为无症状支原体携带者,在某些激发因子的作用下可发病,多数无临床症状或仅有轻微不适。可有如下临床表现。

1. 尿道炎 有尿频、尿急、尿痛、尿道烧灼感、排尿困难及尿道出现分泌物,尿道外口红肿,沿尿道可有压痛。主要由溶脲脲原体引起,人型支原体及其他支原体能否引起尿道炎尚未肯定。亦可引起上尿路炎症性改变,发现在肾小球肾炎、膀胱炎患者中支原体分离率可为 97%和 95%,且与膀胱结石的发生有关。

2. 生殖系感染 可引起鞘膜炎、前列腺炎、盆腔炎、子宫颈炎及阴道炎。盆腔炎多为急性或亚急性输卵管炎及子宫内膜炎。可有畏寒、高热,下腹部疼痛,下腹部压痛以及肌紧张,盆腔可有肿块。宫颈炎及阴道炎时可有外阴瘙痒、阴道分泌物增多,阴道及宫颈黏膜充血。男性患者可出现排尿不适,尿道口滴白,向阴茎、睾丸、腹股沟等处的放射痛,以钝痛或坠痛为主,部分患者可出现性功能障碍。

支原体感染对精子生成、游动及精子与卵子的结合均有影响,且可引起生殖器官细胞的病变,故可引起男性不育及女性不孕。孕妇感染后可引起妊娠早期受精卵的脱落而致流产,亦易发生羊水过多、妊娠中毒症、早产、胎膜早破、绒毛膜炎和子宫内膜炎等并发症。亦可经血源及宫内引起胎儿感染,可引起胎儿畸形、先天性心脏病、围生期感染及围生期病死率增加。

本感染病程长,易反复发作及成为慢性。

【实验室及其他检查】

(1) 尿常规检查 尿道炎时尿镜检有多数白细胞和红细胞。

(2) 支原体分离培养 为确诊的重要方法,可从尿、尿道分泌物、阴道及宫颈分泌物中检测。取材时应注意:男性患者用无菌特制细棉签伸入尿道 2~3 cm 卷取分泌物和尿道上皮细胞,或作前列腺按摩获得的前列腺液;女性患者先用无菌长棉签伸入宫颈 2 cm 处清除分泌物,弃此棉签,然后换另外棉签稍用力擦取宫颈上皮细胞和分泌物。标本需取到生殖道上皮细胞,同时应以支原体培养基或其他转运基质及时送检,切不可使之干燥。

(3) 血清学检查 包括代谢抑制实验、酶免疫反应、IFA 等。其抗体检测如果疾病急性期或恢复期的双份血清抗体滴度增加 4 倍以上，则具有诊断价值。目前缺少特异性诊断试剂。

（4）支原体特异性核酸检测　可用基因探针法及 PCR 法检测支原体特异性核酸。

（5）内镜检查　可直接观察泌尿生殖系炎症病变，亦可自子宫内膜及输卵管取材，做支原体分离而确诊。

【治疗】

1. 病原治疗　大致同支原体肺炎。红霉素、四环素是常用的并且被认为有效的抗支原体药物。但值得注意的是近年来支原体对抗生素的耐药性日渐增加，国外有研究显示当上述药物对支原体的经验性治疗无效时，强力霉素和喹诺酮类似乎是最适合的替代方案。国内也有研究显示，在泌尿生殖系支原体感染中红霉素、四环素耐药率最高，已不能作为首选药，其次是氧氟沙星，而对交沙霉素、强力霉素、美满霉素敏感性较高。另外还有专家认为，不同类型的支原体感染对抗生素的敏感性不同，如红霉素对解脲脲原体较敏感，对人型支原体效果差，而林可霉素对解脲脲原体无效而对人型支原体有效，因此如果有条件，治疗前应查清型别，再根据药敏结果选择药物，这样既可提高疗效，又可避免滥用抗生素造成耐药菌株和耐药率的增加，以控制支原体感染和复发。

2. 一般及对症治疗　应隔离患者，症状严重者，予以对症治疗。

【预防】　最有效的预防方法即倡导健康卫生的性生活方式，加强性道德教育，切断性传播疾病的传播途径，有效使用安全套和防止意外受孕。对高危人群接种疫苗将会是一种有效的方法，其疫苗试验正在开展。

参考文献

［1］ Deguchi T, Maeda SI. Mycoplasma genitalium: another important pathogen of nongonococcal urethritis [J]. J-Urol, 2002,167(3):1210－1217.

［2］ Taylor RD. Mycplasma genitalium: an up-date [J]. Int-J-STD-AIDS, 2002,13(3):145－151.

［3］ Uuskula A, Kohl PK. Genital mycoplasmas, including *Mycoplasma genitalium*, as sexually transmitted agents [J]. Int-J-STD-AIDS, 2002,13(2):79－85.

［4］ Taylor-Robinson D. Nongonococcal urethritis and antibiotic-resistant *Mycoplasma genitalium* infection [J]. Clin Infect Dis, 2008,47(12):1554－1555.

［5］ Centers for Disease Control and Prevention, Workowski KA, Berman SM. Sexually transmitted diseases treatment guidelines, 2006 [J]. MMWR Recomm Rep, 2006,55(11):1－94.

［6］ Kilic D, M. Murad Basar. Prevalence and treatment of *Chlamydia trachomatis*, *Ureaplasma urealyticum* and *Mycoplasma hominis* in patients with non-gonococcal urethritis [J]. Jpn J Infect Dis, 2004,57:17－20.

［7］ Kenny G. E., Cartwright F. D. Susceptibilities of *Mycoplasma hominis*, *M. pneumoniae*, and *Ureaplasma urealyticum* to GAR－936, dalfopristin, dirithromycin, evernimicin, gatifloxacin, linezolid, moxifloxacin, quinupristindalfopristin, and telithromycin compared to their susceptibilities to reference macrolides, tetracyclines, and quinolones [J]. Antimicrob. Agents Chemother, 2001,45:2604－2608.

［8］ 林明辉，王惠萱，褚兆昌，等. 泌尿生殖道支原体、衣原体检测及药敏结果 485 例分析[J]. 实用医学杂志，2007,23(1):104－105.

［9］ 党鸿毅，林翀. 泌尿生殖系统支原体感染的治疗对策[J]. 现代预防医学，2009,36(4):800－801.

［10］ 朱文元. 皮肤性病学[M]. 南京：东南大学出版社，1999:102.

［11］ 李闻文，任碧琼. 泌尿生殖道支原体、衣原体感染的研究[J]. 中国现代医学杂志，2003,13(10):60－61.

第四节　人附红细胞体病

马亦林

附红细胞体病（eperythrozoonosis）又名嗜血支原体病（hemotrophic mycoplasmosis 或 hemoplasmosis），是由嗜血支原体属中附红细胞体所感染的人畜共患病。虽然在畜牧业地区人群中的附红细胞体感染率相当高，但有临床症状及体征者并不多见。本病的临床表现主要有发热、贫血、腹泻及淋巴结肿大等。

早在 1928 年，Schilling 等就已从啮齿类动物中发现这种血营养菌。按传统分类法，从不同动物体内发现的血营养菌被归类为立克次体目的附红细胞体属（*Eperythrozoon*）和血巴通体属（*Haemobartonella*）。直至 1986 年 Puntaric 等才正式描述了人类附红细胞体病。近年来通过 16SrRNA 测序分析发现它们与支原体的亲缘关系更近，于是 2002 年重新将其归类于支原体目，同时变更了名称。将一系列寄生于红细胞的支原体（包括原附红细胞体属与血巴通体属）统称为嗜血支原体（*Haemotrophic mycoplasma*，简称 hemoplasma），如血巴通体属中的犬嗜血支原体（*Mycoplasma haemocanis*，原名为 *Haemobartonella canis*）、猫嗜血支原体（*M. haemofelis*，原名为 *H. felis*）及鼠嗜血支原体（*M. haemomuris*，原名为 *H. muris*）等；附红细胞体属中的猪嗜血支原体(*M. haemosuis*,原名为*Eperythrozoon suis*)、类球状嗜血支原体(*M. haemococcoides*,原名为*E. coccoides*)、绵羊嗜血支原体(*M. haemoovis*,原名为*E. ovis*)等。随着病原名称的改变,疾病也应改为"人嗜血支原体病"较合理。鉴于对人感染的主要为嗜血支原体属中附红细胞体的一组菌种,目前未划入支原体目的尚有特加诺附红细胞体(*E. teganodes*)、图米附红细胞体(*E. tuomii*)及短小附红细胞体(*E. paruum*)等,国内文献仍习用附红细胞体的名称,因此,本节仍以"人附红细胞体病"名称加以阐述。我国于1980年首次在家兔中发现附红细胞体,相继在牛、羊、猪等家畜中查到此病原体,以后在人群中也证实了附红细胞体感染的存在。

【病原学】 附红细胞体是寄生于人畜红细胞表面、血浆和骨髓中的一群微生物。含DNA和RNA 2种核酸,呈双分裂复制。在一般涂片标本中观察,其形态为多形性,如球形、环形、盘形、哑铃形、球拍形及逗号形等(图5-4-1)。大小波动较大,寄生在人、牛、绵羊及啮齿类中的附红细胞体较小,直径为0.3～0.8 μm,而寄生在猪体中的附红细胞体较大,直径为0.8～1.5 μm,最大可达2.5 μm。长期来其分类地位不能确定,直至1997年Neimark等采用DNA测序、PCR扩增和16S rRNA序列分析认为应属于柔膜体科的支原体属。到目前为止已发现附红细胞体属中有14个种,其中主要对人感染有4个种:①类球状附红细胞体:寄生于鼠类及兔类等啮齿类动物中。②绵羊附红细胞体:寄生于绵羊、山羊及鹿类中。③猪附红细胞体:寄生于猪。④温氏附红细胞体(*E. wenyoni*):寄生于牛。

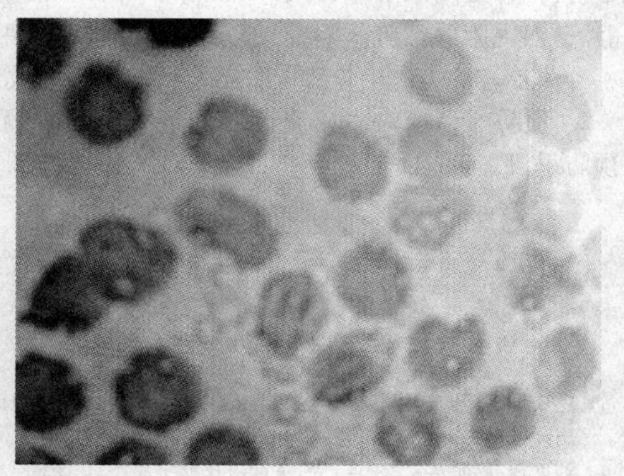

图5-4-1 末梢血片中,可见一个红细胞附着多个附红细胞体(×1 000)

附红细胞体的抵抗力不强,在60℃水浴中1 min后即停止运动,100℃水浴中1 min全部灭活。对常用消毒药物一般很敏感,能被迅速杀灭,但在低温冷冻条件下可存活数年之久。

【流行病学】 附红细胞体在各种脊椎动物中寄生,包括一些啮齿类、鸟类、禽类、反刍动物、猪等血中专性寄生,也可在人体中寄生。这些宿主既是被感染者,又是传染源。其传播方式尚不清,可能存在接触传播、血源性传播、垂直传播及经媒介昆虫传播等。被疑为媒介昆虫有鳞虱、蚊、吸血蝇、蠓等。人类可能对附红细胞体普遍易感,但常呈地区性分布,在畜牧业地区,其感染率可高达87%。

附红细胞体感染人畜分布很广,迄今已有美国、南非、阿尔及利亚、肯尼亚、伊朗、法国、挪威、英国、芬兰、澳大利亚、前苏联、日本、荷兰、马达加斯加、葡萄牙、尼日利亚、西班牙、奥地利、比利时、印度、以色列、朝鲜、新西兰、埃及和中国等近30个国家和地区有报告。我国曾对9省区16个地区的人群调查证明附红细胞体感染存在,发现有生理变化(如孕妇)和患有慢性疾病者其感染率明显高于健康人群。对山东省泰安市区内331名学生进行了血片检查,总感染率为15.40%,小学生感染率最高(28.28%),一般无临床症状,重感染者(100个红细胞中有60个以上寄生)仅有轻微症状表现。

据调查,家畜虽然一年四季均可被附红细胞体感染,但也有一定的季节性,以5～8月份为其感染的高峰。

【发病机制和病理】 附红细胞体进入人体后,多数情况下呈潜伏状态,只在某些情况下如机体免疫功能下降或某些应激状态,才表现出发病过程。这说明附红细胞体毒力较低,致病性不强。

通过电镜观察,附红细胞体主要寄生在成熟红细胞表面,不进入细胞内,少量游离在血浆中。其寄生机制尚不清,但发现大型的附红细胞体上有纤丝,附红细胞体借助此纤丝与红细胞相接触、结合,然后扒嵌在红细胞膜上,红细胞膜上可能存在与纤丝相结合的受体(图5-4-2)。从电镜下见到寄生附红细胞体的红细胞表面出现皱褶、突起,个别可见膜表面形成洞。由于红细胞膜发生改变,其上的凹陷与洞易致血浆成分进入红细胞内,使红细胞肿胀、破裂,发生溶血。又从活体标本中观察到被寄生的红细胞,其可塑性、变形性功能消失,在通过单核巨噬网状内皮系统时也易被破坏而溶血。上述两点主要机制说明本病溶血性贫血的发生既存在血管内溶血,又存在血管外溶血。还有认为溶血可能与红细胞膜结构改变,或隐蔽性抗原的暴露等诱导产生IgM自体抗体,即第Ⅱ型变态反应有关。

目前尚无人体病理资料。

【临床表现】 畜牧地区人群中附红细胞体感染率相当高,但均表现为亚临床感染。出现临床症状和体征可诊断为附红细胞体病者多见于重度感染(有60%以上红细胞被寄生),常发生在有慢性基础性疾病及免疫功能低下患者。主要临床表现有以下几方面。

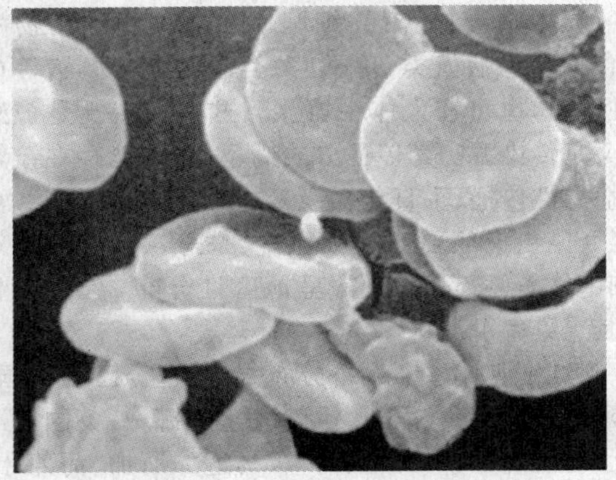

图 5-4-2　电镜下可见附红细胞体带有纤丝，扒嵌在红细胞膜上(×5 600)

1. 发热　体温一般在 37.5～40℃，并伴有多汗、关节酸痛等。

2. 贫血　贫血为本病最常见的表现，严重者可出现巩膜及皮肤黄染，并有全身乏力、嗜睡及精神萎靡等症状。

3. 淋巴结肿大　有些患者出现浅表淋巴结肿大，常见于颈部。

4. 其他　尚有皮肤瘙痒、肝脾肿大、腹泻(小儿多见)、脱发等。

【实验室检查】

1. 血象　血红蛋白低，网织红细胞高于正常，红细胞脆性试验及糖水试验均阳性。白细胞一般正常，但出现异常淋巴细胞。

2. 微生物学检验　是确诊本病主要依据。

(1) *鲜血压片法*　取 1 滴待检新鲜血样，滴加在载玻片上，加 1 滴等量的生理盐水或抗凝液，混匀后加盖玻片，用普通显微镜检查。在 400～600 倍镜下找到附红细胞体后，观察其形态及大小。可见附红细胞体呈现闪光形小体，在血浆中转动或翻滚，每当靠近红细胞时就停止运动。

(2) *涂片染色检查*　取 1 滴鲜血于玻片上，制成薄血片，固定后用 Giemsa 或瑞氏染色，加盖玻片用 400～600 倍镜检。Giemsa 液将附红细胞体染成紫褐色，瑞氏液将其染成紫红色。找到附红细胞体后转到油镜头(约 1 600 倍)观察其形态、排列及大小，并可进行计数。一个红细胞表面可附着 1～67 个附红细胞体不等。在血浆中及红细胞表面上皆可查到附红细胞体，两者比例为 1∶1～1∶2。

附红细胞体感染度：100 个红细胞中有 30 个以下红细胞被寄生者定为轻度感染；有 30～60 个红细胞被寄生者定为中度感染；有 60 个以上红细胞被寄生者定为重度感染。

3. 血液生化检查　总胆红素增高，以间接胆红素为主。血糖及血镁均较低，常有肝功能异常。

【诊断和鉴别诊断】　畜牧业地区出现原发疾病不能解释的发热、黄疸、贫血、皮肤瘙痒、脱发及淋巴结肿大等，要考虑合并本病的可能，及时做血液涂片检查，找到附红细胞体可确诊。本病应与疟疾、巴通体病等相鉴别。

通过微生物血片检查，附红细胞体属与疟原虫一般较易鉴别。而属中附红细胞体与血巴通体两者很难区分，只能凭两者血片中形态及在血浆中与红细胞上存在比例加以鉴别，前者常呈环状，在血浆及红细胞上皆有分布；后者罕见环状，寄生在血浆中，极少在红细胞上。

【治疗和预防】

1. 治疗　明确诊断后，及时选用四环素类(四环素、多西环素)或氨基糖苷类(庆大霉素、阿米卡星)抗生素进行抗病原治疗。据报道，其中多西环素(200 mg/d，分 2 次口服)或阿米卡星(0.4～0.8 g/d，每日 1 次肌注或静滴)对人附红细胞体病疗效较佳，一般可以选用其中一种治疗，7 d 为 1 个疗程。青霉素及链霉素无效。

2. 预防　目前对本病流行环节尚不清楚，故无良好预防手段。

参考文献

[1] 尚德秋. 附红细胞体[M]//王秀茹. 预防医学微生物学及检验技术. 北京：人民卫生出版社，2002：442-445.

[2] 白建文，蔡菂. 人附红体的电镜特点及附红体病的临床治疗观察[J]. 中国人兽共患病杂志，2002，18(3)：104-107.

[3] 杜跃峰. 内蒙古阿拉善盟发现人群感染附红细胞体[J]. 中华医学杂志，1994，74(2)：86.

[4] 尚德秋，李兰玉，栾景辉，等. 附红细胞体感染人畜的流行病学调查[J]. 中华流行病学杂志，1995，16：143-146.

[5] 赵和永，巴彩凤. 附红细胞体研究现状分析[N]. 中国人兽共患病学报，2006，22(7)：683-685.

[6] 小沼操，明石博臣，菊池直哉. 动物感染症[M]. 朴范泽，何伟勇，罗廷荣译. 第 2 版. 北京：中国农业出版社，2008，138-139.

[7] 庄庆均，张浩吉，梁祥解，等. 犬血巴尔通氏体与血巴尔通氏体病[N]. 中国人兽共患病学报，2008，24(9)：878-881.

[8] 韩子强，赵晓辉，于爱莲，等. 泰安市在校学生附红细胞体感染情况调查[J]. 疾病控制，2009，30(1)：94.

[9] Puntaric V, Borcic D, Vukelic D, et al. Eperythrozoonosis in man [J]. Lancet (letters), 1987, 11(8511): 868-869.

[10] Harvey JW. Hemotrophic mycoplasmosis (Hemobartonellosis) [M]// Greene CE. Infectious diseases of the dog and cat. 3rd ed. Sunders: Elsevier Znc, 2006: 252-260.

第六章

细菌性疾病

第一节 概 述

翁心华 张文宏

自被誉为原生动物学和细菌学的创始人列文虎克(Leeuwenbock)在1676年发现细菌以后，人们对细菌的认识逐渐深化，1884年Christian Gram发现有一类细菌(革兰阳性菌)在脱色后仍能保持结晶紫色的染色，而另一类细菌(革兰阴性菌)则不能，这种革兰染色的分类方法延续至今，仍被广泛应用。随着分子生物学技术的发展，人们对细菌的认识更为深化，致使一些细菌要重新归属或易名。

【细菌的分类】 传统的细菌分类法是以细菌的形态、结构、生理、生化和血清学反应等细菌的表型为主要依据。近年来，通过分析细菌DNA的碱基组成、基因组大小和比较DNA同源性，比较细菌DNA的亲缘关系进行分类，特别是依赖细菌核酸分子中的保守片段如16SrRNA(16S核糖体RNA)来分类，使之更具科学性。

细菌属原核生物界的原核细胞，分类的重点在科(family)、属(genus)、种(species)。"种"是细菌的基本分类单位，主要依据细菌遗传学和表型特征等多方面因素而划定。生物学性状相互接近的种组成"属"。有一定亲缘关系的属组成"科"。"种"以下根据血清学或生化反应、噬菌体或细菌素、毒素、致病力等特征再分型、群、亚种、变种和株(strain)等。实际分类时也考虑到细菌的表型和临床意义，例如大肠埃希菌和各种志贺菌属亲缘靠近，符合同一种的遗传特征，但两者致病性不一，目前仍将其分为2个属、5个种。

为便于临床医师查考，将细菌按科、属、种列表(表6-1-1)，从此表中可见重要的革兰阳性需氧球菌有金黄色葡萄球菌、表皮葡萄球菌、α型溶血性链球菌、β型溶血性链球菌、不溶血链球菌、肺炎链球菌、肠球菌等。重要的革兰阴性需氧球菌包括脑膜炎奈瑟菌、淋球菌、卡他球菌等。革兰阴性需氧杆菌有不动杆菌属(硝酸盐阴性杆菌、洛菲不动杆菌)、假单胞菌属(铜绿假单胞菌和其他假单胞菌)、粪产碱杆菌、布鲁菌属、百日咳杆菌、军团菌属等。革兰阴性兼性厌氧菌包括肠杆菌科细菌(大肠埃希菌、伤寒杆菌、志贺菌属、变形杆菌属、肺炎杆菌和鼠疫杆菌等)、流感杆菌等。属弧菌科的有霍乱弧菌、El Tor弧菌、副溶血性弧菌、嗜水气单胞菌、河弧菌等。厌氧球菌有消化球菌、消化链球菌和费氏球菌等。革兰阴性厌氧杆菌包括脆弱拟杆菌、核梭杆菌等。形成芽胞的细菌有炭疽杆菌、蜡样杆菌、破伤风梭菌、产气荚膜梭菌、肉毒梭菌、艰难梭菌等。不形成芽胞的革兰阴性杆菌有产单核细胞李斯特菌、红斑丹毒丝菌等。此外，致病的重要细菌还有白喉杆菌、结核杆菌、麻风杆菌等。

表6-1-1 细菌的分类

类	科	属	种(举例)
螺旋体	螺旋体科(Spirochaetaceae)	密螺旋体属(*Treoponema*)	梅毒螺旋体
		疏螺旋体属(*Borrelia*)	回归热螺旋体
	钩端螺旋体科(Leptospiraceae)	钩端螺旋体属(*Leptospira*)	钩端螺旋体
需氧或微需氧有动力螺菌或弧形菌	螺菌科(Spirillaceae)	水螺菌属(*Aquaspirillum*)	鼠咬热小螺菌
		弯曲菌属(*Campylobacter*)	胎儿弯曲菌、空肠弯曲菌、大肠弯曲菌、痰弯曲菌等
		弯螺菌属(*Helicobacter*)	幽门螺杆菌
革兰阴性需氧杆菌	假单胞菌科(Pseudomonadaceae)	假单胞菌属(*Pseudomonas*)	铜绿假单胞菌、荧光假单胞菌、嗜麦芽假单胞菌、恶臭假单胞菌等

续 表

类	科	属	种(举例)
革兰阴性需氧杆菌	军团菌科(Legionellaceae)	军团菌属(*Legionella*)	嗜肺军团菌等
	归属未定		
		产碱菌属(*Alcaligenes*)	粪产碱杆菌
		布鲁菌属(*Brucella*)	羊、牛、猪布鲁杆菌
		鲍特菌属(*Bordetella*)	百日咳杆菌、副百日咳杆菌、支气管败血性杆菌
		黄杆菌属(*Flavobacterium*)	脑膜败血型黄杆菌
		弗朗西属(*Francisella*)	土拉热弗朗西杆菌
革兰阴性需氧球菌和球杆菌	奈瑟球菌科(Neisseriaceae)	奈瑟球菌属(*Neisseria*)	脑膜炎奈瑟菌、淋球菌等
		布拉汉菌属(*Branhamella*)	卡他球菌(现列入摩拉菌属)
		摩拉菌属(*Moraxella*)	腔隙摩拉菌等
		不动杆菌属(*Acinetobacter*)	硝酸盐阴性杆菌、洛菲不动杆菌
		金氏杆菌属(*Kingella*)	金氏杆菌等
革兰阴性兼性厌氧菌	肠杆菌科(Enterobacteriaceae)	埃希菌属(*Escherichia*)	大肠埃希菌
		爱德华菌属(*Edwardsiella*)	迟钝爱德华菌
		枸橼(柠檬)酸杆菌属(*Citrobacter*)	弗劳地枸橼酸杆菌、异型枸橼酸杆菌、丙二酸阴性枸橼酸杆菌
		沙门菌属(*Salmonella*)	伤寒杆菌,副伤寒甲杆菌,副伤寒乙杆菌,副伤寒丙杆菌,猪霍乱杆菌,鼠伤寒杆菌,肠炎杆菌
		志贺菌属(*Shigella*)	痢疾志贺菌、福氏志贺菌、鲍氏志贺菌、宋内志贺菌
		克雷伯菌属(*Klebsiella*)	肺炎杆菌、臭鼻杆菌、硬鼻结杆菌、产酸克雷伯杆菌
		肠杆菌属(*Enterobacter*)	阴沟杆菌、产气杆菌、杰哥维肠杆菌、坂崎肠杆菌
		泛菌属(*Pantoea*)	成团泛菌、分散泛菌
		哈夫尼亚菌属(*Hafnia*)	蜂窝哈夫尼亚菌
		沙雷菌属(*Serratia*)	黏质沙雷菌等
		变形菌属(*Proteus*)	普通变形杆菌、奇异变形杆菌
		普鲁菲登属(*Provindencia*)	产碱普鲁菲登杆菌、雷极普鲁菲登杆菌、司徒普鲁菲登杆菌
		摩根菌属(*Morganella*)	摩根杆菌
		耶尔森菌属(*Yersinia*)	鼠疫杆菌、假结核杆菌、结肠炎杆菌
		克罗非菌属(*Kluyvera*)	*K. ascorbata* 等
	弧菌科(Vibrionaceae)	弧菌属(*Vibrio*)	霍乱弧菌、El Tor 弧菌、副溶血性弧菌、创伤弧菌、河弧菌
		邻单胞菌属(*Plesiomonas*)	类志贺邻单胞菌
		气单胞菌属(*Aeromonas*)	嗜水气单胞菌
		嗜血菌属(*Haemophilus*)	流感杆菌、副流感杆菌、溶血性杆菌、杜克杆菌、副溶血性杆菌、郭魏杆菌
	巴斯德菌科(Pasteuirellaceae)	巴斯德菌属(*Pasteurella*)	多杀杆菌
	归属未定		
		放线菌属(*Actinobacillus*)	放线共生放线菌
		链杆菌属(*Streptobacillus*)	念珠状链杆菌
		黄杆菌属(*Flavobacterium*)	脑膜炎败血型黄杆菌
		艾肯杆菌属(*Eikenella*)	侵蚀艾肯杆菌
		色杆菌属(*Chrombacterium*)	紫色色杆菌
		心杆菌属(*Cardiobocterinm*)	人类心杆菌
		加德纳菌属(*Gardnerella*)	阴道加德纳杆菌
革兰阳性球菌、需氧或兼性厌氧性球菌	细球菌科(Micrococcaceae)	细球菌属(*Micrococcus*)	四联球菌
		葡萄球菌属(*Staphylococcus*)	金黄色葡萄球菌、表皮葡萄球菌、腐生葡萄球菌等
	链球菌科(Streptococcaceae)	链球菌属(*Streptococcus*)	α 型溶血或不溶血链球菌:草绿色链球菌(轻型链球菌、血链球菌等) β 型溶血链球菌:化脓性链球菌(A 群)、无乳链球菌(B 群)等 肺炎链球菌、牛链球菌(非肠球菌 D 群链球菌)等
		肠球菌属(*Enterococcus*)	粪肠球菌、屎肠球菌
革兰阳性厌氧性球菌	消化球菌科(Peptococcaceae)	消化球菌属(*Peptococcus*)	消化球菌
		消化链球菌属(*Peptostreptococcus*)	消化链球菌
		八叠球菌(*Sarcina*)	八叠球菌

续表

类	科	属	种(举例)
革兰阴性厌氧性球菌	韦荣球菌科(Veillonellaceae)	韦荣球菌属(*Veillonella*)	小韦荣球菌
形成芽胞的杆菌或球菌	芽胞杆菌科(Bacillaceae)	芽胞杆菌属(*Bacillus*)	炭疽杆菌、蜡样杆菌、枯草杆菌等
		厌氧芽胞梭菌属(*Clostridium*)	破伤风梭菌、产气荚膜梭菌、肉毒梭菌、艰难梭菌、败毒梭菌
革兰阳性无芽胞杆菌	乳杆菌(Lactobacillaceae)	乳杆菌属(*LactobaciUus*)	链状乳杆菌等
		李斯特菌属(*Listeria*)	产单核细胞李斯特菌
	归属未定	丹毒丝菌属(*Erysipelothria*)	(猪)红斑丹毒丝菌
革兰阴性厌氧性杆菌	拟杆菌科(Bacteroidaceae)	拟杆菌属(*Bacteroide*)	脆弱拟杆菌等
		梭杆菌属(*Fusobacteria*)	核梭杆菌
放线菌及有关微生物	棒状杆菌科(Coryn ebacteriaceae)	棒状杆菌属(*Corynebacterium*)	白喉杆菌、类白喉杆菌(溃疡棒杆菌、JK 群棒杆菌等)
		真细菌属(*Eubacterium*)	迟钝真杆菌、黏真杆菌等
	丙酸杆菌科(Pro-pionibacteriaceae)	丙酸杆菌属(*Propionibacterium*)	痤疮丙酸杆菌
	放线菌科(Actinom ycetaceae)	放线菌属(*Actinomyces*)	伊氏放线菌、牛型放线菌等
		双歧杆菌属(*Bifidobacterium*)	牙双歧杆菌
	分枝菌科(Mycobacteriaceae)	分枝杆菌属(*Mycobacterium*)	结核杆菌、麻风杆菌、非典型分枝杆菌(堪萨斯分枝杆菌等)
	诺卡菌科(Nocardiaceae)	诺卡菌属(*Nocardia*)	星形诺卡菌、巴西诺卡菌、豚鼠诺卡菌

在临床上，通常细菌的命名由一个属名和一个种名组成。属名在前，种名在后，例如"*Staphylococcus aureus*"，中文译名为金黄色葡萄球菌，则种名在前，属名在后。在不致相互混淆的前提下，有时简称种名或常用名如结核杆菌、绿脓杆菌等。

与医学相关的细菌往往根据其革兰染色特点、显微镜下形态以及对氧的耐受性而分类。例如根据染色特点分为革兰阳性或阴性菌，两者的细胞壁结构、对于抗菌药物的敏感性及其与宿主的相互作用均有显著不同。而根据细菌形态又可分为球菌、杆菌和螺旋菌等。传统的分类又将细菌分为需氧菌和厌氧菌，需氧菌可在空气环境中固体培养基的表面生长；兼性厌氧菌是一种需氧菌，但也能在无氧环境中生长；微需氧菌则需在低氧环境中生长，但不能在空气中或缺氧环境中生长。许多致病菌则需在 CO_2 浓度增加的环境中生长，例如军团菌属和弯曲菌属。现代细菌的分类主要根据细菌 DNA 和 RNA 的同源性、分子生物学数值，结合生化表型和抗原性进行分类。在分子生物学数值分类中，最基本的，也是最关键的技术指标是遗传距离的权重系数；目前除等权系数被广泛应用外，尚未有公认客观、合理的遗传距离权重系数，使分子生物学数值分类的合理性和客观性受到了严峻的挑战。以群体遗传学中遗传多态度为客观基础指标，经过数学复合运算，可获得较合理、客观的分子生物学数值分类的遗传距离权重系数。随着分子生物学的发展，一些新的病原被鉴定出来，其所致疾病也不断被人们所认识。

【细菌的结构与致病性】 细菌结构可分为表面结构、附件与内部结构三大部分，细菌表面结构有细胞壁与表面黏着物。细胞壁是包围在细菌最外面的结构，比较坚韧且有弹性。其化学结构相当复杂，主要为糖肽、磷壁酸、LPS(内毒素)、脂质与蛋白质等。革兰阴性菌细胞壁有较厚的 LPS，糖肽层很薄，而革兰阳性菌的糖肽与磷壁酸合在一起，成为较厚的一层。

LPS 或称内毒素，是革兰阴性菌细胞壁的基本组成之一。LPS 包括类脂 A 和多糖 2 部分，后者包括核心与 O 抗原。O 抗原突出于细胞最外面，革兰阴性菌的 O 抗原结构复杂。类脂 A 是 LPS 中的毒性部位。以往认为 LPS 与细胞表面紧密结合，只有当细胞溶解时放出，故称为内毒素。现在认为 LPS 虽然紧密地结合在细胞壁上，但是在细菌生长的过程中可以向外释放。LPS 可引起发热、白细胞升高或降低、局部 Shwartzman 反应，诱导前列腺素合成、B 细胞分裂、实验动物的致死，诱导单核细胞趋化、IFN 产生等。IL-1 和 TNF 的产生均与类脂 A 直接相关。

革兰阳性菌细胞壁的糖肽，在生物学特性上与 LPS 相似，在兔子中可作为致热原，可引起兔局部的 Shwartzman 反应，也可在动物实验模型中引起休克和死亡，链球菌的糖肽静脉注射后可引起兔的心脏炎、红细胞及血小板减少。某些菌种的糖肽还可作用于补体系统。

细菌细胞壁外包围一层黏液性物质，即荚膜与黏液层。绝大多数有致病力的革兰阳性或阴性菌表面有荚膜多糖。此种糖类结构在细菌致病性上起重要的作用，它具有抗吞噬作用，保护细胞壁免受溶菌酶、补体等杀菌物质的损伤。

细菌表面附件为鞭毛和菌毛。鞭毛为细长而呈螺旋状纤丝结构，与细菌的运动有关，其丝状体几乎全部为蛋白质，即H抗原部位。菌毛（或称纤毛）是革兰阴性菌表面发样细丝，实际是一种蛋白质聚合物。可分为普通菌毛与性菌毛，前者主要起吸附作用，如致病性大肠埃希菌、霍乱弧菌借助菌毛黏附于肠黏膜细胞微绒毛上，分泌肠毒素；而霍乱弧菌的变异株缺乏有毒力的菌毛而在肠黏膜上很难滞留。用分子杂交技术研究发现分离到的不产生临床症状的霍乱弧菌缺乏毒力菌毛基因。有性菌毛为雄性菌，雄性菌与雌性菌可通过性菌毛接合，可使雌性菌获得雄性菌的某些特性，如引起细菌耐药性和致病性的转移。性菌毛还有吸附噬菌体的作用。

细菌内部结构为原生质体，包括细胞膜、中间体、核质和多种内含物。细菌属原核细胞，没有形成核，故称核质。核质是由蛋白质和核酸所组成的核蛋白，其中核酸多为DNA。细菌的DNA并不都存在于染色体上，有一部分在染色体外，以质粒形式存在，可自身复制。质粒有多种，各携带不同的遗传信息，其中R因子携带的耐药性信息，与细菌的耐药性有关。

细菌还可以产生外毒素和酶，霍乱弧菌及白喉杆菌、金黄色葡萄球菌的外毒素就是重要的致病物质。酶的种类很多，均有重要的致病性。总之，细菌的致病力实质上是一定的细菌群对宿主体表吸附，侵入组织，在体内生长繁殖，扩散蔓延，抗拒宿主防御功能以及产生毒性产物造成机体的损伤这一系列能力的总和。各种细菌致病物质的特殊性就在于其理化性质和生物学特性，以及它们作用于机体的部位和方式。它们有的是细菌本身的成分，有的是分泌到体外的代谢产物；有的是蛋白质，有的是类脂、LPS。它们有的能对体表起特异性吸附作用，有的能对抗机体的防御功能，有的能直接破坏组织细胞，有的能干扰细胞的物质代谢和功能，有的能分解细胞间的成分，有的能使细胞释放炎症介质。

不同的病原菌在机体内生长繁殖的部位不同，产生的致病物质不同，因此使不同组织和器官发生不同的病理变化，从而表现出不同的临床症状。但大多数细菌的致病性为许多因素或产物的相互作用；细菌在体外传代培养后，出现型别的选择或表型的变化，使毒力降低以及使临床疾病可以是混合感染，因此目前对细菌致病性的认识同自然感染时所出现的真实情况相距甚远，仍有待于进一步的研究。

在细菌的致病机制中，越来越引人瞩目的是先前病因不明的疾病逐渐被认为与细菌感染有关。如幽门螺杆菌感染与消化性溃疡和胃癌的发生有关，链球菌感染与风湿热有关，空肠弯曲菌感染可引起吉兰-巴雷综合征，O157大肠埃希菌感染可致溶血尿毒综合征等。这些疾病的发病部位往往与细菌的感染部位相距甚远，如皮肤黏膜或者肠道感染最终可导致肾脏、外周神经或者心脏的疾病，由此推测，可能有更多的持续性感染与病因未明的疾病，如多发性硬化、Graves病、溃疡性结肠炎以及克隆病相关，随着免疫学和分子生物学等相关学科的发展，对于细菌感染的多种致病机制将会有更深的认识。

【细菌性疾病的诊断】 细菌性疾病的诊断如同其他传染病一样，必须是综合性的，包括流行病学、临床表现及体检发现、实验室检查结果。然而确立诊断有赖于病原菌的检出。病原菌检出的方法如下。

1. 形态学检查法 革兰染色标本通过普通光学显微镜检查是细菌鉴定的最基本方法之一。临床标本进行直接涂片，对快速诊断或提示某些感染有实用价值。如细菌性脑膜炎患者脑脊液涂片检查，经气管抽取液涂片，伤口分泌物及脓液的涂片，泌尿生殖道分泌物涂片查淋球菌等均具重要参考价值。其他如抗酸染色鉴别分枝杆菌；负染色法用来观察真菌（新型隐球菌）及某些细菌的荚膜；暗视野和相差显微镜技术用于不染色的活体形态或某些结构的观察；荧光显微镜直接观察结核杆菌、麻风杆菌等；结合荧光免疫技术检查有关抗原快速鉴定链球菌属、葡萄球菌属、沙门菌属、霍乱弧菌、鼠疫杆菌、炭疽杆菌等。

2. 分离培养 根据临床要求、送验标本的性质和培养目的，选用适合不同细菌生长的培养基和培养条件。大多数细菌可经体外人工培养，有的细菌生长需要严格营养条件，如流感杆菌、脑膜炎球菌和淋球菌等；少数细菌在体外不能培养，需要动物接种才能分离，某些细菌如流感杆菌、结核杆菌等都有其特殊要求。对需氧或兼性厌氧菌，一般采用需氧培养，专性厌氧菌则需在无氧环境下才生长。

3. 动物接种 选择合适的动物，接种临床标本或已分离到的细菌，可对某些细菌性感染作出鉴别诊断，如结核、鼠疫、炭疽、破伤风、肉毒中毒等。

4. 其他新技术的进展 目前病原菌检测已向标准化、微量化和快速简便等方向进展，在此基础上又进一步伸展为系列化、机械化和自动化。随着现代分析技术和分子生物学的发展，气相色谱和高效液相等分析仪器、分子生物学技术如单克隆抗体技术、核酸杂交技术、PCR技术均已应用于病原菌的快速检测和鉴定。

此外，近年来免疫学试验有较大的进展，已有商品化试剂供检测脑脊液、血清和尿液中的肺炎链球菌、各种链球菌、流感杆菌和淋球菌等，但敏感性和特异性方面与分子生物学技术相比优势不足，故临床应用有被后者取代的趋势。

【细菌性疾病的防治】 1940年青霉素问世后，抗生素与抗菌药物有了飞速的发展，使细菌性疾病的治疗有了很大的改观。从总体上来看，抗菌药物的出现使细菌性疾病的致病菌发生了改变。1935年磺胺药问世以前，肺炎链球菌、A群链球菌、金黄色葡萄球菌为细菌感染的最常见病原体。

磺胺和青霉素出现后，肺炎链球菌和A群链球菌引起的疾病病死率大幅度下降，其在细菌感染中的重要性已大大降低。进入20世纪40年代以后，链霉素、四环素、氯霉素、红霉素等相继应用于临床，金黄色葡萄球菌所致严重感染一度被控制。但由于该菌对各种抗生素易产生耐药性，其感染的病死率逐渐上升，并出现医院内暴发流行，成为20世纪50年代细菌感染的主要问题。20世纪60年代以后，耐青霉素酶青霉素和头孢菌素相继应用于临床，金黄色葡萄球菌感染虽然仍占重要地位，但其重要性已被革兰阴性杆菌所替代。近年来克雷伯菌属感染已跃居重要地位，过去极为罕见的沙雷菌属感染也渐见增多。而在院内感染中，耐药不动杆菌感染率逐渐上升并有超过铜绿假单胞菌感染的趋势而成为严重感染死亡的重要病因。

MRSA（耐甲氧西林金黄色葡萄球菌）虽然仍是治疗的难题，但近年来针对耐药革兰阳性菌的抗菌药物取得了较大的发展，糖肽类的替考拉宁，噁唑烷酮类的利奈唑胺，以及泰戈梅素类等药物在MRSA治疗方面具有显著的疗效。

针对不同病原菌，可选用相对应的抗菌药物，具体药物的选择详见有关章节。选择抗菌药物时，可将体外药物敏感试验作为重要的参考，必要时可采用联合药物敏感试验，为临床上选用药物联合提供依据。许多致病菌或条件致病菌能够产生β内酰胺酶，后者能水解青霉素类和头孢菌素类结构中的β内酰胺环而使其失去活性，故有条件时检测细菌的β内酰胺酶活性，有助于药物的选择。例如在我国一些大城市中，产β内酰胺酶的金黄色葡萄球菌已占90%以上。对于产酶株如流感杆菌、淋球菌、脆弱拟杆菌等感染，大剂量青霉素G或氨苄西林均已无效。血药浓度的监测有助于合理调整给药剂量与间期，例如对氨基糖苷类抗生素、万古霉素、氯霉素和氟胞嘧啶等抗菌药物进行血药浓度监测，可以提高疗效，减少不良反应。

具抗菌活性的多肽不像常规抗生素那样容易产生细菌耐药，这无疑是对天然和人工合成抗菌活性多肽研发的一个莫大的鼓励。天然多肽通常太大而不能穿过组织作为一种有效药物，然而这种合成多肽可以形成小到足够穿过组织的环状形式。一旦进入细菌的细胞，这种多肽环就会堆砌起来形成中空的圆筒——纳米管。合成多肽在实验小鼠的感染中已获得一定疗效，这种新型化合物，有希望最终走向临床治疗。

细菌性疾病的预防原则与其他传染病相同，尤其对甲类传染病鼠疫和霍乱必须及时、严格地控制传染源，切断一切可能的传播途径，迅速杜绝疾病的流行。

第二节 败血症

吕晓菊

败血症（septicemia）是指病原菌侵入血液循环，并在其中生长繁殖、产生毒素而引起的全身性严重感染综合征，也称为血流感染（blood stream infection，BSI）。常见引起败血症的病原菌为各类细菌，也可为真菌、螺旋体、立克次体等。临床表现为发热、严重毒血症状、皮疹、瘀点、肝脾肿大、白细胞总数及中性粒细胞数增高等。革兰阳性球菌败血症易发生迁徙性病灶；革兰阴性杆菌败血症易出现感染性休克。菌血症（bacteremia）是指细菌在血流中短暂出现的现象，一般无明显毒血症表现。近年国外学者更倾向将败血症与菌血症统称血流感染。在我国，当败血症伴有多发性脓肿时称为脓毒败血症（sepsis）。

近年来，对败血症的研究越来越重视机体针对侵入微生物及其毒素所产生的全身性反应。临床上有许多病例具有感染的临床表现，同时也伴随2个或以上全身炎症反应综合征（systemic inflammatory response syndrome，SIRS）的表现，国外学者称之为“sepsis”。sepsis的病因多数为革兰阳性或阴性细菌，但病毒、立克次体、真菌等也可引起，而微生物分子信号（microbial signal molecules）或毒素的全身播散也可引起。严重sepsis（severe sepsis）是指sepsis加上器官功能不全（organ dysfunction），例如低灌注、酸中毒、少尿（oliguria）、神志改变，可进一步发展为多器官功能衰竭（multiple organ failure，MOF或multiple organ dysfunction syndrome，MODS）及感染性休克、ARDS、DIC等。值得注意的是SIRS除主要由微生物感染引起外，其他非感染因素也可引起，如急性胰腺炎、严重的创伤、灼伤、缺氧等，SIRS的诊断并不强求血培养阳性结果的佐证。

【病原学】 各种致病菌都可引起败血症。常见者有金黄色葡萄球菌、溶血性链球菌、肺炎链球菌、肠球菌、大肠埃希菌、脑膜炎奈瑟菌、铜绿假单胞菌、变形杆菌、沙门菌属、克雷伯菌属、结核分枝杆菌、真菌等。当机体抵抗力降低时，致病力较弱的细菌或条件致病菌，如表皮葡萄球菌等也可引起败血症。近年来致病菌种已发生变化，由革兰阳性球菌引起的败血症有所下降，而革兰阴性杆菌、厌氧菌和真菌所致者逐年上升，这与血管插管、体内异物置入、器官移植增多等医学新技术的开展和抗菌药物的过度应用有一定关系。

【常见致病菌】

1. 革兰阳性菌 葡萄球菌属包括金黄色葡萄球菌、表皮葡萄球菌及腐生葡萄球菌等；链球菌属包括肺炎链球菌、溶血性链球菌等；肠球菌属（*Enterococcus* sp.）包括粪肠球菌、屎肠球菌等；其他包括炭疽芽胞杆菌、产单核细胞李斯特菌、红斑丹毒丝菌及梭状产气荚膜杆菌等。

2. 革兰阴性菌 大肠埃希菌、克雷伯菌属、变形杆菌属、肠杆菌属；铜绿假单胞菌、嗜麦芽窄食单胞菌、脑膜炎败血型黄杆菌等。其他一些寄居于肠道内的条件致病性革兰阴性杆菌包括摩拉菌属（*Moraxella*）、产碱杆菌、沙雷杆菌属（*Serratia*）、枸橼酸杆菌属（*Citrobacter*）、爱德华菌属（*Edwardsiella*）、黄色杆菌属（*Flavobacterium*）及不动杆菌属（*Acinetobacter*）等在某些特定的条件下，亦可引起败血症。

3. 厌氧菌 包括革兰阴性脆弱拟杆菌、革兰阳性消化球菌和消化链球菌。

4. 分枝杆菌 结核分枝杆菌及快速生长的非肺结核分枝杆菌（rapidly growing *Mycobacteria nontuberculous*，RGMs）也可以引起血流感染。

5. 真菌 最常见为白念珠菌、毛霉及曲霉等。

【流行病学】 近20年来，由于医学科学的发展，各种抗菌药物、肾上腺皮质激素等免疫抑制药及抗肿瘤药物的广泛应用，使许多慢性病患者生命得以延长，但机体防御功能降低。此外，医疗诊断技术及治疗手段有了很大进步，各种导管检查、器官移植、心瓣膜及关节等人工装置、透析疗法和高能量输液等逐渐增多，细菌与机体间的相互关系有了显著变化。因此，尽管强有力的抗菌药物不断问世，败血症的发病率及病死率并无下降。美国每年有30万～40万人患sepsis，造成约10万人死亡。2/3为院内感染，多数由革兰阴性杆菌引起。

【发病机制与病理】

1. 发病机制 细菌经以下途径侵入血液循环，一是通过皮肤或黏膜上的创口；二是通过疖子、脓肿、扁桃体炎、中耳炎、肺炎、急性肾盂肾炎、急性胆囊胆管炎等化脓性病灶。患有营养不良、贫血、糖尿病及肝硬化的患者因抵抗力减退，更易患败血症。致病菌进入血液以后，迅速生长繁殖，并产生大量毒素，引起许多中毒症状。

不同病原菌侵入机体的途径也有一定差异：葡萄球菌常经毛囊炎、疖、脓肿、脓疱病、新生儿脐炎等皮肤感染侵入机体，或由中耳炎、肺炎等病灶播散入血；革兰阴性杆菌则多由肠道、泌尿生殖系统、胆道等途径侵入；铜绿假单胞菌感染多见于皮肤烧伤或免疫功能低下的患者；医源性感染，如通过留置导管、血液或腹膜透析、脏器移植等造成者则以耐药细菌多见。

细菌进入血循环后，在生长、增殖的同时产生了大量毒素，革兰阴性杆菌释出的内毒素或革兰阳性细菌胞膜含有的脂质胞壁酸与肽聚糖形成的复合物首先造成机体组织受损，进而激活TNF、IL-1、IL-6、IL-8、IFN-γ等细胞因子，由此触发了机体对入侵细菌的阻抑反应，称为SIRS。这些病理生理反应包括：补体系统、凝血系统和血管舒缓素-激肽系统被激活；糖皮质激素和β内啡肽被释出；这类介质最终使毛细血管通透性增加、发生渗漏，血容量不足以致心、肺、肝、肾等主要脏器灌注不足，随即发生休克和DIC。

（1）细菌因素 金葡菌可产生多种外毒素，其中起主要致病作用的有血浆凝固酶、α溶血毒素、杀白细胞素（PVL）、肠毒素（A～E，以A型多见）、剥脱性毒素、红疹毒素等可导致严重的败血症；近年来分离到的肠毒素F，与中毒性休克综合征（TSS）的发生有关。肺炎链球菌致病主要依赖其荚膜，后者有抗吞噬作用，尚可产生溶血毒素和神经氨酸酶。革兰阴性杆菌所产生的内毒素能损伤心肌和血管内皮，激活补体系统、激肽系统、凝血与纤溶系统，以及交感肾上腺髓质系统、ACTH/内啡肽系统等，并可激活各种血细胞和内皮细胞。产生多种细胞因子（如TNF-α，IL-1，IL-6，IL-8等各种细胞因子，其中TNF-α在病理生理改变中起关键性作用）、炎症介质、心血管调节肽等，导致微循环障碍、感染性休克等。肺炎克雷伯杆菌等亦具有荚膜，有拮抗和吞噬体液中杀菌物质的作用。铜绿假单胞菌可产生多种蛋白质合成抑制物，如蛋白酶、杀白细胞素、磷脂酶C及外毒素A等，后者是一很强的蛋白质合成抑制物，可引起组织坏死；外毒素A和弹性蛋白酶同时存在时，其毒力最大。

（2）人体因素 机体防御免疫功能缺陷是败血症的最重要诱因。健康者在病原菌入侵后，一般仅表现为短暂的菌血症，细菌可被人体的免疫防御系统迅速清除，并不引起明显临床症状；但各种免疫防御功能缺陷者（包括局部和全身屏障功能的丧失），都易出现败血症。

1）各种原因引起的中性粒细胞缺乏或减少是诱发败血症的重要原因，尤其中性粒细胞降至0.5×10^9/L以下时败血症的发病率明显增高，多见于急性白血病、骨髓移植后、恶性肿瘤患者接受化疗后及再生障碍性贫血等患者。

2）肾上腺皮质激素、抗排异药物等免疫抑制剂和广谱抗菌药物、放射治疗、细胞毒类药物的应用，以及各种大手术的开展等都是败血症的重要诱因。

3）气管插管、气管切开、人工呼吸器的应用。静脉导管、动脉内导管、导尿管留置；有烧伤创面；各种插管检查，如内镜检查、插管造影或内引流管的安置等都可破坏局部屏障防御功能，有利于病原菌的入侵。

4) 严重的原发疾病，如终末期肝硬化、结缔组织病、糖尿病、尿毒症、慢性肺部疾病等也是败血症的诱因。如患者同时存在2种或2种以上诱因时，发生败血症的危险性将明显增加。在上述各种诱因中静脉导管留置引起的葡萄球菌败血症，也称导管相关血流感染(catheter related blood stream infections, CR-BSI)，在院内感染败血症中占重要地位，静脉导管留置72 h以上者局部可发生静脉炎，由此可诱发败血症。静脉导管留置和辅助呼吸器的应用亦是不动杆菌属、铜绿假单胞菌、沙雷菌属等革兰阴性菌败血症的常见诱因之一；留置导尿管则常是大肠埃希菌、铜绿假单胞菌败血症的诱因。长期肾上腺皮质激素和广谱抗菌药物的应用是诱发真菌败血症的重要因素。

儿童期败血症多与小儿机体免疫功能有关，因为：①年龄愈小，机体免疫功能愈差，局部感染后局限能力愈弱，极易导致感染扩散。②由于小儿时期皮肤黏膜柔嫩、易受损伤，血液中单核细胞和白细胞的吞噬功能差，血清免疫球蛋白和补体水平亦低，为败血症的发生创造了条件。③营养不良、先天性免疫缺陷病、肾病综合征患儿应用糖皮质激素治疗时，白血病和肿瘤患儿用化疗或放疗时等均可因机体免疫功能低下而引发败血症。

2. 病理变化 病原菌的毒素可引起组织和脏器细胞变形，可发生水肿、坏死和脂肪变形。毛细血管损伤造成皮肤和黏膜瘀点和皮疹。病菌引起的迁徙性多见于肺、肝、肾、骨、皮下组织等处，可并发心内膜炎、脑膜炎、骨髓炎等。单核巨噬细胞增生活跃，肝脾均可增大。

【临床表现】

1. 一般临床表现 败血症的临床表现随致病菌的种类、数量、毒力以及患儿年龄和抵抗力的强弱不同而异。轻者仅有一般感染症状，重者可发生SIRS、感染性休克、DIC、ARDS、多器官功能衰竭等。

(1) *SIRS诊断标准* 具有以下2项或2项以上者，可诊断SIRS。①体温>38℃或<36℃；②心率>90次/min；③呼吸>20次/min或$PaCO_2$<4.3 kPa(32 mmHg)；④白细胞计数>12×10^9/L或<4×10^9/L或杆状核粒细胞>10%等。

(2) *感染中毒症状* 败血症多起病急骤，发病前多数患者存在原发感染灶或引起感染的诱因。先有畏寒或寒战，继之高热，热型不定，以弛张热及间歇热为多见，少数呈稽留热、双峰热，可见于革兰阴性菌败血症。体弱、重症营养不良和小婴儿可无发热，甚至体温低于正常。老年体弱患者、慢性疾病及免疫力低者，也常出现体温不升甚至降低，这些患者往往预后不良。过度换气是败血症极其重要的早期体征，甚至可出现在发热和寒战前。由于过度换气，可导致呼吸性碱中毒。败血症可有精神状态的改变，早期仅表现为定向障碍或性格改变，后期可出现显著的感觉迟钝、精神萎靡或烦躁不安，严重者可出现面色苍白或青灰，神志不清至昏迷。常无神经系统的定位体征。精神状态改变尤易发生于婴幼儿、老年人及原有中枢神经系统疾患者。另外还可出现四肢末梢厥冷、呼吸急促、心率加快、血压下降，婴幼儿还可出现黄疸。

(3) *皮肤损伤* 部分败血症患者可出现皮肤损害，表现多种多样，以瘀点、瘀斑、猩红热样皮疹、荨麻疹样皮疹常见。皮疹常见于四肢、躯干皮肤或口腔黏膜等处。葡萄球菌和链球菌败血症可有瘀点、猩红热样皮疹等。脑膜炎双球菌败血症可见大小不等的瘀点或瘀斑；铜绿假单胞菌败血症可出现"牛眼样"皮损，称为坏疽性深脓疱(ecthyma gangrenosum)，从水疱发展而来，皮损呈圆形或卵圆形，直径1～5 cm，边缘隆起，周围皮肤呈红斑和硬结或红晕样改变，中心为坏死性溃疡。

(4) *胃肠道症状* 大约1/3的败血症患者有胃肠道症状，如恶心、呕吐、腹痛、腹泻，甚至呕血、便血等。少数可发生应激性溃疡、上消化道出血。部分患者出现中毒性肝炎，有轻至中度黄疸，肝脾可见肿大。严重者可出现中毒性肠麻痹或脱水、酸中毒。

(5) *关节症状* 部分患儿可有关节肿痛、活动障碍或关节腔积液，多见于大关节。

(6) *肝脾肿大* 以婴、幼儿多见，轻度或中度肿大；部分患儿可并发中毒性肝炎；金黄色葡萄球菌迁徙性损害引起肝脏脓肿时，肝脏压痛明显。

(7) *感染性休克* 约30%的败血症出现休克，多见于革兰阴性败血症中。有些败血症起病时即表现为休克或快速(数小时内)发展为休克，但多数先有血流动力学改变(如血压不稳)，数小时后才出现休克。

(8) *其他症状* 重症患者常伴有中毒性心肌炎、急性心力衰竭、意识模糊、嗜睡、昏迷、少尿或无尿、DIC、ARDS等，尤其革兰阴性菌败血症易并发休克和DIC。金黄色葡萄球菌、化脓性球菌、厌氧菌和少数革兰阴性杆菌如肺炎克雷伯菌、鼠伤寒沙门菌所致败血症可引起迁徙性病灶或损害，称为脓毒血症(pyemia)，较常见者有肺脓肿、肝脓肿、化脓性关节炎、骨髓炎等。

2. 常见不同病原菌败血症的临床特点

(1) *金黄色葡萄球菌败血症* 原发病灶常为疖、痈、皲裂等皮肤及伤口感染，多见于男性青年，病前一般情况大多良好。从口腔黏膜及呼吸道入侵者多数为机体防御功能低下者的医院内感染。临床急起发病、寒战高热、皮疹形态多样化，可有瘀点、荨麻疹、猩红热样皮疹及脓疱疹等。关节症状比较明显，大关节疼痛，有时红肿。迁徙性病灶是金黄色葡萄球菌败血症的特点，常见多发性肺部浸润，甚至形成脓肿，其次有肝脓肿、骨髓炎、关节炎、皮下脓肿等。有文献结合尸检报告，金黄色葡萄球菌败血症并发感染性心内膜炎者可高达8%，由于急性感染性心内膜炎可侵犯正常心瓣膜，病理性杂音的出现不及亚急性者为多，因此，如发热不退，有进行性贫血、反复出现皮肤瘀点、内脏血管栓塞、血培养持续阳性等，应考虑感染性心内膜炎的可能，需进一步做经胸壁或经食管超声心动图等检查以明确诊断。感染性休克较少见。由于耐甲氧西林金黄色葡萄球菌（methicillin resistant *Staphylococcus aureus*，MRSA）医院感染菌株（hospital acquired MRSA，HA-MRSA）及社区感染（community acquired MRSA，CA-MRSA）菌株逐年增多，金黄色葡萄球菌败血症已经引起全球关注。国内对各地共1 000余例败血症的病原学分析表明，金黄色葡萄球菌败血症所占比例高达20%～30%。

（2）表皮葡萄球菌败血症　血浆凝固酶阴性的表皮葡萄球菌正常存在于人体皮肤、黏膜表面。早年忽视此菌的致病性。20世纪60年代以后发现表皮葡萄球菌败血症逐渐增多，可占败血症总数的10%～15%，尤多见于大医院的院内感染，常见于体内异物留置者，如静脉导管、人工关节、人工瓣膜、起搏器、脑室-腹腔引流管等。表皮葡萄球菌可黏附于人工假体装置及导管表面，繁殖并且分泌一种黏液状物质（slimelibe）覆盖在表面而影响吞噬细胞及抗菌药物的作用。当人体接受广谱抗菌药物治疗时，呼吸道及肠道中该菌的数量增多，可导致二重感染性败血症。表皮葡萄球菌十分耐药，耐甲氧西林（MRSE）的菌株多见，病死率可达30%以上。

由于表皮葡萄球菌为正常皮肤表面的细菌，因此，血培养阳性常难以鉴别是污染或感染而致。如患者有人工假体装置或免疫缺陷者，应多考虑感染，假体装置局部疼痛、有压痛，导管进入皮肤处有红肿，人工关节功能障碍，人工瓣膜者有新出现的心脏杂音或多发性血栓形成，都是感染的有力证据。

（3）肠球菌败血症　其发病率在近30年来明显增高，在医院内感染的败血症中可占10%左右，泌尿生殖道是常见的入侵途径，也易发生于消化道肿瘤、胆道感染及腹腔感染的患者。由于易伴发感染性心内膜炎，且对多种抗菌药物耐药，病情多危重。

（4）革兰阴性杆菌败血症　常从泌尿生殖道、肠道（特别是下消化道）或胆道入侵。肺炎克雷伯菌及铜绿假单胞菌也常从呼吸道入侵。病前一般健康情况较差，多数伴有各种影响机体免疫功能的原发病，因此多见于医院感染。部分患者可有体温不升、双峰热、相对缓脉等，40%左右的患者可发生休克，有低蛋白血症者更易发生。严重者出现多脏器功能损害，有心律紊乱、心力衰竭、ARDS、急性肾功能衰竭、DIC等，病情危重。肺炎克雷伯菌败血症可出现迁徙性病灶或（和）血栓性静脉炎。铜绿假单胞菌败血症继发于恶性肿瘤、淋巴瘤、白血病者尤为多见，临床表现较一般革兰阴性杆菌败血症凶险，可有较特征性中心坏死性皮疹，休克、DIC、黄疸等的发病率均较高。

（5）厌氧菌败血症　厌氧菌正常存在于人类口腔、肠道、泌尿道及生殖道中，人体对厌氧菌感染的防御是组织中正常氧化还原电势。当皮肤黏膜破损时厌氧菌易于入侵，如有组织缺氧坏死，则氧化还原电势下降，细菌易于生长繁殖而扩散。厌氧菌产生的外毒素可导致溶血、黄疸、发热、血红蛋白尿、肾功能衰竭等；所产生的肝素酶可使肝素降解而促凝，有利于脓毒性血栓形成，脱落后致迁徙性病灶。厌氧菌常从肠道的肿瘤、憩室炎、女性生殖道、压疮溃疡坏疽处入侵，从肠道入侵者多为脆弱拟杆菌。从生殖道入侵者也可为厌氧链球菌。厌氧菌常与其他需氧菌同时存在，形成复数菌感染。临床表现毒血症状重，可有高热、黄疸、休克、DIC、迁徙性病灶、脓毒性血栓性静脉炎、感染性心内膜炎等。病变组织有脏而臭的分泌物，含有气体，并可有假膜形成。

（6）真菌性败血症　近年来发病率明显增高，美国某肿瘤医院统计其发病率每年以31%递增。几乎全部病例发生在机体防御功能低下者的医院内感染，常见于长期接受广谱抗菌药物治疗后的内源性感染及静脉插管输液、透析疗法、肿瘤及白血病的化疗者，多数合并细菌感染。一般发生在严重原发疾病的病程后期，病情进展缓慢，临床表现的毒血症状可较轻而被原发疾病及同时存在的细菌感染掩盖，相当一部分患者在尸检时始获确诊。真菌性败血症为扩散型，病变累及肝、脾、肺、心内膜等，有助于诊断。当免疫缺陷者的感染应用了足量广谱抗菌药物后未见好转时需考虑有真菌感染。除血培养外，痰、尿、咽拭子等培养常可获同一真菌。

（7）其他　单核细胞增多性李斯特菌是革兰阳性小杆菌，引起的败血症常见于新生儿、老年人、孕妇和免疫功能缺陷者。动物是重要的储存宿主，健康带菌者可能是本病主要的传染源，通过粪—口途径传播。孕妇受染后可通过胎盘或产道传播给胎儿或新生儿，前者引起流产，后者导致新生儿严重的全身播散性感染。成人败血症常与单核细胞增多性李斯特菌脑膜炎并存。临床表现无特殊，但有时体温稽留，颇似伤寒，也有合并感染性心内膜炎的报告。

JK组棒状杆菌败血症于1976年初次报道，住院患者，特别是白血病化疗等粒细胞减少者可有40%皮肤带菌。由于JK组棒状杆菌对青霉素、头孢菌素、氨基糖苷类等抗生素均耐药，因此感染易发生在粒细胞减低而又应用广谱抗生素的患者，也可由静脉导管带入感染。

近年来发现婴幼儿鼠伤寒沙门菌败血症的病死率高达40%，以腹泻为早期症状，以后有多脏器损害，出现休克、DIC、呼吸衰竭、脑水肿等临床表现，40%以上为医院感染。

3. 特殊类型的败血症

(1) 新生儿败血症　指出生后第 1 个月内的血流感染。大肠埃希菌、B 群溶血性链球菌、金黄色葡萄球菌等为常见病原菌。由母亲产道感染、吸入感染羊水、脐带或皮肤等感染而入侵。临床表现为食欲减退、呕吐腹泻、精神萎靡、呼吸困难、黄疸、惊厥等,仅部分患者有发热。由于新生儿血脑屏障功能尚不健全,因此,25%~30%的患者感染可扩散至中枢神经系统。

(2) 老年人败血症　以革兰阴性杆菌引起者多见,肺部感染后发生败血症的机会较青年人多。从褥疮入侵者也不少,病原多数为金黄色葡萄球菌、大肠埃希菌、铜绿假单胞菌等,厌氧菌不应忽视。易发生感染性心内膜炎。预后较差。

(3) 烧伤后败血症　常于烧伤后 36 h 组织液由外渗开始回收时细菌随之而入。国内有人对 1 800 余例烧伤患者进行了调查,败血症发生率为 2.5%,多发生于急性感染期(23.4%)、创面修复期(42.5%)和残余创面期(24.1%)。耐药的金黄色葡萄球菌和铜绿假单胞菌是其顽固的病原菌,且常可发生混合感染。临床表现较一般败血症为重,可出现过高热、休克、中毒性心肌炎、中毒性肝炎等,部分患者可有体温不升。病死率较高。

(4) 医院内感染败血症　近年来发病率在逐年增加,占败血症总数的 30%~60%,其中绝大多数有严重的基础疾病,如各种血液病、慢性肝肾疾病、肿瘤、器官移植等。部分为医源性感染,如继发于免疫抑制剂的应用、气管切开、导尿、静脉输液、透析疗法和各种手术等。常见的病原菌为表皮葡萄球菌、金黄色葡萄球菌、铜绿假单胞菌、不动杆菌等。由于患者的基础健康情况差,免疫功能缺陷,感染往往危重,且耐药情况严重,治疗效果差。病死率可达 40%~60%。

并发于粒细胞减少者的败血症很多见,多数发生在白血病的病程中,致病菌以耐药的葡萄球菌、铜绿假单胞菌及其他革兰阴性杆菌为主。原发感染有肺炎、齿龈炎、皮肤软组织炎、肛周炎等。由于白细胞低下、炎症反应差,诊断有时较为困难,因此,凡白血病等粒细胞减少者发热 38℃以上时均需做血培养,并及时给予抗菌药物治疗。

输液引起的败血症常与体液污染及留置导管有关。液体内细菌以肺炎克雷伯菌及聚团肠杆菌生长最快,24 h 内细菌数可达 10^5/ml(>10^6/ml 时液体可变浑浊)。静脉高营养液中含有丰富的葡萄糖,真菌易于生长。全血则因存在抗体且保存于低温,细菌不易生长,若发生污染则多为耐药细菌,如大肠埃希菌或铜绿假单胞菌,病情极为严重。输血小板由于操作过程复杂,且贮存于 25℃,因此污染的机会多。与留置导管相关的感染有 3 种类型,即:①导管插入处的蜂窝织炎。②感染性血栓性静脉炎。③无症状的导管内细菌寄生。3 种均可致败血症。病原菌以葡萄球菌为最多,革兰阴性杆菌及念珠菌等也可见。

【并发症】　败血症患者容易并发肾功能衰竭、呼吸功能衰竭、凝血功能障碍;其他器官损害包括中毒性心肌炎变、感染中毒性脑病、中毒性肝炎及中毒性肠麻痹等,一旦发生均可加重败血症,并影响预后。发生多器官功能衰竭者,预后极差。

【实验室检查】

1. 血象　白细胞总数大多显著增高,达(10~30)×10^9/L,中性粒细胞百分比增高,多在 80%以上,可出现明显的核左移及细胞内中毒颗粒。少数革兰阴性败血症及机体免疫功能减退者白细胞总数可正常或稍减低,但仍以中性粒细胞为主。

2. 中性粒细胞四唑氮蓝(NBT)试验　此试验仅在细菌感染时呈阳性,可高达 20%以上(正常在 8%以下),有助于病毒性感染和非感染性疾病与细菌感染的鉴别。

3. 病原学检查

(1) 细菌培养　血培养及骨髓培养阳性是确诊的主要依据,后者阳性率更高。为获得较高的阳性率,应尽可能在抗菌药物使用之前及寒战、高热时采集标本,反复多次送检,每次采血 5~10 ml。有条件宜同时做厌氧菌、真菌培养。对已使用抗菌药物治疗的患者,采血应避免血中抗菌药物高峰时间,或在培养基中加入适当的破坏抗生素的药物如青霉素酶、硫酸镁等或做血块培养,以免影响血培养的阳性率。脓液或分泌物的培养有助于判断败血症的病原菌。细菌培养阳性时宜进行有关的抗菌药物敏感试验,以供治疗时选用适宜的抗菌药物。

(2) 细菌涂片　瘀点、瘀斑、脓液、脑脊液、胸腔积液、腹水、关节液、心包积液等直接涂片检查,也可检出病原菌,对败血症的快速诊断有一定的参考价值。

一般培养基上无细菌生长,疑有 L 型细菌败血症时,应做高渗盐水培养。厌氧菌分离培养至少也需 1 周,不能及时为临床治疗提供细菌学依据。近年已开展气相色谱法、离子色谱法等快速诊断技术。色谱法也能在 1 h 内对标本作出有无厌氧菌的诊断,便于指导用药。免疫荧光法快速、敏感,且能特异地鉴定厌氧菌;其他尚有免疫酶标组化快速鉴定产气荚膜梭菌等,对早期诊断有良好效果。

4. 其他检查　鲎试验(limulus lysate test, LLT)是利用鲎细胞溶解物中的可凝性蛋白质,在有内毒素存在时可形成凝胶的原理,测定各体液中的内毒素,阳性时有助于革兰阴性杆菌败血症的诊断。气相色谱法可用于厌氧菌的鉴定与诊断。

5. 真菌感染实验室检测　真菌生长缓慢,培养阳性率亦较低。乳胶凝集实验测定抗原或相应抗体(用于隐球菌病)，以及病理组织检查等均有助于诊断。除了常规真菌涂片、培养外，近年开展的β甘露聚糖、(1→3)-β-D-葡聚糖定量、烯醇化酶、Cand-Tec方法以及PCR都有助于真菌感染的诊断。

【诊断与鉴别诊断】

1. 临床表现 凡有不明原因的急性高热、寒战、白细胞总数及中性粒细胞显著增高而无局限于单一系统的症状与体征时或同时出现2个以上系统感染表现时，应考虑败血症的可能。凡新近有皮肤局部炎症，或挤压疖疮史，或有尿路、胆道、呼吸道等处感染，治疗后仍不能控制体温者应高度怀疑败血症的可能。若病程中出现瘀点、肝脾肿大、迁徙性脓肿、感染性休克等，则败血症诊断基本确立。仔细询问病史、认真查体既有助于确立诊断，又可发现原发病灶，并由原发病灶的部位及性质推测出病原菌的种类，利于治疗。

2. 实验室检查 根据外周血象，白细胞总数大多显著增高，中性粒细胞达80%以上，并出现明显的核左移及细胞内中毒颗粒。白细胞总数可正常或稍减低，但仍以中性粒细胞为主者，应注意革兰阴性细菌败血症及机体免疫功能减退者败血症可能。鲎试验有助于判定革兰阴性细菌败血症。中性粒细胞四唑氮蓝试验有助于病毒性感染和非感染性疾病与细菌感染的鉴别。血培养或骨髓培养阳性是诊断败血症的金标准。但一次血培养阴性不能否定败血症的诊断。细菌涂片检出病原菌，对败血症的快速诊断有一定的参考价值。

3. 鉴别诊断

(1) 粟粒性结核　多有结核史或阳性家族史；起病较缓，持续高热，毒血症症状较败血症为轻；可有气急、发绀及盗汗；血培养阴性；起病2周后胸部X线拍片可见均匀分布的粟粒型病灶。

(2) 疟疾　虽有寒战、高热，但有明显的间歇缓解期，恶性疟发热、寒战多不规则，但白细胞总数及中性粒细胞不高；血培养阴性；血液及骨髓涂片可找到疟原虫。

(3) 大叶性肺炎　病前常有受寒史；除寒战、高热外，尚有咳嗽、胸痛、咳铁锈色痰等呼吸道症状；体检肺部有实变征；胸片示大片炎性阴影；血培养阴性。某些败血症常继发于肺炎病变基础上，此时血培养可发现阳性致病菌。

(4) 伤寒与副伤寒　某些革兰阴性菌败血症的临床表现类似伤寒、副伤寒，也有发热、相对缓脉、肝脾肿大、白细胞总数不高等改变，但伤寒、副伤寒发热多呈梯形上升，1周后呈稽留热，有特殊的中毒症状如表情淡漠、听力下降等，起病后第6日可出现玫瑰疹。白细胞总数下降明显，中性粒细胞减少，肥达反应阳性，血及骨髓培养可发现致病菌。

(5) 恶性组织细胞增多症　多见于青壮年，持续不规则发热伴恶寒，常出现消瘦、衰竭、贫血，肝脾及淋巴结肿大，出血倾向较明显。白细胞总数明显减少。血培养阴性。抗生素治疗无效。血液和骨髓涂片、淋巴结活检可发现恶性组织细胞。

(6) 变应性亚败血症　属变态反应性疾病，青少年多见。具有发热、皮疹、关节痛和白细胞增多四大特点，临床表现酷似败血症。患者发热虽高，热程虽长，但中毒症状不明显，且可有缓解期。皮疹呈多形性可反复多次出现。血象白细胞及中性粒细胞增高，但嗜酸粒细胞多不减少。多次血培养阴性。抗生素治疗无效。肾上腺皮质激素及非甾体类抗炎药物如消炎痛治疗有效。

(7) 其他　尚需与深部淋巴瘤、系统性红斑狼疮、布鲁菌病、风湿病、病毒性感染及立克次体病等相鉴别。

【治疗】

1. 抗菌治疗 应尽早针对可能的病原菌给予经验性治疗(empiric chemotherapy)，但在用药前，尽可能取感染相关标本进行病原菌检查。当病原菌不明时，可根据细菌入侵途径、患儿年龄、临床表现等选择药物，通常应用广谱、强效、杀菌性抗菌药物，或针对革兰阳性球菌和革兰阴性杆菌联合用药，而后可根据培养和药敏试验结果目标性治疗(target chemotherapy)。

(1) 甲氧西林敏感金黄色葡萄球菌(MSSA)感染　宜用苯唑西林、头孢菌素类治疗，耐甲氧西林金黄色葡萄球菌感染宜用去甲万古霉素、万古霉素或利奈唑胺等药物治疗，重症感染者常需要联合2种以上静脉给药，体温降至正常后继续应用10 d，或总疗程在3周以上。

(2) 革兰阴性杆菌　如大肠埃希菌、肺炎克雷伯菌感染可选用第3代头孢菌素与氨基糖苷类联合应用，如果是产超广谱β内酰胺酶(extended spectrum β-lactamase, ESBL)菌株，可以选择碳青霉烯类、哌拉西林三唑巴坦、头孢哌酮钠舒巴坦钠或头霉素类，严重感染者可联合用药。铜绿假单胞菌感染者选用头孢他定与氨基糖苷类或羧苄西林联用；重症感染者可选择碳青霉烯类、哌拉西林三唑巴坦、头孢哌酮钠舒巴坦钠或氨曲南，但要注意多重耐药(multi-drug resistance, MDR)或泛耐药(pan-drug resistance, PDR)发生。不动杆菌感染者选用头孢哌酮钠舒巴坦钠，重症感染者也可选择碳青霉烯类、氟喹诺酮类，也应注意多重耐药或泛耐药的发生。

(3) 厌氧菌感染　可选甲硝唑、替硝唑、克林霉素、头孢西丁、亚胺培南、氯霉素等治疗。

2. 治疗局部感染病灶及原发病 糖尿病患者应积极控制血糖水平；化脓性病灶无论是原发或继发，都应该在全身应用抗菌药物的同时进行外科切开引流；化脓性心包炎、脓胸、化脓性关节炎及肝脓肿应行穿刺引流排脓；胆道或泌尿系统感染伴梗阻者，应进行手术治疗；假体植入感染者，酌情拔除或更换，抗菌治疗应适当延长；免疫抑制剂使用者感染，应酌情停用或调整用量。厌氧菌败血症首先应该清楚病灶或行脓肿切开引流以改变厌氧环境等。

3. 其他治疗 给予高蛋白质、高热量、高维生素饮食以保障营养。可静脉给予丙种球蛋白或少量多次输入血浆、全血或白蛋白。感染中毒症状严重者可在足量应用有效抗生素的同时给予肾上腺糖皮质激素短程(3～5 d)治疗。高热时可给予物理降温，烦躁者给予镇静剂等。

【预防】 医护人员应加强洗手。尽量避免皮肤黏膜受损；及时发现和处理感染病灶；各种诊疗操作应严格执行无菌要求；杜绝无指征、不合理应用抗菌药物或肾上腺皮质激素。静脉置管可应用肝素化(heparin-coated)或被覆抗生素(antibiotic-impregnated)的中心静脉导管(central venous catheters)。进行静脉置管前，操作者应该戴帽、面罩及穿外科手术衣。置管时超声引导穿刺可减少穿刺损伤次数，剃毛应该用剪刀(clipper)而不是剃刀(razor)。

参考文献

[1] Cavaillon JM, Annane D. Compartmentalization of the inflammatory response in sepsis and SIRS [J]. J Endotoxin Res, 2006,12(3):151-170.

[2] Malani PN, Rana MM, Banerjee M, et al. Staphylococcus aureus bloodstream infections: the association between age and mortality and functional status [J]. J Am Geriatr Soc, 2008,56(8):1485-1489.

[3] Gilbert RE, Harden M. Effectiveness of impregnated central venous catheters for catheter related blood stream infection: a systematic review [J]. Curr Opin Infect Dis, 2008,21(3):235-245.

[4] Hawkins C, Qi C, Warren J, et al. Catheter-related bloodstream infections caused by rapidly growing nontuberculous mycobacteria: a case series including rare species [J]. Diagn Microbiol Infect Dis, 2008,61(2):187-191.

[5] Byrnes MC, Coopersmith CM. Prevention of catheter-related blood stream infection [J]. Curr Opin Crit Care, 2007,13(4):411-415.

[6] Mengoli C, Cruciani M, Barnes RA, et al. Use of PCR for diagnosis of invasive aspergillosis: systematic review and meta-analysis [J]. Lancet Infect Dis, 2009,9(2):89-96.

[7] Méan M, Marchetti O, Calandra T. Bench-to-bedside review: Candida infections in the intensive care unit [J]. Crit Care, 2008,12(1):204.

[8] Kedzierska A, Kochan P, Pietrzyk A, et al. Current status of fungal cell wall components in the immunodiagnostics of invasive fungal infections in humans: galactomannan, mannan and (1→3)-beta-*D*-glucan antigens [J]. Eur J Clin Microbiol Infect Dis, 2007,26(11):755-766.

第三节 葡萄球菌感染

翁心华 张文宏

葡萄球菌感染(infections of staphylococcus)是常见的细菌感染性疾病，多表现为皮肤、软组织感染，也可导致病情严重至危及生命的败血症、心内膜炎、肺炎、脑膜炎等；此外尚可引起异物相关感染、尿路感染、骨髓炎、关节炎、肠炎等。葡萄球菌在医院内，尤其在外科、烧伤科、新生儿病房等可交叉传播而造成流行。因传播迅速、控制困难、后果严重，故以往有"葡萄球菌恶疫"之称。在20世纪50年代医院内感染与葡萄球菌感染已成为同义词；60年代葡萄球菌感染在医院内的流行稍有下降，取而代之者为革兰阴性杆菌的感染；但目前，葡萄球菌作为医院内感染的病原菌，逐渐成为院内感染的主要病因，美国感染性疾病年度死亡调查显示，MRSA感染为首位致死原因，其远超过AIDS、结核和病毒性肝炎。中国流行病学研究表明，MRSA院内感染率亦逐渐上升，并且社区获得性MRSA感染亦多有报道。

医务人员中葡萄球菌带菌者较多，是造成医院交叉感染的重要原因之一。而某些噬菌体型的葡萄球菌又对多种抗菌药物耐药，防治这些菌株所致的感染和控制其流行极为棘手。故如何更好地认识葡萄球菌，防止耐药菌的产生和传播，及抢救严重葡萄球菌感染患者，是微生物学、流行病学和临床医学工作人员的共同任务。

【病原学】 葡萄球菌为革兰阳性球菌，属于微球菌科、葡萄球菌属，此属现有细菌30余种，其中凝固酶阳性的有8种，主要致病菌为金黄色葡萄球菌(金葡菌)；凝固酶阴性的有28种，较常见的致病菌有表皮葡萄球菌(表葡菌)和腐生葡萄球菌(腐葡菌)。此外头葡萄球菌、孔氏葡萄球菌、人葡萄球菌、吕克杜纳西葡萄球菌、解糖葡萄球菌、施氏葡萄球菌、模仿葡萄球菌、华纳葡萄球菌和木糖葡萄球菌等均可致病，但皆属少见。本属细菌直径为0.5～1.5 μm，无动力、无芽胞、一般不形成荚膜，在普通培养基生长良好，多数为需氧或兼性厌氧菌，生长最适宜的温度为30～37℃，最适pH为

7.4～7.5，但在6.5～40℃和pH 4.2～9.3均可生长。耐盐性较强，在含10%～15%氯化钠培养基仍能生长。

葡萄球菌的基因组包括一条约2 800 kb的环状染色体、前噬菌体、质粒和转座子。染色体和染色体外的遗传因子均有编码细菌毒力和对抗生素耐药的基因，这些基因可通过染色体外的遗传因子在葡萄球菌不同菌株之间传播，也可向其他革兰阳性球菌传播。

葡萄球菌可根据其表型特征如噬菌体溶解、血清反应、生化反应和耐药谱等分型；也可按DNA的特征用DNA指纹图谱、质粒指纹图谱、凝固酶基因型等方法分型。根据表型特征的分型方法与根据DNA特征的分型方法相结合对调查耐药菌流行特征、追踪感染源及传播途径、考察感染控制效果等方面有重要作用。

1. 葡萄球菌致病性 致病葡萄球菌中以金葡菌致病性最强，主要与其产生各种毒素和酶以及某些细菌抗原有关。表葡菌和腐葡菌基本上不产生对人体具毒性的毒素和酶。

(1) 毒素

1) 溶血素：金葡菌可产生4种不同抗原型的溶血素，α、β、γ和δ，皆可产生完全性溶血。α溶血素尚可损伤血小板、巨噬细胞和白细胞，使血管平滑肌收缩导致局部组织缺血坏死。

2) 杀白细胞素：杀死白细胞和巨噬细胞或破坏其功能，使细菌被吞噬后仍可在细胞内生长繁殖。

3) 肠毒素：为产生食物中毒的外毒素，至少有A、B、C_1、C_2、C_3、D、E、G、H共9种，口服少量即可引起呕吐和腹泻。

4) 表皮剥脱素(exfoliatin, epidermolytic toxins)：此毒素可使皮肤表皮浅层分裂脱落产生大疱型天疱疮等症状。

5) 产生中毒性休克综合征的毒素(toxic shock syndrome toxin, TSST)。

6) 产红疹毒素：为噬菌体Ⅱ组71型金葡菌所产生，临床上有猩红热样皮疹。

(2) 酶 葡萄球菌可产生蛋白酶、脂酶和透明质酸酶等多种酶类，这些酶的致病作用尚不明确，但具破坏组织的作用，可能促进感染向周围组织扩散。此外还有几种酶与致病和耐药有关。

1) 血浆凝固酶：使血浆中的纤维蛋白原变成纤维蛋白，沉积于菌体表面，阻碍吞噬细胞的吞噬作用，并有利于感染性血栓的形成。

2) β内酰胺酶：灭活β内酰胺类抗生素。

3) 透明质酸酶：此酶可水解人体结缔组织细胞间的基质——透明质酸，使感染扩散。

4) 溶脂酶：金葡菌可产生数种溶脂酶，作用于血浆及皮肤表面的脂肪及油质，有利于细菌侵入人的皮肤及皮下组织。

5) 其他：尚有葡萄球菌激酶、过氧化氢酶、溶纤维蛋白酶等。

(3) 细胞抗原

1) 荚膜抗原：金葡菌的某些菌株有明显荚膜，使毒力增加，机体可产生相应抗体。蛋白质A(protein A，凝集原agglutinogen A)是金葡菌细胞壁的组成部分，存在于90%的金葡菌中。蛋白质A可与IgG的Fc片段结合，具有抗调理素作用和抗吞噬作用的功能。

2) 细胞壁壁酸：为一种特异性抗原，金葡菌、表葡菌和腐葡菌的壁酸组成成分不同。

(4) 毒力基因的调控 金葡菌的毒力基因调控极为复杂，受多种环境因素和细菌产物的影响。目前研究较多的是*agr*基因和*sar*基因，这两个基因可以上调细菌分泌蛋白质的表达，减少细胞壁相关蛋白质的合成。

2. 葡萄球菌的耐药性 葡萄球菌是耐药性最强的病原菌之一，该属细菌具备几乎所有目前所知的耐药机制，可对除万古霉素和去甲万古霉素以外的所有抗菌药物发生耐药。

(1) 耐药变迁 20世纪60年代以前青霉素曾是治疗葡萄球菌最有效的抗生素，目前上海和北京地区临床分离的葡萄球菌中约90%由于产生β内酰胺酶(青霉素酶)而对青霉素耐药，这些菌株一般对苯唑西林、甲氧西林、多数头孢菌素以及β内酰胺类和β内酰胺酶抑制剂的复方制剂敏感。60年代初发现的MRSA对所有β内酰胺类均耐药，80年代庆大霉素还是治疗MRSA感染的有效药物，目前MRSA对庆大霉素的耐药率已经超过50%。80年代末葡萄球菌对氟喹诺酮类高度敏感，曾作为治疗MRSA感染的保留用药，但现在80%以上的MRSA和MRSE对氟喹诺酮类耐药。1996年，首株万古霉素中介的金葡菌被分离到，其MIC(最小抑菌浓度)为8～16 μg/ml，虽然目前国内尚未发现对万古霉素耐药的葡萄球菌，但国外已报道2株对万古霉素耐药的葡萄球菌。

表葡菌的耐药现象亦甚严重，医院外分离的表皮葡萄球菌产β内酰胺酶者大于80%，此耐药机制也为质粒所控制。腐葡菌产酶菌株较少，产酶量亦少。各种凝固酶阴性葡萄球菌，皆可对甲氧西林耐药。医院内分离的表皮葡萄球菌中有30%～50%的菌株对甲氧西林耐药，同时也对青霉素、庆大霉素或其他氨基糖苷类、红霉素、氯林可霉素耐药，其耐药谱与金黄色葡萄球菌相似。

(2) 耐药机制

1) 产生灭活酶和修饰酶：葡萄球菌产生的青霉素酶可破坏多种青霉素类抗生素，产酶量高的某些菌株可表现为对苯唑西林耐药。产生氨基糖苷类修饰酶可灭活氨基糖苷类，使菌株表现为对氨基糖苷类耐药。葡萄球菌还可产生乙酰转移酶灭活氯霉素而对其耐药。

2）靶位改变：青霉素结合蛋白（penicillin binding protein，PBP）是参与葡萄球菌细胞壁合成的转肽酶，β内酰胺类抗生素与其结合可破坏细胞壁合成。葡萄球菌有4种PBP都与β内酰胺类抗生素有良好的亲和力；但甲氧西林耐药葡萄球菌的染色体上的*mecA*基因，可编码产生一种新的青霉素结合蛋白PBP2a（PBP2′），PBP2a与β内酰胺类抗生素的亲和力很低，能在高浓度β内酰胺类环境中维持细菌的胞壁合成，使细菌表现为耐药。MRSA和MRSE耐药机制相同，除对甲氧西林耐药外，对所有青霉素类、头孢菌素类和其他β内酰胺类抗生素均耐药，同时对喹诺酮类、四环素类、某些氨基糖苷类抗生素、氯霉素、红霉素、林可霉素耐药率也很高（>50%）；对利福平、库马霉素（coumamycin，香豆霉素）、磷霉素、某些氨基糖苷类抗生素（阿米卡星、奈替米星等）敏感率相对较高。近年来耐甲氧西林葡萄球菌在临床分离葡萄球菌中的比例有增多趋势。

MRSA对万古霉素敏感性下降机制比较复杂，它并不具备万古霉素耐药基因*van A*、*van B*和*van C*，推测其耐药机制可能与细菌细胞壁合成亢进有关。研究发现：该菌株的细胞壁比同类菌株厚1倍，PBPS较正常高3倍，胞间质前体产量也增加3倍，这3个特点造成细菌对万古霉素的耐受力增加。

DNA旋转酶靶位改变和拓扑异构酶Ⅳ变异是葡萄球菌对喹诺酮类耐药的主要机制。此外，葡萄球菌还可改变磺胺类药等叶酸抑制剂、利福平、莫匹罗星、大环内酯类和林可霉素等的作用靶位而对这些抗菌药耐药。

3）外排作用：葡萄球菌可排出胞内的四环素类、大环内酯类和克林霉素而对这些药物耐药。

【流行病学】 金葡菌主要寄殖于鼻前庭黏膜、会阴部、新生儿脐带残端等部位，偶也寄居于皮肤、肠道、阴道和口咽部，表葡菌和腐葡菌则主要寄殖于皮肤表面。近10年来，社区和医院内的葡萄球菌感染都呈增多趋势，这种趋势与介入性诊疗器械应用的增加趋势平行。另一流行趋势是耐药菌株逐年增多，美国全国医院感染监测系统报告1987～1997年重症监护中心的MRSA由20%升高到45%，美国感染性疾病年度死亡调查显示，MRSA感染已经成为首位致死原因，其远超过AIDS、结核和病毒性肝炎。中国流行病学研究表明，1977～1979年上海地区MRSA仅占5%，现全国也已升至35.5%～80.3%，其中上海和北京分别达80.3%和55.5%；台湾大学医院研究表明，在1986～2007年间，MRSA的院内感染率由小于5%不断升高至66.7%。此外，亚太地区社区获得性MRSA感染率为6.9%～40.5%，其中中国大陆、香港和台湾地区的感染率分别达6.9%、8.4%和40.5%。

1. 传染源 患者和带菌者为传染源。人群带菌情况相当普遍，有人统计，50%为间歇带菌，25%～30%则为持续带菌，仅20%～25%人群从未带菌。医院内医生、护士、护工等的带菌率可高达50%～90%，明显高于正常人群。医院内尤以烧伤病房工作人员的带菌率最高。某妇产科医院婴儿室发生一次金葡菌脓疱疮流行，调查169名工作人员中，其鼻咽部带菌率为22.1%，其中婴儿室护理人员的带菌率为33.3%，同期40个产妇的带菌率仅5.4%。

2. 传播途径 金葡菌的入侵途径主要为有损伤的皮肤和黏膜，人也可因摄食含有肠毒素的食物或吸入染菌尘埃而致病。医院内接触沾染细菌的器械、物品极易污染医务人员和患者的手，染菌直接接触易感者的皮肤为传播金葡菌感染的重要途径。

3. 易感人群 有创口的外科患者、严重烧伤患者、新生儿、老年人、流感和麻疹伴肺部病变者、免疫缺陷者、粒细胞减少者、恶性肿瘤患者、糖尿病患者等。

【发病机制和病理】 金葡菌虽可产生很多毒素和酶，并引起各种感染。但严格地讲，该菌与表葡菌、腐葡菌一样，仍是一个在寄生部位营共生的条件菌，在人体防御免疫功能健全的情况下不足为害。即使细菌越出寄生范围侵入深部组织，也可被白细胞、巨噬细胞、血清中特异和非特异因子等所吞噬杀灭，或被局限于分散的区域中形成典型脓肿。但若存在免疫功能低下（如颗粒细胞缺乏、严重基础疾病）或皮肤黏膜屏障破坏（如皮肤损伤、介入性医疗措施）的情况，则可能导致严重的金葡菌感染。此时，细菌从寄殖部位接种到受损的皮肤黏膜引起皮肤软组织局部感染如疖肿等，感染局部扩散造成痈、蜂窝织炎、脓疱病或伤口感染，细菌还可进入血液，向远端器官播散，发生败血症、细菌性心内膜炎、骨髓炎、肾痈、脓毒性关节炎、硬膜外脓肿等。即使细菌不侵入血流，细菌毒素也可以引起局部和全身的疾病表现或综合征，如TSS、烫伤样皮肤综合征和肠毒素性胃肠炎。

金葡菌的许多毒素如TSST－1、Ses是为不需免疫提呈细胞处理的超抗原，这些超抗原可以刺激如IL－1、IL－6、IL－8和肿瘤坏死因子－α（TNF－α）等细胞因子的大量释放，从而导致SIRS，最终引起感染性休克的发生。

凝固酶阴性葡萄球菌主要是条件致病菌，其致病与免疫力低下和异物植入相关。异物的存在严重损害吞噬细胞的功能，静脉内导管等异物迅速被纤维蛋白原、纤维连接蛋白等血清成分包裹，这些血清成分通过细菌表面成分识别黏附分子使葡萄球菌黏附，并产生糖萼（多糖蛋白质复合物，glycocalyx）进一步巩固细菌黏附、寄殖。医院获得的心内膜炎常常与静脉内导管有关，长期留置导管导致心内膜炎的情况类似心内膜炎的动物模型；心导管损伤心脏瓣膜表面，在瓣膜上形成非细菌性血栓，导致细菌黏附感染。

【临床表现】 金葡菌可引起皮肤和软组织感染、

败血症、肺炎、心内膜炎、脑膜炎、骨髓炎、食物中毒等，此外尚可导致心包炎、乳突炎、鼻窦炎、中耳炎、TSS等。表葡萄菌除可引起败血症、心内膜炎等外，也可导致尿路和皮肤感染。腐葡菌则主要引起尿路感染。联系其发病原理，可将其临床表现分为两大类型。

1. 由毒素引起的疾病

(1) 葡萄球菌胃肠炎　金葡菌污染淀粉类食物(如剩饭、粥、米面等)、牛奶及奶制品、鱼、肉、蛋等食品后，可在室温下(22℃左右)大量繁殖而产生耐热的肠毒素(外毒素)，100℃ 30 min只能杀灭金葡菌而不能破坏毒素，后者可引起恶心、呕吐、中上腹痛、腹泻等症状。通常呕吐剧烈，呕吐物可呈胆汁性；腹泻呈水样便或稀便。体温大多正常或略有升高。大多数患者于数小时至1～2 d内迅速恢复，病程自限。以往认为抗菌药物应用后所致的菌群交替性肠炎为金葡菌引起的假膜性肠炎，现已为多数学者所否定，这种肠炎乃艰难梭菌的外毒素所致，金葡菌仅为伴随菌。

(2) 中毒性休克综合征　中毒性休克综合征(toxic shock syndrome，TSS)在1978年首次报告，其主要的临床表现为高热、休克、红斑皮疹、呕吐、腹泻，并可有肌肉痛，黏膜充血，肝、肾功能损害，定向障碍或意识改变等。该综合征的发病系由金葡菌(Ⅰ群噬菌体)产生的致热外毒素C引起，而与细菌本身无关。TSS多见于青年妇女，尤其是应用月经塞者，但也发生于绝经期妇女、男性及儿童。依靠临床表现虽可成立诊断，但血、阴道分泌物、鼻腔分泌物、尿等培养仍需进行，以观察有无金葡菌，并排除其他病原菌感染的可能。

(3) 烫伤样皮肤综合征　烫伤样皮肤综合征(staphylococcal scalded skin syndrome，SSSS)通常认为由Ⅱ群噬菌体型金葡菌所引起，此菌能产生表皮剥脱素，引起新生儿和婴幼儿皮肤呈弥漫性红斑和水疱形成，继以表皮上层大片脱落。受累部位的炎症反应轻微，仅能找到少量病原菌。该综合征偶可见于成人，唯皮疹很快发生脱皮，如进行合适处理，痊愈亦快，病死率低。

2. 由葡萄球菌直接入侵或全身播散所致的疾病

(1) 皮肤、软组织感染　皮肤及软组织感染大多数为金葡菌所引起，少数的致病菌可为表葡菌，主要有疖、痈、毛囊炎、脓疱、脓疱疮、天疱疮、外耳炎、伤口感染、海绵窦血栓形成、睑腺炎(麦粒肿)、压疮感染、肛周脓肿等。当皮下组织和毛囊被金葡菌感染时，则可有疖的形成，常见于颈、腋下、臀部及大腿等处，复发多见。痈多发生于颈后及背部，系一红肿、疼痛并多窦道排脓的巨大硬结。毛囊炎系葡萄菌的表浅感染。须疮为继发于毛发异物反应的一种感染，多数为表葡菌所致。新生儿可患皮肤脓疮，偶可患很严重、遍及全身、主要呈大疱的天疱疮。皮损为水疱，破裂后有脓液渗出及痂盖形成称为脓疱疮。外耳炎及伤口(手术或创伤)感染绝大多数为金葡菌引起，后者可表现为轻度红斑、浆液渗出，以致蜂窝织炎和伤口裂开排脓。海绵窦血栓形成系金葡菌面部感染的少见而严重的并发症。甲沟炎和睑腺炎均主要为金葡菌所致，而肛周脓肿特别伴有肛门瘘者和褥疮感染则多数为肠道细菌所致，病原菌为金葡菌者仅占少数。

(2) 败血症　葡萄球菌是败血症的常见致病菌，复旦大学附属华山医院630例败血症中葡萄球菌占258例(40.9%)，其中金葡菌和表葡菌所致者分别占164例(26.0%)和94例(14.9%)。表葡菌败血症多发生于有严重原发疾病患者或有人工器官装置患者和婴幼儿。近10～15年来表葡菌及其他凝固酶阴性葡萄球菌败血症发病率在欧美国家急剧上升，其临床表现与金葡菌所致者无明显差异。

葡萄球菌败血症可以是原发的，也可以是继发的。前者仅见有全身性症状，但找不到肯定的入侵途径。然而多数葡萄球菌败血症是可以找到入侵途径的，40%～50%患者在败血症发生前有各种皮肤病灶，部分患者的原发病灶为肺炎、骨髓炎、尿路感染等，也可从静脉输液管直接进入血循环。

败血症症状大多在原发病灶出现后1周内发生。起病急骤，有寒战、高热、胃肠道症状、关节痛、肝及脾肿大等，可伴严重的毒血症症状、感染性休克等。感染性休克在病程早期即可出现，但其发病率(5%～20%)显然较革兰阴性菌败血症患者的发病率为低。皮疹见于30%的病例，以瘀点和荨麻疹为多，有时可引起猩红热样皮疹，脓疱疹样皮疹的出现率较低，但其存在有利于败血症的诊断。关节症状见于1/6～1/5的病例，多数表现为大关节的局部疼痛和活动受限，但也有呈化脓性关节炎者。约2/3病例病程中发生迁徙性损害和(或)脓肿，按发生率多寡依次为皮下软组织脓肿、肺炎和胸膜炎、化脓性脑膜炎、肾局限性炎症或脓肿、关节脓肿、肝脓肿、海绵窦血栓形成、心内膜炎、骨髓炎(累及脊柱、股骨、胫骨、桡骨或尺骨等)、心包炎、腹膜炎等。

(3) 心内膜炎　可发生于下列情况：①在葡萄球菌败血症过程中，正常或受损瓣膜均可被累及。②人工心脏瓣膜装置术后2个月以上，胸骨创口感染，导尿、拔牙等所致的暂时性菌血症。③起搏器装置后(罕见)。④经静脉补液或静脉注射毒品等途径所致。金葡菌所致的心内膜炎大多呈急性病程，起病急骤，有寒战、高热及毒血症征象。因常发生于心脏正常的患者，故病程早期可无心杂音，继而在病程中出现病理性杂音，原有杂音者则杂音可有明显改变。一般波及主动脉瓣，而注射毒品者则可累及右心和三尖瓣。皮肤和黏膜瘀点的出现率远较草绿色链球菌所致者为少，肾、脑、眼底等栓塞也不常见。早期即可出现心功能不全(约30%)。迁徙性感染较多见，50%的患者有肾脏化脓性感染，40%有脑膜炎或脑脓肿，30%有肺炎、肺脓肿或肺梗死。表葡菌心内膜炎可发生于人工瓣膜装置术后，偶也发生于有病变的心脏，如风湿性心脏病、先天性心脏病、动脉硬化性心脏病等，其临床经过大多呈亚急性。

（4）肺炎　葡萄球菌肺炎的病原菌绝大多数为金葡菌，原发性者较少见，大多继发于病毒性肺部感染（麻疹、流感等）后，或由血行播散所致。患者以婴幼儿为多见，成人患者少见。婴儿患麻疹后易并发金葡菌肺炎，其特点为病情迅速发展。患儿初入院时呼吸和循环功能尚好，但短时期内即可恶化，体征与病情不相平行。病原菌对大多抗菌药物耐药。

成人患者的发热一般不太高，但迁延多日。可有量不多、黏稠不易咯出的脓血性痰。早期肺部病变虽较少，但患者可出现严重的呼吸窘迫，并有过度换气。虽血、痰培养呈阴性结果，仍可结合临床诊断为金葡菌肺炎。

呼吸道病毒如麻疹、流感等病毒与金葡菌合并引起感染时，可相互影响而使患者的病情加重。金葡菌单独不易侵入完整的呼吸道黏膜，但当其他病原体如流感病毒损伤了上呼吸道黏膜，或肺和支气管囊性纤维化瘤（幼儿多见）已遭损害时，则为金葡菌侵入创造了良好的条件。

（5）脑膜炎　葡萄球菌脑膜炎也主要为金葡菌所引起，在各种化脓性脑膜炎中仅占1%～2%。该病多见于2岁以下的幼儿，但成人也占一定的比例。各季节均有发病，但以7、8、9月比较多见，此与夏、秋季皮肤感染较多有关。葡萄球菌脑膜炎的临床表现与其他化脓性脑膜炎大致相同，但其起病一般不如流行性脑脊髓膜炎急骤；病程发展较为潜进，加以脑脊液清浊不一，初起时脑脊液内白细胞总数可小于100×10^{6}/L，因此部分病例入院时可误诊为乙型脑炎、结核性脑膜炎等。葡萄球菌脑膜炎常继发于葡萄球菌败血症的过程中，但也可自远处病灶通过血行播散而侵入中枢神经系统，或由原发病灶或中耳炎直接蔓延，以及因颅骨骨折性外伤、神经外科手术或诊断性穿刺而直接引进。

葡萄球菌脑膜炎除脑膜刺激征外，常可见到瘀点、荨麻疹等皮疹，猩红热样皮疹和全身性脓疱疹也偶有所见，其中尤以小脓疱皮疹最具特征性。脓疱性瘀点或紫癜，或有皮下脓肿出现，则在诊断中强烈支持该病的可能性。

（6）尿路感染　葡萄球菌尿路感染多数由表葡菌和腐葡菌所引起，表葡菌尿路感染常见于留置导尿管的患者，尤多见于切除前列腺的患者。一般无症状，移去导尿管后病原菌即自行消失，但在少数情况下也可出现症状而需抗菌药物治疗。腐葡菌尿路感染在国外相当常见，通常易致膀胱炎，但也可累及上尿路炎，并曾从患者的肾结石中被分离出，大多菌株能分解尿素和对新生霉素耐药。

（7）骨及关节感染　金葡菌可致急性化脓性骨髓炎，以儿童及男性多见，常累及股骨下端及胫骨上端，其次为脊柱、肱骨、踝、腕、骨盆、桡骨等。可为血源性感染，亦可继发于外伤或化脓性关节炎：先远骨骺端发病，局部形成脓肿后，向近骺端扩散至骨膜下或骨髓腔内，引起骨膜下脓肿；或穿破皮下形成皮下脓肿肉芽组织增生，形成窦道，长年不愈。病灶周围骨膜增生形成修补骨层，称为包壳，为化脓性骨髓炎特征之一。临床表现可见急起畏寒、高热、局部肌肉紧张，患者拒绝移动患肢，局部骨骼有压痛，皮肤发热、水肿。骨髓穿刺培养80%～90%可检出金葡菌。X线检查，第2～3周常出现骨质疏松，以后出现骨膜增生、死骨形成及新骨增生；用放射性核素锶与氟进行扫描，发现病灶较X线为早。急性病灶经及时抗菌治疗大多预后良好，少数病例可在同一部位反复发作形成慢性感染。

金葡菌引起化脓性脊柱炎侵犯腰椎者占半数，其次为胸椎及颈椎。常有低热、背痛，且向两腿放射，局部肌肉疼痛性痉挛，运动受限，可并发椎旁脓肿。X线检查从2～3周开始可见椎间隙狭窄，以后有骨质破坏及增生，椎间盘有骨桥形成，为该病X线的特征。急性金葡菌关节炎的全身症状与急性化脓性骨髓炎相似，但关节局部红、肿、热、痛显著，关节腔穿刺液进行涂片及培养可以确定诊断。类风湿关节炎患者长期应用肾上腺皮质激素时，其有病关节易受到金葡菌的侵犯，所致感染与类风湿关节炎重新发作不易区别；关节穿刺液的涂片和培养有助于诊断。

（8）异物植入相关感染　凝固酶阴性葡萄球菌约占异物相关感染病原菌的50%，其中以表葡菌为主。血管内导管、连续腹透管、体液分流系统、人工瓣膜、人工关节、心脏起搏电极、人工成型的乳房及植入的人工晶体等均可为凝固酶阴性葡萄球菌感染的诱因。临床可表现为局部或全身感染症状，多数为不明原因的发热，去除异物即可痊愈，也可导致严重的败血症而死亡。

（9）其他　葡萄球菌尚可引起肝、脾、肾脓肿，肾周围脓肿，心包炎，脓胸等。脓肿属少见。

【诊断】 葡萄球菌感染的诊断主要依靠各种不同部位感染的临床表现和有关标本（血、脓液、痰、脑脊液、粪便、分泌物等）的涂片或培养找到病原菌。疖、痈、脓疱疮、睑腺炎、毛囊炎、甲沟炎等皮肤软组织感染易于辨认，一般不会造成误诊。面部疮疖伴海绵窦血栓形成时常有同眼球突出，说明病原菌已侵入血循环及眼球后组织，需积极救治。

败血症和心内膜炎的确诊在于相应临床表现和阳性血培养。疑为两者时宜在抗菌药物应用前取血3～4次送培养，每次相隔1～2 h，已用抗菌药物者仍需在每日高热时取血培养2～3次，血量可在6～10 ml，最好血清留血块作培养。3～4次培养的阳性率则可达95%～98%或以上。此系指抗菌药物应用前而言，如已应用抗菌药物，则培养阳性率将自90%以上降至40%左右。血培养阴性而从各种脓性分泌物（如迁徙性脓肿、手术创口脓液等）、胸腔积液、腹水等标本检出病原菌也有辅助诊断价值。表葡菌血培养阳性判断时宜谨慎，如2次以上获得同一表葡菌，虽对诊断有一定的帮助，但有条件的实验室应作质粒和限制酶酶切谱的分析，以判断有否污染的可能。分离出的病原菌必须在实验室中保留一定时间，以供药物敏感试验、血清杀菌试验以及前后对照之用。异物相关感染的诊断根据异物表面的培养，首先要去除异物，可用超声震荡法使植入物表面的细菌脱落，再行培养；或者剪取导管末端5～7 cm，进行培养，菌落数≥15 CFU/ml有诊断意义。对于凝固酶阴性葡萄球菌的尿路感染，因为细菌生长缓慢，菌落计数≥10^2 CFU/ml，即可认为明显菌尿，应结合临床作出感染、带菌或污染的判断。

自脑膜炎患者的脑脊液，肺炎患者的痰液，TSS患者的月经塞上和局部脓肿、阴道等处，骨髓炎患者的局部分泌物，食物中毒患者的粪便和呕吐物（以及相应食物）等中均有分离出致病菌的机会。

当临床上高度怀疑为金葡菌败血症或心内膜炎，而血培养多次呈阴性时则可作血清磷壁酸抗体检测（固相放射免疫或酶联免疫吸附试验）。磷壁酸抗体检测具相当特异性，一般于感染后7～12 d出现，治疗（包括抗菌药物治疗、脓液引流、病灶清除等）后效价于2～4周开始下降，而于2～5个月内消失。血培养阳性者中90%可测出磷壁酸抗体，假阴性率为5%～10%，假阳性率为2%～3%。但浅表金葡菌感染中，90%未能测出磷壁酸抗体。还有2种血清学试验，抗溶血素抗体和抗杀白细胞素抗体的检测也有助于隐匿金葡菌感染如骨和关节感染、骨髓炎等的诊断，但临床上现已少用，而被磷壁酸抗体检测所取代。

【预后】 除败血症、心内膜炎、脑膜炎、肺炎，TSS等外，无并发症的葡萄球菌皮肤和软组织感染、食物中毒、骨髓炎、尿路感染等的预后均属良好。金葡菌食物中毒虽发病急骤，吐、泻剧烈，但恢复也快。自对金葡菌有效的抗菌药物应用以来，慢性骨髓炎伴窦道形成的病例已属罕见。表葡菌和腐葡菌所致的尿路感染很少成为治疗上的难题。烫伤样皮肤综合征的病势虽较凶险，但大多数患儿经处理后顺利恢复。

葡萄球菌败血症、心内膜炎、脑膜炎和肺炎的预后则较差，虽在有效药物的治疗下，其病死率仍然较高。葡萄球菌败血症的病死率为30%左右（10%～50%）；心内膜炎的病死率为26%，以年老者的预后为差，有并发症如心力衰竭、栓塞、尿毒症或瓣膜破坏明显者等，其病死率约40%，远较无并发症者（12%）为高；金葡菌脑膜炎的病死率，据一组52例的统计为51.9%；金葡菌肺炎的病死率则为15%～20%，幼儿和老年患者的预后较差。TSS的病死率约为10%。

血清杀菌效价测定（以患者的病原菌为测试菌）对判断预后和指导治疗有重要价值。效价在1∶8以上者指示预后良好和用药恰当，在1∶4以下者提示预后较差，宜对抗菌药物的种类和剂量进行调整。

【治疗】

1. 一般治疗 及时诊断，及早应用适宜的抗菌药物，为治疗严重葡萄球菌感染获得成功的主要关键。除抗菌药物外，还应重视提高人体免疫功能，纠正水、电解质紊乱，抢救感染性休克和保护心、肺、肾、肝等重要脏器功能等综合措施。肾上腺皮质激素是否采用，必须充分权衡其利弊后决定，除非有严重毒血症，并与有效抗菌药物合用，一般以不用为妥。丙种球蛋白适用于低球蛋白血症等抗体缺陷性疾病患者。

2. 外科处理 脓液的充分引流，常是处理某些伴有脓肿的葡萄球菌感染的先决条件。疖、甲沟炎、睑腺炎等表浅感染，在自行穿破或切开排脓后即迅速痊愈，一般无需抗菌药物。皮下深部脓肿或骨髓炎有脓肿形成时则需切开引流，肺脓肿可采取体位引流，这些感染均需加用抗菌药物治疗。多房性肝脓肿主要依靠药物治疗，单房较大脓肿则在内科药物治疗效果不满意时，考虑外科引流。人工心脏瓣膜或静脉插管伴有葡萄球菌感染时，必须更换瓣膜或拔除插管，单用抗菌药物常不能控制感染。急性金葡菌心内膜炎的内科治疗疗效不佳，反复出现栓塞或发生急性心力衰竭者均为手术指征。

3. 抗菌治疗 葡萄球菌感染患者有全身症状或局部病灶呈迅速发展的趋势时，应立即采用积极的抗菌治疗。应用于葡萄球菌感染的抗菌药物通常有下列几种。①β内酰胺类：包括青霉素类、头孢菌素类、亚胺培南。②糖肽类万古霉素、杆菌肽、替考拉宁（teicoplanin）等。③红霉素等大环内酯类抗生素。④林可霉素和氯林可霉素。⑤氨基糖苷类抗生素如庆大霉素、阿米卡星、奈替米星。⑥利福霉素类如利福平。⑦喹诺酮类如环丙沙星等。⑧半合成四环素类如多西环素（强力霉素）、米诺环素（二甲胺四环素）等。⑨复方磺胺甲噁唑。⑩其他如氯霉素、磷霉素等。国内选用较多的有苯唑西林（苯唑青霉素）、氯唑西林、万古霉素、红霉素、庆大霉素、利福平、磷霉素等。

利福平虽对金葡菌具高度杀菌活性，但单独应用时致病菌易产生耐药性，且仅可口服给药，故一般作为辅助药物。氯林可霉素对金葡菌具较强的抗菌活性，但对表葡菌的作用则较差。以往认为该药易引起假膜性肠炎而应用者较少，这一错误看法现已基本纠正，因任何导致肠道菌群失调的药物均可引起假膜性肠炎。

氨基糖苷类药物的毒性一般较大，有效量与中毒量比较接近，应用时宜严密注意患者的听力和肾脏情况，并多次测定血药峰浓度和谷浓度。

万古霉素（去甲万古霉素）对金葡菌及凝固酶阴性菌株均有强大的杀菌活性，目前尚未出现耐药菌株，且临床效果显著，特别在细菌对β内酰胺类耐药或患者对青霉素类过敏时尤有应用指征。该药能穿入大多数组织，故也可应用于葡萄球菌脑膜炎。该药最大的缺点为对肾和耳有一定毒性，故在患者肾功能减退时慎用，并需有血药浓度的检测和监护。

磷霉素的毒性小，可于静脉内大量用药，对各种葡萄球菌均具抗菌活性，且可进入各种组织和脑脊液中，国内外均有以该药治疗金葡菌脑膜炎获得成功的报告。但细菌易对磷霉素产生耐药，故用该药治疗严重金葡菌感染时宜与氨基糖苷类如庆大霉素或耐酶青霉素如苯唑西林、氯唑西林等合用。自1996年在日本首次发现对万古霉素中介的金葡菌，其后包括我国香港地区在内的世界各地均有发现金葡菌对万古霉素敏感度降低的情况。但国外已出现2株耐万古霉素的MRSA。

近年来针对革兰阳性的新型抗生素不断问世，业已在对葡萄球菌治疗上取得了良好的效果。①噁唑烷酮类（oxazocidiones）：代表药物为利奈唑胺（linezolid），通过抑制蛋白质合成而起到抑菌作用。一项Ⅲ期临床试验研究显示，与万古霉素相比，利奈唑胺可缩短患者住院时间5～8 d。多数患者对其耐受性良好，但其有造成骨髓抑制的可能性。②链阳菌素类：该药有效成分为达福普汀（dalfopristion）和奎奴普丁（quinupristin），两者的比例为7∶3，这两种组分合用对革兰阳性菌有明显的协同作用。其作用为抑制蛋白质的合成，达福普汀和奎奴普丁与细菌核糖体转肽酶结合，奎奴普丁通过阻止aa-tRNA与核糖体的结合及肽键的形成而阻断肽链延长，而达福普汀可能干扰多肽链释放，奎奴普丁还可能通过改变核糖体的构型使达福普汀与核糖体亲和力增强。本药适用于革兰阳性菌引起的且使用其他药物治疗无效的皮肤和软组织感染，以及医院内获得性肺炎及粪肠球菌引起的感染。对葡萄球菌的清除率达70%以上。③脂肽类：达托霉素作用机制与其他抗生素不同，它通过扰乱细胞膜对氨基酸的转运，从而阻碍细菌细胞壁肽聚糖的生物合成，改变细胞质膜的性质；另外，它还能通过破坏细菌的细胞膜，使其内容物外泄而达到杀菌的目的，因此细菌对达托霉素产生耐药性可能会比较困难。临床用于治疗由一些革兰阳性敏感菌株引起的并发性皮肤及皮肤结构感染。其可与革兰阳性杆菌细胞膜非可逆性结合，导致细胞膜快速去极化和细菌死亡。与万古霉素不同，其可维持较高的杀菌浓度，并可杀灭处于静止期的革兰阳性杆菌。但由于肺表面活性物质可使其失活，因此，达托霉素不能用于肺炎患者的治疗。达托霉素所致不良反应较少，目前尚无致心脏或骨骼肌毒性的报告。④甘氨酰环素类（glycyclines）：20世纪90年代初研究四环素类药物中开发出，代表药物为米诺环素的衍生物替加环素（tigecylcine，GAR－936）。替加环素抗菌谱广，不但具有早期四环素类的抗菌活性，并且对因外排机制和核糖体保护机制而对四环素类耐药的病原菌也具抗菌活性，体外试验显示本品对耐甲氧西林葡萄球菌（MRS）、青霉素耐药肺炎链球菌（PRSP）、万古霉素耐药肠球菌（VRE）及多数革兰阴性杆菌具良好的抗菌活性。2005年美国FDA批准替加环素用于复杂性皮肤软组织感染与复杂性腹腔感染，其后，Ⅲ期临床试验证实了替加环素治疗社区和医院获得性肺炎、VRE和MRSA感染以及耐药革兰阴性菌感染中的效果，可治疗传统药物治疗失败的侵袭性MRSA感染。当利奈唑胺治疗失败时，可作为感染MRSA肺炎的肝移植受者的补救治疗选择。

凝固酶阴性葡萄球菌和金葡菌的治疗原则相同，分经验性治疗和针对已知病原菌的治疗，两者选用的抗菌药物也相似。

（1）*经验性治疗*　应根据不同地区各感染部位分离菌中葡萄球菌所占的比例，结合临床表现判断葡萄球菌感染的可能性，根据近期分离葡萄球菌的药敏谱选用抗菌药物。目前各地报道对青霉素敏感的葡萄球菌<5%，对甲氧西林敏感的菌株<50%。所以对于院外感染考虑可能为葡萄球菌所致时，不宜选用青霉素，应选用苯唑西林和头孢唑林、头孢噻吩等第一代头孢菌素；若效果不好，可考虑换用万古霉素治疗，或者考虑感染为其他病原菌所致。对于MRS占葡萄球菌分离株80%以上单位的住院患者，若怀疑葡萄球菌感染，首选万古霉素或去甲万古霉素治疗。对各种类型的葡萄球菌感染，可视病情轻重选用药物，对严重金葡菌感染如败血症、心内膜炎、肺炎等宜联合应用抗菌药物，疗程一般宜长（败血症、脑膜炎等的疗程为3周以上，心内膜炎的疗程更需延长为4～6周；如应用的药物为万古霉素，则疗程一般不宜超过2周），可采用较大剂量的杀菌剂如β内酰胺类、氨基糖苷类、万古霉素等，均应静脉给药。氯林可霉素、林可霉素、利福平、磷霉素等可作为辅助或联合用药。对脑膜炎患者，为保证脑脊液中能达到有效浓度，应选用能透过血脑屏障的抗菌药物如氯霉素、青霉素类、头孢他啶和头孢曲松等第三代头孢菌素等。骨关节感染应选用氯林可霉素、林可霉素、磷霉素、青霉素类、头孢菌素类等。皮肤感染有发展趋势或伴全身症状，尤其是伴毒血症症状者可选用青霉素类（如苯唑西林、氯唑西林等）、第一代头孢菌素注射给药。金葡菌食物中毒一般无需采用抗菌药物。在经验治疗过程中，应尽各种可能获得病原菌，并根据其药敏情况及时修改治疗方案。

（2）*针对性治疗*　培养获得并确认病原菌为葡萄球菌时，应根据其药敏结果选药。

1) 产青霉素酶金葡菌:可采用耐酶青霉素(苯唑西林、氯唑西林等)、头孢菌素(宜选用第一代头孢菌素)、万古霉素、喹诺酮类、利福平、氨基糖苷类、红霉素等大环内酯类、林可霉素和氯林可霉素等抗菌药物。产酶株也可对青霉素G敏感(MIC<0.25 mg/L),但酶产量可因药物的诱导而增加,从而导致治疗失败,故仍不宜选用。

2) MRSA:最好选用万古霉素、亚胺培南和替考拉宁。对危及生命的严重感染,万古霉素应列为首选药物,国产的去甲万古霉素的化学结构与万古霉素相似。万古霉素剂量每天30 mg/kg,分2~3次静脉滴注。有条件者应进行药物浓度监测,安全浓度范围为20 mg以下。替考拉宁的抗菌活性与万古霉素相仿,但毒性作用明显小于万古霉素,唯价格较为昂贵。万古霉素与利福平合用可提高疗效,但两者联合应用不应作为治疗常规,仅限于严重全身感染单独应用万古霉素失败者。根据药物敏感结果也可选用某些氨基糖苷类抗生素。利福平和褐霉素对MRSA有较强的抗菌活性,但细菌对两者易产生耐药性,不能单独使用。有人采用环丝氨酸治疗MRSA感染,但其毒性大,且为二线抗结核药,应控制使用。莫西沙星等第四代喹诺酮类药物对MRSA在体外有良好抗菌作用,但临床疗效尚有待更多的观察。磷霉素也可作为治疗MRSA感染的辅助药物。MRSA健康带菌者的发生率低,带菌时间一般较短,但发生感染的机会较多,尤其是烧伤患者的感染率更高。因此,烧伤患者一旦发现有MRSA寄生,应立即予以治疗,采用利福平(每日1 200 mg)与复方磺胺甲噁唑合用,疗程5 d。当前新一代的药物,达托霉素已被欧盟批准用于金葡菌感染所致的复杂性皮肤和皮肤结构感染(cSSSI)、右侧心内膜炎及与两者相关的菌血症。利奈唑胺的临床疗效优于或等同于常规抗菌药物,且对MRSA、糖肽类耐药肠球菌、青霉素耐药肺炎球菌(PRSP)等引起的感染也有效,600 mg静滴,每12 h 1次,疗程共7~14 d,使用中需要监测对骨髓的抑制作用。

3) 凝固酶阴性葡萄球菌感染的药物选择:表葡菌对很多抗菌药物具耐药性,由表葡菌所致的严重感染,如败血症、心内膜炎等首先选用万古霉素(或去甲万古霉素),亦可选用耐酶青霉素、第一代头孢菌素、环丙沙星、亚胺培南、氨基糖苷类等抗菌药物,但一般应根据药物敏感试验结果选用药物。腐葡菌仅引起尿路感染,虽对新生霉素耐药,但对大多数抗菌药物均敏感,一般可选用复方磺胺甲噁唑、氨苄西林、头孢菌素类、环丙沙星等。如为甲氧西林敏感菌株,可选用苯唑西林、氯唑西林、头孢唑啉、头孢噻吩等;若分离菌对甲氧西林耐药,首选万古霉素或去甲万古霉素,并根据药敏结果可加用磷霉素、SMZ-TMP、利福平等,替考拉宁和利奈唑胺亦可采用。

4. 带菌者的处理 金葡菌的带菌状态一般不易清除,局部应用新霉素、杆菌肽等,仅可使70%左右的鼻腔带菌者暂时转为阴性,自身菌苗的应用效果也不理想。对带菌者的处理可考虑以下措施:①鼻腔有金葡菌者,如本人不发生皮肤感染,可不作任何处理,但不要接触易感患者,检查患者前后必须加强洗手。②鼻腔带菌者如反复出现皮肤感染,除不接触易感患者外,尚需进行局部用药或自身菌苗注射。③患者手术前发现为金葡菌带菌者,应于术前进行局部用药7 d。④外科医师如为鼻腔带菌者,为患者施行手术前应进行局部抗菌药物治疗。⑤新生儿室工作人员如有带菌,除进行局部用药外,应暂时调换工作。

【预防】 为了防止葡萄球菌感染的发生和流行,应注意下列各点:①加强劳动保护,保持皮肤的清洁和完整,避免发生创伤。②及时有效治疗葡萄球菌感染患者,合理治疗带菌者,以去除和减少感染源。③严格执行新生儿室、烧伤病房、外科病房等的消毒隔离措施,切断传播途径。④积极治疗或控制慢性疾病如糖尿病、血液病、肝硬化等,特别是伴有粒细胞减少者,并纠正各种免疫缺陷,保护易感人群。抗葡萄球菌菌苗能改善细胞吞噬作用和葡萄球菌感染模型的生存率,可能有利于预防葡萄球菌感染。

参考文献

[1] 雷祚荣.葡萄球菌属[M]//闻玉梅.现代医学微生物学.上海:上海医科大学出版社,1999:223-239.

[2] 翁心华.葡萄球菌感染[M]//翁心华.现代感染病学.上海:上海医科大学出版社,1998:290-298.

[3] 汪复.1998年上海地区细菌耐药性检测[J].中华内科杂志,1999,38(11):729.

[4] Von Eiff C, Proctor RA, Peters G. Coagulase-negative staphylococci pathogens have major role in nosocomial infections [J]. Postgrad Med, 2001,110(4):63-64,69-70,73-76.

[5] Lowy FD. Staphylococcus aureus infections [J]. New Eng J Med, 1998,339(8):521-531.

[6] Archer GL. *Staphylococcus aureus*: a well armed pathogen [J]. Clin Infect Dis, 1998,26:1179-1181.

[7] Patel M. Community-associated meticillin-resistant *Staphylococcus aureus* infections: epidemiology, recognition and management [J]. Drugs, 2009,69(6):693-716.

[8] Gordon RJ, Lowy FD. Pathogenesis of methicillin-resistant *Staphylococcus aureus* infection [J]. Clin Infect Dis, 2008, 46(5):350-359.

[9] Squires RA, Postier RG. Tigecycline for the treatment of infections due to resistant Gram-positive organisms [J]. Expert Opin Investig Drugs, 2006,15(2):155-162.

第四节 猩 红 热

于岩岩 傅希贤

猩红热(scarlet fever)为A群溶血性链球菌感染引起的急性呼吸道传染病。其临床特征为发热、咽峡炎、全身弥漫性鲜红色皮疹和疹退后明显的脱屑。少数患者患病后由于变态反应而出现心、肾、关节的损害。

【病原学】 链球菌按其所含多糖类抗原的不同，分为A～V(无I、J)20个群，引起猩红热的病原是A群溶血性链球菌。细菌呈球型，排列成链状，直径0.6～1.0 μm，革兰染色阳性，有荚膜，不运动，不形成芽胞，过氧化氢酶阴性。在血液培养基上生长良好，并产生完全(β型)溶血。A群链球菌可依其表面抗原M的不同，分为90多种血清型。细菌的致病与细菌的荚膜、M蛋白和产生的红疹毒素及一些酶有关，细菌的脂壁酸和M蛋白使得细菌黏附于组织，荚膜中的透明质酸和M蛋白使细菌具有抗吞噬作用；不同型的A群链球菌，能产生红疹毒素者即可引起猩红热，红疹毒素能引起发热和猩红热皮疹，红疹毒素有5种血清型，不同型之间无交叉免疫；细菌产生的链激酶及溶血素等均与发病有关。细菌的抗吞噬能力强，链球菌溶血素水平高，半胱氨酸蛋白酶水平低，与重型临床表现有关。

A群溶血性链球菌在痰及脓液中可生存数周，加热56℃ 30 min或一般消毒剂均可将其杀灭。

【流行病学】

1. 传染源 主要为猩红热患者和带菌者。猩红热自发病前24 h至疾病高峰时期传染性最强。咽峡炎患者排菌量大，传染性强。人群中带菌率与地区、季节和是否流行有关。

2. 传播途径 主要由呼吸道飞沫直接传播，偶亦可经污染的用具、书籍、饮料等间接传播。有时细菌亦可侵入皮肤伤口或产妇产道而引起“外科猩红热”及“产科猩红热”。

3. 人群易感性 普遍易感，感染后可产生抗菌免疫和抗毒免疫。

A群链球菌感染后机体可产生的抗菌免疫，主要来自抗M蛋白的抗体，故具有型特异性。它能消除M蛋白抗原对机体吞噬功能的抵抗作用，因而可抵抗同型菌的侵犯，但对不同型链球菌的感染无保护作用。抗毒免疫是指机体产生的抗红疹毒素的抗体，抗毒免疫力可长期存在，因此猩红热很少有第二次患病。但若感染了产生另一种红疹毒素的A群β溶血性链球菌仍可再次发病，患猩红热后如早期应用抗生素也可使病后免疫不充分，因此猩红热患病后仍可再患。

4. 流行特点

(1) 季节　全年均可发生，但冬春季多，与干燥气候有关，夏秋季少。

(2) 年龄　可发生于任何年龄，但以1～15岁最为多见，特别易发于托幼单位及小学校。

(3) 流行地区　多见于温带地区，寒带和热带少见。我国过去北方常有流行，长江流域多为散发，华南则很少见。

(4) 病情演变　近数十年来，猩红热发病率下降，重症患者减少，病死率降低。可能与细菌的变异和早期抗生素的使用有关，与人们营养状况的改善也可能有关。个别地区仍有猩红热的暴发。

【发病机制和病理】 细菌进入人体后，主要产生3种病变。

1. 感染性病变 细菌自呼吸道侵入并黏附于咽峡部，并引起炎症，使咽部和扁桃体红肿，产生浆液性纤维蛋白性渗出物，有时可有溃疡形成。细菌由局部经淋巴间隙进入附近组织，引起扁桃体周围脓肿、鼻旁窦炎、中耳炎、乳突炎、颈淋巴结炎、蜂窝织炎等，少数重症患者可出现败血症和迁徙性化脓病灶。

2. 中毒性病变 链球菌产生的红疹毒素经咽部血管进入血循环后，引起全身中毒症状，如发热、头晕、头痛、食欲不振、纳差等；红疹毒素可使皮肤血管充血、水肿，上皮细胞增殖，白细胞浸润，以毛囊周围最为明显，形成典型的猩红热样皮疹。最终表皮死亡脱落；黏膜也可有点状出血；肝、脾、淋巴结等有不同程度的充血及脂肪变性，同时有单核细胞浸润；心肌可有浑浊肿胀和变性，严重者可坏死；肾脏呈间质性炎症；中毒型患者的中枢神经系统可见营养不良变化。

3. 变态反应性病变 发生于个别病例，多见于病程第2、第3周时。可能A群链球菌与被感染者的某些组织有相似的抗原而产生免疫反应，或因抗原抗体复合物沉积在某些组织引起病变，主要引起心、肾及关节的变态反应性病变。

【临床表现】 潜伏期为2～12 d，多数为2～5 d。

1. 一般临床表现 起病多急骤，以发热、咽峡炎和皮疹为主要临床表现。

(1) 发热　85%～97%患者有发热，多为持续性，可高可低，近年来发热轻而短者增多。伴有头痛、纳差和全身不适等。脉搏增速，常超过体温增高的比例，小儿尤甚。热度的高低、持续时间与皮疹的轻重和变化一致，一般发热持续1周。

(2) 咽峡炎　98%患者有咽峡炎,咽部初感干燥,继而疼痛,吞咽时加重。80%左右的患者有扁桃体肿大,可有灰白色或黄白色点片状脓性渗出物,易于抹去。

(3) 皮疹　一般在皮疹出现前,先可见有黏膜内疹,表现在软腭黏膜充血、轻度肿胀的基础上,有小米粒状红疹或出血点。皮疹为猩红热最重要的症状之一。100%患者均有皮疹,多数皮疹在第2病日出现,始于耳后、颈底及上胸部,数小时内延及胸、背、上肢,24 h左右到达下肢。典型皮疹表现为在全身皮肤充血发红的基础上散布着帽针头大小、密集而均匀的点状充血性红疹,压之褪色,去压后红色小点即出现,随之融合成一片红色,绝大多数患者皮疹呈全身分布。皮疹多为斑疹,但也可见到隆起突出的"鸡皮样疹",偶有带小脓头的"粟粒疹",此与皮肤营养及卫生情况有关。严重者可见出血性皮疹。皮肤常有瘙痒感。30%～60%患者在皮肤皱褶处如腋窝、肘窝、腹股沟处,皮疹密集并常伴有皮下出血形成紫红色线状,称为"线状疹"或"巴氏线"。颈部、躯干、皮肤皱褶处及两大腿内侧皮疹最显著,四肢远端稀少。面部充血潮红,可有少量点疹,口鼻周围相形之下显得苍白,形成所谓"口周苍白圈"。皮疹多于48 h后达到高峰,然后依出疹先后的顺序消退,2～4 d可完全消失。重症者可持续1周,甚至更久。轻症者皮疹很少,仅见于面、颈、胸部,数小时即消退。皮疹消退后开始脱皮。脱皮部位的先后顺序与出疹的顺序一致,先颈胸而后四肢。脱皮的程度与皮疹的轻重呈正比。轻者为糠屑样,重者可成片状。颈、躯干部位常为糠屑样,四肢特别是手掌、脚底常为大片状,有时甚至呈手套、袜套状。面部皮疹少,但也可出现细屑样脱皮。重症者脱皮可历时3～5周,头发也可暂时脱落。

发疹同时,可出现舌被白苔,乳头红肿,突出于白苔之外,以舌尖及边缘处为显著,称为"草莓舌",第3日白苔开始脱落,舌面光滑呈肉红色,可有浅表破裂,乳头仍然隆起,称为"杨梅舌"。

部分患者颈及颌下淋巴结肿大,有压痛,但多为非化脓性。

2. 分型　本病临床表现差别较大,预后也不相同,一般分为下列5种类型。

(1) 普通型　在流行期间95%以上的患者属于此型。临床表现为发热、咽峡炎和典型的皮疹,有全身中毒症状,颌下及颈淋巴结呈非化脓性炎症,病程1周左右。

(2) 轻型　近年轻型患者所占比例增加,表现为低热,轻度咽痛,皮疹稀少,仅见于躯干部,消退很快,脱屑不明显,病程短,但仍可发生变态反应性并发症。

(3) 脓毒型　罕见,表现为咽部严重的化脓性炎症,渗出物多,形成脓性假膜,局部黏膜可坏死而形成溃疡。细菌扩散到附近组织,形成化脓性中耳炎、鼻旁窦炎、乳突炎及颈淋巴结炎,甚至颈部软组织炎。还可引起败血症和迁徙性化脓性病灶。

(4) 中毒型　少见。表现主要为中毒症状明显,患者高热、头痛、剧烈呕吐,甚至神志不清,可有中毒性心肌炎、中毒性肝炎及感染中毒性休克。咽峡炎不重但皮疹很明显,可为出血性。但若发生休克,则皮疹常变成隐约可见。病死率高。

(5) 外科型或产科型　病原菌从伤口或产道侵入而致病,故无咽峡炎。皮疹在伤口或产道周围首先出现,由此向全身蔓延。中毒症状较轻,预后较好。

【诊断和鉴别诊断】

1. 诊断　与猩红热或咽峡炎患者有接触史者,临床表现为急性发热、咽峡炎、典型的皮疹,疹消退后1周左右脱屑,有助于猩红热的诊断。实验室检查可见50%～80%的患者白细胞数增高,多在$(10～20)\times 10^9/L$,中性粒细胞占80%以上,胞质内可见中毒颗粒。出疹后嗜酸粒细胞可有增多,可占5%～10%。咽拭子、伤口或产道附近脓液培养可获得A群β溶血性链球菌。免疫荧光法检测咽拭等涂片可快速诊断。

2. 鉴别诊断

(1) 猩红热咽峡炎与其他咽峡炎鉴别　在出皮疹前咽峡炎与一般急性咽峡炎无法区别。白喉患者的咽峡炎比猩红热患者轻,假膜较坚韧且不易抹掉,而猩红热患者咽部脓性分泌物容易被抹掉。但需注意,猩红热与白喉有合并存在的可能,应仔细进行细菌学检查。

(2) 猩红热皮疹与其他发疹性疾病的鉴别　①麻疹:有明显的上呼吸道卡他症状。皮疹在发热第4日出现,大小不等,形状不一,为暗红色斑丘疹,皮疹之间有正常皮肤,面部皮疹多于躯干部。有麻疹黏膜斑,无草莓舌、杨梅舌。②风疹:起病第1日即出皮疹。开始呈麻疹样,很快增多且可融合成片,类似猩红热,但无弥漫性皮肤潮红。皮疹于发病3 d后消退,无脱屑。咽部无炎症。耳后淋巴结常肿大。③药疹:有用药史。皮疹有时可呈多样化表现,既有猩红热样皮疹,同时也有荨麻疹样疹。皮疹分布不均匀,出疹顺序也不像猩红热那样由上而下,由躯干到四肢。无草莓舌和杨梅舌,除因患者咽峡炎而服药引起药疹者外,一般无咽峡炎症状。病原菌培养阴性,停药后皮疹减轻。④其他细菌感染:金葡菌、C群链球菌、缓症链球菌也有能产生红疹毒素的菌株,其毒素的生物特性虽与A群链球菌的红疹毒素不相同,但引起的猩红热样皮疹则无明显区别,鉴别主要依据细菌培养。缓症链球菌在20世纪90年代初在江苏发生过暴发流行,部分重症患者出现了与中毒性猩红热类似的临床表现,已研究得知是由与A群的毒素不相同的一种外毒素引起。

【并发症】　主要为变态反应所致。多发生于病程的2～3周，发生率为3%～20%。常表现有以下3种。

1. 风湿病 如风湿性关节炎，大小关节均可累及，为游走性，可有红肿，关节腔可积浆液性渗出液；一部分人可发生风湿性心肌炎、心内膜炎及心包炎，急性期后可出现瓣膜损害。发病与免疫反应有关，但与M蛋白抗体无关。

2. 急性肾小球肾炎 其发生与A群链球菌的型别有关，1、4、12、18和25型，特别是12型感染后易发生肾炎，而被称为"致肾炎型"。疾病多持续1个月左右，大部分可完全恢复，少数可迁延成慢性肾炎。

3. 关节炎 可出现于发热开始后的2～3周，主要表现为大关节肿痛。

【治疗】

1. 一般治疗 呼吸道隔离7 d，患者卧床，给予足够的水分和热量。

2. 病原治疗 早期进行病原治疗，可缩短病程、减少并发症。首选青霉素G，成人每次80万U，每日2～4次，儿童2万～4万U/kg，分2～4次，肌内或静脉给药，用青霉素治疗后，80%的患者24 h即可退热。平均1.1 d咽拭子培养可阴转，4 d咽炎消失，皮疹消退。普通型患者连用5 d即可。中毒型或脓毒型者可加大剂量，成人每日200万～400万U，儿童为每日10万～20万U/kg，静脉滴入，连续用药到热退以后3 d。对青霉素过敏者，可用红霉素，剂量每日20～40 mg/kg，分3～4次口服。也可用复方磺胺甲基异噁唑（SMZ-TMP），成人每日4片，分2次口服，小儿酌减。亦可选用氯霉素、林可霉素或头孢菌素等。

对带菌者可用常规治疗剂量的青霉素，连续7 d，一般均可阴转。

3. 对症治疗 若发生感染中毒性休克，应积极补充血容量，纠正酸中毒，给血管活性药物等。并发风湿病的患者，可给抗风湿治疗。阿司匹林成人3～5 g/d，小儿每日0.1 g/kg，分3～4次口服，症状控制后，药量可减半。积极的抗风湿治疗，可预防心脏瓣膜病变的发生。发生了肾炎的患者，可按内科治疗肾炎的方法处理。

【预防】

1. 控制传染源 对患者及接触者应进行隔离。患者咽培养3次阴性且无化脓性并发症者，即可解除隔离（但自治疗日起，不得少于7 d）。接触者需医学观察7 d，可预防性用青霉素2 d。收患者时，应按入院先后进行隔离。咽培养持续阳性者应延长隔离期。儿童机构出现猩红热患者时，对咽峡炎和扁桃体炎患者，都应给予隔离治疗。

2. 切断传播途径 本病流行时，儿童应避免到公共场所活动。接触患者应戴口罩，患者的分泌物应随时消毒。

3. 保护易感者 目前无疫苗。

参考文献

[1] 高宝珠，李军，黄鸣. 331例猩红热暴发流行的调查报告[J]. 疾病监测，2000，15(1)：25-26.

[2] 杨光复，吕凤云，战迎春，等. 290例猩红热暴发的调查分析[J]. 中国煤炭医学杂志，2003，6(2)：184.

[3] 宋血枋，王岱明. 猩红热的流行病学及临床特点[J]. 实用儿科杂志，1997，12(2)：79-81.

[4] 王慧雯，张震，初艳慧，等. 北京市西城区1993～2007年猩红热流行特征分析[J]. 首都公共卫生，2008，2(4)：160～162.

[5] Jones KF, Whitehead SS, Cunningham MW, et al. Reactivity of rheumatic fever and scarlet fever patients' sera with group A streptococcal M protein, cardiac myosin, and cardiac tropomyosin: a retrospective study [J]. Infect Immun, 2000, 68(12): 7132-7136.

[6] Duncan SR, Scott S, Duncan CJ. Modelling the dynamics of scarlet fever epidemics in the 19th century [J]. Eur J Epidemiol, 2000, 16(7): 619-626.

[7] Shiseki M, Miwa K, Nemoto Y, et al. Comparison of pathogenic factors expressed by group A *Streptococci* isolated from patients with streptococcal toxic shock syndrome and scarlet fever [J]. Microb Pathog, 1999, 27(4): 243-252.

第五节 链球菌感染

一、概述与各群链球菌感染

傅希贤 侯凤琴

链球菌（*Streptococcus*）广泛分布于自然界。健康人的鼻咽部、皮肤、肠道等处可带菌，为人类主要致病菌之一。可引起猩红热、丹毒、咽峡炎、肺炎、心内膜炎、各种化脓性感染、败血症等，亦为引起中毒性休克综合征的病原菌之一。部分患者可出现感染后变态反应性疾病。

链球菌为化脓菌，直径0.5～1 μm，球形或卵圆形，常成对或成链状排列。革兰染色阳性。有的需氧，有的厌氧，亦有兼性厌氧者。链球菌的抗原性主要来自细胞壁的结构成分。如图6-5-1所示，细胞壁的多糖成分为群（group）特异性抗原，简称"C"抗原。细胞壁的蛋白质层为表面抗原，构成各种细菌中不同血清型特异性抗原，已知A群链球菌有M、T、R、S 4种不同的抗原成分，与疾病有关的主要为M蛋白。

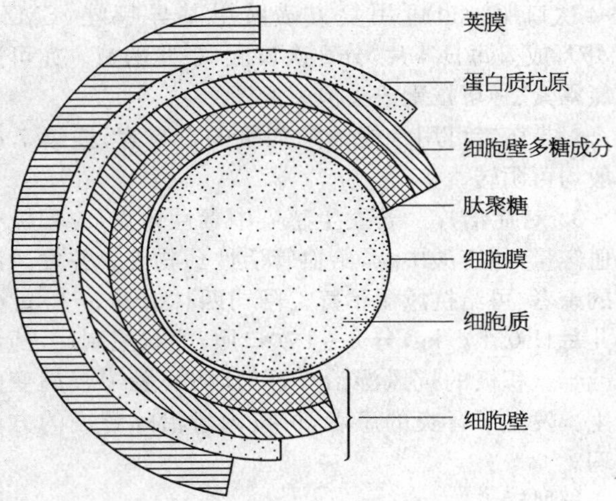

荚膜
蛋白质抗原
细胞壁多糖成分
肽聚糖
细胞膜
细胞质
细胞壁

图 6-5-1 链球菌抗原结构模式图

(一) 链球菌的分类

链球菌的分类，尚无简便统一的方法，已用的方法有以下 4 种。

1. 根据链球菌在含有绵羊红细胞的培养碟上溶血情况分 可分为 3 种。

(1) 甲型(alpha, α)溶血性链球菌 培养 24 h 后菌落周围产生 1～2 mm 宽草绿色溶血环。显微镜下可看到溶血环内尚有未被溶解的红细胞。因此这类细菌又被称为草绿色溶血性链球菌。如唾液链球菌、缓症链球菌、马肠链球菌等。

(2) 乙型(beta, β)溶血性链球菌 在血碟培养基上生长 24 h 后，菌落周围产生 2～4 mm 宽完全溶血的透明环。也包含数种不同的链球菌，A 群链球菌是最重要的一种。

(3) 丙型(gamma, γ)溶血性链球菌 这些细菌不产生溶血素，故不能溶解红细胞，菌落周围无溶血现象。过去有人认为这种不溶血的链球菌无致病能力，现认为有些菌种还是能致病的，例如牛链球菌。

这种分类方法，简便易行为其优点。但许多链球菌的溶血反应并非恒定不变，而可随培养条件的不同而改变。例如 R 群链球菌在含有马红细胞培养基上为乙型反应，而在有绵羊红细胞的培养基上则为丙型反应；肺炎球菌在有氧时为甲型反应，无氧时则为乙型反应；B 群链球菌既可呈甲型反应，有时也可呈乙型和丙型反应。所以这种分类方法显然是较粗略的。

2. 血清学分类法 根据链球菌细胞壁上多糖类"C"抗原的不同，Lancefield 于 1933 年开始用血清沉淀法将链球菌分成 A、B、C、D、E、F、G、H、K、L、M、N、O、P、Q、R、S、T 18 个不同的血清群(serogroups)，近来又增加 U、V 群，共 20 个血清群。对人致病的链球菌菌株中，90%左右属 A 群，B、C、D、F、G 群少见。根据细胞壁上表面抗原蛋白质成分的不同，每群又可分为若干不同的血清型(type)。

3. 根据链球菌生长时不同的要求(温度、CO_2、营养成分等)以及不同的生化反应(如各种发酵反应)分 可将链球菌分为 21 个不同的种(species)。与人疾病有关系者有化脓链球菌(*S. pyogenes*)、类马链球菌(*S. equisimilies*)、肺炎链球菌(*S. pneumoniae*)、咽峡炎链球菌(*S. anginosus*)、缓症链球菌(*S. mitis*)、牛链球菌(*S. bovis*)和猪链球菌(*S. suis*)等。

4. 基因分类法 近年来采用分子生物学方法对链球菌进行基因序列同源性分析，获得了新的分类结果。Bentley 等(1991 年)和 Kawamura 等(1995 年)依据细菌 16SrRNA 序列比较，将链球菌分为 7 个群。

(1) 化脓群(pyogenic group) 包括血清分类法中的 A、B、C、G、L、M、E、P、U、V 组和一些不能分组的链球菌。

(2) 牛链球菌群(*S. bovis* group) 包括牛链球菌、马肠链球菌(*S. equinus*)和不解乳链球菌(*S. alactolyticus*)。

(3) 缓症链球菌群(*S. mitis* group) 包括缓症链球菌、肺炎链球菌(*S. pneumoniae*)、血链球菌(*S. sanguis*)、副血链球菌(*S. parasanguis*)、戈登链球菌(*S. gordoni*)和口腔链球菌(*S. oralis*)。

(4) 变异链球菌群(*S. mutans* group) 包括变异链球菌、节制链球菌(*S. sobrinus*)、仓鼠链球菌(*S. cricetus*)、猕猴链球菌(*S. macacae*)、鼠链球菌(*S. rattus*)、汗毛链球菌(*S. downeii*)和野鼠链球菌(*S. ferus*)。

(5) 唾液链球菌群(*S. salivarius* group) 包括唾液链球菌、嗜热链球菌(*S. thermophilus*)和前庭链球菌(*S. vestibularis*)。

(6) 中间链球菌群(*S. intermedium* group) 包括中间链球菌、咽峡炎链球菌(*S. anginosus*)和星座链球菌(*S. constellatus*)。此群过去曾称为米勒链球菌(*S. milleri*)群或咽峡炎链球菌群。

(7) 非属种群(unaffiliated species group) 包括少酸链球菌(*S. acidominimus*)、猪链球菌(*S. suis*)和多形链球菌(*S. pleomophus*)。应用基因分类法，已将原来的粪链球菌、屎链球菌归类到肠球菌中去。

以上这 4 种分类方法是依据不同的原理，使用不同的方法而得出各自的分类结果，所以彼此是独立的而无从属关系。血清学分类法较为适用，国外临床报告多以此法为依据。本文亦以此法为主介绍链球菌感染。对人致病的链球菌主要是 A 群及肺炎链球菌。此外 B、C、D、F、G、H 等群及甲型溶血性链球菌可以引起各种感染，近来报道猪链球菌感染人类并能引起流行。本节将重点介绍 A 群链球菌及各群对人类感染，肺炎链球菌于后介绍。

(二) A 群链球菌感染

【病原学】 A 群链球菌呈乙型溶血反应，故过去称其为乙链。生化分类法此菌为化脓链球菌。依其表面抗原的不同又可分为 90 多种血清型。目前对表面抗原 R、T、S 蛋白成分的作用还不了解，M 蛋白则是链球菌有致病能力的重要因素。它可抵抗机体白细胞的吞噬作用，如无 M 蛋白则无毒力。机体感染后可获得对 M 蛋白的特异性免疫力，且可保持数年。细胞壁有脂磷壁酸(lipotei-choic acid)也是一种重要毒力因子，能使细菌附着到宿主黏膜及细胞膜上。

A 群链球菌的致病力还来自产生的毒素和细胞外蛋白质。毒素有：①致热性外毒素(pyrogenic exotoxin)亦即红疹毒素(erythrogenic toxins)，为一种耐热蛋白质，有抗原性，除可使皮肤发生猩红热样皮疹外，尚有化脓、细胞毒、增强内毒素毒性等作用，还具有超抗原作用。至少有 A、B、C 3 种(有人认为有 4 种)不同的抗原型。原不产生红疹毒素的菌株与能产生红疹毒素的噬菌体作用后可变为产毒株。②溶血素(streptolysin)有溶解红细胞，杀伤白细胞、血小板以及损伤心脏的作用。有 O 和 S 两种溶血素。O 溶血素有抗原性，感染后可产生相应的抗体，可保持数月之久，故可作为链球菌新近感染的标志之一。S 溶血素无抗原性或抗原性不强，体内尚未查到其抗体。

A 群链球菌产生的细胞外蛋白质有：①透明质酸酶(hyaluronidase)，可溶解组织间质的透明质酸，使细菌易于在组织中扩散。②链激酶(streptokinase)又名溶纤维蛋白酶，能使血液中的纤维蛋白溶酶原(plasminogen)转变为纤维蛋白溶酶(plasmine)，从而阻止血液凝固或可溶解已凝固的血块。③链道酶，又称脱氧核糖核酸酶(DNase)，能溶解具有高度黏性的 DNA。此酶有 A、B、C、D 4 种不同的血清型。有抗原性可产生抗体。④烟酰胺腺嘌呤二核苷酸酶(NADase)，能分解相应的组织成分，从而破坏机体的某些防卫能力，例如白细胞可被杀灭。⑤血清浑浊因子(opacity factor，OF)，是一种 α 脂蛋白酶。可使马血清变浑浊。有抑制机体产生特异性及非特异性免疫反应的作用。

【流行病学】

1. 传染源 患者和带菌者。正常人鼻咽部、皮肤可带菌，并有肛门、阴道带菌而引起暴发流行的报告。

2. 传播途径 呼吸道与直接接触均可传播。亦有进食被污染食物曾引起咽峡炎暴发的报道。生活贫困、卫生条件差、居住拥挤、密切接触等均有助于链球菌感染的发生。

3. 人群易感性 本菌可侵袭任何年龄的人，但发病者多为儿童。

【发病机制和病理】 细菌在呼吸道黏膜或其他组织，繁殖很快。由于 M 蛋白有抵抗机体白细胞的吞噬作用，若当时机体抵抗力低下，难以将细菌很快消灭，细菌在增殖过程中，可产生溶血素，使宿主的血细胞分解、死亡。链激酶和透明质酸酶可破坏宿主的组织屏障而使感染扩散。链道酶可降解宿主细胞的核酸，使之成为炎性灶中有利于细菌的营养成分。炎症物质的堆积以及链球菌的增殖，导致局部组织 pH 下降，更有利于细菌蛋白酶活性增强，进一步加重组织破坏。加上机体的炎症渗出反应，形成了局部组织的化脓变化。进而可引起菌血症、败血症，出现脑膜炎、腹膜炎等疾病。链球菌致热性外毒素(SPE)除可引起发热、化脓、皮疹外，近年认为还具有超抗原(superantigen)作用，可非特异性地刺激 T 细胞增殖，释放 TNF、IL-1、IL-6、IFN-γ 等细胞因子，大大增强内毒素休克作用，同时减低机体的吞噬细胞及 B 细胞产生抗体的功能，导致临床出现中毒性休克样综合征(toxic shock-like syndrome，TSLS)，也可称作链球菌中毒性休克综合征(streptococcal toxic shock syndrome，STSS)。有实验证明致热性外毒素 A(SPEA)的毒性明显大于 SPEB 和 SPEC，在 TSLS 的发病中起着更为重要的作用。

A 群链球菌感染后 2～4 周部分患者可出现风湿病和肾小球肾炎，心脏可出现心肌炎、心包炎和心内膜炎，其后造成心瓣膜损害。其发病机制尚不清楚。多发性关节炎及肾小球肾炎的发生，可能与链球菌抗原抗体复合物有关。近来认为链球菌 M 蛋白和外毒素均为超抗原，超抗原可能为引起感染后自身免疫原因之一。

【临床表现】 A 群链球菌可引起全身各处的化脓性疾病，最常见的有以下几种(猩红热在前一节已介绍)。

1. 急性咽峡炎、急性扁桃体炎 患者以儿童为多。多发生于冬春季节。患者可有发热、咽痛、头痛等症状。检查可见咽部及扁桃体充血、水肿以及脓性渗出，可形成伪膜。恢复期部分患者可出现风湿病或肾炎。

2. 丹毒 皮肤有微小损伤(如足癣)或发生退化时(老年)有利于丹毒的发生。细菌进入破损处后可经淋巴扩散。患者可有发热、头痛、全身不适等全身性症状。数小时内局部皮肤出现红斑，边界清楚，且高出正常皮肤。严重者可出现含有脓性液体的大疱和组织坏死，附近淋巴结可肿大且有压痛。

3. 皮肤及软组织感染 新生儿脐部感染；婴幼儿可患脓疱病；手术伤口感染等。蜂窝织炎常可导致菌血症。最严重的为坏死性筋膜炎(necrotizing fasciitis)，为皮下深部筋膜及脂肪进行性坏死性感染过程。感染多起始于创伤(不显眼的外伤)或手术。局部出现红、肿、热、痛，很快向外扩展，24～48 h 病变处颜色由红变紫，继而变蓝，形成含有黄色液体的水疱和大疱。在第 4～5 日时紫色区开始坏死，第 7～10 日时边界清楚，坏死的皮肤脱落，显露出皮下广泛的组织坏死。患者发高热、衰弱、反应迟钝，极易引起菌血症、败血症，实际上TSLS患者多伴有严重的软组织感染。尚有患者可患肌炎，但多与坏死性筋膜炎并存，单发者少见。

4. TSLS 从20世纪80年代后期，本已少见的严重A群菌感染又明显增多。患者多为20～50岁身体健康者。病原菌多为A组菌M1和M3型，还有M12和M28型，均能产生外毒素A和B。入侵门户多为皮肤和软组织，特别重要的是蜂窝织炎和坏死性筋膜炎(可占70%)。肺部感染亦为重要来源。患者发冷、高热，伴有某部位剧烈疼痛，如肢体、胸部、心脏(可似心肌梗死)、关节、腹部(像腹膜炎样)等处。均有低血压乃至休克，嗜睡，意识模糊甚至精神错乱，出现幻觉等；肾功能受损甚至急性肾功能衰竭；肝功能可异常，ALT及血胆红素可增高；还可出现ARDS。不少患者血浆白蛋白减低，血钙、血钠减少等。虽经现代化抢救及治疗，病死率仍在30%以上。总之TSLS的临床表现与葡萄球菌引起的TSS无何区别，均有发热；低血压；猩红热样或红斑样皮疹，后期脱皮；伴有3个以上重要器官的损害，如肾功能衰竭、成人ARDS、肝功能受损以及脑功能异常等。

5. 其他感染 A群链球菌可引起内眼炎、鼻窦炎、阴道炎、子宫内膜炎、肺炎等。机体免疫力不足者可发展成菌血症，进而出现脑膜炎、心内膜炎、腹膜炎、关节炎、骨髓炎、产褥热、血栓性静脉炎等。

【诊断与鉴别诊断】 主要依据细菌培养。除做溶血反应外，应以血清分类法确定其组别及型别。检测患者血清中抗链球菌溶血素O抗体，效价在1∶400以上有诊断意义。用酶免疫测定法检测咽拭子A群链球菌抗原简单易行，结果快速可靠。也可通过PCR方法检测病原菌。

【治疗】 青霉素仍为首选药物，但应考虑到已有20%的耐药菌株，应加大剂量或改用他药，如青霉素加酶抑制剂、第一代及第二代头孢菌素等。大环内酯类抗生素耐药率较高，有报道高达95%，现不宜选用。因各地区细菌耐药率差异较大，最好参照当地药敏结果选用。

(三) B群链球菌感染

B群链球菌寄生于健康人的下消化道，带菌率15%～35%，为条件致病菌，常引起孕妇和新生儿感染。新生儿早发感染(出生7 d内)主要引起肺炎和败血症，是新生儿死亡的主要原因之一。晚发感染(7 d至3个月)主要引起脑膜炎，可导致严重的神经系统后遗症及听力丧失等不可逆损害。母亲阴道携带B群链球菌是新生儿感染的主要高危因素之一。孕妇阴道直肠带菌率5%～30%，北京地区孕妇阴道带菌率为13%。B群链球菌感染占全部链球菌感染的8%左右。感染率正在上升，引起了人们的重视。

B群链球菌根据表面抗原的不同可分为9个亚型，即Ⅰa、Ⅰb、Ⅱ、Ⅲ、Ⅳ、Ⅴ、Ⅵ、Ⅶ和Ⅷ。在血碟上可呈甲型、乙型或丙型溶血反应，溶血菌株所产生的溶血素与A群菌的O与S不同，无抗原性。按照生化分类法，此组菌为无乳链球菌(*S. agalactiae*)。荚膜多糖(CPS)为本菌重要的毒力因子，可以帮助细菌逃避宿主的防御机制。

【临床表现】 可分为新生儿感染及成年人感染2类。

1. 新生儿感染 病原菌主要来自母亲。产妇阴道带菌率为4.6%～25.4%，早期破水、产程延长、胎儿早产和低出生体重儿等均易导致新生儿感染。其次医院工作人员带菌对新生儿威胁很大。有人报告，医院男工作人员鼻咽部带菌率为15.8%，女工作人员的鼻咽部及阴道带菌率为23.2%。本组菌引起的新生儿感染的发病率为1.35/1 000～5.4/1 000活产儿。

(1) 早期发病 乃由于婴儿受到产道中细菌感染引起。发病在出生后7 d之内。多表现为肺部感染、败血症和脑膜炎。发病早者出生时即发生呼吸窘迫症。病死率很高，往往为50%～80%，死亡者Ⅱ型菌较多。

(2) 晚期发病 多为母亲产后并发症引起。发生于出生7～30 d。以败血症和脑膜炎为多见。菌型以Ⅲ型为多，特别是脑膜炎，90%以上为Ⅲ型引起。病死率比早期发病者为低。脑膜炎的病死率为14%左右。

2. 成年人的B群链球菌感染 成年人的感染多发生于机体抵抗力低下时。年轻女性在接受妇科检查、治疗以及妊娠分娩后，容易发生B群链球菌泌尿系统感染和子宫内膜炎。也可发生肺炎、脑膜炎、肝脓肿、败血症等。年纪大，特别是已患有某些慢性病者，不论男女均可被感染。较长期接受抗生素或激素类及其他免疫抑制剂者亦然。临床上可见有肺炎、泌尿系统感染、软组织感染以及败血症等。病死率较高，有人报告为29%～52%。

据Schlievert等报道，有4例临床表现为TSLS患者，只培养出B群链球菌而无A群链球菌及葡萄球菌。从细菌培养物中提出一种致热性毒素，不与抗TSST-1及抗SPE抗体起作用。提示B群链球菌亦有产生能引起TSLS的毒素。

【实验室检查】

1. 细菌培养 可采用选择性培养基，对孕产妇直肠或阴道拭子、新生儿的血液或脑脊液进行培养来检测细菌。

2. 血清学检查 通过乳胶凝集实验、ELISA(酶联免疫吸附试验)、协同凝集试验及对流免疫电泳等血清学方法检测，但假阴性率和假阳性率均很高，目前逐渐减少使用。

3. 分子生物学检查 ①核酸分子杂交技术：有原位杂交，Southern印迹杂交以及斑点杂交。最近报道应用荧光原位杂交(fluorescent in situ hybridization, FISH)的方法检测孕妇B群链球菌带菌率，发现FISH可以诊断98.3%的带菌者，而标准的培养只有64.4%阳性率。因此FISH被推荐为一种快速、特异、高敏感性的筛查方法。②聚合酶链反应(PCR)：通过扩增核糖体16S rRNA或16S～23S间隔区来检测细菌，但有一定的假阳性。也有报道以编码C5a肽酶的*scpB*基因设计引物对细菌进行检测。

【治疗及预防】 B群链球菌对青霉素类、头孢菌素类以及红霉素等均敏感，耐药率比较低。已有Ⅰa、Ⅱ及Ⅲ型菌抗原疫苗，如给孕妇接种，所产生的特异性IgG抗体，可通过胎盘保护胎儿，可明显降低新生儿的早期发病。

(四) C群链球菌感染

本群菌含有4个不同的种，溶血反应也不相同。①类马链球菌：乙型溶血反应，有8个亚型，对人有致病力。②兽疫链球菌：乙型溶血反应，也有8个亚型，主要引起家畜败血症。③马链球菌：乙型溶血反应，无亚型。④泌乳障碍链球菌：甲型溶血反应，有3个亚型，常引起小羊多发性关节炎。

正常人咽部带菌率为2%～8%。C群链球菌感染多来自动物及动物产品(如牛奶)。可引起急性咽峡炎、支气管炎、肺炎、丹毒、蜂窝织炎、鼻窦炎、骨关节炎、皮肤及软组织感染、菌血症、败血症等。本菌可侵袭任何年龄人群，但免疫力低下者可表现为严重的并发症，并且死亡率高，平均为25%。Bradley等分析了88例血培养阳性患者，72.7%有基础性疾病。临床表现有心内膜炎、脑膜炎、心包炎及单纯菌血症等。61.4%细菌未分种型，19.3%为类马链球菌，17.1%为兽疫链球菌，2.3%为马链球菌。23.9%病前有与动物或动物产品接触史。本菌感染后也可引起肾炎，如Duca报道因饮用污染的牛奶85人患了C群链球菌咽峡炎，其后1/3的人出现了肾炎，7个月后2例成为慢性肾炎。Batter等报道，1998年巴西某地由于奶酪被兽疫链球菌污染引起感染后，发生了急性肾小球肾炎的暴发，半年内确诊了258例患者。有些C群链球菌亦可引起猩红热样疾病，但引起红疹的毒素本质尚不了解。C群链球菌对β内酰胺类的哌拉西林、氨苄西林、头孢菌素类及喹诺酮类等大多数抗生素敏感。但兽疫链球菌对青霉素的敏感性较差，故应加大青霉素剂量或改用其他抗菌药物。

(五) D群链球菌感染

D群链球菌包括牛链球菌和马肠链球菌，以前还曾有粪链球菌和屎链球菌。用基因分类法已将它们归类为肠球菌。D群链球菌虽无乙型溶血能力，但却可引起严重疾病。牛链球菌易附着到心脏瓣膜上，故易引起心内膜炎。此外尚可引起脑膜炎、脑脓肿、硬膜下脓肿、中耳炎、皮肤及软组织炎、骨关节炎、盆腔炎、肺炎、泌尿道及胆道感染等。有报道认为本菌感染与肠道疾病和肝脏疾病有关，如大肠炎性疾病、息肉、憩室、肿瘤等，可能由于肝胆及肠道疾病减低网状内皮系统的免疫力，肠道内的牛链球菌得以大量繁殖而引起菌血症。有资料显示结肠癌患者粪便本菌检出率为56%，而对照组为10%。故遇到牛链球菌感染者应仔细了解肝胆及肠道情况。牛链球菌对青霉素敏感，但治疗心内膜炎时可和氨基糖苷类药联合用药且疗程至少6周。

(六) F群链球菌感染

咽峡炎链球菌为F群链球菌，可呈甲、乙、丙型溶血反应，有5个亚型。基因分类法本菌属于第6群中间链球菌(原称米勒链球菌)群。可从正常人的口、鼻、咽、胃肠道、泌尿生殖道及婴儿脐部分离到本菌。血培养乙型溶血性链球菌中本组只占2%。多侵犯有基础性疾病及有外伤的人。以皮肤、泌尿系统、呼吸道感染最为多见。亦可引起菌血症及败血症，导致肝、脑、膈下、腹腔、胸腔、盆腔、脊柱、直肠、心肌等脓肿。本菌感染用青霉素治疗即可。

(七) G群链球菌感染

本菌有Ⅰ、Ⅱ和Ⅲ型，Ⅰ型亦为咽峡炎链球菌，Ⅱ、Ⅲ型无生化分类。呈乙型溶血反应。正常人口、咽部带菌率为3%～5%，也有高达23%的报道。产妇阴道带菌率约为5%。故本菌易引起咽峡炎、子宫内膜炎和产褥热，也是新生儿败血症的重要来源。血培养获得乙型溶血性链球菌中，G群有占10.8%及44%的报道。临床表现有蜂窝织炎、咽峡炎、肺炎、脑膜炎、心内膜炎、关节炎及败血症等。美国曾有食物型G群链球菌咽峡炎暴发的报道，231人进食沙拉鸡，2 d后72人(31%)患了急性咽峡炎。Domingo等报道有3例G群链球菌感染后出现了急性肾小球肾炎的患者。Wagner等(1996)报道1例本菌引起的急性肌炎并发中毒性休克死亡患者，从细菌获得一种与A群链球菌的外毒素不同的毒素。Tessier等(1999)报道2例由新养的小猫抓伤而感染的患者，一例为菌血症，另一例为化脓性肩关节炎，故认为猫亦为本病的传染源。Saeed等(2007)报道1例脊柱硬膜脓肿的患者，病原为G群链球菌。治疗可用青霉素。

(八) H群链球菌感染

血链球菌属此群菌，呈甲型溶血反应。主要引起心内膜炎，其他部位感染报道不多。有一患者进行食管狭窄扩张术后出现本菌引起的脑膜炎和败血症。基因分类法本菌属缓症链球菌群。

(九) 草绿色溶血性链球菌感染

这是一些在血碟上均呈甲型溶血的数种不同链球菌的统称。与人疾病有关者有：①缓症链球菌(*S. mitis*)；②血链球菌(*S. Sanguis*)即H群菌；③咽峡炎链球菌(*S. anginosus*)和中间链球菌(*S. intermedius*)；

④唾液链球菌(*S. Salivarius*)为K群;⑤变异链球菌(*S. mutans*)。此类菌均需 CO_2 才能生长。细胞壁多糖成分有些测不出组抗原,多不产生外毒素,但产生蛋白溶解酶。寄生于口腔、上呼吸道、肠道和阴道等处。

临床表现:①可引起心内膜炎,由这群菌引起的心内膜炎可占各种细菌性心内膜炎的一半。尤以缓症链球菌及血链球菌最多见,可占80%。②其他部位的感染有脑膜炎(占化脓性脑膜炎者的0.3%~2.4%)、脑脓肿、硬脑脊膜下脓肿、肝脓肿、肺脓肿、泌尿系感染、骨和关节感染、皮肤感染等。引起这些感染的细菌,60%左右为中间链球菌,该菌为厌氧菌,特别易于引起内脏脓肿,尤其多见于肝和脑脓肿者。据报道从阑尾炎标本中有57.8%分离出此菌。③TSLS。Elting等报道,某肿瘤医院接受化疗患者,由草绿色链球菌引起菌血症者中,出现低血压、休克,皮肤潮红后有脱皮的皮疹,成年ARDS,病死率为26%。我国江苏海安、无锡、如东等地区1990年底到1991年2月发生类似中毒型猩红热的暴发流行。患者高热、咽峡炎、猩红热样皮疹、低血压,并伴有多脏器(心血管、胃肠、肝、肾、肌肉等)功能异常。咽培养获得草绿色链球菌中的轻型链球菌。测得此菌产生链激酶并有致热及化脓的毒素存在,其详细结构与性能需进一步研究。

二、肺炎链球菌感染　傅希贤　侯凤琴

肺炎链球菌(*Streptococcus pneumoniae*)为链球菌属中一个重要的致病菌。可引起肺炎、脑膜炎及败血症等严重疾病,尚可引起儿童的中耳炎、鼻窦炎,偶可引起心内膜炎、骨关节炎、腹膜炎等。

【病原学】 本菌呈矛头状,常成对排列,故亦可称为肺炎双球菌。在液体培养中可呈短链状。在固体培养基上菌落周围可出现草绿色环,菌落中部可因自溶酶的作用而呈脐状或火山口状。用基因分类法本菌属于第三群,即缓症链球菌群。本菌有3种抗原,由脂类和磷壁酸组成的细胞膜为F抗原,无特异性。肽聚糖、磷壁酸和磷酸胆碱组成的细胞壁为C多糖抗原,有种属特异性,为各型肺炎链球菌所共有。荚膜多糖抗原具有型特异性,目前已有91个血清型,美国称为1、2、3……91,但只有20~30个血清型对人类致病。不同的血清型致病力不同,例如,1型具有很强的侵袭力,3型能逃避机体的免疫系统作用,常导致致死性损伤。Danish则依据抗原的相似性命名,将最先发现者称为F(first),其后发现者为A、B、C等,例如有19A、19B和19C,它们在美国的命名中则相应为19、57、58和59。

本菌重要的毒力因子为细菌的荚膜,可抵抗宿主的吞噬作用。另外通过胆碱结合蛋白发挥致病作用,了解比较清楚的胆碱结合蛋白有自溶素(autolysin)、细菌表面蛋白A(PspA)及细菌表面蛋白C(PspC)。自溶素可降解肺炎球菌细胞壁的肽聚糖,破坏细胞壁,导致细胞溶解,释放肺炎球菌溶解素(pneumolysin)引起炎症反应及组织损伤。PspA为肺炎球菌的保护抗原,可以抑制补体的激活和活化,在该菌引起的菌血症和脓毒血症方面起了一定作用。PspC发挥黏附素的作用,可以与黏膜上皮细胞的多聚免疫球蛋白受体相互作用促进黏附和侵入。

本菌对外界环境中的物理和化学因素抵抗力不强。阳光直射下1 h可杀灭。目前常用的消毒剂如0.2%的聚维酮碘(碘伏)、含氯消毒剂(含有效氯500 mg/L)10 min可杀灭。但在无阳光的干燥痰中可存活1个月以上。

【流行病学】

1. 传染源 患者和带菌者。肺炎链球菌可寄生于正常人的鼻咽部。正常成年人的带菌率为5%~10%,儿童可高达20%~40%。冬春季带菌率最高。

2. 传播途径 经呼吸道和密切接触传播。托儿所、军队、监狱以及生活在十分拥挤的环境中易发生流行。

3. 易感人群 儿童和老年人。

【发病机制和病理】 正常人鼻咽部虽有带菌但多不发病。气管黏膜的纤毛,肺泡中的巨噬细胞可将入侵的细菌清除。但当机体防卫功能减低时,则细菌得以定殖、繁殖,引起局部组织的炎症反应,导致肺部出现实变性病变;如细菌进入血流,引起败血症,透过血脑屏障引起化脓性脑膜炎;偶亦可发生心内膜炎、骨关节炎等化脓性反应。在发病的过程中最主要的机制是本菌能在宿主组织中大量繁殖并引起强烈的化脓性炎症反应。肺炎链球菌的PspC、黏附蛋白A可使细菌黏附到宿主上,神经氨酸酶可裂解黏膜细胞的唾液酸,使细菌得以定植,荚膜多糖可抵抗宿主的吞噬作用,细菌可大量繁殖,其自溶素可将细胞壁的磷壁酸和肽聚糖释放出来,激活补体(经典的和旁路的途径),肺炎球菌溶解素亦可激活补体的旁路途径,从而引起强烈的炎症反应,不但出现组织充血、水肿、炎性细胞和纤维蛋白的渗出,而且伴有IL-1、TNF-α等的大量产生,加重炎症反应。病情的轻重和炎症反应程度密切相关。

【临床表现】

1. 肺炎 潜伏期1~2 d。起病多较急,发冷、寒战、发热、数小时可达39~40℃。伴有头痛、全身痛、食欲下降、恶心、呕吐和腹胀等。咳嗽频繁,初咳为小量黏痰,后可呈黏液脓性带血痰,典型者可有铁锈色。由于受侵犯肺叶的部位和范围不同可出现胸痛(影响到胸膜)、上腹部痛(下叶肺受累)等症状。病变广泛时,可使患者出现呼吸急促,唇及指甲发绀,意识模糊、烦躁、谵妄等缺氧及中毒性脑病的表现。肺部可有湿性啰音,肺实化期语震增强,出现支气管呼吸音,累及胸膜时可出现摩擦音。近年来由于患者多可得到早期有效抗生素的治疗,已很少见到典型的大叶性肺炎(lobar pneumonia)表现，病情多较前轻。

2. 脑膜炎 本病多发生于老年人和婴幼儿。可继发于肺炎、中耳炎、乳突炎及颅脑外伤之后，亦可由败血症引起。脑膜呈化脓性炎症表现，炎性细胞及纤维蛋白渗出，可使蛛网膜腔粘连而形成包裹性积液或积脓，抗生素不易进入，为本病易复发的原因之一。

起病急，发热39℃以上，伴有剧烈头痛、呕吐，进而出现程度不等的意识障碍、昏迷，甚至抽搐，脑膜刺激征明显。由于颅底积聚更稠厚的炎性渗出物，故可出现脑神经受损的表现，如Ⅲ、Ⅳ、Ⅵ、Ⅶ神经障碍的症状。少数患者可有多次复发，文献上有复发20次的报道。北京大学第一医院感染科治疗过1例复发10次的患者，前6次在外院治疗，第7次来院从脑脊液中培养出肺炎链球菌。选用2种敏感抗生素治疗，很快好转。为了查清复发原因，进行了多种检查，除免疫球蛋白(IgG、IgM、IgA)水平较低，$CD4^+/CD8^+$比值偏低(0.9)外，未找出其他原因。除抗菌治疗外，加用胸腺肽α_1(日达仙)及中医中药等增强免疫功能的措施，但其后5年中又复发3次。最后注射肺炎球菌多价疫苗后，才停止了复发。

3. 败血症 只有当全身免疫功能受到严重损伤时才可引起本菌的败血症。例如淋巴系统恶性肿瘤，肝、肾功能衰竭，脾切除以及HIV感染等患者，全身各脏器均可受侵犯而发生炎症，可发生肺炎、脑膜炎、心包炎、骨髓炎、腹膜炎等。患者可出现寒战、高热、头痛、全身痛、恶心、呕吐、烦躁、谵妄、昏睡、昏迷。还可出现循环衰竭的表现：心率快、脉细弱、唇指发绀、血压下降、尿量减少等。如有迁徙性病灶，如脑膜炎、骨髓炎等，则可出现相应的临床表现。

4. 中耳炎、鼻窦炎等 多发生于6个月到4岁的小儿。如先有病毒性感染发生，使耳咽管等处黏膜充血，则寄居在鼻咽部的肺炎链球菌易于引起中耳炎等疾病。

【实验室检查】

1. 血象 全身感染时血白细胞可明显增高达$(20\sim30)\times10^9/L$，中性粒细胞占90%左右。老年人及免疫功能低下者则白细胞增高不明显，但分类中性粒细胞仍占80%以上。

2. 细菌学检查 患者化脓病灶处分泌物(如痰、脓、脑脊液)涂片革兰染色查找细菌，并做细菌培养，发热患者尚应做血培养。获得肺炎链球菌为确诊依据。

3. 脑脊液检查 脑膜炎患者的脑脊液呈化脓样改变，外观呈米汤样，蛋白质常在1 g/L以上，白细胞多在$500\times10^6/L$以上，多核占多数，糖和氯化物减低。

4. 免疫学检查 用乳胶凝集试验或对流电泳检测血清中和CSF中的荚膜多糖抗原，有助于细菌培养阴性者的诊断。

5. 分子生物学方法 通过PCR或多重PCR方法检测分泌物中的细菌DNA。

6. X线检查 对肺部感染者应做胸部X线检查。开始仅有肺纹理增粗及局部淡薄浸润影像，透视易被忽略，应拍片检查。肺叶实变后可见到大叶或节段性片状致密阴影。消散期透亮度增加。阴影完全消散需时2～3周。

【诊断及鉴别诊断】 肺炎链球菌感染引起的肺炎、脑膜炎、败血症等的临床表现和血象变化、脑脊液常规检查的结果，肺炎患者的胸片表现，多与其他化脓菌引起者无特异性的区别，故确定诊断和鉴别诊断均需依据细菌学检查的结果，特别是细菌培养的结果。尽可能在应用抗生素治疗前进行细菌培养。

【治疗】

1. 对症治疗 咳嗽严重者可用祛痰镇咳剂，如祛痰灵、川贝枇杷露、复方甘草合剂等。缺氧者予以吸氧，高热者可适当用物理降温。脑膜炎者主要注意防治脑水肿，可用20%的甘露醇250 ml静脉快滴，每4～6 h 1次。败血症休克者应积极补充血容量，纠正酸中毒等。

2. 抗生素治疗 青霉素为多年来应用最多的抗生素，已出现不同程度的耐药。但世界各地耐药情况不同，故最好参考本地区药敏结果选用。目前，国内青霉素耐药率一般在30%以上，还可作为首选药物，但需加大剂量。住院肺炎患者可用青霉素每日400万U，分3～4次注射，连用7～10 d，热退3 d后可停药。脑膜炎者则需应用大剂量青霉素，成人每日1 200万～2 400万U，小儿20万～30万U/kg，分4次静脉滴入，连用10～14 d。病情严重者，可联合应用氯霉素，成人每日2 g，分2次静脉滴入。如效果欠佳可用第三代头孢菌素，如头孢曲松，每日2 g分2次，头孢噻肟每日6 g分次静脉注入。败血症者应采用2种抗生素联合治疗，例如青霉素与头孢噻肟联合。目前红霉素类抗生素对该菌耐药率较高，可达80%以上，故青霉素过敏者也不建议选用红霉素类药物。

【预防】

1. 主动免疫 已有2种疫苗用于预防。含有23个血清型(引起感染较多见的型)的荚膜多糖疫苗，在成年人特别是青年中免疫效果好，但仅可维持5年，需加强注射。老年人维持的时间更短，每3～4年应加强注射1次。此疫苗对小婴儿的免疫效果很差，故将荚膜多糖和破伤风或白喉类毒素等蛋白质共价结合而成的结合疫苗，连续3次接种，可使18个月以下的小婴儿产生抗体。不但可保护婴儿，而且也降低了成年人的发病率，亦有效地减少了耐药菌株的感染。

2. 被动免疫 对HIV感染者，恶性肿瘤患者，接种疫苗不产生抗体者，可定期注射免疫球蛋白。

3. 药物预防 有受染危险时，可口服青霉素类药物预防。

三、人类猪链球菌感染

马亦林

猪链球菌是猪最常见的致病菌,其中血清2型最易使猪致病。人与病猪或带菌猪密切接触,可导致人类感染并流行。近20年来人感染猪链球菌,在欧洲、亚洲均有病例报道。2005年6～8月四川资阳地区出现暴发流行,病死率高,已引起人们的重视。

【病原学】 引起人类猪链球菌感染(*Streptococcus suis* infection in human)主要为猪链球菌血清2型(*Streptococcus suis* type 2),该菌为圆球形或椭圆形菌体,直径为0.5～2 μm,常为单个、成对或数个排列的短链,也可排成串珠样的长链形态,革兰染色阳性。菌体结构表现有荚膜,无鞭毛,不能运动,无芽胞。兼性厌氧,培养最适宜温度为37℃,菌落细小,直径1～2 mm,光滑、圆形、透明、发亮,边缘整齐,多可产生β型溶血环。猪链球菌2型已知的毒力因子,有溶菌酶释放蛋白(muramidase-released protein, MRP)、胞外因子(extracellular factor, EF)、猪溶血素(suilysin)及荚膜多糖等,其中MRP有类似金黄色葡萄球菌表面的纤连蛋白结合蛋白(fibronectin-binding protein, FBP)的毒力。该菌在猪粪便22～25℃中可存活8 d,4℃蒸馏水中可存活1～2周,加热50℃ 2 h或60℃ 10 min及在多数消毒液中仅1 min即可杀灭。

猪链球菌于1963年由De Moor首次从荷兰暴发幼猪败血症感染中分离到,当时将其归于α溶血性R群链球菌。以后Elliot(1968)按照荚膜分型,将其命名为猪链球菌荚膜2型。根据猪链球菌多糖抗原分型,它可分为35个血清型(1～34和1/2),毒力最强的是2型,其次1型。尽管所有血清型都能致病,能感染人的致病菌血清型主要包括1/2型、1型、2型、7型、9型和14型6种类型,但血清2型是从病猪和患者中分离最多的一种致病菌。在加拿大、美国、亚洲等地以血清2型最多,在芬兰以血清7型居多。据Lancefield分类法认为猪链球菌属于R、S或T群,其中最常见为R群(血清2型)及S群(血清1型)。从人中分离的猪链球菌均为血清2型,因此,应用R群特异抗血清作沉淀试验可用于确定猪链球菌2型菌株。我国于1990年首次在广东病猪体内发现该菌,2005年四川暴发感染性疫情后,中国疾病预防控制中心(CDC)从9名患者和5只病猪标本中分离到猪链球菌,经鉴定具有高致病性强毒株。从形态学、生化反应及毒力基因等方面,证实这些菌株均符合猪链球菌2型特征。从基因测序中发现,由猪和人体分离出的菌株序列完全相同。

【流行病学】

1. 流行概况 1950年首先在欧洲(荷兰、英国)发现猪链球菌在猪中流行,目前已遍布全世界养猪的国家。人感染猪链球菌并引起发病的情况较为少见,1968年丹麦学者首次报道了人体感染猪链球菌导致脑膜炎的病例,1975年荷兰也曾有个别病例报道。此后,在中国香港、英国、加拿大、德国、法国和瑞典也陆续报道了人感染猪链球菌的病例。目前全球已有200余例人感染猪链球菌的病例报道,地理分布主要在北欧和南亚一些养殖和食用猪肉的国家和地区。近年来,在美国、澳大利亚、比利时、希腊、克罗地亚、巴西、西班牙、日本、泰国、新加坡及我国香港、台湾等地区先后有过报道。我国内地于1990年在广东省首次发现猪群中有类似2型链球菌感染,但未见人之间有感染发病。1998～1999年江苏省南通、如皋、海安、泰兴、靖江等地曾暴发猪链球菌感染,有数万头生猪发病与死亡,并且发现数十例患者,均证明为猪链球菌2型感染。自2005年6月底至8月4日四川省资阳、内江等地累计报告人感染猪链球菌病例206例,死亡38例(病死率为18.4%)。通常情况下,从病例中分离到的猪链球菌多为2型,但克罗地亚于2000年报道2例因猪链球菌1型感染的病例。暴发时间国内多集中于6～8月,人群感染相对局限,高度散发。

2. 传染源 病死猪、病猪和带菌猪为主要传染源,少数羊也可能带菌。目前尚未发现有其他动物、食物和水源的带菌或暴露因素。尚无人作为传染源的报道。

3. 传播途径 人感染主要通过接触病死猪(或羊),特别是皮肤破损部接触更易感染发病,包括喂养、运输、屠宰、销售、洗切加工、食用及埋葬等方式接触病死猪者。尚无呼吸道传播的证据。

4. 人群易感性 国外认为猪链球菌感染是人类一种物源性职业病。据Arend等报道,在1968～1984年间,荷兰在30位脑膜炎患者中分离到猪链球菌,有25例患者(83%)从事猪肉业者,据估计在屠夫和养猪者中,患猪链球菌性脑膜炎的年发病率约为3/10万,其发生率是不从事猪肉加工业者的1 500倍。国内统计发病年龄均为30～50岁,多为男性农民,尚未发现一家有数人发病或两代发病的现象。

【临床表现】 潜伏期2～3 d,最短仅数小时,最长7 d。临床表现为急性起病,轻重不一,早期类似感冒,常有畏寒、发热、头痛、乏力、腹痛及腹泻等全身中毒症状。根据病情发展,可分以下4种临床类型。

1. 普通型 起病急,出现畏寒、发热、头痛、全身不适、腹痛、腹泻等,无休克及昏迷。外周血白细胞升高,以中性粒细胞为主。一般经治疗后,可迅速好转。

2. 休克型 起病高热(40℃)、头痛、皮肤出血点及瘀斑,迅速出现血压下降,收缩压在12 kPa(90 mmHg)以下,脉压差缩小。若出现:①肾功能不全;②凝血功能障碍,表现为皮肤瘀点、瘀斑,或出现弥散性血管内凝血(DIC)等;③肝功能不良;④急性呼吸窘迫综合征;⑤软组织坏死、筋膜炎或肌炎等5项中2项或2项以上表现者即可称为STSS。此型病情危重,病死率相当高。

3. 脑膜炎型 起病时除一般症状外，头痛剧烈，恶心呕吐明显或呈喷射性呕吐，重者可有昏迷，脑膜刺激征症状明显。也可出现感知性耳聋及运动功能失调，尤其耳聋的发生率相当高（有报道54%～80%），通常出现于起病后24 h。脑脊液呈化脓性改变。此型通常无皮肤出血点或瘀斑及血压下降等，预后一般较好。

4. 混合型 通常是在中毒性休克综合征基础上合并化脓性脑膜炎，预后极差。

其他尚有肺炎、心内膜炎、化脓性关节炎、眼内炎及葡萄膜炎等临床表现。有些败血症患者，可出现暴发性瘀斑和横纹肌溶解症等。

【实验室检查】

1. 常规检查 外周血白细胞计数显著增高（重症患者可降低或正常），中性粒细胞比例升高。严重者有血小板下降。尿蛋白阳性，偶可出现酮体阳性。

2. 病原学检查 培养及鉴定：取标本（血液、脑脊液或呼吸道分泌物）作病原菌培养，根据平板上菌落形态，进行革兰染色观察、生化及血清学鉴定。①生化鉴定：主要应用api生化鉴定系统的api20 strep手工生化鉴定条进行鉴定，人工判断各项酶的生化结果，24 h后再判断糖的生化结果，用api Web软件查询鉴定结果。②诊断血清凝集试验：取1滴猪链球菌诊断血清悬滴于玻片上，与1滴菌悬液充分混合，或用接种环刮取菌落直接与血清混合，出现絮状凝集物者为阳性，并用生理盐水作对照。

3. PCR检测 以煮沸法提取可疑菌落的DNA，进行PCR检测，取5.0～10 μl扩增物在1.2%琼脂糖凝胶中进行电泳，观察结果。

【诊断与鉴别诊断】

1. 诊断 本病诊断应根据流行病学特点，如猪群的疫情常在人间疫情之前，与病、死猪（或羊）的接触史及临床表现特点，确诊需结合实验室病原学检查。可分为下列3类病例。

（1）疑似病例 ①发病前7 d内有与病、死猪或羊接触史者。②急性起病，有畏寒、发热，伴头痛、头晕、乏力、腹痛、腹泻及昏迷等症状者。③血常规化验中，有白细胞计数增高，中性粒细胞比例升高者。

（2）临床诊断病例 ①发病前7 d内有与病、死猪或羊接触史者。②有STSS或脑膜炎者。

（3）实验室确诊病例 在疑似病例或临床诊断病例中，有实验室病原学检查，培养出猪链球菌证据或以快速检测技术确定为猪链球菌者。

2. 鉴别诊断 应与上呼吸道感染、钩端螺旋体病、流行性出血热、流行性乙型脑炎及其他化脓性脑膜炎相鉴别。

【预后】 本病预后与临床类型密切相关，普通型预后好，休克型病死率高。各地病死率报道不一，为20%～30%。国内个别地区病死率极高，如江苏如皋发生的25例有14例死亡（其中13例为STSS）。死亡病例一般发生较快，从发病至死亡最短时间为8.8 h，最长15 d，平均为19 h。目前国内对本病做到早诊断、早治疗，病死率已下降至20%以下。

【治疗】 治疗原则为早发现、早诊断、早治疗。患者应入住传染病房，隔离治疗。具体方案应包括一般治疗、病原治疗、抗休克治疗及DIC治疗等。

1. 一般治疗 患者入院后应静脉补液，保证水、电解质及能量供应。体温过高者可用物理降温，慎用解热镇痛剂。出现呼吸困难者及时给氧，为了预防应激性溃疡的发生，可用法莫替丁20 mg，每日2次口服。对病重有条件者，必要时可给丙种球蛋白30 g静脉滴注，有助提高抗病能力。

2. 病原治疗 早期、足量使用抗生素十分必要，本病菌绝大多数对β内酰胺类抗生素敏感，可选用下列药物。

（1）青霉素和克林霉素 青霉素200万U静脉滴注，每4 h 1次；或（和）用克林霉素1.8～2.1 g/d，分3～4次静脉滴入，连用2周。治疗2 d如效果不佳者，考虑调整抗生素。

（2）第三代头孢菌素 对较危重者可应用第三代头孢菌素，推荐头孢曲松2 g加入5%葡萄糖液100 ml中静脉滴注，每隔12 h 1次。也可用头孢噻肟2 g加入5%葡萄糖液100 ml中静脉滴注，每隔8 h 1次。

3. 抗休克治疗 部分患者在发病早期就存在严重的有效循环量不足的现象，积极扩容是纠正休克最重要手段。

（1）补液 可应用林格液1 000 ml，5%葡萄糖氯化钠溶液1 000 ml静脉滴入。其中可加入维生素C 1～2 g及适量的氯化钾。必要时可同时应用胶体液，如白蛋白、血浆或右旋糖酐40等。

（2）纠正酸中毒 根据血气分析结果，可给予5%碳酸氢钠250 ml静脉滴入。

（3）其他 适当应用血管活性药物、糖皮质激素等。患者有出血表现、血小板减少及PT延长3 s以上者，应高度怀疑合并有DIC存在，必须及时处理。

4. 脑膜炎的处理 除了应用足量的抗菌药物外，对颅内高压者可及时应用20%甘露醇250 ml快速静脉注射，开始每4～8 h 1次，以后改为每12 h 1次。严重者在间歇期间加用呋塞米（速尿）。抽搐惊厥者可应用镇静剂。

【预防】 控制猪间猪链球菌流行是避免发生人间猪链球菌感染的根本措施。对与猪或猪肉有密切接触人员应提高警惕，发现有高热者应立即到当地医院就诊和治疗。对病猪应进行治疗，死猪必须作无害化处理及深埋，要求人人做到不销售、不食用病（死）猪肉。目前国内已生产灭活疫苗开始应用于猪群免疫。

参考文献

[1] Zaleznik D, Rench MA, Hillier S, et al. Invasive disease due to group B *Streptococcus* in pregnant women and neonates from diverse population groups [J]. Clin Infect Dis, 2000,30(2):276-281.

[2] Jedrzejas MJ. Pneumococcal virulence factors: structure and functions [J]. Microbiol Mol Biol Rev, 2001,65(2):187-207.

[3] Vituli LA, Zampalon C, Prenna M, et al. PCR M typing of group A *Streptococci* [J]. J Clin Microl, 2002,40(2):679-681.

[4] O'Brin KL, Beall B, Barre tt NL, et al. Epidemiology of invasive group A *Streptococcus* disease in the united states 1995-1999 [J]. Clin Infect Dis, 2002,35(3):268-275.

[5] Kong F, Gowan S, Martin D, et al. Molecular profiles of group B *Streptococcal* surface protein antigen genes: relationship to molecular serotypes [J]. J Clin Microl, 2002, 40(2):620-625.

[6] Hava DL, Camilli A. Large scale identification of serotype 4 *Streptococcus pneumoniae* virulence factors [J]. Mol Microbilo, 2002,45(5):1389-1406.

[7] Levy M, Johnson C, Kraa E. Tonsillopharyngitis caused by foodborne group A *Streptococcus*: a prison-based outbreak [J]. Clin Infect Dis, 2003,36(2):175-181.

[8] Martnez JA, Horcajada JP, Almela M, et al. Addition of a macrolide to β-lactam-based empirical antibiotic regimen is associated with lower in-hospital mortality of patients with bacteremic pneumococcal pneumonia [J]. Clin Infect Dis, 2003,36(4):389-395.

[9] Liu X, Shen X, Chang H, et al. High macrolide resistance in *Streptococcus pyogenes* strains isolated from children with pharyngitis in China [J]. Pediatr Pulmonol, 2009,44(5):436-441.

[10] Whitney CG, Farley MM, Hadler J, et al. Decline in invasive pnemococcal disease after the introduction of protein-polysaccharide conjugate vaccine [J]. New Engl J Med, 2003,348(18):1737-1746.

[11] Michele Straka1, Wifred Dela Cruz2, Camille Blackmon2, et al. Rapid detection of group B streptococcus and *Escherichia coli* in amniotic fluid using real-time fluorescent PCR [J]. Infect Dis Obstet Gynecol, 2004,12:109-113.

[12] Atul Kumar Johri, Lawrence C. Paoletti, Philippe Glaser, et al. Group B *Streptococcus*: global incidence and vaccine development [J]. Nat Rev Microbiol, 2006,4(12):932-942.

[13] Park J, Kim JK, Rheem I, et al. Evaluation of seeplex(TM) pneumobacter multiplex PCR kit for the detection of respiratory bacterial pathogens in pediatric patients [J]. Korean J Lab Med, 2009,29(4):307-313.

[14] Ling E, Feldman G, Dagan R, et al. Cytokine mRNA expression in pneumococcal carriage, pneumonia, and sepsis in young mice [J]. J Infect Dis, 2003,188:1752-1756.

[15] Artz LA, Kempf VA, Autenrieth IB. Rapid screening for *Streptococcus agalactiae* in vaginal specimens of pregnant women by fluorescent in situ hybridization [J]. J Clin Microbiol, 2003,41:2170-2173.

[16] 邓江红,杨永弘. B组链球菌的分子生物学诊断和基因分型研究进展[J]. 中华儿科杂志,2005,43:832-835.

[17] Saeed MU, Gottmukkula R, Kennedy DJ. Group G *Streptococcus* spinal epidural abscess: case report and review of the literature [J]. Scand J Infect Dis, 2007,39(11-12):1073-1075.

[18] 姚开虎,杨永弘. 人感染猪链球菌病[J]. 中华传染病杂志, 2006,24(1):64-66.

[19] 陈经雕,刘美真,柯碧霞,等. 广东省人感染猪链球菌 2 型 10 株病原学特征[J]. 中国热带医学,2008,10.

[20] Mai NTH, Hoa NT, Nga TVT, et al. *Streptococcus suis* meningitis in adults in Vietnam [J]. Clin Infect Dis, 2008, 46(5):659-667.

[21] Huang YT, Teng LJ, Ho SW, et al. *Streptococcus suis* infection [J]. J Microbiol Immunol Infect, 2005,38:306-313.

第六节 肠球菌感染

陈亚岗

肠球菌(*Enterococcus*)是人体正常肠道菌群的组成菌之一,以往认为肠球菌为非致病菌,20 世纪 80 年代以来,由肠球菌引起的感染逐渐上升,尤其在医院感染中,肠球菌已成为医院感染患者的主要病原菌之一,同时多重耐药的肠球菌感染给治疗带来了很大的困难,因而肠球菌感染(enterococcal infections)已受到全球临床医师的重视。临床上,肠球菌常引起长期住院患者、有基础疾病的患者、免疫力低下患者和手术后患者的感染。

【病原学】 肠球菌属以前被分类于 D 群链球菌,近年来将核酸杂交、脂肪酸分析等技术用于细菌分类后,根据肠球菌独特的生理、生化和遗传特征,将肠球菌划为独立的新菌属——肠球菌属(Genus *Enterococcus*)。该菌属中与人类疾病相关的主要是粪肠球菌(*E. faecalis*)和屎肠球菌(*E. faecium*),在临床所分离出的肠球菌属中分别占 80%～90%和 5%～10%。该菌属中除上述两菌种外还包括以下菌种:鸟肠球菌(*E. avium*)、坚韧肠球菌(*E. durans*)、铅黄肠球菌(*E. casseliflavus*)、恶臭肠球菌(*E. maloderatum*)、鸡肠球菌(*E. gallinavum*)、空肠肠球菌(*E. hirae*)、孟德肠球菌(*E. mundtii*)、棉子糖肠球菌(*E. raffinosus*)、孤立肠球菌(*E. solitarius*)、类鸟肠球菌(*E. pseudoavium*)、殊异肠球菌(*E. dispar*)、哥伦布肠球菌(*E. columbae*)、赛考夫肠球菌(*E. cecovum*)、糖解肠球菌

(*E. saccharolyticus*)、硫黄色肠球菌(*E. sulfureus*)、鱼精肠球菌(*E. seriolicida*)、浅黄肠球菌(*E. falvescens*)。这些菌种引起的临床感染虽较少见,但也有临床报道,如坚韧肠球菌、鸟肠球菌等,应引起临床医师的注意。

肠球菌属在显微镜下呈卵圆形,单个、成对或短链状排列,革兰染色阳性。肠球菌为需氧或兼性厌氧菌,不形成芽胞,有动力,在35℃时生长最好,可在高盐(6.5%氯化钠)状态下和胆汁七叶苷琼脂上生长,能液化明胶,VP反应呈阳性,不能水解马尿酸,少数细菌可产生α、β溶血。该菌属为发酵型代谢,葡萄糖发酵的最终产物是*L*-乳酸。应用*L*-吡咯-*β*-奈酰胺水解反应(PYR反应)可区别肠球菌与牛链球菌(*S. bovis*)、马链球菌(*S. equinus*)。肠球菌广泛存在于自然环境中,由于该菌属能在不良条件下生长,故在土壤、食物、水和各种动物中均可分离出。通常寄生于人及多数哺乳动物的肠道中,为人类肠道正常菌群重要组成菌之一。

肠球菌可产生多种细菌毒素,包括黏附促进因子、溶血素-细菌素。粪肠球菌通过黏附促进因子可定植于病变的心脏瓣膜上,从而刺激纤维蛋白原合成,形成赘生物。黏附促进因子可促进肠球菌黏附于肾脏上皮细胞,引起泌尿系感染。溶血素-细菌素由细菌质粒编码,可引起人、兔、马的红细胞溶解,对羊红细胞无作用。溶血素-细菌素对细胞有毒性作用,参与肠球菌所致的心内膜炎、腹膜炎、内眼炎动物模型的发病。

【流行病学】 过去认为肠球菌并不致病,但近年来临床感染中肠球菌的分离率在不断增加,据美国院内感染监测系统的报告,从1986～1989年肠球菌已成为院内感染的第二大致病菌,肠球菌占所有院内感染的比例上升到12%。20世纪90年代以来,肠球菌的感染已引起人们的广泛重视。西班牙报道肠球菌引起的院内感染菌血症从1990年的4.6%上升至1994年的7.1%。文献报道表明肠球菌引起的临床感染中以粪肠球菌的感染最多见(占85%～90%),其次为屎肠球菌(占5%～10%),但国内有报道屎肠球菌感染的比例有上升的趋势,值得引起注意。肠球菌引起的感染中以尿路感染最常见,尤其尿路置管的患者,上海华山医院报道的37例医院感染的肠球菌感染的患者中,泌尿道感染占23例,其中21例有留置导尿管史;肠球菌引起的感染其次为创口;菌血症是肠球菌引起的第3位的常见感染,可合并细菌性心内膜炎。肠球菌引起的脑膜炎较为罕见,主要见于有中枢原发性疾病的患者。肠球菌常从痰培养中分离出来,但成为致病菌的少见。

1. 传染源 由于肠球菌普遍存在于自然环境和人及动物的肠道中,故感染的来源很多。粪肠球菌在成人粪便中占肠球菌的90%,25%的成人粪便中有屎肠球菌。口腔、牙斑、鼻咽部、上呼吸道、皮肤尤其是会阴皮肤、阴道中也有肠球菌。在医院内肠球菌感染中,传染源多为体内有耐药肠球菌定植的患者,内源性感染是肠球菌感染的重要来源之一。

2. 传播途径 患者肠球菌的内源性感染可来源于原定植患者体内的菌丛。飞沫传播、粪—口途径传播等不是主要的传播途径。医源性传播在肠球菌的医院内感染中起重要作用。肠球菌在医疗器械、医务人员手及物品上可存活相当长时间,在婴儿室、监护病房中暴发的肠球菌败血症常由于医源性传播所致。

3. 易感人群 肠球菌感染多发生于免疫力较低下的患者,如新生儿、长期住院患者、先天性或继发性免疫缺陷者、有严重基础疾病如糖尿病及肿瘤患者、手术后患者、心脏瓣膜病患者、年老体弱者、接受化疗和移植后患者。

【发病机制】 肠球菌属为条件致病菌,过去一直认为肠球菌感染为内源性感染,近年来发现,临床上肠球菌感染多为医源性操作造成。肠球菌的侵入途径为:①泌尿生殖系统:占14%～70%,其中1/2以上为留置导尿所造成。②胃肠道:占3%～27%,多由于鼻饲管、胃肠道手术后引起。③胆道:占15%,见于肝胆手术、T型管引流后。④呼吸道:占7%,见于气管插管、气管切开术后。⑤口腔:占2%～12%,见于牙科手术后。⑥血液:占2%～15%,见于静脉留置导管、中心静脉插管、静脉切开术后、心脏瓣膜置换术后、静脉药物依赖者、器官移植术后等。

医源性操作可使正常黏膜屏障破损,医疗器械或医务人员手上的肠球菌通过机体黏膜破损处,进入局部组织中生长繁殖,引起局部炎症,由于肠球菌有显著的耐药性,使肠球菌在抗生素治疗下仍能大量生长繁殖,侵入血液引起败血症。粪肠球菌借助于细菌产生的黏附促进因子易于附着在心脏瓣膜上,引起心内膜炎。

【临床表现】 肠球菌引起的感染中,医院感染占大多数,上海华山医院报道的116例临床标本获肠球菌阳性的住院病例中,医院感染占74%。在医院感染患者中,多数有严重基础疾病、长期住院、留置导尿管、留置深静脉导管、免疫抑制药物及广谱抗菌药物使用等历史。

1. 泌尿道感染 最常见的粪肠球菌引起的感染,绝大部分为院内感染。据报道16%的院内尿路感染由肠球菌引起,仅次于大肠埃希菌,居第2位。多见于留置导尿管、其他器械操作和尿路结构异常者。一般表现为膀胱炎、肾盂肾炎,少数表现为肾周围脓肿等。

2. 腹腔、盆腔感染 在肠球菌感染中居第2位。腹腔、盆腔感染中肠球菌的检出率为7.6%,低于大肠埃希菌(19.7%)和脆弱拟杆菌(10.7%)居第3位,常是与后两者之一的混合感染。由于在这些部位肠球菌为正常寄殖菌之一,其致病作用较难评价。可表现为腹膜炎、胆道感染、盆腔炎等。

3. 败血症 是肠球菌引起的第3位的常见感染,院内感染败血症中肠球菌所致者占8%,低于凝固酶阴性葡萄球菌(26%)和金黄色葡萄球菌(16%)居第3位,其中87%为粪肠球菌、9%为屎肠球菌、4%为坚韧肠球菌。多因中心静脉导管、腹腔及盆腔化脓性感染、泌尿生殖道感染、烧伤创面感染等途径而侵入。临床表现类似其他细菌性败血症,并可合并细菌性心内膜炎及瓣膜上赘生物的形成。病死率较高(12.6%～57%)。

在新生儿肠球菌感染中常表现为败血症,可分为早发感染与晚发感染2类:前者发生于出生后7 d内,临床症状相对较轻,可有体温不升、喂养困难、不哭、嗜睡、呼吸不规则等,早发败血症病死率为6%。晚发感染发生于出生7 d之后,多见于早产儿、外科手术的新生儿、静脉留置导管或气管插管者,临床症状比前者为重,有反应低下、嗜睡、呼吸困难、体温不升、不吃、不哭及心动过缓等,如伴有坏死性小肠结肠炎者,其病死率可达15%。

4. 心内膜炎 心内膜炎中由肠球菌引起占5%～20%,为引起心内膜炎的第3位病原菌,其中93%为粪肠球菌、5%为屎肠球菌、2%为坚韧肠球菌。有文献报道,社区感染肠球菌败血症合并心内膜炎者约占1/3,而医院感染的肠球菌败血症患者中很少合并有心内膜炎(1%),多种菌败血症合并心内膜炎者较单一肠球菌显著为少。肠球菌心内膜炎患者有28%～77%在基础心瓣膜疾患中发生。致病菌来自泌尿生殖道占14%～70%,胃肠道占3%～27%,牙科手术占2%～12%,不明来源者占19%～47%。起病多呈亚急性,其临床表现与其他细菌性心内膜炎相似。病死率为20%～40%。

5. 中枢神经系统感染 较少见。偶可引起脑膜炎,据台湾报道有肠球菌引起脑膜炎的病例,主要见于经历神经外科手术的成年人和有先天疾患的小儿,如原有脑脊膜膨出、脑积水的患儿。肠球菌可通过神经管发育缺陷、鞘内注射或脑室内插管等途径而侵入中枢神经系统,也可是新生儿败血症的并发症。新生儿肠球菌脑膜炎可有嗜睡、惊厥、昏迷及呼吸困难等表现。病死率为13%。

6. 其他感染 肠球菌还可引起外科伤口、烧伤创面、皮肤软组织及骨关节感染。虽然痰或支气管分泌物中经常分离到肠球菌,但该菌很少引起呼吸道感染,据上海华山医院报道的116例肠球菌感染中,仅有1例为肺炎;亦很少引起原发性蜂窝织炎。在老年人和重症监护室患者中,有报道肠球菌可引起肺炎。

在小儿,肠球菌成为院内感染的重要致病菌的趋势也呈直线上升,也可导致社区感染。Christie等证实从1986～1991年肠球菌菌血症自7/1 000增加至48/1 000,其中肠球菌败血症的26例(31%)是社区感染,多数病例发生在新生儿和婴儿,57例(69%)是院内感染,院内感染的患者多大于1岁。

【治疗】 由于肠球菌属为条件致病菌,感染肠球菌的患者多有诸如置管、基础疾病、手术、免疫抑制药物及广谱抗菌药物等应用的历史,因而在抗菌药物治疗的同时应对原发疾病进行积极的治疗并尽可能去除可能的诱因,如及时拔除不必要的留置管,加强支持治疗等。

1. 肠球菌的耐药状况 肠球菌的青霉素结合蛋白(PBP)为低分子类型,与多种抗生素的亲和力较低,故对抗生素有天然耐药性。此外,肠球菌极易产生获得性耐药。

肠球菌由染色体编码产生腺苷转移酶、3′-磷酸转移酶、6′-乙酰转移酶,使氨基糖苷类腺苷化、磷酸化、乙酰化而失活,20世纪80年代,耐庆大霉素及其他氨基糖苷类抗生素的菌株迅速出现。目前,肠球菌对庆大霉素、阿米卡星等药物高度耐药。肠球菌可获得外来质粒的β内酰胺酶基因,产生β内酰胺酶,对β内酰胺类抗生素产生耐药性。目前,肠球菌对氯霉素、红霉素、四环素均普遍耐药,对青霉素、氨苄西林、半合成青霉素、头孢菌素高度耐药,对替卡西林、羧苄西林等广谱青霉素中度耐药。β内酰胺类抗生素尤其是第三代头孢菌素的广泛应用可促进肠球菌获得耐药性质粒。

1988年,英国伦敦的Dulwich医院首次报道了耐万古霉素的肠球菌(vancomycin-resistant *Enterococcus*, VRE)感染,1990年在法国、西班牙、德国和美国也确认了VRE寄殖和感染的患者。1993年有学者报道在纽约从21例患有各种原发病的患者中分离到VRE。在日本虽没有发现高度耐万古霉素的屎肠球菌,但有Van C表型低度耐药的鸡肠球菌。VRE对万古霉素耐药,同时也可对去甲万古霉素、替考拉宁(teicoplanin,壁霉素)耐药。肠球菌质粒VanA、VanB、VanC、VanD和VanE,分别由不同耐药基因编码,为一种40 kDa新的膜蛋白,具有羧肽酶活性,催化去除细胞壁肽聚糖前体的五肽羧基末端*D*-丙氨酸,合成*D*-丙氨酸-*D*-乳酸盐(*D*-Ala-*D*-Lac)取代*D*-丙氨酸-*D*-丙氨酸(*D*-Ala-*D*-Ala),干扰细胞壁肽聚糖前体与万古霉素的结合,因此不能抑制VRE的细胞壁合成。肠球菌对糖肽类抗生素获得性耐药可分为5种表现型,即VanA、VanB、VanC、VanD及VanE型,最近Mckessar在澳大利亚又报道了一种VanG表型。具有VanA表型者多为高度耐药性,对万古霉素及替考拉宁均耐药;具有VanB表型者尚可合成*D*-丙氨酸-*D*-丙氨酸,为中度耐药菌,对万古霉素耐药而替考拉宁仍敏感;VanD表型是最新发现,呈现对万古霉素中度耐药,对替考拉宁低度耐药或敏感。VanC表型为固有耐药,对万古霉素呈现自然低水平耐药,多见为鸡肠球菌等。前一段时期VRE分离株中以VanA表型为多,但现时VanB表型菌株已较以前更为常见。据报道,近年来在美国及欧洲引起医院内VRE感染暴发的菌株多属VanB,因此,替考拉宁应用仍然有效。

近年来,VRE的感染有急剧增加的趋势,据美国院内感染监测系统监测表明,VRE的院内感染从1989年

0.4%增加到1993年的7.9%，1995年超过10%。VRE已占美国血培养分离肠球菌的14%，而且VRE的暴发流行多为屎肠球菌。有文献报道VRE感染者的98%为院内获得，并且83%在30 d内接受过万古霉素和头孢菌素类的治疗。

据国内CHINET(2006)监察资料，从国内主要地区较有代表性的9所医院(7所综合性医院，2所儿童医院)所分离的2 621株肠球菌，按统一方案进行药物敏感试验，结果发现粪肠球菌和屎肠球菌对高浓度庆大霉素的耐药率分别为51.2%和77.4%；对环丙沙星的耐药率分别为38.6%和82.9%；对氨苄西林的耐药率分别为11.8%和88.9%。对万古霉素及替考拉宁耐药株发现均为屎肠球菌，耐药率分别为1.1%和1.0%，经分子生物学证实为VanA型耐药。据此资料，可以认定国内肠球菌对万古霉素、替考拉宁、利奈唑胺均高度敏感。肠球菌对多种抗生素的耐药可单独存在，也可在同一菌株中表现出对2种以上抗菌作用机制不同的抗生素耐药，即多重耐药。多重耐药是目前治疗的一大难题，多见于屎肠球菌。

2. 抗生素应用

(1) 非VRE肠球菌感染　根据分离培养的肠球菌药敏试验结果选用合适的抗生素。肠球菌对青霉素的耐药菌株占肠球菌23%～50%，对新生儿肠球菌感染、肠球菌败血症、心内膜炎可应用大剂量青霉素加氨基糖苷类药物。如疗效不佳可选用万古霉素、去甲万古霉素、替考拉宁。替考拉宁副作用明显少于万古霉素及去甲万古霉素，尤其适用于儿童肠球菌感染。其他可选用的药物有头孢唑啉、头孢匹罗、亚胺培南、美罗培南、氧氟沙星、洛美沙星等。含β内酰胺酶抑制剂如克拉维酸、舒巴坦的抗生素对部分产β内酰胺酶的肠球菌有作用。治疗败血症或心内膜炎的疗程至少6周。对肠球菌泌尿道感染也可选用呋喃妥因(呋喃咀啶)。

据国内报道，加替沙星(gatifloxacin)对粪肠球菌较敏感(敏感率72.7%)，推荐联用万古霉素治疗肠球菌泌尿道感染临床疗效良好，并可减少万古霉素用量，降低其不良反应。

(2) VRE感染　可选用替考拉宁，中度感染，第1日400 mg，静脉注射1次，以后每日1次，每次200 mg，静脉或肌内注射；重度感染，静脉注射400 mg；每12 h给药1次，连续3次，以后每日1次，每次400 mg；儿童剂量为6～12 mg/kg静脉滴注，第1日每12 h给药1次，以后6 mg/(kg·d)静脉滴注，每日1次。新开发的噁唑烷酮类(oxazolidinine)抗菌药物——利奈唑胺(linezolid，600 mg，2次/d，口服或静滴)或酸性脂肽类合成抗生素——达托霉素(daptomycin)对VRE感染有效，可考虑选用。

【预防】 肠球菌感染的控制重在预防。对于有诸如长期住院、免疫力低下、严重基础疾病等危险因素的患者，应通过控制有关危险因素来减少肠球菌感染的机会，尽量减少介入操作，确需进行侵入性医疗操作时应严格消毒、无菌操作。及时拔除导尿管与静脉导管。对其他医疗机构转来的患者应进行肛周拭子培养来筛查VRE。美国疾病控制中心(CDC)规定，对VRE感染患者进行接触隔离，住单人间，应有专人护理；任何人进入隔离室均应穿隔离衣并戴手套；接触患者后洗手，听诊器、血压计、体温表等器械应专人专用。做好环境和医疗器械消毒灭菌工作，合理应用抗生素对预防VRE传播起重要作用，应避免无指征滥用抗菌药，尤其是第三代头孢菌素。万古霉素不应列为常规治疗用药，应有严格的适应证，也不宜作为预防用药。

参考文献

[1] 汪复.2006年中国CHINET细菌耐药性监测[J].中国感染与化疗杂志，2008，8(1)：1-9.

[2] 王清涛，徐英春，王辉，等.肠球菌耐药现状调查及抗感染用药探讨[J].中华医学检验杂志，1999，22(3)：154-156.

[3] 吴升华.肠球菌感染[M]//宫道华.小儿感染病学.北京：人民卫生出版社，2002：782-785.

[4] 袁喆，肖永红，王其南.临床分离肠球菌对12种抗菌药物耐药性监测[J].中国抗感染化疗杂志，2002，2(3)：151-153.

[5] 周倩宜，张坚磊，卫京，等.粪肠球菌和屎肠球菌耐药性分析[J].微生物与感染，2008，3(2)：20.

[6] David G. Medical microbiology [M]. 15th ed. Beijing: Science, 1999：175-184.

[7] Strowsky BE, Trick WE, Sohn AH, et al. Control of vancomycin-resistant *Enterococcus* in health care facilities in a region [J]. N Engl J Med, 2001，344(19)：1443-1449.

[8] Cetinkaya Y, Falk P, Mayhall CG. Vancomyciin-resistant *Enterococci* [J]. Clin Microbio Rev, 2000，13(4)：686-707.

第七节　白　喉

于岩岩　傅希贤

白喉(diphtheria)是由白喉棒状杆菌经空气飞沫传播引起的急性呼吸道传染病。白喉外毒素是主要致病因素。其临床特征为咽、喉、鼻等处黏膜充血、肿胀并有灰白色假膜形成，以及由细菌外毒素引起的全身中毒症状，严重者可有中毒性心肌炎和周围神经麻痹。

【病原学】 白喉棒状杆菌(*Corynebacterium diphtheriae*)，简称白喉杆菌，革兰染色阳性菌，长 2～3 μm，宽 0.5～1 μm。多形态，无荚膜或芽胞。在涂片上，常呈 L、V、W、Y 字排列，一端或两端膨大，菌体内有浓染颗粒，称异染颗粒。用奈瑟(Neisser)染色时，菌体呈黄褐色，异染颗粒为蓝黑色；用阿勃特(Albert)染色时，菌体呈绿色，异染颗粒为蓝黑色；用庞氏(Ponder)染色时，菌体呈淡蓝色，异染颗粒为深蓝色。

白喉杆菌在亚碲酸钾培养基上生长良好，能使碲盐还原，菌落变黑，按其在培养基上的菌落形态及生化反应，白喉杆菌可分轻型、中间型及重型。以往认为轻型多产生喉白喉，中间型和重型多为流行株，引起的病情重。目前则认为三型菌可产生相同的毒素，患者病情的轻重与分型无明确的关系。近年来国内外均有轻型菌增多的报道。采用噬菌体裂解法、菌体 DNA 限制性内切酶法以及毒力试验等对分离到的白喉杆菌进行研究，有助于对本病进一步的了解。

白喉杆菌侵袭力弱，仅在局部黏膜或皮肤生长繁殖。白喉杆菌产生的外毒素是致病的主要物质，它是一种具有 535 个氨基酸残基的多功能蛋白质，其分子量为 58.35 kDa，等电点为 4.1。毒素分子可被胰蛋白酶降解为 A 和 B 2 个片段(亚单位)，A 片段分子量为 21.15 kDa，具有酶活性，可抑制细胞蛋白质合成；B 片段分子量为 37.25 kDa，无毒性，具有受体结合和转位功能，其 C 末端是识别特异性受体的主要部位。A 片段必须与 B 片段结合，才能发挥毒性作用。许多真核细胞(心肌和神经细胞)上都有这种毒素的受体，是造成患者中毒性心肌炎和神经症状的原因。

白喉杆菌的外毒素有较强的毒性，人的致死量为 130 ng/kg，认为该菌只有感染了携带产毒基因(*tox*)的 β 噬菌体，才具有分泌外毒素的能力，并使人致病。若将无毒株与噬菌体处理后可变为有毒株，将有毒株置于含抗白喉杆菌噬菌体血清培养基中反复转种，可失去产毒能力变为无毒株。细菌的产毒能力由噬菌体基因控制，侵袭能力则由细菌基因控制。临床上用豚鼠或埃勒克(Elek)平板法进行毒力检测。近年来有些临床报道，从白喉患者的病变处分离出的白喉杆菌无毒力，无毒力菌株如何引起临床症状，尚不清楚，需进一步研究。白喉外毒素有 2 个特点：一是具有高度的抗原性，可刺激人体产生高效价的抗毒素；二是很不稳定，经贮存、日光照射、化学药品处理或加热到 75℃，均可减少或完全丧失其毒性。因此若以 0.3%～0.5%的甲醛溶液处理，经过 1 个月，可使其毒性丧失，而抗原性仍保存，成为类毒素，可作为预防注射及制备抗毒血清之用。

白喉杆菌对外界环境的抵抗力较强，耐冷冻、干燥，在玩具、衣物上可存在数日，造成间接传播，对湿热和化学消毒剂敏感，0.1%升汞及 5%石炭酸溶液 1 min 即可杀灭该菌，加热 58℃ 10 min 即可死亡。

【流行病学】

1. 传染源 传染源为患者和带菌者。白喉患者在潜伏期末即有传染性，恢复期带菌一般不超过 4 d，最长 12 d。不典型及轻症患者，因不能及时诊断，故传播白喉的危险性更大。健康带菌者视地区、季节、流行情况和接触程度而异，一般占人口的 0.5%～5%，流行时则可高达 10%～20%，主要为咽部带菌。近年来国外对皮肤白喉在导致白喉流行中的作用很重视，特别在热带及亚热带地区。

2. 传播途径 主要通过呼吸道飞沫传播。其次可通过被污染的手、玩具、文具、食具及手帕等传播，还可通过接触使病毒侵入破损的皮肤和黏膜而感染，污染食物时也可引起流行。

3. 人群易感性 普遍易感，儿童的易感性最高。新生儿约 85%由母体获得免疫力，但到 1 岁时几乎全部消失。以后随着年龄的增长，由于感染白喉或预防接种，免疫力随之增强。患病后可获得持久性免疫，但也有多次患病者。目前，我国已在人群中较好地开展了白喉的基础免疫和加强免疫，很多地区连续多年无病例，但应警惕外来病例。

4. 流行概况 白喉流行遍及世界各地，1735～1740 年新英格兰农村流行，儿童死于白喉者占总死亡数的 1/4；第二次世界大战期间，白喉流行遍及欧洲。一般每隔 10～15 年出现一次大流行。我国在 1940～1946 年间发病 1.16 万人，死亡 0.12 万人，病死率为 10.3%，严重威胁儿童健康。全年可见发病，以冬春发病率高，春季病例占 60%～70%，夏季一般无病例。发病年龄在 20 世纪 60 年代以 8 岁以下儿童为主，占 95%；70 年代以后以 8 岁学生为主，占 66%。

【发病机制和病理】 白喉杆菌侵袭力弱，侵入上呼吸道黏膜后，仅在表层上皮细胞内繁殖，一般不引起菌血症。当局部黏膜有损伤时，如患麻疹、猩红热、百日咳或上呼吸道感染时，白喉杆菌的侵袭力增强。在白喉杆菌的繁殖过程中产生的外毒素不但可引起局部病变，还可引起全身性中毒性病变，是致病的主要因素。此毒素有 A 和 B 2 个亚单位组成，两者通过二硫键联结，B 亚单位无直接的毒性，但它有一个受体结合区和一个转位区，可以与细胞表面特异性受体(膜受体 pro-hHB-EGF)结合，结合后通过转位区的介导，可输送 A 亚单位进入宿主胞质内(图 6-7-1)。A 亚单位有毒性，可使细胞内延伸因子 2(elongation factor-2，EF-2)灭活。EF-2 是肽链合成转位反应所必需的酶，因其失活后使核糖体“受位”上正在合成的肽链不能转位至核糖体“给位”，使氨基酰-tRNA 无法与核糖体结合，肽链延伸反应停止，靶细胞因不能合成蛋白质而死亡，因而白喉毒素对哺乳动物的细胞有直接致死作用。细菌造成局部组织的黏膜上皮细胞坏死，血管扩张，大量纤维蛋白渗出及白细胞浸润。外毒素对细胞的强烈毒性作用更加重了局部的炎症、坏死，大量渗出的纤维蛋白与坏死细胞及白细胞、细菌等凝结在一起，覆盖在破坏的黏膜表面形成本病的特殊病变，即假膜。假膜一般为灰白色，有混合感染时可呈黄色或污秽色，伴有出血时可呈黑色；开始薄，继之变厚，边缘较整齐，不易脱落，用力剥脱时可见出血点。假膜形成处及周围组织呈轻度充血肿胀。喉、气管和支气管被覆柱状上皮的部位形成的假膜与黏膜粘连不紧，易于脱落造成窒息。

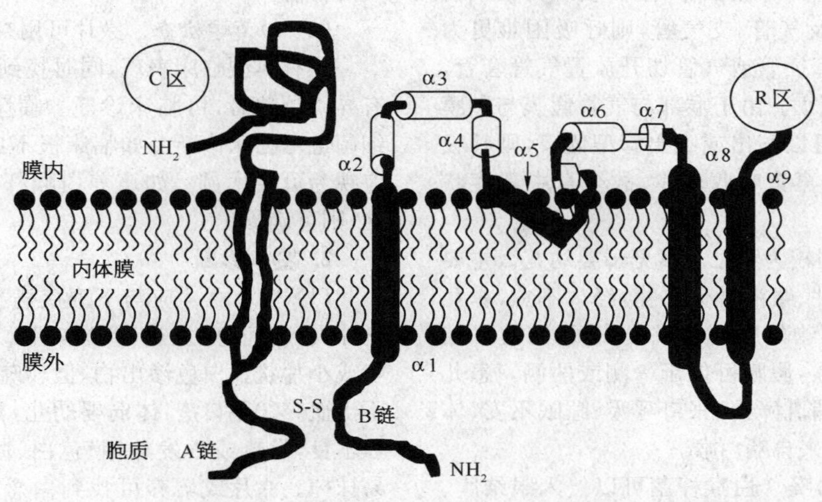

图 6-7-1 白喉毒素穿过内体(endosome)膜进入细胞质示意图

外毒素由局部吸收，引起全身毒血症症状。毒素吸收量可因假膜部位及范围不同而异。咽部毒素吸收量最大，扁桃体次之，喉和气管较少。假膜愈广泛，毒素吸收量也愈大，病情也愈重。毒素吸附于细胞表面时，尚可为抗毒素所中和，若已进入细胞内，则不能被抗毒素中和，故临床上强调早期足量应用抗毒素。外毒素与各组织细胞结合后可引起全身性病理变化。其中以心肌、周围神经较显著。心脏早期常扩大，心肌常有浑浊肿胀及脂肪变性，以后可有多发性灶性玻璃样变、心肌坏死及单核细胞浸润，传导束也可被累及，最后可有结缔组织增生，偶见心内血栓形成。神经病变多见于周围神经，髓鞘常呈脂肪变性，神经轴亦断裂。感觉神经和运动神经均可受累，但主要为运动神经，Ⅸ、Ⅹ对脑神经最易受累。受损神经很少坏死，因此白喉性麻痹几乎均可恢复。肾脏可呈浑浊肿胀及肾小管上皮细胞脱落。肾上腺可有充血、退行性变或出血。肝细胞可脂肪变性，肝小叶可有中央坏死。

【临床表现】 潜伏期 1～7 d，一般为 2～4 d。根据病变部位，可分为咽白喉、喉白喉、鼻白喉和其他部位白喉。

1. 咽白喉 最常见，占发病人数的 80%左右。根据病变范围及症状轻重又可分为如下几种。

(1) 无假膜的咽白喉 多见于白喉流行时，部分患者可仅有上呼吸道症状，如咽痛，全身中毒症状较轻，无发热或轻微发热，查咽部仅有轻度炎症，扁桃体可肿大，但无假膜形成，或仅有少量纤维蛋白性渗出物，细菌培养阳性，此类患者易被误诊和漏诊。

(2) 局限型咽白喉 ①扁桃体白喉：假膜局限于一侧或双侧扁桃体。②咽白喉：假膜局限于腭弓、腭垂等处。多见于成年人及已有部分免疫力的年长儿童。起病缓，可有微热或中等度发热，患者有全身不适、疲乏、食欲不振等全身症状，同时，咽痛、扁桃体充血、局部稍肿胀，假膜呈点状或小片状，1～2 d 内扩大融合成片，假膜呈灰白色，边界清楚，不易剥离，若强行剥离可使基底裸面出血，颌下淋巴结常可肿大、微痛，但其周围组织无水肿。

(3) 播散型咽白喉 局限型患者，如未得到及时有效的治疗，假膜可以扩散到腭垂、软腭、咽后壁、鼻咽部及喉部，甚至于口腔黏膜而成为播散型。此型多见于年幼儿童。假膜大而厚，可为灰白色，也可为黄色、污秽灰色或黑色。假膜周围黏膜红肿较重，扁桃体肿大明显，颌下淋巴结及颈淋巴结肿大，有压痛，淋巴结周围可有水肿。此型患者全身中毒症状明显，患者可高热 40℃，头晕、头痛、衰弱无力、恶心、呕吐，进而可出现循环衰竭现象，患者面色苍白，脉细速。

(4) 中毒型咽白喉 此型可由局限型及播散型转变而成，也可为原发性。多有混合感染，特别是链球菌感染。假膜范围广，多因出血而呈黑色，扁桃体及咽部高度肿胀，咽门可为之堵塞。或有坏死，形成溃疡，散发出特殊腐败臭味。颈淋巴结肿大，周围组织有水肿，致使颈部甚至锁骨附近组织肿胀，状似“牛颈”。患者高热，烦躁不安，呼吸急促，面色苍白，唇发绀，脉细而快，血压下降，有的可出现心脏扩大，心律失常如奔马律等。如不及时治疗，多在2周之内死亡。

2. 喉白喉 喉白喉约见于20%的患者。其中1/4为原发性，患者咽部无病变。3/4为咽白喉向下蔓延而成。原发性喉白喉多见于1～3岁的幼儿，表现为“犬吠”咳嗽，声音嘶哑甚至失声，由于喉部、气管等处假膜的存在，造成程度不等的呼吸困难，主要表现为吸气性呼吸困难，若假膜延及气管、支气管，则呼吸困难更为严重，若不及时作气管插管或气管切开放置气管套管，患者往往于1～2 d死亡。由于喉部与气管假膜与黏膜粘连不很牢固，有时可以咳出或吸出管型假膜，则呼吸困难可以缓解。由于毒素吸收较少，故全身中毒症状并不严重。

3. 鼻白喉 此型较为罕见。多见于婴幼儿。主要表现为鼻塞，流出血性、浆液性分泌物，经久不愈，鼻孔外周及上唇常因分泌物的腐蚀而成浅表溃疡，覆以结痂，单纯的鼻前庭白喉，假膜可位于一侧或两侧。患儿无热或微热，常出现哺乳障碍、张口呼吸、睡眠不安、体重减轻等。继发者多来自咽白喉。

4. 其他部位的白喉 白喉杆菌可以侵入眼结膜、耳、女孩外阴部、新生儿脐部及皮肤损伤处，在不同部位出现假膜及化脓性分泌物。眼、耳及外阴部白喉多为继发性。皮肤白喉常见于皮肤创伤之后，往往伴有混合感染，假膜呈黄色或灰色，可有坏死和溃疡形成，附近淋巴结可肿大。皮损往往经久不愈，愈合后可有黑色素沉着。患者很少有全身中毒症状，但可发生周围神经麻痹。皮肤白喉发病率不高，但某些地区皮肤白喉发病率有明显的增高，热带地区较为多见。

【实验室检查】

1. 血象 白细胞增多，一般为$(10～20)\times10^9$/L，中性粒细胞比例增加。重者可出现中毒颗粒。

2. 细菌学检查 在假膜与黏膜交界处涂抹，进行涂片检查和培养（吕氏培养基），常可找到革兰阳性杆菌或白喉杆菌。必要时可作白喉杆菌毒力试验。试验方法较多，可用豚鼠皮内注射法：取豚鼠2只，其中1只于试验前注射250 U抗毒素，然后2只豚鼠均皮内注射0.1 ml待测菌液（培养于吕氏培养基18～24 h后用5 ml肉汤洗下来的菌液），24～72 h后，如未注射抗毒素之动物注射部位发生红肿与坏死，而注射者无变化，则证明试验菌种有毒力。

3. 血清学检查 采用荧光抗体法，在荧光显微镜下检测白喉杆菌，可早期诊断。

4. 其他检查 心电图有助于发现中毒性心肌炎，尿素氮、肌酐、肝功能在肝和肾损伤时，出现变化。

【诊断和鉴别诊断】

1. 诊断 应特别强调早期诊断，这不但有利于预防，而且直接与患者的预后有关，治疗愈早，预后愈好。

（1）*流行病学资料* 应了解当地白喉流行情况，预防接种情况，是否接受过足量的预防注射，周围有无白喉患者，是否为流行季节等。

（2）*临床特点* 发热、咽痛、声音嘶哑，鼻、咽、喉部有不易剥脱的假膜，强行剥脱有出血者应考虑本病。咽白喉最常见，强烈的干咳为喉白喉最多见的症状，婴幼儿可有鼻白喉，有经久不愈的溃疡，应考虑到皮肤白喉的可能。

（3）*细菌学检查* 涂片可用奈瑟或庞氏染色。

凡有典型临床表现，同时找到革兰阳性棒状杆菌，有异染颗粒者，可临床诊断。临床表现典型但未找到细菌也可临床诊断。如临床很不典型，但找到了细菌，应视为可疑病例。如培养白喉杆菌阳性，毒力试验阳性，则可确诊。

2. 鉴别诊断

（1）*咽白喉* 应与下列疾病相鉴别。①化脓性扁桃体炎：起病急，发热，咽痛，咽部红肿，扁桃体上有点状或小片状黄白色渗出物，但较疏松且易抹掉，抹掉后不出血。②鹅口疮：体弱婴幼儿，常伴有消化不良和营养不良，发热或不发热，膜色白、薄，多见于两侧颊部，易抹掉。涂片或培养可找到白念珠菌。③其他：应注意与传染性单核细胞增多症的咽峡炎、粒细胞减少患者的咽峡炎、腺病毒所致的渗出性咽峡炎、柯萨奇（Coxsackie）病毒A组引起的疱疹性咽峡炎等鉴别。

（2）*喉白喉* 应与急性喉炎、喉头水肿、气管异物等鉴别。这些疾病均不产生假膜。

（3）*鼻白喉* 应与慢性鼻炎、鼻内异物相鉴别。

【并发症】

1. 中毒性心肌炎 为本病最多见、最常见的并发症。多发生于病程的第2～3周，但也有发生于第1周和6周以后者。一般说来，毒血症越重，心肌炎发生越早也越重。有些重症患者经治疗后症状好转，假膜脱落，但仍可发生心肌炎。常表现为衰弱无力、面色苍白、烦躁不安、心律不齐、房室传导阻滞、第一心音低钝，严重者心脏扩大、肝脏肿大、尿量减少并有水肿。心电图出现异常。

2. 周围神经麻痹 以运动神经受损较多见。以软腭麻痹最为常见，进流质饮食呛咳，腭垂反射消失，多发生于病程3～4周，病情重者出现早。其次为眼肌麻痹，若动眼神经受损，可出现眼睑下垂，看不清近处的东西。外展神经麻痹可引起内斜视。也可有面神经麻痹。此外全身肌肉都可发生弛缓性麻痹，如颈肌、胸肌、肋间肌、四肢肌肉，导致相应的运动障碍。在病程第7～8周，偶可出现迷走神经麻痹的症状，心率增快，大汗，分泌物增多，肠蠕动减少等。白喉引起的麻痹，基本上都能恢复而不留后遗症。多在数周至数月内恢复。有些人可出现感觉神经受损的症状，如感觉异常、感觉过敏等，但较为少见。

3. 支气管肺炎 多见于幼儿，常为继发感染。喉白喉患者，特别是假膜向下延伸到气管、支气管时，更有利于肺炎的发生。气管切开后，若护理不严密，很容易发生。

4. 中毒性肾病 白喉患者尿中出现蛋白质、红细胞和管型虽较常见，但真正的急性肾炎则少见。少数重症患者可出现尿毒症，预后差。

5. 其他细菌继发感染 可并发急性咽峡炎、化脓性中耳炎、淋巴结炎、败血症等。

【预后】 白喉的病死率与年龄、临床类型、治疗早晚、有无并发症、是否应用抗毒素等有关，年龄越小，病死率越高；重症者预后差；治疗越早，预后越好；有并发症如中毒性心肌炎，死亡较多，应用抗毒素治疗前，病死率为 30%～50%，应用抗毒素治疗后，病死率有了明显的下降，但有些地区仍在 10%以上，目前，多数地区在 3%～10%。

【治疗】

1. 一般治疗 白喉患者严格卧床休息，轻症者 2 周，重症者 4 周。如有心肌炎则需延长到 6 周以上。

2. 对症治疗 中毒症状严重者，应给予恰当的对症处理。如烦躁时可给镇静剂，或注射硫酸镁，除镇静外，还能作用于神经细胞的类脂质，从而减低神经细胞与白喉毒素的结合力。激素类药物可减轻症状，如泼尼松龙、地塞米松、氢化可的松等，一般采用中等剂量。并发心肌炎者，可给腺苷三磷酸 40～80 mg。大剂量维生素 B 和维生素 C 也必要。软腭麻痹可给予鼻饲，呼吸肌麻痹可给呼吸机辅助呼吸。

3. 病原治疗

(1) 白喉抗毒素 抗毒素为治疗白喉的特效药，可以中和局部病灶和血循环中的游离毒素，但不能中和已进入细胞的毒素，因此，应尽早、足量应用。对高度可疑或临床病例，不必等待化验结果，应及时给予。抗毒素的剂量应根据假膜侵及的范围及部位、中毒症状的轻重和治疗早晚而定，轻、中型患者用 3 万～5 万 U，重型患者用 6 万～10 万 U，喉白喉应减量，治疗晚者应加量。用法：注射前必须先作皮肤试验。皮试阴性者应采取一次足量给予。目前认为静脉注射优于肌内注射。可将 10 000 U 的抗毒素溶于 5%葡萄糖 100 ml 中静脉点滴，每分钟 15 滴，无反应则可加到每分钟 2 ml、3 ml，最大可达到 4 ml。静脉注射血清量成人不得超过 40 ml(10 000 U 的抗毒素为 5 ml 血清)，小儿不超过 0.8 ml/kg。也可在皮试阴性后，先肌内注射 1/3～1/2 抗毒素量，观察半小时，如无反应，再将余量稀释于葡萄糖液中静脉滴入。如皮试阳性，则需用脱敏注射法。

抗毒血清注射可引起血清变态反应，其临床表现及处理措施如下：①血清过敏性休克属第Ⅰ型变态反应，虽很少见，但可引起死亡，注射后几分钟内即可发生过敏性休克。应立即静脉注射肾上腺素 0.5～1 ml，继以皮下注射 1 ml，同时肌注抗组胺类药物，如异丙嗪，病情严重者应尽快静脉滴注氢化可的松或地塞米松。②即刻发热反应，注射抗毒血清后 24 h 内，可出现发冷、发热反应，给予对症处理即可。如出现过高热反应，可危及患者生命，须迅速采取有效的退热措施并给肌注异丙嗪之类药物。③血清病，属第Ⅲ型变态反应，多发生于注射后 7～14 d。系由抗原-抗体复合物引起。临床表现有发热、皮疹、血管神经性水肿、淋巴结肿大和关节疼痛等。皮疹最多见，以荨麻疹多见，也可见到麻疹样、猩红热样皮疹、红斑及紫癜等。多从注射部位开始，然后遍及全身，患者可感奇痒。近年来由于制品较纯，血清病已很少见。治疗可给苯海拉明或异丙嗪等，连服数日至皮疹消退。重症者亦可用皮质激素类药物。

(2) 抗生素 首选青霉素，它能杀灭白喉杆菌。与抗毒素合用，可提高疗效，缩短病程，使病原菌更快地阴转，减少带菌率。剂量每次 80 万～160 万 U，每日 2 次肌注，连用 5～10 d。对青霉素过敏者可用红霉素，40～50 mg/(kg・d)，分 4 次口服，用 7～10 d。

4. 中医中药 中医学对白喉的诊治有丰富的经验。辨证施治以养阴清肺汤为主方(生地、玄参、麦冬、白芍、丹皮、川贝母、甘草等)。国内各地报道了不少单方、验方治疗白喉的经验，如抗白喉合剂、土牛膝、马鞭草、卤地菊等都取得了一定的疗效。

5. 其他治疗 喉白喉伴呼吸道梗阻时，可采用直接喉镜抽取假膜和分泌物；或喉部插管法，可解除喉头部位的梗阻，如假膜已蔓延到气管、支气管，需行气管切开，切开后须严密观察患者，及时抽取分泌物，预防窒息及肺炎的发生。病情好转后及时拔管，以免喉头或气管狭窄。如无条件做气管切开，又须紧急处理时，可用粗针头在颈前中线上，相当于甲状软骨下缘与气管第一环状软骨之间刺入气管，以协助通气。

【预防】 应采取以预防接种为主的综合措施。

1. 控制传染源 隔离、治疗患者至症状消失后 2 次鼻咽部培养阴性。如无培养条件，在充分治疗的情况下，可在病期 2 周时解除隔离。对密切接触者应做鼻咽部培养并观察 7 d。对未接受全程免疫的幼儿，最好给精制白喉类毒素和抗毒素同时注射。流行期间托幼机构及小学应认真进行晨间检查。积极治疗带菌者。青霉素用普通剂量治疗 5～7 d。

2. 切断传播途径 患者接触过的物品及分泌排泄物，可用加倍体积的 20%含氯石灰(漂白粉)乳剂浸泡 1 h，或用含氯消毒剂 $5\,000\times10^{-6}$浸泡 30 min。

3. 提高机体免疫力

(1) 自动免疫 可用吸附白、百、破疫苗(每剂中含有白喉类毒素 10～15 Lf，效价＞30 U)，按国家免疫程序规定应用。也可用吸附精制白喉类毒素作全程免疫，接种对象主要为 6 个月至 12 岁儿童，第 1 年 2 剂，间隔 4～8 周，第 2 年加强免疫 1 剂为全程免疫。接种方法为上臂外侧三角肌,肌内注射 0.5 ml/剂(每剂含佐剂铝盐、低于限量硫柳汞、白喉类毒素 15～25 Lf,效价＞30 U)。最好在 3～5 年后再加强免疫 1 剂,剂量同上。

(2) 被动免疫　白喉易感者因体弱或患病不能接受白喉类毒素注射而又接触了白喉患者,可给抗毒素。成人 1 000～20 000 U 肌注,小儿 1 000 U,有效期仅 2～3 周。人体对白喉的免疫力,决定于血中抗毒素水平。血清中含有 10 U/L(0.01 U/ml)即有保护作用。可采用白喉杆菌毒素(锡克)试验,或间接血凝试验及 ELISA 法检测人血清中抗毒素水平,了解人群抗毒素水平有助于预测白喉流行之可能及程度,亦可测知预防注射的效果。人群免疫水平的高低与发病率呈负相关。我国一些地区抗毒素水平已达 85%～95%。这些地区近期不会有白喉流行。

参考文献

[1] 胡方远.法定传染病及其免疫预防[M].上海:上海科学技术出版社,2009:151-155.

[2] 陈秋香,陈秀兰,刘启云,等.儿童免疫水平调查分析[J].华北煤炭医学院学报,2002,4(2):159-160.

[3] 刘玉平,吴炳娟.白喉消除策略及分析[J].中国计划免疫,2002,8(2):1-2.

[4] 高俊英,李德茂,吴恩克.317 例白喉流行病学分析[J].现代医学杂志,2002,29(2):268-269.

[5] 王文生,刘爱华,幸荫华,等.北京市 1996～2000 年健康人群白喉抗体检测分析[J].中国计划免疫,2002,8(5):264-265.

[6] Antona D, Bussiere E, Guignon N, et al. Vaccine coverage of pre-school age children in France in 2000 [J]. Euro Surveill, 2003,8(6):139-144.

[7] Cha JH, Chang MY, Richardson JA, et al. Transgenic mice expressing the diphtheria toxin receptor are sensitive to the toxin [J]. Mol Microbiol, 2003,49(1):235.

第八节　李斯特菌感染

袁　喆

李斯特菌感染(listeriosis)是由单核细胞增多性李斯特菌(*Listeria monocytogenes*)感染引起的一种人畜共患和食源性疾病。其感染对象主要是孕妇、新生儿、老年人及免疫功能低下人群,免疫功能正常健康者很少感染。临床表现主要有脑膜脑炎、败血症、新生儿败血症性肉芽肿病、心内膜炎、骨髓炎,可造成孕妇流产、死胎等。

【病原学】　李斯特菌属分为 2 个群,7 个种。第一群包括单核细胞增多性李斯特菌、伊氏李斯特菌(*L. ivanovii*)、无害李斯特菌(*L. innocua*)、韦氏李斯特菌(*L. welshmei*)及塞氏李斯特菌(*L. seeligeri*);第二群为较少见的格氏李斯特菌(*L. grayi*)和莫氏李斯特菌(*L. murrayi*)。仅单核细胞增多性李斯特菌是人和动物共患的病原体。本菌为革兰阳性短小杆菌,无芽胞,不形成荚膜,在 20～25℃时可形成 1～4 根鞭毛,有特征性翻滚样动力。需氧或兼性厌氧,在血培养基上菌落周围有 β 溶血。对葡萄糖、大叶苷等多种糖发酵,产酸不产气,过氧化氢酶阳性。根据鞭毛及菌体抗原血清分型,李斯特菌有 16 个血清型,其中 1/2a、1/2b 和 4b 3 个血清型引起 90%以上人类疾病。由于李斯特菌可在 4℃生长,故可采用冷增菌培养法。

单核细胞增多性李斯特菌为侵袭性胞内菌,可在巨噬细胞和非巨噬细胞(如上皮细胞等)中存活并繁殖。其感染过程中的每一步均由特定的调控因子调控。其中 LIP-2 毒力岛(内化素岛)与单核细胞增多性李斯特菌的黏附、侵袭有关,位于该毒力岛上的基因是其所特有的一个多基因家族(*inlA*、*inlB*、*inlC* 到 *inlH*),所有 *inl* 基因编码的蛋白质具有高度的同源性。LIP-1 毒力岛与单核细胞增多性李斯特菌的胞内感染有关,由 6 个主要毒力因子的编码基因(*prfA*-*plcA*-*hly*-*mpl*-*atcA*-*plcB*)组成。这些毒力基因均由特定的毒力调控因子调控,其中以转录活化因子(PrfA)和应答调控因子(VirR)最为重要。

单核细胞增多性李斯特菌分型方法有常规方法(表型方法)和分子生物学方法(基因方法),后者常用的有脉冲电场凝胶电泳(PEGE)、随机扩增 DNA 多态性、限制性片断长度多态性、基因组重复序列 PCR、多位点序列分型等,基因分型方法较表型方法有更好的分型能力,对细菌感染的流行病学调查、传染源的追踪以及研究不同菌型与疾病的关系有重要作用。

【流行病学】　单核细胞增多性李斯特菌广泛存在于自然界中,水、土壤、人和动物粪便中及动物饲料中均有该菌存在。该菌为鱼类、鸟类和哺乳动物马、羊及家兔等动物的致病菌,是人类机会致病菌。本菌为散发性感染,主要通过粪—口途径传播。本菌能在高盐(10% NaCl)、低温(可在 4℃繁殖)、长时间干燥以及 pH4.5～9.0 等多种环境条件下生存和繁殖,导致食品容易在加工及运输过程中受其污染,通过摄入污染的食品可引起李斯特菌病的散发和暴发流行,大多发生在夏季。正常人粪便中李斯特菌携带率为 0.6%～

16%，密切接触者可达20%～25%。

本病发病率有逐年增长趋势，在美国和欧洲等国家为2/10万～8/10万，病死率30%～70%，因此在2002年被WHO列为仅次于大肠埃希菌O_{157}、沙门菌、志贺菌后的第四大重要的食源性致病菌。除消化道传播外，也可经破损的皮肤直接传播。呼吸道传播也为一重要途径。孕妇感染后通过胎盘或产道感染胎儿或新生儿，是本病的重要特点之一。

易感人群主要是孕妇及其胎儿或新生儿、老年人，以及免疫功能低下的成人。艾滋病患者的李斯特菌感染概率是正常人的200余倍。随着艾滋病感染者、器官移植者增多，李斯特菌病发生率也逐渐升高，这是近年来本病发生率增加的重要原因之一。

【发病机制和病理】 发病机制目前尚未完全阐明。李斯特菌一般经胃肠道感染，侵入肠上皮细胞后被单核巨噬细胞吞噬，并随其扩散到局部淋巴结，最后到达内脏器官。李斯特菌能在单核巨噬细胞、肝细胞、内皮细胞及成纤维细胞等多种细胞内存活并繁殖，其传染过程包括：内化、逃离吞噬囊泡、肌动蛋白聚集、细胞间传播。李斯特菌侵入机体后可以在专职和非专职吞噬细胞中生存和繁殖，诱导以$CD8^+$和$CD4^+$ T细胞介导的特异性免疫应答。宿主对这类细菌的杀灭作用主要依靠细胞免疫，体液免疫对李斯特菌感染无保护作用，故细胞免疫功能低下和使用免疫抑制剂的患者，都较易感染本病。实验证明，小鼠感染李斯特菌后，在脾脏和局部淋巴结引起T淋巴细胞的母细胞转化和繁殖。这种细胞如被动转移至正常小鼠，可使后者抵抗李斯特菌的致死性感染；而血清则不能被动转移抗病能力。T淋巴细胞的特异保护能力依赖于巨噬细胞。巨噬细胞在致敏的T淋巴细胞作用下，可迅速动员至炎症部位，吞噬致病菌，并增强杀灭致病菌的能力。该菌的致病性物质主要是杆菌素(monocins)和菌株表面成分，可产生溶血素，后者可与细胞膜的胆固醇结合，并引起巨噬细胞的死亡。

孕妇受染后本身病情很轻，但如通过胎盘或产道传播给胎儿或新生儿时，常引起后两者严重感染。胎儿病理检查可见全身各脏器有播散性、多发性针尖大小黄白色小脓肿，在肝脏最为显著，其次为脾、肾上腺、肺、胃肠道、中枢神经系统等。镜检有坏死灶和大量中性粒细胞及单核细胞浸润。坏死区及其周围可发现革兰阳性杆菌。脑膜炎患者尸检所见为化脓性软脑膜炎和室管膜炎，常伴有脾充血肿大，肝、肾上腺和肺有局灶性坏死和炎症。

【临床表现】 潜伏期为数日至数周。非妊娠患者表现为脑膜炎者占50%～60%，败血症而无局灶性病变者占25%～30%，脑实质病变约占10%，心内膜炎约占5%。

临床表现为脑膜炎者约30%无基础病变。多数患者起病急，但少数患者可缓慢起病。有高热、剧烈头痛、脑膜刺激征，半数以上患者有神志改变，重者有昏迷。约1/4患者有抽搐和中枢神经系统局限性症状。

中枢神经系统实质性损害患者表现为弥漫性或局灶性脑炎、脑干脑炎、脑和(或)脊髓脓肿，约半数患者同时有脑膜炎。发病者均为成人，发病率虽很低，但临床表现很严重，可出现脑神经非对称性偏瘫、共济失调，并可发生呼吸衰竭，病死率高达50%以上应用影像检查常可明确损害部位及程度。脑干脑炎患者多数无基础疾病，病程呈双相性。患者先有3～10 d的发热、头痛和呕吐，继而有突然发生的脑神经Ⅴ、Ⅵ、Ⅶ、Ⅸ和(或)Ⅹ的麻痹。

有脑膜炎者多数同时有败血症存在。部分患者可仅表现为败血症，其临床表现和其他细菌引起者并无特殊之处。约1/4患者病初有恶心、呕吐、腹痛及腹泻等胃肠道症状。畏寒、发热、乏力、低血压及心动过速等均较常见。

心内膜炎并不发生于免疫缺陷患者，而多数发生于原有瓣膜病变患者。累及的瓣膜以主动脉瓣最为常见，其次为二尖瓣，再次为联合瓣膜、人工瓣膜和三尖瓣病变。病程为亚急性，住院前平均有症状时间为5周。发热过程中常有杂音改变或新出现，以及栓塞现象，主要发生于脑部和肺部。病死率为48%。

其他局灶性李斯特菌感染较为少见，多由败血症时期播散所致，包括眼内炎、化脓性关节炎、肝脓肿、骨髓炎、胆囊炎、腹膜炎及胸膜、肺部感染。因为接触病畜或实验室感染而发生化脓性皮肤感染或化脓性结膜炎者偶有报道。

李斯特菌感染约1/3的病例与妊娠有关。可发生于妊娠的任何时期，更多发生于后3个月，在妊娠后期有突然发冷、发热、全身疼痛、腹痛、腹泻等症状，数日后自愈。此期代表母亲的败血症期，在此期间胎儿通过胎盘受到感染，可发生流产或早产。新生儿李斯特菌感染可分为早发型和迟发型。早发型可在产后数小时内即发病，或可长至产后2～5 d，平均为1.5 d，患儿一般为早产儿，主要临床表现为呼吸道和中枢神经系统症状，有呼吸窘迫、气急、发绀，甚或呼吸不齐或暂停。呕吐、尖叫、抽搐等亦较常见。体温常低于正常。可有脾肿大、出血性皮疹和化脓性结膜炎等。此综合征称为新生儿败血症性肉芽肿病。本征和其他新生儿败血症难于区别，仅胎盘、后咽部及皮肤的多发性肉芽肿可提示败血症由李斯特菌引起。迟发型者在产后1～3周发病，平均14.3 d，认为是通过产道后或产后感染。主要表现为脑膜炎，有拒食、多哭、易激惹、高热，很快发生抽搐和昏迷。迟发型新生儿李斯特菌病亦可集簇性地发生于婴儿室内，提示为院内横向传播所致。

【诊断】 凡新生儿感染以及老年人、有免疫功能减退者而发热或有脑膜炎者，均应考虑本病的可能。

临床症状的多样性和血清检测无严格特异性，为本病菌的诊断带来一定困难，因而李斯特菌的确诊必须依赖于细菌培养。

患者血白细胞总数常增高，中性粒细胞比例增多。致病菌虽命名为单核细胞增多性李斯特菌，但临床罕有传染性单核细胞增多症样单核细胞增多。脑膜炎患者脑脊液多数外观浑浊，蛋白质和中性粒细胞增多，白细胞数(100～10 000)×10^6/L，而糖量降低者仅40%。少数患者脑脊液澄清，分类白细胞以单核细胞为主。脑脊液涂片仅25%可发现革兰阳性杆菌，培养则多为阳性。

细菌学检查是诊断本病的关键。在疾病早期取血、骨髓、脑脊液、受损皮肤或黏膜以及新生儿脐带残端、羊水、喉和外耳道分泌物、粪、尿作细菌培养，均可分离到致病菌。新生儿的炎性分泌物或胎粪涂片可见大量革兰阳性杆菌。我国目前报道李斯特菌病者甚为少见，其原因是细菌实验室罕有分离到李斯特菌者。故对本病诊断重要的一点是从上述标本分离到类白喉样杆菌或其他未能鉴定的革兰阳性杆菌时，切不可认为是污染菌，而应进一步鉴定。革兰阳性杆菌或球杆菌而有β溶血和动力者，李斯特菌的可能性很大。应进一步做生化和动物(豚鼠和兔)致病性检查，以肯定为李斯特菌。

血清抗体检查对诊断本病帮助不大。这是因为李斯特菌和其他革兰阳性菌如葡萄球菌、链球菌有相同的抗原，故可发生交叉反应。此外，患者对李斯特菌的抗体反应主要为IgM型，后期IgG效价升高不明显，故难于作出临床评价。抗体检测的灵敏性亦差，经培养证实的患者其抗体检测仍可为阴性。新生儿及免疫缺陷者的特异抗体亦常不升高。

近年来有采用单克隆抗体技术或分子杂交法以快速检测食物或周围环境中的李斯特菌。以李斯特菌属特异性单克隆抗体建立的酶免疫检测技术，建立了快速检测李斯特菌的间接免疫荧光和ELISA方法；以高度特异的单核细胞增多性李斯特菌和无害李斯特菌的共同表位的单克隆抗体建立的快速酶免疫检测方法，以此单克隆抗体建立的夹心ELISA方法能于增菌后24 h内检出以上两种细菌；以抗单核细胞增多性李斯特菌的特异单克隆抗体为试剂建立的快速检测方法，以此特异的单克隆抗体建立的夹心ELISA方法能于20～24 h内检测出8～10细胞/g(ml)，这在病原性李斯特菌的检测方面实现了突破，利用免疫学方法把单核细胞增多性李斯特菌与非病原性李斯特菌分开。

在应用分子生物学技术进行单核细胞增多性李斯特菌的快速检测方面，以人工合成的寡聚核苷酸探针检测表现出良好的特异性；以特异的基因探针检测，表现出高度的特异性和敏感性；以PCR及磁免疫PCR技术检测，十分敏感，特异，且缩短了检测时间。

【治疗】 许多抗菌药物对单核细胞增多性李斯特菌有抗菌活性，体外敏感试验证明对青霉素G、氨苄西林、红霉素、复方磺胺甲噁唑、氯霉素、利福平、四环素及氨基糖苷类抗生素敏感。其中氨苄西林和青霉素是治疗李斯特菌感染的最佳首选药物，治疗失败见于给药太晚及严重新生儿败血性肉芽肿和脑炎患者。李斯特菌对红霉素、利福平、头孢噻吩等敏感。青霉素和氨苄西林联合氨基糖苷类抗生素对李斯特菌有协同作用，对青霉素过敏者可换用其他有效药物。存活率取决于感染程度及早期诊断。应及时治疗。

氨苄西林是首选药物，其有效性和安全性已充分经临床应用证实。对妊娠妇女及婴儿使用较安全。剂量为每日200～300 mg/kg，分6次静脉给药，疗程3周。有心内膜炎或免疫缺陷者疗程可延长至6周。病情严重或免疫缺陷者应加用庆大霉素。后者剂量为每日5～6 mg/kg，分次肌注或静滴。亦可改用大剂量青霉素G治疗。

复方磺胺甲噁唑对李斯特菌为杀菌剂，且易于透过血脑屏障，对青霉素过敏而肾功能正常者可采用甲氧苄啶(TMP)160 mg和磺胺甲噁唑(SMZ)800 mg静脉注射，每12 h 1次，疗效亦良好。必要时可采用四环素或红霉素治疗。头孢菌素，包括第三代头孢菌素，对李斯特菌有抑菌作用，但不少菌株耐药，报道常有疗效不佳者，故不宜应用。

自1988年检测到第一个临床多重耐药单核细胞增多性李斯特菌株以来，陆续报道从不同样品中分离到对1种或多种抗生素耐受的李斯特菌。在李斯特菌感染的常用药物中，已先后发现对链霉素、红霉素甚至青霉素的耐药性。接合性质粒和转座子在李斯特菌耐药性的获得和转移中起到了决定性作用。

【预防】 应避免进食生牛奶、生蔬菜，肉类应彻底加热。应积极治疗孕妇李斯特菌感染，可预防新生儿或胎儿感染，但由于孕妇病情较轻，难于诊断。在病房中李斯特菌感染患者应和免疫缺陷患者隔离。对食品的加工、储存、消毒、运输及销售等均应避免污染，加强卫生监督。

参考文献

[1] Hertzig T. Antibodies present in normal human serum inhibit invasion of human brain microvascular endothelial cells by *Listeria monocytogenes* [J]. Infect Immun, 2003, 71:95.

[2] Safdar A. Antimicrobial activities against 84 *Listeria monocytogenes* isolates from patients with systemic listeriosis

at a Comprehensive Cancer Center (1955 - 1997) [J]. J Clin Microbiol, 2003,41:483.

[3] Dussurget O. New insights into determinants of *Listeria monocytogenes* virulence [J]. Int Rev Cell Mol Biol, 2008, 270:1.

[4] Cossart P. *Listeria monocytogenes*, a unique model in infection biology: an overview [J]. Microbes Infect, 2008, 10:1041.

[5] Hsieh WS. Neonatal listeriosis in Taiwan, 1990 - 2007 [J]. Int J Infect Dis, 2009,13:193.

[6] Drevets DA. *Listeria monocytogenes*: epidemiology, human disease, and mechanisms of brain invasion [J]. FEMS Immunol Med Microbiol, 2008,53:151.

[7] Kruszyna T. Early invasive *Listeria monocytogenes* infection after orthotopic liver transplantation: case report and review of the literature [J]. Liver Transpl, 2008,14:88.

[8] Swaminathan B. The epidemiology of human listeriosis [J]. Microbes Infect, 2007,9:1236.

[9] Ramaswamy V. Listeria - review of epidemiology and pathogenesis [J]. Microbiol Immunol Infect, 2007,40:4.

[10] Dussurget O. Molecular determinants of *Listeria monocytogenes* virulence [J]. Annu Rev Microbiol, 2004,58:587.

第九节 卡他莫拉菌感染

卢洪洲 潘孝彰

卡他莫拉菌(*Moraxella catarrhalis*, MC)曾被称为卡他微球菌(*Micrococcus catarrhalis*)、卡他奈瑟菌(*Neisseria catarrhalis*)及卡他布兰汉菌(*Branhamella catarrhalis*, BC),是寄居于人类上呼吸道的莫拉菌属的一种细菌,随着对本属细菌的深入研究,其命名还将会发生变化。过去认为仅是健康人呼吸道的正常寄居菌群,近年来被认为是一种重要的呼吸道病原菌,其发病率逐年增加,尤其多见于儿童呼吸道感染和慢性阻塞性肺疾病(COPD)患者。据国外报道,MC已跃居为呼吸道感染的第3位重要病原菌(仅次于肺炎链球菌、流感嗜血杆菌)。国外已建立了MC感染的血清学检测方法。分子流行病学的发展使得人们可以建立全国乃至世界性的MC院内感染和携带者的动态监测系统,并已经发现产β内酰胺酶菌株占分离菌90%以上,甚至有95.5%的报道。虽然MC的毒力因子已有详细的描述,但其与细菌的黏附、侵袭、耐药等(感染与免疫)中的作用尚未完全阐明。分子生物学技术的应用丰富了我们对MC致病基因、抗原性、致病机制及宿主免疫反应的知识,并有望研制出疫苗。

【病原学】 奈瑟菌科包括5个菌属:奈瑟菌属、莫拉菌属、金氏菌属、不动杆菌属和*Oligella*属。其中莫拉菌属又包含莫拉(*Moraxella*)和布兰汉(*Branhamella*)两个亚属,对上述命名和分类仍存在争议。1970年MC被分类为布兰汉菌,1984年该菌被列为莫拉菌属的一个亚属,称为*Moraxella*(*Branhamella*) *catarrhalis*即卡他莫拉(布兰汉)菌,目前被广泛接受的命名是*M. catarrhalis*即卡他莫拉菌。

MC菌是一种革兰阴性双球菌。MC在血平板、巧克力平板等各种培养基上生长良好,需氧,菌落呈"冰球"状。菌落光滑,直径1~3 mm,不透明,乳白色,易从培养基上刮下。本菌无芽胞、无鞭毛,形态上易与其他奈瑟菌属相混淆。MC可产生氧化酶、过氧化氢酶和DNA酶。菌体基因组DNA中(G+C)含量为40.0~40.3 mol%。

对MC表面结构的认识有利于阐明细菌的致病机制、人体对细菌的免疫反应过程、疫苗的研制等。将不同地区分离到的MC经对细菌外膜蛋白(OMP)进行纯化、聚丙烯酰胺凝胶电泳(SDS-PAGE)分析发现其成分高度相似。主要OMPs的特性已经阐明,并用于疫苗研制。MC外膜包含有类脂-低聚糖(LOS),由一个类脂A核与低聚糖偶合,没有脂多糖(LPS)重复性O-抗原亚单位。95%的分离菌中含有3种主要的抗原LOS,根据LOS分子末端连接的糖的不同而分为不同的血清型。LOS可能也是MC致病的毒力成分。有研究显示:LOS糖基转移酶6(Lgt6)对于MC低聚糖链的形成起关键作用,OMP M35对于MC在营养不良环境和小鼠鼻咽部的生长起到关键作用。大多数MC都表达菌伞,菌伞与人体上皮细胞的糖(神经)鞘脂受体结合,从而黏附在呼吸道上皮细胞上,启动感染的过程。

【流行病学】 由于肺部感染的致病菌与患者口咽部寄居的菌群密切相关,所以MC菌可在条件适宜时致病。COPD患者,久病体弱,长期应用广谱抗生素和激素,免疫缺陷患者呼吸道防御功能及机体免疫力降低,使细菌进入下呼吸道而引起感染。人体的MC带菌率与年龄有关,健康成人上呼吸道带菌率为3%~5%,有慢性肺部疾病者痰培养MC阳性率高于健康成人。婴儿在鼻咽部常有MC定植,冬季在病毒感染的基础上更易有MC定植。婴儿鼻咽部MC定植率因不同地区而有较大的差别,如在纽约为66%,而在澳大利亚的Darwin郊区则高达100%,此差异可能与环境卫生条件、人种基因的不同、宿主因素等有关。鼻咽部的MC可导致儿童反复发生中耳炎。MC已成为致儿童呼吸道感染很重要的一种条件致病菌。应用分子流行病学包括基因组限制性酶切分析(REA)、脉冲场凝胶电泳、PCR等方法研究发现,婴儿及患有慢性肺部疾病的成人,呼吸道MC呈动态性变化,即原有的MC不断被清除而新的MC又会出现，表明免疫反应使得人体可以识别并清除MC。MC院内感染可通过呼吸道传播，有证据表明MC在痰液中可生存3周以上，所以呼吸科病房尤易造成人与人之间的传播。

【发病机制】 MC可引起儿童和成人黏膜感染。细菌自呼吸道定植的部位可向邻近区域扩散出现感染的临床症状。鼻咽部的MC可经由欧氏管进入中耳导致中耳炎。有研究证实引起中耳炎的致病菌包括MC在呼吸道的定植是发生中耳炎的首要步骤，然而有病原菌的定植并不一定引起感染。成人COPD患者MC自正常寄植部位如何移行引起下呼吸道感染的机制尚知之甚少。

OMPs有A～H等8种主要蛋白质，分子量为21～98 kDa，具有血凝作用。近年一种新的OMP称为高分子量(HMW)-OMP或称为普遍存在的表面蛋白质(ubiquitous surface protein)UspA引起了人们的广泛重视，是由2种基因编码，其编码的蛋白质序列同源性在90%以上。UspA1编码基因的变异导致其编码蛋白质黏附功能大大降低，纯化的蛋白质对Hep-2细胞有亲嗜性，并可与纤维连接蛋白结合，此表现型的菌株毒力降低，UspA1介导MC对多种宿主细胞的黏附，但近期的研究显示与此相关的黏附功能并不是普遍存在的；UspA2基因是补体耐受(complement resistance)基因，其蛋白质易与玻璃体结合蛋白结合。动物实验证明这两种蛋白质具有将细菌从肺部清除的功能。MC表面有2种受体分别称为转铁蛋白结合蛋白(TbpA和TbpB)、乳铁蛋白结合蛋白(LbpA和LbpB)。编码这些蛋白质的基因具有部分同源性，而且这些蛋白质也存在于奈瑟菌和嗜血杆菌等革兰阴性菌体表面，为细菌的致病因子。编码基因的变易或缺失可影响其致病性及免疫原性。LOS可选择性上调人单核细胞表面ICAM-1的表达，然后通过ICAM-1及IL-8依赖的细胞间的相互作用刺激临近纯真单核细胞产生TNF-α，从而造成大量炎症反应。有研究表明因MC外膜蛋白CD刺激机体产生的抗体可阻止CD与黏膜的结合，并在小鼠模型中可增强肺对MC的清除。MC产生的β内酰胺酶不仅保护着细菌产生的各种致病性的酶，而且使得其他严重呼吸道合并感染如肺炎链球菌、未分型流感嗜血杆菌感染对青霉素治疗无效。细菌间可发生与耐药相关性的基因传导，如Bootsma等发现MC与革兰阳性微生物偶有交叉耐药基因存在。国外有研究报道MC能促进人血清中流感嗜血杆菌的生存，其中起主要作用的蛋白质是UspA1/A2。此现象表明MC具有间接致病性。事实上，因上述情形而治疗失败已有报道，说明无论MC是纯培养阳性，还是混合培养阳性都具有重要的临床意义。

老年患者痰标本常可分离出补体耐受菌株，补体耐受可认为是MC的一种致病因素。儿童89%的下呼吸道分离MC菌株对补体介导的杀灭作用具有耐受性；而上呼吸道分离菌则多数敏感(58%)。补体耐受菌株可与人玻璃体结合蛋白结合形成阻碍补体攻击的膜复合物，从而抑制补体的最终通路。

【临床表现】 该菌可引起人类多种感染。如急性中耳炎、上颌窦炎和下呼吸道感染，亦可引起脑膜炎、心内膜炎、尿道炎，婴儿和儿童眼结膜炎、角膜炎和败血症。近来报道MC尚可致男女性生殖泌尿道的感染如前庭大腺脓肿、男性尿道炎等。该菌产生β内酰胺酶的菌株渐多，为临床治疗带来一定困难。

(1) 中耳炎 在美国，3岁以前的儿童80%曾患有至少1次中耳炎。反复出现中耳炎的儿童常伴有语言发育延迟。采用鼓膜穿刺术对中耳炎致病因子进行多中心研究，中耳炎的主要致病菌为肺炎链球菌、未分型流感嗜血杆菌和MC，其中大约20%为MC。近来采用较细菌培养更敏感的PCR方法对穿刺液进行鉴定，可能会得到更高的MC阳性率。

(2) COPD患者的下呼吸道感染 以下证据表明MC感染加速了COPD的进程：病情加速进展的COPD患者痰培养革兰染色优势菌为MC，有时甚至为MC纯培养；COPD病情加速的某些患者经气管穿刺吸痰可纯培养出MC；被认为是MC感染使COPD恶化的患者应用有效的抗菌药后病情改善；痰中有MC的COPD恶化者可检测出对MC的特异性免疫反应。目前估计MC感染是继未分型流感嗜血杆菌感染造成COPD病情恶化的第2位原因。MC使大约10%的COPD患者病情恶化，成人COPD从下呼吸道中分离出MC的占32%。COPD患者在MC感染后的临床表现与其他细菌感染的表现没有区别，可出现咳嗽、咳痰增加，呼吸困难加重等。痰标本革兰染色细胞内外均可发现大量革兰阴性双球菌。

(3) 老年人肺炎 位于美国及欧洲的研究中心发现MC是引起相当比例的老人肺炎的致病菌，因为MC可寄生于呼吸道而不出现任何症状，所以很难精确判定老年人肺炎的比例，但一项前瞻性研究表明老年人社区获得性肺炎中10%由MC引起，多数感染者有基础疾病如COPD、心脏衰竭、糖尿病等。虽然老年人发生MC肺炎后病情危重，但暴发性肺炎少见。

(4) 院内呼吸道感染 20世纪80年代人们即关注到MC可造成院内下呼吸道感染，已有几起呼吸科病房暴发的报道。这些成年患者往往都有肺心病的基础。对暴发流行的分离菌进行鉴定发现有些暴发是由多种MC菌株引起，而另一些暴发则来自同一克隆，表明MC可在人与人之间传播。

(5) 鼻窦炎 经鼻窦灌洗可得到鼻窦炎患者的标本，培养发现引起成人和儿童鼻窦炎的致病菌依次为未分型流感嗜血杆菌、肺炎链球菌和MC。

(6) 败血症 近来有文献报道MC可致败血症。

MC引起的败血症少见，可发生于任何年龄的人群中，从新生儿到老人，病情表现差别较大，从轻微症状到危及生命。患者多有基础疾病如肺心病、肿瘤、糖尿病等。病死率高达21%，基础疾病是决定预后的关键因素。

在病毒感染后，MC可引起儿童细菌性气管炎。MC还可导致儿童眼结膜炎和角膜炎，其所造成的致死性脑膜炎也有报道。

【实验室检查】

1. 细菌学检测 应根据不同的感染部位尽早获得标本并进行细菌学鉴定。传统方法是根据糖类的降解反应及硝酸盐还原试验，此法需要大量细菌，耗时长，且易出现假阳性。近年来不断推出快速、准确、简易的方法，如改良糖类降解试验、产色底物快速酶试验、丁酸盐油脂水解试验、丁酸酯酶试验。其中Bacto -TB水解试验具有特异、实用、简单、费用低等优点，可对MC作出快速鉴定。基于LPS的血清学分型、β内酰胺酶蛋白质等电聚焦、蛋白质外膜电泳谱均已用于MC的表现型鉴定。最近基于核酸多态性的限制性核酸内切酶分析、巨限酶（macrorestriction enzymes）和脉冲场凝胶电泳技术也为细菌学检测提供了有力武器。菌株特异性DNA探针也已试用于临床。片段长度多态性分析（FLPA）和自动化核型分析系统用于临床分离菌的鉴定发现，耐药MC为同种间的异质基因，是来自于某一克隆的成功繁殖。此外，利用PCR和16S rRNA基因测序可精确鉴定MC。同时测定3种或更多种常见致病菌的多重（multiplex）PCR技术也已经在临床应用。

2. 血常规 白细胞数和中性粒细胞数显著增高，可有核左移。但免疫低下等机体反应较低者或老人和小儿等白细胞也可不高。

影像学检查可用于肺部、鼻窦等感染的辅助诊断。

【诊断与鉴别诊断】 根据各系统的临床表现、实验室检查等可判断感染发生的部位，细菌培养到MC为确诊依据，应注意有基础疾病和免疫力低下的患者感染的临床表现可不典型。要依赖痰菌培养生化鉴定和涂片革兰染色，有条件者可进行分子生物学检测。应注意与其他奈瑟菌科细菌相鉴别。

【治疗】 MC所致许多感染均可口服抗生素治疗。MC对以下药物通常是敏感的：阿莫西林-克拉维酸、复方磺胺甲噁唑（新诺明）、四环素、第二代口服头孢菌素、大环内酯类、喹诺酮类等。MC也对替卡西林、哌拉西林、注射用头孢菌素、氨基糖苷类抗生素敏感。对青霉素、氨苄西林、万古霉素、克林霉素和林可霉素耐药。因此对MC菌感染者，建议首选头孢唑啉或（和）氨基糖苷类抗生素。由于喹诺酮类药物的毒副作用而不适于儿童患者。此外，对于原发病的治疗，增强抵抗力、加强营养支持疗法等亦十分重要。

近年来产β内酰胺酶的MC菌株在各地区迅速增加，耐药现象较为严重。对产生β内酰胺酶的MC株，即使药敏实验对氨苄西林敏感也要避免应用氨苄西林，因为氨苄西林可诱导MC产生β内酰胺酶。

【预防】 研制出有效的疫苗在MC的预防中将起到重要作用。但是，由于缺乏好的动物模型，疫苗的研制严重受阻。血清学证据显示UspA1、UspA2是IgG引起人体免疫反应的2种主要蛋白，儿童和成人感染后产生特异性IgG及分泌型IgA也主要是针对这2种蛋白。MC属于黏膜病原体，因此疫苗研制可定位在阻断其对宿主黏膜及上皮细胞的黏附。MC感染的动物模型表明用小鼠经黏膜免疫较之全身免疫效果更好。菌体蛋白UspA、MID/Hag B1、CopB/OMP B2、LbpB、OMP CD、OMP E、OMP G和TbpB都曾用于疫苗的研究，但均无确切结论。

参考文献

[1] Gracia M, Diaz C, Coronel P, et al. Antimicrobial susceptibility of *Haemophilus* influenzae and *Moraxella catarrhalis* isolates in eight Central, East and Baltic European countries in 2005 - 06: results of the Cefditoren Surveillance Study [J]. Journal of Antimicrobial Chemotherapy, 2008, 61(5): 1180 - 1181.

[2] Schwingel JM, Michael FS, Cox AD, et al. A unique glycosyltransferase involved in the initial assembly of *Moraxella catarrhalis* lipooligosaccharides [J]. Glycobiology, 2008, 18(6): 447 - 455.

[3] Easton DM, Maier E, Benz R, et al. *Moraxella catarrhalis* M35 is a general porin that is important for growth under nutrient-limiting conditions and in the nasopharynges of mice [J]. Journal of Bacterology, 2008, 190(24): 7994 - 8002.

[4] Ton TT, Riesbeck K. Current progress of adhesins as vaccine candidates for *Moraxella catarrhalis* [J]. Expert Review of Vaccines, 2007, 6(6): 949 - 956.

[5] Brooks MJ, Sedillo JL, Wagner N, et al. *Moraxella catarrhalis* binding to host cellular receptors is mediated by sequence-specific determinants not conserved among all UspA1 protein variants [J]. Infection and Immunity, 2008, 76(18): 5322 - 5329.

[6] Xie H, Gu XX. *Moraxella catarrhalis* lipooligosaccharide selectively upregulates ICAM - 1 expression on human monocytes and stimulates adjacent naive monocytes to produce TNF-alpha through cellular cross-talk [J]. Cellular Microbioloy, 2008, 10(7): 1453 - 1467.

[7] Liu DF, McMichael JC, Baker SA. *Moraxella catarrhalis* outer membrane protein CD elicits antibodies that inhibit CD binding to human mucin and enhance pulmonary clearance of *M. catarrhalis* in a mouse model [J]. Inefction and Immunity, 2007, 75(6): 2818 - 2825.

[8] Murphy TF, Brauer AL, Grant BJB, et al. *Moraxella catarrhalis* in chronic obstructive pulmonary disease: burden of disease and immune response [J]. American Journal of Respiratory and Critical Care Medicine, 2005, 172 (2): 195 - 199.

第十节　炭　疽

马伟杭

炭疽(anthrax)是由炭疽杆菌(*Bacillus anthracis*)引起的人畜共患急性传染病,因可引起皮肤等组织发生黑炭状坏死,故称为"炭疽"。人因接触羊、牛、马等病畜或其皮毛,或吸入带芽胞的尘埃,食用受污染的食物感染。通过接触、吸入、食用等方式分别发生皮肤炭疽、肺炭疽、肠炭疽,严重者可继发炭疽败血症,病死率高。

炭疽病是个古老的疾病。早在公元前 300 年,希波克拉底已描述本病,Chabert 在 1780 年首先记载了动物炭疽病;1836 年,Eilert 用炭疽病畜的血液做人工感染试验获得成功,证实了本病有传染性;1849 年德国兽医 Pollender 首先在病畜体内找到炭疽杆菌;1876 年,R. Koch 获得炭疽杆菌纯培养,并在 2 年后发现了它的芽胞;1881 年,L. Pasteur 和他的学生成功制备了炭疽菌苗,用于家畜炭疽的预防。炭疽曾对人类健康和畜牧业的发展造成极大的威胁和危害。由于动物疫苗接种和卫生条件改善,人类炭疽的发病率已明显下降,但作为生物武器的潜在威胁仍然存在,并已在局部地区成为现实,应引起高度的重视。

【病原学】　炭疽杆菌为革兰阳性,粗大,需氧或兼性厌氧的杆菌,长 3～10 μm,宽 1～1.5 μm,无鞭毛,不能运动,镜下两端平切,短链状排列如竹节。芽胞呈卵圆形,位于菌体中央,直径 1～1.2 μm。培养要求不高,在普通培养基上,于 35～37℃有氧条件下,生长良好。对日光、加热及一般化学消毒剂敏感,但在体外环境中形成芽胞后,抵抗力明显增加,一般消毒剂均不能杀灭,需煮沸 1 h,干热 140℃ 3 h 才能杀灭,而在常温的土壤和皮毛中可存活数年,因此牧场一旦受染,传染性可保持数十年,对人畜危害极大。

炭疽杆菌主要有 4 种抗原:①保护性抗原,有免疫原性,可诱生保护性抗体。②菌体多糖抗原,有种特异性,诊断意义较好。③荚膜多肽抗原,由 *D*-谷氨酸 γ 多肽组成,能抵御吞噬细胞吞噬,和毒力有关。④芽胞抗原,为特异性抗原,有血清学诊断价值。

炭疽杆菌形成芽胞后可长期存在于草木、土壤或动物骨骼中,可能由于这种性质减少了进化的频率,炭疽杆菌 DNA 具有高度保守性。而应用分子分型技术 VNTR 位点和多位点 VNTR 技术分析,发现炭疽杆菌 DNA 中具有核苷酸短重复序列的变异。Keim 等根据 8 个 VNTR 位点将 426 株来自世界各地的炭疽杆菌分成 89 种 VNTR 基因型,按遗传学距离归纳为 A 和 B 2 个群,共 6 个组:A1、A2、A3、A4、B1、N2,并发现炭疽杆菌的基因克隆具有地区特征性。田国忠等对我国 88 株炭疽杆菌利用 VNTR 技术进行分析,共分出 45 个基因型,3 大群,且基因型具有地区特征性,其中 A16R 疫苗株作为中国的疫苗株具有代表性。

【流行病学】

1. 传染源　患病的牛、羊、马、骆驼等食草动物是人类炭疽的主要传染源。其次是猪和狗,它们可因吞食染菌食物而感染得病成为次要传染源。炭疽患者的分泌物和排泄物也具传染性。人群之间的传播尚不确定,一般认为护理及探望炭疽患者不会导致人群之间的传播。

2. 传播途径　①经皮肤黏膜直接接触是主要传播途径,病菌毒力强可直接侵袭完整皮肤。②经呼吸道吸入带炭疽芽胞的尘埃、飞沫等而致病。③经消化道摄入被污染的食物或饮用水等而感染。

3. 人群易感性　人群普遍易感,主要取决于与接触病原体的程度和频率。农牧民、屠宰人员、皮毛加工人员、兽医及实验室人员和病畜及其皮毛、排泄物、带芽胞的尘埃等的接触机会较多,其发病率也较高。病后免疫力持久与否尚无定论,有再感染的病例。

4. 流行特征　本病全年均可发生,以 7～9 月为高峰,吸入型多见于冬春季。炭疽呈全球分布,南美、中美、南欧、东欧、亚洲、非洲、中东以及加勒比海地区为高发地区。感染多发生于牧民、兽医、屠宰工人、动物皮毛加工工人等特定职业人群。一般为散发病例,但也可出现暴发流行。如津巴布韦 1979 年和 1985 年曾发生炭疽大流行,患病人数达上万,几乎都是皮肤炭疽,少数为吸入型炭疽。1982 年和 1987 年泰国曾有胃肠道炭疽的报道。其中,中国属于中等发病率国家。中国人类炭疽从 1949 年至 70 年代持续居高不下,1980 年以来发病率有所下降,但对畜牧业的影响依然不小;90 年代以来,贵州、新疆、广西、云南、四川、西藏、甘肃、内蒙古、青海、湖南 10 个省、自治区发病率和病死率较高,每年为数十到数百例。由于炭疽杆菌对外界环境抵抗力强,一旦释放,可造成环境持续污染,且可通过多种途径进入人体,由于这种特性,炭疽杆菌多次被作为生物武器使用。最著名的是 2001 年美国发生的通过信件传播的生物恐怖相关性炭疽事件,在短短 1 个月时间内,先后发生炭疽病例 23 例,其中皮肤炭疽 12 例,吸入性炭疽 11 例,其中死亡 5 例。

【发病机制和病理】　炭疽杆菌的毒力主要取决于其产生的外毒素和抵抗吞噬的荚膜。炭疽杆菌的毒力由2个质粒pXO1和pXO2编码，其中pXO1编码外毒素，pXO2编码荚膜，两者对毒力的维持缺一不可。现已明确炭疽杆菌产生3种外毒素蛋白：保护性抗原(protective antigen，PA，83 kDa)、致死因子(lethal factor，LF，90 kDa)、水肿因子(edema factor，EF，89 kDa)，分别由结构基因*pag*、*lef*、*cya*编码，这3种因子单独均无毒性作用，而它们共同构成的复合物成为有活性的外毒素。炭疽毒素是经典的AB毒素，其中，PA是3个组分的中心成分，相当于B亚单位，LF和PA结合构成致死外毒素(LT)，EF和PA结合构成水肿毒素(ET)。PA和细胞膜表面PA受体蛋白结合后被细胞膜表面蛋白酶切割，释放PA20亚单位，留下的PA63亚单位形成七聚体，和LF、EF分别组装成LT、ET，进而携带LF和EF进入细胞内。LF是一种仅对吞噬细胞有胞毒作用的金属蛋白酶，能切割多种有丝分裂活化的蛋白激酶，从而阻滞胞内物质转运，导致吞噬细胞死亡。EF蛋白是钙依赖的腺苷酸环化酶，可诱导细胞内cAMP水平的提高，破坏水的稳定性，引起细胞生理学改变，细胞调节机制发生紊乱，是引起广泛水肿的病理机制之一，同时也减少中性粒细胞、单核细胞氧化呼吸和吞噬功能。炭疽发病早期低剂量LF能阻止巨噬细胞释放TNF和IL，抑制宿主免疫系统，随着病情进展，LF浓度增高，导致巨噬细胞死亡，释放大量细胞因子，引起感染性休克。

炭疽杆菌经伤口或破损的皮肤进入体内后被吞噬细胞吞噬，在吞噬细胞内，芽胞发芽成繁殖体，分泌外毒素，产生抗吞噬的荚膜。外毒素直接引起局部组织水肿、出血、坏死，并引起全身毒血症状。抗吞噬的荚膜使其更易于扩散，引起局部淋巴炎，甚至侵入血流发生败血症。若细菌全身扩散，引起各组织器官的炎症，其中最严重的为脑膜炎、出血性肺炎、出血性心包炎及胸膜炎，严重者并发感染性休克。

本病主要病理改变为各脏器、组织的浸润性出血、坏死和水肿。皮肤炭疽中央隆起呈特征性炭状坏死，四周为凝固性坏死区，皮肤上可见界限分明的红色浸润，由于末梢神经的敏感性因毒素作用而降低，所以局部疼痛不明显。吸入的炭疽杆菌经肺泡吞噬细胞吞入后进入纵隔和支气管周围淋巴结，引起出血性气管炎、支气管炎、小叶性肺炎或梗死区，支气管及纵隔淋巴结肿大，均为出血性浸润，胸膜与心包亦可累及。肠炭疽病变多发生于回盲部，肠壁呈弥漫出血性浸润，高度水肿，肠系膜淋巴结肿大，腹膜也有血性渗出，腹腔内有浆液性血性渗出液，内有大量致病菌。炭疽性脑膜脑炎时，脑膜及脑实质均明显充血、出血及坏死。蛛网膜下隙有炎性细胞浸润和大量炭疽杆菌。炭疽杆菌败血症患者全身各组织及脏器均为广泛出血性浸润、水肿及坏死。

【临床表现】 潜伏期一般为1～5 d，也有短至12 h，长至60 d，肠道炭疽也可在进食污染食物后24 h内发病。

1. 皮肤炭疽 此型最多见，占炭疽总发病例的95%以上。主要通过接触炭疽病畜及皮毛制品，接触被炭疽杆菌污染的衣物或患者的日常用品等而传播。多发生于暴露的皮肤，如面、颈、肩、手及前臂等处。潜伏期1～7 d，一般在48～72 h开始出现类似昆虫叮咬样的红斑、丘疹，伴瘙痒，常不引起注意。随后芽胞形成繁殖体，迅速繁殖产生强烈外毒素致使组织水肿、出血、坏死，出现疱疹、凹陷性水肿，数日后发展成水疱，起初浆液清亮，继而水疱增大，疱液转浊并成血性，水疱破溃后形成溃疡，无明显疼痛、不化脓为其特征，直径2～3 cm，中心有少量血性渗出物，周围有浸润和明显水肿，数日后溃疡结痂，逐渐形成焦炭样黑痂，1～2周内脱落，留下肉芽组织创面，一般愈合后均留瘢痕。部分溃疡周围组织显现较大范围的非凹陷性水肿，面、颈部水肿可环绕颈部压迫气管或出现喉头水肿，引起呼吸困难甚至窒息。水肿广泛时，可因大量水分渗入皮下而出现血容量不足表现。发病过程中常伴发热、头痛、不适等全身表现。由于荚膜具有抗吞噬能力，易于扩散而引起邻近淋巴结炎，细菌沿淋巴管以及血循环扩散全身，重症病例可引起败血症，甚至感染性休克。皮肤炭疽预后良好，在适当治疗下病死率<1%。若未获及时治疗，常出现严重并发症，病死率可达20%。

2. 肺炭疽 又称吸入性炭疽或呼吸道炭疽。大多为原发性，少数继发于皮肤炭疽。潜伏期1～7 d，也可长达60 d，依赖于吸入的芽胞数目、活力以及宿主免疫状态。起病多急骤。发病初期呈非特异性，有低热、干咳、乏力、肌痛，少数病例有胸痛或上腹痛。2～3 d后，出现高热、急性呼吸困难，并可有发绀、咯血性痰液，部分患者由于增大的纵隔淋巴结压迫气管而出现喘鸣，上胸部以及颈部皮下水肿。该期病情进展迅速，很快出现休克，常在出现呼吸困难后3 d内死亡。查体可在肺部听到细湿啰音、捻发音。X线胸片检查可见纵隔增宽、胸腔积液、肺部浸润灶。胸腔积液多为血性。在使用疫苗和有效的抗生素前，英国报道和农业相关的吸入性炭疽病死率高达97%；即使在应用有效抗生素和对症治疗后，病死率仍极高。1979年前苏联肺炭疽暴发流行报道的病死率为86%，美国曾有报道89%。2001年美国生物恐怖性炭疽事件中，11例吸入性炭疽患者中有5人死亡。

3. 肠道炭疽 潜伏期1～7 d，常在摄入含炭疽芽胞的食物后12～18 h起病，轻重不一，轻者如食物中毒，表现为全身不适、发热、恶心、呕吐，重者呕吐剧烈，伴腹泻、水样便或便血、剧烈腹痛，常因并发肠穿孔、败血症或感染性休克而危及生命。肠炭疽病变主要为回盲部溃疡，出血性肠系膜淋巴结炎也是肠炭疽特征性表现之一，常导致大量血性腹水。肠炭疽病死率在50%以上。

若炭疽芽胞停留在口咽部并在该处发芽，可导致口咽部炭疽，表现为严重咽喉痛、发热、吞咽困难、口咽部溃疡，并可有假膜覆盖，部分患者由于淋巴结炎所致淋巴结肿大和局部水肿导致呼吸窘迫。

4. 炭疽性脑膜炎 原发性脑膜炎罕见，在极少数炭疽病例，炭疽杆菌可通过血液系统或淋巴系统进入中枢神经系统，引起炭疽性脑膜炎。表现为发热、疲乏、头痛、肌痛、恶心、呕吐、癫痫发作和谵妄，查体脑膜刺激征阳性。症状出现后神经系统损害常迅速恶化而导致死亡。病理表现为出血性脑膜炎，广泛水肿和炎细胞浸润，软脑膜有大量的革兰阳性杆菌。脑脊液检查常为血性，涂片可见大量革兰阳性杆菌。

5. 炭疽杆菌败血症 多继发于肺炭疽和肠炭疽，表现为严重的全身毒血症状，寒战、高热、嗜睡、昏迷等，重者可出现感染性休克、DIC和各脏器迁徙性病灶，病死率极高。

【实验室检查】

1. 血常规 炭疽患者外周血白细胞明显增高，一般为$(10\sim20)\times10^9/L$，也可高达$(60\sim80)\times10^9/L$，分类计数中性粒细胞增高。

2. 病原学检查 确诊依靠从伤口分泌液、皮肤焦痂、痰液、血液、呕吐物、粪便以及脑脊液中直接涂片检查或分离到炭疽杆菌。炭疽杆菌的病原学操作，应在生物安全二级实验室中进行。

(1) 直接涂片 采集感染部位的标本如皮肤炭疽患者水疱液，肺炭疽患者痰液，肠道炭疽患者腹泻物或呕吐物，脑膜炎患者脑脊液等直接涂片镜检，见到典型的炭疽杆菌并结合临床表现可作出初步诊断。炭疽芽胞可用甲基蓝或印度墨染色后在显微镜下得到证实。

(2) 细菌培养鉴定 血培养阳性率高，但皮损组织阳性率为60%～80%，鼻咽部拭子培养阳性率更低。炭疽杆菌在肉汤培养基中生长良好，在血平板，37℃ 24 h后形成不溶血、灰色、粗糙型菌落。在低倍镜下观察菌落呈卷发状。鉴定试验用以区别炭疽杆菌与其他各种类炭疽杆菌(枯草杆菌、蜡样杆菌、蕈状杆菌等)，主要有：①串珠试验，炭疽杆菌在0.05～0.1 U/ml的青霉素培养基中形成串珠状的圆球形菌体，相连似念珠，而类炭疽无此反应。②重碳酸盐毒力试验，将待检菌接种于含0.5%的碳酸氢钠琼脂平板上，置于10%二氧化碳环境中37℃ 24～48 h，有毒菌株形成荚膜，呈黏液型，而无毒菌株不形成荚膜，呈粗糙型菌落。临床上有对青霉素耐药的报道，所以对培养菌落做药物敏感试验是必须的，尤其是针对生物恐怖相关性的炭疽病例。

(3) 血清学检查 血清学诊断价值较小，一般用于流行病学调查，如针对炭疽芽胞抗原的ELISA，如抗体滴度呈4倍增高，提示近期曾感染或接种疫苗。也可采用针对保护性抗体的酶联免疫电泳试验或间接血凝试验协助诊断。

(4) 分子生物学检查 聚合酶链反应(PCR)特异性扩增炭疽杆菌或炭疽芽胞特异性标记物，既可用于诊断，也可分型，协助判断传染来源。PCR诊断的主要靶基因是编码毒力因子的基因。毒素基因(*pag A*, *lef*, *cya*)由毒力质粒pXO1编码，荚膜(capA, B, C)的生物合成由pXO2编码，这些毒力基因是炭疽杆菌特有的，因此基于质粒的检测方法特异性很高。减毒活疫苗多为其中一个毒力质粒缺失，少数两者均缺失，自然界中也有少数毒力质粒缺失的突变株。因此，以质粒基因为模板设计引物时，一定要设计2对以上针对不同质粒基因的引物才能保证不漏检。

【诊断和鉴别诊断】

1. 诊断 诊断可依据以下3方面。

(1) 流行病学资料 有和病畜或其皮毛密切接触史，或进食可疑肉食史。注意询问患者职业以及新近有无去畜牧区。

(2) 临床表现 皮肤炭疽不化脓、无疼痛的特征性焦痂对临床诊断有较大特异性，但肺炭疽和肠炭疽单凭临床表现诊断较困难。如临床表现有纵隔增宽、血性胸腔积液、出血性肺炎，或剧烈腹痛、腹泻，并有血性水样便、血性腹水者，应注意询问病史以协助诊断。

(3) 实验室检查 外周血白细胞和中性粒细胞分类明显增加。确诊需协助病原学检查阳性，尤其是直接涂片检查或培养分离到炭疽杆菌。

2. 鉴别诊断

(1) 皮肤炭疽 必须和其他原因所致的皮肤损害相鉴别，如金黄色葡萄球菌所致的蜂窝织炎、痈等，一般都有明显的肿痛而无焦痂；牛痘所致皮肤损伤和皮肤炭疽非常相似，但往往是痛性的；羊天花(羊接触感染性深脓疱)以及挤奶人结节都是由副痘病毒感染所致，传染源分别为羊和牛，一般都没有水肿。另外，接种疫苗也可以产生类似皮损，患者近期接种史可资鉴别，且常发生在具T细胞缺陷患者；恙螨叮咬所致的恙虫病也具有焦痂，并不痛不痒，附近淋巴结肿大，皮损一般位于如腹股沟、腋下、会阴部、外生殖器等隐蔽部位。水疱或溃疡处病原学检查可确诊。

(2) 肺炭疽 早期和一般上呼吸道感染类似，出现呼吸困难应和重症肺炎、传染性非典型肺炎、高致病性禽流感、钩端螺旋体病、肺鼠疫相鉴别，多通过流行病学特征和病原学诊断相鉴别。

(3) 肠炭疽 临床上和痢疾、伤寒或耶尔森肠炎类似，有时表现为急腹症，但其毒血症症状明显，粪便或呕吐物病原学检查可帮助鉴别。

(4) 炭疽性脑膜炎 必须和脑血管意外、其他病原所致的脑膜炎鉴别，脑脊液图片见到粗大的呈竹节状的炭疽杆菌可确诊。

(5) *炭疽败血症* 尚应和其他细菌所致的败血症相区别。病原学检查可帮助确诊。

【治疗】

1. 一般对症支持治疗 患者应隔离,卧床休息。排泄物及污染物应严格消毒。鼓励多饮水,进流质或半流质饮食,对严重呕吐、腹泻患者应静脉补液。具严重毒血症症状者,可用糖皮质激素缓解其中毒症状。常用氢化可的松100～300 mg静脉滴注,注意维持水、电解质平衡。呼吸困难者给氧,并保持呼吸道通畅。出现感染性休克者,应积极液体复苏。

2. 病原治疗 及时有效的抗菌治疗是抢救患者的关键。用药前应采集标本做细菌培养及药物敏感性试验。本病抗菌治疗的原则是早期、足量。

针对自然感染的炭疽,目前青霉素G仍为首选的炭疽治疗药物,皮肤型炭疽可以口服给药,其他型炭疽开始均须静脉给药,病情控制后可序贯口服给药。皮肤炭疽疗程7～10 d,肺炭疽和肠炭疽的疗程应延长至2～3周。对青霉素过敏者,可选用喹诺酮类、四环素类、大环内酯类、氨基糖苷类等抗生素。重症可合用其他如林可霉素、亚胺培南、克拉霉素、阿奇霉素、万古霉素、替考拉宁、多黏菌素B等,可按药敏结果选药。

(1) *皮肤炭疽及轻症胃肠型炭疽* 青霉素G,每日240万～320万U,分3～4次,肌注,疗程7～10 d。青霉素过敏者可用左氧氟沙星400 mg或环丙沙星500 mg,每日2次;也可用多西环素100 mg,每日分2次静脉滴注。可用1∶2 000的高锰酸钾溶液湿敷进行局部处理,涂1%甲紫溶液,但不可清创,严禁挤压、切开伤口,以免感染扩散,应用消毒纱布包扎。

(2) *吸入性炭疽、重症胃肠型炭疽、炭疽败血症及炭疽性脑膜炎* 由于病情危重,病死率高,建议2种或2种以上抗生素联合治疗。青霉素G每日1 000～2 000万U,分4次,静脉滴注,疗程延长至2～3周;或喹诺酮类如环丙沙星400 mg,静脉滴注,每日2次,同时联合应用氨基糖苷类阿米卡星,每日0.2～0.4 g,静脉滴注。脑膜炎患者则必须选用能透过血脑屏障药物如青霉素、头孢三嗪、左氧氟沙星等静脉滴注治疗。

3. 抗毒治疗 由于炭疽杆菌具有产生大量毒素的能力,而抗生素对炭疽毒素几乎不起作用,因此,即使利用抗生素杀灭炭疽杆菌,毒素仍可能给患者造成生命危险。如果能开发出更特异的炭疽毒素抑制剂药物,就可以与抗生素结合用于炭疽临床治疗。这类药物在患病晚期、抗生素已不再有效的情况下将尤其具有价值。由于对炭疽毒素的进一步了解,目前临床尝试对重症病例利用PA受体蛋白吸附PA。目前临床用炭疽抗毒血清缓解患者症状,原则应是早期给予大剂量,第1日2 mg/kg,第2、第3日1 mg/kg,应用3 d,应用前必须先做过敏试验。

【预防】

1. 管理传染源 病畜应及时焚毁并深埋,禁止食用或剥皮,对怀疑受芽胞污染的皮毛等物品应予有效的消毒和焚烧,疫区应做好管理和消毒工作。对患者、疑似患者和带菌者要在有污水处理、污物处理和消毒设施的传染病院隔离治疗直至临床痊愈,尸体火化。炭疽在我国属于乙类传染病,医护人员应及时报告疫情。

2. 切断传播途径 对可疑受污染的皮毛原料应消毒后再加工。畜产品的收购、调运、屠宰加工过程均应做好检疫工作。加强卫生宣教,防止水源污染,加强饮食、饮水监督。

3. 保护易感人群 职业性接触家畜以及畜产品者应做好个人防护工作。在流行区给动物和工作人员接种炭疽疫苗是最好的预防措施,每半年或1年预防接种1次。我国一般采用的是"人用皮上划痕炭疽减毒活菌苗"接种,接种后2 d即可产生免疫力,并可维持1年。我国卫生部2008年发布公告,炭疽疫苗接种纳入国家计划免疫,对高危人群进行免费接种。美国批准的唯一人用疫苗主要为吸附型炭疽疫苗或AVA疫苗,由氢氧化铝吸附的上清液、保护性抗原(PA)组成。目前研究的疫苗还有保护性抗原亚单位制剂、重组疫苗与核酸疫苗等。

4. 暴露后人群的处理和预防用药 对暴露后的人群应立即进行流行病学调查,其中最简便又最常用的是鼻、咽拭子培养,其阳性者是感染的直接证据,而阴性者仍不能排除感染。预防性用药的主要目的是预防吸入性肺炎。使用的首选药物为口服喹诺酮如左氧氟沙星0.4 g,每日2次;或环丙沙星500 mg,每日3次,连服3 d。

参考文献

[1] 田国忠,海荣,俞东征,等.利用串联重复序列研究炭疽芽胞杆菌的基因分型[J].中华流行病学杂志,2006,27(8):712-715.

[2] 中华人民共和国卫生部.炭疽病诊断治疗与处置方案[S].2005.

[3] Karginov VA, Robinson TM, Riemenschneider J, et al. Treatment of anthrax infection with combination of ciprofloxacin and antibodies to protective antigen of *Bacillus anthracis* [J]. FEMS lmmunol Med Microbiol, 2004,40(1): 71-74.

[4] Eric Jacob Stern, Kristin Broome Uhde, Sean Vincent Shadomy, et al. Conference report on public health and clinical guidelines for anthrax [J/OL]. Emerging Infectious Diseases, 2008,14(4). http://www.cdc.gov/eid/content/14/4/e1.htm.

[5] Maguina C, Flores Del Pozo J, Terashima A, et al. Cutaneous anthrax in Lima, Peru: retrospective analysis of 71 cases, including four with a meningoencephalic complication [J]. Rev Inst Med Trop Sao Paulo, 2005,47: 25-30.

[6] Quinn CP, Dull PM, Semenova V, et al. Immune responses to *Bacillus anthracis* protective antigen in patients with bioterrorism-related cutaneous or inhalational anthrax [J]. J Infect Dis, 2004,190:1228-1236.

[7] Lawrence M. Yifan Liu, Terrance J. HEPA/Vaccine plan for indoor anthrax remediation [J/OL]. Emerging Infectious Diseases, 2005, 11(1). http://www.cdc.gov/ncidod/eid/vol11no01/04-0635.htm.

[8] John D, Grabenstein. Countering anthrax: vaccines and immunoglobulins [J]. clinical Infectious Diseases, 2008,46: 129-136.

第十一节　流行性脑脊髓膜炎

黄文祥

流行性脑脊髓膜炎(epidemic cerebrospinal meningitis),简称流脑,亦称脑膜炎球菌脑膜炎(meningococcal meningitis),是由脑膜炎奈瑟菌引起的化脓性脑膜炎。致病菌由鼻咽部侵入血循环,最后局限于脑膜和脊髓膜,形成化脓性脑脊髓膜病变。主要临床表现为突起发热,头痛,呕吐,皮肤有瘀斑、瘀点及颈项强直等脑膜刺激征。脑脊液呈化脓性改变。此外,脑膜炎奈瑟菌可不侵犯脑膜而仅表现为败血症,其中重者可呈暴发型发作。感染亦可发生于上、下呼吸道,关节,心包及眼等部位。本病遍见于世界各国,呈散发或大、小流行,以儿童发病率为高。

【病原学】 脑膜炎奈瑟菌(*Neisseria meningitides*, Nm)为奈瑟菌属之一,简称脑膜炎球菌。革兰阴性,肾形,直径 0.6～0.8 μm,多成对排列,邻近,面扁平,有时4个相联。新鲜分离菌株有多糖荚膜。在电镜下,本菌有外膜,厚约 8 nm。外膜与胞质膜之间为黏肽层,或称周质间隙,厚约 6 nm。该菌仅存在于人体,可从带菌者鼻咽部及患者血液、脑脊液、皮肤瘀点中检出。在脑脊液涂片时病菌在中性粒细胞内外均可见到。该菌专性需氧,对培养基要求较高,通常用血液琼脂或巧克力琼脂作分离,在 5%～10% CO_2 浓度下生长较好。最适宜温度为35～37℃,超过 41℃或低于 30℃均不能生长。18～24 h 后菌落呈无色半透明、光滑湿润、有光泽的露滴状圆形隆起。病菌能形成自溶酶,如不及时转种,可于数日内死亡。对寒冷及干燥亦极为敏感,在体外极易死亡,故采集标本后必须立即送检接种。对一般消毒剂极为敏感。糖发酵反应是鉴定奈瑟菌属种别的重要方法。Nm 发酵葡萄糖、麦芽糖,但不发酵乳糖、果糖和蔗糖,可和奈瑟菌属中的淋球菌、乳糖发酵奈瑟菌等相鉴别。

本菌的荚膜多糖是分群的依据。目前将本菌分为A、B、C、D、X、Y、Z、29E、W135、H、I、K、L 13 个菌群。此外,尚有部分菌株不能被上述菌群抗血清所凝集,称之为未定群,在带菌者分离的 Nm 中占 20%～50%,一般无致病力。B群和C群尚可按菌体外膜的蛋白质抗原分型,引起临床发病者多数为 2 型和 15 型;B群和C群型抗原在化学和血清学方面是相同的。近年来有联合采用 7 种胞质酶的多位点凝胶电泳(mutilocus enzyme electrophoresis, MLEE)和 2 种外膜蛋白质的聚丙烯凝胶电泳的方法分析 A 群 Nm 的克隆型。在此基础上发展的多位点测序分型(mutilocus sequence typing, MLST)方法具有分辨率高、重复性好、可在网站上比较全球不同实验室的数据(http: www.mlst.net)等优点,成为 Nm 分型的"黄金标准"。该方法特别适用于流行病学调查,研究不同流行株的遗传学衍变。Pierre 用 MLST 研究发现 1988～1999 年在非洲流行的 A 群 4 型、$P_{1、9}$ 亚型实际上是 ST-5 和 ST-7 2个序列型。

【流行病学】 本病遍见世界各国,呈流行性或散发性发作,尤以赤道以北的中部非洲国家为甚,呈地方性流行,称"脑膜炎地带"。在我国,1896 年首次在武昌有检验证实的病例报道,以后在许多省市均有大小流行。新中国成立后,发病率开始下降,本病有周期性流行特点,每隔 10 年左右可有一次较大流行。我国在1957、1967 和 1977 年均有较大流行发生。从 1985 年为儿童普遍接种 A 群 Nm 多糖疫苗以后,发病率已明显降低。如今全国的发病率已降到 0.25/10 万以下。不过,近 5 年来疫情下降的幅度逐渐减小,与过去同期比较,到 2001 年 4 月下降的幅度只有 6.5%。由此看来疫情可能降到谷底了。但应引起注意的是,出现疫情上升的地区逐渐增多,到 2001 年 4 月底已有 11 个省的疫情较 2000 年同期上升,而且出现流脑局部暴发的地方也较以前增多,其中多数暴发点以 15 岁以上的病例居多。

1. 传染源　人是唯一的传染源。病菌存在于患者或带菌者的鼻咽分泌物中,借飞沫传播。直接由现症患者传染者较少见。据调查,家庭中 1 人发病时,多数其他家庭成员均携带同一群型的 Nm,但在流行期间一家有 2 人或以上发病者仅占 2%～4%。因此大多数患者均由带菌者作为传染源而受染。带菌者的带菌期限或为短期数周间歇带菌，或为慢性长期带菌，可长达数月至数年。一般在流行期间人群中鼻咽部带菌率常显著增高，有高达50%或以上者。而在非流行期间则人群带菌率较低。过去认为人群带菌率超过20%时，则提示有发生流行的可能。但根据近年来调查，即使在非流行期间，人群带菌率亦相当高。此外，各菌群的致病性亦有明显差异。例如某调查指出：B、C、Y群带菌者中，每600、3 800、13 000人中各有1例发病。我国大量调查表明，带菌者以B和C群占大多数，而引起流行者主要为A群。因此，人群带菌率的高低和流行之间并不呈平行关系。而A群的带菌率升高则常预示有流脑流行的可能。20世纪90年代初10个省检查了9 217人，其中78人(0.85%)携带A群Nm。2001年江苏、四川、湖北3个省检查了2 140人，仅检出7人(0.33%)携带A群Nm。由此可见，健康人群中A群Nm的带菌率不高，而且还比过去有所降低。A群Nm带菌率低，流脑传染源较少；群体免疫水平较高，人群不容易被Nm感染。因此我国流脑发病率比较低。

Nm的血清群虽多，但90%以上的病例均由A、B、C 3群引起。以往大流行均由A群引起，B群和C群仅引起散发和小流行。近20年来，在美国和欧洲一些国家，引起流行者主要为B群和C群，Y群和W135群引起的病例亦有所增多。但在世界其他各地如非洲等则仍以A群为主。我国各地引起发病和流行者仍以A群为主，如中国医学科学院收集1969～1977年全国各地从患者血液和脑脊液所分离的778株，A群占97.30%，B群占1.93%，C群占0.39%。20世纪80年代我国7省市协作组监测结果，全国流行菌群仍为A群，占患者菌株的95%。我国从1975～1982年所收集的患者Nm菌株中，A群占96.9%，B群占2.3%；1984～1989年是A群占89.8%，B群占10.2%；1990年以后，A群占61.7%，B群占38.3%。在A群Nm中是4型，$P_{1,9}$与$P_{1,7,9}$亚型，脂寡糖(LOS)免疫型L10和L11型多见。在B群菌株中以15、2a和14型，$P_{1,1}$与$P_{1,2}$亚型，LOS的$L_{3,7,9}$复合免疫型为主要的菌型。

2. 传播途径 病原菌借咳嗽、喷嚏、说话等由飞沫直接从空气中传播。因病原菌在体外的生活力极弱，故间接传播机会很少。密切接触，如同睡、怀抱、喂乳、接吻等对2岁以下婴幼儿传播本病有重要意义。新兵服役集中时，亦易因密切接触而使该人群的带菌率和发病率升高。无论散发或流行，发病率随冬季的来临而增加。从11月开始上升，至2～4月达高峰，5月起下降。在流行年，流行前期逐月发病率递增的幅度较非流行年明显为大，对预测流脑是否发生流行，有一定意义。较多的室内生活、空气不流通、居住拥挤、人口流动、上呼吸道病毒性感染等均为造成流行的有利条件。

3. 人群易感性 本病在新生儿少见。发病年龄从2～3个月开始，以6个月至2岁的婴幼儿发病率最高，以后则逐渐下降。现已公认，体液免疫是抵抗病菌发生全身性感染的主要因素。细胞免疫、鼻咽部局部抵抗力以及补体等亦起一定作用。新生儿出生时自母体接受抗体。在血液中大多可测到可预防全身性感染的杀菌抗体。该杀菌抗体在6～24个月时降至最低点，以后又逐渐升高，至20岁左右达到成人水平。这种免疫力的增强是由于人在一生不断间歇带菌和发生隐性感染，带菌后90%以上在2周内出现同群抗体升高，包括特异性免疫抗体IgG、IgM及IgA，此系对同群病原菌荚膜多糖抗原决定簇的反应。除对同群病菌有杀菌抗体外，对异群Nm亦可产生杀菌抗体，这是由于各菌群细菌的外膜存在共同的蛋白质抗原。人体可携带致病性很弱的奈瑟菌，包括Nm未定群和乳糖发酵奈瑟菌等而获得主动免疫。据调查，儿童期鼻咽部带乳糖发酵奈瑟菌的百分率较高，随年龄增长，免疫力亦逐渐增强，携带该菌的带菌率亦逐渐下降。B群Nm感染则在新生儿较为多见。这是由于B群的荚膜多糖为*N*-乙酰神经氨酸α-(2→8)连接的唾液酸多聚体，其结构和人体内若干个糖蛋白的寡糖相同，故人体可对该荚膜多糖产生免疫耐受，IgM产生后不再转为产生IgG。由于IgM不能通过胎盘，故婴儿出生时缺乏对B群Nm的抗体。

各地区由于各年龄组的免疫力不同，而有发病率的差异。大城市发病分散，以2岁以下发病率最高；中小城市则以2～4岁或5～9岁年龄组为最高；而偏僻山区则一旦传染源介入，常引起点状暴发流行，15岁以上发病者可占总发病率的一半以上，且一户2人或以上发病者亦不少。新兵营、新建厂矿、水利工地等亦较易发生流行，其中来自农村的新成员亦较久居城市者为高。此外，在发生大流行时，发病年龄亦有所上升。男女发病率大致相等。

一般地区非流行年发病率在3/10万～10/10万或以下；小流行年为30/10万～50/10万；大流行年为100/10万～500/10万或更高。平均每10年有一次流行高峰，这是因为相隔一定时间后人群免疫力下降，新的易感者逐渐累积增加之故。此外，引入新的有毒力的克隆型，由于多数人对其表面抗原缺乏免疫力，亦是产生流行的原因之一。近年来，由于A群脑膜炎菌苗的广泛应用，已有效地控制了流脑流行。

【发病机制和病理】

1. 发病机制 病原菌自鼻咽部侵入人体，如人体健康或有免疫力，则可迅速将病原菌消灭，或成为带菌状态。一般估计1 000～5 000人次感染可产生一次临床感染。免疫力不强，主要是体内缺乏特异性杀菌抗体，是引起临床发病的主要因素。细菌的毒力亦是一个重要因素。Nm主要的毒力因子有荚膜、菌毛和内毒素。荚膜能抗吞噬作用，菌毛可黏附至咽部黏膜上皮细胞表面，利于进一步侵入。病菌侵入机体繁殖后，因自溶或死亡而释放出内毒素。内毒素作用于小血管和毛细血管，引起坏死、出血，故出现皮肤瘀斑和微循环障碍。严重败血症时，因大量内毒素释放可造成DIC及中毒性休克。A、B、C群的致病力就较其他各群为强。B和C群中的2型和15型亦较其他各型易于致病。研究表明，先天性或获得性IgM缺乏或减少，补体C5～C8的单个先天性缺乏均是引起临床发病，甚至是反复发作或暴发型的原因。由于其他疾病，如系统性红斑狼疮、多发性骨髓瘤、肾炎和后期肝病时补体减少，Nm致病亦有所增多。备解素的先天性缺乏亦可导致暴发型流脑。但这些因素仅在个别病例的发病中起作用。此外，特异性IgA的异常增多可以和大量病原菌抗原结合，由于IgA不能激活补体系统，故对IgM的补体介导溶解杀菌作用起了阻滞抗体的作用，亦可能是引起临床发病的一个因素。上呼吸道病毒性感染时亦易于发病。

临床所见的脑膜炎实际上同时有败血症存在，故其他脏器亦偶可发生迁徙性化脓性病灶，如心内膜炎、心包炎、化脓性关节炎等。此外，Nm可由呼吸道侵入而引起原发性肺炎，尤其是Y群。有报道88例Y群Nm中，68例表现为肺炎而无败血症和脑膜炎的表现，由经气管吸引的分泌物培养证实。

迅速发展的暴发休克型，即过去称为华-佛综合征(Waterhouse-Friderichsen syndrome)者，曾认为是由于双侧肾上腺皮质出血和坏死，引起急性肾上腺皮质功能衰竭。现已证明，肾上腺皮质功能多数并未衰竭，在发病机制中并不起主要作用，因为：①暴发休克型患者在肾上腺皮质无出血时亦时有发生。②血清皮质醇的水平通常显著升高而并非减低。③暴发休克型患者恢复后不会发生艾迪生(Addison)病。

某些败血症患者之所以出现暴发休克型，是由于Nm的脂多糖内毒素可以引起全身性施瓦茨曼反应(Shwartzman reaction)，激活补体系统，并发生微循环障碍和内毒素性休克。血清的肿瘤坏死因子水平亦增高，其程度与病情严重程度成正比。内毒素在引起皮肤瘀点、瘀斑方面较革兰阴性杆菌强5～10倍，认为是局部施瓦茨曼反应所致。此外，Nm内毒素较其他内毒素更易激活凝血系统，因此在暴发休克型流脑早期即可出现DIC，从而加重紫癜、出血和休克。

暴发脑膜脑炎型的发生和发展亦和内毒素有关。动物实验证明，脑室内注射Nm内毒素可以引起脑膜脑炎综合征。

第三型变态反应可能在发病机制中起某些作用，如在受损的血管壁内可以见到免疫球蛋白、补体及Nm抗原的沉积；本病的并发症如关节炎和心包炎等偶可于败血症治愈后发作而穿刺培养液阴性，但可发现含有特异抗原的免疫复合物。

2. 病理 在败血症期，主要病变为血管内皮损害，血管壁有炎症、坏死和血栓形成，同时有血管周围出血。出现皮肤、皮下组织、黏膜和浆膜等局灶性出血。

暴发休克型解剖所见为皮肤血管内皮细胞内及腔内均可发现大量革兰阴性双球菌。皮肤及内脏血管损害更为严重和广泛，有内皮细胞坏死和脱落，血管腔内有纤维蛋白-白细胞-血小板血栓。皮肤、肺、心、胃肠道和肾上腺均有广泛出血。心肌炎和肺小脓肿亦颇为常见。心肌炎的存在和休克的产生有一定因果关系。

脑膜炎期的病变以软脑膜为主。早期有充血、少量浆液性渗出及局灶性小出血点，后期则有大量纤维蛋白、中性粒细胞及细菌出现。病变主要在颅底和大脑两半球表面。由于颅底脓液粘连压迫，以及化脓性病变的直接侵袭，可引起视神经、外展及动眼神经、面神经、听神经等脑神经损害，甚至为永久性。脑组织表层有退行性变。此外，炎症可沿着血管侵入脑组织，引起充血、水肿、局灶性中性粒细胞浸润及出血。

在暴发脑膜脑炎型病例中，病变以脑组织为主，有明显充血和水肿，颅内压明显增高。水肿的脑组织向颅内的裂孔(枕骨大孔和天幕裂孔)突出，可形成脑疝。

少数慢性患者由于脑室孔阻塞和脑脊液循环障碍而发生脑积水。

【临床表现】 流脑的病情复杂多变，轻重不一，一般可表现为3个临床类型，即普通型、暴发型和慢性败血症。此外，尚有非典型表现者。潜伏期1～7 d，一般为2～3 d。

1. 普通型 约占全部Nm感染后发病的90%。按本病发展过程，可分为上呼吸道感染期、败血症期和脑膜炎期3个阶段，但临床上难以划分。有时病情终止于败血症期而无脑膜炎发生，而脑膜炎期则同时有败血症存在。即使普通型的病情亦轻重不一。

(1) 上呼吸道感染期　大多数患者并不产生任何症状，部分患者有咽喉疼痛、鼻咽部黏膜充血及分泌物增多，此时采取鼻咽拭子作培养可以发现Nm，但即使培养阳性，亦不能肯定上呼吸道症状系由Nm抑或由病毒所引起。

(2) 败血症期　患者常无前驱症状，有寒战、高热、头痛、呕吐、全身乏力、肌肉酸痛、食欲不振及神志淡漠等毒血症症状。幼儿则有啼哭吵闹、烦躁不安、皮肤感觉过敏及惊厥等。脉搏相应增快，呼吸次数亦轻度增加。结膜可有充血。少数患者有关节痛。

此期主要而显著的体征是皮疹，可见于70%左右的患者。皮疹在病后不久即出现，主要为瘀点和瘀斑，见于全身皮肤及黏膜，大小为1～2 mm至1 cm。在瘀点、瘀斑出现前偶可见到全身性玫瑰色斑丘疹。病情重者瘀点、瘀斑可迅速扩大，且因血栓形成而发生皮肤大片坏死。此外，疱疹、脓疱疹等亦偶可见到。约10%患者可出现唇周及其他部位单纯疱疹，后者常于发病后2 d左右才出现，而在早期少见。少数患者脾脏亦可肿大。多数患者于1～2 d内发展为脑膜炎。

(3) 脑膜炎期　脑膜炎的症状可以和败血症同时出现，有时则出现稍晚，多数于发病后24 h左右即较明显。患者高热及毒血症持续，全身仍有瘀点、瘀斑，但中枢神经系统症状加重。因颅内压增高而头痛欲裂，呕吐频繁，血压可增高而脉搏减慢，常有皮肤感觉过敏、怕光、狂躁及惊厥。脑膜的炎症表现为颈后疼痛、颈项强直、角弓反张、Kernig征及Brudzinski征阳性。1～2 d后患者可进入谵妄昏迷状态。此时病情已甚严重，可出现呼吸或循环衰竭或其他并发症。

婴儿发作常不典型，除高热、拒食、吐奶、烦躁及啼哭不安外，惊厥、腹泻及咳嗽较成人为多见，而脑膜刺激征可能缺如，前囟未闭者大多突出，对诊断极为有助。有时因呕吐频繁、失水等原因而出现前囟下陷，造成诊断上的困难。

2. 暴发型　少数患者起病急骤，病势凶险，如不及时抢救，常于24 h内甚至在6 h内即可危及生命，称为暴发型。

(1) 暴发休克型　本型比较多见于儿童，但成人亦非少见。以高热、头痛、呕吐开始，但中毒症状严重，精神极度委靡，可有轻重不等的意识障碍，有时出现惊厥。常于短期内(12 h内)出现遍及全身的广泛瘀点、瘀斑，且迅速扩大，融合成大片皮下出血，或继以坏死。休克是本型的重要表现之一，出现面色苍灰，唇及指端发绀，四肢厥冷，皮肤花斑，脉搏细速，血压明显下降，脉压缩小，不少患者血压可下降至零。脑膜刺激征大多缺如，脑脊液大多澄清，细胞计数正常或轻度增加。血培养多为阳性。大多数患者实验室检查有DIC的证据。血小板减少、白细胞总数在$10\times10^{6}/L$以下者常提示预后不良。血沉大多正常，后者或系纤维蛋白原并不增加反而下降所致。

(2) 暴发脑膜脑炎型　此型亦多见于儿童。脑实质损害的临床症状明显，患者迅速陷入昏迷，频繁惊厥，有阳性锥体束征及两侧反射不等。眼底检查可见静脉迂曲甚或乳头水肿。血压持续升高。部分患者发展为脑疝。枕大孔疝(小脑扁桃体疝)时小脑的扁桃体疝入枕骨大孔内，压迫延髓，此时患者昏迷加深，瞳孔明显缩小或散大，或忽大忽小，瞳孔边缘亦不整齐；双侧肢体肌张力增高或强直，上肢多内旋，下肢呈伸展性强直；呼吸不规则，或快、慢、深、浅不等，或暂停，或为抽泣样、点头样呼吸，或为潮式呼吸，常提示呼吸将突然停止。有时患者无呼吸节律改变的先兆，亦可突然停止。天幕裂孔疝(颞叶疝)则因颞叶的钩回或海马回疝入天幕裂孔，压迫间脑和动眼神经，其临床表现和上述相似，仅于出现呼吸衰竭前常有同侧瞳孔因动眼神经受压而扩大，光反应消失，眼球固定或外展，对侧肢体轻瘫。

(3) 混合型　此型兼有上述2种暴发型的临床表现，常同时或先后出现，是本病最严重的一型。

3. 慢性Nm败血症　此型罕见。较多见于成人。病程常迁延数月之久。患者常有间歇性发冷、寒战、发热发作，每次发热历时约12 h后消退，相隔1～6 d又有发作。体温曲线和疟疾颇类似，无热期一般情况良好，在发热后常成批出现皮疹，以红色斑丘疹最为常见，瘀点、皮下出血、脓疱疹亦可见到，有时可出现结节性红斑样皮疹，中心可有出血。皮疹多见于四肢，发热下降后皮疹亦消退。关节疼痛亦较常见，发热时加重，可为游走性，常累及多数关节，但关节腔渗液少见。少数患者有脾肿大。在慢性败血症病程中，小部分患者有时可因发生化脓性脑膜炎或心内膜炎而病情急剧恶化，有心内膜炎者大多死亡。其他化脓性并发症如附睾炎等亦可见到。发热期白细胞和中性粒细胞增高，血沉增快。诊断主要依据发热期的血培养，常需多次才获阳性。已有报道，先天性补体组分缺乏可以引起此型临床表现。

4. 非典型型　原发性Nm肺炎近年来屡有报道，以Y群引起为主。临床表现除发热外，主要为呼吸道症状和体征，如咳嗽、咳痰、啰音等。X线检查可见节段性或大叶性炎症阴影，部分患者有少量胸腔积液，皮肤常无瘀点，血培养亦常阴性。痰培养或经气管吸引的分泌物培养可得Nm。

【实验室检查】

1. 血象　白细胞总数明显增加，一般在$20\times10^{9}/L$左右，高者可达$40\times10^{9}/L$或以上。中性粒细胞为80%～90%。

2. 脑脊液检查　脑脊液检查是诊断流脑的重要依据。但近年来由于腰椎穿刺后容易并发脑疝，故对流行期间诊断明确者，已趋向尽量不做腰椎穿刺。如有明显颅内压增高，或于短期内进入昏迷的患者，尤其疑为暴发脑膜脑炎型者，更需谨慎。对诊断尚不明确者，应于静脉推注甘露醇降低颅内压后再作腰椎穿刺，穿刺时不宜将针心全部拔出，而应缓慢放出少量脑脊液作检查之用即可。在腰椎穿刺时如压力明显增高，则于穿刺后重复甘露醇静脉推注。腰椎穿刺应在急诊时或入院后使用抗菌药物前立即施行，以免影响检查结果。作完腰椎穿刺后，患者应平卧6～8 h，不要抬头起身，以免促使脑疝发生。

当疾病初期或为暴发休克型，脑脊液往往澄清，细胞数、蛋白质和糖量尚无变化时，压力往往增高，细胞分类时亦常可见到中性粒细胞。在典型的脑膜炎期，则压力常明显增高，外观呈浑浊米汤样甚或脓样，白细胞数常明显增高，绝大多数为中性粒细胞。蛋白质显著增高，而含糖量常低于400 mg/L，有时可完全不能测出，已接受葡萄糖静脉输液和糖尿病患者的脑脊液糖量可能较高，但此时如同时做血糖测定，则血糖常高出脑脊液糖量1.5～2倍以上。流脑经抗菌药物不规则治疗后，脑脊液改变可以不典型。此时脑脊液的外观清亮或微浑浊，白细胞数常在1 000×10^6/L以下，分类以中性粒细胞为主，或以单核细胞为主，此类改变与结核性脑膜炎或病毒性脑膜脑炎者颇难区别。

3. 细菌学检查

(1) 涂片检查　包括皮肤瘀点和脑脊液涂片检查。皮肤瘀点检查时，用针尖刺破瘀点上皮肤，尽可能不使出血，挤去少量组织液，涂于载玻片上，染色后镜检，阳性率可高达70%。脑脊液沉淀涂片亦较脑脊液培养的阳性率为高，达60%～70%，因此为诊断本病的不可缺少的检查步骤。脑脊液不宜搁置过久，否则病原菌易自溶。有时革兰染色时脱色过久，或病菌死亡，可将革兰阳性球菌误认为革兰阴性球菌。除皮肤瘀点和脑脊液外，有时在血沉棕黄层或外周血涂片的白细胞内亦可发现革兰阴性球菌。

(2) 细菌培养

1) 血培养：血培养在流脑时阳性率约为30%，在败血症期或暴发型为50%～75%。必须注意在应用抗菌药物前采血作细菌培养，并选用良好培养基。

2) 脑脊液培养：脑脊液培养虽较脑脊液涂片阳性率为低，但仍属必要检查步骤。脑脊液应于无菌试管内离心后，取沉渣直接接种于巧克力琼脂，同时注入葡萄糖肉汤，在5%～10% CO_2浓度下培养。

无论血或脑脊液培养，如得阳性结果，应进一步做生化反应和血清凝集分群分型以鉴定菌株。A群Nm则可做多位点酶电泳法以分型。

3) 细菌药物敏感度试验：培养阳性者应做药物敏感度试验以作治疗的参考。敏感度试验应在含有不同浓度的磺胺药物和抗生素的半固体培养基上操作，同时以不含上述药物的培养基作对照。以纸片法或试管法做敏感度试验，其结果常不够可靠。

4. 免疫血清学检查

(1) 测定抗原的免疫学检查　包括对流免疫电泳、反向间接血凝试验、ELISA、金黄色葡萄球菌A蛋白协同凝集反应、放射免疫法等，用以检测血液、脑脊液或尿中的Nm抗原。一般在病程的3 d以内易于阳性。国内报告普遍较细菌培养阳性率为高，认为有灵敏、特异、快速和简便等优点。

(2) 测定抗体的免疫学检查　有间接血凝、杀菌抗体测定等。如恢复期血清效价大于急性期4倍以上，则有诊断价值。此外，抗体测定尚可用于检测人群的免疫水平，以及用以检测疫苗注射后的抗体反应。间接血凝试验较为灵敏。杀菌抗体的存在和对本病的保护密切有关，故亦有一定价值。

5. 分子生物学诊断方法　PCR技术以其灵敏、快速、特异的特点，作为诊断技术已得到较广泛的应用。此方法可以快速检测不同种标本中的极少量细菌，其灵敏度可达到10^{-12} DNA/50 μl体系，比血清学检查灵敏得多，而且抗生素的应用对它的检出影响不大，并且接到标本后3～4 h即可作出诊断，可以在疾病的早期辅助临床诊断，PCR扩增Nm特异基因，不但可将流脑与其他细菌性脑膜炎区分开来，还可将Nm分群、分型及进行耐药性研究。对特定地区的流行菌型进行PCR分析，亦可为疫苗研究提供资料。虽然PCR技术有着诸多远胜于传统诊断方法的优势，不过PCR的本身亦存在一些问题。这是因为PCR对抑制因子、污染、实验条件的影响比较灵敏。在临床标本中存在许多PCR抑制因子，如血红素可以结合到Tag聚合酶上抑制它的活性。扩增基因的选择和引物的设计直接决定着扩增的灵敏性与特异性。一个PCR实验的敏感性和特异性还受标本保存、DNA提取过程和PCR产物的检测方法的影响。

6. 其他　血液非蛋白氮、尿素氮、肌酐、二氧化碳结合力、血气分析、血pH值、电解质、血及尿常规，以及休克时的中心静脉压和肺动脉楔压等监护对估计病情和指导治疗均有一定帮助，必要时选择有关项目进行测定。DIC时血小板、纤维蛋白原含量减少，凝血酶原时间延长，Ⅴ、Ⅶ、Ⅷ因子含量减少，部分凝血活酶时间延长，而纤维蛋白降解产物浓度增加则可证实DIC的诊断。

脑脊液中的乳酸、乳酸脱氢酶等测定常有增高，对鉴别化脓性脑膜炎和病毒性或结核性脑膜炎有助，但不能鉴别是由哪一种化脓性致病菌引起。血和脑脊液鲎试验常为阳性，但其他革兰阴性细菌脑膜炎亦可阳性。

【诊断和鉴别诊断】

1. 诊断

(1) 流行病学资料　本病在冬春季流行，患者主要为儿童，但在大流行时成人亦不少见，应予注意。如本地区已有本病流行，尤应提高警惕。

(2) 临床资料　突起高热、头痛、呕吐、皮肤黏膜瘀点、瘀斑(尤其在病程中迅速扩大者，其他病少见)、颈项强直及其他脑膜刺激征。

(3) 实验室资料　白细胞总数明显升高，脑脊液呈化脓性改变，皮肤瘀点和脑脊液沉渣有革兰阴性双球菌发现，血液和脑脊液的细菌培养阳性，后者为确诊的主要依据。血液和脑脊液用免疫血清检测抗原阳性以及PCR检测阳性，对早期诊断有助。

由于本病病程发展迅速，尤其是暴发型，故在流行期间，患者有突起高热，中毒症状严重，伴有迅速出现皮肤黏膜瘀点、瘀斑者，不论有无脑膜刺激征，脑脊液是否有异常发现，均应于采集标本后立即按流脑积极进行治疗，对于有上述临床症状而伴有早期休克时，更应分秒必争，按暴发休克型抢救。

2. 鉴别诊断

(1) 其他化脓性脑膜炎和结核性脑膜炎　见本章

第十二和四十三节。

(2) 流行性乙型脑炎　患者以儿童多见。但有严格季节性，在7～8月间流行。突起高热、惊厥、昏迷，无皮肤黏膜瘀点及口角疱疹。脑脊液澄清，白细胞数很少超过1 000×10^6/L。分类以淋巴细胞为主，但早期中性粒细胞可稍多于淋巴细胞，糖含量正常或稍高。血液补体结合试验有诊断价值，血液中特异性IgM抗体阳性亦可诊断。

(3) 虚性脑膜炎　败血症、伤寒、肺炎、恶性疟、斑疹伤寒等严重全身性感染常因有高度毒血症而发生脑膜刺激征。但脑脊液检查除压力增高外，一般正常。且以上各病均有其独特的症状、体征和实验室检查，可和流脑相鉴别。

(4) 中毒型细菌性痢疾　主要见于儿童，发病季节主要在夏秋季。短期内有高热、惊厥、昏迷、休克、呼吸衰竭等症状，但无瘀点，脑脊液检查正常。冷盐水灌肠及排出液或肛拭检查可有黏膜，镜检有成堆或大量脓细胞和红细胞。确诊依靠粪便细菌培养。

(5) 流行性出血热　在11～12月为流行高峰，但终年均有散发。患者以成人为主，病前1个月内可有疫区野外作业史。病初出血现象较轻，皮肤上有线条状出血点，主要见于腋下。有酒醉貌。结膜有充血水肿。外周血出现异常淋巴细胞。尿常规有大量蛋白尿和红、白细胞。随着体温下降，患者病情加重，可进入休克期和少尿期，此时出血现象加重，肾功能明显受损。脑膜刺激征不明显，脑脊液检查亦阴性。确诊有赖于患者血液中的抗体检查。

(6) 其他　其他需要鉴别诊断的有肠道病毒和其他病毒引起的病毒性脑膜炎或脑炎、斑疹伤寒、恙虫病等。慢性Nm败血症则应与过敏性紫癜、血管炎、风湿病、亚急性细菌性心内膜炎相鉴别。

【并发症和后遗症】

1. 并发症　包括继发感染，在败血症期播散至其他脏器而造成的化脓性病变，脑膜炎本身对脑及其周围组织造成的损害，以及变态反应性疾病。

(1) 继发感染　以肺炎最为常见，尤多见于老年和婴幼儿。其他有压疮、角膜溃疡、因小便潴留而引起的尿道感染等。

(2) 化脓性迁徙性病变　有化脓性关节炎(常为单关节性)、全眼炎、中耳炎、肺炎、脓胸、心包炎、心内膜炎、心肌炎、睾丸炎、附睾炎等。

(3) 脑及周围组织因炎症或粘连而引起的损害　有动眼肌麻痹、视神经炎、听神经及面神经损害、肢体运动障碍、失语、大脑功能不全、癫痫、脑脓肿等。在慢性患者，尤其是婴幼儿，因脑室间孔或蛛网膜下隙粘连以及脑膜炎引起桥静脉发生栓塞性静脉炎，可分别发生脑积水或硬膜下积液，可借CT或MRI等检查以证实。

(4) 变态反应疾病　在病程后期可出现血管炎、关节炎及心包炎等。关节炎分为早期与后期。早期(2～3 d)变态反应性关节炎常见，为多关节性，关节有急性炎症，但关节腔渗液则较少或缺如，常随治疗而迅速好转。后期(4～10 d)常表现为亚急性单关节炎，且有关节腔渗液，伴再起发热、胸膜心包炎。渗液为血清血液样。治疗包括抽液及抗炎症药物。

2. 后遗症　常见者有耳聋、失明、动眼肌麻痹、瘫痪、智力和性情改变、精神异常和脑积水。

【预后】　过去病死率在70%左右。在使用抗菌药物治疗以来，病死率降低至5%～15%，甚至低于5%。以下因素与预后有关：①暴发型的病程凶险，预后较差。②2岁以下婴幼儿及高龄患者预后较差。③在流行高峰时发病的预后较差，末期较佳。④有反复惊厥、持续昏迷者预后较差。⑤治疗较晚或治疗不彻底者预后不良，且易有并发症及后遗症发生。

因Nm感染而病死者，大多数属暴发型。自应用血管活性药物如山莨菪碱等治疗，病死率有所下降。近年来对本病休克发病原理、DIC等认识加深，在治疗上采取抗菌药物、血管活性药物、强心剂、补充血容量以及重症监护等综合措施抢救，病死率进一步有所下降。

应用抗菌药物治疗后，后遗症已较过去大为减少。失明、失听、智能减退、脑积水等都已少见，且多数发生于婴幼儿或高龄者治疗不够及时。

【治疗】　本病过去以磺胺类治疗为主。20世纪60年代起，Nm先是B群，继而A群和C群，均有耐磺胺菌株引起流行的报道，且耐药率不断增高。在欧洲有48.3%的Nm对磺胺类药物耐药，其中罗马尼亚、西班牙和法国等国有70%以上的菌株对磺胺类药物耐药。在欧洲对青霉素和利福平耐药的菌株不多，分别占0.8%和0.2%。我国监测的结果也是对磺胺类药物耐药的菌株较多，10%～29.8%的菌株对磺胺甲噁唑耐药，个别地区高达50%。其次是对乙酰螺旋霉素耐药的菌株占22.9%。未发现对氯霉素耐药的菌株，对青霉素耐药的菌株也少见，故对Nm感染，应以青霉素G为首选。

1. 普通型的治疗

(1) 一般疗法　病室力求安静，空气流通。饮食以流质为宜，并给予适当的液体输入，急性期早期液体量应限制在1 200～1 500 ml/d。必要时可鼻管饲食。密切观察病情变化。神志不清者应加强护理，如保护角膜以防溃疡形成，保持皮肤清洁及经常改换体位及拍背以防止压疮和呼吸道感染。呕吐时防止吸入。惊厥时防止舌咬伤。呼吸困难时给氧。

(2) 病原治疗

1) 青霉素G：青霉素G的脑脊液浓度一般为血浓度的10%～30%，注射普通剂量不能使脑脊液内含量达到有效杀菌浓度，但注射大剂量能使脑脊液内药物达到有效浓度，治疗效果满意。青霉素G每日的剂量成人为20万～30万U/kg，儿童为10万～25万U/kg。应将剂量每2～3 h分次推注（青霉素G钠盐）或快速静脉滴注。如以青霉素G缓慢静脉滴注，则其峰浓度较间歇快速注射者为低，故不宜缓慢滴注。如诊断确定，则不需加用其他抗生素，单用青霉素G已足够控制感染。

青霉素G鞘内注射可能招致发热、惊厥、蛛网膜下隙粘连阻塞、脊髓炎及下肢疼痛等严重反应，故不应采用。

Nm一般对青霉素G保持高度敏感，最低抑菌浓度<0.03 mg/L。但近数年来，B群和C群Nm开始对青霉素G产生低水平耐药，最低抑菌浓度在0.25～1.0 mg/L之间。这是由于青霉素结合蛋白-2发生了结构改变，使青霉素的靶位亲和力降低，这种相对耐药性的产生尚不致影响大剂量青霉素G的疗效，但需注意今后Nm的耐药动态变化。

2）氯霉素：氯霉素较易透过血脑屏障到达脑脊液中，为血浓度的30%～50%，且Nm对之亦很敏感，因此当患者对青霉素过敏时，可改用氯霉素治疗。剂量成人为每日50～100 mg/kg，儿童为每日50～75 mg/kg，根据病情分次口服、肌注或静滴。使用氯霉素时，应严密注意其副作用，尤其是对骨髓的抑制。在越南和法国已分离出对氯霉素高度耐药菌株（MIC>64 mg/L），这些耐药株均为B群，其耐药基因与转座子Tn4451部分插入序列高度同源，转座子Tn4451携带有*catP*基因。

3）氨苄西林：成人剂量为12 g/d，每2～3 h分次快速静脉滴注。本品对流感杆菌和肺炎球菌所致脑膜炎亦有效。

4）头孢菌素类：第一代头孢菌素因不易透过血脑屏障，故不宜应用。第三代头孢菌素研究应用较多者为头孢噻肟（cefotaxime）和头孢曲松（ceftriaxone），疗效良好。这类药物毒性低，抗菌谱广，对β内酰胺酶稳定，且脑脊液内浓度较高，故对病原诊断尚不明确者可以应用。头孢噻肟成人剂量为每日4～6 g，儿童剂量为每日150 mg/kg，分3～4次静脉快速滴注。头孢曲松成人剂量为每日2～4 g，儿童为每日100 mg/kg，每日1次静脉滴注。

5）磺胺类：在耐磺胺率低于10%的地区仍可应用。成人采用复方磺胺甲噁唑片或针剂（含SMZ0.4 g，TMP0.08 g），每次3片或3支，每日2次。儿童按SMZ每日50～80 mg/kg计算，分2次口服、肌注或静脉注射。亦可采用磺胺嘧啶加TMP治疗。有肝、肾疾病，对磺胺药过敏或有毒性反应者均不宜应用。磺胺耐药的机制是由于Nm染色体上编码二氢核黄素的基因突变。

以上各种抗菌剂的疗程均为5～7 d。

（3）对症治疗　头痛可酌情用可待因、阿司匹林，或用高渗葡萄糖静脉注射。高热时可用乙醇擦浴或小剂量安乃近肌内注射。惊厥时可用副醛0.2 ml/kg肌注；或用10%水合氯醛灌肠，成人每次5～15 ml，儿童每次20～30 mg/kg。镇静剂剂量不宜过大，以免影响病情变化的观察。

（4）抗内毒素治疗　内毒素是本病主要的致病因子，清除或使内毒素失活可能减轻症状。常用的方法有血液滤过、内毒素结合药物（如多黏菌素）和特异性抗内毒素抗体（J5、HA-1A、BPI、$rBPI_{21}$等），但使用这些治疗后，病死率无显著下降。

2. 暴发休克型的治疗

（1）抗菌治疗　以青霉素G治疗，剂量20万～40万U，用法同前。

（2）抗休克治疗

1）扩充血容量：可采用生理盐水、平衡盐液、葡萄糖液、右旋糖酐40或血浆等快速输入，并根据中心静脉压、肺动脉楔压、休克纠正程度、尿量等调节液体量和速度。一般休克纠正前输液需要量较大，速度亦较快。待休克纠正后立即减少，以免引起肺水肿。

2）纠正酸中毒：应根据血二氧化碳结合力、pH值等补充碱性溶液如碳酸氢钠。

3）给氧：充分供氧对休克患者十分重要。可经鼻导管或面罩输予。必要时应插入气管导管并以呼吸器辅助呼吸，使动脉氧分压维持在10.7～16 kPa（80～120 mmHg）。

4）选用血管活性药物：在经过上述处理后，如休克仍未纠正，可应用血管活性药物。一般首先选用多巴胺，剂量为每分钟2～6 μg/kg，根据治疗反应调整速度和浓度。本药可扩张内脏血管，增强心肌收缩力，但不致引起心律紊乱等副作用。如休克仍未纠正，且中心静脉压反有升高，或肺底出现啰音等淤血体征时，可考虑应用苄胺唑啉治疗。此药为α受体阻滞剂，可扩张全身小血管，改善微循环，尤其是体循环张力降低后，肺内血液可大量向体循环转移，从而解除肺部淤血和微动脉痉挛，防止休克肺的发生。此时中心静脉压可有所下降，肺内淤血解除，可以继续输液以纠正休克。剂量为10 mg/L，静脉滴注，直至休克纠正。

节后胆碱能阻滞剂，包括山莨菪碱、阿托品、东莨菪碱等亦可应用。山莨菪碱又称654-2，不良反应较阿托品小，剂量为每次0.3～0.5 mg/kg，重症可用至1 mg/kg，每15 min静脉注射1次。有效时出现面色和指甲变红，四肢转暖，血压回升。此时可延长给药时间并逐渐停药。如应用8～10次后无效，则应改用其他血管活性药物。

5）强心药物：流脑暴发休克型时，心肌炎并非少见。心肌收缩不良是引起休克的一个重要因素，故可适量给予毛花苷C(digilanid C,又名西地兰)等快速洋地黄化制剂。

6) 肾上腺皮质激素:曾有研究显示大剂量皮质激素的应用认为对纠正休克有助;但也有相反的报道。氢化可的松每日剂量为300~500 mg,静脉滴注。休克纠正后应迅速减量及停药,一般用药不超过2 d。

7) 抗凝治疗:近年来对肝素治疗的效果评价不一。目前认为,除有实验室DIC的依据外,且有深部组织出血或血栓形成的表现时,才开始肝素治疗。剂量为每次0.5~1 mg/kg,加于10%葡萄糖液静滴,并根据情况每4~6 h重复1次,多数用1~2次。在开始应用肝素后,应给予新鲜血浆,以补充消耗的凝血因子。

3. 暴发脑膜脑炎型的治疗 应用抗生素,如暴发休克型,治疗重点应为减轻脑水肿,防止脑疝和呼吸衰竭。

(1) 脱水剂 20%甘露醇每次1~2 g/kg,静脉推注或快速滴注,每4~6 h 1次,直至呼吸恢复正常、瞳孔两侧大小相等、血压恢复正常及其他颅内高压症状好转为止。甘露醇亦可和高渗葡萄糖交替应用,后者为50%溶液,每次40~60 ml。肾上腺皮质激素亦可同时应用,以降低颅内压。

(2) 亚冬眠疗法 主要用于高热及频繁惊厥以及有明显脑水肿和脑疝者。用法为氯丙嗪和异丙嗪各1~2 mg/kg,肌注或静注。安静后放冰袋于枕后、颈部、腋下及腹股沟,使体温迅速下降至36℃左右。第一次注射后4~6 h再肌注1次,共3~4次。

(3) 呼吸衰竭的处理 如出现呼吸衰竭的先兆,则除给予洛贝林、尼可刹米(可拉明)等中枢神经兴奋剂外,应立即作气管插管。插管后,尽量吸出痰液和分泌物,然后应用呼吸器辅助呼吸,并进行心肺监护。

4. 慢性Nm败血症的治疗 抗菌药物的应用和普通型相同。

【预防】 流行期间做好宣传工作,开展卫生运动,搞好室内卫生,注意个人及环境卫生,儿童避免到拥挤的公共场所。提倡少开会,少走亲访友。

1. 早期发现和隔离患者 做好本病的预测和预报工作,以防止疫情传播和扩大。对患者应进行呼吸道隔离。在某一局部地区有暴发流行时,可对该区及其周围地区人群作紧急菌苗预防注射。

2. 流脑菌苗免疫注射 A群多糖菌苗接种后保护率达90%左右,副作用亦极小,注射后2周左右大多数受种者的体内即可测出杀菌抗体,且持续2年以上。剂量为30 μg。最佳免疫方案是在预测流行到来之前,对易感人群进行一次普种,要求覆盖率达85%~90%以上,以后对6个月至2岁的婴幼儿每年基础免疫1针,共2针,间隔1年,可以降低低年龄组的发病率,提高人群的免疫反应性,起到延长流行间歇期的作用。

国外已研制成C群单价、A+C群和A+C+Y+W135群(CPS)的多糖菌苗。A群与C群菌苗对4岁以上儿童具有90%左右的免疫效果,免疫保护作用的时间约3年,但是它对幼儿免疫效果较差,保护时间较短。可能由于该菌苗在该年龄组只能引起特异IgM抗体反应而不能引起特异IgG抗体反应。至今国内外尚未获得满意的B群Nm疫苗,以OMP为基础的B群Nm疫苗在古巴、智利、挪威和巴西等国进行了现场观察,所试的B群OMP疫苗对5~21岁人群有70%左右的免疫保护效果,对1~4岁儿童无明显的保护效果,对2岁以下的儿童无预防作用。我国也筛选获得了一种B群Nm外膜蛋白复合物(OMPC),现在已经将它与国产的A群Nm多糖疫苗偶联到一起,构建了一种ACPS-BOMPC的偶联物,初步试验证明了此偶联物既增强了A群Nm多糖的免疫原性,还具有B群Nm OMPC的免疫原性,而且它的安全性和稳定性也比较好。

3. 药物预防 由于至今国内外尚未获得满意的B群Nm菌苗,A群菌苗对其又无预防作用,当监测发现由B群Nm引起的病例增多时,可以对患者的密切接触者进行药物预防。由于首发病例发病后4 d内密切接触者即可发病,故必须及早进行药物预防。可应用利福平或米诺环素。利福平成人剂量为600 mg,儿童为10 mg/kg,每12 h 1次,共服2 d。米诺环素亦有效,但有眩晕等副作用。对磺胺类敏感的地区,仍可用磺胺嘧啶预防,成人每日4~6 g,儿童每日100~200 mg/kg,分2次口服,共服3 d。在流行期间,不论是否接受药物预防,均应对密切接触者作医学观察,早期发现病例,积极治疗。

参考文献

[1] 罗明仪,盛家琪,王其南.流行性脑脊髓膜炎400例临床分析[J].中华传染病杂志,1984,2(2):218.

[2] 李新武,胡绪敬,高立蕙,等.我国不同流行周期脑膜炎奈氏菌的亚型和流行病学意义[J].中国公共卫生学报,1991,10(4):211.

[3] 王骏,王健天,胡真,等.多位点酶电泳法(ET)用于我国A群脑膜炎奈氏菌的分型及流行病学意义[J].中华流行病学杂志,1991,12:65.

[4] Galimand M, Gerbaud G, Guibourdenche M, et al. High-level chloramphenicol resistance in *Neisseria meningitidis*[J]. N Engl J Med, 1998,339(13):868.

[5] Marcel vav Deuren, Brandtzaeg P, Jos WM, et al. Update on meningococcal disease with emphasis on pathogenesis and clinical management[J]. Clin Microbiol Rev, 2000, 13(1):144.

[6] Nicolas P, Decousset L, Riglet V, et al. Clonal expansion of sequence type(ST-5) and emergence of ST-7 in serogroup a meningococci in Africa[J]. Emerg Infect Dis, 2001,7(5):

849.

[7] Pollard AJ, Morion ER. The meningococcus tamed? [J]. Arch Dis child, 2002,87(1):13.

[8] Bennett DE, Cafferkey MT. Multilocus restriction typing: a tool for *Neisseria meningitidis* strain discrimination[J]. J Med Microbiol, 2003,52:781-787.

第十二节 其他细菌性脑膜炎

袁 喆

本节所述的细菌性脑膜炎是指由脑膜炎球菌以外的细菌所致的急性化脓性脑膜炎。细菌性脑膜炎是常见的严重感染性疾病之一，由于病原菌谱的变化及抗菌药物耐药性的增加，目前仍具有较高的病死率和神经系统后遗症发生率。

【病原学】 细菌性脑膜炎约有80%由脑膜炎球菌、肺炎球菌、流感嗜血杆菌引起，其次为葡萄球菌属、链球菌等，大肠埃希菌、克雷伯菌属、铜绿假单胞菌等革兰阴性杆菌及单核细胞增多性李斯特菌也可引起，其他少见者有产碱杆菌、不动杆菌及沙门菌等。各种细菌性脑膜炎的发病与年龄及病理生理状况有关，院外获得性细菌性脑膜炎，80%以上由脑膜炎奈瑟菌、肺炎球菌、流感嗜血杆菌引起，院内感染多由革兰阴性杆菌及葡萄球菌所致。新生儿脑膜炎以大肠埃希菌和B群链球菌为主。5岁以下的婴幼儿以流感杆菌、李斯特菌为主，年长儿童及青年以脑膜炎奈瑟菌为主。成人常由肺炎球菌引起，免疫功能缺陷者多由李斯特菌及革兰阴性杆菌引起，颅脑外伤及手术者以葡萄球菌、肺炎球菌及革兰阴性杆菌感染多见。多种病原菌混合性脑膜感染主要见于穿透性颅脑外伤、脑脓肿向脑室或蛛网膜下隙穿破以及1岁以下婴儿。神经外科手术以后继发葡萄球菌属、铜绿假单胞菌、不动杆菌所致的细菌性脑膜炎，由于细菌耐药性增加，甚至为多重耐药菌，增加了治疗的难度及病死率。近年来报道艾滋病患者细菌性脑膜炎多数为混合感染，病原菌除2种以上的化脓性细菌外，也可有结核菌和病毒参与混合感染。近年来，随着神经外科手术广泛开展，由革兰阴性杆菌所致的细菌性脑膜炎也明显增多。

【感染途径】 细菌性脑膜炎患者多具有原发感染病灶，常见的致病菌侵入脑膜途径有：①通过血液循环，发生于菌血症或败血症后，是最常见的入侵途径，如细菌通过鼻咽部黏膜、肺部感染、心内膜炎、泌尿道、胃肠道、皮肤黏膜等入血。②细菌由颅脑临近病灶直接扩散，蔓延侵入脑膜，如患中耳炎、乳突炎、鼻旁窦炎等。③脑膜屏障破坏导致感染，如腰椎穿刺、颅脑开放性外伤及手术后感染，将致病菌直接接种于蛛网膜下隙。④脑血管血栓性静脉炎，如继发于海绵窦血栓性静脉炎的脑膜炎。⑤先天性解剖缺陷，如脊柱裂和脑膜膨出，易感染葡萄球菌及革兰阴性杆菌。

【发病机制】 细菌引起脑膜炎的毒力与细菌的3种成分，即荚膜、细胞壁和内毒素脂多糖(LPS)密切相关。细菌荚膜由多糖组成，可有效抑制中性粒细胞吞噬作用和补体系统的杀菌作用，起着入侵宿主、逃避宿主的识别和被消除的作用。在革兰阳性细菌的细胞壁里含有大量的肽多糖(peptidoglycan, PG)和磷壁酸(teichoieacid, TA)，革兰阴性菌则释放内毒素脂多糖，它们是脑膜炎的强烈诱导剂，可促使IL-1、TNF、血小板活化因子等炎症递质释放，而中枢神经系统的星形胶质细胞、内皮细胞及脑膜巨噬细胞也可促使炎症递质释放。分泌入脑脊液中的炎症性细胞因子有致脑膜炎的作用，可促使中性粒细胞黏附并通过内皮细胞进入脑脊液。研究发现，细菌性脑膜炎患者的脑脊液中，TNF一般均有升高。TNF在脑膜炎中起着重要的作用，通过诱导中性粒细胞黏附分子的形成，促进中性粒细胞黏附于血管内皮细胞上，同时也刺激星型胶质细胞产生IL-1，IL-1可刺激中性粒细胞脱粒释放使血脑屏障通透性增加的有氧代谢产物。内皮细胞上存在膜糖蛋白，即内皮细胞-中性粒细胞黏附因子，中性粒细胞上存在CD18类黏附促进受体，它们都可被炎症递质活化，而相互黏附。一旦中性粒细胞黏附在脑毛细血管内皮细胞上，就会移行到被酶消化了的细胞间接合部，使血脑屏障通透性增加，血浆蛋白随之进入脑脊液中。

蛛网膜下隙的脑脊液是人体防御力较弱的区域，细菌进入脑脊液内达到蛛网膜下隙后，尽管脑脊液中的中性粒细胞增多，但脑脊液内的补体浓度不足以达到调理和杀菌作用水平，吞噬作用减弱。抗生素又能使细菌大量溶解，刺激细胞产生更多的细胞因子，细胞因子的浓度增加，介导更强烈的炎症反应，表现为粒细胞进入蛛网膜下隙，黏附于中枢神经系统和其他组织，脑脊液内的粒细胞增加，蛋白质增加，乳酸浓度增加和糖降低。LPS和IL-1可破坏血脑屏障，使其通透性增加。大量白细胞进入蛛网膜下隙，释放毒性物质，使血浆蛋白质渗透入脑脊液，促使蛛网膜下隙内炎性渗出物形成，导致脑水肿和颅内压增高。脑细胞膜改变，特别是受到花生四烯酸产物的作用，促进脑细胞内水含量增加，钾离子漏出，葡萄糖消耗和产生乳酸。血管升压素分泌亦有所增加，使脑实质的细胞外液呈低渗状态，更增加水进入细胞内，也促成脑水肿。

【临床表现】　可因患者的年龄及病原菌的不同而有所差异，但也有其共同特点。一般起病急，有畏寒、发热、头痛、呕吐、惊厥、抽搐、神志改变等表现，检查时多有脑膜刺激征，如颈部强直、Kernig 征及 Brudzinski 征阳性。病情重者有谵妄、昏迷、瞳孔不等大、对光反应迟钝、呼吸不规则等脑疝症状；或有血压下降、脉搏细弱等休克症状。2 岁以下的婴幼儿患者临床表现常不典型，脑膜刺激征可不明显，情感及警觉状态的改变是其重要的症状及体征。基础状况较差的老年患者，起病隐匿，常表现为嗜睡或反应迟钝，脑膜刺激征可不明显。若炎症累及颅内血管及脑实质时，可出现肢体瘫痪或失语。若炎症累及颅底损害脑神经时，可出现视力障碍、吞咽困难、声音嘶哑等症状。如颅后凹发生蛛网膜粘连，可引起脑脊液循环梗阻，出现脑积水。

细菌性脑膜炎一般较少引起视神经乳头水肿。若发现明显视神经乳头水肿，应考虑到伴有或单独存在颅内其他部位化脓性疾病，如硬膜下积液、脑脓肿破入蛛网膜下隙、静脉窦血栓形成，以及可能和细菌性脑膜炎相混淆的颅内占位性病变等。

体格检查时还应注意寻找原发感染灶，如败血症、心内膜炎、肺炎、中耳炎、乳突炎、鼻旁窦炎及颅脑外伤等。

【诊断】　应根据病史、临床表现和实验室检查等进行综合考虑。患者急性起病，有高热、头痛、呕吐、脑膜刺激征阳性等临床表现。凡疑诊为脑膜炎患者，均应作腰椎穿刺及相应的实验室检查，对本病诊断有决定意义。同时做脑脊液培养及药敏实验，明确病原菌及指导抗菌药物的应用。

【实验室检查】

1. 脑脊液检查　脑脊液压力检测均有升高，脑脊液呈浑浊，甚至为脓性，蛋白质(潘氏)反应阳性，多数患者脑脊液白细胞总数明显增加，以中性粒细胞为主。但也有在病程早期脑脊液常规检查正常而细菌培养阳性者，这与病情早期脑脊液变化较轻微、脑脊液检查前抗生素不规则应用及脑脊液中白细胞被纤维蛋白吸附等有关。若脑脊液常规正常而临床仍疑为本病者，可在 12～24 h 后重复腰椎穿刺，此时常可有异常发现。化脓性脑膜炎时，脑脊液的蛋白质明显增加，多在 1 g/L 以上，少数可高于 10 g/L，同时有氯化物的含量降低。化脓性脑膜炎伴随产生的脑脊液糖降低可由多种因素造成，包括转运率增高、糖酵解加强、代谢率升高等。糖定量对鉴别细菌性和病毒性脑膜炎很重要，病毒性者糖含量常不减低，但脑脊液糖含量正常并不能排除细菌性脑膜炎，应同时测定血糖值。脑脊液糖量相当于血糖量的 50%～60%。在糖尿病患者或腰椎穿刺前注射葡萄糖者，脑脊液糖浓度可不降低或有增加，但应低于血糖的 50%。

2. 细菌学检查　脑脊液离心沉淀后涂片染色或培养找细菌，大多数(>90%)化脓性脑膜炎都可以从脑脊液沉淀物革兰染色涂片或培养中找到细菌。如发现细菌应仔细观察细菌的形态、染色反应及进行药物敏感试验。有效抗菌药物治疗 24～28 h 后，98%细菌学检查可阴转。

3. 免疫学检测　如涂片未发现细菌，可作特异性免疫学检测，以利早期诊断。

(1) 对流电泳　用已知的特异性抗血清与脑脊液(或血清)在电泳池内相互作用，如后者含有相应的细菌抗原，即出现沉淀线。此法简便、快速，30～60 min 可获结果，阳性率较高，不同细菌之间无交叉反应。

(2) 乳胶凝集试验　利用乳胶为载体，将特异性抗体吸附在乳胶颗粒上与脑脊液中相应细菌抗原相结合，肉眼可见乳胶微粒凝集，即可确定病原菌。此法灵敏、简便、快速，且不受抗菌药物治疗的影响。但应注意除外非特异性凝集。目前已用于检测脑膜炎奈瑟菌、肺炎球菌、B 型流感嗜血杆菌、B 群链球菌、大肠埃希菌等。

(3) 免疫荧光抗体试验　用免疫荧光抗体可测出脑脊液中的相应细菌抗原。直接法简便，特异性高，敏感性较低。近年来由于免疫荧光技术的发展，可快速鉴定包括流感嗜血杆菌、B 群链球菌等多种病原体。

(4) ELISA　已用于检测脑膜炎球菌、流感杆菌和肺炎球菌所致化脓性脑膜炎患者脑脊液的抗原，结果显示敏感性及特异性均较高。对使用过抗菌药物的患者，优点更为明显。

(5) 鲎溶解物试验　鲎溶解物与极微量的革兰阴性细菌内毒素相遇即可凝固，故可用以测定细菌的内毒素，阳性者可拟诊为革兰阴性细菌感染，革兰阳性细菌及真菌性脑膜炎时，此试验为阴性。此试验简单、快速、方便，能在 1 h 内得到结果。

(6) 脑脊液中乳酸脱氢酶(LDH)测定　细菌性感染时脑脊液中 LDH 明显增高，一般在 100 U 以上，主要为同工酶 LDH－4 和 LDH－5 升高，LDH－1 和 LDH－2 相对降低，非细菌性感染则为正常。

(7) PCR-探针杂交技术　PCR-探针杂交技术被用于检测肺炎球菌、流感杆菌和李斯特菌所致的细菌性脑膜炎，均取得了很高的敏感性和特异性。但是用 PCR-探针法分别检测细菌，将使这一方法繁琐、昂贵。

4. 影像学检查

(1) CT　细菌性脑膜炎 CT 检查发现与病程的早晚和长短有密切关系。细菌性脑膜炎初期，CT 检查通常无特异性改变。临床治疗满意者，一般不必进行 CT 检查。当病情危重或治疗效果不满意时，即应及时进行 CT 检查，用以指导临床选择合理的治疗方案，同时对于判断预后也具有重要意义。

细菌性脑膜炎 CT 表现：①早期可无异常发现，病变进展可显示基底池、侧裂池内密度增高，脑室对称性扩大，以两侧脑室颞角扩大出现最早。②增强扫描示脑池内明显强化，基底池、侧裂池部分或全部闭塞。③大脑皮质区可出现不规则形低密度区，为脑膜脑炎的发现。④可形成硬膜下积脓或积液，可合并脑脓肿。⑤脑血管受累可形成脑梗死。⑥晚期形成脑积水，脑膜炎后遗症常有脑软化、脑萎缩。

(2) MRI　细菌性脑膜炎 MRI 表现：①早期可无异常。病变发展可在蛛网膜下隙出现异常信号，T_1 加权像信号略高，脑底池模糊不清，T_2 加权像呈高信号。合并脑膜脑炎时在大脑皮质区可见长 T_1 长 T_2 异常信号病变。②增强扫描示蛛网膜下隙不规则强化或脑膜线状强化。③其余表现同 CT 表现。

【治疗】　细菌性脑膜炎一旦诊断明确，应立即采用相应的抗生素治疗。治疗原则有：①尽快检出病原菌并进行药敏试验，选择合适抗生素。②选用杀菌剂。③选用易透过血脑屏障的药物。④制定合理的给药方案。⑤疗程因不同病原菌而不同，停药指征为脑脊液中细胞数及各项生化指标基本恢复正常，细菌涂片及培养转阴。

一、肺炎球菌脑膜炎

肺炎球菌脑膜炎呈散发，多见于冬春季，以婴幼儿及老年或有慢性病患者为多，但成人亦非罕见。本病常继发于肺炎或肺炎球菌败血症的过程中，其次为中耳炎、乳突炎及鼻旁窦炎等感染灶，部分患者继发于颅脑外伤骨折之后或脑外科手术后，少数病例无明确原发病灶。

【发病机制和病理】　原发病灶为肺炎或兼有败血症者，病原菌通过血循环到达脑膜引起脑膜炎。患中耳炎者，病原菌可通过炎症破坏骨板岩鳞缝以及与脑膜血管相通的血管侵入或经内耳道、内淋巴管扩展到脑膜。筛窦炎时，病原菌通过神经鞘或血栓性静脉炎而感染脑膜。颅脑外伤的患者病原菌则可直接由创伤处侵入脑膜。先天畸形者，如中耳畸形、乳突发育不良时、脑脊膜膨出时，细菌易于侵入脑膜。脾切除和脾功能不全者，易于发生有荚膜细菌所致暴发性败血症和脑膜炎，肺炎球菌占 1/2～2/3。因脾脏具有滤过和吞噬颗粒的功能，而带荚膜的细菌抗吞噬能力很强，另外脾脏尚具有体液及细胞免疫功能。一旦脾切除后，这类细菌就引起暴发性败血症、脑膜炎和 DIC 等。脑脊液鼻漏患者的鼻部肺炎球菌可上行感染发生反复发作性脑膜炎。

肺炎球菌侵入脑膜后引起脑部毛细血管扩张、充血、通透性增加，纤维蛋白渗出，炎症细胞浸润，大量炎症渗出物广泛分布于蛛网膜下隙，以大脑顶部表面较多，颅底和脊髓部位受累较少。由于大量纤维蛋白及炎症渗出物沉积于蛛网膜下隙，造成粘连和包裹性脓肿，甚至发生硬脑膜下积液或积脓，从而使抗生素不易渗入，是造成本病复发及治疗困难的因素。如病程较长时，则可发生脑室系统脑脊液循环梗阻、脑室扩张，甚至脑室积水或积脓等，从而继发颅内压增高，严重者可导致脑栓形成。

【临床表现】　肺炎球菌脑膜炎多于原发病后 1 周以内发生，继发于颅脑外伤者，可在 10 d 至 1 个月发生。临床表现包括原发病及脑膜炎的表现。本病起病急，有发热、剧烈头痛、呕吐、全身软弱、意识改变、颈有阻力、Kernig 征与 Brudzinski 征等脑膜刺激征阳性及颅内高压表现。皮疹不常见，有时在皮肤或黏膜出现细小出血点，形态上不同于流脑的瘀点，发生广泛瘀点、瘀斑者更少。婴儿肺炎球菌脑膜炎与成人不同，表现为极度烦躁不安、惊厥、嗜睡、厌食、喷射性呕吐，有时角弓反张。体格检查常可发现囟门隆起，但有严重呕吐、失水者，囟门隆起可不明显。老年患者脑膜刺激征不明显。继发于中耳炎、乳突炎等脑膜炎患者，多发展迅速，可很快出现意识障碍。本病常因病情较重，或确诊较晚，或治疗不当而发生并发症，常见的有硬膜下积液、积脓或脑积水等；其次为脑神经损害，主要累及动眼、面、滑车及外展等脑神经。

少数患者患本病后可以反复发作，此为本病特征之一。复发性脑膜炎患者常有以下原因：①先天性解剖缺陷，如先天性筛板裂、先天性皮样窦道、脑膜或脊髓膜膨出等，细菌可直接到达脑膜。②头部外伤，由于颅骨骨折(筛板骨折最常见)，发生脑脊液鼻漏，细菌从鼻咽部直接进入蛛网膜下隙而发病。鼻分泌物中有糖提示鼻液中有脑脊液，可进一步作糖定量；或由椎管注入亚甲蓝(美蓝)，观察鼻分泌物中有无亚甲蓝以证实之。可通过脑池 ECT 检查，确定脑脊液鼻漏及瘘口，以利于进一步根治。对无放射性核素检查时，可通过头颅 CT 增强冠状面扫描或颅底薄层 CT 检查助诊，X 线摄片也是重要的诊断方法。③脑膜旁有感染灶，如慢性乳突炎或鼻旁窦炎。④宿主免疫功能缺陷，如先天性丙种球蛋白缺乏或用免疫抑制剂者及儿童期作脾切除或脾萎缩者，均易引起肺炎球菌脑膜炎反复发作。⑤脑脊液极度稠厚，易于形成粘连及脓性包裹，影响药物的疗效，也是复发的原因之一。处理反复发作的患者，查明复发的原因并给予彻底的治疗是关键。

【诊断】　在冬春季肺炎流行季节以及在婴幼儿和老年人，有肺炎、中耳炎、乳突炎、鼻旁窦炎、颅脑外伤、颅底骨折、脑外科手术等病史，或有某些先天性缺陷等情况，出现发热、头痛伴脑膜刺激征、颅内压增高等表现时，均应考虑到本病的可能。可靠的早期诊断方法是脑脊液检查。脑脊液呈脓性，细胞数及蛋白质含量增加，糖及氯化物减少。晚期病例如脑脊液中出现细胞蛋白质分离现象，表明即将发生或已经发生蛛网膜下隙阻滞。如作小脑延髓池穿刺，引流的脑脊液中可见大量脓细胞。脑脊液涂片可找到革兰阳性双球菌或短链状球菌。如脑脊液中有足够量的细菌,利用混合的肺炎球菌抗血清做荚膜肿胀试验,可立即鉴定是否为肺炎球菌。脑脊液培养80%以上可以获得病原菌。也可通过对流免疫电泳发现特异性细菌抗原,从而可迅速作出诊断。脑脊液的乳酸脱氢酶活性测定可明显升高。PCR-核酸探针杂交技术用于检测脑脊液中的肺炎球菌,具有较高敏感性的特性,可用于脑脊液培养阴性者的辅助诊断。

放射学检查可作胸部透视或胸部X线摄片,必要时可作鼻旁窦、乳突或筛板的X线摄片。如果从病史、临床表现(如视神经乳头水肿)疑有局限性病损者(如脑脓肿、硬膜下积脓),应作放射性核素检查、脑CT、MRI或脑血管造影等,以尽早明确诊断。婴幼儿的脑膜炎应进行颅骨X线检查及硬膜下穿刺抽液,以早期发现硬膜下积液。

【治疗】

1. 抗生素治疗 目前肺炎球菌对青霉素仍很敏感,治疗青霉素敏感菌株所致脑膜炎,首选青霉素G,成人1 200万~2 000万U/d,儿童每日30万~60万U/kg,疗程2周,视病情变化,可延长至3周。亦可选用氨苄西林每日12 g,分4~6次静脉给药。其他可选择的药物有:氯霉素成人每日50 mg/kg,儿童每日50~75 mg/kg,2个月以内的婴儿或新生儿应慎用,剂量要酌减,每日不超过25 mg/kg;红霉素剂量成人每日2 g,儿童酌减,加入葡萄糖液内分次滴注。近来已出现肺炎球菌青霉素、氯霉素耐药株,可选用第三代头孢菌素,如头孢噻肟4~12 g/d,头孢三嗪2~3 g/d,每日分2~4次静脉给药(均为成人)。对β内酰胺类抗生素耐药菌株,应选用万古霉素(或去甲万古霉素),万古霉素是目前治疗多重耐药球菌脑膜炎最为有效的药物,但它不易透过血脑屏障,可联合应用利福平。万古霉素成人剂量为1~2 g/d,儿童每日20~40 mg/kg,分2次静滴。美罗培南抗菌谱广,对革兰阳性球菌和革兰阴性杆菌均有较好的抗菌活性,成人剂量120 mg/(kg·d),小儿剂量40 mg/(kg·d),临床疗效为98%,细菌学疗效为100%。

2. 抑制炎性递质的合成、释放和活性

(1) *皮质类固醇激素的应用* 对实验性肺炎球菌脑膜炎的观察证明,地塞米松能减轻颅内压,减少脑的水含量和脑脊液中乳酸和前列腺素E_2(PGE_2)浓度,减少血浆蛋白质进入脑脊液。其抗炎机制是减少TNF和IL-1的生成。临床研究表明对细菌性脑膜炎,儿童使用地塞米松辅助治疗可改善其预后。用量为0.4 mg/kg,每12 h静脉滴注,共2 d。

(2) *非类固醇抗炎药* 主要作用是抑制花生四烯酸转化为具有生物活性的PGE_2,抑制花生四烯酸代谢中的环加氧酶的活性。降低脑脊液中PGE_2和蛋白质的浓度,减轻脑水肿。

3. 治疗原发症 应同时治疗中耳炎、乳突炎、颅脑外伤等原发症,对复发性脑膜炎应找出原因,达到彻底根治。

二、流感嗜血杆菌脑膜炎

流感嗜血杆菌脑膜炎(简称流感杆菌脑膜炎)绝大部分是由b型流感杆菌所致。流感杆菌一般存在于人类的上呼吸道,根据荚膜多糖抗原成分的不同,用型特异性免疫血清作荚膜肿胀试验,将该菌分成6个血清型,即a、b、c、d、e和f型。其中b型菌对人类(婴幼儿)致病性最强。流感杆菌仅侵犯人类,发病年龄以3个月至3岁婴儿为主,因为2个月以内的婴儿体内有来自母体的杀菌抗体,故很少患病,其后随着年龄增长,来自母体的特异性杀菌抗体下降,而自身尚未能产生足量抗体,故易患此病。5岁以上儿童及成人很少发病。如5岁以后发病者应注意检查有无解剖和免疫缺陷。本病全年均可发病,但以秋冬季节最多。一家中同时有2个患儿者也屡有报告。近年来,由于流感杆菌疫苗的广泛应用,流感杆菌脑膜炎发生率显著下降。流感杆菌脑膜炎婴幼儿患者若不及时治疗,病死率可达90%,及时有效的治疗可降低到5%以下,但可有不同程度的后遗症。

【发病机制和病理】 b型流感杆菌致病因子与荚膜有关,流感杆菌通过呼吸道侵入体内,引起鼻咽炎,感染从局部扩展,累及鼻旁窦及中耳。细菌侵入血液循环形成败血症,通过血循环达到脑膜为最常见的侵入途径。患中耳炎、乳突炎者细菌可直接侵犯脑膜。细菌侵入脑膜后引起蛛网膜及软脑膜炎症,开始时脓性渗出物多在大脑顶部,进而蔓延到脑底及脊髓膜,有时累及脑实质,产生脑炎及脑脓肿。

【临床表现】 起病较缓慢,病程初期多有明显的上呼吸道感染、肺炎或中耳炎症状。经数日至1~2周后出现脑膜炎症状。患儿大多有发热、呕吐、嗜睡、昏迷、惊厥、颈强直及前囟膨隆等表现。偶见皮肤、黏膜瘀点。并发症有硬膜下积液、脑积水、脑脓肿等,主要是硬膜下积液(各种化脓性脑膜炎均可发生,但以流感杆菌脑膜炎多见),常发生在1岁以下的婴儿,并发硬膜下积液可无任何症状,但亦有热退后又上升或治疗数日后体温仍不退者;或症状好转后再度出现惊厥、呕吐、前囟膨隆及头围增大,此时应作头颅X线检查及硬膜下穿刺协助诊断。重症病例可遗留后遗症,如共济失调、瘫痪、失明、耳聋、智力障碍等。

【实验室检查】 脑脊液常规与其他细菌性脑膜炎相似,涂片常可见革兰阴性短小杆菌,阳性率较流脑为高,血培养阳性率亦高。荚膜肿胀试验可鉴定流感杆菌型别。鲎细胞溶解物试验测脑脊液中的内毒素,阳性结果有助于本病诊断。近年来采用对流电泳、乳胶凝集试验、ELISA等免疫学方法检测脑脊液中荚膜多糖抗原，可迅速作出病原学诊断，阳性率可达80%。

【治疗】 氨苄西林为具有杀菌作用的广谱抗生素，在脑膜炎症时，脑脊液药物浓度为血药浓度的30%，对治疗本病有良好疗效。对非产酶流感杆菌株，所致脑膜炎可首选氨苄西林。剂量成人每日6～12 g，儿童每日150～200 mg/kg，分4～6次静脉推注(每次推15～20 min或静脉滴注)，也可肌内注射，疗程10～14 d或用药后至退热后7 d。近年来已有本菌对氨苄西林产生耐药的报告，且用药后退热时间较长，复发率也较高。氯霉素对新生儿的毒性较大，故其剂量宜减为每日25 mg/kg。第三代头孢菌素多易透过血脑屏障，在脑脊液内的杀菌效力强，药物在脑脊液内的浓度大大超过该菌的MIC，故清除脑脊液内的细菌较快，用药后发生耳聋等后遗症较少，异常神经系统体征恢复快，副作用少。药物剂量头孢曲松2～3 g/d，头孢噻肟4～12 g/d(均为成人)，分2～4次静脉给药。美罗培南抗菌谱广，对流感杆菌有很好的抗菌活性，必要时可用于耐药菌感染的治疗。

三、葡萄球菌脑膜炎

葡萄球菌脑膜炎绝大部分由金黄色葡萄球菌(金葡菌)所致，也可由表皮葡萄球菌、腐生葡萄球菌、白色葡萄球菌感染引起。各年龄组均可发病，以新生儿及年长儿童发病较多。

【发病机制和病理】 多继发于头颅、面部感染及外伤，也可因金葡菌败血症及左心内膜炎致细菌栓子经血流侵袭脑膜。面部痈疖并发海绵窦血栓性静脉炎可进一步导致脑膜炎。颅脑损伤、颅脑手术后及腰椎穿刺时消毒不严也可并发脑膜炎。脑膜附近的感染病灶如中耳炎、乳突炎、鼻旁窦炎等亦可引起本病。新生儿脐带和皮肤的金葡菌感染也可继发脑膜炎，发病时间多在产后2周左右。其他易患因素为糖尿病、静脉滥用毒品、血液透析及恶性肿瘤等。

本病的早期表现为软脑膜及大脑浅表血管充血、扩张，继之炎症病变迅速沿蛛网膜下隙扩延。病变除蛛网膜下隙外，大脑的额叶、顶叶和颞叶均较明显，大量的黄色和灰色脓性渗出物覆盖于脑表面，并沉积于脑沟和脑池等处，亦可延及脑室内。金葡菌脑膜炎常合并硬脑膜下、硬脑膜外积脓或脑脓肿、海绵窦血栓形成等。

【临床表现】 起病不太急，常于原发化脓性感染数日或数周后发病，多有全身感染中毒症状。畏寒发热，伴持久而剧烈的头痛，颈强直较一般脑膜炎明显。除有脑膜炎症状外，尚有局部感染病灶，败血症患者还可有其他迁徙性病灶。还可出现皮疹，如荨麻疹样、猩红热样皮疹或小脓疱疹。皮肤可见出血点，但很少融合成片，与脑膜炎奈瑟菌脑膜炎不同。如败血症过程中出现头痛、呕吐、神志改变、脑膜刺激征等表现，应及时地进行脑脊液检查。病变以蛛网膜下隙为主，额叶、颞叶、顶叶部位较明显，病程中可出现硬膜下积液积脓，颅底粘连，可致脑神经损害。并发脑脓肿者，可发生肢体瘫痪。

【实验室检查】 脑脊液外观视病变严重程度和病期早迟而异，外观可微浑、毛玻璃样乃至凝集成乳块状等，蛋白质含量一般较高。培养常为阳性，涂片可找到葡萄球菌。血培养常有金葡菌生长。对流免疫电泳、乳胶凝集试验、荧光抗体测定脑脊液中葡萄球菌特异抗原，有助于快速诊断。

【治疗】 由于金葡菌对不少抗生素都有耐药性，而脑膜炎又是严重的感染，因此应尽力培养出细菌做药敏试验，以指导合理用药。培养结果尚未出来时，宜采用耐酶青霉素如苯唑西林或氯唑西林，成人12 g/d，儿童每日150～200 mg/kg，静注或静滴。由于此两品种透过血脑屏障均较差，故应辅以鞘内注射，亦可换用万古霉素和利福平等。万古霉素对金葡菌有强大的抗菌活性，目前尚未出现耐药菌株，故万古霉素宜用于青霉素过敏患者或耐甲氧西林菌株所致者，成人剂量2 g/d，儿童每日40 mg/kg，溶于生理盐水中分2次静脉缓滴。利福平的成人剂量为900 mg/d，儿童每日15 mg/kg，分2次口服，用药期间注意肝、肾功能。磷霉素对多种葡萄球菌均有抗菌活性，毒性小，可进入各种组织和脑脊液中，成人剂量为16 g/d，分2次静滴。疗程应为体温下降后继续使用2周左右，以免复发。停药后还需观察1～2周。

四、肠道革兰阴性杆菌脑膜炎

肠道革兰阴性杆菌脑膜炎是肠杆菌科的细菌，包括大肠埃希菌、沙门菌属、枸橼酸杆菌、产气或阴沟肠杆菌、克雷伯菌、变形杆菌、爱德华菌属等多种革兰阴性杆菌。该类细菌在肠道中一般不引起疾病，仅在某些条件下，进入其他脏器时才具有致病性，故称条件致病菌。

【发病机制和病理】 新生儿特别在2周龄以内者，脑膜炎的致病菌以革兰阴性杆菌为主，占60%～80%，其中尤以大肠埃希菌为主。病原菌来自母亲的产道或直肠。患儿多有胎膜早破、产程过长、难产、早产、体重过轻等病史。产后感染者病原菌多由患儿的呼吸道、口腔黏膜、脐部、皮肤、中耳等侵入血流，然后到达脑膜。有先天性解剖缺陷的婴儿如颅骨裂、脊柱裂、脑膜膨出或皮肤交通性窦道的婴儿，病原菌多直接经缺陷处侵入脑膜。新生儿发病者，常由于早产、损伤性分娩和母亲感染所致。新生儿时期，由于缺乏杀菌性IgM抗体，故对大肠埃希菌类的感染有高易感性。婴儿和老年人由于防御功能低下，亦易发病。中年人则常发生于有基础疾病患者的晚期，如采用免疫抑制剂治疗，留置静脉导管、导尿管等，这样细菌就有机会进入血流，引起败血症，继而发展为脑膜炎。颅脑外伤或颅脑手术及鼻旁窦、乳突等灶性感染或手术，细菌可直接进入脑膜而引起脑膜炎。新生儿脑膜炎和耳源性脑膜炎常由革兰阴性杆菌引起。

耳源性脑膜炎多发生于慢性胆脂瘤性中耳炎和乳突炎基础上，细菌进入软脑膜及蛛网膜而引起弥漫性化脓性炎症。致病菌常由变形杆菌、大肠埃希菌、流感杆菌、铜绿假单胞菌和其他肠道革兰阴性杆菌引起。本病可发生在各种年龄组，小儿及年轻者可由急性化脓性中耳炎、急性乳突炎引起，而年长者多发生于慢性化脓性中耳炎急性发作，特别是胆脂瘤性中耳炎的基础上。致病菌主要通过侵蚀的骨质进入颅内，亦可经血行感染或由岩尖炎沿内听道进入颅内。

【临床表现】 与其他细菌性脑膜炎相似。但新生儿，尤其是早产儿常缺乏典型的临床表现，易于误诊。这是由于新生儿的前囟、后囟、骨缝未闭，颈肌不发达，中枢神经系统发育不完善，故颅内高压的表现及颈强直的体征常不明显。主要表现为吮乳无力，吮乳减少甚至拒食，精神委靡，呕吐，烦躁，尖叫，嗜睡，呼吸困难，发绀等。体温多不稳定，早产儿体温常不升，足月儿可有发热。儿童期起病较急，有高热、头痛、食欲不振、呕吐、精神萎靡等症状，起病时神志一般清醒，病情进展则可出现谵妄、惊厥、昏迷甚至休克。颅压明显增高时可致脑疝，出现瞳孔、呼吸和心律改变，甚至有呼吸及循环衰竭。本病极易并发脑室膜炎，是造成预后不良和严重后遗症的原因之一。有弥漫性脑膜炎者，出现高热、持续性头痛和颈强直，头痛早期局限于患侧，以后头痛加重，并波及整个头部。重者发生抽搐、昏迷等。耳源性脑膜炎常同时有血栓性静脉窦炎或脑脓肿，应予注意。有败血症者可出现黄疸、瘀点、腹胀、肝脾肿大、休克等。

【诊断】 临床诊断和疑诊为脑膜炎的患者均应及时进行腰椎穿刺做脑脊液常规、涂片和培养检查。涂片阴性时，可做鲎溶解物试验及乳酸脱氢酶测定。乳胶凝集试验、对流免疫电泳、直接免疫荧光抗体试验检测脑脊液中细菌抗原，快速、灵敏、特异性强，不受抗生素治疗影响，对诊断本病有临床意义。疑诊有脑脓肿者，应及时作头颅CT，以明确诊断。X线检查常有乳突骨质破坏。

【治疗】 本病除对症治疗和支持疗法外，早期合理选择有效的抗生素治疗极为重要。鉴于革兰阴性杆菌常对多种抗生素耐药，一般应结合细菌培养与药物敏感试验结果，决定抗菌药物的选用。

多数第三代头孢菌素对革兰阴性杆菌具有强大抗菌作用，静脉注射后，脑脊液中有较高的浓度。临床报道治疗革兰阴性杆菌脑膜炎效果良好。头孢噻肟4～12 g/d，头孢他啶4～8 g/d，头孢曲松（头孢三嗪）2～3 g/d(均为成人)。每日剂量分2～4次静脉给药，头孢曲松分1～2次/d。庆大霉素或妥布霉素每日5 mg/kg，阿米卡星每日20 mg/kg，分2～3次，静脉或肌内注射给药。哌拉西林成人12～16 g/d，分4次静脉推注或滴注。也可采用哌拉西林与庆大霉素或阿米卡星联合治疗。如病原菌为产超广谱酶菌株，应选用美罗培南或含β内酰胺酶抑制剂的抗菌药物。

抑制炎性递质的合成、释放和活性的药物如地塞米松、吲哚美辛(消炎痛)等药物均可应用。

五、铜绿假单胞菌脑膜炎

铜绿假单胞菌是假单胞菌属中的主要种别，也是临床上引起各种感染的主要致病菌，在所有的医源性感染中占5%～15%。铜绿假单胞菌在自然界分布广泛，为土壤中存在的最常见细菌之一，正常人的皮肤、肠道和呼吸道等处都有本菌存在。铜绿假单胞菌为机会致病菌，是医院内感染的主要病原菌之一。铜绿假单胞菌脑膜炎常发生于开放性颅脑损伤、脑外科手术后，或因腰椎穿刺、腰麻等消毒不严或器械污染所引起；大面积烧伤患者的创面感染，有严重基础疾病如肿瘤、血液病、免疫缺陷病、糖尿病等，以及使用抗生素、肾上腺皮质激素等药物和留置体内导管如心导管、导尿管等，均可引起铜绿假单胞菌败血症，继而引起脑膜炎。

【发病机制和病理】 铜绿假单胞菌的内毒素可引起发热、休克及ARDS等，外毒素A则为一种动物死亡的致死因子，可裂解NAD中尼克酰胺部分催化ADP核糖与EF-2的共价结合，导致核糖体密码移动过程的阻断，从而阻止细胞蛋白质合成，使组织坏死，造成局部或全身疾病。机体对铜绿假单胞菌的免疫主要是体液免疫，特异性抗体以IgG和IgM为主，其中以IgM作用最强。IgG、IgM、补体、备解素等协助中性粒细胞和单核巨噬细胞吞噬和杀灭铜绿假单胞菌，故不易致病。但若改变或损伤宿主正常防御功能，或免疫功能缺陷，在医院环境中常可从带菌发展为感染。

铜绿假单胞菌脑膜炎的病理变化，早期软脑膜及大脑浅表血管充血、扩张、炎症沿蛛网膜下隙扩展，大量脓性渗出物覆盖于脑表面，常沉积于脑沟及脑基底部脑池等处，亦可见于脑室内。脑脊液颜色则为草绿色。随着炎症的扩展，浅表软脑膜和室管膜均因纤维蛋白渗出物覆盖而成颗粒状。病程后期则因脑膜粘连引起脑脊液吸收及循环障碍，导致交通性或非交通性积水。

【临床表现】 与其他细菌性脑膜炎相似，但病势凶险，病死率可高达80%左右。当伴有败血症时，患者出现高热、畏寒、寒战，伴有头痛、食欲减退及神志淡漠等毒性症状。精神症状常见，表现为激动、精神混乱、发热，发热常呈弛张或稽留热，常伴有休克，皮肤出现坏疽性深脓疱为其特征性表现，周围环以红斑，皮疹出现后 48～72 h，中心呈灰黑色坏疽或有溃疡。患者高热不退及毒血症持续，中枢神经系统症状加重，出现脑膜刺激征，因颅内压增高、呕吐频繁，血压可增高而脉搏减慢，感染性休克和昏迷发病率高。在不伴有败血症时，特别是在免疫缺陷者或肿瘤患者中，起病缓慢，有时可隐匿起病，缺乏系统的症状及体征。

【诊断】 应及时做血培养和脑脊液常规、涂片及培养，尽早明确病原菌和进行相应的抗生素治疗和对症治疗。

【治疗】 采用头孢他啶，其抗菌谱广，抗菌作用强，对多种β内酰胺酶稳定，对铜绿假单胞菌具有高度抗菌活性，其 MIC_{90} 为 2～4 mg/L，是目前临床用的头孢菌素中抗菌活性最强者，其次为头孢哌酮。本品与妥布霉素或阿米卡星联合应用对多重耐药的铜绿假单胞菌有明显协同作用，协同率达 93%。哌拉西林对铜绿假单胞菌的抗菌作用强，且部分能透过血脑屏障。环丙沙星 MIC_{90} 为 0.5～1 mg/L，静脉给药有一定量的药物进入脑脊液。

头孢他啶 4～6 g/d，分 2～3 次静脉给药，头孢哌酮 4～6 g/d，分 2～3 次静脉给药，最大剂量可用至 8 g/d。妥布霉素每次 1.5 mg/kg，每 8 h 1 次，肌注或静脉给药，每日总量不超过 5 mg/kg。阿米卡星每日 15 mg/kg，分 2 次肌注或静脉滴注。庆大霉素剂量为每日 4～6 mg/kg，每 8 h 1 次，肌注或静脉滴注。氨基糖苷类抗生素不易透过血脑屏障，脑膜有炎症时，脑脊液内药物浓度虽可增加，但仍达不到治疗浓度，故应加用鞘内注射或脑室内注射。庆大霉素鞘内注射剂量每次为 5～10 mg(5 000～10 000 U)，小儿每次 1～5 mg。阿米卡星每次为 5～10 mg。注射时以脑脊液边稀释边注入。应用氨基糖苷类抗生素时，应注意定期检查肾功能。

如病原菌为多重耐药菌，应选用美罗培南或含β内酰胺酶抑制剂的抗菌药物，或采用联合应用抗菌药物治疗。

六、李斯特菌脑膜炎

李斯特菌脑膜炎是由单核细胞增多性李斯特菌(简称李斯特菌)所引起的脑膜炎，多见于孕妇、婴幼儿、老年人及免疫功能缺陷的成人患者。本菌除引起脑膜炎外，还可引起妊娠感染、新生儿败血性肉芽肿、败血症及局灶性感染等。

李斯特菌为革兰阳性短小杆菌，不产生芽胞，一般不形成荚膜，在含血清的葡萄糖蛋白胨水中能形成黏多糖荚膜。本菌为需氧或兼性厌氧，对营养要求不高。在普通培养基上能生长，最适温度为 30～37℃。在血琼脂平板上于 35℃经 18～24 h 培养，菌落为灰白色，直径1～2 mm。能产生狭窄的β溶血环。在营养琼脂平板上 35℃培养 18～24 h，可形成圆形、光滑、透明、大小为 1～2 mm 的菌落，有溶血环。对多种糖发酵。不液化明胶。根据鞭毛及菌体抗原血清分型，李斯特菌有 16 个血清型，其中 1/2a、1/2b 和 4b 3 个血清型引起 90%以上人类疾病。本菌可引起婴儿及新生儿的化脓性脑膜炎或脑膜脑炎，病死率可达 70%。在成年人中，本病多见于老年人或有慢性基础疾病者，也可发生于以前健康的青年人。

【发病机制和病理】 本病发病机制尚未明了，但显然与宿主免疫状态有关。该菌感染早期，非免疫巨噬细胞缺乏杀灭该细胞的活力，但可以限制它在淋巴网状系统的增殖。感染 2～3 d 后，在 T 细胞激活下，更多的巨噬细胞被吸引到炎症部位，导致炎症清除。体液免疫对该菌感染无保护作用，故在细胞免疫功能低下和使用免疫抑制剂的患者中，该病发病率相对较高。

李斯特菌可产生溶血性外毒素，侵犯宿主，被宿主细胞吞噬后能在细胞内繁殖，随血流扩散至全身，在内脏器官发生细小化脓性病灶。

【临床表现】 与其他细菌性脑膜炎相似。一般起病急，90%病例的首发症状为发热，大多在 39℃以上。有严重的头痛、眩晕、恶心、呕吐，脑膜刺激征明显，且常伴有意识障碍，如木僵、谵妄等，亦可发生抽搐。重症者可在 24～48 h 内昏迷。少数起病缓慢，病程较长而有反复。如病变累及脑实质则可有脑炎和脑脓肿的表现。个别发生脑干炎症而呈复视、发音和吞咽困难、面神经瘫痪和偏瘫等。有基础疾病存在或全身抽搐和昏迷者，病死率高。后遗症有肢体瘫痪、共济失调、失语、眼球运动麻痹、面肌麻痹和括约肌功能紊乱等。

【诊断】 患者外周血中白细胞总数和中性粒细胞增多。单核细胞并不增多。脑脊液常规白细胞计数增高至数百或数千，以多核细胞为主，少数为单核细胞增高，蛋白质增高，糖降低。脑脊液涂片可发现小的革兰阳性杆菌。血和脑脊液培养阳性可确诊。血清学检查，双份血清抗体效价递升可协助诊断，但该菌抗原与葡萄球菌、链球菌、肺炎球菌有共同抗原，可发生交叉反应，故其诊断价值有限。PCR 检测脑脊液中该菌有助于辅助诊断。

本病应与其他化脓性脑膜炎鉴别。脑脊液细胞分类以单核细胞为主者，需注意与结核性脑膜炎或真菌性脑膜炎鉴别。病情轻、脑脊液细胞数不太高者应与病毒性脑膜炎鉴别。

【治疗】 李斯特菌对青霉素 G、氨苄西林、庆大霉素、链霉素、氯霉素、喹诺酮类、利福平、SMZ－TMP 等均敏感，但对杆菌肽和多黏菌素等耐药。青霉素 G 或氨苄西林为其治疗药物，但体外均不具有杀菌作用，如病情较重，常用 2 种抗生素联合治疗，氨苄西林或青霉素与氨基糖苷类抗生素联合应用有协同作用。氨苄西林每日 150～200 mg/kg，分次静注或肌注，疗程 4～6 周。妥布霉素与庆大霉素不易透过血脑屏障，故不宜单独使用,妥布霉素每日 5 mg/kg,庆大霉素每日 1.5～5 mg/kg;利福平易透过血脑屏障,且对该菌作用强;SMZ-TMP 对李斯特菌有体外杀菌作用,对青霉素过敏者可选用。头孢菌素对李斯特菌脑膜炎无效。

七、链球菌性脑膜炎

肺炎链球菌以外的其他链球菌所致脑膜炎在成人中发病率较低,占细菌性脑膜炎的 3%～6%,其中 B 群链球菌脑膜炎最常见,约占细菌性脑膜炎的 4%,草绿色链球菌性脑膜炎不到 3%,A 群链球菌脑膜炎则不到 1%,病死率为 10%～30%。链球菌性脑膜炎均为散发,无明显季节性。多发生于有严重基础疾病的患者及产妇,也有既往健康者发病。

【发病机制和病理】 链球菌性脑膜炎的感染途径多为经血流入侵,也可由局部感染直接侵入或颅脑手术、外伤直接带入。B 群链球菌脑膜炎患者中约 50%有远处感染,如子宫内膜炎、呼吸道感染、心内膜炎等,说明除血行感染外,远处播散也是一个重要感染途径。B 群链球菌的致病力主要与型特异荚膜多糖抗原、S 抗原、脂磷壁酸、神经氨酸毒力因子及致热性毒素有关,它们固有抗吞噬作用及可以黏附到组织上皮细胞表面,发挥其侵袭性和毒性作用。A 群链球菌细胞壁的 M 蛋白、脂壁酸可使细菌黏附于机体的细胞壁上,还可以产生溶血素 O 和溶血素 S,有溶解红细胞,杀伤白细胞、血小板及损伤心脏的作用,它产生的致热性外毒素(SPE)可作为超抗原,诱导产生 TNF 等细胞因子,可导致休克。B 群链球菌可启动一系列分子生物学变化,导致脑灌注的改变、血脑屏障的破坏、脑水肿、颅内压升高及神经病学的损害,甚至致死。已证实 B 群链球菌感染可损伤脑血流的自我调节和提高前列腺素(PG)水平,故 B 群链球菌诱导的一系列反应使炎症介质表达减少,血管收缩与舒张失衡,从而导致感染早期脑水肿、颅内高压等。

【临床表现】 链球菌性脑膜炎的临床表现大致相同,可有发热、头痛、恶心、呕吐、意识障碍等,也可合并中耳炎、咽炎及局部感染的相应表现。B 群链球菌脑膜炎患者中,10%有昏迷、癫痫等神经系统并发症,若早期累及到脑血管,则可致脑梗死,出现偏瘫等表现。9%患者有其他系统并发症,如休克、急性呼吸衰竭、急性肾功能衰竭等。脑膜炎后遗症在儿童中较常见,约半数患者发生,可致精神发育迟缓、偏瘫、耳聋、失明等。成人则较少见,A 群链球菌脑膜炎中,14%发生癫痫、听力及视力损害、反应迟钝等后遗症,7%的 B 群链球菌脑膜炎患者发生双侧耳聋。

【诊断】 手术史、放疗、化疗史及免疫力低下者有发热、头痛、脑膜刺激征,尤其合并中耳炎、咽炎或有头颈部肿瘤,应高度怀疑本病,脑脊液检查及血培养对确诊有重要意义。

60% A 群链球菌脑膜炎患者中血培养阳性,70%脑脊液革兰染色涂片阳性。B 群链球菌脑膜炎患者中 80%血培养阳性,脑脊液涂片阳性率较 A 群链球菌脑膜炎高,脑脊液培养受治疗的影响,在接受抗生素治疗后有 25%的患者脑脊液培养阴性。脑脊液中白细胞数增多,蛋白质增加,糖含量降低。

因快速诊断对治疗及预后都有重要意义,故可采用对流免疫电泳、乳胶凝集实验等检测脑脊液或血液中的链球菌抗原,它们具有简单、快速、特异、敏感的特点,可用于早期快速诊断。

【治疗】 链球菌对青霉素 G 仍敏感,A 群链球菌敏感性最高,是 B 群链球菌的 5～8 倍。青霉素 G 对链球菌的最小抑菌浓度为 0.04～0.16 g/ml,故大多数链球菌性脑膜炎患者接受青霉素 G 治疗。青霉素 G 应早期、足量应用,脑脊液浓度应超过 MIC 10 倍以上才能达到有效杀菌浓度。其他如氨苄西林、羟氨苄西林、氯霉素、磺胺类等也有效,其疗效与青霉素 G 无明显差别。但有报道缓症链球菌性脑膜炎患者对青霉素及其他多种抗生素均耐药,这可能与青霉素结合蛋白(PBP)改变有关,但这些菌株对万古霉素敏感,故这种患者可用万古霉素治疗,脑脊液中也可达到有效浓度。治疗及时可减少后遗症的发生。

参考文献

[1] Sharon E. Acute bacterial meningitis [J]. Emerg Med Clin N Am, 2008,38:281.

[2] Chaves F. Meningitis due to mixed infection with penicillin-resistant and penicillin - susceptible strain of streptococcus peumoniae [J]. J Clin Microbiol, 2003,41:512.

[3] Kyaw MH. The changing epidemiology of bacterial meningitis and invasivenon - meningitic bacterial disease in scotland during the period 1983 - 1999 [J]. Scand J Infect Dis, 2002, 34:289 - 298.

[4] Diederik V. Group a streptococcal meningitis in adults: report of 41 cases and a review of the literature [J]. Clin Infect dis, 2002,34:32.

[5] Lu CH. Community-acquired bacterial meningitis in adults: the epidemiology, timing of appropriate antimicrobial therapy, and prognostic factors [J]. Clin Neurol Neurosurg, 2002, 104:352.

[6] Wang KW. Postneurosurgical nosocomial bacterial meningitis in adults: microbiology, clinical features, and outcomes [J]. J Clin Neurosci, 2005,12:647.

[7] Chang, WN. *Staphylococcus aureus* meningitis in adults: a clinical comparison of infections caused by methicillin-resistant and methicillin-sensitive strains [J]. Infection, 2001,29:245.

[8] Wendy C. Ziai. Update in the diagnosis and management of

central nervous system infections [J]. Neurol Clin, 2008,26:427.

[9] Cone LA. Multiple cerebral abscesses because of *Listeria monocytogenes*: three case reports and a literature review of supratentorial listerial brain abscesses (ES) [J]. Infection, 2002,59:320.

[10] Marc Tebruegge. Epidemiology, etiology, pathogenesis, and diagnosis of recurrent bacterial meningitis [J]. Clinical Microbiology Reviews, 2008,21:519.

[11] Kirsten S. Adriani. Community-acquired recurrent bacterial meningitis in adults [J]. Clinical Infectious Diseases, 2007, 45:46.

[12] Bema K. Bonsu. A decision rule for predicting bacterial meningitis in children with cerebrospinal fluid pleocytosis when gram stain is negative or unavailable [J]. Clinical Practice, 2008,15:437.

[13] Kai-hu Yao. Streptococcus pneumoniae diseases in Chinese children: past, present and future [J]. Vaccine, 2008, 26:4425.

[14] David Somand. Central nervous system infections [J]. Central Nervous System Infections, 200,27:89.

第十三节　淋球菌感染

李　刚

淋球菌感染(gonococcal infection, GI)是指由淋病奈瑟球菌(*Neisseria gonorrhoeae*, NG,简称淋球菌)引起的泌尿生殖系统的化脓性感染,是常见的性传播疾病之一,俗称淋病。临床表现以尿道炎、宫颈炎多见,典型症状是排尿困难、尿频、尿急、尿痛、排出黏液或脓性分泌物等。也可侵犯眼睛、咽部、直肠和盆腔等处以及血行播散性感染引起关节炎、肛周炎、败血症、心内膜炎或脑膜炎等。

【病原学】 淋病是一种古老的传染病,《黄帝内经·素问》中已有"膀胱不利为癃"。17世纪Boswell曾记述了他本人患淋病的症状、治疗、重复感染和并发症的全过程,最后他死于淋病。1728～1793年John Hunter将一个淋病患者的脓液接种到自己身上,以证实他认为可根据感染部位来区别疾病类型的设想,即淋病是发生在黏膜上,梅毒下疳则发生在皮肤上,结果由于合并感染淋病和梅毒,他最后死于梅毒主动脉炎。1879年Neisser从35个急性尿道炎、阴道炎及新生儿急性结膜炎患者的分泌物中发现双球菌,并相继被许多学者证实,因而淋病双球菌现称奈瑟球菌。1882年Leistikow等在37℃培养的血清动物胶上发现淋球菌生长。1885年Bumn在人、牛或羊的凝固血清上培养淋球菌获得成功,并接种健康人的尿道内也产生同样症状,从而确立了淋球菌为淋病病原体的结论。

淋球菌为革兰阴性,卵圆形或球形,常成双排列,两菌的接触面扁平或微凹,大小为0.6～0.8 μm。无鞭毛无荚膜,也不形成芽胞。在脓液标本中淋球菌位于白细胞内。在含有动物蛋白质的培养基上生长繁殖良好,生长环境的最适pH为7.0～7.5,最适温度为35～36℃,在5%～10% CO_2 环境中可缩短培养期。20～48 h后观察菌落为圆形、凸起、湿润、光滑、半透明、灰白色、边缘呈花瓣状。根据菌落大小、光泽等分 T_1～T_5 5种类型,T_1 和 T_2 两种菌落为毒性菌株,菌体表面有菌毛;T_3、T_4 和 T_5 为无毒菌株,菌体表面无菌毛。菌毛与淋球菌的侵袭力有关。淋球菌虽然具有内毒素,但与其毒力关系不大。淋球菌表面抗原调节宿主和寄生菌间的相互关系,是其致病性和免疫性的重要部分,有3类:①菌毛蛋白抗原;②脂多糖抗原;③外膜蛋白抗原。

淋球菌对外界环境抵抗力弱,不耐干燥和冷热。在干燥环境中1～2 h死亡。加热至55℃ 5 min即灭活,室温1～2 d内死亡。对一般化学消毒剂和抗生素均敏感。

【流行病学】 人是淋球菌的唯一天然宿主,淋病患者是传播淋病的主要传染源。轻症或无症状的淋病患者是重要的传染源。性接触传播是淋病的主要传染形式;也可以通过非性接触途径传播,非性接触传播通过污染的衣裤、床上用品、毛巾、浴盆、马桶等间接感染;新生儿淋菌性眼炎多通过淋病母体产道感染引起,妊娠妇女患淋病,可以引起羊膜腔内感染及胎儿感染;此外还可以通过医务人员的手和器具引起医源性感染。

【发病机制和病理】 正常情况下尿液应该是无菌的,由于尿液不断地冲洗尿道使侵入的微生物很难在泌尿道定居,而淋球菌容易在尿路上寄生,主要是由于淋球菌有菌毛,使得淋球菌对单层柱状上皮细胞和移行上皮细胞如前尿道、子宫颈、后尿道、膀胱黏膜敏感,极容易黏附在上述细胞之上。淋球菌在酸性尿中(pH<5.5)很快被杀死,因而膀胱和肾脏不易被感染,而前列腺液含有精胺及锌,故可受淋球菌感染。

尿道及阴道内的寄生菌群对淋球菌的生长有一定的抑制作用。这些菌群的存在给体内提供了一些自然抵抗力。黏膜表面存在有乳铁蛋白,铁对淋球菌的生长繁殖是必需的,如环境中铁的浓度处于低水平时,则淋球菌的生长受限。淋球菌对不同细胞敏感性不同,对前尿道黏膜的柱状上皮细胞最敏感。因而前尿道最容易被感染,后尿道及膀胱黏膜由移行上皮组成,淋球菌对其敏感性不及柱状上皮细胞,因而被淋球菌感染的机会比前尿道小。舟状窝黏膜由复层鳞状上皮细胞组成，而复层鳞状上皮细胞不易被淋球菌所感染。淋球菌借助菌毛，蛋白Ⅱ和IgA分解酶迅速与尿道、宫颈上皮黏合。淋球菌外膜蛋白Ⅰ转至尿道的上皮细胞膜，淋球菌即被柱状上皮细胞吞噬，然后转移至细胞外黏膜下，通过其内毒素脂多糖、补体及IgM的协同作用，在该处引起炎症反应。30 h左右开始引起黏膜的广泛水肿粘连，并有脓性分泌物出现，当排尿时，受粘连的尿道黏膜扩张，刺激局部神经引起疼痛。由于炎症反应及黏膜糜烂、脱落，形成典型的尿道脓性分泌物。由于炎症刺激尿道括约肌痉挛收缩，发生尿频、尿急。若同时有黏膜小血管破裂则出现终末血尿。细菌进入尿道腺体及隐窝后亦可由黏膜层侵入黏膜下层，阻塞腺管及窝的开口，造成局部的脓肿。在这个过程中，机体局部及全身产生抗体，机体对淋球菌的免疫表现在各个方面，宿主防御淋球菌的免疫主要依赖于IgG和IgM，而IgA也能在黏膜表面起预防感染作用。患淋球菌尿道炎的男性尿道分泌物对感染的淋球菌的抗体反应，即为黏膜抗体反应。这些抗体除了IgA外还有IgG和IgM，血清抗体反应方面，在淋球菌感染后，血清IgG、IgM和IgA水平升高，IgA为分泌性抗体，从黏膜表面进入血液，这些抗体对血清的抗体-补体介导的杀菌作用相当重要，它们对血清敏感菌株所致的淋球菌菌血症具有保护作用。一般炎症不会扩散到全身，若用药对症、足量，局部炎症会慢慢消退。炎症消退后，坏死黏膜修复，由鳞状上皮或结缔组织代替。严重或反复的感染，结缔组织纤维化，可引起尿道狭窄。若不及时治疗，淋球菌可进入后尿道或宫颈，向上蔓延引起泌尿生殖道和附近器官的炎症，如尿道旁腺炎、尿道球腺炎、前列腺炎、精囊炎、附睾炎、子宫内膜炎等，严重者可经血行散播至全身。淋球菌还可长时间潜伏在腺组织深部，成为慢性淋病反复发作的原因。这些被感染器官炎症消退后结缔组织纤维化可引起输精管及输卵管狭窄、梗阻，继发宫外孕和男性不育。

【临床表现】 淋球菌感染引起的临床表现取决于感染的程度，机体的敏感性，细菌的毒力，感染部位及感染时间的长短。同时和身体的健康状况，性生活是否过度，酗酒有关。

1. 原发性感染 指无并发症的泌尿生殖道淋病。

(1) 男性淋病

1) 急性淋病：潜伏期为1～14 d，常为2～5 d。表现为急性尿道炎症状，尿道口红肿、发痒及轻微刺痛，继而有稀薄黏液流出，引起排尿不适，约2 d后，分泌物变得黏稠，尿道口溢脓，脓液呈深黄色或黄绿色，红肿发展到整个阴茎龟头及部分尿道，出现尿频、尿急、尿痛、排尿困难、行动不便、夜间阴茎常有痛性勃起。可有腹股沟淋巴结肿大，红肿疼痛，亦可化脓。有50%～70%的患者有淋球菌侵犯后尿道，表现为尿意窘迫、尿频、急性尿潴留。全身症状一般较轻，少数可有发热达38℃左右、全身不适、食欲不振等。

2) 慢性淋病：症状持续2个月以上。因为治疗不彻底，淋球菌可隐伏于尿道体、尿道旁腺、尿道隐窝，使病程转为慢性。如患者体质虚弱，患贫血、结核病时，病情一开始就呈慢性经过，多为前、后尿道合并感染，好侵犯尿道球部、膜部及前列腺部。临床表现尿道常有痒感，排尿时有灼热感或轻度刺痛、尿流细、排尿无力、滴尿。多数患者于清晨尿道有少量浆液痂封口，若挤压阴部或阴茎根部常见稀薄黏液溢出。尿液基本清晰，但有淋丝。

(2) 女性淋病 女性原发性淋球菌感染主要部位为子宫颈，部分患者常无自觉症状，部分患者表现为白带增多，为脓性或不具有特性，常有外阴刺痒和烧灼感，伴宫颈充血、触痛，偶有下腹痛及腰痛。尿道口充血、有触痛及脓性分泌物，有轻度尿频、尿急、尿痛，排尿时有烧灼感。淋菌性阴道炎较少见，病程长者症状轻微，有些患者有腹部坠胀，腰背酸痛，白带较多，有些患者有下腹痛和月经过多等。

2. 继发性感染

(1) 男性淋病并发症

1) 前列腺炎：急性前列腺炎有发热、寒战、会阴疼痛及伴有排尿困难等尿路感染症状。检查时前列腺肿胀、压痛，前列腺按摩液涂片或培养找到淋球菌。慢性前列腺炎症状轻微，多仅在早晨尿道口有分泌物。

2) 附睾炎和精囊炎：单侧居多。有附睾肿大疼痛，睾丸触痛、肿大，或剧烈触痛。精囊炎时有发热、尿频、尿急、尿痛，终末尿浑浊并带血，直肠检查可触及肿大的精囊同时有剧烈的触痛，慢性精囊炎一般无自觉症状，直肠镜检查出精囊发硬，有纤维化。

3) 尿道球腺炎：发生在会阴或其左右，出现指头大小结节、疼痛，压迫尿道而排尿困难，急性可化脓破溃，可有发热等全身症状。

4) 尿道狭窄：反复发作者可引起尿道狭窄，少数可发生输精管狭窄或梗阻，出现排尿困难，严重时尿潴留。可继发输精管狭窄，精囊囊肿与不育。

(2) 女性淋病并发症 女性淋病的主要并发症有淋菌性盆腔炎，如急性输卵管炎、子宫内膜炎、继发性输卵管卵巢脓肿及其破裂所致的盆腔脓肿、腹膜炎等。多在月经后突然发病，有高热、寒战、头痛、恶心、呕吐、下腹痛，脓性白带增多。双侧附件增厚、压痛。

3. 其他部位淋病

(1) 淋菌性结膜炎 新生儿多出生后2～3 d出现症状，多为双侧，眼睑红肿，有脓性分泌物；成人多为自身感染，常为单侧，表现同新生儿。由于有脓液外溢，俗称“脓漏眼”。一旦延误治疗，可出现角膜穿孔导致失明。

(2) 淋菌性咽炎 表现为急性咽炎或急性扁桃体炎，偶伴发热和颈淋巴结肿大。有咽干不适、咽痛、吞咽痛等症状。

(3) 淋菌性肛门直肠炎　表现有里急后重、脓血便、肛管黏膜充血、脓性分泌物，淋球菌培养阳性。

4. 播散性淋球菌感染　播散性淋球菌感染是由于淋球菌通过血行播散到全身，出现较严重的全身感染。可见淋菌性败血症、关节炎、心内膜炎、脑膜炎等。

【实验室检查】　淋球菌实验室检查包括涂片、培养检查淋球菌，抗原检测，药敏试验及产青霉素酶淋球菌(PPNG)测定，基因诊断。

1. 涂片检查　取患者尿道分泌物或宫颈分泌物，作革兰染色，在多形核白细胞内找到革兰阴性双球菌。女性宫颈分泌物中杂菌多，敏感性和特异性较差，阳性率仅为50%～60%，且有假阳性，因此世界卫生组织推荐用培养法检查女患者。慢性淋病由于分泌物中淋球菌较少，阳性率低，因此要取前列腺按摩液，以提高检出率。咽部涂片发现革兰阴性双球菌不能诊断淋病，因为其他奈瑟菌属在咽部是正常的菌群。另外对症状不典型的涂片阳性应作进一步检查。

2. 培养检查　淋球菌培养是诊断的重要佐证，对症状很轻或无症状的男性、女性患者都是较敏感的方法，只要培养阳性就可确诊，在基因诊断问世以前，培养是世界卫生组织推荐的筛选淋病的唯一方法。目前国外推荐选择培养基有改良的 Thayer-Martin(TM)培养基和 New York City(NYC)培养基。国内采用巧克力琼脂或血琼脂培养基，均含有抗生素，可选择性地抑制许多其他细菌生长。在36℃、70%湿度、含5%～10% CO_2(烛缸)环境中培养，24～48 h观察结果。培养后还需进行菌落形态，革兰染色，氧化酶试验和糖发酵试验等鉴定。培养阳性率男性80%～95%，女性80%～90%。

3. 抗原检测　①固相酶免疫试验(EIA)：可用来检测临床标本中的淋球菌抗原。②直接免疫荧光试验：通过检测淋球菌外膜蛋白Ⅰ的单克隆抗体作直接免疫荧光试验。

4. 基因诊断　①淋球菌的基因探针诊断：所用的探针有质粒DNA探针、染色体基因探针和rRNA基因探针。②淋球菌的基因扩增检测：PCR技术进一步提高了检测淋球菌的灵敏性，它具有快速、灵敏、特异、简便的优点，可以直接检测临床标本中极微量的病原体。

5. 药敏试验　在培养阳性后进一步做药敏试验。用纸片扩散法做敏感试验，或用琼脂平皿稀释法测定MIC，用以指导选用抗生素。

6. PPNG检测　β内酰胺酶用纸片酸度定量法，使用 WhatmanⅠ号滤纸，PPNG(产青霉素酶淋球菌)菌株能使其颜色由蓝变黄，阳性为PPNG，阴性为N-PPNG。

【诊断和鉴别诊断】　根据接触史、临床表现及实验室检查综合分析可确定诊断。

1. 接触史　患者有婚外性行为或嫖娼史，配偶有感染史，有与淋病患者(尤其家中淋病患者)密切接触史，新生儿母亲有淋病史。

2. 临床表现　淋病的主要症状有尿频、尿急、尿痛，尿道口、宫颈口或阴道口有脓性分泌物等。或有淋菌性结膜炎、肠炎、咽炎等表现，或有播散性淋病症状。

3. 实验室检查　男性急性淋病性尿道炎涂片检查有初步诊断意义，对女性仅作参考，应进行培养，以证实淋球菌感染。有条件的地方采用基因诊断方法确诊。

【治疗】

1. 淋球菌对抗生素的耐药性　淋球菌对抗生素的耐药性可由质粒介导(获得新的耐药基因)、染色体介导(染色体基因的选择性突变)或两者共同介导。抗生素的滥用和错用，尤其是不规则用药(如小剂量多次用药)易诱导淋球菌对抗生素产生耐药性。淋球菌耐药菌株在某一地区产生后可迅速在局部、在国内以及在不同国家之间传播开。一般说来，由质粒介导的耐药性往往传播较快。在某一地区，当耐药监测资料表明某种抗生素的耐药率>5%时，则不应考虑将该种抗生素作为首选药物，当耐药率>10%时，应停用该抗生素。

淋球菌本身对抗生素比较敏感。20世纪40年代中期问世时，青霉素治疗淋病非常有效，成为治疗淋病的首选药物。随着青霉素的广泛应用，淋球菌对青霉素出现低水平耐药且耐药程度渐增。1976年，在美国及英国同时分离出PPNG，PPNG对青霉素高度耐药，导致青霉素治疗失败。不久确定青霉素酶是由质粒介导的。1983年，在美国北卡罗来纳首次出现由染色体介导的非产青霉素酶耐青霉素淋球菌引起的暴发流行及治疗失败。1985年，在美国鉴定出质粒介导的高度耐四环素淋球菌(TRNG)。针对质粒介导的高度耐青霉素及四环素淋球菌的出现，美国疾病控制中心(CDC)在1987年的《STD治疗指南》中不再推荐青霉素与四环素作为治疗淋病的首选药物。然而随着大观霉素、喹诺酮类药物及第三代头孢菌素用于治疗淋病，有报道淋球菌对这些药物的敏感性下降或耐药。可见，淋球菌对抗生素的耐药性正不断增加，且日益威胁着淋病的有效治疗。

2. 淋病治疗推荐方案　近20年来，随着淋球菌对抗生素敏感性的转变和淋球菌耐药性的增加，淋病的治疗正越来越困难，治疗淋病的推荐方案也不断地被修改。因淋球菌耐药菌株的流行与分布在世界各地不均一，各国治疗淋病的方案也不尽相同。目前美国疾病控制中心、世界卫生组织和我国卫生部推荐的淋病治疗方案如下(表6-13-1)。临床医师在处理具体患者时对淋病治疗药物的选择应着重于临床疗效、患者的可接受性及毒副作用。抗生素治疗淋病有效的最低标准是治疗无并发症肛门生殖器淋球菌感染的治愈率

表 6-13-1 无并发症淋球菌感染的推荐治疗方案

美国疾病控制中心(1998)	世界卫生组织(2001)	我国卫生部(2000)
头孢克肟 400 mg,单次口服	环丙沙星 500 mg,单次口服	大观霉素 2 g,单次肌注(女性 4 g,每侧臀部肌注 2 g)
头孢曲松 125 mg,单次肌注	阿奇霉素 2 g,单次口服	头孢曲松 250 mg,单次肌注
环丙沙星 500 mg,单次口服	头孢曲松 125 mg,单次肌注	环丙沙星 500 mg,单次口服
氧氟沙星 400 mg,单次口服	头孢克肟 400 mg,单次口服	氧氟沙星 400 mg,单次口服
加用	大观霉素 2 g,单次肌注	头孢噻肟 1 g,单次肌注
阿奇霉素 1 g,单次口服		
多西环素 100 mg,一日 2 次,共 7 d	卡那霉素 2 g,单次肌注*	
大观霉素 2 g,单次肌注*	甲氧苄胺嘧啶(80 mg)/磺胺甲噁唑(400 mg),10 片,每日 1 次,连用 3 d*	

注:*替代方案。

达 95%以上。因此,当地淋球菌分离株的体外抗生素敏感性、抗生素的药代动力学特性、药物价格、应用方法、患者的年龄、是否妊娠、过去有无药物反应均应有所考虑。

第三代头孢菌素如头孢曲松、头孢噻肟及头孢克肟治疗淋病包括 PPNG 及染色体介导的耐青霉素菌株所致的感染均高度有效。国外研究表明,头孢曲松 250 mg肌注后 24 h 即可清除泌尿生殖道(尿液、尿道黏膜及精液)中的淋球菌;头孢曲松 125 mg 单次肌注亦可在血液中维持高效的杀菌浓度,可治愈 99.1%的泌尿生殖道和肛门直肠无并发症淋球菌感染。头孢曲松的优点是血浆半衰期长,副作用少且轻微,可安全地用于妊娠妇女及新生儿。此外,头孢曲松治疗咽部淋球菌感染疗效高;对杜克雷嗜血杆菌有杀灭作用;有抗梅毒螺旋体的作用,对可能合并存在的潜伏梅毒有一定疗效;对耐大观霉素的菌株有效。但极少数对青霉素过敏的患者可能会发生过敏现象。值得注意的是,淋球菌对第三代头孢菌素的敏感性有所下降已见报道,但尚未证实有治疗失败的病例。监测淋球菌对头孢菌素的耐药性十分重要。

大观霉素属氨基糖苷类抗生素,对革兰阳性和革兰阴性细菌均有广谱抗菌活性。大观霉素主要或专门用于治疗淋病。大观霉素 2 g 肌注单次给药对泌尿生殖道和肛门直肠无并发症淋球菌包括 PPNG 感染非常有效,治愈率达 98.2%。大观霉素一般无过敏现象,注射前不需皮试。其副作用小,安全性好,可用于妊娠妇女。当患者对 β 内酰胺抗生素过敏,不能用头孢菌素,或患者禁用喹诺酮(肝肾功能障碍、妊娠、儿童及小于 18 岁青少年)时,大观霉素为合适的药物。国外有作者对推荐用于治疗妊娠期淋病的 3 种疗法(青霉素、大观霉素和头孢曲松)进行了对比研究。大观霉素 2 g 肌注对宫颈及直肠淋球菌感染的治愈率分别为 95%及 100%,等同或高于头孢曲松 250 mg 肌注(均为 95%),但对咽部淋球菌感染的疗效欠佳(83%),低于头孢曲松(100%)。一般不推荐用大观霉素治疗咽部淋球菌感染。

喹诺酮类药物为广谱抗菌药物,通过抑制细菌的 DNA 合成发挥作用,对淋球菌有很好的抗菌活性。且能口服,应用方便。因其对儿童骨骼发育有影响,孕妇和哺乳期妇女以及 18 岁以下青少年和儿童禁用喹诺酮类药物。近 10 年来诺氟沙星、环丙沙星和氧氟沙星等在许多国家已广泛地用作为淋病的一线治疗药物。新一代的喹诺酮类药物对沙眼衣原体和解脲支原体有较强的抗菌活性,是治疗非淋菌性尿道炎或宫颈炎的有效药物。新型喹诺酮药物治疗淋病的临床试验有限。国外有报道司巴沙星 200 mg 顿服治疗无并发症男性淋菌性尿道炎,以及 Grepafloxacin 400 mg 顿服治疗男女性无并发症淋球菌感染有效。然而,喹诺酮耐药性近年来正快速增加,该组抗生素在西太平洋地区许多国家不再有效。东南亚地区一些国家(包括我国)的耐药率非常高。

阿奇霉素为一种半合成的新型 15 元环大环内酯类抗生素,其组织分布广泛,细胞内浓度高,半衰期长,对沙眼衣原体和淋球菌等有抗菌活性。WHO 在 2001 年《性传播感染处理指南》中将阿奇霉素纳入治疗淋病的一线药物。阿奇霉素治疗淋球菌感染的有效剂量为 2 g,单次口服。1 g 剂量处于亚治疗水平,不足以清除体内的淋球菌且易诱导产生耐药性。近年来阿奇霉素在拉丁美洲某些国家作为治疗淋病的一线药物,已有报道在这些地区检出对阿奇霉素敏感性下降(16%~72%)或耐药的淋球菌(14%)。

3. 淋病治疗中需注意的几个方面

(1) *淋球菌耐药* 根据近年来我国淋球菌耐药监测的资料,我国淋球菌分离株对青霉素及四环素的染色体耐药较为普遍,许多城市和地区检出 PPNG,质粒介导的 TRNG 呈上升趋势。青霉素和四环素目前已不作为治疗淋病的推荐药物。此外,耐喹诺酮淋球菌已在我国出现,且耐药菌株比率逐年增高,在临床上亦常可见到喹诺酮类药物治疗淋病失败的病例。我国许多地区耐喹诺酮淋球菌的比率高达 80%以上,在这些地区不应选用该类药治疗淋病。对喹诺酮耐药性不清楚的地区,在给患者应用环丙沙星或氧氟沙星治疗时,需密切随防,观察疗效或及时调整治疗方案,防止治疗失败。

(2) *混合感染* 泌尿生殖道淋球菌感染常同时合并沙眼衣原体感染(在男性约占 20%,在女性约占 40%)。因此,推荐对成人淋病患者常规进行衣原体筛查或同时加用治疗衣原体的药物。如可选用多西环素 100 mg,口服,每日 2 次,连用 10 d;或阿齐霉素 1 g,顿服。

(3) *性伴治疗* 淋病为可治愈的性病。但人体对淋球菌感染无有效的特异性免疫。易重复感染是其特点之一。性伴未进行治疗往往是导致淋病复发或再感染的原因之一。因此,对确诊为淋球菌感染的全部患者应进行性伴追踪。对有症状尿道感染男性患者近 2 周内接触的性伴均应进行检查和治疗,对其他部位感染或无症状患者应追踪近 3 个月内的性伴。

(4) *有合并症淋病的治疗* 无合并症肛门生殖器淋球菌感染若治疗不及时或治疗不当,感染可进一步蔓延导致局部或系统性并发症。男性最常见的并发症为附睾炎。女性最常见的并发症为盆腔炎症性疾病(PID)及前庭大腺炎。对有合并症淋病的治疗除疗程要足够(10 d)外,还应考虑到多种病原体的混合感染,如合并衣原体或(和)厌氧菌感染,治疗方案应包括针对这些病原体的抗生素。

(5) *随访与判愈* 对接受正规治疗,没有再接触新性伴或未治疗的性伴,临床症状和体征全部消失而达到临床痊愈的患者,不必常规做病原学检查进行判愈。有下列情况时应做淋球菌培养检查:以前有治疗失败史;对抗生素耐药;未遵医嘱治疗;咽部或直肠淋球菌感染;接触未经治疗的性伴;怀疑非培养试验结果为假阳性;妊娠期感染;并发盆腔炎症性疾病或播散性淋球菌感染;儿童患者。病原学检查宜在停药 1 周后进行。

【预防】 避免非婚性接触。患者用过的物品应予消毒。淋球菌离开人体后非常脆弱,干燥环境中 1~2 h 死亡。煮沸、日光暴晒、市售的含漂白粉和聚维酮碘的消毒剂都有很好的杀菌作用。避免在公共场所传染。宜使用蹲式便器。执行新生儿硝酸银溶液或其他抗生素液滴眼的制度,防止新生儿淋菌性眼炎。

参考文献

[1] 彭文伟. 现代感染性疾病和传染病学[M]. 北京:科学出版社, 2000:1029-1041.

[2] Bowden FJ, Tabrizi SN, Garland SM, et al. Infectious diseases. 3 sexually transmitted infections: new diagnostic approaches and treatments. Med J Aust, 2002,176(11):551-557.

第十四节 霍 乱

蔡淑清

霍乱(cholera)是由霍乱弧菌所引起的烈性肠道传染病,发病急、传播快,是亚洲、非洲大部分地区腹泻的重要原因,属国际检疫传染病。在我国属于甲类传染病。典型患者由于剧烈的腹泻和呕吐,可引起脱水、肌肉痉挛,严重者导致外周循环衰竭和急性肾衰竭。一般以轻症多见,带菌者亦较多,但重症及典型患者治疗不及时可致死亡。

【病原学】

1. 分类 霍乱的病原为霍乱弧菌(*Vibrio cholerae*),霍乱弧菌是一种能运动的弯曲呈弧型的革兰阴性菌。根据细胞壁表面抗原成分,该病原菌被分成 139 个血清群,其中仅 O_1 与 O_{139} 可引起霍乱流行。WHO 腹泻控制中心根据弧菌的生化性状、O 抗原的特异性和致病性等不同,将霍乱弧菌分为 3 群。

(1) *O_1 群霍乱弧菌* 包括古典生物型霍乱弧菌(*Virbrio cholerae* classical biotype, CVC)和埃尔托生物型霍乱弧菌(*Virbrio cholerae* El Tor biotype, EVC)。前者是 19 世纪从患者粪便中分离出来的弧菌;后者为 20 世纪初从埃及西奈半岛埃尔托检疫站所发现的溶血弧菌。本群霍乱弧菌是霍乱的主要致病菌。

(2) *非 O_1 群霍乱弧菌* 本群弧菌鞭毛抗原与 O_1 群相同,而菌体(O)抗原则不同,不被 O_1 群霍乱弧菌多价血清所凝集,又称为不凝集弧菌(non-agglutinable vibrio, NAG vibrio)。本弧菌根据 O 抗原的不同,可分为 137 个血清群(即 O_2~O_{138}),其中一些弧菌能产生类霍乱肠毒素的毒素,而另一些则产生类似大肠埃希菌耐热肠毒素,因此少数血清群亦能引起胃肠炎。以往认为非 O_1 群霍乱弧菌仅引起散发的胃肠炎性腹泻,而不引起暴发流行,因而此类弧菌感染不作霍乱处理。但 1992 年在印度和孟加拉等地发生霍乱暴发流行,后经证实此流行菌群不被 O_1 群霍乱弧菌和 137 个非 O_1 群霍乱弧菌诊断血清所凝集,并非以往所确认的 138

个血清群，而是一种新的血清群。Shimada 等命名为 O_{139} 群霍乱弧菌，而且认为它有可能取代 O_1 群霍乱弧菌蔓延到世界各国，尤其是亚洲、非洲、拉美各国和地区，这些流行可能标志着第八次霍乱大流行的开始。O_{139} 群霍乱弧菌至今只有 1 个血清型，由于所分离的新菌株来自沿着孟加拉海湾的城市，故又称为 Bengal 型，目前这些命名已被“国际腹泻疾病研究中心”所认可。报道发现 O_{27}、O_{37}、O_{53} 及 O_{65} 血清群均有 O_1 的基因主链，他们各自拥有不同的致病基因，O_{53} 和 O_{65} 具有埃尔托弧菌致病基因簇，对非 O_1 非 O_{139} 血清群的潜在致病性的研究表明，应当关注这些血清群将来可能会导致新的霍乱暴发流行。

(3) *不典型 O_1 群霍乱弧菌*　本群霍乱弧菌可被多价 O_1 群血清所凝集，但本群弧菌在体内外均不产生肠毒素，因此没有致病性。

2. 形态及染色　霍乱弧菌是革兰染色阴性，呈弧形或逗点状杆菌。一般长 1.5～3 μm，宽 0.3～0.4 μm，菌体尾端有一鞭毛，运动活泼，在暗视野悬滴镜检可见穿梭状运动。患者粪便直接涂片可见弧菌纵列呈“鱼群”样。O_{139} 霍乱弧菌为革兰阴性弧菌，不具备非 O_1 群霍乱弧菌 138 个血清群的典型特征，该菌长 2～3 μm，宽 0.5 μm，菌体单端有一根鞭毛。

3. 培养特性　霍乱弧菌在普通培养基中生长良好，属兼性厌氧菌。在碱性环境中生长繁殖快，一般增菌培养常用 pH 8.4～8.6 的 1%碱性蛋白胨水，可以抑制其他细菌生长。O_{139} 霍乱弧菌能在无氯化钠和 30 g/L 氯化钠蛋白胨水中生长，而不能在 80 g/L 氯化钠浓度下生长。在硫代硫酸盐柠檬酸盐胆盐蔗糖琼脂培养基(TCBS)平板上菌落呈黄色，在 TTG 平板上菌落呈浅灰色，菌落中有黑心。

4. 生化反应　O_1 群霍乱弧菌和非典型 O_1 群霍乱弧菌均能发酵蔗糖和甘露糖，不发酵阿拉伯糖。非 O_1 群霍乱弧菌对蔗糖和甘露糖发酵情况各不相同。此外埃尔托生物型能分解葡萄糖产生乙酸甲基甲醇(即 VP 试验)。O_{139} 霍乱弧菌能发酵葡萄糖、麦芽糖、蔗糖和甘露糖，产酸不产气，不发酵肌醇和阿拉伯糖。氧化酶试验和明胶试验呈阳性，靛基质试验阳性，对绵羊红细胞溶血试验结果不定(+/−)，对多黏菌素(50 U)、复方磺胺甲噁唑和 DADP(对氨苯)(50 g 和 150 g)不敏感，鸡红细胞凝集试验阳性，对 O_1 群霍乱弧菌 Murkherjee 的Ⅳ和Ⅴ型噬菌体不敏感。

5. 抗原结构　霍乱弧菌有耐热的菌体(O)抗原和不耐热的鞭毛(H)抗原。H 抗原为霍乱弧菌属所共有；O 抗原特异性高，有群特异性和型特异性 2 种抗原，是霍乱弧菌分群和分型的基础。群的特异性抗原可达 100 余种。O_1 群弧菌型的特异性抗原有 A、B、C 3 种，其中 A 抗原为 O_1 群弧菌所共有，A 抗原与其他 B 或 C 抗原相结合则可分为 3 型。小川型(异型，Ogawa)含 AB 抗原；稻叶型(原型，Inaba)含 AC 抗原；彦岛型(中间型，Hikojima)含 A、B、C 3 种抗原。霍乱弧菌所含的 BC 抗原可以因弧菌的变异而互相转化，如小川型和稻叶型之间可以互相转化。O_{139} 群霍乱弧菌对 O_1 群霍乱弧菌的多价诊断血清不发生交叉凝集，与 O_1 群霍乱弧菌特异性的 A、B 及 C 因子单克隆抗体也不发生反应。

霍乱弧菌能产生肠毒素、神经氨酸酶、血凝素，菌体裂解后能释放出内毒素等。其中霍乱肠毒素(cholera toxin, CT)在古典型、埃尔托生物型和 O_1 群霍乱弧菌均能产生，且互相之间很难区别。CT 是一种不耐热的毒素，56℃ 30 min 即被破坏。在弧菌的生长对数期合成并释放于菌体外。O_1 群霍乱弧菌和非 O_1 群霍乱弧菌肠毒素的抗原特异性大致相同。CT 是由 2 个亚单位非共价结合的多聚体活性蛋白质，A 亚单位分子量为 27.2×10^3，由 240 个氨基酸组成，含 18 个氨基酸信号肽，在成熟过程中由蛋白水解酶缺刻成 A1(分子量为 21.8×10^3，由 194 个氨基酸组成)和 A2(分子量为 500，由 53 个氨基酸组成)，彼此以二硫键相连。B 亚单位分子量为 11.6×10^3，由 103 个氨基酸组成，其分泌信号肽为 21 个氨基酸。CT-B 由 5 个寡聚体组成，含 6 个肽段(CTP 1～CTP6，其中 CTP3 有重要的生物活性)。肠毒素具有免疫原性，经甲醛处理后所获得的无毒性霍乱肠毒素称为类霍乱原(choleragenoid)，免疫人体后其所产生的抗体，能对抗 CT 的攻击。

神经氨酸酶是霍乱弧菌分泌多糖复合物中的一种酶，其活性可被神经氨酸酶抗体 IgG 所中和，神经氨酸酶结构基因产物是分子量为 76×10^3 的蛋白质，N 端有 24 个氨基酸分泌信号肽，推测其功能在于促进 CT 与受体结合能力，从而提高细菌菌株的毒力。

血凝素根据排列模式分为 2 种，一种是与细胞相连的，另一种为可溶性血凝素(SHA)，精制 SHA 在电镜下呈长丝状多聚体，它是一种含锌离子的金属肽链内切酶，其活性被螯合物 zincor(抑制含锌蛋白酶活性的氧酸衍生物)抑制，在恢复期，患者 SHA 滴度可升高，抗体特异性地抑制霍乱弧菌的血凝及黏附，但对动物不显示保护作用，也杀灭弧菌活性。

霍乱弧菌可产生溶血素，埃尔托型产生不耐热溶血素，分子量为 20×10^3，是单体蛋白质，除有溶血活性外，尚有细胞毒、心脏毒及致死毒。

霍乱弧菌有菌毛结构，古典型菌株有 A、B、C 3 种菌毛，埃尔托型仅产生 B 型及 C 型菌毛。A 型菌毛的表达与霍乱弧菌肠毒素同时受 Tox^R 调节，命名为毒素协同调节菌毛(toxin coregulated pili, Tcp)。至少有 9 个基因参与产生 Tcp 合成时所需的酶，为 Tcp A～Tcp I，其中主要是 Tcp A；Tcp G 与定居有关，被称为“定居因子”；Tcp B、Tcp I 与蛋白质调节有关；Tcp H 为决定菌毛长度的蛋白质，其他基因的作用尚在研究中。

O_{139}血清群霍乱弧菌可产生与 O_1 群霍乱弧菌产生的CT相似的毒素，O_{139}血清群霍乱弧菌与从 O_1 群霍乱菌分离的特异性 *et* 基因探针和ZOT基因探针的杂交结果为阳性。但与非 O_1 群霍乱弧菌分离的耐热肠毒素(ST)特异性基因探针杂交结果为阴性。O_{139}血清群霍乱弧菌产生霍乱样毒素的产量为80 ng/ml或更高。可以被特异性IgG抗体和抗CT多克隆抗体中和，这种霍乱样毒素对YI肾上腺细胞的作用与CT一致，用CT基因操纵子特异性引物，以PCR方法可以从 O_{139}群霍乱弧菌菌株基因组中扩增出毒素基因。霍乱样毒素在家兔肠段结扎试验中可引起肠段积液，产生和 O_1 群霍乱弧菌相似的水性腹泻。

6. 抵抗力 霍乱弧菌对干燥、加热和消毒剂均敏感。一般煮沸1～2 min可杀灭。0.2%～0.5%的过氧乙酸溶液可立即杀死。正常胃酸中仅能存活5 min。但在自然环境中存活时间较长，如在江、河、井或海水中埃尔托生物型霍乱弧菌能生存1～3周，在鱼、虾和介壳类食物中可存活1～2周。Islam认为 O_{139}霍乱弧菌在水中存活时间较 O_1 群霍乱弧菌长。

Albert经过详细研究，将 O_{139}霍乱弧菌的病原特征综合如下：①为革兰阴性弯曲杆菌，大小(2～3) μm×0.5 μm，单端鞭毛。②O_1 群霍乱弧菌抗血清不能制动。③在TCBS平板上菌落黄色，TTG A上呈灰色，不透明，中心黑色。④氧化酶、明胶酶试验阳性。⑤发酵葡萄糖、麦芽糖、蔗糖、甘露糖，但不产气，不发酵肌醇及阿拉伯糖。⑥赖氨酸、鸟氨酸脱氢酶阳性，精氨酸脱氢酶阴性。⑦能产生吲哚。⑧在无氯化钠或3%氯化钠条件下生长，而8%氯化钠条件下不生长。⑨使羊红细胞溶血，鸡红细胞凝集试验阳性。⑩对多黏菌素B、复方磺胺甲噁唑及对氯苯(O_{139}群霍乱弧菌抑制剂，10 μg和150 μg)有抗性。⑪对Mukerjee第Ⅳ和Ⅴ组噬菌体不裂解。⑫对四环素、氨苄西林、红霉素、环丙沙星敏感。

7. 霍乱弧菌分型 应用最广的分型方法是O血清分型。目前霍乱弧菌根据O抗原不同已分为155个血清群，只有 O_1 群CVC、EVC和 O_{139}群能引起大流行，这主要是由于其含有CT和菌毛等毒力因子，分别由CT基因簇及TCP等毒力基因编码，流行株与非流行株的区别就在于其产生毒力的区别(流行株一定是毒力株)。O_1 群和 O_{139}群均能产生CT，并含有相应的毒力基因，因此均能引起霍乱流行。目前发现99%以上的非 O_1、非 O_{139}群菌株不含有CT和TCP等毒力基因，但仍有很少量的非 O_1、非 O_{139}群含有上述毒力基因。

【流行病学】 霍乱在人群中流行已达2个世纪。自1817年以来，霍乱曾发生7次世界性大流行。1883年第5次大流行时，Koch从患者粪便中发现霍乱弧菌方明确本病病原。目前认为第6次大流行或许包括第5次大流行，与古典生物型霍乱弧菌有关。1961年以来的第7次世界大流行，则以埃尔托生物型霍乱弧菌为主。1992年在印度、孟加拉等地发生霍乱暴发流行，现已证实是由非 O_1 群的一个新型霍乱弧菌，即 O_{139}群霍乱弧菌所引起，目前已波及巴基斯坦、泰国、斯里兰卡、尼泊尔、英格兰、美国、日本、德国和我国的香港等地，有形成第8次世界大流行趋势。

自从1820年霍乱传入我国后，每次世界性大流行均波及我国。新中国成立后我国政府采取积极防治措施，因而1949年后古典生物型霍乱在我国被控制。由于对外交往频繁，20世纪60年代埃尔托生物型霍乱又传入我国沿海一带。目前 O_{139}群霍乱的比例在不断上升，应警惕 O_{139}群在我国大流行的可能。

近年来，一些学者提出应用基因分型的方法来分析霍乱弧菌是否为流行株、感染起源及临床与外环境分离株的流行病学关系。

1. 传染源 患者和带菌者是霍乱的传染源，其中轻型和隐性感染者由于病情轻不易确诊，因而不能及时隔离和治疗，在疾病传播上起着重要作用。

2. 传播途径 霍乱是胃肠道传染病，患者及带菌者的粪便和排泄物污染水源和食物后可引起传播。其次，日常生活接触和苍蝇亦起传播作用。近年来发现不论埃尔托生物型或 O_{139}群霍乱弧菌，均能通过污染鱼、虾等水产品引起传播。

3. 人群易感性 人群对霍乱弧菌普遍易感，本病隐性感染较多，而有临床症状的显性感染则较少。病后可获一定免疫力。能产生抗菌抗体和抗肠毒素抗体，但亦有再感染的报告。

4. 流行季节与地区 在我国霍乱流行季节为夏秋季，以7～10月为多。流行地区以沿海一带如广东、广西、浙江、江苏、上海等省市为多。

5. O_{139}群霍乱的流行特征 病例无家庭聚集性，发病以成人为主(74%)，男性多于女性。主要经水和食物传播，Islam认为 O_{139}霍乱弧菌在水中存活时间较 O_1 群霍乱弧菌长。O_{139}是首次发现的新流行株，人群普遍易感。在霍乱地方性流行区人群或对 O_1 群霍乱弧菌有免疫力者，也不能保护免受 O_{139}的感染。现有的霍乱菌苗不能期望对新流行株(O_{139})有任何保护作用。

【发病机制和病理】

1. 发病机制 人体食入霍乱弧菌后是否发病，主要取决于机体的免疫力和食入弧菌的量。人体若能分泌正常的胃酸且不被稀释，则可杀灭一定数量的霍乱弧菌而不发病。若经过口服活菌苗，肠道存在特异性IgM、IgG和IgA抗体，亦能阻止弧菌黏附于肠壁而免于发病。但若曾进行胃大部分切除使胃酸分泌减少，或大量饮水、大量进食使胃酸稀释，抑或食入霍乱弧菌的量超过 10^8，均能引起发病。霍乱弧菌经胃抵达肠道后通过鞭毛运动以及弧菌产生的蛋白酶作用，穿过肠黏膜上的黏液层，在Tcp A和霍乱弧菌血凝素(HA)的作用下，黏附于小肠上段肠黏膜上皮细胞刷状缘上，并不侵入肠黏膜下层。定居在小肠黏膜是霍乱弧菌感染的一个关键环节，这一过程被认为是由菌毛介导的。在小肠碱性环境中霍乱弧菌大量繁殖，并产生 CT。当 CT 与肠黏膜接触后，其 B 亚单位能识别肠黏膜上皮细胞上的受体并与之结合，此受体为神经节苷脂(ganglioside)。继而具有酶活性的 A 亚单位进入肠黏膜细胞内，其中 A 亚单位能从烟酰胺腺嘌呤二核苷酸(NAD)中转移 ADP(腺苷二磷酸)—核糖至靶蛋白鸟苷三磷酸酶中(GTP 酶)，并与之结合，从而使 GTP 酶活性受抑制，导致腺苷环化酶(adenyl cyclase)持续活化，使 ATP 不断转变为环腺苷酸(cAMP)。当细胞内 cAMP 浓度升高时，则刺激肠黏膜隐窝细胞过度分泌水、氯化物及碳酸盐。同时抑制肠绒毛细胞对钠离子和氯离子的吸收，使水和氯化钠等在肠腔积累，因而引起严重水样腹泻(图 6-14-1)。

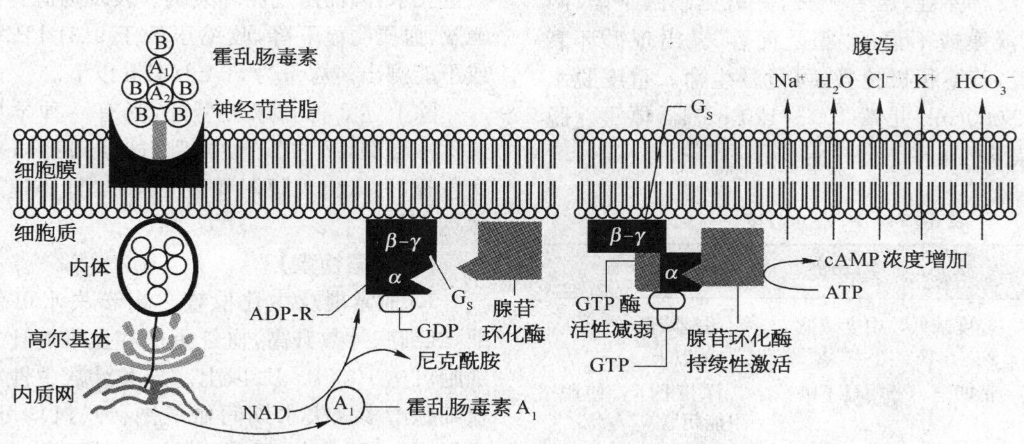

图 6-14-1 CT(霍乱肠毒素)作用机制示意图

CT 还能促使肠黏膜杯状细胞分泌黏液增多，使腹泻水样便中含大量黏液。此外腹泻导致的失水，使胆汁分泌减少，因而腹泻粪便可成“米泔水”样。

尽管 CT 是霍乱弧菌致腹泻的主要致病因子，但霍乱弧菌在其致病过程中还依赖于其他一些毒力因子的协同作用。除 CT 外，内毒素及霍乱弧菌产生溶血素、酶类及其他代谢产物，亦有一定的致病作用。

2. 病理生理

(1) 水和电解质紊乱　霍乱患者由于剧烈的呕吐与腹泻，体内水和电解质大量丧失，因而导致脱水和电解质紊乱。严重脱水患者可出现循环衰竭。若纠正失水不及时，休克时间过长，能进一步引起急性肾衰竭。

虽然霍乱患者丢失的液体是等渗液体，但其中含钾的量为血清钾的 4～6 倍，而钠和氯则稍低于血清。因此补液治疗时，在有尿的情况下应及时补钾。否则严重低血钾可导致心律失常；亦能引起肾小管上皮细胞变性，进一步加重肾衰竭。

(2) 代谢性酸中毒　由于腹泻丢失大量碳酸氢根。此外，失水导致的外周循环衰竭，组织因缺氧进行无氧代谢，因而产生过多乳酸，可加重代谢性酸中毒。急性肾衰竭，不能排泄代谢的酸性物质，也是引起酸中毒的原因。

3. 病理解剖　本病主要病理变化为严重脱水，脏器实质性损害不重。可见皮肤干燥，皮下组织和肌肉脱水，心、肝、脾等脏器因脱水而缩小。肾小球和肾间质毛细血管可见扩张。肾小管可有变性和坏死。小肠黏膜仅见非特异性浸润。

【临床表现】　本病潜伏期短者数小时，长者 3～6 d，一般为 1～3 d。古典生物型和 O_{139} 群霍乱弧菌引起的疾病，症状较严重；埃尔托生物型霍乱弧菌引起的症状轻者多，无症状的病原携带者亦较多。典型患者多突然发病。少数患者发病前 1～2 d 可有头昏、乏力或轻度腹泻等症状。

1. 病程分期　典型病例病程可分 3 期。

(1) 吐泻期　以剧烈的腹泻开始，继而出现呕吐。一般不发热，仅少数有低热。

1) 腹泻：腹泻是发病的第一个症状，其特点为无里急后重感，多数不伴腹痛，排便后自觉轻快感。少数患者有腹部隐痛，个别病例可有阵发性腹部绞痛。排出的粪便初为黄色稀便，后为水样便，以黄色水样便多见。腹泻严重者排出白色浑浊的“米泔水”样大便。有肠道出血者排出洗肉水样大便。出血多者则呈柏油样便，以埃尔托生物型霍乱弧菌引起者多见。腹泻次数由每日数次至数十次不等，重者则大便失禁。

2) 呕吐：一般发生在腹泻之后，不伴恶心，多为喷射性呕吐。呕吐物初为胃内食物，继而为水样，严重者亦可呕吐“米泔水”样物，与粪便性质相似。轻者可无呕吐。

(2) 脱水期　由于剧烈的呕吐与腹泻，使体内大量水分和电解质丧失，因而出现脱水、电解质紊乱和代谢性酸中毒，严重者出现循环衰竭。本期病程长短主要决定于治疗是否及时和正确与否。一般为数小时至2～3 d。

1）脱水：可分轻、中、重3度。轻度脱水，可见皮肤黏膜干燥，皮肤弹性差，一般约失水1 000 ml，儿童70～80 ml/kg体重。中度脱水，见皮肤弹性差，眼窝凹陷，声音轻度嘶哑，血压下降和尿量减少，丧失水分3 000～3 500 ml。儿童80～100 ml/kg体重。重度脱水，则出现皮肤干皱，没有弹性，声音嘶哑，并可见眼眶下陷、两颊深凹、神志淡漠或不清的"霍乱面容"。出现循环衰竭和酸中毒者，若不积极抢救，可危及生命。重度脱水患者约脱水4 000 ml，儿童100～120 ml/kg体重。脱水的分度见表6-14-1。

表6-14-1 脱水分度

特征	轻度	中度	重度
皮肤弹性	轻度减低	中度减低	明显减低
皮皱恢复时间	2 s	2～5 s	5 s以上
眼窝	稍凹陷	明显下陷	深度凹陷，使眼不能闭紧
指纹	正常	皱瘪	干瘪
声音	正常	轻度嘶哑	嘶哑或无声
神志	正常	呆滞或烦躁	嗜睡或昏迷
尿量	正常	少	无尿
血压	正常	轻度下降	出现休克

2）循环衰竭：是严重失水所致的失水性休克。临床表现：当血容量明显减少后，出现四肢厥冷，脉搏细速，甚至不能触及，血压下降或不能测出。继而由于脑部供血不足、脑缺氧而出现意识障碍，开始为烦躁不安，继而呆滞、嗜睡甚至昏迷。

3）尿毒症酸中毒：临床表现为呼吸增快，严重者除出现库斯莫尔(Kussmaul)呼吸外，可有神志不清、意识障碍，如嗜睡、感觉迟钝甚至昏迷。

4）肌肉痉挛：呕吐、腹泻使大量的盐丧失，严重的低血钠引起腓肠肌和腹直肌痉挛。临床表现为痉挛部位的疼痛和肌肉呈强直状态。

5）低血钾：腹泻使钾盐大量丧失，血钾可显著降低。临床表现为肌张力减弱，膝反射减弱或消失，腹胀，亦可出现心律失常。心电图示Q-T延长，T波平坦或倒置和出现U波。

(3) *恢复期或反应期*　腹泻停止，脱水纠正后多数患者症状消失，尿量增加，体力逐步恢复。但亦有少数病例由于血循环的改善，残留于肠腔的内毒素被吸收进入血流，可引起轻重不一的发热，一般患者体温高达38～39℃，持续1～3 d后自行消退。

2. 临床类型　根据失水程度、血压和尿量情况，可分为轻、中、重3型。

(1) *轻型*　起病缓慢，腹泻不超过10次/d，为稀便或稀水样便，一般不伴呕吐，持续腹泻3～5 d后恢复。无明显脱水表现。

(2) *中型(典型)*　有典型的腹泻和呕吐症状，腹泻达10～20次/d，为水样或"米泔水"样便，量多。因而有明显失水体征。血压下降，收缩压仅9.31～12 kPa(70～90 mmHg)。尿量减少，尿量为500 ml/24 h以下。

(3) *重型*　患者除有典型腹泻和呕吐症状外，存在严重失水，因而出现循环衰竭。表现为脉搏细速或不能触及，血压明显下降，收缩压低于9.31 kPa(70 mmHg)或不能测出。尿量为50 ml/24 h以下。

除上述3种临床类型外，尚有一种罕见的暴发型或称中毒型，又称"干性霍乱(cholera sicca)"。本型起病急骤，尚未出现腹泻和呕吐症状，即迅速进入中毒性休克而死亡。

【实验室检查】

1. 血常规及生化检查　由于失水可引起血液浓缩，红细胞计数升高，血红蛋白和血细胞比容增高。白细胞可达10×10^9/L以上。分类计数中性粒细胞和单核细胞增多。失水期间血清钠、钾、氯均可见降低，尿素氮、肌酸酐升高，而碳酸氢根离子下降。

2. 尿常规　可有少量蛋白质，镜检有少许红细胞、白细胞和管型。

3. 粪便检查

(1) *常规镜检*　可见黏液和少许红细胞、白细胞。

(2) *涂片染色*　取粪便或早期培养物涂片作革兰染色镜检，可见革兰阴性稍弯曲的弧菌，无芽胞，无荚膜。而O_{139}群霍乱弧菌除可产生荚膜外，其他与O_1群霍乱弧菌同。

(3) *悬滴检查*　将新鲜粪便作悬滴或暗视野显微镜检，可见运动活泼呈穿梭状的弧菌。

(4) *制动试验*　取急性期患者的水样粪便或碱性胨水增菌培养6 h左右的表层生长物，先做暗视野显微镜检，观察动力。如有穿梭样运动物时，则加入O_1亚群多价血清1滴，若是O_1群霍乱弧菌，由于抗原抗体作用，则凝集成块，弧菌运动即停止。如加O_1群霍乱弧菌血清后，不能制止运动，应再用O_{139}群霍乱弧菌血清重做试验。

(5) *增菌培养*　所有怀疑霍乱患者的粪便，除作显微镜检外，均应作增菌培养。粪便留取应在使用抗菌药物之前，且应尽快送到实验室作培养。增菌培养基一般用pH 8.4的碱性蛋白胨水，36～37℃培养6～8 h后表面能形成菌膜。此时应进一步作分离培养，并进行动力观察和制动试验，这将有助于提高检出率和早期诊断。

(6) *分离培养*　常用庆大霉素琼脂平皿或碱性琼脂平板。前者为强选择性培养基，36～37℃培养8～10 h霍乱弧菌即可生成小菌落。后者则需培养10～

20 h。选择可疑或典型菌落，应用霍乱弧菌O抗原的抗血清做玻片凝集试验，若阳性即可出报告。近年来国外亦有应用霍乱毒素基因的DNA探针作菌落杂交，可迅速鉴定出产毒O_1群霍乱弧菌。

4. PCR检测 新近国外应用PCR技术来快速诊断霍乱。其中通过识别PCR产物中的霍乱弧菌毒素基因亚单位CTXA和毒素协同菌毛基因(TCPA)来区别霍乱菌株和非霍乱弧菌。然后根据TCPA基因的不同DNA序列来区别古典生物型和埃尔托生物型霍乱弧菌。4 h内可获结果，据称灵敏度能检出每毫升碱性蛋白胨水中<10个菌体。

5. 霍乱的快速诊断 采用ELISA的方法，应用抗纯化的弧菌外膜蛋白的血清检测粪便中的弧菌抗原，可快速诊断霍乱，不需增菌培养。

6. 鉴别试验 古典生物型、埃尔托生物型和O_{139}群霍乱弧菌的鉴别，见表6-14-2。

表6-14-2 古典型、埃尔托型和O_{139}群霍乱弧菌区别

鉴别试验	古典型	埃尔托型	O_{139}群
Ⅰ组霍乱噬菌体裂解试验(10^6颗粒单位)	+	-(+)	-
Ⅴ组霍乱噬菌体裂解试验	-	+	-
多黏菌素B敏感试验	+	-(+)	-
鸡血清凝集试验	-(+)	+(-)	+
福-普(VP)试验	-	+(-)	+-
绵羊红细胞溶血试验	-	+(-)	+
O_{139}群霍乱弧菌抑制试验(MR基-异丙基蝶啶敏感试验)	+	+	-
O_{139}群霍乱弧菌血清凝集试验	-	-	+
O_1群霍乱弧菌血清凝集试验	+	+	-

7. 血清免疫学检查 霍乱弧菌的感染者，能产生抗菌抗体和抗肠毒素抗体。抗菌抗体中的抗凝集抗体，一般在发病第5日出现，病程8～21 d达高峰。血清免疫学检查主要用于流行病学的追溯诊断和粪便培养阴性可疑患者的诊断。若抗凝集素抗体双份血清滴度4倍以上升高，有诊断意义。

【诊断和鉴别诊断】 霍乱流行地区，在流行季节任何有腹泻和呕吐的患者，均应疑及霍乱可能，因此均需做排除霍乱的粪便细菌学检查。凡有典型症状者，应先按霍乱处理。

1. 诊断标准 有下列之一者，可诊断为霍乱。

1) 有腹泻症状，粪便培养霍乱弧菌阳性。

2) 霍乱流行期间，在疫区内有典型的霍乱腹泻和呕吐症状，迅速出现严重脱水、循环衰竭和肌肉痉挛者。虽然粪便培养未发现霍乱弧菌，但并无其他原因可查者。如有条件可作双份血清凝集素试验，滴度4倍上升者可诊断。

3) 疫源检索中发现粪便培养阳性前5 d内有腹泻症状者，可诊断为轻型霍乱。

2. 疑似诊断 具有以下之一者。

1) 具有典型霍乱症状的首发病例，病原学检查尚未肯定前。

2) 霍乱流行期间与霍乱患者有明确接触史，并发生腹泻呕吐症状，而无其他原因可查者。

疑似患者应进行隔离、消毒，作疑似霍乱的疫情报告，并每日做粪便培养，若连续2次粪便培养阴性，可作否定诊断，并作疫情订正报告。

3. 鉴别诊断

(1) *非O_1群霍乱弧菌性肠炎* 临床症状较典型霍乱轻，鉴别主要依靠粪便细菌学检查。

(2) *急性细菌性胃肠炎* 由副溶血弧菌、金黄色葡萄球菌、变形杆菌、蜡样芽胞杆菌、致病性和产肠毒素性大肠埃希菌等引起。由于细菌在食物中产生肠毒素，人进食后即发病。本病起病急骤，同食者常集体发病。且往往是先吐后泻，排便前有阵发性腹痛。粪便常为黄色水样便或偶带脓血。

(3) *病毒性胃肠炎* 常由人轮状病毒、诺沃克病毒等引起。患者一般有发热，除腹泻、呕吐外可伴有腹痛、头痛和肌痛。少数有上呼吸道症状。大便为黄色水样便。粪便中能检出病毒抗原。

(4) *急性细菌性痢疾* 典型患者有发热、腹痛、里急后重和脓血便，易与霍乱鉴别。轻型患者仅腹泻黏液稀便，需与轻型霍乱鉴别，主要依靠粪便细菌学检查。

【并发症】

1. 急性肾功能衰竭 发病初期由于剧烈呕吐、腹泻导致脱水，而出现少尿，此为肾前性少尿，经及时补液，尿量能迅速增加而不发生肾衰竭。若补液不及时，脱水加重引起休克，由于肾脏供血不足，可引起肾小管缺血性坏死，出现少尿、无尿和氮质血症。

2. 急性肺水肿 由于本病脱水严重，往往需要快速补液，若不注意同时纠正酸中毒，则往往容易发生肺水肿。这是代谢性酸中毒可导致肺循环高压之故。

【治疗】 治疗原则：严格隔离，及时补液，辅以抗菌和对症治疗。

1. 严格隔离 患者应按甲类传染病进行严格隔离。确诊患者和疑似病例应分别隔离，患者排泄物应彻底消毒。患者症状消失后，连续2次粪便培养阴性方可解除隔离。

2. 及时补液 霍乱早期病理生理变化主要是水和电解质丧失，因此及时补充液体和电解质是治疗本病的关键。

(1) *静脉输液* 液体的选择非常重要，通常选择与患者丧失电解质浓度相似的541溶液，即每升含氯化钠5 g、碳酸氢钠4 g、氯化钾1 g，另加50%葡萄糖注射液20 ml，以防低血糖。可以按照0.9%氯化钠550 ml、1.4%碳酸氢钠300 ml、10%氯化钾10 ml和10%葡萄糖注射液140 ml的比例配制。幼儿由于肾脏排钠功能较差，为避免高血钠，其比例改为每升液体含氯化钠2.65 g、碳酸氢钠3.75 g、氯化钾1 g、葡萄糖10 g。

输液的量和速度应根据失水程度而定，轻度失水患者以口服补液为主。如有呕吐不能口服者给予静脉补液3 000～4 000 ml/d，最初1～2 h宜快速，滴入速度为5～10 ml/min。中度失水补液4 000～8 000 ml/d，最初1～2 h宜快速滴入，待血压、脉搏恢复正常后，再减慢速度为5～10 ml/min。重型脱水补液8 000～12 000 ml/d，一般以2条静脉管道，开始按40～80 ml/min的速度输入，以后按20～30 ml/min快速滴入，直至休克纠正后相应减慢输液速度，直至脱水纠正。若患者没有呕吐，部分液体可经口服途径补充。

儿童轻型患者亦可采用口服补液法，不能口服者24 h内补液100～150 ml/kg体重。中、重型患儿24 h静脉补液各自为150～200 ml/kg和200～250 ml/kg体重，可用541溶液。若应用2∶1溶液(即2份生理盐水，1份1.4%碳酸氢钠注射液)则应注意补钾。

由于患者存在个体差异和病情是否继续发展等情况，因此补液量和补液速度应根据病情而调整。补液过程中应仔细观察患者症状和体征变化，如血压是否恢复、皮肤弹性是否好转、尿量是否正常等。目前国外报道应用无损伤的生物阻抗分析仪(BIA101)自动监测霍乱的脱水和补液过程，认为其效果优于血清蛋白和血细胞比容的测定。

(2) 口服补液　霍乱肠毒素虽然能抑制肠黏膜对钠离子和氯离子的吸收，但根据葡萄糖钠离子共同运载原理，它并不能抑制钠离子和葡萄糖的配对吸收和钾离子的吸收，而且葡萄糖还能增进水的吸收。临床实践证明口服补液治疗霍乱脱水是有效的。一般应用葡萄糖20 g、氯化钠2.5 g、碳酸氢钠2.5 g、氯化钾1.5 g，加水1 000 ml，适用于轻型患者，为减少静脉输液量，亦可用于中、重型经静脉补液后已纠正休克的患者。口服量可按成人750 ml/h，小儿15～20 ml/kg体重。5～6 h后根据腹泻和脱水情况再调整。

3. 抗菌治疗　应用抗菌药物控制病原菌后能缩短病程，减少腹泻次数和迅速从粪便中清除病原菌，但仅作为液体疗法的辅助治疗。近年来已发现四环素的耐药菌株，但对多西环素仍敏感。目前常用药物：复方磺胺甲噁唑，每片含甲氧苄啶80 mg、磺胺甲噁唑400 mg，成人2片/次，2次/d；小儿30 mg/kg，分2次口服。多西环素成人200 mg/次，2次/d；小儿6 mg/(kg·d)，分2次口服。诺氟沙星(norfloxacin)成人200 mg/次，每日3次。环丙沙星(ciprofloxacin)250～500 mg/次，2次/d，口服。以上药物任选一种，连服3 d。不能口服者可应用氨苄西林肌内或静脉注射。O_{139}群霍乱弧菌对常用抗生素四环素、氨苄西林、氯霉素、红霉素、萘啶酸、头孢唑林、环丙沙星敏感，而对复方磺胺甲噁唑、链霉素、呋喃唑酮有不同程度的耐药，耐药率分别为98%、92%、86%。

4. 对症治疗

(1) 纠正酸中毒　重型患者在输注541溶液的基础上尚需根据二氧化碳结合力情况，应用5%碳酸氢钠溶液酌情纠正酸中毒。

(2) 纠正休克和心力衰竭　少数患者经补液后血容量基本恢复，皮肤黏膜脱水表现已逐渐消失，但血压仍低者，可应用地塞米松20～40 mg或氢化可的松100～300 mg，静脉滴注，并可加用血管活性药物多巴胺和间羟胺静脉滴注。如出现心衰、肺水肿，则应暂停或减慢输液速度，应用强心药物去乙酰毛花苷0.4 mg或毒毛花苷K 0.25 mg加葡萄糖注射液20 ml，缓慢静脉注射。必要时应用呋塞米20～40 mg静脉注射。镇静可应用哌替啶50 mg肌内注射。严重氮质血症者可做血液透析。

(3) 纠正低血钾　补液过程中出现低血钾者应静脉滴入氯化钾，浓度一般不宜超过0.3%。轻度低血钾者可口服补钾。

(4) 抗肠毒素治疗　目前认为氯丙嗪对小肠上皮细胞的腺苷环化酶有抑制作用，临床应用能减轻腹泻，可应用1～2 mg/kg体重，口服或肌内注射。小檗碱亦有抑制肠毒素，减少分泌和抗菌作用，成人0.3 g/次，3次/d，口服。小儿50 mg/kg体重，分3次口服。

【预后】　本病的预后与所感染霍乱弧菌生物型的不同、临床病型轻重、治疗是否及时和正确有关。此外年老体弱或有并发症者预后差；病死率为3%～6%，治疗不及时者预后差。死亡原因早期主要是循环衰竭，脱水期多为急性肾衰竭或其他感染等并发症。

【预防】

1. 控制传染源　及时发现患者和疑似患者，进行隔离治疗，并作好疫源检索，这是控制霍乱流行的重要环节。这方面我国已有成功的经验。

(1) 建立腹泻肠道门诊　所有城镇医院均应建立肠道门诊，接诊所有腹泻患者。以便及时发现患者和疑似患者，进行隔离治疗和作好疫情报告，以防传染源扩散。

(2) 对密切接触者进行粪检和预防性服药　密切接触者应进行粪便培养检查，1次/d，连续2 d。第1次粪检后给予服药可减少带菌者，一般应用多西环素200 mg顿服，次日口服100 mg。儿童6 mg/(kg·d)，连服2 d。亦可应用诺氟沙星，每次200 mg，3次/d，连服2 d。

(3) 搞好国境卫生检疫和国内交通检疫　一旦发现患者或疑似患者，应立即进行隔离治疗，并对交通工具进行彻底消毒。

2. 切断传播途径　加强饮水消毒和食品管理，确保用水安全，有良好的卫生设施可以明显减少霍乱传播的危险性。在霍乱还没有侵袭和形成季节性流行的地区，制定有效的控制霍乱的计划是对控制霍乱流行的最好准备。长期改善水的供应和卫生设施是预防霍乱的最好方法。对患者和带菌者的排泄物进行彻底消毒。此外应消灭苍蝇等传播媒介。

据报道，茶提取液具有杀霍乱毒素的作用，能抑制霍乱活血素和霍乱毒素的毒性，并能保护动物模型中的霍乱感染，可用于霍乱的防治，其有效成分可能是儿茶酸和茶黄素。

3. 提高人群免疫力　以往应用全菌死菌苗或并用霍乱肠毒素的类毒素菌苗免疫人群，由于保护率低，保护时间短，且不能防止隐性感染和带菌者，因而已不提倡应用。目前国外应用基因工程技术制成并试用的有多种菌苗，现仍在扩大试用，其中包括。

(1) B亚单位-全菌体菌苗(BS-WC)　这是由灭活的霍乱弧菌全菌体细胞(WC)和纯化的霍乱肠毒素B亚单位(BS)组成的菌苗。其中WC细胞壁含有脂多糖(LPS)和霍乱毒素协同菌毛(TCP)等抗原，能诱导机体产生抗菌抗体，从而抑制霍乱弧菌在肠道定居；而BS产生的抗毒抗体，则能中和CT的B亚单位，使霍乱肠毒素不能与肠黏膜受体结合，而无从发挥肠毒素作用。此菌苗保护率为65%～85%，对古典生物型霍乱弧菌的预防作用优于埃尔托生物型霍乱弧菌。

(2) 减毒口服活菌苗(CVD103-HgR)　这是应用DNA重组技术将除去94%的CTXA基因，重组于古典生物型霍乱弧菌的569B株中，获得减毒株CVD103，然后导入一个抗汞(Hg)的编码基因进入HlgA的染色体位点，成为CVD103-HgR减毒株。此菌苗能明显对抗O_1群古典生物型和埃尔托生物型霍乱弧菌的感染。Taket等报告，口服$(3～5)\times10^8$单一剂量CVD103-HgR菌后，志愿者中获得100%的保护作用。一般认为保护作用至少持续6个月。但动物实验表明此菌苗对O_{139}群霍乱弧菌无保护作用，应研究对O_{139}有效的菌苗。Woldor等曾构建出缺失细胞毒素(CT)和腺苷环化酶(ACE)zot等毒素的VCO_{139}型减毒株Bengal3，但其安全性和保护力等还待进一步研究。在进行遗传改造的同时，还应该考虑到活疫苗实际应用的生物安全性问题，其中最重要的是接种后疫苗本身不能具有潜在的毒力恢复突变能力。由于编码霍乱毒素的溶原性噬菌体CTXΦ可以在不同菌株之间进行水平转移，减毒活疫苗亦有可能通过感染CTXΦ重获得霍乱毒素基因。据报道在霍乱弧菌疫苗候选株中导入稳定表达的*rstR*基因可以防止活疫苗株通过感染CTXΦ而重获毒力，从而提高其生物安全性。

(3) O_{139}疫苗的研究　O_{139}的荚膜脂多糖不仅是重要的毒力因子，也是重要的保护性抗原，以血清清蛋白为载体蛋白制作O_{139}荚膜脂多糖疫苗，应用EDC或CDAP为激活因子注射于小鼠，可使小鼠产生杀弧菌抗体。将O_{139}荚膜脂多糖与白喉毒素共价结合可使小鼠产生针对荚膜多糖的IgG，具有杀弧菌作用，同时也可产生针对白喉毒素的抗体，此研究还处于动物实验阶段。

参考文献

[1] Richard L. Guenant Cholera — Still teaching hard lessons [J]. N Engl, 2006, 354(23): 2500-2502.

[2] Sack DA, Sack RB, Nair GB, et al. Cholera [J]. Lancet, 2004, 363: 223-233.

[3] Singh DV, Mohapatra H. Application of DNA-based methods in typing *Vibrio cholerae* strains [J]. Future Microbiol, 2008, 3(1): 87-96.

[4] Farugue SM, Chowdhury N, Kamruzzaman M, et al. Genetic diversity and virulence potential of environmantal *Vibrio cholerae* population in a cholera — emdemic area [J]. Proc Natl Acad Sci USA, 2004, 101(7): 2123-2128.

[5] Taylor RK, Kirn TJ, Meeks MD, et al. A *Vibrio cholerae* classical Tcp Aamino acid seguence induces protective antibody that binds an area hypothesized to be important for toxin coregulated pilus structure [J]. Infect Immun, 2004, 72(10): 6050-6060.

[6] Calain P, Chaine JP, Johnson E, et al. Can oral cholera vaccination play a role in controlling a cholera outbreak? [J]. Vaccine, 2004, 22: 2444-2451.

[7] Lucas ME, Deen JL, Von Seidlein L, et al. E ectiveness of mass oral cholera vaccination in Beira, Mozam bigue [J]. N Engl, 2005, 352: 757-767.

[8] Zhang D, Manos J, Ma X, et al. Transcriptional analysis and operon structure of the tag A-orf2-orf3-mop-tag D region on the *Vibrio pathogenicity* island in epidemic *V. cholerae* [J]. FEMS Microbiol Lett, 2004, 235(1): 199-207.

[9] Nandi S, Maiti D, Sada A, et al. Genesis of variants of *Vibrio cholerae* O_1 biotype El Tor: role of the CTXphi array and its position in the genome [J]. Microbiol, 2003, 149: 89-97.

[10] Liang WL, Wang SX, Yu FG, et al. Construction and eraluation of a safe, live, oral *Vibrio cholerae* vaccine candidate, IEM 108 [J]. Infect Immun, 2003, 71: 5498-5504.

第十五节　志贺菌感染

任　红

志贺菌感染(shigella infections)是由志贺菌引起的一种常见肠道传染病,以往称细菌性痢疾(bacillary dysentery),简称菌痢。以结肠黏膜的炎症及溃疡为主要病理变化。临床上可见急起畏寒、高热、腹痛、腹泻、排黏液脓血便及里急后重等。终年散发,夏秋季可引起流行。

痢疾是发展中国家的常见病、多发病,严重危害着人们的健康,尤其是儿童的生长发育。全世界每年死于志贺菌感染的人数约为60万。志贺菌致病性强,10～100个细菌细胞就可使人发病,多数临床分离的菌株为多重耐药性。痢疾为一古老传染病,我国医学书籍中,周朝(公元前11世纪后)即有本病的记载。远在2 600多年以前的《内经・至真要大论》中说:"民病,泻泄赤白。"晋代已能识别多种痢疾,葛洪的《肘后方》中有"天行诸痢"的描述,更认为与夏季饮食不调、风冷入胃肠有关。国外Hippocrates(公元前4世纪)将腹痛、腹泻及脓血便患者称为"痢疾"。历史上,"痢疾"一词曾包括现在的"阿米巴痢疾"和"细菌性痢疾"。直至19世纪末20世纪初,溶组织内阿米巴和志贺菌相继被发现,才使这两种疾病得以彻底分开。2001年,我国科学家在国际上率先完成福氏志贺菌全基因组精细测序,对促进相关疾病致病机制的认识及药物疫苗的研发意义重大。

【病原学】　志贺菌是肠杆菌科志贺菌属(*Shigella*),也称痢疾杆菌(*Bacillus dysenteriae*)。该菌为无动力、革兰阴性的短小杆菌,在幼龄培养物中可呈球杆形。无荚膜,无芽胞。志贺菌为兼性厌氧,但最适宜于需氧生长。培养24 h后,成为凸起圆形的透明菌落,直径约为2 mm,边缘整齐。所有志贺菌均能分解葡萄糖,产酸,除Newcastle型及Manchester型志贺菌外,均不产气,除宋内志贺菌外,均不分解乳糖,除痢疾志贺菌外,均可分解甘露醇。

1. 抗原构造　志贺菌血清型繁多(共47个血清型)。根据生化反应和O抗原的不同,将志贺菌属分为4个血清群(即痢疾志贺菌、福氏志贺菌、鲍氏志贺菌、宋内志贺菌,又依次称为A、B、C、D群),共有47个血清型或亚型(其中A群15个、B群13个、C群18个、D群1个)。A群和C群的所有菌型及B群之2a、6型均含有K抗原。我国的优势血清型为福氏2a、宋内、痢疾1型志贺菌,其他血清型相对比较少见。在发达国家和地区,宋内志贺菌的分离率较高。痢疾1型志贺菌产生志贺毒素,可引起溶血性尿毒综合征。

志贺菌的脂多糖由类脂A、核心多糖及O特异性侧链组成。O抗原是其分型的基础,福氏志贺菌O抗原由染色体编码,宋内志贺菌O抗原由120MDa质粒编码,而痢疾1型菌O抗原除由染色体编码外,尚需一个小质粒。各群志贺菌均具有复杂的抗原构型,各菌群的血清学特异性有交叉反应。如福氏菌有噬菌体整合入染色体上,可出现型别转换。志贺菌及宋内菌的质粒丢失后,菌落由光滑型变为粗糙型,即失去致病力。

2. 抵抗力　志贺菌存在于患者和带菌者的粪便中,在体外生存力较强,宋内菌的抵抗力大于福氏菌,而痢疾志贺菌抵抗力最低。一般温度越低,则志贺菌保存时间越长。如在60℃温度下10 min死亡;阳光直射下30 min死亡;在水中(37℃)存活20 d;各种物体上(室温)存活10 d;在蔬菜水果上存活11～24 d。人类进食10个以上细菌即可引起发病,进食被污染食物后,可引起食物型大暴发。志贺菌对各种消毒剂敏感,如0.1%的酚液中30 min内可以杀灭,对氯化汞(升汞)、苯扎溴铵(新洁而灭)、过氧乙酸、石灰乳等也很敏感。

3. 毒素　志贺菌的致病力和其侵袭过程有重要关系,包括侵入上皮细胞在细胞内繁殖后播散到邻近细胞,引起细胞死亡。侵袭力是志贺菌致病的主要毒力因子,由侵袭性大质粒介导。编码侵袭性的基因主要有*ipaABCD*,缺失了侵袭性基因的菌株,不能够引起痢疾。可使用检测*ipaB*基因的PCR方法来鉴定志贺菌的毒株。此外,福氏菌的播散基因也编码了一些蛋白质,也和细菌毒力密切相关。上述痢疾菌毒力基因又受染色体及质粒上多个基因多级调控,包括温度调节基因(*virR*),37℃培养时有毒力表达,30℃则毒力消失。各型志贺菌死亡后均可产生内毒素,是引起全身反应如发热、毒血症及休克的重要因素。还有志贺菌的外毒素,将其注射入家兔体内,48 h可引起动物麻痹,故又称为志贺神经毒素。将其注入家兔的游离肠段内,可引起肠毒素样反应,局部产生大量液体,其电解质含量和霍乱肠毒素引起的肠液相似,但是前者蛋白质含量较高,而且出现渗液时间较迟,常在局部注入105 min以后;除个别报道外,多数认为不激活环腺苷酸酶(腺苷酸环化酶)。而霍乱肠毒素常见早期出现渗液(15～30 min),主要通过启动环腺苷酸酶引起分泌亢进。以志贺毒素灌洗家兔空肠,不引起黏膜改变,注射入回肠段,则可引起肠绒毛缩短,上皮细胞由柱状变为扁平,固有层内有炎症细胞浸润。

由于志贺菌毒素不稳定，不易纯化成功。有人用部分纯化制品发现有2个不同组，一个组可于pH 7.25溶解，可引起回肠襻病变及小白鼠死亡（神经毒性），还可引起HeLa细胞毒性；另外一组于pH 6.0时，仅对HeLa细胞有细胞毒性。最近报道纯化志贺毒素包含有大分子亚单位（分子量30 000～35 000）及5个小分子亚单位（分子量3 000～11 000）。志贺毒素具有肠毒性、细胞毒性和神经毒性，感染后一部分患者可发生溶血性尿毒综合征。亦可引起发热、神志障碍、中毒性休克等。最近不少报道认为其细胞毒作用系通过抑制细胞内蛋白质合成导致细胞死亡。也有人认为志贺毒素并非神经毒素而系血管毒素，系由于毒素作用于血管内皮而引起继发的神经症状，常为可逆性。

更重要的是最近发现志贺毒素不仅见于痢疾志贺菌1型、2型（施密茨型），还可见于福氏志贺菌2a，与上述细菌分离的志贺毒素有交叉免疫性。有人采用HeLa细胞的细胞毒中所有志贺菌属不同菌群均有可能产生志贺毒素。

也有人发现福氏志贺菌2a、3a、4b型可以产生对酸及热稳定的肠毒素，但对其在发病机制中的作用仍不了解。

【流行病学】 无论在国内、国外，至今菌痢在传染病中仍占重要地位。它在一些国家和地区有时有较大流行，发病率变化波动较大。我国菌痢发病率下降似不明显。

研究表明，在1966～1997年的30年间，全世界菌痢的年发病人数为164.7×10^6，其中约163.2×10^6来自发展中国家。在发病人数和死亡人数中，分别有69%和61%来自5岁以下的儿童。病原菌中位数分别为B型60%、D型15%、C型6%、A型6%。在发展中国家，最常见的病原菌为2a型的福氏志贺菌，其次分别为1b、3a、4a和6型。

志贺菌的菌群在全世界的分布随着时间的推移有较大的变化。20世纪40年代以前A群痢疾志贺菌引起的痢疾占30%～40%，以后A群减少；50年代以B群福氏志贺菌占主要地位；1965年以来D群宋内志贺菌上升。国外自20世纪60年代后期逐渐以D群占优势，我国目前仍以B群为主（占62.8%～77.3%），D群次之，近年局部地区A群有增多趋势。

菌痢主要集中在温带或亚热带国家。我国各地区菌痢发病率差异不大，终年均可发生，一般从5月开始上升，8～9月达高峰，10月以后逐渐下降。但是我国南北地区发病曲线也有所不同。如广州地区高峰出现早，持续时间长，流行曲线平坦。北方城市长春则相反。菌痢夏秋季发病率升高可能和降雨量多、苍蝇密度高及进食生冷瓜果食品的机会多有关。若在环境卫生差的地区，更易引起菌痢的大暴发流行。

1. 传染源 包括急性、慢性菌痢及带菌者。急性典型菌痢患者有黏液脓血便，排菌量大；非典型患者仅有轻度腹泻，往往诊断为肠炎，在流行期间和典型菌痢的比例为1∶1，在其粪便内也可以分离出志贺菌，由于发现和管理均比较困难，在流行中起的作用不容忽视。慢性菌痢病情迁延不愈，排菌量虽少，但持续时间长，提示慢性菌痢患者有长期贮存病原体的作用，而且在春季复发较多，对这个阶段维持流行过程起了重要作用。痢疾带菌者分为恢复期带菌及健康带菌者，恢复期带菌者病后1～2周内占45.7%；3～4周内占21.9%；5～7周内占5.7%；8周以内占2.6%。人群中的健康携带者，在一般居民中为1%～2%，患者接触者的携带率为5%～7%，虽然携带者排菌数量少，排菌时间短，但在人群中数量较大。近年对携带者在菌痢流行中的作用看法不一。菌痢的发病取决于细菌对肠黏膜的侵袭能力和是否为致病株，有些健康携带者排出的细菌为无侵袭力的非致病菌株，能否引起他人发病还有待进一步研究。

2. 传播途径 志贺菌从粪便排出，通过手、生活接触、苍蝇、食物和水，经口感染。生活接触传播系指接触患者或带菌者的生活用具而感染，如门把手、被单、床铺、玩具、桌椅都有可能检出志贺菌。北京调查菌痢家庭接触者发病率为4.4%，其患病机会比一般居民高出十几倍。苍蝇传播系苍蝇有粪、食兼摄的习性，带菌率可高达8%～30%。不少地方观察到菌痢流行曲线与苍蝇消长曲线呈相关现象，说明苍蝇在菌痢传播上有重要作用。

食物型传播与水型传播是菌痢在发展中国家的主要传播方式。食物型传播大多发生于夏季进食受污染的凉拌菜及冰棒、豆浆、肉汤等，可引起大暴发流行。水型大暴发不受当地流行季节特点的限制，凡有构成粪便污染水源的条件（如降雨、化雪后）均可造成水型大暴发。

3. 人群易感性 普遍易感。年龄分布有2个高峰，第1个高峰为学龄前儿童，尤其是3岁以下儿童，可能和周岁以后的儿童食物种类增多，活动范围扩大，接触病原体的机会增多有关；第2个高峰为青壮年期（20～40岁），可能和工作中接触机会增多有关。任何足以降低抵抗力的因素，如营养不良、暴饮暴食均有利于菌痢的发生。患病可获得一定免疫力，但不同菌群及血清型之间无交叉保护性免疫，易于重复感染。

【发病机制和病理】

1. 发病机制 志贺菌进入人体后的发展过程取决于人体情况和病菌的致病力与数量相互作用的结果。目前认为志贺菌致病必须具备3个条件：①具光滑型脂多糖（LPS）O抗原。②具有能侵袭上皮细胞并在其中繁殖的基因编码。③侵袭后能产生毒素。

志贺菌属，包括宋内菌第1相及福氏菌2a型，均必须具有不光滑型O抗原才有致病性，致病性O抗原具有O重复多聚物，可能和细菌黏附性有关。但是志贺菌致病的更重要的因素是侵袭力；有侵袭力的菌株在豚鼠可引起化脓性角膜、结膜炎，在组织培养上可以感染 HeLa 细胞，猴子口服后可引起痢疾症状。无毒株虽可在肠内增殖，但不引起病变。在电镜下可见致病性细菌在结肠上皮细胞内被单层或双层膜包围，但细胞的微器官可以出现退行性变，细胞膜表面出现小疱，线粒体嵴消失，引起核固缩或核溶解。志贺菌引起内源性细胞毒过程可能和细菌的代谢产物有关，可能为一种不耐热的物质；双价离子如钙、镁、铁等可以加强其细胞毒作用。

人吞食志贺菌后，抵抗力较强的人其胃酸可将细菌大部杀死，正常肠道菌丛对志贺菌有干扰作用。具有免疫力的患者，肠道特异性分泌 IgA，可以阻止志贺菌对肠黏膜上皮的黏附。如果人体抵抗力下降，如营养不良、暴饮暴食、胃酸缺乏、过度疲劳，即使感染小量细菌，亦引起发病。起病时常先有水样腹泻，然后出现痢疾样大便，但有人将福氏菌 2a 5×10^{10} 给猴子口服，76 只猴子中 31 只(41%)发病，发病者中 29%仅有痢疾症状，32%仅有腹泻，39%出现上述两种症状，志贺菌如何引起水样腹泻的机制尚不清楚。有人认为志贺菌在小肠及大肠中均可增殖，但在小肠内不引起侵袭性病变，由所产生的肠毒素引起分泌性腹泻。由于不同人或动物的肠上皮细胞的肠毒素受体数量不等，所以人或动物服等量细菌后，有的出现水样腹泻症状，有的则无，这和个体基因编码有一定关系。志贺菌可以侵袭结肠黏膜，并产生毒素抑制蛋白质合成引起细胞死亡。结肠黏膜上皮细胞的广泛侵袭及坏死可以引起脓血便。但也有人发现出现水样腹泻症状的患者空肠中多数并无致病菌，从而提出由侵入结肠上皮细胞的细菌产生毒素进入血流，由毒素或通过前列腺素间接引起小肠分泌增多。但有人直接将致病菌注入结肠，并未引起水样腹泻，因此否定了毒素入血的学说。

志贺菌侵入结肠上皮细胞后，通过基底膜而进入固有层，引起黏膜炎症反应，很少进入黏膜下层，极少侵入血循环引起败血症。感染痢疾志贺菌 1 型可引起溶血性尿毒症综合征，福氏志贺菌则罕见。有人发现引起这种综合征的患者有内毒素血症及循环免疫复合物，肾小球内有纤维性血栓沉积，可引起肾皮质坏死，提示由志贺菌严重结肠炎引起的内毒素血症，导致凝血病、肾性微血管病变及溶血性贫血。

中毒性菌痢主要见于儿童，发病原理尚不清楚，可能和特异性体质有关。由于志贺菌内毒素从肠壁吸收入血后，可引起发热、毒血症及急性微循环障碍。内毒素直接作用于肾上腺髓质及兴奋交感神经系统释放肾上腺素、去甲肾上腺素等，使小动脉和小静脉发生痉挛性收缩。由于内毒素的直接作用或通过刺激网状内皮系统，组氨酸脱羧酶活性增加；或通过溶酶体酶释放，导致大量血管扩张物质释放，如组胺、缓激肽、球蛋白通透因子等，使血浆外渗，血液浓缩；还可使血小板聚集，释放血小板因子 3，促使血管内凝血，加重循环障碍。中毒性菌痢上述病变在脑组织最为显著。脑组织缺氧可并发脑水肿、脑疝，亦可引起呼吸衰竭，是中毒性痢疾死亡的主要原因。

患者感染志贺菌属，包括福氏及宋内菌感染 1 周后，血清中可以出现对其脂多糖及侵袭性质粒编码抗原(Ipa-s)的抗体，包括 IgA、IgM 及 IgG 抗体。志贺菌高发区患者，则 Ipa-s 的抗体升高不十分显著。

2. 病理 菌痢的肠道病变以乙状结肠与直肠为主，但在重症患者可以累及整个结肠、回盲部，甚至回肠末端。少数病例回肠部的损害可以较结肠明显，甚至直肠病变轻微或接近正常。

肠黏膜的基本病理变化是弥漫性纤维蛋白渗出性炎症。肠黏膜上皮部分损害，形成多数不规则的浅表溃疡。显微镜检查可见黏膜上皮细胞部分脱落；早期以绒毛顶端最为显著，严重者肠黏膜坏死可深入黏膜下层，但穿孔少见。黏膜下组织及固有层内中性粒细胞与吞噬细胞浸润。黏膜上皮细胞表面敷有大量黏液脓性渗出液。严重者肠黏膜大片脱落，由坏死的上皮细胞、纤维蛋白、中性粒细胞及志贺菌等形成灰白色纤维伪膜。轻症病例肠道仅见弥漫性充血水肿，肠腔内含有黏液血性渗出液。肠道严重感染可引起肠系膜淋巴结肿大，肝、肾等实质脏器有中毒变性。

慢性菌痢肠黏膜水肿、增厚，常有程度不等的充血，肠溃疡不断形成和不断修复，溃疡修复处黏膜上皮细胞再生，形成凹陷性瘢痕并可见肠腺黏膜囊肿与肉芽组织形成的肠息肉。少数病例因肠壁纤维瘢痕组织收缩而引起肠腔狭窄。近年来发现慢性菌痢肠道分泌性 IgA 减少，目前难肯定究竟是菌痢慢性化的原因，抑或是慢性肠道病变造成的后果。

中毒性菌痢肠道病变轻微，多数仅见充血水肿，个别病例结肠有浅表溃疡，突出的病理改变为大脑及脑干水肿、神经细胞变性。部分病例肾上腺充血，肾上腺皮质萎缩。

【临床表现】 潜伏期数小时至 7 d，多数为 1～3 d。菌痢潜伏期长短和临床症状的轻重取决于患者的年龄、抵抗力强弱、感染细菌的数量、毒力及菌型等因素。所以任何一个菌型，均可有轻、中、重型。但大量病例分析显示，痢疾志贺菌引起的症状较重，根据最近国内个别地区流行所见，发热、腹泻、脓血便持续时间较长，但预后大多良好。宋内菌痢疾症状较轻，非典型病例多，易被漏诊或误诊，以儿童病例较多。福氏菌痢疾介于两者之间，但是排菌时间较长，易转为慢性。治疗后 1 年随访，转为慢性者 10%。慢性痢疾占菌痢总数 10%～20%或以上。根据病程长短和病情轻重可以分为下列各型。

1. 急性菌痢 根据毒血症及肠道症状轻重，可以分为4型。

(1) 普通型 典型，急起畏寒高热，伴头痛、乏力、食欲减退，并出现腹痛、腹泻，多数患者先为稀水样大便，1～2 d后转为脓血便，每日10～20次或以上，大便量少，有时纯为脓血，出现脓血便后则里急后重明显。部分病例开始并无稀水样便，以脓血便开始。患者常伴肠鸣音亢进，左下腹压痛。急性菌痢自然病程为1～2周，多数病例可以自行恢复。

(2) 轻型 非典型，无明显发热。急性腹泻，每日大便10次以内，稀黏液便，可无脓血。有腹痛及左下腹压痛，里急后重较轻或缺如。大便显微镜检查可见少数脓细胞。大便培养有志贺菌生长则可确诊。

(3) 重型 多见于老年、体弱、营养不良患者，急起发热，腹泻每日30次以上，稀水脓血样便，偶尔排出片状伪膜，甚至大便失禁，腹痛，里急后重明显。后期可出现严重腹胀及中毒性肠麻痹，常伴呕吐。严重失水可引起周围循环衰竭。部分病例中毒性休克为突出表现者，则体温不升，常有酸中毒和水、电解质平衡失调，少数患者可出现心、肾功能不全。由于肠道病变严重，偶见志贺菌侵入血循环，引起败血症。

(4) 中毒性痢疾 多见于2～7岁儿童，多数患儿体质较好。成人罕见，多数起病急骤，突起高热，39～41℃或更高，同时出现烦躁、谵妄、反复惊厥，继可出现面色苍白、四肢厥冷，迅速发生中毒性休克。惊厥持续时间较长者可导致昏迷，甚至呼吸衰竭。常于发病数小时后才出现痢疾样大便，部分病例肠道症状不明显，往往需经灌肠或肛拭子检查发现大便中白细胞、红细胞方得以确诊。部分病例开始为隐性菌痢，1～2 d后转为中毒型。根据其主要临床表现，大致可以分为3型。

1) 休克型(周围循环衰竭型)：较多见，以感染性休克为主要表现，由于微循环血管痉挛，导致微循环障碍，早期面色灰白，肢冷，指(趾)甲发白，心率快(150～160次/min)，脉细速加重，血压下降或测不出。口唇、甲床发绀，气急加重，并可出现心、肾功能不全的症状。

2) 脑型(呼吸衰竭型)：是中毒性痢疾最严重的一种表现。由于脑血管痉挛引起脑缺氧、脑水肿甚至脑疝，并出现中枢性呼吸衰竭。由于频繁或持续性惊厥引起昏迷，开始表现为呼吸节律不齐，深浅不匀，进而出现双吸气、叹息样呼吸、下颌呼吸及呼吸暂停等；开始时瞳孔忽大忽小，以后两侧瞳孔不等大，对光反应消失，有时在1～2次惊厥后突然呼吸停止。

3) 混合型：最为严重，具有循环衰竭的综合征象。惊厥、呼吸衰竭和循环衰竭是中毒性痢疾的3种严重表现。一般先出现惊厥，如未能及时抢救，则迅速发展为呼吸衰竭及循环衰竭。

2. 慢性菌痢 菌痢病程反复发作或迁延不愈达2个月以上，即为慢性菌痢。菌痢慢性化的原因大致可以包括2方面，一方面为患者抵抗力低下，如急性期失治、营养不良、胃肠道疾患、肠道分泌性IgA减少等；另一方面为细菌菌型，如福氏菌易致慢性感染，有些耐药性菌株感染也可引起慢性痢疾。根据临床表现可以分为3型。

(1) 慢性菌痢急性发作型 半年内有痢疾史，常因进食生冷食物或受凉、劳累等因素诱发，可出现腹痛、腹泻、脓血便，发热常不明显。

(2) 慢性迁延型 急性菌痢发作后，迁延不愈，常有腹痛、腹泻、稀黏液便或脓血便，或便秘、腹泻交替。有左下腹压痛，可扪及增粗的乙状结肠。长期腹泻导致营养不良、贫血、乏力等。大便常间歇排菌，大便培养志贺菌的结果有时阴性有时阳性。

(3) 慢性隐匿型 有痢疾史，无临床症状。大便培养可检出志贺菌，乙状结肠镜检查可有异常发现。

慢性菌痢中以慢性迁延型最为多见，慢性菌痢急性发作型次之，慢性隐匿型占少数。

【实验室检查】

1. 血象 急性菌痢常有白细胞增多，为$(10\sim20)\times10^9/L$；中性粒细胞增多，核左移。慢性病例有轻度贫血。

2. 粪便检查 大便量少，为黏液脓血便。镜检可见成堆脓细胞，其中有红细胞及巨噬细胞，脓细胞常在10个/高倍视野以上。大便培养分离出致病菌对诊断及指导治疗都有重要价值。宜在抗菌疗法开始前采集标本，取脓血部分，立即送检。搁置过久或与尿液混合，可影响阳性率。采取标本时的病期可以影响阳性结果，发病第1日阳性率最高，可达50%；第6日降至35%；第10日为14.8%。多次送检可以提高阳性率。

为了便于分离致病菌，常采用选择培养基，过去常用SS琼脂平板，近年发现对志贺菌属也有抑制作用。采用木糖-赖氨酸去氧胆酸盐琼脂平板，可以提高阳性率，国内亦有采用HE(Hektoen Enteric)培养基及Mac Conkey琼脂平板，取得了较好的效果。

分离出阳性菌株，及时进行抗生素敏感度测定，对指导临床用药有参考意义。

3. 快速病原学诊断 包括免疫荧光菌球法、增菌乳胶凝集法、协同凝集试验、免疫艳蓝染色法，可以快速从粪便中获得阳性结果，阳性率可达90%以上，对菌痢的早期诊断有一定帮助。

4. 单克隆抗体点免疫结合夹心法(DIAB)及反向间接血凝法 最近有人用来检测粪便中福氏痢疾菌的抗原，有较好的灵敏性和特异性，值得进一步研究。

5. DNA探针法 有人采用碱性磷酸酶标记的探针和粪便标本进行杂交。早期阳性率可达85%，较常规培养阳性率56%显著增高，增加了早期诊断阳性率。

【诊断和鉴别诊断】

1. 诊断 菌痢的诊断，应根据下列资料进行综合分析，唯一确诊手段仍是特异性病原诊断。

(1) 流行病学资料 接触史、地区、季节与年龄有参考价值。由于引起急性感染性腹泻病原菌种类较多，其发病季节、年龄与菌痢相似。而且近年来致病菌中宋内菌逐渐增多，该菌抵抗力强，少量细菌即可引起感染，约2/3患者可无不洁饮食史。故没有流行病学资料不能排除菌痢的诊断。

(2) 临床症状 急性菌痢的发热、腹痛、腹泻、脓血便、里急后重等症状有一定诊断价值。但有些不典型病例仅有水样稀黏液便。乳幼儿及新生儿痢疾症状常不典型，较易引起肠道功能紊乱而呈消化不良大便。在急性菌痢的诊断中应考虑到上述情况。慢性菌痢应注意初次发作时急性菌痢的症状。中毒性菌痢早期症状以高热、惊厥为主，肠道病变相对轻微，可无典型的大便改变，甚至无腹泻，易造成误诊，应提高警惕。及时采用直肠拭子或盐水灌肠采集粪便进行检查。

(3) 粪便检查 诊断价值较大。在流行季节有腹泻或有肠道功能紊乱者，都应该检查粪便。包括常规及培养，有条件地区应同时进行快速病原学诊断。有些轻型病例，仅有黏液或水样便，镜检脓细胞不多而大便培养阳性。

(4) 乙状结肠镜检查 急性菌痢结肠黏膜弥漫性充血水肿，并有浅表溃疡及渗出物，进行乙状结肠镜检查徒有增加患者痛苦，且有一定危险性，一般不宜采用。慢性菌痢则可见结肠黏膜充血、水肿及浅表溃疡，黏膜可呈颗粒状且可见息肉等增生性改变，刮取黏液脓性分泌物送培养可以提高阳性率。

(5) X线检查 慢性菌痢进行钡餐或钡剂灌肠，可见肠道痉挛、袋形消失、肠壁增厚、肠腔狭窄及肠段缩短等改变。

2. 鉴别诊断 菌痢应与多种腹泻性疾病相鉴别，中毒性菌痢则应与夏秋季急性中枢神经系统感染或其他病因所致的感染性休克相鉴别。

(1) 急性菌痢 需与下列疾病鉴别。

1) 阿米巴痢疾：见表6-15-1。

表6-15-1 菌痢与阿米巴痢疾的鉴别点

鉴别要点		细菌性痢疾	阿米巴痢疾
流行病学		散发性，可呈流行	散发性
潜伏期		1～7 d	数周至数月
临床表现		急起，多有发热，毒血症明显，腹痛，里急后重，大便每日数十次，左侧腹部压痛明显	多为缓起，多数不发热，毒血症不明显，腹痛及里急后重轻，大便次数少，右侧腹部轻度压痛
粪便	肉眼检查	量少，脓血黏液便	量多，暗红色，脓血不与粪便混合
	镜检	大量脓细胞、红细胞及巨噬细胞	白细胞较少，红细胞成堆，有夏-科结晶，可找到阿米巴滋养体
	细菌培养	志贺菌阳性	志贺菌阴性
	血白细胞	急性期总数及中性粒细胞增多	早期略增多
乙状结肠镜检		肠黏膜充血水肿，浅表溃疡。慢性期黏膜可呈颗粒状和瘢痕	有散发溃疡，边缘深切，周围有红晕，溃疡间黏膜充血较轻

2) 其他细菌性肠道感染：①空肠弯曲菌肠炎，发达国家的发病率超过菌痢而接近于沙门菌感染，上海地区报道认为是仅次于菌痢的肠道多发病。发病季节及年龄与菌痢相似，有发热、腹痛、腹泻或有脓血黏液便。少数人可有家禽或家畜接触史，依靠临床表现和粪便镜检常难鉴别。需采用特殊培养基在微需氧环境中分离病菌。②大肠埃希菌感染，有些大肠埃希菌能侵袭肠壁，引起像志贺菌感染所致的病变，有发热及黏液便；有些能产生耐热或不耐热肠毒素，能引起稀水样大便。主要鉴别均需依靠大便培养分离并鉴定致病菌型。

3) 细菌性食物中毒：鼠伤寒沙门菌、变形杆菌肠道感染都可引起腹泻，特别是副溶血弧菌肠道感染可引起血水样便。后者多见于沿海地区，多有进食被污染的海产品史，可以集体发病。腹痛显著，少数有里急后重，粪便培养在4%食盐胨水或4%食盐琼脂平板，可获阳性结果。

4) 急性肠套叠：多见于小儿。婴儿肠套叠早期无发热，因腹痛而阵阵啼哭，发病数小时后可排出血黏液便，镜检以红细胞为主，腹部可扪及包块。

5) 急性坏死性出血性小肠炎：多见于青少年。有发热、腹痛、腹泻及血便。毒血症严重，短期内出现休克。大便镜检以红细胞为主。常有全腹压痛及严重腹胀，大便培养无志贺菌生长。

(2) 中毒性菌痢 发病季节、年龄及高热、惊厥等均和流行性乙型脑炎相似，但是中毒性菌痢病势凶猛，早期出现休克和(或)呼吸衰竭，用盐水灌肠后检查粪便可发现脓细胞。乙型脑炎病情发展略缓，常在发热数日后进入昏迷或呼吸衰竭，休克少见，脑脊液检查有阳性发现。

由于金葡菌败血症或革兰阴性杆菌败血症引起的中毒性休克。患者常有原发病灶如疖、痈等，或胆囊、泌尿道感染，血培养阳性。后期 X 线可以发现血源性金葡菌肺炎等可与中毒性菌痢鉴别。

(3) 慢性菌痢　应和下列疾病相鉴别。

1) 直肠癌与结肠癌：结肠癌或直肠癌易合并肠道感染，当癌肿患者有继发感染时可出现腹泻及脓血便。所以凡是遇到慢性腹泻患者，不论何种年龄，都应该常规肛指检查和乙状结肠镜检查，对疑有高位肿瘤应行钡剂 X 线检查或纤维结肠镜检查。

2) 血吸虫病：可有腹泻与脓血便。有流行区接触疫水史，常伴肝肿大及血中嗜酸粒细胞增多，粪便孵化与直肠黏膜活检压片可获得阳性结果。

3) 非特异性溃疡性结肠炎：为一种自身免疫病，病程长，有脓血便或伴发热，乙状结肠镜检查肠黏膜充血、水肿及溃疡形成，黏膜松脆易出血。血清中有对肠黏膜上皮细胞的脂多糖抗体，常伴其他自身免疫性疾病表现，抗菌痢治疗常无效。

【并发症】　菌痢的肠外并发症并不多见。

1. 菌血症　主要见于儿童，有营养不良、镰状细胞贫血及免疫功能低下患者。国外已有 100 多例，国内也有少数病例报道，合并菌血症者症状较严重，病死率高达 46%。菌血症多见于发病后 1～2 d，抗生素治疗有效。

2. 溶血尿毒症综合征　主要见于痢疾志贺菌感染。有些病例开始时有类白血病反应，继而出现溶血性贫血及 DIC。部分病例出现急性肾功能衰竭，肾脏大小动脉均有血栓及肾皮质坏死，肾小球及动脉壁有纤维蛋白沉积，约半数病例鲎试验阳性，多数病例血清中免疫复合物阳性。内毒素血症可能和发病有关，但其他细菌引起的内毒素血症并无类似表现。本病预后严重。

3. 关节炎　多发生于菌痢后 2 周内，可能为变态反应所致，主要累及大关节，可引起膝、踝关节红肿及渗液。关节液中有凝集志贺菌的抗体，血清抗 O 效价正常。用激素治疗可以迅速缓解。

【预后】　菌痢在多数情况下属于自限性疾病，多于 1～2 周内痊愈。预后和下列因素有关：①年老体弱、婴幼儿及免疫功能低下患者，并发症多，预后严重。②中毒性菌痢病死率较高，尤其是呼吸衰竭型。③痢疾志贺菌Ⅰ型引起症状较为严重，而福氏菌易致慢性，耐药性菌株则影响疗效。④采用适当抗菌药物对清除感染有重要作用。用药不当、疗程不足、治疗不及时均影响疗效。

【治疗】

1. 急性菌痢

(1) 一般治疗　症状明显的患者必须卧床休息，按照肠道传染病消毒隔离。饮食以流质为主。病情好转后改用稀饭、面条等。忌食生冷、油腻及刺激性食物。

有失水者应酌情补液。对婴儿失水在体重 5%～10%范围，可采用世界卫生组织推荐的口服补液盐溶液(ORS)，每升水中含葡萄糖 20 g、氯化钠 3.5 g、碳酸氢钠 2.5 g、氯化钾 1.5 g，经我国各地试用近 2 000 例，平均有效率为 96.9%。对反复呕吐或严重脱水者，可考虑先静脉补液，后尽快改为口服补液。

(2) 抗菌治疗　对症状比较严重的患者，抗生素治疗可缩短病程、减轻病情和缩短排菌期。但是，治疗痢疾 1 型志贺菌感染时，应该慎用抗生素(许多抗生素可以刺激 O157：H7 大肠埃希菌释放志贺毒素，诱发溶血性尿毒综合征)。近年来志贺菌对各种药物及抗生素的耐药性逐年增长，目前对常用抗菌药物如磺胺、链霉素、氯霉素与四环素大多耐药，临床疗效相应降低。细菌可呈多重耐药性，所以对于菌痢抗生素的选择，应根据当地流行菌株药敏试验或患者大便标本培养的结果进行选择，避免无针对性的滥用。在一定地区内注意轮换用药。抗菌药物疗效的考核应以粪便培养阴转率为主，治疗结束时阴转率应达 90%以上。常用药物包括下列几种。

1) 喹诺酮类药物：具有抗菌谱广、口服易吸收等优点，近年耐药株逐渐增多，耐药性也可通过质粒介导。对志贺菌感染常用环丙沙星每日 400～600 mg，分 2～3 次口服，疗程 3～5 d。其他新的喹诺酮类药物，对志贺菌感染也有效。

2) 复方磺胺甲噁唑：剂量为每次 2 片，每日 2 次，疗程 7 d，治愈率可达 95%以上。近年来耐药性逐步增长，疗效有下降趋势。对有磺胺过敏、白细胞减少及肝、肾功能不全者忌用。

3) 抗生素：志贺菌对常用抗生素如氯霉素、链霉素、氨苄西林大多已耐药，部分菌株对多西环素仍然较敏感。多数致病菌体外试验对卡那霉素、庆大霉素仍较敏感，但仅能注射用药，即时效果较好，由于肠壁组织内药物浓度较低，不向肠腔排泌，不易清除细菌，易复发，宜和甲氧苄啶口服合用。国内外的研究表明，头孢菌素类抗生素亦对志贺菌有较好的疗效，必要时也可选用。

4) 中药治疗：黄连素每次 0.3 g，每日 4 次，7 d 为一疗程。或用生大蒜口服，或马苋煎剂口服，或用白头翁汤煎剂口服，均有一定效果。

2. 中毒性菌痢　力争早期治疗。

(1) 抗菌治疗　宜采用静脉滴注给药，可用环丙沙星、左氧氟沙星或头孢菌素类抗生素。情况好转后改为口服，剂量和疗程同急性菌痢。

(2) 抗休克治疗

1) 扩充血容量：早期应快速输液，立即用 10～15 ml/kg 右旋糖酐 40 及 5%碳酸氢钠 5 mg/kg，于 0.5～1 h 静脉推注，以迅速扩张血容量。以后则用 1/2

张含钠液(生理盐水与葡萄糖各半),按 30～50 ml/kg 静脉快速滴注,6～8 h 滴完;如果血压不回升,可静脉滴注甘露醇(20%),每次 1 g/kg,可以吸收组织间隙液体,起到扩容作用,也可以防止脑水肿的发生。休克改善后维持输液以葡萄糖为主,与含钠液体比例为 3∶1～4∶1, 24 h 维持量为 50～80 ml/kg,缓慢静滴。

2) 血管活性药物:中毒性菌痢主要为高阻低排性休克,宜采用山莨菪碱(654-2)(具对抗乙酰胆碱及扩张血管的作用)0.5～1 mg/kg,成人 20～40 mg,静脉推注,每 5～15 min 1 次。直至面色变红、四肢转暖、呼吸好转、血压回升,可暂时停用。如用药后效果不佳,可以改用酚妥拉明(苄胺唑啉)加去甲肾上腺素静滴,或用异丙肾上腺素 0.1～0.2 mg 加入 5%葡萄糖液 200 ml 内静滴,可以加强心肌收缩力,对一些高阻低排的休克有一定效果。

3) 脑水肿:当患者频繁惊厥、昏迷加深、呼吸不规则、口唇发绀时,应及时采用 20%甘露醇或 25%山梨醇,每次 1.5～2 g/kg,静脉推注每 6～8 h 1 次。同时给予地塞米松静滴,限制钠盐摄入,对控制脑水肿有一定作用。

4) 降温、给氧:发热患者应给予物理降温,可以降低氧耗和减轻脑水肿。对于高热及频繁惊厥患者可以短暂给予冬眠合剂氯丙嗪及异丙嗪各 1～2 mg/kg 肌注,能加强物理降温的效果。

3. 慢性菌痢 以综合治疗为主,包括整体与局部、内因与外因相结合的方针。

(1) *一般治疗* 注意生活节律,进食易消化、富于营养的饮食,忌生冷、油腻。并积极治疗胃肠道疾病及肠道寄生虫病。

(2) *抗菌治疗* 如获得阳性结果,应根据药敏选择适当抗生素,或采用过去未曾用过而有效的抗菌药物,联合用药或交叉用药 2 个疗程。对肠道黏膜病变经久不愈者同时采用局部灌肠疗法,可用 5%～10%的大蒜溶液 200 ml 加泼尼松(强的松)20 mg 及 0.25%普鲁卡因 10 ml,每晚 1 次,10～14 d 为 1 个疗程。

(3) *免疫治疗* 痢疾疫苗疗法,最好采用自家菌苗,隔日皮下注射 1 次,10～14 d 1 个疗程。同时加用左旋咪唑,每次 50 mg,每日 3 次,每周 2 d,可以加强疗效。

(4) *调整肠道菌群* 慢性菌痢由于长期使用抗菌药物,常有菌群失调。正常肠道菌群受到抑制,而过路菌或外袭菌占优势。发酵型患者应限制乳类及豆制品。腐败型应限制蛋白质饮食。大肠埃希菌减少时可给予乳糖及维生素 C。肠球菌减少时可给予叶酸。此外,口服乳酶生或枯草杆菌制剂,以扶植肠道厌氧菌。

(5) *中医中药治疗* 根据中医辨证论治,慢性菌痢阴虚型应养阴清肠,可用驻车扎;虚寒型应温脾补肾,收涩固脱,可用真人养脏汤等。

【预防】 预防原则:应以切断传播途径为主,同时加强对传染源管理的综合性防治措施。对重点人群、集体单位应特别注意预防暴发或流行。

1. 管理传染源 主要是对急、慢性患者及带菌者。依靠农村合作医疗站及城市医疗单位,组织疫情报告,早期发现患者,特别对轻症不典型病,进行详细登记以便及时治疗。急性患者应住院或在家中进行隔离、消毒和彻底治疗,隔日 1 次大便培养,连续 2 次阴性才可解除隔离。

对从事托幼机构、饮食食品行业、食堂炊事人员及自来水厂供水工作人员,必须定期进行大便培养。

2. 切断传播途径 应大力开展爱国卫生运动。做到"三管一灭"(即抓好饮水、饮食、粪便的管理,灭蝇)及"四要三不要"(要彻底消灭苍蝇,饭前便后要洗手,生吃蔬菜水果要洗烫,得了菌痢要及早报告治疗,不喝生水,不吃腐烂不洁的食物,不随地大小便)。灭蝇要防止孳生地形成,根据苍蝇消长的规律,制定全年的灭蝇措施。要特别注意儿童机构及集体单位中菌痢的传播。必须严格贯彻各种卫生制度,如对食具、食物、居室、活动场所及儿童玩具的卫生制度。经常检查集中供水的水质是否合乎卫生要求,农村中井水和河水的水质应特别予以注意。实践证明,除四害、讲卫生、净化环境是切断传播途径的有效措施。

3. 保护易感人群 近年来主要采用口服活菌苗,一般采用 3 种菌苗:①自然无毒株。②有毒或无毒痢疾杆菌与大肠埃希菌杂交的菌株。③变异菌株。目前国内主要采用变异菌株,即使用依链株制备疫苗(在含链霉素的培养基上才能生长繁殖的变异无毒株)。我国试制的单价或双价疫苗在 36 个现场进行了数万人次的观察,证明有较好的效果,保护率为 66.41%～99.47%。活菌苗主要通过刺激肠道产生分泌性 IgA 及细胞免疫而获得免疫性,免疫期可维持 6～12 个月,少数人服用后可出现腹泻。由于志贺菌属免疫有型的特异性,有时出现不同于所用菌苗的菌型流行,则无保护作用。

有些地区在流行过程中,因地制宜,采用中草药预防,如大蒜、马齿苋等口服,也有一定效果。

参考文献

[1] http://www.who.int/vaccine_research/documents/new_vaccines/en/index1.html.

[2] Kotloff KL, Winickoff JP, Ivanoff B, et al. Global burden of shigella infections: implications for vaccine development and implementation of control strategies [J]. Bull World Health Organ, 1999,77(8):651-666.

[3] Coimbra RS, Lenormand P, Grimont F, et al. Molecular and phenotypic characterization of potentially new Shigella dysenteriae serotype [J]. J Clin Microbiol, 2001, 39(2): 618-621.
[4] Stephen J. Pathogenesis of infectious diarrhea [J]. Can J Gastroenterol, 2001, 15(10): 669-683.
[5] Herbert L. Dupont. Shigella species [M]// Mandell, Douglas, Bennett. Principle and practice of infectious diseases. 5th ed. Harcourt Asia: Churchill Livingstone, 2001: 2363-2369.
[6] Raqib R, Ekberg C, Sharkar P, et al. Apoptosis in acute shigellosis is associated with increased production of Fas/Fas ligand, perforin, caspase-1, and caspase-3 but reduced production of Bcl-2 and interleukin-2 [J]. Infect Immun, 2002, 70(6): 3199-3207.
[7] Ashkenazi S, Levy I, Kazaronovski V, et al. Growing antimicrobial resistance of shigella isolates [J]. J Antimicrob Chemother, 2003, 51(2): 427-429.
[8] Sarkar K, Ghosh S, Niyogi SK, et al. Shigella dysenteriae type 1 with reduced susceptibility to fluoroquinolones [J]. Lancet, 2003, 361(9359): 785.

第十六节 沙门菌感染

赵志新

沙门菌感染(salmonella infections)是由各种沙门菌(*Salmonella*)所引起的急性传染病。沙门菌有 2 000 多种血清型,但对于人类来说,只有少数是致病的。沙门菌感染可以引起两种不同类型的疾病。伤寒沙门菌感染可引起伤寒、副伤寒,又称肠热症(enteric fever),绝大多数发生在热带及卫生条件差且较穷的发展中国家。非伤寒沙门菌感染是指由伤寒、副伤寒以外的各种沙门菌引起的急性沙门菌病(non-typhoidal salmonellosis)。表现多样复杂,如胃肠炎、菌血症、肠外局灶性感染,其中最为常见的是食物型胃肠炎。可以发生在发展中国家及发达国家,是食源性疾病的常见病因。

伤寒、副伤寒(包括副伤寒甲、乙、丙)等沙门菌病是由沙门菌属中相应的细菌引起的急性传染病。在流行病学、病理过程、病理组织学改变、临床表现与防治措施等方面,虽各有特色,但都相近。然而,它们之间却没有交叉免疫力。

一、伤寒

伤寒(typhoid fever)又名肠伤寒,是由伤寒沙门菌引起的急性肠道传染病。伤寒是一种古老的传染病,但在目前的传染病防治中,仍占有重要的地位。

我国的中医学书刊中所称的"伤寒",指许多热性疾病,在中医学属于"湿温"病范畴,与现代医学的伤寒与副伤寒,具有不同的含义。

伤寒是一种全身性的疾病,并非只局限于肠道受损。伤寒的基本病理特征是持续的菌血症与毒血症,单核巨噬细胞系统的增生性反应,以回肠下段淋巴组织为主的增生、肿胀、坏死与溃疡形成等病变为显著。临床表现则以持续发热、全身中毒性症状与消化道症状、相对缓脉、玫瑰疹、肝脾肿大、白细胞减少等为特色。肠出血、肠穿孔是可能发生的最主要的严重并发症。

【病原学】 伤寒沙门菌(*Salmonella typhi*)是本病的病原体,也称伤寒杆菌,1884 年在德国由 Gaffkey 在患者的脾脏分离出来。属于沙门菌属的 D 群,呈短杆状,革兰染色阴性,周身鞭毛,有动力,无荚膜,不形成芽胞。长 2～3 μm,宽 0.4～0.6 μm。伤寒杆菌能在普通的培养基中生长,形成中等大小,无色半透明,表面光滑,边缘整齐的菌落。能分解葡萄糖,不分解乳糖、蔗糖及鼠李糖,产酸不产气。在含胆汁培养基中,伤寒杆菌更易生长。

伤寒杆菌在自然环境中生命力较强,水中可存活 2～3 周,粪便中可达 1～2 个月。能耐低温,冰冻环境中可维持数月。对于阳光、干燥、热力与消毒剂的抵抗力则较弱。日光直射数小时即被杀灭;加热 60℃ 30 min 或煮沸立即死亡;3%苯酚(石炭酸)中,5 min 亦被杀灭;消毒余氯在 0.2～0.4 mg/L 的水中可迅速致死。于食物(如牛奶)中可以生存,甚至能够繁殖。

伤寒杆菌只感染人类,自然条件下不感染动物。伤寒杆菌不产生外毒素,菌体裂解时,释放内毒素,在本病的发病机制中起着重要的作用。

伤寒杆菌具有菌体(O)抗原、鞭毛(H)抗原和表面(Vi)抗原等,感染人类后,可诱生相应的抗体。这几种抗体都不是保护性抗体。O 与 H 的抗原性较强,可以用血清凝集试验(肥达反应)检测血清标本中的 O 与 H 抗体,对本病的临床诊断有一定的帮助。从伤寒患者新分离到的伤寒杆菌具有 Vi 抗原。Vi 抗原能干扰血清中的杀菌效能与阻止吞噬,使细菌的侵袭力增强,是决定伤寒杆菌毒力的重要因素。由于 Vi 抗原的抗原性弱,它诱生 Vi 抗体的凝集效价低,持续时间亦较短,对患者的临床诊断价值不大。病原体从人体中清除后,Vi 抗体亦随之消失;因而有助于伤寒杆菌带菌者的检测。含有 Vi 抗原的伤寒杆菌能被特异性的噬菌体裂解,借此可把伤寒杆菌分为 100 多个噬菌体型。噬菌体分型有助于流行病学调查与追踪传染源。

【流行病学】 世界各地均有伤寒病例发生,尤以热带及亚热带地区、发展中国家较为多见。随着经济发展与社会卫生状况的改善，发病率呈下降的趋势。在过去十多年，世界部分地区的病例有所上升，例如国际旅游引起的病例，在发达国家时有发生；一些发展中国家由于水源污染等各种因素，仍有地方性流行或暴发流行。过去伤寒在我国流行不断，占急性肠道传染病的重要位置。中华人民共和国成立以来，爱国卫生运动的大力开展，使伤寒的防治工作取得了重大成绩，1964 年以来其发病率与病死率大幅度下降。但散发病例仍有发生，一些局部地区仍有伤寒流行，至 20 世纪 90 年代发病率仍在 0.64/10 万～1.75/10 万之间。

1. 传染源 伤寒杆菌只感染人类，唯一的传染源是患者或带菌者。病原体主要从粪便排出。尿液亦偶有排菌，但远不如粪便排菌重要。

患者从潜伏期直到病愈恢复，疾病全过程都可排菌，具有传染性。潜伏期内，患者从粪便排菌，称潜伏期带菌，一般不易察觉。但在发病后 2～4 周的排菌量最大，传染性最强。恢复期粪便排菌逐渐减少，2%～5%患者于恢复期后仍继续排菌，一般在 3 个月内停止，称为暂时带菌者。少数患者则可长期，甚至终身排菌。病后 3 个月以上仍不停止排菌，则称为慢性带菌者。还有极少数无伤寒病史的健康带菌者，大都为间歇排菌。

典型伤寒患者的传染源作用不容置疑。轻症患者因临床表现不典型，难以及时发现与隔离治疗处理，而且患者随意活动范围较大，向周围播散病原体机会也较多，具有重要的流行病学意义。

慢性带菌者一般以胆系带菌为主，原有慢性胆系疾患（如胆石症、胆囊胆管炎）的伤寒患者，较易成为慢性带菌者。慢性带菌者是使本病不断传播，甚至引起流行的主要传染源。在本病发病率逐步下降的情况下，慢性带菌者的传染源作用显得更重要。其重要性与慢性带菌者的排菌量、排菌持续时间、日常活动范围、从事的职业以及个人卫生习惯等因素密切相关。在一定程度上，慢性带菌者在流行病学上的意义更为重要。

2. 传播途径 伤寒可通过污染水或食物，日常生活接触，苍蝇或蟑螂等媒介传递病原菌而传播。伤寒杆菌从感染者的粪便排出，经口进入易感者而感染，即粪—口途径传播。

(1) 水源 水源污染是本病传播的最重要途径，并常常是造成暴发流行的主要原因之一。带有伤寒杆菌的粪便，以各种方式污染饮用水，例如污染井、河、湖、塘、泉水等，或甚至自来水亦偶可受染。在给水系统不完善的农村或城镇中，水源污染较易发生。加强水源管理是控制本病的重要措施。

(2) 食物 伤寒杆菌在食品中能短期保存，在乳、蛋、肉类以及豆制品中，甚至能够繁殖；饮食行业中的带菌者或轻症患者，可污染食物；不洁水也可污染食物，引起食物型暴发流行。加强饮食卫生管理同样是控制本病的重要工作。

(3) 日常生活接触 通过患者或带菌者的手或被污染的生活用具、环境而传播。在散发病例的发生中，这种传播方式起重要作用。

(4) 苍蝇、蟑螂媒介 苍蝇可通过体表携带、粪便排菌等方式污染食物。蟑螂亦可以机械性携带病原菌而传播本病。

3. 人群易感性 人对伤寒普遍易感。由于暴露机会等因素，发病以青少年儿童为多。病后能获得持久的免疫力，很少有第二次发病者。免疫水平与血清中 O、H 或 Vi 抗体效价无关。伤寒与副伤寒之间没有交叉免疫力。

4. 流行特征

(1) 季节性 本病终年可见，夏秋季为多。我国本病的发病率稳步下降，发病高峰也较为平坦。

(2) 年龄 一般以青少年及儿童为多见，约占 57%。40 岁以上的成人病例相对较少见。

(3) 流行地区 由于城市供水系统日趋完善，目前我国城市中的伤寒病例一般为散发，呈小灶性分布，偶或有小规模暴发流行。本病的发病率农村明显高于城市，但分布也不均匀。在世界范围来说，西欧、北美、日本等国家发病率稳定在低水平，发展中国家的发病率仍较高。

(4) 流行形式 可表现为：①散发性发病，通常以日常生活接触感染为多，是本病在卫生与经济条件较好的地区病例发生的主要形式。②流行，水源污染可造成水型流行。水型暴发的患者发病日期较集中，有饮用同一污染水源史。各种原因所致的食物污染，可造成食物型流行。患者有进食同一污染食物史。

【发病机制和病理】 感染伤寒杆菌后是否发病，与感染的细菌量、菌株的毒力、机体的免疫状态等有密切关系。一般感染活菌量越大，发病的机会越大；具有 Vi 抗原的菌株毒力较大，同样的感染量，发病率较高；机体的免疫防御功能低下的情况，较容易感染发病。

伤寒杆菌从口进入消化道，通常可被胃酸杀灭。但如入侵菌量较多，或者胃酸分泌、肠道正常菌群关系等防御屏障功能受到破坏，伤寒杆菌就能进入小肠，入侵肠黏膜。

伤寒杆菌在小肠内增殖，穿过肠黏膜上皮细胞到达肠壁固有层。部分病原菌被巨噬细胞吞噬，并在其胞质内繁殖。部分经淋巴管进入回肠集合淋巴结、孤立淋巴滤泡及肠系膜淋巴结中生长繁殖，然后经胸导管进入血流，引起短暂的菌血症，即原发性菌血症期。在摄入病菌后 1～3 d，进入血流的病原菌迅速被肝、脾、骨髓与淋巴结中的网状内皮系统吞噬。原发性菌血症期持续时间短，患者尚无症状，处于临床上的潜伏期。

伤寒杆菌被单核巨噬细胞吞噬后，仍在细胞内繁殖，然后再次进入血循环，引起第二次严重的菌血症，持续数日至数周，患者陆续出现相应的临床表现。伤寒杆菌向全身播散，侵入肝、胆、脾、肾、骨髓等器官组织，释放内毒素，临床上出现发热、全身不适、明显的毒血症状、肝脾肿大、皮肤玫瑰疹等表现。此时相当于病程第1～2周。血液及骨髓培养常可获阳性结果。伤寒杆菌在胆道中大量繁殖，随胆汁排到肠道，部分随粪便排出体外，向外界散播病原菌，部分经肠黏膜再次侵入肠壁淋巴组织，使原先已经致敏的肠壁淋巴组织产生严重炎症反应，单核细胞浸润。淋巴组织肿胀、坏死、脱落而形成溃疡。如病变累及血管，则可致肠出血，若侵及肌层与浆膜层，则可引起肠穿孔，均属临床严重并发症。这一病变过程，一般相当于病程的第2～3周。

伤寒杆菌释出的内毒素，对伤寒的病理过程起重要作用，但研究认为伤寒患者的持续发热、毒血症状等临床现象，并不是由内毒素血症直接所致，实际原因远较单纯的内毒素血症复杂得多。内毒素增强局部病灶的炎症反应，激活单核巨噬细胞与中性粒细胞，使之产生及释放各种细胞因子，加上坏死组织产生的有毒物质，都可能与伤寒的临床表现有密切关系。此外，伤寒杆菌内毒素也可诱发DIC或溶血-尿毒综合征(hemolytic-uremic syndrome)，后者是局限于肾脏的微血管内凝血所致的临床综合征。

病程进入第4周以后，人体各种免疫能力逐渐加强，尤其是细胞免疫作用，伤寒杆菌从血液与脏器中逐渐消失，肠壁溃疡病变逐渐愈合，临床表现逐渐恢复，疾病最终痊愈。少数患者可能因为免疫能力不足，潜伏病灶内未被消灭的病原菌又可再度繁殖，侵入血循环引起复发。

伤寒的主要病理特征是全身网状内皮系统(包括肝、脾、骨髓、淋巴组织等)，单核巨噬细胞的增生性反应，形成伤寒结节。病变部位以肠道，尤其回肠末段最为显著。病变过程包括增生、坏死、溃疡形成、溃疡愈合等4个阶段。病程第1～2周，肠道淋巴组织增生肿胀，呈纽扣样突起，以回肠末段的集合淋巴结与孤立淋巴滤泡最显著，肠系膜淋巴结亦显著增生与肿大。其他部位的淋巴结、脾脏、骨髓、肝窦星形细胞亦有不同程度增生。肠道淋巴组织病变加剧，局部发生营养障碍而坏死，形成黄色结痂。病程第3周，结痂脱落形成溃疡，溃疡呈椭圆形或圆形，沿着肠道的长轴分布。坏死若波及血管可致出血，侵及肌层与浆膜层可致肠穿孔，因回肠末段病变最严重，穿孔亦以这部位为多见。病程第4～5周，溃疡愈合，不留瘢痕，也不引起肠道狭窄。光镜检查下，上述病变的显著特征是以巨噬细胞为主的炎症细胞浸润，大量见于溃疡的底部及周围，巨噬细胞的吞噬能力强，胞质内含有被吞噬的淋巴细胞、红细胞、伤寒杆菌及坏死组织碎屑，故又称为伤寒细胞，是本病较为特征性的表现。此类细胞聚集成团，构成所谓伤寒肉芽肿或伤寒结节。肠道病变轻重不一定与临床症状的严重程度成正相关，尤其是婴儿、伴有严重毒血症者，肠道病变可能不明显；反之，毒血症状轻微或缺如的患者，却可突然发生肠出血或肠穿孔。

在肠道外的脏器中，脾脏与肝脏的病变最为显著。脾脏肿大，脾窦扩张充血，髓质明显增生，巨噬细胞浸润，并可见伤寒结节。肝脏明显肿胀，肝细胞浊肿、变性、灶性坏死，血窦扩张，亦可见伤寒结节。胆囊呈轻度炎症。严重毒血症者，心肌与肾可呈浑浊。玫瑰疹为皮肤表层毛细血管充血、扩张、单核细胞浸润，可发现伤寒杆菌。呼吸系统病变以支气管炎较常见，亦可有继发性支气管肺炎或大叶性肺炎。偶尔可有肾、脑膜、骨髓、心包、肺、中耳等迁徙性化脓病变。

【临床表现】 潜伏期为5～21 d，多为10～14 d。潜伏期长短与感染菌量有关。

1. 临床表现 典型伤寒的自然病程为4周左右，可分为4期。

(1) *初期* 相当于病程第1周。起病大多缓慢。发热是最早出现的症状，常伴全身不适、乏力、食欲减退、头痛、腹部不适等。病情逐渐加重，体温呈阶梯形上升，可在5～7 d内达到39～40℃。发热前可有畏寒，少有寒战，出汗不多。于本期末常已能触及肿大的脾脏与肝脏。

(2) *极期* 病程的第2～3周。常伴有伤寒的典型表现，肠出血与肠穿孔等并发症亦较多在本期发生。本期内疾病表现已充分显示。

1) 高热：稽留热为典型的热型，少数可呈弛张型或不规则热型。高热常持续2周左右，高峰可达39～40℃，亦有超过40℃者。

2) 消化道症状：食欲不振，腹胀，腹部不适或有隐痛，以右下腹为明显，亦可有轻压痛。便秘比腹泻更为常见。

3) 神经精神系统症状：一般与病情之轻重密切相关。患者虚弱，精神恍惚，表情淡漠，呆滞，反应迟钝，听力减退。严重者可出现谵妄、昏迷。亦可呈现虚性脑膜炎表现。这些表现均与严重毒血症状有关，随着体温下降，病情亦逐步减轻与恢复。

4) 循环系统症状：常有相对缓脉(脉搏加快与体温上升不相称)或重脉。如并发心肌炎，则相对缓脉不明显。

5) 肝脾肿大：本期常可触及肿大的脾脏，质软，有轻压痛。亦可发现肝肿大，质软，有压痛。肝脾肿大通常为轻度，随病情恢复逐渐回复正常。如并发明显的中毒性肝炎时，可见黄疸、转氨酶上升等肝功能异常。

6) 皮疹：病程7～12 d，约20%的患者出现皮肤淡红色的小斑丘疹(玫瑰疹)。直径为2～4 mm，压之褪色，略高出皮面。为数不多，一般在10个左右，分批出现,分布以胸腹部为多,亦可见于背部与四肢。大多维持2～4 d后消退。此外,出汗较多的患者可见水晶型汗疹(白痱)。

(3) 缓解期　病程第3～4周。体温开始波动,并逐渐下降。患者仍觉虚弱,食欲开始恢复,腹胀减轻。肿大的脾脏回缩,压痛减退。本期仍有可能出现各种并发症,包括肠出血、肠穿孔等严重并发症仍可发生。

(4) 恢复期　病程第5周。体温回复正常,食欲好转,症状及体征均回复正常。通常需1个月左右才完全康复。

上述经过是典型伤寒的自然病程(图6-16-1)。由于受患者的免疫状态、入侵菌株毒力、数量、治疗措施是否及时与适当、并发症的发生,以及是否原有慢性疾患等因素影响,临床表现轻重不一。

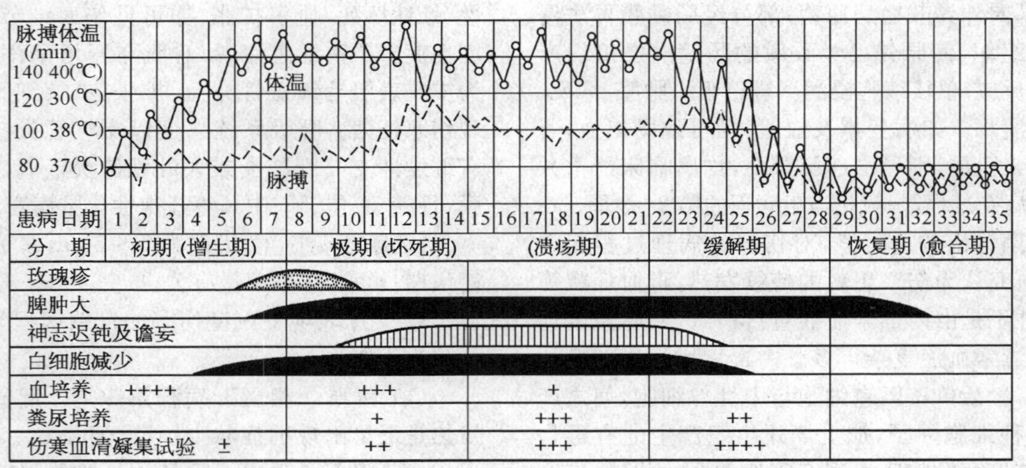

图6-16-1　典型伤寒的病程及病理示意图书资料

2. 临床类型　除典型过程外,本病又可有下列各型。

(1) 轻型　发热在38℃左右,全身毒血症状轻,病程短,1～3周即可恢复。症状不多,缺乏典型伤寒表现,易致误诊和漏诊。儿童病例不少见,亦可见于病前曾接受过伤寒菌苗预防接种者,或发病早期已应用有效抗菌药物治疗者。

(2) 暴发型　即重型,起病急,毒血症状严重,病情凶险,发展快,畏寒,高热或过高热,腹痛,腹泻,休克,中毒性脑病,中毒性心肌炎,中毒性肝炎,中毒性鼓肠,亦可并发DIC等。如能早期诊断,及时治疗抢救,仍有可能治愈。

(3) 迁延型　起病初始表现与普通型(典型)相同,由于机体免疫力低下,发热持续不退,可达数月之久,弛张或间歇热型,肝脾肿大亦较显著。伴有慢性血吸虫病的伤寒患者常有此型的表现。这种患者的抗菌药物治疗不甚满意,有时需配合作抗血吸虫病治疗才能控制病情。

(4) 逍遥型　全身毒血症状轻,患者常照常生活、工作,不察觉患病。部分患者则可突然发生肠出血或肠穿孔而就医。

(5) 顿挫型　起病较急,近似典型伤寒表现,但在1周左右发热等症状迅速消退而痊愈。

(6) 小儿伤寒　小儿伤寒的临床过程表现不典型,年龄越小越不典型;年龄越大,则越接近成人的疾病表现。

婴幼儿伤寒起病急,病情重。呕吐、腹痛、腹泻等消化道症状常见,常出现不规则高热,伴惊厥,脉快。玫瑰疹较少见。外周血血象白细胞数增高。常伴发支气管炎或肺炎。学龄儿童则多属轻型或顿挫型,与成人表现近似。病情较轻,病程较短,相对缓脉少见,白细胞数不减少。肠道病变亦较轻,肠出血与肠穿孔并发症也较少。

(7) 老年伤寒　症状亦不典型,发热不高,虚弱明显。易并发支气管肺炎与心功能不全。持续的胃肠功能紊乱,记忆力减退。病程迁延,恢复缓慢,病死率较高。

3. 复发与再燃

(1) 复发　本病易有复发,复发率一般为10%左右。早年应用氯霉素作为特效治疗,复发率曾报告上升达20%。患者在热退后1～3周,临床症状再次出现,但常较轻(偶有较初发严重者),病程1～3周,血培养可再获阳性结果。复发多为1次,2次者少见,偶有复发3～4次或以上者。复发的原因与机体免疫功能低下有关,由潜伏在体内病灶巨噬细胞内的伤寒杆菌重新繁殖,并入侵血循环,再次引起菌血症而致。复发多见于抗菌治疗不充分的患者。

(2) 再燃　在病程的2～3周,体温开始波动下降的过程,尚未达正常,持续5～7 d,发热又回复上升。再燃时症状可稍明显,血培养可再次阳性。再燃的机制与复发相似。

【诊断】 主要根据临床特征与实验室检查材料，流行病学资料亦有参考价值。

1. 流行病学资料 注意流行地区、季节，当地是否有伤寒正在流行，患者的既往病史，伤寒预防接种史，个人的卫生习惯以及是否曾与患者有接触史等。

2. 临床特征 综合考虑下列各项特征，可建立临床诊断。

(1) 持续高热 缓起，呈阶梯形上升的发热，持续1周以上而原因未明者，应考虑有伤寒的可能。近年来稽留热型已趋少见。

(2) 特殊中毒状态 表情淡漠、呆滞、听力下降、重听，甚至谵妄等严重毒血症状，尤其在病程第2周后为明显。

(3) 显著的消化道症状 食欲减退，便秘或腹泻，腹胀，右下腹深按痛等。

(4) 相对缓脉 成年患者较常见。偶可见重脉。近年来许多地区报告相对缓脉已趋少见。

(5) 脾脏肿大与肝脏肿大 病程第1周可在肋缘下触及肿大之脾脏，轻压痛，质软，恢复期逐渐回缩。肝肿大近年也相当常见。

(6) 玫瑰疹 对本病的临床诊断有重要价值，但近年来一些地区的报告玫瑰疹的检出率有下降趋势。此外，由于出现时间短，数量不多，在检查环境光线不足或患者肤色较深时易被忽略。

此外，当患者出现严重并发症，如肠出血或肠穿孔、中毒性肠麻痹等对伤寒的诊断有较大的提示。

3. 实验室检查

(1) 一般检查 包括血象、尿和粪的检查。

1) 血象：白细胞总数常减低，为$(3\sim5)\times10^9$/L。分类计数见中性粒细胞减少伴核左移，淋巴、单核细胞相对增多。嗜酸粒细胞减少或消失。如分类计数嗜酸粒细胞超过2%或绝对计数高于0.04×10^9/L，又无合并寄生虫病(血吸虫病、钩虫病等)，则伤寒的诊断应十分慎重。进入恢复期后，白细胞总数逐渐回复正常，嗜酸粒细胞又再度出现。当本病复发时，嗜酸粒细胞再次减少或消失，对疾病进程有一定提示作用。红细胞及血红蛋白一般无大改变。严重患者病程较长，或并发肠出血时，可出现贫血表现。如疑有急性血管内溶血、溶血性尿毒症综合征或DIC等，应作相应的特殊检查。

2) 尿：高热患者可有轻度蛋白尿，偶尔见到少许管型。

3) 粪：在肠出血情况下，可有粪便隐血或血便。

(2) 细菌培养 分离培养法在患者体液中培养出伤寒杆菌的病原学检查是诊断的金标准，且阳性培养可以进行药敏感试验，为临床治疗及流行病学调查提供重要的信息。检材可取自血液、骨髓、粪、尿、玫瑰疹刮出液等。但培养受抗生素使用的影响，阳性率并不是很高，故有必要进行多次送检。且至少需3～5 d才能得到结果，不能及时为正确合理的治疗方案提供依据。

1) 血培养：血培养阳性是伤寒的确诊依据。病程第1周即有可能获得阳性结果，第1～2周阳性率一般可达70%～90%，第2周后逐渐下降，第3周末的阳性率降达30%～50%，第4周常不易检出伤寒杆菌。但在一些发热迁延不退，病程较长的患者，血培养仍有机会获阳性结果。患者血液中的伤寒杆菌一般含量不多，采集血培养的标本时，血量要足够，通常最好为10 ml，以提高阳性机会。此外，尽可能在应用抗菌药物前采血，在体温上升阶段时采集标本有助于提高阳性率。已应用特效抗菌药物治疗的患者，可取血凝块作培养，可避免血清中所含抗菌药物及其他杀菌因子的影响。标本血量与肉汤培养基的量要有合适的比例。虽然伤寒杆菌能在普通培养基中生长，但于含有胆汁的培养基中，能生长更好。

2) 骨髓培养：骨髓中网状内皮系统细胞丰富，其中有较多病原菌，存在时间较长，较少受血液中抗菌药物的影响，阳性率较血培养为高，可达90%。骨髓培养阳性出现时间与血培养相仿，但骨髓培养阳性持续时间较长，第4周仍可获较高阳性率。对曾经接受过特效抗菌药物治疗者，即使血培养结果为阴性，骨髓培养也可能呈阳性。因此，骨髓培养是阳性率较高，更有诊断价值的措施。然而，骨髓培养毕竟不如血培养简单易行，方便安全，不宜列为常规诊断应用。只有血培养为阴性的疑似伤寒的患者适用。

3) 粪便培养：患者从潜伏期开始就可以向外排菌，在任何疾病阶段进行粪便培养都有可能检出伤寒杆菌。阳性率不如血培养高。通常在病程第2周阳性率上升，第3～5周达高峰，阳性率可高达80%。为提高检出率，应采集新鲜粪便标本，并先作增菌培养处理。应注意的是，粪便培养阳性只说明粪便排菌，有传染性，不能确定现症伤寒的诊断，需除外伤寒带菌者合并其他发热性疾病的可能。

4) 尿培养：伤寒杆菌在小便中排出不稳定。早期小便培养多为阴性，病程第3～4周的阳性率亦仅30%左右。采集尿液标本培养时，必须注意防止受粪便污染。

5) 其他：玫瑰疹刮出物培养阳性率不高，不列为常规。十二指肠引流胆汁培养操作不便，引起患者不适，一般不用于现症患者的诊断。但可用作带菌者的诊断与治疗效果评估。亦不作为常规诊断。

(3) 血清学方法 血清学方法可以检测抗原，又可检测抗体，其检测具有方便、快捷优点。但存在共同的缺点，即交叉反应强烈，原因与沙门菌属基因组90%以上为共有、拥有很多共同抗原有关，且肠杆菌科的外膜蛋白质高度保守。可选用肥达反应、ELISA、IFA、斑点

ELISA(dotEIA)检测。

1) 肥达反应(血清凝集试验,Widal reaction):利用伤寒杆菌O抗原、H抗原,副伤寒甲、乙、丙鞭毛(A、B、C)抗原等5种不同的抗原成分,通过血清凝集试验,测定患者血清中相应的凝集抗体效价,协助本病诊断。这种检测方法自1896年提出至今已有近百年历史,从始至终伴随着争议。目前一般认为它在发展中国家,较为贫困的地区仍然有一定的辅助诊断价值。

本试验在病程第1周常呈阴性反应,第2周开始阳性率上升,第4周阳性率可高达70%～90%,病情恢复后仍可持续阳性达数月之久。但亦有10%～30%患者在整个病程中,反应效价很低或阴性;反之,亦有一些非伤寒的发热性疾病,出现效价相当高的阳性结果。肥达反应的结果,一般不作为确诊的直接证据。

肥达反应应进行动态观察,评价检测结果应注意下列几点:①伤寒流行区的健康人血清中,可能有低效价凝集抗体存在,一般O抗体效价在1∶80(＋＋)以上,H抗体在1∶160(＋＋)以上才有诊断意义。在病程中每5～7 d复检1次,抗体效价上升,尤其有4倍以上增长,诊断意义则较大。②O抗体属于IgM型抗体,在病程早期,往往只有O抗体效价上升,H抗体属于IgG型抗体,出现时间迟于O抗体,早期H抗体效价不高。如血清中只发现H抗体上升,而O抗体效价不高的情况,可能反映过去曾患过伤寒,或曾接受过伤寒菌苗预防接种,是一种"回忆反应"的表现。O抗体出现早,但消失也快,一般在半年左右后不可检出;H抗体出现较迟,但持续时间可达数年之久。③伤寒杆菌与副伤寒甲、乙杆菌等沙门菌具有部分共同的O抗原组分,与O凝集抗体可出现交叉凝集反应。O抗体效价上升,只提示沙门菌属感染,但不能准确区分伤寒或副伤寒。但是伤寒杆菌及副伤寒杆菌甲、乙、丙的4种鞭毛抗原各不同,相应的凝集抗体亦各异,分别为H、A、B、C等。借鞭毛抗体的检出,有助于鉴别不同类型的沙门菌属感染。在过去没有伤寒、副伤寒病史,亦未接受过有关菌苗预防接种者,在O抗体上升时,伴有H或A、B、C抗体中的一种抗体效价明显上升,则提示为该病原菌的感染。④O、H等凝集抗体并不代表对伤寒的免疫保护力,它们不是保护性抗体。伤寒病情轻重、复发、预后与再感染等,均与这些抗体的效价消长变化无关。⑤Vi抗体效价一般不高,不列作本病的常规检查项目。带菌者常有可能出现效价较高、持久存在的Vi抗体,可用于慢性带菌者的粗筛。如Vi抗体效价平稳下降,提示带菌状态消除。亦有一些带菌者Vi抗体阴性。相反,偶尔健康人在接种菌苗后却出现阳性反应。因此,Vi抗体的检测亦只供辅助诊断参考。⑥D群沙门菌(伤寒杆菌是其中一种)与A群、B群沙门菌有部分共同的抗原,后者感染人体,亦有可能产生交叉反应,而致肥达反应抗体效价上升。⑦某些疾病如急性血吸虫病、败血症、结核病、风湿病、溃疡性结肠炎,以及其他一些传染病的急性期,也偶可出现高效价的肥达反应阳性。这些假阳性结果应认真分析,以免引起误诊。⑧一些已经由血培养阳性证实的伤寒患者,肥达反应抗体效价不高,或完全阴性的现象并不罕见,可高达10%～30%。肥达反应阴性不足以排除本病。

肥达反应假阴性的原因可能为:①感染轻,抗体产生不足。②早期应用抗菌药物,病原菌清除早,抗体应答低。③患者免疫应答能力低下。

2) ELISA:敏感性及特异性均较高。可检测伤寒杆菌的各种抗原,又能检测IgM与IgG型抗体,且抗体的滴度较肥达反应高4～6倍,非特异性反应较肥达反应少。dotEIA灵敏度及特异性更高。

3) IFA:相对于肥达反应18～24 h的时耗,IFA快速,且灵敏和特异性均较肥达反应高。

4) 对流免疫电泳(CIE):亦可用于伤寒的早期诊断,简便易行,但敏感性较低。此外,还有协同凝集试验(COA)、免疫荧光试验等技术。

(4) *核酸的PCR检测* PCR检测标本中的伤寒沙门菌核酸,是目前公认最为敏感和特异的诊断方法。阳性率远远高于血培养及肥达反应,且无非特异性反应,耗时少于12 h,有利于对临床有争议的伤寒病例作出快速、确切的诊断。但PCR检测有因污染导致的假阳性,因伤寒沙门菌核酸是胞内寄生菌所导致的假阴性,故只检测同一患者的一种标本并不完全可靠,尤其是结果阴性时,需对其他标本同时进行检测。

【鉴别诊断】

1. 伤寒病早期 第1周以内,特征性表现尚未显露,应与下列疾病相鉴别。

(1) *病毒感染* 上呼吸道病毒感染亦可有持续发热、头痛、白细胞数减少,与早期伤寒相似。但此类患者起病较急,多伴有上呼吸道症状,常无缓脉、脾大或玫瑰疹,伤寒的病原与血清学检查均为阴性,常在1周内自愈。

(2) *疟疾* 各型疟疾尤其恶性疟疾易与伤寒相混淆,但疟疾每日体温波动较大,发热前伴畏寒或寒战,热退时多汗,脾较大质稍硬,贫血较明显,外周血及骨髓涂片可发现疟原虫。用有效抗疟药治疗迅速退热,抗生素治疗无效。

(3) *钩端螺旋体病* 本病的流感伤寒型在夏秋季流行期间极常见,起病急,伴畏寒发热,发热呈持续型或弛张型,与伤寒相似。患者有疫水接触史,眼结膜充血,全身酸痛尤以腓肠肌疼痛与压痛为著,腹股沟淋巴结肿大等;外周血白细胞数增高,血沉加快。进行有关病原、血清学检查即可确诊。

(4) *急性病毒性肝炎* 急性黄疸型肝炎的黄疸前期有发热、全身不适、消化道症状、白细胞减少或正常,不易与伤寒相区别。但此病患者于病程5～7 d出现黄疸，体温亦随之回复正常，肝肿大、压痛，肝功能明显异常，可通过病毒性肝炎血清学标志检查而确诊。此外，伤寒并发中毒性肝炎亦易与病毒性肝炎相混淆，但前者肝功能损害相对较轻，有黄疸者在黄疸出现后仍发热不退，并有伤寒的其他特征性表现，血培养伤寒杆菌可为阳性，随着病情好转，肝肿大及肝功能较快恢复正常。

2. 伤寒病的极期 第2周以后，需与下列疾病相鉴别。

(1) *败血症* 部分革兰阴性杆菌败血症需与伤寒相鉴别。此症可有胆系、尿路、肠道等原发感染灶，发热常伴有寒战、多汗，有出血倾向，不少患者早期可发生休克且持续时间较长，白细胞虽可正常或稍低，但常伴核左移。确诊需依靠细菌培养。

(2) *粟粒型肺结核* 发热较不规则，常伴有盗汗、脉较快、呼吸急促、发绀等，有结核病史或有与结核病患者密切接触史。X线摄片可见肺部有粟粒状阴影。

(3) *布鲁菌病* 有与病畜接触或饮用未经消毒的牛、羊乳或乳制品史。长期不规则发热，发作时呈波浪热型，有关节、肌肉疼痛及多汗。血清布鲁菌凝集试验阳性，血及骨髓培养可分离到布鲁菌。

(4) *地方性斑疹伤寒* 起病较急，高热常伴寒战，脉快，结膜充血和皮疹。皮疹出现较早(第3～5日)，数量较多，分布较广，色暗红，压之不褪色，退疹后有色素沉着，病程约2周。白细胞数大多正常，血清变形杆菌凝集反应(外-斐反应)阳性。血液接种豚鼠腹腔可分离出莫氏立克次体。

(5) *结核性脑膜炎* 部分伤寒患者因严重毒血症可兼有剧烈头痛、谵妄、昏睡、颈硬等虚性脑膜炎表现，容易与结核性脑膜炎相混淆。但结核性脑膜炎患者多伴有其他脏器结核，虽有持续发热但无玫瑰疹与脾肿大，头痛与颈硬更显著，可伴有眼球震颤、脑神经瘫痪等，未经抗结核特效治疗病程逐渐加重。脑脊液检查符合结核性脑膜炎改变；脑脊液涂片、培养、动物接种可发现结核杆菌。

(6) *恶性组织细胞增生症* 本病的病理特点是网状内皮系统中组织细胞呈异常增生和浸润。临床表现复杂多变，有时主要表现为发热、肝脾肿大和白细胞减少，加之伤寒的骨髓片中有时可出现组织细胞增多和吞噬现象，故易混淆。但本病病情进展较快，有明显的贫血、出血症状；血片和(或)骨髓片有特异性恶性组织细胞和(或)多核巨组织细胞，增生的组织细胞形态不一，并可吞噬红、白细胞及血小板；外周血象出现显著的全血细胞减少。抗菌药物治疗无效。

【并发症】 伤寒的并发症复杂多样，发生率不一。同一患者可同时或先后出现多种并发症。

1. 肠出血 为常见的严重并发症，发生率为2.4%～15%，多见于病程第2～3周，从大便隐血至大量血便。少量出血可无症状或仅有轻度头晕，脉快；大量出血时热度骤降，脉搏细速，体温与脉搏曲线呈交叉现象，并有头晕、面色苍白、烦躁、冷汗、血压下降等休克表现。有腹泻者并发肠出血机会较多。病程中活动过多，饮食成分不当、过于粗糙、过量，排便时用力过度以及不适当的治疗性灌肠等均可成为肠出血诱因。

2. 肠穿孔 为最严重的并发症，发生率为1.4%～4%，多见于病程第2～3周。肠穿孔常发生于回肠末段，但亦可见于结肠或其他肠段；穿孔数目大多为1个，少数2～3个，也有报道多达13个者。肠穿孔的表现为突然右下腹剧痛，伴有恶心、呕吐、冷汗、脉细速、呼吸急促、体温与血压下降(休克期)，经1～2 h后腹痛及其他症状暂缓解(平静期)。不久体温又迅速上升并出现腹膜炎征象，表现为腹胀、持续性腹痛、腹壁紧张、广泛压痛及反跳痛，肠鸣音减弱至消失，腹腔内有游离液体。X线检查膈下有游离气体，白细胞数较原先增高伴核左移(腹膜炎期)。肠穿孔的诱因大致与肠出血相同，有的病例并发肠出血的同时发生肠穿孔。

3. 中毒性心肌炎 发生率为3.5%～5%，常见于病程第2～3周伴有严重毒血症者。临床特征为心率加快，第一心音减弱，心律不齐，期前收缩，舒张期奔马律，血压偏低，心电图显示P-R间期延长、T波改变、ST段偏移等。这些症状、体征及心电图改变一般随着病情好转而恢复正常。

4. 中毒性肝炎 发生率为10%～68.5%(多数在40%～50%)，常见于病程第1～3周。主要特征为肝肿大，可伴有压痛，转氨酶活性轻度升高，甚至出现轻度黄疸。临床上容易与病毒性肝炎相混淆。随着病情好转，肝肿大及肝功能可较快恢复正常。仅偶尔可出现肝衰竭危及生命。

5. 支气管炎及肺炎 支气管炎多见于发病初期；肺炎(支气管肺炎或大叶性肺炎)则常发生于极期及病程后期，多为继发感染，极少由伤寒杆菌引起。毒血症严重者可有呼吸促、脉快及发绀，咳嗽却不明显，体检可发现肺部啰音和(或)肺实变征。

6. 急型胆囊炎 占0.6%～3%。其特征为发热，右上腹痛及压痛，常有呕吐，可出现黄疸，白细胞数较原先增高。伤寒并发胆囊炎后有助于胆石形成，易导致带菌状态。亦有认为原有慢性胆囊炎、胆石症的患者易于产生伤寒带菌状态。

7. 溶血-尿毒综合征 国外报道的发病数有高达12.5%～13.9%，国内亦有本征报道。一般见于病程第1～3周，约半数发生于第1周。主要表现为溶血性贫血和肾功能衰竭，并有纤维蛋白降解产物增加、血小板减少及红细胞碎裂现象。此征可能由于伤寒杆菌内毒素诱使肾小球微血管内凝血所致。

8. 溶血性贫血 伤寒可并发急性血管内溶血，表现为急进性贫血、网织红细胞增多、白细胞数增高伴核左移，部分病例有血红蛋白尿，少数出现黄疸，也可发生尿毒症。患者大多伴有红细胞 G－6PD 缺陷，少数则合并血红蛋白病，溶血的发生常与伤寒感染本身和(或)氯霉素应用有关。

9. DIC 国外报道一些伤寒患者在病程中可出现血小板减少、凝血酶原减少及低纤维蛋白原血症，符合 DIC 的实验室所见。随着病情好转，这些凝血障碍常可完全恢复正常。伤寒并发 DIC 偶可表现为严重全身广泛出血，若不及时治疗可危及生命。

10. 精神神经系统疾病 大多见于发热期，也可出现于发热前或热退后。有的患者表现为感染性精神病，有不同程度的意识障碍，伴有错觉、幻觉以及情绪、行为失常。有的则表现为中毒性脑病，除精神、意识障碍外，还伴有强直性痉挛、偏瘫、脑神经麻痹、病理反射阳性及帕金森综合征。个别可发生急性多发性神经根炎、球后视神经炎等。伤寒并发虚性脑膜炎占伤寒病例的 5%～8%，但伤寒杆菌脑膜炎则极少见(0.1%～0.2%)。

伤寒并发精神神经系统疾病一般随着伤寒病情好转，常在短期内恢复。有报道伤寒可并发急性播散性脑脊髓炎(acute disseminated encephalomyelitis)。发病原理可能与其他原因所致感染后脑炎相似。

【预后】 伤寒的预后与病情、年龄、有无并发症、治疗早晚、治疗方法、过去曾否接受预防注射以及病原菌等因素有关。

有效抗菌药物应用前病死率约为 20%，自应用氯霉素以后病死率明显降低，为 1%～5%。但耐药株所致病例，病死率又有上升。老年人、婴幼儿预后较差；明显贫血、营养不良者预后也较差。并发肠穿孔、肠出血、心肌炎、严重毒血症等病死率较高。曾接受预防接种者病情较轻，预后较好。

【治疗】

1. 一般治疗与对症治疗 伤寒虽有特效抗菌药物治疗，但一般治疗与对症治疗尤其护理及饮食的重要性不容忽视。

(1) 隔离与休息 患者按消化道传染病隔离，临床症状消失后每隔 5～7 d 粪便送检培养，连续 2 次阴性可解除隔离。发热期患者必须卧床休息，退热后 2～3 d 可在床上稍坐，退热后 1 周左右可逐步增加活动量。

(2) 护理 保持皮肤清洁，定期改换体位，以防压疮及肺部感染。每天早晨及每次饮食后清洁口腔以防口腔感染及化脓性腮腺炎，注意观察体温、脉搏、血压、腹部表现、大便性状等变化。

(3) 饮食 应给予热量高、营养充分、易消化的饮食。供给必要的维生素，以补充发热期的消耗，促进恢复。发热期间宜用流质或细软无渣饮食，少量多餐。退热后，食欲增加时，可逐渐进稀饭、软饭，忌吃坚硬多渣食物，以免诱发肠出血和肠穿孔。一般退热后 2 周左右才恢复正常饮食。

应鼓励患者多进水分，每日入液量 2 000～3 000 ml(包括饮食在内)，如因病重不能进食者可由静脉输液补充。

(4) 激素 有明显毒血症者，可在足量有效抗菌药物治疗配合下使用激素。口服泼尼松 5 mg，每日 3～4 次，或用地塞米松 2～4 mg，每日 1 次静脉缓慢滴注，疗程以不超过 3 d 为宜。对显著鼓肠或腹泻的患者，激素的使用宜慎重，以免发生肠出血及肠穿孔。

(5) 高热 适当应用物理降温，如乙醇擦浴或头部放置冰袋，不宜滥用退热药，以免虚脱。

(6) 兴奋狂躁 可适量应用镇静药物如地西泮(安定)等。

(7) 便秘 用开塞露塞肛或生理盐水低压灌肠，禁用泻剂。

(8) 腹泻 调节饮食，宜少糖少脂肪，可对症处理。不用鸦片制剂，以免减低肠蠕动而引起鼓肠。

(9) 腹胀 饮食中宜减少牛奶及糖类。可用松节油腹部热敷及肛管排气，但禁用溴新斯的明类药。

2. 病原治疗 许多药物对伤寒病原治疗有效。

自从 1948 年氯霉素应用于伤寒的病原治疗后，患者的预后大为改观，病死率明显下降。多年来，氯霉素的疗效确切，见效迅速，使用方便，价格适宜，曾被视为首选药物普遍使用。另一方面，氯霉素治疗伤寒也陆续出现诸如复发率上升，骨髓抑制，退热时间延长，以及伤寒杆菌对氯霉素产生耐药性等问题，使人们对伤寒病原治疗的首选药物重新进行认真的评估。

早在 20 世纪 50 年代，已有报道伤寒杆菌对氯霉素产生耐药性。1972 年墨西哥首次出现耐氯霉素伤寒的暴发流行，随后逐渐波及亚洲地区。我国自 20 世纪 80 年代中期以来，主要在南方的一些省市陆续出现耐氯霉素伤寒的局部流行，发展速度相当快。许多地方流行的伤寒杆菌株呈多重耐药，不但对氯霉素耐药，而且对磺胺药物、卡那霉素、氨苄西林等多种抗菌药物耐药。耐药株伤寒的临床特点是病情较重，热程较长，并发症多，复发或再燃率较高，病死率也较高。

目前推荐应用的抗菌药物主要是喹诺酮类或第三代头孢菌素。

(1) 喹诺酮类 合成的抗菌药物，如环丙沙星、氧氟沙星、左氧氟沙星等，对伤寒杆菌(包括耐氯霉素株)有强大抗菌作用。由于其在各种组织、吞噬细胞和胆汁中浓度较高，能口服或注射。临床疗效相当满意，复发率较低，病后带菌者少，因此对多重耐药菌株所致伤寒者的治疗，应列为首选药物。由于在动物实验中发现喹诺酮类对幼年的动物可引起骨、关节损害，因此，应强调在儿童和孕妇患者中，一般不宜应用该类药物治疗，以免产生骨、关节损害。

氧氟沙星的用法为成人每次剂量 200 mg，每日 3

次口服；左氧氟沙星 500 mg/d，1 次口服，体温正常后继续服用 10 d 至 2 周。不能口服者，可用静脉给药，氧氟沙星每日 200～400 mg，左氧氟沙星每日 500 mg(100 ml)，好转后改为口服。亦可用环丙沙星，静脉给药每日 250～500 mg，或口服 250 mg 每日 3 次。体温正常后继续服用 10 d 至 2 周，一般用药 5 d 左右热退至正常。不良反应轻，可有胃肠不适、失眠等，一般不影响治疗。

近来新品种如洛美沙星(lomeflexacin)、氟罗沙星(fleroxacin)等用于伤寒的治疗也有相当疗效。

(2) *头孢菌素类* 第三代头孢菌素有抗伤寒杆菌作用，尤其是头孢曲松(头孢三嗪)、头孢哌酮、头孢他啶等，抗菌活性强，体内分布广，组织与体液以及胆汁中的药物浓度高，不良反应少，临床疗效良好，可以作为一种治疗药物选择。一般每日剂量 2～4 g，分 2～3 次静脉注射，疗程大约 2 周。通常用药 5～7 d 退热。由于需要静脉给药、价格高，不作首选药物。

(3) *氯霉素* 敏感的菌株用药后数小时菌血症便可被控制，2～3 d 内自觉症状改善，5 d 左右体温可回复正常。成人 1.5～2 g/d，分 3～4 次口服，退热后减半，再连用 10～14 d，总疗程为 2～3 周。必要时最初可用静脉滴注给药，病情改善后改为口服。停药过早易致复发，复发时氯霉素治疗仍然有效。

不良反应最常见为白细胞数及中性粒细胞百分比减少，若白细胞数减少至 2×10^9/L，应暂停药。偶尔可发生红细胞系统抑制，甚至再生障碍性贫血，血小板减少或全血细胞减少等，应立即停药。伴有 G-6PD 缺陷的患者，有可能发生急性血管内溶血。用药期间应密切观察血象变化，一般每 3～5 d 复查 1 次为宜。

(4) *复方磺胺甲噁唑* 成人剂量每次 3 片，每日 2 次，退热后改为每次 2 片，续用 7～10 d，总疗程 2 周左右。对非耐药菌株感染有一定疗效，本药价廉，可以作为非耐药株伤寒杆菌所致伤寒治疗中的一种选择。磺胺过敏、肝肾功能不良、贫血、粒细胞减少、孕妇等均不宜应用。副作用以恶心、呕吐及皮疹为较常见。

(5) *阿莫西林* 成人每日 2～4 g，分次口服，疗程 2～3 周，对非耐药菌株感染有一定疗效。

3. 并发症的治疗

(1) *肠出血* 严格卧床休息，暂禁饮食或只进少量流质饮食。严密观察血压、脉搏、神志变化与便血情况。适当输液，如 5%葡萄糖生理盐水等液体，注意维持水电解质平衡。烦躁患者可适当使用地西泮等药物。可使用一般止血药物，并应视出血量之多少、贫血严重程度，适量输血。大量出血在积极的内科处理无效时，可考虑手术治疗。

(2) *肠穿孔* 应早期诊断，及早处理。患者应予禁食、经鼻胃肠减压，减少肠蠕动。积极加强全身支持治疗，静脉输液维持水电解质平衡与热量供应。注意抗休克。选用有效抗菌药物，加强抗菌治疗措施，控制腹膜炎及原发病。视患者具体情况决定手术治疗问题。

(3) *中毒性心肌炎* 卧床休息，在足量有效抗菌药物治疗的同时，可应用肾上腺皮质激素。应用改善心肌营养状态的药物。如出现心功能不全，可在严密观察下应用小剂量洋地黄制剂。

(4) *溶血-尿毒综合征* 积极加强抗菌治疗，控制好伤寒杆菌感染的原发病。应予输液、输血，并可应用肾上腺皮质激素、小剂量肝素静脉滴注，也可用右旋糖酐 40 静脉滴注。必要时可作腹膜透析或血透析。

(5) *其他并发症* 如并发中毒性肝炎、胆囊炎、肺炎，甚至 DIC 等，应按相应疾病的治疗方法处理。

4. 慢性带菌者的治疗 慢性带菌者的治疗常较困难。一般认为有胆石症或胆囊疾患的慢性带菌者，须同时处理胆囊胆道疾患，才能获得较好的效果。①阿莫西林(amoxicillin)，成人 1.5～3 g/d，分 3～4 次口服，疗程 6 周，可清除细菌，治愈率达 80%。②复方磺胺甲噁唑每次 2 片，每日 2 次，疗程 1～3 个月，亦可有一定效果。③喹诺酮类如环丙沙星、氧氟沙星等，用药后胆汁中的浓度高，可用于治疗慢性带菌者。

【预防】 本病的预防应采取切断传播途径为重点的综合性预防措施，因地制宜。

1. 控制传染源 及早隔离、治疗患者。隔离期应至临床症状消失、体温恢复正常后 15 d 为止。亦可进行粪便培养检查，每 5～7 d 1 次，连续 2 次均为阴性者可解除隔离。患者的大小便、便器、食具、衣物、生活用品均须作适当的消毒处理。

慢性带菌者的管理应严格执行。饮食、保育、供水等行业从业人员应定期检查，及早发现带菌者。慢性带菌者应调离上述工作岗位，进行治疗，定期接受监督管理。

密切接触者要进行医学观察 23 d。有发热的可疑伤寒患者，应及早隔离治疗。

2. 切断传播途径 为预防本病的关键性措施。大力开展爱国卫生运动，做好卫生宣教，搞好粪便、水源和饮食卫生管理，消灭苍蝇。养成良好的卫生习惯，饭前与便后洗手，不吃不洁食物，不饮用生水、生奶等。

改善给水卫生，严格执行水的卫生监督，是控制伤寒流行的最重要环节。伤寒的水型流行在许多地区占最重要位置，给水卫生改善后，发病率可明显下降。

3. 保护易感者 伤寒预防接种对易感人群能够起一定的保护作用。伤寒及副伤寒甲、乙三联菌苗预防效果尚不够理想，反应也较大，不作为常规免疫预防应用。在暴发流行区应急免疫对控制流行可能有一定作用，但意见不一。

Ty21a 株口服减毒活疫苗，1989 年美国已批准应用，不良反应较少，有一定的保护作用。

二、副伤寒

副伤寒(paratyphoid fever)甲、乙、丙是分别由副伤寒甲、乙、丙 3 种沙门菌所致的急性传染病。副伤寒甲、乙的症状与伤寒相似，但一般病情较轻，病程较短，病死率较低。副伤寒丙的症状较为不同，可表现为轻型伤寒、急性胃肠炎或脓毒血症。

【病原学】 副伤寒的病原体有 3 种：①副伤寒甲的病原体为副伤寒甲杆菌，或称副伤寒甲沙门菌。②副伤寒乙的病原体为副伤寒乙杆菌，或称副伤寒乙沙门菌。③副伤寒丙的病原体为副伤寒丙杆菌，或称副伤寒丙沙门菌。以上 3 种杆菌分别属于沙门菌属中 A、B、C 3 群，均可按噬菌体分型方法进行分型。

各种副伤寒杆菌均有 O 和 H 抗原，其中副伤寒丙杆菌还兼有 Vi 抗原。在自然条件下，副伤寒杆菌一般只能感染人类。

【流行病学】 传染源为患者和带菌者。传播方式与伤寒大致相同，但以食物传播较为常见，因副伤寒杆菌可在食物中较长时间存在。

副伤寒乙见于世界各地；副伤寒甲分布较为局限；副伤寒丙少见。副伤寒过去比伤寒的发病率低，但近年报道我国部分地区副伤寒甲的发病率有所增多，云南大理报道，近 3 年伤寒、副伤寒诊断中，副伤寒占 85.42%，而伤寒仅占 11.45%。成年人中的副伤寒以副伤寒甲较多；儿童副伤寒的发病率相对较高，且以副伤寒乙居多。但此种情况可因地区、年代等而不同。

【病理】 副伤寒甲、乙的病理变化大致与伤寒相同，但胃肠炎型患者的肠道病变显著而广泛，且多侵及结肠。副伤寒丙的肠道病变不显著，肠壁可无溃疡形成，但体内其他脏器常有局限性化脓病变，可见于关节、软骨、胸膜、心包等处。

【临床表现】 副伤寒甲、乙的症状与伤寒极类似，但副伤寒丙的症状颇有不同。潜伏期较伤寒短，一般为 8～10 d，有时仅为 3～6 d。

1. 副伤寒甲、乙 起病缓慢，但骤起者亦不少见。开始时可先有急性胃肠炎症状如腹痛、呕吐、腹泻等，2～3 d 后症状减轻，继而体温升高，伤寒样症状出现。亦有胃肠炎症状显著，并且持续较久者，以副伤寒乙多见，曾被称为“胃肠炎型副伤寒”。发热常于 3～4 d 内达高峰，波动较大，稽留热型少见。热程较短（副伤寒甲平均 3 周，副伤寒乙 2 周），毒血症状较轻，但肠道症状则较显著。可出现相对缓脉与肝脾肿大，与伤寒相同。皮疹常较早出现，可遍布全身且较伤寒皮疹稍大而色较深（副伤寒甲），但有时呈丘疹状（副伤寒乙）。复发与再燃在副伤寒甲、乙均较常见，尤以副伤寒甲为多。肠出血、肠穿孔均较少见。病死率较低。

2. 副伤寒丙 临床症状复杂，常见有以下 3 种类型。

（1）伤寒型 症状与副伤寒甲、乙大致相似。发病急，体温迅速升高，热型不规则，多伴有寒战、头痛、全身酸痛等。儿童患者可伴有惊厥与烦躁不安，重者可出现谵妄或昏迷。病程中常有肝脾肿大，易出现黄疸及肝功能异常。热程 1～2 周，以后热渐退，病情趋向好转。

（2）急性胃肠炎型 多因进食此菌污染的食物所引起；以胃肠炎症状为主，病程短，2～5 d 内恢复。

（3）脓毒血症型 常见于体弱儿童和慢性消耗疾病患者，主要表现为脓毒血症症状。发病急、寒战、高热、不规则、弛张或间歇热型，热程 1～3 周不等，如有化脓性并发症，病程更长。常有皮疹、肝脾肿大，并可出现黄疸。半数以上患者在病程中可出现下述迁延性化脓性并发症：①常在肋软骨、肋骨、锁骨以及膝、踝、足、指、腰椎、骶骨等关节发生病变，继而出现局限性脓肿。脓肿仅呈轻度红肿，于数周内穿破形成窦道，或波及邻近骨质导致骨髓炎，也有持续数月而不破者，故外表极似结核性感染，但抽取脓液培养可发现副伤寒丙杆菌。②肺部感染及肺部化脓病灶。多数患者伴有支气管炎、肺炎、胸膜渗液、脓胸等，有时痰液培养可检出此菌。③化脓性脑膜炎、心内膜炎、心包炎、肾盂炎等亦偶有发生。此类并发症需较长时间治疗。

3. 副伤寒的复发与再燃 相当常见，尤以副伤寒甲为多。

【诊断】 有时不易与伤寒鉴别，需依靠细菌培养及肥达反应才能确诊。

1. 细菌培养 发热期间血液和骨髓培养阳性率较高。胃肠炎型患者粪便培养易获阳性。有局部化脓病灶的患者，可从抽取的脓液中检出病原菌。

2. 肥达反应 副伤寒甲、乙的凝集效价较高，但副伤寒丙的效价较低。少数患者在病程中肥达反应始终阴性。

【治疗】 与伤寒相同。对并发化脓性病灶者，如发现脓肿已经形成，可行外科手术排脓并加强抗菌治疗。

三、其他沙门菌感染

其他沙门菌感染流行病学与伤寒类似，但比伤寒更复杂，本病的主要传染方式是直接或间接接触众多的感染动物及其制品和排泄物，通过进食被沙门菌污染的肉类食品、蛋制品和乳制品等而引起发病。由于致病菌及机体反应性的差异，其临床表现较复杂，可分为胃肠炎型、伤寒型、败血症型和局部化脓感染型。此外，还可表现为泌尿系感染和无症状感染等。

【病原学】 沙门菌隶属于肠杆菌科沙门菌属，自 1885 年由 Salmon 和 Smith 于猪霍乱流行时分离出猪霍乱沙门菌以来，至今已发现 2 000 多个血清型。根据其生化特性，可分为 1、2、3a、3b、4、5 共 6 个亚属。每个亚属按 O 抗原与 H 抗原结构特点分为各种血清型。大多数对人体具有致病性的沙门菌属于第 1 亚属，如伤寒沙门菌（*Salmonella typhi*）、副伤寒沙门菌（*Salmonella paratyphi*）、猪霍乱沙门菌（*Salmonella cholerasuis*)、鼠伤寒沙门菌(*Salmonella typhimurium*)、肠炎沙门菌(*Salmonella enteritidis*)、牛沙门菌(*Salmonella morbificans*)和鸭沙门菌(*Salmonella anatum*)等。

各个亚属的沙门菌都有其生化特性。根据分离的沙门菌对各种盐类和糖类的利用、分解能力,以及被O-1噬菌体的裂解作用,即可识别该株沙门菌属于哪一亚属。具体可参阅表6-16-1。

表6-16-1　沙门菌各亚属的生化特性

试剂类型	1	2	3a	3b	4	5
乳糖	—	—	—	—	—	—
卫茅醇	+	+	—	—	—	+
丙二酸钠	—	+	+	+	—	—
KCN	—	—	—	—	+	+
ONPG	—	—	+	+	—	+
水解明胶	—	+	+	+	+	—
D-半乳糖醛酸钠	—	+	—	+	+	+
被O-1噬菌体裂解	+	+	—	+	—	±

注:① 对各种试剂的利用或裂解率超过85%者为阳性(+),低于15%者为阴性(—)。
② KCN为含氰化钾培养基。
③ ONPG为*O*-硝基苯-*β*-*D*-半乳糖吡喃糖苷(*O*-nitrophenyl-*β*-*D*-galactopyranoside)。

沙门菌是革兰阴性杆菌,菌体呈杆状,大小为(0.6～1.5)μm×(2～5)μm,沙门菌无荚膜,也不产生芽胞,菌体周围有较多鞭毛,属于周毛菌类。绝大多数沙门菌都能运动,而且相当活跃。

绝大多数沙门菌都能在普通培养基上生长,而且发育良好。经于37℃培养18～24 h后,其菌落直径可达2～3 mm,呈圆形、光滑、半透明、湿润,而且边缘整齐。一些从污水或食品中分离出来的沙门菌,其菌落可呈边缘不整、粗糙、干燥和无光泽。少数沙门菌,如猪霍乱沙门菌、鸡白痢沙门菌和羊流产沙门菌等在普通营养培养基上生长欠佳。

沙门菌的生化反应较为复杂,同种沙门菌都可存在非典型生化反应。然而,绝大多数沙门菌都可发酵葡萄糖、麦芽糖、蕈糖、木糖、甘露糖和山梨醇,产酸、产气(伤寒沙门菌不产气)。除个别(如某些鼠伤寒沙门菌可发酵乳糖)外,均不发酵乳糖和蔗糖。适宜的生长温度是37℃,适宜的pH为6.8～7.8。沙门菌对外界的抵抗力较强,在水、乳类及肉类食物中能生存几个月。当温度为22～30℃时,在食物中2～4 h便能迅速大量繁殖,亦能在冰冻的土壤中过冬。对热抵抗力不强,于55℃作用1 h或60℃作用15～30 min即被杀灭。5%苯酚溶液或0.2%氯化汞(升汞)溶液可于15 min将其杀灭。

沙门菌具有和其他肠杆菌科细菌类似的抗原结构,如O抗原、H抗原和Vi抗原。O抗原是作沙门菌血清学分型的主要依据,其化学成分是脂多糖,现已发现60多种O抗原。有些沙门菌的O抗原可在生长繁殖中发生量的变异。沙门菌的H抗原为蛋白质。根据其H抗原的特性,可将其分为Ⅰ相菌和Ⅱ相菌。Ⅰ相菌可与同种H因子抗血清发生凝集反应;Ⅱ相菌可在含同种H因子抗血清的培养基中诱生。它们失去与同种H因子抗血清发生凝集反应的能力。可见,Ⅰ相菌的H抗原特异性较强,而Ⅱ相菌的H抗原特异性较弱。Vi抗原是*N*-乙酰-半乳糖醛酸同聚物,较不稳定,但在某些沙门菌中可能缺乏。

根据这些比较简单的生化和凝集试验,可作出沙门菌的初步鉴定,但其血清型的确定则有赖于采用不同抗血清的凝集试验。另外,还可应用噬菌体对某些血清型(如鼠伤寒沙门菌)作进一步鉴定。

在沙门菌中,与人类和动物疾病均有关的沙门菌主要隶属于A～F群的几十个血清型。根据沙门菌对宿主的致病性,可分为3类:①只对人类有致病性,如伤寒沙门菌、副伤寒甲和丙沙门菌等。②对动物和人类均有致病性,如副伤寒乙沙门菌、鼠伤寒沙门菌、肠炎沙门菌和猪霍乱沙门菌等。③仅动物有致病性,如鸡沙门菌、雏白痢沙门菌。沙门菌的致病能力可因不同血清型或同一血清型的不同菌株而有明显的差异,如鸭型沙门菌通常引起隐性感染或胃肠炎,仅偶致菌血症;猪霍乱沙门菌通常引起败血症或局部化脓性感染,仅有时导致胃肠炎或隐性感染;鼠伤寒沙门菌有时引起菌血症或隐性感染,但通常导致胃肠炎。

【流行病学】

1. 传染源　主要传染源为受感染的家禽、家畜,如鸡、火鸡、鸭、猪、牛和羊等。其次是感染的鼠类及其他野生动物。其感染率为1%～40%或更多。人类带菌者随大便长期排菌,可作为传染源。这些带菌者绝大部分是暂时性无症状感染和轻型病例。暂时性无症状感染者多为从事与沙门菌接触机会较多的职业,如屠宰工人或食物加工者。无症状的沙门菌带菌者,有时排菌量可以很多,当其职业是处理肉类等食品时,可以是个重要的传染源。

家禽、家畜或野生动物可同时被多种沙门菌感染,而且肉类在加工、储存、运输和销售等过程中可以互相接触污染,故人类亦可同时被2种或多种沙门菌感染。

2. 传播途径

(1) 食物传播　是人类沙门菌感染的主要途径,常表现为食物中毒。

1) 肉类等被污染:屠宰场卫生条件差,屠宰家禽、家畜时将肠腔内的沙门菌污染肉类。此外,肉类等食品亦可在加工、储藏、销售、烹饪等时通过各种用具或直接互相污染。在零售市场购买的肉类有1%～58%污染了沙门菌。即使采用了现代化输送系统的卫生屠宰方法,在出售前去毛去内脏,猪的表皮沙门菌感染率仍可达55%。

2）蛋类或蛋制品被污染：污染的来源可能是母鸡的卵巢或输卵管被感染，沙门菌得以进入蛋内，也可能由粪便、饲料、泥土中的沙门菌穿过完整蛋壳的气孔或通过微细的蛋壳上裂缝而进入蛋内。由许多蛋混合制成的蛋粉或其他制品，污染率最高，未经有效的消毒处理，可引起沙门菌感染。据 Mishu 等报道，从 1985～1991 年，在美国暴发了 380 次由肠炎沙门菌引起的胃肠炎，共有 13 056 例，其中 50 例死亡。流行病学调查结果提示，其中 82%的肠炎沙门菌感染暴发流行都是由于鸡蛋受沙门菌污染所致。

3）食物烹饪不当或食前污染：肉类储存温度低，如冬天或刚从冰箱取出，烹饪的时间过短，沙门菌仍可存活。污染的肉类若制作时切得太厚，用一般的烹饪方法不一定能达到灭菌的目的。有人在一次鼠伤寒沙门菌胃肠炎暴发的流行病学调查中发现 10 例进食用微波炉烹饪的猪肉后均发病。由于沙门菌在含盐量高达10%～15%的肉类中仍能生存达数月之久，故进食腌制的污染肉类，未恰当处理也可获得感染。食物亦可于煮熟后被污染，如生、熟肉未分开处理。

4）乳类、鱼类、贝类及植物性食物：亦可传播本病。

（2）*药物传播*　各种来源于动物的药物，如胆盐、明胶、胃蛋白酶、胰蛋白酶等有引起传播沙门菌的可能。

（3）*水源传播*　沙门菌通过动物和人的粪便污染水源，饮用此种污水可发生感染。供水系统被沙门菌污染，还可引起流行。

（4）*直接接触或通过污染用具传播*　沙门菌可因与患者直接接触或通过污染的用具传播。此种传播方式偶可见于医院中，以育婴室、儿科病房较为常见。一般沙门菌感染需要较大量的细菌才能发病，但新生儿、幼儿、医院中的患者，由于其身体抵抗力较低，故感染少量细菌亦可发病。有报道因产科用具污染而引起本病流行，使52%婴儿患病。曾有患沙门菌病的母亲通过分娩传染给新生儿的报道。

（5）*苍蝇和蟑螂*　可作为沙门菌的机械携带者，但传播沙门菌的重要性不如传播痢疾杆菌的重要性大。

（6）*其他*　有报道免疫功能障碍者，可通过空气传播而获得感染。

3. 人群易感性　人群对沙门菌普遍易感，感染后结局与菌种毒力及宿主免疫状态有关。婴幼儿、严重慢性病患者对沙门菌特别易感，患病年龄以 1 岁以内的婴儿最高。原因可能是：①婴儿的免疫系统功能尚未成熟，不能产生具有保护作用的免疫反应，少量细菌便可引起临床发病。②婴儿的免疫力低，可反复感染，甚至可反复感染同一种沙门菌而发病。③婴儿感染本病后，临床表现较成人严重，故诊病及检验的机会较多。

4. 流行特征　本病的流行特征为：①突然发病。②潜伏期短。③发病者常限于进食被污染的食物者。④食物常是被同一传染源所污染。⑤集体用膳单位常呈暴发性流行。⑥多发生于夏、秋季。

【发病机制和病理】　沙门菌经口进入人体，在肠道中繁殖可引起黏膜炎症，临床表现为胃肠炎症状。一些实验动物模型的研究显示，沙门菌并不产生肠毒素。吞入大量死菌不引起发病，提示沙门菌感染皆由活菌所致。病原菌在肠道中繁殖，产生局部炎症，使结肠黏膜充血、水肿、炎症渗出，严重者可引起出血、糜烂和溃疡。当沙门菌到达黏膜下固有层时，若其固有层防御系统功能相对不健全，则沙门菌可进入血液循环，产生菌血症并可形成局部感染病灶。沙门菌进入人体后产生的后果，取决于细菌的种类、数量、毒力的强度和宿主的免疫状态。

各种沙门菌都可能引起无症状感染、急性胃肠炎、菌血症或败血症、局部化脓性感染病灶、类似伤寒等不同类型的临床表现。然而，某些沙门菌有表现为某种临床类型的倾向，如鸭沙门菌常引起无症状感染或胃肠炎，但很少侵入血液循环；相反，猪霍乱沙门菌只偶尔产生胃肠炎或无症状感染，却常引起败血症或局部化脓感染灶。不同菌种，甚至不同的菌株都可有致病性的差异。

人类志愿者的研究显示，需食入大量沙门菌（10^5～10^6）才能使健康成人发生胃肠炎。上述菌量的 1%或10%，只能引起暂时性带菌状态。不同血清型能引起感染的菌量亦有较大的差异。与正常成人不同，婴儿、老人、免疫功能下降的人口服较小量的沙门菌也可引起发病。

机体的状况对是否发病亦起着重要的作用。在某些慢性病患者中，发生严重沙门菌病的机会增加。如肝硬化时，患者的胃肠道血液循环障碍和功能紊乱，全身抵抗力下降，故易发生沙门菌胃肠炎。此外，肝脏可滤过门静脉血液中来自肠道的细菌，如果肝功能损害，可引起菌血症。有人报道在剖腹探查时对 25 例非肝硬化患者作了门静脉血细菌培养，其中 23%阳性，而同时在臂静脉采血培养则为阴性。这说明正常肝脏滤过作用的重要性。肝硬化时，存在门静脉与肝静脉的交通支，或通过门静脉高压时的侧支循环使来自肠道带菌的门静脉血可不经肝脏的过滤作用，直接进入体循环。因而，有相当数量的肝硬化患者可发生肠道细菌菌血症，其中包括沙门菌菌血症。

多种疾病，如恶性组织细胞病、淋巴瘤、皮肌炎、系统性红斑狼疮等，应用肾上腺皮质激素治疗后可降低机体对各种感染的抵抗力，易发生沙门菌感染。

胃部手术，如胃大部切除、胃肠吻合术等，容易发生沙门菌胃肠炎。其原因可能与由于手术后胃酸分泌减少、食物过快地进入小肠与结肠、肠道正常菌群的改变、肠道内氢离子浓度改变和胃肠吻合术后营养吸收减少等有关。

沙门菌病的病理变化与菌种、临床类型等有关。胃肠炎型的胃肠充血、水肿，亦可有出血点，肠道的集合淋巴结病变尤其显著。败血症型与其他细菌所引起败血症的病理变化相似。血液循环中的沙门菌可到达各种器官与组织，产生单个或多个化脓性病灶。

【临床表现】 潜伏期的长短与感染沙门菌的数量、菌株致病力强弱及临床类型有关。食入被沙门菌污染的食物后，常于8～48 h发生胃肠炎症状。若感染的菌量较大，可在12 h内发病。小量感染因病原体繁殖需要较长时间，潜伏期可为48 h左右。败血症与伤寒型的潜伏期较长，为1～2周。

1. 胃肠炎型 是最常见的临床类型，亦称为沙门菌食物中毒，约占沙门菌病的70%。潜伏期为6～48 h，最短2 h，最长可达2～3 d。多数起病急骤，畏寒或寒战、发热，体温一般38～40℃，开始时有恶心、呕吐，继而迅速出现腹绞痛与腹泻。大便每日3～5次至数十次不等。起初多为稀烂大便，随后大便常呈黄色水样，量多，很少或没有粪质。可有少量黏液，有恶臭，偶可呈黏液脓血便。病情严重程度差异较大。多数症状较轻，为自限性，少数患者可无发热，只有稀烂大便；重型则可呈暴发型，伴有迅速脱水，可由于脱水严重而引起休克和肾功能衰竭，甚至可迅速死亡。

治疗后症状消失较快，一般2～4 d内，偶尔病程可迁延至2周之久。病死率可超过1%。死亡的病例几乎都是婴儿、老人和身体衰弱的患者。

与严重感染相关的宿主因素是：年龄，新生儿及老年人；细胞介导的免疫，HIV，免疫抑制如使用激素、器官移植；吞噬功能下降，血红蛋白病如珠蛋白生成障碍性（地中海）贫血、镰状细胞贫血；制酸药等引起胃酸缺乏；肠道菌群的改变，如抗生素治疗及胃肠手术；黏膜完整性受损，如肠炎症性疾病、胃肠道恶性肿瘤。

患者的白细胞数多在正常范围，但有中性粒细胞核左移现象。急性期大便培养阳性率几乎可达100%，且病程达2周后，仍约有50%的患者大便培养有病原菌生长，但血液培养多为阴性。

本型多由鼠伤寒、猪霍乱及肠炎沙门菌引起，而以鼠伤寒沙门菌最为常见。在我国，鼠伤寒沙门菌感染约占所有沙门菌感染的20%，仅次于伤寒沙门菌感染。在美国，鼠伤寒沙门菌感染则居沙门菌感染的首位。近年来，鼠伤寒沙门菌感染的报告例数有增多趋势，它已是引起急性食物中毒的主要致病菌。在报告的沙门菌性食物中毒中，鼠伤寒沙门菌占首位，为30%左右，其次是猪霍乱沙门菌。鼠伤寒沙门菌食物中毒的潜伏期比一般胃肠炎型更短，多为2～24 h，儿童可出现高热、惊厥、昏迷、脱水、循环衰竭、少尿或无尿。若不及时诊治，易致死亡。

我国绝大多数地区都有鼠伤寒沙门菌感染流行的报告。20世纪70年代初期，西北地区开始发现本病流行，此后，华北、华东和华南地区均陆续有报告。由鼠伤寒沙门菌所致的食物中毒患者，其大便中含有大量病原菌。若未能及时诊断、隔离与治疗，该病原菌可造成严重广泛的污染，使继发病例不断出现，而医务人员在检查、护理、搞卫生时都有可能起传播作用，患者拥挤、陪护率高和消毒隔离制度不严可能是促进因素。如在沈阳某儿童医院儿科病房中，因收治鼠伤寒沙门菌胃肠炎患儿，造成病房的地面、门窗、墙壁、床单、床垫、床架、床头柜、玩具、热水瓶、扫帚和抹布等均被病原菌污染，甚至在病房的空气中都可分离出鼠伤寒沙门菌。山东省某医院亦曾报告因收治鼠伤寒沙门菌胃肠炎患儿而使病房受严重污染，于5个月内在该儿科病房住院的患儿及其陪护人员中造成本病流行，发病率高达54.9%，病死率达31.6%。河南省某地区医院于一年半时间内收治了鼠伤寒沙门菌胃肠炎140例，其中78例为医院内感染，占全部病例的55.7%；医院内感染病例中，入院到发病时间最短为3 d，最长者住院28 d后发病；住院3～5 d内发病者66例，占84.6%。

由于鼠伤寒沙门菌的宿主广泛，传播途径多，故较易引起流行。患者多为婴儿，1岁半以下患者约占90%。

2. 伤寒型 多由猪霍乱及鼠伤寒沙门菌所引起。

临床症状及经过与轻型伤寒相似，但潜伏期较短，平均为3～10 d。病程亦较短，一般为1～2周，而且病情多较轻。热型呈弛张热或稽留热，亦可出现表情淡漠、相对缓脉，但皮疹少见，偶可发现玫瑰疹。腹泻较多见，由于肠道病变较轻，形成溃疡较少，故肠出血与肠穿孔很少发生。伤寒型偶有以胃肠炎作为前驱表现，在典型的胃肠炎症状后出现伤寒表现。血液中白细胞数减少，血液、大便培养可有病原菌生长。

3. 败血症型 常见的致病菌为猪霍乱或鼠伤寒沙门菌。

此型病例呈散发性，常见于婴幼儿、儿童和有慢性疾病的患者。起病多急骤，但亦可缓慢起病。有发热、寒战、出汗及胃肠道症状。热型呈不规则型、弛张热型或间歇热型，高热持续1～3周不等。若有并发症，如化脓性病灶时，则发热可迁延更长时间，甚至达数月之久，或表现为反复急性发作。肝脾常肿大，偶可见黄疸、谵妄及脑膜刺激征。白细胞数多在正常范围。血液培养有病原菌生长，但大便培养常阴性。与伤寒的持续菌血症不同，其病原菌间歇地进入血液循环。

4. 局部化脓性感染型 多见于C组沙门菌感染。

患者的临床表现差异较大，但大多数患者都有一过性体温升高和外周血白细胞数增多现象。在发热阶段或退热后，出现一个或一个以上的局部化脓性病灶。亦可由轻型病例所并发，或在发病前完全没有症状。

化脓性病灶可在身体任何部位发生，成为临床的主要表现。支气管肺炎、肺脓肿、胸膜炎、脓胸、心内膜炎、心包炎、肾盂炎、关节炎、肋软骨脓肿、肋骨骨髓炎和脑膜炎等较为多见。此外，腮腺炎、睾丸炎、脾脓肿、腹膜腔内脓肿、乳腺脓肿和皮下脓肿等亦有报告。

沙门菌性脑膜炎多见于婴儿，尤其是新生儿。临床表现与其他细菌性脑膜炎相似，但病程较长，而且较易复发。病死率可达40%～60%。

沙门菌性肺炎多见于老年人，尤其是原有糖尿病、肿瘤、心血管病和慢性肺部疾病的患者，可形成肺脓肿，病死率较高，可达50%。

在某些疾患，如镰状细胞贫血等患者，易发生局部化脓性病灶。化脓性病灶较易发生于原已有病变的局部，如血肿、梗死、囊肿、新生物和动脉瘤等。

沙门菌感染的4种临床表现类型常不易明确划分，常互相重叠，如胃肠炎可伴发或继发菌血症。败血症型较常并发局部化脓性病灶。此外，沙门菌感染还可表现为急性泌尿生殖道感染。

【诊断】

1. 流行病学资料 患者常有于发病前进食可疑污染食物史，同食者在短期内集体发病。食物往往是未煮熟的家畜（猪、牛、羊）或家禽（鸡、鹅、鸭）的肉和蛋，或受此类食物污染的其他食物。

2. 临床表现 胃肠炎型患者在进食可疑食物后1～2 h内，突然发生急性胃肠炎症状。先发生腹痛、恶心、呕吐，继而出现腹泻，常伴畏寒或寒战、高热，体温可达39～40℃。大便起初呈稀烂便，后变成黄色水样，臭味浓，每次量多，较少带脓血。此外，沙门菌感染亦可表现为酷似伤寒、败血症或局部化脓性感染。

3. 实验室检查

(1) *血象* 外周血白细胞数多在正常范围，亦有增高或降低者。当发生局部化脓性感染时，血液白细胞数多升高；而酷似伤寒型者则常降低。

(2) *细菌培养* 胃肠炎型可从呕吐物、粪便、可疑食物中培养、分离出病原菌。其中，以鼠伤寒沙门菌、肠炎沙门菌、猪霍乱沙门菌、牛沙门菌和鸭沙门菌感染较为常见。有研究表明，直肠拭子培养的阳性率较高。伤寒型、败血症型可从血液中培养到病原体。一些病例可从局部化脓性病灶或分泌物中培养、分离出病原菌。

对急性胃肠炎患者，可将其粪便标本同时接种于强选择性SS琼脂培养基和弱选择性麦康凯培养基上，置37℃过夜后再挑取不发酵乳糖的可疑菌落，接种于三糖铁培养基上培养，并作血清学分型。对已经用抗菌药物治疗或处于疾病后期的患者，由于其粪便中的沙门菌数量已经较少，用上述直接培养法有时会出现假阴性结果。为了提高培养的阳性率，可采用0.5%亚硒酸肉汤或四硫磺酸盐肉汤作为增菌剂，将1 g左右的大便标本接种于10 ml增菌剂中，置37℃过夜，然后再转种于上述培养基中进行培养。北京市防疫站介绍用磷酸盐缓冲蛋白胨水作为增菌培养基，接种后置37℃培养5～6 h即能达到明显增菌的效果。

不同血清型的沙门菌在各种选择性增菌培养基中的生长能力有较大的差异，目前尚没有一种理想的增菌培养基使各种沙门菌在其中都能达到增菌的效果。如0.5%亚硒酸肉汤可对鼠伤寒沙门菌、乙型副伤寒沙门菌等有良好的增菌效果，而对猪霍乱沙门菌、羊流产沙门菌等却有抑制生长的作用。

在选择性增菌培养时，提高培养温度，使达43℃，培养18～24 h，除伤寒沙门菌外，一般都能明显增强增菌培养基的选择效果，对大肠埃希菌、变形杆菌、假单胞菌和不发酵乳糖的非致病菌都有较强的抑制作用，使在培养平板上出现较纯的菌落，更易于作进一步菌种分离与鉴定。

从血液、尿液和脓液等标本中分离沙门菌的方法与从粪便标本中分离沙门菌的方法基本相同。自血液中分离沙门菌可抽取患者的静脉血5 ml，立即接种于50～100 ml的0.5%～1%葡萄糖胆汁肉汤或葡萄糖肉汤增菌液中，置37℃培养，每日用铂金环挑取增菌液接种于选择性培养基或血液琼脂培养基上，一般连续接种3 d，必要时可连续接种2周。自尿液、痰液、浆膜腔液、脓液中分离沙门菌，可先将标本离心，3 000 rpm 15 min，取沉淀作直接培养分离或经增菌培养后再作分离培养。

国内外用于分离沙门菌的培养基种类很多，但均无法从菌落形态上将沙门菌属与变形杆菌属、枸橼酸杆菌属识别开来。邓涤夷等研制了一种新的沙门菌分离培养基，乳糖赖氨酸十二烷基硫酸钠琼脂Ⅱ（LLS Ⅱ）培养基。沙门菌（除甲型副伤寒沙门菌外）均能在该培养基上生长，并能形成中心黑色、边缘红色或橙黄色特征性菌落，而变形杆菌属和枸橼酸杆菌属的细菌因产生硫化氢（H_2S）的特征被抑制而形成黄色菌落，因而，从菌落形态上就可以把干扰沙门菌分离的产生H_2S的非沙门菌区分开来。

沙门菌的鉴定较为复杂。目前世界上已发现2 000多个血清型，我国已发现201个血清型，新的血清型还在不断地被发现。常先用抗血清作O抗原鉴定，再用抗血清作H抗原鉴定。近年来，还用噬菌体裂解试验、DNA杂交和PCR等技术作沙门菌的血清型鉴定。

(3) *血清学检查* 可用患者的血清与已知的沙门菌菌种所制成的菌体抗原或亚单位抗原作凝集试验或ELISA，以检测血清中是否含有特异性抗体。一般于发病1～2周后即出现较高的抗体效价。若双份血清检查，第2次效价有4倍或以上增高者，可明确诊断为本病。但是，由于一般临床检验室的沙门菌抗原种类有限，故较易出现漏检现象。

作某种沙门菌特异性抗原检测更有助于明确诊断。如Keller等建立了2株能分泌肠炎沙门菌IgG抗体的小鼠杂交瘤细胞，用制备的单克隆抗体作ELISA试验，检测标本中的肠炎沙门菌，具特异性强、敏感度高之优点。标本中只要有10条病原体即可呈检测阳性。

(4) *分子生物学检测* 近年来，已有用DNA探针和PCR检测沙门菌DNA的报道。而且，初步显示PCR检测有较高的特异性和敏感度。

【鉴别诊断】 不同临床类型需要与不同疾病进行鉴别。胃肠炎型应与急性细菌性痢疾，急性出血坏死性小肠炎，葡萄球菌、变形杆菌、嗜盐杆菌食物中毒等相鉴别；类伤寒型、败血症型应与伤寒、副伤寒和其他细菌引起的败血症相鉴别；局部化脓感染型与其他细菌所致者，临床上很难区别，需通过局部病灶脓液培养来鉴别。

1. 胃肠炎型的鉴别诊断

(1) *金黄色葡萄球菌食物中毒* 金黄色葡萄球菌于生长时可产生外毒素，进食后可致食物中毒。潜伏期较短，于进食后1～5 h，多为2～3 h后即出现恶心、头痛，继而出现剧烈腹痛和呕吐，体温多半正常或仅有低热。每日排大便数次，呈黄色水样，恶臭，通常每次量较少，可有里急后重感，严重者致脱水。大便和剩余食物细菌培养可有金黄色葡萄球菌生长。

(2) *副溶血弧菌食物中毒* 副溶血弧菌又称嗜盐菌。潜伏期为6～12 h，先有腹痛、畏寒、发热，继而出现剧烈腹泻、呕吐。大便为黄色水样或血水样，可带有较多黏液与脓血，腥臭味浓，每日排便数次，每次量较多，较易致脱水，亦可有里急后重感。大便和剩余食物细菌培养可有副溶血弧菌生长。较多见于沿海地区的居民或旅游者。

(3) *大肠埃希菌食物中毒* 病原体为产毒素性或侵袭性大肠埃希菌。潜伏期为2～20 h，通常4～6 h，先出现食欲下降、腹痛、恶心，继而出现腹泻，但较少发生呕吐。大便多呈黄色水样，可带黏液脓血，有恶臭味，每日数次，每次量多，多无里急后重感。严重病例可致脱水。大便和剩余食物细菌培养可有产毒素性或侵袭性大肠埃希菌生长。

(4) *肉毒芽胞梭菌食物中毒* 进食被肉毒芽胞梭菌污染的肉类所致的食物中毒。潜伏期为2～72 h，多为12～36 h。常突然起病，先出现全身乏力、软弱、头痛、头昏，继而出现视力模糊、复视、眼肌瘫痪，严重病例继而出现发音、吞咽及呼吸困难。体温多正常或仅有低热，神志始终清晰。可有较轻的胃肠道症状，如恶心、便秘、腹胀等，腹泻少见。剩余食物细菌培养可有肉毒芽胞梭菌生长。

(5) *变形杆菌食物中毒* 潜伏期一般为4～12 h，但由莫根变形杆菌所致者，潜伏期较长，为19～45 h。先出现腹痛、恶心、发热，继而呕吐、腹泻，大便呈黄色水样，每日数次，每次量较多，可致脱水，常无里急后重感。大便和剩余食物细菌培养可有变形杆菌生长。

(6) *细菌性痢疾* 潜伏期相对较长，一般为1～2 d，常有全身中毒症状，如发热、头痛、腹痛、腹泻和全身不适等。呕吐较少，以腹泻为主，大便次数多，常达10次以上，但每次排便量较少，呈黏液脓血样，里急后重明显，粪便培养有痢疾杆菌生长。

(7) *霍乱* 潜伏期一般为1～3 d，常有流行病学线索可寻，典型者先泻后吐，吐泻物为米泔样，脱水明显。由O－1群霍乱弧菌所致者，一般无发热、腹痛；由非O－1群霍乱弧菌所致者，则常有发热、腹痛，而且可发生菌血症，造成胃肠外损害。吐泻物培养可有霍乱弧菌生长。

(8) *化学毒物或生物毒素性胃肠炎* 化学毒物如砷、汞、有机磷等，生物毒物如毒蕈、鱼胆、河豚等引起的胃肠炎有相应的食物进食史，潜伏期更短，一般为数小时。患者除有胃肠炎症状外，尚有肝、心、肾、神经等多器官损害的临床表现，吐泻物与剩余食物可检出毒物。

(9) *其他* 本病还需与病毒性胃肠炎、弯曲菌性肠炎和耶尔森菌性肠炎等相鉴别。

2. 伤寒型与败血症型的鉴别诊断 需与伤寒、副伤寒及败血症相鉴别。伤寒、副伤寒的发热时间较长，病情较重，相对缓脉、玫瑰疹较多见，可发生肠出血、肠穿孔等并发症。血清肥达反应阳性，血液、骨髓、大便培养可有伤寒或副伤寒杆菌生长。败血症常可找到原发感染病灶，血液白细胞总数及中性粒细胞数大多增高，血液培养可分离出致病菌。

3. 局部化脓感染型的鉴别诊断 与其他细菌引起的局部化脓性感染在临床上很难相互区别，必须通过作局部病灶的脓液培养，分离出致病菌才可作出鉴别。

【预后】 本病的预后取决于临床类型、患者的一般状况及菌种。胃肠炎型的预后一般良好，病死率很少超过1%，平均为0.3%左右。死亡病例多发生于婴儿、老人和有严重慢性病者。严重全身感染病例的病死率较高。猪霍乱沙门菌败血症的病死率可高达20%。沙门菌性脑膜炎，特别是婴幼儿易留后遗症。

【治疗】

1. 一般治疗 患者需卧床休息，床边隔离。多饮水(清开水、淡茶水或淡盐水)，饮食以流质或半流质为主，恶心、呕吐明显的患者亦可短期禁食，恢复后逐渐改为普通饮食。

2. 对症治疗 对呕吐、腹痛明显者，可给予口服10%颠茄酊、丙胺太林(普鲁本辛)，必要时可皮下注射山莨菪碱或阿托品。对剧烈呕吐或腹泻频繁的患者，应静脉滴注适量的5%葡萄糖生理盐水。有酸中毒时，应酌情静脉滴注5%碳酸氢钠溶液或11.2%乳酸钠溶液。因脱水严重而致休克者，应积极补充液体，纠正水、电解质、酸碱平衡紊乱，并应用血管活性药物和肾上腺皮质激素，积极抗休克治疗。对重症患者、婴幼儿、营养不良及年老体弱者要加强支持疗法，必要时输血、血浆或氨基酸。

3. 病原治疗 对无并发症的胃肠炎型患者，一般认为无须应用抗菌药物治疗，因为应用抗菌药物不能明显地改善患者的发热和腹泻，反而易促使肠道耐药菌株产生，使排菌时间延长，后者可能与所用的抗菌药物作用于肠道的正常菌群有关。然而，对重症患者、老人、婴幼儿、营养不良、原有慢性疾病、肿瘤者则必须应用抗菌药物治疗。对于类伤寒型、败血症型、局部化脓感染型或伴有并发症者，应予抗菌药物全身应用。

一般可选用喹诺酮类、氯霉素、氨苄西林、复方磺胺甲噁唑(新诺明)等，对婴儿、免疫缺陷者及院内感染者，可用第三代头孢菌素或环丙氟哌酸治疗。无免疫受损的患者应治疗 5～7 d，但艾滋病患者需长期抑制性治疗以防复发持续性菌血症，一般需治疗 4～6 周。对骨髓炎、脓胸、关节炎等局部感染，除应用抗菌药外，应同时行外科手术引流，术后至少用抗生素治疗 4 周。感染的动脉瘤，心脏瓣膜和骨或关节感染通常需外科处理和长程抗生素治疗。

(1) *喹诺酮类* 可选用诺氟沙星，成人每次口服 0.4 g，每日 3 次；氧氟沙星，成人每次口服 0.2 g，每日 3 次；环丙沙星，成人每次口服 0.25 g，每日 2 次；亦可选用培氟沙星(pefloxacin)、氟罗沙星(fleroxacin)、洛美沙星(lomefloxacin)、依诺沙星(enoxacin)和司氟沙星(sparfloxacin)等。对病情较重、呕吐症状明显者，可作静脉滴注给药。疗程一般为 5～7 d。

(2) *复方磺胺甲噁唑* 每片复方磺胺甲噁唑中含有甲氧苄啶 80 mg，磺胺甲噁唑 400 mg，成人每次口服 2 片，每日 2 次。疗程一般为 5～7 d。

(3) *氨苄西林及其衍生物* 氨苄西林，成人静脉滴注 4～6 g/d；或哌拉西林(piperacillin)，成人静脉滴注 4～8 g/d；或阿莫西林(amoxicillin)，成人每次口服 0.5 g，每日服 4 次。疗程一般为 5～7 d。若患者出现较明显的肝功能损害，则不宜应用阿莫西林，否则可加重肝功能损害，甚至出现黄疸。

(4) *氨基糖苷类* 庆大霉素(gentamicin)，成人静脉滴注或肌内注射 8 万～24 万 U/d；或阿米卡星，成人静脉滴注或肌内注射 0.4～0.8 g/d。

(5) *第三代头孢菌素* 头孢哌酮(cefoperazone)，成人静脉注射或静脉滴注 2～4 g/d；或头孢曲松(ceftriaxone)，成人静脉注射或静脉滴注 2～4 g/d；或头孢噻肟(cefotaxime)，成人静脉注射或静脉滴注 2～6 g/d；或头孢他啶(ceftazidime)，成人静脉注射或静脉滴注 2～6 g/d。疗程一般为 5～7 d。

4. 耐药性问题 非伤寒沙门菌对抗生素的耐药性比伤寒沙门菌的耐药性更常见。近年来，沙门菌较常存在对多种抗菌药物耐药的现象，给治疗和预防工作带来了新的问题。目前已知，在肠杆菌科的全部细菌中都可以出现耐药因子的互相转移现象。耐药因子的转移发生于菌体之间的互相接触。带有耐药因子的沙门菌菌株比例因地区不同而异，但在菌种上则以鼠伤寒沙门菌最为常见。如在河南省某医院从 502 例腹泻患者的粪便中分离出鼠伤寒沙门菌 121 株，阳性率为 24.1%。几乎所有鼠伤寒沙门菌均对氯霉素、链霉素、呋喃唑酮、复方磺胺甲噁唑、氨苄西林和四环素耐药，对诺氟沙星和阿米卡星则仍然敏感。国外已有鼠伤寒沙门菌对环丙沙星耐药的报告，并发现耐药的产生与其 *gyrA* 基因变异有关。

造成沙门菌产生耐药性的原因主要与抗菌药物在临床上和畜牧业中普遍应用，尤其是使用不当与滥用有关。有些致病菌可在抗菌药物治疗的过程中产生耐药性。这种耐药性的产生可能通过致病菌与抗菌药物接触后发生基因突变所致，也可能通过致病菌与原先就带有耐药因子的肠道杆菌接触后获得转移的耐药因子而产生。

无症状带菌通常是自限性的，很少需用抗生素治疗。抗生素治疗可使停药后粪中排菌的时间延长。少数病例(如食品操作人员或保健人员)的根治可试用环丙沙星 500 mg 每 12 h 口服 1 次，共 1 个月。但在服药数周后应复查粪便培养以证实沙门菌是否被清除。

【预防】 注意饮食卫生及加强肉类、蛋类食物管理是预防本病的主要措施。

1. 控制传染源

1) 对急性期患者应予隔离。应防止患者或慢性带菌者在人群中散布沙门菌。恢复期带菌者或慢性带菌者暂时调离饮食或幼托工作，并应严格遵守个人卫生。可用抗菌药物治疗慢性带菌者，使其终止带菌状态。

2) 饲养的家禽、家畜应注意避免沙门菌感染，饲养的地方要符合卫生要求，饲料不受沙门菌污染。运输过程要力求快捷，并使其免受劳累，避免把动物长期集中在屠宰场内，以减少互相传染的机会。

3) 妥善处理患者和动物的排泄物，保护水源。

2. 切断传播途径

1) 搞好食堂、饮食店的卫生。所有炊具、食具必须经常清洗、消毒，生熟食物要分开容器盛放，制作时要分刀、分板。

2) 加强食品卫生管理。对牲畜的屠宰过程要遵守卫生操作，应避免肠道细菌污染肉类，对肉类要进行卫生检查，合格者才可供市场销售。当动物患病死亡时，禁止进行屠宰、销售和食用。对屠宰场，肉类市场，肉类和蛋乳制品加工、运输、储存过程要注意清洁、消毒。

3) 扑灭鼠类、苍蝇、蟑螂等，以防食物被病原菌污染。注意水源保护，加强饮水管理和消毒工作。

3. 保护易感者 加强对群众的饮食卫生宣教，加强对炊事员、食堂与饮食店管理人员的卫生教育，提高其卫生知识。不进食患病家畜、家禽的肉类及内脏，不喝生水。所有肉类、动物的内脏和蛋类食用时要煮熟煮透。

作主动免疫预防用的口服活菌苗，现正在研制，已进行了动物试验，初步认为是安全、有效的。将来能否用于人类的沙门菌感染预防，则有待作进一步研究。

参考文献

[1] Foley SL, Lynne AM. Food animal-associated *Salmonella* challenges: pathogenicity and antimicrobial resistance [J]. J Anim Sci, 2008, 86(14): 173-187.

[2] Kirby AC, Yrlid U, Svensson M, et al. Differential involvement of dendritic cell subsets during acute *Salmonella* infection [J]. J Immunol, 2001, 166(11): 6802-6811.

[3] Herikstad H, Motarjemi Y, Tauxe RV. *Salmonella* surveillance: a global survey of public health serotyping [J]. Epidemiol Infect, 2002, 129(1): 1-8.

[4] Tsen HY, Lin JS. Analysis of *Salmonella* enteritidis strains isolated from food-poisoning cases in Taiwan by pulsed field gel electrophoresis, plasmid profile and phage typing [J]. J Appl Microbiol, 2001, 91(1): 72-79.

[5] Crump JA, Kretsinger K, Gay K, et al. Clinical response and outcome of infection with *Salmonella* enterica serotype Typhi with decreased susceptibility to fluoroquinolones: a United States foodnet multicenter retrospective cohort study [J]. Antimicrob Agents Chemother, 2008, 52(4): 1278-1284.

[6] Evers EG, Nauta MJ. Estimation of animal-level prevalence from pooled samples in animal production [J]. Prev Vet Med, 2001, 49(3-4): 175-190.

[7] Herikstad H, Motarjemi Y, Tauxe RV. *Salmonella* surveillance: a global survey of public health serotyping [J]. Epidemiol Infect, 2002, 129(1): 1-8.

[8] Hsu RB, Tsay YG, Chen RJ, et al. Risk factors for primary bacteremia and endovascular infection in patients without acquired immunodeficiency syndrome who have nontyphoid salmonellosis [J]. Clinical Infectious Diseases, 2003, 36: 829-834.

[9] 张力，阚飙. 伤与甲型副伤实验室诊断方法的研究进展[J]. 疾病监测，2009，24(4)：293-297.

[10] 陈体仙，张群智，忽胜和. 大理地区伤寒、副伤寒杆菌感染状况及药敏分析[J]. 海南医学，2009，20(5)：94-95.

[11] 童卫胜，单宇敏. 2002-2008年浙江省临安市伤寒副伤寒流行特征分析[J]. 疾病监测，2009，24(5)：349-351.

[12] 李旭. 沙门菌感染[M]//李兰娟. 传染病学(教材). 北京：人民卫生出版社，2008：215-223.

[13] 姚集鲁. 沙门菌感染[M]//马亦林. 传染病学. 第4版，上海：上海科学技术出版社，2005：565-579.

[14] 谢一俊，陈亢川，林成水. 福建省鼠伤寒沙门菌病原学特征研究[J]. 海峡预防医学杂志，2002，8(3)：1-4.

第十七节 鼠疫

王勤环

鼠疫(plague)是由鼠疫耶尔森菌(*Yersinia pestis*)引起的烈性传染病，是流行于野生啮齿动物的疾病，鼠为其主要传染源，鼠蚤是其传播媒介，在一定条件下通过疫鼠、疫蚤传染给人造成人间鼠疫，故属于自然疫源性疾病。其临床主要特点是发热、严重毒血症症状、淋巴结肿、肺炎及出血倾向。按病变部位和病理变化的不同，临床主要分为腺鼠疫、肺鼠疫和败血症鼠疫，此外还有脑膜型、眼型、皮肤型和肠型鼠疫等。本病起病急骤，病情严重，传染性强，病死率高，在我国《传染病防治法》中列为甲类传染病之首位。生物恐怖是威胁人类健康的重要问题，近年来尤为突出，引起各国政府及人民的极大关注。许多微生物均可成为生物恐怖的毁灭性武器，美国CDC提出在自然灾害和战争中鼠疫耶尔森菌是其中重要的病原体，不仅现在还包括未来。因而鼠疫的防治更为重要。

世界历史上曾有3次鼠疫大流行，造成数以亿计人死亡。第1次是在公元6世纪(520—565)，自中东传到北非和欧洲，流行持续半个世纪，死亡约1亿人。第2次是在12～17世纪(1346—1665)，持续300年，流行遍及欧洲、亚洲和非洲北海岸，以欧洲最严重，仅欧洲的死亡人数就高达2 500万，占当时欧洲人口的1/4。第3次是在19世纪末至20世纪中叶，起源于我国云南与缅甸交界处，向世界各地传播，流行范围波及60多个国家和地区，死亡1 200多万人。第3次世界大流行之后，其自然疫源地在全世界的分布面积至今未减少，历年来世界各地有鼠疫疫源地的国家包括我国，特别是云南，仍有局部地区的暴发流行。近10年来全世界有10多个国家报道发生鼠疫，每年发生病例约1 500例。最多是发生在亚洲、非洲的发展中国家，1990～1995年共报道12 988例。1992年报道发生人间鼠疫的国家有巴西、中国、马达加斯加、蒙古、缅甸、秘鲁、美国、越南和扎伊尔，共发生病例1 582例，病死率为8.7%，低于前10年(当时鼠疫平均病死率是10.4%)。1995～1998年马达加斯加暴发腺鼠疫，报道1 702例，其中515例细菌学和(或)血清学证实，病死率为7.9%。病例数大于100例的国家有坦桑尼亚、马达加斯加、刚果、越南、秘鲁、印度、津巴布韦、莫桑比克、乌干达和中国。美国大约每年10例，1994年印度发生鼠疫流行，报告876例。2002年及2004年仍有人间鼠疫报告。

我国鼠疫的最早记载是在公元前5世纪～公元前3世纪，此后经常有流行，仅19世纪末至中华人民共和国成立前，就发生过7次大流行，波及20多个省(区)，有据可查的患病人数为115万，病死率88.78%。中华人民共和国成立后，由于国家的重视并采取各种有利措施，控制了人间鼠疫的流行，发病率和病死率均明显下降，据1980～1999年统计，总发病数7 937例，病死率34.37%。

20世纪90年代以来，世界鼠疫又开始活跃，我国同样有上升趋势，目前我国的云南、贵州、广西、西藏、青海、甘肃、内蒙古7省有人间鼠疫发生，但疫情稳定，且发病有下降趋势。但鼠间鼠疫仍活跃，部分地区呈多点暴发，新疫源地仍有出现，疫情向城市及人口密集地区逼近。人鼠疫病例大幅度增加，与某些村民狩猎旱獭的习惯及旅游、人口流动等有关，故鼠疫的防治工作仍然非常重要。

【病原学】 鼠疫耶尔森菌，亦称鼠疫杆菌。1894年由日本学者北里和法国耶尔森在香港鼠疫流行时同时发现。既往归于巴斯德菌属，1970年国际微生物命名委员会将其归属于肠杆菌科耶尔森菌属。

1. 形态 典型形态为短粗[(1～1.5)μm×(0.5～0.7)μm]、两端钝圆、两极浓染的椭圆形小杆菌，呈散在、小堆或偶呈链状排列，有荚膜，无芽胞，无鞭毛，革兰染色阴性。在患者、尸体或制备的新鲜动物标本中，可见此典型形态的病原体，在陈旧病灶及腐败材料中，菌体可呈膨大和着色不良的球形或其他形态。在脏器压印标本中，本菌可存在于吞噬细胞内外，但污染菌不被吞噬细胞吞噬，借此可鉴别污染菌。

2. 培养及分型 本菌为兼性需氧菌，在普通培养基上生长良好但缓慢，最适生长温度为28～30℃，pH为6.9～7.1。最好选用敏感培养基(培养基内加入对此菌生长有刺激作用的亚硫酸钠或新鲜血等)或选择培养基(基础培养基内加入牛肉浸液琼脂或胰酶消化液琼脂)。按其生化反应、抗原成分、Pgm(色素形成能力)突变率及药物敏感性等特点，我国鼠疫杆菌分为17个型，即祁连山型、青藏高原型、冈底斯山型、帕米尔高原型、松辽平原A型及B型、滇西峻谷型、昆仑山A型及B型、黄土高原A型及B型、鄂尔多斯高原型、北天山东段型、北天山西段A型及B型、锡林郭勒高原型及滇闽广居民型，不同型与不同地理生态和宿主有关。

3. 抗原和毒素 本菌含多种抗原，已证实有18种抗原，即A～K、N、O、Q、R、S、T及W(VW)，其中F、T及VW最重要，为病原菌的特异性抗原。

(1) *F抗原* 是本菌的荚膜抗原，为分子量20～50 kDa的蛋白质多糖复合物，不耐热，有高度免疫原性及特异性，检测其中的F1(Fraction 1)，可用于本病的血清学诊断，其抗体有保护作用。

(2) *VW抗原* 为本菌菌体表面抗原，产生V抗原的菌株均产生W，仅见于有毒力的菌株，为本菌的毒力因子。保护细菌，使之能在单核巨噬细胞内繁殖。

(3) *T抗原* 即鼠毒素，不含脂多糖，加热处理后可解除其毒性而变为类毒素。类似外毒素，但不同的是存在于细胞内，菌体裂解或自溶时释出，可引起局部坏死和毒血症。有良好的抗原性，动物或人感染后可产生抗毒素抗体。

(4) *毒素* 本菌产生的毒素，除上述鼠毒素外，还有内毒素，是一种耐热的类脂多糖。可引起中毒症状和病理变化，亦为本菌致病致死的毒性物质。本菌的毒力与毒力决定因子关系密切，已发现和确定的毒力决定因子，除F1、VW和T外，还有Pgm和Pu(嘌呤依赖性)等。

4. 抵抗力 本菌在外界抵抗力弱，紫外线和常用消毒剂如升汞、甲酚皂溶液、乙醇、漂白粉、苯扎溴铵、甲醛和环氧乙烷等均能将其灭活；对热和干燥敏感，70～80℃ 10 min或100℃ 1 min即可杀灭。耐低温，在冰冻组织或尸体内可存活数月至数年；在脓液、痰、蚤粪和土壤中可存活1年以上。磺胺、链霉素、四环素等对本菌有较好的抑菌或杀菌作用。

【流行病学】

1. 传染源 我国目前有染疫动物88种，包括啮齿动物55种、兔形目5种、鼩鼱目4种、树鼩目1种、食肉目13种、偶蹄目9种、鸟类3种，涉及2纲8目19科。其中鼠类是本病的主要贮存宿主和传染源，已发现200多种啮齿动物均可被感染，其中以黄鼠属和旱獭属最重要。目前我国的主要传染源有17种，即东北、内蒙古的达乌尔黄鼠，甘肃、宁夏的阿拉善黄鼠，天山的长尾黄鼠，内蒙古的布氏田鼠及长爪沙鼠，滇西北的大绒鼠，滇西、闽、广的黄胸鼠，内蒙古的蒙古旱獭，帕米尔高原的长尾旱獭，青藏高原的喜马拉雅旱獭及天山的灰旱獭等。人间鼠疫的传染源一般以家鼠为主，其中以黄胸鼠及褐家鼠最重要，据资料报告近年国内主要传染源是旱獭、黄胸鼠及长爪沙鼠；我国1979～1988年10年的人间鼠疫病例，绝大部分发生在我国西部旱獭疫源地，其主要传染源是旱獭，其次是长爪沙鼠及黄胸鼠。除啮齿动物外，其他如狼、狐狸等野生动物亦可受染；猫、狗、羊、猪、家兔及骆驼等家畜及某些家禽亦可受染，并可由此引起人间鼠疫的发生和流行。我国各地区的主要宿主及传播方式不同，如松辽平原主要是黄胸鼠通过鼠蚤在黄胸鼠中流行，然后通过鼠蚤感染家鼠，在家鼠中流行，家鼠病死后鼠蚤离开鼠体再感染人。青藏高原则主要是通过蚤类在旱獭中流行，人在猎取旱獭或剥皮、食肉时受染。

各型鼠疫患者均可作为人间鼠疫的传染源，病原菌存在于患者的组织、血液、体液、粪便和痰液中。肺鼠疫患者痰中可排出大量鼠疫杆菌，而成为人间鼠疫的重要传染源，通过呼吸道在人间传播，并可迅速造成流行。腺鼠疫患者脓肿破溃或败血症鼠疫患者早期亦可经血传播。

2. 传播途径

（1）经鼠蚤传播　人间鼠疫的主要传播途径是以鼠蚤为传播媒介进行传播，野鼠→家鼠→鼠蚤→人，即鼠—蚤—人的传播方式。此种传播方式多引起腺鼠疫，少数引起败血症和皮肤鼠疫，可再继发肺鼠疫及脑膜型鼠疫。寄生鼠体的疫蚤叮咬人吸血时，因其胃内被菌栓堵塞，吸进之血遇阻反流，病菌随之进入人体。含菌的蚤粪亦可随搔抓进入皮内。不同疫区由于贮存宿主的种类不同，其传播媒介的蚤类亦不同，已发现100多种蚤类均可受染而成为传播媒介，我国已发现30多种，主要是寄生在旱獭的谢氏山蚤、斧形盖蚤、光亮额蚤，寄生在沙鼠的同形客蚤、沙鼠客蚤，寄生在家鼠的印鼠客蚤、缓慢细蚤及寄生在田鼠的原双蚤等。近年来认为蜱类亦可为本病的传播媒介。

（2）经皮肤黏膜受染　因接触患者含菌的痰、脓或动物如旱獭的皮、血、肉或疫蚤粪便，通过破损皮肤黏膜受染。

（3）经消化道受染　通过剥食染菌的动物，经消化道受染。

（4）经呼吸道受染　含菌的痰、飞沫或尘埃，通过呼吸、谈话、咳嗽或喷嚏等由呼吸道传播，可迅速造成人间肺鼠疫的流行。

3. 人群易感性　人群普遍易感，且易感性较强。预防接种可提高免疫力而降低易感性，但不能保护完全不发病。可有隐性感染并可成为无症状带菌者，据统计在鼠疫患者家属及接触者中，此带菌者为13.1%。病后可获持久的免疫力。

4. 流行特征

（1）年龄、性别和职业　由于与传染源接触机会的不同，发病可有年龄、性别差异。在家鼠为传染源的家鼠疫区，年龄性别差别不大，但在旱獭疫区，男性显著高于女性，发病年龄以10～39岁居多（占57.88%）；职业则多发于农牧人员及其子女（占91.9%）；少数民族占75.7%。其原因一方面由于狩猎及接触动物受染机会多，另一方面农牧区卫生条件差，家鼠密度高，且在野外易与患病野鼠接触而受染，引起鼠间鼠疫流行再传给人。

（2）有明显的季节性　此与疫源地自然条件、宿主动物与蚤类的生态特征有关。旱獭疫区人间鼠疫的流行高峰与狩猎季节一致，多在7～11月，8～10月为高峰；南方及温带地区多在春夏季，北方地区及肺鼠疫则多在10月以后秋冬季流行，冬季时人群密度高，且蚤类繁殖活动旺盛，故易传播发病。

（3）社会因素　多发生在经济不发达、生活水平低及卫生条件差的国家和地区。

【发病机制和病理】

1. 发病机制　病原菌多自皮肤侵入人体，偶可引起局部皮肤病变，细菌经淋巴管至淋巴结，引起原发性淋巴结炎、周围组织水肿及出血（腺鼠疫），为严重的出血坏死性炎症；病原菌释放毒素可引起全身毒血症症状。病原菌亦可从呼吸道侵入引起肺部病变（原发性肺鼠疫）。除上述局部病变外，严重者病原菌可进入血循环，并在其内大量繁殖引起继发性败血症鼠疫，或病原菌侵入人体后直接进入血循环，引起原发性败血症鼠疫，两者均可引起全身严重毒血症，可有感染性休克、广泛出血、DIC，并可致多处组织、脏器病变而形成多发性病灶，如继发性肺鼠疫或脑膜型鼠疫等。少见情况下，病原菌可从口或眼侵入，引起扁桃体、肠、眼鼠疫及其相应病变。研究证实鼠疫尤其严重的肺鼠疫存在细胞及体液免疫的缺陷，均为发病的重要因素。

2. 病理变化　基本病理变化是血管、淋巴结内皮细胞的急性出血性坏死，全身皮肤黏膜瘀点、瘀斑，胸膜、腹膜、胃肠黏膜、肠系膜及心包膜浆膜上亦有广泛充血和出血，浆膜腔可有血性积液。淋巴结出血性炎症和凝固性坏死，亦可有化脓性病变，周围组织水肿出血，病变的淋巴结可互相融合。其他脏器如肝、脾、肾及胃肠道等，亦可有充血、水肿、出血及坏死。肺鼠疫常为支气管炎或大叶性肺炎，肺部充血、水肿及出血，并可由于病原菌栓塞，可见大小不等的坏死结节。气管支气管黏膜明显充血，管腔内充满大量含菌的泡沫状血性浆液性渗出液。肺门淋巴结肿大，如肺部病变接近表面，可侵及胸膜而引起纤维性出血性胸膜炎。

【临床表现】　潜伏期短，平均3～5 d，腺鼠疫2～8 d，原发性肺鼠疫及败血症鼠疫为数小时至3 d，接受过菌苗预防接种者，可延长至7～12 d。起病急骤，高热伴畏寒、寒战及全身毒血症症状如乏力、头痛、头晕及全身疼痛，可有呕吐、腹泻及肝脾肿大；出血表现有皮肤黏膜瘀点瘀斑、鼻出血、呕血、咯血、血便或血尿；亦可有呼吸急促、发绀、脉搏细速、血压下降及全身衰竭。按病变部位不同可分以下各型。

1. 腺鼠疫　腺鼠疫（glandular plague）最多见。多见于流行初期。急性起病，除有发热及程度不同的全身毒血症症状外，主要表现为急性淋巴结炎，发病1～2 d时，于蚤叮咬处引流区淋巴结迅速肿大1～10 cm，单个或成串，坚实无波动，表面皮肤红肿，有明显的疼痛和压痛而拒触摸，淋巴结及其周围组织充血、水肿及疼痛，由于剧烈疼痛不能活动或被迫采取强迫体位是本病的重要特征。第2～4日病变最重，如未及时治疗，肿大的淋巴结可迅速化脓及破溃，此时局部症状有所减轻。病变多为单侧，以腹股沟部最多见，约占70%，腋窝部约 20%，颈部约 10%。如及时治疗，病程 1 周可恢复。严重者可于第 3～5 日死于严重毒血症、休克、继发败血症或肺炎。

2. 肺鼠疫 肺鼠疫(pneumonic plague)较腺鼠疫少，但在我国旱獭疫区肺鼠疫多，如在 1979～1988 年发生的 99 例中，此型占 43.62%。可原发或继发于腺鼠疫。起病急，有高热及全身严重毒血症症状，数小时后出现剧烈咳嗽、胸痛、呼吸困难及发绀，开始有少量黏液痰，继之则为泡沫状或鲜红色血痰。肺部体征少，可有少量湿性啰音及胸膜摩擦音。体征与病情严重程度不一致亦是本病的特征。如不及时抢救治疗，可出现意识障碍、休克及呼吸衰竭，病死率 70%～100%。因严重患者全身皮肤发绀呈黑紫色，故有"黑死病"之称。

3. 败血症鼠疫 原发性败血症鼠疫(septicemic plague)很少见，但病情最凶险。多继发于肺鼠疫或腺鼠疫。起病急骤，病情迅速加重，高热、寒战或体温不升，伴全身严重毒血症症状，面色苍白，皮肤黏膜、脏器广泛出血，神志不清甚至昏迷，呼吸急促，血压下降，可于数小时至 2～3 d 因感染性休克、DIC 及出血死亡。此型亦可因严重循环衰竭皮肤黑紫色而称为黑死病。

4. 其他少见类型

(1) 皮肤鼠疫 鼠疫的皮肤病变少见，但越南报告 1/4 患者有皮肤损害。蚤叮咬处出现红斑点，数小时后形成水疱及脓疱，亦可化脓成为疖肿或融合成痈；可破溃成溃疡，底部坚硬，表面有黄色渗出物及黑痂皮，周围有暗红色浸润；亦可见紫癜，并可发生坏死。附近淋巴结炎症反应不重，亦无明显全身毒血症症状。

(2) 脑膜鼠疫 多继发于败血症鼠疫，亦可发生在未经治疗的腺鼠疫。除有发热、全身毒血症症状及上述原发病灶外，有严重的中枢神经系统感染表现，剧烈头痛、呕吐、嗜睡、烦躁不安，甚至昏迷、颈强直、Kernig 征阳性。临床罕见但病死率高。腰穿检查颅压升高，脑脊液呈化脓性改变或血性；涂片或培养可检出病原菌。

(3) 肠鼠疫 除发热及全身毒血症症状外，有急性出血性肠炎，剧烈腹痛、腹泻及黏液血性便，可有恶心、呕吐或腹腔淋巴结炎。

(4) 眼鼠疫 引起急性化脓性结膜炎，眼剧烈疼痛、流泪、结膜充血及大量脓性分泌物。发热及全身毒血症症状不明显。

(5) 扁桃体鼠疫 引起急性咽炎扁桃体炎，咽部充血、水肿，扁桃体肿大有渗出物，可伴颈部淋巴结肿大。全身毒血症症状不明显。

【实验室检查】

1. 血象 血白细胞计数多明显升高，可高达$(20\sim30)\times10^9$/L 或更高，中性粒细胞亦显著升高；可有轻至中度贫血及血小板降低。

2. 细菌学检查 是确诊本病的依据。可取淋巴结穿刺液、脓、痰、血或脑脊液等，涂片、压片或印片染色镜检，亦可做细菌培养或动物接种。

(1) 涂片、压片或印片 常用革兰染色，检出阳性率为 50%～70%。

(2) 培养 常用选择或敏感培养基，如甲紫亚硫酸钠培养基、甲紫溶血琼脂培养基或甲紫胆碲铜琼脂培养基。培养温度为 28～30℃，4～5 d。如有细菌生长再做生化反应、免疫荧光检查或噬菌体裂解试验(将鼠疫噬菌体加在可疑的鼠疫杆菌菌落上，可观察到菌落溶解现象)进一步鉴定。

(3) 动物接种 取患者的血、脓或痰等标本，制成生理盐水乳剂，注射豚鼠或小白鼠皮下或腹腔，动物多在 24～72 h 内死亡；取其心血、肝、脾、淋巴结及肺组织等作细菌学检测；如被接种的动物至第 10 日仍存活，则处死动物，取其脾制成匀浆，再接种动物继续观察 10 d，如动物仍存活可结束试验。

3. 血清学检查 为常用的诊断方法。

(1) 检测特异性 F1 抗体 急性期滴度≥1∶100 或 2 次(急性期及间隔 2 周后)血清抗体滴度呈 4 倍以上升高，均有诊断价值。可用间接血凝试验、ELISA 或免疫荧光试验等，均较敏感、特异。为常用诊断方法。

(2) 检测特异性抗原 可用反向间接血凝抑制试验、ELISA 双抗体夹心法或荧光抗体法，具早期、灵敏、快速等优点。

【诊断和鉴别诊断】

1. 诊断

(1) 流行病学资料 发病前 10 d 内到过鼠疫流行区，接触过疫源动物、动物制品或鼠疫患者，或进过鼠疫实验室及接触过鼠疫实验用品。

(2) 临床表现 发病急，高热及全身毒血症症状，并有急性淋巴结炎，局部剧烈疼痛以致采取强迫体位；或有咳嗽、胸痛、咳血性痰及呼吸困难等表现；或有高热、严重毒血症症状、皮肤瘀点等败血症样表现，均应怀疑为鼠疫。

(3) 实验室检查 确诊则需从其淋巴结穿刺液、血或痰中检出鼠疫杆菌和(或)检出血清特异性 F1 抗体。

2. 鉴别诊断

(1) 腺鼠疫 主要应与一般急性淋巴结炎鉴别，后者有原发感染病灶，淋巴结及其周围组织炎症相对较轻，多无明显全身毒血症症状。最重要的是鼠疫的病原学及血清学检查阴性。

(2) 肺鼠疫 需与其他病原引起的肺炎鉴别。如大叶性肺炎、肺炭疽、传染性非典型肺炎、钩端螺旋体病肺出血型、衣原体肺炎及支原体肺炎等，大叶性肺炎多有铁锈色痰及肺实变体征；肺炭疽有病畜接触史。传染性非典型肺炎的特点是：①流行病学特点是与发病者有密切接触史，或属受传染的群体发病者之一，或有明确传染他人的证据；或发病前 2 周内曾到过或居住于报告有此病患者并出现继发感染疫情的区域。②临床表现是发病急，以发热为首发症状，体温多大于38℃，可伴有头痛、关节及肌肉酸痛、咳嗽少痰、胸闷，严重者出现呼吸困难或呼吸窘迫，肺部体征不明显，可有少许湿啰音或肺实变。③外周血白细胞及淋巴细胞可降低。④肺部有片状、斑片状或呈网状改变。钩端螺旋体病有疫水接触史，早期有发热、乏力、腓肠肌疼痛、眼结膜充血及淋巴结肿大。最重要的鉴别是从痰中检出不同的病原体或不同的血清免疫学检测。

(3) 败血症鼠疫　与其他病原引起的败血症及流行性出血热鉴别，其他病原的败血症多有原发的感染灶，最重要的是血中检出不同病原菌。流行性出血热则有发热、出血、肾损害三主症及五期经过，特异性抗体阳性。

(4) 其他　皮肤鼠疫需与皮肤炭疽鉴别，肠鼠疫需与肠炭疽及一般急性出血性肠炎鉴别。

【预后】　本病病情重，病死率高，腺鼠疫为30％～70％，肺鼠疫70％～100％，败血症鼠疫亦为100％。如能早期诊断，及时应用有效抗生素治疗及其他抢救措施，病死率可明显下降，自1948年应用链霉素治疗后，病死率下降为5％以下。我国1979～1988年99例分析，腺鼠疫病死率为30.85％，肺鼠疫43.62％，败血症鼠疫为22.34％，脑膜炎型为55.56％，明显高于同期国际平均病死率10.5％。

【治疗】　本病发病急，进展迅速，病情严重，病死率高，且传染性强，可迅速传播造成流行，因此必须做到早发现、早诊断、早隔离、早治疗及疫区早处理。按我国《传染病防治法》规定，发现患者必须及时上报有关部门。

1. 一般治疗　急性期绝对卧床休息，足够的液体量以利毒素排出。严格隔离患者，做好更衣、灭蚤和患者分泌物、排泄物及用具的消毒工作。病室要灭鼠、灭蚤。肺鼠疫患者治疗至体温、症状、体征均恢复正常，停止治疗后，痰及咽部分泌物连续培养3次(各次间隔3 d)病原菌均阴性者，方可解除隔离。腺鼠疫未破溃者，体温正常，症状消失，肿大的淋巴结消失或仅残留小结节，亦可解除隔离。皮肤鼠疫或肿大淋巴结破溃者，则需创面基本愈合，局部病原菌检查3次阴性，可解除隔离。

2. 病原治疗　早期足量应用有效抗菌药物是治疗本病、降低病死率的关键，也可缩短疗程和减少并发症。20世纪90年代报告，链霉素仍全部敏感，推荐为首选药物。常用药物是链霉素及四环素，庆大霉素、氯霉素、氨苄西林、磺胺及第三代头孢菌素等亦有效。严重病例可联合用药。

(1) 链霉素　常与四环素或氯霉素联合应用。腺鼠疫患者首次剂量1 g，肌内注射，后改为0.5 g，每6 h 1次；小儿每日20～40 mg/kg，分2～4次肌注。多于3 d内退热，热退后剂量减半，继用3～4 d，疗程共7～10 d。肺鼠疫、败血症鼠疫及其他严重鼠疫患者，首次1 g，后改为0.5 g，4 h 1次，病情好转后改为6 h 1次，疗程同上。

(2) 庆大霉素　可用庆大霉素代替链霉素。腺鼠疫患者每日160～320 mg，分次静滴或肌注。肺鼠疫、败血症鼠疫及其他严重鼠疫患者，首次剂量160 mg静滴，后改为80 mg，每6 h 1次，病情好转后改为肌注，疗程7～10 d。

(3) 四环素　每日2～3 g，分4～6次静滴，好转后改为口服，疗程同上，小于7岁的儿童、孕妇禁用。

(4) 氯霉素　每日2 g，分4～6次静滴，好转后改为口服。脑膜鼠疫患者每日100 mg/kg，分2～4次静滴，病情好转后减量及改为口服，疗程同上。注意血象变化，血白细胞明显减少时应停药。

(5) 磺胺类药物　只单独用于轻型腺鼠疫患者，其他型则需与链霉素等联合应用。可用复方磺胺甲噁唑，每次1 g，每日3～4次，退热后改为每日2次，疗程同上。

(6) 其他　喹诺酮类药物体外及动物体内证实有效。

3. 对症及局部治疗

(1) 高热及剧烈疼痛　用药物及物理退热；疼痛及烦躁不安者用止痛及镇静剂。

(2) 严重毒血症　在应用有效抗菌药物同时，短期应用肾上腺皮质激素。

(3) 呼吸困难、循环衰竭或合并有DIC　应予以吸氧、抗休克及应用肝素治疗。

(4) 局部治疗　腺鼠疫的淋巴结肿，局部应用5％～10％的鱼石脂乙醇或0.1％依沙吖啶(雷佛奴尔)外敷，避免挤压以免引起感染扩散及形成败血症。一旦脓肿形成可切开排脓，但须注意严格消毒，并注意预防继发感染。皮肤鼠疫除全身治疗外，局部可用磺胺或抗生素软膏、药液涂擦，必要时可局部注射链霉素。眼鼠疫局部可用生理盐水冲洗，四环素或氯霉素眼药水或10％硝酸银滴眼。

4. 其他　抗生素治疗重要，如四环素及链霉素等均证实有效，尤其对败血症鼠疫及肺鼠疫，如不及时有效治疗，病死率极高；但由于耐药菌株的出现常导致治疗失败。因而某些研究者提出进行交替治疗，即抗生素-免疫治疗、噬菌体、细菌素(becteriocin)及毒力因子抑制剂的交替治疗，目前尚无具体治疗方案。

【预防】　属于甲类传染病，一旦发生危害极大。必须采取灭鼠、灭蚤及预防接种为主的综合预防措施。目标是降低发病率，防止人间鼠疫传入人口密集地区。严防肺鼠疫暴发流行。实践证明加强鼠疫监测、早期发现和及时有效处理动物鼠疫，是防止人间鼠疫发生的重要措施。

1. 严格管理传染源及疫区 发现疑似或确诊患者,必须按甲类传染病的规定及时向防疫机构报告。对不同类型的患者应分别严格隔离,彻底治疗。患者分泌物、排泄物严格消毒,用具彻底消毒或焚毁,尸体立即火葬。接触者严格观察 9 d。灭鼠包括疫区各种鼠类及其他疫源动物。做好疫区封锁、隔离、消毒和检疫工作。加强疫情监测,鼠疫疫源地的预防机构,应长期进行疫情检测,发现动物疫情应迅速采取预防处理措施。加强国境和国内卫生检验,对出入国境或来自疫区的船舶、飞机、列车及装载物品,进行严格卫生检疫。

2. 切断传播途径 灭蚤是切断传播途径、控制流行和消灭鼠疫的重要措施。可采用物理灭蚤或药物灭蚤,具体措施见附录。

3. 保护易感者

(1) 个人防护 ①进入疫区工作的医护防疫人员,必须穿着五紧连衣裤防疫服、长筒胶靴,戴厚纱布口罩、薄膜手套及防护眼镜。②接触患者人员应预防服药。口服四环素 0.5 g,每日 4 次;或复方磺胺甲噁唑 1.0 g,每日 2 次;或肌注链霉素,每日 1 次。③不私自狩猎、不剥食旱獭等疫源动物,发现死鼠、死旱獭及时报告。

(2) 预防接种 疫区和周围人群及在疫区工作的医疗防疫人员,均应在流行 2 周前接种鼠疫菌苗,有死菌苗(USP 菌苗)和减毒活菌苗(EV 菌苗),目前常用的是 EV 菌苗,每毫升含活菌 10 亿个,采用皮上划痕法或皮下注射。皮下注射:年龄<7 岁 0.3 ml,7~14 岁 0.5 ml,年龄>15 岁 1 ml,每年 1 次;上臂外侧划痕法:年龄<7 岁 1 滴,7~14 岁 2 滴,年龄>15 岁 3 滴,划"#"字痕,每年 1 次;接种后 10 d,开始产生免疫力,1 个月达高峰,6 个月后下降,1 年消失,有效期 1 年;继续暴露者每 6 个月加强注射 1 次。菌苗的有效性、副作用、安全性等仍有不足;尤其肺鼠疫病情进展迅速,存在耐药菌株,治疗困难,且缺少安全、有效的、提高细胞免疫及体液免疫的菌苗。方便、低毒、安全、高效的新型菌苗正在临床试验中,用沙门菌制备的口服灭活鼠疫菌苗,初步证实有较强的免疫效果,服用方便,价格低于蛋白菌苗,但稳定性差。

参考文献

[1] 朱展鹰,蔡松武,李乐悦. 鼠疫流行概况与预防控制[J]. 中华卫生杀虫药械,2007,13(4):289-291.

[2] 戴继舫,官旭华. 生物恐怖与我国鼠疫的防控策略[J]. 中国社会医学杂志,2008,25(3):189-191.

[3] 王玉山,刘起勇,丛显斌,等. 中国鼠疫自然疫源地宿主动物名称与分类地位[J]. 中国媒介生物学及控制杂志,2007,18(2):127-129.

[4] Calhoun LN, Kwon YM. Salmonella-based plague vaccines for bioterrirism [J]. J Microbiol Immunol Infect, 2005, 39 (2):92-97.

[5] Kool JL. Risk of person-to-person trasmission of pneumonic plague [J]. Clin Infect Dis, 2005, 40(8):1166-1172.

[6] Anisimov AP, Amoako KK. Treatment of plague: promising alternatives to antibiotics [J]. J Med Microbiol, 2006, 55 (11):1461-1175.

[7] Ligon BL. Plague: a review of its history and potential as a biological weapon [J]. Sekin Pediatr Infect Dis, 2006, 17 (3):161-178.

[8] Smiley ST. Cell-mediated defense against yersinia pestis infections [J]. Adv Exp Biol, 2007, 603:376-386.

[9] Prentice MB, Rahalison L. Plague [J]. Lancet, 2007, 369 (9568):1196-1207.

[10] Smiley ST. Current challenges in the development of vaccines for pneumonia plague [J]. Expert Rev Vaccines, 2008, 76 (2):209-221.

第十八节 耶尔森菌感染

马亦林

耶尔森菌属(*Yersinia*)是一类革兰阴性短小杆菌,简称耶氏菌。包括 11 个种,其中鼠疫耶尔森菌(*Y. pestis*)、小肠结肠炎耶尔森菌(*Y. enterocolitica*)及假结核耶尔森菌(*Y. pseudotuberculosis*)等 3 种已肯定为人类致病菌。其他尚有 8 种耶尔森菌,即弗氏耶尔森菌(*Y. frederiksenii*)、中间型耶尔森菌(*Y. intermedia*)、克氏耶尔森菌(*Y. krislensenii*)、奥氏耶尔森菌(*Y. aldovae*)、伯氏耶尔森菌(*Y. bercovieri*)、莫氏耶尔森菌(*Y. mollaretii*)、罗氏耶尔森菌(*Y. rohdei*)和鲁氏耶尔森菌(*Y. ruckeri*)均可从标本中分离到,仅对动物致病。本菌通常先引起啮齿类、家畜和鸟类等动物感染,人类通过接触感染动物、被节肢昆虫叮咬或食入污染食物等途径而受感染等。因而本病属人兽共患病或自然疫源性疾病和地方性动物病。鼠疫耶尔森菌感染已有专节详述,本节主要阐述 2 种耶尔森菌感染(yersinia infection)。

一、小肠结肠炎耶尔森菌感染

小肠结肠炎耶尔森菌是引起人类严重的小肠结肠炎的病原菌,称为耶尔森菌肠炎(yersinia enterocolitis),

病变主要累及回肠及结肠。临床上可见发热、腹痛及腹泻，多为稀黏便。其他尚可出现肠外表现，如结节性红斑、关节炎等。少数可并发败血症。

【病原学】 小肠结肠炎耶尔森菌为革兰阴性短杆菌，常单个存在或呈短链排列，大小为(1～3) μm×(0.5～0.8) μm，25℃生长的培养物有1～18根鞭毛。在陈旧培养物上呈多形形态。最适培养温度为25～30℃，在22～26℃以下的培养物有动力，35～37℃培养物无动力。本菌在血琼脂平板上37℃培养，为凸起的圆形光滑菌落，1～20 mm大小。亦可在SS培养基、麦康凯琼脂及脑心液琼脂上生长，在麦康凯琼脂上菌落呈淡黄色，若微带红色，则菌落中心红色稍深。在肉汤培养基中生长呈均匀浑浊，一般不形成菌膜。生化反应呈不分解乳糖、鼠李糖、水杨酸，能分解葡萄糖和蔗糖；硫化氢阴性，尿素分解试验多数阳性；吲哚试验阴性，少数阳性；鸟氨酸脱羧酶阳性，苯丙氨酸脱氨酶阴性。根据生化试验可以将菌属内相关菌种予以鉴别。本菌抗原结构比较复杂，按生化反应又可分为6种生物型：即1A、1B、2、3、4、5，目前认为其中生物1A型属于非致病型，而生物1B、2、3、4、5型中大多数为致病菌株。按抗原结构不同又可分血清型，O抗原有60种、H抗原约有20种及菌毛抗原有3种血清型。近来用DNA杂交技术和PCR技术可以测出更为细微差别的种间抗原。Wauters(1984)又将血清型增至57个型，同血清型的菌株可含有2种或2种以上的O抗原。Aleksic与Bockemühl等又将其简化为18个血清型，目前下列血清型的致病性已通过鉴定，即O:1，2a，3、O:2a，3、O:3、O:8、O:9、O:4，32、O:5，27、O:12，25、O:13a，13b、O:19、O:20、O:21。引起人类疾病的主要为O:3、O:8、O:9及O:5，27。按噬菌体裂解性可分为7个噬菌体型。所有毒力株均含有热稳定性肠毒素、VW抗原、自凝性、毒性质粒(40～48 MDa)及钙依赖性等。

本菌在－30～42℃均可生存，在±4℃可活跃增殖。采用煮沸、干燥及各种消毒剂均可杀灭。

【流行病学】 本病近年来报告逐渐增多，已遍及欧、美、非及亚洲。日本报道小儿腹泻大便培养阳性率为13.5%，而阑尾炎患者阳性率为5.9%。瑞典报道在临床诊断为阑尾炎患者中约5%可分离出耶尔森菌。美国曾发生一次约累及750人的暴发流行。我国在福建、河北、江苏等地均有病例报道，冬春季较为多见。我国报道小肠结肠耶尔森菌血清型，从腹泻患者分离的主要为O:3和O:9，宿主动物中有17个血清型，其主要为O:22、O:52，54；其次为O:3、O:9和O:5，27。经证实对人有毒力的血清型有O:3、O:9、O:5，27、O:6，30、O:7，8、O:15及O:40。欧洲、非洲、日本和加拿大主要为O:3型，其次为O:9型。日本也有O:5型。美国主要为O:8型，其他尚有O:3、O:4及O:13型。国外分离的O:8血清型认为有很强的毒力，而我国目前分离到的O:8型菌株均缺乏毒力因子，通过脉冲场凝胶电泳(PFGE)分析证实其带型差异明显，无明确的流行病学意义。

1. 传染源 患者可以作为传染源。此外，在一些动物体内可以长期带菌，包括猪、鼠、犬、牛、马、家兔、鸽、鹅、鱼及鼠蚤。其中以猪盲肠的阳性率最高(8.4%～15.3%)，而且为O:3型，作为传染源的可能性较大。鼠类盲肠内容物的阳性率为35.2%，也有可能成为传染源。我国福建某猪场对仔猪进行耶尔森菌检测，其阳性率30%，血清阳性率高达70%，因而猪是传播本病的重要宿主。也发现由狗作为传染源的报道。

2. 传播途径

(1) 消化道传播　患者粪、尿或分泌物及动物的粪、尿均可带菌。可以污染水源、食物如蔬菜、乳和乳制品、肉类、豆制品、沙拉、牡蛎和虾等而传播本病，引起暴发流行。北京从60份污水中，分离出3株耶尔森菌，提示也有传播本病的可能。此外通过污染物接触手，可以引起病房内的流行。从苍蝇中曾分离出本菌，可能为本病的重要传播媒介。

(2) 虫媒传播　已引起人们重视，跳蚤的染菌率在某些地区可以高达100%，提示有可能通过吮血传播。在动物实验中，尚发现可通过呼吸道传播，但在人类流行中尚无呼吸道传播的证据。

(3) 人群易感性　普遍易感。发病年龄自数月至85岁均有报道，但以1～4岁发病率最高。第2个高峰为10～29岁，可能和接触机会有关。男、女性别无显著差异。在饲养宠物家庭、常吃猪大肠者、吃未熟肉类者、接触动物者易于发病。伊斯兰国家此病少见，可能与不吃猪肉有关。一般人群中的带菌率<1%。

【发病机制和病理】 具有侵袭力的小肠结肠炎耶尔森菌可以通过其肠毒素与人黏膜上皮细胞上的受体结合后，激活鸟苷酸环化酶，使胞质内的鸟苷三磷酸(GTP)脱去两个磷酸，变成环磷酸鸟苷(cGMP)。cGMP在细胞内积聚可使肠液分泌增加，并抑制上皮细胞对Na^+和水的吸收而导致腹泻。在机体抵抗力低下时，该菌可进入血流，引起败血症和迁徙性脓肿。此外，感染后1～2周还可发生自身免疫性损害。

小肠结肠炎耶尔森菌的致病性与毒力因子(virulent factor)相关，并且又受染色体、质粒上的毒力基因所控制，现简述如下。

1. 肠毒素 该菌能产生耐热肠毒素，能耐热121℃ 30 min，又能在4℃保存7个月，但肠毒素的产生仅限于22～25℃。血清型O:3、O:8和O:9经常产生肠毒素而引起腹泻，*yst*基因是主要致腹泻因子。

2. 侵袭性 致病性病菌在机体内定殖，有突破防御屏障、内化(internalization)、繁殖和扩散的能力。实验证明具有黏附肠上皮细胞性组织培养及 HeLa 细胞培养有侵袭作用。证实血清型 O:1、O:3、O:4、O:5b、O:8、O:9、O:15、O:18、O:20、O:21 及 O:22 型都能侵入 HeLa 细胞,提示这些血清型多数可能对人类具有致病性。这种侵袭力可能与侵袭素基因(*inv*)、黏附侵袭位点基因(attachment invasion locus, 17 kDa, *ail*)调节有关。

3. 自凝性 具有自凝性的菌株均能引起腹泻。检测方法可将受试菌种接种于 2 管含 10%小牛血清的组织培养液中,分别置 22℃和 37℃培养,若前者菌液色体浑浊,后者细菌凝结、上清液透明,即为阳性菌株(有毒力菌株)。

4. VW 抗原 能产生 VW 抗原的菌株,就可使小鼠引起腹泻。VW 抗原是一种蛋白-脂蛋白的复合物,也是重要的毒力因子。

5. 毒性质粒 近来研究发现耶尔森菌的致病性与带有 40～48 MDa 的毒性质粒有关。细菌外膜蛋白质粒编码的 *Yop* 基因(yersinia outer protein A、E、H、M、D)在致病过程中起重要作用。*Yop* 基因的分泌还需要其他基因如毒力基因(*virA*、*B*、*C*)操纵子的产物存在。小鼠试验证明,带此毒性质粒菌株感染均可出现腹泻,失去毒性质粒菌株感染均不发病。

6. 其他 自从 1987 年 Heesemann 提出了耶尔森菌的铁摄取系统,直至 1993 年才证实了该菌有一个 65 kDa 的铁抑制性外膜蛋白,即耶尔森菌的铁载体,对细菌毒素有调节作用。Ⅲ型分泌系统(type Ⅲ secretion system, TTSS)常由 30～40 kb 的基因编码,以毒力岛形式存在于细菌的大质粒或染色体中,当致病菌与宿主细胞接触后,Ⅲ型分泌系统立即启动细菌分泌与毒力有关的多种蛋白质,发挥毒性作用,如耶尔森菌的 *Yop* 等多种基因。

本病在回肠及结肠黏膜可引起弥漫性充血,有较多大小不等的浅表溃疡,可深达固有层。回肠部溃疡常沿肠轴呈椭圆形,局部中性粒细胞及单核细胞浸润,淋巴细胞及浆细胞较少,严重者可引起穿孔及出血。结肠溃疡上可敷有由黏液及坏死组织形成的伪膜。浅表溃疡底部可见肠腺窝上皮细胞坏死及局部炎症细胞浸润。肠系膜淋巴结中可见多个小脓肿。阑尾内可见溃疡、坏死及阑尾周围炎。

小肠结肠炎耶尔森菌的抗原成分与患者的促甲状腺素受体等组织成分有交叉反应,诱生自身抗体,可在感染后 1～2 周发生自身免疫反应,引起关节炎、Reiter 综合征、肾炎、桥本甲状腺炎、肝炎和结节性红斑等。多见于组织相容性抗原(HLA-B27 型)阳性者。

【临床表现】 潜伏期一般 4～10 d。常以轻型胃肠炎型最为常见。

1. 小肠结肠炎 多见于婴幼儿。主要为发热、腹痛、腹泻、恶心等。腹痛以下腹为主,偶有呈绞痛者。腹泻以急起水样便或带黏液便,血便少见。大便每日 3～10 次不等,持续 3～14 d。偶见有肠道病变严重而引起中毒性肠麻痹、肠套叠、肠静脉血栓形成、肠穿孔和腹膜炎者。

2. 末端回肠炎 青少年或年长儿童多见。临床表现除发热、腹泻外,主要以腹痛症状最为显著,常以右下腹为主,同时有白细胞增高,颇似阑尾炎,故又称为假性阑尾炎。据统计因急性阑尾炎手术中约 5%患者是由耶尔森菌感染所致。这类患者手术中发现阑尾炎症不明显,但有回肠末端炎症及肠系膜淋巴结肿大,术后恢复迅速。

3. 肠道外感染 多见于免疫功能低下及反复输血的血液病患者,可有小肠结肠炎耶尔森菌败血症。这类患者多有寒战、高热、皮疹及多系统功能损害等,病死率很高。部分患者可发生迁徙性病灶,如肝脓肿、骨髓炎、胰腺炎、肺炎、泌尿道感染等。婴幼儿发生败血症时,可无发热或仅见低热,应警惕鉴别。

4. 变态反应性表现 多见于成年人。在发热性胃肠道症状期间或其后 1～2 周出现大量皮疹,如结节性红斑、斑丘疹及多形性红斑等,随着病情好转而自然消退。也可出现反应性关节炎、Reiter 综合征、肾小球肾炎、心肌炎、眼色素膜炎、虹膜睫状体炎、溶血性贫血、桥本甲状腺炎、Basedow 病、肝炎等。

【实验室检查】

1. 血常规 白细胞及中性粒细胞轻度增高,重症者可有明显增高,并有核左移及中毒颗粒。血沉轻度增快。

2. 粪便检查 一般常规可见稀黏液状便,镜检有白细胞和红细胞。培养可用肛拭采取粪便,置于半固体运送培养基(Cary-Blair)中,48 h 内转种于磷酸盐缓冲液或蛋白质肉汤液中,4℃增菌 3～7 d,再划种于 SS 琼脂平板培养基上,25℃培养 48 h,挑出毛玻璃样可疑菌落,再接种于肠系综合鉴别培养基(简称综合)或三糖铁琼脂,25℃培养 24～48 h,观察结果。在综合上:24 h 内上下层均为黄绿色,不产气;48 h 内上下层均为红色。在三糖铁上:上下层均为黄色。然后进行生化试验及血清学鉴定。

3. 其他标本作细菌学检查 局部脓液、病理标本(切除的阑尾、肠系膜淋巴结等)作细菌培养;血培养也偶可获阳性。

4. 血清学检查

(1) *玻片凝集试验* 可以测定患者血清中抗体。常用 O:3 及 O:9 菌株为抗原,1∶160 以上为阳性。抗体高峰多在病程 3～4 周出现,可持续数月。

(2) *血清凝集试验* 方法与肥达反应相同。取本菌抗原检测患者血清抗体凝集效价,于病程 8～10 d 可呈阳性反应,持续 8～18 个月。取病初及恢复期双份血清检测，若抗体效价呈 4 倍或 4 倍以上增长者，可确诊。

5. 分子生物学检查 采用 PCR 方法可快速检测出耶尔森菌，可选用相关靶基因 *ail*、*inv*、*yst*、*yadA*、*virF* 及 *rfb* 等设计引物，同时检测小肠结肠炎耶尔森菌与假结核耶尔森菌，可用于临床早期诊断及流行病学调查。也可用随机扩增多态性 DNA 图谱技术(RAPD)进行检测。

6. X 线检查 X 线钡透可见回肠末端黏膜增厚，并可见多数点状溃疡。偶见纤维性狭窄或瘘管形成等。少数出现息肉样变。

7. 乙状结肠镜检查 可见黏膜充血、水肿、易碎及多数浅黄色小溃疡。

【诊断和鉴别诊断】 本病临床诊断较为困难，应结合流行病学资料，如在冬春季出现发热、腹痛、腹泻，粪便为水样黏液便或血便，腹痛酷似阑尾炎时，应高度怀疑本病，可及时送粪便标本进行细菌学检查，以明确诊断。

本病应与细菌性痢疾、致病性大肠埃希菌性肠炎、病毒性肠炎、急性阑尾炎及阿米巴痢疾等相鉴别。有变态反应性病变者应与风湿性关节炎或其他相应的疾病相鉴别。

【治疗】

1. 一般治疗 有胃肠炎症状患者应予隔离。粪便及排泄物应予消毒处理。进食流质饮食，有失水者适当补液。

2. 病原治疗 轻症病例多系自限性，不必采用抗菌药物治疗。对较重病例应根据药物敏感试验，选择适当抗菌药物。据杨晋川等检出 6 株血清型为 O:3、O:9 的检测结果：对派拉西林、复方派拉西林、复方替卡西林、头孢他啶、头孢吡肟、头孢呋辛、头孢噻肟、亚胺培南、妥布霉素、庆大霉素、环丙沙星、美洛匹宁、复方磺胺甲噁唑、阿米卡星、奈替米星呈高度敏感，复方阿莫西林中度敏感，但对阿莫西林、替卡西林、头孢噻吩、头孢西丁耐药。因而临床多选用氟喹诺酮类(诺氟沙星、环丙沙星、氧氟沙星或左氧氟沙星等)口服，临床症状较重者可选用第三代头孢菌素(头孢噻肟、头孢曲松、头孢他啶等)或氨基糖苷类(妥布霉素、奈替米星等)静脉给药。如发现有败血症者，应将上述两种抗菌药物联合应用。疗程一般为 1～2 周。

【预防】 主要做好传染源的管理，患者应及时隔离治疗。避免进食可疑污染的食物和饮水，养成个人良好的卫生习惯，冷藏食品进食前应经过加热处理。禁食未煮熟的肉类、猪肠及未消毒的牛奶或其他乳类。加强水源管理，灭蝇、灭蚤、灭鼠，加强对狗的检查，不要饲养感染的狗、猫等宠物。

二、假结核耶尔森菌感染

假结核耶尔森菌存在于多种动物的肠道中，由于该菌能在患病动物的脏器中形成粟粒状结核结节，故有此名。人类主要是通过食用被患病动物污染的食品而受感染，可在感染部位形成结核样肉芽肿。

假结核耶尔森菌形态与培养特性基本与小肠结肠炎耶尔森菌类同。生化反应接近鼠疫耶尔森菌(尿素、鼠李糖及动力除外)，但其引起的疾病却与小肠结肠炎耶尔森菌类似。根据其耐热的菌体 O 抗原可将其分为 6 个血清型，引起人类感染的主要是 O:1 血清型。毒力菌株大部分具有 VW 抗原。

人类假结核耶尔森菌感染仅见少量报道，常发生于 5～15 岁的学龄儿童，多表现为胃肠炎、肠系膜淋巴结肉芽肿或回肠末端炎等，后者的症状与阑尾炎相似，也会发展为败血症。少数可出现高热、紫癜或结节性红斑、肝脾肿大等，重者类似伤寒症状。临床上可取粪便或血液标本作培养及生化反应，作出初步诊断，最后可用血清学试验进行鉴定。

治疗与预防同小肠结肠炎耶尔森菌感染。

参考文献

[1] 金东，崔志刚，肖玉春，等. 中国六省致病小肠结肠炎耶尔森菌的脉冲凝胶电泳分析[J]. 中华流行病学杂志，2006，27(8)：677-680.

[2] 路文彬，何晓青. 小肠结肠炎耶尔森氏菌[M]//王秀茹. 预防医学微生物学及检验技术. 北京：人民卫生出版社，2002：321-326.

[3] 杨晋川，刘金芳，许静静，等. 32 株小肠结肠炎耶尔森菌病原学特征[J]. 中华传染病杂志，2007，25(10)：607-610.

[4] 景怀琦，徐建国. 小肠结肠炎耶尔森菌感染性疾病[J]. 疾病监测，2005，20：449-450.

[5] Butler T. Yersinia species including plague [M]// Mandell, Douglas, Bennett. Principles and practice of infectious diseases. 5th ed. Harcourt Asia: Churchill Livingstone, 2000：2411-2413.

[6] Fredriksson-Ahomaa M, Korkeala H. Low occurrence of pathogenic *Yersinia enterocolitica* in clinical, food and environmental samples: a methodological problem [J]. Clin Microbio Rev, 2003，16(2)：220-226.

[7] Zheng H, Wang J, Sun Y, et al. Clinical isolation and characterization of *Yersinia enterocolitica* in China using real-time PCR and culture method [J]. Digestion, 2007，75：199-204.

[8] Khan II, Salvaggio MR, Johnston MH, et al. *Yersinia enterocolitica*: medicine infectious diseases [J/OL]. [2009-04-09]. *http://emedicine.medscape.com/article*/232343.

[9] Willey TM, Sherwood LM, Woolverton CJ. Prescott's principles of microbiology [M]. 北京：高等教育出版社，2009：734-736.

第十九节　大肠埃希菌感染

翁心华　张文宏

大多数大肠埃希菌为人类肠道内的正常寄殖菌群，然而，致病性的大肠埃希菌可引起肠道感染，发生水样腹泻或出血性腹泻症状。致病性的大肠埃希菌包括致病性大肠埃希菌（enteropathogenic *E. coli*, EPEC）、产肠毒素性大肠埃希菌（enterotoxigenic *E. coli*, ETEC）、侵袭性大肠埃希菌（enteroinvasive *E. coli*, EIEC）、出血性大肠埃希菌（enterohemorrhagic *E. coli*, EHEC）、黏附性大肠埃希菌（enteroadhesive *E. coli*, EAEC）。此外，正常寄殖的非致病性大肠埃希菌越位寄殖后亦可引起相应的感染，特别是某些特殊血清型的大肠埃希菌本身就具有致病性。大肠埃希菌所致的感染是临床上常见的革兰阴性杆菌感染，几乎可累及全身任何部位与器官。除了肠道感染外，主要有大肠埃希菌所致的尿路感染、胆道感染、腹膜炎、新生儿脑膜炎、伤口感染和败血症等。

【病原学】　大肠埃希菌归属于埃希菌属，分类于肠杆菌科。源于1885年，德国医生Theodore Esherich首次从婴儿粪便中分离发现，故得名大肠埃希菌，习惯称为大肠杆菌。

大肠埃希菌为两端粗钝的短杆菌，大小宽0.4～0.7 μm，长1～3 μm，无芽胞。因可分解乳糖而产酸，菌落在SS、中国蓝及伊红亚甲蓝平板上分别呈红色、蓝色及紫黑色，借此可与沙门菌及志贺菌相鉴别，但应注意少数菌株分解乳糖缓慢。本菌属能分解葡萄糖、乳糖、麦芽糖、甘露醇，产酸产气，不分解蔗糖。靛基质（吲哚）、甲基红、VP及枸橼酸盐（IMVC）试验分别呈+、+、－、－，尿素酶阴性，不产H_2S。因环境条件不同，个别菌体近似球状，有时出现长丝状。单独存在或成双，但不形成长链状排列。大多有鞭毛，运动活泼。有普通菌毛与性菌毛。

抗原构造比较复杂，主要由O抗原、H抗原、K抗原组成。表现血清型的方式一般按O:H:K次序。

1. O抗原　菌体抗原是耐热的多糖复合物，有171种，组成细胞壁的耐热成分，细菌凝集反应是测定O抗原的经典方法。肠杆菌科所包括的各属细菌均有特异O抗原，大肠埃希菌的O抗原可与沙门菌属、普鲁威登菌属或克雷伯菌属呈交叉反应。多数志贺菌属的抗原与某些大肠埃希菌的O抗原有关，甚至完全相同。

2. H抗原　H抗原由鞭毛素（flagellin）组成，是大肠埃希菌表面抗原的总称，至今已发现60种。H抗原的特异性取决于多态链上氨基酸的排列和空间构型。致病性尚未明确，尿路感染时，细菌的播散与鞭毛有关。

3. K抗原　K抗原包括多糖K抗原和蛋白质K抗原，从结构上看，由于K抗原存在于O抗原的外面，所以凡是有K抗原的大肠埃希菌能抑制O抗原与相应O抗血清相凝集。按其物理特性，可分为L、A、B三类，L和B是不耐热抗原，具有L和B的菌株不具有荚膜，A抗原是耐热抗原，具有A抗原的菌株则具有荚膜。

大肠埃希菌的某些血清型可以引起腹泻，与人类腹泻有关的大肠埃希菌的5个群种即按其产生特异性毒力因子的能力以及引起腹泻的类型而分。

在EPEC中，多种O血清群菌株是婴幼儿腹泻的主要病原菌，有高度传染性，成人少见。1956年由De发现了ETEC，能引起旅游者、婴幼儿腹泻。1967年Sakazaki从痢疾患者粪便中分离获得了EIEC。EHEC引起散发性或暴发性出血性结肠炎，产生志贺毒素样细胞毒素和VT，仅有$O_{157}H_7$一个血清型，近来认为可能还包括O_{26}、O_{111}等。EAEC肠炎是1985年从腹泻旅游者粪便中分离到的一种新菌株。

【流行病学】　大肠埃希菌是人类和动物肠道中的正常菌群，新生儿出生后数小时肠道即有该菌存在，并终身存在。大肠埃希菌经常随粪便排出体外，污染周围环境、水源及食物。正常人肠道中的大肠埃希菌常较临床分离株带有的毒力因子为少。

粪便中的大肠埃希菌污染下尿路是引起急性肾盂肾炎的重要原因，该菌亦可引起败血症、肺炎及其他感染。大肠埃希菌是新生儿脑膜炎的最主要病原，并可引起肺炎等其他部位感染。当人体抵抗力降低时，大肠埃希菌可侵入肠道外组织或器官引起感染，称为内源性感染。此外，在医院内的住院患者即使未用过抗生素，其口咽部亦常有肠杆菌科细菌寄殖，并可通过患者之间、工作人员与患者间接触、呼吸道气溶吸入或各种医疗操作等，使患者获得感染，大肠埃希菌是医院获得性感染中最重要的病原菌。大肠埃希菌某些血清型可引起医院内婴儿腹泻的流行，也可引起成人，尤其是旅游者发生腹泻。

【发病机制和病理】　大肠埃希菌可引起许多器官或全身感染。该菌可污染尿道口，引起上行性感染而发生膀胱炎，由膀胱上行至输尿管、肾脏，引起肾盂肾炎。此外，经血行及淋巴系统也可导致肾脏感染。大肠埃希菌可自血液到达胆囊，或经门静脉入肝，如肝脏未能清除细菌，则细菌可随胆汁排出而感染胆囊。胆道蛔虫也可将大肠埃希菌带入胆囊及胆管，造成上行性感染。

大肠埃希菌是条件致病菌，不同菌株的侵袭力与细胞壁的结构，尤其是类脂 A(为内毒素的核心结构)和细菌产生的酶、毒素或代谢物等有关。目前已分离或鉴定的与毒力有关的因子如下。①主要毒力因子：如内毒素(脂多糖，LPS)，外毒素，膜结合毒素(如β溶血素)等。②辅助毒力因子：有黏附素(adhesins)、鞭毛、荚膜及铁运输系统。通常由多种毒力因子共同作用造成疾病。较为明确的大肠埃希菌毒力主要表现如下。

1. 黏附作用 正常情况下，大肠埃希菌可被机体体液的自动和(或)被动的物理性冲洗作用而排除，从而使其不能在特定部位"锚定"，不能大量异常增殖而发挥致病作用。然而，大肠埃希菌可通过定居因子抗原(CFA)即菌毛(如 ETEC 的 CFA/I、CFA/II)与特定的细胞表面受体结合，而使细菌黏附于相应的细胞表面，在十二指肠、空肠和回肠上段大量繁殖。ETEC 的菌毛具有抗甘露糖血凝特性，由质粒所控制，是黏附能力的决定因素。EPEC 黏附于肠细胞绒毛上，导致刷状缘破坏、绒毛萎缩、上皮细胞排列紊乱和功能受损。EAEC 的唯一特征是具有与 Hep-2 细胞(人喉上皮细胞癌细胞系)黏附的能力，故也称 Hep-2 细胞黏附性大肠埃希菌。

2. 肠毒素 大肠埃希菌一些特定的血清型菌株可以产生多种毒素，其中最为重要的是 ETEC 所产生的耐热肠毒素(ST)及不耐热肠毒素(LT)，而且感染也有一定的宿主特异性。LT 和 ST 均受质粒所控制，已知 LT 在肠黏附上至少有 2 种受体，即神经节苷酯 GM1 和糖蛋白(GP)受体。ETEC 的 LT 作用于肠黏附的受体上而破坏胃肠道消化功能，产生等渗性分泌亢进。ST 产生作用迅速，作用消失也快。能激活鸟苷酸环化酶，使细胞内 cGMP 水平提高，胞质内蛋白激酶被活化，引起氯离子分泌亢进，导致分泌性腹泻。

3. 内毒素 大肠埃希菌和其他革兰阴性杆菌一样，崩解后可以释放出内毒素，其生物特性主要与脂多糖 A 有关。内毒素还可引起家兔明显腹泻；实验证实动物注射内毒素后能引起发热，但多次注射后致热作用依次减弱。内毒素促进中性粒细胞黏附于血管壁，故开始表现为白细胞减少，随即由于内毒素刺激骨髓而使总的白细胞增多。内毒素可使血小板减少和形成 DIC，损伤血管内皮细胞膜，促使组胺、5-羟色胺和激肽的释放。内毒素能促进抗体形成，为非特异性 B 淋巴细胞的激活剂，通过经典和旁路途径激活补体，刺激大单核巨噬细胞释放前凝血质、胶原酶、热原、前列腺素和细胞群体刺激因子等。内毒素也影响糖类、脂质和蛋白质代谢，释放促肾上腺皮质激素和生长激素，直接抑制心肌功能。

4. 侵袭性 EIEC 能够侵入肠黏膜上皮细胞并产生痢疾样临床表现。

5. 其他 EPEC 及 EHEC 能够产生致病作用的 VT 毒素，EHEC 更为突出。VT 能造成一定胃肠壁组织的损伤，引起胃肠上皮细胞向胃肠内分泌液体，其毒性可被志贺毒素的抗体所中和。此外，一些大肠埃希菌菌株能够产生溶血素，溶血素可能是一种辅助毒力因子。另外，从动物全身性感染病例所分离的一些大肠埃希菌菌株，带有产生大肠埃希菌素 V(ColV)的质粒，它与这些菌株引起败血症有关。大肠埃希菌的酸性多糖 K 抗原及 O 抗原(光滑型)能抵抗机体吞噬细胞的吞噬，K 抗原还具有一定的宿主感染的特异性。

【临床表现】 大肠埃希菌所致的各种感染与其他病原体引起的症状体征基本相似。

1. 大肠埃希菌不同类型所致肠道感染的比较 见表 6-19-1。

表 6-19-1 大肠埃希菌不同类型所致肠道感染的比较

项目	ETEC	EPEC	EIEC	EHEC
感染部位	小肠	小肠	大肠	大肠
临床表现	水样泻	水样泻	痢疾样腹泻	血性腹泻，溶血尿毒综合征
易感人群	婴儿、成人	婴儿	成人、较大儿童	各种年龄
流行病学	散发或暴发婴儿腹泻，旅游者腹泻	散发或暴发婴儿腹泻	散发或暴发	散发或暴发
致病因子	LT、ST 及定居因子	细胞毒素和定居因子	侵袭肠黏膜细胞	志贺样毒素(SLT)，黏附菌毛
常见 O 血清型	6、8、12、15、20、25、27、63、78、80、85、115、139、148、149、153、159、166	2、26、44、55、86、111、114、119、125、126、127、128、142、146、158	11、28、29、112、124、136、143、144、147、152、164、167	26、39、113、121、128、139、O_{157}：H_7
鉴定	测定 LT、ST，检出定居因子	血清型	血清型，测定细菌侵袭力	血清型

(1) EPEC肠炎　潜伏期短，平均为8～19 h，病程为1～2 d。表现为水样泻或黏液性腹泻，量多，无里急后重。无发热，腹痛不明显，全身中毒症状不明显，常伴有脱水与酸中毒。大便镜检无白细胞。

(2) ETEC肠炎　潜伏期平均为44 h，一般病程为4～7 d，粪便阴转时间为3.6 d。病情可从轻微腹泻直至严重的霍乱样脱水、酸中毒，甚至死亡。主要表现为分泌性水样泻(95%～100%)、腹部痉挛(91%～93%)、恶心(40%～70%)、呕吐(68%)、寒战(31%～48%)、头痛(35%～47%)和肌痛乏力(35%～45%)，发热较少(为16%)，血样便更为罕见(为0.3%)。失水常较霍乱轻。成年人感染产LT/ST菌株者，较感染产ST菌株者腹泻更为严重，但腹泻期较短，为1～2 d。

(3) EIEC肠炎　可产生细菌性痢疾样临床表现，有发高热、血压下降、毒血症等症状。因EIEC主要侵袭结肠，侵入肠黏膜并在其中生长繁殖引起炎性反应，所以有结肠黏膜溃疡的病理变化，出现典型的痢疾样黏液血便。EIEC能侵袭成人和儿童的结肠黏膜，乳幼儿很少或不感染EIEC。

(4) EHEC肠炎　突出的临床症状是有大量血性大便，腹痛，但发热不明显。常呈地方性散发或呈食物性暴发，儿童和成年人均可发生。

(5) EAEC肠炎　有报道病因不明的腹泻患者中，EAEC检出率为30.4%，明显高于健康组(7.6%)。

2. 尿路感染　大肠埃希菌常引起急性尿路感染，可表现为尿道炎、膀胱炎或肾盂肾炎甚至脓毒症。患者本身存在各种原因引起的尿路梗阻是重要诱发因素。常由O_4、O_6、O_{75}等血清型引起，细菌为具有黏附因子的尿路致病性大肠埃希菌，该黏附因子即大肠埃希菌的P菌毛，可与尿路上皮细胞的P抗原糖脂受体结合，是尿路感染最常见的病原菌。膀胱炎有尿频、尿急、尿痛等膀胱刺激征，肾盂肾炎则尚有高热、腰痛等全身症状。

3. 新生儿脑膜炎　临床症状与其他细菌性脑膜炎相似，由于新生儿前后囟门未闭合，颈部肌肉不发达，故颅内压增高及颈项强直的体征出现较晚或表现不明显。主要表现为患儿吸吮无力、吮乳减少、拒食、精神萎靡、呕吐、烦躁、尖叫、嗜睡、两眼发直和阵发性屏气及发绀。体温不稳定，早产儿体温不升高，足月儿可有发热。前囟门稍紧张，亦可出现惊厥。严重者发生颅缝增宽，前囟门突出，面色晦暗，神志不清，呼吸不规则，发绀加重。有败血症者可出现黄疸、腹胀、出血点和肝脾肿大、休克等症状。

4. 肺炎　症状与其他革兰阴性杆菌引起的急性肺炎相似，表现为发热、咳嗽、咳脓痰、呼吸困难、发绀。可伴胃肠道症状如恶心、呕吐、腹痛、腹泻，严重病例有意识障碍和末梢循环衰竭。

5. 腹腔感染　阑尾穿孔、胃及十二指肠溃疡穿孔、小肠憩室炎症穿孔以及全身感染等，均可引起腹腔内脓肿。大肠埃希菌所致的脓肿常合并有厌氧菌如厌氧链球菌、梭状芽胞杆菌、拟杆菌属等感染，故脓液多有臭味。

6. 胆道感染　常发生于有胆石症的患者，胆石梗阻胆囊管或胆管，临床表现为发热、右上腹痛或绞痛，向右肩放射，局部有压痛、肌卫等，伴有其他毒血症症状，部分病例可伴发中毒性休克、黄疸等，或引起胆管炎、肝脓肿及门静脉血栓性静脉炎等。

7. 败血症和心内膜炎　起病多急骤、高热伴全身毒血症状，12～16 h后可发生低血压、伴少尿反应迟钝等，大部分患者不继续加重，约有25%的患者发生严重的感染性休克，5%～10%的患者继发迁徙性脓肿。

8. 其他　大肠埃希菌尚可产生关节炎、骨髓炎、腹腔内脓肿、脑脓肿、阑尾炎和肛周脓肿等。

【实验室检查】　周围血象白细胞总数可以减少、正常或增高，中性粒细胞增多。有各种慢性疾病者可有不同程度贫血。自血、尿、粪便、脓液、脑脊液、痰等标本中可分离出大肠埃希菌。腹泻流行时可从多数患者中分离出同一血清型的大肠埃希菌，且和可疑食物中分离者一致。鉴定不同型别大肠埃希菌需采用PCR或DNA探针方法。

【诊断与鉴别诊断】　大肠埃希菌感染的确诊有赖于细菌学的培养分离，以及对各类毒素或者血清型予以进一步明确。EHEC感染较为特别，以大量出血性腹泻、腹痛和发热不明显为诊断要点，流行病学资料对诊断有帮助，最后需要通过培养分离到山梨醇阴性血清型(O_{157}：H_7)及检查志贺样毒素加以确诊。

大肠埃希菌肠炎常常需与细菌性痢疾、急性坏死性肠炎等腹泻为主的疾病相鉴别。菌痢病变累及结肠直肠，常有里急后重或黏液血便。有菌痢接触史，大便镜检每高倍视野白细胞数超过10个并见红细胞和吞噬细胞，有时要靠大便培养方能鉴别。急性坏死性肠炎中毒症状严重，腹痛，腹胀，频繁呕吐，高热。开始时大便为稀水黏液状或蛋花汤样，大便隐血阳性，逐渐出现血便或呈“赤豆汤”样便，具有腥臭味，重者常出现休克。

大肠埃希菌性肺炎需结合临床与病原检查综合判断，痰涂片的意义不大，痰培养需有大肠埃希菌纯培养2次或2次以上才有诊断意义。抽胸腔积液培养阳性可确诊。

尿路感染则取患者清洁中段尿培养，菌落计数＞10^5/ml时，尿路感染即可确诊；若菌落计数＜10^5/ml，但患者有明显的尿路刺激征和脓尿症，而细菌为纯培养，尿路感染的诊断也可成立；菌落计数＜10^4/ml，常示污染。耻骨上膀胱穿刺取尿进行尿培养，无论细菌量多少，一旦获阳性培养，即可确诊。显微镜下查见细菌也有助于诊断。未离心的尿液，其涂片染色后，油镜视野见1个以上细菌，或离心尿沉淀涂片中每高倍视野的细菌超过20个者，均可作初步诊断。

【预后】 ETEC肠炎预后良好，EIEC所致的腹泻致死率较高。大肠埃希菌所致泌尿系统感染的预后一般良好，但部分病例转为慢性。大肠埃希菌败血症合并感染性休克者，以及在肝硬化基础上发生败血症者的预后均较差。大肠埃希菌腹膜炎常发生在肝硬化基础上，预后不良。大肠埃希菌脑膜炎的预后则决定其基础疾病及治疗的效果。

【治疗】 大肠埃希菌所致肠炎的治疗主要包括补充水与电解质、杀灭致病菌和控制腹泻等。补充体液和电解质，纠正失水、电解质紊乱与酸中毒是治疗最重要的措施。对腹泻失水不严重的可以口服补液。

大多数大肠埃希菌所致肠炎为自限性疾病，轻者可不用抗生素治疗，对严重的EPEC感染，需要用抗菌药物。首选口服新霉素、庆大霉素，另选氧氟沙星、多黏菌素B和第三代头孢菌素等。儿童应该避免使用喹诺酮类、四环素及磺胺类药物。呋喃类、磺胺类和喹诺酮类药物对胎儿发育有一定影响，故不宜用于妊娠期妇女，特别是早期妊娠孕妇。ETEC治疗原则及方法与EPEC基本一致。轻者可不用抗菌药物治疗，较重者用抗菌药可缩短排菌时间。抗分泌药物能改善分泌性腹泻；应注意补充水、电解质和生理所需能量，以纠正脱水、低血糖虚脱和酸中毒。EIEC治疗方法同细菌性痢疾，常选用磺胺类、呋喃类和喹诺酮类药物口服，能收到满意疗效。有研究认为EHEC患者使用抗生素可使细菌释放毒素，进而有诱发溶血性尿毒症的趋势，故在使用抗生素以缩短病程或改善肠道炎症时要谨慎，若肠道炎症不严重则只需对症处理，同时注意应用止血药剂治疗胃肠黏膜出血，从而防止过多失血。

临床上常遇到耐药菌株引起的大肠埃希菌尿路感染，此时应反复作中段尿培养，并测定药物敏感度，选用美西林、氨苄西林、阿莫西林、哌拉西林等。头孢菌素对大肠埃希菌也具良好的抗菌活性，尤其以第三代头孢菌素作用为强。广谱青霉素和头孢菌素主要用于上尿路感染、院内感染，伴发热等病情较重患者，或耐药菌株所致的感染。氨基糖苷类与多黏菌素虽对大肠埃希菌的杀菌作用强大，临床疗效好，但因其肾毒性等不良反应，故应限制选用。对于以上药物治疗不佳的严重大肠埃希菌尿路感染应根据药敏调整抗生素，或在缺乏药敏结果时经验性使用碳青霉烯类抗生素如亚胺培南/西司他丁或美罗培南。但最近出现了对包括碳青霉烯类在内的广谱抗生素广泛耐药的大肠埃希菌，即所谓的“超级细菌(superbug)”，实际上是一种产新发现的碳青霉烯酶——新德里金属β内酰胺酶-1(New Delhimetallo-beta-lactamase，NDM-1)的肠杆菌科细菌，产此酶的NDM-1大肠埃希菌，已在南亚发现高度耐药的感染病例，并在印度、英国和巴基斯坦出现了播散情况。NDM-1可以水解碳青霉烯类抗生素、头孢菌素和青霉素。携带该基因的细菌对几乎所有一线治疗重症感染的广谱抗生素都具有抗性。该类细菌对替加环素(tigecycline)和多黏菌素(colistin)敏感。目前，我国尚未检出产NDM-1肠杆菌科细菌的报道。但一旦确定被产NDM-1细菌感染的患者，可选用替加环素和多黏菌素E，如无上述药物，可试用其他两种抗菌药物联合治疗，建议磷霉素加新型氨基糖苷类如异帕米星或阿贝卡星。

败血症、脑膜炎以及其他部位如肺部、心内膜、肝、胆、腹腔的感染，可参照相应章节的用药治疗，获得病原学的证据和药敏结果并结合药物在相应感染部位的通透性来指导用药甚为关键。

【预防】 关键是注意饮食卫生和水源管理，防止粪—口感染是日常防止大肠埃希菌肠道感染的重要措施。在经济和卫生条件较差的地区，清洁饮用水和食品经煮熟后食用是防止腹泻的关键。不主张通过服用抗生素来预防大肠埃希菌性肠炎，只有对胎膜早破、产程延长及难产儿可建议采用抗菌药物预防大肠埃希菌感染。在腹泻高发区可以通过注射类毒素和定植因子疫苗来预防大肠埃希菌感染。

参考文献

[1] Cssels FJ, Wolf MK. Colonization factors of diarrheagenic *E. coli* and their intestinal receptors [J]. J Ind Microbiol, 1995,15(3):214-216.

[2] Vallance BA, Chan C, Robertson ML, et al. Enteropathogenic and enterohemorrhagic *Escherichia coli* infections: emerging themes in pathogenesis and prevention [J]. Can J Gastroenterol, 2002,16(11):771-778.

[3] Guerrant RL. *Escherichia* enteric infections [M]// Goldman L, Ausiello D. Cecil medicine [M]. 23rd edition. Boston: Saunders, 2008.

[4] Flores J, Okhuysen PC. Enteroaggregative *Escherichia coli* infection [J]. Curr Opin Gastroenterol, 2009,25(1):8-11.

[5] Goldwater PN. Treatment and prevention of enterohemorrhagic *Escherichia coli* infection and hemolytic uremic syndrome [J]. Expert Rev Anti Infect Ther, 2007,5(4):653-663.

[6] Harrington SM, Dudley EG, Nataro JP. Pathogenesis of enteroaggregative *Escherichia coli* infection [J]. FEMS Microbiol Lett, 2006,254(1):12-18.

[7] Mølbak K, Mead PS, Griffin PM. Antimicrobial therapy in patients with *Escherichia coli* O157: H7 infection [J]. JAMA, 2002,288(8):1014-1016.

[8] Kumarasamy KK, Toleman MA, Walsh TR, et al. Emergence of a new antibiotic resistance mechanism in India, Pakistan, and the UK: a molecular, biological, and

epidemiological study [J]. Lancet Infect Dis, 2010,10(9): 597-602.

[9] 马亦林."超级细菌"产 NDM-1 肠杆菌科细菌感染及对策[J]. 中华临床感染病杂志,2010,3(5):257-258.

第二十节 克雷伯菌感染

翁心华 陈 澍

克雷伯菌属目前是除大肠埃希菌外最重要的条件致病菌,可分7个种,其中肺炎克雷伯菌(*K. pneumoniae*)、产酸克雷伯菌(*K. oxytoca*)、鼻硬结克雷伯菌(*K. rhinoscleromatis*)和臭鼻克雷伯菌(*K. ozaenae*)的临床意义较大,尤以肺炎克雷伯菌最为重要,其所致疾病占克雷伯菌属感染的95%以上。肺炎克雷伯菌为呼吸道感染的重要病原体,常引起重症肺炎,还可引起泌尿道感染、胆道感染、败血症和化脓性脑膜炎等严重疾病。感染多发生于住院的衰弱患者。病原体往往从上呼吸道吸入,或通过污染的人工呼吸器、雾化器或各种导管侵入人体,医务人员的双手在交叉感染中亦起重要作用。该菌感染已成为医院内感染的重要致病菌之一,在某些国家中占院内感染的首位。因细菌常对多种抗生素耐药,故本病预后较差,病死率高(严重病例达50%)。

【病原学】 克雷伯菌是德国病理学家E.弗里德兰德于1882年首先描述,故旧称弗里德兰德氏杆菌。属肠杆菌科,为革兰染色阴性的粗短杆菌,大小(0.5~0.8)μm×(1~2)μm,单独、成双或短链状排列。无芽胞,无鞭毛,有较厚的荚膜,多数有菌毛。营养要求不高,有普通琼脂培养基上形成较大的灰白色黏液菌落,以接种环挑之,易拉成丝,有助鉴别。在肠道杆菌选择性培养基上能发酵乳糖,呈现有色菌落。

具有O抗原与K抗原,后者用以分型。利用荚膜肿胀试验,本属K抗原可分为82型。肺炎克雷伯菌大多属3型和12型;臭鼻克雷伯菌主要属4型,少数为5型或6型;鼻硬结克雷伯菌一般属3型,但并非所有3型均为该菌。

克雷伯菌毒力较强,极少量的肺炎克雷伯菌(100个细菌)注射于小鼠腹腔即可引起小鼠死亡。本菌适应性强,能很快适应宿主环境而生存,对各种抗生素易产生耐药性,是产超广谱β内酰胺酶率最高的细菌之一,近来在南亚又发现产新型碳青霉烯酶——新德里金属β内酰胺酶-1(NDM-1)(New Delhimetallo-beta-lactamas, NDM-1),带有产此酶的 NDM-1 基因($bla_{NDM\text{-}1}$)肺炎克雷伯菌感染,具有泛耐药(PDR)的特性,对目前大多数抗菌药物耐药。此种耐药性可以为染色体介导,亦可通过耐药质粒的传播在医院某些病房内造成感染局部流行。

【流行病学】 肺炎克雷伯菌是重要的医院内感染病原菌。据报道,肺炎克雷伯菌在临床标本中分离的革兰阴性杆菌中占第2位,仅次于铜绿假单胞菌;痰标本中最多,尿次之。细菌可以通过患者间传播或经人工呼吸器等医疗用具而传播。肺炎克雷伯菌常带有染色体介导的β内酰胺酶而对氨苄西林和哌拉西林耐药,并对多种抗生素耐药,亦可通过耐药质粒的传播在医院某些病房内造成感染局部流行。

2008年英国健康保护署-抗生素耐药性监测及参考实验室(HPA's ARMRL)首次在1名从印度到瑞典的患者标本中分离到能产新型碳青霉烯酶(金属β内酰胺酶)的肺炎克雷伯菌与大肠埃希菌,因为患者曾在印度新德里住院治疗,故将此酶命名为新德里金属β内酰胺酶-1(NDM-1)。在南亚地区,携带 NDM-1 的肠杆菌科细菌(肺炎克雷伯菌、大肠埃希菌等)可能普遍存在。带 $bla_{NDM\text{-}1}$ 基因肺炎克雷伯菌感染,除了对替加环素(tigecycline)及多黏菌素E(colistin)敏感外,对其他所有抗生素均高度耐药。至今全球已有印度、巴基斯坦、英国、美国、加拿大、瑞典、希腊、以色列、荷兰、巴西、比利时、韩国、澳大利亚及我国香港地区等有产 NDM-1 肠杆菌科细菌感染的报道。产此酶致病菌存在着向全球范围内蔓延的趋势,我国也必须加以重视。

【发病机制和病理】 一般情况下克雷伯菌不致病,发病与寄主防御功能缺陷及诱发因素有关。增加易感性的因素有:①各种降低免疫功能的慢性病,如慢性支气管炎、肝硬化、糖尿病和恶性肿瘤等。②肾上腺皮质激素和其他免疫抑制剂的应用。③广谱抗生素的使用致正常菌群变化。④各种器械操作和创伤性诊疗技术(如各种导管、气管切开等,为细菌入侵创造了条件)。

克雷伯菌所致的肺炎可分为原发性肺炎和继发性肺炎。两者的界线有时颇难分清,一般认为在原有肺部感染性疾病的基础上,在一定致病条件下发生本菌的感染为继发性。克雷伯菌的毒力可能与其荚膜有关,荚膜可以抑制巨噬细胞的趋化、吞噬作用,但确切的发病机制尚未完全阐明。本属细菌感染的病理特点是细菌生长繁殖快,在各脏器可形成单发或多发脓肿,渗出液中含大量带有荚膜的革兰阴性杆菌。肺炎克雷伯菌引起的原发性大叶性肺炎,以老年患者、酒精中毒以及患有糖尿病、癌症、血液病等严重原发疾患者为多。病理变化与肺炎球菌所致者不同,肺泡壁常坏死、液化，形成单个或多个脓腔。肺泡内含大量血性黏稠痰。脓腔表面多有纤维蛋白渗出物覆盖，早期即易发生胸膜粘连。脓胸的发生率约为25%，较肺炎球菌肺炎为高。病灶消散常不完全，引起纤维增生、残余性化脓性病灶或支气管扩张。肺炎克雷伯菌感染占医院内感染的10%，常见者如尿路感染、呼吸道和伤口感染等。败血症病例中肝、肾、脑等均可出现多发性化脓病灶以及胸腔、心包腔积脓等。病变在结肠者尚可引起假膜性肠炎，偶可致穿孔和弥漫性腹膜炎。鼻硬结亚种和臭鼻亚种的致病性尚未完全阐明，前者可引起慢性肉芽肿性硬结症，后者可能与鼻黏膜和鼻甲萎缩所致的臭鼻症有关，是一种机会感染。

【临床表现】

1. 呼吸道感染 肺炎克雷伯菌是呼吸道感染最常见的致病菌之一。在痰标本所得革兰阴性杆菌中占第2位，仅次于铜绿假单胞菌。国外报告有的占首位。医院内交叉感染常导致细菌在咽部寄殖，继而引起支气管炎或肺炎。长期住院、应用抗菌药物等使患者咽部肺炎杆菌细菌下行而引起支气管及肺部感染。肺炎克雷伯菌引起的急性肺炎与肺炎链球菌肺炎相似，起病急，常有寒战、高热、胸痛、痰液黏稠而不易咳出，痰呈砖红色或深棕色(25%～50%)，也可为血丝痰和铁锈色痰。部分患者有明显咯血。体检可发现患者呈急性面容、呼吸困难、发绀，少数患者可出现黄疸、休克。2/3患者体温为39～40℃，口唇疱疹不常见，肺部有实变体征，有湿性啰音。X线表现多变，可有大叶实变、小叶浸润和脓肿等表现。大叶实变多位于上叶，由于炎症渗出液多而黏稠，故叶间裂常呈弧形下坠。炎症浸润也比其他肺炎浓密，边界锐利，16%～50%的患者有肺脓肿形成。少数呈支气管肺炎或两侧肺外周浸润，有时也可呈两侧肺门旁浸润。本病早期即常有全身衰竭，预后较差，病死率约50%，发生广泛肺坏疽者则预后更差。肺炎克雷伯菌肺炎可表现为慢性病程，也可由急性延续成慢性，呈肺脓肿、支气管扩张与肺纤维化的临床表现。

2. 败血症 国外报道肺炎克雷伯菌败血症占革兰阴性杆菌败血症中的第2位，仅次于大肠埃希菌。绝大多数患者均有原发疾病和(或)使用过广谱抗菌药物、免疫抑制剂或抗代谢药物等。最常见的诱因是手术，入侵途径有呼吸道、尿道、肠道、腹腔、静脉注射及新生儿脐带等；静脉输液引起的染菌者可引起局部小流行。病情凶险，除发热、畏寒外，有时可伴发休克、黄疸。发热多呈弛张热，也可呈双峰热型。迁徙性病灶可见于肝、肾、肺、骨骼、髂窝、脑膜及脑实质等，病死率30%～50%。

3. 尿路感染 据报道尿路感染中肺炎克雷伯菌引起者占第3位，仅次于铜绿假单胞菌和大肠埃希菌。绝大多数患者有原发疾病如膀胱癌、前列腺肥大、膀胱无力、尿道狭窄等，也可发生于恶性肿瘤或其他严重全身疾病的患者，导尿、留置导尿管或尿路器械检查等是常见的诱因。经采用适当抗菌药物治疗后近期疗效较好。临床表现与其他病原所致尿路感染相同。

4. 细菌性脑膜炎 肺炎克雷伯菌引起化脓性脑膜炎者日渐增多，在革兰阴性菌脑膜炎中呈第2位。多见于脑外伤或脑手术后，新生儿也可发生，预后甚差。起病隐匿，常有发热、头痛、颈项强直等脑膜炎症状和体征，可出现颅内高压症状。脑脊液中白细胞及中性粒细胞增多，蛋白质定量增高，糖和氯化物定量下降，涂片可发现含荚膜的革兰阴性杆菌，培养阳性可确立诊断。老年患者常合并有败血症存在，病死率高。

5. 其他 如手术后伤口感染或其他创面感染、皮肤软组织感染、腹腔感染、心内膜炎、骨髓炎、关节炎等，均可由克雷伯菌引起。临床表现与其他细菌所致的疾病类似，较易形成脓肿。鼻硬结克雷伯菌可致慢性肉芽肿性硬结症，最常累及鼻腔、鼻窦、咽喉部、气管及支气管等部位。其组织学上可有坏死和纤维组织增生，可见到具特征性的含革兰阴性杆菌的泡沫状细胞(即所谓Mikulicz细胞)。臭鼻克雷伯菌(俗称臭鼻杆菌)可引起鼻黏膜和鼻甲萎缩的臭鼻症，与硬结症不同的是，臭鼻症并非原发的细菌感染，还可能有其他因素参与其发病。

【实验室检查】 多数败血症患者的白细胞总数明显增多，嗜中性粒细胞增高；但血液病患者或用抗代谢药物者白细胞数可不增加，或反有减少。其他如尿路感染及脑膜炎患者的尿液及脑脊液均有相应变化。确诊应根据细菌培养结果。

产NDM-1细菌的实验室诊断应包括筛查、表型确认及基因确证3个步骤。首先在细菌药敏测定中，以美罗培南或亚胺培南纸片法(κ-B法)或最低抑菌浓度作初步筛查，然后进行表型确认为金属酶，最后采用NDM-1的基因特异引物进行PCR扩增及产物测序，确定该菌株是否携带bla_{NDM-1}基因。

【诊断和鉴别诊断】 典型的肺炎克雷伯菌肺炎常发生于中老年男性、长期饮酒的慢性支气管肺病患者，有较典型的临床表现和X线征象，结合痰培养结果，不难诊断。但在有严重原发疾病基础上的发病者，临床表现多不典型，诊断较为困难。凡在原有疾病过程中出现高热、白细胞和中性粒细胞增多，X线胸片上出现新的浸润病灶，而青霉素治疗无效者应考虑本病。连续2次或2次以上痰培养阳性，或胸腔积液、血培养阳性可以确诊。多数败血症患者的白细胞总数明显增多，嗜中性粒细胞增高；但血液病患者或用抗代谢药物者白细胞数可不增加，或反有减少。其他如尿路感染及脑膜炎患者的尿液及脑脊液均有相应变化。确诊应根据细菌培养结果。

鼻硬结亚种所致慢性肉芽肿性硬结症，活组织检查中找到 Mikulicz 细胞具确诊价值。

临床应注意与肺炎链球菌感染相鉴别。

【治疗】 积极有效的抗生素治疗是克雷伯菌感染治疗的关键。本属细菌耐药现象严重，不同菌株之间对药物的敏感性差异甚大，故治疗药物的选用应以药敏结果为准。在未获药敏结果前根据病情可选用的药物有：第二、第三、第四代头孢菌素类；哌拉西林钠、氨苄西林等广谱青霉素类；其他β内酰胺类，如单环类的氨曲南，碳青霉烯类的亚胺培南/西司他丁钠、美罗培南、帕尼培南/倍他米隆；β内酰胺类抗生素与β内酰胺酶抑制剂合剂如舒他西林(氨苄西林/舒巴坦)、阿莫西林/克拉维酸钾、哌拉西林/三唑巴坦钠、替卡西林/克拉维酸钾、头孢哌酮/舒巴坦等；庆大霉素、阿米卡星、异帕米星等氨基糖苷类；环丙沙星、氧氟沙星、左氧氟沙星等氟喹诺酮类药物。肺炎克雷伯菌多数对氨苄(羧苄)西林耐药，宜用头孢菌素类合并氨基糖苷类治疗。一般肺炎的疗程需 3～4 周或更长，而败血症与化脓性脑膜炎的临床可能需 6 周以上。克雷伯菌脑膜炎常伴有脑室炎，可选用庆大霉素等药物行脑室内给药，一次给药后 24 h 内大部分时间脑脊液药物浓度能达到治疗量的抗菌浓度 4～6 mg/L。此外，保持气道通畅、氧疗、维持水及电解质平衡、补充足够的能量等支持疗法也是治疗的重要组成部分。据国外报道鼻硬结克雷伯菌和臭鼻克雷伯菌对氨基糖苷类抗生素、磺胺类药物、广谱青霉素、头孢菌素均敏感，可视病情选用；唯疗程宜长，通常应在 6～8 周。

产 NDM-1 肺炎克雷伯菌感染具有泛耐药性，根据现有报道，推荐选用四环素类衍生物替加环素(tigecycline)或多肽类抗生素多黏菌素 E(colistin)单用或联合其他抗菌药物才有一定疗效。

由于多数患者为院内获得性感染，其中大部分患有原发疾病。其原发疾病的性质往往是决定细菌感染预后的重要因素，原发疾病的性质和预后越严重，对患者免疫功能的损害程度越大，则抗菌药物的疗效也越差。

【预防】 提高人体免疫力，特别对接受手术和侵袭性医源性操作患者更要注意保护。医疗器械、呼吸机、各类插管等都应严格消毒，操作规范，防止医源性或机会性感染。耐药肺炎克雷伯菌容易在同种或不同种属的革兰阴性杆菌之间传播，一旦发现耐 ESBLs 菌株后，应及时采取有效措施，包括隔离感染者，防止耐药菌株在医院内尤其在重症监护病房中传播。

参考文献

[1] Anderl JN, Franklin MJ, Stewart PS. Role of antibiotic pene-tration limitation in *Klebsiella pneumoniaebiofilm* resistance to ampicillin and ciprofloxacin [J]. Antimicrob Agents Che-mother, 2004,44(7):1818.

[2] Meatherall BL, Gregson D, Ross T, et al. Incidence, risk factors, and outcomes of *Klebsiella pneumoniae* bacteremia [J]. Am J Med, 2009,122(9):866-873.

[3] Wei Q. Nosocomial spread of multi-resistant *Klebsiella* pneumoniaecontaining a plasmid encoding multiple β-lactamases [J]. J MedMicrobiol, 2005,10(54):885-888.

[4] Centers for Disease Control and Prevention (CDC). Detection of Enterobacteriaceae isolates carrying metallo-beta-lactamase-United States, 2010 [J]. MMWR Morb Mortal Wkly Rep, 2010,59(24):750.

第二十一节 细菌性食物中毒

何生松

细菌性食物中毒(bacterial food poisoning)是由于进食被细菌污染的食物，细菌在食物内大量繁殖并产生毒素而引起急性感染中毒性疾病。最常见的细菌有副溶血性弧菌、变形杆菌、葡萄球菌、肉毒梭菌等。

一、副溶血性弧菌食物中毒

副溶血性弧菌(*Vibrio parahemolyticus*)食物中毒，又称嗜盐菌(halophilic bacteria)食物中毒，是由副溶血性弧菌所致。临床以急性起病，腹痛、吐泻、发热等为特征。重症型常出现失水、休克症状。于 1950 年 10 月从日本大阪市发生的一起咸沙丁鱼食物中毒的患者肠道排泄物和食物中首次分离出副溶血性弧菌。随后 1955 年在日本新潟因食用近海龟类乌贼引起副溶血性弧菌食物中毒，有 2 万居民得病。在日本，副溶血性弧菌食物中毒约占细菌性食物中毒的 70%～80%。1958 年我国上海市防疫站也从烤鸭所致食物中毒的患者中分离出此菌。以后在我国、日本、印度、美国等许多国家均陆续报道有本病的发生。最近在我国沿海地区，副溶血性弧菌食物中毒已是最常见的一种食物中毒。

【病原学】 副溶血性弧菌系弧菌科弧菌属，革兰染色阴性的荚膜杆菌，为多形态的杆状菌或稍弯曲的弧菌，大小不一，一般长度为 0.7～1.0 μm。菌体一端有单根菌毛，运动活泼。嗜盐生长，最适宜的培养基为含盐 3%～3.5%。最适宜的温度为 37℃，pH7.4～8.5。菌落形态常因培养条件而异。在 SS 的培养基或血琼脂培养基上大多呈卵圆形，在食盐蛋白胨琼脂上则为球杆菌。其致病因子为该菌产生的耐热溶血素（TDH）和不耐热溶血素（TRH）。TDH 的分子量为 42 kDa，100℃10 min 不能灭活。人、猴、狗、鼠的红细胞对 TDH 敏感。曾经从腹泻患者分离的副溶血性弧菌在 Wagatsuma 琼脂上出现"神奈川现象"阳性，故认为发病可能与耐热的溶血素有关。此外对实验性小鼠的心脏有毒性作用，静脉注射小剂量的 TDH 数秒即可让小鼠死亡。TRH 分子量为 48 kDa，由两个分子量为 24 kDa 的亚单位组成。TRH 和 TDH 有 68.6%的基因呈同源性，但 TRH 不耐热，60℃10 min 即被灭活。两种溶血素均可引起肠黏膜充血、水肿、轻度糜烂，并可通过 cAMP 和 cGMP 途径导致分泌性肠液潴留及腹泻。

副溶血性弧菌对酸较敏感，当 pH 在 6 以下，即不能生长，在普通食醋中 1～3 min 即死亡。在 3%～6%氯化钠溶液中繁殖迅速，每 8～9 min 为一周期，本菌嗜盐性机制与 K^+－H^+ 反向转运系统有关。对高温抵抗力小，56℃时 5～10 min 即可死亡；室温下自来水中，1 d 内死亡；河水、塘水、井水中，不超过 2 d 死亡；但在海水中 47 d 后仍可存活。在－20℃蛋白胨水中，经 11 周，仍能继续存活，本菌对常用消毒剂抵抗力很弱，可被低浓度的酚和煤酚皂溶液杀灭。

副溶血性弧菌有 H、K（荚膜多糖）和 O 抗原，H 抗原为所有菌株共有，无助于分型，故 O 和 K 抗原为血清型分型基础。已知有 12 种 O 抗原，至少 65 种 K 抗原。根据其菌体 O 及鞭毛抗原 H 的不同可分为 25 个血清型，B、E、H 型是引起食物中毒的主要血清型。按噬菌体分型，我国至少已获 9 个型。自 1996 年以来在许多国家由血清型为 O_3:K_6 的副溶血性弧菌所引起的食物性中毒发病率逐年增加。

【流行病学】

1. 传染源 副溶血性弧菌主要存在于浅海水中，附着海洋生物体表生长繁殖，只有在海水温度达到 15℃以上时，才能在海水中检测到大量的副溶血性弧菌。故主要传染源为海产品食物，其中以乌贼、黄鱼、蛏子、海蜇头等带菌率较高，墨斗鱼其带菌部分主要是体表、鳃和排泄腔。我国已发现在近海河中淡水鱼也有较高的带菌率。在发病初期患者排菌量大，可作为传染源，但带菌时间短，仅 3～5 d。上海市一次健康人群带菌率调查，水产工、渔民可达 5%，故患者和带菌者作为传染源意义不大。

2. 传播途径 为食物传播，有时发生食物性暴发流行。发生的原因主要是：①食物加热不彻底，未达到灭菌目的，生食海制品是最主要的传染途径。②制作不符合卫生要求，如熟食被接触过生海产品的刀、砧板、容器等污染。③熟食保管不善，一旦受到副溶血性弧菌污染，增代时间仅 10 min，故易于大量繁殖，达到足以致病菌量。

3. 人群易感性 普遍易感，虽然病后可获低滴度抗体，但消失快，产生免疫力不持久，加之血清型亦多，故可反复感染发病。但有人观察同时进餐者，沿海地区居民较外来人员发病率低，认为沿海地区经常暴露少量细菌似能获一定免疫力。

4. 发病季节、地区及年龄 发病期多在 5～11 月，以 7～9 月为高峰期，呈世界性分布，我国和日本发病率较高，常呈暴发流行。各年龄组均可发病，最幼为 2 个月，最长 81 岁，其中以青壮年居多。

【发病机制和病理】 副溶血性弧菌对人的致病性已经清楚，但本病发病机制尚未完全明确。有资料表明，摄入一定数量活菌（10^5～10^7），可使人致病。细菌能侵入肠黏膜上皮细胞，尸体解剖中发现肠道内有病理性损害，说明细菌直接侵袭具重要的作用。现证实 TDH 和 TRH 除均有溶血活性外，还含有肠毒素作用，均可致回肠襻肿胀、充血和肠液潴留，而引起腹泻。副溶血性弧菌的致腹泻机制认为与弧菌脂多糖肠毒素成分有密切关系，类似霍乱弧菌的不耐热毒素（CT），可通过 cAMP 和 cGMP 的介导而引起分泌性腹泻。此外耐热溶血素有特异性心脏毒作用，可引起鼠、豚鼠心肌细胞发生病变，可引起人体心房颤动、期前收缩。

病理变化为急性小肠炎，以十二指肠、空肠及回肠上部较明显，可见肠黏膜弥漫性充血、水肿，可深达肌层及浆膜层，有轻度糜烂，但无溃疡。组织学上中性粒细胞浸润，内脏（胃、肝、脾、肺）淤血。

【临床表现】 潜伏期一般为 6～20 h，最短 1～3 h，最长可达 96 h。

起病急骤，先以畏寒、发热、全身不适、腹部不适开始，随之出现上腹部、脐周围阵发性绞痛，并伴有恶心、呕吐和腹泻。大便每日数次至二十余次不等，大便以黄色水样便较多，少数以血水样便，极少数呈现脓性血便，但很少有里急后重感。严重腹泻可导致脱水、循环衰竭，伴声音嘶哑和肌肉痉挛，甚至出现神志意识障碍。儿童患者多以高热起病，体温多在 38～40℃，中毒症状显著，肠道症状较成人轻。本病的病程为 3～5 d，除个别老弱患者可引起死亡外，一般预后良好。

国外报道，本病临床表现除典型胃肠炎型外，尚有痢疾型、中毒性休克型、慢性肠炎型。

【实验室检查】

1. 血象 发病初期，白细胞总数增高，多在（10～20）×10^9/L，分类中性粒细胞 80%以上。

2. 粪便检查 可见红细胞、白细胞，部分患者可见巨噬细胞。

3. 细菌培养 发病 1～2 d，粪便培养阳性率高，

2 d后阳性率减低。可疑食物，如海产品、腌制品等细菌培养，有时亦能分离出细菌。目前用 VITEK - AMS 微生物自动分析系统进行腹泻患者粪便细菌分析鉴定，可准确迅速诊断。

4. PCR 技术检测副溶血性弧菌 DNA 尤其是最近发展的 real - time PCR（实时定量 PCR）技术具有定量、简便、快速、特异、灵敏度高等优点。

5. 血清凝集实验 患者初期血清凝集效价较高，此后大多很快转为阴性。如效价达到 1∶80～1∶160，可诊断本病。在恢复期，检测耐热溶血素抗体，滴度明显升高到 1∶80～1∶160。

6. DNA - DNA 杂交 利用非放射性探针可以在 1～2 d内检测出结果，但是该方法对实验人员技能及实验室要求都比较高。

【诊断和鉴别诊断】

1. 诊断 根据发病季节、食海制品史、集体发病情况，临床表现为腹痛、腹泻、呕吐、腹部压痛、血压下降以及水样或血水样便、脓血黏液便等，可作出初步诊断，如从可疑食品、粪便中检出副溶血性弧菌即可确诊。

2. 鉴别诊断

(1) *急性细菌性痢疾* 表现为发热、腹泻、脓血黏液便，有里急后重，粪便培养有志贺痢疾杆菌生长。

(2) *霍乱* 腹泻频繁，伴呕吐，常常表现明显失水，粪便培养有霍乱弧菌生长。

(3) *出血性肠炎* 多见于儿童，与进食无关，为散发病例。临床表现有血水样大便、剧烈腹痛和脐周压痛，有时腹部有固定压痛，伴肌紧张，中毒症状重，病程较长；粪培养无副溶血性弧菌生长。

(4) *过敏性紫癜* 有腹痛、血便外，尚可见皮肤紫癜、关节疼痛等，大便培养为阴性。

【治疗】

1. 一般治疗及对症疗法 饮食以清淡为宜，视病情输入适量生理盐水或葡萄糖盐水。对轻度或中度脱水者亦可采用口服补盐液（ORS），轻度脱水者 ORS 按 50 ml/kg 体重，中度脱水者 ORS 100 ml/kg 体重，4 h 内服完。重度脱水者最好先静脉快速补液，待病情好转后再改为口服补液。腹痛时给解痉止痛剂，如阿托品、山莨菪碱。血压下降时，除补充血容量、纠正酸中毒外，尚可加用多巴胺、间羟胺等升压药。大量便血可酌情输血。

2. 抗菌药物治疗 本病有一定的自限性，应用抗菌药物治疗可以明显缩短病程和排菌时间。对病情较重而伴有高热或黏液血便，可选用喹诺酮类、头孢菌素类、氨基糖苷类、氯霉素类抗生素。也可根据药物敏感试验，选用抗菌药物。至症状消失 3～4 d 后停药。

【预防】 关键在于加强卫生宣传，提高人们的卫生素质。①加强海产品卫生处理。对海产品清洗、盐渍、冷藏、运输应严格按卫生规定管理。②防止生熟食物交叉污染，不吃生海产品。做到生菜和熟菜分开，防止交叉感染。对海产品要煮熟炒透。贮存的食品在进食前要重新煮透。不吃生咸蟛蜞、生梭子蟹、咸烤虾等，如生吃，一定要用醋泡 5 min，杀死病原菌。③控制食品中细菌生长。通常食品应放在凉爽通风处，或保存在冰箱内。隔餐的剩菜，食前应充分加热。不宜在室温下放置过久。

二、变形杆菌食物中毒

变形杆菌（proteus）属条件致病菌，引起食物中毒是由于摄入大量变形杆菌污染的食物所致。临床表现主要为胃肠型及过敏型，以前者多见。

【病原学】 变形杆菌属肠杆菌科的革兰阴性杆菌，呈多形性，有周身鞭毛，无芽胞，无荚膜，运动活泼。兼性厌氧，营养要求不高，在营养琼脂和血琼脂上均可生长，适宜生长温度 10～43℃，其菌落常有爬行特点，不形成单个菌落，如将琼脂量提高至 5%，可得到单个菌落。在血琼脂平板上有溶血现象。生化特征是硫化氢阳性，苯丙氨酸脱氨酶阳性，尿素酶强阳性。抗原结构有 O 和 H 两种。根据抗原和生化性能的不同，将变形杆菌分为：普通变形杆菌（*P. vulgaris*）、奇异变形杆菌（*P. mirabilis*）、产黏变形杆菌（*P. myxofaciens*）和潘氏变形杆菌（*P. penneri*）。引起食物中毒主要为前三种。

【流行病学】 变形杆菌存在于正常人与动物肠道中，故人类粪便中常携带变形杆菌。其次，在腐败食物、垃圾中亦可检出。采用四硫磺酸增菌培养能增加培养阳性率。动物带菌率 0.9%～62.7%不等，其中以狗的带菌率最高。

变形杆菌对外界适应能力强，营养要求低，生长繁殖较迅速。食品染菌为 3.8%～100%。在鱼、蟹类及肉类污染率较高，在蔬菜中亦能大量繁殖。食品感染率高低与食品新鲜程度、运输和保藏时的卫生状况有密切关系。据调查，在炎热的夏季，凉拌菜或存放稍久的饭、菜均易被污染，放置数小时后，即可含有足量的细菌，使人引起食物中毒。此外，苍蝇、蟑螂、餐具与手亦可作为传播媒介。本病多发生在夏季，可引起集体暴发流行。发病者以儿童、青年较多。

【发病原理】 本病发病与否及病情轻重与摄入的细菌的数量（一般认为达 10^5 个/g 以上）、产生的毒素以及人体防御功能等因素有关。变形杆菌的致病力主要是细菌所产生的肠毒素。变形杆菌可产生一种细胞结合溶血因子（cell - bound hemolytic factor），对人类移行细胞具有很好的黏附力和较强侵袭力。有些菌株能产生 α 溶血素，具有细胞毒效应。变形杆菌还可产生组氨脱羧酶，可使肉类中的组氨酸脱羧成为组胺，组胺摄入量超过 100 mg 引起类似组胺中毒过敏症状。

【临床表现】 变形杆菌食物中毒可能由于食品中所含菌型的不同、数量多少、代谢产物的不同，而出现不同的症状。常见有胃肠炎型和过敏型，或同一患者两者均有。

1. 胃肠炎型 潜伏期3～20 h，起病急骤、恶心、呕吐、腹痛、腹泻，腹泻为水样、带黏液、恶臭、无脓血，一日数次至十余次。有1/3～1/2患者胃肠道症状之后出现发热伴有畏寒，持续数小时后下降。严重者有脱水或休克。

2. 过敏型 潜伏期0.5～2 h，表现为全身充血、颜面水肿、酒醉貌、周身痒感，胃肠道症状轻。少数患者可出现荨麻疹。

【诊断】 由于变形杆菌可寄生在正常人肠道，食物也可被变形杆菌污染。故凡疑变形杆菌中毒时，应取可疑食物、呕吐物和粪便作细菌培养，可分离出同型变形杆菌。分离出的变形杆菌，必须作血凝试验，才能确认。普通变形杆菌对OX_{19}、奇异变形杆菌对OX_K的凝集效价应在4倍以上增长者，才能肯定诊断。如作间接血凝试验，灵敏度可提高2～16倍。今年来应用变形杆菌对尿素（urea，U）、苯丙氨酸（phenylalanine，P）、硫化氢（sulphurated hydrogen，S）的生化特性建立了快速同步定性定量检测方法——UPS法。正确鉴定率为100%，灵敏度是以往蔓延生长观察法的100倍，报告时间由以往4～15 d减少至4～24 h，且精密度高、特异性强，不受检样种类和其他因素的影响。

【治疗】

1. 胃肠炎型 ①对症治疗：该病大多为自限性，不经治疗，一两日内自行恢复。如吐泻严重，可给予补液及解痉剂。②抗菌药物治疗：对重症者可选用诺氟沙星0.2 g/次，4次/d；或用氯霉素0.25～0.5 g/次，4次/d，口服。

2. 过敏型 以抗组胺疗法为主，可选用氯苯那敏4 mg/次，3次/d，口服。严重者应用氢化可的松或地塞米松静脉滴注。

【预防】 严格作好炊具、食具及食物的清洁卫生。禁食变质食物。食物应充分加热，烹调后不宜放置太久，凉拌菜需严格卫生操作。

三、蜡样芽胞杆菌食物中毒

蜡样芽胞杆菌食物中毒（*Bacillus cereus* food poisoning）是由进食含有蜡样芽胞杆菌所产生的肠毒素所致。污染的食物主要为含淀粉较多的各类食物。临床以呕吐、腹泻为主要特征。病情较轻，病程短，一般不超过12 h。

【病原学】 蜡样芽胞杆菌（*Bacillus cereus*）属于需氧杆菌，为革兰阳性粗大杆菌，大小为(3～5)μm×(1～1.2)μm，有芽胞，芽胞呈椭圆形，位于菌体中部或亚末端，无荚膜，有动力。其芽胞能耐高温，至少需100℃ 20 min以上才能杀死。该菌可分为耐寒菌属和嗜温菌属，但都可在适宜温度28～35℃大量繁殖，耐寒菌属可在4～7℃生长，但在43℃以上不可生长。

【流行病学】 蜡样芽胞杆菌分布广泛，存在于土壤、尘埃、水、草和腐物中。也存在人、畜肠道中，随粪便排出。据调查，健康成人粪便中蜡样杆菌检出率14%，食物检出率可达47.8%，生米中可达91%。如污染菌量小，则不足以致病。发生食物中毒，半数是进食存放过久的剩米饭所致，其次是被污染的蔬菜、牛奶、鱼、肉等所引起。发病率的高低与饮食卫生习惯和温度有关，主要在夏季发病。

【发病原理】 蜡样芽胞杆菌产生不耐热肠毒素，由溶血性毒素（Hbl）、非溶血性毒素（Nhe）和坏死性的溶血性蛋白cytK组成。能激活肠道上皮细胞内cAMP，使液体外渗，产生腹泻。有的菌株产生耐热的催吐毒素，引起呕吐。此毒素喂食猴子时仅产生催吐作用而无腹泻作用。产生这两种毒素的基因，可能由质粒或噬菌体携带，故可随质粒或噬菌体的丢失而丧失致病力。也有报道蜡样芽胞杆菌可以产生细胞毒素，使黏膜细胞产生病变。

【临床表现】 潜伏期长短不一，如摄入活菌为主，为食后6～14 h。骤起腹痛、腹泻、水样便，恶心、呕吐较少，少数患者有发热。如摄入细菌毒素为主者，潜伏期较短，为1～5 h，甚至可短到数十分钟，以呕吐为主，伴有腹痛。少数继以腹泻，无明显发热。多为自限性，持续4～24 h恢复。

【诊断】 凡进食剩饭或其他可疑食物6～14 h出现呕吐、腹痛、腹泻者，均应疑及蜡样芽胞杆菌食物中毒，确诊有赖从可疑食物及患者粪便中培养出蜡样芽胞杆菌。菌量应达到每克粪便含10^5或以上，始有诊断意义。其细菌应作血清型及生物型鉴定，并应进行肠毒素试验，确定有无致病力。

【治疗】 本病较轻，常为自限性疾病，故治疗主要根据病情对症处理，重症者可应用抗生素治疗。

【预防】 蜡样芽胞杆菌分布广泛，预防主要是防止食物中毒。不进食腐败变质的剩饭、剩菜。严格拌凉菜的卫生要求。食物应充分加热，不宜放置于室温太久。如不能立即食用，应尽快冷却，低温保存，食前再加温。

四、葡萄球菌食物中毒

葡萄球菌食物中毒（staphylococcal food poisoning）是进食被葡萄球菌产生的肠毒素污染的食物引起的。临床特征为急骤起病，剧烈呕吐、腹痛、腹泻等胃肠道症状，重者可导致失水、虚脱。多数患者经1～2 d症状消失，恢复较快。在美国，葡萄球菌食物中毒占食源性中毒的第2位。

【病原学】 葡萄球菌属细球菌科，为球形或椭圆形，革兰阳性，直径 0.5～1.2 μm，典型的排列呈葡萄串状，无鞭毛，大多数无荚膜，无芽胞，嗜盐生长。在固体琼脂培养基上孵育 24～48 h 后，菌落表面光滑、湿润、不透明，初为白色，后为金黄色。引起食物中毒仅限于产生肠毒素的金黄色葡萄球菌菌株。肠毒素是一种外毒素，为一组单股多肽，分子量为 27.5～30 kDa。该毒素对热稳定，100℃ 30 min 仅能杀灭金黄色葡萄球菌，而不能破坏肠毒素；并且对各种消化酶有抵抗力，但 pH 为 2 时，可被胃蛋白酶所破坏。该毒素有 8 个血清型，即 A、B、C_1、C_2、C_3、D、E 和 F。同一菌株能产生 2 型或以上的肠毒素，但常以一种类型毒素为主。A 型与 E 型，B 型与 C 型之间，分别有交叉免疫存在。各型肠毒素都可以引起食物中毒，但以 A 型、D 型肠毒素引起食物中毒最多见，B 型、C 型次之。肠毒素对人的中毒剂量一般认为是 20～25 μg。当葡萄球菌污染食物后，在氧气不充足的条件下，温度 20～30℃，经 4～5 h 繁殖，即产生大量的肠毒素。人若进食含有肠毒素的葡萄球菌污染的食物，即可发生食物中毒。

【流行病学】

1. 传染源 传染源主要为带菌者和患者。人群带菌者相当普遍，在一般人群中 20%～40%鼻咽部带有葡萄球菌，医务人员带菌率可高达 50%～70%。这些带菌者充当了葡萄球菌的储存宿主。有葡萄球菌皮肤化脓性感染和上呼吸道感染者是重要传染源。极少数被患葡萄球菌乳腺炎的乳牛的污染牛奶传染。

2. 传播途径 通过葡萄球菌污染的食物，如淀粉类（饭、粥、米面、糕点）、鱼、肉、乳制品等，致使该菌繁殖并产生大量肠毒素，引起传播。被污染的食物在外观、味道、气味方面与正常食物不易区别。

3. 人群易感性 各年龄、性别均易感。本病易发生于夏秋季，病愈后不获得明显的免疫力。

【发病机制和病理】 本病病程短暂，其胃肠道功能的变化是肠毒素对胃肠黏膜直接作用的结果，与葡萄球菌本身无关。从动物实验表面，静脉注射极少剂量肠毒素可致动物呕吐、腹泻、发热、低血压、心率加快、肺水肿等综合征。口服肠毒素 2 h 后，即出现急性胃肠炎症状，4～6 h 达高峰。其机制有人认为肠毒素是通过迷走神经和脊髓传入至呕吐中枢所致。但大多数认为主要是肠毒素作用于肠壁上皮细胞，并与其受体结合，激活肠上皮细胞膜上的腺苷酸环化酶，使胞质中的 ATP 脱去两个磷酸，转化为 cAMP。cAMP 量增加，促使胞质内蛋白质磷酸化过程，引起一系列酶促反应，抑制肠上皮细胞对钠、水的吸收，促进肠液与氯离子分泌，致消化道大量液体蓄积而引起吐泻症状。

由于本病很少致死，重症死亡尸检和动物实验观察可见胃和小肠黏膜充血、水肿，黏膜糜烂、出血、坏死，肠腔内充满气体和液体。部分病例尚见结肠炎症和出血；肝、肾、肺等内脏淤血性中毒性病变。

【临床表现】 潜伏期 2～5 h，极少超过 6 h。起病急骤，有恶心、呕吐，中上腹部痉挛性疼痛，继以腹泻。呕吐物可带胆汁、黏液和血丝，腹泻呈水样便或稀便，每日数次至数十次不等。重症可因剧烈吐泻引起脱水、肌肉痉挛和血压过低。体温大多正常或略高。绝大多数患者经数小时或 1～2 h 内迅速恢复。

【实验室检查】

1. 直接镜检 将可疑食物、呕吐物、粪便作涂片及革兰染色，在显微镜下，根据细菌形态、排列及染色特性检出葡萄球菌，一般要求超过其他菌数 25%，每克食物含菌达数亿，诊断即可成立。

2. 细菌培养 可疑食物、呕吐物或粪便经高盐血琼脂培养基或用氯化锂盐蛋黄培养。如未检出葡萄球菌，并不能否定诊断，因细菌在食物加热时葡萄球菌被杀灭，但肠毒素耐高温，未能破坏，仍能致病。

3. 毒素测定

（1）*动物实验* 取可疑食物或呕吐物接种肉汤培养基，孵育后取滤液注射猫腹腔，4 h 发生食物中毒症状，提示可能存在肠毒素。

（2）*血清学试验* 应用血清学直接检测食物浸出液、培养物或滤液等标本的肠毒素。①反向间接血凝法：用各型肠毒素的免疫球蛋白致酶鞣酸处理过的红细胞，后加入被检的含肠毒素的标本，经 1～2 h 血细胞凝集阳性，可作快速诊断。②免疫荧光法：用荧光素标记的抗毒素血清与葡萄球菌培养物或食物滤液进行混合，在荧光显微镜下，检查肠毒素。③放射免疫法：用 ^{125}I 标记的肠毒素通过放射免疫法检查肠毒素。④real - time PCR：定量、快速、灵敏度和特异性高。

【诊断】 根据进食可疑食物、同食者有发病史，结合潜伏期短、胃肠道症状持续时间短暂、无发热、恢复快等特征可得出初步诊断。如从患者呕吐物或粪便中分离出大量产毒的葡萄球菌或食物标本上证实含有大量能产生肠毒素的葡萄球菌，即可确诊。

【治疗】

1. 一般治疗 轻型患者不需要特殊治疗，能自愈。重者可用 1：5 000 高锰酸钾溶液洗胃，然后用蓖麻油 20 ml 导泻，以便除去未吸收的肠毒素及致病菌。

2. 对症及支持治疗 严重呕吐、腹泻者可用甲氧氯普胺 10 mg/次，肌内注射；亦可用氯丙嗪 25 mg/次，或阿托品 0.5 mg/次，肌内注射；同时补充水、电解质，保持水、电解质及酸、碱平衡。

3. 抗菌药物治疗 由于本病主要由肠毒素所引起，一般不需要用抗菌药物。严重感染者、有高热者可选用下列一种抗生素：苯唑西林、氯唑西林、头孢噻吩、头孢唑啉等。4～6 g/d，分 2 次或 3 次加入生理盐水 200 ml 稀释后静脉滴注。亦可选用喹诺酮类。如有条件者，可根据药敏试验，选用有效抗生素。

五、肉毒中毒

肉毒中毒(botulism)是由于进食含肉毒梭菌外毒素的食物而引起的急性中毒疾病。本病于1793年，在德国南部Wildbad首次发现，进食变质腊肠后而致病，取名为肉毒中毒。"botulus"是拉丁文腊肠之意。近年提出肉毒中毒有三种临床类型：食入性肉毒中毒、婴儿肉毒中毒、创伤性肉毒中毒和吸入性肉毒中毒。食入性肉毒中毒是最普遍的一种形式。临床上均以神经系统症状为主要临床表现，病死率高。不经治疗肉毒中毒的病死率高达50%～60%。

【病原学】 肉毒梭菌(*Clostridium botulinum*)于1897年在比利时一次食物中毒事件中由Van Ermengen首先分离出。菌体长2～4 μm、宽0.5～2 μm，菌体有4～8根鞭毛，能运动，无荚膜，在厌氧酸性环境中生长，容易形成芽胞。幼龄菌体革兰染色阳性，形成芽胞后的老龄菌体为阴性。本菌广泛存在于自然界中，以芽胞形式存在于土壤、蔬菜、水果、谷物中，亦可存在于动物粪便中。芽胞耐热性强，煮沸6 h仍具有活性，高压灭菌120℃需20 min才能被杀灭，干热180℃ 5～15 min才能被杀灭。对常用消毒剂不敏感，5%苯酚或20%甲醛溶液中24 h，10%盐酸溶液中1 h才能被杀灭。肉毒梭菌毒素为肉毒梭菌分泌的外毒素，其本质为多肽。根据外毒素抗原性的不同，目前分成A、B、C(Ca、Cb)、D、E、F、G 8个型。引起人患病的主要为A、B、E三型，食入性肉毒中毒是最普遍的一种形式。F型、G型偶有报告。C型、D型主要引起野生水鸟、牛、马、鸭、鸡和水豹发病，目前还没有人患病的报道。在已知的化学毒物和生物毒物中，肉毒梭菌毒素的毒性极强，对人的致死量约为1 μg，是一种嗜神经毒。对神经组织亲和力A型最强，E型次之，B型最弱。毒素对胃酸有抵抗力，但对热较敏感，80℃ 30 min或100℃10 min可破坏，pH＞7时亦可迅速分解，暴露于日光下迅速失去活力。在干燥、密封、阴暗常温条件下，毒素可保存多年。故被肉毒梭菌污染的罐头食品中的毒素，可在相当长的时间内保持其毒性。毒素及其经甲醛处理的类毒素具有抗原性，接种动物可产生抗毒血清，能中和同型毒素。

【流行病学】 肉毒中毒分布于世界各地，但各地区的毒型不同。北美常见A型，斯堪的纳维亚、日本、加拿大和前苏联以E型为主。B型主要分布于欧洲。我国在新疆常见A型，少数为B型。

1. 传染源 动物是主要传染源。肉毒梭菌主要寄生于食草动物的肠道，排出于土壤中能以芽胞保持相当长的时间，亦可附着于蔬菜、水果和谷物上。若上述食物或瓶装食品等受到污染时，在缺氧条件下大量繁殖，而且产生毒素。人食含有外毒素污染的食物后即可致病。但患者对周围人群无污染性。

2. 传播途径 食物传播为主要传播途径，国外60%的暴发系食入被污染的蔬菜引起的；25%来源于贮藏的鱼类和水果。国内报道多为肉毒梭菌污染的肉类、罐头食品经口入人体。亦可由肉毒梭菌污染面酱、臭豆腐、豆瓣酱、豆豉等所致。偶由肉毒梭菌芽胞污染创伤伤口，在人体内繁殖产生毒素而致病。吸入性肉毒毒素，国外报道认为系吸入含有肉毒毒素的气溶胶而引起。肠源性肉毒中毒包括婴儿肉毒中毒和成人肠道中毒。被肉毒梭菌污染的食品，被婴儿摄入胃肠后引起致病，称婴儿肉毒中毒。成人胃肠道手术后改变了胃肠道环境，肉毒梭菌在胃肠道定植而致病，称成人肠道肉毒中毒。

3. 人群易感性 肉毒中毒为单纯中毒性疾病，外毒素对人及动物均有高度致病性。男女、老幼对本病均有易感性。病后无持久免疫力。

【发病机制和病理】 人摄入被肉毒梭菌外毒素污染的食物，不能被胃酸和消化酶破坏。由于肉毒梭菌毒素在菌体内是以无毒性前体存在，受自身产生的激活酶作用变成有活性毒素，肠道胰蛋白酶有激活作用。肉毒梭菌外毒素在胃和小肠内被蛋白溶解酶分解成小分子后，吸收进入血循环，到达运动神经突触和胆碱能神经末梢。其作用分成为两个阶段，第一阶段，毒素与神经末梢表面部分可逆性结合，可被相应的抗毒素中和；第二阶段，毒素处于乙酰胆碱释放部位，邻近的受体发生不可逆性结合，从而抑制神经传导递质——乙酰胆碱的释放，使肌肉不能收缩，导致眼肌、咽肌及全身骨骼肌处于持续瘫痪状态。

肉毒中毒病理变化呈非特异性，病理改变不一定能反映出中毒程度。因为中毒越重，死亡越快，组织病变反而较轻。尸检偶尔发现脑神经核、脊髓前角退行性变，脑膜充血、水肿，肝、脾、肾及其他器官可见充血和小血栓形成。

婴儿肉毒中毒的发病年龄均小于6个月，其发病原理与上述不同。主要是婴儿食用的食品中测不出毒素，但患儿粪便可查到肉毒梭菌及其毒素。故提示可能由于食入肉毒梭菌芽胞或繁殖体，虽不含外毒素，但菌体在肠道繁殖产生外毒素，经肠黏膜吸收后出现症状。

【临床表现】 潜伏期长短与进入毒素量有关，可短至数小时，也可长达十余天，潜伏期愈短，病情愈重。但潜伏期长者也可呈重型，或者轻型起病，后发展为重型。

1. 一般表现 临床表现轻重不一，轻者仅轻微不适，无需治疗，重者可于24 h内致死。起病急骤，以中枢神经系统症状为主，早期有恶心、呕吐等症状，一般B型和E型比A型常见，继之出现头昏、头痛、全身不适、视力模糊、复视。当胆碱能神经的传递作用受损，可见便秘、尿潴留及唾液和泪液分泌减少。体检发现精神紧张、上眼睑下垂、眼外肌运动无力、眼球调节功能减退或消失。有些患者瞳孔两侧不等大、光反应迟钝。重者腭、舌、咽、呼吸肌呈对称性弛缓性轻瘫,出现咀嚼困难、吞咽困难、语言困难、呼吸困难等脑神经损害。四肢肌肉弛缓性轻瘫,表现为深腱反射可减弱或消失,但不出现病理反射,肢体瘫痪则少见,感觉正常,意识清楚。无继发感染者体温正常。肉毒中毒一旦出现症状,病情进展迅速,变化明显,重症可有呼吸衰竭、循环衰竭,或继发肺部感染,若抢救不及时可于2～3 d死亡。经过稳定期后,逐渐进入恢复期,大多于6～10 d而恢复,长者达1个月以上。一般呼吸、吞咽及语言困难先行缓解,随后瘫痪肢体的肌肉渐复原,视觉恢复较慢,有时需数月之久。

2. 婴儿肉毒中毒 年龄为4～26周,大多为混合喂养,也有单纯母乳喂养,初发症状为便秘、不吃奶、全身弛软、哭声低沉、颈软不能抬头,继而出现脑神经麻痹。病情进展迅猛,可因呼吸麻痹死亡。也有病情较轻者,仅有腹胀,或难以觉察的便秘、乏力。故应警惕漏诊或误诊。

3. 创伤性肉毒中毒 由伤口感染到出现中毒症状的潜伏期为10～14 d,表现与食物中毒型相同,但无恶心、呕吐等胃肠道症状,可以有发热、毒血症表现。

【实验室检查】

1. 病原学检查 将可疑食物、呕吐物或排泄物加热煮沸20 min后,接种血琼脂做厌氧菌培养,检出致病菌。

2. 毒素试验

(1) *动物实验* 包括筛选试验,数量有限的样本稀释注入动物后观察动物48 h生存情况。将检查标本浸出液饲养动物,或作豚鼠、小白鼠腹腔注射,同时设对照组,以加热80℃ 30 min处理的标本或加注混合型肉毒抗毒素于标本中,如试验组动物发生肢体麻痹死亡,而对照组无,则本病的诊断即可成立。

(2) *中和试验* 将各型抗毒素血清0.5 ml注射小白鼠腹腔内,随后接种标本0.5 ml,同时设对照组,从而判断毒素和定型。

(3) *禽眼接种试验* 将含有毒素的浸出液,视禽类大小,采用0.1～0.3 ml不等注入家禽眼内角下方眼睑皮下,出现眼睑闭合,或出现麻痹性瘫痪和呼吸困难,经数十分钟至数小时死亡,可作为快速诊断。

3. 肌电图检查 有肌纤维颤动,单次刺激反应降低,多次反复刺激电势反而增高,有短持续期小波幅多相运动、电势增高等特点,有助于本病诊断。

4. 酶联免疫吸附试验(ELISA)-酶联凝固试验(ELCA) 亲和纯化的多克隆抗体的应用可以减少不同血清之间的交叉反应,提高试验的敏感性,检测时间缩短为6 h左右,已经成功地用于毒素的检测。

5. 免疫聚合酶链反应 免疫聚合酶链反应(immuno-PCR)检测快速、灵敏度高,但是假阳性率较高。

【诊断和鉴别诊断】

1. 诊断 根据特殊饮食史及同餐者发病情况,结合临床表现如咽干、便秘、视力模糊和中枢神经系统损害等症状和体征,一般不难得出诊断,检出细菌仅能作为辅助依据,其目的在于通过培养检出毒素而获确诊。

婴儿肉毒中毒的确诊主要依据检测患儿粪便中肉毒梭菌或肉毒梭菌毒素,因血中毒素可能已被结合而不易检出。创伤性肉毒中毒,主要检测伤口肉毒梭菌或血清中毒素。

2. 鉴别诊断 早期由于咽干、红、痛,应与咽炎鉴别;呕吐、腹痛、便秘,应与肠梗阻、肠麻痹相鉴别;黏膜干燥、瞳孔扩大应与阿托品或曼陀罗中毒相鉴别;还需与河豚鱼或草蕈所致的食物中毒鉴别,这两种生物性食物中毒亦可产生神经麻痹症状,但河豚鱼中毒轻者为指端麻木,重者则为四肢瘫痪;明显无力及瘫痪需与多发性神经炎、重症肌无力、白喉后神经麻痹、脊髓灰白质炎等相鉴别。

【治疗】

1. 一般治疗

(1) *清除胃肠内毒素* 由于肉毒梭菌外毒素在碱性液中易破坏,在氧化剂作用下毒性减弱,故确诊或疑似肉毒中毒时,可用5%碳酸氢钠或1∶4 000高锰酸钾溶液洗胃,清除摄入的毒素。对没有肠麻痹者,可应用导泻剂和灌肠排除肠内未吸收的毒素,但不宜使用枸橼酸镁和硫酸镁。因镁可加强肉毒梭菌毒素引起神经肌肉阻滞作用。

(2) *对症治疗* 加强护理,密切观察病情变化,呼吸道有分泌物不能自行排除者,应予定期吸痰,必要时选择气管切开。一旦发生呼吸衰竭,应尽早使用人工呼吸器辅助呼吸,对较轻的病例可作气管插管。对严重肠梗阻患者应用鼻胃管胃肠减压。有尿潴留者应给予持续导尿。

(3) *补充液体及营养* 有吞咽困难者应予鼻饲饮食或者静脉滴注每日必需的液体、电解质及其他营养。

2. 抗毒素治疗 精制肉毒抗毒血清可中和体液中的毒素。一般主张早期、足量使用。在毒型未能鉴定之前应给予多价抗毒素(A、B、E混合三联抗毒素)5万～10万U,一次肌内或静脉注射,6 h后重复给药。重症病例,减量或停药均不宜过早,必须在脑神经损害征象、肌力均恢复正常后才能停药。抗毒素不能扭转已经形成的麻痹,但尽早使用可以中和抗体,抑制病情的发展。当毒素型别明确时,应采用同型抗毒素血清注射。抗毒素血清注射前,应作皮内过敏试验,如为阳性,必须由小剂量开始、逐步加量脱敏注射,直到病情缓解为止。

婴儿肉毒中毒的治疗,由于患儿血中很少有毒素,故一般不建议使用抗毒素,主要采取对症治疗。近来有人主张大剂量青霉素,可减少肠道内肉毒梭菌外毒素的产生和吸收。

3. 其他治疗 盐酸胍啶有促进周围神经释放乙酰胆碱作用，故认为对神经瘫痪和呼吸功能有改进作用，剂量为 15～50 mg/(kg·d)，可经鼻饲给予，不良反应有胃肠反应、麻木感、肌痉挛、心律不齐等。抗生素仅适用于有并发感染者。

【预后】 本病病死率高，A 型为 60%～70%，B 型 10%～30%，E 型 30%～50%。E 型死亡较快。近年来由于早期使用抗毒血清，A 型病死率已降至 10%～25%，B 型为 1.5%左右。

【预防】 ①严格执行食品管理法，对罐头食品、火腿、腌制食品的制作和保存应进行卫生检查，对腌鱼、咸肉、腊肠必须蒸透、煮透、炒透才能进食，罐头食品顶部膨出现象或有变质者均应禁止出售。②禁止食用腐败变质的食物。③同食者发生肉毒中毒，未发病者可考虑给以多价血清 1 000～2 000 U 作预防，并进行观察，生活中必须经常食用罐头者，可用肉毒梭菌类毒素预防注射，1 ml/次，皮下注射，1 次/周，共注射 3 次。④战时，敌人可能散布肉毒毒素气溶胶或肉毒毒素结晶污染水源，必要时对有关人员应进行自动免疫。

参考文献

[1] 孙建军，卢洪洲. 细菌性食物中毒[M]. 世界感染杂志，2007，7：6.

[2] Su Y C, Liu CC. Vibrio parahaemolyticus: a concern of seafood safety[J]. Food Microbiology, 2007, 24: 549 - 558.

[3] Sandrine Auger, Nathalie Galleron. The genetically remote pathogenic strain NVH391 - 98 of the bacillus cereus group is representative of a cluster of thermophilic strains [J]. Applied and Environmental Microbiology, 2008, 74 (4): 1276 - 1280.

[4] Lee, Young Duck. Expression of enterotoxin genes in *Staphylococcus aureus* isolate based on mRNA analysis[J]. Microbiol. Biotechnol, 2007, 17(3): 461 - 467.

[5] 李毅. 金黄色葡萄球菌及其肠毒素研究进展[J]. 中国卫生检验杂志，2004，14：4.

[6] 陈晓香，邱泽武. 肉毒中毒的诊断与治疗[J]. Chinese General Practice, 2008, 11(10B).

[7] Lotte P. Stenfors Arnesen, Annette Fagerlund, Per Einar Granum. Fromsoil to gut: bacillus cereus and its food poisoning toxins[J]. FEMS Microbiol Rev, 2008, 32: 579 - 606.

[8] R. J. Murray. Recognition and management of *Staphylococcus aureus* toxin-mediated disease [J]. Internal Medicine Journal, 2005, 35: 106 - 119.

[9] Shuowei Cai, Bal Ram Singh. Botulism diagnostics: from clinical symptoms to in vitro assays[J]. Critical Reviews in Microbiology, 2007, 33: 109 - 125.

第二十二节 变形杆菌感染

李 刚

变形杆菌广泛存在于水、土壤腐败的有机物以及人和动物的肠道中，为条件致病菌，多为继发感染，如慢性中耳炎、创伤感染等，也可引起尿路感染、膀胱炎、婴儿腹泻、食物中毒等。

【病原学】 变形杆菌属(*Proteus*)是肠杆菌科的革兰阴性杆菌，呈多形性，无芽胞，无荚膜，四周有鞭毛，运动活泼。在普通琼脂糖培养基上生长，繁殖迅速，呈扩散生长，形成迁徙生长现象。若在培养基中加入 0.1%苯酚或 0.4%硼酸可以抑制其扩散生长，形成一般的单个菌落。在血琼脂平板上有溶血现象。该菌可产生尿素酶，分解尿素，发酵葡萄糖产酸产气，它们不能使乳糖发酵但能使苯丙氨酸迅速脱氨产生硫化氢。其抗原结构有 O 抗原及 H 抗原两种。此属细菌 X_{19}、X_K、X_2 的菌体抗原与某些立克次体的部分抗原有交叉，能发生交叉凝集反应，可替代立克次体抗原与患者血清作凝集反应，此反应称为外-斐试验(Weil - Felix test)，用于某些立克次体病的辅助诊断。根据菌体抗原分群，再以鞭毛抗原分型。该菌属有 4 个种：包括普通变形杆菌(*P. vulgaris*)、奇异变形杆菌(*P. mirabilis*)、产黏变形杆菌(*P. myxofaciens*)、潘氏变形杆菌(*P. penneri*)。其中普通变形杆菌又分成生物 2 群和 3 群两个生物群。

【流行病学】 变形杆菌属为腐败菌，在自然界广泛存在于土壤、污水、植物、人和动物肠道中，也常见于浅表伤口、耳部的引流脓液和痰液中，特别可见于正常菌群被抗生素消灭的患者中。这些细菌可引起深部感染(特别是耳内、乳突窦、腹腔和慢性尿路感染或肾、膀胱结石患者的尿路)和菌血症。健康人变形杆菌带菌率为 1.3%～10.4%，腹泻患者为 13.3%～52%，动物为 0.9%～62.7%。因此，食品受到污染的机会很多，食品中的变形杆菌主要来自外界的污染。此菌在食物中能产生肠毒素。致病食物以鱼蟹类为多，尤其以赤身青皮鱼最多见。近年来，变形杆菌食物中毒有相对增多趋势。变形杆菌对外界适应力强，营养要求低，生长繁殖较迅速。在鱼、蟹类及肉类污染率较高，在蔬菜中也能大量繁殖。食品感染率的高低与食品新鲜程度、运输和保藏时的卫生状况有密切关系。此外，苍蝇、蟑螂、餐具与手也可作为传播媒介。本病多发生在夏季，可引起集体暴发流行。发病者以儿童、青年较多。

【发病机制和病理】 本病发病与否及病情轻重与摄入的细菌数量及人体防御能力等因素有关。变形杆菌可产生一种细胞结合溶血因子，它促进细菌进入细胞。有的菌株能产生α溶血素，具有细胞毒作用。摩根变形杆菌具有组氨脱羧酶，可使蛋白质中的组氨酸脱羧成组胺，成人每千克体重摄入1.5 mg组胺时，可发生过敏型组胺中毒。机体的状况对是否发病也起着重要作用，如恶性肿瘤、严重慢性疾病、长期使用激素、反复化疗放疗等均可降低机体对各种感染的抵抗力，而发生变形杆菌感染。

【临床表现】

1. 食物中毒 ①急性胃肠炎型：潜伏期一般为10～12 h，主要表现为恶心、呕吐、头晕、头痛、乏力、阵发性剧烈腹痛、腹泻、水样便伴有黏液，有恶臭，每日十余次。体温一般在39℃以下，病程1～2 d，也有3～4 d者。预后一般良好。②过敏型：潜伏期短，一般为0.5～2 h，主要表现为面部和上身皮肤潮红，荨麻疹，头晕，头痛。病程为1～2 d。③混合型：上述两型症状同时存在。

2. 泌尿道感染 本菌是泌尿道感染的常见病原菌，多见于慢性菌尿症患者，且多有阻塞性尿道疾病、应用器械检查和反复化疗放疗的病史。

3. 皮肤感染 常引起手术切口感染。灼伤、静脉曲张的溃疡和褥疮患者常有本菌的感染，并伴有其他革兰阴性杆菌和葡萄球菌的混合感染。

4. 耳和乳突窦感染 引起中耳炎和乳突炎。奇异变形杆菌感染造成中耳和乳突窦的广泛性破坏和恶臭性耳漏，造成胆脂瘤和肉芽组织，并在中耳、内耳和乳突部造成慢性感染窦，继而发生耳聋。感染还可向颅内扩展，导致横窦血栓形成、脑膜炎、脑脓肿和菌血症。

5. 眼部感染 常继发于眼部创伤，可引起角膜溃疡，严重时可造成全眼球炎和眼球破坏。

6. 腹膜炎 当内脏穿孔或肠系膜动脉栓塞时，本菌作为肠道正常菌群可引起腹膜炎。

7. 菌血症 原发灶75%在泌尿道，其他如在胆道、胃肠道、耳和乳突窦及皮肤等。表现为寒战、高热、休克和转移性脓肿。

【实验室检查】

1. 分离培养 血液标本先用肉汤增菌培养，尿液、各种体液、脓、痰和分泌物标本接种血琼脂平板，粪便和可疑食物(磨碎后)接种SS平板或MAC平板，35～37℃孵育18～24 h后挑选可疑菌落(在平板上迁徙生长，在肠道选择培养基上乳糖不发酵，在SS平板上产硫化氢者有黑色中心)。

2. 初步鉴定 根据氧化酶阴性，脲酶阳性，苯丙氨酸脱氨酶阳性，KIA：KA(＋＋)可初步鉴定为变形杆菌属。

3. 最后鉴定 根据生化反应作出判断(表6-22-1)。

表6-22-1 变形杆菌属种间鉴别

生化反应	奇异变形杆菌	产黏变形杆菌	潘氏变形杆菌	普通变形杆菌	
				生物2群	生物3群
吲哚	－	－	－	＋	＋
鸟氨酸脱羧酶	＋	－	－	－	－
七叶苷水解	－	－	－	＋	－
麦芽糖发酵	－	＋	＋	＋	＋
木糖发酵	＋	－	＋	＋	＋
水杨苷发酵	－	－	－	＋	－
对氯霉素敏感性	S	S	R	V	S

注：S为敏感>14 mm；R为耐药；V为不定。

【诊断和鉴别诊断】 根据病史，临床表现及实验室检查综合分析可确定诊断。与其他肠杆菌科的细菌感染不易鉴别，明确诊断需依赖病原学检查。

【治疗】 所有培养阳性的变形杆菌属菌株均需做抗生素敏感性试验以正确选用抗生素。奇异变形杆菌往往对氨苄西林、羧苄西林、替卡西林、哌拉西林、头孢菌素类和氨基糖苷类敏感。其他菌种的耐药性较强，但一般对后三种青霉素(除氨苄西林外)和庆大霉素、妥布霉素、阿米卡星敏感。

1. 奇异变形杆菌感染 推荐使用氨苄西林，也可用复方磺胺甲噁唑、喹诺酮类药物(环丙沙星等)或呋喃妥因。

2. 其他菌种引起的感染 ①急性胃肠炎型泌尿道感染：推荐使用喹诺酮类药物(环丙沙星等)、复方磺胺甲噁唑或呋喃妥因。②严重的全身感染：推荐使用第二、第三代头孢菌素(如头孢呋辛、头孢他啶等)加减氨基糖苷类抗生素(如庆大霉素、妥布霉素等)，也可用β内酰胺类抗生素、氨曲南或亚胺培南/西拉司丁加减氨基糖苷类抗生素。

3. 食物中毒

(1) *急性胃肠炎型* ①对症治疗：该病大多为自限性，1～2 d内能自行恢复。如吐泻严重，可给予补液及解痉剂。②抗菌药物治疗：对重症者可选用喹诺酮类药物如诺氟沙星0.2 g，每日4次，或用氯霉素0.25～0.5 g，每日4次。

(2) *过敏型* 以抗组胺疗法为主，可选用氯苯那敏(扑尔敏)4 mg，每日3次。严重者应用氢化可的松或地塞米松静脉滴注。

【预防】 搞好公共卫生，注意饮食卫生管理，禁止出售变质食物。提高人群免疫力，积极治疗慢性病。

加强医院环境管理，严格执行医疗无菌操作规范，有效防止医院内感染。

参考文献

[1] 彭文伟.现代感染性疾病和传染病学[M].北京：科学出版社，2000：1114－1118.

[2] Ronald A. The etiology of urinary tract infection: traditional and emerging pathogens[J]. Am J Med, 2002, 113(1A): 14S－19S.

[3] Ronald A. The etiology of urinary tract infection: traditional and emerging pathogens[J]. Dis Mon, 2003,49(2):71－82.

第二十三节 兔热病

翁心华

兔热病[rabbit fever(tularemia)]是土拉热弗朗西杆菌(*Francisella tularensis*)所致的急性传染病，其临床症状因不同类型而异，主要有发热、皮肤溃疡、局部淋巴结肿大、呼吸道症状、眼结膜充血和溃疡及毒血症等。国内西藏、青海、内蒙古、黑龙江、山东等地均有本病存在。

【病原学】 土拉热弗朗西杆菌(简称土拉热杆菌)是一多形、微小的革兰阴性球杆菌，无芽胞和动力，在组织内可见到菌体外有荚膜。该菌在一般培养基上不易生长，在含血清-葡萄糖-半胱氨酸的培养基或血清-卵黄培养基中生长良好。与布鲁菌相似，本菌对热和普通化学消毒剂均很敏感，对低温的耐受性则较强，在4℃水和潮湿土壤中能保存活力及毒力4个月以上。该菌具有内毒素，对一般实验动物均具有致病力，根据对家兔的不同毒力和分解甘油的性能，可分为两个地理变种：①A型，也称美洲变种(*Francisella tularensis* nearctica)，见于啮齿类动物及吸血蜱中，毒力强，能分解甘油，瓜氨酸酰脲酶阳性。②B型，也称欧亚变种(*Francisella tularensis* palaearctica)，见于水及水生动物中，毒力较弱，不分解甘油，瓜氨酸酰脲酶阴性。国内各地所获菌株均属欧亚变种。本菌具有多糖抗原、细胞壁及包膜抗原、蛋白抗原等3种抗原。多糖抗原引起速发型变态反应，而细胞壁及包膜抗原有免疫性及内毒素作用。蛋白抗原则引起迟发型变态反应。

【流行病学】

1. 传染源 本病是一种自然疫源性疾病，自然界带菌的动物很多，如野兔、鼠类、河狸、鹿、羊、牛、鸟、鱼等百余种动物均发现有带菌的情况，但绝大多数地区的主要传染源是野兔，其次是山鼠、田鼠和羊。人传人则未见报道。

2. 传播途径 传播途径主要有以下几条：①直接接触。狩猎野兔，剥皮割肉，或接触病死动物的血、肉、排泄物，病菌通过皮肤、黏膜、结膜而侵入人体。②吸血昆虫叮咬，或昆虫压碎后体液沾染皮肤及黏膜而受染。作为媒介的吸血昆虫有蜱(主要为矩头蜱)、蚊(伊蚊)、蚋、斑虻、家蝇等。③吃了未煮熟的含菌兔肉或为鼠粪污染的食物和饮水而受染。④病鼠的排泄物使草垛带菌，农民打谷、簸扬、运送干草引起尘土飞扬而病菌吸入或自眼结膜及皮肤创口侵入，50个菌即可引起感染。

3. 易感人群 男性成人的发病率较高(约占总数的2/3)。猎民、屠宰工人、肉类皮毛加工厂工人、农民、牧民、实验室工作人员等因接触机会较多，故发病率也高。一次得病有持久的免疫力，偶见再感染者。流行区的隐性感染者较多，血清免疫学或皮内试验证明，感染率平均为10%。

【发病机制和病理】 病原菌自皮肤破损处侵入人体后，细菌即循淋巴管侵入附近淋巴结，并引起炎症。土拉热杆菌属细胞内生长菌，细菌被吞噬细胞吞噬后，不一定被杀灭，且可从淋巴结中逸出，进入血液循环而引起菌血症，并侵入全身脏器，其中肝、脾、深部淋巴结、骨髓等网状内皮系统摄菌尤多。

原发性淋巴结病变呈充血、肿胀、组织增生，病灶中心有坏死和化脓。肝、脾与淋巴结(继发性)中有结核性肉芽肿，具一定特征性。肉芽肿无出血，是与鼠疫区别的重要标志。病原菌由呼吸道吸入后，可被肺泡内的巨噬细胞所吞噬，若在肺泡内不被消灭，则病原菌繁殖，周围可出现炎症反应，伴肺泡壁坏死，纵隔淋巴结常肿大。肉眼可见散在的斑片状支气管肺炎，某些可相互融合。肺内结核样肉芽肿的形成较其他部位为少。

土拉热杆菌所导致的人体免疫主要是细胞免疫，在感染后2～4周形成。近来认为中性粒细胞仍甚重要，该细胞对土拉热杆菌成为“细胞内生长菌”有阻碍作用。

【临床表现】 潜伏期1～10 d，一般为3～4 d。起病大多急骤，高热可达39～40℃以上，伴寒战及毒血症症状如头痛、肌肉酸痛、出汗、明显乏力等。热型多呈持续型,少数呈弛张或间歇型,未治疗者热程可持续1～3周,甚至可迁延数月,恢复期遥长。由于入侵途径较多和受侵脏器轻重不一,故临床表现呈多样化。

1. 溃疡腺型和腺型 前者多见,占75%～85%,因节肢动物叮咬或处理染菌动物皮毛而得病。病原菌侵入后1～2 d,局部皮肤出现丘疹,继而化脓、坏死,中心脱落而形成溃疡,边缘隆起有硬结感;周围红肿不著,伴一定程度的疼痛,有时覆以黑痂。附近淋巴结肿大可以较早出现,多位于腹股沟及腋下,疼痛明显,但一般可在1～2个月内自行消退。腺型患者仅出现上述淋巴结的病变,而无皮肤损害。

2. 肺型 表现为上呼吸道卡他症状,咳嗽少痰,胸骨后感钝痛,咯血少见。肺部仅可闻及少许干性啰音。X线示支气管肺炎,偶见肺脓肿、肺坏疽或空洞,肺门淋巴结每有肿大。胸膜常受累,渗出液以单核细胞为主,轻症患者的病程可长达1个月以上,重症患者可伴严重毒血症、感染性休克及呼吸困难等。

3. 胃肠型 病菌由小肠进入体内,临床表现为腹部阵发性钝痛,伴呕吐和腹泻,偶可引起腹膜炎、呕血、黑粪等。肠系膜淋巴结每有肿大,并有压痛。本型毒血症症状较显著。

4. 伤寒型或中毒型 可能为大量毒力较强的菌株侵入人体而引起,一般无局部病灶或淋巴结明显肿大。起病急,体温迅速升达40℃以上,伴寒战、剧烈头痛、肌肉及关节显著疼痛、大汗、呕吐等。热常呈马鞍形,热程10～15 d。肝脾多肿大,偶有皮疹。30%～80%患者继发肺炎,偶可并发脑膜炎、骨髓炎、心包炎、心内膜炎、腹膜炎等。本型较少见,占病例总数10%以下。

5. 眼腺型 眼部受染后表现为眼结膜高度充血、流泪、怕光、疼痛、眼睑水肿等,并有脓性分泌物排出,一般为单侧。结膜上可见黄色小结节和坏死性小溃疡。角膜上可出现溃疡,继以瘢痕形成,导致失明。附近淋巴结肿大或化脓,全身毒血症症状每较重,病程3周至3个月不等。本型占病例总数1%～2%。

6. 咽腺型 病菌经口进入后被局限于咽部,扁桃体和周围组织水肿、充血,并有小溃疡形成,偶见灰白色坏死膜。咽部疼痛不著,颈及颌下淋巴结肿大,伴压痛,一般为单侧。溃疡也可出现于口腔硬腭上。

【诊断】 流行病学资料,尤其是与野兔的接触史以及相关职业对诊断有重要价值;昆虫叮咬史也很重要。皮肤溃疡、单侧淋巴结肿大、眼结膜充血和溃疡也具诊断价值。确诊有赖于细菌的分离或特异性免疫检查的结果。

病原检查可取局部病灶分泌液、淋巴结穿刺液、脓性分泌物、血液等接种于特殊培养基上,以分离致病菌。上述标本也可接种于豚鼠等的腹腔内,动物于5～10 d内死亡,从内脏可分离出病原菌。

免疫学试验常用的有:①凝集试验,应用最为普遍,多采用试管法。凝集素出现于病程第2～3周,第2～3个月效价最高,可达1∶1 280以上,以后渐降,维持1∶20～1∶80滴度,于数年内消失。效价≥1∶160时提示近期感染,但不能除外以往有过感染。接种菌苗后凝集效价也见升高。②ELISA可用于测定抗原或抗体。③荧光抗体试验:特异性和灵敏性均较高,可用作早期快速诊断之用。④皮内试验:与结核菌素、布鲁菌素等皮内试验的原理相同,均为迟发型变态反应。本试验灵敏性和特异性都很高,操作简便,阳性结果出现早,病程第1～2周的阳性率分别为30%和95%。一年内可持续阳性,用于流行病学调查或临床诊断,但不能除外以往患过本病的可能性。

分子生物学方法常用的是利用16S核糖体RNA进行PCR检测,也可采用检测土拉热杆菌17 kDa脂蛋白基因片段的方法,敏感性较高。

【预后】 未经抗菌药物治疗的溃疡腺型病死率约为5%,伤寒中毒型伴发肺炎者约30%。经特效治疗后已很少死亡,病死率不足1%。

【治疗】

1. 一般疗法和对症疗法 饮食应含足量热量和适量蛋白质。局部溃疡无需特殊处理,肿大淋巴结若无脓肿形成,不可切开引流,宜用饱和硫酸镁溶液作局部湿敷。

2. 病原治疗 土拉热杆菌对多西环素、环丙沙星、氨基糖苷类、四环素类、氯霉素等均很敏感。临床实践以多西环素和环丙沙星应用为最多,疗效也较好,多西环素的剂量为100 mg,每日2次口服,疗程14 d。环丙沙星的剂量为500 mg口服,每日2次,疗程14 d。链霉素亦常用,剂量为每日1 g,分2次肌注,疗程7～10 d。给药后病情于24 h内即有显著好转,48 h内可退热,很少复发。复发再治疗仍有效。

四环素和氯霉素的疗效亦佳,可迅速缓解症状,唯复发率较链霉素为高。四环素的成人剂量为每日2 g,分3～4次口服,疗程10～14 d。氯霉素的疗效亦佳,合并脑膜炎者更有应用指征,每日剂量为50 mg/kg,成人为1.5～2 g,以静脉给药为宜,疗程10～14 d,但复发率可达20%。

临床常用的β内酰胺类抗生素对本病无效;大环内酯类以及碳青霉烯类抗生素虽有体外抗土拉热杆菌的作用,但临床治疗价值仍有待证实。

【预防】 应强调个人防护,预防接种尤为重要。一般采用减毒活菌苗皮上划痕法,疫区居民应普遍接种,每5年复种1次,每次均为0.1 ml,可取得较好的预防效果。也有采用口服减毒活疫苗及气溶胶吸入法者。

疫区居民应避免被蜱、蚊或蚋叮咬,在蜱多地区工作时宜穿紧身衣,两袖束紧,裤脚塞入长靴内。剥野兔皮时应戴手套，兔肉必须充分煮熟。妥善保藏饮食，防止为鼠排泄物所污染，饮水需煮沸。实验室工作者需防止染菌器皿、培养物等沾污皮肤或黏膜。

应结合疫区具体情况开垦荒地、改进农业管理，以改变环境，从而减少啮齿类动物和媒介节肢动物的繁殖。

患者宜予隔离，对患者排泄物、脓液等进行常规消毒。

参考文献

[1] Hornick R. Tularemia revisited[J]. N Engl J Med, 2001, 345(22):1637-1639.

[2] Mitchell CL, Penn RL. *Francisella tularensis* (tularemia) as an agent of bioterrorism[M]// Mandell, Douglas, Bennett. Principle and practice of infectious diseases. Pennsylvania: Elsevier Churchill Livingstone, 2005.

[3] Hepburn MJ, Simpson AJ. Tularemia: current diagnosis and treatment options[J]. Expert Rev Anti Infect Ther, 2008, 6(2):231-240.

第二十四节 军团菌感染

黄文祥

军团菌感染(legionellosis)是军团杆菌所引起的以肺炎为主的感染，又称为军团病(legionella disease)。病原菌主要来自污染的水源，自呼吸道侵入。此外，致病菌尚可能引起另一种以发热、头痛、肌痛为主的临床类型，病情较轻，称为庞提阿克热(Pontiac fever)。

1976 年美国宾夕法尼亚州退伍军人军团在费城一个旅馆开会，约 4 400 名代表及家属中共有 221 人相继发生肺炎，其中 34 人死亡。军团病由此而得名。6 个月后分离并鉴定出病原体同一种过去未曾加以分类的细菌，遂命名为嗜肺军团菌。以后的回顾性研究发现军团病在 1957 年就已有流行发生，而致病菌则在 1943 年即被分离。

【病原学】 根据细胞壁组成、生化反应和 DNA 杂交研究，军团杆菌和过去已知的病原菌无关，故构成单独一个科。军团菌科(Legionellaceae)仅有一个属，即军团菌属(*Legionella*)。该属至目前已发现 50 个种，70 个血清型，其中约 20 种自患者分离(表 6-24-1)；其余则自环境分离。我国已定型者有 Lp1～Lp14 和 *P. micdadei*。引起疾病者主要是嗜肺军团菌(*L. pneumophila*, Lp)和 *P. micdadei*；嗜肺军团菌有 16 个血清型，70%～90%属血清Ⅰ型。

表 6-24-1 引起人类疾病的军团病的军团菌科(军团菌属)

种 名	曾用名	血清群	引起的疾病	
			军团病	庞提阿克热
L. pneumophila	OLDA	14	+	+
L. micdadei	Tatlock, HEBA, PPA	1	+	
L. bozemanii	WIGA, MI-15	2	+	
L. dumoffii	NT-23, TEX-KL	1	+	
L. gormanii	LS-13	1	+	
L. longbeachae		2	+	
L. jordanis		1	+	感染的血清学依据
L. wadsworthii		1	+	
L. feeleii		2		+
L. hockeliae		2	+	
L. maceachernii		1	+	
L. cincinnatiensis		1	+	
L. birminghamensis		1	+	

军团杆菌为革兰阴性杆菌，(0.3～0.9)μm×(2～4)μm，偶见丝状体，有鞭毛，多数为 1 根，位于顶端，需氧，有动力。病菌在普通培养基中不生长。最适宜的培养基为活性炭-酵母浸出液琼脂(BCYE)。菌落于

2～4 d后生长，1～2 mm 直径，平或微凸，边缘整齐。在F-G(Feeley-Garman)琼脂培养基中，3～5 d培养可见针尖大小菌落，在紫外线照射下可发出黄色荧光。多数菌种过氧化氢酶弱阳性，硝酸盐酶和尿素酶阴性，仅利用淀粉而不利用其他糖类。生化鉴定一般对鉴定本菌用处不大，常以生长和形态为基础，最后作血清学鉴定。本菌的胞壁含有14～17个碳的支链脂肪酸，和其他细菌不同，可用气相色谱仪检测。军团菌可产生多种酶和毒素，包括蛋白酶、磷酸脂酶、脱氧核糖核酸酶、β内酰胺酶，以及细胞毒素，可能与毒力有关。本菌有内毒素，其结构和其他革兰阴性杆菌略有不同。细菌在自然环境中生活在淡水中、生物膜上，在蒸馏水中可存活2～4个月，河水中3个月，在自来水中存活1年左右。军团菌的生长可得到一些自由生活原虫的支持，或在其体内寄生，如阿米巴。原虫和军团菌相互作用，且原虫可改变军团菌的毒力。

【流行病学】 本病在全世界各地均存在，但主要在发达国家流行。1982年，我国南京首次证实了军团病；除西藏自治区外所有的省、市、自治区均有军团病报道。1985～2005年，国内正式报道13起不同规模的流行，其中10起由嗜肺军团菌引起。此外，还有很多散发病例报道，一年四季均可发生，但暴发流行大多见于夏秋季。受同一来源的病菌侵袭后，1%～5%受袭者发病。散发病例占全部肺炎病例的3%～4%。40岁以上中年和老年人易于发病，但婴幼儿亦可发生。男性明显多于女性。吸烟者、慢性肺部和心脏疾病、肾上腺皮质激素的应用、糖尿病、恶性肿瘤、器官移植、放射治疗、慢性酒精中毒等均是本病的主要诱因。因此本病常为一种机会性感染。

根据传播特点可将军团病分为以下几种：①医院获得性感染：多数院内军团病患者是由于其他疾病而住院治疗的患者，这些患者在自身免疫力低下的情况下受到军团菌感染而并发军团病。②社区获得性感染：在日常生活环境和公共场所中受到军团菌感染而致病的情况也比较多见。③旅行获得性感染：患者患病前10 d内离家至少一个晚上，可能是在宾馆、饭店、车船、营地等环境中获得感染。此类感染目前日渐增多，欧洲旅行获得性军团病监测网1996年报道旅行获得性军团病占军团病的16%。④职业获得性感染：某些特殊职业使得工作人员在作业中接触军团菌污染源的机会较高，而逐渐感染军团病。此类报道虽少，但涉及特殊职业及其特殊的劳动保护。⑤办公室获得性感染：此类感染近年在城市中越来越普遍，与职业无关，感染者通常为在密闭、通风不良的空调办公室中工作的员工。

虽然军团菌生活在水中，但是人们不会由于饮用了含有军团菌的水而感染。军团菌感染的主要途径是经呼吸道感染。军团菌的菌体微小，人在正常呼吸时，会将空气中含有军团菌的气溶胶同时吸入呼吸道内，导致军团病。气溶胶是军团菌传播、传染的重要载体。供水系统可通过水龙头、淋浴、涡流浴、泡泡浴、人工喷泉等方式形成气溶胶。水龙头和淋浴是院内军团菌感染的主要气溶胶形成动因。冷却塔和空调系统的空调风机可将冷却水或冷凝水吹到空气中，形成气溶胶。目前生活中能够形成气溶胶的其他设施和环境条件还有空气加湿器、温泉、玻璃窗防凝喷雾剂、蒸汽熨斗以及多雾的天气等。

办公室获得性感染的污染源多为冷却塔和空调系统；医院获得性感染的污染源多为供水系统、呼吸治疗器、超声波加湿器等。在开挖土壤的工地附近亦可有军团病暴发流行。但人与人之间的传播则未见报道，散发病例的周围亦无继发病例。我国血清流行病学调查结果表明：不同地区的人群中抗体水平存在差异，人群中可能存在军团菌隐性感染和亚临床感染。北京、上海、广西、山东等地均曾对不同人群军团菌抗体水平进行检测，检测结果表明：我国人群中军团菌感染普遍存在，不同地区军团菌抗体阳性率从0.15%～35.80%不等，且不同地区不同人群抗体阳性率不同，宾馆、商场等集中空调使用单位从业人员的军团菌抗体阳性率显著高于对照人群，已经对该行业的从业人员构成了潜在威胁。

【发病机制和病理】 Lp对人体的损害可分为间接损害作用和直接损害作用。间接损害作用是从对肺泡巨噬细胞(MΦ)的作用开始的，研究发现，Lp被MΦ吞噬后，能抑制吞噬体与溶酶体融合，并能调节单核巨噬细胞内的pH值，以适宜其生存和繁衍；Lp通过干扰细胞的除极变化而俘获MΦ，成功地完成免疫逃逸，并利用MΦ的营养因素继续生存繁衍，进而裂解MΦ，导致肺泡上皮和内皮的急性损害，并伴水肿和纤维渗出。军团菌亦可通过诱导细胞凋亡的方式产生损害作用。Lp的直接损害作用则主要是其产生的溶血素、细胞毒素和酶类等的作用。吸入的病菌由巨噬细胞所吞噬，并在其吞噬泡内繁殖，产生细胞毒素，杀死巨噬细胞，并侵入其他巨噬细胞。抗体的存在似不能阻止病菌的繁殖，而细胞介导免疫则起重要的抗感染作用。淋巴细胞受抗原刺激而产生的细胞因子可抑制细菌在巨噬细胞内繁殖。此后抗体、补体和多核粒细胞可将病菌消灭。此外，研究表明鞭毛和一些毒力因子也参与致病。

多数患者病变局限于肺部。实变病灶多呈大叶性分布，小部分为局灶性或斑块状分布。死亡病例一般双肺均被累及，上叶和下叶受累的机会无显著差异。实变区肺组织有充血、水肿和局灶性出血，常伴有少量纤维素性胸膜炎。显微镜检查主要为纤维素性化脓性肺炎、肺泡内有大量中性粒细胞浸润，同时有大量吞噬细胞、纤维蛋白和中等量的红细胞及蛋白碎屑。部分患者有急性弥漫性肺泡损害，表现为透明膜形成，肺泡上皮坏死、脱落和再生，血管内皮细胞肿胀和变性，以及间质有少量炎性细胞浸润。电镜观察毛细血管及上皮细胞基膜仍完整，提示正常的结构和功能可以恢复。支气管常无明显累及，故患者咳脓痰者不多。采用改良 Dieterle 饱和银染色、Giemsa 染色，病原菌可于吞噬细胞、中性粒细胞内及细胞外见到，但非特异性。直接荧光抗体染色阳性细菌则为特异性者。胸腔以外的脓肿罕有见到。

庞提阿克热的发病机制尚不明了。根据流行病学和细菌学资料，在同一建筑单位受空调系统的气溶胶吸入的人群中，多数人发病。空调系统的水受军团菌和其他多种细菌污染。本病的潜伏期为 12～36 h。此时期太短，难以用细菌的侵入及繁殖解释。可能为水内多种细菌毒素所引起；或对水中多种微生物的一种免疫反应。

【临床表现】 军团菌感染主要表现为两种临床类型，即军团病和庞提阿克热。

1. 军团病 潜伏期 2～10 d，平均 5.5 d。临床表现难于和肺炎球菌等引起的肺炎相区别。病情轻重不一，本节所述为典型病例。前驱症状有乏力、低热和食欲减退。12～48 h 后突起高热，体温持续，可高达 40℃以上，伴有反复发作的寒战。全身肌肉酸痛。约 20%患者有恶心和呕吐，有时伴腹痛（10%～20%），25%～50%则有水样腹泻。病后 2～3 d 有干咳，有时咳出少量黏痰，偶可带有血丝，很少有脓痰。30%～40%有胸痛，常因咳嗽、呼吸而加重。随着肺炎加重，患者出现气急。体格检查患者早期呈急性病容，汗多，呼吸增快，约半数患者有相对缓脉，肺部有细湿啰音。继而肺部出现明显实变体征（25%），严重者有发绀，少数可有呼吸衰竭。约 20%可有意识朦胧、精神错乱、谵妄、神志不清等，少数患者可有幻觉。个别患者发生休克。约 10%可发生急性肾功能衰竭，严重者表现为少尿或无尿，轻者仅为轻度肌酐和尿素氮增高。消化道出血偶可见到。

X 线胸部检查大多先累及单侧，表现为边缘模糊的圆形阴影或片状支气管肺炎。随病程进展，阴影扩大呈大叶性，密度加深。在病情高峰期，约 65%患者有双侧多叶性病变。胸腔积液虽不少见，但一般并非大量。

多数患者体温于病程 8～10 d 逐渐下降，呼吸系统症状和一般情况好转，但如患者原有其他疾病或免疫力减退，则病情较重，易于发生呼吸衰竭，病程亦可迁延，且可并发肺脓肿或吸收延迟等。未经特效治疗者病死率为 10%～30%；而免疫缺损患者病死率可达 80%。死亡原因多数为呼吸及多器官衰竭。

肺外军团菌感染极为少见，包括透析通道感染、鼻旁窦炎、心包炎以及脑、皮肤、肠道脓肿、人工瓣膜心内膜炎、腹膜炎等。

2. 庞提阿克热 潜伏期 24～48 h。一个建筑物内受同一病菌侵袭后超过 90%可以发病。起病急，患者有发冷、寒战、发热、乏力、肌痛和头痛。部分患者有干咳、喉部和胸骨后不适感、恶心、腹泻和眩晕。个别患者有意识朦胧、记忆力减退、恶梦、失眠等。体格检查除体温升高和心率加速外，余无异常。患者无肺部炎症表现。胸部 X 线检查亦为阴性。病程 2～5 d，病情恢复顺利。

【诊断】 本病由于很难和其他病因引起的肺炎鉴别，故临床诊断困难。确诊有赖于病原学和免疫学检查。

1. 流行病学资料 夏秋季发病，有使用空调湿化系统、喷水淋浴等历史。年龄 40 岁以上，吸烟，有慢性肺部疾病或心脏疾病，应用肾上腺皮质激素，以及发生在医院内，或有应用呼吸治疗器者，均应考虑本病。

2. 临床资料 有肺炎而首发症状为腹泻者、虽全身症状严重而呼吸道症状不明显者、肺炎而伴有神经系统症状者、肺炎而呼吸道分泌物普通培养阴性者、对β内酰胺抗生素治疗无效的肺炎患者，均要考虑本病。

3. 实验室检查 军团病患者白细胞总数为（10～20）$\times 10^9$/L，中性粒细胞比例增多，有核左移现象。血沉增快。尿检查约 10%有蛋白质和显微镜血尿。少数患者有血肌酐和尿素氮升高。肝功能试验检查可有丙氨酸转氨酶（ALT）、天冬氨酸转氨酶（AST）、碱性磷酸酶、胆红素升高。肌酸磷酸激酶（MM 同工酶）升高亦不少见。低钠血症、低磷血症亦可见到。个别患者有肌球蛋白尿、肾功能衰竭或弥散性血管内凝血。脑脊液检查常为阴性，少数有压力增高、单核细胞升高至（25～100）$\times 10^6$/L。痰液和气管内吸取物革兰染色仅见少量中性粒细胞而不能发现占优势的细菌，普通培养未能分离致病菌。

特异诊断需要从临床标本中分离病原体，确认病原菌或其抗原存在于组织或体液，以及特异抗体 4 倍以上的增长。

细菌培养是确诊的黄金标准，但需要特殊培养基、价格贵、时间长（3～7 d），军团菌可从痰液、胸腔积液或肺组织以 BCYE 培养基分离。一般在 35～37℃相对湿度 70%～80%，2.5%～5.0% CO_2 进行培养。菌落 2～5 d 可以见到。由于临床标本污染，可加入对军团菌无抑制作用的抗生素。美国疾病控制中心推荐用头孢噻吩 4 μg/ml、多黏菌素 E16 U/ml、万古霉素 0.5 μg/ml、放线菌酮 80 μg/ml。对可疑的菌株可作直接荧光抗体染色检查和生化反应，必要时作细菌脂肪酸的气相色谱分析和 DNA 杂交试验。如培养阳性，特异性为 100%。

呼吸道分泌物涂片革兰染色常不着色。Giemsa 染色可在细胞内外见到淡紫色细长细菌。Giemsa 染色被染成红色，背景为绿色。Dieterle 银染色亦常阳性，但以上各种染色均非特异性检查。直接荧光检测呼吸道标本是一种较为快速的诊断方法，灵敏性 33%～70%，特异性 96%～99%以上。近年来发展用单克隆抗体作直接免疫荧光染色，特异性强，不与铜绿假单胞菌产生交叉反应。

检测军团菌血清抗体的方法主要有间接免疫荧光染色(IFA)、酶联免疫吸附试验(ELISA)及放射免疫测定等。其中以 IFA 临床应用最多，灵敏性 40%～70%，特异性 90%以上。急性期和恢复期双份血清抗体效价增加 4 倍以上，并达≥1∶128 为阳性。本法取恢复期血清需时较久(1～3 个月)，且可能与其他细菌的抗体起交叉反应。

尿液中可溶性抗原的检测主要限于嗜肺军团菌血清 1 群感染。一般常用 EIASA 法，是一种快速诊断的方法。灵敏度为 70%，特异性均高达 100%。但血清 1 群感染仅占军团菌感染的 80%。

DNA 探针技术亦已用于检测呼吸道标本，诊断快速，灵敏性 50%～60%，特异性 99%。聚合酶链反应检测军团菌目前主要用于检测环境水标本以及医院内呼吸器或透析液体，以便快速得出结果。荧光定量 PCR 方法比普通 PCR 定性检测法更准确。

本病除与肺炎球菌和其他细菌性肺炎相鉴别外，更应与痰培养阴性而不典型的肺炎相鉴别，后者包括支原体肺炎、鹦鹉热、Q 热、兔热病、病毒性肺炎和组织胞浆菌病等。

庞提阿克热的诊断依据临床表现、流行病学等特点和血清学检查。

【治疗】 体外药物敏感度试验表明军团菌对多种抗菌剂敏感，包括大环内酯类、利福平、氨基糖苷类抗生素、β 内酰胺类中的青霉素类、氯霉素、TMP－SMZ、多西环素和喹诺酮类等。但动物体内实验表明 β 内酰胺类抗生素、氯霉素、四环素类及氨基糖苷类抗生素无效。临床观察表明，大环内酯类为首选药物。大环内酯类的治疗效果较好，可能与其脂溶性及易于透入巨噬细胞有关。对病情重而不能口服者，推荐应用阿奇霉素或克拉霉素 500 mg 静脉滴注，1 次/d；红霉素 500～1 000 mg 静脉滴注，1 次/6 h，儿童剂量为 15 mg/kg 体重，1 次/6 h，静脉滴注，疗程至少 2 周。有脓肿形成时应将疗程延长。病情较轻者可口服阿奇霉素或克拉霉素 500 mg，1 次/d；红霉素 500 mg，1 次/6 h，疗程 2 周。疗程不足者可导致复发。病情严重者可加用利福平治疗，300～600 mg，2 次/d。其他可以选择的抗菌药物为多西环素(100 mg，2 次/d)、米诺环素(100 mg，2 次/d)、复方磺胺甲噁唑(以 TMP 每日 15 mg/kg 计算，分 3 次口服)以及环丙沙星(500 mg，3 次/d)和左氧氟沙星(500 mg，1 次/d)。由于早期经验性治疗可以明显降低病死率，因此对于严重的社区获得性肺炎不能排除军团菌感染时，宜尽早进行经验性治疗。青霉素、头孢菌素、氨基糖苷类抗生素对临床治疗本病无效，故不宜应用。一般在应用有效抗菌剂后 1～4 d，症状开始好转，寒战、神志改变、肌痛等首先消失，体温亦开始下降，恢复至正常约需时 1 周。肺部浸润的吸收则更为缓慢。

支持疗法对重症患者极为重要，尤其是有呼吸衰竭、休克或急性肾功能衰竭时。呼吸器辅助呼吸、体液的补充、血管活性药物以及透析等均应按病情需要而及时应用。

【预防】 至今尚无有效的军团菌疫苗。本病的预防主要针对受军团菌污染的水源进行消毒。由于在多种环境中均可分离到军团菌，故目前一般采取的方针是如有军团病发现时，应对该医院或机构进行监测，包括采样进行细菌培养及 PCR 快速检测。如发现水源被污染，应给予消毒处理。目前采用的方法为氯化法(1×10^{-6})或间歇性高氯化法(50×10^{-6})。但该法易腐蚀管道，且一旦将氯化程度降低，军团菌又可重新被检出，故理想的消毒措施，尚有待进一步研究。

参考文献

[1] 王全意，段玮，王小梅，等. 北京市 2006 年夏季公共场所军团菌污染监测[J]. 首都公共卫生，2008，2(5)：204.

[2] 高蓓兰，何国均，刘锦铭，等. 老年人军团菌肺炎的临床分析[J]. 中国抗感染与化疗杂志，2003，3(1)：44－45.

[3] Bartram J，Chartier Y，Lee JV，et al. Legionella and the prevention of legionellosis[M]. India：WHO Press，2007.

[4] Stout，JE，Yu VL. Legionellosis[J]. N Engl J Med. 1997，337(S4)：682.

[5] Cunha BA. Clinical features of legionnaires' disease[J]. Semin Respir Infect，1998，13(2)：116.

[6] Fields BS，Benson RF，Besser RE. Legionella and legionnaires' disease：25 years of investigation[J]. Clin Microbiol Rev，2002，15(3)：506－526.

[7] Rojas A，Navarro MD，Francisca E，et al. Value of serological testing for diagnosis of legionellosis in outbreak patients[J]. J of Clinical Microbiology，2005，43(8)：4022.

第二十五节　嗜血杆菌感染

傅希贤　侯凤琴

嗜血杆菌(haemophilus)引起的疾病近年来有增加的趋势，例如流感嗜血杆菌既往多感染小儿，但近年成人患者增多；埃及嗜血杆菌多年来认为仅可引起化脓性结膜炎，1984 年巴西出现病死率极高的巴西紫癜热，已确认由本菌引起。因此有必要加强对本属细菌引起疾病的认识与防治。

嗜血杆菌均为革兰阴性小杆菌，长 1～1.5 μm，宽 0.3～0.6 μm。人工培养时需有 X 和 V 因子，可由新鲜血液提供，故有嗜血之称。本菌多呈球杆菌，亦可呈双球菌、链球菌样排列，有时可呈丝状等多形性表现。与人类疾病有关者有：①流感嗜血杆菌(*Haemophilus influenzae*)；②副流感嗜血杆菌(*Haemophilus parainfluenzae*)；③埃及嗜血杆菌(*Haemophilus aegyptius*)，亦称流感嗜血杆菌埃及生物型(*Haemophilus influenzae* biogroup aegyptius)；④杜克雷嗜血杆菌(*Haemophilus ducreyi*)；⑤嗜泡沫嗜血杆菌(*Haemophilus aphrophilus*)；⑥副嗜泡沫嗜血杆菌(*Haemophilus paraaphrophilus*)；⑦溶血嗜血杆菌(*Haemophilus haemolyticus*)；⑧副溶血嗜血杆菌(*Haemophilus parahaemolyticus*)。与人疾病关系密切者为前 4 种细菌。不同的菌种可以引起不同的疾病，分别介绍于下。

一、流感与副流感嗜血杆菌感染

【病原学】　根据不同的生化反应流感嗜血杆菌可分为 8 个生物型：Ⅰ、Ⅱ、Ⅲ、Ⅳ、Ⅴ、Ⅵ、Ⅶ和Ⅷ(表 6-25-1)。致病者多为Ⅰ、Ⅱ、Ⅲ和Ⅳ型。根据荚膜多糖抗原性不同，可将有荚膜菌分为 a、b、c、d、e 和 f 6 个血清型。b 型(Hib)致病力最强，其次为 e 和 f。根据细菌外膜蛋白(OMP)又可分为不同的亚型。荚膜主要由聚核糖磷酸盐(polyribosyl-ribitol-phosphate，PRP)组成，对机体粒细胞的吞噬作用和细胞内的杀灭作用有抵抗力，故有荚膜者致病力大于无荚膜者。副流感嗜血杆菌的致病力较弱。细菌周身的菌毛(pili)有助于细菌黏附到机体黏膜细胞上。流感嗜血杆菌产生的 IgA_1 蛋白酶可灭活人的 IgA_1 蛋白。b 型菌还可产生一种 haemocin 的细菌素。这些都是本种菌的致病因子。

表 6-25-1　流感嗜血杆菌的生物学分型

生物型	吲哚	尿素	鸟氨酸
Ⅰ	+	+	+
Ⅱ	+	+	−
Ⅲ	−	+	−
Ⅳ	−	+	+
Ⅴ	+	−	+
Ⅵ	−	−	+
Ⅶ	+	−	−
Ⅷ	−	−	−

注：+表示阳性；−表示阴性。

对理化因子的抵抗力较弱。100℃瞬间死亡，对低温也较敏感。常用消毒剂的常规浓度可立刻死亡。在干燥的痰中可生存 48 h，在培养基中极易自溶而死亡。

【流行病学】

1. 传染源　患者和带菌者。本菌可寄居于正常人的鼻咽部，有咽培养 42%、鼻培养 21%阳性的调查报告，多为无荚膜和副流感嗜血杆菌。b 型菌的带菌率成年人 1%左右，儿童为 2%～6%，在托儿所曾有高达 60%的报道。泌尿生殖道亦可带菌，但较上呼吸道为少。

2. 传播途径　呼吸道为主要传播途径。本菌亦可经直接接触引起皮肤和软组织的化脓性感染。

3. 易感人群　婴幼儿为最易感人群，患者多为 5 岁以下小儿。出生 2 个月以内者可能受到母体的保护受染者很少，但 2 个月到 2 岁期间感染率最高。成年人多已具有一定的免疫力，故发病者较少，但近年来由于介入性有创性检查及治疗措施的增多，放射、化学及免疫抑制剂等治疗的广泛应用，增加了本菌感染的概率，特别已有基础性疾病如糖尿病、肝硬化、恶性肿瘤、慢性阻塞性肺疾病等病的患者，更易并发本菌的感染。据 Farley 等报道，亚特兰大的年发病率为 5.6/10 万，其中 76%为小儿，24%为成年人，合并有 HIV 感染者发病率上升到 41/10 万。故流感嗜血杆菌已被认为是免疫力低下成年人的重要致病菌之一，已多次在老年公寓和托老所发生过流行。

【发病机制和病理】　流感嗜血杆菌的菌毛使细菌容易附着到鼻咽部的黏膜细胞上；所产生的 IgA_1 蛋白酶可灭活机体具有局部保护性的 IgA_1 球蛋白；荚膜多糖 PRP 可抵抗宿主白细胞的吞噬作用，细菌可侵犯呼吸道黏膜引起化脓性炎症。具有强侵袭力的荚膜菌(特别是 b 型菌)可突破宿主的防卫组织而进入血流，引起菌血症、败血症，临床表现可有脑膜炎、肺炎、心包炎、心内膜炎、骨髓炎、化脓性关节炎等原发性感染。无荚膜菌及副流感嗜血杆菌则多在其他疾病如百日咳、麻疹、支气管肺炎、流行性感冒等的基础上引起继发感染，还可在免疫功能低下的成年人中引起慢性呼吸道感染。本菌的致病力除上述的几种因子外，尚有内毒素的作用。内毒素可直接引起实验动物死亡。本菌感染后患者可产生有保护力的荚膜和外膜蛋白特异性抗体。

本菌感染引起的病理变化与其他化脓菌引起者相似，呈现化脓性炎症改变。

【临床表现】

1. 肺炎 由于鼻咽部易于带菌，故肺炎为本菌最多见的临床表现。儿童和成人均可发病。患者可出现高热、咳嗽、咯痰、胸痛等症状。可呈支气管肺炎、节段肺炎、多叶肺炎和大叶性肺炎等。半数患者可并有胸腔渗液，偶有成脓胸者。病原菌80%为有荚膜的b型菌引起。如原已患慢性气管炎、支气管扩张及梗阻性呼吸系统疾病者，无荚膜的流感嗜血杆菌亦可引起肺炎的发生。副流感嗜血杆菌和毒力不强的无荚膜菌则可引起慢性气管炎和慢性支气管炎，在免疫功能低下人群可引起院内呼吸道感染。

2. 脑膜炎 婴幼儿的化脓性脑膜炎60%以上由本菌引起，20世纪50～80年代5岁以下小儿发病率上升了6倍。过去成年人发病率低，为1%～3%，但近年来发病率亦在上升，有报道已达20%。成年人多有原发病灶，如副鼻窦炎、肺炎、会厌炎等，特别易发生于头部创伤或有脑脊液漏者，致病菌一半为b型，一半为未分出型。临床表现、脑脊液检查均与其他化脓性脑膜炎相似。病死率成人为10%～20%。

3. 急性会厌炎(acute epiglotitis) 患者多为2～7岁的儿童，也可见于青、中年。起病急，发热、咽痛，咽部急剧水肿引起呼吸困难。由于咽部肿胀发展迅速，往往病后十余小时即需进行插管治疗，否则可因上呼吸道堵塞而死亡，曾见由甲院转往乙院途中即因气道堵塞而死亡的成年患者。对于这种患者，最好就地治疗，作好气管插管的准备，以免延误甚至失去抢救治疗的机会。成年患者中以20～30岁的男性居多。

4. 泌尿生殖道感染 本菌可引起男性前列腺炎和尿道炎。女性可引起前庭大腺炎和脓肿、阴道炎、子宫颈炎、子宫内膜炎、输卵管炎及脓肿，还可引起产褥热及新生儿菌血症等。各种妇科器械性检查以及人工流产等可为本菌感染的诱因。细菌多分不出血清型，生物型有Ⅰ、Ⅱ、Ⅲ和Ⅳ，前三型亦多见于呼吸道感染，Ⅳ型则较独特地见于泌尿生殖道感染，故有人将分不出血清型的生物Ⅳ型菌称为泌尿生殖道型菌。另有报道引起泌尿生殖道感染多见于男性，主要为副流感嗜血杆菌Ⅱ型、Ⅲ型，其次为流感嗜血杆菌，流感嗜血杆菌中则以生物型Ⅳ多见。

5. 菌血症、败血症 新生儿菌血症可来源于母亲的产道感染，细菌以生物Ⅳ型为多。成年人菌血症则多来源于肺炎、严重的蜂窝织炎。静脉药物依赖者则可由污染的注射器传染，细菌以侵袭力较强的b型菌为多见。菌血症可发展成心内膜炎，半数患者的心瓣膜原已不正常。寄生于口咽部的副流感嗜血杆菌，致病力虽不强，但可随咽部感染或拔牙、洗牙等治疗损伤处进入血流而引起心内膜炎，多为亚急性临床表现，心瓣膜上可形成较大的赘生物。尚可发展成败血症，引起化脓性关节炎、骨髓炎、脑膜炎等。患者以小儿为多，免疫功能低下的成年人亦可发生。

6. 其他 流感嗜血杆菌还可引起其他化脓性感染。①阑尾炎：有人对376例手术切下阑尾标本进行细菌培养，本菌占4%。②胆道感染：可引起慢性胆囊炎和胆石症。③蜂窝织炎多见于小儿。④鼻旁窦炎。⑤副睾炎。⑥乳突炎等。

【实验室检查】

1. 血象 血白细胞轻症者可在正常范围，重症者则可增高达10×10^9/L以上，中性粒细胞可占80%以上。

2. 脑脊液检查 与其他化脓菌引起者相似，蛋白质增多，糖和氯化物减少，白细胞增多达$1\,000\times10^6$/L以上，多核细胞占多数。

3. 病原学检查

(1) 涂片直接检查 肺炎患者的痰，脑膜炎患者的脑脊液，化脓性感染病灶处脓性分泌物，均可做涂片染色检查，如发现革兰阴性短杆菌有助于诊断。

(2) 细菌培养 血、脑脊液和尿培养出细菌可为确诊依据。咽培养和痰培养则不能除外为带菌所致，需结合临床及其他检查综合考虑。既往采用的巧克力培养基尚不够敏感，国内邓光贵等报道用改良的GCYSB培养基，对本菌的检出率比巧克力培养基高，分别为43.1%和12.9%。可用玻片凝集试验和荚膜膨胀试验确定细菌的型别。

(3) 细菌核酸检查 目前常利用流感嗜血杆菌高度保守、编码外膜蛋白(OMP)的*p6*基因为引物，采用PCR或实时定量PCR方法初步筛查流感嗜血杆菌，但不能区分有荚膜菌和无荚膜菌。目前有学者采用多重PCR，除以*p6*基因为引物外，再以编码荚膜多糖的*bexA*基因，以及编码荚膜不同抗原蛋白的特异性核酸片段作为引物进一步检查荚膜菌及血清分型，显示了较高的敏感性和特异性。

(4) 免疫学检查 用ELISA检测特异性IgM抗体，用反向血凝试验检测细菌抗原，比细菌培养更快获得结果。

(5) 其他检查 依据患者感染部位可选择进行X线拍片、CT等检查以协助诊断。

【诊断与鉴别诊断】 诊断应综合以下几方面的检查结果。

1. 临床表现 流感嗜血杆菌可引起全身多部位的

感染。局部感染可有中耳炎、鼻窦炎、乳突炎、会厌炎和皮肤软组织感染等。全身感染可有肺炎、脑膜炎、心内膜炎、骨髓炎、化脓性骨关节炎、泌尿生殖道感染等。慢性呼吸道感染则应考虑到副流感嗜血杆菌感染的可能。

2. 流行病学资料 正常人鼻咽部带菌率较高(20%～40%),但血清中具有保护水平抗体者很少患病,患者以5岁以下小儿最为多见,特别是2个月至2岁的婴儿感染率最高。成年人中以老年人以及免疫功能受到损伤者(糖尿病、肝硬化、恶性肿瘤患者,以及接受放射、化学、免疫抑制剂治疗和HIV感染者)亦成为本菌感染的易感者。

3. 实验室检查 最重要者为病原学检查。尽快进行血、尿、脓、痰及脑脊液等标本的细菌培养,同时做脓、痰、脑脊液的涂片细菌检查,用ELISA法检查血清中的特异性IgM抗体,用反向血凝查细菌的抗原。用PCR或实时定量PCR方法检测细菌的脱氧核糖核酸。

鉴别诊断主要依据细菌培养、血清免疫学及PCR检查结果。

【并发症和后遗症】 小儿脑膜炎患者经治疗可明显降低病死率,但部分患儿可有后遗症。

【预后】 由于本菌多感染婴幼儿和免疫功能低下的成年人,故严重感染者均有一定的病死率,如肺炎和脑膜炎的病死率在10%～30%。

【治疗】

1. 一般及对症治疗 根据患者的不同疾病给予相应的对症处理。例如肺炎患者的祛痰镇咳,脑膜炎患者的脱水降颅压及防治脑水肿等。

2. 病原学治疗 既往主要应用氨苄西林和青霉素,近年来耐药菌株明显增加,多采用敏感性尚高的喹诺酮类药、第三代头孢菌素、红霉素、加酶抑制剂的抗生素等。但不同地区耐药率差异较大,氨苄西林耐药率3%～89.1%不等,部分地区红霉素耐药也达50%,故应依据当地的药敏情况选用药物。剂量和疗程依据病情轻重而定,轻者可口服用药,重症者应静脉给药。对脑膜炎患者应选用能透过血脑屏障的药物,如氯霉素、头孢噻肟、头孢曲松等。

【预防】 主要预防措施为疫苗接种。最初用单纯b型菌的荚膜聚核糖磷酸盐(PRP)做疫苗,免疫效果不理想。后试用了多种结合疫苗,即PRP与白喉类毒素、破伤风类毒素、百日咳及脑膜炎奈瑟菌B群的外膜蛋白等组成结合疫苗,明显地提高了免疫效果,保护率提高到80%～90%。结合疫苗的保护效果和安全性已被广泛证实,目前发达国家已普遍使用,显著降低了儿童b型流感嗜血杆菌的发病率。我国从1996年开始引进结合疫苗,但未纳入儿童计划免疫,部分儿童已接种该疫苗。

二、巴西紫癜热

巴西紫癜热(Brazilian purpuric fever, BPF)为1984年首先发现于巴西圣保罗州的小儿急性暴发型传染病。临床表现有高热、腹痛、呕吐、紫癜性皮疹、休克等,可很快死亡。90%以上病前半月左右患过化脓性结膜炎。1985年由泛美专家组和美国CDC组成专题研究组,进行了病原学、流行病学、临床表现及实验室检查资料等分析研究,认为系一种新的疾病,命名为巴西紫癜热。1986年确认从典型患者血、CSF、紫癜处分离培养得到的流感嗜血杆菌埃及生物型(*Haemophilus influenzae* biogroup aegyptius, HIBA)为其病原菌。

【病原学】 Koch(1883年)和Weeks(1886年)先后从化脓性结膜炎患者眼分泌物培养出此菌,故被称为Koch-Weeks杆菌。1950年Pittman等将此菌命名为埃及嗜血杆菌(*Haemophilus aegyptius*)。1976年Killa等发现埃及嗜血杆菌的表型和流感嗜血杆菌Ⅲ型极为相似,故改名为流感嗜血杆菌埃及生物型(HIBA)。BPF研究组将从典型患者血、脑脊液和皮肤紫癜处培养获得的HIBA称为BPF株,与从结膜炎患者眼分泌物中培养出的HIBA进行多方面的比较,发现BPF株有以下几方面的特点:①BPF株都含有24 MDa质粒。②用大肠埃希菌rRNA为探针进行分子杂交分型,14/15表现为相同的3型。③用21种内切酶多型性分析均为Et2型。④SDS-PAGE电泳分型,均为3031型。⑤都有25 kDa的菌毛蛋白。⑥都有38 kDa的细胞外蛋白(在培养上清液中)。Quinn等用单层人微血管内皮细胞株(HMEC-1)培养时,BPF株可使微血管网破裂,细胞死亡呈漂浮团块,证明有细胞毒作用,非BPF的HIBA则无此作用。Rubin等用BPF株菌进行了动物试验,给新生幼鼠腹腔注射该菌后,引起了菌血症和脑膜炎,伴有血红蛋白和血小板的减少,说明BPF株菌有致病毒力。目前对本菌的毒力因子以及致病机制尚不了解,需做更多的研究。

1986年澳大利亚出现类似巴BPF的患者,病原菌亦为HIBA,但与BPF不完全相同,不具有24 MDa的质粒,亦不表现为3031型,但幼鼠腹腔注射后亦引起了菌血症。1987年巴西的Pradopolis州发生BPF流行时,从典型患者培养获得的HIBA,亦不具有24 MDa质粒和3031型特点,而幼鼠试验也引起了菌血症。现在认为BPF可由以上3株不完全相同的HIBA引起,将BPF株称为第一克隆,澳大利亚发生的为第二克隆,Pradopollis州分离而得的为第三克隆。1998年Virata等报道了1例发生于美国的可疑BPF患者,血培养获得HIBA,初步检查亦无24 MDa质粒,其他特性尚无报道。

【流行病学】

1. 传染源 化脓性结膜炎患者为主要传染源,眼的分泌物中有大量的细菌。BPF患者作为传染源的作用未见明确的报道。

2. 传播途径 直接或间接接触含菌物可引起结膜炎。侵袭力和毒力强的菌株可由结膜炎处进入血流引起BPF。少数无结膜炎病史的BPF患者，其病原菌入侵途径尚不确切了解，因咽培养有阳性者，不能除外由呼吸道传播的可能。

3. 易感人群 多为10岁以下小儿，30～36月龄的婴儿易感性最高。

4. 流行情况 HIBA引起的化脓性结膜炎，全世界各地均可流行。BPF自从1984年首先发生于圣保罗州，其后向周围地区扩散，至少已有4个州有病例发生。1986年澳大利亚的西部和中部地区出现过流行。1998年美国的Conneticut州某地出现一例可疑BPF病例，在患化脓性结膜炎后24 d出现发热和嗜睡，血培养出HIBA。患儿(17月龄)死于肝、骨髓和淋巴结等组织坏死和颅内出血。由于并发EBV感染及肠杆菌和粪肠球菌菌血症，故未能肯定为典型的BPF。在他患病前先有4岁的堂兄和5岁的胞兄患过结膜炎，3岁的胞兄出现过发热和呕吐，这些情况与BPF的流行有相似之处，作者Virata等提出BPF在美国亦有流行的可能。至2007年6月，全球已报道69例，65例来自巴西。2009年4月曾有报道发生在2007年7～9月的7例疑似病例，平均年龄4岁(2～8岁)，5例未用抗生素治疗，在24 h内死亡，2例在24 h内应用了阿莫西林，病情恢复。在巴西本病多发生于温暖季节和农业小镇，可能与卫生条件及经济水平有关。

【发病机制和病理】 HIBA可在眼部增殖，引起眼结膜充血、水肿、炎性渗出，形成脓性分泌物。侵袭力不强的HIBA只可引起化脓性结膜炎，侵袭力强者如已知的3个克隆菌株，则可进入血流引起菌血症，导致BPF的发生。细菌致病的毒力因子虽未完全阐明，但已知至少有以下3个因素：①内毒素，患儿血中内毒素平均值为675 pg/ml，健康儿童为25 pg/ml。②细菌的细胞毒作用，如Quinn等的实验结果，细菌被人微血管内皮细胞(HMEC-1)吞噬后，可在细胞的囊泡中生长繁殖导致细胞死亡，血管网破裂。③3个克隆的HIBA均可使实验幼鼠发生菌血症。这些毒力因子的具体致病机制尚需进行更多的研究。病理变化：尸解发现皮肤、黏膜有广泛的瘀斑和紫癜，各组织小血管中可见有微血栓形成，有出血及坏死灶；脑有水肿但无炎症；肺有充血、水肿及出血；肾上腺有出血；脾和淋巴结内的淋巴细胞显著减少；有些肢体远端及耳、鼻等处有缺血性坏死，但未见血管炎。

【临床表现】 90%以上的患儿病前半个月左右(1～60 d)患过化脓性结膜炎。结膜炎已痊愈后突然发热，常达39.5～41℃。同时出现腹痛、恶心、呕吐，亦有腹泻者。发热12～48 h后皮肤和黏膜出现瘀点、瘀斑(petechiae、ecchymoses)和紫癜，迅速扩展到四肢、躯干和面部等处。随着血压下降、尿少、肾功能减退，手指、足趾、耳郭边缘和鼻尖等处可出现缺血性坏死。可以发生DIC和酸中毒。患儿可表现烦躁不安、意识不清、昏迷，多在1～2 d死亡。病死率为70%左右(40%～90%)。在1986年病原菌确认之后，在流行时发现有些患儿血培养获得HIBA，但未出现紫癜者预后较好，可能与细菌毒力不强或抗菌治疗及时有关。

【实验室检查】

1. 血象 外周血白细胞可增多达15×10^9/L左右，杆状和分叶粒细胞增多，血小板可减少。

2. 病原学检查 应尽早尽快取材做细菌培养。如从血、脑脊液和紫癜处培养出HIBA，即可诊断为BPF。但如从眼分泌物、鼻咽部培养得到HIBA，则须做细菌鉴定试验，以确定是否为BPF株。已知BPF株菌表面都有25 kDa的菌毛蛋白抗原，用此抗原免疫动物所获得的特异性抗体，与培养出的HIBA进行免疫试验，即可区别是否为BPF株菌。已建立的检测方法有：①酶免疫试验(EIA)，用特异性单克隆IgM和IgG_{2b}抗体检测BPF株特有的25 kDa。②玻片凝集试验(slide agglutination test)，用菌毛抗原的多克隆抗体进行检测，敏感性和特异性均较满意。由于实验简便、快速且便宜，巴西已用于BPF是否流行的预报手段。③乳胶凝集试验(latex immunoagglutination test, LIA)，包被乳胶颗粒为菌毛蛋白的多克隆抗体，敏感性较单抗高。④斑点免疫检测法，可直接检测结膜炎患者眼分泌物中是否有25 kDa菌毛的BPF菌，可更快地得出鉴定结果。⑤PCR方法，检测细菌DNA。

3. 其他检查 肝肾功能可受损，转氨酶、尿素氮等可升高，凝血酶原时间可延长达36 s(16～90 s)。血氧含量可减低，可有DIC和代谢性酸中毒的发生。虽无脑膜炎的病理变化，但脑脊液检查白细胞可轻度增多，平均26×10^6/L，多核占多数，糖和氯化物多在正常范围。

【诊断和鉴别诊断】

1. 诊断 目前已明确的流行地区有巴西和澳大利亚，美国亦有可疑病例报道。多发生于温暖季节，当地有化脓性结膜炎流行。患者均为10岁以下的小儿。临床特点为急起的高热、腹痛、呕吐，1～2 d后出现皮肤黏膜的紫癜，病前半个月左右患过化脓性结膜炎。血白细胞可增高，血小板可减少。血培养获得BPF株的HIBA为确诊依据。

2. 鉴别诊断 本病最初被误诊为暴发型流行性脑脊髓膜炎，但脑脊液无明显的炎症变化。最主要的鉴别诊断依据为细菌培养，可与各种细菌感染引起的菌血症、败血症相鉴别。

【预后】 最初发现的10例典型BPF患儿全部死亡。其后BPF研究小组在扩大调查研究中，发现亦有部分较轻者生存，病死率为 70%。如能在出现紫癜和休克之前应用有效抗生素及对症治疗，则可能降低病死率。

【治疗】 目前 BPF 株 HIBA 菌，对氨苄西林、阿莫西林、氯霉素、庆大霉素、利福平、喹诺酮类、头孢菌素类抗生素均敏感。对 BPF 患者应尽早尽快由静脉输入足量的有效抗生素，如能在紫癜出现之前治疗则可明显控制病情发展。已有大量紫癜出现，伴有休克者则应尽量补充血容量，纠正酸中毒及电解质失衡，输以新鲜血，在大量有效抗生素应用的基础上可采用肾上腺皮质激素治疗，以对抗内毒素的致病作用。

【预防】 治愈结膜炎仍不能防止 BPF 的发生，故有人建议用氨苄西林或氯霉素滴双眼外，尚应全身用药数日，以防 BPF 的发生。流行地区应进行疫情监测，了解 BPF 株菌在当地的消长情况，预测 BPF 流行的可能，采取适当的预防措施。

三、软性下疳

软性下疳(chancroid)为由杜克雷嗜血杆菌引起的一种性病。在温带地区约占性病的 10%，在 HIV 感染流行地区，软性下疳患者更为多见。本病特征为外生殖器皮肤及黏膜出现红色丘疹、脓疱，继而破溃成溃疡，伴有疼痛感，附近淋巴结可肿大。

【病原学】 杜克雷嗜血杆菌(*Hamophilus ducreyi*)和其他嗜血杆菌一样，培养基中必须有来自新鲜血液的Ⅹ因子，但可无Ⅴ因子。无荚膜，故无不同的血清型。本菌的侵袭力不强，仅可引起皮肤、黏膜局部感染的组织损伤，而不引起菌血症及其他全身性严重疾病。

【流行病学】

1. 传染源 软性下疳患者的外生殖器，从有丘疹开始，经脓疱、溃疡各阶段都可分离出细菌，即皮损的全过程均有传染性。

2. 传播途径 主要经性交或其他直接接触而传染。

3. 易感人群 嫖娼、卖淫者，以及性乱交者受染的机会多，已有 HIV 感染者则危险性更大。

4. 流行情况 美国 1991 年的病例为 1980 年的 4 倍。患者多为受教育程度低、生活于下层社会中、性生活较乱者。嫖娼、卖淫等恶习的存在为性病的流行创造了条件。

【发病机制和病理】 Spinola 等对 9 名自愿者进行实验感染研究，皮内注射 35 000 个细菌后，出现丘疹和脓疱等病损，有些丘疹可自然消退。皮损组织学检查，见有多核白细胞、巨噬细胞及 $CD4^+$ 细胞浸润。脓疱破溃形成溃疡者，上面有坏死组织覆盖，极易有继发感染发生。

【临床表现】 潜伏期为 3～7 d，外生殖器皮肤或(和)黏膜出现红色丘疹，直径 2～20 mm，中间稍凹陷呈脐形，质软，伴有灼热、瘙痒感，2～3 d 后呈脓疱，自然破溃形成边缘锐利且不规则的较深溃疡，易出血，伴疼痛感。数个溃疡可融合成大溃疡，上面覆盖坏死组织，易继发其他细菌引起的感染。半数患者腹股沟淋巴结肿大、疼痛，甚至化脓、破溃。男性患者的阴茎、龟头、包皮，女性患者的会阴、阴道等处易被累及，有时亦可发生于肛门周围。溃疡可于 1～3 周后痊愈。

【实验室检查】

1. 细菌学检查 从病损处取材做涂片染色查找细菌，阳性率＜50%。细菌培养的阳性率为 50%～70%。

2. 细菌的核酸检查 许多学者都在试用 PCR 法扩增细菌的特异性核酸序列，阳性率可提高到 80% 以上。

3. 免疫学检查 Alfa 等采用杜克雷嗜血杆菌脂寡糖为抗原，发现只有软性下疳患者血中才有相应的抗体，敏感性为 96%，特异性为 97%。也可用 ELISA 法检测特异性 IgM 和 IgG 抗体，病期 4 周时阳性率可达 92%～100%。

【诊断和鉴别诊断】

1. 诊断 患者近日有与嫖客或妓女性接触史，外生殖器皮肤及黏膜出现红色斑疹、脓疱、溃疡等病损，伴有疼痛感者，都应考虑到本病的可能。确诊应依据病损处细菌检查到杜克雷嗜血杆菌，血清中检测到特异性 IgM 抗体或 PCR 检测到细菌脱氧核糖核酸。

2. 鉴别诊断 梅毒和单纯疱疹病毒感染亦可引起外生殖器发生溃疡。梅毒的病损硬且无疼痛感，亦不化脓。单纯疱疹病毒引起的溃疡小而浅，且常伴有尚未破溃的疱疹。软性下疳的溃疡大而深，有脓性物及疼痛感。多重 PCR 方法，同时检测杜克雷嗜血杆菌、梅毒螺旋体和单纯疱疹病毒的特异性核酸片段，可快速地进行病原学的鉴别诊断。

【治疗】 选用敏感的抗生素进行清除病原菌的治疗。对氨苄西林、氯霉素、四环素和磺胺类药已有质粒介导的耐药菌株存在。可选用：①红霉素 0.5 g，每日 2～3 次，连用 7 d。②环丙沙星 0.5 g，每日 2 次，连用 3 d。③对磺胺尚敏感的地区可用 TMP－SMZ 1 g，每日 2 次，连用 5～7 d。

【预防】 早期诊断、早期治疗，彻底治愈患者可减少传染源。加强教育，正确对待性生活。切实禁止嫖娼卖淫活动可切断本病的传播途径。

四、其他嗜血杆菌感染

嗜血杆菌属中其他几种细菌如嗜泡沫嗜血杆菌(*H. aphrophilus*)、副嗜泡沫嗜血杆菌(*H. paraaphrophilus*)、溶血嗜血杆菌(*H. haemolyticus*)、副溶血嗜血杆菌(*H. parahaemolyticus*)等，对人亦有一定的致病性，但均较弱，引起疾病的报道不多。这几种细菌多寄生于人口腔中,可能与牙齿的牙斑形成有关。在免疫功能低下的人群中,这些细菌亦可引起较严重的感染,如肺炎、菌血症、脑膜炎、脑脓肿、心内膜炎等疾病。Coll-Vinent 等报道(1995),17 例由副嗜泡沫嗜血杆菌引起的心内膜炎患者,多为心脏瓣膜已有损伤且免疫功能亦不正常者,但作者报告的 1 例既无心脏瓣膜异常,亦无免疫功能损伤,培养所得的副嗜泡沫嗜血杆菌为对 β 内酰胺类抗生素耐药的菌株。White 等(2000)报道 1 例 7 岁女孩,颈淋巴结化脓,脓液培养出嗜泡沫嗜血杆菌,经治疗后好。但 13 d 后颌下淋巴结又化脓,仍为原细菌,经 2 周的抽脓及抗生素治疗后好转。但 6 个月时再次复发,尚未发现此患儿及此菌株有何特别因素存在。Bouldouyre MA 等(2005 年)报道 1 例 56 岁免疫功能正常的女性,左肩关节化脓性炎症,关节液培养出嗜泡沫嗜血杆菌,经抗菌治疗痊愈。另有文献报道过嗜泡沫嗜血杆菌引起的 1 例椎间盘炎和 14 例脊椎骨髓炎。椎间盘炎患者 35 岁,发病前 7 个月曾有牙脓肿,经头孢曲松和环丙沙星治疗后痊愈。脊椎骨髓炎多见于中年男性,喹诺酮类抗生素治疗有效,疗程一般 1～3 个月。

参考文献

[1] 袁曾麟,李凤祥,李亚楠,等.我国人群中抗 b 型流感嗜血杆菌多糖抗体水平的调查[J].中华流行病学,1999,20(1):42-44.

[2] Elkins C, Kyungcheol YI, Olsen B, et al. Development of a serological test for *Haemophilus ducreyi* for seroprevalence studies[J]. J Clin Micorol, 2000,38(4):1520-1526.

[3] Gonin P, Lorange M, Delage G, et al. Performance of a multiplex PCR for the determination of *Haemophilus influenzae* capsular types in the clinical microbilolgy laboratory[J]. Diag Microl Inf Dis, 2000, 37(1):1-4.

[4] Ohkusu K, Nakamura A, Sawada K, et al. Antibiotic resistance among recent clinical isolates of *Haemophilus influenzae* in Japanese children[J]. Diag Microl Inf Dis, 2000,36(4):249-254.

[5] Totten PA, Kuypers JM, Chen CY, et al. Etilolgy of genital ulcer disease in Dakar, Seanegal and comparison of PCR and serologic assays for detection of *Haemophilus ducreyi*[J]. J Clin Microl, 2000,38(1):268-273.

[6] White DR, Mukhurji SK, Mangum ME, et al. Recurrent cervical lymphadenitis caused by *Haemophilus aphrophilus* [J]. Clin Infect Dis, 2000,30(3):627-629.

[7] Ahren IL, Willians DL, Rice PJ, et al. The importance of β-Glucan receptor in the nonopsonic entry of notypeable *Hamophilus influenzae* into human monocytic and epithelial cells[J]. J Infect Dis, 2001,184(2):150-157.

[8] Lucher LA, Reeves M, Hennessy T, et al. Reemergence in Southwesten Alaska of in vasive *Haemophilus influenzae* type b disease due to indistinguishable from those isolated from vaccinated children[J]. J Infect Dis, 2002, 186(7):958-965.

[9] Tian GZ, Shao ZJ, Zhang L, et al. Detection of *Haemophilus influenzae* by multiplex polymerase chain reaction method [J]. Zhonghua Liu Xing Bing Xue Za Zhi, 2008,29(8):806-809.

[10] Nascimento-Carvalho CM, de Andrade AL. *Haemophilus influenzae* type b vaccination: long-term protection[J]. J Pediatr(Rio J), 2006,82(3):S109-114.

[11] Harrison LH, Simonsen V, Waldman EA. Emergence and disappearance of a virulent clone of *Haemophilus influenzae* biogroup aegyptius, cause of Brazilian purpuric fever [J]. Clin Microbiol Rev, 2008,21:594-605.

[12] Santana-Porto EA, Oliveira AA, da-Costa MR, et al. Suspected Brazilian purpuric fever, Brazilian Amazon region [J]. Emerg Infect Dis, 2009,15 (4):675-676.

[13] Colson P, La Scola B, Champsaur P. Vertebral infections caused by *Haemophilus aphrophilus*: case report and review [J]. Clin Micro biol Infect, 2001,7(3):107-113.

[14] Bouldouyre MA, Stawiarski N, Michon M, et al. Shoulder arthritis due to *Haemophilus aphrophilus* [J]. Med Mal Infect, 2005,35(6):367-369.

第二十六节 百 日 咳

何生松

百日咳(whooping cough, pertussis)是由百日咳杆菌所致的急性呼吸道传染病。临床特征为阵发性痉挛性咳嗽,鸡鸣样吸气声及外周血液中淋巴细胞增多。未经治疗可迁延 2～3 个月。故有"百日咳"之称。但近年来有不少报道成人患百日咳,主要表现为干咳,缺乏阵发性痉挛性咳嗽。

【病原学】 病原菌是鲍特菌属(*Bordetella*)中的百日咳鲍特菌(*B. pertussis*),常称百日咳杆菌。已知鲍特菌属有 4 种杆菌,百日咳鲍特菌外还有副百日咳鲍特菌(*B. parapertussis*)、支气管败血鲍特菌(*B. bronchiseptica*)和鸟型鲍特菌(*B. avium*)。鸟型鲍特菌一般不引起人类致病,仅引起鸟类感染。百日咳杆菌长 1～1.5 μm,宽 0.3～0.5 μm,有荚膜,不能运动,革兰染色阴性,需氧,无芽胞,无鞭毛,用甲苯胺蓝染色两端着色较深。细菌培养需要大量鲜血(15%～25%)才能繁殖良好,故常以鲍-金(Border-Gengous)培养基(即血液、甘油、马铃薯)分离菌落。百日咳杆菌生长缓慢,在 35～37℃潮湿的环境中 3～7 d 后,一种细小的、不透明的菌落生长，初次菌落隆起而光滑，为光滑(S)型，又称Ⅰ相菌落，形态高低一致，有荚膜和较强的毒力及抗原性，致病力强。如将分离菌落在普通培养基中继续培养，菌落由光滑变为粗糙(R)，称Ⅳ相细菌，无荚膜，毒力及抗原性丢失，并失去致病力。Ⅱ相、Ⅲ相为中间过渡型。

百日咳杆菌能产生许多毒性因子，已知有5种毒素：①百日咳外毒素(PT)，是存在百日咳细胞壁中的一种蛋白质，过去称作为白细胞或淋巴细胞增多促进因子(leukocytosis or lymphocyte promoting factor, LPE)、组胺致敏因子(histamin sensitizing factor, HSF)、胰岛素分泌活性蛋白(insulin activating protein, IAP)。百日咳外毒素由5种非共价键链亚单位(S1～S5)所组成。亚单位(S2～S5)为无毒性单位，能与宿主细胞膜结合，通过具有酶活力的亚单位S1介导毒性作用。S1能通过腺苷二磷酸(ADP)-核糖转移酶的活力，催化部分ADP-核糖从烟酰胺腺嘌呤二核苷酸(NAD)中分离出来，转移至细胞膜，抑制鸟苷三磷酸(GTP)结合，即G蛋白合成，导致细胞变性。同时还能促使淋巴细胞增高，活化胰岛细胞及增强免疫应答。②耐热的内毒素(endotoxin, ET)，100℃ 60 min只能部分破坏，180℃才能灭活。此毒素能引起机体发热及痉挛。③不耐热毒素(HLT)，这种毒素加热55℃ 30 min后能破坏其毒性作用，此毒素抗体对百日咳感染无保护作用。④气管细胞毒素(TCT)，能损害宿主呼吸道纤毛上皮细胞，使之变性、坏死。⑤腺苷环化酶毒素(ACT)，是存在于百日咳杆菌细胞表面的一种酶，此酶进入吞噬细胞后被钙调蛋白所激活，催化cAMP的生成，干扰吞噬作用，并抑制中性粒细胞的趋化和吞噬细胞杀菌能力，使其能持续感染。ACT也是一种溶血素，能起溶血作用。

近几年研究显示，百日咳鲍特菌能够表达一种功能性的Ⅲ型分泌系统(包括Bsp22, BopN, BopD三种效应器)，显著升高的抗特异性白介素-17、γ干扰素和免疫球蛋白G，它能够破坏保护性的先天性和适应性免疫应答反应，可能是百日咳鲍特菌感染人类的重要毒力因子。

百日咳的重要抗原是百日咳菌的两种血凝活性抗原。一种为丝状血凝素(filamentous hemagglutinin, FHA)，因来自菌体表面菌毛故又称菌毛抗原。FHA在百日咳杆菌黏附于呼吸道上皮细胞的过程中起决定作用，为致病的主要原因。实验发现，FHA免疫小鼠能对抗百日咳杆菌致死性攻击，因此FHA为保护性抗原。另一种凝集原(agglutinogens, AGGs)为百日咳杆菌外膜及菌毛中的一种蛋白质成分，主要含1、2、3三种血清型凝血因子。AGG-1具有种特异性；AGG-2、AGG-3具有型特异性。通过检测凝集原的型别来了解当地流行情况。目前认为这两种血凝素抗原相应抗体是保护性抗体。

百日咳杆菌根据不耐热凝集原抗原性不同分为七型凝集原，Ⅰ型凝集原为所有百日咳杆菌均具备。七型凝集原为鲍特菌属(包括副百日咳杆菌、支气管败血性杆菌)所共有。2～6型以不同的配合将百日咳杆菌分为不同血清型。测定血清型主要是研究流行时菌株的血清型和选择特殊血清型菌株生产菌苗。此外，副百日咳杆菌与百日咳杆菌无交叉免疫，亦可引起流行。

百日咳杆菌对外界理化因素抵抗力弱。55℃经30 min即被破坏，干燥数小时即可杀灭。对一般消毒剂敏感，对紫外线抵抗力弱。但在0～10℃存活较长。

【流行病学】

1. 传染源 人类是百日咳杆菌的唯一宿主。患者或感染者是主要的传染源，以年长儿及成人中的百日咳患者为主。传染期从潜伏期开始至发病后6周，以病后1～3周卡他期传染性最强。无症状带菌者也可以传播本病。

2. 传播途径 为飞沫传播，主要是咳嗽、说话、打喷嚏时分泌物散布于空气中形成气溶胶，通过吸入传染给他人。也有报道通过物品和污染的手传播。

3. 人群易感性和免疫力 人群对百日咳普遍易感。易感者接触后发病率达88%以上，尤以婴幼儿易感性较强。其原因是起保护作用的抗体可能属于IgM型，不易通过胎盘传给胎儿，所以新生儿及3个月内幼婴发病率高。经调查医护人员也是百日咳的高发感染人群。近年报道成人患病率有增高趋势，并有不少属第二次患病者，故目前认为自然感染不能提供终身免疫。

4. 流行特征

(1) 流行情况 本病在全世界范围内流行，美国1932～1989年间曾发生18次流行，平均每2～3年1次，即使在广泛免疫接种的今天，这种流行循环依然存在。虽然疫苗的应用对控制百日咳的流行起到了显著效果，但百日咳患病率近年来仍呈现出明显的上升趋势，出现了所谓的“复燃”现象。根据世界卫生组织近年统计每年约有4 500万人患病，40多万人死亡。一般菌苗接种者超过12年后免疫力下降，有报道这类人群百日咳的发生率超过50%。由此提示免疫接种可以控制疾病发生，但不能控制百日咳杆菌在人群的循环。平时以散发为主，但儿童集体机构内，托儿所、幼儿园容易引起暴发流行。

(2) 发病季节 本病四季都可以发生，但以冬春两季为多。

(3) 发病年龄与性别 6岁以下婴儿发生率最高。2004年美国报道有25 827例患者，而青少年和成人占67%，在这些年龄组的实验室诊断非常困难，使发现和控制受到了限制。那些没有进行免疫或接种成人，或没有全程免疫接种的儿童是百日咳易感者。比较特殊的是女性比男性更易感染。

【发病机制和病理】

1. 发病机制 百日咳发病机制不甚清楚，一般认为当细菌随空气飞沫侵入易感者的呼吸道后，细菌的丝状血凝素黏附于咽喉至细支气管黏膜的纤毛上皮细胞表面；继之，细菌在局部繁殖并产生多种毒素如百日咳外毒素、腺苷环化酶等引起上皮细胞纤毛麻痹和细胞变性，使其蛋白质合成降低，上皮细胞坏死脱落，进而引起局部损伤和全身症状。由于上皮细胞的病变发生和纤毛麻痹使小支气管中黏液及坏死上皮堆聚贮留，分泌物排出受阻，不断刺激呼吸道的周围神经，传入大脑皮质及延髓咳嗽中枢，反射性引起痉挛性咳嗽，由于长期刺激使咳嗽中枢形成兴奋灶，以致非特异性刺激，如进食、咽部检查、冷风、烟雾及注射疼痛等，均可引起反射性的痉挛。百日咳杆菌感染后，通过多种机制逃避宿主免疫，近来研究表明百日咳机制与百日咳杆菌毒素类物质损害宿主细胞免疫功能有关，腺苷酸环化酶毒素 CyaA 和百日咳毒素是参与免疫逃避的主要成分。其中，CyaA 可进入中性粒细胞进而催化 cAMP 的生成，从而降低中性粒细胞对细菌的吞噬能力。百日咳毒素主要通过抑制淋巴细胞和巨噬细胞向感染部位的迁移来阻止或降低这些细胞对细菌的吞噬和杀灭。尽管体液免疫在早期对百日咳杆菌的清除发挥了重要作用，但并不能彻底清除细菌，而 $CD4^+$ T 细胞和 Th1 细胞分泌的细胞因子介导的免疫反应，在百日咳杆菌感染后期中起重要作用。

2. 病理解剖 百日咳杆菌侵犯鼻咽、喉、气管、支气管黏膜，可见黏膜充血、上皮细胞的基底核有多核白细胞及单核细胞浸润、部分细胞坏死。支气管及肺泡周围间质除炎症浸润外，可见上皮细胞胞质空泡形成，甚至核膜破裂溶解、坏死、脱落，但极少波及肺泡。若分泌物阻塞可引起肺不张、支气管扩张。有继发感染者，易发生支气管肺炎，有时可有间质性肺炎。若发生百日咳脑病，镜检或肉眼可见脑组织充血水肿、点状出血、皮质萎缩、神经细胞变性、脑水肿等改变。此时常可见到肝脏脂肪浸润等变化。

【临床表现】 潜伏期 3～21 d，平均 7～10 d，典型临床经过分 3 期。

1. 卡他期或称痉挛前期 起病时有咳嗽、打喷嚏、流涕、流泪，有低热或中度发热，类似感冒症状。3～4 d 后症状消失，热退，但咳嗽逐渐加重，尤以夜间为重。此期传染性最强，可持续 7～10 d，若及时治疗，能有效地控制本病的发展。

2. 痉挛期 卡他期未能控制，患者出现阵发性痉挛性咳嗽，其特点是频繁不间断的短咳十余声，如呼气状态，最后深长呼气，此时由于咳嗽而造成胸腔内负压，加之吸气时，声带仍处于紧张状态，空气气流快速地通过狭窄的声门而发出一种鸡鸣样的高音调的吸气声，接着又是一连串阵咳。如此反复发作，一次比一次加剧，直至咳出大量黏稠痰液和呕吐胃内容物而止。痉挛发作前有诱因，发作时常有喉痒、胸闷等不适预兆。患儿预感痉挛来临时，表现恐惧，痉挛发作时表情痛苦。痉挛时由于胸腔内压力增加，上腔静脉回流受阻，颈静脉怒张，眼睑及颜面充血水肿，口唇发绀，眼结膜充血，如毛细血管破裂可引起球结膜下出血及鼻出血。有的患者舌向齿外伸，与门齿摩擦，常见有舌系带溃疡。有时因阵咳、腹压增高使大小便失禁及出现疝气。此期如无并发症发生，一般持续 2～6 周，也有长达 2 个月或以上。

婴幼儿和新生儿百日咳症状比较特殊，无典型痉挛，由于声门较小可因声带痉挛和黏稠分泌物的堵塞而发生呼吸暂停，因缺氧而出现发绀，甚至于抽搐，亦可因窒息而死亡。

成人或年长儿童，百日咳症状轻，而且不典型，主要表现为干咳，无阵发性痉挛，白细胞和淋巴细胞增加不明显，大多被误诊为支气管炎或上呼吸道感染。

3. 恢复期 阵发性痉挛性咳嗽次数逐渐减少至消失，持续 2～3 周好转痊愈。若并发肺炎、肺不张等常迁延不愈，可长达数周之久。

【实验室检查】

1. 血液检查 在卡他末期及痉咳早期白细胞计数高达$(20\sim40)\times10^9$/L，最高可达 100×10^9/L，分类淋巴细胞在 60%以上，亦有高达 90%以上者。

2. 细菌培养 目前认为鼻咽拭培养法优于咳碟法。培养越早则阳性率越高，卡他期期间培养阳性率可达 90%，发病第 3～4 周阳性率仅 50%。在阵咳时或阵咳后采样阳性率较高，若培养基中含青霉素可以减少其他细菌生长，更有利于百日咳杆菌的生长。

3. 血清学检查

(1) ELISA 目前多采用百日咳杆菌毒素和丝状血凝素作抗原来检测百日咳特异性 IgM 型抗体，可作为早期诊断，阳性率达 70%。恢复期血清阳性率增高，尤其对细菌培养阴性者更有意义。

(2) *酶联斑点蛋白印迹法* 采用抗百日咳毒素单克隆抗体进行酶联斑点蛋白印迹法检测百日咳患者鼻咽分泌物中百日咳毒素，特异性高，可作为早期诊断。

(3) *单克隆抗体菌落印迹法* 抗百日咳杆菌脂多糖和丝状血凝素单克隆抗体菌落印迹 ELISA 检测百日咳杆菌，48 h 即可在硝化纤维素膜上出现清晰蓝色斑点阳性印迹反应，可作为早期诊断。

(4) *荧光抗体法* 应用鼻咽拭分泌物涂片，然后加上吸附荧光的高价百日咳抗血清，30 min 后在荧光显微镜下观察病原菌，适用于快速诊断，早期患者 75%～80%阳性。该抗体的滴度比其他抗体更具有特异性，假阳性率低于 10%。但不能代替培养法。

4. 聚合酶链反应(PCR)检查 应用鼻咽吸出物进

行PCR检查，是一种快速、敏感性和特异性均很高的检查百日咳抗原的方法。尤其是对非典型患者、病初用过抗生素者或者有过免疫接种者PCR检查有重要价值。

【诊断和鉴别诊断】

1. 诊断依据 根据当地流行情况，有无百日咳患者接触史。若患儿曾有发热，但热退后咳嗽症状反而加重，特别在晚间咳嗽剧烈，且无明显肺部阳性体征，应作为疑似诊断。若有明显痉挛，外周血计数白细胞及淋巴细胞分类均明显增高则根据这些特点可给予百日咳临床诊断。加之细菌培养阳性或血清学免疫学、PCR检查阳性可以确诊百日咳。

2. 鉴别诊断

(1) 感冒等 卡他期应与感冒、流行性感冒等相鉴别。

(2) 痉挛性支气管炎 肺部听诊发现明显哮鸣音，白细胞分类无淋巴细胞增高。

(3) 肺门淋巴结核 支气管旁淋巴结肿大，胸腺肥大均可压迫气管、支气管而引起阵咳，可根据肺部X线检查、结核菌素试验加以鉴定。

(4) 百日咳综合征 副百日咳杆菌，腺病毒1、2、3、5型，以及呼吸道合胞病毒等感染亦可引起类似百日咳症状，但一般中毒症状较百日咳重，咳喘较明显，淋巴细胞增高不如百日咳明显，X线胸片可见"心缘毛糙征"即心缘两侧附近密集、不规则线状或锯齿状阴影，其形成可能与支气管阻塞或间质性肺炎有关。其鉴别主要依靠细菌培养、病毒分离及血清学检查。

(5) 其他 喉、气管异物亦可引起阵发性咳嗽。如患儿无前驱卡他症状而突然发生阵咳，需注意鉴别。

【并发症】

1. 支气管肺炎 为最常见的并发症，多为继发感染所致，可发生在病程中任何时期，但以痉咳期多见。发生支气管肺炎时，阵发性痉咳可暂时消失，而体温突然升高，呼吸浅而快，口唇发绀，肺部出现湿性啰音，外周血白细胞升高，以中性粒细胞升高为主，X线胸片检查可见肺炎病变。

2. 肺不张 肺不张是由支气管或细支气管被黏稠分泌物部分阻塞，多见于肺中叶和下叶，可能与中下叶分泌物引流不畅有关。

3. 肺气肿及皮下气肿 由于痉挛及分泌物阻塞，可导致肺气肿，当肺泡高压，肺泡破裂而引起肺间质气肿，通过气管筋膜下产生颈部皮下气肿，通过肺门可引起纵隔气肿，通过胸膜脏层可产生气胸。

4. 百日咳脑病 这是最严重的并发症，发生率2%～3%，主要发生于痉挛期，表现为反复抽搐、意识障碍、感染，甚至出现脑水肿、脑疝而危及生命。发生机制是由于痉咳而引起脑血管痉挛，导致脑缺氧、脑出血所致。

5. 其他 原有较严重心血管疾病可引起心力衰竭。原有结核病可致活动。此外，由于长期经常性呕吐、厌食造成营养不良。

【治疗】

1. 一般治疗 按呼吸道传染病隔离，保持室内安静，空气新鲜和适当温度、湿度，避免嘈杂和刺激。为保持呼吸道通畅和利于分泌物的排出，婴幼儿痉咳时注意低头体位，拍背，痰多者要及时吸痰。为防止婴儿突然窒息，尤其在夜间易发生，应有专人守护。一旦发生窒息及时做人工呼吸、吸痰、给氧，必要时进行口对口呼吸。有呼吸暂停或抽搐的婴儿进行气管插管和呼吸道持续正压给氧治疗，可以改善呼吸功能或减低缺氧状态，对抗存在的肺不张，减轻喉和支气管痉挛。沙丁胺醇(salbutamol)0.3 mg/(kg·d)，分3次口服，能解除痉挛症状，可以减轻婴幼儿呼吸困难。如应用效果不好，可选用镇静剂，苯巴比妥2～3 mg/(kg·次)，或选用氯丙嗪0.5～1.0 mg/(kg·次)，2次/d或3次/d，口服。

2. 抗生素治疗 发病早期即卡他期应用抗生素治疗，效果较好，痉挛期疗效欠佳，但可以缩短排菌时间，首选红霉素30～50 mg/(kg·d)，用药7～14 d。其次可选用氯霉素30～50 mg/(kg·d)，此外还可选用氨苄西林、庆大霉素静脉滴注或肌内注射。复方磺胺甲噁唑亦有效。近来新一代大环内酯类抗生素去罗红霉素、阿奇霉素也有明显疗效。抗菌治疗疗程为2周。

3. 肾上腺皮质激素 能减轻症状和缩短疗程，但要注意该药的副作用。6～9月龄以内婴儿可选用倍他米松(betamethasone)0.075 mg/(kg·d)，或氢化可的松30 mg/(kg·d)，肌内注射，2 d后逐渐减量，用药7～8 d停药。

4. 百日咳免疫球蛋白(P-IVIG) 2.5 ml(400 μg/ml)，肌内注射，1次/d，连用3～5 d，适用于重症患儿，幼婴剂量减半。

5. 中医中药治疗 近来中西医结合治疗百日咳疗效卓著，可缩短7～8 d疗程。痉咳期以清肺止咳、化痰为主，可选用杏仁、冬瓜仁、芦根、桃仁、紫菀、百部、甘草、白茅根、葶苈子等加减。胆汁对百日咳治疗有较好效果，认为能抑制百日咳杆菌，有镇静作用，可以减轻阵咳。新鲜鸡苦胆加白糖，1～5个月婴儿3 d服完1只胆；5个月至1岁者2 d服完1只胆；1～3岁1只/d，分2次或3次服。

6. 并发症治疗

(1) 合并肺部感染 给予抗生素，选用青霉素及头孢菌素类，静脉滴注。

(2) 百日咳脑病 除给予有效抗生素治疗外，应用镇静剂，可选用苯巴比妥钠5 mg/(kg·次)肌内注射，或地西泮0.1～0.3 mg/(kg·次)肌内注射或静脉注射。难以控制的惊厥可用异戊巴比妥钠5 mg/(kg·次)，稀释后静脉注射或采用冬眠疗法。有脑水肿者应用甘露醇或山梨醇 1～2 g/(kg·次)，静脉注射。此外，应用肾上腺皮质激素有减轻脑水肿的作用。

【预后】 与年龄、原有健康情况及有无并发症等有关。年龄越小，预后越差，婴幼儿患病预后不良，并发有百日咳脑病及支气管肺炎预后不良。

【预防】

1. 控制传染源 在流行季节，凡确诊的患者应立即隔离至病后 40 d，或隔离至痉咳后 30 d。对接触者应密切观察至少 3 周，若有前驱症状应及早抗生素治疗。

2. 切断传播途径 由于百日咳杆菌对外界抵抗力较弱，无需消毒处理，但应保持室内通风，衣物在阳光下曝晒，对痰液及口鼻分泌物则应进行消毒处理。

3. 提高人群免疫力 目前已用于预防接种的百日咳菌苗有全细胞菌苗和无细胞菌苗，全细胞菌苗为常规菌苗，即百日咳、白喉、破伤风(DTP)制剂，用量每 0.5 ml 内含百日咳 4 个保护单位。3～6 个月婴儿进行基础免疫，皮下注射 0.5 ml、1.0 ml、1.0 ml，共 3 次，每次间隔 4 周。流行期时 1 个月婴儿即可接受疫苗，1～2 岁时再加强肌内注射。DTP 菌苗亦有提倡正常婴儿和儿童 2 月龄进行第 1 次，4 月龄第 2 次，6 月龄第 3 次，15 个月第 4 次，4～6 岁第 5 次。由于年长儿或成人免疫力降低仍可感染百日咳，7 岁以后每 10 年进行 1 次。该菌苗对出生时有外伤史、过敏史、家族中有精神神经病史，本人有惊厥史、进行性神经系统疾病及存在急性感染时禁忌接种百日咳菌苗。一般接种后在局部注射处有疼痛、轻度或中等度发热等症状，极少者在接种后数日至数周后出现惊厥等脑部症状。20 世纪 80 年代以来，以日本为代表的一些国家先后成功研制了无细胞百日咳疫苗，现已报道无细胞菌苗含有淋巴细胞增多促进因子(LPF)与丝状血凝素(FHA)中单一种抗原成分或全部，其效力似乎与 DTP 制剂相当，已在日本、瑞士进行现场试验，认为该疫苗安全、有效，但需深入系列研究证实。除此外，意大利研制出新型 DNA 重组百日咳菌苗，目前正进行Ⅱ期临床试验，认为可能为百日咳提供安全、有效菌苗。我国于 1985 年后对无细胞百日咳菌苗进行了系统试验，已获得有效的百日咳菌苗制剂。随着研究的不断深入，人们对百日咳的基因组结构以及各种毒力因子、抗原成分的结构和功能有了更深的了解。虽然全细胞百日咳疫苗和无细胞百日咳疫苗具有很好的免疫效果，但其自身存在的不足决定了其将被新一代疫苗所取代。现正在开发新一代基因工程疫苗，研究最多的是亚单位疫苗和 DNA 疫苗。

4. 药物预防 对婴幼儿及体弱小儿，未经预防接种而与百日咳患者密切接触者，可选用百日咳免疫球蛋白 2.5 ml 肌内注射，或恢复期血清 10～20 ml 肌内注射，5～7 d 重复注射 1 次，连续 3 次，可使其暂不发病。近来证实红霉素对百日咳接触者进行预防可降低百日咳的感染率，剂量 30～50 mg/kg 体重，分 4 次口服，连服 5～7 d，有助于控制百日咳传播。亦有人选用复方磺胺甲噁唑，半岁内婴儿可选用该药乳剂 5 ml(含 TMP 40 mg, SMZ 200 mg)，2 次/d，连续 7～10 d。

参考文献

[1] Andrew L., Baughman, Kristine M., et al. Utility of composite reference standard and latent class analysis in evaluating the clinical accuracy of diagnostic tests for pertussis[J]. Clinical and Vaccinr Immology, 2008, 1(15): 106-114.

[2] Neil K., Fennelly, Federico Sisti, et al. Bordetella pertussis expresses a functional type Ⅲ secretion system, that subverts protective innate and adaptive immune responses[J]. Infection and Immunity, 2008, 3(76): 1257-1266.

[3] 章金勇，张晓丽，邹全明. 百日咳基因工程疫苗的研究进展[J]. 中国生物制品学杂志，2008，3，21(3)：248-256.

[4] 梁义平. 中西医结合治疗百日咳 30 例疗效观察[J]. Chinese Journal of the Practical Chinese with Modem Medicine, 2007, 23(20): 2032.

[5] 肖作奎，王敏，宋立志，等. 山东省 2004—2006 年百日咳流行病学特征分析[J]. 中国疫苗和免疫，2008，2，14(1)：53-54.

第二十七节 巴斯德菌感染

熊莉娟 罗端德

巴斯德菌(*Pasteurella multocida*)是动物致病菌，可使许多重要家禽如牛、猪、兔等致病，是引起这些动物呼吸道疾病的一个重要原因。人类通常在与动物接触尤其是被狗、猫咬伤或抓伤后引起感染。

【病原学】 巴斯德菌为革兰阴性小杆菌，两极浓染，无芽胞和鞭毛。巴斯德菌可在血平板培养基上生长，菌落呈白色透明，微隆起，边缘整齐，不溶血，而在麦康凯培养基上不能生长。鉴定时应与肠杆菌科、弧菌科和非发酵菌相鉴别：利用氧化酶试验可以把氧化酶阴性的肠杆菌科细菌区分开，利用鞭毛染色把有极生鞭毛的弧菌科分离开，利用氧化发酵试验把氧化型的非发酵菌分离开。巴斯德菌同属各个种之间的鉴别主要依据是否溶血，在麦康凯琼脂上是否生长，吲哚、脲酶、葡萄糖产气、乳糖和甘露醇等试验。巴斯德菌有 *Pasteurella multocida*、*Pasteurella septica*、*Pasteurella gallicida*、*Pasteurella granulomatis* 和 *Pasteurella haemolytica* 等亚种。近几年来，巴斯德菌的分类和命名有了很大变化，传统的划分标准是参照 1985 年 Multers 等建立的 DNA 杂交方法，此法可将巴斯德菌分为 3 个亚群：*Pasteurella multocida*、*Pasteurella septica* 和 *Pasteurella gallicida*，他们在流行病学方面有差别，但在治疗方案上通常是相同的。甜醇和山梨糖醇发酵试验是巴斯德菌分亚种的一种最主要的生化试验，据此将巴斯德菌分为 *Pasteurella multocida* 亚种（甜醇发酵试验阴性和山梨糖醇发酵试验阳性）、*Pasteurella septica* 亚种（甜醇发酵试验阴性和山梨糖醇发酵试验阴性）、*Pasteurella gallicida* 亚种（甜醇发酵试验阳性），但也有一些文献报道山梨糖醇发酵试验阴性的巴斯德菌亚种。有些学者则建议将不同的生态学分类与致病性的潜在性差异来分类。为明确山梨糖醇发酵试验不同反应的菌株是 *Pasteurella multocida* 亚种还是 *Pasteurella septica* 亚种，采用 PCR 指纹技术，并用酶技术（API - ZYM）筛选菌株，以发现可用于鉴别菌株的新的生化指标，结果提示 PCR 指纹和 A - Glu（糖苷酶）活性可确切区分 *Pasteurella multocida* 亚种和 *Pasteurella septica* 亚种。尽管 *Pasteurella septica* 和 *Pasteurella gallicida* 也可引起禽霍乱，但是 *Pasteurella multocida* 是引起禽霍乱（cholera）最为常见的原因，不同亚种对不同宿主的毒力特性尚不明了，但感染的严重性和发生范围与种属、感染的年龄、环境和菌株种类等因素有关。*Pasteurella multocida* 亚种和 *Pasteurella septica* 亚种更易于从严重感染（包括菌血症）中恢复，*Pasteurella multocida* 亚种可从狗猫中分离，*Pasteurella septica* 亚种更常从猫接触者分离，并对中枢神经系统有较高的亲和性，因而正确区分亚种对于流行病和临床上均有重要意义。

巴斯德菌可能的毒力因素包括病毒外壳、内毒素、外膜蛋白、离子结合转运系统、热休克蛋白、神经氨酸酶、抗体裂解酶和磷脂酶活性等。巴斯德菌不产生 RTX 毒素（repeats in toxin），但它产生 PMT 外毒素（pasteurella multocida exotoxin）。

【病原学】 巴斯德菌分布广泛，在美国、地中海国家、亚洲都有病例报道。传染源主要是携带了病菌的狗、猫等家养宠物和患者，巴斯德菌可在许多动物（猫狗）的鼻咽部和胃肠道繁殖，猫携带病菌率为 70%～90%。人类感染通常在与动物接触尤其是被狗、猫咬伤或抓伤后引起感染。也可由于接触患者的分泌物或排泄物造成医院内医务人员和其他住院患者的感染。人类感染还可由于吸入污染的分泌物而感染。患者大多数为老年人或免疫力低下者。最近几年，巴斯德菌的分子分型方法已用于区分不同来源株，应用新的研究方法表明野生鸟类可能是商业用家禽感染巴斯德菌的来源，哺乳动物也可能有相同的作用，尽管尚未得到广泛的认可，但这种可能性不能被排除。携带细菌的鸟类在禽霍乱的传播中起重要作用。最新资料显示携带者存在于家禽内部，但无禽霍乱暴发的历史，其重要性有待进一步明确。

【发病机制和病理】 巴斯德菌进入人体后在入侵部位大量繁殖，造成局部组织的炎性细胞浸润和损伤，大量繁殖的细菌可侵入血流，引起菌血症，细菌随血流可播散至全身各个器官和系统，引起相应组织的损伤。用流式细胞仪和抗体分泌细胞探针（antibody secreting cell probes，ASC）检测感染后的呼吸道肺实质中 B 细胞群，发现 B 细胞计数升高了 5 倍，感染后第 9 日，呼吸道细菌感染的局部淋巴结引流物限制性 B 细胞应答升高 60 倍，ASC 显示反应部位主要在淋巴结而很少在肺实质。

【临床表现】 巴斯德菌感染的临床表现由于细菌入侵部位不同而表现各异。常见感染部位有软组织、呼吸道、结膜、头部临近组织，巴斯德菌是动物咬伤后最常见的引起局部感染的病原。感染后的临床表现可分为特急性感染（死亡前几乎无临床症状，损伤以全身性败血症为主）、急性感染和慢性感染（有广泛分布的化脓灶，包括呼吸道、结膜、头部周围组织）。可引起人类肺部感染、菌血症、脑膜炎、眼部感染、骨髓炎、化脓性关节炎、心内膜炎、胸膜炎、腹膜炎和尿路感染等。

呼吸道是第二最常见的感染部位，大部分肺部感染巴斯德菌者年龄较大，有基础肺病（COPD，支气管扩张或恶性肿瘤），疾病谱包括肺炎、气管及支气管炎、肺脓肿、脓胸，临床表现与其他病原菌引起的呼吸道感染无法区别。

巴斯德菌引起脑膜炎临床上十分少见，Green 等报道了一个这样的病例并回顾性研究了 28 例英文文献记载的病例，发现 89%的病例近期有密切动物接触史，黏膜或受损的皮肤接触最为常见，63%有菌血症，从感染部位向周边扩散是一个重要的因素，24%有中耳炎，患者有典型的细菌性脑膜炎的临床表现，如发热、头痛、颈项强直、意识改变等，脑脊液呈典型的细菌性脑膜炎的改变。17%有神经系统的并发症，病死率高达 25%，在过去的 11 年神经系统的并发症和病死率趋向于下降。也有的患者与家养宠物有非创伤性接触后感染，主要是通过呼吸道气溶胶方式传播。巴斯德菌可引起婴幼儿严重脑膜炎。

巴斯德菌很少引起眼部感染，但一旦发生，可引起严重感染。临床上可出现眼周脓肿和眶周蜂窝织炎，伴明显疼痛和红肿。

腹膜透析患者可发生巴斯德菌感染性腹膜炎，文献回顾的患者均有家猫的密切接触史，透析管有直接损伤，细菌的潜伏期一般为 24 h。有与猫接触史和肝硬化是易患多杀巴斯德菌性腹膜炎的危险因子，9/13例有与猫接触史，即使在有效的抗生素治疗下，病死率仍然很高。

巴斯德菌还可引起关节炎，伴急性痛风、鼻炎、鼻窦炎、结膜炎、泪囊炎、会厌炎等。

【实验室检查】 外周血中白细胞计数明显升高，中性粒细胞比例升高。用属特异性寡核苷酸设计探针pmhyb449，靶向基因为 16s rRNA，可用于特异性鉴定巴斯德菌。感染伤口、胸腔积液和尿液、中耳炎患者分泌物、痰、脑脊液中均可分离培养细菌菌株。

【诊断】 诊断依靠病原菌的分离，亚临床感染者的检测推荐用口腔分泌物为标本，也可用 PCR 和在固相选择性培养基上分离细菌。

【治疗】 有接触史的均应积极治疗，直至感染完全消退。抗菌治疗是控制本病发生发展的最为有效的措施，青霉素 G、氨苄西林、四环素、链霉素是最常见的治疗措施，第三代头孢菌素对巴斯德菌显示出强有力的抗菌活性，平均治疗时间为 14 d。在给予强有力的抗菌治疗下，对不同的感染给予相应的对症治疗，如关节炎时可进行关节液抽吸和关节内注射激素治疗，眼周脓肿和眶周蜂窝织炎可切开引流等，临床症状可改善迅速，治愈率明显提高。

然而目前持续上升的抗生素耐药性极大程度地影响了其有效性，耐药质粒和转座子在耐药性的传播中起主要作用。由于磺胺、链霉素、氯霉素的广泛应用，巴斯德菌对磺胺、链霉素的耐药性高达 90%，目前对其耐药的分子机制知之甚少。Corinna 等建立了一个 PCR 系统可以快速、可靠地检测 *sul Ⅱ* 基因，*strA* 和 *catA Ⅲ* 基因（分别代表对磺胺、链霉素、氯霉素的抗药性），结果发现 *sul Ⅱ* 基因和 *strA* 基因广泛分布于巴斯德菌，*catA Ⅲ* 基因可插入 *sul Ⅱ* 基因和 *strA* 基因之间的非编码区，使其可以长期存在，甚至在选择性压力下也提供了与磺胺、链霉素共选择性的可能。

【预防】 减少和限制与动物接触及疫苗接种是预防巴斯德菌感染的最有效的方法，目前尚无安全有效的活疫苗，仅有的细菌毒素疫苗、菌苗与活疫苗相比有明显的缺点，强调有效的疫苗应包括最有效的保护性抗原。热不稳定毒素（heat-liable toxin，PMT）是巴斯德菌的重要毒力因子，用灭活的 PMT 可刺激保护性免疫反应，接种后可检测到 PMT 抗体、血清特异性 IgG 和鼻引流物中特异性 IgA。疫苗每年接种 2 次，每次免疫效果可达 4～6 个月，许多国家在疫苗中加用油作为佐剂，可提高疫苗的免疫效果，将免疫保护时间延长至 1 年，双重乳化液和多重乳化疫苗与 OVA 效果相似。最近缅甸研制出了一种活疫苗（从休耕地鹿分离的菌株 B:3,4）免疫力长达 1 年以上，而抗体在体内的动力学、同型抗体、细胞介导的免疫应答方面的情况目前知之甚少。

参考文献

[1] Green BT, Ramsey KM, Nolan PE. Pasteurella multocida meningitis: case report and review of the last 11 years[J]. Scand J Infect Dis, 2002,34(3):213-217.

[2] Dziva F, Muhairwa AP, Bisgaard M, et al. Diagnostic and typing options for investigating diseases associated with *Pasteurella multocida*[J]. Vet Microbiol, 2008,128(1-2): 1-22.

[3] Kristinsson G. Pasteurella multocida infections[J]. Pediatr Rev, 2007,28(12):472-473.

[4] Shah NH, Jacobs AA, Shah NH, et al. Safety and efficacy of an oil-adjuvant vaccine against haemorrhagic septicaemia in buffalo calves: cross-protection between the serotypes B:2,5 and E:2,5[J]. Vet Rec, 2001,149(19):583-587.

[5] Harper M, Boyce JD, Adler B. *Pasteurella multocida* pathogenesis: 125 years after Pasteur[J]. FEMS Microbiol Lett, 2006,265(1):1-10.

[6] Kristinsson G. Pasteurella multocida infections[J]. Pediatr Rev, 2007,28(12):472-473.

第二十八节 不动杆菌感染

黄文祥

不动杆菌属（*Acinetobacter*）细菌是条件致病菌，当机体抵抗力降低时易引起机体感染，是引起医院内感染的重要机会致病菌之一。本菌可引起呼吸道感染、败血症、脑膜炎、心内膜炎、伤口及皮肤感染、泌尿生殖道感染等，重症者可导致死亡。不动杆菌感染多见于老年和婴幼儿。近年来，住院患者不动杆菌感染的发生率明显上升。随着广谱抗菌药物，特别是碳青霉烯类在临床上的广泛应用，多重耐药不动杆菌感染不断增多，并且出现泛耐药菌株（对目前临床上常用抗菌药物均耐药）。此外，不动杆菌很容易通过交叉感染在医院内，尤其是在 ICU 广泛传播，给临床抗感染治疗和医院感染控制带来很大困难。

【病原学】 不动杆菌是一类不发酵糖类的革兰阴性杆菌，本菌属的分类经过多次变迁，如醋酸钙微球菌、黏球杆菌、阴道海尔菌、硝酸盐阴性杆菌、硝酸盐无色杆菌、多形模仿菌和洛菲莫拉菌等。1984年《伯杰手册》记载，该菌属归于奈瑟科，仅有一个种，即醋酸钙不动杆菌(*A. calcoacelicus*)。分两个亚种，其一是醋酸钙不动杆菌硝酸盐阴性亚种(*A. calcoaceticus* subsp. anllratus)和洛菲亚种(*A. calcoaceticus* subsp. lwoffi)；后者旧称为多形模仿菌(mima polymopha)。两个亚种的主要区别是前者可氧化分解葡萄糖、木糖、乳糖等，产酸不产气，而后者则不分解任何糖类。近年来通过DNA杂交技术，将不动杆菌分为32种。其中17个已命名，即醋酸钙不动杆菌、洛菲不动杆菌、溶血不动杆菌(*A. haemolyticus*)、鲍曼不动杆菌(*A. baumanii*)、琼氏不动杆菌(*A. junii*)和约翰逊不动杆菌(*A. jotmsonii*)、抗射线不动杆菌(*A. radioresistens*)等。由于醋酸钙不动杆菌、鲍曼不动杆菌、基因型3和13T不动杆菌的表型特征相似，并且鉴定比较困难，有时以醋酸钙不动杆菌-鲍曼不动杆菌复合群命名。目前商用自动鉴定仪不能区分鲍曼不动杆菌、基因型3和13T不动杆菌。鲍曼不动杆菌、醋酸钙不动杆菌和洛菲不动杆菌占临床分离不动杆菌80%以上。本菌为革兰阴性杆菌，大小为2.0 μm×1.2 μm，但形态多为球杆状，可单个存在，但常成对排列，有时形成链状，在固体培养基内以双球菌为主，液体培养基内则多呈短杆状，偶呈丝状，革兰染色时常不易脱色，故易造成假阳性菌。本菌为专性需氧菌，对营养无特殊要求，在普通培养基上生长良好，最适宜温度为37℃，24 h后菌落呈圆形突起，表面光滑，边缘整齐，灰白色，不透明，有黏液，无动力，有荚膜。溶血性不动杆菌(以及基因型6、13BJ、14BJ、15BJ、16和17)在血琼脂干板上可呈β溶血。一般不产生色素，少数菌株产生黄褐色色素。本菌氧化酶阴性，触酶反应不定，吲哚、硫化氢、甲基红、VP反应均阴性，不产生苯丙氨酸脱氨酶、赖氨酸脱羧酶、鸟氨酸脱羧酶和精氨酸双水解酶。均不能还原硝酸盐。大多数菌株能利用枸橼酸盐。

不动杆菌广泛存在于自然界中，主要在水和土壤中。在牛奶、奶制品、家禽及冷冻食品中亦可检出本菌。从健康人体皮肤、唾液、咽部、眼、耳、呼吸道、泌尿生殖道等部位分离到本菌。流行病学调查显示社区正常人不动杆菌携带率最高可达44%，主要为洛菲不动杆菌、约翰逊不动杆菌、琼氏不动杆菌和基因3型不动杆菌。25%健康志愿者粪便中分离出不动杆菌。医院感染主要的鲍曼不动杆菌在健康人皮肤分离率较低(0.8%～3%)，粪便分离率约0.8%。

在医院内，患者和工作人员的皮肤是不动杆菌的寄居所，可能是大多数医院内感染暴发的来源。住院患者不动杆菌携带率最高可达72%，接触患者的护士手上携带流行株比率高(32%～53%)，感染的患者皮肤经常带菌，患者在病房之间移动极易造成医院内感染。医院内非生物贮菌所包括医疗器械、室内空调机、机械通气装置、氧气湿化瓶、面罩、气管插管、血管导管、腹膜透析、保留导管等。病房设备的细菌污染如床罩、浸湿的床褥等均可传播本菌，此外，通过医务人员带菌的手在治疗操作中传播亦为一重要传播途径。还可通过污染的医疗器械传播。由于该菌在环境中存活时间长，干燥滤纸上可存活6 d，在干燥手指上存活36～72 h，易形成气溶胶，由空气传播。不动杆菌感染的高危因素有恶性肿瘤、烧伤、腹膜透析、接受皮质激素治疗、放疗、化疗和免疫抑制剂治疗。重症监护病房(ICU)、肾脏科病房、烧伤科病房、呼吸科、新生儿病房等为高危病区。

【发病机制】 不动杆菌属是条件致病菌，也是人体正常菌丛的组成部分。本菌寄居在人的皮肤、结膜、鼻咽、胃肠道、泌尿道、唾液等部位。45%的气管切开处有不动杆菌定植。本菌致病力并不强，其中以鲍曼不动杆菌、醋酸钙不动杆菌和洛菲不动杆菌的致病力较强。目前已发现的毒力因子较少，主要可能与细菌素、荚膜、菌毛等有关。该菌在一般情况下不引起疾病，只有在机体抵抗力下降时可引起感染。近年来其感染率明显上升的原因尚不清楚。目前临床感染的不动杆菌中，鲍曼不动杆菌和醋酸钙不动杆菌占绝大多数(80%)。

本病的诱发因素为患者常有严重的原发疾病如慢性肺部疾病、恶性肿瘤、烧伤、免疫功能低下，或为老年住院患者，通常发生于住院1周后；患者在应用激素、免疫抑制剂和广谱抗生素(特别是碳青霉烯类)等，可改变机体免疫功能及体内正常菌丛而导致菌群失调；临床上各种导管的应用、气管插管、人工装置和大手术等，常为感染的途径；感染场所常为ICU、烧伤病房等。本菌属引起的机会性感染包括皮肤伤口感染、泌尿生殖道感染、肺炎、肺脓肿，还可引起败血症、心内膜炎、脑膜炎、脑脓肿等，占医院内感染的3%～11%。潮湿和气温较高地区的感染率更高，夏秋季节感染率比其他时间约高55%。偶尔也可引起院外获得性感染。

【临床表现】 临床表现主要根据感染部位不同和病情轻重不一而症状差异很大。

1. 呼吸道感染 最常见，多发生在医院内，通常有严重基础疾病的患者，如原有肺部疾患、长期卧床不起、接受大量广谱抗菌药物、气管切开、气管插管、人工辅助呼吸等。呼吸机相关性肺炎中，鲍曼不动杆菌分离率达17%，仅次于假单胞菌(19%)。美国ICU患者中鲍曼不动杆菌所致的肺炎占5%～10%；我国ICU患者呼吸道标本分离菌中，鲍曼不动杆菌排名第三(19%)。由于痰标本容易污染，临床上很难区分上呼吸道不动杆菌定植与肺炎。肺部感染的表现有发热，多为轻度或中度不规则发热、咳嗽、胸痛、气急，严重者可有发绀等表现。肺部可有中细湿啰音。胸部X线检查常表现为支气管肺炎，亦可为大叶性或片状浸润阴影，偶有脓肿或渗出性胸膜炎。可并发败血症及脑膜炎。痰培养和气管抽吸物培养有大量细菌生长。肺部X线检查可表现为多叶性气管支气管肺炎，偶有脓肿形成及渗出性胸膜炎，菌血症少见，如不及时治疗，则病死率较高。多药耐药菌株感染和在ICU内住院时间长是主要病死因素。有报道不动杆菌偶尔也可引起社区获得性肺炎，通常发生于酗酒的人，且病死率较高。

2. 败血症 不动杆菌败血症主要发生于医院内感染。在1995～2002年美国败血症分离病原菌中，鲍曼不动杆菌列第10位，约占1.3%。此外，还有一部分感染为多重细菌感染，同时感染细菌为凝固酶阴性葡萄球菌和肠球菌(部分可能为污染菌)。不动杆菌败血症多发生在使用留置的动脉导管、静脉导管、导尿管或外科手术的患者，或患有严重基础疾病、长期应用肾上腺皮质激素或细胞毒药物等，常与呼吸道感染合并发生。患者有发热、毒血症症状、皮肤瘀点、肝脾肿大等，严重者可发生休克。白细胞总数明显增高，中性粒细胞达80%以上。本病的病死率颇高(17%～46%)，其中重要的原因是与该菌耐药和多种细菌合并感染有关。鲍曼不动杆菌感染的病情通常较重，病死率也较高。ICU中感染后病死率为34%～43.4%，而非ICU感染者为16%。

3. 伤口和皮肤感染 创口感染占该菌感染总数的17.5%，发病率依次为外伤性感染、手术后感染、烧伤后创面感染。创口感染也可由本菌和其他细菌构成混合感染。如肠杆菌属、铜绿假单胞菌、肠球菌属、葡萄球菌属或化脓性链球菌造成混合感染。静脉导管污染本菌可引起严重的皮肤蜂窝织炎。在伊拉克和阿富汗受伤士兵伤口鲍曼不动杆菌感染率较高，严重的创口感染常合并败血症。鲍曼不动杆菌偶尔可导致非军事人员皮肤软组织感染。

4. 泌尿生殖道感染 该菌在泌尿生殖系统的检出率较高，仅次于呼吸系统。国内有学者报道，该菌属引起的尿道感染占28.6%，但尿标本容易污染本菌，实际感染率较低。有报道鲍曼不动杆菌仅占ICU中尿路感染的1.6%。原发病有前列腺肥大、尿道结石、尿道狭窄，诱因多为留置导尿管、膀胱造瘘等。临床表现为尿道炎、肾盂肾炎、阴道炎等，大多以该菌属单独感染为主，部分可混合其他细菌感染，尚有部分为无症状带菌者。鲍曼不动杆菌很少导致非住院患者复杂性尿路感染。

5. 脑膜炎 近年来有增多趋势，大多发生于颅脑手术后，也可为原发性感染，尤其在小儿中。诱发因素有颅脑外科手术、颅咽管瘤穿刺抽吸、腰椎穿刺等。临床表现有发热、头痛、呕吐、颈强直、Kernig征阳性等化脓性脑膜炎改变。婴幼儿则有凝视、尖叫、惊厥、眼球震颤、前囟饱满紧张、骨缝增宽和四肢肌张力增高。皮肤亦可出现瘀点、瘀斑，临床上易误诊为流行性脑脊髓膜炎，应加以注意。同时还可并发脑室炎、脑脓肿、脑积水等。脑脊液检查外观浑浊，细胞总数及中性粒细胞增高，蛋白质增高，糖含量降低。肺积液涂片可见革兰阴性杆菌，可成双排列。由于鲍曼不动杆菌耐药性不断增强，多重耐药菌株感染后，病死率高达70%。

6. 其他 本菌有时可引起其他部位的感染，如心内膜炎、化脓性关节炎、骨髓炎、腹膜炎、腹腔脓肿、眼部感染和口腔脓肿等。但报道病例数较少，部分细菌鉴定不够准确，有待于进一步证实。

【诊断】 本病临床表现并无特征性。医院内感染发生于有严重原发疾病患者的感染均要考虑本菌感染。机体抵抗力下降、免疫功能低下、老年和早产儿、气管切开插管、久置动脉静脉导管、导尿管、广谱抗生素应用及监护室环境等均为重要易感因素。不动杆菌感染诊断有赖于细菌培养。不动杆菌的形态可因使用培养基不同而异。如用18～24 h培养的琼脂平板作涂片，则常为1.0 μm×0.7 μm的双球菌；而用肉汤培养物涂片则呈典型的2.0 μm×1.2 μm的杆菌。根据生化反应不同可以鉴别。但是在判定结果时，应考虑到本菌特点，即不动杆菌分布广泛、营养条件要求低、易于生长繁殖等特点，致容易出现标本污染而发生假阳性，故应在严格消毒后采集标本。一般认为培养阳性2次以上方有诊断价值，如仅培养1次阳性，应结合临床考虑，有无上述易感因素，药物敏感试验结果是否与临床疗效一致等情况进行综合判断。此外，尚需注意尿、痰或咽部培养阳性并不一定是致病菌，须多次阳性或纯培养方可判断为致病菌。例如尿培养阳性者细菌计数每毫升应大于10万；痰培养阳性者，每个平板的不动杆菌菌落数应在30个以上。

【预后】 预后与感染轻重和感染部位有明显关系：①有难治性基础疾病或引起免疫功能下降的诱因未得以纠正。②耐药菌株感染及未及时应用有效的抗生素。③是否发生败血症、心内膜炎、脑膜炎，有昏迷、抽搐、谵妄等者一般提示预后较差。感染后病死率高(26%～68%)。

【治疗】 本病的治疗原则是立即去除易感因素，如尽可能拔去久置的导管，必要时重新放置，同时及时处理引起免疫力降低的各种因素，并给予支持治疗。选用有效的抗生素以控制感染。应强调使用抗菌药物前，根据不同的感染部位，采用相应的标本作细菌培养及药物敏感性测定，以便选用恰当抗菌药物。经验性治疗首选头孢哌酮/舒巴坦、亚胺培南/西司他丁，还可选氨苄西林/舒巴坦、替卡西林/克拉维酸及新一代喹诺酮类。对病情较重者，可将氨基糖苷类、喹诺酮类或利福平联合应用，而后根据药敏试验结果调整用药方案。

近年来本菌对临床常用抗生素普遍耐药，且出现多重耐药菌株，对青霉素类、氯霉素、红霉素、头孢菌素等均耐药。不断发生的不动杆菌医院内 ICU 暴发流行和广谱抗生素的大量使用，使该菌对过去敏感的抗生素亦呈进展性耐药：包括米诺环素、多黏菌素。第三代头孢菌素的敏感率亦下降到 50%～60%。由于近年来常以氨基糖苷类药物和喹诺酮类药物作为第一线药物，因而该菌对氨基糖苷类和喹诺酮类药物的耐药性明显增加，如环丙沙星的耐药率已上升到 40%～60%。近来曾发生耐庆大霉素、阿米卡星的菌株流行，但对妥布霉素仍敏感。不动杆菌耐药的机制包括产生灭活酶（β内酰胺酶、氨基糖苷类钝化酶）、细菌外膜孔蛋白改变和 PBPs 改变等。对于多重耐药的流行株，目前仅碳青霉烯类和头孢哌酮/舒巴坦的治疗反应较好。亚胺培南（imipenem），抗菌谱极广，抗菌活性非常强，对本菌有良好作用，其耐药率通常小于 25%。氨苄西林/舒巴坦和头孢哌酮/舒巴坦对不动杆菌抗菌活性较强，可能与β内酰胺酶抑制剂舒巴坦有关。

近年来，由于碳青霉烯类和喹诺酮类的广泛使用，全球范围内鲍曼不动杆菌对亚胺培南的耐药率已出现快速增长，并出现多重耐药鲍曼不动杆菌以及泛耐药鲍曼不动杆菌。2000 年美国 15 家医学中心的资料显示，不动杆菌对碳青霉烯类耐药率为 19%～22%。MYSTIC (meropenem yearly susceptibility test information collection）耐药监测的数据结果显示，1998～2005 年鲍曼不动杆菌对美罗培南的耐药率从 5.9%上升到 28.6%，敏感性从 84.9%下降到 64.4%。2007 中国监测不动杆菌对亚胺培南的耐药率为 23%。2007 年中国 CHINET 细菌耐药性监测显示，多重耐药鲍曼不动杆菌和泛耐药鲍曼不动杆菌在各医院的总检出率为 47.7%和 2.8%。有资料显示：限制碳青霉烯类抗生素的使用，可使鲍曼不动杆菌的感染率明显下降。如 1992 年西班牙巴塞罗那一家医院出现一起多重耐药鲍曼不动杆菌引起的医院感染暴发流行，导致大量使用亚胺培南，1997 年该院 ICU 出现耐亚胺培南鲍曼不动杆菌并迅速扩散，于是关闭所有 ICU 并彻底消毒，严格执行预防交叉传播的措施，结果鲍曼不动杆菌的感染率明显减少。限制并合理使用碳青霉烯类抗菌药，加强细菌耐药性的监测是防止和延缓鲍曼不动杆菌耐药的重要措施。由于耐亚胺培南鲍曼不动杆菌可同时对多种抗菌药，包括氨基糖苷类和喹诺酮类耐药，目前用于治疗耐亚胺培南的多药耐药鲍曼不动杆菌和泛耐药细菌感染可选药物极为有限。体外试验研究表明对耐碳青霉烯类的鲍曼不动杆菌以下药物联合应用的活性比单独应用时要强：多黏菌素 B＋利福平或亚胺培南；舒巴坦＋利福平或喹诺酮类；多黏菌素 B＋利福平＋亚胺培南；美罗培南或亚胺培南＋氨苄西林/舒巴坦；头孢吡肟＋氨苄西林/舒巴坦。当不动杆菌对所有抗菌药物（包括多黏菌素）耐药时，联合用药则为治疗的唯一选择。联合用药是治疗多重耐药不动杆菌感染的策略之一。动物试验发现：利福平或美罗培南或亚胺培南＋氨苄西林/舒巴坦，亚胺培南＋妥布霉素或利福平，利福平＋氨苄西林/舒巴坦或妥布霉素或多黏菌素有联合抗菌活性。部分临床研究也证明利福平＋多黏菌素，多黏菌素＋其他抗菌药物（包括亚胺培南、美罗培南、氨苄西林/舒巴坦、派拉西林/他唑巴坦、喹诺酮类等）具有联合抗菌活性。但需要更多临床验证。

对于脑膜炎患者，由于氨基糖苷类不易透过血脑屏障，全身用药药物浓度甚低，不能达到杀菌效果，故需加用鞘内注射。妥布霉素、阿米卡星或庆大霉素，每次鞘内注射成人均为 5～10 mg，儿童为成人的 1/2 量。有脑室炎者，尚需作侧脑室注射，每日或隔日注射一次。或采用第三代头孢菌素联合氨基糖苷类治疗。呼吸道不动杆菌感染者，使用氨苄西林/舒巴坦联合阿米卡星或亚胺培南治疗是一个较好的选择。但最终还应根据临床药敏检测结果。

【预防】 ①积极治疗原发疾病，尽早去除诱因如各种导管，及时停用激素、广谱抗生素等。②医院工作人员一定要认真洗手，接触患者后均应洗手并用苯扎溴铵（新洁尔灭）等消毒剂泡手。③严格执行医院感染制度，发现不动杆菌感染，尤其是多重耐药菌株，应采取隔离措施。原来感染的人一旦离开，对病室进行认真清洗、消毒，对患者用过的导管、气管插管等应专门清洗、消毒。④限制广谱抗菌药物长期应用，尽可能地选用对人体正常菌群影响不大的药物治疗其他细菌性感染。⑤增强患者体质，提高免疫功能，是防止医院内感染的主要措施。

参考文献

[1] 汪复，朱德妹，胡付品，等. 2007 年中国 CHINET 细菌耐药性监测[J]. 中国感染与化疗杂志，2009，9(5)：321-329.

[2] 胡云建. Mohnarin 2006～2007 年度报告：非发酵革兰阴性杆菌耐药性监测[J]. 中国抗生素杂志，2008，32(10)：597.

[3] 石岩，刘大为，许大波，等. 泛耐药鲍曼不动杆菌感染临床治疗初探[J]. 中国感染与化疗杂志，2007，7(1)：34-37.

[4] Peleg AY, Seifert H, Paterson DL. *Acinetobacter baumannii*: emergence of a successful pathogen[J]. Clin Microbiology Reviews, 2008, 21(3): 538-582.

[5] Maragakis LL, Perl TM. *Acinetobacter baumannii*: epidemiology, antimicrobial resistance, and treatment options [J]. Clinical Infectious Diseases, 2008, 46: 1254-1263.

[6] Perez F, Hujer AM, Hujer KM, et al. Global challenge of multidrug-resistant *Acinetobacter baumannii*[J]. Antimicrobial Agents and Chemotherapy, 2007, 51(10): 3471-3484.

[7] Saballs M, Pujol M, Fe Tubau, et al. Ifampicin/imipenem combination in the treatment of carbapenem-resistant *Acinetobacter baumannii* infections [J]. Journal of Antimicrobial Chemotherapy, 2006, 58(6): 697-700.

第二十九节 铜绿假单胞菌感染

翁心华 陈 澍

铜绿假单胞菌又称绿脓杆菌，在自然界分布广泛，为土壤中存在的最常见的细菌之一。各种水，空气，正常人的皮肤、呼吸道和肠道等都有本菌存在。本菌存在的重要条件是潮湿的环境，对人类而言，属条件致病菌。长期应用激素、免疫抑制剂、肿瘤化疗、放射治疗等导致患者免疫功能低下，以及手术后或某些治疗操作后(气管切开、保留导尿管等)的患者易罹患本菌感染，故亦为医院内感染的重要病原菌之一。

【病原学】 铜绿假单胞菌(*Pseudomonas aeruginosa*)是假单胞菌属的代表菌种，在琼脂平板上能产生蓝绿色绿脓素，有生姜味；感染伤口时形成绿色脓液。本菌为无荚膜、无芽胞、能运动的革兰阴性菌，形态不一，成对排列或短链状，为专性需氧菌，最适宜生长温度为37℃，致病性铜绿假单胞菌在42℃时仍能生长，据此可与荧光假单胞菌等进行鉴别。本菌生长对营养要求不高，对外界环境抵抗力较强，在潮湿处能长期生存，对紫外线不敏感，湿热55℃ 1 h才被杀灭。

菌体O抗原有两种成分，一为内毒素蛋白，是一种保护性抗原；另一为脂多糖，具有特异性，根据其结构可将铜绿假单胞菌分成12个血清型，此外还可利用噬菌体或铜绿假单胞菌素分型。

【流行病学】 正常人皮肤，尤其潮湿部位如腋下、会阴部及耳道内，呼吸道和肠道均有该菌存在，但分离率较低。

铜绿假单胞菌感染常在医院内发生，医院内多种设备及器械上均曾分离到本菌，通过各种途径传播给患者，患者与患者的接触也为传播途径之一。除院内感染外，铜绿假单胞菌还可引起与医院环境无关的感染，近年来对此已有更多的认识，它已成为足穿刺感染、心内膜炎、滥用药物所致的骨髓炎、眼部感染、新生儿感染性外耳炎等引起的皮肤病等的主要病原菌，亦是战伤感染的常见致病菌。

【发病机制】 铜绿假单胞菌有多种产物有致病性，其内毒素是引起脓毒综合征或系统炎症反应综合征(SIRS)的关键因子，不过由于铜绿假单胞菌内毒素的含量较低，故在发病上的作用要小于肠杆菌科细菌。其分泌的外毒素A(ExoA)是最重要的致病、致死性物质，进入敏感细胞后被活化而发挥毒性作用，使哺乳动物的蛋白质合成受阻并引起组织坏死，造成局部或全身疾病过程。动物模型表明给动物注射外毒素A后可出现肝细胞坏死、肺出血、肾坏死及休克等，如注射外毒素A抗体则对铜绿假单胞菌感染有保护作用。铜绿假单胞菌尚能产生蛋白酶，有外毒素A及弹性蛋白酶同时存在时则毒力最大；胞外酶S是铜绿假单胞菌所产生的一种不同于外毒素A的ADP核糖转移酶，它可以破坏细胞骨架，从而促进铜绿假单胞菌的侵袭扩散，感染产此酶的铜绿假单胞菌患者，可有肝功能损伤而出现黄疸。此外，如碱性蛋白酶、磷酸酶、细胞毒素等铜绿假单胞菌外毒素亦常是造成组织破坏、细菌散布的重要原因。铜绿假单胞菌为条件致病菌，完整皮肤是天然屏障，活力较高的毒素亦不能引起病变，正常健康人血清中含有调理素及补体，可协助中性粒细胞和单核巨噬细胞吞噬及杀灭铜绿假单胞菌，故亦不易致病；但如改变或损伤宿主正常防御机制，如皮肤黏膜破损、留置导尿管、气管切开插管，或免疫机制缺损如粒细胞缺乏、低蛋白血症、各种肿瘤患者、应用激素或抗生素的患者，在医院环境中常可从带菌发展为感染。烧伤焦痂下，婴儿和儿童的皮肤、脐带和肠道，老年人的泌尿道，常常是铜绿假单胞菌败血症的原发灶或入侵门户。

铜绿假单胞菌一旦致病，由于其产生众多毒力因子的多样性和复杂性，对人类来说十分棘手。事实上，这一病原体的致病机制中包含了所有主要的细菌毒力因子(表6-29-1)。

表6-29-1 铜绿假单胞菌的毒力因子

位置或种类	举例	对宿主的活性或影响
细胞表面	藻酸盐	吞噬或抵抗调理素的杀伤作用
	脂多糖	内毒素/抗吞噬/逃避由原O抗原所产生的预成抗体
	菌毛	颤抖样运动，形成生物被膜，黏附于宿主组织上

续 表

位置或种类	举例	对宿主的活性或影响
细胞表面	鞭毛	能运动,形成生物被膜,黏附于宿主组织,构成黏蛋白
	Ⅲ型分泌性毒素的注入	PcrG、PcrV、PcrH、PopB和PopD蛋白构成Ⅲ型效应器的桥梁
外膜	铁结合受体流出泵	为细菌生长和逃避抗生素提供铁
Ⅲ型分泌作用	ExoS, ExoT, ExoU, ExoY	兴奋细胞(ExoS/ExoT),细胞毒性(ExoU),破坏肌动蛋白细胞骨架
分泌的朊酶类	LasA蛋白酶,LasB弹性蛋白酶,碱性蛋白酶,蛋白酶Ⅳ	降低宿主的免疫效应(抗体、补体等),降解基质蛋白
铁的获得	脓绿素,铜绿假单胞菌螯铁蛋白	从宿主体内提取细菌所需要的铁
分泌性毒素	外毒素A,杀白细胞素,磷脂酶类,溶血素类,鼠李糖脂	抑制蛋白质合成,杀死白细胞,红细胞溶血,降低宿主细胞表面糖脂
分泌的氧化因子	铜绿假单胞菌素,铁螯合物	产生活性氧:H_2O_2, O_2^- 破坏上皮细胞功能
群体效应	LasR/LasI, RhlR/RhlI, PQS	形成生物膜,毒力因子分泌的调节

该菌能产生富有黏附性的由蛋白质构成的生物被膜,它可阻止和抑制白细胞、巨噬细胞、抗体以及抗生素侵入生物被膜中杀灭细菌。细菌有足够的时间启动耐药基因,改变外膜的通透性,故生物被膜中的细菌仍得以存活,不断游离繁殖,反复引起组织炎症,久治不愈。生物被膜主要由糖醛酸(如藻酸)和碳水化合物所组成,形成所谓胞外黏液多糖,但由于氧气和营养物质获得等条件的不同,其组成可相差很大。胞外黏液多糖是重要致病因子,与慢性呼吸道感染密切相关(特别是肺囊性纤维化、支气管扩张继发感染)。其中藻酸盐是重要的组成部分,其可以使细菌牢固地黏附于肺上皮表面,形成膜。一方面可以抵御单核巨噬细胞的吞噬作用,另一方面可以抵御抗菌药物的杀灭作用。

生物被膜有很强的耐药作用,其耐药机制较为复杂,有以下几个特点:胞外多糖被膜能阻止和妨碍抗生素渗入生物被膜底层菌细胞;此外,该糖被膜含有较高浓度的抗生素降解酶,也使抗生素无法作用于菌体;多糖被膜可阻止化学杀菌剂的活化;位于多糖被膜深部的细菌很难获得充足的养分和氧气,代谢废物也不能及时清除,因此,这些细菌代谢活动低,甚至处于休眠状态,对外界的各种刺激(例如抗生素)不再敏感。

铜绿假单胞菌是产生耐药最为严重的细菌之一,主要原因是其有复杂的耐药机制,已了解的耐药机制就有以下几种。①产酶:铜绿假单胞菌是一种可以产Esbl酶、Ampc酶和碳青酶烯酶的细菌。②生物被膜:一些长期住院的顽固性感染的患者,最容易出现这种情况。他的外面包着一层生物膜,就像是穿了铠甲使药物无法进去。③结合靶位的改变:发生改变的青霉素结合蛋白(PBPs)可以导致体内铜绿假单胞菌对β内酰胺类抗生素耐药,这是相对罕见的耐药机制。④膜孔蛋白:亲水抗生素(如β内酰胺类)通过细菌外膜的膜孔蛋白通道进入革兰阴性细菌的内部。已经证实膜孔蛋白通道决定了铜绿假单胞菌对不同抗生素的敏感性。大部分革兰阴性菌的膜孔蛋白数约105,而铜绿假单胞菌仅是前者的1/4,例如:铜绿假单胞菌比大肠埃希菌对亲水抗生素更加耐药,这是因为前者的膜孔蛋白限制了这类抗生素进入其体内。膜孔蛋白的缺失也可以导致获得性耐药。研究表明无论是体外的还是临床上分离出来的铜绿假单胞菌,外膜膜孔蛋白OprD的缺失或改变都会造成他对碳青酶烯类抗生素的耐药。⑤外排系统:所有活细胞都有外排机制。这些蛋白复合体可以排出进入细菌内的外环境的毒素,外排系统既是天然也是获得性的抗生素耐药机制。铜绿假单胞菌含有12种外排系统的基因编码——是全部基因组的主要组成部分。MexAB-OprM系统是铜绿假单胞菌最普遍的外排系统。他由3种蛋白组成:内膜蛋白起到"泵"的作用;膜孔蛋白将胞质周围空间中的外排底物排出到细菌体外;另外一种蛋白质起到将上述两种蛋白连接起来的作用。虽然亚胺培南和美罗培南在结构上相似,但很重要的一点是:铜绿假单胞菌显示出的对这两种碳青霉烯类抗生素的耐药机制中的主动外排系统仅仅影响美罗培南,而对亚胺培南无作用。外排系统的高度表达,导致细菌不只是对某一种而是对所有外排底物(抗生素)的MIC显著升高,包括喹诺酮类、青霉素、头孢菌素、大环内酯类、硫胺类抗生素。这就是细菌多重耐药的形成机制。

【临床表现】

1. 败血症 铜绿假单胞菌性败血症多继发于大面积烧伤、白血病、淋巴瘤、恶性肿瘤、气管切开、静脉导管、心瓣膜置换术及各种严重慢性疾病等的过程中。本菌引起的败血症约占革兰阴性杆菌败血症的第3~4位,病死率则居首位。其临床过程与其他革兰阴性杆菌败血症相似,除早产儿及幼儿可不发热外,患者可有弛张或稽留热,常伴休克、成人呼吸窘迫综合征(ARDS)或弥散性血管内凝血(DIC)等。皮肤出现坏疽性深脓疱为其特征性表现,周围环以红斑,皮疹出现后48~72 h,中心呈灰黑色坏疽或有溃疡,小血管内有菌栓,将渗液涂片,革兰染色或培养易找到细菌。皮疹可发生于躯体任何部位，但多发于会阴、臀部或腋下，偶见于口腔黏膜，疾病晚期可出现肢端迁徙脓肿。

2. 呼吸道感染 原发性铜绿假单胞菌肺炎少见，常继发于宿主免疫功能受损后，尤其易发于原有肺部慢性病变基础上，如慢性支气管炎、支气管扩张、气管切开、应用人工呼吸机后，X线表现为两侧散在支气管肺炎伴结节状渗出阴影，极少发生脓胸。继发于败血症者病情危重，肺部可见小的肌性动脉或静脉坏死所致的损伤，其类型相似于坏疽性红斑，病死率极高。铜绿假单胞菌肺部慢性感染多发生于囊性纤维化的患者，常伴慢性咳嗽、咳痰以及进行性肺功能减退。

3. 心内膜炎 常发生于原有心脏病基础上，心脏手术、瓣膜置换术后，细菌常接种于伤口缝线上或补缀物上，也可发生在烧伤或有药物依赖患者的正常心脏瓣膜上。炎症可发生在各个瓣膜，但以三尖瓣为多见。相对于草绿色链球菌引起的心内膜炎，本病的药物治愈率低，即便在敏感的抗菌药物治疗下治愈率仍不足30%，故应及早手术切除赘生物并置换病变瓣膜。

4. 尿路感染 铜绿假单胞菌是医院内泌尿道交叉感染的常见菌，占院内感染尿路分离菌的第二位，留置导尿管是截瘫患者获得感染的诱因。其他如神经源性膀胱、尿路梗阻、慢性尿路感染长期应用抗菌治疗亦易罹患铜绿假单胞菌感染。40%的铜绿假单胞菌败血症的原发病为尿路感染。

5. 中枢神经系统感染 铜绿假单胞菌脑膜炎或脑脓肿常继发于颅脑外伤、头和颈部肿瘤手术后，或耳、乳突、鼻窦感染扩散蔓延，腰穿术或脑室引流后。粒细胞缺乏、严重烧伤则为铜绿假单胞菌败血症过程中迁徙至脑部的危险因素。临床表现与其他细菌性中枢感染相同，但预后较差，病死率在60%以上。

6. 骨关节感染 主要由于败血症的血行迁徙或来源于邻近组织感染病灶，老年人复杂性尿路感染及泌尿生殖系手术或器械操作，可致多发性椎体骨髓炎。近年来报道，注射海洛因者常致颈椎骨髓炎。临床过程无甚特殊，较少疼痛感，预后不良。

7. 眼科感染 本菌是角膜溃疡或角膜炎的常见病原菌之一，常继发于眼外伤或农村稻谷脱粒时角膜擦伤后。铜绿假单胞菌污染接触镜(隐形眼镜)或镜片液是本菌感染眼睛的另一种重要方式。感染发展迅速，48 h内可波及全眼，应予紧急处理，否则易造成失明。

8. 耳、乳突及鼻窦感染 游泳后外耳道pH因水进入而偏碱性，有利于铜绿假单胞菌生长，造成外耳道炎。糖尿病伴血管病变者，偶可发生铜绿假单胞菌所致慢性无痛恶性外耳道炎，如不及时治疗，后果较差。本菌所致的中耳炎及乳突炎常继发于恶性外耳道炎或急性中耳炎，有糖尿病或其他疾病时，铜绿假单胞菌可通过血管鞘而引起颅内感染。

9. 皮肤软组织感染 败血症患者可继发红斑坏疽性皮疹、皮下结节、深部脓肿、蜂窝织炎等皮损。烧伤创面、压疮、外伤创口及静脉曲张溃疡面上，经常可培养出铜绿假单胞菌。

10. 消化道感染 铜绿假单胞菌可在消化道任何部位产生病变，常见于婴幼儿以及肿瘤化疗致粒细胞低下的免疫缺损者，可引起婴幼儿腹泻及成人盲肠炎或直肠脓肿。消化道铜绿假单胞菌感染亦是败血症的重要入侵门户之一。

【实验室检查】 取感染部位标本，如脓液、痰液、血、尿、皮疹、穿刺物或渗出液等进行细菌培养，根据微生物特性进行鉴定，可确立诊断。

【治疗】 严重铜绿假单胞菌属感染的治疗应采用敏感药物联合治疗，剂量与疗程决定于感染部位与感染严重程度，若是慢性感染或有病灶处解剖结构的破坏，疗程常需数周乃至数月。目前，作用较强的抗菌药物有半合成青霉素，如阿洛西林和哌拉西林，其中以哌拉西林为最常用。第三代头孢菌素中以头孢他啶、头孢哌酮的作用较强。其他β内酰胺类药物中亚胺培南及氨曲南；氨基糖苷类如庆大霉素、妥布霉素、阿米卡星和异帕米星；喹诺酮类如氧氟沙星、环丙沙星及氟罗沙星等都有一定作用。

近年来，铜绿假单胞菌对常用抗生素的耐药率有明显上升，这在重症监护室(ICU)和肺纤维化患者中尤为严重。经常仅对碳青霉烯类抗菌药物(如亚胺培南、美罗培南、伊米培南和帕尼培南等)敏感。然而近年来，国内外文献报道铜绿假单胞菌对碳青霉烯类抗菌药物耐药(RCPA)呈逐渐上升趋势，这些耐药菌同时还对喹诺酮类、氨基糖苷类等其他类型的多种抗菌药物耐药，成为临床治疗的难题。在北美、南美、欧洲和澳大利亚进行的统计显示铜绿假单胞菌对美罗培南耐药率为75.4%，其他地区的耐药率在62%～70%。在我国，亚胺培南耐药率为9.52%，中介率为6.75%。全国耐药监测中心(NPRS) 1994～2004年对铜绿假单胞菌耐亚胺培南情况的监测显示耐药率从10%升高到36.7%。铜绿假单胞菌对帕拉西林、头孢哌酮的耐药率也超过30%。故一旦细菌培养阳性，应即进行药敏测定，以供选药时参考。对重症感染可考虑采用：亚胺培南＋阿米卡星，或头孢他啶＋喹诺酮类可以使耐药率降至7%～10%。对于顽固性的铜绿假单胞菌引起的感染，还应该考虑生物被膜的作用，可先用磷霉素、阿奇霉素破膜，半小时后再用敏感抗生素。

外科的清创、深部脓肿的引流对控制本属细菌感染十分重要；瓣膜置换术后发生的铜绿假单胞菌心内膜炎，亦应积极创造条件再进行瓣膜置换术，不能单一依靠抗菌治疗而坐失手术时机。此外，也有作者提出可采用高效铜绿假单胞菌抗血清或高效多价人血丙种球蛋白治疗铜绿假单胞菌感染，唯疗效仍不确切，故不作常规推荐。

【预防】 铜绿假单胞菌广泛存在于自然界，通过多种途径在医院内传播；因此，必须严格消毒器械、敷料，医务人员及护理员勤洗手，认真执行无菌操作，患者应予隔离，其敷料应予焚毁。同时积极治疗原发疾患，去除诱发因素等。

参考文献

[1] Bonomo RA, Szabo D. Mechanisms of multidrug resistance in *Achinetobacter species* and *Pseudomonas aeruginosa* [J]. Clin Infect Dis, 2006,43:S49 - S56.

[2] Rossolini GM, Mantengoli E. Treatment and control of severe infections caused by multiresistant *Pseudomonas aeruginosa* [J]. Clin Microbiol Infect, 2005,11(Suppl 4):17 - 32.

[3] Al-Hasan MN, Wilson JW, Lahr BD, et al. Incidence of *Pseudomonas aeruginosa* bacteremia: a population-based study [J]. Am J Med, 2008,121(8):702 - 708.

[4] Cheong HS, Kang CI, Wi YM, et al. Clinical significance and predictors of community-onset *Pseudomonas aeruginosa* bacteremia [J]. Am J Med, 2008,121(8):709 - 714.

第三十节 伯克霍尔德菌感染

马亦林

一、鼻疽

鼻疽(glanders)是由鼻疽伯克霍尔德菌所致的传染病。原系马、骡及驴等单蹄兽类较为多发的一种传染病，人因接触病畜或染有致病菌的物品而受感染。临床表现主要为急性发热，呼吸道、皮肤、肌肉等处出现蜂窝织炎、坏死、脓肿和肉芽肿。有些呈慢性经过，间歇性发作，病程迁延可达数年之久。

公元前 330 年 Aristotle 对本病有所记载，并用拉丁语“Malleus(恶性之意)”命名本病，Apeyrtos(公元 375)对马类发生鼻疽作了观察，Royer(1837)首先描述了人类鼻疽，Löffer 和 Schütz(1882)首次从死于鼻疽的马体中检出致病菌，1885 年 Zopf 将此菌定名为鼻疽杆菌(*Bacillus mallei*)。此后本菌几经易属，曾命名为鼻疽放线杆菌(*Actinobacillus mallei*, 1910, Brumpt)、鼻疽费氏杆菌(*Pfeifferella mallei*, 1918, Buchanan)、鼻疽吕弗勒菌(*Loefferella mallei*, 1935, Holden)、鼻疽不动杆菌(*Acinetobacter mallei*, 1964, Steel and Cowan)、鼻疽假单胞菌(*Pseudomonas mallei*, 1966, Redfearn et al.)等。1993 年，国际上根据新发现本菌的生物学特性，将其列入伯克霍尔德菌属(*Burkholderia*)，定名为鼻疽伯克霍尔德菌(*Burkholderia mallei*, 1993, Yabuuchi et al.)，简称“鼻疽伯克菌”。Srinivasan 等从 1 例患者病原菌并根据其 16S rRNA(1.5 kb)序列分析与其他伯克菌、假单胞菌及罗尔斯通菌(*Ralstonia*)种系同源性，构建了关系发生树(图 6 - 30 - 1)。

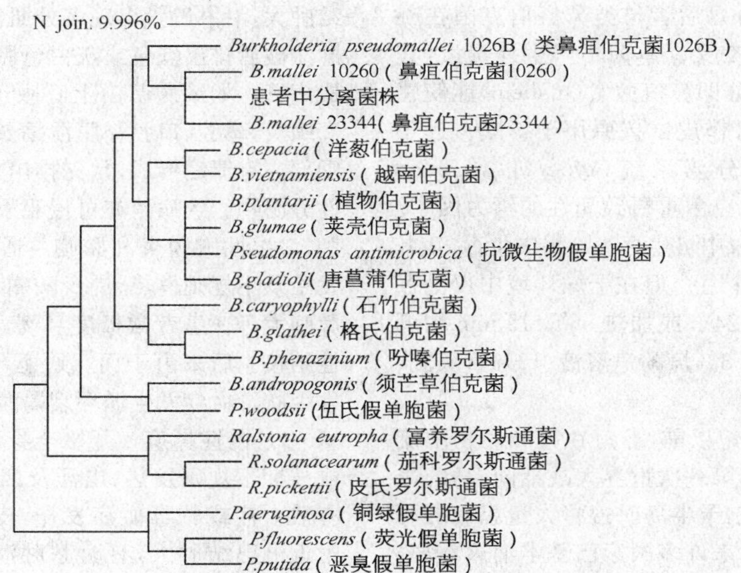

图 6 - 30 - 1 鼻疽伯克菌 16S rRNA(1.5 kb)序列种系发生树

(采用 neighbor-joining 分析绘制)

(Srinivasan 等从患者 1 株鼻疽伯克菌及取自 Johns Hopkins 微生物实验室分离的菌株与基因库)

【病原学】 本病病原体为鼻疽伯克菌，属变形菌门(Proteobacteria)、β变形菌纲(β-Proteobacteria)、伯克菌目(Burkholderiales)、伯克菌科(Burkholderiaceae)及伯克菌属(*Burkholderia*)。本菌为微弯棒状杆菌，大小不一，长为1.5～3.0 μm，宽0.5～1.0 μm，多孤立，有时可成对排列，无鞭毛不能运动，无荚膜，不产生芽胞，革兰染色阴性。在脓汁中大部分游离于细胞外，有时在细胞内见到。本菌为需氧性，温度在37～38℃，pH6.8～7生长最适宜。在普通培养基上本菌生长不佳，但在1%～5%的甘油肉汤中发育良好，在马铃薯培养基上能产生一层淡黄色蜂蜜样菌苔，以后逐渐变为棕红色。本菌生长较缓慢，一般需48 h。正常菌落为光滑型(S)，变异后的菌落可出现粗糙型(R)、皱襞型(C)、矮小型(D)、黏液型(M)或伪膜型(P)等。本菌应与类鼻疽伯克菌相鉴别，其要点见表6-30-1。

表6-30-1 鼻疽伯克菌与类鼻疽伯克菌的鉴别要点

要点	鼻疽伯克菌	类鼻疽伯克菌
形态	杆状、丝状和分枝状	球杆菌
鞭毛及动力	无	有
41℃生长	不生长	生长
菌落特征	表面光滑黏稠	表面皱褶呈同心圆状
淀粉水解	(+)	+
左旋木糖	+	—
左旋核糖	—	+
乙酰丙酸盐	—	+
赤藓醇	—	+
分布	无地区限制	热带和亚热带

注：(+)为10%～90%菌株阳性。

鼻疽伯克菌能产生两种抗原，即特异性多糖抗原和共同抗原(蛋白质成分)，后者与类鼻疽伯克菌在凝集试验和皮肤试验均有交叉。本菌不产生外毒素，其菌体内毒素的蛋白质部分即鼻疽菌素(mallein)能使感染动物产生变态反应，可作皮试抗原用于诊断。近年来首次研究证实Ⅵ型分泌系统(type Ⅵ secretion system，T6SSs)是鼻疽伯克菌重要致病性的毒力因子。本菌抵抗力较强，在粪、尿中可生存4 h，水中生存70 d，灭菌的自来水中生存6个月。但在干燥环境中仅生存10～15 d，日光直接照射24 h或加热56℃ 15 min均可死亡，煮沸立即死亡。在3%煤酚皂溶液、10%石灰乳、2%甲醛中1 h即可杀死。

【流行病学】 20世纪以前，鼻疽在人和动物中流行很广泛，遍及世界各国第一次世界大战期间，马的鼻疽严重流行于欧洲及巴尔干半岛时曾将大量患病的马匹处死，才得以控制。近来许多国家已基本消灭本病，但有些使用马从事生产的国家或地区(亚洲和南美洲)，由于防治措施不力，马的鼻疽感染率仍较高(10%以上)，危害仍十分严重，因而人的感染机会亦存在。国内迄今仍不同程度地分布于各养马地区，主要在内蒙古、新疆、黑龙江、吉林、青海、宁夏等地。

1. 传染源 主要为患病的马、骡和驴。羊、猫、犬、骆驼、家兔、雪貂等也能感染鼻疽杆菌。牛、猪和家禽对鼻疽则无自然感染。患者作为传染源亦有可能。实验室工作者因不慎亦可感染此病。

2. 传播途径 鼻疽的传播途径可能有3种。

(1) 接触传播 直接接触传播是人感染的主要途径。由于皮肤外露或损伤部分直接接触到病马的分泌物或排泄物而受感染，尤其是饲料、医疗或屠宰病畜、处理病畜尸体时，鼻疽伯克菌经皮肤或黏膜破损处侵入人体。

(2) 呼吸道传播 当病畜咳嗽或打喷嚏时，可通过气溶胶使健康的家畜、实验人员、兽医及饲养员感染。也可因清理病畜排泄物或打扫马厩中吸入含病菌的尘埃而感染。新分离的病菌，致病力较强，可使实验室工作人员吸入感染。

(3) 消化道传播 是家畜间鼻疽传播的主要方式。因家畜吃了被污染的水、饲料或牧场的草而感染。人经饮水或进食被污染的食物受感染者较为少见，但有因吃病马的肉而受感染的报告。

3. 人群易感性 人鼻疽常为散发，往往与人的职业有明显关系。本病多发生于兽医、饲养员、骑兵及屠宰工人中，多数为男性，年龄多为20～40岁。

【临床表现】 人鼻疽潜伏期差异较大，一般为数小时至3周，平均为4 d，甚至延迟至10年之久。临床上可有急性和慢性两种类型。

1. 急性鼻疽 起病急骤，皮肤感染部位出现急性蜂窝织炎、局部肿胀，继则坏死及溃破，形成边缘不整、创底灰白的溃疡，并覆有灰黄色的渗出物。附近淋巴结肿大，沿淋巴管出现多处肌肉及皮下结节性脓肿，脓肿溃破后排出红色或灰白色脓液，其口甚难愈合，可形成瘘管。如致病菌由上呼吸道侵入，可使鼻部出现蜂窝织炎，鼻腔、口腔黏膜溃疡及坏死，鼻中隔穿孔，腭和咽部亦有溃疡形成，常先排出血性分泌物，继而流出脓性分泌物。致病菌亦可侵犯下呼吸道，造成肺炎、肺脓肿、渗出性胸膜炎和脓胸。通常伴有全身违和、头痛、发冷及不规则发热、周身酸痛、食欲不振、呕吐、腹泻及脾肿大等。患者常极度衰竭，临床上酷似伤寒或播散性结核。后来由于面、颈、躯干及四肢均可出现脓肿，常因脓毒血症发生循环衰竭而死亡。

2. 慢性鼻疽 开始全身症状可不明显，仅有低热或长期不规则发热、出汗及四肢、关节酸痛。以后，间有败血症或脓毒血症发作，皮肤或软组织出现脓肿，附近淋巴结肿大，有时脓肿溃破流出多量脓液，亦可形成长期不愈的瘘管。关节、骨髓、肝、脾、肺、眼和中枢神经系统均可累及。病情发展缓慢，时好时发，病程持续数月至数年以上。患者渐见羸瘦，呈恶病质状，常因逐渐衰竭或突然恶化而死亡，亦有自行痊愈的病例。

【实验室检查】

1. 脓液或分泌物涂片检查及培养　涂片后可作亚甲蓝(美蓝)、Giemsa、Wright 等染色，可见两极浓染的杆菌，但不易与类鼻疽伯克菌相鉴别。近来用荧光抗体染色法，其特异性最高。培养亦能获得阳性的可能。

污染杂菌较多的样品，直接分离培养有时不易成功，则常进行 Straus 反应，即将样品用生理盐水研磨制成 5～10 倍乳制，每毫升加青霉素 1 000 U 于室温下作用 3 h 后，取上清液给体重约 250 g 雄性豚鼠腹腔注射 0.5 ml，3～5 d 后豚鼠发生阴囊红肿、睾丸鞘膜炎和睾丸炎，而后化脓、破溃，多于 2～3 周死亡，必要时豚鼠死后可剖检，采取脓汁作细菌培养分离，进一步证实。

2. 血液培养　伴有败血症者，可获阳性结果，一般患者阳性率不高。

3. 免疫学检查　血清可作血凝及补体结合试验，前者敏感性较高，效价在 1∶640 以上才有诊断价值，后者特异性较强，但操作麻烦，效价＞1∶20 才有参考意义。现已建立了较简便的固相补体结合试验，对照孔与试验孔溶血环直径差在 6 mm 以上者，判为阳性。近来应用新的鼻疽检验方法，如间接乳胶凝集试验、对流免疫电泳试验、斑点酶联免疫吸附试验、单扩散溶血试验、荧光抗体试验和基因探针法等，但国内尚未广泛应用。

鼻疽菌素皮内试验：将鼻疽菌素作 1∶1 000 稀释后，取 0.1 ml 注入前臂皮内，经 24～48 h，于局部出现红肿现象为阳性反应，常在病程 4 周内呈阳性反应，可持续数年。

【诊断和鉴别诊断】　鼻疽的临床表现较复杂，常不易诊断。有与患病的马类接触或实验室中曾处理过致病菌等流行病学史。分泌物、穿刺液及血液培养，血清学检查(血凝及固相补体结合试验)，鼻疽菌素皮内试验，感染物豚鼠接种等检查，均有助于本病的诊断。

临床上应与类鼻疽、孢子丝菌病、链球菌蜂窝织炎、葡萄球菌感染及播散性结核病等鉴别。

【预后】　鼻疽的急性型预后极差，若不治疗，其病死率在 90%以上。慢性或亚临床型其治愈率可达 30%～50%。近年来应用有效抗生素或化学药物治疗后，病死率有明显下降。

【治疗】　患者须隔离，分泌物、排泄物及换药的敷料纱布等均应彻底消毒。以往人类鼻疽多采用磺胺类和氨基糖苷类抗生素，一般采用链霉素(1～1.5 g)或庆大霉素(16 万～24 万 U/d)与磺胺嘧啶(4～6 g/d)或四环素类(2 g/d)联合应用，直至症状消失。近来体外药敏试验表明，鼻疽杆菌对喹诺酮类(环丙沙星、氧氟沙星等)、头孢他啶和亚胺培南等均高度敏感，因此选用喹诺酮类或第三代头孢菌素类抗菌药物治疗也会有效。脓肿必须切开引流，但要小心谨慎，以免感染扩散，其他对症及支持疗法亦甚重要。

【预防】　首先要消灭马类间鼻疽的流行，应用鼻疽菌素滴眼试验，可以鉴别出感染和未感染的马匹，即将鼻疽菌素滴入马眼结膜囊内，于滴眼后的第 3、6、9、24 h 观察反应，如发生结膜炎，并分泌脓性眼眵者为阳性反应。已证明受感染的马类，不论其症状有无，都应立即处死，并深埋。对污染的马厩杂物应用含氯石灰(漂白粉)等彻底消毒。曾与病畜接触的马匹，即使其眼试验阴性者，亦应隔离 3 周观察。

对从事马匹工作的人进行预防知识的教育，对患者应特别注意排泄物及污染物的消毒。对从事鼻疽伯克菌检验的实验室工作者，必须注意无菌操作与消毒。对可疑受染者进行医学观察 3 周。

二、类鼻疽

类鼻疽(melioidosis)是由类鼻疽伯克霍尔德菌所致的地方性传染病，流行于东南亚和澳大利亚北部等热带地区。人主要是通过接触含有致病菌的水和土壤，经破损的皮肤而受感染。本病临床表现复杂，有急性败血症者常伴多处化脓性损害，慢性者类似空洞型肺结核表现。病情一般较为严重，如不及时治疗，病死率甚高。

【病原学】　本病病原体为类鼻疽伯克霍尔德菌(*Burkholderia pseudomallei*)，简称类鼻疽伯克菌。本菌于 1912 年首先被 Whitmori 和 Krishnaswami 在仰光确定。因其形态与培养特性类似鼻疽杆菌，血清学上又有明显交叉，当时将其命名为类鼻疽杆菌(*Bacillus pseudomallei*，1913，Whitmore)，1921 年 Fletcher 又将其改名为惠特莫尔杆菌(*Bacterium Whitmori*)，于 1951 年易属，改名为类鼻疽吕弗勒菌(*Loefferella pseudomallei*，1951，Brindle and Cowan)及类鼻疽假单胞菌(*Pseudomonas pseudomallei*，1957，Haynes)。1993 年国际上根据其新发现的生物学特性，将其归入伯克霍尔德菌属(*Burkholderia*，1993，Yabuuchi et al)，定名为类鼻疽伯克霍尔德菌。

类鼻疽伯克菌为短而直的中等大革兰阴性球杆菌，长 2～5 μm，宽 0.4～0.8 μm，多单在，偶成对或丛集，不形成芽胞。一端有 3 根以上鞭毛，故运动活泼。普通染色常见两极浓染，用感染脏器样品制备的压印片染色时，可见菌体周围附着有不着色的白圈，即所谓荚膜样物质(伪荚膜)。本菌为需氧菌，能在普通培养基上生长良好，加入甘油可促进生长。在 4%甘油营养琼脂上培养 24 h，形成正圆形、中央微隆起的光滑型菌落，48～72 h 后变为粗糙型，表面出现蜂窝状褶皱，呈同心圆状，类似矢车菊(cornflower)头并带有色素(图 6-30-2)，培养物有强烈的霉臭味。

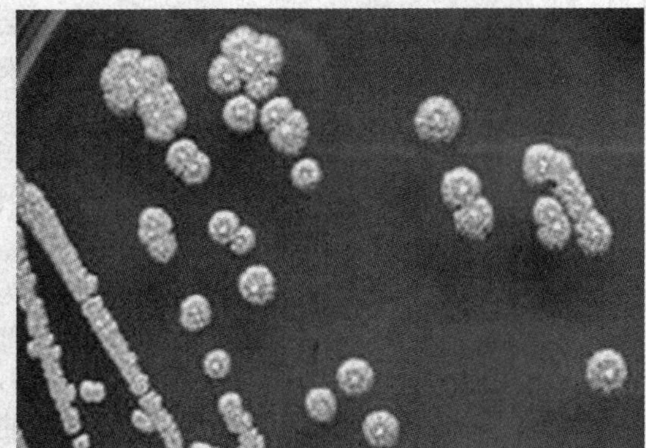

图 6-30-2 类鼻疽伯克菌落形态特征
(Ashdown 琼脂培养基)

类鼻疽伯克菌生化反应特性活泼,能分解葡萄糖、乳糖、麦芽糖、甘露醇、左旋核糖及蔗糖等,产酸不产气,但不分解左旋木糖。其与同属菌种的鉴别见表 6-30-2。本菌含有两种主要抗原,一为特异性耐热多糖抗原,另一为与鼻疽伯克菌相同的不耐热蛋白质共同抗原;其次还有鞭毛抗原。根据其不耐热抗原的有无,又可分为两个血清型:Ⅰ型菌具有耐热和不耐热两种抗原,主要分布于亚洲地区;Ⅱ型菌只有耐热抗原,主要分布于澳大利亚和非洲地区。

表 6-30-2 类鼻疽伯克菌与同属菌种的鉴别要点

鉴别要点	41℃生长	麦康凯	纤维二糖	麦芽糖	水杨苷
类鼻疽伯克菌 (*B. pseudomalleri*)	+	+	+	+	−
鼻疽伯克菌 (*B. malleri*)	−	+	+	−	−
洋葱伯克菌 (*B. cepacia*)	+	−	+	+	+
卡亚非伯克菌 (*B. caryophylli*)	−	−	−	−	+
唐菖蒲伯克菌 (*B. gladiolis*)	−	+	−	−	−
皮氏伯克菌 (*B. pickettii*)	−	−	+	+	−
索蓝伯克菌 (*B. solanacearum*)	−	−	−	−	−

本菌在外界环境中的抵抗力较强,在粪便中存活 27 d,尿液中 17 d,腐败尸体中 8 d,在水和土壤中可存活 1 年以上。在自来水中也可存活 28～44 d,据国内广州观察该菌在约含 40%水的土壤中经 726 d 仍存活。加热 56℃, 10 min 可将其杀死,各种消毒剂常用浓度迅速杀灭本菌,但苯酚(石炭酸)和甲酚皂(来苏儿)溶液的杀菌效果不理想。一般选用 5%的氯胺-T (chlorozone)作为常规的消毒剂。

【流行病学】 类鼻疽的流行,大多发生在北纬 20°至南纬 20°之间的热带地区,继后的研究工作进一步证明了从美洲的巴西、秘鲁、加勒比地区、非洲中部及马达加斯加岛到亚洲的南亚、东南亚地区的泰国和澳洲北部均为类鼻疽疫区。近来报道澳大利亚西南部和伊朗等地也有本病暴发流行。本病一般散发,无明显季节性。我国类鼻疽疫源地主要分布于海南、广东、广西南部及台湾的边缘热带和南亚热带地区,已超出北纬 20°范围。

1. 传染源 本病的传染源以往认为与野生动物有关,特别是鼠类曾被认为是主要带菌者和病原体在外环境中的播散者,但迄今尚无足够的证据。羊、马、牛、猪、猴和啮齿类动物都可能感染本病,其中以猪感染率最高。我国海南岛山羊感染率为 10%,牛虽然感染率也高,但发病者极少,马有一定抵抗力。据报道海豚为本菌的易感动物,香港海洋公园曾感染致死 27 头。动物与人一样,都是偶然的宿主,虽然均能排菌,但在地方性流行区,维持本病流行的连续性作用不大。已有报道,进口动物能将本病引入新的疫区,造成暴发流行,因而动物在扩大本病疫区范围的作用,亦不能忽视。患者作为本病的传染源意义较少。

近年来大量的调查证明,本病存在自然疫源地。其感染来源主要是流行区的水和土壤,类鼻疽伯克菌在流行区的水或土壤中是一种常居菌,可以在外界环境中生长,不需要任何动物作为它的贮存宿主。水土的性状可能与类鼻疽伯克菌生存更密切,据报道,在马来西亚采集的 5 621 份水样,阳性率为 7.6%,其中稻田水最高(14.6%～33%),可能与水中有机质的含量有关。土壤也以稻田泥土为最高。Thomas 调查发现地表下 25～45 cm 的黏土层适合本菌生存,沙土层未分离出细菌。我国海南三亚地区的稻田、沟渠水本菌分离阳性率为 11.0%,广东惠阳湖水分离阳性率为 9.0%,这些环境人类极易受感染。

2. 传播途径 可能有 5 条途径:①直接接触含有致病菌的水或土壤,经破损的皮肤而受感染,这是本病传播的主要途径。②吸入含有致病菌的尘土或气溶胶,经呼吸道感染。③食用被污染的食物,经消化道感染。④被吸血昆虫(蚤、蚊等)叮咬而造成感染。动物实验证明,类鼻疽伯克菌能在印度客蚤和埃及伊蚊的消化道内繁殖,并保持传染性达 50 d 之久。⑤人与人间传播,已有报道可通过家庭密切接触、性接触等途径。

3. 人群易感性 人群对类鼻疽伯克菌普遍易感。流行区的患者主要与接触含有本菌的水和土壤有关,所以长期在稻田中作业的农民感染率最高。人群隐性感染率在流行区为 7%～10%。据我国台湾血清学调查,人群中隐性感染率为 2.8%～5%,在台南高雄地区糖尿病患者中,血清阳性率为 3.0%。

【发病机制和病理】 类鼻疽伯克菌具有几种毒

力:一为不耐热的外毒素,包括坏死性毒素与致死性毒素;二为耐热的内毒素及几种组织溶解酶,这些毒力在发病中的真正作用尚不明。据Clara人工感染9只猴子试验,接种量为$1.3\times10^{2}\sim3.7\times10^{3}$个细菌,仅2只猴子发病死亡。因而可见,并非每个受染者均能发展为败血型类鼻疽。近年来对类鼻疽伯克菌外毒素结构的研究,发现LPS的O特异性多糖部分有两种,即O-PSⅠ和O-PSⅡ,后者为致病性抗原。现已查明约70%发展为败血型者,病前多有糖尿病、肾病、结核病、吸毒或酗酒者,这些消耗性疾病也能使亚临床型感染者转为败血型。提示免疫功能缺陷(包括艾滋病)是败血型类鼻疽发生的基础。

急性败血型类鼻疽的致病菌可以扩散至全身各器官,尤以肺、肝、脾和淋巴结最严重。肺部损害通常由于血行播散所致,有时亦可由于肺部吸入含致病菌的气溶胶而直接感染。病变主要为多发性小脓肿形成,脓肿内有坏死组织、中性粒细胞和大量致病菌,有时小脓肿融合成空洞可造成肺出血。慢性类鼻疽以肺部及淋巴结病变最突出,病灶呈现由中性粒细胞组成的中心坏死及周围肉芽肿混合而成,并可见巨细胞。病灶内致病菌稀少。

【临床表现】 本病潜伏期一般为3~5 d,但也有感染后数月、数年,甚至有长达20年后发病,即所谓"潜伏型类鼻疽",此类病例常因外伤或其他疾病而诱发。临床上可有急性败血型、亚急性型、慢性型及亚临床型4种。

1. 急性败血型 为最严重类型,约占60%。起病较急,寒战高热,并有气急、肌痛等,同时出现肺、肝、脾及淋巴结炎症与脓肿形成的症状和体征。特别以肺脓肿最为多见,好发于肺上叶并可累及胸膜,此时患者多有咳嗽、胸痛、咯血性和脓性痰,胸部可闻及干、湿性啰音及胸膜摩擦音,并有肺实变及胸腔积液(脓胸)的体征。肺部病灶融合成空洞。其他尚有腹痛、腹泻、黄疸、肝脾肿大及皮肤脓疱等。也有以急性胆管炎合并败血性休克表现的类鼻疽病例报道。

2. 亚急性型 病程数周至数月。多数是急性感染消退后而形成多处化脓性病灶的症状与体征。常见有肺脓肿、脓胸及肺部炎症,其次为心包积液、骨髓炎、脾脓肿、肝脓肿、前列腺炎及皮下或软组织脓肿等。

3. 慢性型 病程达数年。常由于脓肿溃破后造成瘘管,长期不愈。典型病例以肺上叶空洞性病变(肺化脓症)为主,常被临床误诊为肺结核病。曾有报道一例骨类鼻疽脓肿患者病程长达18年。此型患者在漫长的病程中,常有间歇性发热、咳嗽、咯血性或脓性痰,体质逐渐消瘦、营养不良及衰竭等。

4. 亚临床型 流行区中有相当数量的人群,受类鼻疽杆菌感染后而临床症状不明显,血清中可测出特异性抗体。这种现象在东南亚国家(泰国、越南、马来西亚)人群中占6%~8%。亚临床型患者一般不会发展为显性类鼻疽,但当有糖尿病等诱因存在时,仍有机会发病。据报道,在20世纪60年代侵越美军中有9%的亚临床型病例回国后相继发病,其中潜伏期最长者为26年,故有"越南定时炸弹(Vietnamese time bomb)"之称。

【实验室和影像检查】

1. 血象 大多有贫血。急性期白细胞总数增加,以中性粒细胞增加为主。

2. 病原学检查 取患者的血液、痰、脑脊液、尿、粪便、局部病灶及脓性渗出物作细菌培养或动物接种,以分离类鼻疽杆菌。未污染的临床标本可直接接种于营养琼脂或营养肉汤,37℃培养24~48 h,可获纯培养阳性结果。血培养在未使用抗菌药物者,血与培养基的比例为1∶4;若已应用抗菌药物者其比例为1∶10。已污染的标本需改用选择培养基,常在麦康凯培养基的基础上按每10 ml加入2 mg多黏菌素。

对培养所获疑似菌苔用生理盐水稀释成5 000个/ml细菌左右,取0.5 ml菌液注射入幼龄雄性地鼠(或体重200~250 g豚鼠)腹腔,动物死亡后剖视,如见到睾丸红肿、化脓、溃烂,阴囊穿刺有白色干酪样渗出液,即为Straus反应阳性,必要时对渗出液或脓汁再作细菌培养分离,进一步证实。

3. 血清学检查 对本病的诊断有较大价值。常用有以下几种方法。

(1) 间接血凝试验 国内外均以效价1∶40以上为诊断的临界值。但由于疫区本底较高,血凝抗体出现较晚等缺点,因而临床实用性较差,只能作为流行病学调查应用。近来将类鼻疽杆菌的外毒素连接于细胞,测其外毒素抗体作为现症感染的标志,提高此试验的临床价值。

(2) 补体结合试验 要求效价在1∶8以上才有诊断意义。虽然补结抗体出现较早,并可保持2年以上,其敏感性优于血凝试验,但特异性较差,交叉反应较高,实用价值不大。

(3) 酶联免疫试验 Dharakul在包被抗原方面作了改进,使用DNA片段30 kDa、19.5 kDa作抗原和抗抗原IgG和IgM等单克隆方面的提纯,其诊断有效率为85%以下,误诊率和漏诊率均在15%。国内陈光远等对此法又作了改进,采用2 000 bp特异抗原作间接ELISA包被抗原的研究,结果其诊断有效率提高到98%,漏诊率为3.9%,误诊率仅为1%。并认为以前后两次抗体呈4倍以上升高者为现症感染,下降者为既往感染。

(4) PCR技术 采用22个碱基寡核苷酸引物扩增出178个碱基对的DNA产物。可以检测到1 ml全血中含10个菌的水平。

其他尚有琼脂免疫扩散试验和荧光抗体技术检查

等方法,目前较少应用。

4. 胸部X线或CT检查 可示肺炎、肺化脓症(空洞)、化脓性胸膜炎等征象。

【诊断和鉴别诊断】 本病的分布有较严格的地区性,患者大多有接触受染史,对于任何不能解释的化脓性疾病(特别是空洞性肺部疾患)或发热性疾病,都应考虑有类鼻疽的可能。病原学检查及血清学反应对本病有确诊意义。

本病在急性期应与伤寒、疟疾、葡萄球菌败血症和葡萄球菌肺炎相鉴别。在亚急性型或慢性型应与结核病相鉴别。

【预后】 未作治疗的急性败血型类鼻疽,其病死率在90%以上,随着近来诊断技术和抗菌药物的不断改进,病死率已下降到30%左右,但在泰国东北部总病死率仍在50%(儿童为35%),澳大利亚为19%。亚急性型或慢性型类鼻疽病死率较低,治疗后可下降至10%或更低。

【治疗】 患者应立即进行隔离。对急性败血型病例必须采取强有力的治疗措施。近来发现类鼻疽伯克菌对临床上常用的青霉素、链霉素、氯霉素、四环素、庆大霉素等有较强耐药性,因而对败血型病例不能作为主要药物,推荐第三代头孢菌素中头孢他啶(2~4 g/d)作为首选药物或联合其他广谱青霉素类药物或复方磺胺甲噁唑(新诺明)等。但据国内贾杰等报道(1999)从海南岛分离到类鼻疽伯克菌15株,作抗菌药物敏感试验,其敏感率亚胺培南为93.3%,替卡西林、阿莫西林为73.3%;而头孢噻肟、头孢他啶仅为13.3%;复方磺胺甲噁唑、诺氟沙星、头孢替坦均为6.7%;其他抗菌药物均不敏感。因而对本病治疗,国内推荐前三种抗菌素较为妥当,即亚胺培南/西司他丁(imipenem/cilastatin,成人1~2 g/d)静滴;替卡西林/克拉维酸(timentin,成人3.2 g,4~8 h 1次)静注或静滴;阿莫西林(amoxicillin,成人500~1 000 mg,6~8 h 1次)口服,奥格门汀(augmentin,成人375~750 mg)口服或1.2 g 6~8 h 1次静注或静滴。最近又据国内吴至成等报道从1例败血型中分离到类鼻疽伯克菌作药敏试验,结果除亚胺培南敏感外,头孢他啶及复方磺胺甲噁唑也是敏感,仍可选用。上述药物疗程一般需30~90 d,亚急性型或慢性型病例的抗菌药物剂量是急性期的半量,但给药时间要更长些,并应根据抗菌药物的副作用,适当加以调整。

最近国外专家(Wuthiekanun 与 Peacock,2006)对本病的治疗方案,推荐先用头孢他啶或碳青霉烯类静脉应用10~14 d后,再继续口服TMP/SMX或强力霉素,总疗程要达到12~20周或更长。对儿童、孕妇患者可采用阿莫西林/克拉维酸作为替代药物。并认为类鼻疽伯克菌对抗菌药物的耐药率仍较低,据报道澳大利亚耐药率为2.5%,而在泰国为13%~16%。本病治疗如不彻底难以清除病原体,因而复发较常见(10年以上也有13%复发)。有脓肿者宜作外科切开引流,对内科治疗无效的慢性病例,可采用手术切除病变组织或器官。

【预防】 尚无特效的预防方法。主要防止污染类鼻疽伯克菌的水和土壤经皮肤、黏膜感染。在可疑染菌的尘土条件下工作,应戴好防护口罩。患者及病畜的排泄物和脓性渗出物应彻底消毒。接触患者及病畜时应注意个人防护,接触后应作皮肤消毒。疫源地应进行终末消毒,并须采取杀虫和灭鼠措施。对可疑受染者应进行医学观察2周。从疫源地进口的动物应予以严格检疫。

变态反应检查是马属动物检疫重要措施,即采用粗制类鼻疽菌素经亲和层析法提纯制品,给动物点眼后分泌脓性眼眵者,判为阳性反应。

参考文献

[1] 王世若.鼻疽伯克霍尔德氏菌[M]//王秀茹.预防医学微生物学及检验技术.北京:人民卫生出版社,2002:496-500.

[2] 胡祥壁,彭发泉.鼻疽杆菌的菌落变异及其毒力和蛋白酶活性的变化[J].中国人兽共患病杂志,1991,6(2):33-35.

[3] Centers for Disease Control and Prevention. Laboratory-acquired human glanders-Maryland[J]. Morb Mortal Wkly Rep, 2000,49(24):532-535.

[4] Srinivasan A, Kraus CN, DeShazer D, et al. Glanders in military research microbilogist[J]. N Engl J Med, 2001, 354(4):256-258.

[5] Schell MA, Ricky L, Ulrich, et al. Type Ⅵ secretion is a major virulence determinant in Burkholderia mallei[J]. Mol Microbiol, 2007, 64(6):1466-1485.

[6] 王世若.类鼻疽伯克霍尔德氏菌[M]//王秀茹.预防医学微生物学及检验技术.北京:人民卫生出版社,2002:501-504.

[7] 马亦林.类鼻疽假单胞菌感染[M]//彭文伟.现代感染性疾病与传染病学.北京:科学出版社,2000:1054-1058.

[8] 吴至成,陈海.类鼻疽假单胞菌致急性败血型类鼻疽1例报告[J].中国热带医学,2002,2(2):270.

[9] 陆振多,宋阳.类鼻疽[M]//唐家琪.自然疫源性疾病.北京:科学出版社,2005:884-889.

[10] 贾杰,莫成锦.类鼻疽假单胞菌感染的诊断与治疗[J].中华传染病杂志,1999,17(4):272-273.

[11] Dance DA. Melioidosis as an emerging global problem[J]. Acta Trop, 2000,74(2-3):115-119.

[12] Yang S. Melioidosis research in China[J]. Acta Tropica, 2000,77:157-165.

[13] Ko WC, Cheung BM, Tang HJ, et al. Melioidosis outbreak after typhoon, southern Taiwan[J]. Emerg Infect Dis, 2007,13(6):896-898.

[14] Cheng AC, Currie BJ. Melioidosis: epidemiology, pathophysiology, and mnagement[J]. Clin Microbiol Reviews, 2005, 18(2):383-416.

[15] Wuthiekanun V, Peacock SJ. Review: management of melioidosis[J]. Expert Review of Anti-infective Therapy, 2006,4(3):445-455.

第三十一节 类志贺邻单胞菌与气单胞菌感染

盛吉芳

一、类志贺邻单胞菌感染

类志贺邻单胞菌(*Plesiomonas shigelloides*)是近年来发现的腹泻病原菌,由于该菌可引起急性腹泻和食物中毒而引起国内外学者关注。类志贺邻单胞菌肠炎是一种急性肠道传染病,临床表现以发热、腹痛、腹泻、恶心、呕吐、水样便或黏液脓血便为特征。

【病原学】 类志贺邻单胞菌于1974年Ferguson等从一名腹泻患者大便中分离出,根据该菌具有宋内志贺菌Ⅰ相抗原以及与腹泻病有关而命名。本菌几经易属归为一个新的“邻单胞菌属”,并与气单胞菌属、弧菌属同归于弧菌科。近年来由于分子生物学和分子遗传学技术的发展应用,使细菌的分类从表型特征进入分子水平。按照Kimura对肠杆菌科、弧菌科和气单胞菌科所作用的5S rRNA碱基序列分析结果,本菌应该独立于弧菌科和气单胞菌科之外,而与肠杆菌科有密切亲缘关系。

邻单胞菌为革兰染色阴性杆菌,长约3 μm,宽0.8～1 μm,两端钝圆,呈单、双或短链状,偏端有2～7根鞭毛,有动力,无芽胞,无荚膜,最适生长温度37℃,4℃不能生长。pH生长范围5～7.7,不嗜盐,能耐受3%～6%的NaCl,在SS及麦康凯琼脂平皿上培养呈圆形隆起无色半透明小菌落,直径约2 mm,在TCBS(硫代硫酸柠檬胆盐蔗糖)琼脂上不生长,此点可与霍乱弧菌和副溶血弧菌区别。本菌为需氧兼性厌氧菌。发酵葡萄糖、麦芽糖、肌醇,产酸不产气,氧化酶试验阳性。

类志贺邻单胞菌具有耐热菌体(O)抗原和鞭毛(H)抗原,目前已建立50个O抗原和17个H抗原以及2个无动力的菌株组成的一个抗原表,国外研究者对102株本菌的菌体O抗原进行血清分型,发现其中一些O抗原和D群宋氏志贺菌的脂多糖抗血清发生直接的交叉凝集反应,部分与A群痢疾志贺菌(1,7,8血清型)、B群福氏志贺菌(6血清型)和C群鲍氏志贺菌(2,9,13血清型)有交叉反应,发现两株本菌菌株的O抗原与A群及B群志贺菌的O抗原有共同结构,也有报道本菌与霍乱弧菌存在共同抗原,与霍乱诊断血清发生凝集,必须借助生化反应的不同将两菌鉴别。

【流行病学】 类志贺邻单胞菌感染引起的腹泻,在东南亚等地区是常见的。据泰国的调查结果,从3.8%的患者的粪便中检出本菌,在日本的歌山地区曾发生因误食由类志贺邻单胞菌污染的咸鱼引起食物中毒,在美国的北卡罗来纳州,也曾因食用未煮熟牡蛎而造成肠炎。

1. 传染源 本菌在河水、海水、泥土、鱼类和动物粪便中,淡水鱼和猫狗等动物是本菌自然宿主,是主要传染源,患者和带菌者也可成为传染源。

2. 传播途径 通过食用污染的水或食物而传播,通过接触污染水造成伤口软组织感染的情况远比亲水气单胞菌少见。

3. 人群易感性 人群对本菌普遍易感,免疫低下者和婴儿的感染率大于正常成年人。

4. 流行特征 本病常年散发,夏秋季多见,热带和亚热带地区发病较多(在日本为旅游者腹泻病病原第3位),集体进食受本菌污染的鱼类、牡蛎等贝类可引起暴发流行。

【发病机制和病理】 发病机制尚不清楚,有文献报道,体外细胞实验发现该菌能通过胞吞作用侵入肠起源细胞并在其内存活和分裂繁殖,并在实验细胞内找到该菌外包被膜,以空泡形式存在,所用实验细胞为CACO-2细胞,和体内类似的肠起源细胞一样是非吞噬细胞,因此推测细菌通过信号机制操纵正常宿主细胞的病理过程。

本菌能产生霍乱样肠毒素(choleratoxin-like),可激活腺苷酸环化酶,使小肠分泌增加引起腹泻。可产生耐热肠毒素,但不代表侵袭力或毒力因子。本菌对肠上皮有侵袭力,部分病例结肠黏膜有糜烂、出血点、黏液脓性分泌物,产生痢疾样大便,甚至可突破黏膜屏障进入血液发生菌血症。此外,偶可引起外伤后软组织感染,但本菌不产生蛋白酶,组织坏死机制不明。

【临床表现】 成人和儿童感染类志贺邻单胞菌后主要表现为胃肠道症状,可由无热轻度腹泻至高热重度腹泻不等,病程数日到1周,健康人患本病多为轻症,如原有消化道基础疾病,如肿瘤、慢性非特异性结肠炎、其他感染性腹泻,则病情较重,病程可迁延较久。

1. 潜伏期 一般1～2 d,可短至几小时,也可长达1周。

2. 症状和体征 该菌感染后可有3种胃肠道表现。

(1) 分泌性胃肠炎型 多为轻度腹泻,无热或低热,粪便稀水样,每日2～3次。

(2) 类似霍乱样腹泻型 重度腹泻似霍乱样水泻,有脱水征。

(3) 类似痢疾的腹泻型 高热,腹痛,里急后重,恶心，呕吐，黏液便或脓血样便。

也有报道该菌感染引起脑膜炎、骨髓炎、脓毒症、关节炎等非胃肠道疾病，但比较少见。

【实验室检查】 大便常规可有红细胞及白细胞，大便培养该菌生长，一般认为DS琼脂比SS琼脂培养基效果更好，似菌痢样症状者末梢血白细胞增加，大便镜检有较多脓细胞和红细胞。

目前诊断方法首先是培养细菌，然后进行生化鉴定，再作血清学分群。培养基一般采用pH8.4碱性胨水，也有报道采用GN肉汤增菌。经过系列生化试验鉴定为本菌后，如要作血清学分群，可将菌株经分离接种于普通琼脂平面，37℃培养15～18 h，取斜面培养物直接与10个多价血清进行玻片凝集试验，然后分别用单价血清进行定群。

【诊断和鉴别诊断】 根据临床有腹痛、腹泻或发热等症状，结合流行病学资料，粪便或其他部位标本培养出本菌可确定诊断。

类志贺邻单胞菌已列入腹泻病原菌之一，实验室检测时的显著特点是赖氨酸脱羧酶、鸟氨酸脱羧酶、精氨酸双水解酶和肌醇阳性。可根据氧化酶阳性和发酵葡萄糖与肠杆菌科以及非发酵菌属假单胞菌区别，根据嗜盐性、精氨酸双水解酶、甘露醇试验与弧菌属及气单胞菌属区别；本菌因仅有1个菌种，当与其他菌种鉴别后即可定种。

应注意本菌与弧菌属、亲水气单胞菌属、假单胞菌属和肠杆菌科的成员进行区别，此外，本菌引起的腹泻应与急性菌痢、沙门菌肠炎、空肠弯曲菌肠炎、耶尔森菌肠炎、病毒性肠炎相鉴别，症状类似霍乱水泻的应与霍乱鉴别，应根据不同临床表现和培养菌的不同生化特性鉴别之。

【预后】 大多数患者可自愈，预后良好，如原有消化道基础疾病，如肿瘤、非特异性慢性炎症性肠病、其他感染性腹泻，则病情较重，病程可迁延较久，偶可引起全身感染。

【治疗】 轻症者不治而愈，腹泻次数多且伴失水者可予口服或静脉补液和对症治疗，老年人或有原发病者，病情较重时应选用抗生素，可根据药敏试验选用，但本菌产生β内酰胺酶，所有菌株大多对氨苄西林和多数β内酰胺类药物耐药，可选用喹诺酮类如诺氟沙星、氧氟沙星或环丙沙星治疗，也可选用复方磺胺甲噁唑、庆大霉素或第三代头孢菌素治疗。

【预防】 内陆地区水体及水生动物是本菌贮存场所，注意鱼类食品的加工、贮藏和交叉污染，改变生食鱼虾的习惯，以防止本菌感染。

二、气单胞菌感染

气单胞菌(*Aeromonas*)是肠道致病菌的一个新成员，在宿主全身和局部防御功能减退时可作为一种重要致病菌引起较严重的甚至致命的感染，常可引起人霍乱样腹泻，有时还有创伤感染、脑膜炎、肺炎、扁桃体炎、肌肉多样转移性坏死和软组织感染，直至某种临床条件下免疫损伤机体的败血症。近年来此菌引起的感染性腹泻的报告正在全世界增多，值得重视。

【病原学】 气单胞菌属(*Aeromonas*)常见的有亲水气单胞菌(*A. hydrophila*)、温和气单胞菌(*A. sobria*)、豚鼠气单胞菌(*A. caviae*)、斑点气单胞菌(*A. punctate*)、杀鲑气单胞菌(*A. salmonicida*)及易损气单胞菌(*A. trota*)等三十多种。本菌是鱼类和冷血动物的致病菌，其中前三种也可引起人类腹泻和肠道外感染。

气单胞菌属为水生菌，分为有动力的中温菌和无动力的低温菌，与人类疾病有关的是前者。气单胞菌是革兰染色阴性杆菌，长1～4 μm，宽0.6 μm，单极鞭毛，有动力，无荚膜，无芽胞，普通琼脂平板上生长形成1～3 mm微白半透明菌落，圆形、光滑、隆起，易与大肠埃希菌混淆，借氧化酶试验阳性与之鉴别，血平板培养24 h有较宽β溶血环，2～3 d后变暗绿色，碱性平板上不生长，盐浓度达5%不生长，8～38℃生长良好，30℃为最佳。

亲水气单胞菌的生化反应以30℃条件下的试验结果最具特征性，在葡萄糖、麦芽糖、甘露醇和海藻糖中产酸，通常伴之以产气；还在山梨醇、阿拉伯糖、蔗糖和水杨苷中产酸产气。乳糖可发酵、迟发酵或不发酵。靛基质、H_2S(半胱氨酸肉汤)、七叶苷水解、明胶液化、核酸酶等试验均为阳性反应，大多数菌株VP、KCN和枸橼酸盐试验均为阳性，肌醇和鼠李糖为阴性反应。

对有动力的气单胞菌(主要为亲水气单胞菌)的血清学研究发现，约有40个以上的O抗原和3个H抗原，O抗原中O_1、O_8、O_{10}和O_{18}抗血清与O_{13}、O_{14}、O_{15}与O_{34}抗原之间存在交叉抗原关系，并与近缘菌如霍乱弧菌、河弧菌和类志贺邻单胞菌的某些O抗原之间有相同或密切的抗原关系。

根据脂肪酸分析、对本菌的树状聚类图、以及欧氏距离(Enclidean distance)的大小，可反映出菌株间的亲缘关系(图6-31-1)。

【流行病学】

1. 传染源 本菌为广泛分布于淡水和海水的腐物寄生菌，鱼及蛙等冷血动物为本菌自然宿主，是人类感染主要来源，患者也可作为传染源，具广泛宿主和生存外环境，在水生动物和家畜中都能检出，在蔬菜中分布也广泛，说明该菌在自然界可形成生态循环，条件适宜时造成人间暴发流行。

2. 传播途径 进食被本菌污染的饮料或食物；创口被污染水沾湿；被鱼刺伤或咬伤；在污染水中游泳等方式传播。

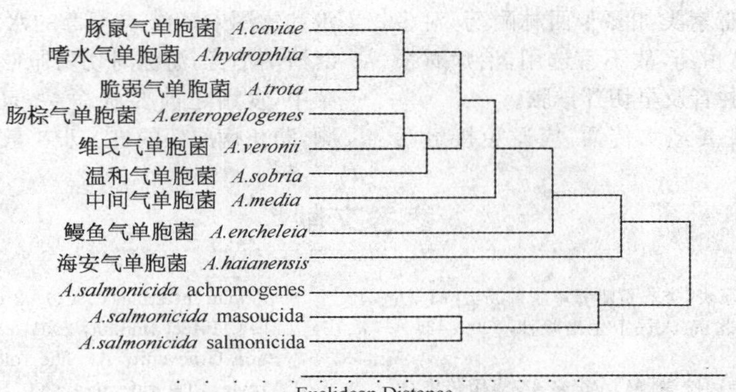

图 6-31-1　几株气单胞菌脂肪酸分析聚类结果

后三种菌分别为杀鲑气单胞菌不产色亚种，杀鲑气单胞菌日本鲑亚种，杀鲑气单胞菌杀鲑亚种

3. 人群易感性　人群肠道带菌率在1%以下，有血液病、肾病、肿瘤、肝硬化等慢性基础病者易招本菌感染，肠道内该菌可进入血流、腹腔或胆道，也可感染伤口或尿道口，发生内源性感染，任何年龄均可发病，部分地区2岁以下儿童发病率为高。

4. 流行特征　全年发病，夏秋发病率高，夏季饮用未消毒水可能造成胃肠炎暴发流行，现证实是旅游者腹泻的重要病原菌。

【发病机制和病理】　本菌产生的肠毒素耐热不耐酸，作用于肠道上皮细胞引起腹泻，菌体黏附力强及产肠毒素高者致病性强。近年报道本菌可产生与霍乱肠毒素抗原相关的毒素。

本菌对冷血动物和温血动物均有致病性，其致病因子主要为溶血素(H)、肠毒素(E)和细胞毒素(C)，其中肠毒素可分为耐热肠毒素(ST)和不耐热肠毒素(LT)，溶血素包括α溶血素和β溶血素。新近研究表明这三种毒素可能是同一种物质，简称HEC毒素，具有溶血毒性、肠毒性和细胞毒性。其他尚有杀白细胞素、上皮细胞黏附因子、细胞原缩因子等毒力因子，还可产生多种胞外酶。该菌对上皮细胞有黏附性和侵袭性，其中HEC毒素是重要致病因素，用灭活的该毒素免疫小鼠可完全保护小鼠，证实它是亲水气单胞菌重要抗原。实验发现蛙、金鱼等注射本菌后局部可发生红肿、强直性抽搐以致死亡。解剖时发现注射处和全身的肌肉呈广泛坏死；内脏充血伴腹水；在心血、腹水和肝中分离到本菌。

【临床表现】　由气单胞菌所致疾病可有以下几方面。

1. 急性胃肠炎　潜伏期1～2 d。大多低热或不发热，腹泻呈水样稀便，有腹痛，无里急后重，个别呈霍乱样重度腹泻，30%～50%为黏液便，少数为脓血便伴里急后重，大部分2～5 d自愈，无并发症，2岁以下儿童可表现为痢疾样症状。与霍乱弧菌的区别在于本菌不能利用赖氨酸和鸟氨酸。

2. 外伤感染　游泳、钓鱼时受伤或骨折后，创口接触污染的河水、污泥、鱼类后发生局部感染，偶见外科切口医院感染，轻者只是皮肤感染局部溃疡，重者可发生蜂窝织炎、骨感染、病原菌偶尔迁徙体内造成深部组织感染。

3. 败血症　细菌由创口或肠道进入血流引起败血症，是常见的机会感染病原菌之一，可并发感染性心内膜炎、坏死性肌炎、迁徙性脓肿、腹膜炎等。

4. 其他类型感染　可见术后感染、尿路感染、压疮感染、骨髓炎、脑膜脑炎、肺炎、肾炎、内眼病变、胆囊炎等，常继发于有慢性严重疾病者，可为单纯该菌感染，也可与其他菌混合感染。有报道1例非霍奇金患儿化疗期间该菌感染而导致双下肢大面积溃烂，本菌也可引起肝炎患者败血症、腹膜炎，以亲水气单胞菌和温和气单胞菌为主，豚鼠气单胞菌也可引起。

【实验室检查】　急性胃肠炎型大便常规镜检可见少量白细胞和红细胞，少数可满视野有白细胞，大便培养亲水气单胞菌阳性，其他类型血或分泌物等培养也可阳性。亲水气单胞菌的分离培养采用XDCA(木糖-脱氧胆酸盐-枸橼酸盐琼脂)和氨苄西林血琼脂较好，因SS和TCBS琼脂对气单胞菌的抑制性太强。

【诊断和鉴别诊断】　根据腹痛、腹泻、低热等，参考流行病学资料，结合粪便培养阳性可诊断本病，其他类型根据血液或分泌物等培养阳性可作出诊断。

本病的胃肠炎型需与其他病原引起的腹泻鉴别，败血症型需与伤寒和基础疾病本身引起的发热相鉴别，可根据培养细菌的生化特性作出鉴别。

【预后】　一般预后良好，但有严重慢性疾病发生肠道外病变者预后较差。

【治疗】　本病多为自限性，一般除对症补液支持治疗外不需用抗生素，重症腹泻或有基础疾病及肠道外感染者需用抗生素治疗，可选用喹诺酮类，复方磺胺甲噁唑、氨基糖苷类(除外链霉素)或第三代头孢菌素治疗，所有菌株大都对青霉素类如氨苄西林耐药，对多数头孢菌素类如头孢唑林耐药，故不宜选用，治疗时根据病情加以选用，形成脓肿者及早切开排脓。

【预防】 气单胞菌主要经水传播，应避免接触污水和饮用未煮沸或消毒的水，受天然水污染的伤口及时清洁消毒，游泳时切勿呛咳，因本菌也存在于瓜果蔬菜中，食用之前要洗净，一旦发生流行要立即改水改厕，防止病原菌的进一步扩散。

参考文献

[1] 刘海峰.亲水气单胞菌胃肠炎，类志贺毗邻单胞菌肠炎[M]//聂青和.感染性腹泻病.北京：人民卫生出版社，2000：434-461.

[2] 贾辅忠.类志贺毗邻单胞菌腹泻[M]//李梦东.实用传染病学.第2版.北京：人民卫生出版社，1998：416-417.

[3] 高群，王胜志.腹泻病人粪便中检出26株类志贺邻单胞菌报告[J].职业与健康杂志，2001，17(5)：43-44.

[4] 韩玉坤，魏振满.危重肝炎患者气单胞菌败血症临床研究[J].中华医院感染学杂志，2002，12(7)：491-493.

[5] Theodorpoulos C. *Plesiomonas shigelloides* enters polarized human intestinal CACO-2 cells in an in vitromodel system [J]. Infect Immun, 2001, 69(4): 2260-2269.

[6] von Graevenitz A. The role of *Aeromonas* in diarrhea: a review[J]. Infection, 2007, 35: 59-64.

[7] Niedziela T, Lukasiewicz J, Jachymek W, et al. Core oligosaccharides of *Plesiomonas shigelloides* O54: H2 (strain CNCTC 113/92): structural and serological analysis of the lipopolysaccharide core region, the O-antigen biological repeating unit, and the linkage between them[J]. J. Biol. Chem, 2002, 277(14): 11653-11663.

第三十二节 创伤弧菌感染

马亦林

对人类致病的弧菌发现有12种，其中主要为霍乱弧菌、肠炎弧菌及创伤弧菌。创伤弧菌近年来已被列为新发传染病危险的致病菌之一，将其称为“食肉菌(flesh eating bacteria)”。因此，创伤弧菌感染(*Vibrio vulnificus* infection)亦引起医学界的重视。

【病原学】 创伤弧菌(*Vibrio vulnificus*)为革兰阴性菌，呈逗点状，1.4～2.6 μm，单极端有鞭毛，无芽胞，需氧和厌氧均能生长。于海水(盐度0.7%～1.6%，温度20℃)中生存约5周。本菌抵抗力不强，温度大于52℃、盐度大于8%或低于0.004%、12%胆汁或pH低于3.2环境下不生长，煮沸3 min或烘烤10 min即死亡。分离培养可应用选择性增菌液(10%蛋白胨、1% NaCl、pH 8.0～8.5的碱性蛋白胨水)。在5%羊血琼脂平板37℃，5% CO_2 培养，菌落典型。可在麦康凯培养基上生长，但不能在SS培养基上生长。目前采用PCR技术检测，其特异性与敏感性均较高。

【流行病学】 1970年Roland首次报道本病的临床表现，1976年(Hollis等)分离出病原体，并于1979年Farmer等将其命名为创伤弧菌。此后在美国、加拿大、澳大利亚、西班牙、瑞士、德国、日本及韩国等国家均有病例报道。直至2004年美国得克萨斯州发生暴发才引起重视，据2006年美国文献报道病死率为52%。我国对此弧菌感染尚未引起足够重视，直至2007年底共报道56例，其中33例死亡(病死率58.9%)，23例痊愈中有5例截肢。我国东南沿海是本菌自然生长的良好环境，人群可通过食用被本菌污染的海产品或损伤的伤口接触感染而造成发病。主要感染途经有二：①肠道感染，进食生或半生的海产品，如牡蛎、虾、蟹、蠔、蛤等，可表现为急性胃肠炎或原发性败血症。②经皮肤破损感染，通过伤口接触海水(如游泳等)或被海产品(如鱼的翅、虾脊椎、蟹脚及贝类等)刺伤而感染本菌，可引发急性坏死性筋膜炎。

人群对本菌普遍易感，但对有慢性基础病或免疫功能低下者，感染后病死率高。

【临床表现】 潜伏期一般为16～48 h，也有长达7～10 d者。

1. 急性坏死性筋膜炎 急性坏死性筋膜炎(acute necrotising fasciitis)是本病的主要临床表现，占47%～70%。致病菌通过破损皮肤而侵入，以四肢为最多见。早期感染部位出现红色丘疹(0.2～0.5 cm)，质硬，继则皮肤周围出现瘀斑、水肿及疼痛，附近淋巴结也肿大压痛。24 h内局部皮肤出现张力性水疱，扩大融合成大血疱(2～5 cm)，不久溃烂破裂，呈片状烫伤样皮损，软组织成蜂窝织炎或急性坏死性筋膜炎。真皮胶原凝固性坏死，表皮呈黑色坏疽样。病程进展迅速，从脚趾末端蔓延至大腿只需1～2 d，并可向躯干发展。最后患者常因蛋白质消耗性下降，呈严重低蛋白血症而全身衰竭。

皮损发展规律为皮肤：红→紫→褐→黑；小丘疹→小水疱→融合成大血疱→烫伤样皮损。水疱壁张力：紧张→松弛→溃烂；疱内渗出物：黄色半透明→半血性→血性。

2. 急性胃肠炎 通过进食受本弧菌污染的生或半生海产品而感染，如牡蛎、虾、蟹、蠔及蛤等。常在进食16 h后出现腹泻、痉挛性腹痛、恶心、呕吐等症状。大便开始常呈黄绿色水样，后来出现黑色血便。占本感染7%～11%。

3. 败血症 可有原发性败血症与继发性败血症两种。前者是指进食受污染的海产品后，致病菌经肠黏膜直接入血，即原发性创伤弧菌败血症(primary vibrio vulnificus sepsis)。患者常表现为毒血症状，如发热、寒战、神志模糊，低血压或休克，同时有巩膜黄染、视力模糊及昏迷等。如不及时抢救可在短期内死亡。也可先有急性筋膜炎或急性胃肠炎而出现继发败血症引发死亡。原发性败血症占本感染14%～27%。

【诊断】 对本病诊断首先要有受海产品刺伤皮肤或进食生或半生海产品等流行病学史，然后结合以下各项加以诊断。

1. 症状与体征 出现典型临床表现者。

2. 一般实验室检查 血常规：红细胞、血红蛋白、血小板均下降，白细胞一般增加，如低下者病死率高。PT、APTT(活化部分凝血活酶时间)、TT(凝血酶时间)明显延长。粪常规：表现为胃肠炎者，早期黄绿色稀便，镜检可见白细胞、脓细胞等，后期呈黑色血便，镜检可见大量红细胞。尿常规：常有血尿与蛋白尿。

3. 血生化检查 肝功能中有ALT、AST增高，胆红素增高，白蛋白低下；乳酸脱氢酶、磷酸肌酸激酶和同功酶增高。

4. 病原学检查 血液、伤口分泌物、粪便均可培养到创伤弧菌或PCR法检测阳性为诊断本病的重要依据。

5. 心电图及影像学检查 严重者可出现心肌损害的心电图改变，晚期可发生室性心动过速或室颤。也可出现特发性Osborn波(J波)。如合并有肺、胰等组织坏死者可作CT检查。

【预后】 本病为一种致命性及致残性疾病，预后与临床类型相关。胃肠炎预后较好，败血症及急性坏死性筋膜炎病死率较高，后者即使治愈，仍有部分需要截肢。据美国274例文献综述(2006)中病死率为52%，日本报道106例中病死率为67%。有慢性肝病基础者其病死率可达81%。国内报道病死率为58.9%。

【治疗】

1. 抗菌药物治疗 及时应用强效抗菌药物，对坏死性筋膜炎及败血症应两种药物联合应用，一般推荐头孢哌酮加左氧氟沙星或加奈替米星，或奈替米星加多西环素。其他如头孢三嗪、派拉西林/三唑巴坦、碳青霉烯类、替硝唑等也可选用联合。

2. 局部处理 早期患肢应置于可忍受的温度热水(>45℃)中浸泡或热敷，也可用红外线照射。有水疱形成尚未破溃者可局部消毒后抽吸疱液，对坏死性筋膜炎应及早进行扩创手术，切除坏死组织或浅筋膜(可保留皮肤)，切口可应用3%双氧水或1∶5 000高锰酸钾溶液冲洗创口，使其不利于厌氧菌生长。术后勤换药，并同时每日1～2次冲洗。

3. 支持及对症治疗 输液、血浆或白蛋白等抗休克治疗。

【预防】 加强海产品食物监督管理，在夏秋季节告诫高危人群勿食用生的或半生的海产品(如牡蛎、蠔、蛤等)；对受海洋动物或海产品刺破皮肤者，及时消毒处理，并密切观察；已有皮肤破损者不宜到海水中游泳。

参考文献

[1] 卢中秋，卢才教，程俊彦，等. 创伤弧菌脓毒血症诊疗方案(草案)[J]. 中国急救医学，2007，27(8)：690-692.

[2] 陈艳，付萍. 创伤弧菌检测方法的研究进展[J]. 国外医学卫生分册，2008，35(2)：91-95.

[3] 王志刚，邵平扬，吴展. 创伤弧菌的微生物学特征及临床感染特点[J]. 中华临床感染病杂志，2008，1(5)：314-317.

[4] Chung PH，Chang SK，Tsang T，et al. Cutaneous injury and vibrio vulnificus infection[J]. Emerg Infect Dis，2006，12(8)：1302-1303.

[5] Osaka K，Komatsuzaki M，Takahashi H，et al. Vibrio vulnificus septicaemia in Japan：an estimated number of infections and physicians' knowledge of the syndrome[J]. Epidemiol Infect，2004，132(5)：993-996.

第三十三节 嗜麦芽窄食单胞菌感染

俞云松

嗜麦芽窄食单胞菌(*Stenotrophomonas maltophilia*)是一个在环境中广泛存在的非发酵革兰阴性菌，亦可寄居于人的呼吸道和肠道中，为条件致病菌，容易在患有严重基础性疾病的住院患者中发生感染，病死率较高。对碳青霉烯类抗生素天然耐药。

【病原学】 嗜麦芽窄食单胞菌是一种非发酵的革兰阴性杆菌，既往归类于假单胞菌属。1983 年，Swings 等认为该菌的基因及生化有别于假单胞菌，将之重新归类于黄单胞菌属，称嗜麦芽黄单胞菌（*Xanthomonas maltophilia*），1993 年 Pallevoni 鉴定出该菌为窄食单胞菌属的唯一生物种，因此改称为嗜麦芽窄食单胞菌。

嗜麦芽窄食单胞菌有极端鞭毛。在血琼脂平板上形成圆形、光滑、湿润、灰白色的菌落，经 48 h 培养菌落增大呈黄色；在麦康凯琼脂平板上形成淡黄色菌落。生化反应中，氧化酶试验阴性；能分解葡萄糖、麦芽糖，不分解木糖和甘露醇；动力、明胶、赖氨酸脱羧酶和硝酸盐还原试验均阳性，精氨酸双水解酶、鸟氨酸脱羧酶、枸橼酸盐和尿素酶试验均阴性。

【流行病学】

1. 传染源 主要是患者和带菌者。人群带菌者较普遍，嗜麦芽窄食单胞菌主要广泛存在于自然环境、人体呼吸道和肠道中，人体可以通过内源或外源途径感染此菌。内源性感染（endogenous infection）亦称自身感染（autogenous infections），病原体来自于患者自身体内定植的正常菌群，当人体免疫力下降时容易感染。外源性感染（exogenous infection）或称交叉感染（cross infections），携带病原体的医院内患者、工作人员及探视者均可作为传染源，患者也可受到医院环境中细菌的侵袭或定植。

2. 传播途径 包括直接接触传播（通过破损的皮肤和黏膜）或呼吸道传播（吸入染菌尘埃）等多种传播途径。医护人员带菌并通过他们的手传播常是引起医院感染的一大因素。通过机械通气导致克隆播散是引起院内感染流行的重要途径。

3. 易感人群 人群普遍易感，其中细胞免疫或体液免疫缺陷的患者、新生儿、婴幼儿和老年人、有严重基础病者（如恶性肿瘤、糖尿病、肝病、肾病、结缔组织疾病、慢性阻塞性支气管肺疾患、血液病和器官移植患者等）以及烧伤或创伤产生组织坏死者较易被感染。

4. 流行特征 近年来嗜麦芽窄食单胞菌分离率逐渐增高，成为医院感染的重要致病菌，可引起呼吸道及消化道感染、心内膜炎及败血症等。高龄、严重的基础疾病、住 ICU、应用广谱抗生素和免疫抑制剂、机械通气等是感染的易感因素，其病死率高。北京徐英春等报道的 10 例嗜麦芽窄食单胞菌败血症均为有基础疾病的成年人。广州张铮等报道嗜麦芽窄食单胞菌是新生儿呼吸机相关性肺炎的重要病原菌。胡云建报道 Mohnarin 2006～2007 年度报告：非发酵革兰阴性杆菌耐药性监测结果为共收集非发酵革兰阴性杆菌分离株 22 983 株，菌株数列前 3 位的菌种为假单胞菌属（48.2%）、不动杆菌属（31.4%）、嗜麦芽窄食单胞菌（11.5%），其中嗜麦芽窄食单胞菌对米诺环素、复方磺胺甲噁唑和左氧氟沙星的敏感性分别为 96.8%、82.8%和 82.2%；2007 年中国 CHINET 细菌耐药性监测发现嗜麦芽窄食单胞菌占所有革兰阴性菌的 4.99%。而且嗜麦芽窄食单胞菌耐药性高，只有对复方磺胺甲噁唑（87.9%）、头孢哌酮/舒巴坦（63.4%）、左氧氟沙星（84%）、米诺环素（97.4%）有较好敏感性。

【发病机制和病理】

1. 宿主防御功能减退

（1）局部防御屏障受损　烧伤、创伤、手术、某些介入性操作造成皮肤、黏膜的损伤，使嗜麦芽窄食单胞菌易于透过人体屏障而入侵。

（2）免疫系统功能缺陷　先天性免疫系统发育障碍，或后天性受破坏（物理、化学、生物因素影响），如放射治疗、细胞毒性药物、免疫抑制剂、损害免疫系统的病毒（HIV）感染，均可造成机会感染。

2. 为病原体侵袭提供了机会 各种手术、留置导尿管、静脉穿刺导管、内镜检查、机械通气（呼吸机）等的应用，使得嗜麦芽窄食单胞菌有了入侵机体的通路，从而可能导致感染。

3. 抗生素的广泛应用

1）广谱抗菌药物可抑制人体各部的正常菌群，造成菌群失调。由于抗生素的滥用，导致嗜麦芽窄食单胞菌已成为重要病原菌。

2）对抗生素敏感的菌株被抑制，使耐药菌株大量繁殖，容易造成医院感染细菌的传播和引起患者发病。由于嗜麦芽窄食单胞菌对碳青霉烯类抗生素如亚胺培南、美罗培南等天然耐药，在医院 ICU 病房亚胺培南、美罗培南的广泛应用使得嗜麦芽窄食单胞菌成为 ICU 主要医院感染病原菌。

【临床表现】

1. 肺部感染 以下呼吸道感染最为常见。患者有发热、咳嗽，出现脓痰或果冻样痰，胸部听诊有啰音、叩诊有浊音。常常出现于患者应用碳青霉烯类抗生素抗感染治疗之后。症状均较轻，但病程迁延不愈有时达 1～2 个月。

2. 烧伤感染 烧伤感染临床征象表现多样，多为混合感染，易导致多器官功能衰竭症。

3. 败血症 起病急，发热时间长，热型以间歇热或弛张热多见，关节痛、皮疹及迁徙性损害较革兰阳性败血症少见，部分患者可出现相对缓脉。

4. 其他感染 如肠道感染、中枢神经系统感染等。

【实验室检查】

1. 血常规 白细胞数和中性粒细胞数常无显著增高。

2. 病原学检查

（1）细菌培养　血培养及骨髓培养阳性是确诊的主要依据，后者阳性率更高。为获得较高的阳性率，应尽可能在抗生素使用之前及寒战、高热时采集标本，反复多次送检，每次采血 5～10 ml。对已使用抗生素治疗的患者，采血时间应避免血中抗生素高峰时间，或在培养基中加入适当的破坏抗生素的药物如青霉素酶、硫酸镁等或做血块培养，以免影响血培养的阳性率。其他体液培养包括尿路受染患者的尿液，脑膜炎患者的脑脊液，肺炎患者的痰液，或其他感染部位分泌物等培养。

(2) 细菌涂片　脓液、脑脊液、胸腔积液、腹水、淤痰等直接涂片检查，也可检出病原菌，对快速诊断有一定的参考价值。

【诊断与鉴别诊断】　根据各系统的临床表现、实验室检查等可判断感染发生的部位，细菌培养到嗜麦芽窄食单胞菌为确诊依据，应注意免疫力低下的患者感染的临床表现可不典型。嗜麦芽窄食单胞菌感染应注意与其他非发酵菌感染相鉴别，确诊需培养或涂片检测到嗜麦芽窄食单胞菌。

【预后】　嗜麦芽窄食单胞菌往往发生在有严重基础疾病的患者或常混合其他细菌感染，耐药情况严重，所以预后常不良。Muder 等报道，嗜麦芽窄食单胞菌败血症病死率为 21%，由于该菌比其他革兰阴性菌(包括假单胞菌属如铜绿假单胞菌)的耐药性更强，抗生素选择的难度更大，故恰当地使用抗生素是治疗的关键。

【治疗】

1. 病原治疗　嗜麦芽窄食单胞菌对大多数抗菌药物高度耐药，对碳青霉烯类抗生素天然耐药，给临床用药带来困难。复方磺胺甲噁唑、米诺环素是治疗嗜麦芽窄食单胞菌感染的首选药物，喹诺酮类、替卡西林/克拉维酸和复方磺胺甲噁唑联合用药有较好抗菌活性。疗程需较长(4～6 周)，症状可逐渐好转但该菌难以杀灭，有些患者要带菌出院。

2. 对症治疗　卧床休息，加强营养，补充适量维生素。加强护理，尤其是口腔的护理。监测心、肺、肾功能等，还需加强人体的免疫功能、原发疾病的处理、局部病灶的清除、水与电解质和酸碱平衡的纠正，及改善微循环、补充血容量等。高热时可给予物理降温，烦躁者给予镇静剂等。中毒症状严重、出现感染性休克及 DIC 者，在有效的抗菌药物治疗同时可给予短期(3～5 d)肾上腺皮质激素治疗。防治各种并发症和合并症。

【预防】

1) 做好对烧伤患者的护理工作，对大面积深度烧伤患者正确使用抗生素，采取防治结合、经验治疗和针对性治疗结合的原则。

2) 进一步提高对医院感染的预防和控制的认识，发现感染病例及时报告，采取有效的控制措施。做好医院各病房的消毒隔离工作，防止致病菌及条件致病菌在医院内的交叉感染。加强室内空气消毒，保持空气新鲜，预防控制呼吸系统疾病的感染。

3) 合理正确地使用抗生素，预防二重感染。

4) 在进行各种手术、器械检查、静脉穿刺、留置导管等技术操作时，严格按无菌操作规程操作，减少侵袭性操作的感染。

5) 积极控制及治疗白血病、糖尿病、慢性肝病等各种易导致感染的慢性病。

参考文献

[1] 汪复，朱德妹，胡付品，等. 2007 年中国 CHINET 细菌耐药监测[J]. 中国抗感染化疗杂志，2008，8：325 - 333.

[2] 胡云建. Mohnarin 2006—2007 年度报告：非发酵革兰阴性杆菌耐药性监测[J]. 中国抗生素杂志，2008，10：597 - 601.

[3] Muder RR，Harris AP，Muller S，et al. Bacteremia due to *Stenotrophomonas*（*Xanthomonas*）*maltophilia*：a prospective，multicenter study of 91 episode [J]. Clin Infect Dis，1996，22(3).

第三十四节　布鲁菌病

王贵强　田庚善

布鲁菌病(brucellosis)也称波状热，是布鲁菌引起的急性或慢性传染病，属自然疫源性疾病，临床上主要表现为病情轻重不一的发热、多汗、关节痛等。该病广泛流行于世界许多国家，高发地区为地中海地区、亚洲、中南美洲等。全世界每年新发病例约 500 000。我国解放前本病流行严重，解放后成立了专门防治机构，发病率已明显减少，但自 1994 年以来，我国人畜布鲁菌病又有回升，很多已经基本控制的地区又有新的人畜布鲁菌病流行，如山东省、河北省以及山西省、辽宁省等。产生疫情回升的主要原因是"不经检疫家畜的自由贸易，交换和流动"。此外，放松对乳、肉等畜产品的监督、管理、消毒以及家畜不能及时、广泛免疫以及防治队伍涣散，对布鲁菌病防治松懈麻痹等都是重要原因，因此，我们必须加强对布鲁菌病的防治以期达到在全国范围内长期基本控制的目标。

【病原学】　布鲁菌(*Brucella*)为不活动、微小、革兰阴性的多形性球杆菌，无荚膜、鞭毛、芽胞及天然质粒。根据 1985 年布鲁菌专门委员会的方案，布鲁菌可分为 6 个生物种及 19 个生物型，即：①羊种（马耳他布鲁菌，*B. melitensis*），生物型 1～3 个。②牛种（流产布鲁菌，*B. abortus*），生物型 1～7、9 个。③猪种（*B. suis*），生物型 1～5 个。④绵羊附睾种（*B. ovis*）。⑤沙林鼠种（*B. neotomae*）。⑥犬种（*B. canis*）。后 3 种各有 1 个生物型。本菌生物型较多的原因，可能是由于同一个种可在不同种类宿主体内繁殖，从而发生遗传变异较多的缘故。例如，某一混放牧区内，从羊体内曾分离出牛$_1$、牛$_3$、牛$_7$ 和牛$_9$。从猪体内曾分离出牛$_1$ 和牛$_6$ 等。本菌分型对临床和流行病学均有重要意义。从临床看，6 个种中以羊、牛、猪 3 种的意义最大，其余 3 种仅犬种偶感染人。前 3 种中，又以羊种的致病力最强，感染后症状较重，可引起暴发流行；牛种的致病力最弱，感染后症状较轻，甚至无症状，常呈散发。各菌株的致病力也不相同，羊种、猪种的强毒株的致病力强，而其弱毒株和牛种的各种毒株的致病力均弱。从流行病学看，分型更有重要意义，如传染源的追踪、流行病学调查等。我国主要为羊种流行，其次为牛种，猪种仅存在于少数地区。近年发现，我国很多地区犬中有犬种感染，其感染率可达 7.5%，人群感染率也较高，尚需进一步证实。

本菌生长对营养要求较高。但即使在良好培养条件下生长仍较缓慢，因此培养至少 4 周仍无菌生长才能判定为阴性。本菌为需氧菌，但猪种生长时，特别是初代培养时需 5%～10%的二氧化碳。

布鲁菌在自然环境中生命力较强，故可通过多种途径传播。在病畜的分泌物、排泄物及在畜的脏器中能生存 4 个月左右，在牛奶中可存活 18 个月，皮毛上可存活 4 个月。但对常用的物理化学消毒法均较敏感，湿热 60℃ 10～20 min 或日光下暴晒 10～20 min 或 3% 漂白粉澄清液数分钟均可杀死。

本菌各种之间有共同抗原，故一种有效菌苗对各种均有预防作用。在抗生素等的作用下本菌可变成 L 型，此型可在体内长期存在并可逆转为普通型，这可能和复发有关。

【流行病学】

1. 传染源 目前已知有 60 多种家畜、家禽和野生动物是布鲁菌的宿主，是人兽共患的传染病。与人类有关的主要是羊、牛和猪，其次是犬。各国的主要传染源不同，我国大部分地区羊（绵羊、山羊）是主要传染源；有些地方牛是主要传染源；南方有的省份，猪是主要传染源；鹿和犬是次要传染源。应当注意的是各种布鲁菌在各种动物之间可有转移现象，其中以羊种菌转移到牛的意义最大，这不仅是因为羊种菌对人有较高的致病性，而且因为牛奶及其制品比羊奶及其制品应用更广，因此对人的危险性更大。其他动物，如鹿、马、骆驼、狗、猫等也可罹患本病，但除在特定条件下，一般作为传染源的意义较小。患者也可从粪、尿、乳中排菌，也有人传人的报告（夫妻间），但作为传染源的意义更小。许多野生动物，如野牛、野兔、野鹿以及黑线姬鼠等啮齿动物也可感染本菌，且在自然界独立循环流行，但只有在特定条件下，如狩猎才有可能传染给人。

2. 传播途径 病畜常会流产或死胎，这种畜胎、羊水、胎盘及产后阴道分泌物中均含有大量的布鲁菌，如接羔和处理流产时缺乏防护措施则极易受染，这些含菌物质以及病畜的尿、粪中的布鲁菌也可污染皮毛、土壤、水源等而间接感染人、畜。病畜的肌肉、内脏及乳汁中也均含有很多病菌，如屠宰或处理尸体时防护不好或食用未经消毒的乳类制品（生乳、乳酪、酸乳等）也可受染。蝇和蟑螂虽可机械带菌，但在传播上意义不大。

布鲁菌进入人体的途径：①经受损皮肤（外伤、擦伤等）。②经黏膜，如含菌液体溅入眼结膜或经性器官黏膜等。③呼吸道，如吸入含菌的气溶胶等。④消化道，如食用未经彻底灭菌的含菌奶类、食物等，流行区患者常为多种形式受染。

3. 易感人群 人群普遍易感。病后可获较强免疫力，不同种布鲁菌之间有交叉免疫，再次感染者很少，疫区居民可因隐性感染而获免疫。

4. 流行特征 本病感染率的高低主要取决于与病畜接触机会的多少。因此以牧区最高，半农半牧区次之，农业区又次之，城市最低；职业以兽医、畜牧工作者、屠宰工人为多；年龄以青壮年为多；性别以男性为多；季节以春末夏初（在家畜流产高峰后 1～2 个月）为多。但近年来随着社会和经济的发展，这些特征也在不断地发生变化。

【发病机制和病理】 研究很多，但迄今尚未完全阐明。一般认为，布鲁菌经皮肤黏膜侵入人体后，主要经淋巴管侵入局部淋巴结生长繁殖并被巨噬细胞吞噬，如在该处未被消灭则形成感染灶，经大量生长繁殖后冲破淋巴结屏障而进入血循环，在血循环中布鲁菌继续生长、繁殖、死亡、释放内毒素，遂产生菌血症、毒血症。内毒素在急性期症状的发生中起重要作用，1 mg 内毒素可使体温上升至 40.5℃并引起严重的全身症状。此时如人体的免疫功能正常，可通过 T 细胞、巨噬细胞和特异性抗体的联合作用将细菌清除而痊愈。如果特异性免疫功能不能将细菌清除，则细菌可随血液，特别是巨噬细胞进入各器官组织形成感染灶或迁徙性病灶。病灶中的细菌又可多次进入血循环而形成复发和各种变态反应性表现。至慢性期，则细菌主要局限于各器官组织，形成局部病变。也可能细菌已被清除，而由变态反应引起局部病变。布鲁菌主要寄生于细胞内，抗菌药物不易进入而发挥作用，这可能是难以根治的原因之一。

本病的病理变化极为广泛，几乎所有器官组织均可被侵犯。其中以单核巨噬细胞系统最为常见。在急性期常有弥漫性细胞增生，慢性期则可出现由上皮细胞、巨噬细胞、浆细胞及淋巴细胞组成的肉芽肿。这种肉芽肿和人类结节病的病变类似，无干酪样坏死，乃本病的典型病变。其余如心血管系统、运动系统、生殖系统、神经系统等均常有轻重不等的病变。

【临床表现】 本病的临床表现非常复杂，因此分型困难。根据1977年我国北方防治地方病领导小组办公室颁发的《人布鲁菌病的诊断和治疗效果判定试行标准》，临床分型为急性期、慢性期活动型及慢性期相对稳定型。潜伏期7～60 d，平均2周，少数患者可达数月至1年以上。

1. 急性期 病多缓起，主要症状为发热、多汗、关节痛、睾丸肿痛等。发热多为低热和不规则热，5%～20%出现典型的波浪型，其特点为：发热2～3周后，间歇数日至2周，发热再起，反复多次。发热时中毒症状不明显，有时退热后症状反比发热时为重，故又曾称本病为波状热（undulent fever）。

多汗亦为本病突出的症状之一，常于夜间或凌晨热退时大汗淋漓。关节痛常较剧烈，与风湿热类似，呈游走性，主要累及大关节。睾丸肿痛最具特征性，占男性患者的20%～40%，乃睾丸炎及副睾炎所致，多为单侧。肝脾肿大也很常见。其他尚可有头痛、神经痛、淋巴结肿大、皮疹等。

2. 慢性期 病程超过1年，称为慢性期。可由急性期发展而来，也可无急性期病史直接表现为慢性。凡慢性炎症表现明显者如低热、症状体征反复出现或加重者为活动型，凡无慢性炎症表现者如体温正常、症状体征或功能障碍较固定，仅于气候变化、劳累过度时才加重者为相对稳定型。

本期表现更是多种多样，基本上可分两类：一是全身性非特异性症状，类似神经官能症和慢性疲劳综合征；另一类是器质性损害，其中以骨骼-肌肉系统最为常见，如大关节损害、肌腱挛缩等，神经系统病变也较常见，如周围神经炎、脑膜炎等。泌尿生殖系统病变也可见到，如睾丸炎、附睾炎、卵巢炎等。

【实验室检查】

1. 外周血象 白细胞计数正常或偏低。淋巴细胞相对或绝对增加。有时可出现少数异型淋巴细胞。血沉在急性期增速，慢性期则正常或偏高，持续增速提示有活动性。

2. 病原体分离 可从血液、骨髓、脑脊液、尿液、脓液等进行分离。牛型布鲁菌初分离时不易生长，需有适当的二氧化碳环境。因布鲁菌生长较慢，故各种培养需经孵育2～4周后仍无细菌生长，才能判为阴性。但有人报告，如采用BACTEC9240血培养系统，则93%(90/97)可在5 d内或97.6%(41/42)可在2～6 d内检出。最近的报告也证实了这一点：血培养均可在7 d内，骨髓培养均在4 d内获得阳性结果。一般认为血培养阳性率急性期高、慢性期低。骨髓培养的阳性率较血培养高。必要时可将标本接种豚鼠以分离布鲁菌。有人建议，先将标本，特别是慢性布鲁菌病的血液注入鸡蛋的卵黄中，37℃培养5 d后，再将卵黄液转种到琼脂斜面上，37℃ 2～3 d后观察，认为可提高阳性率。

3. 免疫学检查

(1) *血清凝集试验* 方法很多，常用者有试管法和平板法。前者较灵敏，操作也较简单，特异性也较好，故一般实验室常用；后者操作更简单，灵敏性也高，但可有假阳性，故适用于筛查。平板法也有很多种，其中以虎红缓冲液玻片凝集试验（RBPT）效果最佳。凝集试验于病程第1周即可出现，第2～3周常呈强阳性。试管法1∶100以上有意义。病程中效价有4倍以上升高者意义更大。但接种过霍乱菌苗、兔热病菌苗、布鲁菌菌苗或做过布鲁菌素皮内试验者均可使凝集效价增高，应当注意。另外凝集反应可有前带现象（低稀释度时阴性，而高稀释度时反阳性），故稀释度至少应在1∶100以上。发生前带现象的原因，有人认为是由于存在IgA抗体，有人认为与IgA、IgG、IgM的比例有关，当以IgA抗体为主时就可出现前带现象。凝集反应在急性期时阳性率很高，可达80%～90%，慢性期则较低，仅30%左右。

(2) ELISA 1∶320为阳性。灵敏性比凝集试验还高，特异性也很好。且可分别测定IgM、IgG、IgA抗体。其中IgM抗体出现较早，约于感染后1个月达高峰，然后开始下降。IgG抗体产生较晚，至6个月达高峰，10个月后开始下降。IgA抗体的消长规律与IgG相似，且不易被巯基化合物破坏。分别测定不同抗体有助于复发的判断，复发时IgG抗体重新升高，而IgM、IgA抗体常继续下降。本法还可分别测定抗细胞质（CP）抗体及抗LSP抗体，前者特异性较好，但出现较晚，且早期抗菌治疗可影响其出现，后者出现较早，且不受抗菌药物的影响，但特异性稍差，故如两者同时检测，效果最好。

(3) *补体结合试验* 1∶16为阳性。急性期及慢性期的阳性率均较高，特异性也很强，但阳性出现时间较晚，病程第3周才开始阳性，且操作较为复杂，故仅用于诊断困难者，特别是慢性患者。

(4) *抗人球蛋白试验* 1∶160(++)为阳性。用于测定不完全抗体。阳性出现较晚，消失也较慢。比凝集试验及补体结合试验更灵敏，急性期及慢性期阳性率均较高，特异性也较强。但操作较复杂，故仅用于诊断困难的病例，特别是慢性患者。

(5) *其他血清学试验* 被动血凝试验、琼脂扩散试验、间接免疫荧光试验、免疫电泳以及斑点免疫法（应用银标记的布鲁菌特异性抗原）等均可应用。有人应用2-巯基乙醇试验来鉴别自然感染和菌苗免疫，但尚待研究。

(6) 皮内试验　为迟发性超敏反应。发病后2～3周开始出现阳性，痊愈后仍能持续数年至20年，故阳性时不能鉴别是现症患者还是既往感染，一般仅用于流行病学调查。但阴性时则不支持本病的诊断。

4. 分子生物学检查　近年来有人应用能扩增编码31 kDa布鲁菌抗原的223 bp基因片段的引物进行PCR法以诊断布鲁菌病。认为特异性与灵敏性均很好。除*Ochrobactrum* spp.外，在血清学和种系发生学(phylogenetical)与布鲁菌有关的其他微生物均阴性。有人对31例布鲁菌病患者及45例健康人进行此种检测，结果特异性100%，阳性率97%，而且发现血清的阳性率高于全血。最近又有人应用套式(nest)PCR，认为可检测到30个细菌，且无交叉反应。

【诊断和鉴别诊断】　流行病学资料对协助诊断本病有重要意义，如经详细调查，确无感染本病可能者，则基本可排除本病。反之，如确有受染本病的可能，而临床上出现反复发作的发热、显著多汗、关节痛、睾丸肿痛时，潜伏期也符合，则诊断基本可以成立。血、骨髓、尿、脑脊液、脓液等培养阳性乃确诊本病的主要依据，应多次送检。有条件时也可应用PCR检测。检测特异性抗体的血清凝集试验也有较大的诊断价值，特别是病程中效价有4倍以上升高者意义更大。ELISA更灵敏，血清效价比试管凝集试验可高100倍，特异性也较好，值得广泛采用。补体结合试验及抗人球蛋白试验(Coombs试验)因操作较复杂，故仅用于凝集反应和ELISA试验阴性的病例，特别是慢性病例。皮内试验对现症患者诊断的意义不大，但如皮试阴性则有助于排除本病。

本病急性期应与血白细胞不高的较长期发热性疾病进行鉴别，特别是同时有多汗、关节疼痛、肝脾重大者，如伤寒、结核、类风湿关节炎、淋巴瘤、胶原病等。慢性期则需与慢性骨关节病、神经官能症、慢性疲劳综合征等进行鉴别。

【并发症和后遗症】

1. 血液系统　贫血、白细胞减少、血小板减少比较常见，严重的全血减少主要由细胞吞噬作用(cytophagocytosis)引起，骨髓中的肉芽肿也可能起一定作用。血小板减少性紫癜的发生率为1%～4%，有时非常严重且持续时间很长而需要皮质激素或切脾治疗。

2. 眼睛　色素膜炎、视神经炎、视神经乳头水肿及角膜损害均有报告。免疫复合物可能是色素膜炎的病因。多见于慢性布鲁菌病。

3. 神经系统　发生率3%～5%。可见脑膜炎、脑膜脑炎、脊髓炎、多发性神经根神经病(polyradiculoneuropathy)等。脑膜炎时脑脊液的变化类似结核性脑膜炎：脑脊液中淋巴细胞增多，蛋白质增多，葡萄糖轻度减少。细菌培养及抗体检测均可阳性。

4. 心血管系统　主要为心内膜炎。主要侵犯主动膜瓣，50%的患者为主动膜瓣原来就有病者。病死率较高。此外，偶可见心肌炎、心包炎、主动脉炎等。

妊娠妇女罹患布鲁菌病会不会使妊娠自然终止，还有不同意见。但多数认为，如不进行抗菌治疗，流产、早产、死产均可发生。

此外，肝脓肿、脾脓肿、肺炎、肾小球肾炎、胸膜炎等均有人报道。胸腔积液的改变类似结核性胸膜炎(包括ADA的改变)。

【预后】　本病的预后良好。未经抗菌药物治疗的病死率为2%～3%。经抗菌药物治疗后更很少病死。病死的主要原因是心内膜炎、严重的神经系统并发症、全血细胞减少症等。急性期患者中大多数均于3～6个月内恢复健康，部分患者的病程可长达1年以上。慢性期患者治疗较困难，有时可遗有关节病变和肌腱挛缩而使肢体活动受限。

【治疗】

1. 急性期治疗　应以抗菌治疗为主。由于布鲁菌为细胞内寄生，故抗菌药物必须易于穿透细胞膜才能发挥作用，因此体外药物敏感试验与临床疗效有时并不一致。为了防止耐药和复发，一般常需联合用药，而且疗程必须较长，如果疗程过短，则任何药物(包括联合用药)的复发率均很高。

(1) 成人普通布鲁菌病常用的治疗方案

1) 四环素联合链霉素：布鲁菌对四环素仍高度敏感，其MICs一般均<1 mg/L，故这一联合疗法迄今仍为最有效的治疗方法之一。四环素每日2 g，分4次口服，共6周。链霉素每日1 g，肌注，共2～3周，其复发率<5%。

由于强力霉素的半衰期较长，用药量较小，故有人主张用它来代替四环素。由于链霉素有潜在的神经毒性，故有人主张用庆大霉素来代替链霉素。但此药亦有神经毒性及肾毒性，应注意。

2) 利福平联合强力霉素：利福平是一种广谱抗生素，由于其脂溶性作用，较易透过细胞膜渗入到细胞内，也可透过血脑屏障，口服后很易达到抑制布鲁菌的浓度。1986年世界粮农组织(Food and Agriculture Organization)和世界卫生组织(WHO)布鲁菌病专家委员会建议应用强力霉素(0.2 g/d)联合利福平(600～900 mg/d)，两药均每日口服1次，共6周，对比研究显示，强力霉素/链霉素方案及强力霉素/利福平方案，如果均应用6周的话，则两者的疗效基本一样。只是前者对某些合并症如脊椎炎的疗效似乎更好一些。但亦应当注意利福平的毒副作用。

3) 氧氟沙星联合利福平：喹诺酮类药物，特别是氧氟沙星，在体外对布鲁菌有很好的作用。但如单独应用于人类布鲁菌病治疗则复发率极高。最近土耳其有人报告，氧氟沙星 400 mg/d、利福平 600 mg/d，共 6 周，可取得与强力霉素（200 mg/d）合用利福平（600 mg/d）同样的疗效。这一结果尚需进一步验证。

（2）对于小于 8 岁的儿童和孕妇的治疗　由于这些患者不宜应用四环素，故一般可采用利福平 45 d 联合应用复方磺胺甲噁唑（cotrimoxazole，TMP-SMZ）45 d 或联合应用庆大霉素 7 d 或奈替米星（乙基西梭霉素，netilmicin）7 d。例如有人应用复方磺胺甲噁唑或复方磺胺甲噁唑/利福平治疗孕妇布鲁菌病，认为可减少妊娠中断的发生。

（3）短程疗法　也有人试用，但复发率均较高。例如 Abramson 等应用庆大霉素 5 d、强力霉素 3 周治疗 10 名儿童，结果 2 例复发。Solera 等用庆大霉素 7 d，强力霉素 30 d 治疗 35 例患者，复发率为 22.9%。Abramson 等应用庆大霉素 5 d[5 mg/(kg·d)，最大量 300 mg]，联合强力霉素[5 mg/(kg·d)，最大量 200 mg] 3 周治疗 10 例 8 岁以上的儿童；联合复方磺胺甲噁唑[10 mg/(kg·d)及 50 mg/(kg·d)]治疗 5 例 8 岁以下的儿童，结果总治疗失败率（包括复发）为 33.3%（5/15）。作者强调，要想准确地判定药物对布鲁菌病的疗效，必须采取最灵敏的血培养方法。因为确有一些本病患者血培养阳性而缺乏任何的病症和体征。

（4）对于合并中枢神经系统疾病　如布鲁菌性脑膜炎的治疗也可采取以上治疗方案，但必须采取易于渗透血脑屏障的药物，同时疗程应适当延长。例如有人应用强力霉素 100 mg 2 次/d＋利福平 900 mg/d 共 6～8 周，最初 14 d 还加用链霉素 0.75～1.0 g/d，共治疗了 12 例神经性布鲁菌病（neurobrucellosis），认为疗效较好。

（5）布鲁菌病性心内膜炎　也可采取上述治疗方案，但常需同时采取瓣膜置换术。抗菌素的疗程也应适当延长。例如，有人用下列方案连续治疗了 7 例布鲁菌病性心内膜炎，结果全部治愈。其方案是：7 例均于入院后 1 周内进行瓣膜置换，手术前联合应用复方磺胺甲噁唑、四环素及链霉素，手术后应用复方磺胺甲噁唑及四环素平均 12（3～15）个月，直至试管凝集反应由术前的≥1∶320，降至≤1∶160。

应用利福平治疗后偶可出现耐利福平菌株。

除抗菌治疗外，对症治疗和支持疗法也很重要。对毒血症严重、睾丸显著肿痛、全血细胞减少症、心及脑重要器官有并发症的患者也可应用肾上腺皮质激素。

2. 慢性期治疗　慢性活动型患者一般仍应当应用抗菌疗法并合用菌苗疗法。相对静止型患者一般多不再采用抗菌疗法，而以菌苗疗法及对症疗法为主。由于慢性病例常具有局限性器质性病变，为消除或减轻病变、减少痛苦、恢复功能，常采用理疗、针灸、外科等治疗。中医中药（包括蒙医蒙药）也有一定疗效。

菌苗疗法的应用方法很多，静脉、肌内、皮下、皮内均可采用，其中以静脉疗法较好。本法近期疗效较好，一般可达 72%～75%，远期疗效较差，仅 20%～33.3%。为了减轻菌苗疗法的不良反应，有人提倡用水解素或溶菌素疗法，此为弱毒株经水解或溶解制成，一般反应较轻，但偶可引起肝损害，黄疸发生率为 1.42%～5.67%，个别患者可出现神经性耳聋，其疗效各地报道不一，总的看来似不如菌苗疗法。

【预防】　应采取以家畜预防接种为中心的综合措施。

1. 控制传染源　对家畜可采取定期检疫、屠宰病畜、病健畜分群放牧、菌苗免疫等方法。

菌苗免疫的效果很好。免疫的方法也有多种。其中牛型 19 号（S_{19}）菌苗注射对预防羊、牛都有很好的预防效果。但是孕畜注射后可引起流产，故应在配种前注射，而且应注意防止感染人。猪型 2 号（S_2）菌苗饮水免疫的效果也很好，对预防羊、牛、猪均有效，而且简便易行，节省劳力和药品器材，不会引起孕畜流产。不足之处是，在水源多的地方，牲畜不习惯喝水槽里的水，需抓羊定量灌服，另外，如让牲畜自行饮水，则接种量有多有少，也会影响免疫效果。近年来有人认为，如给羔羊和犊牛进行免疫（口服或注射），则免疫效果可持续较长时间，可减少接种次数，节约大量菌苗。

此外，也有人试用羊 5 号（M_5）菌苗气雾免疫，认为有免疫效果好、速度快、省人力等优点，尤其适用于水源丰富，难以推行饮水免疫的地区。对家畜进行免疫时应注意个人防护。

疫苗免疫中的一个问题是，疫苗免疫所产生的血清学反应与自然感染的血清学反应不易区分，从而使布鲁菌病的诊断发生困难。最近有人报道，对耐利福平的 *B. abortus* 变异株（RB5）不干扰血清学诊断，正在进一步研究中。

患者虽然作为传染源的意义不大，但仍需隔离治疗，患者的排泄物（主要是尿）应予消毒。

2. 切断传播途径　也是重要措施之一。

（1）牲畜流产物的处理　流产物应深埋。污染场地严格消毒。

（2）畜产品的处理　乳类及乳制品消毒（巴斯德消毒或煮沸）。毛皮消毒（自然存放 1～5 个月、日晒、化学消毒、^{60}钴 γ 射线照射等）。肉类要熟食。

（3）家畜粪便的处理　要经无害化处理后用作肥料及燃料。要保护水源，防止被患者及病畜的排泄物所污染。

（4）做好个人防护　特别是职业人群的防护，接触病畜时，应着防护装备：工作服、口罩、帽子、围裙、乳胶或线手套和胶鞋等。工作后要用消毒水或肥皂水洗手，工作期间不吃东西，饭前洗手等。

3. 提高人群免疫力　可接种布鲁菌菌苗。常用者有 19BA 菌苗及 104M 菌苗，后者效果似更好一些，但人用菌苗免疫维持时间短，需每年接种，而多次接种又可使人出现高度皮肤变态反应甚至病理变化。此外，接种后体内产生的抗体与自然感染的抗体鉴别较难，常给诊断带来困难，故近年来多不主张广泛接种，而仅用于本病活动性疫区皮内试验阴性的受威胁的人群，如兽医、牧民、接触布鲁菌的实验室工作人员等。

4. 加强宣传教育　对相关人员进行预防知识的教育。

参考文献

[1] 尚德秋. 布鲁菌病再度肆虐及其原因[J]. 中国地方病防治杂志，2001，16(2)：100－104.

[2] Solera J. Treatment of human brucellosis [J]. J Med Liban，2000，48(4)：255－263.

[3] Kochar DK，Agarwal N，Jain N，et al. Clinical profile of neurobrucellosis [J]. J Assoc Physician India，2000，48(4)：376－380.

[4] Hadjinikolaou L，Triposkiadis，Zairis M，et al. Successful management of *Brucella mellitensis* endocarditis with combined medical and surgical approach [J]. Eur J Cardiothorac Surg，2001，19(6)：806－810.

[5] Zerva L，Bourantas K，Mitka S，et al. Serum is the preferred clinical specimen for diagnosis of human brucellosis by PCR [J]. J Clin Microbiol，2001，39(4)：1661.

[6] Al Nakkas，Wright SG，Mustafa AS，et al. Single tube，nest PCR for the diagnosis of human brucellosis in Kuwait [J]. Ann Trop Med Parasitol，2002，96(4)：397－403.

[7] Ozturk R，Mert A，Kokak F，et al. The diagnosis do brucellosis by use of BACTEC 9240 blood culture sysytem [J]. Diag Microbiol Infect Dis，2002，44(2)：133－135.

第三十五节　弯曲菌感染

梅浙川

弯曲菌感染是由弯曲菌(*Campylobacter*)属细菌所引起的以小肠结肠炎症为主的感染，又称弯曲菌病(campylobacteriosis)，是一种人兽共患病，其中最常见的是空肠弯曲菌和结肠弯曲菌感染所致的肠炎，它们是引起人类腹泻的主要原因之一。临床表现以发热、腹痛、腹泻、里急后重、黏液便或脓血便等为特征。近年来，弯曲菌感染率在世界各地普遍呈上升趋势。在一些发达国家，弯曲菌感染引起的腹泻病例数甚至超过了沙门菌和志贺菌，成为最常见的腹泻致病菌。在发展中国家，弯曲菌是婴幼儿感染性腹泻最常见的病原菌。

【病原学】　弯曲菌曾被归类为弧菌，并且依据菌株从动物体内分离的部位和致病性的差异，不同学者曾先后将分离株命名为：*Vibrio fetus*、*Vibrio coli*、*Vibrio jejuin* 等。1963 年，Sebald 等提出用新名词——弯曲菌(*Campylobacter*)来命名这类微需氧生物。自 1972 年 Dekeyser 和 Butzler 首次自腹泻患者大便样品中成功分离到弯曲菌以来，已被确认为人类腹泻的主要致病菌之一，在腹泻患者分离的菌株中弯曲菌属占 65%以上。随着对选择培养基的优化和最佳培养条件的摸索，人们逐渐认识到弯曲菌是一类重要的食源性病原菌。

弯曲菌为革兰染色阴性菌，螺旋形，弯曲杆状，两端尖细，长 1.5～5 μm，宽 0.2～0.8 μm，有一个或多个螺旋样弯曲，弯曲多时可长达 8 μm，呈 S 形、海鸥状或螺旋样。无荚膜、无芽胞，菌体一端或两端有单根鞭毛，长度为菌体的 2～3 倍，运动活泼，呈特征性螺旋状运动。弯曲菌为微需氧菌，对温度的要求随菌种而异，如胎儿弯曲菌在 25～30℃生长良好，而空肠弯曲菌在 42℃环境中生长良好，在普通营养琼脂上即能生长。其生化特征为氧化酶和过氧化氢酶阳性，不发酵和不氧化各种糖类，不分解尿素，不产色素，甲基红和 VP 反应阴性，具有侵袭力，能产生内毒素和外毒素。易被干燥、阳光直射、冰冻及一般化学消毒剂杀灭。该菌抗原结构复杂，具有 O 抗原、K 抗原和 H 抗原。具有侵袭力，能产生内毒素，分泌肠毒素等外毒素。

目前弯曲菌属可分为 12 个种(含 5 个亚种)，即胎儿弯曲菌(*C. fetus*)(胎儿亚种、性病亚种)、空肠弯曲菌(*C. jejuni*)、结肠弯曲菌(*C. coli*)、痰液弯曲菌(*C. sputorum*)(痰液亚种、牛亚种、黏膜亚种)、简洁弯曲菌(*C. concisus*)、海鸥弯曲菌(*C. laridis*)、粪弯曲菌(*C. fecalis*)、猪弯曲菌(*C. hyointerstinalis*)、同性恋弯曲菌(*C. cinaedi*)、芬萘尔弯曲菌(*C. fennelliae*)和耐氧弯曲菌(*C. aerotolerant*)。近年来发现一些不典型弯曲菌，有学者将其归成一个新弯曲菌种，并称为勃茨勒弯曲菌(*C. butzleri*)。其中空肠弯曲菌和结肠弯曲菌是人类弯曲菌病的主要致病菌，有 80%～90%的弯曲菌病是由空肠弯曲菌引起的，5%～10%的病例是由结肠弯曲菌引起的。胎儿弯曲菌是引起肠外感染的主要致病菌。

【流行病学】

1. 传染源　弯曲菌感染是一种重要的食源性人兽

共患病，弯曲菌作为许多畜禽的寄生菌在自然界广泛存在。各种野生动物、家禽、家畜及宠物，如鸡、鸭、鹅、猫、狗、牛、猪、鸽子、麻雀及啮齿类动物等都是弯曲菌的重要动物宿主，感染的动物通常无明显症状，但可长期向外界排菌，从而引起人类感染。无症状带菌者和恢复期患者也可成为传染源，人类感染后一般短暂带菌，多数在病后 5 周内消失，健康者带菌率 1.2%～3%。

2. 传播途径 弯曲菌感染的传播途径，可因不同国家地区饮食结构、生活习惯和卫生状况的不同而存在差异。包括直接接触传播和消化道传播等方式，其中最主要的是通过消化道传播。在发达国家主要通过食用生的或未熟的家禽家畜等肉类制品、牛奶等而感染，而发展中国家由于卫生条件有限，更多的是通过食用感染动物或患者粪便污染的食物和水而传播，直接接触带菌动物等也是常见的传播途径。

3. 易感人群 人类对本病普遍易感，各年龄组均可感染发病，发达国家弯曲菌感染的年龄分布多呈双峰型，以婴幼儿和 15～29 岁组发病率最高；发展中国家以 5 岁以下儿童为主，且以 2 岁以下的幼儿居多。患病后可产生一定的免疫力，血清中特异性抗体明显增高，并迅速达到高峰，但持续时间短暂。

4. 流行特征 本病全年均可发病，以散发为多见，亦可发生暴发、流行或食物中毒。弯曲菌的感染具有一定的季节性，发达国家弯曲菌感染高峰多发生于夏、秋季节，发展中国家感染的高峰季节在不同国家、不同地区之间存在较大差异，但大多数以春夏季为高峰，秋冬季较低。

近年来，弯曲菌感染率在世界各国有逐年上升的趋势。目前，全球每年大约有超过 4 亿病例发生。欧美发达国家的感染率为 5/10 万～100/10 万。美国 CDC 统计资料显示，美国年弯曲菌感染人数 240 万，占总人口数的 0.8%，死亡 124 人。从急性腹泻病例的粪便中，弯曲菌的检出率为 5%～14%，1998 年英格兰和威尔士报道弯曲菌感染率已升高至 17%，超过痢疾杆菌、致病性大肠埃希菌、寄生虫等而占首位，是沙门菌的 2 倍。在一些发展中国家，儿童腹泻发病率相当高，5 岁以下儿童患空肠弯曲菌肠炎可高达 40 000/10 万～60 000/10 万人，明显高于发达国家的 300/10 万，而全年龄段人群的发病率差异则不明显，为 90/10 万。

【发病机制和病理】 到目前为止，国内外学者虽对该菌的生物学特性、流行病学、诊断及治疗等方面进行了大量的研究，但由于缺乏适当的动物模型而对该病的发病机制尚不完全清楚，目前一般认为在肠道致病很大程度上依赖于宿主的易感性和菌株的毒力，而细菌的直接侵袭力是导致发病的主要因素。鸡胚细胞侵袭试验和雏鸡接种试验均证明该菌有侵袭力；同样，感染患者的肠道血性腹泻及肠黏膜的病理变化、菌血症等也提示其有侵袭黏膜上皮细胞的能力。

弯曲菌的致病性主要与以下几个因素有关：鞭毛运动、黏附、侵袭及细菌毒素。细菌从口到胃穿过胃酸屏障抵达有微氧和富含胆汁的小肠上段，在适宜于弯曲杆菌的环境中大量繁殖，并可进一步侵犯空肠、回肠和结肠，破坏肠黏膜，感染肠上皮细胞；亦可穿透肠黏膜经血流引起菌血症和其他脏器的感染。目前较明确的是，黏附蛋白 PEB1 和趋化蛋白是致肠道病变的主要因素。研究发现，PEB1 直接参与了细菌对 HeLa 细胞的黏附和侵袭过程，PEB1 存在于细菌表面，由 *peb1 A* 基因编码。在动物模型中，PEB1 的 A 位点加强了该菌对肠上皮细胞的黏附和侵袭，并促进了定植，而灭活 PEB1 A 位点则能显著地削弱其黏附力。弯曲菌产生的细胞紧张性肠毒素、细胞毒素、细胞致死性膨胀毒素可能与腹泻及毒血症症状有关。其肠毒素类似于霍乱杆菌的肠毒素，为外毒素性质。

病理变化主要在空肠、回肠和结肠。肠黏膜呈弥漫性出血、水肿、渗出性病变；镜检下，小肠绒毛变性、萎缩，黏膜固有层大量中性粒细胞、单核细胞浸润，有时可见溃疡及陷窝脓肿。肠系膜淋巴结肿大，并伴有炎症反应。

【临床表现】 潜伏期 2～11 d，一般 2～4 d。病情轻重不一，感染后大约 25%的人表现为无症状带菌；多数表现为一般胃肠炎，与其他病原体引起的胃肠炎难以区别；大多数典型的弯曲菌感染为急性、自限性肠炎，典型患者有发热、腹痛、腹泻和黏液脓血便等临床表现。70%～80%的患者以发热为首发症状，可高达 40℃，发热一般持续 2～3 d，伴全身乏力、头痛、眩晕、肌肉酸痛，有时有寒战和谵妄。发热 12～24 h 后开始水样腹泻，量多、恶臭，每天多者可达 20 余次，1～2 d 后部分患者出现痢疾样粪便，有血液及黏液，病变累及直肠、乙状结肠者，可有里急后重。2/3 以上患者有腹痛，以痉挛性疼痛为主，排便前加剧，便后可暂时缓解。腹痛部位常在脐周及下腹，少数在右下腹，类似急性阑尾炎。少数患者以腹痛为主，伴有腹膜炎体征，可能被误诊为急腹症而造成不必要的剖腹探查。近半数患者有恶心、呕吐。病程多数 1 周内自行缓解，但少数患者可持续数周，有时腹泻可反复发作。

少数患者因细菌进入血液而出现败血症、腹膜炎、胆囊炎、关节炎或阑尾炎等，偶有重型病例出现中毒性巨结肠的暴发性结肠炎或胃肠道大出血。

目前越来越多的研究发现弯曲菌肠炎后可发生吉兰-巴雷综合征(Guillain-Barre syndrome，GBS)等周围神经病变，空肠弯曲菌被认为是一种最常见的前驱感染细菌，部分患者在腹泻开始后 5～15 d 内出现 GBS，且较一般的 GBS 为重，病死率高。其发病机制尚不甚清楚，大多数学者认为该菌通过分子模拟机制导致 GBS，即某些血清型的弯曲菌与周围神经的髓素蛋白(myelin protein)有相同或相似的抗原，其感染后诱导的体液免疫和细胞免疫同时作用于周围神经，导致周围神经轴索变性及髓鞘脱失所致，神经节苷脂抗体为致病的主要因素。

【实验室检查】

1. 大便常规 大便呈水样或黏液血样，镜下可见白细胞、红细胞及脓细胞。

2. 血常规 白细胞总数及中性粒细胞可有轻到中度增高。

3. 病原学检查

(1) 直接涂片检查 取新鲜大便标本于暗视野或相差显微镜下观察，可见呈特征性急速运动的螺旋形细菌即可诊断。革兰染色阴性，镜检可见弯曲菌呈S形、螺旋形、逗号状或海鸥状。

(2) 细菌培养 确诊弯曲菌感染的金标准。目前国内多采用Campy-BAP培养基，新鲜大便标本接种后，置于42℃孵箱，微需氧(O_2 5%、CO_2 10%、N_2 85%)条件下培养48 h。菌落直径3～5 mm，单个或融合成片生长，灰白、湿润、微溶血。挑取可疑菌落，经涂片镜检、生化反应和血清学鉴定判断。患者高热时可行血培养。

4. 血清学检查 可采用试管凝集法、间接荧光法、ELISA或补体结合试验测定弯曲菌特异抗体。恢复期血清抗体效价4倍以上增长者有诊断价值。

5. 分子生物学检查 应用大便标本进行PCR检查，是一种快速、敏感性和特异性均很高的检查弯曲菌特异基因的方法。近年来，肠道病原菌诊断DNA芯片有助于空肠弯曲菌感染的诊断。

【诊断和鉴别诊断】 根据流行病学资料，如与感染动物或患者有接触史，或有进食可疑污染食物史，加上典型临床表现发热、腹痛、腹泻及黏液脓血便，即可初步诊断本病，细菌培养阳性、恢复期血清抗体效价增长4倍以上或PCR阳性可确诊本病。

本病应与细菌性痢疾、致病性大肠埃希菌肠炎、急性阑尾炎、阿米巴痢疾及其他病原菌所致的肠炎相鉴别。

【治疗】

1. 一般治疗 对患者实行消化道传染病隔离，急性期卧床休息，维持水和电解质平衡，对症治疗包括降温、止痛等。

2. 病原治疗 本病有自限性，多数轻症患者不需使用抗生素治疗。而在某些情况下，如高热、全身症状重、血便、病程延长(症状持续1周以上)、怀孕、HIV感染及其他免疫功能不全状态时，则需尽早使用抗生素控制感染，应用抗生素后可加速症状恢复、减少复发，亦可缩短排菌时间。

常用抗生素有如下几种。

(1) 大环内酯类 首选红霉素，成人500 mg，口服，2次/d；儿童每日40 mg/kg，分2次口服。疗程5～7 d。

(2) 庆大霉素、妥布霉素 8万U，口服、肌注或静脉滴注，每8 h 1次，5～7 d。

(3) 喹诺酮类 诺氟沙星400 mg，每日3次；氧氟沙星300 mg，每日2次。

(4) 呋喃唑酮 100～200 mg，每日3次，疗程5～7 d。

3. 耐药性问题 由于弯曲菌肠炎在症状上很难与沙门菌、志贺菌感染性肠炎相区别，而这些细菌总体上对喹诺酮敏感，几年前临床上曾在大便培养结果出来之前经验性用作抗生素治疗，尤其用于旅行者腹泻。自20世纪80年代初期喹诺酮类抗生素曾被认为是具有高效杀菌作用的抗生素，当时喹诺酮类是体外杀死空肠弯曲菌的高效药物，同时由于其低副作用曾一度作为急性肠炎首选药物。但由于近年来抗菌药物在临床上的广泛使用以及畜牧业中动物饲料不加限制的滥用，空肠弯曲菌已对常用药物产生了耐药性，所分离的菌株不论是人源株还是动物源株，对喹诺酮类药物耐药性均在日益增加。大多数菌株仍对红霉素等大环内酯类和庆大霉素药物敏感，但对环丙沙星等喹诺酮类等常用药物以及耐啶酸等耐药严重，耐药率高达40%～96%，其次为耐磺胺类和四环素类药物。红霉素因安全、用药简单、抗菌谱活性窄而对肠道其他菌群抑制作用弱等优点，而广泛作用。为避免耐药菌株的出现，临床上应尽量规范合理地使用抗生素，有条件者在抗生素治疗前最好进行药物敏感试验。

4. 其他 由于抗生素耐药性的不断增加，目前国内外正试图运用疫苗来预防和治疗该类传染病，研究较多的是蛋白疫苗和核酸疫苗等，不过目前还没有弯曲菌疫苗用于人体的报道。

【预防】 本病的预防措施与其他肠道传染病相同，主要为提高全民卫生素质，注意饮食卫生，养成饭前便后洗手的良好卫生习惯。特别是接触家禽、家畜和宠物后要洗手，对已感染该菌的家禽、家畜及宠物应加强管理及治疗。对确诊患者应予消化道隔离，对其排泄物及用品进行消毒处理。

参考文献

[1] 郑惠，蔡方成，钟敏，等. 空肠弯曲菌多价DNA疫苗的免疫保护效应[J]. 中国人兽共患病学报，2007，23(2)：115－120.

[2] 沈和萍，吴蔚. 小儿空肠弯曲菌肠炎534例分析[J]. 中国儿童保健杂志，2006，14(6)：640－641.

[3] Zhang MJ, Gu YX, Ran L, et al. Multi-PCR identification and virulence genes detection of *Campylobacter jejuni*

isolated from China [J]. Zhonghua Liu Xing Bing Xue Za Zhi, 2007,28(4):377 - 380.

[4] Wardak S, Szych J, Duda U. Antimicrobial susceptibilities of *Campylobacter* sp. strains isolated from humans in 2005 to 2006 in Bielsko-Biala Region, Poland [J]. Med Dosw Mikrobiol,2007,59(1):43 - 49.

[5] Sonnevend A, Rotimi VO, Kolodziejek J, et a1. High level of ciprofloxacin resistance and its molecular background among *Campylobacter jejuni* strains isolated in the United Arab Emirates [J]. J Med Microbiol,2006,55(Pt 11):1533 - 1538.

第三十六节　幽门螺杆菌感染

梅浙川

幽门螺杆菌(*Helicobacter pylori*, Hp)为定植于人胃黏膜的一种微需氧、螺旋状的革兰阴性杆菌,已被公认为是慢性胃炎、胃十二指肠溃疡的重要病因,并与胃癌、胃黏膜相关性淋巴样组织(MALT)淋巴瘤的发生密切相关,1994 年被世界卫生组织列为Ⅰ类致癌原。Hp感染全世界 50%以上的人口,主要引起腹痛、腹胀、反酸、嗳气及消化不良等上消化道症状。

【病原学】 Hp是一种螺旋状、革兰阴性、微需氧的细菌。早在 1893 年,Bizzozero 首次报道在狗的胃腺内观察到一种螺旋状微生物。之后, Kreintz 和 Rosenow 在人胃内也发现了螺旋体。1979 年,Warren 发现慢性胃炎和消化性溃疡患者的多数胃黏膜活检标本上定居有弯曲菌样的细菌,有规律地存在于黏膜细胞层的表面及黏液层的下面,易于用 Warthin-Starry 银染色法染色。直到 1983 年,Marshall 及 Warren 用弯曲菌的微氧培养方法,首次成功分离出了这种细菌,其形状类似弯曲菌属,暂命名为"未鉴定的弯曲状杆菌"。从此引起医学界广泛兴趣和深入研究。其后发现此菌许多特征与弯曲菌属相似,而命名为"幽门弯曲菌(*Campylobacter pyloridis*, Cp)",也曾有学者将其称为"弯曲杆菌样微生物(*Campylobacter* - like organism, CLO)"。然而该菌在超微结构、脂肪酸组成,尤其 16S rRNA 基因的同源性上与弯曲菌属有明显区别,1989 年 Goodwin 等建议成立一个新的属,即 *Helicobacter* 属,并把 Cp 更名为"*Helicobacter pylori*(Hp)",即幽门螺杆菌,并得到国际医学界的普遍认可。

Hp是一种革兰染色阴性,常作S形或弧形弯曲的细菌,有 1～3 个螺旋,长 2.5～4 μm,宽 0.5～1 μm,延长培养时间或药物治疗后,常呈类球形。菌体两端钝圆,菌体的一端可伸出 2～6 条带鞘的鞭毛,在分裂时,两端均可见鞭毛,鞭毛长为菌体的 1～1.5 倍,粗约为 30 nm,各有着毛点,着毛点不内陷,鞭毛末端呈圆球状或卵圆形。细胞壁光滑,与上皮细胞膜紧密相贴。在鞭毛根部内侧的细胞质末端有一明显的电子密度降低区,可能与鞭毛运动的能量储存有关。Hp 经鞣酸处理后可见其外表面有厚达 40 nm 的纤毛或菌毛,为 Hp 黏附于胃上皮细胞表面的主要物质基础。Hp 是一种专性微需氧菌,其稳定生长需依靠在生长的微环境中含 5%～8%的氧气,在大气和绝对厌氧环境中均不能生长。微环境中还必须保持 95%以上的湿度和 8%～10%的二氧化碳,其生长的最适温度和 pH 值为 37℃和 pH 7.0～7.2。Hp 生长缓慢,通常需要 3～5 d 甚至更长时间,才能形成针尖状透明小菌落(1～2 mm)。其生化特征为能产生尿素酶、过氧化氢酶、氧化酶和碱性磷酸酶。细菌对外环境的抵抗力不强,对干燥及热均很敏感,多种常用消毒剂很容易将其杀灭。

根据 Hp 能否表达细胞毒素相关基因蛋白(cytotoxin associated gene A, CagA)和细胞空泡毒素(vacuolating cytotoxin A, VacA)可以把 Hp 菌株分为Ⅰ型和Ⅱ型,Ⅰ型菌株能表达 CagA 和 VacA;Ⅱ型菌株既不表达 CagA,也不表达 VacA。

【流行病学】

1. 传染源　人类是目前唯一肯定的 Hp 传染源,Hp 能在人胃内生长和繁殖毋庸置疑,人胃是 Hp 的储存源,Hp 可以长期排出体外。与人类接近的动物中猪、猫、羊、猴、家蝇和羊都有可能是传染源。

2. 传播途径　到目前为止 Hp 的传播途径尚未完全明了。可能的传播方式有口—口途径、粪—口途径、胃—口途径和经医疗器具传播,在不同年龄和不同地区起不同的主导作用。其中,人—人之间主要通过粪—口和(或)口—口途径传播。

3. 易感人群　Hp 感染广泛流行于世界各地,人类对 Hp 普遍易感。贫穷、教育程度低、卫生条件差、居住拥挤、儿童与父母或保姆同床等都是 Hp 感染的高危因素。消化科医务人员,特别是从事内镜检查的医务人员由于接触 Hp 阳性者的唾液、胃液的机会多而受感染的可能性较大,需注意防护。

4. 流行特征　影响 Hp 流行模式的因素包括感染率、自愈率、感染及自愈的速度等,Hp 非常顽固,一旦受感染,不经治疗将终身受累,自愈率接近零。感染率随年龄增加而升高,在不同国家、不同地区、不同种族的人群间 Hp 感染率有较大差别。此种差别与社会经济背景、生活习惯、卫生状况及受教育程度不同有关。Hp 在全球自然人群的感染率超过 50%,在发展中国家感染率一般为50%～80%,而发达国家为25%～50%。我国Hp感染率为40%～90%,平均为59%,最低地区是广东(42%),最高是西藏(90%);我国Hp的现症感染率为42%～64%,平均55%,最低地区是广东省(42%),最高地区是陕西省(64%);儿童Hp感染率为25%～59%,平均40%,并以平均每年0.5%～1%的速度递增。

【发病机制和病理】 Hp进入人体胃内低pH的环境中,能生长繁殖,并引起组织损伤,其致病作用主要表现为:细菌在胃黏膜上的定植、侵入宿主的免疫防御系统、毒素的直接作用及诱导的炎症反应和免疫反应。

1. Hp的定植 Hp的自然定植部位在胃黏膜上皮表面和胃黏液底层,呈点状分布,胃窦部数量多,胃体和胃底则较少。Hp亦可定植于十二指肠的胃黏膜化生区、Barrett食管和麦克尔憩室等异位胃黏膜处。Hp进入胃后要到达黏膜表面和黏液底层定植,首先要依靠动力穿过黏液层,还要抵抗胃酸和其他不利因素的杀灭作用。其螺旋状菌体为Hp在黏稠的胃黏液中运动提供了基础,而其鞭毛的摆动则为Hp的运动提供了足够的动力;Hp产生的尿素酶能将尿素分解为氨和二氧化碳,氨在Hp周围形成"氨云",中和胃酸保护Hp;Hp产生的超氧化物歧化酶(SOD)和过氧化氢酶能保护其不受中性粒细胞的杀伤;另外,Hp还可产生多种黏附因子,使其能紧密地黏附于胃上皮表面。

2. 损害胃及十二指肠黏膜屏障 Hp的毒素和有毒性作用的酶以及Hp诱导的黏膜炎症反应均能造成胃和十二指肠黏膜屏障的损害。

(1) *细胞毒素* 约50%的Hp菌株能产生有活性的VacA,使上皮细胞产生空泡变性。VacA的表达及毒性强弱与*vacA*基因型和CagA有关,这是Hp菌株致病性差异的重要原因,其中*vac* s1/m1基因型毒素活性最强,s2/m2基因型无毒素活性。

(2) cag致病岛 1996年,Censini等发现Ⅰ型Hp菌株含有一个约40 kb的特殊基因片段,呈现于致病相关菌株,且有细菌致病岛的典型结构特征,因此称为Hp的cag致病岛。研究显示cag致病岛与VacA的产生、与Hp对胃上皮细胞表面Le^b抗原受体的结合能力、与参与细胞骨架重排的肌动蛋白等相关。

(3) *尿毒酶* 尿毒酶除了对Hp本身起保护作用外,还能造成胃黏膜屏障的损害。一是尿毒酶分解尿素产生氨,氨细胞毒的直接作用造成组织损伤;二是尿毒酶可诱导胃上皮细胞及中性粒细胞表达分泌IL-6、TNF-α等炎症介质。

(4) *Hp的黏液酶、脂酶和磷脂酶A* 均能破坏胃黏液层的完整性,增加黏液的可溶性和降低其疏水性,进而降低了黏液对上皮细胞的保护作用。

3. 炎症与免疫反应 Hp能使胃十二指肠产生炎症,使人体产生免疫反应,炎症和免疫反应均可造成胃和十二指肠黏膜屏障的损害。

(1) *炎症介质* Hp表面及分泌的可溶性成分和趋化蛋白能趋化激活中性粒细胞、单核细胞和巨噬细胞,产生TNF-α、白三烯、IL-1和IL-2,并进一步加强IL-8的激活反应,促进黏膜的炎症损伤。

(2) *免疫反应* Hp感染可诱导产生特异性细胞免疫和体液免疫反应,并诱发机体的自身免疫反应,损害胃肠黏膜。

4. 胃肠道激素 多数文献证实Hp感染者生长抑素释放减少、胃泌素释放增加,从而促进了胃酸的分泌,胃蛋白酶的活性也相应增加,加重胃十二指肠黏膜的损害;胃泌素促进黏膜细胞增生,与肿瘤形成可能有关。

黏膜损伤后,从炎症到癌变的过程可能是:慢性胃炎→萎缩性胃炎→肠上皮组织转化→不典型增生→癌变。最近研究提示根除Hp后可以阻止这一过程的发展。

【临床表现】 Hp感染后大多数患者无任何症状,但约有30%的感染者发展为慢性胃炎,10%～20%的人可发展为消化性溃疡,还有一部分感染者可在慢性活动性胃炎的基础上,出现胃黏膜萎缩和肠上皮组织转化,其中有少数人可发展为胃癌。慢性胃炎Hp检出率54%～100%,慢性活动性胃炎Hp检出率为90%以上,胃溃疡中Hp检出率多在80%以上,十二指肠溃疡Hp检出率多在90%以上。Hp感染后临床表现无特异性,常见上腹部疼痛、反酸、腹部不适、饱胀、嗳气等上消化道症状。从吞食活菌试验结果可见,感染先引起急性胃炎,未治疗或未彻底治疗,而发展为慢性胃炎。急性感染潜伏期2～7 d,胃镜下表现为胃窦急性充血糜烂,组织学检查黏膜层有充血、水肿及中性粒细胞浸润,症状可表现为腹痛、腹胀、晨起恶心、反酸、嗳气、饥饿感,重者出现呕吐。

Hp感染还和MALT淋巴瘤、Barrett食管炎、胃食管反流、功能性消化不良、心脑血管疾病、自身免疫性疾病、皮肤病、缺铁性贫血及肝性脑病等关系密切。

【诊断】 Hp感染目前有多种诊断方法,包括侵入性和非侵入性两类方法。前者需在内镜下取胃黏膜活检,包括快速尿素酶试验(rapid urease test, RUT)、胃黏膜直接涂片或切片染色镜检、细菌培养、基因检测方法(如PCR、寡核苷酸探针杂交等)、免疫快速尿素酶试验。非侵入性检测方法主要包括:^{13}C或^{14}C标记的尿素呼气试验(urea breath test, UBT)、粪便Hp抗原(HpSA)检测、血清和分泌物(唾液、尿液等)抗体检测、基因芯片和蛋白芯片检测等,但各种方法均有一定局限性,实际应用中应根据不同条件和目的,作出适当选择。

1. 快速尿素酶试验 是一种简便实用、快速灵敏、准确的诊断方法，是目前临床上诊断 Hp 感染和证实 Hp 根除的首选方法。由于 Hp 在胃内的分布特点，故活检取材部位对结果影响较大。治疗前在胃窦距幽门 2～5 cm 范围，多点取材为好，治疗后应在胃窦和胃体同时取材检测。

2. 组织学检查　主要包括胃黏膜直接涂片革兰染色镜检和胃黏膜组织切片染色镜检。组织涂片可直接在显微镜下观察细菌形态和数量，可迅速确定有无 Hp 感染及感染的程度，但细菌数量较少时容易漏诊。组织切片染色检查可行 Warthin-Starry 银染色、改良 Giemsa 染色、甲苯胺蓝染色、苯酚复红染色及 HE 染色等，其中以 Warthin-Starry 银染色效果最好，细菌清晰易辨认，检出率高，但操作较繁琐，技术要求较高，多用于科研。改良 Giemsa 染色和甲苯胺蓝染色较简便，染色效果稳定，临床中常用。由于 Hp 感染的多灶性，活检标本应同时取胃窦和胃体黏膜，提高检测的准确性。

3. 细菌培养　诊断 Hp 感染的金标准，由于 Hp 培养条件苛刻，耗时较长，费用高，故这一方法主要适用于科研工作。

4. 血清学检查　Hp 感染后诱发全身免疫反应，感染者的血清中可出现抗 Hp 的特异性抗体（IgG 和 IgA）及抗尿素酶、VacA、CagA 等的特异性抗体，通过血清学检查可以检出。目前常用的血清学检查方法是 ELISA，阳性表示既往或现症感染。近年发展的免疫印迹分析法既可用于诊断 Hp 感染，又可判别致病菌株。Hp 的血清学诊断方法主要适用于流行病学调查。由于 Hp 抗体在体内存在时间可长达半年，故对评价疗效意义不大。

5. 尿素呼气试验　包括 ^{13}C-UBT 和 ^{14}C-UBT 两种，^{13}C 是稳定性核素，无放射性，可用于小孩和孕妇，但试剂和检测费用较高；^{14}C 为放射性核素，试剂费用低，检测方便，但可能造成放射性污染。两者均具有快速、特异、敏感和无痛苦的优点，可作为临床根除 Hp 治疗后的疗效判断标准。

6. PCR 检查　PCR 能检出粪便、胃液、唾液及胃黏膜活检标本中 Hp，已有多对引物用于临床检验。检测的基因主要有 Hp 的特异片段、尿素酶基因、*cag*A、*vac* A、鞭毛素基因 *fla* A 等。由于 PCR 的高敏感性及临床标本易污染，易出现假阳性而临床应用受限，主要用于科研对 Hp 进行分型和致病性研究。

7. 粪便 Hp 抗原检测　具有快速、简便、标本易收集、阳性反映活动性感染等优点，敏感性和特异性均较高，主要用于 Hp 感染的流行病学调查、儿童中的检测、消化不良或内镜检查前筛选、治疗后检测等方面。

【治疗】　随着人们对 Hp 感染相关疾病认识的统一，根除 Hp 的治疗在临床上应用已十分普遍。根除是指治疗结束 1 个月后胃内检测不到 Hp。在体外药敏试验中，很多抗生素对 Hp 有良好的抗菌活性，但在体内低 pH 环境中，大多数抗生素活性降低和不能穿透黏液层在细菌局部达到有效的杀菌浓度，因此临床上 Hp 感染往往不易根除。迄今为止，尚无单一抗生素能够有效地根除 Hp。因而发展了将抗生素、铋剂及抗分泌药物联合应用的多种治疗方案。目前一般采用三联或四联方案，以低剂量、短疗程为佳。

1. 根除 Hp 治疗指征　Hp 阳性的下列疾病均应根除 Hp 治疗。①消化性溃疡，不论溃疡初发或复发、活动或静止、是否并发出血。②胃 MALT 淋巴瘤。③慢性胃炎伴胃黏膜萎缩、糜烂。④早期胃癌切除术后。

2. 根除 Hp 治疗方案　目前根除 Hp 的治疗方案主要为质子泵抑制剂（PPI）和（或）铋剂加两种抗生素的三联或四联疗法。常用抗生素及剂量为：阿莫西林 1 000 mg、克拉霉素 500 mg、甲硝唑 400 mg 或替硝唑 500 mg、呋喃唑酮 100 mg 及四环素 500 mg。

（1）一线治疗方案　PPI/雷尼替丁枸橼酸铋（RBC）标准剂量＋两种抗生素，均每日 2 次，疗程 7 d 或 10 d，耐药严重地区可延长至 14 d，上述三联疗法为目前临床常用的一线治疗方案，Hp 根除率可达到 80%～90%。当甲硝唑耐药率≤40%时，首先考虑 PPI＋甲硝唑＋克拉霉素（阿莫西林），克拉霉素耐药率 15%～20%时，首先考虑 PPI＋克拉霉素＋甲硝唑（阿莫西林）。为提高 Hp 根除率，避免继发耐药，可以将 PPI 加上铋剂和两种抗生素的四联疗法作为一线治疗方案。

（2）补救治疗方案　如一线方案治疗失败或 Hp 对甲硝唑、克拉霉素耐药时，首选 PPI 加上铋剂和两种抗生素组成的四联疗法，均每日 2 次，疗程 7 d 或 10 d，耐药严重地区可延长至 14 d，既可克服 Hp 耐药又可提高根除率，其 Hp 根除率≥90%。

根除 Hp 治疗时由于用药较多，部分药物副作用大，因此临床治疗时应密切注意患者的不良反应和依从性，制定个体化治疗方案，有条件者可先行药敏试验以保证疗效。

3. 疫苗　近年来随着抗生素在临床上的广泛使用，Hp 对抗生素的耐药率明显增加，这是导致 Hp 根除治疗失败的主要原因。Hp 的耐药率在不同国家或同一国家的不同地区存在很大差异，Hp 对咪唑类的耐药率在发达国家为 10%～50%，在发展中国家为 60%～90%；对大环内酯类的耐药率在大多数国家为 0～15%，并出现了稳定的阿莫西林耐药菌株。德国 1995～2003 年全国调查甲硝唑耐药率为 26.1%，而 2006 年再次调查则为 27.5%。

我国 Hp 对甲硝唑的耐药率为 50%～100%（平均 73.3%），克拉霉素为 0～40%（平均 23.9%），阿莫西林为 0～2.7%。北京地区 Hp 对甲硝唑的耐药率为 79.2%，上海地区为 70%，重庆地区为 91.67%；而北京地区克拉霉素的耐药率为41.9%，上海地区从0上升到10%，重庆地区的耐药率较高，达29.17%。提示对抗生素的耐药率存在地区差异，尤其是甲硝唑，耐药率受地区和环境因素的影响。

由于药物治疗存在一定的不良反应，停药后易复发，治疗费用较高，患者依从性差及耐药菌株的不断增加等问题，人们渐渐把目光转向疫苗的研制上来。研究证明疫苗是预防和治疗病原微生物感染的最有效武器。目前Hp疫苗主要包括蛋白质疫苗、核酸疫苗、重组活载体疫苗等，虽然这些疫苗都取得了一定的保护效果，但仍不尽如人意。第三军医大学在国内首次构建了基因工程人Hp口服疫苗，已完成了Ⅱ期和Ⅲ期临床试验，研究表明重组Hp疫苗在受试人群中的有效率>85%，预防Hp感染的1年期保护率>72%，在不久的将来，通过疫苗防治Hp感染将变为现实，也可能是今后Hp相关性疾病防治的重要措施。

【预防】 鉴于Hp感染的传染源和传播途径尚不十分明了，因此，给预防Hp感染带来了困难，不过按照消化道疾病"病从口入"的规律，注意改善卫生条件仍是十分重要的预防措施。随着Hp疫苗的深入研究，疫苗将可能成为预防Hp感染的重要方法。

参考文献

[1] 胡伏莲. 中国幽门螺杆菌研究现状[J]. 胃肠病学，2007，12(9)：516-518.

[2] 中华医学会消化病学分会，幽门螺杆菌学组/幽门螺杆菌科研协作组. 第三次全国幽门螺杆菌感染若干问题共识报告(2007·庐山)[J]. 现代消化及介入诊疗，2008，13(1)：73-76.

[3] Cheng H, Hu FL. The epidemiology of *Helicobacter pylori* resistance to antibiotics in Beijing [J]. Natl Med J China, 2005,85(39):2754-2757.

[4] Mégraud F. *H. pylori* antibiotic resistance: prevalence, importance, and advances in testing [J]. Gut, 2004, 53(9): 1374-1384.

[5] Wolle K, Peitz U, Malfertheiner P. Antibiotic resistance in clinical isolates of *Helicobacter pylori* in Germany [J]. Helicobacter, 2006, 11: 402.

第三十七节 鼠咬热

何生松

鼠咬热(rat-bite fever)系鼠类或其他动物咬伤人引起的急性发热性疾病。其病原体有小螺菌(*Spirillum minus*)和念珠状杆菌(*Streptobacillus moniliformis*)两种。临床表现两者极为相似，前者所致感染在我国多见。

早在2300年前印度对本病的认识已有文献记载。日本对此病认识也很早，称此病为"鼠毒症(sodokce)"。我国对本病的认识有悠久历史，可追溯到隋唐时期，明万历三十二年(1604年)在申斗垣所著《外科启玄》中有"鼠咬伤"一病，记述甚详，谓"鼠咬伤人手足及肉难活，何也？因其齿细而长，有黄毒，能伤筋骨也"。

一、小螺菌鼠咬热

【病原学】 小螺菌鼠咬热(spirillary rat-bite fever)是由小螺菌感染引起的。现代医学对该病的认识始于1831年。1839年由Elives报道31例，1887年Carter在印度家鼠血中首先发现了小螺菌病原体。1925年日本二木等人从该病患者局部肿大的淋巴结中亦发现此菌，分泌物注射大鼠致其发病，曾命名为鼠咬热钩端螺旋体(leptospira morsus-muris)。

此菌为一种棒状而僵硬的螺旋形微生物，无荚膜及荚胞，革兰染色阴性，菌体长3～6 μm，宽0.2～0.6 μm，多数具有2～3个粗而规则的回旋，亦可达4～5个回旋，一端或两端有鞭毛，暗视野下见运动迅速，可循其长轴旋转，亦可通过鞭毛前后穿行。小螺菌为需氧菌，目前人工培养尚未成功。实验室常以鼠类腹腔接种方法分离此菌。小螺菌外界抵抗力较弱，对酸敏感，55℃ 30 min即被杀死。

【流行病学】

1. 传染源 鼠咬热系鼠类疾病。鼠类是小螺旋体的保存宿主，自然界中鼠的带菌率各地报道不一致，由3%～25%不等。家鼠为主要传染源。由于动物间互相残食和咬伤，可能将病原体传染给其他啮齿动物，如松鼠、黄鼬(黄鼠狼)、雪貂及猎犬、猪、猫等。其他啮齿动物亦可作为传染源。

2. 传播途径 人类主要由病鼠或其他啮齿动物咬伤而感染。小螺菌一般不存在鼠唾液中，而存在于血液中，在咬人时小螺菌于牙龈或口唇裂伤的血液中流出而进入伤口。亦有人认为患有结膜炎或角膜炎的鼠，其眼部分泌物内含有此菌，在咬人时随眼部分泌物经泪管流入口腔，再进入人体伤口。亦可从皮肤损伤处进入人体。

3. 人群易感性 各年龄、性别均具有易感性。与鼠打交道的实验室工作人员更易感染。人体感染后可获得一定免疫力。在美国 50%以上的病例发生在儿童。

4. 流行情况 小螺菌鼠咬热主要在亚洲地区流行,我国长江以南地区偶有发病。鼠咬热的发生亦与社会经济及自然环境有关。

【发病机制和病理】 鼠咬热的确切发病机制迄今未完全明了。一般认为小螺旋体从咬伤部位侵入人体,沿受伤局部的淋巴管进入附近的淋巴结,并在该处生长繁殖,引起淋巴管炎和淋巴结炎,随后反复侵入血液形成菌血症,引起临床急性发作,由于病菌周期性入血,常产生周期性发热,导致临床间歇性反复发作。

本病表现为全身性和局部性病变,基本病理变化为中毒性、出血性和坏死性改变。全身性病理改变主要为肝小叶、肾小管中毒性出血性坏死及单核细胞浸润,脑膜有充血、水肿及神经细胞变性。胃肠有卡他性炎症变化。在被咬伤的部位局部常出现水肿、单核细胞浸润及坏死、局部淋巴结增生肿胀。

尸检证实噬红细胞现象、肝脾肿大、间质性肺炎、淋巴结增生、心内膜炎、心肌炎,伴肾、肝脏退行性变。实验感染小鼠 24 h 即发现进行性多发性关节炎并在关节腔及骨膜周围出现纤维脓性渗出。第 7 天关节周围形成脓肿和坏死。3 周后出现纤维结缔组织增生性骨膜炎改变。3 个月后关节腔内仍然发现有病原菌存在,尽管血液内病原菌已消失。

【临床表现】 潜伏期 1~30 d,平均 14~18 d。

起病常常在已愈的原咬伤处又出现疼痛,肿胀发绀以至坏死,可形成水疱,其上覆以黑痂,下面逐渐形成硬结下疳样溃疡。局部淋巴结肿大,有压痛,常伴有淋巴管炎。同时有寒战高热,体温可迅速上升达 40℃以上。在体温上升时伴有头痛、全身乏力、肌痛,50%以上患者出现多发性游走性关节疼痛。尽管关节疼痛,但无关节腔渗液。严重者可有呕吐、腹泻、便血和中枢神经系症状,如谵妄、昏迷、颈强直等全身中毒症状。约 75%患者出现皮疹,典型出疹多由咬伤处开始,而后波及四肢及躯干。面部及掌趾处较少。皮疹形态多异,多为暗红色或紫色的斑丘疹,呈椭圆形,边界清楚,质地较硬,不痛不痒可融合至数厘米大小。偶有玫瑰疹或荨麻疹。经 3~5 d 后,随体温下降,症状消失,皮疹隐退。间隔 3~7 d 后,体温又复上升,上述症状及皮疹再现。如不经治疗可反复发作持续 3~8 周,极少数患者可反复发作达 1 年以上。大多数经多次反复发作后,症状逐渐变轻,热型也不规则,以致诊断困难。

未经治疗其病死率达 10%左右。由于长期发作,常合并有其他并发症,如心内膜炎、脑膜炎、心肌炎、肝炎和肾小球肾炎、贫血、附睾炎、胸膜炎和脾肿大。自抗生素应用以来,迁延不愈者已不多见,病死率下降,并发症也随之减少。

【实验室检查】

1. 一般实验室检查 血白细胞计数$(10\sim20)\times10^9/L$,中性粒细胞左移,偶见嗜酸粒细胞增高。可有中至重度贫血,血沉增快,尿中可出现蛋白质、红细胞和(或)白细胞。其中约 50%患者梅毒血清反应呈阳性。

2. 病原学检查 动物接种分离病原菌,取症状明显期患者血液、伤口渗出液或淋巴结穿刺液 0.25 ml 接种小白鼠、豚鼠的腹腔内,7~15 d 内取其被接种动物血液或腹腔液,用暗视野法或涂片染色找小螺菌。值得注意的是,被接种动物要仔细筛选,排除其本身存在的小螺菌感染。

【诊断与鉴别诊断】 临床诊断主要依据鼠咬史及其特有的临床症状,如回归热型、高热、局部硬结性溃疡、淋巴结炎、淋巴管炎以及皮疹。确诊还有待动物接种找到病原菌。

鉴别诊断应考虑与念珠状链杆菌鼠咬热、疟疾、回归热、斑疹伤寒、钩状螺旋体病等鉴别。

【治疗】

1. 病原治疗 小螺菌对青霉素极其敏感,剂量为青霉素 40 万~80 万 U/d,分 2 次肌内注射,疗程 7 d。用药后易发生赫氏反应,应引起注意,亦从小剂量开始。如疗效欠佳或有并发症者,如心内膜炎,剂量应加大为 1 200 万~1 500 万 U/d,疗程为 3~4 周。如对青霉素过敏可选用链霉素、红霉素、头孢菌素类等。

2. 局部治疗 局部治疗虽不能防止本病发生,但对防止继发感染甚为重要,咬伤部位应立即用 0.02%呋喃西林或 0.2%依沙吖啶溶液冲洗湿敷。

【预防】 灭鼠是最重要的措施,防止被鼠或其他动物咬伤。与鼠有接触的实验工作人员应注意防护,戴手套。万一被咬伤除局部治疗外,应立即注射青霉素预防。

二、念珠状链杆菌性鼠咬热

【病原学】 念珠状链杆菌性鼠咬热(streptobacillary rat-bit fever)是由念珠状链杆菌引起。1925 年 Levaditi 等从实验工作人员血中发现此菌,并进行了详细的描述,认为是鼠咬热病原体,称之为念珠状链杆菌(streptobacillus moniliformis)。1926 年由 Place 和 Sutton 等人报道在 Haverhill 地区由于牛奶污染而发生一次流行病的暴发,被称之为哈佛希尔热(Haverhill fever),亦称为流行性红斑性关节炎。随后不久由 Parker 和 Hudson 从患有哈佛希尔热患者的血液中分离出了这种病原菌。事实上现已弄清楚是由念珠状链杆菌所致。哈佛希尔热是念珠状链杆菌感染的另一种表现形式。

此菌是一种高度多形性、需氧、无动力、无芽胞、无荚膜、不耐热、不耐酸、革兰染色阴性菌。其形态学特征与它所处的环境有密切关系。在适宜的培养基中其典型特征是短杆状 2～4 μm,可以排列成链状或长丝状 15～150 μm。长丝体中呈念珠状膨胀,长短不一,有时弯曲交织成团。念珠状链杆菌为需氧或兼性厌氧菌,普通培养基中不宜生长,聚乙二醇磺酸钠对其生长有抑制作用。需在含有血、血清或腹水的培养基中才能生长,但生长迟缓,其生长期常需要 2～7 d,在 5%～10%的二氧化碳、37℃环境中可以促进其生长。其菌落为白色,形态上呈多形性,并呈现绒毛球状,直径为 1～2 mm。该菌具有自动形成和保持 L 型变异的能力,在不适宜的环境中可自发地转变成 L 型,在适宜环境下并能自动恢复其固有形态。这种 L 型菌可以侵犯机体组织,由于 L 型菌因缺乏细胞壁,对青霉素及作用于细胞壁的抗生素不敏感,给治疗上带来一些困难,难以及时控制临床症状。有报告 10 d 后血中仍可分离出病原菌。该菌对外界抵抗力不强,55℃ 30 min 即被杀死。对常用化学消毒剂敏感。血清中肉汤培养液中 37℃可保存 1 周。

【流行病学】

1. 传染病 传染源主要是鼠。有人报告正常鼠不论是野外还是实验室人工喂养的带菌率约 50%。其他啮齿动物和肉食动物由于动物间相互残食或咬伤,亦可作为传染源。人被鼠咬伤后,伤口在短期间愈合,无分泌物渗出,故几乎无人传染人的可能性,无需隔离。

2. 传染途径 尽管认为念珠状链杆菌鼠咬热是由鼠咬伤而传染,但也可以通过鼠的抓伤以及在处理死鼠时被感染。亦可通过其他啮齿动物接触而传染。念珠状链杆菌是鼠鼻咽部的正常菌群,并能随尿排出,当污染食物和水可通过消化道感染引起哈佛希尔热的流行。

3. 人群易感性 普遍易感。在过去的报告中,念珠状链杆菌鼠咬热 50%的病例发生在 12 岁以下儿童,但哈佛希尔热流行时可以发生于任何年龄。

4. 流行情况 念珠状链杆菌鼠咬热在全世界范围内流行,主要在北美洲。有文献记载,过去曾至少有 3 次大的哈佛希尔热的暴发流行。1983 年亦有类似佛希尔热流行发生。

【病理】 根据少数尸解报告,其基本病变为各脏器充血、水肿、单核细胞以及浆细胞浸润。可有溃疡性心内膜炎,肝、脾、肾梗死,间质性肺炎、心肌炎、肾炎、肾上腺炎、关节炎等。正常细胞出现退行性改变,少数被咬伤部位出现炎症反应。

【临床表现】 潜伏期一般为 1～7 d,有长达 22 d 者。咬伤处很易愈合,无硬结性溃疡形成,局部淋巴结亦无肿大。经 1～22 d 潜伏期后突然出现寒战、高热、头痛、背痛、呕吐。热型不规则或呈间歇性,于 1～3 d 后缓解,以后热度可再度上升,但规律性不如小螺菌鼠咬热。50%以上患者在病后第 2 周出现多发性游走性关节痛或关节炎,关节的红肿疼痛是本病的特征。以腕、肘等四肢关节多见。常伴有关节腔积液。5%的患者发热后 1～8 d 内出现充血性皮疹,一般为斑丘疹,呈离心分布,常累及手掌足趾。亦可为麻疹样,有时有瘀点、瘀斑或融合成片。皮疹可持续 1～3 周,大约 20%退疹后出现退屑。急性期可并发支气管肺炎,肺脓肿形成,睾丸炎,心包炎,脾、肾梗死。最常见而严重的并发症为细菌性心内膜炎,尤其是有心脏瓣膜病变者更易发生。若无并发症发生,病程持续 2 周,可自动消退。少数未经治疗者可持续或反复出现发热和关节炎,偶有迁延数年者,极少有后遗关节运动障碍。皮疹一般不复发。病死率为 10%左右。

哈佛希尔热起病急,突然发作寒战、高热,类似呼吸道感染和急性胃肠炎症状。95%以上有形态及大小不规则皮疹和关节炎症状。本病预后良好,复发非常少见。

【实验室检查】

1. 一般实验室检查 ①白细胞计数(10～30)×10^9,核左移,中度贫血。②约 25%患者出现血清梅毒抗体反应阳性。③特异性凝集实验效价在病后第 10 日达 1∶80,最高效价在病后 1～3 个月达 4 倍以上,这种凝集抗体可长达 2 年以上,阳性可作为辅助诊断,但阴性不能排除本病。荧光抗体和补体结合试验也有助诊断。

2. 病原学检查 急性期血、脓液、关节腔液培养可找到病原菌,但一般常规培养不适宜该菌生长,用肉汤或胰蛋白酶琼脂加入 20%马或兔血清在 22～37℃之间培养,如在 10%二氧化碳环境中更有利于生长。小白鼠腹腔接种 1～2 周内死亡,其血中含有病原菌。

3. PCR 法检测 近年来采用 PCR 法对急性期患者血、脓液、关节腔液检测念珠状链杆菌 DNA 准确率高,有早期诊断价值。

【诊断和鉴别诊断】 主要依靠有鼠咬伤史,有发热、皮疹、多关节炎等临床症状。有时可无鼠咬伤史。确诊有待病原菌培养或动物接种找到病原菌。

鉴别诊断首先与小螺菌鼠咬热相区别,此外与其他原因引起的皮疹相鉴别,如风疹、败血症、流脑及药物性皮疹等。还应与类风湿关节炎等相鉴别,这涉及到治疗上是否用激素类药物。哈佛希尔热还应与其他原因引起的腹泻、呼吸道感染相鉴别。

【治疗】 首选药物为青霉素类,念珠状链杆菌对青霉素极其敏感,剂量一般为 80 万～160 万 U/d,肌内注射,疗程 1 周以上。如同时合并有心内膜炎时,剂量加大到 1 200 万～1 500 万 U/d,静脉给药,疗程为 3～4 周。如对有青霉素过敏者,改用链霉素、四环素、氯霉素、红霉素、头孢菌素等。

【预防】 同小螺菌鼠咬热。

参考文献

［1］ 卢洪洲，石尧忠. 鼠咬热专家论坛［J］. 世界感染杂志，2004，4(5).

［2］ Wang KF，Wong SJ. *Streptobacillus moniliformis* spetic arthritis：a clinical entity distinct form rat-bite fever? ［J］. BMC Infectious Diseases，2007，56(7).

［3］ Sean P. Elliott. Rat-bite fever and *Streptobacillus moniliformis*［J］. Clinical Microbiology Reviews，2007，20(1)：13-21.

［4］ E. van Nood，S. H. A. Peters. Rat-bite fever［J］. The Netherlands Journal of Medicine，2005，83(9)：319-312.

第三十八节 阴沟肠杆菌感染

俞云松

阴沟肠杆菌(*Eenterobacter cloacae*)广泛存在于水、土壤等外界环境和肠道中，是一种条件致病菌。随着头孢菌素的广泛使用，阴沟肠杆菌已成为医院感染越来越重要的病原菌，其引起的细菌感染性疾病，常累及多个器官系统，包括皮肤软组织感染、泌尿道感染、呼吸道感染以及败血症等。由于阴沟肠杆菌常常能产生超广谱β内酰胺酶(extended-spectrum β-lactamases，ESBLs)和AmpC酶，导致对第三代、第四代头孢菌素耐药，给临床治疗带来了难题。2009年6月法国报道在内科重症监护病房分离到引起院内感染的19株阴沟肠杆菌，其中7株同时产ESBLs和Qnr蛋白(导致对喹诺酮类抗菌药物耐药)。

【病原学】 阴沟肠杆菌为肠杆菌科肠杆菌属的一员，是革兰阴性粗短杆菌，有周身鞭毛，无芽胞，与其他肠杆菌科细菌类似。在血琼脂平板上菌落呈灰白色，不溶血；在麦康凯等琼脂培养基上因发酵乳糖形成红色、较大菌落；在中国蓝琼脂平板上形成中等大小、蓝色菌落。在生化反应中，阴沟肠杆菌氧化酶试验阴性，能发酵葡萄糖、乳糖、山梨醇等多种糖类，不发酵卫矛醇；动力、鸟氨酸脱羧酶、精氨酸双水解酶和硝酸盐还原试验均阳性，硫化氢、赖氨酸脱羧酶试验阴性。

【流行病学】

1. 传染源 主要是患者和带菌者。人群带菌者较普遍，阴沟肠杆菌主要存在于人和动物的粪便、水、植物及植物原料和昆虫、乳制品中，人体可以通过内源或外源途径感染此菌，即病原体可来源于患者自身体内定植的正常菌群、医院环境中细菌以及医院内患者、工作人员及探视者携带的细菌。

2. 传播途径 包括直接接触传播(通过破损的皮肤和黏膜)或呼吸道传播(吸入染菌尘埃)等多种传播途径。医护人员带菌并通过他们的手传播常是引起医院感染的一大因素。

3. 易感人群 人群普遍易感，其中细胞免疫或体液免疫缺陷的患者、新生儿、婴幼儿和老年人、有严重基础疾病者(如恶性肿瘤、糖尿病、肝病、肾病、结缔组织病、慢性阻塞性支气管肺疾患和血液病等)以及烧伤或创伤产生组织坏死者较易被感染。

4. 流行特征 阴沟肠杆菌感染一般呈散发，全年均可发生，以医院感染为主。在革兰阴性杆菌中条件致病菌占有很大比重，如阴沟肠杆菌、聚团肠杆菌、黏质沙雷菌等。在美国，肠杆菌属造成的医院感染菌血症占5%～7%，在ICU，分别占常见呼吸道感染的第三位，尿路感染第五位，手术伤口感染第四位，其中最常见的是阴沟肠杆菌和产气肠杆菌感染。近年来临床分离的阴沟肠杆菌对包括第三代头孢菌素在内的许多β内酰胺类抗生素存在一定的耐药性，在有的医院其耐药性已超过铜绿假单胞菌和克雷伯菌。

【发病机制和病理】

1. 宿主防御功能减退

(1) *局部防御屏障受损* 烧伤、创伤、手术、某些介入性操作造成皮肤及黏膜的损伤，使阴沟肠杆菌易于透过人体屏障而入侵。

(2) *免疫系统功能缺陷* 先天性免疫系统发育障碍或后天性受破坏(物理、化学、生物因素影响)，如放射治疗、细胞毒性药物、免疫抑制剂、损害免疫系统的病毒(HIV)感染，均可造成机会感染。

2. 为病原体侵袭提供了机会 各种手术、留置导尿管、静脉穿刺导管、内镜检查、机械通气等的应用，使得阴沟肠杆菌有了入侵机体的通路，从而可能导致感染。

3. 阴沟肠杆菌产生β内酰胺酶 阴沟肠杆菌既可产生ESBLs，又可产生AmpC酶，导致其对多种抗生素高度耐药，给临床治疗带来困难。浙江省144株阴沟肠杆菌的药敏检测显示对阿莫西林/克拉维酸、头孢呋辛、氨曲南、头孢噻肟、环丙沙星、哌拉西林/三唑巴坦和阿米卡星的敏感率均在55%以下，对头孢哌酮/舒巴坦、头孢吡肟敏感率也只有60%左右，仅对亚胺培南的敏感率高达98.61%，其中高产AmpC酶菌株占24.31%，产ESBLs菌株占36.81%。

4. 抗生素的广泛应用 ①广谱抗菌药物可抑制人

体各部的正常菌群，造成菌群失调。②对抗生素敏感的菌株被抑制，使耐药菌株大量繁殖，容易造成医院感染细菌的传播和引起患者发病。近年来由于第三代头孢菌素的广泛使用，容易筛选出高产 AmpC 酶的阴沟肠杆菌，导致耐药菌的流行。

【临床表现】

1. 肺部感染 包括肺炎、气管炎、支气管炎和下呼吸道其他感染。患者有发热、咳嗽，出现脓痰或痰的性状发生改变，胸部听诊有啰音、叩诊有浊音。阴沟肠杆菌肺部感染的特点在于肺实变或病变融合，组织坏死后容易形成多发性脓肿，一般双侧肺下叶多可受累；若波及胸膜，则可引起胸膜渗液或脓胸。

2. 败血症 起病急，患者有寒战、发热，热型以间歇热或弛张热多见，大汗双峰热亦较为常见，约 1/3 患者于病情早期（1～5 d）出现感染性休克；关节痛、皮疹及迁徙性损害较革兰阳性败血症少见；部分患者可出现相对缓脉。

3. 泌尿道感染 患者往往有尿频、尿急、尿痛或下腹触痛、肾区叩痛，发热＞38℃。

4. 其他感染 如皮肤软组织感染、中枢神经系统感染等。

【实验室检查】

1. 血常规 白细胞数和中性粒细胞数显著增高，可有核左移。但免疫功能低下等机体反应较低者或老人和小儿等白细胞也可不高。

2. 尿常规 尿路感染时尿浑浊，白细胞＞5/HP，可伴有红细胞、尿蛋白及管型等。

3. 病原学检查

（1）细菌培养 血培养及骨髓培养阳性是确诊的主要依据，后者阳性率更高。为获得较高的阳性率，应尽可能在抗生素使用之前及寒战、高热时采集标本，反复多次送检，每次采血 5～10 ml。对已使用抗生素治疗的患者，采血时间应避免血中抗生素高峰时间，或在培养基中加入适当的破坏抗生素的药物如青霉素酶、硫酸镁等或做血块培养，以免影响血培养的阳性率。痰液采集后需在 10 min 内接种培养，多次培养出同一种细菌，或作痰定量培养则临床诊断意义更大。痰标本接种培养前，最好先镜检痰标本的白细胞数和鳞状上皮细胞数，判定痰标本是否合格。为了避免口腔常存菌的污染，可从气管内吸痰，或用纤支镜从下呼吸道吸痰通过防污染毛刷取样作细菌培养。其他体液培养包括尿路感染患者的尿液，脑膜炎患者的脑脊液，或其他感染部位分泌物等培养。细菌培养阳性时宜进行有关的抗生素敏感试验，以供治疗时选用适宜的抗菌药物。

（2）细菌涂片 脓液、脑脊液、胸腔积液、腹水、瘀点等直接涂片检查，也可检出病原菌，对快速诊断有一定的参考价值。

4. 其他检查 鲎试验（limulus lysate test，LLT）是利用鲎细胞溶解物中的可凝性蛋白，在有内毒素存在时可形成凝胶的原理，测定各体液中的内毒素，阳性时有助于革兰阴性杆菌败血症的诊断。肺部感染患者胸部 X 线检查可见片状或斑片状阴影。

【诊断和鉴别诊断】 根据各系统的临床表现、实验室检查等可判断感染发生的部位，细菌培养到阴沟肠杆菌为确诊依据，应注意免疫力低下的患者感染的临床表现可不典型。阴沟肠杆菌感染应注意与其他革兰阴性杆菌感染相鉴别，确诊需培养或涂片检测到阴沟肠杆菌。阴沟肠杆菌败血症需与伤寒或副伤寒进行鉴别。

【预后】 早期合理选择敏感抗菌药物治疗预后良好，如伴有基础疾病或免疫力低下者引起重症感染则预后差。

【治疗】

1. 病原治疗 可选用β内酰胺类、喹诺酮类、氨基糖苷类等抗生素进行治疗；如果阴沟肠杆菌产生 ESBLs，则首选碳青霉烯类抗生素如亚胺培南，复合制剂如头孢哌酮/舒巴坦、哌拉西林/三唑巴坦等和头霉素类抗生素也可选用，但需加大剂量，喹诺酮类抗生素应根据各地的药敏情况来选用；如果阴沟肠杆菌产生 AmpC 酶，可选用碳青霉烯类抗生素如亚胺培南和第四代头孢菌素如头孢吡肟、头孢匹罗；如果阴沟肠杆菌同时产上述两种酶，则应选用碳青霉烯类抗生素进行治疗。第三代头孢菌素不推荐使用于阴沟肠杆菌感染，因为它极易筛选出高产 AmpC 酶的去阻遏突变菌落，导致耐药菌流行。

2. 对症治疗 卧床休息，加强营养，补充适量维生素。加强护理，尤其是口腔的护理。维持水、电解质及酸碱平衡，监测心、肺、肾功能等。必要时给予输血、血浆、白蛋白和丙种球蛋白，还需积极治疗原发病。高热时可给予物理降温，烦躁者给予镇静剂等。中毒症状严重、出现感染性休克及 DIC 者，在有效的抗菌药物治疗同时可给予短期（3～5 d）肾上腺皮质激素治疗。防治各种并发症和合并症。

【预防】

1）加强劳动保护，避免外伤及伤口感染，保护皮肤及黏膜的完整与清洁。

2）做好医院各病房的消毒隔离工作，防止致病菌及条件致病菌在医院内的交叉感染。慢性带菌的医护人员应暂调离病房并给予治疗。

3）合理使用抗菌药物及肾上腺皮质激素，注意防止菌群失调。出现真菌和其他耐药菌株的感染时，应及时调整治疗。

4）在进行各种手术、器械检查、静脉穿刺、留置导管等技术操作时，应严密消毒，注意无菌操作。

5）积极控制及治疗白血病、糖尿病、慢性肝病等各种易导致感染的慢性病。

参考文献

[1] 吴伟元. AmpC 酶的研究进展[J]. 中国抗感染化疗杂志,2001,1(1):54-57.

[2] 周志慧,李兰娟,俞云松,等. 阴沟肠杆菌耐药及 *ampC* 基因表达状况研究[J]. 中华传染病杂志,2002,20(6):337-340.

[3] Rhomberg PR, Jones RN. Summary trends for the meropenem yearly susceptibility test information collection program: a 10-year experience in the United States (1999-2008) [J]. Diagn Microbiol Infect Dis, 2009,10(14).

[4] Dalben M, Varkulja G, Basso M, et al. Investigation of an outbreak of *Enterobacter cloacae* in a neonatal unit and review of the literature [J]. J Hosp Infect, 2008,70(1): 7-14.

[5] Potron A, Poirel L, Bernabeu S, et al. Nosocomial spread of ESBL-positive *Enterobacter cloacae* co-expressing plasmid-mediated quinolone resistance Qnr determinants in one hospital in France [J]. J Antimicrob Chemother, 2009,64 (3):653-654.

第三十九节 成团泛菌感染

卢洪洲 潘孝彰

成团泛菌(*Pantoea agglomerans*)是一群符合肠杆菌定义的产类胡萝卜素的黄色菌群,广泛存在于自然界中,体表或体内寄生于多种植物体或存在于土壤中。此菌群最早是从植物、种子、水果、土壤等中分离,此后在各种各样的环境中获得此菌群,这些菌株曾被划分为 13 属 27 种,有先后几十种名词用来描述此菌群,最多时达到 53 个名称。各种基因型的成团泛菌均可从植物、土壤、污染材料中分离,并且以病原体或共生体的形式存在。为植物病理学家所熟知的是草生欧文菌(*Erwinia herbicola*),而为医学工作者所熟知的名称是成团肠杆菌或聚团肠杆菌,其在医学、农业及遗传学上都具有重要的作用。

【病原学】 成团泛菌(*P. agglomerans*)原称为成团肠杆菌,属肠杆菌科的泛菌属。该菌无论在表现型上还是在基因型上都是极具异源性的菌群。早期的研究根据吲哚、硝酸盐还原等试验及各种生化反应和 DNA-DNA 杂交实验将此菌划分为多种生物型和多种基因型,但两种分型并未统一起来。研究发现草生欧文菌、鸡血藤欧文菌和成团肠杆菌在基因型上的相似性高达 70%以上,因此认为这三种菌属于同种菌,在此基础上将成团肠杆菌列为泛菌属,代表菌株为成团泛菌,包括原成团肠杆菌、草生欧文菌、鸡血藤欧文菌的代表菌株。由于泛菌属在表现型上的相似性使快速准确的鉴定泛菌属的不同菌株具有一定的难度,目前研究表明基因多位点序列分析法(MLSA)是快速分类和鉴定泛菌属不同菌株的有效方法,此法分析的基因主要有 *gyrB*、*rpoB*、*atpD*、*infB*,通过分析这些基因可对此菌的不同菌株进行快速准确的分类和鉴定,并且此分析法可用于菌株种系发育的分析。

成团泛菌为革兰阴性菌,为需氧菌,菌体周生鞭毛;在血琼脂培养基中菌落为圆形或椭圆形、黄色、边缘整齐、低凸、光滑;生化反应特性为氧化酶阴性、尿素酶阴性,且不产生 H_2S;鸟氨酸脱羧酶阴性,精氨酸双水解酶阴性,赖氨酸脱羧酶阴性,磷酰胺酶阴性;右旋棉子糖反应阴性,接触菌反应阳性,VP 试验及硝酸盐还原试验呈阳性,吲哚试验呈阴性,葡萄糖发酵产酸不产气,β半乳糖苷酶阳性,果糖、肌醇培养基产酸,山梨醇培养基产碱。

【发病机制】 成团泛菌多体表或体内寄生于植物体、种子或蔬菜等,但很少属植物体病原菌。某些菌株与植物体的固氮能力、植物激素的产生和抗病能力等密切相关。目前植物学家正在研究利用成团泛菌的这些作用诱导非豆科植物的固氮能力,研究植物体的抗病种株,增加水稻等农作物的产量。研究也显示寄生于甜菜和越橘等植物体内的某些泛菌菌株属致瘤病原菌,且证实这些菌株的致病性是由其固有的质粒 pPATH 决定的,不同植物体内的致瘤菌株含有的质粒 pPATH 不完全相同,但目前还不明白为什么质粒 pPATH 会诱使成团泛菌成为致瘤病原菌,而不能诱导其他植物相关菌。目前尚无致瘤菌株在人类和动物体内引起肿瘤病变的报道。

在正常人的肠道和呼吸道偶可发现本菌,但一般不会引起临床病理变化,属条件致病菌,多导致免疫功能低下患者的机会性感染,如早产儿和新生儿、烧伤、多发性创伤、肿瘤患者及应用免疫抑制剂、大剂量激素等患者的感染,亦可因各种插管、手术和输入被污染的液体而发生感染。目前有关成团泛菌感染的临床病例报告并不多,但已明确由植物体造成的锐利穿刺伤可继发成团泛菌感染导致创伤感染、软组织感染和骨或关节感染。成团泛菌感染亦和经静脉输入被成团泛菌污染的静脉普通输液制剂、静脉高营养制剂、静脉麻醉用药及血液制品有关。此外,静脉吸毒者使用被成团泛菌污染的棉花可引起败血症(亦称棉花热),临床上亦有成团泛菌感染引起细菌性痢疾的报道。但临床上

自发发生成团泛菌感染的报道很少，多有明确诱因，如有锐利损伤史或经静脉输入被成团泛菌污染的输液史。

【临床表现】 成团泛菌感染多有明确诱因，主要是由于经静脉输入了含有成团泛菌的普通输液制剂或高营养制剂，其他的入侵途径包括呼吸道、肠道、泌尿道、腹腔、手术创面及新生儿脐带等。临床上该感染通常起病较急，并因感染部位不同而不同，可以表现为中心静脉置管相关或无关的败血症、软组织脓肿、骨或关节感染、尿路插管引起的尿路感染、腹膜炎、锐利胸部损伤甚至感染性休克等。

由于患者多有基础疾病或免疫力低下，成团泛菌败血症的病情往往较重，常急性起病，表现为畏寒、寒战、高热，体温可达39℃以上，热型以弛张热或不规则热多见；若感染严重可呈稽留热，体温可达40℃以上，同时伴头昏、头痛、全身不适、乏力、食欲减退、呕吐、腹泻等症状；部分患者可出现烦躁、兴奋、谵妄，可有肝脾肿大；严重的可发生感染性休克、DIC、中毒性心肌炎、中毒性肝炎及肺、脑、肾等部位的继发性感染，或发生迁徙性脓肿；也可发生多种细菌的混合感染，从而使病情复杂化。新生儿成团泛菌感染相对较多见且可导致败血症等严重临床表现，病死率较高。成团泛菌引起的肺部感染，患者可表现为发热、咳嗽、咳痰、痰中带血；严重者可有严重的胸腔积液、呼吸困难、呼吸衰竭等。

【实验室检查】 ①细菌培养：多数患者血或脓肿穿刺物、骨或关节穿刺物等相应感染部位标本中可培养鉴定出成团泛菌。血常规检查：感染者的白细胞总数及嗜中性粒细胞分类均明显升高，部分机体反应差或接受化疗的患者白细胞总数可不升高或者降低，但嗜中性粒细胞分类一般升高。②血液分析：可发现部分患者的C反应蛋白等急性感染反应蛋白升高；由于成团泛菌与伤寒杆菌“O”有交叉抗原性，部分患者的血清肥达反应可为阳性。

【诊断和鉴别诊断】 成团泛菌感染主要的诊断依据有：①患者有土壤包被物或植物体造成的锐利损伤史，或经静脉输入被成团泛菌污染的静脉输液制剂史等成团泛菌易感因素。②各系统的相关临床表现、全身临床表现及毒血症反应。③相关的实验室检查，包括血常规检查、血液分析、软组织脓肿穿刺物的检查、尿液检查、骨或关节穿刺物的检查等一般实验室检查。④细菌培养。根据各系统的临床表现、相应的实验室检查等可判断感染发生的部位及程度，细菌培养发现成团泛菌为确诊依据。同时应注意免疫力低下的患者感染的临床表现可不典型，血常规检查其白细胞总数可不升高或降低。由于成团泛菌的临床低感染率及常与其他病原菌混合感染，所以此菌感染的临床诊断率并不高，尤其在骨或关节感染中，由于病原菌的不活跃性和临床对此菌感染的漏诊常常导致延误诊断。总之，当患儿出现慢性骨髓炎疗效不佳时要考虑成团泛菌感染可能；当由土壤包被物或植物体造成的锐利损伤对常规抗微生物治疗方法不敏感时应考虑可能存在成团泛菌感染。

输液反应患者的成团泛菌感染应注意与其他革兰阴性杆菌感染相鉴别，确诊需培养或涂片检测到成团泛菌。成团泛菌的特性与阴沟肠杆菌相似，区别是前者对复方磺胺甲噁唑、氯霉素敏感，而后者则耐药。成团泛菌与其他相似菌属的鉴别是此菌赖氨酸、鸟氨酸、精氨酸双水解酶均阴性；属内可用水杨苷试验鉴别，成团泛菌多为阳性，分散泛菌多为阴性。目前关于泛菌属感染的临床病例检测确定的病原菌多为成团泛菌。

【治疗】 对于极度怀疑和已确诊的成团泛菌感染应尽早给予有效的抗菌药物进行抗感染治疗，但对于由静脉输液引起的败血症，首先要去除感染源；其次再及时给予有效的抗感染治疗。很多广谱抗菌药物均对此菌有较好的抗菌活性，所以临床可选用的抗菌药物很广，但由于不同菌株之间对各种抗菌药物的敏感性差异较大，抗菌药物的选用应尽量根据药物敏感性试验的结果，以达到更有效的治疗及降低耐药性的产生。一般来说，喹诺酮、β内酰胺类、氨基糖苷类、复方磺胺甲噁唑等药物对该菌均有较好的抗菌活性。

2000～2006年期间得克萨斯州儿童医院53例成团泛菌感染者的研究显示：尽早给予10～14 d的有效药物的抗感染治疗具有明显疗效，必要时延长抗菌药物的应用疗程可以保证患者取得较好的治疗效果。对于轻或中度感染，可选用哌拉西林、头孢他啶、环丙沙星、阿米卡星等药物，对于重度感染或败血症，应选用头孢他啶、头孢哌酮、亚胺培南、β内酰胺类+β内酰胺酶抑制剂联合环丙沙星或氨基糖苷类药物，且多数感染者经过及时有效的抗菌药物治疗后能够取得较好的疗效。

需要指出，近年来，随着广谱抗菌药物的大量应用，成团泛菌的耐药性也发生了较大变化，特别是对于第三代头孢菌素中的头孢噻肟和头孢哌酮，部分地区报道已达40%～50%，但对于亚胺培南、环丙沙星、β内酰胺类+β内酰胺酶抑制剂等仍较敏感，药物敏感试验对抗菌药物的选择应有较大帮助。

由于成团泛菌感染的患者多有原发疾病，且往往是决定患者预后的重要因素，因此在加强抗感染治疗的同时也应重视原发疾病的治疗；对于败血症病例尚需进一步针对其并发症如感染性休克、DIC、肾功能不全、ARDS等而采取对应的治疗措施。

参考文献

[1] Brady C, Cleenwerck I, Venter S, et al. Phylogeny and identification of *Pantoea* species associated with plants, humans and the natural environment based on multilocus sequence analysis (MLSA) [J]. Systematic and Applied Microbiology, 2008,31(6-8):447-460.

[2] Einthal DM, Barash I, Panijel M, et al. Distribution and replication of the pathogenicity plasmid pPATH in diverse populations of the gall-forming bacterium *Pantoea agglomerans* [J]. Applied and Environmental Microbiology, 2007,73(23):7552-7561.

[3] 苗伶俐. 成团泛菌致细菌性痢疾 1 例[J]. 实用医技杂志, 2005,12(10):2994.

[4] Habsah H, Zeehaida M, Van Rostenberghe H, et al. An outbreak of *Pantoea* spp. in a neonatal intensive care unit secondary to contaminated parenteral nutrition [J]. Journal of Hospital Infection, 2005,61(3):213-218.

[5] Cicchetti R, Iacobini M, Midulla F, et al. *Pantoea agglomerans* sepsis after rotavirus gastroenteritis [J]. Pediatric Infectious Disease Journal, 2006,25(3):280-281.

[6] Cruz AT, Cazacu AC, Allen CH. *Pantoea agglomerans*, a plant pathogen causing human disease [J]. Journal of Clinical Microbiology, 2007,45(6):1989-1992.

[7] WBergman KA, Arends JP, Scholvinck EH. *Pantoea agglomerans* septicemia in three newborn infants [J]. Pediatric Infectious Disease Journal, 2007,26(5):453-454.

[8] Aly NYA, Salmeen HN, Lila RAA, et al. *Pantoea agglomerans* bloodstream infection in preterm neonates [J]. Medical Principles and Practice, 2008,17(6):500-503.

[9] 宗晓福,刘云霞,王琴. 成团泛菌肺部感染 8 例[J]. 中国医刊, 2007,42(8):43-44.

[10] 朱善军,冯琴,张莎. 成团泛菌引发临床感染调查[J]. 中华医院感染学杂志,2006,16(9):6001.

第四十节 厌氧菌感染

施光峰 徐肇玥

厌氧菌(anaerobic bacteria)是存在于正常人体皮肤、黏膜的主要菌群,因而也是机体内源性感染的主要菌群,可分为有芽胞和无芽胞厌氧菌。前者引起的感染有气性坏疽(gas gangrene)、破伤风(tetanus)、肉毒中毒(botulism)等,病情严重,病死率高。而后者一般条件下为条件致病菌,广泛存在于人体口腔、结肠和女性生殖道。厌氧菌多与需氧菌混合生长,在人体免疫功能下降或长期应用大量广谱抗生素等情况下,引起机体的机会性感染。厌氧菌感染易被忽视、漏诊和误诊,但所引起的疾病非常严重,病死率很高。近年来随着培养技术和条件的不断改进,厌氧菌感染的发现亦日益增多,但其生长缓慢及其对抗菌药物耐药的增加给治疗带来了困难。因此,厌氧菌感染(anaerobic infection)在细菌感染性疾病中的地位日趋重要而日益受到重视。

【病原学】 厌氧菌是指在普通空气(10% CO_2、18% O_2)、固体培养基表面不能生长,而在低氧分压(小于8% O_2)条件下可以生长的细菌。大多数厌氧菌不含过氧化氢酶(Cat)而无法降解过氧化氢,通常也无法破坏超氧化基团。但是,临床意义大的厌氧菌常含有少量超氧化歧化酶(SOD);并且,这些厌氧菌对氧的耐受程度和SOD的含量有关。依据其对氧的耐受程度的不同,分为专性厌氧菌、兼性厌氧菌和微需氧厌氧菌。专性厌氧菌(obligate anaerobes)是指在琼脂表面,含氧量在2%~8%之间时尚能生长的细菌;兼性厌氧菌(facultative anaerobes)是指既能生长于无氧条件下,又能生长于有氧条件下的细菌;而微需氧菌(microaerophilic anaerobes)是指在空气条件下或无空气条件下均不生长,而能生长于氧减少(小于10% CO_2 的空气中)或无氧条件下的一类细菌。

临床常见的致病性厌氧菌有下列几类。

1. 革兰阴性杆菌

(1) 拟杆菌属(*Bacteroides.*) 如脆弱拟杆菌(*B. fragilis*)、口腔拟杆菌(*B. oralis*)、腐蚀拟杆菌(*B. corrodens*)、吉氏拟杆菌(*B. distasonis*)、普通拟杆菌(*B. vulgatus*)、多形拟杆菌(*B. thetaiotaomicron*)、卵形拟杆菌(*B. ovatus*)、解脲拟杆菌(*B. ureolyticus*)和纤维拟杆菌(*B. gracilis*)等。

(2) 梭杆菌属(*Fusobacterium*) 如核梭杆菌(*F. nucleatum*)、坏死梭杆菌(*F. necrophorum*)、易变梭杆菌(*F. varium*)、致死梭杆菌(*F. mortiferum*)等。

(3) 波费杆菌属(*Porphyromonas*) 如不解糖卟啉单胞菌(*P. asaccharolytica*)。

(4) 普氏菌属(*Prevotella*)

1) 产黑色素普氏菌:栖牙普氏菌(*P. denticola*)、中间普氏菌(*P. intermedia*)、洛氏普氏菌(*P. loescheii*)、产黑色普氏菌(*P. melaninogenica*)、躯体普氏菌(*P. corporis*)和 *P. nigrescens*。

2) 非产黑色素普氏菌:口普氏菌(*P. oris*)、颊普氏菌(*P. buccae*)、口腔普氏菌组(*P. oralis* group)、二路普氏菌(*P. bivia*)、解糖胨普氏菌(*P. disiens*)等。

(5) 嗜胆菌属(*Bilophila*) 如华德嗜胆菌(*B. wadsworthia*)。

(6) 华德·萨特菌(*Sutterella wadsworthensis*)

1996 年被 Wexler 等命名，其型株为 Wall 9799。

2. 革兰阳性球菌

(1) 消化链球菌(*Peptostreptococcus*) 如大消化链球菌(*P. magnus*)、厌氧消化链球菌(*P. anaerobius*)、中间型消化链球菌(*P. intermedius*)、微小消化链球菌(*P. micros*)、不解糖消化链球菌(*P. asaccharolyticus*)、普氏消化链球菌(*P. prevotii*)等。

(2) 微需氧链球菌(*Microaerophilic streptococci*) 根据对氧的需要，此类菌为微需氧。

3. 革兰阴性球菌 主要有韦荣球菌(*Veillonella*)等。

4. 革兰阳性产芽胞杆菌 主要为厌氧芽胞梭菌属(*Clostridium*)，如产气荚膜梭菌(*C. perfringens*)、败毒梭菌(*C. septicum*)、诺维梭菌(*C. novyi*)、溶组织梭菌(*C. histolyticum*)、产芽胞梭菌(*C. sporogenes*)、索氏梭菌(*C. sordellii*)、破伤风梭菌(*C. tetani*)、肉毒梭菌(*C. botulinum*)、艰难梭菌(*C. difficile*)、多枝梭菌(*C. ramosum*)、双酶梭菌(*C. bifermentans*)、梭状样梭菌(*C. clostridioforme*)、谲诈梭菌(*C. fallax*)和无害梭菌(*C. innocuum*)等。

5. 革兰阳性非产芽胞杆菌

(1) 放线菌属(*Actinomyces*) 如以氏放线菌(*A. israelii*)、奈斯伦放线菌(*A. naeslundii*)、溶齿放线菌(*A. odontolyticus*)、黏稠放线菌(*A. viscosus*)、纽氏放线菌(*A. neuii*)、麦氏放线菌(*A. meyerii*)、*A. radingae* 和 *A. turicensis* 等。

(2) 丙酸杆菌属(*Propionibacterium*) 主要有痤疮丙酸杆菌(*P. acnes*)和丙酸丙酸杆菌(*P. propionicum*)等。

(3) 乳酸杆菌属(*Lactabacillus*) 在代谢过程中能产生乳酸的细菌。

(4) 双歧杆菌属(*Bifidobacterium*) 如齿双歧杆菌(*B. dentium*)等。

综上所述，厌氧菌感染中最常见的为下列 5 个菌群：①脆弱拟杆菌组(*Bacteroides fragilis* group)，主要为脆弱拟杆菌。②普氏菌和波费杆菌。③核梭杆菌。④消化链球菌。⑤产气荚膜梭菌和多枝梭菌。由上述 5 种菌群所致的感染达 2/3。

产芽胞杆菌属厌氧菌，主要存在于土壤、人和动物肠道及腐烂物中。无芽胞厌氧菌属和厌氧球菌，大量广泛存在于人和动物皮肤和腔道(如口腔、肠道、外生殖器、尿道和阴道等)的黏膜表面，常与需氧菌共生。在不同的部位其分布量及种类不完全相同，见表 6-40-1 和表 6-40-2。

表 6-40-1 正常菌群的分布

解剖部位	总量(菌量/g 或 ml)	比例(厌氧：需氧)
上呼吸道		
鼻腔洗液	$10^3 \sim 10^4$	3∶1～5∶1
唾液	$10^8 \sim 10^9$	1∶1
牙表面	$10^{10} \sim 10^{11}$	1∶1
牙缝	$10^{11} \sim 10^{12}$	1 000∶1
消化道		
胃	$10^2 \sim 10^5$	1∶1
小肠	$10^2 \sim 10^4$	1∶1
回肠	$10^4 \sim 10^7$	1∶1
结肠	$10^{11} \sim 10^{12}$	1 000∶1
女性生殖系统		
宫颈内膜	$10^8 \sim 10^9$	3∶1～5∶1
阴道	$10^8 \sim 10^9$	3∶1～5∶1

表 6-40-2 人体不同部位主要厌氧菌的分布

部位	厌氧芽胞梭菌	放线菌属	双歧菌属	真杆菌属	乳酸杆菌属	丙酸杆菌属	拟杆菌	普氏菌属	梭杆菌属	消化球菌消化链球菌	韦荣球菌属
皮肤	0	0	0	0	0	++	0	0	0	±	0
上呼吸道	0	+	0	±	0	+	+	+	+	+	+
口腔	±	++	+	+	+	±	++	++	++	++	++
肠道	++	±	++	++	+～++	+	++	+	++	++	+
外生殖道	0	0	0		0		+	0	+	++	0
尿道	±	0	0	±	±	0	+	0	+		
阴道	±	0	±	±	++	+	+	+	±	+	+

口腔、鼻腔、口咽、鼻咽隐藏着复杂的菌群，他们在不同的部位各不相同，通常称为微生态环境，口腔中的细菌绝大多数为厌氧菌，主要存在于齿缝和牙垢中。唾液中的细菌含量约 10^8/ml，其中一半为厌氧菌，主要是韦荣球菌。每克牙垢和牙周袋含 $10^{11} \sim 10^{12}$ 个厌氧菌。在胃肠道中，肠道的厌氧菌种类很多，包括消化链球菌、拟杆菌、厌氧芽胞梭菌、双歧杆菌、真杆菌和乳酸杆菌等，且菌量自上而下递增，胃内仅含少量乳酸杆菌；回肠下端每毫升肠液含 10^8 个细菌，其中厌氧和需氧菌数量相等；结肠中每克大便含 $10^{11} \sim 10^{12}$ 个细菌，90%以上为厌氧菌。在上呼吸道中较主要的致病厌氧菌为消化链球菌、梭杆菌和拟杆菌等。在女性生殖道

如阴道和宫颈部，细菌含量可达 $10^8 \sim 10^9$ 个并受月经周期的影响。主要的厌氧菌为乳酸杆菌，而各种厌氧球菌、拟杆菌、普氏菌和梭菌也较常见。而在皮肤中厌氧菌主要寄生于皮肤的毛囊深处，以痤疮丙酸杆菌为主，其次为革兰阳性厌氧球菌中的消化球菌和消化链球菌，但会阴部皮肤和下肢的一些部位的皮肤有结肠菌群中的部分细菌，如拟杆菌和梭杆菌。需要指出的是，厌氧菌普遍存在于皮肤、口腔、鼻腔和咽部等暴露于空气的部位，分析其原因有两方面：存在于这些部位的需氧菌和兼性厌氧菌消耗了氧；牙缝、扁桃体隐窝和皮肤毛囊等部位氧化还原电势低，有利于组织内厌氧菌的繁殖。此外，分布在消化道不同部位的厌氧菌含量和类型存在很大差异。由于胃酸的存在，胃内的含菌量较少。肠蠕动使绝大多数细菌被送入下段肠道，因而可以解释小肠内菌量较少的现象。末端回肠和结肠的活动性相对较差，且氧化还原电势较低，所以细菌含量高，且 90%以上是厌氧菌。由此可见，大量的厌氧菌分布在人体皮肤和黏膜表面。在一定条件下，厌氧菌即易入侵而引起感染，约 2/3 的厌氧菌感染为混合性。

【发病机制】 厌氧菌为机会致病菌，常导致内源性、机会性感染，其最终感染结局的建立是机体和厌氧菌相互作用的结果，故其感染的发病因素有以下几个方面。

1. 机体因素

（1）机体局部的免疫屏障作用受到破坏 机体完整的皮肤和黏膜是预防感染的天然屏障，抗体、补体系统、中性粒细胞等天然免疫相关的细胞反应在预防厌氧菌感染中同样也起到了相当重要的作用。某些革兰阴性厌氧杆菌可被血清抗体直接杀死。中性粒细胞可以通过氧化和非氧化机制杀灭厌氧菌。此外，厌氧菌可能更容易被巨噬细胞所杀灭。研究证实，循环补体可防御和腹腔感染有关的菌血症。厌氧菌广泛存在于人体的皮肤和腔道的黏膜，当局部发生各种炎症、创伤、缺血、坏死等病变，或拔牙、手术等创伤时，机体的局部屏障作用受到破坏，厌氧菌得以乘虚而入而致机体的感染。

（2）机体免疫功能低下 厌氧菌多为机会致病菌，人体免疫功能低下可为其感染的诱因。而可使机体全身或局部防御功能减退的疾患和治疗，如结缔组织病、糖尿病、肝硬化、尿毒症、压疮溃疡、肢体坏疽、免疫缺陷综合征（包括 AIDS），肾上腺皮质激素治疗、细胞毒药物治疗、放疗、大量广谱抗生素治疗、抗肿瘤药物治疗、化学和放射治疗、器官移植术、侵袭性血管内检测装置等均可引起机体的免疫功能低下，而成为引起厌氧菌感染的诱因。

2. 厌氧菌的因素 即厌氧菌的致病性，与细菌的黏附、侵袭力、产生的毒素和酶，以及细菌表面成分等毒力因素相关。某些厌氧菌可借其毒素、荚膜、黏附因子（如菌毛可黏附宿主上皮细胞）、酶或代谢产物而使其致病力增高。如产气荚膜梭菌能产生多种强力的外毒素和侵袭性酶，并有荚膜，因而有强大的侵袭力，可通过水解胞膜卵磷脂产生溶血、肌肉坏死等致死作用。某些菌株尚产生溶血素、弹力纤维素、明胶酶、脱氧核糖核酸酶等。革兰阴性厌氧杆菌和需氧菌相同，亦产生内毒素，某些还产生神经氨酸酶、纤维蛋白溶解酶、硫化氢、吲哚、氨和 β 葡萄糖醛酸酶等。脆弱拟杆菌胞壁上存在脂多糖（LPS），但其 LPS 的核心多糖部分缺少 2-酮基-3-脱氧辛烷酸和庚糖，类脂部分缺少 β-羟基肉豆蔻酸。由于此三者为内毒素的主要活性部分，故其 LPS 活性较一般革兰阴性杆菌为弱，脆弱拟杆菌还能产生 β 内酰胺酶、肝素酶、透明质酸酶、DNA 酶和神经氨酸酶等，此类酶与致病力密切相关，如 β 内酰胺酶能降解 β 内酰胺类抗生素，不仅可保护自身，同时可保护对 β 内酰胺类抗生素敏感的共生菌，从而协同致病；而肝素酶可降解肝素，促进凝血，易形成细菌栓子；透明质酸酶等能增强细菌的侵袭和播散能力。产黑色素普氏菌和其他一些厌氧菌菌株具高度蛋白质分解活性，对多种蛋白质，包括酪蛋白、纤维蛋白、胶原、免疫球蛋白等均有作用，能分解结缔组织建立厌氧病灶。能在血和渗出物中产生大量氨，后者能溶解黏膜上皮，因而是牙周病的诱发因素之一。韦荣球菌、双歧杆菌、真杆菌、丙酸杆菌、乳酸杆菌等菌属为致病性较弱的条件致病菌。

3. 厌氧菌感染的发病机制

1）皮肤黏膜屏障功能破坏：如手术、外伤或某疾病状态下。

2）正常菌群定植位置的改变。

3）厌氧菌的致病性和菌量。

4）氧化还原电势降低（Eh）：有利于组织内厌氧菌的繁殖。造成 Eh 降低的原因主要为供血不足、组织坏死，或同时存在需氧菌或兼性厌氧菌。常见于影响血供的血管性疾病（包括动脉硬化）、恶性肿瘤（如淋巴组织增生性或邻近黏膜面的肿瘤等因易引起局部阻塞、缺血缺氧、组织坏死以及黏膜破损而有利于厌氧菌的繁殖）、冷冻、休克、水肿、外伤（特别是腹部、盆腔和牙齿的外伤）、外科操作（如拔牙等）、异物、产气菌的存在等情况。

5）人体防御功能的下降：可见于某些病理情况，同时，厌氧菌本身亦可进一步削弱机体的体液免疫和细胞免疫功能。如某些厌氧菌结合或消耗调理素，影响后者和非厌氧菌［包括耐氧厌氧菌（aerotolerant anaerobe）、微需氧厌氧菌和兼性厌氧菌］结合，从而影响吞噬细胞对其吞噬功能的发挥。二氧化碳噬细胞菌属（*Capnocytophaga*）可引起可逆的获得性中性粒细胞趋化功能缺陷。体外实验证实，在特定条件下，厌氧菌可直接抑制中性粒细胞、巨噬细胞和淋巴细胞的功能。在低pH条件下，拟杆菌和其他革兰阴性厌氧杆菌产生的短链脂肪酸可抑制中性粒细胞的杀伤性。而且，脆弱拟杆菌和腹膜巨噬细胞的相互作用可诱导其促凝活性；感染部位的纤维素沉积，使细菌清除减少。

总之，除梭状芽胞杆菌感染外，多数厌氧菌感染为内源性，且致病菌常为复数性（如腹部感染平均存在5种不同细菌，3种为厌氧菌，2种为需氧或兼性厌氧菌），并常和需氧菌一起共生和混合感染，由于需氧菌对氧的消耗，使局部组织处于低氧状态，而更有利于厌氧菌的生长和繁殖，引起厌氧菌的感染。如前所述，凡降低Eh的情况均有利于厌氧菌感染的发生。同样，凡可使机体全身或局部免疫防御功能下降的疾患或治疗的情况存在时，发生厌氧菌感染的机会增加。

【临床表现】 厌氧菌感染可引起机体任何部位组织和脏器的感染，但以胸腔、腹腔和盆腔感染为多见，占这些部位感染的70%～90%，但1/3～2/3为混合感染。而占临床标本检出的厌氧菌中1/4的拟杆菌属是最常见的厌氧菌，这其中又以脆弱拟杆菌最为常见。厌氧菌感染的部位如下所述。

1. 中枢神经系统感染 局灶性化脓性感染，如脑脓肿和硬膜下积脓常和厌氧菌感染有关，其中以脑脓肿最为常见。相反，由厌氧菌引起的硬膜外积脓和脑膜炎却很少见。

（1）脑脓肿 厌氧菌是脑脓肿的主要致病菌，入侵途径和原发病灶为：①鼻窦炎、中耳炎和乳突炎（常为慢性）等邻近组织的感染直接蔓延而累及脑部最为常见。鼻窦炎常引起额叶的脓肿，慢性中耳炎及乳突的感染可扩散到颞叶，引起脓肿。②血源播散致脑脓肿，常为多发性，常见于灰质和白质交界处，多位于额叶、顶叶和枕叶，很少见于颞叶或小脑。其感染可源于肺或胸腔感染，包括亚急性或慢性肺脓肿、支气管扩张、脓胸、坏死性肺炎等。③其他尚有外伤、先天性心脏病（右向左分流）、口腔或牙齿感染、扁桃体或咽部炎症、感染性心内膜炎、尿路感染、腹腔内脓肿等。致病菌中，最常见的为拟杆菌、普氏菌、梭杆菌和消化链球菌，其中脆弱拟杆菌等拟杆菌尤为多见。梭菌和放线菌少见，除厌氧菌外，各种需氧菌如金黄色葡萄球菌、链球菌及流感杆菌等可混合感染。

临床表现主要为占位性病变症状和颅内压增高的症状：头痛、精神障碍、神志改变、恶心、呕吐、脑神经麻痹等，尚可有偏瘫、失语、癫痫发作等。毒血症症状可以不明显，亦不一定有发热。查体可有视神经乳头水肿。腰穿需谨慎。脑脊液检查：颅压升高，蛋白质增高和白细胞计数增高，而糖量正常。脑电图、脑超声波检查、放射性核素扫描、头颅CT、MRI、脑血管造影等，有助于诊断和定位。如脓肿溃破入脑室则可迅速出现化脓性脑膜炎和颅内压增高症状。

（2）脑膜炎 厌氧菌很少引起脑膜炎，厌氧菌脑膜炎仅约占细菌性脑膜炎的1%，但也有个别报告达9%。原发病灶以慢性中耳炎和（或）乳突炎的直接蔓延或血行播散为最多见，其次为颅脑外伤、外科手术（或椎板切除术）。致病菌常为梭形杆菌、脆弱拟杆菌，厌氧球菌和厌氧芽胞梭菌亦有所见。头颈部恶性肿瘤继发感染而诱致的厌氧菌脑膜炎以及外伤所引起者其致病菌均以厌氧芽胞梭菌为多见，拟杆菌则较少见。厌氧菌败血症可并发脑膜炎，但发生率不高。新生儿厌氧菌败血症和脑膜炎的发生率较高，致病菌常来自母亲产道，或出生时母亲有羊膜炎病史。病理变化除脑膜炎症外，急性坏死性血管炎较为常见，可有血栓形成。临床表现与一般化脓性脑膜炎无异，病情轻重不一。丙酸杆菌所致之脑膜炎可呈卒中样或呈慢性脑膜炎型，脑脊液细胞增加以单核细胞为主。

（3）其他 厌氧菌尚可引起硬膜下积脓、硬膜外积脓、脊柱硬膜上脓肿、室管膜炎、中枢神经系统血栓性静脉炎、脑脊液分流术后感染（少数可由毛囊或皮脂腺内较多的痤疮丙酸杆菌引起）等。

2. 败血症和心内膜炎

（1）败血症 以往的研究提示，败血症中由厌氧菌所致的可以高达10%～15%。新生儿厌氧菌败血症的发病率尤高。但是近年来，厌氧菌败血症的发病率降至5%或以下，这可能和具抗厌氧菌活性药物被广泛地用于预防或早期治疗厌氧菌感染或混合感染有关。动脉硬化症、酒精中毒、肝硬化、糖尿病、恶性肿瘤、压疮溃疡和肾病的终末阶段（腹膜透析、肾切除术、肾移植）等均易招致厌氧菌败血症。而有重要临床意义的厌氧菌败血症中，2/3～3/4由革兰阴性厌氧杆菌所致，尤以脆弱拟杆菌多见；其次为消化链球菌（约10%）和梭菌（5%～10%）；而随着技术的日益完善，纤毛菌属（*Leptotrichia*）、月形单胞菌属（*Selenomonas*）和厌氧螺菌属（*Anaerobiospirillum*）也在血培养中相继被发现。

厌氧菌性败血症常继发于其他部位的局灶性感染。脆弱拟杆菌性败血症，多数由肠道入侵，部分来自女性的生殖道。由胃肠道入侵者血培养多次阳性并常为多种细菌感染。而由女性生殖道入侵者血培养多次阳性者少见，但多种细菌感染则常见。

临床表现同其他需氧菌败血症，常有发热、畏寒、寒战、心动过速、呼吸急促、皮疹、关节痛、肝、脾肿大和神志改变等一系列临床症状，严重者可有感染性休克（30%）、弥散性血管内凝血和多器官功能衰竭。病变部位常有气体形成，局部病灶分泌物呈腐败性臭味，易并发迁徙性化脓性病灶（10%～28%），易引起脓毒症性血栓性静脉炎（5%～12%），部分患者可出现黄疸（10%～40%）及较严重的溶血性贫血，易发生脓毒型休克和DIC。败血症可呈暴发型而伴高的病死率，如产气荚膜梭菌败血症，常有溶血、黄疸、休克和肾功能衰竭，病情危重。近年来也发现部分败血症病情轻微，无严重的毒血症表现，而呈良性经过，病程自限，不经抗菌治疗可康复。部分女性患者及新生儿血培养证实为产气荚膜梭菌，但也呈轻症表现。

（2）心内膜炎　厌氧菌引起的心内膜炎发生率占心内膜炎的1.5%～10%，并有日益增多之势。常见致病菌为拟杆菌、梭杆菌、厌氧芽胞梭菌、角化丙酸杆菌以及微需氧菌和厌氧链球菌。常可由血源性播散、胸腔内感染病灶的直接蔓延（肺炎、脓胸、化脓性的淋巴结炎等）、隔膜下的化脓病灶、心肌的病灶（心肌炎、心肌脓肿等）、胸外伤、胸外科手术的直接感染5种途径获得。临床表现不同于一般亚急性细菌性心内膜炎，多见于无原发性心脏病患者，可有发热、心前区疼痛、运动耐量下降，同时一部分患者起病较急，常无明显的疼痛症状。心前区疼痛常发生于左侧斜方肌和肩胛骨部位，并可放射至手臂。心脏的听诊可闻及心动过速、心音低沉、心包摩擦音，且在深吸气和患者膝胸卧位时更加清晰。更严重的并发症为心肌脓肿或瓣膜及其他支持结构的破坏或穿孔，而发生心力衰竭。当出现外周血压下降、奇脉时常提示心脏压塞。如系厌氧或微需氧链球菌所致者则类似草绿色链球菌，也可入侵原有病变的瓣膜。

3. 呼吸系统感染

（1）上呼吸道感染　呼吸道上段连接口咽部，细菌种类基本相似，需氧菌中以各种链球菌最多；现发现厌氧菌较需氧菌为多，常见者为梭杆菌和消化链球菌，次为拟杆菌。在齿和牙龈感染中，产黑色素普氏菌为重要致病菌，但因其培养条件复杂而不易检出。目前较多见的感染为慢性鼻窦炎、扁桃体周围脓肿、牙周感染、慢性中耳炎、乳突炎等。

（2）胸腔内感染　下呼吸道厌氧菌感染主要表现为4种临床病症，即吸入性肺炎、肺脓肿、坏死性肺炎和脓胸。此类感染较多见，多由于咽腭麻痹、麻醉、呕吐等原因吸入咽或胃内容物。多见于因神志改变以及局部防御功能削弱，如支气管阻塞性病变（异物、肺癌等）、缺氧、吸烟、酒精中毒、食管梗阻、上呼吸道化脓性病灶等情况，致分泌物或脓液易吸入而引起。此外，上呼吸道感染、肺部感染亦可为血源性，由远处感染灶（以盆腔或腹腔内者为多见）或脓毒性血栓脱落播散而来；或由于胸部创伤和胸部及肺部手术感染等也可引起机体胸腔内的厌氧菌感染。厌氧菌胸腔感染取决于上呼吸道固有的菌群，常见的有脆弱拟杆菌、产黑色素普氏菌、梭形杆菌、消化链球菌。其次为革兰阳性无芽胞杆菌和梭菌。且大多为混合性，细菌种类自2～9种不等，其中包括需氧菌和兼性菌，但也可获厌氧菌纯培养。

1）肺炎：约90%的吸入性肺炎的主要致病菌为厌氧菌，一般多为急性，因厌氧菌肺部感染的特征性表现（臭痰、组织坏死等）常缺如而易被忽视。此种患者常有神志不清，吸入史可资鉴别。治疗效果往往良好。值得注意的是在医院内环境中发生的吸入性肺炎（尤其是发生于抗菌药物治疗后），由于口咽部正常菌群发生改变，常有兼性革兰阴性菌移植，故吸入菌与正常者不同，常为肠杆菌科细菌与假单胞菌。

2）肺脓肿：病起较缓慢，大多有吸入史、意识障碍和吞咽困难或明显牙齿感染史，病变多见于下坠肺叶段，如上叶的背段、下叶的尖段和后基段以及两肺的下叶底部等。致病菌多为混合性（半数可得厌氧菌的纯培养），常见厌氧菌为梭形杆菌、拟杆菌、产黑色素普氏菌、消化链球菌、微需氧球菌、丙酸杆菌、真杆菌、韦荣球菌等；需氧菌常为金黄色葡萄球菌、链球菌和大肠埃希菌、克雷伯菌等革兰阴性杆菌。脓性臭味痰约见于1/4的病例，患者就医时平均病程已2周左右，常有贫血、体重减轻、低热，感染常较隐袭为其特点，脓肿形成平均需12 d（最早可在吸入后7 d），脓腔直径多在2 cm以上。

3）坏死性肺炎：是一种预后严重的化脓性肺炎，伴多发性坏死和小空洞形成。主要见于一个肺叶或肺段，但可迅速扩散造成肺组织破坏和大量腐肉组织的脱落，形成“肺坏疽”，临床上常有高热、腐臭脓痰，脓胸见于半数以上的病例；致病菌与一般非坏死性肺炎相仿，2/3以上的病例可获纯厌氧菌培养。

脓胸大多同时伴有肺实质病变，主要亦由吸入所致，少数可自膈下脓肿通过横膈蔓延而形成。常有较高热，血白细胞增多。致病菌与肺实质病变者相同。胸腔脓性渗出液不易抽出，常需外科引流方能治愈。恢复很慢，常需数月。

4. 腹腔内感染　正常肠道内含有大量厌氧菌，厌氧菌在正常结肠菌群中超过99%，因此，其常为腹腔内感染的病原菌。腹腔内感染常与肠道菌群污染有关，因此具有以下特征：①厌氧菌分离率高。常见者为脆弱拟杆菌和其他拟杆菌、梭杆菌、梭形芽胞产气杆菌、消化链球菌和真杆菌等。病菌种类取决于感染或手术部位，上消化道含有来自口咽部的少量兼性革兰阳性菌，大肠拟杆菌和专性厌氧菌相对较少，回肠下部为过渡区，厌氧菌和兼性菌各半，结肠则以厌氧菌为多，尤以拟杆菌多见，厌氧菌大大超过兼性菌，如大肠埃希菌等达1 000与1之比。因此上消化道损伤（如溃疡病穿孔或外伤），往往仅有少量细菌进入腹腔，感染的危险性较小；但结肠穿孔常释出大量细菌，引起感染的危险性甚大。腹膜炎与腹腔内脓肿95%与厌氧菌有关，最多见者为需氧菌与厌氧菌的混合感染，仅仅由一种兼性菌（如大肠埃希菌）所致的原发性腹膜炎仅见于肝硬化。②常为多种细菌的混合感染，平均每个标本可分离到5种细菌，包括厌氧菌和需氧菌（或兼性菌）。厌氧菌的分离率高，主要厌氧菌为脆弱拟杆菌，其次为厌氧芽胞梭菌和厌氧球菌等；需氧菌以肠杆菌科细菌

（如大肠埃希菌、克雷伯菌、变形杆菌）和铜绿假单胞菌为多见。

诱发因素或原有疾病为外伤、结肠癌、胰腺癌和肾癌、肠道手术、阑尾穿孔、肝硬化伴原发性腹膜炎、腹膜透析术后感染、肠道血管性病变或肠梗阻、慢性溃疡性结肠炎、术前以氨基糖苷类抗生素作肠道消毒准备等。

腹腔内感染初起时可表现为腹膜炎（弥漫性或局限性），继而形成脓肿，后者可位于腹腔内、腹膜后或内脏间。部分病例伴有菌血症，以拟杆菌为多见。

（1）肝脓肿　肝脓肿脓液培养40%～60%可无细菌生长，有关细菌学检查证实其中大多为厌氧菌。常见的致病菌为拟杆菌、核梭杆菌和厌氧链球菌、梭状芽胞杆菌等，并常与需氧菌混合感染。患者常有胃肠道手术、炎症、穿孔史，且大多有原发病如动脉硬化、糖尿病或胆道疾病。厌氧菌引起的肝脓肿其临床表现和诊断与需氧菌引起者相同，临床上均有发热、肝肿大压痛、黄疸和毒血症等，血清碱性磷酸酶值升高。肝脏B型超声波检查、放射性核素肝扫描、CT、肝动脉造影等有条件者可选用，以助诊断。

（2）胆道感染　正常胆囊壁和胆汁一般无细菌生长或含少量非致病菌，但约50%结石症患者胆囊内可有细菌寄殖，主要为大肠埃希菌和肠球菌，老年人尤然。结石引起胆总管梗阻时，细菌培养阳性率增高。在厌氧中以厌氧链球菌、拟杆菌和梭状芽胞杆菌为多见（后者可引起严重气性坏疽性胆囊炎，早年较多见），后者的检出率可达20%以上，尤其在胆囊积脓时。在老年糖尿病患者，胆囊炎可呈气肿型，全身毒血症症状较重。X线检查可见胆囊内有明显气体形成或气-液平，多数由产气荚膜梭菌引起。

（3）阑尾炎　正常阑尾中可培养得大肠埃希菌、需氧链球菌、双歧杆菌和革兰阴性厌氧菌（包括拟杆菌、梭形杆菌等）。阑尾炎的致病菌以厌氧菌占主要地位，尤以脆弱拟杆菌为多见，占70%以上。阑尾炎症越严重，厌氧菌阳性率越高。单纯性阑尾炎阳性率为36%，化脓性者近70%；坏疽性和穿孔者在80%以上。

（4）肠道感染　详见“厌氧芽胞梭菌感染”。

（5）其他　厌氧菌尚可引起憩室炎（多为厌氧菌与需氧菌的混合感染）、胰腺脓肿（胰腺炎中厌氧菌感染发病率不高）、脾脏脓肿（大多为多数性，可能为血源性，发病率不高）、胃蜂窝织炎或气肿性坏死性炎症。

5. 女性生殖道和盆腔感染　几乎所有非性传播造成的女性生殖道感染均包括了厌氧菌感染。常见的致病菌包括消化链球菌、普氏菌（尤二路普氏菌和解糖胨普氏菌）、波费杆菌、梭菌（包括产气荚膜梭菌），而脆弱拟杆菌不及其在腹腔内感染时多见。使用宫内避孕器的患者易发生放线菌和纠缠真杆菌（*Eubacterium nodatum*）感染。而拟杆菌属厌氧菌比较少见，一旦为此菌感染，则脓肿的发病率高，预后较差。

有利于上述细菌入侵引起感染的诱发因素为：局部血供不足；存在损伤或坏死组织；存在异物如子宫内避孕器；外源性微生物生长繁殖造成组织破坏，为下生殖道正常菌群的入侵创造条件；妊娠；流产；恶性肿瘤和子宫纤维瘤；放射治疗；妇产科手术、子宫颈电烙术等。

厌氧菌可引起多种女性生殖道感染，参与了各种类型的妇科或产科感染：如细菌性阴道病、会阴软组织脓肿、会阴腺脓肿、子宫内膜炎、子宫肌炎、输卵管炎或脓肿、卵巢脓肿、子宫旁结缔组织炎、盆腔蜂窝织炎和脓肿、盆腔血栓性静脉炎、败血症流产、手术后妇科感染、宫内避孕器相关感染及子宫积脓等。这些感染有的很轻，有的可危及生命，临床表现有白带增多并有恶臭，病变组织内有气体、脓肿形成、盆腔血栓性静脉炎等均表明有厌氧菌的感染。产气荚膜梭状杆菌引起的子宫气性坏疽是罕见的严重并发症，患者毒血症极其严重，子宫肌广泛坏死，导致子宫穿孔，病死率高。多数女性生殖道感染为混合感染，厌氧菌和需氧菌掺杂。

6. 尿路感染　尽管尿道口、会阴、阴道和外生殖道可有许多需氧菌和厌氧菌寄殖，且细菌也易进入膀胱，但厌氧菌较少引起尿路感染（1%～9%）。值得注意的是排出的尿标本检出厌氧菌可能系来自正常尿道，计数可达10^3～10^4，甚至更多，故不能认为是感染的依据。尿液标本应自耻骨上膀胱穿刺取得。

厌氧菌引起的尿路感染包括尿道炎、尿道周围炎、尿道周围蜂窝织炎和脓肿（可伴坏死或形成多发性瘘）、尿道球腺炎（包括坏死性和气肿性）、前列腺炎（偶尔呈坏死性并积脓）、迁徙性肾脏感染（有败血症时常伴积脓）、肾周脓肿、肾盂积脓、腹膜后积脓、肾切除伤口感染、肾移植感染、化脓性血栓性肾静脉炎、膀胱坏疽、会阴脓肿或坏疽、尿路各部位气性坏疽、睾丸脓肿等。

尿路厌氧菌感染常伴肾结石、恶性肿瘤、尿路梗阻、肾结核和先天性尿路解剖畸形。常见的致病菌为拟杆菌、乳杆菌、核梭杆菌、产气荚膜梭菌等，往往同时有需氧菌混杂，后者为肠道正常菌群（如大肠埃希菌、克雷伯菌、变形杆菌）、铜绿假单胞菌和表皮葡萄球菌等。厌氧菌尿路感染的来源有：①尿路本身病变使内源性菌群入侵而引起感染。②由邻近器官如子宫、肠道等上升感染所致。③血源性播散、尿道损伤（如挤压尿道、留置导尿管等）可使细菌由尿道进入膀胱。休克和尿道梗阻均有利于厌氧菌增殖。

7. 骨和关节感染　厌氧菌性骨髓炎较为少见。厌氧菌性骨髓炎分为放线菌性与非放线菌性骨髓炎两种。放线菌性骨髓炎主要见于颌骨和脊椎骨，其次尚有肋骨、头颅骨、长骨、短骨等。可同时伴有其他厌氧菌和需氧菌的混合感染。大多由附近感染（如牙周感染、鼻窦炎、创伤或恶性肿瘤的感染）直接播散所致。感染过程常呈亚急性或慢性。在颌部或颈部有典型硬块，并有经常流脓并排出“硫黄颗粒”的窦道。非放线菌性厌氧菌骨髓炎以厌氧和微需氧链球菌所致者为多见，余依次为梭形杆菌、脆弱拟杆菌、产黑色素普氏菌、其他拟杆菌、梭菌等。可由附近感染或血运传播而来。易发生于糖尿病患者。厌氧菌和需氧菌骨髓炎在临床不易区别，但厌氧菌感染的全身症状较轻，有半数患者有恶臭分泌物，亦可有坏死组织脱落、软组织积气和脓肿形成等。

厌氧菌同样也较少引起化脓性关节炎，多由梭状杆菌、脆弱拟杆菌与产黑色素拟杆菌、消化链球菌、梭菌等引起，多累及较大关节，依次为膝、髋、肘、胸锁骨、肩、骶髂等。与骨髓炎不同，培养常获厌氧菌的纯培养。胸锁骨和骶髂关节为厌氧菌关节炎的好发部位，因此在败血症过程中，如出现上述部位的关节炎症，特别是当口咽部感染灶为细菌入侵门户时，应考虑致死性梭形杆菌为可能致病菌。脓液腐臭或局部积气而一般培养阴性时常提示为厌氧菌所致。

8. 皮肤和软组织感染 厌氧菌在许多软组织的感染中起着重要的作用，厌氧菌性皮肤和软组织感染的诱发因素为创伤、缺血和外科手术病原菌大多为混合性且常为内源性者，在机体易受污染的解剖部位，如肠道或盆腔手术伤口、会阴、压疮等处受染机会较大。其特征为常有腐臭分泌物，产气，广泛组织坏死，并有延伸至皮下组织和筋膜面形成窦道的倾向。多数由需氧菌和厌氧菌协同引起。某些厌氧菌可引起下列特殊的临床综合征。

(1) 进行性细菌协同感染性坏疽 系由微需氧链球菌和金黄色葡萄球菌协同作用引起。金黄色葡萄球菌可在坏死中心，而前者则在炎症扩展的边缘部分检得。常继发于腹腔内感染、剖腹术后。起病较缓慢，初为浅小溃疡，渐发展为皮肤和皮下组织的坏死性溃疡。全身中毒症状较轻。局部可见3个明显的皮肤带：中心溃疡，其边缘区坏疽粗糙不齐；外围紫色硬结区；最外层为红斑区。病变向外扩展伴剧痛。

(2) 协同性坏死性蜂窝织炎 与前者不同，病程进展迅速，伴全身中毒症状。常见于会阴部或下肢。多数患者有糖尿病或其他供血不足的疾病。皮肤和筋膜上结缔组织坏死进展迅速，分泌物稀薄污秽，局部剧痛伴发热。多为混合感染，常见致病菌为消化链球菌、拟杆菌和需氧革兰阴性杆菌等，病死率高。

非产气荚膜梭菌所致的气性蜂窝织炎，是一种全身中毒症状轻微而有大量气体产生的结缔组织炎症。多由消化链球菌、拟杆菌或大肠埃希菌类引起。起病缓慢，病情进展亦慢，局部疼痛不著，不累及肌肉等特点足以与气性坏疽鉴别。常见于战伤或手术伤口污染。

(3) 慢性窦穴状溃疡 为深而无痛的皮下感染，多由微需氧链球菌引起，多数继外科手术、创伤或感染淋巴结引流后发生。初起溃疡边缘呈卷曲状，有多数匐行的窦道，最后腐蚀覆盖的皮肤而形成继发性溃疡，病变迁延数月，甚至数年。

(4) 坏死性筋膜炎 系累及并分割深层筋膜面的一种危重感染。可在轻微创伤或手术后发生，但亦可为原发性者。邻近组织常遭累及而引起气性蜂窝织炎、皮肤坏疽等。常有严重毒血症症状，病情发展急骤，病死率较高。常继发于腹部及会阴部的术后感染、皮肤损伤、糖尿病等。初期皮肤红、肿、痛，类似蜂窝织炎和丹毒症状，迅速出现青紫、大小不等的水疱或血水疱伴有臭味及坏死，坏死脱落后显露坑道状损伤，坏死由原发病灶向四周扩散，与正常皮肤界限清楚。消化链球菌为最常见的致病菌，但亦可由A组链球菌或金黄色葡萄球菌引起。

(5) 厌氧链球菌性肌炎 表现为产气性坏死性肌炎，需与产气荚膜梭菌所致之气性坏疽相鉴别。其特点为起病缓慢，局部水肿明显而产气不多，肌痛出现较迟，但一旦出现则甚剧烈。分泌物呈棕色，带特殊酸臭味。内含大量中性粒细胞和成串革兰阳性球菌。治疗效果良好。

(6) 梭菌性肌坏死(气性坏疽) 见“厌氧芽胞梭菌感染”。

(7) 口腔、面颊部感染 头、颈部和口腔、面颊部感染包括慢性中耳炎、慢性乳突炎、慢性鼻窦炎、扁桃体周围脓肿、牙髓炎、牙龈炎、牙周炎和颈深部感染等，这些部位的感染，常有厌氧菌的参与。慢性中耳炎中、胆脂瘤及乳突组织中，90%的患者有厌氧菌的感染，可并发中枢神经系统感染及颅内静脉窦或颈前静脉的败血症性血栓性静脉炎。拟杆菌属是引起慢性中耳炎的主要厌氧菌，而需氧菌如链球菌、葡萄球菌、铜绿假单胞菌、肠杆菌的混合感染也较常见。而引起慢性鼻窦炎的致病菌主要为脆弱拟杆菌，其次也有其他拟杆菌、普氏菌、梭形杆菌、消化链球菌和需氧菌的混合感染。扁桃体周围脓肿患者培养到的细菌常为局部的固有菌群。坏死性梭菌是重要的细菌。而牙髓炎、根尖炎、牙龈炎和牙周炎患者则几乎无例外地均有厌氧菌的参与。感染原发于牙组织或其周围软组织，如未能及时治疗，可累及周围齿槽骨、颜面、颈深部间隙，并可延伸到眶周组织甚至发展到眼眶，引起感染。牙源性感染的厌氧菌主要为乳酸梭菌、不解糖拟杆菌、产黑色素普氏菌、丙酸杆菌、消化球菌等。以往报道的走马疳(坏死性口炎)主要见于口腔，但亦可累及鼻、听道、阴唇、肛门、包皮等处。病初全身症状不著，但随着走马疳的发生，症状突然加剧、高热、显著衰竭、神情淡漠，局部有腐臭味，牙龈及其邻近面颊内侧可见深墨绿色坏色区，周围红肿显著。病变迅速扩散，可累及骨膜和骨质，如不及时治疗可使整个面部毁损而死亡。由于局部血管内血栓形成，故很少出血，病程一般为5～10 d。在抗生素问世前病死率极高，可达70%～100%。本病的诱因为全身性疾病，如麻疹、天花、疟疾、黑热病等，营养不良,口腔卫生不佳等也可诱发。多见于儿童,成人极为少见,但在肿瘤患者有时偶可见到。随着抗生素的应用,本病已少见。

【实验室检查】

1. 厌氧菌的分离与鉴定 细菌学的检查是确诊厌氧菌感染的必要条件。但厌氧菌的细菌学检查必须注意标本的采集和运送。

(1) 标本的采集与运送 厌氧菌的细菌学检查标本,必须遵循合格的采集和运送方法。在正常情况下,对有大量固有厌氧菌菌群的部位,如口腔、肠道、阴道等周围脓肿要做厌氧菌细菌培养时,标本的采集必须用特殊的方法,以使不受正常菌群的污染。下呼吸道、子宫内膜等部位取标本,很难不受正常菌群的污染。

标本应从正常无菌部位或通过严格无菌操作采取,如血液、胸腹腔液、心包液、脑脊液、关节液,以及通过外科无菌手术抽得的脓液;或通过特殊技术,如经纤维支气管镜取得的下呼吸道标本、由阴道后穹抽出的盆腔脓液等标本均不接触正常菌群,因而都属合格的标本。至于口腔和鼻咽拭子、肛拭和阴道拭子、胃与小肠内容物、咳出的痰液、未经局部消毒而排出的尿、流出的脓等标本一般不作厌氧培养,因已有污染可能,检出结果无参考意义。为避免接触正常菌群,不同部位的标本有特殊的采集方法;肺部感染痰液标本,在有经验者以经气管直接穿刺抽取较为可靠,但在严重缺氧,有出血倾向和剧咳的患者禁忌;尿液标本以经皮肤从耻骨上穿刺取得为可靠,但此法临床难以推广,目前仍以清洁中段尿为主;女性生殖道感染标本收集时应先清洁消毒阴道和宫颈,小心扩张宫颈口,然后以外套消毒指套的针筒或无菌塑料套管伸入宫颈管或宫颈内吸出分泌物,或可作子宫直肠窝穿刺,可得未污染的标本;鼻窦、其他窦道或深伤口等,可在皮肤消毒后,用空针连着导管尽可能深入抽取。怀疑有败血症者,应在用抗菌治疗前短期内采血 2～3 次,采血量多,阳性率高,一般血液与培养液的比例以 1∶10～1∶20 为宜;抗凝剂以选择多聚茴香磺酸钠为宜,因其具有抗补体、抑制血液正常杀菌活力和白细胞吞噬活性,可使细菌生长迅速,阳性率提高。此外用溶血离心法处理血标本亦可显著提高培养率。且提早出结果。

标本采集后应尽量不接触空气,标本运送可采用下列方法。①针筒运送法:用于运送各种液体标本,用无菌针筒抽取标本后,排出多余的空气,针尖插入无菌橡皮塞、隔绝空气,运送至实验室。②无氧小瓶运送法:通常用以运送少量脓液,以无菌青霉素小瓶采样,瓶内装培养基 0.5 ml,加少量亚甲蓝或刃天青(resazurin)作为氧化还原指示剂,加盖密封。③大量液体标本运送法:装满标本瓶,即可驱除瓶中空气,加盖密封运送。④组织块运送法:组织块置密闭厌氧罐中运送,罐内放入一团以酸化硫酸铜浸泡处理过的钢丝绒以吸氧。⑤厌氧菌培养袋运送法:患者标本床旁接种于预还原厌氧灭菌培养基,然后将平板放入厌氧袋中运送。棉拭最好勿用,如系棉签采集的标本,应直接将之插入预还原培养基如硫乙醇钠(THIO)培养基中洗出,挤干,将洗出悬液再按上述吸出物(抽出物)接种培养基即可。

(2) 细菌学检查

1) 直接涂片染色法:可将各种标本直接涂于玻片上,用革兰染色,可见染色不均而呈多形性的细菌,此外,如一般的细菌培养阴性,则诊断意义更大。

也可用特异性荧光抗体染色,如脆弱拟杆菌和产气荚膜梭菌荧光抗体染色,具有快速、特异的诊断价值。

2) 厌氧菌培养:凡易被其他细菌污染的标本,如口咽分泌物、胃肠内容物、粪便、痰、阴道分泌物等,一般不作厌氧菌培养。而血液、脓液、胆汁、胸腔积液、腹水、脑脊液等标本,可接种于厌氧培养基上培养。

培养基于接种前必须处于无氧状态。为达到此目的,可:①初代培养用的平板应新鲜配制,4 h 内用完;或放入充以 CO_2 的不透气密封塑料袋中,4℃保存,1～2 d 内用完。②用前放入无氧环境,使预还原 24～48 h。③用预还原厌氧灭菌法配制的培养基,即在整个配制和分装过程中均通入 CO_2,使培养基不接触氧。④液体培养基使用前煮沸 10 min。驱除溶解其中的氧气,迅速冷却后立即接种。

用于厌氧菌培养的培养基有非选择性和选择性两种。

非选择性培养基:目前最常用者为牛心脑浸出液和布鲁菌肉汤两种基础培养基,加入氯化血红素 5 μg/ml、维生素 K_1 10 μg/ml、0.5%酵母浸出液、5%～10%羊血等制成血平皿,分别为 BHIB 和 BRU,几能培养出所有厌氧菌。原上海医科大学与上海生物制品研究所合作试制的厌氧菌干燥培养基,经广泛应用,效果良好。

选择性培养基:利用选择性培养基,可在众多的细菌中,选出主要的致病菌,可根据标本的来源,选择相应的培养基。目前常用的选择性培养基有:①卡那霉素-万古霉素溶血平皿(KVLB)。可抑制多数兼性厌氧菌,使产黑色素普氏菌早期形成黑色素;如用于选择波费杆菌属,万古霉素的浓度以 2 ng/ml 或以下为宜(原配方中的浓度为 7.5 ng/ml)。②拟杆菌胆汁七叶灵琼脂(BBE),脆弱拟杆菌组细菌和死亡梭杆菌能耐胆汁,并能水解七叶灵,使培养基呈黑色,菌落周围有黑晕。③卵黄琼脂(EYA),用于选择产气荚膜梭菌。④苯乙醇琼脂(PEA),抑制变形杆菌和其他肠杆菌科细菌,有利于厌氧菌的生长。⑤环丝氨酸-头孢西丁-果糖琼脂(CCFA),用于选择艰难梭菌。⑥改良 Fm 培养基,用于选择梭形杆菌。⑦乳酸钠培养基,用于选择韦荣球菌等。在标本接种前,如能先进行直接涂片染色镜检，以了解细菌的形态和染色性，初步估计标本中的可能细菌，再选用培养基将更具针对性。厌氧菌中的放线菌属、双歧杆菌属、乳杆菌属和消化链球菌属等都有不少菌种或菌株为微需氧菌，通过用同一菌落分别在有氧、无氧或5%～10%CO_2环境中进行培养的耐氧试验（aerotolerance test），可测出各种细菌对氧的需求，而命名为需氧、厌氧、微需氧等不同类型的细菌。

厌氧菌接种后应放入厌氧培养装置和仪器以维持厌氧环境。目前临床常用的厌氧培养装置有厌氧罐（anaerobic jar）或厌氧缸、厌氧袋和厌氧箱、厌氧室（chamber）三种系统，三者对临床常见厌氧菌的检出率基本相同，但以厌氧罐最简便实用，厌氧罐可用泵抽气充气或化学方法去除操作环境中的游离氧，而以N_2（80%）、CO_2（10%）、H_2（10%）取代，建立厌氧环境。H_2在催化剂（氧化钯）存在的情况下，可与残留的氧化合而形成水。罐中可放亚甲蓝作指示剂。接种后的培养基置厌氧环境中孵育，48 h后进行初次检查，如无生长继续孵育，同时再接种一平皿进行孵育，两者均无生长者作为阴性，故培养一般需1周以上才能作出结论。

（3）鉴定　厌氧菌的常规鉴定包括菌落形态、溶血性、色素产生、经紫外线照射有无荧光现象、菌落涂片、染色和镜检、生化反应、动力及毒力试验等；其中糖发酵试验为基本的生化反应，常规采用试管法，培养基用量大，需时长，目前已发展微量、快速、商品化的鉴定系统。国外有专供厌氧菌鉴定的多种检测系统和快速鉴定系统，使厌氧菌的鉴定标准化，并可与微机联用逐步自动化。已有下列几种鉴定系统：①推断性平皿（presumpto plates），是由美国CDC实验室Lombard与Dowell两学者设计制成，故亦称LD琼脂，乃将多种试验集合制成专门比的平皿培养基，称为推断性平皿（pp），pp共有pp_1、pp_2、pp_3 3种，每一种平皿划分为4个区、3个平皿共12个区（包括pp_1的LD琼脂和七叶灵、卵黄与胆汁，pp_2的DNA、葡萄糖、牛乳与淀粉，以及pp_3的甘露醇、乳糖、鼠李糖与明胶等琼脂），可测定厌氧菌的18种不同特性。纯培养接种于pp后需在厌氧环境下孵育48 h后观察结果，对照厌氧菌的分类特征和该商品所提供的鉴定表格可作出推断性鉴定。②生化微量鉴定系统（biochemical-based minisystem），其所进行的试验与常规检验系统测试者大多相同。但制成小形塑料条或盘。例如APl20A即为一塑料长盒，内有20个#，#内置试剂用以检测细菌的吲哚生成、触酶、脲酶、七叶灵水解、明胶液化和对16种糖的发酵活力；使用本系统时，细菌混悬液加入#内后需置厌氧环境中孵育24～48 h，观察结果，读数可查对生产者提供的电码本。③细菌已形成酶活性的微量鉴定系统（pre-existing enzyme-based minisystem），采用小形塑料板或卡。细菌已形成的酶与微量基质（酶作用物）作用后能发生迅速反应，菌液加入板上的#内后无需置厌氧环境孵育，4 h即可观察结果，已有AN-IDENT（21种试验）、Rapid ANAⅡ（18种试验）、Microscan（24种试验）等系统生产。

2. 气相色谱分析　主要包括细菌代谢产物和细胞成分的分析。

（1）厌氧菌代谢产物的气相色谱分析　厌氧菌的特点之一为代谢过程中产生各种挥发性和非挥发性短链脂肪酸以及醇类产物。不同菌属与菌种所产生脂肪酸、醇的种类和数量不同，因此可用气相色谱分析鉴定。厌氧菌产生的挥发性脂肪酸有乙酸、丙酸、丁酸、异丁酸、戊酸、异戊酸、己酸、异己酸等；非挥发性脂肪酸有丙酮酸、乳酸、琥珀酸等，不能直接进行气相色谱分析，必须先用甲醇或三氟乙硼等酯化，生成甲基衍生物再行氯仿提取进行气相色谱分析。临床标本（如脓液等）中也可有脂肪酸累积，故可以乙醚或氯仿提取制谱分析，在收到标本1 h内即可作出有无厌氧菌的初步诊断，但确诊是何种厌氧菌必须作进一步鉴定。

（2）厌氧细胞成分的气相色谱分析　将细菌细胞皂化释出脂肪酸，加入甲醇甲基化后进行气相色谱分析，鉴定结果客观，重复性好。

3. 免疫学检查及其他　荧光抗体技术（包括直接和间接）能成功地识别各种厌氧菌（如拟杆菌、梭菌、梭形杆菌、丙酸杆菌等）。临床厌氧菌感染中，致病菌以脆弱拟杆菌最为常见。国外虽有荧光抗体商品，但价格昂贵。国内学者从分离得的脆弱拟杆菌中，精筛出一株脆弱拟杆菌，制备得高价免疫血清，以荧光标记后，检测脆弱拟杆菌，阳性率达100%，而非脆弱拟杆菌荧光抗体染色均为阴性；此外亦进行了间接免疫荧光法用于诊断产气荚膜梭菌、脆弱拟杆菌、产黑色素普氏菌、核梭杆菌等感染的研究，并与细菌培养法比较，两者的符合率相当高；用免疫酶标组化诊断产气荚膜梭菌，与培养法和荧光抗体染色法的结果进行比较，三者的阳性率基本一致，有快速诊断价值；用酶标抗体直接染色快速诊断牙周病，与培养法比较，符合率在90%以上，方法简便、实用。国内亦已开始应用脆弱拟杆菌DNA探针于临床，其敏感性为89.8%，特异性为97.3%。基因扩增技术亦已用于诊断研究。

【诊断】　厌氧菌感染的诊断需依据临床表现和细菌学检查，而确诊需靠厌氧菌培养的结果。

1. 临床提示有厌氧菌感染可能的某些特征为

1）任何接近正常可有厌氧菌寄殖的黏膜面如结肠、阴道和口咽部的感染。

2）分泌物具典型的腐臭，但无此臭味者尚不能排除，因50%的病例可无此气味。

3）存在组织严重坏死、脓肿、筋膜炎或坏疽。

4）病变组织或渗出物中有气体。

5）常规血液（需氧）培养结果阴性的感染性心内膜炎。

6）感染继发于恶性肿瘤（尤结肠、子宫和肺部等处）或其他引起组织破坏的疾病者。

7）氨基糖苷类和β内酰胺类抗生素应用后发生的感染。

8）伴发化脓性血栓性静脉炎。

9）继发于人或动物咬伤后的感染。

10）血性渗出物呈黑色。在紫外线下可发红色荧光（产黑色素普氏菌或波费杆菌感染）。

11）分泌物中有硫磺颗粒存在（放线菌感染）。

12）有提示厌氧菌感染的某些临床表现。如败血性流产、吸入性肺炎、肠道手术后感染等。

13）典型临床表现（如气性坏疽、放线菌病和肺脓肿等）。

2. 细菌学检查提示有厌氧菌感染可能的某些线索

1）渗出物革兰染色或培养所见菌落具有形态学特征。

2）脓性标本常规培养无细菌生长（在硫乙醇钠肉汤培养基中或琼脂深处可有细菌生长），革兰染色则见到细菌。

3）在含卡那霉素和万古霉素的培养基中有革兰阴性杆菌生长。

4）在培养过程中有大量气体产生，且有恶臭。

5）在厌氧琼脂平板上有典型菌落（如核梭杆菌和产气荚膜梭菌）；刚长出的产黑素杆菌菌落于紫外光下呈红色荧光。

6）气相色谱分析呈现厌氧菌特有的挥发性脂肪酸。

3. 基础性疾病提示可能的厌氧菌感染种类

1）接受化疗的白血病患者，如有败血症表现伴口腔黏膜损害，可能为二氧化碳嗜纤维菌属（*Capnocytophaga*）或口腔纤毛菌（*Leptotrichia buccalis*）性败血症。

2）出现中性粒细胞减少、发热、呕吐、腹泻和腹痛者，可能为中性粒细胞减少性的结肠炎（neutropenic colitis），并常伴有败血症，常见于腐败梭状芽胞杆菌、第三梭菌或产气荚膜梭菌和革兰阴性微需氧杆菌的混合感染。

3）放置宫内避孕器的妇女发生盆腔感染时，多见放线菌或真杆菌感染。

4）当肺部感染出现在下垂肺叶段，尤其是患有牙周病、近期有麻醉史或吸入史者，可能为吸入性肺炎。

5）发生褥疮感染和入侵途径不明的败血症者，致病菌常为脆弱拟杆菌组厌氧菌，后者自褥疮入血。

6）导管相关性的感染中，非厌氧菌所致者更常见，而常见的厌氧菌为丙酸杆菌属和大消化链球菌。

7）咬伤患者伤口感染的致病菌常为口腔寄殖厌氧菌和链球菌，被人咬伤者常见啮蚀艾肯菌（*Eikenella corrodens*），而被动物咬伤者常为巴斯德菌属（*Pasteurella* spp.）。

【实验诊断】 详见“实验室检查”。

【治疗】 治疗原则为破坏厌氧菌赖以生存的厌氧环境，需外科治疗，清理局部病灶。同时给予抗菌药物治疗。对少数产外毒素的厌氧菌感染如破伤风、肉毒杆菌食物中毒，宜同时应用抗毒素。对严重感染患者应加强支持疗法、酌情输血浆或全血，积极治疗原发疾病。

1. 外科清创治疗 破坏厌氧菌生存环境，可用外科清创治疗，包括脓肿的切开引流、清除坏死组织和异物，对病变组织有明显肿胀和气体者，可手术切开病变组织进行减压，以及并存的恶性肿瘤、异物、梗阻、血栓的去除等。为控制感染扩散和减轻毒血症，必要时施行截肢、子宫切除等手术。如果是腹腔内脓肿常常在超声引导下引流。而对抗菌药物治疗效果良好的肝脓肿、无明显囊壁的脑脓肿、输卵管附件脓肿等不一定作切开引流。浅表厌氧菌感染局部可用过氧化氢溶液冲洗。高压氧治疗适用于气性坏疽病例。

2. 抗菌治疗 另一个重要措施就是抗厌氧菌的抗菌治疗。抗菌药物的选用应根据细菌培养及药物敏感度（药敏）试验测定结果。且由于临床上遇到的厌氧菌感染常为多种病原即厌氧菌与需氧菌或兼性厌氧菌的混合感染，故应联合应用对需氧菌有效的药物。但由于厌氧菌培养和药敏试验需一定条件和时间，在临床上常在获得实验室结果之前医生已作出厌氧菌治疗的重要决定，故国际临床实验室厌氧菌药敏试验标准化工作组委员会认为厌氧菌的药物敏感试验不应列为常规，只有在以下几种情况下例外：①确定新抗菌药物的抗菌活性。②监测不同地区厌氧菌对常用抗菌药物抗菌活性的差异。③在某些特殊感染中如厌氧菌脑脓肿、心内膜炎、骨关节感染、难治性复发性菌血症等作为治疗药物选择的指导。除了药敏结果外，还需考虑的其他因素包括：药物的杀菌活性、体内分布特点、抗菌谱（除厌氧菌外的）、药物的毒性、对正常菌群的影响和价格等。

病原体尚未明确时，可根据临床表现、感染部位和局部渗出或引流的涂片染色结果分析可能性最大的致病菌种类，选择抗菌作用强、毒性低、具有良好药动学特点的药物。厌氧菌感染抗菌药物的选择可根据感染部位的不同作出初步的推断，一般横膈上、下厌氧菌感染的致病菌有较大差别；膈以上包括中枢神经系统、头颈部和胸膜肺，致病菌（除拟杆菌能产生β内酰胺酶外）对青霉素类大多敏感；膈以下的厌氧菌感染如腹腔内和女性生殖道感染，脆弱拟杆菌为常见致病菌，抗菌药物的选择需特殊考虑。由于厌氧菌感染常表现为混合感染，由多种细菌包括厌氧菌与厌氧菌，厌氧菌与需氧菌（或兼性菌）引起，应采用多种药物联合治疗。在脓肿和坏死组织中，药物往往难以达到理想的浓度，所以可应用其最大推荐剂量。此外，抗菌药物的疗程宜长，以免感染复发。

对脆弱拟杆菌感染首选甲硝唑，氯霉素、克林霉素、头孢西丁、哌拉西林等可作为选用药。对厌氧球菌和产黑素拟杆菌感染，青霉素为首选药，甲硝唑、克林霉素等为选用药。此外，氨苄西林/舒巴坦、亚胺培南、替卡西林/克拉维酸等对各种厌氧菌均有良好作用。

常用的抗厌氧菌药物分别介绍如下。

(1) *甲硝唑* 为杀菌剂，对各种厌氧菌特别是脆弱拟杆菌、真杆菌属和产气荚膜杆菌的作用尤为突出。除无芽胞革兰阳性杆菌耐药外，其余的厌氧菌对甲硝唑均呈中度敏感。口服、静滴或肛塞栓剂后，药物在组织中均可达有效浓度，并能透过血脑屏障。其半衰期长达8 h。毒性低，对正常菌丛影响小。拟杆菌、梭杆菌、梭菌和大多数厌氧球菌具有极强的抗菌活性。厌氧菌的低氧化-还原电势能还原甲硝唑的硝基，产生细胞毒物质，抑制细菌DNA的合成，促使细菌死亡。甲硝唑被还原的中间产物对氧十分敏感，在有氧环境易失活，故只对厌氧菌发挥作用，对微需氧菌的作用不稳定，对兼性菌和需氧菌则无效。在临床应用中，甲硝唑对腹腔内感染、女性盆腔感染、脑脓肿和厌氧菌骨髓炎等常有良好疗效。某些胸膜肺部感染疗效较差，可能与微需氧菌混合感染有关。混合需氧菌感染时必须联合应用其他抗菌药物。厌氧球菌对甲硝唑亦较敏感。甲硝唑浓度≤8 mg/L时，能抑制95%的脆弱拟杆菌和几乎所有产黑色素普氏菌；浓度≤2 mg/L时，对梭状芽胞杆菌有抑制作用；浓度≤1 mg/L时可抑制梭形杆菌。微需氧链球菌、放线菌属、乳酸杆菌、丙酸杆菌对甲硝唑大多耐药。

甲硝唑的给药途径与剂量：静脉滴注7.5 mg/kg，每6 h 1次，每日量不能超过4 g。疗程一般为7～10 d，也可视病情而定。口服剂量为0.4～0.6 g，每日3次，疗程同前。

(2) *克林霉素和林可霉素* 克林霉素是林可霉素的半合成衍生物，其抗菌作用与临床疗效均优于林可霉素。克林霉素对厌氧芽胞梭菌属和梭杆菌属以外的各种厌氧菌包括脆弱拟杆菌的作用强。对革兰阴性需氧菌无效。药物在组织和体液中浓度高，但不易透过血脑屏障。已经报道10%～20%脆弱拟杆菌对本品耐药。某些梭杆菌尤其是产气荚膜梭菌也耐药。克林霉素对大肠杆菌和兼性革兰阴性菌很少有活性，故在治疗混合型感染时应加用其他抗菌药物如氨基糖苷类抗生素。克林霉素对厌氧菌腹腔内感染、女性盆腔感染、皮肤与软组织感染、骨和关节的厌氧菌感染有良好的疗效。对厌氧菌引起的胸膜肺部感染，克林霉素的疗效优于青霉素类。长期应用易引起腹泻和艰难梭菌所致的伪膜性肠炎。常用剂量为每日1.2～1.8 g，分2～3次静滴，病程可视情况而定。

(3) *氯霉素* 体外试验表明氯霉素抗菌谱广，对包括脆弱拟杆菌在内的各种厌氧菌和多种需氧菌的作用良好，且很少影响正常菌丛。其组织浓度高，易透过血脑屏障。除少数产气荚膜梭菌外，对拟杆菌和大多数其他厌氧菌有良好的活性，且易透入各种体液、组织中。对大肠埃希菌等肠杆菌科细菌和链球菌也有一定活性。故临床上本品常用于原因未明的严重厌氧菌感染，疗效肯定。特别是中枢神经系统感染，仍不失为良好的选用药物。也可用于治疗呼吸系统的厌氧菌感染和混合感染。但是，其对腹腔内感染的疗效并不令人满意。少见而致命的毒性反应如再生障碍性贫血和白细胞减少症常限制了其应用。虽然也可用于呼吸系统和腹腔内厌氧菌严重感染和混合感染，但已较少选用，被甲硝唑、克林霉素所取代。

(4) *β内酰胺类抗生素* 消化球菌、产气荚膜梭菌、梭形杆菌、放线菌等对青霉素和头孢菌素类常敏感，而产β内酰胺酶的脆弱拟杆菌和少数梭杆菌属对青霉素、羧苄西林、替卡西林、头孢唑啉、头孢替坦和某些第三代头孢菌素如头孢噻肟、头孢哌酮等疗效均令人失望。根据美国8个医学中心1981～1986年对脆弱拟杆菌的体外药敏检测，发现在β内酰胺类抗生素中活性最强的为亚胺培南、替卡西林/克拉维酸联合制剂、头孢西丁等，能耐厌氧菌产生的β内酰胺酶，故对拟杆菌有较好活性。具体分述如下。

1) 青霉素G：对于绝大多数非产β内酰胺酶的细菌而言，青霉素G仍然是不错的选择，这些细菌包括厌氧链球菌、梭菌属、非产芽胞厌氧杆菌和绝大多数非产β内酰胺酶的革兰阴性厌氧杆菌(即拟杆菌、梭形杆菌、普氏菌和波费杆菌属)。除脆弱拟杆菌组外，其他一些革兰阴性厌氧杆菌对青霉素耐药的情况也有所增加，包括梭形杆菌、普氏菌(如产黑色素普氏菌、二路普氏菌和解糖胨普氏菌)、波费杆菌属、wadsworthia和内脏拟杆菌等。某些梭菌(多枝梭菌、梭形梭菌和丁酸梭菌)也可产生β内酰胺酶而对青霉素耐药。耐药菌释放β内酰胺酶后，致青霉素失活，不仅可以保护其自身，也使青霉素敏感的致病菌得以存活。

2) 半合成青霉素、羧苄西林、替卡西林、哌拉西林和美洛西林：应用大剂量可以达到较高的血药浓度。在此浓度下，对肠杆菌科和绝大多数厌氧菌具有较好的抗菌活性。但是，产β内酰胺酶的革兰阴性厌氧杆菌对其耐药。

3) 头孢类抗生素：第一代头孢菌素的抗厌氧菌活性略逊于青霉素G。脆弱拟杆菌组中的绝大多数菌株、多数普氏菌和波费杆菌属细菌可产生β内酰胺酶而对头孢类抗生素耐药。由于对细菌所产生的β内酰胺酶相对稳定，在头孢类抗生素中，第二代头孢菌素对脆弱拟杆菌组细菌最为有效，对其耐药者为5%～15%。由于抗菌谱广，第二代头孢菌素被广泛用于混合感染的治疗和预防。除产气荚膜梭菌以外，头孢西丁对绝大多数梭菌相对无效。相对而言，其他第二代头孢如头孢替坦和头孢美唑等半衰期更长，但是，两者对脆弱拟杆菌的抗菌活性与头孢西丁类似，而对脆弱拟杆菌组的其他细菌（即多形拟杆菌）效果较差。第三代头孢菌素对拟杆菌属有效，但抗菌作用逊于第二代头孢菌。

4）碳青霉烯类：亚胺培南和美罗培南对厌氧菌和需氧菌均有良好的抗菌活性，包括产β内酰胺酶的拟杆菌属、肠杆菌科和假单胞菌属。脆弱拟杆菌组细菌耐药率低于1%。

（5）大环内酯类　主要作用于厌氧球菌。体外试验中，红霉素、阿奇霉素和克拉霉素等大环内酯类药物对脆弱拟杆菌组和梭杆菌以外的其他厌氧菌有中度以上的抗菌活性，尤其对普氏菌、波费杆菌属、微需氧和厌氧球菌、革兰阳性非产芽胞厌氧杆菌和部分梭菌效果好。对产气荚膜梭菌效果较好，对革兰阴性厌氧杆菌效果差。常用于口咽部感染。

（6）万古霉素和去甲万古霉素　对各种革兰阳性菌包括球菌与杆菌均有强大抗菌作用，最低抑菌浓度（MIC）大多为0.06～5 mg/L，为快效杀菌剂。口服对艰难梭菌所致的伪膜性肠炎具极好疗效。成人剂量为每日2 g，分次口服，疗程7～10 d。

（7）其他　四环素类（以多西环素较好）的抗厌氧菌作用较氯霉素、克林霉素和甲硝唑差，对放线菌属则作用强大，因此除放线菌病外临床上不用于厌氧菌感染的治疗。喹诺酮类对厌氧菌的作用多数认为较差或不稳定。国外合成了若干喹诺酮新品种，对所有290株厌氧菌（包括脆弱拟杆菌和其他拟杆菌、梭菌、梭形杆菌、消化链球菌、丙酸杆菌等）均有良好活性（对≤2 mg/L的浓度均敏感），有待临床验证。拟杆菌和部分梭形杆菌能产β内酰胺酶而水解β内酰胺类抗生素，后者与β内酰胺酶抑制剂（如克拉维酸和舒巴坦）联合制剂可使氨苄西林、阿莫西林、替卡西林、哌拉西林、头孢哌酮等抗生素的抗菌谱增广，抗菌作用显著增强，从而对多种产β内酰胺酶的细菌产生明显协同作用；现有制剂有阿莫西林/克拉维酸（augmentin）、替卡西林/克拉维酸（timentin）、氨苄西林/舒巴坦（unasyn）、头孢哌酮/舒巴坦（sulperazon）等，可用于脆弱拟杆菌等感染。

厌氧菌感染部位不同，其致病菌种类也不相同，故可根据不同部位的致病菌种类选用适当的抗菌药物。①口腔厌氧菌感染：致病菌为口腔寄殖菌群，主要为消化链球菌、梭杆菌属、韦荣球菌属、口腔拟杆菌及真杆菌属等。首选青霉素，次选红霉素等大环内酯类或克林霉素。②呼吸系统厌氧菌感染：主要致病菌为消化链球菌、产黑色素普氏菌、梭杆菌属、梭菌属和脆弱拟杆菌，多数呈混合感染。首选克林霉素，次选氯霉素或甲硝唑，均宜与氨基糖苷类抗生素联合。③腹腔内厌氧菌感染：常见致病菌为脆弱拟杆菌、梭菌和厌氧球菌，常与兼性菌混合。首选甲硝唑或克林霉素，次选氯霉素，均宜与氨基糖苷类联合。④妇产科厌氧菌感染：主要致病菌为厌氧链球菌、拟杆菌、梭杆菌和梭菌，可有兼性菌混合感染。首选青霉素类，次选克林霉素或甲硝唑。可与氨基糖苷类联合。⑤中枢神经系统厌氧菌感染：常见致病菌为消化链球菌、梭杆菌、脆弱拟杆菌，部分呈混合感染。首选氯霉素加青霉素类，或甲硝唑加青霉素类。剂量均宜大。⑥骨与关节厌氧菌感染：较少见。致病菌以拟杆菌为主，首选克林霉素，次选氯霉素或甲硝唑。⑦皮肤软组织厌氧菌感染：常由产气荚膜梭菌、厌氧球菌引起。首选青霉素，次选克林霉素。⑧艰难梭菌所致伪膜性肠炎：首选万古霉素（口服）或甲硝唑。

曲伐沙星因其肝毒性，已被撤出美国市场，FDA规定仅用于具有特殊指征的ICU患者。

3. 其他治疗　支持和对症治疗包括维持水、电解质和酸碱平衡。输入新鲜血及血浆。积极纠正休克和DIC，止痛、肾衰的治疗及患肢的固定等亦属重要。并发血栓性静脉炎或DIC时，有应用肝素等抗凝剂的指征。由产气荚膜梭菌造成流产后感染或败血症而并发血管内溶血时，可应用换血疗法。对于某些产生强烈外毒素引起严重全身中毒症状者，如破伤风、肉毒杆菌感染、气性坏疽等，毒素是重要的致病因子，此时，抗毒素的应用尤为重要，以减轻和缓解中毒症状，减低病死率。此外可给氧，包括局部应用3%过氧化氢冲洗和全身给药，重症患者可考虑高压氧舱治疗。

【预防】　①尽可能防止发生降低组织氧化-还原电势的情况。②防止体内正常厌氧菌群或体外厌氧菌引入伤口、闭合空腔等。对外伤伤口应尽快彻底清创，去除异物和死腔，重建良好的血供；腹部贯穿性外伤，尤其是累及结肠时，有预防应用抗生素的指征。慢性病灶如慢性中耳炎、鼻窦炎、乳突炎应予积极治疗，以预防颅内厌氧菌感染。体弱、神志不清或有吞咽困难者，进食时应注意防止吸入。有瓣膜病变的心脏病患者行牙科、口腔手术时应予预防性抗菌治疗，为预防产后败血症应注意胎膜早破、产程延长和产后出血的处理。

参考文献

［1］ 斯崇文，贾辅忠，李家泰. 感染病学［M］. 北京：人民卫生出版社，2004.

［2］ Camelia EM, Elie FB, Franklin RC, et al. Unusual aerobic and anaerobic bacteria associated with prosthetic joint infections［J］. Clinical Orthopaedics and Related Research, 2006, 451: 55-63.

[3] Brook I. The role of anaerobic bacteria in mediastinitis [J]. Drugs, 2006,66(3):315-320.
[4] Brook I. Treatment of anaerobic infection [J]. Expert Rev Anti Infect Ther, 2007,5:991-1006.
[5] Lassmann B, Gustafson DR, Wood CM, et al. Reemergence of anaerobic bacteremia [J]. Clin Infect Dis, 2007,44:895-900.
[6] Brook I. Pericarditis caused by anaerobic bacteria [J]. International Journal of Antimicrobial, 2009,33:297-300.

第四十一节 破 伤 风

唐 红

破伤风(tetanus)是破伤风杆菌(*Clostridium tetani*)侵入人体伤口后,在厌氧环境下生长繁殖,产生嗜神经外毒素而引起全身肌肉(尤其是咬肌、脊棘肌、腹肌、四肢肌)强直性痉挛为特点的急性传染病。典型表现为牙关紧闭、强直性痉挛(tonic spasm)、阵发性痉挛(clonic spasm)。重型患者可因喉痉挛或继发严重肺部感染而死亡。新生儿破伤风由脐带感染引起,病死率很高。虽然 WHO 积极推行全球免疫计划,据估计全世界每年仍有近百万破伤风病例,数十万新生儿死于破伤风。

【病原学】 破伤风杆菌属厌氧芽胞杆菌属,专性厌氧。长 2～5 μm,宽 0.3～0.5 μm,繁殖体周身有鞭毛,能活泼运动。革兰染色阳性,但在繁殖过程中由伤口涂片检查时,可变为革兰染色阴性。破伤风杆菌在厌氧环境下繁殖,形成繁殖体并产生毒素,但易被消毒剂及煮沸杀死。当环境条件不利时,则形成芽胞,位于菌体一端,形似鼓槌状。破伤风芽胞对外界环境有很强的抵抗力,能耐煮沸 15～90 min,在土壤中可存活数年,需采用高压消毒才能将其杀死。在 5%苯酚(石炭酸)、1%升汞和 2%过氧化氢中可分别于 10～15 h、2～3 h 和 24 h 内被杀灭。破伤风外毒素可被胰蛋白酶处理分解为 α、β、γ 组分,以其各自引起不同临床效应分别称为破伤风痉挛毒素(tetanospasmin)、破伤风溶血素(tetanolysin)和溶纤维素(fibrinolysin)。除溶血素可引起溶血和可能导致局部组织坏死外,临床症状主要由毒性极强的痉挛毒素引起。

【流行病学】 估计每年全球病例 100 万,发病率为 18/10 万,年病死 40 万人;发展中国家由于免疫不普及,发病人数较多。每年新生儿破伤风 80 万例,也是我国内地新生儿死亡原因之一。破伤风杆菌广泛存在于人、畜粪便和土壤中,极易通过灰尘或直接污染各类伤口而引起感染发病。除战伤外,平时常见于开放性骨折、深刺伤、深切割伤、挤压伤、动物咬伤及产道感染。偶有因注射或手术时消毒不严,或在较差的环境条件下进行拔牙、穿耳等小手术而感染发病的病例。近几年,医源性侵入性检查等所致的感染时有发生,吸毒感染者也屡有报道。破伤风也是地震及洪涝等灾害时易发生并需积极防控的次生灾害性疾病。受伤后通常先有化脓感染,特别是伤口较深,不易彻底清创引流或有异物残留的伤口,在受伤环境很脏,又未能及时充分处理,极易感染破伤风。更有用不洁的泥土、香灰、纸灰包扎伤口而直接受染者。在家庭和卫生条件很差的场所接生,可造成新生儿脐带受染而发生破伤风。人群对破伤风普遍易感,各年龄组均有发病。但以青壮年男性,尤其以农民为多,显然与受伤机会较多和环境受破伤风杆菌污染严重有关。患本病后无持久免疫力,故可再次感染发病。

【发病机制和病理】 本病发病必须先有入侵门户,如各种创伤等,芽胞只能在缺氧条件下生长发育。破伤风杆菌无侵袭力,不侵入血循环,仅在局部伤口生长繁殖。其致病作用主要由产生的外毒素引起。外毒素主要侵犯脊髓及脑干运动神经元,一旦与神经细胞相结合,则不能被破伤风抗毒素所中和。破伤风杆菌芽胞侵入局部伤口后,一般还不会生长繁殖。如同时有葡萄球菌等需氧菌合并感染,组织创伤严重造成局部血循环不良,或有坏死组织及异物存留,形成局部厌氧环境,则极有利于破伤风杆菌繁殖。细菌以繁殖体形式大量增殖,并产生大量痉挛毒素。毒素先与神经末梢的神经节苷脂(ganglioside)结合,反向沿神经鞘经脊髓神经根传入脊髓前角神经元。正常情况下,当屈肌运动神经元受刺激兴奋时,冲动亦同时传入抑制性中间神经元,使之释放抑制性递质(甘氨酸和 γ 氨基丁酸),抑制相应的伸肌运动神经元使伸肌松弛,与屈肌收缩相互协调。同时,屈肌运动神经元的兴奋状态还受到抑制性神经元的负反馈抑制,使之不会过度兴奋。破伤风痉挛毒素能选择性地封闭抑制性神经元,阻止神经传递递质抑制物的释放,使伸屈肌间收缩松弛平衡失调而同时强烈收缩。此外,破伤风毒素还能抑制神经肌肉接头处神经触突的传递活动,使乙酸胆碱聚集于胞突结合部,不断频繁向外周发放冲动,导致持续性的肌张力增高和肌肉痉挛,形成临床牙关紧闭、角弓反张直至阵发性痉挛等主要症状(图 6-41-1)。破伤风患者的交感神经抑制过程亦同时受到损伤,产生临床上各种交感神经过度兴奋的症状,如心动过速、体温升高、血压上升、出汗等。血和尿中可测得儿茶酚胺水平升高,并随病情改善而下降。

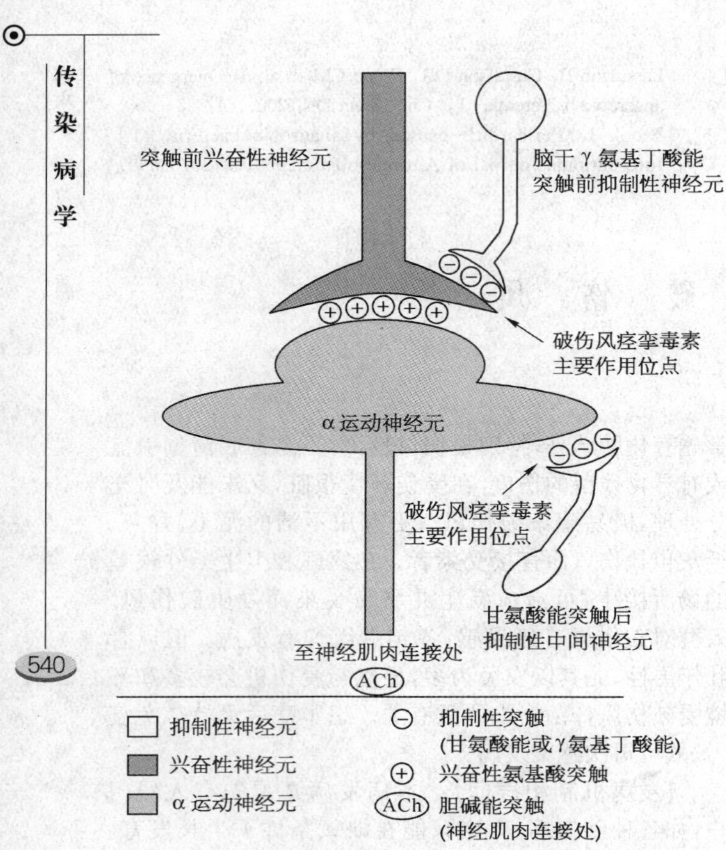

图6-41-1 破伤风病毒作用机制示意图

(引自贾文详. 医学微生物学. 2001,258)

破伤风病理改变亦无特异性。多数器官损害由严重肌肉痉挛性抽搐、缺氧引起。如脑和脊髓充血及出血,重者有水肿。神经元细胞可见水肿、核肿胀和染色质溶解。病程长者大脑半球可出现脱髓鞘及神经胶质增多,其他器官如心、肝、肾、肺、胃肠道等有不同程度的充血和出血。肺部等继发感染者有炎性病变。

【临床表现】 绝大多数破伤风患者均有外伤史,伤口多先有或合并化脓性感染。一般伤口较深,常有异物及坏死组织残留。部分患者伤口较小而隐蔽,常被患者忽视而致延误诊断和治疗,甚至因病情发展而造成严重后果。

潜伏期为7～14 d,最长可达数月,最短1～2 d。其长短不一与既往是否接受过预防注射、创伤的性质、创伤的部位及伤口的处理等因素有关。潜伏期或前驱症状持续时间愈短常病情愈重,病死率越高,短于7 d者多为重型破伤风。曾用破伤风类毒素自动免疫或受伤后进行预防性破伤风抗毒素注射者,潜伏期一般较长。早期症状为全身不适、肌肉酸痛等,嚼肌痉挛所致的张口困难是最早的典型症状。其他的特征性临床表现为持续性的全身肌张力增高和继后出现的阵发性强直性肌痉挛。患者神志清楚,当病情进展而出现阵发性强直性肌痉挛时,患者十分痛苦,常由很轻微的刺激,即引起一次痛苦的痉挛。从出现肌张力增高到首次出现强直性肌痉挛的时间称为初痉期。初痉期短于48 h者,提示病情较重。病情进展表现在痉挛间歇期缩短而持续时间延长。如喉部肌肉及呼吸肌出现持续痉挛而未能缓解时,患者可因窒息而立即死亡。身体各部位肌肉强直引起破伤风患者特征性的痉笑面容、吞咽困难、颈强直、角弓反张、腹肌强直及四肢僵硬等临床表现。较重的病例常同时有交感神经过度兴奋症状,如高热、多汗、心动过速等。高热是破伤风患者预后差的重要标志之一。

破伤风患者极易并发呼吸道感染,严重呼吸道感染为本病患者死亡的主要原因。患者因咽部肌肉强直而吞咽困难,喉部常积聚较多的分泌物。当患者发生阵发性肌痉挛时,极易吸入大量分泌物造成支气管肺炎或肺不张。感染发生后又因呼吸肌强直,无法有效咳嗽排痰。为抑制肌肉痉挛而应用的镇静剂和肌肉松弛剂,亦部分影响其有助排痰的咳嗽反射,使肺部感染更为严重,且不易控制。为预防喉痉挛及加强肺部感染引流,常进行气管切开术。但术后如缺乏良好护理,可使气管内分泌物浓稠,积聚管壁形成干痂,外部病原菌更易侵入,进一步使肺部感染恶化和通气进一步障碍,甚至导致呼吸衰竭。

破伤风患者因口咽肌肉强直而无法进食,仅靠静脉输液和管喂饮食维持营养。加之全身肌肉持续强直痉挛的消耗,交感神经兴奋造成的能量消耗,使患者常出现营养不良。患者病后迅速消瘦,在恢复期常"骨瘦如柴",需经较长时间才逐渐恢复。为及时和正确地治疗患者,临床常根据患者的特点将破伤风分为轻、中、重3型。

1. 轻型 潜伏期超过10 d,全身肌强直程度较轻。可在起病后4～7 d出现肌肉痉挛性收缩,但持续时间很短,一般数秒钟即停止,无阵发性肌痉挛。

2. 中型 潜伏期7～10 d,初痉期2～4 d。临床肌肉强直显著,具有典型的牙关紧闭及角弓反张。阵发性痉挛持续时间延长,持续10 s以上,且发作频率增加,但尚无呼吸困难和喉痉挛发生。适当应用镇静剂能控制痉挛。

3. 重型 潜伏期短于7 d,初痉期多短于48 h。全身肌肉强直明显,频繁发生痉挛性肌肉收缩,持续时间长,不易为镇静剂所控制,常致患者发绀,并易致喉痉挛窒息。患者常有高热及肺部感染,或因频繁抽搐缺氧而发生脑水肿。严重者发生昏迷,最终死于呼吸衰竭和全身衰竭。

根据入侵部位和临床受累肌肉范围不同,可分出一些特殊类型破伤风。局限性破伤风(local tetanus)仅累及伤口邻近部位的肌肉发生强直和痉挛,如仅单一肢体或上半身肌肉受累而下肢肌张力正常。此种表现亦可为破伤风的早期表现。一旦误诊,可发展为典型全身性破伤风,甚至因延误诊治造成严重后果,应特别注意。脑型破伤风(cephalic tetanus)由于头、面部,主要是眼眶受伤感染，表现为牙关紧闭、面肌及咽肌痉挛。由感染部位不同引起的耳源性破伤风、产道破伤风及手术后破伤风等，其临床表现及病情轻重主要与局部感染严重程度及引流情况有关。新生儿破伤风(neonatal tetanus)由脐带受染引起，潜伏期通常 7 d，故亦称“七天风”。早期症状是吮奶困难，以后出现与成人相似的症状，如角弓反张、面肌张力增高等，但不如成人明显。可表现一种皱额、闭眼、嘴唇收缩的特殊外貌。半数无牙关紧闭，但压下颌时有反射性牙关紧闭，亦可因喉肌痉挛窒息死亡。出现高热除交感神经兴奋性增高外，继发支气管肺炎亦为常见原因。

【实验室检查】 本病的实验室检查一般无特异性发现。在肺部继发感染时，白细胞可明显增高，痰培养可发现相应病原菌。血清 ALT、AST 及 CPK 可增高。伤口分泌物常分离到需氧化脓性细菌，亦可经厌氧培养分离出破伤风杆菌。由于破伤风临床表现较为特异，尤其症状典型时诊断不难，故可不要求常规进行厌氧培养获得细菌学证据。

【诊断和鉴别诊断】 破伤风的诊断主要靠外伤史及典型的临床表现。如短期动态观察患者症状发展，亦能早期作出诊断。当患者有确切的外伤史或有感染伤口存在，继之发展为张口困难、全身肌张力增高等症状，诊断应无困难。如再发展阵发性肌痉挛，则可更加肯定诊断。但临床约有 20% 破伤风患者无明显外伤史，诊断主要靠特征性临床表现。此时，鉴别诊断十分重要。

本病主要应与引起肌张力增高和阵发性肌肉痉挛的疾病相鉴别。口腔及咽部疾患可引起张口困难，如咽后壁脓肿、牙周及颞颌关节病等，除局部可查见炎症表现和病变外，一般无全身肌张力增高和阵发性肌痉挛。脑膜炎及脑血管意外，特别是蛛网膜下腔出血，可以引起颈强直及四肢肌张力增高，但无阵发性肌痉挛和外伤史。脑血管意外偶有癫痫样发作，但与破伤风强直性肌痉挛完全不同，且脑脊液常有相应改变，并多有神志障碍和瘫痪。手足搐搦症主要表现为发作性手足强直性痉挛，但间歇期无全身肌张力增高，血清钙水平常明显减低，对钙剂治疗有特效。狂犬病亦可发生咽肌痉挛，表现为吞咽和呼吸困难。但有明确被犬咬伤历史，临床有特征性恐水怕风症状，疾病发展主要是全身肌肉麻痹，而无全身肌张力增高。癔症患者可有张口困难等症状，但一般经暗示治疗或适当镇静后，其痉挛表现可明显缓解。

【治疗】 治疗是否适当是直接影响破伤风预后的关键。在破伤风治疗中，彻底地处理伤口，恰当地控制肌肉痉挛、防止喉痉挛，及有效地控制肺部感染最为重要。

1. 伤口处理 本病的伤口情况直接与患者病情发展和预后有关。因此，伤口的处理十分重要。应彻底清除伤口异物和坏死组织。特别是表面已结痂甚至愈合的伤口，常因深部异物及感染的存在，病情不易控制或继续发展。此时应果断重新切开探查和充分引流。伤口应敞开而不宜包扎，最好用 3% 过氧化氢溶液浸泡或反复冲洗以消除厌氧环境。伤口周围可用破伤风抗毒血清作环形浸润阻滞，主要用于较深、较大、感染严重的伤口，以中和不断产生的外毒素，阻止其进一步与神经结合。对感染破伤风杆菌的伤口处理不宜保守，经伤口处理后仍有痉挛频繁发作和病情进展者，应再次检查伤口有无埋藏的异物，有局部压痛和疑有深部异物时，应果断切开探查。临床常因彻底引流后而病情得以迅速缓解。对于严重的复杂伤口，难以彻底引流，如开放性骨折、严重的子宫腔内感染，在短期观察治疗下病情仍进展明显时，更应及时外科手术切除病灶甚至截肢。临床屡有单纯为保留肢体而死于重型破伤风的病例。因此，正确的伤口处理方案应根据短期对病情发展的观察和伤口情况，尽快与外科医师一道作出判定。临床经验已充分肯定，如能彻底清除引流病灶，将明显加快破伤风病情的控制。此外，亦应注意伤口可与病情发展不一致的情况。如未查出明显外伤，或已经完全切除感染病变，而临床仍表现为重型破伤风，经治疗病情无缓解的病例，估计可能与个体对破伤风外毒素极度敏感有关，则应加强对症状的控制。

2. 破伤风抗毒素(tetanus antitoxin, TAT)及人破伤风免疫球蛋白的应用 破伤风毒素毒性较强，如经处理减低毒性而保留其免疫原性称为破伤风类毒素，用以免疫马后获得马破伤风抗血清(TAT)。亦可直接从破伤风免疫注射后的志愿者中采血制备为人破伤风免疫球蛋白(human tetanus immunoglobulin, HTIG)，主要作用为中和游离的破伤风毒素，但对已与神经细胞结合的毒素无中和作用。对伤口感染较重及症状明显的患者，应争取发病后早期使用，并根据伤口情况及病情进展决定是否需要重复应用或加局部应用，以中和新产生的毒素。TAT 剂量不必过大，一般用 2 万～10 万 U，静滴或肌注。用前应先做皮试，以避免异种血清变态反应。如皮试阳性，则进行脱敏注射法。以抗血清 1∶20 稀释开始，0.1 ml 皮下注射；以后每次注射间隔 20 min，抗血清稀释及注射方法依次为 1∶10 稀释 0.1 ml 皮下注射、1∶1 稀释 0.1 ml 皮下注射、不稀释 0.2 ml 肌注、不稀释 0.5 ml 肌注，最后一次将余量全部注射，共 6 次注射完毕。近年推荐用 HTIG，初步报道效果优于 TAT，在血中维持时间较长，可避免异种血清反应。常用量为 3 000 U，分次多部位肌注。静脉注射因不良反应较严重，不予推荐。国外资料显示破伤风的病死率下降与应用 TIG 有明显关系，故在治疗中已基本代替 TAT。关于 TAT 及 TIG 鞘内或脑池内使用的疗效，目前评价不一。有学者报道 TIG 按每千克体重 50 U 计算，一次性肌内注射，并联合鞘内注射 TIG

250 U加地塞米松5 mg；认为对脑型破伤风有益，但确切效果尚待进一步研讨。

3. 病原治疗 破伤风杆菌不侵入血循环和其他器官组织。因此，如能彻底引流消除局部感染灶，清除厌氧环境，即能达到病原治疗的目的。应用抗生素的目的仅限于杀灭伤口内破伤风杆菌繁殖体，减少外毒素的产生，同时治疗金黄色葡萄球菌等需氧化脓细菌的夹杂感染。破伤风杆菌繁殖体对青霉素敏感，常用剂量为每日青霉素G 160万～240万U，分次肌注。如对青霉素过敏，或合并肺部感染和伤口感染严重，则应换用或根据细菌培养药敏试验结果选择其他抗菌药物，单用或联合应用。

4. 对症治疗

(1) 控制肌肉痉挛 选择适当镇静剂和肌肉松弛剂抗痉挛治疗，能有效减轻肌强直及阵发性肌痉挛。这不仅减轻患者痛苦，又能有效预防喉痉挛和减轻肺部感染。镇静剂常选用氯丙嗪及异丙嗪，肌肉松弛剂首选地西泮(安定)。剂量应根据病情和患者对药物的反应随时调整。方法为定时肌注或持续静滴，以药物能均匀进入体内，维持患者能安静入睡，但呼之能应为最适浓度。镇静不够无法有效控制阵发性痉挛，镇静过度则不利患者排痰，并可能抑制呼吸。常用量为氯丙嗪25～50 mg/次，地西泮10～20 mg/次，每4～6 h交替应用。为减少刺激患者，最好加入250 ml糖水或糖盐水中持续静滴。可根据患者痉挛发作情况调整剂量和输液速度。10%水合氯醛灌肠具有快速、有效、安全等优点，但维持时间较短，适用于新生儿破伤风或需短时加强镇静的患者，如准备做气管切开术前等。剂量成人20～40 ml/次，新生儿病例0.5 ml/(kg·次)。亦有文献报道，用硫酸镁作为一线药物静脉注射治疗破伤风，能有效控制痉挛和自主神经功能紊乱。重型破伤风发生频繁肌痉挛，严重影响患者呼吸，造成缺氧并极易导致脑水肿昏迷和严重肺部感染，甚至呼吸衰竭。可采用0.25%硫喷妥钠缓慢静脉推注，但仅能暂时控制严重的频繁痉挛。有条件最好采用筒箭毒碱(tubocurarine) 10～30 mg肌注或静滴，可使全身骨骼肌暂时麻痹而控制痉挛。此时因呼吸肌麻痹需同时用间歇正压人工呼吸(intermittent positive pressure ventilation, IPPV)以维持患者呼吸。镇静剂及肌肉松弛剂随病情改善和稳定可逐渐减量维持，多数病例疗程3～4周。

(2) 气管切开术 控制阵发性肌痉挛可以预防喉痉挛引起窒息及减轻吸入性肺部感染。气管切开指征为：痉挛频繁不易控制；喉痉挛；肺部感染痰液黏稠不易咳出；呼吸肌持续痉挛，呼吸表浅发绀较重者。如病情重进展迅速，则常需紧急气管切开以预防或处理喉痉挛。气管切开能改善通气、利于引流吸痰。对破伤风患者气管切开指征的掌握常是临床医师的难题。放宽指征而过多地气管切开，虽然基本避免喉痉挛窒息，但亦会带来很多复杂的术后护理问题和因此发生的严重后果。指征掌握过严，会增加患者突发喉痉挛引起窒息死亡的危险。因此，正确决策有赖于医师的经验和对患者病情发展的认真观察判断。一旦气管切开应加强护理，包括经常翻身吸痰，加强局部气管内湿化，吸痰时动作轻柔，减少气管黏膜机械损伤。气管黏膜出血及分泌物可形成结痂，不仅严重影响气道通畅，还可引起吸入性肺炎和肺不张。为避免因饥饿、发热引起肠蛔虫上行窜入气道诱发喉痉挛，或直接爬入气管导管引起阻塞窒息，应常规尽早给予驱蛔治疗。

(3) 支持和营养 本病患者因吞咽肌组痉挛不能顺利进食，加之持续肌强直、肌痉挛和交感神经兴奋造成大量能量消耗，使患者迅速消瘦和营养不良。因此，除加强静脉补液外，有条件时可给予静脉高营养，补充脂肪乳、氨基酸和白蛋白，或在患者阵发性痉挛基本控制后，尽早管喂饮食。由于安放鼻饲管可诱发喉痉挛，对病情较重尚未作气管切开者，宜暂缓安放。即使痉挛已控制，亦应在充分镇静下由有经验的专科护士小心安放。鼻饲可给予高热量流质饮食以补充必需营养。管喂内容及数量应随患者反应而调整。

(4) 环境及护理 本病患者常因外部刺激诱发痛苦的痉挛，甚至喉痉挛窒息死亡。因而，病室环境应安静、避光、避风，各种诊治措施操作应轻柔，尽量减少对患者的刺激。最好设专门病房由专职护士守护，严密观察病情变化，特别注意防止喉痉挛的发生与及时处理。同时做好镇静药物维持与调整、定时翻身、管喂饮食及气管切开后护理工作。此外心理康复治疗也不容忽视，患者大多来自近郊和农村，对疾病发展、治疗及转归认识不够，需要向患者和家属做心理治疗以配合治疗、护理，树立战胜疾病的信心，保持良好的心理状态，配合医护人员完成各种治疗护理直至康复。

(5) 其他 近年来有学者报道用臭氧综合治疗(自血回输疗法和直肠灌注臭氧气体)可使破伤风治疗周期缩短、并发症减少、病死率下降。国内外也有应用高压氧治疗重症新生儿破伤风取得较好疗效的报道。但其适应证、疗效和安全性等都有待进一步研究，故并未在临床广泛使用。

【预后】 本病如能早期确诊和恰当治疗，一般预后较好。仅在恢复期明显消瘦，或全身肌肉发僵而活动不便，一般经2～3个月后逐渐恢复，不留后遗症。新生儿及老年患者、重型破伤风，病死率可达10%～40%，平均约20%。病死率还与受伤部位及处理是否及时恰当、潜伏期及初痉期长短、医生经验密切相关。如在有经验的医师指导下监护治疗，及时彻底地处理伤口，可明显降低病死率。死亡原因多为呼吸道并发症，如喉痉挛窒息、肺部感染、肺不张、气道分泌物阻塞、呼吸衰竭，以及全身严重感染等。

【预防】 本病的预防包括自动免疫、被动免疫和受伤后清创处理及围生期保护。

1. 主动免疫 我国早已将百日咳菌苗、白喉类毒素和破伤风类毒素混合为3联疫苗列入儿童计划免疫。接种对象为3～5月龄幼儿，第1年皮下注射0.25 ml、0.5 ml和0.5 ml共3次，间隔4周。第2年皮下注射0.5 ml 1次，并在1岁半至2岁再复种1次。以后每隔2年可加强注射1次1 ml，直至入学前以保持抗体水平。对未进行过破伤风主动免疫的军人及易受伤的职业工作者，采用磷酸铝吸附精制破伤风类毒素进行人群免疫，既经济安全又有效。方法为第一年肌注2次，每次0.5 ml，间隔4～8周。第2年肌注0.5 ml，以后每5～10年加强注射1次，即可维持有效抗体水平。在受伤时还可追加注射1次，以达到增强抗体水平。破伤风类毒素免疫性强，接种后成功率高，很少有接种后再发病者。在破伤风发病较高的地区，提倡孕妇在妊娠后期进行破伤风免疫。方法为每次破伤风类毒素0.5 ml肌注，共注射3次，间隔4周，末次注射应在分娩前1个月。这不仅可保持产妇在分娩时有较高抗体水平，而且有足够的抗体传递给婴儿，达到有效保护预防作用。WHO曾在全球推行儿童破伤风免疫计划，希望在2000年全球基本消灭破伤风，但这一目标尚远未达到。美英等国家计划免疫监测报告显示，破伤风保护抗体随年龄增长而逐渐下降，仅约60%的成人具有保护性抗体。因此如何保护老年人和进一步在发展中国家普及破伤风免疫计划仍是尚待解决的问题。此外，开发免疫效果好、接种次数少的破伤风新型疫苗也是近年的研究热点。有报道利用某些新型材料对抗原可以起到缓释的作用，从而可以刺激机体在较长的一段时间内维持理想的抗体水平，从而达到减少免疫次数，维持高水平抗体的效果。但目前尚处于研究阶段。

2. 被动免疫 主要用于未进行破伤风主动免疫的受伤者。采用破伤风抗毒素TAT 1 000～2 000 U，1次注射。注射前需皮试，如皮试阳性则应改为脱敏注射法分次给予。注射后可维持保护期约10 d。据文献报道，致死性变态反应的发生率为1/100 000，且随着注射次数的增多，变态反应也越重。而且皮试阴性者在使用时或脱敏治疗时，仍需警惕变态反应的发生。亦可用HTIG 500～1 000 U肌注，维持保护期3～4周。为加强保护效果，最好同时开始建立主动免疫。进行被动免疫后，仍可能有部分人发病，但通常潜伏期长，病情亦较轻。

目前国内外多个破伤风的预防方案均强调创伤后积极给予预防措施的重要性，强调根据伤口和免疫史的具体情况来确定预防措施，强调以主动免疫为主，在紧急预防时主动免疫和被动免疫的联合。

3. 伤口处理 对伤口及时彻底清创处理，详见治疗。此外，如伤口较深或污染严重者，应及早用适当抗生素预防和控制感染。最好在受伤6 h内应用，疗程3～5 d。目的是控制需氧化脓菌感染，避免造成厌氧微环境，以控制和预防破伤风杆菌生长繁殖。

参考文献

[1] 雷秉钧.破伤风[M]//马亦林.传染病学.第4版.上海:上海科学技术出版社,2005:716-723.

[2] 潘孝彰,破伤风[M]//陈灏珠.实用内科学.第12版.北京:人民卫生出版社,2006:590-593.

[3] McIntyre PB, Burgess MA, Egan A, et al. Booster vaccination of adults with reduced-antigen-content diphtheria, tetanus and pertussis vaccine: immunogenicity 5 years post-vaccination [J]. Vaccine, 2009,27(7):1062-1066.

[4] Blatter M, Friedland LR, Weston WM, et al. Immunogenicity and safety of a tetanus toxoid, reduced diphtheria toxoid and three-component acellular pertussis vaccine in adults 19-64 years of age [J]. Vaccine, 2009,27(5):765-772.

[5] Yalçin SS, Gümüş A, Yurdakök K, et al. Prophylactic use of acetaminophen in children vaccinated with diphtheria-tetanus-pertussis [J]. World J Pediatr, 2008, 4(2):127-129.

[6] Thwaites CL, Yen LM, Cordon SM, et al. Effect of magnesium sulphate on urinary catecholamine excretion in severe tetanus [J]. Anaesthesia, 2008,63(7):719-725.

[7] Gidengil CA, Sandora TJ, Lee GM, et al. Tetanus-diphtheria-acellular pertussis vaccination of adults in the USA [J]. Expert Rev Vaccines, 2008,7(5):621-634.

[8] Black S, Friedland LR, Ensor K, et al. Diphtheria-tetanus-acellular pertussis and inactivated poliovirus vaccines given separately or combined for booster dosing at 4-6 years of age [J]. Pediatr Infect Dis J, 2008,27(4):341-346.

第四十二节 厌氧芽胞梭菌感染

施光峰 徐肇玥

厌氧芽胞梭菌病(clostridial diseases)是由厌氧芽胞梭菌属(*Clostridium*，原称梭状芽胞杆菌，简称梭菌属)中主要病原菌引起的感染。病原性梭菌的病原因子是各自产生的特异性蛋白毒素，即梭菌毒素，大致可分为神经毒素(neurotoxin)、组织毒素(histotoxin)及其他毒性物质。产生神经毒素的菌种有破伤风梭菌(*Clostridium tetani*)与肉毒梭菌(*Clostridium botulinum*)，分别引致破伤风(tetanus)与肉毒中毒(botulism)两种梭菌病，这两种病已在前面专节阐述。本节主要讨论由产生组织毒素的菌种引致疾病，常由一种梭菌单独感染或数种梭菌混合感染导致的疾病。梭状芽胞杆菌孢子常可侵及失活组织，导致典型的、严重的、迅速进展的气性坏疽(gas gangrene)。

梭菌为革兰阳性、产芽胞的厌氧(多数为专性厌氧)菌，多数有鞭毛，广泛分布于自然界，常存在于土壤、人和动物的肠道中，多数为腐物寄生菌，少数为致病菌。在每克肥沃的土壤中至少含 10^3 个梭菌；在人粪中每克含菌量可达 10^9～10^{10}个；而正常皮肤、口腔和女性生殖道则较少。最常见的分离菌种为产气荚膜梭菌(*C. perfringens*, Cp)，常与多种梭菌并存。人体必须存在特殊情况促使梭菌生长繁殖、产毒素，才能引起发病，单纯伤口或体表有细菌存在并无重要意义。梭菌感染大多由Cp引起，偶尔诺维梭菌(*C. novyi*)或水肿梭菌(*C. oedematiens*)、败毒梭菌(*C. septicum*)、肖氏梭菌(*C. chaovoei*)、双酶梭菌(*C. bifermentans*)、溶组织梭菌(*C. histolyticum*)、谲诈梭菌(*C. fallax*)也可致病。梭菌感染病情轻重不一，梭菌可引起不同的疾病过程包括败血症、不同解剖部位的局灶性感染和组织毒性征群。最常见的组织毒性梭菌为Cp，其致病性系由其产生的外毒素所引起，根据其所产生的4种主要致死毒素 α、β、ε 和 ι(iota)的活力而分成A、B、C、D、E 5型，5个型均可使动物致病，使人致病的主要是A型和C型，α毒素是Cp最重要的致病因子。

一、梭菌性肌坏死

梭菌性肌坏死(即气性坏疽)是由产气荚膜梭菌等所引起的严重感染，以肌坏死和全身毒性为特点，是一种发展迅速、预后差的厌氧菌感染。致病菌主要有产气荚膜梭菌(80%左右)、水肿梭菌、败毒梭菌、梭状梭菌和溶组织梭菌等，多为混合感染。第一次和第二次世界大战时分别有5%和0.3%～0.7%的创伤发生气性坏疽，由一般手术创口感染所致者发生率极低。朝鲜战争和越南战争时的发生率分别降至0.2%和0.000 2%，反映了战伤中强调迅速彻底清创、改进战伤处理所取得的成绩。感染的病菌多来自土壤，内源性者多来自肠道或胆道。梭菌产生的外毒素至少达12种，7种毒素经腹膜注射小鼠后可致其死亡。

【发病机制】 诱使梭菌侵入肌肉产生毒素的主要原因为缺氧和组织氧化-还原电势(Eh)的降低。本病较常发生于肌肉厚的部位，如臀部、大腿、肩胛等处。由于大动脉损伤，大片肌肉缺血缺氧坏死，组织的Eh降至50 mV以下，局部伤口中的梭菌生长繁殖。产气荚膜梭菌在局部生长繁殖，产生多种外毒素和酶(毒素、胶原酶、透明质酸酶、溶纤维酶和脱氧核糖核酸酶等)，一方面破坏周围组织的胶原纤维，使感染迅速扩散，沿肌束和肌肉群扩散，使肌肉色泽变暗红色，失去弹性；另一方面，这些酶具有强大的糖、蛋白质分解作用，产生大量不溶性气体如硫化氢、氮等，在组织间积聚，蛋白质分解，使得组织细胞坏死、渗出、水肿明显。积气和水肿使得局部压力骤升，血管受压引起血运障碍，加重组织缺血缺氧，更有利于细菌繁殖，使病情恶化。大量外毒素的吸收可引起严重的毒血症，直接侵犯心、肝、肾等脏器，引起休克、肾功能不全甚至多脏器功能衰竭。

研究表明，θ毒素和α毒素浓集于感染部位后，破坏局部组织和炎症细胞；当毒素浸润至周围组织或进入全身循环系统后，可引起中性粒细胞和内皮细胞间黏附作用的调节异常并上调白细胞的呼吸爆发，导致血管内白细胞淤滞、内皮细胞受损和局部组织缺氧。组织的灌注不足有利于厌氧菌的生长，使气性坏疽的病变范围迅速扩大。此外，α毒素可引起严重的溶血和组织坏死。

休克的发生，部分和毒素的直接和间接作用有关。在体外试验中，α毒素可直接抑制心肌的收缩力，可因心排血量的急剧减少而造成低血压。在θ毒素的作用下，一氧化氮、脂质分泌物、前列环素和血小板活化因子(PAF)等内源性介质的产生增加，使血管壁的张力降低，促进休克的发生、发展。α毒素可分别促进内皮细胞产生血小板活化因子和单核细胞产生肿瘤坏死因子(TNF)。实验证实，PAF和TNF使血管张力迅速降低。在革兰阴性菌性败血症中，随着平均动脉压的急剧下降，心排血量代偿性增加。但是，上述反应未见于产气荚膜梭菌所致的休克，和α毒素对心肌收缩力的抑制有关。全身血管张力和心排血量的下降可导致难治性休克。

【临床表现】 气性坏疽的易患因素包括：①深部创伤或穿透伤，如一侧上肢或下肢。②手术，主要包括肠道和胆道手术。③败血性流产或分娩。④软组织损伤伴供血不足或烧伤。⑤患结肠癌、直肠癌、骨盆肿瘤、白血病或接受细胞毒性药物治疗而伴有中性粒细胞减少症者。

潜伏期一般为伤后1～4 d(6 h至6 d)。患者多有明显的全身和局部表现。

1. 全身表现 主要表现为严重的毒血症状，体温可高达40℃以上，患者极度虚弱、表情淡漠但神志清楚、面色苍白、呼吸急促、心率增快、进行性贫血，全身症状迅速恶化，晚期可出现溶血性黄疸，外周循环衰竭、多脏器功能衰竭。

2. 局部表现 最早的局部症状是受伤部位剧痛，呈胀痛感，一般止痛剂难以缓解。随后伤口周围肿胀、皮肤苍白、紧张发亮，伤口中有大量浆液性血性渗出物，有时可见气泡冒出。随着病情进展，局部肿胀加剧、静脉回流障碍，皮肤由红变白，再转为暗红、黑紫，表面呈现大理石样斑纹。组织分解、液化、腐败产生硫化氢气体，伤口恶臭，轻压之有捻发音。肌肉病变是梭菌性肌坏死的特点，肌肉失去弹性和收缩力，切割不出血，肌纤维肿胀、发黑。远端肢体苍白、厥冷、水肿，严重者整个肢体坏死。

常见的并发症为溶血性贫血、休克、肾功能衰竭等。约15%伴菌血症。

【诊断】 早期诊断是保存患肢、挽救生命的关键。主要依据是早期的局部表现。早期诊断的三大特征为：①伤口周围触诊有捻发音。②渗液细菌涂片发现粗大的革兰阳性杆菌。③X线平片检查发现肌群中有气体存在，实验室检查Hb显著下降，白细胞通常不超过15×10^9/L，血清肌酸激酶(CK)水平升高。

确诊依据为厌氧菌培养检测到产气荚膜梭菌、水肿梭菌、败毒梭菌、梭状梭菌或溶组织梭菌等病原菌，或PCR方法检测病原菌DNA阳性。

如渗出液直接涂片染色镜检可见革兰阳性短粗大杆菌，单独或成双排列，同时白细胞很少或变形、破碎。也可用荧光抗体、酶标抗体和酶标SPA等染色法进行快速鉴定。值得注意的是，从细菌学角度而言，产气荚膜梭菌为革兰阳性杆菌；但是，从感染部位检得的产气荚膜梭菌经染色后，可为革兰阴性或阳性。定期作X线摄片检查有助于早期发现气性坏疽，若气体量增加或呈线性或沿肌肉和筋膜面扩展，则提示为本病；在病程后期，肌束内可见到气体积聚。

本病应与下列疾病相鉴别，①厌氧菌(包括梭菌性和非梭菌性)蜂窝织炎：此病发病缓慢，病变主要位于皮下，可引起皮下组织或筋膜坏死，很少有肌肉坏死，全身中毒症状轻。②兼性需氧菌感染：如大肠埃希菌等，主要产生可溶性的气体，不易在组织间积聚，无特殊臭味。③厌氧链球菌感染：发病较缓慢，全身症状较轻，局部肿胀不明显，伤口渗出液呈浆液脓性，涂片检查有革兰阳性菌。

【治疗】 早期诊断和紧急手术是保全患肢，挽救生命的关键。一旦伤口怀疑有梭菌性肌坏死，应尽早敞开伤口，以氧化剂大量清洗。同时尽快明确诊断。一经诊断，应紧急手术。

1. 紧急手术清创 术前应静脉应用青霉素和甲硝唑，输血及纠正水、电解质失衡，手术范围应超过表面皮肤显示的范围，病变区作广泛多处切口，彻底清除变色、不收缩、不出血的肌肉，直达色泽红润，能流出鲜血的正常组织并行筋膜切开减压。对于限于某一筋膜的感染，应切除该筋膜腔内的所有肌群。若整个患肢已广泛感染，应果断截肢。术中应用大量双氧水冲洗伤口并湿敷。清创后若感染仍无法控制，应再次清创。

2. 应用抗生素 首选青霉素，剂量宜大，每日用量可达1 000万～2 000万U，同时给予克林霉等抑制产气荚膜梭菌生长。

3. 高压氧治疗 有较好疗效。

4. 全身支持治疗 包括少量多次输血，纠正水与电解质代谢失调，给予高蛋白质、高热量的营养支持和止痛、镇静、退热等对症处理。梭菌性肌坏死(气性坏疽)等厌氧菌感染手术的处理。

【预防】 彻底清创是预防创伤后发生梭菌性肌坏死的最可靠方法。对一切开放性创伤，特别是有泥土污染和损伤严重、肌肉坏死者，均应及时进行彻底的清创术，去除一切失活坏死组织和异物。对疑有梭菌性肌坏死的伤口，可用3%过氧化氢等冲洗、湿敷；对已缝合的伤口，应拆线敞开伤口。青霉素在预防梭菌性肌坏死方面有较好的作用，可根据创伤情况在清创前后应用，但不能代替清创术。应将患者隔离，患者用过的一切衣物、敷料、器材均应单独收集，进行消毒。煮沸消毒应在1 h以上，最好用高压蒸汽灭菌，换下的敷料应行销毁，以防交叉感染。对梭菌性肌坏死患者进行手术时，应严格按照相关隔离消毒要求处理。

二、伪膜性结肠炎

由服用抗生素引起的程度不等的、以腹泻为主要症状的胃肠道疾病总称为抗生素相关肠炎(antibiotic associated colitis, AAC)。其中最严重的即是伪膜性结肠炎(pseudomembranous colitis, PMC)。后者的发生与毒素有关，其特征为肠黏膜上出现渗出斑或形成伪膜，常累及结肠。无伪膜的肠炎即AAC；实际上，活检证实，在显微镜下AAC患者的肠黏膜中不仅有炎症反应，表面也可见伪膜形成。最轻的肠黏膜上仅轻度充血的腹泻为AAD。艰难梭菌(Cd)感染是抗生素相关腹泻的主要致病细菌。在1977年，首次由Bartlett提出。而与此菌相关的腹泻被称为艰难梭菌相关性腹泻(*C. difficile* associated diarrhea, CDAD)或艰难梭菌相关性结肠炎(*C. difficile* associated colitis, CDAC)。现在CDAD日益常见，已逐渐发展成为一个世界性的卫生问题。CDAD轻重可以差别悬殊，轻者只是无症状的Cd携带，而重者可以是PMC。PMC可并发中毒性巨结肠及结肠穿孔，两者虽少见，但后果严重。故对PMC及其并发症的早期诊断、早期治疗可挽救生命。

【病原学和发病机制】 与抗菌药物相关的PMC病例中，致病菌几乎均为Cd。Cd是专性厌氧菌，革兰染色阳性。菌体粗长，为(1.3～1.6)μm×(3.1～6.4)μm，芽胞多位于次极端，呈卵圆形。在一般的培养基上不生长，而生长于CCFA(环丝氨酸、头孢西丁、果糖、琼脂)培养基上。厌氧、孵育24～48 h,可以见到黄色扁平、有脐凹、表面粗糙、边缘不整齐的菌落。其直径2～4 mm。此菌落的形态特征使得其易与其他细菌区别。CDAD为一毒素介导的肠道疾病,病菌并不侵袭肠黏膜。Cd主要产生A和B两种毒素,A毒素产量大,是引起临床肠道症状的因素;B毒素产量少于A毒素,但其对细胞的毒性比A毒素大千倍。两者均为肠毒素。B毒素又称细胞毒,因其具有很强的致细胞病变作用。两者在PMC的发病中均有重要的地位,患者的腹泻是这两种毒素合成作用的结果,而Cd本身并不引起腹泻。PMC的发生机制如下:A毒素和(或)B毒素首先和肠道黏膜附着,随之发生组织破坏、炎症反应和腺体分泌;而由Cd直接侵袭肠道者并不常见。75%的Cd产生两种毒素,其余的大部分仅产生一种毒素或既不产生毒素A,也不产生毒素B,而不引起结肠炎或腹泻。

【流行病学】 CDAD可见于任何年龄,但在新生儿中很少见,随着年龄的增长发生率增加;虽然本病也可见于健康人,但绝大多数病例发生于抗菌药物或肿瘤化疗、放疗或免疫抑制剂应用者,患者多有原发病或为免疫缺陷者如晚期肿瘤、肝及肾疾病、糖尿病、手术等。在很大程度上,CDAD和PMC的发病率取决于:①应用实验室检查检测粪便中毒素和(或)内镜检查等手段确定诊断的频率。②抗菌药物的应用情况。③Cd的耐药情况。④与Cd传播有关的流行病学因素等。几乎所有具有一定抗菌谱与活性的抗菌药物均可作为致病因素;最常见者为广谱头孢菌素类、氨苄西林、克林霉素和抗菌药物的联合应用,次为其他青霉素类、红霉素、氨基糖苷类、四环素和复方磺胺甲噁唑(SMZ-TMP)。Cd引起的腹泻或结肠炎可散发或在集体机构中发生。3%～5%的健康人和20%以上无腹泻的住院患者结肠菌丛中可检测到Cd;Cd在环境中广泛存在,在受Cd腹泻患者粪便污染的地区内尤为多见,因而在医院环境和小型疗养院中老年人和接受抗菌治疗的患者中易发生局灶性暴发。

【临床表现】 本病的潜伏期可短至抗菌药物治疗后1 d,但一般为抗菌治疗后1周左右;多至20%的患者,腹泻发生于停药后6周。CDAD的临床表现轻重不一,病情严重程度相差悬殊。有的仅为无症状的Cd携带状态。有的表现为轻重不同的腹泻,典型的PMC或并发中毒性巨结肠的暴发性结肠炎。

1. 无结肠炎的抗生素性腹泻 常于抗生素应用后1周内发生。有腹痛、腹泻,每日2～3次,呈绿色,伴黏液。通常无全身症状。胃肠道症状多随抗生素的停用而好转。

2. 结肠炎腹泻 起病较缓,有腹痛、腹泻,可有全身症状,如发热、乏力等。查体腹部有压痛。实验室检查,可有白细胞计数增多,水、电解质紊乱。乙状结肠镜检查,可见弥漫型或斑片状黏膜充血、炎症表现,但不可见典型的伪膜。

3. PMC 有腹痛,较重且痉挛性,腹泻,便次不定,可多可少,呈水样。查体下腹部弥漫性压痛,直肠指检可发现直肠黏膜表面不光滑,因有小片状伪膜覆盖于黏膜表面。实验室检查,白细胞增多,也可有水、电解质紊乱及低蛋白血症等。乙状结肠镜检查,可见伪膜,黄白色、隆起呈小片状,散在分布于黏膜表面,则PMC的诊断即可确立。但未见伪膜的病例,亦不能否定,因为有一部分病例,其伪膜位于乙状结肠镜未到达的结肠部位。

4. 暴发性结肠炎 Cd引起的暴发性结肠炎,性质严重,因其常累及达肌层,故可造成结肠的穿孔,而引起局限性腹膜炎。严重时,累及结肠深肌层可使其失去张力,造成肠扩张,导致中毒型巨结肠。不能及时诊断、治疗时可迅速导致肠穿孔、腹膜炎、败血症甚至死亡。暴发性结肠炎多起病急骤,且发生于身体好的个体,临床表现为腹痛,持续性,查体可发现腹胀、腹肌紧张、腹部局限性的压痛、肠鸣音减低、皮疹等败血症表现。腹部平片显示大量的肠腔积气。早期乙状结肠镜检查及粪便的Cd培养等检查,可帮助早期诊断。因中毒型巨结肠扩张而引起麻痹性肠梗阻时,患者的腹泻反而减轻,但全身状态却迅速恶化。故在抗生素应用过程中,发生中毒型巨结肠、局限性腹膜炎或麻痹性肠梗阻时,均应考虑暴发性结肠炎的可能。而恶性肿瘤患者,在化疗中也可诱发伪膜结肠炎。

【诊断和鉴别诊断】 应综合各种资料,包括临床病史,如为住院患者,有抗生素应用或应用史,或有大手术或癌症化疗史;临床表现,不同轻重程度的腹痛、腹泻、稀便,伴黏液等,查体可有腹部的压痛、腹肌紧张、肠鸣音减低等;实验室检查粪检中有白细胞,末梢血象中白细胞增多;腹部平片可见结肠扩张、积气;内镜检查可发现典型的点状、隆起的黄白色斑、间杂正常黏膜或黏膜红肿,病变斑常2～10 mm大小,但可扩展并融合,累及较广大的结肠段;结肠活检可见上皮坏死,杯状细胞充盈黏液,固有层内有中性粒细胞浸润和嗜酸性细胞渗出,伪膜黏附于上皮表面,系由纤维素、黏蛋白和中性粒细胞组成;内镜检查可最快地确诊本病,但其成本高,检查过程中患者常有不适感,常用于特定情况。诊断本病的金标准为粪便Cd培养和毒素的检测,在临床应用中常为检测更迅速而成本较低的ELISA法所取代;这些检查的特异性高,敏感性为88%～96%。各种检测方法可联合应用以确立诊断(表6-42-1)。

表 6-42-1　CDAD的诊断

检　查	说　明
1. 粪检	
白细胞测定	可用于筛查，敏感度 30%～50%，Lactoferrin 检查可能更可靠。本试验阳性者，可排除良性或单纯性抗菌治疗后腹泻(benign or simple antibiotic diarrhea)
粪便培养	需时长，常可获假阳性结果，因10%～25%的住院患者粪便培养示艰难梭菌(+)，仅 75%的 Cd 产生毒素，所以本检查无诊断意义，可用于流行病学调查
2. 毒素检测	
Cd B毒素的组织培养(B毒素有致细胞病变作用)	"金标准"。在不同的细胞系中，其敏感性不同，结果可呈假阳性；在 PMC 患者中阳性率常为 90%以上，在结肠黏膜完全正常的 AAC 患者中约 20%阳性；毒素 B 可被特异性的抗毒素中和(*C. sordellii* 抗毒素)，两种梭菌有交叉抗原性，毒素滴度可用粪便标本系列稀释测定；该检测耗时长且价格昂贵，目前尚未广泛应用
ELISA 检测 A 毒素和(或)B 毒素	检测迅速，价格相对便宜，被广泛应用，结果可呈假阴性
乳胶凝集试验	检测迅速，价格便宜；因其原理为检测谷氨酸脱氢酶，检测毒素的可靠性较差，并不仅见于 Cd 感染；有假阴性和假阳性
3. 影像学检查	
腹部平片	对诊断本病无特异性，如拟诊中毒性巨结肠或肠穿孔时可应用本检查
钡剂灌肠	对诊断本病无特异性，可引起肠穿孔或巨结肠
CT	安全但较昂贵，特异性不高。急性腹痛又无腹泻者可行 CT 检查，可能对本病的诊断有所帮助
放射性核素扫描(铟标记白细胞核素扫描)	可检测炎症的存在，但对病原体的检测并无帮助
4. 内镜检查	
乙状结肠镜	可最快确立诊断，价格高，漏诊率为 10%左右(见于病变程度轻或为近端结肠病变者)。病理结果呈轻度或非特异性病变者，有助于本病的诊断
纤维结肠镜	迅速、敏感度最高。有一定危险性且价格高。病理结果呈轻度或非特异性病变者，有助于本病的诊断

应与本病相鉴别的疾病有其他肠道病原体所致的急性或慢性腹泻、特发性的炎症性肠病和腹腔感染等。

【治疗】　停用抗菌药物后数日，15%～25%的轻度 CDAD 患者可自行恢复而无需特殊治疗。纠正水和电解质紊乱、失血和蛋白质的丢失，具有重要意义。症状重者应立即给予特殊治疗。如原抗菌治疗必须坚持，可合用针对 PMC 的抗菌药物。一般性治疗与其他感染性腹泻无异，但不能用麻醉剂止痛，亦不能用抗痉剂及止泻剂，因其可引起肠道张力下降、不利于毒素的排出而加重病情。

1. 无结肠炎的抗生素相关性腹泻　立即停用抗生素。

2. 抗生素相关性结肠炎或 PMC　立即停用抗生素，并加用抗厌氧菌的抗生素，首先用口服剂，甲硝唑或万古霉素，疗程一般为 7～10 d，起效慢者可延长其疗程。因 Cd 在肠道内增殖、释放毒素并与肠黏膜吸附后致病，而且 Cd 很少侵入肠组织，所以无需全身用药，而以口服为宜。轻至中度 PMC 患者，适宜服用甲硝唑，剂量为 250～500 mg/次，4 次/d，其不良反应见于部分患者，偶见耐甲硝唑的 Cd。万古霉素对所有的 Cd 均敏感，为了延缓耐万古霉素的葡萄球菌和链球菌的产生和传播，建议万古霉素用于重症或复发的 PMC 患者。在这些情况下，万古霉素剂量为 125～500 mg/次，4 次/d，疗程 7～14 d；用于重危患者或并发肠梗阻者，以大剂量为宜。绝大多数患者口服本品的吸收差，故其全身不良反应少见。停药后 15%～35%患者可复发，可由同种或新的 Cd 菌株所致，对万古霉素或甲硝唑多仍敏感，可再予一疗程。此外，患者口服杆菌肽或替考拉宁也有效；轻度 CDAD 患者可应用阴离子交换树脂吸附 Cd 的毒素，但其不宜用于重症者。因其可引起顽固性便秘，加之可吸附万古霉素、壁霉素或其他药物，应权衡利弊后加以使用。

肠梗阻患者应禁食，可用静脉给药，甲硝唑 500 mg，静脉点滴，每 6 h 1 次。去甲万古霉素 400 mg，静脉点滴，每日 2 次，共用 7～14 d。如能口服时可改口服。

如因基础疾病不能停用抗生素时，可以选用针对性强的抗生素，或选用对厌氧菌有较好效果的广谱抗生素，如亚胺培南、头孢哌酮、舒巴坦、头孢美唑等。此外，也可加用微生态制剂。

3. 外科治疗　一般只用于暴发性结肠炎、中毒性巨结肠的进展(恶化)期，或肠梗阻经内科治疗无好转时，应考虑外科治疗。而并发肠出血、肠穿孔等，也可根据患者情况考虑外科治疗，可行结肠次全切除术，术后腔内用药。

三、其他梭菌性疾病

(一) 梭菌性败血症

最常见的致病菌种为 Cp(50%～60%)，可有并存的混合感染如腹腔内脓肿。败毒梭菌败血症常发生于白血病复发患者、中性粒细胞减少或结肠癌患者，细菌入侵途径为回肠远端或盲肠，病者大多呈急性病容，病死率高。第三梭菌(*C. tertium*)亦可引起类似征群，但病死率低，抗菌治疗效果好，无需手术。原发性梭菌性败血症亦可继发于急性胆囊炎、溃疡病穿孔、结肠癌穿孔、急性胰腺炎、憩室炎、阑尾脓肿、褥疮溃疡等。也可在终末期癌症患者中发生。病菌入侵途径为呼吸道或胃肠道。重症患者易发生黄疸、溶血性贫血、血红蛋白血症、血红蛋白尿、DIC、休克、少尿或无尿等。良性梭菌性败血症不伴溶血者预后多良好。

(二) 梭菌性肠毒血症

梭菌是兽医学中肠毒血症的重要病因，该菌也可引起人类肠道疾病。梭菌性食物中毒系由摄入大量被污染的耐热A型产气荚膜梭菌所致。该菌在小肠内形成芽胞并产生肠毒素，其致病机制与霍乱弧菌肠毒素作用相似。潜伏期一般为8～12 h(6～24 h)。临床特点为急性腹部绞痛和腹泻，粪便呈液状，不含血或黏液，部分患者可有恶心，但呕吐罕见。常为自限性，病程往往仅1 d。无需特殊治疗。确诊有赖于患者粪便和可疑食物中分离得同一血清型的Cp；食物中检得大量杆菌，至少在10^5/g以上，粪便中检得菌量也大大超过正常对照者；食物和粪便中检得梭菌的肠毒素。C型Cp的β毒素也可引起威胁生命的坏死性小肠炎。急性出血坏死性肠炎可发生于人畜，第二次世界大战末曾在挪威、德国流行，其后在新几内亚高地有地方性流行，非洲、东南亚、中国和西方国家也有散发病例报告。在几内亚多数患者为儿童，常因节日进食大量猪肉引起。Cp菌的β毒素对蛋白质水解酶包括胰蛋白酶敏感，在该酶缺乏者(由于过量摄入含胰蛋白酶抑制剂的甘薯，或分泌胰蛋白酶抑制剂的蛔虫存在)小肠内毒素不能灭活而致病。坏死性小肠炎的突出临床表现为急性腹痛、出血性腹泻、迅速发展的毒血症和休克。病死率15%～40%。尸解可见节段性小肠出血性坏死、水肿、中性粒细胞浸润，黏膜中可见大量梭菌，后期肠段变薄而脆，易于穿孔。治疗包括肠减压、青霉素或氯霉素滴注和输液等支持疗法；约半数病例需要做肠段截除。对流行区的儿童有建议作β类毒素疫苗预防注射。

与抗生素应用有关的PMC系由Cd及其毒素引起。

(三) 其他

梭菌亦可引起肺部感染(见于5%～10%的厌氧菌肺部感染)和非性病性女性生殖道感染，此类感染常为混合感染(厌氧菌和需氧菌混合)。穿透性损伤分别可致眼、脑和脑膜等部位的严重梭菌性感染。气性坏疽亦可因皮肤未充分消毒、经臀或大腿部注射引起。梭菌亦可经溃疡型结肠癌侵入血液造成感染。血液系统恶性病和实体肿瘤患者易得败毒梭菌感染，对无明显感染灶的败毒梭菌败血症患者必须考虑隐匿肠道癌症或其他恶性肿瘤的可能。

参考文献

[1] 斯崇文，贾辅忠，李家泰. 感染病学[M]. 北京：人民卫生出版社，2004.

[2] 梭菌性肌坏死(气性坏疽)诊治专家组. 梭菌性肌坏死(气性坏疽)诊治意见[J]. 浙江医学，2008，30(6)：664-666.

[3] Doblecki-Lewis S, Palaios E, Bejarano PA, et al. Hepatic gas gangrene following orthotopic liver transplantation: three cases treated with re-transplantation and a review of the literature [J]. Transpl Infect Dis, 2008, (10): 280-285.

第四十三节　结　核　病

何权瀛　李幸彬

一、概述

结核病(tuberculosis)是由结核分枝杆菌(*Mycobacterium tuberculosis*，MTB)入侵机体后引起的一系列慢性感染性疾病。肺是结核感染的主要起始器官，除肺脏外还可侵袭其他系统器官，如骨关节、淋巴结、泌尿生殖系统、肠道、肝脏、浆膜腔等。但本节只论述内科系统的结核病。其病理特征性改变为结核结节和干酪样坏死。临床多呈慢性过程。

结核病是一种起源很早，流行很广，严重危害人类健康的，至今仍未能有效控制的慢性传染病。人类证明有结核病存在至少已有5 000年历史。自1882年德国Koch于柏林发现MTB，1895年Roentegen发现X线，1922年Calmettee及Guérin发表卡介苗接种方法，1944年后链霉素、异烟肼、利福平等强有力的抗结核药物的相继问世，结核病的诊断、治疗、控制方面已进入一个新的时期。其发病率与病死率已有大幅度下降。但就世界范围而言，据世界卫生组织(WHO)2000年度公布资料，全世界有20亿人感染过结核杆菌，每年大约有800万新发病例，每个具有传染性的结核病患者每年可导致10～15人感染。2000年度全世界因结核致死人数达220万,占世界总死亡人数的4%。结核病对全人类生命健康的威胁仍然十分严峻。

【病原学】 结核病的病原菌为MTB。该菌属放线菌目分枝杆菌科分枝杆菌属。包括人型、牛型、非洲型、鼠型4类。对人类致病的主要为人型结核杆菌,通称结核杆菌(tubercle bacilli),其标准菌株为$H_{37}RV$;牛分枝杆菌(*M. bovis*)即牛型结核菌在人类结核病中已比较少见,仅在少数民族牧区的结核病患者中见到;非洲分枝杆菌(*M. africanum*)并非独立之菌型,认为是牛分枝杆菌的烟酸试验阳性变异株,近来已将其列入非结核分枝杆菌一类中,偶在非洲结核病患者中见到;鼠型结核菌对人无致病性。

1. 显微镜下形态 细长微弯,两端圆钝,约0.4 μm×4.0 μm,不能运动,无荚膜、芽胞和鞭毛。不易染色,经品红加热染色后不能被酸性乙醇脱色,呈红色,称为抗酸杆菌(acid-fast bacilli)。

电镜下菌壁厚约20 nm,表面粗糙可分3层,各层嵌有形态不一的纵行纤维样结构,最内层为水溶液,外层和中层分别为脂多糖和脂多糖与蛋白质的化合物。细胞核为高度盘旋的DNA纤维,无核膜和核仁。

2. 培养 MTB在普通自然条件下可长期存活但不能繁殖,只能在生物体内或培养基中增殖。在培养基中生长缓慢,增殖周期15～20 h。肉眼2～4周才可见菌落。经抗结核药物作用的细菌需6～8周,甚至20周才出现菌落。形态具有多形性,呈球状、串球状或丝状。

3. 菌体成分和生物活性 MTB表面覆盖一层由长链脂肪酸、糖脂和其他成分组成的蜡质样细胞壁。由于胞壁中所含有的许多特殊脂类物质,MTB能借此在宿主吞噬细胞内生存。磷脂能增强菌体蛋白的致敏作用形成干酪样坏死。脂肪酸中结核菌酸促进结核结节的形成。菌体含大量蛋白质,其中结核蛋白是变态反应的反应原,与免疫反应无关。糖类是以糖原或多糖体存在,与类脂质缩合存在于胞壁内,是免疫反应的抗原物质。

4. 致病性与毒力 致病性是引起宿主疾病的性能。毒力是反映致病力强弱程度的反应。MTB不产生内、外毒素,无荚膜,不能抵御吞噬细胞的作用。MTB在被感染的机体内增殖与机体的反应性相互作用而致病。MTB的致病力与菌体的某些成分有关,如索状因子(双分枝菌酸海藻糖脂)、硫酯、脂阿拉伯甘露糖、磷脂以及25 kDa蛋白质。但从分子生物水平了解MTB的毒力尚知之甚少。

5. 抵抗力 结核菌胞壁含多量类脂质,具疏水性和对环境的理化因素有较强抵抗力。在干燥痰中可存活6～8个月。煮沸1 min,紫外线照射1～10 min,75℃乙醇接触数分钟,5%甲酚皂(来苏)溶液接触12 h,日光直接照射2～7 h均可杀死结核杆菌。

6. 耐药性 为MTB的重要生物学特性。耐药结核菌对结核病化学疗法的效果与结核病流行的影响尤为重要。从分子水平对结核菌的耐药机制进行研究,已确定结核菌对抗结核药物的耐药性主要是染色体突变所引起。从细菌流行病学角度可分为原发耐药和继发耐药。前者指从未接触过化学药物治疗的野生结核菌株对某种抗结核药物产生单一耐药。现常用初始耐药(initial resistance)一词,概指否认或遗忘曾有抗结核药物治疗史以及有意隐瞒结核病史患者所发生的耐药。两者大体相近,便于流行病学分析。后者指接受过药物治疗的结核患者出现的结核菌耐药。近年来又有多耐药菌的报道。一般认为指体外至少对INH或RMP 2个或2个以上药物同时耐药的结核菌。20世纪80年代以后继发耐药率在国内外均呈现上升趋势,而我国更为严重,与化疗不规则有关。90年代后美国、法国、意大利等国都发现多耐药结核病的上升,临床上耐药结核病问题已受到全球的重视。最近又发现了对抗结核药物广泛耐药患者(extensively drug-resistant tuberculosis, XDR－TB),XDR－TB的出现不仅会威胁人类的健康,同时也给全球结核病的管理、控制提出了严峻挑战。2006年10月WHO召开了XDR－TB全球特别工作会议,会上修订了相关定义,明确指出对一线抗结核药物中异烟肼、利福平均耐药,同时至少对1种二线注射药物(阿米卡星、卷曲霉素或卡那霉素)耐药的病例才属于XDR。

7. 变异 MTB在物理、化学(如抗结核药物)以及免疫等作用下,可发生细胞壁部分或完全缺损,形成细胞壁缺陷型(cell wall-deficient bacteria, CWDB),简称结核分枝杆菌L型菌(MTB－L)。涂片显微镜检查法其形态为抗酸或非抗酸原生小体(直径0.05～50 μm)、圆球体(直径0.5～1 μm)、巨型体(直径1.5～50 μm)、丝状体、棒状体等。涂片结果报告为:MTB－L型(－)0个/300视野;MTB－L型(±)1～2个/300视野;MTB－L型(＋)3～9个/100视野(Ziehl-Neelsen染色法或改良IK抗酸染色)。培养检查法,由于MTB－L型在常规培养基上不易生长,易造成漏诊与误诊,采用改良胰胨大豆蛋白胨琼脂(TSA－L)固体培养基或92－3TB－L液体培养基。典型菌落呈油煎鸡蛋样和幼小不典型者称为颗粒型菌落。亦可以通过免疫荧光法或免疫酶染法技术对MTB－L型菌落作进一步的鉴定。MTB－L型菌细胞壁缺陷,抗原物质缺少,抗原性减弱,可在宿主的巨噬细胞内增长繁殖,从而逃避宿主免疫防御机制的作用,并长期存活。而其生物学特性、致病性、药物敏感性等特性均可发生改变,宿主的免疫学反应OT或PPD试验常呈阴性。MTB－L型的致病作用与细胞壁缺失程度有关,部分缺失的仍然能引起特异性炎症反应,被认为是临床上结核病反复恶化的重要原因。

细胞壁缺失的 MTB-L 型菌毒力下降可引起非特异性炎症改变，如非特异性淋巴结炎、关节炎、类淀粉样变。MTB-L 型菌丧失细胞壁后对一些作用于细胞壁的抗结核药物耐药，而对作用于细胞质的药物敏感，如由抗结核药物诱导形成 MTB-L 型菌对红霉素、氯霉素、喹诺酮类抗菌药物敏感性增高。

【流行病学】 排菌的肺结核患者为结核传播的主要来源。咳嗽、喷嚏排出的结核菌悬浮在飞沫核中经空气传播引起吸入感染。飞沫核直径 1～5 μm 者吸入后易沉积于肺泡，通常吸入 5～200 个结核菌即可引起感染。含结核菌的痰液干燥后，细菌随尘埃飞扬也可造成吸入感染，但并非主要传播方式。其他如患病孕妇经胎盘引起母婴传播，饮用带菌牛奶经消化道感染等均少见，经皮肤伤口感染和上呼吸道直接接种者极为罕见。社会经济发展水平低的人群发病率高。婴幼儿、青春后期、成人早期尤其是女性和老年人结核病发病率较高。某些疾病，如糖尿病、矽肺、恶性肿瘤等易诱发结核病。免疫抑制状态，包括免疫缺陷性疾病和长期接受免疫抑制剂治疗者尤其好发结核病。若入侵结核菌数量少，毒力弱，能被人体防御机制所消灭的则不发病。当大量毒力强的结核菌（10^3～10^4）入侵人体，而机体免疫力又处于低水平状态时则易发病。

【发病机制和病理】 人体对 MTB 感染的自然免疫力（先天性免疫力）是非特异性的，由宿主多种遗传因素所决定的。人体感染 MTB 后或接种卡介苗后获得的免疫力（后天免疫力）为具有特异性，能杀灭入侵结核菌或使病灶趋于局限，免于扩散。机体获得性特异性的抗结核免疫力主要是细胞免疫。由胸腺 T 辅助淋巴细胞介导和单核巨噬系统（mononuclear phagocytosis system, MPS）共同承担的。机体的体液免疫对结核菌的防御作用仍知之不多。

1. 发病机制 当微小的飞沫核携带的少量结核杆菌被吸入肺泡后，被肺泡巨噬细胞吞噬、杀灭，则可不留任何感染的证据。如果结核菌在肺泡巨噬细胞内存活并呈对数生长，大量复制导致肺泡巨噬细胞破裂、溶解、释出的结核菌扩散到邻近的肺泡巨噬细胞和来自血液的单核细胞。经过吞噬细胞的加工处理后将结核菌的抗原信息传递给 T 淋巴细胞使之致敏。2～4 周后机体产生两种形式的免疫反应，即细胞介导的免疫反应（cell mediated immunity, CMI）和迟发型超敏反应（delay type hypersensitivity, DTH），从而对结核病发病、演变及转归起着决定性影响。结核菌在干酪坏死的结核灶中低氧、低 pH 等条件下仍具有生长力，但是不能增殖。由于水解酶的作用，干酪组织液化给细菌提供增殖的条件，大量结核杆菌的释放突破宿主的免疫防御机制，引起细胞外增殖和病灶的播散。

（1）CMI　CMI 是宿主获得性抗结核免疫力的最主要免疫反应。抗结核免疫主要是通过 T 淋巴细胞介导的巨噬细胞的细胞免疫反应。肺泡巨噬细胞表面存在着很多受体，MTB 与巨噬细胞表面受体相结合被黏附于巨噬细胞表面，经膜内陷形成吞噬小体进入细胞后与溶酶体融合。吞噬溶酶体酶对 MTB 具有非特异性杀灭作用。MTB 尚有抗吞噬杀菌机制以抵抗溶酶体酶的作用，逃避被杀灭而在巨噬细胞内生存、复制。MTB 在吞噬细胞内，经溶酶体酶加工处理后产生抗原肽片段再与其自身的 MHC Ⅱ类因子（组织相容性分子Ⅱ）结合形成复合物，表达至细胞表面，递呈给 $CD4^+$ 细胞的抗原识别受体，使之致敏与增殖。

当抗原再次进入致敏的 $CD4^+$ 细胞，激活的 $CD4^+$ 细胞分泌多种淋巴因子（lymphokine）；白介素（IL）包括 IL-2、IL-4、IL-6、IL-8、IL-10、IL-12。干扰素（IFN）包括 IFN-γ，肿瘤坏死因子（TNF）包括 TNF-β。其中 IFN-γ、IL-2 和 TNF-β 具有免疫保护作用，而 IL-4、IL-6、IL-10、IL-12 则具有免疫病理作用。另一类单核细胞因子（monokine）是单核细胞受抗原刺激后所产生的细胞因子，包括 IL-1、IL-6、IL-10、TNF-α 及 TGF-β（转化生长因子），在调节控制 T 细胞活性和靶细胞溶解方面起着重要作用。IFN-γ 是巨噬细胞活化因子，被激活的巨噬细胞增强处理抗原的能力，并增加杀菌的效能。

$CD8^+$ 细胞介导的免疫保护作用是通过发挥细胞毒作用直接溶解被感染的靶细胞或引起细胞凋亡。另一方面，则与 $CD4^+$ 细胞协同介导免疫保护作用。总之，CMI 是由多种 T 细胞克隆参与通过细胞因子的介导，活化的巨噬细胞作为效应细胞而达到保护性免疫的作用，而 $CD4^+$ 细胞起着主导作用。

（2）*迟发型超敏反应*　迟发型超敏反应（delay type hypersensitivity, DTH）是机体再次感染 MTB 后对细菌及其产物（结核蛋白及脂质 D）引起一种超常免疫反应，由 T 细胞的 T_{DTH} 介导，以巨噬细胞作为效应细胞，反应发生迟缓，一般在 48～72 h 达到高峰，故称 DTH。与抗体和补体无关。Koch 在 1890 年就观察到，将结核菌注入未受感染的健康豚鼠皮下，2 周后局部肿结、出现溃疡、淋巴结肿大，周身血行播散而死亡。结素试验呈阴性反应。若给 6～12 周前曾轻度受染、结素反应阳性的豚鼠皮下注入等量的结核菌再感染，则 2～3 d 后出现局部强反应，迅速形成浅表溃疡，随后溃疡愈合，无淋巴结肿大和周身播散，动物未死亡，此即 Koch 现象。前者是初染结核，机体无 DTH、无 CMI；后者是机体 T 细胞已致敏，出现剧烈的局部反应，是 DTH 现象。而病灶趋于局限化，无播散，则为获得 CMI 的证据。长期以来用 Koch 现象解释人类的原发性结核和继发性结核的不同发病机制。近年来随着免疫学的发展，大量的研究提示 DTH 与 CMI 在诱导抗原、介导细胞和细胞因子、免疫反应表达和效应等方面是分离的。总体而言，DTH 的免疫损伤超过免疫保护作用。

综上所述，结核病的发病机制是复杂的，取决于受染结核菌的数量与毒力能否抵抗巨噬细胞的杀灭作用，取决于机体的保护性免疫反应与病理性免疫反应间的平衡以及宿主的各种遗传因素。一旦失衡可导致发病。

2. 病理改变　结核病病理形态变化比较复杂，其基本病理改变为渗出型病变、增生型病变和干酪样坏死。

(1) 渗出型病变　往往出现在机体免疫力弱，致敏T细胞活力高，为DTH强的反应。表现为组织充血、水肿、中性粒细胞、淋巴细胞、单核细胞浸润和纤维蛋白渗出。有少量吞噬细胞浸润，经抗酸染色其中可发现MTB。病变受累脏器组织结构大体保持完整。其发展演变取决于机体变态反应与免疫反应之间的平衡状态，若免疫力提高或经过有效化疗后则病变可以完全吸收或演变为增生型病变。

(2) 增生型病变　表现为特征性的结核结节病变。结节中央为巨噬细胞衍生的朗汉斯细胞，胞体大，胞核多达5～50个，呈环形或马蹄形排列于胞体边缘，亦可集中胞体两极或中央。周围由巨噬细胞转化成的类上皮细胞排列包绕。边缘部由淋巴细胞及浆细胞散在分布。外围可有非特异性炎性浸润。单个结节直径约0.1 mm，其中结核菌极少。肉眼所见结节是由几十个小结节融合组成。往往发生在入侵MTB数量少，机体细胞免疫占优势，致敏T细胞数量多的情况下。病变趋向治愈时，纤维化多见于由病灶周围向中心发展，最终成为索条状或星状瘢痕。结核性肉芽肿是增生型病变的另一种表现，呈弥漫性增生型病变，多见于空洞壁、窦道及其周围以及干酪坏死灶周围。由类上皮细胞和新生毛细血管构成，其中散布有朗汉斯细胞、淋巴细胞和少量中性细胞，有时亦可见类上皮样结节，它们是来源于MTB慢性抗原刺激导致细胞免疫应答的加强，促使感染局部形成慢性肉芽肿。

(3) 干酪样坏死　镜下表现为结核结节组织或渗出病变基础上，组织细胞浑浊、肿胀、细胞质脂肪变性、胞核碎裂溶解坏死。肉眼观坏死组织呈浅黄色，质地松脆，似干酪密度而得名。干酪性坏死组织中结核菌很少，坏死病变可存在多年，既不吸收亦不液化。坏死区域周围为增生的肉芽组织及纤维组织包围成为纤维干酪灶。若局部组织DTH反应强烈，干酪坏死组织可液化、破溃、经支气管排出形成空洞，空洞内壁含有大量代谢活跃、生长旺盛的细胞外结核菌，可形成支气管播散灶。经过化疗后或机体免疫力增强时，坏死病灶脱水、缩小、干燥、有钙质沉积形成钙化灶，钙化灶不一定完全达到生物学痊愈，其中潜伏的静止期结核菌仍可能在某种条件下重新活动成为日后复发的根源。

结核病在临床上多呈慢性过程，常受机体反应性、免疫状态以及治疗措施的影响。上述三种基本病理改变可以互相转化，交错存在，而以某一种病变为主，尚可有非特异性炎症病变的出现。

【实验室检查和特殊检查】

1. 结核杆菌的检查　是确诊结核病的主要依据。直接厚涂片抗酸染色显微镜检查快速、简便、假阳性少。镜检结果报告标准为：每300视野未检出者为(－)，每300视野内检出1～2条者报菌数；每100视野检出3～9条者为(＋)；每10视野检出3～9条者为(＋＋)；每视野检出1～9条者为(＋＋＋)；每视野检出≥10条者为(＋＋＋＋)。

结核病传统的细菌学检验方法，尤其是涂片镜检的敏感性低，一般痰标本每毫升含5×10^3以上抗酸杆菌才能被检出，我国痰标本涂片镜检的总体阳性率在30%左右。集菌法涂片和应用金胺染色荧光镜检可以提高阳性率，但假阳性亦有所增加。培养法精确可靠，特异性高。培养检查法与涂片镜检法阳性率大体相当(可略高)。培养菌株进一步作药物敏感测定可为治疗提供重要参考。当涂片阴性或诊断有疑问时培养尤其重要。动物接种最为敏感和特异，但费时耗资，极少用作早期诊断。

2. X线检查　包括透视、X线片、体层摄片、CT等。有助于早期诊断，并对病变部位、范围、性质、演变情况及治疗效果作出判断，详见其后相应章节。

3. 结核菌素试验　简称结素试验，旧结素(OT)是一种粗制的提取物，由结核菌已死亡的液体培养基中提炼出的结核菌代谢产物，主要成分为结核蛋白。OT中尚含有其他抗原，注射后还可引起非特异性反应。PPD为结素纯蛋白衍生物，优于OT。经硫酸铵沉淀制成PPD-S，精纯、高效，非特异性即刻变态反应极少见，已被WHO定为哺乳类国际标准结素。WHO委托丹麦生产的定名为$PPD-RT_{23}$，被国际上广泛应用。20世纪80年代与90年代我国生产的PPD-C与BCG-PPD，两种PPD的蛋白质含量均与PPD-S相近，高于$PPD-RT_{23}$。目前已在国内应用。前者供卡介苗接种筛选对象、质量监测及临床辅助诊断用；后者供流行病学调查用。

结素试验常用皮内注射法(Mantoux法)以PPD-C 5 U(0.1 ml)注入左前臂屈侧上中1/3交界处作皮内注射形成皮丘，72 h观察局部硬结直径记录结果：5～9 mm弱阳性反应(＋)，10～19 mm中度阳性反应(＋＋)，≥20 mm或不足20 mm但有水疱或坏死为强阳性反应(＋＋＋)。短期重复OT试验可引起复强效应(boosting effect)，即第一次OT试验虽为阴性反应，然使已经减弱的免疫反应重新加强"回忆反应"，在1～2周内重复OT试验则引起阳性或强阳性反应。若未感染过结核则重复试验不会引起阳性反应。

结素试验主要用于结核感染的流行病学调查。接种卡介苗后可呈弱阳性反应。中度阳性表示曾感染结核。我国城市居民感染率高达80%，成人结素试验阳性反应无诊断意义。在3岁以下婴幼儿结素试验阳性反应按活动性结核病论，成人强阳性反应提示活动性结核病可能，应进一步检查。如用1 U高稀释度液作皮试呈强阳性反应，可提示体内有活动性结核灶，目前所用结素并非高度特异，与其他分枝杆菌，如奴卡菌和棒状杆菌等有共同的细胞壁抗原，亦可引起OT试验呈弱阳性反应。在急性病毒感染(麻疹、流行性腮腺炎、水痘)、HIV感染、应用糖皮质激素等免疫抑制剂者、结节病、肿瘤、肾功能衰竭、营养不良、老年人DTH反应衰退者均可呈现阴性反应。尚有少数极重度结核病者结素反应阴性，其机制尚不清楚。当排除上述疾病的影响因素后，特别是较高浓度的结素试验(10～100 U)阴性反应才能排除结核病。

4. 内镜检查 包括纤维支气管镜、胸腔镜、纤维结肠镜、乙状结肠镜、腹腔镜、膀胱镜等。对某些结核病可提供病原学和病理学诊断。

5. 活体组织检查 对不排菌的肺结核以及与外界不沟通的脏器的结核病，可通过组织活体检查进行病原学和病理学诊断，如肺脏、胸膜、腹膜、肝脏、淋巴结等。

6. 新诊断技术

(1) 新一代的BACTEC MGIT 960 是集分枝杆菌快速生长培养、检测及药敏技术为一体的全自动分枝杆菌培养仪。MGIT依赖一种氧敏感荧光化合物检测分枝杆菌的生长，用Middlebrook 7H9培养基加有硅镶嵌荧光化合物，溶解于培养基内的O_2猝灭化合物的荧光。细菌接种后消耗O_2，产生荧光，用长波紫外灯或紫外透射仪365 nm处观察。该技术明显缩短试验的时间，据报道能累计缩短65 d，有利于结核的诊断和治疗。

(2) 结核病细菌学基因诊断体系 测定MTB核酸同源性序列的标记核酸片断或序列核酸探针(DNA probe)，是MTB DNA体外扩增的聚合酶链反应技术和利用直接观察细菌染色体的限制性内切酶特征性带谱鉴定分离株的核酸指印技术的应用。目前对核酸指印技术与核酸探针技术的实验室研究尚需进一步加强。

(3) 血清学诊断 已在临床中应用的诊断技术有ELISA、免疫斑点测定法(dot immunoassay)、免疫印记法(immunoblotting)、固相抗体竞争试验(solid-phase antibody competition test, SACT)等，但仍有许多问题要研究。

【化学药物治疗】

1. 抗结核一线药物 WHO制订一线药物为异烟肼、利福平、吡嗪酰胺、乙胺丁醇、链霉素，其中除乙胺丁醇外均为杀菌药。

(1) 异烟肼(isoniazid, INH或H) 抑制结核菌DNA合成，破坏菌体内酶活性、干扰分枝菌酸合成，对细胞内外结核菌均有杀菌作用。最低抑菌浓度(MIC) 0.01～0.05 mg/L(μg/ml)。成人每日0.3～0.4 g，晨起饭前1 h空腹顿服。口服经胃肠道迅速吸收，1～2 h达血清高峰浓度。广泛分布于组织和体液，易透过血脑屏障。INH杀菌力与细菌活力成正比，对生长繁殖状态菌群作用最强。经肝脏乙酰代谢灭活。不同个体中乙酰化速度有快慢之分，国人以快型者居多，半衰期为0.5～1 h，大部分的乙酰异烟肼在24 h内由尿排泄。单独应用易产生耐药性。在常用剂量下，偶有周围神经炎、药物中毒性肝炎、精神症状、诱发癫痫等毒副反应。INH与Vit B_6结构相似，故可与Vit B_6竞争同一酶系(如阿卟色氨酸酶)结合，妨碍Vit B_6利用，或INH与Vit B_6结合促进其排泄，故服用INH后容易导致Vit B_6缺乏，从而发生周围神经炎。成人常量口服INH(300 mg/d)时发生周围神经炎的比率约为2%，当增大剂量时发生率可达20%，因此常量口服INH时不必同时加用Vit B_6，只有当INH用量达10～20 mg/kg时应同时加服Vit B_6 60～100 mg/d。此外若患者为营养不良、妊娠、酗酒、糖尿病、尿毒症，也容易发生周围神经炎，故如果上述人群发生肺结核，在服用INH时也可酌情加Vit B_6。因为大剂量Vit B_6可降低INH疗效，故最好将两药用药时间分开服用。

INH与苯妥英钠之间存在增加两种药物血浓度的影响。当两药同服时，须监测苯妥英钠血浓度水平，必要时减少用量。

(2) 利福平(rifampin, RFP或R) RFP与菌体RNA聚合酶结合，干扰DNA和蛋白质的合成而灭菌。对细胞内外结核菌有同样的杀灭作用，特别对静止菌，偶有突发生长的细菌最为有效。MIC为0.01～0.1 mg/L，成人剂量每日0.45～0.6 g，晨起饭前1 h空腹顿服。口服经胃肠道吸收，1.5～3 h达高峰浓度。有效浓度维持8～12 h。广泛分布于组织和体液，可部分透过炎症脑膜。半衰期为2.5～3 h，代谢产物60%由粪便排出，18%～30%由尿液排出。也可经泪液、汗液及其他体液排出，使之呈橘红色。单独治疗易在短期内产生耐药性。耐RFP菌致病力可有不同程度的下降。对肝脏有毒性损害，黄疸、肝肿大，转氨酶一过性升高。消化道反应较常见，一般不影响继续用药。变态反应较少见。RFP可诱导肝微粒体酶，从而加速某些药物在肝脏的代谢而降低其药效，包括INH、美沙酮、香豆素类抗凝药、口服降糖药、糖皮质激素、地高辛、雌激素、茶碱及奎尼丁等。PAS、巴比妥、蛋白质饮食可影响其吸收。有致畸作用，怀孕3个月内禁用。

(3) 吡嗪酰胺(pyrazinamide, PZA或Z) 作用机制不明。在酸性环境下对细胞内结核菌有杀灭作用，特别对静止菌群更有效。Mitchson 1985年提出PZA对细胞外静止菌群也有杀灭作用，为彻底治愈结核病提供有效治疗药物。MIC 12.5 mg/L，成人剂量1.5 g/d，分3次口服。口服在胃肠道内几乎全部被吸收，2 h达高峰浓度，迅速分布到各组织与体液，并可自由透过血脑屏障。半衰期 9 h，主要由尿液排出。单独治疗极易产生耐药性，肝脏毒性损害较多见，偶尔引起高尿酸血症和关节疼痛。变态反应较少见。有报道糖尿病患者服用后，血糖不易控制。

(4) 链霉素(streptomycin，SM 或 S) 干扰菌体蛋白质合成。在碱性条件下为细胞外杀菌药。MIC 0.5～1.0 mg/L，经胃肠道不能吸收，肌内注射成人剂量每日 0.75～1 g，1.5 h 达高峰血浓度。有效血浓度维持 12 h。主要分布在细胞外液，易渗入胸腹膜腔，可透过胎盘进入胎儿循环，不易渗入干酪病灶与脑脊液，但能透过炎症性脑膜。半衰期 25 h，大部分以原药经肾小球排出。结核菌对之易产生耐药性。SM 与 KM 呈单向交叉耐药。耐 SM 结核菌致病力无改变。主要毒性反应为第Ⅷ对脑神经损害，以前庭功能损害为多见，听力丧失是不可逆的。利尿剂能增强其耳毒性反应，肾功能不全时尤易发生。酸性药物削弱其杀菌作用。偶有变态反应及发热。孕妇忌用。

(5) 乙胺丁醇(ethambutol，EMB 或 E) 抑制细胞 RNA 合成，阻抑核酸合成，干扰脂类代谢，具有抑菌作用，与其他抗结核药物合用能防止耐药菌产生。MIC 1～5 mg/L，成人剂量每日 750～1 000 mg，顿服或分次服用。经胃肠道吸收良好，不易透过炎症脑膜。4 h 达高峰血浓度，半衰期 4 h，24 h 内大部分以原形由肾排泄。忌与利尿剂配伍，碱性药物能降低药效。单独治疗产生耐药缓慢，球后视神经炎为重要的副作用，与剂量相关，常用剂量下其发生率＜1%，肾功能不全者发生率增高。视神经中央纤维受损表现为视力减低，中心暗点，辨色力差。周围纤维受损表现为视野狭窄，停药后视神经损害能恢复。变态反应极少见。

2. 抗结核二线药物 WHO 制订二线药物为环丝氨酸、乙硫异烟胺、卡那霉素、卷曲霉素、对氨基水杨酸、氨硫脲。二线药物均为抑菌药，主要用以防止结核菌耐药性的产生。

(1) 对氨基水杨酸(para-aminosalicylic acid，PAS) 干扰结核菌生长素合成。主要作用于细胞外结核菌。成人剂量每日 8～12 g 分次口服。口服吸收 1.5～2 h 达到血清高峰浓度，半衰期 1.5 h。可分布在组织和体液，脑脊液浓度低。7 h 内由尿中排泄。在肝脏与 INH 竞争乙酰化，增强 INH 作用，亦增强其毒副作用。干扰甲状腺吸碘功能，忌与抗甲状腺药配伍。氢氧化铝减少 PAS 吸收，丙磺舒降低 PAS 肾脏排泄。PAS 增强抗凝血药作用，易致出血倾向。易出现胃肠道刺激反应，可发生较严重的变态反应，如剥脱性皮炎、药物性肝炎、甲状腺功能低下及低血钾。临床上口服 PAS 已被 EMB 所取代。

(2) 卡那霉素(kanamycin，KM 或 K) 其抑菌机制与 SM 相似，作用弱于 SM。MIC 0.5～2.0 mg/L，成人剂量每日 1 g，肌内注射或静脉滴注能增加高峰浓度。体内分布与 SM 相似。半衰期 3～4 h，24 h 内以原药由尿排出。单独使用能迅速产生耐药性。对 SM 耐药菌株，对 KM 仍敏感。对 KM 耐药菌株对 SM 也耐药。与 CPM 交叉耐药。主要毒性作用为听神经损害，其肾毒性作用稍强于 SM。

(3) 卷曲霉素(capreomycin，CPM) 作用机制与 SM 相似，抑菌作用弱，常用于 SM 耐药菌株。MIC 0.4～1.0 mg/L，成人剂量每日 0.75～1 g 肌内注射。体内药代动力学与 KM 相似。毒副反应较 SM 为重，并可出现低血钾、低血钙现象。

(4) 乙硫异烟胺及丙硫异烟胺(ethionamide，TH－1314，ETH；prothionamide，TH－1321，PTH) 结构类似 INH，制菌机制尚不清楚，可能为干扰细胞壁分枝菌酸的合成，主要用于结核耐药菌。MIC 1～5 mg/L，成人剂量每日 0.75～1 g，分 3 次口服。12 岁以下儿童禁用。口服 3 h 达高峰浓度，广泛分布于体内各部，脑脊液浓度高。1%的活性物质由肾脏排出，其余在肝脏灭活。单独使用很快产生耐药性，与 TB_1 交叉耐药。胃肠道反应多见，毒性反应为周围神经炎、精神症状、低血糖、男性乳房增大症。TH－1321 副作用较 TH－1314 为轻。有致畸作用，孕妇忌用。

(5) 环丝氨酸(cycloserin，CS) 干扰结核菌壁合成。对各种主要抗结核药的耐药菌敏感。MIC 10～20 mg/L，成人剂量每日 0.5～0.75 g，分 2 次口服。吸收良好，4 h 达血清高峰，分布广泛，脑脊液浓度与血清浓度一致，乳汁中含量较高。大部分以原药由尿排出。副作用为与剂量相关的精神症状和癫痫、头晕等。偶有变态反应。对肾功能不全患者须监测血药浓度不超过 30 mg/L，需要时调整口服剂量。

(6) 氨硫脲(thicacetazone，TB_1) 与铜形成活性金属复合物而起制菌作用，与 SM 有协同作用，与 INH 并用能防止耐药菌株产生。MIC 0.4 mg/L，成人剂量每日 75～100 mg，分 3 次口服，吸收良好，4 h 达血清高峰浓度，约 15%以原形由肾脏排出。胃肠道刺激反应和造血系统受抑制；肝毒性反应和皮肤变态反应较多见。HIV 感染者禁用。

WHO 和国际防痨肺病联盟(IUATLD)选定 INH、RFP、PZA、SM、EMB、TB_1 为 6 个基本抗结核药物。我国又加选 PAS 为 7 个基本抗结核药物。

3. 新研制的抗结核药物 正在研究的抗结核药物有利福霉素类衍生物、喹诺酮类、吩嗪类、大环内酯类、氨基糖苷类及吡嗪酰胺衍生物，其中利福霉素类衍生物及喹诺酮类等药物的研制已被应用于临床。

(1) 利福霉素类衍生物

1) 利福赉丁(rifapentine，RFT 或 RPE)：是利福平的环戊基衍生物。为长效杀灭菌药物，MIC 0.195～0.39 mg/L，其杀菌活性为 RFP 的 2～10 倍。半衰期达 32.8 h，是 RFP 的 4 倍。蛋白质结合率 98%～99%。

细晶型产品生物利用度高。RFT 每周 1 次，用量与 RFP 每日 1 次方案具有同样近远期疗效。口服 450 mg 后 2～4 h 达血峰值，有效浓度维持 5～6 d。成人剂量：口服 450～600 mg，每周 1～2 次，早餐前 1 h 空腹顿服。与其他利福霉素类药有完全交叉耐药性。毒副作用轻微，怀孕 3 个月以内者禁用。

2）利福布丁（rifabutine）：为利福霉素的螺旋哌啶衍生物，对结核菌的抗菌作用比 RFP 强 2～4 倍。对 RFP 敏感的结核菌 MIC 0.06 mg/L，对 RFP 耐药的结核菌 MIC 0.25～16 mg/L，口服 4 h 后达到血清高峰浓度。肺组织中药物浓度高于血浆中浓度。也可渗入脑脊液。半衰期 16 h。成人剂量：口服每日 150～300 mg 早餐前 1 h 空腹顿服。对耐 RFP 的结核菌仍有一定疗效。毒副作用与 RFP 相似，血白细胞减少较为常见。

3）利福霉素 SV（rifamycin, SV）：口服后迅速集中于肝脏，由胆道排泄，血流中难以达到有效药物浓度。临床上只能作为注射用药或病灶局部治疗。静脉点滴：成人剂量每日 0.5～1 g 溶于等渗液 500 ml 中。肌内注射：成人剂量 0.25 g，6～8 h 1 次。气管内、肺空洞内或胸、腹腔内给药：成人剂量 2%溶液 5～10 ml 每日或隔日 1 次。局部用药 2%～5%溶液局部注入治疗结核性溃疡或瘘管。

(2) 喹诺酮类（FQ） 是全合成的抗菌药物。抗菌活性主要作用靶位是结核杆菌的 DNA 旋转酶，抑制旋转酶使 DNA 复制受阻，导致 DNA 降解和细菌死亡。其药代动力学研究显示生物利用度高，药时曲线下面积（AUC）较高，AUC/MIC 为 50～100，组织内（支气管黏膜、肺组织、支气管肺泡灌洗液）及肺泡巨噬细胞内药物浓度较高，组织浓度与血清浓度之比值＞1，毒副作用少，患者耐受性较佳。自然耐药率低，与其他抗结核药无交叉耐药性。喹诺酮类药物间存在着交叉耐药性。对胎儿及儿童软骨发育有影响，不宜采用。

1）氧氟沙星（ofloxacin, OFLX）：MIC 1～2 mg/L，口服吸收好，1～2 h 达到血清中药浓度 50%。Sbarbara 等证明在人巨噬细胞内 OFLX 与 PZA 有协同抗结核活性。pH＜7.0 条件下抑菌作用减弱。大部分由尿排出。成人剂量：口服每日 0.3～0.4 g 一次顿服。静脉点滴：每日 0.4 g，分 2 次静点。毒副作用：头痛、失眠、感觉与味觉异常、食欲不振、呕吐、肝功能异常。对肝肾功能不全者慎用。孕妇、授乳妇女及儿童忌用。

2）环丙沙星（ciprofloxacin, CPFX 或 CIP）：MIC 0.25～2.0 mg/L。组织穿透力较强。成人剂量：口服每日 0.5～0.75 g 顿服，或每日 0.4 g 分 2 次静脉滴注。毒副作用：可出现末梢性水肿、过敏性药疹。与茶碱合用可降低后者代谢清除率，易致茶碱中毒。与氢氧化铝或氧化镁合用者影响 CPFX 的吸收。

3）左氧氟沙星（levofloxacin, LVFX 或 LOFX）：MIC 0.39 mg/L，抗结核活性为 OFLX 的 2～3 倍，口服后显示迅速而高浓度分布到体液与组织内。血清浓度随剂量增加而升高，有明显的剂量依赖性。给药 48 h 后尿中排泄率达 85%，未见有蓄积性。成人剂量每日 0.2～0.3 g 顿服，或每日 0.3 g 一次静滴。适用于耐多药性结核。肾功能障碍患者尿中排泄率随患病程度加重而降低。主要的毒副作用为胃肠道症状、精神神经症状、过敏性药疹等。与含铝或镁的抗酸剂和铁剂并用降低 LVEX 的吸收而减弱疗效。

4）司氟沙星（sparfloxacin, SPFX）：MIC 0.2～0.5 mg/L，其抗菌活性较 OFLX 强 3～4 倍，半衰期 16 h，口服后组织药物浓度分布良好，痰液中浓度不低于血药浓度，但脑脊液中仅少量分布，不宜用于结核性脑膜炎。成人剂量每日 100～300 mg，每晚顿服。适用于耐多药性结核病。因有明显的光敏反应而限制其广泛应用。

5）莫西沙星（moxifolxacin）：为第四代新型超广谱喹诺酮类抗菌药。与其他喹诺酮类抗菌药相比，抗菌谱更广，尤其对革兰阳性球菌，包括葡萄球菌和肺炎链球菌的抗菌活性是第四代喹诺酮类最强者之一。此外，对肺炎衣原体、肺炎支原体和军团菌也有很强的抗菌活性。口服吸收完全，生物利用度为 89%，且口服吸收不受食物影响。成人剂量每日 400 mg 顿服或静脉滴注。本品耐受性好，常见有胃肠道反应如恶心（7.2%）、腹痛（5.7%）、头晕（2.8%）等。本品光毒性是目前喹诺酮类药物中最低的，尚未发现有关报道。抗酸药及含铝、铁、钙的化合物可影响其吸收。与其他喹诺酮类药物不同，本品与茶碱、雷尼替丁、华法林、地高辛及避孕药无相互作用。莫西沙星可致心电图 Q-T 间期延长，因此不能与致 Q-T 间期延长的药物如奎尼丁、普鲁卡因胺、丙吡胺、普罗帕酮、胺碘酮等联用。对本品过敏者、孕妇、哺乳妇女、16 岁以下小儿（安全性未确定）、有癫痫病史者禁用。中、重度肝功能不良者、肾透析者应慎用，必须应用时要权衡利弊。

(3) 氨基糖苷类-阿米卡星（amikacin, AMK 或 A） 系卡那霉素的半合成衍生物。肌内注射或静脉点滴后药物分布于细胞外液，不易透过血脑屏障，半衰期 2 h，24 h 尿中排出药量可达 90%以上。成人剂量：肌内注射每日 0.4～0.5 g 分 2 次注射。静脉点滴每日 0.4 g，于 0.5～1 h 内滴注完成。适用于耐 SM 的结核病。主要毒副作用为对耳蜗神经的毒性反应影响听力及肾毒性反应。老年人及应用强利尿剂者慎用。该药不宜直接静脉推注，可抑制呼吸。

(4) 新大环内酯类药物 这类药物是红霉素的衍生物，抗菌作用比红霉素强。抗菌机制为与细菌 50S 核糖体亚单位呈可逆性结合，干扰细菌蛋白质的合成。抗结核杆菌作用较强的有甲红霉素也称克拉霉素（clarithromycin, CAM）。酸性环境中稳定，口服易吸收，组织渗透性好，组织和细胞内浓度远高于血清中浓度，中等长度半衰期。克拉霉素、异烟肼、利福平联合应用有协同作用。

4. 抗结核治疗的原则 现代化疗目的是早期杀菌、预防耐药性产生和最终达到灭菌。化疗过程中必须掌握早期、联合、规则、适量、全程用药的原则。

(1) 早期 结核病早期，肺内有炎性细胞浸润及渗出、肺泡壁充血、病灶内血液供应良好，有利于药物的渗透，因此早期用药能有效地杀灭结核菌，也有利于病变的吸收、组织的修复。

(2) 联合 联合用药的理论基础：①Mitchson根据实验结果提出在结核病灶内存在有4种不同代谢状态的A、B、C、D菌群。存在于供氧条件良好的结核空洞及渗出性病变内的是代谢旺盛、繁殖迅速的A菌群。INH、RFP对其有最强的杀菌活性(bactericidal activity)，其次为SM。存在于巨噬细胞内缓慢生长的B菌群，PZA对其具有灭菌活性，RFP次之。存在于闭合病灶内，供氧条件差的仅间歇性繁殖的C菌群，仅RFP对其有灭菌活性。最后完全休眠状态的D菌群，一般认为各种抗结核药物对休眠菌均无效，仅依赖于机体的免疫力，但近年来有人认为：联用甲硝唑与RFP对休眠菌有一定作用。说明只有联合用药才能杀灭各种菌群，达到治疗的目的。②已证实在大量菌群中自然耐INH突变株发生频率为10^{-6}、RFP为10^{-8}、SM为10^{-6}、EMB为10^{-4}，如联合治疗不仅增加抗结核活性，而且还可显著降低耐药菌株产生的频率。③抗结核药物对结核菌的作用机制不同。各种抗结核药物可通过以下一种或数种方式发挥其灭菌活性，包括阻碍蛋白质合成、阻碍核糖核酸的合成、破坏菌体内酶活性、干扰分枝菌酸合成从而影响细胞壁合成、阻碍叶酸合成，从而干扰了分枝杆菌生长。通过联合用药达到全方位杀灭结核菌的目的。

(3) 适量 依据药代动力学和药效学观点，采用治疗剂量时，药物至细胞内、外的峰浓度(Cmax)与其最低抑菌浓度(MIC)的比值来评价该药物的杀菌或抑菌活性。当Cmax/MIC>10时则为杀菌药，Cmax/MIC<10时为抑菌药，细胞内外Cmax/MIC均>10时，则为全价杀菌药。INH、RFP均为全价杀菌剂。因此，给予适当剂量，保证达到有效浓度十分重要。既保证疗效，又防止产生耐药菌株。采用顿服法，除方便患者外，主要为了提高药物的峰值。但过量用药会增加毒副反应，也不可取，需参照年龄、体重及肝、肾功能等确定药量。

(4) 规律 规律用药目的也在于保证稳定有效的血药浓度，以达到杀灭结核菌的作用。应按化疗方案规律用药。试验证明MTB分别接触某一种抗结核药物6～24 h后，短暂地抑制结核菌繁殖生长，数小时、数日后再繁殖生长，称之为延缓生长期作用。据此，有些抗结核药物如SM、RFP、INH可每周2～3次，间歇用药。

(5) 全程 根据各种抗结核药物对代谢不同的菌群活性强度不同，抗结核药物的作用可分为早期杀菌活性、灭菌活性和防止耐药性3个方面：早期杀菌活性是指开始治疗0～14 d(尤其是0～2 d)内药物可使痰结核菌数量迅速下降。即大量杀伤A菌群。INH早期杀菌作用最强，RFP、SM次之。灭菌作用是指药物杀灭细胞内B菌群及病灶内的C菌群的活性。动物实验及临床观察均证明PZA、RFP具有最强的灭菌活性，含PZA、RFP治疗方案复发率低。预防耐药产生乃是指在联合方案中可防止结核菌对同时并用的药物产生耐药性，在这方面INH、RFP最强，EMB、SM次之，据此，全程化疗方案中应包括2个月的含H、R、Z、E(S)等3～4种药物的强化期，以杀灭A菌群及部分B、C菌群以及4～7个月的含H、R、E等2～3种药物的持续期，以达到彻底杀灭B、C菌群，防止或减少复发。

【预防】 为了控制结核病的流行，应从控制传染源、切断传播途径和增强免疫力、降低易感性几个方面入手。

1. 建立防治系统 建立、健全各级防痨机构，负责组织和实施治、管、防、查工作。制定防治规划，开展防痨宣传、教育群众养成良好文明卫生习惯，培训防痨业务技术人员，评估实施国家结核病防治工作规划(NTP)的防治效果。

2. 早期发现和有效治疗患者 对厂矿、服务性行业、学校托儿机构工作人员及儿童玩具制作人员等定期健康检查。对普查或门诊发现的患者及时彻底治疗。提高综合医疗机构的早期诊断水平，避免漏诊和误诊。对结素试验强阳性儿童的家庭成员，或排菌者周围密切接触者进行检查。查出必治、治必彻底才能控制并减少传染源，防止耐药慢性病例的形成和积累。

3. 接种卡介苗 卡介苗(bacillus Calmette-Guérin，BCG)是一种无毒牛型结核菌活菌疫苗，接种后机体反应与低毒结核菌原发感染相同，产生DTH及获得特异性免疫力。虽然不足以预防结核，但可以显著降低儿童发病或减轻病情，特别是减少结核性脑膜炎等严重结核病的发病。我国规定新生儿出生后即接种BCG，每隔5年对结素阴转者补种，直到15岁。对边远低发病地区进入高发区的新生和新兵等结素试验阴性者亦必须接种BCG。对已患肺结核、急性传染病愈后未满1个月或有慢性疾病的儿童禁忌接种。接种方法普遍采用皮上划痕法，以每毫升含75 mg菌苗1滴滴在左上臂外侧三角肌中部皮肤上，以针划破表皮，呈"井"字形，长宽各1～1.5 cm，略有血浆渗出。2～3周后局部出现红肿、破溃，数周内自行结痂痊愈。偶有腋窝或锁骨上淋巴结肿大，能自愈。近代的研究认为在低感染率、低患病率国家接种BCG已无意义。在高疫情国家尤其我国，新生儿仍需接种BCG，并被纳入计划免疫范围，但加强接种已停止执行。1996年Mahairas等研究发现在传代接种BCG无毒活疫苗过程中除了达到减毒的目的，同时也失去了一些具有免疫保护作用抗原的编码基因而影响了BCG的免疫保护力。近十余年来研究开发新疫苗已成为新动向,以期提高BCG的免疫保护效果,如BCG重组DNA、结核DNA疫苗等。

4. 化学预防 我国规定对儿童和青少年新感染者以及存在发病高危因素的结素阳性者给予化学预防,口服INH 300 mg/d持续1年,同时定期进行肝功能监测。

二、肺结核

肺结核(pulmonary tuberculosis)是MTB引起的肺部慢性感染性疾病。结核病可侵犯任何器官,但肺脏往往是原发病灶的好发部位,也是侵入的主要器官。

【流行病学】

1. 我国结核病疫情 我国于2000年进行第四次全国结核病流行病学抽样调查,调查统计结果表明,活动性肺结核患病率367/10万,菌阳肺结核患病率160/10万,涂阳肺结核患病率122/10万,估算全国现有活动性肺结核患者约450万,居世界第二位,菌阳肺结核患者约200万,涂阳肺结核患者约150万。2000年的结核年感染率为0.72%,全年龄组结核感染率为44.5%,表明我国有4亿~5亿人已受MTB感染。全国结核病死亡率为9.8/10万,每年死于结核病者达13万人,相当于各种其他传染病和寄生虫病总和的2倍。肺结核患者MTB初始耐药率为18.6%,继发耐药率为46.5%,推算全国200万菌阳肺结核患者中,有MTB耐药患者55.5万,即全国1/4以上菌阳肺结核患者为耐药患者。对INH初始耐药率为11.0%,继发耐药率为31.0%;对RFP初始耐药率10.3%,继发耐药率为29.5%。对结核病的治疗带来严重的困难,影响结核病疫情的控制。我国结核病流行趋势为高感染率、高患病率、高病死率、高耐药率,农村疫情高于城市,青壮年患病和死亡比例高。我国结核病尚未得到有效控制,流行形势仍十分严峻。

2. 宿主受到结核菌感染后,结素试验阳转,但不一定发病,感染后半年至2年内发病率最高。感染后近期发病或以后由于机体免疫功能低下而发病者仅约10%。

【临床表现】

1. 临床类型 中华医学会结核病分会于1998年修改、制定了结核病分类法。中国结核病分类法如下。

(1) *原发型肺结核(代号Ⅰ型)* 为原发结核感染所致的临床病症。包括原发综合征及胸内淋巴结结核。

(2) *血行播散型肺结核(代号Ⅱ型)* 此型包括急性血行播散型肺结核(急性粟粒型肺结核)及亚急性、慢性血行播散型肺结核。

(3) *继发型肺结核(代号Ⅲ型)* 继发型肺结核是肺结核中的一个主要类型,包括浸润性肺结核、慢性纤维空洞型肺结核及干酪性肺炎等。

(4) *结核性胸膜炎(代号Ⅳ型)* 为临床上已排除其他原因引起的胸膜炎。包括结核性干性胸膜炎、结核性渗出性胸膜炎、结核性脓胸。

(5) *其他肺外结核(代号Ⅴ型)* 按部位及脏器命名,如骨结核、结核性脑膜炎、肾结核、肠结核、结核性腹膜炎等。

痰菌检查:痰菌(+)或(-)表示。注明痰检方法,涂片或培养等,如涂(+)或培(+)表示。无痰或未查痰则注明(无痰)或(未查)。

化疗史:分初治及复治。初治:既往未用过抗结核药物治疗或用药时间少于1个月的新发病例。复治:既往应用抗结核药物1个月以上的新发病例、复发病例、初治治疗失败病例。

病变范围及部位:按肺脏左、右侧,每侧上中下肺野记录。上肺野:第二前肋下缘内端水平以上。中肺野:上肺野以下,第四前肋下缘内端水平以上。下肺野:中肺野以下。

记录程序:按病变范围及部位、分类类型、痰菌情况、化疗史程序书写。如右中原发型肺结核,涂(-),初治。

2. 各类结核临床表现

(1) *原发型肺结核* 又称初染结核,初次感染后发病的肺结核。表现为肺部原发病灶,向肺门扩张的引流淋巴管和肺门或纵隔淋巴结的结核性炎症。由原发型肺结核遗留的肺门或纵隔淋巴结结核转为支气管淋巴结结核。此时肺内病灶已被吸收或很不明显。多见于儿童,偶尔发生于未受感染的成年人。临床症状轻微,90%以上患者不治自愈。

(2) *血行播散型肺结核* 大多发生于原发感染后,病灶中的结核菌破溃进入血行,偶由于肺或其他脏器继发性活动性结核病灶侵蚀邻近淋巴道而引起。入侵血循环的部位不同,受侵器官也异。侵入肺静脉,经体循环引起全身性粟粒型结核。经肺动脉、支气管动脉以及体静脉入侵者则引起肺内粟粒结核为主的结核病。个别情况,结核菌进入一侧肺动脉,引起一侧或一部分肺组织的粟粒性结核。

血行播散型肺结核包括急性、亚急性及慢性血行播散。急性粟粒型肺结核是由于大量的结核菌一次或在极短期内侵入血循环引起。临床上有严重的急性中毒症状,常并发结核性脑膜炎和其他脏器结核。当少量结核菌间歇性多次入侵血循环则形成亚急性或慢性血行播散型肺结核,病变常局限于双侧肺脏的中上部。亚急性病例可有中度中毒症状及呼吸系统症状。慢性病例只有轻微的症状。

(3) *继发型肺结核* 由于初染后体内潜伏病灶中的结核菌重新活动和释放而发病,极少数可为外源性再感染。本型是成人肺结核的最常见类型,包括渗出性、干酪性、空洞性、结核球等多种病理变化。破坏与修补性混合病变为其主要特征。

1) 以渗出性病变为主的肺结核:是机体变态反应占优势,可逆性高,临床中毒症状明显,经适当治疗后可完全吸收或仅遗留少许纤维病灶。

2）以增殖性病变为主的肺结核：机体有较高的免疫力，中毒症状较轻，治疗效果不明显。

3）以干酪病变为主的肺结核：常呈急性大叶性或多数小叶性肺炎。中毒症状较重，发展较快。干酪病变坏死形成多发的空洞，引起支气管播散。痰液中含大量结核菌，常发生在机体免疫力下降时。其病理是不可逆的，最后脱水，钙质沉着，逐渐纤维化而趋向稳定。潜伏在干酪病变中的结核菌可为以后结核病进一步恶化的根源。

4）结核球型病灶：也称结核瘤。为肺内团块状的干酪样坏死结节，周围有明显的纤维包膜，直径 1.5 cm 以上。常为单发的。免疫力增高时可有钙盐沉积呈同心圆排列，但不能全部钙化。免疫力下降时可发生液化溶解形成空洞，位于结核球的中央。

5）空洞型肺结核：肺结核病变的干酪样坏死物质液化溶解经支气管咳出后形成空洞。根据空洞的形态分为 5 类，①薄壁空洞：壁厚度在 0.15～0.2 cm 以下，当引流支气管部分阻塞产生活塞作用时，形成张力空洞。②厚壁空洞：壁厚度在 0.2 cm 以上，常发生在上叶，炎性肉芽组织及纤维组织使洞壁增厚，空洞较难闭合。③开放愈合性空洞：是由于长时期抗结核治疗，结核菌已被消灭，洞壁逐渐净化而趋于治愈状态，引流支气管的上皮细胞长入洞壁一部分。④蠹蚀样空洞：常发生在干酪性肺炎广泛坏死的基础上，空洞周围为干酪坏死物质，无洞壁，有时形成多房性空洞。⑤结核球液化空洞：即空洞直径占结核球直径的 1/2 以上者，其洞壁为干酪坏死组织。

（4）慢性纤维空洞性肺结核　结核病变为不可逆性，肺组织破坏较显著，伴有纤维组织明显增生而造成肺组织收缩，纵隔移位，肺内不规则透明区，局部并发支气管扩张，受累肺组织的呼吸功能丧失，未累及的组织发生代偿性肺气肿。肺组织的破坏致使大量纤维组织增生，肺内毛细血管床破坏，最后导致肺源性心脏病。

3. 症状和体征

（1）全身症状　主要为毒性症状，长期低热，倦怠，乏力，夜间盗汗，食欲不振，体重减轻，妇女月经不调，心悸，面颊潮红等自主神经功能紊乱症状。在病灶急剧进展播散时，常出现高热，呈稽留或弛张热型，伴畏寒等症状。

（2）呼吸系统症状

1）咳嗽与咳痰：一般轻度咳嗽，少量黏痰，空洞患者痰量增多，合并支气管结核则咳嗽加重，刺激性呛咳，伴局限性哮鸣音。

2）咯血：为常见的症状，1/3～1/2 患者有咯血，血量不等，当病变累及血管时则咯血量增多，特别是空洞内动脉瘤破裂时常发生大咯血。咯血量多或气道清除能力弱，全身衰竭等状态易导致窒息、失血性休克。

3）胸痛：由于肺内无感觉神经，肺实质病变不会引起胸痛。部位不定的隐痛常是神经反射作用所致，随呼吸和咳嗽加重的固定性胸痛常提示胸膜受累。

4）气急：见于肺呼吸功能显著障碍时，严重心肺功能不全者静息时也出现气急。

（3）体征　取决于病变类型、部位或范围。粟粒型肺结核偶可并发急性呼吸窘迫综合征，表现为严重呼吸困难和顽固性低氧血症。干酪肺炎，肺部有实变体征，听诊为支气管呼吸音和细湿啰音。浸润型肺结核好发于上肺叶尖段或后段，听诊肩胛间区细湿啰音。慢性纤维空洞型肺结核的体征为胸廓塌陷，气管和纵隔移位，叩诊浊音，呼吸音减弱，湿性啰音及肺气肿征象。

【实验室和其他检查】

1. 血象　肺结核患者的血白细胞计数一般正常。在急性进展期血白细胞可略增高，并有核左移现象。急性粟粒型肺结核血白细胞计数可偏低，重症肺结核时可发生类白血病样血象。

2. 红细胞沉降率(血沉)　对肺结核的鉴别诊断无特殊意义，仅能作为判断病情活动性的指标。

3. 痰结核菌检查　痰中找到结核杆菌基本上可诊断为肺结核。常用的为涂片检查，包括直接涂片、集菌检查法和厚涂片法。直接涂片法简便、快速，但痰液需含 10 万个/ml 结核菌才获得阳性结果，痰污染时，涂片镜检可有假阳性。其他两种方法检出率较高，痰液含 1 000 个/ml 结核菌即可获得阳性结果。集菌需要 24 h 以上痰液进行检查。培养法或动物接种法可检出痰液中极少量的结核菌，然而所需时间长，不能满足临床早期诊断的要求。随着聚合酶链反应(PCR)技术的应用，用结核菌 DNA 特异性基因探针检查结核菌敏感性很高，但须避免污染及减少假阳性等问题。BACTEC MGIT 960 系统(mycobacteria growth indicator tube)可集培养、菌种鉴定及药物敏感性测定、报告时间明显短于常规培养法。

4. 血清免疫学诊断法　随着分枝杆菌分子生物学和免疫学研究的深入，应用 ELISA 敏感性颇高，但特异性尚不够满意。近有报道血清中抗 BCG－A60 抗体的检测结果证实，ELISA－A60 IgG 诊断结核病的特异性为 89.3%，敏感性为 84.5%，可用于临床对结核病的辅助诊断。

5. 胸部 X 线检查　是发现和诊断肺结核的最重要手段，对确定病变部位、范围、性质、了解动态变化及选择治疗方案具有重要的价值。肺结核病变类型和性质决定其 X 线影像特征。原发型肺结核的 X 线影像表现为哑铃状病灶，由肺内的原发灶、淋巴管炎和肿大淋巴结组成(图 6－43－1)。肺内病灶发生于上叶尖后段及下叶背段居多，呈渗出性絮状模糊阴影。急性血行播散型肺结核在 X 线片上表现为双肺野均匀分布密度和大小相近的粟粒状结节阴影(图 6－43－2)，透视下微小结节常不能被发现，在病程早期(3 周前)摄胸片有时也难以辨识。亚急性和慢性血行播散型肺结核病变大小和密度不一，范围均局限于两上肺。干酪性肺炎病变范围不定，可占据数个肺段或整个肺叶，密度较深，不匀，边缘模糊，常有透亮区或空洞形成及支气管播散灶。病期稍长则可出现纤维化病灶。继发型肺结核 X 线表现复杂，或云絮片状，或斑片状、结节状、球状阴影，可出现多种形态的空洞，液平面极少见，洞壁较光整。继发型肺结核好发于上叶尖段、后段和下叶尖段、后基底段(图 6-43-3)。

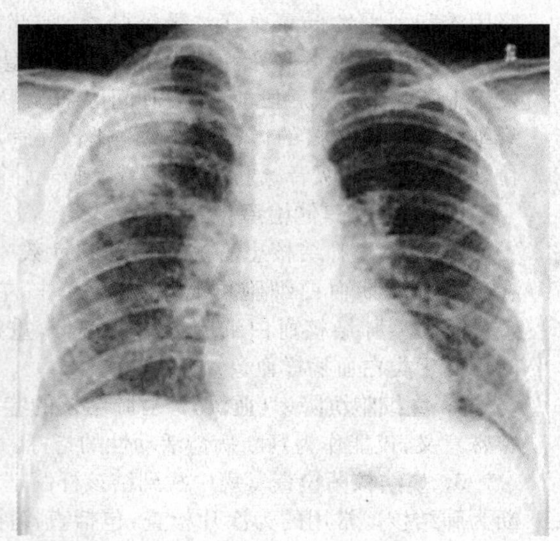

图 6-43-1 原发型肺结核

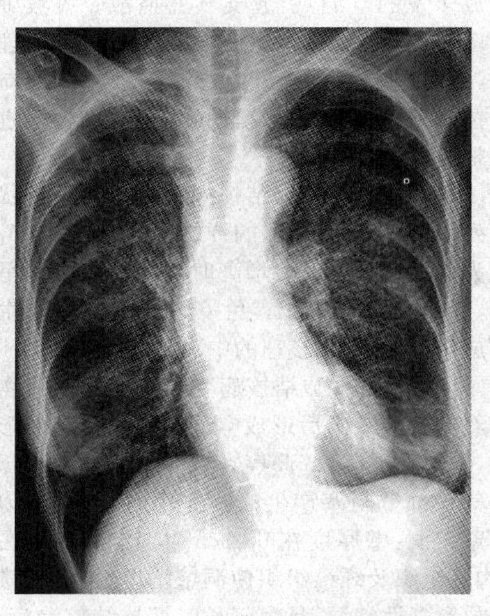

图 6-43-2 急性血行播散型肺结核

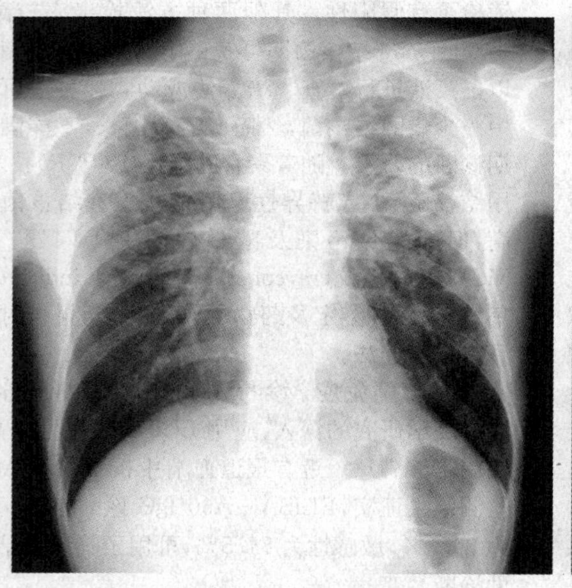

图 6-43-3 继发型肺结核

胸部 CT 扫描分辨密度差异的灵敏性高，断层面成像可避免影像的重叠。有助于发现隐蔽区病灶和孤立性结节阴影的鉴别诊断，CT 数据重建仿真内镜成像，可显示气管、支气管内腔病灶，对不宜进行有创的内镜检查的患者有利于病灶的判别。

6. 纤维支气管镜检查 经纤维支气管镜可收集分泌物或冲洗液标本进行涂片抗酸杆菌检查和结核菌培养，获得病原学诊断。也可对支气管或肺部病灶进行活体组织检查以获得病理学诊断。对支气管结核、淋巴结支气管瘘进行局部治疗。值得注意的是痰菌阳性不应进行支气管肺泡灌洗术，以免引起支气管播散。

【诊断和鉴别诊断】

1. 诊断 尽管肺结核的主要诊断手段为 X 线检查，但必须结合病史和临床表现，对痰细菌学检查以及一些必要的特殊检查资料进行综合分析，坚持以病原学诊断及病理学诊断为主才能得出正确的诊断。如高度怀疑肺结核，但又未获得确切依据的可行抗结核药物试验治疗以明确诊断。

菌阴肺结核为3次痰涂片及1次痰培养阴性的肺结核。其诊断标准：

1）典型肺结核的临床症状和胸部X线表现。

2）抗结核治疗有效。

3）临床上可排除其他非结核性肺部疾患。

4）结核菌素（PPD 5TU）皮肤试验强阳性；血清抗结核抗体阳性。

5）痰结核菌PCR＋探针检测阳性。

6）肺外组织病理检查证实结核病变。

7）BALF检出抗酸杆菌。

8）支气管或肺部组织检查证实为结核性病变。

存在肺部疾患具备1～6条中3项或7～8条中任何1项可确诊。但是肺结核尤其是菌阴肺结核需结合临床进行综合诊断。还需注意与其他疾病鉴别。

2. 鉴别诊断 不同类型肺结核的X线表现各异，需要鉴别的疾病也不同。

（1）*原发型肺结核* X线特征表现为纵隔和肺门淋巴结肿大，需要与淋巴瘤，主要包括淋巴肉瘤、霍奇金病和淋巴性白血病、胸内结节病、中心型支气管肺癌、纵隔淋巴结转移癌和各类纵隔肿瘤鉴别。

（2）*血行播散型肺结核* 重度毒血症状而早期X线特征显示不清楚时当与伤寒、败血症相鉴别。肺部粟粒病变需与细支气管肺泡癌、肺淋巴管癌、肺部转移癌、含铁血黄素沉着症、各类肺泡炎、尘肺、肺间质纤维化等进行鉴别。

（3）*浸润型肺结核* 与各类细菌性和非细菌性肺炎易于混淆。肺结核空洞需与肺脓肿、坏死性肉芽肿、癌性空洞等加以区别。肺结核薄壁空洞需与肺囊肿和囊性支气管扩张相鉴别。肺部结核球应与肺癌、肺部良性肿瘤、肺部转移癌、肺部炎性假瘤、肺包虫病、动静脉瘘等加以鉴别。

（4）*慢性纤维空洞型肺结核* 主要X线表现为肺纤维化，不规则的空洞，局部肺体积缩小，气管纵隔移位等。需与慢性肺脓肿、肺不张、明显的胸膜肥厚和放射性肺炎等作鉴别。

（5）*特殊人群和不典型肺结核* 某些特殊人群患肺结核可在症状、体征和胸部X线表现及临床病程等方面与一般肺结核患者有不同特点，称为“不典型肺结核”，易延误诊断。

1）无反应性结核：亦称暴发性结核性败血症。为一种严重的单核巨噬细胞系统结核病，见于极度免疫功能低下患者。首先出现持续高热、骨髓抑制或呈类白血病反应。肝、脾、淋巴结、肺、肾、骨髓严重干酪性坏死病变，含有大量结核菌，而X线表现往往很不明显，出现时间明显延长或长时间表现为无典型的粟粒样病变改变，呈均质性片絮状阴影，常位于非结核病好发部位。

2）结核性关节风湿症与结节性红斑等变态反应性表现：多见于年轻女性，多发四肢大关节疼痛或炎症。四肢伸侧面及踝关节附近反复出现结节红斑及环形红斑，春季好发，抗结核治疗有效。

3）艾滋病合并肺结核：可表现为肺门、纵隔淋巴结肿大、中下肺野浸润病变多，并缺乏空洞等特征，类似原发肺结核表现，且有合并胸膜炎与肺外结核多见、PPD试验阴性等特点。

4）糖尿病、矽肺合并结核时X线特点以渗出干酪为主，呈大片状、巨块状，易形成空洞，病变进展迅速，治疗效果差。尽早有效控制糖尿病同时予以抗结核化疗。否则，抗结核治疗难以奏效。

5）肺结核合并肺癌：两者常合并存在，有报道肺结核纤维瘢痕组织可致癌变，肺结核合并肺癌可发生在结核邻近部位或肺部不相关部位。X线胸片出现新病灶，特别是孤立结节灶、肺不张、肺门增大、胸腔积液等征象应考虑合并肺癌的可能，作相应检查及早确诊。手术治疗为首选方案。抗癌化疗为姑息性治疗手段，放疗可促使结核恶化不宜采用。

6）肺结核与妊娠分娩：肺结核患者伴妊娠，选用化疗药物时应避免对胎儿的影响，INH、EMB、PZA对母亲与胎儿是安全的。RFP对动物有致畸作用，但在人类未被证实，故妊娠3个月内禁用，妊娠3个月后慎用。禁用SM等氨基糖苷类抗生素，以防止发生先天性耳聋。喹诺酮类药物对胎儿软骨发育有影响，ETH也有致畸作用，均不宜采用。药物在乳汁中浓度很低，产后可进行母乳喂养。肺结核患者妊娠后采用化疗控制不是人工流产的禁忌证。

【治疗】

1. 化学药物治疗 结核病的化学药物治疗是治疗和控制疾病的主要手段，也是结核病防治规划的重要组成部分。化学治疗的目标是治愈疾病、达到杀菌灭菌的目的，中断传播，防止复发，减少耐药性的产生。

目前国际上通用的抗结核药物有十余种，可分为基本抗结核药物（即一线药物）及次要抗结核药物（即二线药物）两大类，随着耐多药结核病的增多，还有新抗结核药物。

（1）*基本抗结核药物* 异烟肼（INH，H）、利福平（RFP，P）、吡嗪酰胺（PZA，Z）链霉素（SM，S）、乙胺丁醇（EMB，E）及氨硫脲（Tb_1，T）。

（2）*次要抗结核药物* 卡那霉素（KMK）、丁胺卡那霉素（AK）、卷曲霉素（CPM，C）、对氨基水杨酸（PAS）、乙硫异烟胺（ETH）、丙硫异烟胺（PTH）、环丝氨酸（CS）。抗结核药物临床药理学、常用剂量及毒副作用详见结核病概论。

(3) 化疗理论基础和基本原则

1) 坚持联合用药治疗肺结核的原则:大量临床资料表明在化疗时代早期,应用单药治疗结核后大量敏感菌被杀灭,而旺盛生长的耐药菌株取而代之。联合用药相互间可起到协同和累加作用,增强杀灭菌活性外,耐药菌株的产生将会降至最低限度。结核菌的代谢状态及其与药物的相互作用是影响化疗的另一重要因素。Mitchson 建立了菌群假说:A 组为处于持续生长繁殖状态的菌群,INH、RFP 对其有强杀菌活性,SM 次之。B 组为巨噬细胞内缓慢生长的菌群,称为静止菌,PZA 在巨噬细胞与渗出性炎性组织的酸性环境中对静止菌有灭菌活性。消灭 B 组菌群是实现灭菌目标的关键。C 组是常存于干酪灶内、供氧条件差、间歇生长的菌群,仅 RFP 对之有杀菌活性。D 组则为完全休眠菌群,各种抗结核药物均不起作用,须依赖机体的免疫机制加以消除。1985 年 Mitchson 提出了一个新的抗结核药物作用机制模式,联合用药不仅为防止耐药而且为达到结核病灶灭菌和彻底治愈提供依据。

2) 抗结核药物对 MTB 的延缓生长期作用为化疗方案中的间歇用药提供依据。20 世纪 70 年代 Dickinson 等将 MTB 分别与各种抗结核药物接触 24 h 后洗去药物,接种于不含药物的培养基中观察其再繁殖的时间,研究表明 H、R、S、E、Z 均可出现 5～10 d 的延缓生长期,其中 SM 最佳,可达 8～10 d, RFP 2～3 d, INH 6～9 d, EMB 4～5 d, CS 4～8 d。

3) 结核病化疗必须掌握的原则为早期、联合、规则、适量、全程,其中以联合和规则用药最为重要。结核菌区别于其他病原菌的生物学特性是它能长期处于静止期与半休眠期状态(B、C 组菌群),在一定条件下又可重新生长繁殖。药物治疗必须在一定期限内维持相对稳定的血药浓度,使静止菌转为生长繁殖菌时即处于在有效药物的控制下,这就需要规则用药,全程用药。

(4) 化疗方案　原则上应选用国家结核病防治规划(NTP)2000 年所推荐的短程化疗方案(表 6-43-1)。

表 6-43-1　中国结核病标准化疗方案

结核病	强化期	巩固期
初治涂阳肺结核(包括Ⅱ型、Ⅲ型肺结核)	2 HRZE(S)	4 HR
	2 HRZE(S)	4 H_3R_3
	2 $H_3R_3Z_3E_3(S_3)$	4 H_3R_3
	2 RIFATER	4 RIFINAH
初治涂阴肺结核	2 HRZ	4 HR
	2 HRZ	4 H_3R_3
	2 $H_3R_3Z_3$	4 H_3R_3
复治涂阳肺结核(含复发涂阳肺结核)	2 HRZES/1HRZE	5 HRE
	2 HRZES/1HRZE	5 $H_3R_3E_3$
	2$H_3R_3Z_3E_3S_3$/1$H_3R_3Z_3E_3$	5 $H_3R_3E_3$

注:RIFATER 为卫非特;RIFINAH 为卫非宁。

1) 初治方案:强化期 2 个月/巩固期 4 个月。药名前数字表示用药月数,药名右下方数字表示每周用药次数。

初治强化期第 2 个月末痰涂片仍为阳性,强化期可延长 1 个月,巩固期减短 1 个月,总疗程 6 个月不变。若第 5 个月痰涂片仍阳性,第 6 个月阴性,巩固期延长 2 个月,总疗程 8 个月。对粟粒型肺结核(无结核性脑膜炎者)上述方案疗程可适当延长,不采用间歇治疗方案,强化期为 3 个月,巩固期 HR 方案 6～9 个月,总疗程 9～12 个月。

2) 复治方案:强化期 3 个月/巩固期 5 个月。复治患者应做药敏试验,对上述方案化疗无效的复治排菌病例可参考耐多药肺结核化疗方案,再根据药敏试验加以调整。对久治不愈的排菌者要排除非结核分枝杆菌感染的可能性。

3) 耐多药结核病(multiple drug-resistant tuberculosis, MDR-TB)的治疗:必须要有痰 MDR-TB 药敏试验结果才能确诊。根据既往用药史及耐药性测定结果建立有效合理的化疗方案。WHO 对 MDR-TB 治疗指南规定(表 6-43-2),强化期最好选用 4～5 种药物,其中至少包括 3 种从未使用过的或仍然敏感的新药,如 PZA、KM、CPM、PTH、PAS、喹诺酮类药。疑有 MDR-TB 而不具备药敏试验条件时,可参考 Kritski 研究进行估计:①既往疗程不足而复发患者对 INH、RFP 耐药率为 6%。②一线药方案治疗失败患者对 INH、RFP 耐药率升至 33%。③二线药方案治疗失败患者对 INH、RFP 的耐药率高达 65%。因此 MDR-TB 患者需要第三线化疗方案。强化期至少 3 个月,巩固期至少 18 个月,采用每日用药,总疗程 21 个月以上。

表 6-43-2　WHO 推荐 MDR-TB 化疗方案

	强化期	巩固期
耐 HR(同时耐或不耐 S)	KM(AMK、CPM)+PTH+PZA+OFL+EMB 至少 3 个月	PTH+OFL+EMB 18 个月
耐 HRE(同时耐或不耐 S)	KM(AMK、CPM)+PTH+PZA+OFL+CS 至少 3 个月	PTH+OFL+CS 18 个月

注:缺少 CS 或不能耐受 CS 可用 PAS 静点。

4) 抗结核固定复合剂的剂量与副作用:①卫非特(RIFATER)为 R120 mg、H80 mg、Z250 mg 的复合片剂,每日用量:体重 50 kg 者 4 片,60 kg 者 5 片,空腹顿服,疗程 2 个月。毒副作用同 R、H、E。②卫非宁(RIFINAH)R150 mg、H100 mg 的复合片剂,每日用量 3 片,空腹顿服,疗程 4 个月。毒副作用同 H、R。复合制剂的优点是有利于保证患者联合、足量的化疗,便于督导管理。

5）抗结核药力排肺疾（dipasic）：国产药名力克肺疾、结核清，是由 1 分子异烟肼加 1 分子对氨基水杨酸化学合成。它不同于 INH 与 PAS 混合药。其化学名为 4-吡啶甲酰肼-4-氨基水杨酸盐。动物试验表明其抗结核菌效力为 INH 的 5 倍。口服后吸收迅速，在体内分布广泛，易通过血脑屏障，能通过细胞膜进入细胞内，可渗入干酪病灶。1～3 h 达血清高峰浓度。有效血浓度可维持 12 h 以上，相当于同剂量 INH 的 2 倍。其抗菌作用为分子中的 INH，等剂量的 PAS 结合在 INH 分子结构的 N 位点，有效地阻止了 INH 在机体内的乙酰化，提高了 INH 的血药浓度，延长 INH 的半衰期，从而显著地增强了 INH 的抗结核效果，分子中的 PAS 可延缓 INH 耐药性的产生。毒副作用少。每片含 INH 47.3 mg，PAS 52.7 mg，成人剂量每日 400～600 mg。适用于治疗各型肺结核、结核性脑膜炎与肺外结核，也可用于 MDR-TB 的治疗。

6）长程或标准治疗方案：联合 R＋H＋S(E)治疗，S 3 个月每日用药，停药后以 E 代之，1 年后以 H＋E 继续治疗 6 个月，总疗程 18 个月，疗效确切，不易复发，但是疗程长，患者的依从性差，常导致治疗中断或不规则治疗，产生耐药性。自从对利福平与吡嗪酰胺的抗菌活性有新的认识后，大量的临床研究证实短程化疗更具有生物学基础。临床上已很少采用标准治疗方案。

7）DOTS 策略：DOTS（directly observed treatment short course，直接面视下的短程化疗）策略为一种保证结核病控制对策成功的技术策略。具有以下优点：①是公共卫生干预策略中花费低、收益高的措施。②患者在医务人员或卫生保健人员直接面视下服药，保护患者的医疗安全、提高治疗效果、阻止耐药患者产生。③可防止传染源在社区中传播。④可使各类型结核病得以治愈。我国是全球采用 DOTS 策略国家之一。1992 年利用世界银行贷款在河北省等 12 个省、自治区开展结核病控制项目，覆盖人口 5.6 亿，发现和治疗了 76 万多例，免费治疗 55 万多例肺结核传染源。初治涂阳患者治疗 2 个月时转阴率为 90.8%，21 万多例患者治愈率达 92.9%。复治涂阳患者 15 万多例治愈率为 86.3%。

2. 手术治疗 指征为：规则强化治疗 9～12 个月，痰菌仍阳性的干酪病灶、厚壁空洞等；一侧毁损肺、支气管结核管腔狭窄伴远端不张或肺化脓症；不能控制的大咯血；并发肺癌可能；结核性脓胸或伴支气管胸膜瘘。

3. 对症治疗 有效化疗药物可迅速控制结核病的临床症状，不需特殊治疗。急性血行播散型结核和浆膜渗出性结核严重毒性症状时可使用糖质激素治疗，有助于改善症状，促进渗液吸收，减少粘连，但必须在有效抗结核药物使用下早期应用，1 个月左右逐步减量撤停，总疗程不超过 2 个月。

三、气管、支气管结核

气管、支气管结核是气管、支气管发生的结核病。过去认为病变发生在气管、支气管黏膜或黏膜下层，因此称支气管内膜结核。实际上病变并不局限于支气管黏膜与黏膜下，肌层以及支气管软骨均可受累，并可侵犯气管，故应称为气管-支气管结核。

支气管结核在抗结核化疗前时代发病率很高。Auerbach 曾报道对 1 000 例肺结核尸检中发现气管和主支气管被累及者占 42%。Litting 对 122 例肺结核患者进行尸体解剖，发现有 41%患者有支气管结核。黄家驷 1943 年报道肺结核患者中 42.7%有支气管结核。但是在结核化疗时代支气管结核的发病率较前明显减少。支气管结核的发病率与肺结核病情有关，重症结核、有空洞者及痰结核菌阳性的肺结核患者，支气管结核的发病率较轻症、无空洞、痰菌阴性者高 3 倍。另据国外统计，支气管结核发病率农村高于城郊，城郊高于城市，这可能与农村重症结核患者较多，且治疗不规则有关。

支气管结核女性多于男性，男女比例为 1∶2～1∶4.2，各年龄组均可发生。多数支气管结核继发于肺结核，以 20～29 岁年龄组占多数，少数继发于支气管淋巴结核，以儿童及青年为多。

【发病机制】 支气管结核均为继发性，多数继发于肺结核，少数继发于支气管淋巴结结核，经淋巴和血行播散引起支气管内膜结核者极少见。

1. 管道播散 此为支气管结核最常见的感染途径。结核患者含有大量结核杆菌的痰液通过气管、支气管，或空洞、病灶内的含结核杆菌的干酪物质通过引流支气管，直接侵入支气管黏膜，或经黏液腺管口侵入支气管壁。

2. 邻近病灶蔓延 肺及支气管淋巴结病灶中的结核杆菌直接蔓延至附近的支气管，或因支气管旁淋巴结的干酪病变压迫、腐蚀、穿透邻近的支气管壁，形成支气管结核或支气管淋巴瘘。个别脊柱结核的椎旁脓肿可波及气管支气管形成脓肿支气管瘘。

3. 血行播散 在急慢性血行播散时，可能有支气管黏膜下层的结核播散，但极少见。Auerb-ach 在 1 000 例肺结核尸检中发现 421 例并发支气管结核，其中仅 4 例为急性血行播散引起。

【病理】 支气管结核病变早期病变位于黏膜及黏膜下层，病理改变与一般非特异性炎症相同，表现为支气管黏膜充血水肿、分泌物增加，少数有黏膜表面破溃糜烂。继之在黏膜下腺体附近有白细胞及大量淋巴细胞聚集并开始形成结核结节，此时若给予及时合理抗结核治疗，病变可完全痊愈，黏膜能恢复原状。若治疗不及时，则结节增大，干酪坏死，破溃到管腔，黏膜发生干酪坏死，形成大小不等、深浅不一的结核性溃疡和溃疡底部肉芽组织，表面覆盖黄白色干酪物质，肉芽组织继续向管腔内生长，造成管腔狭窄、变形或阻塞，支气管壁纤维组织增生，增生性损害进一步加重，可引起肺不张、肺气肿、张力性空洞和支气管扩张等并发症。

当气管支气管旁淋巴结干酪坏死时，淋巴结可发生破溃，穿透支气管壁，形成支气管淋巴瘘，瘘孔多为单发，亦可数个同时或相继发生。干酪物排空后可形成空洞，为间断排菌、咯血或支气管播散的根源。

【临床表现】 支气管结核的临床症状视病变范围、程度及部位有所不同。

1. 咳嗽 几乎所有的支气管结核患者都有不同程度的咳嗽。典型的支气管结核表现为剧烈的阵发性干咳。服用镇咳药物效果不佳。

2. 喘鸣 支气管结核时黏膜可发生充血、水肿、肥厚等改变，常可造成局部的管腔狭窄，气流通过狭窄部位时会发生喘鸣。发生于小支气管狭窄所致的喘鸣，只有用听诊器才能听到，发生于较大支气管的喘鸣，患者自己就能听到。

3. 咯血 支气管结核时黏膜充血，毛细血管扩张，通透性增加。患者剧烈咳嗽时常有痰中带血或少量咯血，溃疡型支气管结核或支气管淋巴瘘患者可因黏膜上的小血管破溃而发生少量或中等量咯血，个别患者发生大咯血。

4. 阵发性呼吸困难 呼吸困难的程度因病情而异。有支气管狭窄者，如黏痰液阻塞了狭窄的管腔，可发生一时性呼吸困难。当痰液咳出后支气管又通畅，呼吸困难即可缓解。淋巴结内干酪物质突然大量破入气管腔时，可导致严重呼吸困难，甚至可发生窒息。

【实验室及其他检查】

1. 支气管镜检查 支气管镜检查是诊断支气管结核的主要方法。支气管镜不但能直视支气管黏膜的各种病理改变，而且可通过组织活检、刷检、灌洗等检查手段，达到确诊的目的。

支气管结核的支气管镜下表现分型目前尚无统一标准。国内的文献和参考书较多将支气管结核镜下表现分为四型：炎症浸润型、溃疡坏死型、肉芽增殖型、瘢痕狭窄型。端木宏谨、马玙等将支气管结核镜下表现分型五型：浸润型、溃疡型、增殖型、纤维狭窄型、淋巴结支气管瘘，并将淋巴结支气管瘘分为三期：穿孔前期、穿孔期和穿孔后期。李强认为支气管软骨因支气管结核受到破坏后失去结构，呼气相时气管塌陷致气流受阻，支架置入治疗效果好，故将其独立为一型，提出五型分类法，即：炎症浸润型、溃疡及干酪坏死型、肉芽增生型、瘢痕狭窄型、管壁软化型。我们结合临床认为应将各种分型方法加以综合，将镜下表现分为六型才能更好地涵盖支气管结核的镜下表现并指导治疗。

(1) *炎症浸润型* 表现为局限性或弥漫性黏膜下浸润。急性期黏膜高度充血、水肿，易出血，慢性期黏膜苍白、粗糙，呈颗粒状增厚，软骨环模糊不清，可产生不同程度的狭窄，黏膜下结核结节或斑块常呈黄白色乳状隆起突入管腔，可破溃坏死，也可痊愈而遗留瘢痕(彩图 2)。

(2) *溃疡及干酪坏死型* 可继发于浸润型支气管结核或由支气管淋巴结结核溃破而引起，黏膜表面有散在或孤立的溃疡，溃疡底部有肉芽组织，有时溃疡被一层黄白色干酪样坏死物覆盖，如坏死物质阻塞管腔或溃疡底部肉芽组织增生，常可引起管腔阻塞(彩图 3)。

(3) *肉芽增生型* 主要是增生的肉芽组织呈颗粒状或菜花状向管腔凸出，易出血，可发生支气管阻塞或愈合而形成瘢痕(彩图 4)。

(4) *瘢痕狭窄型* 为支气管结核病变的愈合阶段。支气管黏膜纤维性变，常可造成管腔狭窄，严重者管腔完全闭塞(彩图 5)。

(5) *管壁软化型* 多见于支气管结核的临床愈合期，好发于左主支气管及气管中下段。病理基础为病变部位的气管和支气管软骨断裂、缺损或缺失。病理生理改变主要为呼气相气流受限以及远端气道分泌物引流障碍。临床表现为呼气性呼吸困难、咳嗽、咳痰。病变段支气管远端反复感染、支气管扩张和肺气肿。支气管镜下可见：气管、支气管软骨断裂、缺损或缺失；吸气期气道开放，用力呼气时气道闭合；远端支气管扩张(彩图 6)。

(6) *淋巴结支气管瘘*

1）穿孔前期：支气管镜下可见局部支气管因淋巴结外压而管壁膨隆，管腔狭窄，局部黏膜充血、水肿或增厚(彩图 7)。

2）穿孔期：淋巴结破溃入支气管腔形成瘘孔，支气管腔除外压迫外，局部黏膜可见小米粒大小的白色干酪物质溢出，犹如挤牙膏状，用吸引器吸除干酪物后，随咳嗽又不断有干酪物从此溢出，瘘口周围黏膜有严重的充血水肿(彩图 8)。

3）穿孔后期：原瘘孔处已无干酪样物冒出，呈光滑凹点。周围黏膜下大致正常，有时瘘孔及周围黏膜有黑色炭疽样物沉着，呈现“炭疽样”瘘孔，此种陈旧性瘘孔可持续数年不变(彩图 9)。

2. 胸部影像学检查

1）单纯支气管结核的普通胸部 X 线检查缺乏特征性，尤其支气管结核局限于气管和大气管尚未波及肺组织，气道未被完全阻塞时，X 线检查常无异常发现。少数仅肺纹理增多及小结节影，伴肺门阴影增大。

如支气管明显狭窄或阻塞时，可出现间接 X 线征象，如阻塞性肺炎、局限性肺气肿、肺膨胀不全或肺不张，多为暂时性；部分可伴张力性空洞，空洞忽隐忽现、时大时小，可有液平，空洞引流支气管壁呈增厚现象；肺部可见原因不明显的播散病灶；一侧或一叶广泛病变，并发广泛支气管扩张，导致毁损肺。

2）断层摄影和支气管造影可显示淋巴结肿大，淋巴结空洞，支气管狭窄、阻塞，管腔壁隆起不光滑、中断和变形。支气管造影有时可显示支气管溃疡和淋巴结-支气管瘘的部位和程度。

3）CT检查特别是高分辨CT可显示支气管管壁增厚、密度增高，管腔狭窄、阻塞，支气管扭曲、变形等。螺旋CT检查可行三维重建、仿真支气管镜检查，可为临床提供更多诊断信息。

3. 实验室检查 由于大多数支气管结核继发于肺结核，痰查抗酸杆菌或PCR检测结核分枝杆菌DNA对其诊断价值不大。如肺内无明显结核病变，痰查抗酸菌多次阳性者，应高度怀疑支气管结核。

【诊断和鉴别诊断】

1. 诊断要点

（1）典型症状 阵发性剧咳少痰，反复持久血痰或咯血，喘鸣、呼吸困难等。

（2）影像学检查 ①出现变化较快的肺不张或局限性肺气肿。②肺门附近有浸润或肿块阴影。③肺门附近有空洞或张力性空洞，空洞内有液平。④一侧或两侧肺反复出现不规则的支气管播散灶。⑤典型的CT影像改变。

（3）肺内检查 无明显病变，但痰查分枝杆菌阳性。

（4）不能确诊者 必须行支气管镜检查，行刷检、灌洗、支气管黏膜活检等相关检查以明确诊断。值得注意的是患者如出现典型的临床表现，多数已形成支气管不可逆性狭窄，因此临床医生应对支气管结核保持警惕，怀疑支气管结核患者应积极行支气管镜检查，早诊断早治疗，减少并发症、后遗症的发生。

2. 鉴别诊断 继发于肺结核者诊断多无困难，但肺内无活动结核病变的支气管结核应与气管炎、哮喘及管内生长的中心型肺癌相鉴别。合并肺不张和感染者应与肺癌及肺部感染鉴别。支气管结核并广泛管道播散者应与慢性支气管炎、肺真菌病、哮喘及肺纤维化鉴别。

【治疗】

1. 全身抗结核治疗 无论是单纯的或并发于肺结核的气管、支气管结核均应进行有效、合理的全身抗结核治疗。疗程适当延长，以12～18个月为宜。

2. 局部治疗

（1）雾化吸入 支气管结核的早期阶段炎症浸润型预后良好，经系统抗结核治疗一般能痊愈。但雾化吸入可提高支气管黏膜局部的药物浓度，有利于支气管结核的治疗。可选用局部刺激性较小的药物如异烟肼100 mg、左氧氟沙星50 mg、丁胺卡那100 mg等进行雾化吸入，每日1～2次，疗程1～2个月。

（2）经支气管镜局部给药 对深而广泛的溃疡型和肉芽增生型的支气管结核，可在全身化疗的同时，配合支气管镜下局部给药治疗，5～7 d 1次。用活检钳或刮匙清除局部干酪坏死物质和部分肉芽组织后，针刺注入或局部注药。

（3）经支气管镜介入治疗 对于因支气管结核导致管腔狭窄的患者可酌情应用激光、高频电、氩等离子体、微波、冷冻、球囊扩张等方法去除管腔内增生病灶或将狭窄区打通，必要时进行支架植入治疗。因支气管结核系良性病变，患者生存期长，因此支架置入应慎之又慎。充分评估患者是否必须进行支架置入、置入后的风险性及患者能否真正从中获益。如确定进行支架置入，应慎重选择置入支架的类型、直径、长度及置支架时机。

3. 手术治疗 支气管结核因诊断延误、治疗不当或病变严重，可造成器质性气管狭窄和阻塞，或同时伴远端肺不张、张力性空洞或支气管扩张并发症，经内镜介入治疗无效者可选择手术治疗，将狭窄阻塞的支气管连同病肺一起切除。

四、结核性胸膜炎

结核性胸膜炎（tuberculous pleurisy）是胸腔积液的常见原因之一。任何年龄均可发病，以儿童和青年最常见。男性多于女性，1.2∶1～3.3∶1。近年国内资料对40岁以上胸腔积液病因分析显示，40～59岁结核性为61%，60岁以上为18%。因此认为60岁以下患者结核性胸腔积液仍是胸腔积液的最常见的病因。1998年制定的国家标准结核病分类法中第Ⅳ型为结核性胸膜炎。

结核性胸膜炎是结核分枝杆菌通过肺结核和胸壁结核直接蔓延、淋巴管逆流至胸膜腔或血行播散进入胸膜而发病。传统认为结核性胸膜炎主要是由于结核分枝杆菌的菌体蛋白引起迟发型变态反应所致，但近年来胸膜活检显示50%～80%的结核性胸膜炎患者胸膜上有典型结核结节形成，胸膜组织结核分枝杆菌培养的阳性率也在50%以上，故目前认为结核性胸膜炎的发病是胸膜在遭受结核杆菌感染后产生针对其抗原成分的变态反应，免疫调节细胞（$CD4^+$ T淋巴细胞）在胸膜腔内募集，并分泌各类细胞因子，使效应细胞（巨噬细胞）活化，通过吞噬与杀菌作用将病原局限、消灭，同时胸膜毛细血管充血、渗出，炎症细胞浸润致胸膜通透性增高，引起胸腔积液。

结核性胸膜炎可分为干性胸膜炎和渗出性胸膜炎。

（一）结核性干性胸膜炎

往往由于少量肺结核病灶蔓延至胸膜所致。常好发于肺尖后部及下胸部的胸膜。

【病理】 表现为胸膜增厚、粗糙、无光泽，表面附着少量纤维蛋白，可形成粘连。镜下胸膜充血、水肿、白细胞浸润并有多数内皮细胞脱落，胸膜腔内无积液。

【临床表现】 起病较急、畏寒、轻度或中度发热、干咳。胸痛为其主要症状，呈剧烈尖锐的针刺样疼痛。深呼吸与咳嗽时加重，患侧卧位可减轻。由于胸膜病变部位不同，胸痛部位及性质也随之改变，如常见于胸侧腋下部胸痛。胸膜病变位于膈肌中心者疼痛可放射至同侧肩部；位于膈肌周缘部，疼痛可放射至上腹壁和心窝部。患侧胸部呼吸运动受限，呼吸音下降。常于胸侧腋下部听到局限、恒定的吸气相与呼气相的胸膜摩擦音，咳嗽后无改变，可与肺部啰音区别。

【胸部X线检查】 胸膜病变局限者X线检查无改变。广泛胸膜纤维渗出，厚度达2～3 mm时才显示患侧肺野透光度降低。胸膜病变位于膈肌部位者透视下患侧膈运动受限。

【诊断】 根据病史，轻度或中度发热、干咳、剧烈针刺样胸痛、局限部位胸膜摩擦音等可作出诊断。

【鉴别诊断】 ①带状疱疹：由病毒引起的急性炎症性皮肤损害。胸痛沿肋间神经分布，局部皮肤灼热、感觉过敏、出现成簇小水泡呈带状分布，可伴局部淋巴结肿痛。②流行性胸膜痛（epidemic pleurodynia）：由柯萨奇B组病毒感染引起。夏秋季发生，可呈小流行。骤起发病、发热、咽痛、阵发性胸痛、胸部肌肉有压痛，听诊无胸膜摩擦音。胸部X线检查除肋膈角变钝外无异常发现。1周左右能自愈。咽拭子或粪便病毒分离以及有关血清学的检查能明确诊断。

【治疗】 原则为应用抗结核药物。对确诊为干性胸膜炎并已排除其他原因引起的干性胸膜炎后应进行抗结核治疗。根据肺部结核病变决定药物的选用。肺部无结核病变者可仅给予异烟肼治疗，3～6个月。定期作胸部X线检查，随访2年。胸痛严重者可对症治疗，如卧床休息，局部于深呼气后用黏布固定以减少活动，必要时可服镇痛剂。

（二）结核性渗出性胸膜炎

常由胸膜下肺部结核病灶蔓延或破溃感染胸膜引起积液，也可为干性胸膜炎进一步发展所致。结核性渗出性胸膜炎可发生在结核病的任何阶段，尤其是机体处于对结核菌变态反应的阶段，如原发综合征后期。严重的胸腔积液也可发生于肺结核的抗结核治疗过程中。一般经过治疗，胸腔积液能逐渐被吸收。若未作治疗则可继发肺内进展期结核或肺外结核。

胸腔积液常为单侧，少量或中量渗出液，草黄色，少数病例由于血管渗出较多的血液致血性胸腔积液。多数患者经治疗后胸腔积液逐步吸收，在X线上不留痕迹。由于大量纤维蛋白沉着于胸膜可形成包裹性胸腔积液或广泛胸膜增厚。

【临床表现】 表现为结核中毒症状，发热、畏寒、盗汗、乏力。初起患侧局限胸痛、干咳。胸痛随深呼吸而加重，几天后由于胸腔内积液增多，使脏层与壁层胸膜分离，胸痛渐减轻或消失。大量胸腔积液压迫肺部与心脏等则发生呼吸困难。胸腔积液聚积愈快、愈多，呼吸困难愈明显，可有端坐呼吸与发绀。胸腔积液形成缓慢者除胸闷外多无明显呼吸困难发生。由于只在壁层胸膜含有感觉神经纤维，在叶间胸膜包裹性积液者因结核病灶未涉及壁层胸膜可无胸痛症状发生。体征与积液量、积聚部位有关。积液量在400 ml以下者或位于叶间胸膜者无明显体征。积液量中等以上者，患侧胸壁稍凸、肋间隙饱满，呼吸运动受限，气管、纵隔及心脏向健侧移位。病变部位语音震颤减弱或消失，叩诊浊音或实音，听诊呼吸音减弱或消失。积液吸收后遗留胸膜粘连与增厚体征，患侧胸廓下陷，呼吸运动受限，语音震颤增强，叩诊浊音，呼吸音减弱。

【实验室和其他检查】 包括血象、胸腔积液检查、OT试验、超声和X线检查。

1. 血常规检查 白细胞计数正常或略增多，中性粒细胞核象左移，红细胞沉降率轻度加速。

2. 胸腔积液检查 一般呈草黄色、透明，呈淡红或深褐色为血性渗出液，含大量纤维蛋白易形成胶冻样凝块，比重1.018以上，利凡他（rivalta）试验阳性，pH值7～7.3，显微镜下有核细胞数为（0.1～10）$\times 10^9$/L，淋巴细胞占优势，急性期以中性粒细胞为优势。蛋白质定量30 g/L（3 g %）以上。葡萄糖含量＜3.4 mmol/L（60 mg/dl），多为1.67～3.05 mmol/L（30～55 mg/dl）。乳酸脱氢酶（LDH）＞3.334 μmol/L（200 U/L），腺苷脱氨酶（ADA）＞45 U/L，明显高于其他病因所致胸腔积液的水平。近期文献报道胸腔积液中白介素-6（IL-6）＞40 U/ml，有助于结核性胸膜炎的诊断。王新宁报道结核性胸膜炎患者胸腔积液中INF-γ均值[（379±66）ng/L]显著高于肿瘤组[（5±13）ng/L]，若以30 ng/L或70 ng/L为界值，诊断结核性胸膜炎的敏感性为100%。施焕中等对INF-γ诊断结核性胸膜炎22项临床研究结果进行荟萃分析，结果显示INF-γ诊断结核性胸膜炎总的敏感性为0.89，特异性为0.97，阳性似然比为23.45，阴性似然比为0.11，诊断优势比（DOR）为272.7，因而认为测定胸腔积液中INF-γ有助于结核性胸膜炎的诊断，且其价值高于腺苷脱氨酶（ADA）。胸腔积液结核菌的各种检查方法总阳性率约在90%，可采用胸腔积液离心沉淀后涂片，胸腔积液或胸膜组织培养，PCR或PPD-IgG检测等。

3. 超声检查 对胸腔积液的探测灵敏度高，定位正确，尤其对复合性分隔的判断，并可提示穿刺部位、进针深度及胸腔积液范围，亦可对胸膜肥厚进行鉴别。

4. X线检查 胸腔积液在300 ml以下者，X线片上可能无阳性发现。少量胸腔积液，表现为肋膈角变钝，仰卧位透视观察，局部液体散开，锐利的肋膈角复现。中量胸腔积液，表现为胸腔下部均匀的密度增高阴影，膈影被遮盖，积液量上缘外侧高、内侧低的弧形阴影（图6-43-4）。大量胸腔积液，肺野大部呈均匀浓密阴影，膈影被遮盖，气管、心脏被推向对侧。特殊类型胸腔积液的X线表现如下。①叶间积液：液体积聚于一个或多个叶间裂隙内，表现为边缘锐利的致密梭形阴影或圆形阴影，在侧位胸片上显示积液位置与叶间裂有关(图 6-43-5)。②肺底积液:液体主要积聚于肺底与横膈之间,常与肋胸膜腔积液同时存在。直立位检查时,表现为患侧"膈影"升高,其顶点由内 1/3 处移到外 1/3 处,中部较平坦。在"膈影"下方见不到下肺叶的血管影。积液位于左侧肺底表现为"膈影"与胃泡之间的距离增大,患侧肋膈角变钝。取患侧卧位 20 min 后,以该体位作胸透或胸片检查,胸腔积液散开,液体流向患侧肺外缘呈带状阴影,显示出膈肌阴影。上述阴影随体位改变的变化可确立诊断,并可观察积液量(图 6-43-6)。③包裹性积液(图 6-43-7):由胸膜粘连形成的局限性积液。肋胸膜腔包裹性积液常发生于下部的后外侧壁,少数可发生在前胸壁。X 线征象为在直立位或适当斜度体位时可显示底边贴附于胸壁,内缘向肺野凸出的边界锐利、密度均等的梭形或椭圆形阴影,阴影边缘与胸壁呈钝角。④纵隔积液:为纵隔胸膜腔内积液。按积液位置可分为前、后、上、下纵隔积液,各呈现出不同的 X 线征象。前纵隔积液为沿心脏及大血管边缘的阴影,右前上纵膈积液阴影颇似胸腺阴影或右上肺不张阴影。取右侧卧位,左侧向前倾斜 30°位置 20～30 min 之后,摄该体位的后前位胸片,可显示上纵隔阴影明显增宽。若取头低位,显示纵隔上部阴影增宽。检查证实,阴影为流动的液体所致。前下纵隔积液需与心脏增大阴影或心包积液相鉴别。后纵隔积液表现为沿脊柱的三角形或带状阴影。

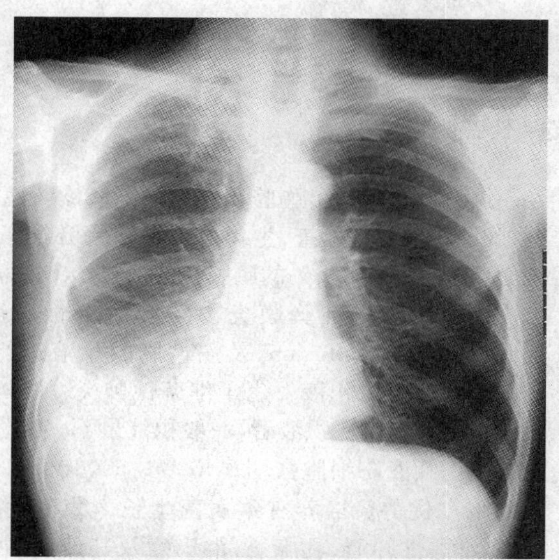

图 6-43-4 结核性胸膜炎

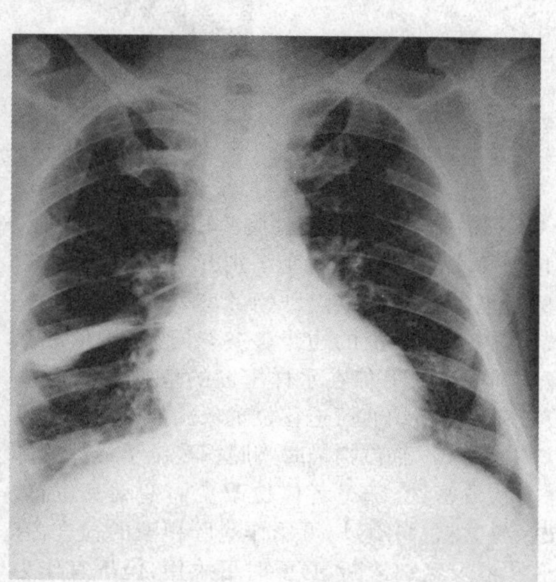

图 6-43-5 叶间积液

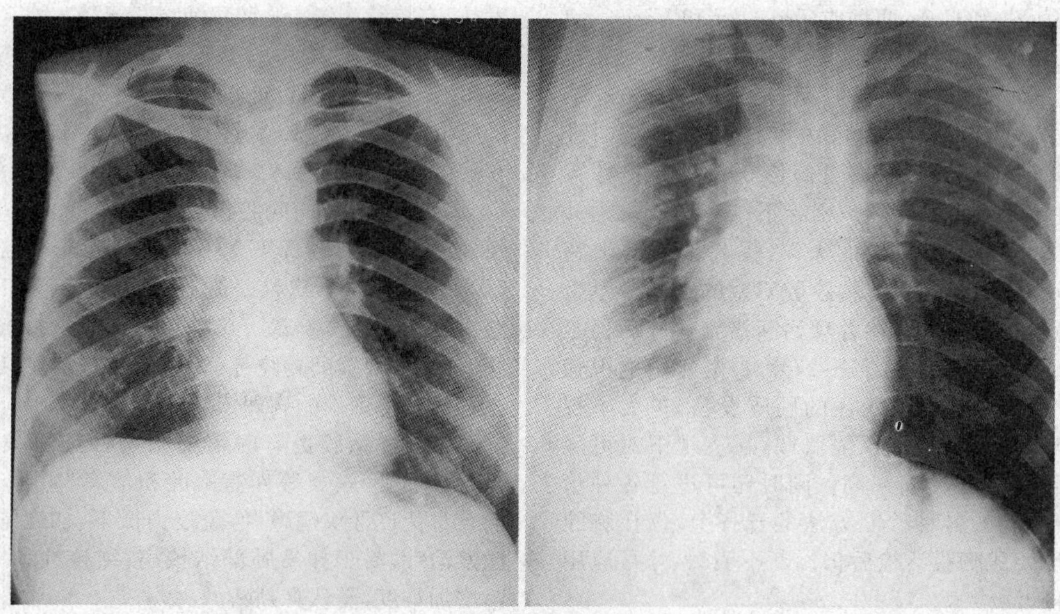

图 6-43-6 肺底积液

右侧膈肌抬高,膈顶外移。侧卧水平光可见沿胸壁分布带状密度增高影

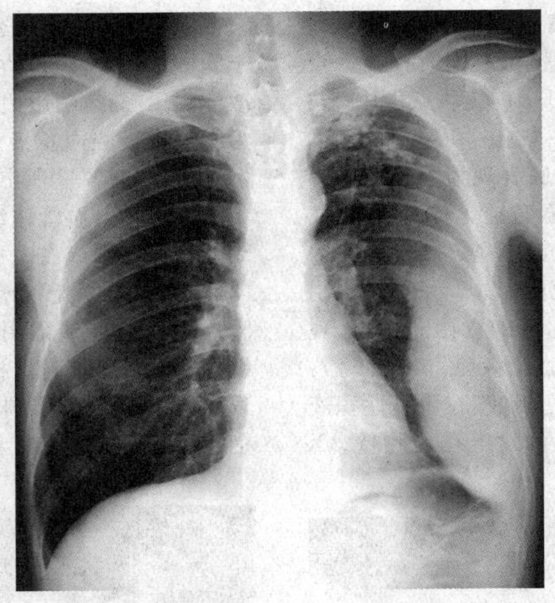

图 6-43-7 包裹性积液

5. CT 扫描 对诊断包裹性胸腔积液有较高价值，它可将包裹性积液与肺部病变区别开来，尤其对贴近纵隔面的包裹性积液与纵隔肿瘤的鉴别有重要意义。CT 扫描时，包裹性积液的边缘整齐，外形呈梭形或豆形，密度均匀一致，CT 值在水样密度的范围内（即 0～10 HU）对邻近肺组织有压迫移位现象。当存在游离性胸腔积液时，在 CT 轴位扫描时胸腔积液位于最低的部位，呈镰刀状致密区，随患者体位改变而变动其位置。CT 扫描及磁共振（MRI）均可用作胸腔积液的检查，有助于胸腔积液及鉴别诊断，必要时可采用，但不宜作为常规检查用。

6. 胸膜活体组织检查 近年闭式胸膜活检技术的改进，用 Abrams 和 Cope 两种或 Tru-cut 和 Vacc-cut 细针盲检，诊断准确率可达到 75%，并且无明显的并发症。国外文献报道，第一次胸膜活检可发现 60%的结核肉芽肿改变，如活检 3 次则可达 80%左右，如同时进行活检标本结核菌培养，最终可确诊 90%的结核性胸膜炎。目前推荐在 CT 或超声引导下结合经皮切割针进行胸膜活检，可避免盲检的失误，提高诊断的敏感性。适用于胸腔积液较少或胸膜腔闭塞的胸膜增厚患者。胸腔镜检查适用于上述各项诊断措施实施后仍不能确诊的胸腔积液患者（10%～27%）。近年由电视辅助胸腔镜（VATS）替代了既往的硬质设备，扩大了视野，可观察到膈面、脏层或纵隔胸膜，在直视下对可疑部位进行活检，诊断准确率高。同时还可进行各种治疗。在胸膜疾病的各种诊断方法的选择上，仅在胸腔积液细胞学、闭式胸膜活检后仍诊断不明时，才可应用胸腔镜或开胸活检术。

【诊断和鉴别诊断】 根据病史与临床表现如中度发热、初起胸痛、以后减轻、呼吸困难，及 X 线胸片检查及超声波检查可作出胸腔积液的诊断。诊断性胸腔穿刺、胸腔积液常规检查、生化检查和细菌培养等为诊断的必要措施，可对 75%的胸腔积液病因作出诊断。

结核性渗出性胸膜炎需与肺炎旁性胸腔积液（parapneumonic effusion）及癌性胸腔积液进行鉴别。①肺炎旁性胸腔积液发生于细菌性肺炎、肺脓肿和支气管扩张伴有胸腔积液者，一般积液量不多，见于病变的同侧。胸液白细胞数明显增多＞5×10^9/L，以中性粒细胞占优势。培养有致病菌生长。②癌性胸腔积液：肺部恶性肿瘤、乳腺癌、淋巴瘤及其他癌瘤的胸膜转移、胸膜间皮瘤等都能产生大量胸腔渗出液，而以肺部恶性肿瘤伴发胸腔积液为多见。一般起病缓慢，无发热，有持续胸痛。胸腔积液增长迅速，大多为血性，胸腔积液葡萄糖浓度一般不低于 3.4 mmol/L（60 mg/dl），pH 值＞7.3，乳酸脱氢酶（LDH）＞500 U/L，腺苷脱氨酶（ADA）＜40 U/L，胸腔积液 CEA＞20 μg/L 或胸腔积液中 CEA/血 CEA＞1.0 提示恶性胸腔积液，敏感性 91%，特异性 92%；胸腔积液 CEA＞55 μg/L，特异性达 98%。IFN-γ＜3.7 U/ml，染色体为非整倍体等均提示为恶性胸腔渗出液。胸膜间皮瘤胸腔积液透明质酸＞0.8 g/L（mg/ml）。胸腔积液细胞学检查或经皮胸膜活检、电视辅助胸腔镜（VATS）下取胸膜活体组织检查等能获得确诊的病理依据。

结核性胸膜炎有时需与系统性红斑狼疮性胸膜炎、类风湿胸膜炎等伴有胸腔积液者鉴别。这些常见的自身免疫性疾病患者，免疫力低下，加之常用糖皮质激素治疗，易于并发肺部结核病、结核性胸膜炎，为诊断增加难度，需认真判断。

【治疗】 结核性胸膜炎的治疗应达到：①迅速减轻临床症状，缩短病程。②防止胸膜粘连增厚影响呼吸功能。③防止日后肺结核病的发生或发展。

严格卧床休息仅适用于体温在38℃以上者。一般患者可以适当起床活动。结核性渗出性胸膜炎患者，在体温恢复正常、胸腔积液消失后仍需持续休息2～3个月。

结核性胸膜炎应给予正规抗结核治疗，如不治疗，65%的患者在5年内发展为活动性肺结核，部分患者甚至可进展为结核性脓胸。抗结核治疗的方案参照肺结核治疗方案，可以用2HRZE(S)/4HR或$2H_3R_3Z_3E_3/4H_3R_3$，具体见“肺结核”。

胸腔穿刺不仅是诊断需要，也是治疗结核性胸膜炎的必要手段。胸穿抽液可以：①减轻毒性症状，加速退热。②解除肺及心脏血管受压，改善呼吸与循环功能。③防止纤维蛋白沉着所致胸膜肥厚影响肺功能。约50%的结核性胸膜炎患者在6～12个月内出现胸膜增厚，患者可出现胸闷、气短、胸部束缚感，劳动耐力下降。因此一般主张中等量以上胸腔积液时，应每周抽取胸腔积液2次，直至胸腔积液基本吸收。也有报告主张胸腔置入猪尾马导管或中心静脉管，一次性将胸腔积液引流干净，可以减少胸膜增厚粘连。注意第一次放液不宜过快、过多，以免因胸腔压力骤降导致发生肺复张后肺水肿及循环障碍。胸腔穿刺的相对禁忌证为：出血素质、抗凝血患者、机械通气患者。胸腔穿刺并发症：穿刺部位疼痛、局部出血、胸膜腔内出血、气胸、脓胸等，其中气胸为常见的并发症。胸腔注药抗结核药物目前尚无统一共识，有学者认为结核性胸膜炎存在胸膜结核病变，胸腔注入抗结核药物和糖皮质激素治疗可能有益。对于胸腔积液已经分隔或有分隔趋势者，可试用胸腔注入尿激酶5万～10万U治疗，以溶解或减少分隔，过敏体质及凝血功能障碍者禁用。

糖皮质激素具有抗变态反应、抗炎、抗肉芽组织形成、抗纤维蛋白沉着作用，能使中毒症状加速消退，胸腔积液吸收，减少胸膜粘连与肥厚的发生。但在使用过程中也可引起副作用，甚至发生结核播散的可能，因此，要严格掌握适应证。急性结核毒性症状明显，胸腔积液量较多的患者，在抗结核药物有效治疗的同时加用糖皮质激素，如泼尼松(prednison)15～30 mg分3次口服或泼尼松龙(prednisolone)5 mg，每日4次，2～3周后待体温正常、毒性症状消除、胸腔积液明显减少时可逐渐减量。疗程为4～8周。停药速度不宜过早、过快，尽量避免胸腔积液或毒性症状的“反跳”。抗结核药物合并糖皮质激素的治疗除有活动性消化性溃疡等禁忌证外，经长期随访并不增加远期结核病的发生、发展。

【预后】 结核性胸膜炎如不予以治疗，2～4个月后多数患者的胸腔积液能自行吸收。但大多数患者日后会发展为活动性结核。文献报道，20世纪30～40年代无化学治疗时，患者4～7年内有45%～65%发展成为活动性结核病；胸腔积液结核菌培养阴性者发展为活动性结核病的概率为60%，阳性者为65%。抗结核治疗能明显减少发病率。

结核性胸膜炎总的预后是好的，近期治愈率80%以上，发展为慢性胸膜炎的患者，经努力治疗大多数也能治愈，引起死亡者仅0.3%。有一部分患者，一年以后胸膜炎可能在一侧或对侧复发。这样的患者经积极治疗仍可治愈。

【并发症】

1. 脓胸 结核性胸膜炎久治不愈，反复胸穿抽腔积液可引起混合性感染，胸膜下病灶或脊柱旁脓肿破溃，大量结核菌进入胸膜腔都可发展为脓胸。脓胸是慢性过程，患者常有低热、消瘦、患侧胸廓塌陷、肋间隙变窄、身体侧弯等症状。X线检查见有明显胸膜增厚、钙化，局限性积液。B超可见多房性积液、胸膜增厚。胸腔积液为脓性，如合并感染可呈绿色、恶臭、pH＜7.3，白细胞计数＞10×10^9/L，中性分叶核细胞占多数，胸腔积液涂片或培养可有结核菌或其他细胞生长。肺功能检查则为限制性功能障碍。

治疗方法是加强抗结核和抗感染治疗，反复抽液或行胸腔闭式引流术，用2%碳酸氢钠冲洗胸膜腔，注入PAS或SM。有条件可做胸膜或胸膜肺切除术。

2. 支气管胸膜瘘 慢性空洞性肺结核、胸膜下静止的结核病灶引发炎症反应，病灶或空洞破溃进入胸腔引起胸膜炎或慢性胸膜炎；胸膜上的结核病变侵及肺，病灶破溃都可使支气管与胸膜腔相通，发展为支气管胸膜瘘。一旦发生支气管胸膜瘘，可发生3种情况：①由于胸膜腔经过支气管、气管与大气相通，可引起混合感染，中毒症状明显、反复发热、咳大量黄脓痰。②大量的脓液排出时可吸入到其他支气管，引起吸入性肺炎。③脓胸侵及胸壁形成胸膜胸壁瘘。支气管胸膜瘘诊断很容易。X线检查发现胸膜腔的液平面，从胸膜腔注入美蓝经口腔咳出即可确诊。

治疗宜及早行胸腔闭式引流术，缓解中毒症状，待一般情况好转后行手术治疗。

3. 纤维胸和胸膜钙化 结核性胸膜炎如治疗不当，胸膜上的结核性肉芽肿可纤维化，干酪病变可钙化。如胸膜纤维化范围广泛，称为纤维胸。纤维胸会明显限制肺收缩和扩张，可使胸廓塌陷，导致限制性肺功能障碍、肺部反复感染和发展为支气管扩张症。

如胸膜上的病变为粟粒结节，结节机化，干酪病变钙化，形成胸膜广泛钙化。纤维胸如范围不大，影响肺功能不明显，不必治疗。反之，应及早行胸膜剥脱术。

五、结核性腹膜炎

结核性腹膜炎(tuberculous peritonitis)是由结核杆菌引起的慢性特异性感染，常继发于肠结核、肠系膜淋巴结核或输卵管结核等腹腔内结核病灶直接蔓延至腹膜，引起弥漫性渗出性腹膜炎。肠结核引起者以局限性腹膜炎多见，肠系膜淋巴结核干酪样坏死病变溃破可致弥漫性腹膜炎。也有人认为肠系膜淋巴结结核与输卵管结核是由于肺部结核的血行播散所致。分娩可使盆腔结核扩散，一般均于产后 1 个月内引起结核性腹膜炎。长期酗酒者造成的营养不良继发肝硬化和酒精性肝硬化等也为结核性腹膜炎的病因之一。

据分析有 1/3 患者合并肺部活动性结核，另 1/3 患者在胸部 X 线检查时显示肺部纤维病灶或钙化结核灶，其他 1/3 患者未见合并肺结核。结核性腹膜炎可发生于任何年龄，以青少年及壮年多见，女性多于男性，男女之比为 1∶1.77～1∶4.6。20 世纪 70 年代以来结核性腹膜炎的发病数减少。临床过程也趋于不典型表现，缺乏特征性变化而使诊断困难，造成误诊与漏诊。

【病理】 按腹膜的主要病理改变分为渗出型、粘连型和干酪型。

1. 渗出型 腹腔内多是浆液纤维蛋白性渗出液，草黄色，偶有微呈血性。脏层与壁层腹膜增厚、充血、水肿，附着纤维蛋白性渗出物。有黄色或灰白色粟粒样大小不等的细小结核结节，也有融合成较大的斑块。

2. 粘连型 腹膜明显增厚，有少量浆液纤维蛋白性渗出液。大量纤维蛋白沉积与纤维组织增生使肠系膜、肠系膜淋巴结与肠管间发生广泛粘连，形成包块，以致压迫肠曲引起慢性肠梗阻，大网膜增厚、变硬成团块。严重者腹腔完全闭塞。

3. 干酪型 以腹膜干酪性坏死性病变为主，肠管、大网膜、肠系膜或腹腔内脏之间互相粘连分隔成多个小房，积聚着少量浑浊脓性渗出液。小房可向肠管、阴道或腹壁穿破而形成内瘘或粪瘘，多见于晚期患者。同时有干酪坏死的肠系膜淋巴结可形成结核性脓疡。

根据统计分析，粘连型最多见，其次为渗出型，干酪型最少见。在疾病的发展过程中，往往同时存在 2 种或 3 种类型并存，称为"混合型"。

【临床表现】 由于原发病灶与感染途径不同，机体反应性的差异和腹膜病理类型的区别，其发病情况不一，多数缓慢起病，症状较轻。少数患者急骤发病，以急性腹痛或骤起高热为主要表现。个别患者无明显症状，因其他腹部疾患行外科手术时才发现。

1. 结核毒血症的全身表现

(1) 发热与盗汗　以低热或中等热为最多，渗出型与干酪型病例常出现弛张热，体温可达 40℃。盗汗多发生在发热患者，初入睡或醒前全身出汗。

(2) 消瘦与营养不良　食欲减退，摄入不足，贫血，体重减轻，倦怠。

(3) 其他　生育期女性患者常有月经不调或不育。

2. 腹部局部表现

(1) 腹痛、腹胀、腹水　腹痛、腹胀为常见症状，以持续性隐痛为多见，也可呈阵发性，位于脐周、下腹或全腹。腹痛常和腹腔内其他脏器的活动性结核病灶有关。偶有酷似急腹症者，应考虑为腹腔内干酪样坏死结核病灶破溃，或肠穿孔引起急性炎症改变。腹胀常由肠功能紊乱引起。腹水以中量或小量为多见。当腹水量少或伴有腹膜粘连者不易发现移动性浊音。如出现大量腹水征象时当考虑合并肝硬化。

(2) 腹块、腹泻　多见于粘连型与干酪型者。腹块多位于脐周、大小不一、边缘不整、表面不平的结节块状改变、固定、有压痛。腹块多由网膜、肠系膜淋巴结、肠管等粘连而成。每日腹泻 2～4 次，以糊状便多见，由肠功能紊乱、肠结核或肠管内瘘形成而产生。

(3) 腹部压痛、腹壁柔韧感　腹部压痛轻重程度不一，少数伴有反跳痛，腹壁柔韧感为粘连型的临床典型特征。常描写为揉面感，由腹膜慢性增厚、腹壁肌张力增高、腹壁与腹内脏器粘连引起。在非结核性疾病，如血性腹水或腹腔肿瘤时也可有类似柔韧感体征。

在结核性腹膜炎的全过程中，各型症状往往重叠，可随病变的发展而转化。

(4) 其他　全身及腹外结核的表现。

【实验室和特殊检查】

1. 血象和血沉 部分患者轻度至中度贫血，血白细胞总数一般在正常范围内，或偏高。中性粒细胞增高。少数患者血白细胞在 4×10^9/L 以下。红细胞沉降率一般均增速，也有在正常范围内者。

2. 腹水检查 腹水常为草黄色渗出液，静置后易凝固，少数呈浑浊或淡血性，偶见乳糜样。比重 1.018～1.020，Rivalta 试验阳性。蛋白质定量常高于 25 g/L (2.5 g%)，葡萄糖定量常低于血液的含量。白细胞计数在(500～2 000)$\times10^6$/L，淋巴细胞或单核细胞占优势。腹水 LDH/血清 LDH 比值＜1，对癌性腹水具有鉴别诊断意义。腹水腺苷脱氨酶(ADA)明显增高，有助于结核性腹膜炎的诊断，也可用作与癌性腹水鉴别的重要指标。当界值定为 32 U/L，其敏感性和特异性分别为 95% 和 98%。据国外报告如以腹水中 IFN-$\gamma\geqslant$3.2 U/ml 为界值，诊断结核性腹膜炎，其敏感性为 93%，特异性为 98%，阳性和阴性预计值均为 98%，诊断正确率为 98%。腹水浓缩或培养找结核菌阳性率低。动物接种的阳性率为 50%。少数患者的腹水无自然凝固现象，蛋白质定量＜20 g/L(2 g%)，白细胞计数＜250×10^6/L($250/mm^3$)。有报道认为结核性腹膜炎常合并肝硬化致腹水性质改变。也有认为因机体低蛋白血症而致腹水性质接近漏出液。

3. 胃肠 X 线检查 可发现腹膜增厚、粘连，肠结核，肠梗阻，小肠或结肠瘘及肠腔外包块等征象。腹部平片见到散在钙化灶时，提示有肠系膜淋巴结结核钙化。胸部 X 线显示肺部结核灶者有助于结核性腹膜炎的诊断。

4. 腹腔镜检查 对渗出型结核性腹膜炎患者具有

诊断价值。可见腹膜、网膜、内脏表面有灰白色或黄白色粟粒结节。腹膜粗糙增厚，呈灰白浑浊，无光泽。切取小块壁层腹膜活检可获病理诊断。

5. 超声诊断 有助于探查腹水、干酪型腹块及肠系膜淋巴结核等。在超声引导下进行腹块结节的针吸活检有助于病理诊断。

6. 核素^{67}Ga-柠檬酸盐扫描 显示腹腔内干酪结节处^{67}Ga(^{67}镓)弥漫浓聚。值得注意的是淀粉样肉芽性病变亦能显示同样阳性结果。

【并发症】

1. 肠梗阻 是最常见的并发症。多系慢性不完全性梗阻，梗阻近端的肠管扩大，肠壁增厚，甚至有溃疡形成。梗阻部位在小肠或结肠各段，以位于小肠者居多。急性梗阻发作者不易和其他病变引起的肠梗阻相鉴别。

2. 肠穿孔 发生率仅次于肠梗阻。常见于梗阻近端肠管溃疡穿孔。

3. 肠瘘 见于干酪型患者，小肠或结肠之间的瘘管形成，造成吸收不良性营养缺乏症。晚期患者可于脐部及下腹部形成粪瘘。

4. 化脓性腹膜炎 绝大多数由干酪型腹膜炎并发化脓性感染引起。也可来自肠管瘘道形成的腹腔脓肿。

【诊断和鉴别诊断】 结核性腹膜炎诊断的主要依据为：①青少年或中年患者，女性较多伴有腹膜外结核病灶。②午后发热、盗汗等结核毒性症状和腹痛、腹胀、腹泻等症状。③腹壁柔韧感、压痛、腹水与腹内块物等体征。④血沉增速，腹水为渗出液。⑤腹水化验。⑥胃肠X线检查发现腹膜粘连、肠结核、肠梗阻、肠瘘、肠腔外包块等征象。鉴别诊断如下。

1. 渗出型结核性腹膜炎 需与肝硬化腹水鉴别。顽固性腹水者应与缩窄性心包炎或肝静脉阻塞综合征鉴别。两者均可有明显的淤血性肝肿大。慢性胰性腹水者可通过测定腹水淀粉酶确诊。

2. 结核性腹膜炎 是继发于腹部其他器官结核病灶，其慢性腹痛必须与Crohn病、溃疡病、胆囊炎、阑尾炎、其他非肺结核性肠梗阻等鉴别。尤其是小肠Crohn病以慢性腹痛、腹泻、发热、消瘦等为主要症状与结核性腹膜炎鉴别较为困难。

3. 结核性腹膜炎形成腹部包块者 需与肉芽肿性腹膜炎鉴别，如结节病、淀粉性腹膜炎等；需与腹膜新生物鉴别，如腹膜转移癌、腹膜间皮瘤等；与Meigs综合征鉴别。对腹部包块伴发热者应与腹型淋巴瘤、恶性网状细胞增多症鉴别。

4. 结核性腹膜炎 表现为稽留热、食欲不振、腹胀、血白细胞偏低，合并粟粒结核致脾大者需和伤寒鉴别。对产后起病高热患者应和产褥热鉴别。

【治疗】 治疗原则为：①早期诊断，联合应用抗结核药物，彻底治愈，防止复发。②重视治疗其他器官的结核病变。③调整机体全身情况，改善营养状况，增强抗病能力。④对拟诊为结核性腹膜炎者未能获得确诊依据时，可及时给足量抗结核药物2～4周进行诊断性治疗。

1. 一般治疗 活动期结核毒性症状时应卧床休息，加强营养。必要时给予肠道外全营养。

2. 抗结核药物治疗 方案同结核化疗方案，抗结核药物的选用、剂量和不良反应等参见“肺结核”的诊疗。对血行播散型结核伴发结核性多发性浆膜炎患者在有效、适量的抗结核药物治疗的同时，可加用糖皮质激素治疗，以减轻毒血症、加速腹水吸收、防止粘连。对合并有肠结核、肠梗阻、肠穿孔、肠瘘等患者忌用糖皮质激素治疗。

3. 腹腔穿刺抽液和腹腔给药 腹腔穿刺抽液对于结核性腹膜炎，特别是对于腹水型结核性腹膜炎，即是诊断与鉴别诊断的需要，也是重要的治疗手段。腹腔穿刺抽液一方面可以减轻患者的中毒症状，另一方面可以减少治愈后腹腔粘连，提高疗效。抽液量应适当掌握，有学者主张抽液量可在1 000～1 500 ml，以免一次抽液量过多造成腹腔压力下降后的腹腔血管扩张，有效循环量下降，血压降低。如果腹水过多，抽液时控制好速度，使腹水缓慢排出，在抽液过程中患者无不良反应，抽液量可以适当增多。适当放液后腹腔注入异烟肼100～300 mg及氢化可的松100～200 mg或地塞米松5～10 mg。

4. 外科手术治疗 并发完全性或不完全性急性或慢性肠梗阻而内科治疗不缓解者，肠穿孔性急性腹膜炎或局限性化脓性腹膜炎，经抗生素治疗无好转者，肠瘘经加强营养和抗结核治疗未闭合者，结核性腹膜炎诊断未定且与腹腔内肿瘤或急腹症鉴别有困难者等均为手术适应证。

六、结核性脑膜炎

结核性脑膜炎(tuberculous meningitis)简称结脑，是由结核杆菌侵犯脑膜引起的特异性炎症。为全身播散性粟粒型结核的一部分，也可继发于肺、淋巴结、骨骼或泌尿系统等结核病灶引起的菌血症。此外，结核杆菌还可以从颅骨或脊椎的结核病灶直接破入颅内或椎管内引起结核性脑膜炎。结核杆菌侵入中枢神经系统血流后能否发病与侵入结核菌的数量、毒力的强弱和机体的反应性及抵抗力有密切关系。临床根据主要病理改变和侵及的范围分为单纯脑膜炎型、颅底粘连脑膜炎型、脑膜脑炎型、脊髓型。结脑多见于儿童，但目前约半数以上的患者为成人。成人结脑中3/4存在原发灶。结脑病死率为15%～30%。

【发病机制和病理】 结核杆菌感染侵及软脑膜、蛛网膜形成结核结节，浆液纤维素性渗出物遍布于脑底部,也可涉及脑神经鞘而挤压脑神经。结脑早期病变即可侵犯大、中、小脑动脉的血管壁,尤其是血管壁的内膜而发生闭塞性动脉内膜炎,导致血栓形成,脑组织缺血、软化。室管膜及脉络丛的结核性炎症反应也较明显,浆液性纤维素性渗出物增多,脑室扩张。当脑膜炎性病变直接和(或)沿血管周围间隙扩散达脑实质则可引起脑膜脑炎,脑实质内形成结核结节或结核瘤病变。

脑底结核性炎性渗出物常引起脑脊液循环通路受阻。阻塞部位多位于大脑导水管及第四脑室的正中孔及外侧孔。脑脊液循环通路受阻尤其多见于迁延病例的慢性过程,脑脊液蛋白质含量增高,颅底渗出物粘连,纤维结缔组织增生,脑膜增厚造成阻塞性脑积水及各脑室系统的扩张。

脑室脉络丛的炎症变化,使脑脊液分泌增多;发生炎性改变后的蛛网膜增厚使脑脊液的回吸收减少而形成交通性脑积水。脑实质炎症、闭塞性动脉内膜炎形成的脑缺血均可导致脑水肿。脑积水和脑水肿是结脑引发颅内压力增高的主要原因。当颅内压进一步增高时可发生脑疝。

结脑还可累及脊髓膜、脊髓实质及脊髓神经根。脊髓蛛网膜炎时,可发生粘连,脊髓实质软化、坏死,表现为截瘫。

【临床表现】

1. 症状 ①起病徐缓,出现低热、盗汗、精神不振、无力、纳差等一般结核毒血症状,持续1～3周。②脑膜刺激征及颅内压增高的表现,体温增高,头痛加重,喷射性呕吐,烦躁不安。③脑神经障碍,以外展神经麻痹为多见,眼内斜及复视。视神经损害表现为视力减退,重者可失明。动眼神经麻痹表现为眼睑下垂,眼球向外下斜视,复视。④意识障碍、嗜睡、谵妄、昏睡,以至昏迷、惊厥。⑤瘫痪、癫痫发作,依受损部位不同,发生相应的临床症状。可有偏瘫,失语,截瘫,大小便障碍等。

2. 体征 ①颈项强直,克氏征及布氏征阳性。②偏瘫,偏身感觉障碍,眼球运动障碍,面瘫等。瞳孔扩大,光反射迟钝或消失。③截瘫,括约肌功能障碍。

关于结脑的临床分型至今尚缺乏统一的意见,曾有报道结合临床与病理分型的意见为:①脑膜炎型,又分为无明显梗阻类、有梗阻类、重度梗阻(脑积水)类。②脑内结核型。③混合型。三型之间往往彼此有关联。分型的目的是为在临床工作中能了解其病理基础,有利于选择掌握正确治疗方案及估计预后。

3. 病情危重指标

(1) 脑疝 常见者如下。①小脑幕裂孔疝:剧烈头痛、呕吐、烦躁不安,继之出现意识障碍、嗜睡而昏迷。病侧瞳孔扩大,对侧肢体瘫痪。压迫中枢或脑干可致去大脑强直。最后双侧瞳孔散大,呼吸变浅,停止,血压下降,心率缓慢,心跳停止而死亡。②枕骨大孔疝:颅内压增高将小脑扁桃体挤入枕骨大孔形成。压迫延髓,影响生命中枢及后组脑神经,表现为剧烈头痛、呕吐、枕后部剧痛及高度颈强直、血压升高。急性型患者突然昏迷,瞳孔散大,呼吸停止,血压下降,心跳停止死亡。

(2) 结核性脑脊髓膜炎 结核炎性病变除侵及颅底脑膜外,并涉及脊髓膜、脊髓和脊神经根,导致椎管梗阻。临床上出现脊髓损害占优势的症状,截瘫和大小便潴留。腰穿压力偏低,压颈试验阴性。脑脊液呈黄变症,蛋白质含量显著增高,出现蛋白质与细胞分离现象,糖与氯化物含量下降。结核性脑脊髓膜炎的后遗症和病死率均高于单纯型和颅底粘连型脑膜炎。

【实验室和其他检查】

1. 血象 血白细胞在早期可中度增高,中性粒细胞增加,血沉增速。

2. 结核菌素试验 纯蛋白衍生物的结核菌素(PPD)1 TU(0.02 μg)或5 TU(0.1 μg)皮内注射,早期即呈阳性反应,部分病例因免疫力低下或病情严重可呈阴性反应。

3. 脑脊液检查 对结脑诊断具有重要意义。

(1) 压力增高 常在2.16～3.27 kPa(220～380 mmH_2O)之间,极少数超过4.9 kPa(500 mmH_2O)者,晚期因炎性粘连、椎管梗阻而压力偏低。

(2) 肉眼观察 早期脑脊液无色透明,中晚期为微浊或毛玻璃样,有渗血或出血时呈橙黄或浅黄色,少数可呈血性。脑脊液标本静置冰箱内24 h,出现典型漏斗状薄膜形成。

(3) pH值 脑脊液pH值降低,呈酸性。

(4) 细胞数中度增多 细胞数为(100～500)×10^6/L,淋巴细胞占优势,急性期或恶化期以中性粒细胞为优势,细胞总数中有一定数量红细胞存在,是并发脑膜、脑血管结核性脉管炎所致(应排除腰椎穿刺外伤引起)。少数由急性粟粒型结核引起的结脑,早期脑脊液即轻度浑浊,白细胞数可达1 000×10^6/L以上,以中性粒细胞为主。

(5) 总蛋白量增高 总蛋白量为0.5～5 g/L,多数病例在1～3 g/L。Pandy定性试验阳性系粗测,说明球蛋白增高,若蛋白质总量显著增高常提示脑脊液循环障碍的存在,如有颜色变黄则提示有椎管梗阻。

(6) 进展期 葡萄糖含量低于2.24 mmol/L(40 mg/dl),同时测定血糖值,脑脊液/血液糖含量<1/2。随病情好转逐渐恢复,若经治疗糖量仍低者提示预后不良。

(7) 氯化物含量低 常低于115 mmol/L,随病情进展呈进行性减低。脑脊液糖和氯化物同时减低是结脑的典型表现,而氯化物含量减低较糖含量减低更为灵敏,也是结脑复发时的重要指征。

(8) 腺苷脱氨酶(ADA)测定　脑脊液正常值上限为6～8 U/L。结脑患者ADA水平增高>10 U/L,阳性率约为90%,而其他细菌性脑膜炎及病毒性脑膜炎患者脑脊液中ADA值无明显增高。

(9) 脑脊液IFN-γ检测　巫顺秀等报道结核性脑膜炎患者脑脊液IFN-γ含量为[(327.3±86.8)ng/L]明显高于病毒性脑膜炎组[(38.6±14.3)ng/L],脑脊液IFN-γ诊断结核性脑膜炎的敏感性、特异性、准确性分别为100%、97.8%、98.5%。因而认为IFN-γ对诊断结核性脑膜炎有较大的辅助意义。

(10) 结核菌检查　是结脑实验诊断的金标准,对诊断有决定性意义。一般涂片阳性率15%～30%,培养阳性率30%～40%。连续多次取脑脊液5 ml,3 000 rpm/min离心30 min,取沉渣涂片检查,或将静置后脑脊液薄膜作厚涂片检查结核菌可提高阳性率。培养、动物接种被作为最后确诊的依据。此外结核性脑膜炎患者脑脊液中抗结核抗体水平也显著升高。

近有国内资料报道,应用PCR、斑点酶免疫渗滤法(DIEFA)和快速免疫色谱测试卡(ICAT)法检测脑脊液对结脑的诊断价值。认为上述方法中前者对结核菌的抗原,后两者对结核菌抗体的检测,与非结脑患者进行对照试验,对结核性脑脊液敏感度较高、特异度较强,但PCR影响因素较多,而DIEFA法和ICAT法快速检测结脑脑脊液抗体具有重要的应用价值。

4. X线检查

(1) 头颅CT　CT能显示结脑病变的部位、范围和某些性质,有助于判断结脑的病型、病期与合并症,可指导选择治疗方法,评价疗效,推测预后,是一项有价值的临床检查方法。

1) 渗出物的表现:脑底部各脑池及大脑外侧裂失去透明性、密度致密、呈显状阴影为结脑CT的特殊表现,强化扫描密度增强。

2) 脑水肿的表现:为大片密度减低区域,也可见于病灶的周边部位,或脑积水于脑室周围,强化扫描影像无改变。

3) 脑实质炎性病变:粟粒型结核为小的等密度或低密度结节,强化扫描影像增强。

4) 结核瘤的表现:高密度、等密度或低密度病变,呈单发或多发的环状、盘状阴影融合成不规则团块,强化扫描可见周边呈串珠状的环状密度增高影,为结核瘤的特征性改变。其占位容积可引起周围组织结构的移位等。

5) 脑梗死的表现:平扫示病变呈低密度区,强化扫描仍为低密度区者为脑梗死病变。

6) 脑积水表现:不同部位、不同程度的脑室扩张伴脑实质受压。

(2) 脑血管造影　对脑梗死的诊断、定位及范围有肯定的意义。

(3) 胸部X线检查　发现肺结核有助于结脑的诊断。

5. 磁共振影像(MRI)　MRI是一种无X线损伤、分辨率强、准确率高的检查新技术,MRI检查的最佳选择是用于中枢神经系统疾病的诊断,不仅能显示和CT一样的解剖图像,而且能清楚地鉴别健康与病变脑组织的差别,分辨出灰质与白质,但MRI不如CT那样清楚地显示颅内钙化灶与急性脑出血的影像,价格昂贵,检查所需时间长,单位时间内检查的患者仅为CT的1/2,因此,头颅CT与MRI检查各有长短,不能互相代替,应酌情使用,达到取长补短的目的。

结核性脑膜炎MRI的主要表现如下。

1) 脑基底池闭塞与明显强化:以鞍上池最多见,次为环池与侧裂池。渗出充塞物呈长T_1与T_2信号,伴随Willis环流空血管影,明显强化,比CT更明显,说明血脑屏障破坏及血运丰富。

2) 脑凸面脑膜增厚并明显强化。

3) 伴脑内结核瘤,MR增强显示的瘤灶比CT增强更多,平扫MR难以显示多,多发性,位于基底节与皮质。

4) 局灶性脑缺血与脑梗死,以基底节最为多见,次为丘脑、中脑及脑室周围深部白质,呈长T_1长T_2信号。

5) 局灶性脑出血,其中亚急性与慢性期的MHB在所有成像序列中均呈高信号,多见于基底节,乃梗死后出血的表现。

6) 脑积水:可为交通性脑积水,亦可为梗阻性脑积水。

6. 眼底检查　可发现脉络膜的结核结节,视神经乳头水肿。

【诊断和鉴别诊断】　结脑是肺外重症结核病,也是常见的中枢神经系统感染性疾病。误诊率极高,结核性脑膜炎的诊断依据为:①有结核病史。②隐袭起病,有一般结核中毒症状。③颅内高压与脑膜刺激征。④脑神经障碍与意识障碍。⑤脑脊液异常,以淋巴细胞为主的细胞增多,蛋白质量增高,糖和氯化物含量减低,检到结核杆菌。

可与下列疾病作鉴别诊断。尤其是新型隐球菌性脑膜炎为鉴别诊断的重点疾病。

1. 病毒性脑膜炎　病原为柯萨奇病毒、艾柯病毒、流行性腮腺炎病毒、淋巴细胞脉络丛脑膜炎病毒、传染性单核细胞增多症、单纯疱疹、带状疱疹等病毒引起的脑膜炎。起病急,高热者常伴全身肌肉酸痛、头痛、呕吐、畏光、腹痛等。脑脊液检查压力正常或偏高,白细胞数一般在(100～200)×10^6/L以内,以淋巴细胞占优势,蛋白质含量轻度增高,1 g/L以内。糖和氯化物基本正常,乳酸脱氢酶活性降低为敏感指标之一。确诊有赖于血清免疫学检查与脑脊液的病毒分离、接种检查。一般病程1～4周后可顺利恢复。

2. 新型隐球菌性脑膜炎 临床表现和脑脊液改变与结核性脑膜炎极相似。诊断有赖于脑脊液墨汁染色涂片和培养以检出隐球菌，必要时也可作动物接种。近年进行脑脊液新型隐球菌抗体、抗原免疫学检测，阳性率均可达到90%左右，非脑膜炎患者的抗原阳性检出率为20%～50%，患者若同时存在类风湿因子，则可出现假阳性，检测时须设立类风湿因子阳性对照。

【治疗】 结核性脑膜炎的治疗原则为：住院治疗，抗结核药物的应用，肾上腺皮质激素治疗与降低颅内压。

1. 常规治疗

(1) *抗结核药物治疗* 使用原则为一旦诊断确定后当立即联合应用有效药物积极治疗，早期、适量、联合、规律及全程用药。对不能确诊的病例，只要不除外结脑，应先行抗结核治疗，在治疗过程中作鉴别诊断以免延误治疗。以药物的通透性及总体有效性作为选择标准。异烟肼、利福平、吡嗪酰胺、链霉素与乙胺丁醇等可供选用。异烟肼易透入脑脊液，是治疗的主要药物。

1) 异烟肼(INH)：口服，每日700～900 mg，空腹顿服为宜。危重者可用600 mg加入葡萄糖40 ml缓慢静脉注射，也可加入5%葡萄糖液500 ml静脉滴注，每日1次，14～30 d病情控制后改为口服。注意肝脏损害。2～3个月病情好转后，口服维持量为每日300 mg，顿服，全疗程为1.5～2年。

2) 利福平(RFP)：剂量每日450～600 mg，空腹顿服为宜，重症者可用每日500～1 000 mg静脉滴注，14～30 d后改为口服，全疗程为1年。密切监测肝功能。

3) 吡嗪酰胺(PZA)：在酸性环境下对细胞内、外结核杆菌均有杀灭作用，并能自由透过血脑屏障，尤其适用于耐药病例。剂量30 mg/kg，常用量为0.5 g，每日3次，或1.0 g每日2次，总疗程为4个月。肝毒性损害较为常见。

4) 链霉素(SM)：主要分布在细胞外液，不易渗入脑脊液，但能透过炎症脑膜。剂量每日1 g肌内注射，2个月后病情好转后改为每日0.75 g，或隔日0.75 g肌内注射，总量为90 g，密切注意第Ⅷ对脑神经损害。

5) 卡那霉素(KM)：常用量为每日1 g分2次或1次肌内注射，1～2个月后改为隔日1次或每周3次肌内注射，总量60～90 g。对第Ⅷ对脑神经有强毒性反应，其肾脏损害稍强于链霉素。

6) 乙胺丁醇(EMB)：剂量15 mg/kg，常用剂量为每日750 mg空腹顿服，毒性反应为视神经炎。

对初次病例早期选用H+Z+S(E)，4个月后改为H+R+E，1年后巩固期用H+E，危重病例或耐药病例可选用H+Z+R+S或K+1321TH+PZA+OFL+E，亦可选用力排肺疾(dipasic)(详见“肺结核”)。

(2) *肾上腺皮质激素治疗* 可选用：①泼尼松，剂量为每日30～40 mg，上午顿服。②地塞米松，剂量5～10 mg静脉滴注，每日1次。③氢化可的松，剂量100～200 mg，静脉滴注，每日1次。待脑膜刺激征症状减轻，脑脊液改变明显改善后逐渐减量，口服量每隔1周减量2.5～5 mg，疗程为6～8周，总疗程不宜超过3个月。

肾上腺糖皮质激素可减少结脑早期的炎症渗出及炎性反应，也可防止炎症后的纤维化，降低毛细血管壁和细胞膜的通透性、减轻脑动脉内膜炎性反应。抗结核药物与肾上腺皮质激素的并用已成为治疗结脑的常规用药方法，尤其对中毒症状明显，有脑神经和脊髓神经损害表现、蛛网膜下隙阻塞征象、严重颅内压增高有脑疝危险者更为适用。使用过程中应密切注意和预防并发症的发生。在减量过程中尽量避免“反跳”现象的出现。

2. 鞘内或侧脑室抗结核药物与肾上腺糖皮质激素的应用 近年来临床上多采用异烟肼与肾上腺糖皮质激素鞘内注射治疗结脑以提高疗效。侧脑室引流证明有严重的室管膜炎者由侧脑室给药可提高疗效。鞘内注药适用于：①急需抢救的危重病例。②常规治疗病情不见好转，脑脊液改善不明显，并存在结核杆菌病例。③复发或延误治疗病例，临床估计为耐药者。④脑脊液蛋白质含量较高者(>3 g/L)。⑤脊髓蛛网膜炎椎管阻塞者。

选用INH 50 mg+地塞米松1～2 mg以脑脊液稀释后缓慢鞘内注入，每周2～3次，20次为1个疗程，必要时继续1个疗程。一般鞘内注射12～13次时疗效较为显著。SM不宜作鞘内注射，因为脑脊液中SM浓度增高易造成第Ⅷ对脑神经损害，此外SM有一定刺激性，易发生椎管粘连或阻塞。氢化可的松为乙醇制剂，不能用于鞘内注射。

3. 颅压增高的处理 治疗重点是减轻脑水肿，防止脑疝和呼吸衰竭的发生。

(1) *脱水剂的应用* 以甘露醇为首选药物，剂量20%甘露醇每次250 ml静脉推入；或10 ml/min快速静脉滴入，每隔6～8 h 1次。两次甘露醇静脉滴注之间可静脉注射50%葡萄糖60～80 ml以辅助降低颅压的作用。甘露醇作用较快、较强、安全、副作用少，“反跳”现象少。静脉注射后20 min起作用，2～3 h达高峰，维持4～6 h。山梨醇降低颅压作用较弱。尿素作用强，持续时间长，但副作用和缺点较多，有“反跳”现象，不宜反复应用。

(2) *利尿剂的应用* 常用的有呋塞米(速尿)、乙酰唑胺(醋氮酰胺，diamox)、氢氯噻嗪(双氢克尿塞)、氨苯蝶啶等。多用于停用脱水剂后或慢性颅内压增高者。乙酰唑胺有抑制脑脊液生成的作用，常用剂量250 mg，每日4次，间断服用，停药时逐渐减量。在应用脱水剂与利尿剂时应防止电解质紊乱，对高度脱水或严重休克患者未进行纠正治疗之前不宜用脱水疗法。

(3) 呼吸衰竭的处理　加强脱水药物的使用，并给予呼吸中枢兴奋剂如洛贝林(山梗菜碱)、尼可刹米等，同时给予吸氧。呼吸停止时立即气管插管或切开给氧，进行间歇正压通氧。

4. 手术治疗　对有脑疝先兆患者或伴发严重脑积水者，急性期可考虑侧脑室穿刺引流。慢性脑积水患者可行脑脊液分流术治疗。少数结脑患者伴有脑结核瘤或脓肿者，可慎重考虑采用手术切除。

【预后】　预后取决于被感染者的免疫力，疾病的严重程度，药物治疗的早晚，是否规范化与结核菌药物敏感性。婴儿和老年人预后较差，有神志改变与昏迷者病死率约 30%。治疗 1～1.5 年者复发率约为 6.6%。

七、结核性心包炎

结核性心包炎(tuberculous pericarditis)是由于结核杆菌侵及心包引起的一种疾病，约占心包炎的 10%。为我国目前最常见的心包炎，随着结核病的控制。结核性心包炎发病率也正在逐年下降。

本病可分为急性和慢性两类。前者常有心包积液，后者可引起心包缩窄。

【发病机制和病理】　结核性心包炎的发生途径有以下 3 种：①结核杆菌由支气管、纵隔淋巴结经淋巴管逆行到心包。②纵隔淋巴结结核、肺结核或胸骨、脊柱、胸膜结核直接蔓延到心包。③在粟粒型结核或结核性多发性浆膜炎基础上经由血行播散到心包。④纵隔淋巴结结核破裂直接进入心包腔。

结核性心包炎的急性阶段主要病理变化为脏层和壁层心包充血，纤维蛋白、白细胞和内皮细胞渗出，属急性纤维蛋白性心包炎，其后渗出物中液体量增加，变为浆液纤维蛋白性渗液，称为渗出性心包炎。积液外观呈草黄色，清亮，如果其中白细胞和内皮细胞较多，则略显浑浊。如含有较多的红细胞则为浆液血性。结核性心包积液多为中至大量，可多达 2 000～3 000 ml。心包积液早期渗液中以多形核白细胞为主，1～2 周后以淋巴细胞为主。

随着渗液被逐渐吸收，大量纤维蛋白沉积覆盖于心包壁层，病变进入亚急性期，此期的特点是心包出现典型的结核性损害——肉芽肿性炎症，伴上皮样组织细胞和朗汉斯细胞浸润，并有干酪性坏死。

在慢性期，病变愈合过程中液体逐渐被吸收，形成纤维性瘢痕组织，心包粘连、增厚(达 0.3～0.5 cm 或达 1 cm)、钙化。严重者心包腔闭塞成为纤维瘢痕性外壳，紧紧包裹和压迫整个心脏及大血管出(入)口。有时病变也可局限于房室沟、主动脉根部、上腔静脉或静脉入口处，形成环行狭窄。长期心包缩窄可影响心肌活动和代谢，导致心肌萎缩、变性和脂肪浸润。

随着心包积液量的不断增加，心包腔内压力不断增高，当升高到一定水平[0.98～1.47 kPa(100～150 mmH_2O)]后就会产生下述两个方面作用：①使心肌顺应性降低，心脏舒张受限，血液充盈量减少，心排血量下降，动脉收缩压下降，而舒张压变化较小，故脉压变小。②心包腔内压力升高影响血液回流到右心，体静脉压升高，体静脉系统淤血，表现为心包填塞，是否发生心包填塞取决于心包渗液的数量、发生速度、心包韧性和心脏功能等因素。

正常情况下吸气相动脉收缩压仅有轻度下降(<1.33 kPa)，但在心包积液时在吸气相由于右心回心血量不能相应增加，右心排血量也不能增加，从而导致左心排血量明显下降，表现为吸气相收缩压下降>1.33 kPa(10 mmHg)，脉搏减弱或消失，称为奇脉。正常时吸气相静脉回心血量增加，颈静脉压下降，而在心包积液时由于右心排血量不能相应增加，颈静脉压反而升高，称为 Kussmaul 征。

缩窄性心包炎时心室舒张受限，回心血量减少，心排血量下降。同时由于静脉血回到右心受阻，因而可出现静脉压升高、颈静脉怒张、肝脏肿大、胸腹膜腔积液、下肢水肿，如左心受到瘢痕压迫，会出现肺循环淤血和呼吸困难。

【临床表现】　急性心包炎主要表现为结核中毒症状和心包积液症状，包括低、中度发热，乏力、盗汗、食欲减退、体重减轻，程度不同的心前区痛，多半不如病毒性或非特异性心包炎那么常见和剧烈。发展缓慢者心前区疼痛轻微或没有，严重者疼痛剧烈，于咳嗽、呼吸、体位变动时加剧。在心包炎渗出阶段，突出的症状为呼吸困难，严重时患者采取坐位、身体前倾，呼吸浅快费力，面色苍白或发绀，直立性头晕或活动后晕厥。大量心包积液压迫气管和食管，可产生干咳、嘶哑、吞咽困难。急性纤维蛋白性心包炎的典型体征为收缩期和舒张期均可听到心包摩擦音，以胸骨左缘第 3、4 肋间最为清晰，可持续几个小时、数日或数周。随着心包积液量增加，两层心包被隔开，心包摩擦音消失。但如果两层心包因粘连不能完全被隔开，则虽有大量积液有时仍可听到心包摩擦音。若心包积液量迅速增多，则出现心包积液体征：心界向两侧扩大，只能叩出绝对浊音界，心尖搏动减弱，位于心脏浊音界之内，或触不到。心率加快，心音低而遥远。大量心包积液压迫左肺形成肺不张时左侧肩胛下方叩诊浊音，语颤增强，闻及管状呼吸音，即所谓 Ewart 征。如果心包积液量迅速增加时不仅心率加快，还可出现动脉血压下降，即所谓心脏压塞征。如果心包积液系缓慢增加，可出现 Kussmaul 征，并伴肝脏肿大及压痛、肝颈静脉反流阳性、腹水、下肢水肿、静脉压升高、奇脉、脉压缩小。

慢性缩窄性心包炎患者表现以循环障碍为主。起病隐匿，通常在急性心包炎后几个月乃至2～3年后出现症状。表现为急性结核中毒症状逐渐消失，而体循环淤血越来越严重。有些病例可无急性心包炎病史，而是以心包缩窄的症状为主诉就诊。心包缩窄的主要症状为活动后气短，严重时明显呼吸困难，取端坐位或半卧位，腹胀、乏力、食欲减退、腹泻、尿少。体检时心尖搏动减弱或消失，心脏浊音界正常或轻度增大，心音低，半数以上患者出现心包叩击音，心率快，晚期可出现房颤或房扑，颈静脉怒张及Kussmaul征。肝脏明显肿大、压痛、质硬，胸腔积液，腹水，下肢水肿，动脉收缩压下降。约30%患者可出现奇脉，静脉压在1.96～2.94 kPa(200～300 mmH_2O)。

局限性心包缩窄者体征视缩窄的部位而定。房室沟或肺静脉入口处缩窄者酷似二尖瓣狭窄。主动脉根部缩窄者体征类似主动脉瓣狭窄。

【实验室和其他检查】

1. 实验室检查　急性期外周血白细胞可轻、中度升高[(10～20)×10^9/L]，也可正常，血沉加快。缩窄性心包炎患者白细胞计数大多正常，血沉也正常。心包穿刺液多为草黄色或血性，Rivalta试验阳性，白细胞为数十到数百个，急性期以中性粒细胞为主，后期以淋巴细胞为主。穿刺液直接涂片或培养，结核菌阳性率为25%～60%。缩窄性心包炎时，因肾淤血，尿中可出现少量蛋白质、红细胞、白细胞和管型。病程长者可有轻度贫血、低蛋白血症。

2. X线检查

(1) *急性渗出性心包炎*　当积液量≥300 ml时可见心影增大；300～500 ml时立位时心脏外形呈烧瓶状，而卧位时呈球形；积液量>1 000 ml时心影向双侧普遍性扩大，横径>长径，心膈角变为锐角，上腔静脉影增宽。透视下心脏波动明显减弱或消失，吞钡检查见食管向右、后移位。包裹性心包积液多发生于右心缘前方，呈圆形或不规则形突出，基底部增宽，有时心影中出现钙化点。短期内连续摄片如能发现心影逐渐增大但肺部无明显充血现象，则为心包积液有力证据。

(2) *缩窄性心包炎*　心脏大小正常或轻度增大，左右心缘变直或不规则，心脏搏动减弱、僵直，呈三角形，主动脉弓变小，上腔静脉影增宽。50%～75%患者可见心包膜钙化，有的呈蛋壳样。CT和磁共振显像均能可靠地诊断心包积液和心包膜增厚，CT是诊断心包钙化的首选方法，磁共振检查有助于鉴别缩窄性心包炎和限制性心肌病。

3. 右心导管检查　右房右室压和毛细血管楔压增高并趋于相等。右房压力曲线呈M形，α波与υ波同等高度，右室压力呈现平方根状($\sqrt{\ }$)。

4. 心电图检查　急性心包炎阶段：当炎症累及心外膜下心肌时，常规导联中除aVR导联外，ST段均呈弓背向下型抬高(1～2 mm)，T波直立，可持续2 d至2周。几天后ST段回到基线，T波变平，双相或倒立(0.4 mV以内)。T波变化可持续数周至数月，之后逐渐恢复正常，但始终无病理性Q波。心包积液量大时QRS波呈低电压。大量心包积液，心脏压塞时P、QRS、T波可出现电交替。缩窄性心包炎时QRS波群呈低电压。如发生心肌缺血，可出现T波平坦、倒置。50%病例P波增宽，有切迹，呈双峰状，电轴右偏，右室肥大或出现右束支传导阻滞。

5. 超声心动图　此项检查简便、可靠、敏感，对于判断有无心包积液、数量多少、分布范围等均可提供重要依据，同时可用以指导心包穿刺抽液。M型超声检查时在右室及其流出道之前与胸壁之间可见液性暗区，左室后壁之后可见液性暗区。二维超声心动图检查较M型更准确和直观。

【诊断和鉴别诊断】　凡患者出现呼吸困难、心动过速、心脏增大及静脉淤血，不能用常见心脏病引起的心力衰竭解释时应想到心包积液；缩窄性心包炎患者症状和体征多而杂，很容易与其他病症混淆，需要进行综合分析。急性结核性心包炎发病前或同时存在肺、胸膜腔或纵隔淋巴结结核，起病相对缓慢，具有结核中毒症状，心前区疼痛，可听到心包摩擦音。体征、X线检查、心电图、超声心动图检查有助于确定心包积液。心包穿刺液呈草黄色或血性，符合渗出液，后期以淋巴细胞为主，腺苷酸脱氨酶(ADA)水平升高，如从心包积液中查到结核杆菌为确诊的最可靠证据。心包组织活检是一种重要的有价值的诊断方法，如有可能应力争进行，尤其是在早期渗出阶段。急性结核性心包炎需要与风湿性心包炎、化脓性心包炎和急性非特异性心包炎相鉴别。风湿性心包炎起病前1～2周有咽峡炎、上呼吸道感染病史，并有风湿热的其他临床表现，如不规则的轻至中度发热，常有心脏杂音和心包摩擦音，心包积液体征不明显，抗链"O"增高，心包穿刺液中以分叶中性粒细胞占多数。化脓性心包炎患者常有化脓性感染或败血症史，呈弛张热或稽留热，常有胸痛、心包摩擦音，心包积液量不多。外周血白细胞计数明显升高，心包穿刺液外观呈黄色脓性，细胞分类以多形核白细胞占多数，或有脓细胞，可找到化脓菌。急性非特异性心包炎者起病前1～2周内常有上呼吸道感染史，起病急骤，呈稽留热或弛张热，胸痛较为剧烈，心包摩擦音明显，心包积液量少，心影短期内变化明显，可自行痊愈，但易反复发作。

结核性心包炎发生心包填塞时应与心肌病或三尖瓣下移畸形伴有心力衰竭相鉴别。

缩窄性心包炎患者可有急性结核性心包炎病史，也可无此病史，隐袭起病。主诉腹胀、上腹痛、乏力、呼吸困难、颈静脉怒张、肝脏肿大、腹水、下肢水肿、静脉压升高、无明显心脏扩大或无心脏杂音、心脏搏动减弱，可闻及心包叩击音。X线检查心缘平直，心包钙化，心电图上 QRS 波群低电压，P 波增宽，呈双峰，T 波低平或倒置，窦性心动过速或房扑、房颤。缩窄性心包炎需与肝硬化、充血性心力衰竭、限制性心肌病、结核性腹膜炎等鉴别。肝硬化患者多无颈静脉怒张、心脏搏动减弱和奇脉，静脉压不高，无心包钙化；充血性心力衰竭患者多有明显心脏扩大、瓣膜杂音、奔马律，无心包叩击音和奇脉；限制性心肌病患者可有奔马律，二尖瓣、三尖瓣区可闻收缩期杂音，心影扩大而无心包钙化，心电图检查多有心室肥厚、劳损，房室或室内传导阻滞。

【预后】 结核性心包炎如不治疗常常迅速导致死亡，病死率超过 80%，抗结核化疗问世后本病病死率大幅度下降。其预后取决于：①开始抗结核药物治疗是否及时、彻底。②心包积液量多少和是否及时彻底抽水。③是否并用肾上腺糖皮质激素。急性结核性心包炎即使经过合理治疗仍有 50%～60%患者后期出现心包缩窄，缩窄性心包炎患者如能及早手术大多数可获得满意疗效。但是拖延至发生钙化性心包缩窄阶段再行心包切除术，手术病死率较高。

【治疗】 早期治疗对本病预后影响甚大，故一旦确诊则应尽早开始抗结核治疗，应联用 3～4 种抗结核药物，其中至少有 2 种杀菌剂，坚持规律、足量、全程用药，直至结核病变活动停止 1 年后再停药。对于持续存在或复发性心包积液者，在足量抗结核药物作用基础上并用肾上腺糖皮质激素（泼尼松 30 mg/d）6～8 周，可减少心包渗出，减轻纤维素和肉芽组织增生，预防心包粘连。大量心包积液，尤其是发生心包填塞者应及时、反复心包穿刺抽液，每次抽液量以 300～500 ml 为宜。心包内注入地塞米松 5～10 mg/次，可减少液体渗出，防止粘连。采用心包留置导管引流治疗结核性心包积液可取得良好的疗效，心包置管可据积液引流情况保留数日，有利于彻底引流液体，方便注药并减少因多次心包穿刺发生损伤心脏的风险。大量心包积液患者即使存在下肢水肿和腹水也应避免使用利尿剂，以免因此导致心排血量下降。

缩窄性心包炎一旦确诊应尽早实行心包剥离术，手术最好在结核病变稳定后进行，但是如果心脏受压症状严重，即使结核病变尚未稳定亦可在积极抗结核治疗的同时进行手术，术后应继续抗结核治疗 1.5～2 年。

八、肠结核

肠结核（tuberculosis of intestine）是由结核杆菌引起肠道慢性特异性炎症。目前本病正逐渐减少。一般好发于青壮年（20～40 岁），女性多于男性（1.85∶1）。绝大多数病例继发于肠外结核（主要是肺结核），称继发性肠结核。仅有肠道结核而无肠外结核者称为原发性肠结核。

【发病机制】 90%以上肠结核是由人型结核杆菌引起的，少数可由牛型结核杆菌引起。结核杆菌引起肠道感染的途径主要有肠源性、血源性和直接蔓延。

1. 肠源性 结核杆菌主要经口传染而侵入肠道，患者常为开放性肺结核，由于吞咽了自身含有结核杆菌的痰液而致病。或者经常与开放性肺结核患者共餐，缺乏必要的消毒隔离措施从而致病。少数情况下饮用未经消毒的含有结核杆菌的牛奶或乳制品也可引起原发性肠结核。

结核杆菌进入肠道后多在回盲部引起病变，这是因为：①正常生理情况下肠内容物通过回盲部括约肌之前滞留于回肠末端时间较长，此外，结肠近端常有反蠕动，使肠道内容物在盲肠停留时间更久。这样结核杆菌与肠道黏膜接触机会多，增加了肠黏膜的感染机会。②回盲部有丰富的淋巴组织，而结核杆菌容易侵犯淋巴组织。

2. 血源性 粟粒型结核时，结核杆菌可经血行播散而引起肠结核。

3. 直接蔓延 腹腔内结核病灶，如女性生殖器官结核和肾结核直接蔓延可引起肠结核。

然而上述途径获得感染仅仅是致病条件。只有当入侵的结核杆菌数量多、毒力强，而人体免疫功能降低、肠道功能紊乱、局部抵抗力降低时才会发病。

【病理】 肠结核主要发生于回盲部（占肠结核的 38.1%～82.5%），其他部位依次为升结肠、空肠、横结肠、降结肠、阑尾、十二指肠和乙状结肠，少数见于直肠。

其病理改变取决于人体对结核杆菌的免疫力和变态反应情况。若机体变态反应强，则以渗出病变为主。如果感染的细菌数量多、毒性大，可发生干酪性坏死，形成溃疡，称为溃疡型肠结核。如感染较轻，机体免疫状态良好，则表现为肉芽组织增生，进而发展为纤维化，称为增生型肠结核。如果两种病变兼而有之，称为混合型肠结核。

1. 溃疡型肠结核 约占 86.5%，肠壁的集合淋巴组织和孤立的淋巴滤泡充血、水肿，进一步发展为干酪性坏死，随之形成溃疡，围绕肠道周径扩展。其边缘不规则，深浅不一，深者可达肌层或浆膜层，并可侵及周围腹膜或邻近肠系膜淋巴结，引起局限性结核性腹膜炎或肠系膜淋巴结结核。肠壁溃疡边缘及基底部常发生闭塞性动脉内膜炎，故肠出血机会不多。慢性发展过程中病变肠道与邻近肠外组织粘连。晚期患者常有慢性穿孔，形成腹腔脓肿或肠瘘。修复过程中由于大量纤维组织增生和瘢痕形成，致使肠管收缩变形，引起肠管环形狭窄。

2. 增生型肠结核 占 7.5%，病变多限于盲肠，少数累及升结肠近端或回肠末端。由于黏膜下层及浆膜层发生大量的结核性肉芽肿和纤维组织增生，肠壁发生局限性增厚和变硬，有时可见瘤样肿块突入肠腔，引起肠腔变窄甚至肠梗阻。

3. 混合型 兼有上述两型的变化，只是两型病变程度不同。

【临床表现】 多数起病缓慢，病程较长。早期轻症患者症状可不明显。由于常伴有活动性肠外结核，其临床表现可被掩盖。

1. 结核中毒症状 溃疡型肠结核常有结核中毒症状，午后低热，或不规则发热、弛张热、稽留热，盗汗、乏力、消瘦。而增生型肠结核常无发热或仅有低热。

2. 消化道症状 常有右下腹痛，有时也可发生上腹部或脐周疼痛，系由回盲部病变引起的牵扯痛。多为隐痛或钝痛。有时进食可诱发腹痛和排便，便后疼痛可缓解。增生型肠结核可有腹胀。此外还可出现恶心、呕吐、食欲减退。肠结核患者常有大便习惯及外观变化。溃疡型肠结核大便每日 2～4 次，外观糊状，无黏液及脓血，不伴里急后重。但病变严重，范围广泛时大便次数可达每日 10 次，粪便中出现黏液、脓液，甚至血便，间有便秘，大便呈羊粪样，隔数日后又有腹泻，呈腹泻便秘交替。但近年来一些作者指出腹泻便秘交替并非肠结核特有的症状。增生型肠结核常以便秘为主。

3. 体征 增生型肠结核伴肠梗阻者可见肠型及蠕动波。增生型肠结核或溃疡型肠结核合并局限性腹膜炎，病变肠管与周围组织粘连，或同时有肠系膜淋巴结结核时，在右下腹部可触及包块，比较固定，质地中等，轻度压痛。增生型肠结核伴发肠梗阻时肠鸣音亢进。

【实验室和其他检查】

1. 血象 溃疡型肠结核可有中度贫血。无并发症者白细胞计数正常，但淋巴细胞增多。90%的患者血沉明显增快。

2. 粪便检查 溃疡型肠结核粪便外观糊状，无黏液脓血，镜检可见少量脓细胞和红细胞。粪便浓缩找到结核杆菌同时痰菌阳性具有诊断意义。合并肺结核者痰菌可阳性，对诊断有参考意义。

3. 结核菌素试验 可为阳性或强阳性，强阳性对增生型肠结核诊断意义较大。

4. X线检查 X线胃肠钡餐造影或钡剂灌肠检查对肠结核的诊断具有重要意义，包括定位和定性价值。对于疑为肠梗阻或病变累及结肠者宜行钡剂灌肠造影。

溃疡型肠结核钡剂在 24 h 内可以全部或几乎全部排空。检查时钡剂在病变肠段出现激惹现象，病变部位充盈不佳，而病变上下钡剂充盈良好，出现 X 线钡影跳跃现象。回肠末段有钡剂潴留淤积。病变肠段如能充盈，可见黏膜皱襞粗乱，肠壁边缘不规则，有时呈锯齿状，有时可见肠腔变窄，肠段收缩变形，回、盲肠正常角度消失。

增生型肠结核的征象为肠段增生性狭窄、收缩变形，可见钡剂充盈缺损，黏膜皱襞粗乱，肠壁增厚僵硬，结肠袋影消失，狭窄的上段肠腔扩张，或呈不全梗阻。

5. 乙状结肠镜检查 对于病变累及乙状结肠下段乃至直肠者可通过乙状结肠镜检查明确病变性质和范围。

6. 纤维结肠镜检查 可用以观察升结肠、盲肠、回肠末端病变，必要时可取活组织检查。

【诊断和鉴别诊断】 本病的诊断要点包括：①青壮年患者，常有肠道外结核，特别是开放性肺结核患者。②具有发热、盗汗、腹痛、腹泻、便秘等症状。③右下腹压痛，肿块，原因不明的肠梗阻。④X线钡剂检查发现回盲部出现激惹现象，钡剂充盈缺损、狭窄现象。

本病早期由于症状不明显，或缺乏特异性，因而诊断较为困难。有时甚至经 X 线钡剂检查也难以确定病变性质，需行纤维结肠镜检查才能确诊。增生型肠结核有时甚至需要剖腹探查才能确诊。临床表现不典型时，如有以下证据之一时可以确诊：①动物接种或病变组织结核菌培养有结核菌生长。②病理组织学检查发现结核杆菌。③病变组织中有干酪样坏死。④手术中发现典型结核病变，在肠系膜淋巴结中发现结核杆菌，干酪样坏死。⑤虽未见干酪样坏死性肉芽肿，但身体其他部位有结核灶，抗结核治疗有效。

需与本病相鉴别的疾病主要是克隆病、右侧结肠癌、阿米巴肠病、血吸虫病肉芽肿、慢性非特异性溃疡性结肠炎、慢性细菌性痢疾、慢性阑尾炎合并周围脓肿、肠道恶性淋巴瘤、肠套叠等。

【并发症和预后】

1. 并发症 溃疡型肠结核患者可并发局限性结核性腹膜炎、肠系膜淋巴结结核，少数情况下可并发亚急性、慢性肠穿孔及腹腔脓肿；增生性肠结核易并发肠梗阻，呈慢性进行性，以部分肠梗阻多见，少数可发展为完全性肠梗阻。

2. 预后 本病的预后取决于早期诊断和及时治疗。当病变处于渗出阶段，经有效治疗可痊愈，预后良好。相反，病程至晚期，即使给予充分合理的治疗，也难免发生并发症。

【治疗】 目的在于解除症状，改善全身情况，促进病灶愈合，防止并发症。

1. 休息和加强营养 活动性肠结核者需卧床休息。对消瘦、营养不良，或因胃肠道症状不能进食者应积极补充营养，必要时给予静脉高营养。

2. 抗结核化疗 一般可用短程化疗方案，联用异烟肼和利福平治疗 6～9 个月。严重肠结核，或伴有严重肠道外结核病变者应当在使用异烟肼、利福平基础上加用吡嗪酰胺或乙胺丁醇，三药联用，疗程 1.5～2 年。

3. 对症处理 腹痛可用颠茄、阿托品。摄入不足，严重腹泻者应补充足量的液体和钾盐，维持水、电解质、酸碱平衡。对不全性肠梗阻者应予胃肠减压，禁食，静脉补液，维持水电解质平衡。

4. 手术治疗指征 ①完全性肠梗阻或部分肠梗阻内科保守治疗无效。②溃疡型肠结核伴急性肠穿孔或慢性肠穿孔引起粪瘘，内科治疗无效。③肠道内大出血内科治疗无效。④局限性增殖型结核引起部分梗阻与腹腔内肿物难以鉴别等。

九、肝结核

肝结核(tuberculosis of the liver)通常有以下两种情况：①肝结核系全身性结核的次要组成部分。患者的临床表现主要是由于肝外(肺、肠)结核引起的。一般不出现肝病的临床症状，经过抗结核治疗肝内结核可随之治愈，临床上很难发现肝内结核病变，也很难单独作出肝结核的诊断。②肝结核病构成疾病全部或主要表现。结核杆菌进入肝脏形成肝内结核。患者具有结核病的全身表现和肝脏病变的局部表现，但在肝外常找不到结核病灶。此时肝结核成为一种独立性疾病。本节重点叙述后者。

肝结核系肝外结核病灶内结核杆菌经过各种途径进入肝脏形成特异性病变，其临床特点为长期发热、乏力、消瘦、右上腹部胀痛、肝肿大、血沉加快、轻至中度贫血。迄今国内报告肝结核病例约 340 例，但尸检资料显示，慢性结核病患者中肝结核发生率为 50%～80%，急性粟粒型结核中几乎 100%伴有肝结核。所以实际上肝结核的患病率可能远高于临床上的报道。

【发病机制】 肝脏血运丰富，是全身血行播散性结核最容易侵犯的部位。肝结核是由于结核杆菌引起的肝内结核性病变。结核杆菌进入肝脏的途径如下：①体内任何部位活动性结核病灶，尤其是粟粒型结核，由于机体免疫力降低，或由于某些局部因素，结核病灶破溃，结核杆菌进入血液循环，经肝动脉进入肝脏，即发生全身性血性播散性结核。②肠道、肠系膜淋巴结结核病灶中结核杆菌经过门静脉、肝静脉进入肝脏引起肝结核。③胎儿期胎盘中结核病灶内结核杆菌通过脐静脉进入胎儿体内引起肝结核，成为先天性肝结核。④肝内淋巴管直接与腹腔淋巴丛、腹膜后淋巴结相通，故腹腔内结核可经淋巴道进入肝内。⑤腹腔结核、脊柱结核可以直接蔓延到肝脏引起肝结核。

【病理】 典型者在肝内形成广泛的粟粒样或孤立性结核结节，基本病变为结核性肉芽肿。少数情况下结核结节融合时可见干酪样变。病变大多分布肝实质和门脉区内，有时可累及胆道。因胆汁可抑制结核菌生长，而且肝脏再生、修复能力很强，故肝结核常趋向于自愈，愈合后往往不留痕迹。有时出现纤维化和钙化。肝结核病理改变可分为以下几型：①粟粒性小结节：肝内弥漫性分布，直径 0.6～2.0 mm，数个结核结节可融合在一起，肉眼观呈灰色。慢性病例可破溃形成小脓肿，愈合后可钙化，这是肝结核最常见的病理类型。②结核瘤(巨结节)：可单发也可多发，内含结核性肉芽肿或干酪样物质。③结核性肝脓肿：呈多发性，如脓肿破溃到腹膜腔可引起弥漫性腹膜炎。④结核性胆管炎，又称肝内胆管炎。⑤肝包膜结核。

同一病例可以表现为多种类型的病理改变，其中以粟粒性结核、结核性肉芽肿、干酪样坏死较为多见。据报告我国肝结核尸检中几乎无 1 例为单独性肝结核，均伴有肝外结核。

【临床表现】 肝结核的主要表现是结核病全身表现和肝脏的局部表现。发病年龄多为 30 岁左右，女性略多于男性。多数伴肝外结核，起病缓慢、隐袭，少数以突发性高热、畏寒、肝肿大为首发表现。全身性表现包括弛张型高热或低热或不规则热、畏寒、盗汗、乏力、消瘦、衰弱。消化道症状包括厌食、恶心、呕吐、腹泻，腹痛多在右上腹部，从轻微的隐痛不适到剧烈疼痛，可放射到右肩部。体检时黄疸少见，若有亦多为轻至中度，且呈持续性。肝脏呈进行性肿大，多在肋下 2～6 cm，中等硬度，边缘钝，表面光滑，少数可触到结节，并有触痛。如肝内结核形成脓肿时肝区叩痛、触痛明显。肝脓肿破裂时可出现剧烈腹痛、休克、腹膜炎体征。半数以上患者出现脾肿大，肋下 2～3 cm，触痛。少数出现腹水，腹内包块，严重时还可出现肝性脑病、消化道出血。

特殊临床类型：①伴有黄疸的急性粟粒性肝结核：主要表现为发热、黄疸、肝肿大，酷似急性黄疸型病毒性肝炎，病情重，预后差。②原发性粟粒性肝结核：只有肝内粟粒性结核，但找不到肝外结核病灶。表现为原因不明的发热、肝脾肿大、腹胀、腹水、中度贫血、白细胞减少。血清丙种球蛋白升高，结核菌素试验阳性。本型临床变化急剧，如不及时治疗，常于数周或数月内死亡。③结核瘤：为肝内较大的局限性结核病变，单发或多发，常伴肝外结核，表现为不规则发热、消瘦、乏力、肝区痛。

【实验室和其他检查】 贫血较为多见(80%)，系轻至中度，白细胞多正常或降低。脾肿大者可呈全血减少。个别患者出现类白血病反应，血沉增快。结核菌素皮试阳性。约半数出现肝功能损害，白蛋白下降，球蛋白升高，A/G 比值倒置，黄疸者碱性磷酸酶增高。约 1/4 病例丙氨酸转氨酶升高。此外还应进行血清 ADA 水平测定。

有时 X 线胸片上可发现结核病灶，有的病例可见右侧横膈升高、运动减弱。腹部 CT、B 超显像、放射性核素扫描有助于发现肝内巨块型或脓肿型病灶。

【诊断和鉴别诊断】 肝结核临床表现常缺乏特异性，有时又易被肝外结核症状掩盖，故临床诊断十分困难。多数病例需经肝穿刺活体组织检查、剖腹探查，甚至尸检才能发现或确诊。为提高本病的诊断,凡遇下列情况应当警惕肝结核的可能性:①长期不明原因的发热,尤其是弛张热,伴畏寒、乏力、盗汗、厌食、右上腹痛。②持续性肝区疼痛,肝脾肿大,腹水,黄疸。③进行性贫血,血沉增快,肝功能异常。

为确诊应进行下列检查:①全套肝功能试验,结核菌素皮试。②腹部B超、CT、核素扫描。③必要时行腹腔镜检查,不仅可以直观肝脏表面情况,还可以取材活检。④肝活检病理检查。经皮肝穿刺病理学检查对于粟粒型肝结核的诊断具有决定性意义,可见有特征性的结核结节、干酪样病变,或找到结核杆菌。但对非粟粒性肝结核诊断意义较小,尤其是如肝活检时取材部位并非病变部位,结果可能阴性,故一次活检阴性尚不能完全排除肝结核。

对于高度疑似但又不能确诊病例可试用抗结核治疗。

本病应与病毒性肝炎、肝硬化、钩端螺旋体病、败血症、疟疾、布鲁菌病、慢性血吸虫病、肝脓肿、肝癌、肝包虫囊肿、伤寒、淋巴瘤、急性白血病、恶性组织细胞增多症等鉴别。

【预后】 肝脏具丰富的单核巨噬细胞系统,具有很强的再生能力,故肝结核每可自愈。肝结核的预后在很大程度上取决于临床确诊的早晚。如能早期确诊,及时给予抗结核治疗,即使比较严重的病例也能治愈。粟粒性肝结核经有效抗结核治疗,多在6～8个月痊愈。其余类型的肝结核痊愈时间可能略长。相反如果误诊时间太久,丧失了治疗机会,病情恶化,则预后不良。如出现黄疸表示肝脏损害严重,预后不良。结核性肝脓肿,尤其是破溃者治疗困难,预后不佳。

【治疗】 同血行播散性结核。一般治疗包括休息、加强营养,抗结核治疗应坚持1.5～2年。初期如出现高热可在有效抗结核治疗的同时加用泼尼松30 mg/d,退热后尽快减少剂量。

少数病例(肝结核瘤、结核性肝脓肿)经充分抗结核治疗后仍无效,可考虑手术引流或肝叶切除。

十、肾结核

肾结核(renal tuberculosis)是由肺部等原发病灶内的结核杆菌经血行播散到肾脏而引起的一种特异性炎症,是全身结核的一部分。本病多见于青壮年(20～40岁),男性多于女性,目前肾结核在泌尿外科住院患者中居第3位。

【发病机制】 原发灶主要为肺部初染结核病灶,其次为骨关节、淋巴结、肠道等处结核病灶。病灶内结核杆菌经血行播散到达双肾皮质,形成粟粒状微结核病灶。其中大多数可愈合,不引起任何症状。但肾皮质内结核杆菌可长期处于静止状态。当全身或局部免疫力降低时结核菌活化繁殖,病变可向肾乳头发展,发生干酪样坏死、溃疡,形成空洞,最后破溃入肾盂,结核杆菌从尿中排出,肾结核经尿路或黏膜下层进一步发展可累及输尿管、膀胱及尿道,引起输尿管、膀胱乃至尿道结核。输尿管结核可发生干酪样坏死、纤维化,最后导致管腔狭窄,影响尿液排出,反过来促进肾结核恶化,以至发展为结核性肾积脓。病变累及膀胱可引起膀胱结核,严重时发生广泛纤维化,造成膀胱挛缩,多有健侧输尿管口狭窄,从而引起对侧肾盂积水。患者可表现为双肾结核。由于肾结核多为血行播散引起的感染,故早期结核病灶为双侧性,但两侧病灶发展并不一致。后来出现临床症状时大多数呈单侧肾结核,双侧肾结核仅占10%左右。如发生双侧结核可能系一侧肾结核经膀胱逆行感染侵及对侧肾脏,亦可由于原来存在于对侧的结核病灶恶化所致。男性肾结核患者其病变可蔓延到生殖系统,而女性肾结核患者可伴发输卵管结核或盆腔结核,系女性生殖系统结核直接蔓延所致。

【病理】 肾结核的早期病变位于肾皮质,呈双侧多发性小结节,有时结节可扩大融合、中心坏死。当肾皮质病变侵犯髓质后肾乳头溃疡、干酪样坏死,病变蔓延到肾盏。有时肾盏颈部病变造成瘢痕狭窄,可引起肾盏闭合性脓肿。肾盂输尿管交接处梗阻可致肾盂积脓。输尿管呈现交替性扩张与狭窄(串珠样改变)。输尿管与交接处病变蔓延到膀胱黏膜及黏膜下层时,出现膀胱黏膜结核结节、干酪样坏死、溃疡,病变深入肌层可导致纤维化、膀胱挛缩、容积变小。晚期肾结核因膀胱挛缩引起对侧输尿管口或下段狭窄,而致双肾积水,或单纯输尿管口狭窄而引起对侧肾盂积水。

【临床表现】 早期病变局限于肾皮质时可无明显症状,但尿检查可发现结核杆菌。如肾乳头病变破溃后病变侵及膀胱可出现膀胱刺激症,如尿频、尿急、尿痛及脓尿,排尿时尿道灼热感。发生肾盂积水、积脓、肾周围组织发生结核时可出现腰背胀痛。膀胱挛缩者可出现严重尿频,每次尿量很少(<50 ml),甚至尿失禁。如有尿道狭窄则出现排尿困难,排尿时间延长。肾结核患者中血尿也很常见(占70%～80%),但很少出现肉眼血尿(<10%)。如血尿来自肾脏则为全程血尿,如血尿来自膀胱则为终末血尿。肾结核时很少出现全程血尿,多为终末血尿。如果血尿形成血块堵塞肾小管可出现肾绞痛。较重的活动性病例出现低热、盗汗、消瘦、食欲下降等全身症状。晚期双肾结核或一侧肾结核并发对侧严重肾盂积水者可出现肾功能不全症状,如食欲不振、恶心、呕吐、贫血、水肿。

1/3肾结核患者可出现肾区叩痛、压痛,重度肾盂积水、积脓时可在腰部触及肿块。

【实验室和其他检查】

1. 尿常规 尿液多呈酸性,早期尿常规检查异常发现为脓尿(46%～89%)。脓尿可呈间歇性继而出现蛋白尿、白细胞和红细胞。

2. 尿中检出结核杆菌 这是发现肾结核的重要手

段之一，包括尿沉渣找抗酸杆菌，取清晨第一次新鲜尿沉渣后涂片找抗酸杆菌，如能反复送检阳性率可达70%，对诊断肾结核有较大帮助。但有时可出现假阳性，如阴沟杆菌污染。为除外这种污染，采取尿标本之前应将阴茎头和外尿道口清洗干净，女性患者应清洗会阴部。另外男性生殖系统结核患者也可在尿中查出结核杆菌。对于可疑肾结核患者应留取清晨第一次尿作结核菌培养。由于肾结核患者尿中排菌可能为间歇性，故应强调反复多次留尿培养以提高阳性率，一般连续查3 d。

3. 结素试验　肾结核对结素试验阳性率为88%～100%。

4. 肾功能检查　肾功能不全时尿素氮、肌酐可能升高，电解质可能出现异常。

5. X线检查　通常先做静脉肾盂造影，早期可见肾小盏不规则，呈绒毛状或羽毛状，虫蛀状改变，伴有肾小盏扩张。肾小盏颈部狭窄时可见小盏与大盏或肾盂分离，或小盏不充盈，严重时多个肾小盏病变融合，肾乳头变平，小盏内出现空洞。大部或全部肾实质被破坏形成结核性脓肾时静脉肾盂造影不显影（无功能）。此外，还可显示散在性钙化影，严重时整个肾脏呈钙化影。输尿管受累者造影时可见输尿管僵直、虫蛀样边缘、管腔狭窄，有时可见输尿管呈串珠状改变、钙化。肾功能不全者，做大剂量静脉滴注肾盂造影，可获较好效果。但是静脉肾盂造影难以区别双肾结核与单侧结核合并对侧肾盂积水。

逆行肾盂造影适用于肾脏排泄功能减退、静脉肾盂造影显影不良者，可分别采集两侧输尿管的尿液进行检查，以鉴别单或双侧肾结核。肾动脉造影有助于鉴别闭合性结核性肾脓肿、肾囊肿、肾癌。X线胸片可发现陈旧性肺结核病灶。

CT对肾结核的诊断率显著高于肾盂造影。肾结核的CT表现为：①肾萎缩变形。②肾皮质菲薄。③患肾不规则多房腔，内液CT值近于水。④合并肾实质内钙斑，有时全肾钙化或大部分钙化。

6. MRI　适用于静脉肾盂造影和逆行造影未成功者，可清晰显示泌尿系结核病变，以及尿路梗阻、扩张及破坏的情况。肾结核的MRI表现为：①患肾明显缩小，在T_1加权像上被短T_1的脂肪包绕而变形。②肾皮质菲薄，肾内有多房囊腔，呈长T_1长T_2信号。③肾实质内钙斑无信号，可很大，或全肾钙化。

7. B超　B超对肾结核的诊断缺乏特异性，虽发现肾脏阳性改变者高达92.1%，但仅约一半病例可结合临床作出肾结核的诊断。由于其操作简单、快速、阳性率高、无创，可作为初选患者的筛选手段。

8. 膀胱镜检查　早期可见病变处黏膜充血水肿，在患侧输尿管口附近、膀胱三角区发现结核结节及溃疡。

【诊断和鉴别诊断】　尸检资料显示仅有20%的肾结核病例生前得到确诊。临床上出现症状并能作出诊断者多数已属晚期。由于肾结核起病隐袭，常被忽略，所以关键是如何做到及早发现早期的、不典型的患者。

凡有下列情况之一应注意肾结核的可能性：①持续存在原因不明的脓尿，反复尿培养无普通致病菌。②不明原因的血尿，特别是兼有脓尿或尿路刺激症，即使发现泌尿系结石也应除外是否并发肾结核。③长期尿路感染，普通培养无细菌生长，或经过充分的抗菌药治疗症状无缓解，尿常规仍持续异常。尤其是如有肾外结核病史者更应怀疑肾结核。④男性生殖系统结核病患者。

为求进一步确诊，除一般病史、体检外，关键是：①尿沉渣找抗酸杆菌，反复尿结核菌培养，这是早期诊断的关键。②膀胱镜检查。③泌尿系X线造影。④寻找有无肾外结核证据。

肾结核应与慢性肾盂肾炎、膀胱炎、肾结石、肾肿瘤等鉴别。

【预后】　如能早期诊断和及时治疗，绝大部分病例可治愈。但是如果肾脏广泛损毁，形成输尿管狭窄、膀胱挛缩、尿路梗阻、膀胱功能丧失，即使再做手术亦难以恢复。如双侧肾广泛破坏，则可引起肾功能衰竭，预后不佳。此外，肾结核合并活动性肺结核、骨关节结核、腹膜结核、肠结核时预后也较差。

【治疗】　要注意休息，加强营养，经常到户外呼吸新鲜空气，保持生活规律，避免过度劳累。

1. 抗结核治疗　一旦确诊为肾结核，则应尽早进行抗结核治疗。具体药物治疗适应证如下：①尿中查出结核菌，而肾盂肾盏无明显形态学改变者，抗结核治疗可望治愈。②仅1～2个肾盏出现改变，但肾盏颈部无梗阻者，药物治疗常可治愈。③结核病变损害2个以上肾盏，出现空洞、肾盏颈部堵塞，出现结核性脓肿单纯药物治疗比较困难，常需抗结核治疗配合手术治疗。④同时存在肺、骨关节、腹膜结核活动性病变，及双肾结核病变严重；全身衰弱者，仅能进行抗结核治疗。

开始阶段通常从以下各种药物中选用3种药物联合治疗3～6个月：链霉素、异烟肼、利福平、乙胺丁醇、吡嗪酰胺。对于肾功能减退，或老年患者应慎用链霉素、乙胺丁醇，可选用异烟肼、利福平。第2个阶段可选用2种药物继续治疗，总疗程为1.5～2年。治疗期间每个月做尿常规和结核菌培养1次。如果治疗前肾盂静脉造影显示有梗阻性病变，则治疗中每3个月复查1次肾盂静脉造影，观察是否发生输尿管狭窄。

肾结核抗结核疗程结束之后最少跟踪1年。如有肾钙化，随访多年直至钙化稳定、肾功能不再恶化为止。跟踪复查应半年1次，内容包括尿常规、连续3 d晨尿结核菌培养、静脉肾盂造影。

2. 手术治疗　凡药物治疗无效，或肾结核破坏严重均需要在药物治疗配合下进行手术治疗。肾结核患者术前必须进行抗结核治疗1～3个月，待病情稳定后或一侧肾脏显著好转后再行手术。手术后仍需继续抗结核治疗直至疗程结束。有关手术适应证和方法如下。

（1）肾脏病变组织切除术　包括全肾切除或部分切除。

1）全肾切除：适用于一侧肾脏病变严重、广泛破坏、已无功能，而对侧肾功能无严重损害者。一侧肾结核病变严重并发膀胱挛缩及对侧肾盂积水时，如肾功能正常，仍可先做病肾切除术，休养半年后再考虑扩张膀胱及解除对侧输尿管下端梗阻手术。如肾功能不全，可先行尿引流手术，使肾功能恢复正常后再做肾切除术。

2）部分肾切除：适用于经药物治疗后病变局限于肾的一部分并与肾盂沟通，估计肾组织至少可保留一半的病例，但手术比较复杂，且并发症较多，目前较少进行。

（2）肾病灶清除术（空洞切开引流术）　用于肾结核闭合性脓腔，行空洞切开引流术，每日经导管注入链霉素1g，共2周，可最大限度地保留有功能的肾组织。

（3）纠正上尿路梗阻（肾盏、输尿管）　经抗结核治疗后输尿管狭窄、尿路梗阻仍持续存在者，可在化疗的同时进行肾盂成形术或输尿管再植术，解除输尿管梗阻。

（4）挛缩膀胱的处理　严重膀胱结核愈合过程中膀胱缩小，引起尿频，夜尿次数增多，可行回肠、盲肠或结肠膀胱形成术，以增加容量。

3. 其他　双侧肾结核或剩余肾组织难以维持生命，出现肾功能不全者，可定期人工透析，或争取做肾移植，但移植前应彻底控制全身结核病变。

参考文献

[1] 马玙，王忠仁．肺结核病[M]//朱元珏，陈文彬．呼吸病学．北京：人民卫生出版社，2003：818－846．

[2] 何礼贤．结核分枝杆菌病[M]//陈灏珠．实用内科学．第12版．北京：人民卫生出版社，2005：534－552．

[3] 彭卫生，王英年，肖志成．新编结核病学[M]．第2版．北京：中国医药科技出版社，2003：7．

[4] 庄玉辉．重视对结核分枝杆菌L型的研究与检测[J]．中华结核和呼吸杂志，2002，25(10)：577－578．

[5] 何国钧，肖和平．肺结核病诊断进展[J]．中华结核和呼吸杂志，2001，24(8)：455－457．

[6] 中华医学会结核病学分会．肺结核诊断和治疗指南[J]．中华结核和呼吸杂志，2001，24(2)：70－74．

[7] 全国结核病流行病学抽样调查技术指导组．第四次全国结核病流行病学抽样调查报告[J]．中华结核和呼吸杂志，2002，25(1)：3－7．

[8] 刘宇红，姜广路．第四次全国结核病流行病学抽样调查——结核分枝杆菌耐药性分析与评价[J]．中华结核和呼吸杂志，2002，25(4)：224－227．

[9] 郭文玉，何国钧．肺结核病疫情趋势及其控制对策[M]//王振义．临床医学卷内科学(上册)．哈尔滨：黑龙江科学技术出版社，2000：131－143．

[10] 李强．呼吸内镜学[M]．上海：上海科学技术出版社，2003：12．

[11] 刘长庭．纤维支气管镜诊断治疗学[M]．北京：北京大学医学出版社，2003：9．

[12] 谢惠安，阳国太，林善梓．现代结核病学[M]．北京：人民卫生出版社，2000．

[13] 阎承先．气管食管学[M]．第2版．上海：上海科学技术出版社，2001：1．

[14] 徐克，邹英华，欧阳墉．管腔内支气管治疗学[M]．北京：科学出版社，2004：4．

[15] 谢灿茂．胸膜疾病的流行概况[J]．中华结核和呼吸杂志，2001，24(1)：12－13．

[16] 雷振之，黄伟．胸膜疾病诊断新技术[J]．中华结核和呼吸杂志，2001，24(1)：16－18．

[17] 陈雪华，张敦华．结核性胸膜炎[M]//陈灏珠．实用内科学(下册)．第12版．北京：人民卫生出版社，2005：1763－1765．

[18] 张希德．结核性腹膜炎[M]//陈灏珠．实用内科学．第12版．北京：人民卫生出版社，2005：552－560．

[19] 彭卫生．新编结核病学[M]．第2版．北京：中国医药科技出版社，2003：291－296．

[20] 陈达民．结核性腹膜炎腹水中γ-干扰素浓度及腺苷脱氨酶活性[J]．国外医学消化系疾病分册，1995，15(4)：249－250．

[21] 何秀云，庄玉辉．结核性脑膜炎三种快速诊断方法的比较[J]．中华结核和呼吸杂志，2003，26(2)：73．

[22] 张世荣．结核性脑膜炎的病理CT与治疗[M]．北京：中国防痨协会，1993．

[23] 潘孝彰．结核性脑膜炎．隐球菌病[M]//陈灏珠．实用内科学．第12版．北京：人民卫生出版社，2005：560－563．

[24] 隋邦森，吴恩惠，陈雁冰．磁共振诊断学[M]．北京：人民卫生出版社，1994：382－386．

[25] 巫顺秀，陈显光，李森美，等．脑脊液γ-干扰素对结核性脑膜炎诊断价值的评估[J]．华中医学杂志，2006，30(1)：41－42．

[26] 刘同伦．实用结核病学[M]．沈阳：辽宁科学技术出版社，1987：481－488．

[27] 彭卫生．新编结核病学[M]．北京：中国医药科技出版社，1994：226－230．

[28] 严碧涯，端木宏谨．结核病[M]．北京：北京出版社，2003：658－663，669－671．

[29] 马怀珍．64例肝结核尸解分析[J]．中华结核和呼吸杂志，1987，10(6)：344．

[30] 王德军，宋瑞英．消化系统结核病[M]//何家荣．实用结核病学．北京：科学技术文献出版社，2000：141－142．

[31] 徐天群，何家荣．泌尿系统结核[M]//何家荣．实用结核病学．北京：科学技术文献出版社，2000：194－198．

[32] 关广聚．新编肾脏病学[M]．济南：山东科学技术出版社，2001：189－194．

[33] 王贤成．118例肾结核误诊和漏诊原因分析[J]．中华结核和呼吸系疾病杂志，1985，8(6)：359．

[34] 杨唐俊．309例肾结核临床分析[J]．中华结核和呼吸系疾病杂志，1986，9(5)：275．

[35] CDC. Revised definition of extensively drug-resistant tuberculosis [J]. MMWR, 2006, 55: 1176.

[36] Savoia MC, Oxman MN. Myocarditis and pericarditis [M]// Mandell, Douglas, Bennett. Principles and practice of infectious diseases. 5th ed. Harcourt Asia: Churchill Livingstone (printed in China), 2001: 932－934.

[37] Brenner BM. Renal tuberculosis [M]// Brenner, Rector. The kidney. 6th ed. Harcourt: W.B. Saunders, 2001: 14.

第四十四节 麻　风

唐　红

麻风(leprosy)是由麻风分枝杆菌(*Mycobacterium leprae*)引起的一种极为慢性具较低传染性的疾病。主要侵犯皮肤及外周神经,在抵抗力弱的患者可累及多种器官,严重者可致容貌毁损和肢体畸残。WHO曾提出在20世纪末全球消灭麻风,虽然麻风防治工作取得了相当显著的成绩,但至今仍是一个重要的公共健康问题。随着麻风患者的减少,需要更好的早期诊断方法,麻风及麻风反应的治疗仍远不理想,而为高危人群需求的麻风菌苗的效果仍有待评价。因此,为巩固已有的成绩还需要作更多努力。由于我国政府对麻风防治工作高度重视,在上世纪末已基本实现了消灭麻风的目标。除在西部及沿海边远山区尚有少数遗留的现症患者外,全国已基本未出现新的感染病例。

麻风在世界上流行已近3 000年,印度、埃及和中国被认为是世界麻风三大疫源地。其中,印度又为最早的疫源地,由此逐渐传播到世界各地。我国麻风流行已2 000多年,始于春秋战国时代,古称疠风、大风、恶疾等。麻风一词来自《圣经》中希伯来文zarrath,意为不可接触,后译为希腊文lepra,再译为英文即称麻风(leprosy)。麻风杆菌由挪威学者Hansen于1873年发现,故国外学者仍称麻风为Hansen病。

【病原学】 麻风分枝杆菌(简称麻风杆菌)是麻风的病原菌,属分枝杆菌属,呈微弯的棒状,长1～8 μm,宽0.3～0.5 μm,无鞭毛及芽胞。革兰染色及抗酸染色均呈阳性,常聚集成束、成团或球状排列。麻风杆菌的形态可在细菌死后或经治疗后发生很大变化,如形成短杆状、念珠状等。麻风杆菌为细胞内寄生菌,但除含低水平超氧歧化酶和过氧化物酶外,无其他胞内寄生菌特有的触酶。此酶能抵抗氧化和防止细菌被宿主清除。因而在组织中麻风杆菌死菌比例高,并呈多形性。麻风杆菌含分枝菌酸、阿拉伯半乳聚糖和酚糖酯等主要成分。但都不是特异性抗原成分,且与其他分枝杆菌成分可发生交叉反应,亦不能刺激机体产生有效的保护性抗体。因此,麻风杆菌血清学鉴定较难。我国学者证实,由Convit 1972年提出的麻风杆菌染色的抗酸性,可被纯净新鲜的吡啶提取2 h而丧失,可作为与其他分枝杆菌鉴别的重要参考指标。麻风杆菌对外界环境有一定耐受力。在体外干燥的鼻分泌物中,可存活9 d。组织中的麻风杆菌在4℃条件下可保持7～10 d活力不变。适宜生长繁殖温度为27～30℃,故主要在人体体温较低的体表皮肤、黏膜和浅表部位的外周神经生长。紫外线照射30～60 min,或日光直射2 h,或在60℃ 10～30 min,即完全失去活力。麻风杆菌生长极为缓慢,对数期生长传代时间达11～13 d,迄今体外培养尚未成功。近年对麻风杆菌基因研究揭示,与其他分枝杆菌相比,其基因中仅不足一半具有功能活性,而另一半以上为无活性或称为假基因组成。此种衰变的基因可能是麻风杆菌生长繁殖缓慢和难于培养的主要原因。自1960年Shepard成功建立了小鼠足垫感染模型,相继Rees于1966年采用免疫抑制小鼠接种麻风杆菌成功,Kirchheimer1971年建立了犰狳麻风感染模型,在麻风动物模型上获得重大成绩。这些动物模型虽然与人类麻风感染仍有相当差别,其达到足够增菌时间需长达18～24个月,但仍为麻风杆菌的微生物学、免疫学及生化特性研究,建立了良好基础。小鼠足垫感染模型已作为测定麻风杆菌耐药性的标准实验方法。近年来报道播散型多菌性麻风也可在新生大鼠、裸鼠、黑长尾猴、狨猴及非洲绿猴复制成功。我国学者用树感染麻风杆菌也获得成功。动物模型的建立,为麻风的相关研究创造了有利的条件。

【流行病学】 麻风是世界上流行最古老的疾病之一,主要流行于热带和亚热带。亚洲麻风患者最多,约占世界患者总数的50%。非洲患病率最高,有的地区达1%～4%。印度是世界麻风病例最多的国家,约占世界病例1/3,其次为南美的巴西。全球至今仍有10亿人居住在麻风患病率超过0.1%的流行区。因此,防治麻风仍是世界性的重要医学和社会问题。

1. 传染源 目前认为人是麻风的宿主和传染源。虽然黑猩猩、黑长尾猴、犰狳等动物有类似人瘤型麻风样感染,也有人认为麻风也是一种动物源性传染病,但流行病学调查认为动物作为传染源的意义不大。瘤型麻风和界线类偏瘤型麻风患者在传播中最重要。患者皮肤黏膜病损处及鼻分泌物中,含大量麻风杆菌。尚未肯定有麻风杆菌的健康带菌者,这就使控制和消灭麻风成为可能。

2. 传播途径 本病的确切传播方式仍不完全清楚,目前认为其传播方式主要包括呼吸道传播、皮肤密切接触以及间接接触等。一般认为麻风杆菌主要经呼吸道和皮肤侵入人体。呼吸道和破损的多菌型皮肤损害都是麻风杆菌的出口。患者喷嚏喷出物中每毫升含菌数达2 000万个,故目前认为呼吸道是主要入口,尤其是呼吸道黏膜破损时更有利于麻风杆菌入侵。该菌经呼吸道侵入人体后,可能先经血循环至全身,最后定居于人体皮肤和神经。与麻风患者长期密切直接接触受传染，可以解释麻风的家庭聚集倾向等流行病学特点。家庭中有麻风患者其发病率高于一般人群4～8倍。接触传染常在暴露接触若干年后才发病，因而不大可能在病房或医院短时与患者接触而感染。长期流行病学调查显示，虽然瘤型麻风患者皮损部位组织中含大量麻风杆菌，但在皮损表面查菌阳性率并不高，细菌计数亦很低。另外，由患麻风的产妇直接传染其婴儿亦为重要途径。有报道婴儿经哺乳受感染，但消化道未发现麻风病变，推测为婴儿吮吸吞入含麻风杆菌的乳汁后，再反胃至鼻咽部受染的可能性较大。经消化道传播麻风的可能性至今尚无直接证据。

3. 人群易感性 麻风杆菌入侵人体后是否发病及病后表现，取决于被感染者机体对该菌特异性细胞免疫力。人对该菌有不同程度的自然获得免疫性。多数人受染后不发病而成为亚临床感染者。当免疫功能低下或缺陷时，即可引起麻风损害而发病。一般年龄愈小，免疫系统发育不完全，对麻风愈易感。男性较女性易感，男女患者比例为2∶1～3∶1。麻风的家庭聚集倾向，主要相关因素为接触机会多，社会经济条件相近，家庭成员有相同遗传易感素质。麻风易感性还受机体主要组织相容性抗原(HLA)表达的调控。麻风患者特别与HLA－DR抗原表达密切相关，HLA－DR抗原在巨噬细胞膜表面的表达是辅助T细胞识别外来麻风杆菌抗原所必需的。由巨噬细胞吞噬麻风杆菌后，在膜上表达上述两种抗原，才能为辅助T细胞识别，引起相应的免疫反应及临床表现。此外，在麻风患儿中已发现其HLA表现单一型(haplotype)占优势。但是，有关HLA基因表达与麻风易感性关系研究的结果并非一致。更多研究认为HLA可能并不能决定麻风的易感性，而主要是决定麻风发生的类型。经若干年防治努力，已使许多国家和地区麻风发病率逐渐下降，亦表明遗传因素在麻风流行中不占主导地位。近年研究提示，作为个体的易感性，的确与控制和调控人体防御功能的基因差异有关。

【发病机制和病理】 麻风杆菌致病力低，多数健康人对其有抵抗力，故受染者多而发病者少。麻风杆菌侵入人体后发病与否，以及发病后病理演变过程、临床表现等均取决于人体对麻风杆菌的免疫力。麻风杆菌为细胞内寄生菌，其发病多与细胞免疫有关。机体对麻风杆菌及其抗原物质的免疫状态及反应不同，直接反映于发病后组织中细菌状态、免疫病理改变和患者临床表现。一般麻风患者的体液免疫基本正常，能产生麻风抗体，但此种抗体不具有抗感染能力。瘤型麻风患者还可产生过量的麻风抗体。由于此抗体相应的抗原含有的主要成分为磷脂，与人体细胞中的磷脂成分有共同抗原性，成为引起临床麻风性结节红斑反应时，出现皮肤、关节、神经损害的基本原因。相反，麻风患者的细胞免疫常有不同程度缺陷。根据其缺陷程度，临床表现为类似光谱一样的连续变化疾病谱。如细胞免疫功能极度低下，对麻风杆菌缺乏免疫反应，病理表现为广泛皮肤损害并含大量生长繁殖的麻风杆菌，即为瘤型麻风(lepromatous leprosy，LL)病理特点。如细胞免疫损伤仅为轻至中度，对麻风杆菌尚有足够免疫反应，表现为皮损局限较明显，组织中少菌或无菌，伴局限而明显周围神经炎，则为临床另一极端的结核样型麻风(tuberculoid leprosy，TL)。这两种极端型之间，尚存在界线瘤型麻风(borderline lepromatous leprosy，BLL)、界线型麻风(borderline leprosy，BL)、界线结核样型麻风(borderline tuberculoid leprosy，BTL)居间的连续变化形式，抵抗力从高到低为TL→BTL→BL→BLL→LL。两个极端型通常较稳定，而中间类型可因机体免疫状态改变或病情变化向两个极端演变。早期未定类麻风患者一部分可自愈，多数逐渐向其他各临床类型转变。

麻风杆菌侵入人体后首先被巨噬细胞吞入，经处理后部分抗原成分表达于巨噬细胞膜表面，与巨噬细胞膜上的HLAⅡ类抗原DR、DP、DQ等协同，被T细胞识别后引起免疫反应。免疫反应正常，T淋巴细胞被激活产生淋巴因子，促进巨噬细胞清除麻风杆菌，形成上皮样细胞和朗格汉斯细胞(Langhans cell)。如免疫功能缺陷，或HLA－DR抗原表达位点受麻风杆菌感染而改变，甚至表达障碍，导致T细胞不能识别，免疫反应弱而无法清除细菌，病变弥漫广泛，但免疫损伤轻微。病变处形成含大量麻风杆菌的麻风细胞或称泡沫细胞，系由巨噬细胞感染大量含脂质的麻风杆菌而来。近年来对麻风的免疫学发病机制进行了较为广泛的研究，并认为免疫功能障碍，如巨噬细胞对抗原的识别失常、淋巴细胞和巨噬细胞相互作用的缺陷、吞噬性溶酶体的融合受限及免疫活性细胞功能的异常与巨噬细胞麻风的发病相关。因此，机体免疫状态和组织相容性抗原特点，直接与麻风杆菌受染后是否发病和临床类型有关。

本病病理特点主要是反映患者不同的免疫损害，组织学改变随免疫学应答而变化。麻风早期的未定型类，组织病理特点为皮损组织非特异炎性浸润，尚无特殊肉芽肿形成，组织中菌数很少或无菌，但如查见抗酸杆菌有重要诊断意义。结核样型麻风病理改变为大量淋巴细胞浸润，明显肉芽肿形成，可见多量上皮样细胞和朗格汉斯细胞，表皮因明显细胞浸润而增厚，但破坏较轻。外周神经受累处有淋巴细胞浸润和神经膜细胞(雪旺细胞)浸润，神经束和神经板破坏。组织中很少查见麻风杆菌，麻风杆菌素皮肤试验呈阳性。界线类偏结核样型病理损害特点基本与结核样型相似，仅皮肤损害范围增多增重，而淋巴细胞浸润及肉芽肿反应较轻，细菌数量增加，麻风杆菌素皮试呈弱阳性。界线类麻风病理解剖特点为皮肤表皮下可见明显“无浸润带"，系因此型淋巴细胞浸润较少，仅有一层胶原形成。并可见不典型泡沫状麻风细胞，组织中菌量明显增多，麻风杆菌素反应呈阴性。瘤型麻风病理检查皮损处亦很少淋巴细胞浸润，但有较多典型麻风泡沫细胞，内含大量麻风杆菌。病变小而弥漫，神经损害广泛，常有内脏器官损害，如眼、骨、睾丸等麻风性炎性细胞浸润或肉芽肿形成，麻风杆菌素皮试阴性。界线偏瘤型麻风病理与瘤型相似，但程度较轻，尤其是神经损伤较轻，出现亦较晚。

麻风杆菌侵袭力较低，但能较快改变受染组织对该菌的免疫反应状态，导致临床症状加剧和恶化，称为"麻风反应"。在多菌类麻风患者（瘤型及界线偏瘤型）组织中含大量麻风杆菌。因体液免疫相对正常，血循环中含较高水平麻风抗体。进行有效化疗时，大量可溶性抗原被释放到细胞外与血中抗体反应，在约半数患者中发生一种急性麻风性结节性红斑反应（erythema nodosum leprosy，ENL），亦称为Ⅱ型麻风反应。ENL主要因大量免疫复合物沉积造成的Ⅲ型免疫反应。抗体过多时出现组织阿蒂斯现象（Arthus phenomenon），抗原过多时则出现血清病样反应。ENL主要表现为皮肤痛性结节红斑、虹膜睫状体炎、神经炎、肾小球肾炎及全身性脉管炎等。另一种类型为结核样型和界线型麻风，各种外界或内部因素变化时，免疫反应增强或减弱可出现再次由细胞免疫反应引起的迟发超敏反应，称为Ⅰ型麻风反应。细胞免疫增强或有效化疗时，病情常向结核样型极端转化，称为升级或逆向反应。此种情况虽然增强的免疫反应可进一步清除和减少组织中麻风杆菌数量，但免疫损伤可致原有皮损和神经损害进一步加重，甚至可造成永久畸残。细胞免疫反应进一步下降或未行有效化疗时，病情又可向瘤型麻风极端演变，称为降级反应。因而，无论何种麻风反应均可加重病理损害，甚至造成严重后果。近年有报道，麻风可出现类似于HIV感染者HAART治疗后发生的免疫重建炎症综合征（IRIS）样表现。

【临床表现】 麻风起病缓慢，早期症状不明显，且不易查清确切接触史，故本病的潜伏期仅从流行病学史结合临床推断，平均2～5年，最短者数十天，长者可达10年。

麻风的临床表现轻重不一，可以是单纯的自愈性无症状皮疹，也可以是进行性破坏性疾患。感觉丧失性皮肤损害、外周神经肿大及皮肤破损处涂片有抗酸杆菌是麻风的三个基本特点。本病早期症状为非特异低热、全身不适、肌肉酸痛、皮肤异样感觉等。麻风症状因机体免疫状态不同而表现为有明显差异的各型麻风，如前述的两极端类型的结核样型和瘤型麻风，及其间的几种连续变化类型。麻风的基本表现为各种皮肤损害和周围神经受累症状。上述表现即为诊断、鉴别诊断、分型的依据。皮损具有不同形态和数量，包括原发性斑疹、丘疹、结节、疱疹和继发性皮肤萎缩、瘢痕、鳞屑和溃疡。红斑为各型麻风所共有，为病情活动的标志之一。周围神经炎为麻风的另一个主要临床表现，常为麻风的初发症状。少数患者临床可仅有周围神经炎而无皮肤损害，称为单纯神经炎麻风，但罕有仅具皮损而无周围神经炎者。外周神经损害的特点和程度，亦因机体免疫状态而异。麻风一般不累及中枢神经系统。各型麻风的临床表现如下。

1. 结核样型麻风（TL） 此型宿主免疫力较强，能使感染局限化。皮肤红斑数量少但较大，边界清楚，呈淡红色。累及外周神经亦较少，但反应强，造成较明显浸润破坏和功能障碍，神经肿胀、疼痛明显伴局部感觉障碍和闭汗。常有尺神经、腓总神经、耳大神经等受累。神经功能障碍可进一步引起肌肉萎缩、运动障碍和畸形。本型麻风有较强自愈倾向，唯累及周围神经干而组织反应剧烈，也可因此而导致不可逆的畸残。

2. 界线结核样型麻风（BTL） 此型宿主抵抗力较强，可部分抵制麻风杆菌生长。皮肤红斑数量增多，颜色变淡，大的红斑周围可有卫星状小斑块。皮损边缘清楚，分布较广，好发于面部、躯干和四肢。神经损害粗大而硬，受累神经较多，感觉障碍和闭汗出现较晚，程度较轻。神经鞘内炎性浸润和结缔组织增生使神经肿胀增粗数倍至十几倍。因周围神经多为混合神经，故常伴感觉障碍和营养障碍，通常温度觉最早受累，痛觉次之，触觉最后。神经干受累以触觉障碍最先，再依次为痛觉和温度觉受累。此型麻风常因免疫力恢复和增强后出现Ⅰ型麻风反应，表现为严重受累神经疼痛，多在夜间出现，患者常难以忍受，并可进一步加剧原有神经营养障碍，出现局部肌肉萎缩而致畸残。如面瘫和手足功能障碍形成的"爪手""猿手""垂腕"等。

3. 界线型麻风（BL） 皮肤损害多而形态复杂。呈现多形性及多色性，形态不规则，边缘部分清楚部分不清。皮损广泛，大小不一，多不对称。神经损害为多发性，但仅为中度肿大、质地较软。本型可伴黏膜、淋巴结、睾丸和内脏病变。免疫反应不稳定，容易发生麻风反应和型别演变。抗麻风治疗下可发生"升级反应"，向结核样型麻风端演变。在某些因素影响下，且未抗麻风治疗，可发生"降级反应"向瘤型麻风端发展。

4. 界线瘤型麻风（BLL） 此型表现近似瘤型麻风，唯程度较轻。皮肤损害已有瘤型麻风的斑疹、斑块、浸润、结节等，分布广泛，常呈弥漫性浸润损害。晚期因面部弥漫性浸润，可形成"狮面"。神经损害广泛，但肿大较轻、质软。感觉障碍及肢体畸残出现较晚，程度较轻。本型患者有瘤型麻风的眉毛及头发脱落，亦常有鼻黏膜病变、淋巴结肿大、睾丸及内脏麻风。本型免疫稳定性亦差，常在抗麻风治疗下发生"升级反应"，向结核样型麻风演变；未经抗麻风治疗，受某些因素影响可降级向瘤型麻风发展。

5. 瘤型麻风(LL) 此型为临床麻风免疫力低下的另一极端。表现为病变广泛弥散，但组织损害相对较轻。皮损小而多，分布广泛对称，颜色浅淡。神经受累粗大虽不明显，在中晚期病例，因广泛对称神经干受累可发展为严重肌肉萎缩和畸残。皮肤浸润损害加深，常形成较大结节和斑块。发生于面部时表现为口唇肥厚、耳垂肿大、整个面部呈大小不等结节状斑块突起，形成“狮面”。四肢因皮损和血循环障碍，肢端水肿，皮肤萎缩，感觉障碍，常有难以愈合的溃疡。眉毛对称性脱落，继之明显脱发。眉毛脱落为瘤型麻风的重要特征。鼻黏膜早期即受累，因浸润肥厚而进一步糜烂溃疡，产生严重鼻中隔穿孔塌陷，最终形成“鞍鼻”。眼部以角膜及虹膜受损最常见，可致永久性视力减退或失明。主要由麻风杆菌直接侵犯或由Ⅱ型麻风反应引起。肝脾可因麻风肉芽肿而肿大，常无临床症状，肝功能可以正常。睾丸受累萎缩常致不育、阳痿和乳房肿大。骨质损害主要见于手足部位的短骨，因血循环受累和营养障碍而发生骨质破坏和吸收。上述内脏器官损害多见于晚期瘤型麻风，特别是未经治疗者，一般很少直接造成死亡。

6. 未定类麻风(uncharacteristic leprosy) 为各型麻风共同的早期表现。根据机体免疫状态变化，病变可自愈或分别向其他各临床类型发展。其症状轻微，皮疹少，呈淡红色，受累浅神经呈轻度肿大，但无感觉障碍或仅轻度异常。无畸形及内脏器官损害。

【诊断和鉴别诊断】 麻风患者出现典型皮损伴神经症状，结合明确的流行病学历史，诊断较为容易。早期症状不典型和较轻时，常易误诊或漏诊。麻风诊断的主要根据为：①特殊的皮疹、周围神经粗大及感觉障碍表现。②皮肤刮片查见麻风杆菌。③活检组织检查见特异性病变。④确切的麻风接触史等，综合分析后作出判断。诊断应具备上述4项中的2项，以皮肤等组织查见麻风杆菌为确诊最可靠的依据。

收集病史时，应注意患者可能因畏惧心理而隐瞒病情。需充分取得患者信任与合作，重点了解其症状发生经过及家庭传染接触史。体格检查应着重注意具有诊断价值的局部感觉障碍和神经粗大。如感觉障碍出现在皮损部位和麻木闭汗区域，则更具诊断意义。从皮肤组织中检查麻风杆菌对诊断虽很重要，但查菌阴性时不能排除麻风，尤其在结核样型麻风多为阴性。查见麻风杆菌时，应注意与其他抗酸杆菌相鉴别。临床常用细菌指数BI和形态指数MI来表示麻风杆菌在组织中的存在状态。细菌指数或称细菌密度指数，是按照Ridely对数分级法检查各部位细菌密度之和，再除以检查部位数。Ridely计数法每一级度之间呈10倍之差。形态指数是表示完整的麻风杆菌(活菌)在总菌量中的比例。实际应用时较难标准化，故只报告描述细菌的形态。两种指数除反映麻风杆菌含量和形态外，还可作为药物疗效评价的指标。组织病理检查发现特征性上皮样细胞、朗格汉斯细胞肉芽肿，或麻风细胞，亦具有重要诊断价值。此外，还应对麻风类型、病变活跃程度、功能障碍程度，以及有无后遗畸残等作出诊断，有助于临床正确处理。

麻风菌素试验对于麻风病的分类及预后有较为重要的参考价值，但无助于麻风病的诊断。采用免疫学方法检测人体血清中是否存在抗麻风杆菌特异性抗原的抗体，对麻风杆菌感染的研究和诊断具有参考价值。目前主要采用的有酚糖酯—酶联免疫吸附试验和荧光麻风抗体吸收试验。虽然目前认为麻风的诊断主要依赖于临床综合症状和病理检测，但近年来有报道称采用TaqMan real-time PCR迅速定量检测出临床标本中麻风杆菌的DNA，并认为在临床组织病理研究中，对疑似麻风患者的确诊，PCR技术是一种很好的方法。此外，由于麻风分枝杆菌在体外培养仍然困难，故PCR技术也就成了研究麻风分枝杆菌的理想选择之一。

麻风的鉴别诊断，主要应与各种皮肤病及各类神经炎相鉴别。重要而易于混淆的皮肤病有各种皮癣、银屑病、药疹及红斑性皮肤病。应注意与各种感染性、中毒性神经炎，神经通道受压迫引起的神经症状等进行鉴别。麻风虽有多种形态皮损，但绝大多数都同时存在周围神经受累症状，这与单纯皮肤病比较有特征性和鉴别意义。如再配合皮肤刮片查菌和病理检查结果，一般均能作出正确诊断。

【预后】 麻风曾因药物疗效差、漫长的病程，造成较多畸残，虽很少直接引起死亡，但仍一直是人们惧怕的一种传染病。麻风病的预后与其类型有关。结核样型麻风病程长、发展慢，有明显自限性自愈倾向，对化疗反应好；神经受累数较少，但因组织反应强烈，早期即可出现畸形。瘤型麻风早期及时治疗后的预后尚好，中、晚期的患者常致难以恢复的畸形及残废。其他类型麻风的预后介于两者之间，但病程不稳定、易转化。随着近代麻风病原和发病机制的深入研究，尤其是早期诊断和强有力的联合化疗，已明显改善了本病预后。患者如对联合化疗依从性好，可以有效中止和改善瘤型麻风的进程，甚至达到临床治愈的目的。随着治愈病例的不断增多和普及综合防治措施，通过持续努力，将有可能在世界范围内消灭麻风。

【治疗】 积极治疗麻风患者是控制和消灭麻风的一项重要措施。20世纪40年代以后，建立麻风病院强制进行长期隔离治疗，经用有效的氨苯砜单一药物长程治疗，治愈了大批患者。但隔离治疗时间可长达10年，造成大量患者与家人分离，甚至与世隔绝，人们对麻风患者存在恐惧和歧视，使患者感到自卑绝望。1981年，由WHO推荐采用在家庭进行联合化疗(mult-drug therapy, MDT)为主的防治方案，不再强制隔离麻风患者。麻风病院仅为处理麻风反应、有合并及畸残患者的康复治疗中心。联合化疗效果好，显效快；能在短时间最大限度杀灭麻风杆菌，消除其传染性；能有效减少耐药菌；并能减少复发和畸残。

麻风杆菌主要寄生于皮肤巨噬细胞和外周神经雪旺细胞中，单一药物化疗常不易清除，反使耐药菌不断增加。同时药物很难达到潜藏于深部组织细胞中的少数麻风杆菌，称为持久菌(亦称休眠菌或顽固菌)。虽然其对抗麻风药仍然敏感，但因药物渗透不到而常成为停药后复发的根源。耐药菌和持久菌是治疗麻风的两大难题。且目前一些观察均证实发现了麻风杆菌多重耐药株。

1. 联合化疗(MDT) 采用两种以上作用机制不同的有效杀菌化学药物联合应用即为联合化疗。由于对两种以上药物同时耐药的麻风杆菌较为少见，同时MDT方案能使药物增加深部组织的渗透，使杀菌能力明显增强。如方案和疗程适当，能基本克服耐药菌和持久菌治疗的两大问题。药物选择包括氨苯砜、利福平、氯法齐明(氯苯酚嗪)和丙硫(或乙硫)异烟胺。

(1) 氨苯砜(dapsone, DDS) 化学名为4,4-二氨基二苯砜(4,4-diaminodiphenyl sulfone)，结构与磺胺药相近，推测其作用机制亦为阻断细菌叶酸合成，影响菌体核蛋白合成而起杀菌作用。亦有报道砜类药物可刺激单核巨噬细胞系统，增加巨噬细胞活性，促进其对吞噬细菌的消化。DDS对麻风疗效肯定、价格低廉、耐受性好、服用方便，故曾一直是治疗麻风的首选药物。缺点是需长期持续服药，如经数年单独DDS治疗者，仍能在周围神经及肌肉中分离出对DDS敏感的持久菌，并已发现原发和继发耐药病例不断增加。世界多数国家报道对DDS原发性耐药率已高达20%～40%，WHO在世界范围调查显示，继发DDS耐药率为2%～39%。我国用小鼠足垫模型在部分地区调查发现，继发性DDS耐药株流行率为5%，提示已不宜单用DDS治疗。在联合治疗方案中氨苯砜一般采用口服100 mg，每日1次。DDS毒副作用小，包括轻度贫血、药疹、肝功能异常等。偶有精神障碍发生，一般停药后均可自行缓解。对已有贫血、肝肾疾病、磺胺药过敏史及精神病史者，禁用本药。

(2) 利福平(rifampicin, RFP) 为利福霉素SV的衍生物，化学名为3-(4-甲基-1-吡嗪亚氨甲基)[3-(4-methyl-1-piperazinyl-iminomethyl)]。作用机制为选择性抑制细菌DNA依赖RNA聚合酶，阻止RNA合成，从而阻断细菌菌体蛋白合成。利福平对麻风杆菌杀菌作用强而迅速，最低抑菌浓度(MIC)为0.3 mg/L，最低杀菌浓度(MBC)为0.9 mg/L，半衰期近3 h。一次口服600 mg后，4 d内能杀死体内绝大部分活菌。特别在组织细胞内浓度高，能杀死长期生长的胞内细菌，故为MDT首要和必需的药物。一般为每日晨口服400～600 mg，近期疗效好，但远期疗效不理想，也易产生耐药，故不宜长期和单独使用。主要毒副作用为皮疹和肝损害，如发生应暂停用药，待皮疹消退和肝功能恢复后，可再恢复治疗。有明显肝肾功能障碍者禁用。利福平口服后在血中维持时间较长，加之麻风杆菌传代周期长达13～15 d，故有主张间歇用药，可每月仅服药2次，每次600 mg。

(3) 氯法齐明(氯苯吩嗪，clofazimine, lamprene, B663) 化学名为3-(对氯苯胺基)-10-(对氯苯基)-2,10-二氢-2-(异丙亚胺基)-吩嗪[3-(*p*-chloro-amilino)-10-(*p*-chlorlphenyl)-2,10-dihydro-2-(isopropylimin)-phenazine]。其作用机制尚不清楚，可抑制麻风杆菌DNA依赖的RNA聚合酶，从而阻断菌体蛋白质合成。还有抗炎作用，能稳定溶酶体，故亦用以治疗Ⅱ型麻风反应。B663杀菌作用较弱，显效较慢，口服吸收不好，常作成油质微粒剂型以促进吸收。常用量为每日口服50～100 mg，一般3个月左右显示明显杀菌效果。对深部组织中的持久菌无效。治疗Ⅱ型麻风反应(麻风结节红斑反应)剂量为每日100～200 mg，2～4周后缓慢显效。氯法齐明副作用主要为皮肤色素沉着和消化道反应。有明显消化道症状或肝肾损害者禁用。

(4) 丙硫异烟胺(α-propyl thosonicotinamide prothionamide, PTH, 1321Th) 为乙硫异烟胺的同类药物，现已基本代替乙硫异烟胺。其抗麻风杆菌作用较DDS快，但较RFP慢。本品最低抑菌浓度(MIC)为50 μg/L。在体内排泄较快，间歇用药时杀菌作用明显下降，一般采用每日口服200～500 mg(成人常用100 mg，每日3次)。PTH口服后在体内迅速代谢为PTH硫氧化物，后者仍有相同杀菌作用。研究提示PTH抗麻风作用是与其硫氧化物共同作用的结果。麻风杆菌对本药易出现耐药性，且与硫脲类药物有交叉耐药，故宜与其他抗麻风药物合用。主要副作用为胃肠功能紊乱和肝损害。一般用作B663的替代药物。

(5) 抗麻风新药 研究提示有希望的抗麻风新药有喹诺酮类、米诺环素、DDS和RFP的衍生物。研究新药主要在于寻找与现有抗麻风药物作用机制不同的杀菌药物，维持血药浓度更长的制剂。以防止耐药性产生和提高对耐药菌、持久菌的疗效。培氟沙星(pefloxacin)每月口服2次，每次400 mg，疗程24周。患者耐受良好，细菌指数下降很快，症状亦获明显进步。米诺环素(minocycline)由于有良好的脂溶性，能穿透细胞脂质外膜，动物试验已显示有强力杀菌效果，可能是治疗麻风很有希望的药物。近年国外学者研究发现，一种新的二芳基喹啉类抗结核药R207910在小鼠试验中显示其杀菌能力和利福平相当，但目前该药物仍只限于动物试验。

WHO建议临床将5级分类的麻风患者归纳为多菌型(multibacillary, MB)和少菌型(pancibacillary,

PB)两类。前者包括瘤型、界线偏瘤型和中间界线类麻风。后者包括结核样型、界线类偏结核样型和未定类麻风。现场治疗时,为避免将MB错定为PB而影响疗效,可按13届国际麻风会议的建议,将皮肤查菌阳性者,无论临床类型,均按多菌型方案治疗。多菌型麻风治疗方案:氨苯砜100 mg,每日1次,氯法齐明50 mg,每日1次,两药同时自服;利福平600 mg,每月1次,氯法齐明300 mg,每月1次,两药同时进行监服;疗程至少24个月,或皮肤涂片查菌阴性时为止。少菌型麻风治疗方案:氨苯砜100 mg,每日1次,自服;利福平600 mg,每月1次,监服;疗程6个月。

上述方案儿童用量按年龄酌减。治疗中应注意患者自服药物不能少于每月20 d,否则不计入疗程。多菌型方案1年中服药不少于8个月,如中断服药超过4个月,应重新开始计算疗程。

MDT方案适用于新病例和单用DDS治疗复发患者。如用MDT方案治疗后仍复发者,应立即用小鼠足垫感染模型确定是否为多重耐药麻风杆菌感染,或为仍对药物敏感的潜藏持久菌复发。如确定为多重耐药菌感染,应在住院观察下四联药物(DDS, RFP, B663, PTH)监服治疗。如明确为持久菌复发,则可继续用MDT方案治疗。

自1981年WHO推荐的两年联合治疗方案实施以来,麻风病患病率持续性下降。然而两年的治疗周期仍然较长,加之被社会恐惧歧视,有的患者难以保证完成疗程。因此,WHO和麻风流行国家呼吁缩短MDT疗程,以提高患者的依从性并降低耐药性。1998年以来,WHO建议治疗多菌的患者只用12个月MDT,少菌的患者只用6个月MDT。这些建议主要是为了降低成本,将资源分配给发展中国家。我国每年的新发患者较少,MB仍用24个月MDT。在美国和大多数发达国家则推荐改进诊断方法,用皮肤组织液涂片或皮损活检皮损分类,从而明确治疗时间。

2. 麻风反应的治疗 因麻风反应为发作性症状加重的免疫炎性反应,无论是Ⅰ型或Ⅱ型麻风反应,均可能导致病变明显加重,甚至畸残。故正确及时处理麻风反应十分重要。治疗麻风反应的目的除减轻患者痛苦外,主要是防止神经及眼部反应所致严重后遗损害。在处理麻风反应时,一般不需停止抗麻风治疗。如麻风反应轻微,应用水杨酸盐制剂即可有效缓解症状。如症状明显,可选用以下药物治疗。

(1) 沙利度胺(thalidomide) 又名呔咪派啶酮、呔谷酰亚胺,属免疫抑制剂。主要作用机制为抑制CD4(即辅助性T细胞,Th),使Th/Ts比值下降,进而抑制免疫反应。沙利度胺主要用于急性麻风结节红斑反应(Ⅱ型麻风反应),对迟发超敏反应引起的Ⅰ型麻风反应效果差。用法为口服200 mg,每日3次。症状控制后,逐渐减为50～100 mg,每日1次。本药可致畸胎,故孕妇禁用。

(2) 肾上腺皮质激素 有较强抗炎、抗过敏及免疫抑制作用。对两型麻风反应都有效,主要用于Ⅰ型麻风反应引起的明显神经损害和较严重的Ⅱ型麻风反应。尤其对后者引起的神经炎、眼炎、睾丸炎和发热等,疗效迅速。用量为口服泼尼松,40～60 mg/d。病情急剧者可用氢化可的松100～200 mg或地塞米松5～10 mg静脉滴注。临床症状缓解后逐渐减量停药。总疗程不宜超过半年,或用其他抗炎药物替代,以免疗程过长出现多种副作用。

(3) 氯法齐明 可稳定溶酶体膜而发挥抗炎作用。主要用于对肾上腺皮质激素和沙利度胺有禁忌证,或有明显药物反应而无法坚持用其他药物的麻风反应患者,用法为口服300 mg/d,3个月后可减为50 mg/d。亦可与沙利度胺等药物伍用以增强疗效。

(4) 雷公藤及昆明山海棠 为有免疫抑制作用的中草药。动物实验证实对细胞免疫及体液免疫均有明显抑制作用,并能抑制炎性血管通透性增加和肉芽肿增殖。对Ⅰ型和Ⅱ型麻风反应均有一定疗效。用法为雷公藤根去皮,20～30 g/d,煎服。或昆明山海棠片2～4片,每日3次。主要副作用为胃肠道刺激及白细胞减少,另应注意雷公藤皮及叶均有剧毒,切忌误用。

除以上药物外,临床常用解热止痛药物辅助缓解症状。个别反应严重者,甚至需要作神经外膜松解术以减轻疼痛和其他症状。

3. 麻风器官损伤及畸残的治疗 如未对麻风性神经炎及麻风反应进行积极治疗,或未对有感觉障碍的肢体采取防护措施,则麻风患者器官损害及畸残发生率很高。防止器官损害和畸残的关键是早期诊断和联合用药治疗麻风及麻风反应。麻风性虹膜睫状体炎是眼部损害最常见和导致失明的重要原因。治疗应及时散瞳,应用可的松滴眼液和防止继发感染,同时配合全身抗麻风或抗麻风反应治疗。对外耳、鼻部皮肤黏膜损害,应加强局部保护性处理。对局部感觉障碍者,尤其应加强自我保护教育,避免意外烫伤和烧伤。已有肢体畸残者,酌情采用体疗、理疗或外科整形手术治疗,以最大程度恢复患者肢体功能和器官外形。

4. 康复医疗 是一项特殊而重要的工作。麻风患者常因外周神经受侵犯而致畸形和残疾,康复的原则是预防为主、强调保存和恢复功能;并对患者从生理、心理、职业和社交上进行整体康复,从而使其在个人及家庭生活等方面得以全面恢复。

5. 麻风复发的治疗 麻风复发是指在完成化疗疗程后,已达到治愈标准或病情稳定,再次出现新皮损,麻风杆菌转阴后再次查菌阳性,或组织病理检查发现新的特异麻风病理改变及切片查抗酸杆菌再度阳性。如在疗程中阴转后又复发,多为耐药菌。如细菌阳转出现在疗程结束后,则多为持久菌再次活跃,亦可能为耐药菌引起。患者服药依从性较差时，特别易于复发。麻风复发常导致原有损害加重，甚至发生畸残。劳累、营养不良、妊娠、精神创伤等可为复发的诱因，故治疗时应同时注意适当处理。应用小鼠足垫感染模型接种，对判定耐药菌有重要价值。如判为多重耐药菌引起复发，应入院接受 DDS，RFP，B663，PTH 四联药物监服化疗，至少 6 个月。如确证为非耐药菌引起复发者，则可仍用 MDT 方案继续治疗。麻风复发应注意与Ⅰ型麻风反应相鉴别，后者实际亦是由迟发超敏反应引起的麻风症状加重，但不伴细菌复发和增殖。

【预防】 迄今仍无完全成熟的麻风菌苗。麻风杆菌感染后发病率低，潜伏期长，使菌苗效果的考核十分困难。现场曾试用灭活麻风杆菌菌苗加卡介苗(BCG)预防，初步显示可降低麻风发病率。但各地区报道结果差异较大，难以评价其真正的预防价值。印度有学者应用从患者麻风瘤分离的细菌株，经长期反复培养成为生长很慢的衍生株，试制一种菌苗；也有报道利用与麻风杆菌有交叉抗原性的分枝杆菌试制另一种菌苗。但预计对麻风菌苗的研究，还需较长时间的努力。

加强流行区人群宣传教育，包括对麻风传播知识、早期临床表现及麻风完全可以通过联合化疗治愈等方面的知识普及，对防止麻风流行极为重要。在有麻风的地区，应建立麻风防治网，由专门机构负责，广泛深入开展宣传工作。在家庭有密切接触史的可疑麻风患者，尤其是 16 岁以下的儿童，应采取预防性服用氨苯砜。

参考文献

[1] 雷秉钧.麻风[M]//马亦林.传染病学.第 4 版.上海：上海科学技术出版社，2005：716－723.

[2] 张超英.麻风[M]//陈灏珠.实用内科学.第 12 版.北京：人民卫生出版社，2006：769－779.

[3] Hamilton HK，Levis WR，Martiniuk F，et al. The role of the armadillo and sooty mangabey monkey in human leprosy [J]. Int J Dermatol，2008，47(6)：545－550.

[4] Walker SL，Lockwood DN. Leprosy type 1 (reversal) reactions and their management [J]. Lepr Rev，2008，79(4)：372－386.

[5] Deps PD，Lockwood DN. Leprosy occurring as immune reconstitution syndrome [J]. Trans R Soc Trop Med Hyg，2008，102(10)：966－968.

[6] Leal AM，Foss NT，Endocrine dysfunction in leprosy [J]. Eur J Clin Microbiol Infect Dis，2009，28(1)：1－7.

[7] Parkash O. Classification of leprosy into multibacillary and paucibacillary groups：an analysis [J]. FEMS Immunol Med Microbiol，2009，55(1)：1－5.

[8] Scollard DM. The biology of nerve injury in leprosy [J]. Lepr Rev，2008，79(3)：242－253.

[9] Wilder-Smith EP，Van Brakel WH. Nerve damage in leprosy and its management [J]. Nat Clin Pract Neurol，2008，4(12)：656－663.

[10] Khambati FA，Shetty VP，Ghate SD，et al. The effect of corticosteroid usage on the bacterial killing，clearance and nerve damage in leprosy：a prospective cohort study：part 1－study design and baseline findings of 400 untreated multibacillary patients [J]. Lepr Rev，2008，79(2)：134－153.

[11] Van Veen NH，Schreuders TA，Theuvenet WJ，et al. Decompressive surgery for treating nerve damage in leprosy [J]. Cochrane Database Syst Rev，2009，21(1)：69－83.

第四十五节 非结核分枝杆菌感染

马亦林

非结核分枝杆菌(nontuberculous mycobacteria，NTM)是指分枝杆菌属中，除结核分枝杆菌复合群(人型、牛型、非洲型和田鼠型结核杆菌)和麻风分枝杆菌以外的分枝杆菌。其中大多数为腐物寄生菌，毒力低，属于条件致病菌。以前曾命名为非典型分枝杆菌、副结核杆菌、假性结核菌、无名分枝杆菌、未分类分枝杆菌、野种分枝杆菌、机会性分枝杆菌、非典型抗酸杆菌等。目前以 1979 年 Wolinsky 提出的 NTM 为常用名称，1993 年我国在黄山召开的会议上正式命名为非结核分枝杆菌(NTM)，由 NTM 引起的疾病称为非结核分枝杆菌病(disease caused by NTM)，也可直接由某种菌株感染而命名，如鸟-胞内分枝杆菌病等。NTM 感染最常发生于免疫功能障碍者，如艾滋病常见的机会感染，也偶见于免疫功能健全者。近年来本菌感染在世界各地均有发生或流行，并且有增长趋势。NTM 迄今已发现有 100 多种，多数为广泛分布于自然环境中的腐生菌，其中 37 种已见致病性或条件致病性的报道。根据《伯杰系统细菌学手册》(《Bergy's manual of systematic bacteriology》)将 NTM 分为快速生长型(固体培养基培养＜7 d 可见菌落)和缓慢生长型(固体培养基培养＞7 d 可见菌落)两大类，其中经国际细菌命名委员会审定及公认的菌种名称分述如下(表 6－45－1)。

表 6-45-1 国际细菌命名委员会审定及公认的NTM菌种名称

快速生长型 NTM		缓慢生长型 NTM	
菌种名称	英文名	菌种名称	英文名
脓肿分枝杆菌	*M. abscessus*	亚洲分枝杆菌	*M. asiaticum*
金色分枝杆菌	*M. aurum*	鸟分枝杆菌	*M. avium*
龟分枝杆菌	*M. chelonae*	胞内分枝杆菌	*M. intracellulare*
赤塔分枝杆菌	*M. chitae*	库氏分枝杆菌	*M. cookii*
汇合分枝杆菌	*M. confluentis*	胃分枝杆菌	*M. gastri*
迪氏分枝杆菌	*M. diernhoferi*	隐藏分枝杆菌1型	*M. celatum* type 1
诡诈分枝杆菌	*M. fallax*	隐藏分枝杆菌2型	*M. celatum* type 2
产鼻疽分枝杆菌	*M. farcinogenes*	日内瓦分枝杆菌	*M. genavense*
微黄分枝杆菌	*M. flavescens*	戈登分枝杆菌	*M. gordonae*
偶发分枝杆菌	*M. fortuitum*	爱尔兰分枝杆菌	*M. hiberniae*
马达加斯加分枝杆菌	*M. madagascariense*	插入分枝杆菌	*M. interjectum*
新金色分枝杆菌	*M. neoaurum*	中间分枝杆菌	*M. intermiedium*
副偶发分枝杆菌	*M. parafortuitum*	堪萨斯分枝杆菌	*M. kansasii*
外来分枝杆菌	*M. peregrinum*	玛尔摩分枝杆菌	*M. malmoense*
草分枝杆菌	*M. phlei*	海分枝杆菌	*M. marinum*
塞内加尔分枝杆菌	*M. senegalense*	不产色分枝杆菌	*M. nonchromogenicum*
耻垢分枝杆菌	*M. smegmatis*	副结核分枝杆菌	*M. paratuberculosis*
抗热分枝杆菌	*M. thermoresistibile*	瘰疬分枝杆菌	*M. scrofulaceum*
母牛分枝杆菌	*M. vaccae*	猿分枝杆菌	*M. simiae*
产黏液分枝杆菌	*M. mucogenicum*	苏尔加分枝杆菌	*M. szulgai*
马德里分枝杆菌	*M. mageritense*	土地分枝杆菌	*M. terrae*
爱知分枝杆菌	*M. aichiense*	次要分枝杆菌	*M. triviale*
楚布分枝杆菌	*M. chubuense*	溃疡分枝杆菌	*M. ulcerans*
加地斯分枝杆菌	*M. gadium*	蟾蜍分枝杆菌	*M. xenopi*
象分枝杆菌	*M. elephantis*	嗜血分枝杆菌	*M. haemophilum*
黑森分枝杆菌	*M. hassiacum*	德氏分枝杆菌	*M. branderi*
新城分枝杆菌	*M. novocastrense*	出众分枝杆菌	*M. conspicuum*
败血分枝杆菌	*M. septicum*	中庸分枝杆菌	*M. interjectum*
河床分枝杆菌	*M. alvei*	慢生黄分枝杆菌	*M. lentiflavum*
顾德分枝杆菌	*M. goodii*	三重分枝杆菌	*M. triplex*
致免疫分枝杆菌	*M. immunogenum*	海德尔分枝杆菌	*M. heidelbergense*
沃林斯基分枝杆菌	*M. wolinskyi*	湖分枝杆菌	*M. lacus*

注：缓慢生长型非结核分枝杆菌尚有 *M. canettii*, *M. shottsii*, *M. palustre*, *M. tusciae*, *M. doricum* 及 *M. heckeshornense* 等。

【病原学】 NTM广泛分布于自然界的土壤、尘埃、流水和生牛奶中。显微镜下NTM形态与结核杆菌相似，抗酸染色呈红色，但在培养、生化特性与结核杆菌不同。可根据NTM在固体培养基上的生长速度与光线对其产生色素的影响，Runyon分类法则将其分为以下4个群[括弧内为美国菌种保藏中心(ATCC)菌株号]。

1. Ⅰ群为光产色菌(photochromogens) 主要有：堪萨斯分枝杆菌(12478)、海分枝杆菌(927)、猿分枝杆菌(25275)及亚洲分枝杆菌(25276)等，其中前4种为致病菌。本组细菌需光产色，其菌落在暗处为奶油色，曝光1 h后再培养即成橘黄色。生长缓慢，菌落光滑。这类菌容易引起肺部感染，但病情较轻，临床症状与肺结核相似。

2. Ⅱ群为暗产色菌(scotochromogens) 主要有：瘰疬分枝杆菌(19981)、苏尔加分枝杆菌(35799)及戈登分枝杆菌(14470)等，其中前2种为致病菌。本组细菌兼性产色，菌落不论在有光或无光条件下均能产色，在暗处产黄色，在有光处产橘黄色。在37℃生长缓慢，菌落光滑。这类菌可引起儿童颈部淋巴结炎、肺部或肺外感染及擦伤性脓肿等。

3. Ⅲ群为不产色菌(nonphotochromogens) 主要有：鸟分枝杆菌[鸟亚种(25291)、副结核亚种(19698)]、胞内分枝杆菌(13950)、溃疡分枝杆菌(1923)、蟾蜍分枝杆菌(19250)、嗜血分枝杆菌(29548)、土地分枝杆菌(15755)、玛尔摩分枝杆菌(29571)、次要分枝杆菌(23292)、不产色分枝杆菌(19530)、胃分枝杆菌(15754)、日内瓦分枝杆菌(51234)及隐藏分枝杆菌(51131)等，其中前5种为致病菌。本组细菌在有光或暗处均不产色素，生长缓慢。在改良罗氏培养基上

37℃培养 7 d 或更长时间，可见光滑无色菌落。这类菌可引起肺部感染、淋巴结炎、关节炎及脑膜炎等。

4. Ⅳ群为快速生长菌(rapid grower) 主要有：偶发分枝杆菌(6 841)、龟分枝杆菌(35 752)、脓肿分枝杆菌(19 977)、迪氏分枝杆菌(19 340)、耻垢分枝杆菌(19 420)、草分枝杆菌(11 758)、母牛分枝杆菌(15 483)、微黄分枝杆菌(14 474)及副偶发分枝杆菌(19 686)等，其中前 5 种为致病菌。本组细菌在 25～45℃生长，生长快，培养 5～7 d 即可见到菌落，菌落粗糙，有些也能产色。前三种可引起肺部疾病及皮肤感染。耻垢分枝杆菌虽不致病，但经常在外阴部皮脂中存在，应予注意鉴别。

1982 年 Wayne 按致病性及生物学特性将结核及非结核分枝杆菌分为 6 个复合群。①结核杆菌复合群：人、牛、非洲、田鼠型结核杆菌。②鸟-胞内分枝杆菌复合群(*M. avium*-intracellulare complex，MAIC)：鸟、胞内、瘰疬、副结核分枝杆菌等，为常见的条件致病菌。③戈登分枝杆菌复合群(*M. gordonae* complex)：戈登、亚洲、苏尔加分枝杆菌等。④堪萨斯分枝杆菌复合群(*M. kanasii* complex)：堪萨斯、胃分枝杆菌等。⑤土地分枝杆菌复合群(*M. terrae* complex)：土地、蟾蜍、不产色、次要分枝杆菌等。⑥偶发分枝杆菌复合群(*M. foruitum* complex)：偶发、龟、脓肿分枝杆菌等。

据近期文献报道，临床上可引起肺部疾病的 6 种重要 NTM，其培养特性(包括生长温度、光/暗产色素、需氧及水解吐温 80 等)可有相似或不同点(表 6-45-2)。

表 6-45-2 临床上重要的 6 种 NTM 培养特性

菌 种	培养温度范围			色素产生		需氧	吐温水解
	25℃	37℃	45℃	光产	暗产		
堪萨斯分枝杆菌	+	+	−	+	−	A	P
鸟分枝杆菌	+	+	V	−	−	M	N
胞内分枝杆菌	+	+	V	−	−	M	N
瘰疬分枝杆菌	+	+	V	+	+	M	N
玛尔摩分枝杆菌	+	+	−	−	−	M	V
蟾蜍分枝杆菌	−	+	+	+	+	M	N

注：A 为需氧；M 为微需氧；P 为阳性；N 为阴性；V 为可变性。

NTM 是否有致病性可用抗煮沸试验加以鉴别。非致病株煮沸 1 min 即失去抗酸性，而致病株能耐 10 min，甚至高压灭菌亦不失去抗酸性。结核分枝杆菌和非结核分枝杆菌的鉴别，除热触酶试验外，可将菌苔置含盐水小滴的玻片上研磨，前者不易乳化而后者容易乳化。

NTM 对大多数抗结核药物有耐药性。其耐药机制在细菌的药物靶位点基因变异方面：耐 INH 主要与产生编码过氧化物-过氧化氢酶的 *katg* 基因突变有关，也有少部分与编码烷基过氧化物酶的 *ahpc* 基因与编码N-乙酰基转移酶的 *nat* 基因突变有关。耐 RFP 与编码 RNA 多聚酶 β 亚单位的 *rpob* 基因 507～533 点发生突变有关。耐 SM 与编码核糖体蛋白 S_{12} 的 *rpsl* 基因发生突变，使 16S rRNA 结构改变有关。耐 EMB 与编码阿拉伯糖转移酶的 *embb* 基因发生突变有关。耐 PZA 与编码吡嗪酰胺酶的 *pnca* 基因突变有关。耐喹诺酮类药物与 DNA 旋转酶中 A 亚单位的 *gyra*、*lfra* 基因发生突变有关。

【流行病学】

1. 传染源 NTM 广泛存在于自然环境中，如土壤、水体、尘埃、饲料、家畜及野生动物等体内，一般认为人是从环境中感染 NTM 而患病。动物也可能是传染源之一。在家禽饲养者中 MAIC 感染发病较多；在捕鱼及养鱼人中以海水分枝杆菌感染发病较多。

2. 传播途径 主要从环境中获得 NTM 而感染，人与人之间传播较少见。

(1) 经空气传播 尘土中可分离出鸟-胞内分枝杆菌复合群。人吸入带有这些细菌的气溶胶而致病，这是人类感染 NTM 的主要传播途径。在沿海地区胞内分枝杆菌感染率高，可能由于风浪大，悬浮于尘土上的 NTM 被吸入有关。健康人呼吸道内可有 NTM 寄生。当全身防御免疫机制遭到破坏时也可发病。

(2) 经水体传播 据调查自来水、自来水制成的冰块、透析用水、制作溶剂用的蒸馏水中是 NTM 医院内感染的病原菌来源。多种 NTM 如 MAIC、蟾蜍、偶然、龟分枝杆菌等可生存于饮水中，一些 NTM 对锌有代谢需要，可生存于自来水镀锌管道中。蟾蜍分枝杆菌是一种嗜热菌，生存于供热水的管道中。人可因吸入或饮用这些带菌的水体而受感染。

(3) 经皮肤感染 寄生在游泳池、鱼塘等处的 NTM 可通过皮肤创伤感染人体，引起皮肤及软组织感染。在被鱼或甲壳类水生动物刺伤或钳夹也可引起皮肤 NTM 感染。曾报道海水分枝杆菌可引起游泳者的皮肤肉芽肿，溃疡分枝杆菌可引起手术后伤口感染等。

3. 易感人群 不同人群对 NTM 的易感性有差异。堪萨斯分枝杆菌、鸟分枝杆菌复合群可在免疫功能正常人群中感染，而免疫功能低下者如HIV感染、肿瘤患者、长期应用肾上腺皮质激素或免疫抑制剂者更为易感，并可引起播散性NTM感染。慢性呼吸道疾病如慢性阻塞性肺疾病、肺结核残余空洞、矽肺、支气管扩张、肺囊性纤维化等更易患呼吸道NTM感染。据日本报道肺结核人群中MAIC感染发病率为18.7/10万，比一般人群高10倍。据报道，美国及欧洲25%～50%艾滋病患者发生NTM病，在HIV感染者尸检中有20%～40%发现鸟-胞内分枝杆菌，其次为蟾蜍、堪萨斯分枝杆菌。

4. 流行特征

(1) 地区分布　世界上大多数国家都发现有NTM病，但其患病率常呈明显的地理差别。根据痰培养阳性标本进一步鉴定，近年来NTM分离率，各国报告为1%～10%不等，多数为5%左右。目前NTM病有增加趋势，据日本报道，NTM感染的患病率由1971年的0.82/10万上升到1997年的3.52/10万，是25年前的3.8倍。艾滋病的出现更是加剧了NTM病的流行，据美国研究表明，HIV阳性者是NTM感染的高危人群，尤以MAC为甚，其感染所占比例可高达95%以上。1982年我国8省市报告，在2 537份阳性标本中NTM分离率为4.4%，致病菌为2.3%。其中以胞内、瘰疬分枝杆菌为多。而1990年我国第三次全国结核病流行病学调查显示，NTM总感染率为15.35%，全国约有1亿人受NTM感染。最高为浙江省(44.89%)，其次为海南省(43.8%)，依次为福建省(37.7%)、北京市(3.3%)、黑龙江省(2.6%)，最低为西藏自治区(1.94%)。1991年王宗仁等报道了我国部分地区NTM感染情况：海南(71.1%)、福建(47.8%)、河南(33.7%)、四川(29.5%)、内蒙古(45%)、山东(40.9%)河北(28.7%)、陕西(16.9%)、山西(34.3%)及辽宁(57.1%)。流行特点提示南方高于北方，沿海高于内地，气候温暖地区高于寒冷地区，男高于女，农村高于城镇，并发现感染率随年龄增加而上升，60岁开始下降。1999年上海市第一肺科医院报道，15年间5 592例痰抗酸杆菌阳性患者中，经鉴定为NTM者173例。从结核样患者中分离出NTM的阳性率，我国为3%～15%。

(2) 菌种分布　Ⅰ群中以堪萨斯分枝杆菌为主，多流行于北美和西北欧的大都市，在美国和英国此菌感染分别占NTM感染中的59.3%和88.2%。Ⅱ群中以瘰疬分枝杆菌为代表，主要流行于澳大利亚、美国、加拿大、日本及罗马尼亚。Ⅲ群中以鸟-胞内分枝杆菌为代表，多见于美国东南部、英国、澳洲西部、日本、捷克和斯洛伐克，其中溃疡分枝杆菌见于热带地区，如澳洲及非洲中部。Ⅳ群在世界各地均有存在。目前国内报道以Ⅲ组的鸟-胞内分枝杆和Ⅳ组的偶发、龟分枝杆菌为多。

近30～40年来，结核病的患病率大幅度下降，而NTM的感染和发病却有增无减，而且大多数NTM对主要抗结核药耐药。所以其感染已成为一个临床上的重要课题。从世界各国结核病流行趋势来看，凡结核病患病率高的国家NTM肺病较少见，反之亦然。

【临床表现】 NTM可侵犯全身许多脏器和组织，其中以肺部最为常见。肺外病变包括淋巴结、皮肤、软组织、骨骼等。

1. 慢性肺病　常见致病菌为MAIC、堪萨斯分枝杆菌、脓肿分枝杆菌及蟾蜍分枝杆菌，其次为猿分枝杆菌、玛尔摩分枝杆菌、偶发分枝杆菌及龟分枝杆菌等。上述细菌引起的肺部病变与肺结核很相似。患者常有慢性阻塞性肺疾病、肺结核、矽肺、肺脓肿、支气管扩张、囊性纤维化、糖尿病、溃疡病及应用激素、免疫抑制剂的病史。男多于女，症状有咳嗽、咳痰、咯血、胸痛、呼吸困难、低热、消瘦、乏力，但缺乏特异性，病情进展慢。X线胸片上病变多见于右上肺，显示浸润、空洞、结节、纤维干酪和广泛纤维收缩等多种病变。空洞发生率高达80%，呈单发或多发，胞内分枝杆菌引起的空洞多位于胸膜下，壁薄，周围渗出少。瘰疬分枝杆菌引起儿童的肺部病变，表现与原发型肺结核相似。MAIC感染可表现为弥漫性播散性病灶。NTM感染时，自病变初期到形成空洞常需2～4年。此外，很少发生胸膜反应渗出。

2. 淋巴结炎　由NTM引起的淋巴结炎远比淋巴结核多见。常见致病菌为鸟-胞内分枝杆菌复合群及瘰疬分枝杆菌，其次为偶发分枝杆菌、龟分枝杆菌、脓肿分枝杆菌和堪萨斯分枝杆菌等。多见于12岁以下儿童，以2～4岁儿童为主，0～5岁患儿占91%，发病率10倍于结核性淋巴结炎。患儿多有玩泥土、塘水习惯。病变位于颈部、颌下、腹股沟、肱骨内上髁、腋窝，淋巴结肿大、不疼，但可有触痛，进展缓慢。淋巴结破溃后形成窦道。恶化与好转反复交替，最后以纤维化和钙化结局。

3. 脑膜炎　常见于AIDS、背部创伤及神经外科手术后患者。以鸟分枝杆菌、偶发分枝杆菌、瘰疬分枝杆菌及堪萨斯分枝杆菌引起者多见，其临床表现颇似结核性脑膜炎，但病死率较高。

4. 皮肤和软组织感染　由海分枝杆菌感染，多见于游泳池，或海水中游泳者皮肤擦伤，如肘、膝、踝、指(趾)处皮肤，开始时为红褐色小丘疹、小结节或斑块，随后软化破溃成为浅表性溃疡，常可迁延数月乃至几年，但不会形成瘘管。偶尔病变沿淋巴管呈向心性发展，病变多呈自限性。偶发分枝杆菌复合群可经局部皮肤伤口入侵形成局限性脓肿，局灶性蜂窝织炎，多为医源性感染。溃疡分枝杆菌常引起小腿和前臂无痛性皮下结节，继而形成水疱，破溃导致坏死性溃疡，表面覆盖黄色坏死物，周围皮肤隆起，色素沉着，称为

Bairnsdal 溃疡(在澳大利亚称 Searl 病;在乌干达称 Buruli 溃疡),后期机化形成瘢痕可致畸形。瘰疬分枝杆菌也可引起皮肤肉芽肿性结节,破溃伴瘘管形成,同时伴淋巴结肿大。堪萨斯分枝杆菌感染常可引起疣状或肉芽肿样丘疹及坏死性丘疹性脓疱等,偶有隆乳术后引发乳腺 NTM 感染。据 Wallace 等报道,耻垢分枝杆菌可引起人类皮肤和软组织感染,该菌可分 3 群,其中第 2、3 群常与创伤或手术后伤口感染有关。

5. 骨骼系统病变 致病菌以堪萨斯分枝杆菌、鸟-胞内分枝杆菌、土地分枝杆菌及海水分枝杆菌多见,常由伤口接触土壤、水而感染。可引起骨骼、关节、腱鞘、滑囊及骨髓感染。次要分枝杆菌可引起化脓性关节炎,耻垢分枝杆菌也可引起骨髓炎。

6. 血源性播散性分枝杆菌病 见于严重细胞免疫抑制者,如血液系统恶性肿瘤或同时接受肾上腺糖皮质激素治疗及 AIDS 患者。致病菌多为鸟-胞内分枝杆菌,其次为堪萨斯分枝杆菌及瘰疬分枝杆菌。其临床特点是病程长而有起伏,可累及各系统器官,对抗结核药物耐药,预后差,病死率高。肺部病变表现为炎性改变,其中 1/4 呈粟粒样改变,也可出现肝脾肿大。瘰疬分枝杆菌和鸟-胞内分枝杆菌可引起全身性淋巴结肿大,其组织学酷似结节病。这两种细菌还可引起广泛的多发性骨骼病变,表现为慢性骨髓炎和窦道形成,迁延多年不愈,或反复发作。鸟-胞内分枝杆菌还可引起广泛性腹腔内感染,包括肠系膜、腹膜后淋巴结和内脏弥漫性粟粒性病变等。

7. 其他部位感染 尚有 MAIC 引起泌尿、生殖系统感染;偶发分枝杆菌引起眼部及牙齿感染;林达分枝杆菌(*M. linda*)引起胃肠道感染;副结核分枝杆菌和斑尾林鸽分枝杆菌(*M. wood pigeon*)与克隆病有关。

8. 医院感染 近年来已提高对 NTM 引起医院内感染的重视。世界上已有 26 起 NTM 感染的暴发流行报告,常见致病菌为快速生长的龟分枝杆菌、脓肿分枝杆菌、偶发分枝杆菌及耻垢分枝杆菌。主要发生于手术污染、介入治疗污染、插管污染、人工透析污染及心脏体外循环污染等情况下引起感染。尚有隆乳术后发生龟分枝杆菌感染的暴发流行事件,经查明因作标记的龙胆紫液被 NTM 污染所致。菲律宾曾因白内障术后,巩膜切口被偶发分枝杆菌感染 3 例报道。在国内,1996 年湖南常德市某医院因不规范肌注消毒引发偶发分枝杆菌感染,导致 46 人发病,这是我国首次 NTM 医院感染暴发流行事件。1998 年我国深圳市某医院在 2 个月内因消毒液错配导致 168 例患者手术后受脓肿分枝杆菌感染的暴发流行,手术后患者切口感染的发病率为 57.53%(168/292),其特点为发病人数多、发病率高、潜伏期长,是一次罕见的医院感染。

【实验室及其他检查】

1. 细菌学检查 对疑为 NTM 肺病患者可取痰液涂片作抗酸染色、痰液培养、支气管灌洗标本培养。如抗酸染色阳性,应培养后鉴定。如 2~3 次培养为同一种 NTM,即可诊断。对 NTM 脑膜炎、血源性播散性 NTM 患者可进行脑脊液、血液或骨髓培养。

2. 病理学检查 对皮肤软组织 NTM 感染、NTM 淋巴结炎可进行活组织病理检查。NTM 淋巴结炎病理学特征为肉芽肿性炎症,而类上皮细胞及朗汉斯巨细胞形成的结核结节少见,不伴有中心干酪样坏死。

3. 分子生物学检查 选用 NTM 的 16~23S rDNA 基因间隔区序列(IGS)的 PCR-限制性内切酶片段长度多态性分析(PCR - restriction flegment length polymophism, PCR - RFLP)、PCR-核酸杂交及直接核酸测序技术作 NTM 菌种鉴定,比形态学、生物化学常规方法鉴定更准确、快速与简便。

4. 皮肤试验 NTM 感染早期,采用结核杆菌的 PPD - T 和常见的非结核分枝杆菌 PPD (PPD - NTM) 进行试验,对鉴别诊断 NTM 淋巴结炎十分有用。尽管结核杆菌与 NTM 有共同抗原,PPD 皮试可产生交叉反应,但仍有区别之处。取结核杆菌的 PPD - T 与 NTM 的 PPD - NTM 同时进行皮肤试验,NTM 患者对 PPD - T 硬结直径一般不超过 15 mm。如 PPD - NTM 皮试硬结直径比 PPD - T 皮试大 5 mm 或 25%以上,即可认为是 NTM 感染。

目前已制成 19 种 NTM 蛋白衍生物(PPDs),包括 PPD - B(胞内分枝杆菌素)、PPD - Y(堪萨斯分枝杆菌素)、PPD - A(鸟分枝杆菌素)、PPD - F(偶发分枝杆菌素)、PPD - G(瘰疬分枝杆菌素)等。值得注意的 PPDs 阳性应考虑以下几种可能:①NTM 感染。②卡介苗接种引起的交叉反应。③结核分枝杆菌自然感染造成的交叉反应。

【诊断】 NTM 病的诊断有赖于临床、X 线和细菌培养及菌种鉴定,尤其是后者为确诊的主要依据。根据 2000 年全国非典型分枝杆菌病研讨会拟定的《非结核分枝杆菌病诊断与处理指南》意见,分述如下。

1. NTM 感染 同时具有以下两项条件者可诊断为 NTM 感染:①PPD - NTM 皮肤试验阳性。②缺乏组织、器官受到结核杆菌感染的依据。

2. NTM 病可疑者 具有以下条件之一者为 NTM 病可疑者,需进行 NTM 检查:①经正规抗结核治疗无效的结核患者或标本涂片抗酸染色仍阳性者。②标本涂片抗酸杆菌阳性而临床表现与结核病不符者。③标本分枝杆菌培养阳性,但菌落状态、生长情况与结核杆菌复合群不同者。④显微镜检查有异常的分枝杆菌。⑤初治结核患者首次分离的分枝杆菌对抗结核药物耐药。⑥有免疫缺陷症、白血病、肿瘤而长期应用免疫抑制剂、糖尿病等已排除结核病的肺部感染。⑦医源性或非医源性软组织损伤、手术后伤口长期不愈找不到原因者。

3. NTM肺病　具有呼吸系统症状或伴全身症状，有X线胸片显示的肺部病变，已排除其他疾病，在确保标本无污染的条件下，具有以下条件之一者可诊断为NTM肺病：①痰NTM培养3次均为同一NTM菌。②痰NTM培养2次为同一致病菌，1次痰涂片抗酸杆菌(AFB)阳性。③支气管灌洗液NTM培养阳性，阳性度(＋＋)以上。④支气管灌洗液NTM培养1次阳性，AFB涂片阳性。⑤支气管肺活检物NTM培养阳性。⑥肺活检见与NTM病变相似的肉芽肿，痰或支气管灌洗液NTM培养1次阳性。

4. 肺外NTM病　具有局部和(或)伴全身症状，经相关检查发现有肺外组织、器官病变，已排除其他疾病，在确保标本无污染的前提下，病变组织NTM培养阳性，即可诊断。

【鉴别诊断】　NTM淋巴结炎应与其他细菌所致的化脓性淋巴结炎、结核性淋巴结炎、猫抓病、传染性单核细胞增多症等相鉴别，PPD-NTM皮试有区别价值。NTM肺病应与肺结核、支气管扩张、支原体肺炎、肺囊性纤维化、军团病、肺部真菌病及卡氏肺孢菌病等相鉴别，有赖PPD-NTM皮试及病原学检查。播散性NTM病应与败血症、伤寒、播散性真菌病、全身粟粒性结核等鉴别，主要依靠PPD-NTM皮试及病原学检查。

【治疗】　由于大多数非结核分枝杆菌对常用的抗结核药物耐药(表6-45-3)，所以需要根据特异性菌种鉴定及药敏情况制订出治疗方案。总的治疗原则是：①联用(4～5种联合)；②足量；③疗程足(抗酸杆菌阴转后继续治疗18～24个月)。

表6-45-3　常见NTM对抗结核药物的体外敏感性

菌　种	SM	INH	RFP	PZA	EMB	ETH	CPM	CS	CAM	CPFX
堪萨斯分枝杆菌	B	R	S	R	S	S	B	S	S	V
鸟-胞内-瘰疬复合菌	R	R	R	R	R	S	R	S	S	R
玛尔摩分枝杆菌	R	R	V	R	V	S	R	S	S	S
蟾蜍分枝杆菌	S	R	V	R	R	S	S	S	S	S

注：① SM为链霉素；INH为异烟肼；RFP为利福平；PZA为吡嗪酰胺；EMB为乙胺丁醇；ETH为乙硫异烟胺；CPM为卷曲霉素；CS为环丝氨酸；CAM为克拉霉素；CPFX为环丙沙星。

② B为临界；R为耐药；S为敏感；V为可变性。丙硫异烟胺敏感性同乙硫异烟胺。

近年出现的一些抗菌药物中，有些对NTM感染有效。如利福霉素类的利福布丁(RFB)、利福喷丁(RPE)、苯恶嗪利福霉素1648(KBM-1648)；喹诺酮类的氧氟沙星(OFLX)、环丙沙星(CPFX)、左氧氟沙星(LVFX)、司氟沙星(SPFX)、莫西沙星(MXFX)；新大环内酯类的克拉霉素(CTM)、罗红霉素(RTM)、阿奇霉素(ATM)；头霉素类的头孢西丁(CXT)、头孢美唑(CMZ)及碳青霉烯类的亚胺培南/西司他丁(IPM)等。此外，又发现NTM有活性的老一代抗菌药物，如磺胺类中的复方磺胺甲噁唑(TMP/SMZ)；四环素类的多西环素(强力霉素，DCC)和米诺环素(MOC)；氨基糖苷类的阿米卡星和妥布霉素等。

目前对NTM感染的合理化疗方案和疗程尚无一致标准，多主张3～5种药物联合治疗，在抗酸杆菌阴转后继续治疗18～24个月，至少12个月。治疗中避免单一用药，并注意药物的不良反应。

1. 药物治疗

(1) 鸟-胞内分枝杆菌复合群(MAIC)感染　MAIC对INH、PZA耐药。新治疗方案是建立在对艾滋病并发播散型MAIC感染者治疗的基础上，可选用3种药物联合：首选克拉霉素(500 mg，2次/d)或阿奇霉素(500 mg，1次/d)＋乙胺丁醇(15 mg/kg，或750 mg，1次/d)。以下药物可依据临床情况选择加入上述方案中：①氯法齐明(clofazimine，100 mg，1次/d)。②利福布汀(300～450 mg，1次/d)或利福喷汀(450～600 mg，2次/w)或利福平(450～600 mg，1次/d)。③环丙沙星(750 mg，1次/d)。④阿米卡星(7.5～10 mg/kg，或400～600 mg，1次/d)。

免疫功能正常者应接受至少18～24个月的治疗，艾滋病患者需终身服药。

(2) 堪萨斯分枝杆菌感染　对PZA耐药，大多数对RFP、EMB敏感。引起肺病时治疗方法：可应用异烟肼(300 mg，1次/d)＋利福平(600 mg，1次/d)＋乙胺丁醇(15 mg，1次/d)，疗程18个月。

对上述方案不能耐受异烟肼者，在应用RFP和EMB治疗的最初3个月可加用链霉素或阿米卡星。如分离菌株对RFP耐药，可加大异烟肼和乙胺丁醇剂量，但必须同时服用维生素B_6，以减轻异烟肼的不良反应，并密切监督乙胺丁醇的眼毒性反应，也可加用磺胺甲噁唑(3 g/d)，疗程18～24个月。

(3) 瘰疬分枝杆菌感染　体外试验对INH、RFP、EMB、PZA、环丙沙星、阿米卡星均耐药。对局部病变可作手术切除，药物治疗可选用阿奇霉素或克拉霉素＋氯法齐明，也可加或不加乙胺丁醇、异烟肼、利福平、链霉素或环丝氨酸(500～750 mg/d，分2次服)，疗程6个月。

(4) 海分枝杆菌感染　皮肤软组织感染采取外科清创处理。药物可选用多西环素(100 mg，2次/d)＋复方磺胺甲噁唑治疗；或利福平(600 mg,1次/d)＋乙胺丁醇(15 mg/kg,1次/d)治疗，总疗程至少3个月。最近研究表明克拉霉素或阿奇霉素单药治疗也可能有效。

(5) 溃疡分枝杆菌感染　该菌体外试验对RFP、SM、氯法齐明敏感。引起皮肤软组织感染可选用利福平＋阿米卡星(7.5 mg/kg,1次/12 h)；或乙胺丁醇＋复方磺胺甲噁唑治疗，疗程4～6周。结合手术清除。

(6) 偶发分枝杆菌感染　体外试验对多西环素、米诺环素、头孢西丁、亚胺培南、SM、复方磺胺甲噁唑、环丙沙星、氧氟沙星、阿奇霉素、克拉霉素均敏感。对皮肤软组织感染以外科清除感染部位为主，同时应用阿米卡星＋头孢西丁＋丙磺舒治疗2～6周后，改用复方磺胺甲噁唑或多西环素2～6个月。新大环内酯类——阿奇霉素、克拉霉素也可选用。

(7) 龟分枝杆菌感染　该菌对阿米卡星、克拉霉素、阿奇霉素敏感，但对头孢西丁、喹诺酮类耐药。在外科清除皮下脓肿同时可单用克拉霉素(500 mg,2次/d)6个月。根据情况可加用阿米卡星或妥布霉素，但不能超过3个月。

(8) 脓肿分枝杆菌感染　对RFP具有很高的耐药性，近来研究表明可能与该菌细胞壁结构不均匀、膜通透性低下有关。感染伤口的外科清创或异物切除。起始治疗药物可选用阿米卡星＋头孢西丁。可根据临床好转情况和药物敏感试验结果，考虑改用口服联合治疗，如阿奇霉素或克拉霉素＋喹诺酮类，疗程至少6个月。

(9) 其他　蟾蜍分枝杆菌、苏尔加分枝杆菌、玛尔摩分枝杆菌、猿分枝杆菌、嗜血分枝杆菌及土地分枝杆菌引起的肺部或肺外播散型感染，尤其在艾滋病患者中发生率较高。初始治疗应包括异烟肼、利福平和乙胺丁醇，加或不加链霉素或阿米卡星。疗程至少18～24个月。对播散型猿分枝杆菌感染应与对播散型MAIC感染治疗方法一样，即开始应用克拉霉素＋乙胺丁醇＋氯法齐明＋链霉素或阿米卡星四种药物联合治疗。耻垢分枝杆菌可引起皮肤或软组织感染，因其对阿米卡星、亚胺培南和四环素类敏感，可选用这些抗菌药物治疗。

2. 手术治疗　NTM淋巴结炎时，应尽可能作整个淋巴结肿块切除，如已形成窦道及皮肤病变时，应将皮肤病变区一并切除。NTM皮肤软组织感染时，在进行药物治疗同时对皮肤病变组织进行广泛手术切除。NTM肺病应用药物治疗效果欠佳，大量排菌1年以上，肺部空洞等病变局限者，也可手术切除。

【预防】　对HIV感染者应随时警惕并发NTM，当外周血$CD4^+$细胞$<0.1\times10^9$/L，可单用或联合应用阿奇霉素或利福布丁，使MAIC感染率降低。防止医院NTM感染十分必要，关键是消毒灭菌，对侵入性操作、手术均应严格按规章制度执行。消毒液配制严格按要求进行。有条件的医院应加强对NTM的检测工作。

参考文献

[1] 马亦林，何权瀛. 非结核分枝杆菌感染[M]//马亦林. 传染病学. 第4版，上海：上海科学技术出版社，2005：778－784.

[2] 中华医学会结核病学分会(肖和平). 非结核分枝杆菌诊断与处理指南[J]. 中华结核和呼吸杂志，2000，23(11)：650－653.

[3] 王忠仁，张宗德，张本. 非结核分枝杆菌的流行趋势[J]. 结核病与胸部肿瘤，2000，3：147－151.

[4] 扈庆华，李良臣，刘军，等. 术后龟分枝杆菌脓肿亚型暴发感染[J]. 中华结核和呼吸杂志，1999，22(3)：393－395.

[5] 赵凤仪，王巨存，王撷秀，等. 18种分枝杆菌标准菌株的分枝菌酸指纹谱比较[J]. 中华结核和呼吸杂志，2006，29(7)：470－473.

[6] 潘秀珍，唐家琪. 非结核分枝杆菌[M]//唐家琪. 自然疫源性疾病. 北京：科学出版社，2005：790－803.

[7] 李仲兴. 耻垢分枝杆菌群感染及其菌种鉴定[J]. 中华检验医学杂志，2006，19(5)：475－477.

[8] Tortoli E. Impact of genotypic studies on mycobacterial taxonomy: the new mycobacterial of the 1990s [J]. Clin Microbiol Rev, 2003, 16(2): 319－344.

[9] Andreas R, Udo R, Anna S, et al. Novel diagnostic algorithm for identification of *Mycobacteria* using genus－specific amplification of the 16S－23SrRNA gene spacer and restriction endonucleases [J]. J Cin Microbiol, 2000, 38(3): 1094－1104.

[10] Campbell IA, Jenkins PA. Opportunistic mycobacterial infections [M]// Gibson GJ. Respiratory medicine. 3 rd ed. London: Elsevier Science Ltd, 2003: 976－985.

[11] Xiong L, Kong F, Yang Y, et al. Use of PCR and reverse line blot hybridization macroarry based on 16S－23SrRNA gene internal transcribed spacer sequnces for rapid identification of 34 *Mycobacterium* species [J]. J Clin Microbiol, 2006, 44(10): 3544－3550.

[12] Adle－Biassette H, Haere M, Breton G, et al. Non－tuberculosis mycobacterial diseases [J]. Ann Pathol, 2003, 23(3): 216－235.

第四十六节　人心杆菌感染

马亦林

人心杆菌于1962年Tucker首次报道，2年后Slotnick通过荧光抗体染色证实为细菌性心内膜相关新的致病菌，并加以命名。本菌一般常存在鼻腔及咽部，为上呼吸道正常菌群，约67%的健康人均可培养出此菌。正常情况下，人心杆菌并不致病，只有在免疫功能低下或细菌移位时有可能引发心内膜炎、菌血症或局部感染。

【病原学】 人心杆菌（*Cardiobacterium hominis*）是HACEK群细菌中的一种。HACEK群细菌包括嗜泡沫嗜血杆菌（*Haemophilus aphrophilus*）、放线共生放线杆菌（*Actinobacillus actinomycetemcomitans*）、人心杆菌（*Cardiobacterium hominis*）、侵袭性艾肯菌（*Eikenellus corrodens*）和金氏菌（*Kingella kingae*）。1990年Dewhirst等通过16S rRNA序列分析结果，提出建立一个新菌科，即心杆菌科。

人心杆菌为革兰阴性苛养杆菌，在镜下通常为多形性，可呈成对状、短链状、泪滴状、玫瑰花瓣状或集簇状。本菌为兼性厌氧菌，初代分离时需要CO_2，35～37℃及pH 7～7.2最适合培养，在5%兔血清琼脂培养基中生长较缓慢，需48～72 h后才见菌落生长，且很细小，约1 mm。血培养基中需要10～14 d才有阳性发现。本菌呈氧化酶阳性、过氧化氢酶阴性，可产生吲哚，发酵葡萄糖、蔗糖、甘露糖、山梨醇、甘露醇和麦芽糖等生化反应。

【临床表现】 从文献报道截至2006年人心杆菌感染只有60多例，其中90%以上表现为细菌性心内膜炎或心瓣膜炎。人体鼻、咽部通常会培养出此菌，但也能在消化道、泌尿道或妇女生殖道分离出此菌。一般情况下人心杆菌不致病，只有在免疫功能低下者会引起感染。有多篇报道通过内镜（如纤维胃镜或乙状结肠镜）检查或放置引流管而导致此菌感染。从有限的病例发现，此菌感染后会出现发热（86%）、脾肿大（59%）、周围血栓性表现（44%）、皮肤瘀斑（41%）及杵状指（19%）等。临床上可有以下主要表现。

1. 人心杆菌性心内膜炎（cardiobacterium hominis endocarditis） 据美国统计，占所有心内膜炎中0.1%，其中有75%患者均在原心瓣膜不正常的基础上发生，瓣膜炎常以二尖瓣或主动脉瓣最易发生。细菌性动脉瘤（mycotic aneurysm）有2.5%～10%患者并发人心杆菌性心内膜炎，因此，此感染是动脉瘤发生率与病死率相关的主要病因。曾有报道由于本病发生上肠系膜动脉瘤破裂及脑动脉瘤破裂的病例，本病活动期因栓子脱落也可引发栓塞性疾病。

在发生心内膜炎时尚有全身症状，如发热、乏力、消瘦、纳差及关节肌肉酸痛等。部分可出现心律紊乱、心力衰竭等。

2. 其他 人心杆菌还可引起败血症、腹腔脓肿、骨髓炎及中枢神经系统感染等。

由于人心杆菌感染临床表现较复杂，细菌培养时间长和分离难度较大等原因，易造成本病诊断困难或延误。因此，对于长期发热原因未明患者，应将本病考虑在内，并要延长血培养时间。

【治疗】 目前认为氨苄西林联合氨基糖苷类抗生素治疗4～6周是人心杆菌心内膜炎最佳治疗方案。2005年美国心脏病学会的指南，推荐第三代头孢菌素作为人心杆菌感染一线治疗药物。近来该学会认为首选头孢曲松（ceftriaxone），其次为氨苄西林/舒巴坦或环丙沙星，疗程4～6周。

参考文献

[1] 袁宇红，詹俊，李红玉，等. 人心杆菌败血症1例[J]. 中华临床感染病杂志，2009，2(3)：185－186.

[2] WormserGP, Bottone EJ. Cardiobacterium hominis: review of microbiologic and clinical features [J]. Rev Infect Dis, 1983, 5(4): 680－690.

[3] Malani AN, Aronoff DM, Bradley SF, et al. Cardiobacterium hominis endocarditis: two cases and a review of the literature [J]. Eur J clin Microbiol Infect Dis, 2006, (9): 587－595.

[4] Han XY, Meltzer MC, Woods JT, et al. Endocarditis with ruptured cerebral aneurysm caused by *Cardiobacterium valvarum* sp. nov [J]. J Clin Microbiol, 2004, 42(4): 1590－1595.

[5] Silver SE. Ruptured mycotic aneurysm of the superior mesenteric artery that was due to cardiobacterium encarditis [J]. Clin Infect Dec, 1999, 29(6): 1573－1574.

第四十七节 放线菌与诺卡菌感染

盛吉芳

根据国际分类委员会确定，将在医学上有重要意义的几种放线菌各属暂时归在一起，主要可分为放线菌属（*Actinomyces*）、诺卡菌属（*Nocardia*）、小单胞菌属（*Micromonospora*）及链霉菌属（*Streptomyces*）。其中主要前两种对人的致病性较为重要，现分述如下。

一、放线菌病

放线菌病（actinomycosis）系由放线菌类引起的

慢性肉芽肿性疾病，以脓肿、多数瘘管形成、脓液中含有颗粒或革兰染色阳性纤细菌丝组成的团块为特征。

【病原学】 放线菌属于放线菌科（Actinomycetaceae）放线菌属（*Actinomyces*），多为厌氧性或微需氧性、抗酸染色阴性，菌体呈长丝状，纤细分枝，直径 0.2～10 μm，其貌似真菌，实为原核微生物。常见的有伊氏放线菌（*A. israelii*）、牛型放线菌（*A. bovis*）、内氏放线菌（*A. naeslundii*）、黏性放线菌（*A. viscosus*）、龋齿放线菌（*A. odontolyticus*）、丙酸放线菌（*A. propionica*）及双歧杆菌属中的艾氏双歧杆菌（*Bifidobacterium eriksonii*），鉴别要点见表 6-47-1。

表 6-47-1 几种致病放线菌鉴别要点

鉴别要点	伊氏放线菌	牛型放线菌	内氏放线菌	黏性放线菌	丙酸放线菌
菌落	高起，分叶，磨牙样，质硬，菌丝下沉杆状或杵状菌丝	突起，发亮，粒状，扇边形边缘	似牛放线菌	黏性乳酪样	扁平，蛛网样
镜检	有时分枝	白喉杆菌样	分枝丝状菌	球菌样，白喉杆菌样，丝状	早期杆状样，晚期分枝菌丝
厌氧	+		+	±	+
过氧化酶	−	+	−	+	−
丙酸形成	−	−	−	−	+
水解淀粉	−	−	−	−	−
发酵		+			
甘露糖	产酸 +	±	+	+	+
甘露醇	产酸 +	−	−	−	−
木糖	产酸 +	±	−	−	−
密三糖	产酸 +	−	+	+	+

本菌正常寄居在人和动物的口腔、上呼吸道、胃肠道与泌尿生殖道。革兰染色阳性，无芽胞，非抗酸性丝状菌，菌丝细长无隔，直径 1.5～1.8 μm，有分枝，厌氧或微厌氧。在患者病灶组织或脓样物质中可找到肉眼可见的黄色小颗粒，称硫磺颗粒（sulfur granule），是放线菌在组织中形成的菌落。硫磺颗粒压制成片显微镜下可见颗粒呈菊花状，核心由菌丝交织组成，棒状长丝按放射状排列成放线状。菌丝末端有胶样物质组成的鞘包围，且膨大成棒状体，折射率强，部分呈革兰阴性。

【流行病学】 本病散发于全世界，我国已报告过 40 多例。发病与人种无关。任何年龄都可发病，但以 15～35 岁多见。男女之比约为 2∶1，除牛型放线菌外，其他一些放线菌均为口腔正常菌，常见于牙垢、牙周脓肿、龋齿和扁桃体隐窝内，故一般认为本病是内源性感染。放线菌病不在人与人之间及人与动物之间直接传播。

【发病机制和病理】 病原菌自口腔黏膜破损处进入人体，引起发病。组织损伤是感染放线菌的重要因素，常见有拔牙，其次是炎症。混合细菌感染是放线菌致病重要诱因，常见的伴发细菌为梭杆菌、厌氧链球菌、革兰阴性杆菌、流感杆菌等。

放线菌好侵犯结缔组织，肌肉和神经很少波及；下颌骨易被感染，其他骨骼很少感染；腹膜抵抗力最强，故腹部放线菌病很少穿过腹膜形成瘘管，而胸膜则不然。

病理标本苏木精伊红染色，中央部为紫色，末端膨大为红色。组织病理见化脓性反应或脓肿形成，内有硫磺颗粒（图 6-47-1）。颗粒周围大量中性粒细胞、多核巨细胞和上皮样细胞，嗜酸粒细胞少见，脓肿外围有巨噬细胞，偶有朗格汉斯细胞和异物巨细胞。周围有肉芽组织增生。慢性损害中可见淋巴细胞、浆细胞等。

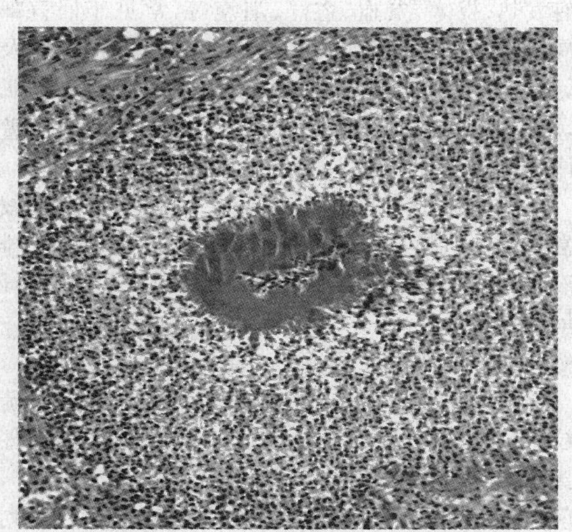

图 6-47-1 放线菌病病理——硫磺颗粒（HE 染色）

（引自 brownMed 网站）

黏性放线菌是口腔固有菌群的主要成员，是牙菌斑的主要成分之一，早期定殖于牙面，对菌斑的形成和成长具有重要的作用。由于此菌与牙龈炎、根面龋关系密切而受到学者们的关注。典型的黏性放线菌具有功能和抗原性截然不同的两种菌毛，Ⅰ型及Ⅱ型菌毛，Ⅰ型菌毛主要参与细菌对牙面的黏附过程，Ⅱ型菌毛主要促进黏性放线菌与其他细菌（如变链菌、血链菌等）之间的凝集。因此，Ⅰ型及Ⅱ型菌毛是黏性放线菌致病的毒力因子，而且血链菌合成的对氨基苯甲酸（PABA）是黏性放线菌的生长因子。

内氏放线菌是口腔中常见的革兰阳性丝状菌，也是口腔正常菌群的主要成员，主要定植在牙面，其在幼儿的口腔中占优势。内氏放线菌能发酵糖类产酸，使菌斑 pH 降到 5 以下，这些特性决定了它在龋病发生中的作用。

【临床表现】

1. 面颈部放线菌病 约占 60%，多有近期口腔炎症或拔牙史，多见于面颈部交界，初为皮肤软组织肿胀，局部皮肤呈暗红色或紫色。慢慢肿胀变硬，表面高低不平，可形成脓肿，并可有多数瘘管开口于皮肤表面，流出带硫磺色颗粒的脓液，愈合后留下萎缩性瘢痕。皮损外围处可不断形成新的结节、脓肿、瘘管和萎缩性瘢痕。病原菌还可沿导管进入唾液腺和泪腺，或直接蔓延至眼眶、耳，累及颅骨者可引起脑膜炎和脑脓肿。

2. 胸部放线菌病 约占 10%，大多由口腔或腹部直接蔓延而来，亦可见于血行播散，病变常见于肺门区和肺下叶，患者有发热、盗汗、贫血、消瘦、咳嗽、胸痛、咳脓性痰，有时带血。可扩展到心包、心肌，累及并穿破胸膜和胸壁，在体表形成多数瘘管，排出脓液。

3. 腹部放线菌病 约占 25%，多系口腔、胸部或血行转移而来。腹部穿通伤是重要致病因素。患者一般有发热、畏寒、贫血、盗汗、消瘦等，常见于回盲部形成局部脓肿，临床上类似于阑尾炎，向上扩展可累及肝脏，穿破膈肌进入胸部，向后可侵犯腰椎引起腰肌脓肿，严重的可累及腹内几乎所有脏器，损害穿破腹壁可在体表形成多个瘘管排出脓液。

4. 皮肤和其他部位放线菌病 原发性皮肤放线菌病常由外伤引起，开始为皮下结节，后溃破成瘘管排出脓液，萎缩性瘢痕可向四周和深部组织发展，局部纤维化呈硬块状。

其他感染部位有肾、膀胱、骨及脑等。

【实验室检查】 最主要和简单的方法是寻找硫磺颗粒，可用针管吸取脓液或用刮匙刮瘘管壁，然后仔细寻找脓液中是否有颗粒，颗粒 0.03～0.3 mm 大小，黄白色，质硬，压成碎片后镜下检查是否有放线状排列的菌丝，颗粒压碎清洗后可接种于脑心浸膏血琼脂或硫乙醇钠肉汤内，37℃厌氧培养 4～6 d 即有细菌菌落生长。

如未发现颗粒但高度怀疑为本菌感染，可取脓液、脑脊液、痰等标本涂片革兰染色后油镜检查，同时做标本厌氧培养，但生长缓慢，需 2 周以上。亦可取活组织作切片，染色检查。

【诊断和鉴别诊断】 临床表现有化脓性损害，瘘管和排出的脓液中有颗粒，标本直接检查或组织病理发现颗粒或革兰阳性纤细分枝菌丝，厌氧培养有放线菌生长可确诊。

应和诺卡菌病鉴别，诺卡菌有时呈中国汉字笔画样，部分抗酸染色阳性，培养需氧生长。临床上放线菌病比诺卡菌病有更明显的纤维化和瘢痕形成。

放线菌病还应与梅毒、结核、鼻疽、炭疽、各种恶性肿瘤、阑尾炎、伤寒、肠结核、肝脓肿、阿米巴病、腰肌脓肿、骨膜炎、骨髓炎、葡萄状菌病及各种深部真菌病相鉴别。

【治疗】 药物治疗：首选青霉素 G，大剂量，疗程要长，一般为 200 万～2000 万 U，静脉滴注，疗程 6～18 个月。也可选用林可霉素、红霉素和磺胺类。脓肿要充分切开引流，形成瘘管者需彻底切除，并尽量切除感染组织，面颈部放线菌病可 X 线治疗，每周 2 次，每次 1.5 Gy，连续 6～10 次。口服碘化钾有助于肉芽组织的吸收和药物的渗入。

【预防】 保护牙齿，摘除扁桃体，预防拔牙后感染等是预防本病特别是面颈部型的重要措施。

二、诺卡菌病

诺卡菌病（nocardiosis）是由诺卡菌（*Nocardia*）引起的亚急性或慢性化脓性肉芽肿性疾病，原发部位多在肺部，可经血液循环播散至皮下组织和内脏（脑、肝、肾、脾等）引起感染。

【病原学】 诺卡菌属于诺卡菌科（Nocardiaceae）诺卡菌属（*Nocardia*），常见的有星形诺卡菌（*N. asteroids*）、巴西诺卡菌（*N. brasiliensis*）、豚鼠诺卡菌（*N. caviae*）和皮疽诺卡菌（*N. farcinica*）等。对人致病的主要是前三种，其中巴西诺卡菌毒力最强，可引起暴发流行，星形诺卡菌次之。

诺卡菌为革兰染色阳性需氧菌，有菌丝，无完整细胞核，故属于细菌而非真菌。抗酸染色阳性，但用 1% 盐酸乙醇延长脱色时间即可转阴性（即只具部分抗酸性），此点可与结核杆菌区别。存在于土壤，普通培养基上 37℃培养可生长，但繁殖速度慢，2～4 周见到菌落，菌落表面干燥、皱褶或呈颗粒状。不同种类产生不同色素，如星形诺卡菌菌落呈黄色或深橙色，表面无白色菌丝，巴西诺卡菌菌落表面有白色菌丝，菌丝一般在培养 5 d 后断裂成链球状或链杆状，此点与放线菌不同，后者菌丝在 24 h 内即可断裂。诺卡菌在液体培养基中形成菌膜，浮于液面，液体澄清。可根据生化特征鉴定菌种，见表 6-46-2。

表 6-47-2 诺卡菌鉴定表

特 点	星形诺卡菌	巴西诺卡菌	豚鼠诺卡菌
颗粒特征	约1 μm直径，黄白色，质软，有菌鞘	约1 μm直径，黄白色，质软，有菌鞘	约1 μm直径，黄白色，质软，有菌鞘
菌落特征（沙氏琼脂，无抗生素）	球形，折叠，质软，橘黄	皱褶，表面覆白色菌丝，泥土味，橘黄	似星形诺卡菌
抗酸染色	+	+	±
液化明胶	−	+	−
0.4%明胶液基	−	+	−
胨化牛乳	−	+	−
水解酪蛋白	−	+	+
分解酪氨酸	−	+	−
分解黄嘌呤	−	−	+
50℃8 h活力试验	+	−	+

【流行病学】 普遍易感，呈全球散发，任何年龄都可得病，但多见于20～60岁男性，诺卡菌不是人的正常菌群，属外源性感染，多由吸入诺卡菌的芽胞或外伤接种而引起，发生和传播与机体抵抗力有密切关系。从皮肤侵入者常有局限性，可表现为足菌肿型或皮肤脓肿型，很少血源扩散。如通过呼吸道入侵，则首先引起肺部感染，只有在机体抵抗力降低情况下（特别继发于白血病、淋巴瘤或长期应用免疫抑制剂后），往往引起血源播散。本病不在人与人之间直接传染，也不会在人和动物之间传染。

【发病机制和病理】 已经阐明诺卡菌存在多种毒力因素可以逃脱宿主的免疫攻击。在动物研究中发现，致病力与诺卡菌生长周期有关，对数期的诺卡菌比静止期的毒力更强。已经知道，对数期诺卡菌的细胞壁含有霉菌酸，静止期则缺乏这种物质，因此，霉菌酸可能是致病因子。诺卡菌产生的另外两种物质——过氧化物歧化酶和过氧化氢酶也被证实为致病因子。但产生的具体毒素尚不清楚。细胞免疫似乎是机体免疫防御机制的主要形式，肺部的巨噬细胞是宿主的第一道防线，诺卡菌可突破该道防线进入细胞内而不被清除，中性粒细胞同样不能杀死诺卡菌，因为诺卡菌可能抑制吞噬体-溶酶体的融合，并阻碍吞噬体的酸化。

本病的病理特征为化脓性肉芽肿伴中央坏死。病灶内有白细胞、淋巴细胞及少数巨细胞浸润。结节性病灶中央有坏死区和空洞形成。与结节性肉芽肿不同的是诺卡菌引起的脓肿外围没有或只有极少的纤维化，朗汉斯巨细胞等少见。

【临床表现】

1. 肺诺卡菌病 约75%原发于肺，病原多为星形诺卡菌，可表现为肺炎、肺脓肿或肺结核样的症状，少数可穿过胸膜波及胸壁，引起瘘管。偶可经血源播散至脑、肾、皮肤等。患者感觉胸痛、无力、咳嗽，开始无痰，以后咳脓性黏痰或带血，体温升高，但无寒战。症状、体征及胸片均无特异性。

2. 播散性诺卡菌病 仅占诺卡菌病的20%，常由肺部感染播散而来，以脑脓肿最多见（27%），其次为肾脓肿，甚至心包、心肌、肝、脾、淋巴结、肾上腺等均可波及，眼和骨骼很少受累。

3. 皮肤诺卡菌病 以诺卡菌足菌肿（mycetoma）最为常见，好发于手足或小腿，临床表现和真菌性足菌肿类似。常有外伤史，初期为丘疹、小结节硬块或脓肿，后可溃破形成瘘管。感染可向周围皮肤及皮下组织扩散，还可累及深部组织及骨，造成骨质破坏，形成多处脓肿和窦道，由瘘管排出浆液性、脓性或油样液体，带白色、黄色或黑色颗粒，但多无全身症状，X线可见骨质破坏或骨质疏松，骨质有溶骨性及增生性反应。

【实验室检查】

1. 直接检查 痰、脑脊液、脓液或其他皮损分泌物、刮取物制涂片后革兰染色，油镜下直接检查见革兰阳性纤细分枝菌丝，10～30 μm或更长，0.5～1 μm宽。有时外形似中国汉字的笔画，部分抗酸染色阳性（图6-47-2）。

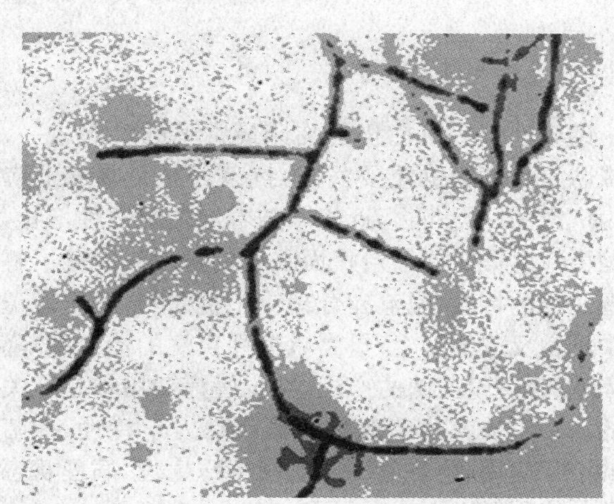

图 6-47-2 诺卡菌抗酸染色

（引自 brownMed 网站）

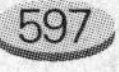

2. 培养 培养基选用SDA(沙氏琼脂培养基),不加抗生素,37℃培养2~4周可见到光滑或粗糙,黄色或橘红色菌落,据生化特征可鉴定菌种。

3. 病理组织检查 多发性脓肿伴中央坏死,外围没有或只有极少的纤维化(彩图10)。在大量中性粒细胞及其碎片中可见革兰阳性纤细的菌丝,有分枝;慢性者可见巨噬细胞、浆细胞、淋巴细胞和中性粒细胞浸润,外围常绕以单核细胞带。

【诊断与鉴别诊断】 诺卡菌病的诊断除了根据临床表现外,主要依赖在组织中发现诺卡菌,并能排除其他可能的疾病。本病应与放线菌病、肺结核、其他肺部细菌和真菌感染、细菌性脑脓肿、脑瘤、皮肤孢子丝菌病、真菌性足菌肿相鉴别。

【预后】 诺卡菌病预后较差,在磺胺类药物未使用前,其病死率在75%左右,目前仍高达46%,尤以播散性诺卡菌病病死率最高。

【治疗】 抗诺卡菌感染疗程长达3~6个月,症状缓解后需继续用药不短于6周才能彻底治愈,因临床遇到该菌机会较少,对用药剂量及疗程把握不准,短时间疗效不明显即换药甚至停药,易造成细菌的耐药性,使患者预后不良。治疗一般首选磺胺类药物,临床常用磺胺嘧啶(SD)及磺胺甲噁唑(SMZ)与甲氧苄氨嘧啶(TMP)联合应用。另有TMP/SMX,该药的优点是口服生物利用度好,其对组织和脑脊液的渗透性好,SMX有效的治疗剂量为25~75 mg/(kg·d),如果疗效确切,在治疗6~8周可以减量。如果药物吸收欠佳或疗效不满意,应该监测其血药浓度,血药峰值浓度以在12~15 mg/dl为宜。对磺胺类过敏者可改用红霉素、氨苄西林、米诺环素等,新近报道氨基糖苷类如阿米卡星疗效更佳。一般免疫功能正常者局限性皮肤或肺感染用药3个月,播散性感染或中枢神经系统感染用药6个月,免疫抑制者则分别增加到6个月和12个月。

【预防】 该菌可广泛存在于土壤和家畜中,带菌的灰尘或污染的食物可通过呼吸道、消化道或皮肤伤口侵入人体。诺卡菌感染往往导致菌群失调和双重感染,使感染难以控制。建议临床对免疫力低下的患者尤其要做好消毒隔离,切断传播途径,降低该菌的感染发生率。

建议对免疫抑制者进行Ⅱ级预防用药,是否用药应该考虑以下因素,即感染范围、对药物治疗反应的速度、原发免疫抑制的程度。在口服低剂量TMP/SMX预防卡氏肺囊虫肺炎和尿路感染的人群中,意外地发现他们很少发生诺卡菌感染,但也有失败的报道,因此,预防用药的疗效尚不肯定。

参考文献

[1] 郭斌,周学东.对氨基苯甲酸对黏性放线菌生长影响的研究[N].华西医大学报,2002,33(2):210-211.

[2] 沈永年,吕桂霞.一株巴西诺卡菌的分离鉴定[J].中国麻风皮肤病杂志,2002,18(1):34-35.

[3] 秦启贤.放线菌病,奴卡菌病[M]//陈灏珠主编.实用内科学.第11版.北京:人民卫生出版社,2002:580-583.

[4] 胡毓华.放线菌病,奴卡菌病[M]//宫道华.小儿感染病学.北京:人民卫生出版社,2002:1039-1046.

[5] Burgert S J. Nocadiosis: a clinical review [J]. Clin Infect Dis, 1999,8(1):27-32.

[6] 李秀丽,李祥翠,廖万清.放线菌病的研究进展[J].中国真菌学杂志,2008,3(3):189-192.

第四十八节 抗细菌感染药物的临床应用

吴菊芳

感染性疾病目前仍是临床最常见的疾病之一,也是威胁人类健康的重要病因,抗菌药物是临床上应用最为广泛的一类药物,近年来随着细菌耐药性增长,耐药菌引起感染的抗菌治疗面临新的挑战。因此了解和掌握药物的特性,规范和合理应用抗菌药,对于避免和减少不良反应的发生,提高感染性疾病的治愈率,降低病死率,延缓耐药菌的产生,减少医疗费用均是至关重要的。本章节就抗菌药物的药代动力学特性、抗菌药物的治疗应用、预防应用以及在特殊生理、病理状态情况下的应用等方面加以阐述。

一、抗菌药物的临床药物代谢动力学

任何药物在人体内的吸收、分布、代谢和消除的过程以数学方程式加以描述,此即为临床药物代谢动力学(以下简称药动学)。应用临床药代动力学原则结合药效学研究可有效地指导抗菌药物在感染性疾病中的正确应用,制订在不同生理、病理状态下各种感染患者的给药方案,以提高药物的疗效和安全性。此外药代动力学的研究对于新抗菌药的研发和临床评价也起至关重要的作用。

（一）药动学的基本概念

1. 房室模型(compartment model) 药动学通常以房室模型模拟人体，即将人体视为一个系统，按药动学特点以数学方法将系统划分为若干室。而不受解剖位置和生理功能的限制。最常用者为一室和二室。一室模型是假设药物进入人体后迅速地分布到全身各种体液和组织中并达到动态平衡，然后药物自此室消除。二室模型是将人体模拟为中央室和周边室，药物进入人体时先进入中央室，再向周边室分布。一般中央室代表血液以及心、肝、肾等血供丰富的组织，周边室则多代表脂肪、皮下组织、静止状态的肌肉等血供少或血流缓慢的组织。

2. 药时曲线、药时曲线下面积 药时曲线是反映药物进入人体后其浓度随时间变化的动态曲线，该曲线下面积称为药时曲线下面积(area under the concentration time curve, AUC)，AUC代表药物在血液中的相对量。

3. 生物半衰期(biological half life, $T_{1/2}$) 指药物自体内消除半量所需的时间。

4. 表观分布容积(apparent volume of distribution, Vd) 代表药物在体内分布房室的大小。

5. 清除率(clearance, CL) 表示药物经肾、肝、肺和皮肤等各种途径自体内清除的速率。

（二）药动学在抗菌药物应用中的临床意义

1. 制订合理的给药方案 通过对抗菌药物各项药动学参数的测定，根据患者感染部位、病情及病原菌的不同，结合药效学资料制订治疗不同感染性疾病的给药方案。以提高疗效和减少不良反应。

2. 抗菌新药临床评价 对新药进行评价。

3. 用于筛选新药及其制剂 通过对药物不同品种药动学参数的比较，可筛选优良品种。对口服制剂生物等效性测定可筛选吸收完全、药效高的制剂。

（三）抗菌药物的体内过程

抗菌药物体内过程包括吸收、分布、代谢和排泄四部分。抗菌药物经吸收（口服和肌注）或直接（静脉给药）进入血循环后以两种形式存在，一部分与血清蛋白结合，一部分未结合者呈游离状态，后者具有抗菌活性。游离及结合部分呈动态平衡。游离状态药物易分布进入组织和体液，部分并可在组织内代谢。在分布过程中药物开始自体内清除，以药物原形或代谢物形式排出体外。

1. 吸收 抗菌药口服及肌注给药后吸收入血循环达血药高峰浓度(C_{max})。不同的抗菌药其吸收程度和吸收速率各不相同。一般在口服给药后1～2 h，肌注给药后0.5～1 h，许多抗菌药物吸收不完全或吸收差，不能达到有效的血药浓度，如青霉素类口服后多可被胃酸破坏，口服青霉素G和氨苄西林后分别吸收给药量的15%和30%～50%；氨基糖苷类、多黏菌素类、万古霉素、两性霉素B口服后亦吸收甚少或不吸收，仅吸收给药量的0.5%～3%，此外口服后吸收迅速而完全的药物有头孢氨苄、头孢拉定、头孢克洛、阿莫西林、氯霉素、复方磺胺甲噁唑、克林霉素、利福平、多西环素、异烟肼、氟胞嘧啶、甲硝唑，以及某些喹诺酮类如氧氟沙星、左氧氟沙星、加替沙星等，一般可吸收给药量的80%～90%或以上。

2. 分布 进入血循环的药物迅速分布至组织和除血以外的体液中，并可到达感染部位。抗菌药在血供丰富的肝、肾、肺组织中浓度较高，而在血供差的部位如脑、骨、前列腺等组织中浓度较低。某些部位存在生理屏障，如血脑屏障和胎盘屏障等使大多药物在脑脊液和胎盘等组织中药物浓度较低。各类药物的分布特点如下。

(1) 骨组织　克林霉素、林可霉素、磷霉素、喹诺酮类的大多品种，均可在骨组织中达到杀灭敏感病原菌的有效药物浓度，给药后骨组织中药物浓度可达血浓度的0.3～2倍，而大多抗菌药物的骨浓度均很低。

(2) 前列腺　抗菌药物在前列腺组织和前列腺液中浓度大多较低，但喹诺酮类、红霉素、SMZ、TMP、四环素等在前列腺液和组织中大多可达有效药物浓度。

(3) 脑脊液　细菌性脑膜炎的治疗效果，除取决于抗菌药物的抗菌谱及抗菌活性外，药物能否透过血脑屏障及脑脊液中的药物浓度也是影响疗效的重要因素，由于血脑屏障的存在，大多抗菌药物脑脊液中药物浓度低。采用常规剂量和给药途径，在脑脊液中能达到有效浓度者有氯霉素、磺胺嘧啶、TMP、甲硝唑、异烟肼、乙胺丁醇、吡嗪酰胺、利福平、氟康唑、氟胞嘧啶等；脑膜有炎症时较大剂量静脉给药，在脑脊液中可达有效浓度者如氨苄西林、哌拉西林、青霉素G、羧苄西林、头孢呋辛、头孢噻肟、头孢他啶、亚胺培南、拉氧头孢、环丙沙星、氧氟沙星、磷霉素、万古霉素；而多黏菌素B、两性霉素B、克林霉素等脑膜通透性差，在脑膜有炎症时也不能达到有效药物浓度，因此两性霉素B治疗隐球菌脑膜炎时尚需同时鞘内用药。

(4) 浆膜腔和关节腔　喹诺酮类、磷霉素、万古霉素等抗菌药物全身应用后可分布至各体腔和关节腔中，局部药物浓度可达血浓度的50%以上，因此除有包裹性积液或脓腔壁厚者外，一般不需腔内局部注射给药。

(5) 胎儿循环　抗菌药物可穿过血胎盘屏障自母体进入胎儿体内。透过胎盘较多的抗菌药物有氯霉素、四环素、羧苄西林、磺胺药、TMP、呋喃妥因、氧氟沙星等，此类药物的胎儿血药浓度与母血浓度之比可达50%～100%；庆大霉素、卡那霉素、链霉素、红霉素等药物的比率为30%～50%；头孢菌素类、苯唑西林、克林霉素等药物的比率为10%～15%或更低。

3. 代谢 部分抗菌药物如氯霉素、红霉素、磺胺药、利福平等主要经肝代谢，其代谢物可与原形药同时自肾排出体外或自肝胆系统排泄。

4. 排泄 大部分抗菌药物主要经肾排泄，如β内酰胺类多数品种、氨基糖苷类等药物。部分药物由肝胆系统排泄，胆汁中浓度较高的药物有大环内酯类、林可霉素类、利福平、四环素、头孢哌酮、头孢曲松等，其胆汁中药物浓度可达血药浓度的数倍至数十倍。

根据上述抗菌药物体内过程的一般规律和特点，抗感染治疗中需注意以下几点：①需根据病原菌对抗菌药敏感情况，分别选用在该组织或体液中分布良好的药物。②口服吸收良好的抗菌药可用于治疗敏感菌所致的轻、中度感染，不必用注射剂，但处理严重感染时，仍需采用静脉给药以保证疗效。③抗菌药局部用药应尽量避免。但治疗细菌性或真菌性脑膜炎，药物难以透过血脑屏障时，可分别辅以鞘内给药。④氨基糖苷类、四环素类和喹诺酮类易透过血-胎盘屏障，并可能对胎儿造成损害，妊娠期患者均不宜应用。⑤多数抗感染药物在尿液中的浓度高，治疗单纯性下尿路感染时应选用毒性低、价廉的口服抗菌药物。

(四) 药代动力学(PK)、药效学(PD)与疗效的关系

抗菌药物的疗效取决于体内感染灶中的药物能否达到有效浓度，并清除其中的病原菌。近年来将药动学(PK)和药效学(PD)两者相结合的概念引入，描述了药物抗菌活性和血药浓度之间的动态变化，为制订有效抗菌治疗方案，达到最佳临床和细菌学疗效提供了依据。

根据动物实验及临床研究，各类抗菌药在体内的杀菌模式大致可分为浓度依赖性和时间依赖性两类。浓度依赖性抗菌药是指药物的杀菌活力在一定范围内随药物浓度的增高而增加，此类药物均具有较长的抗生素后效应(post antibiotic effect, PAE)。属于此类药物者有氨基糖苷类、喹诺酮类、甲硝唑等，与其杀菌活力有关的PK/PD参数为C_{max}/MIC和AUC_{24}/MIC。时间依赖性抗菌药指杀菌活性与药物浓度超过对细菌MIC时间的长短有关，如果血或组织内药物浓度低于MIC值时，细菌可迅速生长繁殖。时间依赖性抗菌药物又根据有无明显PAE分为：①PAE无或时短，属于此类者有β内酰胺类、碳青霉烯类、氨曲南、红霉素等沿用大环内酯类和克林霉素等，PK/PD参数为血药浓度达到或超过MIC (T>MIC)持续的时间占两次给药间期的百分比(%T>MIC)。②PAE较长者包括阿奇霉素、四环素类、万古霉素、利奈唑胺和氟康唑等。PK/PD参数为AUC_{24}/MIC。

治疗细菌性感染时，除根据患者感染部位、感染严重程度和病原菌种类选用抗菌药物外，应参考上述PK/PD原理制订各类抗菌药物的合理给药方案。如浓度依赖性的氨基糖苷类、喹诺酮类可减少给药次数，或单次给药，增加每次给药剂量，使C_{max}/MIC和AUC_{24}/MIC值达较高水平，以达到最大的杀菌作用。但氨基糖苷类在治疗感染性心内膜炎等重症感染时，仍需一日多次给药。时间依赖性的β内酰胺类且消除半衰期短者应多次给药以使T>MIC的时间延长，达到最佳临床和细菌学疗效。

二、抗菌药物的合理应用

(一) 抗菌药物临床应用的基本原则

1. 诊断为细菌性感染者方有指征应用抗菌药物 根据患者的症状、体征及血、尿常规等实验室检查结果，初步诊断为细菌性感染者以及经病原检查确诊为细菌性感染者方有指征应用抗菌药物。

2. 尽早确立感染性疾病的病原诊断 正确的病原学诊断是合理用抗菌药物的先决条件，应在开始用药前尽可能留取各种有关标本进行涂片和细菌培养，以尽早明确感染的病原菌及获得药敏试验结果。

3. 根据感染特点给予抗感染药物的经验治疗 若无实验室设备，或在病情危急必须立即处理时，可根据患者的详细病史、流行病学、感染的症状及体征推测可能引起感染的病原菌及感染的诊断，并尽早给予有效的抗菌药物治疗。待获细菌学阳性结果后再根据结果调整用药。

4. 根据药物特性、体内过程选择用药 抗菌药物在治疗性选用时应结合其抗菌活性、药动学、药效学、不良反应、药源、价格等而综合考虑。

5. 按照患者的生理、病理、免疫等状态合理用药 肝肾功能减退、老年人、新生儿、妊娠期、哺乳期的感染患者应用抗菌药时，其体内过程各不相同，需按照其生理、病理特点合理用药(详见本节相关部分)。

6. 抗菌药物治疗方案的制定 应根据患者的病情、感染及病原学特点综合制定。

(二) 常用抗菌药物的特点、分类及适应证

1. 青霉素类(penicillins) 根据其抗菌作用可将青霉素分为以下4类：①主要作用于革兰阳性菌、革兰阴性球菌及个别革兰阴性杆菌的青霉素类：如青霉素G (penicillin G)、普鲁卡因青霉素(procaine benzylpenicillin)、苄星青霉素(benzathine benzyl penicillin)、青霉素Ⅴ(phenoxymethylpenicillin)等。②耐青霉素酶青霉素类：甲氧西林(methicillin)、苯唑西林(oxacillin)或氯唑西林(cloxacillin)等。③广谱青霉素类：氨苄西林(ampicillin)、阿莫西林(amoxicillin)等。④对铜绿假单胞菌有活性的广谱青霉素类；哌拉西林(piperacillin)、羧苄西林(carbenicillin)、替卡西林(ticarcillin)、阿洛西林(azlocillin)和美洛西林(mezlocillin)等。

1) 青霉素适用于化脓性链球菌、肺炎链球菌等敏感菌所致败血症、肺炎、脑膜炎、扁桃体炎、中耳炎、猩红热、丹毒、产褥热等；也用于草绿色链球菌和肠球菌所致感染性心内膜炎，尚可用于炭疽、气性坏疽、淋病、梅毒、鼠咬热、钩端螺旋体病和放线菌病等。

2）耐青霉素酶青霉素，主要用于产酶或不产酶的金黄色葡萄球菌，对链球菌的作用较青霉素G为差；葡萄球菌属中（包括金黄色葡萄球菌和凝固酶阴性葡萄球菌）多数菌株产生青霉素酶，宜选用苯唑西林或氯唑西林等耐酶半合成青霉素，但耐甲氧西林葡萄球菌对青霉素类均耐药，不宜选用。近年来国内外报道肺炎链球菌对青霉素不敏感株分离率呈上升趋势。若为青霉素中介株（PISP）仍可选用青霉素，但需增大治疗剂量，青霉素耐药株（PRSP）感染则不宜再选用青霉素。氨苄西林等广谱青霉素类可用于化脓性链球菌、肠球菌所致呼吸道、胃肠道、尿路、皮肤软组织感染、败血症、心内膜炎。此外哌拉西林、替卡西林、阿洛西林和美洛西林等可用于铜绿假单胞菌等感染的治疗。

青霉素类药物变态反应较常见，因此无论采用何种给药途径，用青霉素类药物前必须详细询问患者有无青霉素类过敏史、其他药物过敏史及过敏性疾病史，并须先做青霉素皮肤试验，全身应用大剂量青霉素可引起腱反射增强、肌肉痉挛、抽搐、昏迷等中枢神经系统反应，需引起重视。

2. 头孢菌素类（cephalosporins） 按抗菌活性、抗菌谱及对β内酰胺酶的稳定性、对肾功能影响等，可将头孢菌素分为4代。第一代头孢菌素主要用于需氧革兰阳性球菌感染，包括葡萄球菌（包括耐青霉素株）、溶血性链球菌、肺炎链球菌等，对需氧革兰阴性杆菌作用差，仅对少数肠杆菌科细菌，如大肠埃希菌、肺炎克雷伯菌、变形杆菌有一定抗菌活性，对β内酰胺酶不稳定。注射剂均有一定肾毒性，不能通过血脑屏障进入脑脊液中。

（1）第一代头孢菌素　常用注射剂有头孢唑啉（cefazolin）、头孢噻吩（cefalothin）和头孢拉定（cefradine），口服制剂有头孢拉定、头孢氨苄（cefalexin）、头孢羟氨苄（cefadroxil）；其静脉制剂的适应证为甲氧西林敏感的金黄色葡萄球菌、化脓性链球菌、肺炎链球菌所致血流感染、感染性心内膜炎、呼吸道感染、尿路感染，头孢唑啉常用于围手术期预防术后切口感染。口服制剂仅用于敏感菌所致的急性扁桃体炎、中耳炎、鼻窦炎、支气管炎、尿路及皮肤和软组织感染的轻症患者。

（2）第二代头孢菌素　除对革兰阳性菌具良好作用外，对大肠埃希菌、肺炎克雷伯菌、变形杆菌较第一代头孢菌素稍强，但其作用不及第三代头孢菌素，对产β内酰胺酶流感嗜血杆菌、脑膜炎奈瑟菌及淋病奈瑟球菌具良好抗菌作用，而对MRSA、肠球菌属及假单胞菌属仍无抗菌活性，对β内酰胺酶稳定性较高，肾毒性较第一代头孢菌素为低。常用静脉制剂有头孢呋辛（cefuroxime）、头孢替安（cefotiam），口服制剂有头孢克洛（cefaclor）、头孢呋辛脂（cefuroxime axefil）、头孢丙烯（cefprozil）等，第二代头孢菌素静脉制剂主要用于敏感菌所致呼吸道感染、尿路感染、皮肤和软组织感染、血流感染、脑膜炎、淋病、骨和关节感染。也可用于围手术期预防术后切口感染。口服制剂仅用于轻症感染。

（3）第三代头孢菌素　特点是对需氧革兰阴性杆菌尤其对大肠埃希菌、肺炎克雷伯菌、变形杆菌等肠杆菌科细菌具强大抗菌作用，对流感嗜血杆菌、脑膜炎奈瑟菌及淋病奈瑟菌抗菌作用强，对沙雷菌、肠杆菌属、不动杆菌等病原菌各药物之间差异较大，头孢他啶、头孢哌酮对假单胞菌属具良好抗菌活性，对革兰阳性菌作用较差，头孢噻肟、头孢曲松对革兰阳性菌作用也不如第一、第二代头孢菌素，但对肺炎链球菌（包括耐青霉素株）、化脓性链球菌具良好抗菌作用。第三代头孢菌素对β内酰胺酶大多高度稳定，但可被革兰阴性杆菌产生的超广谱β内酰胺酶（ESBLs）及染色体介导的Bush Ⅰ（AmpC）组酶所破坏水解。第三代头孢菌素对肾无明显毒性，并可部分透过血脑屏障至炎症的脑脊液中。近年来第三代口服头孢菌素新品种相继应用于临床。与第一、第二代口服头孢菌素相比，第三代口服头孢菌素对肠杆菌科细菌和流感嗜血杆菌、肺炎克雷伯菌、卡他莫拉菌等呼吸道常见病原菌以及奈瑟菌属的抗菌活性显著增强，但对肠球菌属、铜绿假单胞菌和其他假单胞菌属、不动杆菌属等的作用均差。

本类药物常用静脉制剂品种有头孢噻肟（cefotaxime）、头孢唑肟（ceftizoxime）、头孢曲松（ceftriaxone）、头孢他啶（ceftazidime）、头孢哌酮（cefoperazone）等。口服品种有头孢特仑酯（cefteram pivoxil）、头孢布烯（ceftibuten）、头孢他美酯（cefetamet pivoxil）、头孢地尼（cefdinir）、头孢妥仑酯（cefditoren pivoxil）和头孢泊肟酯（cefpodoxime proxetil）、头孢克肟（cefixime）等，第三代头孢菌素静脉制剂主要用于敏感菌引起的呼吸道感染、尿路感染、皮肤和软组织感染、血流感染、腹腔和盆腔感染（需联合应用甲硝唑）、淋病、骨和关节感染，头孢噻肟、头孢曲松、头孢他啶可用于中枢神经系统感染。头孢哌酮和头孢他啶尚可用于铜绿假单胞菌所致的各种感染。口服制剂可用于中耳炎、社区获得性肺炎、支气管炎、尿路感染、单纯性淋病、皮肤和软组织感染等。

（4）第四代头孢菌素　与第三代头孢菌素相比，对某些染色体介导的AmpC酶较第三代头孢菌素稳定，因而对沙雷菌、柠檬酸杆菌、阴沟肠杆菌、摩根菌属、普罗威登菌属等的作用优于第三代头孢菌素，对铜绿假单胞菌作用与第三代头孢菌素中的头孢他啶相仿。本品对革兰阳性菌的作用优于第三代头孢菌素，对甲氧西林敏感金黄色葡萄球菌、肺炎链球菌、无乳链球菌和化脓性链球菌的抗菌活性较头孢他啶强，对耐青霉素肺炎链球菌也有强大作用。第四代头孢菌素对细菌细胞膜的穿透性更强。临床应用品种有头孢吡肟（cefepime）、头孢匹罗（cefpirome）。

第四代头孢菌素主要用于敏感菌所致的中度及重度肺炎、尿路感染、皮肤和软组织感染、血流感染、腹腔和盆腔感染(需联合应用甲硝唑)以及青霉素耐药的肺炎链球菌感染,头孢吡肟也可用于中性粒细胞减少患者发热的经验治疗。

本类药物禁用于对任何一种头孢菌素类抗生素有过敏史及有青霉素过敏性休克史的患者。第一代及第二代头孢菌素、头孢他啶、头孢吡肟主要经肾脏排泄,中度以上肾功能不全患者应根据肾功能适当调整剂量。中度以上肝功能减退时,头孢哌酮、头孢曲松可能需要调整剂量。头孢哌酮可导致低凝血酶原血症或出血,故需与维生素K合用以预防出血。

3. 其他β内酰胺类抗生素 其他β内酰胺类抗生素主要包括头霉素类、碳青霉烯类、单环β内酰胺类、β内酰胺类与β内酰胺酶抑制剂的复合制剂、氧头孢烯类。

(1)头霉素类(cephamycins) 本类药物抗菌谱及抗菌作用与第二代头孢菌素相仿,但肠球菌和甲氧西林耐药金黄色葡萄球菌对之耐药,本类药物特点为对脆弱拟杆菌等厌氧菌的良好抗菌活性及对多数超广谱β内酰胺酶的稳定性,目前常用的品种有头孢西丁(cefoxitin)及头孢美唑(cefmetazole),临床主要用于需氧菌及厌氧菌所致的腹腔感染、盆腔感染混合感染。

(2)碳青霉烯类(carbapenems) 本类药物对大肠埃希菌、肺炎克雷伯菌、变形杆菌、柠檬酸杆菌属、阴沟肠杆菌等肠杆菌科细菌、不动杆菌属、铜绿假单胞菌均有强大抗菌活性,部分其他假单胞菌属和阴道加德纳菌亦对本品敏感;多数黄杆菌属、嗜麦芽窄食单胞菌和部分洋葱伯克霍尔德菌则对本品耐药。本类药物对溶血性链球菌和大多数青霉素耐药肺炎链球菌、甲氧西林敏感金黄色葡萄球菌和凝固酶阴性葡萄球菌具良好抗菌活性,但对粪肠球菌仅具抑菌作用,对甲氧西林耐药葡萄球菌、青霉素耐药粪肠球菌和屎肠球菌则无抗菌活性。本类药物对大多数厌氧菌,包括脆弱拟杆菌、产黑色素普氏菌、产气芽胞梭菌、艰难梭菌和革兰阳性球菌等厌氧菌均具很强抗菌活性,其作用与甲硝唑和氯霉素相仿。本品对大多数革兰阳性或阴性细菌产生的质粒或染色体介导β内酰胺酶稳定,包括超广谱β内酰胺酶。本类药物在人体内分布广泛,在肺组织、痰液、渗出液、女性生殖系统、胆汁、皮肤等组织和体液中可达到对多数敏感菌的有效治疗浓度,在炎性脑脊液中亦可达较高药物浓度。本类药物主要自肾排泄,肾功能减退患者血半衰期延长。

本类药物目前临床应用的品种有两种复合制剂,即亚胺培南/西司他丁(imipenem/cilastatin)、帕尼培南/倍他米隆(panipenem/betamipron),其次尚有美罗培南(meropenem)、比阿培南(biapenem)、厄他培南(ertapenem)。本类药物主要用于医院内多重耐药革兰阴性菌所致各种严重感染,包括下呼吸道感染、尿路感染、皮肤和软组织感染、血流感染、腹腔感染、盆腔感染、骨和关节感染、脆弱拟杆菌等厌氧菌与需氧菌混合感染的重症患者,以及病原菌不明的严重感染、免疫缺陷者感染的经验治疗。该类药物中美罗培南和帕尼培南引起癫痫样不良反应较亚胺培南/西司他丁为少见,故可用于中枢神经系统感染患者。厄他培南是新开发的品种,其对铜绿假单胞菌及糖不发酵的病原菌抗菌作用差,故仅用于复杂性腹腔感染、盆腔感染、尿路感染、皮肤和软组织感染及肺炎链球菌、流感嗜血杆菌、卡他莫拉菌所致的社区获得性肺炎。

碳青霉烯类药物不宜用于治疗轻症感染,更不可作为预防用药,部分患者应用本类药物后可引起癫痫等中枢神经系统反应,因此原有癫痫等中枢神经系统疾病患者避免应用本类药物。本类药物主要自肾排泄,肾功能不全者及老年患者应用本类药物时应根据肾功能减退程度减量用药。

(3)β内酰胺类与β内酰胺酶抑制剂的复合制剂 目前临床常用的β内酰胺酶抑制剂有舒巴坦(sulbactam)、克拉维酸(clavulanic acid)、他唑巴坦(tazobactam),β内酰胺类与β内酰胺酶抑制剂的复合制剂共同特点为:三者自身的抗菌作用微弱,但对β内酰胺酶有较强、不可逆性的抑制作用,三者与β内酰胺类的复合制剂,使某些对β内酰胺酶不稳定的β内酰胺类如氨苄西林、阿莫西林、哌拉西林、头孢哌酮等重新对耐药菌恢复抗菌活性,并扩大了抗菌谱,使之对脆弱拟杆菌和产酶金黄色葡萄球菌抗菌作用增强。

该类药物目前常用的品种有阿莫西林/克拉维酸、哌拉西林/他唑巴坦及头孢哌酮/舒巴坦:复合制剂可用于因产酶而对β内酰胺类呈现耐药细菌所致感染,如产酶流感嗜血杆菌和卡他莫拉菌所致鼻窦炎、中耳炎和下呼吸道感染;大肠埃希菌、克雷伯菌属和肠杆菌属所致的尿路、生殖系统感染;金黄色葡萄球菌(除MRSA)、大肠埃希菌和克雷伯菌属所致皮肤、软组织感染,厌氧菌与需氧菌的混合感染,如腹腔及盆腔等感染,哌拉西林/他唑巴坦及头孢哌酮/舒巴坦尚可用于铜绿假单胞菌所致的各种感染,口服制剂用于轻症感染。本类药物不推荐非产β内酰胺酶病原菌所致的感染。

(4)单环β内酰胺类(monobactams) 该类药物对需氧革兰阴性菌具有良好抗菌活性,而对需氧革兰阳性菌和厌氧菌无抗菌活性。对β内酰胺酶稳定,但易为超广谱内酰胺酶水解失活,该类药物不良反应少,与青霉素类、头孢菌素类等其他β内酰胺类药物交叉变态反应发生率低。

常用品种为氨曲南(aztreonam)、卡芦莫南(carumonan),本品适用于敏感菌所致的肾盂肾炎、初发和反复发作性膀胱炎及其他尿路感染;肺炎和支气管炎等下呼吸道感染；皮肤和软组织感染；腹膜炎等腹腔感染、盆腔炎等妇科感染（宜与甲硝唑等抗厌氧菌药物合用）。有肾毒性低等特点，因此可用于替代氨基糖苷类药物，治疗肾功能损害患者的需氧革兰阴性菌感染。

(5) 氧头孢烯类(oxacephems) 为广谱抗生素，本类药物抗菌谱及抗菌作用与第三代头孢菌素相仿，但氧头孢烯类药物对拟杆菌属等厌氧菌具有良好抗菌活性。本类药物主要品种为拉氧头孢（latamoxef，moxalactam）、氟氧头孢（flomoxef）等，临床主要用于下呼吸道感染、尿路感染、腹腔感染、盆腔感染、血流感染及中枢神经系统感染。

4. 氨基糖苷类(aminoglycosides) 该类药物对需氧革兰阴性菌包括大肠埃希菌、肺炎克雷伯菌、变形杆菌、志贺菌属、柠檬酸杆菌属等肠杆菌科细菌和铜绿假单胞菌具强大杀菌作用，对沙雷菌属、布鲁菌属、沙门菌属、流感嗜血杆菌属及分枝杆菌属、奈瑟菌属等也具一定抗菌作用。氨基糖苷类对甲氧西林敏感葡萄球菌（产青霉素酶株）包括金黄色葡萄球菌、表皮葡萄球菌仍有良好抗菌活性，但甲氧西林耐药株则对之多数耐药。对葡萄球菌也有良好抗菌活性，对链球菌属和肺炎链球菌作用差。本类药物对厌氧菌无作用，也不易透过血脑屏障。具有耳毒性、肾毒性和神经肌接头阻滞作用。

临床常用的氨基糖苷类药物：①包括对肠杆菌科细菌和葡萄球菌有良好作用，但对铜绿假单胞菌无作用者，如链霉素、卡那霉素、核糖霉素，故上述药物主要用于需氧革兰阴性菌感染，其中链霉素目前主要作为抗结核菌治疗的联合用药之一。②常用于严重革兰阴性杆菌包括铜绿假单胞菌感染者：庆大霉素（gentamicin）、妥布霉素（tobramycin）、阿米卡星（amikacin）、依替米星（etimicin）、奈替米星（netilmicin）、异帕米星（isepamicin），其中前三者与青霉素联合治疗草绿色链球菌或肠球菌心内膜炎，与其他β内酰胺类合用治疗革兰阴性菌心内膜炎。③由于毒性大，仅供口服和局部应用：新霉素（neomycin）、巴龙霉素（paromomycin），后者尚可用于阿米巴原虫和隐孢子虫感染。④单纯性淋病治疗：大观霉素（spectinomycin）。

本类药物不宜用于轻症感染或作为尿路感染的首选药物。用于门诊以处理儿童的呼吸道感染或高热尤属不当。因本类药物具有肾毒性和耳毒性故不宜与其他肾毒性药物、耳毒性药物、神经肌肉阻滞剂或强利尿剂同用。与注射用第一代头孢菌素类合用时也可能增加肾毒性。因此肾功能减退患者应用本类药物时，需根据其肾功能减退程度减量给药。

5. 大环内酯类(macrolides) 目前临床应用的大环内酯类按其化学结构可分为，14 元环：红霉素（erythromycin）、克拉霉素（clarithromycin）、罗红霉素（roxithromycin）、地红霉素（dirithromycin）等；15 元环：阿奇霉素（azithromycin）；16 元环：麦迪霉素（midecamycin）、乙酰麦迪霉素（米欧卡霉素，miocamycin）、螺旋霉素（spiramycin）、乙酰螺旋霉素（acetylspiramycin）、交沙霉素（josamycin）、吉他霉素（kitasamycin）。但按其发展顺序、抗菌活性及临床应用的扩大，将其中阿奇霉素、克拉霉素、罗红霉素等称为大环内酯类新品种，新品种与沿用的红霉素相比对流感嗜血杆菌、卡他莫拉菌、淋病奈瑟球菌、肺炎支原体、肺炎衣原体的抗微生物作用增强、口服生物利用度提高、半衰期延长、不良反应较少、临床适应证有所扩大。但这些新大环内酯类的出现，使大环内酯类近年来的临床应用明显增加，美国胸科学会将该类药物列为社区获得性肺炎的一线治疗药物，但随之而来的是细菌耐药性也有明显增加。

红霉素等沿用大环内酯类目前主要宜用于支原体、衣原体所致的呼吸道和泌尿道感染，军团病、百日咳、空肠弯曲菌肠炎、β溶血性链球菌引起的上呼吸道感染、猩红热及蜂窝织炎；也可用于白喉、气性坏疽、炭疽、破伤风、放线菌病、厌氧菌与需氧菌所致的口腔感染。新大环内酯类阿奇霉素口服用于敏感菌引起的上呼吸道感染、社区获得性肺炎、单纯性皮肤软组织感染、支原体及衣原体引起的尿道炎、宫颈炎，及鸟分枝杆菌的预防和治疗。注射剂主要用于敏感菌所致的社区获得性肺炎和淋球菌、支原体、衣原体引起的盆腔感染。克拉霉素除上述红霉素相同的适应证外，尚可用于免疫缺陷患者的鸟分枝杆菌等非典型分枝杆菌属感染的治疗以及幽门螺杆菌感染。

本类药物主要引起胃肠道和肝脏不良反应，故肝功能损害患者如有指征，应用时需适当减量并定期复查肝功能。

6. 四环素类(tetracyclines)和酰胺醇类(amphenicols) 本类药物具广谱抗菌活性，葡萄球菌属、化脓性链球菌、肺炎链球菌、炭疽芽胞杆菌、破伤风杆菌、产气荚膜杆菌、产单核细胞李斯特菌、放线菌、蜡样芽胞杆菌等对其敏感，诺卡菌属对米诺环素敏感。四环素类对霍乱弧菌、空肠弯曲菌、幽门螺杆菌、脑膜炎奈瑟菌、淋病奈瑟菌、流感嗜血杆菌、卡他莫拉菌、百日咳杆菌具抗菌活性；本类药物吸收完全，生物利用度高，曾广泛应用于临床，但由于目前常见病原菌对本类药物耐药性普遍升高及其又有对骨骼、牙齿、肝、肾等脏器的毒性反应，故目前本类药物临床应用已受到很大限制。

四环素类抗生素包括四环素、金霉素、土霉素及半合成四环素如多西环素（强力霉素，doxycycline）、美他环素（metacycline，又名甲烯土霉素）和米诺环素（二甲胺四环素，minocycline）。目前该类药物仅限用于立克次体病、支原体及衣原体引起的感染，如布鲁菌病、霍乱、回归热、兔热病、鼠疫，也可用于对青霉素类抗生素过敏的破伤风、气性坏疽、雅司、梅毒、淋病和钩端螺旋体病的患者。酰胺醇类以氯霉素(chloramphenicol)为代表,适用于包括伤寒在内的沙门菌属感染、厌氧菌感染、立克次体病,及敏感菌所致的脑膜炎、脑脓肿等。由于氯霉素血液系统毒性反应,故不宜用于轻症感染,更不可作为预防用药。用药期间注意血液学指标的检查,如有骨髓抑制表现,应及时停药,作适当处理。四环素类药物因对肝、肾的毒性反应,故已有肝、肾功能损害者应避免用,孕妇及8岁以下的小儿也不宜用该类药物。

7. 林可酰胺类(lincosamides) 本类包括林可霉素(lincomycin)及克林霉素(clindamycin),对甲氧西林敏感金黄色葡萄球菌、肺炎链球菌、各种厌氧菌包括脆弱拟杆菌均具良好抗菌活性,克林霉素的体外抗菌活性优于林可霉素。林可霉素适用于敏感肺炎链球菌、其他链球菌属(肠球菌属除外)及甲氧西林敏感金黄色葡萄球菌所致的各种感染。克林霉素除上述适应证外,也可用于敏感金黄色葡萄球菌所致的下呼吸道感染和皮肤软组织感染;并常与其他抗菌药物联合用于腹腔感染及盆腔感染。

使用本类药物时,应注意假膜性肠炎的发生,如有可疑应及时停药,本类药物有神经肌肉阻滞作用,应避免与其他神经肌肉阻滞剂合用。肝功能损害的患者确有应用指征时宜减量应用。静脉制剂应缓慢滴注,不可静脉推注。

8. 多肽类抗生素 主要有如下几种。

(1) *糖肽类抗生素* 如万古霉素(vancomycin)、去甲万古霉素(norvacomycin)和替考拉宁(teicoplanin)等,糖肽类药物对各种革兰阳性球菌具有强大抗菌活性,包括耐甲氧西林葡萄球菌、肠球菌属等对该类药高度敏感,革兰阴性杆菌通常呈现耐药。本类药物有明显肾、耳毒性。该类药注射剂仅用于严重革兰阳性球菌感染,特别是甲氧西林耐药葡萄球菌、肠球菌感染如:血流感染、心内膜炎、皮肤软组织感染以及骨髓炎等。万古霉素口服可用于治疗甲硝唑治疗无效的假膜性肠炎。本类药物因具有肾毒性,给药期间应定期复查尿常规与肾功能,必要时监测听力。并尽可能避免与各种肾毒性药物合用。

(2) *多黏菌素类*(polymyxins) 存在肽链结构抗生素(属多肽类抗生素),临床上选用多黏菌素B(polymyxin B)和多黏菌素E(polymyxin E),两者的抗菌谱相似,本品主要对革兰阴性杆菌和铜绿假单胞菌有强大抗菌作用,尤其是近年来临床分离泛耐药的不动杆菌属和铜绿假单胞菌对多黏菌素仍呈现敏感,但本品对革兰阳性菌和厌氧菌均耐药。由于其有明显的肾毒性和神经毒性,两者的全身用药现已为其他抗菌药物所取代,但由于多黏菌素类的抗菌作用强,细菌对之不易产生耐药性,故本品目前仍可用于多重耐药及泛耐药革兰阴性杆菌(不动杆菌属、铜绿假单胞菌)所致的严重感染。因本品明显的肾毒性,一般不作为首选用药,疗程中定期复查尿常规及肾功能,肾功能不全者不宜选用。

9. 其他抗耐药革兰阳性菌药 夫西地酸(fusidic acid)、利奈唑胺(linezolid)及奎奴普汀/达福普汀(quinupristin/dalfopristin),对耐甲氧西林葡萄球菌、肠球菌属有良好抗菌活性的其他类药物,前两者均属抑菌剂,高浓度时具杀菌作用,夫西地酸以及利奈唑胺适应证与万古霉素相仿,利奈唑胺有口服及静脉制剂,可用于治疗万古霉素耐药肠球菌感染、医院获得性肺炎、社区获得性肺炎及皮肤软组织感染,轻度及中度肝功能损害、肾功能损害患者中,利奈唑胺剂量无需调整。该药在疗程中有可逆性骨髓抑制报道,建议每周进行全血细胞计数检查。夫西地酸可用于急性或慢性骨髓炎、化脓性关节炎、心内膜炎、烧伤及皮肤软组织感染、下呼吸道感染。静脉制剂适用于较重病例或耐药革兰阳性菌感染,但一般不作为严重感染的首选用药,较常见的不良反应为局部疼痛、血栓性静脉炎、静脉痉挛。实验室检查可发生肝功能异常,故肝功能损害的患者中应尽量避免使用该药。奎奴普汀/达福普汀对粪肠球菌具有抑制作用,对甲氧西林敏感和耐药的葡萄球菌具有杀菌作用,本品仅供静脉缓慢输注。

10. 喹诺酮类(quinolones) 该类药物抗菌谱广,对革兰阴性杆菌具强大抗菌作用,近年来新开发的品种,如左氧氟沙星、莫西沙星等对肺炎链球菌、溶血性链球菌作用增强,对支原体、衣原体、军团菌均有良好的抗微生物活性,喹诺酮类抗菌药物具有下列共同特点:①抗菌谱广,对需氧革兰阳性菌和革兰阴性菌均具良好抗菌作用。②体内分布广,在多数组织体液中药物浓度高于血药浓度,可达有效抑菌或杀菌水平。③半衰期较长,可以减少服药次数,依从性好。④多数品种有口服及注射剂,对于重症或不能口服用药患者可先静脉给药,病情好转后改为口服序贯治疗。⑤不良反应大多程度较轻,患者易耐受。由于上述优点,喹诺酮类成为近二十年来发展最快的抗菌药物之一。但细菌耐药性监测数据显示,常见病原菌对该类药物的耐药性上升明显,尤其是大肠埃希菌、铜绿假单胞菌、甲氧西林耐药葡萄球菌等,应引起临床的广泛重视。

该类药物目前常用的品种有环丙沙星(ciprofloxacin)、氧氟沙星(ofloxacin)、依诺沙星(enoxacin)、培氟沙星(pefloxacin)、左氧氟沙星(levofloxacin)、莫西沙星(moxifloxacin)、加替沙星(gatifloxacin)、吉米沙星(gemifloxacin)。该类药物主要用于敏感的革兰阴性菌所致的肠道感染、尿路感染、前列腺炎、淋病、呼吸道感染、骨、关节以及皮肤软组织感染。其中左氧氟沙星、莫西沙星、加替沙星、吉米沙星并可用于社区获得性肺炎、鼻窦炎、中耳炎等。氧氟沙星、左氧氟沙星可作为治疗耐药结核分枝杆菌感染的二线用药,并仍应与其他药物联合。该类药物可致幼年动物软骨损害，作用机制为抑制蛋白质合成，因此不宜用于未成年人及孕妇。本类药物也可引起神经系统不良反应，故有中枢神经系统基础疾病或有既往史的患者不宜应用喹诺酮类，尤其是癫痫患者。

11. 磺胺药(sulfanilamides)与甲氧苄啶(trimethoprim, TMP) 本类药物可分为：①口服易吸收可供全身应用的磺胺药，如磺胺甲噁唑(sulfamethoxazole, SMZ)、磺胺嘧啶(sulfadiazine, SD)、复方磺胺甲噁唑(磺胺甲噁唑与甲氧苄啶的合剂SMZ/TMP)等。②口服不易吸收的磺胺药，如柳氮磺吡啶(sulfasalazine, SASP)。目前临床应用较多者为复方磺胺甲噁唑。

磺胺药对不产酶金黄色葡萄球菌、溶血性链球菌、肺炎链球菌具抗菌作用，对革兰阴性杆菌抗菌作用不同菌株间差异较大，敏感及耐药菌株均存在，对于肺孢菌及诺卡菌也具有抗菌作用，目前临床常用者为复方磺胺甲噁唑，主要用于敏感菌所致尿路感染、慢支急性发作、伤寒和其他沙门菌属感染、中耳炎、旅游者腹泻、细菌性痢疾、肺孢菌病的治疗及预防，也可用于诺卡菌病。本类药物变态反应较常见，也可引起粒细胞减少、血小板减少及肝、肾功能异常，因此疗程中需密切随访血、尿常规及肝、肾功能。

12. 其他类抗菌药

(1) *磷霉素*(phosphomycin) 磷霉素对大肠埃希菌、志贺菌属、金黄色葡萄球菌和凝固酶阴性葡萄球菌(包括甲氧西林敏感及耐药株)和粪肠球菌具良好抗菌作用。对流感嗜血杆菌、沙门菌属、霍乱弧菌、脑膜炎奈瑟菌、链球菌属、屎肠球菌、克雷伯菌属、变形杆菌属、柠檬酸杆菌属、沙雷菌属、假单胞菌属有活性，但抗菌活性较青霉素类及头孢菌素类差。本品与β内酰胺类、氨基糖苷类、万古霉素、喹诺酮类等抗菌药联合使用具有协同作用。

磷霉素口服剂可用于治疗敏感大肠埃希菌等肠杆菌科细菌和粪肠球菌所致急性单纯性膀胱炎和肠道感染。磷霉素钠注射剂可用于治疗敏感金葡菌、凝固酶阴性葡萄球菌(包括甲氧西林敏感及耐药株)和链球菌属、流感嗜血杆菌、肠杆菌科细菌和铜绿假单胞菌所致呼吸道感染、尿路感染、皮肤软组织感染等。治疗严重感染时需加大治疗剂量并常需与其他抗菌药物联合应用，如治疗甲氧西林耐药金黄色葡萄球菌重症感染时与万古霉素或去甲万古霉素联合。

由于磷霉素钠主要经肾排出，肾功能减退和老年患者应根据肾功能减退程度减量应用，静脉用药时，应将每4 g磷霉素溶于至少250 ml液体中，滴注速度不宜过快，以减少静脉炎的发生。

(2) *达托霉素*(daptomycin) 达托霉素属环脂肽类，该药对金黄色葡萄球菌包括甲氧西林耐药的金黄色葡萄球菌、凝固酶阴性葡萄球菌、肠球菌均有良好的抗菌活性，本品国外已上市，主要用于治疗敏感菌所致的复杂性皮肤软组织感染、菌血症以及右心心内膜炎，达托霉素不良反应较少见，主要表现为便秘和腹泻，部分患者可有血清磷酸肌酸激酶(CPK)的增高，达托霉素用于复杂性皮肤软组织感染的剂量为4 mg/kg，每日1次静脉滴注，而治疗金黄色葡萄球菌菌血症以及右心心内膜炎也为每日1次静脉滴注，剂量为6 mg/kg，本品主要自肾排泄，内生肌酐清除率<30 ml/min，需延长用药间隔时间，此外疗程中需密切随访CPK。

(3) *替加环素*(tigecycline) 替加环素为米诺环素的衍生物，属甘氨酰环素类抗生素，本品抗菌谱广，对大肠埃希菌、肺炎克雷伯菌属、柠檬酸杆菌属，阴沟肠杆菌等肠杆菌科细菌、粪肠球菌(仅万古霉素敏感株)、金黄色葡萄球菌(甲氧西林敏感和耐药株)、化脓性链球菌和脆弱拟杆菌等均有良好抗菌活性，本品2005年已在美国上市，主要用于复杂性皮肤软组织感染、复杂性腹腔感染、社区获得性肺炎的治疗。替加环素推荐初始剂量为100 mg/d，维持剂量为50 mg/d，每次静脉滴注时间应为30～60 min。本品常见的不良反应为恶心、呕吐、腹泻等消化道不良反应。肾功能减退者不需要调整剂量。

(4) *硝基呋喃类*(nitrofurans) 硝基呋喃类药物属广谱抗菌药物，细菌对之不易产生耐药性，口服吸收差，血药浓度低。本类药物包括呋喃妥因(nitrofurantoin)、呋喃唑酮(furazolidone)。呋喃妥因主要用于敏感菌所致的急性单纯性膀胱炎的治疗以及反复发作性尿路感染的预防，呋喃唑酮主要用于肠道感染及贾第虫病、阴道滴虫病的治疗。

三、抗菌药物的预防性应用

抗菌药物的预防性应用涉及临床各科，因此严格掌握预防应用的适应证，合理选用抗菌药物的剂量、疗程，对于降低高危患者的感染率以及提高外科手术患者的成功率无疑是至关重要的。

(一) 预防用药原则

1) 主要用于预防一两种特定细菌侵入体内，如伤口(金黄色葡萄球菌、大肠埃希菌等)或血循环(草绿色链球菌、粪肠球菌等)而发生感染，可能获相当效果；如目的在于防止任何细菌的侵入，则往往徒劳无功。

2) 在一段时间内预防用药，可能有效，如长期预防用药，常不能达到目的。

3) 患者的原发疾病可以恢复或纠正者，预防用药可能有效；如原发疾病不能治愈或纠正，或对于免疫缺陷患者，预防用药应尽可能少用或不用；应密切观察病情，一旦出现感染征兆时立即采取各种有关标本进行培养和药物敏感试验，并及早给予经验治疗。

4) 对普通感冒、麻疹、病毒性肝炎、灰髓炎、水痘等病毒性疾病有发热的患者，及昏迷、休克、心力衰竭、免疫抑制剂应用者等，预防用药既缺乏指征，也无效果，并易导致耐药菌感染，对上述患者通常不宜常规预防用抗菌药。

（二）预防用药在内、儿科领域中的应用

内科领域中感染的预防应用范围包括：①预防风湿热复发，主要预防风心患儿、风湿热或链球菌咽峡炎患者。②流行性脑脊髓膜炎的预防，预防用药对象主要为集体机构（部队，托儿所，学校）中与患者密切接触者。③流感嗜血杆菌脑膜炎，主要预防对象为患者家中幼儿，或与患者有密切接触者。④预防对象主要为35岁以下结核菌素试验新近转阳性者。⑤新生儿可能感染B组溶血性链球菌，主要用于妊娠35～37周阴道和肛拭培养检查GBS寄殖；妊娠期GBS菌尿；GBS情况不明，但有以下情况之一者：＜37周早产；羊膜早破≥18 h；分娩时体温≥38℃。⑥百日咳密切接触者，主要用于与患儿密切接触的幼儿和年老体弱者。⑦免疫缺陷者机会菌感染，包括粒细胞缺乏而不发热者、骨髓移植和HIV感染者预防肺孢菌感染。⑧疟疾（进入疫区者）。⑨实验中暴露于布鲁菌属。预防性应用的抗菌药物选择主要为苄星青霉素、青霉素V、阿莫西林、复方磺胺甲噁唑、磺胺嘧啶等。

（三）预防用药在外科领域中的应用

1. 外科预防用药的目的 目的是预防手术部位感染，包括切口感染和手术所涉及的器官和腔隙感染，但不包括与手术无直接关系、术后可能发生的全身性感染。

2. 外科手术预防用药基本原则 根据手术野有否污染或污染可能，决定是否预防用抗菌药。

（1）清洁手术 手术野为人体无菌部位，局部无炎症、无损伤，也不涉及呼吸道、消化道、泌尿生殖道等人体与外界相通的器官。手术野无污染，通常不需预防用抗菌药，仅在下列情况时可考虑预防用药：①手术范围大、时间长、污染机会增加。②手术涉及重要脏器，一旦发生感染将造成严重后果者。③异物植入手术。④高龄或免疫缺陷者等高危人群。

（2）清洁-污染手术 经胃肠道或呼吸道，但无明显溢出，阑尾切除、经口咽或阴道、尿路、胆道等，该处无感染，或微小操作失误，故此类手术需预防用抗菌药。

（3）污染手术 由于胃肠道、尿路、胆道体液大量溢出或开放性创伤未经扩创等已造成手术野严重污染的手术或有重大操作失误，此类手术需预防用抗菌药。

（4）严重污染-感染 急性细菌性炎症、创伤有坏死组织残留，异物、粪便污染，此属抗菌药治疗性应用，不属预防应用范畴。

3. 外科预防用药适应证、抗菌药的选择及给药方法

（1）外科预防用药适应证 ①心血管手术：包括假体或异物置入术、腹主动脉重建术、缺血性下肢截肢术、经腹股沟切口的下肢手术、安装永久性心脏起搏器。②头和颈部手术经口、咽部黏膜者。③胃、十二指肠术包括经皮内镜胃造瘘术、胆道手术包括经腹腔镜胆囊切除（限高危患者）。④结肠、直肠、阑尾手术。⑤妇产科手术，包括经阴道或经腹腔子宫切除术、羊膜早破或产程活跃的剖宫产术、人工流产。⑥骨关节手术：包括髋或膝关节成形术。⑦神经外科手术：清洁手术无植入物，如开颅手术、经窦、鼻、口咽部手术。⑧泌尿外科手术：经直肠前列腺活检、术前有菌尿症者。

（2）抗菌药物选择 第一代头孢菌素，尤以头孢唑啉的应用为最普遍，头孢拉定和第二代中的头孢呋辛也可采用。抗菌药的选用需根据可能发生的感染及感染的病原菌种类而定。例如预防以金黄色葡萄球菌为主要病原菌的切口感染则可选用。

（3）给药方法 接受清洁手术者，在术前0.5～1 h内给药，或麻醉开始时给药（静脉给药可在术前0.5 h，肌注在术前0.5～1 h），使手术切口暴露时局部组织中已达到足以杀灭手术过程中污染手术野细菌的药物浓度。如果手术时间超过3 h，或失血量大（＞1 500 ml），可在手术中给予第2剂（使用长半衰期抗菌药者除外）。预防用药时间不超过24 h，个别情况可延长至48 h。手术时间较短（＜2 h）的清洁手术，术前用药一剂即可。接受清洁-污染手术者的手术时预防用药时间亦为24 h，必要时延长至48 h。污染手术可依据患者情况酌量延长。对手术前已存在感染者，抗菌药使用时间应按治疗性应用而定。

四、抗菌药物的局部应用

抗菌药物局部用药难以在感染部位达到有效浓度，且易导致变态反应及细菌耐药性的产生，因此仅在少数情况下局部用药，如全身给药后局部难以达到有效治疗浓度的中枢神经系统感染、包裹性厚壁脓肿、眼科感染者。抗菌药物的局部应用途径包括鞘内注射、气溶吸入、滴眼、滴鼻、皮肤和黏膜应用。局部用药应注意下列各点：①选用能杀灭或抑制局部细菌而毒性较小的抗菌药物。②选用的药物应没有或只有极少刺激性，以免损伤局部组织。③药物应不易使人体发生变态反应。④宜多采用主要供局部应用的药物如新霉素（也有发生变态反应的报道）、杆菌肽、莫匹罗星、SD-银盐等，而少用供全身应用的抗菌药物，以免细菌对这些药物产生耐药性。⑤用于大面积烧伤或创伤时，要注意抗菌药物因创面吸收过多而发生不良反应的可能。

以下情况的抗菌药物局部应用需引起重视：①鉴于第三代头孢菌素对革兰阴性杆菌有较强抗菌活性，脑膜有炎症时渗入脑脊液的药物可达有效水平，故革兰阴性杆菌脑膜炎，无需鞘内给药，两性霉素B在脑脊液中浓度低，因此隐球菌脑膜炎患者需辅以鞘内给药。②多数抗菌药物包括β内酰胺类、大环内酯类、复方磺胺甲噁唑、喹诺酮类等经口服、肌注或静注后，在痰、支气管分泌物以及肺组织中的药物浓度可达有效水平，临床应用于各种肺部细菌感染也获得较好效果，因此加用气溶吸入在大多数情况下并无必要。③浆膜腔和关节内注入抗菌药物并无必要，因很多药物全身用药后在上述浆膜腔内已能到达有效浓度。④可供局部应用的药物有新霉素（也有发生变态反应的报道）、杆菌肽、莫匹罗星、SD-银盐等。

五、抗菌药物的联合疗法

联合应用抗菌药物的目的主要在于获得协同抗菌作用，至少也应取得累加作用。以下对抗菌药联合应用适应证等加以叙述。

抗菌药物联合应用的适应证：①病原菌尚未明确的危重细菌性感染，如中性粒细胞缺乏症患者发热提示为细菌感染时。②单一抗菌药不能控制的感染，如肠穿孔后所致腹膜炎常为需氧菌与厌氧菌的混合感染。③单一抗菌药不能控制的严重感染，如感染性心内膜炎或铜绿假单胞菌败血症等。④长程治疗病原菌亦对药物产生耐药者，如抗结核及抗真菌治疗时的联合用药。⑤减少毒性反应，如两性霉素B与氟胞嘧啶联合后，剂量均可减少，从而降低了毒性反应。联合用药时需选具有协同作用的药物，以青霉素类或头孢菌素类与氨基糖苷类的联合最为常用，联合后常可产生协同作用，提高疗效。

六、抗菌药物在特殊病理、生理情况下的应用

老年人、新生儿、小儿、妊娠期和哺乳期患者的特殊生理状况对抗菌药在该类患者中的吸收、分布、代谢和排泄（ADME）过程均具不同的影响，因此应根据其不同的生理特点拟订合理的给药方案。

1. 抗菌药物在老年人中的应用

1）由于老年人组织器官呈生理性退行性变化，各脏器功能及免疫功能也渐减退，老年人易罹患感染性疾病，尤其是严重细菌性感染。与青壮年者相比，老年人抗菌药物在人体内吸收、分布、药物的代谢、药物的排泄均发生变化，抗菌治疗中不良反应发生率亦高于年轻人，因此必须根据老年人特点拟订给药方案。

2）老年人肾功能呈生理性减退，按一般常用量接受主要经肾排出的抗菌药时，由于药物自肾排出减少，导致在体内积蓄，血药浓度增高，容易出现药物不良反应。因此老年患者，尤其是高龄患者接受主要自肾排出的抗菌药时，应按轻度肾功能减退情况减量给药，可用正常治疗量的1/2～2/3。青霉素类、头孢菌素类和其他β内酰胺类的大多数品种即属此类情况。

3）老年患者宜选用毒性低并具杀菌作用的抗菌药，青霉素类、头孢菌素类等β内酰胺类为常用药物，毒性大的氨基糖苷类、万古霉素、去甲万古霉素等药物应尽可能避免应用，有明确应用指征时在严密观察下慎用，同时应进行血药浓度监测，据此调整剂量，使给药方案个体化，以达到用药安全、有效的目的。

2. 抗菌药物在新生儿中的应用 新生儿时期具有与成人以及年长儿不同的生理、代谢过程，尤其是新生儿期一些重要器官尚未完全发育成熟，在此期间其生长发育随日龄增加而迅速变化，因此新生儿感染使用抗菌药时需注意以下事项。

1）新生儿期肝、肾均未发育成熟，肝酶的分泌不足或缺乏，肾清除功能较差，因此新生儿感染时应避免应用毒性大的抗菌药，包括主要经肾排泄的氨基糖苷类、万古霉素、去甲万古霉素等，以及主要经肝代谢的氯霉素。确有应用指征时，必须进行血药浓度监测，据此调整给药方案，实施个体化给药，以确保治疗安全有效。不能进行血药浓度监测者，不可选用上述药物。

2）新生儿期避免应用或禁用可能发生严重不良反应的抗菌药，如可影响新生儿生长发育的四环素类、喹诺酮类禁用，可导致脑性核黄疸及溶血性贫血的磺胺类药和呋喃类药避免应用。

3）新生儿期由于肾功能尚不完善，主要经肾排出的青霉素类、头孢菌素类等β内酰胺类药物需减量应用，以防止药物在体内蓄积导致严重中枢神经系统毒性反应的发生。

4）新生儿的体重和组织器官日益增长和趋于成熟，抗菌药在新生儿的药代动力学亦随日龄增长而变化，因此使用抗菌药时应按日龄调整给药方案。

3. 抗感染药在妊娠期和哺乳期患者的应用 妊娠期间免疫力较为低下，T淋巴细胞、自然杀伤细胞、中性粒细胞、巨噬细胞和特异性抗体等有利于宿主防御的细胞因子有所减少，而黄体酮、甲胎蛋白、皮质醇等有潜在免疫抑制的激素水平有所上升，妊娠期间孕妇感染机会增多，除常见细菌感染外，孕妇罹患真菌感染的机会亦增多。抗菌药物是常用药物之一，孕妇接受抗菌药物时必须考虑到药物对母体和胎儿两方面的影响，既能治愈母体的感染，对胎儿也必须安全，因此需根据药物在孕妇和胎儿体内药理学特点用药。

（1）妊娠期患者应用抗感染药的基本原则

1）对胎儿有致畸或明显毒性作用者，如奎宁、利巴韦林妊娠期禁用；四环素类等妊娠期避免应用。

2）对母体和胎儿均有毒性作用者，如氨基糖苷类、万古霉素、去甲万古霉素等，妊娠期避免应用；确有应用指征时，须在血药浓度监测下使用，以保证用药安全有效。

3）药物毒性低，对胎儿及母体均无明显影响，也无致畸作用者，妊娠期感染患者可选用，如青霉素类、头孢菌素类、磷霉素等。

（2）哺乳期抗菌药物的应用　乳妇应用抗感染药物时对乳儿的影响与以下两方面因素有关，即药物分泌至乳汁中的量，以及乳儿可自乳汁中摄入的药量，后一因素取决于药物是否可自胃肠道吸收以及吸收的量。

哺乳期患者接受抗菌药物后，药物可自乳汁分泌，通常母乳中药物含量不高，不超过哺乳期患者每日用药量的1%；少数药物乳汁中分泌量较高，如喹诺酮类、四环素类、大环内酯类、氯霉素、磺胺甲噁唑、甲氧苄啶、甲硝唑等。青霉素类、头孢菌素类等β内酰胺类和氨基糖苷类等在乳汁中含量低。然而无论乳汁中药物浓度如何，均存在对乳儿潜在的影响，并可能出现不良反应，如氨基糖苷类抗生素可导致乳儿听力减退，氯霉素可致乳儿骨髓抑制，磺胺甲噁唑等可致核黄疸、溶血性贫血，四环素类可致乳齿黄染，青霉素类可致变态反应等。因此治疗哺乳期患者时应避免选用氨基糖苷类、喹诺酮类、四环素类、氯霉素、磺胺药等。哺乳期患者应用任何抗菌药物时，均宜暂停哺乳。

4. 肾功能减退患者抗感染药的临床应用　肾功能减退的感染患者接受抗菌药物治疗时，主要经肾排泄的抗菌药物及代谢产物可在体内积聚，以致发生毒性反应，一些肾毒性抗生素尤易发生此种情况。因此，在肾功能减退时根据患者情况合理地调整给药方案是抗菌治疗有效而安全的重要措施。

（1）肾功能减退患者抗感染药临床应用的基本原则

1）尽量避免使用具有肾毒性的抗感染药，确有应用指征时，必须调整给药方案。

2）根据感染的严重程度、病原菌种类及药敏试验结果等选用无肾毒性或肾毒性低的抗感染药。

3）根据患者肾功能减退程度以及抗感染药在人体内排出途径适当调整给药剂量及方法。

（2）根据抗感染药体内过程特点及其肾毒性，肾功能减退时抗感染药的选用及给药方案的调整

1）主要由肝胆系统排泄或由肝脏代谢，或经肾脏和肝胆系统同时排出的抗感染药用于肾功能减退者，维持原治疗量或剂量略减。属此类者红霉素、麦迪霉素、螺旋霉素（柱晶白霉素等）、利福平、多西环素、酮康唑、咪康唑、氨苄西林、头孢哌酮、头孢曲松、头孢噻肟等。

2）主要经肾排泄，药物本身并无肾毒性，或仅有轻度肾毒性的抗感染药，肾功能减退者可应用，但剂量需适当调整。此类药物包括青霉素和头孢菌素类的大多品种，如羧苄西林、青霉素、头孢他啶、头孢唑肟、头孢唑啉和头孢孟多等均属此种情况。喹诺酮类中的氧氟沙星、左氧氟沙星亦属此类。

3）肾毒性抗感染药避免用于肾功能减退者，如确有指征使用该类药物时，需进行血药浓度监测，据以调整给药方案，达到个体化给药；也可按照肾功能减退程度（以内生肌酐清除率为准）减量给药，疗程中需严密监测患者肾功能。此类药物包括氨基糖苷类、万古霉素、多黏菌素类、氟胞嘧啶、伊曲康唑注射液、伏立康唑注射液、更昔洛韦、利巴韦林等。

4）肾功能损害时不宜应用者包括四环素类（多西环素除外）、呋喃类、萘啶酸等。

肾功能轻、中、重度减退时的内生肌酐清除率各为>50～90 ml/min、10～50 ml/min和<10 ml/min。如缺少内生肌酐清除率数值时，也可自血肌酐值按下式计算，但其可靠性较直接测定的内生肌酐清除率者为差。

$$\text{内生肌酐清除率(男)(ml/min)}=\frac{(140-\text{年龄})}{\text{血肌酐值(mg/dl)}}\times\frac{\text{标准体重(kg)}}{72}$$

$$\text{内生肌酐清除率(女)(ml/min)}=\text{内生肌酐清除率(男)(ml/min)}\times 0.85$$

5. 肝功能减退患者抗感染药的临床应用　肝功能减退时抗感染药的选用及剂量调整需要考虑肝功能减退对该类药物体内过程的影响程度以及肝功能减退时该类药物及其代谢物发生毒性反应的可能性。由于药物在肝脏代谢过程复杂，不少药物的体内代谢过程尚未完全阐明，根据现有资料，肝功能减退时抗感染药的应用有以下几种情况。

1）主要由肝脏清除的药物，肝功能减退时清除明显减少，但并无明显毒性反应发生，肝病时仍可正常应用，但需谨慎，必要时减量给药，治疗过程中需严密监测肝功能。此类药物包括红霉素等大环内酯类（不包括酯化物）、林可霉素、克林霉素。

2）药物主要经肝脏或有相当量经肝脏清除或代谢，肝功能减退时清除减少，并可导致毒性反应的发生，肝功能减退患者应避免使用此类药物。氯霉素、利福平、红霉素酯化物等属此类。

3）药物经肝、肾两种途径清除，肝功能减退者药物清除减少，血药浓度升高，同时有肾功能减退的患者血药浓度升高尤为明显，但药物本身的毒性不大，严重肝病患者，尤其肝、肾功能同时减退的患者在使用此类药物时需减量应用。经肾、肝两途径排出的抗菌药物包括青霉素类、头孢菌素类。

4）药物主要由肾排泄，肝功能减退者不需调整剂量。氨基糖苷类、青霉素、头孢唑啉、头孢他啶、万古霉素、多黏菌素等抗生素属此类。

七、抗菌药物的投药法

抗菌药物的投药法如给药途径、给药间隔时间、给药方法、剂量和疗程等均会影响到治疗效果，因此在采用任何抗菌药物前必须充分了解其药动学特性（如吸

收、分布、排泄、消除半衰期、生物利用度等)和药物可能发生的一些不良反应。由于不同个体对药物可存在着药动学差异和耐受性不同,故应用毒性较大的抗菌药物如氨基糖苷类、万古霉素、多黏菌素类、两性霉素B等时以制订个体化给药方案,有条件者可进行血药浓度测定。

1. 抗菌药物的给药途径 抗菌药物的给药途径分全身应用和局部应用两类,全身应用包括静脉推注(静注)和静脉滴注(静滴)、肌注和口服。局部应用包括气溶吸入(也称气雾吸入)、鞘内和脑室内注射、滴鼻、滴耳、滴眼、皮肤和黏膜应用、胸腹腔和关节腔内应用等。

2. 给药间隔时间 各种抗菌药物对不同病原菌具有不同的抗菌活性和药代动力学(PK)特点,近年来应用PK/PD原则选择抗菌药物,制订给药方案,对指导临床合理用药具重要意义,属浓度依赖性药物包括喹诺酮类、氨基糖苷类、阿奇霉素等可每日给药1次(重症感染者例外),属时间依赖性抗菌药物为青霉素类、头孢菌素类和其他β内酰胺类、红霉素、克林霉素等消除半衰期短者,应每日多次给药。

3. 剂量和疗程

(1) 剂量 抗菌药物的剂量可按体重或体表面积计算,国内大多以体重为基础,成人以50～60 kg(除去过多脂肪的标准体重)为准,同一抗菌药物的剂量可因不同感染、不同部位、不同给药途径等而有差别。在治疗某些重症感染或感染部位存在生理屏障时,则需采用治疗剂量的高限,如治疗感染性心内膜炎及化脓性脑膜炎时,均属此类情况。而治疗单纯性下尿路感染时,应用治疗剂量的低限即可。

(2) 感染性疾病的疗程 抗菌药物的疗程因不同感染而异,一般宜用至体温降至正常、症状消退后72～96 h,但血流感染、骨髓炎、感染性心内膜炎、化脓性脑膜炎、伤寒、布鲁菌病、溶血性链球菌咽峡炎、结核病等不在此列。感染性心内膜炎的疗程宜为4～6周或以上,且最好采用杀菌剂。伤寒在热退尽后宜继续用药7～10 d或以上以防复发。治疗血流感染,宜用药至症状消退后1～2周,以彻底清除病原菌。布鲁菌病最易复发,四环素类(与氨基糖苷类联合)的疗程为6周或6周以上。溶血性链球菌咽峡炎的症状在应用青霉素后1～2 d内即见消退,但青霉素的疗程不宜少于10 d,以彻底清除咽部的致病菌,从而防止或减少风湿热的发生。细菌性脑膜炎的疗程与病原菌种类有关,流感嗜血杆菌、脑膜炎奈瑟菌脑膜炎疗程为1周,肺炎链球菌脑膜炎7～10 d,产单核细胞李斯特菌脑膜脑炎及B组链球菌、革兰阴性杆菌脑膜炎疗程为3周,免疫缺陷者需更长。肺炎链球菌肺炎的疗程为7～14 d,而肠杆菌科细菌、铜绿假单胞菌或葡萄球菌肺炎疗程需延长至3～4周。肺孢菌肺炎疗程为3周,军团菌、衣原体、支原体肺炎疗程为7～14 d。泌尿生殖道感染的疗程与部位有关,单纯性膀胱炎3～5 d,急性肾盂肾炎疗程一般为2周,反复发作性膀胱炎经14 d抗感染治疗后尚需4～6周维持,前列腺炎的疗程较长,可达1～3个月。上述各系统感染如抗菌药物的临床疗效不著,急性感染在48～72 h内应考虑药物的调整。

参考文献

[1] 汪复,张婴元.抗菌药物临床应用指南[M].北京:人民卫生出版社,2008.

[2] 汪复.感染性疾病与抗微生物治疗[M].第3版.上海:复旦大学出版社,2008.

[3] Gilbert DV, Moellering RC, Eliopoulos GM, et al. The saford guide to antimicrobial therapy [M]. 38th ed. USA: Lee Hwy, Sperryvile, 2008.

[4] Grove DI, Mandell GL, Bennett JE, et al. Principles and practice of infections diseases [M]. 6th ed. New York: Churchill Living Stone, 2005.

第七章

螺旋体病

第一节　概　述

唐　红

螺旋体病（spirochetosis）是各种螺旋体（spirochetes）侵入人体所致的一组传染病。螺旋体是一类革兰染色阴性的病原微生物，形态柔软、弯曲为螺旋状。其大小介于细菌和病毒之间，外形纤细，能活泼进行螺旋状运动。螺旋体种类繁多，部分为非致病性。对人类有重要致病作用的几类螺旋体，依据其螺旋特点（数目、大小及间距）可分为3个属：①密螺旋体属（*Treponema*），有8～14个细密而规则的螺旋，对人致病的有苍白密螺旋体（*T. pallidum*）和品他密螺旋体（*T. carateum*）2个种，苍白密螺旋体又分3个亚种即苍白亚种（subsp. pallidum）、地方亚种（subsp. endemicum）和极细亚种（subsp. pertenue），分别引起梅毒、地方性梅毒和雅司。②疏螺旋体属（*Borrelia*），有3～10个不规则的螺旋，对人致病主要为回归热螺旋体（*B. recurrentis*）和引起莱姆病的伯道疏螺旋体（*B. burgdorferi*）。③钩端螺旋体属（*Letospira*），有12～24个螺旋，其特点为菌体的一端或两端弯曲呈钩状，对人致病是问号状钩端螺旋体（*L. interrogans*）。致病性螺旋体及其所致疾病见表7-1-1。

表7-1-1　主要致病性螺旋体及其所致疾病

属　种	培养特性	所致人类疾病	媒介物	宿主	主要分布
密螺旋体属	厌氧				
苍白密螺旋体苍白亚种		梅毒		人	全球
苍白密螺旋体地方亚种		地方性梅毒(bejel)		人	中东、非洲北部
苍白密螺旋体极细亚种		雅司		人	东、西半球，热带
品他密螺旋体		品他病		人	西半球，热带
疏螺旋体属	微需氧				
回归热疏螺旋体		流行性回归热	虱	人	南美洲，北美洲，欧洲，亚洲
杜通疏螺旋体等		地方性回归热	钝缘蜱	人	非洲，亚洲
伯道疏螺旋体等		莱姆病	硬蜱	人，动物	美国，欧洲，中国
钩端螺旋体属	需氧				
问号状钩瑞螺旋体		钩端螺旋体病		动物，人	亚洲，澳洲

螺旋体由外膜、菌体、轴丝3部分组成。外膜蛋白为螺旋体最外层结构，有较强的抗原性，并与螺旋体的毒力及致病性相关。外膜蛋白能引起宿主免疫系统产生相应的保护性抗体，是钩体免疫研究及血清学诊断研究的重点。柱状菌体呈螺旋状，是螺旋体分裂繁殖及代谢的主要部分。轴丝是螺旋体的运动器官，细而弯曲，螺旋状缠绕于菌体。

螺旋体为一类古老的单细胞病原微生物，人类与其已有长期斗争。迄今螺旋体病仍是我国重要的传染病。改革开放以来，国内外交流频繁，以梅毒为代表的性传播疾病（STD）明显增加，须重新重视控制这种古老的传染病。钩端螺旋体病在我国产稻区，特别在有洪水等自然灾害时，可出现区域性暴发流行。如何控制这一自然疫源性人畜共患病，仍然是尚待解决的问题。近年新的螺旋体病，如蜱媒螺旋体病——莱姆病（Lyme disease），在国内某些地区发生局部流行，已引起医学界的重视和研究。此外，动物钩端螺旋体病常引起畜牧业重大损失，故一直是以畜牧业为主的国家广泛重视和研究的问题。

螺旋体可经皮肤黏膜侵入人体，有的由媒介吸血昆虫传播。螺旋体一般不易穿透完整的皮肤，但对破损的皮肤黏膜，极易侵入引起感染。各种螺旋体侵入血循环后即分别入侵各自的靶器官，而表现为特征性疾病。多数螺旋体病呈急性起病，病程较短或呈自限性。少数可形成慢性感染或各种后遗症。临床表现轻重不等，可表现一过性自限性良性经过，亦可造成严重的致命性后果。

诊断螺旋体病的根本方法仍是查找病原体。可以从病变标本或血中直接查螺旋体，或培养分离螺旋体。由于螺旋体生长较慢，对培养条件要求高，一般难于培养，无法用于早期诊断。血清学检测仍为临床常用的方法。可用体外培养的螺旋体或抽提抗原，直接检查患者血中的抗体。检查时要求最好作双分血清相隔1周以上，如抗体效价递升，具有较大的诊断价值。抗体检测的主要缺点仍只能作回顾性诊断。在临床早期诊断上，已初步采用单克隆抗体、核酸探针、多聚酶链反应技术等，检测早期患者血中抗原或螺旋体的DNA。虽然初步显示良好的应用前景，但尚需要进一步完善和提高，才能广泛用于临床或流行现场协助早期诊断。

螺旋体对多种抗菌药物均极为敏感，尚无耐药的螺旋体报道。而杀菌性抗生素青霉素可在多种螺旋体病的治疗中，引起赫斯海默反应(Jarisch-Herxheimer)。其机制多与敏感的螺旋体迅速大量杀灭破坏，释放大量的内毒素有关。赫斯海默反应可进一步加重病情，甚至诱发致命性的并发症，故应重视对其预防和及时处理。

螺旋体病的流行常与社会经济因素相关。提高人群文化素质，强化法制教育与管理，对控制性传播螺旋体病具有重要作用。加强卫生知识普及与疾病防护知识宣传教育，对自我防护螺旋体病亦有相当大的作用。对人兽共患性自然疫源性螺旋体病，因有大量野生动物及家畜为传播媒介和贮存宿主，控制流行有较大难度。通过环境及耕作习惯的改变，并坚持菌苗预防和化学预防等综合措施，已显示出明显效果。

随着医学科学的不断进步，加强对致病性螺旋体分子生物学的特性、致病机制、防治措施的深入研究，为彻底控制螺旋体病不懈努力，是医务工作者义不容辞的责任。

第二节　钩端螺旋体病

唐　红

钩端螺旋体病(leptospirosis，简称钩体病)是各种不同型别的致病性钩端螺旋体(leptospira，简称钩体)引起的急性传染病，属自然疫源性疾病。鼠类和猪是主要传染源。临床特点为起病急骤，早期有高热、全身酸痛、软弱无力、结膜充血、腓肠肌痛、表浅淋巴结肿大等钩体毒血症状；中期可伴肺出血、肺弥漫性出血、心肌炎、溶血性贫血、黄疸、全身出血倾向、肾炎、脑膜炎、呼吸功能衰竭、心功能衰竭等靶器官损害表现；晚期多数病例恢复，少数病例可出现后发热、眼葡萄膜炎以及脑动脉闭塞性炎症等多与感染后变态反应有关的后发症。肺弥漫性出血、心肌炎、溶血性贫血、肝肾功能衰竭为常见致死原因。

钩体病与我国早已发现的“打谷黄”“稻瘟病”很可能是一类疾病。国外德国医师外耳(Weil)于1886年首次报道一种流行性出血热黄疸病，称外耳病，后被证实为黄疸型钩体病。稻田等于1914年首次用钩体病患者血液接种豚鼠后，在肝组织中查到螺旋体。井户等于1916年从86只家鼠和沟鼠的40%肾脏中发现有毒力的出血性螺旋体。野口于1917、1918年观察到这些螺旋体菌株与其他已知螺旋体不同，并命名为钩端螺旋体，沿用至今。我国1934年在广州发现典型黄疸型患者3例，1例血液经豚鼠接种后发现钩体。1939年北京报告2例实验室工作人员在犬型钩体病流行时受染，表现为典型的脑膜炎经过。1952～1954年在浙江临海县证实有钩体病流行。1954～1956年在广东不同地区、云南双江、福建晋江地区等处发生钩体病流行。1957年在河南武陟县证实在黄河北岸有本病流行。1958年四川温江、浙江杭州、贵州贵定等地均报告在无黄疸型钩体病流行中，出现一批因大咯血、窒息而死亡的病例，成为我国钩体病流行各型中最严重的一种临床类型。1963年以后，主要在华北，有5次较大的无黄疸型的洪水型和雨水型钩体病暴发流行。1970年后，我国进一步加强了各地对本病的广泛防治，使钩体病的流行逐年下降，多数地区基本上控制了暴发流行。但20世纪90年代以来，在黄河及长江流域一些省、区发生洪涝灾害中，仍有钩体病流行，并出现肺出血、口鼻涌血死亡病例。故钩体病是全球性流行、洪涝和地震等自然灾害时需重点防疫的传染病之一。

【病原学】 致病性钩体是钩体病的病原体。目前已明确的钩体属有17个基因种，其中致病性钩体有*L. interrogans*(问号状钩体)、*L. kirschneeri*、*L. noguchii*、*L. borgpetersenii*、*L. santarosai*、*L. weilii*等；非致病

性钩体以 *L. biflexa*（双曲钩体）为代表。问号状钩体能在人或动物体内寄生，并可引起人或动物患钩体病。双曲钩体多营自由生活，在自然界分布广泛，尤以水中为多，故又称水生株或腐物寄生株。另一种钩体科中的细螺旋体属包括伊尼利螺旋体（*Leptonema illini*）与短小螺旋体（*Leptonema parva*），一般不致病。

钩体的形态和结构特殊。菌体纤细，螺旋盘绕细致，规则而紧密，长度不等，一般长为 4～20 μm，平均 6～10 μm，有 12～24 个螺旋，直径 0.1～0.2 μm，在靠近菌体的一端或两端常弯曲成钩状，暗视野显微镜下可见发亮的钩体沿长轴快速旋转运动，可通过 0.1～0.45 μm 微孔。因钩体革兰染色阴性，不易被苯胺类染料着色，故常用镀银染色法检查组织中存在的钩体。电镜下观察，钩体由圆柱形菌体、细长轴丝（又称鞭毛）和透明外膜 3 部分组成（图 7-2-1）。圆柱形菌体为一外具细胞壁、内充满原生质的螺旋状。轴丝有 2 条，细而弯曲，直径 20～34 μm，与圆柱体互相缠绕，其末端嵌入圆柱形菌体末端，称终端结与插盘。轴丝与细菌鞭毛相似的运动器官，其冲动来自终端结与插盘。圆柱形菌体和轴丝的外面，包以一层薄而透明的膜，外膜有抗原活性，能与相应抗体产生凝集现象。外膜有免疫原性，将外膜免疫动物，能抵抗强毒株的攻击而获得保护。

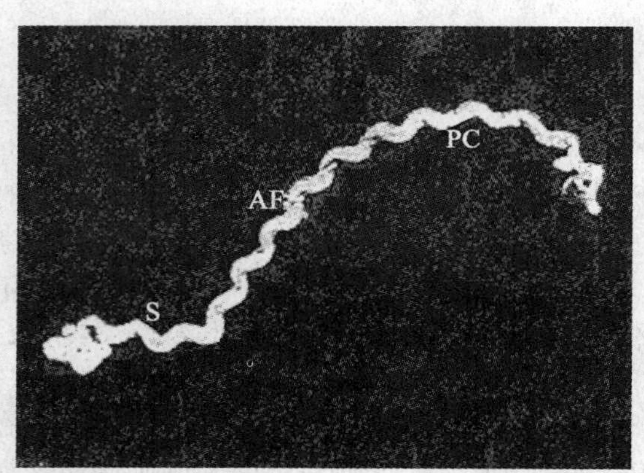

图 7-2-1　问号状钩端螺旋体（O_{17}株）超微结构图
（喷镀造形法 E/M×30 000）
PC：原浆柱或圆柱形；AF：轴丝（内鞭毛）；S：钩体外膜

钩体在培养特性上为需氧菌，常用含兔血清的柯氏（Korthof）培养基，pH 7.2 左右，温度 28～30℃进行培养。钩体生长繁殖缓慢，一般需 1 周左右。采用动物接种可明显提高分离钩体的阳性率。钩体对酸性及碱性环境都较敏感，在 pH 7～7.5 之间最适宜生长。对外界的抵抗力比细菌弱，在无杂菌污染的中性自来水中可存活 40 d；在潮湿而酸碱度适宜的土壤中可生存 3 个月。对常用的各种消毒剂均无抵抗力，极易被稀盐酸、煤酚皂溶液（来苏）、苯酚（石炭酸）、70%乙醇及肥皂所杀死；紫外线、温热 50～55℃，30 min 均可被杀灭；在干燥环境下数分钟即可死亡。

钩体抗原结构较复杂，可通过血清学方法将具有相关抗原结构的钩体划分为同一血清群（serogroup），而将抗原结构一致的菌株称为同一血清型（serovars）。国际权威机构新近公布全世界已有 24 个血清群、223 个血清型。新型仍在不断被发现。

根据 1979 年北京药品生物制品检定所对全国钩体菌株型别鉴定的参考标本株，我国常见的钩体有 13 个血清群，15 个血清型（表 7-2-1）。目前我国已发现有 18 群 75 型，为世界上钩体群型存在最多的国家之一。问号状钩体抗原结构复杂，群型间交叉反应明显，传统的双向交叉吸收凝集反应存在许多技术困难和不足之处。单克隆抗体技术与限制性核酸内切酶分析法对明确问号状钩体分类学很有帮助。近年应用分子生物学技术对钩体的 DNA 进行同源性测定分析，确定钩体属有 17 个基因种。不同血清型别钩体对人的致病性有所不同。实验研究提示，某些致病菌型在体内外，特别在体内可产生钩体代谢产物如内毒素样物质、溶血素、细胞毒性因子或细胞致病作用物质等。

表 7-2-1　中国钩端螺旋体 13 群 15 型标准菌株

血清群	血清型
(1) 黄疸出血（*L. icterhemorrhagie*）	赖、黄疸出血（*L. lai*）
(2) 爪哇（*L. Javania*）	爪哇（*L. java*-5）
(3) 犬（*L. canicola*）	犬（*L. canicola*）
(4) 拜伦（*L. ballom*）	拜伦（*L. ballom*）
(5) 致热（*L. pyrogenes*）	致热（*L. pyrogenes*）
(6) 蛮耗（*L. manhao*）	蛮耗（*L. manhao* Ⅱ）
(7) 秋季（*L. autumnalis*）	秋季（*L. autumnalis*）
(8) 澳洲（*L. australis*）	澳洲（*L. australis*）
(9) 波摩那（*L. pomona*）	波摩那（*L. pomona*）
(10) 流感伤寒（*L. grippotyphasa*）	流感伤寒（*L. grippotyphasa*）
(11) 七日热（*L. hebdomadis*）	七日热（*L. hebdomadis*） 阿尔夫（*L. hebdomadis wolffi*） 溶血（*L. hemolytica*）
(12) 巴达维亚（*L. batavia*）	巴达维亚（*L. batavia*）
(13) 塔拉索夫（*L. tarassovi*）	塔拉索夫（*L. tarassovi*）

【流行病学】　钩体病遍及全球。除在雨量充足、气候炎热的热带、亚热带有流行外，沙漠地区及永久冰冻地带也有较少钩体病。我国除一些干旱少雨地区如青海、甘肃、内蒙古西北很少发生本病流行外，其他已有 28 个省、市、自治区发现存在本病，全国有 60%的县有本病散发和流行。其中南方及西南各省特别是四川、湖北、贵州最为严重。

1. 传染源　钩体的传染源极其广泛。动物宿主超过 200 种，我国证实有 80 多种动物检出钩体，包括哺乳类动物、鸟类、爬虫类、两栖类、节肢动物等。一宿主可感染多型钩体,但以一型为主(如黄疸出血型-鼠、犬型-犬、波摩那型-猪)。这些动物自然带菌,而有些动物仅有钩体感染的血清学证据。要判定该种动物是否为自然带菌,应查清是否为当地的优势种,是否与人类活动有直接关系,所带菌型是否为当地人群中流行的主要菌型,以及是否符合与该种动物生态学特点等。人类感染钩体几乎均来自动物传播,尚未发现钩体患者传染人的证据和报道。钩体病的疫源地可分为自然疫源地和经济疫源地两种类型。

钩体病自然疫源地以鼠类为主,主要分布于长江流域及其以南的广大地区。各地储存宿主不同,如四川、贵州、陕西、湖北、湖南、江西以黑线姬鼠为主;广东、广西、福建以黄毛鼠为主;云南大部分地区以黄胸鼠为主。北方各省亦相继发现山东及河北的大仓鼠、黑线仓鼠与内蒙古的黄鼠等为钩体带菌宿主。北方宿主带菌较单纯,常以波摩那型占绝对优势,但疫区变动大。南方则较复杂,如黄疸出血型、犬型、流感伤寒型、七日热型、波摩那型等(云南即先后查出 13 群与 45 型),而疫区较稳定。

本病经济疫源地以猪为主要储存宿主,分布最广。在我国目前大部分农村,由带菌猪在猪间循环形成疫源地,就可以在猪间或与人接触者之间引起本病发病或流行。因此,我国在长江流域及其以南地区基本上为自然疫源地与经济疫源地并存,黑线姬鼠、黄毛鼠、黄胸鼠为其主要储存宿主。黄河流域及其以北地区基本上为单纯的经济疫源地,但也可能存在个别、局部自然疫源地,尤其在华北洪水后大流行时,猪带菌率高,排菌期长,排菌量大,污染环境严重,饲养数量多,且常敞放饲养,因而是当地钩体病的主要传染源。犬有时也可能成为某地、某次流行的主要传染源。查清保持疫源地的主要传染源,探索动物流行过程之间的关系,对进一步预防本病的发生,具有重要意义。

2. 传播途径 主要感染方式是人与环境中污染的水源接触。破损的皮肤和黏膜是钩体病最易入侵的途径。但也存在经消化道感染、接触感染及其他方式的传播。

(1) 污水传播 村庄附近的稻田、池塘、小溪两旁是鼠类活动频繁的场所,也是家畜特别是猪牛吃草、喝水、沐浴常到之处。这些传染源的尿常污染水源。人们在生产如收割水稻,生活中与疫水接触即可受染。特别在洪水、暴雨时,含钩体的粪、尿随水漂流。从事开荒、生产、野营、泅渡训练或营建施工时,如与污染环境接触,常易集体感染。下水道工人、煤矿井下人员与钩体病病鼠尿污染的水源接触后亦可感染。

(2) 接触传染 在饲养家畜过程中,人常直接或间接接触病畜或带菌牲畜的排泄物及其污染的饲料;在宰杀或处理病畜时可以接触带菌动物的血和脏器受到感染。实验室工作人员及流行病学工作者,因处理含菌物或接触受感染动物,而获得钩体感染。

(3) 其他传播途径 钩体可以经过胎盘进入胎儿,使胎儿受染并可导致流产。

总之,钩体病虽有多种传播途径,但我国最主要的是人群从事农业活动,特别是稻田劳动时接触污染的水源,通过皮肤、黏膜进入人体。

3. 易感人群 人群对致病性钩体普遍易感。但在本病流行区,人群进行生产劳动及生活过程中长期与钩体接触,不少人可经隐性感染或轻度感染或经人工预防注射而获得不同程度的特异性免疫,因而处于相同条件下暴露的人群,发病情况有较大差异。老疫区中外来人口,发病率常显著高于当地农民和长期接触疫水者。钩体菌型众多,其免疫力大多只具有型的特异性,因而可以第二次感染,但部分型间或群间亦发现有一定交叉免疫。例如黄疸出血群、犬群和波摩那群之间,黄疸出血群、流感伤寒群和犬群之间,流感伤寒群和波摩那群之间,都有一定的相互保护作用。

4. 流行特征

(1) 流行形式 主要分为稻田型和洪水型。我国南方各省以稻田型流行为主,主要传染源是鼠类。北方各省多呈洪水型暴发流行,主要传染源是猪。当南方各省发生洪水暴发流行时,也发现猪是主要传染源。

(2) 发病季节 我国钩体病主要集中于夏秋之交水稻栽种收割或洪水雨季,以 8～9 月份为高峰。在种植双季稻地区可有两个高峰。洪水型发病高峰常与洪水高峰相一致。

(3) 发病年龄、性别、职业 发病年龄多为青壮年。20～40 岁组约占病例总数 40%。疫区学龄儿童下河洗澡、嬉戏亦易感染。性别与职业,取决于人与传染源及疫水等接触的程度。一般农民、渔民发病率较高,畜牧业者及屠宰工人常与病畜接触亦易发病。

国外报道本病多呈散发流行。但由于对本病缺乏认识和警惕,常忽视本病存在或低估实际发病率。自 20 世纪 70 年代后本病有从职业发病向野外活动变动倾向,病例多为打猎或从事水上活动者。90 年代后包括一些发达国家或地区发病率有所上升。并已陆续报道发生较大规模流行,如 1995 年尼加拉瓜洪水后发生钩体流行,发病 2 259 例。死亡原因为肺出血、肝肾功能衰竭。在韩国、泰国、印度、斯里兰卡均有钩体病流行。

【发病机制和病理】 钩体病发病机制尚未完全阐明。近年我国和巴西科学家分别完成了问号钩体黄疸出血型赖株和哥本哈根型的全基因组测序工作,这将有助于从分子水平阐述其运动、趋化、黏附、侵袭性毒素的致病机制。钩体在人体内运动有方向性,有作者发现问号型钩体基因组内包含 79～85 个运动与趋化相关的基因,赖型 017 和 KH－1 株对血红蛋白有明显趋化性，这可能在其侵袭宿主过程中起很大作用。钩体经人体正常或损伤的皮肤，亦可经黏膜进入机体，迅速从淋巴系统和血液到达全身，出现钩体菌血症(leptospiremia)。再进入各器官、组织、细胞，甚至还可侵入蛛网膜下隙、眼前房等组织。这种穿透力可能与其特别的、灵活的螺旋状运动有关，与菌体内含有透明质酸酶成分或磷脂酶C，以及产生的钩体脂多糖(L-LSP)等毒素亦有一定关系。菌血症初期，出现感染中毒症状，全身毛细血管、肺、肝、肾、心、中枢神经系统等发生急性、严重功能改变。钩体病是全身广泛性疾病，早期主要是感染中毒性微血管功能改变，其特点是病理形态改变轻微而功能改变较为显著。钩体侵袭力可能由其黏附细胞作用或其毒性产物侵入细胞，引起细胞超微结构变化，如线粒体肿胀、变空、嵴突消失、溶酶体增多；微血管充血，偶见微血管壁破损、毛细血管渗血或纤维蛋白渗出。随着病情进展钩体及其毒物进一步引起全身多器官功能和形态损害，出现肺出血、黄疸、肾功能衰竭、脑炎等器官损害症状。由于钩体菌型、毒力及人体反应不同，钩体病表现复杂多样，轻重程度不一，临床常以某种脏器病变占优势而表现为不同类型。钩体病组织形态损害经治疗后可以完全恢复，不留瘢痕。钩体侵入人体后，血液性粒细胞首先增多，有不同程度吞噬钩体活动，出现微弱炎症反应，但无明显白细胞浸润，也不化脓。单核巨噬细胞增生，有明显吞噬钩体能力。腹股沟及其他表浅淋巴结肿大。病程约1周，血中开始出现特异性抗体，以后随病程抗体效价逐渐增高，距发病开始后约4周可达高峰，凝溶抗体效价有时高达1∶10 000。IgM型抗体首先出现且效价逐渐增高时，血中钩体开始减少，此后钩体很少在血循环中出现。血清抗体出现、钩体减少消失时，肾脏内的钩体不受血液特异性抗体影响，能在肾脏生存繁殖并常随尿排出体外。感染钩体后肿大的淋巴结中可见到生发中心及髓质迅速增大而副皮质区相对减少，浆细胞大量增加，表现为明显骨髓依赖淋巴细胞(B细胞)增殖反应。钩体从血液消失时可发生特异性免疫反应，出现后发热、眼和神经系统后发症等与超敏反应有关表现。实验动物研究，提出钩体毒素、钩体黏附、钩体中毒阈值、器官钩体含量等因素为引发本病的理论，仍待进一步研究证实。

人感染钩体后，因人体与钩体型别及其毒物性质不同，其相互作用后可表现为不同临床类型的钩体病。一般情况下，毒力较强的黄疸出血型、秋季型、澳洲型、犬型等菌型感染，较易引起黄疸或出血等较重的表现；而流感伤寒型、七日热型，特别是波摩那型等毒力较弱的钩体感染，常为钩体病的轻型。但黄疸出血型等毒力较强菌型感染，也可出现轻型无黄疸型，反之如流感伤寒型感染，也可引起一定程度的黄疸或出血。这可能与人体免疫状态高低有关。有报道，在肝脏和肾脏内可见较多钩体，出血在钩体分布较少的肺组织较明显，可能与钩体具有复杂的趋化信号转导通路有关。有对动物模型病理学研究及与出凝血相关的血栓调节蛋白(TM)、凝血酶原—抗凝血酶Ⅲ复合物(TAT)、D-二聚体(D-D)等分子标记物的检测，发现血小板减少与DIC无关，肝巨噬细胞吞噬活化聚集的血小板可能是引起血小板减少的原因之一。研究显示，钩体病出血的机制重要的有两个因素，其一是某些毒素如溶血素等，与其他出凝血相关毒力因子如胶原酶、血小板活化因子乙酰水解酶(PafAH)、溶菌酶、*YopM* 基因、VwF因子A结构相似基因等协同作用，导致血管直接损伤出血；其二是免疫介导的损伤引起炎细胞浸润和血细胞渗漏，而更可能是涉及致病物质、免疫球蛋白及补体参与免疫应答的多因素调节作用。

不同型的钩体病病变差异悬殊，而同型钩体病的不同病例各器官组织损伤程度也有明显差异。对比钩体病肺弥漫出血型与黄疸出血型的病理形态，这两型的主要损伤器官及其基本病理形态变化不一致，但也有其共同的基本病理变化。

1. 肺弥漫出血(PDH)型的主要病变

(1) 尸检肉眼观察　国内外虽有不少黄疸出血型尸体解剖病例报告，个别病例也有广泛肺出血、肺水肿，但对于无黄疸型肺出血的病例，文献尚少见记载。

1958年华西医科大学钩体病研究室对16例钩体病肺弥漫性出血死者进行尸解，死者均有口鼻涌血，从发病到死亡，最短者2 d，最长5 d，平均4.6 d，年龄14～29岁，无1例黄疸，11例于肝或(和)肾内找到钩体，心外膜有轻度充血，心腔扩大不明显，肺严重出血者13例，肉眼见两肺各叶严重膨胀，脏层胸膜紧张。整个肺外表呈紫黑色，切面全部或大部为出血性实变，呈暗红色，酷似血凝块。细致观察，在近肺膜及肺叶中心尚可见无出血的肺组织呈小岛状存留。其中有大小不等的暗红色斑点。

1964年陈钦材等总结33例肺弥漫性出血型钩体病者尸解材料，30例两肺各叶体积均肿大，重量增加1～1.5倍，多呈斑点或片状出血，以双肺背面及膈面最为显著，严重时整个肺脏外表呈暗紫红色。切面酷似大叶性或全肺出血实变，具融合性改变24例，片块状6例，斑点状改变3例，但在融合块仍有无出血的肺组织残存。切面上流出血性泡沫状液体。1976年华西医科大学钩体病研究室对1例钩体病肺弥漫性出血死者的肺组织大片切片进行了观察，发现在肺出血区中可见许多未出血的肺组织(图7-2-2)。除肺出血外，心脏浆膜有少数出血点，其他部位无出血改变。

(2) 光学显微镜检查　支气管腔内有大量红细胞，肺泡腔亦普遍充满红细胞。有的出血区红细胞比较新鲜完整，无白细胞反应，且少数肺泡尚含有气体或偶见少量浆液渗出，但无一般肺水肿改变；有的出血区则红

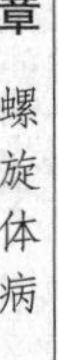

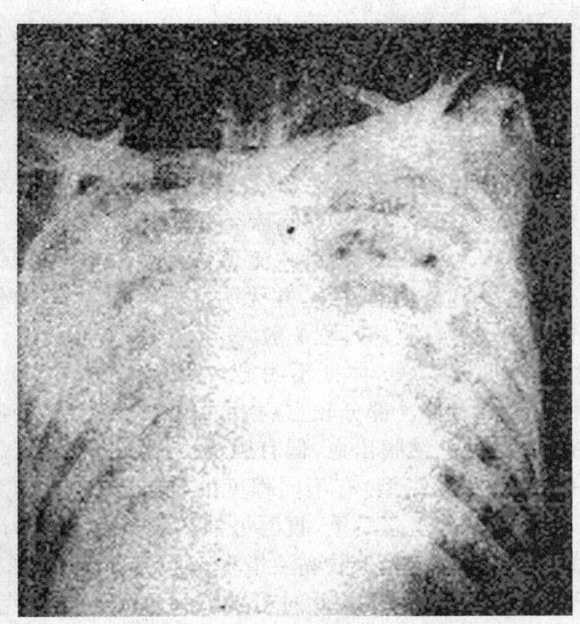

图 7-2-2 肺弥漫性出血型钩体病患者死后胸部 X 线摄片显示大块融合

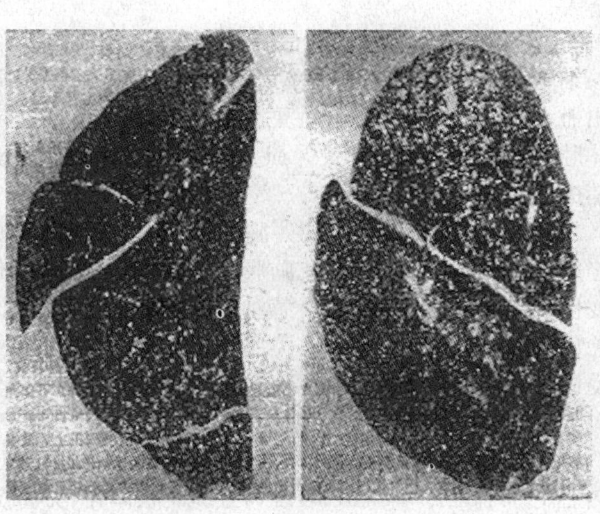

图 7-2-3 肺弥漫性出血型钩体病患者死后尸检肺切面

全部或大部为出血性实变，呈暗红色，酷似血凝块，气管和支气管腔内充满血液

细胞大部或全部崩解，亦可见巨噬细胞，肺泡壁毛细血管模糊不清，仅个别小动脉或小静脉残存，但充血显著，管腔极度扩张，内皮细胞肿胀，管壁肿胀疏松，Foot 银浸法可见肺泡壁嗜银纤维稀松，轮廓模糊，甚至崩解。出血灶与出血区肺泡腔内血性浆液很少见到，未见大血管破裂，肺出血原发部分主要是毛细血管。镜下查见 75.8%的病例心肌出血，均较弥散，心肌纤维普遍浊肿，部分病例有局灶性心肌坏死，87.9%的病例有心肌炎改变。

(3) 电子显微镜观察　1974 年华西医科大学钩体病研究室曾在 1 例血培养阳性的钩体病肺弥漫性出血死者，取出一块 2 cm×3 cm 大小肺组织。另一例用穿刺针取肝组织。均对其进行电子显微镜观察，可见肺泡腔及肺泡组织中大部分肺泡内可见红细胞、纤维素及少量白细胞。白细胞核及胞质结构清楚，有的胞质内有变性之钩体。肺泡壁表面覆有Ⅰ型及Ⅱ型上皮细胞，大部分上皮细胞微细结构清晰，少量内皮细胞有不同程度改变，有的胞质内胞饮小泡及小泡增加；有的胞质肿胀、变空；有的线粒体肿胀、变空；有的浆膜破裂，但未见有缺口形成。内皮细胞见有变性之钩体，内皮细胞及上皮细胞基底膜大部分清楚，可分明带及暗带，但局部有肿胀、增宽，使明带与暗带辨别不清，聚有浆液性物质，肺泡壁中间质细胞微细结构清楚(图 7-2-3)。

总之，从肉眼、光学显微镜、组织连续切片、电子显微镜观察，均说明钩体病肺弥漫性出血以肺出血为主，出血呈进行性，但是如此迅猛的大量出血，却未见大血管破裂，仅有毛细血管轻度损伤和内皮细胞改变，这是钩体病肺弥漫性出血的一大特点。

2. 黄疸出血型的主要病变

(1) 肝脏　肉眼见肝明显肿大，表面光滑，呈棕黄色，包膜下出血。光镜观察，肝细胞离散零乱，大小形态不一，肝小梁结构丧失，易见双核肝细胞，偶见小块灶性坏死，多靠近汇管区，有少数淋巴细胞浸润，门静脉周围水肿明显，淋巴细胞及少数中性粒细胞浸润，间质为主小叶中央水肿使肝小梁分离，肝细胞轻微胆汁染色，个别可见胆汁栓。

(2) 肾脏　肉眼观察，一般均较正常肿大，呈绿棕色，表面光滑，肾包膜下点状出血，包膜易剥离，切开后可见广泛点状出血，水肿，皮层变宽，肾盂黏膜下可见出血。光镜观察，肾小球腔局限性扩大，肾小球毛细血管细胞轻度肿大，集合管中有红细胞和血红蛋白管型，肾曲小管肿胀至坏死病变，间质高度水肿并有淋巴细胞、中性粒细胞浸润。电镜观察，灶性足突融合，灶性基膜增厚，肾小管上皮细胞刷状缘部分或全部消失，小管上皮细胞解离，小管上皮细胞线粒体肿大，嵴突消失，致密小体增加。

(3) 毛细血管出血　全身均可有出血点，最多见于腹膜、胸膜、胃肠道、肾、鼻黏膜、肾上腺、皮肤、心内膜、心外膜、肝包膜下及肝汇管区、肠系膜、脾、胰、膀胱、气管、支气管及肺出血。

(4) 横纹肌病变　以腓肠肌病变最明显，胸大肌、三角肌及背部肌肉等均可有病变。肉眼观察可以正常或点状出血。光镜下见部分肌纤维肿胀，横纹消失，透明变性及空泡形成；肌纤维间广泛出血灶，出血灶内及附近大量单核细胞及中性多核白细胞浸润。

(5) 心脏　肉眼见心外膜和心内膜瘀点状出血，心脏扩大，部分病例心肌质地较软，切面浑浊，失去正常光泽。组织学观察：①心肌变性和灶性坏死，心肌细胞明显浑浊、肿胀，可见局灶性凝固性坏死及肌纤维溶解。②心肌间质炎，肌束间散在炎症细胞浸润，以大单核细胞为主，夹杂少数中性粒细胞、淋巴细胞。③间质出血水肿，以心肌间质出血更普遍。电镜下心肌线粒体肿胀、变空、嵴突消失。肌纤维模糊、断裂、润盘消失。

（6）其他组织器官病变　脾、淋巴结均有网状细胞轻度增生，部分病例有脑及脑膜充血、出血，神经细胞变性及炎性浸润，轻度颈交感神经节炎。肾上腺病变除出血外，多数病例有皮质类脂质减少或消失，皮质、髓质有灶性或弥漫性炎症。

3. 晚期后发病

（1）眼后发症　最常见的是葡萄膜炎，多发生于退热后1～34 d（平均17 d）；表现为虹膜睫状体炎，炎症仅限于葡萄膜前部，或呈全葡萄膜炎。前部为明显的虹膜睫状体炎，后部为弥漫性脉络膜炎。钩体病早期，钩体侵犯眼组织，但稍后即由眼内消失，因而以后发生的葡萄膜炎可能是超敏反应所致。

（2）神经系统后发症　急症期症状消失后半个月至9个月（多为1～6个月），出现偏瘫、失语等症状。主要变化是脑底多发性栓塞性动脉炎及由它所致的脑实质损害，即脑供血不足、梗死、出血、坏死、水肿等。可能是钩体直接损害脑血管，或超敏反应所致。

【临床表现】　潜伏期2～28 d，一般是10 d左右。

1. 早期　即钩体血症期，一般在起病后3 d内。有下列主要症状、体征。

（1）发热　常起病急骤，伴畏寒及寒战，少数患者于发热前1～2 d可有软弱、乏力。多为稽留热型，部分为弛张热，体温39℃左右，热程多为7 d，亦可达10 d，脉搏常增速。

（2）头痛、身痛　头痛有时很突出，直至恢复期仍诉头昏、头痛。全身肌肉酸痛明显，可有颈部、膝、大腿，以至胸、腹、腰背肌都痛。

（3）全身乏力　特别是腿软明显，有时行动困难或不能站立和下床活动。

（4）眼结膜充血　在发病早期出现，以后迅速加重，重者全结膜除角膜周边外，均明显充血。整个结膜呈红色或粉红色，小血管交织成细网状，有时结膜下出血；但无分泌物、疼痛或畏光感，充血在热退后仍持续存在。

（5）腓肠肌疼痛、压痛　在发病第1日即可出现，轻者仅感小腿胀，压之轻度痛。重者小腿痛剧烈，犹如刀割，不能走路，轻压即痛，甚至拒按。

（6）淋巴结肿大　一般发病第2日即可出现，以腹股沟淋巴结多见，次为腋窝淋巴群，多为黄豆或蚕豆大，个别如鸽蛋大。表面多隆起，质软，压痛，但无红肿，亦不化脓。

此外，本病早期还可有咽痛、咳嗽、咽部充血、扁桃体肿大、咽腭黏膜小出血点，出现恶心、呕吐、腹泻等。个别也可有溶血性贫血、中毒性精神症状或中毒性心肌炎。

以上为早期钩体血症的症状与体征，也是下述各主要临床类型所共有的早期表现。

2. 中期　症状明显，主要为各器官损伤表现，一般为起病后3～10 d。按常见临床类型分别叙述如下。

（1）钩体血症型　原称“流感伤寒型”。为早期钩体血症症状和体征的继续，并无明显器官损伤表现，是钩体病的轻型。自然过程一般为5～10 d，平均7 d。体温常不超过38.5℃，体征不明显，常无出血倾向，如一般“感冒”症状群。部分较重病者，可有出血倾向，如皮肤瘀点及瘀斑、结膜出血，偶有腔道出血。部分严重患者（原称胃肠休克型）有不同程度的胃肠道症状，如恶心、呕吐、腹泻、里急后重，腹泻每日一般10次以内，以稀便或水样便为主，少数黏液增多，但无脓血，量不多，少数解柏油样或黑便。此时可伴低血压或严重休克，而钩体病典型体征反而不明显。

（2）肺出血型　本型除初期的钩体血症症状群外，可有多少不等血痰或咯血。胸部X线片常显示不同程度及不同范围的点状、小片或大片融合阴影。根据胸部X线片病变的深度和广度，特别是有无急性呼吸、心循环功能紊乱表现，可分为肺普通出血型与肺弥漫性出血型。少数肺出血型有血痰、咯血与较明显肺部X线片病变，但无明显急性呼吸、心循环功能紊乱者，实际上是一种过渡型，但临床上宜作为肺弥漫性出血型前期对待。①普通肺出血型：表现与钩体血症型类似，仅伴不同程度血痰或咯血，胸部体征不显，胸部X线片仅有轻度（点状或纹影增加）病变，如治疗不当特别在发生赫氏反应后，可迅速转变为肺弥漫性出血型。②肺弥漫性出血型：原称肺大出血型，肺出血缺氧、窒息是本型的特点。因肺弥漫性出血而伴发进行性呼吸、心循环衰竭等缺氧、窒息表现，虽咯血很少或不咯血，预后却十分严重。因钩体病肺损害可以是进行性、广泛的肺内溢血，不一定都表现为大咯血，故“肺弥漫性出血型”的名称较“肺大出血型”更为恰当。

肺弥漫性出血是近年无黄疸型钩体病引起死亡的常见原因。临床来势猛，发展快。本型多出现于未注射过钩体菌苗的青少年、孕妇或其他易感人群；病后2～5 d，患者未认真休息或仍继续参加强体力劳动；就诊前未用过有效抗菌药物；病后情绪过度紧张等。本型可分为3期：①先兆期：患者面色苍白，个别可短期潮红，心慌、烦躁逐渐加重，呼吸、心率进行性增快；肺部逐渐出现呼吸音增粗，继以干啰音或局限性湿啰音；有时血痰或咯血；X线胸片呈肺纹理增多，散在点片状阴影或小片融合。②极期：若先兆期未及时有效治疗，可在数小时内出现面色极度苍白或青灰，唇发绀、心慌、烦躁迅速加重，呼吸、心率显著增快，第一心音减弱或呈奔马律，双肺满布湿啰音，咯血显著增多或连续不断，少数患者亦可不咯血；X线胸片双肺呈广泛点片状阴影或大片融合。③垂危期：若在极期仍未能及时有效控制病情，可在1～3 h或略长时间内病情更为严重，表现为极度烦躁不安，神志模糊，甚至昏迷；喉有痰鸣，呼吸不规则或明显减慢，高度发绀；继而口鼻涌出不凝的血性泡沫液体，心跳减慢，最后呼吸心跳停止。以上3个时期的演变，短则数小时，长则12～24 h，有时3期不能截然分开。偶有暴发起病者，24 h内即迅速出现肺弥漫性出血，再过几小时可因抢救无效而死亡。黄疸出血型病例中，亦偶可发生肺弥漫性出血，多在黄疸出血高潮，一般不如无黄疸型发展急剧凶险，原因不明。

(3) 黄疸出血型　原称外耳病，近年国内渐少见。早期主要为钩体血症症状群，但在病程4～8 d，体温下降时出现进行性黄疸、出血和肾功能损害。重病例可因尿毒症、大出血或肝性脑病而死亡；轻病例当黄疸出现后全身中毒症状逐渐减轻，于短期内进入恢复期。

1）黄疸与肝损害：多于发病后4～8 d出现黄疸，亦有少数于发病后2 d出现，黄疸逐渐加深，于病程10 d左右达高峰。肝脏轻至中度肿大，触痛伴肝区叩痛。部分患者脾脏轻度肿大。黄疸深浅不一，持续7～10 d后逐渐减轻。但胆红素也可达400～600 μmol/L或更高，可伴发皮肤瘙痒，相对缓脉，顽固呃逆。深度黄疸多数伴明显出血和肾功能衰竭，预后较差。肝功能衰竭国内20世纪50年代报道占本型死亡病例的10%～20%。深度黄疸患者，如无肝功能严重改变，同时也无明显出血或肾脏损害者，预后较好。

2）出血：常有鼻出血，皮肤及黏膜瘀点、瘀斑、紫癜，咯血，尿血，阴道流血；呕血，消化道大出血可致休克而死亡。少数可同时因肺弥漫性出血或肾上腺出血休克致死。

3）肾脏损害：黄疸出血型患者几乎均并发肾功能损害，且为本型死亡的重要原因，占死亡病例的60%～70%。但肾损害轻重不一，轻者仅有少量尿蛋白，显微镜下血尿，有少量白细胞、管型等，在钩体血症症状群后期即可出现，病程10 d左右即趋于正常。重者发生肾功能不全，多出现于黄疸高峰，表现为尿少、尿色深黄、尿中蛋白质多量、有管型、显微镜或肉眼血尿或无尿，常持续4～8 d，有时可长达10 d以上。血尿素氮、肌酐增高，也多在病期10 d左右达高峰，以后逐渐下降，有时肾功能不全可早在黄疸出血前即发生，随黄疸加深而日趋严重，可发生酸中毒、尿毒症等。

(4) 肾功能衰竭型　单纯肾功能衰竭型钩体病极为少见。在钩体病急性期出现少量蛋白尿、红细胞、白细胞或管型是较普遍的现象。如蛋白尿、血尿与管型都极为明显，有氮质血症但无黄疸者，称为钩体病肾功能衰竭型。患者少尿或无尿常发生于病程的第1周内，多发生于休克后，持续时间长短不等，长者可达10 d或更长，短者仅1～2 d。本型患者一般预后良好，多数患者通过少尿期、多尿期和恢复期而康复。少数重症患者在少尿、无尿期可并发肺水肿、高钾血症、高磷低钙血症等。可因高钾血症、尿毒症、酸中毒、昏迷致死。在多尿期可并发低钾血症、肺及泌尿道感染等。

(5) 脑膜脑炎型　多在钩体病发病数日后，即出现脑膜刺激征症状，如严重头痛、烦躁不安、嗜睡、神志不清、谵妄、瘫痪等脑炎症状。重症可有昏迷、抽搐、急性脑水肿、脑疝及呼吸衰竭等。脑脊液检查压力增高，蛋白质增加，白细胞数多在0.5×10^9/L以内，以淋巴细胞为主，糖正常或略减少，氯化物多正常。脑脊液分离钩体阳性率较高。以脑膜炎症状群为主者称脑膜炎型，病情较轻，预后较好。以脑炎或脑膜脑炎症状群为主者，称脑炎型或脑膜脑炎型，一般病情较重，预后较差。

在钩体病发展过程中，有时不能截然划分上述各型。各型主要症状可相互转化或同时存在，如肺弥漫性出血或脑膜炎症状也可在其他型出现。

3. 后期　为恢复期或后发症期，多在起病10 d以后。多数热退后各种症状逐渐消失，趋于痊愈。少数退热后经数日到3个月或更长时间，可再次出现症状，称后发症。

(1) 后发热　急性期经治疗或体温下降或正常1～5 d后又出现发热，体温多在38℃左右，不论是否用过青霉素G治疗，均可在1～3 d内退热。约半数患者可有嗜酸粒细胞增高，可伴脑膜炎、虹膜睫状体炎、胫前热等，也可在青霉素G持续治疗中发生，提示与青霉素G使用关系不大。极个别在起病18 d左右，继后发热之后出现第3次发热，3～5 d自然退去。后发热主要与人体迟发超敏反应有关，但不排除短期复发的可能性。

(2) 眼后发症　在我国北方本病流行时常见，南方较少，这多与流行菌群有关。北方主要是波摩那群流行，但黄疸出血群亦可引起。眼后发症多于急性期退热后1～4周，可表现为表层巩膜炎、球后视神经炎、玻璃体浑浊、葡萄膜炎等，以葡萄膜炎为常见。①虹膜睫状炎，表现为视力障碍、眼部疼痛、畏光、流泪等；检查可见睫状体充血，瞳孔缩小，对光反应迟钝或消失，房水浑浊，虹膜后粘连，睫状部压痛，玻璃体浑浊等。②脉络膜炎，以视力障碍为主，可感到眼前有黑点浮动，或视觉中心暗点；检查可发现视网膜静脉充盈，视网膜水肿和渗出物，视神经乳头充血及边界模糊，玻璃体浑浊等。③葡萄膜炎，兼有虹膜睫状体炎和脉络膜炎表现，大多病情较重，迁延，视力常有严重障碍，可降到0.1以下；瞳孔不易扩大，玻璃体浑浊亦较重，因而检查眼底相当困难。以上各种眼后发症，需与其他原因引起的眼病相鉴别。一般预后较好，个别可有后遗症。

(3) 闭塞性脑动脉炎　钩体病神经系统后发症较

少见，近年来似有增多趋势。钩体病急性期热退后半月至5个月，或长达9个月，可发生脑内动脉炎、蛛网膜下腔出血、脊髓炎、周围神经炎、精神异常等，以闭塞性脑动脉炎较突出。本病后发症以波摩那型为主，患者以儿童较多，亦有青壮年，可无急性期症状。临床表现为突然偏瘫、失语或发作性反复短暂性肢体瘫痪等。脑血管造影证实颈内动脉床突上段和大脑前中动脉近端狭窄，多在基底节部有一特异血管网。患者检测钩体血清凝集或补体结合试验均呈阳性。

【实验室检查】

1. 常规检查 血白细胞总数和中性粒细胞轻度增高或正常，黄疸出血型常增高。白细胞总数高于 20×10^9/L 或低于 4×10^9/L 者少见。血沉常持续增高，黄疸出血型更显著。早期尿内可有少量蛋白质、红细胞、白细胞及管型，这些改变可见于约70%的钩体病患者。

2. 病原体检查

(1) 直接检查钩体 ①暗视野显微镜检查：钩体不易着色，而未经染色的标本钩体在光学显微镜下常难以看清。用暗视野显微镜，可以清楚地看到钩体典型特征的形态和运动方式，通常用以检查体液或组织中的钩体，可以提供快速诊断结果；但由于钩体在血液或组织中浓度过低（$\leqslant2\times10^4$ 条/ml）而不易被检查出；如检验者经验不足，很容易将其他成分如纤维蛋白丝误认为钩体；一般不宜在基层推广，适用于实验感染动物的检查。②染色直接镜检：有镀银法、复红亚甲蓝染色法与 Giemsa 染色法。

(2) 分离培养钩体 在钩体病早期（即发病1周内）外周血及脑脊液中，存在大量钩体，此期采血接种于含兔血清的科索夫(Korthof)或弗勒乔(Fletcher)半固体培养基内，可缓慢生长，一般1周以上阳性率达30%～50%。如已用过青霉素类药物，培养基中可加入青霉素酶。如在培养基中加入氟尿嘧啶（如5-氟尿嘧啶），可选择性抑制或杀灭杂菌，纯化培养，但对钩体的繁殖也可受到轻度抑制。尿培养可在病程晚期呈阳性。

(3) 动物接种 常用幼龄豚鼠或金地鼠腹腔内注射接种，一般不作常规应用。

3. 血清学试验 发病1周后，血液中出现特异性抗体，可应用血清学试验测定。

(1) 显微镜凝集试验(microscopic agglutination test, MAT) 简称显凝试验，是用活标准菌株作抗原与可疑患者血清混合，在显微镜下观察，如有特异性抗体存在即可见凝集现象。一次血清效价到达或超过1/400，或早、晚期两份血清比较，增加4倍者即有诊断意义。此法是目前使用最广泛的钩体血清学方法之一，既可用于诊断，亦可用标准抗血清作钩体菌株鉴定。

(2) ELISA 采用此法检测钩体病血清特异性抗体与MAT相比，灵敏性与特异性均较常用的显凝试验为高，但仍无法用于早期诊断。有报道，用问号钩体重组脂蛋白 IgG 的 ELISA 试验可能替代显微凝集试验(MAT)用于钩体的血清学诊断。

(3) 间接红细胞凝集试验 此法是从钩体菌体中提取一种抗原成分，将其吸附于人"O"型红细胞表面，使红细胞致敏，如遇同属抗体则发生红细胞凝集现象，故称间接红细胞凝集试验。本试验具属特异性而无群成型的特异性，较凝试验阳性出现早，操作简便，不需特殊设备条件，适合基层推广应用。

(4) 间接红细胞溶解试验 国外常用的钩体病诊断方法。当新鲜绵羊红细胞用钩体抗原物质致敏后，在补体存在的条件下与含有抗体的血清混合时发生溶血，其灵敏性较间接红细胞凝集试验为高。

(5) 间接荧光抗体法 此法是先将标准钩体菌株做成涂片，然后将可疑患者的血清滴在有菌的玻片处，经洗涤，如患者血清中有抗体，则抗原抗体结合，再用抗人球蛋白荧光抗体与此复合物结合，发生荧光即为阳性，此法无型特异性。

以上各种方法都是应用特异性抗原测患者体内的特异性抗体。至于应用特异性抗体测定体内抗原作为疾病早期快速诊断的方法，近年已有新进展，特别是单克隆制备技术的应用使诊断早期钩体血症中数量不多的钩体成为可能。随着分子生物学技术发展和应用，采用 PCR 可特异、敏感、简便、快速检测全血、血清、脑脊液或尿液中钩体 DNA，有助于早期诊断钩体病。但要用于临床，有待进一步改进和完善。

4. 肺部X线摄片 轻度者可见肺纹理模糊的网状阴影，或肺纹理紊乱，或显著肺纹理增粗，常达肺野最外缘，病变范围广泛。中度者肺影像呈小点状或雪花小片状，密度低，边界模糊，部分病灶可融合成1.5～2 cm大小片状阴影，多为分散，也可局限于某一区域。重度者在上述点状或雪花小片阴影基础上出现大块融合，可占肺一叶或多叶、单侧或双侧的大部分，多居中下肺野，肺尖受累者少。影像为大块云雾状密度较高阴影，但仍有残留气泡形成的透明区夹杂其中，与一般肺炎均匀实变阴影有所不同。以上肺部影像在轻度"钩体血症型"中约40%病例。中度、重度以肺弥漫性出血型患者可见于约80%病例。但亦有少数病例（如前述中间型）肺部X线改变与病情不尽一致。上述肺部X线初期或轻度变化，如未及时有效治疗，可迅速发展为广泛、严重的大块状或全肺影像。肺部X线影像经治疗后，多于5～10 d内，个别在4 d内或长达3周后才完全吸收。

【诊断和鉴别诊断】

1. 诊断 可根据流行情况、临床表现和检验等作出诊断。

(1) 流行病学史 在本病流行地区、流行季节、易感人群于2～21 d内有接触疫水史，或接触病畜史，均有参考意义。

(2) 临床表现 各型早期有明显或较明显寒战、发热、酸痛、全身软、眼红、腿痛、淋巴结肿大等中毒症状，同时有血痰或咯血，钩体病诊断基本明确。其他各型及后发症的诊断，应在较典型的钩体血症表现基础上，结合各型特异症状群作出相应的临床诊断。

(3) 实验室检查 白细胞及中性粒细胞正常或偏高，血沉偏高，尤黄疸出血型更高。病程早期可尿中出现不同程度的蛋白质、红细胞、白细胞、管型。血清抗体测定如显凝、ELISA、间接血凝阳性。血、脑脊液或尿培养，或接种幼龄豚鼠、金地鼠阳性即可确诊。

应特别注意重型钩体病的早期诊断。如黄疸出血型，除黄疸及出血外应注意同时早期发生的肾脏损害。对肺出血型，除血痰、咯血外，应注意进行性呼吸与循环功能障碍。

2. 鉴别诊断 ①钩体血症型需与上感和流感、疟疾、伤寒与副伤寒、败血症、流行性出血热相鉴别。②肺弥漫性出血型需与肺结核咯血(包括粟粒性结核)及大叶性肺炎相鉴别。③黄疸出血型需与急性溶血性黄疸及急性黄疸性病毒性肝炎相鉴别。④肾功能衰竭型需与急性肾炎及流行性出血热相鉴别。⑤脑膜脑炎型需与病毒性(乙型)脑炎及结核性脑膜炎相鉴别。

【预后】 本病预后与治疗早晚极有关系。起病48 h内接受抗生素与相应对症治疗者，恢复快，死亡少。如迁延至中、晚期，则病死率增高。肺弥漫性出血型垂危期、黄疸出血型广泛出血或肝肾功能衰竭与脑膜脑炎型有深昏迷、抽搐者，则预后不良。葡萄膜炎与脑内动脉栓塞者，可遗留长期眼部与神经系统后遗症。

【治疗】 对本病各型均应特别强调“三早、一就地”，即早期发现、早期诊断、早期治疗，并不宜搬动患者而就地治疗。

1. 一般治疗 强调早期卧床休息，给予易消化饮食，保持体液与电解质平衡，如体温过高，应反复物理降温至38℃左右，一般在诊断未明确前不宜用退热药物。在患者家中、门诊或入院24 h内特别在6～24 h内密切观察病情，警惕青霉素G治疗后的赫斯海默反应与肺弥漫性出血。患者尿液应采用石灰、含氯石灰(漂白粉)等消毒处理。

2. 早期及钩体血症型的治疗

(1) 镇静药物 一般钩体病均宜首先肌注苯巴比妥钠0.1～0.2 g或异丙嗪、氯丙嗪25～50 mg或口服地西泮(安定)5 mg控制躁动，有助于防止肺弥漫性出血等重症的发生。

(2) 抗菌药物 青霉素G国外常用大剂量，国内多首次肌注40万U，以后每6～8 h重复用同等剂量，直到体温下降2 d后或治疗共7 d，儿童减量(每日5万U/kg)。发病急骤、中毒症状特重者，可每日160万～240万U，分4～6次肌注。可在首剂肌注青霉素G的同时或稍前用氢化可的松200～500 mg，5%葡萄糖液稀释后静滴或以不稀释液缓慢静推，以预防赫斯海默反应。青霉素G过敏者可肌注庆大霉素，每日16万～24万U(160～240 mg)；也可口服四环素0.5 g，每日4次，或口服多西环素0.1 g，每日2次，共7 d。

青霉素G治疗后的赫斯海默反应，多在注射首剂青霉素G 0.5～4 h，常于2 h内突然出现寒战、高热、头痛、身痛、脉速、呼吸快等，比原有症状更重，或体温骤降，出现低血压、休克、冷厥等。反应一般在30 min至1 h即消失。少数患者可诱发肺弥漫性出血，应立即加强镇静剂如哌替啶(度冷丁)或氯丙嗪、异丙嗪合剂，氢化可的松200～300 mg缓慢静脉推注或静滴，还可采用物理降温，严格控制输液速度，纠正酸中毒，必要时可辅以强心剂。

(3) 肾上腺皮质激素 如发病特急，体温超过40℃，或有其他严重感染中毒表现如烦躁不安、神志淡漠、呼吸脉搏偏快、血压偏低等则可能是肺弥漫性出血前兆。可酌情用氢化可的松200～500 mg加入5%葡萄糖100～200 ml静滴，20～30滴/min。病情紧急时可静脉缓慢直接推注，并视病情变化重复使用。

3. 肺弥漫性出血型的治疗

(1) 镇静药物 保持患者安静，避免一切不必要的检查和搬动。根据病情选择镇静剂种类、剂量、用法。先兆期患者肌注异丙嗪、氯丙嗪各25～50 mg，0.5～1 h仍不能达到有效镇静者可再用1次，如仍无效可用10%水合氯醛20～30 ml灌肠。如效果仍不满意，可在纠正缺氧及水盐代谢紊乱的同时，肌注哌替啶50～100 mg。病情稳定24 h后可停止应用。对垂危期患者，因多有不同程度的呼吸衰竭，使用大剂量哌替啶和氯丙嗪应特别谨慎，此时极度烦躁者可肌注异丙嗪50 mg或用10%水合氯醛30 ml灌肠。

(2) 抗菌药物 首选青霉素G，首剂40万U肌注，其后以病情给药。先兆期患者每8 h肌注40万U，极期(出血期)或垂危期首剂后每4 h肌注40万U，连续3次，以后每6～8 h肌注40万U。体温正常、病情稳定后减量，直到血痰啰音消失7 d以上，如有低热仍可停药。垂危期亦可用青霉素G首次40万U，静脉缓注，以后24 h内每4～6 h肌注1次，病情好转后改为6～8 h肌注。国外对钩体病器官损害期用大剂量青霉素(每日320万～640万U)治疗，未发现发生赫斯海默反应。推测患者病情可能较轻，静脉持续点滴给药，剂量虽大，但单位时间体内药物不多。此种给药方式在国内有待试用、观察。

(3) 肾上腺皮质激素 主要用氢化可的松，对因缺氧引起脑水肿的病例，可加用地塞米松10～20 mg静推。氢化可的松成人总剂量一般为每日静滴400～600 mg，个别毒血症特别严重者每日可达1 000～2 000 mg，剂量大小应根据起病早晚与病情决定。对先兆期患者，病情不太严重者，每日 200～500 mg 即可。对极期患者首剂 500 mg 加入 5%葡萄糖液 100 ml 静滴，对垂危期患者可用琥珀酸钠氢化可的松 500 mg 静脉缓慢推注，必要时每 1～2 h 重复 1 次，直至病情稳定好转以后，酌情减量，稀释静滴。

(4) 强心药物　如第一心音减弱，奔马律，心脏扩大，或心率>120 次/min，或其他快速室上性心律者，可用毒毛花苷 K 0.25 mg 加入 10%葡萄糖液 10 ml 中缓慢静注或静滴；必要时 3～4 h 后重复用 0.125～0.25 mg，24 h 用量不超过 1 mg。其他如毛花苷 C 亦可选用。

(5) 输液　输液速度在病情严重患者不宜过快，特别是肺弥漫性出血伴发低血压时，一般每分钟为 20 滴左右。如此种病例采用常规扩容补液提高血压，常可迅速诱发肺弥漫性出血。若确定为合并感染中毒性休克，可在严密观察下适当加快输液速度。

经上述治疗 2～4 h 后，若患者仍高热、烦躁不安、脉搏有力，可用 30%温乙醇全身擦浴，使皮肤发红，反复数次，至病情稳定、体温下降到 38℃左右后停止。对经抢救后肺部啰音已减少或消失而缺氧无改善者，多有陈旧黏液血痰梗阻呼吸道，可用中西药物化痰、祛痰。极个别患者，口鼻不断涌血阻碍呼吸，一般吸氧无效时，经气管切开后呼吸器呼气未加压给氧，自气管内直接吸出积血并连续输鲜血、血小板等，可望得以脱险。

国内左鹏鸥用较大剂量山莨菪碱(654-2)治疗本型患者 5 例。方法为 10 mg 每 15 min 静推，1～4 h 好转后改每 1～2 h 静滴。一般 12 h 后即显著好转，5 例痊愈，每例用山莨菪碱总量 50～140 mg。本型病情重，但如在先兆期或极期处理恰当，患者反应较好则病情常在 2～4 h 开始稳定，6～12 h 逐渐好转，24 h 多能脱险，且恢复后常不留任何后遗症。

4. 黄疸出血型的治疗　轻、中度患者在抗菌疗法基础上适当对症治疗即可，重症患者应加强下述疗法。

(1) 精心护理　患者卧床休息，记录出入量，给予易消化饮食，胃肠道出血者给予流质或半流质饮食，昏迷患者注意口腔卫生，勤翻身，保持皮肤清洁，预防褥疮及继发感染，给予鼻饲，保证充足营养等。

(2) 出血处理　维生素 K_1 10～20 mg 静滴，或维生素 K_3 8 mg 肌注，每日 2 次。同时可静脉滴注大剂量维生素 C 3～5 g，每日 1 次，亦可用云南白药及其他止血剂。出血严重或有失血性休克者，争取多次少量输新鲜血，静脉适量输液，补充血容量等。

(3) 保护肝脏　可酌情用多烯磷脂酰胆碱(易善复)、前列腺素 E 等细胞膜保护剂。亦可给予复方甘草甜素等降酶退黄药物。同时预防和纠正肝性脑病。

(4) 保护肾脏　参阅肾功衰竭型的治疗。

5. 肾功能衰竭型的治疗　轻症患者在抗菌疗法基础上，适当对症治疗，肾脏损害大多可自行恢复。重症患者需酌情透析治疗，并注意水电解质平衡。

6. 脑膜脑炎型的治疗　除青霉素 G 剂量宜偏大、疗程宜偏长外，可配合中医中药处理。中医称"暑痉型"是暑热之邪亢盛，深入营分，热极风动。方药为清营汤加减，另可服紫雪丹或安宫牛黄丸等。

7. 后发症的治疗　后发热、反应性脑膜炎等后发症，一般仅采取对症治疗，短期即可缓解。必要时可短期加用肾上腺皮质激素，可能有助于恢复。

(1) 葡萄膜炎　用 1%阿托品溶液滴眼一至数次，扩瞳。如瞳孔不能充分扩大或虹膜后粘连未能拉开，可用 10%苯福林(新福林)溶液滴眼，1%苯福林结膜下注射或用强力扩瞳剂(1%阿托品、4%可卡因、0.1%肾上腺素各 0.1 ml)结膜下注射等，使瞳孔扩大至最大限度，将已形成的虹膜后粘连尽可能拉开。瞳孔扩大后每日以 1%阿托品点眼 1～3 次，保持至痊愈后数日至 2 周。眼部热敷，每日 2～4 次，每次 20 min。局部用可的松滴眼或结膜下注射。重症患者可口服肾上腺皮质激素或静脉滴注促肾上腺皮质激素。其他可用 1%～2%狄奥宁滴眼，内服水杨酸钠。对后部葡萄膜炎可用烟酸、妥拉唑林、山莨菪碱、碳酸氢钠静滴等，以及维生素 B_1、B_2 等。恢复期内服碘化钾合剂。重症患者当其他治疗无效时，可考虑应用免疫抑制剂等。

(2) 脑内闭塞性动脉炎　多采用较大剂量青霉素 G、肾上腺皮质激素等，亦可用血管扩张剂如烟酸、氢溴酸樟柳碱(AT-3)、氨茶碱，及理疗、针刺疗法等。早期治疗多能恢复。晚期开始治疗者可能遗留不同程度的后遗症。

【预防】　因地制宜开展群众性综合预防措施，以环境改善与预防注射为主，是控制钩体病暴发流行、减少发病的关键。

1. 消灭和管理传染源　①消灭传染源：大搞灭鼠防病、灭鼠保粮群众运动。鼠类是钩体病的主要储存宿主。有的地区鼠带菌率高达 48.7%，因此必须因地制宜，采取药物、器械、生态(挖洞、灌洞、填洞)等防鼠措施以控制鼠类数量及密度(详见本书附录)。②管理传染源：结合"两管(管水、管粪)""五改(改良水井、厕所、畜圈、炉灶、环境)"，开展圈猪积肥，避免畜尿粪直接流入附近的阴沟、池塘、河流、稻田，防止雨水冲刷。不用新鲜猪厩肥，堆肥发酵后使用。加强猪钩体病防治和外来猪的检疫工作，有条件地区可用兽用钩体菌苗，于每年 4～5 月给猪特别是幼畜预防注射。

2. 切断传播途径，消除传染因素　荒塘、水洼、山区烂泥田、冷水田是鼠类活动的场所，也常是钩体病主要疫源地，应结合农田水利建设改造上述自然疫源地。处理疫水具有重要意义。有条件的地区，在不影响农业生产的前提下，于收割稻田前 1 周放干田水，再开镰收割。结合农时和水质情况，有计划、有目的地施用化肥、农药。有的地区每季每亩施放石灰氮

15 kg，施放时间为每年插秧前 7～10 d 效果较好。近年本病流行呈明显减少趋势，与广泛使用化肥、改变钩体体外生存环境可能有一定关系。本病流行地区、流行季节，避免儿童在池沼、水沟捕鱼、游泳、嬉戏。本病流行区的矿坑、下水道劳动者与养猪场、屠宰场工人，宜穿橡皮靴、戴橡皮手套，以保护皮肤不受钩体侵袭。

3. 药物预防 在钩体病流行地区、流行季节，易感人群每周口服多西环素 0.2 g，效果较好，简便易行。可在未接种菌苗的地区作为暴发流行时的应急预防措施。

4. 预防接种 根据流行区主要流行菌型制备苯酚（石炭酸）灭活的钩体菌苗，用于人体以增强抵抗力，保护易感人群。目前国内多采用不含血清或其他蛋白质的化学全综合培养基或不加兔血清而代之以少量白蛋白、乳酪或人胎盘组织液的半综合培养基。菌苗有 3 价（例如黄疸出血型、秋季型、其他地方株型）、5 价（黄疸出血型、犬型、流感伤寒型、波摩那型、秋季型或澳洲型）两大类。3 价菌苗多为普通菌苗（每毫升含菌约 2 亿），亦可制成浓缩菌苗（每毫升含菌约 6 亿），5 价菌苗亦可制成普通与浓缩两种。人体可产生对同型钩体的免疫力，维持约 1 年。

（1）接种对象 重点流行区除有禁忌证者外都应注射。在一般流行区，主要是下水田或潮湿地劳动的人员，特别是参加收割、插秧、防洪排涝、开垦荒地，农忙时的支农人员，常年接触家畜的饲养员、屠宰人员、下水道和矿井工人及农村儿童均应予接种。

（2）接种时间 钩体病流行季节前 1 个月完成，一般是 4 月底或 5 月初。

（3）接种剂量 第 1 次皮下注射 1 ml，第 2 次（间隔 7～10 d）皮下注射 2 ml。儿童按成人量减半，但必须注射 2 次。以后仍每年注射 2 次，剂量同上。

（4）接种反应 普通菌苗局部及全身反应均较轻。浓缩菌苗全身反应亦较轻（2.7%），局部反应为 13.7%，48～72 h 内消退。浓缩菌苗接种后血清抗体阳转率较普通菌苗高。但两种菌苗接种后的发病率在统计学上无明显差异，尚须作进一步对比研究。

1972 年以来，国外开展的钩体外膜菌苗，是菌体结构中的一种提纯制品。它对仓鼠、豚鼠的预防效果良好，既安全，也无毒性反应，一次足够剂量免疫接种不仅可以预防感染，控制动物发病，还能避免肾脏带菌排菌。提示钩体外膜菌苗是一种有效免疫制剂，在人类的应用值得进一步探讨。我国已研制成功双价及多价钩体外膜疫苗，并于 1993 年陆续进行了人体实验，免疫后 1、3、6 个月外膜疫苗 1 针组的抗体滴度高于菌体疫苗 2 针组的 2～3 倍。目前已有在钩体高发区使用该疫苗进行免疫效果观察的报道。

针对钩体减毒活菌苗的研制，我国已分离出无毒波摩那钩体 N 株及 L18 株，并证实此类无毒株，兽用已十分有效，不仅可以控制出现症状，而且可以阻止肾脏发生感染，从而消灭传染源，免除畜牧业经济损失，也减少人类钩体病的发生，值得重视。近年来，随着对钩体分子生物学特性和外膜抗原研究的深入，组分疫苗、亚单位疫苗、基因工程疫苗和核酸疫苗的研制都在进行之中，并已获得了初步的阶段性结果。

随着对钩体研究的深入，钩体疫苗的研制也已日渐成熟。其疫苗产品在免疫学效果的持久性、安全性、简便性都有了进步；尤其是分子生物学技术的长足进步，为钩体疫苗的研制提供了更高的平台。有一点需要指出，就某单一钩体群而言，菌体疫苗与外膜疫苗、基因疫苗在免疫效果方面，无统计学差异。基因疫苗在人体内的作用及副作用还不十分清楚，而且，就制备的量和经济效益方面来说，都比不上菌体疫苗和外膜疫苗，因此不能就此放弃菌体疫苗。

参考文献

[1] 曹钟梁. 无黄疸型钩端螺旋体病肺大出血的临床特征与发病机理[J]. 中华内科杂志，1964，12：942－945.

[2] 雷秉钧. 钩端螺旋体病[M]//马亦林. 传染病学. 第 4 版. 上海：上海科学技术出版社，2005：816－833.

[3] 顾长海. 钩端螺旋体病肺出血型 144 例分型探讨[J]. 中华传染病杂志，1984，2：105－108.

[4] Higgins R. Emerging or re-emerging bacterial zoonotic diseases: bartonellosis, leptospirosis, lyme borreliosis, plague [J]. Rev Sci Tech, 2004, 23(2): 569－581.

[5] Kobayashi Y. Human leptospirosis: management and prognosis [J]. J. Postgrad Med, 2005, 51: 201－204.

[6] Nally JE, Chantranuwat C, Wu XY, et al. Alveolar septal deposition of immunoglobulin and complement parallels pulmonary hemorrhage in a guinea pig model of severe pulmonary leptospirosis [J]. Am J Pathol, 2004, 164(3): 1115－1127.

[7] Li ZH, Dong K, Sun JC, et al. Characterization of chew genes of leptospira interrogans and their effects in *Escherichia coli* [J]. Acta Biochim Biophys sin (Shanghai), 2006, 38(2): 79－88.

[8] Zhang xy, Yu Y, He P, et al. Expression and comparative analysis of genes encoding outer membrane proteins LipL21, LipL32 and OmpLl in epidemic leptospires[J]. Acta Biochim Biophys Sin (Shanghai), 2005, 37(10): 649－656.

[9] Yang HL, Jiang XC, Zhang XY, et al. Thrombocytopenia in the experimental leptospirosis of guinea pig is not related to disseminated intravascular coagulation [J]. BMC Infct Dis, 2006, 6: 19－22.

[10] Cachay ER, Vinetz JM. A global research agenda fro leptospirosis [J]. J Postgrad Med, 2005, 51: 174－178.

[11] Ahmad SN, Shah S, Ahmad FM, et al. Laboratory diagnosis of leptospirosis [J]. J Postgrad Med, 2005, 51: 195－200.

[12] Bomfim MR, Ko A, Koury MC. et al. Evaluation of the recombinant LipL32 in enzyme-linked immunosorbent assay for the serodiagnosis of bovine leptospirosis [J]. Vet Microbiol, 2005,109(1-2):89-94.

[13] Guerra MA. Leptospirosis [J]. J Am Vet Med Assoc, 2009, 234(4):472-478.

第三节　回　归　热

王　艳　赵树馨

回归热(relapsing fever)系多种回归热螺旋体所引起的一种急性传染病。其临床特点是阵发性高热伴全身疼痛、肝脾肿大,严重者可出现黄疸与出血现象。发热期与间歇期交替出现,寒热往来回归,故称回归热。依传播媒介的不同本病分为两大类,即虱传回归热(流行性回归热)及蜱传回归热(地方性回归热)。

【病原学】　回归热螺旋体属于疏螺旋体属(*Borrelia*),又名包柔螺旋体属,共十多种,各种形态相似,但免疫反应不同。按其传播媒介分虱传与蜱传两类。虱传(流行性)回归热病原为回归热螺旋体(*B. recurrentis*),曾称欧伯迈耶螺旋体(*B. obermeieri*)。蜱传(地方性)回归热病原按昆虫媒介软体蜱(*Ornithodorus*)的种类命名,有十余种。蜱的分布有严格的地区性,故其所致的回归热亦有严格的地区性。我国南、北疆已发现的两种螺旋体分别与波斯疏螺旋体(*B. persica*)及拉氏疏螺旋体(*B. latyshevyi*)相符。中非有杜通疏螺旋体(*B. duttonii*),中亚有波斯疏螺旋体,美国西部有赫姆斯疏螺旋体(*B. hermsii*),此型疏螺旋体在太平洋西北部地区亦有分布,可引起急性呼吸窘迫综合征等严重临床表现。本螺旋体抗原结构比回归热螺旋体更易于改变,如在印度曾分离出9种血清型的杜通疏螺旋体。近年来由于分子生物学的进展,使对蜱传疏螺旋体得以进一步深入了解,如扩增的鞭毛基因用寡核苷酸探针检测,获得疏螺旋体的另外5个种(*B. parkeri*, *B. turicatae*, *B. crocidurae*, *B. anserina*与*B. coriaceae*),还获得赫姆斯疏螺旋体的5个株。回归热螺旋体长为10～20 μm,宽0.3～0.5 μm,有4～10个不规则的浅粗螺旋(图7-3-1)。以横断分裂进行繁殖。它对热、干燥及多种化学消毒剂均较敏感,但耐寒,能在0℃的凝固血块内存活100 d。此类螺旋体既含有特异性抗原,又有非特异性抗原。可与其他微生物有部分共同抗原,故受染动物血清可有特异性补体结合反应,亦可与变形杆菌OXk株起阳性凝集反应,但效价较低。螺旋体抗原易产生变异,如不同菌株的抗原性不尽相同,在同一患者不同发热期中,所分离出的菌株抗原性也有差异。

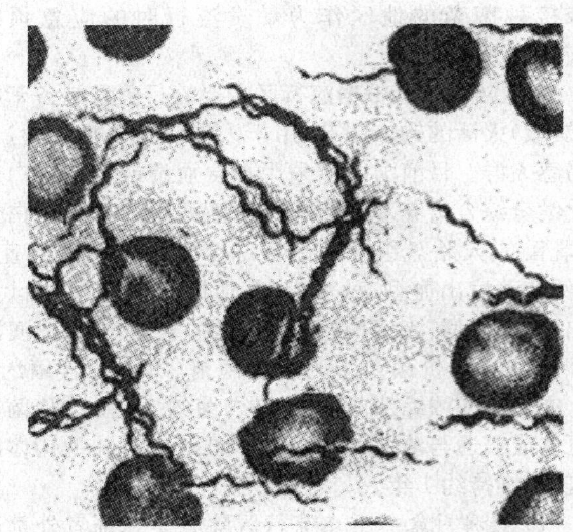

图7-3-1　血涂片中回归热螺旋体(×2 000)

【流行病学】　历史上虱传回归热在欧亚大陆和非洲曾有大量的暴发流行。中华人民共和国成立前,曾有十来个省市发生过大流行,中华人民共和国成立后,除在20世纪50年代初期朝鲜战争时,伤病员中有较多的患者外,其他已基本消灭。目前全世界仅在埃塞俄比亚及其邻国仍有流行。发生于冬春季节。在人群拥挤、卫生条件差的环境下引起传播。本病常与流行性斑疹伤寒同时流行。患病后免疫力一般为2～6个月。

蜱传回归热散发于世界各国局限地区。以热带、亚热带为著。春、夏季4～8月为多。本病为野鼠类自然疫源病之一。我国于1954年在新疆地区发现少数病例后,该处时有散发病例。患病后免疫力约为1年。两者无交叉免疫。

1. 传染源　虱传回归热的唯一传染源为患者。蜱传回归热的传染源是鼠类和患者,又因螺旋体在蜱体内尚能经卵传至后代,故蜱也为储存宿主。

2. 传播途径　虱传回归热的主要传播媒介是体虱,头虱也可。当虱吮吸患者血液时,螺旋体随之进入虱体内,经5～6 d后即自肠道潜入体腔,并不进入唾液腺,也不进入卵巢及卵。螺旋体在虱体腔内存活至虱自然死亡(20～40 d)。人被虱叮咬后因瘙痒将虱体压碎,螺旋体由体腔内逸出,随皮肤创面进入人体。螺旋体也可由污染的手经眼、鼻黏膜侵入人体。也可经胎盘传给胎儿。因间歇期的血液具有传染性,故可经输血传播。

蜱传回归热的传播媒介为软体蜱,螺旋体在蜱体内

可生存数年至数十年，因蜱生命较长（15～25年），且螺旋体在蜱体内经卵传代。当蜱叮咬受染鼠或患者时，螺旋体被吸入蜱唾腺及体腔内生长繁殖，可经唾液传给人，因蜱唾液内含有抗凝剂、透明质酸酶和麻醉物质，它们不但促进螺旋体的扩散，还可保证叮咬时不被宿主发现和清除。另外蜱粪便及其体节内螺旋体可随搔痒而进入人体。在以色列，30%～60%洞穴被蜱污染。

3. 人群易感性 人类普遍易感，婴幼儿及50岁以上者发病较少，成年男性发病率较高，乃因职业及生活因素所致。欧亚大陆感染率为8～72例/年。

【发病机制和病理】 患者发热与螺旋体在血循环内迅速繁殖，并产生大量代谢产物有关。当病原体在机体内增殖时，机体产生以IgM与IgG为主的特异性抗体，其中有凝集素、制动素及溶解素等，效应细胞以及多核及吞噬细胞的吞噬作用将螺旋体消灭，高热急退转入间歇期。部分未消灭者隐匿在脑、肝、脾及骨髓中，借助于抗原的变异，使原抗体不能消灭复发的螺旋体，它们经繁殖后再侵入血循环导致复发。复发病原体的抗原变异引起新的免疫应答，最终使疾病获愈。由于血管内皮细胞和血小板受损及红细胞被破坏而导致贫血、出血及黄疸。螺旋体侵袭神经系统及眼部，形成神经疏螺旋体病，则可发生淋巴细胞脑膜炎与末梢面神经麻痹及眼部疾患。

病理变化示脾肿大，有散在的梗死、坏死灶和小脓肿，能产生自发性破裂。肝内可见散在的坏死灶、出血、充血与浊肿性退行性变。肾有浊肿及充血。心有弥漫性心肌炎和间质性病变。脑有水肿，有时出血。

近期，有研究表明B细胞亚群可产生针对疏螺旋体的、非补体依赖的杀菌抗体，可帮助宿主对疏螺旋体感染的免疫应答。通常，疏螺旋体感染后血中病原体含量高而临床并发症及组织损伤少见，但如果B细胞功能缺失或降低，则可导致多种并发症发生。在免疫应答过程中，IL-10起着至关重要的作用。

【临床表现】 虱传回归热的潜伏期一般为7～8 d（2～14 d）。部分有1～2 d的头昏、乏力等前驱症状。发病多急骤，常于畏寒后继以高热，达40℃以上。伴有头痛及全身肌肉、关节酸痛，肌肉压痛明显。恶心、呕吐者约占1/3。时有咳嗽，偶有听觉减退。部分有出血现象，如鼻出血、牙龈出血、呕血、便血等，也可有子宫出血及孕妇流产。严重者可有神志不清、谵妄、抽搐等。发热期体征为颜面潮红、结膜充血、呼吸脉搏增快，有奔马律及室性期前收缩。心脏扩大及心力衰竭也不罕见。肺底常有啰音。肝脾肿大者约占半数以上。皮肤灼热干燥，可有点状出血性皮疹，重则为瘀斑并可有黄疸。少见症状有腹痛、腹泻、便秘、口唇疱疹、DIC等。也可有眼球震颤、脑膜刺激征及病理反射阳性等，高热持续6～7 d，多数于2～4 h内体温骤降，伴以大汗，有时出现休克状态，体温在正常以下，2～4 d后逐渐上升达正常。间歇期平均9 d（3～27 d），患者多数仍感乏力，精神萎靡。复发者的发热期愈见缩短，而无热期愈见延长。复发1～2次者约25%。很少有后遗症。儿童患者的临床表现较轻，其发病率较成人低，治疗中赫斯海默反应也少而轻。

蜱传回归热发病前，蜱叮咬部位呈紫红色中央隆起的炎症反应，有痒感，稍痛，搔破易感染化脓，伴局部淋巴结肿大。潜伏期一般为5～9 d。其临床表现与虱传者相似，但较轻。发热通常持续数小时至4 d。可有头痛、关节疼痛、腹痛、恶心、呕吐、咳嗽、大汗等症状。并发症很少出现。首次发作期平均为3～4 d。间歇期平均7 d（1～63 d）。复发一般3～9次，有多至14次者。上呼吸道症状、腰痛及皮疹均较多，但黄疸、腓肠肌痛、中枢神经系统症状及肝脾肿大均较少见。新生儿患者病情严重，有人报道5例中4例出现黄疸，3例死亡。在美洲西南部和非洲次撒哈拉沙漠地区，发现蜱传回归热病原体 *B. turicatae* 与 *B. duttonii* 均可引起神经疏螺旋体病。

【实验室检查】

1. 病原体检查 回归热螺旋体，在患者发热期的末梢血液内，一般容易查到。薄的血涂片中，用革兰染色为阴性，Wright或Giemsa染色呈红色或紫色。于暗视野显微镜下，可见其以旋转和移行的方式灵活前进或后退，并向两侧摇摆。骨髓涂片也可找到螺旋体。培养基需含血液、腹水或肾组织。在微氧条件下可以增殖，但易衰退，不易传代保存。因而多用动物接种，虱传者可用小白鼠或鸡胚，蜱传类可用豚鼠。厚薄血涂片仍旧是最常用的诊断方法。其敏感度可达80%。

近年来在埃塞俄比亚乡村诊所，有人报道用QBC（quantitative buffy coat）技术离心，并用荧光显微镜检测回归热包柔螺旋体；与此先后在西非也有人报道，因该处蜱传回归热患者的血涂片中，螺旋体数目少，难以确诊，遂也提出采用QBC技术检测病原体，认为此法敏感性明显提高，而推荐使用。

伴有神经疏螺旋体患者，脑脊液压力及蛋白质均可升高，细胞数可增加，也可查到螺旋体。有时尿沉淀螺旋体也可阳性。

2. 血及尿常规 虱传回归热患者发热期血白细胞计数升高，为$(10\sim20)\times10^9$/L，间歇期则恢复正常，分类变化不大。蜱传者白细胞计数多正常；血小板可减少。发作次数多者贫血明显，但出、凝血时间正常。有黄疸者，血胆红素升高。

尿中可见少量蛋白质、细胞及管型。

3. 血清免疫学检查 可采用IFAT和Western blot等方法检测特异性抗体，如果第2次效价升高4倍，则有助于诊断。但因抗原多变异，致使抗体效价阳性率不高。又因其与其他微生物有类同抗原，致使少数患者血清可发生康氏或华氏反应阳性。虱传回归热可与变形杆菌OXk发生凝集反应，但效价较低。

4. PCR方法 是最灵敏的实验方法，并可以鉴定疏螺旋体属种。

【诊断和鉴别诊断】 凡具有典型临床表现，加之发病季节、地区、个人卫生情况，体虱孳生条件，或野外被蜱叮咬史等流行病学依据，即可考虑本病。患者发热期可进行末梢血涂片查找病原体；神经系统症状明显者，检查脑脊液查找病原体；间歇期，需将患者血液进行动物接种，查找病原体，病原体阳性者即可确诊。疾病早期应与疟疾、斑疹伤寒、伤寒、钩端螺旋体病等进行鉴别。

【并发症】 虱传回归热易并发肺炎、中耳炎、心内膜炎，偶有脾破裂大出血。蜱传回归热于多次复发后，可引起虹膜睫状体炎、脑膜炎、脑炎等，可有视力障碍和神经麻痹等后遗症。

【预后】 早期应用抗生素效果较好。儿童预后良好，年老体弱、孕妇预后较差。有严重并发症者预后险恶。虱传回归热病死率为2%～6%，大流行时可高达50%。蜱传回归热病死率为2%～5%，但新生儿病死率可高达60%。

【治疗】 抗生素治疗有特效，高热期使用抗生素应注意赫氏反应，高热自然骤降时也可发生。此反应的严重程度，与血液内螺旋体消灭的数量与速度有关，因而首次用药剂量不宜过大。为了减少此反应，开始用药时，可合用肾上腺皮质激素，反应发生时，应立即给以地塞米松，强心及抗休克等对症处理。有效的抗生素第一次用后8 h之内，血液内螺旋体即消失。抗生素中首选四环素，近年来，国外治疗虱传回归热通常采用单一剂量疗法，此疗法的复发率少于5%，四环素成人剂量为500 mg口服，儿童剂量为12.5 mg/kg。但孕妇、哺乳期妇女和小于9岁的儿童忌用。不能用四环素者，可采用红霉素口服，剂量同四环素。不能经肠道治疗者，可用普鲁卡因青霉素G肌内注射，剂量成人为60万～80万U，儿童为40万U。不能用四环素口服的成年患者，其静脉注射量为250 mg或500 mg。

蜱传回归热单一剂量治疗的复发率为20%或更高些，乃因蜱传回归热的螺旋体较多地侵袭脑部，螺旋体被血脑屏障保护而停留在脑内，当血内抗生素水平一旦下降，螺旋体即可再侵入血液内。故成人选用治疗方案：四环素剂量为500 mg或12.5 mg/kg，每6 h口服1次，持续10 d；或多西环素(doxycycline) 100 mg，每日2次，持续10 d。如四环素忌用，则可用红霉素500 mg/kg或12.5 mg/kg，每6 h口服1次，持续10 d。如果已确定或怀疑为中枢神经系统受侵犯者，则用静脉注射青霉素G，剂量为300万U，每4 h 1次；或头孢曲松(ceftriaxone)2 g静脉注射，每日1次，或分为2次注射，持续10～14 d。

凡有高热、病情严重者，应给以对症治疗。

【预防】 目前尚无疫苗用以免疫预防，故重点仍为切断传播途径及控制传染源。预防虱传回归热为彻底灭虱。预防蜱传回归热主要环节为防鼠、灭鼠及灭蜱。灭蜱可用2%敌敌畏或3%马拉硫磷乳剂喷洒。野外作业者，应穿“5紧衣”防蜱叮咬。同时也应治疗患者。

参考文献

[1] Raoult D, Roux V. The body louse as a vector of reemerging human diseases [J]. Clin Infect Dis, 1999,29(4):888.

[2] Eslanislao LB, Pachner AR. Spirochetal infection of the nervous system [J]. Neural Clin, 1999,17(4):783.

[3] Cobey FC, Goldbarg SH, Levine RA, et al. Detection of borrelia (relapsing fever) in rural Ethiopia by means of the quantitative buffy coat (QBC) technique [J]. Am J Trop Med Hyg, 2001,65(2):164.

[4] Paul WS, Maupin G, Scott-Wright AO, et al. Outbreak of tick-borne relapsing fever at the North Rim of the Grand Canyon: evidence for effectiveness of preventive measures [J]. Am J Trop Med Hyg, 2002,66(1):71-75.

[5] Assous MV. Relapsing fever borreliosis in Eurasia - forgotten, but certainly not gone! [J]. Clin Microbiol Infect, 2009,15(5):407-414.

[6] LaRocca TJ. The important and diverse roles of antibodies in the host response to Borrelia infections [J]. Curr Top Microbiol Immunol, 2008,319:63-103.

[7] Badger MS. Tick talk: unusually severe case of tick-borne relapsing fever with acute respiratory distress syndrome - case report and review of the literature [J]. Wilderness Environ Med, 2008,19(4):280-286.

[8] Cadavid D. Understanding tropism and immunopathological mechanisms of relapsing fever spirochaetes [J]. Clin Microbiol Infect, 2009,15(5):415-421.

第四节 莱 姆 病

马亦林

莱姆病(Lyme disease)是由伯氏疏螺旋体所致的自然疫源性疾病，又称莱姆疏螺旋体病(Lyme borreliosis)。

临床表现主要为皮肤、心脏、神经和关节等多系统、多脏器损害。

本病为全球性疾病，由来已久。1900 年欧洲的皮肤病文献中已有慢性游走性红斑(erythema chronicum migrans, ECM)的记载，1905 年美国康涅狄格(Connecticut)州开始有 ECM 的病例报道。1975 年又在该州的 Lyme 镇发生曾被诊断为青少年类风湿关节炎的疾病流行，称为“lyme 关节炎”。1978 年证明该病是由硬蜱叮咬传播的一种多系统受累的传染病，所以称为莱姆病。1982 年从蜱体内分离到螺旋体，1984 年证实此病原体属包柔螺旋体属(*Borrelia*)，亦称疏螺旋体属。由于本病分布广，传播快，致残率高，自 1975 年 Steere 首先系统地对其进行研究以来，已引起各国学者的重视，相继作了大量的研究工作，并积累了丰富的资料。

【病原学】 莱姆病的病原体在 1982 年由 Burgdorfer 和 Barbour 等首先证实是一种新种疏螺旋体，称为伯氏包柔螺旋体(*Borrelia burgdorferi*)，简称伯氏疏螺旋体。伯氏疏螺旋体是一种单细胞疏松盘绕的左旋螺旋体，长 10～40 μm，宽 0.2～0.3 μm，有 3～7 个疏松和不规则的螺旋，两端稍尖，是包柔螺旋体属中菌体最长而直径最窄的一种。运动活泼，可有扭转、翻滚、抖动等多种方式。革兰染色阴性，Giemsa 或 Wright 染色呈淡红的蓝色，Eosin-Thiazin 染色呈青紫色到浅紫色，镀银染色能使螺旋体着色良好。电镜下可见外膜和鞭毛(7～12 根不等)，鞭毛位于外膜与原生质之间，称为周质鞭毛(periplasmic flagella)或内鞭毛(endoflegella)，与运动有关。在微需氧条件下，30～34℃ 在 BSK－Ⅱ(Barbour Stoenner Killy－Ⅱ)培养基中生长良好，生长缓慢，一般需 2～5 周才可在暗视野显微镜下查到。该螺旋体有鞭毛与外膜两种抗原性蛋白质：①鞭毛蛋白(flagellin, FLA)，分子量为 41 kDa，编码基因于染色体上，具有很强的抗原性和免疫原性，最早致机体产生特异性 IgM 抗体，其高峰滴度常在感染后6～8 周，以后下降。②外膜由脂蛋白微粒组成，具有抗原性的外膜表面蛋白有 OspA (outer surface protein A, 28、31、32 kDa)、OspB(35、35.5、36 kDa)及 OspC(体外培养不表达，20.5、22、21 kDa)，可使机体产生特异性 IgG 和 IgA 抗体，从感染后 2～3 个月开始，滴度逐渐增加，并可保持多年。不同基因组的疏螺旋体 OspA 分子质量大小不同，伯氏为 31 kDa，伽氏为 32 kDa，阿弗西尼为 32 kDa，外膜蛋白在疾病过程中可发生抗原性变异。

长期以来认为莱姆病的病原体只有伯氏疏螺旋体一个种，近来依据 5～23S rRNA 基因间隔区 MseI 限制性片段，结合 DNA－DNA 杂交同源性分析了世界各地分离的莱姆病菌株，全称为伯氏疏螺旋体(*Borrelia burgdorferi* sensu lato)至少有 10 个基因组，其中已证明引起人类疾病的至少有 3 个组：即Ⅰ组——狭义伯氏疏螺旋体(*B. burgdorferi* sensu stricto)；Ⅱ组——伽氏疏螺旋体(*B. garinii*)；Ⅲ组——阿弗西尼疏螺旋体(*B. afzelii*)。至于从日本分离出的Ⅳ组——日本疏螺旋体(*B. japonica*)其致病性尚未肯定，而新种毕氏疏螺旋体(*B. bissettii* sp. nov)也能使人致病(表 7－4－1)。我国分离的大部分菌株的蛋白质图谱更接近于欧洲菌株，以伽氏和阿弗西尼疏螺旋体占优势。

表 7－4－1　5 种主要伯氏疏螺旋体的致病性、传播媒介及地理分布

菌　种	疾　病	节肢动物媒介	野生贮存宿主	感染宿主	地理分布
伯氏疏螺旋体(*B. burgdorferi* sensu stricto)	莱姆病(ECM、多关节炎、皮肤损害、脑膜炎)	硬蜱(肩突、太平洋、蓖籽等)	鼠，鹿，哺乳动物，鸟类	人，犬，牛，马	北美，亚洲(日本、中国)，埃及与南非
伽氏疏螺旋体(*B. garinii*)	ECM，脑膜多神经炎，关节炎(Bannwarth's syndrome)	硬蜱(蓖籽、全沟)	小哺乳动物，鸟类	人，犬	欧洲，亚洲
阿弗西尼疏螺旋体(*B. afzelii*)	ECM，萎缩性肢皮炎，关节炎	硬蜱(蓖籽、全沟)	小哺乳动物，鸟类	人类	欧洲，亚洲
日本疏螺旋体(*B. japonica*)	未明	硬蜱(卵形、全沟)	啮齿类，鸟类	人	日本
毕氏疏螺旋体(*B. bissettii* sp. nov.)	ECM，淋巴细胞瘤	硬蜱(蓖籽)	啮齿类，鸟类	人类	斯洛文尼亚

莱姆病螺旋体在潮湿及低温情况下抵抗力较强，但对热、干燥和一般消毒剂均能使其灭活。

【流行病学】

1. 传染源与宿主动物　莱姆病是一种人兽共患病，现已查明有 30 多种野生动物(鼠、鹿、兔、狐、狼等)、49 种鸟类及多种家畜(狗、牛、马等)可作为本病的动物宿主。其中啮齿类动物由于其数量多、分布广及感染率高，是本病的传染源。美国北部以野鼠中的白足鼠和驯养动物中的白尾鹿为主，前者感染率达 86%，带菌时间长达 13 个月；但后者作为贮存宿主尚有争论。我国报道有黑线姬鼠、黄胸鼠、褐家鼠、白足鼠及棕背䶄等。因此认为本病疫源地的存在是伯氏疏螺旋体通过动物—蜱—动物的传播循环而建立起来的，然而，我国从小型啮齿动物胎鼠分离到病原体，表明垂直传播也是疫源地维持的重要方式之一。鸟类有很大散布蜱类的作用，特别是一些候鸟。近来调查我国黑龙江与四川省某些地区大型动物，发现狗的感染率为 38%～60%、牛为 18%～32%、羊为 17%～61%，这些大动物宿主感染后，血清中可查到抗体，但不表现症状，可能在维持媒介的种群数量上起着重要作用。患者仅在感染早期血液中存在病原体，因而作为本病传染源的意义不大，但含有螺旋体的血液，经常规处理及血库 4℃贮存 48 d 仍有感染性，应警惕经输血传播的可能。

2. 传播媒介 本病传播媒介为节肢动物——硬蜱，欧洲疫源地主要为蓖籽硬蜱(*Ixodes ricinus*)，北美东部疫源地主要为肩突硬蜱(*I. scapularis*，过去误定为达敏硬蜱 *I. dammini*)，北美西部疫源地主要为太平洋硬蜱(*I. pacificus*)。东亚疫源地在我国东北林区全沟硬蜱(*I. persulcatus*)为优势蜱种(占 80%)，带螺旋体率高达 20%～50%，因而成为北方林区主要传播媒介。长江中、下游林区疫源地二棘血蜱(*Haemaphysalis bispinosa*)为优势蜱种(占 85%)，带螺旋体率为 16%～40%，提示为该地区的重要生物媒介。我国南方疫源地的粒形硬蜱(*I. granulatus*)、寄麝硬蜱(*I. moschiferi*)均分离到莱姆病螺旋体，也是本病传播媒介。

硬蜱的生活史包括 3 方面，即未成熟期(蚴虫、若虫)、成虫期及寄生宿主类型。观察肩突硬蜱 2 年的生活史，需经鼠、鹿等宿主才完成。幼虫(6 腿)阶段极少使人感染，主要使人感染的是若虫(8 腿)至成虫阶段(图 7-4-1)。调查证明若虫是莱姆病的主要传播虫期，因其季节消长与莱姆病流行一致，且有 14%～17%的病原感染率，成虫虽然感染率可高达 30%～100%，

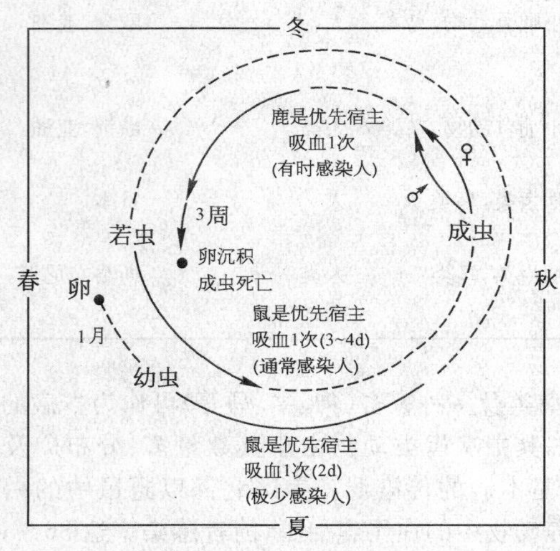

图 7-4-1 肩突硬蜱 2 年的生活史

但活动期在冬季，也易被人发现，故是次要传播虫期。蜱也可经卵传播螺旋体。在一般情况下，硬蜱常在森林附近或沿着动物足迹或小道，爬到植物(草或灌丛)尖端，一旦宿主接触到这些植物，蜱就能爬入宿主叮咬吸血。由于蜱细小，叮咬又无痛，常未被注意。

3. 人群易感性 人群对本病原体普遍易感。重疫区可有 10%～20%的居民受过感染。人体感染后可表现临床上的莱姆病或无症状的隐性感染，二者比例大致为 1∶1。感染后可出现高效价的特异性 IgM 和 IgG 抗体，前者多在 4～6 个月内降至正常水平；后者可保持数月甚至数年。也有报道在血清特异性 IgG 抗体升高 3～4 年后仍出现莱姆病临床症状，因而此 IgG 抗体对人体是保护作用还是致病作用，尚待研究。

4. 流行特征

(1) 地区分布 莱姆病几乎在世界各地都存在，特别是在北半球分布广泛。全球已有 50 多个国家报道均有本病发生，其中以美国最多，病例已遍及 49 个州。据美国疾病控制中心从 1982 年开始监测以来，至今已有 10 万病例报道。欧洲各国每年也有 5 万例以上患者，在日本、埃及、南非等国也有病例报道。我国于 1985 年在黑龙江省海林县首次发现本病患者，1988 年从患者血液中分离到病原体以来，至今已有 27 个省(市、区)报道发现本病，18 个省(市、区)存在莱姆病自然疫源地。东北林区、西北林区、内蒙古林区为主要流行区。流行地区发病率每年为 20/10 万～100/10 万人，在大兴安岭、小兴安岭、长白山、天山、阿尔泰山等林区人群感染率为 10%以上，在秦岭以南林区为 5%～10%，在平原地区为 5%以下。

(2) 时间分布 莱姆病的发病时间有一定的季节性，每年有 2 个感染高峰期，即 6 月与 10 月，其中以 6 月份最明显。但在近太平洋地区，多数患者发病时间为 1～5 月。我国东北林区为 4～8 月份，福建林区为 5～9 月份。其季节性发病高峰与当地蜱类的数量及活动高峰相一致。

(3) 人群分布 发病以青壮年居多，与职业相关密切。以野外工作者、林业工人感染率较高。据报道疫区室外工作人员劳动 1 d 后有 40%被蜱叮咬史，或可从其皮肤、衣服等处找到蜱。室外消遣活动如狩猎、垂钓和旅游等均可增加感染本病的危险性。

【发病机制和病理】 伯氏疏螺旋体主要存在于蜱的中肠憩室部位，当蜱叮咬人时，可从唾液腺内或中肠所含螺旋体通过反流至吸食腔，然后侵入人体皮肤的微血管，经血流至全身各器官组织。然而该病原体引发菌血症期较短，血液中螺旋体量也不多，但可引起如此多器官及多系统的损害，其致病机制可能是多因素综合的结果。1998 年已发现该螺旋体有两种黏附素，即 DbpA (decorin binding protein A)和 DbpB，通过黏附素使螺旋体结合到皮肤和其他器官组织细胞的胶原蛋

白相关的细胞外基质蛋白多糖上，使细胞发生病变。伯氏疏螺旋体细胞壁中有脂多糖(LPS)组分，具有类似内毒素的生物学活性；其外膜表面蛋白(Osp) A、B、C具有重要的致病力和侵袭力。螺旋体又可诱导宿主细胞释放细胞因子，这些细胞因子可以加重病变组织的炎症。

螺旋体进入皮肤约数日后，即引起第Ⅰ期的局部皮肤原发性损害，受损皮肤的浅层及深层血管周围有浆细胞和淋巴细胞浸润，表现为慢性游走性红斑(ECM)，螺旋体的LPS成分会使患者出现全身症状及肝脾肿大等。ECM组织切片上可见上皮增厚，轻度角化伴单核细胞浸润，表皮层水肿，无化脓性及肉芽肿性反应。当螺旋体经血循环感染各组织器官后，进入第Ⅱ期(播散病变期)，以中枢神经系统(特别为脑神经)和心脏受损为主的病变。在脑皮质血管周围及脑神经尤其面神经、动眼神经及外展神经，心脏组织中有单核细胞浸润等。发病持续数月以上，则进入第Ⅲ期(持续感染期)，以关节、皮肤病变及晚期神经损害为主。可见关节呈增生性侵蚀性滑膜炎，伴血管增生，滑膜绒毛肥大，纤维蛋白沉着，单核细胞浸润。骨与软骨也有不同程度的侵蚀性破坏。皮肤萎缩、脱色或出现胶原纤维组织束增粗，排列紧密，类似硬皮病损害及萎缩性肢皮炎。神经系统主要为进行性脑脊髓炎和轴索性脱髓鞘病变，血管周围有淋巴细胞浸润，血管壁增厚，胶原纤维增生。

【临床表现】 潜伏期3～32 d，平均为9 d。依据病程经过可将莱姆病分为早期感染和晚期感染。早期感染包括Ⅰ期的局部游走性红斑和Ⅱ期全身播散性感染及数周或数月内的间歇性症状，主要为早期神经系统及心脏损害的表现；晚期感染即Ⅲ期持续性感染，主要为关节炎、慢性萎缩性肢端皮炎及晚期神经系统表现等。由于本病临床表现复杂多样，可以仅出现一个期，或二期重叠，也可典型三期经过。因此本病临床表现只能按损害部位加以阐述。

1. 皮肤损害表现

(1) *游走性红斑*(erythema migrans, EM) EM是本病早期的主要临床特征，其发生率约80%。首先在蜱叮咬处出现红色斑疹或丘疹，数天或数周内向周围扩散形成一个大的圆形或椭圆形皮损，其外缘呈鲜红色，中心部渐趋苍白，有些中心部可见水疱或坏死；亦有显著充血和皮肤变硬者，表面鳞屑不显著(图7-4-2)。单个EM的直径为6～52 cm(平均为16 cm)，局部有灼热、痒或痛感。从皮肤活组织检查中发现，红斑中心部位表皮和真皮层均有损害，而红斑周边皮肤只有真皮层受损。身体任何部位均可发生红斑，通常以肢体近端或躯干，如大腿、臀部、腋窝、腹部和腹股沟为常见。儿童多见于耳后发际。在蜱叮咬后数小时内出现的红斑为机体超敏反应所致，而不是具本病特征的EM。此时全身症状可有疲劳、发热、头痛、轻度颈项强直、关节痛、肌痛等急性症状。一般经2～3周皮损自行消退，偶留瘢痕与色素沉着。

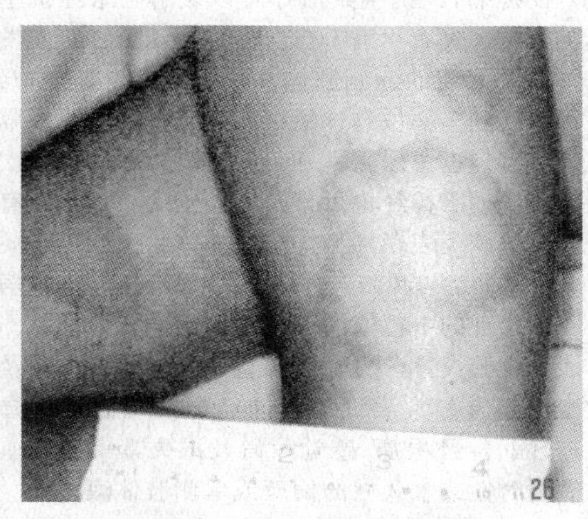

图7-4-2 莱姆病典型游走性红斑(蜱叮咬处周围)

(2) *慢性萎缩性肢端皮炎*(acrodermatitis chronica atrophicans, ACA) ACA是本病晚期皮肤损害的临床表现。欧洲报道较多(约10%)，美国和中国也有病例报告。大多数患者有蜱叮咬史及EM史，中老年人和女性病例占多数。ACA多发生在肢端的伸肌侧，特别是下肢膝部和足处最为常见。常在EM出现6个月或几年后，皮肤变为蓝色或紫红色，并伴有水肿，下肢肿大似象皮腿。随着病情发展，受损皮肤有逐渐纤维化或硬化的改变。尺骨和胫骨区可见硬结带，或在关节附近有硬小结，硬结带上的皮肤呈棕黄色或蓝红色。数年后，皮肤逐渐萎缩，皮肤皱纹增加，变薄的皮肤呈半透明状，可见皮下血管。在组织病理学上难以与局限性硬化症区别。在ACA附近的手和足的小关节可呈脱位或半脱位。

(3) *良性皮肤淋巴组织增生*(lymphadenosis benign cutis, LABC) 又称皮肤淋巴细胞瘤(lymphocytoma cutis)。1986年从LABC中分离到伯氏疏螺旋体而证实为其致病因子之一，大部分病例来源于欧洲。是一种由螺旋体所致的皮下或真皮内淋巴网状细胞增生性浸润，呈肿瘤样的蓝红色结节或斑块，一般直径1～5 cm，有轻度触痛，局部淋巴结可肿大。单个多见，甚少弥漫性。多见于耳垂、乳头或乳晕、鼻和阴囊等处。全身症状不明显，仅有头痛、关节肌肉痛等，部分伴有EM。病程多在数月或1年以上。

2. 神经系统症状 本病原体所致神经系统损害可在病程早期和晚期出现。

(1) *早期莱姆神经疏螺旋体病* 神经疏螺旋体病(neuroborreliosis)是早期莱姆病神经系统的表现。多见于欧洲莱姆病疫区，过去曾称为斑沃式综合征(Bannwarth's syndrome)或脑膜多神经炎(meningopo-

lyneuritis)，这与欧洲有伽氏疏螺旋体基因型有关。多发生于蜱叮咬后3周左右发生。疼痛呈游走性、烧灼样，夜间加重。皮肤感觉过敏，衣服轻触的压力即可引起剧烈的疼痛，经抗生素治疗可以缓解。未经抗生素治疗的脊神经炎者可有50%～60%出现轻瘫，多发生在蜱叮咬及EM的一侧肢体。开始累及少数脊神经，以后可扩展到多部位脊神经根。少数可有腹肌或膈肌轻瘫。脑神经也可侵犯，以面神经炎较为多见，其次为外展神经和动眼神经也可累及。在本病早期也偶有脑膜炎和脑膜脑炎表现，但均较轻。

(2) 晚期莱姆神经疏螺旋体病　是指感染本病原体1年后出现的中枢或周围神经损害的临床症状。中枢常表现为脑炎，有头痛、颈强直、轻瘫、共济失调及性格改变等。脊髓常表现为脊神经根炎及横贯性脊髓炎，有轻瘫、神经根痛、感觉障碍及尿失禁等。脑血管炎常有暂时性或永久性的偏瘫或单侧肢体瘫痪等。周围神经损害常有皮肤感觉异常、疼痛、肌无力和肌痉挛等。

3. 心脏损害表现　莱姆心脏炎(Lyme carditis)在北美发病率为8%，而欧洲仅为1.6%。多发生于蜱叮咬后10～20 d，主要为螺旋体性心肌炎。临床表现有心音低钝、心动过速和Ⅰ～Ⅱ度房室传导阻滞，严重者可发生完全性传导阻滞。少数患者可有心房颤动、心包炎等表现。心脏损害一般较轻，心瓣膜无明显受损，不出现病理性杂音。一般持续3～6周完全恢复，呈自限性。

4. 关节炎症状　莱姆关节炎(Lyme arthritis)是莱姆病的主要临床表现，在北美发生率极高，近50%。本病关节损害常在起病后6个月内出现，早期可与EM同时出现，迟者可在其后14个月或更晚发生，个别可始于病后2年。通常从1个或少数几个关节开始，初呈游走性，可先后累及多个关节，以膝关节最多(占89%)，次为有肩、肘、踝、髋及下颌关节，偶见指、趾关节受累。受累关节多表现为肿胀、疼痛和活动受限，局部可发热，但很少发红，偶有少量积液。初发关节症状一般持续1周，个别长达6个月。多数要复发，复发者不一定在原关节，且受累关节常较原发时为多。每次发作时可伴有发热和中毒症状，受累关节的滑膜液中，有嗜酸粒细胞及蛋白质含量增加，亦可检出螺旋体，但血清类风湿因子和抗核抗体均为阴性。

5. 眼部损害表现　1985年美国学者报道1例莱姆眼病，并从眼玻璃体标本中分离出疏螺旋体，此后眼病的报道逐渐增多。可表现为结膜炎、角膜炎、虹膜睫状体炎及视网膜血管炎等，前两者较为常见。

6. 先天性莱姆病　怀孕妇女在妊娠期头3个月患莱姆病，螺旋体可通过胎盘感染胎儿，引起胎儿畸形。据报道105例患莱姆病的母亲中，发生2例流产、1例早产，存活婴儿中有1例发生先天性心脏病，1例面神经麻痹是由伯氏疏螺旋体所致。

【实验室检查】

1. 血象　外周血血象多在正常范围，偶有白细胞增多伴核左移现象，血沉常增快。

2. 病原学检查

(1) 直接或染色找病原体　取患者的皮肤、滑膜、淋巴结等组织及脑脊液等标本，用暗视野显微镜或银染色检查伯氏疏螺旋体，可快速作出病原学诊断，但检出率低。应用特异性的直接荧光抗体染色后检查，可提高检出率。

(2) 病原体分离　从患者皮肤、淋巴结、血液、脑脊液、关节滑液、皮肤灌洗液等标本分离病原体，其中病变周围皮肤阳性率较高(86%)。分离方法有：①取标本接种于含6 ml BSK-Ⅱ培养基管内，置33℃培养，每周检查1次。②将标本接种于金黄地鼠(体重50 g)，1～1.5 ml/只，接种后7～14 d，无菌解剖，取脾和肾组织研碎，分别接种于BSK-Ⅱ培养基中培养。

(3) PCR技术　依据伯氏疏螺旋体独特的5S～23S rRNA基因结构，设计引物，检测患者血、尿、脑脊液及皮肤标本等莱姆病螺旋体DNA (BB-DNA)，其敏感水平最高达2×10^{-4} pg(1个BB约含2×10^{-3} pg DNA)，并同时可测出所感染菌株的基因型。

3. 血清学检测　目前用于莱姆病特异性抗体检测的血清试验，其诊断试剂及检测程序尚缺乏标准化，存在一定的假阴性与假阳性；抗体检测的假阴性也见于在感染后3～4周内的“窗口期”或已用抗生素治疗后的患者，因而必须结合患者的临床表现作出解释。

(1) 间接免疫荧光(IFA)试验　可检测血液或脑脊液的特异性抗体，其中IgM抗体≥1∶64为阳性，多在EM发生后2～4周出现，6～8周达高峰，大多数患者4～6个月内降至正常水平。IgG抗体多在病后6～8周内开始升高，4～6个月达高峰，维持数月或数年。国内常以血清抗B_{31}(美国标准菌株)IFA IgG抗体≥1∶128或双份血清抗体效价4倍以上增高者作为诊断依据。

(2) ELISA　国内应用超声处理及葡聚糖层析纯化的抗原检测特异性抗体，其敏感度与特异性均优于IFA。

(3) 免疫印迹法(western blot)　利用蛋白免疫印迹法可检测到免疫反应性蛋白早期如41 kDa、39 kDa蛋白及晚期如83～100 kDa蛋白。此法的敏感度与特异性均优于IFA及ELISA。可用此法证实经ELISA检查结果可疑者。

4. 血液及体液其他检测　血清冷沉淀球蛋白总量常增加100 mg/L(μg/ml)以上(正常值为<80 μg/ml)。血清免疫球蛋白及补体都有不同程度的增加。伴有心肌或肝脏受累者可同时有转氨酶(ALT, AST)增高。

神经系统受累者，脑脊液白细胞可增加，以淋巴细胞为主，糖及蛋白质变化不大，但免疫球蛋白稍增高。

【诊断和鉴别诊断】

1. 诊断 莱姆病的诊断有赖于对流行病学资料、临床表现及实验室检查结果综合分析。①流行病学资料：近数日至数月曾到过疫区，或有蜱叮咬史。②临床表现：早期有典型皮肤损害，即 EM 者，以后又有心脏、神经、关节等受累。③实验室检查：从感染组织或体液中分离到病原体，或检测到特异性抗体。

2. 鉴别诊断 应与下列疾病相鉴别。

(1) 风湿病 该病有发热、环形红斑、关节炎及心脏受累等，可依据血清溶血性链球菌抗体，包括抗链球菌溶血素“O”、抗链球菌激酶、抗透明质酸酶及抗 M 蛋白抗体等增高，C 反应蛋白阳性及病原学检查等有助鉴别。

(2) 类风湿关节炎 该病为慢性自身免疫性疾病，有对称性多关节炎，从小关节开始，以后累及大关节。血清中类风湿因子及抗类风关协同抗原抗体（抗 RANA 抗体）阳性，关节腔穿刺液找到类风湿细胞(regocyte)及 X 线检查等，一般可以鉴别。

(3) 鼠咬热 该病由小螺菌及念珠状链杆菌所致，有发热、皮疹、游走性关节痛、心肌炎及中枢神经系统症状等易与莱姆病混淆。可根据典型的 EM、血清学及病原学检查等进行鉴别。

(4) 恙虫病 恙螨幼虫叮咬处之皮肤焦痂和溃疡的特点，斑丘疹和淋巴结肿大与 EM 不同，血清外斐反应（OXk）及间接免疫荧光测定特异抗体有助诊断。

其他尚需与病毒性脑炎、神经炎及真菌感染的皮肤病相鉴别。

【预后】 本病早期发现、及时抗病原治疗，其预后一般良好。能在播散感染期（即Ⅱ期）进行治疗，绝大多数能在一年或一年半内获痊愈。若在晚期或持续感染期进行治疗，大多数也能缓解，但偶有关节炎复发；也可能出现莱姆病后综合征（post-lyme disease syndrome)，即患者经抗病原治疗后，螺旋体死亡残留细胞引起皮炎及自身免疫反应等表现。对有中枢神经系统严重损害者，少数可能留有后遗症或残疾。

【治疗】

1. 病原治疗 莱姆病的治疗主要是应用抗生素治疗，不同病期选择抗生素的给药途径、剂量及疗程不尽相同。早期病变应选用阿莫西林(amoxicillin)、多西环素（强力霉素，doxycycline）或头孢呋辛酯(cefuroxime axetil)口服。中期（播散病变期）或伴有较重中枢神经系统病变及心脏炎者，应先用头孢曲松(ceftriaxone)、头孢噻肟(cefotoxime)、大剂量青霉素静脉注射，待症状缓解后再改为口服制剂。上述抗生素一般疗程为2～4 周，持续感染者，必要时也可应用第二疗程。但对莱姆病后综合征，再继续应用抗生素也不会有效果。在抗生素治疗中有 10%～20%患者出现赫斯海默反应，宜及时注意处理。抗生素具体剂量及用法见表 7-4-2。

表 7-4-2 莱姆病抗病原治疗推荐药物

药物	成人剂量	儿童剂量
首选口服药		
阿莫西林	500 mg，3 次/d	每日 50 mg/kg，分 3 次服（最大 500 mg/次）
多西环素	100 mg，2 次/d	8 岁以下不用，8 岁以上 1～2 mg/kg，2 次/d
次选口服药		
头孢呋辛酯	500 mg，2 次/d	每日 30 mg/kg，分 2 次服（最大 500 mg/次）
首选注射药		
头孢曲松	2 g 静脉，1 次/d	75～100 mg/kg，静脉 1 次/d（最大 2 g/d）
次选注射药		
头孢噻肟	2 g 静脉，2 次/d	每日 100～150 mg/kg，分 2～3 次，静脉给药
青霉素 G	1 800 万～2 400 万 U/d	每日 20 万～40 万 U/kg，分 6 次，静脉给药

2. 对症治疗 患者宜卧床休息，适量补充糖、电解质及维生素 C 的液体。对于有发热、皮损部位疼痛明显者，可应用些解热止痛剂。有心脏、神经系统及关节受累者，在抗生素应用同时，加用适量肾上腺皮质激素会有裨益。少数严重关节受累患者，尤其是 HLA DR3 及 DR4 抗原阳性者，对抗生素治疗反应较差，做滑膜切除术可能有效。

【预防】

1. 管理传染源 疫区应发动群众采取综合措施，包括灭鼠。对感染的家畜及宠物应进行治疗。

2. 切断传播途径 主要是消灭硬蜱，应结合爱国卫生运动在流行区铲除杂草，改造环境。野外作业时，可用药物喷洒地面周围，以达到杀灭硬蜱。

3. 个人防护 在发病季节避免在草地上坐卧及晒衣服。在流行区野外作业时，应扎紧袖口、领口及裤脚口，防止硬蜱进入人体内叮咬。若发现有蜱叮咬时，及早（24 h 内）将其除去，并使用抗生素，可以达到预防目的。

近来国外已应用重组 OspA 亚单位疫苗，经人群试验观察已证实其有效和安全，首剂注射后第 1 个月和第 12 个月分别加强注射 1 次。国内根据流行基因型，研制莱姆病的疫苗也已经启动。

参考文献

［1］ 张哲夫.中国莱姆病研究的进展[J].中华流行病学杂志，1999,20(5):269－272.

［2］ 史翠霞，万康林，马凤琴，等.中国莱姆病螺旋体的核糖体基因分型研究[J].中华微生物学和免疫学杂志，2001,21(3):298－301.

［3］ 万康林.莱姆病[M]//唐家琪.自然疫源性疾病.北京：科学出版社，2005:734－751.

［4］ Greene CE，Straubinger RK. Borreliosis [M]// Greene CE. Infectious diseases of the dog and cat. 3rd ed. Canada：Elsevier Inc.，2006:417－435.

［5］ Steere AC. Borrelia burgdorferi (Lyme disease，Lyme borreliosis) [M]// Mandell，Douglas，Bennett. Principles and practice of infectious diseases. 5th ed. Philadelphia：Churchill Livingstone，2000.2504－2514.

［6］ Nadelman RB，Wormser GP，Lyme borreliosis [J]. Lancet，1998,352(9127):557－565.

［7］ Shapiro ED，Gerber MA，Lyme disease [J]. Clin Infect Dis，2000,31:533－542.

［8］ Wormster GP，Nadelman RB，Dattayler RJ，et al. Practice guidelines for the treatment of Lyme disease [J]. Clin Infect Dis，2000,31:S1－14.

［9］ Sod SK，Effective retrieval of Lyme disease information on the web [J]. Clin Infect Dis，2002,35(4):451－464.

第五节 梅　毒

柯伟民　马亦林

梅毒(syphilis)是由苍白密螺旋体(*Treponema pallidum*)引起的全身性慢性传染病。主要通过性接触传播，也可经胎盘垂直传播给下一代发生先天性梅毒。临床上早期侵犯皮肤黏膜，晚期主要侵犯心血管和神经系统，以及全身其他组织和器官，产生复杂的症状和体征。也可传染后多年无症状，表现为潜伏梅毒(又称隐性梅毒)。

根据记载，梅毒在1505年经印度传入广东，此后，从沿海至内地在我国广泛传播，发病率居高不下，为性传播疾病(sexually transmitted diseases，STD)之首。新中国成立后，由于党和政府有效地取缔了妓院，禁止卖淫活动，对性病进行广泛普查普治，已于1959年基本上消灭了梅毒。但是，20世纪70年代末起，随着发展商品经济和对外开放，梅毒又在我国重新流行。临床上，经常可见一、二期梅毒，也已发现三期梅毒和先天梅毒；在义务献血员中也发现潜伏梅毒。

【病原学】 梅毒的病原体为苍白密螺旋体(Tp)，亦称梅毒螺旋体，1905年被发现。在分类学上属螺旋体目(Spirochaetales)，密螺旋体科(Treponemataceae)，密螺旋体属(*Treponema*)中的苍白密螺旋体。其中性传播梅毒的病原体为苍白亚种(*T.* subsp. pallidum)；地方性梅毒的病原体为地方亚种(*T.* subsp. endemicum)。菌体细长，有排列均匀的6～12个螺旋，长5～20 μm，直径约0.15 μm。Tp的基本结构为一原生质的圆柱体，有两层膜围绕，一束平行的纤维附着于内层膜，并以螺旋状环绕圆柱体；还有轴纤维丝(外周质鞭毛)从螺旋体的一端伸至另一端，穿过两层膜而环绕圆柱体的外面。轴纤维丝维持螺旋体的弹性，并有屈曲与收缩的功能。Tp具有下列特征：①螺旋整齐，且固定不变。②折光力强，较其他螺旋体亮。③行动缓慢而有规律，如蛇行或延长轴伸缩其螺旋环的距离而前进。常用染料不易着色，可用暗视野显微镜或相差显微镜观察菌体(图7－5－1)。

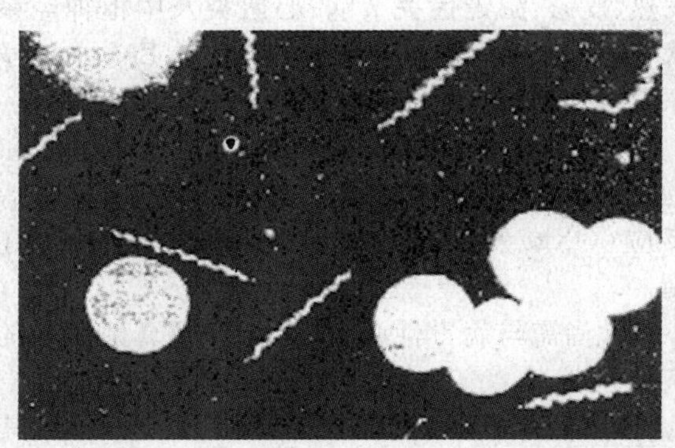

图7－5－1 苍白密螺旋体形态图(暗视野×4 000)

1992年发现Tp具有独特的超微结构，外膜蛋白较少而胞质膜含有大量的整合膜脂蛋白，这种膜结构可使Tp形成有抵抗力的繁殖体(propagules)，而逃避宿主免疫系统识别及能在组织中长期存活，呈潜伏状态。20世纪80年代以来已研制出26种Tp的重组抗原，其中47 kDa (TpN47，Tp0574)、17 kDa (TpN17，Tp0435)、15 kDa (TpN15，Tp0171)等脂蛋白，其免疫原性极强，已用于血清学检查。Tp可在体内长期生存，只要生长条件适宜，便以横断裂方式一分为二地进行繁殖，分裂周期为30～33 h。体外人工培养较难，接种家兔睾丸可获得螺旋体。在体外抵抗力弱，煮沸、干燥、肥皂水和一般的消毒剂(如升汞、苯酚和乙醇等)，很容易将它杀灭。在41～42℃于1～2 h内也可死亡，在低温(－78℃)下，可保存数年，仍能保持其形态、活力及毒性。

【流行病学】

1. 传染源 梅毒患者是唯一传染源，梅毒螺旋体感染者的皮损分泌物、血液中含大量梅毒螺旋体，尤以硬下疳及扁平湿疣表面较多。

2. 传播途径

(1) 性接触 是梅毒的主要传播途径，约占 95% 以上。感染梅毒螺旋体的早期传染性最强。如果是显性梅毒，发生性行为接触的任何部位都可出现硬下疳，如生殖器、肛周、直肠、乳头、舌、咽和手指等部位的硬下疳。随着病期的延长传染性逐渐减弱，一般认为，感染 4 年后性接触就不再有传染性。

(2) 母婴垂直传播 患梅毒的孕妇可通过胎盘传染给胎儿，引起胎儿宫内感染，多发生在妊娠 4 个月以后，导致流产、早产、死胎或分娩胎传梅毒婴儿。一般认为孕妇梅毒病期越短，对胎儿感染的机会越大；感染梅毒 2 年后的孕妇仍可通过胎盘传给胎儿。

(3) 其他 部分患者可通过性接触以外的途径传播，如通过接吻、哺乳和被患者分泌物污染的衣裤、被褥等日常用品造成传播。地方性梅毒就是通过间接接触而传染的。通过输血也能传播梅毒，但感染者不发生一期梅毒损害，而直接发生二期梅毒，称为“无下疳梅毒(syphilis demblée)”。

3. 人群易感性 人群对梅毒螺旋体普遍易感。卖淫、嫖娼、同性恋、双性恋等性乱行为者及吸毒者均为梅毒的高危人群。

4. 流行特征 梅毒呈世界性流行，据世界卫生组织估计，全球每年约有 1 200 万新发病例，主要集中在东南亚和次撒哈拉非洲。我国 2008 年全国报告一期梅毒 83 886 例，较 2007 年增长 18.64%，报告发病率为 6.35/10 万；二期梅毒全国报告 54 781 例，较 2007 年增长 15.87%，报告发病率 4.15/10 万；一期和二期梅毒能较好地反映梅毒的发病趋势目前仍处于上升中。三期梅毒报告 1 999 例，较 2007 年增长 9.53%。报道病例数居前 5 位的省份依次为浙江、广东、广西、江苏和福建。流行规模受到社会环境、道德观念、年龄、性别、职业、文化程度和经济状况等因素的影响。

【发病机制】 梅毒螺旋体通过破溃的皮肤黏膜进入人体后，首先与靶细胞黏附定植，主要靠其黏附蛋白，目前发现有 Tp0751、Tp0483、Tp0155 和 Tp0136 等。近来实验证明，Tp0751 与宿主细胞外基质成分——层粘连蛋白(laminin)结合而侵入。然后在侵入部位以分裂方式繁殖，当繁殖数量至每克组织内 Tp 达到 10^7 时，通过免疫反应引起侵入部位出现破溃，形成硬下疳。此时，梅毒血清试验开始转为阳性。接着，局部免疫力增强，硬下疳经 3～8 周，可自行消失。人体 T 细胞介导的迟发型变态反应(DTH)是宿主清除梅毒原发性损害中病原体的主要机制，它的水平高低决定着梅毒疾病的发展过程，引起不同的临床表现。

当梅毒螺旋体在原发病灶大量繁殖后，几小时至数天后可经淋巴和血液循环播散到全身的其他组织和器官，引发二期梅毒损害，出现梅毒疹和系统性损害，如关节炎。如果没有经过治疗，部分患者的病情可进一步发展到三期梅毒，发生皮肤、骨与内脏的树胶样肿损害，及心血管或神经系统的严重损害。

梅毒螺旋体表面的黏多糖酶可能与其致病性有关。梅毒螺旋体对皮肤、主动脉、眼、胎盘和脐带等富含黏多糖的组织有较高的亲和力，可借其黏多糖酶吸附到组织细胞表面，分解黏多糖基质造成组织血管塌陷、血供受阻，继而导致管腔闭塞性动脉内膜炎、动脉周围炎，出现坏死和溃疡等病变。

【病理改变】 一期梅毒主要为硬下疳损害，其边缘表皮棘层肥厚，逐渐向中心变薄，有水肿和血管周围炎症细胞浸润，主要有淋巴细胞、浆细胞和组织细胞，伴有毛细血管内皮的增生，随后出现小血管闭塞(闭塞性动脉内膜炎)。二期梅毒的特征是表皮角化过度，尤见扁平湿疣，有中性粒细胞侵入真皮乳头，真皮深层血管周围有单核细胞、浆细胞和淋巴细胞浸润。三期梅毒主要为肉芽肿性损害，血管变化较二期轻微，为上皮样细胞及巨噬细胞组成的肉芽肿，中间可有干酪样坏死，周围大量的淋巴细胞与浆细胞浸润，并有一些成纤维细胞和组织细胞，血管内皮细胞常有增生肿胀，甚至管腔堵塞。结节性梅毒疹肉芽肿局限于真皮内，干酪样坏死轻微或缺如，大血管不受累；树胶样肿的病变广泛，可累及皮下，干酪样坏死明显，大血管也常受累。

【临床表现】

1. 梅毒分类 可根据感染途径、临床特点及病程进行分类(表 7-5-1)。

表 7-5-1 梅毒的分类

获得梅毒(后天)	胎传梅毒(先天)
早期(病期<2 年)	早期(年龄<2 岁)
一期 硬下疳	
二期 早发、复发	
早期潜伏	
晚期(病期>2 年)	晚期(病龄>2 岁)
皮肤黏膜骨梅毒	皮肤黏膜骨梅毒
心血管梅毒	心血管梅毒(少见)
神经梅毒	神经梅毒(少见)
晚期潜伏	先天潜伏

(1) 以感染途径分类 ①先天梅毒：感染梅毒螺旋体的母体经胎盘垂直传染给胎儿。②获得梅毒：梅毒螺旋体由性接触、血液、母乳等途径传染给成年人或儿童。其中又可分为性传播梅毒及地方性梅毒，后者见附。

(2) 以临床特点分类 ①潜伏梅毒：无临床表现，

仅血清学检测证实感染梅毒螺旋体。②显性梅毒：有临床表现和血清学感染梅毒螺旋体的证据。

(3) 以病程分类　①早期梅毒：早期梅毒又分为一期和二期梅毒。感染梅毒螺旋体后3个月内为一期梅毒。感染梅毒螺旋体后3个月至2年为二期梅毒。②晚期梅毒：感染梅毒螺旋体2年以上的为晚期梅毒。

2. 获得性显性梅毒

(1) 一期梅毒　潜伏期2～4周。主要表现为硬下疳(chancre)，常见部位在阴茎、龟头、冠状沟、包皮或尿道口及大小阴唇、阴蒂或宫颈等，也可在肛门、肛管及唇、舌或乳房等部位。大多数患者硬下疳为单发、不痛不痒、圆形或椭圆形、边缘清晰的溃疡，高出皮肤，疮面较清洁，有继发感染者分泌物增多，触之有软骨样的硬度(彩图11)。出现硬下疳1～2周后，部分患者出现腹股沟或硬下疳附近的淋巴结肿大。持续时间为3～8周，可以自愈，不留痕迹或有轻度萎缩瘢痕。

(2) 二期梅毒　这是梅毒螺旋体由局部经淋巴结进入血液，在人体内大量播散后而出现的全身表现，一般发生在感染后7～10周或硬下疳出现后的6～8周。有的患者无硬下疳而在感染后1.5～3个月出现二期梅毒症状。约2/3以上患者早期有流感样症状，发热、全身不适、食欲欠佳、头痛、肌肉痛、关节痛、流鼻涕。全身淋巴结肿大，散在，无压痛，可活动，质硬。

1) 二期皮肤黏膜损害：80%～95%的患者可有。其特征是广泛而且对称，自觉症状轻微，破坏性小，传染性强。①玫瑰疹：为最早出现的皮疹，大多为斑疹，或有轻度浸润，表现为斑丘疹，淡红或玫瑰红色，圆形或椭圆形，1～2 cm大，分布于躯干前面和侧面，四肢近侧端内侧与掌跖，在2～3周消退。一般无鳞屑出现。②丘疹性梅毒疹(彩图12)：有大丘疹与小丘疹两种。大丘疹直径为0.5～1 cm，暗褐色或铜红色，浸润明显，表面可有鳞屑，常见于躯干两侧、四肢屈侧、掌跖等处。发生在肛门外阴等皱褶部位的大丘疹，则常见增厚扩大为扁平或分叶的疣状损害，直径1～3 cm，患部因潮湿浸渍，呈灰色或灰白色，表面渗液有恶臭，周围有暗红浸润，基底宽而无蒂，称为"扁平湿疣(condyloma laturn)"，分泌物中含有大量螺旋体。小丘疹，粟粒大，与毛囊口一致，褐红色，多群集成簇，主要分布于躯干，称为毛囊丘疹性梅毒疹或梅毒性苔藓。丘疹还可发生于发际，称为额(发缘)梅毒疹(corona veneris)。③梅毒性脓疱疹：较少见。多发生在营养不良、体质虚弱的患者，在丘疹的基础上出现脓疱，或中心坏死被有多层厚痂，呈牡蛎壳样，称蛎壳样梅毒疹(rupioid syphilid)。④黏膜斑(mucous patches)：最典型损害。常见于唇及颊的内侧、舌、齿龈、咽、扁桃体及喉部，为稍隆起的圆形或椭圆形光滑的斑疹，淡红色或表面糜烂覆以灰白色薄膜。如无继发感染时，一般无疼痛。软腭及咽部黏膜斑可群集，形成一伸长的溃疡，称为"蜗牛爬行痕迹样溃疡(snail-tract ulcer)"。鼻与喉的黏膜斑可使声音沙哑。因其含大量螺旋体，具有高度传染性。⑤梅毒性秃发：好发于颞部、顶部和枕部，秃发区较小约为0.5 cm，毛发脱落参差不齐，呈虫蛀状。⑥梅毒性白斑：当皮肤斑疹或丘疹消退后，可留有很多小片浅色斑，可持续数月。多见于肤色较深女患者，常分布于颈及背部，因此称为"颈部梅毒性白斑(collar of venus)"。⑦其他：如梅毒性甲床炎、甲沟炎，指甲肿胀、变形、脆落。

2) 梅毒性骨膜炎与关节炎：骨膜炎好发于长骨，以胫骨最多见，其次为尺、肱及桡骨。关节炎好发于大关节如肩、肘、膝等，表现为疼痛或锥痛，尤以夜间静止时明显。骨膜肥厚有压痛，关节肿大常对称，表面不红或轻度潮红，有触痛或移动有关肢体时剧痛。

3) 二期眼梅毒：可发生虹膜炎、虹膜睫状体炎、脉络膜炎、视神经炎和视网膜炎等。其中虹膜炎最常见。

4) 二期神经梅毒：①无症状性神经梅毒，10%～20%患者出现脑脊液异常而无神经系统症状。②10%的患者有脑膜炎或脊髓膜炎、脑血管梅毒，但较晚期患者少见。

5) 二期复发梅毒：多见于未经治疗或治疗不彻底的患者，一般以血清反应复发者最多，但亦可出现皮肤、黏膜、眼、骨、内脏损害复发。二期复发梅毒的皮肤黏膜损害与二期早发梅毒疹不同之处是数目较少，皮疹较大，分布比较局限，有群集的倾向，形状古怪可为环形、弧形、花朵形，而且其损害出现的越晚则越似三期梅毒损害。一般好发于额部、口角、颈部、外阴与掌跖等处。

二期梅毒患者的血清反应一般为阳性，治疗后可以完全阴转。二期复发时，血清反应又转为阳性。

(3) 晚期梅毒　大多为未经治疗或治疗不充分的患者，经过2～7年，有的迟至35年，出现晚期梅毒损害。但亦有少数(5%)患者虽然经过充分的治疗，仍然复发，出现晚期损害。

1) 三期梅毒损害：主要是皮肤黏膜、骨的晚期损害，损害的特点是数目少，较局限，不对称，发展缓慢，但对局部组织的破坏性较大、愈合后留下瘢痕。常见的三期损害有结节性梅毒疹、树胶样肿及近关节结节。①结节性梅毒疹(nodular syphilid)：好发于头、肩和四肢伸侧皮肤，为一群0.3～1 cm大的结节，铜红色，质硬有浸润，结节可以溃破，亦可吸收留下表浅的似羊皮纸样的瘢痕。损害常群集成环状或蛇行状，新旧损害此起彼伏，迁延数年。②树胶样肿(gumma)：一般出现较晚，好发于头部、下肢、臀部、鼻口黏膜等处，开始为皮下结节，指头到胡桃大，部位较深，通常为单发但亦有多发，结节较硬如树胶样，故名为树胶样肿(彩图13)。硬结逐渐扩大，中心坏死，形成溃疡，境界清楚，基底凹凸不平，肉红色，愈合较慢(彩图14)。如发生于硬腭中部，则破坏骨质引起穿孔，鼻中隔破坏则形成鞍鼻。③近关节结节：多发生于肘、膝、髋等大关节附近的皮下结节，对称发生，1～2 cm 大，一般不痛或稍有压痛，皮肤表面不红。

2）心血管梅毒：感染后 10～30 年，约 10%的未经治疗的患者发生心血管梅毒，为严重性内脏损害。好发于主动脉及心脏，引起梅毒性主动脉炎、主动脉瘤、主动脉闭锁不全，冠状动脉口狭窄，影响患者的健康及生命，约 1/4 患者伴发神经梅毒。

3）神经梅毒：6%～7%未经治疗的患者，发生神经梅毒，合并 HIV 感染的患者较易出现神经梅毒。可分为 3 种：①无症状神经梅毒，仅脑脊液检查异常。②脑膜血管梅毒，可分为灶性脑膜梅毒、脑血管梅毒及脊髓脑膜血管梅毒。③脑实质梅毒，麻痹性痴呆、脊髓痨、视神经萎缩。

3. 获得性隐性(潜伏)梅毒 后先感染梅毒螺旋体后，未形成显性梅毒或显性梅毒经一定的活动期后症状暂时消退，梅毒血清试验阳性，称为获得性隐性(潜伏)梅毒。感染后 2 年内的称为早期潜伏梅毒；感染后 2 年以上的称为晚期潜伏梅毒。晚期潜伏梅毒的特点是，血清反应可转为弱阳性，传染性小，不易传给他人及胎儿，如有复发可发生心血管或神经系统梅毒。

一部分晚期梅毒患者的类脂质血清反应滴度降低，转为弱阳性或阴性。

4. 胎传梅毒(先天梅毒) 胎传梅毒系母亲的梅毒螺旋体通过胎盘进入胎儿体内，多发生于怀孕 4 个月后。所以如果在此之前能及时治疗母亲的梅毒有助于保护胎儿免受感染。若胎儿出生时脐带肿胀，有红、白、蓝等颜色改变，好似理发店里的招牌柱，应疑有梅毒感染。感染以后，生后 2 岁内出现症状的称早期胎传梅毒。2 岁以后出现症状的称晚期胎传梅毒。

胎传梅毒的特点是早期梅毒症状相当于成人的二期梅毒，但缺硬下疳，较获得性梅毒者重，而晚期病变则较获得性梅毒者轻。胎传梅毒往往影响儿童的正常发育。

(1) 早期胎传梅毒 患梅毒的新生儿，尤其是早产儿，常消瘦，皮肤松弛，面部多皱褶，呈老人貌，体格及体重常较健康儿小而轻。严重者有贫血、发热等全身症状。患儿易发生鼻炎，分泌带血的黏液，鼻通道阻塞，影响哺乳。严重者鼻黏膜溃烂或溃疡，破坏鼻中隔，鼻梁下陷形成鞍鼻。

早期胎传梅毒的皮疹，常为斑疹或斑丘疹(图 7-5-2A)，弥漫性浸润，被有鳞屑，好发于面、臀部及掌跖部等。在口角、口周、肛周发生的红斑，浸润较厚，缺乏弹性，引起皲裂、疼痛、痊愈后往往留下终身的放射状瘢痕。病情严重者还可发生水疱、脓疱、高热等。到 2～3 岁时，可出现早期复发性梅毒疹，以丘疹为主，或在丘疹上出现脓疱，好发于肛周、外阴或皱褶部位，相当于成年人的扁平湿疣。患儿的毛发发育不良，弥漫性稀疏或片状脱落。常有甲沟炎、甲床炎、指趾甲变形失去光泽或脆落。

患儿常发生骨膜炎、骨骺炎、骨软骨炎，引起四肢疼痛，因而不愿活动，称为梅毒性假性瘫痪。患儿全身淋巴结肿大、脾肿大、肝肿大，部分出现神经梅毒如脑膜炎、脑积水等。

(2) 晚期胎传梅毒 早期梅毒不治疗，2 岁后移行为晚期梅毒。患儿体质弱，发育不良。①早期梅毒病变遗留下来的永久痕迹或标志，及梅毒影响发育所致的畸形：如口周放射线状纹，郝秦生(Hutchinson)齿(楔状齿，图 7-5-2B)即恒齿的上门齿如桶状、前后径较大、下缘有半月状切迹，排列稀疏不整齐，马鞍鼻(saddle nose，图 7-5-2C)。第一臼齿较小呈桑椹状(Moon's teeth)。佩刀状胫骨(胫骨中部增厚，向前隆起)。额骨突凸，方颅，硬腭高耸。胸锁关节肿厚(Higoumenakis 征)等。②梅毒的活动性病变：眼部损害表现为间质性角膜炎、脉络膜炎、虹膜炎、视神经萎缩，其中以间质性角膜炎最常见，约 60%发生于 5～15 岁，如不及时治疗可引起失明。

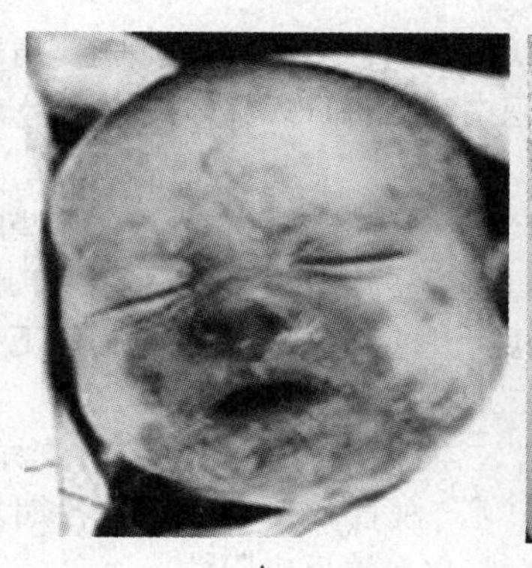

A

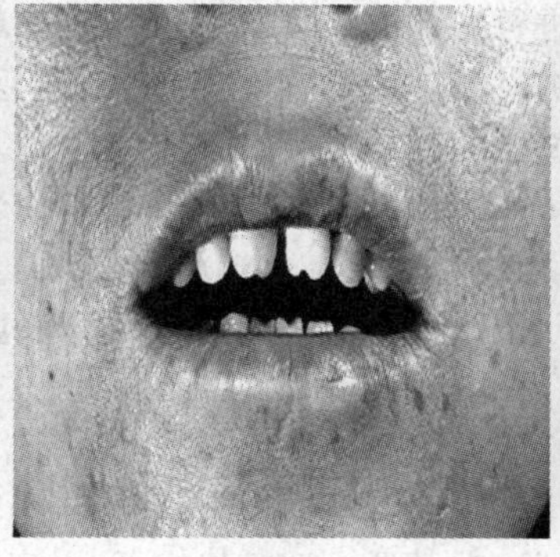

B

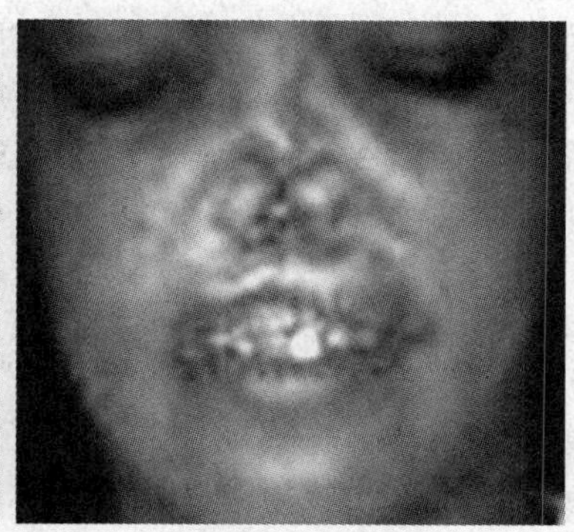

C

图 7-5-2 胎传梅毒患儿

A. 口周梅毒斑丘疹；B. 楔状齿；C. 马鞍鼻

(引自 http://med.ge.cn/HTML/203749.htm，http://todayinsci.com)

神经系统损害以第Ⅷ及第Ⅱ对脑神经损害较多，侵犯听神经引起神经性耳聋。或无症状神经梅毒。

(3) *胎传潜伏梅毒* 出生后梅毒血清反应阳性而无临床症状。

【实验室检查】

1. 病原学检查

(1) *暗视野显微镜检查* 一期、二期梅毒和早期先天性梅毒在暗视野显微镜下，皮损分泌物中可发现螺旋紧密规则，折光强，运动活泼的梅毒螺旋体；该检查简便、快捷而准确。特别是已出现硬下疳，而血清梅毒反应未转为阳性前更有诊断意义。

(2) *直接免疫荧光抗体试验(DFA)* 标本用荧光染色后，以荧光显微镜检查病原体。

(3) *银染色检查* 梅毒螺旋体被银溶液染成棕黑色，可用普通高倍显微镜下检查病原体。

2. 血清学试验 根据所用的抗原不同分为两类。

(1) *非梅毒螺旋体抗原血清试验(类脂质血清反应)* 用正常牛心肌的心脂质(cardiolipin)为抗原，与梅毒患者血清中抗心脂质抗体(即反应素)结合，结合后发现凝集，生成絮状物为阳性反应，曾称为康氏试验。本法经济方便，敏感性高，但对梅毒并非特异，在疟疾、溶血性贫血、自身免疫性疾病等也可阳性。本法可用于病例筛查，也可用于诊断、疗效观察和对复发或再感染的监测。方法如下。

1) 性病实验室试验(venereal disease research laboratory，又称 VDRL 试验)：该试验是 1946 年美国性病研究实验室创建的，故以该实验室命名。试验在玻片上进行，可以定性或半定量，低倍显微镜观察结果。感染 4 周内即可阳性，早期梅毒阳性率 90%，本试验也可用于脑脊液检查。

2) 快速血浆反应素环状卡片试验(rapid plasma reagin, RPR)：为 VDRL 试验的改良法，可使用血浆。原理是用未经处理的活性炭颗粒(直径 3～5 μm)吸附 VDRL 抗原。此颗粒若与待检血清中的反应素结合，便形成黑色凝集块，肉眼即可识别，不需低倍镜观察。试验在专用纸卡的反应圈(内径 18 mm)内进行。此试验敏感性高，具一定特异性，而且经济、方便、快速、适合大规模筛选且能定性或半定量。VDRL 试验的改良法尚有不加热血清反应素玻片试验(unheated serum regain test, USR)。

3) 自动反应素试验(ART)：通过自动分析仪进行检查，用于大规模普查。

(2) *梅毒螺旋体抗原血清试验* 用活的或死的梅毒螺旋体或其成分作为抗原检查抗梅毒螺旋体抗体。这种方法敏感性及特异性都高，用于证实试验，尤其适用于晚期梅毒，但血和脑脊液用 RPR 检查均为阴性者。由于这类方法检测的是抗梅毒螺旋体 IgG 抗体，即使患者已经经过充分的治疗，IgG 抗体仍保持阳性，所以不能用以观察疗效、复发及再感染。

1) 荧光螺旋体抗体吸收试验(FTA - ABS 试验)：用间接免疫荧光法检查血清中抗梅毒螺旋体抗体。

2) 梅毒螺旋体抗体微量血凝试验(MHA - TP)：用梅毒螺旋体提取物致敏的红细胞微量血凝分析法检查相应的抗梅毒螺旋体抗体。其滴度在 1∶80 以上则可判定为抗体阳性。此试验的特异性与敏感性均高，而且方法比 FTA - ABS 试验简便，故应用广泛。

3) 梅毒螺旋体制动试验(TPI)：活的梅毒螺旋体加入患者血清，在补体参与下，梅毒螺旋体活动可受到抑制。

4) ELISA：将梅毒螺旋体抗原包被在微孔滴定板上，加入患者血清，再加入酶标抗 IgG 抗体，加入酶底物后显色。可用酶标仪自动测结果，方法简便经济。应用间接 ELISA 捕获血清中抗梅毒螺旋体 IgM，则为 IgM - CAP. ELISA，其特异性与敏感性很高。

5) 蛋白免疫印迹分析(Western blot)：先用聚丙烯胺凝胶电泳将梅毒螺旋体各种抗原分子分析，再转放到硝酸纤维膜上，作为抗原检测患者血清中不同的抗梅毒螺旋体抗体，在 15.5 kDa 和 45 kDa 区带阳性时，可确诊梅毒感染。可用于检测特异性 IgM 抗体，特异性与敏感性最高。

6) 人工合成抗原的快速诊断：目前有合成抗原 TpN15、TpN17、TpN47 的 ICE Syphilis EIA 试验及 Syphilis Fast 快速诊断试验，其特异性与敏感性均很高。

(3) *梅毒螺旋体抗原直接检测*

1) PCR 技术：应用引物扩增梅毒螺旋体编码 47 kDa 膜抗原的基因 TpN47，对扩增产物进行 DNA 探针杂交。可用患者血清、脑脊液、羊水检测，敏感性最高，可检测 0.01pg 的梅毒螺旋体 DNA，仅 1 个梅毒螺旋体即可阳性。

2) ELISA 法：应用抗梅毒螺旋体 47 kDa 抗原的单克隆抗体，测血清中梅毒螺旋体的抗原，其结果与血清学方法一致。

3. 组织病理学检查 使用嗜银染色，病理组织学检查可发现组织中存在梅毒螺旋体。

【诊断】

1. 流行病学资料 不洁性接触史，某些间接接触史，孕、产妇梅毒感染史以及血液或血制品使用史。

2. 临床表现 一期梅毒主要表现为硬下疳伴周围淋巴结肿大。二期梅毒以皮疹为主，可表现为斑疹、丘疹和脓疱疹等。三期梅毒可有皮肤为树胶样肿，病变可波及骨、关节、心、血管和神经系统。各期之间可有潜伏梅毒，无症状，仅血清反应阳性。

3. 实验室及病理组织学检查 暗视野显微镜检查和组织病理学检查发现梅毒螺旋体有确诊意义。血清试验阳性有辅助诊断意义。

【鉴别诊断】 梅毒的不同病期与不同的疾病相鉴别。

1. 硬下疳 应与软下疳(chacroid)、固定性药疹和生殖器疱疹等疾病相鉴别。

2. 二期梅毒疹 应与玫瑰糠疹、麻疹样药疹、多形性红斑、花斑癣、银屑病和体癣等皮肤病相鉴别。

【治疗】

1. 治疗原则 明确梅毒诊断后应及时、足量、规则治疗,除神经梅毒,一般不选用水剂青霉素G,因其半衰期短,需要每日多次注射。常用普鲁卡因青霉素或长效苄星青霉素治疗。治疗结束后还应进行3年以上的随访观察,判断是否有血清复发或临床复发。第1年每3个月1次,第2年每6个月1次,第3年年末再复查1次,并做血清抗体定量滴度试验,如果已下降或未上升2个滴度则继续随访,不需要重新治疗。若上升2个滴度以上要考虑有血清或临床复发的可能,应给予重新治疗。对性伴侣也应检查,若有感染须同时治疗观测。

对二期复发梅毒及晚期梅毒,在治疗过程中有时可能出现赫斯海默反应,使梅毒症状加剧,甚至可发生休克等严重后果。故必须注意,为防止这种不良反应,在开始注射青霉素前1 d起可口服泼尼松5 mg,每日4次,连服3 d。

2. 治疗方案

(1) 早期梅毒(一期、二期、早期潜伏梅毒)

1) 普鲁卡因青霉素80万U,1次/d,肌注,连续15 d,总剂量1 200万U。

2) 苄星青霉素240万U,1次/周,肌注,共2~3次。

3) 对青霉素过敏者可选用下列方案治疗:①多西环素100 mg,2次/d,口服,连服15 d。②四环素500 mg,4次/d,口服,连服15 d,对肝、肾功能不良者及孕妇、8岁以下患者禁用。③红霉素500 mg,4次/d,口服,连服15 d。

(2) 晚期梅毒(三期、晚期或病期不能确定的潜伏梅毒和二期复发梅毒)

1) 普鲁卡因青霉素80万U,1次/d,肌注,连续20 d为1个疗程,必要时休药2周后,进行第2个疗程。

2) 苄星青霉素240万U,1次/周,肌注,共3次。

3) 对青霉素过敏者可选用下列方案治疗:①多西环素100 mg,2次/d,口服,连服30 d。②四环素500 mg,4次/d,口服,连服30 d,对肝、肾功能不良者、孕妇及8岁以下患者禁用。③红霉素500 mg,4次/d,口服,连服30 d。

(3) 心血管梅毒 必须住院治疗,在心功能代偿的状态下使用青霉素抗病原治疗,为了避免赫斯海默反应,青霉素从小剂量开始。用青霉素G,肌注,第1日10万U 1次,第2日10万U 2次,第3日20万U 2次;第4日起用普鲁卡因青霉素80万U,1次/d,肌注,连续15 d为1个疗程。休息2周后再重复1个疗程以上。对青霉素过敏者,可选用多西环素或四环素口服,剂量与用法同上,疗程30 d。

(4) 神经梅毒

1) 青霉素G 1 800万~2 400万U,每日静滴,疗程为14 d。

2) 普鲁卡因青霉素240万U,1次/d,肌注,同时口服丙磺舒0.5 mg,4次/d,疗程14 d。然后继以苄星青霉素240万U,1次/周,肌注,连续3次。

3) 对青霉素过敏者,可用多西环素100 mg,2次/d,口服,连服30 d;或四环素500 mg,4次/d,口服,连服30 d;或红霉素500 mg,4次/d,连服30 d。

(5) 孕妇梅毒

1) 普鲁卡因青霉素80万U,1次/d,肌注,连续15 d为1个疗程。妊娠初3个月内注射1个疗程,妊娠末3个月内再注射1个疗。

2) 若来产前检查时已妊娠3个月以上者,尽早用普鲁卡因青霉素80万U,1次/d,连用20 d。在妊娠末3个月内再用80万U,1次/d,连用10 d。

3) 若来产前检查时妊娠已超过28周者,即使用青霉素治疗2个疗程,有时也难以保证不发生先天梅毒,其分娩的新生儿应用青霉素补充治疗1个疗程。

(6) 胎传梅毒

1) 早期(2岁以内):①青霉素G,10万~15万U/kg,每日分2次静滴,连用10~14 d。②普鲁卡因青霉素,5万U/kg,1次/d,肌注,连用10~14 d。

2) 晚期(2岁以上):①普鲁卡因青霉素,5万U/kg,1次/d,肌注,连用10~14 d为1个疗程。必要时可考虑给予第2个疗程。②对青霉素过敏者可用红霉素口服,每日7.5~12.5 mg/kg,分4次服用,连用30 d。

3. 头孢曲松(又名头孢三嗪,ceftriaxone)治疗梅毒的剂量和疗程问题 近年来,用头孢曲松治疗梅毒的报道日益增多,头孢曲松与青霉素同属β内酰胺类抗生素,据报道对梅毒治疗效果良好,早期梅毒的临床皮损消退时间和血清转阴率均优于青霉素。但由于目前国内外尚无统一的剂量和疗程,根据已有的临床报道,下列方案可供参考。

(1) 早期梅毒 头孢曲松的治疗剂量,每日500 mg,肌注,10~15 d为1个疗程。

(2) 晚期梅毒 头孢曲松的治疗剂量,每日500~1 000 mg,肌注或静滴,连用20 d。对神经梅毒推荐剂量每日2 g,肌注或静滴,15 d为1个疗程。

【预防】 提倡精神文明,严厉打击卖淫嫖娼。患其他性病时应常规进行梅毒血清反应检查。梅毒患者的性伴侣应定期检查。婚前体格检查应包括梅毒血清反应。

[附] 地方性梅毒

马亦林

地方性梅毒(endemic syphilis),即非性病性梅毒,又称bejel(在叙利亚)、njovera(在津巴布韦)、skerljevo(在波斯尼亚)等。本病主要流行于非洲北部、亚洲西部及地中海东部一些干旱贫瘠、经济落后地区的游牧或半游牧人群中。

【病原学和流行病学】 本病的病原体为苍白密螺旋体(*Treponema pallidum*)地方亚种(subsp. endemicum),亦称地方性梅毒螺旋体。人与人间的传播主要通过黏膜接触被病原体污染的餐具、饮料杯或毡制品等而被传染。

非性病性密螺旋体病有3种:即地方性梅毒、雅司和品他病。它们流行于经济十分落后的地区,具有地方性。在流行病学上与梅毒有所不同,见表7-5-2。1997年据WHO估计全球地方性密螺旋体病约460 000新病例,近来已超过250万人被感染。地方性梅毒(bejel)在撒哈拉沙漠的中西部和南部地区主要发生在儿童,欧洲被诊断的儿童病例也来自该流行区。据报道在尼日尔5岁以下的儿童约12%血清学阳性,高血清学阳性率也同样见于马里、Burkina Faso和塞内加尔。

表7-5-2 梅毒与地方性密螺旋体病的病原与流行病学概况

病原与流行病学	性传播梅毒	地方性梅毒	雅 司	品 他
病原体	苍白亚种(*T.* subsp pallidum)	地方亚种(*T.* subsp endemicum)	极细亚种(*T.* subsp. pertenue)	品他亚种(*T.* subsp carateum)
流行地区	农村,世界各地	农村,干旱非洲,亚洲西部	农村,潮湿的热带地区	农村,半干旱地区,中美和南美
季节性	无	雨季较多	雨季较多	
发病高峰(年龄)	20~30岁	2~10岁	4~15岁	18~30岁
传播方式				
先天性	常有	罕见	无	无
性传播	常见	罕见	无	无
皮肤直接	偶有	常见	常见	可能
污染器皿	罕见	常有		无

【临床表现】 本病临床表现颇似性传播梅毒。Ⅰ期口腔病灶不易被察觉;Ⅱ期损害表现为口咽部黏膜斑、口角开裂性丘疹、湿疣(condylomata lata)、骨膜炎和局部淋巴结肿大等,手掌及足底部常有角化过度。Ⅲ期临床症状更为突出,包括皮肤、鼻咽部、骨等处出现树胶肿性损害,这种破坏性损害即称为毁形性鼻咽炎(gangosa),常多于雅司病。喂养感染性婴儿的母亲还可见乳房树胶肿(gumma)。由本病原体引起的心血管或神经梅毒病例曾有报道,但极罕见。实际上所有患者的初期感染都发生在儿童期,不存在妊娠期妇女的血流感染,因此极少有先天性病例。

【诊断】 对生活在流行区的有慢性皮肤及骨损害的患者应疑为地方性梅毒可能。诊断本病依据皮肤或黏膜标本直接暗视野显微镜下找螺旋体阳性和血清学检测有无相应抗体的存在。由于苍白密螺旋体3种亚种在形态、抗原结构,甚至DNA同源性方面基本相同,无法将它们各个区别。因此,必须结合临床表现及流行病学资料加以诊断。

【治疗和预防】 单剂量长效青霉素G 120万U治疗本病及其接触者是有效的。预防本病必须在流行区开展大规模治疗患者,消灭传染源,同时要改善公共卫生条件、提高社会经济水平,才能有效地控制本病的流行。

参考文献

[1] 谢奇峰.梅毒[M]//马亦林.传染病学.第4版,上海:上海科学技术出版社,2005:845-854.

[2] 钱伊弘,周平玉.读解目前梅毒的治疗方案及存在问题[J].上海医药,2009,30(3):110-112.

[3] 蒲荣,卢自当,黄道兰,等.梅毒9 900例患者流行病学及血清学检测结果分析[J].中国皮肤性病学杂志,2009,23(1):38-39.

[4] 钟菊香,付先辉,陈兰芳.三种梅毒血清学试验方法的比较分析[J].实用预防医学.2009,16(1):231-232.

[5] 乐嘉豫.性传播性疾病[M]//汪复.感染性疾病与抗微生物治疗.第3版,上海:复旦大学出版社,2008:385-409.

[6] Srisupanant M, Wiwanitkit V. Screening for syphilis by serology of Thai workers going abroad [J]. Travel Med Infect Dis, 2009,7(3):169-170.

[7] French P, Gomberg M, Janier M, et al. IUSTI: 2008 European guidelines on the management of syphilis [J]. Int J STD AIDS, 2009,20(5):300-309.

[8] Poulsen BB, Kock K, Møller B. Syphilis as cause of foetal death [J]. Ugeskr Laeger, 2009,171(21):1778-1779.

[9] Chulay AD. Treponema species (Yaws, Pinta, Bejel) [M]//Mandell, Douglas, Bennett. Principles and practice of infectious diseases. 5th ed. Harcourt: Publishers Limited, 2000:2490-2494.

[10] Meheus A, Antal GM. The endemic treponematoses: Not yet eradicated [J]. WHO state Q, 1992,45:228.

[11] Fine S, Fine LS. Treponematosis (endemic syphilis) [J/OL]. [2009-04-30] http://www.*emedicine.medscape.com/article*/230403-*overview*.

第六节 雅 司

柯伟民

雅司(yaws)又称热带莓疮(frambesia tropica, frambesial sore),在英文上还有 pian、boub、omunono 和 dube 等别称。雅司是一种苍白密螺旋体极细亚种引起的接触性皮肤传染病。1941 年日军侵入江苏,从东南亚将此病带入,造成雅司在江苏北部淮阴一带流行,并波及江苏其他地区和上海、浙江等地。我国的广东、福建、广西、台湾等地曾偶有散发病例。1949 年以后,我国采取一系列防治措施,20 世纪 60 年代中期已经基本消灭本病。目前,中非、南美、东南亚及大洋洲赤道线上的一些农村地区仍有雅司流行。

【病原学】 雅司的病原体是苍白密螺旋体(*Treponema pallidum*)极细亚种(*T.* subsp. pertenue),又称雅司螺旋体。与梅毒螺旋体和品他螺旋体同属密螺旋科,长 8～16 μm,粗约 0.2 μm,有 6～20 个规则的密螺旋。运动活泼,不易着色,在体外不能生长,但螺旋体的毒力在−70℃低温下能够保存多年。

【流行病学】

1. 传染源 雅司的传染源主要是雅司患者。

2. 传播途径 健康人通过破损的皮肤接触到含有雅司螺旋体的渗出液而被感染。此外,有报告蝇类也可传播此病。

3. 易感人群 人群普遍易感,无性别和种族差异。

4. 流行特征 该病主要流行于非洲、亚洲和拉丁美洲温暖潮湿的热带地区;受此病影响的人中约 75% 是 15 岁以下儿童(6～10 岁儿童发病率最高)。

【发病机制】 健康人通过破损的皮肤接触到含有雅司螺旋体的渗出液而被感染。螺旋体进入血循环后引起骨骼、淋巴结及远处皮肤的损害。此病以皮肤受累为主要特征,并不累及心脏和中枢神经系统,亦未见母婴垂直传播。

【病理改变】 母雅司和二期雅司疹出现表皮棘层肥厚、水肿和乳头状增生;有大量中性白细胞侵入表皮层形成微脓疡。真皮内有淋巴细胞和浆细胞浸润。血管扩张但血管壁少见变化。螺旋体主要存在于表皮棘层,也可见于乳头层。三期雅司皮疹在真皮内有上皮样细胞、单核细胞及浆细胞浸润;晚期可见坏死,往往出现巨细胞,但血管壁变化较少。此外,在母雅司出现 2 周左右后,非特异性梅毒血清反应呈阳性。

【临床表现】 潜伏期 3～4 周,潜伏期长短与感染量有关。在潜伏期的患者可有头痛、疲倦或发热。临床表现可分为 3 期。

1. 第一期(母雅司期) 感染后经过潜伏期在感染部位发生单个皮疹,为扁平或半球状隆起的丘疹,逐渐增大突起,直径可达 2～5 cm,表面覆以黄褐色薄痂或污黄褐色厚痂,除掉痂皮可见皮损呈淡红色肉芽,凹凸不平似杨梅状,其中,含有大量的纤细密螺旋体,此即为雅司的原发疹,称为母雅司(mather yaws)。母雅司的脓汁附着于周围可发生一些较小的皮疹,围绕母雅司呈卫星状。母雅司好发于四肢及面部,但患有雅司的婴儿可经病损传染到母亲的乳房及躯干等部位。患者自觉痒感,局部淋巴结肿大、无压痛。母雅司经过数月后自然消退,留下萎缩性瘢痕或色素减退斑。

2. 第二期(子雅司期,又称雅司疹期) 母雅司发生后 1～3 个月即进入子雅司期。此期有些患者母雅司还没有愈合,可有畏寒、发热、食欲减退和全身酸痛等症状。皮损与母雅司相似,但较小,数目较多,好发于颜面及四肢。皮疹最初表面平滑,以后分泌物增加,形成黄褐色痂皮,痂皮增厚可呈蛎壳状。子雅司期皮疹也可群集,中央的皮疹消退后留有色素沉着,周围皮疹排列呈环形,称为钱癣样雅司。位于肘窝、肛周、腹股沟部位的皮疹痂皮脱落后露出淡红色莓状肉芽面,有大量分泌物,形似扁平湿疣样损害。在足背常见疣状损害,眼睑皮疹为结痂性。子雅司的粟粒状皮疹好发于肩部,类似腺性苔藓,称为莓疮性苔藓。子雅司期雅司疹内含有大量纤细密螺旋体。局部淋巴结肿大,但不化脓。子雅司期雅司疹经数周或数月后可自然消失,不留痕迹或留有色素沉着。

3. 第三期(结节溃疡雅司期) 多数雅司患者的病程子雅司期结束,但有部分患者在感染 5～10 年后进入结节溃疡雅司期。结节溃疡雅司期的皮疹为无痛性溃疡,边缘峻削或呈缘下穿掘,向四周扩延;可融合成轮廓状或蛇行状,长期不愈,在其分泌物中查不到螺旋体。溃疡愈合后留有色素脱失的萎缩性瘢痕。此外,结节溃疡雅司期可在掌跖部发生角化过度,呈弥漫性或点状,有皲裂或凹陷,形成典型的斑驳状,以跖部为多见;常在胫骨和其他长骨的骨质膜发生树胶肿样损害,骨损害可有胫骨骨膜炎(佩刀胫)等;还引起骨质疏松甚至空隙形成。鼻骨破坏及上颚穿孔也可出现。在肘、膝、髋关节附近可发生近关节结节,单个或多个。痊愈后往往造成畸形与毁容。

【诊断】 根据本病的流行区、感染史、典型的皮疹以及渗出液。非特异性梅毒血清反应呈阳性有辅助诊断意义,暗视野显微镜下查到纤细密螺旋体可以确诊。

【鉴别诊断】 需要鉴别诊断的疾病是梅毒,梅毒主要通过性传播，初疮部位常在生殖器部位；子雅司期无斑状皮疹，不侵犯黏膜，有痒感；无脱发及眼部损害。结节溃疡雅司期全身症状较轻，无神经系统及内脏损害。此外，雅司还需要与孢子丝菌病、芽生菌病、麻风和皮肤利什曼病等相鉴别。

【治疗】 青霉素为首选药物。成人肌内注射苄星青霉素(benzathine benzylpenicillin，长效青霉素)120万U，可使早期损害消失，不再复发。晚期患者则需普鲁卡因青霉素(procaine benzylpenicillin)，80万U/次，每日注射1次，7～10 d为1个疗程，青霉素总量600万～1 200万U，可用3～5个疗程，注射前需要做青霉素皮试。对青霉素过敏患者可用红霉素、氯霉素或四环素，每次0.5 g，每日4次，口服，疗程2周。对三期结节溃疡雅司的溃疡需要局部应用防腐敷料。如已致成畸形，需要进行外科整形手术。

【预防】 由于本病为接触性传染病，应避免与雅司患者接触，同时要防止皮肤外伤及昆虫叮咬。目前还没有疫苗可用于预防雅司病。

参考文献

[1] Asiedu K. The return of yaws [J]. Bull World Health Organ, 2008, 86(7): 507-508.

[2] Asiedu K, Amouzou B, Dhariwal A, et al. Yaws eradication: past efforts and future perspectives [J]. Bull World Health Organ, 2008, 86(7): 499-499A.

[3] Lahariya C, Pradhan SK. Can Southeast Asia eradicate yaws by 2010? Some lessons from the Yaws Eradication Programme of India [J]. Natl Med J India, 2007, 20(2): 81-86.

第七节 品 他 病

马亦林

品他病(pinta)是由品他密螺旋体所致的慢性皮肤感染，也是三种非性病性密螺旋体病(nonvenereal treptonematoses)之一。16世纪发现在阿兹台克(Aztec)及加勒比印第安患者首次对本病作了描述，临床上以皮肤鳞屑状丘疹或红斑、可变性色素沉着及角化过度为特征。呈地方性流行，几乎全部都是在儿童期开始发病。我国未发现此病，青霉素治疗有效。

【病原学】 品他密螺旋体(*Treptonema carateum*)在形态及生物学性状上颇似苍白密螺旋体，宽0.13～0.15 μm，长为10～13 μm，运动方式多样。对苯胺染剂不易着染，也不能在无生命的培养基上生长，但可感染人及黑猩猩。

【流行病学】 本病在20多年前，全世界有100万以上患者，近年来发病明显减少。主要流行于拉丁美洲如巴西、委内瑞拉、哥伦比亚、秘鲁、厄瓜多尔、中美洲及墨西哥，尤其在巴西亚马孙州的一些地区已成为本病的疫源地。东南亚、中部非洲及太平洋区也有少数病例报道，但对美洲以外品他病的存在尚有争议。在中美及南美1950年报道约有100万病例，据1982～1983年巴拿马流行区人群作血清学调查，其阳性率达20%，其中有2%～3%的5岁以下儿童发现有活动性品他病。近来流行情况尚未调查，不过在流行区每年仍有数百例报道。

本病的传染源为患者，确切传播途径尚未明，可能与长期密切接触有关。因患者皮肤角化过度的破损处常溢出渗出液，其中含有螺旋体。可通过直接接触、苍蝇吸吮或搔痒等经伤口而传播。居住和卫生条件较差，地处树木茂盛地区或近河岸的村庄发病率较高。本病主要发生于小儿及青少年。

【发病机制和临床表现】 品他密螺旋体从皮肤破损处进入体内，在局部繁殖后随淋巴液或血液播散至全身，引起皮肤病变及淋巴结肿大。潜伏期一般2～3周，最短为1周，最长为4个月。临床表现可分以下3期。

1. 一期为原发性丘疹期 受感染部位最初出现数个小丘疹，丘疹逐渐增大后融合在一起，直径1～2 cm，随后表面脱屑和色素改变，常呈红棕色，称为鳞屑状红斑(erythematosquamous plaque)。以下肢腿部皮肤为主(约占80%)，也可分布在前臂和手背等处(彩图15)。

2. 二期为品他疹(pintids)期 隔2～6个月后，皮疹播散到其他部位，但仍以下肢皮肤为主，也可波及脸部、手臂及躯干部。出现扁平环形红斑，直径可达10 cm，边缘不规则，上覆有鳞屑，间有角化过度，并有红棕色、灰蓝色或浅色等多种色泽，故西班牙语称之为“画(paint)”，因此名为品他病。也可在同一患者皮肤上见到苔藓样、湿疹样及紫罗兰牛皮癣样(violaceous psoriatic plaque)的皮损改变(彩图16)。此期皮疹可持续数年，可自然痊愈，不遗留瘢痕，也可进展成三期病变。

3. 三期为色素障碍期 多在感染后2～5年出现，主要表现为皮肤异常色素改变。开始常为泛发，对称性分布，不同颜色的斑片，可见于手、腕、踝、肘、足、面和头皮等处。进行性发展,最后形成白瓷色斑块,伴有皮肤萎缩或角化过度,后者常见于掌跖部,并可发生裂隙而使行走困难。

本病仅限于皮肤损害,不累及黏膜、心血管及神经系统,除局部淋巴结可肿大外,并无全身症状。

【实验室检查】 ①血常规检查,可发现嗜酸粒细胞增加。②一期、二期病变时,通过皮损处刮出物的暗视野检查可找到螺旋体。③血清作性病研究实验室(VDRL)试验,有60%～75%阳性。

【诊断和鉴别诊断】 对居住在中、南美洲黑种人中,发现手、腿等处皮肤患有鳞屑性丘疹或色素异常的皮损,应疑及本病。经实验室检查予以确诊。必须与银屑病、花斑癣、湿疹、白癜风及梅毒等疾病相鉴别。

【治疗和预防】 青霉素治疗有相当疗效,一般剂量为120万～240万U肌注,一次量,或每隔3个月注射1次,皮损能较快治愈。也可用苄星青霉素(benzathine penicillin)240万一次性肌注。对青霉素过敏者可用多西环素或红霉素类抗生素治疗,也可获满意疗效。白斑消退较慢,经治疗后可在5年内逐渐消失。

预防本病应对流行区患者进行群众性治疗,以达到控制传染源。避免与患者的开放性皮肤病变处接触。

参考文献

[1] Nassar NN, Radolf JD. Nonvenereal treponematosis: yaws, pinta and endemic syphilis [M]// Humes HD. Kelley's texbook of internal medicine. 4th ed. Lippincott Williams and Wilkins Inc,中国天津影印版. 2000:2082-2085.

[2] Klein NC. Pinta-Overview [J/OL]. EMedicine. [2009-11-04] www.medscape.com/cdc-commentary.

[3] Giuliani M, Latini A, PalamaraG, et al. The clinical appearance of pinta mimics secondary syphilis: another trap of treponematosis? [J]. Clin Infect Dis, 2005,40(10):1548.

[4] Farnsworth N, Rosen T. Endemic treponematosis: review and update [J]. Clin Dermatol, 2006,24(3):181-190.

第八章

深部真菌感染

第一节 深部真菌病概述

李光辉　张婴元

深部真菌病(systemic mycosis，deep mycosis)是指除表皮、毛发、甲床以外，真菌侵犯内脏、皮下组织、皮肤角质层以下和黏膜所致的感染。

根据病原菌的致病情况可分为致病性真菌和条件致病性真菌两大类。①致病性真菌：本身具有致病性，包括组织浆胞菌(*Histoplasma*)、粗球孢子菌(*Coccidioides immitis*)、巴西副球孢子菌(*Para coccidioide brasiliensiss*)、皮炎芽生菌(*Blastomyces dermatitidis*)、着色真菌(*Chromomyces*，*Chromoblastomyces*)、足分支菌和孢子丝菌属(*Sporotrichum*)等，此类真菌可通过孢子吸入或皮肤损伤处进入人体导致感染发生，感染多呈地区性流行，故又称为地方性真菌。②条件致病性真菌：一般不具致病性，包括念珠菌属(*Candida*，即假丝酵母菌属)、隐球菌属(*Cryptococcus*)、曲霉属(*Aspergillus*)、毛霉属(*Mucor*)、放线菌属(*Actinomyces*)、诺卡菌属(*Nocardia*)等，此类真菌毒力低，一般不感染正常人，但在免疫功能低下者易感染。在深部真菌病中，条件致病性真菌占重要地位。

深部真菌病可累及各个系统，不同真菌所致的同一脏器感染，其临床表现大致类同。深部真菌病，尤其是条件致病菌所致者，患者原发病常危重，真菌感染的临床症状和体征多为原发病所掩盖，因此必须仔细观察，并及时送病原学检查以尽早诊断并予以治疗。

深部真菌病的诊断特别是早期诊断至关重要。由于临床表现并无特异性，深部真菌病的诊断主要依赖于病原学检查，包括病原真菌直接镜检、培养和组织病理学检查，但这些方法敏感性差，耗时久，难以满足临床需要。快速、敏感、特异性高和非侵袭性检测技术为近年研究的目标。近年来，一些替代指标主要用于检测真菌的抗原、细胞壁成分和特异性核酸，对深部真菌病的诊断有一定辅助作用。

治疗深部真菌病的药物有两性霉素 B 及其含脂制剂、氟胞嘧啶、三唑类和棘白菌素类。两性霉素 B 去氧胆酸盐因其毒性大，限制了它的临床应用；两性霉素 B 含脂制剂既保留了高度抗菌活性，又降低了毒性。氟胞嘧啶毒性低，但抗真菌谱窄，真菌易对其产生耐药性，常与两性霉素 B 或三唑类联合应用。吡咯类抗真菌药近年来进展较为迅速，如氟康唑、伊曲康唑、伏立康唑、泊沙康唑等，均具广谱抗真菌作用，伏立康唑、伊曲康唑和泊沙康唑对曲霉的抗菌活性提高。新一类抗真菌药棘白菌素类如卡泊芬净、米卡芬净、阿尼芬净，具广谱抗真菌活性，对耐氟康唑及两性霉素 B 的念珠菌、曲霉、组织胞浆菌属、芽生菌属、球孢子菌属等均具较好的活性，但对隐球菌作用差。

【病原学】 真菌以酵母(yeast)和霉(mold)两种基本形式存在。酵母为单细胞，菌落呈乳酪样，包括酵母菌和酵母样(yeast-like)菌。酵母菌为芽生孢子，无菌丝，有子囊(真酵母)或无子囊(假酵母)。酵母样菌形似酵母，但无子囊，有菌丝，包括真菌丝与假菌丝。霉菌为多细胞，有菌丝和孢子，能形成各种形态的菌落如羊毛状、绒毛状、粉状、蜡状等。

在深部真菌病中，条件致病性真菌占重要地位。可根据真菌的生长特性分为以下 5 组。

1. 酵母菌组　在组织和培养基均为芽生孢子，无菌丝，呈乳酪样生长。主要有隐球菌属，其中尤以新型隐球菌最具临床意义。

2. 酵母样菌组　在组织内以菌丝为主，在培养基内则为芽生孢子，乳酪样生长。主要有念珠菌属，其中以白念珠菌最为多见，其次为热带念珠菌，其他少见的有假热带念珠菌、克柔念珠菌、光滑念珠菌、葡萄牙念珠菌、挪威念珠菌、星状念珠菌、吉列蒙念珠菌、近平滑念珠菌和都柏林念珠菌等。

3. 双相菌组　在组织内或 37℃ 培养基中呈单细胞形态或孢子型，在温室或自然界则呈菌丝体。主要有组织胞浆菌、皮炎芽生菌、粗球孢子菌、巴西副球孢子菌、孢子丝菌、着色真菌等。

4. 霉菌组　在组织及培养基内均呈菌丝型生长，主要有曲霉、毛霉科、镰刀霉等。烟曲霉为曲霉病中最常见的致病菌，黄曲霉次之，其他尚有土曲霉、黑曲霉和小巢型曲霉等。毛霉科中的接合菌，即毛霉、根霉和梨头霉可致病。

5. 细菌样菌组 在组织内为颗粒，培养基内为杆菌或球菌样菌丝，主要有放线菌属和诺卡菌属。放线菌属中以氏放线菌、牛放线菌、奈氏放线菌、粘放线菌较常见。诺卡菌属中星形诺卡菌、巴西诺卡菌较常见。细菌样菌组以裂殖方式繁殖，与前述 4 组真菌不同。

其他尚有条件致病真菌，如肺孢子菌、无绿藻及其感染另节阐述(见第五、第六节)。

【流行病学】 近二十余年来深部真菌病呈持续增多趋势。1980～1990 年，美国医院获得性真菌感染由 2‰增加至 3.8‰，念珠菌血流感染增加 5 倍。据欧洲一份报道在教学医院的尸检病例中，真菌感染由 1978～1982 年的 1.6%增加至 1988～1992 年的 4.1%。美国医院感染监测资料(NNIS)显示：1995～2002 年期间念珠菌菌血症占医院获得性血流感染中的第 4 位，但病死率居首位。美国旧金山的资料显示 1980～1982 年与 1992～1993 年相比，念珠菌病发生率由每年每百万分之 2.6 升至 72.8，隐球菌病由 4.0 升至 65.5，曲霉病由 8.4 升至 12.4，球孢子菌病由 11.2 升至 15.3，组织胞浆菌病由 13.9 下降至 7.1。美国同期进行的另一项大系列流行病学研究显示念珠菌菌血症的发病率为每年 8/10 万～10/10 万，病死率 29%～40%，1 岁以下婴幼儿发病率高达每年 75/10 万，65 岁以上老年人发病率达 45/10 万。侵袭性真菌感染流行病学发生改变的原因为侵袭性真菌感染的易感人群增多。艾滋病患者也为易感人群，易于发生各种真菌感染，从口咽部念珠菌病到暴发性系统性真菌病。此外，患者生存期的延长，使其发生感染的危险期延长。

深部真菌病预后差，病死率高，例如侵袭性念珠菌病的病死率为 10%～49%，侵袭性曲霉病可高达 62%～85%，粒细胞缺乏患者曲霉感染病死率超过 90%，镰刀霉病死率更可高达 79%～87%，播散性接合菌病病死率 96%，赛多孢菌为 58%。

【发病机制】 致病性真菌广泛存在于土壤、腐烂植物或水果等食品中，带有真菌孢子的灰尘经空气传播由呼吸道进入人体，首先可引起原发性肺部感染。由于人体的免疫防御功能，感染可不治自愈，并不出现临床症状，此为隐性感染；少数患者因抵抗力低下，同时吸入的真菌孢子量亦多，则可出现有症状的肺部感染，并经淋巴或血性途径播散至其他脏器，即可有血流感染、心内膜炎、尿路感染、中枢神经系统感染、骨骼和关节、皮肤软组织等真菌感染的发生。组织浆胞菌、球孢子菌、类球孢子菌、皮炎芽生菌感染的发病大多属上述情况，少数情况下经皮肤或黏膜破损处直接进入人体。着色真菌、足分支菌和孢子丝菌属，一般系通过皮肤损伤，尤其是昆虫叮咬或其他刺伤处直接感染，病灶局限，较少播散至其他脏器。

条件致病性真菌除广泛存在于外界的土壤、植物、水、空气中外，尚存在于人体各部位，如口咽部、肠道、泌尿生殖道或皮肤等处，正常情况下并不致病，但在某些条件下，尤其是免疫功能低下或缺陷情况下即可成为致病菌导致各系统真菌感染发病。下列情况均为诱发因素：①艾滋病。②中性粒细胞缺乏或减少症。③骨髓移植、器官移植。④恶性肿瘤、糖尿病、尿毒症等慢性消耗性疾病、大面积烧伤。⑤广谱抗菌药物、肾上腺皮质激素、细胞毒药物、免疫抑制剂的应用，放射治疗。⑥留置静脉导管、导尿管、脑室引流管、心血管手术操作等。上述各种诱因均可使机体在免疫功能受损的情况下使条件致病性真菌通过内源性或外源性途径发生感染。外源性感染部位常较局限，而内源性感染则常播散至各脏器。

【病理】 深部真菌病的病理变化一般早期可表现为急性炎症改变，但可为非化脓性，局部中性粒细胞少，仅有少数淋巴细胞和组织细胞浸润；有时也可形成以中性粒细胞浸润为主的炎症，并可出现多发性小脓肿，但在严重免疫功能缺陷者，炎症反应轻微或几乎不出现，仅见到真菌及坏死组织形成的脓肿，至病程晚期则为呈肉芽肿性病变，病变区纤维组织增生。

不同病原真菌所致的病理改变略有不同。以隐球菌感染而言，在肺部感染形成后迅速血行播散至全身，各器官均可受累，但以中枢神经系统感染最为常见，病变表现为非化脓性弥漫性脑膜脑炎，脑膜病变以颅底最为明显，后期的肉芽肿病便可发生于脑膜、脑实质和脊髓。念珠菌感染主要侵犯皮肤黏膜以及内脏，后者以消化道和呼吸道受累者为多。曲霉入侵呼吸道为多，鼻窦及肺部为感染多发部位，其组织病理呈急性渗出性炎症、脓肿、坏死和肉芽肿表现，前三种损害常见于肺、心、肾、胰等器官。可为仅有中性粒细胞和淋巴细胞浸润的轻度非特异性炎症，化脓性改变时见大量中性粒细胞浸润且可见曲霉菌丝。曲霉可在肺结核空洞、支气管囊状扩张或肺脓肿等的空腔内繁殖，大量菌丝形成团块，即为特征性的曲霉，而空腔内曲霉一般并不入侵组织。曲霉抗原尚可引起过敏性曲霉病，主要病变为近端细支气管破坏，常引起中心性或近端支气管扩张，晚期可发生肺组织纤维化。毛霉感染易累及鼻、脑、肺组织，且侵犯血管，致血栓性静脉炎发生，组织因缺血而坏死溃烂。皮炎芽生菌、着色真菌、足菌肿等皮下真菌病的基本病理变化为化脓性肉芽肿。

【临床表现】 深部真菌病中，除少数真菌如足菌肿等感染局限于入侵部位外，其他感染均可波及各脏器，其中以呼吸道感染受累最多，如真菌血行播散则可累及中枢神经系统、皮肤、骨骼、关节、泌尿生殖系统等。各部位常见感染的病原真菌参见表 8-1-1。

表 8-1-1 各部位真菌感染的常见病原真菌

感染部位	常见病原真菌
肺部	隐球菌、曲霉、念珠菌、组织胞浆菌、球孢子菌
中枢神经系统	隐球菌、球孢子菌、念珠菌、曲霉
皮肤	着色真菌、孢子丝菌、足菌肿
消化系统	念珠菌
泌尿生殖系统	念珠菌、曲霉
心血管系统	念珠菌、曲霉
骨骼和关节	足菌肿、组织胞浆菌、孢子丝菌
眼、耳、鼻	念珠菌属、曲霉、毛霉、镰刀霉

1. 呼吸道真菌感染 呼吸道为多种真菌的入侵途径，常致感染，可发生肺炎，也可为支气管炎，但其临床表现缺乏特异性，临床症状常不明显，易被同时存在的严重原发病表现所掩盖，故不易及时确诊。常见呼吸道真菌病表现如下。

(1) 呼吸道念珠菌病(bronchocandidiasis) 参见有关章节。

(2) 肺隐球菌病(pulmonary cryptococcosis) 参见有关章节。

(3) 肺曲霉病(pulmonary aspergillosis) 参见有关章节。

(4) 肺毛霉病(pulmonary mucormycosis) 原发性感染多见于糖尿病酸中毒、白血病、淋巴瘤或粒细胞缺乏症患者，因吸入毛霉孢子而引起。继发性感染多由于吸入鼻脑毛霉的分泌物或为毛霉血流感染的肺部病变。表现为出血性梗死或支气管肺炎，患者有发热、胸痛、血性痰、胸膜摩擦音等，偶有空洞形成。

(5) 肺组织胞浆菌病(pulmonary histoplasmosis) 健康人初次受到病原菌入侵后，绝大多数无临床表现，仅少数患者呈流感样症状。X线检查，肺部有局灶性浸润或结节影，感染重者出现弥漫性浸润或粟粒样病变，肺门淋巴结常肿大，病程一般呈自限性，可自行痊愈，病情重者治疗后亦迅速好转。病灶痊愈后留有大小均等、分布均匀的钙化点，此具特征性。某些患者表现为慢性型，有低热、咳嗽、乏力、消瘦、胸痛、咯血等，系重复感染所致。X线检查显示浸润性病变、结节状阴影、空洞等。播散性组织胞浆菌病系急性血行播散后累及肺部，除肺部粟粒样浸润病变外，尚可有脑膜炎等其他脏器损害。

(6) 肺球孢子菌病(pulmonary coccidiosis) 该菌的感染性分节孢子经呼吸道侵入后，60%的感染者无症状或仅有上呼吸道感染，40%出现肺部感染，有寒战、发热、干咳、胸痛等。X线检查显示少量浸润、肺部炎症或胸腔积液。少数患者虽无症状，但病变持续，肺部病变呈结节状或薄壁空洞。

(7) 肺孢子丝菌病(pulmonary sporotrichosis) 由申克孢子丝菌所致，主要侵犯皮肤和皮下组织，偶可致肺部感染，病原体多由吸入致病，常累及肺上叶，初为炎症，后可出现肺纤维化、结节及薄壁空洞，患者低热、咳嗽、咳痰为主要症状。

(8) 肺芽生菌病(pulmonary blastomycosis) 皮炎芽生菌由呼吸道入侵。约 1/3 患者可出现流感样症状；半数人无症状，有异常 X 线表现；其余患者既无症状，亦无 X 线表现。X 线可为小片状浸润或大叶实变，少数表现为结节、空洞、胸腔积液等。

(9) 肺放线菌病(pulmonary actinomycosis) 放线菌侵入呼吸道后，一般表现为轻度肺炎，偶有大片实变，甚至出现空洞，病变多累及中下肺叶，胸膜易波及，形成脓胸和胸壁瘘管，并有含真菌的颗粒物经常自瘘管排出。

(10) 肺诺卡菌病(pulmonary nocardiosis) 肺部感染可为原发性，表现为急性坏死性肺炎，有脓肿空洞形成，当感染波及胸膜和胸壁时可分别产生脓胸和窦道，排出脓液中无颗粒。患者有发热、咳嗽、咳大量无气味的较稠厚脓性痰。

2. 中枢神经系统感染 真菌所致的中枢神经系统感染多表现为脑膜炎，少数可为脑脓肿。真菌性脑膜炎多呈慢性病程，隐球菌脑膜炎最常见，念珠菌、曲霉、孢子丝菌、组织胞浆菌、芽生菌、球孢子菌、副球孢子菌等均可致脑膜炎，病原菌多由血行播散入侵中枢神经系统。念珠菌和曲霉脑膜炎也可为颅脑手术或腰穿、脑室导管等操作的并发症。毛霉所致脑膜炎可为播散性毛霉病的一部分，也可由眼眶蜂窝织炎或鼻窦感染蔓延至颅内导致脑膜炎。念珠菌、芽生菌也可产生脑脓肿。着色真菌病、放线菌病和诺卡菌病并发中枢神经系统感染者多表现为脑脓肿并发脑膜炎，个别病例也可仅表现为脑膜炎。

3. 皮肤真菌感染 由致病性真菌如着色真菌、孢子丝菌、足菌肿、非洲型组织胞浆菌等通过皮肤损伤处引起的皮肤真菌感染，一般均局限于入侵部位或邻近组织。皮肤型孢子丝菌病易于沿淋巴管向外蔓延，在免疫功能低下的患者孢子丝菌可通过血行播散至全身，发生多发性皮肤损害。念珠菌病可单独表现为皮肤感染。毛霉病和副球孢子菌病可分别由鼻黏膜和口腔黏膜病变波及皮肤。播散型毛霉病可发生血管性皮肤病变。放线菌皮肤病变病原菌自口腔黏膜损伤入侵形成或由血行播散所致，皮损初表现为结节，溃破后形成瘘管，脓液中含有硫黄状小粒为其特点。大多数真菌病可经血行播散至皮肤，其中以芽生菌病最多见。隐球菌病患者中 10%～15%的患者可发生皮肤损害，表现为面部痤疮样皮疹、丘疹、结节、斑块等，可随病损扩大而出现脓肿、坏死和溃疡，一般皮肤真菌感染皮损处涂片、培养或活检可发现较多的病原菌，但孢子丝菌的病理切片含菌量甚少，球孢子菌病所出现的结节性或多形性红斑则不能发现病原菌。

4. 消化道真菌感染 以念珠菌属的白念珠菌所致的消化道感染最常见，表现为口咽部念珠菌病、念珠菌食管炎、念珠菌肠炎。其他真菌所致的消化道感染少见，如隐球菌病在口腔中表现为结节和溃疡的黏膜病变；孢子丝菌病的肠道病变偶见；毛霉病的肠道感染多位于回肠末端和结肠；胃肠道放线菌病系该菌被吞食后经有损伤或炎症的黏膜侵入，病变多在回盲部。

5. 泌尿生殖系统感染 多由念珠菌引起，表现为念珠菌尿路感染和外阴阴道炎。其他少见的真菌感染有播散性曲霉病波及肾脏，表现为血尿，甚至可发生尿路梗阻、氮质血症。芽生菌、球孢子菌、孢子丝菌、隐球菌等少数情况下可侵犯前列腺、睾丸、附睾等生殖器官而发生感染。

6. 心血管系统真菌感染

（1）真菌血症 任何深部真菌血行播散型均可发生血流感染，患者一般原发病重笃，有免疫功能缺陷，或长期应用广谱抗菌药物、静脉导管或留置尿管等。临床表现与其他病原体所致血流感染相似，可并发脓毒性休克。深部真菌病的血行播散型均可发生血流感染。

（2）真菌性心内膜炎 近年来由于心血管手术的开展以及一些损伤性检查、长期静脉补液、广谱抗菌药物及肾上腺皮质激素的应用，真菌性心内膜炎的发生呈上升趋势，静脉注射毒品也是引起该病的重要因素。病原菌以念珠菌属为最多，曲霉次之。临床表现与细菌性心内膜炎相仿，但真菌性心内膜炎赘生物较大，易发生大动脉栓塞。

（3）其他心血管系统感染 组织胞浆菌、球孢子菌和放线菌可引起心包炎，前两者系播散性感染的一部分；放线菌多由于肺胸膜病变扩散至胸椎、横膈和心包所致，心包炎常见。毛霉以侵犯血管、形成栓塞和出血性梗死为特征；曲霉也可致血栓性血管炎。

7. 骨骼和关节真菌感染 除足菌肿和非洲型组织胞浆菌可由于侵犯皮肤和皮下组织而波及骨骼外，播散型芽生菌病、球孢子菌病、隐球菌病和曲霉病均可发生以骨质破坏为临床表现的慢性骨髓炎；念珠菌关节炎较为少见。孢子丝菌病主要侵犯皮肤和皮下组织，此为皮肤型，皮肤外型的孢子丝菌病少见，其中的局灶型约80%表现为该菌直接侵入而致的骨骼关节感染。放线菌易侵犯骨骼，多见于下颌骨和胸腰椎，系周围组织感染扩散或血行播散而来。约有3%的诺卡菌病可发生骨髓炎。

8. 网状内皮系统真菌感染 播散性真菌病可波及肝、脾、淋巴结等网状内皮系统，但一般并无临床表现。播散性组织胞浆菌病主要累及肺和网状内皮系统，除肺部感染症状外尚表现为全身淋巴结肿大、肝脾肿大等。副球孢子菌易侵犯淋巴组织，临床上有局部淋巴结肿大，常需与淋巴瘤等疾病进行鉴别。孢子丝菌病可沿淋巴系统扩散，淋巴管可肿胀，但除非有继发感染，附近淋巴结一般不肿大。

9. 其他脏器真菌感染 播散性组织胞浆菌病可有肾上腺干酪样坏死，临床上可有Addison病表现。播散性芽生菌病和副球孢子菌病可有肾上腺病变。念珠菌有血行播散或手术中直接入侵可波及眼的任何部分，眼内炎常提示念珠菌血症的存在。曲霉可导致鼻窦、外耳道、眼部感染，后两者可为病原菌直接侵袭所致。毛霉科中的根霉可侵袭鼻黏膜，并迅速直接蔓延或经血管波及上腭、鼻窦、眼眶、面部和脑组织，形成坏死溃烂，鼻周及眼眶四周肿胀，眼睑下垂、眼肌麻痹，失明，三叉神经感觉丧失，面神经瘫痪，肢体瘫痪，昏迷等，此即为毛霉病的鼻脑毛霉病型。镰刀霉亦可引起眼部感染，如角膜外伤后该菌可侵入角膜导致感染。

【诊断】 根据患者有无宿主高危因素、临床表现和真菌学依据，侵袭性真菌病可分为三类，即确诊病例（proven）、拟诊病例（probable）和疑似病例（possible）。确诊病例需符合以下任一项：穿刺或活检标本的组织病理学、细胞病理学或直接显微镜检查真菌阳性，并有组织损害的相关证据；或经无菌操作自正常无菌部位和自临床、影像学诊断为感染的部位取得的标本培养出霉或酵母，但不包括取自支气管肺泡灌洗液、鼻窦和尿液标本；或脑脊液隐球菌抗原阳性显示为播散性隐球菌病。拟诊患者需符合一项宿主因素、一项临床标准和一项微生物学标准。仅符合一项宿主因素、一项临床标准，但不符合微生物学标准者为疑似病例。

（1）宿主因素 ①粒细胞缺乏：粒细胞绝对计数$<0.5\times10^9$/L，且持续时间>10 d，与真菌病发病即时相关。②同种异体造血干细胞移植受者。③长期使用类固醇激素，平均最小剂量达每日0.3 mg/kg泼尼松或等效剂量>3周（除外过敏性支气管肺曲霉病患者）。④过去90 d内应用T细胞免疫缺陷剂，如环孢素、TNF-α阻滞剂、特异性单克隆抗体（如阿仑单抗，alemtuzumab）或核苷类似物。⑤遗传性严重免疫缺陷（如慢性肉芽肿性疾病、严重联合免疫缺陷病）。

（2）临床标准 ①CT显示致密影，边界清晰的损害，伴或不伴有光晕征（halo sign）；空气新月征（air crescent sign）；空洞。②支气管镜检见气管支气管溃疡、结节、假膜、斑点或结痂。③影像学显示鼻窦炎，并具备下列中至少一项：急性局部疼痛（包括疼痛放射至眼部）；鼻黏膜溃疡伴黑痂；自鼻窦延伸超越骨屏障，包括进入眼眶。④影像学检查提示中枢神经系统局灶损害；MRI或CT显示脑膜增厚。⑤先前2周内念珠菌菌血症之后，并符合下列两项中一项：肝脏和（或）脾脏中有小的、周边分布的靶状脓肿（牛眼征）；眼底检查视网膜渗出呈进行性加重。

（3）微生物学标准 痰液、支气管肺泡灌洗液、支气管刷标本或鼻窦抽取液呈霉阳性；血浆、血清、支气管肺泡灌洗液或脑脊液标本检测出半乳甘露聚糖抗原;或血清 β-(1,3)-D-葡聚糖检测阳性。

【治疗】

1. 深部真菌病的治疗原则 ①确诊病例和拟诊病例可予抗真菌治疗,真菌寄殖者不需抗真菌治疗。②根据感染部位、病原菌种类选择用药。中性粒细胞减少症发热患者疑为侵袭性真菌感染,病原菌不明者,可根据可能的病原真菌,给予抗真菌经验治疗。③疗程需较长,视感染部位而定,一般为 6～12 周或更长。④某些严重感染的治疗需联合应用具有协同作用的抗真菌药物,以增强疗效并延缓耐药菌株的产生。⑤在应用抗真菌药物的同时,应积极治疗可能存在的基础疾病,增强机体免疫功能。

2. 深部真菌病患者的治疗策略 根据不同情况可分为预防治疗、经验治疗、先发治疗(pre-emptive therapy)和目标治疗。

(1) *预防治疗* 即对尚未发生真菌病的高危患者给予抗真菌药,可减少侵袭性真菌病的发生并减少抗真菌药的全身应用,降低真菌病相关的病死率和某些中性粒细胞缺乏和器官移植患者的总病死率。目前认为预防性治疗适应证为:①急性白血病诱导期采用细胞毒药物者。②同种异体造血干细胞移植受者及自身骨髓移植患者。③采用强化免疫抑制剂者。④AIDS 患者。⑤肝移植受者术后早期。依据病情的不同,可用于预防性应用的药物有氟康唑、伊曲康唑、两性霉素 B(常规制剂和脂质性)和泊沙康唑。

(2) *经验治疗* 中性粒细胞减少症伴发热患者经广谱抗菌药物治疗 4～7 d 后仍持续发热,原因不明者可予以经验性抗真菌治疗。研究证实中性粒细胞减少伴发热患者经广谱抗菌药治疗 3～7 d 后仍持续发热者,其中 25%～30%可能为侵袭性真菌病;经验性应用两性霉素 B 常规制剂可减少上述患者侵袭性真菌病的发病率及病死率。经验治疗可选用两性霉素 B、两性霉素 B 脂质体(amBisome)、氟康唑、伊曲康唑、伏立康唑、卡泊芬净。

(3) *先发治疗* 为经验治疗的合理延伸,是对高危患者除发热和粒细胞缺乏外尚有真菌病诊断替代指标阳性的患者进行早期抗真菌治疗。由于接受经验治疗的部分患者也可有肺部渗出,因此经验治疗与先发治疗有一定比例的重叠。先发治疗策略可减少经验治疗抗真菌药的应用并可有效治疗经替代指标诊断的真菌病。但迄今先发治疗实际应用的病例并不多,目前尚缺少合适的替代指标提示真菌病,如光晕征、GM 试验、G 试验、PCR 检测等,在病程中需多次检测替代指标或 CT 检查等。目前尚需更多临床研究资料证实病原真菌监测方法的灵敏度、预测价值及可靠性等,以确定先发治疗的适应证。

(4) *目标治疗* 对已明确病原真菌的深部真菌病患者,采用针对病原真菌抗真菌药治疗。

3. 药物的选用 深部真菌病涉及全身各脏器,自皮肤黏膜真菌感染至危及生命的脑膜炎、血流感染和心内膜炎。在抗真菌治疗中除需要考虑药物的抗真菌谱、抗菌活性外,必须了解各种抗真菌药体内过程的差异及毒性反应,根据病原真菌及感染类型、病情制订抗真菌治疗方案。

目前治疗深部真菌病的药物有:①多烯类,包括两性霉素 B、两性霉素 B 含脂制剂等。②嘧啶类,如氟胞嘧啶。③吡咯类,如三唑类的伊曲康唑、氟康唑、伏立康唑和泊沙康唑。④活性抗细胞壁药物棘白菌素类如卡泊芬净、米卡芬净和阿尼芬净。

(1) *两性霉素 B 及其含脂制剂* 两性霉素 B 体外对多种真菌具高度抗菌活性,如荚膜组织胞浆菌、粗球孢子菌、念珠菌属、皮炎芽生菌、红酵母、新型隐球菌、申克孢子丝菌、高大毛霉和烟曲霉等。念珠菌属中白念珠菌对本品极为敏感,而非白念珠菌则敏感性略差。赛多孢菌和镰刀霉对本品通常耐药;部分曲霉和多数葡萄牙念珠菌对本品耐药。但由于毒性较大限制了其临床应用。

近年来多种两性霉素 B 含脂制剂已用于临床,目前在国外上市的有 3 种剂型:两性霉素 B 脂质复合体(amphotericin B lipid complex, ABLC, abelcet®)、两性霉素 B 胆固醇复合体又称两性霉素 B 胶质分散体(amphoterin B cholesteryl complex, amphoterin B colloidal dispersion, ABCD, amphotec®, amphocil®)和两性霉素 B 脂质体(liposome amphotericin B, L-AmB, amBisome®)。两性霉素 B 含脂制剂体内多分布于网状内皮系统,如肝、脾和肺组织中,减少了在肾组织的分布,因此静脉滴注时其毒性均较两性霉素 B 去氧胆酸盐为低,尤其是肾脏毒性明显减少,与输液有关的毒性反应如发热、寒战、恶心仍可发生,但发生率较两性霉素 B 去氧胆酸盐为低,其中以两性霉素 B 胆固醇复合体发生率相对为高。两性霉素 B 含脂制剂每日给药剂量较两性霉素 B 去氧胆酸盐为高,而不良反应仍较后者为少见。两性霉素 B 含脂制剂 3 种剂型治疗深部真菌病,如曲霉病、隐球菌病、念珠菌病的临床疗效相仿,且均不优于两性霉素去氧胆酸盐,但其价格远高于两性霉素 B 去氧胆酸盐。因此两性霉素 B 含脂制剂仅适用于不能耐受两性霉素 B 去氧胆酸盐引起的肾毒性或出现与静脉用药相关的严重毒性反应,或两性霉素 B 去氧胆酸盐治疗无效的患者。两性霉素 B 脂质体还适用于粒细胞缺乏伴发热经广谱抗菌药治疗无效疑为真菌感染患者的经验治疗。

(2) *氟胞嘧啶(flucytosine)* 对新型隐球菌、白念珠菌和非白念珠菌,如克柔念珠菌、热带念珠菌、葡萄牙念珠菌、近平滑念珠菌和光滑念珠菌等具有良好抗菌作用,但非白念珠菌对该药的敏感性不及白念珠菌。

本品通过阻断核酸的合成发挥作用，低浓度时抑菌，高浓度时杀菌。口服吸收迅速而完全，消除半衰期为3～6 h。主要以原形经尿排泄。血清蛋白结合率甚低，药物体内分布广泛，炎性脑脊液中可达有效浓度。不良反应有皮疹、恶心、呕吐等消化道症状；血清转氨酶升高及骨髓抑制。本品适用于敏感念珠菌属或（和）隐球菌属所致严重感染的治疗，通常与两性霉素B或吡咯类联合应用，因单用易致真菌耐药性发生。

（3）吡咯类　吡咯类药物抗菌谱广，毒性较小。作用机制是抑制真菌细胞膜主要固醇类——麦角固醇的生物合成，损伤真菌细胞膜并改变其通透性，以致细胞内重要物质摄取受影响或流失而使真菌死亡。药物在低浓度时为抑菌作用，高浓度时可为杀菌作用。

1）氟康唑（fluconazole）：本品具广谱抗菌作用，对多数新型隐球菌具抗菌作用；通常对念珠菌属中的白念珠菌、热带念珠菌和近平滑念珠菌具抗菌作用，对光滑念珠菌、吉列蒙念珠菌作用较弱，对克柔念珠菌无作用；曲霉多对本品耐药。本品口服吸收迅速而完全，血浆蛋白结合率仅为11%，广泛分布于体内，可透过血脑屏障，脑脊液药物浓度可达血浓度的60%，脑膜炎症时可更高。消除半衰期为27～37 h，主要经肾排出。不良反应少见，主要为恶心、腹痛、胃肠胀气、皮疹、肝酶升高、头痛、头昏等。

本品适用于：①念珠菌病：用于口咽部和食管念珠菌病；播散性念珠菌病，包括血流感染、腹膜炎、肺炎、尿路感染等；阴道念珠菌病。尚可用于骨髓移植患者接受细胞毒类药物或放射治疗时，预防念珠菌感染的发生。②隐球菌病：用于脑膜以外的新型隐球菌病；在治疗隐球菌脑膜炎时，本品可作为两性霉素B联合氟胞嘧啶治疗后的维持治疗药物。③球孢子菌病。④芽生菌病、组织胞浆菌病。

本品可在免疫缺陷患者中预防应用，但需严格掌握，避免无指征预防用药。

2）伊曲康唑（itroconazole）：本品对皮炎芽生菌、荚膜组织胞浆菌、黄曲霉、烟曲霉、念珠菌属和新型隐球菌均具抗菌活性。口服液生物利用度为55%。消除半衰期为15～20 h。蛋白质结合率为99.8%。本品在肺、肾脏、肝脏、骨骼、胃、脾脏和肌肉中的浓度约为同期血药浓度的2～3倍。本品在脑脊液和尿液中浓度甚低。本品主要在肝内代谢，其代谢产物羟基伊曲康唑的活性与原药相似，其血药浓度是原药的2倍。常见不良反应有消化不良、恶心、腹痛和便秘。亦有呕吐和腹泻的报道。

本品口服液适用于：粒细胞缺乏伴发热患者经广谱抗菌药治疗无效高度怀疑为真菌感染的经验治疗；口咽部和食管念珠菌病的治疗。

静脉注射液适用于：粒细胞缺乏伴发热患者经广谱抗菌药治疗无效高度怀疑真菌感染的经验治疗；肺部及肺外芽生菌病；组织胞浆菌病，包括慢性空洞性肺部和非脑膜组织胞浆菌病；以及不能耐受两性霉素B或两性霉素B治疗无效的肺部或肺外曲霉病。

3）伏立康唑（voriconazole）：本品具有广谱抗真菌作用。对念珠菌属（包括耐氟康唑的克柔念珠菌、光滑念珠菌和白念珠菌耐药株）具有抗菌作用，对曲霉（黄曲霉、烟曲霉、土曲霉、黑曲霉、构巢曲霉）有杀菌作用。对赛多孢菌和镰刀霉亦有杀菌作用。本品对新型隐球菌、荚膜组织胞浆菌、芽生菌、足菌肿马杜拉菌、拟青霉属和孢子丝菌属等亦有抗菌作用。

口服本品吸收迅速而完全，生物利用度约为96%。本品在组织中广泛分布。血浆蛋白结合率约为96%。脑脊液中可检出本品。本品主要通过肝脏代谢。终末半减期约为6 h。最为常见的不良反应为视力障碍，大约30%的用药者曾出现过视觉改变或增强、视力模糊、色觉改变或畏光。皮疹发生率约6%，血清氨基转移酶异常发生率为13.4%。

本品适用于治疗侵袭性曲霉病；食管念珠菌病；不能耐受其他药物或其他药物治疗无效的赛多孢菌和镰刀霉，包括腐皮镰刀霉所致的严重真菌感染；非粒细胞缺乏患者念珠菌血症；念珠菌所致播散性皮肤、腹部、肾脏、膀胱壁及伤口感染。

4）泊沙康唑（posaconazole）：本品为广谱抗真菌药，对念珠菌属、新型隐球菌、曲霉、根霉属、皮炎芽生菌、球孢子菌属、组织胞浆菌、暗色孢科菌均有良好作用。本品对光滑念珠菌，克柔念珠菌及耐氟康唑、伊曲康唑的念珠菌作用差。对念珠菌属有抑菌作用，但对新型隐球菌和曲霉具杀菌作用。不良反应有胃肠道反应、皮疹、视力障碍、肝功能异常、低血钾、血小板减少、心电图QT延长等。本品适用于：①预防侵袭性曲霉病和念珠菌病感染，预防对象为造血干细胞移植受者发生移植物抗宿主疾病或血液系统恶性肿瘤化疗后长期粒细胞缺乏。②口咽部念珠菌病，包括经伊曲康唑和（或）氟康唑治疗无效者。

（4）棘白菌素类　棘白菌素类（echinocandins）通过非竞争性抑制β-(1,3)-D-糖苷合成酶，从而破坏真菌细胞壁糖苷的合成，为杀菌剂。在体外具有广谱抗真菌活性。对曲霉和念珠菌属等各种真菌和酵母菌均有良好的抗菌活性，但对隐球菌属均无作用。

1）卡泊芬净（caspofungin）：本品对烟曲霉、黄曲霉、土曲霉和黑曲霉具良好抗菌活性，对白念珠菌、光滑念珠菌、吉列蒙念珠菌、克柔念珠菌、近平滑念珠菌和热带念珠菌具高度抗真菌活性。此外，卡泊芬净对镰刀霉、丝状真菌和一些双相真菌具有抗菌活性，如顶孢霉属、拟青霉属等，且优于两性霉素B。对组织胞浆菌和肺孢菌也有一定的作用，但对隐球菌不具抗菌作用。与其他类抗真菌药物合用具有协同作用。蛋白质结合率为97%。小肠、肺和脾组织的药物浓度与血药浓度相似，而心、脑和肌肉组织的浓度低于血药浓度。消除半衰期为 9～10 h。本品主要在肝脏代谢。约 35%的给药量及其代谢产物经粪便排泄，41%经尿液排泄。本品耐受性好，常见不良反应有发热、恶心、呕吐、静脉炎和肝肾功能异常等。本品适用于治疗：①念珠菌败血症和下列念珠菌感染：腹腔脓肿、腹膜炎和胸腔感染。②食管念珠菌病。③难治性或不能耐受其他药物治疗[即两性霉素 B、两性霉素 B 含脂制剂和(或)伊曲康唑]的侵袭性曲霉病。④粒细胞缺乏伴发热经广谱抗菌药治疗无效患者的经验治疗。

2）米卡芬净(micafungin)：本品对白念珠菌(包括氟康唑敏感及耐药菌株)、热带念珠菌、球拟酵母、克柔念珠菌作用强，但对近平滑念珠菌作用较差，对曲霉具抑菌作用；对隐球菌属、镰孢霉、毛孢子菌无效。实验动物中对念珠菌属、曲霉感染有效，其疗效优于氟康唑、伊曲康唑。蛋白质结合率大于 99.8%。脑脊液浓度低。消除半衰期 11～17 h。本品耐受性好，不良反应有胃肠道反应、发热、血胆红素增高、肝酶增高、白细胞减低等。适用于：①食管念珠菌病。②造血干细胞移植患者移植前念珠菌病的预防。本品耐受性好，不良反应有胃肠道反应、发热、血胆红素增高、肝酶增高、白细胞减低等。

3）阿尼芬净：本品对念珠菌属作用强，对大部分菌株有杀菌作用，作用优于氟康唑、伊曲康唑、氟胞嘧啶及两性霉素 B，对近平滑念珠菌和季列蒙念珠菌作用稍差，对曲霉的作用优于两性霉素 B、卡泊芬净、伊曲康唑。对新型隐球菌、皮炎芽生菌、申克孢子丝菌、毛孢子菌、镰孢霉属等作用差。本品可口服或静脉滴注。体内分布广泛。蛋白质结合率 80%。90%以上的药物在血内缓慢降解，经粪便排出。血消除半衰期 25.6 h。本品适用于：①念珠菌血症、念珠菌腹膜炎及腹腔感染。②念珠菌食管炎。不良反应有胃肠道反应、皮疹、静脉血栓、肝酶增高、白细胞减低、中性粒细胞减低等。

4. 各种深部真菌病的抗真菌治疗

(1) 念珠菌病、曲霉病和隐球菌病　治疗参见相关章节。

(2) 赛多孢菌感染　赛多孢菌通常对两性霉素 B 耐药，治疗首选伏立康唑；替换治疗为泊沙康唑。

(3) 镰刀霉感染　首选伏立康唑。替换治疗为两性霉素 B 或含脂制剂、泊沙康唑。

(4) 接合菌病　接合菌包括毛霉、根霉、根毛霉和犁头霉等。常见于免疫缺陷患者，病死率高。治疗选用两性霉素 B 或含脂制剂。泊沙康唑在体外及体内对接合菌均具有活性，可用于其他抗真菌药无效的接合菌病患者的补救治疗。

(5) 地方性真菌病

1）皮炎芽生菌病：首选伊曲康唑，替换治疗为两性霉素 B。

2）球孢子菌病：轻中度肺部感染患者选用伊曲康唑或氟康唑。重症或播散性感染患者选用两性霉素 B 或含脂制剂，病情显著改善后改为伊曲康唑或氟康唑。快速进展性球孢子菌感染可选用两性霉素 B 加氟康唑。脑膜炎治疗首选氟康唑，替换治疗为两性霉素 B 静脉给药加两性霉素 B 鞘内注射。疗程数月至数年。HIV 感染患者需终身抑制治疗，或用药至 CD4 细胞计数＞250/mm^3 且临床表现已控制。

3）组织胞浆菌病：轻症患者不需治疗；中度感染患者选用伊曲康唑；重症感染包括脑膜炎患者选用两性霉素 B 含脂制剂，病情显著改善后改为伊曲康唑。

4）孢子丝菌病：治疗措施包括局部高温、碘化钾溶液，抗真菌治疗选用伊曲康唑、氟康唑、两性霉素 B 或特比奈芬等。

(6) 其他　放线菌病治疗首选青霉素，诺卡菌病和肺孢菌病的治疗首选 SMZ-TMP。

5. 抗真菌药联合治疗　抗真菌药物联合应用目的为增强疗效、降低毒性、缩短疗程、减少复发及减缓耐药性的发生。两性霉素 B 联合氟胞嘧啶为目前治疗隐球菌性脑膜炎的标准方案，两者联合对隐球菌具协同作用。有报道吡咯类药物与多烯类药物联合在体外具有潜在拮抗作用，但体内实验显示两类药物联合的疗效与两性霉素 B 单用相仿或更优。吡咯类联合氟胞嘧啶对新型隐球菌具相加作用或协同作用。

参考文献

[1] 李光辉. 深部真菌病的先发治疗[J]. 中国感染控制杂志, 2009,8(1):1-2.

[2] 李光辉. 深部真菌病诊断治疗进展[J]. 中国感染与化疗杂志, 2008,8(4):277-280.

[3] 汪复. 侵袭性真菌感染的诊治现状[J]. 中国感染与化疗杂志, 2007,7(6):428-431.

[4] 李光辉,汪复. 重视与加强深部真菌病的临床研究[J]. 中国抗感染化疗杂志, 2005,5(4):193-194.

[5] Pappas PG, Kauffman CA, Andes D, et al. Clinical practice guidelines for the management of candidiasis: 2009 update by the Infectious Diseases Society of America[J]. Clin Infect Dis, 2009,48(5):503-535.

[6] De Pauw B, Walsh TJ, Donnelly JP, et al. Revised definitions of invasive fungal disease from the European Organization for Research and Treatment of Cancer/Invasive Fungal Infections Cooperative Group and the National Institute of Allergy and InfectiousDiseases Mycoses Study Group (EORTC/MSG) Consensus Group[J]. Clin Infect Dis, 2008,46(12):1813-1821.

[7] Walsh TJ, Anaissie EJ, Denning DW, et al. Treatment of aspergillosis: clinical practice guidelines of the Infectious Diseases Society of America[J]. Clin Infect Dis, 2008, 46

(3):327-360.

[8] Chapman SW, Dismukes WE, Proia LA, et al. Clinical practice guidelines for the management of blastomycosis: 2008 update by the Infectious Diseases Society of America [J]. Clin Infect Dis, 2008,46(12):1801-1812.

[9] Kauffman CA, Bustamante B, Chapman SW, et al. Clinical practice guidelines for the Management of Sporotrichosis: 2007 update by the Infectious Diseases Society of America [J]. Clinical Infectious Diseases, 2007, 45:1255-1265.

[10] Wheat LJ, Freifeld AG, Kleiman MB, et al. Clinical practice guidelines for the management of patients with histoplasmosis: 2007 update by the Infectious Diseases so update by the Infectious Diseases Society of America[J]. Clin Infect Dis, 2007,45(7):807-825.

[11] Galgiani JN, Ampel NM, Blair JE, et al. Coccidioidomycosis [J]. Clin Infect Dis, 2005,41(9):1217-1223.

[12] Saag MS, Graybill RJ, Larsen RA, et al. Practice guidelines for the management of cryptococcal disease[J]. Clin Infect Dis, 2000,30(4):710-718.

第二节 念珠菌病

朱利平 翁心华

念珠菌病(candidiasis)又名假丝酵母菌病,是由各种致病性念珠菌(假丝酵母菌)引起的局部或全身感染性疾病。好发于免疫力低下患者,可侵犯局部皮肤、黏膜以及全身各组织、器官,临床表现各异、轻重不一。近年来由于广谱抗菌药物、免疫抑制剂的广泛应用,以及恶性肿瘤、器官移植、艾滋病等高危人群的逐年增多,念珠菌病的发病率呈明显上升趋势,为目前最常见的深部真菌病。其中,念珠菌菌血症已成为最常见血流感染之一,该病早期诊断、早期治疗,预后较好,延误治疗或播散性感染预后不佳。

【病原学】 假丝酵母菌(*Candida*)习惯称为念珠菌,广泛存在于自然界,为条件致病菌。其中以白念珠菌(*Candida albicans*)临床上最为常见,占念珠菌感染的50%~70%,毒力也最强。在非白念珠菌中以热带念珠菌(*C. tropicalis*)、克柔念珠菌(*C. krusei*)、光滑念珠菌(*C. glabrata*)最为常见,在有些骨髓移植、重症监护病房,其比例甚至已超过白念珠菌。其他如近平滑念珠菌(*C. parapsilosis*)、季也蒙念珠菌(*C. guilliermondii*)、皱落念珠菌(*C. rugosa*)、葡萄牙念珠菌(*C. lusitaniae*)、都柏林念珠菌(*C. dubliniensis*)等均具致病性。

念珠菌菌体呈圆形或卵圆形,直径4~6 μm,在血琼脂及沙氏琼脂上生长均良好,最适温度为25~37℃。念珠菌以出芽方式繁殖,又称芽生孢子。多数芽生孢子伸长成芽管,不与母细胞脱离,形成比较大的假菌丝,少数形成厚膜孢子和真菌丝,但光滑念珠菌不形成菌丝。白念珠菌30℃培养2~5 d,在培养基表面形成乳酪样菌落。在沙氏琼脂培养基呈酵母样生长,在米粉吐温琼脂培养基中可形成大量假菌丝和具有特征性的顶端厚壁孢子。在念珠菌显色培养基(CHROMagar candida)上,绝大多数白念珠菌呈绿色或翠绿色,克柔念珠菌、光滑念珠菌、热带念珠菌分别呈粉红色、紫色、蓝色,其他念珠菌均呈白色,有助于临床念珠菌分离株的快速鉴别。

白念珠菌在念珠菌感染中最常见,可引起全身各种感染。但是,近年来非白念珠菌感染的比例也在不断上升。其中,热带念珠菌能引起侵袭或播散性念珠菌病,近平滑念珠菌易引起念珠菌性心内膜炎。都柏林念珠菌与白念珠菌形态、生化反应及基因组都极为相似,对吡咯类抗真菌药物不敏感。克柔念珠菌对氟康唑天然耐药,光滑念珠菌易对吡咯类药物产生耐药,对其他药物的敏感性也下降。葡萄牙念珠菌则对两性霉素B不敏感。

【流行病学】

1. 传染源 念珠菌病患者、带菌者以及被念珠菌污染的食物、水、医院等环境贮源是本病的传染源。

2. 传播途径 ①内源性:较为多见,主要是由于定植体内的念珠菌,在一定的条件下大量增殖并侵袭周围组织引起自身感染,常见部位为消化道。②外源性:主要通过直接接触感染如性传播、母婴垂直传播、亲水性作业等;也可从医院环境获得感染,如通过医护人员的手、医疗器械等间接接触感染;还可通过饮水、食物等方式传播。

3. 人群易感性 好发于严重基础疾病及机体免疫力低下患者,主要包括以下几种情况:①有严重基础疾病的患者,如糖尿病、肿瘤、艾滋病、系统性红斑狼疮、大面积烧伤、粒细胞减少症、腹腔疾病需大手术治疗等,尤其是年老体弱者及婴幼儿。②应用免疫抑制剂治疗者,如肿瘤化疗、器官移植或大剂量糖皮质激素使用等。③广谱抗菌药物的不合理应用,如长期、大剂量、多种抗菌药物的使用,引起呼吸道、胃肠道菌群失调。④长期留置导管患者,如长期中心静脉导管、气管插管、留置胃管、留置导尿管、介入性治疗等,各种类型的导管是念珠菌感染的主要入侵途径之一。

4. 流行特征 本病遍及全球,全年均可患病。对于免疫功能正常患者,念珠菌感染常系皮肤黏膜屏障功能受损所致,可发生在各年龄层,但最常见于婴幼儿,以浅表性感染为主,治疗效果好。系统性念珠菌病则多见于细胞免疫功能低下或缺陷患者。近20年来深部念珠菌病的发病率呈明显上升趋势，且随着抗真菌药物的广泛应用，临床耐药菌株的产生也日益增多。

【发病机制】 念珠菌是人体的正常菌群，通常寄生于正常人的皮肤、口腔、胃肠道及阴道等部位黏膜上，在正常情况下，机体对念珠菌有完善的防御系统，包括完整的黏膜屏障、非特异性免疫（补体C3a、C3b的调理趋化作用，中性粒细胞、巨噬细胞的吞噬作用）、特异性细胞免疫（细胞因子、干扰素等）和体液免疫（产生胞质抗原抗体、抗芽管抗原抗体等）。但是，当各种原因引起的正常菌群失调、正常生理屏障破坏以及人体免疫力低下时，念珠菌就会大量生长繁殖，首先形成芽管，并借助于胞壁最外层的黏附素等结构黏附于宿主细胞表面，其中以白念珠菌和热带念珠菌黏附性最强。随后芽管逐渐向芽生菌丝或菌丝相转变，并穿入宿主细胞内，在宿主细胞内菌丝又可直接形成新的菌丝，导致致病菌的进一步扩散而发生感染。念珠菌能产生水解酶、磷脂酶、蛋白酶等多种酶类，促进病原菌的黏附、侵袭作用，造成细胞变性、坏死及血管通透性增强，导致组织器官的损伤。其中以分泌型天冬氨酸蛋白酶（SAP）的研究最多，白念珠菌、热带念珠菌和近平滑念珠菌均分泌SAP，白念珠菌SAP毒力最强。

菌丝侵入机体后产生连锁炎症反应，可激发血清补体的活化、抗原抗体反应的发生，导致炎症介质的大量释放和特异性免疫反应发生，白念珠菌能激活抑制性T细胞，可非特异地抑制IL-1、IL-2和IFN-α的产生及自然杀伤细胞的分化，而且对细胞毒性细胞的活性也有抑制作用，此外，还能抑制中性粒细胞的趋化、吸附及吞噬作用，因而导致机体防御功能减弱。白念珠菌表面的补体受体（CR3）是白念珠菌的毒力因子，可与补体片段iC3b结合，介导其黏附到血管内皮细胞，对念珠菌的黏附性具有重要作用。而CR3与吞噬细胞上的整合素，由于在抗原性、结构、功能上的同源性，可抑制补体的调理趋化作用，有利于念珠菌逃避吞噬作用。此外，白念珠菌在宿主体内呈双相型，既可产生酵母相又可产生菌丝相，彼此间可以相互转化。酵母相有利于念珠菌在宿主体内寄生、繁殖，菌丝相则有利于侵袭和躲避宿主的防御功能。

念珠菌侵入血循环并在血液中生长繁殖后，进一步可播散至全身各器官，引起各器官内播散。其中以肺、肾最为常见，其次是脑、肝、心、消化道、脾、淋巴结等，可引起气管炎、肺炎、尿毒症、脑膜脑炎、间质性肝炎、多发性结肠溃疡、心包炎和心肌炎等。

根据不同器官和发病阶段，组织病理改变可呈炎症性（如皮肤、肺）、化脓性（如肾、肺、脑）或肉芽肿性（如皮肤）。特殊器官和组织还可有特殊表现，如食管和小肠可有黏膜坏死和溃疡形成，严重者伴有管腔狭窄。心瓣膜可表现为增殖性改变，而急性播散性病例常形成多灶性微脓肿，内含大量中性粒细胞、假菌丝和芽孢，有时可有纤维蛋白和红细胞。疾病早期或免疫功能严重抑制者的组织病理中可无脓肿。

【临床表现】 急性、亚急性或慢性起病，根据侵犯部位不同，分为以下几种临床类型。

1. 皮肤念珠菌病 好发于皮肤皱褶处，如腋窝、腹股沟、乳房下、肛门周围、会阴部以及指（趾）间等皮肤潮湿部位，婴幼儿尿布处也十分常见，易与湿疹混淆。主要有念珠菌性间擦疹、丘疹型皮肤念珠菌病、皮肤念珠菌性肉芽肿、念珠菌性甲沟炎等临床类型。其中以念珠菌性间擦疹最为常见，又名擦烂红斑。多见于健康而较肥胖的中年妇女或儿童，一般有多汗。患者自觉瘙痒，皮损开始为红斑、丘疹或小水疱，以后扩大融合成边缘清楚的红斑。水疱破裂后脱屑或形成糜烂面，有时有少量渗液，偶有皲裂和疼痛。皮损周围常有散在的丘疹、水疱和脓疱，呈卫星状分布。有些皮损呈干燥丘疹或丘疹脓疱样。

2. 黏膜念珠菌病

（1）*口腔念珠菌病* 为最常见的浅表性念珠菌病。包括急性假膜性念珠菌病（鹅口疮）、念珠菌性口角炎、急慢性萎缩型念珠菌性口炎、慢性增生性念珠菌病等临床类型。其中以鹅口疮最为多见，好发于新生儿，成人免疫功能低下者也易感，并常伴有呼吸道、消化道以及播散性念珠菌感染的可能。常见感染部位为颊黏膜、软腭、舌、齿龈，可见灰白色假膜附着于口腔黏膜上，边界清楚，周围有红晕。可无症状，或有烧灼感，口腔干燥、味觉减退和吞咽疼痛。剥除白膜，留下湿润的鲜红色糜烂面或轻度出血。严重者黏膜可形成溃疡、坏死。念珠菌性口角炎患者双侧口角处皮肤、黏膜常发生皲裂，邻近的皮肤与黏膜充血，皲裂处常有糜烂和渗出物，或结有薄痂，张口时疼痛或溢血。急性萎缩型念珠菌性口炎多见于成年人，常有味觉异常或味觉丧失，口腔干燥，黏膜灼痛。可有假膜，并伴有口角炎，亦可出现黏膜充血、糜烂及舌背乳头呈团块状萎缩，周围舌苔增厚。老年患者还易出现慢性萎缩型念珠菌性口炎，又称牙托性口炎，常在上颌义齿腭侧面接触之腭、龈处见黏膜红斑，或黄白色的条索状，或斑点状假膜，放置义齿时病灶处常有疼痛，90%患者斑块或假膜中可发现念珠菌。

（2）*念珠菌性食管炎* 好发于艾滋病、长期卧床、贲门失弛缓症、食管狭窄或食管肿瘤等患者。近20%患者早期可无症状，但本病最常见的症状为吞咽疼痛、吞咽困难，吞咽食物时胸骨后疼痛或烧灼感，还常伴有鹅口疮，恶心、呕吐、食欲减退，体重减轻，而全身毒血症状相对较轻。内镜检查多见食管壁下段局部黏膜充血水肿，假性白斑或表浅溃疡。念珠菌性食管炎是引起食管溃疡的主要原因之一，如不及时治疗可致坏死性食管炎。

(3) 念珠菌性阴道炎　较为常见,孕妇好发。外阴部红肿、剧烈瘙痒和烧灼感是本病的突出症状。阴道壁充血、水肿,阴道黏膜上有灰色假膜,形似鹅口疮。阴道分泌物浓稠,黄色或乳酪样,有时杂有豆腐渣样白色小块,但无恶臭。损害形态可多种多样,自红斑、轻度湿疹样反应到脓疱、糜烂和溃疡。皮损可扩展至肛周、外阴和整个会阴部。

3. 系统性念珠菌病

(1) 呼吸系统念珠菌病　好发于免疫力低下患者,症状主要有低热、咳嗽、咳少量白色黏稠痰或脓痰,有时痰中带血甚或咯血,严重者伴高热、气促、胸闷。肺部听诊可闻及干湿性啰音,影像学检查示支气管周围致密阴影、双肺多发结节性或间质性改变等,但均无特征性。痰直接镜检及真菌培养阳性有助于诊断,但定植与感染很难界定,肺穿刺或活检有助于确诊。

(2) 泌尿系统念珠菌病　患者常有尿频、尿急、排尿困难,甚至血尿等膀胱炎症状,少数患者也可出现无症状性菌尿,常继发于导尿管留置后。此外,播散性念珠菌病可经血行播散侵犯肾脏,肾皮质和髓质均可累及,形成脓肿、坏死及导致肾功能损害。临床表现为发热、寒战、腰痛和腹痛,婴儿可有少尿或无尿。尿常规检查可见红细胞、白细胞,直接镜检可发现念珠菌菌丝和芽孢,脓肿穿刺培养可获阳性结果。

(3) 消化系统念珠菌病　念珠菌性肠炎大多在长期应用广谱抗菌药物、免疫抑制剂过程中出现,主要表现为腹泻。儿童腹泻为持续性黄色水样或豆渣样便,泡沫多;成人则表现为轻度腹泻,初起为泡沫样或黏液样便,偶有便中带血,后期为脓血便。出血多时为暗红色糊状黏液便。多数患者伴有腹胀,累及直肠和肛门可引起肛周不适,腹痛及压痛不明显。病程中患者常有口腔念珠菌感染,腹泻、便秘可交替出现,亦可出现嗜睡、头痛、体重下降等全身不适症状。粪便镜检可见大量菌丝、芽孢,培养有念珠菌生长。此外,肝脾念珠菌病(又称慢性播散性念珠菌病)的临床表现为低热、肝区不适、肝脾肿大以及血清碱性磷酸酶升高,同时影像学检查(CT或超声)可发现肝、脾、肾多发病灶,病灶穿刺活检组织病理及培养有助于确诊。

(4) 念珠菌血症(candidemia)　为最常见医院获得性血流感染之一,通常是指血培养1次或数次阳性,白念珠菌最为常见,而非白念珠菌所占比例正逐渐上升。可以有临床症状如发热和皮肤黏膜病变等,严重者可发生多脏器功能障碍或衰竭,但临床表现多无特异性,且早期易被原发基础疾病或细菌感染表现所掩盖,甚或无明显症状。易感因素包括大剂量广谱抗菌药物的应用、糖皮质激素的长期应用、中心静脉导管的留置、大型手术(尤其是腹部手术)、完全胃肠外营养等。对于高危患者来说,常常会发生多个系统同时被念珠菌侵犯,形成急性播散性念珠菌病,病死率极高。可累及全身任何组织和器官,其中以肾、脾、肝、视网膜多见。确诊有赖于血培养,但阳性率不到50%。

(5) 念珠菌性心内膜炎　以白念珠菌和近平滑念珠菌最为常见,患者常有心脏瓣膜病变、人工瓣膜、静脉药物依赖、中央静脉导管,或为心脏手术或心导管检查术后。临床表现与其他感染性心内膜炎相似,有发热、贫血、心脏杂音及脾肿大等表现,瓣膜赘生物通常较大,栓子脱落易累及大动脉(如髂动脉、股动脉)为其特征,预后差。

(6) 中枢神经系统念珠菌病　较少见,主要为血行播散所致,也可感染于颅脑外伤或手术后,预后不佳。常累及脑实质,并有多发性小脓肿形成。临床表现为发热、头痛、谵妄、昏迷,脑膜刺激征阳性,但视神经乳头水肿及颅内压增高不明显,脑脊液中细胞数轻度增多,糖含量正常或偏低,蛋白质含量明显升高。脑脊液早期检查不易发现真菌,需多次脑脊液真菌培养。

(7) 其他　尚有念珠菌所致腹膜炎、关节炎、骨髓炎、胆囊炎、心包炎等全身各部位的感染。

【实验室检查】

1. 直接镜检　真菌涂片镜检多使用10%氢氧化钾涂片,标本直接镜检可查到菌丝、芽孢或孢子。一旦发现大量菌丝和成群芽孢有诊断价值,菌丝的存在表示念珠菌处于致病状态。如只见芽孢,特别是在痰或阴道分泌物中可能属于正常带菌,无诊断价值。

2. 培养　由于念珠菌为口腔或胃肠道的正常居住菌,因此从痰培养或粪便标本中分离出念珠菌不能作为确诊依据。若采集标本是在无菌条件下获得的,如来自血液、脑脊液、腹水、胸腔积液或活检组织,可认为是深部真菌感染的可靠依据。同一部位多次培养阳性或多个部位同时分离到同一病原菌,也常提示为深部真菌感染。所有怀疑深部念珠菌病的患者均应做血真菌培养,以提高血培养的阳性率。

3. 组织病理检查　感染病灶的组织穿刺、活检对于一些疑难病例的诊断非常重要,如肺组织、肝组织、脑组织等,组织病理切片中找到念珠菌芽孢和假菌丝或真菌丝即可确诊,通常HE染色可见,但真菌特殊染色更为特异,如Giemsa(吉姆萨)、过碘酸希夫(PAS)染色等。

4. 免疫学检测

(1) 念珠菌抗原检测　采用酶联免疫吸附试验(ELISA)、乳胶凝集试验、免疫印迹法检测特异性抗原,如血清真菌特异性抗原[β-(1,3)-D-葡聚糖抗原],简称BG试验,感染早期即获阳性,具有较好的早期诊断价值,尤其是能很好地将念珠菌的定植与感染区分开,初步的临床研究显示有较好的敏感性和特异性。但曲霉等致病性真菌感染也可阳性。其他如烯醇酶抗原检测敏感性可达75%~85%,感染早期即获阳性,也具有较好的早期诊断价值。

(2) 念珠菌特异性抗体检测　可采用补体结合试验、酶联免疫吸附试验等方法检出念珠菌的特异性抗体,但由于健康人群可检测到不同滴度的抗体,疾病早期及深部真菌病患者多有免疫力低下致抗体滴度低等因素的影响,使其临床应用受到很大的限制。

5. 核酸检测　近年来由于生物学技术的发展,核酸检测技术也已用于念珠菌的检测,如特异性DNA探针、聚合酶链反应(PCR)等方法,检测细胞壁羊毛固醇C14-去甲基酶的特异性基因片段,初步试验结果较好,但目前尚未作为常规应用于临床。

6. 其他　影像学检查如胸片、B超、CT或MRI等尽管无特异性,但对发现肺、肝、肾、脾侵袭性损害有一定帮助。

【诊断及鉴别诊断】　皮肤、黏膜念珠菌感染的诊断相对较易,都有明显的临床症状,如口腔白色假膜、红色糜烂面等,易于诊断,通过涂片和培养即可确诊。呼吸道、肠道、泌尿道以及血流念珠菌感染的临床表现有时难与细菌性感染相鉴别。通常临床毒血症状可被原发病及伴发细菌感染所掩盖,故经抗菌药物治疗感染未能控制,且无其他原因可解释时,应考虑真菌感染的可能,确诊有赖于病原学证实。标本在直接镜检下发现大量菌丝和成群的芽孢或血液、脑脊液等无菌体液中培养分离出致病性念珠菌,具有诊断意义。在痰、粪便或消化道分泌物中只见芽孢而无菌丝可能为定植菌群,不能仅此作为诊断依据。

消化系统念珠菌病应与食管炎、胃炎、肠炎等鉴别。念珠菌性肺炎、脑膜炎、心内膜炎应与结核性、细菌性及其他真菌性感染鉴别。

【预后】　局部念珠菌感染如黏膜念珠菌病、念珠菌性食管炎、泌尿道念珠菌病等感染较为局限,预后较好。然而,念珠菌在任何部位的出现,均是引起侵袭性念珠菌感染的危险因素。尽管有时念珠菌菌量不多,但如果是ICU患者,或有中央静脉插管、广谱抗菌药物的长期应用、糖尿病或血液透析等高危因素存在,发生全身性、侵袭性念珠菌病的机会显著增加,一旦发生侵袭性念珠菌病,其归因病死率在成人达15%～25%,最高可达47%,新生儿及儿童为10%～15%。

【治疗】

1. 病原治疗

(1) *局部用药*　常用药物有:①制霉菌素,为四烯类抗真菌药物,1 mg相当于2 000 U,因其不被肠道吸收,故多用于治疗皮肤、黏膜以及消化道的真菌感染。局部可用5万～10万U/ml的甘油混悬液涂抹,每2～3 h 1次,涂抹后可咽下。也可用含漱剂漱口,或制成含片、乳剂等。儿童(1～2岁)口服10万U/次,每日3次;成人口服50万～100万U/次,每日3次。口服悬液(每毫升含制霉菌素10万U),每次4～6 ml,每日4次。②咪康唑,散剂可用于口腔黏膜,霜剂适用于舌炎及口角炎,疗程一般为10 d。③克霉唑,毒性较大,因其口服后吸收迅速,4～5 h血液中达到最高浓度,并可进入黏膜和唾液中,故目前多局部用药。④3%两性霉素B悬液,口服不被吸收。每次0.02 mg/kg,每日2～4次,连续用药1周。⑤樟硫炉洗剂100 ml加制霉菌素100万U,每日2～3次,连续1～2周。⑥制霉菌素阴道栓剂,每栓含制霉菌素5万～10万U,每晚1粒,连续1～2周。此外还有克霉唑、咪康唑、噻康唑、布康唑、三康唑等栓剂。⑦酮康唑、益康唑、联苯苄唑、克霉唑及咪康唑、硫康唑、奥昔康唑等霜剂,每日2次,适用于皮肤念珠菌病。⑧两性霉素B膀胱冲洗(50 μg/ml)连续5 d,适用于难治性膀胱炎。⑨多聚醛制霉菌素雾化吸入,每4 h吸入10万U,每日3次,适用于支气管肺念珠菌病。

(2) *全身用药*　常用药物有:①氟康唑(fluconazole),有口服或静脉注射制剂,可用于口咽部念珠菌感染,氟康唑100～200 mg/d顿服,连用7～14 d;其他黏膜念珠菌感染,氟康唑100～200 mg/d顿服,连用1～2周;念珠菌性阴道炎,氟康唑150 mg顿服,单用1次;系统性念珠菌感染,氟康唑第1日400～800 mg/d,随后200～400 mg/d,疗程视临床治疗反应而定。儿童浅表念珠菌感染1～2 mg/(kg·d),系统性念珠菌感染3～6 mg/(kg·d)。②伊曲康唑(itraconazole),目前有注射液、口服溶液和胶囊3种剂型,口腔和(或)食管念珠菌病,200～400 mg/d顿服,连用1～2周。阴道念珠菌病,200 mg/d分2次,服用1 d,或100 mg/d顿服,连服3 d。系统性念珠菌病,200 mg 12 h 1次,静脉滴注2 d,然后200 mg每日1次,静脉滴注12 d,病情需要可序贯口服液200 mg 12 h 1次,数周或更长时间。③两性霉素B(amphotericin B),静脉滴注,每日0.5～0.7 mg/kg。与氟胞嘧啶(flucytosine)100～150 mg/(kg·d)合用有协同作用。对于出现严重不良反应及肾功能不全者,可考虑使用两性霉素B脂质体、两性霉素B胶质分散体、两性霉素B脂质体复合物等两性霉素B脂质制剂。④伏立康唑(voriconazole),静脉滴注首日6 mg/kg,每日2次,随后4 mg/kg,每日2次,或口服首日400 mg,每日2次,随后200 mg,每日2次,适用于耐氟康唑的重症或难治性侵袭念珠菌感染。⑤卡泊芬净(caspofungin),首剂70 mg,随后每日50 mg静脉滴注。适用于念珠菌血症、心内膜炎等重症感染及难治性口咽炎、食管炎等,疗程视临床治疗反应而定。⑥米卡芬净(micafungin),每日100 mg静脉滴注。治疗指征同卡泊芬净。

(3) *治疗原则*　首先应在感染部位留取标本,进行真菌涂片、培养,一旦明确病原菌即可根据感染部位、感染严重程度、患者基础情况及病原菌种类等情况选择用药。对于严重感染患者,在病原菌未明确前,可给予经验性抗真菌治疗,待明确病原菌后,可根据经验治疗的疗效和药敏试验结果调整用药。严重感染者应选择静脉给药，必要时可联合用药。在应用抗真菌药物的同时，应积极治疗可能存在的基础疾病，增强机体免疫功能。有指征时需进行外科手术治疗。局部用药适用于皮肤黏膜念珠菌病，一般连续使用1～2周。全身用药适用于局部用药无效的皮肤黏膜念珠菌病，或部分黏膜以及系统性念珠菌病的治疗。根据致病菌不同和病情轻重，选用静脉或口服氟康唑、伊曲康唑、伏立康唑、两性霉素B及其脂质制剂、卡泊芬净、米卡芬净等治疗。对于重症感染如念珠菌菌血症患者，需待症状、体征消失，培养转阴性后2周停药；念珠菌性心内膜炎患者应在瓣膜置换术后继续抗真菌治疗6周以上；眼内炎患者术后应继续治疗6～7周。对于高危人群，如骨髓移植后伴粒细胞减少症的危重患者或行复杂肝脏移植术患者，可应用抗真菌药物预防念珠菌的感染。用氟康唑或伊曲康唑口服溶液等预防。

2. 对症治疗

(1) *一般治疗*　危重或免疫力低下患者应给予高营养、易消化食物，并维持电解质平衡，以及对症支持治疗。同时应注意清洁口腔，清除残留食物，减少口腔念珠菌的定植。

(2) *去除诱因*　如粒细胞减少患者应提高白细胞总数，免疫力低下患者应增强机体的免疫力，大面积烧伤患者应促进伤口的愈合。胃肠功能障碍或衰竭是危重患者肠道及系统性真菌感染的重要原因，因此要改善胃肠黏膜营养和肠道微循环，促进胃肠黏膜的修复和胃肠道功能的恢复，防止肠道细菌易位，维护黏膜屏障的完整性。同时，还可应用肠道黏膜保护剂如蒙脱石(思密达)等，可吸附病原菌和毒素，并能通过与肠道黏液分子间的相互作用，增强黏液屏障，以防御病原菌的侵入。

(3) *清除局部感染灶*　如果为导管相关性菌血症，应拔除或更换导管，化脓性血栓性静脉炎需行外科手术治疗，如节段性静脉切除术。对于并发念珠菌心内膜炎患者，内科保守治疗效果较差，需行瓣膜置换术。

(4) *基础疾病的治疗*　胃溃疡患者应服用抑酸、保护胃黏膜药物，以促进消化道黏膜的修复。对合并有其他基础疾病如结核病、糖尿病等患者，应积极控制原发病的治疗。

(5) *手术治疗*　对真菌性食管炎所致食管狭窄者可选用内镜下扩张或放置支架治疗，内科治疗不能闭合瘘道或有出血、穿孔等严重并发症者应予手术治疗。

【预防】　对易感人群应经常检查，并采取以下积极预防措施：①尽量减少血管插管及监护设施的使用次数及时间，并加强导管插管的护理及定期更换。②合理使用抗菌药物，尽量避免长期、大剂量的使用。③加强医护人员手的清洗，控制医用生物材料及周围环境的污染也极为重要。对于高危患者(如器官移植、异基因造血干细胞移植等)可预防性口服不被胃肠道吸收的抗真菌药物清洁肠道，能减少侵袭性真菌感染的发生。

参考文献

[1] Horn DL, Neofytos D, Anaissie EJ, et al. Epidemiology and outcomes of candidemia in 2019 patients: data from the prospective antifungal therapy alliance registry[J]. Clin Infect Dis, 2009,48:1695-1703.

[2] Pappas PG, Kauffman CA, Andes D, et al. Clinical practice guidelines for the management of candidiasis: 2009 update by the Infectious Diseases Society of America[J]. Clin Infect Dis, 2009,48:503-535.

[3] Pappas PG, Rex JH, Lee J, et al. A prospective observational study of candidemia: epidemiology, therapy, and influences on mortality in hospitalized adult and pediatric patients[J]. Clin Infect Dis, 2003,37:634-643.

[4] Wisplinghoff H, Bischoff T, Tallent SM, et al. Nosocomial bloodstream infections in US hospitals: analysis of 24,179 cases from a prospective nationwide surveillance study[J]. Clin Infect Dis, 2004,39:309-317.

[5] Morrell M, Fraser VJ, Kollef MH. Delaying the empiric treatment of Candida bloodstream infection until positive blood culture results are obtained: a potential risk factor for hospital mortality[J]. Antimicrob Agents Chemother, 2005,49:3640-3645.

[6] Pfaller MA, Diekema DJ. Epidemiology of invasive candidiasis: a persistent public health problem[J]. Clin Microbiol Rev, 2007,20:133-163.

[7] Ostrosky-Zeichner L, Sable C, Sobel J, et al. Multicenter retrospective development and validation of a clinical prediction rule for nosocomial invasive candidiasis in the intensive care setting[J]. Eur J Clin Microbiol Infect Dis, 2007,26:271-276.

第三节　肺曲霉病

朱利平　翁心华

肺曲霉病(aspergillosis)是由各种曲霉所引起的肺部病变。由于宿主的免疫状况不同，其临床表现也各不相同，免疫功能正常者，以非侵袭性病变为主，表现为变应性支气管肺曲霉病、真菌致敏性严重哮喘等。免疫功能低下者，以侵袭性病变为主，可出现侵袭性肺曲霉病（急性或亚急性）、慢性肺曲霉病。重度免疫功能低下如骨髓或器官移植、高强度化疗等患者，常引起严重的侵袭性肺曲霉病，病死率高达63%～92%，但该病的早期诊断和积极治疗可明显提高患者的生存率。

【病原菌】 曲霉属（*Aspergillus* spp.）是一种腐生丝状真菌，广泛存在于自然环境中，易在土壤、水、食物、植物和空气中生存。仅有无性期的曲霉属半知菌亚门、丝孢菌纲、丝孢菌目、丛梗孢科。存在有性期的曲霉属子囊菌亚门、不整子囊菌纲、散囊菌目、散囊菌科。目前已知曲霉属有300余种，其中致病性曲霉至少有20余种，临床菌株主要为烟曲霉（*Aspergillus fumigatus*）、土曲霉（*A. terreus*）、黄曲霉（*A. flavus*）、构巢曲霉（*A. nidulans*）、黑曲霉（*A. niger*）等。曲霉特征性结构为分生孢子头和足细胞，前者包括分生孢梗茎、顶囊、瓶梗、梗基和分生孢子，后者为转化的厚壁、膨化菌丝细胞。分生孢子可大量释放到空气中，孢子直径为2～10 μm，容易悬浮在空气中并存活很长时间。

曲霉最适生长温度为25～30℃，而致病性曲霉能在35～37℃生长，烟曲霉耐热性更高，在40～50℃也能生长，多数致病性曲霉繁殖力强，培养仅需36～48 h，少数菌种则需数日或数周。在培养基中均形成丝状菌落，菌落和分生孢子的形态、颜色以及有性孢子的形态各不相同，常以此进行菌种的鉴定。曲霉在组织内常见为无色分隔的菌丝，典型者呈45°分枝，菌丝分隔有助于与接合菌相鉴别。

曲霉感染以烟曲霉最为常见，可引起各种类型的曲霉病。通常，侵袭性肺曲霉病主要为烟曲霉、黄曲霉等。曲霉球常由烟曲霉、黑曲霉等所致。土曲霉偶可引起脑曲霉病。变应性曲霉病的病原菌包括烟曲霉、黄曲霉、赭曲霉、构巢曲霉、黑曲霉、土曲霉和棒状曲霉等。黑曲霉以定植方式更为多见。

【流行病学】 近二十余年来，由于干细胞移植、实体器官移植、肿瘤化疗、大剂量广谱抗菌药物的长期应用，以及糖皮质激素、免疫抑制剂的广泛应用等因素，侵袭性真菌感染的患病率和病死率均呈显著上升趋势。目前侵袭性曲霉菌感染已成为粒细胞缺乏患者继发感染的重要死亡原因，尤其是白血病、骨髓移植或实体器官移植患者。近年资料还显示，非烟曲霉（*non-fumigatus aspergillus*）如黄曲霉、黑曲霉、土曲霉等引起的侵袭性曲霉病有明显上升趋势，对传统抗真菌药物的抗菌活性在下降。此外，变应性支气管肺曲霉病、慢性肺曲霉病也有增多趋势。

【发病机制与病理】 曲霉为条件致病菌，主要经空气传播，所产生的分生孢子进入上呼吸道后，可长期黏附和寄生于鼻腔和鼻咽、口咽部的黏膜上，而不引起任何症状。当鼻窦局部有慢性炎症、外伤，窦腔内有病理性分泌物潴留，或鼻内通气引流受阻时，就可以发生各种曲霉病。与此同时，曲霉的分生孢子吸入后可沿气道寄生，并可侵入肺泡，形成各型肺曲霉病。

曲霉致病主要有两种方式，一种为变应性疾病，如变应性支气管肺曲霉病，由于具有特异性变应性体质的个体，暴露于有曲霉存在的外部环境中，曲霉抗原刺激机体产生IgE介导的Ⅰ型和IgG介导的Ⅲ型变态反应，引起大量嗜酸粒细胞聚集并释放炎症介质，气道黏膜受损，黏液产生过多，两者导致黏液嵌塞、中心性支气管扩张等。另一种则为侵袭性致病方式，由于皮肤、黏膜等完整的防御屏障受损和（或）机体免疫功能低下（尤其是中性粒细胞缺乏和吞噬细胞功能减退），导致吸入的曲霉孢子和菌丝不能被杀灭而发生侵袭性病变。与此同时，曲霉及其在体内外生长繁殖过程中产生的多种代谢产物，如黏帚霉毒素、烟曲霉素、烟曲霉酸等均具有致病性。一方面增强曲霉识别、黏附和穿透组织作用，另一方面又能降低呼吸道黏膜纤毛运动及损害其上皮细胞，并通过非特异性抑制单核巨噬细胞的吞噬、杀菌功能，降低调理作用来逃避宿主的防御系统，有利于曲霉的繁殖和侵袭。侵入组织的菌丝具有嗜血管特性，导致血管栓塞和组织梗死。宿主的防御功能对曲霉的清除起着非常重要的作用，如肺泡吞噬细胞和上皮细胞上的病原识别受体能与曲霉结合，从而诱导趋化因子和细胞因子产生，活化及补充中性粒细胞和其他炎症细胞，并激活NADPH氧化酶，刺激T辅助淋巴细胞，来调节免疫反应，清除致病菌。当机体免疫力严重低下或缺陷时，就易发生侵袭性肺曲霉病，更可发生播散性病变，侵犯胸膜、心包膜，形成胸腔、心包积液，也可经血流播散至其他器官，如心脏瓣膜、肝脏、肾脏、脑、骨骼、胃肠道等。曲霉球能寄植肺内空腔数年，有时会因曲霉球接触空腔侧壁，引起周围组织慢性炎症反应、纤维化。慢性空腔性肺曲霉病未经治疗空洞会逐渐增大，由于曲霉及其分泌物或产物，或炎症反应可直接破坏空洞周围肺组织，胸膜增厚常见。慢性肺纤维化性肺曲霉病可见肺组织广泛纤维化，以及轻微慢性炎性细胞浸润，形成机制尚不十分明确。

组织病理改变主要有慢性非特异性炎症、肉芽肿反应、凝固性坏死、化脓性炎症及血管炎性病变。急性侵袭性病变以凝固性坏死和血管炎性改变为主，在坏死组织中可见菌丝，凝固性坏死往往是病情迅速进展的标志。慢性侵袭性病变则以慢性化脓性炎症及肉芽肿反应为主，也可伴有慢性非特异性炎症，或发生凝固性坏死及真菌性血管炎改变，在化脓灶或多核巨细胞中往往能找到真菌菌丝和孢子，慢性肉芽肿反应或非特异性炎症改变，在嗜酸性坏死组织周围可见真菌菌丝及巨细胞等炎症细胞等，肉芽肿改变提示患者对真菌有一定的免疫力，疾病进展缓慢。

【临床表现】 曲霉可侵犯皮肤、黏膜、肺、脑、眼、耳等全身各部位，但以肺部最为常见。肺曲霉病可发生在任何年龄、性别和种族，尤以农民、园艺工人及免疫力低下人群多见。根据其临床表现可分为侵袭性和非侵袭性病变。

1. 侵袭性病变 包括侵袭性肺曲霉病（invasive pulmonary aspergillosis）和慢性肺曲霉病（chronic pulmonary aspergillosis）。

（1）侵袭性肺曲霉病（急性、亚急性） 好发于免疫功能严重低下患者，易感因素为持续粒细胞缺乏、血液系统恶性肿瘤、异基因造血干细胞移植、实体器官移植、大剂量糖皮质激素的应用等，是侵袭性曲霉病最常见的感染部位。常呈急性或亚急性起病，有发热、咳嗽、咳黏白痰或黄脓痰、胸痛、呼吸困难、咯血，控制不佳可以迅速进展至呼吸衰竭，并经血源播散，扩展及中枢神经系统等全身各组织器官，病死率极高。痰真菌涂片、培养见曲霉菌丝，影像学出现特征性改变（晕轮征、新月征），以及血清曲霉特异性抗原检测阳性，均有助于诊断，但确诊仍有赖于组织培养及组织病理。

（2）慢性肺曲霉病 多为烟曲霉感染。患者常无明显或仅轻度免疫功能低下，病变进展缓慢。主要类型包括肺曲霉球（pulmonary aspergilloma）、慢性空腔性肺曲霉病（chronic cavitary pulmonary aspergillosis，CCPA）和慢性纤维化性肺曲霉病（chronic fibrosing pulmonary aspergillosis）。

1）肺曲霉球：通常发生在已有肺病变空腔内，如肺结核空腔、癌性空腔等。曲霉球多为单个，由曲霉菌丝、炎症细胞、纤维、黏液以及组织碎片组成。通常不侵犯空腔壁和周围的肺组织，游离在空腔内，空腔壁较厚。患者数月或数年可无明显症状，偶有咯血，严重者可大咯血，未经治疗会进展为慢性空腔性肺曲霉病。

2）慢性空腔性肺曲霉病：中年和老年患者好发，常有慢性肺部基础疾病或轻度免疫功能低下。临床表现无特异性，轻重不一，可伴有发热、体重下降、乏力、慢性咳嗽、咯血、气促。早期肺内并无空腔性病变，以后可逐渐形成单个或多发空腔，多在肺上叶，约半数患者可有曲霉球。实验室检查多数患者在病程中可出现血清曲霉抗体阳性、曲霉抗原皮内试验呈阳性反应、痰培养阳性，偶经活检确诊。影像学新的空洞形成或逐渐增大具有一定特征性，空腔周围组织炎性浸润和局部胸膜增厚常见，也提示疾病活动。

3）慢性纤维化性肺曲霉病：常发生在慢性空腔性肺曲霉病或肺曲霉球基础上，故亦有学者将其归入慢性空腔性肺曲霉病。其特征性临床表现为肺纤维化和肺功能下降。影像学显示单侧或双侧肺上叶呈毛玻璃样改变。由于出现不同程度的肺纤维化，故肺功能显著下降，多数患者在休息时仍有低氧血症，需长期供氧，且Ⅰ型呼吸衰竭多见。

2. 非侵袭性病变 包括变应性支气管肺曲霉病（allergic bronchopulmonary aspergillosis，ABPA）、曲霉致敏的严重支气管哮喘（severe asthma with fungal sensitization，SAFS）、外源性变应性肺泡炎（extrinsic allergic alveolitis）等。

（1）变应性支气管肺曲霉病 好发于慢性哮喘、肺囊性纤维化患者。常急性发病，主要症状为发作性哮喘或呼吸困难，并可伴有发热、胸痛、咳嗽、咳黏稠或脓性痰，部分患者可见棕色胶胨样痰栓或咯血。外周血象示嗜酸粒细胞增加，总血清 IgE 升高，肺影像学检查早期可无异常，发作期呈一过性肺浸润性改变，未经治疗可发展为肺纤维化、中心性支气管扩张等不可逆改变。常规抗菌治疗无效，严重者可并发肺动脉高压和呼吸衰竭。临床上也将其分为 5 期，分别为急性期、缓解期、复发加重期、激素依赖哮喘期和肺间质纤维化期，但并非每个患者均依次经过这 5 期。

（2）曲霉致敏的严重支气管哮喘 与其他原因的哮喘在临床上难以区别，但支气管哮喘持续状态多见，发作时常伴流鼻水、打喷嚏，以及发热等流感样症状。尽管影像学显示气道内有黏性痰栓，但痰不多，常呈阵发性干咳。外周血嗜酸粒细胞增多常见，肺功能检查多提示肺功能不同程度低下。

（3）外源性变应性肺泡炎 多见于酿造工人和农民，常在吸入曲霉抗原后 4～6 h 发病，寒战、发热、咳嗽、气促、乏力和全身不适等，并表现为缓慢进展的肺间质病变。

【实验室检查】

1. 一般检查

（1）血常规 ABPA、曲霉致敏的支气管哮喘患者的外周血嗜酸粒细胞数明显增高，是该病诊断的一个重要指标，但也有资料显示低者并不能排除该病。

（2）生化检查 血清总 IgE 水平升高是诊断和随访 ABPA 常用方法之一。如果没有使用糖皮质激素，血清水平正常可除外该病；如果 2 倍以上升高，具有诊断价值。

2. 真菌学检查

（1）直接镜检 取痰、脓液、支气管肺泡灌洗液或活检组织病理切片等直接镜检。显微镜下见 45°分枝的无色有隔菌丝。取自空气流通、供氧充足的痰液、脓腔、空腔中的标本有时可见曲霉分生孢子头。

（2）真菌培养 室温沙氏培养基上菌落生长快，毛状，有黄绿色、黑色、棕色等。镜下可见分生孢子头和足细胞等曲霉特征性结构。由于曲霉无处不在，故临床上不能仅仅根据痰培养阳性就诊断为侵袭性肺曲霉感染。痰培养对某些情况下（尤其是粒细胞缺乏伴发热）有较好的阳性预测值，唯敏感性仅为 8%～34%，确诊仍有赖于组织或无菌体液培养。支气管肺泡灌洗液真菌培养可提高诊断的敏感性和特异性。真菌培养阳性仍需进一步菌种鉴定。而痰分离培养出烟曲霉是ABPA的辅助诊断。

(3) 曲霉抗原皮内试验　曲霉抗原皮内试验快速反应阳性是ABPA的特征性改变，提示出现烟曲霉特异IgE抗体，曲霉抗原迟发型皮试阳性对ABPA的诊断也有辅助价值。

(4) 曲霉特异性抗原、抗体检测　①特异性抗原检测：血清曲霉特异性抗原(曲霉半乳甘露聚糖)检测，简称GM试验，主要应用于血液系统恶性肿瘤或异基因造血干细胞移植患者侵袭性肺曲霉病的早期诊断，具有较好的敏感性和特异性；其次也可用于实体器官移植患者。方法有ELISA和乳胶凝集试验，近年资料还显示可用于支气管肺泡灌洗液、脑脊液等临床标本的检测。动态监测较单次检测更有临床意义，但抗真菌药物的使用可降低其敏感性。还应注意假阳性问题，如使用哌拉西林/三唑巴坦或其他真菌如组织胞浆菌感染会有假阳性。此外BG试验，也能对包括曲霉和念珠菌在内的临床常见的侵袭性真菌感染作出早期判断，但不特异于曲霉，对念珠菌、肺孢子菌及部分丝状真菌(除外接合菌)也阳性，故联合GM试验对侵袭性肺曲霉病的诊断临床意义更大，可以大大降低其假阳性。②血清曲霉特异抗体(IgE和IgG)：患者曲霉特异抗体(IgG和IgE)升高有助于ABPA诊断，尤其是哮喘患者中2倍以上增高具有诊断价值。90%以上患者血清曲霉变应原沉淀抗体呈阳性反应，但抗体效价高低不能反应病情的严重程度。

(5) 组织学检查　经皮肺穿刺或支气管镜肺活检组织真菌培养和病理检查，肺曲霉病的组织病理反应一般为化脓性或混合性炎症反应。曲霉的组织相为无色分隔的菌丝，宽3～7 μm，一般粗细均匀，典型呈45°分枝。病理组织中多数曲霉菌丝经苏木素-伊红(HE)染色可见，但在坏死组织中菌丝颜色较淡，不易分辨，可加用过碘酸希夫(PAS)或Gimesa染色。

(6) 分子生物学检测　主要是应用实时PCR技术对血液、支气管肺泡灌洗液中曲霉特异性DNA片段进行检测，具有较好的敏感性和特异性，特别是近期一些前瞻性临床研究显示有更好的特异性和阴性预测值。但是，目前该技术尚未被正式批准临床常规应用，主要与其假阳性和标准化问题尚未完全解决有关。

【影像学检查】　肺部高分辨CT(high resolution CT)出现晕轮征(halo sign)，被认为是侵袭性肺曲霉病的早期特征性改变。晕轮征即在肺部CT上表现为结节样改变，其周边可见密度略低于结节密度，而又明显高于肺实质密度，呈毛玻璃样改变。其病理基础是肺曲霉菌侵犯肺部小血管，导致肺实质出血性梗死，早期病灶中心坏死结节被出血区围绕，后者在高分辨CT上表现为晕轮征，尤其是在骨髓移植等患者中出现此征时应高度怀疑此病。病程后期(2周左右)由于病灶组织出血、梗死、液化，坏死组织随呼吸道排出体外，可以形成新月样空腔，在影像学上称之为“新月征(air crescent sign)”，为侵袭性肺曲霉病影像学的另一特征性改变，但两者仍不能作为确诊依据。如接合菌、军团菌、巨细胞病毒感染，以及Kaposi肉瘤等非感染性疾病也可见类似的特征性改变，进一步可行支气管镜或穿刺活检等检查帮助确诊。肺曲霉球出现在肺内空腔中，曲霉球内含致密团块状阴影，占据空腔的部分或大部分，团块影可随体位移动而摆动。慢性空腔性肺曲霉病常为肺内多个空腔，多发性分布于多个肺叶。ABPA患者可在同一部位反复出现游走性片状浸润性阴影，可见中心性支气管扩张、纤维化、空腔形成、短暂性肺段或肺叶不张。外源性变应性肺泡炎呈弥漫性毛玻璃状间质性病变，慢性期呈纤维化或伴蜂窝肺形成。

【诊断和鉴别诊断】

1. 侵袭性肺曲霉病　该病病情凶险，进展迅速，早期诊断、早期治疗病死率可显著下降，但由于临床非特异性表现，气道分泌物培养阳性的敏感性和特异性不够，病理确诊又十分困难，故应根据宿主高危因素(如持续粒细胞缺乏、实体器官移植等)、临床特征(临床症状、体征及影像学特征性改变等)、微生物学检查(痰和肺泡灌洗液的真菌涂片、培养、GM试验、BG试验等)和组织病理学改变(病理切片和组织真菌培养)的结果，采取分级诊断和分级治疗的策略。分级诊断依次为：①拟诊(possible)，同时符合宿主发病危险因素、临床特征或微生物学检查依据者。②临床诊断(probable)，同时符合宿主发病因素、临床特征和微生物学检查依据者。③确诊(proven)，符合宿主发病因素、临床特征、微生物学检查和肺组织病理依据者。此外，还需与肺部细菌、结核或其他真菌如接合菌感染等相鉴别，需与非感染性疾病如恶性肿瘤等相鉴别。

2. 慢性肺曲霉病　如果肺空腔内出现真菌球，应高度怀疑肺曲霉球。其影像学特征性改变为曲霉球可随体位的变动而变动。半数患者痰培养可分离到曲霉，血清曲霉特异性IgG抗体阳性，但应用糖皮质激素患者可阴性。应与肺部恶性肿瘤、脓肿等相鉴别。如果患者没有严重免疫功能低下基础疾病，肺部症状、体征(体重下降、咳嗽、咳痰或咯血)持续1个月以上，但无播散性改变，影像学检查可见新的肺内空腔形成或逐渐增大，空腔周围组织炎症浸润和局部胸膜增厚，肺内或空腔内分离到曲霉或曲霉皮内抗原呈阳性反应，可诊断为慢性空腔性肺曲霉病，但确诊仍有赖于组织活检。

3. 变应性支气管肺曲霉病　主要标准：①支气管哮喘；②周围血嗜酸粒细胞增多；③曲霉皮内抗原试验快速反应阳性；④血清曲霉变应原沉淀抗体阳性；⑤血清总IgE升高(＞1 000 U/ml)；⑥肺部影像学检查存在

或以前曾有肺部浸润影；⑦中心性支气管扩张。

次要标准：①痰涂片或培养反复找到曲霉；②咯棕色黏液栓或斑片的病史；③曲霉抗原迟发型皮试阳性；④血清曲霉特异性 IgG 和 IgE 抗体增高。

主要标准和次要标准各符合 2 条以上就可作出诊断。根据患者是否出现中心性支气管扩张可将其分为 2 个亚型：即支气管扩张型和血清型，前者预后较差。该病进展缓慢，常被误诊为其他肺部疾病，如支气管哮喘、支气管扩张症等。因此，对于支气管哮喘患者，应常规行曲霉皮肤试验筛查 ABPA 可能，一旦阳性，检测血清总 IgE 水平，如果高于 1 000 U/ml，再做进一步确诊试验。如果介于 500～1 000 U/ml 之间，应行曲霉特异性 IgG 和 IgE 抗体检测，如果阳性，每 6 周随访 1 次血清总 IgE，如果超过 1 000 U/ml，临床疾病进展，可开始治疗；如果介于 500～1 000 U/ml 之间，烟曲霉特异 IgG 和 IgE 也没有升高，随访血清总 IgE。

4. 曲霉致敏的严重支气管哮喘 具备下述条件者即可诊断：①严重哮喘；②除外 ABPA（血清总 IgE＜1 000 U/ml）；③皮试结果显示对多种真菌致敏。

【并发症】 侵袭性肺曲霉病可并发大咯血、呼吸衰竭，可发生播散性曲霉病，经血行播散至全身各脏器，尤其是中枢神经系统，病死率极高。慢性肺曲霉病进展缓慢，但最终可发生大咯血、肺纤维化、肺功能显著降低、呼吸衰竭。ABPA 可并发哮喘持续状态、肺动脉高压、呼吸衰竭等。部分肺曲霉球患者也会发生术后并发症，包括曲霉性脓胸、持续性气胸、支气管胸膜瘘、呼吸受限及继发细菌感染。

【预后】 肺曲霉病患者病情轻重不一，非侵袭性疾病进展缓慢，病情相对较轻，但急性发作或发生呼吸衰竭时可危及生命；侵袭性肺曲霉病进展较快，尤其是严重免疫功能低下患者，病情可迅速恶化，病死率极高。肺曲霉球患者预后相对较好，近 10% 曲霉球可自行消失，84% 患者手术治疗效果较好。过去慢性肺曲霉病病死率高，死亡早。早年一项研究显示，内科保守治疗生存率 41%，而咯血的肺曲霉球患者手术后，5 年生存率为 84%。近年来外科手术及内科药物保守治疗的疗效均显著提高。

【治疗】 根据不同的感染类型，选用不同的治疗方案。同时应在去除诱发因素、治疗原发疾病、增强体质的基础上进行。

1. 急性、亚急性侵袭性肺曲霉病 目前治疗侵袭性肺曲霉病常用的抗真菌药物有三唑类、棘白菌素类和多烯类，包括两性霉素 B、两性霉素 B 脂质体、伊曲康唑、伏立康唑、泊沙康唑、卡泊芬净、米卡芬净。在具体选择时主要根据两方面来考虑：首先，根据侵袭性肺曲霉的分级诊断，采取相应的抗真菌药物分级治疗策略，包括预防治疗（prophylaxis）、经验性治疗（empirical therapy）、先发治疗（preemptive therapy）和确诊治疗（target therapy），由此参照指南选择相应治疗药物；其次，根据患者感染病原菌、部位、病情轻重以及药物敏感性试验来确立个体化的治疗方案。

（1）*预防治疗* 由于在一些高危人群中，一旦出现真菌感染，病死率极高，而早期诊断又非常困难，预防用药能大大降低患病率和病死率，故目前比较倾向的是将其应用于如血液系统恶性肿瘤伴持续粒细胞缺乏、异基因造血干细胞移植，以及有高危因素的实体器官移植患者。也有主张应用于艾滋病、ICU 等危重患者，但还缺乏足够的循证依据。

（2）*经验性治疗* 是指在免疫缺陷、长期应用糖皮质激素治疗后，出现不明原因发热，广谱抗菌药物治疗 4～7 d 无效者，或起初有效，但 3～7 d 后再出现发热，在积极寻找病因同时，可经验性应用抗真菌药物治疗。

（3）*先发治疗* 是指临床诊断患者已经具备微生物学[分泌物或体液真菌培养，和（或）血液真菌抗原及其他血清免疫学检测]阳性证据，但尚无无菌体液或组织病理学确诊证据时所采取的治疗策略。近年来，由于在诊断技术上有了新的认识和提高，如肺部高分辨 CT 的早期特征性改变（晕轮征等）、血清曲霉特异性抗原 GM 试验、血清真菌特异性抗原 BG 试验，以及 PCR 等分子生物学方法的特异性检测，先发治疗要较经验性治疗针对性更强，可避免过早治疗很有可能并非真菌感染而导致的过度治疗，所以目前更倾向于先发治疗。但有时若等到完全明了后再治疗，会错过治疗窗口，达不到满意的疗效，甚或延误病机导致死亡，因而在临床实践中治疗时机的把握有时确实很难。对于极度高危且病情危重患者，由于一旦出现侵袭性肺曲霉病，病死率极高，而早期诊断又非常困难，此时宜采用经验性治疗，甚至早期经验性治疗，可起到事半功倍的效果。而对于病情并非十分凶险的患者，尽可能多收集一些临床真菌感染的微生物学证据，应积极开展呼吸道等临床标本的真菌涂片、培养，以及肺部 CT 的动态监测，有条件的单位还可进行 GM 试验和 BG 试验，由此所采用的先发治疗针对性更强。但值得注意的是，当应用 GM、BG 试验时，对于非血液系统粒细胞缺乏或骨髓移植患者，其敏感性和特异性都有很大的差异，应结合临床综合考虑其结果，以免误诊或漏诊。

（4）*确诊治疗* 总的来说，应根据患者的机体免疫力、病情轻重、感染病原菌及其药物敏感性等因素来确立具体治疗方案。

2. 慢性肺曲霉病

（1）*肺曲霉球* 免疫功能正常无症状患者通常不主张治疗，有症状者宜抗真菌药物治疗，可口服伊曲康唑，具有较好的疗效，其他抗真菌药物也有一定疗效。对于危及生命或严重咯血者主张手术治疗，术前或术后最好予以抗真菌治疗，以防胸膜曲霉病或支气管胸膜瘘等并发症发生。严重咯血者还可应急采取支气管动脉栓塞治疗。

(2) 慢性空腔性肺曲霉病　可选用伊曲康唑或伏立康唑长期治疗，也可给予泊沙康唑、米卡芬净等。疗效可根据用药后全身症状如体重、乏力，肺部症状如咳嗽、咳痰、气促等，以及曲霉特异抗体效价的变化来评估。治疗后仍反复咯血者提示疗效不佳，可给予3～4周静脉滴注两性霉素B治疗。外科手术治疗因易引起严重并发症，而不推荐常规使用。慢性纤维化性肺曲霉病治疗与慢性空腔性肺曲霉病治疗相似。

3. 变应性支气管肺曲霉病　一方面应用糖皮质激素治疗，抑制气道曲霉所致变应性炎症反应，促进痰栓排出。选用泼尼松0.5 mg/(kg·d)口服1～2周，然后隔天治疗6～8周，再每2周减量5～10 mg至停药。也有建议泼尼松0.75 mg/(kg·d)口服6周，然后0.5 mg/(kg·d)治疗6周，再每6周减量5 mg至停药，总疗程不少于6个月。期间动态监测肺部浸润影、嗜酸粒细胞，血清总IgE。另一方面对于ABPA复发，或糖皮质激素依赖型患者，可抗真菌治疗，每日2次口服伊曲康唑200 mg，疗程16周，然后200 mg每日1次，持续16周。其他抗真菌药物如伏立康唑和两性霉素B等也有少数报道有效。曲霉致敏的严重支气管哮喘患者多需糖皮质激素长期口服和吸入治疗，抗真菌药物治疗如伊曲康唑等也对哮喘控制有一定帮助。

【预防】

1. 控制传染源　加强医院感染管理，严格执行消毒隔离制度，以及规范无菌操作规程。尽可能减少灰尘飞扬，尤其是医院在装修和重建期间，应尽可能地减少施工对周围环境的污染。

2. 切断传播途径　保持室内清洁、干燥，定期更换枕头，避免接触花卉、腐败的植物(如树叶、谷物和蔬菜等)，不宜进入花园、建筑工地等曲霉高污染区域。

3. 保护易感人群　对于高危人群如骨髓移植、高强度化疗、粒细胞缺乏等患者应减少空气中曲霉孢子的吸入，应勤洗手，不吸烟，若不可避免到可疑环境，应戴好标准口罩。移植患者应动态监测肺部CT变化、血清曲霉特异性抗原等。此外，对于免疫功能严重低下患者原发病的积极治疗，以及抗真菌药物的预防性应用也非常重要。

参考文献

[1] Walsh TJ, Anaissie EJ, Denning DW, et al. Treatment of aspergillosis: clinical practice guideline of the Infectious Diseases Society of America[J]. Clin Infect Dis, 2008,46:327-360.

[2] Stevens DA, Schwartz HJ, Lee JY, et al. A randomized trial of itraconazole in allergic bronchopulmonary aspergillosis[J]. N Engl J Med, 2000,342:756-762.

[3] Caillot D, Couaillier JF, Bernard A, et al. Increasing volume and changing characteristics of invasive pulmonary aspergillosis on sequential thoracic computed tomography scans in patients with neutropenia[J]. J Clin Oncol, 2001,19:253-259.

[4] Mennink-Kersten MA, Donnelly JP, Verweij PE. Detection of circulating galactomannan for the diagnosis and management of invasive aspergillosis[J]. Lancet Infect Dis, 2004,4:349-357.

[5] Mennink-Kersten MA, Verweij PE. Non-culture-based diagnostics for opportunistic fungi[J]. Infect Dis Clin North Am, 2006,20:711-727.

[6] Patterson TF. Advances and challenges in management of invasive mycoses[J]. Lancet, 2005,366:1013-1025.

[7] Segal BH, Almyroudis NG, Battiwalla M, et al. Prevention and early treatment of invasive fungal infection in patients with cancer and neutropenia and in stem cell transplant recipients in the era of newer broad-spectrum antifungal agents and diagnostic adjuncts [J]. Clin Infect Dis, 2007,44:402-409.

[8] Karthaus M. Treatment of aspergillosis[J]. Clin Infect Dis, 2008,47:427.

第四节　隐球菌脑膜炎

朱利平　翁心华

隐球菌脑膜炎(cryptococcal meningitis)是指隐球菌侵犯中枢神经系统所引起的严重感染。该病多见于成年人，好发于细胞免疫功能低下患者，如艾滋病、恶性肿瘤、糖尿病、大剂量应用糖皮质激素、器官移植等。临床感染常呈慢性或亚急性起病，以头痛为突出表现，渐进性加重，伴发热，以及脑脊液压力明显升高、糖含量降低。虽好发于中枢神经系统，但也可引起肺脏、皮肤、黏膜、骨骼等全身各组织、器官感染。该病轻重不一，病死率可达10%～44%，而早期诊断和积极治疗可降低其病死率。

【病原学】　隐球菌(*Cryptococcus*)系环境腐生真菌，广泛生存于土壤和鸽粪中，偶可在水果、蔬菜、牛乳等处分离到。隐球菌至少有30多个种，其中具有致病性的绝大多数为新生隐球菌和格特隐球菌（过去分别称之为新生隐球菌新生变种和新生隐球菌格特变种），其他种类隐球菌如罗伦隐球菌、浅白隐球菌等偶可引起人类感染，而我们通常所指隐球菌主要是新生隐球菌。隐球菌在组织中呈圆形或椭圆形，直径一般在4～6 μm，大小为红细胞的2～3倍，个别可达20 μm。能保留革兰染色，PAS染色菌体呈红色，菌体为宽厚透明的荚膜所包裹，荚膜可比菌体大1～3倍，非致病性隐球菌无荚膜，不形成菌丝和孢子，赖出芽生殖。电镜下荚膜中等电子密度，外周有疏电子密度微纤维，呈放射状盘绕，荚膜与胞体之间有明显透明带，胞体内有卵形核，线粒体呈条索状，可见大小不等的空泡。在普通培养基生长良好，生长最适宜温度为30℃左右，且能在37℃生长，而其他非致病性隐球菌在37℃则不能生长。隐球菌能同化*D*-葡萄糖、*D*-半乳糖、*D*-木糖、*D*-甘露糖、蔗糖、麦芽糖等，而不能同化乳糖、蜜二糖。其氮源主要为含氮有机化合物，但不利用缬氨酸，也不能还原硝酸盐。绝大多数隐球菌产生尿素酶，利用这一特性可起到流行病学调查的初筛作用，但亦有少数尿素酶阴性株漏诊。在隐球菌胞内有酚氧化酶，能作用于多巴、单酚或双酚化合物，产生黑色素（melanin），能保护自身在宿主体内存活，同时又有致病性。当真菌在含有这些底物的培养基上生长时，能产生黑色素样色素，此独特的生物学特性，可用于新生隐球菌的鉴定，特别是尿素酶阴性株的鉴定。

隐球菌荚膜的主要成分荚膜多糖是确定血清型特异性的抗原基础，并与其毒力、致病性及其免疫性密切相关，根据隐球菌荚膜多糖的生化特性将其分为2个种和5个血清型：①新生隐球菌（*Cryptococcus neoformans*），有性阶段为新生线黑粉菌（*Filobasidiella neoformans*），血清型表现为A、D和AD型。②格特隐球菌（*Cryptococcus gattii*），有性阶段为棒杆孢线黑粉菌（*Filobasidiella bacillospora*），血清性表现为B、C型。不同血清型在导致感染方面呈一定的地域性分布，在5种血清型中，以血清型A、D较为多见，呈全球性分布，可从土壤、鸽粪中分离出来，临床分离株亦多为A/D株，且AIDS患者对A型隐球菌更为易感，B/C型则较为少见，B型主要分布在热带、亚热带地区，C型主要出现在美国。我国则以A/D血清型为主（绝大多数为A型，D型较少），而少数为血清型B/C型（均为B型）。

新生隐球菌具有两种交配型，即a型和α型。在合适的孵育状态下，两种交配型能结合产生担子菌的有性阶段拟线黑粉酵母。Kwon-Chung等构建了一套同源亲本菌株杂交的单孢子子代菌株，并进行毒性比较，结果发现α交配型的亲本菌株和子代菌株比a交配型更具毒性。在环境和临床分离株中，α交配型较a交配型多见，为后者的30～40倍，且致病性强。α交配型感染病死率高、发生早。故不同交配型，其致病力不一样，但交配型与毒性的具体关系尚不十分清楚。

【流行病学】

1. 传染源 鸽粪是新生隐球菌临床感染的重要来源，鸽子是本菌的携带者，鸽子的嘴喙、双足均可分离到本菌，但鸽子自身却并无隐球菌感染。此外，其他禽类如鸡、鹦鹉、云雀等排泄物亦可分离出隐球菌，而土壤中的病原菌则是鸽粪等鸟类排泄物污染所造成。桉树则是格特隐球菌的主要传染源。澳洲的动物树袋熊是其携带者，在其爪、粪便中均可分离到本菌。但近年来也有学者从其他树木如杉树、橡树中分离到格特隐球菌，提示桉树并非唯一传染源。

2. 传播途径 隐球菌病一般认为主要是从呼吸道吸入环境中的酵母样细胞或担孢子，导致肺部感染。组织病理学亦证实，不论有无临床症状的隐球菌感染患者，均见肺部隐球菌性小结节，系吸入后沉积肺泡所致。其次，消化道、皮肤也是引起感染的潜在入侵途径。一般认为人与人、人与动物之间并不传播。

3. 易感人群 皮肤隐球菌特异性试验表明人群普遍易感，但有一定自然免疫能力。很多健康人群可能吸入隐球菌但没有导致隐球菌病，或仅为自限性肺炎。本病好发于恶性肿瘤、实体器官移植、AIDS、大剂量糖皮质激素使用、糖尿病、肝硬化等，但近半数患者并未发现潜在的基础疾病。

4. 流行特征 隐球菌病在世界各地均有发生，可发生在任何年龄组，多见于20～50岁。男性多于女性，呈散发性分布。近20年来随着HIV的流行，隐球菌病显著增加，据报道6%～10%患者会出现隐球菌感染，在美国AIDS高发城市旧金山、亚特兰大等地隐球菌病的发病率约为5/10万，其中1/10万累及中枢神经系统。近年来由于HIV感染的有效治疗，隐球菌感染的发病率也显著下降，但仍不少见。我国自1948年由杨国亮在上海发现新生隐球菌病以来，全国大部分省、市均陆续有报道，且呈逐年增多的趋势，主要发生于恶性肿瘤、大剂量糖皮质激素使用等基础上，AIDS相关隐球菌感染近年来也在逐渐增多，但亦有约半数患者并无明确的免疫功能低下疾病。全球流行菌株主要是新生隐球菌，但值得关注的是1999年在温哥华岛出现的格特隐球菌暴发流行，最初在该地区宠物狗中分离到该菌，以后发现至少有160人感染该病，其中8例死亡。此前该地区并无该病的报道，而此次病情又较其他地区预后差，进一步的群体遗传多态性研究表明，是由于环境变化引起格特隐球菌基因重组，导致新型高致病性突变菌株的产生，从而引起该病区域性的暴发流行，而这在真菌引起人类感染中还是首次发现。

【发病机制和病理】 隐球菌的发病机制是多因素的，与病原菌的菌量、毒力以及机体免疫状态等因素相关。

1. 病原菌在发病机制中的作用 隐球菌的荚膜多糖是其最主要的致病因子之一。实验表明无荚膜的突变株明显缺乏对鼠的致病力，回复产荚膜能力后则可重新获得毒力。Chang 等采用基因工程克隆了参与荚膜形成的一个基因 *cap59*，通过对该基因敲除，可导致荚膜的丧失，同时发现致病性亦显著下降，而再次通过基因重组，将该基因转化至该突变株中，结果其荚膜形成、毒力恢复，进一步证实荚膜多糖的致病性。其致病的原因可能与其抑制机体免疫及增加免疫耐受性有关。体外研究显示，在补体参与下粒细胞的吞噬和杀菌作用得到加强，但荚膜多糖能抑制补体参与粒细胞的吞噬过程，削弱 T 细胞特异性抗隐球菌的免疫应答，从而使其能在体内存活，并具致病性。隐球菌合成的黑色素是新生隐球菌的另一致病因子。它主要是通过隐球菌的酚氧化酶将体内 *L*-多巴、多巴胺等酚化合物转化而来。通过电镜可见黑色素主要集中在细胞壁上，能阻止细胞外介质进入细胞内。黑色素缺乏株致病性明显低下，且易被宿主效应细胞所吞噬。其抗毒性作用主要是抗氧化作用。黑色素能清除宿主效应细胞产生毒性自由基，如超氧化物和其他氧化物，以保护隐球菌细胞免受攻击。有学者应用电子旋转共振(ESR)光谱分析技术进行分析，结果显示在宿主效应细胞产生自由基攻击隐球菌时，黑色素明显增多，且在黑色素与自由基之间存在着电子转移，进一步证实黑色素的抗氧化作用。隐球菌能在 37℃生长，而其他非致病性隐球菌在此温度下不能生长，亦被认为是其致病因素之一，但其具体致病机制研究尚少。而活性细胞外磷脂新近被认为是又一致病因子。实验表明大多数临床分离株均分泌具生物活性的细胞外磷脂，且认为它可破坏细胞膜及肺泡结构，使病原菌易于进入肺泡及脑组织中。由此可见，病原菌在发病机制中起着重要的致病作用。

2. 机体免疫性在发病机制中的作用 越来越多的研究表明，特异性细胞免疫和体液免疫均可发挥抗隐球菌作用，细胞免疫是机体抵抗隐球菌感染最重要的防御机制。近年来 AIDS 患者隐球菌病的发病率显著上升，也从另一角度证实细胞免疫所起的重要作用。当隐球菌吸入人体呼吸道后，在补体系统的调理，以及 TNF、IL、IFN 等细胞因子的协同作用下，活化的吞噬细胞、中性粒细胞就易于使隐球菌局限于肺部，并最终被吞噬和清除。人体中枢神经系统的星形胶质细胞是构成血脑屏障、脑-脑脊液屏障的重要组成部分。它在阻止隐球菌进入脑实质过程中起着关键作用，并能产生大量细胞因子和一氧化氮，抑制隐球菌的生长。同时，在脑血管周围的小神经胶质细胞、吞噬细胞在防御中也起着重要作用，能阻止隐球菌播散至脑实质。但是，隐球菌仍然易侵犯中枢神经系统，往往首先累及脑脚间池引起脑膜炎，然后经血管周围间隙扩散至脑实质引起脑膜脑炎；还可产生多发性小囊，内含大量酵母菌，称为假性囊肿，并进一步发展形成隐球菌肉芽肿。隐球菌易侵犯中枢神经系统的原因并不十分清楚，可能与脑脊液中缺乏调理素、可溶性抗隐球菌因子、活化补体，以及中枢神经系统有大量多巴胺成为隐球菌产黑色素的底物，使其致病性增加有关。

中枢神经系统病变的范围较广，易侵犯脑脊膜，也可同时侵犯脑实质(如大脑的各部位、间脑、脑干、小脑等)，病变程度很不一致，可致弥散性损害或局限性损害。弥散性损害以渗出性炎症为主，菌量较多。病变主要侵犯脑(脊)膜及脑脊髓实质。通常与病原菌直接导致脑组织充血、水肿有关，或者也与继发于血管病变所致脑梗死灶脑组织局部缺血、软化有关，病变常见于脑基底节、丘脑和大脑皮质区。此外，还可形成颅内肉芽肿、脑积水。局限性损害则以软化灶和肉芽肿为主，菌量少，病变主要表现为脑(脊)膜肉芽肿及脑脊髓实质肉芽肿(少数为囊肿、脓肿或软化灶)。细胞免疫功能低下患者的炎症反应轻微，但脑实质病变显著，而机体免疫功能正常患者的炎症反应稍明显，病理改变往往较局限。而免疫功能低下患者，特别是 AIDS 患者，炎症反应较轻微，感染为多灶性，脑实质损害明显。

【临床表现】

1. 中枢神经系统隐球菌病 在中枢神经系统真菌感染中最为常见，多见于成年人，起病常隐匿，表现为慢性或亚急性过程，起病前可有上呼吸道感染史。少数患者急性起病，多数为免疫抑制或缺陷患者，病死率高。约 12.5%患者伴有颅外感染，AIDS 患者则高达 50%。97%的隐球菌脑膜炎患者在病程中出现头痛，通常头痛是最早或唯一的症状，在确诊前 1～20 周(平均 6 周)就开始出现。初起为间歇性，以后持续并进行性加重，后期头痛剧烈，难以忍受；头痛以前额、颞区为显，枕部少见。90%患者在病程中可出现发热，体温一般在 39℃以下，个别患者可出现高热。发热同时也是 AIDS 或器官移植等严重免疫功能低下患者并发隐球菌脑膜炎的最早症状之一，据报道 2/3 以上患者均有发热，且早期头痛症状可以不明显。在病程中、后期部分患者可出现视物模糊、畏光、视力下降，甚至完全失明，可能与隐球菌直接导致视神经通道受损、视神经炎、视神经萎缩、脉络膜视网膜炎及颅内压高有关，眼底检查可见明显视神经乳头水肿、视网膜渗出、出血。除视神经受累外，其他感觉、运动神经损害相对少见，约 10%患者在后期可出现听力下降、偏瘫、共济失调、腱反射亢进或减弱，以及局灶性神经系统的定位体征等。根据中枢神经系统隐球菌感染的症状、体征和头颅影像学改变，一般可分为三种临床类型。①脑膜炎型:临床最为常见,病变主要侵犯脑膜,临床主要表现为脑膜刺激征和脑脊液异常。②脑膜脑炎型:AIDS患者最为多见,除脑膜病变外,还有脑实质的损害,可出现相应部位的症状和体征。③肉芽肿型:相对少见,可因颅内肉芽肿压迫脑神经造成相应的神经系统症状和体征。尽管隐球菌脑膜炎以脑膜炎型多见,然而约2/3患者脑膜刺激征缺如或不明显。

2. 其他部位感染 隐球菌可通过呼吸系统、血液和淋巴系统或局部侵入等方式感染。因此全身各脏器均可累及,如皮肤、黏膜、肺脏、肾脏、肾上腺、胃、甲状腺、前列腺、心脏、乳房、肝脏、脾脏、骨骼、关节等。由于各感染部位所引起的临床表现并无特异性,因此,易引起临床误诊或漏诊。尤其是HIV感染者,常伴有严重颅外播散性感染,包括菌血症、淋巴结累及等。

【实验室检查】

1. 常规检查 隐球菌脑膜炎患者的外周血白细胞数正常或轻度增高,个别患者明显增高,且以中性粒细胞增多为主。脑脊液多有不同程度的异常,呈非化脓性改变。70%患者的脑脊液压力明显增高,绝大多数>1.96 kPa(200 mmH_2O)。脑脊液外观清澈、透明或微浑。90%以上患者有细胞数轻至中度增多,半数在(100~500)×10^6/L,常以单核细胞增多为主,早期可以多核细胞占优势。90%以上病例的蛋白质含量呈轻度或中度增高,个别可达4 g/L以上。大多数患者糖含量显著下降,甚至为零。然而,AIDS或严重免疫低下患者并发隐球菌脑膜炎时,往往脑脊液常规、实验室检查正常或轻度异常。

2. 真菌学检查

(1) *直接镜检* 脑脊液墨汁涂片镜检是隐球菌脑膜炎诊断最简便而又迅速的诊断方法,涂片以印度墨汁为佳,约70%隐球菌脑膜炎患者可获阳性结果。一些急性重症感染的患者,外周血涂片及骨髓涂片也可发现隐球菌。此外,活检组织病理切片镜检可获阳性结果。但由于技术原因,人工读片时易误诊,因此,该方法不能直接作为病原菌的确诊依据,应作进一步鉴定。

(2) *分离培养* 培养仍然是确诊的"金标准",需时2~5 d,由于脑脊液中隐球菌含量较少,因此,需多次培养以提高阳性率。脑外可疑病灶的标本分离培养也具有重要的临床意义。有学者认为即使没有泌尿系统和呼吸系统的症状和体征,尿和痰液的培养仍是必需的。因为在呼吸道感染的早期,血清隐球菌抗原滴度低,肺部影像学无异常,而此时痰培养可以阳性。同样地,在疾病早期尽管没有肾脏的实质改变,尿培养也可以阳性。血培养阳性常发生在大剂量使用糖皮质激素、粒细胞缺乏症以及AIDS等免疫抑制或缺陷患者身上。

(3) *免疫学检测方法* 主要是检测隐球菌的荚膜多糖特异性抗原,已作为临床的常规诊断方法,包括乳胶凝集试验、ELISA和单克隆抗体法,其中乳胶凝集试验最为常用。该方法简便、快速,优于墨汁涂片,对脑脊液涂片、培养均为阴性患者更具诊断价值。现商用乳胶凝集试验不仅能用于血清和脑脊液标本检测,还可检测支气管肺泡灌洗液、肺穿刺吸出物、尿液中的隐球菌抗原。该方法的缺点是可以出现假阳性,特别是血清标本,与标本内有干扰性物质有关。类风湿因子阳性、肿瘤、慢性脑膜炎、SLE、结节病等患者均可发生交叉反应,某些真菌感染如毛孢子菌感染等也可发生交叉反应。

(4) *分子生物学检测方法* 近年来不断发展的分子生物学方法为隐球菌检测提供了新的诊断方法,如DNA探针法和PCR探针等方法,但该方法目前尚处于研发阶段。

3. 影像学检查 中枢神经系统隐球菌感染的影像学表现多种多样,在不同的病程或病理阶段,其改变各不相同,且缺乏一定的特征性。头颅CT主要有以下几种改变:①颅内弥散性脑水肿,表现为脑实质内大片不规则低密度灶,常见于脑基地节、丘脑和大脑皮质区。②颅内脑实质等密度、略高密度块影或低密度片状影,直径>0.5 cm,单发或多发,均匀性强化,一般不发生坏死或形成脓肿。病灶周围有水肿,增强后病变多有明显强化,类似肿瘤。③颅内多发片状低密度区,可有互相融合趋势,有脑室、脑池受压等占位表现,增强后病变呈多发小结节或环行强化,易误诊为脑转移瘤。④脑积水,脑室对称性扩大,不少病例脑积水为隐球菌脑膜炎唯一的表现。⑤脑萎缩,这是AIDS患者较常见的异常表现,可能与HIV本身有关。⑥脑室内隐球菌病,为肉芽肿样改变,较为少见。⑦假性囊肿,常见于脑基底节区,也可发生于脑室内。呈单个或多发性圆形低密度小囊,直径5~10 mm,壁薄而光滑,无强化,无周边脑水肿,无炎症反应或胶质增生,内含大量胶冻样物质及未成熟的酵母菌,周围为正常脑组织而缺少真正的囊壁,故称之为假性囊肿。⑧但亦有近半数患者头颅CT无异常发现,而头颅MRI可提高对隐球菌脑膜炎病灶的早期发现。

【诊断和鉴别诊断】 对于临床上出现中枢神经系统感染的症状、体征,伴脑脊液压力明显增高、脑脊液糖含量明显低下的患者,应高度警惕隐球菌脑膜炎的可能,尤其是免疫功能低下的患者和养鸽或有鸽粪接触史者,更应高度怀疑。然而,隐球菌脑膜炎的确诊仍有赖于实验室的特异性检查,包括脑脊液墨汁涂片、真菌培养及隐球菌荚膜多糖特异性抗原检测。此外,组织活检病理和培养也有助于确诊。

临床上,隐球菌脑膜炎患者的表现及脑脊液的常规与生化改变很难与结核性脑膜炎、病毒性脑膜炎或不典型化脓性脑膜炎相鉴别,尤其是少数病例早期脑脊液糖含量可以正常,蛋白质轻至中度增高。但脑脊液墨汁涂片常可发现新生隐球菌,其阳性率可达80%~85%,培养及乳胶凝集试验检测其多糖荚膜抗原也有较高的阳性率。通常认为有下列情况者应作脑脊液的常规真菌检测:①疑为结核性脑膜炎患者。②疑为颅内占位性病变而兼有不规则发热者。③颅内压增高征经辅助检查未能确诊为颅内占位性病变时。④恶性肿瘤慢性消耗性疾病及长期应用糖皮质激素的基础上产生脑膜炎的症状和体征者。隐球菌脑膜炎与结核性脑膜炎、脑肿瘤的鉴别详见表8-4-1。

表8-4-1 隐球菌脑膜炎、结核性脑膜炎、脑肿瘤的鉴别诊断

要 点	隐球菌脑膜炎	结核性脑膜炎	脑肿瘤
病原菌	新生隐球菌	结核杆菌	无
起病	慢性或亚急性	亚急性	慢性
发热	早期不明显,以后多不规则	病程中较早出现发热	多无发热
脑神经受累	视神经病变及视神经乳头水肿多见	外展神经受累较多	多种脑神经受累为多
脑脊液细胞数	轻、中度增多,200×10^6/L以下多见	中度增多,$(200\sim500)\times10^6$/L多见	正常或轻度增多
糖	明显减低	多数1.12~2.24 mmol/L	正常
蛋白质	轻、中度增高	明显增高	稍增高,蛋白质、细胞分离
氯化物	减低	减低	正常
涂片查菌	新生隐球菌	结核杆菌	肿瘤细胞
隐球菌抗原检测	阳性	阴性	阴性
脑电图	弥散型异常	弥散型异常	多有定位改变
头颅影像	无特异性改变	无特异性改变	可有特殊改变

【预后】 未经抗真菌药物治疗的隐球菌脑膜炎患者均会死亡,治疗后仍有10%~40%的病死率。存活者也有20%~25%的复发率。部分患者治愈后留有严重的后遗症,包括视力丧失、脑积水、智能减退等。临床经验表明,有以下因素者预后不佳,病死率高:①急性起病患者预后差。②意识障碍是早期病死率高的最重要因素。③确诊前病程长短与预后也有一定的相关性。研究发现确诊前病程小于1.5个月者治愈率明显高于大于1.5个月者。④出现明显的神经系统定位体征如偏瘫、癫痫等预后不好。⑤有脑积水者疗效差。⑥颅外病灶分离培养阳性(提示为播散性),特别是血培养阳性,预后较差。⑦脑脊液细胞数在一定程度上反映了机体对感染的应答能力,细胞总数低于20×10^6/L者预后不佳。⑧血、脑脊液隐球菌抗原滴度增高显著者疗效差。⑨脑脊液蛋白质含量>10 g/L者,预后也差。⑩糖含量持续低下,经治疗后仍无回升者,预后不佳。⑪尽管国外文献报道涂片持续阳性而培养阴性,并非病情未控制的指标,但脑脊液培养和(或)涂片经治疗后始终不转阴者,预后不佳。⑫脑脊液隐球菌抗原滴度>1∶1 280,以及治疗后滴度持续不降者预后不佳。⑬免疫抑制或缺陷患者疗效不佳。

【治疗】

1. 抗真菌药物治疗 目前国际上关于隐球菌脑膜炎治疗的最主要参考标准是2000年和2010年美国真菌治疗协作组所制定的隐球菌病诊治指南及更新,将隐球菌脑膜炎治疗分为3个阶段,具体如下。①急性期:首选两性霉素B 0.7~1 mg/(kg·d)联合氟胞嘧啶100 mg/(kg·d)诱导治疗2周。②巩固期:改用氟康唑400 mg/d巩固治疗8周以上。③慢性期:氟康唑200~400 mg/d,长期维持治疗。急性期/巩固期的次选方案包括两性霉素B 0.7~1.0 mg/(kg·d)联合氟胞嘧啶100 mg/(kg·d)治疗6~10周,或单用两性霉素B 0.7~1.0 mg/(kg·d)治疗6~10周,或两性霉素B脂质体3~5 mg/(kg·d)治疗6~10周。AIDS患者也可单用氟康唑400~800 mg/d治疗10~12周,或伊曲康唑400 mg/d治疗10~12周,或氟康唑400~800 mg/d联合氟胞嘧啶100~150 mg/(kg·d)治疗6周。慢性期维持治疗主要是针对AIDS或器官移植等严重免疫功能低下患者,因其免疫缺陷而需长期(6~12个月)用药,甚或终身治疗。若患者不能耐受氟康唑,可换用伊曲康唑400 mg/d,或两性霉素B静脉滴注每周1~3次,每次1 mg/kg。但对于AIDS患者在有效抗病毒治疗后,HIV病毒载量得到迅速控制,细胞免疫功能得到很大恢复,如果患者CD4计数持续1年在100/μl以上,且无脑膜炎复发表现,可停用抗真菌药物维持治疗,但需密切监测病情变化,一旦CD4淋巴细胞再次降至100/μl以下,则需恢复维持治疗,以免复发。

在国内报道的主要是非AIDS相关隐球菌脑膜炎,在治疗上氟胞嘧啶应用与国外基本一致,剂量为100 mg/(kg·d)左右,而对于两性霉素B的常用剂量为0.5~0.7 mg/(kg·d)。具体用法:初始3 d的剂量分别为1 mg、3 mg、5 mg,加入5%葡萄糖液500 ml内6~8 h缓慢静脉滴注,若无严重不良反应,第4日起剂量可每日增加5 mg,直至每日剂量达25~35 mg,以后维持该剂量静滴。疗程长短主要根据疗效来判断,一般需2~3个月,总剂量2~3 g以上方能取得较好的疗效。对少数患者根据临床症状及脑脊液变化，总剂量可超过 4 g，以达到治愈目的。对于一些难治性隐球菌脑膜炎患者，采用两性霉素 B 静脉滴注联合鞘内注射治疗较单用两性霉素 B 疗效好。鞘内注射具体用法：两性霉素 B 开始时剂量为 0.05～0.1 mg，加地塞米松 1～2 mg。注入时用脑脊液反复稀释，以免因药物刺激而导致下肢瘫痪等严重后果。以后渐增加剂量至单次 1 mg 为高限，鞘内给药一般可隔日或每周 2 次，累计总量以 20 mg 为宜。

2. 对症、支持治疗

(1) 降低颅内压　降低颅内压是减低早期病死率的关键。常用的降颅压药物是 20%甘露醇静脉快速点滴，其他还有呋塞米(速尿)、白蛋白等。如果颅内压显著增高，脑室扩大且脑脊液涂片、培养持续阳性或椎管明显粘连而无法鞘内给药者，可安装脑脊液储存器(Ommaya)及两性霉素 B 池内注射，既可降低颅内压，防止脑疝的发生，同时也有利于提高脑室系统、大脑半球凸面及整个蛛网膜下隙内两性霉素 B 的浓度。进一步还可以内置脑室-腹腔引流管永久性引流。

(2) 纠正电解质紊乱　在治疗病程中以低钾血症发生率为显，由于患者纳差，钾盐摄入减少，同时由于应用两性霉素 B 治疗，该药可引起钾盐的排泄增多，最终引起顽固性低钾血症。因此，在病程中应密切注意监测血钾，及时补充钾离子。

(3) 支持治疗　应注意加强饮食营养，必要时可静脉输注脂肪乳剂、新鲜血浆或全血。此外，对于免疫功能低下患者可考虑适当地给予免疫增强剂治疗，如胸腺肽等。

【预防】

1) 注意个人和环境卫生，忌食腐烂水果，防止吸入带鸽粪的尘埃；做好卫生宣教工作，加强家鸽和广场鸽子饲养的卫生管理，及时处理鸽粪，防止鸽粪污染空气。

2) 对于高危人群如恶性肿瘤、长期大剂量应用糖皮质激素、慢性消耗性疾病、自身免疫性疾病、器官移植、AIDS 及特发性 CD4 缺乏症等患者，应避免高危环境，如流行区域的鸟排泄物或某些树木的接触，同时应高度警惕隐球菌感染发生的可能。

3) AIDS 的防治也极为关键，国外流行病学资料已明显显示，AIDS 的患病率与该病的发生率密切相关，AIDS 的有效控制将大大降低隐球菌脑膜炎的发生。

参考文献

[1] Saag MS, Graybill RJ, Larsen RA, et al. Practice guideline for the management of cryptococcal disease[J]. Clin Infect Dis, 2000,30:710-718.

[2] W.G. Powderly. Antifungal treatment for cryptococcal meningitis[J]. Internal Med J, 2006,36:404-405.

[3] Read Pukkila - Worley, Eleftherios Mylonakis. Epidemiology and management of cryptococcal meningitis: developments and challenges[J]. Expert Opin on Pharmacother, 2008,9:551-560.

[4] Singh N, Dromer F, Perfect JR, et al. Cryptococcosis in solid organ transplant recipients: current state of the science[J]. Clin Infect Dis, 2008,47:1321-1327.

[5] Chayakulkeeree M, Perfect JR. Cryptococcosis[J]. Infect Dis Clin N Am, 2006,20:507-544.

[6] Dromer F, Mathoulin-Pélissier S, Launay O, et al. Determinants of disease presentation and outcome during cryptococcosis: the CryptoA/D study[J]. PLos Med, 2007,4: e21.

第五节　肺孢子菌病

李文桂　陈雅棠

肺孢子菌病(pneumocystosis)是由耶氏肺孢子菌(*Pneumocystis jiroveci*)引起，主要累及肺脏的一种机会感染性真菌病。自 1942 年首次报道人体感染病例以来，一直认为本病主要发生在虚弱的儿童或先天性免疫缺陷综合征患儿。随着器官移植、肿瘤化学治疗等广泛采用免疫抑制物治疗后，肺孢子菌病发病率逐年上升。近十余年由于 AIDS 的蔓延，使本病发病率明显增高，患病人数急剧增多，并已成为 AIDS 患者重要死亡原因。

【病原学】　肺孢子菌形态特征与原虫相似，过去将其称为卡氏肺孢子虫。首次由 Chagas(1909)在克氏锥虫感染的豚鼠涂片中发现。随后，Carini(1910)也在感染列氏(Lewisi)锥虫的大鼠肺组织中发现相同虫体。稍后 Delanoe 夫妇(1912)在巴黎种大鼠肺中再次发现本虫并定名为卡氏肺孢子虫(*Pneumocystis carinii* Delanoë et Delanoë, 1912)。大约在 30 年后，Vander Meer 和 Brug (1942)分别首次报道共 3 例人体感染病例。直至 1952 年，Vanek 和 Jiroveci 等在间质性浆细胞性肺炎死亡的小儿肺泡渗出液中发现此虫，从而确认其为间质性浆细胞性肺炎的病原体，并将该病命名为卡氏肺孢子虫肺炎(*Pneumocystis carinii* pneumonia, PCP)。此后,世界各地相继报告肺孢子虫肺炎病例。20 世纪 80 年代以来,由于 AIDS 患者大多并发肺孢子虫肺炎,故有关本病的研究越来越深入。

根据电镜观察结果,现已确认肺孢子虫为真核原生生物,排除了属于原核生物病毒或支原体的可能性,近年对卡氏肺孢子虫核酸分子生物学研究的结果表明,肺孢子虫核糖体小亚单位 RNA(SrRNA)与啤酒酵母和粗糙脉孢菌的 SrRNA 编码区更相似。对肺孢子虫 SrRNA 序列分析证明其碱基序列与啤酒酵母、粗糙脉孢菌、白念珠菌和流通散隐对酵母等真菌较之与弓形虫、伯氏疟原虫更为相似。肺孢子虫胸腺嘧啶核苷酸合成酶(TS)和二氢叶酸还原酶(DHFR)及线粒体蛋白编码基因非常接近于真菌。肺孢子虫和真菌一样,*TS* 和 *DHFR* 基因存在于不同染色体,而原虫的 *TS* 和 *DHFR* 基因是同一基因。用苯胺蓝(aniline blue)染色还证实在肺孢子虫包囊壁中存在 β-(1,3)-葡聚糖,这类成分在真菌胞壁中也有大量存在。另外,肺孢子虫已发现有合成蛋白必需的延长因子Ⅲ,该因子也是仅存在于真菌而不见于原虫。根据这些发现,目前多数作者认为肺孢子虫更接近真菌而非原虫。综上所述,根据形态学和分子遗传学分析证实属于真菌:因其孢子囊壁结构与真菌相似;16SrRNA 的保守区与子囊菌纲相似;5SrRNA 与接合菌纲相似。

近年来更多研究还发现,从实验动物、家畜、野生动物及动物园内的动物等许多不同的哺乳动物体内分离出此病原体,DNA 测序表明不同哺乳动物源的肺孢子菌存在着明显宿主特异性,每种宿主可感染一种或多种不同型的肺孢子菌。2001 年在机会性原生生物国际研讨会(美国俄亥俄州)上正式将感染人的肺孢子菌命名为耶氏肺孢子菌(*Pneumocystis jiroveci*),其引起的肺孢子菌肺炎的英文缩写仍为 PCP,而将感染大鼠的肺孢子菌命名为卡氏肺孢子菌(*P. carinii*)。

肺孢子菌的生物学特性与一般真菌有些不同,其生活史在人和动物肺组织内的发育繁殖过程已基本清楚,但在宿主体外的发育阶段尚未完全明确。动物实验证实该菌在肺泡内的发育阶段有三种主要形态:滋养体、包囊前期和包囊。滋养体从包囊逸出经二分裂、内出芽和结合生殖等方式进行繁殖(图 8-5-1)。哺乳动物为唯一宿主,肺是主要寄生部位,全部生活史可在一个宿主体内完成。

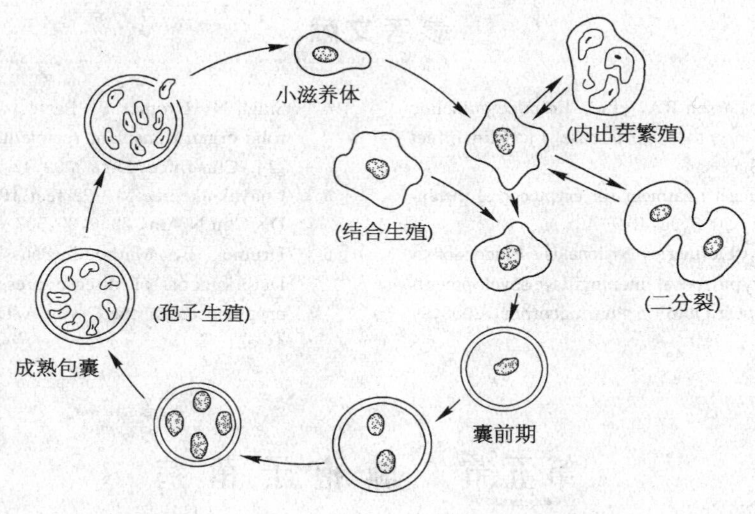

图 8-5-1 肺孢子菌生活史示意图

1. 滋养体 可分小滋养体和大滋养体两种。小滋养体由包囊内的囊内小体逸出而成,圆形或卵圆形,大小 1.2~2 μm,常聚集成簇,胞膜光滑且薄,胞质稠密,内有多个游离核糖体,有核 1 个。小滋养体逐渐增生为大滋养体,大小 2.0~5 μm,形态多样,表面有叶状伪足使虫体活动。胞质稍稀薄,有核 1 个,但胞质中核糖体数量明显减少。大滋养体可通过分裂或出芽进行无性增殖,也可能通过 2 个滋养体交配结合进行结合生殖。

2. 包囊前期 为一过渡形态。大滋养体胞膜逐渐增厚形成囊壁,发育为包囊前期。虫体呈卵圆形,3.5~5 μm。随后线粒体向中央集聚,核染色质复制并分隔成数个小的团块核质,周围包绕胞质并最终完全分隔成数个囊内小体。

3. 包囊 包囊前期囊壁进一步增厚,胞质变性吸收,形成含数个囊内小体的包囊。发育成熟的包囊为圆形,大小 4~6 μm,囊壁较厚 100~160 mm,囊内胞质几乎完全被吸收,内含 8 个囊内小体。后者直径 1~1.5 μm,圆形、新月形或不定形。包囊囊壁常有局部增厚,当包囊完全成熟时可从该处形成裂隙,囊内小体即从此脱囊逸出进入肺泡腔并发育为小滋养体,继续其生活史。

【流行病学】 肺孢子菌广泛存在于自然界，也普遍存在于人或某些哺乳动物呼吸道内，特别是鼠类呼吸道带虫更为常见。但肺孢子虫病以散发为主，尚未见人群暴发流行的报道。

1. 传染源 肺孢子菌肺炎患者及健康带虫者均可为传染源。人体带虫状态可持续多年而无组织学改变及临床症状。国外报告在 2～4 岁健康儿童中，约 2/3 可查到卡氏肺孢子菌抗体。国内重庆地区 104 例健康献血员中，肺孢子菌抗体阳性率为 56.7%。健康成人呼吸道常有此菌存在，当人体免疫功能降低时，即可使本菌激活而发病。感染动物如家鼠是否可成为传染源致人类发病则尚未能确定。

2. 传播途径 由于包囊生活力很强，在外界室温下可存活 7～12 周。因此目前认为本病可能通过飞沫传播。

3. 人群易感性 未成熟儿、营养不良或有先天性免疫功能缺陷的婴幼儿、血液病、恶性组织细胞病、恶性肿瘤、器官移植患者、自身免疫疾病患者长期接受免疫抑制药物治疗者、AIDS 患者都很容易并发肺孢菌肺炎。特别是 AIDS 患者，根据美国疾病控制中心(CDC)统计资料，约 60%以肺孢子菌肺炎为首发症状；85%以上 AIDS 患者在病程中发生 1 次以上肺孢子菌肺炎；至少 25% AIDS 患者死于本病。免疫功能正常的成人常有隐性感染。

【发病机制】 肺孢子菌滋养体黏附在人体Ⅰ型肺上皮细胞表面。由于该病原体黏附时大量繁殖，致使肺泡上皮出现炎症反应、肺泡内有大量泡沫样炎性渗出液，内含组织细胞、淋巴细胞、浆细胞、PAS 阳性物质以及成团的肺孢子菌滋养体和包囊。肺泡上皮增厚以及上述渗出物堵塞肺泡和细支气管，造成肺换气功能严重障碍，最终死于呼吸衰竭。

【病理】 绝大多数肺孢子菌病患者的病变局限于肺脏，病灶可为局灶性或弥散性。在免疫功能极度低下者，本菌可扩散到全身多个脏器，如肝、脾、淋巴结与骨髓等。病理检查见肺体积增大变重，触之有实变感。脏层胸膜中度增厚。切面呈红褐色实变，肺泡结构模糊，切面常有泡沫样渗出物溢出。镜下可见肺泡间隔内有淋巴细胞及浆细胞浸润，偶见上皮样肉芽肿和多核巨细胞，肺泡腔内有少量渗出物。严重病例则为广泛性音质性肺炎，肺泡水肿，间质及肺泡壁明显增厚，肺泡腔内有大量 PAS 阳性泡沫样渗出物，内含大量组织细胞、淋巴细胞、浆细胞和成堆的肺孢子菌。但在严重免疫功能损害，抗体反应低下时，由于体内 B 细胞极度缺乏，肺泡内渗出物可能很少。

【临床表现】 本病临床表现大致可分两型。

1. 流行型 又称经典型、婴幼儿型。发生在未成熟儿、营养不良虚弱患儿或有先天性免疫功能缺陷的婴幼儿。潜伏期为 1～2 个月，起病缓慢逐渐加重。早期症状有全身不适和呼吸增快，随后出现干性咳嗽，呼吸困难进行性加重。患儿常有鼻翼扇动、发绀、心动过速等。体温正常或轻度上升。患儿常拒食、腹泻、体重减轻。患儿虽症状明显而检查肺部体征相对轻微为重要特征。整个病程 2 周至 2 个月，患儿多死于呼吸衰竭。近年由于儿童保健事业发展，本型病例已不多见。

2. 散发型 又称现代型、儿童-成人型。此型多见于先天性或后天获得性免疫功能缺陷的儿童或成人。近年 AIDS 患者并发的肺孢子菌肺炎即属此型。本型潜伏期视原有基础疾病而异，大多不能确定。临床表现亦不典型，大多数患者以咳嗽为首发性症状，干咳而痰量稀少为重要临床特征。体温正常或低热，少数患者可达 38.5～39℃。继而出现胸痛、呼吸困难、发绀，最终死于呼吸衰竭。未经治疗者病情严重并多在 4～8 d 内死亡。体格检查肺部阳性体征轻微或缺如。少数患者可有呼吸音粗糙、捻发音、肺气肿或气胸、少量胸腔积液等。湿性啰音或肺实变少见。

【实验室和其他检查】

1. 血液 血象血白细胞计数大多正常或轻度增高，一般为$(15\sim20)\times10^9$/L，罕有超过 20×10^9/L 者。长期接受免疫抑制药物者，白细胞计数常低下。白细胞分类正常或核左移，嗜酸粒细胞轻度增高。血气分析显示血 pH 值正常或升高，动脉血氧分压(PaO_2)降低，常在 8 kPa 之下。动脉血二氧化碳分压($PaCO_2$)亦下降。肺总气量、肺活量减低，肺泡-动脉血氧分压差增大。

2. 病原体检查 从患者痰液、支气管肺泡灌洗液或肺活检组织中检查卡氏肺孢子菌是确诊本病的重要根据。

(1) *痰液* 痰液检查简便安全而且无损伤，易于为患者接受，但检出率低，仅 30%左右。尤其在衰弱患者常无力将肺底部痰液咳出更影响检出率。现多主张留置 24 h 全天痰液，对不易咳痰的患者可喷雾吸入 3%～5%高渗氯化钠溶液诱发咳嗽等方法以获得较多痰液。痰中因混合大量黏液，应先用 1 mol/L NaOH 或 2% *N*-乙酰半胱氯酸(痰易净)处理 0.5～1 h 后再离心 5 000 r/min，10 min 取沉涂片染色。常用的染色方法有果氏环六亚甲基四胺银染色、亚甲胺蓝染色法。六亚甲基四胺银染色包囊壁呈深褐色或黑色，囊壁可见特征性括弧样结构，囊内小体不着色。亚甲胺蓝染色包囊壁呈紫蓝色，无括弧样结构，囊内小体亦不着色。银染色多作为一种确认肺孢子菌包囊的方法，但该法操作复杂费时，不易掌握。最近有报道用荧光素 cellufluor 进行染色，在荧光屏显微镜下观察。包囊壁呈明亮蓝绿色光环，囊壁上括弧样结构同样清晰可辨。该法特征性强，且检查时间可减至 20～30 min，是一种很有价值的新染色方法。

(2) 支气管肺泡灌洗液　阳性率可达75%。用100 ml无菌生理盐水分数次从纤维支气管镜注入，回收40～60 ml灌洗液，经离心后取沉渣涂片染色镜检。本法对患者损伤不大，阳性率较高，如患者一般状况可耐受纤维支气管镜检查时，宜首先考虑采用。

(3) 经皮肤肺穿刺活检或开胸肺组织活检　前者阳性率为60%，后者则可达95%。但两者皆对患者有较大损伤，并发症较多，一般不应首先选用，仅限于痰液及支气管肺泡灌洗液多次检查阴性但临床高度怀疑者。

3. 免疫学检查

(1) 检测抗体　常用ELISA、间接荧光抗体试验和免疫印迹试验（WB）检测血清特异性抗体，阳性率为50%～90%。但国内外均曾报道健康人血清抗肺孢子菌抗体阳性率高达50%～60%，因此诊断价值不大。用WB试验检测，多数患者存在识别分子量为35 000～45 000抗原的特异性抗体，有人认为抗分子量35 000～45 000抗体是肺孢子菌活动感染的一种最主要的诊断抗体。

(2) 检测抗原　常用荧光素标记单克隆抗体进行直接免疫荧光法或酶标记单克隆抗体进行免疫组织化学染色法检测痰液、支气管肺泡灌洗液、肺活检组织中肺孢子菌滋养体或包囊。这些方法可直接检出样本中的虫体，具有特异性高、敏感性强的优点，阳性率多在97%～99%。重庆医科大学用自行建株的单克隆抗体进行免疫组织化学染色法，检测30例确诊的肺孢子菌肺炎患者肺活检组织切片，阳性率也达100%。

4. PCR检测　有一对引物的PCR，两对引物的PCR，一对半引物的半套式PCR以及单循环TD-PCR等方法。Honda等以PAZ102-E和PAZ102-H为引物，采用毛细管PCR检测血液病患者痰液PC，并与传统PCR比较，认为其敏感性较后者高1 000倍，且反应体积小（10 ml）、用时少（20 min），还可同时检测不同病原体。

5. 核酸分子杂交　许多学者采用PCR扩增PC靶基因，Southtrn印迹法检测PCR产物以提高检测的敏感性，但直接将杂交技术用于PCP诊断者甚少。

Hayashi等以PC rRNA作为分子杂交的靶核酸，设计合成与之互补的生物素化的寡核苷酸探针用于原位杂交，检测患者肺组织中的PC，敏感性和特异性均较高，能补充传统染色和MAB免疫组化法，是诊断PCP的有效工具。

此外，Kobayashi和Graves等分别报道用原位杂交和狭缝杂交检测PC也很敏感。

6. 肺部X线检查　可见双侧从肺门开始的弥漫性网状结节样间质浸润，有时呈毛玻璃状阴影。肺门处病变多较为明显，一般不累及肺尖、肺底和肺外带。有时可见纵隔气肿、气胸、肺不张或肺气肿等。个别患者表现为肺部局限性结节阴影、大叶实变、空洞、肺门淋巴结肿大、胸腔积液等。由于患者常并发肺部细菌和真菌感染，故X线检查多不典型。

【诊断】　免疫功能低下或长期接受免疫抑制药物治疗的患者，如病程中出现原发疾病无法解释的发热、干咳、进行性呼吸困难，肺部X线检查符合间质性肺炎时，均应考虑本病。痰液或支气管肺泡灌洗液病原学检查如发现肺孢子菌包囊即可确诊。必要时可进行试验性治疗。本病应与衣原体肺炎、肺结核、肺真菌感染等鉴别。

【治疗】

1. 一般治疗　肺孢子菌病患者多数一般状况较差，因而加强支持疗法及恢复正常免疫功能是治疗成功的基础。对全身衰竭患者应输新鲜血或血浆，呼吸困难时应吸氧或使用人工呼吸器辅助呼吸。对并发肺孢子菌肺炎的AIDS患者，在使用病原治疗的同时加用肾上腺皮质激素类药物泼尼松龙，可减少发生呼吸衰竭，提高存活率。

2. 病原治疗　PC对多种抗真菌药物均不敏感，下列药物可考虑选用。

(1) 复方磺胺甲噁唑(SMZ-TMP)　在未明确诊断前尤应首选此药。复方磺胺甲噁唑通过干扰叶酸代谢对肺孢子菌起杀菌作用，但也有人认为本药仅能抑制滋养体增殖而无杀灭效果。用量为TMP每日20 mg/kg，SMZ每日100 mg/kg，分4次口服，首剂倍量，疗程14～21 d。AIDS患者并发肺孢子菌肺炎疗程一般不少于3周，有效率60%～70%。本药不良反应率约12%，但AIDS患者较高，为65%。常见不良反应有白细胞减少，皮疹，药物热，血小板减少和贫血，肝酶谱异常及肾功能损害等，多发生在治疗第1～2周。用药后3～4 d即可退热，4～10 d肺部阴影消失。如用药3～4 d无效时应及时调整剂量，5 d后仍无效时应尽早改用其他药物。

(2) 喷他脒（pentamidine）　又名戊烷咪（benambax），临床应用为羟乙磺酸喷他脒（pentamidine isethionate，商品名pentam），是最早用于肺孢子菌肺炎治疗的药物。作用机制尚未明确，推测为抑制二氢叶酸还原酶与染色体外DNA结合并抑制其复制，以及抑制RNA聚合酶，抑制多胺的生物合成，使得依赖于多胺水平的病原体生长停滞在G0-G1期，S和G2-M期细胞数急剧下降，从而起到抗肺孢子菌的作用等。用量为每日4 mg/kg，1～2 h内静脉缓慢滴注，疗程10 d至3周，AIDS患者宜延长。喷他脒疗效与复方磺胺甲噁唑相近，但不良反应明显增多，有体位性低血压、药物热、皮疹与变态反应、造血系统损害、肾功能损害、心电图异常、低血钙等。少数患者还可出现胰岛素依赖性糖尿病。不良反应多发生在疗程7～10 d，将药物用5%葡萄

糖液 100～150 ml 稀释后在 60～90 min 内缓慢滴注可减轻不良反应。近年采用喷他脒气溶胶雾化吸入可使药物通过雾化作用吸入到病原体寄生的肺泡内，而血浆浓度仅为全身用药时的 5%，不良反应发生率明显降低。羟乙磺酸喷他脒（pentamidine isethionate）疗效也较好。

（3）合并用药　肾上腺皮质激素类药物合并喷他脒、复方磺胺甲噁唑或氨苯砜- TMP。合并用药可以改善预后，延长生存时间。肾上腺皮质激素类药物可用泼尼松 60 mg/d，共 7 d，随后依次减量为 50 mg/d、40 mg/d、30 mg/d、20 mg/d、15 mg/d、10 mg/d 和 5 mg/d，均各用 2 d，同时加上上述 3 组药物中任何一种至少14 d。患者早期恶化例数明显减少，呼吸、心率及体温下降，血氧饱和度有所增加。

（4）蒿甲醚（artemether）　大鼠动物试验表明，蒿甲醚对大鼠肺孢子菌肺炎有一定治疗效果。大鼠肌内注射蒿甲醚每日 100 mg/kg，连用 5 d。在治疗结束后 7～10 d 检查肺脏，发现治疗组大鼠肺气包囊残留数显著低于未用药对照组。电镜观察可见虫体胞质内有大空泡形成，线粒体肿胀和核膜破裂等超微结构改变。

（5）其他　氨苯砜、α-二氟甲基氨酸、阿托喹酮、乙胺嘧啶-磺胺多辛、伯喹-克林霉素、三甲曲沙、卓孢霉素（papulacandin）都在临床或动物模型上证明具有良好的抗肺孢子菌作用。一些免疫调节剂如干扰素-γ、CD40 配体和大肠埃希菌气溶胶也证实有一定疗效。

【预防】　对患者应实行呼吸道隔离，对 AIDS 患者等易感高危人群，可采用药物预防。常用复方磺胺甲噁唑，剂量 TMP 每日 50 mg/kg，SMZ 每日 25 mg/kg，分 2 次口服，每周 3 次，连续服用。也可以用喷他脒气溶胶雾化吸入，剂量为 300 mg/次，每 4 周 1 次。用肺孢子菌疫苗对 AIDS 患者等易感高危人群进行预防也是值得探索的一条途径。

参考文献

［1］ 杨会军．卡氏肺孢子虫基因分型研究进展［J］．国外医学寄生虫病分册，2002，29(6)：255．

［2］ 王晓黎．卡氏肺孢子虫［J］．国外医学寄生虫病分册，2003，30(4)：168．

［3］ 韩龙志．卡氏肺孢子虫肺炎的预防和治疗研究进展［J］．国外医学寄生虫病分册，2000，27(4)：155．

［4］ 徐霞．卡氏肺孢子虫肺炎实验诊断研究进展［J］．国外医学寄生虫病分册，2003，30(3)：66．

［5］ 李文桂．卡氏肺孢子虫疫苗研究进展［J］．热带医学杂志，2002，2(3)：280．

［6］ 林特夫．卡氏肺孢菌［M］//陆德源．医学微生物学．第 5 版．北京：人民卫生出版社，2001：239．

［7］ 郭增柱．肺孢子虫病［M］//贺联印，许炽标．热带医学．第 2 版．北京：人民卫生出版社，2004：672－677．

［8］ Olsson M. Deteetion of *Pneumocystic carinii* DNA in sputum and bronchoalveolar lavage samples by polymerase chain reaction［J］. J Clin Microlbiol，1993，31：221．

［9］ Torres J，Goldman M，Wheat LJ，et al. Diagnosis of *Pneumocystis carinii* peumonia in human immunodeficiency virus infected patients with polymerase chain reaction：a blinded comparison to standard method［J］. Clin Infect Dis，2000，30(1)：141－143．

［10］ Feinberg JE，Sattler FR. Pneumocystis carinii pneumonia［M］//Bennett Goldman. Cecil textbook of medicine. 21st ed. Philadelphia：Saunders WB，2000：1877－1833．

第六节　无绿藻感染

马亦林

无绿藻（*Prototheca*）为一种无叶绿素的单细胞藻类，又名原膜菌或原壁菌。它是绿藻的一个变种，广泛存在于自然界中，在一定条件下可引起人与动物致病。自从 1964 年 Davies 等首次报道 1 例中型无绿藻皮肤疾病后，全球至今估计有 100 余例无绿藻病（protothecosis）的报道，其中有多例为中枢神经系统感染，已引起医学界对此病的注意。

【病原学】　无绿藻属条件致病真菌，已确认为有 3 个种，即大型无绿藻（*Prototheca stagnora*）、中型无绿藻（*Prototheca zopfii*）及小型无绿藻（*Prototheca wickerhamii*）。后两种发现与人类疾病相关，尤以小型无绿藻可引起脑膜炎。小型无绿藻的形态，在脑脊液涂片上可见大小不同的圆形或椭圆形孢子，壁厚，无菌丝与芽孢，内含有 2～4 个内孢子（多者达 25 个）（图 8－6－1A、C）。扫描电镜下，孢子表面粗糙不平，酷似桑葚状或草莓状，当孢子破裂后，释放出许多有感染性的内孢子。孢子大小（7.2～12）μm×（9.6～12.2）μm，在沙氏葡萄糖琼脂培养（37℃）基上生长菌落呈乳酪样（图 8－6－1B），但在 40℃及含放线菌酮的沙氏琼脂培养基上不能生长，在念珠菌显色平皿上形成粉红色菌落。

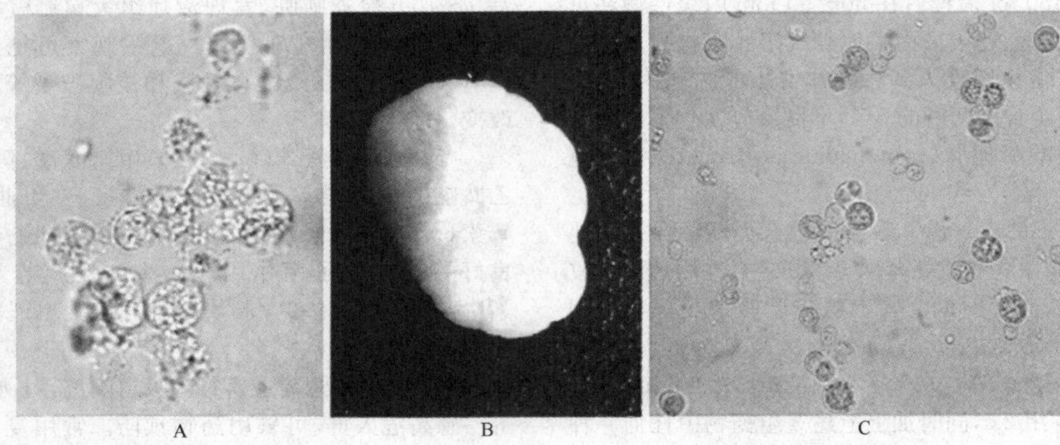

图 8-6-1　小型无绿藻形态及其在培养基上乳酪样菌落

A. 脑脊液直接涂片的形态(×400)；B. 乳酪样菌落；C. 菌落涂片的形态(×400)
(引自参考文献 1)

【流行病学】　无绿藻广泛存在于污水、土壤、植物、生牛奶及动物体表，也寄居于人体的指甲、皮肤、呼吸道及消化道。在正常情况下一般不易引起感染，只有在创伤或机体免疫功能下降时，无绿藻才入侵致病。其传播途径主要是局部损伤或接触污水，无证据表明在人类之间或人与动物之间存在传播。据报道一百多例的无绿藻病中，以皮肤型最多。局限性皮肤型与关节型可见于免疫功能正常的患者，而播散性皮肤型及累及内脏或中枢神经系统致病者多发生于免疫功能低下患者，如 AIDS、慢性肾衰、恶性肿瘤、糖尿病或长期应用肾上腺皮质激素者。

【临床表现】　潜伏期未明确，2 周左右。临床表现一般病变通常局限，进展缓慢。可有以下 3 种表现。

1. 皮肤及皮下组织感染　皮肤无绿藻病又称皮肤原藻病。可表现为皮肤丘疹、结节、结痂性丘疹及溃疡。发展慢，常无自然消退倾向。免疫功能低下者或糖尿病患者可出现溃疡性丘疹脓疱性损害。国内虞胜镭报道 1 例颈淋巴结感染，病理活检示淋巴结巨细胞肉芽肿。

2. 滑膜炎及纤维组织炎　大多关节先有外伤，约半数患者表现肘关节鹰嘴滑囊炎。局部有疼痛及周围软组织肿胀等。

3. 系统性感染　主要侵袭中枢神经系统，出现无绿藻脑膜炎，临床表现颇似结核性脑膜炎，常表现有发热、头痛、脑压增高症状及脑膜刺激症状。脑脊液压力偏高，细胞数增多，可达 500×10^6/L，以淋巴细胞为主，蛋白质增高，糖较低。病程较迁延，也有报道 1 例病程长达 6 年的慢性脑膜炎，并伴有播散性多脏器感染。

【诊断与鉴别诊断】　根据上述临床表现应作真菌学实验室检查，证实为本菌者可作诊断。皮肤无绿藻病应与其他皮肤病相鉴别。无绿藻脑膜炎开始常误诊为结核性脑膜炎，病原学检查可以确诊。应与隐球菌性脑膜炎相鉴别，曾有报道两者合并感染。

【治疗】　皮肤无绿藻病口服抗真菌药唑类如伊曲康唑(itraconazole)、伏立康唑(voriconazole)等有效。对系统性无绿藻病目前认为两性霉素 B 联合伊曲康唑是最有效的方法。脑膜炎患者推荐两性霉素 B 从 1 mg/d 开始逐渐增加至 25 mg/d，静脉缓慢滴注；伊曲康唑每 12 h 200 mg 静脉滴注，2 d 后改为 200 mg/d，共 12 d 后改为口服液每12 h 200 mg，连续 3 个月。据国内报道，无绿藻对两性霉素 B 敏感，而部分菌株对唑类出现耐药。

参考文献

[1]　章强强，翁心华，朱利华，等. 小型无绿藻性脑膜炎及其真菌学研究[J]. 中华皮肤科杂志，2006，39(8)：445－447.

[2]　虞胜镭，陈澍. 无绿藻感染一例[J]. 中华传染病杂志，2008，28(11)：700.

[3]　王琼玉. 无绿藻病[M]//李伯埙. 现代实用皮肤病学. 西安：世界图书出版西安公司，2007：309－310.

[4]　Leimann BC，Monteiro PC，Lazera M，et al. Protothecosis[J]. Med Mycol，2004，42：95－106.

[5]　Di Persio JR. Prototheca and protothecosis[J]. Clin Microbiol Newslett，2001，23：115－121.

第九章

寄生虫病

第一节 概 述

蔡卫民 郑 敏

寄生虫病是由寄生虫感染人体后引起的疾病，属由病原体引起的疾病，归为感染性疾病，其中传染性比较强的、可以引起传播的称为传染病，所以，感染性疾病不一定有传染性，故有人认为寄生虫病有别于传染病，但习惯上仍将寄生虫病列入传染病学。宿主感染寄生虫后无明显的临床症状和体征时，称为寄生虫感染(parasite infection)；有明显的临床表现时，称为寄生虫病(parasite disease)。有无临床表现取决于寄生虫虫卵的毒力、数量、逃避宿主反应的能力，以及宿主的营养与免疫状态等。近年来研究显示宿主与寄生虫的基因呈现显著的多样性，因而导致宿主感染寄生虫后临床表现和预后的多样性。

寄生虫病学发展在历史上几乎是与寄生虫学发展同步，但寄生虫病学作为学科的发展稍后于寄生虫学。迄今已发现可寄生于人体的寄生虫多达 270 种以上，其中仅 16%具有严格的人类宿主特异性，即这些寄生虫与人处于最“适宜”的相互适应状态。在一些新的寄生虫中，与人的相互适应程度愈差，对人危害愈大，例如：耐格里属阿米巴是一类致病性自由生活阿米巴，可不依赖宿主而生存，一旦侵入人体，可引起几乎是不可逆的致病性感染。还有一些人类为其非适宜宿主的寄生虫，可在人体引起幼虫移行症，并出现明显的病理表现，如斯氏狸殖吸虫、犬和猫弓首线虫等。一般来说，寄生于组织内的寄生虫要比寄生于腔道内的寄生虫致病性强；幼虫要比成虫所致的病理损害严重；机会性寄生虫感染常引起致死性后果，如卡氏肺孢子虫、隐孢子虫感染等多发生于原发性或继发性免疫缺陷患者(艾滋病、抗肿瘤治疗等)，这是宿主免疫状态与临床联系最明显的例证。

一、寄生虫病对人类的危害和我国寄生虫病的现状

寄生虫病是严重危害人类健康和家畜的一大类传染病，在热带和亚热带地区的发展中国家尤为严重，威胁着人类的健康和生命，并造成重大经济损失。联合国开发计划署(UNDP)、世界银行(WB)、世界卫生组织(WHO)、热带病研究和培训规划署(TDR)要求防治和资助研究课题中列为前 5 项的均为寄生虫病，包括疟疾、血吸虫病、丝虫病、利什曼病和锥虫病。目前估计上述 5 种疾病的全世界感染人数和受威胁人数分别是：疟疾为 2.67 亿和 21 亿；血吸虫病为 1.9 亿和 6 亿；丝虫病中淋巴丝虫病为 0.9 亿和 9.05 亿，盘尾丝虫病为 0.136 亿和 0.9 亿；利什曼病为 0.12 亿和 3.5 亿；锥虫病中，非洲锥虫病为每年 2.5 万和 0.5 亿，美洲锥虫病为 0.16 亿～0.18 亿和 0.9 亿。此外，全球钩虫感染人数为 9 亿；蛔虫感染为 10.08 亿，约占世界人口的 22%，尤以发展中国家更为严重，约半数以上的儿童营养与发育受到明显影响。近年来国际社会对被忽视的热带病(neglected tropical diseases，简称 NTD)十分重视，2007 年，Hotez 等将 NTD 定义为极端贫困人群中最常见的慢性感染性疾病，主要包括寄生虫病和细菌性疾病，即 7 种蠕虫病(蛔虫病、钩虫病、鞭虫病、淋巴丝虫病、盘尾丝虫病、麦地那龙线虫病和血吸虫病)；3 种媒介传播性寄生虫病，即美洲锥虫病(恰加斯病)、人体非洲锥虫病(睡眠病)和利什曼病；3 种细菌性感染，即布鲁里溃疡、麻风病和颗粒性结膜炎；另外登革热、螺旋体病、类圆线虫病、食源性吸虫病、囊尾蚴和疥疮等疾病也属于 NTD 的范畴。2007 年，第一次 NTD 全球合作组织会议在日内瓦召开，同时 PLoS 杂志创刊，WHO 制订《全球抗击 NTD 2008～2015 规划》。2008 年，美国设立“NTD 总统基金”。鉴于 NTD 的共同特点，国际上常把它们作为一个统一整体来开展防治工作，并与艾滋病、疟疾和结核开展联合控制。NTD 的综合控制策略已成为全球公共卫生的一种模式。另外全球食源性吸虫病，包括华支睾吸虫病、麝猫后吸虫病、并殖吸虫病和布氏姜片虫病等呈上升趋势，特别是东南亚和西太平洋地区。据估计目前全球感染吸虫病人数约 4 000 万，而受感染威胁的人口达 7.5 亿。

我国幅员辽阔，地跨亚寒、温、热带，自然条件千差万别，人民生活和生产方式复杂多样，加之经济不发达，寄生虫病是严重危害我国人民健康，影响经济发展的主要疾病，是普遍存在的公共卫生问题。中华人民共和国成立以后，把疟疾、血吸虫病、丝虫病、黑热病和钩虫病列为重点防治的“五大寄生虫病”，经过十几年的艰苦奋斗，取得了举世瞩目的成就，但至今我国仍是世界上寄生虫病严重流行的国家之一。据1988～1992年全国第一次人体寄生虫分布调查结果，全国寄生虫总感染率为62%～63%。卫生部全国第二次人体重要寄生虫病现状调查（2001～2004年），蠕虫总感染率为21.74%，钩虫、蛔虫、鞭虫较第一次调查下降了60.72%、71.29%和73.60%；华支睾吸虫感染有明显上升，特别是广东、广西和吉林三省区的感染率分别较第一次调查上升了182%、164%和630%；四川、西藏两省区的绦虫感染率上升幅度分别为98%和97%；棘球蚴病在西部地区流行仍较严重。

我国寄生虫病的防治工作还存在一些困难和问题，已取得显著成绩的寄生虫病的发病情况仍不稳定。血吸虫病近年在某些病原已控制的地区又死灰复燃，生态环境的改变对血吸虫的流行将产生不同程度的影响，如不注意防患于未然，则有可能存在极大的潜在危害。疟疾尤其是恶性疟疾还未得到有效控制，传播疟疾的蚊媒难以消灭，加上人口的大量流动和恶性疟抗药性的增加，近年来时有发生流行和局部疫情回升现象。由于食品卫生制度不够健全，人们对饮食习惯求异求新，例如喝蛇血和蛇胆汁，再有水产品的污染（小龙虾感染肺吸虫），使一些食源性寄生虫病流行有扩大趋势。对外交往和旅游业的发展，国外一些寄生虫病和媒介的输入，给我国寄生虫病的防治带来新课题。因免疫缺陷患者（艾滋病、器官移植、癌肿化疗患者）的增多，机会性寄生虫病如隐孢子虫病、肺孢子虫病、弓形虫病也给我们造成新的威胁。另外，近期尚有新的寄生虫病不断涌现。例如，1990年Orenstein首先在艾滋病患者中发现20例微孢子虫感染者，据国外文献报道，15%～27%艾滋病患者的腹泻是由微孢子虫引起，国内尚无确切的病例报道。寄生虫病在全世界与全国范围内流行情况可总结为“旧病未除，又添新患”。自20世纪70年代以来，世界范围内新发现和再现的寄生虫病原体以及媒介传播有关的虫媒病有近30种，但不少人对寄生虫病防治工作的长期性、复杂性、反复性认识不足，出现对其防治工作淡化的倾向，医院对寄生虫病，尤其对少见的、散发的寄生虫病误诊或漏诊的并不少见，仅上海市区近2年各大医院和专业单位已收治近4例城市居民肺吸虫病，囊虫病在大城市居民中也可见。现从事寄生虫病的工作者大多数不是第一线的临床医师，从事寄生虫学与寄生虫病科研与防治人员应深入医院，更多地接触临床，更好地为患者服务。

二、寄生虫病的分类

世界上现存的动物有150万～450万种，被描述和分类的种类已超过1 000种。现在的动物分类系统有界、门、纲、目、科、属、种7个阶元。寄生虫学作为动物学的一个分支，习惯上沿用原虫学、蠕虫学及昆虫学作为医学寄生虫学的3个组成部分，蠕虫并不是严格意义上的分类术语。根据动物分类系统，寄生虫主要集中在动物界无脊椎动物的7个动物门：节肢动物门、扁形动物门、棘头动物门、线形动物门、内足鞭毛门、顶复门和纤毛门。所属的各种营自由和寄生的动物，习惯上统称为蠕虫，因其可借助肌肉伸缩蠕动而得名。昆虫学研究对象包括节肢动物门内与昆虫地位相当的甲壳纲及蛛形纲等。寄生虫病是研究寄生虫寄生人体后引起疾病的一门学科，由于寄生虫学的进展，促进寄生虫病的发展，就是由虫及病，对病的研究又促进寄生虫学的进步，两者是相辅相成的。至今寄生虫病仍分为原虫病、蠕虫病（线虫病、吸虫病和绦虫病）和节肢动物性疾病（蝇蛆病、虱病、松毛虫病、疥疮、舌形虫病）。

目前，可用于鉴别寄生虫种、亚种和株的精确而敏感的方法是用分子生物学的方法对物种进行基因型的检测，但由于DNA序列分析技术较复杂，设备要求较高，人们正在寻找简易、快速、特异性强、敏感性高的好方法，其中有DNA限制性内切酶酶切片段长度多态性（RFLLP）图谱、聚合酶链反应（PCR）、随机扩增多态性DNA（RAPD）、简单重复序列鉴定（SSR-PCR）等。特别是新近的分子生物学技术，例如，mRNA差异显示技术、基因表达连续分析技术、双杂交酵母系统的应用，不仅有助于寄生虫的分类，而且有助于寄生虫病发病机制与诊断的研究。

三、寄生虫感染的免疫与免疫诊断

（一）寄生虫感染的临床免疫特点

通常情况下，人们缺乏有效抵抗寄生虫感染的先天免疫力而对寄生虫呈普遍易感状态：同一宿主可同时感染多种寄生虫；多数寄生虫感染宿主后所诱导的机体免疫保护力多不足以保护宿主免除同种病原体的再次感染，因而患者（即使在化疗治愈后）多次接触同一种寄生虫仍可反复感染。

一种寄生虫只能与某种或某些宿主建立寄生关系，此称为宿主特异性。寄生虫生活史的各个发育期需要相应的宿主提供适合于它生存、发育乃至繁殖的物理、化学条件及营养环境，而且宿主对它不具有先天免疫力。宿主特异性是受寄生虫和宿主双方的遗传基因控制，例如，阴道毛滴虫仅能寄生于人体，中国台湾的日本血吸虫在人体内不能发育成熟和排卵，缺乏Duffy抗原基因的非洲居民不感染疟原虫。

除原虫外，寄生虫均为多细胞生物。由于寄生虫复杂的个体结构和生活史，虫群种系发生中表现的遗传差异、种内变异及因适应周围环境所产生的生化代谢变化等原因，致使寄生虫的抗原极其复杂，可以是蛋白质、糖蛋白、糖脂或多糖。寄生虫的不同虫种、虫株、虫期均可具有特异性抗原，而相互之间又可能存在交叉抗原，寄生虫抗原根据来源可粗分为排泄（分泌）抗原和体抗原（somatic antigen）。研究应针对其在免疫应答、在宿主抵抗力的发展、免疫病理损害的发生和免疫调节中所发挥的重要作用，以及在免疫诊断和免疫预防中的可利用性。

寄生虫感染后宿主免疫效应机制呈多样性，不仅有细胞免疫而且有体液免疫参与。大多引起不完全免疫或无明显免疫力，导致多数寄生虫病在临床上表现为慢性病程。在流行病学上宿主常出现重复感染或再感染，这可能是由于在感染期间，受所出现的循环抗体种类的变化、抗原的持续刺激或免疫复合物形成的影响，免疫应答的种类及调节机制发生了改变的缘故。所以，此时免疫紊乱现象较为普遍。

（二）宿主免疫应答过程的复杂网络

宿主感染寄生虫后，宿主对寄生虫的免疫应答和寄生虫的免疫逃避以及来自宿主与寄生虫的免疫调节相互作用和制约，共同构成了寄生虫感染免疫的复杂网络。免疫应答一般可分为先天性和后天性，后天性又可分为后天获得性非特异性和特异性免疫 2 种。其基本过程分为 3 个阶段：①抗原处理与递呈阶段。②T 细胞的激活与细胞因子分泌阶段。③免疫效应阶段（体液免疫与细胞免疫）（图 9－1－1）。

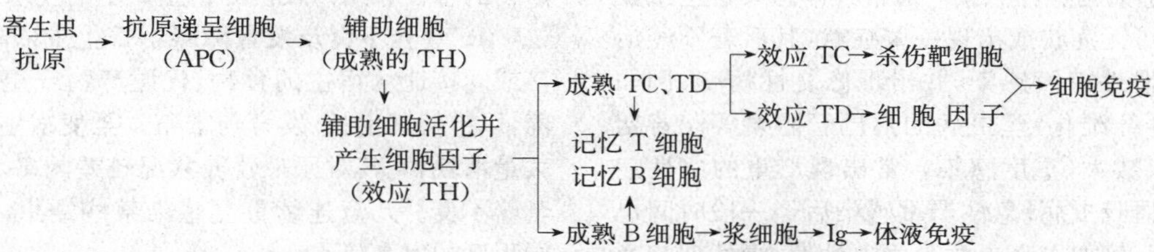

图 9－1－1　宿主对寄生虫免疫应答的主要过程

（引自孙邦华，1993）

1. 免疫效应的最终杀虫机制

（1）*非抗体依赖的细胞免疫*　主要由巨噬细胞、细胞毒性 T 细胞（CTL）、自然杀伤细胞（NK）等效应细胞对寄生虫的杀伤作用，此在寄生虫感染中起重要作用，巨噬细胞经以 IFN－γ 为主的巨噬细胞激活因子激活后，通过释放氧化物（H_2O_2、O_2、O、OH）、水解酶、TNF 等杀死细胞内寄生的硕大利什曼原虫、刚地弓形虫、枯否锥虫等。

（2）*体液免疫*　抗体可单独作用于虫体或在补体参与下杀伤虫体或使它们失去侵入靶细胞的能力，也可在中性粒细胞、嗜酸粒细胞和血小板等效应细胞参与下以抗体依赖、细胞介导的细胞毒作用（ADCC）的形式发挥效应。一般认为，体液免疫在细胞外寄生虫感染中起重要作用，例如，杀死血吸虫童虫的机制。

2. 免疫应答的结果　包括保护性免疫和免疫损害作用（宿主组织损伤和免疫病理变化）。既能清除寄生虫，又能对再感染具有完全的抵抗力的免疫应答称为消除性免疫，对寄生虫而言的保护性免疫应答大多属非消除性免疫，包括带虫免疫和伴随免疫。宿主对寄生虫的免疫病理性应答主要包括：①免疫应答本身具有的致病作用。②宿主对寄生虫抗原产生的超敏反应。③某些寄生虫感染时产生自身抗体引起宿主的损害。④寄生虫感染后过度产生某些细胞因子也会有致病作用。⑤非特异性免疫抑制。⑥诱导宿主某些组织细胞凋亡。

寄生虫与宿主长期的相互适应过程中，许多寄生虫能通过各种手段来逃避宿主的免疫反应，此称免疫逃避。机制如下。

1）宿主遗传因素决定的免疫无应答或低应答状态、新生儿的免疫无反应性、成熟宿主免疫低反应期。例如，哺乳期、妊娠期、应激反应期、年老体弱、严重营养不良，合并有某些病原体（病毒、细菌或寄生虫）的感染和其他降低宿主免疫系统的情况。

2）寄生虫降低其抗原对宿主的免疫反应性，利用其抗原变异，脱落来逃避宿主的攻击，利用宿主的抗原来躲避宿主的免疫攻击（即抗原伪装），降低和误导从而干扰宿主免疫系统，直接对抗宿主的效应机制，还有通过不断更新其表皮以迅速修复被宿主免疫系统破坏的部分。

寄生虫感染后，宿主免疫应答的初期多处于增强状态，如能消除寄生虫，应答逐渐终止，若免疫效应不能完全消除体内寄生虫，则感染转为慢性，应答常下降，免疫应答的增强和下降属于免疫调节，调节受遗传因素、T 细胞等影响（抗体与细胞因子水平调节）。宿主由于先天性发育不良或后天性损害所致免疫功能降低或缺乏，引起对健康宿主不具有明显致病性的寄生虫（主要是原虫），即所谓机会致病原虫感染，在这类宿主引起急性感染或严重发作而致死，因而人们对此十分重视，例如艾滋病患者极易感染弓形虫、卡氏肺孢子虫、隐孢子虫等机会性感染。

（三）寄生虫病的免疫诊断

寄生虫病的诊断包括临床与流行病学诊断、实验室检查(病原学、血清学、分子生物学)、影像学检查等。应用较多的是血清免疫学诊断，由于高技术和新方法的发展和应用，解决了抗原纯化和方法标准化等关键问题，显著提高了方法的特异性与敏感性，已被广泛应用于多种寄生虫病诊断，作为治疗患者或考核疗效的依据。病原学检测有确诊疾病的优点，但在轻度感染(早期或隐性感染)者及晚期和未治愈者，检出率不高，常造成漏检；还有利用尿标本进行免疫反应诊断，但在国内尚存在方法与试剂标准化的问题。

四、寄生虫的临床特征

（一）基本特征

1. 慢性感染与隐性感染　通常人体感染寄生虫数少，在临床上可无症状或出现一些症状，其后若不经治疗，逐渐转入慢性持续感染，并出现修复性病变，例如血吸虫病的肝纤维化，丝虫病的淋巴管阻塞等。若初次感染寄生虫数大(重度感染)，常出现严重的急性症状，例如急性血吸虫病；急性严重感染后经一段时间也可转为慢性期，例如血吸虫病分为急性期、慢性期与晚期3个不同阶段。

2. 重复感染　体内虫体尚未清除，又发生该虫再次感染。由于不完全免疫和(或)寄生虫种株的特性，重复感染往往加重临床症状和体征。

3. 多寄生现象　人体内同时存在2种及2种以上的寄生虫感染，同时存在的不同虫种间相互影响，彼此增大或减少致病作用。绝大多数情况下，多寄生可加重寄生虫对宿主的损害。

（二）流行的特点

1. 地方性　寄生虫病的流行和分布常有明显地方性，主要与气候条件、中间宿主或媒介节肢动物的地理分布、人群的生活习惯、生产方式等有关。

2. 季节性　寄生虫病的流行往往有明显的季节性，寄生虫的生活史中需要节肢动物作为宿主或传播媒介。有关节肢动物消长与季节相关；其次是人群的生产或生活活动形成感染与季节有关。

3. 自然疫源性　某些寄生虫病可以在脊椎动物和人之间自然地传播着，称人兽共患寄生虫病(parasitic zoonoses)。这类不需要人的参与，而存在于自然界的人兽共患寄生虫病具有自然疫源性。这种地区称为自然疫源地，这种现象会给寄生虫病防治方面带来更大的复杂性。

（三）临床特征

寄生虫感染后可出现多种多样的临床表现，还可在寄生虫被杀灭后引起一系列严重临床表现，例如肝内血吸虫卵肉芽肿形成及随后出现的肝纤维化，导致与门静脉高压相应的一系列晚期血吸虫病严重症状与体征。寄生虫病最常见临床表现如下。

1. 发热　许多寄生虫病最常见的症状，如疟疾、急性血吸虫病、丝虫病、黑热病、阿米巴病、肺血吸虫病、肝吸虫病、旋毛虫病、蠕虫移行症等。发热的高低和持续时间通常和寄生虫种株特征、虫负荷数及机体免疫力相关。

2. 贫血　可引起机体贫血的寄生虫有多种，最主要的是钩虫、疟原虫和杜氏利什曼原虫，其引起贫血的机制也各不相同。

3. 腹泻　腹泻是寄生虫感染的常见主要症状之一。可引起腹泻的寄生虫主要有溶组织内阿米巴原虫、蓝氏贾第鞭毛虫、人毛滴虫、隐孢子虫、血吸虫、姜片虫、微小膜壳绦虫、旋毛虫、粪类圆线虫和鞭虫等。其发生机制与寄生部位机械性损伤、虫体代谢或分泌产物的毒性作用以及诱导宿主产生的变态反应有关。

4. 营养不良及发育障碍　寄生虫依附于宿主，直接或间接地从宿主的食物、代谢产物或组织中摄取营养，以维持其生长、发育与繁殖。至使宿主营养物质被大量消耗，尤其对原来营养状况较差的患者，常可引起营养不良。儿童连续重复感染某些蠕虫，又可引起不同程度的发育障碍。

5. 肝脾肿大　常见于某些寄生虫感染，如血吸虫、华支睾吸虫、溶组织内阿米巴、细粒棘球蚴或泡状棘球蚴、四川(斯氏)并殖吸虫等感染均可有肝肿大或脾肿大体征。

6. 皮肤损害　寄生虫感染引起的原发性皮肤损害涉及多种寄生虫原虫、蠕虫或昆虫，由于致病机制各不相同，临床表现差异较大。如皮肤利什曼病、尾蚴性皮炎、蠕虫蚴移行症等。昆虫螫刺皮肤可致虫咬皮炎、螨虫性皮炎等。

7. 中枢神经系统损害　某些寄生虫在生活史中某一阶段可侵犯脑及脊髓，而造成中枢神经系统损害。大致可分3类：①占位性病变，如阿米巴脑脓肿、脑型并殖吸虫病、脑囊虫病等。②脑炎或脑膜炎，如耐格里属所致原发性阿米巴性脑膜脑炎、棘阿米巴或巴拉希属所致肉芽肿性阿米巴脑炎、弓形虫性脑炎或脑膜炎。③嗜酸粒细胞浸润性脑膜炎或脑膜脑炎，多见于蠕虫蚴移行症。

8. IgE 水平、嗜酸粒细胞增多与高球蛋白血症　大多数感染主要是蠕虫寄生于血管内，或在血液、组织移行所致。常出现血液IgE水平与嗜酸粒细胞增多，前者是虫体抗原引起变态反应所致，后者则因肥大细胞-T细胞、补体或寄生虫的嗜酸粒细胞趋化因子所致。血液原虫感染(如疟疾)可激活多种克隆B细胞转变为浆细胞，分泌IgG、IgM，多属非特异性，特异性者仅占少部分。另外寄生虫还可专性寄生于眼(结膜吸吮线虫)、肾(肾膨结线虫)等，可引起某些特有的临床表现。

五、分子生物学技术在寄生虫病研究中的应用

分子生物学技术在寄生虫病的研究中已广泛应用，包括对寄生虫虫种的序列分析，中间宿主与宿主感染寄生虫后的基因差异表达、基因诊断、基因预防、基因治疗等多方面的研究。例如，既往认为血吸虫病的基因诊断有困难，对其持否定态度，但 Poutes LA 等报道(2002)用 PCR 诊断技术，首次从人类粪便与血清中检测到曼氏血吸虫 DNA，作者认为在诊断曼氏血吸虫感染时，PCR 比 Kato-Katz 法及循环抗原检测法具有更高的敏感性和特异性。此法在流行病学、临床检测中的应用价值正处于研究中。

参考文献

[1] 吴观陵，石左恩，裘丽姝，等. 总论[M]//陈兴保，吴观陵，孙新，等. 现代寄生虫病学. 北京：人民军医出版社，2002：1-60.

[2] 陈名刚. 世界血吸虫病流行及防治进展[J]. 中国血吸虫病防治杂志，2002，14(2)：81.

[3] 蔡卫民，张立煌，孙永良，等. 日本血吸虫病肝纤维化患者免疫失调有关因素的探讨[J]. 中华传染病杂志，1993，11(2)：65-67.

[4] 全国人体重要寄生虫病现状调查办公室. 全国人体重要寄生虫病现状调查报告[R]. 中国寄生虫学与寄生虫病杂志，2005，23(增刊1)：332-340.

[5] Poutes LA, Dias-neto E, Rabello A. Detection by polymerase chain reaction of schistosoma mansoni DNA in human serum and faeces [J]. Am J. Trop. Med. Hyg, 2002, 66(2): 157-162.

[6] Hotez PJ, Molyneux DH, Fenwick A, et al. Control of neglected tropical diseases [J]. N Engl J Med, 2007, 357(10): 1018-1027.

第二节 阿米巴病

马亦林

阿米巴原虫属于肉足鞭毛门的叶足纲(Lobosea)、阿米巴目(Amoebida)、内阿米巴科(Entamoebidae)。寄生于肠道的内阿米巴有 6 种之多，即溶组织内阿米巴(*Entamoeba histolytica*)、迪斯帕内阿米巴(*E. dispar*)、结肠内阿米巴(*E. coli*)、哈门内阿米巴(*E. hartmanni*)、莫氏内阿米巴(*E. moshkovskii*)及波列基内阿米巴(*E. polecki*)。一直来认为只有溶组织内阿米巴具有致病力，可侵入人体组织引起阿米巴病(amebiasis)，但近来通过流行病学调查及分子生物学技术的鉴定，发现迪斯帕内阿米巴及莫氏内阿米巴也具有潜在的致病性，并在若干发展中国家引起肠道感染及流行。其他内阿米巴一般认为无致病性，虽寄生在人体肠道，但并不侵入人体组织。因而，本节阿米巴病是指以致病性内阿米巴为病原体的疾病，将分为肠阿米巴病、肝阿米巴病及其他阿米巴病 3 部分阐述之。

一、肠阿米巴病

肠阿米巴病(intestinal amebiasis)是由致病性阿米巴原虫，主要为溶组织内阿米巴寄生于结肠内引起的疾病，常称为阿米巴痢疾(amebic dysentery)或阿米巴结肠炎。也可从肠道扩延至其他脏器或直接蔓延至邻近组织，尤其是肝脏，成为肝阿米巴病或阿米巴肝脓肿。

【简史】 我国古代医籍如《内经·素问》《诸病源候论》等都记载下痢、疫痢等疾病，其中包括阿米巴痢疾。但对于阿米巴病原体的认识，则始于 19 世纪中叶。Lambl(1859)首先从腹泻大便中见到活动阿米巴。Lösch(1875)自慢性痢疾患者粪便中发现含有红细胞的阿米巴，在该例尸检中又发现其大肠有溃疡病变，并在溃疡处亦检得同样的阿米巴；用含有阿米巴的粪便经口服或经肛灌做狗的实验，亦产生同样症状与病变。Koch(1881)和 Kartulis(1886)进一步确定了本病的病原学。Kartulis(1887)自肝脓肿中找到阿米巴。Schaudinn(1903)将这种致痢疾的原虫命名为溶组织内阿米巴，并初步描述了该原虫的生活史和形态。

早在 1928 年 Brumpt 就提出了溶组织内阿米巴有 2 个种，一种为人类侵袭性阿米巴，另一种为非侵袭性阿米巴即命名为迪斯帕内阿米巴，但两者生活史与形态相似。这一观点被忽视了 50 年，直至 1978～1987 年，Sargeaunt 等将 10 000 个溶组织内阿米巴分离株进行同工酶分析，才发现有致病性酶株群(pathogenic zymodemes)与非致病性酶株群(non-pathogenic zymodemes)，后者即为迪斯帕内阿米巴。后又发现两者膜抗原及毒力蛋白存在着明显差异。1991 年 Clark 又比较了两类虫株的核糖体基因(rDNA)限制性内切酶的酶切图谱，发现两种虫株截然不同。根据上述 3 方面的资料，1993 年 WHO 专家会议正式将引起侵入性阿米巴的虫株命名为溶组织内阿米巴(*Entamoeba histolytica*, Schaudinn, 1903)；而肠腔共栖的阿米巴虫株命名为迪斯帕内阿米巴(*Entamoeba dispar*,

Brumpt, 1925)。2005 年印度 Parija、Khairnar 等从轻度腹泻患者粪便经显微镜及 PCR 试验鉴定出迪斯帕内阿米巴，证明该原虫不仅是肠道共栖株，并且具有潜在致病性。

1941 年 Tshalaia 首次在莫斯科污水中发现莫氏内阿米巴(*E. moshkovskii*)，以后又在许多国家发现此种阿米巴，认为属自由生活环境株原虫，未加重视。自 1961 年从 Laredo、TX 居民腹泻患者中分离到与溶组织内阿米巴相类似株，称为溶组织内阿米巴 Laredo 株，其生物学特性及分子生物学技术研究证明 Laredo 株就是莫氏内阿米巴同种异名。已有许多国家报道从人体粪便中检出莫氏内阿米巴，从孟加拉和印度报道均有肠道病理损害，并出现胃肠症状或痢疾。因此，近年来寄生虫学家将溶组织内阿米巴、迪斯帕内阿米巴及莫氏内阿米巴统称为对人类致病性的内阿米巴。

【病原学】 溶组织内阿米巴有滋养体及包囊两期。以往将滋养体分为小滋养体与大滋养体，前者寄生于肠腔中，称为肠腔共栖型滋养体，在某种因素影响下，可侵入肠壁，吞噬红细胞转变为后者，称为组织型滋养体。溶组织内阿米巴的滋养体不论大小，均具有侵袭性，随时可吞噬红细胞，故将这种吞噬红细胞或不吞噬红细胞的溶组织内阿米巴滋养体均称为滋养体。滋养体在患者新鲜黏液血便或肝脓肿穿刺液中，均活动活泼(5 μm/s)，以二分裂法增殖，形态变化较大。当其在有症状患者组织中，常含有摄入的红细胞，大小常在 20～40 μm，甚至 50 μm；但在肠腔非腹泻粪便中或有菌培养基中，则大小为 10～30 μm，不含红细胞。滋养体内外质分界极为明显，借助单一定向的伪足运动；内质内有一个泡状核，呈球形，直径 4～7 μm，核膜边缘有单层均匀分布、大小一致的核周染色质粒(chromatin granules)。核仁小(仅 0.5 μm)，常居中，周围围以纤细丝状结构。滋养体的形态，通过扫描电镜或透视电镜的观察，发现其细胞膜厚约 10 nm，外皮为一层绒毛状的糖萼(glycocalyx)，胞质内含有无数糖原颗粒和螺旋状排列的核糖体，无典型的线粒体、粗面内质网和高尔基复合体。滋养体表膜上分布有许多丝状突起，有直径 0.2～0.4 μm 圆形的孔，与微胞饮(micropinocytosis)有关，在伪足和微饮管口则无这类小孔，此为溶组织内阿米巴滋养体的特征之一。

包囊是滋养体在肠腔内形成的，在肠腔以外的脏器或外界不能成囊。在肠腔内滋养体逐渐缩小，停止活动，变成近似球形的包囊前期，以后变成一核包囊，并进行二分裂增殖，发育成为 4 个核的成熟包囊，直径为 10～15 μm，壁厚 125～150 nm。

近年来认为除了溶组织内阿米巴为侵袭性阿米巴外，迪斯帕内阿米巴及莫氏内阿米巴也具有致病性，三者形态学特点非常相似，与非致病性哈门内阿米巴、结肠内阿米巴及波列基内阿米巴鉴别点见表 9-2-1。

表 9-2-1 肠道内阿米巴滋养体与包囊特征的主要鉴别点

鉴别要点	溶组织/迪斯帕/莫氏内阿米巴	哈门内阿米巴	结肠内阿米巴	波列基内阿米巴
滋养体				
大小、核及活动情况	12～60 μm，核单个，活动活泼，有宽指状伪足，定向移动	85～14 μm，核单个，指状伪足，伸展快，通常不活泼	20～50 μm，核单个，活动缓慢，伪足短	15～30 μm，核单个，伪足钝圆，活动缓慢
染色质(染色)	边缘化，呈珠状	致密环状，很少呈珠状	成堆而不规则，致密环状，无珠状	颗粒状分布，也可成堆在一处或两端处
核仁(染色)	小而致密，居中，但也可偏位	通常小和致密，居中或偏位	大而不致密，居中或偏位，染色较深	小而居中
细胞质(染色)	均匀颗粒，内含细菌、红细胞(迪斯帕偶有)	细小颗粒，尚均匀，内含细菌，但无红细胞	颗粒较粗大，分布不均，内有空泡、细菌、酵母菌和碎片	颗粒均匀，较粗，堂泡多，含摄入细菌
包囊				
大小、核	10～20 μm，成熟者 4 个核，未成熟者仅 1～2 核	5～10 μm，成熟者 4 个核，未成熟者常见 2 个核	10～30 μm，成熟者 8 个核，偶有 16 个或更多核	10～15 μm，只有 1 个核，罕见 2～4 个核
染色质(染色)	周围有良好颗粒，均匀分布	颗粒均匀分布	颗粒粗，可成堆，不规则排列	颗粒均匀
核仁(染色)	很小，致密，通常居中	很小，致密，常居中	大而位偏，偶有居中	小而居中
细胞质(染色)	有拟染色体(钝圆及边缘光滑)	通常有拟染色体(钝圆及边缘光滑)，染色质粒可不存在	可有拟染色体(顶端尖细的碎片状或稻米状)，可在成熟者见到	丰富的拟染色体(角形顶端)，也可呈线状，包囊一半含有球形或卵圆形包涵体块

【流行病学】 本病见于全世界各地，其感染率的高低同各地环境卫生、居民营养状况等关系极大。在良好的环境条件和营养状况下，感染率为2%～5%；在不良环境卫生条件和营养状况下，感染率可高达50%。近来证实溶组织内阿米巴和迪斯帕内阿米巴是形态上相似的虫种，但具有不同的生理和病理特征。迪斯帕内阿米巴在肠道中生存的现象比溶组织内阿米巴常见得多，但只有溶组织内阿米巴才是阿米巴病的主要病原体。据报道世界上约有5 000万人感染溶组织内阿米巴，而迪斯帕内阿米巴感染人数却有5亿。莫氏内阿米巴仅少量应用分子学技术加以鉴定，其流行情况不明。阿米巴病主要在发展中国家流行，如中、南美洲，非洲及印度次大陆。有资料表明，在孟加拉国因腹泻死亡的5岁患儿中，约50%血清学证实为感染了溶组织内阿米巴所致。国内大陆1988～1992年调查溶组织内阿米巴全国平均感染率为0.949%，估计全国感染人数为1 069万，感染率超过1%的共有12个省，其中西藏、云南、新疆、贵州及甘肃5个省感染率超过2%，西藏感染率最高，达8.124 3%。

1. 传染源 慢性患者、恢复期患者及健康排包囊者为本病的传染源。急性患者，当其粪便中仅排出滋养体，不是传染源。溶组织内阿米巴虽可以寄生于猴、野鼠、犬、猪等，但传播至人的机会极少，故作为储存宿主的证据还不具备。苍蝇、蟑螂体内可以携带包囊，并随粪便排出，仅起到媒介作用，不是中间宿主；从事饮食工作人员，如属排包囊者，其所起的传播作用十分重要。

2. 传播途径 包囊在土壤中可以生存8 d以上；在潮湿及阴凉环境内，如粪便中可以生存几周。包囊可以通过污染饮水、食物、蔬菜等进入人体。在卫生环境恶劣的地方，水源或食物易被粪便所污染。在以粪便作肥料地区，未洗净、未煮熟的蔬菜是重要的传播因素。蝇类及蟑螂都可接触粪便，其体表携带和呕吐排便，将包囊污染食物而成为重要传播媒介。犬及猫都能被感染，但不排出包囊，不会起传播作用。在环境卫生极差的情况下，尤其在集体单位，如幼托机构、监狱等处，人与人直接接触传播亦可发生。近年在西方国家中，有男性间发生性接触者(口-肛性活动)引起传播的报道。

3. 流行特征 溶组织内阿米巴病在热带、亚热带、温带地区发病较多，以秋季为多，夏季次之。发病率农村高于城市，男性多于女性，成年多于儿童，幼儿患者很少。可能与吞食含包囊食物机会的多少有关。新生儿患病也并非不可能，据报道最幼者为出生2 d。30岁以后的发病率较低，可能与年龄免疫有关。本病大多为散发，在环境卫生及管理不良的集体单位中可以酿成流行，有报道因水源受到严重污染而产生暴发。在西方国家中，男性同性恋者20%～30%携带有迪斯帕内阿米巴。

【发病机制】 包囊被吞食后，包囊内的核分裂继续进行，在进入小肠下段，滋养体脱囊逸出，随粪便下降，寄生于盲肠、结肠、直肠等部位的肠腔。以肠腔内细菌及浅表上皮细胞为食。在多种因素的作用下，滋养体侵袭肠黏膜，造成溃疡，到一定范围和程度时，酿成痢疾。在溶组织内阿米巴的致病性因素中，有三种致病因子已在分子水平广泛研究和阐明：①260 kDa半乳糖/乙酰氨基半乳糖(Gal/GalNAc)凝集素(由170 kDa和35 kDa亚单位通过二硫键连接组成的异二聚体)介导吸附于宿主细胞(结肠上皮细胞、中性粒细胞和红细胞)表面，吸附后还具有溶细胞作用。②阿米巴穿孔素(amoeba pores)是滋养体胞质颗粒中的小分子蛋白家族，当滋养体与靶细胞接触或侵入组织时就会注入穿孔素，造成宿主细胞形成离子通道的孔状破坏。③半胱氨酸蛋白酶是虫体最丰富的蛋白酶，其分子量为30 kDa，可使靶细胞溶解，并降解补体C3为C3a，从而阻止补体介导的抗炎反应。

阿米巴滋养体不仅能吞食红细胞，并且有迅速触杀白细胞的能力，这种触杀力的强弱，可以作为判断虫株毒力的指标。宿主的健康情况及滋养体的毒力程度可能与造成病变有关，滋养体的毒力并非固定不变，可以通过动物传代而增强，也可在多次人工培养后减弱。某些革兰阴性菌可以增强滋养体的毒力，如产气荚膜杆菌等可以明显增强实验动物感染率和病变程度。

【病理】 溶组织内阿米巴的病变部位多发生于盲肠或阑尾，也易累及升结肠、乙状结肠及直肠，偶及回肠下段。病变以局限性黏膜下小脓肿开始，呈孤立散在分布。组织破坏逐步向纵深发展，自黏膜下层直至肌层，形成口小底大的典型烧瓶样溃疡(图9-2-1)。早期病变仅可见黏膜小溃疡，表面周围略上翻，但边缘不整齐，溃疡表面可见深黄色或灰黑色坏死组织，在其

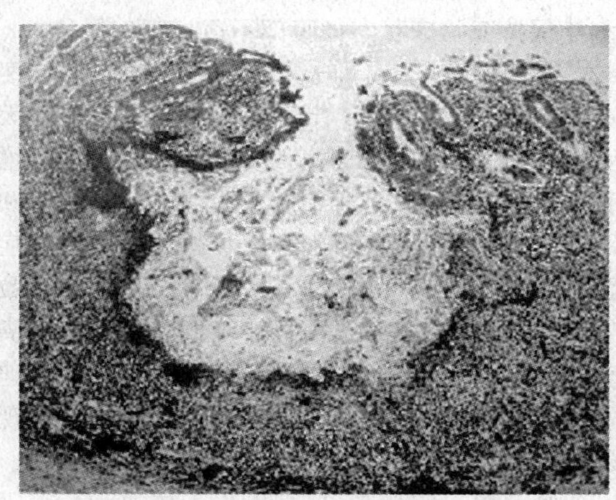

图9-2-1 慢性阿米巴痢疾结肠黏膜及黏膜下层烧瓶样溃疡

(引自Wolfe. Hunter's Trop. Med. 7 th ed. 552)

深部可找到滋养体。溃疡与溃疡之间的黏膜一般正常，如无继发细菌感染，则无炎症反应。但由于黏膜下组织较为疏松，故滋养体可顺长轴向两侧扩展，使大量组织溶解而形成多窦道相通的蜂窝状区域。溃疡底部的血管有血栓形成，但有时病变可破坏小动脉成严重甚至危及生命的出血。溃疡亦可穿破肌层直至肠壁，使后者变得极薄，肠内容物可以渗漏至腹腔或穿破肠壁，造成局限性腹腔脓肿或弥漫性腹膜炎。滋养体也可进入门静脉血流，在肝内形成脓肿，且可以栓子形式流入肺、脑、脾等组织与器官，形成脓肿。迪斯巴内阿米巴仅发生局灶性肠道病变，体外试验提示仅破坏肠上皮单层细胞。但莫氏内阿米巴所致病变较重些，少数也可致痢疾。

在慢性病变中，息肉样残片可伸向肠腔。溃疡愈合后仍可见到瘢痕痕迹。由于滋养体反复侵入黏膜，加以细菌继发感染，致使肠黏膜组织对阿米巴刺激的增生反应，伴慢性炎症和纤维化，可出现大块状肉芽肿，成为阿米巴瘤(ameboma)，多见于盲肠、横结肠、肛门直肠交接处，质硬，难以与大肠癌相鉴别。

病变在显微镜下所见，组织坏死伴少量的炎症细胞，以淋巴细胞和浆细胞浸润为主，由于滋养体可溶解中性粒细胞，一般中性粒细胞极少见，但有细菌继发感染时，仍可见到较多中性粒细胞。阿米巴滋养体满布于整个病损中，尤其多见于病损扩展的边缘，甚至在邻近的正常组织中也有存在。

【临床表现】 潜伏期一般为1～2周，可短至4 d，长达1年以上。起病突然或隐匿，肠阿米巴病可有以下临床类型。

1. 无症状型(原虫携带状态) 大多数粪便内能找到阿米巴原虫而无症状，包囊仅在常规粪检中发现，并在整个感染期间排出，作为共居者存在，不侵袭组织，这类患者约90%为迪斯帕内阿米巴感染。但也有极少数感染溶组织内阿米巴或莫氏内阿米巴而症状不明显，多年保持亚临床状态如腹部不适、气胀、便秘等。

2. 普通型 起病一般缓慢，有腹部不适，大便稀薄，有时腹泻，每日数次，有时亦可便秘。腹泻时大便略有脓血，呈痢疾样。如病变发展，痢疾样大便可增至每日10～15次或以上，伴有里急后重，腹痛加剧和腹胀。回盲部、横结肠及直肠部均可有压痛。全身症状较轻微，常有低热或不发热。上述症状一般持续数日至数周，可自行缓解，如未接受治疗则易于复发。粪检可有少量或多量滋养体，大便有腐败腥臭味。由迪斯帕内阿米巴及莫氏内阿米巴所致症状较轻，仅表现为结肠炎。

3. 暴发型 此型少见，多发生于体弱和营养不良而受溶组织内阿米巴感染者。起病急骤，中毒症状显著，重病容，有高热及极度衰竭。大便迅速增至每日15次以上，含明显脓血与大量滋养体，甚至肛门失禁，呈水样或血水样，有奇臭，伴呕吐、剧烈腹痛、里急后重及腹部明显压痛。患者有不同程度脱水与电解质紊乱，有时可出现休克，易并发肠出血与肠穿孔。如不积极抢救，可于1～2周内因毒血症或并发症而死亡。

4. 慢性型 常为普通型未经彻底治疗的延续，病程可持续数月甚至数年不愈。腹泻反复发作，或与便秘交替出现。一般腹泻每日不超过5次，大便呈黄糊状，带少量黏液及血液，有腐臭，常伴有脐周或下腹部疼痛。症状可持续存在，或有间歇。间歇期长短不一，可为数周或数月。间歇期间可无任何症状，常因疲劳、饮食不当、暴饮暴食及情绪变化等复发。久病者常伴有贫血、乏力、消瘦、肝肿大及神经衰弱等。易并发阑尾炎及肝脓肿。大便检查可找到滋养体或包囊。

【实验室检查】

1. 粪便检查 为确诊的重要依据。典型阿米巴痢疾的粪便呈暗红色果酱样，有特殊的腥臭，粪质较多，含血及黏液。镜检可见大量黏液成团的红细胞和少量白细胞，有时可见活动的、吞噬红细胞的滋养体和夏-雷(Charcot-Leyden)晶体。慢性患者或成形粪便中一般只能检得包囊，可采用硫酸锌离心浮聚法或汞碘醛离心沉淀法或硅石胶状混悬物(percoll)梯度分离法浓集后，再作碘染色检查包囊，可提高其阳性检出率。粪便标本分离培养原虫，常用Robinson培养基，对亚急性或慢性病例检出率比较高，因其要求条件较高，目前尚不能作为医院诊断的常规检查。

检查阿米巴原虫时，应从虫体大小、核的数量、伪足形状及运动方式等方面和其他肠道非致病性原虫，如结肠内阿米巴、哈氏内阿米巴相鉴别。必要时可将包囊或滋养体染色，根据核的结构及拟染色体、糖原泡等加以鉴别。目前已有多种方法可将溶组织内阿米巴与迪斯帕内阿米巴相鉴别，主要包括同工酶分析、酶联免疫吸附试验(ELISA)和PCR法分析。以溶组织内阿米巴表面260 kDa Gal/GalNAc凝集素作为靶抗原，以单克隆抗体检测，其在血和粪便中的敏感性和特异性达88%和99%，这种方法目前欧美已有试剂盒出售。PCR法可直接从DNA水平鉴别出两种内阿米巴，其中以检测编码29/30 kDa多肽氨酸抗原(又称peroxiredoxin)的基因最为特异和可行。据称可直接从粪便PCR法鉴别出两种内阿米巴。

2. 血清学检查 应用阿米巴纯抗原可以作多种免疫血清学诊断试验。无症状排包囊者抗体检测为阴性，体内有侵袭性病变时才有抗体形成。检测方法有间接血凝(IHA)、间接免疫荧光抗体(IFA)、琼脂扩散法(AGD)及ELISA等。阿米巴痢疾阳性率可达60%～80%，这种抗体在治疗后可持续存在2～10年，而ELISA抗体滴度在患病后几个月内即可转阴，表明一旦抗体阳性提示急性感染。另外IFA法检测一般在痊愈后半年至1年，其抗体滴度可明显下降或转阴，也可作为诊断手段。目前已应用重组抗原检测抗体，据报道其敏感性和特异性均在90%以上。

3. 核酸检测 主要提取脓液或粪便培养物、活检的肠组织及脓血便的DNA，以适当的引物进行扩增反应，目前认为按溶组织内阿米巴编码29/30 kDa多胱氨酸抗原基因设计的引物最具良好的特异性和敏感性。

【诊断和鉴别诊断】

1. 诊断 典型阿米巴痢疾诊断不难，确诊有赖于粪便中找到病原体。不典型病例往往需借助结肠镜检查、血清学检查及诊断性治疗等措施。

(1) 临床症状 一般起病较慢，中毒症状较轻，痢疾样腹泻次数较少，有果酱样大便，容易反复发作。由于其症状轻重不一，且缺少特征性，故对慢性腹泻或有含糊不清的肠道疾病者，应考虑有本病可能。

(2) 实验室检查 粪便检查是确诊的重要依据。发现病原体后尚须鉴别非致病性阿米巴原虫。目前血清学检查发展很快，是诊断阿米巴病的关键性实验，大约有90%的患者血清可通过ELISA、间接血凝及间接免疫荧光等检测不同滴度的抗体。PCR诊断技术为十分有效、敏感及特异的方法。用双抗体夹心ELISA检测患者粪便中溶组织内阿米巴抗原，其阳性率可高达93%。

WHO专门委员会建议，镜下检获含四核的包囊，应鉴定为溶组织内阿米巴、迪斯帕内阿米巴或莫氏内阿米巴；粪中检测含红细胞的滋养体，应高度怀疑为溶组织内阿米巴；血清学检查高滴度阳性，应高度怀疑为溶组织内阿米巴感染。

(3) 结肠镜检查 对那些显微镜检查、血清学及PCR检查均未获阳性结果，而临床高度怀疑的病例，可行结肠镜检查或纤维肠镜检查。约2/3有症状病例中，直肠和乙状结肠黏膜可见大小不等的散在溃疡，表面覆有黄色脓液，边缘略突出，稍充血，溃疡与溃疡之间的黏膜正常。从溃疡面刮取材料作镜检，发现滋养体机会较多。

(4) X线钡剂灌肠检查 病变部有充盈缺损、痉挛及壅塞现象。此种发现虽无特异性，但有助于阿米巴瘤与肠癌的鉴别。

(5) 诊断性治疗 如临床上有高度怀疑而各种检查又不能确诊时，可选用抗阿米巴药物治疗，如效果确切，诊断亦可成立。

2. 鉴别诊断 应与下列疾病相鉴别。

(1) 细菌性痢疾 鉴别要点见表9-2-2。

表9-2-2 阿米巴痢疾与细菌性痢疾的鉴别

鉴别要点	阿米巴痢疾	细菌性痢疾
流行病学	常散发	常散发
全身症状	轻	较重
腹痛、腹泻	轻，每日泻数次或十数次	较重，频数
里急后重	轻	明显
压痛部位	右下腹为主	左下腹为主
粪便肉眼观	粪质多、恶臭、暗红色、果酱样	粪质少、黏液脓血便、血色鲜红
粪便镜检	红细胞粘集成串，间有脓球，有滋养体、包囊、夏-雷结晶	成堆脓球，红细胞分散，有巨噬细胞
粪便培养	溶组织内阿米巴滋养体	痢疾杆菌
血清学检查	阿米巴抗体阳性	阿米巴抗体阴性
肠镜检查	散在溃疡，边缘隆起，充血，溃疡间黏膜正常	肠黏膜充血、水肿，有浅表溃疡

(2) 血吸虫病 有疫水接触史，肝脾肿大、血嗜酸粒细胞增多，大便毛蚴孵化、直肠黏膜活检虫卵及环卵沉淀试验或循环抗原检测等阳性可资鉴别。

(3) 结肠癌 一般年龄较大；排便习惯改变并有不畅感。粪便变细且含血液，有渐进性腹胀。肛指检查、X线钡剂、结肠镜检查等有助于鉴别。

(4) 非特异性溃疡性结肠炎 左侧痉挛性疼痛，内镜检查可见结肠黏膜广泛充血、水肿，溃疡多而易出血，多次病原体检查阴性，血清免疫学试验阿米巴抗体阴性，抗阿米巴诊断性治疗无效等可作出诊断。

【并发症】

1. 肠内并发症

(1) 肠出血 深溃疡可侵蚀血管引起程度不等的肠出血，有时成为本病的主要症状。大量出血少见。

(2) 肠穿孔 多发生于暴发型及有深溃疡的患者，穿孔部位以盲肠、阑尾和升结肠为多见，穿孔后可引起局限性或弥漫性腹膜炎。急性穿孔较少见，慢性穿孔较多，大多无剧烈的腹痛发作，穿孔发生的时间常难以确定，但全身情况逐渐恶化。X线检查可见游离气体而确诊。有时由于先形成粘连，穿孔后可形成局部脓肿，或穿入附近器官而形成内瘘。

(3) 阿米巴性阑尾炎 盲肠部病变易蔓延至阑尾。临床症状与一般阑尾炎相似，但易发生穿孔。据称热带、亚热带地区因阑尾炎而手术者，发现约1/3为阿米巴感染所致。

(4) 结肠肉芽肿 慢性病例由于黏膜增生，发生肉芽肿，形成大肿块，极似肿瘤，称为阿米巴瘤，极易误诊为肠癌。多见于盲肠、乙状结肠及直肠等处。

2. 肠外并发症 溶组织内阿米巴滋养体可自肠壁静脉、淋巴管或直接蔓延，播散至肝、腹腔、肺、胸膜、心包、脑、泌尿生殖道或邻近皮肤，形成脓肿或溃疡，其中以阿米巴肝脓肿最常见。

【预后】 肠阿米巴病预后一般良好。有肠道加杂症和治疗不彻底者都易复发。暴发型患者预后较差，有严重肠出血、肠穿孔、弥漫性腹膜炎等并发症者预后不良。

【治疗】

1. 一般治疗 急性期应卧床休息，给予流质或半流质饮食，肠道隔离至症状消失，或大便连续3次找不到滋养体及包囊。暴发型给予输液、输血等支持疗法。慢性型应加强营养，增强体质。

2. 病原治疗

(1) 硝基咪唑类 甲硝唑(metronidazole, flagyl)又名灭滴灵，对阿米巴滋养体有较强的杀灭作用，是目前治疗肠内、外各型阿米巴病的首选药物。本品口服后在小肠内吸收，1 h血浆浓度达高峰，半衰期为6～7 h。一般治疗剂量为400～800 mg，每日3次口服，连用5～10 d；儿童每日50 mg/kg，分3次服，连用7 d。静脉用药以15 mg/kg即刻应用，以后7.5 mg/kg隔6～8 h重复之。副作用轻，以胃肠道反应为主，但在动物实验中发现有潜在致畸性，因而在妊娠3个月以内和哺乳妇女忌用。本品口服吸收良好，结肠浓度偏低，单纯用于杀虫者效果不够理想。

替硝唑(tinidazole, fasigyn)即磺甲硝唑，本品吸收快，血浓度较甲硝唑高1倍，半衰期较长(10～12 h)，副作用小，疗效更好。剂量为每日2 g，儿童每日30～40 mg/kg，清晨1次口服，连服5 d。同类药物尚有奥硝唑(ornidazole, tiberal)及另丁硝唑(secnidazole, flagentyl)，半衰期更长，对各型阿米巴病亦有良好疗效。

(2) 依米丁类 依米丁(emetine)对阿米巴滋养体有直接杀灭作用。对组织内滋养体有极高的疗效，但对肠腔阿米巴效果不显著。由于该药毒性较大，治疗量与中毒量较接近，且有蓄积作用，能产生心肌损害，已被其衍生物去氢依米丁(dehydroemetine)所取代，剂量按每日1 mg/kg计算(成人不超过60 mg/d)，分2次作深部皮下注射，连用6 d。

(3) 双碘喹啉 双碘喹啉(diiodohydroxyquin)主要作用于肠腔内阿米巴。口服后吸收<10%，肠腔内浓度高。作用机制为螯合亚铁离子，阻断原虫代谢率达60%～70%。本品毒性低，偶有头痛、恶心、皮疹及肛门瘙痒等。成人剂量为0.6 g，每日3次；儿童每日30～40 mg/kg，15～20 d为1个疗程。

(4) 二氯散糠酸酯 二氯散糠酸酯(diloxanide furoate)又名糠酯酰胺(furamide)。本品是目前最有效的杀包囊药物，可能与阻断蛋白质合成有关。对轻型及带包囊者的疗效为80%～90%，毒性低，偶见腹胀、恶心等轻度副反应。成人剂量为500 mg，每日3次，连服10 d为1个疗程。本品不宜用于孕妇患者，因其可能有致畸性。

(5) 硝噻醋柳胺 硝噻醋柳胺(nitazoxanide)是一种有效抗肠道原虫药物。据Rossignol等报道对溶组织内阿米巴、贾第鞭毛虫所致的腹泻，用500 mg每日2次口服，连续3 d，经随机、双盲对照观察，效果明显，于治疗后7 d内即停止腹泻，不良反应较轻。

(6) 抗菌药物 主要通过抑制肠道共生细菌而影响阿米巴的生长繁殖，尤其对阿米巴痢疾伴发细菌感染时效果尤佳。如四环素类、氨基糖苷类(如巴龙霉素)及喹诺酮类等抗菌药物。

为取得最佳疗效，上述药物多采用联合用药，常用的治疗方案如下：①普通型一般采用甲硝唑，其治愈率可达90%，如加用抗菌药物可提高疗效。若有包囊排出，可加用二氯散糠酸酯或双碘喹啉。②暴发型可采用甲硝唑静脉内给予，同时与抗菌药物联合，并对症治疗。③慢性型可根据病情轻重，适当选用甲硝唑或双碘喹啉，亦可选用二氯散糠酸酯治疗。④无症状型可选用二氯散糠酸酯或双碘喹啉。

3. 并发症治疗 在积极有效的抗阿米巴药物治疗下，一切肠道并发症均可获得缓解。暴发型患者常并发细菌感染，应加用有效抗生素。大量肠出血者可输血。肠穿孔伴腹膜炎者应在甲硝唑和广谱抗生素控制下进行手术治疗。

【预防】 饮水须煮沸，不吃生菜，防止饮食被污染。防止苍蝇孳生，灭蝇。检查和治疗从事饮食业的排包囊者及慢性患者，治疗期间应调换工作。平时注意饭前便后洗手等个人卫生。

二、肝阿米巴病

肝阿米巴病包括阿米巴肝炎(amebic hepatitis)与阿米巴肝脓肿(amebic liver abscess)，是指由溶组织内阿米巴通过门静脉到达肝脏，引起肝细胞炎症与坏死，严重者坏死区溶化成为脓肿，为肠阿米巴病最常见的并发症。肝脓肿也可在从未有过阿米巴痢疾临床表现的患者中单独出现。临床症状主要有长期发热、全身性消耗、肝脏肿大压痛和白细胞增加，并易引起胸部并发症。约半数患者自1周至数年前曾有患阿米巴痢疾或阿米巴结肠炎病史。

【发病机制和病理】 肝阿米巴病发展缓慢，距肠阿米巴病或阿米巴感染后有较长的隐匿期。暴饮暴食足以引起肠道炎症，易于使阿米巴感染变为活动；酗酒以及其他足以使人体抵抗力降低等情况，都可为肝阿米巴病发生的诱因。阿米巴原虫的再感染可以激发原已存在的感染而引起肝脓肿；肾上腺皮质激素的应用，也能诱发肝脓肿的发生。

结肠溃疡中阿米巴滋养体借其侵袭力进入门静脉系统，到达肝脏；但亦可通过肠壁直接侵入肝脏，或经淋巴系统到达肝内。大多数原虫抵达肝脏后即被消灭，仅少数可存活并在肝内进行繁殖。阿米巴滋养体在肝组织门静脉内因栓塞、溶组织及分裂作用，造成肝细胞炎症与局部液化性坏死而形成脓肿。自原虫侵入至脓肿形成，平均需时1个月以上。脓肿所在部位深浅不定，以大的单个为多见，约80%位于肝右叶，尤以右叶顶部居多，因右叶接纳的血液来自肠阿米巴主要病变的盲肠和升结肠之故。因原虫经门静脉血行扩散，故早期以多发性小脓肿较为常见，以后才互相融合而形成单个大脓肿。

脓肿中央为一大片坏死区，其脓液为液化的肝组织，呈巧克力酱样，质黏稠或稀薄，有肝腥味，含有溶解和坏死的肝细胞、红细胞、白细胞、脂肪、夏-雷晶体及残余组织。滋养体常聚集在脓腔壁，约1/3病例在脓液中可找到滋养体，但从未发现有包囊。脓肿可因不断扩大，逐渐浅表化，以至于向邻近体腔或脏器穿破。慢性脓肿可招致细菌继发感染，如大肠埃希菌、葡萄球菌、变形杆菌、产气杆菌及产碱杆菌等。细菌感染后，脓液失去其典型特征，呈黄色或黄绿色，有臭味，并有大量脓细胞，临床上可出现毒血症表现。

【临床表现】 肝阿米巴病症状的出现，约在阿米巴痢疾数月、数年，甚至十数年之后，亦有从未患过肠阿米巴病者。起病多较缓，以不规则发热、盗汗等症状，或突然高热、恶寒开始。发热以间歇型或弛张型居多，体温大多晨低，午后上升，傍晚达高峰，夜间热退时伴盗汗，可持续数月直至作出诊断。虽然阿米巴肝脓肿比阿米巴肝炎严重，但起病症状与体征相似。肝区痛为本病重要症状，常呈持续性钝痛，深呼吸以体位变更时增剧。由于脓肿多位于右叶顶部，故可刺激与邻近组织及脏器形成粘连。右侧反应性胸膜炎相当多见，由于脓肿压迫右下肺而发生肺炎，此时，患者可有气急、咳嗽、胸痛、肺底浊音、摩擦音及啰音。有些患者右下胸或右上腹隆起，甚至局部皮肤呈现水肿，按之可凹陷。肝脏肿大，有压痛及叩击痛。当脓肿浅表时，可在右侧腋下线下部肋间隙触到最显著的压痛点，即Ludlow征阳性。右上腹肌可紧张，并有明显压痛。脓肿所在位置，肝右叶占绝大多数，为87%；左叶为8%；左右两叶同时受累为5%。脓肿位于肝左叶者，患者可有中上腹或左上腹痛，并向左肩放射。此时体征多位于剑突下，如左叶肝肿大，中上腹或左上腹触及包块，易向心包或腹腔穿破。黄疸一般不出现，但在多发性肝脓肿时，黄疸发生率较高。

肝脓肿如未能及时诊断和治疗，病情迁延，患者可有消瘦、贫血、水肿、轻度发热、肝大质坚及局部隆起等，易误诊为肝癌。也有极少数病例，起病急骤，呈暴发性，称为超急性型肝脓肿或Rogers暴发型肝脓肿，常伴有暴发型阿米巴痢疾，如不及时抢救，可危及生命。

【诊断和鉴别诊断】

1. 诊断 肝阿米巴病可根据以下几方面作出诊断。

(1) 临床表现 长期发热、肝肿大和局限性压痛或右下胸腋中线区压痛，为本病常见的症状与体征。痢疾史和腹泻史有助于诊断。

(2) 实验室检查

1) 血象检查：白细胞总数在早期多数增加，为(13～16)×10^9/L，至后期常降至正常以下，中性粒细胞在80%左右，有继发感染时更高。血红蛋白降低，血沉可增快。

2) 粪便及十二指肠液检查：少数患者粪便中可找到溶组织内阿米巴。十二指肠引流液和胆汁液中有时也能找到滋养体。

3) 肝功能检查：ALT及其他项目多数在正常范围，但血清胆碱酯酶活力降低较为突出。

4) 血清学检查：应用阿米巴纯培养抗原作血清学反应，其特异性甚高，如间接血凝试验、间接荧光抗体试验及ELISA试验等阳性率可达95%～100%。因而对肝阿米巴病有较大的辅助诊断价值，阴性者基本可以排除本病。

5) 基因检测：用溶组织内阿米巴30 kDa蛋白编码基因引物，以PCR法可从脓液中检测到其基因片段，敏感性和特异性均为100%。

(3) X线检查 显示右侧膈肌抬高，运动受限，可见胸膜反应或积液。偶可在平片上见到肝区有不规则透光液气影，具有相当特征性。

(4) 肝脏影像 B型超声波、CT扫描和磁共振等检查，均有助于诊断和定位。

(5) 肝穿刺引流 选择局部压痛点最明显处，或在B超引导下穿刺抽脓，穿刺点一般多在右侧腋中线第7、8肋间。如获典型脓液，不论是否找到滋养体均可确诊。首次脓液应作细菌培养，以明确有无继发性细菌感染。

2. 鉴别诊断

(1) 原发性肝癌 一般无明显发热、肝肿大迅速，质硬而表面不平，甲胎蛋白阳性。B型超声波、CT扫描、肝动脉造影、磁共振检查及肝穿刺活组织检查均有诊断价值。

(2) 细菌性肝脓肿 鉴别要点见表9-2-3。

表9-2-3 阿米巴肝脓肿与细菌性肝脓肿的鉴别

鉴别要点	阿米巴肝脓肿	细菌性肝脓肿
病史	有阿米巴痢疾史	常继败血症或腹部化脓性疾病后发生
症状	起病较慢，病程长，毒血症较轻	起病急，毒血症显著如寒战、高热、休克等
肝脏	肿大与压痛较显著，局部隆起，脓肿常为大型单个，多见右叶	肿大不显著，局部压痛较轻，一般无局部隆起，脓肿以小型、多个性为多

续 表

鉴别要点	阿米巴肝脓肿	细菌性肝脓肿
肝穿刺	脓量多,大都呈棕褐色,可找到阿米巴滋养体	脓液少,黄白色,细菌培养可阳性,肝组织活检为化脓性病变
血象	白细胞计数中等增高,血液细菌培养阴性	白细胞计数高,以中性粒细胞显著增加为主,血液细菌培养可阳性
阿米巴抗体	阳性	阴性
治疗反应	甲硝唑、氯喹等治疗有效	抗生素治疗有效
预后	相对较好	易复发

【并发症】 主要并发症为脓肿向周围脏器穿破及继发细菌感染。脓肿可穿破膈肌形成脓胸或肺脓肿,再穿破支气管造成胸膜-肺-支气管瘘;穿破至心包或腹腔时引起心包炎或腹膜炎;亦可穿破至胃、大肠、肾盂等处,造成各脏器的阿米巴病。在这种情况下,继发细菌感染极易发生。穿刺抽脓有时也可招致继发细菌感染。

【预后】 阿米巴肝脓肿自1913年应用依米丁治疗后,病死率在10%左右,但儿童仍高达20%。近来由于甲硝唑及其衍生物的应用,病死率已下降到1%～2%。溶组织内阿米巴破坏的肝组织病变,其最明显的特征是很少见到纤维组织增生,故在阿米巴肝脓肿治愈后,在解剖上和功能上往往能达到完全恢复。

【治疗】

1. 病原治疗 选择以杀灭组织内阿米巴滋养体的药物为主。

(1) *甲硝唑* 首选药物,剂量为400～800 mg,口服,每日3次,连服10 d。本品的衍生物替硝唑(磺甲硝唑)及另丁硝唑等疗效亦较佳。

(2) *氯喹* 口服后吸收完全,肝内浓度较血浆高数百倍,对肝阿米巴病有较好的疗效。常用磷酸氯喹成人0.5 g(基质0.3 g),每日2次,连服2 d后改为0.25 g(基质0.15 g),每日2次连服20 d为1个疗程。副作用有头昏、胃肠道反应及心肌损害等。

(3) *依米丁* 依米丁及去氢依米丁均有良好疗效,由于这类药物对心脏有毒性作用,目前较少应用。

以上各种药物均可相继选用,疗效更佳,但不宜同时给药。为根除肠腔阿米巴慢性感染,用上述药物后,应继以一疗程二氯散糠酸酯或双碘喹啉。

2. 肝穿刺引流 对脓肿较大者在应用药物的同时,应进行穿刺引流,每3～5 d 1次,至脓液转稀,脓腔缩小,体温降至正常时为止。如有细菌混合感染,可于抽脓后腔内注入适量抗生素。

3. 抗生素治疗 有混合感染时,视细菌种类及其对药物的敏感性,应用适当的抗菌药物。

4. 外科治疗 遇有以下情况,可考虑作手术切开引流:①经抗阿米巴药物治疗及穿刺引流失败者。②左叶肝脓肿,穿刺引流有损伤邻近脏器危险或脓肿位置过深,穿刺危险较大者。③继发细菌感染,药物治疗不能控制者。④穿破入腹腔或邻近内脏,引流不畅者。⑤多发性脓肿,致穿刺引流困难或失败者。

三、其他阿米巴病

溶组织内阿米巴滋养体可经原发病灶直接蔓延或经血流播散至全身各处,出现临床上较少见的肠外阿米巴病。

1. 阿米巴肺脓肿 有原发性和继发性两类:前者系血行播散所致,肠道滋养体经淋巴管、胸导管、上腔静脉或经直肠下静脉、下腔静脉而侵入肺脏;后者则为肝脓肿穿破膈肌,形成脓胸或肺脓肿,也可形成肝-肺-支气管瘘。其中以继发性所致较多见。临床表现颇似细菌性肺脓肿,有畏寒、发热、胸痛、咳巧克力色和血性脓痰等。胸部X线及CT检查对诊断有帮助。在脓肿部位及炎症阶段常伴有胸腔积液或脓胸,胸腔积液中偶可找到阿米巴滋养体。治疗开始可用0.5%甲硝唑100 ml静脉滴注,每日2次;以后改为口服。同时加用抗菌药物。

2. 阿米巴脑脓肿 常为肝阿米巴病和阿米巴肺脓肿的继发症。据报道埃及发生率较高,曾有一组死于阿米巴病的尸检报告,发现210例中有8.1%死者继发有阿米巴脑病。临床表现有惊厥、狂躁、幻觉及脑瘤样压迫症状,但脑膜刺激征症状较少见,多数有局部定位体征。如脓肿破入脑室或蛛网膜下隙,则出现高热、昏迷,常于3 d内死亡。治疗方法可参照肝阿米巴病的治疗方案。

3. 皮肤阿米巴病 本病极少见,仅在营养不良或衰弱患者中见到,多为继发病变。系因阿米巴肝脓肿穿破胸腹壁,或直肠病变延伸至肛门周围,或阿米巴肝脓肿、阑尾炎手术治疗继发的腹部切口及引流口周围皮肤感染等。临床表现为皮肤坏死及肉芽肿性溃疡形成。肛周的皮肤阿米巴病,男性可累及阴茎,女性可波及外阴及阴道等处。可采用抗阿米巴药物全身或局部治疗,疗效一般较好。

4. 泌尿、生殖系统阿米巴病 泌尿系统阿米巴病包括尿道炎、前列腺炎,多继发于阿米巴痢疾,可能是通过肠道血流—淋巴蔓延或逆行感染所致。临床表现为不同程度发热、寒战、尿频、尿急、尿痛、尿血等,尿呈茶色或鲜红色。

生殖系统阿米巴病以阴道炎多见,常继发于阿米巴痢疾,由肛周—外阴—阴道蔓延所致。常以白带多起病,逐渐转为黄色带红,或脓血性分泌物,腥臭。外阴有灼痛,大、小阴唇或阴蒂周围皮肤可见浅表性溃疡,并累及宫颈,呈现糜烂及散在溃疡,有出血。阿米巴龟头炎者多因不洁性交引起,常见同性恋者。可见包皮及阴茎红肿、疼痛及浅在性溃疡,并有腹股沟淋巴结肿大等。采用抗阿米巴药物治疗，一般效果较好。

5. 阿米巴心包炎 甚少见。由阿米巴左叶肝脓肿穿破所致，病死率极高。临床表现主要为心包填塞症状，可见心动过速，脉压差缩小，奇脉，颈静脉充盈，心界扩大，心音减弱，有心包摩擦音，肝肿大，下肢水肿等。亦有突然出现休克，抢救不及而死亡。本病治疗除应用抗阿米巴药物外，同时按渗出性心包炎治疗方案处理。

参考文献

[1] 高兴政. 溶组织内阿米巴[M]//孙新，李朝品，张进顺. 实用医学寄生虫学. 北京：人民卫生出版社，2005：83－94.

[2] 马亦林. 阿米巴病[M]//马亦林. 传染病学. 第4版. 上海：上海科学技术出版社，2005：885－895.

[3] Parija SC, Khairnar K. *Entamoeba moshkovskii* and *Entamoeba dispar*-assciated infection in Pondicherry [J]. India J Health Pop Nutr, 2005, 23: 292－295.

[4] Fotedar R, Stark D, Marriott D, et al. *Entamoeba moshkovskii* infection in Sydney, Australia [J]. European J Clin Microbiol and Infect Dis, 2008, 27(2): 133－137.

[5] Jockson TFHG. *Entamoeba histolytica* and *Entamoeba dispar* are distinct species: clinical, epidemiological and serological evidence [J]. Int J Parasitol, 1998, 28(1): 181－186.

[6] Rossignol JF, Ayoub A, Ayers MS. Treatment of diarrea caused by Giardia intestinalis and *Entamoeba histolytica* or *E. dispar*: a randomized, double-blind, placebo-contralled study of Nitazoxanide [J]. J Inf Dis, 2001, 184(3): 381－384.

[7] Fotedar R, Stark D, Beebe N, et al. Laboratory diagnostic techniques for *Entamoeba* species [J]. Clin Microbiol Rev, 2007, 20(3): 511－532.

[8] Zengzhu G, Bracha R, Nuchamowitz Y, et al. Analysis by Enzyme-linked Immunosorbent Assay and PCR of humaen liver abscess aspirates from patients in China for *Entamoeba histolytica* [J]. J Clin Microbio, 1999, 3(9): 3304－3306.

第三节 自由生活阿米巴病

马亦林

在自然界的水体和泥土内存在着许多种类的自由生活阿米巴，其中有些种属是人类潜在的致病原，可以机会性感染，侵入人体的中枢神经系统或其他器官，引起严重的损害或死亡。近年来国外学者将致病性自由生活阿米巴原虫在生物学分类种系上归属于叶足纲、裸阿米巴亚纲(图9－3－1)，至今已发现的有瓦氏阿米巴科(Vahlkampfiidae)及棘阿米巴科(Acanthamoebidae)。分别有耐格里属(*Naegleria*)引起的原发性阿米巴脑膜脑炎(primary amoebic meningoencephalitis, PAM)，棘阿米巴属(*Acanthamoeba*)与巴拉姆希属(*Balamuthia*)引起的肉芽肿性阿米巴脑炎(granulomatous amoebic encephalitis, GAE)、棘阿米巴角膜炎(acanthamoeba keratitis, AK)及其他与GAE并发的副鼻窦-肺、皮肤、耳部感染等报道。直至1998年5月，据不完全统计，全世界已有1 721例以上报道，其中PAM为182例(国内为3例)，GAE为189例(国内为4例)，AK为1 350例(国内为30例，包括香港3例、台湾1例)。

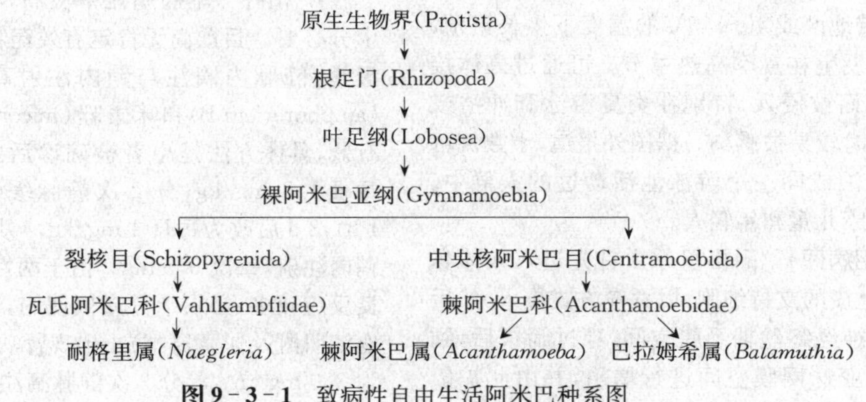

图9－3－1 致病性自由生活阿米巴种系图

一、原发性阿米巴脑膜脑炎

【病原学】 本病的病原体为耐格里属中嗜热的致病性虫株。现已发现耐格里属有7个虫株，即 *Naegleria fowleri*、*N. andersoni*、*N. australiensis*、*N. gruberi*、*N. jadini*、*N. jamiesoni* 及 *N. lovaniensis*。

目前证实感染人体中枢神经系统引起原发性阿米巴脑膜脑炎只有福氏耐格里阿米巴(*N. fowleri*)。该原虫生活史有3个阶段:滋养体、鞭毛体和包囊(图9-3-2)。滋养体直径为10～30 μm,有特征性具环晕的大核仁,虫体一端有单一圆形或钝性的伪足,而另一端形成指状的伪尾巴,运动快速而无定向。当滋养体在不适环境中或置于蒸馏水中,可形成临时性的鞭毛体,一般具有一对或多根鞭毛,直径为10～15 μm,长圆形或梨形,泳动快,为非摄食阶段,可在24 h内变回到滋养体,但不直接形成包囊。滋养体是嗜热性的,能在40～45℃温度下正常生长,并以有丝分裂的方式迅速增殖,以摄入细菌或其他有机物为食,为其生活史中的致病阶段。当滋养体处于逆境时,可形成抗性很强的包囊,包囊为圆形,直径为10 μm,囊壁光滑有2～3个孔,核与滋养体核相似。

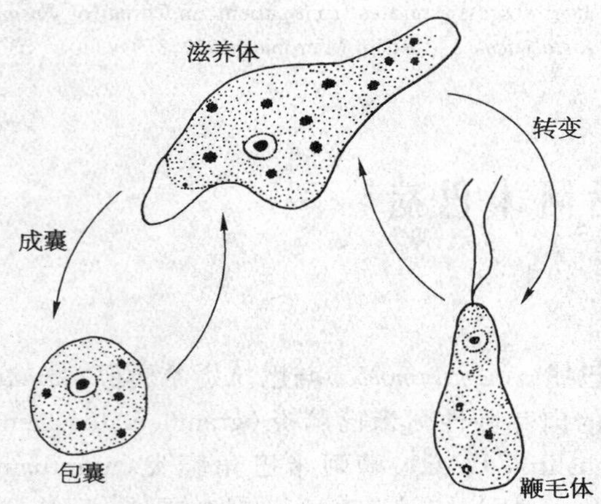

图9-3-2 福氏耐格里阿米巴生活史(滋养体、鞭毛体和包囊,有丝分裂无性增殖)

(引自Pearl Ma等. 1990)

【流行病学】 福氏耐格里原虫从土壤、空气尘埃、游泳池、温泉、热电厂的排放水中均已分离到。为嗜热性虫株,可在热带地区或40～45℃的温度下生长繁殖,因而本病大部分发生在夏季高热季节。可通过人体接触有污染的水源而被侵入,特别在炎夏游泳和冲浴或在游泳池内潜水时较易被感染。据国外报道,十数例可源发于同一个湖泊或同一个游泳池活动过的人群中。患病年龄多为健康儿童和年轻人。

【发病机制和病理】 耐格里原虫首先进入人体鼻腔,通过嗅神经上皮的支持细胞,以吞噬方式摄入,然后沿着无髓鞘的嗅神经终丝轴系膜空间,穿过筛板后,到达含有脑脊液的亚蛛网膜空间进行增殖,并由此扩散而入侵中枢神经系统,形成出血性坏死和脓肿等组织病理学特征。原虫可进入脑室系统到达脉络膜的神经丛引起脉络膜神经炎与急性室管膜炎。

原发性阿米巴脑膜脑炎的组织病理学特征为大脑半球及小脑呈现严重水肿,小脑扁桃体突出与充血,嗅球嗅泡明显坏死、出血,有中等数量的脓性渗出液,眼眶前部皮质也出现坏死与血、脓肿,第三、第四、第六对脑神经瘫痪。在血管间隙、嗅神经的无髓鞘轴突神经丛处和脓性渗出物均可发现滋养体,但无包囊。

【临床表现】 潜伏期较短,一般仅3～5 d,最多7～15 d。早期会出现味觉和嗅觉异常,此为病原体侵入的反应。常以剧烈头痛、高热、喷射性呕吐等症状开始,继而出现全身性或局限性癫痫发作,并有明显的脑膜刺激征症状,如颈项强直、克氏征及布氏征阳性等。多数在数日内转入谵妄、瘫痪及昏迷。由于本病为一种暴发性和致命性的脑膜脑炎,患者体内几乎来不及引起保护性的细胞和体液免疫反应。因此,常在1周内因严重脑水肿,导致呼吸、循环中枢衰竭而死亡。据报道目前所有原发性阿米巴脑膜脑炎病例中,经医院抢救后幸存者不足10例。

【诊断和鉴别诊断】

1. 诊断 可从以下几方面加以诊断。

1) 流行病学史:多在夏季发病,起病前5～7 d曾在不流动的湖水或温热水中游泳史。

2) 有上述中枢神经系统病变的临床表现。

3) CT检查脑部显示有弥漫性密度增高区域,并累及灰质。脑部及脑脚间处的脑池间隙闭塞,大脑半球上部环绕中脑和蛛网膜空间的亚显微结构均消失。

4) 腰穿显示颅内压明显增高[3～65 kPa(300～6 500 mm H_2O)],脑脊液中红细胞数平均为2.78×10^9/L,多形核白细胞百分比增高,蛋白质增加,糖含量下降。脑脊液镜检或体外培养确认为福氏耐格里阿米巴滋养体,才能确诊。

2. 鉴别诊断 应与化脓性脑膜炎、单纯疱疹性脑炎、流行性乙型脑炎等相鉴别。

【治疗和预防】

1. 治疗 本病病死率极高,早期诊断与及时治疗十分必要。目前尚无肯定有效药物,据国外有一成功的报道,静脉内滴注与鞘内注射高剂量的两性霉素B(amphotericin B)和咪康唑(miconazole)联合使用可能有效,具体方法是患者被确诊后立即应用两性霉素B每日1.5 mg/kg,分2次静脉缓慢滴注(每次不少于1 h),3 d后改为每日1 mg/kg,共用6 d;必要时可同时鞘内注射,每次0.5 mg。由于两性霉素B毒性较大、不良反应较多,必须十分谨慎使用,在治疗过程中应检测血清肌酐及尿素氮,防止出现肾功能损害。咪康唑剂量为350 mg/m^2,等分3次静脉滴注,共9 d。口服利福平或静脉滴注磺胺异噁唑(sulfisoxazole, SIZ)可增加疗效。一般抗阿米巴药物无效。

2. 预防 本病尚无疫苗。避免在不流动的湖塘水或温热水中游泳,尽量做到不要潜入水中,或避免让水溅入鼻腔内。近来认为对游泳池和旋转池等水体使用氯气进行全面消毒是有效的。据澳大利亚国际健康与医疗研究委员会建议在游泳池内使用氯气的标准量：当水温低于 26℃时，氯气浓度为 1 mg/L；高于 26℃时，至少 2 mg/L；高于 28℃时，应达到 3 mg/L。

二、肉芽肿性阿米巴脑炎

【病原学】 本病的病原体为棘阿米巴属和巴拉姆希属中的一些虫株。棘阿米巴属目前发现有 7 个种：*Acanthamoeba culbertsoni*、*A. polyphaga*、*A. castellanii*、*A. rhysodes*、*A. astonyxis*、*A. palestinensis* 及 *A. healyi*，其中前 4 种为主要病原体。

棘阿米巴滋养体呈长圆形，比耐格里阿米巴大，直径为 20～40 μm，在湿载片上活动十分缓慢。具有特征性的是滋养体表面有不断伸缩的小棘状突起，称为棘状伪足，以二分裂方式增殖。胞核呈泡状，直径 6 μm，含一个大而致密的核仁，无鞭毛型。当滋养体处于逆境时可形成包囊，不同虫种包囊的大小和形状有着较明显的差异，有圆球形、星形、多角形等（图 9-3-3）。包囊直径 15～20 μm，具有双层囊壁，外壁具皱折，而内壁有覆盖的孔。滋养体生长最适宜的温度为 25℃，也有个别虫种可在较高温度（<35℃）下生存。

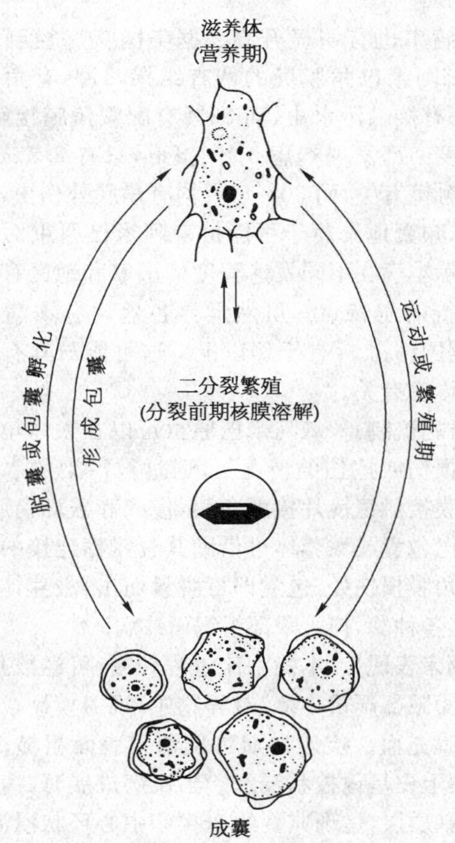

图 9-3-3　棘阿米巴生活史（滋养体和包囊）
（引自 Pearl Ma 等. 1990）

近来又发现另一种新的自由生活阿米巴，称为巴拉姆希属（*Balamuthia*），其中 *Balamuthia mandrillaris*（过去认为细胶丝阿米巴属 *Leptomyxid amoebas*）及 *Sappinia diploidea* 也能导致人类中枢神经系统感染，前者可致健康个体及免疫抑制者发生致死性阿米巴脑炎；后者为泥土中阿米巴，可引起健康个体发生窦道感染后的非致死性阿米巴脑炎。巴拉姆希阿米巴滋养体比棘阿米巴虫种大，其形态学上显著特征为虫体呈树枝状，并有一大泡状核与中央核仁。包囊的大小与棘阿米巴相似，但其囊壁的超微结构有三层，即外层较厚，内层密度较高，中间为无定型的原纤维层。

【流行病学】 棘阿米巴属的虫种在自然界广泛存在于土壤、淡水、灰尘甚至沙漠中，已从冷却塔、空调滤器、河流、湖泊、池塘、水管道等水中及正常人的鼻道与口腔中分离到此原虫。巴拉姆希属尚未从自然界中分离到，但有可能类同棘阿米巴的分布。这两种原虫具有条件致病作用，多发生于免疫抑制和体质虚弱的人群中，如艾滋病、慢性肝病、糖尿病、慢性皮肤溃疡及接受过皮质激素或化疗的免疫受损患者。本病无明显季节性，主要是接触病原体污染的水，通过伤口侵入人体。据美国报道 116 例肉芽肿性阿米巴脑炎中，由棘阿米巴属所致为 83 例，其中 50 例并发于艾滋病患者；由巴拉姆希属所致为 33 例，其中 9 例并发于艾滋病患者。

【发病机制和病理】 本病多发生于免疫功能低下的一些患者中。棘阿米巴可以通过灰尘或水经破损的皮肤、呼吸道或泌尿生殖道侵入人体，并不断增殖，随血液或淋巴循环到达脑部；也可由鼻腔侵入的虫株在鼻黏膜增殖后，穿过筛板，沿嗅神经上行至脑，或留于鼻腔，或进入肺部。侵入脑部的原虫，再次大量增殖而扩散，常聚集于大脑皮质、小脑及其他部位，尤以基底部为甚。原虫通过其释放的水解酶和溶血酯酶等导致脑组织坏死，破坏髓鞘中磷脂而致病。

病理解剖上可见大脑半球水肿，软脑膜有脓性渗出物。在后凹窝结构、中脑、丘脑、脑干、胼胝体、小脑及偶尔在颈部脊髓皆可出现多病灶的损伤，伴有多核巨细胞的慢性肉芽肿性炎症反应。

【临床表现】 潜伏期较长，可能数周至数月。起病较缓慢，早期有头痛、低度或中度发热，局部性癫痫发作。以后出现各种局限性神经体征，并有嗅觉丧失、复视、第三或第六对脑神经瘫痪等。大多有颈部强直、恶心、呕吐与昏睡现象。其特征性表现为性情喜怒无常，易激怒或精神失控，具有攻击性。病情发展较慢，可历时数月。

【诊断和鉴别诊断】 对本病的确诊绝大多数由尸体解剖获得。对有慢性免疫抑制基础病的患者，出现上述中枢神经系统症状，应怀疑有本病可能。对本病应慎作腰穿，因其脑压高。脑脊液检查可见大量细胞聚集，主要为淋巴细胞和多形核细胞，葡萄糖低，蛋白质稍高，常无棘阿米巴滋养体存在。CT扫描和磁共振检查可示大脑皮质与皮质下灰质有多处密度增加的区域，但无特异性。最后确诊尚赖脑损伤处，或在皮肤病灶处查到棘阿米巴滋养体或包囊。

本病应与脑脓肿(包括溶组织内阿米巴性与细菌性)、颅内肿瘤相鉴别。并应与耐格里原虫所致的原发性脑膜脑炎相鉴别(表9-3-1)。

表9-3-1 耐格里属与棘阿米巴(巴拉姆希)属脑膜脑炎的鉴别

鉴别要点	耐格里	棘阿米巴(巴拉姆希)
年龄与性别	小儿或青年，男：女为3：2	任何年龄，常见于生命后期者，男多于女
既往健康	良好	可以正常，但常见于有免疫抑制者，如艾滋病
流行病学史	近期有淡水密切接触史	未明
侵入部位	鼻腔黏膜	棘阿米巴可从皮肤、前列腺、子宫、眼、肺、耳及鼻腔黏膜等，巴拉姆希可从皮肤侵入
到达CNS途径	沿嗅神经	棘阿米巴通常为血行性，但偶有沿嗅神经，巴拉姆希途径未明
潜伏期	5～7 d	未明，但差别较大，慢性或亚急性者常大于20 d
临床表现	呈现PAM，早期类似急性化脓性脑膜炎	类似脑脓肿或占位性肿块表现
病理	出血性坏死(急性嗜中性细胞)，以前叶与颞叶为主，仅能找到滋养体	出血性坏死，以慢性炎症细胞、修复性神经胶质增生和肉芽肿病变，中线结构常不损害。滋养体与包囊均可存在。巴拉姆希常表现为坏死性肉芽肿和脉管炎
诊断	可从脑脊液中镜下找到原虫，也可分离到鞭毛期原虫。颇似细菌性脑膜炎	类似脑脓肿或占位性肿块表现，脑脊液镜下难以找到原虫，偶可分离出原虫
病程与预后	多迅速死亡(2～3 d)	多死亡，但常呈亚急性或慢性经过
治疗	两性霉素B治疗为主，也可联用咪康唑或利福平	部分可考虑手术切除，药物可选用磺胺、5-氟胞嘧啶、咪唑类、利福平、喷他脒等

【治疗和预防】 治疗本病尚缺乏肯定有效药物。部分患者可考虑外科手术切除病变。体外试验有效药物有磺胺嘧啶，双脒(diamidine)类如喷他脒(pentamidine)、羟乙磺酸丙氧苯脒(propamidine)和酮康唑。但在体内是否有效，尚须进一步证实，其中双脒类较难通过血脑屏障，毒性反应也较大。据称5-氟胞嘧啶(fluorocytosine)可能有效，可以试用。由于本病诊断困难较大，往往当患者的中枢神经系统被严重损伤时才开始治疗，已为时过晚。又因为大部分患者均有一定程度免疫功能缺损，目前尚未见有理想的治疗结果，病死率极高。

本病预防主要针对免疫功能缺陷的易感人群。注意生活环境的质量，定期检查水箱、空调滤器及水管装置系统等卫生情况，开展对易感人群有关知识的教育，避免接触可疑污水。

三、棘阿米巴角膜炎

棘阿米巴角膜炎是由棘阿米巴属中的一些虫种感染所致。现已发现有6种病原体，即*A. castellanii*、*A. culbertsoni*、*A. polyphaga*、*A. hatchetti*、*A. rhysodes*及*A. griffini*生活史中的滋养体和包囊均可致病。

【流行病学】 1972年首例报道一名农民因眼被麦秆刺伤而引起本病以来，发现本病的发生与配戴角膜接触镜(即隐形眼镜)有关。随着接触镜佩戴人数的增加而发病率也有明显升高。据美国疾病控制中心对208例棘阿米巴角膜炎的调查结果，17%有角膜外伤史，25%有接触污水史，而85%有配戴角膜接触镜史。但据印度南部发现本病81例报道，只有2.5%与配戴角膜接触镜有关，而60%患者均有角膜外伤史，他们都是农民，频繁地暴露于可能被棘阿米巴原虫污染的环境。提示本病在不同发达程度的国家和地区存在着不同的流行病学特点。虽然世界各地均有本病病例报道，但美国约占3/4(千例以上)，这可能与其有较高的临床确诊率有关。

【发病机制】 棘阿米巴原虫可以在人体角膜上皮有轻微损伤或擦伤的情况下，通过被污染的水或有污染的角膜接触镜镜片接触角膜，侵入和破坏角膜基质。棘阿米巴包囊或滋养体可借助其甘露糖连接的糖蛋白黏附于角膜损伤处，包囊即可脱囊而出，滋养体大量繁殖，分泌各种酶，损害眼部组织而致病。

【临床表现】 本病临床进程较慢，可经数月之久。其特征为眼部严重疼痛，有异物感，视力模糊，流泪，畏光和结膜充血。疾病初期可见角膜表面粗糙，光泽较差，角膜上皮呈树枝状浸润。当疾病进展时，病变可侵入角膜基质层，呈现典型的360°旁中心环状浸润，并有散在的未被浸润的圆形区域。因病变进一步发展，可形成弥散性、化脓性角膜溃疡而造成角膜穿孔。同时常伴有细菌继发感染而使前房积脓、巩膜炎和虹膜睫状体炎等。

【诊断】 本病诊断依据如下。

1）有角膜外伤、接触污水或配戴角膜接触镜史。

2）上述临床表现，尤其是角膜上皮呈现树枝状浸润或角膜放射状神经炎，有较为特异的征象。

3）角膜刮片或活组织检查可发现棘阿米巴滋养体或包囊，是确诊的依据。

【治疗和预防】 治疗本病可应用0.02%氯己定（洗必泰）眼药水与0.1%羟乙磺酸丙氧苯脒眼药水滴眼，开始3 d每小时1次，接着4周每2 h 1次，又4周改为每3 h 1次，以后4周每4 h 1次。一般经过6个月的治疗，症状体征可消失。因病变部常伴有细菌继发感染，可同时联合抗菌眼药水滴眼，但不宜应用含皮质激素药水滴眼。

本病是一种顽固的进行性角膜疾病，如不及时治疗会导致患者的视力明显减退或失明，故应加强宣传与预防。特别要引导配戴角膜接触镜者应严格遵循厂方规定或眼科医师建议的护理程序。当眼部有外伤时，切勿用河水、井水或自来水冲洗眼睛。

四、自由生活阿米巴内共生微生物感染

1980年开始就发现阿米巴原虫胞内寄生菌，并长期共存，但尚未引起重视。近10年来主要集中在自由生活的阿米巴原虫胞内的微生物包括细菌、衣原体及大病毒等开展研究。其作为人类致病微生物的扩散媒介和多种专性胞内寄生菌的宿主，即所谓“特洛伊木马”，医学界已逐渐提高了对其的认识。其基本概况分述如下。

【病原学和生境】 自由生活阿米巴以细菌和其他微生物为食，细菌进入阿米巴后，在线粒体和细胞囊泡包围的吞噬体中生存和复制。目前已发现阿米巴原虫胞内菌，主要有副衣原体属（*Parachlamydiaceae*）的衣原体样胞内菌（chlamydia-like endosymbionts）、军团菌样的阿米巴致病菌（legionella-like amoebal pathogens，LLAPs）及各种变形细菌（proteobacteria），如阿菲波菌属（*Afipia*）、包西菌属（*Bosea*）、红细菌属（*Rhodobacter*）、根瘤菌属（*Rhizobium*）、玫瑰单胞菌属（*Roseomonas*）、诺达拉菌属（*Nordella*）及 *Odysselia* 属等。其他尚有黄杆菌属中 *Flavobacteria amoebinaius* massilae 及分枝杆菌属中 *Mycobacteria massilience* 等。一些病毒也能在阿米巴体内共生，如2003年发现的一种大病毒称为拟菌病毒就在棘阿米巴体内共生。上述各类阿米巴内共生微生物已证明有多种可以引起人类感染。

1. 副衣原体科各种胞内共生菌 副衣原体科有与衣原体科相似的复制周期和80%～90%的rRNA同源序列，根据其常见的寄生宿主暂分2个属，即棘阿米巴副衣原体（*Parachlamydia acanthameobae*）和小哈门属新衣原体（*Neochlamydia hartmannella*）。目前已有9种副衣原体被发现，分别为BN9、Berg17、Hall球菌、UWE1、UWE25、UWC22、TUME1、AIHSP和CorvenA 4，分离标本包括鼻拭子、支气管肺泡灌洗液、感染的角膜组织以及污水土壤等（表9-3-2）。

2. 军团菌样的阿米巴病原体 已发现与军团属在种系上相关的细菌只能在阿米巴内生长，这类细菌称为军团菌样的阿米巴致病菌，通常与其他致病菌混合成为社区获得性肺炎等疾病的病原体，目前已鉴定出约12种（表9-3-3）。

表9-3-2 各副衣原体株间生境与16S rRNA同源性关系

副衣原体	生境		16S rRNA同源性(%)	
	标本来源与地域	宿主	Bn9	肺炎衣原体
BN9胞内共生菌	女性志愿者鼻黏膜(德)	棘阿米巴BN9株	100	87.6
Berg17胞内共生菌	女性志愿者鼻黏膜(德)	棘阿米巴毛里塔尼亚株		
Hall球菌	水标本，湿热(美弗蒙特)	棘阿米巴	99.6	87.4
UWE 1胞内共生菌	土壤标本(美华盛顿州)	棘阿米巴UWE1株	93.7	85.6
UWE25胞内共生菌	土壤标本(美华盛顿州)	棘阿米巴UWE25株	93.2	86.8
UWC22胞内共生菌	感染的角膜组织(美)	棘阿米巴UWC22株	91.3	87.3
TUME1胞内共生菌	市政府污水淤泥(德)	棘阿米巴TUME 1株	91.0	87.2
小哈门属新衣原体	牙科单位的水(德)	小哈门阿米巴属	91.5	86.8
CorvenA 4	支气管肺泡灌洗液(法)	未分离出菌株(高同源序列)	91.4	85.0

表9-3-3 阿米巴军团菌样病原体(LLAPs)各株的来源

菌株名称	宿主	来源和地点	菌株名称	宿主	来源和地点
LLAP 1	棘阿米巴	水桶底部的沉淀物(英)	LLAP 3 (*L. lytica*)	棘阿米巴	持续性肺炎的痰(英)
LLAP 2	棘阿米巴	汽车间蒸汽清洁坑沉淀物(英)			

续 表

菌株名称	宿主	来源和地点	菌株名称	宿主	来源和地点
LLAP 4	棘阿米巴	医院淋浴室莲蓬头(英)	LLAP 10	棘阿米巴	空调机系统冷凝水(地中海沿岸)
LLAP 6	棘阿米巴	工业净化器塔的淤泥和水(英)	LLAP 11	棘阿米巴	冷却塔的水,分离到多种阿米巴(英)
LLAP 7	棘阿米巴	旅馆矿泉水潮标上的生物膜(英)	LLAP 12	棘阿米巴	冷却塔的水,分离到多种阿米巴(英)
LLAP 8	棘阿米巴	医院淋浴器上的生物膜(英)	*L. lytica* L2	棘阿米巴	土壤中(波)
LLAP 9	棘阿米巴	工厂的冷却系统(英)			

新发现在阿米巴体内的军团样菌尚有 *Legionella rowbothami*、*L. drozanskii*、*L. Fallonii* 及 *L. Drancourtii* 等。

3. 阿菲波菌 阿菲波菌(*Afipia*)目前发现有8个种,其中已证明阿米巴内寄生菌有猫阿菲波菌(*Afipia felis*)、布氏阿菲波菌(*A. broomeae*)、马西里阿菲波菌(*A. massiliensis*)及伯氏阿菲波菌(*A. birgiae*)等。阿菲波菌为革兰阳性杆菌,属α变形菌(alpha-proteobacteria)亚群一种。本菌是环境中的细菌,据报道在重症监护室内供水、降温或增湿系统装置的水龙头或贮水箱中分离率最高,是医院内感染肺炎的潜在病原菌。

4. 拟菌病毒 拟菌病毒(Mimivirus)2003年发现于英格兰北部Bradford市一座冷却水塔的水中,经电镜检查,它在其宿主棘阿米巴体内呈规则的二十面体结构,外面无包膜,但环绕着一圈80 nm长的众多纤毛,完整病毒颗粒直径约600 nm(图9-3-4)。该巨型病毒不能通过除菌滤器,在普通显微镜下也能见到,是目前所知最大也最为复杂的病毒,有人将其称为"拟菌病毒"。该病毒基因组是双链DNA,全身为1.2 Mb,含有1 262个开放读码框(ORF),至少编码900多个蛋白质。该病毒自立为一科,即拟菌病毒科(Mimiviridae),正式定名为 *Acanthamoeba polyphaga* Mimivirus (APMV)。该病毒主要在棘阿米巴细胞中复制与装配,其生命力极强,在中性缓冲液和4～32℃的环境中,可以保持其感染性至少1年。至今已有少数证实由此病毒引起的人类呼吸道感染病例,主要为医院ICU中呼吸机相关肺炎。

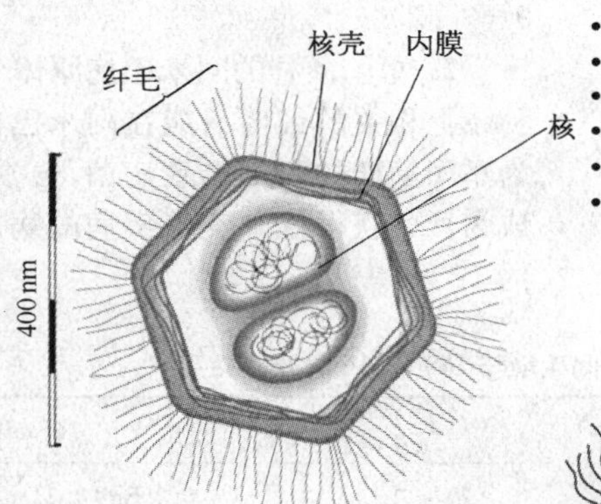

• 双链DNA病毒
• 90%核酸具有编码能力
• 10%为非编码DNA
• 共有120万碱基对
• 约911个具有编码蛋白能力的基因
• 附加基因(如氨基酰tRNA合成酶;糖、脂、氨基酸代谢)

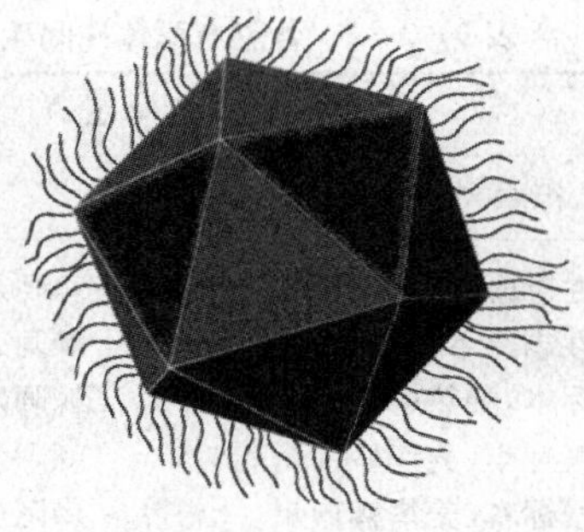

图9-3-4 拟菌病毒形态模式图

【流行病学和致病情况】 自由生活阿米巴广泛分布于水体或土壤中,可以说无处不在,其中所带胞内菌必须在阿米巴裂解后才释放出来。因此,被感染者必须先感染阿米巴,才有机会感染这些胞内菌,大部分呈散发病例。但1989年在美国佛蒙特州暴发一次湿热病(使用增湿器而导致发病),经证实是由棘阿米巴内Hall球菌感染所致。

目前只有少量回顾性流行病学研究,据Birtles等检测500份不明原因社区获得性肺炎患者的血清,结果有1%证明抗Hall球菌的抗体增高。Marrie等发现有1.6%急性肺炎患者和2.35%的CAP患者血清抗棘阿米巴衣原体抗体阳性,而正常对照为0。在重症监护室中,患者常暴露于阿米巴污染的气溶胶环境中,已有血清学证明与副衣原体有关。又据Merrie等用间接免疫荧光法分别检测正常人、CAP急性和住院患者血清中的LLAP1～LLAP7、LLAP9、LLAP10、LLAP12、

LLAP13 抗体，结果显示正常人群中阳性率很低，而 255 例住院的 CAP 中占 4.3%，LLAP4 是最常见的类型。Benson 等对 500 例病原体不明的 CAP 住院患者进行了 9 种 LLAP 血清抗体测定，以抗体 4 倍增高达 1：128 为阳性标准，有 19%至少针对种 LLAP 的阳性结果。Mcnally 等测定 99 例病原不明 CAP 的急性期或恢复期血清，结果 *Sarcobium lyticum* 阳性占 2%，LLAP10 型占 2%，LLAP1、LLAP6、LLAP9 型占 1%。LLAP 阳性的肺炎病例主要临床表现为发热、胸痛、干咳、呼吸困难及寒战等类似普通非典型肺炎，部分伴腹痛、腹泻、恶心、呕吐及全身酸痛。实验室资料和 X 线检查与普通肺炎相似。据 La Scola 等报道从医院重症监护室采集自来水龙头及贮水箱 73 份水样标本用阿米巴共培养法分离到 64 株胞内菌，经 16S rDNA 基因序列测定鉴定为阿菲波菌占 28 株，成为 ICU 室医院内感染潜在的病原体。

拟菌病毒引起的呼吸道感染，目前已知主要通过呼吸机的使用及实验室工作的途径而感染，其他途径尚待证实。其临床表现有发热、干咳及胸痛等症状，X 线胸片可显示双侧肺基底部浸润。

【实验室诊断】 分子生物学方法如 PCR 等是目前对本病最简单的诊断手段，血清学检测可用于流行病学研究，与阿米巴共培养作病原体分离耗时较长，可用作细菌传代。

1. 培养方法 目前有两种方法：①共同培养片(co-cultivation)，副衣原体科成员和 LLAPs 均可用此法培养。②培养非寄生性的阿米巴，然后再从其中找胞内共生或寄生菌。Mimi 病毒不能在通常用于病毒培养的细胞中生长，体外培养只能采用阿米巴。

2. 免疫学方法 检测血清中特异性抗体，常用有 ELISA、EIA 及间接免疫荧光法。可以测定 LLAP 的 IgG 和(或)IgM，以双份血清 4 倍升高达 1：128 为阳性。其他尚有免疫组化和免疫电镜有助抗原的种类和定位。Mimi 病毒具有很强的免疫原性，感染者可采用微量免疫荧光法检测出其特异性抗体。

3. 分子生物学方法 根据 LLAP 的同原序列设计引物进行呼吸道标本的 PCR 检测和 LLAP 的 16S rRNA 扩增后 DNA 序列测定是确定病原菌存在的一种重要方法。

【防治】 预防重点是避免受自由生活的阿米巴感染，主要强调水源管理，包括对供水系统、空调系统、冷却系统管道的消毒处理，防止医院内感染。不在不洁水中游泳。治疗可参考自由生活阿米巴感染一节，胞内菌感染首选红霉素类抗菌药物，如阿奇霉素，也可与利福平及其他抗菌药物联合应用。拟菌病毒感染尚无特异治疗的报道。

参考文献

[1] 刘家英. 自由生活阿米巴病[M]//陈兴保，吴观陵，孙新，等. 现代寄生虫病学. 北京：人民军医出版社，2002：193-201.

[2] 李子华. 原生动物胞内共生菌病[M]//唐家琪. 自然疫源性疾病. 北京：科学出版社，2005，1190-1197.

[3] 李勤学，姜庆五. 自由生活阿米巴胞内寄生菌研究进展[J]. 中国公共卫生，2004，20(1)：115-116.

[4] 沈浩，姜庆五，李勤学，等. 嗜肺军团菌感染多噬棘阿米巴及其增殖的实验观察[J]. 中华传染病杂志，2004，22(6)：365-367.

[5] 胡必杰，魏丽. 原因不明肺炎的几种可能病原体[J]. 国外医学微生物学分册，2003，26(6)：31-32.

[6] Marciano-Cabral F，Cabral G. Acamthamoeba spp. as agents of disease in humans [J]. Clin Microbiol Rev，2003，16(2)：273-307.

[7] Duma RJ. Naegleria，*Acanthamoeba* and *Leptomyxid ameabic* infection [M]//Humes H. David，Kelley. Internal medicine. 4th ed. Lippincott William & Wilkins Inc.，2000：2242-2243.

[8] Drabick JJ. Free-living amebic infections [M]//Hunter's tropical medicine. 8th ed. Philadelphia：Saunders，2000：705-707.

[9] Denney CF，Iragui VJ，Uber-Zak LD，et al. Amebic meningoencephalitis caused by *Balamuthia mandrillaris*；Case report and review [J]. Clin Infect Dis，1997，25：1354-1358.

[10] Schuster FL. Cultivation of pathogenic and opportunistic free-living amebas [J]. Clin Microbio Rev，2002，15(3)：342-350.

[11] Ma P，Visvesvara GS，Martinez AJ，et al. *Naegleria* and *Acanthamoeba* infections：review [J]. Rev Infect Dis，1990，12(3)：490-510.

[12] Corsaro D，Venditti D，Le Faou A，et al，A new chlamydia-like 16S rRNA sequence from a clinical sample [J]. Microbiology，2001，147：515-516.

[13] Fritsche TR，Horn M，Wagner M，et al. Phylogenetic diversity among geographically dispersed chlamydiales endosymbionts recoverd from clinical and environmental isolates of Acanthamoeba，spp. [J]. Appl Environ Microbiol，2001，66：2613-2619.

[14] La Scola B，Mezi L，Auffray JP. Patients in the intensive care unit are exposed to Amoeba-assosiated pathogens [J]. Infect Contr and Hospi Epidemiol，2002，23(8)：462-465.

[15] Greu G，Rsoult G. Parachlamydiaceae：potential emerging pathogens [J]. Emerg Infect Dis，2002，8(8)：625-630.

[16] La Scola B，Barrassi L，Raoult D. A novel alpha-proteobacterium，*Nordella oligomobilis* gen. nov.，sp. nov.，isolated by using amoebal co-cultures [J]. Res Microbiol，2004，155(1)：47-51.

[17] La Scola B，Sudic S，Robert C，et al. A giant virus in amoebae [J]. Science，2003，299(2615)：2033.

[18] Raoult D，La Scola B，Birtles R. The discovery and characterization of Mimivirus，the largest virus and putative pneumonia agent [J]. Clin Infect Dis，2007，45(1)：95-102.

第四节 结肠小袋纤毛虫病

陈雅棠

结肠小袋纤毛虫病(balantidiasis)是由结肠小袋纤毛虫(*Balantidium coli*)寄生在人体结肠引起的一种常见寄生原虫性疾病。临床表现为腹痛、腹泻、黏液脓血便、里急后重、发热等,慢性迁延性患者则表现为便秘与腹泻交替或周期性腹泻。目前我国已有 22 个省、市、自治区证实有本病存在。

【病原学】 结肠小袋纤毛虫首先由 Malmsten 于 1857 年在 2 例急性痢疾患者粪便中发现,随后 Leu Kart 在 1861 年猪大肠中同样发现本虫。1862 年,Stein 将其归入小袋属并命名为结肠小袋纤毛虫,其分类学地位为原生动物亚界、纤毛门、动基裂纲、前庭亚纲、毛口目、毛口亚目、小袋属、结肠小袋纤毛虫(*Balantidium coli*, stein, 1862)。

1. 形态 结肠小袋纤毛虫是目前发现唯一寄生于人体的纤毛虫,也是寄生在人体中最大的一种原虫(图 9-4-1)。其生活史包括滋养体和包囊两种基本形态。

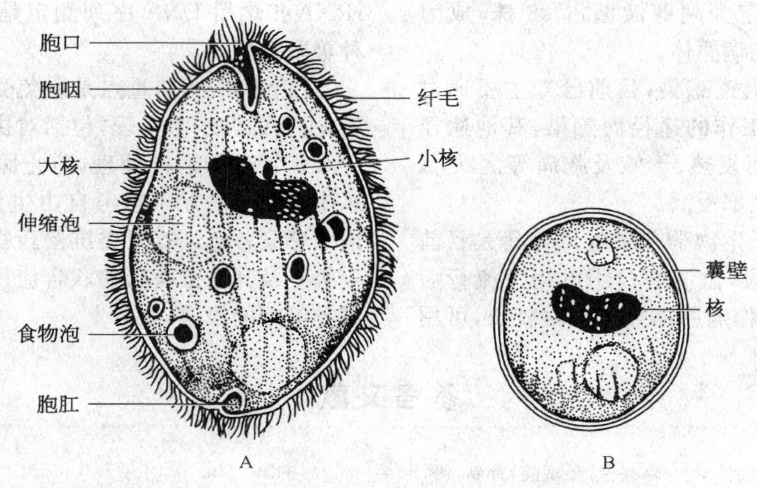

图 9-4-1 结肠小袋纤毛虫的滋养体和包囊

A. 滋养体; B. 包囊

(1) 滋养体 圆形或卵圆形,无色透明或淡灰略带绿色,大小(30～200) μm×(25～120) μm。腹面略扁平,背面隆起。虫体表面有嵴状隆起和沟状凹陷,自前方伸向后端。嵴状隆起表面有褶皱,沟状凹陷即位于两嵴之间。体表纤毛均从小沟伸向体外,纤毛摆动可使虫体前后运动。虫体表面有表膜覆盖,下方为透明的外质,内侧为内质。虫体前端略尖,其腹面有一个由表膜内陷形成的食物泡,食物在泡内消化,残余物质通过虫体后端小而不明显的三角形胞肛排出体外。滋养体有电子致密小体。胞质中还有 2 个伸缩泡(contracfile vacuole)可调节渗透压,还含有多糖颗粒、食物泡等。线粒体分布在虫体外周。

(2) 包囊 圆形或卵圆形,大小 40～60 μm。囊壁厚而透明,淡黄色或浅绿色。新鲜包囊内可见活动的滋养体。包囊对外界环境有较强的抵抗力,在室温下可活 2 周至 2 个月,在直射阳光下经 3 h 后才死亡;对于化学药物的抵抗力也较强,在 10%福尔马林中能活 4 h。

2. 生活史 包囊为本虫的感染阶段。人因吞食被包囊污染的食物或饮水而感染。包囊在消化道受消化液作用,虫体脱囊而出转变为滋养体。滋养体落入大肠,以肠内食物残渣、肠壁细胞和细菌为食料。滋养体在肠道内主要以横二分裂法繁殖,也可以芽生殖法繁殖。部分滋养体受粪便成形的失水影响,虫体变圆,分泌囊壁包绕虫体,形成包囊并随粪便排出。猪肠腔内滋养体可大量成囊,但人肠腔内则很少成囊。此外,虫体在成囊时核不分裂,故在消化道脱囊时,一个包囊只能产生一个滋养体。

【流行病学】 结肠小袋纤毛虫呈世界性分布,其中热带与亚热带地区多见。已知有 30 多种动物能感染此虫,如猩猩、猴、猪、野鼠等。特别是家猪感染率很高,在流行病学上有重要意义。一般认为人体的结肠环境对本虫不甚适合,因此人体的感染较少,呈散在发生。国内已有云南、广西、广东、福建、台湾、四川、湖北、山东、河南、山西、吉林、辽宁、河北、甘肃、陕西、安徽等省、市、自治区 500 余病例报告。国内人群感染率尚无准确数据,据部分调查报告在 0.01%～0.05%之间。

1. 传染源 猪是本病重要传染源。猪的感染率可达60%～70%。近年据国内河南省洛阳地区对11个猪场的猪结肠小袋纤毛虫感染情况调查，发现11个猪场均有本虫感染存在，其中母猪感染率为46.4%，保育猪为54.5%，生长猪为43.9%，育肥猪为42.2%，猪群感染率为30.5%～57.1%，总感染率为47%。因为猪粪中有大量包囊，猪粪污染食物、水源或日常生活与猪接触密切均可造成人体感染或暴发流行。人粪中以滋养体为主，包囊数量较少。虽然摄入滋养体也可导致感染，但一般认为患者作为传染源意义不大。有一些野生动物可能为保虫宿主，目前多数人认为本病属人兽共患病。

2. 传播途径 通过与猪密切接触、摄入被包囊污染的食物或饮水而感染。苍蝇和家鼠作为传播媒介亦不容忽视。

3. 人群易感性 人普遍易感。普通人群感染率均较低，约1%以下，但在特殊职业如饲养家猪和屠宰工人，感染率明显较高。营养不良，居住条件恶劣，个人卫生习惯不良者感染率也较高。

【发病机制和病理】 多数人认为结肠小袋纤毛虫具有致病性，当人体患有慢性疾病、营养不良、肠道功能失调时，虫体即可侵入繁殖并致病。

虫体侵入人体后需要一段时间以适应肠道内共生菌群，一旦适应后即能大量迅速繁殖。肠道中一些细菌如克雷伯杆菌、金黄色葡萄球菌、肠杆菌，以及其他寄生虫有促进本虫生长、诱发病变发生的作用。结肠小袋纤毛虫侵入肠组织须借助虫体纤毛的机械运动及分泌透明质酸酶的作用。虫体通过透明质酸酶溶解细胞间质而穿入肠组织。在严重感染的猪粪中还曾分离出糖原分解酶和溶血素。虫体借助上述因素引起结肠黏膜炎症、坏死和溃疡，并可继发细菌感染，从而加重黏膜病变。

病理改变类似于溶组织内阿米巴所致的肠道病变。病变部位主要在盲肠和乙状结肠，偶尔累及回肠末段和阑尾，个别病例虫体可侵犯肠系膜淋巴结、肝、肺及胸膜、泌尿生殖道等。肠黏膜充血、水肿，有时有针尖大小的出血点。病变早期肠黏膜可有直径数毫米的火山口状溃疡，逐渐扩大融合，形成口小底大边缘不整齐的溃疡。与阿米巴性溃疡不同，本病形成的溃疡开口稍大且颈部短粗。溃疡底部一般位于黏膜下层，但也可深，周围肠黏膜内可见大量滋养体。溃疡间黏膜可正常或水肿出血，并有淋巴细胞及嗜酸粒细胞浸润。

【临床表现】 结肠小袋纤毛虫感染后多数人并无症状，发病者不足1/5，临床表现可分为急性和慢性两型。

1. 急性型 起病急骤。腹泻明显，每日数次或十余次，严重者可达数十次之多。大便有黏液或脓血，但多无阿米巴痢疾的腥臭味。腹痛常见并伴有里急后重，脐周或双下腹有压痛。患者多有不规则发热、恶心、呕吐、乏力及食欲减退。严重患者可导致脱水、营养不良及消瘦，偶可导致肠穿孔。本型病程较短，往往不治自愈。

2. 慢性型 起病隐匿，以反复发作的腹泻为主要表现，病程可长达数月至数年，并呈周期性发作，常因劳累、受凉、饮酒或进食脂肪食物而诱发。大便每天数次，多为糊状或水样，有黏液但脓血少见，少数患者表现为腹泻与便秘交替。患者多伴有腹胀，阵发性腹痛，肠鸣音活跃，双下腹压痛等。病程长者可有消瘦，贫血，体重下降，易激动，失眠等。偶可并发阑尾炎、肠穿孔、腹膜炎。

【实验室检查】

1. 血象 大多数患者血象正常。急性期患者如合并细菌感染时白细胞计数轻至中度增高，慢性期患者可有不同程度的红细胞计数及血红蛋白降低。

2. 病原体检查 腹泻物中查找结肠小袋纤毛虫是诊断重要依据。一般应从患者新鲜粪便中直接涂片检查，粪便排出后6 h内，滋养体仍可保持活动，过长则活动消失影响观察。由于结肠小袋纤毛虫在人肠道内极少形成包囊，故在粪便中应以查找滋养体为主。但在少数便秘患者粪便中也可能发现包囊。粪便中排虫常呈间歇性，一般应反复检查。检查时须注意挑取黏液部分直接生理盐水涂片观察，必要时可作铁苏木素染色。结肠小袋纤毛虫应注意与溶组织内阿米巴滋养体、动物纤毛虫和其他自由生活纤毛虫相区别。鉴别特征是本虫较大，椭圆形，前端有纵裂的胞口及核。如反复粪检仍未能发现，可通过乙状结肠镜自肠黏膜溃疡边缘刮取材料或取病变组织作病理检查，常可发现滋养体。

【诊断】 对急、慢性腹泻病因不明，按细菌性痢疾治疗无效者，应考虑原虫性腹泻的可能性。若患者有与猪密切接触，则应高度警惕本病存在。粪便或肠黏膜组织活检发现本虫滋养体或包囊即可确诊。结肠小袋纤毛虫可在多种溶组织内阿米巴培养基中生长，必要时可取新鲜粪便进行培养帮助诊断。

本病须与阿米巴痢疾、细菌性痢疾、梨状鞭毛虫病、非特异性溃疡性结肠炎、肠结核等病相鉴别。

【治疗】 一般治疗原则与其他肠道传染病相同。病原治疗首选甲硝唑（灭滴灵），可获满意疗效。用量成人每次0.4～0.6 g，每日3次，口服，连用5～10 d。甲硝唑可使虫体胞膜破溃，核崩解直至消失。一般服药24～72 h后粪便中虫体即消失，症状逐渐好转，疗程结束时疗效可达90%～100%。亦可选用四环素、喹碘方、巴龙霉素等，但疗效均不如甲硝唑。

【预防】 本病经口传播，故应强调注意饮食卫生和个人卫生，加强人、猪粪便管理，避免猪粪污染食物及水源，积极治疗病猪等。结肠小袋纤毛虫包囊对外界环境抵抗力较强，室温下可存活2周，潮湿环境中可存活2～3个月，在10%甲醛(福尔马林)消毒液中亦能存活4 h，故对患者或病猪粪便无害化处理对控制本病流行尤为重要。

参考文献

［1］ 古钦民.纤毛虫.[M]//詹希美.人体寄生虫学.第5版.北京：人民卫生出版社，2001:107-109.

［2］ 周文琴.人结肠小袋纤毛虫滋养体的扫描电镜观察[J].中国寄生虫病防治杂志，1992,5(4):290.

［3］ 赵欣花等.结肠小袋纤毛虫综合报道[J].中国寄生虫学与寄生虫病杂志，1990,8(4):269.

［4］ 王天奇，董发明，杨光忠，等.洛阳地区规模化猪场结肠小袋纤毛虫感染情况调查及分析[J].中国动物检疫，2007,24(8):34-35.

［5］ Pinheiero MC. A fatal case of intestinal balantidiasis[J]. Rev Soc Bras Med Trop，1991,24:173.

［6］ Rochkene AA. Balantidiasis[J]. Med Parazitol，1992,2:50.

第五节 蓝氏贾第鞭毛虫病

陈雅棠

蓝氏贾第鞭毛虫病现通称贾第虫病(giardiasis)，是由蓝氏贾第鞭毛虫(*Giardia lamblia*)寄生在人体小肠引起的原虫性疾患。临床上以腹泻、腹痛及腹胀等为主要表现，并可引起胆囊炎、胆管炎及肝脏损害。本病除地方性流行外，还可导致水源性暴发性流行。在旅游者中感染也很常见。近年发现艾滋病患者常可合并本虫感染。

【病原学】 本虫由Leeuwenhoek(1681)首先在自己粪便中发现。Lambl(1859)详细描述了其形态，并命名为*Lamblia intestinalis*。Stiles(1915)提出重新命名为*Giardia lamblia*以纪念本虫的两位发现人Giardia和Lambl。本虫分类学属于肉足鞭毛门，动鞭毛纲，六鞭虫科，双滴虫目，贾第属。该属下除有寄生在人体的蓝氏贾第鞭毛虫(*G. lamblia*)外，还有寄生在哺乳动物、鸟类、两栖动物体内的多种贾第鞭毛虫，如牛贾第虫(*G. bovis*)、马贾第虫(*G. egui*)、鼠贾第虫(*G. muris*)等。

1. 形态 本虫有滋养体和包囊两种形态。滋养体如同纵切的半个梨子，故而得名(图9-5-1)。前端圆钝，后端尖细，背面隆起呈半圆形，腹面扁平。虫体长9～21 μm，宽5～15 μm，厚2～4 μm。腹部前半部内陷形成吸盘，虫体即借吸盘吸附在肠黏膜表面。虫体左右对称，有4对鞭毛。2对侧鞭毛分别位于虫体两侧，1对腹鞭毛位于虫体腹面，1对尾鞭毛向虫体后方伸展。鞭毛摆动可使虫体作迅速的翻转运动或左右摆动。染

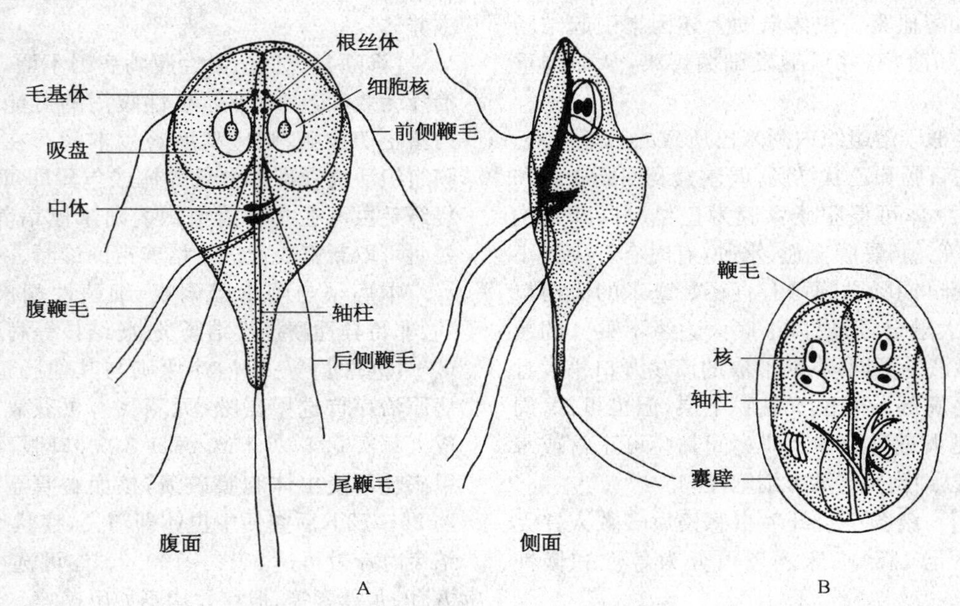

图9-5-1 蓝氏贾第鞭毛虫滋养体(正、侧面观)和包囊

A. 滋养体；B. 成熟包囊

色后滋养体细胞质呈颗粒状，虫体前部中线两侧有2个细胞核，内有1个大的核仁。基体4对，其中2对明显可见，分别与轴柱和前侧鞭毛相连，轴柱向后延伸，连接1对尾鞭毛。在轴柱中部有1对半月形的中体。

包囊为椭圆形，长8～12 μm，宽7～10 μm。囊壁与虫体间有不均匀的空隙。未成熟包囊有2个核，成熟包囊有4个核。囊内虫体除无游离的自由鞭毛外结构与滋养体相同。

扫描电镜观察滋养体背面隆起，表面呈橘皮样。腹吸盘为一不对称螺旋形结构，由单层微管组成。虫体周缘具有突出的伪足样周翼。透射电镜发现鞭毛源自基体，基体先发出裸露的细胞质组成的轴丝，轴丝延长体外则形成鞭毛。鞭毛横断面结构由9对周围微管和2根中央微管外包鞘膜组成。整个虫体由微管支持。中体(median body)位于两核的后端，为一对微管状结构，无膜包绕，即旧称副基体。虫体背面有一层扁平的囊泡。虫体细胞质中充满游离核糖体和多聚核蛋白体，但无线粒体、滑面内质网、高尔基体及溶酶体等细胞器。

扫描电镜观察包囊壁表面呈橘皮样，凹凸不平，有细纹理。囊壁为十余层膜结构组成。

2. 生活史 本虫生活史简单。滋养体寄生在小肠，尤其以十二指肠最多，胆囊、肝脏、胰等均可发现。滋养体以吸盘附着在肠黏膜上皮细胞上以渗透方式获取营养，以纵二分裂法繁殖。部分滋养体从肠壁脱落，随内容物进入小肠末段并形成包囊，与粪便排出体外。人经口摄入包囊后，经胃进入十二指肠，包囊内4核虫体脱囊而出，胞质分裂成2个滋养体。在急性期腹泻便中为滋养体，慢性期成形便中则以包囊为主。人粪便中包囊数量较大，一昼夜排包囊量可达数亿甚至百亿个。

蓝氏贾第鞭毛虫可以在人工培养基中生存，国内已获得2株纯培养虫株(北京株和四川株)。

【流行病学】 本病呈世界性分布，尤以温带与热带地区多见。全年均可发病，夏秋季为高峰。一般呈散发性，但水源被污染时可致暴发流行。在国外本病是旅游者腹泻的重要原因。艾滋病患者与其他免疫功能缺陷者，同性恋者采取口-生殖器性交时也易感染本病。

1. 传染源 主要为患者与无症状包囊携带者，后者由于粪便中排出包囊数量很大，是更重要传染源。家畜和动物如猫、牛、羊、猪、犬、水獭、海狸等均可作为保虫宿主。

2. 传播途径 本病以水源传播为主，可引起暴发流行。食物污染主要来自食物操作者或管理者，经粪—口途径亦很重要。近年来同性恋者的肛交方式，导致包囊间接粪—口传播亦存在。包囊在苍蝇及蟑螂消化道内可存活24 h及12 d，因此是重要的传播媒介。

3. 人群易感性 准确的人群感染率尚未确定，估计为2%～25%。各年龄组均可受感染，尤以儿童、青壮年多见。国内本病分布广泛，但感染率差异较大。据近年各地调查结果分别为：北京3.3%，辽宁沈阳12.5%，上海农民6%，浙江杭州0.36%，广东广州1.4%，台湾台北10.5%，浙江农村2.5%，河南南阳8.20%，山东青岛0.2%，湖南耒阳0.04%，湖南零陵2.84%，河北沧州3.35%，江苏六合0.80%，湖北大冶4.75%，四川成都2.07%，四川蓬溪4.68%，广西钦州2.5%，云南盈江4.72%，安徽2.87%。

人体感染后肠黏膜可查到分泌型IgA抗体并获得一定免疫力，但不持久，故可再次感染。艾滋病患者或其他免疫功能缺陷患者，由于不能产生有效免疫反应，故对本病不仅更为易感，并且可危及生命。据Angarano等(1997)报道，在720例伴有腹泻症状的艾滋病患者中，25例合并贾第鞭毛虫感染，其中先后共有22例死亡。大多数人感染后可无临床症状，成为无症状包囊携带者，但当免疫功能受损后即可发展成显性感染。

【发病机制】 本病的发病原理可能有多种因素参与。滋养体通过吸盘吸附在肠黏膜上，造成机械性刺激导致黏膜炎症。当虫体数量很多时，可大片覆盖肠黏膜表面，明显影响脂肪、脂溶性维生素等物质吸收，且虫体与宿主竞争肠腔内的营养。虫体可引起小肠微绒毛病变并导致乳糖酶与木糖酶等双糖酶的缺乏，产生腹胀及乳糖耐受性差等症状。近年认为人体免疫因素是主要的发病原理。

现有资料表明，滋养体表面的某些抗原成分在诱导机体保护性免疫反应、激活免疫细胞、抑制乃至杀伤虫体的免疫效应中，具有重要作用。其中分子量为82 000/88 000的抗原存在于滋养体细胞表面和鞭毛上。分子量56 000/57 000的抗原亦存在于滋养体细胞表面，该抗原在自然感染过程中可刺激机体产生保护性IgA和IgG抗体。分子量为30 000的抗原则是肠内特异性IgA的靶抗原，可能抑制滋养体和肠上皮细胞接触，有利于滋养体从肠道清除。分子量为31 000的抗原与抗血清结合能力最强，可能是诱发血清特异性抗体的优势抗原。免疫功能正常者感染本虫后大多数均可产生特异性体液免疫反应，产生特异性IgM、IgA、IgG抗体，通过直接细胞毒作用、补体介导溶触作用和调理作用使虫体被杀伤、溶解或吞噬。特别是IgA抗体可能通过凝集，影响虫体活动能力；或作用于参与吸附作用的虫体表面成分，阻止虫体吸附于肠黏膜、抑制虫体的集聚，此外，辅助性T细胞、单核巨噬细胞对虫体清除亦有重要作用。当人体免疫功能低下时，虫体即大量繁殖并出现症状，且易于造成严重感染和转为慢性。

现已证实，在蓝氏贾第鞭毛虫细胞质和细胞核内均可发现特异性 RNA 病毒(*Giardia lamblia* virus, GLV)。研究表明，GLV 感染可以导致贾第虫亚细胞结构改变并影响其生长率，但对贾第虫基因表达和毒力的影响尚不清楚。

【病理】 病变主要发生在十二指肠和空肠上段。胆囊、胆管、小肠下段、阑尾、结肠、胰管、肝管等均可受累。小肠黏膜多有明显充血、水肿及炎症细胞浸润，甚至产生浅表性溃疡。微绒毛水肿、变性及空泡形成，在微绒毛之间、隐窝、上皮细胞内、固有层、黏膜下层及肌层均可发现滋养体。重度感染时微绒毛增厚缩短或萎缩，黏膜下层和固有层有大量中性粒细胞、嗜酸粒细胞和浆细胞浸润。

【临床表现】 潜伏期一般 1～3 周，平均 9～15 d，临床表现以胃肠道症状为主。

急性期典型症状为暴发性腹泻，水样大便并有恶臭，可有少量黏液，但多无脓血。患者常伴有恶心、呕吐、腹胀、嗳气。腹痛常见，多在中上腹，绞痛。部分患者有低热、发冷、头痛、乏力、食欲减退等全身症状。急性期持续数天，如治疗不及时，即可能转为亚急性感染，主要表现为间歇性腹泻、腹痛、食欲减退等，可持续数月。

慢性期主要表现为反复发作或持续稀便，多为周期性短时间腹泻，大便为表面漂浮黄色泡沫的稀便，恶臭，每日多在 10 次以下。腹胀、嗳气、厌食、恶心，但腹部绞痛少见。病程常可长达数年，儿童病例和严重感染者因长期吸收不良可导致消瘦、体重减轻、发育障碍、贫血等。

如虫体侵犯胆囊和胆管时，患者表现为胆囊炎和胆管炎症状，右上腹或剑突下疼痛、恶心、呕吐、发热、胆囊区压痛等。病变累及肝脏，患者以肝区疼痛、肝肿大伴压痛及肝功能损害为主要表现。此外，部分患者可表现为胃炎、阑尾炎等。

【实验室检查】

1. 病原体检查 新鲜腹泻便中可发现滋养体，糊状便和成形便中多为包囊。粪便直接生理盐水涂片即可找到滋养体，以碘液染色后可使包囊易于识别。硫酸锌漂浮法等浓缩法可提高包囊检出率。粪便检查应三送三检，三检阳性率可提高到 97%。十二指肠引流物、小肠黏液或活检组织均可查到虫体。

2. 免疫学试验 可分为检测血清内抗体和粪抗原两类。

(1) 检测抗体 自从蓝氏贾第鞭毛虫纯培养成功后，由于高纯度抗原制备已成可能，故大大提高了免疫诊断的灵敏性与特异性。我国已建立 2 株蓝氏贾第鞭毛虫培养，为国内开展免疫诊断提供了条件。ELISA 和间接荧光抗体试验(IFA)检查患者血清抗体，前者可达 75%～81% 阳性，后者可达 66.6%～90% 阳性。

(2) 检测抗原 可用 ELISA(双夹心法)、斑点酶联免疫吸附试验(Dot-ELISA)、对流免疫电泳(CIE)等检测粪稀释液中抗原。双夹心法 ELISA 阳性率高达 92%，Dot-ELISA 也可达 91.7%，CIE 则可达 94%。检测粪抗原不但可用于诊断，也可以考核疗效。

3. 分子生物学诊断 近年有用聚合酶链反应(PCR)检测蓝氏贾第鞭毛虫核糖体 RNA(rRNA)基因产物，可检测出相当于一个滋养体基因组 DNA 量的扩增拷贝。也可用放射性标记的染色体 DNA 探针检测滋养体和包囊。分子生物学方法具有高特异性灵敏性，因而有广阔的应用前景。

【诊断】 本病根据患者有腹泻、腹胀、上腹部疼痛或不适感，粪便恶臭，并可发现蓝氏贾第鞭毛虫等，一般诊断不困难。鉴别诊断应考虑阿米巴痢疾、细菌性痢疾或其他原因引起的胃肠炎。上腹部疼痛、肝肿大压痛、肝功能受损者则考虑胆囊炎、胆道感染和病毒性肝炎，反复查找蓝氏贾第鞭毛虫是鉴别的重要步骤。

【治疗】 患者应按肠道传染病隔离，控制饮食。合并细菌感染时应给予抗生素。对确诊患者和高度怀疑本病者应给予抗病原体药物治疗。

1. 甲硝唑 为目前治疗本病首选药物。成人 200 mg/次，每日 3 次，连服 5～7 d，疗效可达 90% 以上。儿童每次 15～20 mg/kg，每日 3 次，连服 5～7 d。一般服药 3 d 粪中原虫即可转阴，症状逐渐消失。常见毒副反应有口腔金属味感、恶心、倦怠、嗜睡等。服药期间应禁酒，孕妇及哺乳期患者禁用。

2. 呋喃唑酮 呋喃唑酮(痢特灵)成人 100 mg/次，每日 3 次或每日 4 次，疗程 7 d；儿童 5～10 mg/kg，分 4 次口服，疗程同上。疗效可达 80% 左右。

3. 阿苯达唑 阿苯达唑(albendazole，肠虫清)成人 250 mg/次，每日 2 次；儿童 50～100 mg，每日 2 次，均连服 3 d，疗效可达 90%～100%，是一种很有前途的抗蓝氏贾第鞭毛虫药物。

4. 吡喹酮 成人 600 mg/次，每日 2 次，连服 3 d。也可每次 20 mg/kg，每日 3 次，连服 2 d。本药治疗效果尚待进一步研究确定。

国外尚有人采用替硝唑(tinidazole)、尼莫唑(nimorazole)，国内则有苦参浸膏片用于本病治疗，疗效均在 90% 以上。

【预防】 加强水源卫生管理，注意饮食卫生，彻底治疗患者和无症状包囊携带者，消灭蟑螂、苍蝇等传播媒介，做好粪便无害化处理，保持正常免疫功能等，都是预防本病发生或流行的重要措施。

参考文献

[1] 卢思奇.蓝氏贾第鞭毛虫病[M]//陈兴保.现代寄生虫病学.北京:人民军医出版社,2002:256-266.

[2] 刘全,张西臣.蓝氏贾第鞭毛虫病毒研究进展[J].中国寄生虫病防治杂志,2005,18(6):464-467.

[3] 赵慰光.人体寄生虫学[M].第2版.北京:人民卫生出版社,1994:52-58.

[4] 闫歌,卢思奇,陈佩惠,等.中外7个贾第虫株DNA限制性内切酶片段长度多态性(RFLP)比较研究[J].寄生虫与医学昆虫学报,1994,1(1):1.

[5] Upcroft JA. Drug resistance and Giardia[J]. Parasitology Today, 1993,9:187.

[6] Thompson RCA. Giardia - from molecules to disease and beyond[J]. Parasitology Today, 1993,9:313.

[7] Angarano G, Maggi P, Di-Bari MA, et al. Giardiasis in HIV: a possible role in patients with severe immune deficiency[J]. Eur J Epidemiol, 1997,13(4):485.

第六节 锥虫病

王 艳 赵树馨

人类主要的锥虫病(trypanosomiasis, trypanosomosis)有两种,即非洲锥虫病及美洲锥虫病。这两种疾病是由同一属的寄生原虫所引起的,但是它们的流行病学、临床表现、治疗以及防控途径等却各不相同。

一、非洲锥虫病

非洲锥虫病(African trypanosomiasis)又名睡眠病(sleeping sickness),是由布氏锥虫所引起的一种人兽共患的寄生原虫病。临床表现以长期不规则发热,伴有中枢神经受损为主。如不早期治疗,终至死亡。

【病原学】 病原体为布氏锥虫(*Trypanosoma brucei*),它广泛地侵犯野生动物与家畜。其中有3个亚种对人能致病,即布氏冈比亚锥虫(*T. b.* gambiens)、布氏罗德西亚锥虫(*T. b.* rhodesiense)、布氏布氏锥虫(*T. b.* brucei)。前者引起冈比亚锥虫病,本病多分布在中西非,冈比亚锥虫病患者主要为儿童和妇女;次者引起罗德西亚锥虫病,多分布在东非,患者主要是猎人、渔民和采蜜工及外来者;后者主要引起野生动物及家畜(以牛为主)的那加拿(Nagana)病,很少引起临床病例,故不详述。

布氏锥虫系细胞外寄生原虫。在人体主要寄生于血液和组织间隙。其亚种形态均极为相似,故统一叙述。虫体中央有一个核,后端有一个动基体。鞭毛附着于动基体,沿虫体侧波状膜到达虫体前端后游离。锥虫形态多变,外形为长纺锤状,有细长型(长20~40 μm,游离鞭毛长达6 μm)或粗短型(长15~25 μm,宽3.5 μm,游离鞭毛短于1 μm或鞭毛不游离)。细长者多见于外周血内,呈梭状(图9-6-1);粗短者多见于组织内。

其生活史分在采采蝇(tsetze fly,属舌蝇属*Glossinae*)和人体两个阶段(图9-6-2)。当采采蝇吸

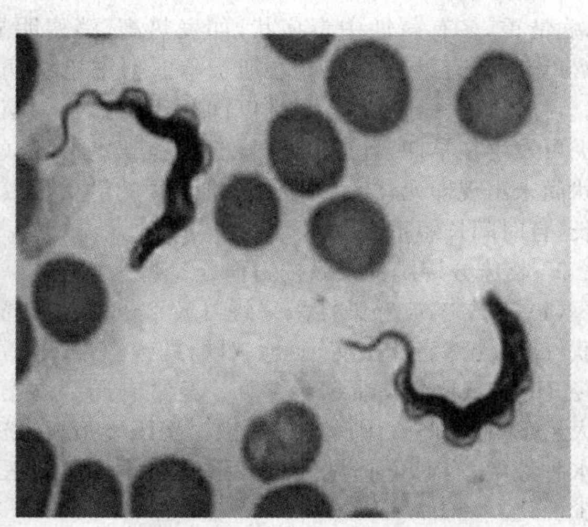

图9-6-1 血涂片中布氏锥虫

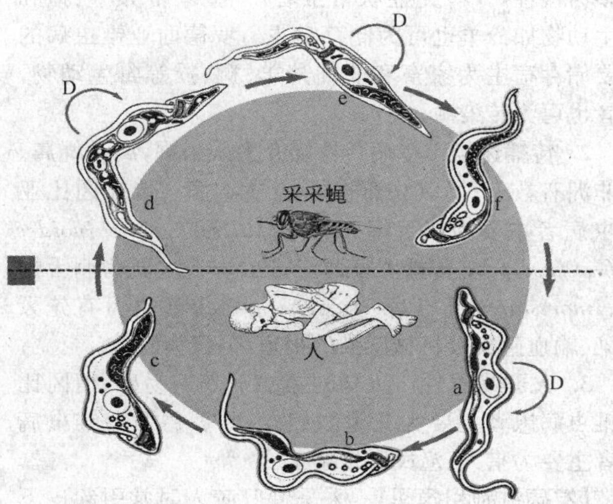

图9-6-2 布氏锥虫的生活史

a:中间型;b:无增殖短粗型;c:为进入蝇体内循环做准备;d:上鞭毛体;e:锥鞭毛体;f:唾液腺内

吮患者或病畜(兽)血时,锥虫随血进入蝇体,在胃分裂繁殖,经胃上行到唾腺,形成上鞭毛体,最后形成有感染性的鞭毛体。此阶段需 12～30 d,并使蝇终身(3 个月)有传染性。在人体内阶段,由有感染性采采蝇叮咬人体时,锥虫即随唾液进入,在局部分裂繁殖后进入血流,在虫血症高潮时以细长型为主,当人体产生免疫力后,则以粗短型较多见。

锥虫的 3 个亚种形态极为相似,过去主要依靠其对某些动物的致病力、生化特点(同工酶)、在蝇体内繁殖情况、临床特点以及流行地区来鉴别。近年来则用分子生物学技术来鉴定。

【流行病学】 非洲锥虫病的地理分布范围只限于非洲大陆,北纬 14°与南纬 29°之间。目前全球有 1 000 万～1 200 万人口被感染。据 WHO 报道每年发生的新病例正式报道的就有 25 000 人。但其真实发病率及病死率更多,因为其监测受到限制,很多患者未得到诊断与治疗即病死于乡村。过去的 10 年内,在乌干达、坦桑尼亚、莫桑比克、安哥拉、扎伊尔和苏丹等国家内有回潮现象,其流行经常与社会经济状况的恶化、战争和自然灾害有关。

本病的分布与采采蝇的分布密切有关。采采蝇嗜潮湿,主要见于湿热的非洲丛林、灌木丛、大草原与河谷地带,本病也以这些地区为多。如在 20 世纪初,在扎伊尔河沿岸及维多利亚湖的北岸地区流行猖獗,估计死于本病者达 75 万人。冈比亚锥虫病分布于西部和中部,故又名中、西非睡眠病。罗德西亚锥虫病分布于东部,故又名东非睡眠病。

旅行者与脱离流行区移居国外者睡眠病患者少见。北半球报道每年输入病例仅有少数。但当今国际交往增多,在非流行区也应对本病给予应有的警惕。

1. 传染源 冈比亚锥虫病的传染源主要为患者,因多为慢性,并有无症状带虫者,一些家畜如牛、猪和野生动物如羚羊也可为储存宿主。罗德西亚锥虫病的主要储存宿主为家畜和非洲羚羊、狮、猴等野生动物,患者也可为传染源。

2. 传播途径 本病传播媒介为采采蝇,属舌蝇属。在非洲有数十种,其中部分可传播本病。传播冈比亚锥虫病者主要为淡舌蝇(*G. palpalis*)、*G. tachinoides* 与 *G. fuscipes*;传播罗德西亚锥虫病者主要为刺舌蝇(*G. moristans*)组与 *G. fuscipes*。锥虫病也可有先天感染、输血感染及机械感染的报道,但仅为少数。

3. 人群易感性 人体对锥虫病普遍易感,但冈比亚锥虫病患者主要为儿童和妇女,而罗德西亚锥虫病患者主要为猎人、渔民和采蜜工。

【发病机制和病理】 采采蝇叮咬人时常引起皮下出血,锥虫在该处发育繁殖,引起炎症反应,有时引起硬下疳。以后锥虫进入血液循环与淋巴系统,继续分裂繁殖,散播全身,形成淋巴血液期(Ⅰ期)。锥虫可以引起机体产生抗体,其繁殖也受抗体限制,但由于锥虫表面糖蛋白抗原的变异特性,使寄生虫能够逃避宿主的免疫反应,即免疫逃避,致使宿主虽然产生大量的 IgM,而锥虫仍能在人体内长期生存,并表现为寄生虫血症的波动。抗原-抗体反应也是造成病变的因素。长期感染,锥虫在中枢神经系统内可引起脑膜脑炎(Ⅱ期)。

绝大部分组织损伤和病理变化系由免疫反应所致,当然还包括虫体引起的炎症反应。近年来,对锥虫溶解因子(TLF)各种成分的分析以及活性组分的鉴定已取得很大进展,发现了锥虫抗血清相关蛋白(SRA)这一赋予罗得西亚锥虫抵抗 TLF 溶解的基因,且对 SRA 蛋白进行了结构和功能上的研究。

锥虫病的明显变化为 B 淋巴细胞增生,形成早期的淋巴结病变和脑、心脏等部位的淋巴细胞浸润,并可导致免疫球蛋白增加和免疫复合物的出现。

早期有淋巴结和脾脏肿大,淋巴结穿刺活体检查锥虫阳性。病期 6 个月以上细胞浸润减少并代以结缔组织。心内、外膜可见点状及大量出血,心肌炎较常见,表现为心脏肥大、心包膜炎及积液。病程晚期出现中枢神经系统病变,早期脑膜有淋巴细胞、浆细胞和巨噬细胞浸润,晚期可出现全脑炎、脑组织充血及散在出血点,并可查见锥虫,1～2 年后主要累及基底节,中脑、间脑、脑白质、灰质和周围神经有脱髓鞘现象,最后导致皮质下萎缩。肝脏有出血、充血和局灶性坏死。同时可有局灶性肾小球肾炎的发生。

【临床表现】 两型锥虫病的病情严重程度及发展过程均有所不同。如冈比亚型感染后多无症状,可持续数月甚至几年,此阶段约半数有颈淋巴结病。初期多无下疳。淋巴血液期症状轻。脑膜脑炎出现较晚,进展缓慢。

1. 潜伏期 罗德西亚型潜伏期为 2～3 周。发病急,病情重,多有急性中毒症状,如发热高,消瘦明显,衰竭迅速,并有继发感染或心肌炎等。但淋巴结病较轻。自然过程常于 6～9 个月以内死于毒血症。脑膜脑炎可发生在早期,且进展迅速,但也有典型的睡眠病症状尚未出现即死亡者。冈比亚锥虫病的潜伏期较之为长,且时间长短不一。

2. 临床分期 锥虫病按病程分 3 期。

(1) 初期　被感染性采采蝇叮咬 2～3 d 后,局部皮肤红肿,伴疼痛及压痛,质地较硬,即锥虫性下疳,其直径 3～10 cm,形成溃疡者罕见。经常有局部淋巴结肿大。下疳经 2～4 周后自行消散。挤压下疳,在挤出的水肿液中,有时可查见锥虫。只是在此阶段就医者甚少。

(2) 淋巴血液期　即锥虫血症期(Ⅰ期),潜伏期一般为 10 d 至 3 周,个别病例可长达 2～5 年。锥虫经淋巴系统进入血循环时,可出现不规则或间歇型高热,伴随剧烈的进行性头痛、乏力、皮肤瘙痒、肌痛和关节痛，以及进行性淋巴结肿大，可为局限性或全身性。冈比亚型多见于颈部，特别是颈后三角区，称 Winterbottom 征；罗德西亚型以锁骨上、腋窝与腹股沟等处为多，其部位不同可能与不同采采蝇叮咬习惯不同有关。肿大淋巴结直径为 1～2 cm，柔软无压痛，能活动，一般为多发。

发热期持续 1 周或更长时间后即间歇，随着锥虫抗原变异，产生免疫逃避而使发热定期再起。此期虫血症明显。发热可以很轻，特别是冈比亚型。暂时性皮疹可见于肤色浅的患者，多见于胸背及上腹部。一般在发病后 6～8 周出现，呈卵圆、环形，淡红色，数日后消退。随着疾病的进展，发热渐少，至晚期则极罕见。在此期间可出现不同器官的损伤，如致命性的心肌炎，以罗德西亚型为突出。脾脏中等度肿大者占 25%～50%，肝可肿大并有血清 AST 与血清 ALT 升高。患者易发生继发性支气管肺炎。也可有虹膜睫状体炎、视神经萎缩、周期性腹泻，大便可有黏液和血。还可有贫血、末梢水肿、腹水、心包积液及肺水肿。另外男性可有阳痿，育龄妇女可闭经或流产。

(3) 脑膜脑炎期　即睡眠期(晚期，Ⅱ期)，以中枢神经系统症状为主。此时患者体重明显下降，不久即不能负担正常工作，头痛变为持续性，反应迟钝，出现嗜睡，并进行性恶化，例外的是夜间失眠。临床上引起脑膜脑炎。罗德西亚型见于病后 2～6 周，进展迅速。冈比亚型见于病后数月至数年。锥虫首先侵犯脑干与间脑，继而皮质。症状为性格改变，对周围事物漠不关心，面无表情，行动迟钝，言语吞吐，迟钝的感觉过敏(轻捏患者深部肌肉，需稍过一会儿才感疼痛，疼痛程度较正常重，即 Kerandel 征)，唇舌颤动，肌肉震颤，步态不稳，并有妄想、狂躁、明显精神病表现以及癫痫样抽搐等。舞蹈病样动作与共济失调多见于儿童，随病情进展出现肌强直、嗜睡，继之昏睡，昏迷，并伴有全身瘙痒。此阶段 CSF 检查可见白细胞计数增加，通常＞1×10^{8}/L，末期多死于高度营养不良、肺部继发感染、癫痫持续状态或心力衰竭等。

【实验室检查】　贫血与血中巨球蛋白增加最为突出。早期 IgM 增加，于发病后 15 d 以内即可达正常值的 8～12 倍。CSF 中 IgM 增加也较早，早于白细胞与蛋白质增加，其含量常为 100 μg/ml。

急性罗德西亚型特别是发热时，采末梢血或组织液，用湿标本或 Giemsa 染色均可找到病原体。冈比亚型一般很难找到病原体，于早期下疳或肿大淋巴结(如颈后结节)穿刺吸取液，可能找到病原体，厚血涂片或血浓缩、骨髓涂片及 CSF 离心后检测有可能阳性。也可作动物接种，罗德西亚型可接种于大、小白鼠；冈比亚型应接种于猴，2 周后检查接种动物血。也可用 NNN 培养基培养。

锥虫病患者均须进行 CSF 检测，因其治疗方案取决于是否患有脑膜脑炎，此时 CSF 压力经常增加，细胞数特别是淋巴细胞增加，全蛋白轻度增加而 IgM 明显增加，离心 CSF 可能找到病原虫。

免疫诊断试验最常用的是以 IFAT 和 ELISA 检测特异性抗体，常用于筛选，特别是大规模的普查。但治疗前必须查找病原体。也可用单克隆抗体 ELISA 检测患者血清或 CSF 的锥虫抗原。抗人血清相关蛋白(SRA)是非洲睡眠病的病原体布氏锥虫罗得西亚亚种抵抗人血清中的锥虫溶解因子溶解的关键蛋白。该蛋白同时也可作为鉴定罗得西亚型的重要分子标记。

【诊断和鉴别诊断】　凡从非洲流行区来的人发现锥虫性下疳、不规则发热、剧烈头痛、嗜睡、昏睡、淋巴结肿大、心动过速者均有助于诊断。确诊有赖于病原体的发现。锥虫性下疳应与其他昆虫叮咬、蜂窝织炎或焦痂作鉴别。淋巴血液期应与疟疾、伤寒、回归热、病毒性出血热等发热疾病相鉴别。晚期应与脑性疟疾、病毒性脑炎、细菌性脑膜炎的急性期、结核性脑膜炎、神经梅毒和 CSF 中以单核细胞增加为主的各种脑膜炎或脑膜脑炎相鉴别。应注意本病偶有梅毒血清试验阳性者。

【预后】　CSF 无异常者经治疗预后良好。CSF 明显异常者预后不良，治愈率仅 30%。两型人型锥虫病，未经治疗者，均可致命。

【治疗】　因为大部分治疗药物的毒性很大，在疗程中病死率竟达 5%～10%，所以治疗前一定要检查 CSF，如果 CSF 正常及锥虫(－)者，则选用下列疾病早期用药；如 CSF 异常及锥虫(＋)，则应用下列疾病晚期伴有中枢神经系统损害的药物。

1. 疾病早期　包括初期及淋巴血液期。

(1) 苏拉明(suramin)　一种尿素复合物，对肾脏有损伤作用。尿检有蛋白质、管型或红细胞者均应暂时停用。此药能在数小时杀死血液内锥虫，对两型均有效。一次剂量为 20 mg/kg，最大剂量不超过 1 g，静脉注射时用葡萄糖液或生理盐水临时配制成 10%的溶液，每 7 d 注射 1 次，5 次为 1 个疗程。不良反应有发热、皮疹、关节疼痛、肾脏损害等。为防止超敏反应发生，可在治疗前试注 0.1 mg。早期经一个疗程的治愈率可达 100%，但此药不能通过血脑屏障，故对中枢神经系统受损者无效。此药不稳定，必须在临用前以注射用水配成 10%的溶液使用。

(2) 二氟甲基鸟氨　二氟甲基鸟氨(difluoromethylornithine，DFMO)又称依氟鸟氨酸(eflornithine)，为一种鸟氨酸脱羧酶抑制剂，仅对冈比亚锥虫感染有效。可用于那些对 Mel B 无效的病例。静脉注射，每次按体重 100 mg/kg(儿童剂量为 150 mg/kg)，6 h/次，即 400 mg/(kg·d)，连续使用 2 周。注射速度应缓慢(最快 30 min 注完)。不良反应主要是红细胞、白细胞和血小板减少，出现于50%的患者，停药后多可恢复正常。此药对早期与晚期都有高效。治疗晚期新病例治愈率为90%，治疗复发病例治愈率为98%。其毒性较轻，在用本药治疗期间死亡者仅占2%，这些大多数是处于进展的锥虫病患者。

（3）戊烷脒　戊烷脒（pentamidine）为二线药。对冈比亚锥虫病有效。肌内注射，每日或隔日1次，每次3 mg/kg，共注射7次，总量不超过10 g。注射时采用临时配制的10%溶液。卧位注射。不良反应有低血压、低血糖、呕吐、腹部不适和周围神经炎等。注射时应备肾上腺素、葡萄糖液等，以防不测。近来有人报道戊烷脒能低水平通过血脑屏障，曾成功使用于冈比亚锥虫感染的中枢神经系统型的早期。

2. 疾病晚期伴有中枢神经系统损害

（1）美拉胂醇　美拉胂醇（melarsoprol，Mel B）为3价砷制剂。对两型锥虫病均有效，但因毒性大，一般仅用于晚期。静脉注射，每次剂量按体重3.6 mg/kg，1 d/次，连续3 d，停药至少1周后再注射3 d，全疗程共注射9次。本药刺激性大，严禁注于血管之外。不良反应以反应性脑炎最为严重，一般于注射3次后出现，多突然发生，先有头痛、发热、语言困难、抽搐，而后昏迷，病死率为50%。故在疗程期间应注意头痛、发热、说话困难、抽搐、昏迷等症状的出现。尚可出现黄疸、严重腹泻、结膜炎与剥脱性皮炎等。Mel B治疗有虫血症患者时，可引起类赫反应，可用肾上腺皮质激素治疗及预防反应性脑病，但意见尚不一致。最近报道，用泼尼松每日1 mg/kg预防，治疗冈比亚锥虫感染时，反应性脑病的发生率可由11%降低至4%。用Mel B的治愈率为94%～97%，唯治疗期间病死率为4%～6%。

Mel B引起的反应性脑病的预防与处理，两型锥虫病相同。①预防：于采用Mel B第1个剂量前1～2 d，开始用泼尼松1 mg/kg（最大量为每日40 mg），并持续至Mel B的全疗程，但用至最后3 d需逐日减量（30 mg，20 mg，10 mg）。②治疗：可用类固醇静脉注射抗抽搐，皮下注射肾上腺素1 mg，2 h 1次，共3次，后改为4 h 1次，直到病情改善。

预先处理：冈比亚型用Mel B注射第1剂量前24～72 h，用戊烷脒4 mg/kg，肌内注射1～2个剂量。罗德西亚型用Mel B第1剂量前3～5 d采用苏拉明（每日5 mg/kg，10 mg/kg，20 mg/kg）静脉注射2～3个剂量。

（2）二氟甲基鸟氨或tryparsamide　两者仅对冈比亚锥虫感染有效。前者剂量、疗效及副作用已如上所述，后者剂量为30 mg/kg（最大量为2 g）静脉注射，每5 d 1次，共12次。加苏拉明静脉注射，试用剂量100～200 mg，随之为10 mg/kg，每5 d 1次，共12次；此治疗可在1个月内重复使用。

（3）呋喃噻嗪　呋喃噻嗪（nifurtimox）是用Mel B治疗难医疾病的二线药，剂量为5 mg/kg，饭后服用，每日3次，持续30 d。并与化疗联合使用。

支持和对症疗法：①对病情严重，特别是中枢神经系统受累卧床不起的患者要加强护理，防止褥疮。②注意维持体液、电解质及酸碱平衡。③贫血严重者需输血。④低血浆蛋白者要补充蛋白质。⑤采取相应的对症治疗，减轻患者痛苦。⑥采用Mel B治疗时，为防止反应性脑炎的发生，可同时应用适量的肾上腺皮质激素。⑦治疗后6个月和12个月后应复查CSF，以确定是否治愈。

复发治疗：①冈比亚型，用戊烷脒治疗而复发者，可用Mel B或二氟甲基鸟氨酸治疗；用二氟甲基鸟氨酸治疗而复发者，可用Mel B治疗。所用各种药物方法均与以上所述者相同。②罗德西亚型，用苏拉明治疗而复发者，可用Mel B治疗；用Mel B治疗而复发者，可用Mel B第2个疗程。剂量每日均为3.6 mg/kg，疗程同上。

目前，研究人员在实验室已成功使用带有纳米抗体的apoL－1治疗感染布氏锥虫指名亚种的动物，为利用蛋白分子治疗非洲锥虫病奠定了重要基础。

【预防】　控制冈比亚锥虫病的基础，是普查并治疗大量的无症状感染者，特别是淋巴结肿大者，同时治疗患者及加强管理家畜。可采用香味诱扑机扑杀采采蝇，1次可扑杀数千克，是减少采采蝇威胁的非常有效的方法；又因为采采蝇容易反复，故需每6个月重复1次。因为冈比亚锥虫病的潜伏期长，而致不易及时看到其发病率减少的效果。近来在乌干达罗德西亚锥虫病的流行区有用采采蝇诱扑机得到成功的经验。进入未经处理的采采蝇孳生地区时，应加强个人防护，包括穿长袖上衣和长腿裤、穿着明亮色彩的衣服，睡眠时用蚊帐、使用驱虫剂等，均可防御采采蝇的侵袭。至于采用戊烷脒作为化学预防，尚未得到统一的看法。

二、美洲锥虫病

美洲锥虫病（American trypanosomiasis）又名Chagas病，是由克氏锥虫引起的一种人兽共患的寄生原虫病，由嗜血锥蝽（*Triatoma sanguisuga*）传播。临床上有急性和慢性虫血症，并侵犯多种器官如心、脑、食管、结肠等。造成劳动力的丧失或死亡。

【病原学】　克氏锥虫（*Trypanosoma cruzi*）是于1909年由巴西人Chagas在患儿血内发现的一种原虫。克氏锥虫属肉足鞭毛门（Sarcomastigophora），鞭毛亚门（Mastigophora），动鞭毛纲（Zoomastigophora），动基体目（Kinetoplastida），锥虫属（*Trypanosoma*）。克氏锥虫在它的生活史中，因寄生环境不同而有3种不同形态，即无鞭毛体、上鞭毛体和锥鞭毛体（9－6－3）。①无鞭毛体（amastigote）：存在于人或哺乳动物细胞内，球形或卵圆形，大小2.4～6.5 μm，具核和动基体，无鞭毛或有很短鞭毛，可形成假囊。②上鞭毛体(epimastigotes)：存在于传播媒介锥蝽的消化道内，纺锤形，长 20～40 μm，动基体在核的前方，游离鞭毛自核的前方发出。③锥鞭毛体(trypomastigotes)：存在于血液或锥蝽的后肠内(循环后期锥鞭毛体)，外形弯曲如新月状(图 9-6-4)，长宽(11.7～30.4)μm×(0.7～5.9)μm，游离鞭毛自核的后方发出，侵入宿主细胞或吸血时进入锥蝽消化道。前两种类型均可进行二分裂繁殖，三期虫体不进行增殖。进入内皮及组织细胞后，即失去鞭毛及波动膜，并变圆或卵圆呈无鞭毛体，其直径为 3～5 μm，此期经多次二分裂，生成数百个虫体，并在细胞内转变为小而活动的锥鞭毛体，充满于细胞中形成假囊，囊破后锥鞭毛体释入周围组织，可侵入其他细胞或释入血循环，并再侵入内皮及组织细胞内分裂繁殖。

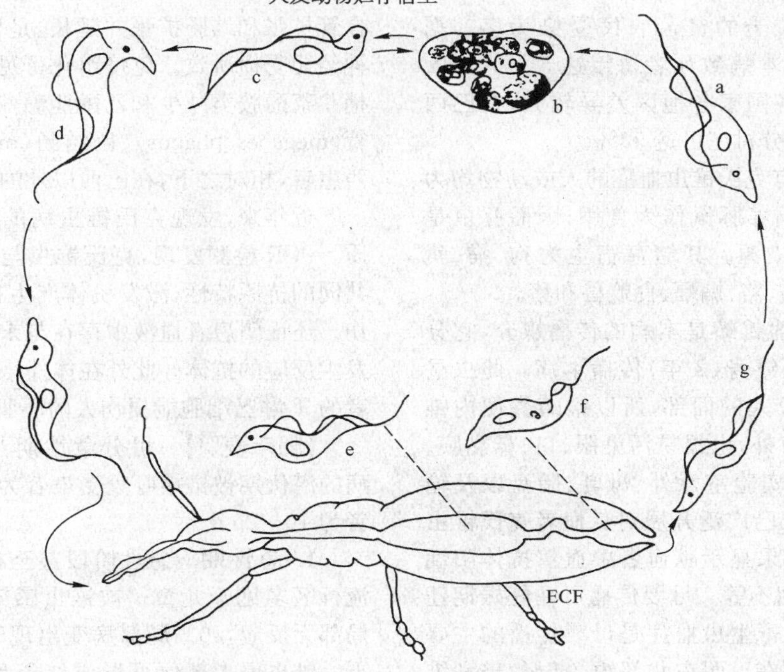

图 9-6-3 克氏锥虫的生活史

(引自 Traust)

a:哺乳动物血液中锥鞭毛体(trypomastigote)；b:组织细胞中转变为无鞭毛体(amastigote)，进行二分裂，并形成假囊；c:在细胞内形成锥鞭毛体(细长型和粗短型)，并释放入外周血中；d:粗短型锥鞭毛体被锥蝽吸吮入消化道；e:中肠中锥鞭毛体转变为上鞭毛体(epimastigote)；f:锥蝽后肠中上鞭毛体转变为循环后期锥鞭毛体(metacyclic trypomastigote)；g:具有感染性循环后期锥鞭毛体从锥蝽粪便中排出

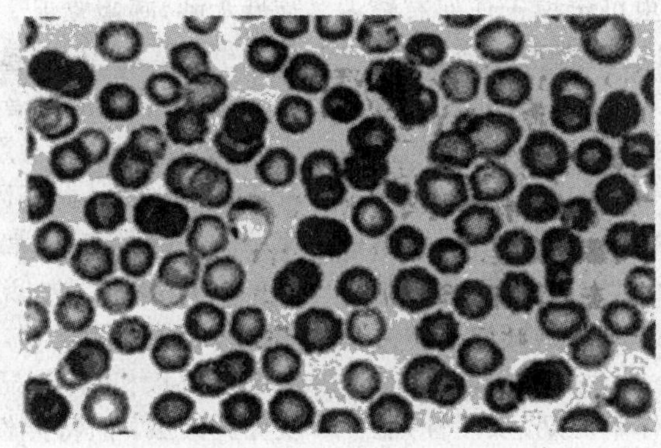

图 9-6-4 血涂片中克氏锥虫

克氏锥虫含一特化的管状动基体，动基体 DNA (kDNA)占 DNA 总量的 20%～25%。kDNA 是由许多微环和少量大环组成的网状结构，参与编码虫体所必需的蛋白质和酶。

具有虫血症的人或动物被嗜血锥蝽叮咬后，锥虫被吸入锥蝽体内，并在其中肠内繁殖，经 8～10 d 即由无鞭毛体(amastigote)变成上鞭毛体(epimastigote),最后变成有感染性的循环后期锥鞭毛体(trypomastigote),聚集在后肠随粪便排出。锥蝽叮咬人时,常有同时排稀便的习性,粪便中的锥虫随搔痒进入皮内或眼、口、鼻黏膜内,在局部细胞内形成假囊,并进行以上生活周期。

【流行病学】 本病流行于拉丁美洲,南、北纬42°之间的热带地区。本病患者以居住条件差的农村地区为主。约有1亿人受威胁,受染者有1 600万~1 800万人口。流行区中以巴西、阿根廷、智利、委内瑞拉、玻利维亚、巴拉圭与乌拉圭的贫苦农民受染为多。据WHO调查该些地区因本病致死者每年达5万人。人群中血清抗体阳性率各国家各地区差异较大,在巴西偏远地区约10%,而部分村庄可达50%。

1. 传染源 凡是有克氏锥虫血症的人或动物均为传染源。在玻利维亚饲养豚鼠作为食用,因而豚鼠是该地区的一个主要传染源。其储存宿主为狗、猫、犰狳、负鼠以及啮齿类、猴、貉、蝙蝠、食蚁兽和猪。

2. 传播途径 嗜血锥蝽是本病的传播媒介,它分9个属。锥蝽受染后则终身(2年)传播本病。此虫昼伏夜出,咬人吸血,多咬人的面部,所以锥蝽粪便内锥虫除经叮咬的皮肤伤口外,也很易污染眼、口、鼻黏膜。也可经污染的注射器、实验室意外、母乳、胎盘以及输血感染。美洲多个国家已广泛开展对献血者克氏锥虫特异性抗体的筛查,结果显示献血者中血清抗体阳性率在0.15%~9.90%间不等。母婴传播可在妊娠期任何时期发生,母体存在寄生虫血症是母婴传播的主要危险因素。母婴传播率在巴西东北部约2.5%,玻利维亚约9.5%。据估计北美洲有4万名孕妇和2 000名新生儿被感染。随着拉丁美洲国家公共卫生的改善及杀虫剂的使用等,本病通过锥蝽传播已逐渐减少,而其他传播方式,如输血传播逐渐引起重视。

3. 易感人群 为青、幼年,其中80%的患者是在幼年感染的。

【发病机制和病理】 克氏锥虫可定植于任何有核细胞。锥虫在入侵部位的细胞内迅速繁殖形成假囊。假囊破裂后释放抗原及毒性物质,在该处引起严重炎症反应,呈中性粒细胞、淋巴细胞浸润以及明显的间质水肿,形成硬结即美洲锥虫肿(chagoma)。此时附属淋巴结的细胞内也有假囊形成及炎症反应。如由眼结膜入侵,则单侧眼睑及眼周水肿、充血及附属淋巴结肿大,即Romana征。其病变以淋巴细胞浸润和肉芽肿为特点。

本病可分急性期、隐匿期(或称未定期)及慢性期。急性期虫血症显著,锥虫在多种器官和组织细胞内繁殖并播散,主要侵犯心肌、横纹肌和网状内皮细胞,使之产生炎症,主要为中性粒细胞、淋巴细胞及单核细胞浸润引起心肌炎及心内膜炎。心肌纤维和传导组织可见坏死。早期心肌坏死与虫体寄生有关。随病程发展,炎症弥漫,间质水肿,致使无虫寄生的心肌也可见有坏死。心脏神经节的神经元和其他末梢神经元,如消化道的Auerbach神经丛均可出现坏死。多数患者急性期可缓解进入隐匿期,此期无症状,但仍有低虫血症,可持续多年,甚至终身。此期中20%~40%可发展为慢性期,可见淋巴细胞和单核细胞浸润。此阶段心肌、消化道神经丛与血内很难找到锥虫。心肌内有纤维化,心脏肥大,房室腔扩张,心尖部偶呈动脉瘤样突起与血栓形成,以及二尖瓣、三尖瓣功能性闭锁不全。食管扩张和结肠扩张并延长,是胃肠型的特征,乃因其神经元受损所致。免疫组化可见交感及副交感神经末梢儿茶酚胺类减少和乙酰胆碱酶活性降低。关于巨食管(megaoesophagus)、巨结肠(megacolon)等多见于巴西患者,相对之下,在巴西以外的患者则罕见。

近年来,发现克氏锥虫病的病变具有自身免疫性质。PCR检测发现,克氏锥虫与宿主的心肌组织具有共同的抗原特性,激发机体产生自身抗体,引起心肌损伤。还证明患者血液中存在与末梢神经的Schwann鞘发生反应的抗体。此外在体外培养中证明Chagas病患者的T淋巴细胞能损伤人的心肌细胞。

【临床表现】 可分急性期、隐匿期及慢性期。本病的潜伏期被锥蝽叮咬受染者为6~10 d,由输血受染者为10~20 d。

1. 急性期 急性阶段甚至在流行区也很少见,在流行区多见于儿童。被锥虫感染的锥蝽叮咬后,25%局部无反应,50%局部病变出现于面部,25%出现于躯干。锥虫侵入部位可形成红斑和硬结,称为美洲锥虫肿,一般可持续存在数周。若侵入部位在结膜,则可见单侧眼睑肿胀,肿胀系组织中黏液样物沉积所致,故为非凹陷性,同时可见同侧睑结膜炎与耳前淋巴结炎,称为罗曼尼亚征(Romana sign),是本病早期的特征性表现。在此病变中可能查到锥虫。部分患者可能出现发热(稽留或间歇)、皮疹、肝脾肿大、淋巴结病以及非炎症性水肿,呼吸紊乱,发绀,昏迷等。虫血症期间或以后锥虫进入组织,引起心肌炎与心内膜炎、窦性心动过速、二尖瓣收缩期杂音、心肥大以及脑膜脑炎。症状多于4~12周后消失。严重者多见于新生儿、幼儿、老人及免疫抑制者。此期因早期心肌炎引起心力衰竭或心室纤颤和脑膜脑炎,常可导致死亡。

2. 隐匿期 为低虫血症期,几乎无症状。50%~70%患者停留于此期,持续终身,不再发病。此期无任何临床症状和体征,显微镜检查外周血涂片亦难以发现克氏锥虫,但特异性抗体存在。但是那些免疫抑制者如AIDS患者中,外周血中可找到克氏锥虫。此期是慢性期的开始期。它在巴西约占感染者的40%,在阿根廷和智利占20%,此型可迁延20~30年,甚至终身。

3. 慢性期 一般于出现虫血症后数年或数十年始发病。

(1) 心肌病 在流行区锥虫病的心肌病是心脏疾患与猝死的主要原因。其中约94.5%患者可累及心脏,称为恰加斯心脏病。2/3患者有心脏传导障碍,常为右束支传导阻滞、多源性期前收缩与心肌坏死。表现为心悸,眩晕,心前区不适,甚至晕厥等。查体可见不规则脉,心音遥远,偶可及奔马律。而后可逐渐发展至心肌肥大或心力衰竭(多为右心衰)。可见心脏增大,伴充血性肝肿大和外周性水肿。急性期可伴有心肌炎、脑膜脑炎等,多发于低龄患者。发生室速可致猝死。慢性期见恰加斯心脏病者可有附壁血栓形成,继发肺、脑等器官栓塞;病程可很短且突然死亡,或因长期心力衰竭而死亡。此外,心尖部或心房所脱落的栓子可引起脑或肺栓塞而猝死。

(2) 多种器官扩张 部分患者可见食管和结肠扩张,继而形成巨食管和巨结肠。其中尤以巨食管多见,表现为吞咽苦难,胸痛及食管反流症状等;而巨结肠患者可见腹痛和长期便秘。巨食管患者可有继发性肺炎、唾液腺肥大和食管癌等;巨结肠患者可伴肠扭转、肠梗阻和肠穿孔等。恰加斯心脏病、巨食管、巨结肠可见于同一患者。此外,少数患者还伴有交感神经和副交感神经末梢损伤。在巴西、智利、阿根廷部分地区可见。至于巨胃、巨十二指肠、巨支气管、巨输尿管等虽有报道但很少见。

4. 先天性 多见于巴西、智利,中美洲很少。有虫血症的孕妇,不论其有无症状均可引起流产、早产、宫内生长迟延或死胎。有时婴儿虽能足月出生,但多于生后数日或数周死于脑炎。仅呈血清阳性孕妇的新生儿轻度患病者较多。

【实验室检查】 急性期主要依赖于镜下查到锥虫,亦可行PCR检测。血培养、接种诊断法等虽可使用,但耗时较长。隐匿期和慢性期需依赖抗体检测,由于部分检测可能存在交叉反应,需两免疫学方法检测均为阳性方可确诊,部分病例可行PCR以明确诊断。

1. 病原体检查 急性期可用新鲜血液封片,或悬滴法,或厚涂片Giemsa染色法镜检。或用肿大淋巴结活体检查找无鞭毛锥虫体;脑膜脑炎患者CSF内单核细胞增多,蛋白质轻度增加,偶可查见锥虫。

2. 血清学检查 多用IFAT与ELISA法,急性期检测IgM抗体,慢性期检测IgG抗体。

3. PCR检查 急性期和慢性期均可行PCR查特异性核酸明确诊断。

4. 特殊检查 急性期ECG可发现室性多源性期前收缩、QRS综合波低电压、I度房室传导阻滞,特别是右束支传导阻滞及心律失常。隐匿期与慢性期可用回声心动描记法、心电向量描记法,放射性同位素研究及病理组织学等的发现占60%;心脏型ECG示传导损伤、心律失常及心脏肥大,回声心动描记法显示全心或心尖部运动减弱,并且在心内膜面常见有血栓形成,它们可引起脑或其他器官发生栓子。特殊检查均需与病原学检查相结合。

【诊断】 诊断需结合流行病学资料,如有充分的克氏锥虫接触史。通常疫区旅行并不说明充分接触克氏锥虫,而输注慢性恰加斯病患者的血液或接受其器官,可认为是充分暴露。急性期出现恰加斯结节或罗马尼亚征者需怀疑本病,但必须找到病原虫或其抗原、抗体才能确诊。

1. 直接检查法 查找克氏锥虫或其DNA。急性期可用新鲜血液检查活动的病原虫,或用Giemsa染色检查厚血涂片,或将血液离心后检查浮于血凝块的上清液,查找锥虫鞭毛体。也可用组织活检,查找假包囊内的无鞭毛体。慢性期可用虫媒接种法查找锥蝽肠腔内锥虫的上鞭毛体(此法很敏感)。急性和慢性期均可采用Nicolle-Novy-Mac-Neal培养基进行血液培养。也可用实验室饲养3～10 d的小鼠或大鼠进行动物接种。近年来采用分子生物学方法,通过基因重组DNA技术,提高了检测的敏感性和特异性。用PCR技术,检测慢性锥虫感染者的血液或组织内锥虫核酸或传播媒介体内的克氏锥虫核酸。

2. 间接检查法 显示特异性抗体,急性早期检测IgM抗体,慢性期检测IgG抗体。本法广泛应用于筛选检测,特别是用于供血者。

在南美洲某些地区,放射学检查可显示巨食管及巨结肠等,或心脏肥大表示特殊性的心尖部动脉瘤。

【鉴别诊断】 临床表现的美洲锥虫肿或Romana征应与昆虫叮咬作鉴别。未发现侵入途径者,应除外传染性单核或淋巴细胞增多症,及其他原因引起的心内膜炎和脑膜脑炎。慢性心肌病应与心肌缺血、高血压、其他心肌病与心包有渗出液进行鉴别。病原体克氏锥虫应与*T. rangeli*作鉴别,*T. rangeli*是一种非致病血液内锥虫,中美与南美洲在人体内也可找到,通常可采用数种血清学试验方法进行鉴别。

【预后】 急性期预后取决于患者年龄和感染程度。先天性患儿、幼儿及免疫抑制患者病死率最高。心肌炎及脑膜脑炎常招致死亡。慢性心脏病患者心脏肥大、心力衰竭、严重心律失常等均预后不良。心力衰竭或血栓栓塞均可致死。慢性期患者死亡可能由于营养不良、食管内容物吸入或急性肠梗阻。

【治疗】 对美洲锥虫病有用的药物有几种,但WHO认为其只有在急性期和慢性期的短期内有效。目前尚无治疗方法能从组织内将无鞭毛体除掉。药物的毒性与药物对克氏锥虫的敏感性因当地虫株不同而异,使对药物的评价与比较疗效更为复杂。目前已有大型长期临床试验观察药物在慢性期的作用,如美国的BENEFIT临床试验评价苄硝唑在恰加斯病慢性期的治疗效果,预计可在2011年完成。在等待这些研究结果的同时,研发新的治疗药物和方法也迫在眉睫。

不少学者致力于该方面的研究并取得一定的成果。目前研究的主要治疗药物为固醇合成抑制剂、半胱氨酸蛋白酶抑制剂等。

1. 呋喃噻嗪 剂量成人为每日 8～10 mg/kg，小儿为每日 15 mg/kg，分 4 次，于饭后服用。持续用 30～120 d。对急性期及未定期感染，可以减短病期和感染的严重程度，但治愈率仅为 50%～60%。对慢性期虽然寄生虫血症可以变为阴性，但不能改变血清学反应、心功能和疾病的发展。副作用有恶心、厌食、呕吐、体重下降、失眠、颤抖、多种神经病、精神病、皮肤过敏与白细胞减少。此药被阿根廷、智利和巴西南部确认有效。

2. 苯并乙唑 苯并乙唑（benznidazole）是当今首选药。儿童比成年人耐受力更好。剂量为每日 5～10 mg/kg，分 2 次服用。持续 30～60 d。急性期治愈率达 60%～90%。对慢性期也有益，但因血清学持续阳性，同时治疗前血内即很难找到锥虫，故难以判断其疗效。副作用有过敏性皮肤反应（剥脱性皮炎）、胃肠功能紊乱（厌食，体重下降）、末梢神经炎及骨髓抑制，而引起粒细胞缺乏症。故疗程中应复查全血细胞，每 2 周 1 次，发现粒细胞缺乏，应立即停药，粒细胞可以恢复。

3. 别嘌呤醇 别嘌呤醇（allopurinol）剂量每日 8.5 mg/kg，持续 60 d，治愈率为 44%，耐受性好。有小鼠模型研究证明别嘌呤醇可抑制本病由急性期转为慢性期，具有潜在的治疗作用。

4. 伊曲康唑 伊曲康唑（itraconazol）剂量每日 6 mg/kg，持续 120 d，治愈率为 53%，耐受性好。但部分临床研究显示酮康唑和伊曲康唑在恰加斯病慢性期患者中未见显著的治疗效果。目前研究的主要治疗药物为固醇合成抑制剂、半胱氨酸蛋白酶抑制剂等。动物实验表明，新型的三唑类化合物，如泊沙康唑等对小鼠的恰加斯病慢性期有治疗作用。

5. 蛋白酶抑制剂 以 cruzipain 蛋白酶为靶点的半胱氨酸蛋白酶抑制剂因其较好的疗效和较少的副作用而成为潜在的主要治疗药物。

6. 对症治疗 慢性期心力衰竭时利尿剂常有效，但通常对地高辛耐受不好。抗心律失常最有效的药是乙胺碘呋酮（amiodarone）。应注意房室传导阻滞、心动过缓、甲状腺功能障碍及对碘过敏者禁用。阵发性心律不齐也可用普萘洛尔（心得安）以及抗凝剂等。房室传导阻滞常用心脏起搏器。在小鼠模型中发现骨髓单核细胞移植可改善恰加斯心脏病，逆转右室扩张。巨器官综合征可用外科手术。忌用类固醇以免急性发作或恶化。

【预防】 改善住所，消灭锥蝽栖息地。住房内及其外周定期喷杀锥蝽药物以便控制传播媒介。建立良好卫生习惯，晚间将所有动物，特别是犬从住房中驱除出去。尽量消灭动物储存宿主。孕妇应加强锥虫的检查，药物治疗急性早期与不定期孕妇患者和她们的新生儿。供血员于供血前，应用血清学方法（2 种）检测抗体，筛除感染。将有感染性血液，于使用前加结晶紫（crystal violet）0.25 g/L，置于 4℃ 电冰箱内 24 h 杀死锥虫后，才可安全使用。个人防护可用蚊帐防止锥蝽叮咬。

锥虫疫苗的成功研制依赖于对锥虫感染时所引起免疫应答的细胞和体液成分清楚的了解，以及对能诱导保护性应答抗原的确定。近年来在验证锥虫病疫苗候选抗原及其编码基因的克隆和表达方面取得了明显进展，但对免疫宿主所诱导保护性免疫力的机制的了解以及人对锥虫免疫应答特征的研究还进展不大。因此，搞清楚诱导宿主保护性免疫的特征及机制以及寻找有效的保护性抗原是锥虫疫苗研制成功的努力方向。

DNA 疫苗是近几年发展起来的一种新型疫苗。在抗锥虫感染方面，DNA 疫苗研究已展开了积极的探索。此外，树突状细胞苗、细胞因子佐剂、特异性抗体亚型刺激性抗原、T 细胞刺激性抗原与多克隆活化因子以及细胞凋亡等方面的研究为锥虫疫苗的研制提供了宽阔的空间和思路。

【美国指南】 一旦怀疑美洲锥虫病，患者必须详细问诊、查体并做 12 导联心电图（包括 30 s 以上长Ⅱ导联）。如筛查结果正常，每年定期做查体问诊及心电图检查。如美洲锥虫病心脏并发症诊断成立，需做24 h 心电监护、超声心动图和运动试验；如有胃肠道症状需做上消化道钡餐检查。所有急性和慢性美洲锥虫病心脏并发症患者以及 18 岁以下的慢性美洲锥虫病患者必须进行抗锥虫治疗，病原学治疗对于 19～50 岁无进行性心脏并发症者可缓解疾病进程。50 岁以上患者权衡利弊后酌情考虑是否抗锥虫治疗。AIDS 患者及器官移植患者的抗锥虫治疗需慎重。

关于本病，目前依然存在不少其他问题有待解决，包括不能有效控制传播媒介、诊断缺乏金标准、可信度不高、无有效疫苗等。然而，目前的研究在以上这些方面进展不大，甚至有所忽视。恰加斯病慢性期症状复杂，严重影响患者生活质量，并具有较高的病死率。虽然本病目前主要流行于拉丁美洲，但已随输血和人口迁徙，逐渐向各地扩散，随着国际交流的日益频繁，我国认识本病也十分必要。

参考文献

［1］ 赵树馨．锥虫感染［M］//陈敏章．中华内科学．北京：人民卫生出版社，1999：1316－1321．

［2］ 王德炳主译．现代医学诊断与治疗［M］．北京：人民卫生出版社，2001：1553－1557．

[3] Pepin J. African trypanosomiasis [M]// Strikland GT. Hunter's tropical medicine and emerging infectious diseases. 8th ed. Philadelphia: W.B. Saunders Company, 2000:643-652.
[4] Magill AJ, Reed SG. American trypanosomiasis [M]// Strikland GT. Hunter's tropical medicine and emerging infectious diseases. 8th ed. Philadelphia: W. B. Saunders Company, 2000:653-664.
[5] Stich. A. Trypanosomiasis[J]. Medicine, 2001,29(5):42-45.
[6] 甘绍伯.非洲锥虫病[J].中国热带医学,2009,9(6):983-984.
[7] 赖德华.非洲锥虫抗人血清相关基因的进化[N].科学通报,2009,54(4):527-530.
[8] 陈军,卢洪洲.美洲锥虫病的研究进展[J].热带医学杂志.2008,8(12):1294-1296.
[9] 李志.人血清锥虫溶解因子与锥虫抗血清相关蛋白[J].中国寄生虫学与寄生虫病杂志,2008,26(2):136-140.
[10] 李三强.锥虫疫苗研究的现状及展望[N].中国人兽共患病学报,2009,25(8):815-818.
[11] Joaquim Gascón. Diagnosis, management and treatment of chronic Chagas' heart disease in areas where *Trypanosoma cruzi* infection is not endemic [J]. Rev Esp Cardiol, 2007, 60:285-293.
[12] Caryn Bern. Evaluation and treatment of Chagas disease in the United States [J]. JAMA, 2007,298(18):2171-2181.
[13] MP Barrett. Review: frontiers in pharmacology. Human African trypanosomiasis: pharmacological re-engagement with a neglected disease [J]. British Journal of Pharmacology, 2007,152:1155-1171.

第七节 毛滴虫病

陈雅棠

毛滴虫病(trichomoniasis)是由阴道毛滴虫(*Trichomonas vaginalis*)、人毛滴虫(*Trichomonas hominis*)及口腔毛滴虫(*Trichomonas tenax*)分别寄生在人体泌尿生殖系统、肠道及口腔内引起的疾病的总称,其中以阴道毛滴虫引起的阴道毛滴虫病最为常见。

一、阴道毛滴虫病

【病原学】 阴道毛滴虫首先由Donne(1836)在妇女阴道分泌物中发现,次年定名为*Trichomonas vaginalis*。本虫与人毛滴虫、口腔毛滴虫一样均只有滋养体而无包囊期。阴道分泌物或培养基的新鲜标本形状与大小随虫种的来源、培养基的渗透压和虫体的分裂而不同,典型者为梨形或卵圆形,大小9.7(4.5～19)μm×7(2.5～12.5)μm。细胞质均匀光润、透明,借其前端4根鞭毛摆动前进,并以波动膜波动作螺旋式运动。阴道毛滴虫亦可形成伪足,供取食或附着用。轴柱贯穿虫体,从末端穿出。经苏木精或Giemsa染色后,虫体前端可见5颗排列成环状的毛基体,从毛基体发出4根前鞭毛和1根后鞭毛。波动膜和基染色杆亦从毛基体发出,圆形或梨形的虫体细胞膜及细胞质向体外延伸一条波浪形膜结构,其外缘游离,后鞭毛发出后即附在波动膜外缘并向后延伸,与波动膜起止一致,但两者并无组织结构上的联系。虫体前1/3处有一椭圆形的核、核膜双层并有核孔。核质为细微颗粒,内有6～8个大小相近的电子致密的染色质颗粒和1个核仁。核膜外周有内质网并与核孔间有微管相通。核附近有副基体和副基纤维。电镜下毛基体有5个,在虫体前部成环状排列组成中心体,外面由双层膜的鞘包围,共同构成中心体器。4根前鞭毛分别由第1、第3、第4、第5毛基体发出,第2毛基体则发出1根后鞭毛和基染色杆,副基纤维则附着于第3毛基体基部并向后伸延至核水平。轴柱为双层膜透明筒状结构,分轴头、干和尾三部分(图9-7-1)。此外,虫体内还有圆形和椭圆形的食物泡、空泡和大小不等的致密颗粒。此外,虫体还有一独立的发育完全的高尔基复合体。阴道毛滴虫以二分裂或多分裂法增殖。在阴道分泌物或培养基中,虫体可以多分裂法增殖,一个虫体最多可分裂为16个。虫体主要通过渗透方法吸取营养,因此在新鲜阴道分泌的虫体多无食物泡,细胞质内几乎没有细菌。虫体也可以依靠伪足将黏附在其表面的固体食物吞进体内。

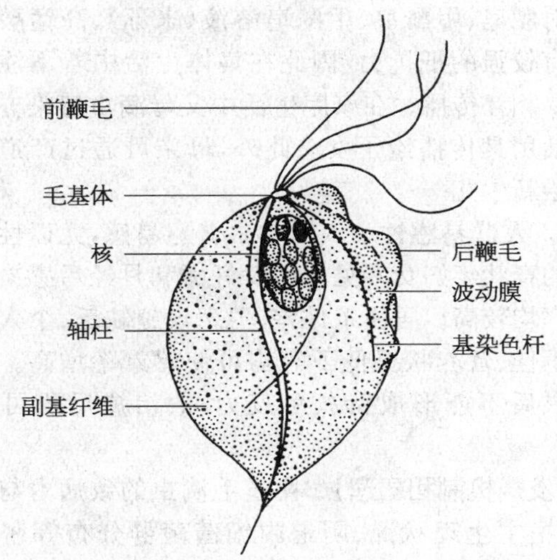

图9-7-1 阴道毛滴虫形态图

阴道毛滴虫能利用葡萄糖及其聚合体,其中麦芽糖更有利于虫体生长。虫体还可以利用血清、蛋白胨和消化酪蛋白。此外,核糖核酸、维生素C、复合维生素

$B_{、}$维生素 B_5 和磷酸均为促进虫体生长的必要成分。阴道毛滴虫在25～42℃之间生长繁殖，但以32～35℃最为适宜。在室温(22～25℃)能存活120～154 h，但在50℃ 4 min死亡，－70℃ 1 min即死亡。阴道毛滴虫生长最适pH为5.2～6.6，略带酸性的递质有利于虫体繁殖，但pH5.0以下或pH7.5时也会抑制或杀死虫体。本虫属兼性厌氧寄生，适应寄生在相对缺氧的阴道内并能迅速繁殖，故本虫主要寄生在阴道，但也可寄生在尿道、子宫、尿道旁腺和膀胱等。在男性泌尿生殖系统则以前列腺最为常见，亦可寄生在附睾或包皮囊内。

【流行病学】 阴道毛滴虫呈世界性分布。妇女为主要感染者，感染率儿童较低，青春期后逐渐增高，30～40岁达高峰，更年期逐渐下降。感染后约20%成为无症状带虫者。男性感染率尚未确定，有报道男性非特异性尿道炎患者中20%为阴道毛滴虫感染。

1. 传染源 阴道毛滴虫病患者和带虫者，以及男性感染者均是本病传染源。

2. 传播途径 ①直接传播：主要通过性交传播。有性关系的双方常同时感染，患阴道毛滴虫病的妇女结婚后，其配偶泌尿生殖系统中常可发现本虫。上海医科大学(现复旦大学上海医学院)检查62例顽固性阴道毛滴虫病患者配偶的尿道和前列腺分泌物，8人(12.9%)毛滴虫阳性。阴道毛滴虫感染常与淋病共存。因此近年已将阴道毛滴虫病列为性传播疾病(STD)。②间接传播：主要通过公共浴池、共用卫生设备、游泳池和公用游泳衣等传播。在外界环境中，阴道毛滴虫生命力较强。阴道分泌物中的虫体，马桶坐垫中可活30～45 min；在室温中的潮湿毛巾上可活5 h。虫体对肥皂、甲酚皂、甲酚皂溶液(来苏)、高锰酸钾溶液都有较强的抵抗力，因此在集体生活中若不注意预防极易相互传播。在家庭生活中父母滴虫感染亦可通过生活用具传播给子女。此外，母亲可通过产道将本虫传给新生儿。

3. 人群易感性 人对本虫普遍易感，尤以性功能旺盛的青壮年妇女多见。妇女妊娠和月经后感染率及发病率均较高。居住条件差、卫生设施缺乏、个人卫生习惯不佳、营养状况低下等均可使感染率增高。人感染本虫后不能形成持久免疫力，故治愈后仍可再次感染。

【发病机制和病理】 阴道毛滴虫的致病力与虫株毒力、宿主生理状况、阴道内细菌菌群分布等密切相关。从急性和亚急性阴道毛滴虫病患中分离的虫株毒力一般强于慢性病例虫株，在小鼠皮下可形成面积较大的脓肿，且溶解红细胞能力也较强。宿主卵巢功能减退直接影响阴道黏膜厚度，使阴道黏膜变薄脆并有小出血点；糖原减少使阴道乳酸杆菌生存抑制，影响乳酸生成，阴道由酸性趋向于中性或碱性，其他细菌大量繁殖，阴道清洁度下降促使阴道毛滴虫寄生发病。月经后阴道pH接近中性，富含血清成分有利本虫繁殖，所以妊娠和月经后妇女感染率与发病率较高。此外，疲劳、感冒、肠道功能紊乱等均可以使人体抵抗力降低而引起发病。

阴道毛滴虫可吞噬精子，并在阴道内产生大量分泌物，均可妨碍精子存活，因而，有些学者认为可引起不孕症。

阴道前庭、阴道黏膜及宫颈充血水肿或有散在出血点。阴道壁，尤其是后穹有红色小颗粒突起，称“草莓样斑点”，为炎症部位血管扩张所致。显微镜下阴道黏膜覆盖一层凝固性物质，内含阴道毛滴虫、白细胞和红细胞。虫体不侵入完整的上皮细胞，故阴道上皮细胞一般是完整的，但由于虫体在细胞间移行，使有些细胞边缘呈腐蚀现象，上皮细胞上有时可见出血点。表皮下层有淋巴细胞及浆细胞浸润，此处亦可见明显的坏死区，并可扩散到表面。在坏死病灶中常可发现虫体。

现已证实，在阴道毛滴虫细胞内存在一种专性寄生的原虫病毒——阴道毛滴虫病毒。该病毒呈二十面体对称，直径33～200 nm，形状有丝状、圆柱状、球状等。病毒基因组序列和基因组大小也呈多样性和多态性。而含有病毒的阴道毛滴虫致病力相对较弱，分泌的黏附蛋白较少，提示病毒感染可能导致虫体毒力下降。

【临床表现】 潜伏期一般不明确，志愿者接种试验，经4～7 d即可出现症状。主要症状为黄绿色泡沫白带增多与外阴瘙痒。白带稀薄并有腥臭，若合并细菌感染则呈脓状白带并伴臭味，阴道黏膜出血时常呈赤带。白带量很多，常积于后穹内，有时亦可溢出阴道口。瘙痒部位主要在阴道口及外阴，灼痛、性交痛亦常见。阴道检查可见阴道黏膜及宫颈红肿、出血“草莓样斑点”、阴道触痛等。少数患者可有腰骶部酸痛和月经不调。阴道毛滴虫如寄生在尿道和膀胱内可产生滴虫性尿道膀胱炎，患者有尿频、尿急、尿痛、间歇性血尿、尿线中断、尿潴留和尿道红肿等症状。

大多数人感染本虫后并不出现临床症状，称为无症状带虫者。这种带虫者既是传染源，又可在条件适宜时发病，对这种带虫者亦应予以治疗。

【诊断和鉴别诊断】 具有典型症状的阴道毛滴虫病，诊断并不困难。典型症状可作为临床诊断的依据，即使未查见滴虫亦可诊断。对不典型患者及带虫者则应依靠检查滴虫为确诊依据。临床上常用悬滴法。置一滴温热生理盐水于载玻片上，取阴道分泌物少许混于盐水中，立即镜检。此法如能注意保温、新鲜，检查者经验丰富，其检出率及可靠性都很高。近年已制备出阴道毛滴虫单克隆抗体，采用间接荧光抗体试验(IFA)检查阴道分泌物中滴虫，阳性率和准确性均有提高。对男性患者和带虫者亦可用上述方法检查前列腺液、精液及尿沉渣中虫体，但阳性率远远低于女性。最近又报道用胶体金标记抗阴道毛滴虫重组 AP 3 mAb 的免疫层析(GICA)试纸条，检测滴虫性阴道炎患者白带中的靶抗原，敏感性可达 90%，特异性可达 95%。

毛滴虫性阴道炎应与真菌性阴道炎、淋球菌性阴道炎及老年性阴道炎相鉴别。此外，非特异性细菌性阴道炎常与合并细菌感染的毛滴虫性阴道炎混淆，临床诊断时也应考虑。

【治疗】 分局部用药和全身用药。不论何种治疗均须同时治疗患病的配偶和家庭成员。

1. 局部治疗 包括采用 0.5%～1%乳酸或醋酸冲洗阴道，然后用甲硝唑阴道泡腾片(每片含 200 mg)或滴维净片[每片含乙酰胂胺(acetarsol)0.25 g，硼酸 0.03 g]1 片塞入阴道后穹，每日 1 次或隔日 1 次，7～10 次为一疗程，连用 2～3 疗程。亦可采用双唑泰栓[含甲硝唑 200 mg，醋酸氯己定(洗必泰)8 mg，克霉唑 160 mg]1 个，每晚塞入后穹，7 d 为 1 个疗程，连用 1～2 疗程，总有效率可达 96.24%。局部治疗可有效控制局部症状，但不能彻底杀灭虫体，停药后易复发。

2. 全身治疗 适用于所有阴道毛滴虫感染患者、男性泌尿生殖道滴虫感染及带虫者治疗。首选药物为甲硝唑，每次 200～250 mg，每日 3 次，连服 7～10 d 为一疗程；或采用一次口服甲硝唑 2 g 的大剂量疗法。治疗后检查阴性时还应继续治疗 1～2 疗程。如果对一次服用 2 g 失败者，可改用 7～10 d 方案，或将 7～10 d 方案剂量加大为每次 400～500 mg。如果先采用 7～10 d 方案失败，仍可加大剂量继续治疗。甲硝唑因有潜在致突变性，故孕妇及哺乳期妇女禁用。其他尚有哌硝噻唑(piperanitrozole)对毛滴虫也有抑制和杀灭作用，口服每次 0.1 g，每日 3 次，7～10 d 为 1 个疗程，肝功能异常者慎用，个别患者出现紫癜、白细胞与血小板下降等副反应。替硝唑(tinidazole，磺甲硝唑)的疗效优于甲硝唑，且毒副作用亦少于甲硝唑，但价格稍高。

【预防】 积极治疗患者及带虫者，对女工和集体生活的女学生定期普查，改善工厂、学校公共卫生设施，加强卫生宣教，注意个人卫生和经期卫生。女用避孕套亦有良好的预防作用。有报告在感染毛滴虫的女性中发生 HIV 感染的风险比没有感染者高 50%，因此加强女性毛滴虫感染的预防尤为重要。

二、人毛滴虫病

人毛滴虫是寄生于肠道的鞭毛虫，多见于盲肠与结肠，可引起腹泻等临床症状，故又称为肠滴虫。

【病原学和流行病学】 人毛滴虫与阴道毛滴虫形态相似(图 9－7－2)，但波动膜和基染色杆较长，直至虫体后端，后鞭毛在波动膜左侧并行，在虫体后端伸出体外。伪足形成较少见，在不适宜环境中可形成假包囊。虫体通过吞饮、吞噬等获取营养。滋养体寄生在人结肠并以纵二分裂法繁殖。滋养体随腹泻便排出，在室温下可存活 8 d；土壤中可存活 7 d。人因食入被滋养体污染的食物或饮水而感染，也可由苍蝇等传播。

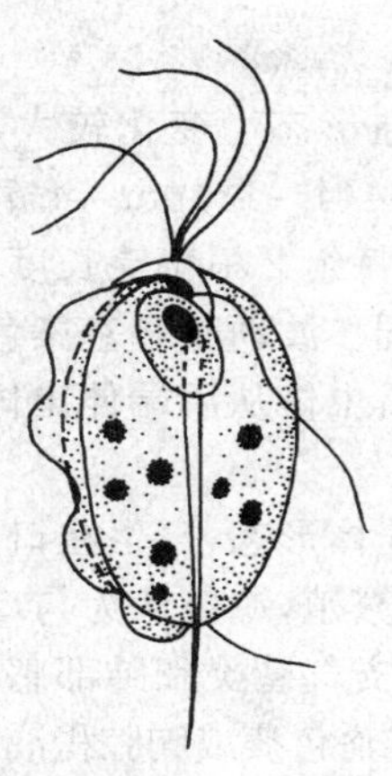

图 9－7－2 人毛滴虫形态图

本病在热带和亚热带地区较为常见，尤其卫生条件差的地区感染率更高。儿童多于成人，10 岁以下的儿童更为多见。感染率各地不同。我国曾调查抚顺、北京、上海、台北、汉中、阆中、兰州等地，感染率为 0.2%～9.4%；近年调查济南为 0.5%，太原 0.15%，承德 0.2%。美国大学生 0.16%，农村居民 0.3%，新奥尔良门诊患者 1.2%；哥伦比亚 2%～13.5%；新几内亚 4.7%；墨西哥儿童 21.3%；前南斯拉夫 8～10 岁小学生 40%。

小鼠动物模型研究表明，人毛滴虫可引起肠黏膜充血、水肿与炎症反应，黏膜上皮细胞坏死脱落，淋巴滤泡小脓肿形成。当宿主抵抗力下降时，在肠道共生细菌存在下，虫体大量繁殖，黏膜损害明显加重，腹泻次数增多。毛滴虫的活跃运动，造成强烈的机械刺激，引起腺体分泌亢进。虫体具有较多的溶酶体，内含丰富的酸性磷酸酶等水解酶。大量虫体释放的溶酶体酶，可使肠黏膜上皮细胞变性、坏死，出现腹泻。

【临床表现和诊断】 本病全年散发，以夏秋季为多。起病可缓可急，病程由数小时至二十余年不等。腹泻为主要症状，稀糊便，可有黏液但脓血便少见。每日数次至十余次。伴恶心呕吐、腹痛、腹胀、食欲减退等。约 1/5 患者有中至低度发热，高热罕见。少数患者表现为腹泻、便秘交替。人毛滴虫寄生在胆道时可引起右上腹阵发性疼痛，恶心、呕吐、发热及白细胞计数增高等。肠滴虫病应与引起腹泻的其他疾病相鉴别，胆道寄生时则应与细菌性胆道感染相区别。粪便和胆汁中查找虫体是确诊的依据。

【治疗和预防】 病原治疗药物，首选甲硝唑，成人剂量为 600～800 mg/d，儿童按每日 10～15 mg/kg 计，分 3～4 次口服，5～7 d 为 1 个疗程，即期疗效达 100%，近期疗效也达95%。此外，还可用替硝唑2 g，一次顿服；或50 mg/kg，一次顿服。或用奥硝唑(ornidazole)2 g，一次顿服；新药塞克硝唑(secnidazole)2 g，一次顿服亦有良好疗效。本病预防措施同其他肠道传染病。

三、口腔毛滴虫病

口腔毛滴虫在形态上变化较大，典型者为椭圆形或卵圆形，大小7.1(4～13)μm×4.7(2～9)μm。前鞭毛4根分为2组，每组2根鞭毛长度几乎相等，而2组的鞭毛则略有不同。波动膜和基染色体较虫体长度为短。轴柱纤细纵贯虫体从后端伸出体外，无后鞭毛(图9-7-3)。

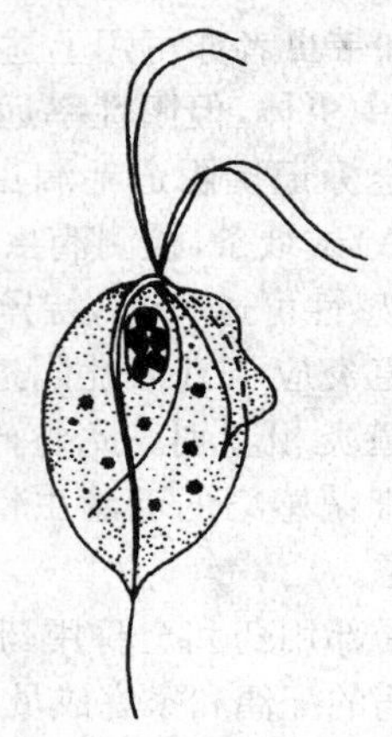

图9-7-3 口腔毛滴虫形态图

本虫只有滋养体形态，寄生在口腔、齿垢及齿的龋洞内，以纵二分裂繁殖，一般认为与口腔疾患无直接关系，但可下延引起支气管炎和肺部感染，主要症状为咳嗽、咳痰，在黄色和血色痰或胸腔积液中均可检出虫体。

本病分布甚广，感染率：我国上海为59.1%，浙江杭州37.41%，四川南充8%；马来西亚为32%；德国4%～53.4%；美国16.5%～30.6%；英国10%。有口腔疾患者本虫感染率较高，而无口腔疾患者中，本虫感染则相当罕见。

预防本病的唯一有效措施是保持良好的口腔卫生，积极治疗龋齿、牙龈炎、牙周炎等口腔疾患。治疗药物仍以口服甲硝唑为首选。0.4%替硝唑溶液用于口腔感染病灶局部喷涂，也有较好疗效。

参考文献

[1] 李哲，程彦斌，司开卫. 毛滴虫病/人毛滴虫病[M]//陈兴保. 现代寄生虫病学. 北京：人民军医出版社，2002：238-253.

[2] 李继民，张燕，李桂兰. 128名性罪错妇女阴道毛滴虫感染情况分析[J]. 中国寄生虫病防治杂志，2000，13(2)：154.

[3] 李道德. 替硝唑溶液治疗口腔感染的临床体会[J]. 中国中医药杂志，2005，3(4)：728.

[4] 朱秀娈，宗淑英. 小儿滴虫性肠炎26例临床分析[J]. 中国寄生虫病防治杂志，2000，11(2)：123.

[5] 陈有贵. 滴虫病[M]//宫道华，吴升华. 小儿感染病学. 北京：人民卫生出版社，2002：1320-1325.

[6] 赵吉平，张西臣，刘晓峰，等. 阴道毛滴虫病毒研究进展[J]. 中国病原生物学杂志，2008，3(5)：396-399.

[7] 吴哲幼，周立群，柳建发. 口腔毛滴虫病研究进展[J]. 地方病通报，2005，20(2)：78-80.

第八节 疟 疾

杨绍基

疟疾(malaria)是由人类疟原虫感染引起的寄生虫病，主要由按蚊(*Anopheles*)叮咬传播。疟原虫先侵入肝细胞内发育繁殖，再侵入红细胞内繁殖，引起红细胞成批破裂而发病。临床上以反复发作的间歇性寒战、高热，继之出大汗后缓解为特点，贫血、脾肿大常见。间日疟及卵形疟可出现复发，恶性疟发热常不规则，病情较重，并较易引起脑型疟等凶险发作。

【病原学】 疟疾的病原体为疟原虫。可感染人类的疟原虫有4种，即引起间日疟(vivax malaria)的间日疟原虫(*Plasmodium vivax*)、引起卵形疟(ovale malaria)的卵形疟原虫(*P. ovale*)、引起三日疟(malariae malaria)的三日疟原虫(*P. malariae*)和引起恶性疟(falciparum malaria)的恶性疟原虫(*P. falciparum*)。

疟原虫的生活周期包括在人体内和在按蚊体内两个阶段。

1. 人体内阶段 疟原虫在人体内的裂体增殖阶段为无性繁殖期(asexual multiplication stage)。寄生于雌性按蚊体内的感染性子孢子(sporozoite)于按蚊叮人吸血时随其唾液腺分泌物进入人体，经血液循环而迅速进入肝脏，在肝细胞内从裂殖子(merozoite)发育为成熟的裂殖体(schizont)。被寄生的肝细胞破裂时，释放出大量裂殖子。它们很快进入血液循环，侵犯红细胞，开始红细胞内的无性繁殖期。裂殖子侵入红细胞后发育为早期滋养体，即环状体(ring form)，经滋养体(trophozoite)发育为成熟的裂殖体。裂殖体内含数个至数十个裂殖子，当被寄生的红细胞破裂时，释放出裂殖子及其代谢产物，引起临床上典型的疟疾发作。释放的裂殖子再侵犯未被感染的红细胞，重新开始新一轮的无性繁殖，形成临床的周期性发作。间日疟及卵形疟于红细胞内的发育周期约为 48 h；三日疟约为 72 h；恶性疟的发育周期为 36～48 h，且发育先后不一，故临床发作亦不规则。

间日疟和卵形疟既有速发型子孢子（tachysporozoite），又有迟发型子孢子（bradysporozoite）。速发型子孢子在肝细胞内的发育较快，只需经 12～20 d 就能发育为成熟的裂殖体。迟发型子孢子则发育较缓慢，需经 6 个月左右才能发育为成熟的裂殖体。迟发型子孢子亦叫休眠子（hypnozoite），是间日疟与卵形疟复发的根源。三日疟和恶性疟无迟发型子孢子，故无复发。

部分疟原虫裂殖子在红细胞内经 3～6 代增殖后发育为雌性配子体（female gametocyte）与雄性配子体（male gametocyte）。配子体在人体内的存活时间为 30～60 d。

2. 按蚊体内阶段　疟原虫在按蚊体内的交合繁殖阶段为有性繁殖期（sexual multiplication stage）。当雌性按蚊吸血时，配子体被吸入其体内，开始其有性繁殖期。雌、雄配子体在蚊体内分别发育为雌、雄配子（gamete），两者结合后形成合子（zygote），发育后成为动合子（ookinete），侵入按蚊的消化道组织发育为囊合子（oocyst）。每个囊合子中含有数千个子孢子母细胞（sporoblast），发育后形成具感染能力的子孢子。这些子孢子可主动地移行于按蚊的唾液腺中，当按蚊再次叮人吸血时，子孢子就进入人体，并继续其无性繁殖周期（图 9－8－1）。

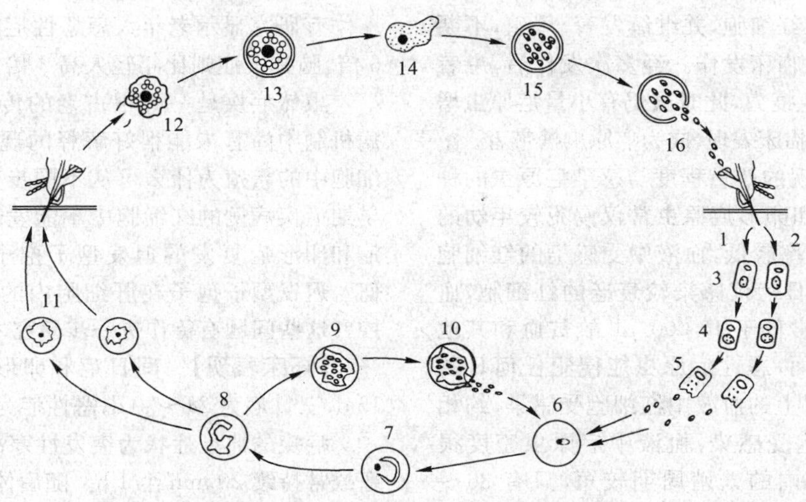

图 9－8－1　间日疟原虫和卵形疟原虫生活史

（图中示雌性按蚊叮咬人体时子孢子进入人体）

1：速发型子孢子；2：迟发型子孢子；3：肝细胞内滋养体；4：肝细胞内裂殖体；5：被寄生的肝细胞破裂、释出裂殖子；6：裂殖子侵入红细胞；7：红细胞内环状体；8：滋养体；9：裂殖体；10：被寄生的红细胞破裂、释出裂殖子，再侵入新的红细胞；11：红细胞内的雌、雄配子体；12：在按蚊消化道中雌、雄配子结合；13：合子；14：动合子；15：囊合子，内含数千个子孢子母细胞；16：囊合子发育成熟、破裂，释出子孢子，侵入按蚊唾液腺，于按蚊叮咬时再次进入人体

为了研制新的抗疟药和疟疾疫苗，许多学者正对各阶段疟原虫的 DNA 进行研究，并已取得了一定成绩。

【流行病学】

1. 传染源　疟疾患者和带疟原虫者。

2. 传播途径　疟疾的传播媒介为雌性按蚊，经叮咬人体传播。少数病例可因输入带有疟原虫的血液或经母婴传播后发病。

在我国，最重要的疟疾传播媒介是中华按蚊，是平原地区间日疟的主要传播媒介。山区的疟疾传播以微小按蚊为主。在丘陵地区则以雷氏按蚊嗜人血亚种为重要媒介。在海南省的山林地区，主要的传播媒介是大劣按蚊。

3. 人群易感性　人对疟疾普遍易感。感染后虽可获得一定程度的免疫力，但不持久。各型疟疾之间亦无交叉免疫性。曾被同种疟原虫感染者，其临床症状较轻，甚至可无症状。而当非疟疾流行区的外来人员获得疟原虫感染时，其临床表现常较严重。

4. 流行特征　疟疾主要流行于热带和亚热带，其次为温带。这主要是因为本病的流行与传播媒介的生态环境因素密切相关。流行区以间日疟为最广，恶性疟主要流行于热带。三日疟和卵形疟相对较少见。我国除云南和海南两省为间日疟及恶性疟混合流行外，主要以间日疟流行为主。发病以夏秋季较多，在热带地区则较小受季节的影响。

此外，随着我国对外开放、旅游和人员交流的不断发展，国内亦发现不少由疟疾流行区或境外带回的疟疾。

疟疾目前仍然是严重威胁人类健康的疾病之一，流行区居民约占全世界人口的 40%，尤其是在贫困的国家和地区，如在撒哈拉以南的非洲地区。现在全球每年有3亿～5亿人患疟疾，其中100多万人死亡，而且绝大多数是5岁以下的儿童。为了更有效地控制全球疟疾，世界卫生大会于2007年5月在其第六十届会议上设立了“世界疟疾日”，定为每年的4月25日。

【发病机制和病理】 疟原虫在红细胞内发育时一般无症状。当成批被寄生的红细胞破裂、释放出裂殖子及疟原虫代谢产物时，则引起临床上的寒战、高热，继之大汗的典型症状。寒战、高热是机体为了清除血液中疟原虫代谢产物而引起的全身肌肉发生强烈收缩，产热增加，散热减少，从而提高体温，增强吞噬、清除异物功能的自卫性表现。当血液中疟原虫代谢产物被清除后，机体的体温中枢则自动进行体温调节，通过大量出汗、增加散热而使体温恢复正常。红细胞破裂时释放出的裂殖子，部分为单核巨噬细胞系统吞噬而消灭，部分则侵入新的红细胞，并继续发育、繁殖，不断循环，因而导致周期性临床发作。经多次发作后，患者可获得一定的特异性免疫力，此时虽仍有小量疟原虫增殖，但可无疟疾发作的临床表现，成为疟原虫携带者。

疟疾患者临床表现的严重程度与感染疟原虫的种类密切相关。间日疟和卵形疟原虫常仅侵犯较年幼的红细胞，红细胞受感染率较低，血液中受感染的红细胞常低于25 000/μl。三日疟仅感染较衰老的红细胞，血液中受感染的红细胞常低于10 000/μl，故贫血和其他临床表现都较轻。然而，恶性疟原虫能侵犯任何日龄的红细胞，可使20%以上的血液中红细胞受感染，约相当于1×10^6/μl红细胞受感染，血液中疟原虫密度很高；而且，其在红细胞内的繁殖周期较短，只有36～48 h，因此，贫血和其他临床表现都较严重。

恶性疟原虫在红细胞内繁殖时，可使受感染的红细胞体积增大成为球形，胞膜出现微孔，彼此较易黏附成团，并较易黏附于微血管内皮细胞上，引起微血管局部管腔变窄或堵塞，使相应部位的组织细胞发生缺血性缺氧而引起变性、坏死的病理改变。若此种病理改变发生于脑、肺、肾、心等重要器官，则可引起相应的严重临床表现，如脑型疟疾。

大量被疟原虫寄生的红细胞在血管内裂解，可引起高血红蛋白血症，出现腰痛、酱油色尿，严重者可出现中度以上贫血、黄疸，甚至发生急性肾功能衰竭，称为溶血性尿毒综合征(hemolytic urinemic syndrome)，亦称黑尿热(black water fever)。在红细胞内6-磷酸葡萄糖脱氢酶(glucose-6-phosphate dehydrogenase, G-6PD)缺陷的患者中，此种情况亦可由伯氨喹所诱发。

在单核巨噬细胞系统的吞噬细胞中可有明显的疟色素沉着。细胞因子在疟疾发病机制中的作用尚未完全明确，但已发现TNF-α在恶性疟患者的血清中含量明显升高，并与脑型疟的发生和死亡呈正相关。IFN-γ对肝细胞内疟原虫的繁殖有抑制作用，但对红细胞内疟原虫的繁殖则没有抑制作用。

疟原虫能够在人、按蚊宿主体内长期存在，并在自然界中持续传播，主要依靠其生活史中的三个特点：①在繁殖周期中产生大量的子代。红细胞内成熟的裂殖体含8～32个裂殖子；在孢子囊中可含有数千个子孢子。如此大量使其感染、繁殖的可能性明显增大。②不同阶段疟原虫抗原的多样性，也可能使其不易被宿主的免疫反应所清除。③作为宿主之一和传播媒介的按蚊不易被完全消灭。

科学家们经过研究发现，正常的血色素基因可指导红细胞受体的蛋白质合成，它产生的蛋白质和疟原虫表面的蛋白质结合，两者相互作用，使疟原虫很容易侵入红细胞。但是，如果该基因发生突变，如镰状红细胞病，疟原虫和红细胞的结合就不再那么紧密，疟原虫也就不可能轻而易举地攻入红细胞内了。

有研究显示老年人患恶性疟的病死率较年轻人高6倍，脑并发症则比年轻人高3倍。

虽然疟疾是一种很古老的传染病，但在疟疾的发病机制中尚有未能很好解释的现象，如疟原虫在人红细胞中的繁殖为什么可从不同步变为同步？为什么在早期疟疾病例的红细胞中不能发现配子体？引起间日疟和卵形疟复发的迟发型子孢子形态和生物特性如何？迟发型子孢子在肝细胞内的发育、成熟受什么调控？这些问题有待作进一步研究才能阐明。

【临床表现】 间日疟和卵形疟的潜伏期为13～15 d，三日疟为24～30 d，恶性疟为7～12 d。

疟疾的典型症状为突发性寒战、高热和大量出汗。寒战常持续20 min至1 h。随后体温迅速上升，通常可达40℃以上，伴头痛、全身酸痛、乏力，但神志清楚。发热常持续2～6 h。随后开始大量出汗，体温骤降，持续时间为30 min至1 h。此时，患者自觉明显好转，但常感乏力、口干。各种疟疾的两次发作之间都有一定的间歇期。早期患者的间歇期可不规则，但经数次发作后即逐渐变得规则。间日疟和卵形疟的间歇期约为48 h，三日疟约为72 h，恶性疟为36～48 h。反复发作造成大量红细胞破坏，可使患者出现不同程度的贫血和脾肿大。极度脾肿大患者有可能发生自发性脾破裂。

脑型疟是恶性疟的严重临床类型，亦偶见于间日疟。主要的临床表现为剧烈头痛、发热，常出现不同程度的意识障碍。其发生除与受感染的红细胞堵塞微血管有关外，低血糖及细胞因子亦可能起一定作用。低血糖的发生与患者进食较少和寒战、高热时消耗较多能量有关。脑型疟的病情凶险，病死率较高。

恶性疟患者于短期内发生大量被疟原虫感染的红细胞破坏，可诱发血红蛋白尿，发生肾损害，甚至引起急性肾功能衰竭。

输血后疟疾的潜伏期多为7～10 d，国内主要为间日疟，临床表现与蚊传疟疾相同，但因无肝细胞内繁殖阶段，无迟发型子孢子，故无复发问题。

再燃是由血液红细胞中残存的疟原虫引起的，因此，四种疟疾都有发生再燃的可能性。再燃多见于病愈后的1～4周，可多次出现。复发是由寄生于肝细胞内的迟发型子孢子引起的，只见于间日疟和卵形疟。复发多见于病愈后的3～6个月。在疟疾流行区，应注意再感染同种疟原虫和混合感染不同种疟原虫的可能性。

【诊断】

1. 流行病学资料 发病前7～30 d是否到过疟疾流行区，有无输血史。

2. 临床表现 典型疟疾的临床表现是间歇发作性寒战、高热、大量出汗、贫血和脾肿大。间歇发作的周期有一定规律性，如间日疟为隔天发作1次，三日疟为隔2 d发作1次。每次发作都经过寒战、高热，继之大汗热退的过程。一般较易与其他疾病相区别。但应注意在发病初期及恶性疟，其发作常不规则，使临床诊断有一定困难。疟疾反复发作后，多有贫血及脾肿大。脑型疟多在疟疾发作时出现神志不清、抽搐和昏迷。

3. 实验室检查 血液的厚、薄涂片经Giemsa染色后用显微镜油镜检查，寻找疟原虫，对疟疾的诊断有重要意义。薄血涂片待干后用甲醇固定，再作Giemsa染色、镜检；厚血涂片待干后作溶血、Giemsa染色处理，然后镜检。厚血涂片的检出率可比薄血涂片提高10倍以上，但较难确定疟原虫的种类，最好能与薄血涂片同时作参照检查。恶性疟患者的疟原虫密度常较高，在一个红细胞内常同时有1个以上的恶性疟原虫寄生。于寒战早期患者的血液涂片中，较常发现环状体。发作数日后可发现配子体。间日疟原虫的环状体、大滋养体和裂殖体都较恶性疟原虫大，而且红细胞胀大、疟色素较明显。骨髓涂片的疟原虫检出率稍高于外周血液涂片。

疟疾的其他实验室诊断方法包括：①吖啶橙荧光染色法，具有检出速度较快、检出率较高的优点，但亦有需用荧光显微镜检查的缺点。②检测特异性DNA的PCR法，灵敏度高，可达每毫升血液中含10个以上疟原虫的水平。

可用免疫学方法检测血液中疟原虫的特异性抗原与特异性抗体，具有方便、快速、敏感的特点。鉴于患者常于感染后3～4周才有特异性抗体出现，因而特异性抗体的检测价值较小，仅用于作本病的流行病学调查。

目前，临床上仍以血液的厚、薄涂片染色镜检寻找疟原虫作为最常用的疟疾病原学诊断方法。

【鉴别诊断】

1. 疟疾应与下列发热性疾病作鉴别诊断

(1) 败血症 发热伴头痛、全身酸痛、疲乏、精神萎靡、休克、少尿、出血等，表现为多器官损害，中毒症状较重，多呈弛张热或不规则热型，常可找到原发性感染病灶。血液白细胞数升高，核左移。血液培养可有细菌生长。

(2) 伤寒 起病常较缓慢，第1周体温逐渐升高，第2、第3周体温常呈稽留热型，出现表情淡漠、腹胀、肝脾肿大、相对缓脉、玫瑰疹等临床表现，血清肥达反应常呈阳性，血液细菌培养可有伤寒杆菌生长。

(3) 钩端螺旋体病 发病前有疫水接触史，头痛、肌肉关节痛较显著，眼结膜充血，结膜下出血常见，浅表淋巴结肿大，腓肠肌压痛，多器官损害，血清钩端螺旋体凝集溶解试验呈阳性。

(4) 流行性出血热 急性发病，头痛、眼眶痛、腰痛，发热期多为3～7 d，体温下降时病情常反而加重，出现低血压或休克，多器官损害，少尿或无尿。血清抗流行性出血热病毒抗体检测阳性。

(5) 恙虫病 发病前3周内曾在草丛中坐卧，起病急，体温呈弛张热或稽留热，皮肤出斑丘疹，浅表淋巴结肿大，可在皮肤发现具有特征性的焦痂或溃疡，外-斐反应OX_K阳性，滴度达到或超过1∶160。

(6) 其他 包括胆道感染、尿路感染、结核病、风湿热等，亦应与疟疾作鉴别诊断。

发病季节、地区等流行病学资料对鉴别诊断有一定帮助。上述疾病的特殊临床表现以及有关的实验室检查亦有较大帮助。然而，最重要的鉴别诊断依据是确定其病原体。

大多数临床上误诊的疟疾病例都是由于医生对本病缺乏警惕，忽视其存在的可能性所造成的。若能及时作病原学检查，在血液涂片中镜检疟原虫，则绝大多数病例都可获得明确的诊断。恶性疟临床表现不规则，如再忽视流行病学资料，则常致延误诊治。

2. 脑型疟疾应与下列疾病作鉴别诊断

(1) 乙型脑炎 高热、头痛、昏迷、抽搐、呼吸衰竭，体温多呈稽留热型，血液白细胞数升高，血清抗乙脑病毒IgM抗体阳性。

(2) 中毒型菌痢 多见于学龄前儿童，起病急骤，主要表现为高热、昏迷、抽搐和休克，肛门拭子或生理盐水灌肠涂片镜检可发现较多白细胞，培养可有痢疾杆菌生长。

(3) 散发病毒性脑炎 起病常较缓慢，多见于青少年，发热常伴疲乏、头晕、性情改变、精神异常，脑脊液检查呈中枢神经系统病毒感染性改变，细胞数、蛋白质升高，糖、氯化物正常。

(4) 流行性脑脊髓膜炎 起病急，发热伴剧烈头痛、呕吐、皮下出血，体温呈弛张热型或稽留热型，皮肤瘀点穿刺液或脑脊液离心沉淀涂片革兰染色镜检可发现革兰染色阴性的球菌，培养可有脑膜炎球菌生长。

(5) 脑肿瘤 起病缓慢，病情呈进行性加重，头痛、呕吐、视力障碍、癫痫、肢体瘫痪等，多无发热或低热，头颅影像学检查可发现脑组织中实质性占位性病变，而且随着病程的延长而增大。

(6) 脑出血 突然发病，跌倒、昏迷、抽搐，苏醒后出现肢体瘫痪、语言障碍、吞咽困难等，头颅影像学检查可发现脑组织中液性占位性病变。

恶性疟的血液疟原虫密度高，只要保持对本病的警惕性，及时作血液或骨髓涂片的显微镜检查，寻找疟原虫，则常可及早明确本病诊断。

【治疗】 在疟疾的治疗中，最重要的是杀灭红细胞内的疟原虫。

1. 抗疟原虫治疗 由于目前尚无一种药物可同时杀灭红细胞内裂体增殖疟原虫、配子体和肝细胞内迟发型子孢子，因此，需先后应用杀灭红细胞内裂体增殖疟原虫的药物和杀灭配子体、迟发型子孢子的药物。

(1) 杀灭红细胞内裂体增殖疟原虫的药物 目前有多种药物可供选择，一般只需应用其中的一种。

1) 氯喹(chloroquine)：用于对氯喹敏感疟原虫感染的治疗。一般成人首次口服磷酸氯喹 1 g(0.6 g 基质)，6～8 h 后再服 0.5 g(基质 0.3 g)。第 2、第 3 日再各服磷酸氯喹 0.5 g。3 d 口服总剂量为 2.5 g。

2) 青蒿素及其衍生物：青蒿素(artemisinin)片，成人首次口服 1 g，6～8 h 后服 0.5 g，第 2、第 3 日各服 0.5 g，3 d 总剂量为 2.5 g。青蒿素的衍生物，如双氢青蒿素(dihydroartemisinin)片，成人第 1 日口服 120 mg，随后每日服 60 mg，连用 7 d；或蒿甲醚(artemether)注射剂，首剂 300 mg 肌内注射，第 2、第 3 日各再肌内注射 150 mg；或青蒿琥酯(artesunate)，成人第 1 日每次服 100 mg，每日服 2 次；第 2～5 日每次服 50 mg，每日服 2 次，总剂量为 600 mg。青蒿琥酯的抗疟疗效显著、不良反应轻而少，已在世界范围内广泛应用。目前，疟原虫对青蒿琥酯的耐药率很低，尤其适用于孕妇和脑型疟疾患者的治疗。

3) 哌喹(piperaquine)：亦为 4-氨基喹啉类，常用其磷酸盐，每片磷酸哌喹为 0.2 g，其中含基质 0.15 g。口服后吸收良好，先储积于肝脏，然后逐渐释放入血，作用持久，半衰期为 9 d，大部分经胆道排泄。抗疟作用与氯喹相似，但它与氯喹无交叉耐药性。成人第 1 日每次口服磷酸哌喹 0.4 g，每日服 2 次；第 2 日每次口服 0.2 g，每日服 2 次。恶性疟患者，第 2 日每次口服 0.4 g，每日服 2 次。主要不良反应为头痛、头昏、乏力、恶心、呕吐、腹泻等，可使血清 ALT 升高，肝病患者及孕妇慎用。

4) 磷酸咯萘啶(pyromaridine phosphate)：是我国 20 世纪 70 年代研制的抗疟新药，能有效地杀灭红细胞内裂体增殖的疟原虫。成人第 1 日每次服 0.2 g，每日服 2 次；第 2、第 3 日各顿服 0.3～0.4 g，总剂量为 1～1.2 g(基质)。

5) 甲氟喹(mefloquine)：该药的血液半衰期约为 14 d。成人顿服 750 mg 即可。具较强的杀灭红细胞内裂体增殖疟原虫的作用，对耐氯喹的恶性疟原虫感染亦有较好的疗效。然而，近年来已有耐药株较广泛存在的报告。

6) 氨酚喹(amodiaquine)：按 25 mg/kg 顿服，可杀灭红细胞内裂体增殖疟原虫。近年来已有较多耐药株的报告。

7) 其他：是新近研制或目前国内临床上较少应用的抗疟药物。①奎宁，成人口服硫酸喹宁(quinine sulfate)0.65 g，每日服 3 次，连服 7 d。主要不良反应为耳鸣、食欲减退、疲乏、头昏，对孕妇可致流产。现已很少应用。②卤泛群(盐酸氯氟菲烷，halofantrine hydrochloride)，为人工合成的抗疟药，口服后吸收较缓慢，5～7 h 才达血高峰浓度，半衰期为 1～3 d。成人患者口服 500 mg 或 8 mg/kg，每 6 h 服 1 次，共服 3 次。③喹宁麦克斯(quinimax)，成人用量为 800 mg，静脉滴注，连用 3 d 为 1 个疗程。④本芴醇(benflumetolum)，是人工合成的甲氟喹类抗疟药，口服后 4～5 h 即达血液高峰浓度，半衰期为 24～72 h。成人用量为第 1 日口服 400 mg，每日 2 次，继服 200 mg，每日 2 次，连用 3 d，总用量为 2 000 mg。⑤柏鲁捷特(paluject)，是一种合剂，每毫升内含盐酸奎宁 72.65 mg，盐酸奎尼丁 2.25 mg，盐酸辛可宁 0.54 mg，盐酸辛可尼丁 0.52 mg，折合含 61.6 mg 奎宁基质，成人每日用量为 25 mg/kg 奎宁基质，肌内注射或缓慢静脉注射，每日 2 次，连用 3 d 为一疗程。这是目前西非法语国家较广泛应用的抗疟药，恶性疟原虫不易对其产生耐药性。⑥常山素(arteflene)，是从中草药常山(*Artabotrys uncinatus*)中提取出来的过氧化物，现可人工合成。有人曾用常山素 25 mg/kg 1 次顿服，与甲氟喹 15 mg/kg 1 次顿服对恶性疟疾患者进行对比治疗研究。结果，常山素组的血液疟原虫清除率仅为 50%，低于甲氟喹组的 90%。也许以后通过对其衍生物的研究，可提高其抗疟原虫的活性。⑦阿托华君(atovaquone)，成人用量为 500 mg，每日 2 次，连服3 d为一疗程。治愈率为 87%～97.1%。⑧磷酸萘酚喹(naphthoquine phosphate)，是我国研制合成的抗疟药，1993 年由卫生部颁发Ⅰ类新药证书，现已投放市场。对氯喹耐药恶性疟原虫感染所致的患者，0.4 g 或 0.5 g，每日 2 次，治愈率可达 95%以上，复燃率低于 0.5%。一次口服 0.6 g，治疗间日疟患者，治愈率亦可达 95%以上，复燃率低于 1%。成人一次顿服 0.4 g，作疟疾预防，30 d 内的保护率为 100%，45 d 的保护率为 99%，而对照组的发病率分别为 12%和 16%。在用药治疗与预防中未见明显不良反应。该药的缺点是杀虫速度和控制临床症状较慢，故不宜用于治疗脑型疟疾患者。⑨反义寡核苷酸(antisense oligodeoxynucleotides)，体外研究显示，疟原虫的反义寡核苷酸可抑制红细胞内疟原虫的繁殖。尚未能应用于临床病例的治疗。

对耐药的疟原虫感染者，可采用联合用药治疗，如甲氟喹加周效磺胺、青蒿琥酯加本芴醇、咯萘啶加乙胺嘧啶(pyrimethamine)等。

2006 年 1 月，世界卫生组织专家主张将青蒿素衍生物加一种其他杀灭红细胞内裂体增殖疟原虫的药物作联合治疗(artemisinin-based combination therapies-ACTs),以提高疗效、降低疟原虫的耐药性发生率。

广州中医药大学疟疾研究所将双氢青蒿素、磷酸哌喹制成合剂,商品名为安特欣(artekin),每片中含双氢青蒿素 40 mg、磷酸哌喹 320 mg。双氢青蒿素是所有青蒿素类在人体的活性形式,可直接发挥抗疟作用,血液半衰期为 2～4 h;磷酸哌喹的血液半衰期约为 9 h。成人于 2 d 内口服 8 片,即先口服 2 片,然后分别于 6、24、36 h 再各服 2 片。曾在越南和泰国进行以治疗恶性疟为主的临床试验,患者多于 2 d 内退热,疟原虫消失,而且无明显不良反应。

(2) 杀灭红细胞内疟原虫配子体和迟发型子孢子的药物　目前在临床上常用的是磷酸伯氨喹(primaguine)。通常于应用杀灭红细胞内裂体增殖疟原虫的药物后才应用。成人每次口服磷酸伯氨喹 13.2 mg(7.5 mg 基质),每日服 3 次,连服 8 d。伯氨喹可杀灭红细胞内疟原虫配子体和肝细胞内迟发型子孢子,防止疟疾的传播与复发。虽然恶性疟和三日疟无复发问题,但是为了杀灭其配子体,防止传播,亦应服用伯氨喹 2～4 d。由于伯氨喹可使红细胞内 G-6PD 缺陷的患者发生急性血管内溶血,严重者可因发生急性肾功能衰竭而致命,因此,于应用前应常规作 G-6PD 活性检测,确定无缺陷后才可给予服药治疗。

特芬喹(tafenoquine)是美国研制的 8 氨喹类杀灭红细胞内疟原虫配子体和迟发型子孢子的药物。初步临床试验显示,成人每日口服 300 mg,连服 7 d,预防疟疾复发效果良好。

(3) 对脑型疟疾的病原治疗　目前较常应用的杀灭红细胞内裂体增殖疟原虫的药物如下。

1) 青蒿琥酯:成人用 60 mg 加入 5%碳酸氢钠 0.6 ml,摇匀 2 min 至完全溶解,再加 5%葡萄糖注射液 5.4 ml,使最终为 10 mg/ml 青蒿琥酯溶液,作缓慢静脉注射。或按 1.2 mg/kg 体重计算每次用量。首剂注射后再分别于 4、24、48 h 各注射 1 次。若患者的神志恢复正常,可改为口服,每日服 100 mg,再服 2～3 d。

2) 氯喹:可用于敏感疟原虫株感染的治疗。用量为 16 mg/kg,加入 5%葡萄糖注射液中,于 4 h 内静脉滴注,继以 8 mg/kg 于 2 h 内滴完。每日总用量不宜超过 35 mg/kg。

3) 奎宁:用于耐氯喹疟原虫株感染患者。二盐酸奎宁 500 mg 加入 5%葡萄糖注射液中,于 4 h 内静脉滴注。12 h 后可重复使用。清醒后可改为口服。

4) 磷酸咯萘啶:按 3～6 mg/kg 计算,用生理盐水或等渗葡萄糖注射液 250～500 ml 稀释后作静脉滴注,12 h 后可重复应用。神志清醒后可改为口服。

脑型疟疾的病原治疗,目前国内较常应用的是青蒿琥酯的静脉注射剂型。

目前,疟疾的病原治疗需分别应用两类药物。首先必须先应用一种杀灭红细胞内裂体增殖疟原虫的药物,如青蒿琥酯或氯喹。作 G-6PD 活性检测,若结果正常,则再应用另一种杀灭红细胞内疟原虫配子体和迟发型子孢子的药物,如伯氨喹。

对疟疾患者病原治疗的剂量和疗程要规范,剂量过小或疗程过短都可使红细胞内残存的疟原虫再度繁殖而增加复燃的机会。对间日疟和卵形疟患者,若其 G-6PD 活性正常,则必须应用伯氨喹治疗,以防复发。对恶性疟和三日疟患者,可不用伯氨喹治疗或仅用其治疗 2～4 d,以杀灭红细胞内疟原虫的配子体。

对间日疟和卵形疟患者,若其 G-6PD 活性缺陷或是妊娠妇女,则不能应用伯氨喹治疗。以后,若出现疟疾复发,则应再用杀灭红细胞内裂体增殖疟原虫的药物治疗。

在不具备检测 G-6PD 活性条件的地方,应详细询问其家族史,有无进食蚕豆、使用解热止痛药或呋喃唑酮等药物后发生溶血和黄疸的病史,以了解是否存在 G-6PD活性缺陷的可能性。

2. 对症及支持治疗

(1) 防治颅内高压征　脑型疟疾常出现脑水肿、颅内高压征与昏迷,应注意防治。对颅内高压征患者,应及时给予 20%甘露醇(mannitol),每次 1～2 g/kg,快速静脉滴注(5～10 ml/min),并酌情每 4～8 h 重复应用。必要时可同时应用呋塞米(furosemide),以加强脱水效果。

(2) 防治低血糖　对昏迷的脑型疟疾患者,应经常监测血糖,以便及时发现和纠正低血糖。

(3) 改善微循环　应用右旋糖酐 40,对改善微血管堵塞有一定帮助。加用血管扩张剂己酮可可碱(pentoxifyline)治疗,可提高脑型疟疾患者的疗效。

(4) 降低体温　对超高热患者可应用肾上腺皮质激素。用抗疟药加醋氨酚(acetaminophen)、布洛芬(ibuprofene)等解热镇痛药治疗可加快退热速度。

【预防】

1. 控制传染源　健全疫情报告,根治疟疾现症患者及带疟原虫者。

2. 切断传播途径　主要是消灭按蚊,防止被按蚊叮咬。清除按蚊幼虫孳生场所及使用杀虫药物。个人防护可应用驱避剂或蚊帐等,避免被蚊虫叮咬。

3. 保护易感者　疟疾疫苗接种有可能降低本病的发病率和病死率,但由于疟原虫抗原的多样性,给疫苗研制带来较大困难。目前研制的主要是子孢子蛋白和基因疫苗,尚未能供现场应用。

疟疾疫苗、艾滋病疫苗与结核病疫苗已成为全球优先发展的三大疫苗。我国自主研制的重组疟疾疫苗已获得国家药品监督局及世界卫生组织的批准,进入临床试验。

化学药物预防是目前较常应用的措施,对高疟区的健康人群及外来人群可酌情选用。常用氯喹,口服

0.3 g，每周 1 次。在耐氯喹疟疾流行区，可用甲氟喹 0.25 g，每周 1 次。亦可选用乙胺嘧啶 25 mg，或多西环素（doxycycline）0.2 g，每周 1 次。

特芬喹（tafenoquine）是一种 8 氨喹类抗疟药，曾在加纳用安慰剂对 G－6PD 正常的人和非妊娠妇女作过预防恶性疟的随机、双盲研究，结果显示在用药的 13 周内，每周口服 25 mg 组的预防效果为 32%，50 mg 组为 84%，100 mg 组为 87%，200 mg 组为 86%，不良反应少而轻，认为是一种较好的恶性疟预防用药。

目前正广泛用于临床病例治疗的青蒿琥酯不宜用作疟疾预防药物，以免疟原虫对它产生耐药性，从而缩短其临床应用周期。

参考文献

［1］ 赵景平，杜玉平，李森林，等．蒿甲醚片治疗恶性疟疾的临床观察［J］．中华现代内科学杂志，2008，5(1)：54.

［2］ 韩建秋．蒿甲醚联合 Quinimax 治疗小儿脑型疟疾 61 例［N］．医药导报，2008，27(5)：533－534.

［3］ Brooks MI，Singh N，Hamer DH. Control measures for malaria in pregnancy in India［J］. Indian J Med Res，2008，128(3)：246－253.

［4］ Ellis RD，Dicko A，Sagara I，et al. Elevated levels of alanine aminotransferase and hepatitis A in the context of a pediatric malaria vaccine trial in a village in Mali［J］. Am J Trop Med Hyg，2008，79(6)：980－982.

［5］ Miura K，Zhou H，Moretz SE，et al. Comparison of biological activity of human anti-apical membrane antigen－1 antibodies［J］. Natural Infection and Vaccination，2008，181(12)：8776－8783.

［6］ Soares SC，Abe-Sandes K，Nascimento-Filho VB，et al. Genetic polymorphisms in TLR4，CR1 and Duffy genes are not associated with malaria resistance in patients from Baixo Amazonas region，Brazil［J］. Genet Mol Res，2008，7(4)：1011－1019.

［7］ Gedik E，Girgin S，Aldemir M，et al. Non-traumatic splenic rupture：report of seven cases and review of the literature［J］. World J Gastroenterol，2008，14(43)：6711－6716.

［8］ Einollahi B. Plasmodium falciparum infection transmitted by living kidney donation：a case report from Iran［J］. Ann Transplant，2008，13(4)：75－78.

［9］ Minzi OM，Haule Af. Poor knowledge on new malaria treatment guidelines among drug dispensers in private pharmacies in Tanzania：the need for involving the private sector in policy preparations and implementation［J］. East Afr J Public Health，2008，5(2)：117－121.

［10］ Turschner S，Efferth T，Drug resistance in *Plasmodium*：natural products in the fight against malaria［J］. Mini Rev Med Chem，2009，9(2)：206－214.

第九节　弓形虫病

李　俊　赵树馨

弓形虫病（toxoplasmosis）是由刚地弓形虫（*Toxoplasma gondii*）（简称弓形虫）引起的人兽共患病。它广泛分布于世界各地，严重危害人类健康。人群普遍易感，通过先天性和获得性两种途径传播给人。人感染后多为隐性感染，但有症状者因弓形虫寄生部位及机体反应性的不同，临床表现复杂。在免疫功能低下人群弓形虫可引起致命性脑炎或全身播散性感染。先天性感染可致流产、死产及致畸。

早在 1908 年法国学者 Nicolle 和 Manceaux 在突尼斯从野生啮齿动物北非刚地梳趾鼠（*Ctenodactylus gondii*）体内单核细胞中发现此原虫，命名为刚地弓形虫。1909 年 Splendore 在巴西家兔身上对该原虫作过研究和报道。现已证明几乎所有的哺乳动物、鸟类及部分冷血动物均可自然感染本原虫。1970 年 Hutchison、Frenkel 等发现弓形虫在猫小肠上皮细胞内的有性繁殖期。1923 年 Janku 首先在一例死于脑积水的幼儿视网膜中发现此人类弓形虫的包囊。1939 年 Wolff、Cowan 和 Paige 在脑积水新生儿患者中分离出虫体。1948 年 Sabin 和 Feldman 创用染色试验免疫诊断方法，对临床诊断和亚临床病例的发现以及流行病学调查起了很大作用。

【病原学】 弓形虫为孢子虫纲，球虫目原虫，是专性细胞内寄生原虫。具有双宿主生活周期，中间宿主包括人类、其他哺乳动物、鸟禽类等，终末宿主为猫及猫科动物。

1. 弓形虫的形态特征 弓形虫的发育过程中出现 5 种形态，即滋养体（trophozoite）、包囊（cyst）、裂殖体（schizont）、配子体（gametocyte）与卵囊（oocyst）。在终末宿主体内 5 种形态俱存，在中间宿主体内仅有滋养体和包囊 2 种形态。主要的形态特征分述如下。

（1）*滋养体*　典型滋养体（速殖体）呈新月形，长 3.5～8 μm，宽 1.5～4 μm（图 9－9－1）。它在急性感染期机体的各种组织的有核细胞内进行增殖，分细胞内型及游离型。滋养体在细胞内的集落称为假囊，内含数十个至数百个速殖子。假囊系宿主细胞膜所构成，并非原虫分泌形成，其直径 15～40 μm。假囊保护虫体抵御宿主的防御机制。速殖子经反复孢内生殖，直至细胞破裂，释出的速殖子又侵入其他细胞，反复增殖。速殖子与临床表现有关，是主要的致病形态。

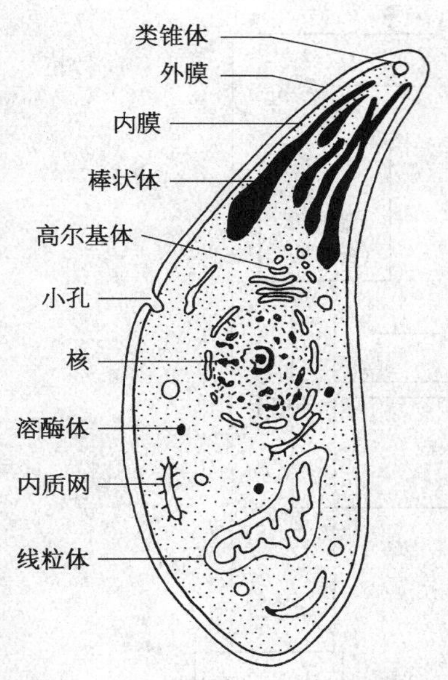

图 9-9-1 弓形虫滋养体超微结构模式图

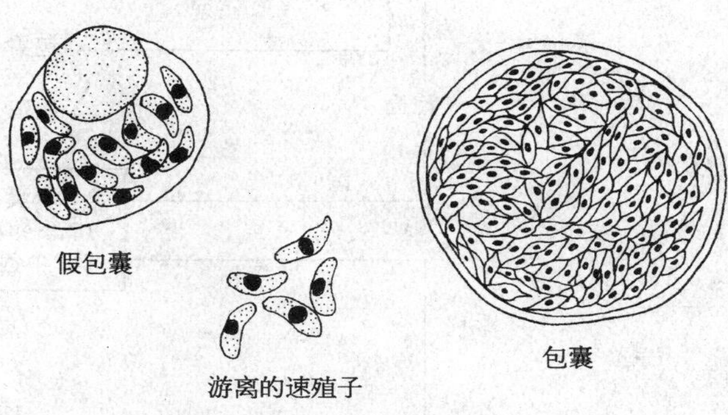

图 9-9-2 弓形虫在人体内寄生的形态

(2) 组织包囊　速殖体经过数次分裂后，在宿主免疫压力下进入下一期称为组织包囊(缓殖体)(图 9-9-2)。组织包囊仍在细胞内，直径 5～70 μm 不等。组织包囊的壁为具有弹性的薄壁(<0.5 μm)，由虫体分泌形成，其内包绕着数个至数百个缓殖子，每个缓殖子 7 μm×1.5 μm 大小。组织包囊可存在于任何器官，但最常见于肌肉和神经组织，包括脑、眼、骨骼肌和心肌。完整的包囊可能并不造成损害，并可在宿主体内存活多年甚至终身。呈潜伏感染。宿主免疫力低下时这些组织包囊可再激活致局灶感染或感染播散。

(3) 裂殖体　在终末宿主小肠黏膜上皮细胞内，有性繁殖开始前，弓形虫有 5 种形态明确的无性繁殖形式，命名为 A～E 型。其在结构上区别于速殖体，后者在固有层同样增殖。虫体在小肠上皮细胞内迅速生长，核经多次分裂后，胞质也分裂，并与每个核合成裂殖子，此时虫体称为成熟裂殖体。裂殖体破裂后，裂殖子侵入宿主新的小肠上皮细胞，反复进行裂体增殖。

(4) 配子体　部分裂殖子侵入终末宿主小肠黏膜上皮细胞后，未形成裂殖体，而发育为大、小两种配子体。大配子体呈卵圆形或类球形，内含有糖原颗粒和细胞核；小配子体呈圆形或卵圆形，陆续发育成熟后，形成 12～32 个新月形雄配子，每个雄配子有 2 条鞭毛，可移动至雌配子体。雌雄配子体结合形成卵囊。

(5) 卵囊　仅在终末宿主体内出现。它是双层囊壁内发育的合子，呈椭圆或球形，光滑无色，大小9 μm×12 μm。未成熟的卵囊含有一个孢子囊。成熟卵囊含有 2 个孢子囊，每个孢子囊含 4 个子孢子，子孢子 2 μm×(6～8)μm 大小。

对所有易感宿主均有感染性三个时相为速殖子、缓殖子和成熟卵囊。

2. 弓形虫生活史　弓形虫具有双宿主生活周期，分两相：弓形虫相和等孢子球虫相。前者为无性繁殖，在各中间宿主和终末宿主的有核细胞内发育，又叫肠外相。后者包括无性繁殖和有性繁殖两个阶段，仅在终末宿主小肠黏膜上皮细胞内发育，又叫肠上皮相。在终末宿主体内可完成两相的全部生活史，在中间宿主体内则只进行无性繁殖。全部生活史分 5 个期，即滋养体期、包囊期、裂殖体期、配子体期和卵囊期，前 3 期是无性繁殖，后两期是有性繁殖。无性繁殖常可造成全身感染，有性繁殖则在肠黏膜形成局部感染(图 9-9-3)。

(1) 弓形虫相　弓形虫的卵囊、组织包囊或假包囊被中间宿主或终末宿主吞食后，在肠腔内分别释放出子孢子、缓殖子或速殖子，穿过肠壁，部分子孢子和缓殖子分化成速殖子，在局部迅速增殖，并经淋巴或血液侵入到各种组织的有核细胞内进行增殖。急性感染期弓形虫滋养体在细胞内迅速增殖并形成假囊。假囊破后散出的速殖子再侵入其他细胞内增殖，不断反复。当宿主形成抗体及增强细胞免疫时，则一些滋养体被杀死。慢性感染期系组织内的滋养体定居下来，虫体分泌形成包囊，主要分布在脑、眼、骨骼肌，在心肌、肺、脾、淋巴结也有发现。包囊周围无炎症反应，也不表现症状。包囊可在宿主体内长期生存，甚至终身。

(2) 等孢子球虫相　上述卵囊、组织包囊或假包囊被终末宿主吞食后，在小肠内释出子孢子、缓殖子或速殖子，直接侵入小肠黏膜上皮细胞，先进行无性繁殖产生裂殖体。感染后 3～15 d，部分裂殖子侵入上皮细胞发育成配子体，进行有性繁殖。配子体分为雌雄两种，雌雄配子体结合形成卵囊，并在周边形成卵囊壁。被感染肠黏膜上皮细胞破裂后，卵囊落入肠腔随粪便排出体外。猫吞入卵囊、组织包囊和假包囊至开始排卵囊时间，依次为 18 d、3～10 d 和不定。卵囊排出不超过

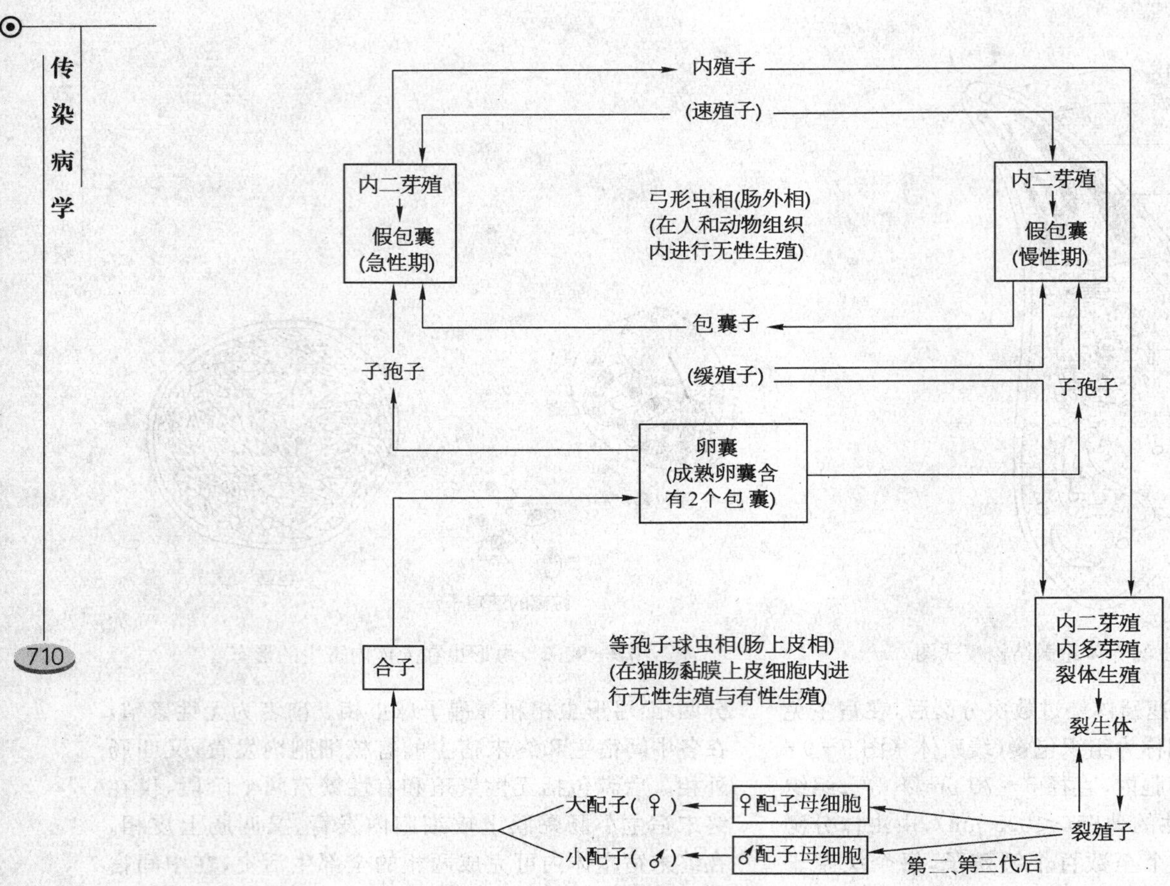

图 9-9-3 弓形虫在动物和人体内的生活史

3 周，大部分在 1 周。粪便中含有数以百万计的卵囊。新排出卵囊未形成孢子，尚未成熟，无感染性。在体外经 1～5 d，在一定的温度、湿度下发育成熟，孢子形成，此时具有感染性。其感染力可维持 1 年以上。卵囊仅在猫科动物形成。不到一半的猫科动物在摄入速殖子或卵囊后可排出卵囊，而摄入组织包囊的猫科动物几乎全部能排出卵囊。

不同发育期弓形虫的抵抗力明显不同。滋养体在抗凝血液中可生存 50 d，它对温度和一般消毒剂都较敏感。如加热到 54℃能生存 10 min，3%～5%苯酚（石炭酸）液、1%煤酚皂（来苏）液或 1%盐酸溶液中 1 min 死亡。由于速殖子对环境相对敏感，通常不容易传播。包囊的抵抗力较强，在 4℃时可存活 68 d，在胃液内可耐受 3 h，在胃蛋白酶中为 6 h，在蒸馏水中能存活 30 min，包囊不能耐受干燥及高温，56℃ 10～15 min 即可使之死亡。在人类，食入含缓殖子的组织包囊是弓形虫最常见的获得性感染。卵囊对酸、碱和常用消毒剂的抵抗力都很强，但对热的抵抗力甚弱，70℃ 2 min 或 80℃ 1 min 即能将之杀死。对干燥及氨水也较敏感。卵囊可抵御恶劣的自然环境，具有高度的传染性。

【流行病学】 弓形虫病呈世界性分布。全球约 1/3 的人口感染，但多为隐性感染或原虫携带。血清阳性率随年龄增长，并且各地不一。美国总的阳性率在 20%～25%，而巴西和法国可高达 75%～80%。血清学调查显示高流行地区包括拉丁美洲、东欧/中欧的部分地区、中东、东南亚和非洲，大部分欧洲国家和美国呈低流行趋势。美国近期一项血清学调查显示：12～49 岁美国出生人口弓形虫的流行率由 1988～1994 年的 14.4%降至 1999～2004 年的 9%，美国出生的 15～44 岁的妇女在 1999～2004 年弓形虫血清学流行率为 11%，而国外出生的妇女为 28.1%。感染弓形虫的危险因素包括出生地、教育程度低、居住条件拥挤、从事与土壤有关的职业。1985～1996 年中国人畜弓形虫病调查研究组采用统一的 IHA 法，全国共调查了 102 935 人，发现血清阳性者有 5 066 人，平均阳性率为 4.9%。

1. 传染源

（1）*动物宿主* 猫科动物、其他哺乳动物和鸟禽类均为弓形虫的宿主。其中，猫及猫科动物因其粪便中含有大量卵囊，在传播本病上具有重要意义。

（2）*患者* 急性期患者的尿、粪、唾液以及痰内均可有弓形虫，但因其不能在外界久存，作为传染源的意义极小。孕妇初次感染弓形虫者，弓形虫可通过胎盘传给胎儿。弓形虫感染者作为供者通过输血或器官移植而感染受者。

2. 传播途径

（1）*先天性感染* 当孕妇初次感染弓形虫病时，不论有无临床症状，虫血症期以速殖子形式通过胎盘垂直传染胎儿。少见情况下，潜伏感染的再激活导致先天性弓形虫病。

(2) 获得性感染　指人体由外界环境获得的感染。

1) 经口传播:卵囊可污染水源、食物及环境,人食入卵囊;食入生的或半生的含组织包囊的肉类,经消化道感染。

2) 接触传播:猫、兔、狗等的痰和唾液中都可有弓形虫,经破损的黏膜、皮肤感染。

3) 输血或器官移植传播:输入虫血症期的血液,或含有组织包囊的脏器经移植而导致受者感染弓形虫。

3. 易感人群　人类普遍易感。易感程度与接触传染源机会、环境卫生、饮食习惯有关。妊娠增加了对弓形虫的易感性。胎儿和幼儿对弓形虫的易感性较成人高。免疫功能低下、免疫功能缺陷人群(AIDS患者或接受免疫抑制剂治疗的癌症、器官移植患者)易感染本病。

【发病机制和病理】　弓形虫直接损害宿主细胞时,宿主对之产生的免疫应答导致变态反应是其发病机制。弓形虫经不同途径进入宿主后,均需经血行播散于全身。感染早期,宿主尚未建立特异性免疫反应,血液中弓形虫速殖子迅速侵入宿主单核巨噬细胞与实质细胞,并迅速繁殖,数日内细胞即可充满弓形虫并形成假包囊,最后细胞破坏,释出速殖子及其可溶性抗原,速殖子再侵入邻近细胞,如此反复,形成局部组织的坏死病灶,同时伴单核细胞浸润为主的急性炎症反应,这是本病的基本病变。一般弓形虫血症持续2周左右,视机体免疫力产生情况而定。随着特异性免疫的产生,速殖子在细胞内的增殖逐渐减慢,大部分速殖子被消灭,部分在组织内形成包囊,组织包囊周围无明显炎症。但在脑、眼部因抗体等免疫物质不易到达,组织包囊在此长期潜伏存在。当宿主免疫力降低时,包囊破裂,释出缓殖子,进入另一些细胞内裂殖,形成新的播散。

成人感染者仅一小部分有临床症状。免疫力正常者发生重症弓形虫病是由于弓形虫虫株、宿主因素或其他因素,仍未明确。试验条件下,食入卵囊所致感染较食入组织包囊、缓殖子更重,而不论食入量多少。有报道摄入卵囊污染的食物、饮水导致重症弓形虫病。

近期从正常宿主和患病宿主分离的弓形虫的遗传变异受到关注。用限制性片段长度多态性方法(RFLP)将弓形虫分为3个基因型(Ⅰ、Ⅱ、Ⅲ),基因型与人体致病力有关。

弓形虫在宿主各种组织的细胞内迅速裂殖,引起坏死性病变与迟发性变态反应,形成肉芽肿性炎症,多沿小血管壁发展,引起栓塞性病变。常见病变部位有淋巴结、眼、脑、心、肺、肝和肌肉。常见非特异性淋巴结炎、淋巴小结增生;肝炎、心肌炎、间质性肺炎;中枢神经系统表现为局灶性或弥漫性脑膜脑炎,伴有坏死和小神经胶质细胞结节,血栓形成,室管膜溃疡以致导水管阻塞,形成脑积水;视网膜脉络膜炎。

【临床表现】　临床表现复杂。

1. 获得性与先天性弓形虫病　获得性感染多数为无症状的隐性感染,仅少数人发病。慢性感染者在免疫力下降、包囊破裂致再激活而发病。先天性感染多发生在孕期初次感染弓形虫。

(1) 先天性弓形虫病　孕妇感染急性弓形虫病后,30%~46%能传给胎儿。胎儿受染率与孕妇初次感染时的孕期有关。孕早、中、晚期感染,胎儿受染率分别为17%、25%、65%。妊娠早期弓形虫较难以通过胎盘;但胎龄越小,所致疾病越严重。先天性感染的疾病谱包括流产、死产;存活婴儿典型的先天性弓形虫病表现包括脑积水、小头畸形、脑钙化、视网膜脉络膜炎,称为"弓形虫病四联症";婴儿发育障碍、中枢神经系统受累(脑瘫、癫痫、智力低下、精神症状等)、视网膜脉络膜炎等。大部分先天性感染儿童出生时并无症状,看似正常,随年龄增长大多出现眼或神经系统症状。

(2) 获得性弓形虫病　其临床表现与患者的免疫状态及感染部位有关。

1) 免疫功能正常者的获得性弓形虫病:大多无症状,10%~20%的急性感染者有症状。主要临床表现有发热、全身不适、盗汗、肌痛、咽痛、皮疹、肝脾肿大及全身淋巴结肿大。但少数免疫功能正常者表现为重症甚至是致死性疾病,包括肺脏和多脏器受累,原因可能与病原体毒力较强有关。

2) 免疫功能缺陷患者的获得性弓形虫病:免疫缺陷患者感染弓形虫的风险极高,特别是潜伏感染的再激活,导致严重的甚至是致命性的脑炎或全身播散性感染。

2. 根据感染部位不同分述如下

(1) 弓形虫眼病　可由先天性感染、急性感染或再激活所致。在美国,健康人感染弓形虫约2%有眼病,常为视网膜脉络膜炎;巴西南部弓形虫感染眼病的发生率则高达17.7%。急性弓形虫视网膜脉络膜炎导致疼痛、畏光、流泪和失明。失明后病变仍有复发趋向,尤其是病变位于眼中央区域。在英国儿童50%的视网膜脉络膜炎是出生后获得性弓形虫感染。先天性弓形虫病尚有缺眼、小眼球、白内障、皮质盲等病变。

(2) 弓形虫脑炎　先天性弓形虫脑炎多在出生后数日或数月发病。急性获得性弓形虫脑炎多同时有脑膜炎、脊髓膜炎。常见灶性或全脑炎,急性或亚急性起病,有发热、头痛、谵妄、无力,未经治疗者可进展为抽搐、昏迷。言语异常、偏瘫是常见的局灶神经系统表现。原发病变为大脑坏死灶,尤其是丘脑。腰穿脑脊液压力正常或升高,有核细胞轻度升高,单核细胞为主;蛋白质升高,氯化物正常或减少,糖正常或减少;可检出弓形虫,半数可检出特异性抗体。脑电图呈灶性损害。CT和MRI是弓形虫脑炎有效的诊断手段,

MRI对病灶检出率明显高于CT。CT检查示脑炎表现，也可呈多发或单发占位性病变，直径＜2 cm，多位于基底神经节，增强后呈环状、螺旋状或靶形增强。AIDS患者弓形虫病最常见的临床表现是弓形虫脑炎，可为潜伏感染的再激活，亦可为原发感染。$CD4^+$ T淋巴细胞计数＜50/μl时发生弓形虫脑炎风险最高。随着预防治疗和高效抗逆转录病毒治疗的广泛开展，AIDS患者弓形虫脑炎的发病率和病死率显著下降。成人慢性弓形虫病也可出现脑炎症状，如颅压升高、基底节损害、间脑和下丘脑损害症状，眼球震颤、视力障碍、锥体束征、癫痫发作及精神症状，常呈进行性或复发性。

(3) 弓形虫淋巴结炎　可为急性感染的表现，除浅表淋巴结肿大以外，纵隔、肠系膜、腹膜后等深部淋巴结也可肿大。腹腔内淋巴结肿大可伴腹痛。肿大淋巴结质硬、有压痛。慢性弓形虫病淋巴结炎见于颈部或其他部位，大小不等，无红、肿、热、痛或仅轻压痛，病程数周、数月甚至数年。

(4) 弓形虫性心血管病　先天性弓形虫感染可导致心血管畸形、大血管瓣膜畸形、心肌炎。获得性感染可致心肌炎、冠脉供血不全、心包炎及心律失常。

(5) 弓形虫性肝炎　先天性感染婴儿表现为黄疸、肝脾肿大。获得性弓形虫肝炎为间质性炎症或肝细胞损害，黄疸少见，血清ALT轻度升高。临床与急、慢性病毒性肝炎有时较难鉴别。

(6) 全身重症型弓形虫病　多发生于免疫功能低下或缺陷人群。高热、关节痛、肌痛、皮疹、头痛、淋巴结炎，可有抽搐、昏迷、视网膜脉络膜炎、心肌炎、间质性肺炎、肝脾大、严重贫血等临床表现。重症弓形虫病除AIDS患者，还可见于恶性肿瘤、输血后、移植后接受免疫抑制剂治疗的免疫抑制人群。

(7) 其他　以气管炎、大叶性肺炎或阻塞性肺炎为表现的弓形虫肺部病变，弓形虫免疫复合物肾炎，多肌炎、睾丸炎、多发性神经炎。表现为斑疹、猩红热样皮疹、麻疹样皮疹、结节的皮肤弓形虫病。

【实验室检查】

1. 血象　白细胞计数正常或轻度升高，其中淋巴细胞和嗜酸粒细胞可稍增高，可见异型淋巴细胞(＜6%)。

2. 脑脊液　中枢神经系统受累者，脑脊液压力正常或稍升高，外观呈黄色，有核细胞数增多，以单核细胞增多为主；蛋白质中度上升，糖多正常或减少，氯化物正常或减少。

3. 病原学检查

(1) 直接显微镜检查　各种体液(血液、骨髓、胸腔积液、腹水、脑脊液)浓集涂片、淋巴结穿刺或其他病理组织材料，用常规染色法或免疫细胞化学法检测，可发现弓形虫滋养体或包囊。

(2) 动物接种或组织培养　此法常用。取上述标本(体液或病理组织匀浆)接种于小鼠或用组织培养法分离弓形虫。

4. 免疫学检查　是检查弓形虫病的主要手段。可检测特异性抗体(以下简称抗体)、循环抗原(C-Ag)、循环免疫复合物(CIC)。但由于试剂质控及对检测结果的评价，有待统一。

(1) 血清抗体的检测

1) 弓形虫染色试验(Sabin-Feldman dye-test, DT)：是检测抗弓形虫抗体最早的方法，本法具有特异、敏感、可重复性强等优点。出现于发病后10～14 d。可用于早期诊断，发病第3～5周达高峰，且能持续数月至多年。低效价(1∶8～1∶64)一般为慢性或既往感染，1∶256以上提示活动性感染。从母体得来的抗体，生后3～6个月内消失。故小儿满4个月后可多次测定抗体，如高效价持续不降，则说明已被感染。因其操作技术较复杂，并需使用活虫体，故难以在一般实验室推广使用。

2) 间接荧光抗体试验(IFAT)：与DT的一致性很强，除具有与DT相同的优点外，尚具有快速、简便并能检测IgM与IgG。IgM出现于病期第7～8 d，持续数周、数月，偶可数年。IgG出现略晚于IgM，持续达数年。IgM阳性多为近期感染，因其不能通过胎盘，故如婴儿阳性则示已受染。应注意类风湿因子或抗核抗体阳性者，可引起IgM假阳性，IgG的竞争可导致IgM假阴性。IgM与IgG抗体阳性效价均为≥1∶8，急性或慢性活动期分别为≥1∶64与≥1∶1 024。在制备抗原玻片时，用0.1%伊文思蓝复染后，镜检虫体为红色，阴、阳结果易于辨认。

3) 间接血凝试验(IHA)：本试验所测抗体出现于感染后1个月左右，持续达数年，其技术简单、快速、灵敏，唯重复性较差，吸附抗原后的红细胞不够稳定。阳性效价为≥1∶64，急性或慢性活动期为≥1∶1 024。

4) 间接乳胶凝集试验(ILA)：与IHA类似，但较稳定且重复性好。阳性效价为≥1∶32。

5) ELISA：可检测IgM和IgG，有灵敏、特异、操作较简便等优点，但欠稳定。近年来以本方法为基础又创建了十余种方法，如双夹心ELISA、斑点(Dot)ELISA、酶标金葡A蛋白(SPA)ELISA、亲和素-生物素(ABC)ELISA等。

6) 直接凝集试验(DAT)：用速殖子全虫检测特异性IgG，此法操作简便、价廉、具特异性。

(2) 弓形虫循环抗原与CIC的检测　应用免疫抑制剂或其他原因抑制抗体反应的患者，或疾病早期尚未出现抗体时，可从其血清或体液内检测循环抗原(CAg)及CIC进行诊断。CAg阳性是病原体存在指标，可诊断急性感染，并对疗效考核具有一定意义。具有灵敏性强、特异性高的方法有如下几种。

1) ILA法：用弓形虫抗体包被ILA的方法，可测出蛋白质浓度下限为78 ng/ml的可溶性CAg。

2）ABC-ELISA法：乃将生物素-亲和素系统(BAS)引入免疫学的各种标记检测技术，测出CAg的灵敏度下限为4 ng/ml，与常规ELISA法检测的浓度30～50 ng/ml比较更为敏感。此法也可用以检测CIC。

3）单克隆抗体(McAb)-ELISA法：也可用于检测特异性CAg与CIC。

5. 分子生物学检测 主要包括核酸原位杂交与PCR方法检测弓形虫DNA，其中后者敏感性可达1 pg，约相当于2个虫体，但需注意假阳性。PCR方法检测脑脊液和羊水中弓形虫DNA，分别对弓形虫脑病和先天性弓形虫病的诊断具有重要意义。

6. 弓形虫素皮内试验 一般于感染后4～18个月才阳性，故本试验不能诊断急性感染，仅用于流行病学调查。

【诊断】 应综合临床表现、病原学和免疫学检查进行诊断。具有与弓形虫病的有关临床症状，如有视网膜脉络膜炎、脑积水、小头畸形、眼球过小或脑钙化者，应考虑有本病的可能；但确诊则必须找到病原体或免疫学反应阳性。即在送检材料包括病理切片中，找到弓形虫滋养体或包囊，并将虫体进行鉴定后才可确诊。凡作PCR阳性者，应作血清学鉴定。在免疫学检查方面，可根据工作条件采用IHA、IFA、ELISA等，进行特异性抗体IgG、IgM、IgA及CAg的检测。凡IgG阳性者，应于间隔2周后复查阳性效价增长4倍以上，IgM(或IgA)阳性，及CAg阳性的3项中，有2项阳性也可确诊。必须提出在免疫功能低下的患者，除检测抗体外，应进行PCR和CAg的检测，以协助诊断。

特殊检查：脑CT扫描或MRI可提示脑炎与脑内相对增强的占位性病变，其直径一般＜2 cm，可协助脑弓形虫病的诊断。

【鉴别诊断】 先天性弓形虫脑病应与巨细胞病毒、疱疹病毒、风疹病毒等所引起的脑病进行鉴别；视网膜脉络膜炎除与上述病毒所引起的进行鉴别外，也应与结核、梅毒、波浪热、麻风、肉样瘤及组织胞浆菌病所引起者相鉴别。获得性弓形虫淋巴结肿大，应与传染性单核细胞增多症、巨细胞病毒感染、淋巴瘤、结核、波浪热、野兔热、猫抓病、立克次体病等所引起者相鉴别；脑膜脑炎应与细菌或真菌等所引起者相鉴别。病原体应与利杜体和荚膜组织胞浆菌相鉴别。

【预后】 获得性弓形虫病，免疫正常患者，预后良好；免疫抑制与免疫缺损患者均属危重，经反复长期持续治疗，部分可控制临床症状。先天性弓形虫病中有些简单的畸形如兔唇等可以手术治愈，但具有重要器官损伤者如弱智、脑积水、无脑儿等则预后不良。

【治疗】 抗弓形虫治疗的对象主要为：①先天性弓形虫病患儿。②免疫正常的获得性感染有重要器官受累者如眼弓形虫病、脑弓形虫病，或直接接种，如输血或实验意外而感染者。③免疫功能缺陷的急性感染和隐性感染。④血清学由阴性转为阳性的孕妇。

传统的药物有乙胺嘧啶、磺胺类药物、螺旋霉素、阿奇霉素、克林霉素等，抑制弓形虫的核苷代谢或干扰细胞器的功能。有多需联合用药、疗程长、毒副反应较多、仅对弓形虫速殖子有效、对包囊无效、复发率高不能根治等问题。乙胺嘧啶具有可逆性骨髓抑制作用，磺胺制剂加重此反应，口服甲酰四氢叶酸(folinic acid)每日5～20 mg即能改善。疗程中应检测血象。磺胺嘧啶(SD)可引起变态反应(发热、皮疹、肝炎)；AIDS患者经常发生白细胞减少；尿液结晶并可形成尿路结石，故同时服用等量的碳酸氢钠，多饮水，多排尿。乙胺嘧啶有致畸作用，故孕妇不宜服用。

复方磺胺甲噁唑(SMZCo)为首选，成人960 mg/d，分2次服用，15 d 1个疗程，5 d后再次治疗，需3～4个疗程。磺胺嘧啶每日80 mg/kg，分3次服用，同服乙胺嘧啶每日1 mg/kg及叶酸5～10 mg/d，15 d 1个疗程，连服3～4个疗程。孕妇可用螺旋霉素3～4 g/d，分4次服用，连服2个月或至分娩(亦可与SMZCo交替使用)。

根据全国第四届弓形虫病学术究讨会推荐弓形虫病治疗方案如下。

1. 治疗弓形虫病应注意以下问题

1）宜联合用药，用药量及疗程应规范。

2）应密切注意药物的毒副作用，孕妇用药应更慎重。

3）不宜用弓形虫IgG抗体效价的下降作为考核疗效的标准。

2. 几类患者的治疗方案

(1) 免疫功能正常患者

1）磺胺嘧啶＋乙胺嘧啶配伍用：磺胺嘧啶剂量为每日80 mg/kg(或SMZCo 4片/d，首剂加倍)，乙胺嘧啶50 mg/d，首剂加倍，15 d为1个疗程。

2）螺旋霉素：每日3～4 g，20 d为1个疗程，可与磺胺药联合应用(用法同前)。

3）阿奇霉素：每日5 mg/kg，顿服，首剂加倍，10 d为1个疗程，可与磺胺药联合应用(用法同前)。

4）克林霉素：每日10～30 mg/kg，10～15 d为1个疗程，可与磺胺药联合应用(用法同前)。

以上疗法，1个疗程后根据病情需要，间隔5～7 d后再用1～2个疗程。

(2) 免疫功能低下患者 上述各种用药方案的疗程时间，较前延长1倍；次数最少不低于2个疗程。可同时加用IFN-γ治疗。

(3) 孕妇患者

1）螺旋霉素(或克林霉素)：用药方法同前，早孕者建议用2个疗程。

2）阿奇霉素：早孕者建议用2个疗程；中、晚期妊娠者可用1个疗程。

(4) 新生儿患者 可采用螺旋霉素(或乙胺嘧

啶)+磺胺嘧啶,或阿奇霉素治疗,用法同前。

(5) 眼弓形虫病

1) 磺胺类药物+乙胺嘧啶(或螺旋霉素)配伍用:疗程至少1个月。

2) 克林霉素(氯洁霉素):900 mg/d,至少连服3周。炎症累及黄斑区者加用肾上腺皮质激素。

【预防】 预防水平传播包括使用冻肉及食用肉类必须煮熟,以杀灭包囊;防止猫粪污染水源、食物以及饲料。注意个人、饮食卫生。加强宣教,做好屠宰场、肉类加工厂及畜牧工作人员的个人防护。为预防先天性弓形虫病,有的国家已制定对育龄妇女和孕妇进行弓形虫血清学检测的法规。孕妇发现急性弓形虫病则应尽快治疗,以减少传播胎儿的机会。凡证实孕妇急性感染者,则必须与患者及其家属说明对胎儿的危害,并商讨是否终止妊娠。免疫预防尚在研究阶段。

参考文献

[1] 万红娇.弓形虫病现代治疗概况[N].江西中医学院学报,1999,11(3):135.

[2] 全国第四届弓形虫病学术研讨会会议纪要——弓形虫病诊断标准.弓形虫病推荐治疗方案,孕妇急性弓形虫感染的监测与处理方案[J].热带病与寄生虫学,2001,30(2):117.

[3] 吕元聪.我国弓形虫病实验诊断研究进展[J].广西预防医学,2002,8(1):51.

[4] 苏朝康,邬质彬,郭湘碧,等.弓形虫感染对孕妇妊娠结局的影响[J].中国优生与遗传杂志,2002,10(1):78.

[5] 彭文伟.传染病学[M].第5版.北京:人民卫生出版社,2000,212-216.

[6] 斯崇文,贾辅忠,李家泰.感染病学[M].北京:人民卫生出版社,2004:816-820.

[7] Chen GJ, Cen HF, Gon H, et al. Protective effect of DNA-mediated immunization with a combination of SAG1 and IL-2 gene adjuvant infection of Toxoplasma gondii in mice [J]. Chinese Medical Journal, 2002,115(10):1448.

[8] Kami Kim, Louis M. Weiss. Toxoplaplasma: the next 100 years [J]. Microbes and Infection, 2008,10:978-984.

[9] J. L. Jones, J. P. Dubey. Waterborne toxoplasmosis-recent developments [J/OL]. Exp. Parasitol. 2009. doi: 10.1016/j. exppara. 2009.03.13.

[10] Georgios Pappas, Nikos Roussos, Matthew E. Falagas. Toxoplasmosis snapshots: global status of *Toxoplasma gondii* seroprevalence and implications for pregnancy and congenital toxoplasmosis [J]. International Journal for Parasitology, 2009,39:1385-1394.

[11] J.P. Dubey, J. L. Jones. *Toxoplasma gondii* infection in humans and animals in the United States [J]. International Journal for Parasitology, 2008,38:1257-1278.

[12] J.P. Dubey. History of the discovery of the life cycle of *Toxoplasma gondii* [J]. International Journal for Parasitology, 2009,39:877-882.

[13] P. Dorny, N. Praet, N. Deckers. Emerging food-borne parasites [J]. Veterinary Parasitology, 2009,163:196-206.

[14] Aize Kijlstra, Erik Jongert. Control of the risk of human toxoplasmosis transmitted by meat [J]. International Journal for Parasitology, 2008,38:1359-1370.

第十节 隐孢子虫病

陈雅棠

隐孢子虫病(cryptosporidiasis)是由隐孢子虫寄生在人或其他动物消化道和呼吸道上皮细胞引起的一种原虫性疾病。临床以发热、腹痛、腹泻、体重减轻等为主要症状,可并发胆囊炎和肺部感染。本病在20世纪80年代前曾被认为是一种主要发生在免疫缺陷患者中的罕见疾病,但近年随着对本病认识提高及诊断技术改进,发现病例日渐增多。特别是在婴幼儿腹泻中,隐孢子虫已成为一种重要病原体。目前认为,隐孢子虫是导致人类腹泻的主要寄生虫之一。

【病原学】 隐孢子虫最早由Tyzzer(1907)在实验室小鼠胃腺体内发现并命名为鼠隐孢子虫,以后陆续在牛、鸡、蛇、骆驼等多种动物中发现。人体感染则是1976年才分别由Nime和Meisel报告2例隐孢子虫病患者。本虫分类学地位已基本明确为原生动物亚界,顶端复合体门,孢子虫纲,球虫亚纲,真球虫目,艾美球虫亚目,隐孢子虫科,隐孢子虫属。到目前为止,该属下可以确定的是微小隐孢子虫(*Cryptosporidium parvum*)和鼠隐孢子虫(*C. Muris*)专性感染哺乳动物;贝氏隐孢子虫(*C. baileyi*)和梅氏隐孢子虫(*C. meleagridis*)专性感染鸟类。此外还有一些从不同宿主获得的分离株(isolations),尚未能证明是否属于同一种中的不同株(strain)。微小隐孢子虫以前曾根据传染对象不同被分为两个基因型:人型Ⅰ(又称H亚型),主要感染人;牛型Ⅱ(又称C亚型)可感染人和其他一些哺乳动物。近年认为除*C. parvum*和*C. hominis*对人致病外,其他6种隐孢子虫也有自然感染的报道,而*C. parvum*和*C. hominis*存在很大差异,已被确认为两个独立的种。

隐孢子虫生活史分为无性增殖与有性生殖两部分,两者可在同一个宿主体内完成。电镜下可在病变肠黏膜标本中观察到包括滋养体,裂殖子与裂殖体,雌、雄配子，子孢子与卵囊等不同发育阶段。

卵囊为本虫感染阶段，呈卵圆形，直径 2～6 μm，内含 4 个新月形无子孢子囊的裸子孢子。卵囊随感染动物或人的粪便和痰液排出体外，人或动物通过吞食卵囊而感染。卵囊在消化道经消化液作用，子孢子脱囊逸出附着在肠上皮细胞微绒毛表面，发育为含有 8 个小核团的滋养体，经无性分裂发育为含 8 个裂殖子的成熟裂殖体。裂殖体破裂并释放出裂殖子。裂殖子大部分再次侵犯附近的肠上皮细胞并继续分裂，再次发育为含有裂殖子的成熟裂殖体。少部分裂殖子经 2 次核分裂后发育为含 4 个裂殖子的裂殖体。这类型裂殖体释放出的裂殖子不再进行裂体无性增殖而侵入上皮细胞分别发育为雌、雄配子体。雌、雄配子体分别产生雌、雄配子，雌、雄配子结合形成合子。约 80% 的合子形成对外界环境抵抗力较强的厚壁卵囊从粪便排出，另外 20% 的合子则形成薄壁卵囊。此种薄壁卵囊只有 1 层单位膜，内含 4 个子孢子，在肠道内非常容易破裂而放出包含的子孢子，该子孢子又可感染附近的肠上皮细胞，导致宿主自身感染，维持虫体在宿主体内持续存在。

【流行病学】 隐孢子虫呈世界性分布，在亚洲、非洲、欧洲、南北美洲、澳大利亚等地均有存在。本病多发生于气候温暖的夏秋季，恶劣的生活居住条件和不良卫生习惯都易引起本病流行。目前尚未能确定人群感染率，但流行病学调查结果表明，免疫功能缺陷患者，尤其是艾滋病患者中发病率特别高。婴幼儿或免疫功能正常的腹泻患者也容易感染本虫。

1. 传染源 患者和无症状排卵囊者均为本病传染源，感染动物粪便中含有大量卵囊，也是本病的重要传染源。目前已在 20 余种家畜、家禽中发现感染有隐孢子虫，特别是新生小牛，微小隐孢子虫感染率较高，常可导致农牧民和兽医感染。国内河南省曾对 14 个猪场进行过调查，发现有 8 个猪场存在猪的隐孢子虫感染，猪粪隐孢子虫卵囊阳性率为 8.89%。因此猪可能也是重要传染源。

2. 传播途径 隐孢子虫病主要通过消化道传播。人通过被卵囊污染的食物或饮水感染，其中水源污染常造成暴发性流行。托儿所等集体生活单位也可通过卵囊污染生活用具而接触传播。同性恋患者间亦可通过口-肛门接触受感染。由于隐孢子虫卵囊可存在于患者或病畜鼻咽部和气管黏膜上皮细胞表面，因此也可以通过患者口腔分泌物或飞沫传染。因接触病畜鼻咽部和气管黏膜上皮细胞表面，因此也可以通过患者口腔分泌物或飞沫传染。因接触感染的宠物或实验动物而感染也已有报告。

3. 人群易感性 各年龄组人群均可感染本病。在免疫功能正常人群，2 岁以下幼儿感染率尤高。但在免疫功能低下者中则各年龄段患者均易受感染。有腹泻疾病的患者较易感染本虫。经济状况与卫生条件常影响人群感染率，根据国外 36 次大样本数的人粪便隐孢子虫卵囊检查结果，欧美经济发达国家人群卵囊阳性率为 0.6%～4.3%，血清抗体阳性率为 25%～35%；而亚、非、拉丁美洲发展中国家则分别为 3%～20% 和 64%。人感染本病后是否有持久免疫力尚待确定，但免疫功能正常患者，可能通过抗体依赖性细胞介导细胞毒（ADCC）作用迅速清除虫体而自愈，而免疫功能低下者由于无法建立有效的免疫反应，虫体常大量繁殖且极难治愈。

【发病机制】 本病发病机制未明确，可能有许多因素参与。隐孢子虫在人体或动物体内引起的病变基本相同，虫体吸附在宿主消化道上皮细胞表面，外面包围有上皮细胞膜构成的纳虫空泡，但不与宿主细胞质直接相通，也不侵犯上皮细胞深层。隐孢子虫如何识别及附着在上皮细胞目前尚不得而知，但在体外研究发现，子孢子表面的 *N*-乙酰-*D*-氨基葡糖残基为末端的糖蛋白在子孢子附着宿主细胞过程中起一定作用。

由于虫体在肠黏膜上皮寄生并大量繁殖，黏膜上皮细胞及微绒毛广泛受到损害，导致肠黏膜吸收消化功能失调，肠道正常菌丛失调，肠壁渗透压改变，最终引起水和电解质大量从肠道丢失。另外，肠道内双糖酶损失，虫体可能产生的毒素和代谢产物，都可能与严重的水样便发生有关。

隐孢子虫感染人体后是否发病与机体免疫功能状态密切相关。免疫功能正常或异常的隐孢子虫病患者血清中均可测到隐孢子虫特异性 IgM 抗体，免疫功能正常者抗体效价高，而 AIDS 及持续感染者则仅有低水平的循环抗体。多数学者认为隐孢子虫病保护性免疫机制以细胞免疫为主，IFN-γ 和 $CD4^+$ T 细胞具有确定的抗隐孢子虫作用，但血清抗体却无确实的免疫保护力。宿主对隐孢子虫病的免疫反应可能是ADCC反应。当宿主细胞免疫受到损害时，隐孢子虫即无法清除导致发病。

【病理】 病变主要累及小肠与结肠，食管与胃亦可受累。病变部分小肠绒毛萎缩变短甚至消失。隐窝上皮细胞增大，隐窝变深。小肠黏膜立方上皮细胞变低平，绒毛上皮细胞间和黏膜固有层均有多核炎症细胞与单核细胞浸润。虫体只见于上皮细胞层，并不侵犯黏膜下层。电镜下可见虫体附着处微绒毛萎缩低平，但附近的微绒毛则拉长。虫体寄生的上皮细胞质有空泡形成、内质网和高尔基体退化现象。

在免疫功能低下的患者，胆囊、胆管、胰管、气管、肺等均可累及。胆囊壁增厚出血，黏膜面变平并有溃疡。镜下可见胆囊壁坏死伴多核炎症细胞浸润。完整黏膜的腺体增宽，腺体上皮细胞内可发现隐孢子虫。呼吸道黏膜上皮改变与肠道上皮相似，多属活动性支气管炎、局限性间质性肺炎的改变。在痰、气管吸引物、支气管肺泡灌洗液中均可发现隐孢子虫。

以上病变多属非特异性，当病情恢复，虫体清除后常可消失。

【临床表现】 根据宿主免疫功能状况，本病临床表现可分两种类型。

1. 免疫功能正常型 本型患者潜伏期较短，一般为3～8 d，偶可长至数周。临床表现为自限性腹泻，每日5～10次，持续数日后即可自愈，最长可持续1个月左右。大便量多，为水样便或黏液样便，无脓血，约92%患者有此症状。此外患者常有恶心、呕吐、腹痛和低热。有些患者有全身不适、头痛、食欲下降、虚弱等其他症状。症状轻重常与粪便中卵囊数量相一致。血常规检查白细胞总数及分类大多正常。婴幼儿如感染较重时可因严重腹泻引起水和电解质紊乱。

2. 免疫功能低下型 本型患者潜伏期不定，症状多而重，持续时间可长达数月甚至直至死亡。患者多有严重无法控制的腹泻与吸收不良。大便呈水样，每日可多达数十次，粪量可达数升，最多者可达十余升。由于严重腹泻，患者常伴有明显的水、电解质平衡紊乱和体重下降。患者常伴发热、咳嗽、气促、呼吸困难等症状。听诊双肺底可闻广泛啰音，胸透显示双侧间质性肺炎。严重病例常导致呼吸衰竭。

【实验室检查】

1. 病原学检查 粪便中可发现隐孢子虫卵囊。由于卵囊排出呈间歇性，故需反复多次检查。对卵囊数量少的病例，可以用Sheather蔗糖漂浮法、Percoll连续密度梯度离心法等浓缩后涂片染色镜检。

目前常用的染色方法有改良耐酸染色法、金胺-酚染色法、金胺-酚染色-改良耐酸复染法、沙黄-美蓝染色法等。改良耐酸染色法中卵囊呈玫瑰红色，圆形或椭圆形，内含4个新月形子孢子或仅存一大而深染的残体。粪便中常见的酵母菌则染为蓝色。该法染色恰当时卵囊内部结构常较清楚，可用于确诊。金胺-酚染色法操作简便，在荧光显微镜下卵囊呈明亮的黄绿色荧光，犹如黑夜天空中的繁星，易于观察，多用于大量标本的过筛检查。除上述两种染色方法外，Giemsa染色法、番红-亚甲蓝染色法、阿新蓝(Alciun-blue)-吉氏染色法均可采用。最近国外报道一种新发现的腹泻病原虫——圆孢子虫，其改良耐酸染色特征很类似于隐孢子虫，检查时应仔细鉴别，圆孢子虫有特异性的自发荧光可资区别。

2. 免疫学检查 由于粪检卵囊存在特征不够明显、检出率低等缺点，目前国外陆续开展免疫学诊断以弥补粪检不足。

(1) *粪便标本中卵囊抗原* ①IFA法：用高特异性、高敏感性的单克隆抗体进行间接荧光免疫试验(IFA)可检测粪便标本中卵囊，阳性率可达100%，呈现黄绿色荧光，背景为黑色无荧光，对肠道内常见的其他原虫卵囊或包囊以及真菌均无交叉反应。单克隆抗体-IFA敏感性比改良耐酸染色法高10倍以上，需时间短，仅20～30 s，是一种良好的诊断和流行病学调查的方法。②捕获法ELISA：也是采用对卵囊有高亲和力的单克隆抗体。和漂浮法改良耐酸染色法相比较具有无假阳性、快速、敏感特异性好、不需显微镜等优点。

(2) *血清抗体* ①可用感染动物小肠切片作抗原底片，可以检出隐孢子虫病患者血清特异性IgG、IgM、IgA型抗体，与弓形虫、肉孢子虫及等孢子虫等其他球虫几乎没有交叉反应。②ELISA：以卵囊或用纯化的隐孢子虫重组表面特异性抗原蛋白P23作固相抗原。本法特异性、敏感性均较高，重复性好。③免疫印迹试验(EITB)：用去离子剂处理的可溶性子孢子抗原经SDS-PAGE后转移到硝酸纤维膜上，与患者血清抗体反应。患者血清在感染后3周即可识别分子量为20 000的抗原带，并可持续5个月以上。反复接触卵囊者其血清识别能力在1年以后仍很强。另外大多数患者血清还可以识别一种分子量为23 000的抗原带。

3. 分子生物学检查 核酸杂交试验和PCR已开始用于隐孢子虫病诊断。用PCR试验已能检出100个/ml粪样本的卵囊。也有报道用巢式PCR可以使敏感性提高到1～10个/ml，是蔗糖漂浮法的10万倍。结合核酸探针杂交，敏感性还可提高到5个/ml粪样本。

【诊断】 凡不明原因的水样便腹泻患者均应考虑本病。特别是免疫功能低下的患者，如在病程中出现原发病症无法解释，可排除常见细菌性腹泻者尤应警惕。确诊需依据在粪便中发现隐孢子虫卵囊。诊断时应注意与霍乱、病毒性胃肠炎、细菌性痢疾和肠阿米巴病相鉴别。

【治疗】

1. 一般治疗 应按肠道传染病隔离。脱水严重并有电解质紊乱者应补液，经上述治疗后免疫功能正常型隐孢子虫病多能自愈，对症状严重的免疫功能低下型和婴幼儿患者则还应加强全身支持疗法和对症治疗。

2. 病原治疗 目前为止尚无特效治疗药物。据统计大约有90种以上的药物或预防措施曾被试用于本病的防治，但均无确切疗效。常用的抗肠道寄生虫药物如甲硝唑、呋喃唑酮、左旋咪唑、两性霉素B等均已证实无效。目前仅有螺旋霉素和大蒜素似乎对控制腹泻有一些效果。大蒜素儿童20 mg/次，每日3次；成人40 mg/次，每日4次，疗程均为7～10 d。近年也有少量报告巴龙霉素和硝唑尼特(商品名aliana TM)在临床有一定疗效，有人认为硝唑尼特100 mg/次，2次/d，连服3 d，对HIV阴性的隐孢子虫病患者的腹泻有明显效果。

3. 免疫治疗 IL-2、高价免疫牛初乳(HBC)均曾用于人体隐孢子虫病治疗，有的作者报告有一定疗效。

【预防】 预防本病的重要措施是防止卵囊经口感染，改善环境卫生和个人卫生习惯，注意保护水源，严格隔离患者和病畜。卵囊对外界理化因素抵抗力较差，10%甲醛(福尔马林)、5%氨水、65℃加热30 min或-70℃冷冻均可杀死，但常用水以含氯石灰(漂白粉)

消毒或紫外线照射，杀灭作用并不彻底。此外，积极治疗无症状排包囊者亦是控制本病流行的重要环节。

参考文献

[1] 陈雅棠.隐孢子虫病[M]//陈兴保.现代寄生虫病学.北京：人民军医出版社，2002：318-324.

[2] 仇书兴，卢庆斌，齐萌，等.河南省猪隐孢子虫感染调查[N].中国人兽共患病学报，2008，24(5)：481-482.

[3] 马良，陈雅棠.隐孢子虫分子生物学研究进展[J].中国寄生虫学与寄生虫病杂志，1995，13：145.

[4] 王秋霞，庞玉芳，鲁琨，等.隐孢子虫细胞免疫作用研究进展[J].中国病原生物学杂志，2008，3(7)：546-548.

[5] 杨建伟，李国清.隐孢子虫病原分类研究进展[J]. J. tropical Med，2008，8(7)：742-745.

[6] 张可煜，薛飞群，施国昌.隐孢子虫病及其有效药物筛选[J].中国兽医寄生虫病，2006，14(4)：30-36.

[7] Current WL. Cryptosporidiosis [J]. Clin Microbiol Rev，1991，4：325.

[8] Petersen C. Cellular biology of *Cryptosporidium parvum* [J]. Parasitology Today，1993，9：87.

第十一节　其他孢子虫感染

马亦林　陈雅棠

一、肉孢子虫病

肉孢子虫病(sarcosporidiosis)是由肉孢子虫寄生在人肌肉组织或肠道中引起的一种寄生性原虫病。寄生在肌肉组织中称为人肌肉肉孢子虫病，主要临床表现为间歇性肌肉肿胀及疼痛；寄生在肠道中称为人肠肉孢子虫病，主要临床表现为腹痛与腹泻。本病呈现世界分布，我国亦有零星报道。云南某些地区人肉孢子虫自然感染率可达9.2%～62.5%。

【病原学】 肉孢子虫属孢子纲，真球虫目，肉孢子虫科，肉孢子虫亚科，肉孢子虫属。迄今已记载属下的种达130多个，广泛寄生在爬行类、鸟类及哺乳类，鱼类也寄生有少数的虫种。寄生于人和家畜在20种以上，但由于虫体形态变化较大，其中许多种可能并不能确定。目前，大多数人认为，以人为偶然终宿主并引起人肠肉孢子虫病的有两种，即猪-人肉孢子虫(*Sarcocystis suihominis*)，中间宿主为猪；人肉孢子虫(*S. hominis*)，中间宿主为牛。此外，以人为中间宿主，在人的肌肉组织内形成肉孢子虫囊的为人肌肉肉孢子虫，也称林氏肉孢子虫(*S. lindemanni*)，其终宿主尚不清楚。这三种肉孢子虫在我国均有人体病例报道。

肉孢子虫生活史需要两个宿主，包括裂体生殖、配子生殖和孢子生殖三个时期。人偶然可感染本虫且多数充当终宿主。①终宿主粪便中含有大量有感染力的孢子囊或卵囊，被中间宿主(猪、牛等草食或捕食动物)吞食，在其体内进行裂体生殖。孢子囊被中间宿主吞食后到达小肠，在消化液的作用下，孢子囊破裂成4块，释放出子孢子，穿过肠壁进入血流，在多数器官的血管壁内皮细胞中形成裂殖体，经过一代或数代裂体增殖，产生大量裂殖子并侵入肌肉组织发育为肉孢子囊。肉孢子囊多见于横纹肌和心肌中，尤以食管肌肉、咬肌、短肌和躯干大肌肉为多见。肉孢子囊呈圆柱形或纺锤形，大小差异较大，长径可达5 cm，横径可达1 cm，但通常长径为1 cm或更小，横径1～2 cm。肉孢子囊内有许多分隔，并分为内外两个区域，外围区含有球形的母细胞，经过内二芽殖法数次增殖后，形成内层区的香蕉形缓殖子。②中间宿主肌肉中的肉孢子囊被终宿主(人或其他食肉类动物)吞食，在其体内进行配子生殖和孢子生殖。当终宿主吞食了含有成熟孢子囊后，囊壁在胃和小肠中被消化破坏，缓殖子释出并侵入小肠黏膜固有层直接形成配子，雌雄配子交配成为卵囊。卵囊在固有层中发育成熟，每个卵囊产生两个孢子囊，每个孢子囊含4个子孢子。卵囊可直接随粪便排出，也可因卵囊壁在肠内破裂而排出孢子囊。

【发病机制和病理】 肉孢子虫对中间宿主通常具有较强的致病性，对终宿主则较弱或无致病性。人体感染可因吞食未煮熟的含肉孢子囊、牛肉引起人肠肉孢子虫病；也可因食入污染卵囊或孢子囊的食物引起肌肉肉孢子虫病。寄生在人肠黏膜固有层的肉孢子虫很少引起病变，或仅有轻微炎症；寄生在肌肉的肉孢子囊在囊壁完整时，一般仅有轻微的机械刺激和吸收营养等作用。但肉孢子囊内的母细胞和缓殖子发生退行性变时，其液体中含有的毒力很强的肉孢子虫毒素(sarcocystin)，可引起局部炎性反应；如肉孢子囊破裂，反应则尤为强烈，同时可伴有变态反应。动物实验证明，该种毒素类似细菌内毒素，能使家畜引起类似内毒素休克、体温升高、出血、水肿，甚至死亡。毒素还能直接抑制骨骼生长，间接干扰生长激素释放抑制因子等生长调节物，间接影响动物生长。

肠道病理改变轻微，有时可见肠系膜淋巴结水肿坏死。肌肉改变常见为皮肌炎和肌炎。肌肉组织可出现点状出血、结节性肉芽肿或心肌灰白色病灶。镜下可见肌肉组织变性,间质纤维化,横纹肌出血,淋巴细胞、浆细胞和少量嗜酸粒细胞浸润,心肌营养不良与肌纤维变性等。

【临床表现】 本病临床表现根据虫体寄生部位不同而异。

1. 人肠肉孢子虫病 轻度感染者常无症状,仅在粪便中检出卵囊、孢子囊。如患者一次食入含大量肉孢子囊的生猪、牛肉后,6～8 h即可出现恶心、食欲不振,甚至剧烈腹痛、腹泻。48 h后上述症状可自行消退,但在14～18 d又重新出现腹痛、腹泻。腹痛多为阵发性隐痛,以脐周和上腹部多见;腹泻则以糊状便为主,罕有脓血,也有的患者腹泻与便秘交替出现。患者常伴有头晕、乏力等全身症状,血中嗜酸粒细胞轻度增高。目前国内报告的肉孢子虫病多属本类型,已知分布于云南、广西和西藏,人体自然感染率为4.2%～21.8%。

2. 人肌肉肉孢子虫病 多数患者亦无临床表现,部分患者表现为全身不适、乏力、低热、肌肉肿胀或疼痛感。如寄生于喉部肌肉可引起支气管痉挛和声音嘶哑,位于心肌则引起严重的心肌炎。血中嗜酸粒细胞常明显增高。本类型病例报告较少,全世界只有40例;我国共报告5例,分布在山东、甘肃、西藏三省(自治区)内。

【诊断和鉴别诊断】 本病报告例数不多,多数患者因无症状而被忽略,少数肌肉肉孢子虫患者可在尸检时偶尔被确诊。在某些有生食肉类习惯的民族或地区,本病发病率可能较高。

对人肠肉孢子虫病,确诊主要依靠在粪便中发现卵囊或孢子囊。一般在食入生肉后9 d即可查出并持续5～6个月。粪便浓集后可提高卵囊检出率。对人肌肉肉孢子虫病则主要依靠肌肉组织活检发现肉孢子囊。免疫学试验亦可选用。

本病应注意与弓形虫病、旋毛虫病相鉴别。

【治疗】 本病目前尚无特效药物治疗。由于多数患者病情轻微,故一般不必药物治疗。曾有用磺胺嘧啶(每次1 g,3次/d,连服5 d;儿童减半)、复方磺胺甲噁唑(每次1 g,3次/d,连服5 d;儿童减半)和吡喹酮(总剂量100 mg/kg,分5 d服用,3次/d)等治疗人肠肉孢子虫病,孢子囊阴转率分别为75%、81%和78%。连自强等(1990)口服乙酰螺旋霉素(每次0.2 g,4次/d,服15 d)治疗人肉孢子虫病,据称有一定疗效。

【预防】 应加强卫生宣传,禁食生或未煮熟的肉食品,注意个人卫生,防止动物粪便污染食物和水源,本病预防并不困难。

二、等孢球虫病

等孢球虫病(isosporosis)是由等孢球虫寄生在人肠黏膜上皮,造成肠道黏膜损伤的一种寄生性原虫病。临床表现为腹泻、恶心、呕吐和腹部压痛等症状。寄生于人类的等孢球虫有两种:贝氏等孢球虫(*Isospora belli*)和纳氏等孢球虫(*I. natalensis*)。人体感染的等孢球虫以贝氏等孢球虫为主,纳氏等孢球虫非常罕见。

【病原学】 贝氏等孢球虫寄生在人十二指肠末端和近端空肠上皮细胞内,患者粪便中含有卵囊,为本虫感染阶段。卵囊呈长椭圆形,大小为(20～33)μm×(10～19)μm。一端稍窄,呈瓶颈状。囊壁内外两层光滑透明。内层为薄膜状,外层较坚硬而通透性相对较低。新鲜排出的卵囊通常含有1个成孢子细胞,但有时亦可有2个。当粪便排出后,成孢子细胞一分为二并分泌囊壁,形成大小(7～9)μm×(12～14)μm的孢子囊。每个孢子囊经2次分裂,最终形成4个子孢子和一团颗粒状残留体。子孢子细长如新月状。因此,每个成熟的卵囊含有2个孢子囊,每个孢子囊又含有4个子孢子(图9-11-1)。

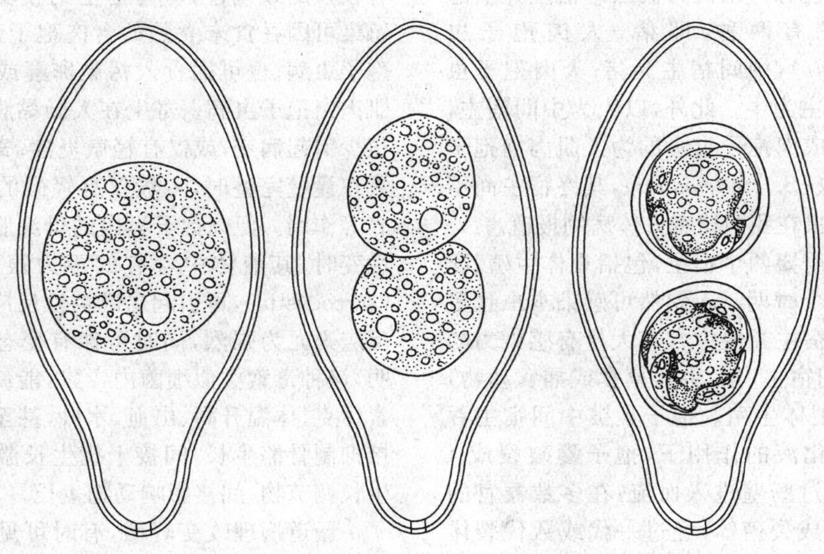

图9-11-1 贝氏等孢球虫卵囊

(引自陈观今.人体寄生虫学)

等孢球虫的生活史，包括裂体生殖、配子生殖和孢子生殖(图 9-11-2)，前两者在宿主体内进行。人误食被成熟卵囊污染的食物或饮水后，卵囊在小肠内受消化液作用破裂，子孢子逸出并进入小肠黏膜上皮细胞内发育为滋养体。滋养体经数次裂体生殖后产生大量裂殖子。裂殖体破裂释放出裂殖子并侵入邻近的上皮细胞内继续其裂体生殖过程。大约 1 周后，部分裂殖子在上皮细胞内或肠腔中发育为雌、雄配子体与雌、雄配子，经交配后形成合子并分泌囊壁发育为卵囊，在体内或随粪便排出并继续发育。

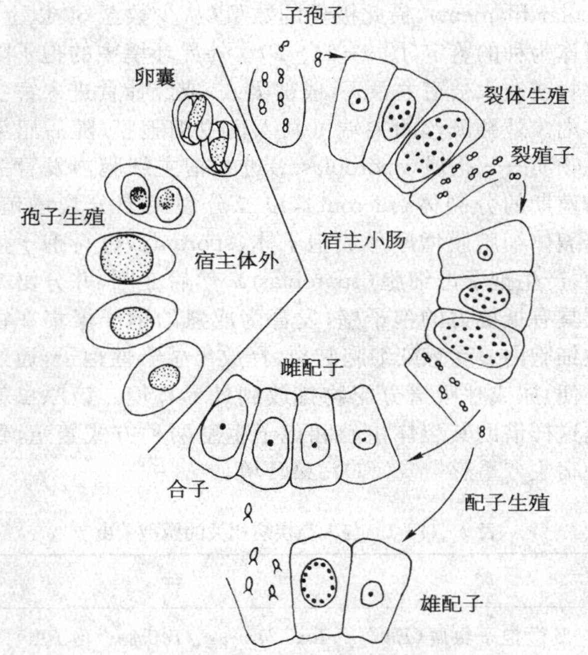

图 9-11-2　等孢球虫生活史

(引自左仰贤. 现代寄生虫病学. 2002)

【发病机制和病理】　本病发病机制尚未阐明，虫体侵入肠黏膜上皮并反复分裂，可导致肠黏膜损伤及糜烂，吸收功能减退。虫体代谢产物也可能具有毒性作用。

活组织检查可见小肠黏膜上皮细胞破坏、黏膜绒毛萎缩，部分患者则表现为绒毛伸长并顶端变粗或局灶性纤毛低平。固有层有较多的胶原沉积，并可见大量嗜酸粒细胞、单核细胞及淋巴细胞浸润。黏膜上皮还可发现大量不同发育阶段的虫体。慢性患者肠黏膜绒毛常变短，隐窝加深；固有层除可见嗜酸粒细胞外，还可见中性粒细胞浸润。

【临床表现】　等孢球虫感染可持续数周乃至数年，大多症状轻微。腹泻为其主要症状，大便以黏液便多见，嗜酸粒细胞常大量存在，但中性粒细胞则罕见。腹泻一日数次，但也有报告每日达 20 余次持续 3～4 d，周期性发作达数月之久。此外，患者常有腹部绞痛、发热、恶心、呕吐、食欲减退、体重下降等。少数患者有小肠吸收不良，特别是脂肪吸收不良，大便中含有粗大的脂肪颗粒。

国外志愿者实验感染或实验室工作人员意外感染者中，症状以腹部不适、低热、腹泻多见。腹泻始于感染后 1 周，持续 5～10 d 即可自愈，但大便中卵囊排出可继续 10～20 d。

本病存在无症状带虫者，但由于大便中卵囊常被遗漏，准确的无症状带虫者数量无法确定。

【诊断和鉴别诊断】　本病确诊有赖于大便中发现等孢球虫卵囊。取新鲜大便并经硫酸锌漂浮浓集后镜检可以提高卵囊检出率。等孢球虫卵囊透明度较高，在直接涂片中很容易遗漏，此时可将显微镜光圈缩小直至涂片中其他原虫或细菌轮廓清晰，有助鉴别。鉴别时主要依据为卵囊大小，子孢子数目，子孢子周围是否存在孢子囊等。除大便检查以外，小肠黏膜活检和肠内容物检查，也可能发现等孢球虫发育的各期形态。十二指肠引流液检查，部分患者亦可获阳性结果。

本病应注意与其他腹泻相鉴别。等孢球虫病广泛分布于热带和亚热带，尤应与阿米巴痢疾、肠滴虫病、蓝氏贾第鞭毛虫病、隐孢子虫病等区别，唯本病人体感染相当少见。

【治疗】　等孢球虫病是一种自限性疾病，多数患者虫体可自行被清除。本病目前尚无特效治疗方法。首选的治疗药物为复方磺胺甲噁唑(TMP-SMZ)，成人每次 2 片，每日 4 次，连服 10 d 后改为每次 2 片，每日 2 次，再服用 3 周。也有人主张复方磺胺甲噁唑每次 2 片，每日 2 次，连服 5 d 即可。亦可用呋喃唑酮(痢疾灵)，口服每次 100 mg，每日 4 次，10 d 为 1 个疗程；儿童每日 6 mg/kg，分 4 次服，疗程同成人。乙胺嘧啶加磺胺嘧啶、伯氨喹加氯喹等均有一定疗效；但甲硝唑(灭滴灵)、四环素等似乎无效。

在病原体治疗同时，应采取其他对症治疗措施。早期诊断与治疗可使绝大多数患者痊愈，死亡病例极为罕见。

【预防】　预防措施同其他肠道传染病。对无症状带虫者亦应予治疗。

三、圆孢球虫病

圆孢球虫病(cyclosporiasis)是由卡耶塔圆孢球虫(*Cyclospora cayetanensis*)引起以腹泻为主要症状的疾病。自从 Schneider(1981)首先描述圆孢球虫，并建立了圆孢球虫属(*Cyclospora*)以来，已发现有 11 种，其中寄生于鼠类有 7 种；寄生于人体并可引起腹泻症状仅卡耶塔圆孢球虫。

【病原学】　圆孢球虫属的卵囊(oocysts)在人粪的湿涂片中，光镜下结构清晰，直径为 8～10 μm。在未形成孢子的卵囊内含有一个直径 6～7 μm 的淡绿色桑葚体样的孢子体(sporont);经培养后,每个卵囊内含有 2 个孢子囊,每个孢子囊又含有 2 个子孢子(图 9-11-3)。研究显示,该卵囊需在体外 7～14 d(25～30℃)才能成熟而具有传染性。

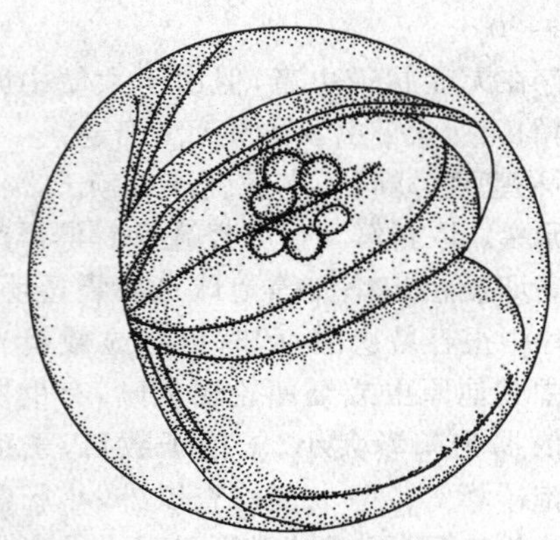

图 9-11-3　圆孢球虫卵囊

(引自左仰贤.现代寄生虫学.2002)

【流行病学】　圆孢球虫病(cyclosporiasis)呈世界性分布,1996 年美国和加拿大已证实有 850 例,我国已在福建、南京及云南等地约有 50 余例初步诊断为本病的报道。儿童及成人均可感染,艾滋病患者也已有本虫感染的病例报告。

动物能否感染卡耶塔圆孢球虫目前尚不清楚,但在墨西哥鸡粪及巴西犬粪中曾检到此种圆孢球虫样的卵囊。

本病多发生在湿热多雨的地区和季节。食用被成熟卡耶塔圆孢球虫卵囊污染的食物(如草莓、莴苣等)及饮用水,可引起圆孢球虫病。

【临床表现】　感染本虫后可表现为无症状的带虫者。约 20%感染者可现腹泻等症状,常为水样便或稀便,无里急后重,粪便中无脓血,每日可排便 3～8 次不等,症状可持续平均 7 周。艾滋病患者及感染者可持续 4 个月,有些患者腹泻难以控制,并可导致死亡。

【诊断】　诊断本病依赖在粪便湿涂片中找到卡耶塔圆孢球虫卵囊。一般在感染后 7 d 粪中开始排出卵囊,可持续 50～70 d。但新鲜粪便及涂片必须与隐孢子虫卵等相鉴别。

【治疗和预防】　治疗本病首选药物为复方磺胺甲噁唑,据国外报道,每日 2 次,每次 2 片口服 7～10 d,有明显疗效;国内报告大蒜素胶囊(20 mg,3 次/d,2 d)口服亦有效果。

预防本病主要是搞好个人卫生和环境,勿进食或饮用可能被卵囊污染的食物和饮用水。

四、微孢子虫病

微孢子虫病(microsporidiosis)是人体感染了一种专性细胞内寄生的微孢子虫所引起的疾病。也是艾滋病患者机会性感染的病原体,国内香港地区已发现人体微孢子虫感染 14 例。

【病原学】　微孢子虫目(Microsporida)已发现有 7 个属的微孢子虫可以感染人体(表 9-11-1)。微孢子虫的生活史有 3 个时期:感染期、裂体生殖和孢子生殖(图 9-11-4)。孢子(spore)较小,为 1～5 μm,是本虫的感染期。孢子内部结构的主要特征为盘绕的极丝(polar filament),借此极丝的数量(从少数至 30 以上)可作为种的鉴定(图 9-11-5)。外界环境中的孢子随食物或饮水被宿主吞入,或被吸入,或经捕食进入宿主体内。外翻极丝的尖端可刺入宿主细胞膜,随后感染性物质——孢质(sporoplasm)进入宿主细胞内发育为增殖期的分裂体(meront),以二分裂或多分裂增殖。分裂体细胞膜增厚形成孢子体(sporont),进行孢子生殖,产生孢子母细胞(sporoblast),然后变圆,并分泌一层具有抵抗力的孢子壁,发育为成熟的孢子聚集在宿主细胞内。受感染细胞破裂,释放出感染性孢子,通过粪便、尿或呼吸道分泌物排放到外界环境。该原虫就是这样借助其裂体生殖和孢子生殖两种方式繁殖,致使宿主严重感染或(和)污染环境。

表 9-11-1　与人类疾病相关的微孢子虫

属	种
肠微孢子虫属(*Enterocystozoon*)	*Ent. bieneusi* (比氏肠微孢子虫)
脑炎微孢子虫属(*Encephalitozoon*)	*Enc. hellem* (赫勒姆脑炎微孢子虫)
	Enc. intestinalis (原称 *Septata intestinalis*)
	Enc. cuniculi (兔脑炎微孢子虫)
多孢微孢子虫属(*Pleistophora*)	*Pleistophora* spp. (多孢微孢子虫)
粗糙多孢微孢子虫属(*Trachipleistophora*)	*T. hominis* (人粗糙多孢微孢子虫)
	T. anthropophthera (毒害粗糙多孢微孢子虫)
微粒子虫属(*Nosema*)	*N. connori* (康纳微粒子虫)
	N. ocularum (眼微粒子虫)
Brachiola	*B. vesicularum*
Vittaforma	*V. corneae* (原称角膜微粒子虫,*N. cornum*)
未定属微孢子虫	*Microsporidium ceylonensis* (锡兰微孢子虫)
	Microsporidium africanum (非洲微孢子虫)

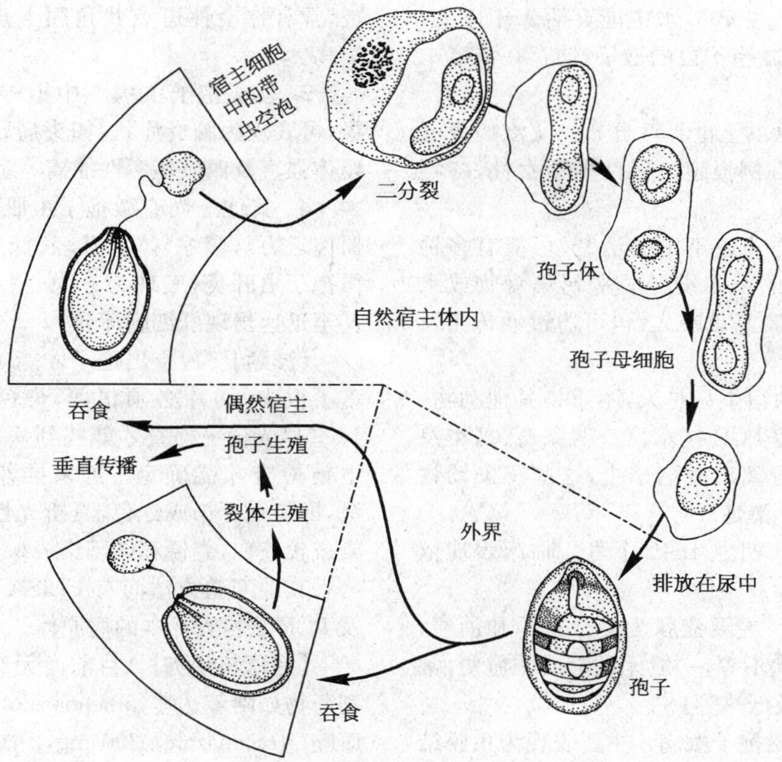

图 9 - 11 - 4 微孢子虫生活史

(引自左仰贤. 现代寄生虫病学. 2002)

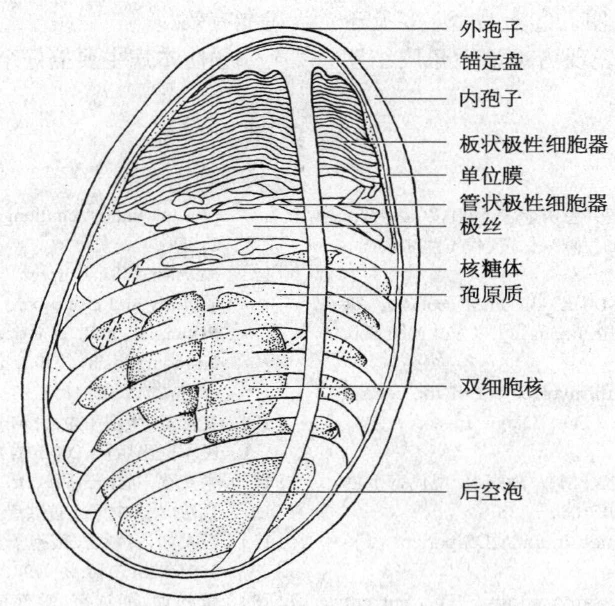

图 9 - 11 - 5 微孢子虫孢子内部结构图

(引自 Weber R. 等. 2001)

现已知肠微孢子虫属中比氏肠微孢子虫是引起艾滋病患者慢性腹泻在本虫目中最常见的病原；其次为脑炎微孢子虫属中的肠脑炎微孢子虫(*Enc. intestinalis*)。脑炎微孢子虫属还可引起较广泛的感染，包括泌尿道、呼吸道、眼和中枢神经系统。引起眼部感染主要为微粒子虫属及 *Vittaforma* 属，还有未定属的锡兰微孢子虫和非洲微孢子虫。多孢微孢子虫属是艾滋病患者肌炎的病原体。

微孢子虫孢子对外界环境具有较强的抵抗力，因而其在自然界中广泛存在。一般条件下，能存活并具感染力达数天至数周。在40℃水中能存活1年以上。从昆虫中分离的21种微孢子虫的孢子，储存在液氮中25年，仍具感染力。

【流行病学】 本原虫呈世界性分布。艾滋病患者感染微孢子虫已有数百例报道。男性多于女性，各年龄组均可受染。

微孢子虫的传播方式还不十分清楚，可能有多种传播途径，包括通过粪、尿、鼻分泌物等污染食物或水经口传播；也可经气溶胶经鼻吸入；也可通过性传播及母婴传播等。

过去认为本原虫的宿主只是人，不感染其他动物。但近年来(1999)报道用PCR技术已查明家畜、鸟类及啮齿类动物均发现或分离出微孢子虫，这些感染动物是否对人构成威胁尚不清楚。

【临床表现】 潜伏期为4～7个月。临床表现依感染部位不同而异。

1. 肠微孢子虫病 主要症状为慢性腹泻和消瘦，大便水样，每日4～8次不等，一般无黏液或脓血便，常伴有腹痛、恶心、纳差及低热等。

2. 眼结膜与角膜微孢子虫病 主要表现为角膜结膜炎，有视力模糊、畏光、流泪、异物摩擦感及眼球发干等症状。临床上有两种类型：①角膜基质型：见于无HIV感染而免疫功能正常的患者，但常有眼外伤史。临床表现从视力减退、角膜基质完整，到有坏死性角膜炎、角膜溃疡及穿孔而最终失明。②上皮型：多见于HIV感染者或同性恋者，临床表现为难治性角膜结膜炎，常有弥漫性斑点状角膜上皮病变，也可出现角膜溃疡。

3. 脑微孢子虫病 中枢神经系统受微孢子虫感染，可表现为脑炎症状，如头痛、嗜睡、神志不清、呕吐、躯体强直及四肢痉挛性抽搐等。这类患者预后较差。

4. 其他 尚有微孢子虫肌炎，表现为进行性全身肌肉乏力与挛缩、体重减轻、低热及全身淋巴结肿大；微孢子虫肝炎，表现为乏力、消瘦、腹泻、黄疸及发热，甚至迅速出现肝细胞坏死。

【诊断】 检查出孢子才能确诊。由于微孢子虫的孢子很少，切片必须很薄，染色(革兰或Giemsa)后，1 000倍光镜下检查才能找到病原体，有时还需要借助电镜检查才能确定。近来推荐韦伯Chromtrop染色法，即将孢子染成红色，具折光性，胞壁着色较深，中淡染或较苍白，粪便和细菌染成绿色，较易鉴别。

其他实验方法尚有ELISA法、免疫荧光抗体技术及PCR法检查标本的病原体。

【治疗与预防】 目前尚无比较满意治疗方法。下列药物如阿苯达唑(albendazole，400 mg，2次/d)、依曲康唑(itraconazole，200 mg，2次/d)、复方磺胺甲噁唑(2 ml内含SMZ 0.4 g+TMP 0.08 g，2次/d，肌注或静滴，连续5 d)及甲硝唑(500 mg，3次/d)等可能有效，可以选用。烟曲霉素(fumagillin)或0.1%羟乙磺酸丙氧苯脒(propamidine isethionate)滴眼对角膜微孢子虫病可能有效。

预防本病主要搞好个人卫生和环境卫生。

参考文献

[1] 肖兵南.肉孢子虫病[J].中国人兽共患病杂志，1991，7(4)：45.

[2] 左仰贤，陈新文.肉孢子虫病[M]//陈兴保.现代寄生虫病学.北京：人民军医出版社，2002：839－843.

[3] Saito M, Shibata Y, Kubo M, et al. First isolation of *Sarcocystis hominis* from cattle in Japan [J]. J Vet Med Sci, 1999, 61(3): 307.

[4] Fitzgerld SD. Sarcocystosis with involvement of the central nervous system in lambs [J]. J Vet Diagn Invest, 1993, 5: 291.

[5] 左仰贤.等孢球虫病和圆孢球虫病[M]//陈兴保.现代寄生虫病学.北京：人民军医出版社，2002：334－338.

[6] Franzen C. Isospora belli infection in an AIDS patient [J]. Med Klin, 1993, 88: 330.

[7] Dionisio D. Isosporiasis and sarcocystosis. The current findings [J]. Recenti Prog Med, 1992, 83: 719.

[8] Markus MB. Origin of extra-intestinal stages of *Isospora belli* in the acquired immune deficiency syndrome (AIDS) [J]. Med Hypotheses, 1991, 35: 27.

[9] 左仰贤.等孢球虫病和圆孢球虫病[M]//陈兴保.现代寄生虫病学.北京：人民军医出版社.2002：336－338.

[10] 张丽菊，于晓华，韩怀忠.圆孢子虫的研究现状[J].中国寄生虫病防治杂志，2000，13(3)：227－228.

[11] Daniel GC. Widespread foodborne cyclosporiasis outbreaks present major challenges [J]. Emerg Infect Dis, 1996, 2: 254.

[12] Keystone JS. *Isospora belli*, *Sarcocystis species*, *Blastocystis hominis* and *Cyclospora* [M]// Mandell, Douglas, Bennett. Principles and practice of infectious diseases. 5th ed. Harcourt Asia: Churchill Livingstone (printed in China), 2001: 2915－2918.

[13] 左仰贤.微孢子虫病[M]//陈兴保.现代寄生虫病学.北京：人民军医出版社，2002：344－348.

[14] 牛安欧，刘红云，周敏，等.检测微孢子虫韦伯氏Chromotrop染色法[J].中国人兽共患病杂志，2000，16(4)：94.

[15] 黄松如，黄敏君.微孢子虫及微孢子虫病[J].中华内科杂志，1994，33(7)：493－496.

[16] 黄松如，胡泳霞.眼部微孢子虫感染[J].北京医学，1997，19(1)：39－41.

[17] Breitenmoser AC, Mathis A, Burgi E, et al. High prevalence of *Enterocytozoon bieneusi* in swine with four genotypes that differ from those identified in humans [J]. Parasitol, 1999, 118(5): 447.

[18] Weber R, Schwartz DA, Bryan RT. Microsporidia [M]// Mandell, Douglas, Bennett. Principles and practice of infectious diseases. 5th ed. Harcourt Asia: Churchill Livingstone (printed in China), 2001: 2920－2933.

第十二节 巴贝虫病

马亦林

巴贝虫病(babesiosis)是一种人兽共患寄生虫病，又称为梨浆虫病(piroplasmosis)，是由巴贝虫寄生于哺乳类动物红细胞内所致的疾病。蜱是传播媒介，其主要临床表现有寒战、发热、溶血性贫血、血红蛋白尿、黄疸及肝脾肿大等。

【病原学】 已知巴贝虫属(*Babesia*)有100余种，主要寄生在哺乳类动物(牛、马、犬、羊、猪等)、鸟类及啮齿类等脊椎动物的红细胞内。该属虫种繁多，命名比较混乱，有些存在同种异名。寄生在牛体内公认有8种，即双芽巴贝虫(*Babesia bigemina*)、牛巴贝虫(*B. bovis*)、分歧巴贝虫(*B. divergens*)、大巴贝虫(*B. major*)、卵形巴贝虫(*B. ovata*)、雅氏巴贝虫(*B. jakimovi*)、隐藏巴贝虫(*B. occultans*)和东方巴贝虫(*B. orientalis*)；寄生在马体内主要有驽巴贝虫(*B. caballi*)、马巴贝虫(*B. equi*)；寄生在犬体内主要有犬巴贝虫(*B. canis*)、吉氏巴贝虫(*B. gibsoni*)和寄生在啮齿类动物体内主要有田鼠巴贝虫(*B. microti*)等。目前已发现对人可以致病的有6种，即田鼠巴贝虫、分歧巴贝虫与类分歧巴贝虫(*B. divergens*-like)、牛巴贝虫、马巴贝虫、类吉氏巴贝虫(*B. gibsoni*-like，CA1－CA6，WA1)及类奥特考巴贝虫(*B. odocoilei*-like，EU1)等。

巴贝虫的生活史颇似疟原虫，由感染巴贝虫的蜱叮咬脊椎动物时，将唾液腺中子孢子侵入其体内的红细胞内，呈裂体增殖为裂殖子，当红细胞破裂后，其中裂殖子又可侵入新的红细胞，如此不断循环而增殖。红细胞中单个或成对的虫体常排列呈特征性的角度，尖削端相对。典型虫体为梨形，但也可为圆形、长形或雪茄烟形。巴贝虫可分为大小两组，大者长2.5～5 μm，小者长1～2.5 μm。侵入红细胞的原虫亦可发育为雌、雄配子体，当蜱叮咬时，配子体随吸血进入蜱的肠壁内成为合子，然后在蜱的肠壁上皮细胞形成多数裂殖子。当细胞破裂后，裂殖子进入体腔，最后在唾液腺内发育成子孢子，成为感染性蜱(图9－12－1)。巴贝虫能通过卵巢对雌蜱进行两代或多代垂直传播。

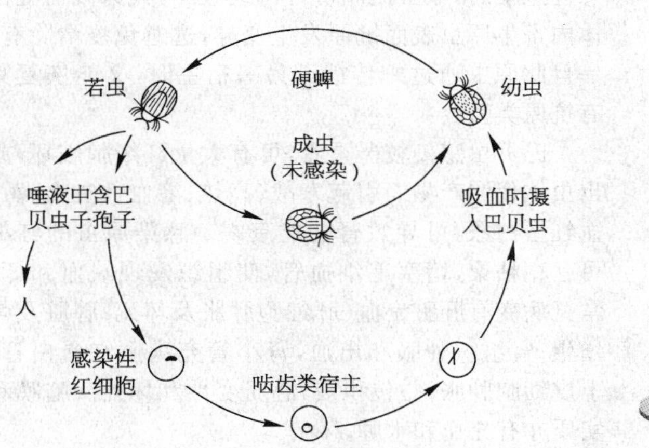

图9－12－1 田鼠巴贝虫生活史

【流行病学】 巴贝虫在野生和家养动物中感染，世界各地均有报道，对畜牧业的危害性甚为严重。但人类巴贝虫病自1957年Skabalo报道一例以来，全球已有100例以上人体感染者。欧洲主要分布在前南斯拉夫、法国、俄国、瑞典、爱尔兰和苏格兰等国家。亚洲、非洲及美洲均有病例报道。在欧洲人巴贝虫病多见于已作脾切除患者，常由黄牛的分歧巴贝虫所致，与放牧感染有关，病情严重，病死率高。在北美多由啮齿类的田鼠巴贝虫所致，多见于未作脾切除的一般人群，常呈亚临床感染或病程延缓，多不造成死亡。在我国家畜巴贝虫感染也很普遍，据调查如牛巴贝虫病在华东、华中、华南及西南12个省区均有发现。马巴贝虫病在东北、华北及西北7个省区亦有发现。野鼠体内也发现田鼠巴贝虫感染。因而在适当的条件下，通过蜱的叮咬而传给人的可能性随时存在。我国至今已有6例人体巴贝虫病报道，云南2例(1984)、内蒙古1例(1996)、台湾3例(1944、1994、1998)。

1. 传染源 主要为患病的家畜，如牛、马、犬、羊、猪等和带虫的啮齿类动物。美国有些疫源地如Nantucket岛的啮齿类中巴贝虫的感染率达到60%。患者与无症状带虫者亦可成为传染源。硬蜱也可成为传染源。

2. 传播途径 主要由感染性硬蜱叮咬而传播。美洲疫源地主要为肩突硬蜱(*Ixodes scapularis*，曾名为达敏硬蜱，后经基因杂交等鉴定为肩突硬蜱同种)，欧洲疫源地从牛巴贝虫病传播给人，主要传播媒介是蓖籽硬蜱(*I. ricinus*)。其他蜱类如全沟硬蜱、草原革蜱、森林革蜱及牛蜱叮咬也会传播，已发现双芽巴贝虫可通过蜱卵传给下代(田鼠巴贝虫尚无证明传代)。实验证明微小牛蜱传播牛巴贝虫至少可经卵传递32代以上。因而硬蜱不仅是传播媒介，也是贮存宿主。通过输血偶可造成人间传播。

3. 人群易感性 各年龄组人群普遍易感，脾切除者或免疫功能低下者更易受感染。

【发病机制和病理】 巴贝虫通过蜱叮咬进入人体，在红细胞中以无性生殖进行繁殖，但未发现有红细胞外期。巴贝虫的不同虫种对不同脊椎动物宿主的致病性有明显的差异。一般而言，高龄动物感染症状较重，年幼动物感染症状较温和或成为无症状的感染者。脾脏对巴贝虫的清除可能有重要作用，脾切除患者更为易感，并易造成原虫血症及临床症状的复发。动物急性感染后，原虫血症常可持续数年，其原因可能由于体内寄生原虫表面抗原发生变异，逃避免疫清除有关。一旦此原虫通过蜱传播至另一宿主时，又能恢复其原有抗原类型。

巴贝虫感染较严重者，可有大量红细胞破坏，并释出虫体代谢产物而引起寒战、高热、溶血性贫血、黄疸、血红蛋白尿，可导致肾功能衰竭。感染原虫的红细胞可互相粘聚，堵塞毛细血管，使组织发现缺血和坏死。常见病变有肝脏瘀血、肝细胞肿胀及坏死；脾脏及骨髓增生；肾组织肿胀和出血，肾小管充满血红蛋白管型，上皮细胞肿胀；心包积液，心肌变性和坏死。脑膜和脑实质亦有充血和水肿。

【临床表现】 本病潜伏期为1～6周，临床表现轻重不一，与感染虫种有关。

人体巴贝虫病在北美大多数病例由田鼠巴贝虫感染所致。多数起病较缓和，有不规则发热、寒战、出汗、全身肌肉疼痛及乏力。体检常见有轻度和中度溶血性贫血，偶有肝脾肿大，约有半数患者发现肝功能轻度异常，ALT及胆红素稍有增高。疾病可从数周延至数月，在病程中未见有复发，可因衰弱及无力而延缓其完全恢复。原虫血症在发病后不论有无症状均可持续低水平达4个月，但脾切除感染者可出现高原虫血症和严重溶血性贫血。墨西哥若干疫区已发现无症状的巴贝虫感染者。

欧洲的病例主要由牛巴贝虫或分歧巴贝虫感染所致。多发生在因外伤、门静脉高压和淋巴瘤等作脾切除患者的感染。起病较急，有明显寒战、高热、恶心、呕吐、严重溶血性贫血、进行性黄疸、血红蛋白尿及肾功能损害或衰竭。血实验室检查发现有严重贫血、网织红细胞增高，并出现有核红细胞。血液胆红素、转氨酶、尿素氮和肌酐常明显增加。多数患者因低血压、昏迷及尿毒症而死亡。

我国云南、内蒙古及台湾报道的人巴贝虫病，均发生在未切脾患者，其临床表现类似北美病例。

【诊断和鉴别诊断】 诊断本病可根据流行病学资料，如近期内有无到过疫区，当地有无动物巴贝虫病，有无被蜱叮咬史及输血史等，加之典型的临床表现，可作初步诊断。确诊须依靠实验室检查找到病原体。

1. 血液涂片找巴贝虫小体 采集患者外周血液制成薄血片，甲醇固定，Giemsa染色镜检。此小体在成熟红细胞内有多个环形或梨形小体，颇似恶性疟原虫。但常排列成十字形四联小体，细胞内无色素颗粒（图9-12-2）。

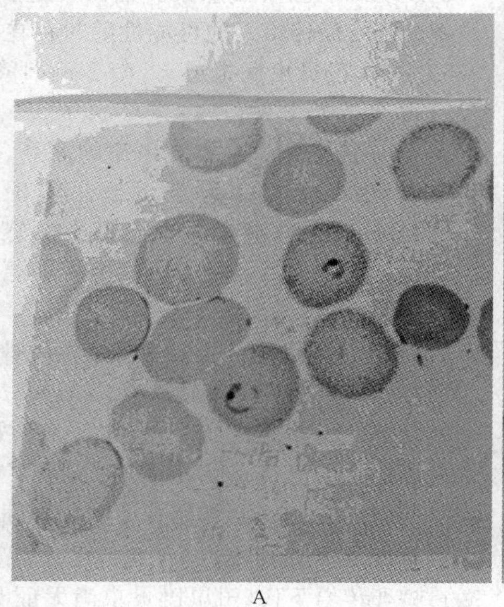

A

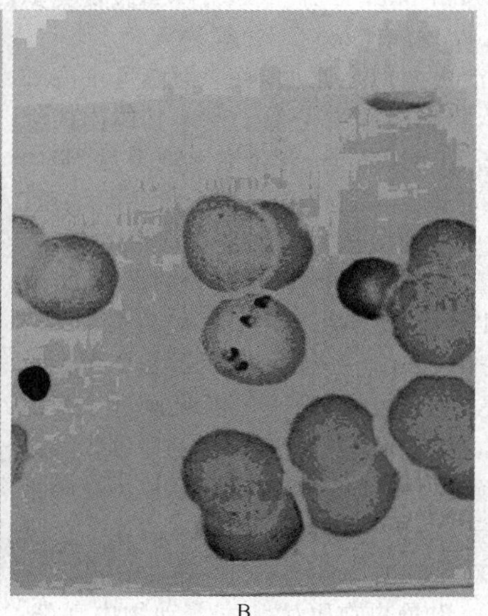

B

图9-12-2 人血涂片红细胞内田鼠巴贝虫形态

A. 早期滋养体；B. 分裂成4个巴贝虫体

（引自 Ruebush Ⅱ：Hunter's Trop. Med. 7th ed. p658）

2. 动物接种 取患者血液1 ml接种于仓鼠或沙土鼠腹腔内，2～4周后取血涂片找原虫。

3. 血清免疫学检查 有琼脂扩散法、间接血凝法、补体结合试验、间接免疫荧光法和ELISA等，对本病诊断有参考价值。本病抗体常和疟原虫呈交叉反应，应予以鉴别。近年来正在研究DNA探针及PCR技术应用于本病的诊断工作中。

本病应与疟疾相鉴别。

【治疗】 对有症状者应卧床休息，注意营养。发热者可用物理和药物降温，严重贫血者可输血，肾功能衰竭者可作血液透析疗法。

抗病原治疗：目前尚无满意的杀灭人体内巴贝虫的药物。田鼠巴贝虫感染，虽然症状及原虫血症可持续数月，但一般是自限性的。氯喹在早期报告似乎对减轻发热及肌痛有效，但并非是抗原虫药物。已报道喷他脒（戊烷脒，pentamidine isethionate）对减轻症状及原虫血症有作用，但不能从血液中消灭原虫。对脾切除患者及严重患者近来报道可应用奎宁（650 mg，每日 3 次，口服）与克林霉素（600 mg，每日 3 次口服或 600 mg，每日 2 次肌注或静滴）联用 5～10 d 有效。据台湾报道 1 例应用上述方法无效，改用奎宁加阿奇霉素（azithromycin）口服，疗程 10 d，则清除了血中巴贝虫。近来推出一种强效的抗原虫药——atovaquone，已证明该药与阿奇霉素联合治疗实验性田鼠巴贝虫病，有相当疗效。临床应用成人 atovaquone（750 mg 混悬液，2 次/d口服）加阿奇霉素（第 1 日 500 mg，以后 250 mg/d）共 7 d，获得原虫血症的清除，其副反应轻于克林霉素加奎宁。换血疗法对严重感染患者在减轻症状、消除原虫血症有一定疗效。

对分歧巴贝虫感染患者治疗极为困难，只能应用换血疗法及血液透析的有力措施方可能有效。抗原虫目前尚无肯定的化学药物，喷他脒对动物体内若干种巴贝虫有作用，可作为试用的药物。

【预防】 应采用以灭蜱及防蜱为主的预防措施。防止蜱与人体皮肤接触，如有蜱叮咬应立即将其摘除，对于脾已切除者尤应注意。早期发现患病家畜，并及时隔离，注意灭鼠。疫区应普查带虫情况，发现带虫者应及时治疗，并严禁献血。

参考文献

[1] 李德昌.巴贝斯虫病[M]//唐家琪.自然疫源性疾病.北京：科学出版社，2005：926-987.
[2] 郭增柱.巴贝西虫病[M]//贺联印，许炽熛.热带病学.第 2 版.北京：人民卫生出版社，2004：686-687.
[3] 石珍宝，李珍珍，高权荣，等.人体感染巴贝虫一例[J].中国寄生虫学与寄生虫病杂志，1996，14(3)：240.
[4] Gelfaud JA，Poutsiaka D. Babesia [M]// Mandell，Douglas，Bennett. Principles and practice of infectious diseases. 5th ed. Harcourt Asia：Churchill Livingstone，2000：2899-2902.
[5] Taboada J，Lobetti R.，Babesiosis [M]// Greene CE. Infectious diseases of the dog and cat. 3rd ed. Saunders，Elsevier Inc，2006：722-736.

第十三节 利什曼病

于岩岩

利什曼病（leishmaniasis）是由利什曼原虫（*Leishmania*）感染引起的、经白蛉传播的一种地方性寄生原虫病，本病波及 88 个国家，受染者约为 1 200 万人口，被 WHO 列入严重危害人类的 6 种热带病之一。寄生于人体，并使人体致病的利什曼原虫约 20 余种，主要有 4 种，即热带利什曼原虫（*L. tropica*）、巴西利什曼原虫（*L. braziliensis*）、墨西哥利什曼原虫（*L. mexicana*）和杜氏利什曼原虫（*L. donovani*），它们在形态上很难区别，但其流行病学特点、临床表现及治疗反应等并不完全相同。如热带利什曼原虫、墨西哥利什曼原虫可引起皮肤利什曼病，巴西利什曼原虫引起黏膜皮肤利什曼病，杜氏利什曼原虫引起内脏利什曼病等。

一、内脏利什曼病

内脏利什曼病（visceral leishmaniasis），又称黑热病（kala azar），在我国是由杜氏利什曼原虫感染引起的慢性地方性寄生虫病，临床上以长期不规则发热，肝、脾、淋巴结肿大、消瘦、贫血、末梢血粒细胞减少及血浆球蛋白明显增高为主要特征。

【病原学】 现已明确可引起内脏利什曼病的病原体有杜氏利什曼原虫、婴儿利什曼原虫（*L. infantum*）和恰氏利什曼原虫（*L. chagasi*），偶也有热带利什曼原虫引起本病的个案报道。

杜氏利什曼原虫以两种形式存在，即无鞭毛体（amastigote）和鞭毛体（promastigote）。在人体内无鞭毛体通常称为利杜体（Leishman-Donovan body，LD 体），利杜体呈卵圆或圆形，大小为（2.9～5.7）μm×（1.8～4）μm，平均为 4.4 μm×2.8 μm（图 9-13-1，图 9-13-2）。用 Wright 或 Giemsa 染液染色后，其胞质呈浅蓝色，核呈紫红色，较大，偏于周边，其对侧可见到一细小杆状体称为动基体（kinetoplast），如染色好，有时还可见一红色粒状的基体（basal body）或毛基体（blepharoplast）及由此伸出的根丝体（rhizoplast）。利杜体主要在宿主的单核巨噬细胞内，以二分裂法不断繁殖，虫体数目不断增多，直至巨噬细胞不能容纳而破裂，逸出的利杜体又被其他巨噬细胞吞噬并继续繁殖，如此循环往复，皮下组织的利杜体被血中游走的单核细胞带入肝脏、脾脏、骨髓、淋巴结等，繁殖更加旺盛，这样便引起单核巨噬细胞的大量增生和破坏，引起病变。

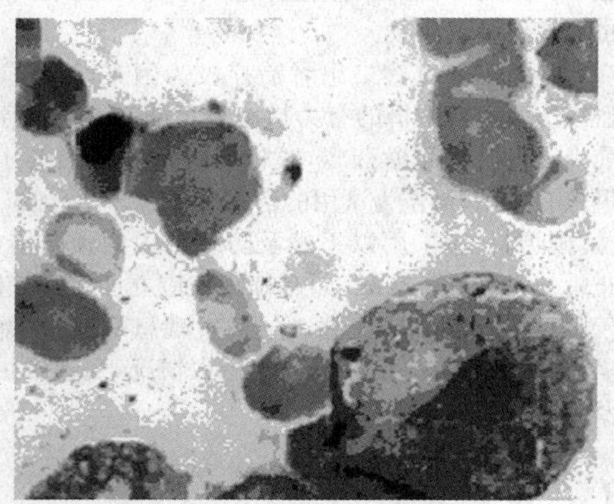

图 9-13-1 利杜体，呈椭圆形，内有大、小核各 1 个

（患者骨髓涂片，Giemsa 染色。贺联印赠）

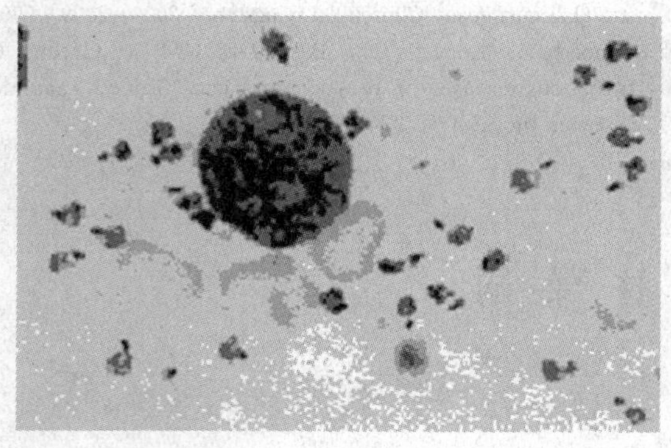

图 9-13-2 利杜体，可见大量利杜体

（地鼠脾印片，Giemsa 染色。贺联印赠）

利什曼原虫必须有两种宿主（人或其他哺乳动物和白蛉）来保证其生存和延续。当白蛉叮咬患者、病犬或其他哺乳动物宿主时，利杜体随血液进入白蛉胃内，3 d 后转化为鞭毛体，鞭毛体现称前鞭毛体，呈梭形，大小为(15～25)μm×(1.5～3.5)μm，前端稍宽，有鞭毛 1 根，后端则较尖细。染色后胞质呈浅蓝色，中间有一染成紫红色的核。前鞭毛体在白蛉胃内以纵二分裂法进行繁殖，约 7 d 进入白蛉的口腔及喙部。在白蛉叮咬人时，前鞭毛体即可随白蛉唾液进入人体内，被巨噬细胞吞噬，鞭毛脱落转化为利杜体。

【流行病学】 本病呈全球性分布，流行于亚、非、欧及美洲，以印度、地中海地区流行最盛。我国新中国成立前和新中国成立初期，北方 16 个省、市、自治区曾有本病的流行，发病率曾达到 10/10 万～500/10 万，经开展大规模防治工作后，已基本控制流行，目前仅甘肃、四川、新疆、内蒙古、陕西、山西有散发病例发生。近十余年来，西部地区疫情有回升，累计患者数逾 2 708 例，乃因防治松懈、非疫区与疫区的流动人口增多，也与该地区普遍养狗有关。

1. 传染源 主要为患者、带虫者与病犬，野生动物如大沙鼠（国内外尚有争议）、貉等也可作为传染源。利什曼病在流行病学上可为 3 个类型，即：①人源型，又称平原型，主要见于平原地区，患者及带虫者是主要的传染源。患者以青少年为主。可发生皮肤型黑热病。是我国既往黑热病的重度流行区，现已基本绝迹。②犬源型，又称山丘型，如我国甘肃、陕西等地，受感染的犬是主要的传染源。患者大多数为十岁以下儿童。这类地区为我国目前黑热病的主要流行区。③自然疫源型又称荒漠型，如我国新疆南部的流行区，一些野生动物如大沙鼠等是主要的传染源。患者主要见于婴幼儿。

2. 传播途径 本病的传播主要由已感染利什曼原虫的雌性白蛉叮咬人或动物宿主而完成，传播利什曼病的白蛉有十余种，中华白蛉（*Phlebotomus chinensis*）是我国主要传播媒介，分布广，5～9 月是其活跃的季节。此外，吞食病兽尸体也可受染，利杜体经皮肤、胎盘或输血等也可感染，与利什曼病患者共用注射器也可感染，但少见。

3. 人群易感性 人类对本病的易感性，随年龄增长而降低，但以 10 岁以下的儿童与外地新进入疫区的成年人易受到感染，故应视为易感人群，营养不良等因素有利于本病的发生，而免疫状态的低下，使病情更趋于严重。

【发病机制和病理】 被感染的白蛉叮咬后，利什曼原虫鞭毛体侵入人体，其表面的糖蛋白(gp63)及磷酸脂多糖(lipophosphoglycan，LPG)与血清中的补体 C3 结合，结合后与巨噬细胞上的 C3 受体相结合，使鞭毛体附着于巨噬细胞，通过受体介导的细胞内吞噬作用被吞入细胞内，转化为利杜体并在其吞噬泡和溶酶体结合的泡内生长和繁殖。由于虫体的不断繁殖，使巨噬细胞破裂，释出的虫体又被其他巨噬细胞吞噬，继续生长繁殖，导致单核巨噬细胞系统的大量增生，为 4～6 个月，形成肝、脾、骨髓和淋巴结的病变。其基本病变为巨噬细胞和浆细胞增生。

1. 脾脏 常明显肿大，有大量巨噬细胞增生及浆细胞浸润，脾窦内皮细胞增生，巨噬细胞内有大量利杜体。网状纤维及结缔组织增生，脾淋巴滤泡数量减少，且显著萎缩，中央动脉受压阻塞，其周围淋巴细胞几乎全部消失，发生脾梗死，患者浆细胞增生，小淋巴细胞耗竭，可能是其免疫功能极度混乱的重要原因之一。

2. 肝脏 呈轻度或中度肿大，肝巨噬细胞增生，胞质内有大量利杜体，游离于肝窦内的巨噬细胞中也可见到许多利杜体，使肝窦受阻。汇管区有含虫体的巨噬细胞及浆细胞的浸润。肝细胞内有时也可见到利杜体。肝细胞可有脂肪变性，重者汇管区有纤维结缔组织增生。形成轻度胆管性肝硬化，偶有大量纤维组织延伸到肝小叶内，形成小叶内肝硬化。

3. 淋巴结 呈轻、中度肿大，皮质、髓质和窦道内巨噬细胞增生，内含有利杜体，小淋巴细胞减少或消失。淋巴结型患者的淋巴结可显著肿大，有时经特效治疗后，肝、脾、骨髓内找不到利杜体时，淋巴结内仍可查见。

4. 骨髓 常有明显增生，脂肪有明显减少，呈暗红色，可见到大量含有虫体的巨噬细胞，浆细胞明显增多。中幼粒细胞增多，晚幼与分叶核粒细胞明显减少，有核红细胞增加，巨核细胞正常或减少，但血小板形成则显著减少。各类血细胞的减少也与脾功能亢进有关，引起粒细胞减少及贫血。凝血酶原产生的减少与血小板数的减少可引起出血倾向。

5. 其他组织 如小肠、肺、肾、睾丸、肾上腺、心肌、扁桃体等部位，都可有巨噬细胞的增生，内含有利杜体。尤其是HIV感染者再感染利什曼原虫时，利什曼原虫量大，单核巨噬细胞以外的组织和细胞中也常出现利杜体。由于大量利杜体的增生，引起相应器官的病变。

6. 贫血 本病患者很常见(96%)，常为全血细胞下降，其贫血原因可能是多种因素所致，包括溶血、出血、血液稀释、脾亢以及骨髓内利杜体的浸润等。

【临床表现】 潜伏期一般为3～6个月，可自10余日至9年。白蛉叮咬后，被叮咬处出现淡褐色小丘疹，无痛感，以后逐渐消退，因症状不明显，故多被忽略。

发病缓慢，早期有不规则发热、乏力、咳嗽、食欲不振及腹部不适等。本病特点是患者有高热，但中毒症状不明显，故病期虽经数周，但能坚持一般家务劳动。数周后症状逐渐明显，长期发热，可呈持续、间歇或弛张热型，典型者24 h呈双峰或三峰热型，伴有盗汗、全身不适、头痛、消瘦、鼻及牙龈出血等。体检脾肿大(98.9%～100%)，自病期2～3周脾柔软可及，病期延长逐渐增大、变硬，最终可进入盆腔，表面光滑，无压痛，但脾内发生梗死或出血，则脾区疼痛及压痛，有时出现摩擦音。肝呈轻、中度肿大(53.3%～100%)，较脾大为晚，质柔韧，重者可有黄疸及腹水。常可有全身淋巴结轻度或中度肿大。贫血征也很常见，严重者可有贫血性心脏病，有时出现心力衰竭。晚期患者营养不良、头发稀少而无光泽，精神萎靡不振。在手、前额与腹中线处皮肤有色素沉着。患儿发育常受阻。

起病1个月左右可出现病情的缓解，缓解期持续数日至数周不等，此期症状好转，脾脏缩小，血象好转。病程愈长，缓解期愈短，终至症状持续而无缓解。

本病特殊类型有以下几种。

1. 皮肤型黑热病 多见于印度、苏丹，我国多出现于平原地区。有时出现在黑热病病程中，与内脏感染同时存在；多数患者皮损出现于内脏病变消失或治疗后1～20年(平均5～10年)；少数患者无内脏感染的表现，也无患黑热病病史，即原发性皮肤黑热病，其皮损表现如下。

(1) 结节型 较常见，初期为斑丘疹，逐步形成结节，多见于面、颈部，也可累及躯干、四肢，广泛而对称地分布于全身，可孤立散在，或密集融合呈肉芽肿样。结节不溃烂，也无感觉障碍。患者一般情况好，病程长达数十年。白细胞正常或增高，嗜酸粒细胞增高为一特点。应与瘤型麻风相鉴别。

(2) 褐色斑疹型 为色素减退的斑疹。先见于面、颈，继而前臂伸面和大腿内侧，最后蔓及全身。其大小、形态不一，有的融合成片。应与皮肤白斑病及皮肤白点病相鉴别。

(3) 黏膜皮肤型 结节分布除头皮、面部、颈部外，唇、舌、腭喉、食管及肛门黏膜也受侵。

各型病损均查到利杜体。

2. 淋巴结型黑热病 国外仅在地中海的马耳他和西西里岛上有少数病例报道。我国在北京、新疆个案报道各一例，在内蒙古荒漠地带移民中有淋巴结型黑热病患者。临床表现为局部淋巴结肿大，以腹股沟及股部多见，大小不一，位较表浅，无红肿，也无压痛，一般情况良好，少数低热、乏力。肺门淋巴结受损者，有咳嗽。肝、脾偶可触及。嗜酸粒细胞增多为本型特征之一。淋巴结活检可在类上皮细胞内查见许多利杜体。多数患者无黑热病病史。

【实验室检查】

1. 血常规检查 全血细胞减少，白细胞首先下降，$(1.5\sim3.5)\times10^9/L$，严重者可$<1.0\times10^9/L$，并伴粒细胞比例下降，继之血小板可降至$(50\sim100)\times10^9/L$，红细胞和血红蛋白量减少。患者出血时间延长，凝血时间正常或稍延长，血沉可明显增快。

2. 血液生化学检查 患者血浆球蛋白量增多，球蛋白水试验可呈阳性。血浆白蛋白量逐渐减少，致使其比例倒置。血清ALT活性正常。

3. 免疫学检查

(1) 皮内试验 皮内试验(montenegro test)早期多为阴性，而治愈后多为阳性反应，因此仅适用于流行病学调查。

(2) 血清抗体的检测 常用的有间接荧光抗体试验(I-FAT)、间接血凝试验(IHA)、ELISA、斑点-ELISA、对流免疫电泳试验(CIEP)和直接凝集试验(DAT)用于检测抗体IgG。I-FAT的阳性率可达100%，但因治愈后仍为阳性反应者达51.5%，故不能用于疗效考核；IHA敏感性差，特异性较好；ELISA的阳性率达100%，但与麻风病有25%交叉反应；斑点ELISA阳性率98%，但与锥虫病有交叉反应；CIEP阳性率达 96.7%,治疗后 1 个月阴转,考核疗效可能有一定价值;DAT 操作简便,阳性率可达 92%,特异性达 99.7%。浸渍片(dipstick)是 20 世纪 90 年代开发的一种快速诊断技术,它将免疫分析亲和原理和印迹分析法、薄层层析技术联合起来,制成不需加其他试剂的浸渍片,直接插入标本(血液、唾液、尿液)中,2~5 min 即可判定结果。rk39(39kDa 蛋白重组抗原)浸渍片的阳性率可达 95%。

(3) 循环抗原的检测　可用单克隆抗体-抗原斑点试验(McAb - AST)、斑点- ELISA 直接法、斑点- ELISA 间接法和竞争 ELISA 检测患者血清中的循环抗原,可以用作本病的早期诊断及疗效考核,其阳性率可达 96.7%~98.5%,特异性也在 99.2%~99.8%。

4. 分子生物学检查　应用 PCR 检测患者血液或脾穿刺液中虫体的 DNA 片段进行诊断,具有较高的敏感性和特异性。

5. 病原学检查　从富有巨噬细胞的脾、肝、骨髓及淋巴结穿刺,将标本作涂片、培养或动物接种,查找到利杜体是确诊本病的重要依据,骨髓穿刺以髂骨、脊突(胸椎 11、12 或腰椎 1、2)最安全易做,故为首选,阳性率为 85%,肝、淋巴结穿刺的阳性率分别为 85%、46%~87%,脾穿刺的阳性率为 90%~99%,但易出血以致发生危险,故应慎用,也可应用骨髓或脾穿刺液、皮疹刮取物接种于含兔血的培养基或鸡胚中进行培养,7~10 d 可得阳性结果;或将标本接种地鼠腹腔,需 1~2 个月方能确立诊断。

外周血涂片中找病原体,薄涂片阳性率为 11.9%~39.1%,厚涂片阳性率为 67%,血液沉淀法的阳性率可达 100%。方法为取静脉血 10 ml,注入含有 50~70 ml 生理盐水的烧瓶中,混合后分装到 2 个 50 ml 容量的离心管内,以 750 rpm 离心 5 min,去除沉淀的上层液后,将沉淀物涂片,用 Giemsa 染色检查。

【诊断和鉴别诊断】

1. 诊断依据　①流行病学史,有流行区居住史,居住期间经过白蛉季节。②临床特征为发病缓慢,长期不规则发热,中毒症状相对较轻,并伴有肝脾肿大、消瘦及贫血、外周血白细胞数减少及血浆球蛋白量明显增高者。③血清免疫学检查利什曼原虫抗原或抗体阳性者。④病原体阳性可确诊为本病。

2. 鉴别诊断　应与其他发热伴脾肿大者进行鉴别,疟疾患者发病较急,发热、脾大,外周血白细胞数正常或轻度增加,血涂片可找疟原虫;伤寒患者发热、肝脾大,有相对缓脉,高热时中毒症状明显,血清肥达反应阳性,血培养阳性;结核病患者常有肺结核或其他部位的结核病灶、结核菌素试验强阳性、抗结核治疗有效;布鲁菌病患者有牛、羊、猪等接触史,头痛及关节疼痛明显,血清布鲁菌凝集试验阳性。

【并发症】　常见的并发症:①肺炎,可并发支气管肺炎或大叶性肺炎,多见于患儿。②急性粒细胞缺乏症,血液内中性粒细胞显著减少或完全消失,病情变化急骤,可危及生命。③出血,常有鼻出血、瘀斑、视网膜出血等,有报道因服阿司匹林引起鼻流血而致命者,故提出本病患者禁服抗凝药物。

【预后】　预后与诊断及治疗是否及时有关,未经治疗的患者 90%于 2~3 年内死亡,多因继发感染或全身衰竭而死亡,自采用葡萄糖酸锑钠以来,病死率显著降低,低于 5%。

【治疗】

1. 一般治疗　应卧床休息,高蛋白质饮食,注意口腔和皮肤卫生,防止继发性细菌感染,积极治疗并发症。补充热量和水分,维持水和电解质的平衡,贫血应给铁剂、叶酸,高热需对症处理。

2. 病原治疗　治疗应个体化,不同地区、不同虫株对药物的敏感性不同。

(1) 葡萄糖酸锑钠　葡萄糖酸锑钠(sodium stibogluconate, solustibosan)是治疗本病的特效药物,系五价锑剂。国产制剂斯锑黑克(stibii hexonas)为首选,是水溶液,每毫升含五价锑约 100 mg。一般多采用 6 d 疗法,总剂量按体重计算。一般用量:成人 120~150 mg/kg,儿童 200~240 mg/kg,均分 6 次给药,每日 1 次静脉或肌内注射,6 d 为 1 个疗程。治疗效果在我国不同流行区有一定差异。如山东省,成人总剂量为 110 mg/kg,儿童为 120~180 mg/kg,即时治愈率在 95%以上,疗效高,毒性较低。而山丘疫区的甘肃省治疗用药剂量,成人总剂量 150~180 mg/kg,儿童为 200 mg/kg,而治愈率仅 80%左右。四川省南坪、汶川等疫区,儿童(20~40 kg)总剂量达 220 mg/kg,分 6~10 d 给药,效果较好。多无不良反应,少数出现发热、咳嗽、恶心、鼻出血、腹痛、腹泻、脾区或两腿疼痛等副反应,但多不严重,很少影响治疗。偶见心电图 T 波降低或倒置,重者有突发心力衰竭。凝血酶原和血小板显著减少者,用本药治疗后可引起大量出血,均应暂时停止用药。1990 年,世界卫生组织(WHO)推荐每日 20 mg/kg,但每日最大剂量不超过 850 mg(即 8.5 ml 葡萄糖酸锑钠溶液),至少 20 d,疗程则各流行区并不完全相同,但需持续至病原虫消失后 2 周。不良反应有咳嗽、恶心、鼻出血、腹痛、腹泻、腿痛及腓肠肌痛等。严重肺结核病、心脏病、肝病、肾病患者禁用。

复发病例治疗:我国山丘疫区试用斯锑黑克不同疗法治疗,观察显示双疗程疗效好,一年内未复发。第 1 个疗程总剂量 240 mg/kg,6 d 剂量逐渐增加疗法,7 d 后进行第 2 个疗程,总剂量 260~270 mg/kg,6 d 剂量逐渐增加,未见严重毒副作用。

过期药物可降解为三价锑剂,而使毒性增加,重者危及生命,故不宜采用。

(2) 喷他脒　因其毒性较大,疗程长,复发率高,故仅用于对锑剂过敏或抗锑剂患者。剂量为每日1次，每次4 mg/kg，总剂量为60 mg/kg，因喷他脒水溶液不稳定，故需临用前加蒸馏水配成4%～10%的溶液，肌内注射，10～15 d为1个疗程，停用2周后可用第2个疗程，以提高治愈率。毒副作用为局部可有红肿或硬结。有时，可使原有症状加重，有时可使肺结核病灶恶化。

(3) 两性霉素B(AmB) 开始剂量为5～10 mg，加入5%葡萄糖溶液中缓慢滴注2 h，以后每日(或每周3次)增加剂量，每次增加5～10 mg，至每次剂量达0.5～1 mg/kg，持续到总剂量达1～3 g，其实际疗程取决于患者对治疗的反应。

Thakur CP(1999)用AmB治疗利什曼病患者938例，用药剂量为每日1 mg/kg(每日静脉滴注2 h)，20 d为1个疗程，治愈率达99%，在采取预防措施情况下，毒性减轻，未发现抗药性者。Sunder等(1996)对印度抗锑剂黑热病患者25例用AmB脂质体复合物治疗后全部治愈。Mishar等将120例不能用锑剂的患者分为2组，一组用AmB每日0.5 mg/kg，14 d；另一组隔日用喷他脒4 mg/kg，40 d。结果前一组治愈率98%，反应较低，后一组治愈率为77%，副反应较大。AmB毒性反应常有发热、贫血、肾损害、低血钾及心肌损害。目前认为总剂量小于20 mg/kg对黑热病是安全的。WHO推荐治疗总剂量是1～3 g。

为了降低AmB的毒性和提高疗效，研制了AmB脂质体(AmBisome)，1994正式用于临床，证实小剂量、短疗程对免疫力正常的黑热病患者有可靠的疗效。总剂量为15～30 mg/kg，均分用药10 d或10余日。未见明显副作用，缺点是价格昂贵。现仅用于抗药性黑热病患者。另有Amphocil和Abelcet，对黑热病均有效。在巴西用Amphocil治疗黑热病，剂量为每日2 mg/kg，疗程5～7 d得到治愈。治疗时出现某些急性反应，可用非甾体类抗炎药物控制。

(4) 米尔佛森 米尔佛森(miltefosine)是一种新发现的可口服的治疗利什曼病有效的新药，Sundar S(1998)在印度用米尔佛森口服治疗了30例黑热病患者，发现有效剂量为每日100～150 mg，疗程为28 d。治愈率98%，对锑剂耐药者也有效。毒性不大，且较便宜，有很好的使用前景。

病原治疗时，如治疗有效，1周内患者体温正常，脾大和生化指标的异常可持续6～8周，病原检查包括涂片和培养可阴转，如治疗后6个月内无复发，可认为治愈。一般复发率为5%，但合并HIV感染者多数复发。

3. 脾切除 药物治疗无效而脾高度肿大、脾亢者，可行脾切除。

【预防】 本病的预防应在流行区开展普查普治患者、带虫者，病犬应及时捕杀、火化或深埋，在白蛉季节，应于患者家及邻居居室内喷洒杀虫剂，如溴氰菊酯以消灭白蛉，效果很好。消灭传播媒介白蛉应因地制宜，如陇南及川北山丘疫区对野栖中华白蛉防治难度较大，熊光华等(1994)、高斌等(1996)在现场用溴氰菊酯药浴家犬，在30 d内对白蛉有很好的触杀效果，白蛉死亡98%，残效可达60～75 d。加强对犬的管理，特别是山丘地区，在传播季节前普查病犬，发现病犬应立即给予以上处理，健康犬采用有效的防护，如用杀虫剂处理，以防被染。自然疫源疫区尚需进一步查明野生动物中的保虫宿主，当黑热病消灭后，仍须坚持长期监测，以免死灰复燃。在白蛉季节，保护健康人进入疫区不受白蛉叮咬，室内喷洒杀虫剂，用网眼小的蚊帐、纱门、纱窗，外出作业要于裸露部位涂擦驱避剂。开展健康教育，加强群众的防病意识。预防性疫苗正在研究中，尚未临床推广应用。

二、皮肤利什曼病

皮肤利什曼病(cutaneous leishmaniasis，CL)是由多种不同的利什曼原虫感染引起的皮肤损害。

【病原学】 引起皮肤利什曼病的利什曼原虫主要有热带利什曼原虫(*L. tropica*)和硕大利什曼原虫(*L. major*)，另外，埃塞俄比亚利什曼原虫(*L. aethiopica*)、秘鲁利什曼原虫(*L. peruviana*)和墨西哥利什曼原虫(*L. mexicana*)也可引起皮肤利什曼病。

【流行病学】

1. 热带利什曼原虫性皮肤利什曼病 主要见于城镇，四季均有发病，偶见暴发流行，主要流行于亚、欧、非洲。近年来我国新疆克拉玛依地区陆续有病例报道。传染源多为患者，传播媒介在亚洲为静食白蛉(*Phlebotomus papatasi*)，在非洲为司氏白蛉(*P. sergenti*)，在欧洲主要是*P. perfiliwi*。

2. 硕大利什曼原虫感染 主要流行于乡村、城镇郊区及荒漠地带，夏秋季节多，易暴发流行，主要见于亚、非洲，传染源为鼠类，传播媒介主要为静食白蛉、迪博克白蛉(*P. duboscqi*)，动物间传播的媒介为高加索白蛉(*P. caucasicus*)。贮存宿主为大沙鼠及红尾沙鼠。

3. 埃塞俄比亚利什曼原虫性皮肤利什曼病 流行于东非，储存宿主为岩狸，其传播媒介为长足白蛉(*P. longipes*)及佩迪福白蛉(*P. pedifer*)。

4. 墨西哥利什曼原虫感染 流行于中南美洲，感染的传播媒介为罗蛉(*Lutzomyia*)属的奥尔麦克罗蛉(*Lu. olmeca*)、黄盾罗蛉(*Lu. flaviscutellata*)等。贮存宿主为森林树栖性啮齿动物如大耳攀鼠、刚毛棉鼠等。

5. 秘鲁利什曼原虫感染 流行于秘鲁，储存宿主可能是犬，其传播媒介为秘鲁罗蛉(*Lu. peruensis*)、疣肿罗蛉(*Lu. verrucarum*)。

6. 圭亚那利什曼原虫感染 圭亚那利什曼原虫(*L. guyanensis*)感染流行于南美洲，储存宿主为树獭、食蚁兽类、有袋动物。其传播媒介为安闲罗蛉(*Lu. umbratilis*)、安杜塞罗蛉(*Lu. anduzei*)。

患病后，可获得同种原虫的持久免疫力，此外，感染硕大利什曼原虫后，还能防御热带利什曼原虫的感染，但感染热带利什曼原虫后不能抵御硕大利什曼原虫的感染。

【临床表现】 不同利什曼原虫感染的潜伏期不同，热带利什曼原虫一般为2～8个月，有时为1～2年。硕大利什曼原虫为1～4周。墨西哥利什曼原虫为1个月以内。不同利什曼原虫感染后，其临床表现及经过也有所不同，具体阐述如下。

1. 热带利什曼原虫感染 常表现为无痛性皮肤病损，多见于面部及四肢暴露部位，皮肤丘疹直径为1～3 mm，呈棕色或与正常肤色相同，经3～6个月开始破溃，脓汁少，一般不发生淋巴管炎，病变处原虫多。1年左右自愈，但可留下毁容性瘢痕。有时也可出现狼疮样或结节样慢性皮肤病变，称为复发型利什曼病，可持续数年，治疗效果也差。这种慢性进行性病变多发生在面部及四肢，以瘢痕周围伴有活动性病变为特征。皮损处很少能找到原虫，可将皮损处清洁后在病灶边缘处作活检，将涂片用Giemsa染色，并同时进行组织病理学检查及培养。皮试可阳性。未经治疗，常引起破坏性和毁容性后果。

2. 硕大利什曼原虫感染 引起弥漫性皮肤利什曼病(diffuse cutaneous laishmaniasis, DCL)原虫感染，初始时为无痛性皮肤病变，丘疹直径5～10 mm，1～3周即可从中心破溃成溃疡且并发严重的炎症变化，炎性渗出液较多，成为湿性皮肤溃疡，多见于下肢，常伴有淋巴管炎。病变是多发性的，尤其在无免疫力的外来人群中更为如此，病变常可融合和合并继发感染，病变处原虫数量少，愈合非常缓慢，常需2～8个月，并可遗留大且毁容的瘢痕。皮损位于关键部位如肘部则可引起功能障碍。

3. 埃塞俄比亚利什曼原虫感染 常表现为单纯性皮肤损害，发展缓慢，往往不发生溃疡或溃疡发生较晚，常在1～3年或更长的时间内愈合。也可引起弥漫性皮肤利什曼病，表现为广泛性弥漫性皮肤增厚的斑疹、丘疹或多发性结节，常见于患者面部或四肢的外侧面，有时类似瘤型麻风病，不形成溃疡或侵及黏膜。这些病变不会自愈，在治疗后也易于复发。

4. 墨西哥利什曼原虫感染 表现为单发性良性自限性皮肤丘疹、结节或溃疡，病程缓慢，一般不超过6个月。多见于面部及耳部(60%)，罕有侵及黏膜。由于溃疡常发生在耳部，因而常引起患者耳郭的广泛破坏和变形。最初常见于采胶的工人，因此又称采胶工溃疡，以后也见于农垦或森林的伐木工人。

5. 秘鲁利什曼原虫所引起的皮肤病变 常发生在秘鲁安第斯山脉海拔较高且干燥的盆地居民中，多见于学龄前儿童。其临床特征是单个或几个自限性皮肤病变，常在4个月内自愈。

6. 圭亚那利什曼原虫所引起的皮肤利什曼病 常为单个无痛性干性瘤样皮肤病变，但可经淋巴管道转移而出现多发性溃疡，罕见自愈的，且易复发，并不引起鼻咽部的病变。又称"丛林雅司病"。

【辅助检查】 白细胞正常或稍高，嗜酸粒细胞增高。皮损活检可查见病原体。抗体检测多为阴性，皮试可为阳性。

【诊断】 皮肤利什曼病的诊断主要依据病变部位皮肤刮片、针吸涂片或活体组织检查，找到利什曼原虫无鞭毛体后即可以确诊，有皮肤溃疡时在其边缘部穿刺较易找到虫体。也可将吸出物接种培养基，进行培养以确诊或分离虫种作进一步鉴定。

【治疗】

1. 五价锑制剂 为首选，剂量为20 mg/kg，用20 d，治疗中应注意查血象，并注意血压、心、肝、肾等情况。虫株不同，临床疗效不同，如埃塞俄比亚利什曼原虫感染效果差。

2. 喷他脒 剂量同内脏利什曼病，但疗程较长，总剂量60～80 mg/kg。如需第2个疗程，应间隔1个月。直到皮肤涂片虫体阴转后。

3. 两性霉素B 首次剂量为0.2 mg/kg，用5%葡萄糖溶液稀释10倍静脉滴注，6 h以上滴完，剂量逐渐递增至每日1 mg/kg，总量为725～1 275 mg，疗程3～12周。需密切观察其副作用。

4. IFN-γ 可增加无效和复发患者对锑剂的反应，提高疗效。

5. 酮康唑与伊曲康唑 剂量为每日400～600 mg，持续4～8周，对硕大利什曼原虫及墨西哥利什曼原虫感染的有效率近70%，但对热带利什曼原虫、埃塞俄比亚利什曼原虫及巴西利什曼原虫则很少有效。

6. 其他 对结节性皮肤病变也可局部注射10%硫酸黄连素或5%盐酸阿的平溶液。对已形成溃疡或合并炎症的病变可局部应用15%巴龙霉素软膏和12% methylbenzeghonium。

对于弥漫性皮肤利什曼病采用五价锑制剂与IFN-γ联合治疗，曾有成功报道，采用五价锑制剂在病损处局部注射或同时联合系统用药均曾有成功报道，但多有复发。

本病治愈后1年以上无复发者，方能认为彻底治愈。

三、黏膜皮肤利什曼病

黏膜皮肤利什曼病(mucocutaneous leishmaniasis, MCL)主要见于南美洲巴西、阿根廷、玻利维亚、哥伦比亚等国。

【病原学】 引起黏膜皮肤利什曼病的主要是巴西利什曼原虫。3%～10%的巴西利什曼原虫感染可引起黏膜利什曼病。

【流行病学】 传染源为患者及森林啮齿类、灵长类和食虫类动物，传播媒介为惠尔康罗蛉(*Lu. wellcomei*)、怀氏罗蛉(*Lu. whitmani*)等。患病后可抵抗同种原虫感染。

【发病机制和病理】 巴西利什曼原虫可寄生于皮肤内，部分利什曼原虫毒力较强，可经淋巴和血液侵入鼻咽部黏膜内发育繁殖，引起黏膜病变，并出现坏死和肉芽肿性反应，伴有纤维蛋白样变。严重者鼻中隔、喉和气管软骨也有破坏，甚至引起死亡。

【临床表现】 潜伏期最短为 15 d。

皮肤病变与其他类型皮肤利什曼病者相似，但部分病例出现黏膜病变，50%的患者是在 2 年内发生的，但也有在 30 年后发生的病例。黏膜出现病变时，皮肤病变可以稳定或仍有明显病变，部分患者黏膜病变与皮肤病变同时出现。鼻部病变最常见，鼻中隔发生黏膜肉芽肿，并阻塞鼻孔，随后发生鼻穿孔，并伴有鼻塌陷和鼻的增宽。咽、腭、喉及上唇的黏膜也常被累及，黏膜发生炎症浸润，并形成溃疡，溃疡上有一层肉芽组织。进一步则软骨和软组织被破坏，产生严重的器官残缺。这种病变也称为鼻咽黏膜利什曼病(espundia)，鼻和唇部的肿胀可形成“貘状鼻(tapir nose)”。与皮肤利什曼病不同的是这种病变不会自愈，伤残十分严重，患者常因并发吸入性肺炎而死亡。

【诊断】 本病患者常有原发病灶以及病灶周围产生的瘢痕，黏膜病变中虫体不易被找到，因而本病的诊断应依据血清免疫学检查的阳性结果。

【治疗】 ①五价锑制剂是治疗本病通常采用的药物，剂量为每日 20 mg/kg，注射到临床和寄生虫学痊愈，至少需 4 周。如果治疗反应很差或不良反应过大，则可每次注射 10～15 mg/kg，每 12 h 1 次。此药在巴西，有效率 60%，复发率 30%，治疗过程要用血清免疫学检查进行监测，血清抗体水平的下降反映临床的好转，目前尚无绝对的治愈标准。②两性霉素 B 2～4 mg/kg，每周 1～2 次，直到病灶清除。③五价锑制剂与 IFN-γ 联合应用。④局部高温和五价锑制剂局部注射。

化学治疗痊愈 1～2 年后，可进行整形外科治疗。治疗咽部和上呼吸道感染时，在病原治疗之前或同时应用激素，以防局部水肿。

参考文献

[1] 赵树馨. 内脏利什曼病[M]//许龙善，魏承毓，于恩庶. 再度肆虐人类的传染病. 香港：亚洲医药出版社，1998：282-292.

[2] 赵树馨. 利什曼病[M]//杨晔. 当代内科学. 北京：中国中医药出版社，2002：1135-1140.

[3] 胡孝素. 利什曼病[M]//陈兴保. 现代寄生虫病学. 北京：人民军医出版社，2002：203-225.

[4] 于忠省. 黑热病的诊断和治疗进展[J]. 国外医学寄生虫病分册，1997，24(4)：152-157.

[5] 许隆祺. 我国西部地区重大寄生虫病的危害及对防治工作的反思[J]. 中国寄生虫病防治杂志，2002，15(1)：1-3.

[6] 王兆俊，吴征鉴. 黑热病学[M]. 北京：人民卫生出版社，1956：156-242.

[7] 钟惠澜. 中国黑热病研究工作概论[J]. 中华医学杂志，1954，40：413.

[8] Davidson RN. Leishmaniasis [J]. Medicine, 2001, 129(5): 38-41.

[9] Herwaldt BL. Leishmanisis [J]. The Lancet, 1999, 354: 1191-1198.

[10] Majill AJ. Leishimaniasis [M]// G. Thomas Strickland. Hunter's. Tropical medicine and emerging infectious diseases. 8th ed. 2000: 665-687.

[11] WHO. Control of the leishmaniases, report of a WHO Expert Committee[C]. WHO: Geneva, 1990: 10-137.

第十四节 血吸虫病

张大志 刘约翰

寄生在人与哺乳动物的血吸虫种类很多，分类学上为同一属，具有共性：雌、雄分体，合抱一起，与其他吸虫雌雄同体不同；均寄生在静脉血管内，分为成虫、虫卵、毛蚴、胞蚴与尾蚴不同时期形态，生活史中以人与哺乳动物为终宿主、螺蛳为中间宿主，进行世代交替；均借水中尾蚴侵入宿主皮肤或黏膜感染等。但各种血吸虫的个性并不相同：成虫内部结构，尤其虫卵动态有显著差别；中间宿主螺蛳各具特异性；对人与哺乳动物的宿主特异与易感性也不相同。目前公认寄生人体的血吸虫主要有 6 种：日本血吸虫(*Schistosoma japonicum*)、曼氏血吸虫(*S. mansoni*)、埃及血吸虫(*S. haematobium*)、湄公血吸虫(*S. mekongi*)、间插血吸虫(*S. intercalatum*)和马来血吸虫(*S. malayensis*)(表 9-14-1)。但即使在同一种血吸虫种，也有不同的地理株。例如中国台湾省的日本血吸虫为地方兽病性(enzootic)，仅对动物有致病性，而其他省的株为地方性(endemic)，与地方兽病性不同。埃及血吸虫在埃及的致病性与西非、摩洛哥与葡萄牙的虫株也有差别，因此有人提出将哺乳动物血吸虫分为不同复合体：日本血吸虫复合体包括日本血吸虫与湄公血吸虫；埃及血吸虫复合体包括埃及血吸虫与间插血吸虫，以及牛血吸虫(*Schistosoma bovis*)、罗海因血吸虫(*Schistosoma rodhaini*)，后者为啮齿动物的血吸虫。

表 9-14-1 6种寄生人体血吸虫的生物特性与地理分布

种类	寄生部位	虫卵	中间宿主(螺)	终宿主	地理分布
日本血吸虫	肠系膜下静脉与门静脉	粪中，(70～105)μm×(50～80)μm，卵圆形，侧棘短小	钉螺属，有厣，水陆两栖	人、牛、猪、鼠、狗、猫、羊等哺乳动物	中国，日本，泰国，印尼，菲律宾
曼氏血吸虫	肠系膜下静脉与门静脉	粪中，(112～182)μm×(45～73)μm，长卵圆形，侧棘长，大	双脐螺属，无厣，水生性	人，偶见狒狒与鼠	东非，中非，西非各国，南美，加勒比
埃及血吸虫	膀胱与盆腔静脉丛，偶在盲肠静脉与门静脉	尿中，偶在粪中，(83～187)μm×(40～73)μm，纺锤形，一端有小棘	小泡螺属，无厣，水生性	人，狒狒与猴罕见	非洲大多数国家，近东与中东(伊拉克)
湄公血吸虫	肠系膜下静脉与门静脉	粪中，(45～51.2)μm×(40～41)μm，卵圆形，侧棘短小	新拟钉螺，无厣，水生性	人，狗	老挝，泰国，柬埔寨
间插血吸虫	肠系膜下静脉与门静脉	粪中，(140～240)μm×(50～85)μm，纺锤形，端棘长，细尖	小泡螺属，无厣，水生性	人	西非，中非(扎伊尔)加蓬，刚果，喀麦隆
马来血吸虫	肠系膜静脉与门静脉	粪中，(52～90)μm×(33～62)μm，卵圆形，侧棘短小	小罗伯特螺，水生性	啮齿类，人	马来西亚

此外，另有禽类血吸虫，其尾蚴可侵入人体皮肤，产生尾蚴性皮炎，但人不是其适宜宿主，在人体内不能发育成为成虫。

血吸虫病(schistosomiasis)是对五种能寄生于人类的血吸虫中的一种(或多种)感染人体的统称，是一种严重危害人类健康的寄生虫病，分布于亚洲、非洲、南美与中东76个国家。2003年WHO估计全世界有2亿人遭受感染，至少有7.79亿人受感染威胁，故是WHO重点防治疾病之一。2005年统计全球85%血吸虫病患者(感染者)居住在非洲的撒哈拉以南的偏远地区。

在我国流行的为日本血吸虫病。近年来，我国去非洲国家援外人员中，也偶有感染埃及血吸虫与曼氏血吸虫者，值得重视。

一、日本血吸虫病

日本血吸虫病(schistosomiasis japonica)是日本血吸虫寄生在门静脉系统所引起的疾病。由皮肤接触含尾蚴的疫水而感染，主要病变为肝脏与结肠由虫卵引起的肉芽肿。急性期有发热、肝肿大与压痛，伴腹泻或排脓血便及血中嗜酸粒细胞显著增多；慢性期以肝脾肿大为主；晚期则以门静脉周围纤维化病变为主，发展为门静脉高压症、巨脾与腹水。

日本血吸虫病是危害我国农民身体健康最严重的寄生虫病，根据中华人民共和国成立初期的调查，全国约有1 200万患者，分布在长江流域及其以南的12个省、市、自治区的381个县。严重流行区大量人群死亡，田园荒芜，造成一片悲惨景象。据1998年公布的抽样调查资料，我国还有血吸虫感染者约865 084人，病牛约100 251头。中华人民共和国成立以来，经过几十年大规模的系统防治，已取得了很大的成绩。至2003年底，12个流行的省、市、自治区中已有5个(上海、浙江、广东、福建和广西)达到传播阻断的标准。按目前的行政区划分，曾有血吸虫病流行的400个县(市、区)已有227个达到传播阻断的标准，55个达到传播控制的标准，尚有118个县(市、区)未控制流行。近几年来我国血吸虫病流行范围有所扩大，血防工作形势比较严峻。突出表现在：血吸虫病感染人数增多，局部地区出现急性感染暴发疫情；部分地区疫情死灰复燃，疫区范围明显扩大并向城市蔓延；钉螺大面积扩散，人畜感染的危险增加。目前尚处于流行状态主要分布在湖北、湖南、江西、安徽和江苏的水位难以控制的江湖洲滩地区和四川、云南环境复杂的大山区。每当汛期，常有急性血吸虫病的小规模暴发流行。

【病原学】 日本血吸虫雌雄异体，常合抱在一起，寄生在门静脉系统，主要在人体肠系膜下静脉内(图9-14-1)。存活时间平均4～5年，长者可达10～20年或以上。雌虫在肠壁黏膜下层末梢静脉内产卵，一条雌虫每日可产卵1 000个左右。从粪便中排出的虫卵入水后，在适宜温度(25～30°C)下孵出毛蚴。毛蚴在水面下作直线活动，侵入中间宿主钉螺，在螺体内发育，经过母胞蚴和子胞蚴两代发育繁殖，7～8 周后即有尾蚴不断逸出，每日数十条至百余条不等。尾蚴尾部分叉，随水流在水面浮游。当人、畜接触疫水时，尾蚴很快(短至 10 s)从皮肤或黏膜侵入，侵入体内的童虫随血流经肺而终达肝脏，发育至 15～16 d 后，开始雌雄合抱，约 1 个月在肝内发育为成虫，逆血流移行至肠系膜下静脉的末梢血管内产卵，完成其生活史(图 9－14－2)。

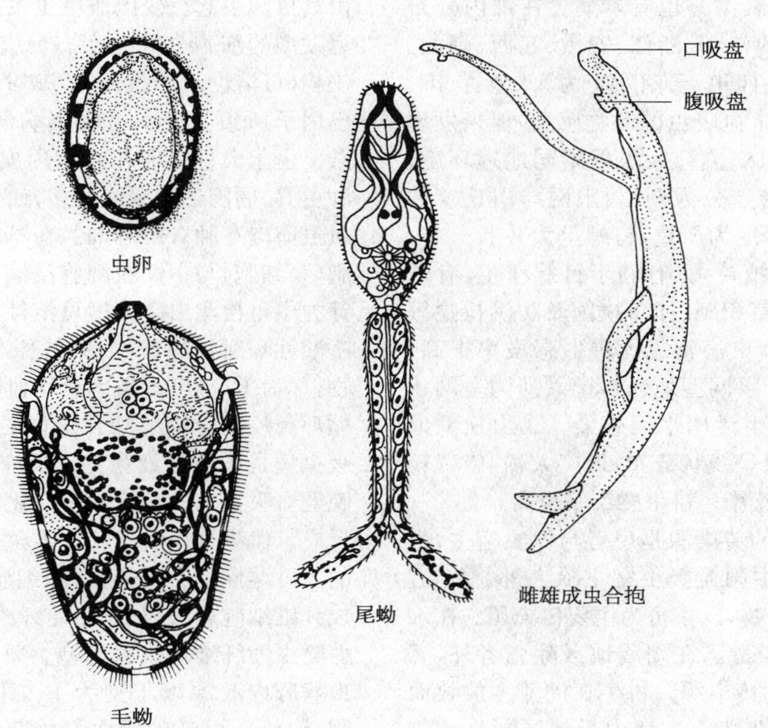

图 9－14－1 日本血吸虫虫卵、毛蚴、尾蚴及成虫形态

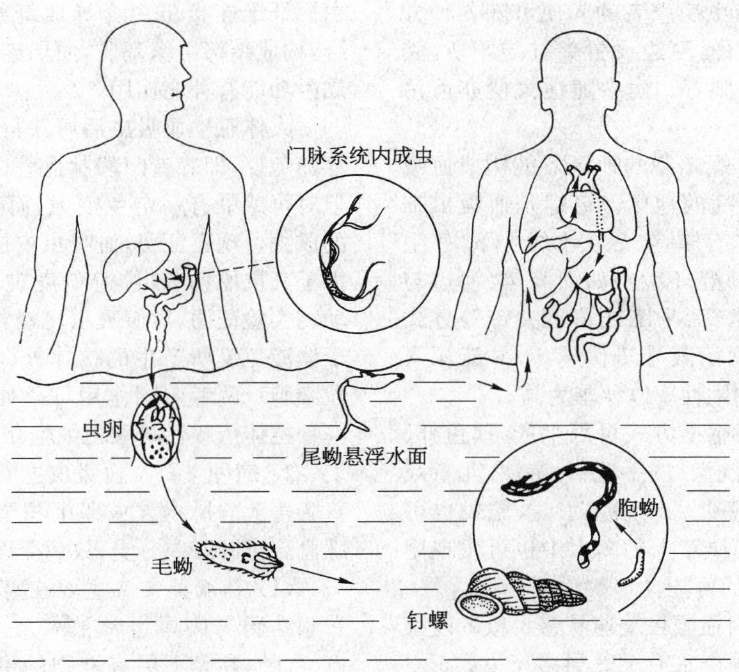

图 9－14－2 日本血吸虫生活史图

日本血吸虫生活史中，人是终宿主，钉螺是必需的唯一中间宿主。日本血吸虫在自然界有广泛的动物贮存宿主，家畜如牛、猪、羊、狗、猫等，以及各种野生动物如鼠等，共四十多种，均可成为它的终宿主。

【流行病学】 在湖南长沙马王堆发掘出来的女尸(公元前206年)内脏中发现有血吸虫卵,故本病在我国存在已有2 100年以上的历史。日本血吸虫首先在日本山梨县甲府市发现。除我国外,日本、菲律宾、印度尼西亚、马来西亚和泰国等也有本病。在国内分布于长江两岸及其以南的江苏、浙江、安徽、江西、湖北、湖南、广东、广西、福建、四川、云南及上海12个省、市、自治区;台湾省虽有日本血吸虫的动物感染,但未发现人体病例。我国血吸虫病流行区根据不同地理环境、钉螺分布和流行病学特点分为湖沼、水网与山丘3种类型。①湖沼地区流行最为严重,钉螺呈大片状分布,有螺洲滩冬陆夏水,种植芦苇,有利于钉螺孳生,有螺面积广,人们常因打湖草积肥、捕鱼摸蟹及防洪抢险等而大量感染。急性血吸虫病常见。耕牛感染率很高,且是重要的传染源。②水网型地区钉螺沿河沟呈网状分布,居民因在河边经生活用水而感染。③山丘型地区钉螺自上而下沿水系呈线状分布,地广人稀,患者较少而分散,因下田劳动感染。耕牛感染率也高。

1. 传染源 本病的传染源是患者与保虫宿主,视不同流行地区而异。中国血吸虫宿主除人外,尚有7个目28属42种哺乳动物,以家畜为主要传染源。在水网地区患者是主要传染源。在湖沼地区除患者外,感染的牛与猪也是重要的传染源。耕牛在洲滩上放牧而感染,黄牛感染率较水牛为高。在山丘地区野生动物如鼠类也是本病的传染源。

2. 传播途径 必须具备以下3个条件。

(1) 粪便入水 血吸虫病患者的粪便可随各种方式污染水源:河边洗刷马桶,河边设置粪缸与厕所,粪船行水,稻田采用新粪施肥等。病牛随地大便亦可污染水源。

(2) 钉螺孳生 有钉螺感染的地区才能构成血吸虫病流行,但也有有螺无病的地区。钉螺是血吸虫唯一的中间宿主,水陆两栖,有厣,生活在水线上下,孳生在土质肥沃、杂草丛生、潮湿环境中如灌溉沟、河边与湖区浅滩。它可以附着水草、牛蹄或草鞋夹带等方式扩散至远处。冬季在地面荫蔽处蛰伏越冬,并能深入地缝数厘米。钉螺感染的阳性率以秋季为高。

(3) 接触疫水 本病感染方式可因生产(捕鱼虾、割湖草、种田等)或生活(洗澡、洗手洗脚、游泳、儿童戏水等)而接触疫水,遭致感染。饮用生水时,尾蚴也可自口腔黏膜侵入。清晨河岸草上的露水中也可发现尾蚴,故赤足行走也有感染的可能。

3. 人群易感性 人对血吸虫普遍易感。患者以家民、渔民为多,与经常接触疫水有关。男多于女。5岁以下儿童感染率低,感染率随年龄增高而升高,但以10～20岁青壮年感染率最高。感染季节在夏秋季。感染后有部分免疫力,无免疫的非流行区的人如遭受大量尾蚴感染,例如在湖沼地区,易发生急性血吸虫病,有时为集体感染而先后发病,呈暴发流行。儿童初次大量感染也常发生急性血吸虫病。

【发病机制和病理】

1. 发病机制 日本血吸虫病早期的病理变化主要由其虫卵引起。曼氏血吸虫虫卵肉芽肿已证明是一种迟发型的细胞介导的变态反应,由成熟虫卵中毛蚴排泌物(可溶性虫卵抗原)致敏T淋巴细胞,释放各种淋巴因子所致。日本血吸虫病的免疫病理变化更为复杂。由于大量虫卵在组织内成堆沉积,所形成的肉芽肿更大,周围细胞浸润更多,而且细胞组成与曼氏血吸虫虫卵肉芽肿有所不同。在早期病灶中有大量单核细胞(浆细胞)与中性粒细胞浸润。在日本血吸虫虫卵肉芽肿中可检测出高深度可溶性虫卵抗原。虫卵周围有嗜酸性辐射样棒状物,系抗原与抗体结合的免疫复合物,称为Hoeplli现象。急性血吸虫病患者血液中检出循环免疫复合物与嗜异抗体的阳性率甚高,故急性血吸虫病是体液与细胞免疫反应的混合表现;而慢性与晚期血吸虫病的免疫病理变化则属于迟发性细胞变态反应。血吸虫病引起肝纤维化是在肉芽肿基础上产生的。可溶性虫卵因子、巨噬细胞与T淋巴细胞均产生成纤维细胞刺激因子,促使纤维细胞增殖与胶原合成。血吸虫性纤维化胶原类型主要是Ⅰ、Ⅲ型。晚期血吸虫病肝内胶原以Ⅰ型为主。Ⅰ型胶原纤维间连接牢固,构成不可逆的粗大纤维束,而Ⅲ型胶原是细小纤维,易被胶原酶降解。此外,细胞外间质中含纤维连接蛋白(fibronetin)与层连蛋白(laminin)均为非胶原糖蛋白。纤维连接蛋白介导成纤维细胞与胶原蛋白相结合,构成结缔组织基质,而层连蛋白对纤维连接蛋白的黏附功能有补充作用。

人体感染血吸虫后可获得部分免疫力。这是一种伴随免疫,即患者门静脉血管内仍有成虫寄生和产卵,但对再感染有一定免疫力,而这种免疫力无损于体内的成虫。现已证明,血吸虫皮层表面覆盖有宿主抗原,由于其抗原伪装,逃避免疫攻击,故能长期寄生下去。动物实验证明,对血吸虫尾蚴再感染的抵抗力,除取决于体液免疫所产生的抗体外,其主要效应细胞为嗜酸粒细胞。两者协同作用可杀死侵入皮肤的童虫,故是一种抗体依赖性嗜酸粒细胞介导的细胞毒性作用。

2. 病理 日本血吸虫主要寄生在肠系膜下静脉与直肠痔上静脉内。虫卵沉积于肠壁黏膜下层,顺门静脉血流至肝脏内分支,故病变以肝脏与结肠最显著。

(1) 结肠病变 主要在直肠、乙状结肠与降结肠,右侧结肠与阑尾也常被累及。急性期病变为黏膜充血、水肿,黏膜下层有堆积的虫卵结节,溃破后形成浅表溃疡,排出脓血便。慢性期由于纤维组织增生,肠壁增厚,并可引起息肉样增生与结肠狭窄、肠系膜增厚与缩短、网膜缠结成团等病变。

(2) 肝脏病变 早期肝脏肿大,表面可见粟粒状黄色颗粒(虫卵结节)；晚期肝脏内静脉分支周围与门静脉区纤维组织增生，引起纤维性病变，产生干线型肝硬化。肝脏表面有粟粒样多少不等的虫卵结节与结缔组织的沟纹。其特点是肝内门静脉周围硬化，产生门静脉阻塞，阻塞部位在肝血窦之前，引起门静脉高压症。门静脉阻塞与高压所致血液动力学变化，首先脾脏因阻塞充血肿大，长期淤血引起纤维组织增生，并发脾功能亢进；其次，门静脉阻塞可使门-腔静脉侧支循环开放，腹壁静脉扩张，尤其以食管下端与胃底静脉曲张更为明显，破裂后引起上消化道大量出血。

(3) 异位损害　是指虫卵或(与)成虫迷走和寄生在门静脉系统之外的器官病变。虽然人体内各器官均偶见虫卵沉积，但以肺与脑较为多见。肺部病变为间质性粟粒状虫卵肉芽肿伴周围肺泡渗液。有报告在患者尸检与动物肺动脉中发现雌雄合抱成虫寄生。脑部虫卵肉芽肿病变以位于顶叶与颞叶为多，分布在大脑灰白质交界处，但迄今尸检与手术中在脑静脉中未发现成虫。

【临床表现】　血吸虫病的临床表现复杂且多样化。根据病期早晚，感染轻重，虫卵沉积部位以及人体免疫反应而不同。临床上可分为急性、慢性与晚期血吸虫病以及异位损害。

1. 急性血吸虫病　发生于夏秋季，以7～9月为常见。男性青壮年与儿童居多。患者常有明确疫水接触史，如打湖草、捕鱼、摸蟹、游泳等，常为初次重度感染。约半数患者在尾蚴侵入部位出现蚤咬样红色皮损，2～3 d内自行消退。从尾蚴侵入至出现临床症状的潜伏期长短不一(23～73 d)，但以1个月左右占大多数。起病较急。临床症状以发热等全身反应为主。

(1) 发热　患者均有发热。热度高低、期限与感染程度成正比。热型以间歇型最常见。体温曲线呈锯齿状。临晚高热，伴畏寒，次晨热退盛汗。弛张热及不规则低热次之；稽留热少见，均为重型。患者一般无显著虫血症症状，但重型患者可有意识淡漠、重听、腹胀等。相对缓脉亦多见，故易误诊为伤寒。发热期限短者仅2周，但大多数为1个月左右，重型患者发热可长达数月，称为重症迁延型，伴有严重贫血、消瘦、水肿，甚至恶病质状态。

(2) 变态反应　有荨麻疹、血管神经性水肿、全身淋巴结轻度肿大等。荨麻疹较多见，约见于1/3患者。血中嗜酸粒细胞常显著增多，具有重要诊断参考价值。

(3) 腹部症状　病程中半数以上患者有腹痛、腹泻，而排脓血便者仅10%左右。腹泻次数不多，有时与便秘交替。重型患者腹部有压痛与柔韧感，可有腹水形成。

(4) 肝脾肿大　90%以上患者肝脏肿大，伴有不同程度压痛，尤以左叶肝脏为显著。黄疸甚为少见。约半数左右患者伴有轻度脾肿大。

2. 慢性血吸虫病　在流行区占绝大多数。

(1) 无症状患者　慢性血吸虫病中以无明显症状者最多，仅在粪便普查或因其他疾病就医时发现。

(2) 有症状患者　以腹痛、腹泻为常见，每日2～3次稀便，偶尔带血，反复发作，重型患者有持续性脓血便，伴里后重。慢性血吸虫病患者常有肝脾肿大。在病程早期以肝肿大为主，尤以肝左叶为主，但随着病程进展，脾脏逐渐肿大，故有肝脾型血吸虫病之称。

胃与十二指肠血吸虫病甚为少见。这类患者多在手术或胃镜检查取活组织检查发现血吸虫卵而确诊。

3. 晚期血吸虫病　主要指血吸虫病性肝纤维化。根据其主要临床症状分为巨脾、腹水和侏儒型。随着我国血防工作大力开展与深入，患者得到及时治疗，晚期血吸虫患者数已大量减少。

(1) 巨脾型　最为常见，占晚期血吸虫病绝大多数。脾脏下缘达脐平线以下，或向内侧肿大超越正中线，质地坚硬，常可扪及明显迹。晚期血吸虫病患者因食管下段静脉破裂发生大出血时，脾脏可见缩小。巨脾型患者均伴有脾功能亢进、白细胞与血小板减少以及贫血，可有出血倾向。

(2) 腹水型　腹水是晚期血吸虫病肝功能显著丧失代偿的表现。腹水形成与门静脉阻塞、低蛋白血症以及继发性醛固酮增多引起水、钠潴留有关。腹水程度轻重不等，病程长短不一，可反复发作。患者诉腹胀难受，腹部膨隆，常有脐疝与腹壁静脉曲张。有时于脐周可听到连续性血管杂音，即为克-鲍综合征。少数患者出现轻度黄疸。蜘蛛痣与肝掌较门脉性肝硬化少见。下肢水肿常见。

(3) 侏儒型　现在已很少见。儿童因反复重度感染、肝脏生长介素(somatomedin)减少，影响其生长发育而引起侏儒症。侏儒型患者身材呈比例性矮小，性器官不发育，睾丸细小，无月经，为类似垂体侏儒症。

上述三型相互之间有交叉存在的现象。

4. 异位损害

(1) 肺血吸虫病　多见于急性血吸虫病患者，为虫卵沉积引起的肺间质病变，呼吸道症状大多轻微，且常被全身症状所遮盖，表现为轻度咳嗽与胸部隐痛，痰少，咯血罕见。肺部体征也不明显，有时可闻干、湿啰音。但重型患者肺部有广泛病变时，胸部X线检查可见弥漫云雾状、点片状、粟粒样浸润阴影，边缘模糊，以位于中下肺野为多。肺部病变经病原学治疗后3～6个月内逐渐吸收消失，并不发展为肺源性心脏病。

(2) 脑血吸虫病　临床上可分为急性与慢性两型，均以青壮年患者为多见。第二次世界大战时美军在菲律宾感染日本血吸虫病1 200例中，脑血吸虫病发生率占2%。脑血吸虫病在急性血吸虫病患者病程中表现为脑膜脑炎症状：意识障碍、脑膜刺激征、瘫痪、抽搐、腱反射亢进、锥体束征等。脑脊液正常或有蛋白质与白细胞轻度增多。慢性型的主要症状为癫痫发作，尤以局限性癫痫为多见。颅脑CT扫描显示病变常位于顶叶，亦可见于枕叶，为单侧多发性高密度结节阴影，数厘米大小，但其周围有广泛脑水肿，使脑回凸起，甚至压迫侧脑室，使之变形。脑血吸虫病患者肝脾肿大有时并不明显。如能及早诊断与治疗，预后较好，大多康复。颅脑CT扫描恢复正常，癫痫也停止发作。

【实验室检查】

1. 血象 急性血吸虫病患者血象以嗜酸粒细胞显著增多为特点。白细胞总数多为$(10 \sim 30) \times 10^9/L$，嗜酸粒细胞一般占20%～40%，有高达90%，但极重型急性血吸虫病患者血中嗜酸粒细胞常不增多，甚至消失，代之以中性粒细胞增多。慢性期嗜酸粒细胞仍有轻度增多。晚期则因脾功能亢进，白细胞与血小板减少，并有不同程度的贫血。

2. 肝功能试验 急性血吸虫病患者血清中球蛋白显著增高，血清ALT也轻度增高。晚期患者由于肝硬化，血清白蛋白明显降低，并常有白蛋白与球蛋白比例倒置现象。慢性血吸虫病尤其无症状患者肝功能试验大多正常。

3. 肝脏影像学检查 对病情评估有重要参考价值。

(1) *B型超声波检查* 从B超图像可判断肝纤维化程度。显示门静脉壁回声带增强(≥6 mm)：呈线状者为轻度；呈管状者为中度；呈网状分隔者为重度。后者结合图像中肝表面结节与脾脏肿大，可提示肝纤维化。

(2) *CT扫描* 晚期血吸虫病患者肝包膜与肝内门静脉区常有钙化现象，CT扫描显示较特异现象；肝包膜增厚钙化，与肝内钙化中隔相垂直；在两者交界处并有切迹形成。重度肝纤维化可表现为龟背样图像。

【并发症】

1. 上消化道出血 晚期血吸虫病患者并发食管下段或胃底静脉曲张者占2/3以上。曲张静脉破裂引起上消化道大出血者占16.5%～31.6%，是血吸虫病性纤维化的主要并发症，临床症状为大量呕血与黑粪，可引起血压下降与失血性休克，病死率约15%。约50%患者有反复多次大出血史。上消化道大量出血后可出现腹水。

2. 肝性脑病 国内报道晚期血吸虫病肝性脑病发生率为1.6%～5.4%，低于门脉性与坏死后肝硬化，多见于脾切除与门腔分流术后。上消化道大量出血后可并发肝性脑病。

3. 感染 晚期血吸虫病腹水型可并发原发性腹膜炎与革兰阴性杆菌败血症。

4. 肠道并发症 血吸虫病患者并发急性阑尾炎者较多见。流行区患者的被切除阑尾标本中找到血吸虫卵者可高达31%，常是急性阑尾炎的一种诱因，而且阑尾较易穿破，可并发腹膜炎或局限性脓肿。

血吸虫病引起的严重结肠病变所致的肠腔狭窄，多位于乙状结肠与直肠，可并发不完全性肠梗阻。此外，肠系膜与大网膜病变可粘连成团，形成腹内痞块。血吸虫病患者结肠肉芽肿可并发结肠癌。患者年龄较轻，大多为腺癌，恶性程度较低，转移较晚。

【诊断和鉴别诊断】

1. 诊断 除流行病学史及临床症状外，诊断主要依赖实验室检查。

(1) *寄生虫学诊断* 粪便涂片检查虽然简单易行，但除重型感染有腹泻的患者外，发现虫卵阳性率不高。粪便中虫卵计数可采用加藤(Kato-Katz)集卵透明法，以50 mg粪便中虫卵数＜100为轻度；100～400为中度；＞400为重度。

国内常采用新鲜粪便沉淀后进行虫卵毛蚴孵化法。使用尼龙袋集卵后取沉渣孵化可节省人力、时间与器材，并提高检出阳性率。但粪便检查的诊断方法有一定的局限性。轻型患者从粪便中排出虫卵数少，而且间歇性出现，需多次反复检查。晚期血吸虫病由于肠壁纤维化，虫卵不易从肠壁排出，故阳性率很低。

直肠黏膜活组织检查：采取直肠镜检查，自病变处取米粒大小的黏膜置于两玻片之间，在显微镜下检查，发现血吸虫卵阳性率很高。所见虫卵多系黑色卵与空卵壳，含成熟活动毛蚴的虫卵极少见。近期与远期变性卵不能区别，故不能考核疗效或作为再次治疗依据。活检操作时要防止大出血和穿孔危险，尤其晚期血吸虫病患者。

(2) *免疫学诊断* 方法很多，包括皮内试验以及检测成虫、童虫、尾蚴与虫卵抗体的血清免疫学试验，如环卵沉淀试验、间接荧光体试验、ELISA、尾蚴膜试验等。免疫学检查方法的敏感性与特异性较高，具有采血微量与操作较简便等优点。但由于患者血清中抗体在治愈后持续时间很长，不能区别过去感染与现症感染，并有假阴性、假阳性及与其他吸虫存在交叉反应的缺点。近年来采用单克隆抗体检测患者血中循环抗原的微量法有助于诊断活动性感染，并可作为考核疗效参考，是目前免疫学诊断发展的动向。

2. 鉴别诊断 急性血吸虫病有时可与伤寒、阿米巴肝脓肿、粟粒性结核等混淆。血象中嗜酸粒细胞显著增多有重要的鉴别诊断价值，不可忽视。慢性血吸虫病肝脾肿大型应与无黄疸型病毒性肝炎鉴别。后者食欲减退，乏力，肝区疼痛与肝生化检查异常均较明显。血吸虫病患者有腹泻、便血者粪便虫卵毛蚴孵化阳性，而且毛蚴数较多，易与阿米巴痢疾、慢性菌痢鉴别。晚期血吸虫病与门脉性及肝炎肝硬化的鉴别：前者常有慢性腹泻便血史，门静脉高压引起巨脾与食管下段静脉曲张较多见，肝损害较轻，黄疸、蜘蛛痣与肝掌较少见，但仍需依赖多次病原学与免疫学试验检查才能鉴别。应当指出，在流行区血吸虫病合并乙型病毒性肝炎在国内较为常见。此外，在流行区的癫痫患者均应除外脑血吸虫病的可能。

【预后】 血吸虫病患者，包括脑型与侏儒症，如能早期受病原学治疗，预后大多良好。晚期血吸虫病有高度顽固性腹水，并发上消化道大出血、黄疸、肝性脑病、原发性腹膜炎以及并发结肠癌患者预后较差。

【治疗】

1. 病原学治疗 我国曾先后采用过酒石酸锑钾等锑剂，呋喃丙胺、六氯对二甲苯(血防 846)与硝硫氰胺等抗血吸虫药物，在不同时期取得一定疗效，但上述药物均有较重的毒副作用，现在废用。目前我国普遍推广吡喹酮治疗。

吡喹酮(praziquantel)为异喹啉吡嗪化合物，无色、无臭，结晶粉末，味苦，有吸湿性，但理化性质稳定。溶于氯仿与二甲亚砜，微溶于乙醇，不溶于水。动物实验证明它对各种血吸虫均有杀虫作用。血吸虫与药物接触后立刻发生痉挛性麻痹，迅速转移至肝脏。本药对血吸虫皮层产生显著损伤，使表皮细胞肿胀突起，继而出现许多球状或泡状物，溃破、糜烂与剥落，白细胞吸附其上，并侵入虫体，引起死亡。但本药对移行期童虫无杀虫作用。我国目前应用的吡喹酮是左旋吡喹酮与右旋吡喹酮各半组成的混旋体。左旋吡喹酮是其主要杀虫成分，而右旋吡喹酮几乎无效，而且毒性较大。

药代动力学研究证明，吡喹酮口服后，80%药物从肠道迅速吸收。血药浓度于 2 h 左右达高峰，药物半衰期为 1～1.5 h。门静脉血药浓度较外周血液高 10 倍以上。吡喹酮主要在肝内代谢，与葡萄糖醛酸或硫酸结合，其代谢产物无杀虫作用。肝脏对吡喹酮有很强的首次通过效应，在系统循环血液中浓度显著降低。本药的代谢产物于 24 h 内大部分从肾脏排泄，在体内无积蓄作用。吡喹酮毒性低，治疗剂量对心血管系统、肝、肾、造血器官与神经组织均无损害，并且证明无突变、致畸胎与致癌作用。适用于各期各型血吸虫病患者。

(1) 吡喹酮治疗血吸虫病的剂量与疗程 ①慢性血吸虫病，成年患者总剂量为 60 mg/kg，每次 10 mg/kg，每日 3 次，连续 2 d；体重以 60 kg 为限。儿童体重<30 kg 者，总剂量为 70 mg/kg。近年来在现场大规模治疗，轻流行区用 40 mg/kg 一剂疗法；重流行区用 50 mg/kg，每日等分 2 次口服，也取得满意效果。左旋吡喹酮治疗慢性血吸虫可采用吡喹酮一半的剂量。②急性血吸虫病，成人总剂量为 120 mg/kg(儿童 140 mg/kg)，4～6 d 疗法，每日剂量分 2～3 次服用。一般病例可采用每次 10 mg/kg，每日 3 次，连续 4 d。③晚期血吸虫病：根据药代动力学研究，晚期血吸虫病患者口服常规吡喹酮剂量后，药物在肝脏内首次通过效应差，而且药物由门静脉侧支循环直接进入体循环，故血浓度较高，药物半衰期明显延长，应适当减少总剂量或延长疗程，否则有引起严重心律紊乱的可能。可按 40 mg/kg 一剂疗法或分 2 次一日服完。

(2) 疗效 吡喹酮治疗血吸虫病有良好疗效。急性血吸虫病轻、中、重型患者平均退热时间分别为 3.9 d、6.5 d 与 9.5 d。于第 18～20 日内粪便毛蚴孵化阴转。治疗后 6～12 个月的远期疗效：粪便毛蚴孵化阴转率达 90%左右。对慢性血吸虫病的疗效更好。根据全国血吸虫研究委员会吡喹酮协作组在无重复感染的轻流行区 1 276 例治疗后 3 个月与 6 个月以及 8～12 个月粪便孵复查，其阴转率分别高达 99.4%、98.4%、90.9%。但在湖北与四川重流行区可能由于重复感染，远期疗效较低，为 75.3%～88.2%。

(3) 药物副作用 轻而短暂，于服药后 0.5～1 h 出现，不需处理，数小时内消失。少数患者出现心脏早搏(房性或室性)。心电图检查发现 5%～10%患者有 T 波与 ST 段极度变化；偶有 Q-T 延长与Ⅰ度房室传导阻滞，为时短暂，迅速恢复正常。神经肌肉反应以头昏、头痛、乏力较常见。消化道反应轻微，可有轻度腹痛与恶心，偶有食欲减退、呕吐等。应当指出，少数重度感染患者发生大量便血。晚期血吸虫病患者如果吡喹酮剂量偏大或过量有引起严重心律紊乱的可能。

总而言之，吡喹酮具有广谱、高效、低毒、副作用轻、口服方便、疗程短的优点，是治疗血吸虫病较理想的药物。

2. 对症治疗 急性血吸虫病患者应住院治疗。晚期血吸虫病按肝硬化治疗，采取内外科结合、病原学治疗与对症治疗结合以及中西医结合的原则。巨脾型患者为降低门静脉高压，消除脾功能亢进，可作脾切除加大网膜腹膜后固定术。术后长期随访结果，患者生存率与保持劳动力达 80%以上。对食管静脉曲张并发上消化道大出血患者可采用硬化剂注射疗法或静脉断流手术；脾-肾静脉分流手术也可选择性采用。腹水型患者应给予低盐、高蛋白质饮食；使用氢氯噻嗪(双氢克尿塞)、呋塞米(速尿)等利尿剂间歇治疗。对顽固性腹水可用腹水浓缩回输法治疗。其他并发症如肝性脑病、原发性腹膜炎等治疗与门静脉性肝硬化相同。

【预防】 根据流行区具体情况，因时因地制宜进行防治。采取以灭螺与普治患者、病畜为重点，结合粪便与水源管理及个人防护的综合性措施。

1. 控制传染源 在流行区进行普查，对患者与病牛进行大规模同步治疗。应用吡喹酮扩大化疗以控制血吸虫病流行，可使患病人数大幅度下降，这是整个防治工作中重要的一环，尤其在湖沼地区与山区经过连续 3 年扩大化疗后有显著成效。耕牛血吸虫病可采用硝硫氰胺混悬液 1.5～2 mg/kg 一次静脉注射，疗效良好，也可采用吡喹酮治疗。

2. 切断传播途径

(1) 灭螺 灭螺前首先应查清螺情，建立螺情图，为灭螺提供规划的依据。在水网地区可采取改变钉螺孳生环境的物理灭螺如土埋法等；在湖沼地区可采用筑坝、围垦、种植的方法；也可在居民点周围建立防螺带等。化学灭螺可结合物理灭螺进行，采用氯硝柳胺等杀螺药物，并可制成缓释剂，延长其灭螺的效果。但目前大多数灭螺剂虽然对农作物与人畜无害，但对鱼类有毒，应防止其水源污染。

(2) 粪便管理　防止人粪与畜粪污染水源，并经过处理使之无害化。如采取粪尿 1∶5 混合后密封、沉淀发酵，夏季贮存 3～5 d，冬季 7～10 d，可杀死血吸虫卵。此外，在农村应大力推广采用沼气粪池。

(3) 水源管理　保护水源不受污染。提倡用井水与自来水，或将河水贮存 3 d 后使用，必要时用含氯石灰(漂白粉)，每担水加 1 g，消毒 15 min 后即可使用。

3. 加强个人防护，保护易感人群

(1) 关键在于宣传教育　引导人们重视自我保护，在流行区尽量避免与疫水接触，例如严禁儿童在河沟中戏水。湖沼地区因收割捕捞、打湖草等必须接触疫水时，应采取个人防护措施，以脂肪酸为基质，加碱皂化后，掺入氯硝柳胺(2%)和松节油制成防护剂，有杀死尾蚴作用。1%氯硝柳胺碱性溶液浸渍衣裤对尾蚴也有预防作用。

(2) 预防性服药　青蒿素衍生物蒿甲醚(artemether)和青蒿琥酯(artesunate)能杀灭 5～21 d 的血吸虫童虫。蒿甲醚用法：在接触疫水后 15 d 服用 1 次蒿甲醚，每次 6 mg/kg，以后每 15 d 服药 1 次，连续 4～10 次。青蒿琥酯用法：在接触疫水后 7 d 服用 1 次青蒿琥酯，每次 6 mg/kg，以后每 7 d 服药 1 次，连续 8～15 次，可有效地预防血吸虫感染。1996～1998 年 3 年间曾在江西、安徽、湖北 3 省推广应用青蒿琥酯，预防服药近 20 万人群，其保护率达 88.2%～100%；蒿甲醚也曾在上述地区应用 2 000 多人(1994～1996 年)，其保护率也达 60%～100%。

二、曼氏血吸虫病

曼氏血吸虫病(schistosomiasis mansoni)是 Bilhartz 于 1852 年首先在埃及开罗一位尸检者发现的。它寄生在门静脉血管内，病变主要在结肠与肝脏，产生虫卵肉芽肿与纤维化，与日本血吸虫病相似，但较轻。急性期有发热，腹泻，肝肿大、压痛等。慢性期有肝纤维化引起的门静脉高压症状：巨脾与食管下端静脉曲张破裂大出血等。

【病原学】 曼氏血吸虫雄虫长 6.4～12 mm，雌虫长 7.2～17 mm。体表有明显结节覆盖，与日本血吸虫体表上微小尖棘不同。睾丸 6～9 个。雌虫卵巢位于前半段，卵黄腺位于两侧，子宫很短，内含 1～4 个虫卵，远较日本血吸虫为少。成熟虫卵平均为 155 μm×66 μm，卵圆形，卵壳有一大而长的侧刺为其特征。成虫寄生在肠系膜静脉内，雌雄合抱，移行至结肠小静脉内产卵。雌虫每日产卵 300 个左右，仅为日本血吸虫的 1/10，而且单个产出，与日本血吸虫大量成堆产卵不同。虫卵从粪便中排出，内含成熟毛蚴。毛蚴在水中孵出后侵入螺中间宿主，经 4 周左右在螺体内发育繁殖后，产生大量尾蚴。曼氏血吸虫螺中间宿主为扁卷螺科的双脐螺，包括光滑双脐螺(*Biomphalaria glabrate*)、亚氏双脐螺(*Biomphalaria alexandria*)、苏丹双脐螺(*Biomphalaria sudanica*)与浦氏双脐螺(*Biomphalaria rüppelli*)等。双脐螺无厣，水生性，与钉螺水陆两栖性不同。双脐螺感染一条曼氏血吸虫毛蚴后，可再感染另一条性别不同的毛蚴，成为两性体(hermaphrodite)，也与日本血吸虫在钉螺体内单性感染不同，曼氏血吸虫是以尾叉接触水面，头部向下，静止在水面上，有趋光性。日本血吸虫尾蚴飘浮在水面时，腹吸盘附着水面，尾叉下垂，并向后弯曲。人接触疫水时，曼氏血吸虫尾蚴借机械动作与穿刺腺分泌物的作用，侵入皮肤。

双脐螺感染曼氏血吸虫后，在实验室条件下容易饲养，可提供尾蚴来源。实验动物模型采用小白鼠与田鼠。大鼠对之有自然抵抗力。

【流行病学】 曼氏血吸虫病广泛流行于非洲、南美与加勒比海诸岛国。非洲流行于尼罗河三角洲，如埃及、苏丹、埃塞俄比亚、肯尼亚、坦桑尼亚、马拉维、莫桑比克、津巴布韦、赞比亚、刚果等。南美以巴西为最，也流行于圭亚那、多米尼加等。在非洲曼氏血吸虫病与埃及血吸虫病常混合重叠存在。南美则仅有曼氏血吸虫单独存在。本病在以色列、波多黎各与委内瑞拉已被基本消灭。

1. 传染源　患者是最主要传染源，猴、狒狒、家鼠与野鼠偶有自然感染，对本病传播无重要作用。

2. 传播途径　与日本血吸虫病基本相同。水源被人粪便污染，虫卵入水，孵出毛蚴，侵入双脐螺，逸出尾蚴。人因直接接触疫水而感染。

3. 人群易感性　人对曼氏血吸虫普遍易感。患者以农民与儿童为多，常于夏秋两季感染。农民多在灌溉沟接触疫水感染。儿童可因游泳嬉水而感染。此外，生活用水如洗衣服、洗澡或喝生水均可感染。流行区居民由于反复感染有部分免疫力。非疫区移民初次感染者，病情较重。

【发病机制和病理】 曼氏血吸虫病病理变化主要是虫卵引起的迟发型细胞免疫反应，曼氏血吸虫虫卵肉芽肿较日本血吸虫为数少，体积也小。虫卵在黏膜下层产出后，经 6 d 左右发育，毛蚴成熟，分泌可溶性虫卵抗原，致敏 T 淋巴细胞。当后者再与虫卵抗原接触时，释放出多种淋巴因子，在虫卵周围产生增生性炎症反应，有大量嗜酸粒细胞、巨噬细胞和淋巴细胞浸润，形成虫卵肉芽肿，重者发生中心坏死为嗜酸性脓肿。本病病理变化取决于组织中虫卵数与虫卵周围炎症反应的程度与范围。随着虫卵中毛蚴死亡与宿主抑制性T细胞及抗独特抗体的调控作用，产生内源性脱敏，虫卵肉芽肿逐渐缩小，最后形成纤维性瘢痕。动物实验证明，由可溶性虫卵抗原产生的强烈免疫应答主要是迟发型变态反应：①T淋巴细胞与可溶性虫卵抗原接触后，产生强烈的记忆性反应，故使虫卵肉芽肿产生更快、更大。②T淋巴细胞对可溶性虫卵抗原的免疫反应是特异性的。③可通过淋巴细胞转移，而不能通过血清转移。④虫卵肉芽肿所产生的是淋巴因子，而不是免疫球蛋白（抗体）。⑤可被细胞免疫抑制剂抑制，而不被体液免疫抑制剂抑制。

病理变化与日本血吸虫病相似，但病变较轻。肠道病变以直肠与乙状结肠为主。黏膜因虫卵肉芽肿坏死脱落后形成浅表溃疡，产生脓血便。肠黏膜增生可形成息肉。大量虫卵不断从门静脉流入肝脏可引起肝内门脉周围纤维化、门静脉阻塞与门静脉高压，产生门-腔侧支循环，尤以食管下端与胃底静脉曲张为常见。脾脏因被动充血而肿大，可形成巨脾。病程晚期产生肝实质性损害，引起肝功能失代偿而产生腹水与水肿。曼氏血吸虫病的中枢神经系统异位损害很少见，以虫卵肉芽肿压迫脊髓为主，脑部异位损害罕见。日本血吸虫病则以脑部异位损害为主，而脊髓损害罕见。

【临床表现】 本病尾蚴皮炎少见。在流行区以轻症与无症状者占绝大多数。

1. 急性期 大多是初次重感染，于感染后3～7周发生，与成虫产卵期相符合。临床症状轻重也与粪便中虫卵排出数量呈正相关。主要症状有发热，畏寒，出汗，腹痛，腹泻，咳嗽，肝肿大、压痛，脾肿大（约占10%），荨麻疹，血中嗜酸粒细胞显著增多等。发热持续数周，病程较急性日本血吸虫病短，病情也轻。临床上类似血清病所致的免疫复合体病。

2. 慢性期 大多有腹痛、腹泻时断时续，以及肝脾肿大等。晚期肝门静脉周围纤维化引起门静脉高压时，出现巨脾、门-腔侧支循环，如腹壁静脉扩张，尤其食管下端静脉曲张破裂出血引起大量呕血。但由于肝细胞损害较轻，肝功能试验在早期大多正常。

曼氏血吸虫病肝纤维化很少转变为真正的肝硬化，后者常有其他肝病因素参与，如营养不良、肝毒素、病毒性肝炎等。病程晚期肝功能失代偿，则出现腹水与水肿。血清白蛋白下降，球蛋白升高，白球蛋白比值倒置，但黄疸、蜘蛛痣、肝掌与男性乳房肿大均较门静脉性肝硬化为少见。

中枢神经系统血吸虫病是一种少见的严重并发症。脑型在曼氏血吸虫病较少见；脊髓病变则较日本血吸虫病多见，引起横截性脊髓炎。脑积液检查示淋巴细胞与蛋白质增多，对成虫或卵抗体的免疫学试验可呈阳性反应。脊髓型患者如能及早诊断与治疗可逐渐恢复。但长期受压引起缺血性脊髓损害，则不易逆转。

【诊断】 流行病学史如来自疫区，有疫水接触史可供参考。临床症状无特异性。诊断依赖从粪便或直肠活检组织中发现虫卵，前者采用Kato－Katz浓集透明法，并可进行定量计数。粪便虫卵孵化可检出毛蚴，提高阳性率。免疫学诊断方法可采用环卵沉淀试验；或用粗虫卵抗原检测血中抗体，敏感度与特异性较好，可供本病诊断的参考。

【治疗】 病原治疗，国外以往曾采用奥沙尼喹（oxamniquine，即羟氨喹，12～15 mg/kg，单次口服）与海蒽酮（hycanthone）等药物，由于毒性大，现已废用。目前均采用吡喹酮一日疗法，剂量为20 mg/kg，每日3次口服。该药副作用轻而短暂：轻度腹痛、头昏、头痛、恶心等，耐受性较好。治愈率高达80%以上。

【预防】 对本病的防治对策可分为控制疾病、阻断传播与基本消灭3方面步骤进行。具体措施包括人群化学治疗、灭螺措施与粪便及水管理。控制疾病采用吡喹酮大规模治疗，针对易感人群，如学校儿童等，可在短期内大幅度降低发病率，费用最低，在流行区实践证明有效。灭螺措施可阻断传播，采用物理或化学方法。过去采用的灭螺药物，如五氯酚钠，有剂量较大、在日光暴露下灭螺效果降低、吸附在泥土与有机物质上、从水中流失与对鱼类有毒等缺点，现已被氯硝柳胺缓释剂替代，参见“日本血吸虫病”节。至于粪便与水源管理，阻断人—螺间循环，达到安全用水，所需经费昂贵，在发展中国家不易执行。在流行区加强宣传教育，群防群治是防治工作中最重要的一环。只有充分发动群众，才能达到防治目的。

三、埃及血吸虫病

埃及血吸虫是Bilhartz于1851年在埃及开罗首先发现的。为纪念他，将血吸虫病称为Bilharziasis。埃及血吸虫病（schistosomiasis haematobia）流行于非洲大多数国家，根据埃及古尸木乃伊的发现，本病在非洲已有几千年的历史。

埃及血吸虫寄生在膀胱与盆腔静脉丛，产生泌尿生殖器官病变，临床表现有终末血尿、膀胱刺激与阻塞等症状。

【病原学】 雄虫长10～15 mm，宽0.8～1.0 mm。体表有微小结节覆盖，口吸盘与腹吸盘各一。雄虫在腹吸盘后两侧体表折叠，形成抱雌沟。睾丸4～5个。雌虫细长，长20 mm×0.25 mm，子宫内含虫卵20～100个，每日产卵500～3 000个。成熟虫卵淡棕黄色，卵壳透明，尾端有一终末小棘（尾棘）为特征，从尿与粪便排出时，内含活动毛蚴。

中间宿主螺蛳各地不同。非洲为小泡螺属（*Bulinus*），如截形小泡螺（*Bulinus truncates*）、球形小泡螺

(*Bulinus globosus*)等;印度孟买南部为一种狭窄铁色螺(*Ferrisia tenuis*);葡萄牙、摩洛哥为梅提扁卷螺(*Planobarius metidjeniss*)。

尾蚴体部呈圆形,内有5对穿刺腺,尾蚴从螺体逸出后在水中自由流动,在水中最长可生活3 d,但大多在24 h以内死亡。当人与疫水接触,尾蚴脱去尾部,借穿刺腺分泌物的作用,从皮肤侵入。此后,童虫又侵入小静脉→右心→肺血管→肝脏,在肝内门静脉发育成长,约经20 d后为性成熟成虫。雌雄虫合抱逆血流移行至肠系膜下静脉,有时停留在直肠静脉内,但大多数成虫通过痔静脉与阴部静脉至膀胱与盆腔静脉丛产卵。少数成虫也可在直肠与肠系膜下静脉内产卵。从尾蚴侵入至成虫产卵为10～12周。

【流行病学】 据历史记载,埃及血吸虫病最初流行于尼罗河上游,现在已扩散分布至大部分非洲国家。近年来,由于水利灌溉工程扩展,使螺扩散,故本病仍有逐渐蔓延趋势。流行范围东非从苏丹、埃塞俄比亚、坦桑尼亚至岛国毛里求斯与留尼日瓦;中非大部分;西非从尼日利亚向南,直到安哥拉;北非从埃及至摩洛哥。其中非洲的突尼斯、阿尔及利亚、摩洛哥、毛里塔尼亚、几内亚比绍、尼日尔,索马里和毛里求斯只有埃及血吸虫病,其他国家则有埃及和曼氏血吸虫病同时流行。

除非洲外,欧洲南面的葡萄牙南部与亚洲西部塞浦路斯;中东黎巴嫩、叙利亚、伊拉克、伊朗以及印度孟买南部也发现有本病流行区。

1. 传染源 患者是本病的传染源。狒狒与黑猩猩虽有自然感染,但对本病传播不起作用。

2. 传播途径 患者尿与粪中虫卵污染河流、池塘等水源,螺蛳感染后释出尾蚴,后者大多由皮肤或(与)黏膜侵入。感染方式与日本、曼氏血吸虫病基本相同。

3. 人群易感性 以农民为多,男女无差别,妇女在河中洗衣,儿童洗澡、游泳,均易感染。以16～20岁年龄组感染率最高。此外,在某些国家流行区因宗教与风俗习惯引起水源污染与接触疫水,也增加感染本病的机会。

【发病机制和病理】 埃及血吸虫病病变主要由虫卵肉芽肿引起,成虫很少产生病变。病变程度取决于人体感染的虫数(虫荷)。

1. 泌尿系统病变 埃及血吸虫寄生在膀胱与盆腔静脉丛内,其所产生的虫卵主要沉积在膀胱与远端输尿管黏膜下层与肌肉层,尤以膀胱三角区为多。虫卵破入膀胱腔,从尿排出,可产生血尿。但大多数虫卵沉积在膀胱壁产生肉芽肿性病变。膀胱颈也是病变好发部位。在正常情况下,膀胱三角区的肌肉由水平位置直接向下,接合到精阜,成为尿道后壁。当膀胱三角区肌肉收缩时,尿道向后移位,使膀胱颈完全开放而排尿。如果该处肌肉因虫卵肉芽肿损害引起纤维化与萎缩,则产生膀胱颈弛缓不能(achalasia)与排尿功能障碍。膀胱颈阻塞与膀胱壁病变可引起膀胱变形,产生憩室。此外,膀胱病变可产生黏膜增生,形成息肉,最后产生不可逆转的纤维化与钙化。输尿管或膀胱颈部可引起肾盂积水、继发性细菌感染,最后导致肾功能衰竭。

2. 生殖器官病变 男性患者可引起前列腺与龟头病变;女性患者子宫颈、阴道与阴唇也可被累及,但较少见。

3. 肺部病变 埃及血吸虫卵可通过膀胱静脉,经下腔静脉进入肺部。大量虫卵反复栓塞肺小动脉,产生坏死性闭塞性动脉内膜炎,引起肺循环阻塞与肺动脉高压。根据埃及的尸检结果,约有30%患者有肺动脉病变。在肺循环阻塞近端由于血管中层受损与肺动脉高压,肺动脉常呈血管瘤样扩张,由于阻塞部位在肺微血管之前,不在微血管或肺泡,故不引起缺氧或发绀,也不伴有心肌损伤。

4. 其他病变 除以上病变外,虫卵可通过肠系膜下静脉至阑尾、盲肠、结肠,尤其使直肠产生病变。虫卵可从粪便中排出。少量虫卵可从门静脉进入肝脏,产生假结核结节与门静脉周围纤维化。

【临床表现】 潜伏期从尾蚴侵入至尿中出现虫卵为10～12周。

1. 急性期 在本病流行区,患者大多为重复感染,故急性期症状少见。仅少数患者有发热、头痛、乏力等全身症状。荨麻疹常见。并有腹痛与肝脾肿大。血象中嗜酸粒细胞显著增多。临床表现与急性日本血吸虫病相似,但较轻。

2. 慢性期 早期症状为无痛性终末血尿,可持续数月或数年,而无其他症状,但以后逐渐出现尿频、尿痛等慢性膀胱炎症状,继而导致排尿困难、泌尿道阻塞、肾盂积水、逆行性细菌感染,最后引起肾功能衰竭。

(1) 膀胱镜检查　可见膀胱壁上由大量虫卵肉芽肿形成的沙斑(sandy patches)、黏膜增生性炎症与乳突状生长,以及由尿酸、草酸与磷酸盐组成的结石。在埃及,83.1%膀胱癌患者有埃及血吸虫病,故埃及血吸虫病可能诱发癌变。该类患者年龄较轻,在40岁左右,大多为完全分化的鳞状细胞癌;转移较少见,而且出现较迟。

(2) 肝-肠症状　远较日本血吸虫病少而轻,出现较迟。

(3) 肺部症状　较为少见。患者诉乏力、头昏、头痛、心悸、心前区隐痛。约1/3患者劳累后发生晕厥。胸部X线检查可见肺动脉显著扩张。心电图可见P波高耸与右心室肥大。在晚期可并发右心衰竭,因本病为阻塞性肺疾病,无心肌损伤,故发生较迟。根据埃及报告,临床上仅0.8%～1%患者引起肺心病,血吸虫性肺心病仅占心脏病患者总数的4%。

(4) 生殖系统症状　男性患者前列腺可因虫卵沉积发生炎症、质变硬。有时从精液中可发现大量虫卵。虫卵经肠系膜静脉吻合支抵达精索静脉，可引起精索与附睾病变。由于鞘膜纤维化使阴囊淋巴管阻塞，回流不畅，可引起阴茎龟头象皮肿。女性患者生殖系统症状较轻，可有子宫颈、阴道与阴唇病变。输卵管与子宫炎较少见。

【诊断】 在本病流行区有无痛性终末血尿患者应怀疑为埃及血吸虫病。诊断依赖从尿中发现有尾刺的虫卵。取最后几滴血尿离心沉淀后直接涂片检查可发现虫卵。尿沉渣孵化，于 10 min 至 2 h，即可见毛蚴。从膀胱镜直接取材作活组织检查，用压片法可查见大量虫卵。从尿中排出的大多是活卵，但也有为钙化虫卵。直肠黏膜活组织检查有时也可发现虫卵。免疫学试验：由于应用的抗原为属特异性，与曼氏血吸虫病有交叉反应，两者不能鉴别，但对急性期有早期诊断价值。埃及血吸虫病临床症状复杂，主要需与泌尿系统疾病，如肾结石、肾炎、肾结核、膀胱癌、膀胱炎等鉴别。

【治疗】 目前主要采用吡喹酮治疗。剂量为 40 mg/kg 一日疗法，单次或分 2 次口服。美曲膦酯（敌百虫，metrifonate）是一种有机磷制剂，具抑制胆碱酯酶作用，可使埃及血吸虫麻痹。该药价廉，易被患者接受，故在非洲仍在应用。剂量为 5～15 mg/kg 口服，每 2 周 1 次，共给 2 次。因疗程长，不适合于普治。

【预防】 应根据流行区具体情况，因地制宜、因时制宜采取下列防治措施。

1. 灭螺 在非洲采取兴修水利建设与使用灭螺药物相结合的措施。每年旱季河流中螺蛳死亡，中间宿主密度大幅度降低，但仍有螺蛳潜伏在泥土空隙或阴蔽处存活，在旱季过后，重新孳生繁殖，成为传播媒介，故灭螺工作必须反复进行。

2. 大规模治疗 在埃及，曾采取以大量人口为对象的化学治疗（吡喹酮），对消灭本病没有取得成功，主要因为不能防止重新感染。采用吡喹酮普治 40 mg/kg 一剂疗法，口服，具有疗效好、毒副作用少的优点，对社会性控制本病是有效的。

3. 改善环境卫生 如粪便管理，安全用水，阻止人—螺间感染。本病的防治对策需要对流行区居民进行长期宣传教育。本病无保虫宿主。人是唯一的传染源，因此应对维持埃及血吸虫生活循环自己负责。只有在社会经济水平提高的基础上，群策群力，才能控制与消灭本病。

四、湄公血吸虫病

湄公血吸虫病（schistosomiasis mekongi）于 1950 年在泰国南部首先发现。本病在老挝湄公河的江岛（Khong island）流行。1978 年才正式命名为湄公血吸虫（*Schistosome mekongi*）。

【病原学】 湄公血吸虫雌虫长 12～23 mm。卵巢与卵模位于中部 1/5 处。子宫内含虫卵。虫卵正圆形，直径 40～45 μm。卵壳一侧近末端有一小结。雄虫长 15～40 mm，有 7 个睾丸。抱雌沟从头部延伸至末端。体表多刺状突起。湄公血吸虫寄生在肠系膜静脉内。生活史与日本血吸虫相似，但有下列不同：①虫卵较小，正圆形。②螺中间宿主为新拟钉螺属（*Neotricula*）的开放拟钉螺，为 3 mm×2 mm 小螺，在水中生活，不是水陆两栖。③从尾蚴感染至成虫产卵的潜伏期较长，小鼠为 35 d；狗与仓鼠为 43～49 d，而日本血吸虫在小鼠体内产卵为 20～26 d。家兔对湄公血吸虫不易感。

新拟钉螺分为 α、β 与 γ 3 种。传播媒介以 γ 种为主，螺壳上有 3 个大黑点，故又名虎纹螺。湄公河雨季水位高时，该螺吸附在河底石块下；在旱季水位低时则大量孳生在河道浅水中，吸附在石块、岩石与树枝上。尾蚴从螺体逸出，尤其早晨为多。

【流行病学】 湄公血吸虫病局限于老挝、泰国与柬埔寨的湄公河流域。根据 1971 年在江岛调查，居民感染率为 62.3%(45/72)，其中 35 名为 5～14 岁儿童。在流行区狗是重要的保虫宿主。

【发病机制和临床表现】 与日本血吸虫病相似。在江岛 45 例患者中，25 例肝脾肿大，4 例腹壁静脉曲张，2 例有腹水，故其致病性不亚于日本血吸虫病。

【诊断和治疗】 可采用粪便虫卵浓集的醛醚法或毛蚴孵化法。治疗应用吡喹酮一日疗法，每次 20 mg/kg，每日 3 次，疗效良好。

【预防】 1984～1990 年世界卫生组织在老挝江岛 135 村对人群进行吡喹酮普治 37 144 人，约占总人口数 1/2，使本病流行得到控制。新拟钉螺孳生在大量流水中，灭螺工作很艰巨，狗也是本病传染源，也应与患者同步治疗。

五、间插血吸虫病

间插血吸虫病（schistosomiasis intercalatum）是 Fisher（1934 年）在扎伊尔发现的。在数百例血吸虫患者粪便中找到有尾刺的类似埃及血吸虫的虫卵。此后，1966～1967 年在加蓬、喀麦隆与中非共和国相继发现。此外，欧美在非洲旅居者也有感染本病的报道。

间插血吸虫寄生在肠系膜-门静脉系统。病理变化由虫卵引起。虽然间插血吸虫卵有尾刺，与埃及血吸虫卵相似，但无膀胱静脉丛病变与泌尿道症状。患者粪便中有虫卵排出。直肠活组织检查也可发现间插血吸虫卵。本虫的中间宿主为球形小泡螺（*Bulinus globosus*）、非洲小泡螺（*B. africanus*）。本病病理、临床症状、诊断、治疗、预防与日本血吸虫病及曼氏血吸虫病基本相同。

六、马来血吸虫病

Murugasu 和 Dissanaike 于 1973 年首次从马来西

亚原住民的内脏组织中发现了类日本血吸虫(*S. japonicum*-like)虫卵,后又进行了回顾性调查,发现8例彭亨州土著居民的类日本血吸虫病病例。Greer等(1980年)又在马来西亚半岛山脚下的水沟中发现水栖的小罗伯特螺属(*Robertsiella*)中的卡波小罗伯特螺(*R. kaporensis*)与吉士小罗伯特螺(*R. gismanni*)为其中间宿主,并发现一种野生的米勒鼠(*Rattus muelleri*)为自然感染保虫宿主。通过对该虫形态、生活史、生物学特性、中间宿主及成虫同工酶谱分析等研究,并与湄公血吸虫和日本血吸虫进行比较后,Greer等(1988)认为是一种新种,命名为马来血吸虫。

1978年报道首例马来血吸虫病(schistosomiasis malayensis),临床表现有肝脾肿大及肾病综合征,肝组织内找到虫卵,与日本血吸虫虫卵相似,但粪检阴性。从现场调查原住民中的426份血清,有18.3% ELISA阳性,2.6%环卵沉淀试验(COPT)阳性;同时对吉隆坡附近居民点进行血清学调查,也发现两者分别有25.8%及6.8%阳性,提示有可能存在新疫点。

治疗与预防基本同日本血吸虫病。

七、血吸虫尾蚴皮炎

除寄生于人的血吸虫外,自然界还有许多动物血吸虫,它们的尾蚴可侵入人皮肤,产生尾蚴皮炎。这主要包括鸟类与哺乳动物的血吸虫。国内常见的稻田皮炎大多是血吸虫尾蚴引起的,是一种常见的多发病。

【病原学和流行病学】 尾蚴皮炎的病原十分相似,因为鸟类和哺乳动物的血吸虫种类繁多,均可引起尾蚴皮炎。根据虫种流行病学特点可分为3种类型。

1. 毛毕吸虫属(*Trichobilharzia*)引起的稻田皮炎 在我国南方广泛流行的稻田皮炎的病原主要是寄生于家鸭的毛毕属血吸虫,其中尤其是仓氏毛毕吸虫(*T. paoi*)。成虫寄生在家鸭门静脉内。中间宿主为椎实螺属(*Lymnea*)。在我国南方农村,水网密布,气候温暖,家鸭养殖极为普遍,在水稻田附近的养鸭池塘内有大量椎实螺孳生。鸭感染毛毕吸虫后经过10~12 d发育成熟,即能产卵。包氏毛毕吸虫卵两端长而尖细,中央广大,呈梭形,内有成熟毛蚴。毛蚴孵出后,侵入椎实螺,经1个月左右发育,释出尾蚴,又感染新的小鸭,完成其生活史。毛毕属尾蚴有眼点,具趋光性,内有5对穿刺腺。农民手足与疫水接触,尾蚴侵入皮肤,引起皮炎,俗称"鸭屎疯"。感染季节为4~7月,以5~6月最多。

2. 东毕吸虫属引起的稻田皮炎 东毕吸虫属(*Orientobilharzia*)是我国北方引起稻田皮炎的主要病原,寄生在牛羊等反刍动物门静脉血管中的血吸虫,对牛羊牲畜的危害性很大。在我国畜牧地区,东毕吸虫寄生在多种食草动物,包括黄牛、水牛、绵羊、山羊、马、驴、骆驼与马鹿等,感染虫数往往甚多,影响畜牧业生产。我国东北、西北与新疆尤为严重。此外,内蒙古、四川、云南、贵州、湖南、湖北、江苏等省区均有报道。东毕吸虫属的睾丸数目较多,卵巢呈扭曲螺旋状为其特点。贝类中间宿主为卵圆萝卜螺(*Radix ovata*),孳生于水流缓慢、水草、芦苇丛生的水塘与水沟中。萝卜螺感染毛蚴后,经22~25 d发育繁殖,逸出尾蚴。东毕吸虫属尾蚴不具眼点,有5对穿刺腺,从皮肤侵入。在吉林长春农村调查,耕牛感染率高达32.8%。患者以农民为多,感染季节在炎夏7~8月。牛羊因频繁饮水而感染。

此外,国外报告梭毕吸虫(*Schistosoma spindale*)、牛血吸虫(*S. bovis*)与羊血吸虫(*S. mattheii*)尾蚴也均可引起尾蚴皮炎。

3. 海鸟类血吸虫尾蚴引起的海水皮炎 有澳毕吸虫属(*Austrobilharzia*)引起的鸟类血吸虫尾蚴皮炎。终宿主为各种水鸟,以海水中甲壳类为中间宿主。澳毕属尾蚴有穿刺腺6对,生活在海水中。本病见于我国沿海如福建省等地。成虫寄生各种海鸟的门静脉血管中,如扇尾沙鹬、针尾沙鹬、大沙鹬与白翅浮鸥等。人因在海岸游泳接触含尾蚴海水感染。此外,在福建平潭岛有鸟毕吸虫属(*Ornithobilharzia*)寄生在各种灰背鸥肠系膜静脉中;美国有报告,在太平洋沿海由微毕吸虫(*Microbilharzia*)与巨毕吸虫(*Gigantbilharzia*)引起尾蚴皮炎者,故海水浴与从事海产养殖业者也易遭到感染。

总之,我国稻田皮炎与鸭类及哺乳动物血吸虫有关且各地不同。在太平洋地区与国内引起淡水与海水尾蚴皮炎的血吸虫种类很多,而且分布非常广泛。

【病理和临床表现】 尾蚴侵入皮肤后被大量白细胞包围,引起炎症反应,最初可能是尾蚴穿刺腺分泌物的作用,以后则是虫体死亡后的刺激反应。动物实验证明,这是一种变态反应。初次感染皮肤损害较轻,多次重复感染后则产生强烈炎症反应,在表皮与真皮层有大量单核细胞浸润与水肿。

人皮肤与含尾蚴疫水接触,待水分蒸发后,患者感觉皮肤局部刺痛,伴有红斑。多次重复感染的过敏患者,局部或全身可出现荨麻疹。约1.5 h后,皮损消退,残留少量斑疹。数小时后局部剧烈瘙痒、水肿,转变为丘疹与疱疹,以感染后第2~3日最为严重,此后逐渐消退,但在搔痒摩擦后,皮炎又可出现。经搔破后常继发细菌感染。尾蚴皮炎多位于手足处。

【治疗和预防】 避免与疫水接触,尤其有尾蚴皮炎史者,以防再发。接触疫水后,迅速将皮肤拭干,局部可试用乙醇擦洗。局部治疗可外用炉甘石洗剂等止痒药物。皮肤红肿消退后可涂擦氢化可的松霜,继发细菌感染可局部或全身应用抗生素治疗。在北方尾蚴皮炎由东毕吸虫引起,可对牛羊等牲畜在入冬之前采用吡喹酮驱虫治疗。对海水浴场,尾蚴皮炎由澳毕吸虫引起,尚无实际有效的预防措施。

参考文献

[1] 毛守白.血吸虫生物学与血吸虫病的防治[M].北京:人民卫生出版社,1990.

[2] 周康荣.97例晚期血吸虫病的CT表现和特征[J].中华消化杂志,1991,91:206.

[3] 赵慰先,高濑芬.实用血吸虫病学[M].北京:人民卫生出版社,1996:20-216.

[4] 李雍龙.血吸虫(裂体吸虫)[M]//詹希美.人体寄生虫学.第5版.北京:人民卫生出版社,2001:131-148.

[5] 朱荫昌,周晓农,冯振卿,等.血吸虫病[M]//陈兴保.现代寄生虫病学.北京:人民军医出版社,2002:631-678.

[6] 张大志,刘约翰.血吸虫病[M]//马亦林.传染病学.第3版.上海:上海科学技术出版社,2005:966-782.

[7] Mao SP. Recent progress in the control of schistosomiasis in China [J]. Chin Med J, 1986,99:439.

[8] Mc Garvey ST, Zhou XN, Willingham Ⅲ AL, et al. The epidemiology and host-parasite relationships of *Schistosoma japonicum* in definitive hosts [J]. Parasitology Today, 1999, 15:214.

[9] 周晓农.全球血吸虫病防治研究进展与展望——世界卫生组织血吸虫病科学工作组报告[R].北京:人民卫生出版社,2008.

第十五节　并殖吸虫病

马亦林

并殖吸虫病(paragonimiasis)又名肺吸虫病,是由寄生在以肺部为主要脏器的吸虫所引起的一种慢性寄生虫病。人吞食含有并殖吸虫活囊蚴的蟹或蝲蛄而感染。除人外,还有许多野生食肉类动物也能自然感染,因此,并殖吸虫病也是自然疫源性疾病。

在我国已发现的并殖吸虫种类繁多,有28种(包括同物异名的种),具有致病性者只有9种。主要以卫氏并殖吸虫(*Paragonimus westermani*)为代表的一类,肺部为其主要寄生部位,临床上常有咳嗽、胸痛及咳铁锈色痰等症状;以斯氏狸殖吸虫(*Pagumogonimus skjabini*)或四川并殖吸虫(*Paragonimus szechuanensis*)为代表的另一类,其主要症状为由该虫的童虫在人体内移行过程中所产生的一系列变态反应及游走性皮下包块,而肺部症状却轻微。这两大类的并殖吸虫,由于成虫、童虫、虫卵都能异位寄生于脑、脊髓、腹腔、肠、肾、皮下等组织造成病变,出现相应的症状。因此本病是一种全身性疾病。

1930年我国学者首次报道浙江省绍兴县兰亭的2名并殖吸虫患者,此后研究证实其第一、第二中间宿主,不久又在广州、沈阳等地也发现少数患者。中华人民共和国成立以来,自1952年起,国内学者对并殖吸虫病的病原学、流行病学、病理及临床等方面均进行了大量周密细致的调查研究,发现了不少新种及新疫区,积累了丰富的科学资料,并在防治工作中获得了巨大的成就。

【病原学】 并殖吸虫因其生殖器官并列而命名。世界上已知的虫种近50种(包括变种、亚种及同种异名),其中分布在亚洲最多,有31种。对人类致病的在亚洲主要是卫氏、斯氏、四川、会同、异盘、团山、宫崎、大平、肺生等并殖吸虫,此外尚有卫氏并殖吸虫四川变种及伊春亚种。其中以卫氏及斯氏(或四川)并殖吸虫分布地区较广泛,感染人数也最多,是国内最主要的致病虫种。

并殖吸虫分类很复杂,1962年以后,根据成虫形态、生活史、生态、免疫学和致病力等方面作鉴别。近年来对并殖吸虫染色体核型进行了研究,迄今为止,除了卫氏并殖吸虫中有少数的三倍体$3n=33$和四倍体$4n=44$外,大多数并殖吸虫为二倍体$2n=22$。这表明了大多数并殖吸虫遗传物质染色体数目的同一性。卫氏并殖吸虫三倍体表现为孤雌生殖,但其起源仍不清楚。此外,尚发现卫氏并殖吸虫存在着二倍体/三倍体的嵌合体型和二倍体/三倍体/四倍体的嵌合体型。引起肺型典型临床表现主要为三倍体型,分布于东北若干疫区,但福建发现的二倍体型及浙江发现的嵌合体型也能引起肺型症状。有人认为染色体核型和带型的差异可作为主要分类依据之一,现已制成各虫种基因组的重复DNA序列条带图谱,从图谱中找出它们的亲缘关系及各自具有种代表性的特异性条带。Iwagami收集亚洲各国卫氏并殖吸虫以部分线粒体细胞色素C氧化酶亚单位Ⅰ(COI)基因和核糖体重复序列第二内转录间隔区(ITS_2)基因进行分类,认为亚洲卫氏并殖吸虫不同地理株可分为2个种群,即东北种群(包括日本、韩国、中国大陆);南亚种群(包括马来西亚、菲律宾、中国台湾)。

1. 形态学 成虫是雌雄同体,有口吸盘及腹吸盘各一,睾丸与卵巢并列,虫体富有肉质,为褐红色,卫氏并殖吸虫呈椭圆形,大小为(8.1～12.8)mm×(3.8～7.7)mm,宽长之比为1∶2左右。皮棘单生,腹吸盘位于虫体中横线之前。四川(或斯氏)并殖吸虫虫体呈长条形,两端较尖,大小为(3.1～5)mm×(12～15.5)mm,宽长之比为1∶2.8,皮棘混生(体前部多为单生,后部多为丛生),腹吸盘稍大于口吸盘,位于体前1/3处(图

9-15-1)。卫氏并殖吸虫的成虫主要寄生于终宿主的肺组织，以宿主的血液及组织液为食物，能存活6～20年。

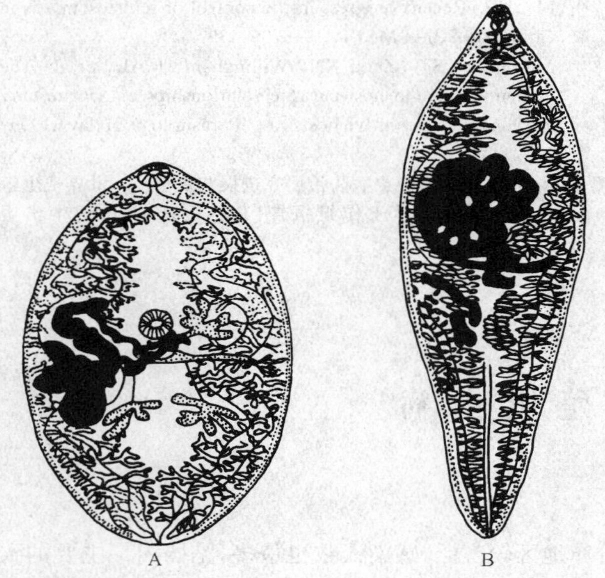

图9-15-1 主要致病的两种并殖吸虫形态图

A. 卫氏并殖吸虫；B. 斯氏(或四川)并殖吸虫

虫卵呈椭圆形，壳较厚，呈金黄色，大小为(80～118)μm×(48～60)μm。上端有盖，接近卵盖部卵壳比较厚，形成不很明显的肩峰。卫氏并殖吸虫日产卵数为9 590～18 850个，斯氏(或四川)并殖吸虫日产卵数平均为1 732个。

囊蚴呈圆球形或椭圆形，直径为300～400 μm，乳白色，具有内外2层或3层囊壁，或仅有1层囊壁，因虫种而异。后尾蚴挤缩或折叠卷曲于囊内。

2. 生活史 并殖吸虫各虫种的生活史过程及其与宿主的关系基本相同，仅对中间宿主种类的要求和在各种宿主体内的适应性因虫不同而异(图9-15-2)。

(1) *在中间宿主体内发育与繁殖* 虫卵随终宿主之痰或粪便排到外界，落入流动及澄清之清水中，在25～30℃经15～20 d，卵细胞发育成为毛蚴，毛蚴破卵盖钻出，侵入第一中间宿主——淡水螺(如短沟蜷、拟钉螺)，毛蚴钻入螺体内以无性生殖过程发育，需3个月经胞蚴、母雷蚴、子雷蚴而变成尾蚴。尾蚴的尾部呈球形，在水中活动范围小，遇第二中间宿主——华溪蟹或蝲蛄，尾蚴可从其体表关节之间或腹部体节间钻入蟹体，或可由口侵入，常在蟹足肌、胸肌、鳃、肝等部位形成囊蚴(后尾蚴)。囊蚴是并殖吸虫的感染期。

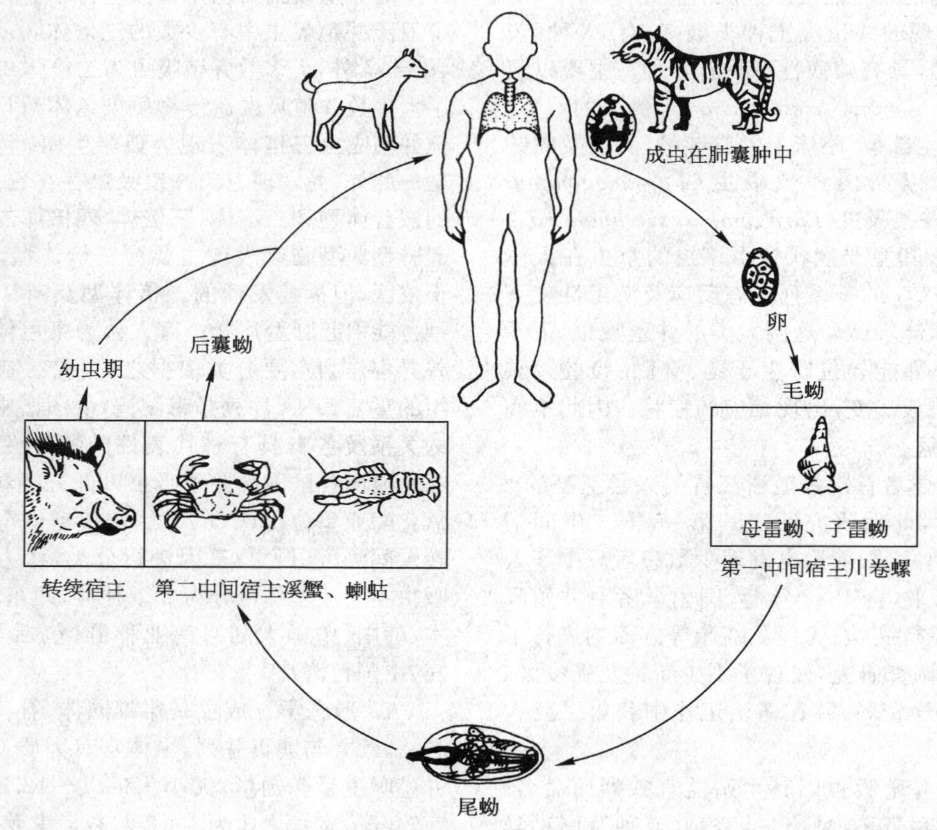

图9-15-2 卫氏并殖吸虫生活史

(2) *在终宿主体内寄生* 终宿主生食含有囊蚴的蟹或蝲蛄后，囊蚴在十二指肠经胆汁和消化液的作用，于30～60 min脱囊，后尾蚴逸出，穿过肠壁进入腹腔，在腹腔各脏器间游走，约2周后沿肝脏向上穿过膈肌到达胸腔，侵入肺脏，移行至细支气管附近，破坏肺组织形成虫囊，虫体在囊内逐步发育为成虫。自感染至成虫产卵需时 60～90 d。经动物实验发现在不适宜宿主体内，后尾蚴穿过肠壁，经腹腔入腹壁后，大多数虫体就长期停留于腹壁，或从腹壁进入结缔组织、深层肌肉内，虫体发育缓慢，不能成熟产卵。如将后尾蚴直接注入动物肺脏，虫体并不停留在肺内发育，而是离肺到胸腔等处，经一段时间发育，然后再穿过胸膜进入肺部寄生。因此，虫体在宿主体内的移行，是它发育成熟过程必不可少的。

【流行病学】 并殖吸虫病的流行必须具备三个环节：①要有保存并殖吸虫成虫的终宿主(病兽和患者)。②要有大量适宜于并殖吸虫幼虫发育的第一和第二中间宿主(短沟蜷和溪蟹或蝲蛄)的存在和它们的感染。③要有生吃、腌吃、醉吃淡水蟹类和蝲蛄习惯的人。

1. 流行范围 并殖吸虫在世界范围内流行很广，包括中国、朝鲜、日本、菲律宾、几内亚、美国、加拿大、墨西哥、巴西等国。国内约 20 个省、市、自治区，如江苏、浙江、福建、广东、广西、江西、贵州、河南、湖南、湖北、四川、吉林、辽宁、黑龙江、陕西、安徽、甘肃、山东、台湾、山西、云南及上海等发现并殖吸虫和并殖吸虫病的存在。我国报道有 28 种虫种，浙江与东北各省以卫氏并殖吸虫为主，其临床表现主要为呼吸道症状，所以称为肺型并殖吸虫病。四川、云南、江西、陕西等地以斯氏(或四川)并殖吸虫病占绝大多数，其临床表现以幼虫移行症为主要特征，故称为肺外型并殖吸虫病。其重要性已超过卫氏并殖吸虫。近来湖南有些地区发现会同并殖吸虫(*P. hueitungensis*)引起以幼虫移行症为主要表现的儿童感染报告。

2. 流行因素

(1) 地理环境 河底岩石密布、水流清而缓的小溪，是并殖吸虫病流行的良好地下环境。不同虫种其中间宿主不同，各种中间宿主的孳生地又有其特定的地下环境，如卫氏、斯氏(或四川)等并殖吸虫大多发生在丘陵山区，沿山溪呈线状分布，属山丘型。非致病性的大平及怡乐村并殖吸虫多分布于沿海地区，属平原型。居民点在溪流两岸，可使粪便及痰中的虫卵大量被雨水冲入河中，不断感染中间宿主。

(2) 终宿主及保虫宿主 患者、病兽及病畜皆为并殖吸虫的终宿主。卫氏并殖吸虫在人体内可发育成熟并产卵，因而人成为主要的传染源。斯氏(或四川)及会同等并殖吸虫在人体内一般不能发育成熟，因而病兽、病畜成为主要传染源。

并殖吸虫动物保虫宿主的种类繁多，主要分属于猫科、犬科、灵猫科及鼠鼬科等。其他如灵长类、偶蹄类及有袋类动物也可能成为保虫宿主。

(3) 中间宿主 并殖吸虫除卵的发育外，还需要经过两个中间宿主体内一系列的幼虫发育阶段。

第一中间宿主：国内发现并殖吸虫第一中间宿主的螺科，有黑贝科(Pleuroceridae)中的黑龙江短沟蜷、细石短沟蜷、方格短沟蜷及放逸短沟蜷等为卫氏并殖吸虫的螺类宿主；洱海螺族(Erhaiini)中的中国秋吉螺、中国洱海螺、湖北洱海螺等及拟钉螺族(Triculini)中的傅氏拟钉螺、福建拟钉螺等为四川(斯氏)并殖吸虫的螺类宿主。拟沼螺科(Assimineidae)的螺类为啮齿动物并殖吸虫的第一中间宿主。

第二中间宿主：国内证实已有 16 种以上甲壳类可成为并殖吸虫的第二中间宿主。不同种的并殖吸虫囊蚴可寄居在不同种类的淡水蟹体内，卫氏并殖吸虫主要为华溪蟹属(*Sinopotamon*)中的锯齿华溪蟹、长江华溪蟹及蝲蛄等；斯氏(四川)并殖吸虫主要为锯齿华溪蟹、景洪溪蟹、云南近溪蟹、中国石蟹等。对人体不致病的福建并殖吸虫及怡乐村并殖吸虫分别主要为中华束腰蟹及红螯相手蟹。近来又从沼虾、米虾及红娘华等水生昆虫体内发现囊蚴，这类昆虫也可能成为并殖吸虫的第二中间宿主。

淡水蟹类孳生于我国南方各省的山溪、湖泊及沟渠中，栖息在河溪旁洞穴及石块下。蝲蛄孳生于我国东北及朝鲜的较大河流，聚匿于水深 20～30 cm 的岩石缝中，在河流干涸时也能短期生存。甲壳类体内含囊蚴的感染度，一般每只蟹体内含数个囊蚴较为常见，在严重疫区，个别蟹体内可检获数百或上千个囊蚴，卫氏并殖吸虫中蟹的感染较斯氏(或四川)并殖吸虫为重。囊蚴的分布，卫氏并殖吸虫大多在胸肌、足肌中检出，内脏较为少见，而三平正并殖吸虫常发现于蟹的心脏，怡乐村并殖吸虫多见于蟹的肝脏。

(4) 感染方式 食用未煮熟的蟹和蝲蛄为人体感染并殖吸虫的主要方式，其次可因蟹换壳或死亡时，囊蚴坠入水中，饮用含有囊蚴的水而引起感染。据实验证明从短沟蜷分离出的尾蚴，不经第二中间宿主，也可直接感染终宿主。在流行区，常因当地居民煮食不当，如生吃、腌吃、醉吃及热吃蟹或蝲蛄而得此病。实验证明，囊蚴在含有 14%乙醇(酒精)的黄酒中需经 120 h 才被杀死，囊蚴被浸在酱油(含盐 16.3%)、10%～20%盐水或醋中，部分能存活 24 h 以上，而腌蟹及醉蟹一般不超过 24 h，所以仍具有感染能力。如加热不足，蟹体内囊蚴未能全部杀死，则热吃也会感染。据报道因生吃野猪肉片而感染卫氏并殖吸虫的病例，经检查发现野猪肌肉中有并殖吸虫童虫。野猪是并殖吸虫的不适宜宿主，这类含童虫的不适宜宿主可称为转续宿主(paratenic host)，转续宿主在构成自然疫源地方面有着重要的意义。虎、豹等食肉动物的并殖吸虫感染率及感染度较高，主要是通过捕食体内带有童虫的野猪或其他小动物(转续宿主)所造成。

【发病机制和病理】 并殖吸虫在人体内能侵犯多数内脏及其浆膜。病理变化是多种多样的，主要是由虫体(童虫、成虫)所引起。虫体在人体的组织内游走或定居,对脏器可造成机械性的损伤;虫体的代谢产物等抗原物质能导致人体的免疫病理反应。国内对卫氏并殖吸虫病的病理变化作了较为详细的研究与报道,兹将以卫氏并殖吸虫为代表的主要病变过程与病理变化分述如下。

1. 发病机制和病变过程

(1) 童虫的病变　当人吞食了含有囊蚴的蟹或蝲蛄后,囊蚴经胃到十二指肠,受人体内温度、胆汁及肠液的作用,囊壁被溶化,于 30～60 min 内脱囊,后尾蚴逸出。后尾蚴呈椭圆形,虫体伸缩活动力强,并能分泌酸性和碱性物质的腺体,可引起人体的免疫反应,破坏组织。后尾蚴穿过肠壁进入腹腔,在腹腔各脏器间游走。穿孔部位周围有肠黏膜的炎症和出血,于腹腔游走时,可损害腹内器官组织,产生广泛的腹部炎症和粘连。多数幼虫穿过膈肌,游走于胸腔,刺激胸膜而发生胸膜炎症。童虫在移行过程中逐渐增长发育,并侵入肺脏,破坏肺组织。在细支气管附近形成囊肿,虫体在囊内继续发育为成虫。每个囊内一般有 2 个虫体同时寄居,偶有 1 个或 3～5 个虫体同居一囊中。斯氏(或四川)并殖吸虫的后尾蚴或童虫在人体内移行过程中造成损害,较卫氏并殖吸虫显著,局部与全身的免疫反应也较为强烈,除在虫体寄生部位形成嗜酸性肉芽肿外,血液中嗜酸粒细胞持续增高。由于人不是斯氏(或四川)并殖吸虫适宜的终宿主,该童虫不能在人体内发育至性成熟产卵,极少进入肺脏,形成典型囊肿,而以游走性皮下包块与渗出性胸膜炎为主要病变。

(2) 成虫所致的病变　寄生于人体内的成虫数量常在 20 条以内,也可更多。成虫可固定在人体某一部位,也可沿各疏松组织间游走窜扰,致使病变范围扩大,波及脏器较多。较为严重的病损是虫体可从纵隔向上,由颈部大血管周围的疏松组织,沿颈内动脉上行,经破裂孔进入颅腔,侵入脑组织。但斯氏或四川并殖吸虫病的颅内损害是童虫侵入所致。

并殖吸虫成虫所致病变的基本病理过程可分 3 个阶段。①组织破坏期:虫体在人体组织中移行可引起线状出血或隧道损伤;虫体在组织中停留可破坏组织,以坏死组织、血液为其营养的来源,虫体肠内的棕色物质是变性血红蛋白,因而使局部组织形成窟穴状病灶。此期亦称脓肿期或浸润期。②组织反应期:窟穴状病灶形成后不久,周围组织就出现反应,以中性粒细胞、嗜酸粒细胞及单核细胞浸润为主的炎症反应,局部组织坏死、液化呈棕褐色。四周肉芽组织增生,并逐渐形成纤维状囊壁,构成本病的特殊病变,称并殖吸虫性囊肿。囊内含有棕褐色酱状黏稠液体,有时可找到虫体,镜检可见虫卵、夏科-莱登结晶、嗜酸粒细胞等。由于成虫有游走习性,虫体可离开原囊肿而在邻近形成新的囊肿,成为多房性囊肿,相互间有隧道或窟穴相通。此期亦称囊肿期。③纤维瘢痕期:当囊内虫体死亡或移行他处,囊肿与外界相通,内容物排出腔外,囊肿逐渐吸收,周围肉芽组织和纤维组织不断增生向中心发展,使整个囊肿完全由纤维组织代替,形成瘢痕,但很少发生钙化。

(3) 虫卵所致的病变　并殖吸虫的虫卵可见于囊肿或囊肿间的隧道内,也见于成虫穿行所经的组织中,由于其卵细胞在人体内不能发育成毛蚴,不分泌可溶性抗原,因此引起组织反应较轻微,仅有机械性或异物刺激作用,属于一种异物型肉芽肿反应。虫卵可群集而引起周围类上皮、嗜酸粒细胞浸润及结缔组织增生,将虫卵包围而形成粟粒大小的肉芽肿,最后逐渐纤维化。据实验动物观察,虫卵在组织中经 13～27 d 卵壳破碎,52 d 左右卵壳溶解,80 d 已成瘢痕组织。由四川(或斯氏)并殖吸虫所致的各种损害,不论在内脏或皮下组织中均很少发现有虫卵。

(4) 宿主的免疫应答与免疫损害　并殖吸虫的成虫、童虫、后尾蚴及其代谢产物均具有不同抗原性,可引起宿主产生不同类型的免疫应答。不同虫种感染亦有不同的应答。动物实验证明并殖吸虫抗原分子量为 27 000,主要定位在成虫或童虫的肠道上皮,特别是在其表面或肠道内容物。感染并殖吸虫后,宿主血中存在虫体循环抗原,可用单克隆抗体(ELISA 法)从患者血中检出,尿中也能检出特异性抗原性物质。犬感染卫氏并殖吸虫后,约 10 d 在血清中测出后尾蚴抗体,30～80 d 达高峰,持续 90 d 之后下降。抗成虫抗体在感染后平均 58.9 d 才出现,逐渐上升,至第 80 日达高峰,第 90～100 日滴度下降到一定水平后,即稳定不变。患者血清中可出现特异性 IgG 抗体,IgE 抗体水平亦明显升高,经治疗后约 2/3 患者特异性 IgE 可转阴。虽然并殖吸虫能刺激宿主产生特异性抗体,但无明显的保护作用。宿主对虫体可产生细胞免疫应答,围绕在成虫或虫卵周围的由巨噬细胞、淋巴细胞、浆细胞、嗜酸粒细胞组成的肉芽肿,就是 T 淋巴细胞所介导形成的。

2. 各脏器的病理变化

(1) 腹腔　并殖吸虫在腹腔内移行时可引起广泛的炎性反应和粘连,同时形成囊肿。囊肿的数量不等,重者在腹腔内可有大小囊肿 200 多个,有的分散在各处,有的聚集成团块。腹膜表面可粗糙不平,大、小肠的浆膜面充血,大网膜、肠系膜、肝、脾、大肠、小肠、阑尾或膈等结构之间有不同程度的粘连,感染严重者粘连较为广泛而紧密。如肝、膈之间的粘连常较其他器官为紧密,有时甚至不易剥离。腹腔内的病变虽然广泛,但腹水很少出现,即使出现量也不多,约 100 ml,一般为草黄色浑浊的液体,内含小量纤维蛋白块、圆形细胞和虫卵。成虫在腹腔内排卵后,因肠蠕动而将虫卵散开,也能刺激腹膜加重病变。

(2) 胸腔　虫体进入胸腔以后,初期常引起渗出性胸膜炎。感染时间较长后，胸膜的变化更为广泛，久之则胸膜逐渐肥厚，在肥厚的胸膜的胸膜表面都能见到大小囊肿，有的分散，有的聚集成群，以肺的纵隔面和膈面最为多见，囊肿内可找到虫卵、童虫或成虫。由于肺纵隔面的病灶及肺门淋巴结的病变，X线摄片上常可见到阴影增大现象。近来发现斯氏（或四川）并殖吸虫可致心包病变并可能发展为缩窄性心包炎。

（3）肺脏　肺部是并殖吸虫最易侵入的内脏，可能是因为肺内氧分压较高之故。其主要病变是形成囊肿，多数位于两肺的纵隔面或肺面的胸膜下层以及浅层肺组织内。囊肿小者如米粒状，大者可达2 cm直径。这些囊肿常与邻近胸膜下或胸腔的囊肿发生窦道沟通。囊肿的新旧程度不一，囊壁由肉芽组织以至纤维组织所构成。囊肿中可见到虫卵、童虫或成虫，当被结缔组织包围后可形成肉芽肿。虫体有时能侵犯细支气管和小支气管，破坏管壁形成囊肿，支气管被破坏后，可与胸腔有窦道相通，引起自发性气胸。如有继发性细菌感染，则可形成脓胸，脓液内亦能找到虫卵等。由于支气管与囊肿贯通以后，支气管炎可经久不愈，使管壁的肌纤维和弹力纤维逐渐消失，管壁逐渐扩大，最后形成支气管扩张症。四川（或斯氏）并殖吸虫病，肺内极少能找到虫卵。

（4）肝脏　并殖吸虫对人体肝脏可造成一定的损害。卫氏并殖吸虫感染后可使肝脏有营养性不良变化，汇管区有明显的细胞浸润，间质的纤维结缔组织有轻度增多，但一般不引起明显的硬化现象。近年来发现，斯氏（或四川）并殖吸虫童虫常侵入肝脏，其所致的损害远比卫氏并殖吸虫引起的损害为严重。动物实验发现，在感染斯氏（或四川）并殖吸虫后14～40 d，肝脏突出的病变为急性嗜酸性细胞性脓肿及各种坏死灶或浆液性囊肿等。4例患者尸检亦发现肝组织有片状和带状出血性坏死区，其结果与动物实验观察基本相似。

（5）脑和脊髓　虫体进入颅腔后，由底部直接进入脑沟，穿入脑组织移行，因而引起组织破坏、出血和炎性细胞浸润，并形成多房性脓肿和囊肿，以及结节和瘢痕组织等。囊肿内可查见大量虫卵，有时亦见虫体。虫体多自颞叶或枕叶底部侵入大脑，继则也可侵犯白质，累及内囊、基底节和侧脑室，侵入小脑则较少见。大脑病变多在一侧，且以右侧较为多见，但也可由一侧移行，经过脑室或胼胝体而至对侧大脑。由于病灶的占位，可导致脑室通路阻塞，而形成左右脑室和第三脑室萎陷或扩大。若第三脑室扩大，脑底可呈囊肿样突出，因而压迫视神经，引起视力减退或失明等症状。脑膜病变多不严重，急性期可有轻度充血等炎性反应，以后则可与脑皮质发生粘连。类似病变也见于斯氏（或四川）并殖吸虫病，在少数尸检材料中，却从未发现虫体或虫卵。

脊髓病变是由腹腔内的童虫或成虫向后腹壁穿行，侵入腰大肌和深层背肌，穿过附近的椎间孔，并入脊髓硬膜外腔、蛛网膜下隙或脊髓形成囊肿，使脊髓遭受压迫所致。多见于第10胸椎平面以下，如以脊髓节段来表示，则为胸脊髓12节段以下至马尾。但在个别病例，也可累及颈胸之间的水平。

【临床表现】　起病多较缓慢，潜伏期多数在6个月左右，但也有短至数天或迟至2年以上者。脑部症状的出现一般比肺部晚，平均在感染后10个月，但也偶有脑部症状先于肺部症状者。

1. 全身症状及体征　全身症状轻重不一，急性患者较为突出。患者感染后，经一定的潜伏期，可出现畏寒、发热、头痛、胸闷、腹痛等症状。发热以低热为主。感染重者可有高热，并持续数周不退，并有全身荨麻疹及哮喘发作等过敏症状。在斯氏（或四川）并殖吸虫病患者中全身症状相当多见。

2. 呼吸系统症状　肺部为卫氏并殖吸虫最常寄生的部位。咳嗽和咳痰最为常见，痰为白色黏稠而带腥味，每日痰量为50～100 ml，如有继发细菌感染，痰量增多且呈脓性。在病程中常出现咯血，少者仅见痰中带血丝，多者一次咯血可达数百毫升，铁锈色或棕褐色痰（或呈烂桃样血痰）为本病最典型的症状。烂桃样血痰是肺部囊肿内坏死组织随痰咳出所致。铁锈色痰可经数年不断，复发时亦以此症状最早出现。血痰中可查见并殖吸虫卵。当成虫游走于胸腔时，可侵犯胸膜，部分患者常有胸痛、气急，并伴有胸腔积液，单侧或双侧，或左右侧交替出现，量一般不多，偶见大量可致呼吸困难。胸腔积液呈草黄色或血性，偶为乳白色，可呈包裹性积液，遗留胸膜增厚。在斯氏（或四川）并殖吸虫病仅少数患者偶见痰中带血丝，无典型铁锈色，痰中查不到虫卵，但胸腔积液较为多见。

3. 腹部症状　最常见者为腹痛、腹泻及肝肿大，其次为恶心、呕吐及便血等。在疾病早期较为多见。腹痛部位较不固定，以下腹或右下腹最为多见，呈阵痛或隐痛，但腹肌紧张并不显著，可扪及结节或肿块。腹腔内囊肿偶尔向肠内破溃，出现棕褐色黏稠脓血样粪便，其中可找到虫卵。曾有报告出现肠梗阻症状患者，经剖腹检查，发现腹腔内有大小囊肿200多个。虫体在腹腔游走可引起腹膜广泛炎症，出现腹水或粘连。斯氏（或四川）并殖吸虫常侵及肝脏，在肝组织内形成嗜酸性脓肿或囊肿，引致肝肿大及肝功能异常等。严重者肝组织有广泛坏死，可导致死亡。

4. 神经系统症状　中枢神经系统症状多见于儿童与青壮年，常为严重感染者，可分脑型、脊髓型两种，以脑型为多见。

（1）脑型　流行区脑型患者可高达2%～5%。在脑中寄居的虫体破坏脑组织形成囊肿。虫体还可游走窜行，造成多处损伤，形成多发性囊肿。如侵及基底神经节、内囊或丘脑等部位则后果更为严重。由于病变范围多变，症状相应复杂，视其侵犯脑组织的部位及病理改变程度而定,常以头痛、癫痫及运动神经障碍较为常见,其临床表现有以下几方面:①颅内压增高症状如头痛、呕吐、神志迟钝、视力减退、视神经乳头水肿等,多见于早期患者。②脑组织破坏性症状如瘫痪、感觉消失、失语、偏盲、共济失调等,这些症状一般出现较迟。③刺激性症状如癫痫、头痛、视幻觉、肢体异常感觉等,此乃由于病变接近皮质所致。④炎症性症状如畏寒、发热、头痛、脑膜刺激征等,大多见于早期。

脑型患者在痊愈过程中脑内病变可形成钙化病灶,称"脑钙化型"。脑钙化灶的发现,结合临床表现及CT扫描所见,有助于定位诊断。这些患者难以从痰、粪及胃液中找到虫卵,但免疫学检查仍呈阳性反应。脑型病例亦见于斯氏(或四川)并殖吸虫病,其症状与卫氏并殖吸虫所致相仿。

(2) 脊髓型　较少见,主要由于虫体进入椎管内侵犯硬膜时,可形成硬膜外或硬膜内囊肿样病变。病变多在第10胸椎上下,其所以在这种位置可能是由于并殖吸虫穿越肝脏时遇到较坚强的膈肌后,转向附近椎间孔而侵入椎管。临床上主要出现的症状为脊髓受压部位以下的运动障碍,如下肢无力、行动困难、感觉缺损(如下肢麻木感或马鞍区麻木感)等,也有腰痛、坐骨神经痛和大小便失禁或困难等横截性脊髓炎症状,且多逐渐加重,最后发生截瘫。

5. 皮下结节或包块　约有1/5卫氏并殖吸虫病患者发现有皮下结节。最早出现皮下结节在感染后2个月,最迟者可在42个月后。结节部位以下腹部至大腿之间为最多,常在皮下深部肌肉内,肉眼不易看见,触诊时始能检出。直径为1～6 cm,大者较软,不能移动,且有压痛;小者较硬,能移动,但无明显压痛。结节内可发现虫体、虫卵或囊肿样病变。

皮下包块为斯氏(或四川)并殖吸虫病的临床特点,其发生率为50%～80%。临床及病理表现较卫氏型的皮下结节有其特殊之处。包块以腹部最多见,胸部次之,腰背部又次之。亦见于腹股沟、大腿、阴囊、精索、腘窝、颈、面、眼、眼眶等处。自黄豆、核桃至鸭蛋大小,最大达9 cm×18 cm。初起时周界广泛,边缘不清,有显著水肿感觉,表面皮肤大多正常,偶呈青紫色或伴有微血管扩张,局部可有隐痛或微痒,以后包块逐渐缩小、变实,呈不规则椭圆形。皮下包块具有游走性,常此起彼伏,反复出现,包块消退后可残留纤维组织,故新老包块间有时可扪及稍硬的长形条索,为童虫移行经过的通路。包块病理检查为典型嗜酸性肉芽肿,其中心为灰黄色豆腐渣样的坏死物质,内含夏科-莱登结晶,可找到虫体,但从未发现虫卵。

6. 泌尿生殖系统症状　严重感染症例中,虫体可在腹腔内向下穿行,而至精索、阴囊、附睾或睾丸等,或至肾脏、肾周围、膀胱等处形成虫囊。有时囊肿肿块可如鸡蛋,形成嵌顿性肿物,常产生局部疼痛,甚至影响正常活动。在临床上易与嵌顿疝、阴囊肿瘤、睾丸结核等相混淆。

7. 眼部症状　并殖吸虫病出现眼部症状较多,常见于脑型患者。但并殖吸虫直接损害或寄生于眼部并引起症状者较少。有侵及眼眶、眼睑及球结膜等处引起炎性囊肿样病变,形成长条形结节。其临床表现主要有眼球突出,局部红肿及轻度疼痛,少数病例可继发感染成脓肿。由斯氏(或四川)并殖吸虫引起者较多。

在一些并殖吸虫病流行疫区,发现有较多患者感染后表现为亚临床型(隐性感染)。这些患者有食生蟹史,免疫学检查阳性,血中嗜酸性细胞增加,而无明显的临床症状和体征。

并殖吸虫病除少数病例表现为急性症状外,多数表现为慢性经过。临床类型较难划分,一般按病变主要部位和症状表现分型,临床上可分为胸肺型、腹型、脑脊髓型、皮肤型、肝型、心包型、眼型、阴囊肿块型及亚临床型等9型。近来国内又倾向于主要病变部位和虫体与宿主适应性两者相结合的方法分型,将本病分为肺型(适合人体寄生型)和肺外型(不适合人体寄生型)两大类型,前者多由卫氏并殖吸虫所致,而后者则由斯氏(或四川)并殖吸虫所致。卫氏并殖吸虫存在大小两型品系,大型品系对人体寄生适应,能发育成熟,故痰中有卵排出,临床表现以肺型为主;小型品系对人体寄生不适应,未能发育成熟而停留在童虫阶段,故痰中无卵,临床表现也是肺外型,以蚴虫移行症表现为主。卫氏并殖吸虫病与斯氏(或四川)并殖吸虫病临床鉴别要点见表9-15-1。

表9-15-1　卫氏并殖吸虫病与斯氏(或四川)并殖吸虫病的临床鉴别要点

鉴别要点	卫氏并殖吸虫病	斯氏(或四川)并殖吸虫病
全身症状	不常见	很常见
荨麻疹等过敏症状	不常见	很常见
咳嗽及咳痰	咳嗽中度或重度,痰量常中度或大量	咳嗽不重,痰量很少
咯血和痰的性质	咯血很常见,痰常呈典型的铁锈色	咯血不常见,偶有血丝痰
胸腔积液	不常见	常见
脑部损害	较常见	较少见
同侧偏盲	在脑型很常见	在脑型少见
肝脏损害	较少见	较常见
皮下结节或包块	见于10%～20%的患者,游走性较差,结节内可查见虫卵或成虫	见于30%～70%的患者,游走性很强,包块内偶见幼虫,未发现成虫及虫卵

【实验室和其他检查】

1. 血象　一般无贫血,有严重咯血者,红细胞与血红蛋白均有减少。白细胞总数大多在(10～30)×10^9/L之间，在急性期可高达40×10^9/L以上。嗜酸粒细胞普遍增多，一般为5%～20%，在急性期可高达80%以上。血沉可有中度或重度增加。在斯氏(或四川)并殖吸虫病，血象变化较卫氏并殖吸虫病为显著。

2. 痰液 卫氏并殖吸虫病各型患者，大多有肺部病变，因此痰液检查甚为重要。痰常带铁锈色而黏稠，味略腥，镜检可见虫卵、嗜酸粒细胞及夏科-莱登结晶。痰虫卵阳性率一般在90%以上；如痰液过于黏稠，虫卵较少，可用24 h痰液浓缩法检查。痰量与虫卵数成正比。24 h痰液内虫卵总数一般在1 000～50 000个，虫卵计数对估计疗效有帮助。痰中发现虫卵有决定性的诊断意义，但如未能找到虫卵，而发现有夏科-莱登结晶和嗜酸粒细胞，对于诊断也有相当帮助。在斯氏(或四川)并殖吸虫病患者，痰中往往只有多量嗜酸粒细胞和夏科-莱登结晶，虫卵极难找到。

3. 粪便 粪便中的并殖吸虫卵都是由痰内吞咽下去的，卫氏并殖吸虫病有15%～40%患者可在粪便直接涂片找到虫卵。采用集卵法则可提高阳性率至46%～65%。在斯氏(或四川)并殖吸虫病，粪内极少能找到虫卵。

4. 尿液 多数正常，但当泌尿系统受侵犯并有囊肿穿向肾盂、输尿管和膀胱时，则可在尿中发现有脓细胞、夏科-莱登结晶和虫卵等。

5. 脑脊液和其他体液 脑脊髓型患者，脑脊液稍有变化，外观多清晰无色，压力正常，细胞数多在10×10^6/L以下。当有明显的脑膜炎症时，细胞数可增加，为(10～96)×10^6/L，但也有高至500×10^6/L左右者，分类中可见嗜酸粒细胞出现。半数患者蛋白质略有增高，糖含量多属正常。脑脊液作沉淀检查时，偶可找到虫卵。

当胸膜有病变时，可出现胸腔积液，多呈草黄色液体，可见嗜酸粒细胞，偶有夏科-莱登结晶、胆固醇结晶或虫卵。在腹腔有严重病变者，可有少量腹水出现，腹水多为黄色浑浊液体，内含少数纤维蛋白块、大小单核圆形细胞和虫卵。

儿童患者不能咳痰时，可考虑抽取胃液找虫卵。

6. 肝功能检查 卫氏与斯氏(或四川)并殖吸虫在侵犯肝脏时，均可引起肝脏损害，可出现不同程度的肝功能改变，多数表现为γ球蛋白增高，白球蛋白比值倒置，但丙氨酸转氨酶大多正常或仅轻度增高。

7. 免疫学检查 对痰内找不到虫卵的肺外型患者，在诊断上具有重要意义。

(1) *皮内试验* 以1∶1 000或1∶2 000稀释并殖吸虫成虫抗原0.1 ml注射于前臂皮内，皮丘大于12 mm，红晕大于20 mm者为阳性反应，阳性率达99.5%。但与其他吸虫病、麻风病等有交叉反应。皮内试验阳性仅能表示有并殖吸虫感染，持续时间很长。虽经治愈多年之后仍可阳性，所以不能作为观察疗效的标准。

(2) *对流免疫电泳和琼脂双扩散法* 对流免疫电泳法检测并殖吸虫病患者的血清，阳性率可达100%，经特效药物治疗后半年至1年内转为阴性，对疗效考核有一定的参考依据。琼脂双扩散法的敏感性较对流免疫电泳为低(63%)，但假阳性反应也比较低。

(3) *间接血凝试验* 用卫氏并殖吸虫成虫抗原作间接血凝试验，对卫氏并殖吸虫和斯氏并殖吸虫病患者血清阳性率为98.5%。但此法与血吸虫病患者的血清有较高的交叉反应。

(4) *后尾蚴膜反应* 此法用于并殖吸虫病的诊断，阳性率达97.3%，但对血吸虫病的假阳性率为4.3%。

(5) ELISA 有间接法、双抗体夹心法及斑点法等，均对并殖吸虫病的诊断具有很高的敏感性，阳性率达100%，与华支睾吸虫病、囊虫病及健康人血清未发现有交叉阳性反应。尤以斑点ELISA法，操作简便，不需特殊仪器设备，目测可判断结果，更适用于临床诊断和流行病学调查。近来采用纯化的抗卫氏并殖吸虫抗体进行双夹心抗体ELISA，检测并殖吸虫病患者体内的特异性循环抗原，对感染后3个月以内的急性期阳性率达85.9%。

(6) *免疫印渍试验* 免疫印渍试验(immunoblot)由凝胶电泳、转移电泳和固相免疫试验3种方法构成，是用于分析蛋白抗原和鉴别生物学活性抗原组分的有效方法。具有高度特异及敏感的一项诊断方法，对考核疗效亦有一定意义，目前正在有条件单位开始应用。

8. X线检查 各型并殖吸虫病大多有肺部病变，尤以肺型患者胸部X线检查可见特殊阴影。脑脊髓型患者的病变性质、类型和位置等，也需作各种X线检查，才能作出正确和全面的诊断。

(1) *胸部X线检查* 并殖吸虫引起的肺部病变以中、下肺野和内侧带较多，约占90%以上，其中以右下肺野更为常见，病灶可能广泛分布于全肺，也可能是单独存在，尤以后者较为多见。并殖吸虫病早期，在X线胸片上可见明显的胸膜反应或胸腔积液。早期炎症反应消失后，则可见胸膜粘连和胸膜增厚的表现，且多为两侧性。肺部X线变化可因病程早晚而不同。①浸润期：表现为直径1～2 cm(最大可达5 cm)大小的云絮状、边缘模糊、密度不均匀的圆形或椭圆形浸润阴影，多在中下野，单侧或双侧。病灶位置变迁较多，反映并殖吸虫在肺部移行所引起的过敏性炎症反应和肺组织的出血性病灶。本期相当组织破坏期。②囊肿期：X线表现为边缘锐利、密度均匀和外形规则的圆形或椭圆形、单房或多房、实质或空泡性、大小不等的阴影。这种阴影在肺型并殖吸虫病患者最为常见。可出现于肺野的任何部位，但以中肺野和下肺野内侧带为最多见。本期持续时间颇长。本期相当组织反应期。③纤维瘢痕期:胸片示大小不等的致密点状或索状阴影,呈圆形或椭圆形孤立分布,大小为0.4～0.6 cm。同时胸膜粘连与增厚极为普遍。由于虫体的不断移行,肺部的病变常可在纤维瘢痕出现的同时又有新的脓肿和囊肿形成,所以在同一X线像上可以同时存在各期的病变。

以上所见系从卫氏并殖吸虫病患者X线检查所得。但在斯氏(或四川)并殖吸虫病患者中,明显的上述肺部X线变化较为少见;部分患者的肺部可出现小片浸润阴影,但胸腔积液却较多见。

(2) *脑、脊髓影像检查* 脑脊髓型病例可作头颅X线摄片、CT、MRI、脑血管造影、脊髓造影等以显示病变和阻塞部位。

9. 活组织检查 皮下结节或包块、阴囊结节、腹腔结节的病理检查常可找到虫卵、童虫、成虫或与并殖吸虫病有关的组织病变。由斯氏(或四川)并殖吸虫所致的皮下包块病理检查为典型嗜酸性肉芽肿病变。

【诊断和鉴别诊断】

1. 诊断依据

(1) *感染史和临床资料* 凡是生长在本病流行区或到过流行区内,进食过生的或未熟透的溪蟹或蝲蛄、饮过生的溪水,都有感染本病的可能。如在病史中,又有长时间内断续出现咳嗽或咳铁锈色痰,或癫痫和偏瘫,或游走性皮下结节,或血液中嗜酸粒细胞持续增高等,都应考虑患者有并殖吸虫病的可能性。

(2) *发现虫卵或虫体* 痰、粪、各种体液内找到虫卵是确诊本病的依据。对皮下结节、阴囊结节或腹腔结节的患者,必要时可作活组织病理检查,如能发现虫卵、童虫、成虫或有关的组织病理变化,皆有助于诊断。

(3) *免疫学检查* 皮内试验敏感性高,对并殖吸虫病的诊断有较大帮助,但对其他吸虫病常会发生交叉反应。间接血凝试验、对流免疫电泳法及ELISA等,其敏感性和特异性均较高,有助于诊断。由于斯氏(或四川)并殖吸虫病痰内极少找到虫卵,X线检查肺部亦很少有变化,免疫学检查更显得重要。

(4) *其他检查* 对肺型患者,胸部X线摄片可呈特殊阴影。对脑脊髓型患者病变的定位及定性,有赖于X线、CT及磁共振等检查。

2. 鉴别诊断 可与下列疾病鉴别。

(1) *肺结核和结核性胸膜炎* 并殖吸虫病常误诊为肺结核,因其早期症状与早期肺结核相似,而囊肿期的肺部变化又与球型肺结核相类似。当并殖吸虫侵犯胸膜而引起胸膜炎和胸腔积液时,又可与结核性渗出性胸膜炎相混淆。当两病不易鉴别时,应从流行病学与实验室检查,并在痰中发现虫卵以区别之。在斯氏并殖吸虫病,免疫学检查有助于诊断。

(2) *结核性腹膜炎* 并殖吸虫病可产生广泛的腹膜炎,并有腹膜粘连等,引起腹痛、腹泻、压痛及结节硬块等症状,这些与结核性腹膜炎相类似。但并殖吸虫病起病较急骤,可于数月内不治而缓解,肺部X线检查有特殊阴影,痰中可找到虫卵,血嗜酸粒细胞增高及免疫学检查阳性等,均可与结核性腹膜炎鉴别。

(3) *颅内肿瘤* 由脑型并殖吸虫病产生的癫痫和瘫痪,可被疑为颅内肿瘤,但脑型并殖吸虫病的神经症状变化性颇大而且复杂,并缺乏症状的持续增剧或减轻,很难用一个孤立的病灶来解释。其他如感染史、肺部病变存在、痰内有虫卵、脑脊液免疫学检查阳性等,均有利于鉴别。

(4) *原发性癫痫* 应与脑型并殖吸虫病鉴别。脑型并殖吸虫病既往无癫痫史,而且癫痫发作后,头痛及肢体无力等症状可持续数日之久;而原发性癫痫发作后,症状在几小时内就可消失,很少超过半日。此外,痰内有虫卵、脑脊液的免疫学检查阳性等均可作为两者的鉴别要点。

【预后】 并殖吸虫病的预后,常以患者所患的虫种、寄生部位及感染轻重而有不同。一般患者预后较好,对生命威胁不大。但脑脊髓型者预后较差,可致残废,甚至治疗失败。斯氏(或四川)并殖吸虫病侵犯脑部较卫氏并殖吸虫病为轻,且较易恢复,后遗症少,预后较好。

【治疗】

1. 病原治疗 自1915年应用依米丁(吐根碱)治疗以来,迄今有了极大的发展。1954年国内推荐应用依米丁合并氯喹疗法,由于效果不满意,疗程长,副作用大,于1961年被硫氯酚所代替。由于硫氯酚疗程仍较长,复发率高,因而1982年以后开始应用吡喹酮治疗的研究,并提高了剂量,已证明其疗效明显优于硫氯酚,是当前治疗并殖吸虫病最佳的药物。

(1) *吡喹酮* 吡喹酮(praziquantel)对卫氏并殖吸虫病及斯氏(或四川)并殖吸虫病均有良好疗效。卫氏并殖吸虫病经治疗后血痰消失,痰中虫卵转阴,肺部病变吸收好转;斯氏(或四川)并殖吸虫病经治疗后,皮下游走性包块、胸腔积液、肺部浸润均消失。原有癫痫发作的脑型患者大多停止发作,偏瘫也有好转或恢复。眼型并殖吸虫病患者早期采用吡喹酮合并地塞米松治疗也有显著疗效。该药有疗效好、副作用轻、疗程短、服用方便的优点,是目前治疗并殖吸虫病首选药物。治疗剂量为每次25 mg/kg,日服3次,连服3～5 d,总剂量为225～375 mg/kg。脑型患者于第1疗程后1周,再重复1个疗程为宜。眼型患者应采用吡喹酮合并地塞米松治疗,经治疗后,视力可完全恢复正常。本品副作用轻而短暂,主要有头昏、恶心、胸闷及心悸等。

(2) *硫氯酚及硫氧二氯酚* 硫氯酚(别丁,bithionol)及硫氧二氯酚(bithionol sulfoxide)对并殖吸虫有杀灭作用,可能因影响虫体腺苷三磷酸(三磷酸腺苷)的合成,从而使其能量代谢发生障碍所致。后者杀虫力较强,毒性较低。硫氯酚剂量为成人每日3 g,儿童为每日 50 mg/kg，分 3 次口服，每日或隔日给药，10～20 个治疗日为 1 个疗程。远期治愈率在 79%～89%，如果 1 个疗程未能治愈，可重复治疗。本药副作用为恶心、呕吐、腹痛及腹泻等，肺型患者可有咳嗽加重、咯血、咳痰增多等。由于本药疗程长，复发率较高，现已少用。硫氯二氯酚剂量为每日 30 mg/kg 计算，连服 6 d 为 1 个疗程，但药疹发生率高为其缺点，也较少应用。

(3) 三氯苯达唑　三氯苯达唑(triclabendazole)是瑞士 Ciba-Geigy 制药公司生产的一种新的苯并咪唑类衍生物，对肝片吸虫及并殖吸虫均有明显的杀虫作用。国内曾用本品[100 mg/(kg·d)×2 d]治疗犬卫氏并殖吸虫感染，其杀虫率为 98.5%。国外以本品10 mg/kg 顿服治疗非洲并殖吸虫病患者，其治愈率达 90%，目前国内尚未批准应用于临床，有待验证。

2. 对症治疗　对咳嗽、咯血者可给以止咳、止血剂。脑型患者颅内压增高致有严重头痛时，可应用脱水剂，如高渗葡萄糖液、20%甘露醇溶液及呋塞米(速尿)等。如有癫痫发作史者，可应用苯妥英钠、苯巴比妥(鲁米那)及地西泮(安定)等口服预防。肢体瘫痪者可应用针刺、理疗等。如伴有继发细菌感染者，可适当选用抗菌药物。

3. 外科手术治疗　并殖吸虫病的肺内病灶多为散在性，不宜应用手术治疗，但脑脊髓型伴并发症者，如内科治疗仍不能收效，可考虑外科手术。

【预防】

1. 防止人体感染　在流行地区必须进行广泛的宣传教育，使当地居民切实做到不吃生溪蟹及生蝲蛄等，并应注意不饮用溪流生水。

2. 控制传染源　彻底治疗患者，调查及管理动物传染源，捕杀对人有害或保虫宿主的动物。不用生溪蟹及生蝲蛄喂犬、猫，以防动物感染。

3. 防止虫卵入水　结合开展爱国卫生运动，教育群众不随地吐痰，不随地大便，避免痰和粪中的虫卵随雨水冲入溪流。

参考文献

[1] 浙江省肺吸虫病治疗研究技术委员会. 200 例肺吸虫病病史、症状和检验的分析[J]. 中华医学杂志，1955，41：1104.

[2] 李友松. 并殖吸虫种群分类[M]//沈一平. 实用肺吸虫病学. 北京：人民卫生出版社，2000：5－15.

[3] 邵向云，李义. 肺吸虫病的临床学[M]//沈一平. 实用肺吸虫病学. 北京：人民卫生出版社，2000：134－139.

[4] 贺联却，钟惠澜，许炽熛，等. 并殖(肺)吸虫病[M]//贺联印，许炽熛. 热带医学. 第 2 版. 北京：人民卫生出版社，2004：811－837.

[5] 詹希美. 并殖吸虫[M]//詹希美. 人体寄生虫学. 第 5 版. 北京：人民卫生出版社，2001：126－129.

[6] 黄爱群. 脑型肺吸虫病 41 例临床分析[J]. 中国人兽共患病杂志，2000，16(2)：114.

[7] 胡鹏，刘约翰. 三氯苯达唑治疗斯氏狸殖吸虫病的初步观察[J]. 中国寄生虫与寄生虫病杂志，2001，19(5)：305－307.

[8] Blair D, Xu ZB, Agatsuma T. Paragonimiasis and the genus *Paragonimus* [J]. Advances in Parasitol, 1999, 4: 113－222.

[9] Calvopina M, Guderian RH, Paredes W, et al. Treatment of human pulmonary paragonimiasis with triclabendazole: clinical tolerance and drug efficacy [J]. Trans R Soc Trop Med Hyg, 1998, 92: 566－569.

第十六节　华支睾吸虫病

赵志新　邓　友

华支睾吸虫病(clonorchiasis)是由华支睾吸虫(*Clonorchis sinensis*)寄生于人或动物肝内胆管所引起的人畜共患寄生虫性疾病。人类常因食用未经煮熟含有华支睾吸虫囊蚴的淡水鱼或虾而被感染。主要临床表现为纳差、乏力、消化不良、上腹隐痛、肝肿大等，严重者可发生胆管炎、胆结石以及肝硬化等并发症。严重感染的儿童常有显著营养不良和生长发育障碍。本病分布于世界各地，国内流行于广东、山东、河南等 24 个省、市、自治区。

1874 年 Mc Connel 首次在印度加尔各答一位华侨尸体的肝内胆管中查见此虫，1875 年在日本也发现此虫，以后国外各地，如越南、毛里求斯、美国、澳大利亚、德国、埃及、波兰等陆续报告有华侨感染此虫。我国于 1908 年首次发现本病患者。1956 年在广州明代古尸、1973 年湖南省衡阳北宋古尸和 1975 年在湖北省江陵西汉古尸内分别检出华支睾吸虫卵，推测 2 300 多年前本病即已存在，且分布范围较广。

【病原学】　华支睾吸虫生活史复杂，按发育程序可分为成虫、虫卵、毛蚴、胞蚴、雷蚴、尾蚴、囊蚴及幼虫等 8 个阶段。成虫寄生在肝内胆管系统，尤其在胆管的分支部分。偶亦可见于胰腺管内。成虫虫体形状似葵瓜子仁，狭长、扁薄，前端尖细，后端较钝大。体表无棘，呈褐色半透明。大小为(10～25)mm×(3～5)mm，有口、腹 2 个吸盘，消化器官有口、咽、食管和分支的肠管。生殖器官系雌雄同体，其 2 个睾丸均呈分支状，前后排列于虫体的后端(图 9－16－1)。成虫蠕动缓慢，大

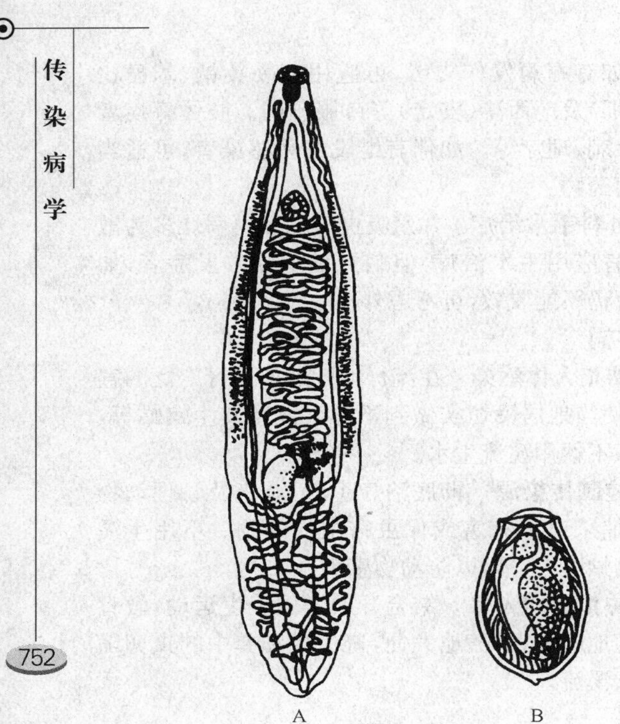

图 9-16-1 华支睾吸虫成虫及虫卵形态图

A. 成虫；B. 虫卵

多吸附于胆管内壁黏膜。其虫卵为(27.3～35.1)μm×(11.7～19.5)μm，是人体寄生虫卵中最小的一种，呈椭圆形，略似电灯泡状，壳厚，呈棕黄色，一端有陷入于卵壳中的小盖，在连接处卵壳增厚，卵内含一个毛蚴。

成虫寄生于宿主的肝内中、小胆管，有时移居较大胆管或总胆管，以组织液和黏液中的葡萄糖或蛋白质为营养，营有性生殖。虫卵随胆汁到达肠道，与粪便一起排出体外，如落入池塘和溪沟中，被第一中间宿主淡水螺(沼螺、豆螺等)吞食后，卵内毛蚴即在螺肠内孵出，穿入肠壁，在肠道周围软组织内先后发育为胞蚴、雷蚴、尾蚴。尾蚴离开螺体，逸入水中，钻入第二中间宿主淡水鱼(鲩鱼、麦穗鱼等)或淡水小虾体内，形成囊蚴。人或其他终末宿主动物如吃进含有囊蚴而未煮熟的淡水鱼或淡水小虾后，囊蚴外壳可被胃酸及胰蛋白酶消化，幼虫在十二指肠内脱囊逸出，沿胆总管逆行至肝内中、小胆管发育为成虫。从感染囊蚴至成虫成熟排卵约需 1 个月，虫卵发育为成虫的全部生活史过程约需 3 个月(图 9-16-2)，成虫寿命可长达 20～30 年。

华支睾吸虫的第一中间宿主是多种淡水螺，迄今在我国已证实的主要有 3 种：① 赤豆螺(*Bithynia fuchsianus*，又名莲馨卜螺、傅氏豆螺)，分布于我国的

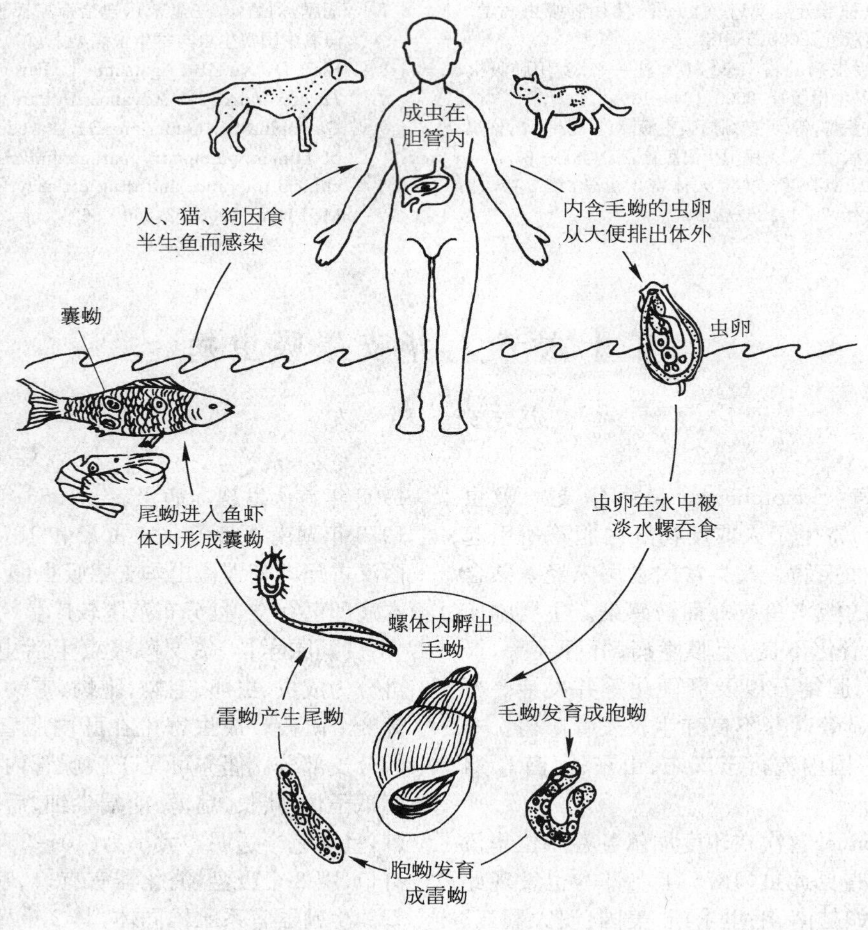

图 9-16-2 华支睾吸虫生活史

辽宁和四川地区。②长角涵螺(*Alocinma longicornis*,又名长角豆螺),分布于华中、东南及华南地区。③纹沼螺(*Parafossarulus striatulus*),以华南地区为多,江西、四川、河南等均有发现。均属小型螺蛳,对环境适应性强,常年生活于鱼塘、田沟、灌溉沟及小河中。国内调查资料表明,我国华支睾吸虫的第一中间宿主以纹沼螺分布最广,螺的感染率为0.1%～13.1%,以广东、河南及四川等地区为高。长角涵螺的感染率为0.3%～27.5%;而赤豆螺的感染率为0.11%～0.36%。

华支睾吸虫的第二中间宿主为淡水鱼类,我国已证实的有70多种。可感染华支睾吸虫囊蚴的淡水鱼类都是属于鲤鱼科(Cyprinide),其中以白鲩鱼(草鱼)、黑鲩鱼(青鱼)、大头鱼、鳊鱼、土鲮鱼、鲤鱼、麦穗鱼等为主,但不同种类鱼的感染程度轻重不一,一般以鲩鱼及麦穗鱼的感染率最高并最为广泛。华支睾吸虫对鲤鱼科各鱼类的感染无严格选择性,不论大鱼、小鱼都可被感染。囊蚴可分布于鱼体的任何部分,鱼的种属不同,囊蚴的在其体内的分布亦可有不同,一般以鱼肉及鱼头内最多。此外,福建、辽宁、江西和广东等均报道淡水虾亦可作为第二中间宿主。

【流行病学】 本病主要分布在东南亚,其中以中国、朝鲜、越南等地最为多见,也可见于日本、菲律宾、泰国、柬埔寨、老挝、马来西亚、新加坡和印度尼西亚等国家。我国除青海、宁夏、新疆、甘肃、内蒙古、西藏等尚未有报道外,其余25个省、市、自治区以及台湾省和香港特别行政区均有本病的流行报道或病例报告,估计受感染人口为3 000多万。但各地感染率不尽相同,以辽宁等东北各省、广东两端感染率较高。有些地区淡水鱼的感染率较高,而人群的感染率却很低,如江苏、浙江、上海、北京等。

1. 传染源 主要是被华支睾吸虫感染的人和哺乳动物,如猫、狗、鼠、猪等。人和动物感染华支睾吸虫后,虫体寿命很长,可长期经粪便排卵,粪便散布于自然界的河沟和鱼塘,如有合适的第一和第二中间宿主存在,即可完成生活史。

2. 传播途径 人因进食未煮熟而含有华支睾吸虫囊蚴的淡水鱼或虾而受感染。感染方式因生活习惯、饮食嗜好而有所不同。但多因生食鱼肉、虾,也有由于烤、烧、炒、煎小型鱼类不熟而感染。如广东、广西等地区的居民有吃鱼生(生鱼片)和鱼生粥(生鱼片加热粥)的习惯;辽宁等东北地区,特别是一些朝鲜族人也有食鱼生的习惯;许多地区的吃"全鱼"方式,即用整条鱼煎烤,常有外皮焦黄但内部鱼肉却没有熟透,因而易被感染。北京、山东、河南、四川等地有吃烧小鱼或烤小鱼的习惯。有些地区居民因吃生晒干鱼或生腌鱼而被感染。此外,处理食物时,生熟食不分,如用切生鱼肉的刀及砧板切熟食,用盛生鱼的器皿盛食,甚至饮用为囊蚴污染的生水也可受染。

淡水螺受感染的原因是由于吞食了人或保虫宿主动物排出的华支睾吸虫卵。由于粪便管理不当,用新鲜粪便施肥或随地大便,粪便污染了水塘、河沟可使淡水螺受感染。有些人工养鱼地区,还有用粪便喂鱼的习惯,如把粪便倒入鱼塘,或在鱼塘上修建厕所,使粪便直接落入塘中,粪便中的虫卵可先后感染螺和鱼。

3. 人群易感性 人对本病普遍易感,无年龄、性别、种族之分,凡进食含有囊蚴而未经煮熟的鱼或虾,均可被感染。感染率高低与居民的生活卫生习惯及饮食嗜好有密切关系,流行区人群感染率可由0.08%～57%不等,广东省的个别地区可高达88.6%。一般说来,成年人以男性的感染率较高,在广东省佛山地区华支睾吸虫病者6 222例中,男女的比例为1.88∶1。广东省感染者年龄最小为3个月,最大者为87岁,以20～50岁为多。原因是广东省男性多喜食鱼生,而妇女及小孩比较少食,故感染者也较少。但在广东省曲江县一个流行区调查发现,在83例中,15岁以下占93.9%。这与当地小孩喜欢在田沟捕捉鱼虾生食或食未烧烤熟透的鱼虾有关。相似的情况于河南、四川、湖北、江苏等省亦有报道。

4. 流行特征 华支睾吸虫病在我国的流行特点有3点:①南北两端感染率高,原因是广东、广西和湖南等省、自治区的一些地区以及吉林省朝鲜居民喜食生鱼,而其他地区的感染主要是食鱼的方法不当或儿童嬉食小鱼所致。②在有食鱼生习惯的地区,感染率随年龄的增加而增高,如广东和广西;嬉食型方式感染则儿童和青少年感染率较高,如北京、山东、河南、安徽、江苏、湖北以及广东省的少部分地区。③华支睾吸虫病流行多呈点片状分布,不同地区、不同县乡,甚至同一乡内的不同村庄感染率差别也很大,除上述人们饮食习惯的因素外,地理和水流因素也起着重要作用。

【发病机制和病理】 华支睾吸虫主要寄生在人肝内小或中等胆管内,但也可在胆总管、胆囊、胰腺管甚至十二指肠或胃内发现。寄生于人体的虫数一般为十数条至数百条,安徽陈约翰报告1例尸解中有9万条虫。广州朱师晦等发现1例临床疑诊肝癌患者,手术中发现华支睾吸虫成堆堵塞于肝胆管及胆总管,有数万条之多。发病与否和病变程度与寄生虫数有密切关系。感染轻者,虫数自十余条至数十条,可无临床症状,亦无肉眼可见病变。感染较重者,虫数可达数千条,肝内胆管及其分支均充满虫体和虫卵,可发生胆管阻塞、胆汁淤积等病变。由于左肝胆管较为平直,幼虫易于入侵,故肝左叶被华支睾吸虫寄生的机会较多,病变也较为严重。

本病的病理变化是由虫体、虫卵及其毒性代谢产物所产生的机械性阻塞与刺激形成的损害所致。当胆管内有较多成虫寄生且持续时间较长时,胆管上皮细胞发生脱落,以后呈腺瘤样增生,胆管壁增厚而逐渐变狭窄，加上虫体与虫卵的堵塞，导致胆汁淤滞，胆管呈圆柱状或囊状扩张。扩张的胆管压迫周围肝组织，肝脏可发生脂肪变性，甚至坏死。胆管周围与门静脉周围淋巴细胞与嗜酸粒细胞浸润，继而纤维组织增生，病变逐渐向肝实质扩散。

过去曾经认为本病引起肝硬化者不多见。然而，已在多个地区发现重度感染儿童病例，可能由于同时存在的营养不良等原因，肝实质细胞可以发生营养不良、脂肪变性、萎缩、坏死甚至导致门脉性肝硬化。偶可由于长期胆汁淤滞，演变成胆汁性肝硬化者。

虫体与虫卵可顺流至胆总管或胆囊内，造成机械性阻塞并常继发细菌感染，发生胆管炎、胆囊炎、阻塞性黄疸。成虫也可寄生在胰腺管内，发生胰腺管炎和胰腺分泌不良的症状。虫卵、死亡的虫体、脱落的胆管上皮、炎症渗出物、细菌等均可构成结石的核心，导致胆石症。有人认为华支睾吸虫感染可能与原发性肝癌的发生有关。亦有学者认为本病的胆管上皮细胞腺瘤增生，有可能导致胆管癌。

关于华支睾吸虫病的免疫机制问题，迄今了解甚少。实验结果表明本病引起免疫应答的抗原主要来源于此种吸虫的代谢产物而不是虫卵。根据对代谢产物进行生物化学和免疫学分析，提示其中的酶可能是有效的抗原成分。抗原形成的部位，从间接荧光抗体试验及放射免疫自显影术的定位观察结果，显示特异性反应存在于成虫的表皮、口吸盘、肠管、睾丸、贮精囊、受精囊和卵巢。本病的免疫表现，其抗体应答与其他寄生虫感染相类似。患者血清中最易检测到的是特异性 IgG 抗体，大多数患者的此类抗体水平与感染度呈正相关。部分患者血清中亦有特异性 IgE 抗体。有报道用成虫匀浆粗制抗原免疫家兔后，取其血清制备的抗成虫 IgG 抗体，对其成虫存活有抑制作用。有研究表明，经人工免疫的动物对再感染无保护性免疫作用。

【临床表现】 华支睾吸虫的致病力不强，是否出现症状与寄生的虫数及机体的反应有关。潜伏期为 1～2 个月，严重感染者潜伏期较短，仅为 15～26 d。

本病一般起病缓慢，少数短期内重度感染者急性发病。

轻度感染者常无症状或仅在食后有上腹部饱胀感、食欲不振或轻度腹痛，易疲劳。

较重感染者可有食欲不振、上腹饱胀、轻度腹泻、肝区隐痛。24%～96.3%的患者有肝大，以左叶增大为明显，有压痛和叩击痛。可伴有头晕、失眠、疲乏、精神不振、心悸、记忆力减退等神经衰弱症状。个别患者因大量成虫堵塞胆总管而出现梗阻性黄疸，甚至发生胆绞痛。

慢性重复感染的严重病例发展为肝硬化及门静脉高压时，出现消瘦、贫血、腹壁静脉曲张、肝脾大、腹水、黄疸等。严重感染的儿童可出现营养不良和生长发育障碍，甚至可引起侏儒症。

短期内严重感染者或来自非流行区，初次大量感染者，可出现急性过程。突发寒战及高热，体温高达 39℃以上，呈弛张热。食欲不振、厌油腻、肝大伴压痛，轻度黄疸，少数出现脾大。血中嗜酸粒细胞显著增高，极个别患者出现类白血病反应。数周后急性症状消失而进入慢性期，表现为疲乏、消化不良、肝大伴压痛等。

根据症状轻重不等，临床病情一般可分为 3 度。①轻度：可无自觉症状，只在粪便检查时才发现虫卵者。或有轻度胃肠道症状，如食后胃部有痛感、软便等，约占 35%。②中度：有较明显胃肠道症状，如食欲不振、消化不良、右上腹胀痛、肝肿大、轻度水肿。如并发细菌感染可继发胆管炎、胆囊炎，约占 55%。③重度：有明显胃肠症状，反复腹泻或便秘，右上腹疼痛或有脾肿大、腹水、贫血等，多见于儿童，约占 10%。

本病临床表现多种多样，可分为 8 个临床类型。①无症状型：占 16.9%～40.13%。无自觉症状，在粪便检查或十二指肠引流液检查时发现虫卵而诊断。②肝炎型：最常见，占 36.38%～40.16%。表现为食欲不振、疲乏，肝区隐痛，肝肿大、轻度压痛，部分患者血清丙氨酸转氨酶（ALT）活力增高。③胆囊、胆管炎型：表现为右上腹痛，阵发性，不规则低热或高热，常并发胆石症。占 6.83%～11.3%。④胃肠炎型：亦常见，占 13.76%～31.7%。表现为腹胀、腹痛和腹泻，大便每日 3～4 次可有不消化食物，无脓血。⑤神经衰弱型：占 2.06%～2.3%。表现头晕、头痛、心悸、失眠、多梦、性情急躁、记忆力差等。⑥肝硬化型：多见于重度感染的儿童患者，占 0.58%～1.4%。表现有食欲不振、肝脾肿大、腹水、贫血、脾功能亢进，肝功能明显损害。⑦营养不良型：亦多见于重度感染的儿童患者，约占 2.1%。表现为水肿、贫血、血浆蛋白减少。⑧侏儒型：此型少见，可见于幼年期反复较重感染者。表现为发育障碍，身高、体重与年龄极不相称，缺乏第二性征。

同一患者可有上述临床类型中几种同时存在。

【并发症】 以胆道感染、胆管炎和胆石症最常见。

华支睾吸虫病的并发症很多，中山医科大学统计的 2 214 例，共 1 220 例（占 55.10%）有并发症，而并发症可达 21 种。最常见为胆道感染、胆囊炎和胆石症等胆系并发症，共 474 例，占 21.41%。此外，并发溃疡病、慢性胃炎、慢性结肠炎等胃肠道疾患 208 例，占 9.39%。并发肝硬化 135 例，占 6.09%，在儿童引起侏儒症 32 例，占 1.44%。并发胰腺炎、糖尿病等胰腺疾患 28 例，占 1.26%。引起细菌性肝脓肿 10 例，占 0.45%，胆管细胞癌 5 例，占 0.22%。

根据对广州地区有华支睾吸虫感染者 10 486 例与无感染者 87 039 例住院病历的对比分析结果，胆石症、胆管炎、胆囊炎、肝硬化、原发性肝癌和糖尿病的发生率在感染者显著高于非感染者。

在流行区可见先感染华支睾吸虫后再感染病毒性肝炎者。患病毒性肝炎后，其乏力及纳差等消化道症状会明显加重，肝脾肿大可较显著，肝功能不易恢复正常，并常存在肝胆道感染，其黄疸亦较难消退。亦有慢性病毒性肝炎患者再感染华支睾吸虫而致病情加重的报道。

【诊断】

1. 流行病学资料 对疑有本病者应详细询问有关本病的流行病学史，包括是否来自流行区，有无食生的或未煮熟鱼或虾的历史等。

2. 临床表现 慢性消化道功能紊乱症状，肝大，常以左叶大较明显，并伴有神经衰弱症状或胆囊炎胆管炎、胆结石等症状。

3. 实验室检查

(1) *血液检查* 急性患者可有血液白细胞计数增高，嗜酸粒细胞增多。严重感染者尚可出现嗜酸粒细胞类白血病反应，白细胞可达 50×10^9/L，嗜酸粒细胞达 60%以上。慢性患者随着病程延长，可有不同程度的贫血，白细胞计数大多正常，但多数病例嗜酸粒细胞轻度增加(达 5%～10%)，血沉加快，血清碱性磷酸酶、丙氨酸转氨酶和 γ 谷氨酰转肽酶活力增高。血浆总蛋白和白蛋白减少。

(2) *免疫学检查* 近年来随着酶、同位素、生物素和胶体金等标记技术和新方法的发展和应用，大大提高了检测血清抗体或抗原的敏感性和特异性，使华支睾吸虫病诊断率大大提高。目前，在临床辅助诊断和流行病学调查中，免疫学方法已被广泛应用。

常用的方法有间接血凝试验(IHA)、间接荧光抗体试验(IFAT)、酶联免疫吸附试验(ELISA)等。

1) 检测血清中特异性抗体：①间接红细胞凝集试验：具有操作简易和判断结果快速的优点，但其稳定性尚欠理想。各地抗原制备的方法基本上相同，但抗原的提取、用于致敏红细胞的抗原浓度、红细胞的处理等步骤和条件不同，检测的阳性率为 68.4%～98.7%，差异范围较大。②ELISA：是用得较多的方法，敏感性和特异性均较高，检测抗体敏感性多为 90%～95%，假阳性率仅 1%～5%，但对并殖吸虫病、血吸虫病患者血清有约 10%的交叉反应。

2) 检测血清中特异性抗原：用双夹心法 ELISA 检测本病患者血清中特异性循环抗原，用于疗效考核明显优于检测抗体的方法。

3) 皮肤试验：宜选用高稀释度抗原作皮试。通常以成虫盐水冷浸为抗原(稀释度为 1∶15 000～1∶30 000)作皮内试验，阳性率可高达 97.9%，与粪检阳性符合率高达 99.5%。本试验简便易行，特异性高，与其他吸虫类疾病几无交叉反应，具有辅助诊断和普查初筛的价值。研究证明，抗原稀释度至 1∶15 000 时，与血吸虫病的鉴别率达 100%，稀释至 1∶30 000 时，与并殖吸虫的鉴别率为 97.9%。

(3) *寄生虫学检查* 找到肝吸虫体或虫卵可明确诊断。主要是粪便检查。直接涂片法操作简便，缺点是在轻症感染者中，粪中虫卵很少，不易检出，通常多检几个涂片以提高检出率。沉淀集卵法可用清水沉淀，因虫卵较重而小故适用此法。也可用清水沉淀后再行离心，也可用盐酸乙醚处理再行离心，使虫卵集中沉在玻璃尖端而易检出。用氢氧化钠消化法还可兼作虫卵计数检查法，取粪便 1 g，置于装有 10%氢氧化钠溶液 5 ml 的离心沉淀管内，充分搅拌，消化 1 h 后，用司氏计数管搅匀并吸取 0.075 ml 作涂片，在显微镜下将全片的虫卵加以计数，再乘以 80，即为每克粪便所含虫卵数。

十二指肠引流胆汁检查。因虫卵从胆管直接排入十二指肠内，胆汁中虫卵最多且无杂物混合在内，容易检出。用引流的全部胆汁沉淀浓集检查虫卵，其阳性率更高。此法检出率接近 100%，但技术较复杂，一般患者难以接受。此外，亦有在胆道手术中发现成虫，胆道引流管中发现成虫或虫卵，或在肝穿刺术的穿刺针管内或组织块中发现成虫或虫卵，均有助于明确诊断。

(4) *分子生物学方法* 应用实时 PCR 方法检测大便中蛔虫的内转录基因序列，发现敏感性可达到 91.4%～100%，与虫卵计数呈正相关，可用作检测及定量检测本病的感染。

(5) *影像学检查* 用 B 型超声波检查华支睾吸虫病患者时，在超声像图上可见多种异常改变，尽管声像图无特异性，但仍具一定参考价值。可见肝内光点粗密欠均，有小斑片或团块状回声，弥漫性中、小胆管不同程度扩张，胆管壁粗糙、增厚、回声增强或胆管比例失常及枯枝状回声，在胆囊浮动强回声灶。在 1 528 例华支睾吸虫病患者 B 型超声波检查时发现肝胆系异常变化的有 210 例，占总数 13.3%。其中肝内小胆管壁回声增强 120 例，胆管壁增厚 25 例，胆石 22 例，胆囊异物 7 例，此外，脾大 45 例，肝癌 3 例。

CT 检查对华支睾病诊断也有较大价值。在 CT 照片上，华支睾吸虫胆道感染具有以下特征：肝内胆管从肝门向周围均匀扩张，肝外胆管无明显扩张；肝内管状扩张，胆管直径与长度比多小于 1∶10；囊样扩张的小胆管以肝周边分布为主，管径大小相近。少数病例胆囊内可见不规则组织块影。

【鉴别诊断】 华支睾吸虫病的诊断方法比较简便，仔细认真检查，确诊并不困难，但对本病认识不足时，也很易误诊。常见误诊的疾病如下。

1. 肝炎、肝硬化 华支睾吸虫病的一般病例，多有慢性消化道症状及肝大，极易误诊为无黄疸型病毒性肝炎、慢性肝炎、肝硬化。但仔细进行临床观察，华支睾吸虫病的消化道症状较轻，精神食欲改变较少，而肝肿大较明显，质地较硬，肝功能改变轻微或在正常范围，确诊方法取决于找到虫卵。而肝炎无进食未经煮熟的淡水鱼(或虾)历史，有与病毒性肝炎患者密切接触史或肝炎家庭聚集现象，其消化道症状及肝区隐痛等均较显著，肝脏普遍肿大，肝功能明显异常，肝炎病毒的血清学标志物检测可呈阳性。粪便检查无华支睾吸虫卵。近年来报道少数急性华支睾吸虫病有发热、肝大、肝区疼痛、黄疸、血清转氨酶升高等现象，临床表现类似急性肝炎。但华支睾吸虫病患者常有进食生鱼、生虾的历史，血中嗜酸粒细胞显著升高，大便或胆汁中可找到虫卵，从而得到确诊。但应注意在流行病区，两病常可同时存在。

2. 胆囊炎　华支睾吸虫所引起的胆囊炎、胆管炎与胆石症及合并细菌感染引起胆囊炎临床症状相似，应进行鉴别。进食鱼生流行病学史，嗜酸粒细胞增多，血清免疫检测及粪便虫卵检查阳性可有助于前者的诊断，后者则有明显腹痛，发热等毒血症状，白细胞总数增多，以粒细胞增多为主。

3. 慢性消化不良　华支睾吸虫病常有慢性腹泻，大便每日 2～8 次，呈黏糊状，含有未消化的食物残渣或脂肪球，临床症状与慢性消化不良相似。如在华支睾吸虫病流行区，用一般助消化药或肠道制菌药不见效时，应考虑华支睾吸虫病。如查获虫卵，经驱虫治疗，腹泻症状常在短期内消失。

4. 原发性肝癌　多见于有慢性肝炎基础患者中，应注意鉴别。原发性肝癌患者年龄较大，肝痛及体重下降明显，肝脏进行性肿大，质地较硬，表面可触及结节及肿块，甲胎蛋白明显增高。超声波检查、CT 或磁共振检查发现肝内占位性病变均可辅助诊断。必要时，可行肝活体组织检查以明确诊断。

5. 肝片形吸虫病　由肝片形吸虫(*Fasciola hepatica*)寄生于牛、羊的胆管或肝脏所引起，是家畜寄生虫病。人偶可因食用含有此虫囊蚴的水生植物或饮用被囊蚴污染的生水而感染。其临床表现与华支睾吸虫病相似但病情较重，梗阻性黄疸较常见，易并发胆道出血。粪便发现虫卵可确诊。我国已有 10 余例报告。

6. 异形吸虫病　华支睾吸虫与异形吸虫(*Heterophyes heterophyes*)的混合感染或异形吸虫单独感染的例子，我国已有发现。异形吸虫的生活史与华支睾吸虫相似，但此虫主要寄生于肠黏膜深处，可随血流侵入人体其他脏器造成局部栓塞与异位损害。异形吸虫的虫卵与华支睾吸虫的虫卵的形态、大小极为相似，在粪检时应注意鉴别。

7. 其他吸虫病　横川后殖吸虫(*Metagonimus yokogawai*)及猫后睾吸虫(*Opisthorchis felineus*)的虫卵均与华支睾吸虫的虫卵很相似，亦应注意鉴别。横川后殖吸虫病在我国已发现 10 余例。在世界许多地区都有人猫后睾吸虫感染，感染人数估计超过 100 万人，但我国还没有确实的人体感染报告。

8. 侏儒症　华支睾吸虫病引起的发育停滞者应与其他原因引起的侏儒鉴别。华支睾吸虫病患儿，全身呈均匀性矮小，并伴有程度不等的水肿、肝大、贫血等症状，但智力发育无明显障碍。X 线骨龄检查大多在正常范围。

【预后】　影响预后的主要因素有：①感染的虫数；②重复感染情况；③治疗情况。轻型患者如不再重复感染，经治疗后预后良好。重型感染者甚至已发展至肝硬化者，如能避免重复感染，经积极治疗后病情及肝病变均可获得明显好转。并发胆囊炎、胆管炎、胆管阻塞者如及时治疗，虽然胆管扩张、管壁增厚在治疗 1 年后改变不大，但预后多较良好。合并病毒性肝炎时，肝炎症状较明显，病程迁延，肝功能恢复较慢。长期严重感染者可发展至肝硬化，可能与胆管癌甚至肝细胞癌的发生有关。

【治疗】

1. 病原治疗

(1) 吡喹酮　是治疗本病的首选药物，具有疗程短、疗效高、毒性低、反应轻以及在体内吸收、代谢、排泄快等优点。用法是 25 mg/kg，每日 3 次，连服 2 d(总剂量 150 mg/kg)，治疗后 3 个月粪便虫卵阴转率达 90%以上。少数病例在服用时出现头晕、头痛、乏力、恶心、腹痛、腹泻等不良反应，24 h 后可减轻或消失。一般治疗量无明显肝、肾损害。个别患者可有期前收缩、心律失常等。

(2) 阿苯达唑　近年来，临床上应用阿苯达唑治疗本病，用量为每日 10 mg/kg，每日 2 次，7 d 为 1 个疗程，总剂量为 140 mg/kg。粪便虫卵阴转率几乎为 100%。

2. 对症治疗　对重度感染并有较重营养不良或肝硬化者，应加强营养，纠正贫血，保护肝脏，以改善全身状况，并及时进行驱虫治疗。

并发胆囊炎、胆管炎者，除驱虫外，应加用抗菌药物。对急性胆囊炎、胆石症、胆总管梗阻时应予手术治疗，术后进行驱虫治疗。

合并病毒性肝炎时，除积极保护肝脏外，应在病情改善的基础上尽早进行驱虫治疗。中山医科大学传染病教研室使用吡喹酮治疗 34 例，驱虫后 3 个月复查丙氨酸转氨酶下降者 22 例，无变化者 5 例，升高者 7 例，认为吡喹酮对肝脏损害不明显。

【预防】　华支睾吸虫病的流行环节是比较清楚的，只要抓住切断传播途径这个主要环节，再加以对传染源的控制，本病的流行是可以防止的。

1. 针对传染源的措施

(1) 普查普治传染源　在流行地区，必须加强普查工作，可先用皮肤试验进行筛选，阳性者再作粪检。粪便检查虫卵阳性者，均应给予药物治疗。

(2) 动物传染源的管理　避免用生鱼虾或鱼内脏等喂猫、狗、猪等，以免引起感染。对这些家畜的粪便亦要加以管理，不让其粪便入水沟和鱼塘。家畜中有感染者，有条件的亦给予驱虫。对野生动物保虫宿主根据情况加以捕杀。

2. 针对传播途径的措施

(1) 不吃未经煮熟的鱼虾　加强卫生宣传教育工作，使流行区居民家喻户晓，人人了解本病的危害性及其传播途径。不吃未经煮熟的鱼或虾，是预防本病最有效的措施。实验证明，含有囊蚴的 1 mm 厚的鱼肉投入 98℃的热水中，经 1 s 囊蚴即死亡，在 70℃中 5 s 即死亡；如含有囊蚴的鱼肉厚 2～3 mm，在 70℃的水中，需8 s才死亡；因此鱼肉越厚，需加热时间越长。囊蚴对调味品抵抗力较强，在醋中(约含醋酸 3.36%)，经 2 h 才死亡，在酱油中(含氯化钠 19.3%)，经 5 h 才死亡。因此，未经煮熟的鱼肉都有传播本病的可能。要注意厨房菜刀和砧板必须生熟食分开。教育儿童不能吃烤鱼、焙鱼、烧鱼或生的鱼干。

(2) 加强粪便管理工作　不让未经无害化处理的粪便下鱼塘。不要在鱼塘上建厕所或把未经处理的粪便作养鱼的饲料。

参考文献

[1] 黄细霞，蔡文安，马千里，等. 阿苯达唑驱虫糖和吡喹酮治疗华支睾吸虫病的效果比较[J]. 中国寄生虫学和寄生虫病杂志，1999，17：376－378.

[2] 邓友. 华支睾吸虫病[M]//马亦林. 传染病学. 第 4 版. 上海：上海科学技术出版社，2005：995－1003.

[3] Mahmoud AAF. Trematodes (Schistosomiasis) and other flukes[M]// Mandell Douglas, Bennett. Principles and practice of infectious diseases. 5th ed. Harcourt Asia: Churchill Livingstone(printed in China), 2001：2953－2954.

[4] Choi D, Jeon YH, Lee GC, et al. Changes in sonographic findings after treatment of patients with clonorchiasis in a heavy endemic area[J]. Korean J Parasitol, 2009，47(1)：19－23.

[5] Marcos LA, Terashima A, Gotuzzo E. Update on hepatobiliary flukes: fascioliasis, opisthorchiasis and clonorchiasis[J]. Curr Opin Infect Dis, 2008，21(5)：523－530.

[6] Kim EM, Verweij JJ, Jalili A, et al. Detection of Clonorchis sinensis in stool samples using real-time PCR[J]. Ann Trop Med Parasitol, 2009，103(6)：513－518.

第十七节　姜片虫病

蔡卫民　郑　敏

姜片虫病(fasciolopsiasis)是由布氏姜片吸虫(*Fasciolopsis buski*，简称姜片虫)寄生于人、猪肠内引起的一种人畜共患寄生虫病，临床以腹痛、腹泻等胃肠道症状为主。

【病原学】

1. 形态学　成虫扁平肥大，生活时呈肉红色，形似鲜姜之切片故得名。虫体长 20～75 mm，宽 8～20 mm，厚 2～3 mm，为寄生于人体的最大吸虫。成虫有口、腹吸盘各一个。成虫雌雄同体，子宫中充满大量虫卵。虫卵呈椭圆形，淡黄色，大小为(130～140)μm×(80～85)μm，是人体中最大的蠕虫卵，卵壳薄而均匀，一端具有不十分明显的卵盖，近卵盖端有一尚未分裂的卵细胞，周围有 20～40 个卵黄细胞(图 9－17－1)。

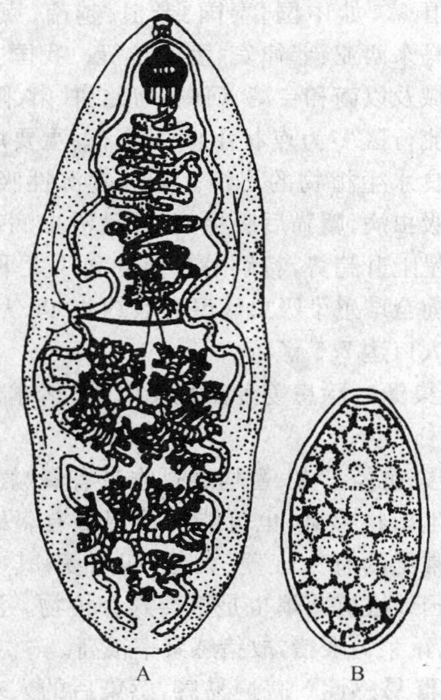

图 9－17－1　姜片虫成虫与虫卵形态

A. 成虫；B. 虫卵

2. 生活史　成虫吸附在终宿主人或猪十二指肠和空肠黏膜上，同体受精或异体受精后，受精卵随粪便排出体外，每一条虫每天可产卵 15 000～20 000 个。虫卵随粪便入水，当温度适宜时，卵内细胞分裂发育为成熟毛蚴。受光线照射毛蚴从虫卵孵出，进入中间宿主扁卷螺后，经发育为胞蚴→母雷蚴→子雷蚴→尾蚴。尾蚴从螺体不断逸出，吸附在周围水生植物表面，形成囊蚴。囊蚴在潮湿情况下生活力较强，但对干燥及高湿抵抗力较弱，当中宿主吞食囊蚴后，在小肠经肠液作用囊壁破裂，尾蚴逸出，吸附在小肠黏膜上吸取肠腔内营养物质，经1～3个月即可发育成成虫（图9-17-2）。成虫在人体内寿命为4～4.5年，在猪体内约为1年。

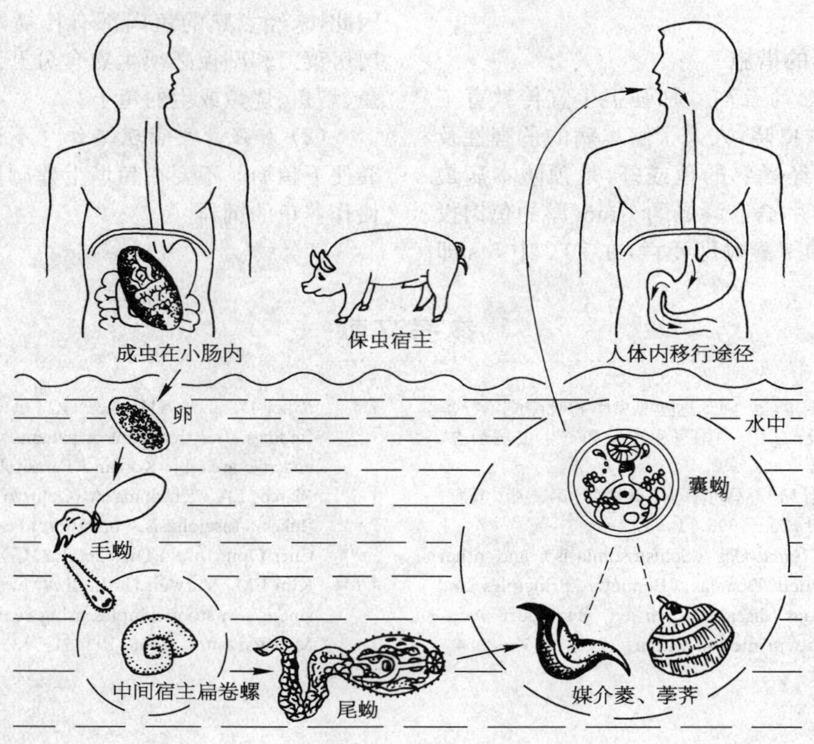

图9-17-2　姜片虫生活史

【流行病学】

1. 地理分布　主要分布在亚洲的温带与亚热带地区的一些国家，如中国、泰国、老挝、越南、柬埔寨、朝鲜、日本、马来西亚、菲律宾、孟加拉等。我国主要分布在长江流域及以南和台湾、河南、河北、甘肃、陕西等18个省区。流行区多为点状小面积分布，主要取决于居民是否有食水生植物的习惯。全球食源性吸虫病，包括华支睾吸虫病、麝猫后吸虫病、并殖吸虫病和布氏姜片虫病等呈上升趋势，特别是东南亚和西太平洋地区。据估计目前全球感染吸虫病患者数约4 000万，而受感染威胁的人口达7.5亿。

2. 传染源　除患姜片虫病患者外，猪亦是重要的传染源。

3. 传染途径　人、畜均通过吃带有囊蚴的生的或半生的水生植物感染，也可能因饮用带有囊蚴的生水而感染。常见的有大红菱、大菱、四角菱，其次为荸荠和菱白。国外报道莲藕也是重要媒介植物。流行区多以水浮莲、蕹菜等喂猪，故猪感染率很高。

4. 人群易感性　普遍易感，感染后的人对再感染亦无明显的保护性免疫。国内调查姜片虫感染者以15岁以下的青少年多见，6～10岁为高峰期，随年龄增长逐渐下降，50岁以下感染率降低一半左右。但在重流行区，60岁以上年龄组感染率也较高。

【发病机制与病理】　姜片虫的吸盘肌肉发达，吸附力强，可致被吸附的小肠黏膜及附近组织炎症、点状出血、水肿及溃疡脓肿形成。吸附部位常有大量中性粒细胞、淋巴细胞，偶有嗜酸粒细胞浸润。黏膜上皮细胞分泌大量黏液，病变严重肠壁可有出血。虫体附着在宿主的肠壁，摄取肠道营养物质，并遮盖肠壁黏膜，妨碍肠道的吸收和消化，可致肠功能紊乱而发生营养不良。虫体的代谢产物、分泌物可引起宿主变态反应和嗜酸细胞增多。病变严重程度多与寄生虫宿主体内虫数有关，一般为数条至数十条，个别严重者可达数百条，甚至千条。大多虫体可成团堵塞肠壁形成肠梗阻。

【临床表现】　潜伏期1～3个月。轻度感染者症状轻微或无症状，中、重度者可出现食欲不振、腹痛、间歇性腹泻（多为消化不良粪便）、恶心、呕吐等胃肠道症状。腹痛常位于上腹部与右季肋下部，少数在脐周，发生于早晨空腹或饭后，以腹痛为主，偶有剧痛与绞痛。患者常有肠鸣音亢进、肠蠕动增强、肠胀气。不少患者有自动排虫或吐虫史。儿童常有神经症状如夜间睡眠不好、磨牙、抽搐等。少数患者因长期腹泻、严重营养不良可产生水肿和腹水。重者晚期患者可发生衰竭、虚脱或继发肺部、肠道细菌感染，造成死亡。偶有虫体集结成团导致肠梗阻者。

【诊断】 凡在姜片虫病流行区，有生食水生植物史，伴有不同程度的胃肠道症状者，均应考虑本病。确诊有赖于粪便中检出姜片虫卵，一次粪便3张涂片多可获阳性结果，虫卵少者可用甲醛-乙醚法浓缩集卵，以提高检出率。姜片虫卵应与肝片吸虫卵、棘隙吸虫卵鉴别。

【治疗】 首选驱虫药物为吡喹酮，常用剂量为10 mg/kg，分早、中、晚3次服用，1 d内服完，治疗1个月，虫卵阴转率可达97.5%～100%。国外有人用15～25 mg/kg，分3次口服，一日疗法，虫卵阴转率为100%。不良反应有头昏、头痛、乏力、腹痛、肠鸣等。一般较轻且能自行消退，无需特殊处理。此外，硫双二氯酚（别丁）、槟榔煎剂、硝硫胺亦有一定疗效。

【预防】 在流行区广泛开展卫生宣传教育，不食水生植物、不喝生水。猪饲料的水生植物必须经过煮熟。加强对传染源控制，普查、普治患者，积极开展猪姜片虫病防治。加强新鲜猪粪或人粪的管理。消灭中间宿主，开展灭螺。

参考文献

［1］ 段义农.布氏姜片虫病[M]//陈兴保，吴关陵，孙新.现代寄生虫病学.北京：人民军医出版社，2002：604-609.

［2］ Arther RG. Anthelmintic efficacy of febantal combined with praziquantel against *Ancylostoma* tubae forme, *Toxocara cati* and *Taenia taeniaeformis* in cat [J]. Am J Vet Res, 1986，47：2041.

［3］ Keiser J, Utzinger J. Chemotherapy for major food-borne trematodes: a review [J]. Expert Opin Pharmacother, 2004，5(8)：1711-1726.

第十八节 片形吸虫病

黄建荣

家畜肝片形吸虫病仍广泛流行于全球，特别是畜牧区。主要为片形科（Fasciolidae），片形属（*Fasciola*）的肝片形吸虫（*Fasciola hepatica*）和巨片形吸虫（*Fascial gigantica*）2种，肝片形吸虫常寄生于牛羊等哺乳动物的肝胆管内，亦可寄生于人体，引起肝片形吸虫病（fascioliasis hepatica），是人兽共患寄生虫病。牛羊感染率高达20%～60%，严重危害畜牧业发展。在欧洲、美洲、亚洲和非洲的50多个国家有数千例人体感染的病例报告，其中大多是欧美国家的病例。我国人体感染目前报告50余例。

【病原学】 肝片形吸虫成虫大小(20～40) mm×(8～13) mm，背腹扁平，似叶形，活时呈深红褐色。由于寄生的宿主、虫数及虫龄等因素的不同，成虫大小有比较大的差异。体前端呈圆锥状突起，称为头锥，头锥后虫体骤宽称为肩峰。头锥前端有一口吸盘较小，直径约1 mm，腹吸盘略大，位于头锥基部，直径约1.6 mm，与口吸盘位置极近；生殖口开口于腹吸盘前方；虫体的消化系统由口、咽、食管和左右分开的两条肠管组成；生殖系统为雌雄同体。虫卵椭圆形，淡黄褐色，甚大，为(130～150) μm×(63～90) μm，卵壳薄，分2层，卵的一端有小盖，卵内充满许多卵黄细胞和一个卵细胞（图9-18-1）。

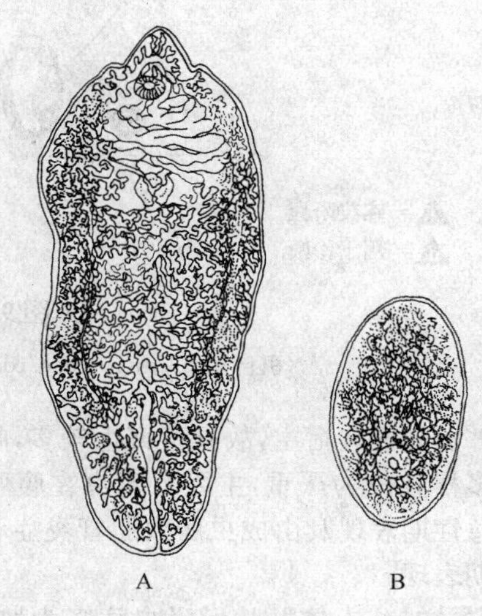

图9-18-1 肝片形吸虫成虫和虫卵

A. 成虫；B. 虫卵

肝片形吸虫的生活史：生活史过程包括虫卵、毛蚴、胞蚴、雷蚴、尾蚴、囊蚴、童虫和成虫阶段。本病的中间宿主为各种椎实螺（*lym naeidae*）。终宿主主要为牛、羊等食草性哺乳动物，也可寄生于人。成虫在终宿主肝胆管内产卵，随胆汁进入肠道，混于粪便中排出体外，在15～30℃水中，经10～25 d发育为含毛蚴卵，温度过高或过低都不利于虫卵的发育，温度过低会使发育速度减缓，低于10℃时虫卵停止发育，高于37℃时则虫卵全部死亡。毛蚴钻入椎实螺，在螺体内经胞蚴和雷蚴两代发育成尾蚴，其后从螺体逸出，新逸出的尾蚴灰白色、透明。尾蚴从螺体逸出后在水中运动活泼，尾部不停地左右摆动。当接触动物体(植物或腐生物)后脱去尾部,形成囊蚴,附于水中物体上(如水草),其体形颇似草帽状。3 d 后囊蚴发育成熟,具有感染力。当宿主生食含有囊蚴的水生植物后,囊蚴经小肠消化液脱囊后,逸出后成为后尾蚴,经肠壁进入腹腔发育为童虫。在腹腔约 48 h,童虫钻破肝被膜进入肝实质中,此过程需 5～7 d,以肝组织为营养继续发育,在肝内游走约 6 周后最终进入肝胆管中寄生,约经 4 周发育为成虫(图 9－18－2)。自感染囊蚴到粪便中找到虫卵,最短 10～11 周,完成整个生活史约需 5 个月。每条成虫每日可产卵约 20 000 个(4 000～50 000 个),通常胆管中的成虫越多产虫卵相对较少。成虫在绵羊体内的寄生期最长记录为 11 年,在人体内有报告可达 12～13 年。

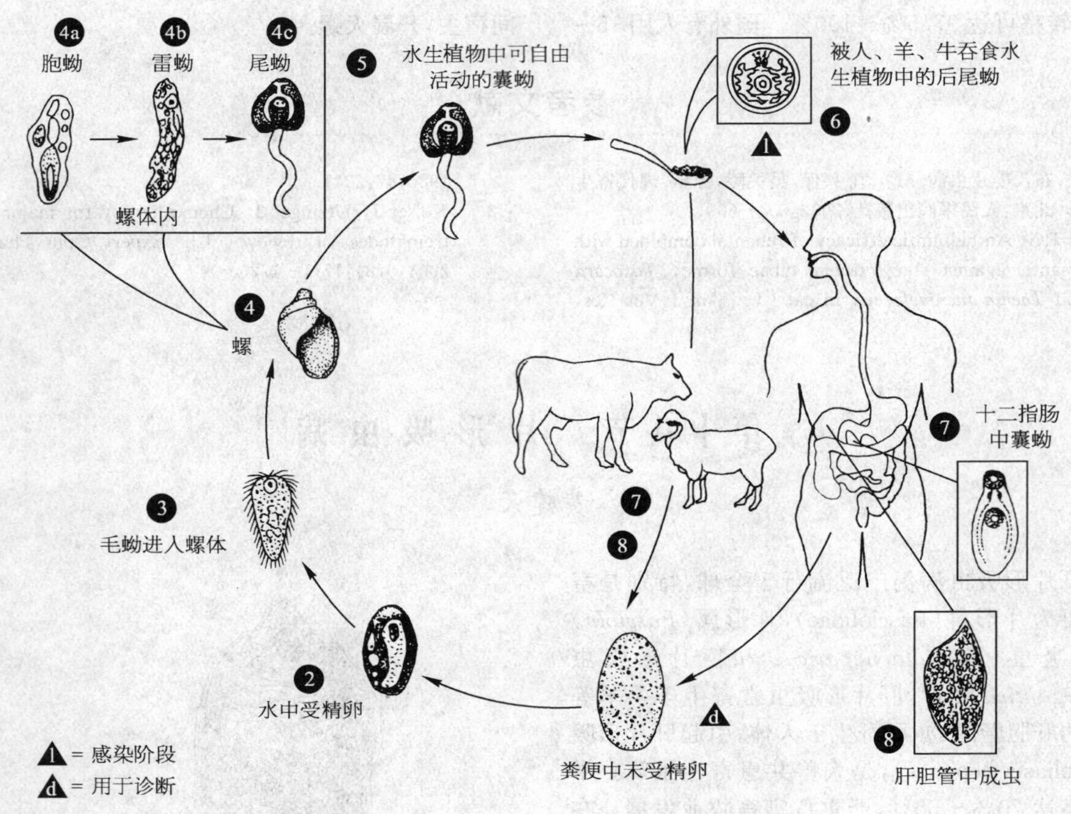

图 9－18－2　肝片形吸虫生活史

(引自 http://www.dpd.cdc.gov/DPDx/HTML/ImageLibrary/Fasciolasis-il.htm)

人体并非其适宜宿主,故异位寄生较多,临床表现较为复杂多样且较为严重,主要由童虫在腹腔及肝脏所造成的急性期表现及由成虫所致胆管炎症和增生为主的慢性期表现。

【流行病学】　人体肝片形吸虫病多为散发流行,呈世界性分布,除南极和北极外均有发现。一定条件下局部流行,遍及欧、非、美和大洋洲等总计 51 个国家,共报道 7 071 例患者(Esteban, 1998)。估计全球有 2 400 000～17 000 000 人感染片形吸虫(Mas Coma 等, 1999)。流行地区感染率高,感染度强,近年来,有的地方报道有暴发流行或有较高的居民感染率。如埃及及尼罗河三角洲地区,粪检 547 人,感染率达 7.3%;我国已有报道感染者和患者共 204 例,分散于贵州、江西、湖北、内蒙古、陕西、山东、广西、广东及东北各省。病畜,如病牛、羊为主要传染源,肝片形吸虫对终宿主的要求不严格,种类多达 10 多种,家猪、驴、黑鼠均可感染并可排卵(Mas Coma 等, 1999),患者尤其是牧区患者也可作为传染源。人群普遍易感,感染率与饮食习惯和居住环境有关。流行区居民通过生食带有囊蚴的水生植物或被囊蚴感染的饮水受感染;也可由于生食含有童虫的生牛、羊内脏,特别是肝脏而感染。肝片形吸虫中间宿主椎实螺广泛孳生在沼泽、池塘、沟渠、水田等水体中,羊、牛吃水生植物的机会很多,易造成肝片形吸虫在羊、牛中广泛流行。人感染后可获得一定程度获得性免疫力,这种免疫力主要来自未成熟虫体代谢物的刺激,成虫代谢物则无此作用。

【发病机制与病理】　肝片形吸虫的致病作用主要可由童虫和成虫所引起的机械性损伤和分泌代谢产物的毒性作用所致。早期童虫穿过肠壁进入腹腔,可引起炎症反应,在虫体移行过程中可破坏组织。童虫在肝实质中移行时,以肝细胞为食,损伤肝组织。随着童虫的发育,肝损伤更为广泛,可出现纤维蛋白性腹膜炎。肉眼可见肝脏明显充血，其间布满乳白色花纹（硬结部分）。镜检可见肝损伤处充满肝细胞残片，有嗜酸粒细胞、红细胞、中性粒细胞、淋巴细胞和巨噬细胞；周围有肝细胞、嗜酸粒细胞、巨噬细胞和单核细胞浸润。较老的病灶被巨噬细胞和成纤维细胞取代，形成肉芽组织，在肉芽组织中可有小胆管增生。此外，肝脏中可有未成熟虫体被包围在纤维囊中。近年来的研究证明，在虫体尚未到达胆管前，肝片形吸虫已可产生大量的脯氨酸。感染后脯氨酸的浓度可增加 4 倍，脯氨酸的大量增加而诱发胆管上皮的增生。童虫在腹腔内移行过程中还可以引起异位损伤。肝组织表面偶有小脓肿，脓肿内充满嗜酸粒细胞及大量的夏科-莱登结晶。童虫在肝内游走约 6 周后进入胆管中寄生并发育为成虫。成虫寄生在胆管内，引起的主要病变是胆管上皮细胞增生、管壁增厚、胆管扩张。虫体的吸盘及皮棘等机械性刺激，可引起炎症性改变，并易致继发性感染而引起细胞性胆管炎或肝脓肿。成虫阻塞胆管、胆汁淤积产生胆管扩张、压迫胆管壁使血液循环障碍，造成胆管上皮细胞的坏死，引起上皮细胞的增生；虫体能产生大量的脯氨酸，可诱发胆管上皮增生，肝片形吸虫所致胆管病变表现为胆管局限性扩张，严重时胆管的所有主要分支均可增厚，肝表面可见白色的条束穿行于肝组织中，增厚和钙化的胆管有时突出于肝表面，加之结缔组织增生，使肝表面粗糙不平，此种病变以肝腹面为明显。

【临床表现】 肝片形吸虫在宿主体内移行、寄居过程中均引起临床症状。自囊蚴进入胃肠道到出现症状前的时期称为潜伏期，此期长短不一，可数日至 2～3 个月不等。临床可分为急性期、隐匿期、慢性期和异位损害。

1. 急性期 亦称侵袭。相当于童虫在腹腔及肝脏移行的过程，此过程发生在感染后 2～12 周。此期常表现为高热和腹痛，一般为不规则热，午后加重，波动为 38～40℃，腹痛不甚剧烈，以腹胀为主，腹痛部位开始多不固定，但以脐周多见，最后固定右上腹或剑突下，并可因咳嗽或活动后加剧，常向腰部和肩部放射。多数患者出现乏力、食欲不振、胀气、呕吐、腹泻或便秘等胃肠道症状。早期可出现荨麻疹。病初肝肿大不明显，3/4 患者随后可出现进行性的肝肿大，脾肿大者占 1/3。尚可见呼吸道症状，常有咳嗽、哮喘样呼吸困难、右胸膜基部捻发音和胸膜摩擦音，以及头痛、失眠、大汗、寒战等多种临床表现。

2. 隐匿期 通常在感染后 4 个月左右，急性期表现减退或消失，慢性期表现尚未显现，患者持续数月或数年无明显症状，或偶有胃肠道不适，此阶段称为隐匿期。这时肝片形吸虫寄生在胆管中，开始排卵，而胆管病变正在逐步向慢性期限的发展过渡之中。

3. 慢性期 亦称阻塞期，成虫自胆管内长期寄生和摄取营养，引起以胆管、胆囊炎和上皮增生等为主要病变基础的一系列临床表现。患者有右上腹或上腹部疼痛、间歇性胆绞痛、恶心、不耐脂肪食物、黄疸、肝肿大伴轻微触痛等。有明显的血浆蛋白改变，表现为低白蛋白血症、高免疫球蛋白血症。贫血是慢性期最常见的体征之一。由于肝片形吸虫寄生使胆管上皮损伤、糜烂以及成虫食血，每天都要失去大量的蛋白质和铁质。虽可回收一部分，但大部分由肠道流失，导致宿主血红蛋白减少。曾有一例重症感染者的报告（Jones，1997），患者间隔 2～3 年 3 次出现严重贫血，均为小细胞低色素性贫血，而且逐渐加重，血红蛋白量分别为 73 g/L、43 g/L 及 34 g/L。粪便隐血试验阳性。试验证明该患者每天自肠道失血 8.4 ml。

4. 异位损害 又称肝外肝片形吸虫病。童虫在腹腔中移行穿入或被血流带至肝脏以外的脏器和组织，如腹壁肌肉及皮下的病变多见于季肋部和脐区，并可向附近移行，形成童虫移行症。其他较常见的寄生部位有肺部、支气管、腹膜、眼、脑及膀胱等。中东个别地区人群有吃生羊肝的习惯，寄生在羊肝胆管的虫体可侵入人的咽部，引起局部水肿及充血，出现吞咽及呼吸困难、耳聋、窒息等，即咽部肝片形吸虫病。

【实验室检查】

1. 血象 多数患者有不同程度的进行性贫血，白细胞总数在急性期可达 20×10^9/L 左右，分类中有明显嗜酸粒细胞增多。慢性期虽有下降但仍然高于正常值。

2. 血清生化检查 肝功能有不同程度损害，表现为血清胆红素、ALT、AST 增高为主，血清白蛋白可降低，免疫球蛋白增高（IgG、IgE、IgM），以 IgG 增高较多见。

3. 病原学检查 粪便或十二指肠引流液沉淀检查发现虫卵为确诊的依据。寄生虫数较少时易漏诊，连续数日检查可提高检出的阳性率。由于肝片形吸虫卵与姜片虫卵、巨片形虫卵及棘口吸虫卵等相似，易发生误诊，应注意鉴别。外科剖腹探查或胆管手术发现虫体可确诊。对肝切片作组织学检查偶可见虫卵肉芽肿和成虫切面，也可证实感染。

4. 免疫学检查 对于急性期患者、胆道阻塞以及异位寄生的病例，免疫学方法有助于本病的诊断。主要方法有抗原皮内试验、凝胶扩散试验、对流免疫电泳、免疫荧光抗体试验、ELISA、补体结合试验和沉淀反应等。应注意该虫与姜片虫、肝吸虫、肺吸虫、棘口吸虫以及其他蠕虫可能出现的交叉反应。Carnevale（2001）报道用分泌排泄抗原进行 ELISA，检测肝片形吸虫患者抗体，特异性和敏感度达到 100%。动物实验表明循环抗原检测可提示近期活动感染。粪便抗原检测较病原学检查更灵敏并可提示活动感染。

5. 其他检查 胆汁引流呈咖啡色或棕绿色，隐血阳性，可见夏科-莱登结晶，有特征性临床意义，有助本病的诊断。逆行胰胆管造影剂的异常牵拉征象。B 超腹腔镜及 MRI 等检查均有利于本病的诊断及辅助诊断。

【诊断和鉴别诊断】 肝片形吸虫病应与胆道结石及胆道炎症引起的右上腹疼痛鉴别。粪便或十二指肠引流沉淀检查找到虫卵为确诊的依据，肝片形吸虫虫卵、巨片形吸虫虫卵、姜片吸虫虫卵等形态相似，鉴别时应加以注意。姜片吸虫虫卵的卵黄粒均匀分布于卵内部卵黄细胞中，而肝片形吸虫虫卵的卵黄粒集中于卵黄细胞核周围，可加以区分。

【预后】 一般良好。急性期可因大量童虫移行，使胆管大量出血死亡，在重感染的侵入期可有严重肝损。慢性期可并发细菌性胆道感染而使病情恶化。

【治疗】

1. 硫双二氯酚 又名别丁，为目前治疗本病的首选药物，作用机制主要是通过阻止虫体内的ATP合成，导致能量代谢障碍。剂量40～60 mg/d，分3次口服，隔日给药，10～15 d为1个疗程，间隔5～7 d后再给第2个疗程。一般用药第3日即见疗效，3～6 d内体温降至正常，临床症状随之减轻，肿大的肝脏逐渐缩小。常见不良反应主要为胃肠道功能紊乱，如食欲减退、恶心、呕吐及腹痛。

2. 吡喹酮 剂量为60 mg/d，连服3 d。本品的优点是患者耐受性好，疗程短。马晓星等通过扫描电镜观察，发现吡喹酮可使肝片形吸虫皮层产生损害，因本虫皮层肥厚，提示临床用药加大剂量和延长疗程可望获得好的效果，此尚待证实。

3. 三氯苯达唑 剂量为10 mg/kg，一次口服。本品1983年用于兽医界，1989年首次应用于人体，1997年WHO推荐为使用药品。在埃及应用较多，国内尚未见有报道。

本病除病原体治疗外还应辅以其他手段，如选用抗菌药物治疗合并细菌感染，护肝药物纠正肝功能异常，手术治疗阻塞性黄疸等。

【预防】 加强家畜管理，定期对家畜驱虫，以减少传染源。避免污染水源，饮用水(包括牲畜)与一般用水分开，饮用水宜定期消毒。对畜舍内的粪便进行堆积发酵，以便于生物热杀死虫卵，结合农田水利建设，改变椎实螺的孳生环境，使椎实螺失去孳生条件。加强卫生宣教，不喝或不吃可能遭污染的生水和水生植物，以切断传播途径。

[附] 巨片形吸虫感染

巨片形吸虫简称巨片吸虫，隶属于片形属。巨片形吸虫和肝片形吸虫在形态上差别较小，分类上存在争议，但综合两虫生态学特点及遗传学上的差别，大多数学者仍倾向于将其作为独立的虫种(表9-18-1)。偶可感染人，虫体长33～76 mm，宽5～12 mm，狭长叶状。与肝片形吸虫相比虫体头锥与肩峰不明显，腹吸盘较大，肠分支更显著，睾丸更近前方。虫卵亦较大，为(155～190)μm×(70～90)μm。由于不同地区、不同宿主的虫卵差异很大，所以很难用虫卵大小来定种。其形态、生活史、致病、防治等方面，均与肝片形吸虫相同，但分布局限而较少见。

表9-18-1 肝片形吸虫与巨片形吸虫的比较

区别	肝片形吸虫	巨片形吸虫
体长	20～40 mm	33～76 mm
头锥基部	有明显的肩部	无明显的肩部
尾端形状	呈“V”形	呈“U”形
腹吸盘	与口吸盘等大或稍大	约为口吸盘的1.5倍
贮精囊	内无精子	内有精子
染色体数	3n＝30	2n＝20
虫卵大小	(130～150)μm×(63～90)μm	(155～190)μm×(70～90)μm
尾蚴长度	体部：尾部＝1：4	体部：尾部＝1：2.5～1：3

参考文献

[1] 蔡卫民．片形吸虫病[M]//马亦林．传染病学．第4版．上海：上海科学技术出版社，2005：1006-1009.

[2] 夏超明．肝片形吸虫[M]//李雍龙，管晓虹．人体寄生虫病学．北京：人民卫生出版社，2008：99-101.

[3] 陈美平．肝片形吸虫病[M]//谢元林，常伟宏，喻友军．实用人畜共患传染病学．北京：科学技术文献出版社，2006：687-693.

[4] 段义农．肝片吸虫、巨片吸虫[M]//孙新，李朝品，张进贤．实用医学寄生虫学．北京：人民卫生出版社，2005：241-247.

[5] Martinez Moreno A, Jimenez Luque V, Moreno T, et al. Liver pathology and immune response in experimental *Fasciola hepatica* infection of goats [J]. Vet Parasitol, 1999,82(1):19.

第十九节 其他吸虫感染

黄建荣

除上几节讲述的吸虫病外，尚有异形吸虫病、双腔吸虫病、阔盘吸虫病、同盘吸虫病、棘口吸虫病(附貌小棘隙吸虫病)、重翼吸虫病、海狸吸虫病、嗜眼吸虫病等，也可感染人类。本节仅扼要介绍前5种。

要措施。对家禽和家畜进行防治也有重要意义。

一、异形吸虫病

异形吸虫病(heterophyidiasis)由异形吸虫科(Heterophyidae)的一类小型吸虫引起的人兽共患性疾病。成虫主要寄生在鸟类、哺乳动物及人的小肠。我国常见的异形吸虫有10多种,其中已有感染人体报告的有9种,即:异形吸虫、横川后殖吸虫、钩棘单睾吸虫、多棘单睾吸虫、扇棘单睾吸虫、哥氏原角囊吸虫、施氏原角囊吸虫、镰刀星隙吸虫和台湾棘带吸虫。

异形吸虫的成虫虫体大小为(1～1.7)mm×(0.3～0.4)mm,体表具有鳞棘,呈椭圆形,前半略扁,后半较肥大,除口、腹吸盘外,许多种类还具有生殖吸盘,或单独存在,或与腹吸盘相连构成腹殖吸盘复合器。睾丸1～2个,贮精囊明显,卵巢位于睾丸之前,受精囊明显。卵小,呈淡黄色,大小(28～30)μm×(15～17)μm,有卵盖,排出宿主外时已含有成熟毛蚴。多种异形吸虫的虫卵形态相似,而且与后睾科吸虫和微茎科吸虫的虫卵近似,不易鉴别。虫卵随宿主粪便入水,在水中不孵化。虫卵被第一中间宿主(淡水螺类)食入,在体内孵出毛蚴,在第一中间宿主体内经历胞蚴、母雷蚴、子雷蚴,最后形成尾蚴。成熟的尾蚴入水后进入第二中间宿主(鱼类及两栖类的蛙类)形成囊蚴。终宿主吞食囊蚴后,囊蚴逐渐发育为成虫,成虫寄生在小肠内。成虫体小,在肠道寄生时有钻入肠壁的倾向,因而有虫卵可进入肠壁血管。这样在人体组织中就有可能发现异形吸虫虫卵,也有发现成虫在组织中的报道。成虫在小肠寄生一般只引起轻微的炎症反应。侵入肠壁则会引起机械性损伤,使组织萎缩、坏死、脱落,导致腹泻及消化功能紊乱。成虫侵入组织,可引起周围组织的炎症反应,包括增生和不同程度的纤维化过程。成虫产卵后可经肠壁血管进入血流,经血流通过肝、肺进入大循环,随血流沉积于脑、脾、肺、心肌等部位,造成严重的后果。在菲律宾,已证实许多心力衰竭病例是由异形吸虫引起的。异形吸虫病在亚洲地区的日本、朝鲜、菲律宾、前苏联西伯利亚地区、土耳其、以色列等都有流行,欧洲一些地区和非洲尼罗河流域的国家如埃及也有流行。我国的上海、浙江、江西、湖南、福建、湖北、安徽、新疆、广西、台湾、山东、广东等省、市、自治区都有发现。轻度感染者,可无明显的临床表现,时有上腹不适、消化不良、腹痛、腹泻等消化道症状;重度感染者,出现畏食、消瘦、乏力、腹部不适、剧烈腹痛等症状。常规的病原学诊断为粪便涂片和沉渣镜检虫卵。但由于各种异形吸虫虫卵的卵形相似,加之混合感染很常见,虫卵需作鉴别。吡喹酮对该病有一定的疗效,以20 mg/kg顿服,2 h后再用50%硫酸镁60 ml导泻。异形吸虫囊蚴在酱油、醋和5%的盐水中可分别存活13 h、24 h和4 d。因此注意饮食卫生,特别注意不食生或半生的鱼类或蛙肉,防止食物污染是预防异形吸虫感染的重要措施。对家禽和家畜进行防治也有重要意义。

二、双腔吸虫病

双腔吸虫病(dicrocoeliasis)是由双腔吸虫寄生于牛、羊及人体的肝脏胆管引起的人畜共患寄生虫病,严重危害畜牧业生产,许多国家有人体病例报道,我国也曾发现人体感染。我国的双腔吸虫主要有矛形双腔吸虫、中华和枝双腔吸虫等,均可寄生在牛羊等哺乳动物和人体。

矛形双腔吸虫虫体窄长呈矛形,虫体后半向前逐渐变窄,体长6.67～8.34 mm,体宽1.61～2.14 mm,口吸盘位于次顶端,腹吸盘位于体前端1/5处,大于口吸盘。睾丸圆形,不整齐的团块状或边缘具缺刻及有较深的分辨状,两个前后略斜地排列在腹吸盘的后方,卵巢似圆形。子宫圈充满虫体的后半部,在子宫后段中的虫卵内已含有成熟的毛蚴。中华双腔吸虫虫体宽扁,头呈锥状,其后两侧呈肩状扩大,体长3.54～8.96 mm,体宽2.03～3.09 mm。枝双腔虫体成虫体狭长,有肩,呈柳叶状,长3.93～5.82 mm,体宽1.47～1.88 mm,口吸盘位于前端,腹吸盘位于体前端约1/4处,该处体两侧作肩状扩大,腹吸盘前头部呈锥状,其后方体部宽扁。两睾丸深度分支、斜列。子宫呈盘曲状,充满发育好的毛蚴虫卵。在终宿主体内,虫卵从成虫子宫排出随胆汁进入肠道,又随粪便排出体外。在外界环境中虫卵被第一中间宿主蜗牛吞食,在肠腔中孵出毛蚴,而后经母胞蚴、子胞蚴发育为尾蚴,其后在蜗牛气室中形成由黏液包裹着的黏球,从呼吸孔排出到外界。黏球内含尾蚴几百条,被第二中间宿主蚂蚁吞食后,穿过蚂蚁胃壁达到腹部管腔形成囊蚴。经宿主牛羊等动物和人吞食了成熟的囊蚴(含后尾蚴)而感染,遇到胰液时后尾蚴立即从囊内破囊而出,由十二指肠进入肝胆管,在其中约经3个月后童虫发育为成虫(图9-19-1)。

在我国双腔吸虫分布很广泛,除少数地方出现混合感染的流行区(如山西、青海)外,在大部分地方有各自独立的分布区。在新疆、青海、甘肃、陕西、宁夏、吉林、四川、山西、云南、贵州等省有矛形双腔吸虫的流行区;在青海、内蒙古东部、黑龙江、吉林、辽宁、河北、山西、四川、西藏及云南等省有中华双腔吸虫的流行区;枝双腔吸虫见于青海、宁夏及贵州等省;客双腔吸虫目前仅在青海发现。对中间宿主及终宿主均适宜的季节才造成流行,一年有2次(秋、春)感染率。动物感染该虫严重者多达万条,病变主要在肝脏,肝肿大并有瘢痕,大小胆管扩张,管壁上皮细胞增生,结缔组织增厚,严重者有囊状脓肿。动物感染一般有消瘦、水肿、贫血、消化不良、腹泻、腹水等症状,严重者可引起死亡。人体感染者可出现便秘、胀气性消化不良、肝肿大、肝脏硬化、腹痛、腹泻、呕吐、水肿及贫血等症状。1986年曾报道1例,患者6岁生长于新疆半农半牧区,因脐周阵发性疼痛就诊,粪便检查发现大量双腔吸虫卵。粪

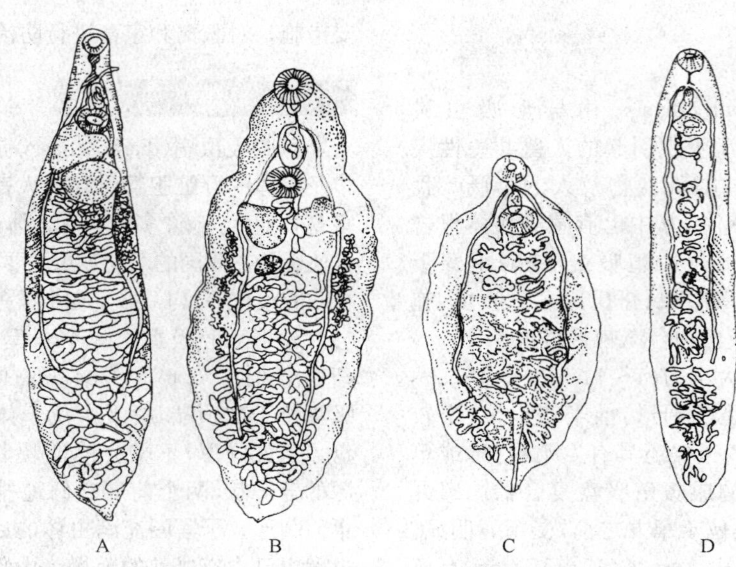

图 9-19-1 双腔吸虫

A. 矛形双腔吸虫；B. 中华双腔吸虫；C. 枝双腔吸虫；D. 客双腔吸虫

便检查到虫卵为确诊依据，发现虫体也可确诊。

人体感染后，用吡喹酮、六氯对二甲苯、噻苯达唑等药物治疗有效。对流行区中的居民宣传不要吃有蚂蚁污染的食物，定期给流行区的患畜驱虫，消灭传媒媒介。

三、阔盘吸虫病

阔盘吸虫病(eurytremiasis)是由阔盘吸虫寄生于人体引起的寄生虫病。阔盘吸虫主要寄生于牛、羊以及骆驼、鹿等野生动物的胰腺内，引起动物的阔盘吸虫病，全世界共有 10 多种，我国有胰阔盘吸虫(*Eurytrema pancreaticum*)、腔阔盘吸虫(*E. coelomaficum*)、枝睾阔盘吸虫(*E. cladorchis*)等 6 种，在全国普遍分布，主要在家畜中流行，其中胰阔盘吸虫有感染人体报道。3 种阔盘吸虫形态区别点见表 9-19-1。

表 9-19-1　3 种阔盘吸虫形态区别特点

区别	胰阔盘吸虫	腔阔盘吸虫	枝睾阔盘吸虫
宿主	牛、羊、人等	牛、羊	牛、羊
体形	虫体较大，椭圆形至纺锤形	短椭圆形，体后端常有一明显的尾突	前端尖，后端钝的瓜子形
体大小	(6.46～14.50)mm×(3.81～6.07)mm	(4.78～8.05)mm×(2.73～4.76)mm	(4.49～7.90)mm×(2.17～3.07)mm
腹吸盘位置	体前方 51%～60%处	体前方 30%～40%处	体前方 35%～42%处
生殖腺形状	睾丸分瓣或边缘不整齐，卵巢分叶	睾丸、卵巢圆形或边缘不整齐，少数有分瓣	睾丸大而分支，卵巢分瓣
虫卵	(0.041～0.052)mm×(0.026～0.034)mm	(0.044～0.047)mm×(0.026～0.034)mm	(0.045～0.052)mm×(0.030～0.034)mm

成虫虫体呈前后端尖锐的椭圆形，虫体大小(6.46～22)mm×(4.81～8)mm。有口、腹吸盘，睾丸、卵巢等。虫卵椭圆形，成熟虫卵深咖啡色，卵壳厚，有卵盖，卵内含有一毛蚴。成虫寄生在终宿主的胰脏内，虫卵随胰液进入消化道，从粪便中排出体外，被第一中间宿主(蜗牛和螺等软体动物)吞食后进入消化道，孵出毛蚴钻入肠壁，经母蚴发育为子胞蚴，成熟的子胞蚴胞壁内包裹着尾蚴，排出体外，被第二中间宿主(鞘翅目昆虫的草螽类)吞食后发育为尾蚴。终宿主吞食了含成熟囊蚴的草螽而感染，囊蚴中的后尾蚴在十二指肠附近脱囊后进入胰管内，童虫在其中经几个月的发育至性成熟。

牛、羊胰阔盘吸虫病流行与 2 个中间宿主的分布、孳生栖息地点及放牧习惯等密切相关。感染人体的病例较少，尚未见在人群间流行的报道，感染季节，南方在 5～6 月和 9～10 月 2 个高峰，北方仅有 9～10 月。成虫寄生在终宿主胰管内，由于机械刺激、堵塞、代谢产物的作用及营养的掠夺等因素，引起胰腺的病理变化和功能障碍。

患畜或患者可出现营养不良、消瘦、贫血、水肿、腹泻、生长发育受阻，严重者可引起死亡。本病在临床上由于无特异表现，诊断颇为困难，在粪便中查获虫卵为确诊依据，一些病例因在尸检时发现虫体而确诊。试验表明六氯对二甲苯（血防846）是驱除本虫的良药（催贵文等，1979），应用吡喹酮等药物治疗也有效。

胰阔盘吸虫主要为牛羊等家畜的寄生虫，应有计划地对病畜进行驱虫治疗，杀灭中间宿主，消灭蜗牛和草螽，可以有效防治阔盘吸虫病。

四、同盘吸虫病

同盘吸虫病（paramphistomiasis）是由同盘科的吸虫寄生肠道引起的人兽共患吸虫病。能寄生人体的虫种有人拟腹盘吸虫（*Amphistoma hominis*）、霍克同盘吸虫（*A. hawkesii*）和瓦特逊同盘吸虫（*A. watsoni*）3种。人拟腹盘吸虫虫体淡红色，体长9.6～12 mm，最大体宽6.4～7 mm，前部狭小呈圆锥形，后部宽大，腹面稍扁呈蝶形，虫体背面光滑。虫卵大小为(128～160)μm×(65～75)μm。霍克同盘吸虫虫体梨形，腹面稍扁，体长3.5～5 mm，最大体宽2～3 mm；虫卵大小为135 μm×70 μm。瓦特逊同盘吸虫虫体呈梨形，腹面扁平，背面隆起。虫体长8～10 mm，最大体宽4～5 mm，厚4 mm；虫卵大小为(122～130)μm×(75～80)μm。虫卵随粪便排出体外，在适当温度下虫卵经一定的时间发育成熟并孵出毛蚴，毛蚴在水中游动，遇到中间宿主淡水螺，钻入其体内先后发育为胞蚴、母雷蚴、子雷蚴及尾蚴，成熟的尾蚴从螺体逸出，在水中存活24 h。吸附在水草、螺壳等表面形成囊蚴。终宿主食入含囊蚴的水草而感染。童虫在肠内经过移行，发育为成虫。

同盘吸虫主要感染家畜，在国内未见感染人的报道。1976年在我国江苏省高淳县已有猪感染的报道。印度与泰国均有人感染的报道。虫体寄生在肠道，引起黏膜损伤，肠壁组织肿胀，上皮细胞坏死、黏膜出血、出现炎症反应，特别是幼虫在肠壁及其他脏器中移行时，组织损伤和炎症反应更为明显，有时肠黏膜损伤部位可继发细菌感染。人体感染后可出现消化不良、腹痛、腹泻等症状，严重感染者可影响生长发育。

本病罕见，诊断困难，粪便检出虫卵可确诊，应注意与肝片吸虫卵区别，尸检发现童虫或成虫也可建立死后诊断。

硫氯酚驱虫有效，可用于猪、牛、羊治疗。预防主要是防家畜特别是猪的感染。居民不饮池塘生水，生猪饲养员应注意饭前洗手，注意个人卫生，以防经口感染。

五、棘口吸虫病

由棘口科寄生虫引起的疾病称为棘口吸虫病（echinostomiasis），棘口科吸虫种类繁多，全世界已报道有600多种。主要寄生于鸟禽类、哺乳类和爬虫类，少见于鱼类。已知有3个亚科，7属22种可感染人体，主要见于东南亚和远东地区，因吞食生的螺类或蝌蚪等而感染。以日本、朝鲜和我国报道的病例较多。我国已报道的可寄生在人体的有11种。

棘口科吸虫虫体通常呈长篦形，有的较粗短，前端稍窄，略似瓶状。活体呈淡红色。体表被有皮棘。腹吸盘发达，位于体前部或中部的腹面。睾丸2个，一般前后排列在虫体的后半部。卵巢位于睾丸之前。虫卵较大，椭圆形，淡黄色。卵壳一端有一小盖，另一端可有增厚现象。含卵细胞和若干个卵黄细胞。虫卵随终宿主的粪便排出体外后，在适宜的温度下经3周发育为毛蚴，遇合适的第一中间宿主淡水螺便钻入螺体，经历胞蚴、母雷蚴、子雷蚴、尾蚴等发育，尾蚴从螺体逸出，侵入第二中间宿主软体动物、鱼、青蛙或蝌蚪体内形成囊蚴；尾蚴可在原来螺体中或在其体表成囊，也可在植物上成囊。囊蚴被终末宿主吞食后在小肠内脱囊，逸出的童虫7～9 d即可发育为成虫。

人体棘口吸虫病常因生食螺类、蝌蚪和鱼类等而感染，所致疾病的轻重一般来说与感染程度成正比。轻度感染无明显的症状，或者只有上腹部不适、腹痛、腹泻等一般消化道症状，易被漏诊。重度感染者有厌食、体重下降、下肢水肿等症状，甚至死亡。粪便检查（涂片法、沉淀法）发现虫卵可确诊，但需要与姜片虫虫卵鉴别。各棘口科吸虫虫卵大小形态十分相似，常不易确定，需根据驱虫得虫体后，根据虫体形态才能确定。理解各虫的地理分布可以帮助诊断。

棘口吸虫病的治疗，过去多用四氯乙烯驱虫。但一次驱虫往往不能驱尽。Nofteghen等报道用甲苯咪唑治疗一种棘口吸虫感染（*E. coproni*）十分有效。程由潜等（1992）曾用吡喹酮20 mg/kg，半空腹顿服，2 h后服用硫酸镁30 ml导泻，治疗窄睾棘口吸虫病，驱虫疗效达到100%。

预防该病主要措施是不生食或半生食鱼类，防止病从口入，对现症患者要及时治疗。调查鱼类囊蚴感染情况，对预防和检测此类疾病也有重要参考意义。

［附］ 藐小棘隙吸虫病

藐小棘隙吸虫病（echinostomiasis liliputanus）是由隶属棘口科、棘隙亚科、棘隙属的藐小棘隙吸虫引起，主要寄生在猫、犬、獾等哺乳动物及人类的小肠上、中段而引起的人畜共患寄生虫病。我国20世纪60年代在安徽、福建动物体内检到本虫，20世纪90年代初在安徽和县首次报道人体感染病例。我国对其生活史进行了全面的研究，发现需要有2个中间宿主（螺类及淡水鱼）和1个终宿主参与。其生活史过程为虫卵→毛蚴→胞蚴→母蚴→子雷蚴→尾蚴→囊蚴→成虫。该虫尾蚴可不经第二中间宿主完成囊蚴期发育，且尾蚴和囊蚴均可直接感染终宿主，人群感染主要是喝生水时吞入尾蚴所致。猫、犬吞服囊蚴或尾蚴后感染。成虫在犬体内寿命不少于20个月。在人体寿命估计可达15个月。

在埃及、叙利亚、罗马尼亚以及我国的福建、安徽、江苏、湖南、江西等地动物体内已有报道貌小棘隙吸虫感染。

人体感染主要在安徽和县、当涂等沿江县市，人群感染率达13.71%。该虫寄生在小肠，主要是机械刺激引起黏膜充血、红肿及小出血点。人体感染后主要临床表现为消化道症状，包括腹痛、腹泻、肠鸣、纳差、头昏、乏力等。上述症状一般在杀虫治疗后1周内消失。感染者血液检查有嗜酸粒细胞增多和贫血现象，但尚未见对儿童生长发育有显著影响。

诊断依赖于粪便中找到虫卵，其后驱虫，根据成虫形态可确诊。吡喹酮为首选药物，推荐剂量为5～10 mg/kg顿服，服药后2 h加服50%硫酸镁30～40 ml导泻，并补充大量水分，然后收集粪便。甲苯哒唑和阿苯哒唑也有效。

预防类同棘口吸虫病。

参考文献

［1］ 何霭.其他人体寄生吸虫[M]//李雍龙，管晓虹.人体寄生虫病学.北京：人民卫生出版社，2008：118-121.

［2］ 李华.其他人体吸虫[M]//陈晓光，郑学礼.寄生虫病学.北京：军事医学出版社，2008：133-135.

［3］ 蔡卫民.其他吸虫感染[M]//马亦林.传染病学.第4版，上海：上海科学技术出版社，2005，1009-1013.

［4］ 孙新，李朝品，张进贤.实用医学寄生虫学[M].北京：人民卫生出版社，2005：223-253.

［5］ 肖祥，李永郃，方国仁.貌小棘隙吸虫尾蚴生物学研究[J].中国寄生虫学与寄生虫病杂志，2003，12333(3)：1999.

［6］ Radomyos B，Wongsaroj T，Wilairatana P，et al. Opisthorchiasis and intestinal fluke infections in northern Thailand，Southeast Asian [J]. J Trop. Med Public health，1998，29(1)：123.

第二十节　肠绦虫病

周　智

肠绦虫病(intestinal cestodiasis，intestinaltaeniasis)系由寄生在肠道内的绦虫(cestode，taeniae)或称带虫(tapeword)成虫所引起的一类疾病。肠绦虫病在国内分布广泛，除在贵州、云南、四川、西藏、广西、内蒙古、山西等省区有地方性流行外，各地都有散发病例存在。我国台湾省新竹县和兰屿岛的山区居民也有地方性流行。肠绦虫病在少数民族地区感染率较高，主要与吃生肉的饮食习惯有关。中华人民共和国成立后，通过群防群治，卫生宣传教育，戒除吃生肉饮食习惯及应用有效药物(如阿苯达唑、吡喹酮等)驱虫等综合措施后，绦虫病感染率已显著下降。寄生在人体的绦虫隶属于多节绦虫亚纲中的圆叶目(Cyclophyllidae)和假叶目(Pseudophyllidea)。本节主要描述属于圆叶目带科(Taeniidae)带属(*Taenia*)的牛带绦虫病和猪带绦虫病以及属于膜壳科(Hymenolepididiae)膜壳属(*Hymenolepis*)的短膜壳绦虫病与长膜壳绦虫病。

绦虫的外形呈扁平带状，由许多节片构成，成为链体。虫体前细后宽，可分为头节、颈部与链体3部分。头节为吸附器官，上有吸盘、沟槽及突盘等附着器以及分泌腺、神经节、感觉末梢和排泄管。吸盘的数量与形态、吸盘间有无顶突与小钩常作为区分虫种的依据。颈部位于头节与链体之间，短而细，不分节。颈部内有生发细胞，为虫体生发部分，由此不断向后芽生，形成节片组成链体。链体由前后相连的节片构成，分为未成熟节片、成熟节片与妊娠节片3种，未成熟节片位于虫体前端，其中生殖器官逐节成熟之中，越向后则越成熟；成熟节片位于虫体中段，生殖器官已发育成熟；妊娠节片则位于虫体后段，其中的子宫充满虫卵。子宫分支数量及形状亦是绦虫分类的重要依据之一。虫卵可通过子宫孔排出并与从链体脱落的妊娠节片一起随宿主粪便排出体外。

绦虫均寄生在宿主小肠上部，生活史均需中间宿主。圆叶目绦虫的受精卵在终宿主体内时便已含有发育成熟的六钩蚴。卵中成熟的六钩蚴被中间宿主吞食后在其消化道内孵出并在中间宿主体内发育，此阶段称为中绦期(metacestode)，各种绦虫中绦期的形态结构各不相同，肠绦虫的类型为囊尾蚴(牛带绦虫和猪带绦虫)或似囊尾蚴(短膜壳绦虫和长膜壳绦虫)。囊尾蚴和似囊尾蚴均对终宿主有传染性，当含囊尾蚴或似囊尾蚴的中间宿主组织被终宿主吞食后，其头节即从囊内外伸并吸附在肠壁上，发育为成虫。

在中医学文献中，自古对绦虫病即有较深入的研究与描述，对虫体形态、传染方式与驱虫方法均有详细记载。古代将牛带绦虫和猪带绦虫统称为“寸白虫”或“白虫”。早在公元610年巢元方《诸病源候论》描述“寸白者，九虫之一也，长一寸而白色，形小褊”“连绵成串，几长数尺”“或如带，长丈余，蟠蜒如猪脏，熠熠而动，其末寸断，辄为一虫”。对于绦虫感染方式，宋代即有“若多食牛肉则生寸白"的记载。在驱虫药物方面，我国最早的药书《神农本草经》中就有3种草药可驱"白虫"；到唐代《千金要方》已记载驱"白虫"药方11种；公元752年《外台秘要方》更收录了可治"寸白虫"药方24种，其中槟榔、雷丸、石榴根等至今仍在应用并证明确有疗效。

一、牛带绦虫病

牛带绦虫病(taeniasis bovis)是由牛带绦虫(*Taenia saginata*)成虫寄生人体小肠引起的一种肠绦虫病，又称牛肉绦虫病、肥胖带绦虫病，以上腹部、脐周的无规律性疼痛为主要表现。

【病原学】 牛带绦虫又名牛肉绦虫、肥胖带绦虫、无钩绦虫。成虫乳白色，长4～8 m，最长可达25 m。虫体前端较细，逐渐向后变宽变扁。头节略成方形，直径1.5～2 mm，无顶突及小钩，顶端略凹入，常因含色素而呈灰色，有4个杯形的吸盘，直径0.7～0.8 mm，位于头节的四角。颈部细长，为头节长度数倍。链体由1 000余个节片组成，每一节片均有雌雄生殖器官各1套。妊娠节片约占节片总数10%，其子宫分支数为15～30个，呈分支状分布于节片两侧，排列整齐，内含大量虫卵。妊娠节片可自动从链体脱落，常单节或数节相连随粪便排出，亦可主动从肛门逸出。由于其伸缩蠕动可将虫卵散播在粪便中以及肛门周围甚至衣裤上，逸出的节片常遗留在衣裤或被褥表面而被患者发现。

每一妊娠节片约含虫卵8万个，一条牛带绦虫一日可排卵约72万个，其中约50%在排出时已成熟，约40%需在宿主体外经过2周后方才发育成熟。粪检发现的虫卵一般卵壳已经脱落，仅为胚膜包被的六钩蚴。圆形或近圆形，直径36～42 μm，黄褐色。胚膜3～3.8 μm，表面有六角的网状纹理。胚膜内侧为幼胚外膜，薄而透明，紧包六钩蚴。牛带绦虫虫卵对外界环境抵抗力较强，在-4℃可存活168 d，在粪便中亦可存活数十天，通常处理污水的方法也不能完全杀死虫卵。

牛带绦虫以人为其唯一终宿主；中间宿主则有牛科动物、野山羊、野猪、驯鹿、美洲驼、角马、狐、绵羊等。牛带绦虫寄生在人体小肠上部，其虫卵与妊娠节片随粪便排出。牛等动物中间宿主吞食被污染的饲料后，六钩蚴在十二指肠内孵出并借其小钩及穿刺腺溶解黏膜而钻入肠壁，随血流到达身体各部肌肉内，尤其多见于头部咀嚼肌、舌肌、心肌及其他骨骼肌内，经过2～3个月发育为有感染性的囊尾蚴。成熟的牛囊尾蚴呈卵圆形，乳白色半透明囊状，大小为(7～10)mm×(4～6)mm，囊内充满液体，隔囊壁肉眼可见白色小点状头节。当人吞食有感染力的囊尾蚴后，在小肠受胆汁刺激，头节翻出并固着在肠黏膜上，长出节片形成链体，约经3个月发育为成虫。成虫在人体内寿命很长，达30～60年或以上。囊尾蚴在牛肉内也可存活3年左右。其囊尾蚴由Wepfer于1675年首次发现，1861年Leuckart将妊娠节片感染牛获得囊尾蚴，1869年Oliver将牛囊尾蚴感染人，从而完成了整个生活史。无论是国内或国外，牛带绦虫病都是被最早记录的寄生虫病。

人是牛带绦虫的终宿主，但不能成为其中间宿主。牛带绦虫卵如被人吞食后一般认为不能发育与产生牛囊尾蚴病(牛囊虫病)，故与猪带绦虫既以人为终宿主(猪带绦虫病)，也可以成为其中间宿主(猪囊虫病)有所不同。

【流行病学】 牛带绦虫病呈世界性分布，在以吃牛肉，尤其有生食牛肉习惯的地区或民族中可造成流行，一般地区则多为散发病例。

牛带绦虫病在我国分布亦相当广泛，绝大多数省、市、自治区均有人体牛带绦虫病报道，大多数为散发病例，感染率甚低，在0.1%～1%之间。但本病在云南西北部、四川甘孜、贵州东南、西藏昌都、广西大苗山、内蒙古、新疆喀什等地区呈地方性流行，感染率较高，可达5%～70%。

1. 传染源 感染牛带绦虫的人是该病的传染源。从粪便中排出虫卵，使牛感染而患牛囊尾蚴病。牛为食草动物，不吞食虫体，仅因吞食污染饲料中虫卵而被感染，故感染多较轻。但如一次吞食节片腐烂后污染饲料的大量虫卵，也可发生严重感染。牛囊尾蚴感染与牛的饲养放牧方式有关。人为牛带绦虫的唯一终宿主，故流行区人的排便习惯以及粪便污染牛棚、牧场、饲料、水源都可能造成牛囊尾蚴感染。再如人粪便未经恰当处理施用也可造成环境污染而造成牛的感染。

2. 传播途径 人主要是进食生的或未煮熟的含牛囊尾蚴的牛肉感染牛带绦虫。饮食习惯是决定牛带绦虫病感染率的最主要因素。回族居民因不吃猪肉，食用牛肉机会较多，故牛带绦虫病较多。如天津曾报道所见患者中，85%为回族。此外，藏族、苗族、侗族居民有生食牛肉习惯，牛带绦虫病也较常见。

3. 易感人群 任何年龄均可患牛带绦虫病。感染牛带绦虫后，人体可产生带虫免疫，不能消除感染，但对再感染有一定的免疫力。最低年龄为10个月，最高年龄为86岁，但以21～40岁青壮年最多，一般男性多于女性。牛带绦虫病患者一般为单虫感染，但在流行区多虫感染亦不少见，我国流行区多虫感染大多在50%左右，也有报道高达95.2%者，但非流行区多虫感染仅占17%左右。国内报道虫体最多达30条。人感染牛带绦虫与当地牛的囊尾蚴感染率与感染度有密切关系。

【发病机制和病理】 牛带绦虫寄生在小肠内，可从空肠至回肠，吸附在小肠黏膜上，很少产生病理变化。但当寄生虫数较多时，绦虫头节吸盘可压迫并损伤肠黏膜，局部有轻度亚急性炎症反应。当脱落的节片沿着肠壁活动，遇回盲瓣阻挡时，活动增强，引起痉挛而产生腹痛等症状。也可因虫体结团造成部分性肠梗阻。

动物实验证明，牛带绦虫的浸出液可使宿主肠道活动和分泌功能失调，胃液分泌减少，酸度降低。动物可出现腹泻、脓血便、痉挛及呼吸循环障碍。大量注射浸出液可使动物死亡。因此，虫体代谢产物可能对宿主有一定毒性作用。

牛带绦虫无消化器官，但其体节皮层表面有许多微绒毛，具有吸收宿主营养成分的功能。当虫体大量吸取宿主肠道内营养成分，可造成患者饥饿感、贫血及维生素缺乏。由于虫体代谢物作用，患者可有嗜酸粒细胞增高、荨麻疹、瘙痒和哮喘等变态反应表现。

牛带绦虫感染后，患者血清可出现特异性抗体。动物实验表明，牛带绦虫抗原免疫的小牛可产生对感染的免疫力；抗原免疫母牛产生的初乳也可使哺乳小牛对牛带绦虫具有高度抵抗力。

【临床表现】 潜伏期为从吞食牛囊尾蚴至粪便中出现虫体节片或虫卵，约需 3 个月。症状轻重程度与体内寄生虫数有关。轻者可毫无症状，重者症状明显甚至可因并发症而死亡。

粪便中发现白色节片为最常见的表现并常成为患者就诊时主诉。妊娠节片多于排便时伴同粪便排出体外，而且常自动地单个或 2～3 个节片相连从肛门爬出，在肛门周围作短时间蠕动，并滑落到会阴或大腿部，患者感到肛门瘙痒不适，几乎 100%患者有此症状。

胃肠道症状中以腹痛最为常见，见于约半数病例。腹痛可在上腹部、脐周或无固定位置，可为钝痛、隐痛、刺痛、咬痛或烧灼感，少数患者可有肠绞痛。此外还可有恶心（15.7%～46%）、呕吐（11%）、腹泻（10%～50%）等。食欲减退或亢进都较常见。头昏、神经过敏、失眠、癫痫样发作与晕厥等神经症状以及过敏性瘙痒症、荨麻疹、结节性痒症也在少数患者中出现。

牛带绦虫病重要的并发症有肠梗阻与急性阑尾炎，多因链体或节片阻塞所致。

【实验室检查】

1. 血象 血象变化甚少，一般无贫血。嗜酸粒细胞可轻度增多，且多出现于病程早期。

2. 虫卵检查 大多数患者粪便中可找到虫卵，但由于牛带绦虫无子宫孔，虫卵不能直接排入肠道，仅在妊娠节片伸缩蠕动或破裂而将虫卵播散到粪便中，故并非每一例患者均可查获虫卵。虫卵检查可采用直接涂片或厚涂片法、沉淀法、漂浮浓集法等，其中 Hein 厚涂片法 3 次检出率可达 97%。用棉花拭子法作肛门涂片检查，可检获虫卵。方法简便，阳性率与沉淀法大致相等，可用于普查。粪便或拭子涂片检查发现的绦虫卵，不能鉴别其虫种，因为牛带绦虫与猪带绦虫卵极相似，两者难以区别。

3. 妊娠节片检查 牛带绦虫妊娠节片常从链体脱落，随呕吐物或粪便排出体外，故详细询问是否有呕吐或粪便中带节片常是简单而准确的诊断方法。观察妊娠节片子宫分支数目与形状可用于鉴定肠绦虫种类。将混在粪便中的节片挑出并用清水洗净，夹于两载玻片之间，对着光线肉眼即可分辨子宫分支数目与形状。牛带绦虫妊娠节片子宫分支数为 15～30 个，呈对分支状，猪带绦虫妊娠节片子宫分支为 7～13 个，呈树枝状。

4. 头节检查 驱虫治疗后 24 h，留取全部粪便检查头节可帮助考核疗效和鉴别虫种。可将粪便置一大容器中用清水反复漂洗直至粪液澄清，将沉渣转到玻璃容器中衬以黑色背景，仔细查找头节。如遇虫体纠结应小心解开并顺链体向细端寻找。牛带绦虫的头节呈近四方形，较大而无顶突与小钩，猪带绦虫头节呈圆形，较小且具顶突，其上有两排小钩。头节被驱出表明治疗彻底。如有多虫感染可能时应注意链体条数与头节数是否一致。

5. 免疫学检查 用虫体匀浆或虫体蛋白质作抗原进行皮内试验、环状沉淀试验、补体结合试验或乳胶凝集试验可检测体内抗体，阳性符合率为 73.7%～99.2%。用 ELISA 也可检测宿主粪便中特异性抗原，灵敏性可达 100%，且具有高度特异性，与蛔虫、短膜壳绦虫、钩虫和鞭虫无交叉反应。

6. 分子生物学检查 DNA－DNA 斑点印渍法可用于检测牛带绦虫卵。近年有用 PCR 扩增粪便中虫卵或虫体脱落的外被体表物质的微量种特异性 DNA 序列，以检测人体内牛带绦虫或猪带绦虫成虫，特异性与灵敏性均很高。

【诊断】

1. 流行病学资料 应询问患者有无生食或半生食牛肉习惯，尤其来自少数民族地区者，可供参考。

2. 呕吐或粪便排节片史 呕出或粪便排出节片几乎即可作出诊断，但青年女性患者由于羞怯心理常隐瞒病史。从妊娠节片压片观察子宫分支数目与形态为主要诊断方法之一。

3. 粪便与肛门拭子涂片 查到绦虫卵。

4. 免疫学与分子生物学检查 亦可协助诊断。

【治疗】 目前治疗牛带绦虫病的药物较多，而且疗效显著，经驱虫治疗后大多可以痊愈，预后良好。下列药物可供选择。

1. 吡喹酮 对牛带绦虫与猪带绦虫均有良好杀虫作用，为目前首选药物。其杀虫机制主要是损伤破坏虫体皮层表面细胞，使虫体表膜对钙离子通透性增高，引起虫体肌肉麻痹与痉挛，颈部表皮损伤，进而破溃死亡。吡喹酮剂量一般空腹一次口服（10～20 mg/kg）即可。有人认为 2.5～5 mg/kg 也可获满意疗效。患者服药驱虫前晚宜禁食，次日晨空腹服药并多饮水或服缓泻药，可使麻痹或破坏的虫体迅速从体内排出。吡喹酮副作用与注意事项可参见本章第十四节“血吸虫病”。

2. 阿苯达唑 本药驱虫效果较好，成人剂量为800 mg/d，连服3 d，副作用轻微。

3. 甲苯达唑 能抑制牛带绦虫摄取葡萄糖，导致能量不足，虫体麻痹。剂量成人和儿童均为300 mg/次，每日2次，连服3 d。甲苯达唑可完整驱出虫体，多数可找到头节，疗效几近100%。

4. 氯硝柳胺 即灭绦灵，能抑制绦虫线粒体的氧化磷酸化作用。口服后不易吸收，肠道中局部药物浓度较高，虫体头节在肠内被消化溶解。剂量成人清晨空腹一次口服2 g，儿童1 g，嚼碎后用小量开水送服。一般不需服泻药。早孕妇女禁忌。

5. 南瓜子与槟榔合并治疗 单独使用南瓜子或槟榔驱虫效果均差，而合并使用治疗牛带绦虫病证明两者有协同作用，治愈率达92.1%～100%，平均为95.2%。体外试验证明，南瓜子与槟榔对牛带绦虫均有瘫痪作用，但其作用部位不同。南瓜子主要作用于绦虫的中段与后段，使成熟节片变薄、变宽；槟榔则主要作用于绦虫的头节与未成熟节片，即虫体的前段。先服南瓜子使虫体中、后段瘫痪变软，继服槟榔煎剂可使头节失去吸附力，再服硫酸镁促进肠壁蠕动，从而加速已瘫痪成虫排出。具体方案如下。

(1) 南瓜子仁 取带皮南瓜子75～120 g，炒熟后去壳，得南瓜子仁并研成细末。成人口服南瓜子粉80 g直接服用，或加少量水煮后再服亦可。儿童酌减。

(2) 槟榔 可用切好的槟榔片，剂量10岁以下小儿用30 g，妇女与体弱成年男子50～60 g，体格健壮者80 g。将槟榔置500 ml水中煎煮至200 ml左右。

早晨先空腹服南瓜子仁粉，过2 h后服槟榔煎剂，再过0.5 h服50%硫酸镁60 ml。虫体在服药后最快15 min，最慢8 h即可排出，在1～5 h内排出者约占73.9%。

本疗法优点是南瓜子和槟榔易于获得，价格低廉，方法简便，副作用少，疗效很好，无需住院治疗，尤其适合于我国农村普治驱虫时采用。

【预防】 大力开展卫生宣教，不吃生肉，坚持生熟刀具分开。严格执行肉类检疫，禁止带囊尾蚴的牛肉上市。冷藏牛肉应在−23～−22℃保持10 d才能保证杀死肉中的囊尾蚴。加强人粪管理，防止人粪污染牧场、饲料及水源。在流行区普查普治患者。经过上述综合措施，牛带绦虫病将得到控制。

二、猪带绦虫病

猪带绦虫病(taeniasis suis)是由猪带绦虫(*Taenia solium*)成虫寄生在人体小肠所引起的一种肠绦虫病，又称猪肉绦虫病、链状带绦虫病。其形态和生活史与牛带绦虫有许多相似之处，但也有一些重要区别(表9-20-1)。其中，人在猪带绦虫生活史中既是终宿主也是中间宿主。猪带绦虫成虫寄生在人肠道为肠猪带绦虫病，其幼虫寄生在人皮下组织、肌肉、脑等组织器官内则为猪囊尾蚴病。囊尾蚴病是人重要寄生虫病之一，详见本章第二十一节“囊尾蚴病”，下面主要阐述猪带绦虫病。

表9-20-1 两种带绦虫的主要区别点

区别点	猪带绦虫	牛带绦虫
虫体长	2～4 m	4～8 m
节片	700～1 000节，较薄，略透明	1 000～2 000节，较厚，不透明
头节	球形，直径约1 mm，具顶突和2圈小钩，25～50个	略呈方形，直径1.5～2.0 mm，无顶突及小钩
成节	卵巢分左右两叶和中央小叶	卵巢只分两叶，子宫前端常可见短小的分支
孕节	子宫分支不整齐，每侧为7～13支	子宫分支较整齐，每侧为15～30支，支端多有分叉
囊尾蚴	头节具顶突和小钩，可寄生人体引起囊尾蚴病	头节无顶突和小钩，一般不寄生于人体

【病原学】 猪带绦虫又称猪肉绦虫、链状带绦虫、有钩绦虫，是我国主要的人体寄生绦虫。成虫较牛带绦虫小，薄而透明，体长2～4 m。头节近圆球状，不含色素，为0.6～1 mm。头节除有4个吸盘外，顶端具顶突，其上有25～50个小钩，排成内外2圈。颈部纤细。链体节片数较少，约数百个。成熟节片近方形。妊娠节片窄长，子宫分支数较少，为7～13个，呈多分支树枝形状分布。虫卵与牛带绦虫卵难以区别。

猪带绦虫成虫寄生在人小肠内，其妊娠节片从链体脱落，随粪便排出体外。当中间宿主猪吞食粪便中妊娠节片后，虫卵在其十二指肠内受消化液作用破裂，六钩蚴逸出并循肠壁血流或淋巴到达宿主体内各部位。虫体逐渐生长，中间细胞溶解形成空腔并充满液体，约经10周发育为成熟囊尾蚴。猪体内的囊尾蚴以肌肉最多，其中以股内侧肌为最多。成熟囊尾蚴呈椭圆形，约20 mm×11 mm，乳白色半透明。人误食入生的或半生的带囊尾蚴的病猪肉后，在胃内囊尾蚴囊壁被消化，在十二指肠内囊尾蚴头节外翻，固着于小肠壁发育为成虫，2～3个月后粪便中即可发现虫卵(图9-20-1)。成虫在人体内大约可存活25年。

人有时也可因食入被虫卵污染的食物或在驱虫时节片反流到咽部而被吞下造成摄入虫卵。虫卵在人体内亦可发育为囊尾蚴而罹患猪囊尾蚴病，当囊尾蚴寄生在人重要脏器如脑、眼等处则可危及生命或造成严重损害。

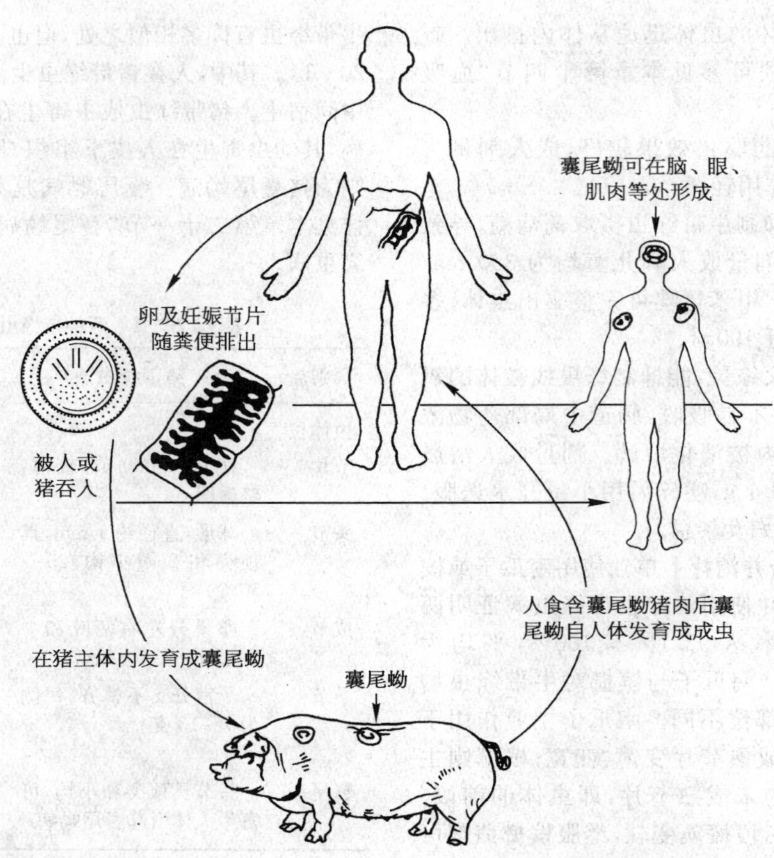

图 9-20-1　猪带绦虫生活史

(引自本书第4版,2005)

【流行病学】　猪带绦虫病在我国广泛分布,各地均有散发病例,在东北与华东较牛带绦虫病多见,其比例为8∶1与7.1∶1,感染率由不足1%到15.2%。在云南、河南、黑龙江、吉林、广西等省、自治区均有地方性流行。

1. 传染源　感染猪带绦虫成虫的人是本病的传染源。在目前我国农村猪仍以分散饲养为主,猪常在圈外活动觅食,故误吞入人粪中猪带绦虫节片或虫卵机会较多。特别在经济落后或边远地区缺乏厕所,人在野外随地大便或以猪圈为厕所,故猪患囊尾蚴病感染率甚高。在这些地区,人患猪带绦虫病亦相应较多。

2. 传播途径　人因食用生的或半生的含猪囊尾蚴的猪肉而被感染。在烹炒时未煮熟透,或尝生的肉馅或吃生肉片火锅,或生熟刀具不分等都可食入活囊尾蚴。

3. 易感人群　人对猪带绦虫普遍易感,感染猪带绦虫后人体可产生带虫免疫,对宿主再次感染有保护作用。国内患者年龄最小者仅6个月,最长者85岁,一般以青壮年居多,男性多于女性。

【发病机制和病理】　猪带绦虫成虫致病情况与牛带绦虫相似,但由于猪带绦虫头节具有小钩,对肠黏膜损伤较重,甚至可穿透肠壁引起腹膜炎。成虫也可移行到肠外造成异位寄生。但人体如患猪囊尾蚴病则常有显著病理改变与免疫反应。

【临床表现】　猪带绦虫病的症状与牛带绦虫病相似,一般无明显症状。人肠内寄生虫数一般为1条,偶亦可有2条或以上,国内报道最多为19条。临床症状可有腹痛、恶心、消化不良、腹泻、体重减轻,虫数多时偶可发生肠梗阻。与牛带绦虫病相似,患者多以粪便中发现节片而就诊。

猪带绦虫病的重要性在于患者肠道内成虫有导致囊尾蚴病自体感染的危险。猪肉绦虫患者在肠道逆蠕动或驱虫时,脱落的妊娠节片均有反流入胃的可能,经消化孵出六钩蚴而造成自体感染囊尾蚴病。此种途径比因卫生习惯不良或虫卵污染食物而吞入虫卵更为重要。国外报道囊虫病450例中,21.6%有肠绦虫病史,国内则为28.6%~67.3%;而猪带绦虫病患者有2.3%~25%同时并发囊尾蚴病,且感染期愈长,自体感染危险性愈大。特别在皮下型和癫痫型囊尾蚴病患者,有肠绦虫病史者各占48.1%和48.6%。因此,对猪带绦虫病患者不能因症状不明显而忽视早期彻底治疗。

【实验室检查】　与牛带绦虫病相同。血象中有时可见嗜酸粒细胞轻度增高。粪便或肛门拭子检查虫卵阳性率不高且无法区别虫种。从粪便中排出的妊娠节片内的子宫分支形状和数目有助于与牛带绦虫鉴别。ELISA 可检出患者粪中抗原成分；PCR 可扩增粪便中虫卵或虫体的种特异性 DNA，以检测人体内猪带绦虫成虫，亦可帮助诊断。

【诊断】 大便中有排出绦虫节片史，尤其伴有囊虫皮下结节或有癫痫样发作者均应考虑猪带绦虫病。病史与实验室检查结合可使绝大多数患者诊断明确。因为猪带绦虫病可并发危险的囊尾蚴病，故应与牛带绦虫病认真鉴别。两者节片鉴别要点见表 9-20-1。①头节：猪带绦虫较小，圆球形，有顶突及小钩；牛带绦虫较大，近四方形，无顶突及小钩。②成熟节片：猪带绦虫卵巢分 3 叶；牛带绦虫分 2 叶。③妊娠节片：猪带绦虫子宫分支每侧有 7～13 个呈树枝状；牛带绦虫为 15～30 个呈对分支状。

【治疗】 猪带绦虫病有并发囊尾蚴病的危险，故患者需注意隔离并及早彻底治疗。此外注意个人卫生，便后饭前洗手，以防止自体感染。

驱虫治疗方法与牛肉绦虫病基本相同，且效果较好。吡喹酮 5 mg/kg 治疗猪带绦虫病即可获 95%以上有效率。近年研究发现，吡喹酮治疗猪带绦虫病时，有激发患者并发猪囊虫病出现症状的现象，如癫痫发作、剧烈头痛等。在流行区大规模治疗时，可能有少数猪带绦虫病患者并发有脑囊虫病，使用吡喹酮驱绦虫同时可引起脑囊虫退变死亡破裂，刺激脑组织水肿与炎性反应，导致危险的脑水肿甚至脑疝形成。故在以吡喹酮治疗个别确无囊尾蚴病并发的猪带绦虫病患者时可采用 5～10 mg/kg 疗法，但在神经系统猪囊尾蚴病高度流行区，特别在现场大规模治疗时，以采用 2.5 mg/kg 小剂量疗法为宜，既可保持驱绦虫的高效，又可避免发生严重副作用。

南瓜子槟榔驱除猪、牛带绦虫是一种传统的治疗方法，其疗效确切、安全可靠，尤其对虫体表皮无损伤，更适宜用于治疗猪带绦虫患者，具体方法参见“牛带绦虫病”。

驱治猪带绦虫病应防止恶心呕吐，以免妊娠节片反流入胃或十二指肠造成虫卵自体感染导致囊尾蚴病。驱虫前可先服小剂量氯丙嗪 12.5 mg，服驱虫药后 2 h 应服泻药 50%硫酸镁 60 ml。并发脑囊尾蚴病的猪肉绦虫病患者，驱虫治疗应住院，在严密观察下进行。一般在治疗囊虫病的同时肠内绦虫亦可一并驱出，详细方法参见“囊尾蚴病”。

【预防】

1. 普查普治 人为猪带绦虫唯一有流行病学意义的终宿主，故彻底治疗患者是控制传染源的有效措施，不仅可使患者得以治愈，而且可减少猪囊尾蚴病发病。近年国内东北地区推行的“驱绦灭囊”工作已取得很大成绩，猪带绦虫病和猪囊尾蚴病发病率明显下降。

2. 加强卫生宣教 教育群众改变不良的生食、半生食猪肉的饮食习惯，严格执行生熟炊具分开，注意个人卫生。加强饮食摊点的卫生检疫，患猪带绦虫病者不得从事饮食行业工作。

3. 严格肉类检疫 屠杀生猪必须经国家指定卫生部门检疫后方可进入市场，严禁“米猪肉”上市买卖。猪毛经 NaOH 或 $FeCl_3$ 显色液处理后，其毛根部毛鞘的颜色可由健康猪的白色变为病猪的褐色或棕色，准确率可达 81.2%～100%，可推广应用。屠宰后如将猪肉在 −13～−12℃ 下冷藏 12 h，其中囊尾蚴可完全杀死。

4. 改变养猪方法 提倡圈养，不让有接触人粪而感染的机会。国内曾试用猪全囊虫匀浆（Q_{83} 抗原）配以弗氏佐剂给猪进行免疫接种，3 年总保护率为 91.39%；用 Q_{83} 抗原弗氏佐剂一次接种 3 ml 可达到 100%保护率，安全保护期可达 7～8 个月。

三、短膜壳绦虫病

短膜壳绦虫病又称微小膜壳绦虫病（hymenolepiasis nana），其病原体为膜壳科、膜壳属的微小膜壳绦虫（*Hymenolepis nana*）。该虫是人兽共患的寄生虫，成虫寄生于鼠类和人的小肠引起短膜壳绦虫病，本病呈世界性分布。最初于 1845 年由 Dujardin 在啮齿动物中发现，1851 年由 Bilharz 报道发现人体感染，直至 1928～1932 年才证实该虫的中间宿主（鼠蚤和面粉甲虫）。其生活史既可以在同一宿主体内完成，也可以经过中间宿主完成。

【病原学】 短膜壳绦虫又称微小膜壳绦虫，为小形绦虫，体长为 5～80 mm，平均为 20 mm。头节呈球形细小（直径 0.13～0.4 mm），顶突上有 20～30 个小钩，吸盘 4 个。颈部细长，链体节片 100～200 个。所有体节宽度均大于长度。成节有 3 个较大的椭圆形睾丸，成一横线排列。妊娠节片的子宫呈袋形，其内充满虫卵。虫卵椭圆形，大小为(48～60)μm×(36～48)μm，无色透明，内有一层胚膜，胚膜两极增厚隆起，各发出 4～8 根极丝为鉴别要点。胚膜内包含一个六钩蚴。

短膜壳绦虫的发育，既可以不经过中间宿主，也可以经过中间宿主两种不同方式而完成生活史（图 9-20-2）。①直接感染和发育：成虫寄生在鼠类或人的小肠内，脱落的孕节或虫卵随宿主粪便排出体外，这些虫卵即具有感染性，若被另一宿主吞食，虫卵在其小肠内经消化液的作用孵出六钩蚴，并钻入肠绒毛，经 4 d 发育为似囊尾蚴（cysticercoid），6 d 后似囊尾蚴破肠绒毛回到肠腔，以头节吸盘固着在肠壁上，逐渐发育为成虫，成虫寿命仅数周。完成上述生活史在人体内需 2～4 周，在鼠体内为 11～16 d。②经中间宿主发育：中间宿主已证明有多种蚤类（印鼠客蚤、犬栉首蚤和致痒蚤）的幼虫、多种面粉甲虫（如 *Tenebrio molitor* 等）和赤拟谷盗（*Tribolium ferrugineum*）等，当虫卵被这些中间

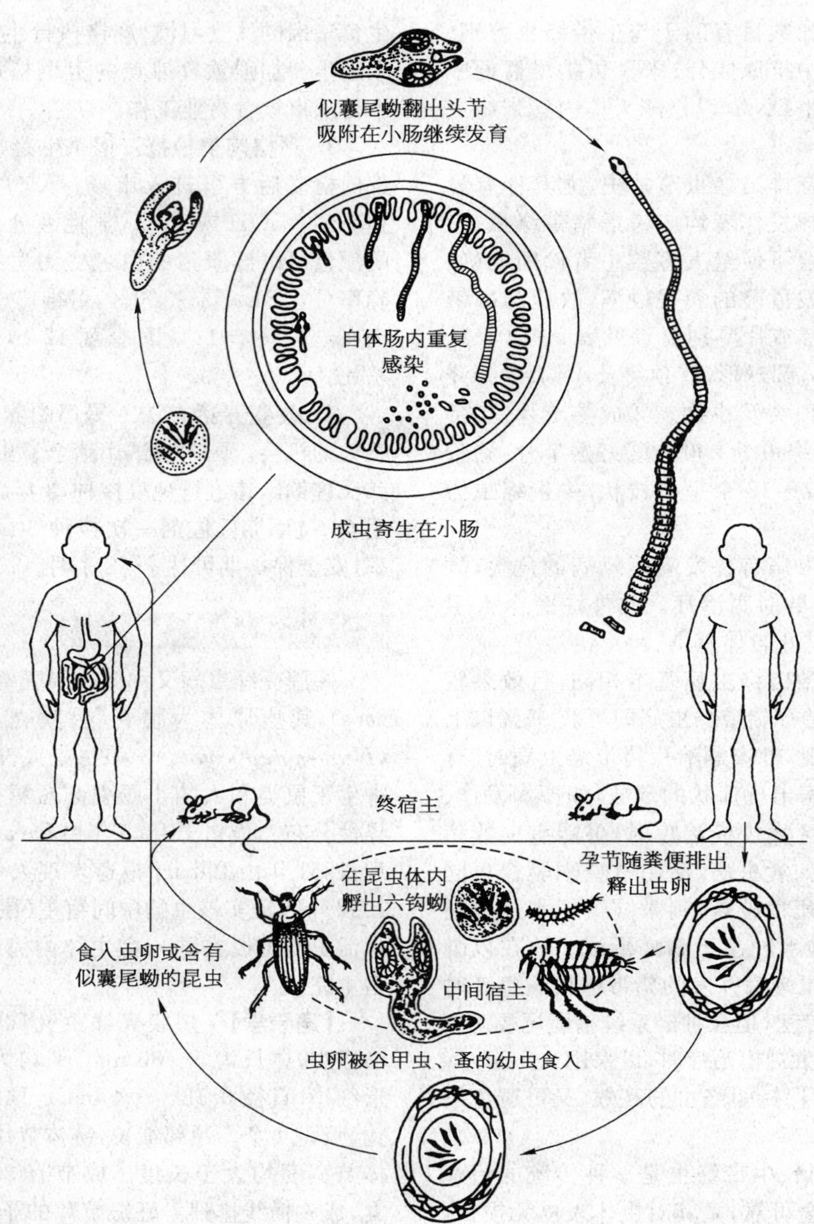

图 9-20-2　短膜壳绦虫生活史

（引自本书第 4 版，2005）

宿主吞食后，六钩蚴在其血腔内发育为似囊尾蚴，鼠和人食入含有似囊尾蚴昆虫的面粉或谷类而感染，并发育为成虫。

人和鼠类短膜壳绦虫形态极为相似，但不易相互感染。有人认为鼠类为另一种即 *Hymenolepis fraterna*，也有人认为是人类寄生的一种变种，即 *H.* nanvar. *fraterna*，但两者在生理特性上不同。

【流行病学】　短膜壳绦虫病世界上各地均有分布，尤以温带与热带地区为多见。据 Crompton（1995）估计，全球感染人数约达 7 500 万。我国分布亦较广泛，全国普查结果，该虫至少分布于 17 个省、市、自治区，全国平均感染率为 0.045%，个别地区如新疆乌鲁木齐、伊宁、喀什 3 市，感染率分别高达 8.78%、11.38% 和 6.14%；台湾省东南部高山族感染率为 8%，宜兰县居民感染率为 5%。

1. 传染源　人是短膜壳绦虫的终宿主和中间宿主，患者是主要传染源，人粪排出的虫卵已有感染性，人群之间可因共同生活而感染。因此本病可在托儿所、集体宿舍或家庭中流行。近来实验证实，人如食人鼠类短膜壳绦虫的虫卵也能感染，因此，鼠类感染可为人体感染本虫起到一定的保虫宿主的作用。

2. 传播途径　主要通过消化道传播，虫卵从粪便排出时即具感染性，被人吞食后在胃和小肠受消化液作用，六钩蚴孵出并钻入肠绒毛内发育成似囊尾蚴，然后进入小肠腔内发育为成虫并产卵。若虫卵在肠腔内停留时间较长，其内六钩蚴又可孵出钻入肠绒毛发育为似囊尾蚴再形成成虫，造成严重的自身感染。此时，人体肠内成虫数目可达数百条甚至千条之多。

3. 易感人群 人群普遍易感，儿童患者较多，以5～10岁儿童发病率较高，成人较少见，可能与儿童卫生习惯较差有关。男性多于女性。近来研究发现感染后能产生一定程度的免疫力。

【发病机制和病理】 成虫与幼虫大量感染可引起小肠黏膜机械性与毒性刺激。头节吸盘、小钩、体表的微毛对人肠黏膜有明显损伤；虫体分泌物也可产生毒性作用。在成虫附着的肠黏膜发生坏死、溃疡、细胞溶解以及淋巴细胞与中性粒细胞浸润。幼虫侵入也可以破坏黏膜绒毛，引起小肠吸收与运动功能障碍。本病反复自身感染为常见现象，故可造成严重感染。国内王胜森等报告(1956)在人体感染的虫数可达1 500条，最多一例为37 482条。

短膜壳绦虫感染，在宿主体内可产生一定的免疫反应。血中嗜酸粒细胞增多，特异性IgA、IgG、IgM均有不同程度上升，肠灌洗液特异性IgA和IgE也有所增高。动物实验证明，血清特异性IgG和IgE抗体可被动转移保护性免疫力。此外，保护性免疫力与T细胞有关，T细胞被动转移也能影响免疫力。

【临床表现】 潜伏期为吞食虫卵至成虫排卵，约为1个月。人体感染短膜壳绦虫数量少时，一般并无明显症状。感染严重，特别是儿童病例，患者常有头晕、头痛、失眠、烦躁易激动、惊厥、腹痛、腹泻、恶心、食欲不振与消瘦乏力等神经系统和消化系统症状。有些患者还有癫痫、视力障碍、平衡失调、眼球震颤等。少数患者可发生眼、鼻、肛门和皮肤瘙痒或荨麻疹等变态反应症状。1/4～1/3患者血中嗜酸粒细胞轻度增高。

【诊断】 目前仍依靠从粪便中检查虫卵和妊娠节片确诊。如采用水洗沉淀法或漂浮浓集法反复多次检查，可提高检出率。

【治疗】 可采用以下药物。

1. 吡喹酮 儿童15 mg/kg，早餐后一次顿服，虫卵阴转率可达93.8%。也可采用5 mg/kg，每日一次顿服，以5～7 d为1个疗程。

2. 阿苯达唑 800 mg/d，分2次口服，连服3 d。

3. 其他药物 如氯硝柳胺、巴龙霉素现已少用。

【预防】 彻底治疗患者，托儿所等集体生活单位及家庭应提高个人卫生意识，饭前便后洗手，保持食物、饮水、餐具清洁。由于家鼠是短膜壳绦虫重要的保虫宿主，故必须积极消灭家鼠。

四、长膜壳绦虫病

长膜壳绦虫病又称缩小膜壳绦虫病(hymenolepiasis deminuta)，其病原体为膜壳属的缩小膜壳绦虫(*Hymenolepis diminuta*)，该虫又称长膜壳绦虫，是鼠类常见的肠道寄生虫，偶尔寄生于人体。本虫以蚤类、米甲虫、蟑螂等多种节肢动物为中间宿主，人通过吞食上述中间宿主而感染。

【病原学】 长膜壳绦虫的成虫为乳白色、带状，较短膜壳绦虫长，为200～600 mm，体节最宽处2.5～3.8 mm，体节数为800～1 000个，最多达1 362个。头节圆球形，前端有发育不全中央凹入的顶突，无小钩，有吸盘4个。成熟节片含睾丸3个，球形，排列无规律。妊娠节片子宫呈囊状，边缘不整齐，子宫内充满虫卵。虫卵圆形或椭圆形，黄褐色，大小为(60～79)μm×(72～86)μm。卵壳较厚，内含六钩蚴。六钩蚴外包有一层胚膜，其两端稍增厚，但无极丝，借此可与短膜壳绦虫卵相区别。

长膜壳绦虫生活史必须经过昆虫的中间宿主。成虫主要寄生在鼠类肠道内，虫卵随粪便排出鼠体，被中间宿主如米甲虫、蟑螂、蚤类等吞食后，六钩蚴通过肠壁进入血腔，经7～9 d发育为似囊尾蚴。人因误吞食含似囊尾蚴的昆虫而感染。进入人肠道后似囊尾蚴经1～2周发育为成虫并排卵(图9-20-3)。

【流行病学】 国外人体感染病例散布于南美、澳大利亚、欧洲、北美、亚洲东部、南非等。国内至1995年综合文献统计达100余例，多为散发，分布在江苏、北京、台湾、福建、上海、浙江、四川、广东、广西、湖南、湖北、安徽、河南、山东、陕西、云南、贵州、江西、新疆、西藏、宁夏、辽宁、河北及海南等24个省、市、自治区，其中以江苏、河南报道病例最多。据1988～1992年全国调查结果全国平均感染率为0.012%，其中西藏感染率0.116%为最高，其次海南为0.088%。估计全国感染人数为15万。

1. 传染源 家鼠为本病主要传染源。在患者家中捕获的鼠中本虫感染率有高达24.5%者。

2. 传播途径 人因食入混有中间宿主多种粮食昆虫的生米、面而感染。

3. 易感人群 人群普遍易感，大多数患者散发，儿童感染率较成人高。

【临床表现】 潜伏期18～20 d。轻者多无症状或有轻微的消化、神经系统症状，如头痛、失眠、恶心、腹胀、腹痛等。重者多有腹泻、腹痛、食欲不振、恶心、头昏等。儿童常有夜惊与磨牙。血象常有不同程度贫血，白细胞总数和嗜酸粒细胞计数增高。

【诊断】 依靠从粪便中查找虫卵确诊。偶尔患者可排出节片，鉴定其妊娠节片子宫形态亦可诊断。从感染大鼠粪中可检测到粪抗原，但尚未用于临床。

【治疗】 可采用吡喹酮治疗，剂量为10 mg/kg，一次顿服，2 h后服50%硫酸镁60 ml，驱虫效果良好。也可用阿苯达唑，400 mg/d，连服3 d。

【预防】 重视饮食卫生，不吃未煮熟的谷物。注意粮食保藏，防止粮食害虫孳生。消灭鼠类，杜绝传染源。

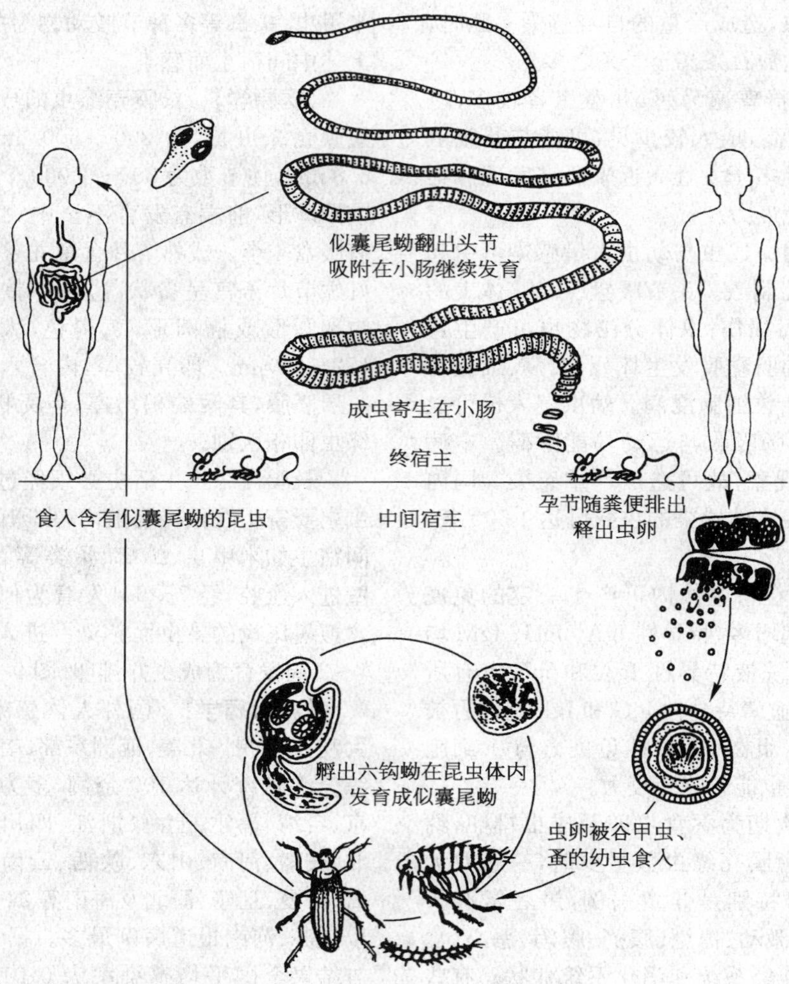

图 9-20-3　缩小膜壳绦虫生活史

（引自本书第 4 版，2005）

参考文献

［1］管晓虹，古钦民. 绦虫[M]//詹希美. 人体寄生虫学. 第 5 版. 北京：人民卫生出版社，2001：151-174.

［2］张进顺. 微小膜壳绦虫病、缩小膜壳绦虫病[M]//陈兴保. 现代寄生虫病学. 北京：人民军医出版社，2002：781-793.

［3］李晓娟，杨毅梅. 分子分类结合形态学方法对云南香格里拉带绦虫种类的鉴定[J]. 中国病原生物学杂志，2009，4(3)：196-198.

［4］刘瑛，李溥，黄月娜，等. 亚洲牛带绦虫病患者生化指标的观察[J]. 中国病原生物学杂志，2008，3(12)：907-909.

［5］黄江，胡旭初，吴璇. 牛带绦虫亚洲亚种乳酸脱氢酶基因的克隆表达及免疫原性分析[J]. 中国寄生虫学与寄生虫病杂志，2008，26(4)：268-271.

［6］李树林，杨益超，谢祖英，等. 南瓜子槟榔驱除亚洲绦虫、猪带绦虫和牛带绦虫的效果比较[J]. 中国人兽共患病学报，2007，23(11)：1103-1104.

［7］黄江，胡旭初，徐劲. 猪带绦虫成虫 cDNA 质粒文库的构建及 EST 测序[N]. 中国人兽共患病学报，2008，24(12)：1126-1128.

［8］Guo YJ, Wu D, Wang KY, et al. Adjuvant effects of bacillus Calmette-Guerin DNA or CpG-oligonucleotide in the immune response to *Taenia solium* cysticercosis vaccine in porcine [J]. Scand J Immunol, 2007, 66(6): 619-627.

［9］Nkouawa A, Sako Y, Nakao M, et al. Loop-mediated isothermal amplification method for differentiation and rapid detection of taenia species [J]. J Clin Microbiol, 2009, 47 (1): 168-174.

［10］Jeon HK, Chai JY, Kong Y, et al. Differential diagnosis of *Taenia asiatica* using multiplex PCR [J]. Exp Parasitol, 2009, 121(2): 151-156.

［11］Howell J, Brown G. Gastrointestinal: beef tapeworm (*Taenia saginata*) [J]. J Gastroenterol Hepatol, 2008, 23 (11): 1769.

［12］Márquez-Navarro A, Nogueda-Torres B, Hernández-Campos A, et al. Anthelmintic activity of benzimidazole derivatives against *Toxocara canis* second-stage larvae and *Hymenolepis nana* adults [J]. Acta Trop, 2009, 109(3): 232-235.

第二十一节 囊尾蚴病

周 智

囊尾蚴病(cysticercosis cellulosae),又称囊虫病、猪囊尾蚴病,是由猪带绦虫的幼虫(囊尾蚴)寄生人体所致的疾病,为人畜共患的寄生虫病。人因吞食猪带绦虫卵而感染。囊尾蚴可侵入人体各种组织和器官,如皮下组织、肌肉以及中枢神经系统引起病变,其中以脑囊尾蚴病为最严重,甚至危及生命,危害性极大。

【病原学】 猪带绦虫的幼虫(猪囊尾蚴,俗称囊虫,*Cysticercus cellulosae*)在人体寄生可引起囊尾蚴病,而牛带绦虫的幼虫(牛囊尾蚴,*Cysticercus bovis*)不会引起人体囊尾蚴病。猪带绦虫卵经口感染后在胃和小肠经消化液,尤其胆汁的作用后,卵胚膜内的六钩蚴(onchosphere)脱囊孵出,经血液散布于全身。约经3周幼虫在组织内发育至1～6 mm大小,并出现头节;9～10周时发育成为感染性幼虫,呈圆形或椭圆形乳白色透明囊泡,内含黄色清亮液体与内凹的头节,后者呈白色点状,位于一侧。囊尾蚴大小与形状视其寄生部位而异。位于皮下组织,尤其肌肉内者,生长于肌纤维之间,呈椭圆形,状如胶囊;脑实质内囊尾蚴呈圆形,约黄豆大小;脑室内囊尾蚴亦呈圆形,直径可达3 cm以上;位于颅底软脑膜或脑室内囊尾蚴生长不受限制,其直径达3～6 cm,退化后其囊被膜呈袋状扩大,内无头节。由于囊尾蚴不断随脑脊液方向流动,常带蒂与脑膜或脑室相连。

囊尾蚴按其形态与大小可分为3种:纤维素型(cysticercus celluloses)、葡萄状型(cysticercus racemosus)与中间型(intermediate form cysticercus)。纤维素型为最常见,因常位于皮下结缔组织而命名,大小为5～10 mm,圆形或卵圆形,无色透明囊泡,内含清亮液体与白色点状的头节。头节上有4个吸盘与2排小钩为其特征。囊膜分为3层,最外层为皮层,系嗜酸性玻璃状薄膜;中间层为细胞核层;内层为实质层,较厚,由细纤维网组成。扫描电镜观察可见囊泡表面呈鹅卵石样,上有微绒毛与一小孔,头节可从孔道伸出。葡萄状型较大,其直径可达4～12 cm,为圆形或分叶状囊泡,类似葡萄,肉眼看不到头节为其特征。仅见于人的脑部,未见于其他中间宿主如猪。近年来发现在显微镜检查时常可见头节痕迹。中间型在人脑中发现,体节较大,呈分节状,长出1至数个囊泡,其特征为可见头节,位于囊内或部分从囊壁伸出,故其形态与大小介于纤维素型与葡萄状型之间。在脑囊尾蚴病患者中以纤维素型最常见,但9%～13%尸检患者同时有葡萄状型与中间型并存。这3种囊尾蚴的部位、病理变化与临床表现也有所不同,纤维素型常局限于脑实质或蛛网膜下隙。除可引起脑室阻塞产生颅内高压外,位于脑实质静区,囊尾蚴数不多的患者可无症状,或病情较轻。葡萄状型与中间型常位于颅底的危险部位,产生严重进行性炎症反应,引起颅底脑膜炎,因脑膜粘连产生第四脑室孔堵塞,引起颅内高压与脑积水。

囊尾蚴寿命为3～10年,长者可达20年或以上。虫体死后发生纤维化与钙化。

【流行病学】 囊尾蚴病在我国分布甚广,是人与猪互相感染、互相依存的一种人畜共患蠕虫病。本病对人与猪均有严重危害。

1. 传染源 猪带绦虫病患者是囊尾蚴病的唯一传染源。患者粪便排出的虫卵对自身与周围人群具有传染性。猪带绦虫寄生在人体小肠内的寿命很长,感染期限越长,发生囊尾蚴病的危险性也越大。

2. 传播途径 吞食猪带绦虫的虫卵经口感染为主要传播途径。感染方式有异体感染与自体感染2种,前者指本人无肠绦虫病,因食用污染绦虫卵的蔬菜、瓜果、水与食物或与猪带绦虫患者密切接触而感染。后者可分为外来性与内源性自身感染。外来性者是患者本人粪便中虫卵污染手指经口感染,与个人卫生习惯有关;内源性者则由于患者呕吐等逆蠕动使绦虫妊娠节片反流至十二指肠或胃,虫卵受消化液作用,六钩蚴孵出所致。这种方式的感染度较重,囊尾蚴可布及全身肌肉、皮下组织和脑部。肠猪带绦虫病并发囊尾蚴病占2.3%～25%。

3. 人群易感性 人普遍易感,患者以21～40岁青壮年为主,男女比例2∶1～5∶1。

4. 流行特征 本病呈世界分布,以拉丁美洲、非洲北部与东南亚为多,东欧与西欧次之。在我国凡有猪带绦虫病流行地区均可见囊尾蚴病散发病例,其中以东北、西北、华北、内蒙古、河南、云南较多,华东、华南亦有病例。农村发病率高于城市,以散发病例居多,也不与猪的囊尾蚴病呈正比。发病与食肉习惯、饮食卫生与个人卫生有密切相关。

【发病机制和病理】 猪带绦虫卵经口入胃、十二指肠,经消化液和胆汁的作用,孵出六钩蚴,钻入肠壁,经血循环散布至全身各种组织和器官。幼虫寄生部位多见于皮下组织和肌肉,其次为眼与脑部,包括脑室、脑组织与脑表面,也可寄生在心脏、肺、腹腔与脊髓。囊尾蚴除在眼、脑室和蛛网膜下隙外都由纤维素包围。

活幼虫在局部则可引起典型炎症反应，有中性粒细胞、嗜酸粒细胞、淋巴细胞、浆细胞浸润，有时见异物巨细胞；继后纤维囊肿坏死与纤维化，最后虫体死亡、钙化。病变轻重程度因囊虫数量、寄生部位及局部组织反应不同而异，以脑部病变为最严重。

1. 大脑型　六钩蚴经血循环由脉络丛入脑，囊尾蚴可寄生在脑实质、脑室、蛛网膜下隙。半数患者仅1～2个囊虫，部分可多个，多处寄生。寄生在脑实质称大脑型，病变多位于灰质与白质交界处，大的囊尾蚴病变呈占位性病变。

2. 脑室型　寄生在脑室内常为单个，游离或带蒂系于脑室壁，在脑室孔处可造成活瓣性阻塞，发生间歇性脑积水。

3. 脑膜型　囊尾蚴位于软脑膜下、蛛网膜下隙或颅底为脑膜型。由于周围有空隙，阻力小，虫体较大，最大者似葡萄，称葡萄状囊尾蚴，极易破裂。囊尾蚴寄生部位产生轻度炎症。在脑膜者有脑膜增厚、粘连，类似结核性脑膜炎。粘连重者脑脊液循环吸收障碍，产生交通性脑积水。

4. 混合型　部分患者几型可同时存在，即大脑型、脑室型或脑膜型合并存在称混合型。

从光镜、电镜研究结果，证明脑囊尾蚴可分为活动期、退变死亡期、钙化期3个明显阶段。退变死亡期囊尾蚴纤毛、头节、虫体崩解，并释放异体蛋白。后者引起脑水肿、炎症反应、胶质纤维增生、脑组织软化，甚至形成脑内小脓肿。过去认为脑囊尾蚴的囊液内异体蛋白抗原数量微小，脑组织反应较轻，对人体毒性不大。近来国内研究表明其囊液内异体蛋白抗原可达相当高的水平。脑组织对其崩解后释放的异体蛋白可产生明显的炎症反应。石灰小体是囊尾蚴崩解后形成脓肿的重要依据。只要发现石灰小体即可作出脑囊尾蚴病的诊断。

显微镜检查在活囊尾蚴周围可见少量神经胶质细胞和成纤维细胞；死囊尾蚴周围有中性粒细胞、淋巴细胞与浆细胞，继之发生异物反应和纤维化。

国内报告本病流行区内流行性乙型脑炎患者尸检发现，约1/3的病例并发脑囊尾蚴病，而其他病例尸检仅见0.014%～0.46%，两者差异显著，说明脑囊尾蚴病患者对流行性乙型脑炎病毒易感，病死率增高。

囊尾蚴寄生于皮下、肌肉则产生皮下囊尾蚴结节；寄生于眼常在视网膜、玻璃体、眼前房、眼肌、眼结膜下等，引起病变及功能失常。

【临床表现】　潜伏期约3个月。临床表现应视囊尾蚴数量、寄生部位及人体反应性而异。感染轻者可无症状，仅尸体解剖时发现。根据囊尾蚴寄生部位分为脑囊尾蚴病、眼囊尾蚴病与皮肌型囊尾蚴病3种。

1. 脑囊尾蚴病　临床表现轻重不一，以癫痫发作最常见，占52%～85%。根据囊尾蚴寄生部位及病理变化有如下4型。

（1）皮质型　占脑囊尾蚴病的84%～100%，囊尾蚴多寄生在运动中枢的灰质与白质交界处。如果虫数少又不活动，可无症状。若寄生于运动区，则以癫痫为突出症状，可有局限性或全身性短暂抽搐或癫痫持续状态。癫痫在脑囊尾蚴病中发生率为50%～93.5%，常为就诊时患者的主诉。严重感染者颅内压增高，可出现头痛、恶心、呕吐。长期颅内压增高，脑组织萎缩者可发生头晕、记忆力减退、视力障碍、视物变形、幻觉、精神异常、痴呆等表现。病程达数月至数年不等。

（2）脑室型　以第四脑室为多见。六钩蚴经血循环至脑室脉络丛，并随脑脊液至第四脑室。囊尾蚴阻塞脑室孔，故在早期出现颅内压增高症。囊尾蚴悬于室壁，呈活瓣状，患者急转头部可突发眩晕、头痛、呕吐或循环呼吸障碍而猝死，或发生小脑扁桃体疝，这种现象称Brun征或体位改变综合征。患者常有颈强直、强迫头位。

（3）蛛网膜下隙型或颅底型　主要病变为囊尾蚴性脑膜炎。常局限在颅底后颅凹。初期有低热，临床上多以亚急性或慢性脑膜炎与蛛网膜粘连所致症状为主，有头痛、呕吐、颈项强直等颅内压增高症，以及眩晕、听力减退、耳鸣、共济失调、面神经麻痹等。预后较差。

脑脊液检查：脑脊液压力增高常在1.96～3.92 kPa或以上，以1.96～2.45 kPa为多。细胞数10～100个；蛋白质轻度增高，糖、氯化物在正常范围。Wibler(1980年)报告5例脑囊尾蚴病脑脊液，一般为淋巴细胞增多，伴有异常淋巴细胞，有2例嗜酸粒细胞增多，认为具有特征性。

（4）混合型　以上各型混合存在，如皮质型和脑室型并存，症状最重。

另外，偶有囊尾蚴寄生于椎管，压迫脊髓，产生截瘫者。

2. 眼囊尾蚴病　占囊尾蚴病的1.8%～15%。囊尾蚴可寄生于眼内、外各处，以玻璃体及视网膜下多见。寄生于视网膜者可造成视力减退、视网膜脱离、失明；寄生于玻璃体和前房者，患者感觉眼前有黑点或黑影飘动；寄生于外眼部者可见结膜下或睑内包块结节。囊尾蚴眼内寄生常引起虹膜睫状体炎、脉络膜炎、眼压增高和继发性青光眼等。眼底镜、裂隙灯检查可见视网膜下或玻璃体内的囊尾蚴，呈一浅灰色圆形或椭圆形的囊泡，周围有红晕光环，可见虫体蠕动。

3. 皮下组织及肌肉囊尾蚴病　囊尾蚴寄生于皮下

组织和肌肉，少者1～2个，多者千余，呈结节肿块，黄豆大小，圆形或卵圆形，质地较硬有弹性，以头颈部及躯干较多，四肢较少，手足罕见。囊尾蚴结节与皮肤不粘连，不痛不痒，可分批出现，自行消失。肌肉内结节可引起肌肉肿胀，个别呈假性肌肥大，外形肌束丰满，而患者感疲乏无力。囊尾蚴死后发生钙化，X线检查可见钙化阴影。

B超检查皮下囊尾蚴结节显示圆形或椭圆形液性暗区，轮廓清晰，囊壁完整光滑，最大者2.3 cm×1.2 cm，最小为0.6 cm×0.3 cm，平均大小为1.18 cm×0.68 cm，囊内可见一强回声光团，位于中央或一侧，最大0.4 cm×0.2 cm，最小为0.09 cm×0.09 cm，平均为0.18 cm×0.18 cm。

此外，囊尾蚴还可寄生在舌、口腔、声带。若大量囊尾蚴感染者也可见于心、肝、肺、肾和腹腔等，但生前不易诊断，常在尸检时发现。

【诊断】

1. 流行病学资料 在流行区有食生或半生不熟的猪肉史；粪便中曾发现带状节片及猪带绦虫病者均应详细询问病史和体格检查。

2. 临床表现 凡有癫痫发作、颅内压增高及其他神经症状者，特别在流行区应疑及本病，详细查体，有无皮下结节。有皮下结节应做活检证实。流行区内囊尾蚴感染是引起各种精神神经系统症状的重要原因，通过综合全面分析才能作出诊断。

3. 实验室检查

(1) 血液检查 外周血象可见嗜酸粒细胞增高。脑脊液有嗜酸粒细胞与异常淋巴细胞有参考价值。粪中发现节片或虫卵者有诊断意义。

(2) 免疫学检查 用猪囊尾蚴液纯化后作抗原与患者血清或脑脊液做间接血凝试验、ELISA、酶标竞争法等，检测特异性IgG抗体具有较高特异性与敏感性，对临床诊断及流行病学调查均有实用价值。最近有研究发现，治疗前后血清及脑脊液进行间接血凝试验（IHA）、ELISA、囊尾蚴循环抗原（CAg）以及短程抗体（IgG4）检测，结果表明血清及脑脊液IHA、ELISA检测囊虫循环抗原以及短程抗体对囊虫病诊断方面均有一定的敏感性，但因抗体可持续数年，因此IHA、ELISA不能作为疗效考核的指标。囊虫循环抗原检测以及短程抗体检测可作为疗效考核的指标。

(3) 单克隆抗体(McAb)法 检测囊尾蚴循环抗原诊断脑囊尾蚴病。用于脑囊尾蚴病患者的脑脊液检测结果，循环抗原阳性率84.58%(192/227)，其中活动性脑囊尾蚴病患者阳性率达93.57%，而非活动性者为57.14%。其他中枢神经系统疾病患者仅1例阳性，阴性符合率为98.8%。

(4) 影像学检查 包括X线、B超、CT、MRI检查和脑室造影，尤其后两种对脑囊尾蚴病的诊断有重要价值。CT是诊断脑囊尾蚴病最好的影像检查方法之一，尤其是对钙化的检出优于MRI。CT可确诊大部分脑囊尾蚴病的活动期、非活动期和混杂期，在诊断钙化型优于MRI。CT可显示活动期与退变死亡期的各种类型，包括脑实质多发或单小囊型、脑沟裂大囊型、脑室型、脑膜炎型、脑梗死型、颅内高压型、脑炎型、囊尾蚴性脑内小脓肿、梗阻性或交通性脑积水。但其分辨力不及MRI。若囊尾蚴头节显影不满意，不能对活动期或退变死亡期作出明确的病期诊断，而盲目投药会诱发脑水肿、颅内高压或休克。而MRI可将脑囊尾蚴病分为明显的5期：亚临床期、活动期、退变死亡期、非活动期和混杂期。活动期的MRI标志是囊尾蚴头节、囊壁与囊液并存。退变死亡期是头节消失，囊腔胀大，大小不一，周围出现脑水肿与炎症反应。非活动期包括钙化型、蛛网膜纤维化伴脑积水。脑脊液化验正常。混杂期包括各期并存者。MRI对指导临床治疗有重要价值。

【鉴别诊断】 本病临床类型多，表现复杂，脑囊尾蚴病应与原发性癫痫、结核性脑膜炎、脑血管疾病、病毒性脑炎、蛛网膜下腔出血、神经性头痛等相鉴别。皮下结节者应与皮脂囊肿、多发性神经纤维瘤、风湿结节、肺吸虫病皮下结节等鉴别。眼囊尾蚴病应与眼内肿瘤、异物、葡萄膜炎、视网膜炎等鉴别。

【治疗】

1. 病原治疗 实验与临床研究结果证明吡喹酮和阿苯达唑是抗囊尾蚴的主要药物，适用于活动期与部分退化死亡期的囊尾蚴，临床治疗皮下肌肉型和脑囊尾蚴病均有较好效果；非活动期及部分退变囊尾蚴则无需抗虫治疗。吡喹酮以杀虫作用为主，药效快，疗程短，但副作用大。阿苯达唑以影响虫体的正常代谢为主，药效缓和，疗程略长，副作用较小。

(1) 吡喹酮 本药有强烈杀囊尾蚴的作用，虫体大量死亡后释放异体蛋白，引起严重变态反应，尤其脑囊尾蚴病患者的反应更强，甚至发生脑疝，危及生命，故必须住院治疗。其剂量与疗程应根据不同临床类型而异。皮肌型囊尾蚴病的剂量，成人为600 mg，每日3次，10 d为1个疗程。治疗后半个月，皮下结节逐渐缩小，于1～2个月内消失。病理检查可见结节内囊虫死亡，囊壁变性退化。弥漫性多发性皮肤型囊尾蚴病，尤其囊尾蚴性假性肌肥大者，可重复1～2个疗程。

脑囊尾蚴病采用吡喹酮的剂量应根据脑内囊尾蚴的部位与数量而不同。颅脑CT扫描与MRI检查可清楚显示脑组织内囊尾蚴阴影，对指导临床治疗有重要价值。如果脑内虫数少，可采用吡喹酮10 mg/kg，每日3次，4 d为1个疗程，总剂量为120 mg/kg。如果脑囊尾蚴为多发性，尤其弥漫性者伴有皮肤肌肉囊尾蚴病或精神障碍、颅内高压者，尤应特别谨慎，应进行眼底检查有无视神经乳头水肿，并测定颅内压，不宜过早用药。颅内高压者应先用地塞米松和甘露醇静脉滴注，降低颅内压，使其降至正常或接近正常，眼底视神经乳头水肿明显好转时，才可用吡喹酮治疗。常采用小剂量长疗程与多个疗程为宜。剂量为每日 20 mg/kg，3 次分服，9 d 为 1 个疗程，总剂量 180 mg/kg。间隔 3～4 个月重复 1 个疗程，一般需要 2～3 个疗程。疗效较好，治后半年随访时约 2/3 患者癫痫停止发作，神经症状大多控制或改善。治疗前后 CT 对比，脑内囊泡绝大多数消失。对皮肤肌肉型患者的效果更好，皮下结节一般2～3 个月内消失。

副作用：常见有头痛，有时剧烈，恶心、呕吐、发热、意识障碍、癫痫发作，尤其因急性脑水肿、颅内压增高并发脑疝，可危及生命。弥漫性皮肌型囊尾蚴病治疗过程中也可产生发热与变态反应。有时"单纯"皮肌型由于脑内的囊尾蚴死亡后也可引起脑水肿、剧烈头痛等脑部症状，应当密切观察，早期发现，及时对症治疗。

(2) 阿苯达唑　本药对皮肌型、脑与眼囊尾蚴病均有良好疗效。常用的剂量与疗程为每日 18 mg/kg，分 2 次口服，10 d 为 1 个疗程。脑型患者间隔 2～3 周，重复 1 个疗程，一般需要 2～3 个疗程。治疗后 4～6 个月皮下结节平均减少 96.5%～99.3%。脑型患者治后随访，临床症状好转或消失者占 84.57%。

副作用：脑型患者于第 1 个疗程结束后 7～16 d 发生头痛(53.7%)、癫痫(13.3%)、低热(22.7%)、视力障碍(4.8%)，给予甘露醇和地塞米松治疗后可以控制，1～2 d 内恢复。反应较吡喹酮治疗为轻。这可能与囊尾蚴在脑组织内缓慢死亡，引起炎症反应较轻有关。

最近有研究显示阿苯达唑、吡喹酮联合应用治疗脑囊尾蚴病可显著提高治愈率，临床如有必要可以选择联合治疗方法。

(3) 甲氧哒唑　对猪囊尾蚴的实验治疗表明，其疗效明显优于吡喹酮和阿苯达唑，且未见明显的副作用。可能是治疗囊尾蚴病最有前途的药物，尚待扩大临床验证。

吡喹酮、阿苯达唑和干芜散治疗脑囊尾蚴病的远期疗效：吡喹酮每日 20 mg/kg，6 d；每日 10 mg/kg，24 d；每日 30 mg/kg，4 d。阿苯达唑每日 15 mg/kg，30 d。干芜散每日 3 次，每次 1.56 g，平均服药(23±9)个月。连续随访 5 年结果，近期与远期疗效的总有效率：吡喹酮组为 68.6%与 85.7%；阿苯达唑组为 79.3%与 93.1%；干芜散组为 68.7%与 87.1%。3 种药物远期疗效比较，无显著差异。

2. 对症治疗　对颅内压增高者，可先给予 20%的甘露醇 250 ml 静脉滴注，加用地塞米松 5～10 mg，每日 1 次，连续 3 d，再开始病原治疗。发生癫痫、变态反应应作相应处理。

3. 手术治疗　眼内囊尾蚴病以手术摘除为宜。如用吡喹酮治疗，虫体杀死后可引起炎症反应，加重视力障碍或失明。脑内囊尾蚴病，尤其是第三与第四脑室内囊尾蚴多为单个亦可采用手术除之。

囊尾蚴病合并猪带绦虫病患者先及早驱虫，但不宜用吡喹酮。可用槟榔与南瓜子等其他驱绦虫药治疗。

【预防】　猪带绦虫病患者是本病的唯一传染源，故患者的彻底驱虫治疗不但可预防他人感染，亦可避免自身感染，而且使猪的囊尾蚴病发病率下降。改进猪的饲养方式，提倡圈养，切断人与猪之间传播途径。加强宣传教育，贯彻预防为主，使群众认识囊虫病的严重危害性与传播途径，养成良好饮食卫生习惯，不吃"米猪肉"与生菜，不喝生水，饭前便后洗手。

参考文献

[1] 徐之杰. 猪囊尾蚴病[M]//陈兴保. 现代寄生虫病学. 北京：人民军医出版社，2002：729-742.

[2] 田旭玉，王立军，兰岚，等. 脑囊虫病分型分期的 MRI 诊断[J]. 中国医疗前沿，2008，3(18)：98-99.

[3] 陈瑞民，邱日升. 25 例脑囊虫病的 CT 表现及临床分析[J]. 中国热带医学，2008，8(10)：1744-1745.

[4] 杨艳君，吴晓燕，杨树芳，等. 四种免疫学检查在脑囊虫病诊断和治疗中的应用[J]. 中国热带医学，2008，8(7)：1088-1109.

[5] 马桂洋. 脑囊尾蚴病 223 例临床分析[J]. 寄生虫病与感染性疾病，2008，6(4)：227-228.

[6] 王忠磊，寇景轩，胡颖新，等. 阿苯达唑、吡喹酮联合应用治疗脑囊虫病临床研究[J]. 中国热带医学，2008，8(11)：1873-1876.

[7] Hell RC, Amim P, de Andrade HM, et al. Immunodiagnosis of human neurocysticercosis using a synthetic peptide selected by phage-display [J]. Clin Immunol, 2009, 131(1): 129-138.

[8] Subramanian B, Krishnaraj S, Agrawal K, et al. Cysticercosis of the oral cavity: an often misdiagnosed entity [J]. J Laryngol Otol, 2008, 122(9): 1005-1007.

[9] Pushker N, Bajaj MS, Balasubramanya R. Disseminated cysticercosis involving orbit, brain and subcutaneous tissue [J]. J Infect, 2005, 51(5): e 245-248.

[10] Kumar A, Pushker N, Bajaj MS, et al. Unifocal, subconjunctival twin cysticercosis cysts [J]. J Pediatr Ophthalmol Strabismus, 2007, 44(1): 55-56.

[11] Sinha S, Sharma BS. Neurocysticercosis: a review of current status and management [J]. J Clin Neurosci, 2009, 16(7): 867-876.

第二十二节 包虫病

张大志 刘约翰

包虫病(hydatidosis, hydatid disease)是人感染棘球绦虫的幼虫所引起的疾病的统称。世界上寄生于人体公认的棘球绦虫(*Echinococcus*)共有4种,即细粒棘球绦虫(*E. granulosus*)、多房棘球绦虫(*E. multilocularis*)、伏氏棘球绦虫(*E. vogeli*)与少节棘球绦虫(*E. oligarthrus*),但文献记载的种达16种之多。棘球绦虫虫株的变异,反应了虫体在不同地区的适应情况。因此,近年来提出了棘球绦虫的基因分型。据Bowles和Mc Manus等对细粒棘球绦虫线粒体DNA中细胞色素C氧化酶亚基I(COI)及NADH脱氢酶(NDI)基因序列比较,可将世界各地来自不同动物的虫株分为8个基因型(G1～G8),其中G1型和G5型可以感染人类(表9-22-1)。此后,Scott又发现G9型。多房棘球绦虫可以分为2个型,即M1和M2,而伏氏和少节棘球绦虫尚未发现有基因变异。国内Zhang等(1998)通过对新疆地区多种动物(包括人、绵羊、牛、骆驼等)的28个细粒棘球绦虫虫株的分析,证明这些虫株分属于G1和G6 2个基因型。

表9-22-1 棘球绦虫基因分型

基因型	感染宿主
G1	绵羊、人、袋鼠、牛、骆驼、猪、山羊
G2	绵羊(澳大利亚塔斯马尼亚岛)
G3	水牛(印度)
G4	马(英国、爱尔兰、瑞士)、猴(爱尔兰)
G5	牛(瑞士、荷兰)、水牛(印度)、人(荷兰)
G6	骆驼(肯尼亚、索马里、苏丹、中国)、山羊(肯尼亚)
G7	猪(波兰)
G8	驼鹿(美国)
G9	人(波兰)
M1	人、啮齿类(中国、北美洲)
M2	人、啮齿类(欧洲)
V	啮齿类(南美洲)
O	啮齿类(巴拿马)

注:G1～G9为细粒棘球绦虫;M1～M2为多房棘球绦虫;V为伏氏棘球绦虫;O为少节棘球绦虫。

在我国流行的人体包虫病有2种:一种是由细粒棘球绦虫的幼虫引起的细粒棘球蚴病,又称为囊型包虫病;另一种是由多房棘球绦虫的幼虫引起的泡型棘球蚴病,又称为泡型包虫病。分别阐述如下。

一、囊型包虫病

囊型包虫病(cystic hydatidosis)是人体感染细粒棘球绦虫的幼虫所致的疾病,又称为棘球蚴病(echinococciasis、echinococcosis)。狗是其终宿主,羊、牛是其中间宿主,故本病流行于畜牧区,人因误食虫卵也可成为其中间宿主,发生包虫病。包虫囊肿在肝脏内最多见,肺部次之,脑、骨骼等其他脏器偶尔也被侵犯。

【病原学】 细粒棘球绦虫是各种绦虫中体积最为细小者,寄生在狗的小肠内,虫体长2.5～6 mm,由头节、颈部、未成熟节片、成熟节片与妊娠节片各1个组成。头节呈梨形,有顶突与4个吸盘。顶突富含肌肉组织,伸缩力强,其上有2圈大小相间呈放射状排列的小钩共28～48个(通常30～36个)。成节的结构与带绦虫相似,生殖孔位于节片一侧的中部偏后。睾丸45～65个,分布于生殖孔的前后方。孕节最长,等于体长的一半,其生殖孔开口于节片一侧中部,子宫有不规则的分支和侧支(又称侧囊),其内充满虫卵(200～800个),在肠内或肠外破裂后释出虫卵。

虫卵呈圆形,棕黄色,有双层胚膜,内有辐射纹,含六钩蚴,其形态与牛肉绦虫和猪肉绦虫卵相似,不易区别。虫卵对外界抵抗力较强,在室温水中存活7～16 d,干燥环境中可存活11～12 d,0℃时可存活116 d,在蔬菜与水果中不易被化学杀虫剂杀死。煮沸与直射阳光(50℃)1 h对虫卵有致死作用。

虫卵不断随狗粪排出体外,污染其皮、毛、牧场、畜舍、蔬菜、土壤、水源等。虫卵被羊或其他中间宿主吞食后,经消化液作用,在十二指肠内孵化,六钩蚴侵入肠壁末梢静脉,随门静脉血流,侵入肝脏与其他内脏器官,形成包虫囊。包虫囊被狗吞食,其中的头节在狗小肠内经3～10周发育为成虫(图9-22-1)。

细粒棘球蚴呈囊状。囊壁分外面的角皮层和内面的生发膜(胚层)。囊内有无色透明液,其中含少量蛋白质,成分与脑脊液相似。角皮层为白色半透明膜,分层状如粉皮,由生发膜细胞的分泌物组成,有保护生发膜的作用。生发膜为虫体本身,具有显著繁殖能力,可向内芽生,形成生发囊(育囊)与原头蚴。生发囊有带与生发膜相连接,在其囊壁内面生发膜又形成许多原头蚴。原头蚴从囊壁破入囊液中,称为囊砂,为肉眼可见的白色细小颗粒。子囊系脱落的生发囊,游离在囊液中。子囊的结构与母囊相同,又可形成生发囊(孙囊)。如此祖孙三代同时存在于一个包囊内。在较老的包虫囊中可有数百个子囊与数以万计的原头蚴。生发膜偶尔亦可向外疝出生长为外生囊,位于角皮层与

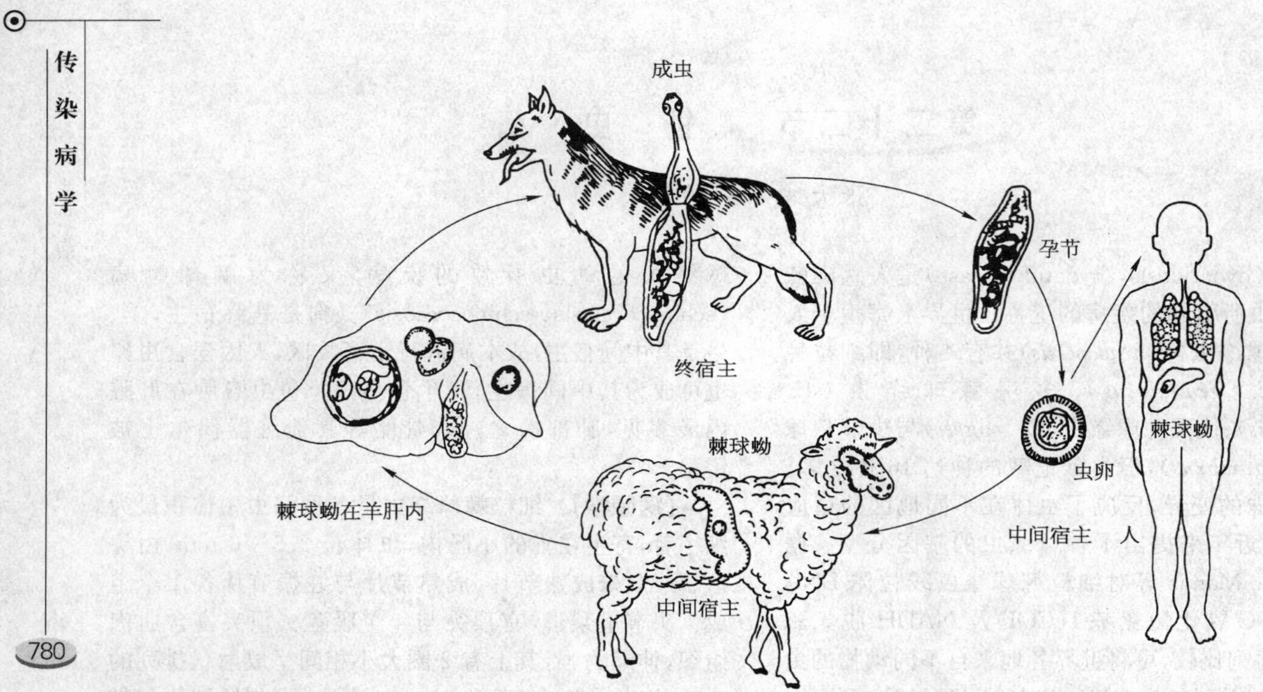

图 9-22-1 细粒棘球绦虫生活史

宿主包膜之间。有的包虫囊不产生子囊，甚至不产生原头蚴，称为不育囊。包虫囊大多数为单房性，呈多房性蜂窝状者为泡球蚴，系另一种。

细粒棘球绦虫的终宿主与中间宿主的范围很广。在我国主要是狗与羊之间的家畜生活循环。成虫在狗小肠中寄生 5～20 个月或以上。除上述家畜间生活循环外，还存在以狼、狐等为终宿主以及野生有蹄动物为中间宿主的生活循环，故本病也是一种自然疫源性疾病。

【流行病学】 本病是一种人畜共患的疾病。在全世界分布甚广，主要流行于高原和气候寒冷的牧区与半牧区。我国主要流行或散发在西北、华北、东北以及西南广大农牧区约 23 个省(市、区)，以新疆、甘肃、宁夏、青海、内蒙古、西藏、四川西北部、陕西为多见。在西北 5 省、区流行区，人群患病率在 0.6%～4.5%之间，人群中最易感染者为学龄前儿童。

本病为动物源性疾病(zooonosis)，除了危害人体健康，家畜如绵羊等感染率也很高，严重者使肉、毛、油、乳等畜产品减产，造成畜牧经济的巨大损失，因此本病具有重要的医学和兽医学意义。

1. 传染源 狗是细粒棘球绦虫最适宜的终宿主和主要传染源。在流行区，狗的感染率一般为 30%～50%。此外，猪肠内也发现本虫感染。至于狼、狐等则主要是野生动物中间的传染源。狗由于吞食绵羊等含包虫囊的内脏，感染常很严重，肠内寄生虫数可达数百至数千条，其妊娠节片具有活动能力，可爬在皮毛上，并引起肛门发痒。当狗舐咬时把节片压碎，粪便中虫卵常污染全身皮毛，故与其密切接触，甚易遭到感染。

2. 传播途径 直接感染是由于人与狗密切接触，其皮毛上虫卵污染手指后经口感染。如狗粪中虫卵污染蔬菜或水源，尤其人畜共饮同一水源，也可造成间接感染。在干旱多风地区，虫卵随风飘扬，也有经呼吸道感染的可能。

在畜牧地区，绵羊是主要中间宿主，犬一羊循环株是最主要的病原。绵羊感染率一般为 50%，重者达 90%～100%。羊群在放牧过程中，常需养狗防狼。狗粪中虫卵污染牧草或羊饲料、病羊内脏喂狗，使羊和狗相互感染而完成家畜间生活循环。青海、甘肃、陕西、西藏、四川等地的牦牛感染率也很高。此外，其他家畜如猪、山羊、黄牛和骆驼等以及啮齿动物如高原鼠兔(黑唇鼠兔)也是囊型包虫病的自然中间宿主。此外，在我国西北畜牧地区，羊和狗常集居一起，羊的皮毛可染有虫卵，也可成为传播媒介。

3. 人群易感性 人遭感染主要与环境卫生以及不良卫生习惯有关。患者以农民与牧民为多，少数民族较汉族为多。大多数在儿童期感染，至青壮年期才出现明显症状。男女发病率明显差别。

【发病机制和病理】 细粒棘球绦虫的虫卵从口进入后，经胃肠消化液的作用，孵出六钩蚴。侵入组织的部分六钩蚴被局部细胞包围而消灭，部分仍存活而发育。六钩蚴首先随门静脉血流侵入肝脏，大多数在肝内形成包虫囊；少数六钩蚴通过肝脏血窦、肝静脉、右心侵入肺脏；通过肺微血管、左心进入系统循环者可波及全身各器官，故包虫可寄生于人体任何部位。据甘肃省人民医院 426 例与国内综合报道 895 例分析，包虫囊在体内分布为：肝 75%～78%；肺 8.5%～14.5%；脑 0.2%～0.3%；脾 1.3%～2.7%；肾 0.3%～0.4%；骨骼 0.2%～0.9%；女性盆腔 1.9%～3.3%。小儿包虫囊体内的分布与成人有差别，脑包虫病占 3.5%～4.3%。肺包虫囊发生率也较高。六钩蚴在肝脏内沉着后第 4 日发育至 40 μm 直径大小，并开始出现囊腔；第 3 周可见囊泡，直径达 250 μm；第 5 个月达 1 cm，并分化为角皮层与生发膜。此后生长速度约每月 1 mm，或每年 1 cm。包虫囊一般达 10 cm 才出现症状，达 20 cm 时出现囊性包块。肺包虫囊生长速度较快，1 年可增长 4～6 cm。

包虫囊肿分内外两囊，内囊即包虫囊，外囊为宿主的纤维包膜，两者之间仅有轻度粘连。肝包虫囊一般为大囊肿。囊液达数百至数千毫升。包虫囊可因机械性或化学性（胆汁）损伤或衰老而退化，此时外囊逐渐增厚，并可发生钙化。成人患者 90%以上的肝包虫囊含子囊，而儿童 90%以上不含子囊，主要与虫龄有关。

包虫病的病理变化主要由囊肿占位性生长压迫邻近器官所引起。肝包虫囊逐渐增长时，肝内胆小管受压迫，并被包入外囊壁中，有时胆小管因压迫性坏死破入囊腔，使子囊与囊液染成黄色，并易引起继发性细菌感染。肺包虫囊大多不含子囊，亦可破入支气管，角皮层旋转收缩，使内面向外翻出，偶尔使生发层与头节及囊液一起被咳出，亦易并发细菌感染。如果包虫囊破入细支气管，由于空气进入内外囊之间，则可呈新月状气带。如果包虫囊大量囊液与头节破入体腔（腹腔与胸腔）可引起过敏性休克与继发性包虫囊肿。

【临床表现】 囊型包虫病的潜伏期冗长，从感染至发病为 10～20 年或以上。临床表现视其寄生部位、囊肿大小与有无并发症而异。病程早期无自觉症状，患者全身健康情况良好。

1. 肝囊型包虫病 最为常见，多位于右叶（80%～85%），常接近肝脏表面，故主要症状是右上腹或上腹部无痛性肿块，表面光滑，质度较坚。极少数患者（2%～3%）叩诊时可触到包虫震颤，因子囊互相撞击引起囊壁震动所致。巨大肝右叶包虫囊患者的肝脏左叶常有代偿性肿大。左叶包虫囊的体征出现较早且较显著。肝脏右叶顶部的包虫囊向上生长引起膈肌升高，使运动受限。肝包虫囊向下生长，位于肝门附近偶可压迫胆总管引起黄疸，或压迫门静脉引起门脉高压症：脾肿大，食管下段静脉曲张或腹水，但较少见。肝包虫病主要并发症有感染（16.2%～26.9%）和破裂（4.3%～11.5%），两者常互为因果：①细菌感染大多来自胆管，也可因外伤或穿刺引起。临床上有发热、肝区疼痛、白细胞与中性粒细胞增多、酷似肝脓肿。但由于外囊囊壁较厚、细菌与毒素不易吸收入血，故毒血症症状较轻。肝右叶顶部包虫囊感染，除膈肌抬高、运动受阻外，也可引起反应性胸膜炎与积液。②肝包虫囊穿破是常见而严重的并发症。包虫囊内张力甚高，诊断性穿刺无不引起囊液外溢。包虫囊破裂也可因外伤引起。大量囊液破入腹腔或胸腔可引起过敏性休克，并使囊液中头节播散移植至腹腔或胸腔内产生多发性继发包虫囊肿。

2. 肺囊型包虫病 以右肺（2/3）较左肺多，下中叶较上叶多。早期肺包虫囊较小，患者无自觉症状，常在胸部 X 线透视时发现。肺包虫囊逐渐长大则可引起胸痛、咳嗽、痰血等症状，胸痛为持续性隐痛，痰中带血亦较常见（约 1/3），偶尔包虫囊肿破裂时可发生大咯血。约 1/3 患者包虫囊穿破至支气管。穿破时患者突然发生阵发性呛咳、呼吸困难，咯出大量水样囊液与粉皮状角皮膜以及咯血，偶尔因大量囊液溢出与堵塞引起窒息。并发感染时，患者有发热、咳脓痰等症状。

3. 脑囊型包虫病 发病率在 1%左右，多见于儿童，以顶叶为常见，大多伴有肝与肺包虫病。临床症状为头痛、视神经乳头水肿等颅内高压症，常有癫痫发作。脑电图可见局限性慢波。颅脑 CT 扫描及磁共振影像可见大的囊肿阴影，有定位与定性诊断价值。

其他器官的囊型包虫病如脾、肾、骨等主要表现为占位性囊肿引起的压迫症状，几乎都伴有肝或肺包虫病的症状。

【实验室和其他检查】

1. 血象 白细胞计数大多正常，嗜酸粒细胞轻度增高。

2. 影像学检查

(1) *超声检查* B 型超声检查具有简便、快速、无损伤的优点，可见肝内边缘清晰的圆形囊肿，可测定其部位、大小与数目，有时可见母囊中子囊与囊中头节光点。

(2) *X 线检查* 肺包虫病患者 X 线胸片可见大小不一、孤立或多个圆形或椭圆形、边缘清晰、均质的阴影。

(3) *CT 影像检查* 肝与肺囊型包虫病可见边缘光滑均质的囊性阴影。对包虫囊的准确定位、大小测量和计数均为可靠。

(4) *磁共振影像（MRI）检查* 包虫囊病灶在 T_1 加权像上呈均一低信号，在 T_2 加权像上呈高信号，在质子密度像上大部分呈低信号，部分呈等信号。在囊性包虫病诊断上，与 CT 相比并无更多优越性。

3. 免疫学检查

(1) *皮内试验* 即 Casonis 试验，用人或羊包虫囊液抗原 0.1～0.2 ml 皮内注射，15 min 后局部丘疹明显增大，周围红晕，可有伪足出现（即刻反应）；12～24 h 后继以皮下红肿与硬结（延迟反应）。该试验操作简便、快速，但可有假阴性与假阳性反应，阳性率达 70%～95%，与结核病、囊虫病与肺吸虫病可有交叉反应。

(2) *血清免疫学试验* 包括琼脂扩散、对流免疫电泳、间接血凝与 ELISA、酶联免疫印渍试验（EITB）等，其中以 ELISA 与 EITB 的灵敏度与特异性较高，可检出血清中抗体水平低的患者。上述各种血清免疫学试验的阳性率以肝包虫病较肺包虫病高;包虫囊破裂者较完整者高;多发性包虫囊患者较单个者高,但与囊虫病可呈交叉反应。

(3) 循环抗原测定　循环抗原的检出具有重要的诊断价值,但存在着敏感性低、特异性差的缺点,单克隆抗体的应用,能提高其敏感性和特异性。常采用双抗体夹心ELISA法。

【诊断】 凡在流行区有与狗密切接触史,包虫皮内试验与血清免疫学试验阳性者提示有包虫感染。肝脏B超与CT扫描发现有囊肿有助于诊断,但需与非寄生虫性囊肿如先天性肝囊肿、肝血管瘤等相鉴别。肺包虫囊破入支气管,患者咳出粉皮样物质,显微镜下查到粉皮样膜状物、头节或小钩可确定诊断。

【治疗】

1. 手术治疗　巨大的肝囊型包虫病应采取手术摘除。手术前后应服用阿苯达唑治疗,以杀死原头蚴,可防止播散与复发。手术时先抽尽囊液,切开囊腔取尽子囊,并将内囊摘除。手术时不宜注射甲醛溶液,因为有并发硬化性胆管炎的可能。肺包虫囊亦采用内囊摘除术,如果囊肿较大,并发支气管扩张等可作肺叶切除术。肝与肺包虫囊手术时均应防止囊液大量外漏,以免产生过敏性休克。

2. 药物治疗　20世纪70年代后期采用的甲苯达唑,现已被阿苯达唑所替代。动物实验证明,它除有杀死原头蚴作用外,并可破坏生发层。本药对不能手术治疗患者有一定疗效,其主要适应证为:①播散性继发腹膜与胸膜多发性包虫囊肿。②多器官(肝、肺、脑)或同一器官多发性包虫囊患者。③肺或肝包虫囊患者手术后复发不能耐受或拒绝再次手术者,阿苯达唑治疗囊型包虫病的效果受多种因素的影响,尤其与包虫囊肿大小、囊壁厚薄有密切关系,对病程短、早期、小的壁薄的包虫囊的效果较好。因此,防治包虫病应强调流行区人群采用肝B超普查,发现早期患者,及时治疗,可能减少或避免外科手术。阿苯达唑的最适合治疗剂量与疗程有待探索。一般采用每日10～20 mg/kg,分2次服用。治疗期限应根据包虫囊肿大小(B超扫描随访),以连续服用1年或以上为宜。本药副作用少而轻。长期服用对肝、肾、心与造血器官均未见显著损害,偶有引起可逆性白细胞减少与一过性血清丙氨酸转氨酶升高。该药的动物试验证明有胚胎毒与致畸作用,故孕妇禁忌。

【预防】 改善环境卫生,培养良好卫生习惯,饭前洗手。食物应煮熟,不饮生水、生奶,不吃生菜。避免与狗密切接触,对儿童尤为重要。

1. 卫生宣传教育　宣传包虫病对人畜的严重危害性、感染方式以及其防治措施等。

2. 控制传染源　广泛宣传养狗的危害性。因为狗不仅可以传播包虫病,还可传播狂犬病、黑热病、弓首蛔虫病等。野狗应予捕杀。必须留养的狗如牧羊狗、警犬等应予登记,定期检疫。在包虫病流行区,狗应定期服驱虫药如吡喹酮5 mg/kg,一次顿服,每6周1次。狗粪也应作无害化处理。

3. 做好家畜放牧与饲养　狗舍应与羊圈分开。重视饲料卫生与畜舍清洁。推行四季轮流划区放牧,可减少感染。人畜应分塘用水,防止水源污染。

4. 严格执行兽医卫生监督　加强肉类检验制度,把病羊内脏深埋或烧毁,或者经煮熟后再作牧羊狗的饲料。在任何情况下不要将病羊生内脏喂给狗吃。

二、泡型包虫病

泡型包虫病(alvoelar hydatid disease)是多房棘球绦虫的幼虫泡型棘球蚴(泡球蚴)寄生人体所致的疾病,又称泡球蚴病(alveococcosis)、多房性包虫病(multilocular hydatid disease)。从生物学、流行病学、病理学和临床表现等方面,泡型与囊型包虫病均有显著不同。

【病原学】

1. 形态　多房棘球绦虫较细粒棘球绦虫略小。成虫长1.3～3 mm,宽0.28～0.51 mm。节片4～5个。头节有吸盘4个。顶突上有2圈小钩,共13～34个,大小不一。卵巢分2叶,位于节片后半中部。子宫弯曲,末端膨大为袋状,或球形,不分侧支,与细粒棘球绦虫妊娠节片内子宫有12～15分支不同,孕节子宫无测囊,内含虫卵,平均为300个。成熟节片中睾丸数26～36个,较细粒棘球绦虫的睾丸数(45～65个)少。生殖孔均在中横线前的侧缘,多为不规则交错开口,也可见一侧性开口。

泡球蚴呈球形,为聚集成群的小囊泡,大小形状不一。囊壁分为内层的生发膜与外层的匀质层,生发膜富含细胞,增生活跃,产生胚芽与原头节。匀质层内无细胞,不含角蛋白,故与细粒棘球蚴角皮层不同。囊腔内含黏稠胶质样液体,并有许多原头节。但人是其非适宜宿主,故泡球蚴囊腔内通常不含原头节。

虫卵圆形或略呈椭圆形,黄色,胚膜呈放射状条纹,内含六钩蚴,与其他绦虫卵不易鉴别。

2. 生活史　本虫在自然界以狐、野狗、狼等为终宿主,被其捕食的啮齿动物如田鼠等为中间宿主。多房棘球绦虫寄生在终宿主小肠内,孕节与虫卵随粪便排出,啮齿动物因觅食终宿主粪便而感染。地甲虫可起转运虫卵的作用,鼠类亦可因捕食地甲虫而受感染。人因误食含虫卵的蔬菜或生水而感染(图9-22-2)。虫卵在小肠内孵六钩蚴,后者通过血运侵入肝脏,发育为泡球蚴。在本病流行区,受感染的鼠类被狐或野狗等捕食,泡球蚴囊腔中原头节在小肠内发育为成虫。

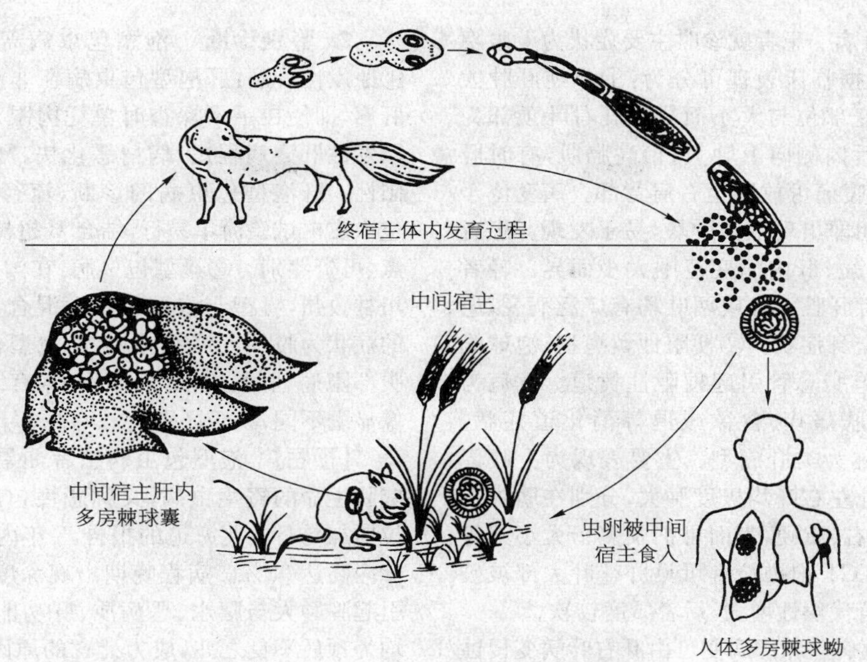

图 9-22-2 多房棘球绦虫生活史

【流行病学】 地理分布遍及北美、欧、亚三大洲的北半球高纬度的寒冷地区或冻土地带，包括北美阿拉斯加、日本北海道、俄罗斯西伯利亚和欧洲的德国、法国、瑞士、奥地利、土耳其、希腊、保加利亚、波兰等，以及中东的伊拉克、伊朗等地中海沿岸各国。国内分布：西北的新疆、甘肃、宁夏、青海以及西南的四川甘孜藏族自治州与西藏等，其中四川石渠县、宁夏西吉县与甘肃彰县为本病高发流行区。

1. 传染源 视各流行区的终宿主而异。在北美阿拉斯加、俄罗斯西伯利亚以及我国宁夏，以红狐为主；四川甘孜州主要是野狗，其感染率高达24.4%。

2. 传播途径 分为直接与间接2种感染方式，①直接感染：通过接触狐或野狗，或剥狐的皮毛，摄入虫卵而感染。狩猎人员易受感染。②间接感染：虫卵污染土壤、植物、蔬菜、水源等，人通过以上媒介，误食后感染。多房棘球绦虫卵在外界环境中抵抗力很强，不易被杀死。狐、野狗、狼、猫等则因捕食鼠类而感染。在自然界存在狐或野狗鼠间野生生活循环，故本病也是一种自然疫源性人兽共患的疾病。

3. 人群易感性 男女比率不一，一般男多于女，但也有女多于男（甘肃彰县）。发病时患者平均年龄不一，国外以老年者为多，四川甘孜州为40岁左右。职业以农牧民为多。少数民族如藏族、彝族等较汉族患者为多。

【发病机制和病理】 本病原发病位于肝脏，可通过血运等途径播散至肺、脑等器官产生继发性或转移性病变。肝脏的病理变化可分为巨块型、结节型与混合型，以前者为主。巨块型病变呈浅黄色或灰白色，表面不平。可见许多密集的小囊泡，质硬，无包膜，与周围肝组织界限不清。切面常可见中央坏死，呈虫蛀状，内有空腔。虫体内有钙化灶，故刀切时有砂粒样感。泡球蚴由无数小囊泡组成，囊泡间有大量纤维组织间隔，酷似蜂窝状。囊腔内含黏稠胶状物质。虫体中央常因缺血坏死，崩解液化，形成空腔。腔壁高低不平，犹如钟乳岩或溶岩状，腔径大小不一，单凭肉眼观察，不易与肝癌鉴别。

显微镜下，在泡球蚴组织中可见无数密集小囊泡，大小形状不一。在人体病理标本中可见囊泡由生发膜与匀质层组成，但囊腔中原头节罕见。虫体周围有肉芽肿反应：纤维组织增生，嗜酸粒细胞、淋巴细胞与浆细胞浸润，并常有异物巨细胞等，形成泡球蚴结节。

泡球蚴以外殖性芽生繁殖为主，母囊的生发膜通过匀质层向外突出，芽生增殖，产生新囊泡，即子囊泡与孙囊泡等无限制地增殖，破坏肝实质。囊泡也可向囊腔内增殖，呈棘状突出，延伸至囊泡对壁，形成隔膜性增殖。

泡球蚴类似恶性肿瘤，可从肝脏转移或扩张至其他器官。①浸润性扩张：泡球蚴在肝内缓慢地无限制生长，可波及肝门，向上侵犯膈肌，破入胸腔，或向后侵犯下腔静脉。②血运播散：泡球蚴增殖芽部分脱落后，经门静脉分支在肝实质内扩散，形成多发性结节，若侵入肝静脉分支，则随体循环血流播散至远处器官，其中以肺与脑居多。肺转移率约为20%，为双侧性，以右下肺为多。脑转移约占5%。③淋巴转移：至肝门与腹膜后淋巴结。

【临床表现】 潜伏期很长，从感染至发病一般在20年或以上。泡型包虫病病程长，具隐袭进行性特点。早期无临床症状，仅在肝脏B型超声波普查时发现。

1. 肝泡型包虫病 患者就诊时主要症状为上腹隐痛或(与)肿块。根据临床表现可分为:①单纯肝肿大型,临床症状视病变部位与大小而异。肝右叶顶部为好发部位,肝脏背后内侧向上肿大,抬高膈肌,有时肝脏肋下未能扪及。腹痛可放射至右肩背部。病变位于肝左叶者,病种早期即出现上腹肿块,易于发现。患者一般情况视病程长短、肝内病变范围大小而异。轻者一般情况尚好,重者肝脏整叶或两叶均有广泛病变,患者有乏力、消瘦等全身症状。②梗阻性黄疸型,泡球蚴病变累及肝门,压迫胆总管引起梗阻性黄疸。黄疸为进行性,常伴有皮肤瘙痒、食欲减退等消化道症状。③巨肝结节型,或称为类肝癌型。主要表现为上腹部肿块,局部隆起。肝左右叶均极度肿大,分别在肋缘下与剑突下 10 cm 左右,质硬,表面可扪及多个大小不等结节。肝脏B超与CT扫描检查可见肝整叶大部被破坏,而另一叶呈显著代偿性增大,后者质度较软。

2. 肺泡型包虫病 肺部病变可由肝右叶病变侵蚀横膈后至肝,或因血运转移引起。临床症状以小量咯血为主。胸部X线检查可见双肺有大小不等结节性病灶,0.5～1.5 cm 大小,以中下部为多。少数患者并发胸腔少量积液。

3. 脑泡型包虫病 主要临床症状为局限性癫痫或偏瘫,但视病变部位而异。颅脑CT扫描可见颞叶或(和)枕叶蜂窝状低密度病灶。脑型患者均伴有明显肝与肺泡球蚴病。

【实验室和其他检查】 血象中嗜酸粒细胞轻度增多。肝功能试验大多正常,仅少数晚期患者由于肝广泛病变,血清丙氨酸转氨酶(ALT)与碱性磷酶增高,白蛋白降低,球蛋白升高,白球蛋白比率≤1。

包虫皮内试验大多阳性。少数皮试阴性者,血清包虫ELISA大多阳性。

肝脏B超检查均可显示肝内不匀质肿块,内部结构紊乱,边缘不规则。茂块中心呈坏死液化暗区,并有斑点状强回声钙化灶。

肝脏CT扫描可见轮廓不规则不匀质低密度区,无明显界限,其中心常见坏死腔与丛点状钙化灶。大的坏死腔的腔壁高低不平,与包虫囊高低不平不同,称为假囊型泡型包虫病。

【诊断和鉴别诊断】

1. 诊断 ①流行病学史:患者来自流行区,或在疫区长期居住,与狗、狐等有密切接触史,或捕杀狐,剥其皮毛的狩猎人员。②临床症状:肝脏肿大与隐痛,腹部有肿块,质硬,表面有结节,经B超或CT检查有界限不清的实质性病变,对诊断有重要参考价值。③免疫学试验:包虫皮内试验大多阳性,而且常呈强阳性反应;偶有皮试阴性者,血清ELISA与Em2抗原以及Em18抗原检测血中抗体试验,其特异性与敏感性均较高,交叉反应少,可用于鉴别泡型与囊型包虫病。

2. 鉴别诊断 泡型包虫病需与下列病症鉴别。①原发性肝癌:肝泡型包虫病在非流行区常被误诊为肝癌,即使在手术探查时单凭肉眼观察,也不易鉴别。原发性肝癌病程短,病情恶化快。血清甲胎蛋白试验阳性。肝泡型包虫病的诊断,流行病学史十分重要。包虫皮内试验简单易行,结合B超与CT扫描影像学特点,可资鉴别。②囊型包虫病:在国内某些流行区如四川甘孜州,囊型与泡型包虫病混合存在。囊型包虫病的症状为腹部无痛性肿块,而泡型包虫病患者大多有腹部隐痛,肝脏质硬,表面不平,有结节,B超与CT影像显著不同,易于区别。

【预后】 泡型包虫病患者如果未予治疗,是一种威胁生命的寄生虫病,又称恶性包虫病。根据美国阿拉斯加与日本北海道的报告,5年内病死率为70%;10年内高达93%。病程晚期出现深度黄疸、门静脉高压引起脾肿大与腹水、恶病质、肝功能衰竭、脑部转移等均为预后不良之兆,成为死亡的原因。近年来,采用阿苯达唑化学治疗后,预后大为改观,可达到显著好转的效果,不少早期患者可被治愈。

【治疗】 泡型包虫病过去一直采取手术切除治疗,但大多数患者出现症状就医时,往往是晚期,不能手术切除,即使进行肝部分或半叶切除,术后复发率也很高。

20世纪70年代末期,甲苯咪唑(mebendazole)首先用于治疗本病,取得一定效果。治疗剂量为每日 50 mg/kg。但根据国外报道,即使治疗期限长达43年,在治疗后1～6年复查,复发率为37%。效果不满意。

阿苯达唑(albendazole,丙硫苯咪唑)治疗泡型包虫病的效果优于甲苯咪唑。其剂量为每日 10～20 mg/kg,分2次口服。体重以 60 kg 为限。治疗期限根据肝脏病变范围大小,为3～5年。采用阿苯达唑长期连续治疗,临床效果显著:梗阻性黄疸与咯血于治疗开始后1～2个月内消失;脑型偏瘫患者经长期治疗后也好转恢复。治疗后复查时,所有患者腹部隐痛消失,一般情况显著改善。肝脏CT扫描显示肝内病变钙化现象十分显著,尤其病变周界出现环形钙化。患者对阿苯达唑长期连续治疗的耐受性良好,副作用轻而少。仅少数患者开始服药时有头昏、乏力等轻微反应,继续服药后自行缓解。个别患者出现显著脱发,停药后可自行恢复。疗程中可有血清ALT活性暂时性升高,可能与肝内虫体死亡引起炎症反应有关,并不一定是药物本身所致。疗程中应每3个月检查血象与肝功能试验,注意有无白细胞减少与药物性肝损害的毒副作用。

【预防】 与囊型包虫同,主要是饮食卫生和加强的管理。教育流行区居民避免与狗和狐密切接触。剥制狐皮时做好个人防护。对自然界野生动物的控制尚无法实现。

参考文献

[1] 柴君杰.包虫病[M]//陈兴保.现代寄生虫病学.北京:人民军医出版社,2002:755-780.

[2] 李祥瑞.包虫病[M]//唐家琪.自然疫源性疾病.北京:科学出版社,2005:1129-1148.

[3] 刘约翰.丙硫苯咪长期连续治疗泡型包虫病的观察[J].中华内科杂志,1992,31:261.

[4] 古钦民.细粒棘球绦虫、多房棘球绦虫[M]//詹希美.人体寄生虫学.第5版.北京:人民卫生出版社,2001:175-183.

[5] Morris DL. Echinococcosis of liver [J]. Gut, 1994,55:1517.

[6] Derosa F, Teggi A. Treatment of *Echinococcus granulosis* hydatid disease with albendazole [J]. Ann Trop Med Parasitol, 1990,84:467.

[7] Wilson JF, Rausch RL. Parasiticidal effect of chemotherapy in alveolar hydatid disease, a review of experience with mebendazole and albendazole in Alaskan Eskimos [J]. Clin Infect Dis, 1992,15:234.

[8] Craig PS. Alarge focus of alveolar echinococcosis in Central China [J]. Lancet, 1992,340:826.

第二十三节 裂头蚴病

周 智

裂头蚴病(sparganosis)是假叶目曼氏迭宫绦虫(*Spirometra mansoni*)的中绦期——裂头蚴(sparganum)寄生人体所致的疾病。曼氏迭宫绦虫的中间宿主以蛙、蛇为主,人获感染的途径主要有民间用蛙或蛇的肉、皮局部贴敷伤口,裂头蚴从伤口侵入;生食或半生食蛙、蛇及转续宿主如猪等;饮用生水或游泳时误吞被感染的第一中间宿主剑水蚤。裂头蚴在体内移行,可侵犯各种组织与器官,造成病变。裂头蚴可侵入皮下组织形成皮下结节,也可侵犯腹腔内脏器、组织,还可穿过横膈侵犯胸腔,危害最大的是侵入眼部和中枢神经系统,可致残疾甚至危及生命。

我国古代医书《本草纲目》中已有脚敷肉生"小蛇"的记载。直到1882年Manson才在我国厦门一男尸的肾周组织和胸腔内检出裂头蚴。于1883年Cobbold定名为曼氏裂头蚴(*Sparganum mansoni*)。

【病原学】 裂头蚴是假叶目绦虫中绦期幼虫的统称,国内所见的裂头蚴病主要是曼氏裂头蚴病(sparganosis mansoni)。曼氏迭宫绦虫又称曼氏裂头绦虫,成虫寄生在猫、狗等食肉动物小肠内,长60~100 cm,宽0.5~0.6 cm,头节细小,呈指状,其背腹面各有一条纵行吸槽,颈细长。链体上成节与孕节结构相似。虫卵呈椭圆形,前端稍尖,有卵盖。虫卵随宿主的粪便排出体外。虫卵在水中温度适宜发育成熟,并孵出钩球蚴(coracidium),后者被剑水蚤(第一中间宿主)吞食,在其血腔中发育为原尾蚴(procercoid)。感染的剑水蚤又被第二中间宿主如蛙、蛇、鸟、鼠类和猪等吞食,尤以蛙类为主,且多在蝌蚪期感染,原尾蚴在其体内发育为实尾蚴(plerocercoid),即裂头蚴。当蝌蚪变为成蛙,裂头蚴便寄生于其肌肉与内脏组织。含裂头蚴的动物如蛙、蛇、猪等被人生食后,裂头蚴在肠内一般不发育为成虫,而穿过肠,侵入腹腔并在肌肉、皮下组织内移行,造成各种组织病变。偶有在肠内发育为成虫,但多从粪中排出。若感染的蛙、蛇等被猫、狗吞食,则裂头蚴在其小肠内发育为成虫,完成其生活史(图9-23-1)。人可作为此虫的第二中间宿主、转续宿主或终宿主。

裂头蚴为条带状,乳白色,约300 mm×0.7 mm,虫体前端稍膨大,头节中央向内明显凹陷并形成隧道,再向后延伸至一定距离后形成一盲管,凹陷周围体壁呈唇状突起。虫体不分节,但有不规则横皱褶,体前端无吸槽。不同宿主体内或不同时期的裂头蚴差别很大。裂头蚴蠕动活跃,在宿主体内伸缩和移动能力很强。以活虫喂小猫15 d,粪中可查到虫卵,解剖小肠可找到成虫。裂头蚴注入猫腹腔内多移至肌肉和皮下组织内。偶有少许虫体在肠内变为成虫。

【流行病学】

1. 传染源 猫、狗是曼氏迭宫绦虫的终宿主。据各地调查,猫狗的感染率最高。浙江温州地区(1990年)检查57份猫、狗粪中曼氏迭宫绦虫卵,结果43份虫卵阳性,感染率75.4%。

中间宿主以蛙类为主,以虎斑蛙、黑斑蛙、金钱蛙、泽蛙和蟾蜍等感染率为高。据浙江、广东、上海、海南、福建和吉林等地调查,蛙裂头蚴的感染率为11.8%~54.7%,有学者曾从一只虎斑蛙体内发现74条裂头蚴。蛇类也是裂头蚴的中间宿主,贵阳的红脖绿蛇的感染率较高。天津和延边报告在屠宰场的猪体内有裂头蚴感染,也可能是人体裂头蚴病的传染来源。

2. 传播途径

(1) 裂头蚴直接从皮肤伤口侵入体内而感染 尤其是眼裂头蚴病。农村中常用蛙肉、蛙皮或去内脏的青蛙贴敷眼部或皮肤伤口、疮疖处,误认为能消炎解毒而感染。如广东、海南等地患麻疹儿童的"红眼"常用蛙肉敷贴而感染。如用蛙肉贴敷龋齿,裂头蚴有趋温特性即从黏膜侵入。

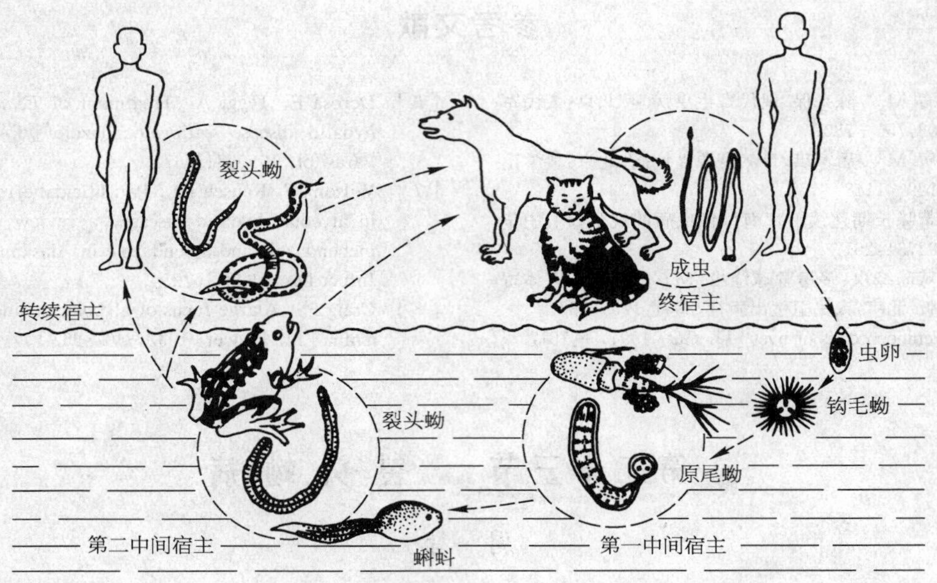

图 9-23-1　曼氏迭宫绦虫生活史

（引自本书第 4 版，2005）

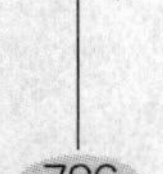

(2) 食生或半生不熟的蛙、蛇肉或猪肉而感染　吞食活蝌蚪也可引起严重感染，如一家弟妹 3 人，分食活蝌蚪 400 余条以治疗皮肤过敏，结果 3 人均受感染，其中一男孩发生肠穿孔，从腹腔取出 12 条裂头蚴，术后 9 年又在左小腿皮下包块检获 1 条。另一女孩几年内陆续在两大腿、左眼、右乳房、腹部、大阴唇等 11 处检出裂头蚴。

(3) 喝生水或游泳误吞入含原尾蚴的剑水蚤而感染　原尾蚴可穿过肠壁，侵入腹腔、皮下组织、肌肉等，约 20 d 发育为裂头蚴。

3. 人群易感性　人普遍易感，与生食蛙肉、蛇肉或饮生水等有密切关系。裂头蚴感染与年龄、性别、职业等无关，而发病年龄为 1.5～85 岁，以青壮年为主，男女比例为 2.5∶1。

4. 流行特征　人体裂头蚴病分布甚广，呈世界性分布，以东南亚较多。如日本、朝鲜、越南、泰国、印度、印尼等。我国分布于 21 个省市，以东南沿海为多，包括广东、广西、福建、吉林、四川、湖南、湖北、浙江、海南、江西、江苏、贵州、云南、安徽、辽宁、河南、河北、新疆、上海、北京和台湾共 623 例报道，均为散发病例。

【发病机制和病理】　人体内寄生的裂头蚴 1 条者为多，也有 2～3 条，甚至多达 10 余条。病变部位视感染途径而不同。其基本病理变化为虫体的分泌物与排泄物或虫体死亡后引起嗜酸性肉芽肿及囊腔形成。囊腔内有蟠曲的虫体及白色豆腐渣样渗出物，后者由凝固性坏死组织、纤维蛋白和少许红细胞组成，其中可见菱形、大小不一的夏科-莱登结晶。囊壁由肉芽组织组成，有大量嗜酸粒细胞，间有上皮样细胞与异物巨细胞。囊壁最外层为纤维组织。

人是曼氏裂头蚴的中间宿主，偶尔成为终宿主。裂头蚴在体内仍保持幼虫状态，具移行特性。幼虫进入肠道后附着在肠黏膜，其头部向黏膜下层伸入，直至穿透肠壁，进入腹腔，向上可透过膈肌进入胸腔；向下穿透腹壁在皮下组织、肌肉之间移行产生炎症，嗜酸粒细胞浸润，最后形成嗜酸肉芽肿。有时幼虫沿颈动脉上行，经破裂孔进入颅内，引起脑裂头蚴病。

【临床表现】　裂头蚴病的临床症状与其感染途径和寄生部位有关。根据国内报告 485 例裂头蚴病的分析，虫体寄生部位依次为眼部 217 例(44.7%)、口腔颌面部 102 例(21.03%)、躯干 79 例(16.29%)、四肢 43 例(8.87%)、生殖系 24 例(4.95%)、乳房 6 例(1.24%)、脑 11 例(2.27%)、消化道 2 例(0.41%)、呼吸道 1 例(0.21%)。临床表现按感染途径和寄生部位可分为 5 种类型。

1. 眼裂头蚴病　此型绝大多数系患者采用蛙肉、蛙皮敷贴眼部，以土法医治眼病而感染。也有用蛙肉敷贴龋齿，裂头蚴穿破口腔黏膜经皮下组织移行至眼部，引起眼眶感染。临床表现为眼睑肿胀，结膜充血，眼红肿，畏光，流泪，发痒，疼痛不明显，常反复发作。若虫体侵入球后组织，炎症剧烈，则引起眼球凸出。球后蜂窝织炎压迫视神经或凸眼并发暴露性角膜炎与角膜溃疡引起视力减退。若虫体侵入眼前房引起前房积脓，虹膜粘连，继发性青光眼，视力严重减退，甚至失明。眼裂头蚴病以单眼为多，偶可双眼受累。病程数年至 10 余年。本型临床主要特点是当虫体局限于浅表部位如上下眼睑、球结膜下，常有结节，手术摘除取虫后可获治愈；眼部病变溃破，虫体自动爬出，炎症消退而痊愈；虫体侵入眼眶深部，局部时肿时消，常反复发作。

2. 皮下裂头蚴病 本型多系局部皮肤贴敷蛙肉或生食蛙、蛇而引起感染，主要表现为患者四肢、胸腹壁、乳房、外生殖器与颈部等皮下结节和包块，大小不等，直径 0.5～5 cm，呈游走性，此起彼伏，圆形或条索状，中等硬度，与皮肤不粘连，可有瘙痒或虫爬感。若并发感染则有红、肿、热、痛的炎症反应。皮下包块活检发现虫体，经鉴定而确诊。如皮下疮疖，伤口用蛙肉贴敷后，病灶扩大溢脓，甚至有小白色虫体爬出。皮下包块常见于胸壁、腹壁、乳房、腹股沟、四肢、外阴部等皮下组织。

3. 口腔颊面部裂头蚴病 本型大多数是因采用蛙肉贴敷龋齿而感染。患处黏膜红肿，触之有硬结节。有时面颊、耳后、颈部皮下结节或包块，大小不等，直径 0.5～1.5 cm。偶见包块溃破有虫体爬出。

4. 内脏裂头蚴病 本型少见，主要由生食蛙、蛇肉引起，亦可由吞入活蝌蚪导致。裂头蚴穿破肠壁侵入腹腔，寄生于肠系膜、肾周围组织等，表现为肠穿孔、腹膜炎或腹腔包块。常在剖腹探查时发现虫体。有时腹腔内向上移行，穿过膈肌进入胸腔侵犯肺。国内报告 1 例肺部囊肿破裂从气管咳出虫体，同时有小量咯血，虫体鉴定证实为曼氏裂头蚴。

5. 脑裂头蚴病 国内报道 11 例（2.27%）。常误诊为脑肿瘤、神经胶质细胞瘤。开颅手术后才被确诊。如 1 例患者癫痫反复发作 10 年，手术前 4 d，四肢抽搐、失语、大小便失禁。CT 扫描诊断脑胶质瘤。开颅发现大脑病灶壁内有 1 条活虫，长 7 cm，鉴定为曼氏裂头蚴。

裂头蚴侵入颅内途径推测系由腹腔穿透膈肌，沿颈内动脉上行穿过破裂孔进入颅内，在脑组织内寄生造成病变。若虫体由脑部进入椎管内则引起椎管内裂头蚴病。也有学者认为人吞入感染的剑水蚤后，原尾蚴可借助其尾部的穿刺腺侵入肠壁静脉，经血流进入脑血管末梢处寄生并发育为裂头蚴。

【实验室检查】

1. 血象 白细胞计数大多正常，嗜酸粒细胞轻度增高。

2. 活组织检查 皮下包块和眼睑结节活检可找到虫体。病理检查显示嗜酸性肉芽肿，病变中心为虫体横切面。

【诊断和鉴别诊断】 诊断主要根据流行病学史，皮下结节或包块和活组织检查。凡有用蛙肉贴敷伤口、疮疖和眼部者或有生食蛙、蛇、猪肉史，临床表现有皮下游走性结节与包块者应考虑本病。活检找见虫体才能确诊。裂头蚴抗原皮内试验有辅助诊断价值。

1. 病原学诊断 裂头蚴在体内的寄居部位，以皮下、眼部、口腔颌面部及中枢神经系统居多，近年来更有寄生于肺、椎管、泌尿生殖器官等部位的报道。绝大部分患者通过手术或病理组织活检发现虫体而确诊。

2. 影像学诊断

(1) *CT 检查* 如有以下三联征表现，则有助于脑裂头蚴病的诊断：①白质区不规则的低密度占位灶，伴有邻近脑室略微扩张，反映白质退行性病变。②点状钙化灶。③病灶结节状或不规则增强，提示活动的感染肉芽肿。

(2) *MRI 检查* ①MRI 上表现为 T1WI 为低信号，T2WI 为高信号。②MRI 上变性脑组织和正常脑组织的对比明显，增强 MRI 扫描上病灶区通常显示有串珠样增强或扭曲的条索样增强，与裂头蚴形态吻合；对患者进行追踪复查，如发现病灶出现迁移或形态改变，则提示有活虫存在，对本病的诊断价值更大。

在诊断脑裂头蚴病时，CT 优于 MRI，但在随访疾病的活动性方面，MRI 较为优越。

(3) *超声检查* 超声检查发现特征性的匍行低回声结构也有助于对本病的诊断。

3. 免疫学诊断 敏感性高、特异性强、简便快速经济，尤其对轻度感染、早期感染、隐性感染、异位寄生和深部组织寄生的病例，是一种较好的术前辅助诊断手段，可弥补病原学和影像学诊断的不足。常用的方法有 ELISA、免疫印迹（immunoblotting）、金标免疫渗滤法（DIGFA）。

本病应与囊虫病、并殖吸虫病（斯氏肺吸虫病）相鉴别，眼裂头蚴病，尤其球后感染致凸眼者应与视网膜细胞瘤相鉴别。

增殖型裂头蚴病（proliferative sparganosis）是一种罕见的寄生虫病。迄今已确诊的有 8 例，其中日本报告 5 例，美国和委内瑞拉各 1 例。病原为增殖裂头蚴（*Sparganum proliferum*），仅发现于人，也可能在狒狒及黑长尾猴体内。虫体呈柱状或稍扁，常卷曲，有不规则分支和芽，大小约 10 mm×1 mm，最长达 24 mm，可移行到体内组织，进行芽生增殖。组织切片可见其内部组织内具有散在的束状纵肌，在表皮内或皮下有许多小囊和泡，排泄管扩大成大的腔。有的虫体一端表皮有一深凹，但无头节。虫体侵入人体后可广泛侵犯皮下、肌间筋膜、肠壁、肠系膜、肾、肺、心、脑等各组织。受累组织呈蜂窝状和结节状，在四肢可致广泛性肿胀，似象皮肿，患者日渐衰弱、消瘦和虚脱，甚至导致死亡。此外，我国台湾和菲律宾报道 3 例增殖型裂头蚴病。病原为分化不全的裂头蚴或四头蚴。虫体较小，最长不超过 2 mm，宽 0.1 mm，形状不规则，呈球形、柱状或蠕虫形，有的表皮向内褶入成不规则的袋，囊状的实质组织由排泄管扩大形成，发育分化不全。发育比较成熟者，则可辨别出裂头蚴。此虫也可广泛侵及双肺、胸腔、腹腔或淋巴结等组织，导致严重的后果。这种裂头蚴病也见于我国台湾和美国的犬和猫。我国首次在广东发现 1 例增殖型裂头蚴病，可能是由分化不全的曼氏裂头蚴所致。如以曼氏裂头蚴活虫喂猫后，其粪中找到虫卵及小肠内发现成虫即可鉴别。

【治疗】

1. 手术治疗 凡有皮下游走性包块疑及本病者应做活检，既可诊断又可治疗。虫体取出而获痊愈，效果良好。眼部手术，应待局部充血、水肿减退、硬结形成才能进行。如有继发感染应予抗生素治疗。采用40%乙醇2～4 ml，混入普鲁卡因少量，局部注射，可杀死囊腔内虫体。眼球后深部注射禁用。

2. 药物治疗 近年来吡喹酮治疗皮下或眼裂头蚴病效果较好。剂量为25 mg/kg，每日3次，口服，连服2 d，总剂量150 mg/kg。必要时1周后重复1个疗程。国外采用甲苯达唑治疗增殖裂头蚴病则无效。

【预防】 应加强卫生宣传教育，饮食卫生，不食生或未煮熟的蛙肉、蛇肉与猪肉，也不用以贴敷皮肤或眼部。不喝生水。不用蛇、蛙肉治病。

参考文献

［1］ 金立群，许世锷. 曼氏迭宫绦虫病与曼氏裂头蚴病[M]//陈兴保. 现代寄生虫病学. 北京：人民军医出版社，2002：715 - 721.

［2］ 王越，于小仙. 曼氏裂头蚴病诊断研究进展[J]. 中国人兽共患病学报，2007，23(9)：942 - 944.

［3］ 龚才桂，王小宜，刘慧，等. 脑裂头坳病的MRI诊断[J]. 中华放射杂志，2006，40(9)：913 - 917.

［4］ 金中高，周林江，姚振威. 脑裂头坳病的CT和MRI诊断[J]. 放射学实践，2008，23(7)：749 - 751.

［5］ Rengarajan S，Nanjegowda N，Bhat D，et al. Cerebral sparganosis：a diagnostic challenge [J]. Br J Neurosurg，2008，22(6)：784 - 786.

［6］ Moon HG，Jung EJ，Park ST. Breast sparganosis presenting as a breast mass with vague migrating pain [J]. J Am Coll Surg，2008，207(2)：292.

［7］ Kim HY，Kang CH，Kim JH，et al. Intramuscular and subcutaneous sparganosis：Sonographic findings [J]. J Clin Ultrasound，2008，36(9)：570 - 572.

［8］ Song T，Wang WS，Zhou BR，et al. CT and MR characteristics of cerebral sparganosis [J]. AJNR Am J Neuroradiol，2007，28(9)：1700 - 1705.

［9］ Walker P，Cooper NK，Brandis A. Cerebral sparganosis presenting as grand mal epilepsy [J]. J R Army Med Corps，2007，153(3)：189 - 190.

第二十四节 棘头虫病

周 智

棘头虫病(acanthocephaliasis)主要是指猪巨吻棘头虫(*Macracanthorhynchus hirudinaceus*)寄生于人小肠引起的疾病，又名猪巨吻棘头虫病。临床表现为腹痛、腹泻、食欲减退、消瘦等，且易于并发肠穿孔、肠梗阻等。

【病原学】 人体内寄生的棘头虫主要有2种，一是鼠肠内寄生的念珠棘头虫(*Moniliformis moniliformis*)，属于原棘头虫目，其中间宿主为蟑螂，国外报告5例，国内新疆报告2例。二是猪巨吻棘头虫，在国外少见，在我国报告病例较多，本节主要阐述猪巨吻棘头虫病。

猪巨吻棘头虫属于棘头动物门，后棘头虫纲(Class metacanthocephala)，原棘头虫目(Order archiacanthocephala)，稀棘头虫科(Family oligacanthorhynchidae)，巨吻棘头虫属(Genus *Macracanthorhynchus*)。此虫为介于线虫与绦虫之间的蠕虫。成虫乳白或淡红色，圆柱状，背腹略扁平，体表有明显横纹，呈假分节。虫体前端较狭细。虫体顶端有一小球状可伸缩的吻突，有5～6列强大的角质倒钩。体内无消化道，也无呼吸与循环结构，靠体表渗透作用吸收营养。雌雄异体。雄虫大小为(5～10)cm×(0.3～0.5)cm，生殖器官占体腔的2/3，睾丸由韧带固定，输精管会合于前列腺开口处，最后通入尾端钟形的交合伞。雌虫(20～65)cm×(0.4～1.0)cm，尾端钝圆。虫卵经子宫由生殖孔排出。成熟虫卵椭圆形，大小(67～110)μm×(45～65)μm。卵壳分3层，第一层薄而透明；第二层厚，呈黑褐色，有不规则沟纹；第三层平滑而薄。产出的卵内有发育完全的棘头蚴。1条雌虫每日产卵60万个左右，但人感染后不易在粪中检出虫卵，可能与人并非该虫的适宜终末宿主、虫体不易发育至性成熟以及感染虫数少等因素有关(图9-24-1)。

成虫寄生在猪的小肠内，虫卵随粪排出体外。虫卵的抵抗力较强，在土壤中能生存数月至5年。当虫卵被中间宿主某些鞘翅目昆虫(甲虫)吞食后，经消化酶的作用，于1 h内即可于肠内孵出棘头蚴，后者迅速穿过肠壁进入体腔，2～3个月形成具有感染性棘头体。棘头体呈乳白色，大小(0.2～0.4)cm×(0.1～0.15)cm，表面光滑，形似芝麻，肉眼易辨认。在中间宿主由幼虫变为蛹至成虫的整个过程中，其体内的棘头体均具有感染性。终宿主猪或人等吞食有活的棘头体的甲虫而获感染。在小肠内棘头体从甲虫体腔中钻出，伸出吻突，以角质倒钩附着于肠壁上，逐渐发育为成虫(图9-24-2)。自感染到虫体发育成熟需70～110 d。寄生于人体内的虫体常为1～3条，也有报告多达21条。

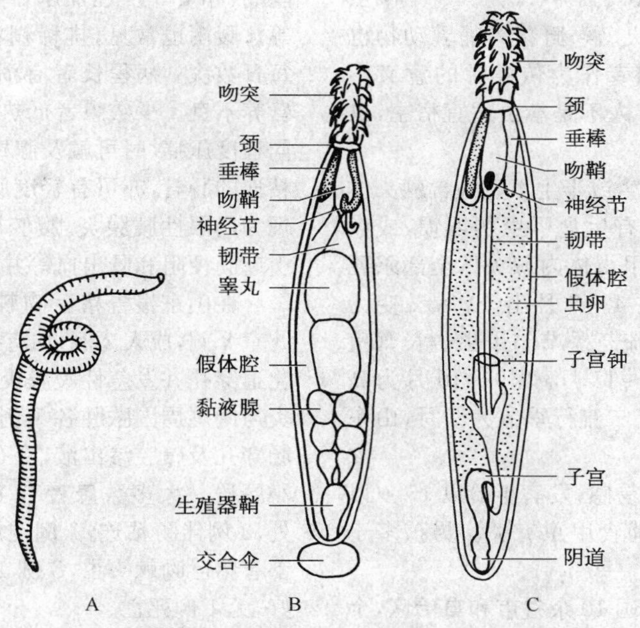

图 9-24-1 猪巨吻棘头虫成虫形态

A. 成虫外形；B. 雄虫；C. 雌虫

（引自本书第 4 版，2005）

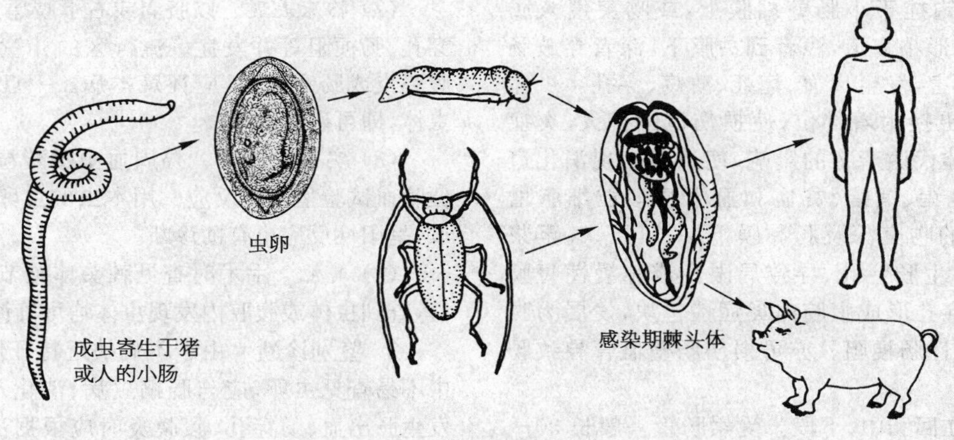

图 9-24-2 猪巨吻棘头虫生活史

（引自本书第 4 版，2005）

【流行病学】 国外本病在野猪及其他动物体内有一些报道，但在人体的报道较少。主要在捷克、俄罗斯、泰国、马达加斯加等共 5 例，在巴西检查 1 236 份人粪中发现 2 例猪巨吻棘头虫卵，但认为是吃了有寄生虫的猪肠的缘故，称为假寄生物传染(false parasitism)。

我国在 1964 年在辽宁报道 2 例后，山东、河北、广东、广西、河南、吉林、江苏、安徽、海南、贵州、四川、福建、陕西、甘肃、内蒙古、云南、天津等省、市、自治区已报道 300 余例。

1. 传染源 猪是主要传染源，亦是终宿主。放养的猪在觅食过程中吞食感染性甲虫，棘头体在猪肠内发育为成虫。猪龄越大感染机会越多，感染率 3.0%～8.0%，在辽宁检查猪粪的虫卵，阳性率 16.0%～60.0%。

中间宿主为甲虫，是主要传播媒介。从 1960 年以来国内学者曾在辽宁、山东、河北、广东、吉林、福建、北京等调查，至少有 9 科 35 种昆虫媒介。北京市郊平谷、昌平、顺义、通州等地共采集 7 622 只金龟隶属 4 科 9 种，除蒙古丽金龟、拟异丽金龟科外，其余 7 种金龟的棘头体感染率为 0.57%～20.0%，每只金龟含棘头体 1～56 条，以铜绿金龟为优势种，但感染率(7.76%)显著低于华北大黑腮金龟(13.0%)、云斑金龟(20.0%)和阔胸犀金龟(13.3%)。在农村及果树附近的金龟种类和数量均多，这与猪圈的农家施肥有关。此外，天牛科(天牙锯天牛、曲牙锯天牛)、蟋蟀科(油葫芦)等也是重要中间宿主。甲虫感染率为 0.8%～6.0%。一个甲虫感染棘头体可多达 178 个。犬、猴、野猪等哺乳动物也可作为本虫的保虫宿主。患者作为传染源的意义不大，因为粪中虫卵不易找到。人不是本虫适宜宿主，虫体常不发育为成虫。

2. 传播途径 人通过食生或半生不熟的含棘头体的甲虫而感染。流行区居民有生食甲虫的习惯，或以烧、炒、烤、焙等方式，未能把甲虫体内棘头体全部杀死而食。甲虫的幼虫每年多在 4～8 月出土，后又变为蛹，短期羽化为成虫，故本病流行季节与甲虫生长繁殖密切相关。发病季节多为 7～12 月，以 9～10 月为高峰。有的呈地方性流行，如辽宁流行季节为 9 月，山东为 6～9 月。

3. 人群易感性 人普遍易感，发病年龄以 15 岁以下儿童为主，这与儿童喜欢捕食甲虫有关。男孩多于女孩，儿童多于成人。

4. 流行特征 分布于全国 10 余省市和自治区，个别地区呈地方性流行，患者以儿童居多。1859 年捷克学者 Lamble 报道首例人体感染病例，国内于 1964 年辽宁最先报道本病，至今已有 360 例报道。

【发病机制和病理】 棘头体被人吞食后在肠内伸出角质以倒钩挂于小肠壁黏膜上，或吻突侵入肠壁，形成一圆柱形小窦道，浅者到黏膜下，深者穿破肠壁，引起黏膜损害，发生出血、坏死、溃疡、穿孔。虫体发育过程中常更换附着部位，使损伤范围扩大，炎症加重。加之虫体代谢产物的影响，使患者出现消化道症状如腹痛、腹泻、消瘦、贫血和血中嗜酸粒细胞增多。由于虫体的吻突深及肠黏膜下层、肌层，甚至浆膜层，故极易发生肠穿孔，导致局限性或弥漫性腹膜炎。小的慢性穿孔形成腹腔内炎症性包块，发展为腹腔内脓肿、粘连性肠梗阻。亦可损伤肠壁血管导致肠出血。

病变主要在回肠中、下段。受累肠管一般长 30～200 cm，重者可累及整个小肠。肠黏膜充血、水肿、肥厚，有散在的溃疡，其数目多于虫体。与溃疡相对应的浆膜面上有本病特殊的白色结节突出，直径 0.2～2.5 cm，圆形或椭圆形。显微镜下观察，结节中央部分为凝固性坏死，外层为嗜酸粒细胞或浆细胞为主的炎性肉芽肿。虫体常叮咬在结节的黏膜面上，牵动虫体时结节随之移动。肠穿孔的部位亦位于结节中央。浆膜面上常有纤维素附着，大网膜亦常与肠粘连。肠系膜淋巴结明显肿大，并有大量嗜酸粒细胞浸润。

【临床表现】 潜伏期 2～3 个月。临床表现视感染轻重及有无并发症而异。轻者常无症状，可于粪中自行排出虫体，偶有呕吐虫体者。患者多以慢性或亚急性起病，腹痛常为首发症状，位于脐周或右下腹，呈隐痛，亦可阵发性加剧，伴恶心、呕吐、乏力、食欲减退等。腹泻也常见，排稀糊状便，混有不消化食物残渣，每日数次。病程长者有消瘦、贫血。儿童患者可导致营养不良。少数患者低热。体检时往往发现腹部有不同程度压痛，时可触及腹壁下炎症包块，系发炎、水肿、粘连的肠管，亦可有轻度腹肌紧张。发生肠穿孔后，表现为局限性腹膜炎、腹腔脓肿或弥漫性腹膜炎。也可引起肠梗阻和肠出血等并发症，可危及生命。

在山东报告猪巨吻棘头虫致肠穿孔 10 例患者中儿童 8 例，成人 2 例，均有捕金龟子和天牛等甲虫史；消化道穿孔并发急性腹膜炎 6 例，肠梗阻 2 例，急性阑尾炎与阑尾周围脓肿各 1 例。手术治疗时均有大小不等肠穿孔及腹腔渗出液，穿孔部位为距回盲部 1 cm 以内小肠段。大多数患者有多处肠穿孔，最多 1 例穿孔 5 处，3 例伴肠粘连，1 例空肠扭转及套叠。切除肠段内都有猪巨吻棘头虫，8 例 1 条，最多 1 例 5 条。预后良好，无 1 例死亡。

【诊断和鉴别诊断】

1. 诊断

(1) 流行病学　在流行区，流行季节为 7～12 月，有食生的或半生不熟的甲虫史均有助诊断。

(2) 临床表现　以脐周或右下腹痛为主，常发生肠穿孔、肠梗阻等并发症。流行区的儿童如发生局限性腹膜炎或肠穿孔者，应怀疑本病。一旦发现粪中排出虫体，即可确诊。

(3) 实验室检查　外周血中嗜酸粒细胞增多。粪便隐血试验呈阳性反应。用本虫的虫卵制成抗原做皮试，呈阳性反应也有助诊断。

(4) 其他　手术时查见棘头体结节或取肠组织活检，查到虫体或腹腔内发现虫体均可确诊。

2. 鉴别诊断 由于本病缺乏特征性临床表现，粪中不易查见虫卵，应与肠蛔虫病、消化不良等相鉴别。发生肠出血、肠穿孔、腹膜炎时应根据流行病学史、临床表现及实验室检查进行全面分析，与阑尾炎、胰腺炎、胃穿孔等相鉴别。

【治疗】

1. 一般治疗 腹痛可给予阿托品等解痉剂；有贫血者应加强营养，补充铁剂及维生素等。

2. 驱虫治疗 尚无特效驱虫药。可服阿苯达唑，成人 400～600 mg，顿服；儿童 200～400 mg，顿服。左旋咪唑，成人 150～200 mg；儿童 2.5～3.5 mg/kg，顿服。甲苯咪唑或复方甲苯咪唑也可应用。

3. 手术治疗 当肠道病变演变成肠穿孔、腹膜炎等并发症，立即手术治疗，并钳出虫体，效果良好。

【预防】 加强卫生宣教，不吃甲虫。对猪提倡圈养，不以甲虫作饲料喂猪。感染的猪应予驱虫治疗。猪粪必须无害化处理。

参考文献

[1] 杨家华.危害我县猪发展的寄生虫病及其防治方法[J].中国兽医寄生虫病,2000,8:38-53.

[2] 杨海成.猪巨吻棘头虫肠穿孔1例[J].中国现代医生,2007,45(4):73.

[3] 夏惠.猪巨吻棘头虫病[M]//陈兴保.现代寄生虫病学.北京:人民军医出版社,2002:811-813.

[4] Sures B, Franken M, Taraschewski H. Element concentrations in the archiacanthocephalan *Macracanthorhynchus hirudinaceus* compared with those in the porcine definitive host from a slaughterhouse in La Paz, Bolivia [J]. Int J Parasitol, 2000, 30:1071-1076.

[5] Solaymani-Mohammadi S, Mobedi I, Rezaian M, et al. Helminth parasites of the wild boar, Sus scrofa, in Luristan province, western Iran and their public health significance [J]. J Helminthol, 2003,77(3):263-267.

[6] Dalimi A, Sattari A, Motamedi G. A study on intestinal helminthes of dogs, foxes and jackals in the western part of Iran [J]. Vet Parasitol, 2006,142(1-2):129-133.

第二十五节　丝　虫　病

刘克洲

丝虫病(filariasis)是由丝虫寄生于淋巴组织、皮下组织或浆膜腔所致的寄生虫病。目前已知对人致病的丝虫有8种:寄生于淋巴系统的有班氏吴策线虫(*Wuchereria bancrofti*,简称班氏丝虫)、马来布鲁线虫(*Brugia malayi*,简称马来丝虫)和帝汶布鲁线虫(*Brugia timori*,简称帝汶丝虫)。寄生于人体皮下组织的有旋盘尾线虫(*Onchocerca volvulus*,简称盘尾丝虫)、罗阿罗阿线虫(*Loa loa*,简称罗阿丝虫)和链尾曼森线虫(*Mansonella streptocerca*,简称链尾丝虫);寄生于体腔的有常现曼森线虫(*Mansonella perstans*,简称常现丝虫)和奥氏曼森线虫(*Mansonella ozzardi*,简称奥氏丝虫)。其他尚有偶尔感染人体的恶丝虫(*Dirofilaria*)。

丝虫病主要流行于非洲、亚洲、美洲和大洋洲广大热带、亚热带地区,严重危害人类健康。在我国流行的丝虫病系由班氏丝虫和马来丝虫引起。新中国成立以来,党和政府十分重视丝虫病防治,将其列入优先防治的疾病之一。历经半个多世纪的努力,目前我国防治丝虫病已进入全面消除阶段。我国消除淋巴丝虫病的进展受到WHO的高度关注,我国实施的阻断淋巴丝虫病传播的策略和技术措施已被WHO认同并广为推广和介绍。1997年第五十届世界卫生大会通过决议,将淋巴丝虫病列为在2020年前要求全球消除的疾病。

一、淋巴丝虫病

淋巴丝虫病(lymphatic filariasis)由班氏、马来和帝汶丝虫引起。其临床特征主要是急性期的淋巴管炎与淋巴结炎,以及慢性期的淋巴管阻塞及其产生的一系列症状。亦有不出现明显症状而仅于血内有微丝蚴者,即所谓"丝虫感染"。这几种丝虫的微丝蚴都具有较严格的夜间出现于外周血中的特性。

在我国丝虫病流行于16个省(自治区、直辖市)的864个县、市(未包括台湾省)。据防治前调查统计,全国有丝虫病患者3 099.4万,居当时世界第一位,很多患者有象皮肿、鞘膜积液、乳糜尿等症状和体征。经过努力防治,取得了很大成绩,截止到1994年,经考核已有864个县、市达到基本消除丝虫病的标准,有效控制了丝虫病的传播。本章重点叙述班氏和马来丝虫病。

【病原学】

1. 成虫　乳白色,细长如线,两端稍尖,表面光滑,雌雄异体,但常缠结在一起。班氏丝虫雄虫的体长为28~42 mm,宽约0.1 mm,雌虫的长度和宽度约为雄虫的1倍。马来丝虫较短小。班氏丝虫与马来丝虫雌虫的形态与内部结构几乎完全相同,雄虫差别也甚微小,其主要区别在于班氏雄虫的肛孔两侧有乳突8~10对,肛孔后有乳突1对,肛孔至尾端间有时可见1~2对乳突;马来雄虫的肛孔两侧仅有乳突4对,肛孔后有1对,而无肛孔尾端间乳突。各种丝虫的超微结构有许多相似之处。马来与班氏丝虫成虫体壁超微结构可见角皮层、索和索间皮下层、体壁肌层等。虫体内具有广泛的基膜系统,使所有的构造分开,并与假体腔分开。成虫估计可活10~15年。

2. 微丝蚴　系胎生,主要出现于外周血,游动如蛇。班氏微丝蚴长约280 μm,宽约7 μm,马来微丝蚴较班氏微丝蚴为短细。在光学显微镜下可见微丝蚴细长,头端钝圆,尾端尖细,外被鞘膜。体内有圆形的体核,头部无核部位称头端空隙。神经环位于虫体前1/5处,其后为排泄孔、排泄细胞。虫体后部有G、R_2、R_3和R_4 4个细胞,其后腹侧有肛孔,尾核位于尾部。班氏和马来微丝蚴的形态有显著不同,3种微丝蚴主要区别见表9-25-1和图9-25-1。微丝蚴超微结构与光镜下所见基本相同,体壁与成虫相似,包括多膜层角皮,背、腹和侧索,皮下层和肌细胞等,无分化的假体腔。微丝蚴的寿命,在人体内可活2~3个月,甚至达3年者。班氏丝虫微丝蚴在实验动物身上可活9个月以上。

表 9-25-1　班氏及马来微丝蚴鉴别要点

种别	班氏微丝蚴	马来微丝蚴	帝汶微丝蚴
大小(染色后)	(244～296)μm×(5.3～7)μm	(177～230)μm×(5～6)μm	平均体长 357.9 μm(265～323 μm)×6.4 μm
体态	柔和,弯曲自然,无小弯曲	较硬,大弯之外虫体可有小弯曲	与马来微丝蚴颇相似
头端空隙	较短,长度与宽度约相等或略长	较长,长度较宽度长 1～2 倍	较长,平均长度为 12.8 μm,长宽比约 3∶1
体核	圆形或椭圆形,各自分开,排列整齐	不规则,大小不等,排列不整齐,核与核聚集	较大,常呈椭圆形,长轴与虫体长轴平行,排列紧密,相互重叠
排泄孔	较小,排泄细胞在排泄孔旁	较大,排泄细胞距排泄孔较远	排泄细胞距排泄孔较远
G, $R_{2\sim4}$ 细胞	G 较小,大小和形状与 $R_{2\sim4}$ 相似,两者距离远	G 较大,与 $R_{2\sim4}$ 距离较近	G_1 细胞大,$R_{2\sim4}$ 在福尔马林固定湿片上清晰可见
肛 孔	小,常不显著	较大,显著	显著
尾 部	渐渐尖细,无尾核	有 2 个尾核,前后排列,有尾核处较膨大	常卷曲,有 2 个尾核均较马来微丝蚴为小

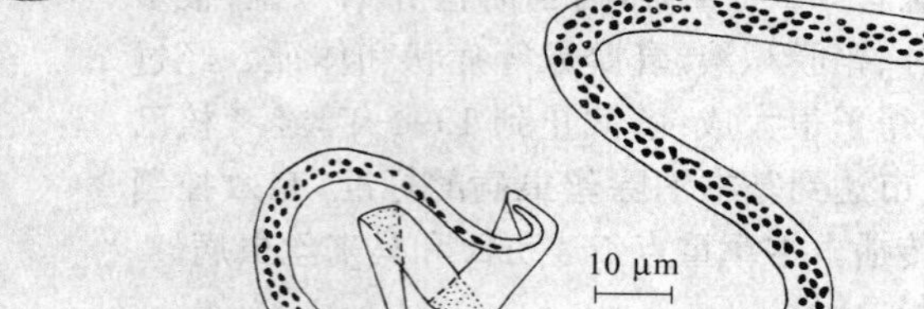

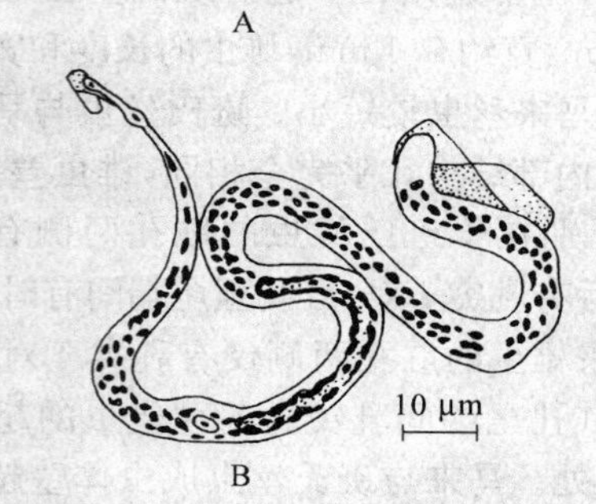

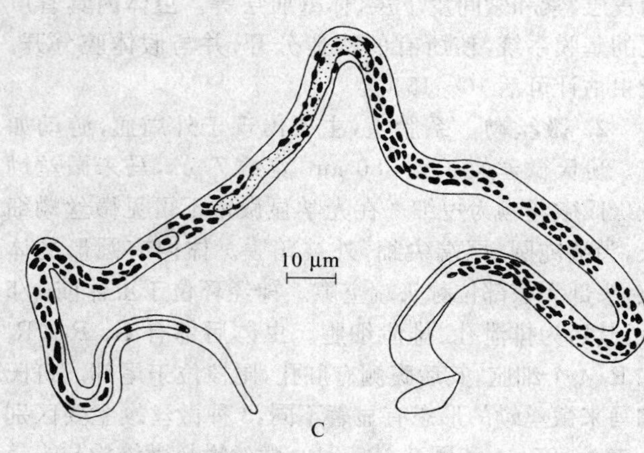

图 9-25-1　3 种微丝蚴形态比较

A. 班氏；B. 马来；C. 帝汶

3. 生活史　班氏和马来丝虫的生活史包括两个不同阶段:一个阶段发生在昆虫(蚊虫)宿主体内,即中间宿主;另一个阶段在人体内,即终宿主(图 9-25-2)。

(1) *在蚊体内*　当蚊虫叮咬微丝蚴阳性患者时,血中微丝蚴被吸入蚊胃中,2～7 h 蜕鞘,穿过胃壁经腹腔而入胸肌,到达胸肌后即可开始发育,在 6～14 d 中经过 2 次脱皮成为第 3 期或传染期幼虫,发育成熟后,即离开胸肌,移行至蚊吻的下唇,在蚊吸血时进入人体。

(2) *在人体内*　传染期幼虫侵入人体后,有些幼虫在组织内移行和发育过程中死亡或被消灭,有些幼虫到达淋巴管或淋巴结,发育为成虫。班氏成虫常寄居于腹腔、精索及下肢的深部和浅部淋巴系统内;马来成虫常寄居于下肢的浅部淋巴系统内。自传染期幼虫侵入人体至微丝蚴出现于外周血内,班氏丝虫需 8～12 个月,马来丝虫需 3～4 个月。

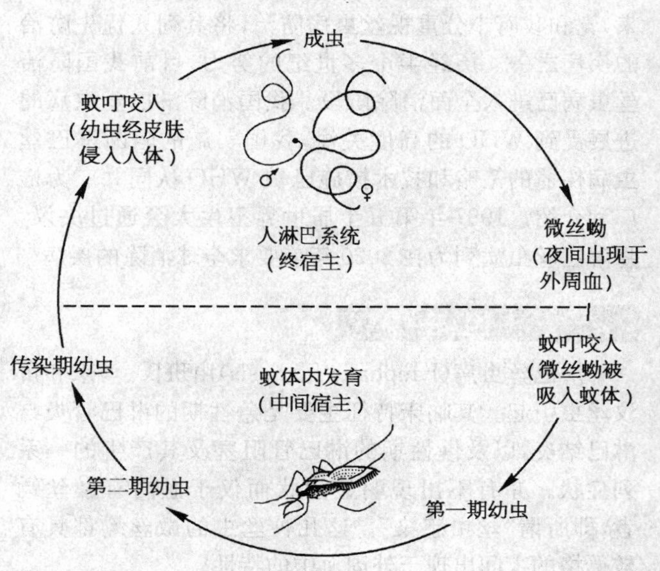

图 9-25-2　淋巴丝虫的生活史

4. 生物学特性 我国班氏与马来丝虫，按其生物学特征，属夜现周期型，两种丝虫的微丝蚴均有夜间出现于外周血内的周期性。微丝蚴自天黑开始出现。夜间微丝蚴出现的高峰，班氏微丝蚴为晚上10时到次晨2时；马来微丝蚴为晚上8时到次晨4时。马来微丝蚴的周期性不如班氏微丝蚴规则。夏季出现的虫数较冬季为多。微丝蚴在白昼藏匿于肺、心等各脏器微血管内，主要是肺的微血管内。当血中微丝蚴很多时，在白天外周血中，也可少量出现。此外，在南太平洋勃克斯顿线(Buxton's line)以东的南太平洋岛屿和孟加拉湾的一些群岛流行的班氏丝虫为昼现亚周期型。在泰国西部北碧府地区呈夜现亚周期型，外周血中微丝蚴多在夜间出现，日间也能查到(约为夜间的20%)。

微丝蚴周期性的原理有许多不同的解释。目前许多学者用生物学节律学说解释，认为是寄生虫和宿主(终宿主和中间宿主)间长期适应过程中获得的生物特性，也可由于种种原因而受到影响，特别明显的是与人体醒觉和睡眠的习惯有关。若睡眠改在白昼而于夜间醒觉，经过数日后，夜现周期型即能改为昼现周期型。此与迷走神经对肺部微血管的舒缩调节有关。在醒觉时迷走神经处在抑制状态，肺血管舒张较差，大多数微丝蚴停留在肺的毛细血管内；在睡眠时，迷走神经处于兴奋状态，肺血管大为扩张，微丝蚴大量进入外周血。但对昼现亚周期型则难以用此看法来解释。

通过实验发现肺和外周血中氧分压变化可改变班氏微丝蚴的周期性。患者在夜晚如吸入氧气及减低CO_2，同时又进行肌肉运动，则在外周血液的微丝蚴可以迅速减少；有人还观察到在晚上，如果增高肺部氧分压，可使80%班氏微丝蚴离开外周血，再藏匿于肺部。此外，宿主体温、呼吸、血糖浓度以及某些药物，如乙胺嗪(海群生)、抑制或兴奋迷走神经药物，均可影响血中微丝蚴量和周期性。

【流行病学】

1. 地理分布 据WHO报告，估计全球受丝虫病威胁人口超过11亿。全球有83个国家和地区有淋巴丝虫病流行。淋巴丝虫感染者达1.2亿，其中班氏丝虫病约1.07亿，马来丝虫病和帝汶丝虫病共约1 300万；按区域分布，东南亚区占49%，非洲区占34%，西太平洋区占16%，美洲区占0.3%，东地中海区占0.3%。淋巴丝虫感染者中约4 400万有临床表现，约7 600万为微丝蚴血症者(传染源)。班氏丝虫病分布极广，主要流行于亚洲、非洲、大洋洲及拉丁美洲的一些地区。马来丝虫病流行地区较局限，仅见于亚洲。由于淋巴丝虫病导致全球4 300万人永久或长期致残，WHO 1995年将其列为第二大致残病因。我国丝虫病的分布北至山东德州地区，南至海南省三亚市，东迄浙江舟山，西至四川雅安共16个省、市、自治区(山东、河南、江苏、上海、浙江、安徽、湖北、湖南、江西、福建、海南、贵州、四川、广东、广西、重庆)的864个县、市(未包括台湾省)，在西北的黄土高原和秦岭山区则无丝虫病发现。除山东省仅有班氏丝虫病外，其余各省(市、自治区)同时存在两种丝虫病流行。

2. 传染源 血内含有微丝蚴的人是丝虫病的传染源。近年国外发现亚周期型马来丝虫可寄生于猫、犬等家畜及哺乳动物体内，成为动物传染源。

3. 传播媒介 我国丝虫病的传播媒介为蚊。传播班氏丝虫病的主要蚊种是淡色库蚊、致倦库蚊，其次是中华按蚊。传播马来丝虫病的主要蚊种是中华按蚊、雷氏按蚊嗜人血亚种。沿海地区东乡伊蚊亦能传播班氏和马来丝虫病，而微小按蚊是海南省班氏丝虫病流行区媒介蚊种之一。

丝虫幼虫在16.6℃时即开始缓慢发育，在25～32℃、相对湿度70%～90%时，其发育加速。因此，丝虫病感染的季节主要为5～10月。但在终年温暖的南方常年都有感染和流行。

4. 人群易感性 男女老幼均可感染，以20～50岁间的感染率与发病率为最高，1岁以下者极少。男女的发病率无显著区别。患病后产生的免疫力低，可反复感染。按感染率高低，可将流行地区分为超高度流行区(感染率为30%以上)、高度流行区(感染率为20%～29%)、中度流行区(感染率为5%～19%)和低度流行区(感染率为5%以下)。

【发病机制和病理】 丝虫病的发生与发展，取决于各种因素，包括丝虫种类、发育情况、寄生部位、传染期幼虫侵入的数量、人体的反应性以及继发感染等。丝虫病在其发病过程中，成虫起着主要作用，传染期幼虫在其发育成熟的过程中与发病亦有一定的关系。当并发细菌性感染时，丝虫病的表现更为复杂。出现于外周血的微丝蚴，则与发病的关系不大。

当传染期幼虫钻入皮肤，辗转到达人体淋巴系统，发育以至成熟。在此发育阶段，幼虫和成虫所产生的代谢产物以及成虫在子宫内的排泄物，能引起全身性变态反应及局部淋巴系统的组织反应，表现为周期性发作的淋巴管炎、淋巴结炎及丝虫热等。这种急性淋巴管(结)炎被认为是属Ⅰ型或Ⅲ型变态反应。后期多为淋巴管阻塞性病变，认为属Ⅳ型变态反应。

丝虫病慢性症状与体征的发生是由宿主对丝虫抗原的免疫应答引起的。班氏和马来丝虫病患者血清中存在抗丝虫成虫和微丝蚴的抗体，在无微丝蚴血症者血清中，则有抗微丝蚴表面鞘膜抗体。丝虫抗体介导或参与消灭血循环中的微丝蚴。无症状的微丝蚴血症者免疫反应低，其淋巴细胞在体外与丝虫抗原通常不起反应，血清中亦无抗成虫和抗微丝蚴抗原的抗体，或抗体水平很低。丝虫病发展至慢性阻塞，形成象皮肿，此时通常无微丝蚴血症，但其特征性炎症病理是由于高度免疫应答所致局部炎症反应而使组织损伤。淋巴水肿的形成也可能是免疫介导的，是对成虫反应所致的闭塞性淋巴管内膜炎的结果；也有人认为是由于成虫的某些因子与宿主的体液-细胞的炎症反应相互作用而导致淋巴引流不畅。总之，丝虫病的免疫机制很复杂，迄今仍很不清楚。

丝虫病的病理变化主要是在淋巴管和淋巴结。

1. 淋巴系统病变 可分为急性期、亚急性期及慢性期。①急性期主要表现以渗出为主的急性炎症，淋巴结充血，淋巴管管壁水肿、嗜酸粒细胞浸润以至增厚，管腔中充满粉红色的蛋白质液体和嗜酸粒细胞。②亚急性期，淋巴结和淋巴管内出现增生性肉芽肿性反应，肉芽肿的中心为变性的成虫和嗜酸粒细胞，周围有纤维组织和上皮样细胞围绕，此外有大量淋巴细胞和浆细胞聚集，类似结核结节，严重者组织坏死、液化，并有大量嗜酸粒细胞浸润，形成嗜酸性脓肿。③慢性期，最明显的表现是大量的纤维组织增生，淋巴结变硬，淋巴管纤维化，甚至形成实心的纤维素，即为闭塞性淋巴管内膜炎。

2. 继发病变 当淋巴管及淋巴结发生阻塞时，远端淋巴管由于曲张而破裂。当阻塞位于主动脉侧淋巴结、腰干淋巴管等时，出现淋巴尿及淋巴腹水；当阻塞位于精索及睾丸淋巴管时，出现阴囊鞘膜淋巴积液；当阻塞位于浅表腹股沟淋巴结或淋巴管时，出现阴囊淋巴肿；当阻塞位于股部淋巴结及其主干时，出现下肢淋巴肿。当胸导管受到阻塞时，即可促使乳糜尿、阴囊鞘膜乳糜积液、乳糜腹泻及乳糜腹水的出现。丝虫性炎症对淋巴管壁的损害，使肾盏内的薄弱处溃破，也是形成乳糜尿的原因之一。

淋巴液长期滞留在组织内，由于淋巴液内蛋白质成分较高(自正常的0.49%～0.69%增至3.03%)，不断刺激纤维组织的大量增生使皮肤及皮下组织显著增厚、变粗、皱褶，形成临床上所见的各种类型及各个部位的象皮肿。由于局部血循环不良，皮肤汗腺、脂腺及毛囊功能受损，抵抗力降低，易继发细菌感染，使象皮肿加重或恶化，甚至形成局部溃疡。

3. 罕见病变 一般认为微丝蚴在人体各脏器内不引起明显反应，但有人发现在脾脏和脑组织内可发生由微丝蚴引起的肉芽肿，系由大量嗜酸粒细胞、上皮样细胞、成纤维细胞及异物巨细胞等所组成，并可找到微丝蚴。此外，尚有颈、胸、背、乳房等部位丝虫性肉芽肿，以及丝虫性心包炎等。

【临床表现】 本病潜伏期自感染期幼虫侵入人体至血液内发现微丝蚴为止，一般1年左右，但亦可早至4个月或迟至1.5年。从人体淋巴结检查最早查到班氏丝虫成虫为感染后3个月。丝虫病的临床表现轻重不一，在流行地区可有50%～75%的"无症状"的感染者。马来丝虫主要寄生在浅部淋巴系统，因此四肢淋巴管炎和象皮肿最为明显。班氏丝虫不仅寄生于四肢淋巴管，同时还寄生于深部淋巴系统的泌尿、生殖器官，引起精索、附睾、睾丸、阴囊等的炎症和结节。目前尚未证明单纯马来丝虫病患者发生生殖系统的病变。

1. 急性期 本期突出症状为淋巴结炎、淋巴管炎、丝虫热、精索炎等，特点是周期性的发作，每隔2～4周或每隔数月发作1次。每次发作多在运动或疲劳之后。有时亦见不定期的发作。发作以夏秋比其他季节为多。

(1) 淋巴结炎与淋巴管炎　淋巴结炎可单独发生，但常与淋巴管炎同时发作，常见部位为腹股沟、股部、肘后及腋下等。但深部如腹腔、盆腔等亦可被侵犯，而临床上常见者则均属于肢体淋巴结炎，尤以下肢腹股沟部及股部最为常见，反复发作及同时伴有逆行性淋巴管炎为其特点。除全身症状外，局部淋巴结肿大疼痛，其肿大程度则与感染轻重有关。

淋巴管炎为丝虫病常见症状，马来丝虫较班氏丝虫为多，好发于四肢，下肢远较上肢为多，每次发作时可伴有发热，多为38～39℃，多数持续1～3 d自退，少数可达10 d以上，伴发症状有头痛、肌肉关节疼痛、畏寒等。常可在受累部位的皮肤出现自上而下、离心性"红线"，即所谓逆行性淋巴管炎，一般均具有疼痛、压痛、局部烫热等，唯不如细菌性者重。

(2) 丹毒样皮炎　为皮内微细淋巴管炎所致，常继发于淋巴结炎和淋巴管炎，亦可单独发生。因其发作时皮肤一片红肿，状似丹毒，故称之丹毒样皮炎，俗称"流火"，多伴发热，其热度高低与发作轻重有关。每次发作时间一般较淋巴结炎、淋巴管炎持续时间为长。

肢体淋巴结炎、淋巴管炎及丹毒样皮炎常同时存在。

(3) 丝虫热　周期性发热，有时先有寒战，体温可高达40℃，2～3 d后自退，亦可持续达1周。有的仅有低热，无寒战。局部无淋巴管炎或淋巴结炎可见，有时伴腹痛。此种发作可能由于深部淋巴结炎及淋巴管炎所引起。

(4) 精索炎、附睾炎、睾丸炎　为班氏丝虫成虫寄居于精索、附睾、睾丸邻近的淋巴管内引起所在淋巴管炎及其间质炎症。表现为发热，一侧阴囊内疼痛，可自腹股沟向下蔓延至阴囊内，并可放射至大腿内侧，部分病例表现为绞痛。局部检查除可触及附睾、睾丸肿大外，更主要的是精索结节性肿块，且具有明显压痛，持续数日后由于局部炎症消退，肿块变小而较硬，可重复发作，局部肿块亦随每次发作逐渐增大。由于丝虫病变极少引起输精管本身病变，而精液内仍有精子存在，因此阴囊内丝虫病很少引起不育。

(5) 肺嗜酸细胞浸润症　主要表现为畏寒、发热、咳嗽、哮喘、肺部呈游走性细胞浸润等；痰中多有夏科-莱登结晶，外周血血象中白细胞总数可高达40×10^9/L，嗜酸粒细胞增多，自 20%～30%不等，血中微丝蚴多属阴性，抗微丝蚴抗体滴度高，IgE 水平高。用乙胺嗪（海群生）治疗有效，治疗者不但症状缓解，且可出现成虫死亡所引起的结节等；其他症状尚有荨麻疹及血管神经性水肿等。有认为本症是一种“隐伏的丝虫病（occult filariasis）”，宿主的免疫系统可很快清除血内微丝蚴，所以血内难以找到病原体，但肺常可发现微丝蚴集聚而形成的嗜酸粒细胞灶点。推测本症病原主要系由非人类丝虫引起。

2. 慢性期 由于反复炎症，淋巴结及淋巴管最后为增生的肉芽组织及纤维组织所阻塞，产生临床症状和体征。

（1）淋巴结与淋巴管曲张 淋巴结曲张系指淋巴结向心淋巴管曲张及淋巴管内淋巴窦扩张而言，常见于腹股沟和股部，一侧或两侧，触诊时如一海绵包囊中有硬核感觉。淋巴管曲张，常见于精索、阴囊及大腿内侧，上肢偶见之。精索淋巴管曲张可同时有静脉曲张，阴囊淋巴管曲张可与淋巴阴囊同时存在。淋巴管曲张亦可发生在深部，曾有报道，怒张胸导管直径达 1.5 cm。

（2）鞘膜积液、淋巴尿、淋巴腹水 由于精索及睾丸淋巴管阻塞，淋巴液流入鞘膜腔内所致。阴囊部的皮肤及皮下组织常因淋巴液回流受阻而发生水肿，形成阴囊淋巴积液。鞘膜积液轻者无症状，积液较多者则有重垂感甚至行走困难。检查时可见阴囊体积增大，肿物常呈梨状，阴囊皮肤紧张，皱褶消失，阴茎内缩，透光试验常呈阳性，如鞘膜极度增厚并伴有阴囊象皮肿者，透光试验呈阴性。

淋巴尿偶可出现，尿液带血色，内含淋巴液。如有淋巴液流入腹腔，形成淋巴腹水时，则可出现急性腹膜炎症状。

（3）乳糜尿、鞘膜乳糜积液、乳糜腹水、乳糜腹泻 乳糜尿为班氏丝虫病晚期常见症状之一，其发病率约为 2%，青壮年发病率占总发患者数之 78.3%；病程短者数日，最长者可达 54 年，以 2～5 年者最多。乳糜尿患者淋巴管破裂部位，常见在肾盏及输尿管，而不在膀胱。

乳糜尿发作常骤然出现，发作前可无症状，但亦可有畏寒，发热，腰部、盆腔及腹股沟等处酸痛，继则出现乳糜尿。过于劳累及分娩常可为发作因素，偶有因饮酒、服驱虫药、急腹症而引起的。发作常呈间隙性，间隔数周、数月或数年不等，但也有少数病例呈持续性，高脂饮食可加重症状。乳糜尿呈乳白色或带血色，静置分为 3 层，上层为脂肪，中层为乳白色或白色较清之液体，常混悬有小凝块，下层为红色或粉红色沉淀物，含红细胞、淋巴细胞及白细胞等，有时可找到微丝蚴，检出率为 5%～13.8%。

鞘膜乳糜积液远较鞘膜淋巴积液为少见。鞘膜乳糜积液内易找到微丝蚴，国内报道阳性率可达 77.8%，显然高于鞘膜淋巴积液。

乳糜腹泻及乳糜腹水极为少见。在乳糜腹水时可有急性腹膜炎症状，并较易继发细菌性腹膜炎。

丝虫病乳糜性关节炎、乳糜胸腔积液偶有所见。

（4）象皮肿 象皮肿为两种丝虫病晚期最常见的症状，自感染后 10 年左右发生。因淋巴阻塞部位不同，发生部位亦异。发生部位依次为肢体（图 9-25-3）、阴囊（图 9-25-4）、阴茎（图 9-25-5）、阴唇、阴蒂和乳房（图 9-25-6）等。最多见的部位为下肢，国内报道班氏丝虫病下肢占 89.5%，上肢占 1.2%，其他及复合部位占 9.3%；而马来丝虫病下肢占 99.6%，上下肢同时发生占 0.3%。

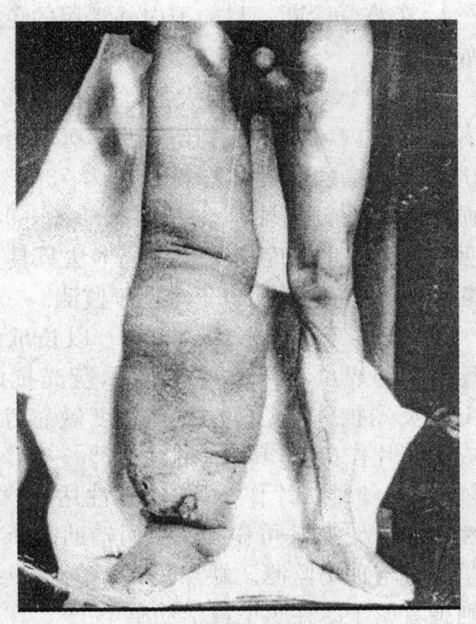

图 9-25-3 下肢象皮肿

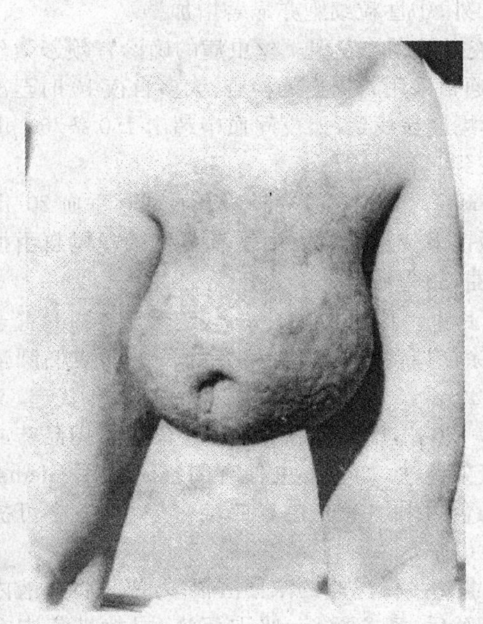

图 9-25-4 阴囊象皮肿

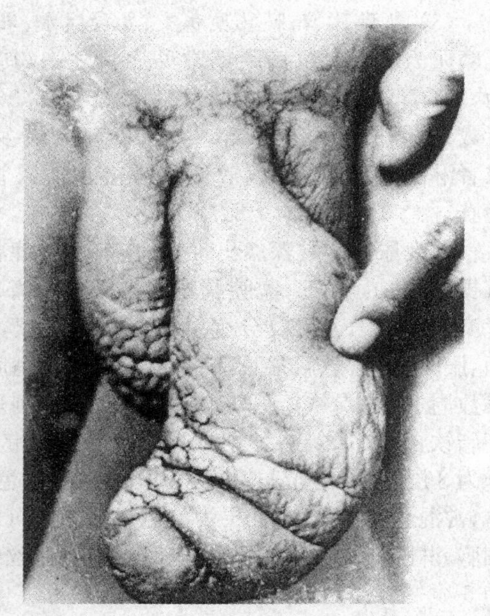

图 9-25-5　阴茎象皮肿

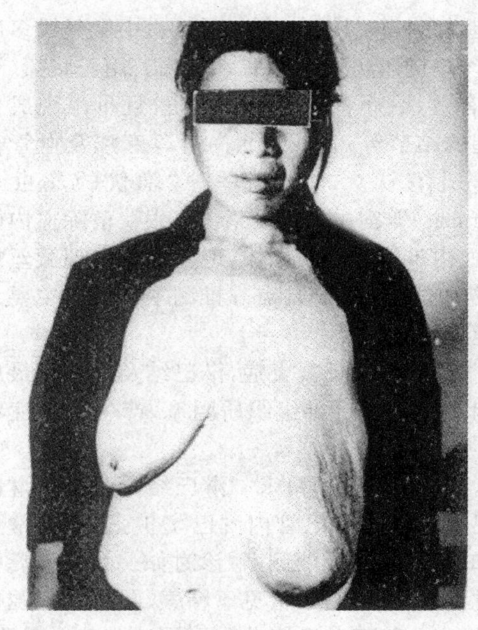

图 9-25-6　乳房象皮肿

(5) *其他*　眼部丝虫病极为少见，可引起虹膜睫状体炎、角膜炎、视网膜出血、视神经萎缩、眼压增高、房水浑浊等。在眼内可检出微丝蚴。

班氏丝虫偶可异位寄生于身体任何部位的淋巴管内，形成类似肿瘤的块物，可位于颈部、胸大肌部、腹壁后、脾脏等处。

在安徽、广东班氏丝虫病流行区，发现有丝虫性心包炎患者。

【实验室检查】

1. 白细胞计数与分类　早期有变态反应的患者白细胞总数与嗜酸粒细胞增加，前者大多为(10～20)×10^9/L，后者在20%以上。如有细菌继发感染，除白细胞总数增加外，中性粒细胞亦显著增加。

2. 血液微丝蚴的发现　丝虫病的确诊有赖于微丝蚴的发现，通常采用外周血的检查，大多自夜10时至次晨2时微丝蚴最易找到，如夜间血中超出150条/60 μl，白昼亦可找到。

(1) *鲜血法*　用血红蛋白计吸管吸取耳垂血20 μl，在低倍显微镜下找微丝蚴。阳性者可见微丝蚴自由摆动，前后卷曲，颇为活跃。

(2) *涂片法*　耳垂取血3大滴(约等于60 μl)置于玻片中心，涂成厚薄均匀边缘整齐的长方形或椭圆形厚血片，约2 cm×3 cm大小。自20世纪80年代起，又统一规定为120 μl，即6大滴双片法。染色可用品蓝或硼砂亚甲蓝染色法，如鉴别虫种有困难时可用Giemsa或苏木精染色。采用荧光色素吖啶橙染色法，亦可提高微丝蚴检出率。

(3) *浓集法*　微丝蚴的浓集法很多，都是将血液内的红细胞溶解后，离心沉淀，吸取沉渣，寻找被集中在沉渣内的微丝蚴。常用的溶血剂为蒸馏水。

(4) *微孔膜过滤法*　用含有5%枸橼酸钠0.1 ml的10 ml注射器抽血1 ml混匀，再吸9 ml 10%涕波(teepol)液(或2%吐温80液或0.1%碳酸氢钠液)混匀溶血，将注射器接25 mm直径的5 μm孔径微孔膜过滤器，溶血液通过薄膜滤下，微丝蚴留于薄膜上，取下薄膜用0.1%苏木精或0.1%亚甲蓝染色后镜检。

(5) *微丝蚴白天诱出法*　在白天口服乙胺嗪(海群生)100 mg后，1 h内微丝蚴可以在末梢血液内查到。本法不宜作普查丝虫病的方法。在门诊检查，可作参考。

3. 各种体液微丝蚴检查　鞘膜积液、乳糜尿、淋巴或乳糜腹水、心包积液、眼前房水等液体中检查微丝蚴，可用直接涂片、染色镜检或离心浓集法检查。

4. 免疫学诊断　目前国内外常用的免疫学诊断方法如下。

(1) *皮内试验*　注射犬恶丝虫抗原0.05 ml于受试者前臂皮内，15 min后丘疹超过0.9 cm者为阳性。此试验与丝虫病患者体征符合率为73.6%～96.6%，与血中带微丝蚴阳性符合率为86.2%～94.1%，但与血吸虫病可产生轻度交叉反应。本法只具过筛及辅助诊断价值，在防治后期也不宜用于监测。

(2) *间接免疫荧光抗体试验*　以长爪沙鼠等动物模型收集的成虫和微丝蚴作抗原，荧光抗体采用羊抗人IgG荧光抗体结合物，具有高度敏感性和特异性。以成虫切片作抗原，其敏感性为92%～98%，特异性为95%；以微丝蚴切片作抗原，敏感性达92%～96%，特异性为98%。本法可作为丝虫病辅助诊断和血清流行病学调查与现场监测。缺点仍是不能用于疗效考核及区别患者属于既往感染或活动感染。

(3) ELISA　采用马来丝虫、犬恶丝虫、指状腹腔丝虫及微丝蚴等可溶性抗原,ELISA测定抗体,与丝虫病患者的阳性符合率为85%～100%,假阳性反应为1.5%～8.2%。用微丝蚴或成虫ES抗原对微丝蚴血症者阳性符合率为93%～95%,非流行区健康人及肠道线虫感染者均为阴性反应。本法检测人体丝虫病抗体,具有较高特异性和敏感性,适用于现场调查。同样本法不能用于疗效考核及区别是否为活动性感染。

(4) 检测循环抗原　1997年WHO推荐应用快速免疫色谱技术(immunochromatographic, ICT)测试卡检测斑氏丝虫抗原。据报道,该法敏感性为90%～98%,特异性达99%～100%。近年来对ICT测试卡作了改进,可用于全血标本检测。

以丝虫抗原制备抗血清,用单克隆抗体ELISA(McAb ELISA)和斑点酶联法(Dot-ELISA)检测丝虫病患者血清中抗原,特异性分别为94%和96%,Dot-ELISA可检出0.055 μg/L(ng/ml)抗原,而McAb ELISA仅能检出10 μg/L(ng/ml)抗原。两者均能检出活动性感染作为丝虫病防治的后期监测、搜索残存传染源和评价防治效果。

5. 分子杂交及DNA探针技术　目前基因克隆和DNA技术正应用于丝虫病诊断,具有很高的敏感性和特异性,如DNA探针套式PCR检测患者血中微丝蚴基因片段,1～2 pgDNA量即可被检测到。DNA探针技术可用于丝虫病流行动态分析和防治效果考核。

6. 乳糜尿与淋巴尿　前者呈乳白色,可用乙醚提取,以苏丹Ⅲ染色,在显微镜下可见红黄色油点。淋巴尿的肉眼检查与正常尿无异,其含量以蛋白质为主,也有少数红细胞,但无管型。自鞘膜积液穿刺而得的乳糜液与淋巴液,与乳糜尿及淋巴尿大致相同,自其沉淀中可发现活动的微丝蚴。

7. 活组织检查　将疑似的病变组织,如下肢浅表淋巴结、附睾结节切取小块,进行病理检查,可找到成虫及可见相关的病理变化。

【诊断和鉴别诊断】

1. 诊断

(1) 流行病学与临床诊断　诊断丝虫病时必须结合流行病学史,我国流行地区的患者以农民为最多。淋巴管炎、淋巴结炎、象皮肿为本病的特征。来自流行地区而患有精索炎、睾丸炎、乳糜尿者,大多属于丝虫病。

由于我国援外任务日益增多,近年在一些援外回国人员中发现有患盘尾丝虫病和罗阿丝虫病者,诊断时需予注意。

(2) 实验室诊断　主要寻找外周血中微丝蚴。血内查到微丝蚴,诊断即可确立。

(3) 治疗性诊断　本法目的在于诊断具有可疑的丝虫病症状与体征,而在血液内找不到微丝蚴的患者。给服乙胺嗪(海群生)后,部分患者在2～14 d内即可出现淋巴系统反应及淋巴管结节。这是药物作用于丝虫成虫的证据。必要时可将结节摘出,寻找丝虫。

(4) 淋巴管造影　丝虫病患者常显示扩张的输入淋巴管和狭小的输出淋巴管,淋巴结实质显影有缺损现象。

2. 鉴别诊断　丝虫病急性期的淋巴管炎与淋巴结炎应与细菌性淋巴管炎等鉴别。细菌性淋巴管是自下而上向局部淋巴结发展,一般可找到局部病灶,且中毒症状较重,局部疼痛和压痛也较显著,血液中性粒细胞明显增高。

精索炎与附睾炎应与结核性附睾炎区别。结核病史可供参考,附睾结核呈结节状肿大,质硬,轻压痛。必要时可作活组织检查。

腹股沟或股部淋巴结曲张应与疝气鉴别。可根据淋巴管曲张,叩诊无空音,无肠鸣音亢进,大小随体位改变较少,咳嗽时冲动不存在,穿刺时可得淋巴液及在淋巴液内可找到微丝蚴等鉴别。

精索淋巴管曲张与精索静脉曲张不易区分,后者管壁较厚,管形较清楚,必要时可从管内抽液检查,以资鉴别。

乳糜尿虽多见于丝虫病,但应与结核、肿瘤、胸导管受压或损伤等所引起者加以鉴别。

象皮肿亦可见于反复性细菌性淋巴管炎之后,或因局部损伤、肿瘤压迫而使淋巴回流受阻,手术切除淋巴组织后也可引起,此时应结合病史鉴别。此外,尚需与先天性或家族性象皮肿鉴别。在浙江非丝虫病流行区,曾发现一家四代有14人呈现遗传性象皮肿者。

【预后】　丝虫病对生命威胁不大,早期及时治疗多能治愈,但反复发作淋巴结炎、淋巴管炎和象皮肿患者可影响劳动力。继发细菌感染,可加重病情。

【治疗】

1. 病原治疗

(1) 乙胺嗪　乙胺嗪(diethylcarbamazine)即海群生(hetrazan),本品在体外并无直接杀灭微丝蚴作用,但对感染丝虫的人或动物,则能迅速清除血液中微丝蚴。对马来微丝蚴的作用较班氏微丝蚴更为迅速而完全。使用较大剂量或较长疗程时,也能杀死成虫。间歇用药3个疗程后,微丝蚴阴转率班氏可达90%～99.8%,马来达96.3%～100%;结节出现率,班氏为30%～40%,马来为50%以上。

乙胺嗪的剂量和疗程可根据当地丝虫种类、感染程度、患者身体健康情况,选择应用。① 1.5 g疗法:用于马来丝虫病的治疗。成人1.5 g,晚上一次顿服;或每日0.75 g,连服2 d;或每日0.5 g,连服3 d。体弱者可采用小剂量递增法,连服10 d。② 3 g疗法:主要用于班氏丝虫病,也可用于马来丝虫病微丝蚴较多而体质较好者。成人每日午后1.5 g,连服2 d;或每次0.75 g,每日2次,连服2 d;或每日午后1 g,连服3 d;或3 g均分5 d服。③ 4.2 g疗法:用于治疗班氏丝虫病,成人每日0.6 g,分3次服,连服7 d。此法对杀灭成虫较可靠。④ 间隙疗法:近年国内外认为小剂量乙胺嗪长程疗法,阴转率高,疗效可靠,副作用小。治疗班氏丝虫病,乙胺嗪0.5 g,每周1次,连服7周,总量3.5 g;或0.3 g(6 mg/kg),每15d或30 d 1次,连服12次,总剂量3.6 g。治疗马来丝虫病,0.3 g(6 mg/kg),每周1次,连服6次。以上乙胺嗪治疗丝虫病,不论血中微丝蚴转阴与否,均需连续3个疗程,每疗程间隔1～2个月。对微丝蚴未转阴者继续治疗。⑤乙胺嗪药盐全民食用:药盐的乙胺嗪含量为0.3%(每千克食盐含乙胺嗪3 g),服用6个月,每人服乙胺嗪总剂量9 g(平均每人16.7 g/d食盐,含乙胺嗪50 mg),可取得较好效果。

乙胺嗪本身毒性反应很低。产生反应的主要原因,是因大量微丝蚴死亡所产生的变态反应。副作用及其预防措施如下。

1) 消化道症状:常见为恶心、呕吐,最早可在服药后15 min出现,多出现在服药4 h内,一般可对症处理。

2) 变态反应:包括寒战、发热、头痛、肌肉关节酸痛、皮疹、皮肤瘙痒等,偶可出现喉头水肿及支气管痉挛。变态反应多数于服药后6～8 h出现,也有迟至24 h以上出现的,多以对症处理。发生喉头水肿、支气管痉挛应立即皮下注射1∶1 000肾上腺素1 ml(小儿酌减),症状能迅速缓解。皮质激素亦可使用。

3) 局部反应:可出现淋巴管炎、淋巴结炎、精索炎、附睾炎以及皮下结节等,皮下结节一般在半年到1年内自行消失。淋巴管炎、淋巴结炎、精索炎、附睾炎可用局部热敷、阴囊托带以及服止痛片等对症处理。

乙胺嗪有驱蛔虫的作用,有重度蛔虫感染的患者服药后,可激发大量蛔虫引起肠梗阻或蛔虫钻入阑尾引起急性阑尾炎,应予及时处理。

缓治或禁忌对象为严重心、肝、肾疾患,活动性肺结核,急性传染病患者。妊娠在3个月以内或8个月以上的孕妇及月经期妇女。

(2) 伊维菌素　伊维菌素(ivermectin)为放线菌属所产生的大环内酯产物,能有效地清除班氏微丝蚴,成人单剂400 μg/kg口服,微丝蚴血症减少率90%以上。短期内清除班氏微丝蚴效果比乙胺嗪好,但持续效果的时间报道不一。对马来微丝蚴作用较差,不良反应有瘙痒、头痛、发热、厌食、面部和下肢水肿等。

(3) 多西环素　200 mg/d,治疗8周可抑制班氏微丝蚴产生达14个月,可以减少但不能清除成虫。但该药疗效没有和标准乙胺嗪治疗作直接比较。

(4) 阿苯达唑　成人单剂400 mg/kg口服,常与乙胺嗪或伊维菌素联用。不良反应有轻度腹泻、腹痛,少数患者服药后可发热,肝酶升高,有肝病或血液病者慎用。

2. 对症治疗

(1) 淋巴管炎、淋巴结炎、精索炎、睾丸炎的治疗　可参照乙胺嗪治疗时的局部反应的处理。症状严重的患者应卧床休息,抬高下肢。泼尼松或复方阿司匹林亦可应用。如有细菌继发感染者,应用抗菌药物。

(2) 下肢淋巴水肿和象皮肿　WHO 2000年推荐如下。

1) 分期:Ⅰ期,肿胀经休息过夜可消退;Ⅱ期,肿胀经休息过夜不能消退;Ⅲ期,患部有浅的皱褶;Ⅳ期,患部有瘤状隆起和结节;Ⅴ期,患部有深沟皱褶;Ⅵ期,患部有疣状增生;Ⅶ期,患者因严重象皮肿致生活不能自理。

2) 处理:①清洗患处(每日至少1次);②防止皮肤损害;③运动;④抬高患肢;⑤鞋;⑥绷带。

Ⅰ期:①+②+③。

Ⅱ、Ⅲ、Ⅳ期:①+②+③+④。

Ⅴ、Ⅵ期:①+②+③+④+深沟处涂抗菌(真菌)霜剂,必要时用抗生素。

Ⅶ期:同上,清洗患处每日2次。

我国下肢象皮肿的治疗:采用烘绑疗法,患肢用辐射热或微波透热。烘疗后用弹性绷带包扎,每日1次,前者每次1 h,20次为1个疗程,休息半个月,进行下1个疗程;后者每次30 min,15次为1个疗程,休息2个月,进行下1个疗程。在烘疗和休息期间,白天均需用弹性绷带持续包扎患肢,治疗2～3个疗程。兼有足癣的患者,用抗真菌治疗以控制感染。在进行烘绑疗法的同时,配合小剂量长疗程乙胺嗪治疗,可制止流火发作。

对少数巨型下肢象皮肿,可采用大面积的全皮移植术,并加压包扎。

阴囊象皮肿的治疗,主要施行外科整形术。

(3) 乳糜尿的治疗　乳糜尿初发时,应平卧休息加腹压带,并抬高骨盆部,降低淋巴压力,可能促使已经形成的通道闭合。患者需多喝开水或淡茶,低脂高蛋白质的饮食。可用中链油(MCT)代替普通食用油脂。经长期休息或内科久治不愈,仍排乳糜尿者,可考虑1%～2%硝酸银灌注或手术治疗。如有乳糜血尿者可酌情用止血药物。

(4) 鞘膜积液的治疗　目前多采用手术疗法,疗效比较满意。一般术后应给乙胺嗪3 g疗法1～2个疗程,作为病原治疗。

【预防】

1. 普查普治　有组织有计划地对流行区1岁以上人群进行普查。凡微丝蚴阳性的有症状或无症状的患者,或微丝蚴阴性但有典型丝虫病病史和体征者,均应进行普治。在丝虫病中、高流行区推行普查普治结合全民(5岁以上)服用乙胺嗪或乙胺嗪药盐。全民服乙胺嗪剂量为:班氏丝虫病3 g疗法(疗程3 d或5 d)或4.2 g疗法;马来丝虫病为0.5～1 g 1次或2次分服,第2年重复1次。

WHO 1999年提出通过群体化疗降低微丝蚴血症

以阻断传播的策略以及应用阿苯达唑(400 mg)加伊维菌素(200 μg/kg)或乙胺嗪(6 mg/kg)单剂量每年1次，连续4～6年，或乙胺嗪药盐1～2年的群体化疗方案，可有效控制淋巴丝虫病流行。

2. 切断传播途径 主要是灭蚊。掌握“灭早、灭小、灭了”的原则。灭蚊地区，重点是广大农村。搞好环境卫生，清洁畜舍，填平洼地。在蚊虫栖息较多的场所，用药物滞留喷洒。结合农业生产防治病虫害等措施，控制稻田中的幼虫。药物灭蚊参阅附录九。

二、盘尾丝虫病

盘尾丝虫病(onchocerciasis)是由旋盘尾丝虫寄生于眼部或皮下组织的一种寄生虫病。主要临床特征为眼部损害，可致失明，故又称河盲症(river blindness)。

【病原学】 成虫线状，白色，两端渐细而钝圆。雌虫长33.5～50 mm，宽0.27～0.40 mm，雄虫长19～42 mm，宽0.13～0.21 mm。微丝蚴活动性强，无鞘膜。微丝蚴有大小2种，大者长、宽为(285～368)μm×(6～9)μm；小者长、宽为(150～287)μm×(5～7)μm。很少见于外周血液，主要见于雌虫附近的结缔组织和皮肤的淋巴管内，眼组织及尿内亦可查见，周期性不明显，可存活约30个月。当中间宿主蚋(simulium)叮人时，不仅吸血并且吸取皮肤组织液，微丝蚴即随组织液被蚋吞入，到达胸肌，6～7 d后发育成感染期幼虫，并移行至蚋的下唇，当蚋再叮人时，幼虫即进入人体使人感染。幼虫发育为成虫约1年。成虫寿命不超过18年，一般8～10年。

【流行病学】 本病流行于35个国家，主要在非洲中、西部以及墨西哥、危地马拉等中美国家，南美呈散发流行。全世界受感染者1 800万，27万感染者眼盲。从国外归国人员中已有发现感染者。

患者为本病的传染源，自然感染曾见于蛛猴及大猩猩，尚未发现有家畜保虫宿主。传播媒介为蚋，其种类因地而异，当地居民饮用、洗澡、捕食都与河水关系密切，因此有很多机会受到蚋的叮咬而遭感染。

【发病机制和病理】 成虫及微丝蚴均有致病作用。成虫寄生于皮下组织淋巴管汇合处。本病最基本病损发生于皮肤、淋巴结和眼组织。在皮肤，表现为轻度慢性炎症过程，后期弹性纤维减少、萎缩和纤维化。可形成皮下纤维性结节，结节内含有成虫。病理检查发现虫体周围有肉芽肿组织、纤维组织以及嗜酸粒细胞、巨细胞、浆细胞等浸润。淋巴结病变以慢性炎症改变为主。眼组织常有慢性非肉芽肿炎症改变。微丝蚴可引起点状角膜炎或角膜浑浊，也可发生虹膜炎或虹膜睫状体炎、脉络视网膜炎、视神经萎缩，导致失明。

【临床表现】 潜伏期不详，从1岁以下婴儿可查见成虫所致结节来看，估计最多1年。成虫和微丝蚴对人均有致病作用，尤以后者为重。

1. 皮肤损害 成虫寄生于皮下组织中的淋巴管汇合处，局部引起炎症反应，纤维组织增生，形成包围虫体的纤维结节，结节直径为2～25 mm，或更大些，不痛，质较硬，其内含2至数条成虫及许多微丝蚴。结节数多为3～6个，亦有上百个者，可见于身体任何部位。微丝蚴的代谢产物或其死亡后的毒性物质可引起皮肤变态反应，并可导致严重皮炎。皮疹可发生于脸、颈、肩等部位，初剧痒，伴色素沉着，呈现色素沉着区或色素沉着消失区，外观形似豹皮，故又称豹皮症。继之皮肤增厚、变色、裂口，最后皮肤失去弹性，皱缩如老人。

2. 淋巴结病变 淋巴结可肿大、坚实而不痛，内含微丝蚴。在非洲某些地区，有的患者出现“悬垂性腹股沟(hanging groin)”，这是皮肤失去弹性引起腹股沟下垂而形成悬垂的囊，内含增大的纤维化的淋巴结。此外，尚可引起阴囊鞘膜积液、外生殖器象皮肿、疝气(特别是股疝)。

3. 眼部损害 最为严重，此系微丝蚴从邻近组织进入眼部，活微丝蚴机械性损害。微丝蚴的分泌物或其死亡后的抗原性物质和毒性物质等引起眼部损害，发展较缓慢。非洲某些地区患者眼部损害高达30%～50%。微丝蚴侵犯角膜，可导致角膜浑浊，影响视力，严重者发生纤维化，可致失明。微丝蚴可在眼房内自由移动，亦可侵入眼球深部，引起虹膜、睫状体、视网膜及脉络膜炎症，或侵犯视神经造成部分或全部失明。成人患“河盲症”者可达5%～20%。

4. 侏儒症 在乌干达发现由微丝蚴直接或间接损坏垂体所致的侏儒症。

【诊断】 从肿物穿刺液，或用皮样活检夹，取少量表皮置于载玻片上加生理盐水进行活检，查见微丝蚴，或用裂隙灯、检眼镜直接查见眼前房中的微丝蚴，或外科手术摘除皮下结节中查见成虫均可确立诊断。此外，微丝蚴偶可在尿及血液中找到。迄今各种免疫诊断方法实用意义不大，尚需进一步研究。在盘尾丝虫的基因组中，有一段长为150 kb基因系列属于旋盘尾丝虫虫种所特有，应用PCR技术扩增此段基因，在盘尾丝虫病的诊断中具有重要价值。

【治疗】

1. 伊维菌素 本品对成虫无作用，但对微丝蚴和在子宫内正在发育的微丝蚴胚胎有较强作用。剂量150 μg/kg，空腹1次顿服，1年1次或6个月1次。一次服药后在1个月内微丝蚴几乎全部消失，并维持低密度达半年，以后微丝蚴数量又逐渐上升。因此，在流行区需要每年1次治疗。副作用表现为头痛、肌痛、发热、厌食、失眠等，不经处理24 h内症状自行消失。副作用的产生与治前微丝蚴的密度有关，宿主对垂死的微丝蚴的炎症反应是引起副作用的主要原因。孕妇、有严重中枢神经系疾病、急性疾病、5岁以下儿童或小于15 kg体重者、产后1周内哺乳妇女禁用。

2. 乙胺嗪 效果好,但副作用大,可作为不能使用伊维菌素治疗者的药物。乙胺嗪可杀死微丝蚴,剂量0.5 mg/kg,第1日服1次,第2日相同剂量2次,如副作用不严重,增至2 mg/kg,每日3次,连续10 d。

3. 苏拉明 苏拉明(suramin)虽能杀死成虫,但毒性大,除少数病例外,不能作为常规应用。一般成人首次量为0.5 g,以后每周1 g,总量不超过4.5～5.5 g,均为静脉缓慢注射。副作用为发热、肌痛、皮炎,严重者可发生肾损害。

4. 多西环素 100 mg/d,治疗6周可抑制微丝蚴产生达18个月。该药疗效没有和标准乙胺嗪治疗作直接比较。

皮下结节可用手术摘除。

【预防】 治疗患者以消灭传染源,并用药物或改变环境以消灭蚋。对短期入疫区者,可涂驱避剂,以防蚋叮咬。

三、罗阿丝虫病

罗阿丝虫病(loaiasis)是由罗阿丝虫引起的一种结缔组织丝虫病。主要临床特征为皮下结缔组织的游走性肿块以及丝虫性结膜炎、关节疼痛等。

【病原学】 虫体微白色,呈半透明丝状,雄虫长30～34 mm,宽0.35～0.43 mm;雌虫长50～70 mm,宽0.5 mm,常寄居于皮下与眼结膜下,可存活15年之久。微丝蚴长250～300 μm,宽6～8.5 μm,多在白天10～15时于患者外周血中出现,亦曾发现于尿、痰、脑脊液中,呈昼现周期性。当中间宿主斑虻叮咬人体吸血时,微丝蚴可被吸入,约经7 d在斑虻体内发育为感染期幼虫,当虻再次吸血时,感染期幼虫即自喙逸出至人体皮肤上,经吸血创口而侵入人体,在人体内约经1年发育成熟。

【流行病学】 本病广泛流行于非洲中部刚果河流域各国与地区,其发病率为3%～35%。我国从回国人员中已发现有患本病者。传染源为患者,传播媒介及中间宿主为斑虻属(*Chrysops*),亦称非洲红头苍蝇,主要为分斑虻(*C. dimidiata*)和静斑虻(*C. silacea*)。

【临床表现】 本病潜伏期约1年,以后可单独出现或同时出现皮肤及眼部症状与体征。

1. 皮肤症状 成虫移行于皮下结缔组织,由于其代谢产物的作用,引起变态反应,在局部形成发展迅速的卡拉巴(calabar)肿即丝虫性肿块(亦称游走性肿块),可伴全身发热、局部剧痛、皮肤瘙痒。肿块直径5～10 cm,或呈马蜂螫型游走性水肿,较一般水肿为硬,且有弹性,有时红肿状似丹毒,可发生于原发部位,也可迁延至其他部位,肿块持续2～3 d,多见于前臂、手指间、大鱼际肌部及大腿、腓肠肌部、腰部等处,腹股沟部、阴囊部也可出现。成虫可从皮下爬出体外,也能侵入各脏器,如胃、膀胱等。偶有侵入声门裂或尿道内引起严重症状者。检查患部,皮下可摸到蠕动的条索状成虫,约1 min移动1 cm。在服乙胺嗪后很快游走于皮下后不动,持续治疗1～2个疗程,成虫即在该处死亡。如治疗中断,成虫可潜入深层,3个月后产生微丝蚴。

2. 眼部症状 多见。成虫常侵犯眼球前房,并在结膜下移行,引起不同程度的丝虫性结膜炎。患者眼结膜充血水肿,畏光及流泪,并有痒感及异物感,分泌物少,无严重危害,但有些患者由此而引起焦虑性精神症。眼睑部皮肤可见转移性肿块,呈条索状。丝虫也可由一眼沿鼻根皮下到另一眼。丝虫在结膜下有时可停留2～3 h,用手术方法较易取出。

3. 其他 部分患者可表现四肢近端关节痛,有的局部肿胀,活动障碍。

外周血嗜酸粒细胞增高。

【诊断】 根据从患者皮下或眼结膜下取出虫体或末梢血微丝蚴阳性而确诊。至今尚没有可靠的免疫学诊断方法。

【并发症】 本病并发症较少见。可并发脑膜脑炎,脑脊液内可找到微丝蚴。服用乙胺嗪后,垂死的微丝蚴可阻塞大脑毛细血管,引起持续性昏迷。此外,还可发生丝虫病性心功能不全,心包炎,心肌炎,心内膜炎,热带性肺嗜酸细胞浸润症,蛋白尿甚至血尿等。

【治疗】 采用乙胺嗪治疗,对微丝蚴疗效好,但对成虫杀灭作用差,因此常需几个疗程治疗。成人2 mg/kg体重,每日3次,连服10 d或14 d;也可用较小剂量,0.7 mg/kg体重,每日3次,连服10 d。或可采用小剂量开始,而后增量的方法,如第1日0.1 g,每日3次,第2～6日增量为0.2 g,每日3次。儿童按体重给药。治疗时应注意乙胺嗪杀死微丝蚴后引起变态反应,在治疗开始2～3 d,可同时服抗组胺药或肾上腺皮质激素以减轻反应。伊维菌素具有杀灭罗阿丝虫微丝蚴作用,剂量为150 μg/kg体重,但副作用较重,高微丝蚴血症者治疗,乙胺嗪杀灭微丝蚴诱导炎症反应可引起中毒性脑病,应引起注意。

【预防】 预防本病主要从治疗着手,大规模普查普治患者,以消灭传染源。成人每日口服乙胺嗪200 mg,连服3 d,每月1次,可有效地预防罗阿丝虫感染。使用杀虫剂消灭虻幼虫孳生,皮肤上涂驱避剂(如邻苯二甲酸二甲酯)以防斑虻叮刺亦有必要。

四、链尾丝虫病

链尾丝虫病(streptocerciasis)系由链尾丝虫成虫和微丝蚴寄生于躯干皮肤所致的寄生虫病。本病流行于非洲加纳至扎伊尔热带森林地带,通过库蠓传播。成虫寄生于皮下组织,尤多见于躯干部位。皮肤内可见形似牧羊杖尾的微丝蚴,活动缓慢,无鞘膜,无周期性,长、宽为(180～240)μm×3 μm。感染者多有症状,微丝蚴可引起瘙痒性斑丘疹,与盘尾丝虫引起者相似。成虫可引起色素减少斑(hypopigmented macules),需与麻风相鉴别。诊断主要是取皮肤标本检查微丝蚴或成虫,但须注意与盘尾丝虫成虫和微丝蚴相鉴别,因后者成虫亦寄生于人体皮肤组织内,产生的微丝蚴可在皮肤的胶原纤维间存在。

链尾丝虫成虫和微丝蚴对乙胺嗪均敏感,剂量为每日 6 mg/kg,疗程 7～10 d。伊维菌素具有抗丝虫微丝蚴作用,剂量为单剂 150 μg/kg 体重。

曾发现黑猩猩及大猩猩有本虫自然感染,故本病可能为动物源性寄生虫病。预防原则同其他丝虫病。

五、常现丝虫病

常现丝虫病(perstans filariasis)系由常现丝虫寄生于体腔(胸腔、腹腔和心包)、肠系膜、肾周围或腹膜后组织所致的寄生虫病。雌虫长、宽为(70～80) mm×120 μm,雄虫长、宽为 45 mm×60 μm。微丝蚴长、宽为200 μm×4 μm,无鞘膜,无规则的周期性。本病流行于中非、南美洲,通过库蠓传播。某些流行地区,人群感染率在 90%以上。

常现丝虫病可长期寄生而不产生症状,但有些病例可出现多种临床症状,包括血管神经性水肿,与罗阿丝虫卡拉巴肿相似,有头痛、关节痛、神经精神症状、肝脾肿大、嗜酸粒细胞增多等,严重者可出现心包炎,甚至心力衰竭。诊断有赖于血液内找到微丝蚴。迄今无可靠治疗措施,据报道阿苯达唑 200 mg,每日 2 次,或甲苯达唑 100 mg,每日 2 次,连服 30 d 以上,曾获得成功。乙胺嗪和伊维菌素无效。预防原则与其他丝虫病类同。

六、奥氏丝虫病

奥氏丝虫病(filariasis ozzardi)系由奥氏丝虫寄生于人体腔、脏器和肠系膜引起的一种寄生虫病。外周血中微丝蚴长、宽为(185～200) μm×5 μm,无鞘膜,无明显的周期性。本病流行于中美和南美洲以及加勒比海某些岛上,通过库蠓或蚋传播。

许多学者认为奥氏丝虫无致病性,但一些地区感染者可出现临床症状,主要为关节尤其是手臂、肩关节疼痛和功能障碍,少数患者可发生头痛、发热、肺炎症状、肝肿大、瘙痒性皮疹。鞘膜积液和淋巴结肿大偶见于本病。诊断依据外周血中找到微丝蚴。乙胺嗪疗效差或无明显疗效,伊维菌素具有杀灭微丝蚴作用,常用剂量为 150 μg/kg 体重。预防原则同其他丝虫病。

七、恶丝虫病

恶丝虫病(dirofilariasis)是由恶丝虫(*Dirofilaria*)引起。多种恶丝虫可引起人兽共患病,较常见引起人体感染的虫科有犬恶丝虫(*Dirofilaria immitis*)和匍行恶丝虫(*Dirofilaria repens*)。恶丝虫病呈世界性分布,迄今已报道 500 余例。其中多数是因匍行恶丝虫所致,我国也有数例报道。由于人体恶丝虫病患者日益增加,已引起世界各国关注。

犬恶丝虫雄虫大小为(12～200) mm×0.8 mm,雌虫为(250～310) mm×1 mm。雌虫卵胎生。外周血液中查到的微丝蚴无鞘。成虫寄生于食肉动物的右心、肺动脉内,主要寄生于狗,也可寄生于猫、狼及郊狼(coyotes)等动物体内。雌成虫在心脏和肺动脉内产微丝蚴并随血流分布到身体各部。微丝蚴呈夜现周期性。估计从感染至外周血液中发现微丝蚴需 7～9 个月。

传播媒介为雌性蚊虫,主要为中华按蚊、埃及伊蚊、朝鲜骚扰伊蚊、常型曼蚊、三带喙库蚊、淡色库蚊等。微丝蚴被吸入蚊体内发育为感染期幼虫后,当蚊虫再叮咬吸血,感染期幼虫进入宿主体内,幼虫进入静脉,移行至心脏发育为成虫。感染后约经 190 d,在宿主外周血液内可发现微丝蚴。此外,还发现犬恶丝虫微丝蚴在猫蚤、犬蚤体内也可发育为感染期幼虫。

人不是恶丝虫的适宜宿主,人体感染恶丝虫后,幼虫在移行和发育过程中,其代谢产物及虫体死亡后的分解产物,可使局部组织发生炎症和变态反应,反复发作后虫体周围出现增生性结核样肉芽肿,并有嗜酸粒细胞、浆细胞、类上皮细胞、异物巨细胞和成纤维细胞浸润和增生,形成被纤维结缔组织所包围的结节或肉芽肿。

【临床表现】

1. 犬恶丝虫病

(1) 肺犬恶丝虫病　是人体犬恶丝虫病常见表现,约 60%患者无明显临床症状,仅在胸部 X 线检查时偶见孤立的硬币样阴影。一般孤立,外形边缘常平滑,呈圆球形,无钙化或空洞,与肺部恶性肿瘤有时较难鉴别。有临床症状者常见为咳嗽、咯血或咳血痰、哮喘、胸痛及呼吸困难,并可伴有发热、乏力、出汗及食欲减退等全身症状。嗜酸粒细胞增多症不常见。

(2) 皮下犬恶丝虫病　人体感染幼虫后,幼虫进入人体皮下组织,局部可出现小丘疹,或形成浅表皮下结节。

(3) 眼犬恶丝虫病　由虫体寄生于眼结膜下、眼前房和玻璃体内所致,表现为眼睑肿胀、结膜充血、眼痛及视力障碍等。

(4) 心血管犬恶丝虫病　已有 4 例报道,尸解发现在心脏,上、下腔静脉或肺动脉内有虫体存在。患者生前均无明显临床症状。

虫体罕见于腹腔、腹壁、肠系膜及子宫等处。

2. 匍行恶丝虫病　常见于上、下眼睑,结膜下和眼眶内软组织及皮下结缔组织(额部、上下肢、肩部、腹部及乳房等处),临床表现为扁豆大小的肿块,硬度中等,触之有弹性感,可有轻微压痛。

皮下结节病理检查可见结节中央为虫体或其残余片段，中层大部为增生肉芽肿组织，外被纤维膜。肺部病变组织连续切片检查可能检出虫体。本病确诊主要依据外科手术检获虫体作形态学鉴定。应用成虫抗原或ES抗原作免疫学及血清学试验可作为辅助诊断。

手术取出虫体是治疗重要手段，亦可用伊维菌素(150 mg/kg体重)和乙胺嗪(2 mg/kg体重，每日3次，连服4周)进行治疗。预防原则同其他丝虫病，在流行区给犬口服乙胺嗪预防犬恶丝虫感染亦属重要。

参考文献

[1] 黄蕙芬. 丝虫[M]//赵慰先. 人体寄生虫学. 第2版. 北京：人民卫生出版社，1994:837-923.

[2] 陈兴保，吴观陵，孙新，等. 现代寄生虫病学[M]. 北京：人民军医出版社，2002:430-489.

[3] 史宗俊，谢瑾灼，胡杏林，等. 马来丝虫病急性淋巴管、淋巴结炎反复发作的研究[J]. 中国寄生虫学与寄生虫病杂志，2000,18(2):79-81.

[4] 黄舜毅，孟祥成，张德馥，等. 匐行恶丝虫在我国人眼部寄生的首次发现[J]. 中华眼科杂志，1980,16(1):62-63.

[5] 孙德建编译. 全球消灭淋巴丝虫病工作动态(提纲)[J]. 国外医学寄生虫病分册，2001,28(2):59-61.

[6] 孙德建. 我国消除淋巴丝虫病的全球意义[J]. 中国寄生虫学与寄生虫病杂志，2005,23(5)增刊:329-331.

[7] Ottesen EA. Lymphatic filariasis: treatment, control and elimination[J]. Adv Parasitol, 2006,61:395-441.

[8] WHO. Guidelines for certifying lymphatic filariasis[S]. 1999, WHO/FIL/99.197.

[9] Weil GJ, Lammine PJ, Weiss N. The ICT filariasis test: a rapid-format antigen test for diagnosis of bancroftion filariasis[J]. Parasitol Today, 1997,13:401-404.

[10] Atkins CE, DeFrancesco TC, Coats JR, et al. Heartworm infection in cats: 50 cases (1985～1997)[J]. J Am Vet Med Assoc, 2000,217(3):355-358.

[11] Taylor MJ, Makunde WH, McGarry HF, et al. Macrofilarcidal activity after doxycycline treatment of *Wuchereria bancrofti*: a double-blind, randomized placebo-control trial [J]. Lancet, 2005,365:2116-2121.

[12] Adinarayanan S, Critchley J, Das PK, et al. Diethylcarbamazine (DEC)-medicated salt for community-based control of lymphatic filariasis[J]. Cochrane Database Syst Rev, 2007, CD003758.

[13] Freedman DO. Filariasis [M]//Goldman L, Ausiello D. Cecil medicine. 23 rd ed. Philadelphia: Saunders, 2008:2432-2437.

[14] Tisch DJ, Michael E, Kazura JW. Mass chemotherapy options to control lymphatic filariasis. A systematic review [J]. Lancet Infect DIis, 2005,5:514-523.

第二十六节　龙线虫病

阮　冰

龙线虫病(dracunculiasis, guinea worm infection, dracontiasis)又称麦地那龙线虫病(Guinea worm disease)，是由麦地那龙线虫成虫寄生于人体所引起的一种寄生虫病。成虫寄生于人体深部结缔组织及皮下组织，可伸出体外。主要临床表现为慢性皮肤溃疡。

【病原学】 麦地那龙线虫(*Dracunculus medinensis*)成虫长圆筒形，白色、匀滑，前端钝圆，尾端较小，并向腹面弯曲。头部隆起，口呈三角形，口周有内环乳突6个(腹背侧各2，两侧各1)、外环乳突4对。口囊短小，后接食管。食管前端为纤细的肌质，后端为长大的腺质部分。肠扁平。雌虫大小为(60～120)cm×(0.9～2)mm，雌虫的卵巢、输卵管及子宫成对，子宫内含大量第一期幼虫(杆状蚴)，大小为(500～750)μm×17 μm；雄虫长12～40 mm，宽0.4 mm，尾端向腹面卷曲1至数圈，尾乳突10对，肛前4对，肛后6对，交合刺2条，引带1条。

当患者病变部位接触水时，成熟雌虫受刺激，前端伸出体外，虫体破裂，部分子宫从破裂体壁或口部脱出并溃破，释出成群活跃的幼虫，幼虫在水中可生活7 d，被中间宿主剑水蚤(cyclops)吞食后，即从肠腔穿过肠壁，移行至体腔内，在25℃时经12～14 d，2次脱皮即具感染性。如人误饮含有感染期幼虫的剑水蚤所污染的水后，在宿主胃内经消化液的作用，幼虫从蚤体逸出，到达十二指肠。据动物实验，逸出的幼虫于13 h后钻入犬的肠壁，10～12 d到达肠系膜，15 d到达胸腹肌肉，21 d移行至皮下组织，于感染后的3个半月内到达腋窝和腹股沟区。幼虫在移行过程中进行第3次蜕皮，变为成虫，并行交配。雌虫的受精时间约在感染后第3个月。雄虫于交配后即死亡。成熟雌虫于感染后第8～10个月移行至宿主肢端皮下组织，虫头向外顶着皮肤，由于虫体的压力及分泌的毒素作用，使局部皮肤产生丘疹，继而变成水疱破溃。虫体移行具有"向地性(geotropism)"，往往前端朝向地面，朝向下肢。当患病部位与水接触时，雌虫受刺激，虫体前端自溃疡处伸出，由于内部压力大及衰老，虫前部体壁破裂，子宫从裂口脱垂而出，向水中排出大量幼虫，其数目每次可超过50万。宿主离开水源后，雌虫缩回皮下组织，待下次与水接触又重复此过程，直至体内全部幼虫排出，雌虫即很快死亡，并被组织吸收。

【流行病学】 本病在经济欠发达的热带地区，特别在西非、尼罗河谷、印度、巴基斯坦等地流行，1986 年全球有 20 个国家 350 万感染者，1.2 亿人受到感染威胁。此后 WHO 发起了"消除龙线虫病(eradication of dracunculiasis)"活动，到 1996 年发病人数降到 15 万余例，1998 年报告的病例数只有 7.8 万多例，至 2001 年 12 月，年发病率骤降，有 7 个国家(喀麦隆、乍德、印度、肯尼亚、巴基斯坦、塞内加尔和也门)不再有病例报道。目前全球 78%病例发生在连年内战的苏丹南部。但本病在亚洲和非洲的食肉类动物中仍广泛流行，亚洲地区如我国(1995)、日本(1986)和朝鲜(1926)均发现本病本土感染的病例。我国早在 1933 年就有北京犬感染本虫报道；1995 年首次报道的麦地那龙线虫病患者为安徽一名男性儿童，从其腹壁皮下肿块中取出 1 条雌性虫体；1999 年扬州市报道一只猫感染 3 条虫；2000 年河南省又报道 3 只猫感染本虫。

本病好发于干旱地区，当河水断流时形成零星水潭，剑水蚤繁殖增多，非洲一些地区的居民以河水为生活用水，在洗澡、提水时，伤口内雌虫遇水排出幼虫，被剑水蚤吞服，进而发育为感染期蚴，再经口感染人体。成虫除寄生于人体外，还可寄生于犬、马、牛、狼、豹、貂、猴、狒狒、狐、银狐、浣熊、水貂、猫等动物。我国仅有犬感染的报道。上述脊椎动物可以作为保虫宿主，但很少能将病原体传给人类。人是本病唯一的传染源，中间宿主为剑水蚤属(*Cyclops*)，其中最常见为广布中剑水蚤(*Mesocyclops leuckarti*)。浅水塘、水池及井水为剑水蚤习惯栖身之处。在印度及非洲某些地区，居民习惯于进入没胫的水中取水，使雌虫有机会与水接触，幼虫逸出，含有感染期幼虫的剑水蚤随水入桶，人饮后即可感染。流行区居民喜在池塘中洗澡、涉水、洗衣、漱口，因此有很多受感染的机会。有些地区习惯饮用生水，亦增加了感染机会。含感染期幼虫的剑水蚤也能从阴道侵入，由于阴道内的酸性渗出液能破坏剑水蚤，释放的幼虫可钻入邻近组织，使人感染。因此流行区居民取水及食用水的方式与本病流行有密切关系。

本病多发生于 14～40 岁农民，感染季节以 5～9 月为高，通常感染的虫数仅为 1～2 条，少有超过 6 条者。曾有报道一患者在同一时间查出 56 条虫体。感染本虫后，产生的免疫力不强，可重复感染。

【病理和临床表现】 麦地那龙线虫常侵犯的部位为四肢和躯干的结缔组织，感染期幼虫在患者体内移行和发育过程中，所在部位无任何病变。成虫成熟时，穿过结缔组织，朝下移行。85%病例的寄生部位在小腿以下(跖骨间、脚底或踝部)，但也可发生于生殖器官、臀部、上肢或背部，偶见于其他部位，在成虫移行至皮肤表面和准备排出幼虫前，常常没有明显的临床特征，当移行至皮肤表面时，在雌虫躺伏处可见螯刺性丘疹，几日后，受损部位起水疱，水疱可大至数厘米。水疱内为黄色液体，内含单核细胞、嗜酸粒细胞、多核粒细胞及相当数量的幼虫。水疱形成时常伴有局部瘙痒和剧烈灼痛。水疱破裂后即形成一疼痛性的表浅溃疡，创面直径 1.25～1.8 cm，中央可见一微小洞孔，孔径如同普通探针头大小，有时可见成虫的部分躯体伸出洞孔。此时溃疡若与水接触，就流出含有幼虫的乳状液体。幼虫排出呈间隙性，如没有继发感染，雌虫 10 d 左右死亡，易将其取出，溃疡 4～6 周时愈合。在局部病变出现时，有些患者可出现过敏症状，如荨麻疹、恶心、呕吐、腹泻、呼吸困难，甚至哮喘等，这可能系机体吸收雌虫释放的具有组胺性质的大量毒素所致。动物实验亦证实这些症状属于变态反应，给山羊注射成虫浸出液，可产生类似症状，而注射肾上腺素可迅速消除这些症状。水疱破裂后，全身症状随之减轻。有时成虫在其到达成熟阶段前即死亡，仔细检查，可在皮下扪及一硬的盘旋的索状物，数月后可钙化。

继发感染为本病最常见的并发症。虫体若在组织内破裂，可引起严重的蜂窝织炎，并在虫体周围形成脓肿。当伸出皮肤的成虫被损伤或撕裂时，皮肤局部可发生疼痛、炎症和水肿，在皮肤溃疡处可继发葡萄球菌、链球菌感染引起蜂窝织炎，亦可感染破伤风梭状芽胞杆菌，引起破伤风，这在非洲农村流行区相当常见。子宫破坏使幼虫进入邻近组织可引起闭合性无菌性病变，有时幼虫进入关节腔内引起无菌性关节炎。此外，还可引起滑膜炎、附睾炎、肌腱挛缩和关节强直。虫体若侵犯中枢神经系统，可引起截瘫。亦曾有在眼部、心脏及泌尿生殖系统发现成虫及其所引起的病变的报道。

【诊断】 检查溃疡面可以发现幼虫，这是确诊本病的最可靠方法。在流行区，如发现患者下肢皮下组织有滑动而硬的长带状虫体即应考虑本病可能，如在溃疡面洞孔查见成虫，或在洞孔排出的乳状浆液内，或在邻近组织、关节腔无菌积液中查见幼虫即可确定诊断。有时在典型丘疹形成前，患者可感觉到皮肤内的虫体，但应与皮下寄生的裂头蚴相鉴别。死亡钙化虫体依据 X 线平片可作出追溯性诊断。感染早期，血内嗜酸粒细胞增高。免疫学试验尚处于探索阶段，包括虫体抗原皮内试验及荧光抗体检查，有辅助诊断意义。免疫印迹法查找抗原有特异性，可据此与盘尾丝虫病鉴别。

【治疗】 本病尚无特效疗法。手术摘除皮内及深部脓肿中的成虫是唯一可靠的治疗方法。

1. 化学疗法 阿苯达唑(albendazole)15～20 mg/kg，每日 2 次，服 2～3 d，或甲硝唑(metronidazole，灭滴灵)成人 400 mg，每日 3 次，服 10～20 d，可迅速缓解症状，并减轻局部炎症与水肿，促进虫体自行排出或较易摘除。

2. 木棒卷虫法 本病流行地区的居民习惯采用这一行之有效的治疗方法，即将暴露的虫头端缠缚于一根小棒上，慢慢卷绕其虫体，每次可卷出 5 cm 长，每天重复 1 次，约 3 周可将虫体完全卷出。若整个虫体已在皮肤内或在深部脓肿内，可采用外科手术取出。

3. 对症治疗 包括抗过敏，止痛，抗感染及破伤风抗毒素等对症治疗。皮肤局部可用氢化可的松软膏涂布。

【预防】 预防本病应从改良卫生习惯，改进梯井结构，改变取水方式，禁饮生水等着手，与此同时治疗患者，防止患者污染水源。煮沸或加氯消毒杀死水中的剑水蚤是避免饮水感染的简便方法。生物方法可在有剑水蚤的水域中饲养嗜食剑水蚤的鱼类（如柳条鱼）。

参考文献

[1] 王增贤，杜继双，王兴加，等. 麦地那龙线虫病在我国首次发现[J]. 中国人兽共患病杂志，1995，11(1)：16.

[2] 斯崇文，贾辅忠，李家泰. 感染病学[M]. 北京：人民卫生出版社，2004：886－888.

[3] 孙新，李朝品，张进顺. 实用医学寄生虫学[M]. 北京：人民卫生出版社，2005：411－414.

[4] The Centers for Disease Control and Prevention. Progress toward global dracunculiasis eradication, June 2002 [J]. JAMA, 2002, 288(22)：2817－2818.

[5] Hopkins DR, Ruiz-Tiben E, Diallo N, et al. Dracunculiasis eradication: and now, Sudan [J]. Am J Trop Med Hyg, 2002, 67(4)：415－422.

[6] Nnaemeka NC, Oyibo WA, Fagbenro-Beyioku AF. Dracunculiasis — the saddle is virtually ended [J]. Parasitol Res, 2008, 102：343－347.

第二十七节 类圆线虫病

吕晓菊

类圆线虫病（strongyloidiasis）是粪类圆线虫（*Strongyloides stercoralis*）寄生于人体所致的感染性疾病。病原体主要感染人体，亦可寄生于猫、狗等动物。在热带、亚热带和温带（包括我国）均有本病的分布。据 WHO 估计，全球 70 多个国家有粪类圆线虫感染的报道，受感染的人数超过 5 000 万人。多数为慢性无症状感染，弥漫性（侵及肠道外各脏器）重型病例，常危及生命。

【病原学】 粪类圆线虫最早是 Normand（1876 年）从越南一名患慢性腹泻的法国士兵粪便中检出，曾命名为 *Anguillulastercoralis*。经许多学者悉心研究，已明确了粪类圆线虫的生态、形态及致病性。

1. 形态 粪类圆线虫营两个生活期，寄生期（parasitic phase）和自生期（auto-living phase）。寄生期只有雌虫，行孤雌生殖，自生期则有雌有雄。

寄生期雌虫（parasitic female）长 2.2～2.5 mm，宽 0.03～0.05 mm，有漏斗状口腔，圆筒形长食管（占体长的 1/3～2/5）。尾端尖锐，肛门位于其前腹面。阴门在中后 1/3 体长处之腹面。体内有卵巢、输卵管、子宫与阴道及阴门相连。虫卵壳薄而透明，产出后为 70 μm×43 μm，可迅速发育为幼虫而孵化（5～6 h），除腹泻严重或服泻药者外，通常不易在粪便中找到虫卵。

自生期的雌雄成虫均较寄生期的雌虫为小。食管亦短，呈双球状。雄虫（auto-living male）为 0.7 mm×(0.035～0.05)mm，有棕色交合刺 2 个，引带相连。雌虫 1.0 mm×0.05 mm，尾尖，阴门开口于体中部，虫卵与寄生期者相似。

2. 生活史 寄生期雌虫主要寄生在小肠（尤其十二指肠），亦偶可见于大肠、胆管、胰管、肺、泌尿道、食管等处。在黏膜深处产卵，迅速孵化为杆状蚴（rhabditiform larva）而至肠腔，该蚴在肠腔内发育，增大变长，随粪排出，在土壤中发育，蜕皮（molt）变成具感染性的丝状蚴。丝状蚴在适当的机会侵入人体皮肤或黏膜，进入血流至肺。经气管、咽部、食管、胃而进入肠道。在黏膜内发育为雌虫（人体内周期约 17 d）。有的杆状蚴在排出人体之前即蜕皮成为丝状蚴，直接侵入肠黏膜或肛门皮肤而引起自身感染。若寄生期的杆状蚴到达体外，不发育为丝状蚴而发育为自生期的雌虫与雄虫，则参与自生期的生活环。自生期的雌雄成虫交配产卵，孵化为杆状蚴，再蜕皮变为成虫，周而复始营自生生活。在条件不利时，自生期杆状蚴亦可变为丝状蚴而感染人体，进入寄生期（图 9－27－1，图 9－27－2）。

【流行病学】 本病的分布与钩虫病相似，但感染率较低。我国东起台湾，西至甘肃，南及海南，北至辽宁，均有本病的报道。感染率为 0.03%～2.0%，亦有达 11%者。由于本病不易在粪便中找到虫卵，主要是检出幼虫，故感染率受检查方法的影响。感染类圆线虫的人和猫、狗等，均可作为本病的传染源。主要感染途径是经皮肤黏膜。以青壮年农民感染者为多。

【发病机制与病理】 在流行区，粪类圆线虫感染有 3 种表现形式：①病原体被清除，缘于机体有效的免疫应答。②慢性自身感染，可持续数年甚或数十年，间歇出现肠道症状。③全身播散性综合征（disseminated hyperinfection syndrome），见于长期应用肾上腺皮质激素等免疫抑制剂而致免疫功能低下者，粪类圆线虫蚴全身性播散，可致死。

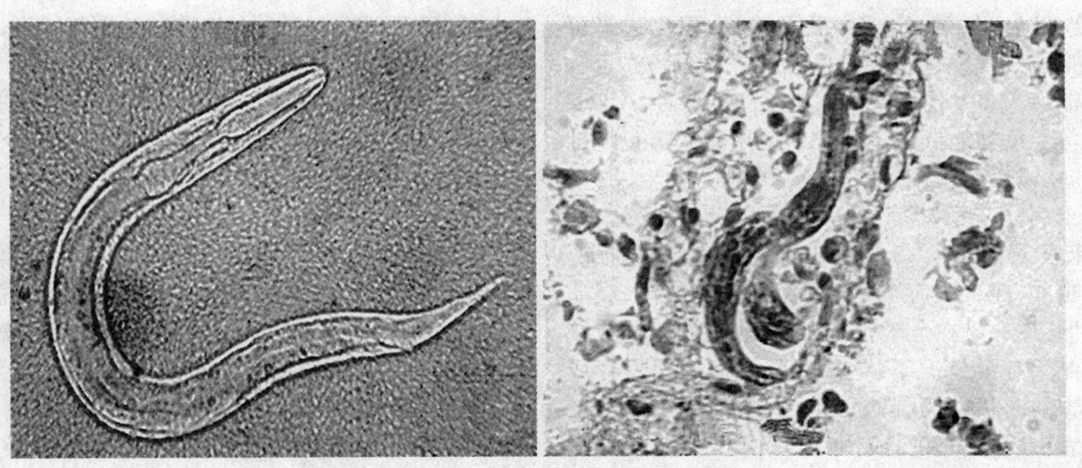

图 9－27－1 类圆线虫蚴形态图

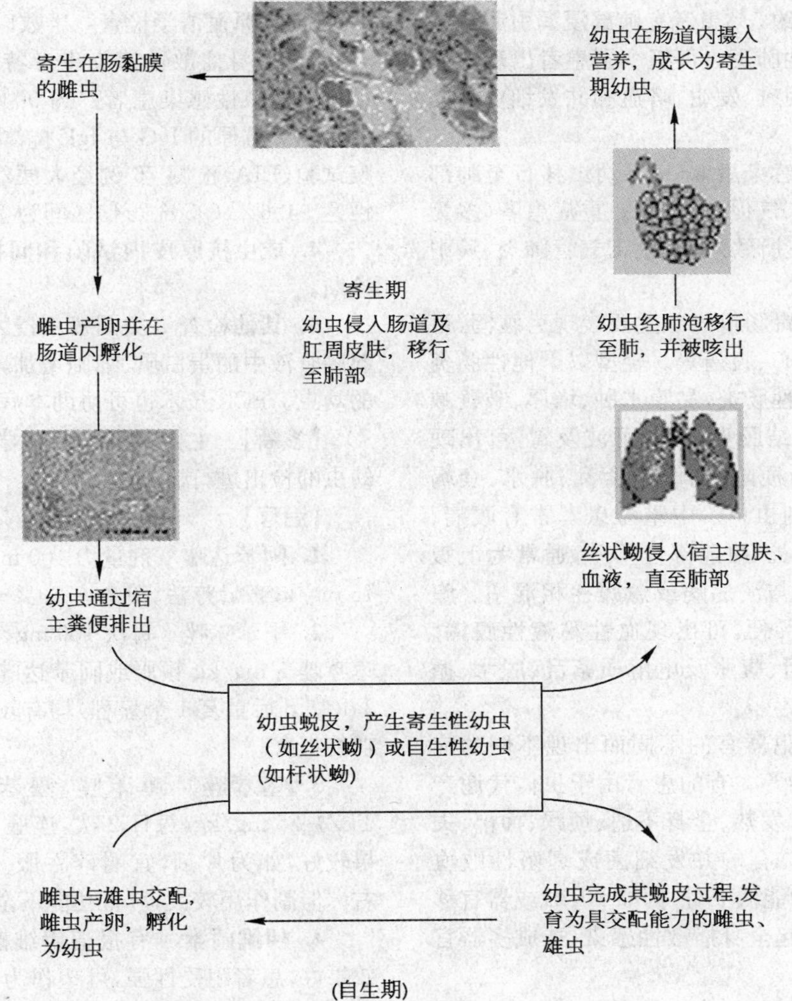

图 9－27－2 类圆线虫生活史

粪类圆线虫的致病性是虫体对肠黏膜的损伤刺激和宿主的炎性反应以及消化道细菌集于虫体所致溃疡灶等3种因素构成。肠道黏膜病灶可分为卡他性、水肿性及溃疡性，以卡他性肠炎最常见。由于自身感染较多，病变就随之增加，出现水肿及溃疡，溃疡边缘可有肉芽肿形成或纤维化。重症患者的胃和结肠亦可受累。结肠溃疡为多发性。有慢性消耗性疾病者、AIDS、器官移植等免疫功能低下者和长期使用激素等免疫抑制疗法者，常诱发丝状蚴播散至全身各脏器，产生弥漫性类圆线虫病，出现多器官损伤。

【临床表现】 约2/3的感染患者无症状，据报道有感染本虫40年而无症状者，或仅有轻度腹泻、腹痛等，但此种感染有潜在危险性。在疾病、营养不良或接受免疫抑制治疗的情况下，体内杆状蚴可迅速发育成为具侵袭力的丝状蚴，引起重度自身感染(可为全身播散性)，患者可因呼吸衰竭或休克等而死亡。本病的显性表现，轻重不一。

1. 幼虫(juvenile)移行症状 为最常见的早期表现，66%～84%患者在臀部肛门周围或其他感染部位出现斑丘疹或匐行疹，约5%患者有肺部浸润引起的咳嗽、哮喘、低热或过敏性肺炎。仅极个别患者出现严重的呼吸道症状如呼吸困难、发绀、咯血和并发细菌性支气管肺炎等。

2. 呼吸道症状 感染后3～4 d幼虫移行至肺部时，可引起刺激性干咳、气促、咯血等。重症患者(多为雌虫定居于支气管上皮所致)可发生支气管肺炎，痰中可找到幼虫。

3. 消化道症状 胃肠道症状主要表现为腹泻，可与便秘交替，尚可有恶心、腹痛等。轻型以卡他性肠炎为主；中型表现为水肿性肠炎，黏膜水肿、增厚、皱襞减少；重型表现为溃疡性结肠炎，病变可波及胃，可出现血性黏液便、麻痹性肠梗阻、电解质紊乱、脱水、衰竭等。肠壁损害中可找到虫体。中重型患者常有腹痛、腹泻、呕吐、厌食或便秘。腹痛部位不一，通常为上腹部烧灼感或绞痛，有时与溃疡病或急腹症相混淆。腹泻常为水泻或不成形稀便，可出现血性黏液性腹泻。有的发生麻痹性肠梗阻、腹胀及电解质紊乱、脱水、循环衰竭等。

4. 其他 随着侵犯器官的不同而出现不同的症状，如脑膜炎、尿路感染等。有的患者由于虫体代谢产物或虫体的崩解而引起发热、全身不适、烦躁、抑郁、失眠等神经衰弱症候群。有的并发细菌或真菌性败血症。当患者处于免疫功能低下时，例如AIDS或器官移植患者，类圆线虫可引起全身播散性感染，造成多器官功能衰竭或死亡。

【并发症】 主要发生于重症患者，并发症常是死亡的原因，如休克、呼吸衰竭、支气管肺炎、败血症等。有报道，本病的病死率约为26%，在全身播散性感染患者中高达50%～86%。

【实验室检查】

1. 白细胞和嗜酸粒细胞增高 急性感染时，白细胞可达(8～30)×10^9/L，嗜酸粒细胞常在25%～35%之间，偶可高达85%。急性期过后恢复正常，严重感染者嗜酸粒细胞可正常或减低，示预后不佳。

2. 粪便病原检查 对腹泻患者可能查到幼虫所产的虫卵，但主要查幼虫。但该病因幼虫量少且幼虫排出缺乏规律性，用常规大便检测方法漏诊率可高达70%。查粪便中幼虫的方法有：①直接涂片找幼虫。②醛醚离心法。③贝氏(Baermann)漏斗分离法。取圆形铜丝纱一片，四边折成篮子状，底部衬纱布2层，置于口径15 cm的漏斗内，漏斗出口接一可控橡皮管。将患者粪便适量置于上述纱布层上，加入适量40～46℃之温水浸润粪便，幼虫即可移行至水中并集中于漏斗底部。数小时后可开管收液镜检(立体显微镜或低倍镜)。④琼脂板孵育法。粪便中幼虫检出率可达96.8%，并可在琼脂板上发现特有的幼虫行迹现象。也可采集十二指肠液镜检查找幼虫。

3. 病原血清学检查 半数以上患者血清IgE水平升高，但全身播散性感染患者特异性IgE水平却显著低于非播散性感染患者。约90%患者，血清中存在针对丝状蚴抗原的IgG与IgE抗体。美国CDC用酶联免疫试验(EIA)检测76例经大便幼虫确诊的患者，敏感性达94.6%(95%可信区间为92.0%～97.2%)。

4. 成虫抗原皮内试验和间接荧光试验 可辅助诊断。

5. 其他检查 类圆线虫侵入中枢神经系统，可引起脑脊液中的蛋白质、细胞增加，偶尔能找到类圆线虫的幼虫。PCR技术也可协助本病诊断。

【诊断】 主要根据流行病学史、临床表现和粪便幼虫的检出进行诊断。

【治疗】

1. 阿苯达唑 剂量为400 mg，顿服，共3 d或每日15 mg/kg，7 d疗法，治愈率68%～86%。

2. 甲苯咪唑 每次100 mg，每日2次，连服4 d；丙噻咪唑5 mg/kg顿服或阿苯达唑6 mg/(kg·d)，连服3 d(15 d后重复1个疗程)均有较好疗效。但需注意肝功能损害。

3. 噻苯唑 噻苯唑[噻苯咪唑(thiabendazole，TBZ)]25 mg/kg，每日2次，连服2～4 d。以混悬液效果较好，如为片剂，宜嚼碎吞服。治愈率可达90%左右。但副作用较大，肝肾功能不全者忌用。

4. 伊维菌素 有报道伊维菌素(ivermectin)治疗效果好，患者耐受性强，可望作为抗粪类圆线虫感染的一线药物。国外有报道，用ELISA方法检测患者治疗后抗体滴度，有助于判定治疗效果。

5. 其他治疗 重症患者，病情复杂，有营养不良、贫血、水肿或脱水，除给予杀虫药物外，积极输液、输血、抗休克，纠正电解质紊乱，防治呼吸衰竭、控制继发感染等十分重要。驱虫前忌用免疫抑制剂以免自身感染和感染扩散。

【预防】 本病预防原则类似于钩虫病，做好粪便无害化处理和个体皮肤防护，患者应彻底治疗，避免重复自身感染。

有学者从感染态幼虫提取的可溶性蛋白质免疫小鼠，获得有保护作用的IgG抗体，为制备特异免疫疫苗打下了实验基础。

参考文献

[1] Marcos LA, Terashima A, Dupont HL, et al. Strongyloides hyperinfection syndrome: an emerging global infectious disease [J]. Trans R Soc Trop Med Hyg, 2008,102(4):314-318.

[2] Lloyd-Smith JO, Poss M, Grenfell BT. HIV-1/parasite co-infection and the emergence of new parasite strains [J]. Parasitology, 2008,135(7):795-806.

[3] Lillie PJ, Bazaz R, Greig JM. Screening African HIV positive patients for imported parasitic infections [J]. J Infect, 2008,57(6):481-484.

[4] Patel G, Arvelakis A, Sauter BV, et al. Strongyloides hyperinfection syndrome after intestinal transplantation [J]. Transpl Infect Dis, 2008,10(2):137-141.

[5] Segarra-Newnham M. Manifestations, diagnosis, and treatment of *Strongyloides* stercoralis infection [J]. Ann Pharmacother, 2007,41(12):1992-2001.

[6] Biggs BA, Caruana S, Mihrshahi S, et al. Management of chronic strongyloidiasis in immigrants and refugees: is serologic testing useful? [J]. Am J Trop Med Hyg, 2009,80(5):788-791.

第二十八节 毛圆线虫病

吕晓菊

毛圆线虫病(trichostrongyliasis)是由毛圆线虫(*Trichostrongylus*)寄生于人体十二指肠及空肠引起的人畜共患寄生虫病。牲畜为主要传染源，患病牲畜粪便常排出虫卵。人群普遍易感，农民多见。感染轻者多无明显症状，严重感染者可有乏力、头昏、失眠、易疲劳，常伴不同程度的食欲缺乏、腹胀、腹痛和腹泻等症状。大量成虫吸血可出现贫血。毛圆线虫感染遍布全球。

【病原学】 毛圆线虫是一类动物消化道寄生虫。寄生于人和哺乳动物的毛圆线虫有30余种。其中感染人体的有东方毛圆线虫(*T. orientalis*)、蛇形毛圆线虫(*T. colubriformis*)、突尾毛圆线虫(*T. problurus*)、艾氏毛圆线虫(*T. axei*)、短毛圆线虫(*T. brevis*)、斯氏毛圆线虫(*T. skrjabini*)和透明毛圆线虫(*T. vitrinus*)等10余种，其中以东方毛圆线虫及蛇形毛圆线虫最为重要。

我国人体感染的主要是东方毛圆线虫、蛇形毛圆线虫及突尾毛圆线虫。毛圆线虫属虫体纤细如汗毛，淡白色透明，角皮有不明显的横纹，尖端圆钝。东方毛圆线虫雄虫长4.3～5.5 mm，宽72～79 mm。尾端有交合伞，由左右两叶组成。腹肋细小，侧腹肋及中腹肋粗大，后侧肋狭小，外背肋略呈"S"形。交合刺1对，末端有小钩。雌虫长5.5～6.5 mm，宽约70 mm，尾端稍尖，阴门位于虫体后1/6处，子宫内含卵5～15个。虫卵为椭圆形，大小为(80～100)μm×(40～47)μm。卵壳薄，透明无色，与钩虫卵相似。成虫主要寄生于胃下部及十二指肠，其次是空肠。雌虫产卵，随粪便排出体外后，虫卵在外界适宜温度、湿度的土壤中发育，孵出幼虫，经第二次蜕皮后发育为感染性幼虫。感染性幼虫可随食物达胃肠，经第三次蜕皮后侵入小肠黏膜下层，经4 d后幼虫自黏膜层逸出，第四次蜕皮后头端插入黏膜，附着于肠壁发育为成虫。雌虫一般于20～30 d内发育成熟产卵。毛圆线虫除寄生于人体外，也可寄生于绵羊、马、牛、驴、骆驼及兔等反刍动物。

【流行病学】 牲畜为主要传染源，患病牲畜粪便经常排出虫卵，故自然宿主为草食动物。动物感染多无明显表现，仅少数严重感染动物表现为消化不良、黏液便与消瘦等。

患者粪便未经无害化处理也是重要的传染环节。人体经污染的食物及水而感染。人群普遍易感，农民多见。毛圆线虫不需要中间宿主或媒介昆虫传播，即可直接经口或皮肤感染，经口感染为主要途径，也可经皮肤感染。感染性幼虫经皮肤入侵，其移行路线与钩虫相似，随血液至肺，经气管、咽、食管、胃到达寄生部位。自感染至排卵所需时间，经口为16～36 d，经皮肤为28～36 d。

广泛施用生粪肥地区易流行。人感染虫体较少的轻症患者，常无任何症状；感染虫体较多或免疫功能低下的重症患者，可出现胃肠道症状，表现恶心、呕吐、食欲不振、腹部不适、腹泻、头痛、乏力、易疲劳及贫血等。

东方毛圆线虫主要分布于农村，似有一定的区域性。在埃及、伊朗、伊拉克、印度、日本、巴基斯坦、朝鲜及前苏联等地有地方性流行。我国重庆市潼南、合川、铜梁农村东方毛圆线虫感染率分别为50%、42.6%及28%，福建省寿宁13.3%，沈阳、抚顺、辽阳、上海、江苏、南京、南昌、武汉、山西、台湾省均有感染，蛇形毛圆线虫在潼南、合川、铜梁也可查到。动物毛圆线虫感染呈世界性分布，我国西藏、甘肃、宁夏等牧区的牛、羊、马、骆驼等牲畜感染率高。宁夏卫县的绵羊、山羊的蛇形毛圆线虫感染率分别为85%及65%；突尾毛圆线虫感染率分别为65%及60%。

【发病机制与病理】 虫卵随感染动物粪便排出。感染方式以食入为主。人因食入含有感染期蚴虫的生菜而感染。感染性蚴经口入胃肠，即钻入黏膜下层，但不侵入血循环内，经4 d左右幼虫从黏膜下层外出，并将头插入肠黏膜而发育为成虫，成虫寄生在十二指肠及胃下部，有时也可寄生于空肠上段，所引起病理改变不甚显著，对人体的致病作用尚不清楚。

【临床表现】 预后及临床症状轻重主要取决于感染程度及宿主营养免疫状态。感染轻者多无明显症状，严重感染者可有乏力、头昏、失眠、易疲劳，常有不同程度的食欲缺乏、腹胀、腹痛和腹泻等症状。大量成虫吸血可出现贫血，如与钩虫病合并者贫血常较重。文献报道，本病可有骨质疏松和血清碱性磷酸酶减少。

本虫引起的腹痛症状较钩虫感染者稍重。常与钩虫感染混合发生，故不易对其所致症状与钩虫病区分。与钩虫病相似，可引起贫血、腹痛及嗜酸粒细胞增多。常与钩虫混合感染，故两者症状甚难区分。诊断依靠粪便中检得虫卵。

【并发症】 骨质疏松症，贫血。

【实验室检查】

1. 非特异性检查 血常规检查白细胞总数增多，嗜酸粒细胞常升高。

2. 特异性诊断检查 ①常规粪便直接涂片法查虫卵。②饱和盐水浮聚法查虫卵。③厚涂片法查虫卵。④十二指肠引流液检查虫卵。

毛圆线虫虫卵与钩虫卵之鉴别如下：东方毛圆线虫卵较钩虫卵大，约90.94 μm×45.12 μm，长卵圆形，两端大小不同，长径超过横径2倍以上，毛圆线虫卵壳较钩虫卵壳稍厚，两端有类新月状空隙，内含卵细胞12～20个。钩虫卵约64.89 μm×40.46 μm，为椭圆形，两端大小大致相等，长径不及横径的2倍，钩虫卵的卵膜与卵壳不密集，无新月形空隙，内含卵细胞2～8个(图9-28-1)。

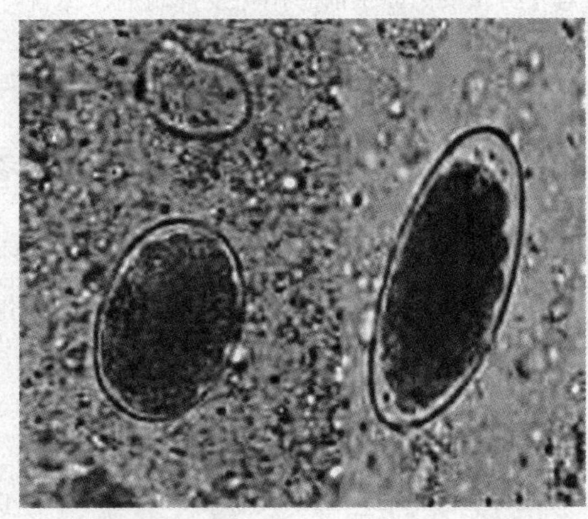

图9-28-1 毛圆线虫虫卵(右，长92 μm)与钩虫卵(左，长68 μm)形态比较

(引自BC Biomedical Laboratories，Surrey)

3. 分子生物学检查 PCR方法有助于本病诊断。

【诊断与鉴别诊断】 本病临床表现无特异性，诊断以粪便、十二指肠液检查中查见虫卵为准。但因该虫排卵少而阳性率不高，应反复多次检查。且应与钩虫卵鉴别。血常规、PCR有助于诊断。

【治疗】 抗毛圆线虫药物与钩虫病基本相似，常选用阿苯达唑、甲苯咪唑或噻嘧啶等，用法、剂量、疗程与不良反应见钩虫病。噻嘧啶(双萘羟酸噻嘧啶)10～20 mg/(kg·d)，顿服或连服2 d。对贫血者，应给予铁剂治疗。

同时应重视对带虫的家畜如牛、羊等进行治疗，并加强对粪便及牧场的管理。

【预防】 注意个人和环境卫生，饭前洗手，特别是施用生粪肥地区，更应注意防护，施粪后彻底消毒，或戴防护手套等。彻底治疗患者和带虫动物，减少传染源，有助于减少感染。

彻底治疗患者和带虫动物，减少传染源，有助于减少感染。应对带虫的家畜如牛、羊等进行治疗，并加强对粪便及牧场的管理。

尽可能避开潮湿草地和幼虫活跃的时间放牧，规划牧场，有计划地进行分区轮放，适时转移牧场。建立清洁的饮水点，合理地补充精料和无机盐。

参考文献

[1] 刘自贵.毛圆线虫病[M]//马亦林.传染病学.第4版.上海：上海科学技术出版社，2005：1070-1071.

[2] Ralph A, O'Sullivan MV, Sangster NC, et al. Abdominal pain and eosinophilia in suburban goat keepers-trichostrongylosis, [corrected] [J]. Med J Aust, 2006,184(9):467-469.

[3] Yong TS, Lee JH, Sim S, et al. Differential diagnosis of *Trichostrongylus* and hookworm eggs via PCR using ITS-1 sequence [J]. Korean J Parasitol, 2007,45(1):69-74.

第二十九节 广州管圆线虫病

杨绍基

广州管圆线虫病(angiostrongyliasis cantonensis)是我国较常见的一种蠕虫蚴移行症,病原体为广州管圆线虫(*Angiostrongylus cantonensis*)。临床上较常发生内脏,尤其是中枢神经系统感染,导致发热、头痛、呕吐、抽搐、昏迷等临床表现。

【病原学】 广州管圆线虫的终宿主为哺乳动物,主要是鼠类,如黑家鼠、褐家鼠、黑线姬鼠、黄毛鼠等。成虫寄生于鼠类的肺动脉内。成虫虫体细长,大小为(20～40)mm×(0.3～0.6)mm,体表有细螺旋状纹,头端钝圆,尾端尖细。雌、雄成虫交合后产卵,虫卵进入鼠肺毛细血管,第一期幼虫孵出后穿破肺毛细血管进入肺泡,沿呼吸道上行至咽部,被吞入消化道,随粪便被排出体外。当中间宿主,主要是陆生螺类与淡水螺类,将第一期幼虫吞食后,可在其体内发育为第二期和第三期幼虫。第三期幼虫对人体有较强的感染力。人多因生吃含有第三期幼虫的淡水螺肉而被感染。生吃淡水鱼类、虾类、蟹类或当婴幼儿在有蛞蝓(俗称鼻涕虫,*Philomycus*)孳生的地方爬行时,亦有可能获得感染。第三期幼虫可侵入小肠组织、进入血液循环系统,随血流到达肺、脑、肝、脾、肾、心、肌肉、眼睛等各种器官组织,引起广州管圆线虫病。

人类只是广州管圆线虫的偶然宿主。第三期幼虫在人体内可发育为第四期和第五期幼虫,但很少发育为成虫。幼虫在人体内移行时,较常侵犯中枢神经系统,可引起嗜酸粒细胞增多性脑膜炎(eosinophilic meningitis)、脑膜脑炎(meningoencephalitis)、脊神经根脑膜脑炎(radiculomyeloencephalitis)或脑膜脑脊髓炎(meningoencephalomyelitis)。

广州管圆线虫是由我国的陈心陶教授于1933年在广州野生褐家鼠的肺部中首先发现的。当时自命名为广州肺线虫(*Pulmonema cantonensis*),至1946年才正式命名为广州管圆线虫。1944年在我国的台湾已有首例病例报告。

此外,在中、南美洲地区,如巴西、阿根廷等国家存在着另一种管圆线虫病,即哥斯达管圆线虫病,病原体为哥斯达管圆线虫(*Angiostrongylus costaricensis*),其主要引起肠和腹部病变,可致肠炎、肠脓肿、肠肉芽肿与肠穿孔。在患者的肠组织活检标本中可发现其幼虫,在粪便中则很难发现其幼虫。在患者的血清中可检出特异性IgG、IgM抗体。

【流行病学】

1. 传染源 包括作为广州管圆线虫中间宿主的淡水螺类、陆生螺类、蜗牛和蛞蝓,作为转续宿主的淡水鱼、蟹、蛙、虾等,以及作为终宿主的鼠类。被广州管圆线虫蚴感染的人只是偶然情况,很少发育为成虫,故人不是本病的传染源。

2. 传播途径 人因进食生的或未煮熟而含有广州管圆线虫蚴的淡水螺类、陆生螺类如褐云玛瑙螺(*Achatina fulica*)、福寿螺(*Ampullarum crossean*)、巴蜗牛(*Bradybaena similaris*)、中国圆田螺(*Cipangopaludina chinensis*)、大非螺(*giant African snail*)、坚螺(*Camaena*)等,以及蛞蝓、淡水鱼类、虾、蟹、蛙等而被感染。

3. 人群易感性 人对广州管圆线虫蚴普遍易感。

4. 影响流行因素 本病主要流行于热带和亚热带地区,如泰国、新加坡、印度尼西亚、越南、老挝、日本、澳大利亚、古巴等。我国的广东、广西、云南、海南、贵州、福建、浙江、黑龙江、辽宁、香港和台湾等都有病例报告。夏、秋季发病率较高。有生吃螺类、鱼类、虾类和蟹类习惯的人群,本病的发病率较高。

【发病机制和病理】 广州管圆线虫的第三期幼虫进入人体后,较常侵犯中枢神经系统,引起脑、脑干、小脑和脊髓病变。主要病理改变为充血、水肿、出血、脑组织损伤及肉芽肿性炎症反应。在尸检病例的脑组织、脑膜、脊髓和肺小动脉内曾发现有广州管圆线虫蚴,局部动脉血管堵塞并形成肉芽肿。肉芽肿内有大量嗜酸粒细胞浸润。因血流供应障碍,受影响的脑神经细胞出现空泡变性、软化,脑膜出现嗜酸细胞性脑膜炎,肺组织则可出现脓肿或肉芽肿。

此外,在尸检病例的肺内曾发现较多的广州管圆线虫蚴,多为第四期幼虫,偶可在人的肺动脉发现大量雌、雄成虫,并形成虫栓。

【临床表现】 潜伏期为1～25 d,多为7～14 d。儿童的潜伏期较成人短3 d左右。

由于中枢神经系统的病变较明显,症状较重,故临床病例以中枢神经系统感染的炎症表现居多,占50%以上。常以持续性头痛、全身酸痛、食欲下降、恶心、呕吐、精神异常为主要临床表现,头痛剧烈而脑膜刺激征则常较轻。部分患者可出现发热、皮疹、表情淡漠、局部皮肤痛觉过敏、胸痛。约30%患者出现肢体感觉减退,痛觉过敏,轻度至完全瘫痪,大、小便失禁,病理反射,视力减退,第Ⅱ、Ⅲ、Ⅳ、Ⅵ和Ⅶ对脑神经损害征,嗜睡与昏迷等脑膜脑炎表现。早期眼底检查多无异常,后期则可出现视盘水肿、视网膜静脉扩张。然而,很少发现皮下游走性肿块。

【并发症】 本病可出现感染性多发性神经根炎，即吉兰-巴雷综合征(Guillain-Barrè syndrome)，表现为弛缓性瘫痪逐渐发生，呈上行性及对称性，伴感觉障碍。此外，尚可发生脑神经损害、单侧肢体瘫痪和脑积水等并发症。

【诊断】

1. 流行病学资料 发病前4周内有进食生的或未煮熟的淡水螺肉、蜗牛肉史，生吃淡水鱼类、虾类、蟹类或蛙类等史，或婴幼儿在地上爬行史。

2. 临床表现 常表现为持续性头痛、全身酸痛、食欲下降、恶心、呕吐、精神异常等。头痛剧烈而脑膜刺激征则常较轻。部分患者可出现发热、皮疹、表情淡漠、局部皮肤感觉迟钝而痛觉过敏、肢体瘫痪、胸痛和脑神经损害。严重病例可出现嗜睡、昏迷与眼底视神经乳头水肿。

3. 实验室检查 外周血及脑脊液中嗜酸粒细胞明显增多是其特点。

(1) 非特异性检查

1) 血液：白细胞总数可在正常范围，但以轻度升高为多，常超过 10×10^9/L。嗜酸粒细胞增多，占8%～37%，常多于15%。

2) 脑脊液：外观清亮或稍黄浊，白细胞数升高，达(50～1 400)$\times10^6$/L，多核细胞与单核细胞大致各半，嗜酸粒细胞占10%～62%。蛋白质正常或升高，0.27～1.09 g/L，糖和氯化物多在正常范围。

3) 头颅影像学检查：CT与MRI可发现脑组织中有斑片状改变，面积为0.5～1 cm^2，边界模糊、不整。

4) 胸部CT检查：肺组织中常有小结节病灶，多散在分布于两肺的周边部，小结节周围呈磨砂玻璃样浸润性改变。

5) 脑电图检查：患者的 α 波变慢较常见。

(2) 特异性检查

1) 镜检病原体：可在患者的脑脊液中发现广州管圆线虫的第四或第五期幼虫，检出率为10%～44%。曾在1例2岁患儿的脑脊液中检出44条之多。肉眼观察呈淡黄白色细棉线状，长1.3～4.5 cm。用显微镜观察可见雄虫外观黑白相间，尾端略向腹部弯曲，交合伞对称，呈肾形。雌虫尾端呈斜锥形。虫体角质表皮透明光滑，可见微细横纹，头端略圆，前端有口囊，可见较短食管，可见神经环、排泄孔。虫体后端可见淡黄色肠支、生殖器、阴门及肛孔。尾端较细长，略呈斜锥形。有时，可在雌虫的子宫内看见单细胞虫卵。

2) 特异性抗原检测：以广州管圆线虫蚴制成抗原，免疫小鼠，分离其脾细胞，用细胞融合、克隆技术制备单克隆IgG抗体。用ELISA检测患者脑脊液及血清中广州管圆线虫蚴的可溶性抗原。阳性可作为明确诊断依据。脑脊液中广州管圆线虫蚴的可溶性抗原检出率高于血清中的检出率。在台湾，Shih等将广州管圆线虫蚴分子量为91 000的可溶性抗原免疫小鼠，制备单克隆抗体，用于ELISA检测脑脊液和血清中广州管圆线虫蚴的抗原。结果，在35例临床上诊断为广州管圆线虫性脑膜脑炎的患者中，脑脊液检测100%阳性，血清89%(31/35)阳性。而且，脑脊液的平均滴度较血清高。

3) 特异性抗体检测：①间接荧光抗体试验(IFAT)，用广州管圆线虫的蚴或成虫切片制成抗原载玻片，加入适当稀释度的患者血清后孵育，冲洗后加入用荧光素标记的动物抗人IgG或IgM抗体，孵育、冲洗后用荧光显微镜检查。结果显示，于感染后2周的特异性IgG抗体检出率已达90%以上，感染后4周则均呈阳性。血清中特异性IgM抗体阳性提示为新近感染。血清特异性抗体阳性，结合有关的流行病学资料、临床表现和其他实验室检查结果，可作出本病的明确诊断。②ELISA，用广州管圆线虫蚴或成虫经超声波碎裂制成可溶性抗原，检测患者血清中特异性抗体。本检测方法已较成熟，认为是一种可用于临床病例诊断的简便、快速、特异性强的检测方法。经改良的检测方法有Dot-ELISA、生物素-亲和素ELISA (AB-ELISA)、免疫酶染色试验(IEST)等。用ELISA检测患者血清中特异性抗体是目前临床实验室中最常用于本病诊断的免疫学方法。

【鉴别诊断】

1. 曼氏裂头蚴病 发病前患者有进食未煮熟的淡水虾、蟹、鱼肉史，较常出现发热、皮疹，多有皮下游走性肿块。皮下结节活检可发现较多嗜酸粒细胞和曼氏裂头蚴。血液白细胞增多，嗜酸粒细胞比例升高。血清中抗曼氏裂头蚴IgG、IgM抗体阳性。

2. 斯氏狸殖吸虫病 发病前患者有进食未煮熟的淡水虾、蟹、鱼肉史，出现发热、皮疹、咳嗽、胸痛、吐血丝痰，少有皮下游走性肿块。胸部X线检查可发现肺部有片状或条索状病变。血液白细胞增多，嗜酸粒细胞比例升高。血清中抗斯氏狸殖吸虫蚴IgG、IgM抗体阳性。

3. 犬弓首线虫病 发病前患者常有与狗密切接触史，较常出现发热、皮疹、胃纳减退、疲乏、右上腹隐痛等，少有皮下游走性肿块。发热多为37.5～39℃，常呈间歇热型。超声诊断仪检查可发现肝内有片状或条索状实质性病变。数天后可发现肝内的病变部位已发生了移动。血液白细胞增多，嗜酸粒细胞比例明显升高。血清中抗犬弓首线虫蚴IgG、IgM抗体阳性。

4. 棘颚口线虫病 发病前有进食生的或未煮熟的淡水鱼、龟、蛙、鸡等肉类史。皮肤棘颚口线虫病患者出现皮下游走性肿块，可伴发热、荨麻疹、瘙痒等。内脏棘颚口线虫病患者则出现肺、眼、脑、肝等器官病变的相应临床症状与体征。外周血白细胞总数轻度升高，嗜酸粒细胞比例增高。血清中特异性抗体阳性有助于本病诊断。皮下肿块组织活检病理检查为嗜酸粒细胞性肉芽肿，若发现棘颚口线虫蚴则可明确诊断。

5. 猪囊尾蚴病 发病前常有进食生蔬菜史，较常引起中枢神经系统病变，常以持续性头痛、癫痫、精神异常为主要临床表现。患者可同时出现多发性皮下质硬、可活动、椭圆形的结节。头颅影像学检查可见脑组织中有囊性占位性病变，直径多为 0.5～1 cm。皮下结节活检可发现猪囊尾蚴。血液白细胞增多，嗜酸粒细胞比例升高。血清中抗猪囊尾蚴 IgG、IgM 抗体阳性。

【预后】 若能及时诊断与治疗，则疗效好、预后佳。国内曾有 1 例 11 个月的女患儿因误诊为“化脓性脑膜炎”，未能及时作病原治疗而死亡。

【治疗】

1. 一般治疗 患者应卧床休息，给予清淡、易消化的饮食，按病情需要适当给予输液，以补充维生素、电解质和葡萄糖。对昏迷患者应加强护理，防止压疮和吸入性肺炎。

2. 对症治疗 于病原治疗期间同时应用肾上腺皮质激素可明显减少由治疗药物引起的不良反应，如剧烈头痛、喷射性呕吐、癫痫大发作等。常用地塞米松(dexamethasone)，每日 10 mg，连用 3～5 d 后改为每日 5 mg，并按治疗反应情况逐渐减量至停用。总疗程为 8～20 d。

当患者出现烦躁不安、剧烈头痛、喷射性呕吐、血压升高、心率变慢、双侧瞳孔不等大、对光反应迟钝等颅内高压征时，应及时应用 20% 甘露醇注射液，1～2 g/kg，静脉注射或快速静脉滴注，必要时可于 4～8 h 后重复应用，以降低颅内压、防止脑疝的发生。

3. 病原治疗 阿苯达唑对本病有良好疗效。成人每日口服 400 mg，连服 6～10 d。儿童患者酌情减少剂量。为了减轻于治疗时可能诱发的不良反应，有人主张每日口服 200 mg，连服 3～5 d 后改为每日口服 400 mg，再服 5～7 d，总疗程为 10 d。

动物实验显示用氟苯达唑(flubendazole)或帕苯达唑(perbendazole)治疗也可取得较好的疗效。然而，噻苯唑(thiabendazole)、甲苯咪唑和左旋咪唑(levamisole)的疗效较差。

4. 并发症与合并症治疗 本病可出现吉兰-巴雷综合征、脑神经损害、肢体瘫痪、脑积水等并发症，亦可合并细菌、真菌感染。一旦出现并发症与合并症则应作相应处理。

【预防】

1. 控制传染源 消灭作为本病传染源的鼠类。

2. 切断传播途径 主要是不吃生的或未煮熟的淡水螺、鱼、虾、蛙等肉类，不让婴幼儿在有蜗牛、蛞蝓出没的地上爬行。

3. 保护易感者 暂无可供临床应用的疫苗。

参考文献

[1] 李洁，黄芳，高志勇，等. 北京市 2006 年市售福寿螺中广州管圆线虫感染状况调查[J]. 中国预防医学杂志，2008，9(4)：275-277.

[2] 杨发柱，张山鹰，屠昭平，等. 海峡两岸广州管圆线虫病流行情况比较[J]. 中国自然医学杂志，2008，10(2)：151.

[3] 邓卓晖，张启明，林荣幸，等. 广东省广州管圆线虫病自然疫源地调查[J]. 华南预防医学，2008，34(4)：42-45.

[4] 徐卫民，王佳，朱素娟，等. 杭州市及周边地区广州管圆线虫疫源地调查[J]. 疾病监测，2008，23(6)：376-377.

[5] 陈绍荣，吕山，汪丽波，等. 云南省大理州首次广州管圆线虫病疫情调查与处置[J]. 寄生虫病与感染性疾病，2008，6(3)：137-138.

[6] Wang Qp, Lai DH, ZHU XQ, et al. Human angiostrongyliasis [J]. Lancet Infect Dis, 2008, 8(10): 621-630.

[7] Li H, Xu F, Gu JB, et al. A severe eosinophilic meningoencephalitis caused by infection of *Angiostrongylus cantonensis* [J]. Am J Trop Med Hyg, 2008, 79(4): 568-570.

[8] Tomanakan K, Srisurach N, Sae-tung S, et al. Detection of circulating antibody of *Parastrongylus cantonensis* in sera with eosinophilic meningitis by dot-blot ELISA [J]. J Med Assoc Thai, 2008, 91(7): 1082-1086.

[9] Sauamyawisuth K. Treatment of angiostrongyliasis [J]. Trans R Soc Trop Med Hyg, 2008, 102(10): 990-996.

[10] Lv S, Zhang Y, Liu HX, et al. Invasive snails and an emerging infectious disease: results from the First National Survey on Angiostrongylus cantonensis in China [J]. Plos Negl Trop Dis, 2009, 3(2): e368.

第三十节 棘颚口线虫病

杨绍基

棘颚口线虫病(gnathostomiasis spinigerum)是我国较为少见的一种蠕虫蚴移行症，病原体为棘颚口线虫(*Gnathostoma spinigerum*)的第三期幼虫。临床上以移行性皮下肿块、血液嗜酸粒细胞增多为特点。此外，棘颚口线虫的第三期幼虫还可侵犯深部组织和器官，如脑、肺、眼、肝、肾等，引起内脏棘颚口线虫病。

【病原学】 棘颚口线虫的成虫呈鲜红色，稍透亮，有光泽，雄虫长度为11～25 mm，雌虫较长，为25～54 mm，呈圆线状。头部呈半球形，表面有4～8圈小钩，颈部狭窄，体前半部和近尾端有许多小皮棘。成虫寄生在终宿主猫、狗的胃黏膜内，形成肿块，从粪便中排出虫卵。虫卵呈椭圆形，大小约为40 μm×70 μm，较小的一端有帽状透明塞。虫卵在水中孵出第一期幼虫，被第一中间宿主剑水蚤吞食后，经7～10 d发育为第二期幼虫。当剑水蚤又被第二中间宿主鱼、蛙、蛇、龟、鳝、泥鳅等吞食后，经1个月左右即可发育为第三期幼虫。当转续宿主，如鸡、鸭、猪、虎、豹、狼等吞食受感染的第二中间宿主时，第三期幼虫可在其胃内脱囊，并穿过被感染动物的胃肠壁，移行至肝脏、肌肉和结缔组织内，但不能发育为成虫。若为适宜的终宿主，如猫、狗，则第三期幼虫可在其胃黏膜下形成肿块，并经6～8个月发育为成虫。雌、雄成虫交配产卵，虫卵从胃腔、肠腔向下移行，随粪便排出体外。从感染至虫卵在终宿主的粪便中出现，一般需经8～12个月。人类常因进食生的或未煮熟的含有第三期幼虫的淡水鱼类而获得感染。然而，人类不是棘颚口线虫的适宜终宿主，故感染的棘颚口线虫只能停留于第三期幼虫阶段，在人体内游走不定。其寿命可达数年，长者可达10年以上。

在我国，除发现有棘颚口线虫外，还发现有刚刺颚口线虫(*Gnathostoma hispidum*)和杜氏颚口线虫(*Gnathostoma doloresi*)。它们亦可引起类似的蠕虫蚴病。

【流行病学】

1. 传染源 棘颚口线虫的第一中间宿主剑水蚤、第二中间宿主(淡水鱼类)、转续宿主(蛙、蛇、鸭、猪等)和终宿主(猫、狗)等都是本病的传染源。被棘颚口线虫蚴感染的人只能充当转续宿主，不会再感染他人，故人不是本病的传染源。

2. 传播途径 人因进食生的或未煮熟而含有棘颚口线虫第三期幼虫的淡水鱼、蛙、蛇、鸡等肉类而获得感染。

3. 人群易感性 人对本病普遍易感。

4. 影响流行因素 本病主要流行于东南亚的地区和国家，如印度、菲律宾、马来西亚、斯里兰卡、印度尼西亚、老挝、柬埔寨、越南、缅甸、日本和中国等。此外，南美洲的某些国家，如墨西哥、厄瓜多尔等亦有病例报告。有喜欢吃生或未煮熟鱼、虾、肉类习惯地区的居民发病率较高。

【发病机制和病理】 棘颚口线虫的第三期幼虫在胃中经消化脱囊释出后，穿过胃壁，移行至肝脏与其他组织内。人类不是本虫的终宿主，只能成为转续宿主，幼虫在人体内不能发育为成虫，只能在人体内长期移行而造成组织损害和病变。感染的幼虫多为1条，但亦有数条者。病理变化为寄生虫性肉芽肿，由嗜酸粒细胞、成纤维细胞、组织细胞与巨噬细胞组成。幼虫在组织中移行时，除产生机械性损伤外，还能分泌、排泄一些对人体有毒性作用的物质，诱发机体产生中毒与变态反应，从而加重病理损害。

【临床表现】 患者于感染24～48 h后可出现低热、全身乏力、荨麻疹、恶心、呕吐、上腹部疼痛等症状。按棘颚口线虫蚴在人体内移行的部位差异可分为皮肤棘颚口线虫病和内脏棘颚口线虫病两种临床类型。

1. 皮肤棘颚口线虫病 大多在感染后3～4周幼虫在皮下组织中移行，产生症状与体征。最常见的体征是局部皮肤出现移行性肿块，可呈间歇性出现。每次出现可持续1～2周。局部皮肤呈非凹陷性水肿，伴疼痛、瘙痒或红斑。移行的路径可有色素沉着。随着病程延长，发作次数可减少，症状亦减轻，发作时间缩短。本病有时表现为匐行疹、皮肤结节或脓肿。偶然，幼虫可自行钻出皮肤。

2. 内脏棘颚口线虫病

(1) 肝脏病变 幼虫移行至肝脏可引起右上腹隐痛或胀痛，肝肿大。常伴食欲减退、恶心、疲乏等症状。

(2) 中枢神经系统病变 以神经根-脊髓炎、脑膜脑炎和蛛网膜下腔出血较为多见。若幼虫移行至脊髓腔，则可刺激神经根，引起剧烈疼痛伴烧灼感。数天后出现肢体瘫痪或轻瘫。瘫痪以截瘫为主，伴尿潴留。若幼虫钻入头颅内，可引起脑膜、脑组织病变，出现剧烈头痛、喷射性呕吐、意识障碍、脑神经瘫痪或肢体瘫痪。幼虫钻入蛛网膜下隙易造成出血，患者表现为突然剧烈头痛、呕吐、脑膜刺激征。脑脊液呈血性而含有较多嗜酸粒细胞。本病病变常较广州管圆线虫蚴病重，病死率亦较高，后遗症亦较常见。

(3) 肺部病变 常于皮肤棘颚口线虫病持续数月或数年后发生，出现咳嗽、胸痛、气促与咯血，可致胸腔积液或积血。偶尔虫体可随痰被咳出。

(4) 眼部病变 可引起外眼病变与眼内病变。前者表现为眼眶周围炎，出现眼痛、流泪、怕光、眼球周围红肿等。后者则表现为虹膜炎、前房或玻璃体出血、视网膜脱离等，严重者可致失明。用眼裂隙灯检查可在结膜下、前房或玻璃体中发现棘颚口线虫蚴。

(5) 胃肠病变 幼虫寄生于肠壁中，形成肠壁肿块，可致不完全性肠梗阻，出现腹痛、腹胀、腹泻、便血、呕吐等症状，偶可在腹部扪及包块。

(6) 泌尿道病变 较少见，幼虫偶可穿过膀胱组织，随尿液排出。此时可出现血尿，排尿异物感。

【并发症】 棘颚口线虫蚴穿破皮肤可继发细菌感染，进入中枢神经系统可致癫痫、肢体瘫痪和脑疝等，进入眼球可发生眼底出血、玻璃体浑浊、视网膜脱离和失明等。

【诊断】

1. 流行病学资料 病前患者有进食生的或未煮熟

的淡水鱼、龟、蛙、鸡等肉类史。

2. 临床表现 皮肤棘颚口线虫病患者出现游走性皮下肿块，可伴发热、荨麻疹、瘙痒等。内脏棘颚口线虫病患者则出现肺、眼、脑、肝等器官病变的相应临床症状与体征。患者可同时存在皮肤棘颚口线虫病与内脏棘颚口线虫病。

3. 实验室检查资料 外周血白细胞总数轻度增多，嗜酸粒细胞比例常明显升高。皮下肿块组织活检病理检查为嗜酸性肉芽肿。若能发现棘颚口线虫蚴则可明确诊断。以棘颚口线虫第三期幼虫作为抗原，用ELISA等免疫学方法检测患者血清中特异性抗体有助于本病诊断。然而，免疫学研究已发现棘颚口线虫蚴与广州管圆线虫蚴有部分交叉免疫原性。

【鉴别诊断】 本病需与下列疾病作鉴别诊断。

1. 广州管圆线虫蚴病 发病前有进食未煮熟的淡水螺史，较常引起中枢神经系统病变，常以持续性头痛、全身酸痛、食欲下降、恶心、呕吐、精神异常为主要临床表现，头痛剧烈而脑膜刺激征则常较轻。部分患者可出现发热、皮疹、局部皮肤痛觉过敏、胸痛，以及表情淡漠、肢体瘫痪、病理反射、视力减退、脑神经损害征、嗜睡与昏迷等脑膜脑炎表现。眼底检查可出现视盘水肿、视网膜静脉扩张。多无皮下游走性肿块。血液白细胞增多，嗜酸粒细胞比例升高。血清中抗广州管圆线虫蚴 IgG、IgM 抗体阳性。

2. 猪囊尾蚴病 发病前有进食生蔬菜史，较常引起中枢神经系统病变，常以持续性头痛、癫痫、精神异常为主要临床表现。患者可同时出现多发性皮下结节。头颅影像学检查可见脑组织中有囊性占位性病变。皮下结节活检可发现猪囊尾蚴。血液白细胞增多，嗜酸粒细胞比例升高。血清中抗猪囊尾蚴 IgG、IgM 抗体阳性。

3. 曼氏裂头蚴病 发病前患者有进食未煮熟的淡水虾、蟹、鱼肉史，较常出现发热、皮疹，多有皮下游走性肿块。皮下结节活检可发现曼氏裂头蚴。血液白细胞增多，嗜酸粒细胞比例升高。血清中抗曼氏裂头蚴 IgG、IgM 抗体阳性。

4. 斯氏狸殖吸虫蚴病 发病前患者有进食未煮熟的淡水虾、蟹、鱼肉史，较常出现发热、皮疹、咳嗽、胸痛、吐血丝痰，少有皮下游走性肿块。胸部 X 线检查可发现肺部有片状或条索状病变。血液白细胞增多，嗜酸粒细胞比例升高。血清中抗斯氏狸殖吸虫蚴 IgG、IgM 抗体阳性。

5. 犬弓首线虫蚴病 发病前患者常有与狗密切接触史，较常出现发热、皮疹、胃纳减退、疲乏、右上腹隐痛等，少有皮下游走性肿块。发热多为 37.5～39℃，常呈间歇热型。超声诊断仪检查可发现肝内有片状或条索状实质性病变。数日后肝内病变的部位可发生移动。血液白细胞增多，嗜酸粒细胞比例明显升高。血清中抗犬弓首线虫蚴 IgG、IgM 抗体阳性。

【预后】 本病一般预后良好，但脑棘颚口线虫病的预后较差，病死率可达 2.5%～7.7%，并可出现后遗症。

【治疗】

1. 支持及对症治疗 严重病例，如脑棘颚口线虫病患者，当发生颅内压升高时，应及时应用 20%甘露醇注射液快速静脉滴注，必要时加用呋塞米、肾上腺皮质激素，以降低颅内压、防止脑疝的发生。

2. 病原治疗 用阿苯达唑治疗有良好效果。成人剂量为每次口服 400 mg，每日 2 次，疗程 3 周。于疗程的第 2 周，棘颚口线虫蚴受药物刺激而兴奋、挣扎，有时可钻出皮肤，但亦有加重病情的可能性。一般治疗 1 个疗程即可治愈。个别病例可能需用 2 个疗程。治愈后血液嗜酸粒细胞数逐渐恢复正常。

甲苯咪唑、乙胺嗪、左旋咪唑和噻苯唑对本病的疗效都较差。

伊维菌素是一种广谱抗寄生虫药物，对蛔虫、鞭虫、钩虫、班氏丝虫、马来丝虫、盘尾丝虫等线虫类寄生虫的杀灭作用较强，已有报道说明对本病亦有很好疗效。成人剂量为 200～250 μg/kg 体重，每 2 周口服 1 次，连服 3～5 次。不良反应较轻，少数患者可出现头晕、腹痛、胃纳减退、疲乏等。婴幼儿及孕妇不宜服用。

眼棘颚口线虫病以手术摘除棘颚口线虫蚴治疗为主。药物治疗可加重病情，甚至可导致失明。然而，由于眼棘颚口线虫病患者的其他组织常同时存在棘颚口线虫蚴，因此于手术摘除眼内棘颚口线虫蚴后仍宜应用 1 个疗程药物治疗。

【预防】

1. 控制传染源 防止作为本病传染源的猫、狗粪便污染池塘。

2. 切断传播途径 主要是不吃生的或未煮熟的淡水鱼、蛙、蛇、鳝、龟、鸡和猪等肉类。

3. 保护易感者 暂无可供临床应用的疫苗。

参考文献

[1] 李朝品，崔玉宝，杨庆贵，等. 胃棘颚口线虫病一例[J]. 中华流行病学杂志，2003，24(12)：1081.

[2] 陈韶红，常正山，邱持平. 六种动物寄生虫侵入人体造成误诊病例的剖析[J]. 中国兽医寄生虫病，2006，14(1)：13－16.

[3] Kongkerd N, Uparanukraw P, Morakote N, et al. Identification and characterization of a cathepsin L-like cysteine protease from *Gnathostoma spinigerum*[J]. Mol Biochem Parasitol, 2008, 160(2): 129－137.

[4] Sawanyawisuth K, Chlebicki MP, Pratt E, et al. Sequential imaging studies of cerebral gnathostomiasis with subdural

hemorrhage as its complication [J]. Trans R Soc Trop Med Hyg, 2009,103(1):102-104.
[5] Barua P, Hazarika NK, Barua N, et al. Gnathostomiasis of the anterior chamber [J]. Indian J Med Microbiol, 2007,25(3):276-278.
[6] Laummaunwai P, Sawanyawisuth K, Intapan PM, et al. Evaluation of human IgG class and subclass antibodies to a 24 kDa antigenic component of *Gnathostoma spinigerum* for the serodiagnosis of gnathostomiasis [J]. Parasitol Res, 2007, 101(3):703-708.
[7] Bhatacharjee H, Das D, Medhi J. Intravitreal gnathostomiasis and review of literature [J]. Retina, 2007,27(1):67-73.
[8] Preechawat P, Wongwathana P, Poonyathalang A, et al. Orbital apex syndrome from gnathostomiasis [J]. J Neuroophthalmol, 2006,26(3):184-186.
[9] Ramire-Avila L, Slome S, Schuster FL, et al. Eosinophilic meningitis due to *Angiostrongylus* and *Gnathostoma* species [J]. Clin Infect Dis, 2009,48(3):322-327.

第三十一节　异尖线虫病

周　智

异尖线虫病(anisakiasis)是异尖线虫属第三期幼虫寄生在胃肠道引起的疾病。急性期临床表现有恶心、呕吐、剧烈腹痛等胃肠道症状,伴嗜酸粒细胞增高;慢性期以胃或肠道嗜酸性肉芽肿为特征,可并发肠梗阻、肠穿孔和腹膜炎。

【病原学】 异尖线虫隶属于蛔目,蛔亚目,异尖科。目前已知异尖亚科(Anisakinae)至少有30多虫种,因为幼虫鉴定比较困难,容易造成同物异名。较为公认可使人致病的虫种主要有4个属:①异尖线虫属(*Anisakis*),包括简单异尖线虫(*A. simplex*)、典型异尖线虫(*A. typica*)、抹香鲸异尖线虫(*A. physeteris*)。②伪地新线虫属(*Pseudoterranova*),包括伪地新线虫(*P. decipiens*)、海豹线虫(*Phocanema*)、钻线虫(*Terranova*)。③对盲囊线虫属(*Contraceacum*)。④宫脂线虫属(*Hysterothylacium*),包括鲔蛔线虫(*Thynnascaris*)等。我国海域鱼类曾发现有简单异尖线虫、伪地新线虫或宫脂线虫寄生,但未见人体感染的报道。异尖线虫成虫形似蛔虫,雄虫长为31~90 mm,雌虫为63~100 mm。成虫寄生在鲸、海豚、海豹、海狮等海生哺乳动物的胃。虫卵大小50.7 μm×53 μm,随宿主粪便排入海水中,受精卵细胞经发育后形成胚胎,并成为含第一期幼虫的成熟期。在海水温度适宜(约10℃)时,卵内幼虫脱壳而出,发育为第二期幼虫,长约230 μm。在海水中能自由游动,可存活2~3个月。当第二期幼虫被海水中甲壳类动物(第1中间宿主)如磷虾等吞食后,即钻入体腔,并在其血腔内发育成第三期幼虫。当海鱼和软体动物(第二中间宿主)吞食含幼虫的甲壳类后,幼虫钻入消化道及其内脏与肌肉组织内寄生。含第三期幼虫的海鱼被海生哺乳动物(终宿主)吞食后,幼虫钻入其胃黏膜内成群生长,发育为雌、雄成虫,交配产卵,完成其生活史。人不是异尖线虫的适宜宿主,第三期幼虫可寄生于人体消化道各部位,亦可引起内脏幼虫移行症。但此幼虫在人体内不能发育为成虫,一般在2~3周内死亡。

异尖线虫属第三期幼虫在鱼体内常由肠道移行至各种组织内寄生,以腹腔为多。当鱼死亡后,幼虫移行至体壁肌肉内。我国东海、黄海和北部湾的近海内鱼体所见简单异尖线虫第三期幼虫,大小约为18.73 mm×0.14 mm,食管长度平均为2.29 mm,尾长为0.09 mm。异尖线虫幼虫对理化因素抵抗力的实验研究结果显示,3%~15%盐水对幼虫不能快速致死,可存活96~233 h;体积分数38%白酒中存活2.5~48 h;体积分数60%白酒中存活0.2~2.2 h;15%醋精中存活17.6~75.3 h;30%醋精中存活1~3 h;大蒜原汁中存活5.5~6 h;酱油与辣椒汁中分别存活29.8 h和154.6 h。鲱鱼体内异尖线虫幼虫在−18℃冻存48 h才死亡,−20℃ 2 h死亡,在2℃存活50 d。大型鱼类在冰冻保存时,其深部肌肉内幼虫不一定冻死。本幼虫在加热至60℃即可杀死。

【流行病学】 本病分布于欧美、亚洲、拉丁美洲和北太平洋沿岸地区。荷兰、英国、法国、挪威、德国、美国、智利和日本等均有病例报道,其中以日本为多。发病季节为2~5月最多,6~8月逐渐减少。男女比例约为2∶1。发病年龄为18~77岁,以30~40岁为最多。

1. 传染源 主要是各种海鱼。

2. 传播途径 感染方式以吃生海鱼片为主,其次为新鲜腌、熏烤海鱼等。所食鱼种,在日本吃鲭鱼为最多(85%),在欧洲吃鲱鱼较多,其次有真 、鲷、脂眼鲱、乌贼、鲣鱼等。北太平洋中浮游生物如小虾类甲壳类产量丰富,有利于各种海鱼的生长与繁殖,其中鳕鱼、鲑鱼、大麻哈鱼、鲱鱼的异尖线虫第三期幼虫感染率高达80%~100%。鲭鱼、乌贼等季节性游至日本沿海岛屿的水域,鱼的感染率为40%~80%。

3. 人群易感性 人群普遍易感。

【发病机制和病理】 异尖线虫第三期幼虫经口侵入人体,幼虫具有较强钻刺力,可钻入咽喉、胃或肠黏膜引起病变。初次感染时症状轻微,不易发现,多次反复感染后,使机体致敏,则引起较重反应。幼虫钻入胃肠道黏膜，摄取组织成分，引起炎症反应，以嗜酸粒细胞浸润为特征。如果幼虫继续深入，可达黏膜下层造成黏膜水肿，出血，结缔组织增生、变厚，并伴淋巴管扩张和淋巴管炎。病变组织中央常见幼虫。数天后虫体周围出现嗜酸性脓肿，然后虫体死亡、分解，逐渐形成嗜酸性肉芽肿，可引起肠梗阻、肠坏死。严重者甚至穿透肠壁，幼虫侵入腹腔后移行至肠系膜、肝、胰、腹壁、腹股沟及口腔黏膜。从手术摘除胃或肠道的病理组织标本中，可见黏膜下有局限性肿块、出血、糜烂和溃疡，肠壁增厚，可达正常的2～3倍，是引起肠腔狭窄和肠梗阻的原因。

病理切片可见黏膜下层有虫体断面，因虫体侵入该层大多呈卷曲状之故。有时在病灶中心见有残留的虫体碎片或坏死组织，或由于制片原因仅剩虫体角皮或空隙。虫体周围有大量的嗜酸粒细胞、浆细胞及巨噬细胞等浸润。按病理损害程度，小岛国次（1966）将病理组织象分为4型：Ⅰ型异物性蜂窝织炎型；Ⅱ型脓肿型；Ⅲ型脓肿肉芽肿型；Ⅳ型肉芽肿型。从发病起，病复从Ⅰ～Ⅳ型移行。Ⅰ型与Ⅱ型是渗出性炎症期，可见胃、肠壁高度水肿；Ⅲ型和Ⅳ型属于增生性炎症期，脓肿周围可见类上皮细胞等组成的肉芽肿。

【临床表现】 症状轻重与感染虫数、寄生部位和持续时间有密切关系。异尖线虫幼虫可寄生于咽喉、胃和肠黏膜内，但胃受累为最常见，约为肠的2倍。日本报告胃异尖线虫病最多（97.3%）。

潜伏期一般为2～20 h。据日本报告从吃生鱼片至发病的最短为30 min，最长为168 h。3～8 h内发病者占64%，12 h内发病者占88%。肠异尖线虫病潜伏期较长，一般在吃鱼片后1～5 d发病。临床症状与体征按幼虫侵入部位可分述如下。

1. 胃异尖线虫病 可分为急性型和慢性型，前者是由于再感染而引起的Arthus型过敏性炎症；后者是为初次感染所致的局限性变态反应。幼虫寄生于胃体部和胃角部占85%以上。临床表现有上腹部疼痛或绞痛，反复发作，常伴恶心、呕吐；少数有下腹痛，偶有腹泻。70%患者大便隐血阳性，外周血嗜酸粒细胞明显增高。胃X线钡餐检查可见胃角增宽、胃窦部僵直、狭窄或胃蠕动时有强直感；部分表现为充盈缺损。胃可见充盈缺损和粗大皱襞，部分患者胃水肿和黏膜皱襞肿大波及胃体部伴明显变形。X线摄片检查可见有虫体。胃镜检查除贲门部外均可见到虫体钻入，均为异尖线虫第三期幼虫，以胃角和胃体部为多，局部可见界限不清的轻微隆起，皱襞肿大；在虫体钻入处的胃黏膜有轻度渗血及糜烂。

2. 肠异尖线虫病 男女之比约1.8∶1，10～39岁患者为主，病变部位有十二指肠、空肠、回肠、盲肠、阑尾和直肠等。常在吃生鱼片后1～5 d内突然剧烈腹痛、恶心、呕吐、腹胀、低热，继而出现腹泻、柏油样黏液便，右下腹和脐周等处有压痛。有时可伴有荨麻疹等。患者常因肠穿孔、腹膜炎或局限性肠坏死而手术，在病变组织中发现本幼虫而确诊。

3. 食管异尖线虫病 日本曾报告1例77岁女性患者，发病前1 d晚餐吃生鱼片后感剑突下疼痛，午夜感胸骨下刺痛、嗳气，次晨就医，立即进行纤维内镜检查，在食管下段发现有白色虫体，用钳取出，鉴定为异尖属幼虫。

异尖线虫幼虫在生食海鱼片时直接钻入咽喉部黏膜内，引起喉咙发痒、恶心或咳嗽，常可将幼虫从痰中咳出或呕出。近年来在美国东西岸地区报告的病例较多。有时用喉头镜检查，可发现虫体，常用钳取出而症状缓解。

4. 肠外异尖线虫病 本幼虫可穿透肠壁进入腹腔，再移行至肝、胰、大网膜、肠系膜、卵巢、腹壁皮下，腹股沟或口腔黏膜等，引起腹膜炎、嗜酸性肉芽肿和皮下包块，常被误诊为恶性肿瘤。

【诊断和鉴别诊断】

1. 诊断

（1）*流行病学史和临床表现* 凡在流行区有生食海鱼后有腹痛、呕吐者和外周血嗜酸粒细胞增高（10%左右），胃液和大便隐血阳性者应疑及本病。

（2）*胃镜检查* 发现幼虫及病理组织学检查找到虫体横切面可以确诊。胃镜检查可见整个胃黏膜黏液增多，皱襞肿大，其中可见白色透明头部钻入胃黏膜的活幼虫，呈螺旋状或S状盘曲。虫体周围的黏膜糜烂，有凝血块、出血或白苔等改变。

（3）*X线钡餐检查* 胃部X线表现：①胃角增宽，呈反抛物线状。②胃边缘僵直，双边化，胃壁不整齐，有充盈缺损等。③胃皱襞肿大。肠道钡剂检查：钡剂进行呈节状，患部可见锯状或棍棒状阴影，其上方肠管扩张。

（4）*免疫学检查* 以异尖线幼虫纯化抗原作皮内试验呈阳性反应。患者血清特异性IgE升高。蛋白印迹、乳胶凝集试验、间接荧光抗体试验等呈阳性反应均有一定参考价值。

（5）*病理组织学检查* 手术切除标本病理检查时在蜂窝织炎型、脓肿型、脓肿肉芽肿型和肉芽肿型的病变组织内能见虫体、虫体角皮或肌层的切面。

（6）*分子生物学技术检查* 近来研究根据简单异尖线虫、对盲囊线虫及宫脂线虫的核糖体DNA片段不同，建立基于PCR的限制性酶切片段长度多态性（PCR-RFLP）和单链构象多态性（SSCP）方法可用于诊断人和动物体内异尖线虫病。

2. 鉴别诊断 本病应与消化道肿瘤，胃癌，胃息肉，十二指肠溃疡，胆石症，胆囊炎，急性阑尾炎，肠梗阻，急性胃肠炎等鉴别。

【治疗】 目前尚无特效药物治疗，近来报道用阿苯哒唑治疗本病有一定疗效。胃或咽喉与食管异尖线虫病应及早做纤维胃镜检查，发现虫体立即钳出。对肠异尖线虫病采用保守疗法，在抗感染与抗过敏处理的同时严密观察病情，一旦发现有肠穿孔、腹膜炎或肠梗阻等并发症，立即手术治疗。

【预防】 本病应预防为主，不吃生海鱼片或半熟的鱼片，鱼肉应煮熟透后才食用。各种海鱼需在－20℃冷冻 24 h 后才能上市。加强进口鱼类的卫生检验。

参考文献

[1] 姚永华. 异尖线虫病的诊断与防治[J]. 动物科学与动物医学，2002，19：41－42.

[2] Celestino C，Hirano T，Sáenz R，et al. Anisakiasis：a preventable culinary attack on the gastrointestinal tract [J]. Endoscopy，2007，39(1)：312.

[3] Rodero M，Cuéllar C，Chivato T，et al. Western blot antibody determination in sera from patients diagnosed with *Anisakis* sensitization with different antigenic fractions of *Anisakis simplex* purified by affinity chromatography [J]. J Helminthol，2007，81(3)：307－310.

[4] Ventura MT，Tummolo RA，Di Leo E，et al. Immediate and cell－mediated reactions in parasitic infections by *Anisakis simplex* [J]. J Investig Allergol Clin Immunol，2008，18(4)：253－259.

第三十二节　钩　虫　病

刘自贵

钩虫病(ancylostomiasis)是钩虫(hookworm)寄生于人体小肠所引起的寄生虫病，主要表现为贫血、胃肠功能紊乱、营养不良，严重者可致心功能不全及发育障碍。轻型可无症状，仅粪便中查见钩虫卵，称钩虫感染(ancylostomatic infection)。本病呈全球性分布，以经济、卫生条件差的地区为明显。在发展中国家儿童钩虫感染者可伴随生长迟缓和缺铁性贫血。全世界钩虫感染者约 10 亿人，占全球人口的 1/5，有明显症状者仅约 1%。在我国约 2 亿人受钩虫感染，为四大寄生虫病之一。

【病原学】 寄生人体的钩虫主要有 2 种，即十二指肠钩口线虫(*Ancylostoma duodenale*，简称十二指肠钩虫)及美洲板口线虫(*Necator americanus*，简称美洲钩虫)。常寄生于狗、猫等的锡兰钩虫(*A. ceylanicum*)、犬钩虫(*A. caninum*)、马来亚钩虫(*A. malayanum*)，偶亦可在人肠发育为成虫，而巴西钩虫(*A. braziliense*)仅感染期幼虫能侵入人体引起皮肤匍行疹，不发育为成虫。

钩虫成虫为雌雄异体，长约 1 cm，大小因虫种而异。雌虫较粗大，雄虫较细小，尾部扩展成伞形，称交合伞。活时呈半透明米黄色或淡红色，死后呈灰白色或砖灰色。两种钩虫成虫的区别要点见表 9－32－1。

表 9－32－1　十二指肠钩虫与美洲钩虫成虫的区别要点

区别要点	十二指肠钩虫	美洲钩虫
大小	较长较粗	较短较小
头部形状	头端和虫体弯曲方向一致，全虫呈“C”形	头端和虫体弯曲方向相反，略呈“S”形
口囊	中等大，卵圆形，口囊宽度大于长度；口囊腹面前缘有大小相等的切齿(简称腹齿) 2 对	较小，口囊长度大于宽度；口囊无牙齿，有大而呈半圆形的切板 1 对
雌虫尾端	宽而圆，有微刺 1 条	尖细，无微刺
阴户位置	在虫体中点之后	在虫体中点之前
雌虫交合伞	宽而短，呈扇形，背幅肋远端分 2 支，每支又分 3 小支	长度大于宽度，呈圆形，背幅肋较小，由基部分 2 支，每支又分 2 小支
雄虫交合刺	末端分开	末端合并，呈倒钩状
每天产卵(个)	100 000～300 000	6 000～10 000

虫卵椭圆形，无色透明，大小 58 μm×36 μm。卵壳很薄。在新鲜粪便中虫卵常已发育至 2～8 个细胞。各种钩虫的虫卵大体相似，不易鉴别。十二指肠钩虫与美洲钩虫的杆状蚴形态相似，但两者的丝状蚴有明显差别。还可利用 PCR 方法，扩增虫卵 DNA，再以限制性内切酶进行限制性片段长度多态性测定，以鉴别两类钩虫。

钩虫生活史(图 9-32-1)包括人体内和体外 2 个阶段,不需要中间宿主。成虫多寄生于空肠上部,十二指肠与回肠上中部也可见到。虫卵随粪便排出,在温暖、潮湿、荫蔽、疏松土壤中,于 24 h 内可发育为幼虫并很快破卵而出形成杆状蚴,以泥土中细菌及有机物为食,经 2 次蜕皮(5~7 d)发育为丝状蚴。若气温低于 13℃虫卵不发育。丝状蚴是钩虫的感染期,体表有鞘,对外界抵抗力甚强,可在土壤中生存 16 周。丝状蚴具有向温性,当接触人体皮肤或黏膜时,可在 5~10 min 内侵入人体,经淋巴管或微血管,随血流经右心至肺,穿过肺微血管进入肺泡,沿支气管上行至会厌部,随人吞咽动作,经胃进入小肠;经第 3 次蜕皮,并形成口腔;经 3~4 周,第 4 次蜕皮后,发育为成虫。雌虫经交配后产卵。自幼虫侵入皮肤,至发育成熟产卵的时间,可有很大差异,一般为 35~50 d,十二指肠钩虫则偶可长达 6~8 个月。人体内钩虫成虫 80%存活期 1 年,十二指肠钩虫可存活 5~7 年,美洲钩虫可存活 5~6 年,偶有报道钩虫存活 15 年。

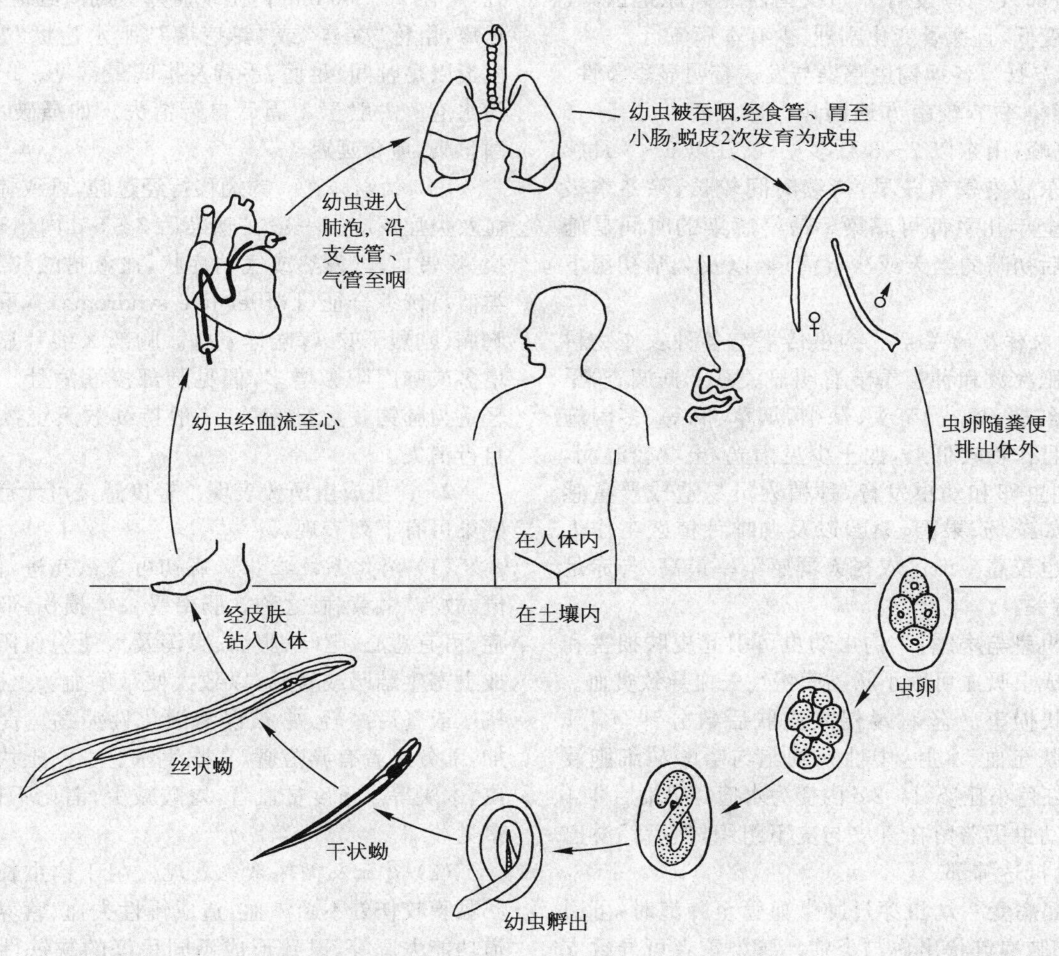

图 9-32-1 钩虫生活史

【流行病学】

1. 传染源 钩虫病患者及钩虫感染者为主要传染源,症状明显者粪便排卵数量多,传播意义更大。猪、犬、猴等动物亦可成为传染源。动物钩虫难以在人体内发育成熟,故传播意义不大。

2. 传播途径 以丝状蚴经皮肤侵入人体为主,亦可经口感染。有些地区美洲钩虫以经皮肤感染为主,十二指肠钩虫以经口感染为主。钩虫卵在水田中不易发育,施用未经消毒处理的新鲜人粪肥较多的桑、白薯、玉米、甘蔗、烟草、麻、棉、茶、蔬菜、果树等旱地,常成为感染钩虫的重要场所。矿区温度高、湿度大,如矿内随地大便,地面粪便污染,均可引起钩虫病流行。居家周围被钩蚴污染易造成儿童感染。偶可经胎盘或哺乳传给胎儿或新生儿。生食被污染的蔬菜可经口感染。

3. 易感人群 人对钩虫普遍易感。从事与污染的土壤或农田接触的工作者,都有可能感染钩虫。国内主要见于农民、矿工,青壮年较多,男性多于女性。不同人群感染高低,与接触钩蚴污染土壤的机会及人群抵抗力有关。本病无终身免疫,可反复感染。

4. 流行特征 本病全球分布。国内除干旱或气候严寒地区,如青海、新疆、内蒙古、吉林及黑龙江诸省区尚未见报道外，其余各省区均有不同程度流行。长江及珠江流域，如江苏、浙江、四川、重庆、湖南、湖北、广东、广西等省区，一般年雨量超过 1 000 mm，温度 20～30℃，相对湿度大于 70%，最宜钩虫发育，故流行较重。大部分地区为两种钩虫混合感染，华北、华东以十二指肠钩虫为主，华南与西南少数地区以美洲钩虫为多。四川、湖北及台湾省曾报道锡兰钩虫人体感染。本病流行因素如下。

(1) 地区性　干旱或气候严寒地区(13℃以下)均不适宜钩虫卵及钩蚴发育。如我国西北高原地区，气候干燥，温度低，且寒暑变化剧烈，少有本病流行。

(2) 季节性　各地钩虫感染与发病有明显季节性。一般北方感染季节较南方迟而短。四川每年以 5～6 月为流行高峰；山东以 7～8 月多见；浙江以 6～8 月感染最多；广东感染季节较早，持续时间较长，除冬季极冷时期外，全年几乎都可感染。最易感染的时间是施肥不久，雨后初晴的当天或次日清晨，以及久晴初雨下地劳动等。

(3) 与农作物的关系　钩虫传播与各种农作物耕作方法、施肥次数和种植季节有明显关系。据调查，旱地作物，如红薯、棉花、芋头、辣椒、烟草、麻等，多因施用人粪肥，且作物较低矮，泥土少见阳光，土壤较湿润，最适宜于钩虫卵和幼虫发育，种植人员易造成严重感染。其他，如茶场、果园、桑园以及咖啡种植区工作人员，感染率也较高。山区农村人群感染率最高，与赤足下地劳动有关。

【发病机制与病理】　钩虫幼虫可引起皮肤损害和肺部病变；成虫吸血可因小肠黏膜慢性失血导致贫血。

1. 皮肤损害　丝状蚴侵入皮肤后数分钟至 1 h 内，局部皮肤充血、水肿，中性粒细胞与嗜酸粒细胞浸润，可出现红色小丘疹，1～2 d 内变为水疱。感染后 24 h 内，大部分幼虫仍滞留在真皮与皮下组织，然后经淋巴管或微血管抵达肺部。

2. 肺部病变　幼虫穿过肺微血管至肺泡时，可引起肺间质和肺泡点状出血与炎症。感染重者可导致支气管肺炎。幼虫沿支气管移行至咽喉部时，可引起支气管炎与喉炎。

3. 小肠黏膜损伤　钩虫借口囊咬附小肠黏膜绒毛，摄取血液、黏膜上皮与肠液为食。钩虫吸入的血液很快自虫体肛门排出。钩虫分泌抗凝血物质，即使钩虫移动位置，原有黏膜伤口仍持续渗血。渗血量与虫体吸血量相同或略多。钩虫每日更换吸血位置 4～6 次，形成小肠黏膜散在点状或斑状出血。严重者黏膜下层可有大块瘀斑。

4. 慢性贫血　慢性失血可导致钩虫病患者贫血。根据^{51}Cr标记红细胞测定人体失血量，发现美洲钩虫每条 0.01～0.09 ml/d，平均 0.03 ml/d；十二指肠钩虫每条 0.14～0.4 ml/d，平均 0.15 ml/d。钩虫也可引起血浆丢失，用^{131}I标记白蛋白测定白蛋白丢失量，结果为每 100 条钩虫 0.1 g/d，相当于血浆 3 ml。长期严重贫血与缺氧，可引起心肌脂肪变性、心脏扩大，甚至并发心力衰竭。

此外，钩虫感染还可引起长骨骨髓显著增生，脾脏髓质组织转化，肝脏脂肪变性，食管与胃黏膜萎缩等。

【临床表现】

1. 皮肤钩蚴移行症(cutaneous larva migrans, CLM)

(1) 钩蚴皮炎　钩蚴(以美洲钩虫为主)侵入皮肤处，可在 20～60 min 内出现瘙痒、水肿、红斑，继而形成丘疹，俗称“粪毒”或“粪疙瘩”“肥水疙瘩”“肥水疮”。皮炎以足趾间、足底、手背及指间最常见。1～2 d 内转为水疱。一般于 1 周后自行消失。如搔破，易继发细菌感染，愈合延迟。

(2) 钩蚴肺炎　钩蚴移行经过肺，可致肺部点状出血及炎症反应。一般在感染后 3～5 d 内出现咳嗽、咯痰、痰带血丝、发热或气喘症状，血液嗜酸粒细胞增多，类似吕佛综合征(Löffler-like syndrome)。重者可出现胸痛、剧烈干咳、哮喘样发作。胸部 X 线片显示肺纹理增多或肺门阴影增多，偶见肺部浸润病灶。感染症状轻重与肺钩蚴数量有关，一般持续数天至数十天后可自行消失。

2. 钩虫成虫所致表现　轻度感染可无症状。较重感染可有下列表现。

(1) 消化系统症状　病初可食欲亢进，但乏力、易倦，故有“懒黄病”之称。肠壁受虫体损伤，形成慢性炎症，可有恶心、呕吐、腹痛、腹泻及大便隐血阳性。偶见成虫寄生结肠或直肠，以致大便带鲜血。上腹部不适，按压或餐后减轻，常被误为消化性溃疡。食欲多见增加，部分患者有异嗜癖，喜吃生米、生豆、土块、瓦块、毛皮、木炭等。重度贫血者，胃酸减少，消化不良，舌乳头多见萎缩。

(2) 贫血及循环系统表现　由于钩虫长期吸血及肠黏膜咬伤处不断渗血，造成慢性失血、营养不良和肠道功能失调等，以致形成不同程度的缺铁性小细胞性贫血。血红蛋白超过 90 g/L 者，仅见轻度苍白、乏力、易倦、汗少、毛发枯黄，劳动时易感心慌、气急、头晕、眼花等。血红蛋白为 50～90 g/L 者，可有明显皮肤、黏膜、指甲苍白，颜面萎黄，下肢水肿，皮肤干燥无汗，行动时感心慌气急，脉快，心脏轻度扩大，有收缩期杂音。血红蛋白低于 50 g/L 者，严重贫血，颜面水肿苍白，休息时也觉心慌气急，可伴心前区不适或疼痛，耳鸣、眼花、肢体水肿、心脏明显扩大、心率快，或有收缩期及舒张期杂音、肺底啰音、肝脏肿大压痛。部分患者虽贫血严重，但因病程长、发展慢、机体代偿功能较好，故症状可不明显；一旦发生感染、妊娠、分娩，则症状显著。

(3) 神经系统表现　轻度患者头昏、乏力、注意力分散等；中度以上者，喜食生米、生蚕豆，甚至喜食泥土、沙石、碎纸、木炭、破布，称为异嗜癖，后期尚可出现神经兴奋或抑郁表现。

(4) 其他　长期缺铁及营养不良，可引起指趾扁甲、脆裂、反甲、毛发干燥易断。儿童重症者可影响生长发育，成年可致性功能低落，孕妇可致流产或死胎。

【实验室检查】

1. 血液　呈低血红蛋白小细胞性贫血，红细胞总数减少，红细胞形态、大小不一，着色变浅，中央无色透明区扩大；少数可查见异型红细胞及多染色性或含有嗜碱性点彩细胞。血红蛋白量及平均血红蛋白浓度均降低较早。白细胞总数及嗜酸粒细胞在病初增加，后期因严重贫血均降低。有骨髓中细胞外铁消失，铁粒幼红细胞的百分比大多很低，血清铁浓度显著降低，常低于 9 μmol/L，血浆总铁结合力增高，红细胞内游离原卟啉增高等缺铁性贫血表现。骨髓红细胞系统呈增生象。外周血及骨髓中还可见到嗜酸粒细胞增多。重症患者血浆白蛋白及血清铁含量均明显降低。

2. 粪便　粪便检出虫卵或钩蚴培养阳性，即可确诊。

(1) 钩虫卵检查法

1) 直接涂片法：方法简便，可作为临床或流行地区普查常规。感染较轻者易漏检。薄涂片宜采用 3 片法（连续查片 3 张）或厚涂片，以减少漏诊。

2) 饱和盐水浮聚法：适用于涂片检查阴性者，因钩虫卵较轻，比重（1.055～1.09）低于饱和盐水（比重 1.2），取蚕豆大粪块入杯，加 15%～25%饱和盐水少量，捣碎，搅匀，再加入饱和盐水至平杯口，在液面覆一载玻片，静置 15 min 左右，垂直提起玻片，迅速翻转，加盖片镜检；此法简便，检出率远高于直接涂片法 5～6 倍。

3) 虫卵计数法：以计数法测定每克粪便中的虫卵数，粗略推算患者体内寄生的钩虫数量，适用于疗效考核及流行病学调查。常用以下方法：①饱和盐水浮聚计数法，采用洪氏过滤改良计数法及方口圆底盒浮聚法，对轻度感染者较准确；重度感染者，因虫卵过于密集，其计数不易准确。②钩蚴培养计数法，感染轻者可数清集于培养管底的全部幼虫（一般孵出率可达 95.3%，故相当于虫卵数）；重度感染可适当稀释后再计数，比司徒（stoll）稀释虫卵计数法更为准确，且可鉴别虫种。③定量板-甘油玻璃涂纸透明计数法，为近年国内学者在加藤厚涂片法的基础上改良设计的蠕虫卵定量计数方法，其方法简便、稳定性较好。

钩虫感染度的划分：轻度感染为＜2 000 个卵/g 粪；中度感染为 2 000～11 000 个卵/g 粪；重度感染为＞11 000 个卵/g 粪。

(2) 钩蚴培养法　培养方法较多，临床常用者为清水瓦片法、试管培养法等。在操作中需注意最适宜培养温度为 25～30℃，防止忽冷忽热；大便量为 0.2～0.4 g；本法较涂片法阳性率高 7 倍以上。

3. 其他检查方法

(1) 抗原皮内试验　以钩虫成虫或钩蚴制成抗原作皮内试验；在流行区阳性率可达 90%，但对非钩虫病患者其假阳性率也较高。

(2) 采用感染钩虫前后的人血清作间接免疫荧光试验及补体结合试验　阳性者有助于诊断。用成虫抗原检测钩虫感染者血清中相关抗体具有较高的敏感性。PCR 法，尤其是多重实时 PCR（MRT-PCR）可以发现直接法查钩虫阴性的特殊类型钩虫感染者，特异性和敏感性均较高。

(3) 其他　血清免疫球蛋白及血清蛋白质电泳，显示白蛋白降低，球蛋白增高；IgG、IgE 明显增高。由于特异性低，其临床意义尚待观察。

【诊断和鉴别诊断】

1. 流行病学资料　在流行区，有赤手裸脚接触农田土壤及曾有典型钩虫皮疹史者，具有重要参考意义。

2. 临床特点　起病缓慢，乏力，好食易饥，劳动力减退；慢性贫血及贫血性心功能不全；儿童有异嗜症，营养不良及发育障碍等，强烈提示钩虫病可能性。

3. 实验室检查　粪便检出钩虫卵或孵出钩蚴即可确诊。不同程度贫血（小红细胞低色素型）、嗜酸粒细胞增高、血浆白蛋白及血清铁含量在疾病后期显著降低。其他如皮内试验、免疫学方面检查等均有助于诊断，但无特异性。

4. 鉴别诊断　本病在流行区诊断常不难。在诊断时应除外其他原因所致的皮炎、贫血、营养不良等，如胃或十二指肠溃疡病、肠结核、慢性肠炎及其他肠道寄生虫病等。

【治疗】

1. 驱虫治疗　非极度衰弱的患者均应尽早驱虫，两种钩虫对驱虫药物的敏感性有显著差异，常需多次治疗才能根治。治后 1～2 周大便检查若虫卵仍存在，应再次治疗。

(1) 甲苯咪唑　为广谱驱虫剂，对钩虫疗效好。成人剂量为 100～200 mg，每日 3 次，共 3～4 d；100 mg，每日 1 次，共 30 d。钩虫卵阴转率可达 100%。但一般十二指肠钩虫的虫卵阴转率平均为 95%；美洲钩虫的虫卵阴转率仅约 80%。不良反应轻，极少数出现头昏、腹胀、恶心等，在短时间内可自行消失。孕妇与 2 岁以下儿童禁用，肝肾功能不全者慎用。

(2) 阿苯达唑　为广谱驱虫药。对钩虫作用特点为：①两种钩虫的疗效均较好。②对体内移行期幼虫有一定杀灭作用。③在肠道内可抑制钩虫卵发育。④疗效显著优于相同剂量的甲苯咪唑。在以美洲钩虫感染为主的混合流行区，为首选药物。用法为成人剂量 400 mg，顿服，共 2～3 d，治愈率可达 97%。不良反应有恶心、呕吐、头昏、失眠、口干、乏力等，多于服药后 2～3 d 出现，其程度轻，无需处理。孕妇、哺乳期妇女禁用，有癫痫史者慎用。

（3）氟苯达唑　氟苯达唑（flubendazole）成人剂量为 200 mg，半空腹顿服，连服 2～3 d。儿童按 5 mg/kg，顿服，连服 2～3 d。疗效与甲苯达唑相似。不良反应轻，有头昏、头痛及不同程度的消化道症状。

（4）双萘羟酸噻嘧啶　双萘羟酸噻嘧啶（pyrantel pamoate）成人剂量为 10 mg/kg，睡前顿服，连服 3 d。对两种钩虫的有效率均可超过 90%。部分患者服药后可出现不同程度消化道症状；少数可出现头痛、眩晕及嗜睡等。有冠心病、溃疡病、急性肝肾功能不全及活动性肺结核等患者慎用。

（5）奥苯达唑　奥苯达唑（oxibendazole）为国内近年研制的广谱驱肠虫剂，对钩、蛔、鞭虫均有明显作用，且对十二指肠钩虫和美洲钩虫的疗效均较好，优于其他驱钩药。成人剂量为 10 mg/kg，半空腹顿服，连服 3 d。虫卵阴转率可达 56%～100%。不良反应发生率较低，且反应程度较轻，主要有乏力、头昏、嗜睡等，一般持续时间较短，无需处理可自行消失。根据临床应用观察，不影响肝、肾功能。

（6）伊维菌素　伊维菌素（ivermectin）系大环内酯结构的一种抗生素，可抑制钩虫神经肌肉信息传递，使虫体麻痹。口服吸收好，半衰期为 12 h，其代谢产物于 14 d 内从粪便排出。本药单剂 0.2 mg/kg，可使蛲虫阴转率达 90%。用法为每日 1 次，100 μg/kg，连服 2 d。仅轻微消化道反应。

（7）联合疗法　目前驱治钩虫的药物种类较多，但尚缺乏单一的较理想药物。故可酌情考虑用两种药物联合治疗，以提高疗效。可用甲苯达唑与左旋咪唑，或甲苯达唑与双萘羟酸噻嘧啶联用。也可用双萘羟酸噻嘧啶与左旋咪唑等联用。

2. 一般疗法

（1）钩蚴性皮炎　钩蚴进入皮肤后 24 h 内大部分尚停留在局部，故采用物理、化学等措施治疗钩蚴所致的皮炎，可有同程度的效果。常用者如下。

1）局部药物涂擦法：可酌情选用 2%～4%碘酒，或 5%噻苯咪唑软膏，3%水杨酸乙醇、氧化锌软膏及左旋咪唑涂肤剂等，均有止痒、消肿及杀灭皮内钩蚴的作用。

2）皮肤透热疗法：对止痒、消炎效果较好。①热浸法：用 53℃热水间歇浸泡患处即浸 2 s、间歇 8 s，持续 25 min；或持续浸泡 10～15 min（必须不断加热水，保持热水原有温度）。②热敷法：用多层纱布或棉布或毛巾作布垫，浸于上述热水中，然后取出稍挤干紧贴在皮肤炎性部位。每 30 s 换 1 次，持续 10 min。③热熏法：用川艾卷或草纸卷点火，在患部熏烫 5 min（应防止局部皮肤烧伤）。

（2）铁剂疗法　常用硫酸亚铁，0.3～0.6 g，每日 3 次；儿童可选用 10%枸橼酸铁铵，每日 0.5～2 ml/kg，分 3 次饭后服；成人每次 10～20 ml/kg，每日 3 次。疗程一般为 3～8 周。可同时服维生素 C 100 mg，每日 3 次，或 10%稀盐酸 0.5～2 ml（加水至 10 ml），每日 3 次，以利铁剂吸收。服铁剂时应禁饮茶，以防降低药效。对急性出血或口服不能耐受者，可静脉注射如卡古地铁溶液 5 ml，每日 1 次，连用 7～10 d。

（3）其他　在驱虫与补足铁剂的同时用各种维生素、高蛋白质类饮食。对贫血严重或临产孕妇，可在驱虫前输血，或边输血边驱虫。对巨细胞贫血患者，可适当采用叶酸或维生素 B_{12} 等。此外，对严重患者应积极防治各种并发症，如继发感染、心力衰竭等。

（4）异嗜症　2%硫酸锌溶液 10 ml 每日 3 次，连服 3～4 d。

【预防】

1. 管理传染源　在流行区，每年冬季进行普查普治。

2. 切断传播途径　加强粪便管理，实行粪便无害化处理，禁止鲜粪施肥，采用高温堆肥法或药物杀灭粪内虫卵，是预防本病的关键。不吃不洁生蔬菜，防止钩蚴经口感染。

3. 保护易感人群　在易受感染环境中劳动时，避免赤手裸足操作；皮肤涂布防护药物也有一定效果。防护药物可酌情采用如下方法制备：白矾、1%碘酒、95%乙醇 100 ml，浸泡 1～2 d，滤过，再加乙醇 100 ml，松香 15 g。近来应用如下配方的松香乙醇，认为防护效果较为可靠：95%乙醇 1 000 ml，加松香 200 g，另取碘化钾 20 g，加蒸馏水 20 ml 溶解，再加碘片 20 g，溶解后加入上述松香乙醇摇匀即成。在拟暴露皮肤上涂布预防。

目前对预防钩虫感染的疫苗研究尚处于实验研究阶段，用钩虫分泌蛋白-1（ASP-1）初步研究显示，能刺激动物产生抗体依赖性免疫，提示有望为人体钩虫疫苗研究打下基础。

参考文献

［1］ 翁心华. 钩虫病[M]//陈灏珠. 实用内科学. 第 12 版. 北京：人民卫生出版社，2006：700－703.

［2］ Melissa R，Held，Richard D，et al. Dietary iron content mediates hookworm pathogenesis in vivo [J]. Infection and Immunity，2006，74(1)：289－295.

［3］ Varghese Thomas，Harish K，Tony J，et al. Colitis due to Ancylostoma duodenale [J]. Indian Journal of Gastroenterology，2006，25：211.

［4］ Varghese Thomas，Tony Jose，Harish K，et al. Hookworm infestation of antrum of stomach [J]. Indian Journal of Gastroenterology，2006，25：154.

［5］ Steven R. Kopp，Glen T. Coleman，James S. McCarthy，et

al. Phenotypic characterization of two *Ancylostoma caninum* isolates with different susceptibilities to the anthelmintic pyrantel [J]. Antimicrobial Agents and Chemotherapy, 2008,52(11):3980-3986.

[6] Jaco J, Verweij, Eric A, et al. Simultaneous detection and quantification of *Ancylostoma duodenale*, *Necator americanus*, and *Oesophagostomum bifurcum* in fecal samples using multiplex real-Time PCR [J]. Am. J. trop. Med. Hyg, 2007, 77(4):685-690.

[7] Kashinath Ghosh, Wenhui Wu, Adrienne D, et al. Impact of concurrent and treated *Ancylostoma ceylanicum* hookworm infections on the immunogenicity of a recombinant hookworm vaccine in hamsters [J]. The Journal of Infectious Diseases, 2006,193:155-162.

[8] Tai-Soon YONG, Jong-Ho LEE, Seobo SIM, et al. Differential diagnosis of *Trichostrongylus* and hookworm eggs via PCR using ITS-1 sequence [J]. Korean Journal of Parasitology, 2007,45(1): 69-74.

[9] Li-YongWen, Xiao-Lan Yan, Feng-Hua Sun, et al. A randomized, double-blind, multicenter clinical trial on the efficacy of ivermectin against intestinal nematode infections in China [J]. Acta Tropica, 2008,106:190-194.

第三十三节　蛔　虫　病

刘自贵

蛔虫病(ascariasis)是似蚓蛔线虫(*Ascaris lumbricoides*)寄生于人体小肠或其他器官所致的最常见寄生虫病。流行广泛,儿童发病多。临床表现依寄生或侵入部位、感染程度不同而异,仅限于肠道者称肠蛔虫病(intestinal ascariasis)。多数肠蛔虫病无症状,儿童患者可有不同程度的消化道表现。蛔虫进入胆管、胰腺、阑尾及肝脏等脏器,或蚴虫移行至肺、眼、脑及脊髓等器官时,可导致相应的异位病变。严重时可引起胆管炎、胰腺炎、阑尾炎、肠梗阻、肠穿孔及腹膜炎等并发症。

【病原学】

1. 形态特征 蛔虫成虫为长圆柱形,似蚯蚓,活体为粉红色,死亡后为黄白色。雌雄异体,头尾两端较细,尾部呈钝圆锥形,两侧有明显的白色侧线。雄虫短而细,长15～31 cm,最宽处直径为2～4 mm,尾端向腹面卷曲;单管型生殖器官盘绕虫体后半部,射精管开口于泄殖腔;射精管后端部背面有交合刺囊,囊内有近等长的棒状交合刺1对;肛前乳突数目较多,排列成平行的4行,肛门后有4个双乳突和6个单乳突。雌虫粗而长,长20～35 cm(可长达49 cm),直径为3～6 mm,尾端平直;双管型生殖器官盘绕于虫体的后2/3部分;子宫粗管状,每个子宫可长200 mm,每组卵巢与输卵管共约长1 250 mm,阴门位于虫体的前1/3与中1/3交界处;体内子宫含虫卵可达2 700万个,每日产卵13～36万个。受精卵为椭圆形,为(45～75)μm×(35～50)μm,卵壳透明而厚。受精卵排出率为45%～60%,发育后成为感染期虫卵。未受精卵较狭长,无发育能力,也无传染性。

蛔虫卵对外界的抵抗力较强。在5～10℃条件下能生存2年,在缺氧环境可存活3个月,在22℃干燥环境能耐受2～3周。在潮湿、疏松、砂质土壤中可生存6年。在粪坑中可存活1年以上。能耐受一般化学消毒剂,在31℃环境下,磺胺(2%)、氨水等均不影响虫卵发育。虫卵不能被酱油、醋及辣椒等调味品杀灭,但对温度敏感,日光直射或温度超过40℃均可被杀灭。

2. 生活史 蛔虫寄生于人体空肠为多,回肠次之;寄生于十二指肠及胃者很少。寄生虫数差异很大,少者几条,多者几十条,偶有超过2 110条者。蛔虫无中间宿主,雌雄交配后,雌虫产受精卵(在人体肠内不能发育)随粪便排出体外,在温暖、潮湿、氧气充分的泥土中,约经2周发育为蚴虫,再经1周蚴虫第1次蜕皮后即为感染期虫卵。感染期虫卵(在外界不能孵化)被人吞食后,多数被胃酸杀灭,少数进入小肠。进入小肠的感染期虫卵内的蚴虫释放孵化液(内含脂酶、壳质酶及蛋白酶),消化卵壳后蚴虫破壳而出。孵出的蚴虫侵入肠黏膜及黏膜下层,进入静脉经肝脏、下腔静脉至右心;或经肠系膜淋巴管、胸导管、锁骨下静脉达右心,再经肺动脉,穿过肺微血管进入肺泡,在此进行第2次及第3次蜕皮。蚴虫沿支气管、气管至会厌部。蚴虫被吞咽,经胃至小肠,在小肠内经第4次蜕皮后即发育为童虫,逐渐发育为成虫。自吞食感染期虫卵到成虫第一次产卵,约需2个月(图9-33-1)。一般情况下,成虫在小肠内生存1年左右,长者可超过4年。成虫排出体外后,生成时间很短。

【流行病学】 全球约1/4人口感染蛔虫。蛔虫病分布于世界各地,主要流行于温带、亚热带、热带,尤其是发展中国家流行更为广泛。我国大部分农村属重度流行区(感染率超过60%)和中度流行区(感染率20%～60%),感染者约为5.31亿人;贵州省惠水县、河北省隆化县及青海省民和县蛔虫阳性率分别为83.2%、64.4%及70.5%。蛔虫病流行农村人口感染率高于城市,儿童高于成人。乡村中小学生感染率为13.53%～41.36%,城市中小学生为4.88%～18.73%。

1. 传染源 蛔虫病患者及带虫者粪便含受精卵,是主要传染源。每条雌虫日排卵数10万个。受精卵在外界适宜温度、湿度和有氧环境中发育。猪、犬、鸡、猫、鼠等动物,以及苍蝇等昆虫,可携带虫卵或吞食后排出存活的虫卵,也可成为传染源。

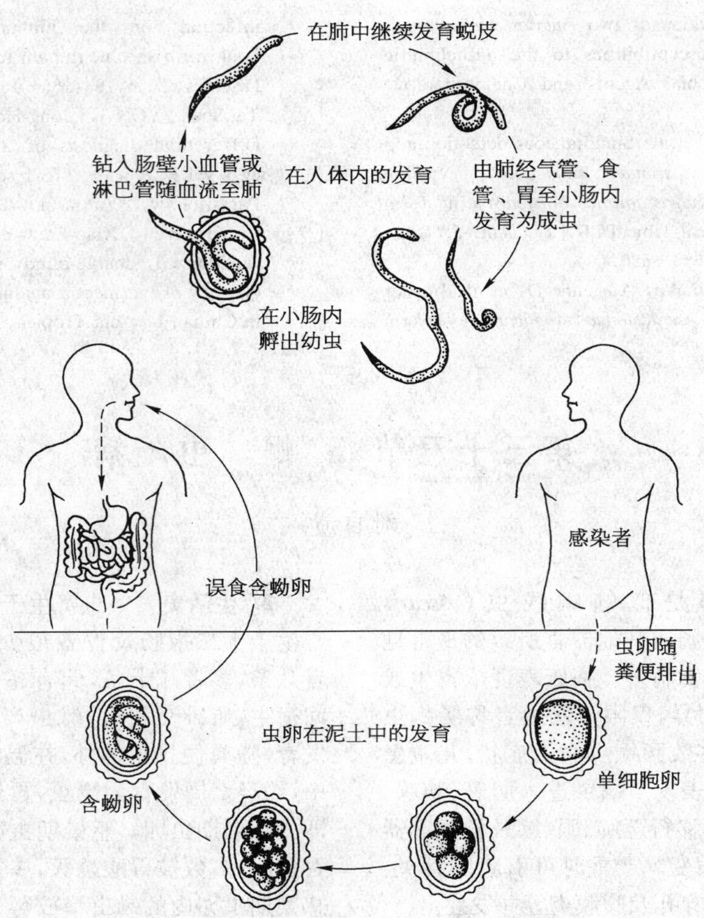

图 9-33-1　蛔虫生活史示意图

2. 传播途径　主要是吞入感染期蛔虫卵感染。在流行区人粪作肥料和随地大便，是蛔虫卵污染土壤和地面的主要方式。猪、苍蝇、蟑螂等接触被人粪污染的地面也可传播蛔虫卵。农田劳动等接触污染的泥土，经手入口或食用带活虫卵的蔬菜（如生食拌鲜菜）、瓜果等可发生大批人群感染，亦可随灰尘飞扬吸入咽部吞下而感染。小儿在地面爬滚玩耍，手指放入口内吸吮，极易感染。

3. 易感人群　人普遍易感，农村人群感染率高于城市。儿童高于成人，尤以学龄前和学龄期儿童感染率为高，男女感染率相近。随年龄增长，多次感染后产生一定的免疫力，是成人感染率较低的重要原因。

4. 流行特征　蛔虫病呈世界性分布，在温带、亚热带和热带均有流行，在气候适宜、经济欠发达、环境卫生和个人卫生差的地方尤为常见。

【发病机制和病理】

1. 幼虫的致病作用　蛔虫幼虫在体内移行至肠、肝、肺、微血管及淋巴组织等全身器官组织时可引起机械性损伤，或因抗原抗体反应、代谢产物或幼虫死亡可导致炎症。幼虫大量移行于肺，可损伤肺微血管导致出血、水肿，肺泡及细支气管周围嗜酸粒细胞和中性粒细胞浸润。严重感染者肺部病变可融合成斑片状，支气管黏膜炎性分泌物增多。也可发生支气管痉挛，支气管内可见幼虫。

2. 成虫的致病作用　蛔虫成虫以寄生在空肠与回肠上段为主。蛔虫产生的溶血素、过敏素、内分泌毒素、神经毒素等毒素，虫体机械性及化学性刺激、分泌消化物质的附着等，可引起黏膜上皮细胞脱落或轻度炎症。临床可出现间歇性脐周疼痛、消化不良、呕吐、腹泻或便秘等胃肠功能紊乱。蛔虫以人肠腔内半消化物为食，也可分泌消化酶消化和溶解肠黏膜为食物。大量寄生蛔虫者可引起消化与吸收功能障碍，尤其可影响儿童对蛋白质、糖类、脂肪及维生素的吸收，出现营养不良，甚至发育障碍。

小肠内如有大量蛔虫，可相互缠结成团引起肠梗阻，表现为腹痛、腹胀、停止排便等。梗阻部位以回肠末端或回盲部最常见。严重者可并发肠坏死、肠套叠、肠扭转等。

蛔虫钻孔常导致异位损害。成虫钻入胆总管时，常为前半部进入胆总管腔内，而后半部仍在十二指肠内。侵入蛔虫一至数条不等，多者可达 10～100 条，以雌虫较多。如肝胰壶腹括约肌（Oddi's括约肌）与胆总管痉挛可引起剧烈绞痛，继发感染可引起胆管炎或肝脓肿。死亡蛔虫的碎片可成为胆结石形成的核心，蛔虫钻入胰管可并发出血性坏死性胰腺炎；钻入阑尾可引起急性阑尾炎或阑尾穿孔。蛔虫钻入咽喉或支气管，可引起梗阻与窒息。雌虫侵入肝脏、腹腔或肺部等处可排出虫卵。

3. 虫卵的致病作用 遗留在肝脏、胆管、胰腺及肠系膜等各种肠外脏器组织中的蛔虫卵可引起局部炎症，早期病变为嗜酸性脓肿，其后形成蛔虫卵性肉芽肿。

【临床表现】

1. 蛔幼性肺炎 少量蛔虫蚴虫移行至肺部时，可无任何症状。如短期进食含大量感染期蛔虫卵的蔬菜或其他食品，经 7～10 d 潜伏期后，可出现咳嗽、咯痰、咯血、发热、畏寒、乏力，伴胸闷、气促等类似急性上呼吸道感染症状。重症者可出现哮喘样发作，表现为胸疼、咽部异物感、吼喘、端坐呼吸，少数可出现痰中带血、鼻出血、声嘶、腹痛及腹泻等。体检可闻及双肺干啰音，偶有局部肺实变征。部分患者兼有胃肠道症状，肝脏可肿大。X 线胸片检查可见双肺门阴影加深及肺纹增多，常于 1～2 周内消失。痰可查见嗜酸粒细胞和夏科-莱登晶体（Charcot-Leyden crystal），偶可发现幼虫。血嗜酸粒细胞可明显增高达 20%～30%。病程持续 7～10 d 后，上述症状逐渐消失。急性蛔幼性肺炎、哮喘和嗜酸粒细胞增多等，临床上称为肺蛔虫症，即 Löeffler 综合征。

2. 肠蛔虫病 肠蛔虫轻度感染者多无特殊症状，也可出现情绪不稳定、头昏、工作能力下降等。肠内大量蛔虫者可出现不同程度的消化道症状，如多食或厌食、偏食，甚至异食癖等。儿童患者常有食欲减退与恶心；多有突然发生的脐周一过性隐痛或绞痛，常不定时反复发作，不伴腹肌紧张与压痛。少数患儿可出现类似消化性溃疡表现，但驱虫治疗后症状即消失。婴幼儿患者多有消化不良。少数患儿可因高热或其他原因而呕吐出蛔虫，或自肛门排出蛔虫。严重感染的患儿可出现营养不良、发育迟钝、智能低下、皮肤瘙痒、磨牙或惊厥等表现。极个别患者可出现神经性呕吐、顽固性皮疹、视力障碍、听力减退、肌肉麻痹、皮肤血管神经性水肿及血小板减少性紫癜等。

胃及十二指肠蛔虫病可有反复发作的腹部饱胀、嗳气、上腹隐痛或剧痛，常有食欲不振、反酸、恶心，也可出现呕吐等。常有呕吐蛔虫史，偶尔呕血及黑便。

肠蛔虫病的体征较少，腹痛时脐周可有较轻而不恒定的深压痛。腹壁脂肪较薄的患儿可见肠蠕动波，深压可扪及条索样肠型。严重感染的患儿，体型瘦小，腹部膨隆。

3. 变态反应 蛔虫的变应原可引起宿主皮肤、结膜、肠黏膜过敏，表现为荨麻疹、腹胀痛及结膜炎等。文献报道，蛔虫感染是儿童对植物花粉等过敏而发生哮喘的诱因。

【实验室检查】

1. 血象 白细胞数多为正常。急性大量感染初期及幼虫移行期，白细胞和嗜酸粒细胞增多，据报道嗜酸粒细胞可达 40%～80%。胆道蛔虫病与胆道并发细菌感染时，白细胞与中性粒细胞常明显增高。

2. 病原检查 大便直接涂片方法简单，蛔虫卵检出率高，是目前诊断肠道蛔虫病的主要方法。三片法阳性率达 90%以上。直接涂片阴性者，采用沉淀集卵法或饱和盐水漂浮法或改良加藤（Katokatz）法可能提高虫卵检出率，但方法较为复杂。肺蛔虫病或蛔虫幼虫所致肺炎时，痰中可检出蛔虫幼虫。

3. 免疫学检查 成虫抗原皮内试验阳性率可达 80%。其阳性可提示早期蛔虫感染或有雄虫寄生，有助于流行病学调查。血清免疫球蛋白检测显示，IgG、IgE 呈高水平，但并无特异性。

4. 超声检查 腹部 B 超检查胆道蛔虫病者，可显示蛔虫位于扩张的胆总管内，但阳性率并不高。

5. X 线检查 胃蛔虫病患者 X 线钡餐检查，可见胃内有与蛔虫相似的可变性圆条状阴影；若多条蛔虫平行聚集，则阴影如“稻米状”；虫体截面投影呈“豆粒状”或“串珠状”影像；挤压后如虫体舒展散开，则上述影像亦随之变化。十二指蛔虫病患者，X 线检查可见弧形、环形、弹簧形或“8”字形影像等。

6. 纤维内镜逆行胰胆管造影 可发现十二指肠及胆管内蛔虫，取出钻入壶腹孔的虫体可使胆绞痛迅速缓解，并可对胆管阻塞进行减压与引流。

【诊断和鉴别诊断】

1. 临床诊断依据

1）成虫寄生者，根据近期排虫或呕虫史即可诊断。

2）儿童反复出现腹部或脐周一过性隐痛，或伴偏食、夜间磨牙、腹部膨隆等均可提示蛔虫感染。如有合并症，则应根据相应的症状、体征和有关检查结果酌情判断；如出现胆绞痛、胆管炎、胰腺炎时应考虑肠蛔虫病并发症的可能性；腹痛、呕吐、腹胀、停止排大便与排气，扪及腹部条索状肿块时应注意蛔虫性肠梗阻的可能性。

3）农村收获季节，集体人群突发性发热、咳嗽、哮喘而排除其他原因后，可结合病史、体征，考虑急性蛔蚴性肺炎的可能性。

4）如肠内仅有雄虫寄生而粪中虫卵阴性时（占感染者 3%～5%），可用驱虫药物行诊断性治疗。

2. 实验室依据 粪便涂片查虫卵是最简单、快速、可靠的肠蛔虫病确诊依据。胃肠吞钡检查可显示蛔虫形态与数量；腹部 X 线平片对蛔虫性肠梗阻或肠穿孔腹膜炎有重要诊断价值；十二指肠引流液查见虫卵是胆道蛔虫病的直接证据。

3. 鉴别诊断 蛔虫病多无特征性表现，易与胃、十二指肠溃疡、慢性胃炎及肠系膜淋巴结炎等相混淆。

若出现合并症时更易误诊。应结合患者年龄、病情变化，全面分析，与相应疾病区别，以便及早诊治。

内脏幼虫移行症（visceral larva migrans）诊断较难。主要原因为蛔虫幼虫侵袭部位和病程变化较大，侵入体内的幼虫较难找到等。患者与狗、猫等动物接触史，或食物污染史等有助于诊断。间歇发热、肺部症状、肝脏胀大及血嗜酸粒细胞持续增高者，有幼虫移行症的可能性。皮内试验、补体结合试验、荧光抗体试验等血清学检查对诊断均有一定帮助，但应注意排除交叉反应所致的假阳性。若嗜酸性肉芽肿组织内查见蛔虫幼虫，可作为确诊依据。但虫种不易鉴别，猪蛔虫幼虫、鞭虫、钩虫、血吸虫、丝虫、病毒及真菌等病原所致的嗜酸性细胞增多症，也应与本病鉴别。

【并发症】 发热、辛辣饮食、麻醉或服用驱虫药不当等使寄生环境改变，蛔虫活动性增强，扭结成团可阻塞肠道，或钻入其他器官而引起多种并发症。

1. 胆道蛔虫病 蛔虫受刺激可钻入胆道而引起胆道蛔虫病（biliary ascariasis）并发症。是肠蛔虫病最常见的并发症，尤以青壮年为多见，女性多于男性。蛔虫所在部位以胆总管最常见，其次为左右肝管，位于胆囊内者最少。临床可分为下列类型：①胆绞痛型，最常见，由蛔虫钻入十二指肠壁上的壶腹孔导致肝胰壶腹括约肌与胆总管痉挛所致。②急性胆囊炎，蛔虫侵入胆囊后虽然疼痛减轻，但可因继发细菌感染或因蛔虫进入胆囊导致胆囊管阻塞而引起胆囊炎。③急性胆管炎，蛔虫钻入胆管后腹痛不缓解，并出现寒战、高热，提示胆管继发感染而并发急性胆管炎。④急性胰腺炎，胆总管或胰管部分阻塞，致使胆汁反流，可激活胰酶而引起急性胰腺炎。

典型胆道蛔虫病临床表现为：①急性发病，上腹部阵发性剧烈疼痛，呈钻顶痛或绞痛，可放射至背部、肩部，疼痛可基本消失而出现明显的缓解期。②常伴剧烈恶心、呕吐，多数患者可呕吐胆汁与蛔虫。③症状与体征不相符，即疼痛剧烈时腹部压痛并不明显，也无明显肌紧张。④少数患者疼痛不能缓解，后期可继发细菌化脓性感染。⑤黄疸少见，即使有黄疸也较轻。

2. 蛔虫性肠梗阻 肠内蛔虫超过10条即可在小肠内缠结成团而引起机械性肠梗阻。多见于重度感染者，60%以上为6～8岁的学龄儿童，其中2岁以下者发病率最高。蛔虫性肠梗阻（ascarides intestinal obstruction）多为不完全性，梗阻部位多在回肠下段。典型表现为腹痛、呕吐、腹胀、停止排大便与排气、肠型、脱水、酸中毒以及电解质失衡等，与一般肠梗阻表现相同。约30%的患者可扪及腹部包块，部分患者有腹肌紧张。发生绞窄性肠梗阻、继发肠穿孔及腹膜炎等可危及患者生命。

3. 蛔虫性阑尾炎 可因驱虫不当使蛔虫钻入阑尾，导致阑尾腔梗阻。虫体钻动及其分泌的毒素对阑尾黏膜的刺激，使阑尾肌层与血管收缩，血液供应受阻，引起黏膜损伤，发生急性阑尾炎。若阑尾腔梗阻进行性加重，使腔内压力增大，可导致阑尾穿孔继发腹膜炎。据报道，蛔虫性阑尾炎并发阑尾穿孔发生率为25%～65%。蛔虫性阑尾炎的发生率仅次于胆道蛔虫病及蛔虫性肠梗阻，在小儿阑尾炎病因中占重要地位。钻入阑尾的蛔虫常为1～3条，可多达30条。本病与一般阑尾炎表现相似。常于服驱虫药后3～6 h出现阵发性腹部剧烈绞痛、冷汗、面色苍白、恶心、呕吐及腹胀等，可有局限性腹肌紧张。

4. 蛔虫性胰腺炎 蛔虫侵入胰管可导致胰管部分阻塞。由于虫体机械性损伤，虫卵沉积与刺激，继发细菌感染，毒素以及胆汁反流等可激活胰酶引起急性胰腺炎。蛔虫性胰腺炎与一般急性胰腺炎表现相似。常突发上腹疼痛、恶心、呕吐；继之腹痛呈持续性、阵发性加剧，畏寒，发热，上腹压痛，腹肌张力高。血、尿淀粉酶活性增高。继发出血性坏死性胰腺炎时，可出现高热、脉速、血压下降、腹胀及腹部移动性浊音等。如未及时诊断，积极抢救，常可危及患者生命。

5. 蛔虫性肝病 胆道蛔虫病可因蛔虫进入肝脏同时携带细菌继发感染，形成细菌性肝脓肿。脓肿以肝右叶最常见，左叶较少，可为单发或多发性，其大小不一。脓液中可找到蛔虫和虫卵；脓肿壁上可查虫卵和虫体所引起的异物反应。蛔虫性肝脓肿与一般肝脓肿表现相似，但合并症较多，临床经过极为严重。可引起肝功能损害，甚至出现急性肝功能衰竭。还可出现胆管炎、胆道出血、脓毒败血症、脓胸、膈下脓肿等，病死率可达80%左右。

6. 蛔虫卵性肉芽肿 蛔虫卵性肉芽肿多位于腹腔脏器的表面，表现为发热、腹部隐痛、腹部包块。临床较少见，因无特征性表现，诊断较困难。文献报道的病例均为手术活检确诊。本病容易误诊为肠系膜淋巴结炎、肠结核、结核性腹膜炎及腹腔肿瘤等。

7. 蛔虫性腹膜炎 蛔虫可经小肠或阑尾等腹腔脏器穿孔进入腹膜腔，由于肠内容物流入腹腔引起化学性刺激和细菌感染，导致腹膜炎。有报道肠蛔虫病所致外科合并症中腹膜炎占12.75%。其表现与其他原因所致的化脓性腹膜炎相同，主要为持续性剧烈腹痛、腹胀，发热，呼吸急促，脉搏加快，腹部压痛、反跳痛，肝浊音界缩小或消失等。

8. 蛔虫性脑病 本病主要见于幼儿患者。蛔虫分泌的脂肪醛、抗凝素及溶血素等物质，吸收后作用于神经系统，引起的神经功能失调称为蛔虫中毒性脑病或蛔虫性脑病。出现头痛、兴奋性增高、精神不振、失眠，还可有智力发育障碍等。严重时可出现癫痫、脑膜刺激征、昏迷及瞳孔散大等。蚴虫若经血循环进入脑组织可形成脑栓塞及脑局部病变，驱虫治疗后症状可迅速减轻。

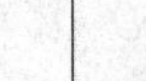

9. 其他蛔虫性疾病 蛔虫受到刺激后,可窜入各种孔道而致病。文献报道,蛔虫可引起渗出性胸膜炎,少量胸腔积液,或继发性脓胸;钻入气管造成呼吸道阻塞而窒息;经耳咽管钻入中耳道;钻入小肠憩室引起憩室炎,还有蛔虫使梅克尔憩室(Meckel diverticulum)穿孔而从尿道排出蛔虫的病例报道;经膀胱直肠瘘进入膀胱、输尿管,或经肾盂结肠瘘进入泌尿系统,可从尿道排出蛔虫。蛔虫偶可进入血流引起转移性蛔虫病,若经血流至右心达肺动脉,可形成血栓引起栓塞性肺动脉阻塞,这也是胆道蛔虫病及肝脏蛔虫病的罕见并发症,常经尸解方可确诊。

【预后】 蛔虫病一般预后良好。有胆道蛔虫病等严重并发症可影响健康。并发症幼儿蛔虫性肠梗阻、蛔虫性窒息等未能及时诊治者可危及生命。

【治疗】 本病分为驱虫治疗和并发症的处理,最基本的是驱虫治疗。

1. 驱虫治疗 目前常选用下列驱虫药物治疗。

(1) *阿苯达唑* 是广谱、高效、低毒的苯咪唑类抗虫药物之一。其作用机制主要是阻断虫体对阿苯达唑葡萄糖的摄取,导致糖原耗竭与腺苷三磷酸生成减少,使虫体麻痹。对成虫、蚴虫及虫卵均有杀灭作用,驱蛔虫作用缓慢,常于用药后2~4 d蛔虫才从粪便排出。严重感染者需多次治疗方可治愈。治疗过程中可因蛔虫躁动而并发胆道蛔虫病。成人及2岁以上儿童剂量为400 mg(200 mg/片),顿服,或1 d内分2次服。可于驱虫后10 d重复给药1次。本品不良反应发生率为6%~10%,多于服药后2~3 d出现头昏、失眠、恶心、呕吐、口干、食欲下降及乏力等,可于48 h内自行消失。有癫痫史者慎用,孕妇、哺乳期妇女及2岁以下幼儿禁用本品。

(2) *甲苯咪唑* 本品为广谱驱虫剂,对蛔虫有较好疗效。其作用机制与阿苯达唑相似。甲苯咪唑为200 mg,顿服,虫卵阴转率可达80%;或100 mg,每日3次,连服3 d,虫卵阴转率可达95%以上。不良反应少,仅少数患者出现头昏及轻微胃肠道反应,可自行消失。孕妇禁用,2岁以下幼儿不宜用。

本品与左旋咪唑的复合制剂称复方甲苯咪唑(速效肠虫净)。每片含甲苯咪唑100 mg、左旋咪唑25 mg。成人2片,顿服,可增强疗效,减少不良反应。

(3) *双萘羟酸噻嘧啶* 该药为广谱驱线虫药,可抑制神经肌肉传导,引起蛔虫痉挛性收缩而麻痹,安全排出体外,驱虫作用快。剂量为500 mg,儿童剂量为10 mg/kg(基质),顿服,虫卵阴转率超过90%。不良反应轻微。

(4) *哌嗪* 哌嗪(piperazine)作用在虫体神经肌肉接头处发挥抗胆碱能作用,使肌肉麻痹,虫体随粪便排出。毒性低、疗效好、安全范围大。成剂量为3 g,1次/d,连服2~3 d;儿童为40~75 mg/kg,2次/d,或80~150 mg/kg,空腹或晚顿服,连服2 d。服药后排虫率超过90%。严重感染者可连续用药3~4 d,1周后还可重复治疗。不良反应轻微,少数患者可出现头昏、头晕、恶心、呕吐或腹泻等,常短期自行消失。过量服用后可有肌无力,或四肢肌肉强直、过敏性紫癜、血清病及神经精神症状等严重不良反应。肝、肾功能不全者不宜使用本品。

(5) *左旋咪唑* 可抑制蛔虫肌肉中琥珀脱氢酶活性,导致肌肉能量产生减少,虫体麻痹而被排出体外。剂量为150~200 mg,儿童为2.5 mg/kg,顿服。服本药后偶可出现中毒性脑病,故应慎用。

(6) *伊维菌素* 本品是阿弗米丁链霉菌产生的一种抗生素,属大环内酯结构,可抑制蛔虫神经肌肉信息传递,导致虫体麻痹因而有驱虫作用。口服吸收好,半衰期为12 h,其代谢产物于2周内从粪便排出。用法为每日1次,100 μg/kg,连服2 d,治愈率近100%。不良反应很少。

近年来,用哌嗪或吡喹酮等治疗蛔虫病疗效也较好,粪便检查虫卵阴转率超过80%,有报道达100%。苦楝根皮提取的川楝素和使君子仁也有驱虫作用。

2. 并发症的处理

(1) *胆道蛔虫病* 以解痉、止痛,早期驱虫或纤维内镜取虫为主。解痉止痛用肌内注射阿托品1 mg,或异丙嗪(非那根)25~50 mg;必要时肌注哌替啶(度冷丁)50 mg。服食醋100~200 ml也可缓解疼痛。早期及时有效使用驱虫药物可防止复发,减少严重并发症。近年来,有报道用虫体肌肉麻痹驱虫剂,在止痛的同时可以驱虫。阿苯达唑加维拉帕米(异搏定)可取得迅速止痛与完全杀虫效果。内科治疗24 h无效或病情加重,或发生胆道蛔虫嵌顿者,应及时外科手术治疗。发热者可能继发细菌性感染,酌情加用抗菌药物。

(2) *蛔虫性肠梗阻* 禁食、胃肠减压、解痉止痛、静脉补液,纠正水、电解质与酸碱平衡失调。不全性肠梗阻者,腹痛缓解后服青油或花生油可松解蛔虫团,然后再驱虫治疗。如内科治疗1~2 d无好转,或完全性肠梗阻者,及时手术治疗。

(3) *其他* 并发蛔虫性阑尾炎、肠穿孔、急性化脓性胆管炎、单发性肝脓肿、出血性坏死性胰腺炎者,均应尽早手术治疗。

3. 其他治疗 蛔虫幼虫移行症以对症治疗为主,用氨茶碱等解除支气管痉挛、盐酸可待因等镇咳。重症(呼吸困难、发绀)者,应予吸氧,并用氢化可的松100~200 mg静脉滴注,疗程3~5 d。合并细菌感染时给予抗菌药物治疗。乙胺嗪可使症状较快缓解或消失,用量为每日8~10 mg/kg,分3次服,疗程7~10 d。可与抗组胺药物合用。

【预防】

1. 控制传染源 驱除人体肠道内的蛔虫是控制传

染源的重要措施。应尽早发现、治疗肠蛔虫病患者，对易感者应定期查治。尤其是幼儿园、小学及农村居民等，抽样调查发现感染者超过半数时可进行普治。在感染高峰后 2～3 个月（如冬季或秋季），可以集体服驱虫药物。驱出的虫和粪便应及时处理，避免其污染环境。

2. 注意个人卫生　养成良好个人卫生习惯，饭前便后洗手；不饮生水，不食不清洁的瓜果；勤剪指甲；不随地大便等。对餐馆及饮食店等，应定期进行卫生标准化检查，禁止生水制作饮料等。

3. 加强粪便管理　搞好环境卫生，对粪便进行无害化处理，不用生粪便施肥，不放牧猪等。

参考文献

［1］翁心华. 蛔虫病[M]//陈灏珠. 实用内科学. 第 12 版. 北京：人民卫生出版社，2006：703－704.

［2］李文英，郑英杰，武俊青，等. 第五期国际计划生育合作项目寄生虫病防治效果评价[J]. 中国寄生虫病防治杂志，2003，16(1)：35－37.

［3］Bethony J，Brooker S，Albonico M，et al. Soil－transmitted helminth infections：ascariasis，trichuriasis，and hookworm [J]. Lancet，2006，367(9521)：1521－1532.

［4］Juan JO，Lopez Chegne N，Gargala G，et al. Comparative clinical studies of nitazoxanide，albendazole and praziquantel in the treatment of ascariasis，trichuriasis and hymenolepiasis in children from Peru [J]. Trans R Soc Trop Med Hyg，2002，96(2)：193－196.

［5］Sera L. Young，Dave Goodman，Tamer H. Farag，et al. Association of geophagia with *Ascaris*，*Trichuris* and hookworm transmission in Zanzibar，Tanzania[J]. Trans R Soc Trop Med Hyg，2007，101(8)：766－772.

［6］Hoi MT，Desjeux A，Bach TT，et al. Endoscopic management of biliary and pancreatic ascariasis in Viet-Nam. Report of a series of 91 cases [J]. Gastroenterol Clin Biol，2002，26(11)：968－972.

［7］Singh SP，Meher C，Agrawal O. Biliary ascariasis associated with chronic calcific pancreatitis of the tropics [J]. Trop Gastroenterol，2006，27(2)：99－100.

［8］Li－YongWen，Xiao－Lan Yan，Feng－Hua Sun，et al. A randomized，double－blind，multicenter clinical trial on the efficacy of ivermectin against intestinal nematode infections in China [J]. Acta Tropica，2008，106：190－194.

第三十四节　蛲　虫　病

刘自贵

蛲虫病（enterobiasis）是由蠕形住肠线虫(*Enterobius vermicularis*)即蛲虫（seatworm)寄生于人体结肠等处引起的常见寄生虫病。本病儿童发病率高于成人，尤其是集体生活的儿童感染较多。临床症状较少，常仅有夜间肛周、会阴部瘙痒，以及轻微的消化道症状。少数病例可出现阑尾炎、泌尿系统炎症及外阴部、阴道、宫颈、子宫、输卵管炎等异位性并发症。

【病原学】

1. 形态特征　蠕形住肠线虫虫体为乳白色，体形细小如线头状。雄虫较雌虫小，雄虫长 2～5 mm，宽 0.1～0.2 mm，尾端向腹面卷曲呈“6”字形，有尾翼和数对乳突，尾端有排泄腔和 1 个交合刺。雌虫长 8～13 mm，宽 0.3～0.5 mm，虫体中部膨大，尾端直而细，略呈纺锤形；有双管形生殖系统，阴门位于虫体的前、中 1/3 交界处腹面正中线。虫卵长圆形，无色透明，大小(50～60)μm×(20～30)μm；光学显微镜下常见两侧不对称，一侧较平，另一侧稍凸。

2. 生活史　人是蛲虫的唯一宿主。蛲虫的生活史较简单，无外界土壤阶段，可不离开人体而再次感染。蛲虫卵黏附于肛门附近，该处局部温度与湿度适宜，氧气充足，蛲虫卵于 6 h 即可发育成感染期虫卵。患者用手指搔抓肛门附近皮肤，虫卵污染手指而未洗干净即可使虫卵被吞入；虫卵在十二指肠内孵化，幼虫在小肠内经过 2 次蜕皮，至结肠再蜕皮 1 次即发育为成虫。自吞入虫卵到发育为成虫产卵需 1～2 个月。

约 70％的成虫定居于结肠，20％定居于盲肠，5％位于回肠下段，阑尾及胃等处较少。雄虫于成熟交尾后即死亡。雌虫于夜间患者入睡后爬出肛门外，在肛周、会阴或女阴部皮肤皱褶内产卵。一般不在患者肠内产卵，也不在白天或晚上患者未入睡时逸出肠外产卵。产卵后多数雌虫死亡，少数可再回到肛门内，也可进入阴道或尿道等处。患者入睡 1～3 h 内蛲虫爬出数量最多，以后逐渐减少。成虫自然寿命较短，一般不超过 8 周。在干燥环境中，虫体多自行破裂死亡。

蛲虫卵抵抗力较强，可在外界环境生存 20 d；在 20～30℃环境下能生存 14 d。虫卵最适宜温度为34～36℃，相对湿度为 90％～100％。虫卵能耐受 2％苯酚(石炭酸)、10％甲醛、1∶1 000 氯化汞(升汞)等化学制剂。对 10％甲酚皂液较敏感，易被紫外线杀灭。

【流行病学】　本病呈世界分布，温热带流行广泛。我国人群蛲虫感染率较高，仅次于蛔虫感染。

1. 传染源 患者是蛲虫病的唯一传染源。文献报道，在黑猩猩肠内查见蛲虫，但目前认为无流行病学意义。

2. 传播途径 经口传播最常见。蛲虫缺乏体外发育期，发育成感染性虫卵的时间短，均有利于直接传播。患者可因搔抓瘙痒局部而使手指污染，若用污染的手拿取食物或儿童吮吸手指，即可吞入感染性虫卵。虫体自行破裂或被抓破而使虫卵外溢，污染肛周及会阴部，也可进一步污染内裤、被褥或家具、毛巾、玩具、门窗，然后经直接或间接方式由消化道感染。这是集体广泛传播的主要原因。此外，还可自身重复感染，即雌虫可在患者肠内产卵，并在肠内自孵发育为成虫；也可"逆行感染"，即虫卵在肛门外皮肤孵化，其幼虫可经肛门重新进入肠内，发育为成虫。

3. 易感人群 蛲虫多在室内传播，气候等外界环境对其影响不大。人群对蛲虫普遍易感。儿童感染率明显高于成人，主要与儿童吮吸手指等不良卫生习惯、接触感染期虫卵机会多有关。儿童感染率 40%～50%，甚至达 80%。5～14 岁年龄组感染率可高达 27%，全国 14 岁以下儿童中蛲虫感染者约 8 000 万。城市儿童感染率常高于郊区儿童，幼儿园、小学等集体机构容易导致传播与流行，儿童的家庭成员受感染也较严重。

【发病机制和病理】 蛲虫致病作用是多方面的，主要有机械或化学刺激、营养消耗及虫体迷路引起相应的临床症状。

在宿主肠道内不同发育阶段的蛲虫，对肠壁神经末梢均有一定程度的机械与化学性刺激，并可反射性引起神经和胃肠功能失调。成虫的头部钻入肠黏膜内吸取宿主的营养，也可吞食肠内容物与微量血液。若蛲虫数量大，则可影响儿童患者营养吸收与身体发育。雌虫在肛门周围产卵可刺激皮肤，引起局部发痒、发炎或局部湿疹、出血和继发感染；长期刺激也可引起不同程度的神经功能失调。蛲虫附着于肠黏膜，并可钻入黏膜下层，导致肠黏膜肌层破坏，引起微小溃疡、小脓肿和出血等。成虫也可侵入阑尾引起急性或亚急性阑尾炎。偶尔雌虫逸出肛门外产卵，并可进入附近器官引起严重损害。可进入女性泌尿生殖系统；或经女性生殖系统进入盆腔或腹腔，并在局部产卵引起炎症和继发细菌感染；后期可致肠黏膜嗜酸性细胞脓肿或肉芽肿；还可导致脏器损害、穿孔等。

蛲虫所致病理改变主要为黏膜下淋巴组织增生、中性粒细胞浸润、结缔组织玻璃样变及脂肪性变等。

【临床表现】

1. 肛周症状 无论小儿或成人患者，均有不同程度肛门周围及会阴部发痒，夜间入睡后更明显，局部常有烧灼感。小儿患者可因奇痒而抓破皮肤，引起局部炎症、湿疹或继发细菌感染，也可出现夜惊或尿床。女孩患者多有阴部发痒、红肿或分泌物增多等。

2. 消化道症状 主要见于儿童，常可出现食欲不振、腹痛、恶心、呕吐及腹泻等症状。成年患者症状多不明显。文献报道，可因结肠癌手术发现肠黏膜下肉芽肿和蛲虫卵，而并无明显的消化道症状。

3. 神经精神症状 儿童患者可有注意力不集中、失眠、精神不安、好咬指甲、害羞、自卑等。个别患儿可出现惊厥或癔症样发作等。

4. 并发症 蛲虫可异位寄生于阑尾、泌尿生殖道等多个内脏器官，引起阑尾炎、泌尿系统炎症及外阴部、阴道、宫颈、子宫、输卵管炎等。

(1) *蛲虫性阑尾炎* 成虫侵入阑尾腔可引起阑尾渗出性炎变，或因虫体带入细菌继发化脓性感染，表现为急性或亚急性阑尾炎。本病占急性阑尾炎的 6%～20%。青壮年发病最多，20 岁以下者约占 50%。阑尾腔内的蛲虫数量常不超过 10 条，文献报道最多可达 185 条；虫体位于阑尾根部最多，中央次之，尖端最少。阑尾病理改变除渗出性炎变外，可有嗜酸性细胞脓肿或肉芽肿。本病临床表现与一般阑尾炎相似，但起病较缓慢、腹痛部位不固定。临床诊断较为困难，常因阑尾切除查获蛲虫或虫卵而确诊。

(2) *泌尿系统炎症* 蛲虫侵入泌尿系统可导致尿道、膀胱等炎症。儿童患者常可引起遗尿症。女性患者可出现尿频、尿急及尿痛等尿路刺激症状。

(3) *生殖系统与盆腔炎* 蛲虫所致生殖系统和盆腔炎症见于女性患者，如阴道炎、阴唇炎、输卵管炎及输卵管脓肿等，蛲虫进入盆腔可引起盆腔炎或盆腔脓肿。临床表现与一般生殖系统或盆腔炎症相似，可有白带增多、月经量过多、痛经、下腹疼痛或扪及包块等。宫颈分泌物、阴道分泌物、子宫内膜刮出物或盆腔引流物涂片可查见蛲虫卵。也有蛲虫卵存在于卵巢的报道。

(4) *其他* 蛲虫侵入腹腔、肝脏等可引起肉芽肿性病变。文献报道，蛲虫侵入肺部可引起哮喘，蛲虫偶可侵入外耳、鼻腔和乳房等处，引起罕见的并发症。

【实验室检查】

1. 血常规 本病外周血白细胞、血红蛋白及血小板多无明显变化。

2. 粪便检查 粪便查蛲虫卵阳性率较低，直接涂片阳性率仅 1%～2%，浓缩镜检阳性率仅为 5%。

3. 肛周检查成虫 在患者睡后 1～3 h 内，观察肛周皮肤皱襞、会阴或女阴等处可发现成虫或雌虫。此法准确率高，方便简单，易于普及。

4. 肛周检查虫卵 刮取、擦取或粘取肛周皱襞污物镜检，一次检出虫卵为 50%左右，3 次检出率可达 90%。肛周查虫卵有下列几种方法。

(1) *甘油棉拭涂片法* 先将棉拭子置于消毒的生理盐水中备用。棉拭拧干后擦拭患者肛门周围，然后在滴50%甘油的载玻片上混匀并镜检。

(2) 沉淀法 准备方法同前。将擦拭过肛周的棉拭子插入盛生理盐水的试管中,充分振荡使虫卵洗入生理盐水中,沉淀后取沉渣镜检。

(3) 棉拭漂浮法 准备方法同前。将擦拭过的棉拭子放入饱和生理盐水中,然后使虫卵漂浮再行镜检。

(4) 胶黏拭法 把涂胶液的玻璃纸剪成小纸条,然后黏附于洁净的载玻片上备用。撕下玻璃纸条,将有胶的一面黏于患者肛周,再将玻璃纸取下仍黏回原玻片进行检查。

【诊断和鉴别诊断】

1. 诊断依据

(1) 流行病学资料 幼儿园、托儿所及小学等集居儿童蛲虫感染率较高,尤其是5～14岁年龄组感染率最高,对本病诊断有重要参考意义。

(2) 临床特点 对常感觉肛周或会阴部发痒的儿童,应首先考虑本病的可能性。若患儿平时喜好咬指甲,夜间尿床,入睡后出现烦躁、夜惊等表现者,本病可能性更大。

(3) 实验室检查 对疑诊者肛周检虫法或肛周检卵法等,查见蛲虫或虫卵即可确诊。

2. 鉴别诊断 蛲虫引起会阴部皮肤瘙痒,与会阴真菌感染、过敏及湿疹的表现相似;蛲虫性泌尿道炎与一般泌尿道感染症状相似,均应注意区别。结合年龄、发病特征、局部体征,临床诊断多无困难。肛周查见蛲虫或虫卵是鉴别诊断的证据。

【治疗】 病原诊断明确者均应抗虫治疗。对患者家庭成员及儿童集聚单位工作人员亦应定期检查,酌情治疗。蛲虫容易重复感染,宜治疗与预防相结合,以便根治。

1. 口服驱虫药物疗法

(1) 阿苯达唑 即丙硫咪唑,为广谱驱虫剂。剂量为400 mg,顿服,或100 mg,每日3次,疗程7 d;儿童为100～200 mg,顿服,有效率达90%以上。为防止自身重复感染,应于2～4周后重复治疗1次。不良反应率低,可有恶心、口干、头昏、乏力、食欲下降、腹泻等。肝、肾功能不全者不宜使用。

(2) 甲苯咪唑 即甲苯达唑,可以抑制虫体摄入葡萄糖,并破坏虫体细胞,是治疗蛲虫的主要药物之一,对成虫、虫卵、幼虫均有作用,单纯感染和混合感染均有效。剂量为400 mg,顿服;或100 mg,每日3次,疗程3 d。儿童剂量为4～6 mg/kg,顿服。3周后重复治疗1次,临床有效率达95%。甲苯咪唑胃肠道吸收少,排泄快,不良反应少。可有轻度胃肠刺激症状、头昏、皮疹,偶有剥脱性皮炎、嗜酸粒细胞增高及血清丙氨酸转氨酶(ALT)活性升高。禁用于儿童及妊娠初12周的孕妇患者。

(3) 噻苯唑 噻苯唑为广谱驱虫药,剂量为25 mg/kg,每日3次,疗程2 d。一次剂量不超过1.5 g,一日总量不超过3 g。不良反应发生率5%～30%,需严格控制剂量。肝功能及肾功能不全者慎用,孕妇及哺乳期妇女禁用。

(4) 恩波维铵 恩波维铵(pyrvinium embonate)即扑蛲灵,也称双萘羟酸苄酚宁(pyrvinium pamoate),为一种氰胺染料,口服后胃肠道不吸收。可抑制蛲虫的需氧代谢并阻止其对葡萄糖的吸收。用法为成人5 mg/kg,儿童最大剂量150 mg,顿服。不良反应少,可出现恶心、呕吐、腹泻及腹痛等,偶有感光过敏、肌肉痉挛。服后可将粪便染为红色,污染衣物。

(5) 噻嘧啶 常用其双羟萘酸盐(pamoate)称双萘羟酸噻嘧啶(pyrantel pamoate)。噻嘧啶的枸橼酸盐又称为驱虫灵。噻嘧啶为广谱驱虫药,作用机制为抑制虫体胆碱酯酶,使虫体肌肉强烈收缩而麻痹,随粪便排出患者体外。噻嘧啶用法为500 mg,儿童按10 mg/kg(基质)计算,顿服,有效率超过90%,2周后可重复治疗1次。不良反应轻,主要有恶心、呕吐、腹泻、腹痛、头晕、失眠、皮疹等。肝功能不良者慎用,孕妇及2岁以下儿童不宜应用本药。

(6) 伊维菌素 伊维菌素属大环内酯结构的一种抗生素,可抑制蛲虫神经肌肉信息传递,使虫体麻痹而发挥驱虫作用。口服吸收好,半衰期为12 h,其代谢产物于2周内从粪便排出。本药单剂0.2 mg/kg,可使蛲虫阴转率达94%。用法为每日1次,100 μg/kg,连服2 d。不良反应很少。

2. 局部外用疗法 外用疗法有杀虫、阻止蛲虫产卵及止痒作用,与口服药物同时使用可增强疗效。其方法为大便后及晚睡前用肥皂和温水灌洗肛门,擦干后用药物涂抹于肛周及肛门内。常选用2%～5%白降汞软膏,或1%薄荷软膏、3%噻嘧啶软膏、10%鹤虱油膏、10%氯化锌油膏、10%硫磺软膏等。疗程为10～30 d,无不良反应。

3. 灌肠疗法 感染较重者用灌肠疗法可消灭蛲虫成虫和虫卵。常用10%氯化钠溶液或1%～5%肥皂水、1%硼酸水、0.5%碳酸氢钠溶液,生百部30 g制成煎剂或大蒜浸液等。以年龄不同每次取100～400 ml,每日或间日晚睡前灌肠,疗程7 d。

【预防】

1. 开展卫生宣传 广泛深入开展卫生宣传教育工作,养成良好卫生习惯,勤洗手、勤剪指甲等。为了切断传播途径防止反复感染,关键措施是杜绝小儿吸吮手指的不良习惯。感染者勤换被褥,内衣、内裤应煮沸消毒等。患者家属应了解本病防治基本知识。

2. 加强普查普治 对儿童机构的儿童和工作人员应进行定期普查。查出患者应及时治疗,并应复查复治。感染程度重或发病多的单位应进行普治,并应认真考核疗效。

3. 搞好环境卫生 抓好保育机构的环境卫生,是防止本病流行的重要措施。对洗脸盆、茶具、餐具等用开水冲洗,定期煮沸或药物消毒。室内游乐场所、学习室及寝室等均应定时用紫外线消毒。定期用药液喷洒厕所,定期煮沸消毒便盆等排便器具。

参考文献

[1] 刘湘云. 蛲虫病[M]//陈灏珠. 实用内科学. 第 12 版. 北京:人民卫生出版社,2006.705 - 706.

[2] Mare Remm. Distribution of enterobiasis among nursery school children in SE Estonia and of other helminthiases in Estonia [J]. Parasitol Res,2006, 99:729 - 736.

[3] Mare Remm, Kalle Remm. Case - based estimation of the risk of enterobiasis [J]. Artificial Intelligence in Medicine, 2008,43:167 - 177.

[4] Eleni Efraimidou, Anthia Gatopoulou, Charilaos Stamos, et al. *Enterobius vermicularis* infection of the appendix as a cause of acute appendicitis in a Greek adolescent: a case report [J]. Published online, 2008, 6 (10): 1186/1757 - 1626/1376.

[5] Lee SC, Hwang KP, Tsai WS, et al. Detection of Enterobius vermicularis eggs in the submucosa of the transverse colon of a man presenting with colon carcinoma[J]. Am J Trop Med Hyg, 2002,67(5):546 - 548.

[6] Li - YongWen, Xiao - Lan Yan, Feng - Hua Sun, et al. A randomized, double - blind, multicenter clinical trial on the efficacy of ivermectin against intestinal nematode infections in China [J]. Acta Tropica, 2008,106:190 - 194.

第三十五节 鞭虫病

周 智

鞭虫病(trichuriasis)是由鞭虫寄生于人体的盲肠、阑尾及升结肠所致的常见肠道寄生虫病。患者以儿童为主,严重感染可影响儿童的生长与发育。轻、中度感染者可无症状;重度感染者有腹泻、便血、里急后重、直肠脱垂、贫血与营养不良。我国普遍存在,尤以农村多见。

【病原学】 鞭虫隶属线形动物门,线虫纲,鞭虫属。人是唯一的自然宿主。虫体前 3/5 细长,呈肉色,后端肥胖,呈马鞭状(图 9 - 35 - 1)。雄虫长 30～45 mm,尾部卷曲成 360° 以上,生殖器官包括袋状的睾丸、输精管、射精管、泄殖腔与矛尖状的交合刺。雌虫长 35～50 mm,后端钝圆,生殖器官有卵巢、输卵管、子宫与阴门开口在肥胖部前端。

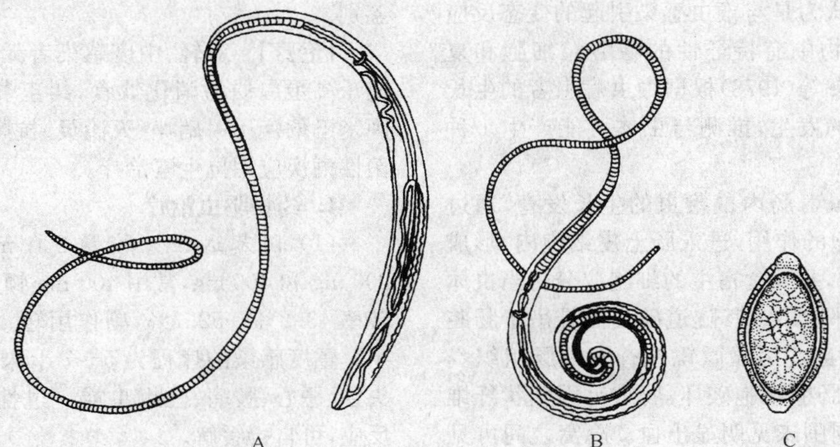

图 9 - 35 - 1 鞭虫成虫及虫卵形态

A. 雌虫; B. 雄虫; C. 虫卵

虫卵呈腰鼓形,两端有内层突出的黏液塞,不着色。卵壳有 3 层,最外层为卵黄膜,呈棕色。虫卵大小为(50～54)μm×(22～23)μm,随粪便排出,在温暖、阴暗潮湿的土壤中发育为感染期。在卵壳内含 1 条活动的未蜕皮第一期幼虫。人吞入感染性虫卵后经消化液作用,在小肠内孵出幼虫并钻入小肠和结肠隐窝内发育,最后定居在盲肠和部分大肠上皮细胞内,不再移至其他部位,逐渐发育为成虫,约需 2 个月。成虫在体内寿命 3～5 年。它对干燥和热的抵抗力比蛔虫卵小;在硬土、灰尘、煤渣、垃圾中不发育为感染期;在太阳光、寒冷、腐殖质和化学药物的作用下不能存活，在干粪内仅活数天或数周。

【流行病学】 鞭虫病呈全球分布，以热带和亚热带地区为主。估计全球鞭虫感染人数达8亿以上。美国南方人群感染度20%～25%，巴西和墨西哥约为28%，印度、印尼、菲律宾为2%～70%，日本为0.9%。在潮湿热带国家中，人均虫数常在100条以上，常与蛔虫感染同时存在。我国鞭虫病分布广，是一种常见肠道蠕虫病，尤其农村较多。据1994年我国人体寄生虫分布调查结果，浙江台州地区的鞭虫感染率为25%，宁夏中宁县为1.21%，辽宁辽阳县（现为辽阳市）为0.09%，河南栾川县为1.97%，江西九江市为6.89%，湖北松滋县（现为松滋市）为15.34%，河南南阳市饮食服务行业的人员为2.28%，四川开江县小学生为32.73%，且常合并蛔虫、钩虫及其他寄生虫感染。

1. 传染源 患者是鞭虫病的唯一传染源。

2. 传播途径 通过摄入鞭虫卵污染的食物、蔬菜和水等感染，直接通过污染虫卵的手而经口感染也是重要的传播途径，人与人不直接传染。

3. 人群易感性 人群普遍易感，初次感染可产生部分免疫力。高发区人群感染率可达90%，儿童感染率和感染度（每克粪便的虫卵数）较成人高，2/3集中在6～15岁的儿童。

【发病机制和病理】 一般认为包括机械性与过敏性损伤，前者可能是人鞭虫致病的主要原因。成虫钻入盲肠和结肠上皮内发育，引起肠黏膜损伤，而虫体在肠黏膜内刺激黏膜神经丛则引起腹泻和痉挛。

弥漫性结肠炎认为是与鞭虫感染引起的变态反应有关。在结肠渗出物中有特征性的嗜酸粒细胞和夏科-莱登结晶。Bawie等（1978）根据鞭虫病患者的生长发育迟缓与杵状指的发生，推测与虫体可能产生1种不明的因子有关。

根据电镜观察鼠盲肠内鼠鞭虫的生长发育，通过虫体头部的溶解组织的作用，进入肠上皮细胞内，形成1个肠细胞的合胞体，并吞食宿主的细胞成分。当虫体发育成熟时其体后部伸出或其隧道破裂而悬吊于肠腔内，有利于交配与产卵。用显微镜检查发现肠组织炎症反应轻微，但可见肠壁细胞破坏，肠绒毛因丝状纤维丧失而变短。隧道周围未见明显出血。隐窝之间可见浆细胞、淋巴细胞及嗜酸粒细胞浸润。

轻度感染患者，鞭虫常寄生在盲肠和上行结肠；重度感染时，可累及横结肠与降结肠，甚至直肠也有鞭虫寄生。结肠镜检可见黏膜表面有水肿，血管增多；重度感染时则有黏膜出血或溃疡。直肠受累则黏膜明显水肿和出血。病理改变仅见于上皮层和固有层。肠壁隐窝和肠腺有增生，杯状细胞正常或增生，肠表面有大量黏液，表面上皮剥脱少见。在固有层可见单核细胞增多，嗜酸粒细胞浸润。重度感染时可引起嗜酸粒细胞弥漫性浸润，甚至深入到黏膜下层。

【临床表现】 临床症状的轻重取决于感染度、感染期限、年龄与营养状况。轻、中度感染者多无症状。实验室检查除粪便虫卵阳性外均无异常发现。重度感染者表现有腹痛、腹泻、腹胀、恶心、呕吐或痢疾样便，甚至血便、里急重后、直肠脱垂，尤其长期慢性腹泻的儿童，常有营养吸收障碍、营养不良、发育迟缓、杵状指、肛门脱垂、慢性隐性失血或血便引起低色素缺铁性贫血。偶见在大便排出成虫。鞭虫偶有侵犯阑尾引起阑尾炎。严重感染者常合并溶组织阿米巴痢疾或其他肠道致病菌感染。

临床分型：主要根据感染度分轻度（1 000以下）、中度（1 000～3 000）和重度（3 000以上）。其次根据粪便涂片按片虫数分轻度（每片10个虫卵以下）、重度（50个虫卵以上）、严重（多而无法计数）。此法少用，因计数虫卵精确性差。

【诊断和鉴别诊断】 粪检找到典型虫卵才能确诊，最近有报道用内镜诊断的病例。轻、中度感染者粪便虫卵数较少，涂片检查不易找到，用沉淀法取离心后沉渣检查或饱和盐水漂浮法可提高检出率。重度感染者常有腹泻、痢疾样大便，粪便涂片检查常有大量虫卵，有时虫卵呈成串排列，表明成虫在乙状结肠和直肠产卵。同时有大量夏科-莱登结晶，粪便中偶见成虫。

直肠镜或纤维结肠镜检查重感染者有肠黏膜水肿、充血及线形状出血点，有时发现白色虫体；取分泌物镜检虫卵常阳性。本病应与菌痢和阿米巴痢疾相鉴别。

【治疗】 对轻、中度感染者无需处理，重度感染者应予高蛋白质易消化饮食，纠正贫血给予铁剂。合并阿米巴痢疾用甲硝唑（灭滴灵）抗阿米巴治疗。合并细菌性痢疾应用抗生素治疗。

1. 药物驱虫治疗

（1）阿苯达唑 胶囊200 mg，片剂有100 mg、200 mg和400 mg，常用400 mg顿服，连服2 d，虫卵阴转率43.2%～52.7%，副作用轻。儿童剂量为成人一半。重度感染的疗程为5～7 d，未见明显副作用，偶有头昏、恶心、腹痛、吐蛔虫或一过性转氨酶升高等轻微反应，可自行缓解。

（2）甲苯咪唑 成人剂量200 mg，每日3次，连服3 d，治愈率为60%～80%。未治愈者虫卵显著减少。儿童剂量减半。重度感染可治疗6 d或重复1个疗程。患者耐受良好，仅轻微胃肠反应。孕妇禁忌，2岁以下儿童慎用。复方甲苯咪唑片：每片含甲苯咪唑100 mg，左旋咪唑25 mg，每日2次，每次1片，疗效80%～83.8%。

（3）奥克太尔 奥克太尔（oxantel，又名酚嘧啶）每日15 mg/kg，2 d疗法，治愈率为57%。每日用10 mg/kg，连服5 d，治愈率达100%。副作用轻而短暂,可自行缓解。

(4) 复方噻嘧啶片剂　每片含噻嘧啶和奥克太尔各 100 mg,每日 2 次。治愈率 64.2%～92.2%,并对蛔虫、钩虫、蛲虫均有良好效果。

(5) 奥苯达唑　又名丙氧咪唑,剂量每日 10 mg/kg,3 d、2 d 疗法或 1 次顿服。治后 4 周虫卵定性复查结果,阴转率分别为 70.4%、70.4%与 53.3%。

(6) 氟苯达唑　剂量 100 mg,2 次/d,连服 2 d,治愈率为 86%。

2. 纤维结肠镜治疗　感染严重时,使用药物治疗常不能完全治愈。可用内镜钳取法,在直视下用活检钳轻轻夹住虫体,从肠黏膜内拉出。

【预防】　强调个人卫生,不随地大便,饭前便后洗手,粪便无害化处理。高发流行区可集体驱虫普治。

参考文献

[1] 彭玉芳.鞭虫[M]// 赵慰先.人体寄生虫学.第 2 版.北京:人民卫生出版社,1994:713.

[2] Taguchi H, Yamamoto H, Miyata T, et al. In vivo diagnosis of whipworm (*Trichuris trichiura*) with high-definition magnifyin g colonoscope (with video)[J]. Gastrointest Endosc, 2008,68(2):376－377.

[3] Keiser J, Utzinger J. Efficacy of current drugs against soil-transmitted helminth infections: systematic review and meta-analysis[J]. JAMA, 2008,299(16):1937－1948.

[4] Chang CW, Chang WH, Shih SC, et al. Accidental diagnosis of Trichuris trichiura by colonoscopy [J]. Gastrointest Endosc, 2008,68(1):154.

[5] Reddy M, Gill SS, Kalkar SR, et al. Oral drug therapy for multiple neglected tropical diseases: a systematic review [J]. JAMA, 2007, 24,298(16):1911－1924.

第三十六节　旋毛虫病

周　智

旋毛虫病(trichinellosis, trichinosis)是旋毛形线虫(*Trichinella spiralis*)引起的人畜共患病。主要临床表现有胃肠道症状,发热,眼睑水肿和肌肉疼痛。人因食生或未煮熟含有活的旋毛虫幼虫而感染。本病于 1828 年在伦敦首次发现人体病例。我国在 1881 年发现厦门猪旋毛虫感染,首例患者于 1964 年发现于西藏自治区。近年来国外如德国、土耳其等局部发生流行,国内也有多省市发现本病,甚至有暴发流行的报告。

【病原学】　旋毛形线虫(简称旋毛虫)隶属线形动物门,线虫纲,旋毛虫属。该虫成虫细小,前端较细,雌雄异体。雄虫大小(1.4～1.6)mm×(0.04～0.05)mm;雌虫为(3～4)mm×0.06 mm,其体长为雄虫的 1 倍以上。成虫的消化道包括口、咽管、肠管和肛门。生殖器官均为单管型,雄虫有睾丸、输精管、贮精囊和射精管。射精管和直肠开口于泄殖腔。虫体后端有 2 枚钟状交配叶,精子经两交配叶间排出,无交合刺。

雌虫的生殖器官有卵巢、输卵管、受精囊和子宫。子宫较卵巢为长,其内可见未分裂的卵细胞,近阴道开口时已发育为成熟的幼虫。阴道分为薄壁的部分和厚壁较短部分。阴门开口于虫体前端 1/5 处。

旋毛虫成虫和幼虫的扫描电镜观察,雌雄成虫体前部的顶端正中央有一裂缝状开口,从中心伸出一锥刺。口的周围有左右对称的宽膨隆部,呈翼状或蝶状,其上还有一椭圆形的突出部围绕口的周围。在翼状膨隆外围表皮上有 12～14 个对称排列的小凹陷,可能是头感器的孔。幼虫体前端不如成虫发达,仅自一裂缝状的口中伸出一锥刺。成虫和幼虫表皮光滑无微绒毛或微孔,有环状横皱纹与体轴成直角。成虫表皮上有皮下腺细胞的开口即皮孔,体前 1/3 处开始呈单列,自 1/2 至体后 1/3 为双列。皮孔的上方覆盖特殊的帽状物,系由皮下腺分泌物形成。幼虫体表未见皮孔。生殖孔在幼虫期不明显,成虫期较发达。雌虫的生殖孔为阴门,多呈裂缝状,有时呈半圆形,雄虫外生殖器显示出一对交配附器,为木耳状的突出物,侧面呈 Y 型,其内有 2 对乳突或小结节,腹侧一对指状,背侧为圆锥铆钉状。雌虫和幼虫体末端有肛孔,雄虫无肛孔,泄殖腔开口起着肛孔的作用。幼虫大小约为 100 μm×6 μm。

旋毛虫的成虫和幼虫都寄生于同一宿主体内,但不能在同一宿主体内再从幼虫发育为成虫,中间必须更换宿主。人和猪、猫、狗、鼠类等哺乳动物均易感染。寄生在猪肠内的旋毛虫雌虫产幼虫,经血循环到骨骼肌形成包囊。人则因生吃含幼虫包囊猪肉而感染。包囊进入新宿主后,经胃液消化,在十二指肠逸出幼虫,寄生于十二指肠、空肠和回肠,以肠黏膜为食饵,经 5～6 d,4 次蜕皮后变为成虫。雌雄交配后雄虫死亡,自肠腔排出体外。雌虫则继续长大,并深入肠黏膜,开始产幼虫。雌虫的寿命可达 1～2 个月,每条雌虫可产幼虫 1 500～2 000 条。产在肠黏膜表面的少数幼虫从肠腔排出体外,在黏膜内的幼虫则绝大多数经淋巴管或小静脉经血循环带到全身各组织器官及体腔,但只有到达骨骼肌者才能发育成包囊。幼虫在血循环中的时间以感染后 8～25 d 为最多，早的在感染后 9 d 即可到达骨骼肌。由于雌虫不断排出幼虫，陆续进入骨骼肌的幼虫也可持续 1～2 个月之久。

幼虫到达骨骼肌后，穿破微血管，随着时间延长，继续增长至 1 mm 大小，出现两性分化。因其代谢物的刺激，附近肌纤维逐渐将幼虫包围，约 1 个月内形成梭形的包囊，经 7～8 周成熟。包囊大小(0.25～0.5)mm×(0.21～0.42)mm，经半年后开始从两极钙化，包囊内幼虫随之死亡，有时可存活 3～5 年。成熟包囊再进入新宿主则重复其生活史。旋毛虫幼虫包囊在骨骼肌中抵抗力强，－12℃可存活 57 d，在腐肉中存活 2～3 个月。70℃时可杀死包囊幼虫，但深部肌肉中的幼虫仍可保持活力，故炒和蒸的时间不足，食后也可发病。

【流行病学】 旋毛虫病是一种人畜共患病，分布于世界各地，以欧美的发病率较高，温带地区也常见，偶有暴发流行。我国自 1964 年首次在西藏自治区发现人体旋毛虫病以后，在云南、吉林、辽宁、黑龙江、河南、湖北等省市区相继发生了多起本病暴发。到 1999 年底，已在我国 12 个省市区发生 548 起本病暴发，发病 23 004 例，死亡 236 人。猪旋毛虫病分布于我国 26 个省市区。

1. 传染源 猪为人体旋毛虫病的主要传染源，其他哺乳动物如猫、马、狗、鼠、野猪、熊、狐、狼、狮子、豹和海象等也可作为传染源。

2. 传播方式 主要与饮食习惯有关。人类感染多由于食生的或半生不熟的猪肉或其他野生动物肉及其制品而感染，有时引起暴发流行。如我国湖北丹江市某幼儿园内将含旋毛虫的猪肉做余汤丸子，进食的 51 名儿童和 6 名教师集体发病；1993 年在法国发生的因食加拿大进口的马肉引起的旋毛虫病暴发，出现 538 例患者；2004 年在土耳其发生的一起因食牛肉和猪肉混合肉丸引起的该病暴发，共有 474 例患者。

3. 易感人群 不分年龄性别，人群对旋毛虫普遍易感。但以青壮年、男性多见，感染后可获得一定程度的免疫力，但不足以消除感染。再次感染时则症状较轻。

【发病机制和病理】 本病的发病与食生猪肉习惯有关，而与年龄、性别、职业和季节等无关。发病率的高低和发病的轻重与感染度有关。如果吃进的含活幼虫包囊数量多至每千克体重 5 个即可致死，但也有报告，活检每克肌肉中含幼虫 75 条，未经任何特殊治疗而临床痊愈者。病变随进入人体内幼虫数量及其发育阶段和人体对旋毛虫的反应而异。曾经受过感染者的反应较轻；如进入虫数多，在幼虫侵入处及寄生处的肠黏膜有充血、水肿、出血与浅表溃疡，故初期有许多胃肠道症状。当幼虫移行期，则在其经过处有炎性反应，如急性动脉内膜与外膜炎、全身性血管炎和水肿。在肺部产生灶性或广泛性肺出血、肺水肿、支气管肺炎和血性胸腔积液。累及中枢神经系统有非化脓性脑膜炎改变和颅内压增高，脑脊液中偶有幼虫。心肌内仅个别发现幼虫，心包积液或有幼虫。心肌和心内膜呈水肿、充血，心肌灶性断裂和坏死，有淋巴细胞、嗜酸粒细胞和中性粒细胞浸润，显然是由于幼虫穿过时所引起虫体毒性作用和变态反应所致。当幼虫大量侵入骨骼肌纤维内，因虫体毒素和其代谢物以及肌纤维破坏所产生有毒物质对人体的影响，可出现中毒性心肌炎、肝细胞脂肪性变及肾细胞浑浊肿胀。

骨骼肌中的幼虫和包囊以舌肌、咽肌、颈肌、胸大肌、腹肌、膈肌和肋间肌为最多。因这些肌肉活动频繁、血流丰富，进入的幼虫较多。肌糖原含量较低则有利于包囊形成。由于幼虫及其代谢产物的刺激，虫体周围有间质性肌炎、肌纤维变性，虫体逐渐蜷曲，最后形成包囊。包囊呈梭形，长轴与肌纤维平行。一个包囊内一般只有 1 个幼虫，极少有 2～3 个或以上。包囊周围的肌细胞有炎症细胞浸润。时久则肌纤维萎缩，炎症反应减轻。随着包囊钙化，幼虫死亡，则留下若干异物反应。

幼虫极少在心肌中发现。有人认为心肌有较高的抵抗力，不适于幼虫生存而重新进入血循环；或心肌肌膜较薄弱，未能将幼虫限制在肌纤维内；也有认为心肌不断收缩，使幼虫无法停留。

除上述主要脏器和组织的病变外，幼虫偶见于视网膜、胰、肝、肾、胎盘、乳腺、乳液、胆汁、骨髓、淋巴结、脑脊液中，造成相应的损害和症状。

【临床表现】 潜伏期为 2～46 d，多数在 14 d 以内。根据幼虫在体内的发育阶段、侵入部位和病变程度的不同，临床表现可分为小肠侵入期、幼虫移行期和包囊形成期。但各期之间不一定很有规律，也没有明显界限。症状轻重取决于幼虫侵入脏器与部位以及感染度。轻感染者可无症状或有轻微胃肠道症状和肌痛。重感染者临床表现复杂多样，甚至发病后 3～7 周内死亡。

1. 小肠侵入期 属早期，自感染开始至幼虫在小肠内发育为成虫。由于幼虫与成虫钻入肠黏膜，以肠绒毛为食，造成黏膜充血、水肿、出血和浅表溃疡，故早期出现胃肠道症状，约半数患者有恶心、呕吐、腹泻、腹痛、便秘、厌食等，约 1 周减退，但大多数仍感疲乏、畏寒及低热。

2. 幼虫移行期 属急性期，主要是幼虫移行过程中所引起的炎症反应，如急性动脉内膜炎、全身性血管炎。水肿、肌痛和发热为主要特征。发热多在感染后 1 周，呈不规则或稽留热型。热度一般在 38～40℃，也可高达 41℃，发热可持续 2 周至 2 个月或以上，多伴头痛、出汗和各种过敏性皮疹。肌痛多由幼虫到达骨骼肌开始形成包囊所致。肌肉肿胀和硬结感，有明触痛，常为全身性,但以腓肠肌为最重,稍加触动即疼痛难忍,几乎呈瘫痪状态。重症者还可有咀嚼、吞咽和说话困难,声音嘶哑,呼吸和动眼时都感疼痛。肌痛可持续3～4周至2个月以上。

水肿先见于眼睑、面部和颞部,重者可波及全身、四肢与躯干,甚至出现胸腔积液、腹水和心包积液。水肿常在病程1周左右出现,持续2～4周。呼吸道症状多见于发病后2周,有阵发性咳嗽,夜间较重,多为干咳或白色泡沫痰,偶带血丝。重者有胸痛,肺底啰音,胸透有肺门阴影扩大和可变性肺实质浸润。严重病例出现心脏和神经系统症状,心律失常,心尖部有收缩期杂音,心包摩擦音或心包积液,心力衰竭,心源性哮喘及昏迷,抽搐等。心肺功能衰竭常为病死的重要原因。

其他尚有眼结膜和巩膜水肿、充血、出血,有视力模糊或复视。约2/3病例有指(趾)甲下出血。个别病例有明显的淋巴结、涎腺肿痛,内脏或肢体可有血栓形成,有肺梗死、腹膜炎等并发症。少数病例有暂时性肝肿大。

3. 包囊形成期 即恢复期,随着肌肉中包囊形成,急性炎症消退,全身性症状如发热、水肿和肌痛逐渐减轻。患者显著消瘦、乏力,肌痛和硬结仍可持续数月。最终因包囊壁钙化及幼虫死亡而症状完全消失。严重病例呈恶病质状态,因虚脱、毒血症或心肌炎而死亡。

【实验室检查】

1. 血象 在疾病活动期有中等度贫血和白细胞增高,总数在$(10 \sim 20) \times 10^9/L$。嗜酸粒细胞显著增高,以发病3～4周为最高,可达80%～90%,持续至半年以上;重度感染、免疫功能低下或伴有细菌感染者可以不增高。

2. 病原学检查 如有吃剩的残余肉,应取标本检查包囊,或胃蛋白酶消化处理后离心,取沉渣以亚甲蓝染色镜检,找幼虫。或将残肉喂动物(大鼠),2～3 d后检查其肠内幼虫,如获旋毛虫幼虫即可确诊。如已发病10 d后,可做肌肉活检,常取三角肌或腓肠肌活检,阳性率较高。

在腹泻早期,可在大便中找到幼虫。在移行期,偶可在离心的血液、乳汁、心包液和脑脊液中查见幼虫。

3. 免疫学检查

(1) 皮内试验 用旋毛虫幼虫浸出液抗原(1∶2 000～1∶10 000)取0.1 ml,皮内注射后15～20 min,皮丘大于1 cm,红晕直径大于2 cm;而对照用1‰硫柳汞0.1 ml,在另一侧前臂皮内注射为阴性反应时即判定皮试为阳性。此法有较高灵敏性与特异性。方法简单,很快获结果。

(2) 血清学检查 用旋毛虫可溶性抗原检测患者血清的特异性抗体有助于诊断。可用玻片凝集法、乳胶凝集试验、补体结合试验、对流免疫电泳、间接免疫荧光抗体试验(CIFAT)和ELISA等检测患者血清抗体,以后两者的敏感性与特异性较好。如恢复期血清抗体较急性期增加4倍以上,更有诊断意义。近年来研究发现,应用肌幼虫排泄-分泌(ES)抗原和合成的泰威糖(tyvelose, 3,6-双脱氧己糖)抗原ELISA检测旋毛虫抗体IgG,具有较高的特异性和敏感性,是初步诊断旋毛虫感染的首选血清学方法,ELISA阳性者需经蛋白质印迹分析确认。旋毛虫病的确诊主要依靠肌肉活检发现旋毛虫幼虫。

旋毛虫患者治疗后其血清抗体可存在较长时间,故抗体阳性不能区别现症患者与既往感染而治愈者。近年来国内采用单抗与多抗双抗体夹心法ELISA检测患者血清循环抗原,其阳性率为67.7%(21/31)与72.2%(26/36)。而50名正常人和142例其他9种寄生虫病均为阴性,20例囊虫病患者中仅1例(5%)为阳性。血清循环抗原阳性结果提示体内有活虫寄生,故可用作诊断又可考核疗效。

(3) 其他 尿常规检查可有蛋白尿及颗粒或蜡样管型和红细胞。在病程3～4周时球蛋白增高而白蛋白降低,甚至比例倒置。免疫球蛋白IgE显著升高。

【诊断和鉴别诊断】

1. 流行病学资料 在流行区内病前有生食或食半生不熟的猪肉或其他动物肉及其肉制品史,或有集体发病者,为本病诊断提供重要线索。

2. 临床表现 先有胃肠道症状,继而发热、水肿、肌痛和嗜酸粒细胞显著增高者,应当高度怀疑有本病可能,需进一步做病原学检查。

3. 病原学检查 常用肌肉活检找幼虫或做血清免疫学检查,如有阳性发现可以确诊。

本病应与食物中毒、菌痢、伤寒、钩端螺旋体病、流感、肺炎、肾炎、风湿热、血管神经性水肿、肺梗死、皮肌炎等多种疾病相鉴别。

【预后】 主要决定于感染程度与个体反应。轻中度感染者预后好,重感染者常死于中毒性休克、心力衰竭、脑膜炎、肺炎、肺梗死等并发症。病死率0～30%,一般为5%～6%,随着阿苯达唑的应用,近年病死率明显下降。1997～2001年美国18个州向CDC报告的72例患者,已无死亡病例发生。在过去25年内欧共体报道的6 500余例患者中,只有5例死亡,并且均是发生在并发血栓性疾病的65岁以上的老年人。如能渡过1～4周的重症期,预后较好。脑部病变者可恢复或留下半身不遂或癫痫等后遗症。

【治疗】

1. 一般治疗 急性期卧床休息,高蛋白质营养饮食,补液,注意水、电解质平衡,必要时可给解热、止痛药等对症治疗。如在疾病潜伏期可给予硫酸镁导泻,每日1～2次,有助于成虫和幼虫从肠腔内排出,减少侵袭机会。

2. 病原治疗

（1）阿苯达唑　是本病治疗首选药物，疗效好，对各期旋毛虫均有杀虫作用，毒副作用轻。剂量为每日 20 mg/kg，成人 500 mg，每日 3 次，疗程 5 d。严重毒血症时可加用泼尼松 10 mg，每日 3 次。副作用在服药第 2 天起有轻微药物反应，肌痛加剧、胃部不适或隐痛、头晕、皮肤瘙痒等，均不影响治疗。

（2）甲苯咪唑　对肠内期和肠外期旋毛虫有效。国外采用剂量为每日 22 mg/kg，成人 600 mg，每隔 6 h 1 次，疗程 2 周。隔 2 个月重复 1 个疗程。个别可出现赫氏样反应。重症患者治疗开始时采用 200 mg/d，分 3 次口服，以后 400～600 mg/d，疗程 10 d 或以上。

（3）噻苯唑　具有广谱抗蠕虫作用，对旋毛虫未成熟型、成虫和移行期与包囊期幼虫均有较好效果。剂量为每日 25～50 mg/kg，分 3 次服，疗程 5～7 d，对早期病例效果较好，但对重症患者（估计感染虫数1 500～11 500 条）于感染后 4 d 治疗，不能防止症状发生，但可使症状减轻，出现较晚。多次给药后可出现眩晕、头痛、恶心、呕吐、皮疹等。副作用发生率高，现已少用。

3. 对症处理　对重症患者，在抗病原药物治疗同时可应用肾上腺皮质激素，有非特异性消炎、退热与抗过敏作用，减轻肌痛及缓解中毒症状的效果。一般多选用氢化可的松 100 mg 静滴或泼尼松 10 mg，3 次/d 口服，用药 3～5 d。近来还有人应用血浆取出法治疗了 4 例严重旋毛虫病患者，临床症状改善明显，亦未发现有并发症。

【预防】　①加强卫生宣传教育，不生食或食未煮熟的猪肉。②改善养猪方法，合理建猪圈，提倡圈养，隔离病猪，不用含有旋毛虫的动物碎肉和内脏喂猪，饲料应加温至少 55℃以上，以防猪感染。猪粪堆肥发酵处理。③灭鼠：鼠类是本病的保虫宿主，尽力灭鼠，勿使其污染食物和猪食。④加强猪肉卫生检验，未准卫生许可的猪肉不准上市，尤其个体摊贩的猪肉更应加强卫生监督。屠宰场猪肉应详细检查。如将猪肉在－15℃以下冷藏 20 d 或－18℃冷藏 24 h，使其无害化。

参考文献

［1］ 王中全，崔晶. 旋毛虫病的诊断与治疗[J]. 中国寄生虫学与寄生虫病杂志，2008，26(1)：53－57.

［2］ Gottstein B，Pozio E，Nöckler K. Epidemiology，diagnosis，treatment，and control of trichinellosis [J]. Clin Microbiol Rev，2009，22(1)：127－145.

［3］ Gómez-Morales MA，Ludovisi A，Amati M，et al. Validation of an enzyme-linked immunosorbent assay for diagnosis of human trichinellosis [J]. Clin Vaccine Immunol，2008，15(11)：1723－1729.

［4］ Akkoc N，Kuruuzum Z，Akar S，et al. A large-scale outbreak of trichinellosis caused by *Trichinella britovi* in Turkey [J]. Zoonoses Public Health，2009，56(2)：65－70.

［5］ Mitreva M，Jasmer DP. Biology and genome of *Trichinella spiralis* [J]. WormBook，2006，23：1－21.

［6］ Yépez-Mulia L，Hernández-Bello R，Arizmendi-Puga N，et al. Contributions to the study of *Trichinella spiralis* TSL－1 antigens in host immunity [J]. Parasite Immunol，2007，29(12)：661－670.

［7］ Wang ZQ，Cui J. The epidemiology of human trichinellosis in China during 1964－1999 [J]. Parasite，2001，8(2 suppl)：S63－66.

第三十七节　铁线虫感染

马亦林

铁线虫感染（gordiacea infection）是铁线虫偶然感染人体所引起一种较为罕见的寄生虫病，从不完全的资料统计，国内外约有 50 多例报告；其中我国有 22 例报告，分别发现于山东、湖北、陕西、河南、云南、四川、广东、广西、新疆、福建等地。

【病原学】　铁线虫（*Gordiacea*，gordian worm 或 *Gordiida*）又名发形虫（hair worms）、发形蛇（hair snake）或马鬃虫（horse hair worms），属 Nematomorpha 门。成虫细长，圆线形，似铁丝，长 10～100 cm，宽 0.3～3 mm，颜色变化很大，可呈黄、灰、棕褐或黑褐色。本虫在体外非常活跃，常有自行打结的习性（图 9－37－1，图 9－37－2），雌雄异体，雄虫比雌虫小。虫体前端钝圆，口位于头部顶端或前端腹面。雄虫尾部末端分两叶，雌虫尾部末端完整或分三叶。体壁较厚并极为粗糙，最外为角质层，因种类不同表面可有花纹或小突起，其上可有毛或孔。成虫在水中营自由生活，雌雄交配后，雄虫死亡。雌虫当体内虫卵成熟后，在水边产出大量虫卵，一次可产卵 150 万～160 万，虫卵粘连呈绳索状，可长达 15～20 cm，雌虫产卵后死亡。卵在水中发育的时间与水温有关，如 *Gordius aquaticus* 的卵，在水温 13℃时约需 35 d 发育成熟，10℃时则需 74 d。孵出的幼虫很小，约 0.25 mm，无消化管，其体中部有一横膈，将虫体分为前后两部分。幼虫被水生昆虫食入或钻入体壁进血腔，依靠身体表面吸取宿主体内的脂肪，逐渐长大，但由于宿主的身体过小，常妨碍其生长。若孵出的幼虫 24 h 内未能进入昆虫体内，可在水中成囊，成囊幼虫在水中至少能存活 2 个月，在潮湿的土壤中能存活 1 个月。当囊被昆虫吞食后，囊壁溶解，幼虫逸出并穿过昆虫肠壁到血腔内进行发育。幼虫在适宜的中间宿主蚱蜢、蟋蟀和甲虫的体内生长（图 9－37－3）。有时也能感染蜈蚣及水蛭。幼虫在这些昆虫体内发育长大蜕皮形成稚虫（感染性幼虫）。有时一些小昆虫被较大的节肢动物如龙虱、螳螂或蝗虫等食入，稚虫仍可在这些宿主体内继续发育。当宿主接触水或昆虫死亡后落入水中，成熟的稚虫自昆虫体内逸出进入水中营自由生活，虫体颜色逐渐加深，体壁逐渐变硬。因此，在铁线中的生活史中，可能会有 1 或 2 个中间宿主。

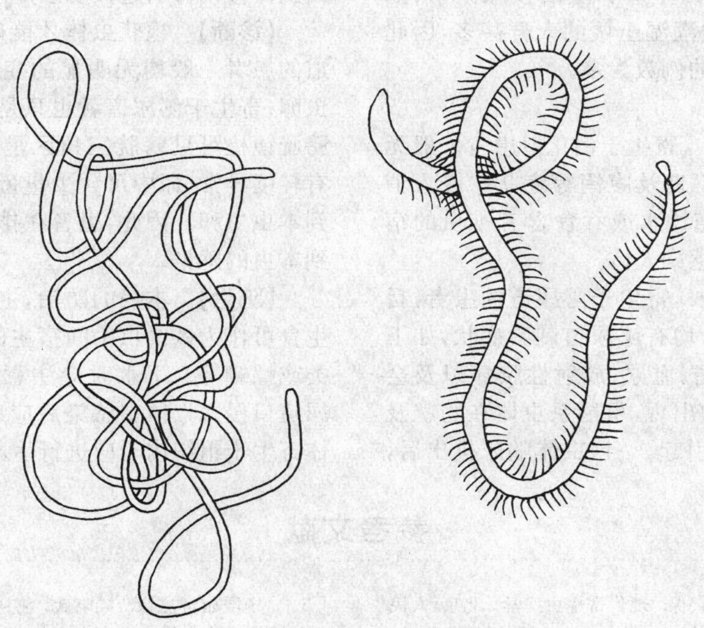

图 9－37－1 铁线虫模式图

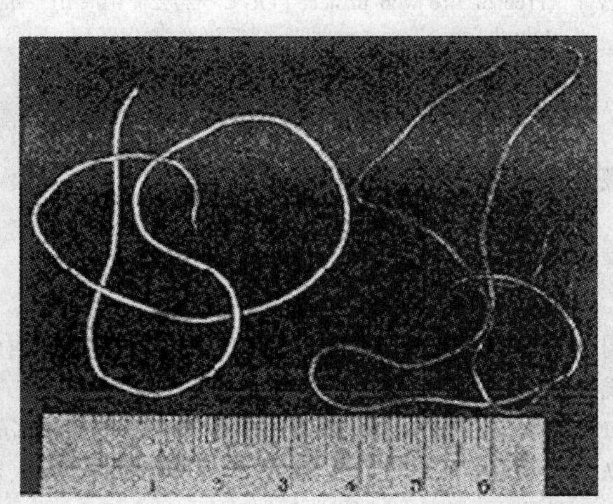

图 9－37－2 铁线虫自然形态和大小

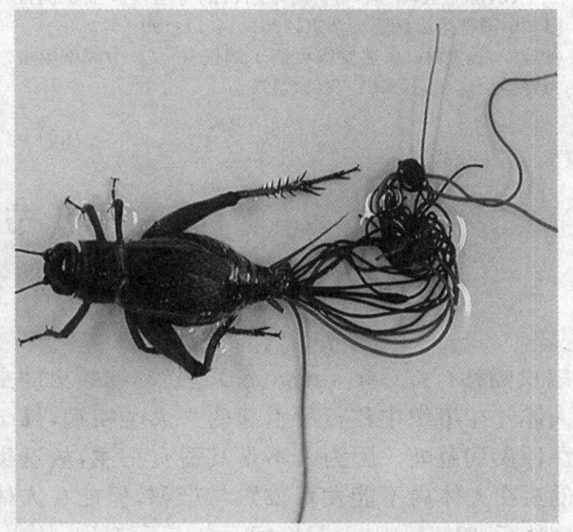

图 9－37－3 铁线虫幼虫在蟋蟀体内成长成稚虫

虫体生活于沼泽、池塘、溪流，沟渠等水中，偶可感染人体。感染途径可能是因接触水或饮用生水时感染性幼虫（稚虫）进入人体。在消化道内，虫体可分泌一种物质以缓解肠液对它的破坏而可继续发育。大多数虫体随粪便排出体外，也有经尿道排出的。还有从眼眶肿物或耳道检出此虫。寄生于膀胱内的虫体至少可存活 3～4 年。

【流行病学】 铁线虫呈世界性分布，主要见于温带和热带地区，但在北极圈亦有发现。Ali-Khan(1977)统计了发现于欧洲、南美、北美、非洲及亚洲，马来西亚、日本、英国、坦桑尼亚、斯里兰卡、印度和加拿大等地报告共 35 例，包括 20 个不同的虫种。我国已报道 22 例，其中山东 3 例、湖北 3 例、广东 1 例、陕西 1 例、河南 4 例、新疆 4 例、四川 2 例、云南 2 例、广西 1 例及福建 1 例。据确诊的 57 例患者中，大部分患者的虫体寄生于消化道，从粪便检出，亦有从呕吐物中检出者；其次寄生于泌尿道，从尿液中检获；寄生于眼眶或外耳道者较罕见。但世界各地因生产和生活接触湖沼、池塘、沟渠和小溪流水及岸边潮湿土壤的人群甚多，因此实际的病例数远较已报告的例数为多。

【临床表现】

1. 消化道铁线虫感染 寄生于消化道患者一般无明显症状，偶有慢性消化不良及腹泻等症状。侵入消化道的途径，可能是虫体随饮水或吞食含有稚虫的宿主如昆虫、鱼类、螺蛳等而感染人体。

2. 泌尿道铁线虫感染 寄生于泌尿道的患者，目前报道较多。以女性为多，均有泌尿道刺激症状，如下腹部疼痛、尿频、尿急、尿痛、血尿、放射性腰痛以及会阴和阴道炎等，上述症状的出现，可能系虫体在膀胱及尿道内移行的机械刺激所引起，一旦虫体随尿排出后，症状亦随之逐渐消失。铁线虫侵入泌尿道的途径可能是当人在池塘等水体中游泳时，接近成熟期的稚虫或成虫自尿道逆行侵入而感染。

3. 其他部位感染 偶有寄生于眼眶部及外耳道等处，Sayad(1936)报道虫体寄生于眼眶下形成肿块并引起红、肿、热、痛，其侵入途径可能是稚虫经口侵入颊部移行至眶下；Faust(1970)报道虫体寄生于外耳道处时因虫体移动可引起极度瘙痒。

【诊断】 检获虫体才能确诊。因虫体寄生于消化道的患者一般均无明显的症状，在粪便内查不到本虫虫卵；寄生于泌尿道者也只是非特异的膀胱刺激症状，膀胱镜检可见膀胱三角区呈慢性炎症，尿常规检查多有轻度异常，尿中可含少量蛋白质及红白细胞，但查不到本虫虫卵。因此，患者在排虫以前，临床上较难考虑到本虫的感染。

【防治】 本病的防治，主要不饮不洁之生水，避免生食可作为铁线虫中间宿主的昆虫和非适宜宿主的鱼类或螺蛳等。下水时应注意穿紧身裤头，避免该虫由尿道口侵入人体。感染后应口服驱虫药促其排出。虫体寄生于组织内时应进行手术将虫体取出。

参考文献

[1] 崔 晶. 铁线虫病[M]// 陈兴保. 现代寄生虫病学. 北京：人民军医出版社，2002：814 - 816.

[2] 崔巍，梁瑞文，高培福. 人体消化道感染铁线虫 1 例报告 [J]. 中国寄生虫病防治杂志，1995，8(4)：298.

[3] 王卫民，陈广玉，朱谦，等. 泌尿系长期寄生铁线虫 1 例报告 [J]. 中国寄生虫病防治杂志，2001，14(1)：199.

[4] 钟建安，杨发柱. 尿道铁线虫病 1 例报告 [J]. 中国寄生虫学与寄生虫病杂志，2001，19(3)：178.

[5] 杨增茹，包素武，梁晓武. 泌尿系感染铁线虫一例报告 [J]. 中国寄生虫学与寄生虫病杂志，2005，23(2)：81.

[6] George Jr P, ClayM C. Synopsis and identification of North American hair worms (Gordioidea: Nematomorpha) [J/OL]. J Tennessee Acad Science, 2004. *www. accesmylibrary. com/.... journal-of-the-tennessee-academy-of-science/april-2004. html-*.

[7] Tree of life web project [OL]. [2002 - 01 - 01] *http://tolweb. org/Nematomorpha/2473/2002. 01. 01*.

第三十八节 蠕虫蚴移行症

马亦林

蠕虫蚴移行症(larva migrans)是指动物蠕虫幼虫侵入人体并在组织中移行所引起的一大类疾病，属于动物源性疾病范畴。因为人不是其适宜宿主，故这类蠕虫幼虫在人体内不能发育成熟与产卵，但能在人体内长期移行，破坏组织，引起疾病。本症不包括人钩虫、人蛔虫等幼虫移行所引起的疾病。蠕虫蚴移行症可由线虫、吸虫和绦虫的幼虫引起。根据病变部位不同，分为皮肤蠕虫蚴移行症与内脏蠕虫蚴移行症两大类。

一、皮肤蠕虫蚴移行症

皮肤蠕虫蚴移行症(cutaneous larva migrans)又称匐行疹，是由某些动物钩虫幼虫所引起，尤以巴西钩口线虫(*Ancylostoma braziliense*)的幼虫最为常见。犬钩口线虫(*A. caninum*)、牛仰口线虫(*Bunostomum phlebotomum*)、羊仰口线虫(*B. trigonocephalum*)、狭头弯口线虫(又名欧洲犬钩虫)(*Uncinaria stenocephala*)及寄生于动物的类圆线虫(*Strongyloides*)和棘颚口线虫(*Gnathostoma spinigerum*)的感染性幼虫也可引起匐行疹。尚有寄生街禽类或家畜的吸虫尾蚴，如鸟毕吸虫(*Ornithobilharzia*)、毛毕吸虫(*Trichobilharzia*)、东毕吸虫(*Orientobilharzia*)尾蚴也会引起人类皮炎(表 9 - 38 - 1)。

表 9-38-1 引起皮肤蠕虫蚴移行症的线虫

种类	终宿主	感染方式	皮肤损害特点
巴西钩口线虫	猫、狗	感染性幼虫经肤感染	红色线状蜿蜒爬行隧道,呈绣花样,奇痒,2 周内消失
犬钩口线虫	狗	感染性幼虫经肤感染	红色丘疹为主,有时呈线样病变,2 周内消失
牛仰口线虫	牛	感染性幼虫经肤感染	典型匐行疹,持续 10 d 左右
羊仰口线虫	羊	感染性幼虫经肤感染	典型匐行疹,持续 10 d 左右
狭头弯口线虫	狗	感染性幼虫经肤感染	典型匐行疹,持续 10 d 左右
类圆线虫	牛、羊、猪	感染性幼虫经肤感染	肛门与会阴部呈移行性线样病变
棘颚口线虫	犬、猫、虎	进食含第三期幼虫的鱼、鸭、鸡肉等	间歇出现丝状疹、点状匐行疹,呈红、肿、痛、痒,游走性
鸟毕吸虫	鸟	尾蚴经肤感染	皮炎,游泳者痒症,稻田性皮炎
毛毕吸虫	禽类	尾蚴经肤感染	皮炎,游泳者痒症,稻田性皮炎
东毕吸虫	畜类	尾蚴经肤感染	皮炎,游泳者痒症,稻田性皮炎

上述各种钩口线虫分别寄生在狗、猫、牛、羊等动物小肠内。除宿主不同外,其生活史与人钩口线虫相似。在国内,羊仰口线虫幼虫引起的匐行疹在四川省汉源县及贵州省桐梓县农村曾发生暴发流行。

人体皮肤与被污染土壤接触后,其中的感染性幼虫即可从皮肤侵入,以足部最多见,手部次之。数小时后局部发痒,出现红色丘疹。1～3 d 后幼虫在皮肤生发层与真皮之间蜿蜒移行,每日数毫米至厘米缓慢地弯曲前进,形成红色蛇形皮损,呈刺绣样,略高出皮肤表面。人进食未煮熟含棘颚口线虫感染性第三期幼虫的鱼、鸡、鸭、猪肉等可受感染,幼虫移行至人体皮肤或皮下组织,可出现间歇性丝状疹、点状匐行疹或移行肿块(图 9-38-1)。患者有难忍的奇痒,尤以夜间为甚,匐行疹持续时间长短不一,自半月至数月。皮肤搔破后可继发细菌性感染。

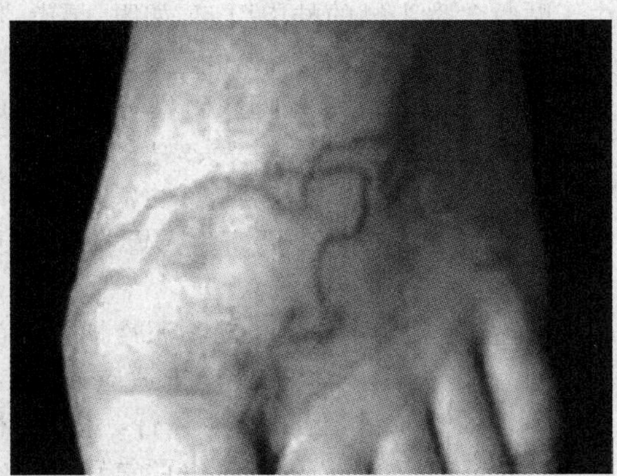

图 9-38-1 棘颚口线虫的幼虫所致皮肤匐行疹

巴西钩口线虫与犬钩口线虫除引起匐行疹外,偶可经血移行至肺部,并在痰中发现。临床上可有轻度咳嗽,但不发热。血中嗜酸粒细胞增多。胸部 X 线检查有时可见短暂游走性肺部浸润。棘颚口线虫的幼虫还可侵入眼、肺、脑、脊髓等引起病变(见本章第三十节)。

动物寄生的粪类圆线虫的幼虫,也可引起明显的局部(肛周与会阴部)皮肤的移行性线样病变,属自身感染。寄生在鸟类、家畜及野生动物体内动物血吸虫,如鸟毕吸虫、毛毕吸虫、巨毕吸虫及东毕吸虫等的尾蚴,在自然界的水体中分布甚广,人们接触这种疫水后会引发皮炎,称为游泳者痒症(swimmer's itch),国内称为稻田性皮炎。

治疗除局部使用止痒、镇痛药物外,口服阿苯达唑治疗匐行疹有良好效果,剂量为每日 10～15 mg/kg,连续 3～5 d。皮肤损害于治疗后数日内即见好转,1～2 周内消失。治疗后 3 个月随访复查,均未见复发。此外,国外报告伊维菌素 12 mg,一次口服,也有良好疗效,其效果优于阿苯达唑。

二、内脏蠕虫蚴移行症

某些动物蠕虫幼虫侵入人体,在体内移行时可引起肺、肝、脑、眼等内脏病变,有的还从内脏移行至皮下组织,产生嗜酸性肉芽肿,形成皮下结节或包块。引起内脏蠕虫蚴移行症(visceral larva migrans)的虫种如下,①线虫:猪蛔虫(*Ascaris suum*)、弓首线虫(*Toxocara* spp)、犬恶丝虫(*Dirofilaria immitis*)、广州管圆线虫(*Angiostrongylus cantonensis*)、异尖线虫(*Anisakis marini*)。②绦虫:曼氏迭宫绦虫(*Spirometra mansoni*)。③吸虫:斯氏狸殖吸虫(*Pagumogonimus skrjabini*)、重翼吸虫(*Alaria*)等(表 9-38-2)。

表 9-38-2 引起内脏蠕虫蚴移行症的蠕虫

种类		终宿主	感染期与感染方式	病变部位与临床特点
线虫	猪蛔虫	猪	含幼虫卵经口感染,第四期幼虫	各脏器移行性病变,以肺为主(咳嗽、哮喘)
	犬弓首线虫 猫弓首线虫	犬、猫	感染性卵经口感染,第二期幼虫	肝、肺、脑、眼等病变,嗜酸粒细胞极度增多

续 表

种类		终宿主	感染期与感染方式	病变部位与临床特点
丝虫	犬恶丝虫	犬、猫、狼	微丝蚴经蚊叮咬传播	肺、眼、皮下犬恶丝虫病，以肺丝蚴移行症为主
	广州管圆线虫	鼠类	感染性幼虫经口感染，第三期幼虫	嗜酸粒细胞性脑膜脑炎
	棘颚口线虫	犬、猫、虎	感染性幼虫(第三期)经口感染	眼、肺、中枢神经系统等病变
	异尖线虫	食海鱼哺乳动物	感染性幼虫(第三期)经口感染	胃肠及肠外嗜酸性肉芽肿
绦虫	曼氏迭宫绦虫	犬、猫	原尾蚴经口感染或裂头蚴经肤或经口感染	各脏器移行性病变，以眼眶、皮下组织嗜酸性肉芽肿多见
吸虫	斯氏狸殖吸虫	狸、猫	含囊蚴经口感染	游走性皮下包块，胸膜炎、胸腔积液与肺部病变
	重翼吸虫	犬、猫、狐	含中尾蚴蛙类经半生食或手、眼接触而感染	眼、腹腔、肺、脑等组织急性病变

1. 猪蛔虫病　猪蛔虫卵被人摄入后，在小肠内孵出幼虫，穿过肠壁，侵入肝脏，经 7～8 d 移行至肺部，引起炎症和变态反应。血中嗜酸粒细胞与 IgE 增高，并可引起哮喘。其感染方式为生食被猪蛔虫卵污染而未经洗净的块根食物如番薯、胡萝卜等。临床症状和处理与人蛔虫幼虫移行症相同。

2. 弓首线虫病　国外报道的内脏蠕虫蚴移行症大多指本病而言。国内狗感染犬弓首线虫(*Toxocara canis*)及猫感染猫弓首线虫(*Toxocara cati*)较常见。本病与国外喜抚养宠物有关。狗与猫随地排便，粪便中的弓首线虫卵污染土壤，人因偶尔摄入其虫卵而感染。患者以 1～3 岁婴幼儿为多，此与婴幼儿有好在地上爬行、吸吮手指等不良习惯有关。弓首线虫幼虫可引起肝、肺等病变，并可从血运侵入眼部，引起眼内炎，称为眼幼虫移行症(ophthalmal larva migrans)。但以肝脏病变最为显著。肝脏表面可见灰白色结节。病理检查可见内含弓首线虫第二期幼虫的嗜酸性肉芽肿。

临床上患儿肝脏明显肿大，伴肝功能损害。约半数病例伴有肺部病变。少数累及视网膜则引起视力减退。肺部病变可引起咳嗽与哮鸣。血中嗜酸粒细胞高度并持续增多为本病的特点之一，可呈类白血病反应。血浆球蛋白亦显著增高，血沉增速。病程长达 5～18 个月，于幼虫死亡后自愈。阿苯达唑对弓首线虫病可能有效，剂量为每次 10 mg/kg，每日 2 次，10～14 d 为 1 个疗程。

3. 肺丝蚴移行症　由动物的犬恶丝虫幼虫引起。本病流行于亚洲、非洲及大洋洲的热带及亚热带地区，通过蚊虫叮咬将犬丝蚴传播给人。犬丝蚴在人体内不能发育至成虫，但可出现皮下结节，移行至肺可引起嗜酸粒细胞浸润和肉芽肿形成，造成局部毛细血管栓塞和肺梗死。临床表现主要为发作性哮喘、咳嗽、胸闷、气促及低热等，外周血血象中嗜酸粒细胞显著增多。服用乙胺嗪、呋喃嘧酮、伊维菌素有效。

4. 斯氏狸殖吸虫病　斯氏狸殖吸虫病是吸虫幼虫移行症的典型表现。本病的症状是由其童虫移行所致。临床表现主要是游走性皮下包块与胸膜炎伴嗜酸粒细胞性积液。童虫偶可侵入心包膜、脑部与眼眶，产生严重症状。参见本章第十五节“并殖吸虫病”。

5. 重翼吸虫病　人因误食了积聚有大量重翼吸虫(*Alaria*)中尾蚴(mesocercariae)的第二中间宿主蝌蚪、蛙类及其蛇和鼠等转续宿主而感染，中尾蚴可经肠黏膜穿入腹腔、横膈、肺等器官组织，引起严重病变，如局部弥漫性出血、急性脉管炎等，亦可侵入脑、脊髓、肝、肾等组织造成损害，甚至死亡。

6. 裂头蚴病　在国内以曼氏裂头蚴病为多见，罕有芽殖裂头蚴病(sparganosis proliferans)的报道。前者多由于贴敷含裂头蚴的蛙肉引起，如眼、龋齿、伤口等。游泳或喝生水摄入剑水蚤也可遭受感染。裂头蚴在人体内移行，可在胸腹部前壁、阴囊等部位形成肿块。可参见第九章第二十三节“裂头蚴病”。

7. 其他　异尖线虫病、棘颚口线虫病也具有内脏蠕虫蚴移行症的表现，幼虫主要寄生在胃壁内，详见本章第三十一节及三十节有关内容。

综上所述，蠕虫蚴移行症是动物源性蠕虫病的特殊类型。因为人与动物蠕虫彼此尚未适应，故侵入体内的幼虫不能发育成熟，但可长期移行，引起各种病变。人成为异常的中间宿主，对之也产生较为强烈的变态反应，如嗜酸性肉芽肿、血中嗜酸粒细胞显著增多、IgE 与 IgG 显著增高、荨麻疹与哮喘等细胞免疫与体液免疫反应，最后导致虫体死亡而痊愈。化学治疗也起重要的杀虫作用。

参考文献

[1] 李朝品. 幼虫移行症[M]// 孙新，李朝品，张进顺. 实用医学寄生虫学. 北京：人民卫生出版社，2005：455－462.

[2] 赵冠宏. 幼虫移行症[M]//贺联印，许炽熛. 热带医学. 第2版. 北京：人民卫生出版社，2004：901－905.

[3] 李建华. 蛔虫引起的内脏幼虫移行症[J]. 中国人兽共患寄生虫病杂志，1990,6(3):56.

[4] Kollaritsch H . Albendazole is highly effective against cutaneous larva migrans [J]. Trans R Soc Trop Med Hyg, 1993,87:689.

[5] Gillespie SH. Cutaneous larva migrans [J]. Curr Infect Dis Rep, 2004,6:50-53.

第三十九节 舌形虫病

蔡卫民

舌形虫病(pentastomiosis, torgueworm disease, linguatulosis)是由节肢动物门，蠕虫样的舌形虫(pentastomids)所引起的一种人畜共患感染性疾病。舌形虫是一类专性体寄生虫，成虫主要寄生在食肉类和爬行类动物的呼吸道，例如蛇、鳄鱼等终宿主。幼虫和若虫可见于多个目(纲)脊椎动物的内脏器官，人也可作为中间宿主被感染。人类舌形虫病可分成两型：①内脏舌形虫病或内脏幼虫移行症，主要是虫卵经口感染，幼虫入侵脏器，若虫形成并发育导致舌形虫性肉芽肿病变和临床表现。②鼻咽舌形虫病，主要是锯齿舌形虫的若虫或成虫寄生在鼻咽部引起的临床症状。尽管舌形虫病是少见病，但因疫源地的存在与扩大，人们饮食习惯的求异求新，因此，人们不可忽视。

【病原学】 寄生人体的舌形虫有7种：锯齿舌形虫、腕带蛇舌状虫、尖吻蝮蛇舌状虫、串珠蛇舌状虫、大蛇舌状虫、辛辛那提莱佩舌虫、蜥虎赖利舌虫。其中前2种的人体感染病例数占患者总数的93.86%(429/456)。后两者均为0.22%。前5种的终宿主、中间宿主与分布详见表9-39-1。

表9-39-1 致病种舌形虫的宿主和地理分布概况

种 名	终宿主	中间宿主	分 布
锯齿舌形虫(*Linguatula serrata*)	犬科、鬣狗科(Hyaenidae)、猫科、狼、狐等，主要是犬	犬、兔形目(Lagomorpha)、偶蹄目(Artiodactyla)所有的种，啮齿类和人	全球性
腕带蛇舌状虫(*Armilifer armillaus*)	蚺(蟒)，大蛇的蝰科(Viperidae)主要是咝蝰属(Bitis)小蛇凹眼斑蛇和白环蛇发育，但不能达到性完全成熟	原猴属(*Prosimu*)、豚尾叶猴属(*Simias*)、贫齿目(Edentata)、食虫目、啮齿目、灵猫科(Wiveridae)、猫科、猪科、鼷(Tragulidae)、长颈鹿科(Girrafidae)、人等80多种	西非、中非、东非如尼日利亚、安哥拉、喀麦隆、科特迪瓦、加纳、罗得西亚、埃及、阿拉伯半岛
尖吻蝮蛇舌状虫(*A. agkistrodontis*)	尖吻蝮(*Deinagkistrodon acutus Syn. Agkistrodon acutus*)、短尾蝮(*Agkistrodon bervicaudus*)、网斑蚺(*Python reticulates*)	人	中国台湾、浙江、福建，马来西亚
串珠蛇舌状虫(*A. monliformis*)	4种蚺，非洲蚺(*Python sebae*, *P. molurus*, *P. reticulates*, *P. spilotes*, *Tropidonotus picturatus*)	鼷鹿、虎、豹、扁头猫、渔猫、爪哇獴、水獭、椰子猫、小灵猫、印度水獭、蜂猴、懒猴、猕猴、食蟹猴、熊狸、狼等很多种动物及人	马来西亚、菲律宾、印度尼西亚，曾在刚果的非洲蚺查见过1次
大蛇舌状虫(*A. grandis*)	大蛇的蝰科，特别是咝蝰属、犀咝蝰、加蓬咝蝰、角蝰、非洲蝰	水鸡(*Porphyrio madagascariensis*)和人	非洲，刚果

1. 重要致病种的形态

(1) 锯齿舌形虫 成虫舌形，前端略宽后端渐狭，呈半透明，白色或乳黄色。雌虫大小为(80～130)mm×10 mm，前后端分别宽10 mm和2 mm；雄虫为(18～20)mm×(3～4)mm，前后分别宽4 mm和0.7 mm，虫体具有90个轮状腹环，体扁平，从中线可见橙红色的卵。头胸部具有口，口两侧有2对略前后排列的钩。若虫形状与成虫相似，长4～8 mm，体具平均91.25(72～108)个腹环。

(2) 腕带蛇舌状虫 体呈圆柱形，死后白色。雌虫大小(72～130)mm×(5～9)mm，雄虫为(30～42)mm×(3～4)mm。头胸部腹面有口，口两侧具有近乎平行排列的钩2对。腹部的腹环数，雌虫18～22，雄虫14～19。腹部末端略呈圆锥形。若虫似成虫，雌若虫长15～23 mm，具有18～22腹环，雄若虫长13～20 mm，具有15～19个腹环。

(3) 尖吻蝮蛇状虫 成虫呈圆柱形，活时橙红色半透明，死后为白色。雌虫大小(47～57)mm×(6～7.5)mm。头胸的腹面有椭圆形的口，口两侧有等大的钩2对。口前方有较大的乳突1对，头胸部两侧边缘有乳突3对。腹部有7～8个腹环。肛门位于腹部末端的亚末端，生殖孔位于肛门前方。雄虫大小(6.5～35)mm×(3.4～5)mm，口和钩与雌虫相同。若虫（晚期）体形如成虫，死后呈乳白色，大小长13 mm，头胸部宽2 mm，腹面有口和钩2对。腹部宽2.4 mm，具有7个腹环，其角较厚，腹环之间体壁薄而透明。

(4) 串珠蛇舌状虫　体呈圆柱形，亮柠檬色。雌虫大小(70～130) mm×(4～7) mm，雄虫大小(25～45)mm×(2.4～2.5)mm。头胸部腹面有口，口两侧近乎平行排列的钩2对。腹部的环数，雄虫25～31，雌虫28～35。雌虫腹部末端有肛门，肛门前方为雌性生殖孔。雄性生殖孔在近头胸部处。两性腹部末端渐呈尖形。若虫未成熟虫体，长24～50 mm。

(5) 大蛇舌状虫　体呈圆柱形，白色。雌虫大小(58～82)mm×(4.5～8)mm，雄虫为18～20 mm。腹部的环数，雌虫25～27，雄虫26～28。雌若虫大小(9～15) mm×(1.5～3) mm，雄若虫(8～14) mm×(1～3)mm。雌雄若虫各有腹环25～28个。

2. 分类　舌形虫曾在分类上属于节肢动物门舌形虫纲或舌形动物门。近从分子生物学研究应当为节肢动物门的甲壳纲，分成2目，为头走舌虫目(下隶2科，3属)和孔头舌虫目(下隶6科，17属)。全球已知舌形虫约118种，种的鉴定一般根据形态学、基因和生化特点等进行区别。

3. 生活史　孔头舌虫目中了解最深入的，具有代表性的种是响尾蛇孔头舌虫。成虫以钩附着并寄生于其终宿主（主要是粪缓背响尾蛇）的肺和呼吸道。吸取上皮细胞、血液、淋巴液和黏液为生。在感染后90 d，雌雄交配，雌虫全部受精，子宫内的受精卵发育成感染性卵（含感染性幼虫，原称初级幼虫），侵入蛇的呼吸道，随痰、唾液、鼻腔分泌物或粪便等排至外界。卵污染的水源、食物被脊椎动物中间宿主吞食后，经胃至十二指肠、小肠上段1/3处，感染性卵30 min内在肠道孵出感染幼虫，穿越肠壁入体腔，在组织内四处游走，并侵入其内。第一次脱皮，在组织内成囊，为第一期(龄)若虫。成囊若虫以血、淋巴和淋巴组织为生并发育蜕皮。若虫分为Ⅵ期(若虫Ⅰ～Ⅵ)，若虫Ⅵ出现在感染后79 d。含感染性若虫(若虫Ⅵ)的组织或中间宿主被终宿主摄取后，在消化道激活脱囊，穿越肠壁及体腔，穿过胸膜直接进入呼吸道和肺。雌、雄若虫到达寄生部位后，发育并再行蜕3～4次皮形成成虫。雌虫性成熟后230 d，开始产卵。产卵期在6～10年，可产卵520～2 300个/d，雌虫平均含卵540 000个，一代所需时间约1年。腕带蛇舌状虫的生活史可能与响尾蛇孔头舌虫相似，其终宿主为蟒和蝰蛇（图9-39-1）。

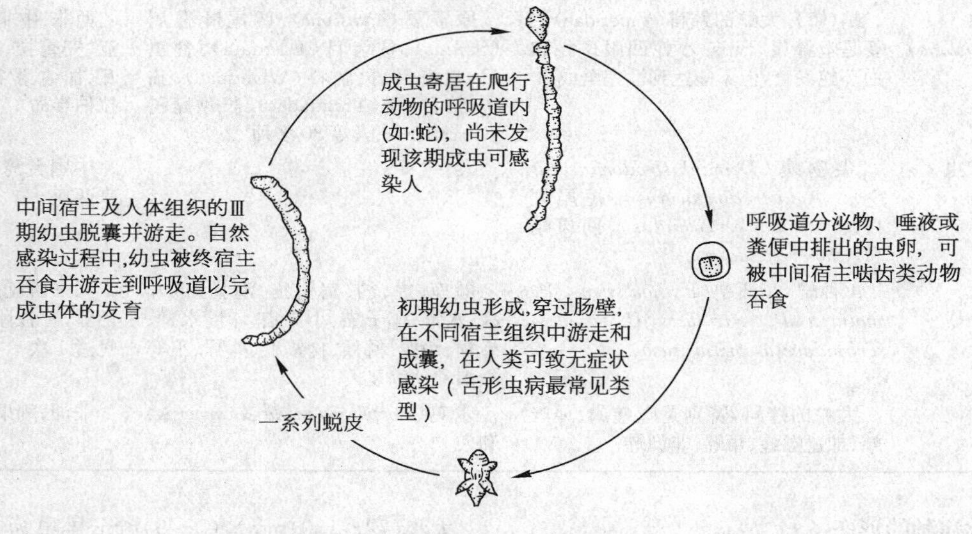

图9-39-1　腕带蛇舌状虫生活史

（引自Drabick JJ. Hunter's TropMed. 7th ed）

锯齿舌形虫生活史除表9-39-1所述终宿主外，人和食草类动物则是锯齿舌形虫的异常终宿主。若虫可感染很多种食草的哺乳类，偶可感染人。幼虫在中间宿主的肝、肾、肠系膜淋巴结、支气管淋巴结等脏器成囊。脾、肺不常见。含感染性若虫的组织或中间宿主被终宿主摄入后，若虫在胃、肠脱囊，直接从胃肠道逆行至食管、喉入鼻咽（鼻窦、鼻甲骨接近上颌骨内面上方朝向额窦处），发育为成虫，此时在鼻分泌物中开始出现虫卵。每个虫至少含卵5×10^5个。产卵可延长到21个月，其产卵百万到数百万个，成虫至少存活2年。其他的舌状虫生活史细节不详，可能与响尾蛇孔头舌虫相似。

【流行病学】　舌形虫病是动物源性人兽共患病。蛇舌形虫病在蛇鼠间、蛇猴（野生动物或家畜）间循环传播。锯齿舌形虫引起的舌形虫病，在犬鼠间（城市）、犬、羊、牛间或狐、啮齿类或野兔间（农村）循环传播。人感染后可发病，但成为终宿主，无流行病学意义。

1. 传染源 自然界的舌形虫终宿主蛇、犬和狐等是人类舌形虫病的储存宿主，也是主要的传染源。

2. 终宿主、中间宿主和分布 感染人体的舌形虫的终宿主、中间宿主和分布前表已述。在宿主方面可能更广泛，有认为腕带蛇舌状虫在所有哺乳动物体内发育。在非洲和亚洲，蟒科和蝰科内所有蛇种均可为蛇舌状虫属成虫的宿主。有不少报道指出，为了观赏和食用，从原产地引进动物后舌形虫随之输入扩散，并可能在异国构成人兽共患性寄生虫病。

3. 感染情况 人类舌形虫病呈世界分布。蛇舌状病感染和发病以非洲为高。印度尼西亚、马来西亚和菲律宾也有报道。我国锯齿舌形虫若虫感染病例，曾被错误鉴定为串珠蛇舌状虫。最近在广西防城和辽宁辽阳均发生锯齿舌形虫感染的病例报道。尖吻腹蛇舌状虫引起的内脏幼虫移行症见于中国台北和杭州。此外，广东报道粪检舌形虫卵7例和鼻腔排出1例，未见形态描述，成虫成团与文献记载不符，属质疑病例。

4. 传播途径 内脏舌形虫病由舌形虫卵经口感染。感染方式是：①与民间吃蛇肉、蛇血和蛇胆汁有关。酒店与民间常有喝蛇血和蛇胆汁，特别是尖吻蝮蛇（五步蛇）血和胆汁作为保健品。已有吃蛇血和胆汁致舌形虫病的报道。宰蛇放血时，感染性卵从呼吸道随血流入酒杯，以被卵污染的新鲜蛇血酒作饮料。②含感染性卵的蛇鼻腔分泌物和蛇粪污染水体、蔬菜和草丛等被饮用或摄入。

【发病机制与病理】 人摄入虫卵后成为中间宿主，内脏舌形虫病本质是幼虫或脱囊若虫，在体内移行产生的内脏幼虫移行症。幼虫游走可致广泛的机械损伤，同时也可释放抗原引起变态反应。内脏舌形虫病的病理变化，可概括为从急性以嗜酸粒细胞为主的炎症向以慢性肉芽肿为主的炎症演化，有时可见夏科-莱登结晶体，最后形成纤维玻璃样化和纤维钙化的愈合过程。腕带蛇舌状虫感染的实验动物，常见极好的耐受性，组织无嗜酸性反应。但在兔中，坏死的若虫可造成严重病变，包括肝硬化。有报道认为该舌形虫是非洲人肝硬化原因之一。

【临床表现】 根据舌形虫若虫的寄生部位不同所引起的临床表现不同可分为两型。

1. 内脏舌形虫病 以腕带蛇舌状虫感染为多，临床表现与幼虫游走、既往感染致敏、寄生部位和感染度有关。

（1）寄生部位 幼虫和若虫主要寄生在成囊的脏器，有人认为见于人体所有的器官。据统计，腕带蛇舌状虫寄生的脏器以肝脏最多，肠道次之。舌形虫感染可以是单脏器寄生，如寄生于肝或眼内，引起肝舌形虫病或眼舌形虫病等。多脏器寄生如寄生于肝和肠，少见全身性蛇舌状虫病。因此临床可有3种不同的表现。

（2）症状 除因寄生部位不同外，尚有感染不同而症状不一。轻度感染，多无症状或有轻微症状。当大量虫体包括若虫的重度感染或一条若虫成囊于重要部位时，可引起严重的症状及严重的外科并发症。如发热数月、剧烈和持续腹泻、弥散或剧烈腹痛、恶心、呕吐、腹胀、便秘等，还可有腹水、阻塞性黄疸、气胸、心包炎、腹腔炎、前列腺炎、败血症等，偶可见结肠梗阻和回肠穿孔。已有致死的报道。

2. 鼻咽舌形虫病 摄入锯齿舌形虫感染性若虫后所致，在极少数患者体内可查到成虫（异常终宿主）。若虫或成虫以钩附着于鼻咽组织，虫体悬浮于鼻腔中，无全身症状。症状出现于食入含有感染性若虫的牛羊内脏后，数分钟至8 h之间，开始是咽喉深处不适和痒感，然后蔓延至耳。症状表现在咽喉及上呼吸道，严重者可有呼吸、吞咽、发音困难。曾有因扁桃体肿大等原因引起窒息死亡。本病病程较为短暂，若虫在1～2周内死亡，症状渐渐消失。曾有1例成虫寄生者，7年中鼻常流血，经猛烈喷嚏后喷出1条成虫，血流停止。此外，曾有舌形虫病与癌症间可能有关的报道，如结肠癌、鼻腔纤维瘤、急性白血病和霍奇金病等，但均不能肯定。鼠舌形虫实验感染中未发生肿瘤。

【诊断】 对疑似患者应详细询问其进食习俗，有无饮蛇血（酒）、蛇接触史，有无食半生羊、牛等食草动物内脏史，以及患者是否喂养犬、羊史等流行病学史，若有可能也可进行临床流行病学调查，在排除其他疾病的基础上可作出临床诊断。血清免疫学检查研究处于萌芽状态，有良好的前景，X线、CT和超声等影像检查也有助于诊断。但确诊以检测到舌形虫作为依据，可从外科手术、活检，甚至尸检中发现虫体，还应取虫鉴别。

【治疗】

1. 内脏舌形虫病 具有长期高热、腹痛、腹泻等急性感染症状的病例。经肠镜活检、切片诊断明确者，可试用吡喹酮治疗，0.5 g，3次/d，口服，共3 d。也可服用治疗蛔虫幼虫移行症的药物噻苯唑。这些药物的疗效尚待证实。严重外科并发症者，可手术切除病灶，切记查找虫体和病理学检查。

2. 眼舌形虫病 在眼前房常可见活动白色，被纤维鞘围住的半透明虫体，可作角膜切开术等手术治疗，取出虫体。

3. 鼻咽舌形虫病 严重的喉头水肿时，需气管切开、插管等以免窒息。若虫排出后症状消退，一般1～7 d。继发化脓性感染则可抗生素治疗或外科治疗，也可用迅速止动(杀死)作用的驱虫药物,预后一般良好。若有变态反应者可迅速用抗过敏药物治疗。

【预防】 舌形虫病的控制和预防,有赖于有效的水和食物卫生,不吃生菜,不喝新鲜的蛇血、蛇胆(酒)和生水。不食生的或半生不熟的蛇肉和牛、羊、骆驼等脏器。避免与终宿主蛇或犬的亲切接触。建立肉类加工厂,规范对牛羊舌形虫若虫的检查制度,销毁含虫内脏。加强卫生宣传教育,注意个人卫生。

参考文献

[1] 裘明华.舌形虫病[M]//陈兴保,吴观陵,孙新,等.现代寄生虫病.北京:人民军医出版社,2002:943-957.

[2] Haugerud RE. Evolution in the *Pentastomids*[J]. Parasitol Today, 1989, 5:126.

[3] Drabick JJ. Pentastomiasis[M]// Hunter. Tropical medicine. 7th ed. Philadephia: Saunders co., 1991:889-893.

[4] 裘明华,蒋玉燕.正确认识蛇舌状虫兼评1病例的错误鉴定[J].中国寄生虫学与寄生虫病杂志,2007,25(6):510-511.

第四十节 超鞭毛虫感染

马亦林

超鞭毛虫感染(hypermastigotes infection)是由一些主要以木质为食的昆虫,如白蚁、蜚蠊(蟑螂)等消化道内共生的一些超鞭毛虫污染粉尘或食物经吸入人体呼吸道而感染。可引起急性发病,也可在原有呼吸道感染的基础上合并感染。主要表现为多发性支气管炎或扩张,肺部炎症或肺脓肿等临床症状。我国南方湿热地区,白蚁、蜚蠊等昆虫孳生较多,超鞭毛虫对人类呼吸道的感染估计有漏诊或误诊存在,应注意检测。

【病原学】 超鞭毛虫(*Hypermastigote*)属原生动物门、鞭毛虫纲、动鞭亚纲、超鞭毛目(Hypermastigida)。本虫构造复杂,单核,虫体7～40 μm,鞭毛有周鞭毛和端鞭毛,数目极多(30～40条),成簇排列或散布在整个体表,呈毛刷状,有些基部呈伞状。各属形态不一,有卵圆形、长条形等(图9-40-1,图9-40-2)。由于本虫形态大小类似滴虫,故也有作者将其称为蠊缨滴虫。本虫在白蚁、蜚蠊等昆虫的消化道中寄生或共生,靠寄生吸收作用而摄食,可通过体表或伪足摄取木屑、淀粉或其他食物等纤维素分解成可溶性的糖而吸收营养。可无性(分裂)或有性生殖,可形成包囊。寄生于白蚁体内的超鞭毛虫对白蚁的消化是不可少的,其重量约占宿主总重量的一半。在白蚁体内代表属为全鞭毛虫属(*Holomastigotoides*)及披发虫属(*Trichonympha*)。在蜚蠊体内代表属为缨滴虫属(Lophomonas)。

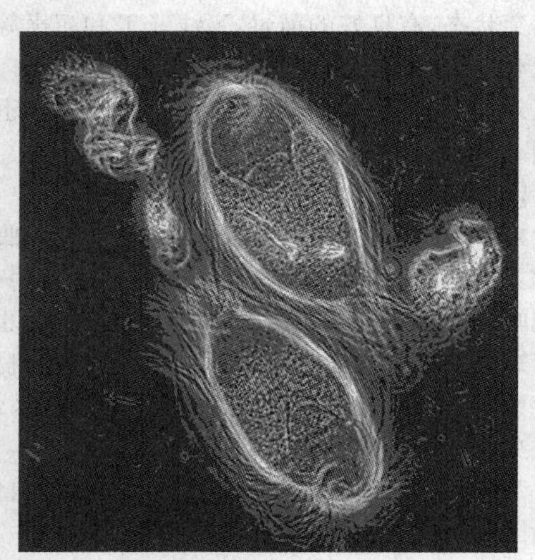

图9-40-1 超鞭毛虫形态图

(引自 VisualsUnlimited, Inc)

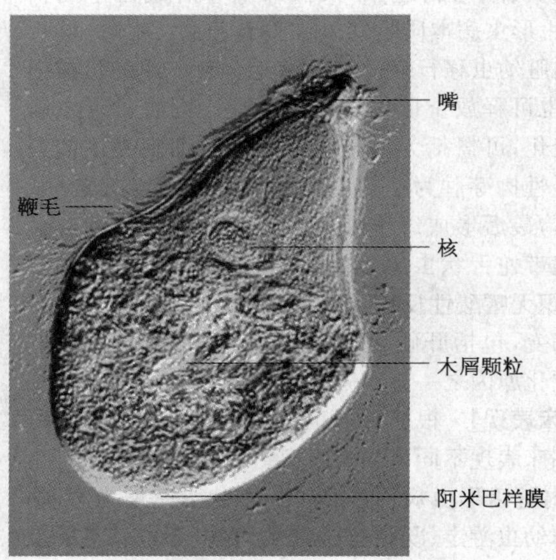

图9-40-2 超鞭毛虫(trichonympha campanula)形态

(引自 Howey RL, USA)

【流行病学】 本病虽报道较少，但在我国南方气候湿热地区，蜚蠊及白蚁孳生较多，应警惕本虫的感染者或混合感染者。据国内文献报道有 35 例由超鞭毛虫不同属引起支气管肺部疾病，其中石玉玲报道在广州市于 2007 年仅半年就有 26 例肺部疾病患者中发现合并蠊缨滴虫（*Lophomonas blattarum*）感染，因此，蜚蠊与人类疾病的关系不能忽视。本虫的生存方式及传播途径尚待进一步研究，由于自然环境的变化，人与物种之间的接触较为密切，可能为蜚蠊、白蚁等昆虫粪便或携带包囊污染粉尘、食物及衣服等或通过飞沫及空气灰尘，经咽部途径或吸入呼吸道而传播。尤其原有呼吸道疾病长期使用抗菌药物者更易受感染。

【临床表现】 发病机制尚不明，可能由于虫体或其分泌物引发机体超敏反应所造成。潜伏期不详。临床表现主要有呼吸困难、咳嗽、咳黏丝状痰并带血丝，也可见脓性痰。发作性哮喘或慢性咳嗽也较常见。多数感染者常在原有呼吸道疾病的基础上发生，与致病菌混合感染，因而常有发热，两肺可闻及湿啰音。X 线片及 CT 检查呈现肺部支气管阴影增粗，不同程度肺间质炎症改变。因肺泡渗出，可见散在大小不等斑片状阴影，边缘模糊等。也有支气管扩张、肺脓肿等表现，炎症消散后多数不留空洞、纤维化等侵袭性损害。重者会出现阻塞性通气功能障碍，偶有因突发急性呼吸窘迫综合征而死亡。

本虫也可引发上颌窦感染与泌尿道感染的报道。

【诊断】 痰液检出超鞭毛虫是确诊本病的依据。支气管肺泡灌洗液涂片可见大量嗜酸粒细胞及病原体，高倍镜下找活体超鞭毛虫阳性率高。虫体生命力强，在离体痰液中一般可存活 4 h，如能在 35℃温箱保存于无培养基的密闭容器中可存活 70 h。也可将标本作美蓝或瑞氏染色制片保留，瑞氏染色后油镜下观察可见虫体胞质呈紫红色，鞭毛呈深紫红色，细胞核紫黑色、泡状，位于虫体前端近鞭毛处。

【治疗与预防】 甲硝唑或替硝唑作抗虫治疗有效。较重者开始可用替硝唑每日 0.8 g/200 ml 或甲硝唑每日 0.5 g/100 ml 静脉滴注，4～5 d 后改为片剂口服，总疗程不少于 10 d。复方磺胺甲噁唑口服也有一定效果，也可选用。由于本病常与致病菌合并感染，应同时给予较广谱抗菌药物，如头孢曲松、哌拉西林/三唑巴坦、头孢哌酮/舒巴坦钠等会增强疗效。出现呼吸功能障碍者可应用纤支镜气管插管或呼吸机辅助呼吸。

预防本病应采用药物消灭有害的昆虫如白蚁、蜚蠊等。

参考文献

[1] 石云玲，李林梅，廖扬，等. 26 例肺部疾病患者合并蠊缨滴虫感染的诊断和治疗[J]. 中国寄生虫学与寄生虫病杂志，2007，25(5)：430－431.

[2] 白梅，姚小鹏，李强. 超鞭毛虫肺部感染一例[J]. 中华内科杂志，2004，43(11)：868－869.

[3] 周一平，朱新建，李明，等. 超鞭毛虫支气管肺感染二例报告及文献复习[J]. 中华结核和呼吸杂志，2006，29(1)：23－25.

[4] 陈腊青，赵荣娟，王红旗. 超鞭毛虫支气管肺部感染 1 例[J]. 中华临床感染病杂志，2009，2(6)：378－379.

[5] Hypermastigote[J/OL]. Encyclopædia Britannica. [2009－11－09]. http://www.britannica.com/EBchecked/topic/279628/hypermastigote.

第四十一节 寄生虫感染的化学治疗

贾 蓓 刘约翰

21 世纪我国寄生虫病感染谱发生了很大变化，相应抗寄生虫药物也发生了很大的变化，主要表现如下。

1）广谱抗蠕虫药物的出现：其代表性药物是阿苯达唑（albendazol，丙硫咪唑，肠虫清）和吡喹酮（praziquantel）。前者主要为抗线虫药，例如钩虫、蛔虫、鞭虫、蛲虫等，亦可用于治疗囊虫和包虫病；后者主要为抗吸虫药，例如血吸虫、卫氏并殖吸虫、肝吸虫等，亦可用于囊虫病的治疗。

2）大多数药物疗效良好，毒副作用较轻，只要诊断明确，绝大多数寄生虫病患者均可治愈，且用药安全。

3）抗寄生虫病新药的出现：近年来国内、外出现了一些抗寄生虫药物的新品种，例如：国外研制生产的口服抗黑热病药 miltefosine，抗卫氏并殖吸虫和肝片吸虫药物三氯苯唑等；国内已生产的抗线虫药伊维菌素；抗疟药磷酸萘酚喹（naphthoquine phosphate）；一些复方制剂，如抗疟药复方本芴醇，新开发的第四代青蒿素复方（artequick），抗线虫药复方阿苯达唑等。

4）寄生虫药物的耐药性：原因如下。①氯喹耐药虫株以及多药耐药虫株在世界范围的出现；②国内几乎已无厂家生产奎宁；③我国自行研制的青蒿素类药物已在全世界得到认同，所以，双氢青蒿素、蒿甲醚、青蒿琥酯等药物已成为抗疟治疗的首选，并且为了防止抗药性的产生，目前国内外学者均已提倡抗疟药的联合用药，如双氢青蒿素与哌喹或咯萘啶联合用药，蒿甲醚与本芴醇联合用药等；在非洲已发现在应用吡喹酮治疗血吸虫病时出现了抗药性，近年来欧洲已发现三氯苯唑在治疗家畜及人的肝片吸虫病时出现了抗药性，我国在以吡喹酮治疗卫氏并殖吸虫病（肺吸虫病）患者时，也曾见到过出现一定程度抗药性的病例。

5）尚待解决的问题：①有些价廉有效的抗寄生虫药物，国内外都停止了生产，医生找不到药源或者药源困难。例如：治疗丝虫病的乙胺嗪，治疗黑热病的锑剂，治疗卫氏并殖吸虫病的硫氯酚，治疗锥虫病的苏拉明等。②由于目前出现了新的寄生虫感染，如食源性寄生虫病病种的变化，宠物传播的寄生虫病的增多，而广谱抗虫药对这些少见寄生虫病的确切疗效和具体用法有待进一步观察研究。例如，用阿苯达唑治疗旋毛虫、广州管圆线虫、棘颚口线虫、肾膨结线虫病；用吡喹酮治疗孟氏裂头蚴病等。一些新的原虫病如微孢子虫感染，异尖线虫感染等，其诊断及治疗方法尚有待进一步的探索及提高。③治疗某些寄生虫病尚缺乏二线药物。例如抗阿米巴药除了甲硝唑、替硝唑外国内尚无其他较为有效的药物备用；治疗弓形虫病除了传统药物外（毒副作用较大）尚缺乏高效低毒的药物；再如吡喹酮对某些肺吸虫病患者治疗效果不佳，即便增加治疗剂量或延长疗程也不能达到治愈效果，另一种治疗肺吸虫病的药物硫氯酚又无药源；还有些寄生虫病如包虫病（棘球蚴病）的化学疗法的疗效尚不够满意。

寄生虫病主要分为原虫感染和蠕虫感染两大类，后者又可分为吸虫、绦虫、线虫等；目前的抗寄生虫药物共有30多种。某些药物为跨纲跨谱的广谱杀虫药，比如吡喹酮对多种吸虫和绦虫都有效，阿苯达唑可作用于线虫和囊虫，伊维菌素对许多线虫和体外节肢动物类寄生虫都有很好的效果等。

一、抗原虫药

（一）抗疟药

抗疟药（antimalarial agents）主要分为控制症状发作、抗复发以及预防用药，包括奎宁、氯喹、羟氯喹、伯氨喹、哌喹、吡多辛、乙胺嘧啶、咯萘啶、本芴醇、青蒿素、青蒿琥酯、蒿甲醚、双氢青蒿素等。

1. 对非耐药株的治疗

（1）氯喹　氯喹（chloroquine）是一种4-氨基喹啉类药物，具有快速杀灭红内期卵形疟、三日疟及敏感的间日疟和恶性疟裂殖体的作用，对间日疟和卵形疟的红外期无效。研究发现该药呈碱性可在红细胞内原虫的酸性食物泡内高度浓集，药物浓度比血浆中浓度高出600倍，抑制原虫的血红素多聚酶，造成其代谢耗竭而死亡；而耐氯喹虫株则可较快地排出胞内的氯喹，使其浓度降低不能达到治疗水平。现在已经发现恶性疟原虫对氯喹产生抗药性的基因位于疟原虫第7号染色体内36 kb的DNA片段上称为*cg2*基因。虽然氯喹吸收快速而完全，但其与组织广泛结合，所以开始需负荷剂量以饱和与组织的结合达到有效的血浆浓度，口服后2～3 h达有效血浆浓度。虽然氯喹可静脉滴注，但速度过快可造成抽搐和心律失常，严重时可发生阿斯综合征而死亡。本药的半衰期平均4 d，且随着血浆药物浓度的下降排泄率也下降，这也是预防敏感虫株一周一次用药的依据，大约50%的原药从尿液排出，但急性疟疾发作有肾功能不全的患者不必调整剂量。

该药治疗疟疾时不良反应较少，偶可发生恶心、呕吐、头痛、皮肤瘙痒、剥脱性皮炎、可逆性角膜浑浊、头发脱色，罕见不可逆的视网膜损伤、指甲变色、溶血、再生障碍性贫血等。

抗酸药和白陶土会减少本药的吸收，应分开4 h服用；西咪替丁会增加该药的血浆浓度；而本药可减少氨苄西林的胃肠道吸收，增加环孢菌素的血浆浓度。

（2）羟氯喹　羟氯喹（hydroxychloroquine）是氯喹衍生物，抗疟作用与氯喹相似，同时还有抗炎、免疫调节和抗凝的作用，其眼毒性远低于氯喹，且药物作用时间较长。

（3）青蒿素及其衍生物（artemisinin derivatives）　青蒿素是从中药青蒿（菊科植物黄花蒿*Artemisia annua*）中分离出的一种具有过氧基团的倍半萜内酯结构的化学物质。其化学结构经改进，形成了蒿甲醚（artemether）、青蒿琥酯（artesunate）和双氢青蒿素（dihydroartemisinin）等衍生物，可口服、直肠、静脉和肌内给药。青蒿素类药物具有吸收好、分布广、排泄和代谢快及高效、低毒等优点，适于孕妇、脑型疟疾、老人和儿童的治疗。青蒿素类药物化学结构中所含有的过氧桥裂解所产生的氧自由基破坏虫体膜结构是其发挥抗疟作用的主要因素。该药比其他抗疟药的体内活性强10倍且无交叉耐药性，在耐药恶性疟流行区为首选药。但该药只能作用于红细胞内裂殖体，因此复发率较高，近年来研制的复方制剂如复方本芴醇（本芴醇蒿甲醚片）、双氢青蒿素哌喹片可提高疗效。该药可从乳汁排泄，其不良反应偶见神经毒性（共济失调、抽搐等）、恶心、呕吐、食欲不振、接触性皮炎。有研究发现疟原虫的过氧化物酶和过氧化氢酶受咪康唑抑制后，青蒿琥酯的疗效明显提高；多柔比星（阿霉素）、维生素及甲萘醌等自由基引发剂与青蒿琥酯具有协同抗疟作用；而自由基清除剂如维生素E、维生素C、谷胱甘肽及二硫苏糖醇等则能降低青蒿素的抗疟作用。本药半衰期很短，故不适合于预防用药。

（4）甲氟喹　与氯喹相似，甲氟喹（mefloquine）也只对疟疾红内期的裂殖体有效，该药更常用于耐药氯喹地区的预防用药，用于治疗时需大剂量。尽管最近在非洲和南亚出现了甲氟喹耐药株，但在全球大部分地方仍不失为一有效的药物。该药作用机制类似于氯喹,但在红细胞内原虫的酸性食物泡内浓度不高,可能还有其他的靶位。甲氟喹具有长效抗疟作用,在体内生成的甲氟喹铁卟啉复合物具有杀虫作用,其与组织蛋白质结合率高达98%,主要从胆汁和粪便排出,因此肾功能不全者不需调整剂量,而肝功能受损可能会减缓其排泄,增加血药浓度。血浆半衰期可达15~33 d,一次顿服,28 d后,仍可测得有效杀虫浓度,从而减少复燃机会。其复方制剂含有磺胺多辛及乙胺嘧啶,作用机制为核酸合成受阻而抑制疟原虫生长繁殖,两药的血浆半衰期也很长,三种组分发挥协同作用,一次给药即可达满意疗效,但对配子体清除不够满意,必要时加用伯氨喹。甲氟喹需慎用于需驾驶和精细操作的患者,如长期用药,需随访肝功能和进行眼睛检查;偶尔出现失眠,如在预防用药过程中出现神经精神症状应停药。该药禁用于有神经精神病、抽搐史的患者。

(5) 磷酸萘酚喹　磷酸萘酚喹(naphtoquine phosphate)是我国研制的4-氨基喹啉类药,是红内期疟原虫的裂殖体杀灭剂,24 h总量1 000 mg治疗恶性疟均能控制临床症状,其原虫转阴时间、退热时间较青蒿琥酯、甲氟喹慢,但28 d治愈率明显高于青蒿琥酯和甲氟喹组。由于磷酸萘酚喹首剂服药后36 h原虫才下降95%以上,故该药为长效抗疟药,杀虫速率较青蒿琥酯和甲氟喹慢。磷酸萘酚喹为我国研制的新抗疟药,与青蒿琥酯相比具有治愈率高、疗程短等优点(疗程5 d或7 d);与甲氟喹比较具有价廉、安全的优点。适用于治疗普通疟疾,与青蒿素类药物组成的复方制剂具有速效、高效价廉、安全,并可延缓耐药性的产生。主要不良反应为恶心、皮疹等。

(6) 本芴醇　本芴醇(benflumetol, lumefantrine)是我国20世纪70年代研发的甲氟喹类新药,该药对间日疟有性体和无性体有明显的杀灭作用,对间日疟有良好的防止作用。对恶性疟无性体也有杀灭作用,但起效缓慢。能降低血中配子体率,抑制配子体在蚊体内发育。在抗氯喹恶性疟流行区试用证明,对抗氯喹或多药抗性的恶性疟的治愈率在95%以上。该药杀虫机制是作用于血红蛋白的代谢产物血色素,与蒿甲醚配伍有协同作用,蒿甲醚速效,但复燃率高,而本芴醇虽控制症状缓慢但杀虫彻底,作用持久,因此两者抗疟作用可以互补。与脂类食物同服可提高生物利用度,半衰期为4~5 d,动物实验证明,本品毒性甚小,临床未见不良反应。

(7) 磷酸伯氨喹　磷酸伯氨喹(primaquine)是目前唯一供临床使用可杀灭红细胞内配子体和肝细胞内迟发性子孢子的药物,因此可预防疟疾的传播与复发。该药在人体内快速代谢后的氧化产物具有强效杀虫作用,主要可能是影响嘌呤合成和线粒体链的电子转位,该药只有小部分以原形排出。因静脉用药会出现严重的低血压,故本药只能口服,吸收快速而完全。该药通常耐受性较好,但由于可致6-磷酸葡萄糖醛酸脱氢酶(G-6PD)缺陷者发生急性血管内溶血,因此在用药前应常规检测G-6PD的活性,其他常见的不良反应有腹痛、腹泻、头晕、头痛、不适,偶见发热、恶心,罕见瘙痒、呃逆。孕妇禁用。

2. 耐药疟疾的治疗　主要联用作用机制不同的两种及以上抗疟药,通常选用青蒿素衍生物联用乙胺嘧啶/磺胺多辛,或甲氟喹,或本芴醇。

3. 预防用药　可用氯喹,在氯喹耐药流行区则可选用甲氟喹,或多西环素,或乙胺嘧啶,每周1次;此外伯氨喹亦可用作暴露前和暴露后预防,多西环素用作暴露后预防则每日1次,共4周。孕妇和儿童用氯喹预防。

(二) 抗阿米巴药

抗阿米巴药(amebacides)包括杀灭滋养体和包囊的药物。

1. 硝咪唑类　甲硝唑(metronidazole)对滋养体有强大的杀灭作用,为肠内外阿米巴病的首选用药,在厌氧的条件下,可抑制虫体氧化还原反应,NO_2^-基团转变为NO_2^-自由基而杀伤虫体。口服给药吸收迅速而完全,广泛分布于各组织体液。该药的不良反应通常有恶心、头痛、厌食、口腔金属味,偶发呕吐、失眠、眩晕、感觉异常、双硫仑样反应(与乙醇作用),罕见抽搐、周围神经病。西咪替丁可延长本药半衰期,与糖皮质激素合用因排泄加快需增大本药剂量,本药可加强口服抗凝药的作用。甲氧氯普胺(胃复安)可缓解本药的胃肠道症状。近年来又出现了新一代的硝咪唑类药物如替硝唑、奥硝唑,其血药浓度为甲硝唑的2倍,半衰期相当于甲硝唑的10余倍,故用药次数少,疗程较短,其临床疗效与甲硝唑相同,不良反应少于甲硝唑。

但本类药物对肠腔内包囊无作用,故根治效果差,为达根治目的,需与二氯尼特或抗生素合用,抗生素包括土霉素、四环素、巴龙霉素、红霉素等。

2. 二氯尼特　二氯尼特(diloxanide)是目前最有效的杀包囊药物,为治疗无症状带阿米巴包囊者的首选药,也适用于轻度阿米巴肠病。对中度或重度肠阿米巴病或肠外阿米巴病常与其他药物联合应用,如阿米巴肝脓肿时本品与甲硝唑合用。单独使用本品治疗肠外阿米巴病则无疗效。主要不良反应有轻微胃肠道不适感,常见腹胀、轻度恶心、呕吐、厌食及腹泻。偶有荨麻疹出现,曾报道有发生蛋白尿的病例。

(三) 抗其他原虫药

1. 抗阴道滴虫药　阴道滴虫是性传播疾病中常见的病原体,甲硝唑是治疗本病首选药物。成人剂量为2 g单剂口服。如果口服大剂量甲硝唑发生呕吐,可采用每次口服200 mg,每日3次,连续7 d。儿童剂量为20 mg/kg,每日2次,连续5 d。甲硝唑对早期妊娠患者禁忌。可采用克霉唑阴道栓剂，1次/d，每次100 mg，连续7 d。哺乳患者于停服甲硝唑24 h后才可喂乳，因为甲硝唑从乳汁中排出，可引起新生儿药物反应。也可选用替硝唑、奥硝唑。

2. 硝唑尼特 硝唑尼特(nitazoxanide)主要用于治疗成人和儿童感染隐孢子虫和蓝氏贾第鞭毛虫所致的腹泻。该药抗原虫活性与干扰丙酮酸-铁氧化还原酶依赖的电子转移反应有关。口服后血浆蛋白结合率高(>99.9%)，代谢产物主要从胆汁排泄，半衰期为1～1.6 h。本药适于进餐时服用以减少胃肠道的刺激。主要不良反应偶见腹痛、腹泻，罕见头痛、呕吐。

3. 抗弓形虫药

(1) *乙胺嘧啶和磺胺嘧啶* 刚地弓形虫病的治疗常用乙胺嘧啶(pyrimethamine)和磺胺嘧啶(sulfadiazine)，寄生虫不能利用嘌呤前体，完全依赖原位嘌呤的合成，而叶酸是这一途径的必需因子，乙胺嘧啶为二氢叶酸还原酶抑制剂，磺胺嘧啶为二氢叶酸合成酶抑制剂，因此通过抑制嘌呤合成达到杀虫的目的，但它们对大于40%的患者有副作用，常致治疗不能完成且复发率高。

(2) *螺旋霉素* 螺旋霉素(spiromycin)用于孕妇的急性弓形虫病感染和先天性弓形虫病，该药可以快速穿透细胞，使胞内浓度20倍高于血浆浓度而对弓形虫具有杀伤作用，胎盘中的浓度比血浆浓度高5倍，但对血脑屏障通透性差，故不能用于弓形虫脑炎的治疗，该药大部分从胆汁排出，20%从尿道排出，主要的不良反应有胃肠道反应、皮疹，罕见血小板减少、婴儿Q-T间期延长、胆汁淤积性肝炎，与其他药物的相互作用不明显。

(3) *其他抗生素* 复方磺胺甲噁唑(SMZco，磺胺甲噁唑+甲氧苄胺)、阿奇霉素、克林霉素亦为治疗弓形虫病的有效药物，多采用联合用药的方法，如SMZco+螺旋霉素或阿奇霉素或氯林可霉素。一般2～3周为1个疗程，疗程间隔为3～5 d，疗程数视病情而定。病情较轻者可单独用药，但用药时剂量宜偏大，且可几种药物交替使用。病情重笃或免疫功能极低者(如艾滋病患者)需联合用药，疗程宜长，且需多疗程治疗。这些药物也不能杀死包囊达到根治的效果，同样存在复发的可能。

(4) *青蒿琥酯组合物* 一种抗弓形虫病新药，由青蒿琥珀单酯和环状低聚糖物质β环糊精组成。通过破坏弓形虫的膜系统增加虫体内药液浓度，抑制虫体细胞核酸，使弓形虫丧失繁殖力和感染力，属于高效低毒药物，临床安全范围较宽。

阿托喹酮与乙胺嘧啶联用可有效杀灭弓形虫。

4. 抗利什曼原虫药

(1) *葡萄糖酸锑钠* 葡萄糖酸锑钠(sodium stibogluconate)虽然不良反应多且需较长时间的胃肠道外给药，但其便宜有效，所以虽已使用了100余年，迄今仍是利什曼原虫病一线用药。锑剂通过选择性细胞内胞饮摄入，进入巨噬细胞的吞噬体，消灭其中的利什曼原虫。本药口服吸收差，肌注吸收良好。主要不良反应为恶心、呕吐、腹痛、腹泻、头痛、肌痛、可逆性心电图改变，偶见白细胞减少、鼻出血、肝肾功损害。该药有两次消除相，静脉注射后，第一相的半衰期不到2 h，但终末消除相由于五价锑转化成三价锑半衰期达36 h，这可能是长程治疗有不良反应的原因所在。足量足疗程治疗可有效改善对该药的耐药性。

(2) *羟乙基磺酸盐喷他脒* 喷他脒(戊双脒，pentamidine isetionate)是一种稳定的二脒(diamidine)化合物，在胃肠不易吸收，必须注射给药。该药抗虫机制不明，可能与抑制鸟氨酸脱羧酶活性干扰多胺合成，抑制RNA多聚酶、核糖体功能、核酸和蛋白质合成有关，该药注射吸收好，与组织高度结合，主要以原型从尿中排泄，排泄缓慢，半衰期达12 d，主要聚集在肝、肾、肾上腺、脾，但中枢神经系统浓度低；喷他脒每次注射后，患者需卧床休息至少30 min，防止发生低血压。治疗期间定期检测血压、血常规、血清肌酐与血糖。喷他脒不良反应较多，局部注射刺激性很大，可引起血肿与组织坏死。可引起轻度可逆性肾功能减损。刺激胰脏可引起胰岛素分泌增多，产生低血糖症。

(3) *其他药物* 如两性霉素B脂质体、巴龙霉素、甘草查尔酮A。

1) 两性霉素B：为深部抗真菌药，选择性地与真菌细胞膜的麦角固醇结合，改变膜的通透性，导致细胞内物质外渗而使真菌死亡。利什曼原虫亦有麦角固醇前体，故该药对此种原虫亦有杀灭作用，脂质包裹的两性霉素B具有高效、低毒的特点。可用于内脏、皮肤和黏膜利什曼原虫感染。

2) 巴龙霉素：为氨基糖苷类抗生素，对许多革兰阳性和阴性细菌、阿米巴原虫均有效。近年发现其在体外及动物模型中有较强抗利什曼原虫作用，作用机制有待进一步研究，主要用于内脏利什曼原虫感染的二线治疗。

3) 三唑类抗真菌药物：包括氟康唑、酮康唑和伊曲康唑都可作为抗某些种属的皮肤利什曼原虫感染的口服制剂。

4) 甘草查尔酮A：是我国新疆甘草根提取物，属甘草黄酮类化合物，动物试验表明该药是一有希望的抗利什曼原虫药物。

5) 米替福新：目前一种新药米替福新(miltefosine，impavido)，与常用的葡萄糖酸锑钠、喷他脒、两性霉素B脂质体注射液药物相比，具有疗效好、毒性低、可口服给药、患者耐受性好，米替福新口服吸收好，在体内广泛分布，主要用于内脏利什曼原虫感染。该药主要作用于虫体细胞信号传导通路，干扰磷脂和固醇的生物合成。主要不良反应有治疗头2周的1～2 d出现轻微的胃肠道不适,随着治疗的继续自行缓解,晕动病样反应,偶有可逆性肌酐和转氨酶升高。该药在我国尚未上市。另一种口服制剂西他马喹(sitamaquine)正在临床实验中。

5. 抗卡氏肺孢子虫药 原称卡氏肺孢子虫,目前认为应归属真菌,名为耶氏肺孢子菌。但对其有效的药物多为抗原虫的药物,抗真菌的药物大多无效,只有最近研究发现卡泊芬净可作为SMZco治疗失败后的有效药物。

(1) SMZco 是治疗艾滋病患者合并卡氏肺孢子虫肺炎首选的药物,对于高度怀疑而未明确者也是首选的试验性治疗的药物,它通过干扰叶酸的代谢对卡氏肺孢子虫起到杀灭的作用,具有高效、抗菌、价廉等优点,既可口服也可静脉注射。用于抗卡氏肺孢子虫时,剂量明显大于常规用量,通常TMP15～20 mg/(kg·d),SMZ75～100 mg/(kg·d),分3～4次服用,首剂加倍,疗程2～3周。对于艾滋病患者疗程不少于3周。由于用药剂量大,不良反应发生率较高,相当一部分患者不能坚持完成治疗。主要的不良反应有皮疹、发热、中性粒细胞减少、贫血、血小板减少、肝功能异常及肾功能损害等,最严重的致死性不良反应为Stevens-Johnson综合征和中毒性皮肤坏死,不良反应多发生于用药后8～12 d。对于艾滋病患者不良反应发生率明显高于其他人群,可达65%。近年随着肾上腺皮质激素的应用,不良反应的发生率明显下降。艾滋病合并本病者疗程21 d,非艾滋病发生本病者疗程14 d,一般用药后3～4 d即可使体温明显下降,4～10 d肺部阴影消失,如果用药3～4 d无效应及时调整剂量或换用其他药物,但应注意艾滋病并发本病者奏效较慢,至少要观察7 d后再考虑换药。

(2) 喷他脒 喷他脒(pentamidine)是最早用于治疗卡氏肺孢子虫肺炎的药物,其治疗机制尚不清楚,可能抑制二氢叶酸还原酶与染色体外的DNA结合,并抑制其复制,以及抑制RNA聚合酶等。采用静脉滴注的方法给药比肌注的不良反应小,疗效较好,剂量每天3～4 mg/kg,一般在1～2 h内缓慢静点,每日1次,疗程10～21 d,艾滋病患者应至少3周。但不良反应常见且比较严重,使部分患者被迫中止治疗。用此药气雾剂吸入预防复发或治疗轻度和中度感染者,虽然引起的全身性不良反应轻微,但疗效低于静脉给药,且复发率高,现国内无药源。该药可改善症状与体征,降低病死率,并清除卡氏肺孢子虫,缺点是不良反应较多,可引起心、肾、肝功能损害,骨髓抑制(主要表现为白细胞减少)以及低血糖反应等,还可使结核病灶活化,最严重的不良反应有心律失常,特别是尖端扭转性室速,多在用药第7～14日发生,目前主要用于经SMZco治疗无效和不宜用磺胺类药物的患者。

(3) 阿托喹酮 阿托喹酮(atovaguone)为国外研制的口服羟萘醌广谱抗原虫制剂,作用机制为选择性地抑制线粒体的电子转位。该药对肺孢子虫有致死性杀伤作用,疗效不及SMZco,但患者对该药的耐受性较好。现只用于治疗轻度和中度肺孢子虫感染者。其口服吸收缓慢,脂餐可增加吸收2～3倍,轻中度肾功能受损时不需调整药物剂量。疗效与喷他脒静注相似,由于其不良反应少(常见为皮疹等),可用于不能耐受SMZco和喷他脒的轻、中度患者。

(4) 氯林可霉素+伯氨喹联合疗法 疗效与SMZco相似,但不良反应相对较轻。剂量前者为600～900 mg口服或静注,6～8 h 1次;后者为15～30 mg,每日1次口服,3周为1个疗程。用于对SMZco和喷他脒均无效的患者。不良反应有皮疹、腹泻、中性粒细胞减少、发热、高铁血红蛋白血症等。

(5) 氨苯砜+甲氧苄胺联合疗法 当患者不能耐受上述药物或上述药物治疗无效时可采用,疗效不及SMZco,但不良反应轻微。不良反应主要有过敏性皮炎、轻度胃肠道反应(厌食、恶心等)及神经系统表现(头痛、眩晕、失眠或嗜睡等);偶有肝功能损害、溶血性贫血及粒细胞减少等。氨苯砜对轻、中度患者有疗效。由于其抗虫机制与磺胺药相似,若与TMP并用可提高疗效,疗效与SMZco相似。为减少溶血性贫血的发生,用药前应除外6-葡萄糖醛酸脱氢酶缺乏症。

(6) 三甲曲沙 三甲曲沙(trimetrexate)为甲氨蝶呤的脂溶性衍生物,对卡氏肺孢子虫二氢叶酸脱氢酶具有很强的抑制作用。三甲曲沙葡萄糖醛酸用于治疗SMZco禁忌、不耐受或治疗失败的中重度卡氏肺孢子虫肺炎患者。剂量为成人45 mg/m^{2}静脉点滴,每日1次,疗程21 d。主要的不良反应有骨髓抑制、中性粒细胞减少、肝功能损害、发热、皮疹和癫痫。为避免骨髓抑制需要同时给予四氢叶酸钙20 mg/m^{2}口服或静脉点滴至疗程结束。三甲曲松的抗虫机制与TMP相同,但其抗虫作用比后者强。

(7) α-二氟甲基鸟氨酸 α-二氟甲基鸟氨酸(α,α-dipyridyl)为鸟氨酸脱羧酶抑制剂,通过抑制虫体的聚胺而发挥抗虫作用。初步认为其疗效稍逊于SMZco。剂量为100 mg/(kg·d),共2周,随后75 mg/(kg·d),共4周,均为每6 h 1次,1个疗程为6周。

二、抗蠕虫药

(一) 抗吸虫和抗绦虫药

1. 吡喹酮 吡喹酮(praziquantel)为广谱抗蠕虫药(antihelmintics),对人体5种主要血吸虫病(曼氏、埃及、日本、湄公及间插血吸虫)病都非常有效。此外,它对肺吸虫、华支睾吸虫、包虫、囊虫、孟氏裂头蚴、姜片虫、绦虫等也有杀灭作用。其作用特点是疗效高、剂量小、疗程短、代谢快、毒性小和口服方便。吡喹酮的问世是寄生虫病化疗上的一项重大突破,现在它已成为治疗多种寄生虫病的首选药物或首选药物之一。

该药基本的作用机制为直接或间接改变虫体细胞内钙离子浓度，通过兴奋虫体活动，挛缩虫体，继之抑制虫体的糖代谢而发挥其抗血吸虫作用；其次损害皮层诱导虫体抗原性的变化从而暴露隐蔽抗原，人体免疫系统可行攻击；该药不仅对成虫有毒杀作用，而且可以直接作用于组织内的虫卵。吡喹酮口服后在肠道迅速吸收，半衰期短，主要在肝脏内代谢，几乎完全转化，吡喹酮在肝脏有显著的首次通过效应(qiant passing effect)，其主要代谢产物为一羟基或二羟基化合物，因此在胆汁和循环中浓度大为降低，故临床上对寄生在组织内的吸虫(如肝吸虫、肺吸虫)的治疗剂量应较大；该药能自由通过血脑屏障，故治疗脑血吸虫病有较好疗效，但剂量宜大，且需多个疗程。糖类和西咪替丁可增加该药的血浆水平，而糖皮质激素、氯喹、卡马西平、苯妥英钠会降低该药的血药浓度。血吸虫虫体负荷重的患者服药后可出现腹痛、恶心、头痛、头晕、嗜睡，通常服药后 30 min 出现，数小时后自行缓解，有时可能需要解痉对症处理。

该药的其他作用机制还表现在通过增加 G-6PD 的量，加速虫体能量的耗竭而达到抑制华支睾吸虫的作用。

吡喹酮的不良反应轻微、短暂。常见为腹痛、腹泻、头痛、头晕、不适，罕见皮肤瘙痒、呃逆。与其他药物无明显相互作用。

2. 青蒿素类药物 近年来根据该类药物杀灭 5～14 日龄日本血吸虫童虫优于成虫的特点，已将其中的两个化合物蒿甲醚和青蒿琥酯发展成为血吸虫病预防药，这在药物预防血吸虫病史上尚属首次，1996 年我国政府批准蒿甲醚、青蒿琥酯为血吸虫预防药。较之吡喹酮，青蒿素类药更具有可靠、稳定、方便及副作用少等特点。青蒿素类药物的抗疟和抗血吸虫的作用机制极为相似，与这两种寄生虫存在相同的药物作用条件即含有高水平的血红素和游离铁有关。

3. 阿苯达唑 阿苯达唑(albendazole)系苯并咪唑类广谱驱虫药，主要杀虫机制为结合虫体微管蛋白并抑制其多聚化和微管蛋白依赖性葡萄糖的吸收。该药胃肠道吸收缓慢，与脂类食物同服可增加吸收 2～6 倍，因此治疗组织寄生的蠕虫感染如囊虫病、脑囊尾蚴病需足量。其代谢产物阿苯达唑-亚砜为有效的肠道外杀虫成分，并可透过血脑屏障达到有效治疗浓度。治疗囊虫病、包虫病因剂量较大、疗程长，不良反应较明显，可有肝功能异常、骨髓毒性、严重变态反应、癫痫发作等，因此长疗程治疗应采用间歇疗法，即治疗 28 d 以后，间歇 14 d 再行下一疗程。阿苯达唑乳剂可减少服药次数，有效维持血药浓度，在治疗包虫病需长期服药时，可显示其优越性。

4. 三氯苯达唑 三氯苯达唑(triclabendazole)与其他广谱的苯并咪唑类药物不同，该药为窄谱苯并咪唑类药物，特异性治疗并殖吸虫病和固有耐吡喹酮的肝片吸虫病，对线虫、绦虫等无效。该药对各种并殖吸虫如卫氏并殖、斯氏并殖与双侧子宫并殖吸虫和各阶段的肝片吸虫均有杀虫作用。三氯苯达唑口服吸收快，在肝脏内有广泛的首过效应，主要代谢产物——三氯苯达唑-亚砜与三氯苯达唑-砜，大部分从胆汁排泄，具有很高的蛋白质结合率(＞99%)，三氯苯达唑-亚砜为活性杀虫成分，它对吸虫有选择性干扰与抑制虫体内的微管结构与功能，并且抑制虫体蛋白质合成，致使虫体逐渐萎缩退化后死亡。三氯苯达唑毒性低，而且与阿苯达唑不同，对动物无胚胎毒与致畸作用。临床治疗剂量小，疗程短，通常一次顿服或分 2 次给药，由于短疗程及显著的肝脏首过效应，对肝肾功能不全患者似不必调整剂量。该药不良反应轻而少，主要为腹痉挛痛、腹泻、胆绞痛和头痛，该药可从乳汁排泌。

(二) 抗线虫药

线虫包括寄生于肠道和组织内两种，肠道线虫有蛔虫、蛲虫、钩虫、鞭虫和类圆线虫；组织线虫有丝虫、旋毛虫幼虫。

1. 阿苯达唑 该药由于在胃肠道吸收缓慢，对各种肠道线虫疗效非常好，并且优于甲苯咪唑。阿苯达唑对肠道线虫有选择性与不可逆的破坏作用。它与虫体细胞内微管蛋白结合，阻止微管蛋白聚合与微管形成。微管是细胞内支架，被破坏后，引起运输堵塞，高尔基器中分泌颗粒积聚，胞质溶化，虫体细胞因不能摄取葡萄糖、内源性糖原逐渐耗竭而死亡。因此，阿苯达唑的驱虫效果缓慢，口服后肠道线虫在治疗第2～3日才排虫。阿苯达唑在体内有杀死钩虫卵与鞭虫卵以及部分蛔虫卵的作用，可完全抑制钩虫卵发育，使之不能孵化；对美洲钩虫移行期幼虫也似有一定杀虫作用。一般成人及 2 岁以上儿童一次顿服(400 mg)无明显不良反应，发生率≤1%，主要可有恶心、呕吐、腹痛、可逆性的脱发、转氨酶升高等，罕见白细胞减少和皮疹。因动物实验有致畸作用，故孕妇忌用。复方阿苯达唑是阿苯达唑和噻嘧啶的复合制剂，可消除因驱虫时虫体移动造成的不良反应(如腹痛、口吐蛔虫、胆道蛔虫症等)，还能增强对钩虫、鞭虫的驱虫效果。

2. 甲苯咪唑 其作用机制与阿苯达唑相似，但杀虫活性不及阿苯达唑。该药口服吸收很少，仅 5%～10%，并且也有明显的肝脏首过效应。因很少吸收故不良反应很少，偶有腹痛、腹泻、转氨酶升高等。重度蛔虫感染患者服药后偶可致蛔虫游走，造成腹痛、呕吐蛔虫，可加用左旋咪唑。

3. 噻嘧啶 又名抗蛲灵，该药是去极化神经肌肉阻滞剂，具有明显的烟碱样活性，导致虫体细胞产生去极化及收缩性麻痹作用，继之虫体停止活动而被排出体外，作用较快。虫体先显著收缩而后麻痹不动，而被排出宿主体外，不致引起胆道梗阻或肠梗阻。口服后吸收极少，50%～75%以上的药物以原形自粪便中排出，约7%以原形从胆管及尿中排出。用于治疗蛔虫病、蛲虫病、钩虫病、鞭虫病或混合感染。治疗剂量内不良反应很轻，可有恶心、呕吐、食欲不振、腹痛、腹泻等，少数患者有头痛、眩晕、嗜睡、皮疹等。偶有门冬氨酸转移酶活性升高，肝功不全者、冠心病、严重溃疡病、肾脏病患者慎用。

4. 乙胺嗪 为哌嗪的衍生物，主要用于治疗马来丝虫病、班氏丝虫病、罗阿丝虫病，对盘尾丝虫病不能根治，也用于内脏蠕虫蚴移行症的治疗。其结构上的哌嗪环是杀虫活性部位，作用机制包括抑制微丝蚴虫体肌肉活动来固定虫体，分解微管形成，改变虫体表膜导致其易受宿主免疫系统的攻击，还可增强嗜酸粒细胞对虫体的黏附性，对成虫杀灭作用不及微丝蚴，需大剂量使用，乙胺嗪对人群的疗效不定，但尚未出现耐药虫株。该药口服吸收良好，1～2 h后达血药峰浓度，大部分由肾脏排出，肾功不全者需减少剂量，碱化尿液会延长本药的半衰期。重度盘尾丝虫病患者用本药后可能因微丝蚴死亡出现急性炎症反应综合征（Mazzotti reaction），表现为发热、瘙痒、关节痛、低血压、淋巴结炎、眼部炎症反应等，可暂停用药或减量，必要时可予以肾上腺皮质激素。该药本身毒性较低，不良反应多因虫体死亡后异性蛋白释放所致，可出现恶心、呕吐、头痛、关节痛、发热、寒战等。

5. 伊维菌素 系一株放线菌新种阿佛链霉素（streptomyces avermitilis）产生的大环内酯22，23-双氢衍生物，属于广谱抗寄生虫药，在低剂量时就对多种线虫和体表寄生虫有活性。该药是治疗盘尾丝虫病、类圆线虫皮肤病、蠕虫蚴移行症和疥疮的首选用药，对蠕型螨病的感染也非常有效，对蛔虫和鞭虫的作用肯定，对钩虫几乎无效。伊维菌素的作用方式被认为是依赖于对细胞膜上离子通道的作用，它能引起阴离子的汇集，这些受影响细胞的超极化作用是造成虫体肌肉麻痹的原因，即该药能选择性地与虫肌细胞和神经细胞中谷氨酸启动性氯通道及γ氨基丁酸启动性氯通道紧密结合，使细胞膜对氯的通透性发生高度改变，麻痹虫体并可启动宿主的免疫系统协同参与杀虫。因人体无谷氨酸启动性氯通道，且伊维菌素不易通过血脑屏障而难于和中枢神经系统相结合，故伊维菌素用于人非常安全。本品水溶性差，仅有口服制剂，蛋白质结合率高，广泛分布于各组织，主要以高浓度积聚于脂肪组织和肝脏，几乎完全从粪便排出，血浆半衰期为12 h，但一次给药50～200 μg/kg后，其杀虫作用可维持30 d以上，临床上通常顿服150～200 μg/kg。伊维菌素在治疗肠道线虫感染时，副作用轻微短暂，但治疗丝虫病感染时，由于人体血液中微丝蚴快速清除产生的炎性反应而出现较明显的不良反应，这些反应的强度与治疗前微丝蚴的数量成正比，表现为发热、肌痛、不适、头晕，偶有体位性低血压，治疗盘尾丝虫感染时还会出现皮肤水肿、瘙痒、轻度眼部不适，这些反应通常呈自限性，不需特殊处理，必要时可用抗组胺药物和镇痛药物对症治疗。但在治疗罗阿丝虫病时会有脑病的发生。孕妇与2岁以下的儿童禁服。

由于其高效、低毒、广谱、用药剂量小和方便在全球畜牧业中广泛使用，使寄生虫很快出现耐药性，因此应特别注意人体寄生虫对其耐药性的出现，与作用机制不同的药物合并用药将提高疗效减缓耐药性的产生。通常寄生虫对抗寄生虫药产生抗药性出现于连续使用抗寄生虫药数年之后，但寄生虫对伊维菌素制剂却很快产生抗药性，研究发现可能有数种机制导致快速耐药：①药物与寄生虫细胞内相应受体结合的亲和力下降。如谷氨酸依赖性氯通道发生突变，与伊维菌素结合能力减弱而致耐药。②寄生虫细胞表面上伊维菌素受体的数量完全丧失或大大减少。③寄生虫细胞内能消除药物的蛋白质活性升高，或在化学上使药物变性并对寄生虫体的药性减弱。④在易感寄生虫，如线虫细胞内承担电兴奋传导蛋白的突变。⑤抗药性发生遗传继承。⑥该药对寄生虫的敏感性常常在寄生虫的不同发育期表现各异。因此，当在宿主体内一种或近似种的幼虫和成虫群体之间比例发生改变时，有时则会出现抗药性的变化。

6. 左旋咪唑 是四咪唑左旋光学异构体，口服后在胃肠道吸收良好，2 h达血浆峰浓度，半衰期约4 h，本药在肝内代谢，其代谢产物与原药从尿中排泄。该药可选择性地抑制虫体肌肉中的琥珀酸脱氢酶，使延胡索酸不能还原为琥珀酸，从而影响虫体肌肉的无氧代谢，减少能量产生，使神经肌肉去极化，肌肉发生持续收缩而致麻痹；药物的拟胆碱作用有利于虫体的排出；另外，该药对虫体的微管结构可能有抑制作用；左旋咪唑还有免疫调节作用。临床治疗中对蛔虫、钩虫、蛲虫和粪类圆线虫病有较好疗效。成人与儿童剂量均为2.5 mg/kg单剂口服。严重钩虫感染为2.5 mg/kg，连服5～7 d。对班氏丝虫、马来丝虫和盘尾丝虫成虫及微丝蚴的活性较乙胺嗪为高，但远期疗效较差。丝虫病4～6 mg/kg，分2～3次服，连服3 d。不良反应一般轻微，偶有腹痛、恶心、呕吐、头昏、头痛等，少数可出现味觉障碍、疲惫、关节酸痛、神志混乱、失眠、发热、流感样症候群、血压降低、脉管炎、皮疹、过敏性皮炎等，偶见蛋白尿，个别可见共济失调、感觉异常或视力模糊、粒细胞减少、血小板减少，甚至发生粒细胞缺乏症（常为可逆性），多发生于风湿病或肿瘤患者；另尚可引起即发型和Arthus变态反应，可能系通过刺激T细胞而引起的特应性反应。

参考文献

[1] 刘约翰.寄生虫病化学治疗[M]//马亦林.传染病学.第4版.上海:上海科学技术出版社,2005:1120-1140.

[2] 沈文娟,Thiero M.复方蒿甲醚及复方甲氟喹治疗恶性疟56例[J].中国寄生虫学与寄生虫病杂志,2006,24(1):26-27.

[3] 闻礼永,严晓岚,孙凤华,等.随机双盲多中心临床试验观察伊维菌素治疗肠道线虫感染的效果[N].浙江省医学科学院学报,2008,73:1-9.

[4] 陈新宇,陈爱兰,沈浩贤,等.伊维菌素治疗蠕形螨病疗效观察[J].热带医学杂志,2004,4(3):271-273.

[5] 郭卫中,郭兴伯,郑其进,等.磷酸萘酚喹与甲氟喹和青蒿琥酯治疗恶性疟疗效的随机比较[J].中华医学杂志,2003,83(16):1406-1408.

[6] 许炽熛.寄生虫病诊治中的一些问题[J].临床内科杂志,2006,23(5):293-295.

[7] 茹炜炜,梁幼生.青蒿素类药物抗寄生虫作用研究进展[J].中国血吸虫病防治杂志,2006,18(1):78-80.

[8] 甘绍伯.我国抗寄生虫药物现状[J].中国寄生虫病防治杂志,2005,18(6):401-403.

[9] 马骏.吡喹酮治疗吸虫病的临床研究进展[J].中国寄生虫病防治杂志,2005,18(4):313-314.

[10] Nicholas J, White NJ. The role of anti-malarial drugs in eliminating malaria [J]. Malaria Journal, 2008, 7(1):S8.

[11] Kasper DL, Braunwald E, Fauci AS, et al. [M]//Thomas A. Moore, Harrison. Principles of internal medicine. 16th ed. New York: Mcgraw-Hill, 2005:1202-1214.

[12] Sweetman SC (Ed). Antihelmintics and antiprotozoals [M]//Martindale. The complete drug reference. 35th ed. London: Pharmaceutical Press, 2007.

第十章

全身感染综合征

第一节　慢性疲劳综合征

卢洪洲　潘孝彰

慢性疲劳综合征(chronic fatigue syndrome, CFS)是一组以长期极度疲劳为主要表现的全身性征候群，常伴有头痛、咽喉痛、淋巴结肿大和压痛、肌肉关节疼痛以及多种神经精神症状，其基本特征为新发生的、持续性或反复发作的虚弱性疲劳，持续时间≥6个月，卧床休息不能缓解，而各项体格检查及实验室检查没有明显的异常发现。其病因和病理生理尚未明了，从而缺乏有效的预防和控制措施。需进一步进行多项相关研究，如应用分子生物技术，在核酸和抗体(抗原)水平去发现与CFS相关的潜在病原，寻找有助于临床诊断和流行病学分析的分子标记等。目前有研究根据患者及健康献血员外周血基因表达将CFS分为7种基因亚型。

【发病机制】　CFS的发病机制比较复杂，多数人认为，其发生可能是病毒感染、应激等多种因素引起神经-内分泌-免疫功能紊乱的结果，有些CFS患者可能存在其他易感性。迄今对CFS进行了广泛的医学研究，但其确切的病因仍不清楚，可能系多种致病因素引起，也可能是其他躯体疾病的结果。目前仍缺少肯定性的研究。

1. 微生物感染导致免疫系统功能紊乱　某些免疫细胞活化，慢性持续性地表达细胞因子如IFN、IL-1、IL-2等而引发CFS，同时TGF-β1表达减少，中性粒细胞凋亡增加。由于部分CFS患者表现为流感样症状，如发热、咽痛、淋巴结肿痛等，以及疲劳、认知功能受损、睡眠障碍和肌肉关节疼痛等症状均常见于许多感染性疾病的急性期，而且一些患者在急性期过后前述症状可持续6个月以上。早期的研究认为CFS系致病微生物感染所致，特别是EB病毒(Epstein-Barr virus, EBV)感染，并将其称为“感染后疲劳综合征”。但尚未在CFS患者中持续检测到病毒。目前没有肯定的证据表明任何已知的致病微生物与CFS之间有确切的联系，许多致病微生物可引起本病，不同病毒以不同的方式影响着不同的人群，这是因为宿主间基因差异和个体免疫力的不同，病毒可能仅起了引发CFS的作用，或者CFS是微生物持续感染的结果。已有多项研究报道接种疫苗可以引发CFS，这也许可以作为微生物感染与CFS有关的证据。有多位学者对可疑病原微生物(包括EBV、逆转录病毒、疱疹病毒、肠道病毒以及支原体等)进行了血清抗体检测、聚合酶链反应检查，结果表明，CFS患者与健康对照组之间没有显著差异，因此有人认为CFS可能系一种未知病毒感染所致。

由于CFS可能系多因素共同作用的结果，病毒或其他病原微生物感染也许参与了部分患者的致病。目前认为可能与CFS有关的微生物感染有：病毒感染如EB病毒、巨细胞病毒、HHV-6、HCV、风疹病毒、博尔纳病毒、脊髓灰质炎病毒、细小病毒B_{19}、人T细胞白血病病毒Ⅱ型、泡沫病毒、肠道病毒、HLPV-7；其他微生物感染Q热立克次体、支原体、弓形体、布鲁菌、肺炎球菌、伯氏包柔螺旋体、白念珠菌等。

2. 免疫学因素　已知干扰素(interferon, IFN)治疗可引起与CFS患者的临床表现类似的副作用，在许多CFS患者中可发现自身抗体、免疫复合物、过敏史以及细胞因子产生异常，如IL-1、IL-10等，故有人认为CFS可能系免疫功能紊乱所致。因此，有人也将CFS称为“慢性疲劳并免疫功能障碍综合征”，但在CFS患者中未发现有相应的组织损伤。由于并非每一位患者都有过敏史，过敏可能系引起CFS的因素之一。有学者报道，与健康对照组相比，CFS患者外周血中存在NK细胞数目减少或活性降低以及T细胞活化标记的异常表达，但也有不同观点。另外许多报道称CFS患者免疫反应偏向Th2型，表现在患者体内IFN-γ比起正常组减少，CD4/CD8比值升高。TGF-β1作为抗炎性细胞因子在患者体内分泌减少，同时在感染性疾病过程中也会出现。

3. 下丘脑-垂体-肾上腺(hypothalamo-pituitary-adrenal, HPA)轴的异常　多项实验研究结果表明，中枢神经系统可能在CFS的发病中具有重要意义。CFS

患者发病前常存在有体力或情感的应激，活化 HPA 轴，导致皮质醇和促肾上腺皮质释放激素释放的增加，影响了免疫系统和许多其他系统，进而影响了某些行为方式。但也有研究表明，CFS 患者的皮质醇较健康人为低，原因可能是持续的感染导致抗 ACTH 自身抗体，刺激肾上腺持续大量分泌皮质醇，进而对其反应下降转向分泌减少。应激状态下引起的神经-内分泌系统改变，交感、副交感神经系统的异常，引发神经源性低血压；下丘脑-垂体-肾上腺轴被活化，导致皮质醇和其他多种激素的分泌异常，进而影响免疫、中枢神经、运动、消化等多个系统，从而引发 CFS。但也有相反观点，HPA 轴的异常是 CFS 的原因还是结果还需研究。

4. 大脑异常 近几年的研究发现 CFS 患者大脑的结构及功能都存在异常，甚至将此看作 CFS 患者疲倦的原因。有报道称 CFS 患者皮质血流减少，大脑灰质体积所占比例降低。另有报道提出 CFS 患者大脑葡萄糖代谢异常，很多学者预测某些疱疹病毒，比如 EBV、HHV－6 在大脑的积聚可能引发葡萄糖代谢的降低。

5. 其他因素 有学者在研究中观察到 CFS 患者与神经源性低血压（neurally mediated hypotension, NMH）患者之间有类似之处，NMH 可通过倾斜桌实验（tilt table testing）诱发。因此，NMH 可能系 CFS 的致病因素之一。目前尚无证据表明 CFS 患者存在营养缺乏，但营养平衡的饮食对所有的慢性病患者而言，均有助于其恢复健康。近几年有研究认为 CFS 可能与 HLA－DQA1*01 有关。亦有研究者认为，CFS 与氧自由基、色氨酸代谢紊乱、血脑屏障通透性增加、自主神经功能紊乱以及遗传易感性等有关。

【流行病学】 随着现代生活节奏的加快，CFS 的发病率也在增加。其发病率国内外报道不一。美国的两项社区调查（依据 CDC 的定义）CFS 的流行率为 0.23%～0.42%。而英国依据同样的标准，其调查数据为 2.6%。国外报道，估计全球 CFS 患病率为 0.4%～1%，英国大约有 24 万，而美国大约有 80 万。中等以上收入人员及低收入者为好发人群，某些特殊群体如电脑软件设计人员、医务工作者、长期生活不规律的人易患 CFS。就性别而言，中、青年女性患者居多，男女之比为 1∶3～1∶6 不等。儿童、青少年发病率较成人低，但也有相关报道。现已有报道将 CFS 称为现代文明病。

由于无集体发病，缺少如血液（体液）性接触以及动物接触史等与传染病相关的行为，故尚无证据肯定 CFS 系一传染性疾病。因为 CFS 可能与潜在的病毒感染有关，不排除部分病例存在传染的可能性。

【临床表现】 疲劳是指一种倦怠、精力不够或虚弱的感觉，可为多种疾病的主要症状或伴随症状。疲劳可分为脑力疲劳与体力疲劳两个方面。脑力疲劳表现为头脑昏沉，认知功能障碍，记忆力减退，注意力不集中，易出差错和精神抑郁等；体力疲劳常表现为进行一定的体力活动后容易疲劳，或疲劳不易消失。通常将自我报告的持续存在 1 个月或 1 个月以上的疲劳称为长时间疲劳（prolonged fatigue）；持续或反复发作 6 个月或更长时间的疲劳称为慢性疲劳（chronic fatigue）。慢性疲劳又分为两类，如果疲劳的严重程度及伴随症状满足 CFS 的诊断标准，则归类为 CFS；如果疲劳的严重程度或伴随症状不满足该诊断标准，则归类为特发性慢性疲劳（idiopathic chronic fatigue）。

CFS 的疲劳表现为新发生的、持续性或反复发作的虚弱性疲劳，持续时间超过 6 个月，活动后的疲劳持续超过 24 h，经卧床休息、睡眠不能缓解。发病前常经历过长时间的极度紧张、精神负担过重等情况，部分患者病初有类似流感样症状表现。常见的其他症状有：低热；肌肉疼痛，主要以颈胸部肌肉为主，但全身其他肌肉群也可受累，严重的胸痛甚至被怀疑为心肌缺血；新发的或严重的头痛；注意力不集中，记忆力下降；颈部或腋下淋巴结肿大、触痛；咽喉痛；多关节疼痛但无红肿。除上述症状外，有 20%～50%的患者可出现其他表现，如头晕，对乙醇（酒精）耐受性降低，消化道症状（腹痛、腹胀、腹泻、恶心、食欲减退等），情绪症状（抑郁、易激惹、焦虑以及惊恐发作等），体重减轻，夜间盗汗，心律不规则，睡眠障碍，慢性咳嗽，气促等。

CFS 患者康复的确切情况仍不清楚，且康复的标准尚处于争论之中。大约有 50%的患者随着时间的推移（大多在发病 5 年之内）而痊愈。部分患者可康复至继续工作和从事其他活动，但会继续或周期性地存在 CFS 的一些症状，如咽喉痛、发热和肌痛等。另有部分患者病情恶化，主要表现为肌痛加剧，记忆力进一步下降，但抑郁减轻。但总体讲儿童与青少年 CFS 预后要好得多。

实验室检查方面尚无特异性的检查项目，但如果临床上怀疑是 CFS 的患者，需要选择某些常规或特殊检查，以便排除其他疾病引起的类似症状，如消耗性疾病、贫血、自身免疫疾病、感染和内分泌疾病等。因 CFS 患者常伴有一定的精神症状，故还应对其进行精神状况检查以及神经心理学评估，以明确其所伴随的精神症状以及是否合并有精神性疾病。

【诊断】 当患者出现持续性或反复发作的疲劳，持续时间超过 6 个月，卧床休息不能缓解，并伴有一些非特异性症状如流感样表现、肌痛以及记忆功能障碍时，应考虑 CFS 的可能。诊断 CFS 主要靠临床表现，然而疲劳是一个常见的非特异性症状，可为多种疾病的主要症状或伴随症状，且 CFS 的病因和发病机制尚不清楚，因此在诊断 CFS 之前，做一些必要的实验室检查以排除其他疾病，具体可参考美国疾病控制中心 1994 年制定的 CFS 诊断标准，符合第一、第二 2 项标准，可诊断为 CFS;只符合第一项标准,则诊断为特发性慢性疲劳。

第一项:临床不能解释的持续或反复发作的慢性疲劳,该疲劳是新发生的或有明确的发作期限(没有生命期长);不是持续用力的结果;经休息后无实质性缓解;导致在工作、教育、社会或个人活动方面有明显的下降;持续时间超过 6 个月;排除其他可引起类似症状的疾病。

第二项:下述症状中同时出现 4 项或 4 项以上,且这些症状已经持续存在或反复发作 6 个月或更长的时间,但不早于疲劳的出现。①短期记忆力或集中注意力的明显下降。②咽喉痛。③颈部或腋下淋巴结肿大、触痛。④肌痛。⑤不伴红肿的多关节疼痛。⑥新发的或严重的头痛。⑦不能缓解疲劳的睡眠。⑧活动后的疲劳持续超过 24 h。

排除以下情况:①具有可解释慢性疲劳的现症疾病,如甲状腺功能低下、睡眠呼吸暂停综合征、恶性肿瘤、乙型或丙型肝炎。②既往或目前有严重精神疾病,如精神分裂症、妄想、痴呆、神经性食欲下降。③有酗酒或其他药物依赖史。④严重肥胖。

【治疗】 因 CFS 病因不明,目前还没有特效的治疗方法,可对症处理以减轻症状。一般不治疗很少能痊愈。CFS 的根治,最终可能在于其病因的明确以及对疲劳病理生理机制的阐明。

1. 行为心理治疗 首先应使患者从精神紧张、重度脑力和体力劳动之中解脱,宜从事轻、中度的活动。认知疗法(cognitive therapy)有助于促进患者的认知转变,尤其是帮助患者调整对生活的期望,减轻现实生活中的精神压力,在缓解症状方面取得了较好的疗效。另外增加对患者的关心与社会支持也会促进其恢复健康。各种放松疗法(relaxation therapy),包括气功、瑜伽、按摩、太极拳及生物反馈训练等,对患者放松、缓解紧张有一定效果。但认知疗法对一些患者无效。

2. 药物治疗 药物治疗主要用于减轻临床症状。CFS 患者通常对药物很敏感,尤其是影响中枢神经系统的药物,故用药宜从小剂量开始,逐步加量。慎用可引起疲劳副作用的药物。目前常用的抗焦虑、催眠药物有多塞平(doxepin)、阿米替林(amitripty - line)、氟西汀(fluoxetine)等,伴惊恐发作时可选用阿普唑仑(alprazolam)、氯硝西泮(clonazepam)等,解热镇痛药如阿司匹林、布洛芬等可用于退热以及减轻疼痛。一般不主张使用抗微生物药物,除非同时合并有感染。倾斜桌试验阳性的患者,可给予氟氢可的松(fludrocortisone)口服或增加水、钠的摄入。

3. 其他 平衡营养;补充维生素(维生素 A、维生素 C、维生素 E、维生素 B_{12} 及辅酶 Q,尤其是 B 族维生素);补充矿物质(锗、锌、镁、铁等);补充必需脂肪酸等。可能有助于机体的康复,但其疗效有待进一步证实。

参考文献

[1] Kerr JR, Petty R, Burke B, et al. Gene expression subtypes in patients with chronic fatigue syndrome/myalgic encephalomyelitis[J]. J Infect Dis, 2008, 197(8): 1171 - 1184.

[2] Devaur LD, Kerr JR. Chronic fatigue syndrome[J]. J Clin Virol, 2006, 37(3): 139 - 150.

[3] Sanders P, Korf J. Neuroaetiology of chronic fatigue syndrome: an overview[J]. World J Biolog Psychia, 2008, 9(3): 165 - 171.

[4] Wheatland R. Chronic ACTH autoantibodies are a significant pathological factor in the disruption of the hypothalamic - pituitary - adrenal axis in chronic fatigue syndrome, anorexia nervosa and major depression[J]. Med Hypotheses, 2005, 65(2): 287 - 295.

[5] Yoshiuchi K, Farkas J, Natelson BH. Patients with chronic fatigue syndrome have reduced absolute cortical blood flow[J]. Clin Physiol Funct Imaging, 2006, 26(2): 83 - 86.

[6] Smith J, Fritz EL, Kerr JR, et al. Association of chronic fatigue syndrome with human leucocyte antigen class Ⅱ alleles[J]. J Clin Pathol, 2005, 58(8): 860 - 863.

[7] Prins JB, van der Meer JWM, Bleijenberg G. Chronic fatigue syndrome[J]. Lancet, 2006, 367(9507): 346 - 355.

[8] Wyller VB. The chronic fatigue syndrome - an update[J]. Acta Neurol Scandinavica, 2007, 115(187): 7 - 14.

第二节 川 崎 病

阮 冰

川崎病(Kawasaki disease, KD)又称皮肤黏膜淋巴结综合征(mucocutaneous lymphnode syndrome, MCLS),由日本红十字中心的川崎(Kawasaki)于 1967 年首先报道,故又称 Kawasaki 综合征。本综合征好发于儿童,病原未明,为一独立的以全身非特异性血管炎为主要病理改变的急性发热性出疹性的急性传染病。主要临床表现为持续发热、眼结膜充血、嘴唇潮红及皲裂、手足硬性红肿、全身多形性皮疹及颈部淋巴结肿大等。部分患者在急性期后出现关节炎及心血管病变,严重者可因心肌梗死而死亡。

【病原学】 仍不明确。流行病学资料和临床特征都强烈提示，本病与某种传染性病原因子相关。曾疑为链球菌、葡萄球菌、立克次体、痤疮丙酸杆菌及逆转录病毒等感染所致，但经标准的细菌、病毒培养和广泛的血清流行病学调查均未能获得证实。

【流行病学】 自1967年日本首次报告本病以来，美国、加拿大、墨西哥、匈牙利、瑞士、德国、英国、荷兰、印度、科威特、菲律宾、澳大利亚、西班牙、法国、牙买加、意大利、希腊、瑞典、土耳其、比利时、科特迪瓦及我国均陆续有较多病例报道。其中以日本和美国夏威夷地区发病率最高。日本曾有3次大范围流行，1870～1998年的患者总数达153 803例。流行病学调查显示，韩国5岁以下儿童的发病率为95/10万，台湾为104/10万。美国1988～1997年的调查共检出患儿6 442例。我国首例报告于1975年，至今全国各地已累计报道1 000例以上。由于我国对本病认识较晚，实际发病情况可能较为严重。本病多呈散发，偶可引起小范围流行。无明显地区性，也无明显季节性，其传播途径不明，虽然缺乏人传人的确切证据，但患本病儿童家庭内出现续发病例的危险性明显高于无发病家庭。半数以上续发病例发生在首发病例发病后10 d内。

本病好发于婴幼儿，80%的病例发生在6个月至5岁之间，高峰年龄为1～2岁，出生不久即患本病者并不罕见，年长儿病例至今共有100余例，成人病例罕见。1岁以内小儿易发生冠状动脉瘤，大于12岁的儿童临床表现多不典型。男孩略多于女孩，性别比为1.4∶1～1.6∶1，且男孩更易并发冠状动脉瘤。2%～5%病例愈合后可临床再发。

【发病机制和病理变化】 本病的病原未明，因而有关发病机制也难以阐明。目前研究认为超抗原(superantigen)作用是本病发生的起因。超抗原反应不同于经典的抗原抗体反应，它的特点是能够使很多的免疫细胞参与免疫反应。有些细菌外毒素，包括金黄色葡萄球菌产生的中毒性休克综合征毒素-1(TSST-1)，葡萄球菌肠毒素A～E，链球菌致热外毒素A、B及C，支原体毒素及某些逆转录病毒均可以与单核巨噬细胞的主要组织相容性位点结合，然后再结合到T淋巴细胞受体β链的可变区(TCR-Vβ)的特殊部位，这种侧面的铰链样结合，既可显著地激活单核巨噬细胞，又可选择性地刺激特殊T淋巴细胞，使其克隆及增殖，释放超大量细胞因子，导致全身血管内皮细胞损伤。Melish发现川崎病急性期患者的TCR-Vβ2及TCR-Vβ3有过度表达，但在恢复期即转为正常。Leung等从16例川崎病患者的咽、直肠、腋窝、腹股沟采集的标本培养中，获得细菌毒素13例，其中11例为金黄色葡萄球菌产生的TSST-1,2例为链球菌产生的致热毒素B和C，认为引起本病的超抗原反应主要是细菌毒素，特别是TSST-1。本病急性期患者血清总补体及C3水平下降，免疫复合物检测呈强阳性反应，至恢复期这些变化均逐渐复常。采用静脉内滴注大剂量人体丙种球蛋白，可明显减轻血管炎症反应，并能预防冠状动脉扩张的发生。上述现象都支持本病是由于某些致病因子诱发的免疫损害，而这种免疫损害的发生机制，是由于炎症介质、细胞因子和自身抗体的协同作用导致的血管内皮细胞损伤。在发病初期，炎性细胞浸润，释放各种细胞因子，与黏附分子相互作用引起血管内皮损伤；其后产生各种自身抗体，包括抗中性粒细胞胞质抗体(ANCA)和抗血管内皮细胞抗体(AECA)等，进一步刺激黏附分子的产生。有人把川崎病血管炎的发生机制用“ANCA与细胞因子连锁学说”来解释：细胞因子促进中性粒细胞与血管内皮细胞黏着，ANCA与中性粒细胞结合引起后者脱颗粒，进一步损伤血管内皮细胞。

病理变化主要是中、小动脉血管炎。组织学变化特点是内皮细胞坏死，血管中层和外膜有中性粒细胞浸润，血管壁内外弹性层断裂，因而不能承受动脉内压力而导致动脉扩张和动脉瘤形成。冠状动脉最易受累，腋动脉、髂动脉及股动脉也可发生动脉瘤，多发生于发病的第3～4周。血管损害由内皮细胞肿胀和增生开始，进而发展为整个细胞壁受累，最后呈瘢痕愈合。从发病后3～6周意外死亡患者相应病期的病理学改变，可将其分为4期。死于发病第1周(Ⅰ期)的患者，可见主动脉及冠状动脉有急性炎症，包括严重的内膜炎与外膜炎，内弹力板破碎，且有炎症性全心炎而影响到瓣膜、心肌及心包，死亡通常因房室传导系统损害而导致严重心律失常。发病后第10～40日(Ⅱ、Ⅲ期)，血管及心肌的炎症逐渐减轻，但出现冠状动脉扩张、动脉瘤形成等破坏性改变，此期死亡原因是急性冠状动脉血栓形成。发病第40日后(Ⅳ期)，通常已无急性炎症改变，但有冠状动脉异常，或继发于冠状动脉血栓及狭窄而引起的急、慢性心肌缺血性改变，即局灶性心肌梗死。

【临床表现】 典型川崎病的临床经过可分为3期，即急性期、亚急性期和恢复期。

1. 急性期 本期病程为8～12 d，平均为10 d。

(1) 发热 是本病的突出症状，也是首发症状，多为弛张热，体温波动在38.5～40.5℃范围，偶可呈稽留热或不规则热。如不经治疗，发热可持续8～18 d，平均11.5 d。超过14 d者，心脏并发症的发生率较高。在发热期间，患者的一般情况差，不同于普通感冒。

(2) 眼部改变 发热后不久即出现双眼结膜充血，但无脓性分泌物。少数病例可出现滤泡性眼结膜炎。角膜、晶状体及视网膜均正常。

(3) 口腔变化 嘴唇先变红，然后出现裂口、渗血。口腔内黏膜有弥漫性红斑形成，舌呈“杨梅舌”或“草莓舌”样改变。

(4) 四肢变化　四肢末端变化是川崎病的特征性表现,对诊断有重要参考价值。发热后 4～7 d,患者手掌、足心出现大片红斑,呈深红色。局部明显肿胀,皮肤变硬,类似急性硬化性皮炎的表现。指(趾)端呈梭形肿胀,常因四肢关节剧烈疼痛而影响活动。

(5) 皮疹　发热期间皮肤出现多形性皮疹,先从手臂、腿部外侧开始,逐渐向躯干蔓延,最后遍及全身。最常见皮疹为多形性红斑,约 5%患者为猩红热样皮疹,30%患者为麻疹样皮疹。皮疹呈单一性,无疱疹或痂皮形成,但大腿或膝关节皮肤偶见小脓疱。手掌和足心的红斑可肿胀发硬,指(趾)端呈梭形肿胀。皮疹一般在 1 周内消退,个别可持续至亚急性期。

(6) 颈部淋巴结肿大　见于 50%～75%的病例。多为单侧,常呈一过性,一般在发热后 1～2 d 出现,肿大淋巴结至少有一个直径≥1.5 cm,个别大如鸡蛋,质地较硬,红、肿、热明显,疼痛较轻,呈急性非化脓性肿大,常随体温下降而消退。

此外,约 75%的患者有尿道炎表现,尿道口有浅表性溃疡形成。约 40%的患者有游走性关节疼痛。约 10%的患者发生黄疸。还有个别患者发生中耳炎、肺炎、无菌性脑膜炎及第Ⅶ对脑神经麻痹,少数患者出现严重外周血管炎,伴雷诺现象,病情重者指端缺血,导致四肢坏疽。

2. 亚急性期　本期历时约 1 个月。急性期症状随体温下降而相继消失。本期主要临床表现如下。

(1) 脱皮　热退后 1 周左右,手掌、足心开始大片脱皮,躯干呈糠屑样脱皮。少数患者在本期又有皮疹复发,出现二次脱皮。

(2) 关节炎　多始于急性期。40%患者出现不同程度多关节疼痛,常呈游走性。约 30%患者同时具有关节红、肿、热、痛及关节腔积液表现。受累关节主要为大关节或负重关节,如膝、踝、腕和髋关节,对称性不明显。指(趾)关节常呈梭形肿胀。关节炎呈自限性,经 2 周至 3 个月症状消失,一般不遗留关节畸形及功能障碍。

(3) 心脏受累　心脏受累是川崎病的重要表现,发生率虽仅 20%左右,但严重者可危及生命,是本病引起死亡的主要原因。急性期常见冠状动脉炎、冠状动脉扩张、冠状动脉瘤、间质性心肌炎、心包炎、心瓣膜病、心律失常和传导阻滞等并发症;后期严重的并发症有冠状动脉狭窄、血栓闭塞导致缺血性心肌病、心肌梗死,个别可猝死。直径 8 mm 以上的冠状动脉瘤患儿,最大危险性是因冠状动脉血栓形成而引起急性心肌梗死,可突然死亡。Kato 曾对 150 例本病患者进行常规心血管造影检查,发现 26 例(17%)有冠状动脉瘤,3 例(2%)有冠状动脉阻塞性改变,包括血管形态异常、管腔狭窄及侧支循环形成。动脉瘤主要发生在冠状动脉左侧支,多见于男性,男女之比为 11∶1。提示心脏受累的危险因素包括:发热超过 16 d、热退 48 h 后再度发热、心律失常、贫血、高白蛋白血症、心肌肥厚以及年龄<1 岁等。

3. 恢复期　病程第 6 周开始进入恢复期,在此期内所有临床症状逐渐消失。至恢复后期,部分患者指甲出现横切沟状改变。整个恢复期 6～8 周。

本病典型病例整个病程需 3～4 个月。

【实验室检查】

1. 血液　急性期白细胞总数增加,以中性粒细胞增多为主,伴有核左移现象,少数患者血象呈一过性类白血病反应,白细胞总数可达 10×10^9/L 以上。血小板也明显增加,常在发热第 2 周开始增加,第 3 周达高峰,平均约为 800×10^9/L。常有轻度贫血,血沉增快。发热期间血清 C 反应蛋白和 α1 抗胰蛋白酶阳性,IgG 和 IgE 可升高。约 10%患者出现肝功能异常,血中直接胆红素轻度增加,ALT 轻度或中度升高。

2. 尿液　急性期可出现蛋白尿,尿沉渣有大量白细胞,并可发现包涵体。

3. 脑脊液　个别患者可见淋巴细胞轻度增加。

4. 其他检查　对心血管受累者可作超声体层摄影及心脏二维超声心动图检查等非损伤性检查,可发现冠状动脉异常及冠状动脉瘤形成。必要时可作冠状动脉造影,以准确定位冠状动脉瘤。

【诊断和鉴别诊断】　川崎病缺乏特异性诊断。临床诊断标准如下:①不明原因发热持续 5 d 以上。②非渗出性的双眼结合膜充血。③嘴唇发红、干裂、结痂,口腔及咽部黏膜弥漫性充血及"杨梅舌"或"草莓舌"样改变。④急性期手掌、足心发红,硬性水肿,2 周后指、趾、掌及足底出现特征性脱皮,2～3 个月时指甲出现横切沟。⑤躯干、四肢出现多形性皮疹,但无疱疹或痂皮发生。⑥颈部淋巴结呈急性非化脓性肿大,其中至少 1 个淋巴结直径≥1.5 cm。凡符合上述标准第 1 条及其他 5 条中 4 条,且能除外其他疾病者,临床可确诊为川崎病。

本病应与下列疾病鉴别:严重的链球菌和葡萄球菌感染(如猩红热、中毒休克综合征)、耶尔森菌感染、败血症、传染性单核细胞增多症、风疹、史-约综合征(Stevens Johnson syndrome,多形糜烂性红斑)、少年型类风湿关节炎(Still 病)、肠道病毒感染、钩端螺旋体病、药疹及赖特综合征(Reiter syndrome)等相鉴别。

【预后】　川崎病为自限性疾病,多数患者能够康复。少数患儿因心脏严重受累,可死于亚急性期,病死率为 0.5%～2.8%,多数在 1 岁以下,以男性为多。

【治疗】　由于病原未明,目前缺乏特效疗法。治疗原则旨在减轻急性期炎症反应,预防亚急性期冠状动脉损伤及血管内血栓形成。主要治疗药物如下。

1. 阿司匹林　为首选药物。作为前列腺素合成酶抑制剂,可抑制血栓素合成,具有抗炎、抗凝作用。标准剂量为每日 80～100 mg/kg,分 4 次服。日本推荐较小剂量(每日 30～50 mg/kg),认为大剂量阿司匹林反可抑制血管内皮细胞合成前列腺素 E2,促进血小板聚集而形成血栓,同时有明显的消化道反应。经上述剂量阿司匹林治疗,2 周左右热退,减为每日 3～5 mg/kg 维持,直至症状消失,血沉及血小板计数复常,总疗程约 2 个月。合并心血管受累病例,疗程至少 1 年。若冠状动脉瘤持续存在,则需长期服用阿司匹林。同时口服双嘧达莫(潘生丁)可增加抗血小板凝集作用,剂量为 3～5 mg/kg,分 3 次服用。

2. 静脉用丙种球蛋白(IVIG) 静脉输入大剂量 IVIG,能有效预防或减轻冠状动脉的损伤及扩张,抑制血小板凝集,防止血管内血栓形成。单一大剂量静脉注射 IVIG 加服阿司匹林的疗效明显优于单用阿司匹林治疗,能显著缩短热程和减少冠状动脉瘤的发生。推荐用法为单剂 IVIG 2 g/kg, 10～12 h 内滴完。也有人采用连用 4～5 d,认为疗效相近。IVIG 须在发病 10 d 内应用,才能有效防止冠状动脉瘤的发生。

IVIG 治疗本病的确切机制尚不清楚,可能与下列作用有关:①如果免疫复合物的形成在本病发病机制中起主要作用,IVIG 的 Fc 部分与免疫复合物的 Fc 部分竞争,减少免疫复合物 Fc 部分与血管壁上的 Fc 受体结合,从而减轻由第Ⅲ型变态反应所引起的血管损伤。②急性期 B 淋巴细胞常被激活,抗体分泌亢进。输入大剂量 IVIG 可诱导抗体产生的负反馈效应,从而抑制过量抗体的产生。③如是本病发生与某种细菌感染有关,输入 IVIG 可提供大量的抗毒素。④如果本病发生与某种病毒感染有关,输入 IVIG 可提供大量的中和抗体。⑤完整的 IVIG 可抑制血小板黏附于血管壁,减少血栓形成。

3. 肾上腺皮质激素 肾上腺皮质激素对本病的治疗一直存在争论,曾认为皮质激素促进高凝状态,有可能增加冠状动脉瘤的形成,但由于皮质激素可抑制炎症反应,有较强的抗炎作用,如合用有较强抗血栓作用的阿司匹林,发生冠状动脉瘤的危险并不大,对 IVIG 治疗失败的病例,是个有益的补救措施。常用泼尼松龙每日 2 mg/kg,2～3 周后逐渐减量,疗程 3～4 周,并用阿司匹林每日 80～100 mg/kg,2 周后减量至每日 3～5 mg/kg,疗程 6 周。

4. 溶栓治疗 合并冠状动脉瘤或发生心肌梗死时的治疗极为困难,有学者建议采用溶栓疗法,常用药物为尿激酶,静脉输注首剂 20 000 U/kg,溶于 2～3 ml 注射用水后加入葡萄糖液中,1 h 输入,维持量为每小时 3 000～4 000 U/kg,持续 3～10 h;冠状动脉内给药首剂 10 000 U/kg,继以每小时 1 000～2 000 U/kg 维持。链激酶及肝素溶栓亦有报道,但由于治疗病例少,其疗效有待证实。溶栓治疗过程中应监测凝血时间及血浆纤维蛋白原含量,如凝血时间较正常延长 1 倍或血浆纤维蛋白原低于 1 g/L,应考虑终止治疗,并作相应处理。

5. 手术 严重冠状动脉狭窄、巨大冠状动脉瘤患者,可考虑行冠状动脉血管成形术或搭桥术,严重二尖瓣关闭不全者可行瓣膜置换术。

【预防】 因本病的病原学及传播途径未明,目前尚无确切预防措施。改善环境,注意卫生,防止细菌或病毒感染,可能有一定的预防作用。

参考文献

[1] 胡大荣.川崎病[M]//彭文伟.现代感染性疾病与传染病学.北京:科学出版社,2000:2348-2353.

[2] 王宏伟.川崎病的病因及发病机制的研究进展[J].中华儿科杂志,2002,40(2):120-121.

[3] 张淑英,吴升华.皮肤黏膜淋巴结综合征[M]//小儿感染病学.北京:2002:382-389.

[4] 斯崇文,贾辅忠,李家泰.感染病学[M].北京:人民卫生出版社,2004:1260-1265.

[5] Burns JC. Kawasaki disease: the mystery continues[J]. Minerva Pesiatr, 2002,54(4):287-294.

[6] Kaijper TW, Wiegman A, Van-Lier RA, et al. Kawasaki disease: a maturational defect in immune responsiveness[J]. J Infect Dis, 1999,180(6):1869-1877.

[7] Anthony Harnden, Masato Takahashi, David Burgner. Kawasaki disease[J]. BMJ, 2009,9(338):1133-1138.

第三节 感染性休克

施光峰

感染性休克(septic shock)是由微生物及其毒素等产物直接或间接地引起急性微循环灌注不足,导致组织损害,无法维持正常代谢和功能,甚至造成多器官功能衰减的危重综合征。

感染性休克是各种微生物因子与宿主防御机制相互作用的结果,因此微生物的毒力和数量以及机体的内环境与应答是决定休克发生发展的重要因素。

近年国际上已提出全身性炎症反应综合征(SIRS)

一词，是宿主对微生物及其毒素的炎症反应，其诊断包括4项：①发热（>38℃）或体温过低（<36℃）。②心动过速（每分钟>90次）。③呼吸急促（每分钟>20次），低碳酸血症（$PaCO_2$<4.3 kPa），或需要机械通气辅助呼吸。④白细胞增多（>12×10^9/L），白细胞减少（<4×10^9/L），或白细胞分类中核左移（出现幼稚细胞）并有可能或已证实感染。而感染性休克主要是严重败血症（符合SIRS至少2项标准，并伴有1个或多个器官系统功能不全，如低氧血症、少尿、乳酸性酸中毒、血小板减少症或格拉斯哥昏迷评分降低等）经过充分液体复苏仍有低血压（收缩期血压<12 kPa或基础血压下降>5.3 kPa）。

【病因】

1. 病原菌 感染性休克的常见致病菌为革兰阴性细菌，如肠杆菌科细菌（大肠埃希菌、克雷伯菌、肠杆菌等）；不发酵杆菌（假单胞菌属、不动杆菌属等）；脑膜炎球菌；拟杆菌等。革兰阳性细菌，如葡萄球菌、链球菌、肺炎链球菌、梭状芽胞杆菌等也可引起休克。某些病毒性疾病，如流行性出血热，其病程中也易发生休克。某些感染，如革兰阴性细菌败血症、暴发性流脑、肺炎、化脓性胆管炎、腹腔感染、菌痢（幼儿）易并发感染性休克。

2. 宿主因素 原有慢性基础疾病，如肝硬化、糖尿病、恶性肿瘤、白血病、烧伤、器官移植以及长期接受肾上腺皮质激素等免疫抑制剂、抗代谢药物、细胞毒类药物和放射治疗，或应用留置导尿管或静脉导管者可诱发感染性休克。因此本病较多见于医院内感染患者，老年人、婴幼儿、分娩妇女、大手术后体力恢复较差者尤易发生。

3. 特殊类型的感染性休克——中毒性休克综合征

中毒性休克综合征（toxic shock syndrome，TSS）是一类起病急骤、进展迅速，以发热、皮疹、病后脱皮和脱屑、低血压及3个以上器官功能受损为特征的严重感染性疾病，伴有较高的病死率。它可由多种致病菌、病毒引起，但绝大多数是由金黄色葡萄球菌和A组溶血性链球菌引起。根据致病菌的不同，TSS可分为由金黄色葡萄球菌引起的“金葡菌TSS”，以及由A组链球菌引起的“链球菌TSS（streptococcal toxic shock syndrome，STSS）”。

（1）金葡菌TSS 金葡菌TSS是由非侵袭性金葡菌产生的外毒素引起。首例报道于1978年。当时Tedd等报道了7例8～17岁的儿童和少年（3例男性），突然出现发热、呕吐、腹泻、全身皮疹、草莓舌和低血压等症状。他们首次将以上述症状为特征性表现的疾病命名为TSS。Tedd等又从其中5例的鼻咽、阴道或局部脓肿中分离到金葡菌，因而提出推测，TSS是由金葡菌产生的毒素所致。TSS早年多见于应用阴道塞的经期妇女，有明显地区性分布，主要见于美国、加拿大、澳大利亚及欧洲某些国家。随着阴道塞的改进，停止使用高吸水性阴道塞后，金葡菌TSS发病率已明显下降；而非经期TSS增多，其感染灶以皮肤和皮下组织、伤口感染居多，次为上呼吸道感染等，无性别、种族和地区差异，因而提出了月经相关性TSS和非月经相关性TSS的概念。国内所见病例几乎均属非经期TSS。从患者的阴道、宫颈局部感染灶中可分离到金葡菌，但血培养则阴性。从该非侵袭性金葡菌中分离到致热原性外毒素C（PEC）和肠毒素F（SEF）统称为中毒性休克综合征毒素1（TSST-1），被认为与TSS发病有关。用提纯的TSST-1注入动物，可引起拟似人类TSS的症状。确诊TSS必须包括五大临床症状：发热、低血压、皮疹、脱屑及3个以上器官功能异常。如果症状出现在月经开始或结束的3 d内被认为是月经相关性TSS，而症状发生在外科手术或月经后、产后或流产后及其他情况时被认为是非月经相关性TSS。1979～1996年，美国报告了5 296例TSS，女性4 917例（93%），虽然月经相关性TSS在此期间已明显下降（占59%），但TSS仍主要影响妇女，13～19岁女性占41%，对其中2 536例进行了阴道分泌物培养，90%分离出金葡菌，非月经相关性TSS占41%，大多发生在妇女（73%），18.3%的病例发病前有外科手术史，11.5%发生于产后或流产后。儿童TSS 50例（<2岁者占61.7%），大部分没有外伤史，发病率高于非月经相关性TTS的其他年龄组。在所有TSS病例中，30%认为以前发生过同样症状，10%妇女认为有过与TSS相似的症状，TSS的发病无季节性差异。有98%的TSS患者住院治疗，总病死率为4.1%，月经相关性TSS为3%，非月经相关性TSS为5%。月经相关性TSS病死率从1980年的5.5%已下降至1996年的1.8%，而非月经相关性TSS未能见到这种下降倾向。在TSS流行病学上一个重要的改变是非月经相关性TSS日益增多，尤其是外科手术后（包括产科及整形美容手术后）的病例已明显增加。另外，非月经相关性TSS病死率居高不下，因此，必须进一步研究了解非月经相关性TSS的危险因素以降低病死率。

（2）链球菌TSS 自1983年起北美及欧洲相继报道A组链球菌（group A streptococcal，GAS）所致的中毒性休克综合征（STSS）。主要致病物质为致热性外毒素A（SPEA）。SPEA作为超抗原（superantigen，SAg）刺激单核细胞产生肿瘤坏死因子（TNF-α）、白介素（IL-1），并可直接抑制心肌，引起毛细血管渗漏而导致休克。此外细菌的侵袭力对发病也有相当影响。STSS可发生于任何人，但主要见于老人或有恶性肿瘤、糖尿病、肾病、嗜酒或近期使用免疫抑制剂的人，或有皮肤、黏膜等软组织损伤者或出水痘的儿童。在美国每年发生10 000～15 000例侵袭性GAS感染，导致2 000人死亡，美国疾病控制中心估计，每年有2 000～3 000例

STSS发生，其病死率大约60%。国内于1990年秋至1991年春长江三角洲某些地区（海安、无锡等）发现猩红热样疾病暴发流行，为近数十年来所罕见。起病急骤，有畏寒、发热、头痛、咽痛（40%）、咽部充血、呕吐（60%）、腹泻（30%）。发热第2日出现猩红热样皮疹，恢复期脱屑、脱皮。全身中毒症状严重，近半数有不同程度低血压，甚至出现昏迷。少数有多器官功能损害。从多数患者咽拭培养中分离得毒力较强的缓症链球菌（streptococcus mitis）。个别病例血中亦检出相同致病菌，但未分离得乙型溶血性链球菌。从恢复期患者血清中检出相应抗体。将分离得的菌株注入兔或豚鼠皮下可引起局部肿胀及化脓性损害，伴体温升高。经及时抗菌（用青霉素、红霉素或克林霉素等）以及抗休克治疗，绝大多数患者恢复。

【发病机制和病理生理】 感染性休克的发病机制极为复杂。20世纪60年代提出的微循环障碍学说，为休克的发病机制奠定了基础，目前的研究已深入到细胞和分子水平。微生物及其毒素和胞壁组分（如脂多糖、LPS等）激活机体的各种应答细胞（包括单核巨噬细胞、中性粒细胞、内皮细胞等）以及体液系统（如补体、激肽、凝血和纤溶等系统）产生各种内源性介质、细胞因子等，在发病中起重要作用。感染性休克是多种因素互相作用、互为因果的综合结果。

1. 微循环障碍的发生与发展 在休克发生发展过程中，微血管容积的变化可经历痉挛、扩张和麻痹3个阶段，亦即微循环的变化包括缺血缺氧期、淤血缺氧期和弥散性血管内凝血（DIC）期3个阶段。

（1）缺血缺氧期 此期微循环改变的特点为：除心、脑血管外，皮肤及内脏（尤其是腹腔内脏）微血管收缩，微循环灌注减少，毛细血管网缺血缺氧，组织间液通过毛细血管进入微循环，使毛细血管网获部分充盈（自身输液）。参与此期微循环变化的机制主要有交感-肾上腺素髓质系统释放的儿茶酚胺，肾素-血管紧张素系统，血管活性脂（胞膜磷脂）在磷脂酶A2作用下生成的生物活性物质如血小板活化因子（PAF），以及花生四烯酸代谢产物如血栓素A2（TxA2）和白三烯（LT）等。

（2）淤血缺氧期 此期的特点是无氧代谢产物（乳酸）增多，肥大细胞释放组胺和缓激肽形成增多，微动脉与毛细血管前括约肌舒张，而微静脉持续收缩，白细胞附壁黏着、嵌塞，致微循环内血流淤滞，毛细血管内流体静压增高，毛细血管通透性增加，血浆外渗、血液浓缩。有效循环血量减少、回心血量进一步降低，血压明显下降。缺氧和酸中毒更明显。氧自由基生成增多，引起广泛的细胞损伤。

（3）微循环衰竭期 血液不断浓缩、血细胞聚集、血液黏滞性增高，又因血管内皮损伤等原因致凝血系统激活而引起DIC、微血管床堵塞、灌流减少、合并出血等，导致多器官功能衰竭，使休克难以逆转。

根据血流动力学改变，感染性休克可分为高动力学型（高排低阻型）和低动力学型（低排高阻型），前者如不及时纠正，最终发展为低动力学型。高动力型休克的发生可能与组胺、缓激肽的释放；动-静脉短路开放、构成微循环的非营养性血流通道，血液经短路回心，心排血量可正常甚或增加，而内脏微循环营养性血流灌注则减少；加上内毒素对血管平滑肌胞膜的直接损伤作用导致胞膜正常运转钙离子的能力降低而使血管张力降低等有关。低动力学型休克的发生与α受体兴奋有关。

2. 内毒素的信号传导机制 内毒素是革兰阴性菌细胞壁外膜中的脂多糖成分（lipopolysaccharides，LPS），具有广泛的生物活性。目前认为内毒素是革兰阴性细菌败血症所致休克和多器官功能衰竭综合征（multiple organ dysfunction syndrome，MODS）的主要因素。20世纪60年代提出的微循环障碍学说，为休克的发病机制研究奠定了基础。但多年的实践证明，休克的微循环障碍学说虽是重要的，但无法完全解释感染性休克过程中的病理生理变化。自20世纪80年代以来，感染性休克的研究已深入到细胞和分子水平。90年代发现了介导LPS信号传导的脂多糖结合蛋白（LBP）/CD14系统。随后认识到CD11/CD18可能也是LPS的受体之一。十余年的研究已经明确LBP/CD14、CD11/CD18可使LPS解聚并运送和结合到靶细胞表面。但是CD14分子并非跨膜蛋白而缺乏胞内区，CD11/CD18分子也未被证实有信号跨膜传导的功能。近年来，Toll样受体（Toll-like receptors，TLRs）的发现及其研究的深入，为进一步了解LPS的信号传导机制奠定了基础。

败血症患者的血液或组织中存在的大量微生物及其代谢、分解的产物均可激活机体出现全身炎症连锁反应，其中LPS是激发机体免疫应答的主要物质，类脂A是其主要生物学成分。人体LPS的正常血浆浓度为3～7 μg/ml，感染性休克时可升高50～100倍。LPS虽然能够直接损伤靶细胞，但是其生物活性的表达主要还是通过与CD14等受体结合后，激活相应的信号传导通路，经过基因调控和信号放大过程，诱导INF-α、IL-1、NO等多种细胞因子和炎症介质的释放并借助这些物质在局部或随着血流播散至机体其他部位发挥作用。

（1）CD14受体 CD14在人体内有两种存在形式，即在单核巨噬细胞膜上表达的mCD14（膜结合CD14）及sCD14（可溶性CD14）。其中，mCD14是分子量为58～60 kDa的糖蛋白，通过糖基磷脂酰肌醇（GPI）附着在单核巨噬细胞、中性粒细胞等成熟的髓原性细胞膜表面，介导这类细胞对LPS的反应。而sCD14是分子量为48～50 kDa的单链蛋白质，目前认为其可能系

mCD14 直接脱落和(或)单核巨噬细胞合成后分泌而产生。sCD14 缺乏 GPI 结构,游离存在于人和动物的血清中,介导那些不表达 mCD14 的细胞(如内皮细胞、上皮细胞、平滑肌细胞以及树突状细胞等)对 LPS 的反应。CD14 的表达受 LPS 及其诱导产生的多种细胞因子的正向调节。人类 CD14 与 LPS 的结合部位首先定位于 CD14N-末端的 151 个氨基酸上,后又发现 N-末端的 65 个氨基酸是 CD14 发挥其与效应分子结合及信号传导的关键区域。试验证实,CD14 不但能与溶解的 LPS 相互作用,同样也能和完整的革兰阴性菌结合。CD14 与不同来源的 LPS 或不同细菌成分的结合存在差异,显示其对 LPS 的选择性。LPS 与 mCD14 的结合具有饱和性。多种 CD14 的单克隆抗体和抗脂质 A 抗体能够显著抑制 CD14 阳性细胞对 LPS 的反应。血清中的一种急性期蛋白——LPS 结合蛋白(LPS binding protein, LBP)可显著加强 CD14 与 LPS 的结合进而起到激活细胞的作用。LBP 是一种分子量为 60 kDa 的糖蛋白,主要来源于肝细胞,少部分可在肝外组织(如肺、肠、肾等)合成。LBP 通过传导和催化等信号放大作用,促进 LPS 与 CD14 的结合。目前已经明确:LBP 肽链的 C 端和 N 端能够分别与 CD14 和 LPS 结合。LBP 传导 LPS 信号至靶细胞方式有以下两种途径:①LPS 与 LBP 结合形成 LPS-LBP 复合物,然后此复合物与髓原性细胞膜上的 mCD14 作用,形成 LPS-LBP-CD14 三重复合物。②LPS-LBP 复合物中的 LPS 与可溶性 CD14(sCD14)结合形成 LPSsCD14 复合物。随后,通过 Toll 样受体的信号跨膜传导,活化促丝裂原激活的蛋白激酶(MAPK)途径和蛋白酪氨酸激酶(PTK)途径,在转录和翻译水平上调控一氧化氮合成酶(NOS)以及其他蛋白激酶等的合成和分泌,诱导和释放多种炎症性细胞因子和免疫调节因子(如 TNF-α、IL-1、IL-6、NO 等)。适度的细胞因子的产生对机体抗感染防御作用是有利的,但过量则使机体出现病理性损伤,严重时可致感染性休克甚至死亡。

尽管 LBP/CD14 系统在 LPS 的信号传导过程中起重要作用,但它不是唯一的途径。CD14 的单克隆抗体和抗 LPS 抗体对低剂量的 LPS(≤100 ng/ml)有明显的阻断效应,但增加 LPS 的浓度便可逆转这些抗体的作用。目前认为:当 LPS 低于 100 ng/ml 时,其信号主要通过 LBP/CD14 系统而传导,而高浓度的 LPS 则只有通过 CD11/CD18 系统才能发挥最大的生物学效应。此外,CD14 和 CD11/CD18 都无跨膜信号传导功能,要将 LPS 信号传导至细胞内,则需要 Toll 样受体的共同作用。

(2) Toll 样受体　Toll 类蛋白是果蝇细胞负责信号传导的一类跨膜受体。Toll 是其中的一种。早已明确:在成体果蝇,Toll 与配体结合后能激活胞质内的转录因子 dorsal,诱导针对微生物的防御反应,而且预测在人类体内也应该有类似的信号传导系统。但直到 Janeway 和 Medzhitov 等发现了第一个存在于人细胞表面的 Toll 样蛋白并且指出了它对机体免疫特别是感染免疫的重要性,人 Toll 样受体的研究才逐渐深入,其中,TLR2 和 TLR4 已证实有传导 LPS 信号的功能活性。应用免疫组化及流氏细胞仪分析方法发现 TLR2 在所有 CD14 阳性的细胞(如单核巨噬细胞、外周血白细胞)上都呈高表达,而 TLR4 除此之外在树突状细胞(DC)、某些小肠上皮细胞、B 细胞和肺泡上皮细胞上都有表达。

人的 TLRs 由胞外区、跨膜段和胞内区 3 部分组成,属于Ⅰ型跨膜受体。已经确定 LPS 的脂质 A 是激活 TLR2 和 TLR4 的天然配体。一些研究者发现 TLR2 与 LPS 的亲和力较低而 TLR4 与 LPS 呈高亲和力。由此提出 TLR2 可能仅仅是 LPS 的一些低亲和力受体之一,而 TLR4 则是参与 LPS 信号传导的主要受体。然而,LPS 是如何激活 TLR2、TLR4 的在分子机制上并不十分清楚。试验证实:LPS 并不能直接作用于 TLR2、TLR4 产生有效的反应。有研究者观察到:LPS 激活 TLR2 必须要有 LBP 的参与。但也有试验发现:低剂量 LPS 刺激 HEK293 细胞产生有效的信号传导及 *NF-κB* 基因的激活需要血清成分[包括 sCD14 和(或)LBP]的存在,而高剂量 LPS(大于 104 ng/ml)诱导的活化可不依赖血清成分的存在。已经发现:CD14 的单克隆抗体能够阻断 LPS 与 CD14 的结合从而阻止下游的 TLR4 和 MD-2 的反应;与其相反,TLR4 的单克隆抗体虽然也可以阻断 LPS 介导的细胞反应,但却无法阻止 LPS-CD14-TLR4 复合物的形成。现在认为:TLR2 和 mCD14 在髓原性细胞膜(如单核巨噬细胞、中性粒细胞等)相连接形成信号传导复合物,当靶细胞受 LPS 刺激后,TLR2 与 mCD14 相互作用导致 TLR2 寡聚化并与 IRAK 形成信号传导复合物,进一步启动胞内的信号传导过程。与其相类似,LPS 激活 TLR4 需要细胞膜表面同时存在一称为 MD-2 的分子,目前 MD-2 的功能尚不十分清楚,只是发现它能够增加 TLR4 在 HEK293 细胞膜上的表达并且为 TLR4 发挥信号传导功能所必须。最近有研究显示在感染性休克单核细胞中 *NF-κB* 路径表达下调,证实了感染性休克患者免疫抑制的特点。感染性休克时中性粒细胞中 TLR2 和 TLR4 表达缩减。而 TLR 多态性,主要是 TLR2 和 TLR4 的多态性,可能影响结果观察。

(3) 信号传导　感染性休克过程中 LPS 信号传导和生物活性的表达,首先依赖于 LPS 对效应细胞(如单核巨噬细胞、中性粒细胞以及血管内皮细胞等)的识别。目前认为这种识别是包括 LPS 与血清中相应蛋白质的结合、LPS 与效应细胞上相关受体的识别以及激活胞内相应的信号传导通路等在内的复杂过程。LPS 进入血流后,首先诱导肝脏、肺等组织和器官,合成大量的 LBP,然后通过 LPS-LBP-mCD14 或 LPS-

sCD14 等复合物使 LPS 所附载的信号被传导至效应细胞膜上，从而将 LPS 所负载的信号传导给细胞膜上的 TLRs。TLRs 的胞外段主要包括十几至二十几个串连的富含蛋氨酸的重复序列（leucine - rich repeats, LRRs），LRRs 间隔分布于细胞膜的固定位点上，如此构象的 LRRs 有利于和 LBP、CD14 等蛋白质的结合。TLRs 的胞内段含有一段 Toll 类蛋白都具有的保守区域，称为 Toll 同源性结构区（Toll homology domain, TH），它是 TLRs 向下游进行信号传导的核心结构，这一区域中关键位点的突变或缺失就会阻断信号向下的传导。目前认为，在 LPS、LBP、mCD14 及其复合物的作用下，TLRs 被激活而使分子构象产生某种程度的改变，从而活化胞内的 TLR 同源区，这样，位于胞外的 LPS 信号就被传导进入细胞内。在此过程中，LPS 的信号被逐级放大。此外，由于 LPS 的产生和作用持续存在，已被激活的效应细胞释放 TNF - α、IL - 1 等细胞因子进一步加强上述过程，从而出现正反馈调节。当 TLR 活化后，即与胞质内的 IL - 1 受体辅助蛋白（IL - 1RacP）结合形成复合物，该复合物吸引并激活胚胎蛋白 MyD88，而活化的 MyD88 在肿瘤坏死因子受体相关因子（TRAF6）的共同作用下，使两种 MAPK（IRAK 和 IRAK2）连接在 NF - κB 诱导酶（NIK）上。于是，被激活的 NIK 使 IκB 发生磷酸化，而后泛素化，最终被 26S 蛋白酶降解。从而使 NF - κB 去抑制，活化的 NF - κB 发生合易位，由细胞质进入细胞核中，与靶基因上特定的 κB 序列结合，调控相关基因的转录和表达。在体内，上述的过程受到精细的调控。其中，反馈调节是其主要方式：TNF - α、IL - 1 对 NF - κB 活化的调节就属于正反馈调节。NF - κB 在它们的作用下，活化后又能增强两者的基因转录和表达，进一步激活 NF - κB。另外，在细胞外，LPS、TNF - α、IL - 1 等可刺激 IL - 10 的生成，后者能抑制 NF - κB 的活化，此乃负反馈调节。

3. 休克的细胞损伤机制 微循环障碍在休克的发生中固然重要，但细胞的损伤可发生在血流动力学改变之前，亦即细胞的代谢障碍可为原发性，可能由内毒素直接引起。胞膜功能障碍出现最早。胞膜损伤使膜上的 Na^+ - K^+ - ATP 酶运转失灵，致细胞内 Na^+ 增多、K^+ 降低，细胞出现水肿。线粒体是休克时最先发生变化的细胞器，当其受损后可引起下列变化：①其呼吸链功能发生障碍，造成代谢紊乱。②其氧化磷酸化功能降低，致三羧酸循环不能正常运行，ATP 生成减少，乳酸积聚。③胞膜上的离子泵发生障碍，细胞内外 Na^+、K^+、Ca^{2+}、Mg^{2+} 等离子顺浓度差转移，K^+ 和 Ca^{2+} 从线粒体丢失，胞质内 Ca^{2+} 增多，激活胞膜上的磷脂酶 A2，使胞膜磷脂分解，造成胞膜损伤，其通透性增高，Na^+ 和水进入线粒体，使之肿胀、结构破坏。溶酶体含多种酶，为细胞内主要消化系统，休克时溶酶体膜通透性增高。溶酶释出，造成细胞自溶死亡。

内毒素除可激活体液系统外，亦可直接作用于各种反应细胞产生细胞因子和代谢产物：①内皮细胞，造成细胞毒反应（NO）等。②中性粒细胞，使之趋化聚集，起调理和吞噬作用；合成 PAF、TxA2、前列腺素（PGE）、LTB_4 等；释放氧自由基、溶酶体酶、弹性蛋白酶等。③血小板，聚集、合成 TxA2 等。④单核巨噬细胞，释放 TNF、IL - 1、溶酶体酶、纤溶酶原前活化素等。⑤嗜碱细胞和肥大细胞，释放组胺、PAF、LT 等。⑥垂体和下丘脑，分别释放 ACTH、β 内啡肽以及促甲状腺激素释放激素（TRH）等。

TNF 在休克中的重要性已受到广泛重视。TNF 可与体内各种细胞的特异性受体结合，产生多种生理效应：TNF 与 IL - 1、IL - 6、IFN - γ、PAF 等细胞因子有相互协同作用，在血管内皮细胞损伤中有重要意义，而转化生长因子（TGF - β_1）则可减轻 TNF 等因子的作用。TNF 可激活中性粒细胞和淋巴细胞等，使胞膜上黏附蛋白的表达增加，白细胞与内皮细胞间的黏附力增强。内皮细胞胞膜上黏附蛋白表达亦加强，造成内皮细胞损伤和通透性增高、促进血凝等。动物实验证明输入大剂量 TNF 后可产生拟似感染性休克的血流动力学，造成血液生化和病理学改变，使动物迅速死亡。

4. 休克时的代谢改变、电解质和酸碱平衡失调 在休克应激情况下，糖原和脂肪分解代谢亢进。初期血糖、脂肪酸和三酰甘油均增高；随休克进展糖原耗竭、血糖降低，胰岛素分泌减少、胰高糖素则分泌增多。休克初期，由于细菌毒素对呼吸中枢的直接刺激或有效循环血量降低的反射性刺激而引起呼吸增快、换气过度，导致呼吸性碱中毒；继而因脏器氧合血液灌注不足、生物氧化过程发生障碍、三羧酸循环受抑制、ATP 生成减少、乳酸形成增多，导致代谢性酸中毒，呼吸深大而快；休克晚期，常因中枢神经系统或肺功能损害而导致混合性酸中毒，可出现呼吸节律或幅度的改变。ATP 生成不足使胞膜上钠泵运转失灵，致细胞内外离子分布失常：Na^+ 内流带入水，造成细胞水肿、线粒体明显肿胀、基质改变；K^+ 则流向细胞外；细胞内外 Ca^{2+} 的浓度有千倍之差，此浓度差的维持有赖于胞质膜对 Ca^{2+} 的通透性和外泵作用，胞膜受损时发生 Ca^{2+} 内流，胞质内 Ca^{2+} 超载可产生许多有害作用，如活化磷脂酶 A2、水解胞膜磷脂产生花生四烯酸，后者经环氧化酶和脂氧化酶代谢途径分别产生前列腺素（PGFα、PGE2、PGD2）、前列环素（PGI2）、TxA2 和 LT（LTB4、LTC4、LTD4、LTE4）等炎症介质，上述产物可影响血管张力、微血管通透性，并作用于血小板和中性粒细胞，引起一系列病理生理变化，在休克的发生发展中起重要作用。

感染性休克时各种因子损伤机制及相关的随机对照试验见表 10 - 3 - 1。

表 10-3-1 感染性休克中的介质、机制及阳性、阴性和潜在的试验

机制	介质	阳性随机对照试验[1]	阴性随机对照试验	潜在的治疗方法
组织学	超抗原：中毒性休克综合征毒素-1(TSST-1)			抗-TSST-1
	链球菌外毒素(致热外毒素 A)			抗外毒素
	脂多糖(内毒素)		抗脂多糖抗体	
固有免疫	TLR-2，TLR-4			TLR 激动剂；TLR 拮抗剂
	单核细胞，巨噬细胞			粒细胞-巨噬细胞集落刺激因子(GM-CSF)，干扰素-γ(INF-γ)
	中性粒细胞			粒细胞集落刺激因子(G-CSF)[2]
获得性免疫	B 细胞，浆细胞，免疫球蛋白			免疫球蛋白 G
	T 细胞：CD4 Th1，Th2			
促炎症机制	肿瘤坏死因子(TNF)-α		抗 TNF-α	
	白介素(IL)-1β		IL-1 受体拮抗剂	
	白介素-6(IL-6)			IL-6 受体拮抗剂
	前列腺素类，白三烯类		布洛芬，大剂量皮质类固醇	
	缓激肽		缓激肽拮抗剂	
	血小板活化因子		血小板活化因子，乙酰基水解酶类	
	蛋白酶类(如弹性蛋白酶)		弹性蛋白酶抑制剂[3]	
	氧化剂			抗氧化剂(如，*N*-乙酰半胱氨酸)
	一氧化氮(NO)		一氧化氮合成酶抑制剂	
促凝机制	↓蛋白 C	活化蛋白 C		
	↓蛋白 S			蛋白 S
	↓抗凝血酶		抗凝血酶	
	↓组织因子途径抑制物		组织因子途径抑制物	
	↑组织因子		组织因子拮抗剂	
	↑纤溶酶原激活物抑制剂(PAI-1)			组织型纤溶酶原激活物
抗炎机制	白介素-10(IL-10)		IL-10[4]	
	TNF-α 受体		TNF-α 受体	
组织缺氧	低氧诱导因子-1(HIF-1α)，血管内皮生长因子(VEGF)	早期导向治疗	超常氧输送	促红细胞生成素(EPO)
免疫抑制(细胞凋亡)	淋巴细胞凋亡			抗半胱氨酸天冬氨酸蛋白酶
	肠上皮细胞凋亡			抗半胱氨酸天冬氨酸蛋白酶
内分泌功能障碍	肾上腺功能减退			皮质类固醇[5]
	垂体加压素不足			垂体加压素
	高血糖症			强化胰岛素治疗[6]

注：↑为增加；↓为降低；Th1、Th2 分别为 T 辅助细胞-1 和 T 辅助细胞-2；TLR 为 Toll 样受体。

1 阳性随机对照试验是指重要的随机对照试验以死亡作为第一事件终点。

2 G-CSF 对于有严重中性粒细胞减少症的感染患者有效。

3 弹性蛋白酶抑制剂用于急性肺损伤患者的二期试验中无效。

4 IL-10用于急性肺损伤患者的二期试验中无效。

5 皮质类固醇类对于 28 d 全因病死率无影响，但能降低促皮质激素无应答亚组的病死率。

6 强化胰岛素治疗能降低危重手术患者死亡率，但尚未在败血症或感染性休克患者中证实。

摘自《西氏内科学》第 23 版。

【病理生理】

1. 肾脏 肾血管平滑肌 A-V 短路丰富。休克时肾皮质血管痉挛，而近髓质微循环短路大量开放，致皮质血流大减而髓质血流相对得到保证。如休克持续，则肾小管因缺血缺氧而发生坏死、间质水肿，易并发急性肾功能衰竭。并发 DIC 时，肾小球毛细血管丛内有

广泛血栓形成，造成肾皮质坏死。

2. 肺 休克时肺循环的改变主要为肺微血管收缩、阻力增加，A－V短路大量开放，肺毛细血管灌注不足，肺动脉血未经肺泡气体交换即进入肺静脉，造成通气与灌流比例失调和氧弥散功能障碍。PaO_2 下降，而致全身缺氧。此种情况被称为成人呼吸窘迫综合征(ARDS)。中性粒细胞被认为是ARDS发病的重要因素。补体激活产物 C_{5a} 吸引中性粒细胞聚集于肺循环并黏附于肺毛细血管内皮表面，释放多种损伤性介质，如蛋白溶解酶、弹性蛋白酶、胶原酶、花生四烯酸代谢产物(前列腺素、TxA2、LT等)、氧自由基等，损伤肺实质细胞、内皮细胞、纤维母细胞等，使肺泡毛细血管通透性增加、血浆外渗而致间质水肿。TNF、IL－1细胞因子的释放也导致中性粒细胞趋化和肺内淤滞，并增加其与内皮细胞的黏附力。在缺血缺氧情况下，肺泡表面活性物质分泌减少、肺顺应性降低，易引起肺不张，亦可使肺泡上皮与毛细血管内皮肿胀，加重肺泡通气与灌流间比例失调。休克时血浆纤维连接蛋白(fibronectin, Fn)常因合成减少、降解加速以及消耗增多而降低，可引起肺泡毛细血管膜结构缺陷，以及细菌、毒素、纤维蛋白降解产物难以清除，亦有利于ARDS的产生。

3. 心脏 心脏耗氧量高，冠状血管灌流量对心肌功能影响甚大。动脉压显著降低、舒张压降至5.32 kPa (40 mmHg)以下时，冠状动脉灌注量大为减少。心肌缺血缺氧，亚细胞结构发生明显改变，肌浆网摄钙能力减弱，肌膜上 $Na^+－K^+$－ATP酶和腺苷酸环化酶活性降低，代谢紊乱、酸中毒、高钾血症等均可影响心肌功能。心肌抑制因子以及来自垂体的β内啡肽等对心血管系统有抑制作用。心肌缺血再灌注时产生的氧自由基亦可引起心肌抑制与损伤。尽管休克时心排血量可以正常，但心室功能失常，反映在心脏射血分数降低，心室扩张。心肌纤维可有变性、坏死和断裂、间质水肿。并发DIC时，心肌血管内有微血栓形成。

4. 肝脏 肝脏受双重血液供应。门脉系统的平滑肌对儿茶酚胺非常敏感，此外门脉系统血流压差梯度小，流速相对缓慢，故休克时肝脏易发生缺血、血液淤滞与DIC。肝脏为机体代谢、解毒和凝血因子与纤溶原等的合成器官，持久缺氧后肝功能受损，易引起全身代谢紊乱和乳酸盐积聚、屏障功能减弱和DIC形成，常使休克转为难治。肝小叶中央区肝细胞变性、坏死，中央静脉内有微血栓形成。

5. 脑 脑组织需氧量很高，其糖原含量甚低，主要依靠血流不断供给。当血压下降至7.98 kPa(60 mmHg)以下时，脑灌流量即不足。脑缺氧时，星形细胞首先发生肿胀而压迫血管，血管内皮细胞亦肿胀，造成微循环障碍和血液流态异常而加重脑缺氧。ATP贮存量耗尽后其钠泵作用消失而引起脑水肿。如短期内不能使脑循环恢复，脑水肿继续发展则较难逆转。

6. 肾上腺 感染性休克时肾上腺功能减退发生率高。已有几种机制来解释感染所致的肾上腺功能减退。首先，氢化可的松缺乏可能是肾上腺合成不足的结果，或是下丘脑垂体解剖损坏的结果。感染性休克患者发生下丘脑、垂体或肾上腺缺血或出血的概率为7%～10%，很可能是静脉系统异常或大量动脉血涌向这些腺体所致。感染时下丘脑炎症及可诱导的NO合成酶的过度表达可能激发神经细胞凋亡。同样，P物质、超氧自由基、一氧化物及前列腺素类也可堆积在下丘脑或垂体，改变激素合成及释放脉冲。其次，抑制氢化可的松合成最后一个酶的各种药物(如依托咪酯、酮康唑、氟康唑、苯妥英钠等)能医源性抑制氢化可的松合成。例如快速注射单一剂量依托咪酯导致肾上腺功能减退达48 h，可能增加全因死亡风险。第三，在感染性休克早期皮质激素结合蛋白减少可改变糖皮质激素的输送，增加游离氢化可的松分子。但是，皮质激素结合蛋白在向炎症组织运送氢化可的松方面很重要。感染部位活化的多形核中性粒细胞产生弹性蛋白酶，此酶能使氢化可的松与皮质激素结合蛋白分裂，使游离氢化可的松进入炎症部位。因此炎症疾病导致皮质激素结合蛋白降低，从而导致炎症部位释放的氢化可的松减少，加剧组织对氢化可的松的抵抗。第四，糖皮质激素受体可能减少，并有活性降低，导致细胞对氢化可的松的反应能力减弱。重患者和慢性应激患者，可有ACTH与糖皮质激素水平分离现象。这一现象也可见于慢性应激的动物及长期有意训练的啮齿类动物。即氢化可的松水平增高，与ACTH变化不同步。而且，这是肾上腺内部的改变，可有糖皮质激素产量增加，而盐皮质激素及雄激素减少。已提出多种理论来解释重病或慢性应激患者中这些无ACTH激发路径：①各种调节非ACTH依赖性肾上腺糖皮质激素释放受体(如神经肽类、神经递质、阿片类、生长因子、细胞因子、脂肪因子等)。②肾上腺内部广泛的旁分泌调节。③性腺激素调节。

7. 其他 肠道交感神经分布丰富，在休克时其血液循环消减，肠黏膜缺血、损伤，继而水肿、出血。细菌入侵，内毒素进入血循环使休克加重。此外组氨酸脱羧酶活化释放组胺，导致腹腔内脏和门脉血管床淤血，血浆渗漏而加重休克。严重缺血缺氧时胰腺溶酶体释出蛋白溶解酶而造成严重后果。

【临床表现】

1. 休克早期 除少数高排低阻型休克(暖休克)病例外，多数患者有交感神经兴奋症状：患者神志尚清，但烦躁、焦虑、神情紧张，面色和皮肤苍白，口唇和甲床轻度发绀，肢端湿冷。可有恶心、呕吐、心率增快，呼吸深而快，血压尚正常或偏低、脉压小。眼底和甲周微循环检查可见动脉痉挛。尿量减少。

2. 休克发展期 随着休克发展，患者烦躁或意识不清，呼吸浅速，心音低钝，脉搏细速，按压稍重即消失。表浅静脉萎陷。血压下降，收缩压降低 10.64 kPa(80 mmHg)以下；原有高血压者，血压较基础水平降低 20%～30%，脉压小。皮肤湿冷，常明显发花。尿量更少，甚或无尿。

3. 休克晚期 可出现弥散性血管内凝血(DIC)和重要脏器功能衰竭等。

(1) DIC 常有顽固性低血压和广泛出血[皮肤、黏膜和(或)内脏、腔道出血]。

(2) 多脏器功能衰竭 ①急性肾功能衰竭：尿量明显减少或无尿。尿比重固定，血尿素氮、肌酐和血钾增高。②急性心功能不全：患者常有呼吸突然增快、发绀。心率加快、心音低钝，可有奔马律、心律失常。若患者心率不快或相对缓脉，但出现面色灰暗、肢端发绀，亦为心功能不全之兆。中心静脉压升高提示右心排血功能降低或血容量过多、肺循环阻力增高；肺动脉楔压升高提示左心排血功能不全。心电图可示心肌损害、心内膜下心肌缺血、心律失常和传导阻滞等改变。③急性肺功能衰竭(ARDS)：表现为进行性呼吸困难和发绀，吸氧亦不能使之缓解，无节律不整。肺底可闻细湿啰音或呼吸音减低。X 线胸片摄片示散在小片状浸润阴暗，逐渐扩展、融合。血气分析示 PaO_2 9.31 kPa(70 mmHg)，重者＜6.65 kPa(50 mmHg)。④脑功能障碍引起昏迷、一过性抽搐、肢体瘫痪，以及瞳孔、呼吸改变等。⑤肾上腺功能减退：感染性休克病程中临床诊断肾上腺功能减退缺乏特异性表现。可有的症状包括发热、腹痛、持续性低血压、呕吐及意识改变。难以撤掉儿茶酚胺类药物通常是另一个表现。原发性肾上腺功能减退可完全模拟外科急症，表现为腹痛、板状腹，伴有高热和休克。⑥其他：肝功能衰竭引起昏迷、黄疸等。胃肠道功能紊乱表现为鼓肠、消化道出血等。

【实验室检查】

1. 血象 白细胞计数大多增高，为(15～30)×10^9/L，中性粒细胞增多伴核左移现象。血细胞压积和血红蛋白增高为血液浓缩的标志。并发 DIC 时血小板进行性减少。

2. 病原学检查 在抗菌药物治疗前常规进行血(或其他体液、渗出物)和脓液培养(包括厌氧菌培养)。分离得致病菌后作药敏试验。鲎溶解物试验(LLT)有助于内毒素的检测。

3. 尿常规和肾功能检查 发生肾功能衰竭时，尿比重由初期的偏高转为低而固定(1.010 左右)；血尿素氮和肌酐值升高；尿/血肌酐之比＜20；尿渗透压降低、尿/血渗之比＜1.1；尿 Na(mmol/L)排泄量＞40；肾衰指数＞1；Na 排泄分数(%)＞1。以上检查可与肾前性肾功能不全鉴别。

4. 酸碱平衡的血液生化检查 二氧化碳结合力(CO_2CP)为临床常测参数，但在呼吸衰竭和混合性酸中毒时，必须同时作血气分析，测定血 pH、$PaCO_2$、标准 HCO_3^- 和实际 HCO_3^-、缓冲碱与碱剩余等。尿 pH 测定简单易行。血乳酸含量测定有预后意义。

5. 血清电解质测定 休克病血钠多偏低，血钾高低不一，取决于肾功能状态。

6. 血清酶的测定 血清 ALT、CPK、LDH 同功酶的测量可反映肝、心等脏器的损害情况。

7. 血液流变学和有关 DIC 的检查 休克时血液流速减慢、毛细血管淤滞，血细胞、纤维蛋白、球蛋白等聚集，血液黏滞度增加，故初期血液呈高凝状态，其后纤溶亢进而转为低凝。有关 DIC 的检查包括消耗性凝血障碍和纤溶亢进两方面：前者有血小板计数、凝血酶原时间、纤维蛋白原、白陶土凝血活酶时间等；后者包括凝血酶时间、纤维蛋白降解产物(FDP)、血浆鱼精蛋白副凝(3P)和乙醇胶试验以及优球蛋白溶解试验等。

8. 肾上腺功能检查 由于在重症监护环境下，应激持续存在，故没有一个相应的血氢化可的松阈值，在此以下即定义为肾上腺功能减退。最简单、最快捷且最可重复的检查为促皮质激素实验。即用标准 250 mg ACTH 兴奋下丘脑-垂体-肾上腺轴(HPA 轴)，兴奋后 1 h 检测氢化可的松水平。最近建议危重患者诊断肾上腺功能减退采用以下标准：①血浆基础氢化可的松水平＜10 mg/dl。②刺激后氢化可的松增量＜9 mg/dl。另外可用唾液或尿液检查评估氢化可的松，可间接但可靠地反映血清游离氢化可的松水平。唾液氢化可的松不依赖于血清白蛋白水平，易校正，而尿液氢化可的松与肾脏功能有关。

9. 其他 心电图、X 线检查等可按需进行。

【诊断】 对易于并发休克的一些感染性疾病患者应密切观察病情变化，下列征象的出现预示休克发生的可能：体温过高(＞40.5℃)或过低(＜36℃)；非神经系统感染而出现神志改变，如表情淡漠或烦躁不安；呼吸急促或伴低氧血症和(或)血浆乳酸浓度增高，而胸部 X 线摄片无异常表现；心率增快与体温升高不平行，或出现心律失常；尿量减少，血压＜11.97 kPa(90 mmHg)或体位性低血压，血象示血小板和白细胞(主要为中性粒细胞)减少；不明原因的肝、肾功能损害等。

休克为一严重、动态的病理过程。除少数病例外，最初反映往往是交感神经活动亢进的表现，低血压可能只在较晚时出现。早期认识交感神经活动兴奋的症状与体征，严密观察病情变化，制定相应治疗方案是抢救成败的关键。为此必须熟悉可反映微循环以及脏器组织功能状态的一些临床、血流动力学和实验室指标。

1. 临床表现

(1) 意识和精神状态(反映中枢神经系统的血流量) 经初期的躁动后转为抑郁淡漠，甚至昏迷，表明神经细胞的反应性兴奋转抑制，病情由轻转重。原有脑动脉硬化或高血压患者，即使血压降至 10.64/6.65 kPa

(80/50 mmHg)左右时反应即可迟钝;而个别原体质良好者对缺氧的耐受性较高,但为时亦极短暂。

(2) 呼吸频率和幅度(反映是否存在酸碱平衡失调或肺和中枢神经功能不全) 详见"休克的代谢"改变、酸碱平衡失调和重要脏器功能不全。

(3) 皮肤色泽、温度和湿度(反映外周血流灌注情况) 皮肤苍白、发绀伴斑状收缩,微循环灌注不足。甲床毛细血管充盈情况亦可作为参考。如前胸或腹壁出现瘀点或瘀斑,提示有DIC可能。

(4) 颈静脉和外周静脉充盈情况 静脉萎陷提示血容量不足,充盈过度提示心功能不全或输液过多。

(5) 脉搏 在休克早期血压尚未下降之前,脉搏多已见细速,甚至摸不清。随着休克好转,脉搏强度往往较血压先恢复。

(6) 尿量(反映内脏灌流情况) 通常血压在10.64 kPa(80 mmHg)上下时,平均尿量为20～30 ml/h,尿量>50 ml/h,表示肾脏血液灌注良好。

(7) 甲周微循环和眼底检查 在低倍镜下观察甲周毛细血管袢数、管径、长度、清晰度和显现规律,血色、血液流速、均匀度和连续性,红细胞聚集程度,血管舒缩状态和清晰度等。休克时可见甲周毛细血管袢数减少、管径细而缩短、呈断线状、充盈不良,血色变紫,血流迟缓失去均匀性,严重者有凝血。目前已少用。眼底检查可见小动脉痉挛、小静脉淤张、动静脉比例可由正常的2∶3变为1∶2或1∶3,严重者有视网膜水肿。颅压增高者可见视神经乳头水肿。

2. 血流动力学改变

(1) 动脉压与脉压 收缩压下降至10.64 kPa(80 mmHg)以下,原有高血压者下降20%以上,脉压差<3.99 kPa(30 mmHg),并有组织低灌注表现者即可诊断为休克。低血压程度每与休克程度相关,但也有例外。

(2) 中心静脉压(CVP)和肺动脉楔压(PAWP) CVP正常为0.6～1.2 kPa(6～12 cmH_2O),主要反映回心血量和右心室搏血功能,也可作为了解容量血管张力的参数,应结合血压加以判断。在心功能受损时,监测PAWP对指导输液防止肺水肿较CVP更为可靠。PAWP正常为1.06～1.6 kPa(8～12 mmHg),能较好地反映左心室搏血功能,PAWP升高提示肺淤血,2.4 kPa(18 mmHg)时应限制输液。

3. 实验诊断 详见"实验室检查"部分。

病原学检查也很重要。如果没有明显延误抗微生物治疗,在抗生素治疗之前送检合适的培养标本:送2个或多个血培养标本;1个或多个血培养应是经皮的;从每个血管通路导管>48 h处抽取1个血培养。若安全,可立即行影像学检查验证感染来源及样本,明确病原学诊断。

【鉴别诊断】 感染性休克应与低血容量性休克、心源性休克、过敏性休克、神经源性休克等鉴别。低血容量性休克多因大量出血(内出血或外出血)、失水(如呕吐、腹泻、肠梗阻等)、失血浆(如大面积烧伤等)等使血容量突然减少所致。心源性休克系心脏搏血功能低下所致,常继发于急性心肌梗死、急性心脏压塞、严重心律失常、各种心肌炎和心肌病、急性肺源性心脏病等。过敏性休克常因机体对某些药物(如青霉素等)或生物制品发生变态反应所致。神经源性休克可由外伤、剧痛、脑脊髓损伤、麻醉意外等引起,因神经作用使外周围血管扩张、有效血管量相对减少所致。

【治疗措施】 除积极控制感染外,应针对休克的病理生理给予补充血容量、纠正酸中毒、调整血管舒缩功能、消除血细胞聚集以防止微循环淤滞,以及维护重要脏器的功能等。治疗的目的在于恢复全身各脏器组织的血液灌注和正常代谢。在治疗过程中,必须严密观察,充分估计病情的变化,及时加以防治。

1. 病因治疗 在病原菌未明确前,可根据原发病灶、临床表现,推测最可能的致病菌,选用强力的、抗菌谱广的杀菌剂进行治疗,在分离得病菌后,宜按药物试验结果选用药物。剂量宜较大,首次给冲击量,由静脉滴入或缓慢推注。为更好地控制感染,宜联合用药,但一般二联已足。常用者为一种β内酰胺类加一种氨基糖苷类抗生素,肾功能减退者慎用或勿用后者。常用抗微生物治疗见表10-3-2。为减轻毒血症,在有效抗菌药物治疗下,可考虑短期应用肾上腺皮质激素。应及时处理原发感染灶和迁徙性病灶。重视全身支持治疗以提高机体的抗病能力。不同致病菌脂多糖(LPS)核心区和类脂A结构高度保守,可通过被动免疫进行交叉保护。人抗大肠埃希菌变异株抗血清曾用于降低革兰阴性菌败血症和(或)感染性休克患者的病死率,但尚未被普遍认可。利用单克隆抗体技术产生的HA-IA(人抗类脂A-IgM单抗)和E5鼠IgM单抗效果尚不确切。

表10-3-2 感染性休克患者抗生素治疗*

败血症来源	首选抗生素方案	备选抗生素方案
社区获得性肺炎	第三代头孢菌素(头孢噻肟 2 g I.V. q6h;头孢曲松2 g I.V. q12h;头孢唑肟 2 g I.V. q8h)加喹诺酮类(如环丙沙星400 mg I.V. q12h;左氧氟沙星750 mg I.V. q24h;莫昔沙星400 mg I.V. q24h)或大环内酯类(如阿奇霉素500 mg I.V. q24h)	哌拉西林/他唑巴坦(3.375 g I.V. q6h)加喹诺酮类或大环内酯类

续 表

败血症来源	首选抗生素方案	备选抗生素方案
医院获得性肺炎	亚胺培南(0.5 g I.V. q6h)或美罗培南(1 g I.V. q8h)	喹诺酮类(环丙沙星 400 mg I.V. q12h)加万古霉素(1.5 g I.V. q12h)或加妥布霉素(1.5 mg/kg q8h)
腹腔感染(需氧厌氧菌混合)	哌拉西林/他唑巴坦(3.375 g I.V. q6h)或亚胺培南(0.5 g I.V. q6h)或美罗培南(1 g I.V. q8h)	氨苄西林(2 g I.V. q4h)加甲硝唑(500 mg I.V. q8h)加喹诺酮类(环丙沙星 400 mg I.V. q12h)
泌尿道感染	喹诺酮类(环丙沙星 400 mg I.V. q12h)	氨苄西林(2 g I.V. q4h)加庆大霉素(1.5 mg/kg I.V. q8h)或第三代头孢菌素(头孢噻肟 2 g I.V. q6h;或头孢曲松 2 g I.V. q12h;或头孢唑肟 2 g I.V. q8h)
坏死性筋膜炎	亚胺培南(0.5 g I.V. q6h)	青霉素 G(如果证实为 A 族链球菌感染)
原发性菌血症(正常宿主)	哌拉西林/他唑巴坦(3.375 g I.V. q6h)加万古霉素(1.5 g I.V. q12h)	亚胺培南(0.5 g I.V. q6h)加万古霉素(1.5 g I.V. q12h)
原发性菌血症(静脉药物依赖者)	万古霉素(1.5 g I.V. q12h)加喹诺酮类(环丙沙星 400 mg I.V. q12h)	哌拉西林/他唑巴坦(3.375 g I.V. q6h))加万古霉素(1.5 g I.V. q12h)
发热性中性粒细胞减少症	头孢吡肟(2 g I.V. q8h)加万古霉素(1.5 g I.V. q12h)	哌拉西林/他唑巴坦(3.375 g I.V. q6h))加庆大霉素(1.5 mg/kg I.V. q8h)或亚胺培南(0.5 g I.V. q6h)加庆大霉素(1.5 mg/kg q8h)
细菌性脑膜炎	头孢曲松(2 g I.V. q12h)加氨苄西林(3 g I.V. q6h)加万古霉素(1.5 g I.V. q12h)加地塞米松(0.15 mg/kg I.V. q6h,用 2~4 d)	革兰阳性球菌:万古霉素加头孢曲松(2 g I.V. q12h) 革兰阴性双球菌:头孢曲松(2 g I.V. q4~6h) 革兰阴性杆菌:氨苄西林(3 g I.V. q6h)加庆大霉素 革兰阴性杆菌:头孢他啶(2 g I.V. q8h)加庆大霉素(1.5 mg/kg I.V. q8h) 所有上述加地塞米松
蜂窝织炎	环丙沙星(400 mg I.V. q12h)加克林霉素(900 mg I.V. q8h)	亚胺培南(0.5 g I.V. q6h)

注:I.V. 为静脉使用。

* 为在肝功能或肾功能减退时大部分抗生素剂量必须调整。一些抗生素需根据血药浓度调整剂量(如庆大霉素)。在选择药物时,应认真考虑患者抗生素过敏史(尤青霉素)。

摘自《西氏内科学》第 23 版。

2. 抗休克治疗

(1) 补充血容量 有效循环血量的不足是感染性休克的突出矛盾,故扩容治疗是抗休克的基本手段。扩容所用液体应包括胶体和晶体。各种液体的合理组合才能维持机体内环境的恒定。胶体液有右旋糖酐40、血浆、白蛋白和全血等。晶体液中碳酸氢钠复方氯化钠液较好。休克早期有高血糖症,加之机体对糖的利用率较差,且高血糖症能导致糖尿和渗透性利尿排出钠和水,故此时宜少用葡萄糖液。

1) 胶体液:①右旋酐 40(分子量 2 万~4 万),能覆盖红细胞、血小板和血管内壁,增加互斥性,从而防止红细胞凝聚,抑制血栓形成,改善血流。输注后可提高血浆渗透压、拮抗血浆外渗,从而补充血容量,稀释血液,降低血黏度,疏通微循环,防止 DIC。在肾小管内发挥渗透发生性利尿作用。静注后 2~3 h 其作用达高峰,4 h 后渐消失,故注射速度宜较快。一般每日用量为 500~1 000 ml。有严重肾功能减退、充血性心力衰竭和出血倾向者最好勿用。偶可引起变态反应。②血浆、白蛋白和全血,适用于肝硬化或慢性肾炎伴低蛋白血症、急性胰腺炎等病例。无贫血者不必用全血,已发生 DIC 者输血亦应审慎。血细胞比容以维持 35%~40%较合适。③其他,羟乙基淀粉注射液能提高胶体渗透压、增加血容量、副作用少、无抗原性,很少引起变态反应为其优点。

2) 晶体液:碳酸氢钠林格液和乳酸钠林格液等平衡盐液所含各种离子浓度较生理盐水更接近血浆中的水平,可提高功能性细胞外液容量,并可部分纠正酸中毒。对肝功能明显损害者以用碳酸氢钠林格液为宜。

5%~10%葡萄糖液主要供给水分和热量,减少蛋白质和脂肪的分解。25%~50%葡萄糖液尚有短暂扩容和渗透性利尿作用,休克早期不宜用。

扩容输液程序、速度和输液量:一般先输右旋糖酐40(或平衡盐液),有明显酸中毒者可先输给 5%碳酸氢钠,在特殊情况下可输给白蛋白或血浆。滴速宜先快后慢,用量应视患者具体情况和原心肾功能状况而定:对有明显脱水、肠梗阻、麻痹性肠梗阻以及化脓性腹膜炎等患者,补液量应加大;而对心脏病的患者则应减慢滴速并酌减输液量。在输液过程中应密切观察有无气促和肺底啰音出现。必要时可在 CVP 或 PAWP 监护下输液,如能同时监测血浆胶体渗透压和 PAWP 的梯度,对防止肺水肿的产生有重要参考价值,若两者的压差>1.064 kPa,则发生肺水肿的危险性较小。扩容治疗要求达到:①组织灌注良好:患者神情安宁、口唇红润、肢端温暖、发绀消失。②收缩压>11.9 kPa、MAP≥8.6 kPa。③脉率<100 次/min。④尿量>30 ml/h。⑤血红蛋白回复基础水平,血液浓缩现象消失。

(2) 纠正酸中毒　根本措施在于改善组织的低灌注状态。缓冲碱主要起治标作用,且血容量不足时,缓冲碱的效能亦难以充分发挥。纠正酸中毒可增强心肌收缩力、恢复血管对血管活性药物的反应性,并防止 DIC 的发生。首选的缓冲碱为 5%碳酸氢钠,次为 11.2%乳酸钠(肝功能损害者不宜用)。缓冲碱的剂量可参照 CO_2CP 测定结果计算:5%碳酸氢钠 0.5 ml/kg 或 11.2%乳酸钠 0.3 ml/kg 可使 CO_2CP 提高约 0.5 mmol/L。

(3) 血管活性药物的应用　旨在调整血管舒缩功能、疏通微循环淤滞,以利休克的逆转。感染性休克血管活性药物应用原则如下。

1) 指征:鉴于前负荷不足是感染性休克常见问题,血容量恢复正常或前负荷基本恢复是应用血管活性药物的前提。应用指征:①充分液体复苏,中心静脉压达到 1.1～1.6 kPa(8～12 mmHg)或肺动脉嵌顿压达到 2.0 kPa(15 mmHg),但平均动脉压仍<8.0 kPa(60 mmHg)。②尽管积极液体复苏,血容量难以迅速恢复,平均动脉压<8.0 kPa(60 mmHg)。③虽然血压正常,但仍存在内脏器官缺氧。

2) 药物选择和剂量:①首选去甲肾上腺素(2～200 μg/min),一般认为,去甲肾上腺素是强烈的 α 受体兴奋剂,具有强烈缩血管作用,增加心脏后负荷,降低心排血量,同时也导致内脏血管收缩,加重内脏缺血,因此,以往去甲肾上腺素很少用于感染性休克治疗。最近研究结果与传统观念形成鲜明对比,感染性休克患者应用去甲肾上腺素,可明显改善全身血流动力学,改善内脏缺血缺氧,明显优于多巴胺、肾上腺素。单独应用去甲肾上腺素不仅迅速改善感染性休克患者的血流动力学状态,而且能够改善胃肠道等内脏器官缺血。近年来还证实,去甲肾上腺素可迅速改善感染性休克患者血流动力学状态,显著增加尿量和肌酐清除率,改善肾脏功能。当然,血容量不足时,应用去甲肾上腺素是危险的,可引起或加重肾损害。②内脏灌注明显不足或心排血量降低者,联合应用去甲肾上腺素与多巴酚丁胺[2～20 μg/(kg·min)];血压正常,但内脏灌注不足的患者,可用多巴酚丁胺。去甲肾上腺素与多巴酚丁胺联合应用是治疗感染性休克最理想的血管活性药物。尽管去甲肾上腺素能够迅速改善感染性休克患者的血流动力学状态,改善胃肠道等内脏器官缺血,但去甲肾上腺素强烈的缩血管作用,仍然有可能影响内脏的血流灌注。联合应用多巴酚丁胺可进一步改善内脏器官灌注。③慎重选用多巴胺和肾上腺素。过去认为,肠系膜血管具有多巴胺受体,多巴胺具有扩张肠道血管,增加肠道血流灌注的作用。动物实验及健康志愿者的研究均显示,小剂量多巴胺能够扩张肠系膜动脉,增加肠系膜动脉血流量和氧输送,但进一步研究证实,多巴胺同时增加了肠壁内血液分流和肠黏膜氧需量,最终导致肠道缺氧加重。因此,不应常规应用多巴胺。肾上腺素明显增加感染性休克患者的心排血量和氧输送及肠系膜血流量,但动脉乳酸升高,肠道组织氧耗增加超过了氧输送增加,肠道缺氧加重。感染性休克的治疗中不应考虑肾上腺素。

3) 治疗目标:循环稳定是应用血管活性药物的初级目标,使动脉收缩压>16 kPa,心率<90 次/min,尿量>60 ml/h;纠正全身氧代谢紊乱是中级目标,使动脉血 pH>7.35,乳酸正常;高级目标是改善内脏缺氧,使胃黏膜 pH>7.35。当然,应用血管活性药物最终目标是防止 MODS,降低感染性休克病死率。

(4) 维护重要脏器的功能　感染性休克及相关的器官功能不全所致死亡率 40%～60%。在美国,严重感染伴有多发器官功能衰竭所致死亡数与急性心肌梗死、肺癌或乳腺癌相同。75%～90%以上的严重感染患者存在至少 2 个或多个器官或系统功能不全,且常在治疗的前 12 h 出现。故感染性休克时各系统器官功能维护尤为重要。

1) 强心药物的应用:重症休克和休克后期病例常并发心功能不全,乃因细菌毒素、心肌缺氧、酸中毒、电解质紊乱、心肌抑制因子、肺血管痉挛、肺动脉高压和肺水肿加重心脏负担,以及输液不当等因素引起。老年人和幼儿尤易发生,可预防应用毒毛花苷或毛花苷 C。出现心功能不全征象时,应严重控制静脉输液量和滴速。除给予快速强心药外,可给血管解痉药,但必须与去甲肾上腺素或多巴胺合用以防血压骤降。大剂量肾上腺皮质激素有增加心搏血管和降低外周血管阻力、提高冠状动脉血流量的作用,可早期短程应用。同时给氧、纠正酸中毒和电解质紊乱,并给能量合剂以纠正细胞代谢失衡状态。

2) 维持呼吸功能、防治 ARDS:肺为休克的主要靶器官之一,顽固性休克常并发肺功能衰竭。此外脑缺氧、脑水肿等亦可导致呼吸衰竭。休克患者均应给氧,经鼻导管(4～6 L/min)或面罩间歇加压输入。必须保持呼吸道通畅。如患者神志欠清、痰液不易清除、气道有阻塞现象时,应及早考虑作气管插管或切开并行辅助呼吸(间歇正压),并清除呼吸道分泌物,注意防治继发感染。对吸氧仍然不能使 PO_2 达到 9.3～10.6 kPa 者,应及早给予呼气末正压呼吸(PEEP),可通过持续扩张气道和肺泡、增加功能性残气量,减少肺内分流,提高动脉血氧分压、改善肺的顺应性、增高肺活量。除纠正低氧血症外,应及早给予血管解痉剂以降低肺循环阻力,并应正确掌握输液指征、控制入液量、尽量少用晶体液。为减轻肺间质水肿可给 25%白蛋白和大剂量呋塞米(速尿)(如血容量不低);必要时可应用大剂量肾上腺皮质激素治疗。

3) 肾功能的维护:休克患者出现少尿、无尿、氮质血症等时,应注意鉴别其为肾前性或急性肾功能不全所致。在有效血容量和血压正常后,如患者仍持续少尿,可快速静滴甘露醇 100~300 ml,或静注呋塞米 40 mg,如排尿无明显增加,提示可能已发生急性肾功能不全,应给予相应处理。

4) 脑水肿的防治:脑缺氧时,易并发脑水肿,出现神志不清、抽搐和颅内压增高征,甚至发生脑疝,应及早给予血管解痉剂、抗胆碱类药物、呋塞米、渗透性脱水药(如甘露醇)等。

5) DIC 的治疗:DIC 的诊断一经确立后,采用中等剂量肝素,每 4~6 h 静注或静滴 1.0 mg/kg(一般为 50 mg,相当于 6 250 U),使凝血时间(试管法)延长至 20 min 左右。在 DIC 后期、继发性纤溶成为出血的主要原因时,可加用抗纤溶药物。不适用抗凝血酶治疗。

6) 肾上腺皮质激素:感染性休克时肾上腺功能不全(束状带产生糖皮质激素少或不够多)发生率可至 50%~60%。建议当氢化可的松基础水平<10 mg/dl,或 250 mg ACTH 静脉输注试验后氢化可的松增加水平<9 mg/dl 时,重症监护病房医生应考虑存在肾上腺功能减退。肾上腺皮质激素具有多种药理作用,如:降低外周血管阻力、改善微循环;增强心肌收缩、增加心排血量;维持血管壁、胞膜和溶酶体膜的完整性与稳定性,减轻毛细胞渗漏;抑制中性粒细胞等的活化;维持肝脏线粒体的正常氧化磷酸化过程和肝酶系统的功能;抑制花生四烯酸代谢;此外,尚有解除支气管痉挛、抑制支气管腺体分泌、促进炎症吸收;降低颅内压和减轻脑水肿等作用。六十多年来皮质类固醇一直是严重感染治疗的一部分。随机对照试验已经证实短期应用大剂量激素是有利的。实际上,从 1998 年,研究者一直证实着每天给予 200~300 mg 氢化可的松(或相当剂量的其他激素),连用 5~11 d 能改善血流动力学,减轻系统性炎症反应症状(通过抑制炎症细胞迁移及大部分炎症介质合成和释放),恢复衰竭器官功能,可能挽救生命。最近的 Corticus 研究发现氢化可的松 11 d 治疗在感染性休克发病率方面的相同益处(更多的快速休克逆转,更多的心血管、呼吸肌肝衰竭恢复),但在生存率方面尚未证实有获益。与小剂量皮质类固醇治疗感染性休克的三期试验相比,Corticus 研究的患者病情较轻,且需要各项治疗措施一般较晚。

目前的建议是在患者对液体复苏和血管升压药治疗反应差时限制使用皮质类固醇。当需要用皮质类固醇治疗感染性休克时,应使用氢化可的松,剂量为每日 200 mg 分 4 次,或是每日 240 mg 连续推注(每小时 10 mg),连用 7 d 以上,然后渐减量撤激素。目前关于激素在治疗中的作用仍在争论中。在以下方面仍需达成一致:哪些是最好的目标人群,ACTH 激发试验是否应作为指导治疗大的试验,氟氢可的松是否应与氢化可的松同时给药以及疗程问题。

7) 纠正贫血和血小板异常:成人血红蛋白降低至小于 70 g/L 给予输注红细胞至目标血红蛋白70~90 g/L。特殊情况下(如心肌缺血、严重低氧血症、急性出血、发绀性心脏病或乳酸性酸中毒)可能需要更高的血红蛋白水平。不使用红细胞生成素(EPO)治疗败血症性贫血。不使用新鲜冰冻血浆纠正实验室凝血功能异常,除非存在出现或计划创伤性操作时。下列情况使用血小板治疗:血小板计数<5×10^9/L(5 000/mm^3),不管有无出血;血小板计数(5~30)$\times10^9$/L 且有明显出血风险时;手术或创伤性操作需要更高的血小板水平≥50×10^9/L。

(5) 抗内毒素治疗和抗炎性介质治疗

1) 抗内毒素治疗:近年来随着对感染性休克发病机制和病理生理研究的不断深入,在感染性休克治疗方面已经有较大进展,所取得的成果有以下几方面。①抑制内毒素的合成:细菌类脂 A 是细菌内毒素的最主要毒性成分,有研究表明,通过对大肠埃希菌类脂 A 乙酰葡糖胺转酰酶编码基因的诱变,细菌内脂 A 合成下降 10 倍以上。另外,内脂 A 合成所需要的另一个酶——乙酰葡糖胺脱酰酶的抑制剂 L-573655 和 L-161240,能竞争抑制 80%~90%的 LPS 合成。该抑制剂对大肠埃希菌、克雷伯杆菌和变形杆菌都有抑制作用,而对假单胞菌和沙雷菌无明显作用。因此,通过抑制酶的活性能降低细菌的生物活性,增加其对抗生素的敏感性,有利于抗生素快速进入革兰阴性菌外膜,增强其杀菌效果。②加速内毒素的清除:当内毒素释放入血循环后,体内高密度脂蛋白(HDL)、白蛋白、低密度脂蛋白将与之结合。HDL 与内毒素有高度亲和力,且其复合物相当稳定。一旦 LPS 被吸附到 HDL 颗粒上,就能有效通过肝脏清除循环中的 LPS。研究表明,将 HDL 编码基因“敲除”后,对内毒素的敏感性显著增加,而通过转基因动物表达的 HDL 对内毒素的攻击则有保护作用。重症感染患者血循环中 HDL 水平显著低下,所以有学者研制出重组 HDL(rHDL)来补充体内 HDL 的缺乏,以加速内毒素在血循环中的清除。自愿者实验结果表明,经注射 LPS 后予以重组 HDL(rHDL)治疗,能显著阻断炎症细胞因子的合成及毒性作用。此外,也有学者提出采用血液滤过技术来清除休克患者血循环中的内毒素,如通过多黏菌素 B 吸附的纤维素膜(PMX-F)、离子吸附柱和可吸收性纤维素等方法来吸附血液中内毒素,动物实验表明,该技术能保护致死量大肠埃希菌的 LPS 的攻击。临床实验表明,败血症患者采用该治疗后,体温趋于正常,心功能、血管阻力及血压均有所恢复，血清内毒素水平及TNF含量均明显下降，血pH值、糖含量、血浆乳酸水平及组织氧含量均有改善。③抗内毒素抗体：自20世纪90年代以来，人们对抗内毒素单抗进行了大量的可行性研究，希望由此生产出对所有革兰阴性菌的内毒素有保护作用的抗体，它主要包括抗类脂A抗体（HA－1A、E5等）、抗核心糖脂抗体、单抗－IgG1嵌合体以及由疫苗主动接种而产生的多克隆抗体。但近期大规模多中心临床实验结果显示，HA－1A、E5这两种抗类脂A抗体治疗疗效不明显，结果此类药物目前在美国FDA已终止进一步的临床实验。然而，抗核心糖脂抗体、单抗－IgG1嵌合体初步实验结果显示对重症感染患者有益，研究发现血清中抗核心糖脂抗体水平高的患者预后较好，单抗－IgG1嵌合体对各种革兰阴性菌内毒素具有高度亲和性，也能有效中和患者血清中的内毒素，但目前均处于初步的临床研究阶段。④LPS拮抗剂：E－5531是内毒素拮抗剂，E－5531的作用机制是竞争性与细胞受体结合，它的亲和性较大肠埃希菌的类脂A强。实验显示E－5531能抑制IL－1、IL－6、IL－8和IL－10的释放，并能抑制体外培养的鼠巨噬细胞释放NO。由于类脂A在不同革兰阴性杆菌中高度保守，因此E－5531能抑制大肠埃希菌、肺炎杆菌、铜绿假单胞菌、伤寒杆菌诱导释放的TNF－α。⑤其他：此外，实验表明特异性疫苗接种能预防感染性休克的发生，疫苗接种在内毒素全身释放之前或之中均可进行，以产生特异性抗体，在革兰阴性菌败血症发生前起预防作用，或败血症早期起治疗作用。杀菌性（通透性）增强蛋白（BPI）是人体内一种具有抗菌活性的内源性蛋白，来自中性粒细胞，与内毒素结合蛋白（LBP）结构相似，且均与内毒素类脂A有高度亲和性，LBP促进LPS与效应细胞的结合，而BPI则抑制LPS与效应细胞（单核巨噬细胞及中性粒细胞）上的CD14结合。两者竞争结合LPS，其生物学效应就取决于其在组织中的浓度。目前已研制出人重组BPI，经革兰阴性杆菌感染的动物实验证实，该分子与内毒素具有高度亲和力，能有效清除血循环中内毒素，由于还能增加革兰阴性杆菌外膜通透性，因此还具有一定的直接杀菌作用。人重组BPI目前已试用于治疗脑膜炎球菌败血症患儿。还有抗CD14抗体和LPS信号转导抑制剂等。

以上几方面均是针对内毒素在感染性休克发病机理中的不同位点而研制的，尽管抗内毒素治疗对感染性休克的防治有一定效果，但是目前均处于初步的试验阶段，其最后疗效如何还有待于大规模临床试验的观察。

2）炎性介质拮抗剂治疗：感染性休克、多脏器功能衰竭是由炎性介质过度表达所致，而炎性介质拮抗剂的目的就是采用拮抗来中和或抑制炎性介质的过度表达。早期临床试验显示，直接抗内毒素J5抗血清能减少革兰阴性杆菌败血症的病死率。进一步研究发现，采用鼠抗TNF单克隆抗体治疗感染性休克时，患者血清TNF水平增高者病死率可降低10%，但血清TNF水平正常者治疗无效。还有研究表明，革兰阴性菌感染患者采用抗炎性介质治疗较革兰阳性菌感染患者效果好。尽管初步临床试验有效，但最近完成的大规模Ⅲ期临床试验却无明显疗效。此外，临床上试用的可溶性细胞因子受体－IgG嵌合体脂质体PGE1、前列腺素拮抗剂、缓激肽拮抗剂、PAF拮抗剂等治疗，临床效果也不满意。

CPU0213是新合成的一种非选择性内皮素受体拮抗剂，感染性休克时，血浆中急剧增加内毒素，刺激内皮细胞合成和分泌大量的内皮素，它激活血管上ETA和ETB受体，引起血管强烈收缩，微循环灌流急剧减少。动物实验中CPU0213治疗后可使其表达降低，从而抑制过度活性，恢复血管正常的收缩和舒张功能。休克时由于炎症和缺血、缺氧，导致活性氧（ROS）大量产生，一方面，它对机体产生直接损害，另一方面它通过激活胞内蛋白因子（AP－1）和细胞外信号调节激酶通路（EPK）使ET－1表达增强，导致组织和血浆中ET－1含量增加，CPU0213治疗后得以纠正，这说明CPU0213不仅阻断受体，而且可能干预了ET－1表达的信号通路，间接地抑制了ET－1合成和分泌。改善释放NO、氧自由基、TNF－α和IL－1等多种细胞因子，阻断了感染性休克发病中所形成的恶性循环。CPU0213可能通过阻断ET－ROS轴心，一方面，直接与ET－1竞争性同血管中ETA和ETB受体结合，抑制其过度激活，使得来自ROS及产物和心血管系统对血管结构的损伤得以减轻，另一方面，则通过直接对抗ROS，减少其的生成，减轻对血管的损伤，同时通过阻断ET－1合成信号传导通路，使其表达降低，合成和分泌减少，从而减轻其对血管平滑肌细胞和内皮细胞的损伤，改善细胞代谢，恢复血管正常的收缩和舒张活性，减少渗出，降低重要生命器官重量指数，提高存活率。可能成为一个治疗发展方向。

尽管在感染性休克的治疗方面有了很大的进展，但是均处于初步的试验阶段，其最后疗效如何还有待于大规模临床试验的观察。目前尚在进一步研制的还有NO活性抑制剂、拮抗中性粒细胞黏附分子制剂、蛋白C活化物、组织因子通路抑制剂、ATⅢ、基因治疗和寡聚肽治疗等，此外，采用G－CSF提高重症败血症患者的吞噬细胞功能研究也在进行之中，相信在不久的将来，感染性休克的治疗将会有很大的突破。

【预后】 感染性休克28 d病死率为40%～70%。早期死亡（最初72 h内）通常是难治性、进展性休克结果，尽管生命支持水平已提高。感染性休克晚期死亡（3 d后）通常继发于多器官功能障碍。功能减退器官数和器官功能减退进展或无改善暗示了死亡风险增加。其他预示不良预后的因子包括老年、基础疾病情况、高 APACHE 评分、动脉血乳酸浓度增高及对血管升压药无反应。另外，最新证据显示延迟达到早期导向治疗目标与病死率增加相关。败血症幸存者中仍有急性肺损伤者，由于肺功能、神经肌肉功能或其他存在的器官功能减退可有虚弱、易疲劳、劳力性呼吸困难。

参考文献

[1] 许夕海，施光峰. 感染性休克中脂多糖的信号传导机制研究进展[J]. 中国抗感染化疗杂志，2003，1：47－50.

[2] 贺海波，袁盛华，戴德哉. 非选择性内皮素受体拮抗剂 CPU0213 改善感染性休克小鼠大鼠的血管活性[J]. 中国新药杂志，2006，11：862－867.

[3] 邱海波. 感染性休克血管活性药物应用的再评价[J]. 中华医学杂志，2002，82(14)：1005－1006.

[4] Triantafilou M, Triantafilou K, Femandez N. Rough and smooth forms of fluorescein - labelled bacterial endotoxin exhibit CD14/LBP dependent and independent binding that is influenced by endotoxin concentration [J]. Eur J Biochem, 2000, 267: 2218－2226.

[5] Zarember KA, Godowski PJ. Tissue expression of human toll - like receptors and differential regulation of toll - like receptor mRNKs in leukocytes in response to microbes, their products, and cytokines [J]. J Immunol, 2002, 168: 554－561.

[6] VirginieMaxime, MD, Olivier Lesur, MD, PhD, Djillali Annane, MD, PhD. Adrenal insufficiency in septic shock [J]. Clin Chest Med, 2009, 30: 17－27.

[7] R. Phillip Dellinger, MD, Mitchell M. Levy, MD, Jean M. Carlet, MD. Severe sepsis and septic shock: 2008 [J]. Crit Care Med, 2008, 36(1): 296－327.

[8] Reinaldo Salomao, MD, PhD, Milena K. C. Brunialti, PhD. Toll - like receptor pathway signaling is differently regulated in neutrophils and peripheral mononuclear cells of patients wit sepsis, severe sepsis, and septic shock [J]. Crit Care Med, 2009, 37(1): 132－139.

第四节　多器官功能衰竭

吕晓菊

多器官功能衰竭(multiple organ failure, MOF)又称多器官功能不全综合征(multiple organ dysfunction syndrome, MODS)或多系统器官衰竭(multiple system organ failure, MSOF)或序贯性多系统衰竭(sequential systems failure, SSF)，是现代医学中出现的一个新的临床综合征，在内外科领域中特别受到重视。近年来，由于监测手段的提高和抢救技术的不断改善。单一脏器衰竭抢救存活的机会已大为增加，MOF 则成为严重感染、创伤或大手术后的主要死亡原因。

MOF 是指 1 个以上的系统(或器官)发生功能衰竭，所涉及的系统包括呼吸、心血管、肾脏、肝脏、血液、胃肠、代谢、中枢神经和免疫等。

20 世纪第一次世界大战前医学界认识了心力衰竭，50 年代发现肾功能衰竭的发生机制与过程，60 年代了解了休克与呼吸衰竭的发生机制，70 年代认识到当衰竭的器官达到 3～4 个时，患者病死率高达 80%～100%，由此提出了多器官功能衰竭的概念。需注意的是 MOF 脏器功能衰竭的定义与慢性疾病所致的多脏器功能损害不同。

【致病因素】

1. 感染　感染是 MOF 的最主要原因之一，而 MOF 则是未被控制之感染的最后致命表现。例如暴发型流行性脑脊髓膜炎、中毒型细菌性痢疾、各种细菌性或真菌性败血症；手术后发生 MOF 的患者中，69%～89%有败血症的证据，原发感染灶多位于腹腔，肺部感染也较常见。引起 MOF 继发败血症的细菌主要有大肠埃希菌、假单胞菌属、变形杆菌属、克雷伯杆菌、肠杆菌属、沙雷菌属及葡萄球菌属、肠球菌属等常见革兰阳性细菌。

2. 严重创伤　多发性创伤、大面积烧伤、挤压综合征等。

3. 外科大手术　如心血管手术、胸外科手术、颅脑手术、胰十二指肠切除术等。

4. 各种原因引起的低氧血症　如吸入性肺炎及急性肺损伤等。

5. 心跳骤停　复苏不完全或复苏延迟。

6. 临床失误　如内镜检查造成胃肠道穿孔，伤口处理不当，胸腔或腹腔引流不畅，手术后静脉输液过量，大量快速输血等。

7. 严重的代谢性损伤　由严重感染、创伤或手术所致。多数患者在 MOF 发生前有出血、低血压、休克、多次输血、输液过量或不适当用药史。例如休克时，各脏器血流减少，有氧代谢降低，细胞缺乏能量来维持其正常功能而使各器官陷入衰竭。

8. 器官损害多米诺骨牌现象　指一个器官的衰竭可导致另一器官的衰竭。肝肾综合征是一个明显的例子。另一个例子是急性呼吸衰竭患者肺血管阻力增高，引起右心负荷过重乃至右心衰竭。严重损伤或疾病时发生器官损害或衰竭的顺序是先有休克和循环不稳定的阶段，伴肾功能降低；随后得到复苏和手术或内科治疗。呼吸功能衰竭常首先发生，随之是右心室衰竭（开始时临床上可能不明显），接着是肝衰竭和肾衰竭，其他器官的衰竭也相继发生。这种多米诺(Domino)骨牌现象可能为器官相关的一种表现。原有1个或多个器官功能受损的患者，特别是血管阻塞性疾病、慢性阻塞性肺疾病、肝脏损害、免疫功能抑制和心脏病患者，容易发生MOF，且几个系统的功能衰竭常同时发生，或者所有的系统一并发生功能衰竭。

【发病机制与病理】

1. 发病机制 尽管对MOF的发病机制有了一定认识，但并不完全清楚，尚需深入探讨与研究。学说颇多。

(1) *内毒素学说*(endotoxin theory) 革兰阴性细菌感染时，内毒素引起MOF的机制可概括为：①血流动力学改变，使各系统组织处于低灌流状态，发生缺血和缺氧。②微血栓形成，导致弥漫性血管内凝血(DIC)。以上各种学说均有一定的实验依据，但似乎不能单独解释MOF的全部病理生理学过程。

(2) *低灌注学说*(hypo - irrigation theory) 低灌注学说认为，严重感染和创伤常伴随有效循环量不足，心排血量降低，使各主要脏器的灌流减少，组织缺氧。如血容量得不到及时补充，则将发生各器官功能衰竭。

(3) *微聚集学说*(microaggregate theory) 认为MOF的发生归咎于各种因素（损伤组织释放的大量组织因子、细菌、内毒素、补体和免疫复合物等）激活凝血机制，血小板聚集形成微血栓，引起毛细血管的机械性阻塞和内皮细胞损伤。聚集的血小板释放5-羟色胺、组胺和其他导致局部支气管收缩和肺不张的血管活性胺类。

(4) *急性呼吸窘迫综合征*(acute respiratory distress syndrome, ARDS) 以上改变可引起肺毛细血管通透性增加、肺间质水肿和肺不张，导致急性呼吸窘迫综合征(ARDS)。氧输送受阻，组织严重缺氧，导致全身炎症反应综合征(systemic inflammatory response syndrome, SIRS)，从而加重各系统器官损害。

(5) *免疫受损学说*(immuno - impairment theory) 目前倾向于认为，形成MOF的基本问题是局部免疫反应太弱或无效，不能控制炎症（细菌感染或其他炎性刺激）；而过度的全身性免疫反应导致多器官损伤，引起多器官功能异常。MOF的出现是由未控制的炎症反应所引发的细胞-细胞相互作用。这种细胞-细胞相互作用涉及被刺激的免疫系统的效应细胞，在各种靶器官的实质细胞中产生细胞毒性。

(6) *二次打击学说*(two - hit hypothesis, THH) 是新近被人们接受的新假说，认为感染构成第一次打击，然后启动机体细胞因子瀑布效应，导致机体免疫功能受损，引起第二次打击，最终导致多器官功能衰竭。

细胞依赖细胞介质与其他细胞毒性物质来相互作用，其中多形核中性白细胞(PMN)是主要的效应细胞，炎症反应的目的是促使PMN到炎症区域，PMN黏附于毛细血管内皮上并向外渗出，一旦进入间质，即直接与细菌或其他炎性刺激物接触，PMN通过释放各种蛋白酶和吞噬作用等杀灭细菌，但当PMN活动过强时，PMN可聚集在各器官的微循环中并形成微血栓，随后释放的蛋白酶和氧代谢中间产物（过氧化物、超氧化物和羟基）可引起器官功能异常，这种可能性在ARDS患者中研究得最详细。已经发现，ARDS时肺微血管中滞留有PMN微血栓，PMN产生并释放的各种蛋白酶可损伤正常肺组织的各种结构成分（弹性蛋白、胶原、蛋白多糖和表面活性剂的载体蛋白等）；有毒的氧代谢中间产物可引起膜脂质过氧化，破坏细胞膜，从而直接损伤内皮细胞、肺细胞和成纤维细胞。

巨噬细胞与促发MOF的基本病理生理过程也密切相关。被炎症反应激活的巨噬细胞能释放多种细胞因子和有毒氧代谢中间产物，还能产生许多潜在的有害介质如前凝血质和成纤维细胞生长因子。

内皮细胞也参与MOF时细胞-细胞相互作用，其新陈代谢十分活跃。作为对损伤和炎性刺激的反应，内皮细胞产生各种趋化物质，吸引PMN到炎症区域的内皮细胞上，导致进一步的内皮损伤。内皮细胞受内毒素或损伤刺激时，还可制造与组织凝血激活酶相似的前凝血质，加强凝血过程。

上述细胞-细胞相互作用的结果，一是使内皮细胞屏障的通透性增加。在正常情况下，通透性增高可加速细胞和体液因子到达炎症区域，从而加速炎症过程的消散。但当这种反应脱离局部控制机制时，就会在多个器官内引起弥散性微血管渗漏和实质细胞损伤。二是弥漫性微血管内血栓形成。这种微循环血流的淤滞和丧失造成进一步的缺血性损害和器官功能异常，最终导致器官衰竭。

2. 病理生理 MOF的病理生理集中反应为应激反应、氧代谢障碍、代谢紊乱与凝血机制障碍。

(1) *肺功能障碍* 肺是MOF发病过程中最容易和最早受到损害的器官。约50%ARDS患者会出现弥漫性肺泡损伤(diffuse alveolar damage, DAD)，MOF患者也可出现肺泡毛细血管膜通透性增加，肺泡Ⅱ型细胞代谢障碍，肺血管调节功能障碍，肺微循环障碍。

(2) *肾功能障碍* 肾血流灌注不足，以及毒素和炎性介质引起的组织损伤是造成MOF时肾功能障碍的主要原因。

(3) *胃肠道功能障碍* 其病理生理基础是胃肠道黏膜屏障功能损害，由应激情况下胃肠道的微循环障碍、黏膜上皮细胞缺血、黏膜通透性增加造成。这可促使肠内细菌移位,诱发 SIRS 和加剧 MOF。

(4) 肝功能障碍　肝脏在代谢、解毒、免疫、凝血等方面具有重要功能,一旦遭受低血流灌注、炎性介质、细菌及内毒素等损害而发生功能障碍。

(5) 心功能障碍　由于机体的调节功能和心脏本身具有的储备能力,心功能障碍多在 MOF 较晚期时才趋于明显。导致心室功能障碍的主要病理生理因素有:①冠状动脉血流减少。②内毒素对心肌的毒性。③心肌抑制因子。④心脏微循环障碍。

【临床表现】 典型的 MOF 在临床演变中,常可见到病程特点不同的三个时期:MOF 急进期——病情急剧发展、各脏器序贯出现衰竭症候群;MOF 感染期——以感染为突出表现;MOF 营养低下期——病情相对稳定,以营养不良和代谢紊乱为主要表现。

1. MOF 急进期(acute phase of MOF)　在感染性疾病中发生迅速,在外伤等非感染病中多在 7~9 d 内发生。多脏器功能衰竭的演进和程度区分见表 10-4-1。

表 10-4-1　多脏器功能衰竭的演进和程度区分

脏器	轻　度	中　度	重　度	衰　竭
呼吸	需吸氧但<3 d 不需 MV FiO_2<0.3	MV<5 d PEEP>0.981 kPa FiO_2≤0.4	MV>5 d PEEP>0.981 kPa FiO_2>0.4	RR<5 次/min 或 RR>49 次/min $PaCO_2$>6.67 kPa FiO_2>0.6 PEEP>5 kPa 或 PaO_2≥1.1 kPa
循环	血压正常 不需扩血管药	低 BP,需扩容或多巴胺≤10 μg/(min·kg) 硝酸甘油≤20 μg/min	低 BP 多巴胺>10 μg/(min·kg) 硝酸甘油>20 μg/min	平均动脉压<6.67 kPa CI<2 L/(min·m^2) 室速或室颤或 HR<54 次/min 血 pH<7.2
肾脏	CRE 正常	CRE>176 μmol/L	CRE>300 μmol/L 需透析或滤过	日尿量<400 ml 内生肌酐清除率<0.5 ml/s
肝脏	TB<28 μmol/L ALT<40 U/L	TB>28~140 μmol/L ALT40~80 U/L ALB>35 g/L	TB>140~280 μmol/L ALT>80 U/L ALB 25~35 g/L	TB>280 μmol/L ALB<25 g/L PTA<40%
胃肠	功能存在但减退	淤积性胆囊炎或应激性溃疡	应激性溃疡出血>400 ml 自发胆囊穿孔	应激性溃疡出血需输血支持 腹泻>4 次/d 肠麻痹>3 d
血液	PLT 及 WBC 大致正常	PLT<90×10^9/L	PLT<50×10^9/L WBC<3×10^9/L	PLT<20×10^9/L WBC<1×10^9/L Hct<20%
中枢神经	GCS 为 14 或 15 分	反应减退,烦躁 GCS 为 8~13 分	意识错乱,昏迷 GCS≤8 分	GCS≤6 分
代谢	应激性高血糖,不需用胰岛素	需用胰岛素 1~3 U/h 以控制高血糖	需用胰岛素 4 U/h 以上,方能控制高血糖	非糖尿病患者需胰岛素,[Na^+]<125 mmol/L 或>150 mmol/L 血乳酸>4 mmol/L
免疫	最高体温>38.5℃(反应尚可);<35℃(反应低下)			

注:Glasgow 昏迷分数(GCS)为最佳睁眼、最佳言语和最佳运动反应能力之和。各种反应所得分数如下。
睁眼:自发性(4),语言指令(3),疼痛(2),无反应(1)。
运动:服从语言指令(6),对疼痛刺激起反应:局部疼痛(5),屈曲一伸直(4),去皮质强直(3),去脑强直(2),不自主运动(4)。
言语:能对话并正确回答问题(5),能对话,但回答有不同程度错误(4),有语言(如叫喊),但无法对话(3),有呻吟声或哼声,但无可识别语言(2),无反应(1)。若已行气管插管,则用临床观察判断言语反应如下:无反应(1),对话能力可疑(3),似能对话(5)。

(1) 呼吸系统　早期可见呼吸频率(RR)加快>20 次/min,吸空气时 PaO_2 下降≤9.31 kPa,动脉氧分压与吸入氧浓度之比(PaO_2/FiO_2)>300。X 线胸片可正常。中期 RR>28 次/min,PaO_2≤8 kPa,$PaCO_2$<4.7 kPa,PaO_2/FiO_2<300。胸片可见肺泡实性改变(<1/2 肺野)。晚期则呼吸窘迫,RR>28 次/min,PaO_2≤6.65 kPa,$PaCO_2$>6 kPa,PaO_2/FiO_2<200。胸片肺泡实性改变加重(≥1/2 肺野)。

(2) 心脏　由心率增快(体温升高 1℃,心率加快 15~20 次/min)、心肌酶正常,发展到心动过速、心肌酶(CPK、GOP、LDH)升高,甚至室性心律失常、Ⅱ~Ⅲ度房室传导阻滞、室颤、心跳停止。

(3) 肾脏　轻度肾功能障碍,在无血容量不足下,尿量能维持 40 ml/h,尿钠、血肌酐可正常。进而尿量<40 ml/h,使用利尿剂后尿量可增加,尿钠 20~30 mmol/L、血肌酐为 176.8 μmol/L 左右。严重时无尿或少尿(<20 ml/h,持续 6 h 以上),利尿剂冲击后尿量不增加,尿钠>40 mmol/L、血肌酐>176.8 μmol/L。非少尿肾衰者 24 h 尿量>600 ml,但血肌酐>176.8 μmol/L,尿比重≤1.012。

(4) 肝脏　ALT>正常值2倍以上、血清胆红素>17.1 μmol/L可视为早期肝功能障碍，进而血清胆红素可>34.2 μmol/L，重者出现肝性脑病。

(5) 胃肠道　可由腹部胀气，肠鸣音减弱，发展到腹部高度胀气，肠鸣音消失。重者出现麻痹性肠梗阻，应激性溃疡出血。

(6) 凝血　轻者可见血小板计数减少<100×10^9/L，纤维蛋白原、凝血酶原时间(PT)及凝血酶原激活时间(TT)正常。进而纤维蛋白原可为2.0～4.0 g/L、PT及TT比正常值延长3 s，优球蛋白溶解试验>2 h。重者血小板计数<50×10^9/L，纤维蛋白原可<2.0 g/L、PT及TT比正常值延长>3 s，优球蛋白溶解试验<2 h，有明显的出血倾向或全身出血表现。

(7) 中枢神经系统　早期有兴奋或嗜睡表现，唤之能睁眼，能交谈，能听从指令，但有定向障碍。进而可发展为对疼痛刺激能睁眼、有屈曲或伸展反应，但不能交谈、语无伦次。重者则对语言和疼痛刺激均无反应。

(8) 代谢　可表现为血糖升高或降低、血钠降低或增高以及酸中毒或碱中毒。

以上MOF急进期通常发生在非感染疾病的10 d至2周内，因而有时也称这些脏器为早期脏器。

MOF在临床发展中，各脏器功能不全症状表现的时间顺序有一定规律，也有不同疾病各自的特点。如产褥期羊水栓塞诱发的MOF中，以DIC为特征的血液系统功能障碍和循环呼吸功能不全几乎同时最早发生，然后是肾功能症状和黄疸发生；而在重症颅脑损伤中，胃肠道应激性溃疡出血则发生较早。

2. MOF感染期(infection phase of MOF)　患者若能渡过MOF急进期，将进入以继发感染为突出表现的第二期，称MOF感染期，免疫功能衰竭、抗感染能力低下是这一时期的主要表现，机体经初期原发病与急进期打击后免疫消耗，这是长期应激、持续分解代谢优势的后果，也与创伤性监测和治疗、院内感染等有关。据北京协和医院加强医疗科的经验，最常见的全身感染来源依次是手术或创伤野、肺与呼吸道、胃肠道屏障衰竭后的胃肠来源、口鼻咽腔、静脉通路(包括导管感染和深浅静脉炎)以及泌尿道。近来更发现有相当一部分患者无论如何也难以确定他们的感染灶部位，但临床却表现明显的全身性感染中毒症状，用SIRS来描述最为恰当。

MOF与感染关系极为密切，MOF多数直接来自全身性严重感染。MOF过程中多脏器功能衰竭以及免疫低下又为感染，特别是院内感染创造了条件，两者互为因果。由于感染，机体在后期可能再次出现多脏器急进损害，这是在新水平上的又一轮再损害，预后很差。

3. MOF的营养低下期(hypo - nutrition phase of MOF)　如果患者又能渡过这持续10 d至2周的感染期，患者的免疫临床表现改善，同样的临床条件下机体各脏器功能达到低水平上的新平衡，病情相对比较稳定，抗感染能力相对比感染期强；但临床营养不良和代谢紊乱的症状比较突出，这个时期称为MOF的营养低下期。这个时期中的患者感觉无力、淡漠，可能出现合并高尿钠的难治的低血钠。这个时期也要持续2～3周。

MOF病程中的任何时刻，不论原发病复燃或脏器功能持续恶化，病情都可急转直下，很快导致死亡。

基于临床对MOF临床三时期的认识，控制原发病、减少各种原发和继发的损伤、多方位而又均衡的脏器功能支持、保护机体免疫抗感染能力、控制感染、早期营养支持等构成MOF治疗的基本内容。

【诊断与鉴别诊断】　MOF的早期诊断依据为：①诱发因素(严重创伤、休克、感染等)；②SIRS；③器官功能障碍。

休克常是原发病急进诱发的急性伤害性临床过程的一部分，此时的循环功能不全一般不算MOF，但随着病程的发展，如果再次出现休克或严重心肌损害、心律紊乱，则被诊断为MOF中的循环功能衰竭。

SIRS的诊断标准：具有以下2项或2项以上者，①体温>38℃或<36℃。②心率>90次/min。③呼吸>20次/min或$PaCO_2$<4.26 kPa。④白细胞计数>12.0×10^9/L或<4.0×10^9/L。⑤幼稚杆状细胞(Bands)>10%。

由于诊断标准不一致和病因不同，文献报道的MOF发生率相差较大。在外科领域中，7%～22%的急诊手术后患者以及30%～50%的因腹腔感染接受手术治疗的患者发生MOF，其中老年人(>65岁)和原有严重慢性疾病者MOF发生率特别高。

【预后】　MOF的病死率为30%～100%，取决于受累系统(或器官)的数目和MSOF的持续时间。对美国13家大医院的加强监护病房中5 677例内科和外科患者的前瞻性研究表明，48%的患者发生急性器官系统衰竭。其中单个系统衰竭持续24 h以上者，病死率40%；2个系统衰竭并持续24 h以上者，病死率60%；3个或3个以上系统衰竭并持续3 d以上时，病死率达98%。个别幸存者，均为发病前身体非常健康的年轻人，突发急病，病情虽严重但比较局限。因此，随着急性功能衰竭器官数目及持续时间的增加，MOF的病死率迅速上升。高龄患者(>65岁)病死率比<65岁者几乎增高1倍，若2个系统衰竭超过24 h，恢复希望甚小。即使有了现代积极的预防和治疗措施，MOF仍有很高的病死率，病死率与原发病能否控制的程度、基础病、治疗水平等有关，MOF临床中突出地表现为与累及脏器数之间的关系(表10-4-2)。

表 10-4-2 多器官功能衰竭病死率与累及脏器数的关系

累及脏器数	病死率(%)
0	3
1	30
2	50～60
3	72～100
4	82～100
5	100

【治疗】 由于所有急性危重症都可能发展为MOF,因此有发展为MOF危险因素的患者都应及早进入重症监护医疗病房(ICU)。对他们的监测和治疗应由专科医师和ICU专职医师共同实施,内容包括以下4方面。

1. 控制和预防感染 此点需特别强调,一方面因为全身性感染或感染反应是MOF的最主要原因,也因为MOF患者极易发生院内感染(hospital - aquired infection或称nosocomial infection),新感染因素的加入会使MOF病情恶化和更复杂。对原发感染应根据感染病原体的特点,由感染专科医师针对性选择强力杀菌性抗感染药物,必要时联合用药,同时兼顾机体的微生态平衡,避免出现二重感染。

控制和预防MOF患者的院内感染是ICU医师始终应关注的问题,MOF患者院内感染好发的部位依次为肺部、外科手术野或创伤野、口鼻咽腔(尤其是保留人工气道和胃肠减压管的患者)、深静脉插管部位及深静脉炎、胃肠道来源的毒血症(所谓Gut - Motered infection或所谓细菌的异位定植(translocation)等。要严密监视患者感染体征的发展,对各处院内感染好发部位持续系统地进行细菌学监测,要了解本病房的致病菌流行病学资料,了解本院抗菌药物对本院主要致病菌的药敏资料等。潜在感染未能控制是对免疫功能最大的破坏,也是影响MOF预后的决定性因素,及时找到与及时控制可能发生的感染确是治疗的又一中心环节。感染的预防主要是减少不必要的有创性治疗和监测,对必需进行的有创治疗和监测操作必须轻柔和注重无菌技术,以及早期的营养支持。对院内感染的治疗主要是引流和抗菌药物的合理使用,引流的方式和时机常是困难的选择,更需要ICU与其他科室如原发病所在专科、感染科、细菌室、院内感染控制部门等的大力合作。抗菌药物的使用一方面要“早”,同时又要求有针对性;要求强有力,同时又反对盲目应用“高档”抗菌药物;对预防性使用抗菌药物目前临床意见不一致,但至少要有明确的预防性使用的理由和指征,反对盲目地为了所谓“保险”而预防使用抗菌药物。预防性使用抗菌药物必须有对本院本病房以及本患者的细菌流行病学的知识,有对各种抗菌药物敏感性的知识,还要有经验。应强调指出,不合理应用抗菌药物,尤其是长期应用广谱抗菌药物会诱发二重感染,抗感染的良好愿望有可能因为不合理应用抗菌药物而导致机体免疫抗感染能力降低。

2. 控制原发基础疾病 原发病是病情进入MOF的基本原因,它在MOF中可能仍在起作用,因此及时控制它至关重要。对原发病的治疗和监测仍由原专科医师负责。加强医疗病房的管理体制应有利于促进各专科医师主动进入ICU,与加强医疗的专职医师密切配合共同行动。

3. 支持氧输送 氧输送(DO_2)是预防和治疗MOF的中心环节之一,它表达的是循环呼吸支持的总效果。它主要与血红蛋白(Hb)浓度、氧饱和度(SaO_2)和心排血量(CO)三因素相关,其中CO最重要,$DO_2 = 1.39 \times Hb \times SaO_2 \times CO$。

急性危重患者常因循环呼吸不稳定而致贫血、氧输送不足;他们的组织毛细血管微循环也因缺氧、毒性介质、水肿等原因,氧利用低下。不论是氧输送不足或氧利用障碍都使组织缺氧,是多脏器功能损害的主要基础,因此维持机体脏器氧的输送和代谢是治疗危重患者的关键。目前支持组织氧利用的手段有限,治疗更多集中在支持氧输送,期望通过充足的氧输送,提供组织用氧和恢复的足够条件。国内外资料已经证明,自始至终地有力支持氧输送是对MOF最有效的预防和治疗措施。

支持心排血量要根据血流动力学原理,主要是血容量及对血容量变化起适应缓冲作用的容量血管(大静脉)、心脏搏血能力及对心脏搏血起阻抗作用的小动脉舒缩状态等。在了解患者以上血流动力学状态的基础上进行适当的容量调节,应用血管扩张药、血管收缩药、正性肌力药、抗心律紊乱药等进行循环驾御。在实际临床治疗中,上述疗法常需综合使用,但在顺序上通常首先调节血容量,即先利用Frank - Starling心功能定律的曲线特征,这样做的优点是可能有利于以较小的氧耗增加换取较大的心功能改善。在驾御血流动力学治疗的同时,要注意冠状血管的灌注状态,即心肌氧供氧耗平衡可能在向什么方向移动,控制血管收缩压、舒张压和心率在合理范围内。收缩压指示心肌收缩时张力,与心肌氧耗关联密切。心率快慢影响舒张期长短,舒张压过低舒张期内心肌灌注压不足,舒张压过高则又舒张期心室内压力高影响冠状血管灌注。所以适当的治疗需调动各种有利因素回避不利因素,争取持久的心排血量增加。

支持动脉血氧含量:应用常规氧疗法或机械通气、呼气末正压(PEEP)等措施,目标是维持$SaO_2 > 90\%$。

支持血液携氧能力:输血或红细胞调节血红蛋白浓度(以9～11 g/L为目标)或血细胞比容(一般以26%～32%为目标)。

支持的总效果成人患者应维持DO_2计算值在

600 ml/min 以上。

在氧输送支持中，监测重点是：以 Swan - Ganz 热稀释肺动脉导管为中心的血流动力学；动脉和混合静脉血气，或它们的代用指标如脉搏波氧饱和度、漂浮导管尖端的混合静脉血氧饱和度等；血红蛋白浓度或血球比积，血浆乳酸水平等。

4. 营养与功能支持治疗

(1) *代谢营养支持* 以上 2～3 由 ICU 专科医师负责，对涉及原专科的感染，ICU 医师也应积极提出意见并协助原专科医师采取有力措施。代谢支持要求医疗医师与专科医师一起作具体分析，在适当时机采取适当措施，对促成高分解的各种促进因素进行控制，并向组织提供足够的营养底物。

危重患者对能量需求高，必须早期进行积极的营养支持。“早”的意思是一旦循环稳定就应立即开始。还要尽可能采用胃肠营养，以期保护胃肠功能、保护胃肠抗感染屏障、减轻或防止后期胃肠源性全身感染。如遇肠麻痹、胃肠功能衰竭，胃肠营养无法进行者，则先开静脉营养(TPN)，同时根据胃肠道能够接受的程度逐渐转移。对患者代谢和营养状态、胃肠功能状态至少每天要全面估计 1 次，据此决定支持的方式。TPN 要考虑热量、蛋白质、氨基酸、电解质、维生素、微量元素等多方面。热量的需要量一般以简易的 Harris - Benedict 基础热量公式估算：

男性 ＝ 66＋13.7×体重(kg)＋5×身高(cm)－6.8×年龄(年)

女性 ＝ 65.5＋9.6×体重(kg)＋1.7×身高(cm)－4.7×年龄(年)

这样估算的热量需求是基础需求量，对高分解代谢的危重患者还要在此基础上，加上体温、病种等因素作相应修正。当然这是营养支持的目标，要达到这目标，不论是静脉或胃肠营养，或是这两种的混合方式都应当有步骤地进行。

必须补充蛋白质、氨基酸，而且也需有一定的量作基础，目前虽还没有“最佳”配方，但一般主张对高分解代谢的患者日氨基酸或蛋白质摄入量应在 1.0～1.5 g/kg 体重，热氮比在 150∶1～200∶1。

代谢支持中，监测重点是：①营养状态，测定血浆前白蛋白(pre - albumin)和转铁蛋白(transferrin)，临床看三头肌处皮肤皱褶厚度，有条件的地方还可测定总体细胞量。②分解代谢水平，测定血浆白蛋白水平、对外源性胰岛素的需求量以及血液中急期反应素(acute - phase reactant)水平等。

(2) *免疫支持* 世界上许多实验室都在致力寻找提高机体免疫力的方法，但非特异免疫球蛋白和干扰素等的临床应用并不能证明有效，特异性强的抗体在某些疾病中进行特异性被动免疫虽已开始应用，但应用和效果都极有限。

机体对所有组织创伤的反应都是炎症，炎症对机体的免疫力既是激活又是消耗。一方面所有的创伤组织都是潜在的感染灶，另一方面各类创伤又都在“蚕食”着机体的免疫防卫能力。因此，最重要的免疫支持同样是积极早期地治疗感染和清创，合理使用抗菌药物，以及循环支持、营养支持等。

(3) *衰竭脏器的功能支持治疗* 除以上全身支持原则外，对危重患者的治疗中还有对各个衰竭脏器的功能支持治疗。各脏器功能的支持基本采用各专科的加强医疗技术，但 MOF 患者的脏器功能的支持不能是各专科支持的简单算术和，临床上各脏器功能支持常有互相矛盾的地方，危重病医学强调均衡协调支持，它承认衰竭、允许衰竭、纠正衰竭，只是要求各脏器功能的损害在程度上大体相当，不允许任何一个脏器在衰竭的“竞赛”中比其他脏器过分领先，因此，MOF 患者一般都需要在危重病 ICU(综合 ICU)中治疗，这里的治疗综合各专科的脏器功能加强支持。

各系统支持治疗如下。①呼吸系统：应保持气道通畅，给予吸氧、呼吸机支持疗法并积极防治肺水肿。②循环系统：维持正常的循环功能，是保证组织血液灌注，恢复各器官功能的基础。应力求维持有效循环血容量，酌情应用血管活性药物，也可以考虑其他循环功能支持疗法。③肝脏：在恢复血容量，保证肝脏血液供应的基础上，应加强支持疗法，供给维生素，补充热量，补充新鲜血浆、白蛋白或支链氨基酸，利于保护肝脏和促进肝细胞合成蛋白质。④肾脏：使用利尿药，酌情使用透析疗法，避免应用对肾脏有损害的药物。⑤血液系统：对于因为血小板或凝血因子大幅度下降引起的出血，可输浓缩血小板或新鲜冰冻血浆。纤维蛋白原下降<1 g/L 时，应补充纤维蛋白原。

均衡原则的认识、使用和掌握在各医院中不尽相同，但却十分重要。尤其是一位危重病患者，他们在不同医院、不同病房由不同的医师管理，可能接受不同的治疗方法并产生不同的治疗效果，努力找到并采用最佳的治疗方式，是危重病医师的工作职责。如果一位急性危重症患者的原发病可以而且被及早控制或纠正，他住进了设备和治疗思想都先进的 ICU 中，及时接受了上述三大类有力支持性治疗，那么这个患者可能不进入明显的临床 MOF，并能顺利恢复。但若在任何环节上出了问题，患者就可能持续地发生多个脏器的序贯性功能不全、院内感染、营养衰竭等，且在每一个阶段上都可能死亡。

在诊断 MOF 脏器累及时，还要注意区别脏器功能的损害或衰竭的来源，是否除急性危重症病理生理基础外还有局部因素，如低氧血症也可能是呼吸道分泌物堵塞或液体过量，黄疸也可是胆总管梗阻等。某种基础病患如肝硬化、肾病等也可使脏器功能出现损害。

这些也应考虑在内，这样区别既是为了真实了解MOF的存在和进程，也是为了治疗。

【预防】 对感染的早期控制、休克的及时逆转、原发病的有效治疗、脓性病灶的彻底引流、对创伤坏死组织作彻底清创和减压、骨折的早期固定，及早发现SIRS的征象，及早治疗以抑制机体过度的应激反应等，尽可能维持水、电解质和酸碱平衡，提高营养状态等，都是预防MOF发生的有效且重要的措施。应强调及早治疗任何一个首先继发的器官功能障碍，阻断病理的连锁反应，以免形成MOF。

参考文献

[1] O'Brien JM Jr，Ali NA. Year in review 2007：critical care-multiple organ failure and sepsis [J]. Crit Care，2008，12(5)：228.

[2] Butt I，Shrestha BM. Two-hit hypothesis and multiple organ dysfunction syndrome [J]. JNMA J Nepal Med Assoc，2008，47(170)：82-85.

[3] Wang H，Ma S. The cytokine storm and factors determining the sequence and severity of organ dysfunction in multiple organ dysfunction syndrome [J]. Am J Emerg Med，2008，26(6)：711-715.

[4] de Hemptinne Q，Remmelink M，Brimioulle S，et al. ARDS：aclinicopathological confrontation [J]. Chest，2009，135(4)：944-949.

[5] LaRosa SP，Opal SM. Sepsis strategies in development [J]. Clin Chest Med，2008，29(4)：735-47，x-xi.

[6] Malbrain ML，Vidts W，Ravyts M，et al. Acute intestinal distress syndrome：the importance of intra-abdominal pressure [J]. Minerva Anestesiol，2008，74(11)：657-673.

[7] Tandon P，Garcia-Tsao G. Bacterial infections，sepsis，and multiorgan failure in cirrhosis [J]. Semin Liver Dis，2008，28(1)：26-42.

附 录

附录一 临床微生物学

朱德妹

临床微生物学（clinical microbiology）又名医学微生物学（medical microbiology），是一门基础医学和临床治疗和预防相结合的新兴边缘学科。主要描述致病或条件致病微生物的生物学特征，既涉及病原微生物与人体间的关系，又探讨病原微生物与抗微生物药物间的相互关系。本学科与临床各科，特别是感染性疾病学（包括传染病学）以及流行病学、免疫学、临床药理学、药物学等的关系尤为密切。本附录简述临床微生物学的基本要点。

一、正常菌群和病原微生物

病原微生物是指能引起人类感染性疾病的病原，例如伤寒沙门菌、结核分枝杆菌、脊髓灰质炎病毒和疟原虫等。它们进入正常人体组织，抵抗宿主的防御功能，在体内繁殖，引起宿主的组织损伤和功能障碍，因此这种病原就称为致病微生物或病原微生物，而引起疾病的细菌称为病原菌（pathogen），所引起的感染称为外源性感染（exogenous infection）。近年的研究证实，在正常人体体表与外界相通的腔道如口腔、鼻咽腔、肠道、泌尿生殖道存在着各种微生物，这些微生物在人体免疫功能正常条件下对人体有益无害，称为“正常微生物群”；因以细菌和真菌为主，故简称“正常菌群（normal microbiota）”。它们在宿主细胞上定居、生长和繁殖的现象称为“定植（colonization）”。正常菌群对于人体生态平衡和内环境的稳定有重要作用。正常菌群的存在是保持人体健康的重要因素，它反映出在正常情况下，宿主、正常菌群和外环境共同适应，保持平衡的状态。如破坏这种菌群间的平衡会导致菌群失调，并有引起感染可能。当机体抵抗力降低时，即免疫功能低下时，原来正常寄居或致病力很低的微生物可能侵入人体其他部位，这些微生物称为机会致病性微生物或条件病原微生物；如是细菌或真菌则称为“条件致病菌（opportunistic pathogen）”。由于系从原来寄居于肠道、口、咽和泌尿生殖道部位的正常菌群转移至其他易感部位造成的感染，因此这种感染称“内源性感染（endogenous infection）”，又称“自身感染（auto－infection）”或“机会感染（opportunistic infection）”。这些条件病原微生物可以属人类正常微生物群或是环境中通常不致病的微生物，例如细菌中的大肠埃希菌、肺炎克雷伯菌、铜绿假单胞菌、沙雷菌属、肠杆菌属、嗜水气单胞菌、沙门菌属、金黄色葡萄球菌、表皮葡萄球菌、肠球菌属、产气荚膜杆菌、单核细胞增多性李斯特菌、星状奴卡菌等；真菌中的念珠菌（假丝酵母菌）、曲霉、新生隐球菌、毛霉等；病毒中的单纯疱疹病毒、带状疱疹病毒、巨细胞病毒等；原虫中的弓形虫等。

寄居在人体各部位的正常微生物群见表附1－1。

表附1－1 寄居在人体各部位的正常微生物群

部位	主要微生物
皮肤	葡萄球菌属、八叠球菌、JK群棒状杆菌、痤疮丙酸杆菌等
口腔	α型溶血或非溶血链球菌、肺炎链球菌、奈瑟球菌属、卡他莫拉菌、嗜血杆菌属、类白喉杆菌、真杆菌、核梭杆菌、拟杆菌属、厌氧革兰阳性和阴性球菌、念珠菌等
鼻咽腔	葡萄球菌属、α型和β型溶血链球菌、肺炎链球菌、奈瑟球菌属、嗜血杆菌属、厌氧球菌、腺病毒、念珠菌等
眼结膜	表皮葡萄球菌、JK群棒状杆菌、丙酸杆菌属等
肠道（空肠末端、回肠、结肠）	大肠埃希菌、产气肠杆菌、变形杆菌属、铜绿假单胞菌、葡萄球菌属、八叠球菌、肠球菌属、产气荚膜杆菌、拟杆菌属、双歧杆菌、真杆菌、核梭杆菌、消化球菌、消化链球菌、念珠菌、艾柯（ECHO）病毒、腺病毒等
前尿道	表皮葡萄球菌、JK群棒状杆菌、非致病性抗酸杆菌、肠球菌属等
阴道	乳杆菌、JK群棒状杆菌、大肠埃希菌、拟杆菌属、肠球菌属、奈瑟球菌属、厌氧球菌等

二、病原微生物的分类

引起人类感染性疾病的病原微生物有病毒、螺旋体、细菌、立克次体、衣原体、支原体、真菌和寄生虫，以病毒和细菌最为常见。了解与医学有关的病原微生物的分类，有助于感染性疾病的诊断。

1. 病毒的分类

(1) 现代分类法　根据病毒的核酸成分、电镜下结构、大小和抗原性等理化和生物学特征进行分类，可将所有人与动物病毒分为 DNA 和 RNA 病毒两大类。大多数病毒已分归为不同的科、属、种，有的分亚科、亚属。目前至少有 14 个 RNA 病毒科和 7 个 DNA 病毒科。其中与人类疾病有关的 RNA 病毒包括：小 RNA 病毒科(Picornaviridae)、杯状病毒科(Caliciviridae)、呼肠孤病毒科(Reoviridae)、披膜病毒科(Togaviridae)、黄病毒科(Flaviviridae)、正黏病毒科(Orthomyxoviridae)、副黏病毒科(Paramyxoviridae)、弹状病毒科(Rhabodoviridae)、丝状病毒科(Filoviridae)、冠状病毒科(Coronaviridae)、布尼亚病毒科(Bunyaviridae)、逆转录病毒科(Retroviridae)、沙粒病毒科(Arenaviridae)、星型病毒科(Astroviridae)；DNA 病毒包括细小病毒科(Parvoviridae)、乳多泡病毒科(Papovaviridae)、腺病毒科(Adenoviridae)、嗜肝 DNA 病毒科(Hepadnavirus)、疱疹病毒科(Herpesviridae)、痘病毒科(Poxviridae)；此外还有亚病毒因子包括类病毒(virusoid)、卫星病毒(satellite virus)和朊粒(prions)等。

(2) 传统分类法　按病毒对宿主或宿主某一器官的"嗜性"，结合流行病学特点如主要传播途径、侵袭部位、临床特征等而分群。①呼吸道病毒：包括流感病毒、副流感病毒、鼻病毒、人冠状病毒、腺病毒、腮腺炎病毒和呼吸道合胞病毒等。②肠道病毒：如脊髓灰质炎病毒，甲型、乙型和其他型肝炎病毒；科萨奇病毒、ECHO 病毒、腺病毒、轮状病毒、诺如病毒(norovirus)、杯状病毒等。③皮肤及黏膜的出疹性病毒：如麻疹病毒、风疹病毒、天花病毒、水痘病毒、单纯疱疹Ⅰ型和Ⅱ型病毒、水痘-疱疹病毒等。④虫媒病毒：包括流行性乙型脑炎病毒、森林脑炎病毒、登革热病毒、黄热病病毒、汉坦病毒等。⑤神经病毒：如狂犬病病毒等。⑥肿瘤病毒：包括 DNA 病毒，如乳多泡病毒、腺病毒、疱疹病毒、痘病毒，及 RNA 病毒，如白血病病毒、肉瘤病毒、乳腺瘤病毒等。某些病毒如人巨细胞病毒、EB 病毒、人类 T 细胞白血病病毒(HTLV)包括艾滋病病毒等，常可通过不同途径侵犯多种脏器引起综合征，因而较难归类。由于现代分类法与临床的联系尚不完善，故大多数学者仍沿用比较实用的传统分类法。

2. 细菌的分类　目前在细菌的分类中，主要采用的两大类方法是表型分类法和分子生物学技术分类。

(1) 表型分类法　一种传统的细菌分类法，以细菌的形态、结构、生理、生化和血清反应等细菌的表型为主要依据。此法缺点是把细菌的每一种生化反应看成是固定不变的，例如遇乳糖突变阴性的大肠埃希菌不可能再是大肠埃希菌，而导致鉴定分类错误。20 世纪 60 年代后，根据大量的特性，包括形态、生理和生化指标，用计算机计算菌株间相似度，将完全相似者归在一群，称数值分类法。如 API 20E，Vitak，ATB 等均是以数值分类法为原理进行的。

(2) 分子生物学技术分类　亦称基因诊断。由于分子生物学技术的发展，可通过分析 DNA 的碱基组成，基因组大小和比较 DNA 的同源性从而比较细菌 DNA 的亲缘关系。近年来已经发展并正在趋向成熟的几种新技术如特异性基因探针(DNA - DNA)杂交技术、聚合酶链(PCR)技术和基因芯片技术已逐渐用于致病菌的检测，可以对细菌进行种以下水平的鉴定和分类。

通常一个细菌的正式名称由一个属名和一个种名组成，属名在前，种名在后；例如"*Staphylococcus aureus*"，中文译名为"金黄色葡萄球菌(金葡菌)"，则种名在前，属名在后。在不致相互混淆的前提下，有时简称种名或常用名如结核分枝杆菌(结核杆菌)、铜绿假单胞菌(绿脓杆菌)等。由此可见细菌的名称既反映了它的菌种，又反映了它的菌属，因此在细菌的分类中不应该存在没有种的属或没有归属的菌种。

与人类疾病有关的重要细菌包括革兰阳性需氧球菌如金葡菌、表皮葡萄球菌、α 型溶血链球菌(草绿色链球菌等)、β 型溶血链球菌(A 组和 B 组)、非溶血性链球菌、肺炎链球菌、肠球菌属等。革兰阴性需氧球菌如脑膜炎奈瑟菌、淋病奈瑟菌、卡他莫拉菌等。革兰阴性需氧杆菌有不动杆菌属(鲍曼不动杆菌、洛非不动杆菌)、假单胞菌属(铜绿假单胞菌和其他假单胞菌)、粪产碱杆菌、布鲁菌属、百日咳杆菌、军团菌属等。革兰阴性兼性厌氧菌如肠杆菌科细菌(大肠埃希菌、肺炎克雷伯菌、变形杆菌属、肠杆菌属、伤寒沙门菌、沙门菌属、志贺菌属、鼠疫杆菌等)、流感嗜血杆菌等。属于弧菌科的有霍乱弧菌、副溶血弧菌、嗜水气单胞菌、河弧菌等。厌氧球菌有消化球菌、消化链球菌和费氏(韦荣)球菌等。革兰阴性厌氧杆菌包括脆弱拟杆菌、核梭杆菌等。形成芽胞的细菌有炭疽杆菌、蜡样杆菌、破伤风杆菌、产气荚膜杆菌、肉毒杆菌、艰难梭菌等。不形成芽胞的革兰阴性杆菌有单核细胞增多性李斯特菌、红斑丹毒丝菌等。此外，致病的重要细菌还有白喉棒状杆菌、结核分枝杆菌、麻风分枝杆菌等。与人类疾病有关的病原微生物还有放线菌属(伊氏放线菌、牛放线菌)、诺卡菌属(星形诺卡菌、巴西诺卡菌)、立克次体属(斑疹伤寒立克次体)、支原体属(肺炎支原体、人支原体)、脲原体属(解脲脲原体)、衣原体属(肺炎衣原体、沙眼衣原体、鹦鹉热衣原体)。

3. 真菌、寄生虫和螺旋体的分类　真菌属真核性微生物,分类尚不完全统一,能引起疾病的致病性真菌和条件致病性真菌共一百多种。引起深部真菌病即黏膜和皮下组织、内脏和全身性感染的真菌,包括念珠菌属的白念珠菌(白假丝酵母菌)、隐球菌属的新生隐球菌、芽生菌属的皮炎芽生菌和巴西芽生菌、球孢子菌属的厌恶球孢子菌、组织胞浆菌属的荚膜组织胞浆菌、地丝菌属的白色地丝菌、孢子丝菌属的申克孢子丝菌、曲菌属的烟曲菌等。引起浅表真菌病的有各种皮肤癣菌。

引起人类疾病的重要寄生虫包括原虫和蠕虫等。原虫有溶组织阿米巴、福勒尔-耐格里原虫、棘阿米巴原虫、各种疟原虫和杜氏利什曼原虫,以及贾第虫、弓形体、罗得西亚锥虫、冈比亚锥虫等。蠕虫有日本血吸虫、埃及血吸虫、间插血吸虫、布氏姜片虫、华支睾吸虫、卫氏肺吸虫、斯氏肺吸虫、肥胖带绦虫、链状带绦虫、细粒棘球绦虫、十二指肠钩口线虫、美洲板口线虫、蛔虫、蛲虫、鞭虫、粪类圆线虫、旋毛虫和各种丝虫等。

螺旋体科包括:密螺旋体属(*Treponema*)如梅毒螺旋体(*T. pallidum*)、疏螺旋体属(*Borrelia*)如回归热螺旋体(*B. recurrentis*)、钩端螺旋体属(*Leptosprira*)如双曲钩端螺旋体(*L. biflexa*)、短螺旋体属(*Brachyspira*)如*B. aalborgi*。

三、感染性疾病的病原学检查

感染性疾病的病原学检查具有非常重要的临床意义:①有助于明确感染性疾病的诊断,阳性培养结果表示患者有感染或者为细菌携带者,常是临床诊断的重要依据。②有助于临床医师合理用药,防止因滥用抗菌药物造成耐药菌的发生和传播。③有助于医院感染的监控,防止医院感染的暴发流行。④有助于了解本医院、本地区乃至全国的临床分离菌的变迁。因此在临床上疑为感染性疾病者均应采集相关标本送临床微生物实验室进行病原微生物的诊断。应尽一切努力分离出病原微生物作为治疗依据。

1. 标本的采集、运送和处理 为正确检出病原微生物,正确采集、运送和处理样本至关重要。在送检前必须详尽逐项填写化验申请单上的项目,如患者姓名、年龄、性别、住院号、所在病室以及床位号、检查项目、初步诊断、标本来源和部位、送验日期、送验者签名等。同时还必须做到:①采集标本前局部应做好准备工作,标本必须直接采自病变部位。②尽可能在合适的时间采集标本,例如清晨的痰和尿液的含菌量较多,故是采集的最佳时间。③应尽量采集足量的标本送实验室。④标本必须迅速及时送到检验部门,或经适当处理后运送。⑤采用改良或选择性培养基或特殊培养基,在接种培养前切莫忘记先作涂片和革兰染色检查。⑥分离和鉴定病原菌后必须作细菌对抗菌药物敏感度测定,需要时宜同时测定联合药敏、供临床选用药物的参考。

(1) 血行性感染 对于疑有各类血行性感染患者采样应在给予抗菌药物治疗前多次(2~3次)抽血送培养。感染性心内膜炎、动脉内膜炎、伤寒、布鲁菌病等血行性感染病原为持续存在者,可于24 h内每隔1 h采血1次,连续3次;在治疗过程中,如感染未能控制者,仍需在寒战高热时采集血标本进行培养。并可根据临床需要加送厌氧菌和真菌培养。如临床考虑有特殊病原的可能性,应采用特殊培养基以提高阳性率。

(2) 呼吸道感染 痰标本虽最易采集,但咳出的痰常受口咽部菌群的污染。采样前应先用无菌生理盐水漱口,然后取深咳出的痰液作为标本。如果镜检有大量上皮细胞存在,但脓细胞缺如则应重新采集。一份合格的痰标本应该是痰涂片镜检每低倍视野<10个鳞状上皮细胞,>25个多核白细胞。此外也可通过纤维支气管镜采集支气管肺泡灌洗液、洗刷液或活检组织,采用远端封闭长套管可避免口咽部菌群的污染。对于免疫缺陷患者合并军团菌、卡氏肺孢子菌、分枝杆菌、真菌和病毒等感染的确诊具有重要意义。

(3) 尿路感染 尿培养对于尿路感染中病原学诊断和治疗后疗效随访均有重要价值。为避免尿标本污染,应采集清洁中段尿,并在抗菌药物治疗前送检。对中段尿检查一般包括3方面:①离心沉淀后尿沉渣检查脓细胞、红细胞及管型等。②尿沉渣涂片找细菌:在高倍镜视野下革兰染色涂片可见2个细菌以上者,相当于菌尿症菌落计数为10^5 CFU/ml。③连续2~3次中段尿培养并作菌落计数。诊断泌尿系感染的细菌学标准一般为菌落计数≥10^5 CFU/ml。但菌落计数低于此标准并不能完全排除尿路感染,其原因可能由于患者饮水量多、尿液pH<5、尿液中有抗菌药物存在、输尿管堵塞或慢性肾盂肾炎等,应进一步检查以明确诊断。其次是导管导尿,当患者不能排尿或诊断治疗必需时才予采用,但导尿本身也有引起感染的危险。如病情需要尚可经耻骨上穿刺采集尿标本,此方法适用于婴幼儿按常规留取尿标本困难者。对有留置导尿管的患者,可由导管留尿。

(4) 无菌部位的感染

1) 中枢神经系统感染:脑脊液(CSF)一般需采集1~2 ml,并尽快送实验室。流感嗜血杆菌、肺炎链球菌和脑膜炎球菌都十分脆弱,在采集标本时应尽一切可能立即检查,如有可能宜在床边接种以提高培养的阳性率。送达的标本应离心后做涂片和革兰染色等。采集CSF要严格执行无菌操作,避免其他细菌污染。颅内脓肿需考虑在厌氧条件下运送标本和进行培养。怀疑病毒性脑膜炎或脑炎时,取急性期和恢复期血清,作相应的血清学检查。怀疑流感嗜血杆菌、脑膜炎奈瑟菌和肺炎链球菌等感染,患者的血液和尿液宜同时送检相应的抗原。

2) 其他体腔的感染:送检的胸腔积液、心包液、腹水和滑膜腔液应采集足量的标本，取 1～5 ml，同时作需氧和厌氧培养，并直接用注射器运送，可添加少量肝素抗凝。胸腔积液、心包液和腹水至少送 15 ml 作结核分枝杆菌或真菌培养。

(5) 伤口感染和脓肿　伤口感染以细菌感染为主，偶有分枝杆菌、非典型分枝杆菌或真菌感染。棉拭子常不足以从伤口取得足够的标本作镜检和培养，最好用注射器和针头吸取脓液和分泌物直接送实验室或用厌氧容器运送。陈旧开放性和慢性流脓伤口或窦道很容易被皮肤、黏膜的正常菌群或环境中细菌污染，因此有必要对慢性损害的活检组织进行培养或特殊染色的组织学检查。腹腔脓肿和深部脓肿都应同时作需氧和厌氧菌培养。静脉留置导管可送作培养检查，拔管前先对插管口皮肤严格消毒，再将拔出导管头部剪下置无菌容器送至实验室。烧伤创面或脓性引流作定量培养有助于鉴别致病菌抑或污染菌。

(6) 胃肠道感染　粪便标本的采集应注意挑取脓血、黏液部分送细菌培养，主要用以检测沙门菌、志贺菌、弯曲菌、耶尔森菌等菌属。宜将新鲜粪便送镜检或培养。直肠拭子的采集适合用于流行病学调查，但阳性率比新鲜粪便稍低。粪便久置后易酸化，不利于许多肠道致病菌尤其是志贺菌属和沙门菌属的检出。粪便一般也不宜冷藏，送验的粪便标本如需搁置较长时间，应将 0.5～2 g 粪便置于粪便保存液(含 pH 指示剂和 0.033 mol/L 磷酸缓冲甘油-生理盐水)的密闭容器中运送，送弯曲菌属的粪便标本可冰箱冷藏，直肠拭子标本可置于 Stuart 培养基中运送，以免标本干燥病原菌死亡。一次培养阴性不能确定无病原菌，至少 3 次阴性才能排除。如临床上怀疑梭状芽胞杆菌属、葡萄球菌属、霍乱弧菌、副溶血弧菌、弯曲菌属、产肠毒素性或侵袭性大肠埃希菌等感染时，应注明以便接种特殊的培养基。一次粪便镜检不能排除肠道寄生虫，如蓝氏鞭毛虫常间歇出现在标本中。

病毒感染因一般实验室无条件进行病毒分离，故多数情况下需依赖免疫学检查而确诊。立克次体感染情况与病毒感染大致相同。细菌感染和寄生虫病也常用免疫学方法辅助诊断。

2. 病原微生物的检测和鉴定　一旦在各类送验的临床标本中获取病原微生物证据后，应当测定和报告抗微生物药物的敏感性。现以细菌为重点，将病原微生物的检测方法简述如下。

(1) 涂片光镜检查　对临床微生物标本采用涂片光镜直接形态学检查是诊断很多感染性疾病病原的最基本和快速的方法，使临床医师在获得最终报告前得以尽早开始治疗。

临床微生物实验室的主要检测对象为细菌，其次为病毒和寄生虫。各种标本为血、尿、粪、脑脊液、胸腔积液、腹水、脓液、各种分泌液、皮肤瘀点等均应制成涂片并作革兰染色或特殊染色，至普通显微镜下直接检查，对快速诊断或提示某些感染有重要的实用价值。其中革兰染色检查可将细菌初步区分为革兰染色阳性和革兰染色阴性两大类，并可通过染色观察到的细菌的形态如葡萄状、链条状、杆状等来初步推测是哪一类细菌。此外如抗酸染色对鉴定分枝杆菌有相当价值。对一些特殊结构如荚膜、芽胞、鞭毛、异染颗粒等进行特殊染色。负染色法用来观察真菌如新生隐球菌以及某些细菌的荚膜。

除普通的光学显微镜外，可采用暗视野显微镜和相差显微镜来检查不染色的活体形态如活细菌、真菌以及螺旋体，但暗视野显微镜只能观察活的菌体轮廓，看不清内部结构，而相差显微镜不但能看清活菌体的轮廓，而且还能看清菌体的内部结构等。必要时还可用特殊的荧光染色法将细菌染色，置于荧光显微镜下，即可在暗视野中呈现出荧光闪烁的细菌，清晰可见。如对结核分枝杆菌、麻风分支杆菌和白喉杆菌等细菌，应结合荧光免疫技术检查有关的抗原以证实病原微生物的存在；后者并可快速鉴定链球菌属、葡萄球菌属、致病性大肠埃希菌、百日咳杆菌、志贺菌属、沙门菌属、脑膜炎奈瑟菌、霍乱弧菌、梅毒螺旋体、布鲁菌属、鼠疫杆菌和炭疽杆菌等。对于观察细菌表面形态和内部超微结构以及观察病毒以达到对病毒感染的快速诊断，均可采用电子显微镜。

(2) 病原微生物的鉴定

1) 快速鉴定的试剂盒或试剂板：是指根据不同病原菌对糖类的发酵反应、不同酶系统和代谢产物或菌液生长浊度等指标，选择一组生化反应系统鉴定细菌。将待检细菌的纯培养经稀释后接种于含各种生化试剂、指示剂和培养基的塑料板小孔中，培养 4～24 h 后观察结果。此种系列生化反应指标多，操作简便，结果可靠，重复性好。国外已商品化的并为临床微生物实验室广泛使用的有 API 和 ATB 等系列，可适用于不同菌种的鉴定，可以满足临床快速诊断和早期治疗的需要。

2) 自动化系统：有的仪器将细菌鉴定和自动化药敏试验系统(大多数为微量稀释板)组合在同一台仪器内，数据由微机处理后显示最终处理结果，可同时获得细菌鉴定和药敏试验结果(定性结果 S，I，R 或定量 MIC)，通常 4～18 h 内可获知结果。已商品化的自动化药敏测定仪有：Vitek 系统(AMS 系统)、Walk Away 系统，已在不少国家地区使用。此外如 ATB - plus，COBASBACT 及 Sensititre ARIS 也在不同国家中采用。

3) 气相色谱和高效液相色谱仪的应用：近年来随着气相色谱、薄层层析、高效液相色谱仪、质谱仪等高精度仪器的发展，已用于直接分析各种体液中的细菌代谢物、细胞中的脂肪酸、蛋白质、氨基酸、多肽、多糖等成分，以确定病原微生物的特异性化学标志或成分，协助或独立作出病原诊断。其中气相色谱的应用较多，可直接检查临床标本、检测体液内某种特定化合物及其量的变化。

4）免疫诊断法：免疫诊断方法通常有两种途径：①特异性微生物抗原的检测。可以从标本中直接测定其中特异性微生物抗原，或标本经培养后检测某一病原微生物。②测定微生物抗原的特异性抗体。有采用荧光免疫技术者，其原理是用已知的抗原去检测血清中的抗体，若血清中存在抗体，则抗原抗体结合，再加入抗抗体，这样就形成了抗原-抗体-抗抗体复合物，所用的抗抗体仍用荧光标记，该复合物形成，即可见荧光存在。可用于测定多种病毒感染患者血清中的IgM抗体，如甲肝及乙肝病毒、HIV病毒感染等；亦用于检测沙眼衣原体、B组溶血性链球菌、嗜肺军团菌，脑膜炎奈瑟菌A抗原以及鼠疫患者血清中鼠疫杆菌抗原的检测等。

5）单克隆抗体的应用：淋巴细胞杂交瘤技术是一项具有突破性进展的新技术，所获得的杂交细胞株由于分别来源于单个B细胞，因而可获得大量高纯度的各种单克隆抗体，其供应量不受限制，化学性质稳定，重复性好。应用单克隆抗体可以鉴别细菌的种、型和亚型，特异性强，不会发生交叉反应，此法还可纯化抗原并发现过去用动物免疫法所不能查出的抗原决定簇，制备特异性诊断血清等。单克隆抗体已广泛用于临床，直接检测标本中微生物抗原，或检测经培养后病原某一特殊组分。

3. 基因诊断技术在细菌鉴定中的应用

（1）*DNA探针杂交技术的应用*　由于核酸杂交技术的发展，使特异性核酸探针(DNA probe)可用于感染性疾病的诊断，对临床标本中大量存在，但应用传统的培养方法生长极为缓慢的病原微生物或目前尚不能培养的病原，如结核分枝杆菌或其他分枝杆菌、惠普尔病(Whipple病)——相关杆菌(WAB)、伯氏包柔螺旋体及欧利希菌属(*Ehrlichia* sp)以及病毒、衣原体、支原体和原虫等，核酸探针技术尤有特殊诊断价值。DNA-DNA探针杂交技术是在明确某种病原微生物特异性核酸碱基序列的基础上，将该段核酸大量复制后制备探针，用放射核素或其他标记物标记探针，被测临床标本与探针接触后，如标本中有与探针互补的核酸碱基顺序，则探针即与其发生杂交作用。用识别系统即可测出已结合的标记探物，进而判断标本中有该病原微生物存在。虽然目前核酸探针技术尚处在深入研究阶段，但已有若干核酸探针试剂供诊断用，如肺炎支原体、分枝杆菌、军团菌、淋病奈瑟菌和人类乳头瘤病毒等探针。本法具有特异性强、灵敏性高等优点，缺点是操作程序较繁复、多数探针使用放射核素标记物，故推广使用仍非易事。

（2）*多聚酶链反应(PCR)*　PCR的基本原理及反应过程是先合成两个寡聚核苷酸引物，长度一般为20 bp左右，分别与待扩增的DNA片段(模板)的正、负链两端互补。在合适的PCR反应体系中使待扩增的DNA模板的量在短时间迅速放大，可以使单个DNA分子在数小时(2～4 h)内扩增2^{30}倍以上，使之达到可以检测的数量水平，因而可用琼脂糖凝胶电泳等方法检出。PCR技术灵敏度高、特异性强、快速、简便，临床标本在检测前只需按程序进行提取即可。目前发展的荧光实时定量PCR技术以普通PCR为基础，特别是Taqman探针的运用，使这种新的PCR技术得以在临床上检测使用。

（3）*基因芯片技术*　基因芯片技术是基于碱基互补原理，在固体芯片表面按一定的点阵集成大量的基因探针，与待测样品DNA进行杂交反应；通过检测目的单链上的荧光信号来识别、提取信息进而对大量基因进行平行瞬时分析检测的技术。基因芯片从本质上讲与Southern印迹和Northern印迹相同，只是将许多探针同时固定在同一芯片上，在相同的实验条件下，同时完成对多种不同分子的检测。由于采用了微电子学的平行处理和高密度集成的概念，因此它与传统的杂交法相比具有高效、高信息量的突出优点。基因芯片技术与其他基因诊断方法相比较具有检测系统微型化、自动化、高度平行性和多样性的显著特点，近年来在临床诊断中日益得到重视和应用。

四、与抗菌药物治疗有关的实验室检查

1. 药物敏感性试验　测定抗菌药物在体外对病原微生物有无抑制作用的方法称为药物敏感性试验。常以最低抑菌浓度(minimal inhibitory concentration, MIC)来表示。有时以杀灭99%以上细菌的最低药物浓度为评定标准，称最低杀菌浓度(minimal bactericidal concentration, MBC)。能抑制50%和90%被试菌株的MIC分别为MIC_{50}和MIC_{90}。各种致病菌对不同抗菌药的敏感性不同，同一种细菌的不同菌株对不同抗菌药的敏感性亦有差异；因此药敏测定结果是正确选用抗菌药物的重要依据。

此外，药物敏感性试验还可进行细菌耐药性监测，了解本医院、本地区以至全国某种致病菌的耐药性变迁情况，以便采取有效的措施，防止细菌耐药性的发生和发展；并可为抗菌药物的管理和新药开发研究计划的制订提供重要的实验室资料。

（1）*常用的药敏测定方法*

1）稀释法：以一定浓度的抗菌药物与含有被试菌株的培养基进行一系列不同倍数稀释(通常为双倍稀释)，经培养后观察其最低抑菌浓度。用肉汤培养基在试管内进行试验者称“试管稀释法”；用微量板进行者为“微量稀释法”；液体稀释法时细菌接种菌量为

10^5 CFU/ml。如以含药物的琼脂平板代替肉汤管称琼脂稀释法。琼脂稀释法时细菌接种菌量为 10^4 CFU/点。过夜培养后，以无菌落生长的平板中所含最低药物浓度为最低抑菌浓度。根据 MIC 值及药物的临界浓度判断该菌对药物敏感、中度敏感或耐药。在肉汤稀释法测定药物对细菌生长的 MIC 时，可将肉眼无细菌生长的各管每管中取 10 μl 分别移种至不含抗菌药物的琼脂平皿上；过夜培养后，每块平板上菌落计数不超过 5 个的相应肉汤管中的最低药物浓度，即是药物的最低杀菌浓度。

2）扩散法（纸片法）：将浸有抗菌药物的纸片贴在涂有细菌的琼脂平板上，抗菌药物在琼脂内由纸片中心向四周扩散，其浓度呈梯度递减，因此在纸片周围一定距离内的细菌生长受到抑制，过夜培养后形成一个抑菌圈，其直径大小与药物浓度的对数呈线性关系。用稀释法和扩散法同时测定一定数量的菌株，可以得到一条代表这种关系的回归线，从实验中抑菌圈的大小，可推知该药的最低抑菌浓度。纸片法操作简单，所需材料、人力和时间都较少，是目前临床上最广泛使用的药敏测定方法。1977 年世界卫生组织推荐以 Kirby-Bauer（K-B）方法作为标准化药敏试验方法，主要适用于生长较快的需氧菌和兼性厌氧菌的药敏测定。

3）E 测定法（epsilometer test，E test）：在琼脂扩散法的基础上改良而成。方法是将抗菌药物放置于 5 mm×50 mm 的不透明薄型塑料带上，药物浓度按 log 2 梯度递减，共含 15 个不同稀释度的抗菌药。塑料带的反面是相应的药物浓度标记（256 μg/ml，128 μg/ml……0.016 μg/ml）。将含药塑料带代替抗生素纸片进行药敏试验，操作步骤与琼脂扩散法相同。过夜培养后在塑料带周围形成一椭圆形抑菌圈，其边缘与塑料带交叉处的药物浓度标记即该药对该细菌的最低抑菌浓度（MIC）。本法与琼脂稀释法、微量稀释法和琼脂扩散法等测定结果的符合率均在 95%以上。本法并可用于营养要求较高、生长缓慢或需特殊培养条件的病原菌的药敏检测，如流感嗜血杆菌、肺炎链球菌、淋球菌、空肠弯曲菌和厌氧菌等，但价格较高为其缺点。

（2）*药敏结果判断标准及临床意义*　通常采用美国 NCCLS 公布的药敏结果判断标准，采用三级划分制。但应注意必须采用临床实验室标准化协会（Clinical and Laboratory Standard Institute，CLSI）文件中规定的药敏试验材料和方法。一般在临床微生物实验室采用 S、I、R 来分别表示试验菌对抗菌药物的敏感性。其临床意义如下。

1）敏感（S）：当一种细菌引起的感染，用某种药物常用剂量治疗有效，这种细菌即对该药高度敏感，即常规用药时达到的平均血药浓度超过该药对细菌 MIC 的 5 倍以上。

2）中介（I）：当细菌引起的感染仅在应用高剂量抗菌药物时才有效，或者细菌处于体内抗菌药物浓缩的部位或体液（如尿、胆汁、肠腔等）中时才被抑制，这种细菌对该药仅呈中度敏感。常规剂量达到的平均血浓度一般相当于或略高于对细菌的 MIC。毒性较小的药物，适当加大剂量仍可望获得临床疗效。

3）耐药（R）：药物对某一细菌的 MIC 高于治疗剂量的药物在血或体液内可能达到的浓度；或细菌能产生灭活抗菌药物的酶，则不论其 MIC 值大小如何，仍应判定该菌为耐药。例如产青霉素酶的金葡菌即应认为该菌对青霉素耐药。

2. 联合药敏试验　某些病原菌对各种抗菌药物敏感性较差（如铜绿假单胞菌），以及复数菌感染和某些病原尚未查明的严重感染，常需采用 2 种或 2 种以上抗菌药物联合治疗。此时可产生协同、相加、无关和拮抗等作用。因此对细菌培养阳性者可进行联合药敏试验，供临床选用抗菌药物联合治疗时参考。

在实验室中常用部分抑菌浓度指数（fractional inhibitory concentration index，FIC）作为联合药敏试验结果的判断依据。

$$\text{FIC 指数}=\frac{\text{联合时甲药的 MIC}}{\text{甲药的 MIC}}+\frac{\text{联合时乙药的 MIC}}{\text{乙药的 MIC}}$$

FIC 指数≤0.5：示协同作用，即两种抗菌药物联合后的抗菌活性显著大于各单药抗菌作用之和。

FIC 指数 0.5～1（包括 1）：示相加作用，即两种抗菌药物联合后，其抗菌活性较任一种单药稍有增加。

FIC 指数 1～2（包括 2）：示无关作用，即两种抗菌药物的活性均不受另一种药物的影响。

FIC 指数＞2：示拮抗作用，即一种抗菌药物的活性被另一种抗菌药物削弱。

3. 血清杀菌浓度　为对临床治疗及时作出判断并预测感染患者的预后，可在患者经抗菌药物治疗后，其血清中含有一定浓度的抗菌药物时，采集患者的血清进行血液内的抗菌活性的测定。可采取患者给药后的最高（峰值）和最低（谷值）水平时的两份血清标本，与患者自身分离所得的细菌，用试管稀释法或杀菌浓度测定法进行试验。患者血清能抑制细菌生长的（无肉眼可见生长的）最大稀释度，即代表患者血清的抑菌力称血清抑菌滴度（serum inhibitory titre）。患者血清能够使检测菌最初的菌量减少 99.9%的最大稀释度，即代表患者血清的杀菌力，称血清杀菌滴度（serum bactericidial titre）。一般认为患者血清的杀菌滴度在 1∶8 以上者提示治疗有效，在 1∶4 以下提示治疗可能失败。本试验对于严重感染患者如感染性心内膜炎，或中性粒细胞减低合并败血症的患者可能有一定参考意义。

脑脊液的杀菌滴度试验亦可参照上述实验方法进行。

4. 细菌 β 内酰胺酶的检测　细菌产生 β 内酰胺酶

是细菌对β内酰胺类抗生素耐药的最主要和常见的耐药机制，该酶能水解青霉素类和头孢菌素类结构中的β内酰胺环而使之失去抗菌活性导致细菌耐药，因此细菌β内酰胺酶的检测，对于临床选用抗菌药物有重要的参考价值。如产β内酰胺酶的嗜血杆菌属、淋病奈瑟菌和卡他莫拉菌对青霉素、氨苄西林和阿莫西林耐药；产β内酰胺酶金葡菌可对青霉素耐药，因此，在对细菌进行药敏试验的同时检测β内酰胺酶，对于选用药物有重要参考意义。常用的检测方法有微生物法、碘测定法、酸度法及产色头孢菌素-头孢硝噻吩法。其中以后者的灵敏度最高，可在数分钟内获得结果。目前该试剂已经商品化，做成纸片(Cefinase)供应。CLSI推荐采用产色头孢菌素(头孢硝噻吩，nitrocefin)法进行快速测定，适用于金葡菌、肠球菌属、流感嗜血杆菌、卡他莫拉菌和淋球奈瑟菌中β内酰胺酶的检测。但该项试验不适用于预测肠杆菌科细菌、假单胞菌属等需氧革兰阴性杆菌对β内酰胺类抗生素的敏感性。因为上述细菌的耐药机制比较复杂，β内酰胺酶检测的结果往往与药敏试验结果不一致。

目前大肠埃希菌、肺炎克雷伯菌、产酸克雷伯菌和奇异变形杆菌的部分菌株可产生超广谱β内酰胺酶(extended spectranum β - lactamases，ESBLs)。CLSI推荐采用第三代头孢菌素药敏的筛选试验和酶抑制增强试验来检测产酶菌株。但上述方法不适用于其他革兰阴性杆菌中的ESBLs检测。临床上遇ESBLs产生株，均应视作该菌对所有β内酰胺类抗生素(碳青霉烯类和头霉素除外)耐药。此外产ESBLs菌株也常对氨基糖苷类、氟喹诺酮类耐药，这给临床治疗带来很大的困难。多数ESBLs并可为酶抑制剂如克拉维酸等所抑制。2009年的CLSI推荐对厄他培南MIC为2 mg/L以及亚胺培南和美罗培南MIC为4 mg/L的菌株均应采用改良Hodge试验进行KPC(*K. pneumoniae* carbapenumase)酶确证试验。

5. 临床重要耐药菌的检测

(1) 耐甲氧西林葡萄球菌的检测　目前已知葡萄球菌属的大多数菌株可产青霉素酶，金黄色葡萄球菌中约有90%或以上的菌株产生青霉素酶，凝固酶阴性的葡萄球菌中亦有约85%以上的菌株产生青霉素酶，故目前青霉素已不用于治疗葡萄球菌感染。在葡萄球菌中有一类菌株携带编码青霉素结合蛋白PBP2a的*mecA*基因，使该菌株对β内酰胺类抗生素的亲和力显著降低，导致其对甲氧西林、苯唑西林，也对所有青霉素类、头孢菌素类等β内酰胺类抗生素耐药。对耐甲氧西林金黄色葡萄球菌称MRSA(methicillin - resistant *Staphylococcus areue*)，凝固酶阴性葡萄球菌中的甲氧西林耐药株称MRCNS(methicillin - resistant coagulase negative *Staphylococcus*)；对甲氧西林敏感的上述葡萄球菌分别称MSSA和MSCNS。两类葡萄球菌引起的感染治疗药物的选择不同，因此临床微生物实验室的正确报告对临床合理选用抗菌药物十分重要。目前CLSI推荐临床微生物实验室常规采用30 μg/片头孢西丁纸片出现的抑菌圈直径≤21 mm者即是MRSA，抑菌圈直径≤24 mm者即为MRCNS。如果当临床微生物实验室报告确证为MRS菌株时均应视作对所有β内酰胺类抗生素耐药，即使体外药敏试验对头孢菌素、酶抑制剂复方以及碳青霉烯类显示敏感，但体内应用往往失败，需根据细菌药敏选用万古霉素等糖肽类、利奈唑胺等抗菌药物治疗。如果是葡萄球菌属中的MSS菌株(MSSA和MSCNS)对苯唑西林、氯唑西林等耐酶青霉素、第一代头孢菌素和β内酰胺酶抑制剂复方制剂等仍敏感。

(2) VRE和HLARE肠球菌的检测　CLSI推荐临床微生物实验室应常规采用30 μg/片的万古霉素纸片抑菌圈直径≤14 mm者则为万古霉素耐药菌株(vancomycin resistant *Enterococcus*，VRE)的检测。该类菌株具有*vanA*、*vanB*、*vanC*等6种与肠球菌对万古霉素耐药性相关的耐药基因型，对糖肽类中的万古霉素和替考拉宁显示不同程度的耐药性。因此当临床微生物实验室的报告为VRE菌株时，特别是*VanA*型VRE菌株，目前有效的治疗药物很少(如利奈唑胺)，治疗十分困难，可进一步进行氯霉素、红霉素、利福平、四环素等药物的敏感性试验；VanB型的VRE菌株，通常对替考拉宁敏感，VanC型VRE菌株在临床上少见。同时CLSI还推荐采用120 μg/片庆大霉素纸片抑菌圈直径≤6 mm者为高水平氨基糖苷类耐药菌株HLARE(high - leval aminoglycoside resistant *Enterococcus*)的常规检测。该类菌株可产生一种质粒介导的双功能氨基糖苷类钝化酶AAC(6′)- APH(2′)，导致细菌对青霉素类或糖肽类联合氨基糖苷类无协同抗菌作用。

(3) 耐青霉素肺炎链球菌的检测　CLSI推荐用1 μg/片苯唑西林纸片筛选耐青霉素肺炎链球菌，当抑菌圈直径≤19 mm者则必须进行青霉素的MIC测定。按2007年前的CLSI推荐青霉素的MIC≤0.06 μg/ml者为青霉素敏感肺炎链球菌(penicillin - susceptibility *Streptococcus pneumoniae*，PSSP)；MIC为0.125～1 μg/ml者为青霉素中介肺炎链球菌(penicillin - intermediate *Streptococcus pneumoniae*，PISP)，亦称青霉素低度耐药株；MIC为≥2 μg/ml者为青霉素耐药肺炎链球菌(penicillin - resistant *Streptococcus pneumoniae*，PRSP)。其中后两者统称青霉素不敏感肺炎链球菌(penicillin - nonsusceptible *Streptococcus pneumonia*，PNSP)。PSSP所致的感染仍可采用青霉素、阿莫西林等治疗。PISP对头孢氨苄、红霉素、克林霉素、复方磺胺甲噁唑等的耐药率可达40%～80%，但对第二代和第三代头孢菌素、喹诺酮类和万古霉素等仍可呈现敏感，对阿莫西林等的敏感性下降。PISP感染可选用头孢菌素类，或高剂量阿莫西林。PRSP 对青霉素耐药并非由于青霉素酶引起，因此宜根据药敏试验结果选用抗菌药。

6. 耐药菌的基因诊断 传统检测耐药菌的方法需3～5 d，这对危重患者可能贻误治疗，而且有时药敏结果可能与临床效果不一致。随着分子生物学技术的发展，以及临床常见致病菌对抗菌药物耐药性机制的研究，一种直接从标本中检测耐药基因、获取致病菌敏感或耐药信息的分子生物学技术——基因诊断技术得以建立。近年来在临床微生物实验室和细菌耐药性研究领域应用最多的基因诊断技术有 DNA 探针（DNA probe）杂交，多聚酶链反应（polymerase chain reaction）简称 PCR；DNA 序列分析，SSCP，RFLP 等。基因诊断的优点：①基因诊断有助于明确传统药敏获得的结果处于临界范围的细菌的耐药性。如金葡菌，其苯唑西林的 MIC 为 2～8 mg/L，该菌可能携带 *mecA* 基因，为甲氧西林耐药金葡菌；但也有可能因产生高水平的青霉素酶而引起。前者的治疗需用万古霉素，后者只需使用对酶高度稳定的β内酰胺类或与酶抑制剂的复方制剂。采用基因诊断技术显示 *mecA* 基因阴性的细菌临床上可以选用除万古霉素以外的抗菌药物。②基因诊断能直接从标本中来检测耐药基因以及细菌中耐药基因的点突变，可以在培养获得阳性结果前即可对患者进行正确的病原治疗。③基因诊断可以比药敏试验更为精确地检测社区或医院感染中细菌耐药基因的流行或传播。如用 PCR 扩增技术可以追踪耐万古霉素肠球菌中 *vanA* 基因，革兰阴性杆菌中各种β内酰胺酶基因的传播。④基因诊断技术还可用于评价一种新的药敏试验的精确度，尤其当 MIC 值处于中介状态时，采用基因诊断技术可确切地区分其为敏感或耐药。基因诊断除了上述优点之外，还可直接检测临床标本，不必担心某些患者因服用抗菌药物或标本留置时间过长导致致病原菌死亡；基因诊断获得的结果是病原菌的耐药基因型，较表型鉴定快。因此基因诊断方法具有快速、灵敏、准确、可靠的特点，使患者在最佳的时机获得治疗。同时基因诊断技术由于直接检测其基因型可减少传统方法在培养过程中可能造成的病原菌扩散和生物危害。

但基因诊断技术还存在一定的缺点：①当待测标本中病原菌数量较少时基因诊断可能缺乏敏感性，要求鉴定技术具有较高的灵敏度。②对每一种抗菌药物的耐药性检测均需要不同的相应的引物或探针。③病原菌对某一种抗菌药物的耐药性可通过不同的耐药机制及其相应的耐药基因引起，因此一种基因诊断的方法只能检测某一种特定的耐药机制。④只能对耐药机制明确的耐药基因进行诊断。⑤外源性的核酸或前一标本残留的核酸污染可能造成假阳性结果。⑥尚未建立检验标准。

五、细菌耐药性及其变迁

随着抗菌药物在临床上的广泛使用，产生大范围内的选择性压力，使细菌耐药性亦随之产生。目前已知这种耐药性是通过位于染色体或染色外的 DNA（耐药质粒）所编码，并可通过转移接合、转导、转座和转化等方式在细菌间传播，其中以接合转移最为重要并具临床意义。

1. 细菌耐药性 细菌大凡可通过以下几个途径来达到对抗菌药物的耐药性。①失活酶和钝化酶机制引起的耐药性，即产生诸如β内酰胺酶（一种失活酶）破坏β内酰胺类抗生素的活性环，使之失活，丧失破坏细胞壁合成的功能；或氨基糖苷钝化酶（一种修饰酶）钝化或修饰氨基糖苷类抗生素的活性基团，使之乙酰化、磷酸化或核苷化后不能与核糖体结合，失去了干扰核糖体的功能。②胞壁屏障机制引起的耐药性，即细菌胞壁上抗生素进入的通道发生改变，如孔蛋白丢失或减少使抗菌药物无法进入菌体内；或内膜上存在依赖能量的药物主动外排系统，促使抗菌药物从菌体内排出。③药物作用靶位改变，即细菌改变抗菌药物作用的靶位结构来降低药物和靶位的亲和力，引起对抗菌药物的耐药性。近年来有报道细菌可产生替代性的靶蛋白使细菌免受抗菌药物的作用。④细菌还可通过增加对抗菌药物拮抗物的产量、改变代谢途径或营养缺陷等来产生或增加耐药性。总之细菌的耐药机制是一个极为复杂的问题，但失活酶和钝化酶机制引起的耐药性在临床上最具重要意义，因为这些酶大多为质粒介导的，可以接合的方式传播；其二质粒介导的酶是固有的，不需要诱导剂即可大量产生；其三这些酶对抗菌药物行破坏水解或修饰作用造成对抗菌药物高水平耐药。细菌的耐药性常由有 2 种或 2 种以上的机制所形成，使之对许多抗生素产生耐药性。

近年来，有学者将细菌形成生物膜也视作是细菌耐药机制之一。原因是：①抗菌药物不易渗入细菌生物膜，使药物对包裹在菌膜内的细菌无法发挥抗菌作用。②细菌形成生物膜后，处于休眠期，其代谢减低，而多数抗菌药物仅对于生长期的细菌具有抗菌活性。③生物膜内的细菌具有一种独特的生物学特征，能抵御抗菌药物的作用。

有必要指出，无论质粒或染色体介导的耐药性，一般只发生在少数细菌中，难以与占优势的敏感菌竞争，只有当敏感菌被大量消灭后，耐药菌才得以大量繁殖并导致各种感染。因此，细菌耐药性的发生和发展是抗菌药物广泛应用，特别是无指征滥用的后果。

2. 细菌耐药性变迁 自从青霉素应用于临床后的2～3 年内，75%的金葡菌即对其产生了耐药性. 目前葡萄球菌中的产酶菌株在 95%左右，对青霉素均耐药。20 世纪 60 年代欧洲首先报道耐 MRSA 医院感染。到

80年代MRSA已经遍布全球。在我国MRSA同样是革兰阳性菌中的主要问题。MRSA的发生率可达60%以上。由于该类耐药菌株含有*mecA*基因，其编码产生青霉素结合蛋白PBP2a，对所有的β内酰胺类抗菌药物包括青霉素类、头孢菌素类及其他β内酰胺类抗生素的亲和力低，因此对β内酰胺类抗菌药物均呈耐药。即使有时体外药敏可呈现敏感，但体内效果差。此外带有*mecA*基因的菌株由于其所在的转座子常带有对其他抗生素的耐药基因，使MRSA菌株常可对红霉素、克林霉素、四环素类、庆大霉素等氨基糖苷类及喹诺酮类同时耐药，但上述抗生素的耐药机制则各不相同。过去MRSA对万古霉素均呈敏感，但国外新近已出现耐万古霉素个别菌株（hVISA、VISA、VRSA）。继1997年日本报道第1例hetero－VISA（Mu3）至2006年目前世界上已报道的VISA和VRSA菌株的国家有美国、法国、英国、德国、巴西、约旦和印度。我们国家还尚未见有关报道。早在1982年国外已有社区发生MRSA感染暴发流行的报道。这些患者既没有住院史，也没有MRSA感染的危险因素。多数患者临床表现为皮肤软组织感染，但也有少数严重侵袭性感染的报道。该类菌株除对β内酰胺类和大环内酯类耐药外，对其他抗菌药物均敏感；且携带有SCCmecⅣ型染色体盒和PVL毒力基因，有别于从以往医院感染患者中分离获得的MRSA。这种有别于HA－MRSA的菌株称为CA－MRSA（community－associated MRSA）。关于CA－MRSA感染在许多国家地区已有逐渐增多的报道。美国CDC在2003年公布的CA－MRSA的定义为：①在门诊或入院后48 h内分离的菌株；②在过去1年内无住院、外科手术、透析、入住家庭病房、使用护理设施等；③无留置导管或人工医疗装置。

20世纪80年代后，肠球菌属引起的感染显著增加，尤易发生在长期使用第三代头孢菌素后。粪肠球菌感染占85%左右，屎肠球菌为5%～10%。据上海地区细菌耐药性资料，2006年两者检出率分别占肠球菌属细菌的60.2%和32.0%，显示屎肠球菌感染呈上升趋势。大部分粪肠球菌属对青霉素和氨苄西林仍呈中度敏感，对所有头孢菌素耐药。屎肠球菌则对之多数耐药。肠球菌对万古霉素耐药性目前已有*vanA*、*vanB*、*vanC*、*vanD*、*vanE*和*vanG*不同基因型的耐药肠球菌对万古霉素和替考拉宁的耐药表型是不一样的。国内亦已有VRE的个别报道。粪肠球菌和屎肠球菌均有发生，大多为*vanA*型VRE，也有个别为*vanB*型VRE。近年来肠球菌属对链霉素和庆大霉素的耐药株亦显著增多，但通常对万古霉素敏感。粪肠球菌和屎肠球菌中高水平氨基糖苷类耐药菌株HLARE（high－leval aminoglycoside resistant *Enterococcus*）的检出率分别为55.6%和77.8%，提示上述菌株采用庆大霉素联合氨苄西林无协同抗菌作用。

近20年来世界各地包括在亚洲地区已有许多国家都有关于耐青霉素肺炎链球菌的报道，其检出率正在逐年上升。国内在上海目前儿童株中的检出率已达80%（按2007年前的CLSI的标准），显著高于成人组。青霉素高度耐药菌株（PRSP）系多重耐药株，并出现了对第三代头孢菌素耐药的菌株；同时对红霉素和克林霉素的耐药率高，应引起临床重视。化脓性链球菌和无乳链球菌等溶血链球菌对青霉素仍高度敏感，但各组溶血性链球菌对红霉素和克林霉素耐药率亦均高。

由于在治疗非脑膜炎肺炎链球菌感染中，青霉素的疗效与药敏试验不符，2008年CLSI修改了肺炎链球菌青霉素的判断标准，提出当静脉用青霉素治疗肺炎链球菌脑膜炎每天剂量240万U时，青霉素敏感标准为MIC≤0.06 μg/ml，MIC≥0.12 μg/ml为耐药，按新的判断标准，中国CHINET耐药监测2007年的资料显示脑脊液分离株PSSP占10.0%，PRSP占90%。对非脑膜炎肺炎链球菌青霉素判断标准，2008 CLSI认为，当青霉素治疗剂量为每天120万U时，青霉素敏感标准为MIC≤2 μg/ml，MIC＝4 μg/ml为中介，MIC≥8 μg/ml为耐药。按此判断标准，中国CHINET耐药监测2007年的资料显示非脑脊液分离株中PSSP、PISP、PRSP分别为88.2%、6.4%及5.4%。Jacobs将1998～2000年Alexander全球耐药监测资料按2008CLSI标准重新进行统计，发现全球非脑膜炎肺炎链球菌分离株中PRSP占0.3%，PISP占7.1%，PSSP为92.6%，提示我国目前非脑膜炎肺炎链球菌分离株中PISP比例同全球1998～2000资料相比无明显变化，但PRSP则高出近20倍。

各种肠杆菌科细菌对亚胺培南和美罗培南仍十分敏感，除柠檬酸杆菌和沙雷菌属外，细菌耐药率均低于1%。肠杆菌科细菌对氨苄西林耐药率高达64.4%～97.7%；对氨苄西林/舒巴坦的耐药率10.3%～78.1%。对哌拉西林的耐药率为25.1%～78.7%，但对哌拉西林/他唑巴坦的耐药率为0.5%～23.8%。肠杆菌科细菌对头孢唑林（第一代头孢菌素）的耐药率为43.8%～61.5%，但肠杆菌属、摩根菌属、枸橼酸杆菌属、沙雷菌属的耐药率可高达75.3%～98.5%。肠杆菌科细菌对头孢呋辛（第二代头孢菌素）的耐药率41.9%～58.9%，但后数者（肠杆菌属等）的耐药率达53.9%～86.0%。肠杆菌科细菌对第三代头孢菌素如头孢噻肟、头孢他啶等，大肠埃希菌、摩根菌属和变形杆菌属的耐药率在5.6%～17.3%（大肠埃希菌对头孢噻肟的耐药率可达50.9%），但克雷伯菌属、肠杆菌属、枸橼酸杆菌属、沙雷菌属耐药率较高（25.5%～49.4%）。大肠埃希菌对哌拉西林、庆大霉素、喹诺酮类（环丙沙星等）的耐药率可达50%～60%。

目前肠杆菌科细菌中：①大肠埃希菌、克雷伯菌属等肠杆菌科细菌中产超广谱β内酰胺酶（ESBLs）菌株的发生率日趋增多。有报道目前产ESBLs的大肠埃希菌和肺炎克雷伯菌的检出率可达50%，导致细菌对第三代、第四代头孢菌素和氨曲南耐药。②肠杆菌属细菌耐药性迅速发展。除染色体介导的AmpC酶外，近年来在该类菌株中已检测出产质粒介导的AmpC酶，后者可通过质粒在肠杆菌科细菌中广泛传播；这些菌株还常同时产质粒介导的ESBLs，使细菌对第三代和第四代头孢菌素及氨曲南耐药，并对氨基糖苷类和喹诺酮类的耐药性增高。③肠杆菌科细菌中出现了产KPC酶的菌株。该类酶最初是在肺炎克雷伯菌中发现的，现肠杆菌科的阴沟肠杆菌、大肠埃希菌、产酸克雷伯菌、沙门菌属、弗劳地柠檬酸杆菌等许多菌属中均有产生，除阴沟肠杆菌可有染色体介导外，其他各类细菌均可为质粒介导，已成为临床治疗难题，应引起临床注意。

志贺菌属细菌对氨苄西林、氯霉素和复方磺胺甲噁唑耐药率均>70%，但对环丙沙星和头孢曲松较敏感(敏感率60%～82%)。伤寒和副伤寒甲沙门菌对氨苄西林、氯霉素和复方磺胺甲噁唑的耐药率(0～25%)较其他沙门菌属菌株耐药率为低，对氨苄西林/舒巴坦、头孢曲松和环丙沙星均很敏感。

铜绿假单胞菌在糖非发酵菌中约占40.0%。该菌近年来对亚胺培南、美罗培南等碳青霉烯类抗菌药物的耐药率有较显著的增加，1995年该菌对亚胺培南的耐药率仅为7.7%，目前耐药率已超过20%。不动杆菌属细菌在非发酵菌中所占的比例约占30%，其中72.3%～78.6%为鲍曼不动杆菌。不动杆菌属特别是鲍曼不动杆菌对哌拉西林、第一代、第二代、第三代和第四代头孢菌素、庆大霉素、阿米卡星、喹诺酮类、氯霉素、四环素大多耐药，对碳青霉烯类仍极敏感。但近年来某些地区该菌对亚胺培南和美罗培南的耐药率已达15.5%和17.0%。该菌对舒巴坦有特殊的亲和性，因此头孢哌酮/舒巴坦和氨苄西林/舒巴坦对之具良好的抗菌活性。据上海地区细菌耐药监测资料，2007年该地区铜绿假单胞菌和不动杆菌属菌中已分别有3%～4%的泛耐药株(PDRS)，即对半合成青霉素类、第三代和第四代头孢菌素类、单环类、酶抑制剂复方制剂、碳青霉烯类、氨基糖苷类、喹诺酮类等均耐药(多黏菌素除外)，且大多发生在重症监护病房、烧伤病房、神经外科病房等。上述泛耐药株主要因耐药菌株具多种耐药机制所致。

对于上述细菌耐药性可通过下述的策略进行控制：①合理使用抗菌药物，凡有条件的医疗单位均应开展细菌耐药性监测，掌握致病菌对抗菌药物敏感性资料，供临床医生选用抗菌药物参考。用药前应加强病原学检查，严格掌握用药适应证。②医院中严格执行消毒隔离制度，防止耐药菌中的交叉感染。③加强药政管理，规定抗菌药物必须凭处方供应，控制新抗菌药的审批标准，加强抗菌药物的质量监督及对于药物控制使用等。④寻找和研制新的抗菌药物，有效地治疗和控制耐药菌的感染。

附录二 医院感染

刘自贵

医院感染(nosocomial infection)又称医院获得性感染(hospital - aquired infection)，是指发生在医院和其他医疗机构内一切人群(包括患者、医务人员、患者陪伴及探视者等)的感染，主要是住院患者感染，其中部分为医源性感染(iatrogenic infection)。患者入院时不存在又不处于潜伏期，在住院过程中获得(包括出院后发病)的感染属于医院感染。住院前获得、住院时正值潜伏期、住院后发病的感染属于社区获得性感染(community aquired infection)或院外感染。

医院感染是全世界突出的公共卫生问题。各国医院感染发病率差异较大，为5%～15%。我国医院感染监控网调查发现医院感染现患率为6%～7%。医院感染因医院等级与类型而异，教学医院及三级综合医院感染率较高。医院感染涉及临床各科室，感染表现常被基础疾病掩盖，容易误诊或漏诊。医院感染的病原体多为条件致病菌，常对多种抗菌药物耐药，耐多种药物(multi - drug resistant, MDR)细菌感染治疗困难。医院感染延长患者住院日，增加患者痛苦甚至威胁生命，并可造成巨大的经济损失。美国每年因医院感染延长住院日600万天，7.5万～15万人直接死于医院感染，消耗医疗费用超过100亿美元。估计我国每年医院感染约500万例，经济损失100亿～200亿人民币。因此，有效防治医院感染，将为保护人民健康、造福人类作出巨大贡献。

【病原学】

1. 常见病原体

(1) 细菌　约占医院感染病原体95%。其中主要是肠杆菌科、假单胞菌属、鲍曼不动杆菌、军团菌等革兰阴性细菌。革兰阳性球菌包括葡萄球菌属(如金黄色葡萄球菌)、链球菌属等。厌氧菌中主要是脆弱拟杆菌、艰难梭状芽胞杆菌，其次为产气荚膜梭菌等。其他细菌如李斯特菌、结核分枝杆菌及非结核分枝杆菌(如龟分支杆菌)等。

(2) 真菌　可占医院感染病原的20%,其中以念珠菌属(尤其白念珠菌)最常见。曲菌属等亦常为二重感染的病原菌,肝、肺、心脏移植受者的侵袭性曲菌感染发生率5%～42%。免疫功能缺陷者容易感染新型隐球菌、组织胞浆菌及卡氏肺孢子菌等。

(3) 病毒　肝炎病毒(如HBV、HCV)、流感病毒、呼吸道合胞病毒(RSV)、风疹病毒、疱疹-水痘病毒、巨细胞病毒(CMV)、人类免疫缺陷病毒(HIV)及轮状病毒等均较常见。新型冠状病毒可由医院感染传播。人禽流感病毒是否可导致医院感染尚需观察。

(4) 寄生虫　疟原虫、弓形虫、隐孢子虫、蓝氏贾第鞭毛虫及粪类圆线虫等。

(5) 其他　沙眼衣原体引起的结膜炎和肺炎多见于新生儿。

2. 常见病原体特点

(1) 大部分为条件致病菌　一些细菌长期存在于人体皮肤、上呼吸道、口腔及肠道黏膜等表面,不引起临床症状,称为微生物定植(colonization)或寄居。正常人皮肤黏膜常驻菌群及其数量均相对稳定。在严重疾病或皮肤黏膜破坏等情况时,常因常驻菌群种类、数量及其构成比改变而导致条件致病菌感染,也为外来菌侵入创造了条件。

(2) 革兰阴性杆菌较多　革兰阴性菌广泛存在于土壤、物体表面及水中。铜绿假单胞菌在洗手池、垃圾箱周围及卫生间等处均可分离出,甚至消毒液等均可被其污染并致传播。阴沟肠杆菌、洋葱假单胞菌等也存在于医院环境,均可在原发病基础上引起感染。

(3) 多重耐药细菌常见　医院感染分离出的细菌多数是产头孢菌素酶(AmpC酶)和ESBLs的多重耐药菌株。肠杆菌科细菌产生染色体介导的AmpC酶能水解头孢菌素类,导致对头霉素、第二及第三代头孢菌素、酶抑制剂等耐药。质粒介导的TEM-1、TEM-2、SHV-1等能水解青霉素类、头孢菌素类;OXA-1、OXA-2、OXA-3能迅速水解苯唑西林;PSE-1、PSE-2能水解羧苄西林;OXA-58和OXA-66等能水解碳青霉烯类抗生素;ESBLs能水解具有超广谱抗菌作用的β内酰胺类抗生素。目前MRSA、耐甲氧西林凝固酶阴性葡萄球菌(MRSE)、耐青霉素肺炎链球菌(PRP)、耐万古霉素肠球菌(VRE)及被称为革兰阴性MASR的耐多药鲍曼不动杆菌(*Acinetobacter baumanii*, AB)等引起的感染,治疗极为困难。

【流行病学】

1. 感染源

(1) 感染者　病原感染者是重要传染源。感染部位的脓液或分泌物中的病原体致病力强。内源性感染(endogenous infection)者感染源是患者自己即自身感染,病原体来自原有正常菌群或正引起其他部位感染的微生物。

(2) 带菌者　细菌定植或寄居者称为带菌者。感染患者,或医务人员及患者陪伴等均可以是带菌者。带菌者在一定条件下可成为重要的感染源。

(3) 环境储菌源　被污染的环境称为环境储菌源。医院环境(包括医疗设备)被微生物污染可成为感染源,从医院环境中获得的感染称为环境感染。

(4) 动物感染源　如鼠排泄物污染医院环境或食物可致鼠伤寒沙门菌感染。

从患者、医务人员及陪伴等处获得的感染称为交叉感染。交叉感染和环境感染均属于外源性感染。

2. 传播途径　空气吸入、工作人员接触和被细菌污染的医疗器械是重要传播途径。

(1) 接触传播　病原微生物可经患者或医院工作人员的手、医疗用品、室内物品直接或间接接触传播;孕妇临产时产道内病原体传给新生儿也属接触传播。

(2) 空气传播　经飞沫(如咳嗽)、尘埃及医用气溶胶(如空调)等传播较为常见。

(3) 消化道传播　饮水与食物被污染而传播常可引起肠道感染。

(4) 医疗器械传播　侵袭性诊疗器械或设备,如手术器械、内镜、插管导管、呼吸机、输液器、腹膜透析与血液透析装置等均可被污染而导致感染传播。

(5) 药物制剂传播　静脉输入被病原体污染的液体、药物、血液等可导致严重感染。

3. 易感人群　婴幼儿、老年人、免疫功能不全者容易感染,血液病、肿瘤、尿毒症、糖尿病、严重心肺及肝病等基础疾病患者是医院感染的高危人群。危重患者监护室、烧伤病室、血液病室、血液净化中心及婴儿室均是医院感染高危科室。

【发病机制】

1. 皮肤黏膜破损　各种创伤、手术等致皮肤黏膜损伤,病原体容易入侵而感染。

2. 宿主免疫功能降低　肿瘤放疗、化疗、器官移植术后长期用免疫抑制剂等导致免疫功能低下,机会性致病菌可引起感染。先天性免疫功能不全及后天免疫功能缺陷(如AIDS),重症糖尿病、肝病、血液病、恶性肿瘤及慢性基础病患者感染预后恶劣。

3. 侵入性诊疗措施　留置尿管、血管内留置导管、气管插管、安置呼吸机及内镜检查等均可破坏屏障结构,使病原体侵入宿主,引起医院感染。

4. 不合理使用抗菌药物　长时间、大剂量或多种抗菌药物盲目联合应用均可抑制正常菌群,促进耐药菌生长,导致菌群失调(dysbacteriosis)而发生二重感染等。

【临床表现】

1. 常见部位感染

(1) 肺部感染　占医院感染的23.3%～44.0%。

包括医院感染肺炎(nosocomial pneumonia, NP)、气管炎、支气管炎和肺部其他感染。近年来呼吸机相关肺炎(ventilator - associated pneumonia, VAP)发生率较高。病原体以大肠埃希菌、铜绿假单胞菌、不动杆菌属等革兰阴性杆菌为主(约 60.0%)。革兰阳性球菌约占 28.5%,如金黄色葡萄球菌等。还可有念珠菌属、曲菌属、卡氏肺孢菌、CMV 等。常因呼吸道操作、麻醉、气管切开、呼吸机及药物使用导致吞咽与呼吸道防御功能减弱而感染。临床表现常不典型,可有咳嗽、脓痰、胸痛、发热,肺部湿啰音,X 线检查显示肺部斑片状阴影。医院感染肺炎病死率达 35%,免疫功能缺陷及铜绿假单胞菌肺炎病死率可达 70%。

(2) 尿路感染　占医院感染的 20.8%～31.7%。包括有症状尿路感染、无症状菌尿症及肾周感染等。无症状菌尿症容易漏诊,尿路感染中与导管相关菌尿症占 37.3%～56.0%。病原菌以革兰阴性杆菌为主(约 80%)。长期用抗菌药物者可由真菌所致。导尿、保留尿管及膀胱镜检查是尿路感染的主要诱因。典型表现为发热、尿频、尿急、尿痛,下腹触痛,可有肾区叩痛,尿有脓细胞,清洁中段尿培养革兰阴性细菌≥10^5 CFU/ml。

(3) 手术切口感染　包括切口和深部组织感染。术后感染包括切口感染及术后菌群失调等引起的肺部、尿路和肠道感染等。清洁皮肤切口感染率为 0.5%。清洁手术切口感染主要累及皮肤、皮下组织,常见病原菌为金黄色葡萄球菌等。切口感染表现为筋膜层以上脓性分泌物或局部红肿、疼痛、压痛或发热等。深部组织感染表现为筋膜层以下引流出脓或脓性分泌物,或切口自然裂开、局部疼痛或压痛等。

(4) 胃肠道感染　包括胃肠炎、腹腔(如胆道、肝、腹膜等)感染及坏死性肠炎。病原体种类较多。常见医院感染肠炎有:①念珠菌性肠炎,常为白念珠菌所致;表现为间歇性或突发性腹泻,每日大便数次至十余次,多为稀便或黏液便,可持续数月;严重者可为血性稀便,腹部胀痛及压痛;可同时有口、咽、食管等部位真菌感染;大便镜检可见酵母样菌,革兰阴性杆菌与阳性球菌比例降低。②艰难梭状芽胞杆菌肠炎(CDEC),由艰难梭状芽胞杆菌及其产生的 A 毒素(肠毒素)或 B 毒素(细胞毒素)、蠕动改变因子、不稳定因子等毒素所致;多于抗菌药物使用数日至数十日后(也可于停药后)出现腹泻;轻者大便为黄色水样,或呈糊状、蛋花样或海水样;严重者为黏液血便,可有假膜,伴腹痛、里急后重、发热、休克或肠穿孔。③产肠毒素大肠埃希菌肠炎,由致病性大肠埃希菌(EPEC)、肠侵袭性大肠埃希菌(EIEC)、产毒性大肠埃希菌(ETEC)及肠出血性大肠埃希菌(EHEC)中的 O157:H7 等引起;临床表现轻重不一,大便可呈水样或蛋花样,或呈黏液脓血便,EHEC 所致者可剧烈腹痛、腹泻、发热等;轻度腹泻者,大便镜检可无脓细胞及白细胞;体外毒力试验、免疫检查或基因分析可明确肠炎的病因。④鼠伤寒沙门菌肠炎,多见于婴幼儿,急性起病,发热、呕吐,每日大便十余次;多为黄色水样便或稀便,或黏液脓血便;严重者迅速出现水与电解质失衡、休克等;大便培养有鼠伤寒沙门菌生长;病程 5～7 d;可在小儿病房暴发流行。

(5) 败血症　医院感染败血症或菌血症(nosocomial bacteremia)约占医院感染的 5%,病情严重,病死率高。国外报道病原菌中革兰阳性菌比例增加,金黄色葡萄球菌等常见。国内以大肠埃希菌等革兰阴性杆菌为主,近年厌氧菌及真菌引起者呈上升趋势。可为 2 种或以上菌引起复数菌败血症。病原菌可来源于:①原发局部炎症或感染灶。②损伤的黏膜。③血管内操作。④静脉输入污染的药液或血液等。临床表现因病原菌及患者年龄而异。可有不规则发热、寒战,体温可达 39～40℃,严重毒血症状,肝脾肿大,也可有转移病灶及感染性休克。白细胞及中性粒细胞升高,血培养有病原菌生长。

(6) 输血相关感染　输血或血制品可引起 HBV、HCV、HIV、EBV、CMV、弓形虫感染及输血后疟疾等。不同病原所致输血性感染各有其临床特点。

2. 不同患者医院感染特征

(1) 老年患者医院感染　老年人免疫功能低、反应性差并常有某些慢性病,容易发生肺部感染及败血症。病原菌以革兰阴性细菌为主。临床症状、体征常不典型。

(2) 新生儿、婴幼儿医院感染　新生儿及婴幼儿发育未健全,容易发生条件致病菌所致的肠道、呼吸道感染和败血症,临床表现常不典型。

(3) 重要脏器疾病患者感染　肺、心、肝、肾及脑等严重疾病者不仅容易发生感染,而且感染后病情重,常诱发或加重脏器功能不全而危及生命。

(4) 慢性疾病患者感染　糖尿病、慢性肾上腺皮质功能减退、白血病、恶性组织细胞病等容易发生感染;系统性红斑狼疮、成人 Still 病等疾病长期用糖皮质激素,或联合用抗细菌、抗真菌药物等可导致或加重菌群失调,感染症状常被原发病掩盖。

(5) 恶性肿瘤患者感染　因抗肿瘤药物化疗及放疗后免疫功能降低,粒细胞缺乏,尤其是手术治疗者,容易发生条件致病菌感染。

3. 各科手术感染

(1) 腹部外科感染　胃肠手术后可诱发化脓性腹膜炎。肝、胆、胰手术前可有胆道感染,术后感染常可扩散。坏死性胰腺炎组织坏死与感染相互影响,常为细菌混合感染。

(2) 胸外科感染　肺部术后容易发生肺部感染、胸膜炎及支气管胸膜瘘。法洛四联症根治术后感染率高,风湿性心脏病瓣膜置换术后可发生感染性心内膜炎,病原菌多为葡萄球菌等革兰阳性球菌或念珠菌。感染性心内膜炎表现可典型或不典型。

(3) 骨科感染　骨骼创伤和内固定术后感染治疗困难。关节置换术后感染常较严重，并且影响手术效果。病原菌多为葡萄球菌，或大肠埃希菌、变形杆菌等革兰阴性杆菌。

(4) 烧伤感染　烧伤使皮肤黏膜损伤、坏死，屏障破坏，导致局部感染。常见病原菌为金葡菌、铜绿假单胞菌、鲍曼不动杆菌及真菌等，容易并发肺部感染与败血症等。

(5) 中枢神经系统感染　颅脑手术后所致的脑膜炎、脑脓肿等较常见。病原菌多为大肠埃希菌、铜绿假单胞菌、金葡菌或肠球菌，偶为白念珠菌。临床起病急，发热、头痛、呕吐、嗜睡或昏迷，脑膜刺激征阳性，脑脊液可呈化脓性。

(6) 泌尿外科感染　肾结石和尿路梗阻、尿路机械性治疗及长期留置尿管等均易诱发感染。病原菌多为大肠埃希菌、克雷伯菌、肠球菌及念珠菌等，临床表现同前述。

(7) 妇产科感染　产褥期感染病原菌多为链球菌、大肠埃希菌、厌氧链球菌及脆弱拟杆菌等。妇产科术后尿路感染最常见，病原菌常为大肠埃希菌或白念珠菌等。

(8) 五官科感染　包括鼻窦手术、中耳炎乳突手术、经乳突听神经瘤切除术后感染等，病原菌为革兰阳性球菌或革兰阴性杆菌。表现除局部炎症、流脓外，也可发热等。

(9) 器官移植后感染　肾移植及肝移植术后近期常有肺部感染，表现为咳嗽、发热等，并可发生败血症。远期可有 CMV、HBV、HCV 及卡氏肺孢子菌感染等。

【诊断】

1. 疑诊依据　医院感染征象常被基础疾病掩盖而漏诊。因此，凡有严重基础疾病，长期使用激素、免疫抑制剂、广谱抗菌药物，或创伤性诊疗操作等诱因，出现发热、毒血症、白细胞升高等不能用原有疾病解释者均应疑诊医院感染。

2. 病原诊断　根据感染部位及时采集血、尿、痰、渗出液、脓液或脑脊液等进行需氧菌(必要时厌氧菌或真菌)培养或涂片等，尽快确定病原体。尤其要了解病原菌种类与特点，抗菌药物敏感性；混合感染者应区别主要菌与次要菌，菌群失调状况等。PCR 等核酸技术有助于诊断不易培养或生长缓慢的细菌或病毒感染。还可酌情进行 B 型超声波、X 线、CT、MRI 及内镜或活组织检查等。

3. 病情诊断　明确感染部位、毒血症状、重要器官损害及程度等；患者免疫状态；基础病种类、疗效与现状；诊治措施及其影响，如侵入性操作、手术部位、引流状况，抗菌药物使用种类、剂量、用法、疗程、不良反应，有无菌群失调等。

4. 诊断条件　我国卫生部《医院感染诊断标准(试行)》规定，具有下列情况之一者属于医院感染：①无明确潜伏期的疾病，入院 48 h 后发生的感染；有明确潜伏期的疾病，自入院起超过平均潜伏期后发生的感染。②本次感染直接与上次住院有关。③在原有感染基础上出现其他部位感染(脓毒血症转移病灶除外)，或除原有病原体外又分离出新的病原体(排除污染和原有混合感染)。④新生儿分娩过程中和产后获得的感染。⑤诊疗措施激活的潜在感染，如疱疹病毒、结核杆菌等感染。⑥医务人员在岗工作期间获得的感染。

具有下列情况之一者不属于医院感染：①皮肤黏膜开放性伤口细菌定植而无炎症表现。②创伤或非生物因子刺激性炎症。③新生儿经胎盘获得(出生后 48 h 内发病)的感染，如单纯疱疹病毒或水痘等。④患者原有慢性感染在医院内急性发作。

【治疗】

1. 病原治疗　根据病原菌种类、感染部位、药物敏感性，患者基础疾病、免疫功能状态，药代学特点与抗菌活性等选用抗菌药物。在有效的前提下选用安全、窄谱、常用、价廉的抗菌药物。未获得病原菌及其药敏试验结果之前，可根据临床估计病原菌选药进行经验性治疗。获得病原菌及药敏结果后酌情调整抗菌药物方案。掌握抗菌药物联合应用和预防应用的指征等(参见本书第六章“抗细菌感染药物的临床应用”节)。

2. 对症治疗　维持水与电解质平衡，补充维生素和热量；维护心、脑、肾、肺等重要器官功能；化脓性胸腔、腹腔积液或脓肿者应有效引流等。

3. 基础疾病的治疗　积极治疗血液病、肿瘤、尿毒症、糖尿病、严重心肺及肝病等基础疾病，有助于改善患者全身状态，提高免疫功能，有利于抗菌药物发挥治疗作用。

【预防】

1. 建立健全管理组织　卫生部规定超过 300 张床位的医院应设立医院感染管理委员会、医院感染管理科及科室医院感染管理小组。医疗院长任医院感染管理委员会主任，成员包括行政管理、临床、护理、检验及医院感染专职人员。该委员会根据卫生部有关规章制度制定本院医院感染控制规划；评价医院感染管理效果；审定新建设施是否符合卫生学标准；组织医院感染业务培训；定期召开医院感染管理会议讨论有关问题；发生医院感染重大事件时，立即逐级上报，并采取果断措施控制事态发展等。医院感染管理科负责实施感染管理委员会的决定；制定感染控制具体计划，组织医院感染的监测、督促检查等日常工作；汇总医院感染资料；向医院感染管理委员会汇报分析情况，提出建议等。科室医院感染管理小组由科主任或副主任、监控医师、监控护士或护士长组成；负责落实医院感染管理规章制度；监督检查本科室医院感染管理各项工作；登记、报告医院感染病例；对暴发病例进行分析，采取相应控制措施，降低医院感染率。

2. 建立健全监测制度 监测医院感染率、分布、病原种类、细菌耐药性、抗菌药物使用情况等，尤其要加强高危科室的监测。对医院感染暴发病例进行流行病学调查，分析患者罹患因素，如年龄、基础疾病、医疗器械消毒灭菌质量及无菌操作执行情况等。

3. 积极控制感染源 有效隔离和治疗医院感染者。接触患者前后洗手，妥善处理感染者的排泄物、分泌物及其所污染物品，严格消毒医疗器械、敷料等。消毒灭菌室、洗衣房、药品制剂室、营养室，以及医院各部门人员均应严格执行医院感染控制措施。

4. 合理使用抗菌药物 严格掌握抗菌药物应用的适应证，联合使用和预防应用的指征；避免局部应用抗菌药物等，均是预防医院感染的重要措施。

5. 保护易感人群 重视提高患者免疫功能；掌握创伤性诊疗操作适应证；外科手术操作精细；尽量不输血或血制品等，均可保护易感者，减少或避免医院感染。

参考文献

[1] 刘自贵.医院感染[M]//马亦林.传染病学.第4版.上海：上海科学技术出版社，2005：1183-1190.

[2] Wang H, Guo P, Sun H, et al. Molecular epidemiology of clinical isolates of carbapenem-resistant *Acinetobacter* spp. from Chinese hospitals[J]. Antimicrob Agents Chemother, 2007,51(11):4022-4028.

[3] Gemmel CG, Edwards DI, Fraise AP, et al. Guidelines for the promphylaxis and treatmenet of methicillin-resistant *Staphylococcus aureus*(MRSA) infections in the UK[J]. J Antimicorb Chemother, 2006,57(4):589-608.

[4] Ghannem G, Hachem R, Jiang Y, et al. Outcomes fro and risk factors associated with vancomycin-resistant *Enterococcus faecalis* and vancomycin-resistant *Enterococcus faecium* bacteremia in cancer patients[J]. Infec Control Hosp Epidemiol, 2007,28(9):1054-1059.

[5] Allen RC, Holdsworth MT, Johnson CA, et al. Risk determinants for catheter-associated blood stream infections in children and young adults with cancer[J]. Pediatr Blood Cancer, 2008,51(1):53-58.

[6] Kanafani ZA, Dakdouki GK, El-Chammas KI, et al. Bloodstream infections in febrile neutropenic patients at a tertiary care center in Lebanon: a view of the past decade[J]. Int J Infect Dis, 2007,11(5):450-453.

[7] Rieger CT, Ostermann H, Kolb HJ, et al. A clinical cohort trial of antifungal combination therapy: efficacy and toxicity in haematological cancer patients[J]. Ann Hematol, 2008,87(11):915-922.

[8] Marik PE. Fungal Infections in solid organ transplantation[J]. Expert Opin Pharmacother, 2006,7(3):297-305.

附录三 感染与微生态

李兰娟 吴仲文

感染是微生物对宿主或宏生物的异常侵染所致的微生物与宿主或宏生物之间相互作用的一种生物学现象。感染具有浓厚的生态特性。对处于不同生态状态下的不同宿主，感染通常是某种具体的微生物与宿主之间互相作用。

在人类发展的历史长河中，不同时期、不同地域，曾大小不等地流行过各种各样的传染病，而且均曾严重地威胁人类的生存及发展。随着人类文明的进步，医药科技事业的发展，感染病谱发生了重大的变化，一些经典的传染病渐渐被控制，如1979年全球消灭天花，基本消灭了人间鼠疫，脊髓灰质炎等的发生率明显下降。但也出现了一些新发感染性疾病（emergencing infectious diseases），如HIV/AIDS、埃博拉出血热、汉滩病毒肺综合征及近期的传染性非典型肺炎，又称严重急性呼吸综合征（severe acute respiratory syndrome, SARS），等等。尽管这些感染性疾病病原体来源于何处、什么动物是其自然宿主尚未全部明了，但有研究表明，这些病原体可能来之于以前未曾与人类接触过的密闭的原始森林深处。这些对人而言是病原体的微生物在其自然宿主可能属于正常携带，并不致病，但当其宿主转换后，则可能引起疾病。如许多非洲灵长类动物是猴免疫缺陷病毒（simian immunodeficiency virus, SIV）的宿主，非洲的猴子感染SIV不会发生AIDS，但是如将SIV感染来自其他大陆洲的猴子如亚洲猕猴就可发生AIDS。推测人类AIDS的发生也与此方式有关。生态、环境、人口等因素的变化参与并促进了这种新传染病出现的进程。人口数量的膨胀，掠夺式地开发自然，导致宏观生态环境的日益恶化，原本和谐的宏观生态平衡因此而破坏，不同种属动物间的屏障被打破，如猎杀野生动物，通过血液的接触，使大量灵长类动物的病毒可以轻而易举地传播并危及人类。尽管没有得到完全证实，但现有的线索已提示新出现的传染病与宏观生态的破坏有关。

科学技术发展促进了医疗卫生事业的不断进步，先进的医疗技术,如随抗生素、免疫抑制剂、放化疗、器官移植、介入治疗等各种医疗手段得到了广泛应用,使得各种危重患者的生命得以延长,造就了免疫容忍性患者,这是当代医疗领域的一个特点。尽管有大量广谱的抗生素应用,但仍未能有效控制感染,相反,感染的病死率更高了。就美国而言,每年约有 30 万患者死于脓毒血症。引起感染的所谓的病原菌大多是常见的在正常人并不会引起感染的正常菌群成员。这是当代感染性疾病的一大特点。微生物繁殖快,进化也很快,其 1 d 的变化相当于人类 1 000 年的进化。滥用抗生素(包括畜牧用抗生素)直接导致了耐药菌株的快速形成并流行。正如世界卫生组织报告所称:"药物失去作用的速度与科学家发现新药的速度差不多。"这是现代医学面临的一个十分棘手的问题。因此,一味地应用抗生素并不能解决这一问题。感染病的防治已成为 21 世纪的重大课题。

为什么正常菌群成员对其宿主发难,非要致其宿主死亡不可呢?而抗生素又显得那么无能为力呢?微生态学理论可能会为这一令医学界棘手的难题的解释、解决提供理论及实践指导。

经历漫长的进化过程,人体体表、体腔内存在大量并不致病的微生物群。在正常情况下,这些微生物与人体处于共生状态,并与人体建立起密切的关系。微生态学即是这样一门研究正常微生物群与其宿主相互关系的学科。微生态学萌芽于 19 世纪末,崛起于 20 世纪 70 年代,其发展得益于悉生生物学、厌氧培养技术、电镜技术、细胞分子生物学等现代科学技术的发展。微生态学的发展,使人们认识到了人体微观生态的庞大复杂性,并提出了对应于宏观生态平衡的微生态平衡理论。抗生素、免疫抑制剂等广泛应用所带来的一系列不良后果,使人们对微生态宿主带来的有益性及有害致病作用有了更为清楚的认识。

本附录主要论述人体微生态与人体健康及感染发生、发展的关系,并从微生态角度探讨如何防治感染性疾病的策略。

一、人体微生态构成概况

人体宿主携带有大量的微生物(正常微生物群),根据微生物群分布区域的不同,可划分为口腔、上呼吸道微生态区系、胃肠道微生态区系、皮肤微生态区系及泌尿生殖微生态区系四大区系。每个区系分布的微生物种类及数量均不相同,而且同一微生态区系不同生态位点(ecologic niche)的微生物种群及数量有着显著的差别。以此构建了极为复杂的人体微生态。

1. 正常微生物群 正常微生物群包括细菌、病毒、真菌、衣原体、支原体等等,其中以细菌的数量最为庞大,备受重视。

2. 正常菌群 正常菌群可分为原籍菌(autochthonous flora)与外籍菌(allochthonous flora)。原籍菌又称固有菌(indigenous flora)或常住菌(resident flora),主要由专性厌氧菌组成。外籍菌也称过路菌(transit flora),主要由需氧及兼性厌氧菌组成。原籍菌与宿主组织细胞接触愈密切,其生理作用愈明显,对宿主愈有保护作用。反之,外籍菌对宿主组织细胞接触愈密切,其致病作用愈明显,对宿主愈有损害和侵袭作用。

3. 生物量分布 人体表面及与外界相通的腔道常栖居着种类繁多、数量庞大的微生物。一个健康人由 10^{13} 个动物细胞组成,而定植的原核细胞达 10^{14} 个,人体自身细胞只占栖居在体表和体内微生物细胞的 10%。按重量计算:人体携带的微生物总重量约为 1 271 g,其中肠道占 1 000 g,肺占 20 g,口腔占 20 g,鼻占 10 g,眼 1 g,阴道 20 g,皮肤 200 g。人体携带的微生物细胞主要在肠道,胃肠的微生物量占人体总微生物量的 78.67%,粪便重量的 1/3~2/5 是微生物。人体微生物总量相当于一个肝脏大小,产生的酶量多于肝脏产生的酶(表附 3-1,表附 3-2)。

表附 3-1 不同微生态区系主要微生物种群分布

微生态区系	主要微生物
皮肤	表皮葡萄球菌、棒状杆菌、大肠埃希菌、痤疮丙酸杆菌等
口腔及上呼吸道	葡萄球菌、卡他莫拉菌和链球菌、大肠埃希菌、嗜血杆菌、棒状杆菌、念珠菌、梭杆菌、拟杆菌、消化链球菌、乳杆菌等。其中厌氧菌比需氧菌多
肠道(空肠末段、回肠、结肠)	肠杆菌科细菌、假单胞菌、肠球菌、葡萄球菌、酵母菌、各种专性厌氧菌(双歧杆菌、拟杆菌、真杆菌、消化(链)球菌、产气荚膜梭菌等)占绝大多数;还有腺病毒、艾柯病毒等
泌尿道	表皮葡萄球菌、棒状杆菌、肠球菌、大肠埃希菌、拟杆菌等
阴道	乳杆菌、棒状杆菌、大肠埃希菌、肠球菌、拟杆菌、厌氧球菌、念珠菌、支原体等

表附 3-2 厌氧菌主要菌属在人体分布的情况

主要菌属	呼吸道	口腔	肠道	尿道	阴道	皮肤
拟杆菌属	+	++	++	+	0	0
梭杆菌属	+	++	++	+	+	0
纤毛菌属	±	++	±	0	0	0
韦荣菌属	0	+	+	0	+	0
双歧杆菌属	0	−	++	0	0	0
乳杆菌属	0	+	+	±	++	0
丙酸杆菌属	0	±	+	±	0	++
放线杆菌属	±	++	+	0	0	0
真杆菌属	0	+	++	0	±	±
消化球菌属	0	0	++	+	+	0
消化链球菌属	0	0	++	±	±	0
梭菌属	0	0	+	0	±	0
链球菌属	0	++	+	±	+	±
普氏菌属	+	++	+	−	+	0

4. 肠道菌群中各类细菌构成　在正常微生物群中，对许多高等动物和人类来说，厌氧菌占优势，其中在人的肠道内专性厌氧菌占总数的99%左右。

专性厌氧菌：$10^{11\sim12}$ CFU/g 肠内容物。

兼性厌氧菌：≤10^{8} CFU/g 肠内容物。

真菌：≤10^{3} CFU/g 肠内容物。

二、正常菌群的生理功能

通过对人体正常菌群，尤其是肠道正常菌群的研究，正常菌群对人体的生理作用已引起人们的日益关注。无菌动物及悉生动物研究表明人类的免疫、生化指标均与之有关。微生态学家将肠道的细菌大致分为有益菌与有害菌两大部分，并对它们的作用作了一些研究。目前已明确双歧杆菌、乳杆菌是人体的有益生理菌。对它们的一些作用如定植抗力（生物拮抗）、免疫、肠道屏障的构建等方面做了较为深入的研究。

1. 定植抗力　所谓定植抗力即包括双歧杆菌在内的内源性专性厌氧菌群限制肠道中潜在致病菌（外籍菌）数量的能力，也就是对潜在致病菌在肠道定植的阻抗力。起定植抗力作用的是内源性专性厌氧菌即原籍菌。定植抗力通过以下方式起作用。

（1）*有机酸产生*　原籍菌通过产生乙酸、丙酸、乳酸等有机酸，降低微生境的pH值与Eh，抑制外籍菌的生长、繁殖。有机酸主要是短链脂肪酸（SCFAs），短链脂肪酸还可通过直接或间接的途径促进胃肠道的蠕动，使外籍菌尚未在黏膜表面黏附、定植前就被排出体外。体外研究还表明双歧杆菌产生的短链脂肪酸如乙酸、丙酸还具抗菌活性，对假单胞菌属、金葡菌有抗菌作用。

（2）*甲醇-丙酮（M-A）抽提物*　肠道内的双歧杆菌等原籍菌还可通过产生一系列具有广谱抗菌作用的如M-A抽提物、亲脂分子（lipophilic molecules）、小菌素（microcin）、过氧化氢等物质起抑菌和杀菌作用。

（3）*抑制黏附蛋白质*　最近的研究表明，长双歧杆菌（SBT2928）可产生一种蛋白质，可抑制带有定植黏附因子的产肠毒素大肠埃希菌（ETEC）黏附到神经节苷脂（GM1）上，对ETEC的肠细胞黏附具有拮抗作用，25 mg/ml浓度时，即可减少ETEC黏附量的50%。

（4）*占位性保护作用*　专性厌氧菌如双歧杆菌通过磷壁酸（lipoteichoic acids）与肠上皮细胞紧密结合，形成一层生物膜即膜菌群，通过占据上皮细胞的空间，防止外籍菌的黏附定植，起占位性保护作用。

（5）*营养争夺*　专性厌氧菌数量大，在厌氧条件下它的生长速度超过兼性厌氧菌，因而在营养物质有限的情况下，专性厌氧菌可优势生长，而通常兼性厌氧的潜在致病菌处于劣势状态。

（6）*其他宿主方面的因素*　肠蠕动，肠上皮细胞的脱落更新，胃酸、胆汁、肠黏液的分泌，通过GALT产生SIgA等等。

定植抗力的最大特点即抑制外籍过路菌对肠上皮细胞的黏附定植与过度生长，并具有防止肠道细菌易位的功能，减少细菌播散的危险，以保护机体免受外籍菌的侵袭感染。同时定植抗力在抑制细菌耐药形成方面也有重要的意义，因为肠道是人体最大的储菌库，若肠道菌群失调，定植抗力下降，势必会出现兼性厌氧革兰阴性肠杆菌科细菌的过度生长，尤其在滥用抗生素的情况下，因为细菌繁殖速度快，其本身可以发生一定频率（10^{-6}）的基因突变，加之细菌可进行频繁的耐药基因交换，抗生素更易在肠道内选择和（或）诱导出耐药菌，更易出现多重耐药菌。如何从定植抗力的角度控制内源性感染，降低、延缓耐药菌的出现已引起了医学界的重视。

2. 免疫调节作用　双歧杆菌、乳杆菌等细菌对宿主免疫有调节作用，它们可不同程度地增强自然免疫和获得性免疫功能。其免疫调节作用可分为全身性免疫调节作用和肠道局部免疫调节作用。

全身性免疫调节作用。体外研究表明，分叉双歧杆菌（*B. bifidum*）对小鼠脾脏B细胞具有丝裂原样作用，能使B细胞免疫球蛋白合成显著增加，此外，还可诱导脾脏B细胞对TGFβ-1和IL-5产生反应，增加SIgA（3倍）和总IgA（20倍以上）的产生。这在消化道感染的防御方面起重要作用。又如分离事先服用过双歧杆菌或乳杆菌（HN017）的小鼠脾细胞，经活丝裂原ConA作用后，IFN-γ产生显著增加，而对照组增加不显著。此外，经悉生动物对照研究，发现肠道细菌可增强脾脏巨噬细胞IL-12的合成及分泌。IL-12可促进Th0细胞向Th1细胞方向分化，这对增强细胞免疫，加强宿主抗细胞内感染起重要作用。动物研究表明双歧杆菌和嗜酸乳杆菌还可增强小鼠的自然免疫功能，如服用乳双歧杆菌（*B. lactis*）或嗜酸乳杆菌（HN017）后，其外周血白细胞和腹腔巨噬细胞的吞噬活性显著增强。老年人通常免疫功能低下，服用乳双歧杆菌制剂能显著增强老年人的免疫功能。一项双歧杆菌制剂的随机双盲安慰剂对照临床试验表明，健康老年人（平均69岁）服用双歧杆菌制剂后，其外周血单核细胞经刺激后产生干扰素的量显著增加，中性粒细胞吞噬活性及吞噬介导的杀菌活性较对照组均显著增强。最近的研究表明：正常生理性菌群（专性厌氧菌）可释放出一些对人体的免疫反应起重要作用的小分子物质（分子量小于6 500 Da），它们可选择性地对单核细胞的成熟、增殖、活化起作用。抗生素则通过抑制、杀灭肠道生理菌，减少这些有免疫原性的小分子量物质的产生，对免疫功能产生抑制作用。相关的研究表明，在肿瘤细胞种植于BALB/C小鼠前用美罗西林，可增加肿瘤的生长速度，认为这与美罗西林杀灭肠道正常菌如拟杆菌、乳酸菌、丙酸杆菌等专性厌氧菌后免疫功能受抑制有关(抑制了自然杀伤细胞和细胞毒性 T 细胞活性)。

肠道局部免疫调节作用:肠道绒毛上皮内,特别是肠淋巴结(Peyer's patches, PP)内具有专门的抗原递呈机制,Tsuyuki 等测定了长双歧杆菌单独定植的小鼠胆汁与小肠内容物中特异性 IgA 和总 IgA,结果发现长双歧杆菌在小鼠肠黏膜定植 1～2 周以后,小鼠血清和胆汁中总 IgA 产生和分泌增强。乳杆菌对小鼠 PP 细胞有很强的丝裂原活性,可诱导其产生 IgA,这在局部肠道感染防治中起非常重要的作用。研究还证实,双歧杆菌同样能增加人体肠道分泌性免疫球蛋白(SIgA)的水平。

3. 肠道菌群在肠道屏障构建中的作用 肠道在消化吸收人体所需的各种营养物质同时又能将细菌及其产物隔离于肠道内,肠道屏障在这过程中起着极其重要的作用。肠道屏障包括多个层面:①肠道正常菌群;②黏液层;③肠上皮细胞层;④肠道免疫系统;⑤防御素;⑥肠-肝轴。肠道屏障功能主要在于防止肠道内细菌及内毒素易位,其重要性在严重感染、创伤、烧伤、休克、重症胰腺炎、重型肝炎继发多脏器功能衰竭的研究中已得到了充分的证实。肠道微生态与肠道屏障的构建、肠道屏障受损后细菌及内毒素易位有着密切的关系。这是一个非常重要但又受忽视的领域。

(1) *肠道正常菌群* 正常情况下,肠道微生态处于平衡状态。一方面正常菌群中的专性厌氧菌如双歧杆菌通过磷壁酸黏附作用占据于肠上皮细胞表面,形成一层菌膜屏障,抑制肠道内源性及外源性潜在致病菌(potentially pathogenic microorganisms, PPMOs)对肠上皮细胞的黏附、定植。另一方面,肠道内双歧杆菌、乳酸杆菌等生理有益菌通过定植抗力机制对肠道内诸如大肠埃希菌、铜绿假单胞菌、沙门菌、链球菌等起抑菌或杀菌作用,抑制肠道 PPMOs 生长。可以认为肠道正常菌群参与了肠道第一道屏障的构建。

(2) *肠道黏液层* 主要由肠道杯状细胞及肠上皮细胞分泌的黏蛋白(mucucin, MUC)组成,含大量水分的黏蛋白像凝胶样铺垫在肠腔内,同时黏液层中也包含了 SIgA(SIgA 由"肠道免疫系统"讲述)。黏蛋白是一类糖蛋白,据研究,黏蛋白中的 MUC_2 及 MUC_3 是回肠、结肠黏蛋白的主要成分,由杯状细胞表达,结肠黏蛋白以 MUC_2 黏蛋白为主,MUC_3 黏蛋白表达量低,MUC_3 主要由小肠的杯状细胞及肠上皮细胞表达。黏蛋白碳氢结构特异,有细菌黏附结合的生态位点。黏蛋白中的结合位点可与肠上皮细胞上的结合位点竞争,以阻止细菌(主要为 PPMOs)对肠上皮的结合,使细菌处于黏液层,以利于肠蠕动时清除。一般认为黏液层为专性厌氧菌提供了良好的生态环境,可促进其生长;另一方面,双歧杆菌、乳酸杆菌非但不降解黏蛋白,还可促进肠道黏蛋白分泌,并抑制大肠埃希菌、产气荚膜梭菌等有害菌对黏液、肠上皮细胞的黏附。如鼠李糖乳酸杆菌(*L. rhamnosus* GG)可定植到肠上皮细胞上,并可诱导肠上皮细胞(HT-29 细胞)黏蛋白 MUC_2 及 MUC_3 mRNA 表达与黏蛋白的分泌,减少致病性大肠埃希菌对肠上皮细胞的黏附。因此,肠道双歧杆菌、乳酸杆菌对维护、稳定肠黏液层屏障功能有重要作用。

(3) *肠上皮细胞层* 主要由肠上皮细胞及细胞间紧密连接组成,可阻止肠道细菌及毒素等大分子物质的通过。近年发现,肠上皮细胞具有吞噬细胞样的功能(称为非专业吞噬细胞),可吞噬并杀灭细菌。肠上皮细胞主要有隐窝中的多能干细胞分化而来,其寿命为 2～5 d,更新速度很快。肠道正常菌群成分对肠上皮细胞分化有影响作用,且这种影响作用与细菌的数量呈明显的依赖关系,即细菌必须达相当的数量(≥10^7 CFU)才能对肠上皮细胞的分化产生影响。悉生动物的研究表明,给无菌小鼠单联丝状分节细菌(segmented filamentous bacterium, SFB)后,隐窝细胞分化增快,肠绒毛处肠上皮细胞对杯状细胞的比值增加。体外研究也显示双歧杆菌、乳酸杆菌及其代谢产物可促进肠上皮细胞(IEC-6)DNA 的合成,有促进肠上皮细胞增殖的作用。肠道专性厌氧菌可通过产生丁酸为肠上皮细胞生长提供营养。此外,肠道有益菌还可通过增强肠上皮细胞的紧密连结,加强肠上皮细胞层的屏障功能。

(4) *肠道免疫系统* 又称肠道相关淋巴组织(gut associated lymph tissue, GALT),包括肠上皮细胞间、固有层的淋巴细胞、淋巴滤泡、派尔集合淋巴结(Peyer patches)、肠系膜淋巴结。GALT 在防止细菌黏附及细菌易位中起重要作用。由 B 细胞转化为浆细胞后产生的 SIgA 被认为是肠道免疫屏障的一个重要方面,SIgA 位于黏液层,SIgA 可通过与细菌胞壁抗原决定簇结合包裹细菌,抑制细菌对肠上皮细胞的黏附,起免疫排斥作用。研究发现双歧杆菌、乳酸杆菌均可促肠道 GALT 产生 SIgA。此外,研究还发现长双歧杆菌(*B. longum* 6001)及德氏乳酸杆菌(*L. delbrueckii* subsp. bulgaricus strain 1023)对小鼠 PP 细胞有较强的丝裂原活性,可促 PP 细胞的增生,尤其是 B 细胞。

(5) *肠-肝轴* 主要功能在于防止肠道内毒素易位,因为胆盐可与内毒素结合形成去污剂样的难以吸收的复合物,抑制内毒素易位,这在肝、胆系统疾病如阻塞性黄疸、肝衰竭中有重要的意义。

(6) *防御素* 是一类肽类抗菌物质,属人体天然免疫的组成部分。肠细胞分泌的防御素包括主要由潘氏细胞产生的 α 防御素(HD-5、HD-6),肠上皮细胞产生的 β 防御素(hBD-1、hBD-2)及 Cathelicidins (LL37/hCAP18)。防御素作用机制在于其独特的结构及阳离子作用,它可与原核细胞膜磷脂中的阴离子结合并插入细胞膜中,形成膜孔,使原核细胞丧失能量及其他离子成分,细胞随之裂解。因此,防御素是肠壁黏膜屏障的组成部分。

以双歧杆菌为代表的肠道有益菌除了上述作用外，还有营养、防治肿瘤、抗衰老、降胆固醇等作用。

三、导致微生态失调、肠道屏障受损的因素及后果

1. 引起微生态失调、肠道屏障受损的因素 严重疾病、广谱抗生素、免疫抑制剂应用、创伤、烧伤、内毒素血症、休克、放化疗、全胃肠外营养、侵入性医疗手段的应用等均可从不同的角度引起肠道微生态失调及定植抗力下降，肠道屏障功能损伤。

严重疾病时，常有肠道菌群失衡。临床研究表明，慢性重型肝炎患者、肝移植、肝硬化患者存在肠道双歧杆菌、拟杆菌数量明显减少，而肠杆菌科细菌、肠球菌等显著增加，有肠道 PPMOs 过度生长的情况，存在肠壁屏障功能受损的依据。各种肝病动物模型的实验证明急性肝损伤大鼠、肝缺血（再灌注损伤）大鼠、肝硬化大鼠存在肠道微生态失调，肠道细菌及内毒素易位。

长期应用广谱抗生素，一方面杀灭肠道敏感的专性厌氧菌，菌膜屏障功能受损，正常菌群肠道定植抗力及其他生物拮抗功能减弱或消失；另一方面使易产生耐药的肠杆菌科细菌（如大肠埃希菌、肺炎克雷伯杆菌等）、外源性耐药菌及真菌易黏附到肠上皮细胞上，并得到优势生长，同时扩大肠道内毒池，引起肠道细菌及内毒素易位。由此引起的难以控制的二重感染、脓毒血症、MOF 在临床屡见不鲜，是临床面临的一个十分棘手的问题。

肠道过度生长的细菌通常为兼性厌氧的革兰阴性杆菌，这些细菌可通过产生细菌蛋白酶直接破坏肠上皮细胞微绒毛膜蛋白，或通过改变肠道上皮细胞的生化反应，使绒毛受损甚至消失。此外，这些过度生长的细菌还可产生各种毒素或其他代谢产物抑制肠上皮细胞的蛋白质合成，从而损伤肠上皮细胞屏障。研究发现白念珠菌、铜绿假单胞菌及某些肠杆菌科细菌可产生可降解 IgA 的蛋白酶，如降解 IgA1 的特异性 IgA1 蛋白酶，降解 IgA1、IgA2 的非特异性蛋白酶。已知 IgA2 亚族占肠道总 SIgA 分泌量的 30%，占初乳 SIgA 的 45%以上。因此，肠道微生态失衡，肠杆菌科细菌、铜绿假单胞及白念珠菌等获得优势生长后，此类蛋白酶即可大量降解肠道 SIgA，使肠道的这种由 SIgA 引起的免疫排斥功能减弱或消失，进一步促进这些 PPMOs 对肠上皮细胞的黏附、定植，引起严重的后果。如何从肠道微生态平衡的角度修复、维护肠道屏障功能是临床必须面对的问题。

创伤、烧伤、失血性休克等常可引起肠屏障功能损伤，主要涉及到肠细胞屏障功能损伤，缺血（再灌注）损伤是肠上皮细胞损伤的主要原因之一。在缺血缺氧状态下，一方面，肠上皮细胞内 ATP 转化为次黄嘌呤，再灌注时，次黄嘌呤经黄嘌呤氧化酶作用与 O_2 发生反应，生成有细胞毒性作用的超氧阴离子等一系列氧自由基，引起肠上皮组织的损伤；另一方面，缺血（再灌注损伤）可促进肠上皮细胞表达细胞因子（IL-6、TNF-α 等），增加肠黏膜的通透性。有研究表明，抗 TNF-α 单克隆抗体可以减少伴腹水的肝硬化大鼠细菌易位。因此肠上皮细胞既是氧自由基、炎症性细胞因子产生的部位，又是其作用的靶位，这使得肠上皮细胞极易受到损伤。研究还发现缺血（再灌注损伤）还可使肠上皮细胞吞噬细菌增加，而杀菌功能下降，促进细菌易位的发生。

适量的一氧化氮（NO）对抗感染有益，但严重感染、内毒素血症时，内毒素诱导可诱导性一氧化氮合酶（inducible nitric oxide synthase, INOS）表达显著增加，导致 NO 过量产生，则会引起一系列不良后果。NO 与过氧化物反应，可在肠上皮细胞形成过氧化亚硝酸盐，引起肠上皮细胞凋亡、坏死，屏障功能下降。研究发现，NO 形成过氧化亚硝酸盐后，可通过氧化铁一硫中心、蛋白质颈基、损伤 DNA、脂质过氧化、灭活 Na^+ 通道、破坏细胞肌动蛋白骨架、抑制 ATP 形成、松解肠上皮细胞间的紧密连接等方式破坏肠上皮细胞屏障功能，促进肠道细菌易位。用二硫代氨基甲酸盐衍生物清除过量的 NO 及其毒性衍生物过氧化亚硝酸盐可阻止内毒素引起的肠屏障功能下降及肠道细菌易位。

内毒素还可通过激活其效应细胞（单核巨噬细胞）释放一系列炎症介质，如 TNF、IL-1、IL-6 血小板活化因子等损伤肠上皮细胞，增加肠壁通透性，加重细菌易位。如不及时阻断内毒素引起的炎症反应，则可形成恶性循环。

谷氨酰胺（glutamine, Gln）是肠上皮细胞及 GALT 生长主要能量来源，全胃肠道外营养因缺乏 Gln，可引起肠黏膜萎缩，影响肠上皮细胞屏障功能。专性厌氧菌的主要代谢产物短链脂肪酸，尤其是丁酸，是结肠上皮细胞的主要营养来源，缺乏可促进专性厌氧菌生长的纤维素食物；或由于滥用广谱抗生素后肠道菌群失调且长时间不能纠正，也可影响结肠上皮细胞的生长。

2. 微生态失调、肠道屏障受损的后果 肠道微生态失调、定植抗力下降可引起肠道潜在致病细菌过度生长、肠道屏障功能损伤，导致肠道细菌易位、扩散，引起感染。同样，受上述因素的作用，其他微生态区系内的细菌群也可离开其原位生境，发生类似的易位，引起相应部位的感染（图附 3-1）。

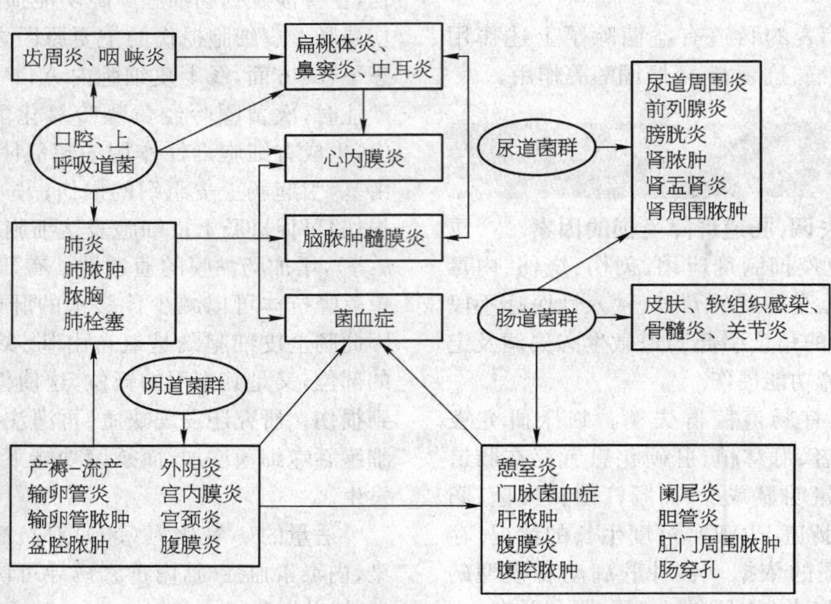

图附3-1　人体主要储菌库及与其相关的各类感染的关系

人体微生态失调引起内源性感染常有以下特点。①储菌库：引起感染的潜在致病菌的贮存场所或主要来源。在人体宿主有4个主要储菌库，包括口腔及上呼吸道菌群、肠道菌群、泌尿道菌群及阴道菌群。②易位途径：除了通过血行和淋巴道外，主要通过外伤、手术、插管及其他诊疗措施的介导而使潜在致病菌由储菌库易位到易感生境。③易感生境：多为受某种损伤的器官与组织。局部缺血、外伤、机械刺激都可提高原因菌的定植能力。宿主的全身状态如营养不良、免疫功能低下、抗生素应用、放化疗及衰老则可提高易感生境内细菌的定植能力。

由于免疫容忍性宿主常存在肠道菌群失调，定植抗力下降，使外源性潜在致病菌尤其是耐药菌易在此类患者肠道定植、生长，并进一步通过细菌易位方式扩散，引起感染，内源性感染呈现出外源性感染的特点。

四、感染的微生态防治

当前的感染性疾病已呈现出如下特点：①感染病患者大部分为免疫容忍性宿主。②引起感染的微生物大部分来自患者自身或周围人群的正常菌群成员。③多重耐药菌株的形成使抗生素显得力不从心。进行有效地防治感染，不能单局限于"感染-抗生素—感染-抗生素"的思维框架，而要从感染发生、发展的多个环节上寻找预防及治疗感染的方法。毕竟抗生素只是"细菌种间斗争"众多手段中的一种手段而已。微生态理论可为预防、控制感染提供系列有效的防治手段。

1. 合理使用抗生素　合理使用抗生素已是老生常谈，但总被忽视，收效甚微，更有甚者，滥用抗生素越演越烈，崇尚广谱、大剂量、长疗程及多联合抗菌方法。其结果是有益菌、有害菌一起杀，除恶务尽，结果是引起菌群失调，抗药性增加和毒副作用等弊端此起彼伏。合理应用抗生素的目的主要是在有效抗细菌感染的基础上，减少或延缓耐药菌，尤其是多重耐药菌的形成。除以上之外，微生态学定植抗力理论又给合理应用抗生素赋予了新的要求：保护原籍菌群，保护菌膜屏障，维护肠道微生态平衡，防止定植抗力的下降，防止肠道耐药菌的形成与过度生长，减少由肠道细菌易位引起的内源性感染。

2. 微生态调节剂的应用　应用微生态调节剂的目的在于通过补充来源于健康人体的有益生理性细菌——益生菌(probiotics)，或补充可选择性促进有益生理性细菌优势生长的物质——益生元(prebiotics)，选择性地"促菌"使失调的肠道菌群恢复平衡，来实现对有害细菌种群的控制。以减少细菌及其代谢产物的易位，控制、减少内源性感染的发生率，并促使其向人体健康方向发展。

目前，微生态调节剂主要包括活菌制剂及促活菌生长制剂。活菌制剂又称医学益生菌(medical probiotics)，应用于临床的活菌制剂较多，国内外不下二百多种。主要为对人体起有益作用的优势种群制剂(主要为双歧杆菌和乳酸杆菌等)，如丽珠肠乐、培菲康等等。促活菌生长制剂包括：①耗氧量大且具有较强定植抗力能力的微生物制剂——需氧芽胞杆菌制剂，商品名为整肠生。其原理在于生物夺氧，消耗肠道内的氧，造就一种利于专性厌氧菌容易生长的环境。②优势种群生长的促进物质，包括寡糖类物质，如拉克替醇(又称天晴康欣)、乳果糖、果寡糖、菊糖、海藻糖、壳聚糖等等。中药类促进物质尚有待进一步深入开发，相信应当有广阔的发展前景。活菌与促活菌生长的物质合并使用,称为合生元,这是一个发展方向。此外,还有死菌及活菌的代谢产物。目前,国外将以上制剂及其他可维护肠道屏障功能,包括促进肠上皮细胞生长、促进肠黏液产生的物质等称为生态免疫营养剂(ecoimmunonutrient)。

对存在可导致微生态失调因素的患者,尤其是免疫容忍性宿主要定期检测肠道菌群的变化,一旦出现菌群失调应及时补充微生态调节剂。也可预防性地补充调节,强调预防为主。

临床研究表明,在肝移植、腹部手术、重型胰腺炎、烧伤、全身炎症反应综合征状态等危重病患者,早期应用益生菌或合生元等微生态制剂可以减少其抗生素应用时间,缩短住院时间,减少移植手术后感染、脓毒血症并发症、机械通气相关肺炎(ventilator-associated pneumonia, VAP)等的发生率,提高生活质量,减少医疗费用。

Falagas提出益生菌及其产生的生物表面活性物质(biosurfactants)控制置管相关的医院感染的新观念。其理论基础在于益生型微生物(probiotic type micro-organisms)可以拮抗潜在致病性微生物(potentially pathogenic micro-organisms)在非生物材料表面生长。此外,益生菌如乳酸杆菌属细菌可以产生具有多种功能的生物分子即生物表面活性物质,具有拮抗潜在致病微生物黏附特点。

3. 抗生素与微生态调节剂的联合应用问题 目前的研究认为活菌制剂对防治疾病,维护人类的健康起重要作用。但在临床,一个不能回避的问题是大部分伴感染的危重患者必须使用抗生素,而广谱抗生素必然对微生态活菌制剂产生影响,这似乎制约了微生态制剂的临床应用。从目前的研究资料结果看,抗生素与活菌制剂合用对某些感染的治疗效果优于单用抗生素的治疗效果。如Saaverdra的研究发现乳杆菌(*L. GG*)制剂与抗生素合用可降低儿童抗生素相关腹泻的严重性与发生率;又如Rochapin在治疗肠道艰难梭菌引起的抗生素相关性腹泻时,发现乳杆菌与甲硝唑合用的效果优于甲硝唑单用的治疗效果。其确切的机制目前尚未完全明了,是否与这些乳杆菌的胞体、胞质成分或代谢物质的作用有关,是一个值得深入研究的问题。更有临床研究者提出乳酸杆菌与双歧杆菌复合制剂(combination)预防性应用可以减少医院获得性艰难梭菌性腹泻(*Clostridium difficile*-associated disease, CDAD)的发生率与病死率,诊断CDAD后,再应用此类复合制剂也可以明显降低CDAD的严重性。

鉴于上述情况,一般情况下宜先用抗生素治疗原发感染,再以微生态活菌制剂调整微生态,这是合理的选择,即先抗后调;也有认为抗生素与微生态制剂分开使用,中间间隔若干小时,以避开抗生素药物的浓度高峰;在抗生素抗菌谱不覆盖微生态活菌制剂的情况下,两者可以同时合用,边治边调;在有严重肠道微生态失调表现的患者,如肠道菌交替症时,原则上需要停用抗生素,给予微生态疗法,以扶持恢复微生态平衡。

4. 抗生素灭活分子 进入人体肠道内的抗生素可或多或少地被灭活,此表明肠道内存在某些灭活抗生素的生理机制。初步研究发现,肠道灭活抗生素有两种方式:①酶类灭活方式,这种酶灭活方式可被酶抑制剂如克拉维酸、舒巴坦、三唑巴坦及cilastatin等抑制。②非酶类灭活方式,通过一种被称为抗生素灭活分子(antibiotic-inactivating-molecules, AIMs)的物质结合或吸收来灭活抗生素。AIMs是由某些肠道菌群产生的对肠道内抗生素具有一定灭活作用的一类物质,可能也是细菌种间斗争的产物。有关AIMs的种类、分子结构、作用机制、应用等目前尚缺乏广泛的研究,但有限的研究已表明AIMs有巨大的临床应用前景。如在感染部位发挥抗生素作用的同时,应用AIMs灭活或降低肠道内抗生素的含量,减少其对肠道微生态的干扰作用,抑制肠道内革兰阴性条件致病菌过度生长及易位,降低肠道正常菌群耐药菌的产生,降低内源性感染的发生。此外,AIMs还可灭活来自食物中残留的抗生素对人体的影响。

参考文献

[1] 李兰娟,吴仲文,马伟杭,等.慢性重型肝炎患者肠道菌群的变化[J].中华传染病杂志,2001,19:345-347.

[2] 李兰娟,吴仲文.老年人多脏器功能不全与肠道微生态变化[J].中华老年多器官疾病杂志,2002,1(1):60-64.

[3] 吴仲文,徐凯进,李兰娟.78例肝硬化患者肠道细菌易位及其相关性研究[J].中华外科杂志,2006,44(21):1456-1459.

[4] 鲁海峰,吴仲文,李兰娟.肝移植患者肠道双歧杆菌生态结构研究[J].中华传染病学杂志,2007,25(1):9-14.

[5] Tutin CE. Ecology and social organization of African tropical forest primates: aid in understanding retrovirus transmission[J]. Bull Soc Pathol Exot, 2000,93:157-161.

[6] Li LJ, Wu ZW, Ma WH, et al. Changes in intestinal microflora in patients with chronic severe hepatitis[J]. Chin Med J, 2001,114:869-872.

[7] Guarner F, Malagelada JR. Gut flora in health and disease[J]. Lancet, 2003,361:512-519.

[8] Bengmark S, Garcia de Lorenzo A, Culebras JM. Use of pro, pre-and synbiotics in the ICU-future options[J]. Nutr Hosp, 2001,16:239-256.

[9] Garcia-Lafuente A, Antolin M, Guarner F, et al. Modulation of colonic barrier function by the composition of the commensal flora in the rat[J]. Gut, 2001,48(4):503-507.

[10] Li lanjuan, Wu zhongwen, Xiao dangsheng, et al. Changes of gut flora and endotoxin in rats with D-galactosamine-induced acute liver failure [J]. World Journal of Gastroenterol, 2004,10(14):2087-2090.

[11] Chen CL, LI LJ, Wu ZW, et al. Effects of lactitol on intestinal microflora and plasma endotoxin in patients with chronic viral hepatitis[J]. J Infect, 2006,13.

[12] Graul T, Cain AM, Karpa KD. Lactobacillus and bifidobacteria combinations: a strategy to reduce hospital-acquired *Clostridium difficile* diarrhea incidence and mortality[J]. Med Hypotheses, 2009,73(2):194-198.

[13] Pitsouni E, Alexiou V, Saridakis V, et al. Does the use of probiotics/synbiotics prevent postoperative infections in patients undergoing abdominal surgery? A meta-analysis of randomized controlled trials[J]. Eur J Clin Pharmacol, 2009,27.

[14] Falagas ME, Makris GC. Probiotic bacteria and biosurfactants for nosocomial infection control: a hypothesis[J]. J Hosp Infect, 2009,71(4):301-306.

[15] Ballantyne C. Helpful bacteria harnessed to fight bad bugs [J]. Nat Med, 2008,14(12):1295.

[16] Shimizu K, Ogura H, Goto M, et al. Synbiotics decrease the incidence of septic complications in patients with severe SIRS: a preliminary report[J]. Dig Dis Sci, 2009,54(5): 1071-1078.

[17] Romond MB, Colavizza M, Mullié C, et al. Does the intestinal bifidobacterial colonisation affect bacterial translocation? [J]. Anaerobe, 2008,14(1):43-48.

[18] Francés R, Chiva M, Sánchez E. Bacterial translocation is downregulated by anti-TNF-alpha monoclonal antibody administration in rats with cirrhosis and ascites [J]. J Hepatol, 2007,46(5):797-803.

[19] Wu Z, Lu H, Li L, et al. Changes of gut bacterial ecosystem and its effect on immuno-system in patients with both liver transplantation and liver cirrhosis[J]. J Hepatol, 2009,50(S1): S72-73.

附录四 人工肝与肝移植

李兰娟 杨 芊

肝衰竭是各种严重肝病的终末期表现。在我国,以乙型重型肝炎引起的肝衰竭最为常见。而在国外,除了日本的剧症肝炎,与之相对应的主要有各种原因所致的暴发性肝衰竭(fulminant hepatic failure, FHF)和亚暴发性肝衰竭(subfulminant hepatic failure, SFHF)。对此类严重的肝细胞坏死情况,一般的病因治疗和综合支持疗法均难以代偿肝脏功能,其病死率高达70%以上。经过长期不懈的努力,人工肝过渡支持及肝移植疗法取得了举世瞩目的进展和成绩,为肝衰竭治疗开辟了新的途径和前景。本附录将对人工肝支持系统及其在肝移植前后的应用作重点介绍。

一、人工肝支持系统

1956年Sorrention首次提出了"人工肝"的概念,历经半个世纪的探索和研究,人工肝疗法已得到了长足的发展。

人工肝疗法基于肝细胞的强大再生能力,通过一个体外的机械、理化或生物装置,来达到清除各种有害物质,补充必需物质,改善内环境,暂时替代衰竭肝脏部分功能的治疗目的,人工肝能为肝细胞再生及肝功能恢复创造条件,或等待机会进行肝移植。由于肝脏功能复杂,而目前的人工肝多数只能取代肝脏的部分功能,因此又被称为人工肝支持系统(artificial liver support system, ALSS),简称人工肝。目前较为公认的意见将人工肝分为3型(表附4-1)。

表附4-1 人工肝支持系统的分型

分型	技 术	功 能
Ⅰ型(非生物型)	血液透析(滤过)、血液(血浆)灌流、血浆置换、白蛋白透析、血浆透析滤过等	以解毒功能为主,血浆置换还能补充生物活性物质
Ⅱ型(生物型)	交叉血液循环、肝灌流、体外生物反应装置、体外植入肝细胞	具有肝特异性解毒、生物合成及转化功能
Ⅲ型(混合型)	Ⅱ型与Ⅰ型混合组成	兼有Ⅰ、Ⅱ型功能

(一)人工肝支持系统的治疗方法

1. 非生物型人工肝 目前应用的非生物型人工肝包括血浆置换(plasma exchange, PE)、血液灌流(hemoperfusion, HP)、血浆胆红素吸附(plasma bilirubin absorption, PBA)、血液滤过(hemofiltration, HF)、血液透析(hemodialysis, HD)、白蛋白透析(albumin dialysis, AD)、血浆滤过透析(plasmadiafiltration, PDF)和持续性血液净化疗法(continuous blood purification, CBP)等。由于各种人工肝的原理不同,因此应根据患者的具体情况选择不同方法单独或联合使用:伴有脑水肿或肾衰竭时,可选用PE联合CBP、HF或PDF;伴有高胆红素血症时,可选用PBA或PE;伴有水电解质紊乱时,可选用HD或AD。应注意人工肝治疗操作的规范化。

(1) 血浆置换(plasma exchange, PE) 将患者的血液通过膜式分离将血浆从全血中分离出来弃去,然后补充等量的新鲜冷冻血浆或人血白蛋白等置换液，以清除体内的各种代谢毒素和致病因子。该法不仅可以清除体内中、小分子物质，还可清除蛋白质、免疫复合体等大分子物质，因此，对有害物质的清除率远比血液透析、血液滤过、血液灌流为好。同时又补充了体内所缺乏的白蛋白、凝血因子等必需物质，较好地替代了肝脏合成功能，适用于各型重型肝炎。

(2) 血液（血浆）吸附［hemoperfusion (plasma) absorption, HP(PA)］ 血液或血浆进入血液灌流器与活性炭或树脂等吸附剂充分接触，利用吸附剂的特殊孔隙结构将血液中的毒性物质如白细胞抑制因子、抑制肝细胞生长的细胞毒物质以及芳香族氨基酸、酚、吲哚、短链脂肪酸等吸附并清除。血浆灌流对血小板、红细胞等有形成分无任何破坏，除重肝外，该法在急性中毒的救治中也被列为首选措施。另外，特异性胆红素吸附应用对胆红素有特异性吸附作用的灌流器，可特异性地吸附胆红素及少量的胆汁酸等。

(3) 血液透析(hemodialysis, HD) 利用某些中、小分子物质可以通过半透膜的特性，借助膜两侧的浓度梯度及膜两侧的压力梯度将血液中的毒素和小分子物质清除至体外，但难以清除与蛋白质结合的各种毒素。该法可以纠正肝衰竭中常见的水、电解质紊乱和酸碱平衡的失调。

(4) 血液滤过(hemofiltration, HF) 采用孔径较大(平均约 100 nm)的膜，依靠液体静压力差作为跨膜压，使血液中的毒物经膜滤过而除去，它对中分子量物质的清除较血液透析更为有效。适用于伴有肝肾综合征、肝性脑病、水电解质紊乱、酸碱平衡失调等症状的各种重型肝炎。

(5) 白蛋白透析(albumin dialysis, AD) 基于亲脂性毒素与白蛋白呈配位键结合的原理，在透析液中加入白蛋白，与血浆白蛋白竞争结合毒素，从而达到跨膜清除亲脂性毒素的目的。该法包括单次白蛋白通过透析(SPAD)、分子吸附再循环系统(MARS)、连续白蛋白净化系统(CAPS)等方法。特点是：①可有效清除蛋白质结合毒素和水溶性毒素。②可纠正水、电解质、酸碱失衡。

(6) 血浆透析滤过(plasma diafiltration, PDF) 是用血浆分离器同时进行血浆置换、血液透析和滤过的一种技术方法。由于滤器的孔径较血滤器大，在透析滤过过程中会有血浆的丢失，丢失的那部分血浆可用新鲜冰冻血浆(FFP)从后稀释液中补充。治疗仅用一台仪器和一只滤器，可连续进行 6～8 h 或更长时间。另外，为减少长时间治疗中凝血因子和血清蛋白的丢失，通常选用蛋白筛选系数在普通血浆分离器和血滤器之间的血浆成分分离器，因此又被称为“蛋白分离器”。

2. 生物型人工肝 是将同种或异种供体的全肝、肝组织片、肝细胞悬液、培养肝细胞、肝细胞微粒及特定的肝细胞酶等与生物合成材料相结合组装成的人工肝装置。目前常用的是以培养肝细胞为基础的生物人工肝系统，它不仅具有肝特异性的解毒功能，而且具有物质代谢和生物合成转化功能。培养肝细胞置于体外循环装置(生物反应器)中，当患者血液(血浆)流过生物反应器，通过半透膜或直接接触与培养肝细胞进行物质交换，从而为肝功能衰竭患者提供肝脏支持功能。该装置包括细胞和生物反应器两个主要部分。

(1) 用于生物人工肝的细胞 要求有特异的肝细胞功能，安全有效，无毒副作用，常用的肝细胞有如下几种。

1) 原代肝细胞：从理论上讲，同源的人肝细胞是混合型人工肝最理想的细胞来源，其生物安全性好，细胞生物学功能相同。但其应用的最大障碍是来源稀少，整肝首先被应用于肝脏移植，而且体外培养的人肝细胞很快就失去了分化代谢能力。将不适于肝移植的成人肝和肝移植时剩余的肝叶碎片收集起来，建立成人肝细胞库是个好的方法，但其来源依然有限。且随着对器官肝移植需求的不断增加和肝移植技术、肝叶分离技术的不断提高，此方面的来源亦会越来越少；且肝细胞库的建立尚有待于肝细胞低温保存技术的进一步完善与提高。此外，胎肝细胞，特别是较大月龄胎肝分离出来的肝细胞，可在体外继续分化增殖，且免疫原性弱，很少引起异性蛋白反应，若用于人工肝可望取得良好疗效，但其来源受限，涉及伦理问题，推广有一定难度。

目前有报道的应用于生物人工肝的原代肝细胞有兔、猪、人等肝细胞，其来源广泛、价格低廉、可操作性强。在实验及临床研究中，目前应用最广泛的是猪肝细胞，其优点是来源广泛，细胞数量多，代谢功能与人肝细胞最为接近。

2) 肿瘤来源的肝细胞株：无论是动物还是人肝细胞培养时均存在生长条件要求严格、存活时间及产量有限、难以传代等缺点，而一些肝肿瘤细胞株恰可弥补上述不足，且来源广泛，培养后能迅速达到人工肝支持所需的数量标准，并且具有正常肝细胞的某些功能。如来源于肝母细胞瘤的 Hep G2 细胞株，C3A 细胞株等，C3A 细胞株已在美国 Hepatix 公司生产的 Hepatix ELAD 体外人工肝辅助装置中使用。但与猪肝细胞相比，C3A 细胞株的 P450A1 活性、氨清除以及氨基酸代谢等功能均较低。肿瘤来源的肝细胞来源广泛，增殖能力强，可大规模制备并保存，但其功能往往只有类似正常肝细胞的某些合成功能，代谢和解毒能力相对较弱，如何进一步通过基因工程技术提高其代谢功能是此类肝细胞株应用于人工肝的必由之路，此外，如何证明其安全性，确信无潜在致癌危险，是无法回避的问题。肿瘤来源的肝细胞株大量应用尚需时日。

3) 永生化肝细胞：肝细胞永生化是解决肝细胞源

的可行途径之一。人源性永生化肝细胞系不但保持了人肝细胞的生物特性和功能，而且增殖能力强，克服了原代培养肝细胞功能维持时间短、培养条件要求高、难以传代等缺点，是现阶段最有希望应用于BAL的细胞来源。常用的方法是将SV40LT或者hTERT转染到原代肝细胞，建立永生化肝细胞，其中尤以SV40LT转染应用最为普遍，如OUMS229细胞是由人胎细胞转染PSV3neo质粒获得的含有永生化基因SV40Tag的肝细胞株，表达肝脏特殊功能基因如白蛋白、人血凝血因子Ⅹ、谷胺酰合成酶、谷胱甘肽-S-转移酶(GST)等，其致肿瘤程度较低。浙江大学医学院附属第一医院李兰娟等以重组质粒SV40LT/pcDNA3.1经脂质体转染来源于脑死亡的成人肝细胞，成功建立了国内首株永生化人源性肝细胞系——HepLL，具有与原代培养肝细胞类似的形态学特征和生物学功能。人源性永生化肝细胞系为人工肝研究提供了潜在肝细胞源，并为肝细胞移植和体外药物筛选提供了新的细胞模型。但是，SV40LT存在潜在的致瘤性，为此，国内外学者正在努力尝试设计一种可回复性切除SV40LT的肝细胞永生化方法，以期建立更为安全的永生化肝细胞系，这样，肝细胞既得到了增殖能力，又不具有致瘤性。

4）干细胞来源的肝细胞：利用干细胞来源的肝细胞构建人工肝无疑是最安全有效的，譬如肝干细胞、胚胎干细胞及骨髓间充质干细胞等，但干细胞定向诱导分化困难重重，迄今的研究结果尚不具备实际应用价值，但其诱人的应用前景令人关注。

（2）*生物反应器*　生物反应器是混合型人工肝支持系统的核心部分，其性能直接关系到人工肝支持系统的支持效率与效果。早期的生物反应器直接借鉴血液透析的原理，将血液透析器中的透析液换为活的肝细胞，因此俗称“肝细胞透析”。随着混合人工肝研究的不断深入，生物反应器亦在不断地发展与改进。它的主要功能是：①为肝细胞提供良好的生长代谢环境。②作为患者血液（血浆）与肝细胞相互作用、进行物质交换的场所。理想的生物反应器的设计和构建应具备适当的双向物质转运功能，以便为生物反应器中的肝细胞提供足够的营养，保持细胞活力，并可根据分子量大小，选择半透膜在患者及肝细胞之间进行物质交换，保持细胞活力及功能。目前，在生物反应器中培养的肝细胞不能长期维持其功能是一大难题，原因在于难以在体外为肝细胞生长提供一个合适的微环境及相关的促进因子。

根据生物反应器的形状、结构及肝细胞的培养或放置方法可将其分为中空纤维型、平板型、灌流床式（支架）型和细胞包裹（悬液）型4个型别，每一型又有多种不同的培养技术及应用方法。目前研究最多、已被体外混合型人工肝系统广泛使用的反应器为中空纤维型生物反应器。其优点是半透膜面积较大，便于物质交换，同时可大量播种肝细胞，且数量大，易达到人工肝所需的细胞量。普通中空纤维型反应器在实际应用中存在一定的缺陷，近年不断有人应用新型材料设计改进型的中空纤维反应器，以期达到更有利于肝细胞生存和功能发挥的效果。

自1987年生物人工肝治疗首例肝功能衰竭患者获得成功以来，生物人工肝逐步进入临床试用阶段，迄今已有不少成功报道。目前生物人工肝尚存在一些未解决的问题，仍处于研究阶段，但人们已经看到了生物人工肝治疗肝衰竭的希望。

3. 混合型人工肝　生物人工肝问世不久，人们就很快发现它虽能较好地替代肝脏的解毒和生物合成功能，但肝功能衰竭患者体内积累的大量代谢产物及毒性物质难以在有限的交换中由培养肝细胞解毒，反过来，还可能对培养肝细胞的存活及生物学功能产生不利影响。如能将偏重于解毒作用的人工肝支持系统与之相结合，组成混合型生物人工肝，可使人工肝的生物合成转化功能和解毒作用更加完善。目前，已有将血液透析滤过、血浆置换、活性炭吸附等方法与生物人工肝相结合的研究报道。其中，由血浆分离器、活性炭、肝细胞生物反应器等组成的混合型人工肝，设计较为合理，效果比较理想。目前混合型人工肝的研究处于动物实验和临床试验阶段，并取得了较好的疗效。

（二）人工肝支持系统治疗的适应证

1）各种原因引起的肝衰竭早、中期，PTA在20%～40%之间和血小板$>50\times10^9$/L的患者为宜；晚期肝衰竭患者也可进行治疗，但并发症多见，应慎重；未达到肝衰竭诊断标准，但有肝衰竭倾向者，也可考虑早期干预。

2）晚期肝衰竭肝移植术前等待供体、肝移植术后出现排异反应、移植肝无功能期的患者。

（三）人工肝支持系统治疗的相对禁忌证

1）严重活动性出血或弥散性血管内凝血者。

2）对治疗过程中所用血制品或药品如血浆、肝素和鱼精蛋白等高度过敏者。

3）循环功能衰竭者。

4）心脑梗死非稳定期者。

5）妊娠晚期。

（四）人工肝支持系统治疗的并发症

人工肝治疗的并发症有变态反应、低血压、继发感染、出血、失衡综合征、溶血、空气栓塞、水电解质及酸碱平衡紊乱等。随着人工肝技术的发展，并发症发生率逐渐下降，一旦出现，可根据具体情况给予相应处理。

二、人工肝支持系统在肝移植术前的应用

肝移植适用于进行性、不可逆性终末期肝病患者，

预计在短期内无法避免死亡者，如暴发性肝炎、肝炎后肝硬化、酒精性肝硬化、药物性肝硬化终末期，反复出现难以控制的致死性的并发症如肝肾综合征、先天性胆道闭锁症、先天性代谢性肝病如肝豆状核变性、a1抗胰蛋白酶缺乏症等终末期患者。

1. 肝移植术的手术时机 肝移植术适用于常规内科治疗无效的终末期肝病，对于终末期肝病的诊断标准，普遍认为应符合下列条件：①难以逆转的腹水。②形成门脉高压症，并出现上消化道出血。③严重的肝功能损害(Child分类C级)。④出现肝肾综合征。⑤出现进行性加重的肝性脑病。⑥肝硬化基础上并发肝癌。

当患者出现上述2～3项征象时，即可施行肝移植术，但人们发现经过术前充分准备的病例，肝移植后1年生存率(91%)明显优于因病情严重而准备不充分的病例(60%～70%)，因此选择合适的手术时机非常重要，而且不同的原发病都有其各自的变化规律，决定手术时机也不能以同一标准来衡量。

(1) 暴发性肝炎的肝移植时机 暴发性肝炎发病迅速、预后凶险，内科治疗生存率仅有20%～40%，10年生存率为10%～20%，施行肝移植后1～3年生存率可达50%～75%。因此人们对暴发性肝炎作为肝移植的适应证已无疑问，但有关手术时机问题还有不同的看法。

Emond等提出，当出现进行性加重的肝性脑病、脑水肿，经24～48 h对症治疗后症状无改善时应考虑施行肝移植术。Iwatsuki等提出：进行性加重的肝性脑病并出现视神经乳头水肿时即可采取手术治疗。但Starzl则认为一旦出现Ⅳ级肝性脑病，并需人工辅助呼吸时，则已失去了肝移植术的最佳时期。可见对此意见不尽一致，但一般认为对暴发性肝炎，还是应该首先选择内科治疗，当内科治疗无效、肝功能进一步恶化时，则应果断采用肝移植术。

(2) 肝硬化的肝移植时机 对肝硬化重症程度的评价，传统的方法主要有Child分级法。一般认为Child C级表示肝功能处于失代偿期，但对于此类患者生存期的预测Child分级法缺乏预见性，难以据此掌握肝移植的合适时期。Sherlock等发现当出现利尿剂难以逆转的腹水，并存在肝性脑病、上消化道出血及反复发生的败血症时，患者将在半年内死亡，应尽早采取肝移植术。Chastense等认为血清总胆红素>50 μmol/L、白蛋白<30 g/L，并出现凝血酶原时间延长时可考虑选择换肝手术。出现肝肾综合征时也应尽早行肝移植或肝肾联合移植。

而对于原发性胆汁性肝硬化者，则可通过回归方程来确定肝移植时机。R(风险系数)＝0.871×log[血清总胆红素(mg/dl)]－2.53×log[凝血酶原时间(s)]＋0.859(水肿分级)。当R>8.1，应采取肝移植术。

(3) 先天性胆道闭锁症的肝移植时机 先天性胆道闭锁症早期最有效的治疗为葛西式肝门空肠吻合术，但这一手术3年后黄疸消失率仅26.5%，10年生存率也仅有15.9%，并且其中半数病例仍伴有胆汁性肝硬化、门脉高压症，因此绝大多数(90%以上)的先天性胆道闭锁症需行肝移植术。出现下列征象时应果断施行肝移植术。

1) <1岁患儿，当血清总胆红素>171 μmol/L时。

2) 1～2岁患儿，当血清总胆红素>171 μmol/L、白蛋白与球蛋白比值<1、γ谷氨酸转肽酶<100 U/L、碱性磷酸酶<400 U/L、血胆固醇<2.59 mmol/L时。

3) >2岁患儿，当血清总胆红素>171 μmol/L，白蛋白与球蛋白比值<1。

4) <10岁患儿，当出现体重、身高停止增长，且能排除其他因素时。

5) 即使肝功能代偿良好，但出现频繁的上消化道出血、胆管炎时。

(4) 先天性代谢性肝病的肝移植时机 先天性代谢性肝病一旦确诊就应争取尽早施行肝移植术，绝不能等发展至出现不可逆性改变或严重并发症时才考虑手术治疗。

2. 肝移植患者术前的临床症状 到目前为止，进行肝移植术的患者以暴发性肝炎、肝硬化终末期、无肝外转移但又没有其他有效方法治疗的肝癌、肝肾综合征患者为主，因此临床上往往有下列危重症状。

(1) 黄疸进行性加深 血中胆红素平均每天增加17.1～34.2 μmol/L。个别急性重型肝炎患者由于急性肝坏死发展迅速，在黄疸尚未出现情况下患者已死于肝性脑病。

(2) 出血现象 70%以上病例有出血现象，表现为皮下出血点、瘀斑、呕血、咯血、柏油样大便、鼻出血、牙龈出血、阴道出血等。出血部位以皮下出血与消化道出血最常见。出血一般发生于黄疸高峰期，但于临终前大多数病例可见广泛出血。出血原因与血管通透性增加、严重肝损害时凝血因子缺乏有关，部分病例是由于DIC所引起。

(3) 中毒性臌肠 轻度臌肠者仅自觉腹胀不适，严重者腹部隆起，腹壁紧张，表面光亮，叩诊呈鼓音。明显臌肠时患者常有呃逆，亦有腹水先兆。臌肠一般出现于黄疸高峰期。

(4) 腹水 常与中毒性臌肠同时出现。腹水的出现大致与黄疸高峰期相接近。

(5) 神经系统症状 随着病情的发展，患者首先出现嗜睡，对外界反应迟钝，记忆力与定向力差，智能减退；继之出现烦躁不安、谵妄甚至狂躁及扑翼样震颤，随之转入浅昏迷或深昏迷。一些病例出现脑水肿时可以出现四肢痉挛性抽搐、腱反射亢进及病理神经反射阳性。

(6) 肝臭　这是重型肝炎患者呼出的一种混杂粪臭和芳香甜味的气体。此气味来源于含硫氨基酸代谢的中间产物，提示严重损害的肝脏不能清除上述物质。

(7) 肝脏缩小　重型肝炎患者多有肝脏缩小的征象。有报道肝缩小发生率 91.5%，肝脏比正常缩小可达 51%以上。急性重型肝炎患者肝脏缩小迅速而且明显。

(8) 肝肾综合征　表现为少尿或无尿，尿液可能出现蛋白质、红细胞、白细胞、管型、血尿素氮增加，二氧化碳结合力下降。

(9) 弥散性血管内凝血(DIC)　DIC 的发生与内毒素血症有关。重型肝炎患者 DIC 发生率不算高，大多数的出血、凝血障碍仍是由于凝血因子减少所致，故在重型肝炎病例诊断时 DIC 标准应该严格掌握，并应采取慎重的态度。

为了能使患者耐受手术，同时等待合适的供肝，作为肝移植术前准备的一部分，可在术前对患者进行人工肝支持系统治疗，可以有效地改善患者术前的内环境紊乱，使 ALT 和总胆红素、内毒素下降，纠正水、电解质紊乱，改善患者的一般情况，使之更好地耐受手术。同时，对于急性肝功能衰竭患者而又由于供肝缺乏无条件行急诊肝移植时，也可以对患者暂行人工肝支持系统治疗，替代肝脏功能，赢得时间等待供肝行肝移植。

三、人工肝支持系统在肝移植手术后的应用

肝移植患者术前肝功能都处于衰竭状态，加之肝移植手术时间长、创伤大，术后还需使用免疫抑制剂，因此在术后管理上存在许多矛盾：①为防止血管吻合口血栓形成需进行抗凝治疗和为预防术后出血需进行止血治疗。②为防止排斥反应而施行免疫抑制治疗与免疫抑制后各种感染症的发生。③为确保移植肝脏的血流需维持足够的血容量与水钠潴留后呼吸循环功能衰竭等。术后管理的目标就在于调节上述矛盾间的平衡。

(一) 移植肝脏功能的评价及管理

移植肝脏功能评价主要通过临床症状、血液生化检查、血气分析、糖利用状况、动脉血酮体比(AKBR)和肝脏超声多普勒检查等结果进行，必要时也可通过肝组织活检来了解肝脏的功能。

1. 临床症状与移植肝功能　移植肝功能恢复良好时患者精神状态良好，白天多处于清醒状态，能配合医护人员进行诊疗工作，主动关心自己的恢复状况，术前肝功能不全的症状消失，如肝性脑病、肝臭，有强烈的食欲。黄疸逐渐消退，胆汁引流良好。反之如移植肝脏功能不良时常表现为持续性的嗜睡、全身倦怠、精神差，对自己病情及周围事物漠不关心，不配合医护工作，术前肝功能不全症状持续存在甚至加重，还可出现发热、呕吐、腹泻、腹痛、胆汁稀少、黄疸加重、腹腔引流液增加、出现大量胸腹水等。

2. 血液生化指标与移植肝功能

1) 血清转氨酶进行性升高，多因肝细胞破裂，胞质内的转氨酶大量释放进入血液而致，提示肝细胞出现急性坏死，常与肝血流灌注不良、急性排斥反应、肝炎有关。

2) 血清总胆红素、直接胆红素、碱性磷酸酶、谷氨酸转肽酶升高时多提示胆汁引流不畅，常与胆道梗阻、急性排斥反应有关。

3) 血清直接胆红素、血清白蛋白、前白蛋白下降，多与肝细胞功能不良有关。由于前白蛋白半衰期仅 1.9 d，因此检测血清前白蛋白的水平可以及时反映肝细胞合成蛋白质的能力，具有重要参考价值。

4) 动脉血酮体比(AKBR 动脉血乙酰乙酸/β 羟丁酸)与移植肝脏功能。动脉血酮体比与肝脏功能密切相关。术后 AKBR 的变化可以准确地反映移植肝脏功能的恢复状况。日本京都大学的经验表明，当 AKBR 值大于 1 时提示肝功能恢复良好；AKBR 值小于 0.7 时，提示肝功能衰竭或无功能。

此外，持续性的代谢性酸中毒、高血糖、高血钾症均提示肝功能恢复不良，需迅速寻找原因加以纠正。

(二) 肝移植术后需人工肝脏治疗的并发症

1. 原发性移植肝无功能　原发性移植肝无功能为肝移植术后又一严重并发症，常发生在术后 2 周内，发生率 5%～18%，近年来发生率约 10%。

(1) 原发性移植肝无功能的原因及防治对策　在开展肝移植术的初期，对于移植肝早期无功能的病因不甚清楚，随着肝移植技术的不断发展和肝移植病例的增加，对此已有逐步的认识。20 世纪 80 年代后期，约有 40%的原发性移植肝无功能与外科技术导致的肝动脉血栓、胆道并发症等因素有关，随着供肝切取保存技术的提高和手术操作的改进，近年来因外科技术问题所致的原发性移植肝无功能仅占全部病例的 25%，进入 90 年代以后，由于新一代免疫抑制剂的不断开发和应用，原发性移植肝无功能发生率大为降低，从其诱因分析发现肝脏灌注保存导致的肝脏损害及肝脏恢复血供时的肝损害已成为最大的危险因素，目前约有 40%的原发性移植肝无功能患者与此有关。除此之外，还与供肝质量、供受体的组织相容性有关。

1) 供肝质量不佳及防治对策：多发生在全肝移植术病例和急诊活体肝部分移植术病例，常与术前来不及进行仔细检查有关，其主要防治对策为：①术前尽可能对供肝者作充分的体检，并备案。②对资料不全的供肝，在移植前应作肝组织的冰冻切片，了解其病理改变，对具有微小癌肿、弥漫性过度增生、各种病毒性肝炎、严重脂肪肝的供肝，应禁止进行肝移植。对局灶性

良性肝病，应在供肝修整时作局部切除。③由于术前病理检查也难以充分评价供肝质量，病情允许时尽可能不使用健康背景不明的供肝。

2）供肝缺血性损伤及防治对策：肝移植术为获取供肝，必须阻断供肝正常血供，并行灌洗和保存，因此供肝必然会出现程度不同的缺血性损伤，通常将供肝循环停止至用保存液将肝脏实质降至0～4℃时的时间称为肝热缺血时间，将肝脏完成降温后行修整保存及血管吻合完毕至恢复肝脏血供的这段时间称为肝脏冷缺血时间，无论肝脏热缺血还是冷缺血都将造成肝脏的损害，损害严重时，可导致移植肝早期无功能，对尚未确立“脑死亡”法律的国家和地区，多需在心脏停搏后，才能切取供肝，因此不可避免地存在一定时间的肝脏热缺血现象，从而明显加重供肝的缺血性损害，影响移植肝脏功能的恢复。目前的研究认为供肝缺血性损伤的机制主要与高能磷酸化合物缺乏、钙超载、氧自由基大量生成等因素有关。

根据上述特点，其防治对策有：①尽可能避免肝脏热缺血现象，最大限度地缩短肝脏冷缺血时间。②选择使用最适合肝脏的保存液，目前以UW液为首选。③不断研究探索新的保存液和保存方法，可以选择使用自由基清除剂、钙离子拮抗剂、细胞膜保护剂和疏通微循环类药物。

(2) 原发性移植肝无功能的诊断

1）肝移植术后出现进行性加重的黄疸、腹水、肝功能异常。

2）出现难以控制的弥漫性出血和代谢性酸中毒。

3）肝移植术后短时期内出现肾功能衰竭及肝性脑病。

4）术后2 d内动脉血酮体比持续低于0.7。

5）肝组织活检提示肝细胞出现严重的坏死。

6）排除其他术后并发症导致的肝功能衰竭。

(3) 原发性移植肝无功能的治疗　原发性移植肝无功能预后凶险，如不及时采取措施，将死于肝功能衰竭及其并发症，因此一旦发现移植肝无功能，应立即使用人工肝脏治疗，使患者肝功能有望恢复或等待再次肝移植。

2. 排斥反应

(1) 超急性排斥反应　器官移植术后超急性排斥反应的发生原因系受体体内存在供体抗原特异性抗体，从而导致强烈的体液免疫反应。多在移植物恢复血供后数分钟至数小时内发生，是导致移植物早期死亡的重要原因之一。多见于心、肾等同种器官移植术后，由于肝脏属于免疫特惠器官，在开展临床肝移植以来的30余年中，临床肝移植术后尚未出现1例典型的超急性排斥反应。

(2) 急性排斥反应　急性排斥反应主要是由移植抗原致敏的特异性杀伤性细胞介导的免疫应答反应。发生率10%～38%，大多数在术后3个月内发生，90%的急性排斥反应发生在肝移植术后10 d左右。

1）急性排斥反应的诊断：由于目前还没有任何一种方法可以预知和确定急性排斥反应，当患者出现下列特征时，应考虑发生急性排斥反应，最后的诊断需依据临床表现和辅助检查综合判断。①常发生在肝移植术后10 d左右，少数也可发生在术后1周内或数日后，这类病例常与免疫抑制剂剂量不足有关。②常见临床症状：发热、精神萎靡、烦躁、乏力、嗜睡、食欲减退、腹胀、肝区疼痛、失眠、抽搐，甚至昏迷。③体征：肝脏肿大，质硬，触痛，出现黄疸或原有黄疸加重，胆汁分泌量减少，色泽变淡，胆汁生化检查提示胆红素水平下降，胆固醇升高。④肝功能检测提示肝细胞受损、功能下降，表现为转氨酶和转肽酶增高，前白蛋白及白蛋白下降，凝血酶原时间延长，总胆红素升高，动脉血酮体比小于0.7。⑤血中白细胞介素-2受体、透明质酸水平升高。⑥肝组织呈特征性病理改变。

2）急性排斥反应的治疗：发生急性排斥反应时，首先应选择肾上腺皮质激素冲击疗法，无效时可改用莫罗单抗-CD_3（OKT_3）或他克莫司（FK506）治疗。同时应用人工肝脏支持治疗。

3. 肝移植术后合并多器官功能障碍综合征　多器官功能障碍综合征（multiple organ dysfunction syndrome，MODS）是指发病在24 h以上，有2个或2个以上的器官或系统序贯性渐进性地发生功能衰竭。

(1) MODS发生机制　由于肝移植属大器官移植，手术复杂，创伤严重，术中和术后易发生休克、感染及心、肺、肝、肾、脑等主要器官的功能损害或衰竭；同时，大量免疫抑制剂的使用，可能并发严重感染、感染性低血压或休克。另外，肝移植术前患者往往处于肝功能衰竭，或肝硬化脾功能亢进，容易出血，或腹膜炎腹腔粘连，门静脉侧支血管丰富等，都是造成术中术后出血、休克的原因。但最主要的发生机制还是由于休克、毒素导致机体微循环血液流量不足，使组织缺氧，从而引起器官代谢功能障碍。MODS发生后，如不及时纠正，组织缺氧和代谢障碍将继续加重，产生的毒性物质会进一步引起微循环障碍和全身血液动力学障碍，导致多器官功能损害。

复杂的器官移植手术造成的严重损伤可产生以下临床征象。体温>38℃或<36℃，心率加速>90次/min，呼吸增快，频率>20次/min或过度通气，(PCO_2<4.1 kPa)，白细胞骤升(>1.2×10^9/L或<4×10^9/L)或幼粒细胞>10%，称为全身炎症反应综合征（systemic inflammatory response syndrome，SIRS），是损伤引起的高代谢表现。

正常情况下，胃酸、多种酶、黏蛋白产物和免疫球蛋白可消除外来的细菌和毒素，肠道是一个有效的天然防御系统，可防止细菌通过肠壁经淋巴管进入局部的淋巴和血流，一旦发生应激情况，肠道屏障受损，将无法控制细菌、抗体或内毒素的侵入。若病情未能控制，24～72 h将发展为急性肺损伤，肺的毛细血管内皮黏附血小板和白细胞，释放氧自由基和蛋白酶，液体和炎性细胞进入肺泡间质。病变继续加重可导致肺泡出血，肺泡表面活性物质失活，肺泡萎缩及肺水肿，这些病理改变可引起呼吸道不通畅，空气弥散异常，氧分压减低，肺顺应性下降及弥散性肺浸润，临床表现为成人呼吸窘迫综合征（adult respiratory distress syndrome，ARDS）。ARDS未被控制将进一步损及其他器官的功能，引发多器官功能不全，如意识改变至昏迷、贫血、白细胞减少，血小板减少或凝血疾病，胃肠功能紊乱，胃肠道出血，胰腺炎或胆囊炎，肝肾功能不全。病情加重时往往伴有脓毒血症，病死率迅速增加。

休克、免疫细胞受刺激或细菌性内毒素均可激发机体产生内源性介质。肿瘤坏死因子（tumor necrosis factor，TNF）是一种细胞因子，由单核细胞和组织巨噬细胞产生，它是引起机体系列病变的关键性介质，对血管内皮细胞有直接的毒性作用，能诱发和产生促凝固活性物质，使小血管形成血栓，血管壁增加通透性，肠道丢失液体或引起肺水肿，此外还可降低肌细胞的透膜电位，钠离子透入细胞过多而扩大细胞内的容量，通过下丘脑神经的直接作用而引起发热。在炎症反应，TNF作为强作用介质之一，将引起广泛的组织和器官急性损伤，导致肾小管坏死、出血性肠坏死及肺水肿，并与其他炎症介质（如花生四烯酸）产生毒性协同效应，引起全身性内皮细胞损伤及各器官功能间的相互影响，最终导致多器官功能不全或MODS。

（2）MODS的防治　肝脏移植手术对机体是严重的损伤，术后由于免疫抑制剂的使用，容易并发感染，移植肝发生排斥反应也可造成肝功能丧失，进而影响其他器官或系统的功能。因此防治肝移植术中或术后的并发症，也是防治移植后合并MODS的重要措施。

1）首先应予扩容，纠正休克状况，改善各器官的血流分布和灌注不足。同时充分供氧，特别是对血乳酸水平升高的患者更需改善心排血量，增加血红蛋白和动脉氧饱和度来提高氧的供应量，积极纠正水和电解质紊乱及代谢性酸中毒。在肝移植合并感染的患者，应查明感染部位，消除炎性病灶，使用有效抗生素控制感染，清除各种有害的介质和毒物。发生排斥反应须早期诊断，及时采取有效措施控制排斥反应。非类固醇性抗炎药如布洛芬（ibuprofen）或吲哚美辛（消炎痛indomethacin）可抑制血栓素 A_2（TxA2）等四烯酸代谢产物，有利于防止ARDS的发生。对MODS患者提供代谢支持是十分重要的，应供给足够的热量。

2）MODS患者的营养供应量为：糖类（碳水化合物）5 mg/(kg·min)，脂肪 2 g/(kg·d)，蛋白质（氨基酸）2 g/(kg·d)。如肠道功能较差，不能摄取全部热卡，也应优先考虑肠道膳食，因经肠道进食可能减少应激性溃疡及感染并发症。

针对以上肝移植术后并发症以及其他原因所造成的肝移植术后肝功能恢复延缓或出现肝肾功能损伤，可充分利用人工肝支持系统的功能帮助患者顺利渡过恢复早期的重重困难。

肝移植术后，由于手术时间较长、术中的无肝期、排斥反应、感染等原因，患者同样易出现酸碱失衡、高胆红素血症、电解质紊乱、凝血功能障碍等，此时亦可以通过人工肝有效地改善肝移植术后早期患者的生理紊乱状况。移植术后出现急性排斥反应时，移植肝受到破坏，功能低下，在使用免疫抑制疗法的同时行人工肝支持系统治疗，可以去除抗原及免疫复合物，帮助渡过排斥反应期，有利于移植肝功能的恢复。

临床经验说明，手术前后行人工肝治疗，明显改善了患者的一般情况及实验室指标，为肝移植创造了条件，为供肝功能的恢复创造了机会，并为其他并发症的治疗提供了帮助。

参考文献

[1] 李兰娟．人工肝脏[M]．杭州：浙江大学出版社，2001．

[2] 中华医学会传染病与寄生虫病分会人工肝学组．人工肝支持系统治疗的操作指南[J]．中华肝脏病杂志，2002，10(5)：329－333．

[3] 中华医学会感染病学分会肝衰竭与人工肝学组，中华医学会肝病学分会重型肝病与人工肝学组．肝衰竭诊疗指南[J]．中华肝脏病杂志，2006，14(9)：643－646．

[4] 郑树森，徐骁．积极推进中国肝移植的发展[J]．中华肝胆外科杂志，2005，11：437－439．

[5] Li LJ，Du WB，Zhang YM，et al. Evaluation of a bioartificial liver based on a nonwoven fabric bioreactor with porcine hepatocytes in pigs[J]. J Hepatol，2006，44：317－324．

[6] Kjaergard LL，Liu J，Als-Nielsen B，et al. Artificial and bioartificial support system for acute and acute-on-chronic liver failure：a systematic review[J]. JAMA，2003，289(2)：217－222．

附录五　传染病与生物恐怖

卢洪洲　翁心华

2003年传染性非典型性肺炎(SARS)以后,我国的公共卫生相关学科的疾病预防与控制网络、医学教育中心、医院的急诊室、科研机构等医疗卫生机构不但在公共卫生事件、传染病的防治方面发挥了重要作用,而且在不可预测的生物恐怖事件中同样能够起到重要作用。生物恐怖是本世纪人类面临的一个重大挑战,对人类的生命和健康存在着潜在的巨大威胁。防控生物恐怖包括:对生物恐怖的预防、早期发现、及时控制和预后处理,其所应用的主要也是公共卫生和流行病学科预防和控制突发性大规模传染病流行的策略和方法。

一、生物恐怖及生物武器的定义

生物恐怖(bioterrorism)是指通过蓄意释放细菌、病毒或其他病原体,引发人群、动物、植物疾病或死亡,引发人们的恐慌和社会动荡,达到恐吓或强迫政府或社会,传递某种政治、宗教或意识形态信息,引起政治或社会变化的一种非法暴力行为。因生物恐怖技术含量低,危害性大,病原体常为病毒或多重耐药,缺乏有效的治疗手段,一旦发生,后果极为严重。生物武器是一种利用生物制剂进行杀伤和破坏的武器,包括生物剂或毒素及其释放工具,属于一种大规模杀伤性武器。具有致病性、隐蔽性强,造价相对低廉等特点,严重威胁人民的生命和健康。

二、生物恐怖的病原体特点

自然界存在的某些病原体具有较高的传染性及播散能力,多年来人类在与这些病原体所引发的疾病斗争的过程中已有了一定的免疫力。生物恐怖制造者经过提高病原体浓度或直接对这些病原体进行修饰,使其致病性及在环境中传播的能力提高。恐怖分子正是利用病原体不易检出和人群感染后在几小时甚至数日后才发病的特点,通过在一定范围内高浓度投放等方式进行生物恐怖活动。

美国联邦疾病控制和预防中心依据这些病原体已扩散程度以及所引起疾病的严重程度对可能用于生物武器的病原体进行了分类。

A类病原体的特点有:①具有非常强的传播能力,能够以与患者接触的方式传播。②具有高致死率,最有可能对公共卫生健康产生巨大的潜在影响。③能够引起公众恐慌及社会分裂。④为预防该病原体的传播需要公共卫生系统进行周密的规划。这类病原体需要公共卫生和医疗系统随时准备应对主要包括天花、炭疽(不能够通过人传人方式传播)、鼠疫、兔拉热、肉毒中毒和病毒性出血热。

B类病原体的特点有:①具有较强的传播能力。②具有较高的致病性但病死率较低。③应对时需要公共卫生和医疗系统增强实验室检测能力并对疾病进行监控。这类病原体主要包括:布鲁菌病、威胁食物安全组(如沙门菌属)、(马)鼻疽与类鼻疽、鹦鹉热衣原体、Q热、葡萄球菌肠毒素B、病毒性脑炎、威胁水安全组(如霍乱,隐孢子虫等)。

C类病原体的特点有:①易获得。②易生长和传播。③具有潜在的高致病性和高致死率,能够对个体健康产生重要威胁。这类病原体多引起新发传染病主要包括Nipah病毒和汉坦病毒,如今SARS也被列入生物恐怖病原之列。

在众多的潜在生物恐怖病原中,真正可能大规模地危害人群,造成城市或国家瘫痪,人类有能力进行准备的用于生物恐怖的病原是数量有限的,美国疾病预防与控制中心指出目前能够利用为生物武器的病原体主要有5种。

1. 天花　天花(smallpox)是一种严重的传染病,由于缺乏有效的临床治疗手段,因此接种疫苗预防是防治该疾病的主要手段,近年来随着天花病毒疫苗免疫接种,美国最后一例天花病例报道于1949年,而全球最后一例自然感染天花病例报道于1977年的索马里。但是各国研究人员对天花病毒变异的研究结果仍不容乐观,L'vov DK等人形容天花病毒为休眠的火山,他引荐WHO的报道称自现在开始如果停止生产天花疫苗并终止对人群进行免疫,那么30年后人类将丧失对天花的免疫能力,因此要求我们要重新加强对天花的认识。人是天花病毒唯一的自然宿主,天花能够通过接触患者或患者物品进行传播,偶尔与天花病毒吸附的建筑、公共汽车等接触后也可以传播,但是没有证据显示天花病毒可通过昆虫或动物进行传播。天花共分为4种临床类型:普通型,约90%以上的病例均为该种类型;轻型,这类患者多有早期天花免疫史;重型及出血型,前两者临床类型致死率大约为30%,而重型及出血型天花具有高致死率。人感染天花后多在12～14 d(7～17 d)发病,这个阶段患者多无传染性。高热和皮疹是天花的2个主要症状,前驱症状多包括:高热、头痛、躯体疼痛、呕吐等表现,持续2～4 d,典型的天花皮疹为发生在口腔和舌表面的红点,破裂后皮疹可以蔓延,依次经过面部、上臂、前臂、手部和下肢、躯干,大约在24 h内蔓延至全身，大约3 d皮疹融合并高出皮肤表面，而第4日皮疹内可充满浓稠的不透明液体，中央有肚脐样凹陷，皮疹大约在5 d形成结痂，3周左右结痂脱落。患者从出现前驱症状到结痂脱落的过程中具有较高的传染性，而当结痂脱落后患者不再具有传染能力。曾一度认为除了研究机构保存有天花病毒外，外界环境中已经没有天花存在，但911事件的发生给各国政府带来了恐慌，目前美国等已经采取了一定的措施预防天花的暴发流行。

2. 炭疽 炭疽(anthrax)是由炭疽杆菌引起的，而该细菌能够产生菌胞，菌胞是一种处于休眠状态下的细胞，当条件适合时能够复苏。炭疽杆菌主要通过动物媒介进行传播，人们可能因接触受感染动物制成的物品或吸入炭疽菌胞而感染，食用未煮熟的受感染动物肉后可感染胃肠型炭疽。炭疽病的临床分型：皮肤型、胃肠型和吸入型，三者引发的病死率分别为小于20%、25%～50%、大于50%。人接触炭疽杆菌后多在7 d内出现症状，吸入性炭疽最长可在42 d出现临床表现，抗生素治疗是治疗炭疽病的主要方法，早期治疗和临床类型决定了炭疽病治疗的疗效。目前已经拥有炭疽病预防性疫苗但尚未在公众中推广食用。与生物恐怖有关的炭疽已于2001年在美国出现过，其他两种目前还没有发现，但不能排除它们被生物恐怖分子掌握和使用的可能。以土耳其炭疽病流行情况对该病进行说明，在土耳其炭疽为地方性传染病，Doganay M等人分析了自1990～2007年近20年间土耳其炭疽疫情报道，其中1990年共有3个报道，20世纪有10个报道，另外24个报告发生在2001年美国炭疽事件之后，37个疫情报告累计926个病例，其中413例(96.9%)为皮肤炭疽、8例(1.9%)为胃肠道炭疽、5例(1.2%)为炭疽性脑膜炎，所有病例中有95.2%的患者接触过炭疽杆菌污染的物品，所有分离株均对青霉素G敏感，未分离到产β内酰胺酶的炭疽杆菌，其中88.7%的感染者接受了青霉素治疗，总病死率为2.8%。通过对全部病例分析后得到结论：通过与炭疽杆菌感染的人或动物以及它们的分泌物相接触可以传播炭疽，皮肤炭疽仍为该疾病的主要类型，青霉素是治疗该疾病有效的药物。

3. 鼠疫 鼠疫(plague)是由鼠耶尔森菌引起的，借助啮齿类动物以及寄生于其身体表面的蚤类进行传播的一种人畜共患传染病。人感染该细菌1～6 d后发病，主要表现为肺炎或淋巴腺炎。由于鼠耶尔森菌能够在空气中形成气溶胶，存活1 h以上，因此当鼠疫患者在未发病前能够将细菌带到较大的范围，其活动区域内的人群感染，因此鼠疫杆菌是较常见的生物武器之一。生物恐怖主要传播的为肺鼠疫，肺鼠疫与淋巴腺鼠疫在传播方式及临床表现两方面存在很大的区别，肺鼠疫能够通过空气传播以肺炎为主要临床表现，而淋巴腺鼠疫则借助鼠蚤等的叮咬进行传播以腹股沟局部肿胀、疼痛为主要表现。肺鼠疫患者多数可表现为发热、乏力、快速进展的呼吸道症状，如早期的呼吸急促、胸痛到最后的呼吸衰竭、休克、死亡。近年来，WHO每年公布的世界范围内鼠疫病例报道为1～3人，美国西部平均每年有5～15人患有鼠疫，其中多数为淋巴腺鼠疫。

预防鼠疫播散的措施主要包括：①对鼠疫患者尤其是肺鼠疫患者进行隔离。②对有肺鼠疫接触史的人群进行早期应用抗生素的(24 h内)。③医护人员应该佩戴一次性外科口罩进行个人防护。

4. 肉毒中毒 肉毒杆菌(*Clostridium botulinum*)通过分泌肉毒毒素引发疾病，共分为3种临床类型：食物肉毒中毒、新生儿肉毒中毒、伤口肉毒中毒。当人食用污染有肉毒杆菌的食物后6 h至2周(多数为12～36 h)内可发病，可表现为复视、视力模糊、上睑下垂、咀嚼困难、口干、言语障碍以及肢体运动障碍等，患者多因呼吸肌麻痹引发呼吸停止死亡。肉毒中毒无法以人传人的方式传播，如果在患者发病早期给予抗毒素治疗，多数患者可在数周至数月后恢复。

5. 兔热病 兔热病是由*Francisella tularensis*引起，1921年被Edward F. 首次发现。该疾病主要通过野兔传播，人感染后可表现为突然的发热、寒战、头痛、肌肉及关节的疼痛、干咳等，患者未经治疗可以出现致死性的肺炎。目前美国FDA对兔热病的疫苗有望获得批准。由于*Francisella tularensis*的传播途径多样，能够通过接触感染动物的尸体或分泌物、空气传播、食用被污染的食物等多种方式，传染性极强(10～50个细菌即可引起人体疾病)，因此该病原体极有可能被制成喷雾式生物武器用以传播生物恐怖。美国采取了储备抗生素、在全国范围内宣传兔热病、配需专业人员等措施以应对兔热病潜在生物恐怖可能。

三、生物恐怖的流行病学特点

生物恐怖造成的疾病流行有着同普通传染病一样的某些特点，但同时也有其独特的流行病学规律。

1. 传染源难以追查 一般的生物恐怖引起的传染病是通过人工撒布气溶胶、污染水源和食品，或由媒介生物而引起的，由于攻击点具有不确定性和分散性，对于这种突发性的传染病流行，很难确定最初的传染源。

2. 传播途径隐蔽 在正常的情况下，每种传染病都有其特定的传播途径，例如消化道传染、接触传染、呼吸道传染等，但在生物恐怖袭击中，通常采取气溶胶方式经呼吸道传染，这种反常的传播途径给疾病的诊断和治疗增加了难度。

3. 人群免疫力普遍缺乏 生物恐怖分子往往会选择目标人群缺乏免疫力的病原体。并且随着生物技术的发展，一些传统的病原微生物经过改造和修饰，使其增强致病力并获得某些抗药性，或者将多种微生物的毒力因子杂交到一起，增加了防治难度。

4. 流行形式特殊 通常情况下，除了通过食物和水源污染造成的传染病流行曲线呈陡然上升而缓慢下降的特点外，一般传染病的病例数都是逐渐增多，最后达到高峰。而在生物恐怖袭击后，受攻击区域的人群可同时大批感染，出现暴发性流行，发病例数在短期内迅速达到高峰。

另外，生物恐怖引起的传染病不受流行地区、季节的限制，没有明显职业性差异，任何接触到病原体的人都可能感染。

四、生物恐怖事件的判定

目前多数国家都建立了应对生物恐怖事件的机构，其中检测机构是判定生物恐怖事件最主要的部门。Nelson A 等人认为从事生物恐怖检测人员应具备以下特点：①检测人员能够正确区分出生物恐怖袭击还是自然疾病暴发。②具有初步判定引起生物恐怖袭击病原体种类的能力。③熟悉每种生物武器病原体的特点。④熟知生物武器病原体致病机制；检测机构应具有应答网络及传报设施以及充足的人员、物资储备。当可疑生物恐怖事件发生后，检测机构应当根据监测信息采集各种可疑材料，包括各种投放物、被污染的物品、来自患者及尸体、动物等的标本。因病原体多为强致病微生物，在采集标本时应特别注意个人防护，最好穿隔离衣、戴防护专用口罩和手套，采样完毕应彻底消毒处理所用器材及衣物等用品。环境标本应在消毒、杀虫及灭鼠前采样，患者标本应在患者开始用药治疗前采集。盛放标本的容器应经高压灭菌处理或蒸煮并保持干燥、清洁。注明采集地点、时间、标本数量，采集人姓名和单位等。为防止标本变质，对采集的标本应尽快送检。不能立即送检的标本应储存在阴凉处或冰箱内。有些标本需用保存液保存，含病毒、立克次体等的标本可用50%中性甘油生理盐水保存，病理标本浸泡在10%甲醛溶液(福尔马林)液中，为防止扩大传染，应将标本严密包装后送检。

五、生物恐怖的现场隔离及救治

生物恐怖发生后首先应采取隔离措施：现场区划是公认的方法，一般将紧邻事故污染现场的地域划分为热区(HOTZONE，红区)，以红线将其与其外的区域分隔开来，在此区域救援人员必须装备防护装置以避免被污染或受到物理损害。围绕热区以外的区域划分为温区(WARMZONE，黄区)，在此区域的人员要穿戴适当的防护装置避免二次污染的危害，一般以黄色线将其与其外的区域分隔开来，此线也称为洗消线，所有出此区域的人必须在此线上进行洗消处理；洗消线外为冷区(COLDZONE，绿区)，患者的抢救治疗、支持指挥机构设在此区。事故处理中也要控制进入事故现场的人员，公众、新闻记者、观光者和当地居民可能试图进入现场，对他们本人和其他人带来危险。所以，首先要建立的分离线是冷线(绿线)，控制进入人员。

目前对生物恐怖中受害人员采取的急救措施被称为“五步检伤法”。主要包括：气道检查，判定呼吸道是否通畅、有无舌后坠、有无口咽气管异物梗阻或颜面部及下颌骨折，并采取相应措施保持气道通畅；呼吸系统功能评估，观察是否有自主呼吸、呼吸频率、呼吸深浅或胸廓起伏程度、双侧呼吸运动对称性、双侧呼吸音比较以及患者口唇颜色等，如疑有呼吸停止、张力性气胸或连枷胸存在，须立即给予人工呼吸、穿刺减压或胸廓固定；循环系统功能评估，检查桡、股、颈动脉搏动，如可触及则收缩压估计分别为 10.7 kPa (80 mmHg)、9.3 kPa (70 mmHg)、8.0 kPa (60 mmHg)左右，检查甲床毛细血管再灌注时间(正常为 2 s)以及有无活动性大出血；神经系统功能评估，检查意识状态、瞳孔大小及对光反射、有无肢体运动功能障碍或异常、昏迷程度评分；充分暴露检查，根据现场具体情况，短暂解开或脱去伤病员衣服，充分暴露身体各部进行视、触、叩、听等检查，以便发现危及生命或正在发展为危及生命的严重损伤。

六、生物恐怖的预防

随着生物恐怖在全球的蔓延，各国相继推出了相应的对抗生物恐怖的政策，“9·11 事件”后美国出台了一系列针对生物恐怖事件的预防性政策及法规，以炭疽为例：美国疾病预防与控制中心联合各州和地方级卫生部门共同制定了处置可能的炭疽病袭击措施：①制定对炭疽病袭击作出反应的计划与规程。②训练紧急反应团队，并向其提供设备，以帮助州级及地方政府控制感染、收集标本、从事化验。③向医务人员、媒体、一般公众解释发生袭击时应如何行动。④与卫生部门、兽医、化验室密切合作，观察怀疑的炭疽病例，创建全国电子咨询库，追踪可能的炭疽病例。⑤确保有足够的安全化验室，以便迅速对怀疑的炭疽患者进行检测。⑥建立疾病预防与控制系统与医院、化验室、紧急反应团队、医务人员协调，确保在发生袭击时有足够的用品。

目前韩国政府也出台了相应的综合防治措施，措施中包括：针对天花病毒、炭疽杆菌、肉毒杆菌以及针对埃博拉热、马尔堡出血热及拉沙热的病毒防护措施，韩国政府加强对这些病原体引发的生物恐怖预警的力度，在相关法律和传染病防治指南的制定过程中均参考了这些防治措施，建立突发生物恐怖事件后的自救体系及医疗救护体系，并对相关人员进行专业培训，进行了相应防治生物恐怖事件的疫苗、抗病毒药物的储备。同时，通过加强与其他国家合作，共同有效地防治生物恐怖事件的发生。

但是对生物恐怖的预防给各国财政带来了沉重的压力，由于通过生物恐怖事件削弱各国的人力及财力是恐怖分子制造生物恐怖的主要目的之一，因此，过度地投入进行生物恐怖的预防并非有效的措施。近年来大量的研究者投入到合理生物恐怖防治体系构建策略研究中，Schmitt B. 等人通过对炭疽危机所产生后果进行分析，研究面对如何更有效地应对生物恐怖，并降低生物恐怖对经济的影响，他们分析了 3 种应对炭疽危机的方法：①对所有邮递员在生物恐怖暴发前采取事先预防性免疫接种。②生物恐怖暴发后对感染相应病原体的邮递员进行治疗并给予其他邮递员采取预防措施。③生物恐怖暴发后对感染相应病原体的邮递员进行治疗并对可能接触病原体的全部邮递员进行预防性免疫，结果显示第 3 种预防方案具有最高的卫生经济学性价比，同时类似的研究也支持这一结论。

由此可见生物恐怖防治体系框架应该在彻底分析了生物武器病原体的特征、流行病学特点后进行制定，我国生物恐怖防治体系的构建亦应遵循该规律。

参考文献

[1] Fock R, Grünewald T, Biederbick W. Management of bioterroristic attacks with dangerous infectious agents[J]. Bundesgesundheitsblatt Gesundheitsforschung Gesundheitsschutz, 2005,48(9):1028-1037.

[2] Hamburg MA. Bioterrorism: responding to an emerging threat [J]. Trends Biotechnol, 2002,20(7):296-298.

[3] Doganay M, Metan G. Human anthrax in Turkey from 1990 to 2007[J]. Vector Borne Zoonotic Dis, 2008.

[4] Fowler RA, Sanders GD, Bravata DM, et al. Cost-effectiveness of defending against bioterrorism: a comparison of vaccination and antibiotic prophylaxis against anthrax[J]. Ann Intern Med, 2005,142(8):601-610.

[5] Nelson A, Wilson ML. Biothreat agents and pathology laboratories[J]. Semin Diagn Pathol, 2007,24(4):209-216.

[6] Hwang HS. The strategic plan for preparedness and response to bioterrorism in Korea[J]. J Prev Med Public Health, 2008,41(4):209-213.

[7] Schmitt B, Dobrez D, Parada JP, et al. Responding to a small-scale bioterrorist anthrax attack: cost-effectiveness analysis comparing preattack vaccination with postattack antibiotic treatment and vaccination [J]. Arch Intern Med, 2007,167(7):655-662.

[8] L'vov DK, Zverev VV, Gintsburg AL, et al. Smallpox is a dormant volcano [J]. Vopr Virusol, 2008,53(4):4-8.

[9] Webb GF. Being prepared: modeling the response to an anthrax attack [J]. Ann Intern Med, 2005,142(8):601-610.

附录六 传染病的潜伏期、隔离期与观察期

罗端德

疾病	潜伏期		隔离期	接触者观察期及处理
	常见	最短至最长		
病毒性肝炎				
甲型	30 d 左右	5～45 d	自发病之日起 3 周	密切接触者检疫 45 d，每周检查 ALT 1 次，以便早期发现，观察期间可用丙种球蛋白注射；接触后 1 周内应用有效
乙型	60～90 d	30～180 d	急性期最好隔离至 HBsAg 阴转。恢复期不阴转者按 HBsAg 携带者处理。有 HBV 复制标志的患者，应调离接触食品、自来水或幼托工作，不能献血	HBVM 阴性的急性肝炎密切接触者应医学观察 45 d 并进行乙肝疫苗注射，幼托机构发现患者后的观察期间，不办理入托、转托手续。疑诊肝炎的幼托和饮食行业人员，应暂停原工作
丙型	40 d 左右	15～180 d	急性期隔离至病情稳定。饮食行业与幼托人员病愈后需 HCV RNA 阴转方能恢复工作	同乙型肝炎
丁型	重叠感染 混合感染	3～4 周 6～12 周	同乙型肝炎	同乙型肝炎
戊型	40 d 左右	10～75 d	自发病之日起 3 周	密切接触者应医学观察 60 d。丙种球蛋白注射无预防效果
脊髓灰质炎	5～14 d	3～35 d	自发病之日起隔离 40 d。第 1 周为呼吸道及消化道隔离。第 2 周以后为消化道隔离	密切接触者医学观察 20 d。观察期可用活疫苗进行快速免疫

续表

疾病	潜伏期		隔离期	接触者观察期及处理
	常见	最短至最长		
霍乱	1～3 d	数小时至6 d	腹泻停止后2 d,隔日送大便培养1次,连续3次阴性解除隔离	密切接触者或疑似患者应检疫5 d,并连续送粪便培养3次,若阴性可解除隔离观察
细菌性痢疾	1～3 d	数小时至7 d	急性期症状消失,粪检阴性后,连续2次粪培养阴性可解除隔离	医学观察7 d。饮食行业人员观察期间应送粪便培养1次。阴性者解除观察
耶尔森菌肠炎	4～10 d		症状消失后解除隔离	不检疫
伤寒	8～14 d		临床症状消失后5 d起间歇送粪培养,2次阴性解除隔离。无培养条件时体温正常15 d解除隔离	密切接触者医学观察:伤寒23 d,副伤寒15 d。饮食行业人员观察期间应送粪便培养1次,阴性方能工作
副伤寒甲、乙	6～10 d	3～60 d		
副伤寒丙	1～3 d	2～15 d		
沙门菌食物中毒	2～24 h	数小时至3 d	症状消失后连续2～3次粪便培养阴性解除隔离	同食者医学观察1～2 d
阿米巴痢疾	7～14 d	4 d至1年	症状消失后连续3次粪检未找到滋养体或包囊,可解除隔离	接触者不隔离,但从事饮食工作者发现本病时,其他人员应作粪检,发现溶组织阿米巴滋养体或包囊者应调离饮食工作
病毒性肠炎	1～3 d	1～10 d	症状消失后解除隔离	不检疫
流行性感冒	1～3 d	数小时至4 d	热退后2 d解除隔离	大流行时集体单位应进行检疫,出现发热等症状时应早期隔离
麻疹	8～12 d	6～18 d	隔离期自发病之日起至退疹时或出疹后5 d	密切接触而未进行疫苗接种的儿童检疫21 d,并应用丙种球蛋白。曾接受被动免疫者检疫28 d
风疹	18 d	14～21 d	出疹后5 d解除隔离	不检疫
水痘	14～16 d	10～24 d	隔离至水痘疱疹完全结痂为止,但不得少于发病后14 d	医学观察3周,免疫力低者可应用丙种球蛋白
猩红热	2～5 d	1～12 d	发病后6 d	接触儿童作咽拭培养,可疑者隔离治疗
流行性腮腺炎	14～21 d	8～30 d	隔离至腮腺肿大完全消退,约3周	成人一般不检疫,但幼儿园、托儿所及部队密切接触者应检疫3周
流行性脑脊髓膜炎	2～3 d	1～10 d	症状消失后3 d,但不少于发病后1周	医学观察7 d,密切接触的儿童可服磺胺或利福平预防
白喉	2～4 d	1～7 d	隔离至症状消失后2次鼻咽分泌物培养阴性	医学观察7 d
百日咳	7～10 d	2～20 d	痉咳发生后30 d或发病后40 d解除隔离	医学观察21 d,观察期间幼儿可用红霉素等预防
传染性非典型肺炎(SARS)	4～7 d	2～21 d	隔离期3～4周(待定)	接触者隔离3周,流行期来自疫区人员医学观察2周
禽流感	1～4 d	数小时至7 d,最长21 d	症状消失后7 d,儿童从发病日起21 d	3周
甲型 H_1N_1 流感	1～3 d	数小时至7 d	症状消失后次日起连续2次咽拭甲型 H_1N_1 流感病毒核苷酸检测阴性	医学观察7 d
流行性乙型脑炎	10～14 d	4～21 d	隔离至体温正常	接触者不检疫
流行性出血热	7～14 d	4～46 d	隔离期10 d	不检疫
登革热	5～8 d	3～19 d	隔离至起病后7 d	不检疫
钩端螺旋体病	10 d左右	2～28 d	隔离至治愈	密切接触者不检疫,但有疫水接触者医学观察2周,观察期间可注射青霉素作预防性治疗
艾滋病	15～60 d	9 d至10年或以上	HIV感染者及患者均应隔离至病毒或P24核心蛋白从血液中消失。不能献血	密切接触者或性伴侣应医学观察2年
狂犬病	4～8周	5 d至10年或以上	病程中隔离治疗	被狂犬或狼咬伤者应进行医学观察,观察期间应注射免疫血清及狂犬疫苗
布鲁菌病	2周	7 d至1年或以上	急性期临床症状消失后解除隔离	不检疫

续 表

疾病	潜伏期		隔离期	接触者观察期及处理
	常见	最短至最长		
鼠疫	腺鼠疫2～4 d 肺鼠疫1～3 d	1～8 d 数小时至3 d	腺鼠疫隔离至淋巴结肿大完全消退。肺鼠疫在临床症状消失后，痰连续培养6次阴性，方能解除隔离	密切接触者检疫9 d
炭疽	1～5 d	12 h至12 d	皮肤炭疽隔离至创口痊愈，痂皮脱落。其他类型患者症状消失后分泌物或排泄物连续培养2次阴性方能取消隔离	密切接触者医学观察8 d
流行性斑疹伤寒	10～12 d	5～23 d	彻底灭虱后隔离至体温正常后12月	密切接触者灭虱后检疫观察15 d
地方性斑疹伤寒	1～2周	4～18 d	隔离至症状消失	不检疫，进入疫区被蜱叮咬者可口服多西环素预防
淋病	2～10 d		患病期间性接触隔离	对性伴侣进行检查，阳性者进行治疗
梅毒	2～4周	10～90 d	不隔离	性伴侣定期检查观察
急性出血性结膜炎	2～3 d	14 h至6 d	隔离至症状消失	不检疫
破伤风	7～14 d	2 d至数月	不隔离	不检疫
疟疾				
间日疟	13～15 d	2 d至1年	病愈后原虫检查阴性解除隔离	不检疫
三日疟	21～30 d	14～45 d		
恶性疟	7～12 d	7～15 d		
卵形疟	13～15 d			
内脏利什曼病	3～5个月	10 d至9年	隔离至症状消失，原虫检查阴性	不检疫

附录七 预防接种

李 刚

制品名称	性质	接种对象	接种剂量和方法	免疫期与复种	保存和效期
脊髓灰质炎(小儿麻痹)糖丸活疫苗	活/自/病毒	2个月至7岁儿童为主，其他年龄亦可	初服者采取单价疫苗，按Ⅰ→Ⅲ→Ⅱ型顺序口服，间隔1个月；也可先服Ⅰ型，1个月后同时服Ⅱ、Ⅲ型	免疫期3年以上，第2年、第3年及入小学时各服1全程	30～32℃保存2 d，20～22℃保存12 d，2～10℃保存5个月，−20℃有效期2年
麻疹活疫苗	活/自/病毒	主要为8个月以上的易感儿童	皮下注射0.2 ml	免疫期4～6年以上，一般无需复种	保存于2～10℃，液体疫苗效期2～3个月，冻干疫苗效期1年，开封后应在1 h内用完
流行性乙型脑炎疫苗	死/自/病毒	6个月至10岁儿童	初种全程皮下注射2次，每次0.25 ml，相隔7～10 d，6～12个月龄，每次0.25 ml，1～6岁，每次0.5 ml，7～15岁，每次1 ml	免疫期1年，第2年起每年加强注射1次，剂量同初种	保存于2～10℃，效期1年，25℃以下存放，效期1个月
甲型流行性感冒活疫苗	活/自/病毒	主要为健康成年人	1 ml疫苗加4 ml生理盐水，混匀后喷入鼻内，每鼻孔约0.25 ml	免疫期6～10个月	2～10℃，液体疫苗效期4个月，冻干疫苗效期1年

续 表

制品名称	性质	接种对象	接种剂量和方法	免疫期与复种	保存和效期
乙型肝炎疫苗	死/自/抗原	HBsAg 阳性母性所产新生儿及未感染过乙肝的医护人员或密切接触者	新生儿出生后 24 h 内注射 30 μg,以后于 1、6 个月分别注射 20 μg。成人:0、1、6 个月各注射 30 μg	免疫期 5 年,每 5 年加强注射 1 次	2～8℃效期 2 年
森林脑炎疫苗	死/自/病毒	重点使用于本病流行地区人群	皮下注射 2 次,相隔 7～10 d,2～6 岁每次 0.5 ml,7～10 岁每次 1 ml,11～15 岁每次 1.5 ml,16 岁以上第 1 次 2 ml,第 2 次 3 ml	免疫期 1 年,每年加强注射 1 次,除 16 岁以上为 3 ml 外,其他年龄每次剂量同初种	2～10℃效期 1 年,25℃以下,效期 1 个月
狂犬病疫苗	死/自/病毒	被狂犬或其他患狂犬病动物咬伤、抓伤	地鼠肾疫菌;轻度咬伤者于当日、第 7 和第 14 日各肌注 2 ml。重度咬伤者于当日,第 3、第 7、第 14 和第 30 日各肌注 2 ml,5 岁以下儿童 1 ml,2 岁以下 0.5 ml	全程免疫后 3 个月内再次被狂犬咬伤,一般不必再注射疫苗;全程免疫后 3～6 个月再度被咬伤,应加强注射 2 次,间隔 1 周,剂量 2 ml;注射 6 个月后再被咬伤,则需再次全程免疫	2～10℃,效期 3 个月
冻干黄热病疫苗	活/自/病毒	出国到黄热病流行地区的人员	以无菌生理盐水 5 ml 溶解后,皮下注射 0.5 ml 1 次	免疫期 10 年	－20℃效期一年半,2～20℃效期 6 个月
流行性斑疹伤寒疫苗	死/自/立克次体	重点使用于本病流行地区人群	皮下注射 3 次,相隔 5～10 d,15 岁以上 0.5 ml、1 ml、1 ml,15 岁以下 0.3～0.4 ml、0.6～0.8 ml、0.6～0.8 ml	免疫期 1 年,每年加强注射 1 次,剂量同第 3 针	2～10℃,效期 1 年
钩端螺旋体	死/自/螺旋体	流行地区 7～60 岁的人群,以及进入该地区的人员	皮下注射 2 次,相隔 7～10 d,剂量 1 ml、2 ml;7～13 岁用量减半	免疫期 1 年,每年加强注射 2 次,剂量同初种	2～10℃。效期一年半
卡介苗	活/自/细菌	初生婴儿及结核菌素试验阴性的儿童	口服法:只限于 2 个月龄以下儿童,出生后第 3 日即可服用,每次 1 ml,隔天 1 次,连服 3 次 皮上划痕法:1 岁以下健康儿童为主要对象。消毒皮肤后,滴上菌苗 2～3 滴,用消毒缝针作十字或井字划痕,每痕长 1 cm 皮内注射法:1 岁以上儿童,皮内注射 0.1 ml	免疫期 3～4 年,在 3～4 岁、7～8 岁及 10～12 岁各作结核菌素试验,阴性者复种	2～10℃,液体菌苗效期 6 周,冻干菌苗效期 1 年
百日咳	死/自/细菌	3 个月至 6 岁儿童	皮下注射 3 次,0.5 ml、1 ml、1 ml,相隔 3～4 周	免疫期 1～2 年,以后每 1～2 年注射 1 次 1 ml	2～10℃,效期一年半
霍乱菌苗	死/自/细菌	根据疫情安排,重点为环境卫生及饮食业工作人员、医务人员及水上居民	皮下注射 2 次,相隔 7～10 d,6 岁以下 0.2 ml、0.4 ml;7～14 岁 0.3 ml、0.6 ml;15 岁以上 0.5 ml、1.0 ml	免疫期 3～6 个月,每年加强注射 1 次,剂量同第 2 针	2～10℃,效期一年半
伤寒及副伤寒甲、乙三联菌苗	死/自/细菌	重点使用于部队、港口、铁路沿线工地、环境卫生及饮食业工作人员	皮下注射 3 次,相隔 7～10 d,1～6 岁 0.2 ml、0.3 ml、0.3 ml;7～14岁 0.3 ml、0.5 ml、0.5 ml;15 岁以上 0.5 ml、1 ml、1 ml	免疫期 1 年,每年加强注射 1 次,剂量同第 3 针	2～10℃,效期一年半
霍乱、伤寒、副伤寒甲、乙四联菌苗	死/自/细菌	重点使用于部队、港口、铁路沿线工地、环境卫生及饮食业工作人员	皮下注射 3 次,相隔 7～10 d,1～6 岁 0.2 ml、0.3 ml、0.3 ml;7～14 岁 0.3 ml、0.5 ml、0.5 ml;15 岁以上 0.5 ml、1 ml、1 ml	免疫期 1 年,每年加强注射 1 次,剂量同第 3 针	2～10℃,效期一年半
布鲁杆菌菌苗	活/自/细菌	畜牧、皮革、屠宰工作人员及兽医实验室、疫区防疫卫生人员等。布氏菌素阳性反应者可不接种	皮上划痕法:儿童滴 1 滴,划 1 个 1～1.5 cm 长的"井"字;成人滴 2 滴,划 2 个"井"字,2 滴相距 2～3 cm 严禁注射	免疫期 1 年,每年接种 1 次	2～10℃,效期 1 年

续 表

制品名称	性质	接种对象	接种剂量和方法	免疫期与复种	保存和效期
鼠疫菌苗	活/自/细菌	重点使用于本病流行地区人群	皮上划痕法:剂量每人0.05 ml,划痕长1～1.5 cm,2～6岁划1个"井"字,7～13岁划3个"井"字,相隔2～3 cm,严禁注射	免疫期1年,每年接种1次	2～10℃,效期1年
炭疽菌苗	活/自/细菌	本病常发地区人群、牧民,屠宰、皮毛,制革人员及兽医	皮上划痕法:滴2滴菌苗,相距3～4 cm,每滴作"井"字划痕长0.5～1 cm	免疫期1年,每年接种1次	2～10℃,效期2年,25℃以下暗处,效期1年
吸附精制白喉类霉素	活/自/细菌	6个月至12岁儿童	初种肌内注射2次,每次0.5 ml,相隔4～8周	免疫期3～5年,第2年加强注射1次0.5 ml,以后每3～5年注射1次,0.5 ml	25℃以下暗处,不可冻结,效期3年
吸附精制破伤风类毒素	自/类毒素	发生创伤机会较多的人群	基础免疫全程3次分2年完成,第1年注射2次,0.5 ml、0.5 ml;相隔4～8周0.5 ml;第2年1次,0.5 ml,均肌内注射	免疫期5～10年,加强注射一般每10年注射1次0.5 ml	25℃以下暗处,不可冻结,效期三年半
百日咳杆菌、白喉、破伤风类毒素混合制剂(百、白、破混合菌苗)	死/自/细菌和类毒素	6个月至6岁儿童	全程免疫分2年皮下注射4次,第1年3次,0.25 ml、0.5 ml、0.5 ml相隔4～6周,第2年1次0.5 ml	免疫期同单价制剂,全程免疫后根据情况用百日咳菌苗或百、白混合制剂或白、破二联类毒素加强免疫	2～10℃,效期一年半
精制白喉抗毒素	被/抗毒素	白喉患者、4年内未作过白喉类毒素全程免疫而和白喉患者密切接触者	治疗:依病情决定 预防:1次皮下或肌内注射1 000～2 000 U,可与类毒素联合使用,同时分2处皮下注射	免疫期3周	2～10℃,液状制品效期2～3年,冻干制品3～5年
精制破伤风抗毒素	被/抗毒素	破伤风患者受伤后有发生破伤风可能者	治疗:首次肌内或静脉注射5万～20万U,儿童与成人量同,新生儿24 h内注射2万～10万U 预防:1次皮下或肌内注射1 500～3 000 U,儿童与成人量相同	免疫期3周	2～10℃,液状制品效期3～4年,冻干制品5年
多价精制气性坏疽抗毒素	被/抗毒素	受重伤而有发生气性坏疽可能者	预防:一次皮下或肌内注射1万U 治疗:依病情决定	免疫期3周	2～10℃,液状制品效期3～4年,冻干制品5年
精制肉毒抗毒素	被/抗菌素	肉毒中毒患者或与患者食过同样食物的人	预防:一次皮下或肌内注射每型各1 000～2 000 U 治疗:依病情决定	免疫期3周	2～10℃,液状制品效期3～4年,冻干制品5年
精制抗狂犬病血清	被/免疫血清	被疯动物严重咬伤者	皮试阴性后使用,成人剂量20 ml,半量作局部伤口处注射,半量肌注;或于咬伤后72 h内肌注;儿童剂量0.5～1.5 ml/kg	免疫期3周	2～10℃,液状制品效期3～4年,冻干制品5年
乙型肝炎免疫球蛋白(HBIG)	被/免疫球蛋白	HBsAg阳性母亲所产新生儿,未感染过乙型肝炎的医护人员及密切接触者	新生儿:出生后24 h内及2个月龄各肌内注射1次,每次1 ml 成人:接触后立即肌内注射5 ml (100 U/ml)	免疫期2个月	2～10℃,效期2年
人丙种球蛋白	被/球蛋白	丙种球蛋白缺乏症患者,甲型肝炎或麻疹密切接触者	治疗丙种球蛋白缺乏症:每次肌内注射0.15 ml/kg 预防甲型肝炎:一次肌内注射0.05～0.1 ml/kg(成人每次3 ml) 预防麻疹:一次肌内注射0.05～1.5 ml/kg(儿童最大量每次6 ml)	免疫期3周	2～10℃,效期2年半

注:活为活疫(苗);死为死(苗);自为自动免疫;被为被动免疫。

附录八　常见传染病的消毒方法

易建华

消毒是用物理、化学、生物的方法杀灭或清除不同传播媒介上的致病微生物，使其达到无害化要求。消毒是传染病防治工作中的重要环节，是控制传染源、切断传播途径的有效措施之一，借以阻止和控制传染病的传播和流行。

一、传染病消毒的目的和意义

传染病消毒的目的主要是杀灭或清除不同传播媒介上的病原体，借以切断传播途径，阻止和控制传染病的传播和流行，以保护易感人群包括医务人员免受其感染。同时，也可以预防医院内感染的发生。

在传染病防治工作中，消毒的作用是切断传播途径。对于不同传播途径引起的传染病，消毒的意义和效果也有所不同。如肠胃道传染病的病原体随排泄物或呕吐物排出体外，污染饮水、食物、餐具等，经粪—口传染，污染范围较为局限，如能及时对排泄物或呕吐物以及饮水、食物、餐具等进行消毒，则能切断其传播途径，预防其传播的效果较好。而呼吸道传染病的病原体随呼吸、咳嗽、喷嚏而排出，再通过飞沫和尘埃而播散，污染范围不确切，进行消毒较为困难，须同时采取空间隔离，才能阻断其传播。

而对不同传播途径的传染病消毒的意义不同，其内容也不相同。①呼吸道传染病主要通过空气、飞沫或气溶胶传播，如流行性感冒、流行性脑脊髓膜炎、白喉、百日咳、结核病、军团病、球孢子菌病、支原体肺炎等，除空气消毒外，还应注意环境表面消毒。②肠道传染病主要通过食品、饮水、手和各种用具的污染经粪—口传播，如细菌性痢疾、伤寒、副伤寒、甲型和戊型病毒性肝炎、脊髓灰质炎、霍乱等，除饮水、食品、餐具及环境消毒外，应特别强调注意个人卫生。③接触性传染病主要通过日常生活接触传播，如沙眼、急性细菌性结膜炎、淋病、梅毒、念珠菌病、单纯疱疹等，除注意周围污染物品消毒外，还应防止与传染源的接触。④经皮肤、黏膜传播传染病，如狂犬病、破伤风、钩端螺旋体病、日本血吸虫病、钩虫病等，除注意环境消毒、伤口处理外，还应做好畜病防治，杀虫、灭鼠，避免接触疫水。⑤多途径传染病，如流行性出血热、病毒性脑炎、炭疽、布鲁菌病等以及虫媒传染病，如流行性乙型脑炎、斑疹伤寒、疟疾等，除环境消毒外，应特别注意杀灭蚊虫及灭鼠。

二、传染病消毒的种类

传染病的消毒分为疫源地消毒与预防性消毒两种。

（一）疫源地消毒

疫源地消毒是指对存在传染源或曾经存在传染源的地区所进行的消毒，其目的是杀灭或清除传染源排到外界环境中的病原体，以免扩散。疫源地消毒又可分为随时消毒和终末消毒两种。

1. 随时消毒　指对传染源的排泄物、分泌物及其污染的物品随时进行的消毒。

2. 终末消毒　是指传染源出院、转院或死亡后，对其原居留地进行的最后一次彻底消毒。消毒范围包括对患者所处环境、接触物品和排泄物、患者治愈后出院前的一次自身消毒或患者死后的尸体消毒处理。

疫源地消毒的原则：①甲类传染病（鼠疫、霍乱）和乙类传染病中的肺炭疽及艾滋病在接到疫情报告后，城市要求在6 h、农村要求在12 h内进行消毒，其他传染病可在24～48 h内落实消毒措施。②消毒范围的确定以传染源排出病原体，可能造成污染的范围为依据。③对疑似传染病疫源地，按疑似该传染病消毒。④对不明传染病疫源地，应根据流行病学特征确定消毒范围和消毒对象，采取严格的消毒措施进行消毒。⑤消毒措施持续时间应以传染病流行和病原体监测的结果为依据。⑥消毒方法的选择要根据病原体的抗力、存在状态和污染的程度，并要考虑被消毒物品对消毒因子的耐受能力和使用价值。

（二）预防性消毒

是指没有发现传染源的情况下，对可能被病原体污染的物品、场所及人体所实施的消毒措施，如饮水及餐具消毒、运输工具消毒、公共场所消毒、饭前便后洗手、医院手术室和医护人员的消毒、医疗器械灭菌和诊疗用品的消毒等均属预防性消毒，以预防传染病的发生。

三、传染病消毒方法的选择及影响因素

为使传染病消毒工作能顺利而有效地进行，以最经济的代价、最简便可行的方法，在最短期内彻底消灭病原体，但又不损坏物品，对人畜无害，则需根据不同的情况，选择适当的方法。一般应考虑以下几方面情况。

（一）病原体的种类

不同的传染病病原体各有其特点，对外界环境的抵抗力及存活时间不同，对不同消毒方法、消毒剂的耐受性也不同。如麻疹、水痘、流脑等传染病的病原体，

它们对外界环境的抵抗力很脆弱，排出体外后很快就会死亡，对这些传染病只需做到随时加强室内通风换气即可，不必使用化学药物及其他方法消毒。如细菌芽胞对各种消毒措施的耐受力最强，必须用杀菌力强的灭菌剂、热力或辐射处理，才能取得较好效果，故一般将其作为最难消毒的代表。其他如结核杆菌对热力消毒敏感，而对一般消毒剂的耐受力却比其他细菌为强；真菌孢子对紫外线抵抗力很强，但较易被电离辐射所杀灭；肠道病毒对过氧乙酸的耐受力与细菌繁殖体相近，但季铵盐类对之无效；肉毒杆菌易为碱所破坏，但对酸耐受力强。至于其他细菌繁殖体和病毒、螺旋体、支原体、衣原体、立克次体对一般消毒处理耐受力均差，常见消毒方法一般均能取得较好效果。

常见需要消毒的传染病有：①肠道传染病，如病毒性肝炎、脊髓灰质炎、霍乱、伤寒、副伤寒、细菌性痢疾等。②呼吸道传染病，如白喉、猩红热、SARS、流行性腮腺炎、流脑、百日咳、肺结核等。③虫媒传染病，如流行性乙型脑炎、斑疹伤寒、回归热等。④动物源性传染病，如鼠疫、炭疽、布鲁菌病、流行性出血热、狂犬病等。

（二）消毒对象的性质

消毒除要达到最有效地杀灭病原体目的外，还要尽可能保护消毒对象不受损害、消毒的环境不被破坏，同样消毒方法对不同性质物品，效果往往也不同。如对油漆光滑的墙面，喷洒药液不易滞留，以冲洗和擦拭效果较好，而对粉刷的粗糙表面则可进行喷洒消毒。环氧乙烷熏蒸，对易于吸收药物的布类、纸张效果好，而对金属表面，须延长熏蒸时间。粪便、痰液等消毒不宜用能凝固蛋白质的药物处理，因蛋白质凝固可对病原体起保护作用。高压蒸汽灭菌效果虽好，但不宜用于毛皮、塑料和人造纤维制品。环氧乙烷熏蒸赛路璐制品、高浓度过氧乙酸或含氯消毒剂如含氯石灰（漂白粉）等浸泡棉织品、煤酚皂溶液多次长时间浸泡乳胶手套等，虽达到消毒目的，但对消毒物品均造成了不同程度的损坏，不宜采用。对于食品、餐具不宜用有毒或有恶臭的消毒液处理。

（三）消毒场所的特点

应根据不同的场所条件，采取不同的消毒措施。室内消毒时，对于密闭良好而暂时无人居住的房屋可用熏蒸消毒；密闭性差而周围有人的房屋只能用消毒液擦拭或喷洒消毒；通风良好的房屋，可用通风换气法消毒；通风换气不良，污染空气长期贮留处，应当用药物熏蒸或喷洒。人口稠密地区不可用刺激性强或有毒的气体消毒，接近火源的场所不宜用环氧乙烷等易燃气体消毒。

（四）卫生防疫方面的要求

不同条件下传染病传播的机会不同，在防疫方面要求也不同。传染病流行时，发病严重的疫区应集中应用效力好的药物与器械；而发病少的外围地区，可采用简易消毒方法。传染病院或传染病房，患者集中、污染严重、消毒量大，应采用固定设备和高效消毒措施。病家消毒的工作量小，又是临时性的措施，则可采用简便易行的方法。饮用水应在净化的基础上煮沸，而生活用水经常规净化后加氯消毒即可。对肠道传染病应强调用具、粪便、呕吐物的消毒和接触后洗手。对呼吸道传染病，强调空间隔离、通风和合理地戴口罩。不同病种的消毒，应区别对待，如病毒性肝炎患者的用品就不宜用季铵盐类或煤酚皂溶液等常规消毒剂处理，而应用较强的含氯消毒剂或氧化剂消毒。

此外，在传染病消毒工作中还必须注意可以影响消毒的因素，如消毒剂的种类、剂量、配方及浓度，消毒剂的穿透力及表面张力，消毒物品的污染程度，消毒物品上是否有化学拮抗物，外环境的温度、湿度及酸碱度等。

四、传染病消毒方法

常用的传染病消毒方法一般分为物理消毒法和化学消毒法。此外，还有生物消毒法，即利用生物技术将微生物杀灭或清除的方法，如用厌氧微生物处理污水使之净化，利用嗜热菌产生的热量杀灭粪便中的病原微生物。但生物消毒作用缓慢，而且灭菌不彻底，一般不用于传染病疫源地消毒，故传染病消毒主要应用物理及化学消毒法。

（一）物理消毒法

物理消毒法包括机械、高温、光、电、微波、电离辐射、紫外线与超声波消毒等。该方法经济简便，在医疗工作中广泛使用。

1. 机械消毒　能部分或全部消除但不能杀灭病原体，如刷洗、通风、过滤等。一般应用肥皂刷洗、流水冲净，可消除手上大部分甚至全部细菌及病毒等病原微生物；使用多层口罩可防止病原体自呼吸道侵入或排出。通风可使室内空气中微生物显著减少（换气1次可以清除去空气中原有微生物的60%），加用通风装置过滤器可使手术室、实验室及隔离病室的空气保持无菌状态；防化服能有效地防止冠状病毒污染医务人员，工业用防尘口罩可阻留90%的病原体以预防呼吸道传染病。

2. 热力消毒　高温对细菌有明显的杀灭作用。热力灭菌主要是利用高温使菌体变性或凝固，酶失去活性，而使细菌死亡。此外，高温亦可导致细胞膜功能损伤而使小分子物质以及降解的核糖体漏出。热力灭菌是最可靠而普遍应用的灭菌法，包括湿热灭菌和干热灭菌法。

（1）*湿热灭菌法*　在同样的温度下，湿热的杀菌效果比干热好，其原因有三：①蛋白质凝固所需的温度与其含水量有关，含水量越大，发生凝固所需的温度越低。湿热灭菌的菌体蛋白质吸收水分，所以比在同一温度的干热空气中易于凝固。②湿热灭菌过程中，蒸汽释放出大量潜热，加速提高湿度，因而湿热灭菌比干热灭菌所需温度低。在同一温度下，则湿热灭菌所需时间也比干热灭菌所需时间短。③湿热的穿透力比干热大，使消毒物品深部也能达到灭菌温度，故湿热比干热效果好。湿热灭菌法包括煮沸法、高压蒸汽消毒法、预真空型压力蒸汽消毒法、巴氏消毒法及流通蒸汽消毒法等。

1）煮沸法：煮沸100℃ 10～30 min能杀灭一般细菌的繁殖体，许多细菌芽胞如肉毒杆菌芽胞、破伤风杆菌芽胞需经煮沸5～6 h才能灭活，肝炎病毒在100℃ 15～30 min也能灭活。水中加入1%～2%碳酸氢钠或0.5%肥皂等碱性溶液，有去污、防锈、去脂、溶解蛋白质的作用，并可提高沸点达105℃，可促进细菌芽胞的杀灭，增强杀菌效果。煮沸法可用于饮水、耐热物品以及金属医疗器械的消毒。

2）高压蒸汽消毒法：高压蒸汽消毒是在专门的压力蒸汽容器中进行的，是热力消毒中使用最普遍、效果最可靠的一种方法。通常采用压力为98.0 kPa (735 mmHg)、温度121～126℃ 15～30 min即能彻底杀灭病原体，包括各种细菌芽胞及真菌孢子。适用于耐高温、高压物品的灭菌如一般金属、橡皮、玻璃、敷料、器皿、溶液及被服等。其优点是穿透力强，灭菌效果可靠，且经济、快速、无嗅、无味和无毒性。

3）预真空型压力蒸汽消毒法：先使消毒压力容器形成负压，再导入蒸汽，能加强蒸汽对消毒物品的穿透力，2 min内即能杀灭细菌芽胞，消毒物品也能迅速干燥。本法尤其适用于各种纤维织物、手术器械、器皿、塑料或橡胶管等物品的消毒灭菌，但不能用于液体类物品的消毒灭菌。

4）巴氏消毒法：适用于不耐高温物品、器械以及牛奶、酒类的消毒。一是利用热水杀菌；另一是利用蒸汽通入密闭柜内进行消毒，温度一般为65～75℃，时间为10～15 min，可杀灭细菌繁殖体、结核杆菌、真菌、病毒等，但不能杀灭细菌芽胞，因此达不到灭菌效果。

5）流通蒸汽消毒法：一般采用流通蒸汽灭菌器，相对湿度80%～100%，温度近100℃ 15～30 min，利用蒸汽在物品表面凝聚，释放热能而杀灭病原体。当蒸汽凝聚收缩产生负压时，可促进外层热蒸汽进入补充，穿透至物品深处，加速热量释放，促进消毒。

（2）*干热灭菌法*　干热空气传导差，热容量小，穿透力弱，物体受热较慢，因而干热灭菌比湿热灭菌需要更高的温度和较长的时间。一般干热灭菌需160～170℃ 1～2 h才能灭菌，适用于不能带水分的玻璃容器、金属器械等的消毒。

1）干烤消毒：利用干烤箱加热160～180℃ 2 h，可以杀灭病原体包括细菌芽胞。主要用于玻璃器皿、瓷器等的消毒灭菌。

2）火烧法消毒：火烧是直接用火焰杀灭病原微生物，凡经济价值不高的废弃污染物、金属器械和尸体等均可采用火烧法消毒。但火烧应在专用的焚烧炉内进行。

3. 辐射消毒　包括非电离辐射与电离辐射消毒，非电离辐射可分为紫外线、红外线和微波消毒。

（1）*紫外线消毒*　紫外线是一种低能量的辐射波，消毒灭菌使用的紫外线是C波段紫外线，波长范围200～275 nm，最适宜杀菌的波段为250～260 nm，这与DNA吸收光谱范围相一致。其杀菌原理是紫外线照射病原体后易被核蛋白吸收，使DNA的同一条螺旋体上相邻的碱基形成胸腺嘧啶二聚体，从而干扰DNA的复制，导致细菌等病原体死亡或变异。紫外线可以杀灭各种病原微生物包括细菌繁殖体、细菌芽胞、分枝杆菌、病毒、真菌、立克次体、支原体等，对紫外线耐受力的强弱依次为真菌孢子、细菌芽胞、细菌繁殖体。紫外线的辐射能量低、穿透能力弱，不能透过普通玻璃、纸张，只能用于消毒物品表面及空气、手术室、无菌操作实验室及烧伤病房等的消毒。此外，温度、空气中的尘埃与相对湿度均能影响紫外线杀菌效果，最佳消毒温度为20～40℃、相对湿度为40%～70%。杀菌波长的紫外线对皮肤、眼睛均有损伤作用，使用时应注意防护。

日光曝晒也因其中的紫外线作用，对物品表面的病原体有一定消毒作用，但因紫外线在通过大气层时发生散射和被吸收，一般只有39%可达地面，故仅适用于耐受力较低的病原体，且需较长时间的曝晒。

（2）*红外线消毒*　红外线一般指0.77～1 000 μm波长的电磁波，在1～10 μm波段的热效应最好，主要依靠产热杀菌，与干热灭菌法相似。其杀菌原理为被照物体的分子或原子振动或转动加剧，从而物体本身发热达数百度，可杀灭各种病原体，但其效应仅限于物体表面，适用于医疗器械的快速灭菌。但人受红外线长时间照射会感觉眼睛疲劳及头疼，甚至会造成眼内损伤。因此，工作人员应戴红外线防护镜。

（3）*微波消毒*　微波是波长1 mm至1 m的电磁波，频率较高，可穿透玻璃、塑料薄膜与陶瓷等，但不能穿透金属。微波能使介质内杂乱无章的极性分子在微波场的作用下，按微波的频率往返运动，互相冲撞和摩擦而产生热效应，介质的温度可随之升高，因而在较低的温度下也能起到消毒作用。消毒常用的微波有915 MHz与2 450 MHz两种。微波照射多用于食品加工，在医院中可用于实验室用品、非金属器械、无菌病室的食品食具、药杯及其他用品的消毒。

（4）*电离辐射消毒*　用于消毒灭菌的辐照射线有两种，即γ射线（由核素^{60}Co或^{137}Cs产生）和β射线（由电子加速器发射的高速电子流）。具有较高的能量与穿透力，可在常温下对不耐热物品进行消毒灭菌，故又称“冷灭菌”。其消毒灭菌原理为：①干扰微生物的代谢。②水分子波高速粒子打入后产生过氧化氢，使微生物死亡。③破坏微生物细胞内膜，引起酶系统紊乱而死亡。其优点为消毒效果彻底可靠，不引起温度明显变化；穿透力强，物品灭菌前即可包装以防止再污染；可连续照射消毒，故适于大批量物品的消毒，如各种缝线、敷料、导管、注射和采血用品、手术器械、精密医疗仪器(包括人工心肺机、透析器、吸引器等)和生物工程制品(包括心脏瓣膜、人工器官等)的消毒。此外，还适用于药品、食品、毛皮和污水的消毒，特别适于忌热忌湿物品的消毒灭菌，一次性使用的物品多用此法消毒灭菌。但电离辐射设备昂贵，对人体有一定伤害。

(二) 化学消毒法

化学消毒法是利用化学药物作用于病原体，影响其酶活性、蛋白质及其生物活性，从而杀灭病原体。化学消毒法使用简单灵活，处理面积大，有着不可替代的优越性，但随着人们环保意识的提高，化学消毒剂的污染问题也日益突出。

用于消毒的化学药物称为化学消毒剂。化学消毒剂从状态上可分为液体消毒剂、固体消毒剂和气体消毒剂3大类。而根据其对病原微生物的杀灭作用可分为高效、中效、低效化学消毒剂3类。①高效化学消毒剂是指能杀灭各种细菌包括细菌芽胞、真菌及病毒的消毒剂，故称灭菌剂。常用的高效化学消毒剂有过氧化物类(过氧乙酸、过氧化氢、臭氧等)、醛类(甲醛、戊二醛)、环氧乙烷类、含氯消毒剂(有机氯、无机氯)等。②中效化学消毒剂是指能杀灭细菌繁殖体、真菌和病毒，但不能杀灭细菌芽胞的消毒剂如乙醇、酚类等。③低效化学消毒剂指只能杀灭部分细菌繁殖体、真菌和亲脂病毒，不能杀灭结核杆菌、细菌芽胞和抵抗力较强的真菌和病毒的消毒剂如苯扎溴铵(新洁尔灭)等。

1. 化学消毒剂分类 常用的化学消毒剂根据其对病原体蛋白质的作用机制不同可分为以下几类。

(1) *凝固蛋白类化学消毒剂* 包括酚类、醇类及酸类消毒剂。

1) 酚类消毒剂：主要有煤酚皂、石炭酸和六氯酚等。具有特殊气味，杀菌力有限。可使纺织品变色，橡胶类物品变脆，对皮肤有一定的刺激。因此，除煤酚皂溶液外，石炭酸和六氯酚应用较少。煤酚皂溶液是以47.5%甲酚与钾皂配制而成，红褐色，易溶于水，性质稳定，有去污作用，杀菌效力较石炭酸强2～5倍，可杀灭细菌繁殖体与某些亲脂病毒，但对细菌芽胞效果较差。常用为1%～5%水溶液，可用于喷洒、擦拭、浸泡容器及洗手等。衣服、被单用1%～3%溶液浸泡30～60 min，再用清水洗净；结核患者衣物则用5%溶液浸泡1 h；室内家具、便器、运输工具等也可用1%～3%溶液擦拭或喷洒，需作用30～40 min；手用2%溶液浸泡2 min后，清水洗净。

2) 醇类消毒剂：最常用的是乙醇和异丙醇。75%乙醇可迅速杀灭细菌繁殖体，对一般病毒作用较慢，对肝炎病毒无效；对真菌孢子有一定杀灭作用，对细菌芽胞无作用。常用于皮肤消毒和体温计浸泡消毒，因不能杀灭细菌芽胞，故不能用于手术器械浸泡消毒。异丙醇对细菌杀灭能力大于乙醇，经肺吸收可导致麻醉，但对皮肤无损害，可代替乙醇应用。

3) 酸类消毒剂：对细菌繁殖体及芽胞均有杀灭作用，但易损伤物品，故一般不用于居室消毒。5%盐酸溶液可消毒洗涤食具、水果，乳酸常用于空气消毒，100 m^3空间用10 g乳酸熏蒸30 min，即可杀灭葡萄球菌及流感病毒。

(2) *溶解蛋白类消毒剂* 主要为碱性化学药物，常用有氢氧化钠、石灰等。

1) 氢氧化钠：白色结晶，易溶于水，杀菌力强，2%～4%溶液能杀灭病毒及细菌繁殖体，10%溶液能杀灭结核杆菌，30%溶液作用10 min能杀灭细菌芽胞。但因腐蚀性强，故极少使用，仅用于杀灭炭疽杆菌芽胞。

2) 石灰：遇水可产生高温并溶解蛋白质，杀灭病原体。常用10%～20%石灰乳消毒排泄物，用量需2倍于排泄物，搅拌后作用4～5 h；20%石灰乳用于消毒炭疽杆菌污染场所，每4～6 h喷洒1次，连续2～3次。因性质不稳定，故应用时应新鲜配制。

(3) *氧化蛋白类消毒剂* 包括含氯消毒剂和过氧化物类消毒剂。因消毒力强，故目前在医疗防疫工作中应用最为广泛。

1) 含氯消毒剂：指溶于水产生具有杀灭病原体活性的次氯酸消毒剂，其杀灭病原体的有效成分常以有效氯含量表示。次氯酸分子量小，易扩散到病原体表面，并穿透至细胞内，氧化细胞酶硫氢基团、破坏其代谢。含氯消毒剂可杀灭各种病原微生物，包括细菌繁殖体、病毒、真菌、结核杆菌和细菌芽胞。这类消毒剂包括无机氯化合物如次氯酸钠(10%～12%)、漂白粉(25%)、氯化磷酸三钠(3%～5%)和有机氯化合物如二氯异氰尿酸钠(60%～64%)、三氯异氰尿酸(87%～90%)、氯胺T(24%)等。无机氯性质不稳定，易受光、热和潮湿的影响而丧失其有效成分；有机氯则相对稳定，但溶于水后均不稳定。它们对病原微生物的杀灭作用明显受浓度、作用时间的影响，一般有效氯浓度越高、作用时间越长消毒效果越好；pH越低消毒效果越好，温度越高则杀灭微生物作用越强。但是当有血液、唾液和排泄物等存在时消毒效果可明显下降，此时应加大消毒剂使用浓度或延长作用时间。但是高浓度含氯消毒剂对人呼吸道黏膜和皮肤有明显刺激作用，对物品有腐蚀和漂白作用，大量使用还可污染环境。因此，使用时应按不同病原微生物污染的物品选用适当浓度和作用时间。此类消毒剂常用于环境、物品表面、食具、饮用水、污水、排泄物、垃圾等消毒。

①漂白粉：应用最为广泛。主要成分为次氯酸钙，含有效氯25%～30%，性质不稳定，可为光、热、潮湿及CO_2所分解。故应密闭保存于阴暗干燥处，时间不超过1年。酸性环境中杀菌力强而迅速，高浓度能杀灭细菌芽胞。粉剂常用于粪、痰、脓液等排泄物和分泌物消毒，每升加干粉200 g，搅拌均匀后放置1～2 h；尿液每升加干粉5 g，放置10 min即可。10%～20%漂白粉乳剂除消毒排泄物和分泌物外，可用于喷洒厕所、污染的车辆等。漂白粉澄清液可用于浸泡、清洗、擦拭、喷洒墙面，对结核杆菌和肝炎病毒可用5%澄清液作用1～2 h。②氯胺T：为有机氯消毒剂，含有效氯24%～26%，性质较稳定，密闭保持1年仅丧失有效氯0.1%。微溶于水，刺激性和腐蚀性较小，作用较次氯酸缓慢。0.2%溶液1 h可杀灭细菌繁殖体，5%溶液2 h可杀灭结核杆菌，杀灭细菌芽胞则需10 h以上，1%～2.5%溶液对肝炎病毒也有作用。③二氯异氰尿酸钠：含有效氯60%～64.5%，具有高效、广谱、稳定、溶解度高、毒性低等优点。水溶液可用于喷洒、浸泡、擦抹，也可用干粉直接消毒污染物、处理粪便等排泄物，对肝炎病毒有杀灭作用。直接喷洒地面，剂量为10～20 g/m^2。与多聚甲醛干粉混合点燃，气体可用于熏蒸消毒。

2）过氧化物类消毒剂：具有强氧化能力，各种病原微生物对其十分敏感，可将所有病原微生物杀灭。过氧化物消毒剂包括过氧化氢、过氧乙酸、二氧化氯和臭氧等，其优点是消毒后在物品上不留残余毒性。但由于化学性质不稳定需现配现用，且因其氧化能力强，高浓度时可刺激、损害皮肤黏膜，腐蚀物品。

①过氧乙酸：常用于被病毒污染物品或皮肤消毒，0.5%溶液10 min可杀灭细菌繁殖体，1%溶液5 min可杀灭细菌芽胞；消毒皮肤时浓度为0.2%～0.4%，作用时间为3 min。在无人密闭环境中可用于空气消毒，以2%过氧乙酸喷雾（按8 ml/m^{3}计算），或加热过氧乙酸熏蒸（按0.75～1 g/m^{3}计算），作用1 h后开窗通风。②臭氧：也是一种强氧化剂，溶于水时杀菌作用更为明显，常用于水的消毒，饮用水消毒时加臭氧量为0.5～1.5 mg/L，水中余臭氧量0.1～0.5 mg/L维持10 min可达到消毒要求，水质较差时应加大臭氧加入量达3～6 mg/L。

（4）烷基化消毒剂　包括醛类消毒剂和环氧乙烷。

1）醛类消毒剂：包括甲醛和戊二醛。醛类消毒剂是活泼的烷化剂，作用于病原微生物蛋白质中的氨基、羧基、羟基和巯基，破坏蛋白质分子而杀灭微生物。甲醛和戊二醛均可杀灭各种病原微生物，由于对人体皮肤、黏膜有刺激和固化作用并可使人致敏，因此不可用于空气、食具等消毒。一般仅用于医疗器械的消毒或灭菌，且经消毒或灭菌的医疗器械必须用灭菌水将残留的消毒液冲洗干净后方可使用。戊二醛性质稳定，腐蚀性小。戊二醛原液用0.3%碳酸氢钠溶液配制成2%水溶液，主要用于麻醉科、外科、口腔科、泌尿科器械的浸泡消毒，金属、橡胶、塑料制品和内镜均可浸泡，作用时间为30 min至3 h。

2）环氧乙烷：属高效化学消毒剂，可杀灭所有病原微生物，常温下为气体灭菌剂。其作用为通过烷基化，破坏微生物的蛋白质代谢。一般消毒剂量为0.5～0.7 kg/m^3，15℃持续作用12～48 h。温度升高10℃，杀菌力可增强1倍以上，相对湿度30%灭菌效果最佳。具有活性高、穿透力强、不损伤物品、不留残毒等优点，可用于纸张、书籍、布、皮毛、塑料、人造纤维、金属及精密医疗器械的消毒。因穿透力强，故需在密闭容器中进行消毒；须避开明火以防燃爆，消毒后通风防止吸入。

（5）阳离子表面活性剂　主要有季铵盐类如苯扎溴铵，高浓度凝固蛋白质，低浓度抑制细菌代谢。有杀菌和去污作用，毒性和刺激性小，无漂白及腐蚀作用，无臭、稳定、水溶性好。但杀菌力不强，尤其对细菌芽胞效果不佳，受有机物影响较大，配伍禁忌较多。苯扎溴铵对化脓菌、肠道菌及某些病毒如流感病毒、疱疹病毒等亲脂病毒有较好杀灭能力，但对结核菌及真菌作用差，对细菌芽胞只有抑制作用，对肝炎病毒无灭活作用。苯扎溴铵可用0.1%～0.5%溶液喷洒、浸泡、擦抹。对于餐具、痰盂、便器等消毒，可洗净后用0.5%溶液浸泡30～60 min；体温计浸泡15 min，也可用0.1%～0.5%溶液对皮肤消毒，0.02%溶液可用于妇产科、泌尿科、眼科等作黏膜冲洗。不宜作排泄物及分泌物消毒用。苯扎溴铵易被微生物污染，因此消毒液应随用随配，使用不得超过3 d。

（6）其他消毒剂　包括含碘消毒剂和双胍类消毒剂。

1）含碘消毒剂：包括碘酊和聚维酮碘（碘伏），碘通过卤化作用，干扰蛋白质代谢。可杀灭细菌繁殖体、真菌和部分病毒，作用迅速而持久，无毒性，受有机物影响小。可用于皮肤、黏膜消毒，医疗器械应急处理。一般碘酊的浓度为2%，聚维酮碘的浓度为0.3%～0.5%。

2）双胍类消毒剂：双胍化合物氯己定醇（洗必泰）有较强的消毒作用，可用于手、皮肤、医疗器械、衣物等消毒，常用浓度为0.2%～1%。

2. 应用化学消毒时应注意的问题　化学消毒法是应用化学消毒剂作用于病原微生物，使微生物蛋白质变性而杀灭病原体。而病原体在实际条件下不是以纯培养物形式存在，而是与患者的分泌物或排泄物（如黏液、脓液、粪、尿等）及其他微生物共同存在，并且附着在外界物体上。因而，使用化学消毒法时应注意以下情况：①需将消毒剂配成溶液，并且应使化学消毒剂与分泌物或排泄物中的病原微生物直接接触。因此，当消毒含有大量蛋白质的分泌物或排泄物时，需将分泌物或排泄物与消毒剂充分搅拌。②消毒剂的浓度和用量需符合规定。③消毒必须达到规定的作用时间。④注意温度对消毒效果的影响，温度低于16℃时，一般化学消毒剂对大部分病原体丧失作用。⑤化学消毒剂对分泌物所附着的物品应该没有损坏作用。

（三）常见传染病消毒效果检查

传染病消毒效果的检查，目前多采用条件致病菌作为间接指标。肠道传染病以大肠埃希菌为指标，呼吸道传染病以溶血性链球菌为指标。如消毒前后均未检出大肠埃希菌或溶血性链球菌，则以消毒后自然菌落总数降低的百分率评价。消毒后自然菌落总数下降80%以上为效果良好，降低70%为较好；减少60%以上为一般，减少60%以下为不合格。具体检查方法如下。

1. 物品表面检查 在消毒物品相邻部位划出2个10 cm^2范围，消毒前后分别以无菌棉签采样，接种后培养24～48 h观察结果。

2. 排泄物检查 消毒前后各取0.2 ml排泄物的稀释液接种肉汤管，37℃培养24 h后再取样转种相应的培养基，24～48 h后观察结果。

3. 空气消毒效果检查 一般用自然沉降法。消毒前后在消毒空间的不同平面和位置放置4～5个平皿培养基，暴露5～30 min后盖好，培育24～48 h观察结果。

五、各种污染对象的常用消毒方法

2003年4月卫生部疾病控制司颁布了《各种污染对象的常用消毒方法（试行）》，对各种常见污染对象的消毒作出了明确规定，附录如下。

1. 地面、墙壁、门窗 用0.2%～0.5%过氧乙酸溶液或500～1 000 mg/L二溴海因溶液或1 000～2 000 mg/L有效氯含氯消毒剂溶液喷雾。泥土墙吸液量为150～300 ml/m^2，水泥墙、木板墙、石灰墙为100 ml/m^2，对上述各种墙壁喷洒消毒剂溶液不宜超过其吸液量。地面消毒先由外向内喷雾1次，喷药量为200～300 ml/m^2，待室内消毒完毕后，再由内向外重复喷雾1次。以上消毒处理，作用时间应不少于60 min。

2. 空气 房屋经密闭后，每立方米用15%过氧乙酸溶液7 ml（1 g/m^3）放置瓷或玻璃器皿中加热蒸发，熏蒸2 h即可开门窗通风。或以2%过氧乙酸溶液（8 ml/m^3）气溶剂喷雾消毒，作用30～60 min。

3. 衣服、被褥 耐热、耐湿的纺织品可以煮沸消毒30 min，或以流通蒸汽消毒30 min，或用含250～500 mg/L有效氯的含氯消毒剂浸泡30 min；不耐热的毛衣、毛毯、被褥、化纤尼龙制品等，可采取过氧乙酸熏蒸消毒。熏蒸消毒时，将欲消毒衣物悬挂室内（勿堆集一处），密闭门窗，糊好缝隙，每立方米用15%过氧乙酸溶液7 ml（1 g/m^3），放置瓷或玻璃容器中，加热熏蒸1～2 h。或将被消毒物品置环氧乙烷消毒柜中，在温度为54℃、相对湿度为80%条件下，用环氧乙烷气体（800 mg/L）消毒4～6 h；或用高压灭菌蒸汽进行消毒。

4. 患者排泄物和呕吐物 稀薄的排泄物或呕吐物，每1 000 ml可加漂白粉50 g或20 000 mg/L有效氯含氯消毒剂溶液2 000 ml，搅匀放置2 h。无粪的尿液每1 000 ml加干漂白粉5 g或次氯酸钙1.5 g或10 000 mg/L有效氯含氯消毒剂溶液100 ml混匀放置2 h。成形粪便不能用干漂白粉消毒，可用20%漂白粉乳剂（含有效氯5%），或50 000 mg/L有效氯含氯消毒剂溶液2份加于1份粪便中，混匀后作用2 h。

5. 餐(饮)具 首选煮沸消毒15～30 min，或流通蒸汽消毒30 min。也可用0.5%过氧乙酸溶液或250～500 mg/L二溴海因溶液或250～500 mg/L有效氯含氯消毒剂溶液浸泡30 min后，再用清水洗净。

6. 食物 瓜果、蔬菜类可用0.2%～0.5%过氧乙酸溶液浸泡10 min，或用12 mg/L臭氧水冲洗60～90 min。患者的剩余饭菜不可再食用，须煮沸30 min，或用20%漂白粉乳剂、50 000 mg/L有效氯含氯消毒剂溶液浸泡消毒2 h后处理；也可焚烧处理。

7. 盛排泄物或呕吐物的容器 可用2%漂白粉澄清液（含有效氯5 000 mg/L）或5 000 mg/L有效氯含氯消毒剂溶液或0.5%过氧乙酸溶液浸泡30 min，浸泡时消毒液要漫过容器。

8. 家用物品、家具 可用0.2%～0.5%过氧乙酸溶液或1 000～2 000 mg/L有效氯含氯消毒剂进行浸泡、喷洒或擦洗消毒。

9. 手与皮肤 用0.5%聚维酮碘溶液（含有效碘5 000 mg/L）或0.5%氯已定醇溶液涂擦，作用1～3 min。也可用75%乙醇或0.1%苯扎溴铵溶液浸泡1～3 min。必要时，用0.2%过氧乙酸溶液浸泡，或用0.2%过氧乙酸棉球、纱布块擦拭。

10. 患者尸体 对患者的尸体，可用0.5%过氧乙酸溶液浸湿的布单严密包裹后尽快火化。

11. 运输工具 车、船内外表面和空间，可用0.5%过氧乙酸溶液或10 000 mg/L有效氯含氯消毒剂溶液喷洒至表面湿润，作用60 min。密封空间，可用过氧乙酸溶液熏蒸消毒。对细菌繁殖体的污染，每立方米用15%过氧乙酸7 ml（1 g/m^3），对密闭空间还可用2%过氧乙酸进行气溶剂喷雾，用量为8 ml/m^3，作用60 min。

12. 垃圾 可燃垃圾物应尽量焚烧，也可喷洒10 000 mg/L有效氯含氯消毒剂溶液，作用60 min以上，消毒后深埋。

附录九　常用的杀虫和灭鼠方法

阮　冰

一、杀虫

1. 杀虫的意义　有相当一部分传染病是由昆虫为媒介传播。常见的医学昆虫有蚊、蝇、蚤、虱、蟑螂、蠓、蜱、恙螨、革螨、白蛉、臭虫等，杀灭昆虫可以预防和控制虫媒传染病，如疟疾、丝虫病、流行性乙型脑炎、登革热、斑疹伤寒、莱姆病、恙虫病、黑热病和回归热等。昆虫传播疾病的主要方式有2种：一种为机械传播，即昆虫仅起携带病原体的作用，如苍蝇传播痢疾等；另一种为生物性传播，即病原体在昆虫体内进行繁殖或完成一定的发育阶段，甚至有的能将病原体"经卵传代"起传播作用，如蚊传疟疾、蚤传鼠疫、恙虫传恙虫病等。

医学杀虫(简称杀虫)的意义就在于杀灭传染病的媒介昆虫或节肢动物，以切断传播途径，达到控制乃至消灭传染病流行，防范生物恐怖事件的目的。

2. 杀虫的方法　按杀虫性质可分为物理、药物与生物杀虫等方法，但长期的实践证明，单靠使用杀虫剂不能完全解决虫媒的防制问题。相反由于大量和长期使用杀虫剂严重污染环境，并使昆虫产生耐药性而降低杀虫效果。因此，目前对医学昆虫的防制除使用常用的杀虫法外，还应加强卫生宣传，改造环境，消灭或减少医学昆虫的孳生地等综合治理措施。

(1) *物理杀虫法*　如拍打、捕捉、洗涤、清扫、堵塞、黏杀或诱杀等。利用烫、煮、蒸、烧等加热方法可杀灭蚤、虱、臭虫与蟑螂等。这些物理方法简便易行，在我国除害灭病讲卫生活动中广泛采用。

(2) *药物杀虫法*　主要用化学杀虫剂，也可用植物杀虫剂，这是目前广泛采用的方法。杀虫剂可作如下分类。

1) 根据化学结构分类：①有机氯类，最早使用的滴滴涕(DDT)和六六六因可造成环境污染并能在体内蓄积，已经少用或不用。近年开发出高效、低毒、易生物降解的同类药物三氯杀虫酯和三氯杀螨醇等，可有效地杀灭螨类和卫生害虫(蚊、蝇等)。②有机磷酸酯类，包括敌百虫、敌敌畏、二溴磷、倍硫磷、辛硫磷、双硫磷、马拉硫磷、杀螟松、地亚农、皮蝇磷、毒死蜱、虫螨磷、蝇毒磷、蝇硫磷、除害磷等。本类药物毒性强，与胆碱酯酶结合造成乙酰胆碱大量堆积，引起胆碱能神经支配的组织器官功能紊乱，亦称为胆碱酯酶抑制剂。中毒表现包括腺体分泌增多，胃肠平滑肌兴奋等毒蕈碱样症状、肌纤维颤动等烟碱样症状以及先兴奋、后抑制的中枢症状。特殊解毒药包括胆碱受体阻断药(首选阿托品)和胆碱酯酶复活药(解磷定、双复磷等)。③氨基甲酸酯类，包括残杀威(propoxur)、苯噁威(bendiocarb)、西维因(carbaryl)、混灭威(xylycarb)、速灭威(metolcarb)、仲丁威(fenobucarb)、双乙威(fenethocarb)、混杀威(trimethacarb)等。该类药物能与胆碱酯酶可逆性结合生成氨基甲酰化酶，抑制胆碱酯酶活性，使虫体内乙酰胆碱积聚而死亡。对人畜毒性较低，可用于防治卫生害虫和家畜体外寄生虫。中毒症状与有机磷酸酯类相似，尤以M胆碱受体兴奋症状为主。④拟除虫菊酯类，是模拟从除虫菊花中提取出来的天然除虫菊的结构而合成的一类仿生农药，对多种害虫具有广谱、高效、速杀及驱避作用，对人、畜、植物几无毒性，但化学性质不稳定，害虫易产生抗药性。20世纪70年代以来，以其为先导化合物人工合成了多种拟除虫菊酯类杀虫药，根据对光的稳定性分为2类。第1类分子中不含氰基(CN)，对光不稳定，有丙烯菊酯(allethrin)、苄呋菊酯(resmethrin)、胺菊酯(tetramethrin)等，主要制成蚊香或气雾剂防治蚊蝇、蟑螂等卫生害虫。第2类在苄基碳原子上引入CN，杀虫活性更强，对光稳定，有氯菊酯(permethrin)、氯氰菊酯(cypermethrin)、溴氰菊酯(deltamethrin)等。拟除虫菊酯类的杀虫作用以触杀为主，兼有胃毒、杀卵、拒食和驱避作用，是目前最常用的杀灭害虫药，也广泛用于防治农、林、仓储害虫。本类药物属神经毒剂，可使神经轴突及肌肉细胞膜上的钠离子通道延迟关闭，钠离子持续向胞内流动，使昆虫的神经和肌肉持续兴奋后麻痹而死亡。拟除虫菊酯类对皮肤和眼睛都有不同程度的刺激性，并可经口、呼吸道、皮肤吸收中毒，主要表现为神经毒性，能抑制神经系统的$Ca^{2+}-Mg^{2+}$-ATP酶的活性，使突触胞液内的Ca^{2+}增加，从而使神经递质释放增加，突触后神经处于兴奋状态。尚无十分有效的解毒药物，可对症治疗。神经症状严重者，可给予镇静药物，保持水和电解质平衡，促进药物排泄。⑤沙蚕毒素类，有杀虫双、硫环杀、杀螟丹等，均属神经毒剂，可竞争性地占领胆碱能受体，阻断神经传导，使害虫麻痹而死亡。⑥生物杀虫剂，包括细菌杀虫剂、病毒杀虫剂、原生动物杀虫剂和昆虫病原线虫制剂等，其中细菌杀虫剂以苏云金杆菌(*Bacillus thuringiensis*，其制剂称Bt)和球形芽胞杆菌(*Bacillus sphaericus*，其制剂称Bs)应用最多，两者产生一种有毒的蛋白质，使昆虫的肠道细胞渗透性改变而死亡。目前又有咀刺目(Enoplida)索虫科(Mermithida)线虫正在研究中。⑦植物杀虫剂，有除虫菊、鱼藤、苦皮藤、烟草、柠檬、蓖麻、龙葵、狼毒等，其作用方式有拒食、忌避、引诱、不育、抑制生长发育等，它们多属于触杀、胃毒剂。

2）根据作用方式分类：①触杀剂，药物经昆虫体表进入虫体，损害其神经系统而杀虫。目前采用有机磷类杀虫剂如马拉硫磷等。②熏杀剂，通过昆虫呼吸道进入其体内引起中毒死亡，如用敌敌畏与烟草等。熏杀见效快，但持续时间短，需反复进行。③肠毒剂，将杀虫剂混入诱饵中，使昆虫食后在其肠内吸收分解引起中毒，如敌百虫、敌敌畏与杀螟硫磷等。常见媒介昆虫的药物杀虫法见表附9－1。近年来在化学杀虫方法上，应用超低容量喷洒技术是化学防制法的一大改进，它是利用一种特制雾化器（喷头）将高浓度的杀虫油剂雾化成细小均匀的颗粒进行喷洒，较常规粉剂喷洒省药、省工、省钱，并可减少环境污染。在杀虫剂的新剂型上使用缓释剂和控制释放技术，既可延长药效，也可省药、省钱和减少环境的污染。

表附9－1　常见媒介昆虫的药物杀虫法

害虫	杀虫剂	剂型、浓度、剂量	使用方法	备注
幼蚊	马拉硫磷	2％浓度 20～50 ml/m²	喷洒污水面	持效7 d以上
	杀螟松双硫磷	1×10⁻⁶ (1 ppm)	制成多种缓释剂投水	持效2～2.5个月
成蚊	马拉硫磷	将50％乳剂稀释2％水剂2 g/m²	喷洒室内外，或超低容量喷洒	持效，室内2～3个月，室外7～10 d
	DDT	50％胶悬剂2 g/m²	喷洒、浸泡蚊帐及窗帘	每年1次
	除虫菊酯	0.3％油剂0.1 ml/m²		
	敌敌畏	20％烟熏0.2 g/m²	熏杀室内成蚊	立即杀灭
蝇蛆	马拉硫磷	0.2％乳剂500 ml/m²	喷洒	
	苏脲	(10～100)×10⁻⁶	喷洒	持效3周
	苯噁威	10％粉剂，10～20 g/m²	撒布	
成蝇	苯醚菊酯	10％油剂，稀释50倍	喷雾室外	等配混使用
	杀螟松	50％乳剂，50～100 ml/亩	超低容量喷雾室外	常复配使用
	杀灭菊酯	0.5％喷射剂，0.2～0.3 ml/m²	喷雾室内	
	辛硫磷	0.3％乳剂，1 ml/m³	喷雾	
蟑螂	溴氰菊酯	0.003％可湿性粉，25～30 mg/m²	喷雾	
	敌敌畏	0.5％水剂，30～50 ml/m²	喷洒蟑螂活动睡觉	持效5～7 d
	乙酰甲胺磷	0.75％～1％	喷洒毒饵	
蚤虱、臭虫	敌敌畏	0.5％水剂，40～60 ml/m²	喷洒室内地面	持效5～7 d
		0.1％水剂浸粉笔或80％乳剂，50 ml/m²	喷衣服，用粉笔涂擦衣服	
		0.5％水剂，每张床200～500 ml	用毛笔或毛刷沾药涂缝隙	持效1～2月
白蛉、蜱、螨	敌敌畏	0.5％乳剂，30～50 ml/m²	喷洒室内外	
	敌百虫	0.2％水剂	喷洒工作服	
	敌敌畏	0.1％～0.5％乳剂，200 ml/m²	喷洒衣服开口或草地	持效7～10 d

（3）*生物杀虫法*　利用昆虫的天敌来杀虫。养鱼、养鸭以吞食蚊虫幼虫；养鸡啄食蝇蛆与蛹；还可利用细菌、真菌与病毒进行杀虫，如杀螟杆菌、青虫菌杀蝇蛆等。这种方法的优点是对人畜无害，不造成环境污染，并能产生持久的杀虫效果。

二、灭鼠

1. 灭鼠的意义　①鼠类是多种传染病的传染源，如鼠疫、钩端螺旋体病、流行性出血热、地方性斑疹伤寒、恙虫病、莱姆病、鼠咬热与森林脑炎等。②鼠类是肠道传染病的机械传播媒介，如痢疾、伤寒、霍乱与细菌性食物中毒等。③鼠类分布广，数量大，盗食粮食，破坏建筑、水利建设、家具和衣服等，对农业、林业、牧业、副业、工业、商业等造成很大的经济损失。④鼠类可能成为某些生物战剂的宿主，形成人为的疫源地，可被敌人用来进行生物战。因此，消灭鼠类对生产建设，消灭传染病，粉碎敌人生物战等都具有很重要的意义。

常见的鼠类有褐家鼠、黄胸鼠、小家鼠、黑线姬鼠、罗赛鼠、黄鼠、喜马拉雅旱獭等十余种。

2. 灭鼠的方法　灭鼠的方法很多，可概括为器械灭鼠法、药物灭鼠法、生物灭鼠法。

（1）*器械灭鼠法*　采用各种工具与方法捕杀鼠类，常用的有鼠夹板法、鼠笼法、翻板法、黏鼠法、盆扣法、压鼠法、碗扣法、灌水法、水淹法及电子捕鼠器等。这些方法简便易行，有一定效果，但耗费人力和物力较多，灭鼠不彻底。

（2）*药物灭鼠法*　这类方法效果较好，使用较广。对灭鼠药物的基本要求是：对鼠类的毒性强，对人、畜的毒性小，产量高，价廉，可大规模推广。目前主要使用毒饵法，至于熏鼠法则使用较少。

1）毒饵法：将灭鼠药物加于食物中，使鼠食后中毒死亡。常用毒饵是以食物或面粉加油制成。毒鼠药可分2类，第1类是速效药，又称急性单剂量灭鼠药，如磷化锌，鼠进食后在胃酸作用下产生磷化氢，影响神经系统的功能致死，起效快，鼠食后多在24 h内死亡，但鼠易产生拒食，对人、畜毒性大，无特殊解毒剂。第2类是缓效药，又称慢性多剂量灭鼠药，如敌鼠钠等，化学结构与香豆素类抗凝血药相似，对抗维生素K的作用，影响凝血酶原和凝血因子的合成，使凝血时间显著延长，同时损伤毛细血管，增加其通透性，引起内脏和皮下出血而死亡，对人、畜安全。若中毒，维生素K_1是有效的解毒药。使用慢性灭鼠药时，应保证投药期有足够的毒饵供鼠取食，在毒饵食尽的点要及时加倍补放。目前我国常用的灭鼠药物有：①杀鼠醚：呈黄白色结晶粉末，无臭无味，几乎不溶于水，微溶于丙酮、乙醚，通过胃肠道吸收，连续服用有蓄积作用，配制的毒饵带有香蕉味，故适口性好，浓度为0.03%～0.05%。②敌鼠钠盐：淡黄色粉末，无臭、无味，溶于乙醇、丙酮，微溶于水，不溶于苯和甲苯，性质稳定。此药作用缓慢，服后4～7 d出现毒性。对鼠毒性较强，对人畜低毒。毒饵浓度为0.025%～0.05%。先用少量开水，然后倾入炒好的定量的诱饵中，搅拌待干，每堆放15～30 g，连放3 d。③溴敌隆：呈白色结晶粉末，溶于丙酮、乙醚，几乎不溶于水，化学性质稳定。溴敌隆对家栖鼠和农田害鼠，特别是抗药性鼠，都有很好的防制效果。本品主要通过胃肠道吸收，中毒死亡时间6～7 d。据报道，美国对褐家鼠进行了15次现场试验，杀鼠率80%～100%，配制的毒饵适口性很好，毒饵浓度为0.005%。④大隆：呈黄白色结晶粉末，不溶于水，溶于氯仿。本品是抗凝血灭鼠剂中毒力最强的一种，通过胃肠道吸收，适口性好，兼有急性灭鼠剂和慢性灭鼠剂的优点。Dubock主张采用0.005%大隆毒饵对农田、森林和草原野鼠一次性投毒或1周投毒1次，连续数周现场灭鼠取得较好效果。用0.001%～0.005%浓度的大隆毒饵，饱和投毒，处理6～10 d可以完全有效地防制家栖鼠患。由于大隆急性毒力太大，使用时应注意人畜安全。

2）熏鼠法：常用于消毒车箱、轮船、货栈、建筑物、鼠洞与阴沟下水道等处的鼠类，使用时应注意人的安全，工作人员要戴防毒面具。常用的熏鼠剂如下。①硫磺：硫磺燃烧即可产生大量的二氧化硫气体，每立方米用硫磺100 g，燃烧后空气内的二氧化硫浓度可达4.9%～7%，使用时应将门窗紧闭6～8 h。二氧化硫还有漂白腐蚀作用，故放有衣物、蔬菜与金属品之处不宜使用。②氰化钙[$Ca(CN)_2$]：为灰色粉末，吸收后变成氢氰酸而有剧毒。常用的是喷洒鼠洞，每个鼠洞5～10 g。鼠类吸入氢氰酸气体后，急剧中毒而死亡。仅在紧急情况下使用，如用于鼠疫疫源地的灭鼠。③氯化苦：即三氯硝基甲烷（CCl_3NO_2），仅用于杀灭野鼠。黄褐色液体，在11℃以上即可挥发为气体，对鼠的毒性很强，鼠中毒后20 min内即死亡。每个鼠洞用氯化苦8～10 g，可用喷射器喷入，或用棉花蘸3～5 ml塞入鼠洞，堵住洞口。④灭鼠炮：用以杀灭野鼠，效果较好。用14 cm×11 cm左右的长方形纸块，在直径2 cm左右圆杆上，卷成纸筒，将一端折叠封好，穿一孔，插入引火线，在另一端装入烟剂10～15 g，最后在炮的基底部放入黑色火药1 g，封好即成。点着后放入鼠洞，立即用土堵住洞口，防烟溢出，将鼠熏死。

（3）生物灭鼠法　包括2种基本方法，一种是利用鼠的天敌（猫、鹰等）捕食鼠类，另一种是利用对人、畜无害而对鼠有致病力的病原微生物或寄生虫，使鼠得病死亡。一个从外面进攻，一个从内部作祟。它们对人和禽畜安全，不污染环境，因此受到重视。利用病原微生物和寄生虫灭鼠的历史还不到100年，至今仍有许多问题尚未得到妥善解决，如对鼠的致病力的不稳定性，免疫力的产生，疾病流行的范围和程度，对人畜安全性的保证等，故生物灭鼠法目前尚难推广使用。

参考文献

[1] 李洁，吴光华，张应阔．卫生害虫生物防制研究进展[J]．中国媒介生物学及控制杂志，1999，10(5)：392.

[2] 谢惠民．杀虫驱蚊灭螺毒鼠药[M]//陈新谦，金有豫，汤光．新编药物学．第15版．北京：人民卫生出版社，2003：811.

[3] 钱万红，王忠灿，吴光华．消毒杀虫灭鼠技术[M]．北京：人民卫生出版社，2008：233－682.

附录十　中华人民共和国传染病防治法

（1989年2月21日第七届全国人民代表大会常务委员会第六次会议通过，2004年8月28日第十届全国人民代表大会常务委员会第十一次会议修订，2004年8月28日中华人民共和国主席令第十七号公布，自

2004年12月1日起施行)

目　录

第一章　总　则

第一条　为了预防、控制和消除传染病的发生与流行,保障人体健康和公共卫生,制定本法。

第二条　国家对传染病防治实行预防为主的方针,防治结合、分类管理、依靠科学、依靠群众。

第三条　本法规定的传染病分为甲类、乙类和丙类。

甲类传染病是指:鼠疫、霍乱。

乙类传染病是指:甲型H1N1流感(新加)、传染性非典型肺炎、艾滋病、病毒性肝炎、脊髓灰质炎、人感染高致病性禽流感、麻疹、流行性出血热、狂犬病、流行性乙型脑炎、登革热、炭疽、细菌性和阿米巴性痢疾、肺结核、伤寒和副伤寒、流行性脑脊髓膜炎、百日咳、白喉、新生儿破伤风、猩红热、布鲁菌病、淋病、梅毒、钩端螺旋体病、血吸虫病、疟疾。

丙类传染病是指:流行性感冒、流行性腮腺炎、风疹、急性出血性结膜炎、麻风病、流行性和地方性斑疹伤寒、黑热病、包虫病、丝虫病,除霍乱、细菌性和阿米巴性痢疾、伤寒和副伤寒以外的感染性腹泻病、手足口病(新加)。

上述规定以外的其他传染病,根据其暴发、流行情况和危害程度,需要列入乙类、丙类传染病的,由国务院卫生行政部门决定并予以公布。

第四条　对乙类传染病中传染性非典型肺炎、炭疽中的肺炭疽和人感染高致病性禽流感,采取本法所称甲类传染病的预防、控制措施。其他乙类传染病和突发原因不明的传染病需要采取本法所称甲类传染病的预防、控制措施的,由国务院卫生行政部门及时报经国务院批准后予以公布、实施。

省、自治区、直辖市人民政府对本行政区域内常见、多发的其他地方性传染病,可以根据情况决定按照乙类或者丙类传染病管理并予以公布,报国务院卫生行政部门备案。

第五条　各级人民政府领导传染病防治工作。

县级以上人民政府制定传染病防治规划并组织实施,建立健全传染病防治的疾病预防控制、医疗救治和监督管理体系。

第六条　国务院卫生行政部门主管全国传染病防治及其监督管理工作。县级以上地方人民政府卫生行政部门负责本行政区域内的传染病防治及其监督管理工作。

县级以上人民政府其他部门在各自的职责范围内负责传染病防治工作。

军队的传染病防治工作,依照本法和国家有关规定办理,由中国人民解放军卫生主管部门实施监督管理。

第七条　各级疾病预防控制机构承担传染病监测、预测、流行病学调查、疫情报告以及其他预防、控制工作。

医疗机构承担与医疗救治有关的传染病防治工作和责任区域内的传染病预防工作。城市社区和农村基层医疗机构在疾病预防控制机构的指导下,承担城市社区、农村基层相应的传染病防治工作。

第八条　国家发展现代医学和中医药等传统医学,支持和鼓励开展传染病防治的科学研究,提高传染病防治的科学技术水平。

国家支持和鼓励开展传染病防治的国际合作。

第九条　国家支持和鼓励单位和个人参与传染病防治工作。各级人民政府应当完善有关制度,方便单位和个人参与防治传染病的宣传教育、疫情报告、志愿服务和捐赠活动。

居民委员会、村民委员会应当组织居民、村民参与社区、农村的传染病预防与控制活动。

第十条　国家开展预防传染病的健康教育。新闻媒体应当无偿开展传染病防治和公共卫生教育的公益宣传。

各级各类学校应当对学生进行健康知识和传染病预防知识的教育。

医学院校应当加强预防医学教育和科学研究,对在校学生以及其他与传染病防治相关人员进行预防医学教育和培训,为传染病防治工作提供技术支持。

疾病预防控制机构、医疗机构应当定期对其工作人员进行传染病防治知识、技能的培训。

第十一条　对在传染病防治工作中做出显著成绩和贡献的单位和个人,给予表彰和奖励。

对因参与传染病防治工作致病、致残、死亡的人员,按照有关规定给予补助、抚恤。

第十二条　在中华人民共和国领域内的一切单位和个人,必须接受疾病预防控制机构、医疗机构有关传染病的调查、检验、采集样本、隔离治疗等预防、控制措施,如实提供有关情况。疾病预防控制机构、医疗机构不得泄露涉及个人隐私的有关信息、资料。

卫生行政部门以及其他有关部门、疾病预防控制机构和医疗机构因违法实施行政管理或者预防、控制措施，侵犯单位和个人合法权益的，有关单位和个人可以依法申请行政复议或者提起诉讼。

第二章 传染病预防

第十三条 各级人民政府组织开展群众性卫生活动，进行预防传染病的健康教育，倡导文明健康的生活方式，提高公众对传染病的防治意识和应对能力，加强环境卫生建设，消除鼠害和蚊、蝇等病媒生物的危害。

各级人民政府农业、水利、林业行政部门按照职责分工负责指导和组织消除农田、湖区、河流、牧场、林区的鼠害与血吸虫危害，以及其他传播传染病的动物和病媒生物的危害。

铁路、交通、民用航空行政部门负责组织消除交通工具以及相关场所的鼠害和蚊、蝇等病媒生物的危害。

第十四条 地方各级人民政府应当有计划地建设和改造公共卫生设施，改善饮用水卫生条件，对污水、污物、粪便进行无害化处置。

第十五条 国家实行有计划的预防接种制度。国务院卫生行政部门和省、自治区、直辖市人民政府卫生行政部门，根据传染病预防、控制的需要，制定传染病预防接种规划并组织实施。用于预防接种的疫苗必须符合国家质量标准。

国家对儿童实行预防接种证制度。国家免疫规划项目的预防接种实行免费。医疗机构、疾病预防控制机构与儿童的监护人应当相互配合，保证儿童及时接受预防接种。具体办法由国务院制定。

第十六条 国家和社会应当关心、帮助传染病病人、病原携带者和疑似传染病病人，使其得到及时救治。任何单位和个人不得歧视传染病病人、病原携带者和疑似传染病病人。

传染病病人、病原携带者和疑似传染病病人，在治愈前或者在排除传染病嫌疑前，不得从事法律、行政法规和国务院卫生行政部门规定禁止从事的易使该传染病扩散的工作。

第十七条 国家建立传染病监测制度。

国务院卫生行政部门制定国家传染病监测规划和方案。省、自治区、直辖市人民政府卫生行政部门根据国家传染病监测规划和方案，制定本行政区域的传染病监测计划和工作方案。

各级疾病预防控制机构对传染病的发生、流行以及影响其发生、流行的因素，进行监测；对国外发生、国内尚未发生的传染病或者国内新发生的传染病，进行监测。

第十八条 各级疾病预防控制机构在传染病预防控制中履行下列职责：

（一）实施传染病预防控制规划、计划和方案；

（二）收集、分析和报告传染病监测信息，预测传染病的发生、流行趋势；

（三）开展对传染病疫情和突发公共卫生事件的流行病学调查、现场处理及其效果评价；

（四）开展传染病实验室检测、诊断、病原学鉴定；

（五）实施免疫规划，负责预防性生物制品的使用管理；

（六）开展健康教育、咨询，普及传染病防治知识；

（七）指导、培训下级疾病预防控制机构及其工作人员开展传染病监测工作；

（八）开展传染病防治应用性研究和卫生评价，提供技术咨询。

国家、省级疾病预防控制机构负责对传染病发生、流行以及分布进行监测，对重大传染病流行趋势进行预测，提出预防控制对策，参与并指导对暴发的疫情进行调查处理，开展传染病病原学鉴定，建立检测质量控制体系，开展应用性研究和卫生评价。

设区的市和县级疾病预防控制机构负责传染病预防控制规划、方案的落实，组织实施免疫、消毒、控制病媒生物的危害，普及传染病防治知识，负责本地区疫情和突发公共卫生事件监测、报告，开展流行病学调查和常见病原微生物检测。

第十九条 国家建立传染病预警制度。

国务院卫生行政部门和省、自治区、直辖市人民政府根据传染病发生、流行趋势的预测，及时发出传染病预警，根据情况予以公布。

第二十条 县级以上地方人民政府应当制定传染病预防、控制预案，报上一级人民政府备案。

传染病预防、控制预案应当包括以下主要内容：

（一）传染病预防控制指挥部的组成和相关部门的职责；

（二）传染病的监测、信息收集、分析、报告、通报制度；

（三）疾病预防控制机构、医疗机构在发生传染病疫情时的任务与职责；

（四）传染病暴发、流行情况的分级以及相应的应急工作方案；

（五）传染病预防、疫点疫区现场控制，应急设施、设备、救治药品和医疗器械以及其他物资和技术的储备与调用。

地方人民政府和疾病预防控制机构接到国务院卫生行政部门或者省、自治区、直辖市人民政府发出的传染病预警后，应当按照传染病预防、控制预案，采取相应的预防、控制措施。

第二十一条 医疗机构必须严格执行国务院卫生行政部门规定的管理制度、操作规范，防止传染病的医源性感染和医院感染。

医疗机构应当确定专门的部门或者人员，承担传染病疫情报告、本单位的传染病预防、控制以及责任区域内的传染病预防工作;承担医疗活动中与医院感染有关的危险因素监测、安全防护、消毒、隔离和医疗废物处置工作。

疾病预防控制机构应当指定专门人员负责对医疗机构内传染病预防工作进行指导、考核,开展流行病学调查。

第二十二条 疾病预防控制机构、医疗机构的实验室和从事病原微生物实验的单位,应当符合国家规定的条件和技术标准,建立严格的监督管理制度,对传染病病原体样本按照规定的措施实行严格监督管理,严防传染病病原体的实验室感染和病原微生物的扩散。

第二十三条 采供血机构、生物制品生产单位必须严格执行国家有关规定,保证血液、血液制品的质量。禁止非法采集血液或者组织他人出卖血液。

疾病预防控制机构、医疗机构使用血液和血液制品,必须遵守国家有关规定,防止因输入血液、使用血液制品引起经血液传播疾病的发生。

第二十四条 各级人民政府应当加强艾滋病的防治工作,采取预防、控制措施,防止艾滋病的传播。具体办法由国务院制定。

第二十五条 县级以上人民政府农业、林业行政部门以及其他有关部门,依据各自的职责负责与人畜共患传染病有关的动物传染病的防治管理工作。

与人畜共患传染病有关的野生动物、家畜家禽,经检疫合格后,方可出售、运输。

第二十六条 国家建立传染病菌种、毒种库。

对传染病菌种、毒种和传染病检测样本的采集、保藏、携带、运输和使用实行分类管理,建立健全严格的管理制度。

对可能导致甲类传染病传播的以及国务院卫生行政部门规定的菌种、毒种和传染病检测样本,确需采集、保藏、携带、运输和使用的,须经省级以上人民政府卫生行政部门批准。具体办法由国务院制定。

第二十七条 对被传染病病原体污染的污水、污物、场所和物品,有关单位和个人必须在疾病预防控制机构的指导下或者按照其提出的卫生要求,进行严格消毒处理;拒绝消毒处理的,由当地卫生行政部门或者疾病预防控制机构进行强制消毒处理。

第二十八条 在国家确认的自然疫源地计划兴建水利、交通、旅游、能源等大型建设项目的,应当事先由省级以上疾病预防控制机构对施工环境进行卫生调查。建设单位应当根据疾病预防控制机构的意见,采取必要的传染病预防、控制措施。施工期间,建设单位应当设专人负责工地上的卫生防疫工作。工程竣工后,疾病预防控制机构应当对可能发生的传染病进行监测。

第二十九条 用于传染病防治的消毒产品、饮用水供水单位供应的饮用水和涉及饮用水卫生安全的产品,应当符合国家卫生标准和卫生规范。

饮用水供水单位从事生产或者供应活动,应当依法取得卫生许可证。

生产用于传染病防治的消毒产品的单位和生产用于传染病防治的消毒产品,应当经省级以上人民政府卫生行政部门审批。具体办法由国务院制定。

第三章 疫情报告、通报和公布

第三十条 疾病预防控制机构、医疗机构和采供血机构及其执行职务的人员发现本法规定的传染病疫情或者发现其他传染病暴发、流行以及突发原因不明的传染病时,应当遵循疫情报告属地管理原则,按照国务院规定的或者国务院卫生行政部门规定的内容、程序、方式和时限报告。

军队医疗机构向社会公众提供医疗服务,发现前款规定的传染病疫情时,应当按照国务院卫生行政部门的规定报告。

第三十一条 任何单位和个人发现传染病病人或者疑似传染病病人时,应当及时向附近的疾病预防控制机构或者医疗机构报告。

第三十二条 港口、机场、铁路疾病预防控制机构以及国境卫生检疫机关发现甲类传染病病人、病原携带者、疑似传染病病人时,应当按照国家有关规定立即向国境口岸所在地的疾病预防控制机构或者所在地县级以上地方人民政府卫生行政部门报告并互相通报。

第三十三条 疾病预防控制机构应当主动收集、分析、调查、核实传染病疫情信息。接到甲类、乙类传染病疫情报告或者发现传染病暴发、流行时,应当立即报告当地卫生行政部门,由当地卫生行政部门立即报告当地人民政府,同时报告上级卫生行政部门和国务院卫生行政部门。

疾病预防控制机构应当设立或者指定专门的部门、人员负责传染病疫情信息管理工作,及时对疫情报告进行核实、分析。

第三十四条 县级以上地方人民政府卫生行政部门应当及时向本行政区域内的疾病预防控制机构和医疗机构通报传染病疫情以及监测、预警的相关信息。接到通报的疾病预防控制机构和医疗机构应当及时告知本单位的有关人员。

第三十五条 国务院卫生行政部门应当及时向国务院其他有关部门和各省、自治区、直辖市人民政府卫生行政部门通报全国传染病疫情以及监测、预警的相关信息。

毗邻的以及相关的地方人民政府卫生行政部门,应当及时互相通报本行政区域的传染病疫情以及监测、预警的相关信息。

县级以上人民政府有关部门发现传染病疫情时,

应当及时向同级人民政府卫生行政部门通报。

中国人民解放军卫生主管部门发现传染病疫情时，应当向国务院卫生行政部门通报。

第三十六条 动物防疫机构和疾病预防控制机构，应当及时互相通报动物间和人间发生的人畜共患传染病疫情以及相关信息。

第三十七条 依照本法的规定负有传染病疫情报告职责的人民政府有关部门、疾病预防控制机构、医疗机构、采供血机构及其工作人员，不得隐瞒、谎报、缓报传染病疫情。

第三十八条 国家建立传染病疫情信息公布制度。

国务院卫生行政部门定期公布全国传染病疫情信息。省、自治区、直辖市人民政府卫生行政部门定期公布本行政区域的传染病疫情信息。

传染病暴发、流行时，国务院卫生行政部门负责向社会公布传染病疫情信息，并可以授权省、自治区、直辖市人民政府卫生行政部门向社会公布本行政区域的传染病疫情信息。

公布传染病疫情信息应当及时、准确。

第四章　疫情控制

第三十九条 医疗机构发现甲类传染病时，应当及时采取下列措施：

（一）对病人、病原携带者，予以隔离治疗，隔离期限根据医学检查结果确定；

（二）对疑似病人，确诊前在指定场所单独隔离治疗；

（三）对医疗机构内的病人、病原携带者、疑似病人的密切接触者，在指定场所进行医学观察和采取其他必要的预防措施。

拒绝隔离治疗或者隔离期未满擅自脱离隔离治疗的，可以由公安机关协助医疗机构采取强制隔离治疗措施。

医疗机构发现乙类或者丙类传染病病人，应当根据病情采取必要的治疗和控制传播措施。

医疗机构对本单位内被传染病病原体污染的场所、物品以及医疗废物，必须依照法律、法规的规定实施消毒和无害化处置。

第四十条 疾病预防控制机构发现传染病疫情或者接到传染病疫情报告时，应当及时采取下列措施：

（一）对传染病疫情进行流行病学调查，根据调查情况提出划定疫点、疫区的建议，对被污染的场所进行卫生处理，对密切接触者，在指定场所进行医学观察和采取其他必要的预防措施，并向卫生行政部门提出疫情控制方案；

（二）传染病暴发、流行时，对疫点、疫区进行卫生处理，向卫生行政部门提出疫情控制方案，并按照卫生行政部门的要求采取措施；

（三）指导下级疾病预防控制机构实施传染病预防、控制措施，组织、指导有关单位对传染病疫情的处理。

第四十一条 对已经发生甲类传染病病例的场所或者该场所内的特定区域的人员，所在地的县级以上地方人民政府可以实施隔离措施，并同时向上一级人民政府报告；接到报告的上级人民政府应当即时作出是否批准的决定。上级人民政府作出不予批准决定的，实施隔离措施的人民政府应当立即解除隔离措施。

在隔离期间，实施隔离措施的人民政府应当对被隔离人员提供生活保障；被隔离人员有工作单位的，所在单位不得停止支付其隔离期间的工作报酬。

隔离措施的解除，由原决定机关决定并宣布。

第四十二条 传染病暴发、流行时，县级以上地方人民政府应当立即组织力量，按照预防、控制预案进行防治，切断传染病的传播途径，必要时，报经上一级人民政府决定，可以采取下列紧急措施并予以公告：

（一）限制或者停止集市、影剧院演出或者其他人群聚集的活动；

（二）停工、停业、停课；

（三）封闭或者封存被传染病病原体污染的公共饮用水源、食品以及相关物品；

（四）控制或者扑杀染疫野生动物、家畜家禽；

（五）封闭可能造成传染病扩散的场所。

上级人民政府接到下级人民政府关于采取前款所列紧急措施的报告时，应当即时作出决定。

紧急措施的解除，由原决定机关决定并宣布。

第四十三条 甲类、乙类传染病暴发、流行时，县级以上地方人民政府报经上一级人民政府决定，可以宣布本行政区域部分或者全部为疫区；国务院可以决定并宣布跨省、自治区、直辖市的疫区。县级以上地方人民政府可以在疫区内采取本法第四十二条规定的紧急措施，并可以对出入疫区的人员、物资和交通工具实施卫生检疫。

省、自治区、直辖市人民政府可以决定对本行政区域内的甲类传染病疫区实施封锁；但是，封锁大、中城市的疫区或者封锁跨省、自治区、直辖市的疫区，以及封锁疫区导致中断干线交通或者封锁国境的，由国务院决定。

疫区封锁的解除，由原决定机关决定并宣布。

第四十四条 发生甲类传染病时，为了防止该传染病通过交通工具及其乘运的人员、物资传播，可以实施交通卫生检疫。具体办法由国务院制定。

第四十五条 传染病暴发、流行时，根据传染病疫情控制的需要，国务院有权在全国范围或者跨省、自治区、直辖市范围内，县级以上地方人民政府有权在本行政区域内紧急调集人员或者调用储备物资，临时征用房屋、交通工具以及相关设施、设备。

紧急调集人员的，应当按照规定给予合理报酬。临时征用房屋、交通工具以及相关设施、设备的，应当依法给予补偿；能返还的，应当及时返还。

第四十六条 患甲类传染病、炭疽死亡的，应当将尸体立即进行卫生处理，就近火化。患其他传染病死亡的，必要时，应当将尸体进行卫生处理后火化或者按照规定深埋。

为了查找传染病病因，医疗机构在必要时可以按照国务院卫生行政部门的规定，对传染病病人尸体或者疑似传染病病人尸体进行解剖查验，并应当告知死者家属。

第四十七条 疫区中被传染病病原体污染或者可能被传染病病原体污染的物品，经消毒可以使用的，应当在当地疾病预防控制机构的指导下，进行消毒处理后，方可使用、出售和运输。

第四十八条 发生传染病疫情时，疾病预防控制机构和省级以上人民政府卫生行政部门指派的其他与传染病有关的专业技术机构，可以进入传染病疫点、疫区进行调查、采集样本、技术分析和检验。

第四十九条 传染病暴发、流行时，药品和医疗器械生产、供应单位应当及时生产、供应防治传染病的药品和医疗器械。铁路、交通、民用航空经营单位必须优先运送处理传染病疫情的人员以及防治传染病的药品和医疗器械。县级以上人民政府有关部门应当做好组织协调工作。

第五章 医疗救治

第五十条 县级以上人民政府应当加强和完善传染病医疗救治服务网络的建设，指定具备传染病救治条件和能力的医疗机构承担传染病救治任务，或者根据传染病救治需要设置传染病医院。

第五十一条 医疗机构的基本标准、建筑设计和服务流程，应当符合预防传染病医院感染的要求。

医疗机构应当按照规定对使用的医疗器械进行消毒；对按照规定一次使用的医疗器具，应当在使用后予以销毁。

医疗机构应当按照国务院卫生行政部门规定的传染病诊断标准和治疗要求，采取相应措施，提高传染病医疗救治能力。

第五十二条 医疗机构应当对传染病病人或者疑似传染病病人提供医疗救护、现场救援和接诊治疗，书写病历记录以及其他有关资料，并妥善保管。

医疗机构应当实行传染病预检、分诊制度；对传染病病人、疑似传染病病人，应当引导至相对隔离的分诊点进行初诊。医疗机构不具备相应救治能力的，应当将患者及其病历记录复印件一并转至具备相应救治能力的医疗机构。具体办法由国务院卫生行政部门规定。

第六章 监督管理

第五十三条 县级以上人民政府卫生行政部门对传染病防治工作履行下列监督检查职责：

（一）对下级人民政府卫生行政部门履行本法规定的传染病防治职责进行监督检查；

（二）对疾病预防控制机构、医疗机构的传染病防治工作进行监督检查；

（三）对采供血机构的采供血活动进行监督检查；

（四）对用于传染病防治的消毒产品及其生产单位进行监督检查，并对饮用水供水单位从事生产或者供应活动以及涉及饮用水卫生安全的产品进行监督检查；

（五）对传染病菌种、毒种和传染病检测样本的采集、保藏、携带、运输、使用进行监督检查；

（六）对公共场所和有关单位的卫生条件和传染病预防、控制措施进行监督检查。

省级以上人民政府卫生行政部门负责组织对传染病防治重大事项的处理。

第五十四条 县级以上人民政府卫生行政部门在履行监督检查职责时，有权进入被检查单位和传染病疫情发生现场调查取证，查阅或者复制有关的资料和采集样本。被检查单位应当予以配合，不得拒绝、阻挠。

第五十五条 县级以上地方人民政府卫生行政部门在履行监督检查职责时，发现被传染病病原体污染的公共饮用水源、食品以及相关物品，如不及时采取控制措施可能导致传染病传播、流行的，可以采取封闭公共饮用水源、封存食品以及相关物品或者暂停销售的临时控制措施，并予以检验或者进行消毒。经检验，属于被污染的食品，应当予以销毁；对未被污染的食品或者经消毒后可以使用的物品，应当解除控制措施。

第五十六条 卫生行政部门工作人员依法执行职务时，应当不少于两人，并出示执法证件，填写卫生执法文书。

卫生执法文书经核对无误后，应当由卫生执法人员和当事人签名。当事人拒绝签名的，卫生执法人员应当注明情况。

第五十七条 卫生行政部门应当依法建立健全内部监督制度，对其工作人员依据法定职权和程序履行职责的情况进行监督。

上级卫生行政部门发现下级卫生行政部门不及时处理职责范围内的事项或者不履行职责的，应当责令纠正或者直接予以处理。

第五十八条 卫生行政部门及其工作人员履行职责，应当自觉接受社会和公民的监督。单位和个人有权向上级人民政府及其卫生行政部门举报违反本法的行为。接到举报的有关人民政府或者其卫生行政部门,应当及时调查处理。

第七章 保障措施

第五十九条 国家将传染病防治工作纳入国民经济和社会发展计划,县级以上地方人民政府将传染病防治工作纳入本行政区域的国民经济和社会发展计划。

第六十条 县级以上地方人民政府按照本级政府职责负责本行政区域内传染病预防、控制、监督工作的日常经费。

国务院卫生行政部门会同国务院有关部门,根据传染病流行趋势,确定全国传染病预防、控制、救治、监测、预测、预警、监督检查等项目。中央财政对困难地区实施重大传染病防治项目给予补助。

省、自治区、直辖市人民政府根据本行政区域内传染病流行趋势,在国务院卫生行政部门确定的项目范围内,确定传染病预防、控制、监督等项目,并保障项目的实施经费。

第六十一条 国家加强基层传染病防治体系建设,扶持贫困地区和少数民族地区的传染病防治工作。

地方各级人民政府应当保障城市社区、农村基层传染病预防工作的经费。

第六十二条 国家对患有特定传染病的困难人群实行医疗救助,减免医疗费用。具体办法由国务院卫生行政部门会同国务院财政部门等部门制定。

第六十三条 县级以上人民政府负责储备防治传染病的药品、医疗器械和其他物资,以备调用。

第六十四条 对从事传染病预防、医疗、科研、教学、现场处理疫情的人员,以及在生产、工作中接触传染病病原体的其他人员,有关单位应当按照国家规定,采取有效的卫生防护措施和医疗保健措施,并给予适当的津贴。

第八章 法律责任

第六十五条 地方各级人民政府未依照本法的规定履行报告职责,或者隐瞒、谎报、缓报传染病疫情,或者在传染病暴发、流行时,未及时组织救治、采取控制措施的,由上级人民政府责令改正,通报批评;造成传染病传播、流行或者其他严重后果的,对负有责任的主管人员,依法给予行政处分;构成犯罪的,依法追究刑事责任。

第六十六条 县级以上人民政府卫生行政部门违反本法规定,有下列情形之一的,由本级人民政府、上级人民政府卫生行政部门责令改正,通报批评;造成传染病传播、流行或者其他严重后果的,对负有责任的主管人员和其他直接责任人员,依法给予行政处分;构成犯罪的,依法追究刑事责任:

(一)未依法履行传染病疫情通报、报告或者公布职责,或者隐瞒、谎报、缓报传染病疫情的;

(二)发生或者可能发生传染病传播时未及时采取预防、控制措施的;

(三)未依法履行监督检查职责,或者发现违法行为不及时查处的;

(四)未及时调查、处理单位和个人对下级卫生行政部门不履行传染病防治职责的举报的;

(五)违反本法的其他失职、渎职行为。

第六十七条 县级以上人民政府有关部门未依照本法的规定履行传染病防治和保障职责的,由本级人民政府或者上级人民政府有关部门责令改正,通报批评;造成传染病传播、流行或者其他严重后果的,对负有责任的主管人员和其他直接责任人员,依法给予行政处分;构成犯罪的,依法追究刑事责任。

第六十八条 疾病预防控制机构违反本法规定,有下列情形之一的,由县级以上人民政府卫生行政部门责令限期改正,通报批评,给予警告;对负有责任的主管人员和其他直接责任人员,依法给予降级、撤职、开除的处分,并可以依法吊销有关责任人员的执业证书;构成犯罪的,依法追究刑事责任:

(一)未依法履行传染病监测职责的;

(二)未依法履行传染病疫情报告、通报职责,或者隐瞒、谎报、缓报传染病疫情的;

(三)未主动收集传染病疫情信息,或者对传染病疫情信息和疫情报告未及时进行分析、调查、核实的;

(四)发现传染病疫情时,未依据职责及时采取本法规定的措施的;

(五)故意泄露传染病病人、病原携带者、疑似传染病病人、密切接触者涉及个人隐私的有关信息、资料的。

第六十九条 医疗机构违反本法规定,有下列情形之一的,由县级以上人民政府卫生行政部门责令改正,通报批评,给予警告;造成传染病传播、流行或者其他严重后果的,对负有责任的主管人员和其他直接责任人员,依法给予降级、撤职、开除的处分,并可以依法吊销有关责任人员的执业证书;构成犯罪的,依法追究刑事责任:

(一)未按照规定承担本单位的传染病预防、控制工作、医院感染控制任务和责任区域内的传染病预防工作的;

(二)未按照规定报告传染病疫情,或者隐瞒、谎报、缓报传染病疫情的;

(三)发现传染病疫情时,未按照规定对传染病病人、疑似传染病病人提供医疗救护、现场救援、接诊、转诊的,或者拒绝接受转诊的;

(四)未按照规定对本单位内被传染病病原体污染的场所、物品以及医疗废物实施消毒或者无害化处置的;

（五）未按照规定对医疗器械进行消毒，或者对按照规定一次使用的医疗器具未予销毁，再次使用的；

（六）在医疗救治过程中未按照规定保管医学记录资料的；

（七）故意泄露传染病病人、病原携带者、疑似传染病病人、密切接触者涉及个人隐私的有关信息、资料的。

第七十条 采供血机构未按照规定报告传染病疫情，或者隐瞒、谎报、缓报传染病疫情，或者未执行国家有关规定，导致因输入血液引起经血液传播疾病发生的，由县级以上人民政府卫生行政部门责令改正，通报批评，给予警告；造成传染病传播、流行或者其他严重后果的，对负有责任的主管人员和其他直接责任人员，依法给予降级、撤职、开除的处分，并可以依法吊销采供血机构的执业许可证；构成犯罪的，依法追究刑事责任。

非法采集血液或者组织他人出卖血液的，由县级以上人民政府卫生行政部门予以取缔，没收违法所得，可以并处十万元以下的罚款；构成犯罪的，依法追究刑事责任。

第七十一条 国境卫生检疫机关、动物防疫机构未依法履行传染病疫情通报职责的，由有关部门在各自职责范围内责令改正，通报批评；造成传染病传播、流行或者其他严重后果的，对负有责任的主管人员和其他直接责任人员，依法给予降级、撤职、开除的处分；构成犯罪的，依法追究刑事责任。

第七十二条 铁路、交通、民用航空经营单位未依照本法的规定优先运送处理传染病疫情的人员以及防治传染病的药品和医疗器械的，由有关部门责令限期改正，给予警告；造成严重后果的，对负有责任的主管人员和其他直接责任人员，依法给予降级、撤职、开除的处分。

第七十三条 违反本法规定，有下列情形之一，导致或者可能导致传染病传播、流行的，由县级以上人民政府卫生行政部门责令限期改正，没收违法所得，可以并处五万元以下的罚款；已取得许可证的，原发证部门可以依法暂扣或者吊销许可证；构成犯罪的，依法追究刑事责任：

（一）饮用水供水单位供应的饮用水不符合国家卫生标准和卫生规范的；

（二）涉及饮用水卫生安全的产品不符合国家卫生标准和卫生规范的；

（三）用于传染病防治的消毒产品不符合国家卫生标准和卫生规范的；

（四）出售、运输疫区中被传染病病原体污染或者可能被传染病病原体污染的物品，未进行消毒处理的；

（五）生物制品生产单位生产的血液制品不符合国家质量标准的。

第七十四条 违反本法规定，有下列情形之一的，由县级以上地方人民政府卫生行政部门责令改正，通报批评，给予警告，已取得许可证的，可以依法暂扣或者吊销许可证；造成传染病传播、流行以及其他严重后果的，对负有责任的主管人员和其他直接责任人员，依法给予降级、撤职、开除的处分，并可以依法吊销有关责任人员的执业证书；构成犯罪的，依法追究刑事责任：

（一）疾病预防控制机构、医疗机构和从事病原微生物实验的单位，不符合国家规定的条件和技术标准，对传染病病原体样本未按照规定进行严格管理，造成实验室感染和病原微生物扩散的；

（二）违反国家有关规定，采集、保藏、携带、运输和使用传染病菌种、毒种和传染病检测样本的；

（三）疾病预防控制机构、医疗机构未执行国家有关规定，导致因输入血液、使用血液制品引起经血液传播疾病发生的。

第七十五条 未经检疫出售、运输与人畜共患传染病有关的野生动物、家畜家禽的，由县级以上地方人民政府畜牧兽医行政部门责令停止违法行为，并依法给予行政处罚。

第七十六条 在国家确认的自然疫源地兴建水利、交通、旅游、能源等大型建设项目，未经卫生调查进行施工的，或者未按照疾病预防控制机构的意见采取必要的传染病预防、控制措施的，由县级以上人民政府卫生行政部门责令限期改正，给予警告，处五千元以上三万元以下的罚款；逾期不改正的，处三万元以上十万元以下的罚款，并可以提请有关人民政府依据职责权限，责令停建、关闭。

第七十七条 单位和个人违反本法规定，导致传染病传播、流行，给他人人身、财产造成损害的，应当依法承担民事责任。

第九章 附 则

第七十八条 本法中下列用语的含义：

（一）传染病病人、疑似传染病病人：指根据国务院卫生行政部门发布的《中华人民共和国传染病防治法规定管理的传染病诊断标准》，符合传染病病人和疑似传染病病人诊断标准的人。

（二）病原携带者：指感染病原体无临床症状但能排出病原体的人。

（三）流行病学调查：指对人群中疾病或者健康状况的分布及其决定因素进行调查研究，提出疾病预防控制措施及保健对策。

（四）疫点：指病原体从传染源向周围播散的范围较小或者单个疫源地。

（五）疫区：指传染病在人群中暴发、流行，其病原体向周围播散时所能波及的地区。

（六）人畜共患传染病：指人与脊椎动物共同罹患的传染病，如鼠疫、狂犬病、血吸虫病等。

（七）自然疫源地：指某些可引起人类传染病的病原体在自然界的野生动物中长期存在和循环的地区。

（八）病媒生物：指能够将病原体从人或者其他动物传播给人的生物，如蚊、蝇、蚤类等。

（九）医源性感染：指在医学服务中，因病原体传播引起的感染。

（十）医院感染：指住院病人在医院内获得的感染，包括在住院期间发生的感染和在医院内获得出院后发生的感染，但不包括入院前已开始或者入院时已处于潜伏期的感染。医院工作人员在医院内获得的感染也属医院感染。

（十一）实验室感染：指从事实验室工作时，因接触病原体所致的感染。

（十二）菌种、毒种：指可能引起本法规定的传染病发生的细菌菌种、病毒毒种。

（十三）消毒：指用化学、物理、生物的方法杀灭或者消除环境中的病原微生物。

（十四）疾病预防控制机构：指从事疾病预防控制活动的疾病预防控制中心以及与上述机构业务活动相同的单位。

（十五）医疗机构：指按照《医疗机构管理条例》取得医疗机构执业许可证，从事疾病诊断、治疗活动的机构。

第七十九条　传染病防治中有关食品、药品、血液、水、医疗废物和病原微生物的管理以及动物防疫和国境卫生检疫，本法未规定的，分别适用其他有关法律、行政法规的规定。

第八十条　本法自2004年12月1日起施行。

中文索引

数字和字母

按汉语拼音排序

A

B

C

D

J

S

T

Y

Z

英文索引

C

D

E

Q

R

S

T

U

V

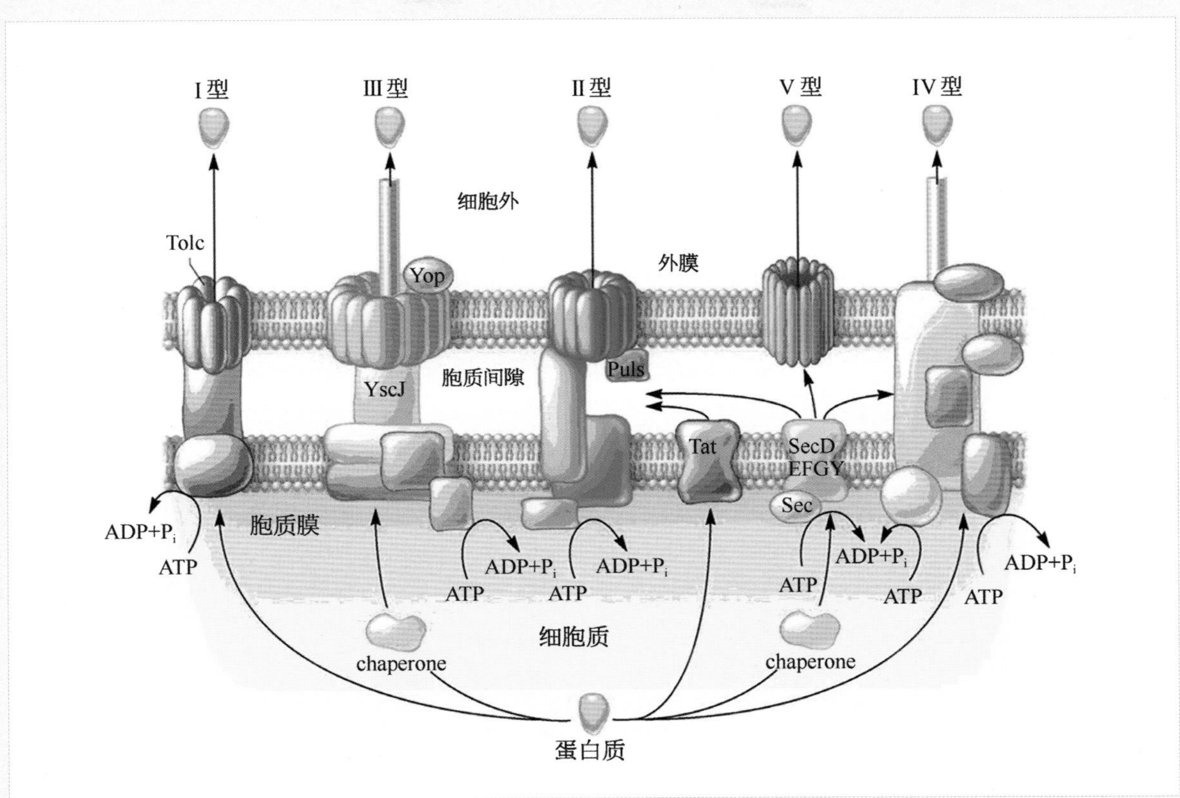

彩图1 革兰阴性菌蛋白质分泌系统运送机制图

（引自Willey JM. Prescott’s principles of microbiology. 2009: 274）

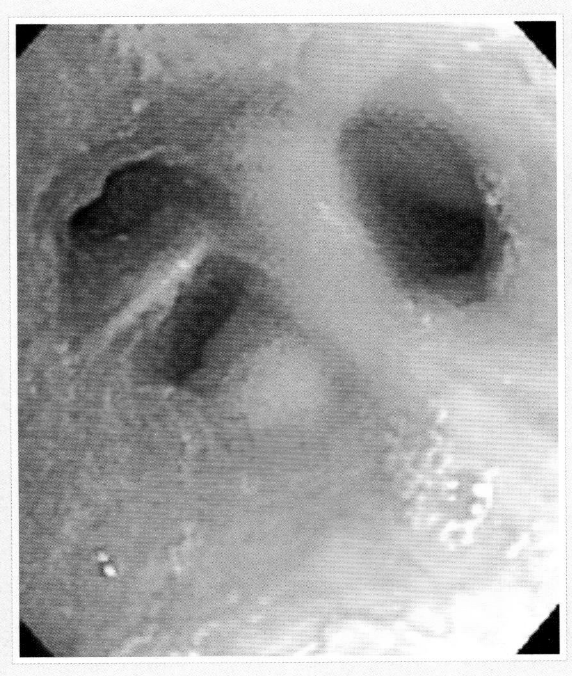

彩图2 炎症浸润型

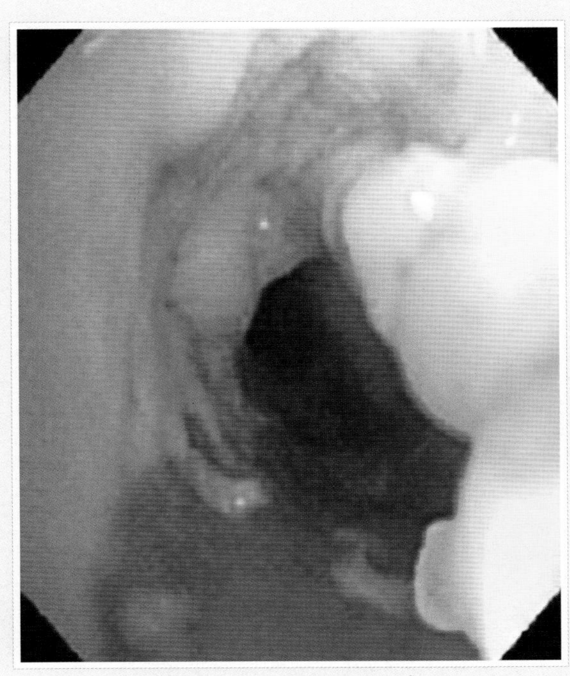

彩图3 溃疡及干酪坏死型

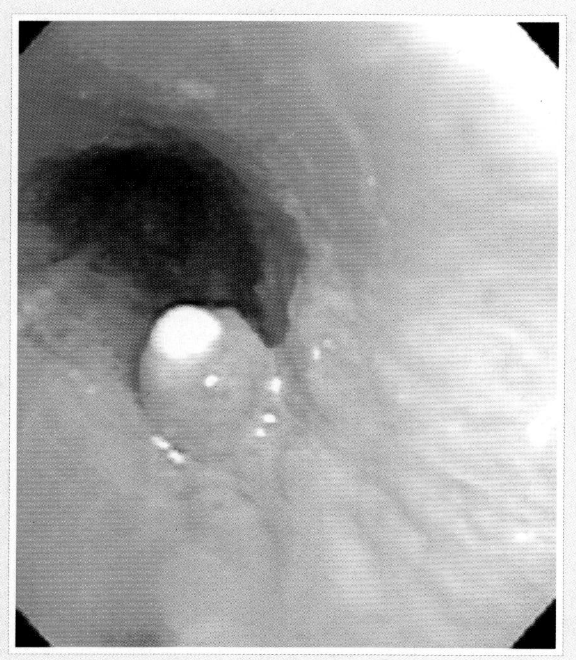

彩图4　肉芽增生型

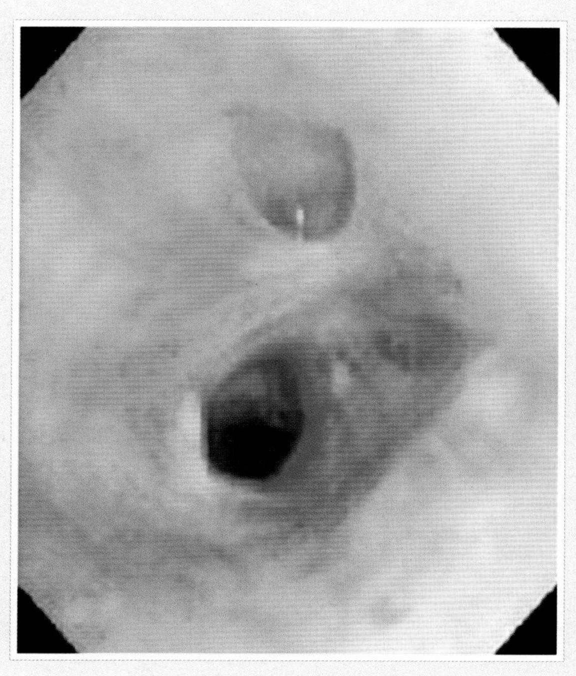

彩图5　瘢痕狭窄型

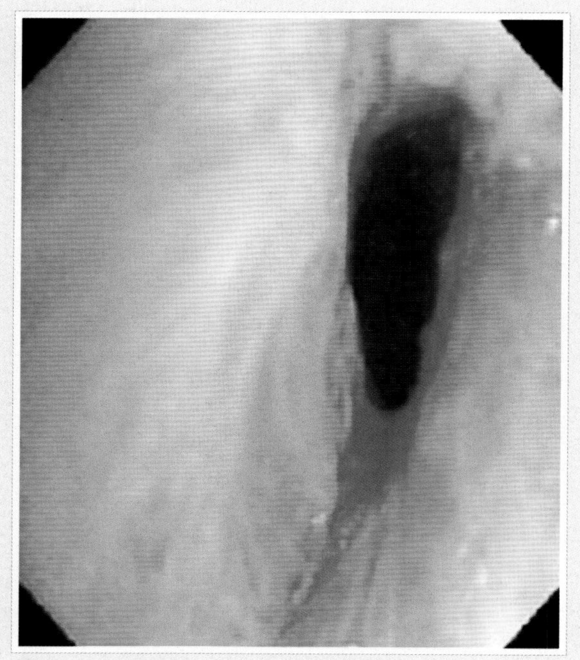

彩图6　管壁软化型

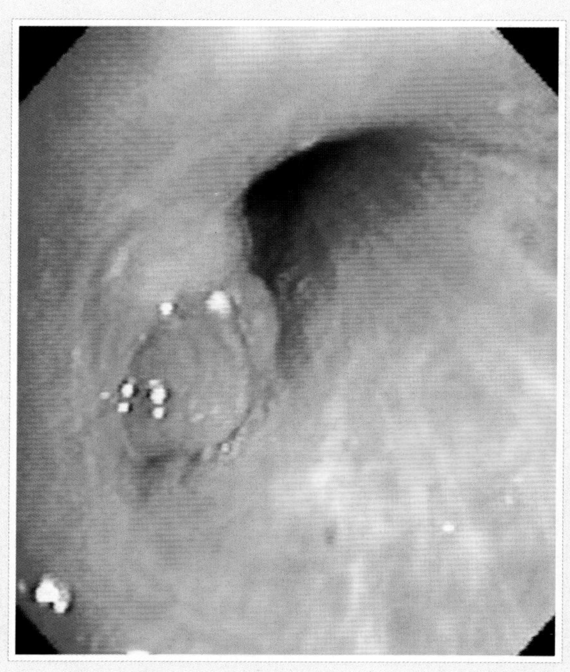

彩图7　淋巴结支气管瘘（穿孔前期）

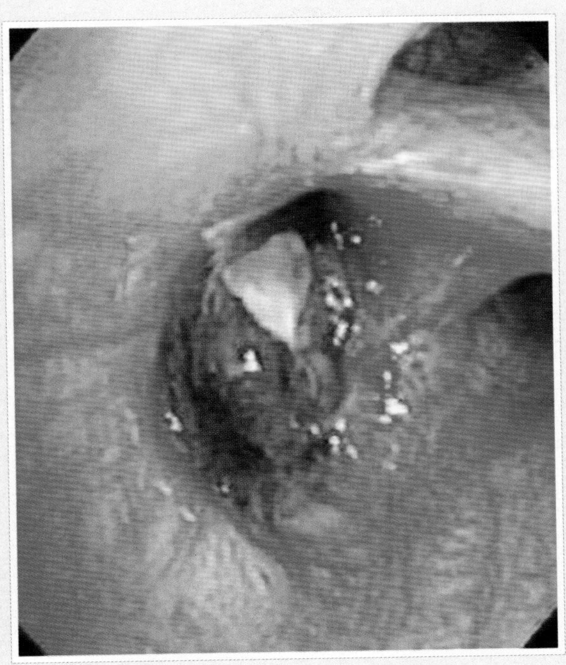

彩图8　淋巴结支气管瘘（穿孔期）
白色干酪物质从瘘孔溢出

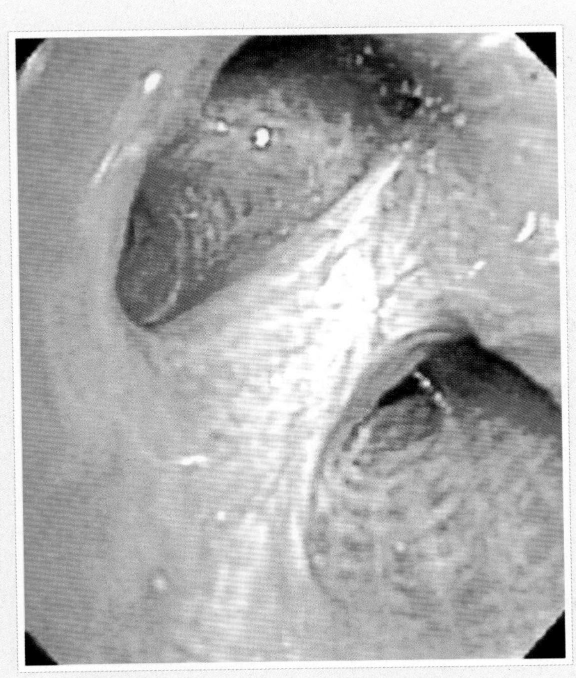

彩图9　淋巴结支气管瘘（穿孔后期）
瘘孔愈合，局部瘢痕形成，呈灰褐色

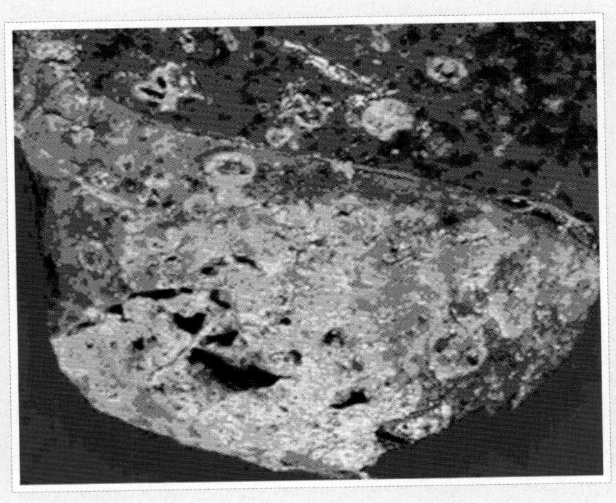

彩图10　星形诺卡菌感染后
肺肿大体病理图

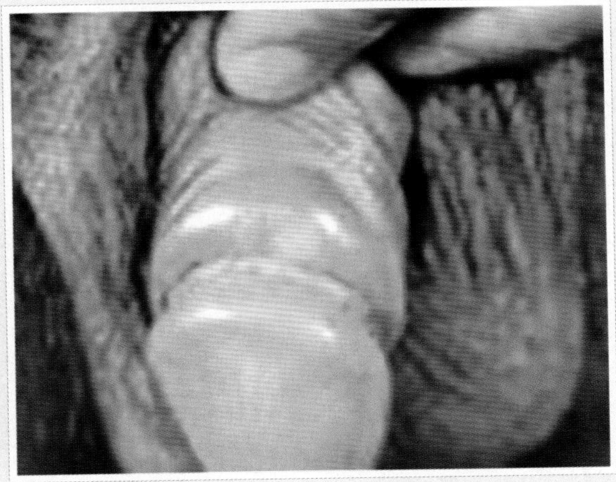

彩图11　梅毒硬下疳

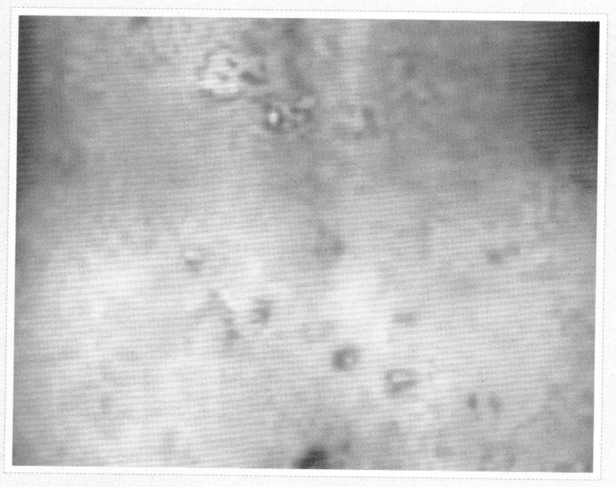

彩图12　丘疹性梅毒疹

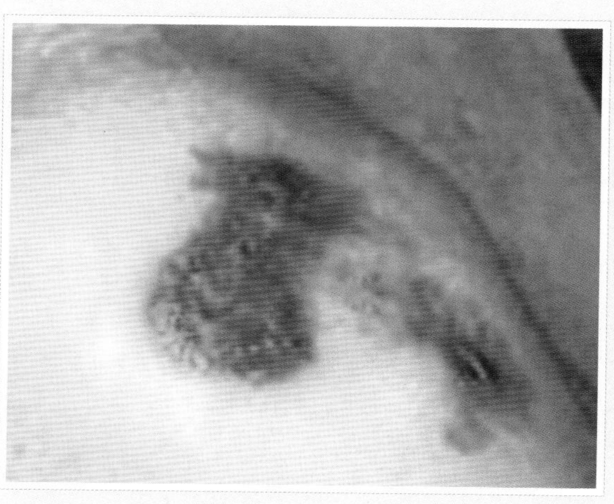

彩图13　皮肤梅毒树胶样肿

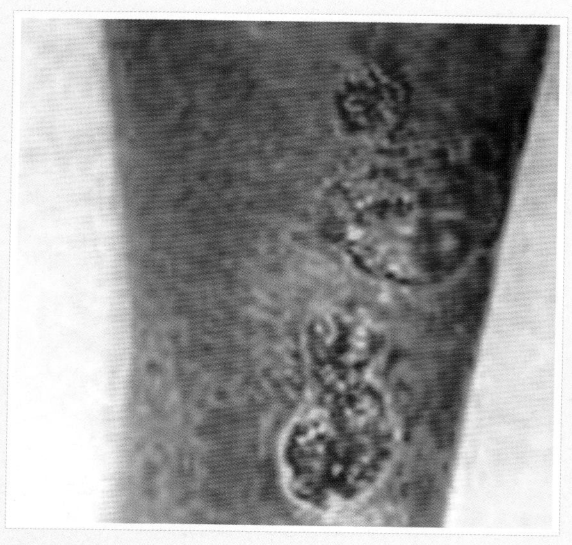

彩图14　三期梅毒下肢皮肤溃疡坏死

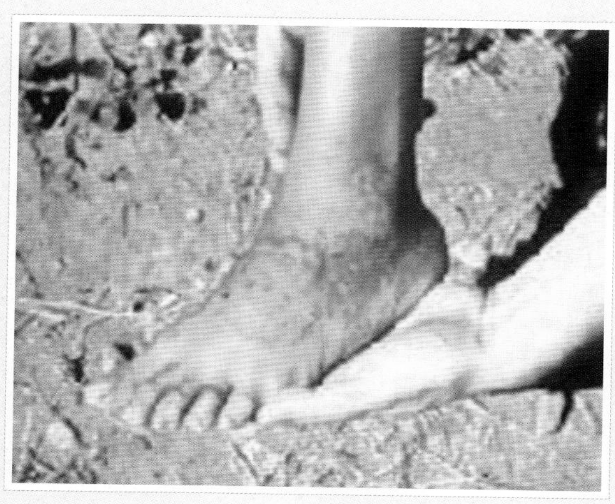

彩图15　一期品他病鳞屑状红斑
（引自Perine PL．WHO，1984）

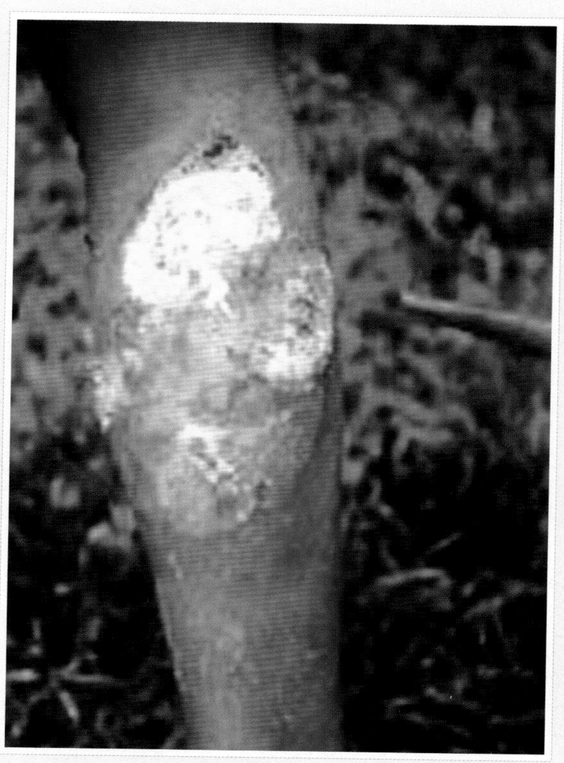

彩图16　二期品他病紫罗兰牛皮癣样皮损
（引自Perine PL．WHO，1984）